*P*ractice of
Evidence-based Medicine

实用循证医学

■ 主　编　李幼平
■ 副主编　李　静　董碧蓉　孙　鑫　杜　亮　文　进

人民卫生出版社

图书在版编目（CIP）数据

实用循证医学/李幼平主编. —北京：人民卫生
出版社，2018
　ISBN 978-7-117-26232-3

　Ⅰ.①实… Ⅱ.①李… Ⅲ.①循证医学 Ⅳ.①R499

中国版本图书馆 CIP 数据核字(2018)第 065227 号

人卫智网	**www.ipmph.com**	医学教育、学术、考试、健康， 购书智慧智能综合服务平台
人卫官网	**www.pmph.com**	人卫官方资讯发布平台

ISBN 978-7-117-26232-3

9 787117 262323 >

实用循证医学

主　　编：李幼平
出版发行：人民卫生出版社(中继线 010-59780011)
地　　址：北京市朝阳区潘家园南里 19 号
邮　　编：100021
E - mail：pmph @ pmph. com
购书热线：010-59787592　010-59787584　010-65264830
印　　刷：北京盛通印刷股份有限公司
经　　销：新华书店
开　　本：889×1194　　1/16　　印张：75
字　　数：2539 千字
版　　次：2018 年 6 月第 1 版　2018 年 6 月第 1 版第 1 次印刷
标准书号：ISBN 978-7-117-26232-3
定　　价：360.00 元
打击盗版举报电话：010-59787491　E-mail：WQ @ pmph. com
(凡属印装质量问题请与本社市场营销中心联系退换)

万　智（四川大学华西医院）　　　　　　　　李东泽（四川大学华西医院）

万朝敏（四川大学华西第二医院）　　　　　　李向莲（成都军区总医院）

马　彬（兰州大学循证医学中心）　　　　　　李幼平（四川大学华西医院）

马亚仙（四川大学华西临床医学院）　　　　　李远珍（皖南医学院）

马旭东（国家卫计委医政医管局）　　　　　　李春洁（四川大学华西口腔医院）

马爱霞（中国药科大学国际医药商学院）　　　李洪超（中国药科大学）

王　双（四川大学华西医院）　　　　　　　　李雪迎（北京大学第一医院）

王　辉（天津中医药大学）　　　　　　　　　李雪梅（四川大学华西医院）

王吉善（北京大学人民医院）　　　　　　　　李漫芮（四川大学）

王艳艳（四川大学华西医院）　　　　　　　　杨　茗（四川大学华西医院）

王家莹（南京医科大学附属无锡市人民医院）　杨志兰（四川大学华西第二医院）

卜兆祥（香港浸会大学）　　　　　　　　　　杨克虎（兰州大学循证医学中心）

文　进（四川大学华西医院）　　　　　　　　杨春松（四川大学华西第二医院）

尹　畅（国家卫计委医管所）　　　　　　　　吴　晶（天津大学）

尹森林（四川大学华西医院）　　　　　　　　吴红梅（四川大学华西医院）

孔令伶俐（四川大学华西第二医院）　　　　　邱仁宗（中国社会科学院哲学研究所）

石　磊（四川大学华西医院）　　　　　　　　何　斌（四川大学华西医院）

叶　磊（四川大学华西医院）　　　　　　　　余海放（四川大学华西医院）

田金徽（兰州大学）　　　　　　　　　　　　应斌武（四川大学华西医院）

邝心颖（日本国立成育医疗研究中心）　　　　沈建通（湖州师范学院）

母东煜（四川大学华西医院）　　　　　　　　张　川（四川大学华西第二医院）

伍晓汀（四川大学华西医院）　　　　　　　　张　郡（四川大学华西临床医学院）

刘　丹（四川大学华西第二医院）　　　　　　张　莉（天津中医药大学第二附属医院）

刘　琴（重庆医科大学）　　　　　　　　　　张　超（十堰市太和医院）

刘关键（四川大学华西医院）　　　　　　　　张　静（四川大学华西第二医院）

刘述森（默沙东研发（中国）有限公司）　　　张天嵩（复旦大学附属华山医院静安分院）

刘雪梅（四川大学华西医院）　　　　　　　　张龙浩（四川大学华西医院）

刘雅莉（兰州大学）　　　　　　　　　　　　张宁萍（复旦大学附属中山医院）

许良智（四川大学华西第二医院）　　　　　　张永刚（四川大学华西医院）

许树云（四川大学华西医院）　　　　　　　　张伶俐（四川大学华西第二医院）

孙　鑫（四川大学华西医院）　　　　　　　　张鸣明（四川大学华西医院）

孙倩倩（四川大学华西医院）　　　　　　　　张俊华（天津中医药大学）

杜　亮（四川大学华西医院）　　　　　　　　张晓雨（北京中医药大学）

李　玲（四川大学华西医院）　　　　　　　　陈　进（四川大学华西医院）

李　峻（四川大学华西医院）　　　　　　　　陈　雨（四川大学生物治疗国家重点实验室）

李　琰（四川大学）　　　　　　　　　　　　陈　昊（南京中医药大学）

李　静（四川大学华西医院）　　　　　　　　陈　茜（四川大学华西医院）

陈 敏（四川大学华西第二医院）　　　　　贺 勇（四川大学华西医院）
陈 瑶（四川大学华西医院）　　　　　　　秦 莉（四川大学华西医院）
陈世耀（复旦大学附属中山医院）　　　　　袁蓓蓓（北京大学）
陈谦明（四川大学华西口腔医院）　　　　　聂 虎（四川大学华西医院）
陈新林（广州中医药大学）　　　　　　　　夏 霖（四川大学华西医院）
陈耀龙（兰州大学循证医学中心）　　　　　徐 畅（四川大学华西临床医学院）
林秀芳（四川大学华西医院）　　　　　　　殷维瑶（四川大学华西第二医院）
罗 杰（十堰市太和医院）　　　　　　　　翁 鸿（武汉大学中南医院）
罗云瑶（四川大学华西临床医学院）　　　　郭颖嘉（四川大学）
罗双红（四川大学华西第二医院）　　　　　唐 立（四川大学华西医院）
岳冀蓉（四川大学华西医院）　　　　　　　唐 露（四川大学华西临床医学院）
周 旭（江西中医药大学）　　　　　　　　陶文娟（四川大学华西医院）
周 挺（中国药科大学）　　　　　　　　　黄 程（四川大学华西医院）
周 勇（四川大学华西医院）　　　　　　　曹 立（四川大学华西医院）
周 淼（四川大学华西医院）　　　　　　　曹 钰（四川大学华西医院）
周亚雄（四川大学华西医院）　　　　　　　龚 杰（四川大学华西医院）
周坤燕（四川大学华西第二医院）　　　　　康德英（四川大学华西医院）
周彦妮（四川大学华西医院）　　　　　　　商洪才（北京中医药大学东直门医院）
周毅武（四川大学华西医院）　　　　　　　隋宾艳（国家卫生计生委卫生发展研究中心）
单 丹（四川大学华西第二医院）　　　　　彭晓霞（首都医科大学附属北京儿童医院）
单 娟（成都医学院）　　　　　　　　　　董碧蓉（四川大学华西医院）
赵 晨（天津中医药大学）　　　　　　　　喻佳洁（四川大学华西医院）
赵 琨（国家卫生计生委卫生发展研究中心）　程 懿（四川大学华西医院）
赵 锐（四川大学华西医院）　　　　　　　曾力楠（四川大学华西第二医院）
郝秋奎（四川大学华西医院）　　　　　　　曾宪涛（武汉大学中南医院）
胡 海（四川大学华西医院）　　　　　　　谢 丹（四川大学生物治疗国家重点实验室）
胡 雁（复旦大学护理学院）　　　　　　　鄢金柱（石河子大学医学院第一附属医院）
胡 雯（四川大学华西医院）　　　　　　　蒲虹杉（四川大学华西医院）
柳 园（四川大学华西医院）　　　　　　　窦青瑜（四川大学华西医院）
拜争刚（南京理工大学）　　　　　　　　　蔡羽嘉（四川大学华西医院期刊社）
饶志勇（四川大学华西医院）　　　　　　　廖玉麟（广西医科大学第一附属医院）
宫友陵（四川大学华西医院）　　　　　　　谭 斌（四川大学华西医院）
姚 巡（四川大学华西医院）　　　　　　　谯小勇（四川大学华西第二医院）
姚 晨（北京大学第一医院）　　　　　　　翟晓梅（中国医学科学院中国社会科学院）
姚 蓉（四川大学华西医院）　　　　　　　魏 薇（四川大学华西医院）

编写秘书　喻佳洁（兼）　周旭（兼）　洪旗　李峻（兼）　李玲（兼）　张永刚（兼）

1949 年生于四川成都。1983 年 6 月和 1986 年 6 月先后获原华西医科大学临床医学院医学学士和硕士学位。历任华西医院科研处处长，科研副院长（1996—2000 年）。现任四川大学华西医院循证医学与临床流行病学研究中心主任、研究员、博导，WHO 基本药物目录评价与遴选专家委员会专家（2002—2021 年）。

1992 年 7 月至 1996 年 4 月在美国匹兹堡大学器官移植研究所从事移植免疫基础研究，1996 年 5 月应召回国专职从事科研工作：①领导设计医院科研发展规划，先后实现国、部级重点实验室和学科、重大、重点项目、院士等零的突破。②领导创建卫生部移植工程与移植免疫重点实验室和教育部移植科学与工程学新兴交叉二级学科（2002 年），编写教材，招收研究生。③领导创建卫生部中国循证医学中心（1997 年），中国 Cochrane 中心（1999 年），循证医学教育部网上合作中心（2002 年）和教育部循证医学新兴交叉二级学科（2003 年）；领导创建

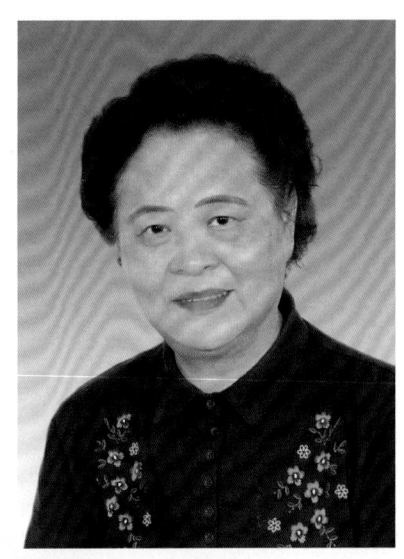

李幼平

WHO 国际临床试验注册平台一级注册中心——中国临床试验注册中心，并发起成立中国优先发展 WHO ICTRP 注册研究网络（2007）。④主编《循证医学》本科生规划教材（第 1～3 版：2006、2009、2013 年，高等教育出版社），研究生规划教材（第 1 版，2014 年，人民卫生出版社）和《实用循证医学》专著（第 1 版，2017 年，人民卫生出版社）。⑤受教育部指派连续 4 批培训全国高校循证医学师资骨干（2004—2007 年）和全国研究生骨干（2010 年）。⑥领导创办《中国循证医学杂志》（2001 年）和 Journal of Evidence-Based Medicine（2008 年），成为迄今 Cochrane Library 方法学组收录的 45 本杂志中唯一的中文杂志和非英语语系国家主编的循证医学英文杂志，并任创建主任、主编和学术带头人。⑦先后担任：WHO EML 专家委员会委员（2002—2021 年）；国际振兴学院医学行动（ICRAM）工作组成员（全球 20 人，中国唯一，2003 年）；WHO 西太区办公室临床试验注册与伦理审查专家委员会临时专家（2011、2012 年）；第八届 International Peer Review Congress Board 成员（全球 31，中国唯一，2017 年）。

在移植免疫方向，先后获国部级课题 8 项，成果 4 项；在循证医学方向，先后获国际、国、部、省级课题 9 项，成果 14 项。共发表文章 621 篇，其中 SCI120 篇，Medline66 篇，EMbase328 篇。先后获卫生部突出贡献中青年专家（2004 年），四川大学无私奉献标兵（2016 年）；在移植免疫、循证医学和医院管理方向共培养博士后 5 人、博士 53 人、硕士 48 人。

　　任何学科的发展都需要敏锐的思想和对所从事行业全面深刻的了解和体会。1980年，临床流行病学首次引入中国，作为一名临床一线呼吸病学专家，又因先后担任原华西医科大学副校长、四川省卫生厅副厅长和原卫生部副部长的特殊经历，我本能地意识到这些刚产生的新学术思想将会对未来全球医学模式和服务带来巨大变革。1984年，我支持罗德成、王家良教授在华西医科大学附属第一医院（现四川大学华西医院）创建临床流行病学教研室。1992年，循证医学在全球临床流行病学的发展基础上正式诞生。1996年，时任原华西医科大学附属第一医院（现四川大学华西医院）科研副院长李幼平赴京向我汇报在中国成立Cochrane中心事宜，我明确表示全力支持华西筹建中国Cochrane中心并向国际Cochrane协作网申请注册，我的建议很快得到陈敏章部长的大力支持。2001年，中国医师协会成立，作为首任会长我邀请修成处长和李幼平教授作成立大会上唯一的学术报告，介绍循证医学，正式把循证医学理念、方法和证据向广大一线医生推行，反响很好。为目前国家循证制定临床指南作了很好的意识、方法和人才储备。在中国最早以协学会的方式正式推广循证医学。

　　中国的临床流行病学和循证医学都在地处西部的原华西医科大学发源，并很快被国际组织认可。以国际合作的方式发展，以学科、平台、梯队的方式推进，历时37年和21年，成绩斐然绝非偶然。作为这两个新学科、新事物、新事业艰苦发展历程的首肯者和支持者，我见证了王家良教授和李幼平教授的团队在国家基本没有经费投入、大多数人不能理解、临床医生工作繁忙的条件下，怎样竭忠尽智地以学科建设、人才培养、国际合作、服务中国为己任。在极其艰苦的条件下，始终按原卫生部和国际组织的高标准，严格要求，扎实推进。先后在中国循证医学/Cochrane中心的平台上创办《中国循证医学杂志》，创建首批新兴交叉二级学科循证医学，建立循证医学教育部网上合作研究中心，建立中国临床试验注册中心［WHO国际临床试验注册平台（ICTRP）一级注册中心］，成立ISPOR华西分会和IDEAL中国中心。成为原卫生部少花钱、能干事、干大事的成功典范。正是华西人"位卑未敢忘忧国"的担当和奉献，"天下己任"的坚持与奋斗，使华西当之无愧的成为中国/全球农村基层公共卫生服务（陈志潜教授）、临床流行病学和循证医学的发源地、学术制高点和国际接点。

　　这本专著凝聚了全中国临床流行病学和循证医学一线研究者的智慧，老中青三代集成循证医学研、学、产、用的国际前沿方法和中国本土化证据，为读者真诚奉献出一本能为实现世界卫生组织"人人享有健康"的世纪目标、联合国后千年目标时代发展规划及我国健康中国2030国家战略生产和使用证据的好书，也时刻准备接受时间和实践的检验，在持续改进中追求卓越。

　　我以一个管理者、参与者和见证者的特殊身份，负责且郑重地向全国读者推荐这本《实用循证医学》专著。

殷大奎

2017年9月于北京

序二

哈佛大学有句名言,成功和失败者的差异不是知识,也不是经验,而是思维。思维是人们认识事物的一种方法论。临床医学科学决策依靠的也是正确思维。正确的临床思维将指导医学活动的决策与实践,也是提高医疗服务质量和效率,控制医疗卫生费用盲目攀升的重要手段。

循证医学是基于现有最好证据,兼顾卫生经济学效率和医学服务价值取向而进行决策与实践的一门科学。循证医学从 20 世纪 90 年代初问世,仅短短二十几年的发展就引起了医药卫生领域的重大变革,并在全球普及推广。可以说,近几十年来全球临床医学最大的进步之一,就是循证医学的兴起和发展。人们把循证医学比作临床医学的人类基因组计划,具有划时代意义,并将改变 21 世纪医学决策和实践模式。

循证医学在解决有限卫生资源与日益增长医疗需求,日新月异新技术与有效、价适医学实践的复杂矛盾中,自身也在不断进步和发展。从最初培养医学生解析医学文献的能力到临床实践决策的新模式,再到现在"遵循科学证据进行一切医疗卫生实践活动的科学"。"潮平两岸阔,风正一帆悬"。先进的方法总是在解决问题中发展壮大,展现出勃勃生机。

我国循证医学起步虽稍晚于西方国家,但在四川大学华西医院李幼平教授及其团队的努力下,异军突起。二十一年来,结合我国国情,创建了循证医学学科,搭建了研究平台,开创了循证医学研究方向;开展了教学-科研-转化-推广一体化建设;总结了"基于问题的研究,遵循证据的决策,立足与用的结果和后效评价、持续改进、止于至善的实践方法"的有益经验。同时她们又像播种机一样,把循证医学的知识广植于中国大地。浇水施肥,辛勤培育,遍布全国医药卫生领域的循证医学队伍如雨后春笋般茁壮成长,呈现一派"花红柳绿风光好,根壮叶茂生机旺"百花盛开的大好局面。而其中风华正茂别样景色的那一簇正是中医药的百草芬芳。如第一个中医药界牵头完成的多中心大样本循证评价项目获得国家科技进步二等奖;第一个中药复方临床随机对照试验报告规范;第一个中医药临床证据库建成等一批高质量的中医药临床研究在国际著名期刊发表,推动了中医药循证研究的进步,产生了广泛的学术影响。

今天,李教授及其团队又汇聚了"学有所成、研有所得、转化有绩"的全国循证医学团队和人才,总结循证医学发展方向、研究方法、标准规范及临床各科循证实践案例,编撰成循证医学实用型专著。

该书理论联系实践,而重在指导实践;普及和提高兼顾,而重在提升跨越。结合临床各科疾病研究中的关键问题,继而规范设计,评价证据,指导决策,并荟萃了各科常用证据来源和数据库,举析实践案例。使之成为知识完备,方便查阅,开卷有益,启迪顿悟的案头工具书。第六篇虽为探索,内容也较广泛,且颇有新意,也是同类书很少涉猎的循证医学的深层次问题,值得认真探索研究。

书将付梓,先睹为悦。不揣弄斧之嫌,仅呈以上感言,权充为序。

中国工程院　院士
中国中医科学院　院长
天津中医药大学　校长

丁酉初冬　团泊湖

1991 年，Gordon Guyatt 首次在 ACP Journal Club 上提出"循证医学"一词，次年，Gordon Guyatt、Brian Haynes、David Sackett 等在 JAMA 上系统介绍循证医学，标志着循证医学的正式诞生。短短 25 年，循证医学以其独特的视角、科学的方法和跨学科、跨地域合作的创新模式迅速传到了 130 多个国家和地区的卫生领域和医学教育的各个方面、多个环节，成为 20 世纪医学领域最具影响力的创新和革命之一。

今天的循证医学已成为世界卫生组织实现"人人享有健康"的世纪目标、联合国实现千年目标和后千年目标时代发展规划及我国实现健康中国 2030 国家战略最重要的决策理念、方法和证据支撑。深刻影响着我国的医疗卫生决策、实践、教育和研究的各个方面，成为医疗卫生行业从业者和医学生应知应会的基本知识和技能。

1980 年，临床流行病学首次引入中国，1984 年原华西医科大学（现四川大学华西医院）创建临床流行病学教研室；1996 年最早在中国引进循证医学，经原卫生部科教司批准于 1997 年建立中国循证医学中心；1999 年获 Cochrane 协作网正式批准成立中国 Cochrane 中心，成为全球第 13 个 Cochrane 国家中心。针对中国需求，基于中国特色，开创学科、平台、梯队、知名度建设的新模式，推动证据的研、学、产、用一体化建设；提倡基于问题的研究、遵循证据的决策、立足于用的结果和后效评价、持续改进的实践方法和流程；带动中国的循证医学人才培养、学科建设、证据生产与转化，以前所未有的质量、效果和速度健康发展；服务于中国和世界的千年目标和后千年目标的实现；并在此过程中成长起老、中、青三代掌握循证医学相关理念、方法、标准和规范的优秀研究者、教育者、管理者和实践者。2001 年，原卫生部在呈送给中央办公厅的报告中评价："这是我国在与世界前沿的学科竞争中，少数几个跟进最快、差距最小的学科领域之一"。

在先后主编循证医学本科生教材、研究生教材的基础上，我们在全国范围内循证优选了 31 所院校，学有所成、研有所得、转化有绩的优势单位、学科和领域的一流作者团队共 143 人（含正高职称 36 人、副高职称 32 人、中级职称 46 人；博士 93 人、硕士 42 人）通力合作，共同编写了《实用循证医学》专著。

本书以系统性、科学性、权威性和实用性为指导思想，将目标读者定位为循证医学的研究者、管理者和实践者，旨在向读者提供一本能系统展示学科发展沿革与方向；立足解决问题、理论联系实践；有用、能用、好用的专著和案头工具书。

全书共分 6 篇 56 章，共计 2573 千字，包括基本理论与方法篇 9 章、循证临床实践篇 9 章、循证实践拓展篇 7 章、系统评价/Meta 分析方法篇 17 章、临床研究与评价篇 7 章、循证医学探索篇 7 章。希望奉献给读者一本既横可展示循证医学应用与研究全景，纵可溯源过去、现在、未来的循证医学科学史；又能帮助读者找出实践中的问题、找到方法和工具、查证用证解决问题。帮助读者找准研究中的关键问题、规范设计、创证用证，解决问题后提高凝练、实现跨越的工具书。我们希望这是一本真正满足中国需要、符合国际标准的循证医学精品专著。同时更希望得到全国各行业读者的反馈、批评和建议，以便帮助本书在服务社会、维护健康的征程中不断迎接挑战、取得新突破。

主编　李幼平

副主编　李静　董碧蓉　孙鑫　杜亮　文进

2017 年 10 月于四川大学华西医院

目录

第一篇　基本理论与方法篇

第二篇　循证实践——临床篇

第三篇　循证实践——拓展篇

第四篇　系统评价/Meta 分析方法篇

第五篇　临床研究与评价

第六篇 循证医学探索篇

第一篇　基本理论与方法篇

第1章　循证医学导论

第一节　循证医学的产生和发展

一、循证医学为什么会产生

（一）问题和需求驱动——呼唤产生

1948年4月世界卫生组织（World Health Organization，WHO）正式提出健康的基本概念，指出"健康是人身体、精神和社会的完好状态，而不仅是没有疾病"，同时将健康定义为基本人权，要求人人公平享有。1989年，WHO更新健康的定义为"健康不仅是没有疾病，且包括躯体健康、心理健康、社会适应良好和道德健康"。

1998年5月在日内瓦召开的第51届世界卫生大会上，审议通过WHO提出的"21世纪人人享有卫生保健"的全球卫生战略，其目标为"①增加期望寿命；②提高生活质量；③改进卫生公平；④使全体人民能利用可持续卫生系统和服务"。2000年9月，联合国首脑会议上189个成员国共同签署《联合国千年宣言》，一致承诺：将全球贫困水平在2015年之前降低一半（以1990年的水平为标准）。其中与卫生相关的目标包括：①≤5岁儿童死亡率降低2/3；②产妇死亡率降低3/4。

（二）相关学科、方法的发展和人才贮备——提供机遇，得以产生

1. 临床流行病学　20世纪30年代美国耶鲁大学

John R. Pual 首先提出临床流行病学的概念，20世纪70年代后期，在DaveSackett，Robert Fletcher 和 Alvan Feinstein 等学者的共同努力下，创建了现代临床流行病学。1982年，在美国洛氏基金会卫生部主任 Kerr White 和 Scott Halstead 等的发起和支持下，建立国际临床流行病学网（International Clinical Epidemiology Network，INCLEN），其宗旨是"在最佳临床依据和最有效使用卫生资源的基础上，促进临床医学实践，从而致力于改善人民健康"。INCLEN 在美国、加拿大和澳大利亚建立了5个一级国际临床流行病学资源与培训中心。此后在欧、亚、非及拉丁美洲相继建立8个地区性临床流行病学资源和培训中心。

1982年，原华西医科大学及原上海医科大学首批被选为 INCLEN 中国临床流行病学组。1988年，在王家良教授倡导下我国建立中国临床流行病学网（China Clinical Epidemiology Network，ChinaCLEN），正式与INCLEN 接轨。随着临床流行病学的发展及促进最佳研究结果向临床实践的转化，为循证医学的产生与发展贮备了方法和人才基础。

2. 卫生技术评估　20世纪80年代卫生技术评估首先在美国兴起。1972年美国国会众议院制定和通过了技术评估条例，建立了技术评估办公室（Office of Technology Assessment，OTA）；1973年首次进行了卫生技术评估。1980年以后丹麦、荷兰、瑞典相继开展了卫生技术评估工作。1990年法国、英国、加拿大、澳大

利亚先后建立了国家卫生技术评估规划和相应机构，为这些国家卫生技术的开发、应用、推广与淘汰提供科学、可靠的依据。

为加强国际间的协作，先后建立了一些卫生技术评估的国际组织，旨在全球范围内推广 HTA，确定共同关心的课题，建立包括各成员机构评估报告的数据库，国际卫生技术评估杂志，发展和保持与其他机构的合作关系，帮助建立新的 HTA 网络，扩大在发展中国家的影响等。

20 世纪 80 年代我国引入技术评估的概念，1994 年在原上海第一医科大学公共卫生学院成立了卫生部第一家医学技术评估中心，随后相继成立了浙江大学生物医学工程技术评估研究中心和北京医科大学的医学伦理研究中心。

3. 药物流行病学　1959—1962 年间，全球发生上万例沙利度胺导致"海豹肢畸形婴儿"的灾难事件，由此开启全球药物流行病学的研究。1968 年，已建立药物不良反应自愿呈报系统的国家决定将各国监测中心获得的报告汇总至 WHO，共同发起"国际药物监测合作计划（International drug monitoring project）"。1970 年，WHO 日内瓦总部正式启动该计划，1978 年设立 WHO 国际药物监测合作中心，由 WHO 日内瓦总部的药品安全顾问委员会负责协调运作。

1974 年，JanVenulet 首次提出"药物流行病学"（phamaceutical epidemiology）一词。1984 年正式确定为"pharmacoepidemiology"。1985 年，首届国际药物流行病学大会（International Conference on Pharmacoepidemiology，ICPE）召开，其后一直致力于发展药物流行病学，促进药物安全与合理使用。1990 年正式成立国际药物流行病学学会。

4. 医学教育改革　1992 年，WHO 卫生人力开发教育处 Boelen 博士提出"五星级医生"的概念，指出医生应该是健康管理者、医疗保健提供者、保健方案决策者、健康知识传播者和社区健康倡导者。

2001 年，国际医学教育组织（Institute for International Medical Education，IIME）提出全球医学教育最低基本要求（Global Minimum Essential Requirements in Medical Education，GMER），包括：①职业价值、态度、行为和伦理；②医学科学基础知识；③沟通技能；④临床技能；⑤群体健康和卫生系统；⑥信息管理；⑦批判性思维和研究。

2003 年，BMJ 及其 40 余家合作伙伴共同发起国际振兴学院医学行动（the International Campaign to Revitalise Academic Medicine，ICRAM），由 14 个国家的医学专家组成核心工作组，致力于：①重新确立证据在学院医学中的核心价值并推动学院医学循证发展；

②制定医学教育改革的策略；③发起对学院医学未来的公开讨论。在全面考虑全球医学界的不稳定因素和未来发展驱动力的基础上，对学院医学的未来规划提出了 5 个远景预案：①学术公司；②改组学院医学；③普及学院医学；④全球学术合作；⑤加强与用户的联系。四川大学华西医院中国循证医学中心/中国 Cochrane 中心的李幼平教授应邀加入核心工作组，参与 ICRAM 活动。

5. 信息技术的实用化　20 世纪后期兴起的现代科技革命中电子计算机技术、信息通信技术、互联网技术及数据处理和统计学软件的开发，使医学信息和证据的产生、使用和传播以前所未有的速度发展和更新，极大地提高了海量信息的发现、采集、筛选、挖掘和加工整合能力，为科学证据的生产、共享、使用和传播提供了有效的手段和良好的载体。

（三）循证医学的诞生、定义及发展完善

1981 年，David Sackett 等发表系列指导临床医生怎样阅读临床杂志的文章，提出严格评价（critical appraisal）的方法学。1990 年，JAMA 开辟"临床决策——从理论到实践"专栏，邀请 David Eddy 撰写临床决策系列文章展开讨论。David Eddy 在"Practice policies：where do they come from？"一文中首次提出"evidence-based"一词，并指出"医疗决策要以证据为基础，且要对相关证据进行甄别、描述和分析"。同年，Gordon Guyatt 在 David Sackett 指导下，将经严格评价后的文献知识用于帮助住院医生做出临床决策，产生了有别于传统临床决策模式的新模式，需要一个贴切的术语来描述其特点。他首先选用"scientific medicine"，因易被误解为过去的医学不科学，而换用"evidence-based medicine"一词。该词首先于 1990 年出现在 McMaster 大学非正式的住院医师培训教材中，1991 年正式发表于 ACP Journal Club（美国内科医生学会杂志俱乐部），并沿用至今，且很快拓展到临床各领域。1992 年 McMaster 大学的 Gordon Guyatt、Brian Haynes、David Sackett 等人联合美国的一些医生成立了循证医学工作组，并在 JAMA 杂志上发表了标志循证医学正式诞生的宣言文章《循证医学：医学实践教学新模式》。1996 年，David Sackett 在 BMJ 发表文章，定义循证医学是"慎重、准确、明智地应用所能获得的最好研究证据来确定个体患者的治疗措施"。2000 年，David Sackett 更新定义为"慎重、准确和明智地应用当前可得最佳研究证据，同时结合临床医师个人的专业技能和长期临床经验，考虑患者的价值观和意愿，完美地将三者结合在一起，制定出具体的治疗方案"。2014 年，Gordon Guyatt 在第 22 届 Cochrane 年会上，进一步完善循证医学定义为"临床实践需结合临床医生个人经验、患者意愿和来自系统化评价和合成的研究证据"。

二、循证医学为什么能发展

（一）独有的特点

循证医学从临床问题出发,将临床技能与当前可得最佳证据结合,同时考虑患者价值观、意愿及临床环境后做出最佳决策。强调循证临床决策的基础是临床技能,关键是最佳证据,实践必须考虑患者意愿和决策环境。即:循证实践的三要素四原则五步法(图 1-1)。

1. 决策的三要素

（1）"证据"及其质量是实践循证医学的决策依据:高质量的证据应该具有以下共同特征:

1）科学和真实:科学和真实即证据的生产必须针对特定问题、经过科学设计、偏倚控制、严格实施和客观分析,并能溯源,接受时间和实践检验。

2）系统和量化:系统指在严格科学的顶层设计下,全面、科学、分步骤的证据生产和使用。定量证据是决策的理想证据,但实际工作中证据并非总能量化,在教育、管理和社会科学领域尤其如此,因而只要是科学、真实的证据仍有用。

3）动态和更新:基于一定时期、一定人群、一定条件下生产出来的证据,随着条件改变、人群更迭、实践模式和方法改变及新证据出现不断更新,才能科学的指导实践。

4）共享与实用:证据作为解决问题的知识产品,消耗人类的各种资源生产出来,应该为人类所共享,接受公众监督,保证需要者能获取,并帮助他们利用证据解决实际问题。

5）分类和分级:将证据按研究者和使用者关注的问题先进行分类,再在同类信息中按事先确定的标准经科学评价后严格分级,是快速筛选海量信息的重要手段和方法。

6）肯定、否定和不确定:肯定、否定和不确定都可能是研究的合理结果,但都需要证据支持。

（2）专业技能和经验是实践循证医学的基础:循证医学提倡将医学实践经验(内部证据)与当前可得最佳证据(外部证据)结合,再综合考虑用户的意愿和价值观及当时当地的条件,作出最佳决策。若忽视经验即使得到了最好的证据也可能用错,因为最好的证据在用于每一个具体个体时,必须因人而异,根据其临床、病理特点、人种、人口特点、社会经济特点和试验措施应用的可行性灵活运用,切忌生搬硬套。

（3）充分考虑用户的期望或选择是实践循证医学的独特优势:循证医学提倡医生在重视疾病诊断、治疗的同时,力求从患者角度出发了解患者患病的过程及感受。在卫生决策领域中,也需要充分考虑利益相关者的偏好。

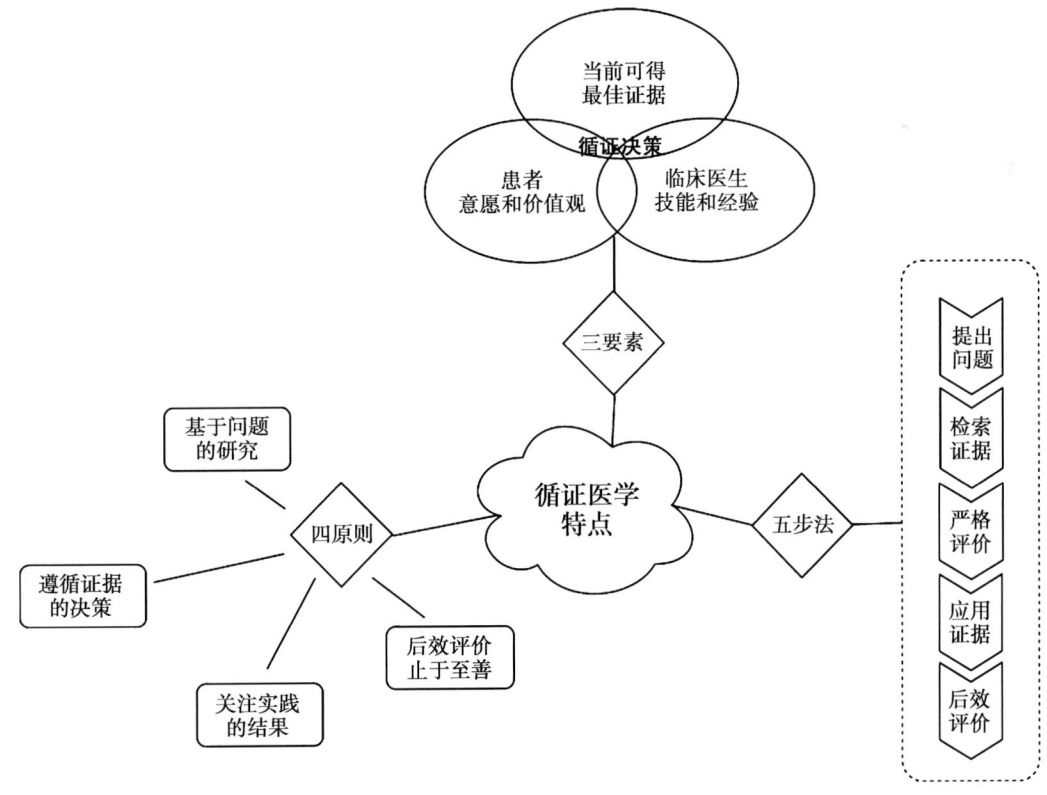

图 1-1　循证实践的三要素四原则五步法

2. 遵循四个原则

(1) 基于问题的研究:从实际问题出发,将问题具体化为可以回答的科学问题,以治疗性研究为例按 PICOS 要素可将问题拆分为:

P(Patients/Participants/Population):研究对象的类型、特征、所患疾病类型等。

I(Intervention):干预措施。

C(Comparison):对照措施。

O(Outcomes):结局指标。

S(Study design):研究设计方案。

研究问题经 PICOS 要素结构化后变得清晰易答,其应用贯穿于设计研究方案、制定检索策略、分析结果、研究报告等循证医学研究各环节。值得注意的是 PICOS 要素在不同的研究问题(如观察性研究、公共卫生研究、卫生管理研究等)中含义有所差异。如:观察性研究中干预措施(I)可以转换为暴露因素(exposure,E),即评价暴露因素对结果的影响。

(2) 遵循证据的决策:循证临床决策一定是基于此前所有、当前可得的最佳证据,并关注最佳证据的科学性、适用性和可转化性。科学证据永远是科学决策的重要依据和手段,但证据本身并不等于决策。决策是一个复杂的过程,往往受证据本身、决策环境、资源、决策者和用户偏好等多因素影响。

(3) 关注实践的结果:关注用当前最佳证据指导实践的结果,将解决了和解决好的问题成功经验上升为证据,指导后续类似实践;对未解决的问题继续探索。

(4) 后效评价、止于至善:对于实践的结果应进行后效评价,去伪存真,去粗取精,追求成本效果最佳。

3. 实践循证医学的 5 个步骤

(1) 提出明确的问题:包括临床问题、卫生政策问题等。

(2) 系统检索相关文献,全面收集证据:寻找可以回答上述问题的最好研究证据。

(3) 严格评价,找出当前可得最佳证据:参考证据分级标准,严格评价证据的真实性、可靠性、临床重要性、相关性及适用性,优选出最佳证据。

(4) 应用最佳证据,指导实践:经过严格评价文献,将从中获得的真实、可靠并有应用价值的最佳证据用于指导决策。

(5) 后效评价循证实践的结果:通过上述四个步骤,后效评价应用当前最佳证据指导解决问题的效果如何。若成功可用于指导进一步实践;反之,应具体分析原因,找出问题,再针对问题进行新的循证研究和实践,以持续改进,止于至善。

针对当前尚无最佳证据的问题,除查证外还应创证,借鉴 PICOS 原则拆分问题,设计、生产和传播高质量的研究证据,再通过循证实践进行后效评价。

(二) 高质量证据生产、使用、持续改进的全程质控体系建设与发展

从临床试验注册到转化绩效评估的规范、透明、全程质控(图 1-2)。

1. 入口把关质量—临床试验注册　临床试验注册要求研究者公开临床试验的设计、实施、监管和研究结果,保证任何人可免费获取相关信息,保证选题、设计、实施的真实、透明、伦理和方法正确和可以溯源。

2004 年 9 月,国际医学杂志编辑委员会(International Committee of Medical Journal Editors,ICMJE)宣布从 2005 年 7 月 1 日起,ICMJE 成员杂志只发表在公共临床试验注册中心注册的临床试验结果。2006 年,WHO 正式启动建立国际临床试验注册平台(International Clinical Trials Registry Platform,ICTRP)。

2. 出口把关质量—医学研究报告规范　医学研究报告的规范程度直接影响读者对研究结果的可靠性的判断和转化,规范医学研究的报告形式能保证研究的真实性、伦理性、科学性和规范性。1996 年,发表首个随机对照试验报告的统一规范(Consolidated standard of reporting trials,CONSORT)声明。

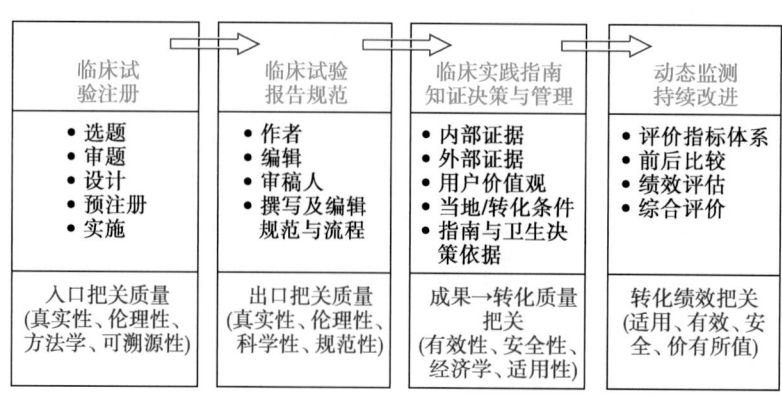

图 1-2　高质量证据生产、使用、持续改进的全程质控体系

3. 成果转化的质量把关　研究结果向决策实践转化时需综合考虑：①内部证据；②外部证据；③用户价值观；④当地转化条件，确保研究结果向决策与管理及实践转化的有效性、安全性、经济性和适用性。最典型的实践转化是临床实践指南。1990 年，美国医学科学院(Institute of Medicine, IOM)首次定义实践指南为：针对特定的临床情况，系统制订的帮助医务人员和患者做出恰当处理的指导性建议(推荐意见)。最典型的决策与管理转化是 WHO 的知证决策和研发制定指南的指南。

4. 动态监测，持续改进　制定科学、全面的评价指标体系和评价规范，开展卫生保健服务提供者、患者、政府的满意度调查，把关转化绩效，确保结果适用、有效、安全和价有所值。

三、循证医学在全球的实践

(一) 世界卫生组织

1. 基本药物目录　1977 年，WHO 启动基本药物目录(Essential Medicine List, EML)制度建设，成立基本药物目录专家委员会，推出示范目录。2002 年引进循证医学专家和方法，推进循证遴选和使用基本药物目录。2007 年，世界卫生大会通过“为儿童提供更好的药物”的决议，发布首版《儿童基本药物示范目录》。2015 年，要求 WHOEML 委员会新增循证遴选与使用医疗器械，确保 WHO 临床指南中推荐的药品和器械都有证可循、有货可供、能合理安全使用。

2. 全球疾病负担　1990 年，WHO、哈佛大学公共卫生学院、华盛顿大学健康指标和评估研究所(Institute for Health Metrics and Evaluation, IHME)和世界银行联合启动全球疾病负担(The Global Burden of Diseases, GBD)项目。使用伤残调整生命年和死亡率评估各种疾病、风险因素和区域的疾病负担。

3. 临床试验注册　2007 年，建立 WHO 国际临床试验注册平台，循证遴选一级注册中心，推动临床试验透明化和全程质控，目前全球已建成 17 个一级注册中心(参考第 19 章)。

4. 临床实践指南　2007 年，WHO 总干事设立指南评审委员会，下设秘书处，负责：①协调、提供技术与行政支持；②为 WHO 指南制定提供技术支持和培训；③协调与其他组织、机构、网络有关指南制定、调整和实施；④帮助 WHO 落实指南手册；⑤维持指南评审委员会数据库等。2011 年，委托 Cochrane 协作网循证制定临床指南的指南，建立专家委员会，针对重大疾病推出循证临床实践指南。

5. 患者安全　患者安全是卫生保健的基本原则之一，WHO 一直致力于推进患者安全，涉及提高绩效、环境安全和风险管理行动，如：感染控制、安全用药、设备材料、临床实践和医疗环境安全等。推进全球患者安全行动包括：①确保可持续改善的手卫生被列入国际和国家卫生议程中；②实行手术安全核对表，提高对标准做法遵从度和外科安全性，降低并发症发生率。

(二) Cochrane 协作网(Cochrane Collaboration)

1974 年，英国著名流行病学专家 Archie Cochrane 及其同事开始系统收集产科专业的临床试验并建立数据库。1979 年，进一步提出“应根据特定疾病/治疗，将所有相关的随机对照试验(randomized control trial, RCT)联合起来分析，并随新临床试验结果的出现不断更新，以便得出更可靠的结论”。

1992 年，在英国国家服务中心的资助下，由 Iain Chalmers 在牛津大学成立全球首个以 Cochrane 命名的中心，旨在开展、保存和传播医疗保健方面的系统评价。1993 年，在牛津召开首届 Cochrane 年会正式成立 Cochrane 协作网。

Cochrane 协作网现包括 120 多个国家的研究者、医疗专业人员、患者、护理人员及对卫生保健感兴趣的人员，依靠①周密的顶层设计；②系统的方法学创新；③规范培训合格后参加；④预注册管理；⑤定期更新；⑥全程质量把关，集全球参与者之力，已制作 6000 篇系统评价全文，集中在 Cochrane 图书馆(The CochraneLibrary, CL)的 Cochrane 系统评价数据库(Cochrane Database of Systematic Reviews)发表，并不断更新。已成为世界卫生组织(WHO)和世界各国循证决策与实践的源证据库，也是迄今 SCI 收录的唯一数据库文献，2016 年影响因子 6.46，是推动循证医学学科发展非常重要的新模式、平台和示范。

2009 年，WHO 与 Cochrane 协作网建立战略合作伙伴关系，共同推进 WHO 的循证决策与实践。认可 CC 生产的 CSR 作为循证决策与实践的证据支撑及 CC 高质量证据生产、传播、转化、不断更新、全程透明和公众监督模式的公正性、可行性和权威性。

2011 年，WHO 宣布 Cochrane 协作网获得世界卫生大会席位，并作为非政府组织与 WHO 正式建立战略合作伙伴关系。合作项目包括：“WHO 生殖健康图书馆”、“WHO 健康营养干预证据图书馆”、“WHO 基本药物目录和临床指南制定”、“WHO 国际临床试验注册平台”和“病人与病人安全教育”等。这使 Cochrane 协作网能在国际大平台上更深入地影响研究证据的生产及转化方式，促进国际间的信息交换与资源共享，提供可靠的证据，确保高质量的知证决策，推动更好的医疗保健服务，建成更安全、优质、高效的医疗保健系统。

四、中国的创新与发展

（一）中国循证医学的起源

1995 年 9~12 月，原华西医科大学附属第一医院（现四川大学华西医院）神经内科刘鸣在牛津大学参加临床流行病学和循证医学创始人 David Sackett 教授主办的英国首届循证医学培训班。1996 年开始在爱丁堡大学神经内科和 Cochrane 脑卒中组学习和实践循证医学。1996 年 3 月，刘鸣向国际 Cochrane 协作网和英国 Cochrane 中心创始人 Iain Chalmers 博士提出建立中国 Cochrane 中心（Chinese Cochrane Centre，ChiCC）的想法，得到 Iain Chalmers 的热情支持。同年，中国卫生部代表团访问 Cochrane 协作网，IainChalmers 建议中国政府成立中国 Cochrane 中心。

1996 年 5 月，刘鸣回国，向当时医院科研副院长李幼平汇报此情况，建议医院创办中国循证医学/Cochrane 中心。李请示石应康院长，得到石的支持，并拨款 10 万元均分给神经内科和临床流行病学教研室启动建设。①由李幼平总体负责领导筹建工作；②刘鸣负责专业技术支持和联络国际技术指导；③王家良提供方法学与人才支持和指导；④何俐承担秘书工作。筹备组最早启动的工作是建立中国脑卒中和神经疾病临床试验数据库，同时启动筹建中国 Cochrane 中心和向 Cochrane 协作网申请注册。同年 9 月，李幼平就华西筹建中国循证医学/Cochrane 中心一事赴京请示卫生部殷大奎副部长，得到明确指示和大力支持。10 月，李幼平赴澳大利亚参加第 4 届 Cochrane 年会，筹建中国 Cochrane 中心的想法得到 Cochrane 协作网第 3 届主席和澳大利亚 Cochrane 中心主任 Chris Silagy 的支持。11 月，Silagy 致信李幼平提出创建中心的详细要求，并与 Iain Chalmers 商定由澳大利亚 Cochrane 中心具体帮助筹建中国 Cochrane 中心。1997 年 2 月，张肇达校长正式致信卫生部，申请在华西建立中国循证医学/Cochrane 中心，2 周后得到卫生部批复，张校长立即积极帮助寻求国际基金资助，启动筹建中心。

（二）政府支持

1. 国家卫生健康委员会　1996 年 9 月，李幼平就华西筹建中国循证医学/Cochrane 中心一事赴京请示卫生部殷大奎副部长，得到明确指示和大力支持。1997 年 2 月，原卫生部（MOH）陈敏章部长批复原华西医科大学张肇达校长提出创建中国循证医学/Cochrane 中心的申请，指定彭玉副部长和科教司祁国明司长、于修成处长具体负责宏观指导。5 月，于处长率卫生部专家小组现场考察在华西医科大学建立中国循证医学/Cochrane 中心的可行性。7 月，卫生部科教司正式下文批准在华西医科大学筹建中国循证医学/

Cochrane 中心。11 月，卫生部批准由陈敏章部长、彭玉和曹荣桂副部长、科教、医政、规财、国际交流司司长和华西张肇达校长、李幼平副院长组成的首届协调领导小组，由科教司成果处于修成处长任秘书，具体规划循证医学在中国的建设。

1999 年 3 月获 Cochrane 协作网批准，中国 Cochrane 中心正式注册为 Cochrane 协作网第 13 个国家中心，成为继巴西、南非后第三个发展中国家中心，并申请获准 Cochrane 协作网 Logo 在中国的商标注册，是迄今唯一在中国可合法使用 Cochrane 协作网 Logo 的单位。

2002 年 5 月 8 日，中国循证医学中心第二届指导委员会成立，卫生部黄洁夫副部长任主任委员，四川大学张肇达副校长和卫生部科教司祁国明司长任副主任委员，医政、规财、国合 3 个相关司长，四川大学华西医院科研副院长、中国循证医学中心主任、科教司卫生技术管理处处长等为委员。卫生部要求：“①指导委员会按照国际 Cochrane 中心规则，结合中国实际，制定中国循证医学中心工作指导原则和工作程序，寻求和建立合理的运行机制，切实有效地推动循证医学在中国的应用、普及和提高；②把循证医学的理论和方法更好地运用于卫生决策、医疗保健、科技教育和卫生技术的准入的管理实践中去；③充分有效地利用有限的卫生资源，为人民的健康和社会主义建设事业服务”。5 月 9 日，卫生部科教司同意“中国循证医学中心作为非盈利组织向有关部门申请登记注册，以利于中心进一步加强国际合作与交流，多渠道筹集资金，全面推动循证医学在中国的普及、提高和发展”。

2002 年 11 月，卫生部医疗服务管理处处长带队，与中心 5 人组成卫生部代表团赴英伦三岛近 10 个政府机构、大学、医院和出版集团，考察英国循证决策、实践、教育及其质效，为循证医疗决策与实践积累了宝贵的一手资料。2003 年起，卫生部先后资助中心 49 万元开展：①“抗病毒药物治疗慢性乙型肝炎的循证研究”；②“我国医疗风险监测与预警机制研究”；③“全国高端放射治疗设备和内窥镜手术器械的卫生技术评估”；④“震后人群心理健康评估工具的评价”等课题。

2. 国家自然科学基金　1997 年 8 月，国家自然科学基金委（NSFC）强伯勤主任、生命科学部叶鑫生主任听取李幼平汇报，批准拨款 4 万元，资助由卫生部主办、华西医院承办（自筹 22 万元）、Cochrane 协作网主席 Chris Silagy 主持在成都召开的首届中国国际 Cochrane 学术研讨会。彭玉副部长率队赴会并考察华西。来自全国 17 个省市的 147 名医学专家、管理干部参会学习。

从 2005 年起，NSFC 先后在管理科学部和医学科学部资助循证医学方法学研究的重大、面上和青年项目十余项。2010年与教育部联合立项资助四川大学华西医院中国循证医学中心主办的"循证医学暑期研究生学校",为26省市32所高校/医疗单位培训112名学员(省外32人)。

3. 教育部 2001年,教育部(MOE)批准四川大学创办《中国循证医学杂志》,2002年批准四川大学华西临床医学院创建首批新兴交叉二级学科循证医学;批准四川大学牵头建立循证医学教育部网上合作研究中心。2003年聘请李幼平为网合中心主任,殷大奎为网合中心学术委员会主任。2004—2007年,教育部连续4年指定中国循证医学中心举办"教育部循证医学师资培训班",为全国25个省市自治区的35所医学院校、17所医院,培训413名骨干师资和后备力量。此外,教育部科技司在2002、2007、2010和2012年分4批建成18个循证医学教育部网上合作研究中心分中心,遍布全国15个省市,2016年又验收合格备案5个。

4. 原国家食品药品监督管理局 2002年起,国家食品药品监督管理总局(CFDA)药品评价中心和新药审评中心先后邀请李幼平等中心骨干赴京系列讲座、培训,立项资助4类上市后药物循证评价示范研究,启动循证调整国家基本药物目录。

5. 国家中医药管理局 1998年2月,国家中医管理局在广州为中医系统大院大所的学术带头人举办高级培训班,邀请王家良、李幼平赴会分别介绍临床流行病学、循证医学的知识和进展。会后,李振吉副局长、刘保延司长及李幼平详细讨论了中医药系统学习和引进循证医学的设想和规划。

6. 原国家计划生育委员会 原国家计划生育委员会两任科教司长均派员参加循证医学中心的培训讲座,邀请李幼平等骨干赴北京、上海、南京讲座,培训计生系统的学术带头人,促成江苏省计生所与中国循证医学中心共同承担计生委十五、十一五重大科技项目,撰写专著和指南,共同申请并获准计生委科技进步奖。

(三)中国循证医学中心的创新与发展

中国循证医学中心的创新①针对中国医学院校的医学生及临床一线医护人员对卫生技术评估、临床流行病学、卫生经济学和循证医学培训不够的现实;②采用学科、平台、梯队、知名度一体化建设的创新发展模式;③整合卫生技术评估、临床流行病学和循证医学的学科优势及Cochrane协作网的平台优势,形成四位一体的创新发展理念(图1-3)。这与许多其他国家单一基于Cochrane聚焦系统评价的制作与转化开展研究、培训、学术交流和转化平台(如数据库)建设不同。

1. 学科建设

(1)创建新兴交叉学科:2002年12月获教育部批

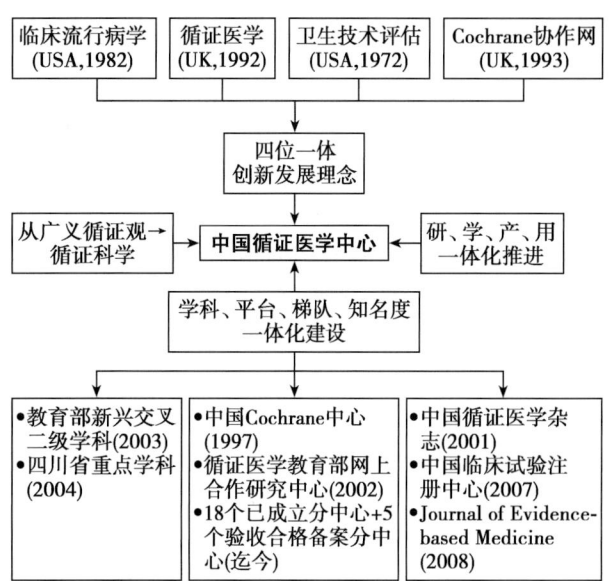

图1-3 中国循证医学中心的创新与发展

准,四川大学牵头成立"循证医学教育部网上合作研究中心",2003年2月经教育部批准,四川大学循证医学成为国内最早在临床医学下的二级新兴交叉学科。2004年5月,EBM获准四川省第四批重点学科,9月,正式在EBM二级学科下招收循证硕士、博士、博士后,先后培养循证医学硕士69人、博士34人和博士后4人。2005年11月,循证医学经四川大学研究生院批准为7个跨一级学科独立招生点之一。

(2)创新师资培训模式:采用"送出去,引进来"的方式开展师资培训,中心专兼职教师近10人次出国接受1~6个月的循证医学和系统评价培训,优化教师专业知识结构。同时先后邀请多名循证医学专家来院开展循证医学、系统评价、床旁循证实践、医学科技论文写作与编辑等培训班。2004—2007年,教育部连续4年指定中国循证医学中心举办教育部循证医学师资培训班,为全国25个省市自治区的35所医学院校、17所医院,培训413名骨干师资和后备力量

(3)创编系列教材,开办系统课程,建设国家级精品课程:中心老师主编、参编循证医学与临床流行病学相关教材近10本,包括本科生、研究生、长学制教材及专著。全国最早开设本科生、研究生、住院医生和留学生的循证医学系列课程,获国家级精品课程、优秀教学团队和教学成果奖,并获准①申办教育部循证医学师资培训班;②申办国家自然科学基金委研究生暑期学校。从1998年起每年组织至少2次系统评价/Meta分析长、短期培训班,开辟本科生第二课堂。

2. 平台建设 2001年获教育部批准,创办全球首本循证医学杂志《中国循证医学杂志》,目前该杂志为统计源核心期刊、中国科学引文数据库核心期刊,荷兰

医学文摘（EMBASE）收录，Cochrane 图书馆方法学组收录唯一中文期刊。2008 年，与 Wiley-Blackwell 合作，创办 Journal of Evidence-based Medicine，该杂志自创刊起被 Medline 及 Cochrane 图书馆方法学组收录。

2013 年创建临床研究、评价与转化研究平台（Clinical Research, Evaluation And Translation, CRE-AT），整合临床试验、真实世界/医疗大数据研究等关键临床研究技术优势，开展临床研究与评价，进一步拓展中心的研究领域。2014 年建立国际药物经济学与结果研究协会（International Society For Pharmacoeconomics and Outcomes Research, ISPOR）华西分会，聚焦真实世界研究与证据的医疗决策转化。2016 年，经总部位于英国牛津大学的国际 IDEAL 协作网批准，负责成立 IDEAL 中国中心，成为国际 IDEAL 协作网继英国和美国后建立的第三个国家中心，聚焦外科手术和器械临床评价与临床医疗政策制定。

2007 年获 WHO 和卫生部共同批准，在中国循证医学中心和中国 Cochrane 中心的基础创建全球第 4，发展中国家第 1 个 WHO 临床试验注册平台——中国临床试验注册中心，截止到 2017 年 8 月 9 日，中心共注册研究 11 858 个，其中干预性研究 6970 个（58.8%），观察性研究 3044 个（25.7%），相关因素研究 584 个（4.9%）。

3. 梯队建设　通过选送骨干人员出国深造、每年组团参加循证医学领域顶级国际学术会议、邀请国际著名循证医学专家来华举办系列培训，实现了骨干人员循证医学知识不断更新和研究、教学技能不断提高，并形成了一支由循证医学、临床流行病学、统计学、临床和信息等专业专兼职人员共同组成的具有丰富研究、教学和转化传播经验的人才梯队。

4. 知名度建设　积极参与 Cochrane 协作网服务全球卫生改革的证据生产与转化，李幼平、刘鸣、张鸣明、吴泰相分别被聘为 WHO 基本药物遴选、疾病谱标准编码、病人安全教育、临床试验注册平台专家组专家，在服务全球证据生产与转化中为国家争得了荣誉。

第二节　循证医学的证据、方法与评价转化工具

初学者易将循证医学等同于系统评价，将学习循证医学等同于学习 Meta 分析方法。循证医学的证据体系包括原始研究、二次研究、转化研究 3 种证据及其对应的不同研究方法和评价转化工具（图 1-4）。全面学习和掌握这些方法是应用循证医学生产、转化和使用高质量证据的前提。

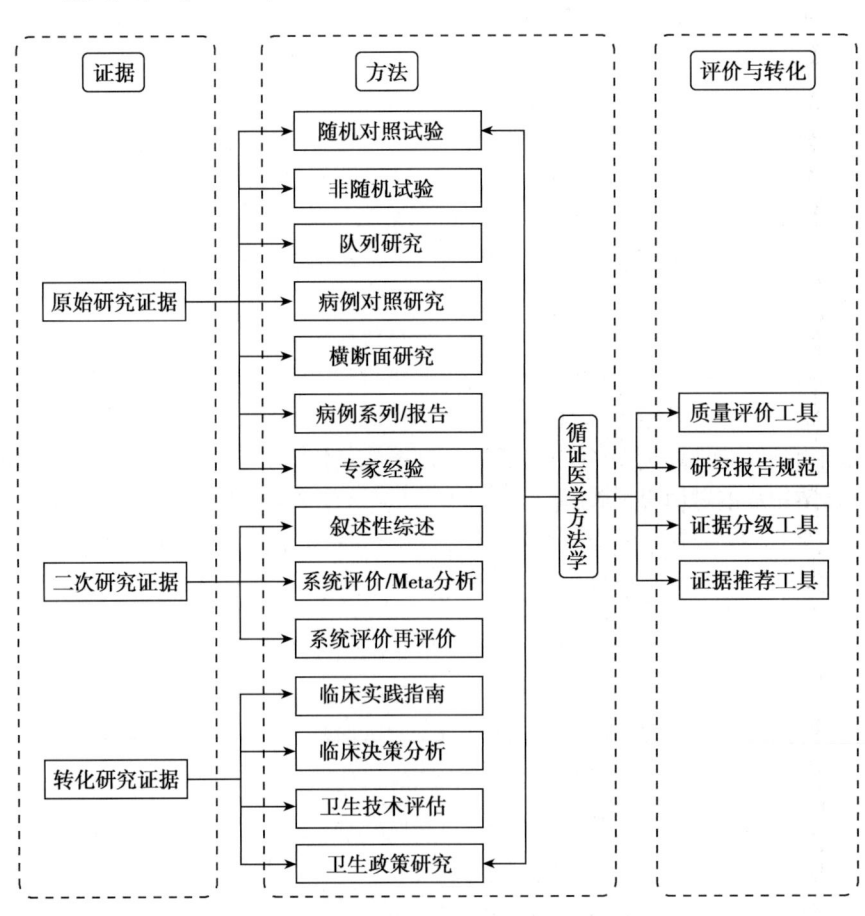

图 1-4　循证医学的证据、方法及评价转化工具

表 1-1　循证医学原始研究证据的方法简介

名　称	定　义	特　点
随机对照试验（randomized controlled trial,RCT）	将研究对象随机分配到两个（或两个以上）组,分别接受不同干预措施,随访一段时间后比较不同组患者的结果差异	①可充分平衡两组患者特征,消除已知和未知混杂因素对结果的影响,是公认的疗效评价"金标准";②但需耗费大量资源和人力,样本量有限且很难做到长期随访;故 RCT 适合大概率事件,如有效性研究
非随机试验（non-randomized trials）	医生根据适应证或患者根据本人意愿选择接受试验组或对照组干预措施,因这种试验方式中患者未按随机原则分组,故称为非随机试验	①在某些特殊情况下,设计 RCT 可能会有违伦理,此时非随机试验设计可解决该问题;②因未随机分组,无法充分消除混杂因素对结果的影响,故结果更接近观察性研究,但非随机试验仍是一种研究者主动施加干预的试验,而非观察性研究
	将具备某个因素（如干预措施或疾病）的患者作为队列,随访一段时间后观察结果（如疗效或不良反应）,可设或不设对照组	①大型队列研究可纳入足够患者并能随访足够长时间,在充分匹配或调整混杂因素的基础上,可为长期预后、不良反应、危害事件等提供较高质量证据;②无法匹配或调整未知的混杂因素,数据缺失通常较多
病例对照研究（case-control study）	将一组具有某种结果（疾病或药物不良反应等）的患者作为病例组,匹配不具该结果的患者作为对照组,回顾分析可能与结果有关的原因,尤其适用于探索罕见疾病的病因	①对罕见病,RCT 或队列研究的随访中难以获得足够病例;病例对照研究可直接纳入足够数量患者,按一定比例匹配未患病对照组,快速分析疾病的可能病因;②研究中所得信息容易受到回忆偏倚的影响;逻辑顺序是由果及因,容易得出虚假因果关系
横断面研究（cross-sectional study）	在一个特定时间断面上描述性统计一个人群的数据,属于观察性研究	①优点是花费较少,数据收集周期短;根据横断面研究结果获得的因果假设,通常是其他类型研究（如 RCT 和队列研究）的起点;②因无随访,只能提供因果假设,无法确定因果关系

一、原始研究证据与方法

原始研究证据（primary research evidence）即研究者直接收集和分析来自患者的一手数据所获证据,其研究方法包括试验性研究（experimental studies）和观察性研究（observational studies）。详见表 1-1。

二、二次研究证据与方法

二次研究证据（secondary research evidence）即回顾分析已发表文献中的信息或数据所得证据,研究者直接收集和分析来自患者的一手数据所获证据,包括系统评价/Meta 分析、系统评价再评价、叙述性综述、述评等。详见表 1-2。

三、转化研究证据与方法

转化研究证据（translational research evidence）是在原始研究证据和二次研究证据基础上,转化可供临床医生和卫生决策者使用的决策依据,其研究方法包括临床实践指南、临床决策分析、卫生技术评估和卫生政策制定等（表 1-3）。

四、证据评价工具的开发

（一）研究证据的评价标准

循证医学的一个重要任务是通过评价证据质量为证据分级,使证据使用者更容易排除低质量证据、获得高质量证据。评价证据质量必须先对不同的证据类型制定客观、合理且可重复的评价工具。

1. 偏倚风险评价工具　偏倚是研究结果或统计推断中的一种系统误差,具有一定的方向性,不同偏倚可能导致低估干预措施的真实效应。偏倚风险的不同有助于我们解释研究结果的差异。常用的偏倚风险评估工具见表 1-4。

表 1-2　循证医学二次研究证据的方法简介

名　　称	定　　义	特　　点
叙述性综述 （descriptive review）	用叙述、归纳、总结等方式阐述某一特定主题，又称传统综述	①临床医生或科研人员通过阅读叙述性综述可了解感兴趣研究领域的最新进展或研究热点，事半功倍地熟悉陌生的知识领域或开拓科研思维；②但一般仅有浅显的阐述，无全面检索、严格质量评价和定量合成数据
系统评价（systematic review，SR）/Meta 分析（meta-analysis，MA）	针对某主题，按确定纳入/排除标准尽可能检索出与研究主题相关的所有文献（原始研究），并严格评价纳入研究质量，必要时定量合并各研究数据，得出综合结论，并不断更新	①全面检索和纳入已发表文献，避免发表偏倚；严格评价纳入研究质量，得出客观结论；小样本合成大样本，提高检验效能，解决原始研究间的矛盾；②但系统评价属于二次研究，其质量受限于原始研究质量
系统评价再评价（overviews of reviews，Overviews）	系统评价再评价是重新评价已发表系统评价的方法学和报告质量，总结纳入系统评价的结果，必要时可重新分析数据	①在系统评价的基础上进一步增加证据的强度、广度和深度；②但系统评价再评价属于对系统评价的二次研究，其质量受限于原始研究和系统评价的质量

表 1-3　转化研究证据的方法简介

名　　称	定　　义	特　　点
临床实践指南（clinical practice guideline，CPG）	针对特定临床问题，经系统研究后制定发布，用于帮助临床医生和患者做出恰当决策的指导性文件	制定临床实践指南需由主题相关的多学科专家组成专家组，在综合当前可得最佳证据的基础上，充分考虑患者价值观制定，将证据按公认标准（如 GRADE）分类分级，平衡不同干预措施的利弊，最终形成推荐意见；故临床实践指南具有很大的权威性和很高的参考价值
临床决策分析（clinical decision-making）	医务人员在临床实践过程中，根据国内外医学科研的最新进展，不断提出新方案，充分评价不同方案及其与传统方案间的风险和利益后选取最佳方案付诸实施，以最大限度地保障患者权益，减少临床实践及卫生决策失误，提高疾病诊疗水平的过程	临床决策分析是将高质量证据与个体患者具体情况相结合、使理论与实践统一的过程，模型分析是决策分析的主要手段
卫生技术评估（health technology assessment，HTA）	指系统全面评价卫生技术使用过程中对患者、操作者和环境的安全性、有效性、经济性和社会适应性或社会影响，为各层次决策者制定卫生技术相关政策提供决策依据	卫生技术评估的目的是优化配置卫生资源、提高有限卫生资源的利用质量和效率，评估结果可帮助医疗机构管理人员决策，支援卫生技术部门对技术进行开发和营销等
卫生政策研究方法（health policy making）	包括①循证卫生决策研究：主要由宏观层面的卫生系统研究和卫生政策研究构成；②知证卫生决策工具：一种制定政策的方法，旨在确保基于最佳可及的研究证据决策	高质量卫生决策需集思广益、正确选择当前可得的最佳内部、外部证据，并因地、因事、因人制宜地做出最科学的决策

表 1-4　原始研究证据常用方法学质量评价工具

原始研究证据	评价工具
随机对照试验	Cochrane 风险偏倚评估工具(Cochrane Collaboration's tool for assessing risk of bias)
非随机试验研究	ROBINS-I 工具 MINORS 条目(methodological index for non-randomized studies):特别适用于外科非随机对照干预性研究
诊断性试验	QUADAS-1 工具 QUADAS-2 工具 Cochrane DTA 工作组标准
观察性研究	ROBINS-I 工具 NOS 量表,可用于队列研究和病例对照研究 AHRQ 横断面研究评价标准(Agency for Healthcare Research and Quality)
动物试验	SYRCLE's risk of bias tool for animal studies
系统评价/Meta 分析	AMSTAR 工具 ROBIS 工具 AMSTAR-2 工具
系统评价再评价	AMSTAR 工具 AMSTAR-2 工具
经济学研究	Drummond 标准 QHES 评分系统

2. 证据质量评价工具　2000 年包括 WHO 在内的 19 个国家和国际组织共同创立"推荐分级的评价、制定与评估"系统(Grading Recommendations Assessment,Development and Evaluation,GRADE)小组,于 2004 年正式推出国际统一的证据质量分级和推荐强度系统,并于 2011 年更新。GRADE2011 版的特点在于:①明确界定了证据质量和推荐强度;②清楚评价了不同治疗方案的重要结局;③对不同级别证据的升降级有明确、综合的标准;④从证据到推荐全过程透明;⑤明确承认价值观和意愿;⑥就推荐意见的强弱,分别从临床医生、患者、政策制定者角度作了明确适用的诠释;⑦适用于制作系统评价、指南和卫生技术评估(具体内容见本书第三章)。

AGREE 协作网 2003 年制定并发布了指南研究与评价工具(Appraisal of Guidelines Research and Evaluation,AGREE),为进一步提高 AGREE 的科学性和可及,由 AGREE 协作网的部分成员组建 AGREE Next-steps 发布 AGREEⅡ。

3. 证据水平分级工具　2002 年,牛津循证医学中心(Oxford Centerfor Evidence-based medicine)制定证据水平评价标准,对于任何临床研究,牛津标准均根据研究设计和研究终点这两方面来分等级。如今,牛津标准已从开始仅用治疗研究,发展到包括预后、诊断、危害、经济学分析等多种类型研究。但需注意,证据水平并不一定反映推荐强度,仍需结合证据水平、一致性、临床意义、普遍性、适用性等多方因素考虑推荐强度。

(二)研究报告规范

研究报告规范(standards of reporting studies)即为规范研究报告内容制定的一种清单,条目覆盖所有循证过程所需的关键信息。制定研究报告规范的目的包括:①若在撰写论文时报告不够规范、细致和全面,即使实施了高质量的研究,证据评价者或读者也可能无法获取关键信息,直接影响证据质量。研究报告规范不仅可直接指导研究报告,也可以间接指导研究方案设计和研究实施,对提高研究的证据质量有很大帮助。②生物医学期刊种类繁多,年发表文献数量大,且不同期刊对同一研究的报告内容、撰写格式要求不同,使读者就同一主题使用来自不同期刊的文献时需要在不同报告内容与撰写格式间转换,浪费时间。主要研究类型常用报告规范见表 1-5。

表 1-5　不同研究类型的报告规范

研究类型	报告规范
随机试验	CONSORT 及其扩展版
观察性研究	STROBE 及其扩展版
系统评价	PRISMA 及其扩展版、MOOSE
病案报告	CARE 及其扩展版
定性研究	SRQR、COREQ
诊断/预后研究	STARD、TRIPOD
质量提升研究	SQUIRE
经济学研究	CHEERS
临床前动物实验	ARRIVE
研究计划书	SPIRIT、PRISMA-P
临床实践指南	AGREE、RIGHT

摘自 The EQUATOR Network

五、方法学研究

方法学（methodology）是指某研究领域的理论分析方法系统，包括该研究领域及其分支的理论和方法分析原则。循证医学证据源自原始研究，二次研究和转化研究，是对原始研究的进一步综合和筛选，这些过程需使用多种统计学和临床流行病学方法解决，因此循证医学方法学是在融合统计学和临床流行病学方法的基础上发展的。但现有的循证医学方法学与临床医学一样，在很多方面尚不成熟，因此方法学研究（methodological study）成为循证医学的重要研究内容之一，通过开展研究不断发现和解决目前方法学中存在的问题，才能创新更合理、更成熟的方法，推动循证医学的发展。

第三节　循证医学的前沿与挑战

一、最佳证据的争论

在传统循证医学的证据分级中，随机对照试验及基于随机对照试验的系统评价/Meta 分析一直是高质量证据，但临床研究在科学性提高、范围扩宽、快速发展的同时逐步暴露出越来越多的新问题：①临床研究从个案研究发展到群体研究虽改善了研究结果的可重复性，却降低个体化诊疗的能力；②严格的纳入排除标准虽提高研究结果科学性，却限制了结果的普及推广；③很多高质量临床研究以研究和回答科学问题为目

的，未考虑到临床工作需求和临床真实情况，因而科学性高而可转化性差；④临床研究的最佳证据多为偏离临床实际情况的研究结果，尤其是偏离在发展中国家和基层实际情况，因而无法解决那些低资源配置条件下的实际问题。

1967 年有研究者提出在"真实世界"中进行临床研究的观点。2007 年，美国国会将真实世界研究作为医疗卫生改革的主导方向。真实世界研究（Real World Studies/Real World Research，RWS/RWR）指基于真实世界数据，整合多种资源开展的干预性研究（如：实效性随机对照试验）或观察性研究（横断面研究、队列研究、病例对照研究等）。有学者提出，真实世界研究更多的考虑实际医疗环境，其研究结果相比理想条件下的临床试验更可靠。需注意，无论在理想条件下还是真实世界中，都没有绝对的最佳证据。根据研究目的和问题选择合理、适宜的研究设计，严格控制数据质量，科学分析数据结果才能得出适用、有用、好用的最佳证据。

二、大数据与人工智能时代的循证医学

循证医学早期主要基于原始研究或二次研究证据指导决策与实践，证据通常是针对同类对象和同类比较的群体研究结论。当群体证据用于指导个体患者医疗时，可能会因缺乏个体化证据影响个体化决策。随着计算机科技的发展，大数据和人工智能（artificial intelligence，AI）在医疗领域应用前景日显重要。①人工智能与循证医学的一个典型结合是 6S 模型中最顶层的"计算机辅助决策系统（system）"：在系统中输入患者的病史、实验室和影像学检查结果，人工智能可对接系统中的海量证据，自动诊断并提出临床决策建议。②随着医疗大数据的不断发展，其规模和复杂性将达到人工数据分析难以驾驭的程度，通过人工智能自动学习、自动分析和深度挖掘医疗大数据将是一条快速甚至同步获得高质量循证医学证据的可靠途径。③智能可穿戴系统正逐渐融入人们的日常生活，通过监控实时全程跟踪、记录、同步分析人体各项指标与周围环境信息，实现"数字自我"与证据库的链接，每个人都可获得即时的诊断和医疗帮助。

大数据时代下的循证医学，可利用互联网和物联网技术收集日常医疗或日常活动中的海量个体化数据（如医院信息系统、实验室系统中的数据），采用数据挖掘和整合技术，对个体化的数据进行采集、整合、分析、处理。结合云计算和元数据标准的循证医学研究，将

极大拓展研究视角、提高研究效率。大数据时代的循证医学研究将主要围绕如何利用医疗大数据证据；如何智能获取、总结、加工证据；如何结合证据及个体化证据生产个体化决策建议等。

三、精准医学和循证医学

精准医学技术研发和临床推广，以高投入、高技术、海量信息为突出特点，需根据其评价证据循证优选。针对精准的治疗和预防技术的大规模开发应用，须：①首先循证制定相关操作指南和技术规范，指导及时转化，接受时间和实践的检验；②成功后再完善指南和规范，指导合理推广和验证；③启动大规模研发必须借鉴国内外当前可得最佳证据，优选中国急需的重大关键需求和中国特色、中国特效和中国特长的技术、方法和资源，集成优势，统筹规划；在周密顶层设计下，科学同步开展研发、转化、政策、赔付，全链条、各环节、有机整合的研究；④组织优质跨学科专家团队，形成全程质量把关的流程、方法和数据库及各环节间的合理结合；⑤国家主导、国家资助、时间和实践验收，成功后及时、有效地与现有各相关数据库对接和开放使用；⑥创新我国重大疾病的"循证＋精准"模式，促成循证、精准、个体化和转化医学的协同发展，提高研发、转化的质量和效益。

四、倡导共享临床研究原始数据

共享原始数据（individual participant data sharing，IPD sharing）是近 10 余年临床研究最重要的观念更新，旨在：①可供追溯所报告的试验结果；②可供重新分析试验数据；③可与其他新研究进行数据合成分析。共享原始数据一旦实现将增加公众对临床试验结果的信心和其自身的可信度，实现过程透明的主张。

研究注册实现数据标准化管理和可溯源性是最终实现共享原始数据的必经之路。2016 年 1 月 20 日国际医学期刊编辑委员会发表倡议：①临床试验于公共注册机构注册时需说明共享 IPD 的计划；②要求伦理委员会将临床试验数据包括是否建立 IPD 的共享计划列入知情同意并由伦理委员会或机构审查委员会（Institutional Review Board，IRB）审查。

2017 年 6 月 17 日，WHO 发表临床试验透明化的联合声明：①为了保证其可查和易于监测，要求基金支持的临床试验必须将结果数据报告给所注册的临床试验注册机构；②此条规定也适合于非工业支持的临床试验。WHO 评价共享数据的意义："这是至关重要的创新，全球范围内通过混乱的数据监测遵守情况是一

项艰巨的任务，而开放数据共享来实施监测则可实现自我审核且成本低廉，有助于标准化"。通过对共享数据的再分析和深度挖掘，将极大地促进高质量证据的合成与转化。

循证医学诞生 25 年来，临床医学证据生产、转化的成功尝试促进了循证科学理念和系统评价方法渗透于其他领域。正是这些越来越带着不同领域特色的需求，促进了符合循证医学原理、借鉴循证医学方法，但服务于不同主题的新方法学的研究和实践。这是对循证医学因为需要而产生、因为使用而发展、因为真实而不完善、因为不完善才有继续发展空间特点的最佳诠释：真理和谬误都在改革和发展中生存和摒弃，只有那些经得起时间和实践检验的证据才得以保存，并在迎接新的时间和实践检验中持续改进。

（李幼平　喻佳洁　周旭）

参 考 文 献

1. 李幼平. 循证医学. 北京：人民卫生出版社，2014
2. 曾繁典，郑荣远，詹思延，等. 药物流行病学. 第 2 版. 北京：中国医药科技出版社，2016
3. Murray CJ，Ezzati M，Flaxman AD，et al. GBD 2010：design，definitions，and metrics. Lancet，2012，380（9859）：2063-2066
4. 吴富起. 循证卫生政策研究概念与方法. 国外医学卫生经济分册，2009，26（2）：71-76
5. Cooke A，Smith D，Booth A. Beyond PICO：the SPIDER tool for qualitative evidence synthesis. Qual Health Res，2012，22（10）：1435-1443
6. Schardt C，Adams M B，Owens T，et al. Utilization of the PICO framework to improve searching PubMed for clinical questions. BMC Med Inform Decis Mak，2007，7：16
7. 江丽霞，钟双萍. 基于 PICO 的医学外文搜索引擎：askMedline. 九江医学，2009，24（2）：73-78
8. 王家良. 循证医学. 第 2 版. 北京：人民卫生出版社，2011
9. Hsu J，Santesso N，Mustafa R，et al. Antivirals for treatment of influenza：Systematic review and meta-analysis of observational studies. Annals of Internal Medicine. 2012，156（7）：512-524
10. Sackett D L，Richardson W S，Rosenberg W，et al. Evidence-based Medicine—How to practice and teach EBM. 2nd ed. London：Churchill Livingstone，2000
11. WHO. Increasing access to health workers in remote and rural areas through improved retention：Global policy recommendations. Switzerland：WHO Press，2010
12. WHO. The ICTRP Search Portal. http：//www. who. int/ictrp/search/en/
13. The EQUATOR Network. Enhancing the quality and transparency of health research. http：//www. equator-network. org/
14. Extensions of the CONSORT Statement. http：//www. consort-

statement. org/extensions

15. Transparent reporting of systematic reviews and meta-analyses. http://prisma-statement. org/Extensions/Default. aspx

16. 阎小妍,董冲亚,姚晨. 大数据时代的循证医学研究. 中国循证医学杂志,2017,17(3):249-254

17. 吴泰相,卞兆祥,商洪才,等. 从中药复方临床随机对照试验报告规范 2017:CONSORT 声明的扩展、说明与详述的正式发表谈我国临床试验的变革. 中国循证医学杂志,2017,17(8):1-6

18. 江华,杨浩,彭谨,等. 循证医学方法学在人工智能时代背景下面临的挑战. 中华危重病急救医学,2015,27(9):709-711

第2章　循证实践的基本方法

循证医学是当代临床医疗实践中诊治决策的科学方法学,方法学是循证医学的核心,涉及临床医学、临床流行病学、统计学、卫生经济学、计算机科学、决策学等多学科和技术的交叉综合运用。循证实践分为以下5个步骤:①循证问题的构建(asking a question);②循证证据的检索(acquiring evidence);③循证证据的评价(appraising evidence);④循证证据的应用(applying evidence);⑤循证实践的后效评价(after assessment)。每个步骤均衍生出了相应的科学方法,它们之间环环相扣形成一个完整系统,任何环节存在缺陷或不足,都会影响循证医学实践的总体质量和效果(图 2-1)。

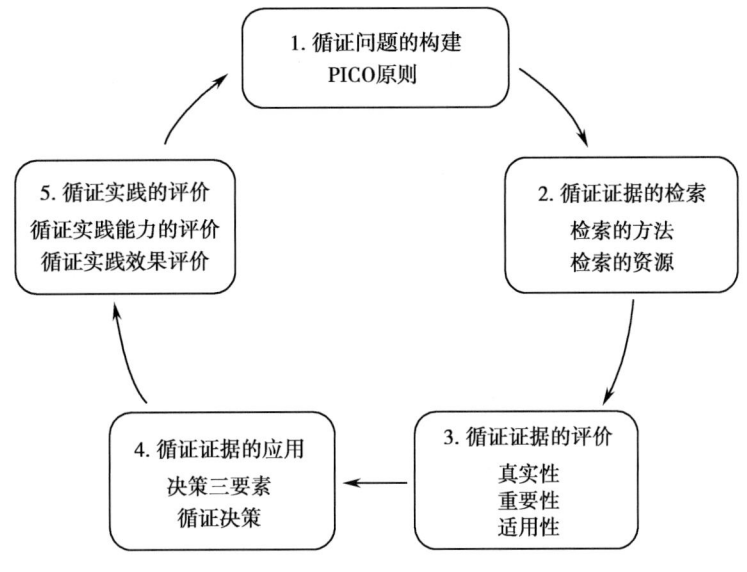

图 2-1　循证医学实践"五部曲"

第一节　循证问题的构建

一、提出临床循证问题

循证问题是指临床医疗实践中亟待解决的重要问题,构建循证问题是实践循证医学的起点。准确选题是临床医疗决策的关键,找准循证问题类似临床科研的选题,可确保其后的循证行动正确,明确收集该问题相关的证据范围;提高检索循证证据的效率。避免因问题不准确或者重复,造成研究结果毫无价值及资源浪费。

循证构建问题的过程中,临床医师需要仔细收集患者第一手资料,包括详细的病史、细致的查体及充分的实验室检查;仔细观察患者病情变化、治疗效果;随访患者预后;结合自己的专业知识、技能及临床经验,经过整理、分析及深入思考后将临床问题通过 PICO 原则有效地转化为可以回答的循证问题。PICO 原则是构建循证医学问题的 4 个要素,分别是指:P(Patients/population)即何种患者、何种疾病;I(Intervention or exposure):指采取了什么样的干预措施、诊断试验或暴露因素;C(Comparison):作为干预措施或暴露因素的对照措施;O(Outcomes,O):干预后的相关临床结局(表 2-1)。

二、临床循证问题的类型

临床实践中,临床医师通常会从疾病的病因、诊断、治疗及预后等环节提出需要解决的临床问题(表 2-2)。

表 2-1　临床循证问题的 PICO 格式

PICO	意　义	内　容
P Patients/population	患者类型/人群	何种疾病患者 种族、年龄、性别及合并症
I Intervention or exposure	干预措施或暴露因素	新的药物、手术方式等 暴露或危险因素 诊断试验
C Comparison	对照措施	无 安慰剂或其他治疗 诊断的金标准
O Outcome	临床结局	生存率、死亡率 重要临床事件发生率 经济学指标等

表 2-2　不同类型临床循证问题的构建

类型	问　题	P	I	C	O
病因	减肥是否会降低肥胖人群糖尿病发病率?	肥胖人群	减肥	无减肥	糖尿病发病率
诊断	PET-CT 诊断肺癌的把握性如何?	—	PET-CT	金标准（病理活检）	诊断肺癌
治疗	稳定型心绞痛患者,应用冠脉支架+药物治疗和单独药物治疗的效果(疼痛缓解、心脑血管发生率)如何?	稳定型心绞痛患者	冠脉支架+药物治疗	单独药物治疗	疼痛缓解和心脑血管事件发生率
预后	心脏核磁检查发现右心功能下降是扩心病患者预后不良的标志吗?	扩心病患者	心脏核磁发现右心功能下降	无右心功能下降	总体生存率

（一）疾病的病因及危险因素

疾病的病因是指那些使人群发病概率升高的因素。目前危害人类健康的主要疾病是慢性非传染疾病,流行病学调查结果表明:与健康有关并有重要预防意义的一些个人行为、生活方式、环境暴露都成为危险因素。精准识别疾病的病因及危险因素,对正确诊断患者疾病,明确相应治疗方式和预防措施有重要意义,并为深入研究发病机制提供思路、奠定基础。如:糖尿病患者可能提出"糖尿病会遗传吗? 糖尿病是否和肥胖有关? 减肥有助于控制糖尿病吗? 糖尿病需要在生活上注意什么,有哪些危险因素和保护性因素?"等问题。

（二）疾病的诊断

诊断性研究是研究诊断疾病的各种实验方法,包括传统的临床症状、体征、实验室检查、影像学检查,及内镜检查和放射性核素检查。问题可以是针对单一诊断实验或几种诊断方式的联合:①就诊断试验指标如敏感度、特异度、似然比等可提出问题;②对其正确性、可靠性、可接受性、费用及安全性方面也可提出问题。疾病的诊断性研究不仅对现有诊断试验进行科学评估和判断,使临床医师明确不同诊断设施的价值及诊断标准的变化,避免误诊或漏诊,也要不断挖掘高水平诊断试验用于临床,提升临床医师早期诊断疾病的能力。如诊断肺癌时,临床医师会考虑 CT 和 MRI 哪个更敏感? PET-CT 对肺癌的诊断的准确性如何? 什么时候选择 PET-CT?

（三）疾病的治疗

随着医学发展,新药、新器械、新治疗方式层出不穷,疾病的治疗手段趋于多样化,通过严谨、科学的设计和精确的测量客观评价研究治疗的效果,以帮助临床医师及患者选择最佳治疗手段,提高治愈率、降低病死率、提高生存质量及维护患者健康。治疗性研究是临床科研中最活跃的领域,论文占医学期刊论文的40%。治疗提出的问题主要围绕治疗措施的临床有效性、安全性、适用性和临床经济学评价等方面。如何选择利大于弊的治疗手段?如何从效果和成本的经济学角度优选治疗方案?如何针对常规疗法的不足提出改进建议?提出的问题包括:①根据患者目前病情可以采用什么治疗方法?②该治疗方法的有效性如何?③有什么不良反应?④还有哪些替代治疗手段?⑤哪种方法更有效而花费最少?⑥该治疗对患者的生存质量有何影响?⑦治疗后对患者的预后影响如何?

例如稳定型心绞痛患者:①应用冠脉支架+药物治疗和单独药物治疗的效果(疼痛缓解、心脑血管发生率)如何?②两种治疗方式的安全性和有效性差别有多大?患者对治疗手段的依从性和可接受性如何?③从效果和成本效益的角度来看哪种治疗更合理?

(四) 疾病的预后

预后是指疾病发生后,对患者患病将来发展成各种不同后果(痊愈、复发、恶化、伤残、并发症和死亡等)的预测或事前估计,通常以概率表示,如治愈率、肿瘤复发率、5 年生存率等。通过预后研究可以了解疾病的自然史和临床过程,回答患者的疑问,找出预后较好和预后不良的因素,帮助医师优选相应治疗方案,并告诉患者需要避免的影响因素。

如扩张型心肌病患者可能会问:①确诊扩心病能活多久?②心衰症状会越来越重吗?临床医师会考虑:①该患者有无可能出现心律失常猝死?②除左心收缩功能,右心收缩功能下降会影响扩心病患者总体生存率吗?要提出好的临床问题,需具备系统、扎实的基础和临床专业知识,深入临床实践、善于思考、了解专业性研究进展,根据患者具体病情及临床医师和患者共同关注的临床问题,结合本单位资源、条件、临床应用价值综合考虑。

第二节　循证证据的检索

按照检索目的循证检索可以分为两类:①查证用证,目的是通过检索最佳证据找到临床问题的答案,解决临床问题、做出临床决策。主要是检索二次文献数据库,强调查准率。②创证用证,目的是尽可能检全当前所有相关研究,为生产循证证据提供全面资料,既要检索原始文献数据库,也要检索二次研究、转化研究和方法学研究,强调查全率。这 2 类检索的检索基础知识和步骤基本一致,以下主要以查证用证为目的介绍如何检索文献证据。

一、循证检索步骤和方法

(一) 循证证据检索的步骤

循证医学检索的步骤包括:①明确和转化临床问题;②选择合适的数据库;③确定检索词和检索式;④编写检索策略;⑤进行初步检索;⑥根据检索结果调整检索策略,反复多次检索,直到获得当前可得最好的检索结果。其中:①选择数据库;②确定检索词;③编制检索策略是检索的核心环节(图 2-2)。

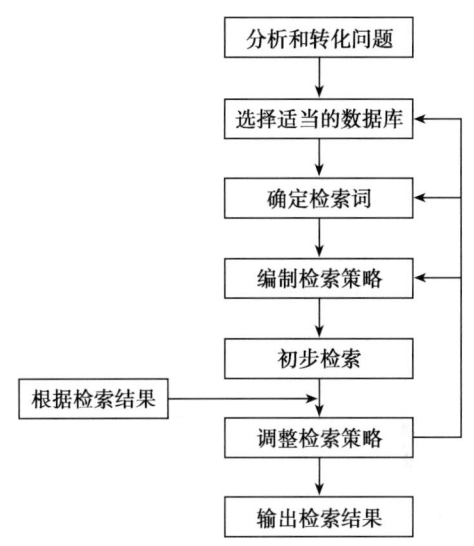

图 2-2　循证检索的基本步骤

(二) 循证检索的方法

1. 明确和转化临床问题　明确和转化临床问题是检索文献的第一步,目的是明确检索目标,为设置检索词奠定基础。前已详述如何将临床问题按照 PICO 原则转化为利于检索的形式,此处不再赘述。

2. 选择合适的数据库　详见本节第二部分。

3. 确定检索词　通常选择 PICO 中的重要特征词作为检索词,尤其是 P 和 I 作为初步检索,若检索结果过多,再考虑加用 C 和 O 缩小检索范围。

4. 编写检索策略　检索策略是由检索词和检索运算符构成,不同检索平台编写的检索策略可能大相径庭,也可能仅存在细节差异。

(1) 主题词检索:是一种规范化的检索语言,其作用体现在同义词、近义词、全称和缩写进行合并,可 1 次检索出多个相关词汇,提高查全率和查准率。目前医学上最常用的主题词是美国国立医学图书馆编制的医学主题词表(medical subject headings, MeSH)。EMBASE 使用的主题词表是 EMTREE。若检索式里面出现"/"表明对临近的检索词进行了主题词检索;若出现 exp,即表明进行了主题词的扩展检索。

(2) 自由词检索:即其他使用未规范化的自然语

言进行检索。目前大部分循证医学数据库不支持复杂的检索策略，也不支持主题词检索。临床实践检索文献证据以自由词检索为主；但为撰写系统评价时的文献检索强调查全率，需同时使用主题词检索和自由词检索。

（3）字段检索：数据库中的字段只收集某种特定类型的信息，若作者字段只收集作者的名字，可通过1个或多个字段进行检索，以提高查准率。字段检索有2种方法：①在检索界面的字段框中选中所需字段并输入检索词；②在检索词后面添加字段名（或缩写），用特定符号间隔。在不同的数据库检索文献时，需将字段名或其缩写转换为正确的写法和格式（表2-3）。例如：PubMed数据库采用"检索词［字段名］"格式或"检索词［字段名缩写］"格式表示字段检索（如：hypertension［Title/Abstract］或 hypertension［tiab］，表示在题目和摘要字段检索高血压病）。

表2-3　主要数据库检所平台常用字段缩写举例

含义	Pubmed	OvidSP	EMBASE
题目	［ti]	. ti.	:ti
摘要	-	. ab.	:ab
题目＋摘要	［tiab]	. tw. 或 . ti,ab.	-
作者	［au]	. au.	:au
出版类型	［pt]	. pt.	:it

（4）词组检索：将一个词组或短语（甚至句子）作为独立的检索单元严格匹配，以提高查准率，通常需用双引号将整个词组括起来。如检索"chronic obstructive pulmonary disease"，只有当这4个单词按照先后顺序紧密排列在一起的文献才符合检索要求，而某些检索平台如 Ovid 数据库默认对连续输入的词汇进行词组检索，不需要加注双引号。

（5）截词检索：利用截词符替代检索词的一部分进行的检索，可自动对同一概念不同词尾或词根变化及不同拼写方式进行检索，提高查全率。但截词检索大大增加检索结果量，不利于快速定位目标文献，故初检通常不使用截词符。根据截词位置不同，可以分为3类，包括：①后截词，如"hyperten＊"；②前截词"＊my-cin"；③中截词"wo＊n"，后截词最常使用。按照截词符代表的字符数量又可分为无限截词和有限截词。无限截词通常用"＊"和"$"表示，如 harm＊，可以检索harm，harmless 和 harmful。有限截词代表0～1个字符，通常用"?"表示，也称为通配符。如：wom? n 既可表示 women 也可表示 woman。

（6）临近位置检索：对检索词之间相对位置进行限定的一种检索技术，通过在检索词之间加入位置算符（NEAR、WITH、ADJ）实现，有助于提高查准率。不同的位置符存在细微差异：NEAR/N，表示2个检索词之间的间隔词语数<N，2个检索词出现的顺序可以不固定，EMBASE 数据库支持使用 NEAR。WITH 表示连接的两个检索词相邻且与输入顺序一致，EBSCO 数据库支持使用 WITH。ADJx 表示2个检索词之间间隔词语数≤x，2词出现的顺序与输入顺序一致，OvidSP 检索平台支持使用 ADJ。

（7）布尔逻辑运算符：由英国数学家布尔提出，包括"AND、OR、NOT"3种。AND：即逻辑与，检索式"A AND B"表示同时满足 A、B 2个条件才符合检索要求。OR：即逻辑或，检索式"A OR B"表示只需满足 A、B 任1条即符合检索要求。NOT："逻辑非"，检索式"A not B"表示满足 A 条件但不含 B 条件的记录，NOT 容易导致漏检，需谨慎使用。当 AND、OR、NOT 同时出现在检索式中时，计算机执行的顺序依次为：NOT＞AND＞OR。进行检索时，通常将 P、I、C、O 各项分别包含的检索词用 OR 连接，再将 P、I、C、O 各项之间用 AND 连接起来，即形成基本的检索式。

（8）圆括号：用于对某些检索词的优先检索。如cancer AND（pulmonary OR lung），检索时会优先执行 OR 运算逻辑，再执行 AND 运算。圆括号可以套叠使用，优先执行内层圆括号。

分别将确定好的检索词采用逻辑运算符、词组检索、字段检索、截词检索等方式组合起来，并确定检索数据库、发表时间及文献类型结合起来，便形成了检索策略。不同的检索方法适用于不同的检索目的，表2-4概括了常用检索方法及检索式。如：对表皮生长因子受体（EGFR）阳性的非小细胞肺癌患者，传统化疗和以EGFR 为靶点的药物吉非替尼或厄洛替尼哪种治疗方案效果更好？可按 PICO 原则转化问题如下：P：epider-mal growth factor receptor、non-small cell lung cancer

I：gefitinib or erlotinib

C：chemotherapy

O：survival rate

选择 PubMed 数据库，文献时间不定，初步检索策略制定如下："epidermal growth factor receptor" AND "non-small cell lung cancer"AND"（gefitinib OR Iressa OR erlotinib OR Tarceva）"AND chemotherapy。

当前也有不少数据库如 Ovid 直接提供了 PICO 布局的检索界面，只需直接在检索框内输入 PICO 对应的检索词即可得到检索结果。

5. 调整数据库、检索词和检索策略　初步检索后，应根据检索结果调整相应检索策略，并可能需要重复多次才能获得满意的检索结果。

表 2-4　常用检索方法举例

检索方法	常用检索符号	不同检索平台的检索式举例	使用证据的检索	制作证据的检索
主题词检索	/	OvidSP：Macrolides/	不常用	必用
	/exp	OvidSP：Marcolides/exp		
	［MH］	PubMed：Marcolides［MH］		
字段检索	.ab.	OvidSP：disabiltiy.ab.	常用	常用
	:ab	EMBASE.com：disability：ab		
	［au］	PubMed：Smith J［au］		
词组检索	""	OvidSP："pulmonary hypertension"	常用	常用
截词检索	*	PubMed：neoplasm *	不常用	常用
	$	OvidSP：carceno $		
邻近位置检索	ADJ	OvidSP：pulmonary ADJ3 hypertension	不常用	常用
	NEAR	EMBASE.com：pulmonary NEAR/3 hypertension		
	WITH	WOS：pulmonary WITH hypertension		
逻辑运算符	AND	OvidSP：disability AND elderly	常用	常用
	OR	OvidSP：cancer OR carcinoma		
	NOT	OvidSP：hypertension NOT pulmonary		
优先检索	（）	OvidSP：cancer AND（pulmonary OR lung）	常用	常用

（引自康德英,许能锋.循证医学.第 3 版.北京:人民卫生出版社,2015）

若检获结果较少,则需扩大检索范围,包括:①重新选择数据库,选择原始研究数据或跨库检索平台;②重新构建检索式,使用检索词的同义词,使用不同方式的拼写或缩写,检索词之间用 OR 连接,减少 AND 使用;使用截词符或增加检索字段;主题词检索时可考虑扩展检索并选用所有副主题词;③不限制文献出版时间。

若检获结果过多,则需缩小检索范围,可①重新选择数据库,选择 Summaries 类型数据。②重新构建检索词,加用 C 和 O 型特征词,并用 AND 连接;仅使用主要主题词检索;使用字段检索并将字段限制在题目摘要。③限制文献出版日期,只检索最新的文献。然后输出检索结果待下一步评价证据用。

二、常用的循证医学检索资源

Brain Haynes 等提出了"6S"金字塔模型对医学循证检索资源进行分类。对循证医学,最优先的检索资源是计算机辅助决策系统(system),其次是循证证据整合库(summaries),再次是系统评价的精要数据库(synopses of syntheses),系统评价数据库(syntheses)、原始研究的精要数据库(synopses of studies),最后是原始研究数据库(studies)(图 2-3)。表 2-5 按照"6S"原则列举了常用的循证医学检索资源。

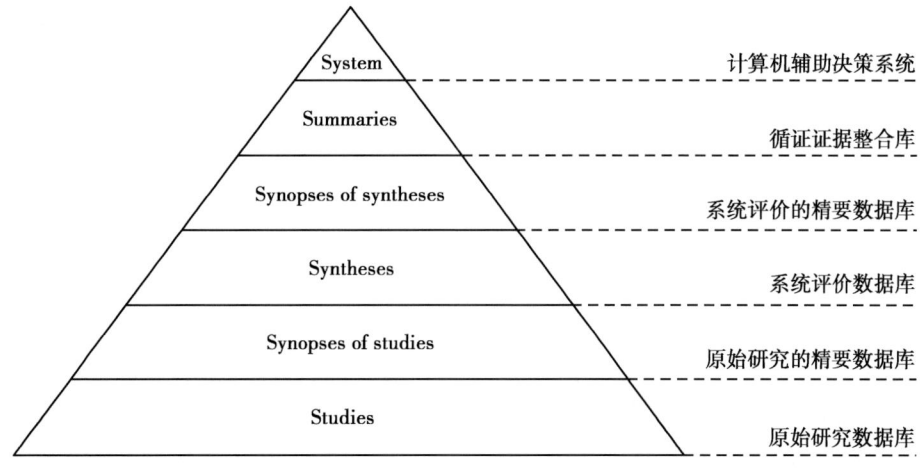

图 2-3　循证检索资源"6S"模型

（引自康德英,许能锋.循证医学.第 3 版.北京:人民卫生出版社,2015.）

表 2-5　常用循证医学检索资源

资源类型	数据库名称	网址
计算机辅助决策系统 （System）	Zynx Health	www. zynxhealth. com
循证证据整合库 （Summaries）	ACP Smart Medicine	smartmedicine. acponline. org/
	Best Practice	bestpractice. bmj. com/best-practice/welcome. html
	Clinical Evidence	clinicalevidence. com/x/index. html
	DynaMed	dynamed. ebscohost. com/
	Essential Evidence Plus	www. essentialevidenceplus. com/
	First Consult	www. firstconsult. com/
	MicroMedex	micromedex. com/
	Medscape Reference	reference. medscape. com/
	PEPID	www. pepid. com/
	UpToDate	www. uptodate. com
系统评价的精要数据库 （Synopses of syntheses）	ACP Journal Club	acpjc. acponline. org
	Cochrane Library-DARE	www. thecochranelibrary. com
	Health Evidence	www. healthevidence. org
	Evidence-based 系列	ebm. bmj. com/
系统评价数据库 （Syntheses）	Cochrane Library-CDSR	www. thecochranelibrary. com
	EPC Evidence Reports	www. ahrq. gov/research/findings/evidence-based-reports/index. html
原始研究的精要数据库 （Synopses of studies）	ACP Journal Club	acpjc. acponline. org
	Evidence-based 系列	ebm. bmj. com
原始研究数据库 （Studies）	PubMed Clinical Queries	www. ncbi. nlm. nih. gov/pubmed/clinical
	OVID Clinical Queries	access. ovid. com/training/pico/english/pico_widget. htm

　　计算机辅助决策系统（system）是指能将患者个体信息与研究证据相匹配的计算机决策支持系统，系统将电子病历中的临床特征与当前可获得的最好证据自动链接，并自动提醒或告知医护人员相应的诊疗信息。计算机辅助决策系统目前尚处于探索阶段，还未能广泛使用。在国外，Zynx Health 系列产品（ZynxCare、ZynxEvidence、ZynxOrder、ZynxAnalytics、ZynxAmbulatory）是其中较成熟的系统。国内目前还无法使用这类产品。

　　循证证据整合库（summaries）也称为新型循证医学数据库，是循证医学与临床紧密结合的产物。该数据库是基于不同临床主题的证据总结。这类数据库通常也是按照 PICO 原则分解临床问题，由检索专家完成相关文献的检索，方法学专家完成文献质量的评价，然后由临床专家撰写并给出分级推荐意见。故这类数据库检获的证据通常可直接用于临床，不必再自行评估研究质量，也不必阅读冗长的原始文献，极大地节约了临床医生的时间。近年已有越来越多的此类产品问世，如：UpToDate、DynaMed、Essential Evidence Plus、First Consult 等。这类数据库是进行循证临床实践优先考虑选用的数据库，其主要缺点是绝大多数数据库都需付费使用，且内容比原始文献数据库少。有学者认为，循证临床指南数据库也属这类证据资源。循证指南数据库是应用循证医学方法，在检索文献证据基础上，由权威学术机构或学会组织对现有证据进行高度整合制作而成，证据级别较高，可直接用于指导临床转化。可直接检索著名循证临床指南网站如 NGC、NICE、SIGN 等（表 2-6）。

表 2-6　循证指南数据库

数据库名称	网址
NGC	www. guideline. gov
NICE	www. nice. org. uk/guidance/pulished? type＝Guidelines
SIGN	www. sign. ac. uk/guidelines

系统评价的精要数据库(synopses of syntheses)、系统评价数据库(syntheses)和原始研究的精要数据库(synopses of studies)常合称为传统循证医学数据库,如:Cochrane Library、ACP Journal Club 等。这些数据库也可以提供高质量循证证据,但相比新型循证医学数据库证据内容较零散,通常未给出分级推荐意见,需专业循证医学知识才能正确解读检索结果。

原始研究数据(Studies),如:PubMed 和 EMBASE 等数据库除可检索原始研究外,还可检索系统评价、Meta 分析、系统评价精要等相关内容。若无法获取上述传统循证医学数据库,也可通过 PubMed 免费检索相关内容。

为方便循证临床实践,近年陆续有一些新兴综合性数据库检索平台问世。这些检索平台可同时提供原始研究、系统评价、临床实践指南等内容检索,且检索结果更加精准,如:ACCESSSS、TRIP、SUMSearch、Clinical Key 等,可以考虑优先选用(表 2-7)。

选择循证医学证据资源时,首先根据"6S"金字塔模型,按照从高到低的原则选择数据库。优先选择 Summaries 类型的数据库,若不能检获所需证据,再由高到低依次选择其他非 Summaries 类型数据库。如条件允许,也可以优先选择综合型医学信息平台,尤其是包含有循证证据整合库的检索平台,如 ACCESSSS,Clinical Key 和 TRIP。

每一类检索资源还分别包含很多数据库,此时可按照"4C"原则进行选择:①内容(content):指数据库的内容、学科范畴和文献质量;②覆盖范围(coverage),指数据库的规模、设计时间范围、地理范围、机构来源、收录文献量等;③时效(currency),指数据库更新的及时性、更新频率和周期等;④成本(cost),即数据库的使用费用或检索费用。Prorok 等随机从 ICD-10 编码中选择 50 种疾病,分别检索了"Summaries"类型的 10 种常用数据库,并从文献质量、内容覆盖范围、更新速度和费用 4 方面对这些数据库进行比较(表 2-8)。从表中可以看出:DynaMed、UpToDate、MicroMedex 及 Best Practice 综合评价质量较高。实际使用过程中,根据用户检索内容的不同,各数据库的内容覆盖范围和更新速度可能与该研究结果存在较大差异,因此该结果仅供参考。

若上述数据库都无法解决临床问题,则检索原始数据,如 PubMed 检索相应文献证据。但检索到的原始研究不能直接用于临床,还需评价文献的真实性和重要性,具体内容参见下一节。

表 2-7 跨数据库检索平台

资源类型	数据库名称	网　址
跨数据库检索平台	Clinical Key	www. clinicalkey. com
	OvidMD	www. ovidmd. com
	SUMSearch	sumsearch. org/
	TRIP	www. tripdatabase. com/
	ACCESSSS	plus. mcmaster. ca/ACCESSSS/Search. aspx
	Epistemonikos	www. epistemonikos. org

表 2-8 常用循证证据整合库比较

数据库名称	内容质量排序	覆盖范围排序	时效性排序	美元/年
ACP Smart Medicine	7	9	4	265
Best Practice	7	4	3	132
Clinical Evidence	1	10	8	172
DynaMed	2	3	1	395
Essential Evidence Plus	2	7	7	85
First Consult	2	5	9	499-1248
MicroMedex	2	8	2	890
Medscape Reference	9	2	6	免费
PEPID	10	6	无信息	299. 95
UpToDate	2	1	5	499

第三节　循证证据的评价

一、评价循证证据的原则和内容

（一）评价循证证据的原则

应用临床流行病学和循证医学的质量评价标准，从证据的真实性、重要性及适用性做出评价可以节约时间，提高效率，从良莠不齐的海量证据中查阅到与临床问题相关的信息，并理解掌握这些研究证据，才能用于临床实践。不同类型的研究其论证强度不同，评价方法和采用的工具也不同，所有研究证据的评价原则均包括以下 3 方面：

1. 真实性评价　能正确反映被研究人群真实状况的某一研究结果的正确程度称为内部真实性（internal validity）。真实性评价是循证医学文献评价的核心，是该证据是否可信的关键。评价证据的内部真实性贯穿整个研究的开始、实施和结束，重点关注该研究整体设计是否科学、研究方法是否合理、统计分析是否正确、研究结果是否支持研究结论等问题。

采取限制研究对象类型、严格的研究设计，消除或控制研究中有关的偏倚与混杂因素干扰，改善研究的环境条件和干预措施等手段可以改善内部真实性。

2. 临床重要性评价　若证据真实可靠，其结论的临床意义和实际价值还需要用客观指标量化。临床研究问题不同，其评价指标也不相同。以评价治疗性研究证据为例，评价指标包括：事件发生率（event rate），如病死率、生存率、治愈率等，也可以是组间事件发生率的差值，如相对危险度降低率（relative risk reduction，RRR），绝对危险度降低率（absolute risk reduction，ARR）、需要治疗多少例才能获得一例最佳效果（number needed to treat，NNT），同时给出可信区间（confidence interval）来表示估计值的精确度。诊断性研究可采用敏感度（sensitivity，Sen）、特异度（specificity，Spe）、阳性和阴性预测值（positive/negative predictive value）、似然比（likelihood ratio，LR）及受试者工作特征曲线（receiver operator characteristic curve，ROC 曲线）等指标来判断某种实验性诊断是否具有临床价值。

重要性应包括统计学意义和临床意义，需两者结合起来判断。统计学意义由检验假设的 P 值小于预先设定的检验水准表示：①当研究结果既有统计学意义又有临床意义时，可以肯定其重要性；②若仅有临床意义而无统计学意义，不能盲目否定其临床价值，应计算 Ⅱ 型错误率或检验效能；③当研究既无统计学意义又

无临床意义时，这类文献意义非常有限。

评价证据的临床重要性应重点关注证据所涉及临床问题是否明确具体、所选择的评价指标是否正确等问题。

3. 适用性评价　研究证据的适用性，即外部真实性（external validity），涉及最佳证据如何用于临床实践的问题，指研究成果与目标人群和临床实践的重复程度，或研究过程与临床实践模式间的相似程度，研究结果能否推广应用到研究对象以外人群。

评价证据的外部真实性应重点关注证据所涉及研究对象的异质性及其与拟应用对象（患者）的人口社会学特征和临床特征上的差异性、拟应用对象所处环境是否具备产生证据环境所具备的人力、技术实施设备条件等问题。

（二）评价循证证据的具体内容

从证据产生的各主要环节入手，阐述证据评价的具体内容和注意事项。

1. 研究目的　是否以问题为基础来确定研究目的；研究目的或假说是否明确具体，并清晰陈述；所研究的问题是否具有临床重要性；研究假说是否具有科学性、先进性和可行性。

2. 研究设计　不同研究设计方案各有其优点与适用范围。是否基于研究问题的具体特点及研究设计方案的科学性和可行性来合理选择设计方案；所选择的研究设计方案是否优于既往相似或相同问题的研究设计。

3. 研究对象　目标人群定义是否明确；研究对象有无公认的诊断标准及适当的纳入标准与排除标准；样本的代表性如何；样本量是否足够；研究对象分组是否保证了组间均衡可比。

4. 观察或测量　研究变量有无明确的定义；结局观察指标是否明确、有无准确定义，是中间替代指标还是结局观察指标，是否采用客观观察指标，结局测量方法是否恰当、准确，测量指标的判断标准和临床意义是否明确；是否采用盲法收集资料。

5. 结果分析　是否根据研究设计方案和资料的性质选择合适的统计分析方法；计算是否正确；研究中可能出现的偏倚、混杂和交互作用是否进行了分析；统计推断是否恰当。

6. 质量控制　研究全过程可能出现的主要偏倚有哪些；是否采取了相应的控制措施；所采取的偏倚控制措施的实际效果如何。

7. 结果表达　研究中观察效力有多大；研究结果的表达是否观点清晰，数据准确；是否有量效或剂量反

应或效应关系的证据；核心结果的表达是否标准化；如为阴性结果，统计学把握度是否足够。

8. 卫生经济学　对干预措施是否采用成本-效果分析、成本效益分析、成本-效用分析等方法来评价经济效益和社会效益，是否进行了增量分析和敏感性分析。

9. 研究结论　研究结论是否回答了研究假说；研究发现与实验室研究所得的作用模式是否一致；研究所获结果能否从生物学上进行合理解释；研究发现与同类研究结果是否一致；研究结论是否可以外推；研究发现是否肯定引起现行临床实践模式的某种改变。

最后，评价者应全面总结以上各方面的评价结果，提出改进研究或如何使用该证据的建设性意见。

二、循证证据评价的方法

（一）明确临床研究的类型

不同临床问题其最适合的研究设计方案不同，研究设计方案不同其研究功效亦不同。正式评价前应明确所研究的问题和所采用的设计方案，了解证据等级的高低。不同类型的研究可能获得的证据强度排序见表 2-9。循证实践过程中，首先获取和评价最佳论证强度的证据，如果没有或者不可能有该级别的证据，则依次获取和评价下一个级别的证据。

表 2-9　基于不同类型原始研究所获证据的论证强度

研究类型	可能获得的证据按论证强度排序
病因/危险因素问题	随机对照试验＞队列研究＞病例-对照研究＞描述性研究
诊断问题	采用盲法、与金标准比较的前瞻性队列研究
治疗/预防问题	随机对照试验＞交叉试验＞前后对照试验＞病例对照研究＞描述性研究
预后问题	队列研究＞病例-对照研究＞描述性研究

（二）不同循证证据评价的原则

由于临床研究的问题、试验设计不同，其标准评价内容和侧重点也不同，应根据循证医学的原则和方法针对性地评价相关证据。下面将常见临床研究证据的评价原则简要列出。

1. 原始研究　常见的原始研究证据包括病因、诊断、治疗和预后，国际循证医学的相关评价原则如下（表 2-10～表 2-13）：

表 2-10　评价病因学/不良反应原始研究的基本原则

评价原则	评价内容
真实性	研究组和对照组除了暴露因素外其他临床特诊是否具有可比性？
	暴露和结局的测量方法是否相同-是否采取客观的方法或盲法？
	随访时间是否足够，失访率如何？
	研究结果是否符合因果推论的要求：
	是否满足因果时间顺序？
	是否剂量-效应关系存在？
	是否有停止暴露或减少暴露后发病率下降的研究？
	不同研究中因果联系是否一致？
	危险因素和疾病是否符合生物学合理性？
重要性	因果联系的强度如何？
	研究结果的精确性即可信区间是否较窄？
适用性	患者是否与研究对象存在较大差异？
	患者可以得到的益处和危害是什么？
	患者意愿如何？
	措施是否可行？

（引自王家良. 循证医学. 第 3 版. 北京：人民卫生出版社，2016）

表 2-11　评价诊断准确性研究的基本原则

评价原则	评价内容
真实性	是否将诊断性试验与金标准进行了盲法比较？
	研究对象是否具有代表性？
	诊断试验的结果是否影响了金标准的应用？
	诊断试验的真实性是否在另一组独立的研究对象中得到证实？
重要性	是否计算了似然比？
适用性	该诊断试验在你的医院是否可用？患者能否支付？
	能否判断验前概率？
	研究对象是否与你的患者情况类似？
	该研究证据是否能改变患者患某种疾病的可能性？
	计算验后概率能否改变患者的治疗方案或对患者有益？

（引自王家良. 循证医学. 第 3 版. 北京：人民卫生出版社，2016）

表 2-12　评价防治性研究的基本原则

评价原则	评 价 内 容
真实性	研究对象是否随机分配？是否隐藏了分配方案？是否采取盲法？
	随访时间是否足够？失访率如何？
	除干预措施外，各组接受其他治疗方案是否相同？
	各组基线是否具有可比性？
	是否根据随机分组的情况对所有患者进行意向分析？
重要性	干预措施的效果如何？
	效应值的精确性如何？
适用性	你的患者是否与研究对象差异太大？
	该治疗措施可否在你的医院实施？
	你的患者采取这项治疗的利弊如何？
	患者对实施该项方案的意愿如何？

（引自王家良. 循证医学. 第 3 版. 北京：人民卫生出版社，2016）

表 2-13　评价预后性研究的基本原则

评价原则	评 价 内 容
真实性	研究对象的代表性如何？是否为疾病的同一时期？
	随访时间是否足够？失访率如何？
	是否采取客观标准和盲法判断结果？
	是否校正了影响预后研究的重要预后因素？
重要性	报告预后研究的结果是否完整？
	研究结果的精确性如何？可信区间是否较窄？
适用性	研究对象与你患者的相似程度？
	研究结果是否有助于患者的治疗决策？

（引自王家良. 循证医学. 第 3 版. 北京：人民卫生出版社，2016）

表 2-14　评价临床指南的基本原则

评价原则	评 价 内 容
真实性	指南的制定者是否对过去 12 个月的文献资料进行了综合性查阅？
	指南的每条推荐意见是否表明了应用证据的级别强度和引文信息？
重要性	指南是否回答了临床需要解决的重要问题？
适用性	疾病的负担（在你社区发病或患病情况）是否太低，而不能应用指南？
	你患者或社区对指南提供的干预措施的信任度是否与指南不相符？
	实施该指南的机会成本是否需要考虑你的精力或你社区的资源情况？
	实施指南的阻碍是否值得努力克服？

（引自王家良. 循证医学. 第 3 版. 北京：人民卫生出版社，2016）

表 2-15　评价治疗性研究的系统评价或 Meta
分析的基本原则

评价原则	评 价 内 容
真实性	是否根据随机对照试验进行的系统评价？
	是否采用系统全面的检索策略检索相关文献？
	是否评估纳入的单个研究真实性？
	Meta 分析采用的数据是单个病例资料还是每个研究的合成结果？
重要性	不同研究的结果是否一致？
	治疗效果的大小如何？
适用性	你的患者是否与系统评价中的研究对象差异较大？
	干预措施在你的医院是否可行？
	你的患者采取治疗措施的利弊如何？
	你的患者是否有意愿采取这项干预措施？

（引自王家良. 循证医学. 第 3 版. 北京：人民卫生出版社，2016）

2. 二次研究证据　常见的二次研究证据主要包括系统评价、临床实践指南等，是临床医生获得有效信息的最佳途径，相应的评价原则见表 2-14、表 2-15。

第四节　循证证据的运用

一、循证医疗决策三要素

经过严格评价当前可得的真实可靠并有重要临床应用价值的最佳证据，将用于指导临床决策，服务临床实践，但并非仅靠文献资料中提供的证据就能产生医学决策。一个完整合理的医学决策必须包括：①医师的临床经验和对患者的临床判断；②当前可得最佳外部证据；③患者的价值观，只有三者有机统一，才可能使最佳决策得以实施，取得预期效果，参见循证医疗决策模式图 2-4。

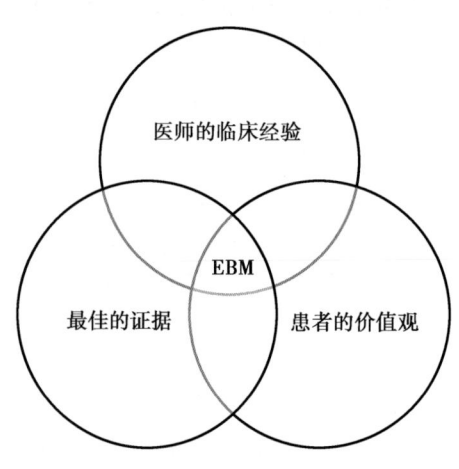

图 2-4　循证医疗决策模式图

（一）医师的临床经验和判断

临床医师通过问诊、查体及实验室和辅助检查等综合分析，正确判断患者目前主要问题是进行临床决策的前提。临床疾病变化多端，有时诊断为同一疾病，临床情况却千差万别，稍有不慎，就可能差之毫厘，失之千里。因此临床医师需要深入细致了解患者的不同病情，仔细问诊查体，全面了解辅助检查，搜集足够的资料，结合临床经验才能做出正确的判断，同时医师的临床经验和判断也是提出临床循证问题的重要决定因素。

（二）当前可获得的最佳证据

我们期望针对每个循证问题找到质量最高的研究证据，需要我们能熟练掌握循证的证据检索和评价方法和技巧。但并非每个问题都能找到相关的系统评价或者随机对照试验证据，对病因问题，相关的队列研究或病例-对照研究就是最佳设计。对诊断性问题，与金标准比较的前瞻性队列研究才是最佳设计。因此，结合循证问题的类型，当前可获得的最佳证据就是我们临床决策的基础。

（三）患者价值观

现代医患关系模式从"主动与被动式"发展到"指导与合作式"再到目前的"互补与参与式"，医患双方更多地强调彼此之间的伙伴关系，患者开始主动参与到医疗决策中。循证医学要求患者在得到充分告知的前提下，对自身疾病的诊疗做出选择，从而主动参与到循证医疗决策中。由于循证医学强调个体化的临床决策，不同个体患者的价值观和愿望并不相同。例如临床实践中：①有一些糖尿病患者严格控制饮食，拒绝所有甜食，担心药物副作用，尽可能不服或少服用降糖药物；②另一些患者注重生活质量，宁愿增加降糖药物剂量也要吃自己喜欢的食物。提示：不同患者对同一治疗措施的价值观和选择完全不同。循证临床决策是当前可得的最佳同类证据指导下的高度个体化决策，医师需要顺应和尊重个体患者的价值观与愿望。

将患者的价值观及意愿融入临床决策一般分3个步骤：①信息对称化（如有关候选诊疗方案的利弊应充分告知患者）；②知晓患者的价值观和意愿（了解患者对诊治方案及其后果所持有的价值观）；③实际决策。个体患者在上述决策步骤中的需求、选择、介入程度可能不尽相同，可导致出现不同的决策模式。如：①一些患者在了解所有可获得信息后，自己决策，临床医生仅作为信息提供者；②一些患者尽管了解所有可获得的信息，但还是希望医生做最后的决策；③还有一些患者则希望医患双方共同决策。患者与临床医生的价值观可能存在本质的差异，不同个体患者间的价值观差异通常也很大，这些差异促使临床医生应准确评估患者对所获信息的理解程度、基本看法和主观意愿，并结合个体患者的具体情况调整诊治方案。无论是医生、患者知情决策或医患双方共同决策，临床医生都必须充分了解患者对诊治方案及其结果预期的价值观，通过交流和沟通正确引导患者的选择。

信息对称是真正做到知情决策和共享决策的关键，为此①患者应了解疾病病因、危险因素及预防措施；②患者应充分理解诊治措施的潜在风险、预期效果、替代方案及其不确定性；③给患者足够时间和机会权衡利弊；④信息沟通应在平等、愉快的气氛中进行。

二、循证决策分析

为将循证决策理念融入具体临床实践，确保决策过程的科学性和合理性，还需借助科学的思维和手段。临床中常常遇到患者及家属有意愿参与决策的情况，常常采用决策树分析法进行决策。

决策树分析（decision tree analysis）是一种能有效表达复杂决策问题的数学模型，按逻辑、时序把决策问题中的备选方案及结局有机组合并用图标罗列出来，形似一棵从左到右不断分枝的树，包括3部分，即：①决策点（decision node）；②机遇点（chance node）；③结局（final outcome node）。决策点在决策树上用小方框表示，表示可供选择方案中的一种。决策点和机遇点之间用线条连接，机遇点在决策树中用小圆圈表示，代表治疗的中间结果、获得的不同检查结果和诊断等，针对不同的治疗方式和不同的病情就会有不同的结局，用小三角表示，各种结局必须定量描述。在每一个机会节点，其后相应事件的概率之和必须为1，即每个机会节点之后的事件必须涵盖所有可能的情况，只有这样才能保证分析的有效性。结局可以是生存或死亡，也可以是其他治疗可能带来的任何收益或风险。

下面举例说明如何绘制决策树及如何分析，决策树通常有6个步骤：

第1步：明确决策问题，确定备选方案。

第2步：列出不同方案及不同病情组合的结局。不管选用哪种治疗方案，患者的结局都是一系列机会事件，患者都有可能出现死亡、功能损害和治愈几种结局，在决策树中都要列出。

例1.一名建筑工人左踝关节骨折伴严重感染来就诊。感染不仅可能损害踝关节本身还有可能引起败血症危及生命。目前面临2个临床选择：①立即给予膝盖下截肢；②抗感染治疗同时清创手术。第二种方法左足功能有可能完全恢复或伴长期跛行，也有可能出现感染控制不佳扩散可能，继而导致膝上截肢或膝下截肢甚至死亡。根据以上分析绘制决策图如下（图2-5）。

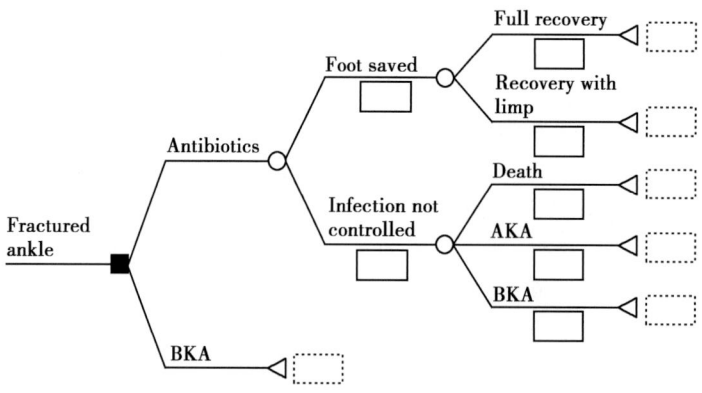

图 2-5　决策树骨架

BKA：below the knee amputation 膝下截肢；AKA：above the knee amputation 膝上截肢
（引自 Lee A，Joynt GM，Ho AM，et al. Tips for Teachers of Evidence-based
Medicine：Making Sense of Decision Analysis Using a Decision Tree. Journal of general internal medicine，2009，24（5）：642-648）

第 3 步：明确各种结局出现的概率，各种方案的治愈率、致残率及致死率可从文献查询，也可根据本医院的临床经验推测。本例中各结局的概率如下（表 2-16）：

表 2-16　各临床结局出现的概率

结　　局	概率
使用抗生素后足部挽救的概率	50%
挽救足部后功能完全恢复的概率	80%
挽救足部后出现跛行的概率	20%
抗生素控制感染不佳导致死亡的概率	10%
抗生素控制感染不佳导致膝上截肢的概率	80%
抗生素控制感染不佳导致膝下截肢的概率	10%
立即膝下截肢生存的概率	100%

（引自 Lee A，Joynt GM，Ho AM，et al. Tips for Teachers of Evidence-based Medicine：Making Sense of Decision Analysis Using a Decision Tree. Journal of general internal medicine，2009，24（5）：642-648）

第 4 步：将最终的临床结局用适宜的效用值赋值。效用值是对患者健康状态较好程度的预测。通常在 0～1 之间，如治愈为 1，死亡为 0；也可用寿命年或质量调整寿命年表示。与患者商议后，对各临床结局赋值如下（表 2-17），并标注在决策树上（图 2-6）：

表 2-17　各临床结局的赋值

可能的临床结局	效用赋值
左足恢复伴跛行	0.98
左足恢复但足部截肢	0.7
左足恢复伴下肢截肢	0.6
左足完全恢复	1.0
死亡	0

（引自 Lee A，Joynt GM，Ho AM，et al. Tips for Teachers of Evidence-based Medicine：Making Sense of Decision Analysis Using a Decision Tree. Journal of general internal medicine，2009，24（5）：642-648）

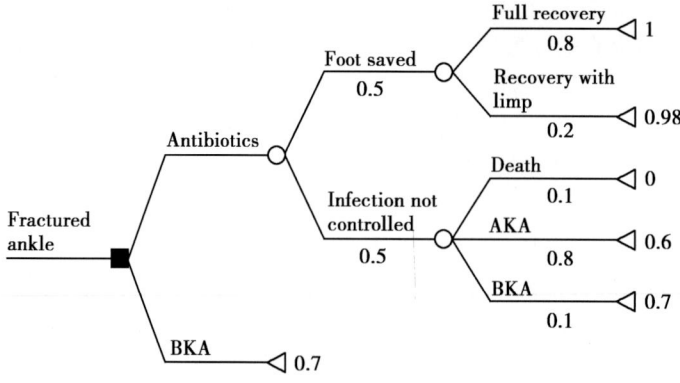

图 2-6　标注各临床结局概率和赋值的决策树图
（引自 Lee A，Joynt GM，Ho AM，et al. Tips for Teachers of Evidence-based Medicine：Making Sense of Decision Analysis Using a Decision Tree. Journal of general internal medicine，2009，24（5）：642-648）

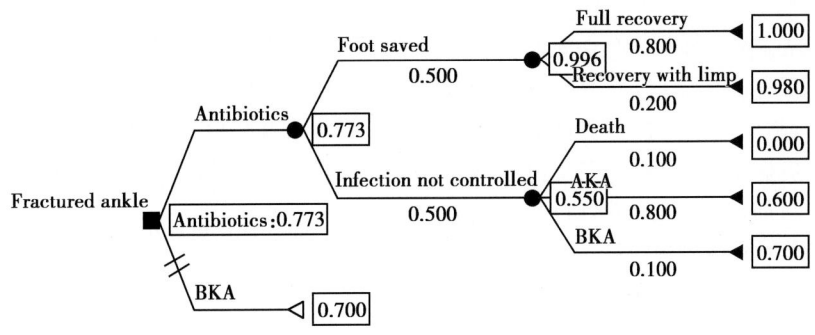

图 2-7　完整的决策树图

(引自 Lee A,Joynt GM,Ho AM,et al. Tips for Teachers of Evidence-based Medicine:Making Sense of Decision Analysis Using a Decision Tree. Journal of general internal medicine,2009,24 (5):642-648)

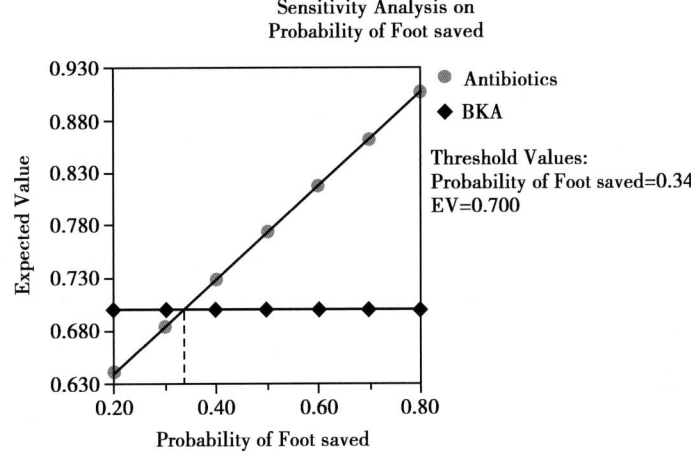

图 2-8　敏感性分析

(引自 Lee A,Joynt GM,Ho AM,et al. Tips for Teachers of Evidence-based Medicine:Making Sense of Decision Analysis Using a Decision Tree. Journal of general internal medicine,2009,24(5):642-648)

第 5 步:计算每一个备选方案的期望值,期望值最高的备选方案为决策方案。计算备选方案期望值的方法是从树尖向树根,从右向左的方向进行计算,效用值与其发生概率的乘积即期望效用值,每个机会结的期望效用值为该机会所有可能事件的期望效用值的和。决策树如果有次一级决策结时,与机会期望效用值的计算方法不同,只能选择可提供最大期望效用值决策臂,忽略其他臂。

本例中,足部挽救的期望值=0.8×1.0+0.2×0.98=0.996,感染控制不佳的期望值=0.1×0.0+0.8×0.6+0.1×0.7=0.55,因此使用抗生素和清创手术的期望值=0.5×0.996+0.5×0.550=0.773,而立即膝下截肢的期望值是 1.0×0.7=0.7,因此使用抗生素和清创手术比直接膝下截肢有更高的期望值(图 2-7)。

第 6 步:对结论进行敏感性分析。由于临床事件发生率概率值及健康状态的效用值可能在一定范围内变动,需进行敏感性分析,测试决策分析结论的稳定性,即当概率及结局效用值在一个合理范围内变动时,决策分析的结论方向是否会发生改变(图 2-8)。

对本例进行敏感性分析,图 2-8 可见使用抗生素及清创手术后足部挽救的概率范围在 0.2 到 0.8 之间变化时对决策的变化影响,如果足部挽救的概率低于 0.34,那么立即膝下截肢是更好的选择,如果足部挽救的概率高于 0.34,更好的决策是使用抗生素和清创手术。

经过以上 6 个步骤就形成了完整的决策分析,包含了所有的治疗模式及可能的结果,可能选择的方案的概率比较符合临床基本情况,对决策树也进行了敏感分析,可适用于实际患者。

第五节　循证实践的后效评价

循证实践的后效评价是循证医学实践的第五步,

是评价和检验循证医学实践效果的关键环节,也是循证医学实践区别与非循证医学的其他临床实践的重要步骤。通过对患者的循证临床实践,必然会有成功或不成功的经验和教训,临床医生应进行具体的分析和评价,认真总结,从中获益,达到提高认识、促进学术水平和提高医疗质量的目的;同时也是进行自我继续教育和提高自身临床水平的实践过程。对于尚未或难于解决的问题,将为进一步研究提供方向。

一、循证实践能力的自我评价

在日常临床实践中,针对临床具体患者的实际情况,遵循循证医学实践的步骤,即提出循证问题,通过检索收集有关文献和证据,在严格评价的基础上,具体应用于患者后,观察决策实施后的效果,全面总结和评价临床实际问题解决的效果。循证实践者可分别从循证医学临床实践的每一个步骤进行自我评价。

(一)评价"提出循证问题"的能力

表 2-18 是关于"提出循证问题"能力的自我评价。首先,我们要问自己:①是否真正提出了问题?②问题是否有针对性?③在提出问题遇到困难时,能否克服?④能否根据 PICO 原则提炼和清楚的表述问题?⑤我们是否养成在临床实践中随时发现新问题的习惯?因此,在临床实践中很有必要用笔记本或掌上移动设备随时记录发现的问题,从而确保持续不断地训练我们提出临床问题的能力。

表 2-18　"提出循证问题"的自我评价

序号	自我评价内容
1	有没有提出临床问题?
2	问题的陈述是否简洁明了,符合一定的格式?
3	有无利用绘图法来明确自己的知识缺陷,并对最初提出的问题进行修改?
4	提出问题的过程中若遇到障碍,能否想办法克服?
5	有没有养成随时记录问题以待以后解决的习惯?

(引自 Strause SE,Glasziou P,Richardson WS,et al. Evident-based medicine,how to practice and teach it. Fourth Edition. Churchill Livingstone,Elsevier,2011)

(二)评价"循证证据检索"的能力

表 2-19 所列出的"循证证据检索"能力的自我评价内容中,最有效评价我们检索能力的方法是将我们的检索策略和结果与专业文献检索人员或其他有经验的同事检索进行比较,既是自我评价,同时有机会学习到更有效的检索技巧。我们也可到图书馆选修相关课程,或邀请专业检索人才加入临床团队,以便近距离学习检索技巧,不断提高自己的检索技能。

表 2-19　"检索循证证据"的自我评价内容

序号	自我评价内容
1	有没有去寻找证据?
2	是否了解本领域内现有的最佳临床证据源?
3	能不能迅速寻找到临床实践最佳证据?
4	在寻找证据的过程中检索效率有没有逐步提高?
5	有没有使用截词符、布尔检索符、MeSH 词、限制词及智能检索等检索技巧?
6	与文献管理人员及同行的检索相比,我们的检索结果如何?

(引自 Strause SE,Glasziou P,Richardson WS,et al. Evident-based medicine,how to practice and teach it. Fourth Edition. Churchill Livingstone,Elsevier,2011)

(三)评价"评价循证证据质量"的能力

表 2-20 列出了对"评价循证证据"的自我评价内容。实际循证实践中,推荐以加入小组的方式来评价证据,如:①可通过与其他做同样证据评价的同事比较,或找 1 篇发表的二次文献中的原始文献自己评价和计算,将自己的结果与二次文献中的结论进行比较;②还可以采用团队为基础的评价方法,团队中的一半成员评价一篇阳性结果的文献,另一半成员评价同种干预措施的一篇不同结论的文献,再共同讨论为什么研究结果会出现差异。

表 2-20　"评价循证证据"的自我评价内容

序号	自我评价内容
1	是否对外部证据进行了严格评估?
2	严格评估的指南是否易于使用?
3	能否逐渐做到准确且熟练地使用某些严格评估的指标,如似然比、NNT 等?
4	是否创建过严格的质量评价总结?

(引自 Strause SE,Glasziou P,Richardson WS,et al. Evident-based medicine,how to practice and teach it. Fourth Edition. Churchill Livingstone,Elsevier,2011)

(四)评价"运用循证证据"的能力

表 2-21 是关于评价"运用循证证据"能力的自我评价内容。评价过程中最重要的是将循证证据用于个体病例时是否能做到更加熟练和高效,能否找到和建立适合患者和疾病的验前概率,能否更加熟练地根据患者情况对治疗措施进行调整。测试这种整合证据进入临床实践的能力的一种方法就是看我们能否解决决策中产生的分歧,并可在教学医院的住院医生中练习。

表 2-21　"运用循证证据"的自我评价内容

序号	自我评价内容
1	是否将严格评价的证据应用到了临床实际中?
2	能否做到准确且熟练地调整评价指标(如验前概率、NNT 等)以适应具体的病例?
3	将证据整合到决策中所出现的争议能否解释(和解决)?

(引自 Strause SE,Glasziou P,Richardson WS,et al. Evident-based medicine,how to practice and teach it. Fourth Edition. Churchill Livingstone,Elsevier,2011)

循证医学实践中最重要的评价是对于循证实践中的设计及行为进行自我评价,这种评价应该从每一个循证实践者的学生时代开始,并贯穿整个职业生涯。这种自我认识的技能使临床医师意识到自身能力不足的方面,明确未来改进的方向。

二、循证实践的效果评价

经过上述四个步骤的自我评价之后,临床医生对于自身的能力和不足就应该有了充分的认识,循证实践能力也将进一步增强。与此同时,我们还要进行效果评价,即评价一项有效的干预措施有没有被用于符合诊疗条件的患者,临床实践质量是否得到了提高?有多少临床实践可以做到有证可循?

(一)临床实践质量是否得以改善

临床医生实践能力的提高对于改善临床实践质量起关键作用,表 2-22 列举了 4 个关于自我评价"临床实践质量"能力的问题。当我们发现有新证据表明既往的临床决策需要改变时,能不能克服旧的思维惯性而进行适当的调整?对于我们的循证医学实践过程,如诊断、治疗、预后等方面有没有进行过分析和审计,以评价效果?临床工作中审计非常重要,审计结果可以

表 2-22　临床实践质量的自我评价内容

序号	自我评价内容
1	有新证据表明临床实践改变时,能否克服障碍进行相应的行为调整?
2	是否有针对已有障碍实施改变的策略?
3	是否考虑了这一改变的持续性?
4	有没有进行检查,如对诊断、治疗或其他循证医学实践方面进行审计?

(引自 Strause SE,Glasziou P,Richardson WS,et al. Evident-based medicine,how to practice and teach it. Fourth Edition. Churchill Livingstone,Elsevier,2011)

告诉我们作为临床医生的表现如何;我们是否整合了临床实践中的个体反馈,这对改善我们的临床工作会有极大的帮助。审计工作如果能长期、持续、恰当地进行将会促进临床实践质量不断提高。

(二)临床实践有证可循的实际情况

究竟有多少临床实践真正做到了有证可循是评价循证医学实践效果的另一个方面。1995 年 4 月,David Sackett 对牛津某临床机构当月诊断的 109 名患者进行审计,包括每个病例的诊断、干预和相关讨论,结果显示:①对其中 90 名(82%)患者的干预有证可循;②其中 53% 的患者所接受的干预措施得到 1 项或多项随机临床试验或系统评价结果的支持;③29% 的患者所接受的干预措施有明显可信、非试验性研究证据的支持;④另有 18% 患者,接受的对症治疗或支持治疗虽未检获有力的证据支持,但目前的干预优于其他干预或无干预。这次审计确认:普通内科住院患者的干预是以证据为基础的。随后世界范围内多个临床机构进行了类似研究,如:普外科、血液科、儿科、基础保健、麻醉科及精神科。事实上,我们接诊的绝大多数患者都只是患有若干常见病中的一种,罕见病例往往零星分布。因此,为常见问题寻找证据将会比为罕见问题寻找证据的效率高,有利于为常见干预积累证据,验证循证实践的可行性。最重要的是,临床实践中有证可循的调查是对临床医师加强循证实践、促进更新知识、不断学习进步的鞭策,最终达到可循证据越来越多的目的。

(窦青瑜　董碧蓉)

参 考 文 献

1. 董碧蓉. 循证临床实践. 北京:人民卫生出版社,2008
2. 王家良. 循证医学. 第 3 版. 北京:人民卫生出版社,2016
3. 李幼平. 循证医学. 北京:人民卫生出版社,2014
4. 康德英,许能锋. 循证医学. 第 3 版. 北京:人民卫生出版社,2015
5. Strause SE,Glasziou P,Richardson WS,et al. Evident-based medicine,how to practice and teach it. Fourth Edition. Churchill Livingstone,Elsevier,2011
6. Guyatt G,Rennie D,Meade MO,et al. Users' Guides to the Medical Literature. Essentials of Evidence-Based Clinical Practice. Third Edition. Mc Graw Hill Education,2015
7. Lee A,Joynt GM,Ho AM,et al. Tips for Teachers of Evidence-based Medicine:Making Sense of Decision Analysis Using a Decision Tree. Journal of general internal medicine,2009,24(5):642-648
8. Prorok JC,Iserman EC,Wilczynski NL,et al. The quality,breadth,and timeliness of content updating vary substantially for 10 online medical texts:an analytic survey. Journal of Clinical Epidemiology,2012,65(12):1289-1295

第3章 证据的分类、分级与应用

第一节 证据的概念及其分类

一、证据及其相关概念

(一)证据的定义

"证据"二字在我国春秋战国时期就有使用。"证"在古汉语中的意思之一就是证据(《墨子·天志下》:"以此知其罚暴之证"),"据"在古汉语里也有证据的意思(《后汉书·鲁恭传》:"难者必明其据,说者务立其义")。1600多年前东晋葛洪所著的《抱朴子·弭讼》称:"若有变悔而证据明者,女氏父母兄弟,皆加刑罪。"句中"证据"可理解为证明事实的根据。《现代汉语词典》中对证据的定义是:"能够证明某事物真实性的有关事实或材料"。

英语中"evidence"一词出现于公元14世纪,《简明牛津英语词典》对证据的解释包括:①证明意见或主张真实有效的信息或符号(information or signs indicating whether a belief or proposition is true or valid);②法律调查中或法庭上接纳证词时用来确证事实的信息(information used to establish facts in a legal investigation or admissible as testimony in a law court)。

法律中的证据有其特定含义,《中华人民共和国刑事诉讼法》第五章第四十二条规定:证据是指以证明案件真实情况的事实,包含以下7种:①物证、书证;②证人证言;③被害人陈述;④犯罪嫌疑人、被告人供述和辩解;⑤鉴定结论;⑥勘验、检查笔录;⑦视听资料。但法律中证据概念在统一性和精确性方面仍存在问题,已引起相关学者的关注。

卫生研究中的证据既有别于生活中的证据,也有异于法律中的证据。2000年,循证医学奠基人David Sackett等人将临床证据定义为"以患者为研究对象的各种临床研究(包括防治措施、诊断、病因、预后、经济学研究与评价等)所得到的结果和结论",即证据是由研究得出的结论。循证医学创始人Gordon Guyatt等人则将证据定义为"任何经验性的观察都可以构成潜

在的证据,无论其是否被系统或不系统的收集"。2005年,加拿大卫生服务研究基金资助了1项研究,用系统评价的方法来定义证据,其结论为"证据是最接近事实本身的一种信息,其形式取决于具体情况,高质量、方法恰当的研究结果是最佳证据。由于研究常常不充分、自相矛盾或不可用,其他种类的信息就成为研究的必要补充或替代"。2008年,有国内学者将卫生研究中的证据定义为"证据是经过系统评价后的信息"。上述定义各有特点,但准确定义名词应遵循科学、系统、简明、反映事物本质的原则,以内涵定义为主。其中"证据是最接近事实本身的一种信息。"很好地概括了证据的本质,但其应用性和可操作性不强,难以凭此定义判断是否为证据,因为事实本身常常不可知,"最接近"的程度也无法界定。我国学者对证据的定义从证据内涵入手,根据"属"加"种差"的方法,突出术语学特点,符合名词定义规范,见框3-1:

框3-1 证据的定义

被定义项	定义联项	定义项
证据	是	经过系统评价后的(种差)信息(属)

该定义特点:①动态,强调当前最佳,不断更新(即系统评价的原理);证据绝非一成不变,时代不同,环境不同,证据的内容和质量也不同,必须用发展的观点看待证据。②全面,相比之前的证据,"系统评价"既是一个纵向的评价(基于问题的全程评价),也是一个横向的评价(基于问题的全面评价)。③指导性强,有助于用户明确区分信息与证据——即针对用户关注的问题是否做了系统评价。鉴于全球尚未形成对证据的统一定义,故以上所举例证均具有探索性和不确定性,期待未来出现更完善、客观和可操作的证据定义。

(二)证据质量与推荐强度的定义

循证医学最鲜明的特点是对证据质量进行分级,并在此基础上作出推荐。2004年证据推荐分级的评

价、制订与评估(The Grading of Recommendations Assessment, Development and Evaluation, GRADE)工作组首次定义证据质量和推荐强度。即证据质量指在多大程度上能够确信疗效评估的正确性;推荐强度指在多大程度上能够确信遵守推荐意见利大于弊。此处:①"利"包括降低发病率和病死率、提高生活质量、降低医疗负担(如减少必服药和不必的血常规检测)和减少资源消耗等;②"弊"包括增加发病率和病死率、降低生活质量或增加资源消耗等。2011 年证据质量分为高、中、低、极低 4 级,推荐强度分为强、弱 2 级,具体描述见表 3-1。证据质量分级的前提是基于问题制作系统评价,推荐强度分级的前提是基于证据质量,考虑其他因素进行利弊平衡。

表 3-1　证据质量与推荐强度分级

证据质量分级	具 体 描 述
高(A)	非常确信估计疗效接近真实疗效
中(B)	对估计疗效信心一般:估计疗效有可能接近真实疗效,但也有可能差别很大
低(C)	对疗效估计的信心有限:估计疗效可能与真实疗效有很大差别
极低(D)	对疗效的估计几乎没什么信心:估计疗效与真实疗效可能有很大差别
推荐强度分级	
强(1)	明确显示干预措施利大于弊或弊大于利
弱(2)	利弊不确定或无论质量高低的证据均显示利弊相当

(三)患者价值与偏好的定义

循证医学三要素中,除医生技能、最佳证据外,还需考虑患者价值和偏好。2012 年,美国胸科医师协会循证临床实践指南制定小组在《第九版抗血栓治疗与血栓预防指南》中,对患者价值和偏好做出了明确定义:患者的价值和偏好含义宽泛,可涉及对健康和生命的信仰、期望与目标,包括患者面对不同诊断和治疗时对其利弊、成本和负担的权衡。如:抗血栓治疗中患者对降低栓塞风险和增加出血之间的权衡。部分患者更看重药物抗血栓的作用,而另一部分患者则更在意药物所致出血这一副作用,临床医生需从患者价值出发,充分征求患者偏好的基础上,进行决策。考虑患者偏好和价值观有以下 2 个重要原因:

(1)出于患者自主权的考虑:当医生给患者提供多种可行的治疗方案时,患者有可能并未被告知相关的医学知识,在医患之间存在高度信息不对称的问题。一般情况下患者会把治疗方案的决策权交予医生。但为确保患者权利,医生在进行临床决策前,应与患者积极沟通并讲解各种治疗方案可能带来的利弊,当患者充分知情后医生做出的决定可能让患者更有认同感。纳入 RCT 的系统评价结果也显示:患者偏好与临床治疗结局密切相关。随着社会发展,患者将对自主权有更深入的认识,也逐渐有更强烈的意愿希望医生能够与自己交流,并主动参与临床决策制定。

(2)推荐意见有高质量证据支持的情况较少见:对于缺乏高质量证据支持的推荐意见,其产生的利弊很可能存在高度的不确定性。此时需要调研患者对相关推荐意见的偏好及价值观,以便更好地形成推荐意见和确定推荐强度。

(3)即使推荐意见基于高质量研究证据,在临床实践中效果显著,但在患者偏好方面仍可能有很大差异:例如治疗房颤时,已有充分的证据表明房颤是卒中的危险因素。口服抗凝药(华法林)具有很好的卒中预防效果;但同时服用该药会增加患者的出血风险,故需权衡抗凝药治疗的利弊。在很多情况下治疗患者与医生对房颤治疗的偏好差异较大,医生更看重出血这一副作用;患者则更倾向于预防卒中,及时收集和整合患者偏好,将会最大限度上保障患者的利益和改善其临床结局。

(4)有高质量证据的情况下也可能出现多个有效治疗方案并存的情况:各种治疗方案的效果各有优势,即所谓"临床均势"。如:阿司匹林是房颤患者预防卒中的一种可选药物,其有效性低于华法林,但其出血风险也明显低于华法林。此时临床医生应在最佳证据的基础上,基于患者偏好作出最有利于患者的推荐意见。

综上,无论有无高质量证据,患者价值观和偏好都会在形成最终推荐意见和指导临床医生作出最佳决策方面起到至关重要的作用。

二、证据的分类

不同人群对证据的需求不同,对同一证据的理解也不同。证据分类的主要目的是更好地推广和使用证据,分类的主要依据是各类证据应该互不交叠。迄今尚无国内外公认、统一的分类方法,本节主要按综合证据的方法和使用证据的人群介绍 2 种分类方法。

(一)按综合证据的方法分类

针对某一个或某一类具体问题,尽可能全面收集有关该问题的全部原始研究,进行严格评价、综合、分析、总结后所得出的综合结论,是对多个原始研究再加工后得到的证据。这种综合证据的方法可分为 3 大类,即:①系统评价(systematic review, SR)/Meta 分析;②卫生技术评估(health technology assessment, HTA)和③实践指南(practice guideline)。3 者的共同

表 3-2　从使用者角度的证据分类

	政策制定者	研究者	卫生保健提供者	普通用户
代表人群	政府官员、机构负责人、团体领袖等	基础、临床、教学研究者等	临床医生、护士、医学技术人员等	普通民众,包括患病人群和健康人群
证据呈现形式	法律、法规、报告或数据库	文献或数据库	指南、摘要、手册或数据库	电视、广播、网络、报纸等大众媒体或数据库
证据特点	简明概括、条理清晰	详尽细致、全面系统	方便快捷、针对性强	形象生动、通俗易懂
证据要素	关注宏观层面,侧重国计民生,解决复杂重大问题	关注中观层面,侧重科学探索,解决研究问题	关注中观层面,侧重实际应用,解决专业问题	关注微观层面,侧重个人保健,解决自身问题
资源举例	Health Systems Evidence 数据库	Cochrane Library 数据库	DynaMed 数据库	PubMed Health 数据库

点为:①均基于原始研究,对其进行系统检索、严格评价和综合分析;②均可使用 GRADE 进行分级;③均可作为决策的最佳依据。三者的主要不同点为:卫生技术评估相对于系统评价,除有效性外,更注重对卫生相关技术安全性、经济学性和社会适用性的评价,纳入更宽,会基于评价结果做出推荐意见,多数可被卫生政策直接采纳。系统评价则更注重对文献的质量评价,有严格的纳入排除标准,只做质量分级,不做推荐。指南则是基于系统评价和卫生技术评估的结果,以推荐意见为主,并对临床实践具有指导和规范意义。

（二）按使用证据的对象分类

立足使用者角度,可将证据分为政策制定者、研究者、卫生保健提供者与普通用户 4 种类型(表 3-2)。

第二节　证据的分级与推荐

一、证据分级与推荐的演进

（一）证据分级与推荐的诞生与基本原理

临床医生面对浩瀚的医学信息海洋,渴望得到真实而适用的证据帮助。但他们工作繁忙,不可能用大量时间和精力去检索和评价证据质量,只要理解证据的定义、分类分级和制作过程及判断标准,学会正确快速查找自己所需最佳证据便可,充分利用研究者预先确立的证据分级标准和推荐意见使用各种高质量证据。研究者在创建和推广证据分级标准和推荐意见时,必须力图统一,避免偏倚,以减少误导和滥用。但研究证据质量良莠不齐,证据分级和推荐强度标准也大相径庭。1979 年,加拿大定期体检特别工作组(Canadian Task Force on the Periodic Health Examination,CTFPHE)的专家们首次基于试验设计,明确提出要对医学研究进行质量和推荐分级(表 3-3),该分级为此后 30 年间 50 多个机构和组织的分级系统奠定了基础。

表 3-3　1979 年 CTFPHE 分级标准

证据级别	定　义
Ⅰ	至少一项设计良好的随机对照试验
Ⅱ-1	设计良好的队列或病例对照研究,尤其是来自多个中心或多个研究团队的研究
Ⅱ-2	在时间、地点上可比的对照研究;或效果显著的非对照研究
Ⅲ	基于临床研究、描述性研究或专家委员会的报告,或权威专家的意见

推荐强度	定　义
A	在定期体检中,考虑检查该疾病的推荐意见有充分的证据支持
B	在定期体检中,考虑检查该疾病的推荐意见有一定的证据支持
C	在定期体检中,考虑检查该疾病的推荐意见缺乏证据支持
D	在定期体检中,不考虑检查该疾病的推荐意见有一定的证据支持
E	在定期体检中,不考虑检查该疾病的推荐意见有充分的证据支持

（二）证据分级与推荐发展的不同阶段

证据质量与推荐强度分级的发展主要经历了 3 个阶段。第一阶段以随机对照试验为最高质量证据,单纯考虑试验设计,最具代表性的是 1979 年 CTFPHE 标准,但其缺点在于分级过于简单,科学性不够。第二阶段以系统评价/Meta 分析作为最高级别的证据,代表有 2001 年美国纽约州立大学下州医学中心推出的"证据金字塔"(图 3-1)和同年英国牛津大学循证医学中心推出的标准(表 3-4)。后者在证据分级基础上引入了分类概念,涉及治疗、预防、病因、危害、预后、诊断、经济学分析等7个方面,更具针对性和适应性,曾一度成为循证医学教学和循证临床实践中公认的经典标准,也是循证教科书和循证期刊最广泛使用的标准之一。但因过于复杂和繁琐,初次接触循证医学的医生或医学生难于理解和掌握,且仍采用试验设计为分级依据,加之未考虑研究的不一致性和间接性等因素,在实际应用中仍存在诸多问题。

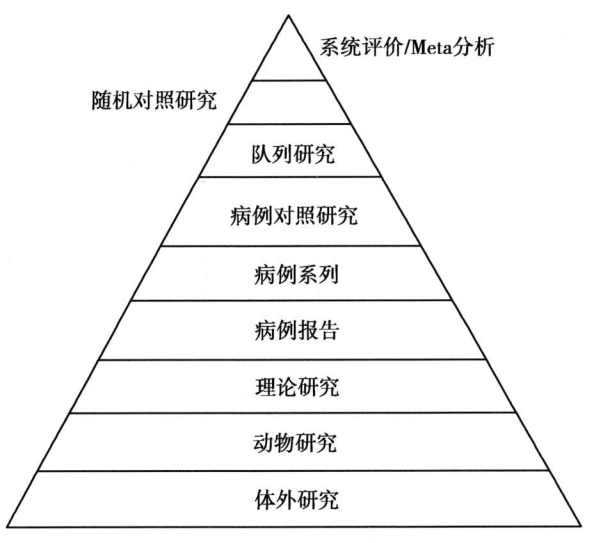

图3-1　证据金字塔

表3-4　2001年牛津证据分级与推荐意见强度
（以治疗和病因部分为例）

推荐级别	证据水平	防治与病因
Ⅰ级	Ⅰa	同质RCTs的系统评价
	Ⅰb	可信区间小的RCT
	Ⅰc	全或无效应
Ⅱ级	Ⅱa	同质队列研究的系统评价
	Ⅱb	单个的队列研究(包括低质量的RCT如随访率<80%者)
	Ⅱc	"结局"性研究
Ⅲ级	Ⅲa	同质病例-对照研究的系统评价
	Ⅲb	单个病例-对照研究
Ⅳ级		病例系列报告、低质量队列研究及病例对照研究
Ⅴ级		专家意见(缺乏严格评价或仅依据生理学/基础研究/初始概念)

第三个阶段是2004年,针对当时证据分级与推荐意见存在的不足,包括临床专家、循证医学专家、医学编辑、卫生政策专家在内的GRADE工作组正式推出

的GRADE系统。特点是:①首次从指导终端用户使用角度分级;②首次模糊证据分类概念,凝练出统一证据分级标准;③将证据质量分级与临床使用的推荐强度联合;④开发了相应的分级软件。因其更加科学合理、过程透明、适用性强,目前已被包括WHO和Cochrane协作网在内的100多个国际组织、协会采纳,成为证据分级与推荐发展史上的里程碑事件。GRADE系统主要特点如下(框3-2):

框3-2　GRADE系统较之其他系统的优势

由一个具有广泛代表性的国际指南制定小组制定
明确定义了证据质量和推荐强度
清楚评价了不同治疗方案的重要结局
对不同级别证据的升级与降级有明确、综合的标准
从证据到推荐全过程透明
明确考虑患者价值观和意愿
就推荐意见的强弱,分别从临床医生、患者、政策制定者角度做了明确实用的诠释
适用于制作系统评价、卫生技术评估及指南

（三）证据分级与推荐未来的发展

1. 持续改进证据分级与推荐系统　证据分级系统要被国际认可,不仅要求其具有较高的科学性、可行性,且需不断借鉴其他标准,取长补短,止于至善。GRADE系统创建已>10年,其标准被诸多权威组织采纳,但当前仍有众多不同种类的分级系统被其他机构沿用。未来证据分级与推荐系统的一个主要方向比较分析当前和今后出现的不同分级系统的优劣异同,持续改进,止于至善。

2. 普及推广和持续宣传证据分级与推荐系统GRADE工作组已在BMJ发表6篇系列论文和正在Journal of Clinical Epidemiology杂志发表20篇论文详细阐述GRADE系统。同时鼓励使用者,尤其是非英语国家和发展中国家的指南制定者、系统评价人员和卫生技术评估人员翻译、理解和应用。GRADE工作组从2011年起,已先后在北美的加拿大、亚洲的中国和欧洲的西班牙、德国、英国、荷兰等分别建立中心,主要使命为推广GRADE方法,举办GRADE培训,进行GRADE研究。

3. 开发适用于除临床医学外其他不同研究领域的分级系统　这些领域原始研究的质量越来越高,系统评价的数量也越来越多,面对复杂的卫生问题和政策制定,决策者需要研究者基于当前最佳证据的基础上形成明确的推荐意见,并以最简洁明了的方式呈现。许多学者在公共卫生、卫生政策和卫生系统领域尝试引入GRADE系统,并已取得一定进展,本章第三节将举例详述。

二、GRADE 分级方法介绍

（一）证据质量的升降级因素

和早期证据分级系统一样，GRADE 分级方法始于研究设计。一般情况下，推荐不同治疗方案而非推荐预后或诊断试验准确性问题时，RCT 的证据级别优于观察性研究，设计严谨的观察性研究提供的证据级别高于非对照病例研究。GRADE 分级方法中，无严重缺陷的随机对照试验称为高质量证据；无突出优势的观察性研究属于低质量证据，但同时列出了其他影响证据质量的因素（框 3-3）。

（二）推荐强度的影响因素

推荐强度反映对一项干预措施是否利大于弊的确定程度。GRADE 系统只有强弱两级推荐。影响推荐强度的因素和举例见表 3-5。

三、GRADE pro 软件及 GDT 的应用

（一）GRADE pro 软件概述

GRADE 分级软件（GRADEprofiler，简称 GRADEpro）是 GRADE 工作组为证据分级评估开发的工具，适用于：随机对照试验、非随机对照试验和其他类型观察性研究的证据评估，主要针对干预性证据的证据分级，也可用于诊断性证据分级，但不适用病因和预后证据。该软件可免费下载和安装（http://ims.cochrane.org/revman/gradepro），主要用于创建结果总结表（Summary of Findings，SoF）和证据概要表（GRADE evidence profile）。

用 GRADEpro 时，要注意证据概要表与偏倚风险评估工具区分，该工具帮助作者评估研究的内部真实性，关注的是一个研究能否正确回答其假设的问题。

框 3-3　影响证据质量的因素

可能降低证据质量的因素及其解释	
偏倚风险 （risk of bias）	包括隐蔽分组缺失、盲法缺失（特别是结局指标为主观性指标且对其评估极易受偏倚影响时）、失访过多、未进行意向性分析、观察到疗效就过早终止试验、或未报道结果（通常是未观察到疗效的一些研究）
不一致性 （inconsistency）	不同研究间大相径庭的疗效评估（异质性或结果的差异）意味着各种疗法的疗效确实存在差异。差异可能源于人群（如药物对重症人群的疗效可能相对显著）、干预措施（如较高药物剂量会使疗效更显著）或结局指标（如随时间推移疗效降低）。当结果存在异质性而研究者未能意识到并给出合理解释时，证据质量亦降低
间接性 （indirectness）	有两类：第一类如欲比较两种药物的疗效时，尽管可能没有两药直接比较的随机对照试验，但可能存在两药均与同一安慰剂比较的随机对照试验，这样的试验便可进行两药疗效的间接比较，但提供的证据质量比两药直接比较的随机对照试验要低。第二类间接证据包括人群、干预措施、对照措施、预期结局及相关研究中诸如此类的元素
精确性 （imprecision）	当研究纳入的患者和观察事件相对较少而致可信区间较宽时，将降低该研究的证据质量
发表偏倚 （publication bias）	若研究者未能发表研究（通常是阴性结果的研究）时，证据质量亦会减弱。典型情况是当公开的证据仅局限于少数试验而这些试验全部由企业赞助，此时可能会质疑存在发表偏倚
可能增加证据质量的因素及其解释	
效应值很大 （large effect）	当方法学严谨的观察性研究显示疗效显著或非常显著且结果一致时，将提高其证据质量
可能的混杂因素会降低疗效 （plausible confounding）	如营利性医院患者死亡率高于非营利性医院。该结果在忽略营利性医院卫生资源更多、就诊患者社会经济状况普遍较好、病情较轻的情况下得出的。若存在潜在混杂因素时，更有利于营利性医院。若考虑到这类混杂因素，非营利性医院疗效更好的证据强度将提高
剂量-效应关系 （dose-response gradient）	给药的药量和引起的效应大小之间有明显的关联

表 3-5 影响推荐强度的因素

因　　素	强推荐的例子	弱推荐的例子
证据质量(证据质量越高,越适合制定一个强推荐,反之亦然)	许多高质量随机试验证明吸入类固醇药物治疗哮喘的疗效确切	只有个别案例验证了胸膜剥脱术于气胸治疗中的实用性
利弊平衡(利弊间的差别越小,越适合制定一个强推荐,反之亦然)	阿司匹林用于降低心肌梗死病死率,且毒性低、使用方便、成本低	华法林治疗心房纤颤低危患者同时轻度降低中风几率,但增加出血风险,带来巨大不便
价值观和意愿(患者之间的价值观和意愿差异越小,或不确定性越小,越适合制定一个强推荐,反之亦然)	绝大多数淋巴瘤年轻患者都更重视化疗延寿的作用而非其毒副作用,偏好的差异较小	淋巴瘤老年患者有可能更重视化疗的毒副作用,也有可能重视其延寿的作用,偏好的差异较大
成本(一项干预措施的花费越低,消耗的资源越少,越适合制定一个强推荐,反之亦然)	预防短暂缺血性脑卒中患者中风复发,阿司匹林成本低	预防短暂缺血性脑卒中患者中风复发,氯吡格雷或潘生丁联合阿司匹林成本高

而 GRADEpro 进行证据分级时,会考虑的 8 个影响证据质量因素(如前所述)之一为偏倚风险。若偏倚风险较大,则可能会成为降级的原因。

下载安装好后点击运行,出现如下页面(图 3-2),其中 Help 功能十分有用,有任何关于该软件使用的问题都可以通过帮助(Help)功能或直接发电子邮件给软件设计者或 GRADE 工作组成员,即可得到相关解答。打开软件后会跳出一个选择框,让你选择是新建一个文件、打开一个文件还是打开最常用的一个文件。File、Add、View、Options 等功能都比较简单,只要稍加练习即可掌握。

（二）GRADE pro 软件操作流程与实例分析

GRADE 基于系统评价进行证据分级和推荐,为了让读者明晰 GRADEpro 的操作,我们先假设一个系统评价:其 PICO 分别为:18~65 岁人群季节性流感(Patients);干预组用 X 药物(Intervention);对照组用 Y 药物(Control);观察 2 个结局指标(Outcomes):病死率(mortality)和症状缓解时间(Time to alleviation of symptoms)。共纳入 ABCDE 5 个 RCTs,其基本信息如表 3-6 所示:

在 Revman 中输入数据后,导出的森林图见图 3-3、图 3-4:

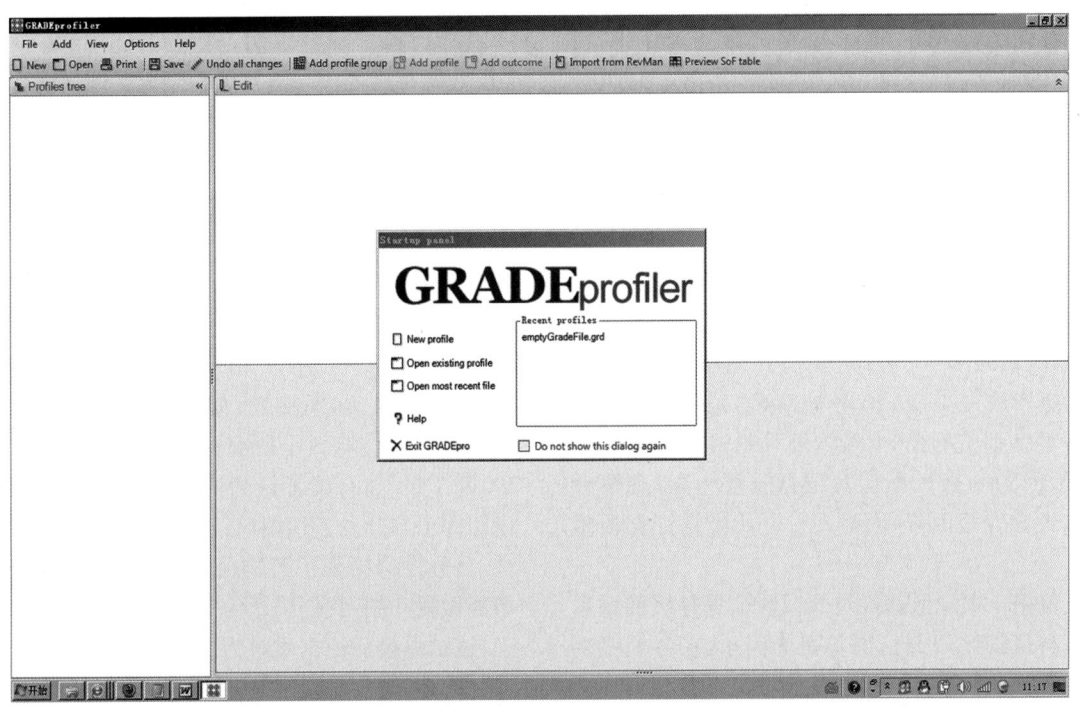

图 3-2 GRADEpro 开始界面

表 3-6　纳入研究基本情况表

研究名	A	B	C	D	E
研究时间	1997	2000	2003	2008	2010
总例数	60	80	100	400	1000
随机	随机数字表	随机数字表	抽签法随机	随机数字表	计算机随机
盲法	未描述	开放	开放	开放	开放
隐蔽分组	未描述	未描述	未描述	正确描述	正确描述

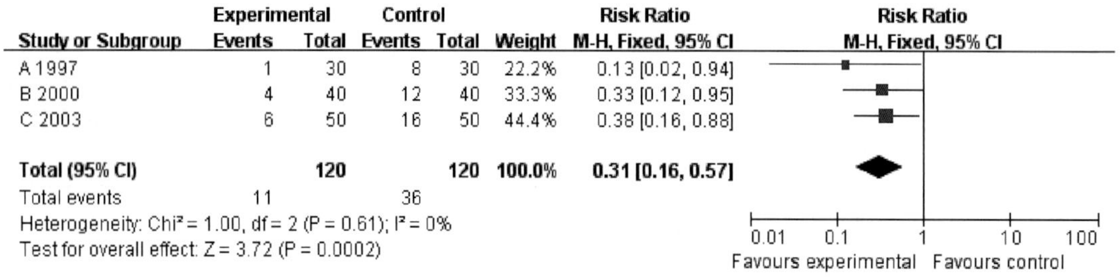

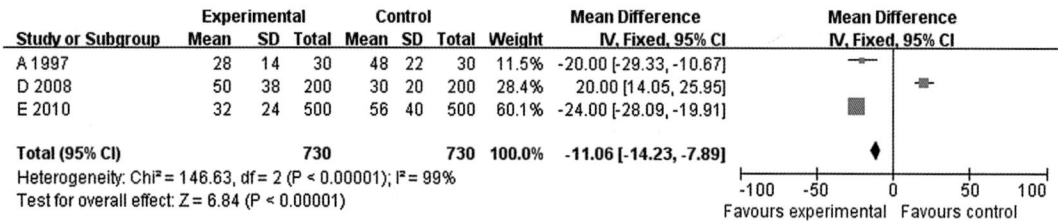

图 3-3　病死率的森林图

图 3-4　症状缓解时间的森林图

应用 GRADE 分级软件,只需按照以下 5 步即可:

(1) 理论上应先在 Revman 中完成系统评价,再打开 GRADEpro,点 File,选 Import From Revman File,导入 Revman 文件(图 3-5)。

(2) 选择需要分级的主要结局(GRADE pro 推荐从众多结局中选择最重要的 7 个结局进行分级),并对每个结局按照其重要程度打 1~9 分(图 3-6),9 分代表至关重要结局,1 分代表一般结局,重要性依次降低。该例中我们选择病死率(9 分,我们认为该结局至关重要)和症状缓解时间(4 分,我们认为该结局重要);

(3) 选择研究类型(Study design),是随机对照研究还是观察性研究(图 3-6),随机对照试验重点考虑降级因素,因为一开始默认其证据质量为高;观察性研究重点考虑升级因素,因为其一开始默认证据质量为低。

(4) 根据 5 项降低随机对照试验证据等级的因素和 3 项提高观察性研究证据等级的因素,在各因素对应的下拉菜单中选择"no"、"serious(-1)"和"very serious(-2)",将证据分为高质量、中等质量、低质量和极低质量四级;当选择"serious"和"very serious",系统要求必须提供解释说明,将其键入 footnotes;这也是 GRADE 特点之一——升级和降级必须透明,给出具体理由。本例我们一一判断这 2 个结局指标的证据质量:

病死率(结合图 3-3 和表 3-6):①偏倚风险:随机方法正确,但盲法未描述或未采用,隐蔽分组均未报告,理论上可以降 1~2 级,但因该结局是客观指标,是否采用盲法对病死率几乎无影响,故在此降 1 级;②不一致性:3 个研究 I² 为 0,P 值＜0.05。可信区间重叠程度高,故不降级;③间接性:如前述,PICO 都相同,不降级;④精确性:有 3 个研究样本量都很小,事件发生率少,降 1 级(如有读者认为此处应该降 2 级也可,解释说明即可);⑤发表性偏倚:3 个小样本研究结果均为阳性,且假设均接受了药物公司的赞助,则尽管数量少,不能做漏斗图,我们仍认为有发表性偏倚,降 1 级。综上,该结局最后证据质量为极低。

同理,对症状缓解时间(结合图 3-4 和表 3-6),①偏倚风险方面:随机方法正确,隐蔽分组方法正确,但未

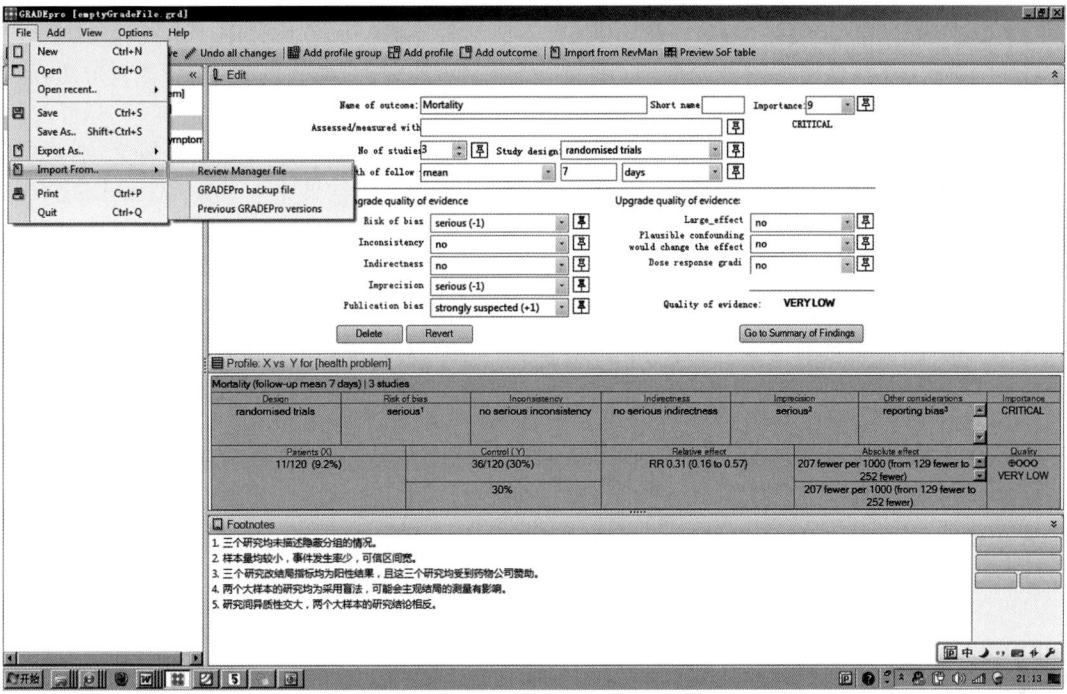

图 3-5　导入 Revman 文件

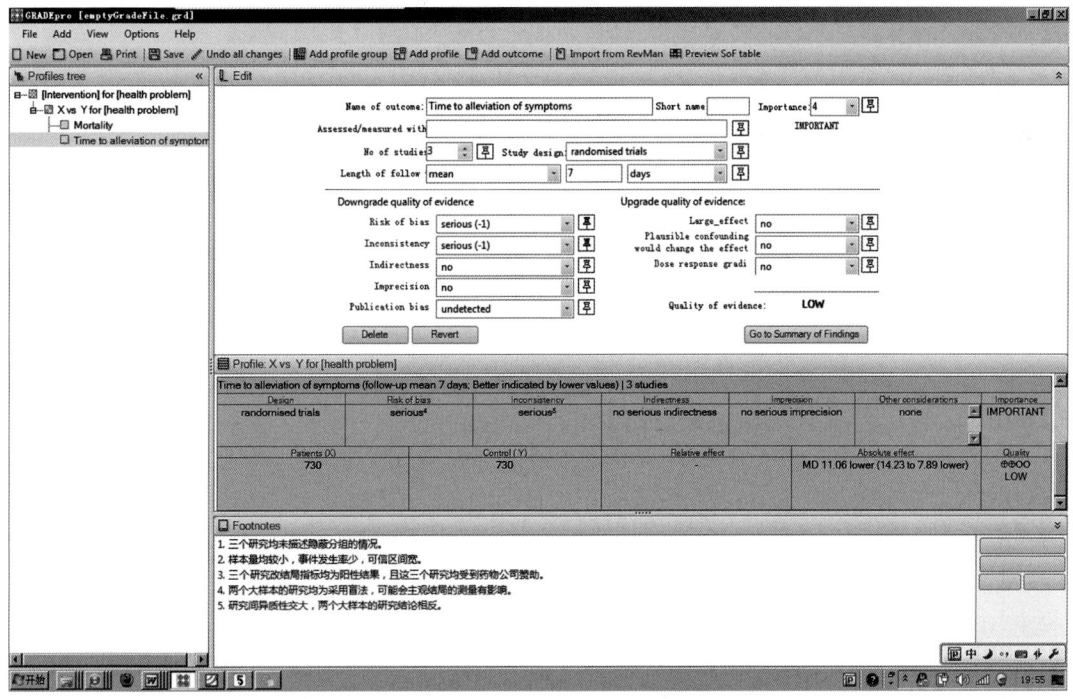

图 3-6　选择结局重要性评分与研究类型

实施盲法,且该结局指标较为主观——症状缓解依赖于医生的主观判断和患者的报告,可能影响到结局的测量,故降1级;②不一致性,I^2为99%,2个大样本研究结论完全相反,故降1级;③间接性:如前述,PICO都相同,不降级;④精确性,总样本量符合要求,不降级;⑤发表性偏倚:仅3个研究,结果有阴性也有阳性,假设无药厂赞助,不降级。综上,该结局最后证据质量为低。

(5)输出结果和保存(图3-7),可输出为证据概要表,见图3-8,也可输出为结果总结表,见图3-9。可以保存为图片格式,也可以直接导入到word文件。

综上,利用GRADE pro软件分级,只需把握以下原则(图3-10):①随机对照试验重点考虑5个降级因素;②观察性研究重点考虑3个升级因素;③无论升级降级都给出明确的理由,就可以迅速掌握、客观判断。注意:

1)GRADE方法适用于系统评价、卫生技术评估和指南制定,不对单个研究进行质量分级,除非系统评价只纳入一个研究。

2)GRADE不是指南报告规范,不要求所有人对同一证据分级结果完全一致。GRADE的优势在于提供了一个结构化、明晰、透明的分级方法,但由于分级人员本身水平的差异及所评价系统评价质量的良莠不齐,对同一证据体有可能得出不一样的分级结果。

3)对系统评价制作者,GRADE只做证据分级,不做推荐分级;指南制定才需要进行推荐。

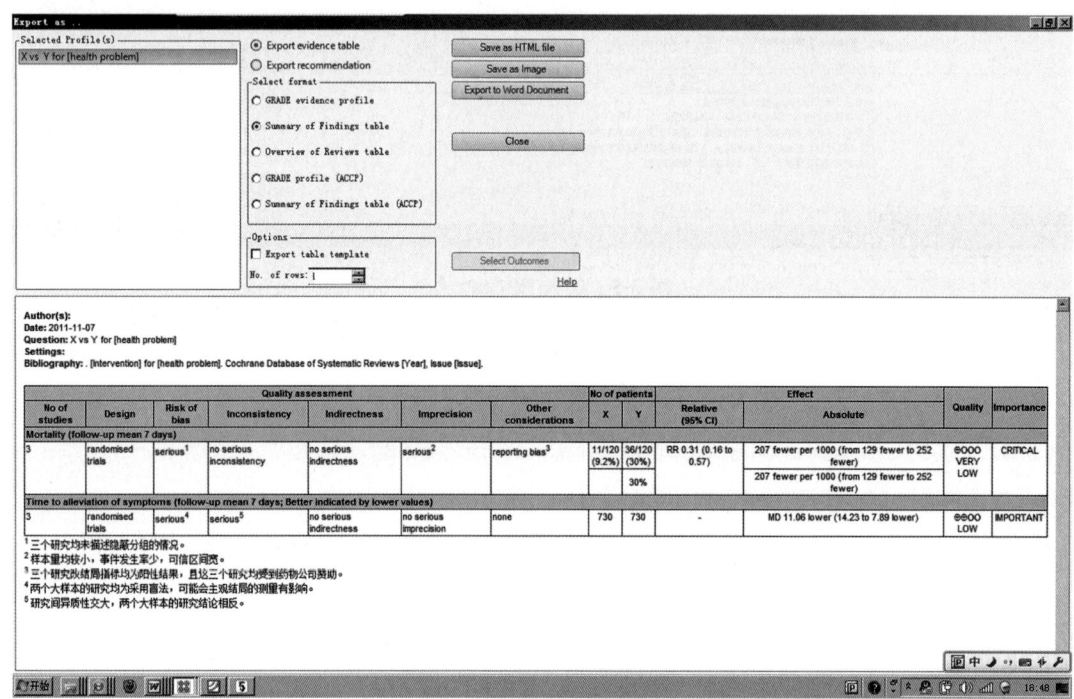

图3-7　结果输出和保存

Author(s):
Date: 2011-11-07
Question: X vs Y for [health problem]
Settings:
Bibliography: . [Intervention] for [health problem]. Cochrane Database of Systematic Reviews [Year], Issue [Issue].

Quality assessment						No of patients		Effect		Quality	Importance
No of studies	Design	Risk of bias	Inconsistency	Indirectness	Imprecision	Other considerations	X	Y	Relative (95% CI)	Absolute		
Mortality (follow-up mean 7 days)												
3	randomised trials	serious[1]	no serious inconsistency	no serious indirectness	serious[2]	reporting bias[3]	11/120 (9.2%)	36/120 (30%) 30%	RR 0.31 (0.16 to 0.57)	207 fewer per 1000 (from 129 fewer to 252 fewer) 207 fewer per 1000 (from 129 fewer to 252 fewer)	⊕◯◯◯ VERY LOW	CRITICAL
Time to alleviation of symptoms (follow-up mean 7 days; Better indicated by lower values)												
3	randomised trials	serious[4]	serious[5]	no serious indirectness	no serious imprecision	none	730	730	-	MD 11.06 lower (14.23 to 7.89 lower)	⊕⊕◯◯ LOW	IMPORTANT

[1] 三个研究均未描述隐蔽分组的情况。
[2] 样本量均较小,事件发生率少,可信区间宽。
[3] 三个研究改结局指标均为阳性结果,且这三个研究均受到药物公司赞助。
[4] 两个大样本的研究均为采用盲法,可能会主观结局的测量有影响。
[5] 研究间异质性较大,两个大样本的研究结论相反。

图3-8　证据概要表

X compared to Y for [health problem]						
Patient or population: patients with [health problem]						
Settings:						
Intervention: X						
Comparison: Y						
Outcomes	Illustrative comparative risks* (95% CI)		Relative effect (95% CI)	No of Participants (studies)	Quality of the evidence (GRADE)	Comments
	Assumed risk	Corresponding risk				
	Y	X				
Mortality Follow-up: mean 7 days	Study population		RR 0.31 (0.16 to 0.57)	240 (3 studies)	⊕⊕⊕⊕ very low[1,2,3]	
	300 per 1000	93 per 1000 (48 to 171)				
	Moderate					
	300 per 1000	93 per 1000 (48 to 171)				
Time to alleviation of symptoms Follow-up: mean 7 days	The mean time to alleviation of symptoms in the intervention groups was 11.06 lower (14.23 to 7.89 lower)			1460 (3 studies)	⊕⊕⊕⊕ low[4,5]	

*The basis for the **assumed risk** (e.g. the median control group risk across studies) is provided in footnotes. The **corresponding risk** (and its 95% confidence interval) is based on the assumed risk in the comparison group and the **relative effect** of the intervention (and its 95% CI).

CI: Confidence interval; RR: Risk ratio;

GRADE Working Group grades of evidence
High quality: Further research is very unlikely to change our confidence in the estimate of effect.
Moderate quality: Further research is likely to have an important impact on our confidence in the estimate of effect and may change the estimate.
Low quality: Further research is very likely to have an important impact on our confidence in the estimate of effect and is likely to change the estimate.
Very low quality: We are very uncertain about the estimate.

[1] 三个研究均未描述隐蔽分组的情况。
[2] 样本量均较小，事件发生率少，可信区间宽。
[3] 三个研究改结局指标均为阳性结果，且这三个研究均受到药物公司赞助。
[4] 两个大样本的研究均为采用盲法，可能会主观结局的测量有影响。
[5] 研究间异质性交大，两个大样本的研究结论相反。

图 3-9 结果总结表

研究设计	证据集群的初始质量	如果符合以下条件,降级	如果符合以下条件,升级	证据集群的质量等级
随机试验	高 ⟹	偏倚风险 　－1严重 　－2非常严重 不一致性 　－1严重 　－2非常严重	效应量大 　+1大 　+2非常大 剂量反应 　+1梯度量效证据	高(4个"+": ++++) 中(3个"+": +++○)
观察性研究	低 ⟹	间接性 　－1严重 　－2非常严重 不精确 　－1严重 　－2非常严重 发表偏倚 　－1可能 　－2非常可能	所有可能的剩余混杂因素 　+1降低所展示的效应 　+1如未观察到效应意味着是一种假效应	低(2个"+": ++○○) 极低(1个"+": +○○○)

图 3-10 分级方法与原则

（三）GRADE 分级中 GDT 的应用

为适应计算机网络的飞速发展,使 GRADE 系统证据分级及推荐强度方法学更加便捷地推广和使用,2013 年 GRADE 工作组正式推出了一款在线工具 Guideline Development Tool（GRADEpro GDT）——"循证实践指南研发工具",希望通过 GDT 致力于整合干预和诊断类实践指南制定过程中的重要数据和流程,更方便研究者使用。GRADE 工作组同时宣布,后期将逐步停止更新 GRADEpro 软件,故掌握 GRADEpro GDT 的使用方法对系统评价的证据分级及循证指南的制定十分重要。

1. GRADEpro GDT 的注册　GRADEpro GDT 是一款在线工具,无需下载及安装,直接注册后在线使用。该工具目前最佳的支持浏览器是谷歌浏览器及 Mac 系统自带的 Safari 浏览器。既可在线使用,也可通过 Google App 离线使用。GRADEpro GDT 的官方网站为 https://gradepro.org。点击该网站界面的"LOGIN"即可进入到注册界面。按要求输入相应信息后,点击"create account"即可完成账号注册,注册完毕后自动调整到登录界面,登录账号,即可进入操作页面,如图 3-11。

2. 创建新项目　点击"Get Started"开始新项目,并在网站弹出的对话框中输入系统评价名称,完成新项目的建立,具体界面如图 3-12。

3. 录入数据　点击"Add management question",出现录入具体问题页面,根据系统评价内容,录入相关信息,具体如图 3-13。

4. 完善结局指标信息　需要完善的结局指标信息

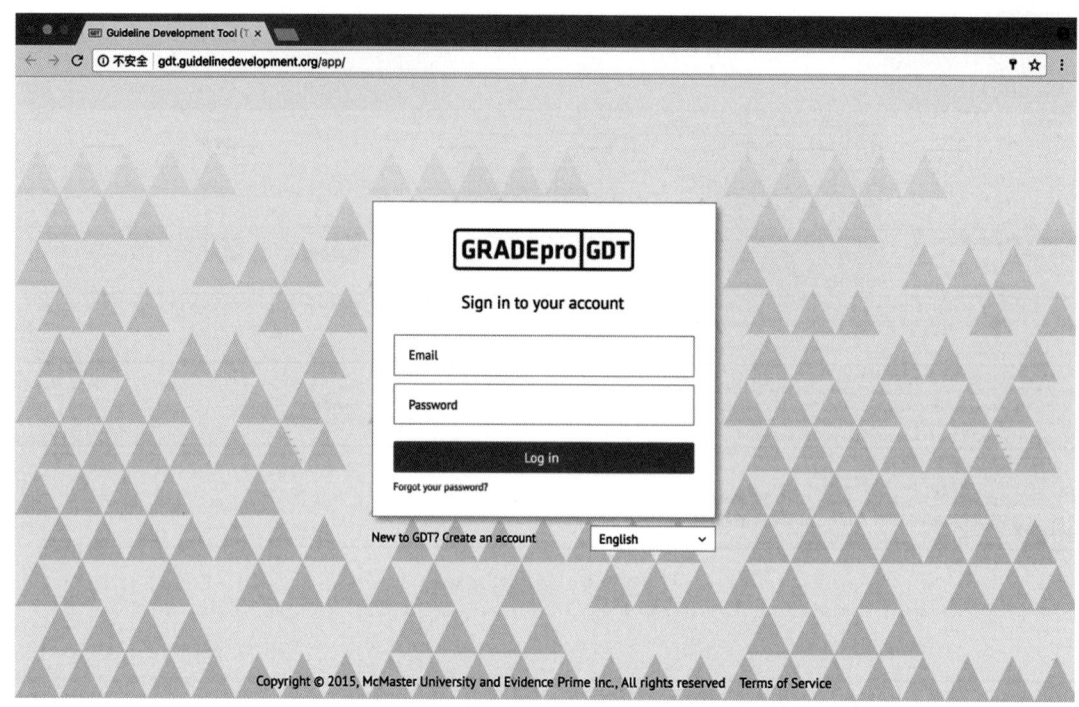

图 3-11　GRADEpro GDT 工具的登录页面

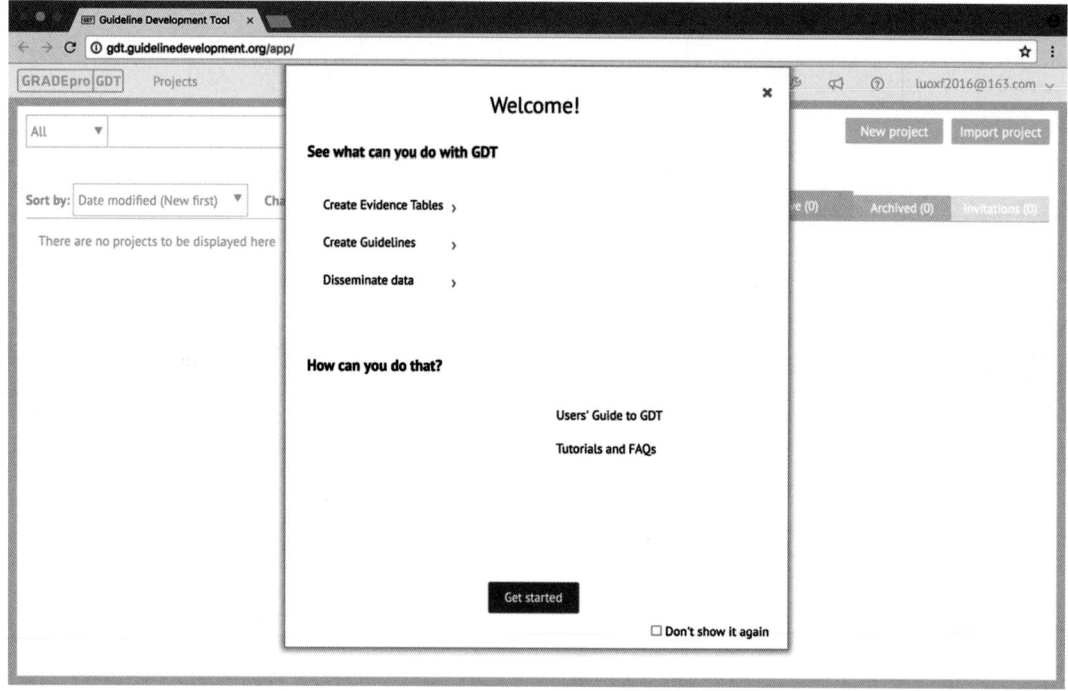

图 3-12　GRADEproGDT 的操作界面

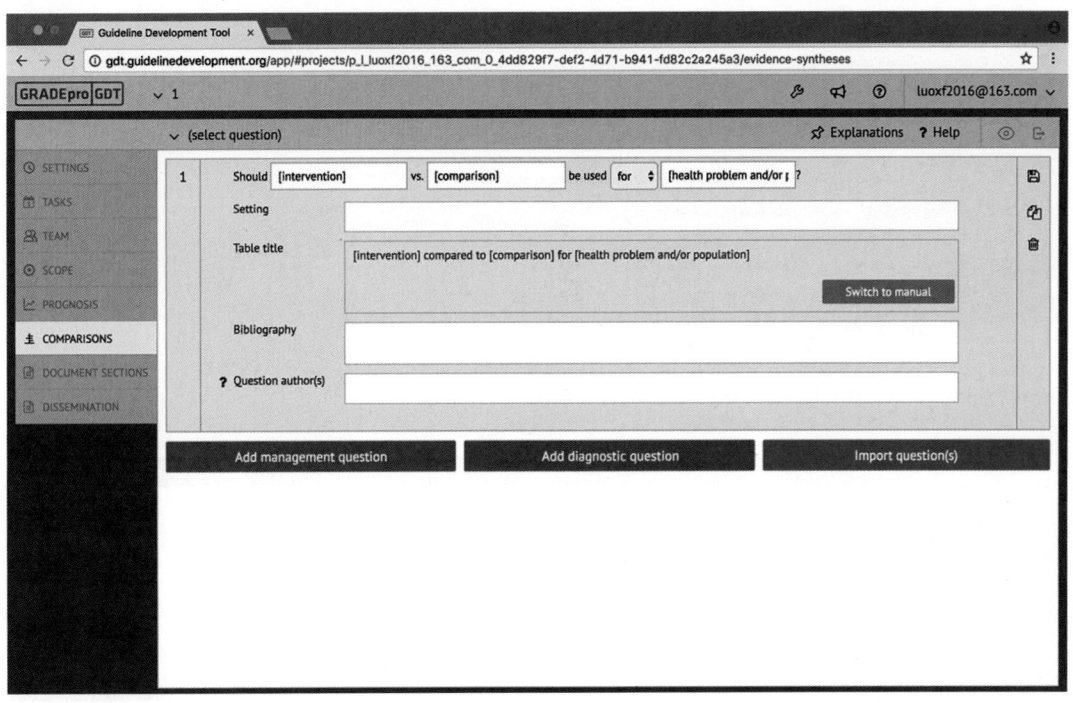

图 3-13　GRADEproGDT 在线工具证据评价基本信息录入界面

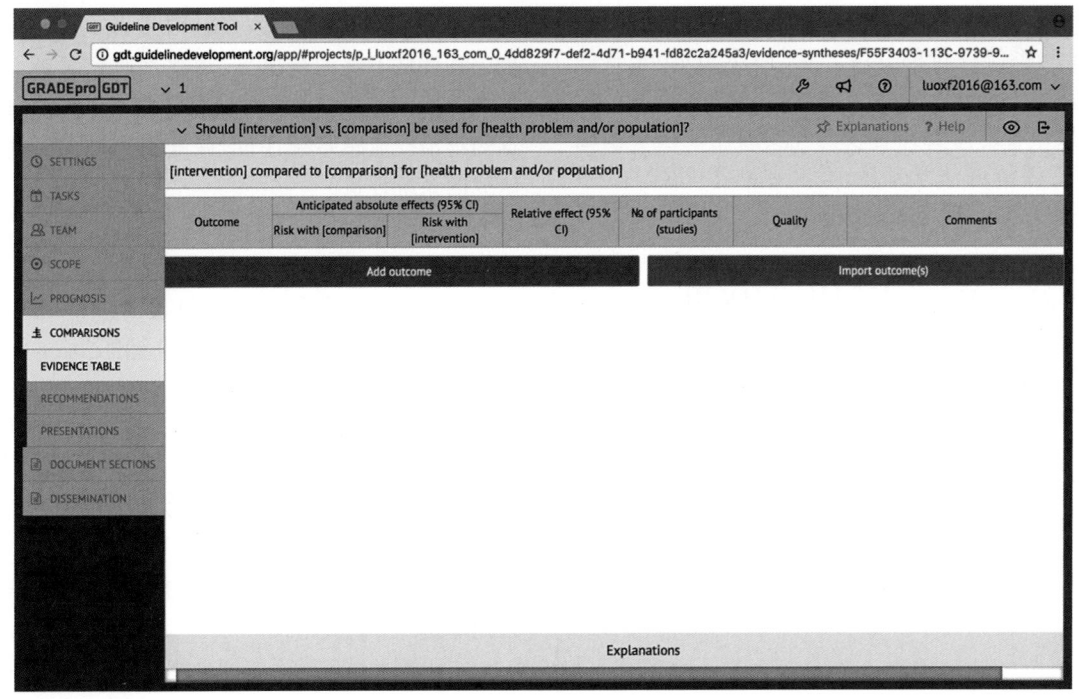

图 3-14　GRADEproGDT 在线工具证据评价基本界面

包括"结局指标名称""结局指标类型""是否合并""随访时间""纳入原始研究的数量、类型""样本量""效应量"等。

5. 证据分级　点击每个升降级栏目下方空白栏，可进行 5 个降级因素和 3 个升级因素的证据质量评估，右键点击可录入降级的解释。完成评价后，即可直接出现证据等级，具体如图 3-14。

6. 导出与保存结果　点击右上角眼睛形状标志，可选择输出的格式是 SoF 表格还是 GRADE Evidence profile 表格，选择后再点击右上角导出表格按钮，即可导出相应表格，如图 3-15。

GRADEpro GDT 是 GRADE 系统方法学的新发展，为在线进行可量化的证据评价提供了便捷途径，在当前飞速发展的信息时代有重要意义。GRADEpro

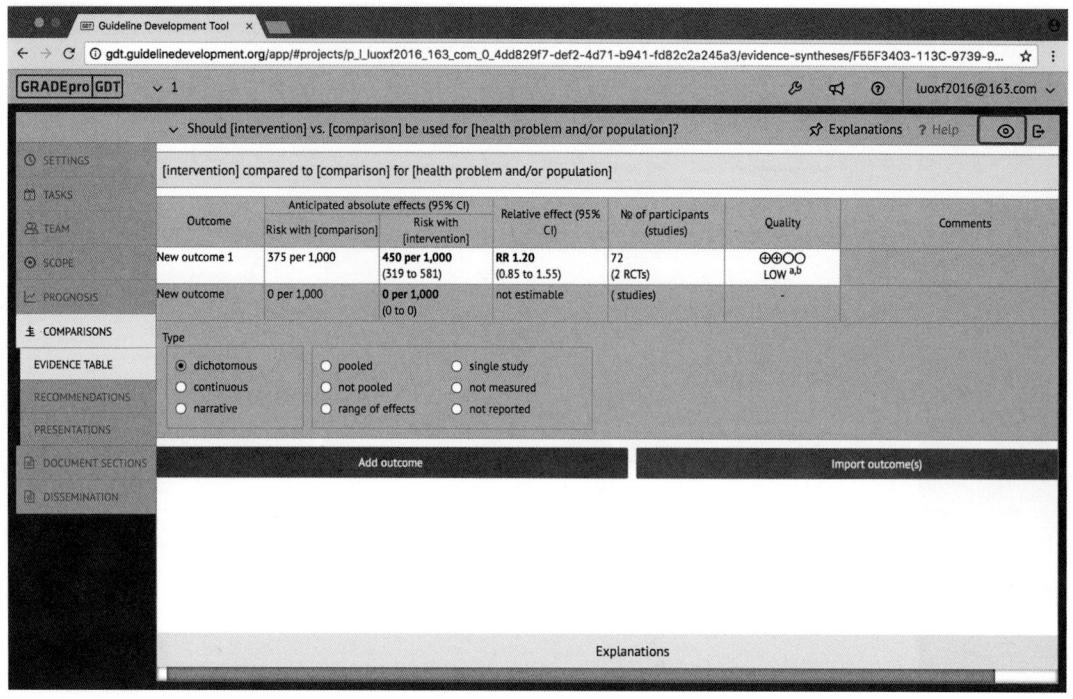

图 3-15　GRADEproGDT 在线工具相关表格输出格式调整界面

GDT 不仅适用于干预性研究系统评价分级,亦适用于诊断性试验系统评价的分级。且与 GRADEpro 软件一样,也基于 GRADE 系统方法学。故熟练掌握该在线工具,操作者还需要拥有较为扎实的循证医学基础和 GRADE 系统方法学基础,尤其要熟悉 GRADE 系统方法学关于证据质量升降级的评价。

第三节　GRADE 的应用

一、GRADE 在系统评价中的应用

(一) GRADE 在干预性系统评价/Meta 分析中的应用举例

本章第二节我们举例说明了纳入随机对照试验的干预性系统评价如何应用 GRADE,本部分主要针对纳入观察性研究的干预性系统评价应用 GRADE 进行举例说明。

1. 名称　抗病毒药物治疗流感:观察性研究的系统评价和 Meta 分析。

2. 制作者　加拿大麦克马斯特大学临床流行病学与生物医学统计学系、兰州大学循证医学中心、挪威卑尔根大学公共卫生与初级卫生保健、挪威卫生服务知识中心、美国疾病预防与控制中心、西班牙 Cochrane 中心共 5 个国家 6 个机构 18 名研究者共同完成。

3. 时间　2010.10—2012.04。

4. 背景　流感病毒感染造成全球范围内主要健康和经济负担。现有关于抗病毒药物有效性和安全性的 RCT 系统评价证据质量极低,对患者重要结局指标的报告和评估不够的情况下,观察性研究可能会提供额外的重要信息或更全面的证据。受 WHO 委托,"抗病毒药物治疗流感系统评价"课题组开展了针对观察性研究的系统评价。

5. PICO

P:流感患者或流感样疾病患者

I:神经氨酸苷酶抑制剂(奥司他韦和扎那米韦)及 M2 离子通道阻滞剂(金刚烷胺和金刚乙胺)

C:抗病毒治疗或不治疗

O:病死率、住院率、重症病房收住率、症状持续时间、严重不良反应等

6. GRADE 证据概要表(表 3-7)　以干预组为奥司他韦,对照组为不治疗为例。

(二) GRADE 在诊断性系统评价/Meta 分析中的应用举例

与干预性试验的系统评价相似,诊断性试验系统评价亦建立在广泛搜集文献、按照特定纳入与排除标准筛选文献、依据推荐的量表评价纳入研究的方法学质量,并进行定性或/和定量描述的一种综合研究方法。诊断性试验系统评价主要用于评价诊断性证据的准确性及其对患者最终临床结局的影响。根据其纳入的研究类型一般可分为 2 种:①基于诊断性随机对照试验(diagnostic randomized controlled trial,D-RCT)的系统评价;②基于诊断准确性试验(diagnostic accuracy test,DAT)的系统评价。两种研究类型的设计流程见图 3-16。

表 3-7　GRADE 奥司他韦 vs. 不进行抗病毒治疗的证据概要表

| 结局指标 | 质量评价 | | 结果总结 | | |
| | 受试者(研究数),n* | 总的证据质量 | 研究的事件发生数,n/N(%) | | 相对效应(95%CI) |
			不进行抗病毒治疗	奥司他韦	
病死率	681(3)	低†	59/242(24.4)	31/439(7.1)	调整 OR,0.23(0.13,0.43)
	1557(9)	极低(偏倚风险)†‡	61/320(19.1)	228/1237(18.4)	OR,0.51(0.23,1.14)§
住院率	150 710(4)	低∥	1238/100 585(1.2)	431/50 125(0.86)	调整 OR,0.75(0.66,0.89)
	242 762(6)	极低(偏倚风险)‡∥	1738/146 410(1.2)	1086/96 352(1.1)	OR,0.75(0.66,0.86)
ICU 收住,机械通气,呼吸衰竭	1032(6)¶	极低(不一致性和偏倚风险)†**	—	200/1032(19.4)13.0%(95% CI,11%~15%)	—

* 随访时间最长 30 天;† 尽管无因发表性偏倚降级,但不排除其存在;‡ 未调整潜在的混杂因素;§ 甲流和季节性流感疗效差异有显著性;∥ 纳入大样本研究均由营利性机构赞助,所占权重很大,存在发表性偏倚;¶ 无独立的比较组;** 研究间异质性很大

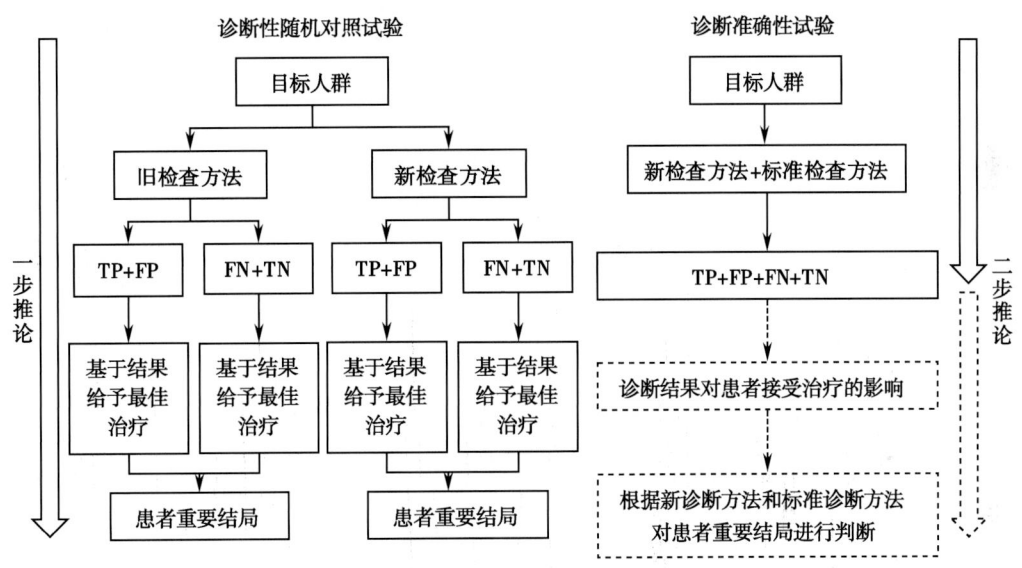

图 3-16　两种用于评价检查或诊断策略的方法

诊断性试验系统评价和指南中对证据质量和推荐强度的定义与干预性试验相同:①证据质量指在多大程度上能够确信预测值的正确性,分为高、中、低和极低 4 个等级;②推荐强度是指在多大程度上能够确信遵守推荐意见利大于弊,分为强、弱两级。

运用 GRADE 对诊断性试验系统评价的证据质量进行分级的基本原理是评价这种诊断措施或策略是否对患者的最终结局产生影响。无论是 D-RCT 还是 DTA,其起始证据质量均为高;再依据 5 个降级因素可被下调为中、低或极低质量证据。但实际操作中降级需谨慎:①尤其需要注意避免重复降级——即有些情况下,研究的偏倚风险同时与不一致性或精确性等相关,若在前一个因素中已经降级,则在后续因素中予以

文字说明,而不降级。②降级不必拘泥于量化,而要整体考虑 5 个降级因素,综合给出最后的证据级别。为增加分级的科学性和透明性,我们建议:应同时由≥2 名研究者对同一系统评价的证据质量进行分级,并对升降级因素予以充分讨论和阐明。

GRADE 进行证据质量分级主要基于患者的重要结局。诊断性研究中患者重要结局是指对患者给或不给予诊断,对其健康产生的有利或不利结果,如病死率和生活质量。注意:基于不同研究类型的诊断性试验系统评价,其关注的结局指标也存在差异。若待分级的诊断性试验系统评价纳入的原始研究是 D-RCT,可直接关注患者终点的结局指标(如病死率)来评价新诊断性试验的效果。但实际操作中 D-RCT 在设计和实

施上存在一定困难。故研究者一般是开展 DTA,并据此结果来推测其对患者最终结局的影响。此时,DTA 的真阳性、假阳性、假阴性和真阴性是主要关注的结局指标。本部分主要针对干预性系统评价应用 GRADE 进行举例说明。

1. **名称**　超声造影对乳腺肿块良恶性鉴别诊断价值的系统评价。

2. **制作者**　张晓光,张小利,帕丽达·帕尔哈提,张雨,娜迪热·铁列吾汗。

3. **时间**　2014 年。

4. **背景**　超声造影技术作为"超声技术的第三次革命"为早期无创性评价肿瘤的微血管灌注情况提供了可能。目前国内外采用的造影剂多为声诺维(Sono-Vue),这是一种新型脂质膜包裹六氟化硫形成的第二代超声微泡造影剂,可显示直径为 $70\mu m$ 的血管;其结合超声造影技术可实时动态观察肿瘤内微血管灌注情况。随着机器性能的不断改进,彩超对肿块内部血流的检测更加敏感,但恶性肿瘤新生微血管因管径细、流速慢,不易被彩色或能量多普勒检出。采用超声造影剂增加肿块内外血管的多普勒信号,以提高其肿块内细小血管及低速血流的检出率,可提高低速血流的敏感度,并有相应特征性表现,有助于放进乳腺肿块良恶性的鉴别诊断及提高诊断准确率。应用超声造影诊断乳腺肿块的文献较多,但尚未见系统评价。本研究纳入已发表合格相关文献进行 Meta 分析,旨在为超声造影鉴别良恶性乳腺肿块提供循证证据。

5. **PICO**　目的是评价超声造影对乳腺肿块良恶性的诊断价值。具体为:

P:乳腺肿块良恶性患者

I:超声造影检查

C:病理诊断

O:真阳性(患者乳腺肿块真实情况为恶性)、假阳性(患者被误诊为恶性乳腺肿块)、假阴性(患者被漏诊为良性乳腺肿块)、真阴性(患者乳腺肿块真实情况为良性)

6. **GRADE 证据概要表**　运用 GRADE 影响证据质量的因素,对该诊断试验的结局指标进行分级,结果如表 3-8。

(三) GRADE 在网状 Meta 分析中的应用举例

网状 Meta 分析的最大优势在于:①可量化比较同类疾病的不同干预措施;②合并直接比较和间接比较证据;③并按某一结果指标的优劣排序,从而优选出最佳方案。网状 Meta 分析主要是基于 RCT,故 GRADE 在网状 Meta 分析中应用的基本原则主要是考察之前提及的 5 个降级因素,具体流程 GRADE 工作组已在相关文章中详细阐述。但与其他类型系统评价或 Meta 分析相比,网状 Meta 分析中因同时纳入直接比较和间接比较证据,分级过程会相对复杂一些,除考虑上述 5 个降级因素外,还需要考虑间接比较中不同组别在人群基线特征、共同对照及结果测量方面的不可传递性(intransivity)及直接比较和间接比较结果的不同质性(incoherence)。针对网状 Meta 分析的特殊性,GRADE 工作组建议分 4 步来对其进行证据质量分级:第 1 步,分开呈现直接比较和间接比较的效应量和可信区间;第 2 步,对每一组直接比较和间接比较的证据质量分别进行分级;第 3 和 4 步,确定和呈现基于直接比较和间接比较网状 Meta 分析结果的证据质量。为了更清楚地呈现 GRADE 对网状 Meta 分析的证据质量分级方法,本案例参考 GRADE 工作组选择的一篇网状 Meta 分析实例来阐述 GRADE 在网状 Meta 分析应用中的具体流程。

1. **名称**　Clinical review. Comparative effectiveness of drug treatments to prevent fragility fractures:a systematic review and network meta-analysis.

2. **制作者**　Mohammad Hassan Murad Matthew T. Drake Rebecca J. Mullan Karen F. Mauck Louise M. Stuart Melanie A. Lane Nisrin O. Abu Elnour Patricia J. Erwin。

3. **时间**　2012 年。

4. **目的**　The aim of this study was to determine the comparative effectiveness of different pharmacological agents in reducing the risk of fragility fractures.

表 3-8　GRADE 诊断系统评价证据概要表

结局指标	研究个数(例数)	研究类型	降低证据质量的因素					总证据质量
			偏倚风险	不直接性	不一致性	不精确性	发表偏倚	
真阳性假阴性	19(1161)	横断面研究	不降级	不降级	降一级*	不降级	不降级	⊕⊕⊕⊖/B
假阳性真阴性	19(1161)	横断面研究	不降级	不降级	降一级*	不降级	不降级	⊕⊕⊕⊖/B

* $I^2 > 50\%$ 且 $P < 0.1$,存在较大不一致性

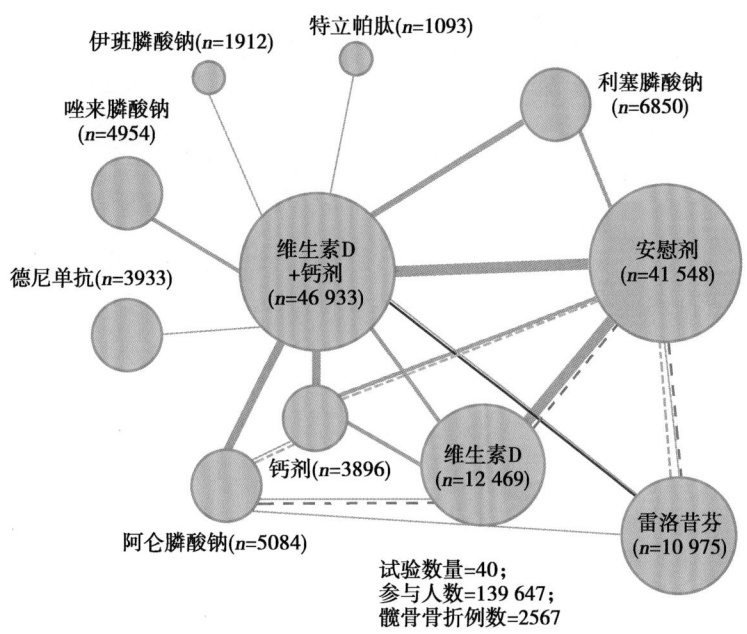

图 3-17　网状 Meta 分析案例干预措施的网状关系图

5. PICO　该网状 Meta 分析关注不同药物治疗对预防骨质疏松老年人或有骨质疏松风险老年人发生脆性骨折的效果。

P:绝经后有发生脆性骨折风险的妇女

I:包括双磷酸盐类药物(包括阿仑膦酸钠、利塞膦酸钠、唑来膦酸钠和伊班膦酸钠)、特立帕肽、选择性雌激素受体调节剂(雷洛昔芬)、德尼单抗、钙剂以及维生素 D

O:以髋骨骨折发生率这一重要临床结局为例,共纳入 40 个试验包括 139 647 例受试对象,其中 2567 例(1.8%)发生了髋骨骨折,各种干预之间的网络关系见图 3-17。

6. GRADE 证据概要表

(1) 将直接比较和间接比较的效应量和可信区间分开呈现,如阿仑膦酸钠与雷洛昔芬预防脆性骨折在进行节点分析后,可得出其直接比较的 OR 值为 0.49,因二者相关研究样本量很小,导致其 95% 可信区间(confidence interval,CI)较宽(0.04,5.45)。间接比较的 OR 值为 0.53,95%CI 为(0.03,0.90),包括 1 个公共对照(维生素 D 联合钙剂,图 3-17 红色实线)和 3 个公共对照(包括维生素 D、钙剂和安慰剂,图 3-17 蓝色虚线)。

(2) 对每组直接比较和间接比较的证据质量进行分级,如在上述案例中,间接比较阿仑膦酸钠和雷洛昔芬,其比较路径为阿仑膦酸钠对比维生素 D 联合钙剂及雷洛昔芬对比维生素 D 联合钙剂(图 3-17),参考GRADE 对干预性系统评价证据质量分级的原理和方法,分别对这两组证据质量进行分级,分级结果均为

"中",因此"阿仑膦酸钠和雷洛昔芬"间接比较的证据质量等级为"中"。

(3) 确定和呈现基于直接比较和间接比较网状 Meta 分析结果的证据质量。网状 Meta 分析对任何 2 种干预措施效果的比较,一般有 3 种情况:①只有直接比较证据;②只有间接比较证据;③同时有直接比较和间接比较证据。对前 2 种情况,两种干预措施比较的证据质量取决于直接比较或间接比较证据质量。在本案例中:①表3-9 呈现了不同干预措施预防骨质疏松性骨折的直接比较、间接比较及网状 Meta 分析结果的证据质量。②多数组别都只存在间接证据(如阿仑膦酸钠对比唑来膦酸钠),其间接比较的证据等级就代表了证据水平。③第三种情况相对复杂,即直接比较和间接比较证据同时存在,GRADE 工作组建议将证据级别较高的证据等级作为网状 Meta 分析结果的证据质量。如直接比较结果的证据质量为"中",间接比较的证据质量为"低",则网状 Meta 分析结果的证据质量为"中"。如本案例中的维生素 D 联合钙剂对比利塞膦酸钠,直接比较证据的质量是"极低",间接比较的证据质量是"低",此时网状 Meta 分析结果的证据质量就为"低"。原因主要是:①基于直接比较和间接比较的网状 Meta 分析结果因样本量增加而更精确,一定程度上增加了结果的可信度;②此外高质量证据对临床实践和决策意义更大。

(四) GRADE 在预后性 Meta 分析中的应用

GRADE 在预后研究系统评价中的应用是分析系统评价的证据质量,即多大程度上能够确信预后结局的真实性。和干预性系统评价相似,主要通过考察 5

表 3-9　GRADE 在网状 Meta 分析中的证据概要表

比较措施	直接比较		间接比较		网状 Meta 分析	
	OR 值(95%CI)	证据质量	OR 值(95%CI)	证据质量	OR 值(95%CI)	证据质量
特立帕肽 vs. 安慰剂	—	—	0.42(0.10,1.82)	极低‡,**	0.42(0.10,1.82)	极低
德尼单抗 vs. 安慰剂	—	—	0.50(0.27,0.86)	高	0.50(0.27,0.86)	高
雷洛昔芬 vs. 安慰剂	0.84(0.63,1.13)	中‡	0.96(0.53,1.78)	低‡,&	0.87(0.63,1.22)	中
唑来膦酸钠 vs. 安慰剂	—	—	0.50(0.33,0.74)	高	0.50(0.34,0.73)	高
利塞膦酸钠 vs. 安慰剂	0.17(0.05,0.59)	低*,‡‡	0.54(0.36,0.75)	低**	0.48(0.31,0.66)	低
伊班膦酸钠 vs. 安慰剂			0.49(0.21,1.20)	极低‡,**	0.49(0.21,1.20)	极低
阿仑膦酸钠 vs. 安慰剂			0.45(0.27,0.68)	中&	0.45(0.27,0.68)	中
维生素 D vs. 安慰剂	1.25(0.82,1.89)	低*,‡	1.08(0.61,1.91)	低‡,&	1.13(0.94,1.34)	低
维生素 D+钙剂 vs. 安慰剂	0.83(0.73,0.96)	中*	0.54(0.29,0.94)	低**	0.81(0.68,0.96)	中

* 研究设计的局限性;‡ 不精确;& 中等质量水平的直接证据;** 低或极低证据质量的直接证据;由于不可传递性造成的间接性或由于网状 Meta 分析人群和纳入试验人群直接的间接性

个降级因素和 3 个升级因素,将系统评价的证据质量分为高、中、低和极低 4 个等级。

1. 降级因素

(1) 偏倚风险:预后研究系统评价中的偏倚风险主要关注研究的局限性及研究是否高估或低估了事件发生率。例如不完整的随访可能会低估事件发生率,将病情类似的相关疾病错误纳入会高估事件发生率。当前针对预后研究偏倚风险评估的工具和标准有多种,如 QUIPS 量表,Newcastle Ottawa 量表及 Cochrane 系统评价手册提供的标准等。由于预后研究问题的复杂性,当前尚无一种广泛认可的偏倚风险评价标准,具体使用这些标准时需针对具体预后研究问题的特征选择不同的标准或工具。人群健康方面预后研究系统评价的偏倚风险评估,GRADE 工作组结合当前偏倚风险评估的标准,推荐从 3 个层面来考察,分别为:①人群代表性;②随访完整性;③结局测量的客观性和公正性。详见表 3-10。

表 3-10　预后研究系统评价偏倚风险评估条目

类型	条　　目
人群	纳入人群能否具有广泛的代表性
随访	是否存在不完整随访及随访时间不够长
结局测量	对结局的测量是否客观和公正
	患者的基线特征是否报告,及是否会影响结局测量
	对一些重要的预后因素是否进行了校正

(2) 间接性:预后研究系统评价的间接性主要包括:①纳入研究包含的人群能否代表系统评价关注的人群,即人群外推性(generalizability);②测量的结局能否代表患者的最终结局,即结局适用性(applicability)。

(3) 不一致性:GRADE 对预后研究系统评价在不一致性上的判断与在干预性和诊断性系统评价中的判断相似,主要从:①纳入研究的差异(临床不一致性);②可信区间的方向;③重叠程度(统计学不一致性)判断。系统评价中存在不一致的情况很常见,应该学会对存在的严重不一致提出假设并恰当运用亚组分析来解释不同组别(如按年龄或病情的严重程度分组)的差异。若亚组分析仍不能解释大的不一致性,则需在不一致性方面降级。

(4) 不精确性:不精确性与纳入研究的样本量及合并结果可信区间的宽度有关。在预后研究系统评价中运用 GRADE 判断不精确性主要依据合并结果 95%CI 的宽度及和临床决策阈值的相关性来进行。若系统评价的合并结果可信区间太宽,或跨越了临床决策阈值线,则需考虑在不精确性方面降级。一般情况下预后研究的系统评价因主要纳入观察性研究,样本量都相对较大,因样本量造成不精确的可能性较小。对可信区间宽窄的判断需要结合临床阈值来综合考虑。

(5) 发表偏倚:GRADE 对预后研究系统评价发表偏倚的判断方法与对干预性和诊断性系统评价相似。主要通过漏斗图来帮助判断。一般情况下,当研究间的不一致性较小时可通过 Egger 检验来判断;不一致性较大时需要通过 Begg 检验来判断。

2. 升级因素　GRADE 中升高证据质量的因素

有：①大的效应量；②剂量效应关系；③可能的混杂因素会降低疗效。剂量效应的存在可提升干预措施和预后之间的相关性，从而增加我们对干预结果的信心。大效应量可理解为干预组和对照组间的结果差异很大，且这种差异难以用研究的偏倚来解释，从而升高证据质量。对 GRADE 中第 3 个升高证据质量的因素——相反的混杂因素，目前 GRADE 工作者尚未找到合适的预后研究案例来解读。

（五）GRADE 在其他类型系统评价中的应用展望

当前 GRADE 最成熟的应用领域是干预性系统评价和治疗性临床实践指南，其升级和降级因素主要围绕该领域展开，GRADEpro GDT 软件也针对干预性研

究开发。

目前 GRADE 在诊断性系统评价、预后性系统评价及网状 Meta 分析中的应用也已相对比较成熟，GRADEpro GDT 也在研发该相关领域的软件评价。国内外学者正积极探索 GRADE 在病因学研究和成本-效果研究领域的应用，这些领域 GRADE 方法的应用将成为未来研究的热点。相关信息可参见 GRADE 工作组主页（http：// www. gradeworkinggroup. org/）列出的论文。

二、GRADE 在指南中的应用

GRADE 系统在临床实践指南中应用与在系统评价中的应用有所不同，详见图 3-18。系统评价是制定

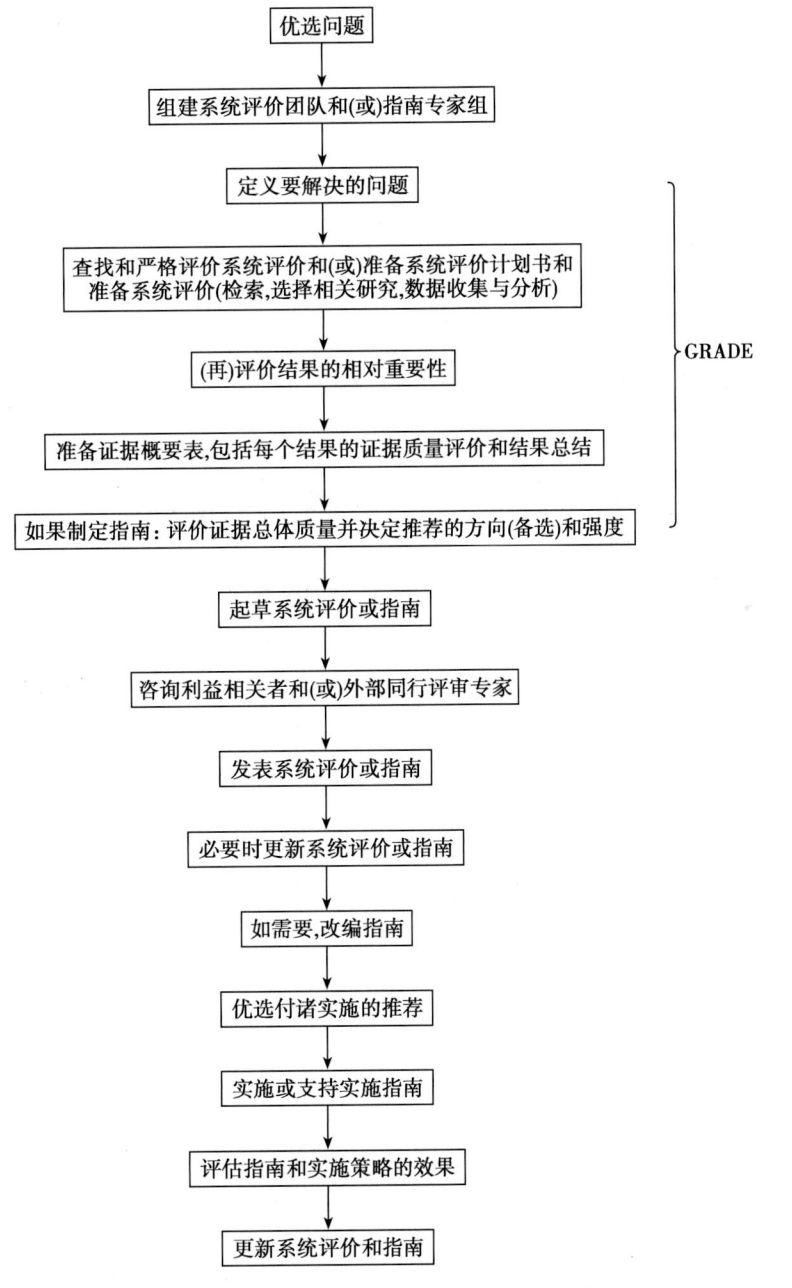

图 3-18　GRADE 系统在指南制定中的应用

临床指南的重要基础,指南中使用 GRADE 则需结合证据质量考虑推荐的方向及强度。形成推荐意见时。要特别注意:①一个推荐意见可能需要不止一个系统评价;单个系统评价可能需要不止一个结果总结表。②高质量证据不一定做出强推荐,低质量证据不一定做出弱推荐。③强弱推荐对不同的用户可能含义不同,见框 3-4。

框 3-4　GRADE 系统推荐强度的含义

强推荐的含义
对患者——在这种情况下,绝大多数患者会采纳推荐方案,仅少数不会;此时若未予推荐,则应说明。
对临床医生——多数患者应该接受该推荐方案。
对政策制定者——该推荐方案在大多数情况下会被采纳作为政策。

弱推荐的含义
对患者——在这种情况下,多数患者会采纳推荐方案,但仍有不少患者不采用。
对临床医生——应该认识到不同患者有各自适合的方案,帮助每个患者做出体现其价值观和意愿的决定。
对政策制定者——制定政策需要实质性讨论,并需众多利益相关者参与。

(一) GRADE 在临床实践指南中的应用举例

1. 名称　足月儿缺氧缺血性脑病循证治疗指南。

2. 制定者　卫生部新生儿疾病重点实验室、复旦大学附属儿科医院、《中国循证儿科杂志》编辑部、GRADE 中国中心。

3. 发布时间　2010 年 9 月。

4. 方法　基于系统评价,应用 GRADE 分级。

5. 背景　目前在孕期和分娩过程中,对胎儿生理生化等指标的监测和新生儿窒息复苏方法均有很大进展,但围生期窒息和与其相关的足月儿缺氧缺血性脑病(hypoxic ischemic encephalopathy,HIE)仍是导致足月儿获得性脑损伤的重要原因之一,新生儿 HIE 发生率为 2‰~9‰,是目前发展中国家新生儿围生期死亡和严重伤残的主要原因。对足月儿 HIE 的治疗,欧美等发达国家多仅推荐给予对症支持治疗,不主张过多的特殊神经保护治疗。国内不同医院间足月儿 HIE 的治疗方法差异极大,一些医院与欧美等发达国家观点一致;另一些医院除对症支持治疗外,同时给予过分积极的特殊神经保护治疗。

6. 问题　如何循证治疗足月儿缺氧缺血性脑病?

7. 证据质量　最终纳入 5 篇 Meta 分析(含 58 篇 RCT),9 篇 RCT 和 1 篇队列研究,证据质量从高到极低。因本研究纳入文献较多,限于篇幅,此处略去结果总结表。

8. 推荐意见　根据影响推荐强度的因素,基于证据质量的考虑,综合考虑利弊平衡、患者意愿和价值观及资源利用,最终做出推荐意见 18 条,含强推荐意见 8 条(6 条使用,2 条不使用);弱推荐 10 条(均为不使用)。这些推荐意见中,基于高质量证据的 1 条,中等质量证据 0 条,低质量证据 4 条,极低质量证据 13 条。部分推荐意见如下:

(1) 高质量证据强推荐(1A):相关 Meta 分析共纳入 6 个 RCT,总体证据质量高,平衡利弊后,指南小组做出推荐使用亚低温治疗足月儿中、重度 HIE。

(2) 低质量证据弱推荐(2C):相关 Meta 分析共纳入 3 个 RCT,总体证据质量低,平衡利弊后,指南小组做出不建议使用别嘌呤醇治疗足月儿 HIE。

(3) 极低质量证据弱推荐(2D):相关 Meta 分析没有纳入符合标准的研究,当前只有 8 篇病例报告,总体证据质量极低,平衡利弊后,指南小组做出不建议使用人神经干细胞移植治疗足月儿 HIE。

9. 结论　本例是国内首个由 GRADE 工作组成员参与利用 GRADE 方法对指南纳入证据做出质量和推荐分级的指南。除准确定义临床问题、系统检索相关文献外,考虑到中国实际情况,既有基于高质量证据做出的强推荐,也有大量基于低或极低质量证据做出的强推荐,并在形成推荐意见的过程中充分考虑了临床专家、方法学家的观点,且全过程清晰透明,对临床决策具有较大指导意义。

(二) GRADE 在卫生政策与系统指南中的应用举例

1. 名称　通过改进挽留提高边远和农村地区卫生工作者的可及性:全球政策推荐(Increasing access to health workers in remote and rural areas through improved retention:Global policy recommendations)

2. 制定者　WHO。

3. 时间　2010 年 7 月。

4. 方法　基于系统评价,应用 GRADE 分级。

5. 背景　据统计,世界人口的 1/2 生活在农村地区,而服务于农村地区的护理人员仅为其总数的 38%,医生则不到其总数的 1/4。农村或边远地区缺乏合格的卫生服务人员,难以满足当地居民的医疗卫生需求。各国决策者正致力于实现公民间的卫生公平性,满足其人口,特别是弱势群体的卫生需求。确保农村或偏远地区居民获得有效的卫生服务是实现上述目标最复杂的挑战之一,而足够数量技术娴熟且态度积极的卫生工作者对提供有效的卫生服务,改善健康结果至关重要。大量数据与研究表明,政治许可与政策干预对卫生人力资源的分配起到核心作用,是解决这一系列问题的关键。许多国家纷纷实施管理、激励、教育等干预措施,以求实现挽留农村或偏远地区的卫生工作者。

6. 问题　如何为偏远和农村地区培养下得去和留得住的卫生人员?

7. 证据质量　针对上述研究问题,指南制定组织全面收集符合标准的各国农村或偏远地区卫生人力资源研究证据,通过手工检索与计算机检索相结合,收集发达国家和发展中国家 1995 年至 2008 年 9 月发表的涉及所有类型卫生工作者的研究文献,共纳入 4 篇系统评价,证据质量从中等到极低。

8. 推荐意见　本指南在形成推荐意见时,根据卫生政策的特点,制定了推荐意见影响因素表,见表3-11。

通过以上对证据质量的分级及考虑到影响推荐的因素,本指南最终从教育、制度、经济激励、个人和职业支持 4 个方面提出 16 条政策建议(表 3-12)。

9. 结论

(1) 这部指南是世界各国关于农村或偏远地区卫生人力保留研究的结晶,GRADE 方法学在其制定过程中发挥了关键作用。

(2) 8 条强推荐意见中有 7 条是基于低或极低证据,但却为全球卫生政策制定者和决策者提供了非常清晰的方向,即尽管这些证据质量不高,但指南制定者认为,其潜在的实施效果总体利大于弊,值得在实际中推广应用。

(3) 随着证据分级理念的广泛传播,GRADE 方法在卫生决策领域的应用将更加科学和严谨,进一步促进卫生决策者知证和用证。

(三) GRADE 在 WHO 指南中的应用举例

1. 名称　丙肝筛查、护理和治疗的 WHO 指南 (Guidelines for the screening, care and treatment of persons with hepatitis C infection)。

2. 制定者　世界卫生组织。

3. 时间　2014 年。

4. 方法　基于现有的系统评价和新制订的系统评价,应用 GRADE 分级。

5. 背景材料

(1) 指南目的:提供有关丙肝病毒(HCV)感染的筛查,以及 HCV 感染患者的护理和治疗的推荐意见;提供促进中低收入国家丙肝治疗项目的开展和加强的框架。

表 3-11　推荐意见影响因素

因素	判断	解　释
证据质量	高;中;低;极低	• 证据质量越高,越利于做出强推荐 • 当证据质量"低"或"极低"时,仔细考虑以下因素,再决定推荐的强度
价值观与意愿	无显著差异; 有显著差异	• 指卫生工作者、政策制定者、患者和其他利益相关者对某干预措施预期结果的看法 • 如果价值观和意愿在各利益相关者之间有很大差异,则此建议不太可能被强推荐
作用的绝对效应量	长期大效应; 短期小效应	• 指干预措施对增加农村或偏远地区卫生工作者可及性的潜在影响力。这种效应通过结合其他干预措施可以被增强。要考虑增强干预效果的可能关联因素(或"捆绑因素")是什么 • 干预措施潜在效应越大,干预持续时间越长,越有可能被强推荐
利弊平衡	利显著大于弊; 利弊均等; 弊明显大于利	• 利应考虑到在农村或偏远地区卫生工作者绝对短缺的情况下干预措施可取得的预期效果 • 弊应考虑到干预措施潜在的负面影响及意想不到的影响 • 干预措施潜在的负面影响越少,越有可能被强推荐
资源利用	更少资源密集型; 更多资源密集型	• 实施建议所需的资源,可能包括财政、人力、基础设施或设备。理想状态下,有益的干预措施应建立在合理、可承担和可持续的成本之上。应考虑成本,如基础设施的发展,即使最初成本很高,却可能产生长远利益 • 在其他情况相同的条件下,干预措施增量成本或定期成本越高,就越不太可能被强推荐
可行性	是,全球范围; 是,根据情况	• 所有干预措施的实施以政治承诺和利益相关者的广泛参与为先决条件。包括人力资源规划和信息系统、人事管理系统、监管框架及监测和评估过程 • 策略可行性的元素在不同国家或环境变化很大,但若这些元素在不同环境下均有作用,则此干预更可能被强推荐

表 3-12　吸引、招聘和挽留农村和偏远地区卫生工作者的干预措施

干预措施分类		证据质量	推荐强度
A. 教育建议	A1 采用有针对性的招生政策，录取具有农村背景的学生	中	强
	A2 卫生专业学校和住院实习安排在大城市之外	低	根据情况*
	A3 使各类医学生有农村地区临床实习的经历	极低	根据情况*
	A4 将农村卫生问题纳入医学教程	低	强
	A5 发展针对农村卫生人员的继续医学教育	低	根据情况*
B. 制度建议	B1 扩大农村卫生工作者的行医范围	极低	根据情况*
	B2 引进不同类型的卫生工作者	低	根据情况*
	B3 强制性服务	低	根据情况*
	B4 以提供奖学金、资助金或其他教育补贴交换条件	低	根据情况*
C. 经济激励	C1 财政上可持续的各种经济奖励措施	低	强（短期）；根据情况*（长期）
D. 个人和职业支持	D1 改善卫生工作者及其家人的生活条件并投资基础设施和服务	极低	强
	D2 提供良好和安全的工作环境	极低	强
	D3 实施适当的外延活动和远程支持	低	根据情况*
	D4 制定和支持职业发展规划	极低	强
	D5 支持发展专业网络、农村卫生专业协会、农村卫生杂志等	低	强
	D6 采用公开表彰措施，提高公众认可度	低	强

* 根据情况推荐：同 GRADE 系统推荐意见的"弱推荐"，GRADE 系统将推荐意见分为"强"、"弱"两级

（2）指南范围：指南涉及大量治疗相关的推荐意见，同时提供了筛查和护理相关的推荐意见，以强化连续临床 HCV 感染管理的重要性。但每个主题都有多个方面尚未涉及：①筛查方面，未讨论实验室检查的选择；②护理方面，小组只评价了一种干预（减少酒精摄入）；③治疗方面，未涉及 HCV 感染并发症的管理，包括肝硬化和肝细胞肝癌。

（3）目标人群：①主要目标人群为中低收入国家中制定国家治疗指南以及规划传染疾病项目的卫生部门政策制定者；②该指南旨在辅助他们制定国家丙肝治疗计划和政策及指南文件；③指南也可为政府机构和组织丙肝治疗和筛查服务的卫生专业人员所用；④该指南还可作为管理 HCV 感染患者的临床医生的参考资源。

6. 问题　在慢性 HCV 并接受了抗病毒治疗的人群中，聚乙二醇化干扰素和利巴韦林治疗是否比标准干扰素和利巴韦林治疗更有效？

7. 证据质量　丙肝指南对该 PICO 问题对应的证据体用 GRADE 方法进行评价，委托专家进行分级并制作证据表，详见表 3-13。

8. 推荐意见　按照 PICO 格式撰写推荐意见，必须明确且具有可操作性，并包含相关证据的质量和推荐的强度。推荐意见应包含可供判断的信息，如为什么会强推荐或弱推荐。还应包括一系列解释推荐意见的适用条件和内容注释及与实施相关的注意事项。每项推荐意见应附注证据总结（例如已发表的系统评价或在线附录系统评价）。推荐意见的语言措辞至关重要：①指南中所有推荐意见的语言应尽可能保持一致性，最好使用主动语态。②GRADE 推荐针对强推荐使用"应该"或"强推荐"之类的术语或短语。③针对弱推荐则用"推荐"或"考虑"等。应避免使用容易混淆或模棱两可的短语，例如，"不推荐"可表示没有支持或反对干预的推荐意见，或不应实施干预。针对后一种情况，建议最佳措辞为"我们建议不实施 X"，具体详见如下：

（1）筛查

1）筛查 HCV 感染者：推荐对高发病率的人群，或有 HCV 风险因素暴露或行为史的个体进行 HCV 血清学检查；（强推荐，中等证据质量）。

2）确诊慢性 HCV 感染：在血清学检查阳性诊断出慢性 HCV 感染后，建议直接应用检测 HCV 核酸的核酸检查，作为开始 HCV 感染治疗的评估内容。（弱推荐，极低证据质量）。

（2）护理

1）筛查酒精使用情况，并提供咨询以减少中到重

表 3-13　GRADE 证据总结表

聚乙二醇化干扰素加利巴韦林（I）相比标准干扰素加利巴韦林（C）是否更适用于治疗 HCV

参与者（研究数）随访	质量评价					证据质量	结果总结				
	偏倚风险	不一致性	间接性	不精确性	发表偏倚		事件发生率（%）		相对危险度（RR）（95%CI）	预期绝对效果	
							对照组	干预组		干预组危险	危险度差（95%CI）
未能实现持续病毒学应答（关键结局）											
6350（25）72 周	不严重[1]	不严重	不严重	不严重	未检测到	⊕⊕⊕⊕高	1889/2858（66.1%）	1855/3492（53.1%）	RR 0.81（0.76~0.86）	661/1000	每 1000 减少 126（-159~-93）
因不良事件而终止研究（关键结局）											
5013（16）72 周	不严重	严重[2]	不严重	不严重	未检测到	⊕⊕⊕中	264/2231（11.8%）	340/2782（12.2%）	OR 1.01（0.79~1.29）	118/1000	每 1000 增加 1（-22~29）
全因病死率（关键结局）											
1402（5）72 周	不严重	不严重	不严重	严重[3]	未检测到	⊕⊕⊕中	9/701（1.3%）	11/701（1.6%）	OR 1.26（0.12~3.27）	13/1000	每 1000 增加 3（-6~26）
肝脏相关的病死率（关键结局）											
533（2）72 周	不严重	不严重	不严重	严重[4]	未检测到	⊕⊕⊕中	4/268（1.5%）	2/265（0.75%）	OR 0.63（0.12~3.27）	15/1000	每 1000 减少 5（-13~32）
肝代偿失调（重要结局）											
694（2）72 周	严重[5]	不严重	不严重	严重[4]	未检测到	⊕⊕低	6/346（1.7%）	5/348（1.4%）	OR 0.84（0.19~3.74）	17/1000	每 1000 减少 3（-14~45）
肝细胞癌发展（重要结局）											
96（1）72 周	不严重[6]	严重[6]	不严重	严重[6]	未检测到	⊕○○○极低	1/48（2.1%）	0/48（0%）	OR 0.33（0.01~8.22）	肝细胞癌 21/1000	每 1000 减少 14（-21~128）

1 信息大多都来自低偏倚风险的研究。但部分研究在随机序列产生和分配隐藏方面存在偏倚（如随机化过程不是很清楚）；
2 不同研究中接受两种治疗的患者结果存在显著异质性；
3 样本量小，可信区间宽；
4 因小样本量而存在一些不精确性；
5 2 个研究中仅纳入了同时感染丙肝和艾滋病毒（HIV）的参与者（即结果不适用于无 HIV 感染的慢性 HCV 患者）；
6 1 个关注沙特阿拉伯患者的研究（关注 4 型 HCV 且样本相对较小），结果缺乏代表性度饮酒：对中到重度饮酒进行行为性酒精减少干预后，推荐对所有 HCV 感染者进行酒精摄入评估。（强推荐，中等证据质量）。

2）评估肝纤维化和肝硬化的程度：在资源有限的环境下，建议用天冬氨酸转氨酶与血小板比值指数或 Fibrosis-4 检查评估肝纤维化，而不采用需要更多资源的非侵入性检查。（弱推荐，低证据质量）。

（3）治疗

1）评估 HCV 治疗：评估所有慢性 HCV 成人和儿童，以确定是否抗病毒治疗（强推荐，中等证据质量）。

2）推荐使用聚乙二醇化干扰素结合利巴韦林治疗慢性 HCV，而非采用标准干扰素结合利巴韦林（强推荐，中等证据质量）。

3）建议直接采用抗病毒药特拉匹韦和波普瑞韦，结合聚乙二醇化干扰素和利巴韦林治疗 1 型慢性丙肝，而非单独采用后者（弱推荐，中等证据质量）。

推荐核苷酸聚合酶抑制剂结合利巴韦林（根据 HCV 基因型确定加或不加聚乙二醇化干扰素）治疗 1、2、3、4 型 HCV 感染，而非单独采用聚乙二醇化干扰素结合利巴韦林，也不能治疗不耐受的患者（强推荐，高证据质量）。

推荐使用蛋白酶抑制剂结合聚乙二醇化干扰素和利巴韦林治疗 1b 型 HCV 或没有 Q80K 多态性的 1a 型，而非单独采用聚乙二醇化干扰素结合利巴韦林（强推荐，高证据质量）。

9. WHO 指南的制定方法值得我们借鉴，主要反映在：①通过严谨细致的程序确定指南主题和范围；②成立多个参与指南制定的团队，合理安排、分工明确，以保证整个过程高效有序地进行；③严格的利益声明要求和合理地利益冲突处理标准；④所有推荐意见均需要基于符合质量标准的系统评价证据，且应用 GRADE 方法进行证据质量评价和分级，通过 GRADE 网格平衡各方面进而形成推荐意见；⑤重视利益相关者的参与，如政策制定者、患者；⑥专门设立 GRC，在送交外审前严格评审指南计划书和终版指南，以确保 WHO 指南既符合内部标准，又获得外部同行认可；⑦制定指南时合理考虑卫生公平性、人权、性别和其他社会决定因素。

（陈耀龙　杨克虎）

参 考 文 献

1. http://www.gradeworkinggroup.org. 2013-03-27
2. 杨克虎. 循证医学. 北京：人民卫生出版社，2007
3. 杨克虎. 系统评价指导手册. 北京：人民卫生出版社，2010
4. 陈耀龙，杨克虎，姚亮，等. GRADE 系统方法学进展. 中国循证儿科杂志. 2013,8(1)：64-65
5. Sackett DL, Richardson W S, Rosenberg W, et al. Evidence-based Medicine—How to practice and teach EBM. 2nd edition. London：Churchill Livingstone, 2000
6. 陈耀龙，王梦书，李晓，等. 卫生研究中证据的定义与循证规范. 中国循证医学杂志，2008,8(12)：1034-1038
7. 陈耀龙，李幼平，杜亮，等. 医学研究中证据分级和推荐强度的演进. 中国循证医学杂志，2008,8(2)：127-133
8. Hsu J, Santesso N, Mustafa R, et al. Antivirals for treatment of influenza：Systematic review and meta-analysis of observational studies. Annals of Internal Medicine. 2012,156(7)：512-524
9. 卫生部新生儿疾病重点实验室等. 足月儿缺氧缺血性脑病循证治疗指南. 中国循证儿科杂志. 2011,6(5)：327-335
10. WHO. Increasing access to health workers in remote and rural areas through improved retention：Global policy recommendations. 2010. WHO Press, World Health Organization. 20 Avenue Appia, 1211 Geneva 27, Switzerland
11. 陈昊，王艳，胡轩铭，等. GRADEpro GDT 在干预性系统评价证据质量分级中的应用. 中国循证医学杂志，2015,15(5)：600-606
12. 姚亮，陈耀龙，杜亮，等. GRADE 在诊断准确性试验系统评价中应用的实例解析. 中国循证医学杂志，2014,14(11)：1407-1412
13. 陈耀龙，姚亮，杜亮，等. GRADE 在诊断准确性试验系统评价中应用的原理、方法、挑战及发展趋势. 中国循证医学杂志，2014,14(11)：1402-1406
14. 杨楠，肖淑君，周奇，等. GRADE 在网状 Meta 分析中应用的基本原理和方法介绍. 中国循证医学杂志，2016,16(5)：598-603
15. 杨楠，邓围，陈耀龙，等. GRADE 在预后研究系统评价中应用的原理、方法及挑战. 中国循证医学杂志，2015(9)：1112-1116

第4章　病因证据的评价与应用

循证医学强调评价证据的真实性、重要性和适用性,以便更有针对性地应用证据指导医疗实践,解决患者的实际问题,提高医疗质量。对不明原因的疾病进行病因学研究是为了①弄清病因、确定危险因素,以进一步通过诊断估计危害程度;②针对病因和危险因素进行干预(包括预防和治疗)以控制疾病。因此,病因和危险因素分析与评价是进行循证诊治的前提。

第一节　基本概念

一、病因的基本概念

(一)致病因素

病因或致病因素(etiological factor)是指作用于人体后在一定条件下可导致疾病发生的外界客观存在的生物、物理、化学和社会等有害因素,或人体本身的不良心理状态及遗传缺陷等因素。病因学(etiology)是研究致病因素作用于人体,在内外环境综合影响下导致人体发病及其发病机制的科学。

(二)危险因素

危险因素(risk factor)是指与疾病发生及其消长具有一定因-果关系的因素,但尚无充分依据能阐明其明确的致病效应。但这些因素存在时其相关疾病(事件)发生率会相应增高;而当其被消除后,该病(事件)发生率随之下降。如吸烟、高血压、高胆固醇血症等为缺血性心脏病的危险因素。

(三)病因的致病效应

病因的致病效应非常复杂,有1种病因引起1种疾病,如结核杆菌致结核病等传染性疾病;也有1种病因引起多种疾病,如乙型溶血性链球菌感染,既可以引起猩红热,又与急性风湿热、肾小球肾炎发病有关;还有多个病因引起1种疾病,如高胆固醇血症、高血压、糖尿病、吸烟、肥胖及遗传与缺血性心脏病的关系。

(四)病因研究的重要性

医学研究的最终目的是治愈疾病,改善人类的生存质量和延长寿命。疾病发生后研究如何治疗固然重要,在其发生前改善和治疗可能的病因从而阻止疾病发生更重要。两千多年前的《黄帝内经》中就提出"上医治未病,中医治欲病,下医治已病",即医术最高明的医生不是擅长治病,而是能预防疾病。病因研究对发现疾病的致病因素并进行预防和控制极为重要。同时,患者患病后除关注如何治疗外,常常问及"我为什么会得这个病? 有什么因素导致我得这个病? 为什么别人不得这个病而我得了这个病?"这些问题不仅和医师的临床决策相关,且有助于医师和患者及其家属进行有效沟通和交流。为了回答这些问题,虽可以此立题开展临床研究,但繁忙的临床医师不可能自己研究患者的每个问题。常用的方法是在文献中寻找相关科学研究证据,通过他人的研究结果来回答提出的问题,即进行"循证临床实践"。

二、病因证据的类型和特点

评价病因的科学研究证据包括试验性和观察性研究及对所有相关证据进行系统检索、严格评价后全面合成的系统评价。

(一)试验性研究

试验性研究证据通常以RCT为主。疾病和病因之间的关系属于因果关系的一种。在人群中明确2个事件之间是否存在因果关系,最严谨、最可靠的研究方法是RCT。但2方面原因限制了采用RCT研究某暴露因素的致病效应。①当我们认为某暴露因素可能有害时,将受试对象随机分配入暴露组和非暴露组,强制研究对象接受可能有害的因素,存在伦理问题。如研究吸烟与肺癌的关系,将受试对象随机分配入吸烟组和不吸烟组显然不可行。②在研究某些暴露因素的致病效应时,常常需要很大样本量和很长观察期,可行性较差。如吸烟导致肺癌的发生常常需要10年或更长时间,若设计RCT来观察,随访10年几乎不可能。一般若某结局事件或疾病效应的发生率<1%,采用RCT研究的难度极大,需大量受试对象和巨额经费。因此,基于上述伦理问题和可行性差,RCT在病因学研究中

极为少见。本章讨论的病因证据类型主要为观察性研究及其相关的系统评价。

(二)观察性研究

观察性研究是不对研究对象施加任何干预措施，通过观察或访问的方法，客观地记录研究对象的状况和变化、描述疾病/健康问题分布规律或加以分析的科研方法，又被称为非试验性研究。不能完全随机分组及不能人为施加处理因素是观察性研究与试验性研究的根本区别和特点。按是否事先设立对照组，又可将其分为描述性研究(如横断面研究、生态学研究、纵向研究、病例报告和病例系列分析等)和分析性研究(如队列研究和病例-对照研究)。观察性研究是评价病因最主要和最可行的研究方法，按其论证强度高低排序依次为队列研究、病例-对照研究、横断面研究和病例报告/病例系列(表4-1)。

1. **队列研究**　队列研究是一种前瞻性观察性研究。队列研究首先在无某种疾病/健康问题的人群根据研究对象暴露于某可疑病因的情况分为不同的比较组，再追踪观察和比较暴露组和非暴露组目标疾病/健康问题的发生频率，从而判定暴露因子与该疾病/健康问题之间有无因果关联及关联的强弱。队列研究又叫前瞻性研究(prospective study)和纵向研究(longitudinal study)，是确定人群中病因和因果关系最佳的研究方法。但是队列研究的证据是人类自然状态下进行观察，暴露因素自然存在于人群中，研究者无法主动控制，暴露人群的某种与结局有关的重要特征可能与对照人群不同，因而影响结果的真实性，即队列研究容易受混杂因素影响。研究者必须测量和报告两个队列的基线特征，并评价其可比性，或用统计学方法校正已知混杂因素的影响。即便如此，一些研究者不知道或没有记录的重要影响因素仍可能在两组间不平衡，从而导致结果差异。

2. **病例-对照研究**　若结局需要观察很长时间才能发生，前瞻性大型队列研究可行性差，需要选择其他类型的研究，如病例-对照研究。病例-对照研究是一种回顾性研究方法，是对出现和未出现某种结局的病例

和对照，回顾性调查其过去或最近有无暴露某些危险因素；再比较两组的暴露情况。适用于罕见病和潜伏期较长或致病效应发生需要较长时间疾病的病因研究，如肿瘤的病因研究。因其时间短，省钱省力，对患者无害，可较容易地同时探索多种暴露因素和研究结局间的可能关系，被广泛用于病因学研究。

注意：①病例-对照研究比队列研究更易受混杂因素的潜在影响。当从医院选择病人时，有暴露经历的病人比没有暴露经历的病人入院率更高，可能扭曲结局和暴露间的关系。②对照组选择不当会导致虚假关联。③因此对可疑的危险因素，对照组应该与病例组有相同暴露机会。

3. **横断面研究**　寻找病因问题答案时最常见横断面研究文章。但这类研究比病例-对照研究更易出现偏倚。如研究者调查某社区老年患者心房纤维性颤动(房颤)与痴呆的相关性，可同时观察2组老年患者，1组有房颤，另1组无房颤，调查两组受试者痴呆的患病情况。该研究因暴露(房颤)与结局(痴呆)同时存在，所面临的最大问题是难以确定先有暴露还是先有结局，显然无法得出恰当的因-果时相关系结论。和队列研究及病例-对照研究一样，横断面研究也需要调整混杂因素的影响。

4. **病例报告/病例系列**　若结局事件极罕见或由罕见原因引起，描述性病例报告或病例系列也可作为参考。但因此类研究缺少对照组，通常只能用于产生病因学假设，还需要进一步开展其他研究以验证因果关系。关于研究类型和对象选择等方法学信息通常可在文章摘要和方法学部分找到，纳入对象的特征通常在结果部分描述。各种病因学研究的论证强度总结见表。

(三)病因的系统评价

病因的系统评价是一种全新的文献综合研究方法，指针对某一病因或多个病因或危险因素与某疾病/健康问题之间是否存在因果关系，系统、全面收集已发表或未发表的相关研究，并进行严格评价，筛选出符合质量标准的文献，进行定性或定量合成，得出当前最佳

表4-1　各种常用病因学研究的论证强度

设计	开始点	结果评价	优势	缺点	论证强度
队列研究	暴露状态	结局事件	多为前瞻性，设有同期对照	影响内部真实性	+++
病例-对照研究	结局事件	暴露状态	克服研究时间延迟，样本需要较少	影响内部真实性	++
横断面研究	暴露状态/结局事件	结局事件/暴露状态	方法简单易行	影响内部真实性	+
病例报告/系列	结局事件	暴露状态	方法简单易行	影响内部真实性	+

的综合结论。在繁忙的临床实践中,首选检索病因的系统评价证据是快速有效回答病因问题的最好选择,尤其是需要同时了解多个病因或危险因素与某疾病/健康问题的因果关系时。如从"2型糖尿病肾脏疾病危险因素及人群归因危险度的系统评价"证据就可同时了解躯体因素、生活行为方式、心理因素、社会因素等多种因素与糖尿病肾脏疾病的相关性。系统评价的证据强度与纳入原始研究证据论证强度和质量密切相关。按论证强度高低排序依次为:前瞻性队列研究的系统评价、病例-对照研究的系统评价和横断面研究的系统评价。如针对2型糖尿病肾脏疾病的危险因素问题,临床医生首先尽可能寻找研究糖尿病肾脏疾病危险因素的多个前瞻性队列研究的系统评价。

病因研究证据分级与推荐详见本书第3章"2001年牛津证据分级与推荐意见强度(以治疗和病因部分为例)"。

三、病因证据的选择

正如以上所述,研究某疾病/健康问题的病因或危险因素常存在多种类型研究证据,在临床实践中,要求繁忙的临床医师收集所有与某疾病/健康问题的病因或危险因素相关的研究证据,并逐一评价不现实。故选择最合适的病因研究证据是更有效、更明智的循证实践方法。

影响病因或危险因素研究证据选择的主要因素包括:疾病/健康问题发生率、证据的真实性(论证强度)和可行性等。①若某疾病/健康问题发生率高,如为了制定预防住院老年患者跌倒的干预计划,首先必须明确住院老年患者发生跌倒的高危因素。跌倒在老年人群发生率较高,结合证据强度及可行性,则应首选队列研究的系统评价和单个大样本的队列研究。②若某疾病/健康问题发生率低($<1\%$)甚至罕见(0.1%),如研究社区成年男性发生前列腺癌的危险因素,观察某暴露因素(如饮酒)导致前列腺癌的发生需要较长的随访期,可行性差,结合论证强度,则应首选病例-对照研究的系统评价和单个病例-对照研究。

第二节　提　出　问　题

临床病案:

女性,66岁,博士,大学教授,近1年反复阵发性心悸,发作时行心电图检查提示"心房纤维性颤动(房颤)",心率100~120次/分。未发作时心电图(包括24小时心电图)提示窦性心律。不吸烟、不饮酒,无糖尿病、高血压和心脏病史。肝、肾功能、血脂、血糖、甲状腺功能、超声心动图及冠脉CT均正常。其母亲88岁,患重度痴呆(阿尔茨海默病),长期卧床,生活完全不能自理。患者前来咨询:痴呆有遗传倾向,她自己将来发生痴呆的风险有多大?痴呆有哪些危险因素?房颤是否会增加发生痴呆风险?如何早期预防痴呆?………

一、初始临床问题

痴呆(dementia)是一种以认知功能障碍为核心症状的获得性智能损害综合征。阿尔茨海默病(alzheimers' disease,AD)和血管性痴呆(vascular dementia,VaD)是痴呆最常见的2种类型,AD占所有痴呆的$50\%\sim70\%$,VaD占所有痴呆的$10\%\sim25\%$。目前研究提示:尚无改变阿尔茨海默病病程有效的干预措施,遗传因素与阿尔茨海默病的发生密切相关。患者母亲患有重度AD,因担心她将来患痴呆的可能性大(或导致痴呆有哪些危险因素?房颤是否会增加发生痴呆的风险?或房颤是否为痴呆的危险因素?)。提得好的临床问题既要避免过于笼统导致不能解决;也要避免过于狭窄和局限而不能获得足够信息来解决。

二、转换成可回答的临床问题

(一) 转化问题的重要性

当临床医师自己提出临床问题或面对患者提出的临床问题时,并非立即着手检索证据而是在开始检索证据前,先把问题转化为一个可以回答的临床问题,关键词就会自然凸现方便检索;进一步明确临床问题的性质:是病因、预后、诊断或防治? 有助于针对临床问题优选检索的最佳数据库。若为预后或病因问题,首选数据库就不是主要发表防治性研究系统评价的Cochrane图书馆。

(二) 转化为可回答的临床问题

通常按PECO(或PICO)原则重新构建和转化临床问题如下:

P:无痴呆的成年人

E(暴露):有房颤

C:无房颤

O:痴呆或认知功能障碍或认知功能减退或阿尔茨海默病的发生率

由此将患者提出的问题转化为可以回答的临床问题:有房颤的成年人是否比无房颤的成年人具有更高的痴呆发生率?

第三节　检索相关研究证据

(一) 选择数据库

最佳数据库的选择与多种因素有关:如临床问题类型、可获得性、时间等(详见本书第27章)。

1. 首选循证知识库　循证解决临床问题,查证用证首选循证知识库(即 Summaries 类数据库,如循证临床实践指南、UptoDate、Clinical Evidence 等),但循证知识库多需收费,且证据的覆盖面相对较小。

2. 次选非 Summaries 类数据库　若所在单位未订购循证知识库或在循证知识库中未检获相关证据时,免费或证据范围更全面的非 Summaries 数据库(如PubMed 等)是次佳选择。

(二) 确定检索词

根据构成本例问题 PECO 要素提炼出检索词包括:心房纤维性颤动(atrial fibrillation,AF)、痴呆(dementia)、认知功能减退(cognitive decline)、认知功能障碍(cognitive impairment)、阿尔茨海默病(alzheimer's disease,AD)等。

(三) 检索相关数据库

1. 检索循证知识库　首先以检索式"atrial fibrillation AND dementia"检索 UpToDate,检索结果专题列表中的第 1 个专题是"Risk factors for cognitive decline and dementia"(2017 年 4 月 5 日更新)。循证知识库中的专题文章篇幅通常较长,应注意同义词和简称的替换查找,并善用 Ctrl+F(查找功能)查找关键词才能快速定位所需证据。左侧大纲栏显示危险因素包括"age,genetic factors,mild cognitive impairment,ischemic or hemorrhagic stroke,cardiometabolic risk factor,lifestyle and activity and others",最后定位到"cardiometabolic risk factors"的"atrial fibrillation"。在该小节中,作者基于 2 个系统评价、4 个大样本前瞻性队列研究和 1 个随机对照试验的事后分析结果指出:房颤独立于卒中因素,可增加发生痴呆的风险。2 个纳入前瞻观察性研究的系统评价(2012 年和 2013 年发表)提示:房颤可增加发生痴呆的风险为 1.4 倍。至此本例问题检索到相关证据。临床医师若有时间,想更深入地了解证据的详细内容,可进一步查询 2 篇系统评价及 5 篇原始研究的全文,犹如"剥洋葱",层层递进地了解证据的细节。

2. 检索非 summaries 类数据库　当无法检索循证知识库或循证知识库不能获取问题相关的证据,次选检索非 Summaries 类数据库。在此以 PubMed 中的 Clinical Queries 工具为例介绍检索过程。

采用检索式"atrial fibrillation AND dementia"进行检索,左侧"Clinical Study Categories"中的"Category"选择"Etiology","Scope"可根据搜索结果的数量选择。如结果过少选择"Board"以扩大检索范围,若结果过多可选择"Narrow"缩小检索范围,本例选择"Narrow",共检出 106 篇原始研究论文及 27 篇系统评价。

如何从以上多篇文献快速筛选出与你的临床问题密切相关的文献呢? 即筛选文献的原则,主要包括 2

个要点:①文献类型:按照证据论证强度优先选择证据级别高的文献;②通过摘要和全文,看文献中的研究人群是否适合你的患者,是否观察了你感兴趣的病因及危险因素和疾病/健康问题。筛选文献首先确定该文献能否用于我的患者,是评价证据之前的必须步骤。若不经筛选,等待评价证据结束后才发现根本不适合我的患者,就会浪费大量时间。经筛选最后找到 5 篇系统评价,6 篇原始研究与本病案问题相关。

第四节　评价证据

循证知识库中检出的证据虽均经过专家筛选和评价,但在使用这些证据时仍需查看作者的资质、文章发表时间、其结论基于的证据质量和证据更新时间,综合判断其证据质量,在此不作详述。

在非 Summaries 数据库中检出的系统评价或原始文献结论不能作为证据直接用于临床实践,还需评价其证据质量。最佳证据是专门针对病因或危险因素的系统评价,但真正满足此条件的系统评价很少。多数情况下,纳入的主要研究证据是单独报告病因及危险因素的队列研究和病例-对照研究。必须清楚了解队列研究和病例-对照研究,才能正确理解病因及危险因素的系统评价。本节主要以上述 PubMed 检索结果中 Dublin 研究作为范例展示原始研究的病因证据质量评价全过程。

原始研究证据篇幅常较长,繁忙的临床医生很难有时间从头至尾阅读全文,要在短时间内抓住关键要点对证据质量进行快速判断,必须先对原始文献进行结构式总结,要点包括:①研究设计方案(design);②研究场所(setting);③研究对象特征(patients/participants);④研究的危险因素(risk factors);⑤结局指标(outcomes);⑥主要结果(main results)。表4-2 即按上述 6 个要点对 Dublin 全文进行的结构式总结。

一、病因证据的真实性评价

评价病因研究证据真实性的原则见框 4-1。

(一) 基线可比性

除暴露因素之外,暴露组和非暴露组的基线是否可比(或经统计学调整,两组其他影响研究结果的因素是否分布均衡)? 有 1 项研究讨论住院对死亡率的影响。研究者通过比较同一社区住院患者与年龄、性别相似的非住院患者的病死率,得出结论:支持住院患者病死率高,住院和病死率相关。但此结果并不真实,因为住院患者病情往往比非住院患者更严重,故死亡风险更大。即因两组间患病情况不平衡导致暴露因素(住院)与结果(死亡)之间的虚假联系。

表 4-2　Dublin 2011 研究全文结构式总结

要点	主 要 信 息
设计方案	研究数据来源于美国西雅图群体健康研究所主持的项目"成人思想改变研究"(the Adult Changes in Thought Study,ACT)。该研究始于 1994 年,研究设计为以人群为基础的队列研究(population-based cohort study)。随访时间为 1994—2008 年
研究场所	整合卫生保健运行系统(An integrated healthcare delivery system)
研究对象	研究对象:为居住在华盛顿州西雅图或附近的社区,年龄≥65 岁无痴呆的群体健康会员(Group Health members),入组时中位年龄 74.3 岁,女性占 60%,白人占 90%,大学文化占 38%。 排除标准:有中风病史
危险因素	房颤:在过去 12 个月内不同日发生房颤或房扑(对应的 ICD-9 疾病编码为 427.31 或 427.32)
结局指标	痴呆和可能/很可能阿尔茨海默病的发生率 1. 痴呆诊断标准:《精神疾病诊断与统计手册》第 4 版(DSM-IV); 2. 可能/很可能阿尔茨海默病诊断标准:"美国神经病学、语言障碍和卒中-老年痴呆和相关疾病学会工作组(NINCDS-ADRDA)标准
主要结果	调整混杂因素后的风险比(hazard ratio,HR)分别 房颤增加痴呆发生的风险,HR=1.38,95%CI(1.10,1.73); 房颤增加可能/很可能阿尔茨海默病发生的风险,HR=1.50,95%CI(1.16,1.94)

Dublin S et al. Atrial fibrillation and risk of dementia:a prospective cohort study. J Am Geriatr Soc. 2011,59(8):1369-1375

框 4-1　评价病因研究证据真实性的原则

病因研究证据真实性评价:
1. 除暴露因素外,暴露组和非暴露组的基线是否可比?
2. 试验组和对照组的暴露因素、结局测量方法是否一致?
3. 随访时间是否足够长?
4. 病因证据因果效应的先后顺序是否合理?
5. 病因与疾病之间有无剂量-效应关系?
6. 病因证据结果是否符合流行病学规律?
7. 病因致病的因果关系是否在不同的研究中反映一致?
8. 病因致病效应的生物学依据是否充分?

提示:①评价某一研究结果的真实性应首先考虑暴露组与非暴露组间基线是否可比,即除暴露因素不同外,其他可能影响研究结果的重要特征在两组间是否相似可比。②基线是否可比与研究是否采用了论证强度高的研究设计方法直接相关。病因研究方法按其论证强度高低排序依次为多个队列研究的系统评价、单个大样本的队列研究、多个病例-对照研究的系统评价、单个病例-对照研究、多个横断面研究的系统评价、单个横断面研究、病例报告/系列。③若两组基线不可比,统计分析也未能充分调整这些混杂因素,则研究结果很可能产生偏倚。如饮酒增加肺癌发生的风险这一结果就存在偏倚,吸烟就是混杂因素,因饮酒组与不饮酒组人群吸烟比例分布不均衡,饮酒组人群更多吸烟。将吸烟作为混杂因素校正后,统计学分析提示:饮酒不增加肺癌发生的风险。绝大多数情况下,观察性研究的暴露组和非暴露组组间预后通常不一致,需要通过

配对或调整的方式解决预后差异问题。

针对文章的临床病案,我们找到的证据 Dublin 研究是 1 篇前瞻性队列研究文章,其论证强度高于普通病例-对照研究。尽管房颤组和非房颤组组间基线不完全可比(如年龄、冠心病史、充血性心力衰竭、血压、在治疗的高血压、使用华法林等),但统计分析房颤与痴呆和可能/很可能阿尔茨海默病发生的 HR 及其 95%CI 时,采用了 Cox 比例风险模型对其他与痴呆发生可能相关的因素(即混杂因素)进行了调整(如性别、教育、糖尿病、高血压、血压、发生中风、冠心病、充血性心力衰竭等)。可认为暴露组(房颤组)与非暴露组(非房颤组)患者的已知预后因素相似。

(二)暴露因素与结局测量方法

试验组和对照组的暴露因素、结局测量方法是否一致(是否客观或采用了盲法)? 若 1 个研究对不同组间暴露因素和临床结局的测量方式一致,则该研究的结果可信。①病例-对照研究是在明确受试者处于病例组和对照组后,回顾性调查其是否曾有暴露,故应特别注意两组对暴露因素的测量方法是否相同。②前瞻性队列研究的暴露组和非暴露组已事先确定,因此应特别注意测量两组临床结局指标的方法是否一致。此时采用盲法特别重要。若研究采用了盲法,即前瞻性研究中测量结局的人不知道暴露情况,或回顾性病例-对照研究中调查暴露情况的人或被调查者不知道研究假设和目的,研究结果的可信度更高。

例 1. 若以队列研究讨论房颤和痴呆的发生情况,

研究者对有房颤患者容易更仔细和更早期的筛查痴呆，从而导致结果偏倚。若结局测量者知道暴露情况时，他们关心暴露组是否会发生相关结局，确实可能检查得更仔细，使一些原本可能忽略的结局或早期结局被检查出来，导致暴露队列的结局发生增加的结果，这就是监测偏倚（surveillance bias）。

例2. 假设有1个病例-对照研究也是研究房颤和痴呆的关系，若调查者知道研究假设和目的，则他们询问痴呆患者及其照护者之前是否有房颤可能会更仔细，导致调查者偏倚（interviewer bias）。

例3. 痴呆照护者在回忆患者之前是否发生房颤也会更仔细，对可能的暴露更敏感，更可能回忆起痴呆患者的暴露情况，从而导致回忆偏倚（recall bias）。

有关暴露和结局测量方法的信息通常可从文章的方法和结果部分获取。

上文我们检索到的Dublin前瞻性队列研究中，关于暴露组和非暴露组其房颤和是否发生痴呆和可能/很可能阿尔茨海默病的评定方法在2组间一致。因2组房颤的确立是用心电图判断，相对客观。在该研究中，房颤的确立判断如下：在过去12个月内不同日发生房颤或房扑（对应的ICD-9疾病编码为427.31或427.32），就判断该患者有房颤。文中虽未提及是否采用盲法评定2组痴呆和可能/很可能阿尔茨海默病发生情况，但痴呆和可能/很可能阿尔茨海默病的评定基于大家认可的统一标准（每2年用"认知能力筛选工具"对两组患者评定，对总分＜86分患者进一步行详细的神经和神经心理学检查评价，并结合最近的神经影像学结果综合判断。痴呆的诊断标准采用国际痴呆诊断标准之一：《精神疾病诊断与统计手册》第4版（Diagnostic and Statistical Manual of Mental Disorders, DSM-IV）；可能/很可能阿尔茨海默病诊断标准采用国际公认的"美国神经病学、语言障碍和卒中-老年痴呆和相关疾病学会工作组（National Institute of Neurological and Communicative Disorders and Stroke and the Alzheimer's Disease and Related Disorders Association，NINCDS-ADRDA）标准，比较客观。

（三）随访时间与随访率

随访时间是否足够长，是否随访了所有纳入研究对象？随访时间是否合适是影响研究结果真实性的重要因素之一：①随访时间太短易得到假阴性结果，从而影响研究结果的真实性；②随访时间太长，研究的可行性较差，容易受到混杂因素的影响。随访时间的确定与暴露因素导致结局发生的自然病程相关。

以"吸烟是否增加患肺癌的风险"为例：若仅随访几周或几月，结果会发现吸烟和肺癌间无关联。这种情况下我们不能确定是吸烟不会引起肺癌，还是观察时间太短，吸烟的致病作用尚未表现出来。观察期的长短应根据疾病发生的自然史确定。

理想的研究状态是所有研究对象都完成随访，无失访。有的失访对象在某些重要研究特征方面与随访到的病例差别很大，也可能发生我们所关注的结局从而影响研究结论，即随访偏倚（attrition bias）。失访多少直接影响研究结果的真实性？病例对照研究不涉及失访；前瞻性队列研究要考虑失访病例数对结局指标的影响。一般要求随访途中丢失的病例＜总观察例数的10％；一旦＞20％，结果很可能失去真实性。

上文我们检出Dublin队列研究，1994年至1996年，纳入研究对象2581例，2000年至2002年，扩增了811例；2004年以后就不间断地纳入合格研究对象以补充失访或死亡患者（采用随机抽样，至少加入群体健康会员1年以上），随访截至2008年12月。故随访时间范围1～14年。全部随访时间为20 806人年，包括房颤组随访2150人年，非房颤组随访18 656人年。未提及失访人数。根据专业知识判断是合理的。

（四）因果效应的先后顺序

病因证据因果效应的先后顺序是否合理？研究危险因素时，若能明确暴露因素（即可疑的危险因素）的出现早于不良结局的发生，则研究结果的真实性高。但若暴露因素和结局同时被调查，谁因谁果必须慎重。

因果效应顺序的确定主要有赖于队列研究、病例-对照研究、横断面研究等，但横断面研究确定对因果效应时相顺序的论证强度低。

上文我们检出的Dublin研究是前瞻性队列研究，文章表明：研究对象在进入队列观察时无痴呆；均接受了心电图检查；研究者根据心电图结果是否为房颤将队列分为不同组别。再在队列随访过程中观察痴呆和可能/很可能阿尔茨海默病的发生情况。因此该研究房颤和痴呆发生前因后果的时相关系尚属确定。

（五）剂量-效应关系

病因与疾病之间有否剂量-效应关系？暴露因素（即可疑的危险因素）与疾病/健康问题间是否有剂量-效应关系指致病效应与暴露剂量或暴露时间是否具有显著相关性。当暴露因素和疾病/健康问题呈现剂量-效应关系时，结果的真实性较高。

上文我们检出的Dublin研究未提及房颤发生频率及严重程度是否与痴呆发生风险增高。

（六）流行病学规律

病因证据结果是否符合流行病学规律？病因学研究中符合流行病学规律的表现为：①改善和终止可疑的危险因素伴随着疾病/健康问题的发生下降或消失；②危险因素重新出现时，疾病/健康问题出现；③或在危险因素高发的地区或时间段里，可能与之相关的疾病/健康问题也高发;④而在危险因素低发的地区,其相关疾病/健康问题发生也较低,则可称为有一定流行病学规律。

上文我们检出的 Dublin 研究未提供这方面信息,即控制房颤是否可降低痴呆发生风险,临床医师可进一步查询其他相关证据,如痴呆预防研究证据等。

(七)研究间一致性

病因致病的因果关系是否在不同的研究中反映一致?对某暴露因素(即可疑的危险因素)与某种疾病/健康问题的研究,若不同地区和时间、不同研究者和不同设计方案的研究的结论一致,则这种病因学的因果效应较为可信;如"吸烟是肺癌发生的高危因素"这一结论目前已在多个国家/地区和多个人种的研究结果一致。

我们的检索发现:来自不同国家及不同研究者的多个研究都提示相似的研究结果:房颤可增加痴呆发生的风险(2 篇系统评价,4 个队列研究和 1 个随机对照试验事后分析)。

(八)生物学依据

病因致病效应的生物学依据是否充分?若病因学研究揭示的因果关系有生物学合理性(如存在可靠的病理生理学机制等),则可增加因果联系的证据,结果的真实性高。

我们检索的 Dublin 研究提及了房颤的临床价值,和痴呆的相关性有生物学合理性(房颤增加痴呆和可能/很可能阿尔茨海默病的病理生理机制不仅因增加卒中风险,还可能是其他机制如炎症反应等)。

总结:评价病因学原始研究证据真实性的指标中前 3 条最重要。若文献不能满足前 3 条,说明结果的真实性较差,不能作为指导临床医疗实践的证据,应继续寻找其他文献。

二、病因证据的重要性评价

所评价文献满足了真实性评价原则后,需要进一步明确暴露与结局的因果关系是否有足够强度和精确度(评价病因研究证据重要性原则见框 4-2)。

框 4-2　评价病因研究证据重要性的原则

病因研究证据的重要性评价
1. 病因与疾病/健康问题之间的因果相关强度有多大? 2. 因果相关强度的精确性如何?

(一)因果关联强度

暴露因素与疾病/健康问题的关联强度如何?

如前所述,一个病因问题可通过几种不同的研究设计来回答。不同研究设计估计暴露和结局间联系强度的方法不同。在前瞻性队列研究中,关联强度用暴露组相对非暴露组发生疾病/健康问题的危险性来确定,即相对危险度(relative risk,RR)。计算方法是:$[a/(a+b)]/[c/(c+d)]$。

以"房颤是否会导致痴呆发生率增高"为例:

若采用前瞻性队列研究来讨论房颤和痴呆发生的关系,其研究结果的四格表见表 4-3。

若采用回顾性研究来讨论房颤和痴呆发生的关系,其研究结果的四格表见表 4-4。

若有 1000 名患者有某种暴露因素,其中 20 人出现某种不良结局:$a=20,a/(a+b)=2\%$;若 1000 名没有这种暴露因素的患者中 2 人出现该不良结局:$c=2,c/(c+d)=0.2\%$。则 RR 为:$2\%/0.2\%=10$。即有暴露因素的人发生这种不良结局的危险性是无暴露因素的 10 倍。

因病例对照研究调查者是按患病或不患病选择研究对象(而不是暴露与否),故不能计算"发病率",只能用比值比(odds ratio,OR)来间接估计关联强度。计算方法是:$OR=(a/c)/(b/d)=ad/bc$。

若纳入 100 个有不良结局的病人进行研究,其中 90 人有暴露史,则 $a=90,c=10$;同时收集 100 个无不良结局者为对照,发现其中 45 人有暴露史,则 $b=45,d=55$。则 $OR=ad/bc=(90\times55)/(45\times10)=11$。即有暴露史的患者发生该不良结局的可能是没有暴露史者的 11 倍。

表 4-3　房颤和痴呆发生(前瞻性研究)

组别	有害结局——痴呆		合计
	发生	不发生	
房颤组	a	b	$a+b$
无房颤组	c	d	$c+d$

表 4-4　房颤和痴呆发生(回顾性研究)

		痴呆组	无痴呆组
房颤	阳性组	a	b
	阴性组	c	d

①RR 或 OR>1 说明有暴露史的人发生所研究不良结局的危险性增加。②若 RR 或 OR=1，则有暴露史的人发生不良结局的危险性和没有暴露史的人无差别。③若 RR 或 OR<1，则暴露于可疑因素的人发生不良结局的危险性小于无暴露史的人，RR/OR 离 1 越远则关联越强。注意：评估因果关联强度时，需同时考虑研究设计的论证强度。如：一个高质量的 RCT 比队列研究和病例对照研究产生偏倚的机会小，因此 RCT 即使关联强度比队列研究和病例对照研究稍小，其因果联系也能确定。

不良结局或疾病的严重程度也影响因果关联强度的评估。对某种轻微有害的不良结局或疾病，①若 1 个病例对照研究的 OR 值<4，可能不会引起重视。②但当不良结局或疾病的严重程度增加时，可能需要引起重视的 OR 值会相应降低。③与病例-对照研究相比，队列研究出现偏倚的可能性稍小，故对较严重不良结局或疾病而言，若 RR≥3 就需要引起重视。

若把 RR 或 OR 转换为病人和医师更易理解和使用的度量指标。"出现 1 例不良结局所需要暴露的患者数（number needed to harm，NNH）"，指患者接受某种暴露因素，与对照组相比多发生 1 例不良结局（疾病/健康问题）所需要接受暴露的患者数。

队列研究可以直接计算 NNH，NNH 为暴露组与非暴露组不良结局发生率之差的倒数，即绝对危险度增加率（absolute risk increase，ARI）的倒数。以前面提到的例子计算：前瞻性研究中，若有 1000 名患者接受了某种暴露，其中 20 人出现某种不良结局：$a=20,a/(a+b)=2\%$；如果 1000 名未接受这种暴露的患者中 2 人出现这种不良结局：$c=2,c/(c+d)=0.2\%$；$NNH=1/(2\%-0.2\%)=55.6$。即每 56 位房颤患者中，就会多出现一例发生痴呆。

病例对照研究 NNH 的计算要复杂一些。①当 OR<1 时，NNH 的计算公式为：$1-[PEER(1-OR)]/PEER(1-PEER)(1-OR)$；②当 OR>1 时，NNH 的计算公式为：$1+[PEER(OR-1)]/PEER(1-PEER)(OR-1)$。这里，PEER（patient expected event rate）是病人的预期事件发生率（即，不暴露于可疑危险因素时研究对象的不良结局发生率）。OR 相同的条件下，PEER 不同，得到的 NNH 值差别很大，故计算 NNH 时，尽量准确地估计病人预期事件发生率很重要。

RR 或 OR 不能说明不良结局出现的频率，只能说明暴露组与非暴露组相比更多或更少出现不良事件的结果，故 NNH 给临床医师和病人的印象更直观。注意：RR 相同，若不良结局发生率不同，得出的 NNH 也不相同。这时评估因果关系的强度需要综合考虑≥2 种指标。

上文我们检索的 Dublin 研究使用的统计学指标是风险比（hazardratio，HR）。一般认为 HR 和 RR 意义一样，HR 常用于流行病学的队列观察性研究。其结果是房颤与痴呆可能/很可能与阿尔茨海默病的发生风险增高有关，调整混杂因素后的 HR 分别是：①房颤增加痴呆发生的风险，HR=1.38，95%CI（1.10，1.73）；②房颤增加可能/很可能阿尔茨海默病发生的风险，HR=1.50，95%CI（1.16，1.94）。

（二）关联强度的精确度

暴露因素与疾病/健康问题之间因果关联强度的精确度如何？

除采用 RR 和 OR 值判断因-果关系强度外，还需用可信区间评价相关强度的精确度。常用方法是计算 RR 或 OR 的 95%CI，95%CI 范围越窄则其精确度越高。95%CI 不包含 1.0 才有统计学意义。

上文检出的 Dublin S 2011 研究中，房颤与痴呆和可能/很可能阿尔茨海默病的发生风险增高相关，调整混杂因素后的 HR 分别是：①房颤增加痴呆发生的风险，HR=1.38，95%CI（1.10，1.73）；②房颤增加可能/很可能阿尔茨海默病发生的风险，HR=1.50，95%CI（1.16，1.94）。由此可见可信区间均未包含 1.0，有统计学意义，且可信区间较窄，表示房颤与痴呆和可能/很可能阿尔茨海默病的相关性精确度高。

三、病因证据的适用性评价

即考虑该证据能否用于当前病人，评价病因证据适用性的基本原则见框 4-3。

框 4-3　评价病因证据适用性的基本原则

病因证据的适用性评价：
1. 当前患者是否与病因证据研究对象特征类似？
2. 终止接触危险因素对你的患者利弊权衡如何？
3. 当前患者的价值观和期望值如何？

（一）当前患者是否与病因证据研究对象特征类似？

需要从可能影响结局发生的多个方面来评估研究中的对象和当前患者是否相似，包括：人口学特征（年龄、性别构成、种族等）；病理生理学特征（不良结局产生的危险程度、对暴露因素的反应等）；社会学特征（社会地位、经济收入等）和观察机构是否相似等。尤其需要关注当前患者接触到的暴露因素和研究中的暴露因素是否有重要不同。若证据中的暴露因素在暴露剂量和持续时间等重要方面都与该患者不符，则证据不适用。可从研究的纳入标准和排除标准判断该患者与研究中研究对象的相似性。也要关注对暴露因素的剂量和持续时间等的描述。

上文我们检出的 Dublin 研究数据来源于美国西雅图群体健康研究所主持的项目"成人思想改变研究"(the Adult Changes in Thought Study,ACT)。该研究始于 1994 年,研究设计为以人群为基础的队列研究(population-based cohort study)。纳入研究对象为居住在华盛顿州西雅图或附近的社区,年龄≥65 岁无痴呆的群体健康会员(Group Health members),入组时中位年龄 74.3 岁,女性占 60%,白人占 90%,大学文化占 38%。排除标准是:有中风病史。想一想:该患者和研究中的研究对象是否相似? 可否使用该结果?

(二)患者利弊

中止接触危险因素对当前患者利弊权衡如何? 主要从以下 3 方面讨论当存在因果联系时,终止可疑的暴露因素给该患者带来的利弊:

1. 因果关系推论的强度(涉及研究的真实程度,研究设计质量,因果关系的强度在上文均有提及)。

2. 若继续接触暴露因素,患者发生不良结局的危险有多大?

3. 若脱离暴露因素,是否也会给患者带来不良后果?

若暴露因素的危险明确且巨大,决策也相对明确,即立即脱离暴露因素。

(三)患者价值观和期望

该患者的价值观和期望值如何? 对同 1 种暴露因素可能产生的不良后果,不同人,不同患者有不同看法和选择,因为他们对生命及其疾病价值观和期望值不同。如吸烟和肺癌的发生明确相关,但确实有相当多的人享受吸烟并愿意接受吸烟带来的不良反应;另一些人却认为为了减少肺癌发生,必须停止吸烟。临床决策过程中将患者本人特别的期望和偏好考虑在内很关键。可以请患者自己评估潜在的不良结局和暴露因素在他心目中的重要性。这需要结合该患者的价值观共同决定。

第五节　临床决策与后效评价

一、决策三要素

医学决策的基本要素是要正确确定病因及危险因素,但并非仅仅依靠文献资料中所提供的病因和不良结局的因果关系就能够产生医学决策。一个完整丰富且合理的医学决策必须包括:①医师的临床经验和对患者的临床判断;②当前可获得的最佳证据;③患者的价值观,以上 3 要素缺一不可。

(一)医师的临床经验与判断

通过问诊、查体和实验室及辅助检查等综合分析,正确判断患者目前的主要问题是进行循证临床决策的前提。临床医师经常面临的问题是同一种疾病不同患者的临床情况千差万别。很多时候,诊断相同病情却相去甚远,稍有不慎,则可能在诊治过程中差之毫厘失之千里。这既是医学的魅力所在,也是医学的挑战所在。医师依靠临床经验对具体患者深入了解其具体病情,通过认真问诊、查体和实验室辅助检查搜集足够资料,做出正确诊断,方能做出正确的临床决策。循证临床实践将医师的临床经验作为临床决策的三要素之一,通过循证临床实践,让更多医师获得了更多更好更广阔的获取知识和成长的机会。

(二)当前可获最佳外部证据

循证临床实践遵循的是证据。虽然期望针对每个临床问题都能找到高质量的研究证据,但科学研究有自身的发展规律和自限性,常常不一定能提供理论上质量最佳的证据。所以强调当前可获得的最佳证据就是我们临床决策的基础。针对一个病因问题,没有 RCT 不能说就没有证据。相关的队列研究或病例-对照研究也可是当前可得最佳证据。

(三)患者的价值观

医疗活动的主体除了医师,还有患者。患者有自己的想法和喜恶。不同国家和不同地区、宗教文化信仰不同的患者对同一问题的看法或价值取向可能相差甚远。如临床实践中常遇到有些糖尿病患者严格控制饮食,拒绝所有甜食,担心药物副作用,尽可能不服或少服降糖药物。另一些糖尿病患者则很看重生活质量,为了能吃自己喜欢的食物(如高糖饮料),宁愿增加降糖药物剂量。临床医师若不考虑患者的价值取向,即使根据患者病情、医生临床经验及当前可获得的最佳证据,做出从医生角度来看完全合理的临床决策,患者不一定满意,甚至出现医患关系不和谐。所以,临床医师在进行临床决策时,必须考虑并尊重患者的价值观。

二、对当前患者的最终临床决策

针对该病案:有痴呆家族史、文化程度高、生活习惯较好、心血管危险因素较少、有阵发性房颤的老年女性。根据我们的临床经验,她未来发展为痴呆的可能性确实高于无家族史和房颤患者。当前我们针对该临床问题所获得的最佳证据来自 1 个高质量队列研究,其结果同样显示患者的痴呆和可能/很可能阿尔茨海默病风险增高。患者也明确地表示她对未来可能发生痴呆的担心(这就是其价值观)。所以我们告知患者:她的担心正确,她未来发生痴呆风险确实高于无房颤患者,可以采取相应措施防治房颤。

三、后　效　评　价

(一)临床决策实施后的效果

在查询证据,评价并应用证据后,循证临床实践还不算完成。我们在实施临床决策后,还需要定期观察决策实施后的效果并做出相应评价。根据实施后的效果来检验我们的临床决策是否正确,不断改善和丰富我们未来的临床决策,从而不断提高和更新临床医师的专业知识和临床技能,更好地服务于患者。

(二)对临床实践的影响

每一次循证临床实践完成时都应想想:①这次临床实践中我们遇到了什么问题? ②我们是怎样解决的? ③对我们今后的临床实践有何影响或改变? 下一次如何能让我们的循证临床实践做得更好? 即查证用证,这样才能不断改进我们循证临床实践的方法,提高临床决策的合理性和正确性。以本章所述病案为例,通过提出问题、检索、评价及应用证据,我们知道了针对无中风史的老年人,房颤与将来发生痴呆密切相关。临床工作中就应主动筛查这类痴呆高危人群,并积极给予早期预防,才可能实现临床医师梦寐以求的"上医治未病"的理想。

谈到此,可能有医师或患者又将提出新的临床问题:①还有哪些因素与痴呆的发生有关? ②如何早期预防痴呆……充分发挥和运用你已经掌握的"5A"循证临床实践技能:①即提出问题(ask clinical question);②获取证据(acquire the best evidence);③评价证据(appraise the evidence);④应用证据(apply the evidence);⑤后效评价(after assessment)。思考如何循证回答以上问题?

(三)对未来科学研究的启迪

循证临床实践不仅是为当前临床问题寻找证据,帮助解决具体的临床问题,即查证用证;在循证临床实践过程中也能得到很多对未来科学研究的启迪,即查证创证。

1. 该领域研究的现状　循证临床实践需要查阅和浏览大量文献资料,大致了解此过程中常可对该临床问题所涉及研究领域的现状。如针对本文中所涉及的临床问题,我们检索证据时就可了解到房颤和痴呆等相关领域的研究现状。若继续进行该领域的研究会视野更开阔,起点更高,可避免重复研究别人已明确回答的临床问题。

2. 尚未解决的关键临床问题　了解研究现状的目的之一是发现在该领域中还有哪些尚未解决的关键临床问题,为今后可能的科学研究提出方向。如通过本次循证查询证据,我们了解到随着世界老龄化和高龄化加剧,痴呆已成为一个全球性公共卫生问题,

全球每3.2秒新发一例痴呆,在美国,阿尔茨海默病是第六大死因。其发病机制复杂,目前尚无有效的方法改变其病程。影响痴呆发生发展因素很多,包括不可控(如遗传因素 ApoE、年龄、文化程度等)和可控因素(如抑郁、心血管因素、生活方式等),但哪些是痴呆发生的独立危险因素以及这些因素是如何导致痴呆发生仍然是目前尚未解决的临床问题。控制这些危险因素(如房颤)是否就能减少痴呆的发生也有待进一步研究。

3. 今后可能研究的方向　医生既是临床问题解决者、循证证据使用者,也参与临床研究,作为循证证据提供者。循证临床实践不仅提高了我们使用证据的技巧,还丰富了我们对于未来研究方向的认识。正如上述,建立中国痴呆高危人群的风险预测模型就是该领域可能的研究方向之一;控制相关危险因素(如房颤)是否可减少痴呆的发生? 也是目前有待进一步研究的课题。可见,循证临床实践非常有助于我们进行科学研究的选题。正如爱因斯坦所言:在科学面前"提出问题往往比解决问题更重要"。提出问题是解决问题的第一步,选准了研究题目,就等于完成科学研究写作的一半,题目选得好,可以起到事半功倍的作用。

在人类战胜疾病,追求健康的漫长征途中,如果只是关注出现疾病后如何医治,则人类将只能跟随在疾病的后面而疲于奔命。发现疾病的原因是战胜疾病的首要环节,有助于采取针对性的预防措施,行之有效地达到最终战胜疾病的目的。我们希望涌现更多病因研究证据,也希望在评价和应用病因证据过程中,不断提高病因证据的质量,为人类征服疾病铺平道路。

(吴红梅　李峻)

参 考 文 献

1. Guyatt G, Drummond R. User's Guides to the Medical Literature: A Manual for Evidence Based Clinical Practice. 3rd Edition(JAMA). New York, NY: The McGraw-Hill Companies, Inc, 2015. 14. Harm

2. Dublin S, Anderson ML, Haneuse SJ, et al. Atrial fibrillation and risk of dementia: a prospective cohort study. J Am Geriatr Soc, 2011, 59(8): 1369-1375

3. Larson EB. Risk factors for cognitive decline and dementia. Uptodate, http://www.uptodate.com

4. Straus E, Glasziou P, Richardson S, et al. Evidence-based Medicine: how to practice and teach EBM. 4th Edition. Churchill Livingstone: Edingburgh, 2011

第 5 章　诊断证据的评价与应用

诊断是确定引起患者疾病症状或体征的过程。做出诊断,可向患者解释疾病原因,判断预后、确定治疗措施,以帮助患者;还可通过确定疾病的传染性、预防疾病传播、追踪疾病负担、治疗效果、明确病因并进行预防,以推动医学科学进步,帮助更多人。诊断性试验在疾病诊断过程中起重要作用。本章将介绍诊断性试验的基本概念、评价分析及其在临床实践中的应用。

第一节　诊断性研究概述

诊断过程可分为几个步骤。首先根据患者情况提出诊断假说及鉴别诊断,其次通过排除一些疾病缩小诊断范围,最后进行检查以确定诊断。疾病的诊断常常借助诊断性试验。

一、诊断性试验定义

诊断性试验(diagnostic test)是诊断疾病的实验方法,诊断性试验的"试验"是指从患者获取更多有关疾病信息的方法,包括:①从病史、体格检查获得临床资料,如高血压家族史、心绞痛特点、心脏杂音及杵状指等;②实验室检查:如生化、血液、骨髓、微生物学检查等;③影像诊断技术:如 X 线照片、超声检查、CT、核磁共振(MRI)、同位素检查、纤维内镜等;④各种诊断标准:由同行专家制订并获得公认,如诊断急性风湿热的 Jones 标准、诊断系统性红斑狼疮的 ARA 标准等。诊断性试验主要用于:①诊断疾病;②筛查无症状患者;③疾病随访;④判断疾病的严重性;⑤估计疾病临床过程及其预后;⑥对治疗的反应等。注意:诊断性试验用于临床前必须进行严格评估。

二、诊断性研究的设计要点

(一)确定金标准

金标准(gold standard)又称为标准诊断方法或参考标准(reference standard),是医学界目前公认诊断疾病最可靠、最有效和最好的方法,符合金标准者均患目标疾病;不符合者不患目标疾病。通常金标准包括:活检、手术发现、病原体分离培养、尸检、特殊检查和影像诊断、长期随访的结果等。金标准还包括:由临床医学专家共同制定的各种诊断标准,如诊断急性风湿热的 Jones 标准等。

金标准虽是确诊疾病的标准方法,但不一定是诊断疾病的最佳方法。因为还须综合考虑安全性、价格和复杂性等因素。事实上,临床医师在诊断过程中常常用诊断性试验替代金标准。如:①冠状动脉造影是当前诊断缺血性心脏病最佳方法,但其有创、有一定风险、操作复杂且费用昂贵。故临床上更多采用无创性检查进行诊断,如各种心电图。②缺铁性贫血诊断的金标准是骨髓小粒铁染色,但骨髓检查有创,而外周血液检查铁蛋白等指标结果可靠、准确。故大多数缺铁性贫血的诊断不需要骨髓检查。

诊断性研究根据金标准确定研究对象是否患病,因此正确选择金标准十分重要。若金标准选择不当则不能准确判断研究对象是否患病,造成疾病分类错误,即疾病分类偏倚(disease classification bias),影响诊断试验的真实性。

(二)合理选择研究对象

诊断性研究纳入的研究对象决定了其可推广性及适用范围。临床上不需要用诊断试验来区分正常人与重型患者,但临床上不能确诊、难以和其他疾病进行鉴别时,需要诊断性试验帮助诊断。故诊断性研究所选择的研究对象应与临床实际应用情况相似,纳入所有可能与所研究疾病混淆的研究对象及疾病的各种类型和不同时期的患者。选择这样的研究对象不仅有广泛的代表性,有利于轻、中、重各型疾病的诊断,且有利于鉴别诊断。注意:诊断性研究不宜全部纳入晚期患者作为有病组;也不宜纳入完全无病的正常人作为无病组。

根据诊断性研究的不同设计方案,选择研究对象方法有所不同。诊断性队列研究或横断面研究方案纳入研究期间所有怀疑患目标疾病的患者为研究对象,如研究肌酸激酶(CK)对急性心肌梗死的诊断价值,应纳入怀疑急性心肌梗死的患者,如急性胸痛患者作为研究对象,采用急性心肌梗死的标准诊断方法确定研究对象是否患急性心肌梗死,同时检测 CK。采用病例对照研究方案,则选择已经确诊的患者作为病例组;选择已经确定不患目标疾病的其他患者或正常人作为对照组。此时要特别注意:①病例组的代表性,即应包括:典型和非典型患者、轻型和重型患者、无并发症和有并发症的患者、病程早、中、晚期患者、治疗过和未治疗过的患者;②对照组应包括:与目标疾病容易混淆的其他疾病患者,不能用正常人作对照组。注意:病例组选择不当会影响诊断性试验的敏感度;对照组选择不当往往夸大诊断性试验的特异度。

(三)诊断性试验与金标准的对照

对纳入研究的受试者均进行诊断试验,同时用金标准判断是否有病。将诊断性试验结果与金标准诊断结果列出四格表对照,见表5-1。

表5-1　诊断试验四格表

金标准(标准诊断)			
	有病	无病	合计
诊断性试验　＋	a 真阳性(TP)	b 假阳性(FP)	a＋b
－	c 假阴性(FN)	d 真阴性(TN)	
合计	a＋c＝n_1	b＋d＝n_2	N

表5-1中,经过金标准诊断有病者为 a＋c,其中 a 为诊断性试验阳性者,即真阳性(true positive,TP),c 为诊断性试验阴性者,即假阴性(false negative,FN);经金标准诊断为无病的研究对象为 b＋d,其中 b 为诊断性试验阳性,即假阳性(false positive,FP),d 为诊断性试验阴性,即真阴性(true negative,TN)。

(四)诊断性研究的评价指标

1. 敏感度(sensitivity,SEN)或真阳性率(true positive rate,TPR)　指金标准诊断有病的人中,诊断性试验阳性者的比例,即诊断性试验能正确识别患者的比例。敏感度计算公式为:

$$SEN(TPR)=\frac{a}{a+c}$$

1－SEN 称为假阴性率(false negative rate,FNR)。

2. 特异度(specificity,SPE)或真阴性率(true negative rate,TNR)　金标准诊断为无病的人中,诊断性试验阴性者所占的比例,即诊断性试验能正确识别无病者的比例。特异度计算公式为:

$$SPE(TNR)=\frac{d}{b+d}$$

1－SPE 称为假阳性率(false positive rate,FPR)。

3. 准确度(accuracy,ACC)　诊断性试验检测为真阳性及真阴性者占总检测例数的比例,又称为诊断效率。准确度计算公式为:

$$ACC=\frac{a+d}{a+b+c+d}$$

4. 阳性预测值(positive predictive value,＋PV)诊断性试验阳性者中有病者所占的比例,即当患者诊断性试验阳性时,其患病的可能性。当验前概率等于四格表患病率时,阳性预测值等于阳性结果的验后概率。阳性预测值计算公式为:

$$+PV=\frac{a}{a+b}$$

5. 阴性预测值(negative predictive value,－PV)诊断性试验阴性者中,无病者所占的比例。即诊断性试验结果阴性时,不患病的可能性。－PV 计算公式为:

$$-PV=\frac{d}{c+d}$$

预测值是不稳定的指标,随患病率变化而改变。①患病率高时,阳性预测值增加,阳性结果的价值大;②患病率低时,阴性预测值增加,阴性结果的价值大。预测值反映了诊断性试验阳性或阴性者患病或不患病的可能性,是临床应用诊断性试验的重要参数,但因其受患病率影响,不能完全反映诊断性试验本身的特性,因此不能作为评价诊断性试验优劣的指标。

6. 似然比　似然比(likelihood ratio,LR)指有病者得到某种实验结果的可能性和无病者得到该实验结果的可能性之比。①若实验结果为二分类资料,如阳性、阴性、正常、异常,则有阳性似然比、阴性似然比。②若实验结果为连续性资料,如身高、体重、转氨酶等,为更好地利用实验结果,可将实验结果分为不同水平,计算出各水平的似然比,称为多水平似然比。

(1) 阳性似然比(positive likelihood ratio,＋LR):有病者诊断性试验阳性的概率和无病者诊断性试验阳性的概率之比,或真阳性率和假阳性率之比。＋LR 反映了诊断性试验阳性时患病的可能性大小,＋LR 越大,试验结果阳性者患病的可能性越大。＋LR 计算公式为:

$$+LR=\frac{TPR}{FPR}=\frac{a}{a+c}\bigg/\frac{b}{b+d}=\frac{SEN}{1-SPE}$$

(2) 阴性似然比(negative likelihood ratio,－LR):

表 5-2　血清 CPK 不同临界点诊断急性心肌梗死的敏感度、特异度

	>400	≥280	≥80	≥40	≥1
SEN	13.8%	42%	93%	99%	100%
SPE	100%	99%	88%	68%	0%

有病者诊断性试验阴性的概率与无病者诊断性试验阴性的概率之比，或假阴性率和真阴性率之比。−LR 反映了诊断性试验结果为阴性时患病可能性大小，−LR 越小，试验结果阴性者患病可能性越小。−LR 计算公式为：

$$-\mathrm{LR}=\frac{\mathrm{FNR}}{\mathrm{TNR}}=\frac{c}{a+c}\bigg/\frac{d}{b+d}=\frac{1-\mathrm{SEN}}{\mathrm{SPE}}$$

（3）多水平似然比（multi-level likelihood ratio）：若实验结果为连续性资料，可选择某一临界点将连续性资料转为二分类资料，如血清铁蛋白水平，可用一个临界点（cut-off）如 45mg/L 将结果转化为阳性、阴性、计算阳性和阴性似然比。但临床经验告诉我们，血清铁蛋白越低，患缺铁性贫血的可能性越大。如血清铁蛋白 10mg/L 和 45mg/L 对诊断缺铁性贫血的价值显然不同。因此，只用一个临界点将连续性资料简单的转化为阳性和阴性会损失大量诊断信息。对连续性资料较好的方法是将试验结果划为不同的范围或水平（level），计算各水平似然比。多水平似然比计算公式：

多水平似然比＝

$$\frac{\text{有病者诊断性试验结果　在某范围的比例}}{\text{无病者诊断性试验结果　在该范围的比例}}$$

7. 患病率　患病率（prevalence）指纳入诊断性研究的全部研究对象中，有病者所占的比例。患病率影响阳性或阴性预测值。患病率计算公式为：

$$PREV=\frac{a+c}{a+b+c+d}$$

实际应用中我们一般将某个特定人群患某种疾病的患病率作为验前概率，如吸烟人群中肺癌的患病率、育龄女性缺铁性贫血的患病率等。

8. ROC 曲线　ROC 曲线（receiver operating characteristic curve）又称为受试者工作特性曲线。用于比较不同诊断性试验；也用于确定参考值临界点（cutoff point）。若试验结果为计量资料，即连续变量，可采用不同值作为临界点，计算各点的敏感度、特异度，以敏感度即真阳性为 Y 坐标、1-特异度即假阳性为 X 坐标，做出曲线，即为 ROC 曲线。如对 360 例疑诊急性心肌梗死的患者检测血清肌酸磷酸激酶（CPK），分别以 1、40、80、280、400 作为临界点计算各点的敏感度、特异度，结果如表 5-2。

以敏感度为 Y 坐标、1−特异度为 X 坐标，绘制 ROC 曲线，如图 5-1：

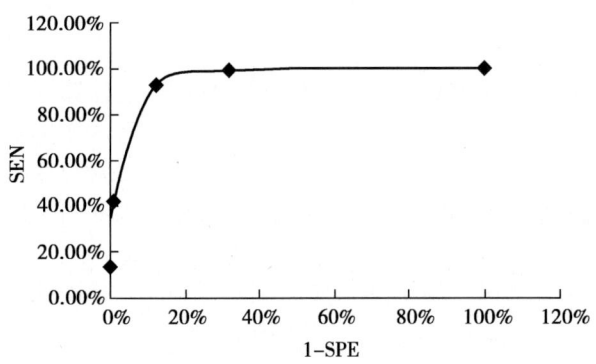

图 5-1　CPK 诊断急性心肌梗死的 ROC 曲线

ROC 曲线可以反映诊断性试验的特性。从 ROC 曲线可以看出，敏感度增加，特异度下降，反之亦然。曲线越靠近左上，曲线下面积越大，诊断性试验的性能越好。ROC 曲线上最靠近左上的临界点（即距离 Y 轴最高点直线距离最短的点），诊断准确性最大。比较不同试验的 ROC 曲线，可以了解哪个试验更好。ROC 曲线上各点切线的斜率，即为似然比。ROC 曲线越靠近 45°对角线，则试验的诊断性能越差，若曲线与 45°对角线重合，则该试验毫无价值。ROC 曲线可用于：①确定参考值临界点，一般将 ROC 曲线上最靠近左上的一点作为参考值临界点，如图 5-1，最靠近左上一点的 CPK 值为 80，此点 SEN 及 SPE 均较大，可作为临界点；②比较≥2 种诊断性试验的诊断价值，可比较 ROC 曲线下面积，曲线下面积越大，诊断性试验的诊断价值越大。

（五）诊断性研究样本含量计算

临床研究通过研究患者样本来推测患者总体的情况。样本太小，不一定反映真实情况。诊断性研究得到的是敏感度、特异度和样本率，故可①采用样本率估计总体率计算公式计算样本含量；②用敏感度推算有病组的样本量；③用特异度推算无病组的样本量。计算公式如下：

$$n_1=\frac{Z_a^2 SEN(1-SEN)}{\Delta^2}$$

$$n_2=\frac{Z_a^2 SPE(1-SPE)}{\Delta^2}$$

其中 n_1 为有病组例数，n_2 为无病组例数。△ 为允许误差。例如：超声波对胆囊结石诊断的敏感度约为 80%，特异度约为 60%。试问应纳入多少研究对象，才能具有统计学意义？

设 a＝0.05，Z_a＝1.96（双侧），SEN＝0.80，SPE ＝0.60，

假定 △＝0.10

$$n_1 = \frac{(1.96)^2(0.80)(1-0.80)}{(0.10)^2} = 61 \text{ 例}$$

$$n_2 = \frac{(1.96)^2(0.60)(1-0.60)}{(0.10)^2} = 92 \text{ 例}$$

答：病例组应有 61 例，对照组应有 92 例。

若采用前瞻性设计方案，则根据敏感度计算有病组的人数，推测纳入的研究对象中有病者所占比例来计算总研究对象数量。例如研究 C 反应蛋白对急性阑尾炎的诊断价值，纳入研究期间所有怀疑急性阑尾炎的患者（如转移性右下腹痛），估计其中可能有 50% 为急性阑尾炎，根据前期研究，估计 C 反应蛋白诊断急性阑尾炎的敏感度为 85%，则需纳入有病者：

$$n_1 = \frac{(1.96)^2(0.85)(1-0.85)}{(0.10)^2} = 49 \text{ 例}$$

在纳入怀疑急性阑尾炎的研究对象中，有病者约占 50%，因此需要纳入的总人数为 49÷50%＝98 例。

（六）诊断性研究的设计方案

诊断性研究的目的是了解某一诊断性试验的准确性。与防治性研究不同，诊断性研究一般不采用干预性研究设计方案。诊断性研究的常用设计方案包括横断面研究方案及病例对照研究方案。此外，也有作者将诊断试验作为一种干预措施，设计成 RCT 方案。图 5-2 及图 5-3 为横断面研究及病例对照研究设计方案。

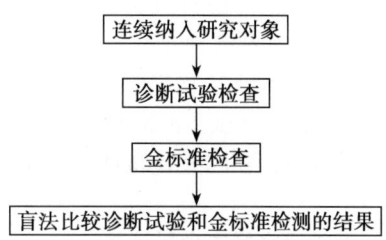

图 5-2　横断面研究设计

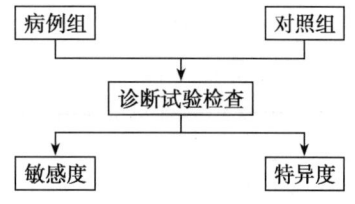

图 5-3　诊断性病例-对照研究设计

1. 横断面研究方案　将怀疑患目标疾病的研究对象连续纳入研究，同时进行诊断性试验及金标准检查，根据金标准检查结果确定研究对象是否患病，同时将诊断性试验的结果和金标准进行比较，研究诊断性试验的性能。这种设计方案被称为诊断性队列研究。其中，横断面研究方案是诊断性研究的最佳设计方案。

2. 病例对照研究方案　选择已确诊的患者作为病例组，选择已确定无目标疾病的其他患者或正常人作为对照组，对 2 组研究对象分别进行诊断性试验，计算诊断性试验的敏感度、特异度等。由于诊断性研究的特殊性，采用前瞻性队列研究方案有一定困难，很多诊断性研究采用病例对照设计方案。但病例对照设计方案缺陷较多，如：纳入的确诊患病者往往是中晚期或病情较重者，夸大了诊断性试验的敏感度；而对照组采用正常人或与目标疾病完全不相干的其他患者，夸大了特异度。

3. 随机对照研究方案　将患者随机分为 2 组，一组进行诊断性试验并根据试验结果对患者进行相应处理，另一组患者不进行诊断性试验，按照常规方法进行治疗，最后比较 2 组患者的结局是否有差别。但因随机对照研究方案无法评估诊断性试验的敏感度、特异度和验后概率等，故一般不采用随机对照研究方案。但随着循证医学观念的推广和深入，越来越多的人质疑不断出现的新诊断性试验能否改善患者的最终结局，这需要采用随机对照研究方案来评估诊断性试验能否改善患者结局。如通过随机对照试验证明：在急诊科进行床旁肌钙蛋白检测，能缩短急性心肌梗死患者在急诊科的停留时间，缩短治疗前的等待时间等。

（七）诊断性研究证据分级

诊断性研究结果的真实性受研究设计、研究对象选择、金标准确定、结果评估等因素的影响。为此，2001 年英国牛津循证医学中心将证据分级与推荐级别相结合，提出了一套证据分级方法，并于 2011 年进行了修订，该证据分级方法可用于预防、诊断、治疗、预后和危险因素等领域研究证据（表 5-3）。

表5-3　诊断性研究证据的分级

证据分级	诊断性研究
1 级	采用相同参考标准及盲法的横断面研究的系统评价
2 级	采用相同参考标准及盲法的单个横断面研究
3 级	非连续纳入受试者的研究，或参考标准不一致的研究
4 级	病例对照研究，或研究采用的参考标准较差，或非独立参考标准
5 级	基于机制的推理

第二节　提出临床问题

医师在进行诊断时,常常需要借助各种诊断技术和方法明确患者是否患病及患何种疾病,患病可能性有多大等。面对越来越多的实验室诊断技术,究竟如何进行选择? 为避免盲目选择和应用,医生需要明确不同的诊断技术和方法诊断某种疾病的准确性、安全性、适用性和经济性,如血清抗-PPD 抗体对结核的诊断价值,肿瘤标志物对肿瘤的诊断价值,血清铁蛋白诊断缺铁性贫血的价值等。为回答此类问题,医生可自己进行诊断性研究或查阅已发表的相关研究结果。临床工作中更多是带有争议或不能解决的问题,通过查询他人研究成果来回答自己或患者的问题。

一、提出临床问题

近年发现幽门螺杆菌感染和一些自身免疫性疾病如血小板减少性紫癜等的发病有关,清除幽门螺杆菌治疗可能对一些患者有效。筛查幽门螺杆菌常用的方法有:^{13}C 呼气试验、粪便幽门螺杆菌抗原、内镜活检、尿素酶快速试验、血清抗幽门螺杆菌抗体检测等。其中^{13}C 呼气试验需要提前预约,患者需要空腹准备;内镜活检即尿素酶试验需要胃镜取黏膜组织检查;粪便检查取标本不方便。血清学检查相对简单,不需要特殊准备,随时能够采集标本,患者没有痛苦。但血清学检测是否准确呢?

临床问题:怀疑合并幽门螺杆菌感染的患者,血清抗幽门螺杆菌抗体(抗-HP)检测准确性如何?

二、构建临床问题

为了便于制订高效检索策略,应按照 PICO 原则分解上述临床问题(框 5-1),检索出与上述临床问题直接相关的研究证据。

框 5-1　构建临床问题

P:患者及问题(patient)	怀疑合并幽门螺杆菌感染者
I:干预措施(intervention)	血清抗-HP 检测
C:比较措施(comparison)	内镜活检＋尿素酶检测(金标准)
O:结果(comparison)	诊断幽门螺杆菌感染

第三节　检索相关证据

为保证检索全面、完整,应检索医学或生物学专门数据库。不同医学文献资料在设计、实施、统计分析、结果分析和论文报告等方面存在差异,研究质量、结果真实性和可靠性及适用性也不相同。检索证据时,最好首先检索经过他人评估和筛选的循证医学资源,若未检出需要的信息,再检索未经筛选的数据库。

一、选择数据库

目前尚无专门针对诊断性研究证据的数据库,只能通过综合性数据库检索诊断性试验证据。

(一) 首先检索经过评估或筛选的循证医学信息资源(二次文献数据库)

经过评估或筛选的循证医学二次文献数据库中,常用的包括 Best Evidence (Evidence-based Medicine and ACP Journal Club)、Cochrane Library: Cochrane Database of Systematic Reviews(CDSR)、Up To Date、SUMSearch 等,其中 uptodate、Cochrane 图书馆应用较多。若在二次文献数据库中未检获需要的资料,需要检索原始文献数据库。

(二) 检索未经评估或筛选的信息资源(原始文献数据库)

常用的数据库包括 PubMed、EMBASE、CBM 等(具体内容见本书第 27 章医学文献检索)。

二、确定检索词和检索策略

(一) 检索词

根据构成临床问题的 4 要素,本例患者检索可选择的检索词包括:Helicobacter Pylori、Hp infection、diagnostic test、serologic test、sensitivity、specificity、anti-Hp。

(二) 检索策略

采用检索词 helicobacter pylori、sensitivity、specificity、diagnosis、serologic test 制订检索策略[helicobacter pyloris] AND [sensitivity] AND serologic test,并根据检索的数据库进行相应调整。

(三) 检索相关数据库

检索二次文献数据库 uptodate,发现已有相关文献,提出血清学检测结果的准确性需要在当地进行验证。为练习如何对原始研究进行检索及评价,我们再来检索 PubMed(http://www.ncbi.nlm.nih.gov/PubMed/),可直接在 PubMed 中检索,输入 helicobacter pylori diagnosis sensitivity specificity anti-Hp,查出 19 篇文献,仔细阅读题目和摘要,有 1 篇与本例患者相关,Peng NJ 等"Comparison of Noninvasive DiagnosticTests for Helicobacter pylori Infection. Med PrincPract 2009;18:57-.061"。对该文献进行评价并回答所提出的临床问题。

第四节　诊断证据的评价及临床应用

通过检索发现了可能有用的资料,必须考虑研究结果是否具有真实性、可靠性,还要评估该结果能否用于当前患者。为此需要评价研究结果的真实性、临床重要性和结果的适用性。

一、评价证据的真实性

证据的真实性应从以下几个方面进行评价:①研究对象的代表性如何? ②是否经过金标准检验? ③诊断性试验是否与金标准进行了独立及盲法比较? ④若是多个关于临床预测规则的试验,这些试验是否经过另外一组患者的验证? 框 5-2 为诊断性研究证据真实性评价原则。

框 5-2　诊断性研究真实性评价标准

> 诊断性研究证据是否真实?
> 1. 研究对象代表性如何? 即是否包括适当的疾病谱、与临床实际情况相似?
> 2. 是否所有的研究对象都经过金标准诊断?
> 3. 诊断性试验是否与金标准进行了独立、盲法对照?

(一) 研究对象的代表性

即研究对象是否包括适当的患者,和我们平时所见的患者类似? 研究对象应包括具有与目标疾病相似症状的患者,如诊断急性心肌梗死应纳入所有急性胸痛的患者,还应包括容易和目标疾病混淆的其他疾病患者。注意:①纳入病情明显的患者及正常人这种设计方案只能用于对诊断性试验的初步评价,因为临床上不需要我们用诊断性试验来区分明显患病者和正常人。②这种设计方案也夸大了诊断试验的准确性。

例如早期研究发现癌胚抗原(CEA)诊断结肠癌敏感度、特异度很高,但随后的临床应用发现:早期结肠癌患者 CEA 并不高,而某些疾病患者如溃疡性结肠炎等疾病,甚至无疾病的吸烟者 CEA 水平却明显升高。分析早期研究发现:①纳入研究对象中病例组晚期结肠癌患者为主,结果过高估计了 CEA 对诊断结肠癌的敏感度;②而对照组纳入正常人及与肠道疾病无关的其他患者,会夸大 CEA 的特异度。早期研究对象为晚期结肠癌患者及正常人,研究结果只能说明癌胚抗原(CEA)可以区别晚期结肠癌患者和正常人,而不一定能用于诊断早期患者。事实上,很多随后的研究发现如果选择较早期的结肠癌或直肠癌患者、其他癌症患者或有胃肠疾病者为研究对象,CEA 的鉴别诊断能力就会明显降低。

应用研究结果要考虑结果的可推广性,而这取决于该研究的研究对象、研究地点等因素,在晚期患者中研究的结果不可推广到早期患者。临床上只有在病情不典型、诊断陷入困难,或怀疑某个诊断但又不能确定的时候才需要进行诊断性试验。因此,诊断性试验纳入的研究对象也应与临床实际情况相似其结果才有适用性。

若采用病例对照研究方案,诊断性试验纳入的研究对象应包括病情轻、中、重不同类型,早、中、晚不同时期,治疗过和未治疗过、有并发症及无并发症患者;对照组应包括容易和目标疾病混淆的其他患者。注意:①病例对照研究方案选择的患者是已经确诊、病情明显或病情严重的,一般是中晚期患者,很少包括早期患者,此时会发生选择偏倚,影响结果的真实性。②在诊断性研究中,如病例组以晚期或病情严重者为主,会夸大诊断性试验的敏感度;而对照组是正常人或与目标疾病完全无关的其他患者,会夸大诊断性试验的特异度。③病例对照设计方案中的对照组往往没有未经过金标准诊断。

若采用横断面研究方案,纳入所有怀疑直肠结肠癌患者,同时进行 CEA 检测及金标准检测,这种设计方案因避免了选择偏倚,研究结果更接近真实情况,可推广性好。

(二) 是否所有研究对象都经金标准确诊

理想的诊断性试验应同时对所有研究对象进行金标准检测及诊断性试验,但临床实际工作中金标准往往有创(如手术、活检甚至尸检),实施有困难甚至风险。如冠状动脉造影是诊断缺血性心脏病最佳方法,但其有创、有风险、操作复杂且费用昂贵,有些研究者在评价心电图运动试验对冠心病的诊断价值时,运动试验阳性者可能会进行冠脉造影,而阴性者不做冠脉造影,造成部分核实偏倚。有时对诊断性试验阳性者和阴性者会采用不同的金标准,如诊断阑尾炎时,对诊断性试验阳性者进行手术;而试验阴性者则进行临床观察,造成差异核实偏倚。应特别注意:很多病例对照研究方案中病例组是用金标准诊断的;而对照组往往没有经过金标准诊断。

为避免伤害患病可能性很小的研究对象,许多研究者对试验阴性者进行长期随访。①若这些研究对象在随访中既没有接受治疗,又没有发生目标疾病的并发症,可认为他们未患病。例如对临床怀疑深静脉血栓的患者,若患者在长期随访中未接受任何抗血栓治疗,也未发生深静脉血栓的任何并发症,可以排除深静脉血栓。②长期保留研究对象的标本,发生疾病时再进行检测也是一个较好的方法,例如对患前列腺癌及未患前列腺癌的研究对象,用其几年前保存的血清标本检测 PSA, 即可了解 PAS 检测在预测前列腺或早期诊断前列腺癌中的价值。

（三）诊断性试验是否与金标准进行了独立、盲法对照

诊断性研究首先要选择正确的金标准, 应结合所诊断疾病的具体情况采用诊断该疾病公认的标准方法, 避免疾病分类错误。有些疾病缺乏非常明确的诊断标准, 如某些精神疾病, 读这种文章时要特别注意作者采用某个金标准的理由。不能想当然的认为金标准就一定正确无误。如病理活检是公认的金标准, 但事实上不同的病理医生可能给出不同的答案。有作者发现:病理医师在阅读乳腺、皮肤、肝脏活检切片时, 除去巧合因素外, 其一致性不到 50%。

应用盲法评估诊断性试验与金标准结果, 特别在判断主观结果时可避免测量偏倚。盲法要求:判断诊断试验结果者不能预先知道研究对象是否患病;而按照金标准判断研究对象是否有病者不能知道诊断试验的结果。诊断试验与金标准未进行盲法比较时可能发生评估偏倚(review bias):①当试验结果为阳性时, 可能更仔细解释金标准结果(over-interpreted);而试验结果为阴性时, 则相反(under-interpreted);②已知研究对象有病时易将诊断性试验判断为阳性, 已知研究对象无病时易将实验结果判断为阴性。例如知道超声心动图结果后, 原来未听到的心脏瓣膜杂音很容易就听到了;知道 CT 扫描结果后则原来胸片上未发现的肺部肿块也很容易被发现。

关于"独立"评估, 不同的循证医学研究者对"独立"的解释不同:①有些作者认为"独立"即采用盲法;②另一些作者认为"独立"指诊断性试验实施与否和金标准结果无关, 即诊断性试验结果不影响金标准检查的实施;③还有作者指出"独立"指金标准中不包括诊断性试验。注意:若诊断性试验是金标准的一部分, 会发生掺和偏倚(incorporation bias), 夸大诊断性试验和金标准的一致性。

Peng NJ 等在台湾高雄荣民总医院进行的研究纳入 100 例需要做胃镜的患者, 每个患者均进行了胃镜活检病理学检查、幽门螺杆菌培养、尿素酶试验、常规 ^{13}C 呼气试验、胶囊 ^{13}C 呼气试验、血清抗-Hp 抗体检测;金标准为:病理学检查、尿素酶试验、培养阳性中任 2 项阳性。除呼气试验外, 其他检查由均不知道患者诊断的不同实验室技术人员完成。因该研究连续纳入怀疑幽门螺杆菌感染的患者, 纳入时不知患者是否感染;所有研究对象均经过盲法进行的诊断性试验及金标准检查。故该研究真实性较好。

二、评价证据的临床重要性

诊断性试验结果是否重要主要看其能否将患者与非患者区分开来, 诊断性试验的敏感度、特异度、特别是似然比能反映诊断性试验的优劣。诊断性试验的目的是希望试验后根据试验结果推测的验后概率能够确诊或排除诊断。

框 5-3 是评价诊断性试验临床重要性的原则。

框 5-3 诊断性试验临床重要性的评价原则

> **诊断性试验能否准确区分患者和非患者?**
> 1. 敏感度、特异度、似然比如何?
> 2. 试验有用吗?
> 3. 试验能否确诊或排除诊断

（一）敏感度、特异度、似然比

诊断性试验的敏感度越高, 则假阳性 c 越小。c 在临床上相当于漏诊, 当敏感度接近 100% 时, c 趋近 0, 即漏诊可能性接近 0。c 越小, 阴性预测值 d/(c+d) 越大, 阴性结果的价值越大。高敏感度的试验在临床上用于:①阴性结果排除诊断;②当漏诊会造成严重后果时, 如烈性传染病的筛查、献血员经血传播疾病的筛查等;③无症状患者的早期筛查, 如肿瘤的早期筛查等。

诊断性试验的特异度越高, 则假阴性 b 越小。b 在临床上相当于误诊, 特异度越高, 误诊越少。同时, 随着 b 减小, 阳性预测值 a/(a+b) 增加, 阳性结果价值增大。高特异度的试验在临床上用于:①确诊疾病;②疾病预后严重, 假阳性结果会造成严重精神负担, 或疾病的治疗措施会对患者造成严重伤害时, 如恶性肿瘤的诊断必须采用高特异性的试验进行确诊。

诊断性试验不能只看敏感度或只看特异度, 有些诊断试验敏感度很高, 但特异度非常低, 应用价值不大。似然比可以看做是反映敏感度、特异度的综合指标, 反映验后概率和验前概率的差别。一般认为:①LR>10 或<0.1 能使验后概率发生较大改变, 往往能确诊疾病或排除疾病;②LR 在 5~10 或 0.1~0.2 之间, 验后概率较验前概率有中等程度改变, 很可能能够确诊或排除疾病;③LR 在 2~5 或 0.2~0.5 之间, 验后概率较验前概率有一定改变;④LR 在 1~2 或 0.5~1 之间, 验后概率近似于验前概率, 试验价值很小;⑤若 LR=1, 则验后概率等于验前概率, 试验完全无价值。

（二）该试验是否有用

若诊断性试验的敏感度、特异度之和为 1, 即 Youden 指数(敏感度+特异度-1)为 0, 则似然比为 1, 验后概率等于验前概率, 诊断性试验无价值。Youden 指数至少在 0.5 以上诊断性试验才可能有价值。

从 ROC 曲线也可以判断试验的重要性, 若曲线下面积较大, 则试验较理想;ROC 曲线越靠近 45 度对角线, 则曲线上各临界点的似然比越小, 试验的价值也越小。

表 5-4　体格检查诊断疾病的准确性

症状或体征	疾病	敏感度	特异度	+LR	-LR
变换体位脉搏增加>30 次/m	大量失血	0.98	0.99	98	50
肱-桡脉搏延迟	严重主动脉狭窄	0.97	0.62	2.5	0.04
心脏叩浊离正中线>10.5cm	心胸比>0.5	0.97	0.61	2.5	0.05
舒张压<50mmHg	中到重度主动脉狭窄	0.3～0.5	0.98	20	0.6
Lachman 征	前十字韧带撕裂	0.48～0.96	0.9～0.99	17	0.2
脉搏>90/min	甲亢	0.8	0.82	4.4	0.24

表 5-5　血清学检测、^{13}C 呼气试验诊断幽门螺杆菌的准确性

	血清学	常规^{13}C 呼气试验	胶囊^{13}C 呼气试验
敏感度	90.6	100	100
特异度	85.1	85.1	95.7
+PV	87.2	88.3	96.4
-PV	88.9	100	100
准确度	88	93	98

（三）该试验能否确诊或排除诊断

若诊断性试验的敏感度或特异度非常高，即使其特异度或敏感度有限，该试验也可能有用。①当试验的敏感度很高，如颅内压增高时视网膜静脉搏动消失，若患者视网膜静脉有搏动，即阴性结果，可排除颅内压增高诊断。高敏感度试验，阴性结果排除诊断，简称为 SnNout。②若诊断性试验的特异度很高，如唐氏综合征患儿的典型面容，若出现这种面容即阳性结果，可以确诊。高特异度的试验，阳性结果可以确诊，又称为 SpPin。但临床实践中很少有敏感度或特异度极高的试验，大多数试验既不是 SnNout，也不是 SpPin，这时可采用似然比进行评估。

在诊断性研究中有时会用到诊断比值比（diagnostic odds ratio），诊断比值比为阳性似然比和阴性似然比的比值，若该值为 1，则 Youden 指数为 0，试验无价值。表 5-4 为一些临床检查在疾病诊断中的敏感度、特异度、似然比，其中第一项敏感度、特异度都非常高，第二、三项敏感度非常高，阴性结果排除诊断（SnNout），第四、五项是高特异度试验，阳性结果可确诊（SpPin），而第六项既非 SnNout 也非 SpPin，但却是临床上最常见的诊断性试验结果，这种诊断性试验仍能提供重要的临床信息。

回到 Peng NJ 等的研究，作者比较了血清学检测、常规^{13}C 呼气试验、胶囊^{13}C 呼气试验的敏感度、特异度、似然比，见表 5-5。

从表 5-5 看来，抗-Hp 抗体血清学检测敏感度、特异度、准确度均低于^{13}C 呼气试验，但考虑到检测很方便，血清学检测的准确性还是可以接受的。

三、评价证据的适用性

经过评价，确定证据的真实、有用性，但该证据能用于当前的患者吗？如何将证据用于当前的患者呢？评价证据的适用性应从当地医疗条件能否开展试验、准确性如何、患者的验前概率、诊断性试验能否解决患者的问题几个方面进行考虑。框 5-4 为诊断性研究证据适用性评价标准。

框 5-4　诊断性试验适用性评价

> 诊断性研究证据能否用于当前患者？
> 1. 诊断性试验在本地能否开展？准确性如何？患者能否支付？
> 2. 能否准确估计当前患者的验前概率？
> 3. 验后概率是否对患者有所帮助？

（一）本地能否开展诊断性试验

若诊断性试验在本地能够开展，应确认该试验的方法和文献报道是否相似、准确性、重复性如何。各家医院检测同一项目的方法不一定相同，其正常值或参考范围也不同，给结果的解释造成困难。诊断性试验在不同情况的患者中表现也不一样，在晚期患者中似然比较高，而在早期患者中似然比较低。有些诊断性

第 5 章　诊断证据的评价与应用

试验,特别是基于症状和体征的试验,会随着患者向上级医院转诊而诊断能力降低,因为基层医院医生将症状或体征阳性的患者转往上级医院,其中包括很多假阳性患者。三级医院重新检查患者的症状或体征就会发现其诊断特异性下降。有些诊断性试验的准确性非常依赖操作者的经验及技巧,只能在某些具备人员条件的医院开展。

（二）能否准确估计患者的验前概率

准确估计患者的验前概率(pretest probability),才能利用诊断性试验的结果推测验后概率。验前概率指进行诊断性试验前,医生根据患者情况、临床经验等推测的患病概率。可以从临床经验、地区或国家患病率统计数据、实践数据库、检索有关诊断性试验准确性的原始研究、专门针对验前概率的研究5种途径估计验前概率。

①可通过回忆之前见过的类似患者,从患者的最终诊断反推其验前概率。这种方法依赖印象和回忆,而回忆往往会被最后一次见到的患者、最严重的患者所扭曲。故采用临床经验估计验前概率要谨慎,特别是没有经验的医生;②可以查询地区或国家有关患病率的统计资料,这些资料往往是人群的总患病率,虽有一定参考价值,但并未提供某个特定人群(如具有某些症状的人)的患病率;③还可能通过查询地区或国家实践数据库估计验前概率,这种数据库会收集具有某些症状的患者信息并分析其最终诊断,但这类数据库目前比较少;④也可以参考我们自己为评估诊断性试验所检索的原始研究文献,若文献真正纳入了具有某个临床问题的全部患者,可以参考其验前概率;⑤还可以参考专门研究验前概率的文献,这些文献研究各种临床表现的相关疾病及患病概率,若当前患者临床表现与文献描述相似,即可采用文献中的患病率作为验前概率。表5-6为一些疾病的验前概率。

有关特定临床症状、体征和疾病的关系及相关疾病的患病率已有较多临床研究,也有专著。但临床医师必须根据具体情况进行适当调整。如在急诊科进行的大规模研究报道咳嗽、发烧的患者患肺炎的概率为15%~35%,但若在社区诊所看到同样临床表现的患者,其患肺炎的概率就会低得多;而若肿瘤患者或HIV感染者出现咳嗽、发烧,其患肺炎的概率又要高得多。评估患病概率,必须结合临床情况,患者的基础疾病、危险因素、各种临床表现等都可能增加或减少目标疾病的可能性,做出正确的诊断,必须根据具体的临床情况。

表5-6　一些疾病的验前概率

临床表现	疾病	患病率（%）
急性腹痛	小肠梗阻	4
踝关节损伤	踝关节骨折	10~14
咳嗽、发烧	肺炎	15~35
急性小腿肚疼痛或肿胀	近端深静脉血栓	13~43
胸痛、呼吸困难或咯血	肺栓塞	9~43
糖尿病足溃疡	骨髓炎	52~68

（三）验后概率能否改变患者的处理并对患者有所帮助

医学是一门不确定的科学,是概率的艺术。在医学实践中,无论是对患者的诊断还是治疗效果的预测都不是绝对的,而是可能性或概率大小。若患病的可能性非常小不考虑诊断性试验;若患病的可能性非常大可以开始治疗,而不需要更多的诊断性试验。这两种情况,我们分别称为试验阈值和治疗阈值,见图5-4。若疾病的验前概率高于试验阈值而低于治疗阈值,则应进行诊断性试验,目的是希望将验后概率提高到治疗阈值以上或降低到试验阈值以下。

1. 验后概率(post-test probability)　指进行诊断性试验后根据试验结果估计的患病概率。前面讲过阳性结果验后概率等于阳性预测值,但当前患者的验前概率并不等于四格表的患病率,故应用当前患者的验前概率对验后概率进行修正。验后概率可通过公式进行计算:

诊断性试验验后概率

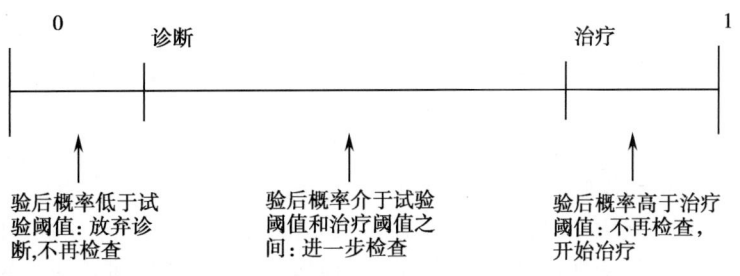

图 5-4　诊断性试验的验后概率与临床决策

71

$$验后概率 = \frac{验后比}{1+验后比}$$

$$验后比 = 验前比 \times 似然比$$

$$验前比 = \frac{验前概率}{1-验前概率}$$

验前概率不能直接转化为验后概率,而需要先将其转化为验前比,公式中的"比"(odds)又称为机遇值或比值比,即发生的可能性和不发生的可能性之比,"比"和概率的意义相似,只是表达方式不同。如人们在谈到患病的可能性时,喜欢用概率来表达,如可能性为 60%;但若谈论球赛,很多人会说某队赢的可能性是 3:2,而不说是 60%。

除试验本身的特性即敏感度、特异度、似然比外,验前概率对验后概率也有很大影响。如验前概率为 90%,即使试验的敏感度、特异度均为 90%,阴性结果的验后概率也仍然有 50%,并不能排除诊断(当然,如果验前概率已高达 90%,似乎不需要进行诊断性试验了)。相反,若验前概率非常低,比如 1%,即使试验的 LR 为 10,验后概率也只有 9%,不能确诊。

如:25 岁、贫血的女性患者,考虑其患缺铁性贫血的可能性为 50%,如铁蛋白检测结果为 15mg/L,该患者患缺铁性贫血的可能性为多大?

血清铁蛋白对缺铁性贫血的诊断价值,可参考 Guyatt 等人的研究,如"血清铁蛋白诊断老年性缺铁性贫血"一文。若以 $45\mu g/L$ 为分界点,研究结果如下表 5-7。

表 5-7　血清铁蛋白诊断老年性缺铁性贫血

		骨髓穿刺		合计
		有缺铁	无缺铁	
血清铁蛋白水平	$\leqslant 45\mu g/L$	70	15	85
	$>45\mu g/L$	15	115	130
合计		85	130	215

阴性似然比 = (15/85)/(115/130) = 0.20
敏感度 = 70/85 = 82.4%
特异度 = 115/130 = 88.5%
阳性似然比 = (70/85)/(15/130) = 7.14

按照四格表,上述患者铁蛋白检测结果 <45,计算其患缺铁性贫血的验后概率为 1/(1+7.14) = 87.7%。我们也注意到:若将铁蛋白检测结果划分为二分类变量,铁蛋白水平为 $45\mu g/L$ 和 $10\mu g/L$ 时,二者均为阳性结果,阳性似然比均为 7.14,但根据临床经验,铁蛋白越低,则患缺铁性贫血的可能性越大。因此,将连续变量简单的转化为二分类变量阳性、阴性,会损失很多诊断信息。

为充分利用诊断性试验信息,可将连续变量划分为不同水平(level),计算每个水平的似然比。例如将血清铁蛋白划分为 4 个水平,分别计算各水平的似然比,称为多水平似然比(multilevel likelihood ratio)(表 5-8)。从表 5-8 可知,当血清铁蛋白水平为 $45\mu g/L$ 时,似然比为 3.12,即缺铁性贫血患者出现血清铁蛋白水平为 $45\mu g/L$ 的机会是非缺铁性贫血患者的 3.12 倍;而血清铁蛋白水平 $<18\mu g/L$ 时,似然比为 41.47,即缺铁性贫血患者出现血清铁蛋白水平 $<18\mu g/L$ 的机会是非缺铁性贫血患者的 41.47 倍。

表 5-8　不同水平血清铁蛋白诊断缺铁性贫血的似然比

血清铁蛋白水平 ($\mu g/L$)	患者数		似然比
	缺铁性贫血患者 (n=85)	非缺铁性贫血患者 (n=150)	
>100	8	108	0.13
46~100	7	27	0.46
19~45	23	13	3.12
<18	47	2	41.47
合计	85	150	

根据表 5-8,该贫血患者患缺铁性贫血的验后概率为 41.47/(1+41.47) = 97.6%。

除应用公式计算验后概率外,还可采用似然比运算图直接获得验后概率。在左侧标尺上找到验前概率(50%),中间标尺上找到似然比(41),直线连接两点并将线延伸与右侧标尺相交,相交点刻度即为验后概率,如图 5-5。

2. 多个试验(联合试验)的验后概率　有些诊断性试验的敏感度或特异度不够,进行诊断性试验后仍不能确诊或排除诊断,此时需要其他试验。联合试验分为平行试验及系列试验:①平行试验指同时进行 2 个以上的试验,其中任一试验结果阳性时,则认为诊断性试验阳性;②系列试验指依次相继的 2 个以上试验,所有试验均为阳性时才能做出诊断。平行试验提高了诊断性试验的敏感度,而系列试验提高了诊断性试验的特异度。平行试验的总验后比为验前比乘以每个阳性试验的似然比。如一位 45 岁的男性走进你的诊室,其患冠状动脉狭窄的验前概率为 6%,若他有不典型胸痛史,则似然比为 13,如该患者的运动心电图出现 2.2mm 的 ST 段水平下移,则似然比为 11,该患者验后比为(0.06/0.94)×13×11 = 9.13,验后概率为 9.13/10.13 = 90%。要注意:①进行联合试验时多个试验必须相互独立,否则只是在重复相同的试验,对疾病诊断没有意义。②联合多个试验或一系列试验诊断某种疾

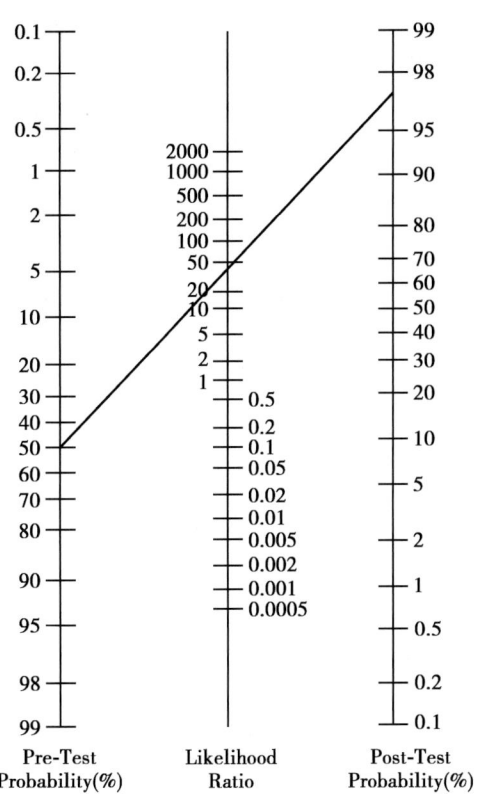

图 5-5　似然比运算图

病,计算其总似然比,若这些多个试验的准确性能在另一群患者中得到验证,则称这种多个试验为临床预测规则(clinical prediction guides,CPG)。

诊断性试验结果对患者是否有帮助,要看验后概率能否跨过治疗阈值或试验阈值。①当验后概率高于治疗阈值时,诊断成立,开始治疗;②当验后概率低于试验阈值时,放弃先前的初步诊断,不再进行检查;③当验后概率介于试验阈值和治疗阈值之间时,则根据先前的初步诊断,选择其他方法进一步检查以确定疾病存在与否。

试验阈值和治疗阈值高低的选择取决于治疗风险和不治疗危险性。①若治疗措施可能产生严重不良反应,如肿瘤的放疗、化疗,肺栓塞的抗凝治疗等,因治疗可能带来严重不良后果或需要长期治疗、监测,则要求治疗阈值高一些;②反之,若漏诊带来严重后果,如肺栓塞漏诊可能带来严重后果,则要求试验阈值低一些。

四、临床决策

回到之前怀疑幽门螺杆菌感染的 ITP 患者,了解到本医院检验科已开展抗-Hp 检测 5 年,参加室间质评(准确性评估)成绩优秀,室内质控(重复性评估)在控,说明该实验准确、重复性好。其次应估计当前患者合并幽门螺杆菌感染的验前概率。因 Peng NJ 等的研究连续纳入 100 例需要做胃镜的患者,我们可以参考

该研究的患病率(该研究中幽门螺杆菌感染率为 53%):①若我们的患者血清学试验阳性,则其验后概率为 87.2%,可以给予抗幽门螺杆菌治疗;②如试验阴性,则验后概率为 11.1%,可以不治疗,也不再进行其他有关幽门螺杆菌的检查。

注意:检出幽门螺杆菌不等于感染,有些患者可能只是细菌定植而非感染。已经证明幽门螺杆菌感染可引起消化性溃疡等疾病,故清除幽门螺杆菌已成为溃疡病的标准治疗方法。但在没有消化道症状的 ITP 患者中检出幽门螺杆菌是否意味着此菌与 ITP 有关呢?目前的资料还不能证实。因此,循证医学实践到这一步还没有结束,下一步应该设计随机对照试验,将 ITP 或其他怀疑幽门螺杆菌感染的患者随机分为 2 组,一组进行抗-Hp 抗体筛查并给予阳性者抗幽门螺杆菌治疗,另一组不进行抗-Hp 抗体筛查,只接受 ITP 常规治疗,最后看 2 组患者的结局是否有差别。通过这样的试验,才能真正说明幽门螺杆菌血清学试验在 ITP 患者诊断、治疗中的作用。

(秦莉　谭斌)

参 考 文 献

1. PriceCP. Evidence based laboratory medicine:Supporting decision making. Clin Chem,2000,46(8):1041-1050
2. Mcqueen MJ. Overview of evidence-based medicine:Challenges for evidence-based laboratory medicine. Clin Chem,2001,47(8):1536-1546
3. Treti T. Evidence-Based laboratory medicine as a tool for continuous professional improvement. Clin Chim Acta,2003,333(2):155-167
4. 李萍,刘关键,彭志英,等. 循证检验医学. 中国循证医学杂志,2003,3(1):70-72
5. 秦莉,李静,刘雪梅,等. 循证医学与临床决策——第五讲:循证诊断. 医学与哲学,2006,27(10):79-81
6. Christenson RH. Evidence-Based laboratory medicine-a guide for critical evaluation of in vitro laboratory testing. Ann Clin Biochem,2007,44(pt 2):111-130
7. Whiting P,Rutjes AW,Reitsma JB,et al. The development of QUADAS:a tool for the quality assessment of studies of diagnostic accuracy included in systematic reviews. BMC Med Res Methodolo,2003,3:25
8. Sackett DL,Straus SE,Richardson WS,et al. Evidence-based Medicine:how to practice and teach EBM. 3rd Edition. Churchill Livingstone:Edinburgh,2005
9. Guyatt GH,Patterson C,Ali M,et al. Diagnosis of iron-deficiency anemia in the elderly. Am J Med,1990,88(3):205-209
10. Guyatt GH,Rennie D. Users'Guides To The Medical Literature:A Manual for Evidence-Based Clinical Practice. AMA Press:Chicago,2002
11. Straus SE,Glasziou P,Richardson WS,et al. Evidence-Based Medicine:How to Practice and Teach it. 4th Edition. Churchill

Livingstone:Edinburgh,2010

12. Malfertheiner P,Megraud F,O'Morain CA,et al. Management of Helicobacter pylori infection—the Maastricht IV/Florence Consensus Report. Gut,2012,61(5):646-664

13. Chey WD, Wong BC, Practice Parameters Committee of the American College of Gastroenterology. American College of Gastroenterology guideline on the management of Helicobacter pylori infection. Am J Gastroenterol,2007,102(8):1808

14. Peng NJ,Lai KH,Lo GH,et al. Comparison of noninvasive diagnostic tests for Helicobacter pylori infection. Med PrincPract, 2009,18(1):57-61

15. Gann PH, zhennekens CH, Stampfer MJ. A prospective evaluation of plasma prostate-specific antigen for detection of prostatic cancer. JAMA,1995,273(4):289-294

16. FletcherR,Fletcher SW,Fletcher GS. Clinical Epidemiology:The Essentials. 5th Edition. LWW:2014

17. Garber AM,Hlatky MA. Stress testing for the diagnosis of coronary heart disease. In Basow DS,ed. UpToDate. Waltham,MA: UpToDate;2012

18. Rostami N,Keshtkar-Jahromi M,Rahnavardi M,et al. Effect of eradication of Helicobacter pylori on platelet recovery in patients with chronic idiopathic thrombocytopenic purpura:a controlled trial. Am J Hematol,2008,83(5):376-381

19. Siddique I,Al-Mekhaizeem K,Alateeqi N,et al. Diagnosis of Helicobacter pylori:improving the sensitivity of CLOtest by increasing the number of gastric antral biopsies. J Clin Gastroenterol, 2008,42(4):356-360

20. McGee S. Simplifying likelihood ratios. J Gen Intern Med,2002, 17(8):646-649

21. Punglia RS, D'Amico AV, Catalona WJ, et al. Effect of verification bias on screening forprostate cancer by measurement of prostate-specific antigen. N Engl J Med,2003,349(4):335-342

22. Hanley JA,McNeil BJ. The meaning and use of the area under a receiver operatingcharacteristic (ROC) curve. Radiology, 1982, 143(1):29-36

23. Hanley JA,McNeil BJ. A method of comparing the areas under receiver operating characteristiccurves derived from the same cases. Radiology,1983,148(3):839-843

24. Albert A. On the use and computation of likelihood ratios in clinical chemistry. ClinChem,1982,28(5):1113-1119

25. Patterson C,Guyatt GH,Singer J,et al. Iron deficiency anemia in the elderly:the diagnosticprocess. Can Med Assoc J, 1991, 144 (4):435-440

26. Dales RE,Stark RM,Sankaranarayanan R. Computed tomography to stage lung cancer. Am Rev Respir Dis,1990,141:1096-1101

27. Guyatt GH,Tugwell P,Feeny DH,et al. A framework for clinical evaluation of diagnostictechnologies. Can Med Assoc J, 1986, 134:587-594

第6章 治疗证据的评价与应用

临床医生对疾病做出正确诊断后,所面临的问题是如何对患者进行正确的治疗。评价临床治疗证据,如:①防治性研究治疗措施的疗效有多大? ②采用什么指标评价防治研究的客观效果及其临床意义和统计学意义? ③如何获得可靠的结论……? 是广大临床医生十分关注的问题。

疾病的复杂性与医生对疾病的认知水平和对疾病的干预受科学水平制约之间的差距,使临床早期对治疗效果的评价往往依赖于患者或医生的主观感觉,不免存在一些偏倚。药物和治疗方法等的发展推动治疗性研究方法逐渐发展,成为临床科研中最活跃和实用的部分。据统计,治疗性研究论文占临床医学期刊发表论文的40%以上。国外对该类研究报道的统计质量评价工作始于50年代,80年代后评价工作开始标准化。最初的评价标准从不完善到基本达成共识,治疗性研究证据的评价包括3方面内容:①研究结果是否真实(真实性)? 即结果的真实性和准确性。②结果是什么(重要性)? 包括治疗效果大小和精确度估计。③结果是否有助于治疗自己的患者(实用性)? 也即:①结果是否适用于我的患者;②若结果可用于我的患者,治疗的后效评价如何。

治疗性研究的种类多种多样,随机对照试验(RCT),尤其是随机双盲对照试验是公认治疗性研究设计的最佳方案。但许多自称为RCT的研究,受研究者认识和研究条件的限制,存在多种问题。如试验设计不合理、结果分析方法不恰当、报告撰写不规范等,造成结果失真、难以参考。临床医生或证据的使用者,如何在众多文献中鉴别治疗性研究的真实性和可靠性、判断治疗性研究的质量,去芜存精、去伪存真,利用有限的资源和正确的证据为临床服务显得格外重要。

第一节 提出合适的问题

临床实践中寻找高质量治疗研究证据之前首先要提出合适的问题。包括:①如何选择对患者利大于弊的治疗方法;②如何从效果和花费的经济学角度决定采用哪一种治疗方案;③对现有的常规治疗方法提出疑问等。

临床案例:

患者男性,50岁,有慢性乙型肝炎病史30余年,因"食欲缺乏、乏力、腹胀、少尿1月"入院。入院后诊断为"乙肝肝硬化",行胃镜检查发现"重度食道静脉曲张",测肝静脉压力梯度(HVPG)为18mmHg,肝功能分级为Child-Pugh C级。B超发现中等量腹水,住院期间因同病房的另一位有食道静脉曲张破裂出血病史的患者接受了内镜下静脉曲张套扎术治疗,这位患者向主治医师询问:①他是否也需要接受曲张静脉内镜下套扎术治疗? ②这个手术对他的病情预后会有益处吗? ③除了内镜下套扎术治疗是否有其他的治疗方案可以选择?

作为他的主治医师,该如何回答这个问题呢?

要回答这个患者问题,首先我们可以用PICO模式(图6-1),提出一个临床需要解决的问题。

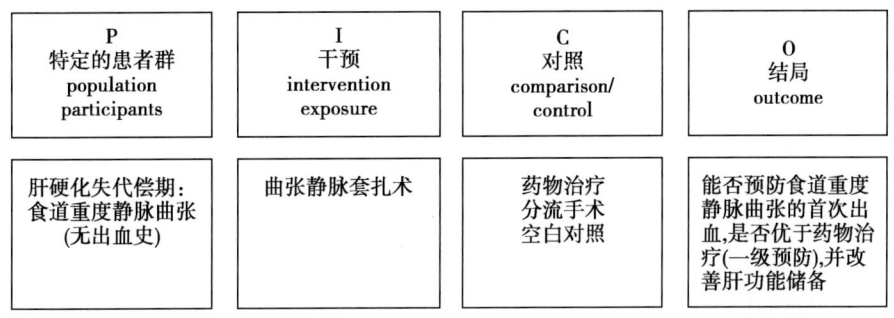

图6-1 临床问题的组成 PICO

根据患者的病情特点，提出临床问题：①何种治疗可更好地预防重度食道静脉曲张患者的首次出血？②该措施对患者利弊如何？③是否适合该患者？

分析不同治疗措施对患者利弊的治疗问题可以包括：①治疗方法的有效性如何，有什么不良反应？②与其他治疗方法相比，哪一种更有效且花费较少？③不同治疗方法对患者的生命质量有何影响？④患者对不同治疗的依从性和接受性如何？医生应针对这些问题寻找最佳证据。

第二节　检索治疗性研究证据

2001 年、2007 年和 2009 年 BrianHaynes 等先后提出"4S"、"5S"和"6S"金字塔模型将循证医学资源类，获取最佳证据的途径应从等级资源的最高层开始，详见第 27 章。

对于"何种治疗可以预防重度食道静脉曲张患者的首次出血？"这个问题，首先可以通过 UpToDate 网站(https://www.uptodate.com)搜索关键词"esophageal varices"和"primary prophylaxis against variceal hemorrhage"后，搜索到 Sanyal 等撰写专题"Primary and pre-primary prophylaxis against variceal hemorrhage in patients with cirrhosis"，得到如下信息：

首次出血的危险因素：①门脉压力＞12mmHg；②曲张的食管静脉直径＞5mm，胃曲张静脉直径＞10mm 者出血危险性高达 75%。曲张食管位于胃食管连接处静脉出血风险较大；③内镜下有红色征；④Child-Pugh C 级患者有粗大的曲张静脉伴红色征者 1 年内出血的可能性为 76%；而 Child-Pugh A 级有小的曲张静脉者出血危险性仅为 10%；⑤张力性腹水。

一级预防指预防静脉曲张患者发生首次出血。用于静脉曲张出血的一级预防药物和手术治疗旨在达到下述效果之一：①降低门静脉高压(治疗目标是使门脉压力降至＜12mmHg 以下，或降至大于基线 20%)；②直接治疗静脉曲张。

常用的 2 种预防方法包括：①非选择性 β-受体阻滞剂的药物预防；②内镜下静脉曲张套扎术(endoscopic variceal ligation，EVL)的预防。预防首次静脉曲张出血，β-受体阻滞剂和 EVL 均优于不治疗。

针对进一步评价和比较 β-受体阻滞剂和 EVL 在预防首次静脉曲张出血的具体治疗研究结果，还可继续通过 Medline，PubMed，CBM 等网站检索这 2 种方法防治首次静脉曲张出血的有关系统评价、文献综述、指南或 RCT 研究等其他循证信息，并评价所获治疗研究证据。

第三节　治疗性证据的评价

当主治医师通过检索 UpToDate 了解到预防静脉曲张首次出血的主要方案包括药物预防和 EVL 后，又进一步检索了两者预防首次静脉曲张出血的具体治疗研究结果：①有研究显示：β-受体阻滞剂可以降低门脉压力 9%～31%。②Pagliaro 等 1 纳入有 9 项预防性试验、包括 966 例患者的 Meta 分析结果显示非选择性 β-受体阻滞剂组首次出血风险明显降低[OR＝0.48，95%CI(0.5,0.66)]，尤其在较大食管静脉曲张、HVPG＞12mmHg 的患者中。③用非选择性 β-受体阻滞剂每治疗 11 人能避免 1 人发生出血(NNT＝11)。④但 15% 患者存在使用非选择性 β-受体阻滞剂的禁忌证，16%～20% 患者出现药物副作用，其中 6%～12% 患者因严重的副作用而被迫终止治疗，仅约 20%～35% 能获得良好应答。⑤EVL 用于预防食管静脉曲张首次出血也有较好的疗效。Gluud 等的 Meta 分析纳入 19 项随机临床试验 1504 例患者，对比 EVL 和非选择性 β 非受体阻滞剂的一级预防效果，结果显示：两者在消化道出血率、病死率、出血相关病死率等方面差异无统计学意义。

考虑到理想的预防性治疗方法应容易采用、副作用相对少和有合理的疗效。药物治疗是能满足这 3 个条件的最佳选择。于是准备建议这位患者行口服非选择性 β 受体阻滞剂药物治疗。

主治医师做出决策前所依据的治疗性研究的证据质量是否足够好，足以支持他的决策呢？这个治疗决策是否正确合理呢？这就需要评价治疗证据，并结合自己患者的实际情况作出判断。

判断治疗性研究证据的质量，需要对研究的设计、实施、结果分析等进行全面分析才能得到较全面的判断。

一、单个治疗性研究的结果评价

单个治疗性研究的质量评价，着重评价其真实性、可靠性、重要性和临床实用性。

(一)评价真实性和可靠性

治疗性临床研究的最佳设计类型是随机对照试验。随机分组使所有研究对象有完全等同的机会被分配到治疗组和对照组，各组同时进行随访观察，比较其结果的差异，得出疗效结论。各组间结果的差别只能归因于治疗措施的不同。该研究方法在各种临床疗效考核方法中论证强度很高，最能真实反映所研究药物的临床疗效。缺点是在具体实施时有一定难度，对伦理学的要求更高。临床上很多防治性研究因各种原因无法开展 RCT，在缺乏 RCT 证据的情况下，病例报告、病例分析、非随机同期对照研究、自身前后对照研究、交叉对照研究、历史性对照研究、序贯试验、单病例随机对照试验（n of 1 试验）等同样能为临床决策提供证据。

1. 是否随机化　临床治疗性研究结果受多种因素影响，治疗措施只是其中一个因素。基础疾病的严重程度，存在合并症，及许多其他的预后因素（已知和未知），常可掩盖治疗的真正作用。RCT 提供的证据在各种临床疗效研究的设计方案中最真实可靠，论证强度最高。因为随机化分组能减少试验的偏倚：①避免人为的选择性偏倚（selection bias）；②是保证"盲法"实施的基础。试验中采用盲法，是为了减少研究者、受试者来源的信息性偏倚（information bias）；③使各试验组间存在可比性，因为随机化分组过程使各种已知和未知与预后有关的因素（混杂因素）在试验组和对照组中的分布可以用统计学进行描述，提供了统计学上的可比性，为统计推断提供了很好的基础。在实际情况下，特别是在样本量较大时，随机化可让两组的基线趋于平衡，可比性较好。

临床试验报告的统一规范（consolidated standards of reporting trial，CONSORT）提及了研究者应在研究报告中说明随机化的具体规则和方法，研究如何做到随机序列隐藏及如何执行随机化。介绍了好的随机分配方案的特点包括：

（1）治疗分配方案的序列具有可重复性。

（2）产生和实施治疗分配方案应有记录。

（3）将受试者招募入组前，有措施防止个体治疗方案被披露。

（4）除非必须，治疗分配方案应对所有人隐藏。

（5）不能根据已有的治疗分配情况预测后续的分配情况。

（6）监测方案偏离。

2. 隐藏随机分配　成功实施随机分配方法，除需产生不可预测的随机分配序列外，还需隐藏产生的分配方案，即在随机分配受试对象的过程中，受试对象和选择合格受试对象的研究人员均不能预先知道受试者的分配方案。常用分配隐藏方法包括：①中心电话随机系统；②药房控制随机分配方案；③编号或编码的容器；④按顺序编码且密封的不透光的信封。分配隐藏与盲法不同，主要体现在目的、作用阶段和可行性 3 方面：①分配隐藏是为了避免选择性偏倚，作用在受试对象分配入组前，在任何随机对照试验中都能实施；②盲法是为了避免测量性偏倚，作用于受试对象分配入组接受相应干预措施后，并非任何 RCT 都能实施。例如，比较外科手术和内科药物治疗某种疾病的疗效时，分配隐藏可行，而盲法难以实施。

3. 是否采用盲法　盲法指患者、医生或研究者不知道患者接受的是治疗药还是对照药。盲法对主观评价的结果变量指标时（如腹痛、头痛、乏力、各种消化不良症状等）尤为重要，采用双盲法可消除患者和医生的期望偏倚。若不可能实行双盲时，如：评估预防食管静脉曲张出血所采用的内镜下套扎和硬化剂治疗的不良反应发生率（治疗后出现的溃疡和狭窄情况），因内镜医生在内镜检查时知道患者以前做过哪项治疗，且内镜观察也有一定程度的主观性和可变性。这种情况下可将内镜检查时同步录制的录像带集中在一起，让另一组不知道这些患者采用什么方法的专科医生盲法评定，得到的结果将更可靠。采用盲法测量或盲法分析能排除受试者、研究者和资料分析者的主观影响，避免或减少测量性偏倚，提高 RCT 证据的真实性。

4. 试验前组间的基线情况是否一致　当试验总体的组间基线状态不一致时，应注意其结果分析中是否做了基线的分层比较和校正的叙述。若做了分层校正与比较，可增强研究结果的论证强度。因为基线情况不一致，就无法避免混杂因素对结果的影响，其研究结果的可行性、论证度及临床推广意义都将大打折扣。若采用分层随机分组，则需检查：①有多少个重要的分层因素？②分组后的样本量与分层因素的数量关系是否合适？③如分层因素过多，最终各组的样本量不符合实际，则可怀疑不是真正的分层随机。

5. 除干预措施外，两组的辅助治疗是否一致　在慢性病治疗研究中，因病情复杂，很难做到仅用单纯的试验药物，而常伴随一些其他辅助治疗，故应特别注意组间的辅助治疗是否有差别，是否影响了疗效的差异，尤其是"干扰"及"沾染"偏倚的影响。

干扰（co-intervention），指试验组内的个体额外接受了与试验措施相类似的措施，故试验组的效果可能好于单一用药，导致与对照组的结果差异增大。沾染（contamination），指对照组内的个体接受了试验组的试验措施，或与之相似的措施，导致对照组的疗效增加，两组间的结果差异减小。例如：在 1 项了解某种新药对高血压治疗效果的随机安慰剂对照研究中，高血压病患者被分为新药组与安慰剂组。①若服用新药的患者自行购买并加服了市面上的抗高血压药，则可能使其降压效果>只用单一新药，导致与安慰剂组间比较的结果差异增大，造成干扰；②若服用安慰剂的患者，如果购买并服用了治疗组药物，则可能使两组结果差异减小，造成沾染。

6. 样本量是否足够　样本量过大或过小都会引起偏倚，使所得研究结果不能反映目标人群的真实情况：

①样本量过大的研究,使试验条件难以严格控制,增加研究的困难,造成不必要的人力、物力、时间和经费浪费,不仅研究费用高昂且操作管理更为复杂,故一般不常见。②样本量小的问题更为常见,样本量不足将导致可重复性差、检验效能低、不能排除偶然因素的影响,其结论科学性和真实性差。

样本量计算通常需要统计学家的参与和推断,具体设计方案的样本量计算方法不同。一些统计学软件,如PASS(Power Analysis and Sample Size)提供了数十种统计学检验条件下的检验效能与样本量估计。临床研究中常用的二分类试验样本量的简易估计方法如下:

n:每组样本量

P_1:治疗组的事件发生率

P_2:治疗组的事件发生率

R:危险比(P_1/P_2)

$$n = \frac{10.51 * [R+1] - P_2(R^2+1)}{P_2(1-R)^2}$$

* 此处的10.51在不同的 α 值和把握度时对应不同的系数,可以通过查阅表6-1后代入。

表6-1　α 值和把握度的其他不同水平

α （Ⅰ类错误）	把握度(1 − β)		
	0.80	0.90	0.95
0.05	7.85	10.51	13.00
0.01	11.68	14.88	17.82

7. 研究是否观察和报道了全部的临床相关结果?包括:

(1) 根据研究目的,治疗方案的近/远期疗效有多大? 价值如何?

(2) 研究对象是否全部完成了所有治疗?

被研究患者随访是否完整对决定结果评定的可靠性十分重要。失访指在试验的某一时间点上,需要测定患者结果时,却不能找到该患者。这种情况可有多种解释:①治疗有不良反应,患者不愿继续接受治疗;②患者在随访这段时间内已经死亡;③由于症状已缓解,患者不愿继续治疗或随访;④患者因搬迁离开原地址;⑤拒绝接受某些检查,特别是创伤性检查,如胃镜或肠镜复查或肝活组织检查等。随访的完整性还体现在随访时间应根据不同疾病有足够的长度,如:观察药物对预防首次食管静脉出血的治疗性研究,观察时间至少>1年。

判定失访对结果评定的影响时,①若研究结果为阳性(治疗组优于对照组),可以按照下列方法重新计算一次:将治疗组失访的人都算作无效,而将对照组失访者都算作有效。②重新计算后,若治疗组疗效仍优于对照组,则说明失访未对最后结论产生影响。③一般而言,如失访率≥20%,则重新计算的结果会发生改变,研究结果不可信。

失访对结果可信性的影响还可以通过采用不同的结果分析方法(意愿分析和方案分析)来评价。

意向治疗分析(intention-to-treat,ITT 分析)是在最后资料分析中包括所有纳入随机分配的患者,不管是否最终接受分配给他的治疗。ITT 分析可以:①防止预后较差的患者在最后分析中被排除出去;②可以保留随机化分配的优点,即两组可比性,使结论更可靠。

完成治疗分析(Per protocol,PP 分析)确定进入最终资料分析的病例只限于那些完全遵循医嘱的对象。因此,在 PP 分析时需剔除失访者的资料,计算人数仅为随访完整的患者。两者的区别在于是:①计算疗效时 ITT 分析包括所有入选人数,PP 仅为剔除失访以后完成治疗的人数。②PP 分析时剔除了因不依从试验而没有完成试验的人,可能会过高地估计治疗结果。因为不依从者常由于药物不良反应或治疗后疗效差而离开试验。

例如:1 项研究比较内镜下硬化剂注射治疗和断流手术对食道静脉破裂出血治疗作用的 RCT 中,部分患者在随机化分配到手术组后,因病情严重或拒绝手术退出了研究,这些依从性差或不能手术的患者通常预后较差。如果按照 PP 分析在最后总结时将这些患者剔除出去,那么最终结论会变成外科手术组的疗效优于硬化剂组。实际上,这样的结果是因仅从一个组内排除了预后较差的患者,而不是同时从两组一起剔除这些患者,导致有利于某一疗法的偏倚。失访者越少,PP 与 ITT 的结果越接近。

(3) 是否如实报道了药物的不良反应?

目前不少研究仅报道药物好的疗效,而未报道不良反应或危害,导致临床医师不能正确评价结果。任何药物都可能有不良反应,如 β-受体阻滞剂在预防静脉曲张首次出血的研究,不仅要报道该药物预防首次出血的有效率,还应包括其对血压、心率的影响等不良反应。

(二) 评价重要性

治疗性研究结果的重要性评价,主要评价以下 3 方面:

1. 治疗效果的大小　评估研究结果即疗效大小时,应同时考虑其临床和统计学意义。有时在统计学上有显著意义,但结合临床分析并无临床意义。如高血压药物的研究,样本量很大的情况下,治疗组比对照组血压多下降 2mmHg 在统计学上有显著意义,但血压下降 2mmHg 并无临床意义。

除临床上常用的有效率、治愈率等疗效指标外,我们常常用危险度来表示某一个给定结果的频数分布。给定结果可以是临床结果,也可以是不良事件。对于临床疗效或不良事件发生的频率大小的评价参数有:①相对危险度(relative risk,RR);②相对危险度减少(relative risk reduction,RRR);③绝对危险度的减少(absolute risk reduction,ARR);④需要治疗多少例患者才能获得 1 例最佳效果/预防 1 例不良事件(number needed to treat,NNT)。

(1) 相对危险度(RR):即治疗组相对对照组的危险度,是两组危险度之比,即治疗组出现疗效或发生不良事件的可能性除以对照组出现可能性。RR<1 说明治疗组的干预措施能降低不良事件发生的危险度;RR>1,说明干预措施反而增加不良事件发生的危险度,说明干预有害。

(2) 相对危险度的减少(RRR):表示治疗组与对照组相比,其疗效或不良事件减少的相对数。RRR=(对照组发生率-治疗组发生率)/对照组发生率。例如,1 项预防食管静脉首次出血的 RCT 中,2 年中出血率对照组为 61%,而 β-受体阻滞剂组出血率为 26%,RRR=(61%-26%)/61%=57%,说明没有出过血的食管静脉曲张者服 β-受体阻滞剂 2 年中发生首次出血的危险性比对照组减少 57%。如果计算此 RCT 中的 RR=26%/61%=43%,说明 β-受体阻滞剂可以降低首次出血发生率,其出血率为对照组的 43%。

(3) 绝对危险度减少(ARR):是治疗组和对照组疗效或不良结果事件的绝对差别。ARR=对照组事件发生率(危险度)-治疗组事件发生率(危险度)。继续前述的举例,则 ARR=61%-26%=35%。由于 RRR 仅是相对数,有时危险度下降的绝对数很少,RRR 看上去很大,容易引起误导。优势 RRR 相同但是 ARR 不同,故需在评价过程中仔细比较,综合全面分析研究结果。

需要治疗的患者数(NNT):NNT 是 ARR 的倒数,NNT=1/ARR。在计算 NNT 时必须详细写明对照组、治疗组效果和治疗持续时间。NNT 接近 1,理论上可行,实际上很难做到。NNT=2 或 3,表示治疗极其有效。NNT 适用于评价治疗病情相同,并取得相同结果的各种治疗方法,可根据 NNT 对这些疗法进行等级评定,有利于提高治疗效果的评估,但得到的 NNT 等级不一定直接决定临床决策,因还须考虑到药物的不良反应、价格、患者的性格、期望和选择。更重要的是我们应该知道,有时不进行治疗也会有有效结果发生,这种结果发生的频率会影响 NNT。例如:①在 1 项比

较不同程度肝硬化患者应用 β-受体阻滞剂预防出血的研究中,在严重肝硬化组,β-受体阻滞剂预防出血的 ARR=19%,NNT=1/0.19≈5,意思是 5 例未出过血的严重肝硬化患者服 β-受体阻滞剂 2 年可以预防 1 例患者发生食管静脉曲张出血。②在轻症肝硬化组,ARR=11%,NNT=1/0.11≈9,即在相同疗程和剂量情况下,轻症肝硬化组需要 9 人服 β-受体阻滞剂 2 年才可以预防 1 例出血。尽管 NNT 有效地表达了治疗效应,但仍存在许多重要的局限性:①NNT 是一种点估计,因此要临床研究中的 NNT 值尽可能与真实的 NNT 接近,可以计算 95% 的置信区间(95%CI)。②不同疾病间不适合比较 NNT,尤其当效应结果不同时。例如,预防深静脉栓塞治疗的 NNT 为 30,预防脑卒中后遗症或避免死亡治疗的 NNT 也是 30,但两者的意义明显不同。NNT 所表达的是一个频数,而不是效应指标。它表示的是疾病和干预结果,只有在条件和结果相同时才可直接比较不同干预措施的 NNT。③NNT 没有固定的量,一种干预措施的 NNT 不仅依赖治疗本身,还决定于基线危险度,即在基线时患者出该结果的可能性。由于不同患者的危险度各不相同,文献中提供的 NNT 必须根据自己患者的基线危险度加以调整。④NNT 由特定时间的研究结果得出。只有当治疗结果相同,并在同一段时间内进行检测时,这种比较才有效。

2. 评价治疗效果的精确度(置信区间)　传统上 P<0.05 提示在统计学上有意义;还提示这种在治疗组和对照组的疗效差别大约有≤5% 的可能性是因机会引起。但 P 值仅对无效假设进行检验,不能提供研究资料精确性。置信区间(confidence intervals,CI)可以提供关于研究结果精确性的信息,能告诉我们有关研究结果的论证强度。95%CI 的含义为真正的治疗作用 95% 的可能落在这置信区间中。例如:1 项研究比较内镜下套扎和硬化剂治疗对预防食道静脉曲张再出血和并发症的发生率,结果套扎法对内镜下治疗并发症的发生危险率的减少(RRR)为 91%,95%CI 为 43%~99%,说明:①与硬化剂治疗相比,套扎治疗的 RRR 有 95% 的可能落在 43%~99% 之间,最好的点估计在 91%。②RRR 的 95%CI 下限>0 说明治疗组明显优于对照组,RRR 的 95%CI 上限<0 说明治疗组的措施实际上有害。CI 的范围大小实际上由样本量大小决定,样本量越大,95%CI 范围就越狭窄,对真实的 RRR 估计就越精确。当 RRR 的 CI 上限>0,但下限<0 的结果说明:①有可能治疗组优于对照组;②也可能治疗组等于对照组;③或治疗组比对照组差(统计学上无差异),增加样本量后可能发现两组的差异。

3. 卫生经济学评价　卫生经济学是一门研究卫生

保健中的经济规律及其应用的学科,它运用经济学的基本原理和方法研究有限卫生资源的最优分配问题,对各项卫生措施进行经济学评价。卫生经济学研究目的是使有限的资源发挥尽可能大的社会经济效益。故除临床和统计学意义外,还应对研究结果进行成本-效果、成本-效益及成本-效用分析,从结论中评估社会效益及经济效益,为临床决策提供依据。如某文献在比较两组药物的有效性的同时分析了其成本-效应,得出"当有效率增加 1 个百分点时,试验组费用增加较对照组少"的结论,使结论更具有临床推广性。

决定经济分析结果科学性的原则包括:①研究是否回答了有关经济评价的问题,是否同时比较了≥2 种不同措施的成本和结果(效果、效用、效益),从什么角度(患者角度、社会角度、医疗提供者等)进行评价;②结果测定有效性证据,即是否从可靠性最强的随机对照临时研究中得到的结果或其他非随机对照试验中获得;③每一组成本和效果的确定是否正确,测定单位是否恰当。

(三) 评价实用性

1. 患者情况是否与研究证据中的患者情况相似?

若 1 项研究的病例入选和排除标准与自己的患者相同,则该项研究结果可用于自己的患者。若入选标准与自己的患者略有不同,例如年龄较大或并发其他疾病,医生就必须根据患者情况来决定患者是否与研究中患者有明显不同。可通过寻找该研究结果有无不能用于自己患者的理由;若找不出,则仍可将此结果用于自己的患者。

2. 治疗措施是否可行?

确认文献中该项措施的确有效且患者一般资料和疾病临床特征与报告的人群资料相似后,决定能否在自己患者中应用,这涉及患者及医疗保险系统能否支付该项治疗措施的费用。需考虑研究对治疗方法或措施是否作了详细交待? 例如:研究应详细地报道其用药途径、剂量、疗程、药量的增减条件、可能出现的药物不良反应及其对策,及中止试验的标准。对某种特殊的治疗措施,需要注意:研究是否交待了患者的适应证及禁忌证、手术程序与方法、术中和术后注意事项及某种意外事件的处理等。本人所在科室与医院有无能力开展该项技术,有无设备及药品,有无能力进行监察和随访。例如,已知肝移植用于终末期肝病可抢救患者生命延长生存率。但并非每个医院都可以开展,也并非每个患者医疗保险系统都可支付做肝移植的费用,如不可能时就不能将类似手段用于自己的临床患者。

3. 所选治疗措施的利弊和成本如何?

治疗患者时,医生和患者都会考虑到这种治疗方法对患者的有利和不利之处。在考虑患者获益方面,

必须考虑到临床上所有重要的结果。在综合考虑治疗措施的利与弊时,需要治疗的患者数(NNT)是较好的衡量指标。NNT 有助于对同一种疾病、同一种结果不同干预措施的比较有效性作出临床决策。在具体落实到每个患者时,应全面考虑各方面因素。

4. 患者对所要预防的结果和将进行的治疗的期望是什么?

在实施某项治疗措施前,①必须给患者交待清楚治疗的必要性和治疗效果;②还要交待不进行此项治疗可能会发生什么不良后果;③再告知进行这项治疗可能发生的意外和不良反应以及费用,让患者自己作出决定。

二、治疗性研究系统评价/Meta 分析的证据评价

(一) 评价方法

治疗性研究的系统评价研究/Meta 分析是指通过定性和(或)定量方法分析治疗性研究(主要是随机对照研究)而产生证据的研究,是最佳证据的重要来源之一。但因系统评价/Meta 分析本身存在可靠性问题,结果也可能受偏倚的影响。其可靠性依赖于纳入文献是否全面、缺失数据的处理是否正确以及偏倚的分析是否正确等;故应用系统评价研究/Meta 分析的结果之前,也要评价其研究的方法学质量。系统评价/Meta 分析研究质量的判别主要从以下几个方面进行:

(1) 系统评价/Meta 分析研究的主题是否具有针对性?

(2) 纳入、排除标准是否合理?

(3) 对纳入的随机对照试验进行评价,判定其是否为真随机化。

(4) 文献检索是否全面? 是否包括了未发表文献? 尽可能减少发表偏倚。

(5) 是否采用了一定方法如漏斗图来检验? 是否有发表偏倚?

(6) 在纳入文献时是否有≥2 名评价员独立筛选资料,再核实一致性以避免选择偏倚。

(7) 提取资料时是否全面提取了文献的结果数据? 对每篇纳入文献中的数据要全面提取,包括研究对象总数、退出或脱失的人数、不良反应人数、对照组与试验组各组人数、不良反应种类及严重程度等。缺失信息是否经过补充处理? 如果资料或数据不全是否与作者进行联系进行补充? 很多原始文献并不是把所有相关研究的信息都报道了,如具体随机方法、失访处理情况等,这些无疑影响了系统评价的真实性和结果的可信度。

(8) 进行 Meta 分析的各研究间是否具有同质性? 建议具有同质性的研究进行 Meta 分析,若纳入研究具

有异质性,是否分析了异质性的产生原因,并作亚组分析或敏感性分析?

(9)系统评价/Meta 分析纳入的原始研究质量如何?因系统评价/Meta 分析的质量高低依赖于纳入原始文献的质量,若纳入 RCT 研究并非真正的随机化研究,或研究有缺陷,则系统评价的结果也会受到影响。对纳入研究的方法学质量可以采用 Cochrane 偏倚风险评估工具。Cochrane 偏倚风险评价工具从选择偏倚、实施偏倚、测量偏倚、随访偏倚、报告偏倚和其他偏倚 6 个方面进行偏倚风险评价,对每个条目采用低偏倚风险、偏倚风险不确定和高度偏倚风险来判断,见表 6-2。Cochrane 偏倚风险评估工具是 Cochrane 协作网的方法学家、编辑和系统评价员的共识,也是 Cochrane 手册所推荐的偏倚风险评估工具,其结构清晰、方便易用。

Gluud 等纳入 19 项临床试验的 Meta 分析最后列出了每个临床试验的特征,也可以用 Cochrane 偏倚风险评估工具评价每一个试验,见表 6-3。

表 6-2 Cochrane 偏倚风险评估工具中偏倚风险的评估准则

偏倚类型	偏倚风险评估等级		
	低风险偏倚	高风险偏倚	不清楚
选择偏倚			
随机序列的产生	研究者在随机序列产生的过程中有随机化内容的描述,例如:随机数字表,电脑随机数生成器,硬币法,密封的卡片或信封,抽签,最小化	研究者在随机序列产生过程中有非随机内容的描述,例如随机数的产生:通过奇偶数或出生日期,入院日期,医院或诊所的记录号。或者直接用非随机分类法对受试者分类,如依据如下因素分组:医生的判断,患者的表现,实验室或一系列的检测,干预的可行性	无充足的信息判定为以上两种等级
分配隐藏	因为使用了以下或等同的方法,受试者和研究者无法预测分配结果:中央随机,不透明密封信封	受试者和研究者有可能预测分配结果,如以下分配方式:开放的随机分配清单,分配信封无保护(非密封,透明,不是随机序列),交替或者循环,出生日期,病历号,其他任何明确的非隐藏程序	无充足的信息判定为以上两种等级
实施偏倚			
研究者和实施者设盲	无盲法或不完全盲法。但作者判定结局不太可能受盲法缺失的影响;对受试者、主要的研究人员设盲,且不太可能破盲	盲法或者不完全盲法,但结局可能受盲法缺失的影响;对受试者和负责招募的研究者设盲,但有可能破盲,且结局可能受盲法缺失的影响	无充足的信息判定为以上两种等级;未提及
测量偏倚			
研究结局盲法评价	未对结局进行盲法评价,但作者判定结局不太可能受盲法缺失的影响;保证了结局的盲法评价,且不太可能破盲	未对结局进行盲法评价,但作者判定结局可能受盲法缺失的影响;进行结局的盲法评价,但可能已经破盲,且结局的测量可能受盲法缺失的影响	无充足的信息判定为以上两种等级;未提及
随访偏倚			
结果数据的完整性	结局无缺失数据,结局指标缺失的原因不太可能与结局的真值相关;缺失的结局指标在组间平衡,且原因类似;二分类结局指标的缺失比例同观察到的事件的风险不足以确定其对干预效应的估计有临床相关的影响;对于连续结局指标,缺失结局的效应大小不足以确定其对观察到的效应大小有临床相关的影响;缺失数据用合适的方法作了填补	结局指标缺失的原因可能与结局的真值相关,且缺失数量或原因在组间不一致;对二分类结局指标的缺失比例同观察到的事件的风险足以确定其对干预效应的估计有临床相关的影响,对于连续结局指标,缺失结局的效应大小足以对观察到的效应引入临床相关的偏倚;当有大量干预违背随机分配时,应用"当作治疗"策略来分析;缺失数据用了不适合的填补方法	报告里对随访或排除的信息不足以判定为以上两种等级;未提及

续表

偏倚类型	偏倚风险评估等级		
	低风险偏倚	高风险偏倚	不清楚
报告偏倚	可获得研究方案,所有关注的预先申明的结局都已报告;研究方案不可得,但发表的报告包括了所有期望的结果,包括那些预先申明的	并非所有预先申明的主要结局都已报告;一个或多个主要结局指标使用了未事先申明的测量指标,方法或子数据集。一个或多个主要结局指标未事先申明,研究者关注的一个或多个主要结局指标报告不完全,无法纳入Meta分析;研究报告为报告期望的主要结局	无充足的信息判定为以上两种等级
其他	没有明显的其他偏倚	存在着与特定的研究设计相关的潜在偏倚,有作假,其他问题	无足够的信息评价是否存在重要的偏倚风险;无充分的理由或证据表明现有的问题会引入偏倚

表 6-3　应用 Cochrane 偏倚风险评估工具评价 Meta 分析中纳入的 3 个临床试验

	Gluud 纳入 Meta 分析的其中 3 个临床试验					
	Jutabha 2005	Cochrane偏倚风险评估	Lay 2006	Cochrane偏倚风险评估	Lo 2004	Cochrane偏倚风险评估
随机序列的产生	随机数字,交换模块	低风险	未报告	不清楚	随机数表	低风险
分配隐藏	不透明的密封信封	低风险	不透明的密封信封	低风险	不透明的密封信封	低风险
研究者和实施者设盲	描述了单盲,具体不清楚	不清楚	未报告	不清楚	未报告	不清楚
测量偏倚	所有的患者都纳入了 ITT 分析	低风险	未采用 ITT 分析	高风险	所有的患者都纳入了 ITT 分析	低风险
随访偏倚	未报告	不清楚	5 个患者失访且数据未纳入分析	高风险	未报告	不清楚
报告偏倚	发表的报告包括了所有期望的结果	低风险	发表的报告包括了所有期望的结果	低风险	发表的报告包括了所有期望的结果	低风险
其他	无足够的信息评价是否存在重要的偏倚风险	不清楚	无足够的信息评价是否存在重要的偏倚风险	不清楚	无足够的信息评价是否存在重要的偏倚风险	不清楚

　　(10) 是否进行成本-效益分析? 在系统评价/Meta 分析中增加成本-效益分析,可更好地指导临床决策,有助于在临床使用研究结果时减少浪费,同时使不同经济能力的患者有更好的选择。

(二) 小结

　　总之,高质量的系统评价/Meta 分析应具备的几大要素是:①全面检索文献;②有明确的纳入排除标准;③对每个纳入文献严格进行质量评价并得到较高

的结果;④各纳入文献之间同质性好,可合并分析;⑤结果有意义即效果的幅度和精确性较好。1999 年加拿大渥太华学者 David Moher 牵头制定一套评价随机对照试验 Meta 分析的指南,称为"QUOROM(quality of reports of Meta-analysis)",列举了 18 项评价标准,如:是否有流程图、指出缺失资料的处理、敏感性分析、亚组分析等。2005 年,专家学者们再次修订和扩展QUOROM,最终将 QUOROM 更名为 PRISMA,并在

PLoS 上发表了 PRISMA 声明 (Preferred reporting items for systematic reviews and meta-analyses: the PRISMA statement) 及其说明文件。

三、如何评价治疗性研究证据质量

(一) 证据的分级

尽管 RCT 研究及包含 RCT 研究的系统评价或 Meta 分析被认为是治疗性研究证据中最有价值的来源，但其他种类的循证医学证据也应用频繁。即使是 RCT 研究，若研究中存在严重或非常严重的缺点，证据强度会降低 1~2 级。而即使是观察性研究，若存在较强或非常强关联的直接证据，则证据的强度会升高 1~2 级，这对指导临床实践有非常重要的作用。

查找文献时除对单一研究按照前述的真实性、有效性和实用性等进行评价外，对实践指南或系统评价/Meta 分析中提到的研究证据的质量等级和推荐意见的强度都需要进行综合衡量。例如，2016 年 1 月中华医学会肝病学分会、中华医学会消化病学分会、中华医学会消化内镜学分会发表的《肝硬化门静脉高压食管胃静脉曲张出血的防治指南》中对指南中的证据等级分为 A、B、C 3 级，推荐等级分为 1 级和 2 级两个级别，见表 6-4。其中，推荐意见 6：①轻度食管静脉曲张若为 Child-Pugh B、C 级或红色征阳性，推荐使用非选择性 β-受体阻滞剂预防首次静脉曲张出血（证据等级 B，推荐等级 1）。②出血风险不大时，不推荐使用非选择性 β-受体阻滞剂（证据等级 B，推荐等级 2）。③对轻度食管静脉曲张未使用非选择性 β-受体阻滞剂者，应定期复查胃镜（证据等级 B，推荐等级 1）。推荐意见 7：①中、重度食管静脉曲张、出血风险较大者（Child-Pugh B、C 级或红色征阳性），推荐使用非选择性 β-受体阻滞剂或 EVL 预防首次静脉曲张出血（证据等级 A，推荐等级 1）。②出血风险不大者．首选非选择性 β-受体阻滞剂，③对非选择性 β-受体阻滞剂有禁忌证、不耐受或依从性差者可选 EVL（证据等级 B，推荐等级 2）。

2004 年，GRADE 工作组正式推出 GRADE 系统，正式明确定义了证据质量和推荐强度，清楚评价了不同治疗方案的重要性，对不同级别证据的升降级有明确、综合的标准。GRADE 的内容详见第 3 章"证据的分类、分级与应用"。

(二) 快速评估

在临床应用中可针对研究要素对检获文献进行快速评估，如评估 RCT 用 RAM 模式检查。R（randomization）检查分组是否随机，是否随机隐藏，有无代表性。除干预外，两组其他治疗是否均等。A（ascertainment）确定追踪患者的依从性，是否分析了全部患者，是否采用 ITT 分析。M（measurement）治疗分组是否

设盲（盲法），测量方法是否标准化，评估指标是否客观。如果以上回答均为肯定的就是科学性强的 RCT。

表 6-4　推荐意见的证据等级和推荐等级

分级	阐　述
证据等级	
A（高质量）	进一步研究不大可能改变该疗效评估结果的可信度
B（中等质量）	进一步研究有可能影响该疗效评估结果的可信度，且可能改变该评估结果
C（低质量）	进一步研究很有可能影响该疗效评估结果的可信度，且很可能改变该评估结果
推荐等级	
1 级（强推荐）	明确显示干预措施利大于弊或者弊大于利
2 级（弱推荐）	利弊不确定或无论质量高低的证据均显示利弊相当

原文出处：中华医学会肝病学分会．肝硬化门静脉高压食管胃静脉曲张出血的防治指南．临床肝胆病杂志，2016，55(2)：57-72

对治疗研究中最常采用的随机对照研究（RCT）设计，除前文中提到的 Cochrane 偏倚风险评价工具评价其偏倚风险，为了提高 RCT 的报告质量，减少不恰当的报告及试验设计使治疗措施的效果产生的偏倚，方法学家和杂志编辑们共同制定了临床试验报告的统一规范（CONSORT）声明以提高 RCT 报告质量。CONSORT 声明由清单和流程图组成，作者可用于报告 RCT。许多优秀期刊和重要国际性编辑组织已经采用 CONSORT 声明。2010 年新版 CONSORT 声明（BMJ2010；340：c332．/J Clin Epi2010；63：834-40．/Ann Int Med2010；152.）为作者提高临床试验报告质量提供指南使得评价和解释 RCT 结果更方便，更多的具体描述和指导可以通过网站 http://www.consort-statement.org/获取。

综上所述，回到本节开头所举的例子，主治医师应该怎样评价他所查阅到的有关静脉曲张出血一级预防的治疗证据呢？比如 Tripathi 等比较卡维地洛和 EVL 在食道静脉曲张一级预防的治疗效果（Randomized controlled trial of carvedilol versus variceal band ligation for the prevention of the first variceal bleed. Hepatology. 2009；50：825-833），可通过以下 3 个问题来衡量：

（1）Are the results of this therapy article valid? 治疗文献中所有的结果可信吗？

答：是的。研究结果来源于设计良好的 RCT，且失

访率低(<10%),有 ITT 分析,随访时间足够长(>24个月)。

——评价其研究方法

(2) Are the valid results of this therapy study important? 治疗文献中的可信结果是不是重要(有意义)?

答:是的。ITT 分析结果,卡维地洛组 6、12 和 24 个月首次静脉曲张出血率分别为 2.6%、7.8%、9.1%,EVL 组分别为 10.7%、17.3%、18.7%。计算 RRR 分别为 75.6%、55.0%、51.3%,ARR 分别为 8.1%、9.5%、9.6%,NNT 分别为 12、10、10,提示卡维地洛治疗组可更有效地降低静脉曲张破裂出血率(两组的出血率分别为 10% VS 23%,P=0.04),但在总的死亡率、出血相关死亡率方面无明显差异。

——评价其研究结果

(3) Can we apply this valid,important evidence about this therapy in caring for our patient? 我们是否能把治疗文献中真实可靠、重要的证据应用于自己的患者?

答:是的,但是尚需检索其他治疗研究的证据进一步比较。Tripathi 这项研究中无 HVPG 监测结果,研究设计是单盲,且 73% 的患者是酒精性肝硬化,本节举例中的患者是乙肝肝硬化,预后通常较酒精性肝硬化的更差,需要检索在乙肝肝硬化的患者中卡维地洛预防静脉曲张首次出血的效果的治疗证据来进一步支持主治医师的决策。

——评价如何应用治疗研究

第四节　治疗性证据的应用和后效评价

确认文献中的治疗措施的确有效后,能否应用上述结果取决于:①我们的患者是否与文献报告的人群相似;②提供干预措施的可能性是我们选择的前提;③必须考虑治疗的利弊,包括治疗费用、患者选择。权衡利弊,最终仍需患者为自己的治疗做出选择。但前提是:临床医生应用循证医学方法和证据,如实地告诉患者疾病的诊断,目前的状态,处理与不处理的利弊,处理的方法及各自的优缺点,可能的益处与风险及经济负担。

以前述的这位"乙肝肝硬化合并中等量腹水,无消化道出血病史的重度食道静脉曲张"患者的治疗方案为例,来了解他的主治医师在对所查阅到的有关食道静脉曲张出血的一级预防治疗性研究证据评估后,如何进行决策。

根据病史,患者的食道静脉曲张为重度,肝功能分

级为 Child-Pugh C 级,因此根据检索的文献结果:重度食管静脉曲张、出血风险较大者(Child-Pugh B、C 级或红色征阳性),推荐使用非选择性 β 受体阻滞剂预防首次静脉曲张出血(证据等级 B,推荐等级 1)。

非选择性 β-受体阻滞剂普萘洛尔既往是降低门静脉压力的首选药物,但其治疗效果并不理想。研究表明仅 30%~40% 长期应用普萘洛尔的患者肝静脉压力梯度(hepatic venous pressure gradient,HVPG)能降低 20% 以上或降到 12mmHg 以下,且临床上约 15%~20% 的患者因头晕、乏力等禁忌证不能使用普萘洛尔。通过检索 UpToDate 网站等得知:卡维地洛是新型非选择性 β-受体阻滞剂,有明显降低门静脉高压作用,且降低血压、心率作用较为缓和、安全,短期应用卡维地洛降低肝硬化患者 HVPG 的效果优于普萘洛尔,进一步检索卡维地洛在肝硬化门静脉高压食管胃静脉曲张出血的一级预防治疗证据,评估 Tripathi 的随机对照研究后认为此项研究的结果可以用于该患者:

(1) 本患者符合该研究的纳入、排除标准,因而此研究结果可用于该患者。

(2) 该研究所用的药物卡维地洛目前已在国内正式上市,服用方便,且价格并不昂贵,患者可以负担。

(3) 在比较卡维地洛和 EVL 治疗对该患者的利弊时,结合其他文献发现:非选择性 β 受体阻滞通过降低心输出量、收缩内脏血管发挥降低门静脉压力的作用;同时可减少细菌易位,减少腹水、自发性细菌性腹膜炎的发生。Child B/C 级患者长期服用卡维地洛后,HVPG 降低更显著;但血浆容量和体重却较普萘洛尔明显增加,故在用卡维地洛治疗过程中应密切监测患者体重和水肿情况,及时调整利尿剂剂量,特别对于失代偿期肝硬化或肾功能损害的患者更应谨慎应用。EVL 和非选择性 β 非受体阻滞剂两者的一级预防效果,在消化道出血率、病死率、出血相关病死率等方面差异无统计学意义。但在 EVL 组有极少数患者因套扎处溃疡而致致命性出血。且该患者的 HVPG 较高,EVL 的治疗效果可能不佳。

综合考虑后,主治医师决定以口服卡维地洛作为该患者食道静脉曲张出血的一级预防治疗方案。与患者充分沟通,告知若其不能耐受卡维地洛的副反应,则可以考虑接受 EVL 治疗。

对治疗决策的后效评价,需要临床医师定期随访治疗效果,并评估和报告治疗的副反应和不良事件。例如患者长期口服卡维地洛是否出现低血压、水肿加重;恶心、呕吐等副反应;出现的时间和频率;能否缓解等。若无不能耐受的副反应,则评估药物治疗后 HVPG 是否下降至 12mmHg 以下或较基线下降 20%,何时发生第一次静脉曲张出血,程度如何,是否

致命等。

（陈世耀　张宁萍）

参 考 文 献

1. 许良智. 治疗性研究的质量判别. 中华医学信息导报,2011,26(10):16-17

2. Jadad AR,Moore RA,Carroll D,et al,McQuay HJ. Asse-ssing the quality of reports of randomized clin-ical trials:is blinding necessa-ry? Control Clin Trials,1996,17:1-12

3. Clark H D,Wells G A,Huët C,et al. Assessing the quality of randomized trials:reliability of the Jadad scale. Controlled Clinical Trials,1999,20(5):448-452

4. Clark H,Wells G,Huët C,et al. Assessing the Quality of Randomized Trials. Controlled Clinical Trials,1999,20:448-452

5. Olivo S A,Macedo L G,Gadotti I C,et al. Scales to assess the quality of randomized controlled trials:a systematic review. Physical Therapy,2008,88(2):156

6. Czoski-Murray C,Jones M L,Mccabe C,et al. Systematic review of clinical effectiveness:quality assessment of randomised controlled trial. 2012

7. Moher D,Cook D J,Eastwood S,et al. Improving the quality of reports of meta-analyses of randomised controlled trials:the QUOROM statement. QUOROM Group. British Journal of Surgery,1999,87(11):1448-1454

8. Moher,David et al. Improving the quality of reports of meta-analyses of randomised controlled trials:the QUOROM statement. The Lancet,354(9193),1896-1900

9. 孙嫱,沈颖. 临床研究证据的质量评价——以小儿肾脏疾病的治疗为例. 中华儿科杂志,2010,48(11):810-813

10. 陈进,王家良,李静,等. 临床防治性研究结果的评价方法. 华西医学,2000,15(2):150-151

11. 陈进,王家良,李静. 治疗性研究结果的严格评价. 华西医学,2000,15(4):404-405

12. 陈世耀,王吉耀. 治疗性研究证据的循证医学评价和应用. 中华腹部疾病杂志,2004(11):846-848

13. Pagliaro L,D'Amico G,Sörensen T I,et al. Prevention of first bleeding in cirrhosis. A meta-analysis of randomized trials of non-surgical treatment. Annals of Internal Medicine,1992,117(1):59-70

14. Gluud L L,Krag A. Banding ligation versus beta-blockers for primary prevention in oesophageal varices in adults. Cochrane Database of Systematic Reviews,2012,8(8):CD004544

15. Tripathi D,Ferguson JW,Kochar N,Leithead JA,Therapondos G,McAvoy NC,et al. Randomized controlled trial of carvedilol versus variceal band ligation for the prevention of the first variceal bleed. Hepatology. 2009;50:825-833

16. 王吉耀. 循证医学与临床实践(第三版). 科学出版社,2012

17. 中华医学会肝病学分会. 肝硬化门静脉高压食管胃静脉曲张出血的防治指南. 临床肝胆病杂志,2016,55(2):57-72

第 7 章　危害证据的评价与应用

在临床实践中,有针对性地了解疾病的病因、诊断、治疗和预后非常重要。如面对一个主诉为"近 3 个月经常口渴、排尿增多"的 2 型糖尿病患者,临床医生经常需思考的临床问题有:①该患者目前不适的诊断是什么? 糖尿病病情加重或其他? ②不适的原因是什么? 血糖控制不佳或其他? ③如何有效地进行防治? 干预措施的获益和危害如何?

任何医疗干预措施在给患者带来获益的同时也可能带来一定危害。为了向患者提供安全的治疗措施,临床医生需要严格评价医疗干预措施可能导致的危害,并须借助已有的医学研究文献,结合自己的临床技能,评判医疗干预措施用于患者是否安全。但此时临床医生可能会面对以下挑战:①危害的研究证据有哪些? ②应该选用哪些证据评价干预措施的危害? ③如何寻找这些危害证据? ④如何评价危害证据? ⑤如何将这些证据应用到个体患者?

本章将针对以上问题,介绍危害证据的选择、评价及在临床中实际运用的方法和步骤。

第一节　基 本 概 念

一、危害相关概念

危害(harm)是指在使用药物或其他医疗干预措施(如手术、器械等)的过程中或使用后出现的有害或不希望发生的不良作用(adverse effects),但不一定由干预措施引起,是一个与获益(benefit)相对应的概念。

任何干预措施都可能引起严重程度不等的危害。药物危害是最常见的医疗干预导致的危害之一。引起药物危害的因素包括药物本身的原因和人为的原因。药物自身原因导致的危害通常被称为药物不良反应(adverse drug reaction,ADR)。WHO 国际药物监测合作中心定义:ADR 是正常剂量的药物用于预防、诊断、治疗疾病或调节生理机能时出现的有害和不希望发生的反应。该定义排除故意或意外过量用药及用药不当引起的反应。人为原因导致的药物危害问题包括用药

差错(medication error)、不合理用药等。用药差错是指未正确使用药物引起或可能引起的不良后果。

在危害范畴中还涉及一些其他术语,如不良事件(adverse event,AE)、药物不良事件(adverse drug event,ADE),但这些术语与 ADR 有本质上的差异。AE 是指使用药物或其他医疗干预的过程中或使用后出现的不良临床事件,不一定与该干预有因果关系;ADE 专门用于描述药物治疗过程中出现的不良临床事件,也不一定与该药有因果关系。

综上可知,不良反应与所用干预措施存在确定的因果关系,不良事件不一定与所用干预存在因果关系。当一种不良事件经评价,有理由与所研究的干预措施有关,则称为不良反应。不良反应和不良事件都会对患者产生危害;而用药差错可能引起危害,也可能不会引起危害。

对危害临床医生通常最关心 3 个问题:①医疗干预是否导致相关危害;②发生率多高;③有多严重。一般而言,大多数医疗干预措施的危害发生率通常较低,严重危害的发生率更低。越严重的危害在患者中的发生率越低;轻微危害发生率可能相对较高。

二、评价危害的证据类型和特点

评价危害的研究证据种类较多,通常可分为试验性和观察性研究及对所有相关证据进行系统全面合成的系统评价。

(一) 试验性研究

试验性研究证据通常以随机对照试验(randomized controlled trial,RCT)为主。危害在 RCT 中一般作为次要研究目的进行研究。因 RCT 采用随机分组,尽量避免了混杂因素的影响,更可能得到真实的结果。但也因 RCT 中研究对象挑选通常比较严格,药物危害的暴露和实际人群可能有差异。加之危害发生率低、观察时间较短,单个 RCT 对危害的分析效能通常较低。因此,单个 RCT 多数情况下常作为危害评价的辅助证据。如单个 RCT 很难提供有关磺脲类药物是否增加 2

型糖尿病患者心血管事件风险的确定性证据。单个RCT 仅在极少情况下可能作为评价低发生率危害的主要依据，但这通常需要很大样本量和很长观察时间，对绝大多数医疗干预可行性低，且可能受伦理限制。

非随机对照试验（non-randomizedcontrolled trial）是另一种较常见的试验性研究，它与 RCT 的区别主要在于：①未对受试者进行随机化分组；②最终研究结果可能在一定程度上受混杂因素影响。用非随机对照试验评价危害不仅具有 RCT 的局限，还会因为未实施随机增加混杂因素的影响。通过分析（如 logistic、Cox 回归分析）有可能减少已知混杂因素的影响，但无法调整未知混杂因素的影响。

（二）观察性研究

多数情况下观察性研究是评价药物和其他医疗干预措施危害最主要和最可行的研究方法，尤其是长期、发生率较低的危害。观察性研究还可为评价实际情况下的药物和医疗干预的危害提供证据。

1. 队列研究（cohort study）　前瞻性队列研究是评价药物和医疗干预长期危害较好的研究设计。因其可完整、准确、全面地收集患者基线、干预措施的使用和随访信息，为评价医疗干预的长期危害提供了可能。尤其是大样本前瞻性队列研究可为评价发生率较低的长期危害提供重要证据。如前瞻性队列研究可能是评价磺脲类药物是否增加心血管事件风险较好的研究证据。但因其不能像 RCT 那样随机分配医疗干预措施的使用，也无法对医疗服务提供者和患者实施盲法，导致混杂产生，影响结果的真实性。如何控制和调整混杂因素的影响是前瞻性队列研究评价危害的重要考虑。

利用已有临床实践的患者数据库建立回顾性的患者队列，形成回顾性队列评价危害是另一个常用研究设计。优点是能快速、高效获取患者数据，分析干预措施的危害，使快速得到结果成为可能；也可为分析低发生率的长期危害提供重要证据。但这些研究通常因数据不完整、发生的事件无法确认、混杂因素收集和处理困难，影响研究结果的真实性。

2. 病例对照研究（case-control study）　病例对照研究是一种回顾性研究，研究时间短，节省研究资源，可较容易同时探索多种暴露因素（包括医疗干预措施）和不良结局间可能的关系，是评价危害的重要证据，尤其对评价罕见或潜伏期很长的危害有明显优势，可能是评价胰高血糖素样肽-1（glucagon-like peptide-1，GLP-1）受体激动剂类药物是否增加急性胰腺炎（发生率非常低）风险的较好研究证据。

但病例对照研究评价危害时也有局限。如在人群中使用率很低的药物可能不适用。"对照"（即未发生不良结局的人群）选择不合理可导致更多混杂因素；在获取既往信息（如药物使用量、使用时间等）时，由于无法准确回忆这些重要信息，可能导致评价结果偏倚。此外，病例对照研究的分析和数据处理相对复杂，对混杂因素的调整可能有限。

3. 其他观察性研究　其他可用于危害评价的研究包括横断面研究（cross-sectional study）、病例系列（case series）和病例报告（case report）。横断面研究只是研究某一时点或相当短的时间某一人群的疾病发生情况。由于不能观察药物使用与不良结局的时间关系，难以判断不良结局是否由药物使用导致。同时也存在其他观察性研究的不足，如对混杂的调整和控制有限。故较少用于危害评价，但可为发现危害、建立研究假设提供线索。

病例系列和病例报告一般是基于过去的临床资料对已发生的单个或系列的事件（如 2 型糖尿病人使用磺脲类药物并出现心血管事件）进行描述性的归纳、分析。受本身局限，这类研究也可为发现危害提供基础依据，尤对极严重、罕见的不良事件，可提供有价值的证据，如沙利度胺（反应停）导致新生儿海豹肢畸形。但因缺乏对照，且多为回顾性研究，在结果测量与评价中都不能控制偏倚和混杂因素对结果的影响。因此一般只是提供有价值的线索，临床实践中通常不会用这类研究作为评价危害的主要证据。

（三）针对危害的系统评价/Meta 分析

系统评价/Meta 分析为综合获取和全面、严格评价干预措施的危害提供了手段，是评价危害最全面的研究。危害研究证据若能检索到合乎标准的系统评价/Meta 分析无疑是最好的选择。尤其当危害发生率较低时，系统评价/Meta 分析非常有用，因其可通过系统检索找出此前所有相关研究，形成足够大的样本量。但系统评价结果受纳入原始研究质量的影响，如纳入研究质量差，制作规范的系统评价仍是高质量证据，但证据强度较低。危害的特殊性决定其系统评价/Meta分析通常不仅纳入 RCT，还要纳入队列研究、病例对照研究等观察性研究。

三、危害证据的选择

医疗干预措施的危害通常存在多种类型研究证据。由繁忙的临床医生收集所有研究证据，再逐一评价并非最佳方案（创证用证）。选择最合适的证据用于临床实践是更明智的循证实践方法（查证用证）。

影响危害证据选择的主要因素包括危害发生率、现有医疗干预在临床使用和研究中的成熟度、证据的真实性、结果精确程度等。危害发生率的高低会影响不同研究设计证据的适用性：①若危害发生率较高，则

RCT、队列研究均可观察到该危害；②若危害发生率较低（如＜5％），RCT因样本量小、观察时间短，很难有效观察到该危害，宜选择队列研究证据；若该危害为罕见事件（如发生率＜0.1％），则应选择病例对照研究证据。若一项干预措施在临床中使用比较广泛，相关临床研究也较成熟，则其危害的高质量证据很可能也较多，如高质量系统评价、大样本RCT、队列研究等。反之，临床成熟度不高的干预措施其危害证据很可能较少、质量不高。

RCT中危害一般是次要观察指标；同时受RCT观察时间和样本量限制，单个RCT的结果很难成为评价危害的主要证据。但RCT可在以下情况作为重要的危害证据：以相关危害作为主要评价指标，且样本量大、观察时间足够（如专门评价降糖药物用于2型糖尿病是否降心血管死亡的跨国RCT）。

第二节　提出问题

在临床实践过程中，临床医护人员常遇到各种用药安全问题，举例如下。

临床病案

男性，58岁，身高1.70米，体重74公斤。空腹血糖7.2mmol/L，糖化血红蛋白（HbA1c）7.7％，BMI 25.6kg/m²，血压135/80mmHg，低密度脂蛋白胆固醇（LDL-C）2.36mmol/L，甘油三酯1.62mmol/L。无糖尿病家族史，无心血管疾病史。

患2型糖尿病5年，单用二甲双胍血糖控制不佳，打算启用二肽基肽酶-4（dipeptidyl peptidase-4，DPP-4）抑制剂作为二线药物。但患者担心DPP-4抑制剂有可能增加胰腺炎、心衰，甚至是死亡风险。

一、初始临床问题

糖尿病是一组由遗传和环境等多种病因引起以慢性高血糖为特征的代谢性疾病群，分为1型糖尿病、2型糖尿病、妊娠糖尿病和其他特殊类型糖尿病，2型糖尿病占糖尿病患者的90％以上。二甲双胍是治疗2型糖尿病的一线药物，当单用二甲双胍血糖控制不佳时，可联用DPP-4抑制剂、GLP-1受体激动剂、α糖苷酶抑制剂、磺脲类药物等二线降糖药物。DPP-4抑制剂可有效降低血糖，不增加体重，且低血糖发生率比较低，但有研究提示这类药物可能增加患者的胰腺炎、心衰和全因死亡风险。患者担心联用DPP-4抑制剂后是否会发生上述不良事件？

二、转换成可回答的临床问题

为了便于快速检索到与临床问题密切相关的证据，通常需根据PICO原则分解临床问题：

人群/患者（patient，P）：2型糖尿病；

干预措施（intervention，I）或暴露（exposure，E）：使用二甲双胍＋DPP-4抑制剂；

对照（comparison，C）或非暴露（non-exposure，NE）：使用二甲双胍＋其他降糖药物（非DPP-4抑制剂）；

结局指标（outcome，O）：胰腺炎、心衰和全因死亡。

由此将患者提出的问题转化为可以回答的临床问题：对单用二甲双胍血糖控制不佳的2型糖尿病患者，联用DPP-4抑制剂是否增加胰腺炎、心衰和死亡风险？

第三节　检索相关研究证据

一、选择数据库

临床医生在选择数据库时应考虑临床问题的类型、数据库的覆盖内容、易用性、可及性等，在使用数据库时不断比较，逐渐发现适合自己需要的数据库。对于危害证据，应首选循证知识库，次选非Summaries类数据库（详见本书第27章）。

（一）首选循证知识库

循证解决临床问题，查证用证首选循证知识库（即Summaries类数据库，如循证临床实践指南、UptoDate、Clinical Evidence等），但循证知识库覆盖面小（主题面窄），且费用较高。

（二）次选非Summaries类数据库

若单位未购买循证知识库或在循证知识库中未检索到相关证据时，可选择证据范围更全面的非Summaries数据库（如PubMed等）。

二、确定检索词

根据上述PICO要素转化后的问题确定关键词包括：2型糖尿病（type 2 diabetes）、二甲双胍（metformin）、DPP-4抑制剂（dipeptidyl peptidase-4 inhibitor）、胰腺炎（pancreatitis）、心衰（heartfailure）、死亡率（mortality）等，检索时注意同义词的替换使用。

三、检索相关数据库

（一）检索循证知识库

首先以"dipeptidyl peptidase-4 inhibitor"检索UpToDate，检索结果专题列表中的第1个专题是"肽基肽酶4抑制剂治疗2型糖尿病"（2017年10月19日更新）。循证知识库中的专题文章篇幅通常较长，可采用Ctrl＋F或查找关键词或左侧导航栏速定位到自己关注的内容。左侧导航栏显示不良反应包括"免疫功能、胰腺、肝功能、皮肤、肌肉骨骼"，最后定位到"胰腺"。

在该小节中,作者基于 1 个纳入随机和非随机研究的系统评价(2014 年发表)、1 个纳入 RCT 的系统评价(2014 年发表)、2 个回顾性队列研究(分别发表于 2010 年和 2014 年)和 2 个病例对照研究(分别发表于 2013 年和 2015 年)的事后分析指出:目前的数据不足以阐明急性胰腺炎与 DPP-4 抑制剂是否存在因果关系。患者持续存在严重腹痛(伴或不伴恶心)时应考虑胰腺炎的可能,且应停用 DPP-4 抑制剂。若确诊为胰腺炎,则不应重新开始使用 DPP-4 抑制剂。有胰腺炎病史的患者不应使用 DPP-4 抑制剂。

采用导航栏定位到"心血管作用"这一小节,作者基于 1 个纳入 RCT 的系统评价(2014 年发表)、1 个纳入随机和非随机研究的系统评价(2016 年发表)、2 个 RCT(均为 2015 年发表)和 1 个回顾性队列研究(2015 年发表)的事后分析给出总结与推荐:虽然短期使用 DPP-4 抑制剂与另一种口服药物似乎不会增加不良冠状动脉性心脏病结局的风险,但某些 DPP-4 抑制剂可能会增加心衰风险(专题中纳入的研究显示沙格列汀可能会增加心衰风险)。该专题未包含全因死亡,需再检索非 Summaries 类数据库获取证据。

(二) 检索非 Summaries 类数据库

当无法检索循证知识库或循证知识库未检索到相关证据,再选择检索非 Summaries 类数据库。以 PubMed 中的 Clinical Queries 工具为例介绍检索过程。

证据应用者应尽量选择少而准确的检索词进行检索,以提高检索的准确度。制定检索策略时可考虑将研究对象(P)和干预措施/暴露(I/E)作为关键词,用"AND"结合起来检索。实际操作中可根据检出文献数量来判断检索的敏感度与特异度,若文献太多,可以加上研究设计(study design,S)、结局指标(O)进行限定检索。

针对上述临床病案中的问题,可采用"type 2 diabetes AND metformin AND dipeptidyl peptidase-4 inhibitor"进行检索,但考虑到因 DPP-4 抑制剂与二甲双胍联用的文献相对较少,故未加用"metformin"进行检索。采用检索式"type 2 diabetes AND dipeptidyl peptidase-4 inhibitor"进行检索,左侧"Clinical Study Categories"中的"Category"选择"Therapy","Scope"可根据搜索结果的数量选择。若检索结果较少,可选择"Board"以扩大检索范围;若检索结果过多,可选择"Narrow"缩小检索范围。本例选择"Narrow",共检出 251 篇文献。因检出结果太多,尝试进一步加上结局指标(胰腺炎、心衰和死亡)进行限定检索,采用检索式"type 2 diabetes AND dipeptidyl peptidase-4 inhibitor AND (pancreatitis OR heart failure OR mortality)"共检出 104 篇原始研究及 23 篇系统评价。

对于以上检出文献,应先按照证据论证强度优先选择证据级别高的文献,即先筛选系统评价,再筛选原始研究。通过阅读摘要和全文,选择与临床病案中患者疾病、干预和结局指标相似的研究,筛选出可适用于临床病案中患者的研究。经筛选最后找到 12 篇系统评价和 39 篇原始研究与本病案问题相关。

第四节　危害证据的评价

循证知识库中检出的证据虽经过专家筛选和评价,但在使用这些证据时,还需考虑作者的资质、专题更新的时间、其结论基于的证据质量和证据更新时间,综合判断其证据质量后再用于临床实践中。

在非 Summaries 数据库中检出的系统评价和原始研究结论不能作为证据直接应用于个体患者,临床医生还需评价以下三方面:①危害研究结果是否真实?②使用医疗干预在多大程度上增加危害的风险?③这些危害研究结果是否适用于特定患者?

最佳证据是专门针对危害的系统评价,但真正满足此条件的系统评价不多。多数情况下,单独报告危害的队列研究和病例对照研究是主要研究证据。此外,对危害系统评价的理解也需要对队列研究和病例对照研究有清楚的理解。本节将主要介绍这两种设计的评价和运用,临床工作者可借鉴以用于危害的系统评价中。本节主要以上述 PubMed 检索结果中的 Chang 2015 和 Giorda 2015 研究为例,展示原始研究证据的评价过程。

原始研究证据篇幅常较长,繁忙的临床医生要在短时间内对证据进行快速判断,需对原始研究进行结构式总结,要点包括:①研究设计(design);②研究场所(setting);③研究对象(patients/participants);④暴露/非暴露因素(exposure/non-exposure);⑤结局指标(outcomes);⑥主要结果(main results)。表 7-1 和表 7-2 是按上述 6 个要点对 Chang 2015 和 Giorda 2015 全文进行的结构式总结。

一、危害证据的真实性评价

危害研究的真实性通常指研究是否准确地评价了药物和其他医疗干预可能导致的危害,即研究的估计值与真实值是否一致。队列研究和病例对照研究设计虽是评价危害的主要证据,但这些观察性研究存在重要局限,有可能导致研究结果与真实值不一致。因此,临床工作者首先需要评价研究结果的真实性。

(一) 队列研究

对队列研究主要考虑除关注的暴露因素(此处通常为医疗干预措施)不同之外,暴露组和非暴露组在研

表 7-1　Chang 2015 研究全文结构式总结

要点	主 要 信 息
研究设计	回顾性队列研究,数据来自台湾地区全民健保研究数据库
研究场所	台湾
研究对象	2009.1.1—2011.12.31 期间来自该数据库的 150 383 例≥18 岁 2 型糖尿病患者,平均 59.6 岁
暴露/非暴露因素	暴露因素为 DPP-4 抑制剂,对照为二甲双胍或磺脲类药物
结局指标	急性胰腺炎
主要结果	急性胰腺炎的患病率较低,约 0.2%; 调整混杂因素后的风险比(hazard ratio,HR)分别为: 与二甲双胍相比,DPP-4 抑制剂不增加急性胰腺炎风险:HR＝0.94,95%CI(0.36,2.43); 与磺脲类药物相比,DPP-4 抑制剂不增加急性胰腺炎风险:HR＝0.58,95%CI(0.22,1.50)

ChangHY,et al. Anti-diabetic therapies and the risk of acute pancreatitis:A nationwide retrospective cohort study from Taiwan. Pharmaco-epidemiol Drug Saf,2015;24(6):567-575

表 7-2　Giorda 2015 研究全文结构式总结

要点	主 要 信 息
研究设计	巢式病例对照研究,数据来自意大利皮德蒙特地区管理数据库
研究场所	意大利皮德蒙特地区
研究对象	病例为心衰住院、新发心衰、心衰再入院或全因死亡患者,按照出生年份、性别和初次使用降糖药物时间为每个病例随机匹配 10 个对照,病例和对照均来自该数据库 2009.1.1—2013.12.31 期间使用降糖药物(28 200 例患者)、年龄≥56 岁的 2 型糖尿病患者
暴露/非暴露因素	暴露因素为 DPP-4 抑制剂,非暴露因素为除噻唑烷二酮类外的其他降糖药物
结局指标	心衰住院、新发心衰、心衰再入院和全因死亡
主要结果	调整混杂因素后的风险比 OR 分别为: 与其他降糖药物相比,DPP-4 抑制剂不增加心衰住院风险:OR＝1.00,95%CI(0.94,1.07); 与其他降糖药物相比,DPP-4 抑制剂不增加新发心衰风险:OR＝1.01,95%CI(0.92,1.11); 与其他降糖药物相比,DPP-4 抑制剂不增加心衰再住院风险:OR＝1.02,95%CI(0.84,1.22); 与其他降糖药物相比,DPP-4 抑制剂不增加全因死亡风险:OR＝0.94,95%CI(0.90,0.98)

Giorda CB,et al. Hospitalisation for heart failure and mortality associated with dipeptidyl peptidase 4 (DPP-4) inhibitor use in an unselected population of subjects with type 2 diabetes:A nested case-control study. BMJ Open 2015,5 (6):e007959.

究开始和结束时发生结局事件的风险是否相同。理想情况下,除暴露因素不同外,暴露组和非暴露组应具有相似的预后因素、相同的结局测量方法、足够长的随访时间。

1. 暴露组和非暴露组患者是否具有相似的与结局相关的已知预后因素(或经统计学调整使这些预后因素在两组间分布均衡)?

队列研究若暴露组患者和非暴露组患者的基线特征不一致,可能产生不同的预后;若统计分析也不能充分调整这些混杂因素,则研究结果将很可能产生偏倚。研究者应记录暴露组和非暴露组患者的基线特征,判断其可比性或使用统计学方法调整差异使其在组间均衡分布。绝大多数情况下,观察性研究的暴露组和非暴露组间预后通常不一致,需要通过配对或调整的

方式解决预后差异问题。

有效的调整分析通常需要精确测量相关预后因素。对前瞻性队列研究,研究者尤其需要注意严格测量预后信息;对回顾性队列研究,研究者只能利用已有信息,但问题是以往信息是否包含研究者关注的结果。尽管研究者记录了暴露组和非暴露组一些已知混杂变量的可比性,或使用统计学方法调整了这些差异,但未知或未测量的重要预后因素也可能导致结局的差异,这就是残余混杂(residual confounding)。

针对本章的临床病案,在表 7-1 的回顾性队列研究中,暴露组和非暴露组患者的年龄、性别、并发症等基线均不一致;但该研究收集了可能影响 2 型糖尿病患者预后的人口学特征(年龄和性别)、临床情况(高甘油三酯血症、饮酒、胆结石、吸烟成瘾、肥胖、胆管癌、胰腺

癌和肿瘤）、糖尿病并发症严重程度指数评分等基线信息，采用倾向评分加权的 Cox 比例风险模型进行分析，应用倾向评分加权后，发现暴露组和非暴露之间的协变量差异几乎可以忽略（标准化差值＜0.1）。可认为暴露组和非暴露组患者可能具有相似的已知预后因素。

2. 暴露的状态是否确认?

队列研究在确认暴露状态时可能出现信息偏倚（information bias），又称测量偏倚（measurement bias）、观察偏倚（observation bias）和错误分类偏倚（misclassification bias），是在获取暴露信息时由于测量的问题，使获取的资料存在系统误差。产生信息偏倚的原因主要是诊断或结果判断不明确、既往资料不准确或遗漏、对各比较组暴露测量方法不一致等，以致获得错误信息影响了结果的真实性。

若暴露状态的错误分类同研究分组无关，即在各比较组间不存在差异，称为无差异性错误分类（nondifferential misclassification）。大多数情况下暴露状态的错误分类会模糊研究组间的差异，使研究效应的估计值偏低（趋近于无效值或无关联）。若暴露状态的错误分类同研究分组有关，即在各比较组间存在差异，称为差异性错误分类（differential misclassification）。错误分类组间存在差异的偏向可能不同，可能造成高估或低估研究效应值。差异性偏倚的两种常见类型包括回忆偏倚（recall bias）和调查者偏倚（interviewer bias）。回忆偏倚产生于研究对象在记忆过去暴露状态上的差异能力，最终患病的病例可能会努力回忆暴露状态来分析为何得病；而未患疾病的人可能无法清楚回忆起暴露状态。调查者偏倚产生于调查者对研究对象有差异或错误地收集暴露信息，如调查者可能由于诊断错误漏诊了糖尿病患者中的心肌梗死患者，从而影响了心血管事件结局的真实性。

上述回顾性队列研究数据来自台湾地区全民健保研究数据库，主要通过数据库中的药物处方记录来确定暴露的状态（单 DPP-4 抑制剂、二甲双胍或磺脲类药物），因此可认为暴露状态的确定相对可靠。

3. 暴露组与非暴露组的结局测量方法是否一致?

若一个队列研究的暴露组和非暴露组对结局的测量方法一致，则该研究结果更可信。不同研究对同一结局指标的测量方法可能不同，这时就需要判断哪种结局测量方法真实性比较好。

上述回顾性队列研究采用 ICD-9 编码确定急性胰腺炎（577.0）结局指标，可认为暴露组与非暴露组的结局测量方法一致。

4. 随访是否完整?

失访会直接影响研究结果的真实性。理想的研究状态是所有研究对象都完成随访。但实际情况是，有的失访对象在某些重要研究特征上与随访到的对象有较大差别，并可能发生相关结局，这种情况将影响研究结果的真实性。尤其当暴露组和非暴露组随访的完整情况有差异时，将进一步影响结果的真实性。前瞻性队列研究需考虑失访对结果的影响。因此，严格、长期随访可得出真实的结果。

上述回顾性队列研究的研究周期为 6 年，但未报告各组的具体随访时间。该研究的纳入标准要求患者无人口学数据缺失，且无降糖药物取药时间缺失。可认为该研究的随访时间可能足够，但该研究剔除了有上述缺失数据的患者，这会影响研究结果的真实性（若能对缺失数据进行填补，用全数据分析结果；将上述结果作为敏感性分析，二者进行比较，可能更能说明问题）。

（二）病例对照研究

对病例对照研究主要考虑病例组和对照组在过去是否具有相同的暴露风险（机会）。理想情况下，过去一定时间内病例组和对照组应具有相同的暴露风险或接受相同干预措施的机会。

1. 在可能导致暴露的相关特征方面，病例和对照是否相似?

相对于队列研究，病例对照研究更可能因混杂因素未被测量到而受影响。这种情况在暴露随时间变化时更明显。如用病例对照研究评价 GLP-1 受体激动剂类药物是否增加糖尿病患者的急性胰腺炎风险，使用一线降糖药物无法有效控制血糖而服用 GLP-1 受体激动剂类药物的患者可能病情更严重且随时间变化，服药剂量也随时间变化不断增加；则仅考虑是否服用 GLP-1 受体激动剂类药物可能无法完全解释该类药物与急性胰腺炎之间的关联。患急性胰腺炎的糖尿病患者与未患胰腺炎的患者相比往往有不健康的生活方式，这也可以解释 GLP-1 受体激动剂类药物与急性胰腺炎之间的关联。

针对本章的临床病案，表 7-2 中的研究是一个巢式病例对照研究证据。巢式病例对照研究是将病例对照研究与队列研究相结合的一种双向研究方法。首先按研究设计确定某特定人群作为研究队列，收集队列中所有成员的信息，并对该队列成员随访一段事先确定好的时间；由随访期内发生的全部病例组成病例组，从同一队列中选取一定数量的研究对象作为对照组，再按病例对照研究的分析方法统计分析资料。其论证强度高于普通病例对照研究。该巢式病例对照研究为每例病例随机选取出生年份、性别和初次使用降糖药物时间相匹配的 10 例对照。在基线特征方面，病例和对照在年龄、性别方面比较相似，但在既往 5 年内患缺血性心脏病、过去6个月格列美脲或格列本脲的使用及胰岛素的使用方面差异有统计学意义。但该研究采用条件 logistic 回归对既往缺血性心脏病病史、胰岛素、格列美脲或格列本脲的使用进行了校正,可消除上述因素不均衡对结果的影响。

2. 在确定暴露的特征和方法方面,病例组和对照组是否相似?

病例对照研究中确定暴露是一个重要问题。应注意病例组和对照组对暴露因素的测量方法是否一致。若病例组患者对暴露的记忆比对照组清楚,结果将会产生虚假关联。如患急性胰腺炎的糖尿病患者可能更清楚地记得是否服用 GLP-1 受体激动剂类药物、服用时间、剂量等;而未患急性胰腺炎的糖尿病患者对是否服用药物的记忆也许不如病例组清楚。因此,在病例对照研究的对照组中,可能会错误地将暴露患者归为非暴露患者,从而导致信息偏倚,这种差异性错误分类会高估观测效应值。

上述巢式病例对照研究数据来自意大利皮德蒙特地区管理数据库,主要从该地区药物数据库中查找所有病例和对照入院前6个月的降糖药物处方。根据药品的解剖学、治疗学及化学分类法(Anatomical Therapeutic Chemical, ATC)来查找暴露组和对照组中使用 DPP-4 抑制剂的患者,即 ATC 编码 A10BH01＋A10BD07 为西格列汀,A10BH02＋A10BD08 为维格列汀,A10BH03＋A10BD10 为沙格列汀、A10BH05＋A10BD11 为利格列汀。因此,可认为该暴露因素的测量相对可靠(不排除部分患者开药之后未服用,这会影响研究结果的真实性)。

二、危害的重要性评价

危害证据的重要性是指暴露与危害之间的关联强度(magnitude of association)和精确度(precision of estimates)。

(一)暴露/干预措施和结局之间的关联强度如何

不同类型的研究设计需采用不同的统计指标来估计关联强度。对前瞻性对照研究,通常可采用相对危险度(relative risk, RR)、绝对危险度增加率(absolute risk increase, ARI)、相对危险度增加率(relative risk increase, RRI)及为避免发生1例不良事件需要治疗的患者数(number needed to harm, NNH)等指标表示。而病例对照证据通常用比值比(odds ratio, OR)表示。RR 或 OR 值越大,危害与暴露的相关性越强。当危害在研究人群中发生率较低时(<1%),OR 与 RR 比较接近,病例对照研究的 OR 也可代表整个抽样人群的

RR。各指标究竟多少才有意义和重要价值应结合专业和疾病的具体情况而定。

但在方法学严谨的观察性研究中,RR 或 OR>2 时,通常认为关联较强;RR 或 OR>5 时认为关联很强。

上述回顾性队列研究采用 Cox 风险比例模型计算了风险比(hazard ratio, HR),相对于二甲双胍,DPP-4 抑制剂发生急性胰腺炎的调整 HR＝0.94,95% CI (0.36,2.43);相对于磺脲类药物,DPP-4 抑制剂发生急性胰腺炎的调整 HR＝0.58,95%CI(0.22,1.50)。该 HR 表明服用 DPP-4 抑制剂发生急性胰腺炎的风险是二甲双胍的 0.94 倍、磺脲类药物的 0.58 倍。

上述巢式病例对照研究采用 logistic 回归计算了 OR,相对于其他降糖药物:DPP-4 抑制剂发生心衰住院事件的调整 OR＝1.00,95%CI(0.94,1.07),发生新发心衰事件的调整 OR＝1.01,95%CI(0.92,1.11),发生心衰再住院事件的调整 OR＝1.02,95%CI(0.84,1.22),发生全因死亡事件的调整 OR＝0.94,95%CI (0.90,0.98)。该 HR 表明服用 DPP-4 抑制剂发生心衰住院、新发心衰、心衰再入院和全因死亡的风险分别是其他降糖药物的 1.00、1.01、1.02 和 0.94 倍。

故可认为 DPP-4 抑制剂与胰腺炎、心衰和死亡事件的关联不强。

(二)风险估计/效应量的精确度如何

除采用 RR 和 OR 判断暴露因素/干预措施与危害之间的关联强度外,还需要用置信区间(confidence interval, CI)来评价相关强度的精确度,通常是采用 95% CI 评价效应量的精确度,95%CI 范围越窄,其精确度越高,CI 不包含 1.0 时有统计学意义。

上述回顾性队列研究中,DPP-4 抑制剂 vs. 二甲双胍发生急性胰腺炎事件的调整 HR＝0.94,95% CI (0.36,2.43),DPP-4 抑制剂 vs. 磺脲类药物发生急性胰腺炎事件的调整 HR 为 0.58,95%CI(0.22,1.50);巢式病例对照研究中,DPP-4 抑制剂 vs. 其他降糖药物发生心衰住院、新发心衰、心衰再入院和全因死亡事件的调整 OR 分别为 1.00[95%CI(0.94,1.07)]、1.01 [95%CI(0.92,1.11)]、1.02[95%CI(0.84,1.22)]和 0.94[95%CI(0.90,0.98)]。

两个研究结果的精确度都相对不高,且多数 95% CI 均包含 1。考虑到这些不良事件发生率较低,这些研究结果较一致,可以初步判断:相对于其他降糖药物,DPP-4 抑制剂不增加 2 型糖尿病患者的胰腺炎、心衰和全因死亡风险。

三、危害证据的适用性评价

若研究证据真实性、重要性均较好,接着就需考虑

该证据是否适用于个体患者。临床医生需根据患者的具体临床情况,将当前可得的最佳证据与临床经验相结合,并尊重患者的意愿做出临床决策。通常可从以下 5 方面评价危害证据的适用性:

（一）患者与研究中的研究对象是否相似

需要从可影响危害发生的各方面来评估研究中的对象和自己的患者是否相似,包括人口学特性(如种族、性别、年龄等)、疾病特征等。一般情况下,个体患者的临床特征极少与研究人群完全相同,总会或多或少存在一些差异,需要重点考虑的问题是:二者某些重要临床特征是否相似。

本临床病案中的男性患者 58 岁,无特殊合并症;上述回顾性队列研究纳入的是 18 岁以上的 2 型糖尿病患者,DPP-4 抑制剂、二甲双胍和磺脲类药物组中患者男性比例分别为 43.8%、50.6% 和 46.2%,平均年龄分别为 60.6、59.1 和 60.7 岁,均来自台湾地区。除性别外,其他特征均相似。但临床病案中的患者与巢式病例对照研究中患者的平均年龄、性别、种族均有差异。综合考虑 2 个研究(尤其是研究结果相对一致),这些差异可能不会在很大程度上影响结果。因此,在无其他研究证据的情况下,考虑现有研究证据大体上可用于本章的临床病例。

（二）随访时间是否足够长

随访时间太短不足以发现危害,易得到假阴性结果。随访时间足够长,才能确保危害在此期间发生。若一些研究结果比较真实但随访时间不够长,也会限制其应用。亦即:这些研究可以提供暴露因素的短期效应估计,但我们关心的是长期不良结局,这些研究结果就不适用我们的患者。

上述回顾性队列研究未报告具体随访时间,但该回顾性队列研究的研究周期为 6 年,巢式病例对照研究中队列的随访长达 5 年。急性胰腺炎可在短期发生,但心衰和死亡需要足够长的随访时间才能观察到,因此这两个研究可能均能真正观察到结局事件。

（三）患者可能接触到的暴露和研究中的暴露是否相似

如果证据中的暴露因素在暴露剂量和持续时间等重要方面都与现有患者不同,则证据可能不能使用。通常情况下需要视差异的大小而定。

查找到的两个研究均是比较 DPP-4 抑制剂和其他阳性降糖药物的效果,而 DPP-4 抑制剂是针对本章临床病例考虑使用的药物。研究中的剂量、使用时间和临床病例基本一致;可能的不同在于本临床病案中患者是在使用二甲双胍的基础上联用 DPP-4 抑制剂,研

究中有的患者可能是单用 DPP-4 抑制剂,因二甲双胍是一线药物,DPP-4 抑制剂是二线药物,是否联用对 DPP-4 抑制剂安全性的影响可能不大。

（四）风险大小是多少

RR 和 OR 不能说明危害出现的频率,只能说明与非暴露组相比,暴露组发生更多或更少危害结果。这时我们就需要用 NNH 来评价危害的临床重要性。NNH 指患者接受某种干预措施,与对照相相比多发生 1 例危害需要治疗的人数。来自队列研究的数据可以直接计算 NNH,NNH 是暴露组和非暴露组危害发生率之差的倒数;在病例对照研究中,可用 OR 和预期事件发生率(patientexpected event rate, PEER)计算 NNH,但计算公式较复杂。

由于两个研究中的数据均报道不全,无法衡量 NNH 的大小。此时,临床医生可根据队列研究中非暴露组的事件发生率判断基线风险;同时利用 RR 或 HR,换算出暴露组的事件发生率,计算出 NNH。

（五）是否有任何获益可抵消暴露相关的风险

干预措施的获益有哪些? 危害的发生率有多高?是否严重? 有无可替代的干预方法? 如果干预有可能产生严重危害,且发生率较高,应尽量少用或不用,而采用其他替代疗法。除非别无选择,应权衡利弊并让患者知情同意后使用。

胰腺炎、心衰和死亡均是发生率低但极其严重的不良事件,DPP-4 抑制剂可有效降低血糖、不增加体重,且低血糖发生率比较低。研究表明该类药物不增加 2 型糖尿病患者的胰腺炎、心衰和死亡风险。

第五节　临床决策与后效评价

临床决策过程中不仅要考虑证据本身的特性,还需要结合临床医生自身的临床技能、经验和患者的意愿。将证据应用到个体患者后还应后效评价患者应用证据后的效果,并持续改进。

一、决策三要素

在临床实践中,仅靠文献中的研究证据不能产生临床决策。一个完整、合理的临床决策通常包含是三个要素:①临床医生的专业技能和经验;②当前可得最佳证据;③患者的期望和价值观,以上三要素缺一不可。

（一）临床医生的专业技能和经验

循证医学提倡将医生的临床经验与外部得到的最佳证据相结合,再综合患者的期望和价值观,为患者做

出最佳临床决策。在临床实践中,通过问诊、查体、实验室及辅助检查等正确判断患者目前的疾病状况是进行循证决策的前提。忽视临床医生的经验,即便获得了当前可得最佳证据,但应用到个体患者时也可能会出错。由于人种、患者身体状况的差异,同一证据应用到不同患者身上可能并不完全适用。因此,将最佳证据用于个体患者时,必须因人而异,根据病人的疾病状况、人口学特征等进行综合判断后再灵活运用。但在讨论和结论时必须说明用目前最佳证据指导实践的局限性和改进建议。

(二) 当前可得最佳证据

证据是循证医学的基础和核心。针对不同的临床问题,可获得的证据可能完全不同,比如一些比较成熟的研究领域,针对某一问题可能找到很多高质量的系统评价证据,而一些不成熟的研究领域,可能只能找到少数病例对照研究和若干病例系列,这时病例对照研究也是当前可得最佳证据。因此,循证决策时强调遵循当前可得最佳证据。

(三) 患者的期望和价值观

循证医学提倡医生在诊疗活动中,要从患者的角度出发,了解患者对疾病本身的疑惑和恐惧,了解患者对诊疗方案的期望和偏好等。在诊疗过程中,医患之间相互信任,形成医患诊疗同盟,才能使患者获得最佳治疗效果。比如,在糖尿病患者选用降糖药物时,有的患者倾向于选择可降低体重的药物,有的患者偏爱不增加体重的口服药物,这时就需结合患者偏好,为不同患者选用不同种类的降糖药物。这样才能构建和谐的医患关系,从而让患者获得满意的医疗服务。因此,临床决策时必须考虑患者的期望和价值观。

二、对当前患者的最终临床决策

针对该病案:患 2 型糖尿病 5 年,单用二甲双胍血糖控制不佳,无其他并发症的男性患者。根据我们的临床经验,胰腺炎、心衰和死亡均为低发生率事件,该患者不是高危人群,故可直接启用 DPP-4 抑制剂作为二线降糖药物。当前我们针对该临床问题所获得的证据来自 1 个中等质量队列研究和 1 个中等质量巢式病例对照研究,其结果表明:DPP-4 抑制剂不增加 2 型糖尿病患者的胰腺炎、心衰和死亡风险。所以我们告知患者:可启用 DPP-4 抑制剂中的西格列汀作为二线降糖药物,该类药物的安全性较好,若有不适及时就诊即可。患者经考虑后同意接受西格列汀治疗。

三、后 效 评 价

在查询、评价和应用证据后,临床医生做出临床决策后,还需定期随访患者,观察决策实施后的效果,以此来评价临床决策是否正确,并根据后效评价结果持续改进。

该临床病案中,患者联用西格列汀 2 周后 HbA1c 逐渐下降,并无不适;接着再服药 2 周后患者血糖降到正常,也无不良事件发生,嘱其继续服药并定期监测血糖。

综上,危害评价的证据来源广泛,随机对照试验可提供有价值的危害信息,但通常以队列研究和病例对照研究为主。对以上研究的系统评价可提供最全面的危害评价证据。危害评价需考虑证据的真实性(即多大程度与真实值一致)和重要性(包括结果的精确性和关联强度),同时分析研究中患者与实际患者的特征是否一致以及风险-获益比,最终决定如何将证据应用到个体患者。

(李玲　孙鑫)

参 考 文 献

1. Guyatt G, Rennie D, Meade MO, et al. User's Guides to the Medical Literature: A Manual for Evidence Based Clinical Practice. 3rd Edition. New York: McGraw-Hill Education, 2015. Chapter 14. Harm (Observational studies): 301-314

2. Nebeker JR, Barach P, Samore MH. Clarifying adverse drug events: a clinician's guide to terminology, documentation, and reporting. Ann Intern Med, 2004, 140(10): 795-801

3. Ross SD. Drug-related adverse events: a readers' guide to assessing literature reviews and meta-analyses. Arch Intern Med, 2001, 161(8): 1041-1046

4. Sutton AJ, Cooper NJ, Lambert PC, et al. Meta-analysis of rare and adverse event data. Expert Rev Pharmacoecon Outcomes Res, 2002, 2(4): 367-379

5. Loke YK, Price D, Herxheimer A, Cochrane Adverse Effects Methods Group. Systematic reviews of adverse effects: framework for a structured approach. BMC Med Res Methodol, 2007, 7(1): 32

6. Chou R, Aronson N, Atkins D, et al. AHRQ series paper 4: assessing harms when comparing medical interventions: AHRQ and the effective health-care program. J Clin Epidemiol, 2010, 63(5): 502-512

7. Graham DJ, Ouellet-Hellstrom R, MaCurdy TE, et al. Risk of acute myocardial infarction, stroke, heart failure, and death in elderly Medicare patients treated with rosiglitazone or pioglitazone. JAMA, 2010, 304(4): 411-418

8. Graham DJ, Campen D, Hui R, et al. Risk of acute myocardial infarction and sudden cardiac death in patients treated with cyclo-oxygenase 2 selective and non-selective non-steroidal anti-inflammatory drugs: nested case-control study. Lancet, 2005, 365(9458): 475-481

9. Nissen SE, Wolski K. Effect of rosiglitazone on the risk of myocar-

dial infarction and death from cardiovascular causes. N Engl J Med,2007,356(24):2457-2471

10. Chang HY,Hsieh CF,Singh S,et al. Anti-diabetic therapies and the risk of acute pancreatitis:A nationwide retrospective cohort study from Taiwan. Pharmacoepidemiol Drug Saf,2015,24(6): 567-575

11. Giorda CB,Picariello R,Tartaglino B,et al. Hospitalisation for heart failure and mortality associated with dipeptidyl peptidase 4 (DPP-4) inhibitor use in an unselected population of subjects with type 2 diabetes:A nested case-control study. BMJ Open 2015,5(6):e007959

12. Golder S,Loke YK,Bland M. Meta-analyses of adverse effects data derived from randomised controlled trials as compared to observational studies:methodological overview. PLoS Med,2011, 8(5):e1001026

第8章　预后证据的评价与应用

第一节　基 本 概 念

医师在临床实践中除诊断、治疗疾病外,还要预测疾病的结局,提供可以干预结局的方案。临床医师随时都会遇到对疾病预后的评价。当明确疾病诊断后,患者和医师都会关心疾病的进展过程及结果。如:①结肠癌术后是否有残留? ②是否会复发或转移? ③若发现肝内有转移病灶,患者及其家属更关心患者还能生存多长时间? ④选择什么样的治疗方式可以延长生存? ⑤若不治疗还能活多长时间……临床医师需要循证回答患者及其家属关心的问题。

正确判断疾病转归对选择适宜的治疗方案有重要意义,如:①手术后是否需要化疗? ②肝动脉插管介入治疗对生存时间有何影响? 影响慢性疾病结局的因素很多。临床医师在估计疾病预后时除干预因素外,还要考虑是否有其他因素也在起作用,是危险因素还是保护因素,这些因素的作用有多大。若不了解,判断可能偏离甚远。医学研究的不断进展和对疾病认识的逐渐深入,要求临床医师对疾病预后的判断除传统医学要求的详细了解患者的疾病特征(病史、查体、病情经过和诊治情况等),掌握扎实的专业知识外,还需要针对患者需求检索相关的预后研究文献,确定最佳预后证据,进行综合分析和估计,才能使疾病的预测结果尽可能接近患者的真实结局。本章重点介绍疾病预后的基本概念、影响预后的因素、预后指标及评价方法,并通过临床案例讨论怎样将预后证据应用于临床处理患者。

一、疾病自然史与病程

(一) 疾病自然史(natural history of disease)

指不给任何治疗或干预措施的情况下,疾病发生、发展到结局的整个自然过程。研究疾病自然史有助于早期诊断疾病,判断治疗疾病的疗效,探讨疾病病因和预防疾病。疾病自然史可以粗略地分为以下 4 个阶段:

1. 生物学发病期(biologic onset)　各种致病因素相互作用,引起机体有关器官、组织的生物学反应性病变,这时一般仅仅是一些微观上的变化,如分子细胞水平的改变或组织学上的细微改变,患者无任何症状,一般临床上的检查方法也难以发现。

2. 临床前期(pre-clinical duration of disease)　此期机体相应系统、器官或组织的损害逐渐加重,但患者一般尚未出现病症或仅有些轻微的症状、体征、常被忽略。但若采用一些灵敏度高的特异检查,可能发现疾病引起的改变。

3. 临床期(clinical duration of disease)　患者出现明显的临床症状与体征,主动到医院就诊。医院的临床医师接触最多的是此期患者。

4. 转归(结局)(outcome)　经过上述过程后不同的疾病会走向不同的结局,相同疾病在不同患者身上其结局也会不同(或痊愈或致残或死亡)。

(二) 病程

病程(clinical course)即疾病的临床期,指疾病开始出现症状、体征直到最后结局所经历的全过程。病程是疾病在医疗干预条件下的演化过程。在此过程中患者会经历多种方法的治疗处理,而这些处理将会影响疾病的临床进程。在病程不同时期采取干预措施,其效果差别明显。病程与疾病的自然史不同:病程可因受到医疗干预(包括各种治疗措施)而发生改变,从而改变预后。因此,在预后研究中应明确以上概念。

二、预后基本概念及常见的预后问题

预后(prognosis)指疾病发生后,对疾病未来病程和结局(痊愈、复发、恶化、伤残、并发症和死亡等)的预测和估计。临床常见的预后问题包括:①定性:疾病会有什么样的结局发生;②定量:这些结局发生的可能性有多大? 治愈率、复发率、5 年生存率、病死率等? ③定时:这些结局何时会发生? 通常用生存曲线表示。④定因:影响结局发生的因素有哪些? 即预后因素。

预后研究是疾病自然病程研究的一部分,研究疾病确诊后的临床过程,通过比较人口学特征和不同预后因素来获得更准确的答案。有助于了解疾病的发展趋势和后果,帮助临床医师做出治疗决策;研究影响预后的各种因素,有助于改变疾病的结局并通过预后分析比较不同干预措施的效果。

(一)影响预后的常见因素

影响疾病预后的因素多种多样,概括如下:

1. **疾病本身特征**　主要包括疾病的病情、严重程度、分期、临床类型,是否存在并发症等。疾病的自身特征是影响疾病预后的重要因素。例如:①急性胰腺炎有水肿型和出血坏死型,后者较前者预后不良。②肝硬化食管曲张静脉破裂出血,肝功能状态有代偿和失代偿之分,可按 Child-pugh 分级从好到差分为 A、B、C 3 级。Child A 级患者预后一般比 C 级要好。③结肠癌患者肿瘤浸润深度不同,同时存在或不存在肝转移。一般浸润越深,分化程度越差,预后也越差;合并肝转移较不合并肝转移预后更差。④糖尿病患者病程越长,存在微血管病变越严重,并发症越多,预后越差。

2. **患者的机体状况**　主要包括年龄、性别、营养状况、体重、体质、精神心理状态等。例如:①患者年龄对疾病的预后影响十分明显,对多数疾病而言,青壮年的预后要好于患同种疾病的婴幼儿及老年人。②机体状况还包括患者是否合并其他疾病,如糖尿病、高血压、冠心病、慢性阻塞性肺病、慢性乙型肝炎等,很多急性疾病患者在合并上述慢性疾病时预后往往不良。③肿瘤患者合并冠心病、肺部疾病常给手术治疗带来难题,自身免疫性疾病合并慢性乙型肝炎时常给应用免疫抑制药物带来困难等。

3. **干预措施的有效性**　随着人们对疾病认识的不断深入、医疗技术水平的提高以及新型药物的临床应用,很多疾病得到了有效的治疗,预后也随之改变。例如:①急性心肌梗死,在溶栓治疗、介入治疗、旁路移植手术甚至心脏移植手术开展后预后明显改善。②恶性实体肿瘤在早期发现、手术治疗、介入治疗、新型化疗药物与生物治疗广泛用于临床后,其 5 年、10 年生存率均大幅提高。

4. **医疗条件**　包括医疗设备和临床医生的医疗水平。大型医院医疗设备精良,重症监护室多有监护仪,能随时发现病情变化;还有空气过滤装置,能更好地控制院内感染;因检查和诊断的设备条件不同,一些重症感染在基层医院治疗时,医生仅凭临床经验用药,或按习惯顺序更换药物进行试验性治疗,效果较差;而在大型医院,可结合细菌培养及药物敏感试验的结果有针对性地选用抗生素,临床疗效较好。

5. **患者的依从性**　依从性是指患者对医生医嘱的执行程度。某些疾病的治疗时间较长,常需医生和患者间的相互理解和合作,需要维持治疗的反复发作性疾病患者更需要依从性好。有良好依从性患者才能实现好的治疗效果,否则医生的诊断及治疗再正确,也达不到预期治疗效果。如:①慢性乙肝抗病毒治疗,中途停药可能导致预后不良。②高血压患者间断服药,可能导致血压控制不稳定,容易出现脏器损害的后果。

6. **社会及家庭因素**　医疗制度、社会保障制度、家庭成员间的关系、家庭经济状况、家庭文化教养都会影响到疾病的预后。

7. **危险因素作用强度**　对多因性慢性病,危险因素的作用强度往往也影响预后。如肺癌的主要危险因素有吸烟、空气污染、职业暴露石棉(砷及其化合物、氯甲醚)、电离辐射等。某患者若在多个危险因素共同作用下发生肺癌,则预后较差。

总之,与疾病预后有关的因素包括:①疾病本身特征及所处状态;②患者机体状况;③是否有合并疾病有关;④与干预措施有效性及是否接受干预措施有关;⑤患者及家属因素;⑥医师及医疗环境因素;⑦医疗保障及社会因素。疾病不同,即使相同的预后因素所起的作用亦可能不同。随着时间、医疗条件和医疗技术手段的变化,这些预后影响因素也会发生变化,需要在临床实践中不断探索、评价。

(二)预后因素与危险因素

1. **预后因素与危险因素的区别**　要评价预后证据,须先了解预后因素与危险因素有何区别。预后因素与危险因素存在以下三方面的区别:

(1) 含义不同:危险因素与疾病的发生有关,可作用于健康人,增加其患病危险,如:吸烟引起肺癌,是肺癌的危险因素。预后因素与疾病的发展有关,是患者所具有的临床特征在疾病过程中,会影响患者所患疾病最终结局发生的因素,有助于确定患同类疾病的个体患者的预后结果。

(2) 发生率不同:危险因素预计的是低概率事件。一个临床医生很难确切估计暴露后的危险性,这有赖于专题研究的结果。预后因素描述的是相对频繁的事件,有经验的临床医生常可在一定程度上进行估计。

(3) 两者作用所产生的结果不同:危险因素和预后因素描述的是现象不同:①危险因素引发的事件是疾病发作。②预后因素引发的事件是不同疾病结局,包括死亡、出现并发症、残疾和痛苦等。

2. **预后因素与危险因素的关系**　预后因素与危险因素之间的关系表现为以下 3 种情况:

(1) 某因素只是某疾病的危险因素,与该疾病的预后关系不大;如高血脂与急性心梗。

(2) 某因素只是某疾病的预后因素,与该疾病的发生无关,不是该疾病的危险因素;如低血压与心梗。

(3) 有些因素对发病和预后有相似作用,既可以是某病的危险因素,又可能与该疾病的预后有关;如吸烟与急性心梗。

三、疾病的预后指标与预后评价方法

(一) 疾病的预后常用指标与选择

1. 常用的预后指标　在循证医学中,判断疾病预后常用的指标如下:

(1) 治愈率(cure rate):指经治疗后某病患者中治愈者所占百分比。

(2) 病死率(case-fatality rate):指某病患者中死于该病者所占分比。

(3) 缓解率(remission rate):指某种疾病经治疗后,病情缓解的患者占总治疗人数的比例。

(4) 复发率(recurrence rate):即疾病经一定缓解或痊愈后又重复出现的患者占观察患者总数的百分比。

(5) 致残率(disability rate):即发生肢体或器官功能丧失者与观察患者总数的百分比。

(6) 生存率(survival rate):即接受某种治疗的患者或某种疾病的患者,经若干年随访后尚存活患者所占的比例,常用于长病程疾病。

(7) 潜在减寿年数(potential years of life lost, PYLL):指某年龄组人口因某病死亡者的预期寿命与实际死亡年龄之差的总和,即死亡所造成的寿命损失。

(8) 伤残调整生命年(disability adjusted life year, DALY):指从发病到死亡所损失的全部健康寿命年包括早死所致的寿命损失年(years of Life Lost,YLL),疾病所致伤残引起的健康寿命损失年(years of Life Lost to Disability,YLD)。

(9) 其他结局:包括中间结果,依据临床情况选择,一般可用百分率表示。

2. 预后的指标选择　临床医师一般应根据疾病的病程尽可能选择客观的评价指标。①病程短且不易引起死亡的疾病一般用治愈率表示预后。②病程短易引起死亡的疾病则用病死率表示预后。③多数慢性非传染性疾病病程长且病死率低,病情复杂,预后多样,从临床表现可分为缓解、复发、好转、恶化、死亡等;从机体活动功能可分为活动不受限制、伤残、死亡等,其预后指标即为上述各种情况发生的概率。④病程长、致死性强的疾病(如各种癌症),一般用生存率表示预后,如5年生存率等。

(二) 预后评价方法-生存分析

预后研究中,一些医学事件所经历的时间不是短期内可以明确判断。如:乳腺癌患者术后生存时间,白血病患者化疗后缓解持续时间,两种方法治疗某慢性病产生疗效的时间等。人们希望知道某病患者在任一时点发生某种结局的可能性有多大,因临床常用的疗效指标(如治愈率、有效率和病死率等)不能反映相关信息。随着疾病谱的变化,肿瘤、心脑血管病等慢性疾病的患病率均位居前列,对这些疾病的预后观察需作长期临床随访,催生了专门用于处理临床随访资料的数据处理与统计分析方法,即生存分析。生存分析是将研究对象的随访结果和随访时间结合在一起的统计分析方法,能充分利用所得到的信息,更准确地评价和比较随访资料,是疾病预后的主要判定方法。

1. 基本概念　准确掌握生存分析研究的基本概念非常重要,如能灵活应用,将扩大生存分析的应用范围。

(1) 生存时间(survival time):常用符号 t 表示。狭义的生存时间是指患某种疾病的患者从发病到死亡的时间跨度。广义的生存时间定义为从某种起始事件到终点事件所经历的时间跨度。后者在临床研究中应用更广。

(2) 起始事件与失效事件:起始事件(initial event)是反映生存时间起始特征的事件,如疾病确诊、某种疾病治疗开始、接触毒物等,设计时也需要明确规定。失效事件(failure event)是反映治疗效果特征的事件,又称为死亡事件、终点事件。它根据研究目的确定,是生存分析的基石,在设计时必须明确规定,并在研究中严格遵守。如研究肿瘤的局部复发情况,死于肿瘤远处转移只能算作截尾,而非失效事件。注意:失效事件并非一定死亡,死亡也并非一定发生了失效事件。

(3) 删失值(censored value):是在随访过程中因某种原因未能观察到患者的明确结局(即终点事件),故不知道该患者的确切生存时间,提供的生存时间的信息不完全。产生删失值的原因包括:①患者失访:因搬迁或更换联系方式、死亡等原因而失去联系,而未观察到规定的终点事件。②患者生存期超过了研究的终止期:如研究计划规定只对患者随访5年,但有的患者生存期超过5年;或因患者进入研究的时间较晚,虽然对其随访期未满5年,但已到研究的截止时间。③死于其他原因:死于非研究规定的死亡事件。

2. 生存分析研究的主要内容　生存分析研究可以通过描述生存过程,比较生存过程,从而分析影响生存时间的因素。具体包括以下3个方面:

(1) 描述生存过程:研究生存时间的分布特点,估计生存率及平均存活时间,绘制生存曲线。根据生存时间长短,估计各时点的生存率,并根据生存率估计中位生存时间,也可根据生存曲线分析其生存特点。

（2）比较生存过程：通过比较生存率探讨总体生存过程是否有差别。如比较两种手术后癌症患者的生存率，以探讨不同治疗的临床效果。

（3）分析影响生存时间的因素：通过分析生存模型探讨并筛选影响生存时间的因素，以控制不利因素，延长生存时间。

3. 生存分析-生存率的计算与估计

（1）直接法：也称粗生存率法，因其简单易算而在早期被广泛采用。本法在病例数多时抽样误差较小，可获满意结论。但病例数较少时抽样误差较大，可能出现后一年比前一年生存率高的不合理现象。粗生存率计算受失访资料的影响也较大。

（2）间接法：通过估计累积的时点生存率获得，一般用生存曲线描述。有寿命表法和 Kaplan-Meier 法两种，原理相似。寿命表法的基本步骤是：先分别计算出患者进入观察后各年的生存概率，再将各年生存概率相乘，即得出患者进入观察后活过各年的生存率（累积生存率）。寿命表法可用于死亡和尚生存者，也可用于疾病在观察和随访过程中任何可以出现且能够识别的特征。但此判断这些被观测和随访患者的终点不是死亡，而是某些事前明确规定的症状、特征或实验室检查特征，如某病的复发、再感染率等。1958 年 Kaplan-Meier 法（K-M 法）由 Kaplan 和 Meier 提出，直接用概率乘法定理估计生存率，故又称累积极限法，是一种非参数法，适用于小样本和大样本。其基本思想是利用 t_k 时刻之前各时点上生存概率的乘积来估计在时刻 t_k 的生存率，不需要对被估计的资料分布作任何假设。

用间接法进行生存率分析时必须注意：①所绘生存率曲线纵坐标所示是一个假想队列的生存概率，而不是患者的实际生存率，所计算出来的生存率是按概率方法计算出来的对某病各时期生存概率的最佳估计。②这种估计的可信任程度将受到观察病例数的影响，曲线左侧的估计值较右侧可靠。因为左侧的观察病例数总是比右侧多。③曲线右侧尾部的可信任度往往受到病例数减少的明显影响。

4. 生存率比较　比较疾病预后生存率主要有以下方法：

（1）生存曲线直观比较。

（2）时序检验（logrank test）：比较生存曲线是较理想的方法，运用 χ^2 检验，分析实际观察值与理论值间差值意义的大小，从而对各组间的差异作出有无统计学显著性意义的结论。

（3）Z 检验比较两组某一相同时点上的生存率差异。

（4）Mantel-Haenszelχ^2 检验：将相比较 2 种某相同时点的观察值作为一层，每层形成 2×2 表，不同时点形成系列 2×2 表，再用合并的 Mantel-Haenszelχ^2 表明两组在整个观察期间的差异。

5. 预后因素分析　预后研究的目的不仅在于估计患者在某一时点生存概率的大小，还希望探索影响预后的因素。既可以了解疾病的特征（如性别、年龄、疾病类型、分期等）对预后的影响，及这些因素之间的相互作用；又可以利用患者的疾病特征来预测其预后情况。预后研究在比较各组患者的生存状况时，可以对主要的预后因素加以控制，以便得出更可靠的结论。

预后因素分析可采用单因素分析，在回顾性病例对照研究中比较不同结局患者某种因素所占的构成比差异，在队列研究中比较是否存在（暴露）某种因素及其发生不同结局的百分比差异。单因素分析常常采用限制、配比、随机、标准化等方法，以保证观察组和对照组基线的可比性，或通过单因素分析初筛影响预后的因素，再进行多因素分析。

预后因素分析也可采用多元线性回归、多因素 logistic 回归分析，以考虑混杂因素和交互作用所带来的影响。

临床研究中对患者治疗效果的评价有时采用生存时间长短来衡量，而生存时间与疾病类型、轻重、患者体质、治疗方法等多种因素有关，由于时间 t 往往不能满足正态分布和方差齐性的要求，不能采用多元线性回归来分析生存时间和预后的关系，用其他生存分析模型来拟合也比较困难。更合理的分析可采用 Cox 比例风险回归模型（Cox's proportional hazard regression model）。该模型以顺序统计量为基础，对生存时间的分布形式无严格要求，可允许存在失访数据及随访时间长短不一的数据，有很强的临床应用价值。

四、疾病预后研究的设计类型

许多临床上用于疾病危险因素研究的设计方案均可用于疾病的预后研究，如描述性研究、分析性研究（病例对照研究、队列研究）和随机对照试验（RCT）等，并可根据不同的研究目的采用不同的研究设计方案。

最经典的预后研究方法是前瞻性队列研究，涉及对疾病生存的研究（纵向性研究，即告知预后结果什么时候发生，发生的概率）和预后因素的研究两个方面，既可以同时进行这两方面的研究，也可单独只研究某一方面。病例对照研究只能对预后因素进行研究，由于缺乏时间随访，不能进行生存研究。因影响预后研究的因素往往涉及伦理学问题不可能按研究者的意愿进行随机分配，预后研究极少采用随机对照研究（RCT）。按照提供证据的强度水平依次为队列研究、巢式病例-对照研究或病例-对照研究、纵向描述性研究、病例分析、专家意见和个案报道（表 8-1）。

表8-1　预后研究证据论证的强度

级别	研究设计
Ⅰ	队列研究
Ⅰa	前瞻性队列研究
Ⅰb	历史性队列研究
Ⅱ	病例-对照研究
Ⅲ	纵向描述性研究
Ⅳ	病例分析
Ⅴ	专家意见，个案报道

1. 队列研究　以存在某一预后因素与否，将患者分为暴露组与非暴露组，随访观察其结局（死亡与痊愈，并发症有无等），比较其结局发生率，以判定该预后因素与结局的关系，适用于较快出现观察终点的疾病。分为前瞻性队列研究和回顾性队列研究。前瞻性队列研究的资料收集是前瞻性的，回忆偏倚小，可以观察一个预后因素与多种结局的关系，并提供预后因素的相对危险度（relative risk，RR）。

2. 病例-对照研究　以同一疾病的不同结局（死亡与痊愈，并发症有无等）作为病例对照研究的病例组和对照组的回顾性分析，追溯产生该种结局的有关因素，是从果到因的研究。适用于不良结局发生少，疾病结局需要长时间才能发生的慢性疾病。病例对照研究仅能提供预后因素的研究证据，不能评定疾病预后，即不能提供生存率研究的证据。证据质量可能存在一定的质量偏倚，如选择病例和对照时可能存在选择性偏倚，收集资料时会发生回忆性偏倚。研究结果只能提供事件的比值比（OR），而非RR。

3. 个案报告　是针对临床实践中某个或某几个特殊病例或个别现象进行探讨，并对个别或几个罕见或少见病例的病情、诊断及治疗中特殊情况或经验教训的报道。

4. 病例分析　是对某疾病一批（几例至上千例）的临床资料进行整理与统计分析，并作出结论，用于提供预后判定的粗放依据。

五、证据在疾病预后判断中的重要性

医学发展日新月异，医师不可能对所有疾病都非常熟悉。判断医疗实践中的预后问题医师不能凭空想象，也不能单凭个人经验得出。即使有经验的医师，也需要查询证据，并与自己的经验结合，才能给出一个客观公正的答案。通过准确判断疾病的预后，医师可以个体化制定最适合患者的治疗目标和方案，提高医疗质量。有时预后证据也可帮助医师解释一些筛查结果；对预后差的晚期患者，医师应明确告知患者及家属该疾病的预后，不建议使用有创、毒性、增加患者痛苦的治疗方案。医师也可有意识地与患者及家属讨论疾病的病程和结局，采取姑息治疗或临终关怀，减轻患者痛苦，让患者安排好生前事务，家属做好思想准备，做到有效与患者沟通，避免发生医疗纠纷。

第二节　提出和构建临床问题

（一）临床病案

患者为67岁男性，发现肾功不全10年，长期专科门诊随访，口服药物保护残余肾功及对症支持治疗。1周前门诊随访时复查肾功：尿素氮28.59mmol/L，肌酐722μmol/L，eGFR7.45ml/（min·1.73m²）。其他实验室检查结果：白蛋白40g/L，尿酸477.91μmol/L，血红蛋白100g/L。患者既往无高血压及糖尿病病史。目前无明显双下肢水肿，无夜间阵发性呼吸困难，血压波动于140～155/80～90mmhg，24小时尿量基本正常。根据患者肾功能情况及其他实验室检查结果，门诊医师诊断为：终末期肾病、肾性贫血、继发性高尿酸血症，建议行维持性血液透析或腹膜透析治疗。于是患者及其家属咨询门诊医师：①患者行维持性透析治疗后还能够活多长时间？②哪一种透析方式更适合患者？

（二）提出临床初始预后问题

预后研究的问题可由患者及其家属提出，也可由医师根据患者的临床情况提出。但医师要提出并构建一个既有意义又能回答的临床问题，必须首先充分了解患者的病史、全面细致的体格检查、充分的实验室及辅助检查资料及掌握患者的临床体征和临床表现，同时结合自己的专业知识、临床经验和技能，保证提出的各种临床问题准确、清晰、完整、有针对性。①预后研究提出的问题主要包括对疾病进程和结局的预测及影响预后的因素；②针对不同预后内容和指标可提出不同的问题；③但医师所提问题要有重点，避免太广泛不具体的问题。本案例中患者关心的问题是：①接受维持性血液透析或腹膜透析治疗后还能够存活多久？②哪一种透析方式更合适？因为这个问题太宽泛，若就这个初始问题直接检索很可能找不到答案。进一步分析发现，患者及其家属关心的是：老年终末期肾病患者接受维持性血液透析或腹膜透析治疗生存期有无差别？这是一个典型的预后问题。

（三）构建临床问题

初始问题确定后，需要根据PICO原则将其转化成可回答的更具体的问题，以便提取关键词，快速、有效地检索到与临床问题密切相关的证据。注意：与防治性研究不同，预后研究：①不涉及"干预"，观察就是其

"干预";②也没有对照,而是观察这组患者一段时间内发生相关结局的情况。若这组患者涉及是否暴露于某危险因素时,可能有暴露组和非暴露组。因此,本例初始问题可经 PICO 原则转换如下:

P:特定的患者群/临床问题(population/problem):老年终末期肾病患者

I/E:干预因素/暴露因素(intervention/exposure):维持性血液透析

C:对照措施或另一种可用于比较的干预措施(comparison/control):维持性腹膜透析

O:结局(outcome):并发症,生存期

第三节　检索研究证据

(一) 选择数据库

目前尚无针对预后问题的专门数据库。但许多综合性循证临床证据数据库包含了预后研究证据。

(1) 首先使用已经过滤过的医学信息源(二次文献数据库),如:

− Best Evidence(ACP journal club and evidence based medicine)

− Up to Date

− Clinical Evidence

− Sumsearch

− Tripdatabase

(2) 再使用未过滤的医学信息资源(原始文献数据库),如:

− Pubmed:Clinical Queries

− EMbase

(二) 确定关键词和制定检索策略

检索证据时,可根据自己的检索能力和时间进行初级检索(basic search)和高级检索(advanced search)。下面推荐的主题词和副主题词便于高级检索时使用。

(1) 推荐检索预后证据的主题词

Cohort Studies	Prognosis
Disease Progression	Treatment Outcome
Longitudinal Studies	Medical Futility
Prospective Studies	Treatment Failure
Follow-up Studies	Morbidity
Incidence	Mortality
Prevalence	Survival Rate
Death	Infant Mortality
Survival Analysis	Maternal Mortality

(2) 推荐检索预后证据的副主题词(附加于主题词后)

Mortality(Mo)	epidemiology(ep)

(3) 检索预后证据的关键词(自由词)

根据上述 PICO 原则获得,本例为 end-stage renal disease、dialysis、prognosis、survival rate 等。

(三) 检索相关数据库

1. 检索二次文献数据库(Summaries)　首先检索 Best Evidence 和 Up to Date。直接输入"dialysis",检索相关专题,因 Summaries 类数据库的可及性低,未找到本例"老年终末期肾病患者行维持性血液透析或腹膜透析治疗的生存期"的相关证据。因此本例问题的证据只能在非 Summaries 类原始文献数据库中获得。

2. 检索非 Summaries 类原始文献数据库　检索医学信息量最大的 Pubmed,进入"Clinical Queries"工具,以检索式"end-stage renal disease and dialysis and geriatric"进行检索,检索结果左侧"Clinical Study Categories"中"Category"选择"Prognosis"、"Scope"选择"Broad"。在预后研究中,采用严格限制"Narrow",会显示有"Incidence"或"Mortality"等关键词的文献,但也可能丢掉一些不含此类关键词的文献。故采用"Broad"的不严格限制检索方法(表 8-2)。最后检获 108 篇原始文献,未检出系统评价。

快速浏览所有题目及摘要,筛选文献。筛选的原则是看这些文献是否与你的临床问题相关。筛选文献类型,按照证据的强弱级别优先选择证据级别高的文献。通过摘要看文献中的人群是否适合你的患者,是否提到了你感兴趣的暴露因素?文献结果是否覆盖了感兴趣的临床问题结果?注意筛选证据的过程与评价证据的适用性有相似之处,但目的不同。筛选文献首先确定该文献能否用于我的患者,是评价证据之前的必需步骤。若不经筛选,等待评价证据结束后才发现根本不适合我的患者,就会浪费大量时间。按照以上原则经过筛选,我们检获的 108 篇原始文献中有 2 篇与本例临床问题高度相关:

1. Kim H, An JN, Kim DK, et al. Elderly Peritoneal Dialysis Compared with Elderly Hemodialysis Patients and Younger Peritoneal Dialysis Patients: Competing Risk Analysis of a Korean Prospective Cohort Study. PLos One, 2015,10(6):e0131393

2. Winkelmayer WC, Glynn RJ, Mittleman MA, et al. Comparing Mortality of Elderly Patients on Hemodialysis versusPeritoneal Dialysis: A Propensity Score Approach. J Am Soc Nephrol, 2002, 13(9):2353-62.

其余文献与本例问题关系不大(表 8-3)。

表8-2　预后研究中"Broad"和"Narrow"检索策略的区别

检索方案	敏感度/特异度	检索策略
sensitive/broad	90％/80％	(incidence［MeSH：noexp］OR Mortality［MeSH Term］OR follow up studies ［MeSH：noexp］OR prognosis * ［Text Word］OR predict * ［Text Word］OR course * ［Text Word］)
specific/narrow	52％/94％	(prognosis * ［Title/Abstract］OR（first［Title/Abstract］AND episode［Title/Abstract］OR conhort［Title/Abstract］)

表8-3　筛选文献表

筛 选 问 题	条　　件	本文
研究类型	队列研究＞病例对照＞描述性研究	？
人群是否适合于你的患者	年龄、性别、种族	适合
是否提到了你的暴露因素	是/否	是
结果是否涵盖了你的临床问题结果	死亡？	是

通过链接全文,在网上获得全文后浏览全文并评价。现以此为例阐述预后研究证据的评价及其在临床上的应用。

第四节　评价证据

上述检索得到的预后研究证据,还应评价其证据质量,包括真实性、重要性和适用性3个方面。本节以第3节中"PubMed数据库"检索结果中的"Kim H"研究和"WinkelmayerWC"研究为例介绍预后研究原始证据评价的全过程。

一、预后研究证据的评价标准

与其他研究证据的评价一样,在实际应用前,我们需要依据文献提供的资料回答以下的问题:文献结果是否真实可信? 研究的结果是什么? 有多好? 研究结果是否对我的患者有帮助。表8-4列出了具体评价标准。

表8-4　预后研究证据的评价标准

1　证据(文献结果)是否真实
(1) 是否有代表性且定义明确的患者样本群体,并都在病程相同起始点开始随访
(2) 随访时间是否足够长,随访是否完整
(3) 对结果的判定标准是否客观,没有偏倚
(4) 是否对重要因素进行校正
2　研究的结果是什么
(1) 在一段特定时间内,所研究结果发生的可能性有多大
(2) 对所研究结果发生的可能性的估计是否精确
3　研究结果对我的患者是否有帮助
(1) 文献中的患者是否与我的患者相似
(2) 研究结果是否可以直接用于临床,有助向患者解释

二、预后研究中常见偏倚及其控制

(一) 常见偏倚

与病因研究、治疗研究相同,预后研究也难以避免存在偏倚。常见的偏倚如下:

(1) 集合偏倚(assembly bias):因医院的性质与任务不同,各医院收治患者的病情、病程、临床类型就可能不同,就诊患者的地区、经济收入、职业文化等亦可能不同。由这样的患者集合成队列进行随访,观察到的预后差异很可能由上述差异所致,而非所研究的预后因素造成。其本质是研究对象的代表性存在问题,属于选择偏倚。

(2) 零点偏倚(zero time bias):因收集的队列不是起始队列(指由均接近疾病初发时日的病例组成的队列),而是可供研究的病例,彼此不在同一病程或自然病史的同一时点所造成的差异,称为零点偏倚。

(3) 迁移偏倚(migration bias):随访期间患者退出、失访或从一个队列迁移到另一个队列等各种变动所引起的偏倚。

(4) 测量偏倚(detection bias):对研究所需指标或数据进行测量时产生的系统误差,即测量偏倚。

(5) 回忆偏倚(recall bias):研究对象回忆以往发生的经历时,因在准确性和完整性上出现问题所致的系统误差,称为回忆偏倚。

(6) 报告偏倚(reporting bias):研究对象有意或无意地夸大或缩小某些信息而导致的偏倚即报告偏倚,也称说谎偏倚。

(7) 存活队列偏倚(survival cohort bias):纳入医院观测预后的证据,往往仅是到医院救治病例的结果,无论病情轻重,全部病例在就诊时尚存活,即使死于医院急诊室,仍有据可查。但当同一疾病未到医院即已死亡者,则无据可查。故在医院研究的预后证据中往往无院外死亡病例的信息,从而可能导致对预后证据的过好估计,即由存活队列偏倚所致。如:对入院就诊的急性心肌梗死的患者,病死率通常为 15% 左右,但用此概率估计整个急性心肌梗死的病死率可能偏低,因为有些病例送达医院前就已死亡。这种低估的预后乃是存活队列偏倚影响所致。

(8) 混杂偏倚(confounding bias):各比较组间存在的非研究因素缺乏可比性,且这些因素与预后因素和预后均有联系时,会导致预后研究的混杂偏倚。

(二)偏倚控制

根据预后研究存在的常见偏倚,可采取以下方法进行控制:

(1) 随机化:随机化分组是消除混杂偏倚的最佳方法,但在预后研究中常不能使用,主要用于研究治疗措施对预后的影响。

(2) 随机化限制:即增加排除或入选标准,将已知存在混杂因素的对象限制在一狭窄特征范围内,以保证其一致性。此举增加了可比性,但损失了代表性。

(3) 随机化配比:将某些影响预后的重要非研究因素作为配对因素,提高两组可比性。

(4) 随机化盲法:尽可能采用盲法收集资料。

(5) 随机化分层:主要用于资料分析阶段。先将资料按某些影响因素分成数层(亚组)进行分析;再观察研究因素是否在每层内两组间均有差异,以明确该研究因素是否为独立的预后因素。

(6) 随机化标准化:指 1 个队列比较 2 个率时,若 2 组对象内部构成存在差别,则可用率的标准化加以校正。

(7) 随机化多因素分析方法:临床预后研究中常有多个预后因素相互作用,可通过多因素分析,从中筛选出与疾病结局有关的主要预后因素。

三、预后研究证据的真实性评价

证据评价的第一步是真实性评价,详情见表 8-5。

(一)人群的代表性

文献结果的真实性要求研究中的患者样本群体定义明确,具有代表性,且都在病程的同一起始点开始随访。研究样本的选择性偏倚会造成试验结果与真实结果不符。若纳入研究人群与实际患者人群差别明显,可能造成过高或过低估计整群患者的预后,即预后研

表 8-5　预后证据真实性评价表

真实性评价	
1. 代表性(检查文献的材料和方法部分:研究地点和单位,入选标准和排除标准,疾病分期)	
是否描述了研究对象	□是□不清楚□否
是否明确了研究对象的纳入和排斥标准	□是□不清楚□否
是否说明了研究对象的来源	□是□不清楚□否
2. 同质性(检查文献的方法部分和结果部分,是否进行校正,校正的方法是否正确)	
纳入人群人口社会学特征是否相同	□是□不清楚□否
疾病分期、分型、合并症及其他混杂因素是否相似	□是□不清楚□否
是否对有差异的因素进行亚组分析或多因素分析	□是□不清楚□否
3. 完整性(检查方法部分与结果部分:作者对随访方法的交代,失访率及失访的处理)	
随访时间是否足够长	□是□不清楚□否
随访是否完整? 是否说明失访原因	□是:<5%,且说明了失访原因 □5%~20%之间,说明了失访原因 □否:>25%,或未说明失访原因
是否比较了失访人群和未失访人群的社会学人口学特征和临床特征	□是□不清楚□否
4. 客观性(检查文献的方法学部分:结果及结果的测量方法,结果判定的盲法原则)	
是否采用客观指标判断结局	□是□不清楚□否
是否采用盲法判断结局	□是□不清楚□否
总评价:(　　)是	

究的样本不具有代表性。理想情况下,预后研究所纳入的样本应该是所有患同一疾病的患者,且都从其生病开始进行研究(起始队列)。但实际上这样理想的预后研究不可能实现。评价证据时应检查文献的资料与方法部分研究地点和单位,纳入和排除标准,入选患者的疾病分期,并通过以下三个方面评价人群是否有代表性:

1. 是否准确详细地描述了研究对象　首先需了解研究者是否准确详细地描述了研究对象的人口学、社会学特征、病情分级和分期、及是否存在并发症等。未明确描述研究对象的人群特征,如不知道研究对象的年龄分布、不知道疾病的具体病情轻重和分期情况、不知道并发疾病的情况,就不能说明研究对象是否真正代表了实际人群。

2. 是否明确了研究对象的纳入和排除标准　研究者是否明确描述了观察对象的筛选标准,包括疾病的诊断标准、观察对象的纳入和排除标准。明确诊断标准可以帮我们了解研究纳入或排除了哪些人群,从而判断该研究人群是否具有代表性。

3. 是否说明了研究对象的来源　研究对象的来源十分重要。同种疾病的病情轻重不同,预后也存在差异。故研究者应详细描述进行研究的地区或医疗机构,以便读者了解病例的代表性和局限性。这对其他临床医师使用该证据有重要参考价值。如一般基层医院根据其医疗条件,往往将重症、难治患者转至上级医院诊治,致使上级医院的重危患者较多,病死率和病残率显著高于基层医院。各级医院患者来源、病情、病程和诊治条件都不一样,三级医疗机构预后研究的结论不能直接套用于基层医院,因为存在转诊偏倚。

本病案:

例1. 2015 年发表的"Kim H"研究中,韩国与中国同属亚洲国家,人口学特征有一定相似性。这是一项前瞻性队列研究,连续纳入 2008 年 8 月—2013 年 3 月期间韩国终末期肾病临床研究中心注册的终末期肾病透析患者,共 830 例。根据 ROC 年龄曲线,研究者以 65 岁作为区分是否老年人的界定值。315 例年龄≥65 岁患者行维持性血液透析并与 95 例年龄≥65 岁的腹膜透析患者相比较。作者在基线资料里详细描述了研究对象的年龄、性别、身高、体重、肾脏原发疾病及透析相关信息(腹膜透析:协助或非卧床;血液透析:1～5 次/周)。原始数据在韩国终末期肾病临床研究中心网站可检索到(http://webdb.crc-esrd.co.kr)。研究者严格规范了纳入标准和排除标准,其中有 4 例患者肾功能恢复终止透析,19 例患者血肌酐水平恢复到透析开始前的水平,总计 23 例患者被排除。研究者详细报告了研究对象是韩国 31 家医院注册的终末期肾病透析

患者,是一项多中心前瞻性队列研究,较好地控制了医疗条件偏倚和转诊偏倚。故本文献中的人群具有一定的代表性。

例2. 2002 年发表的"WinkelmayerWC"研究也是一项前瞻性队列研究,连续纳入 1991 年 1 月—1996 年 3 月期间开始接受血液透析或腹膜透析治疗且年龄≥65 岁的患者共 2503 例。537 名患者(21.5%)接受腹膜透析治疗,余 1966 名患者(78.5%)接受血液透析治疗。作者详细报告了研究对象是接受透析治疗前≥1 年参与美国新泽西州联邦医疗保险或医疗补助计划的患者。在基线资料里详细描述了研究对象的年龄、性别、种族、肾脏原发疾病及并发症如高血压、糖尿病、冠心病等。严格规范了纳入标准和排除标准:患者在接受血液透析或腹膜透析治疗前诊断肾功不全≥1 年,持续透析时间≥1 月。排除最后一次透析时间≥2 月、未进行肾移植且存活时间≥1 月、仅透析 1 次且存活时间≥1 月、及接受透析治疗仅 1 月就接受肾移植的患者。

(二)样本的同质性

样本同质性要求纳入患者应具有非常近似的预后或危险因素。通常需要根据我们对疾病认识的专业知识、临床经验和生物学知识来判断样本的同质性。若样本的同质性好,则该研究结果的真实性就好。样本的同质性具体表现为:

1. 纳入人群是否有相同的人口学特征　要求纳入研究人群应具有基本类似的人口社会学特征,如年龄、种族、饮食习惯、宗教信仰、受教育程度等。否则这些因素不同很可能会干扰结果。

2. 疾病分期、分型、合并症及其他混杂因素是否相似　研究者应详细描述疾病所处的病程(早、中、晚期),因不同病程的患者预后差异悬殊。只有保证研究对象纳入时处于大致相同的病程,其预后结果才具有可比性。故纳入全部患者的病程应相似,处在相同病程期。若都处于病情早期更有助于了解疾病全过程,但临床实践中往往很难做到,所以不一定强求非要在疾病早期,但须要求患者处于疾病的同一病程。如研究肺癌患者复发的预后因素,研究纳入的患者最好是初诊确定的肺癌,万一不能做到纳入初诊患者,至少应纳入相同分期分级的肺癌患者。

除疾病分期可影响预后结果外,还有很多其他因素会影响预后。如在癫痫预后研究中,读者发现纳入的癫痫样本包括有和无脑外伤的患者,而研究者没打算研究这一因素。该因素在观察人群中的不均衡分布就是一个混杂因素,可影响到癫痫患者的预后。若不进行调整,会影响预后研究结果的真实性。

3. 是否对有差异的因素进行亚组分析或多因素分析　研究纳入的样本完全相似是一种理想状态,现实

中往往存在这样那样的差异。此时应考虑做亚组分析或多因素分析校正。以著名的 Framingham 心脏研究为例,Framingham 1 项脑卒中危险因素研究的初步结果显示:①风心病合并房颤患者的脑卒中发生率为 41/1000 人年,与非风心病房颤患者组相似;②风心病患者偏年轻。这种情况下,研究者必须要分别考虑年轻风心病患者与非风心病患者的脑卒中发生率,及老年风心病患者与非风心病患者的脑卒中发生率。经过年龄校正后发现:风心病房颤者合并脑栓塞的危险性是非风心病房颤者的 6 倍。因此,疾病某种后果或结局的发生可能受多种预后因素的影响,在预后研究中要考虑可能影响预后的混杂因素。并分析校正。常用的校正方法为分层(亚组)分析、多因素分析或 Cox 模型。

本病案:

例 1.“Kim H”研究纳入患者均为终末期肾病接受透析治疗的患者,以黄种人为主,生活在韩国。315 例年龄≥65 岁维持性血液透析患者与 95 例年龄≥65 岁的腹膜透析患者比较,在性别、体重、肾脏原发疾病及是否合并高血压、糖尿病等方面均无统计学差异。人群特征近似,同质性较好。研究者用竞争性风险回归(competing Risks Regression)行单因素分析后,对确定的危险因素行逐步多因素分析(stepwise multivariate analysis),排除了混杂因素的影响。

例 2.“Winkelmayer WC”研究纳入患者均为终末期肾病接受透析治疗且年龄≥65 岁的老年患者,以白人为主(接受维持性血液透析的白人患者 1516 名,占 77.1%;接受维持性腹膜透析的白人患者 449 名,占 83.6%;),生活在美国,参与新泽西州联邦医疗保险或医疗补助计划。两组患者在年龄构成比(66～74 岁,75～84 岁,≥85 岁)、性别、社会经济状态及是否合并高血压、糖尿病、冠心病等方面均无统计学差异。人群特征近似,同质性较好。研究者应用 logistic 回归计算患者的倾向性评分(propensity score)后将患者纳入血液透析或腹膜透析治疗,保证了两组患者在基线资料的均衡,以随访时间(0～90 天,90～180 天,180～360 天)进行分层,采用多变量 Cox 比例风险模型(multivariate Cox proportionalhazards model)分析,排除了混杂因素的影响。

(三) 随访的完整性

病例对照研究不存在失访问题,这主要针对队列研究。

1. 随访时间是否足够长　任何疾病都需要经过一段时间才发生最后的结局,随访时间的长短直接影响研究结局。若随访时间太短,仅有部分患者产生有关结局,在回答这类患者的预后问题时,就缺乏足够证据。但若随访时间太长,等到全部研究对象均出现相

关结局为止,就存在失访问题。一般时间越长,病例失访越多,将危及研究结果的真实性。因此,随访时间需要借鉴专业知识,根据具体疾病的自然史确定。

2. 随访是否完整,失访原因是否说明　理论上我们要求随访所有患者,但实际上大多数研究都存在失访问题。失访多少会影响研究结果的真实性且目前尚无统一标准。我们考虑采用 2 种方法:①简单的 5% 和 20% 规则。失访<5%,产生的偏倚较小;>20% 则将严重影响结果的真实性;5%～20%,真实性的影响介于其间。②敏感性分析。如老年糖尿病患者的预后研究,纳入 100 例患者,随访中 30 例患者发生不良预后事件(心血管死亡)。若失访 10 例患者(10%),则这些病例可能全部死亡,或全部存活。敏感性分析可以计算“最差结果”和“最好结果”。“最差结果”计算时,假设失访病例全部死亡(30 例死亡＋10 例失访)/100＝40%,“最好结果”计算时,假设失访病例全部存活,30 例死亡/100＝30%。最差结果和最好结果相差不大,且在这个误差范围,临床医师觉得可以接受,认为失访对研究真实性不会造成太大威胁。但对低危人群,如中年糖尿病患者,随访不良事件发生率仅 1%,若失访仍是 10%,假设这 10% 的患者全部死亡,则最后的病死率为 11%。最差结果 11% 和最好结果 1% 之间差别有 11 倍,临床预后截然不同。这种失访对预后结果的真实性将会产生影响。注意:研究者除应报告失访人数外,还要报告失访原因。是否因为不良结果造成失访?若因死亡等不良结果造成失访,往往会对结果的真实性造成很大影响。

3. 比较失访人群和未失访人群的人口学和临床特征　若失访理由在很大程度上与不良结果事件无关,失访者与未失访者相比,则可提高结果的可信度;若不能得到这些信息,则结果的可信度下降。

例 1.“Kim H”研究中所有患者的纳入期限是 2008 年 8 月—2013 年 3 月,随访时间是 60 个月,文章发表于 2015 年,可认为随访时间足够长。虽然作者没有提及失访的人数,但从最后结果看,研究者将所有患者都纳入分析,结果真实可信。

例 2.“Winkelmayer WC”研究中所有患者的纳入期限是 1991 年 1 月—1996 年 3 月,随访时间是 12 月,作者未提及失访人数,但从最后结果看,研究者将所有患者都纳入分析,结果真实可信。

(四) 终点判断的客观性

1. 判断结局尽量采用客观指标　临床医师在判断预后结局时常发生意见分歧,故研究者在研究开始前必须有研究计划,在方法学部分对疾病观察的结局提供明确、客观的定义。如:卒中发生后瘫痪;应规定瘫痪程度,是轻度活动障碍或肌力几度等明确的标准。

2. 采用盲法判断结局　预后终点指标有些很明确,易于确定,如死亡;有些则需要一定的综合判断能力,如心肌梗死;而另一些则很难判断和测定,如致残或生活质量。当对预后终点指标判断的主观性增加时,则应对测定预后指标的人员采取盲法测定。未使用盲法可能会导致两种偏倚:①疑诊偏倚:即若医师了解患者具有某种疾病的预后,则可能更频繁仔细寻找可影响这种疾病预后的有关依据;②期望偏倚:医师根据医学知识和自己经验,对某些影响疾病预后因素和疾病预后形成了固定概念,可干扰对疾病预后作正确判断。因此,对心绞痛、心肌梗死、生活质量、残疾等作为预后结局的重要诊断指标应采用盲法判断结局。

例1. "Kim H"研究的终点指标包括患者的生存率和透析方式的维持率(即透析方式持续不变的比率)。数据来自韩国终末期肾病临床研究中心,均为客观指标而不易引起歧义,因而是否采用盲法对结果的真实性影响不大。

例2. "WinkelmayerWC"研究的终点指标包括患者的死亡率。数据来自美国新泽西州卫生保健服务机构,均为客观指标而不易引起歧义,因而是否采用盲法对结果的真实性影响不大。

四、预后研究证据的重要性评价

一旦确定研究文献具有真实性后,就进入评价研究结果重要性,这涉及临床重要性和统计学意义的评价。

1. 是否报告了整个病程的预后结局,而不是某一时点的结局　预后或危险率的定量研究是指研究全病程中的各个事件发生量。如为全面了解生存率,循证医学通常要求用3种方法来描述结局:

(1) 特定时间点的生存百分数:即从疾病临床过程的某一时点开始,一段时间后存活的病例数占总观察例数的百分比。如1年生存率、5年生存率。

(2) 中位生存时间(median survival):即观察到50%的研究对象病死时的随访时间。

(3) 生存曲线(survival curves):即在每一个时间点,研究样本未发生该结果(死亡)的比例(通常以百分数来表达)。图8-1显示了4种生存曲线,每1种曲线的结论都不一样。图A显示到研究终点时,患者无不良事件发生,预示该患者预后好(临床有意义)或研究观察期太短,尚未等到疾病结果发生(临床无意义)。图B,C,D各描述了一种预后不良的疾病,仅20位患者存活1年,即1年生存率仅为20%,尽管1年生存率都是20%,但这3种曲线的形状完全不同。图B,早期预后较差,中位生存时间仅3月,以后缓慢稳定下降;图C早期预后好,然后迅速恶化,中位生存时间仅9月;图

D显示1年中病死率稳定下降,中位生存时间7月。由此可见,1年生存率、中位生存时间、生存曲线可以告诉我们完全不同的结果。故寻找疾病预后的评定证据最好应包括这3个指标。

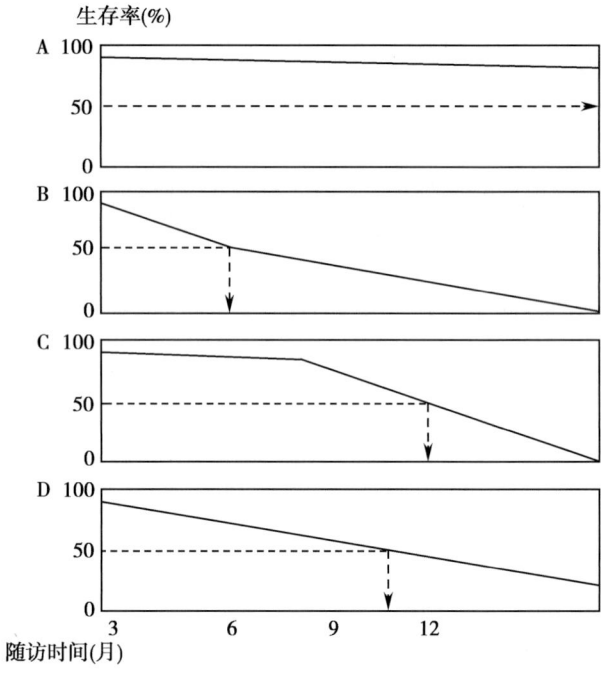

图8-1　生存曲线显示的预后

例1. "Kim H"研究中,接受血液透析和接受腹膜透析≥65岁的老年患者在5年的随访期间总的生存率相似。作者提供累积发生率函数检验曲线(cumulative incidence function test)

例2. "WinkelmayerWC"研究中,≥65岁的患者在开始透析90天内病死率接受腹膜透析的患者比接受血液透析的患者高16%,90、180天病死率两组差异无统计学意义,但在180天后,病死率接受腹膜透析患者再次高于接受血液透析患者45%。此外作者还提供了Kaplan-Meier生存率曲线。

2. 预后估计的精确度如何　预后研究的结果应进行统计分析处理,以确定预后估计的精确性。通常不良结局的危险度会以相应的95%CI表示。95%CI的宽窄可以表示预后估计的精确度,95%CI越窄,结果越精确。大多数生存曲线左侧部分估计值的可信区间较窄,说明随访期中较早的一段精确度较高,这是因前期样本量大。后期因死亡、退出或失访等原因造成样本量减少,导致生存曲线上右侧部分估计值的可信区间较宽。若可信区间跨过1,则表示无统计学意义。

通过对预后因素的RR亦可计算可信区间。一般预后的研究结果都应提供95%CI,如果文献未提供可信区间,必要时应根据需要将文献中的数据按照相关

公式计算 95%CI。

例1."Kim H"研究中,接受血液透析和接受腹膜透析≥65岁的老年患者在5年的随访期间总的生存率相似(P=0.987)。作者未提供95%CI。

例2."WinkelmayerWC"研究中,≥65岁的患者在开始透析的90天内接受腹膜透析的病死率高于接受血液透析的患者16%,[1～3月:HR=1.16,95%CI(0.96,1.42)]。在90、180天病死率两组的差异无统计学意义,但在180天后,病死率接受腹膜透析患者再次高于接受血液透析患者45%[7～12月:HR=1.45,95%CI(1.07,1.98)]。可信区间范围窄,提示结果的精确度高。

五、预后研究证据的适用性评价

1. 文献中的研究对象和我们临床实际所遇到的病例是否相似?

一般情况下,研究者会提供所研究患者的详细资料,我们将其与自己的患者对比。这就要求我们仔细阅读文献中有关患者的人口学特征及临床基本资料部分的描述。要找到和自己的患者特征完全相同的文献极其困难,或根本不可能。患者的特征与文献报告中所描述的研究人群的临床特征越接近,将研究者的研究结果用于自己的患者获得预期结果的把握就越大。注意:预后研究中的治疗干预对预后影响极大,而预后研究往往很少提到治疗情况。有时治疗策略因人而异,且随时间不断变化。一些治疗在一定范围内有效,但在患者总人群中不一定如此,故对治疗情况的描述和对比亦很重要。检查文献的方法学部分,对比文献人群的人口学特征描述,文献人群的临床特征例如病程分期、并存疾病和其他预后因素是否相似,由此判断是否适用于我的患者。有时我们可以用否定式的疑问来判断"是否文献中的患者特点和我的患者差别很大,其研究结果不适合我的患者?"如果答案是否定的,表明该文献结果能用于我的患者。

2. 研究结果是否有助于对临床治疗作出决策和对患者及其家属进行解释?

真实的结果能帮助临床医师做出治疗或干预决策,也能用于回答患者的问题;解除患者或家属的焦虑或与患者及家属进行有关不良结局的讨论。即使预后研究的结果不能帮助临床医师做出一项有效的治疗决策,但仍能有助于对临床患者的处理。一般有以下几种情况:

(1) 该疾病不治疗对预后影响不大:若文献结果提示患者不治疗也会有很好的预后,医师应将这一信息告知患者,讨论的问题将是"是否给予治疗"。如无症状裂孔疝、无症状结肠憩室,可称非疾病,告知预后

结果可让患者安心。

(2) 患者若不治疗预后会很差,积极治疗预后良好:若遇此情况,当地又有条件治疗,医师应向患者及其家属说明,促使患者接受相应有效治疗,并提高治疗的依从性,改善预后。

(3) 该疾病预后差,目前尚缺乏有效治疗手段:医师有必要告诉患者和家属疾病病程和结局的真实情况,并有意识地与患者和家属讨论,有助于患者和家属正确对待,及时进行姑息治疗或临终关怀,减轻痛苦,保证患者生活质量,让患者安排好生前事务,家属做好思想准备。

例1."Kim H"研究对象是韩国终末期肾病临床研究中心注册的终末期肾病透析患者,共纳入研究对象830例。其中≥65岁的老年患者有410名,95例患者接受维持性腹膜透析治疗,315例患者接受维持性血液透析治疗。与本病案的患者情况相似。接受维持性腹膜透析治疗患者的10月生存率为64/91=70.3%;20月生存率为40/91=43.9%;30月生存率为23/91=25.3%;40月生存率为9/91=9.9%;50月生存率为1/91=1.1%. 接受维持性血液透析治疗患者的10月生存率为208/311=66.9%;20月生存率为107/311=34.4%;30月生存率为59/311=18.9%;40月生存率为27/311=8.7%;50月生存率为6/311=1.9%。

例2."WinkelmayerWC"研究对象为≥65岁接受血液透析或腹膜透析治疗前至少1年参与美国新泽西州联邦医疗保险或医疗补助计划的老年患者,共纳入研究对象2503例,537例患者接受维持性腹膜透析治疗,1966例患者接受维持性血液透析治疗,与本病案的患者情况相似。随访时间为1年,根据文献结果,随访90天时接受维持性血液透析治疗患者的生存率为1330/1966=67.6%,接受维持性腹膜透析治疗患者的生存率为339/537=63.1%;随访180天时接受维持性血液透析治疗患者的生存率为1127/1966=57.3%,接受维持性腹膜透析治疗患者的生存率为282/537=52.5%;随访360天时接受维持性血液透析治疗患者的生存率为956/1966=48.6%,接受维持性腹膜透析治疗患者的生存率为237/537=44.1%。

根据两项研究的结果可以发现:①≥65岁的老年终末期肾病无论接受血液透析还是腹膜透析治疗,其总体生存率相似。②根据两项研究结果还可以推测≥65岁的老年终末期肾病即使接受透析治疗,其中位生存时间也仅有1年。③两篇文献纳入的老年患者包括糖尿病、高血压、冠心病等合并症,病情重于我们面对的患者,故该患者1年生存率可能高于文献结果。

我们不可能通过一项研究来回答患者的所有问题,且1项研究也不能够代表所有的结果。很多时候

会发现同一方面的研究会有不同的研究结果,需要我们通过上述标准做出正确的判断,这也是临床决策面临的问题。

第五节　临床决策与后效评价

一、临床决策实施后效果

后效评价是指患者根据证据制订的方案后,对患者病情变化进行临床随访,在整个循证临床实践中具有重要作用。可为临床医师提供反馈信息来验证证据。该患者出院后我们应记住对患者进行随访,通过随访结果进一步验证我们的证据,指导我们持续改进临床实践。

二、预后对未来科学研究的启迪

通过循证临床实践中证据的评价和应用,我们可以了解到什么样的研究才是高质量的预后研究。循证医学更偏重于远期疗效、终点指标(如病死率、致残率)及生活质量的评估。我们可以建立健康档案,通过长期追踪和随访,了解某种治疗的效果或某种疾病的预后,建立这种大规模数据库对临床科研工作有重要帮助。通过评价预后证据,可了解该领域目前国际专家做过哪些研究,有哪些领域目前尚未探索或尚不明确,这些尚未触及的领域就是我们今后寻找科研课题的方向。

综上所述,预后研究的正确评价和应用对预策患者结局,选择治疗方案,都具有重要作用。

(李　峻)

参 考 文 献

1. EBM toolkit. http://www.ebm.med.ualberta.ca/Prognosis.html
2. Randolph A,Cook J,Guyatt G. Chapter 18. Prognosis. In:Guyatt G,Rennie D,Meade O,et al. User's Guides to the Medical Literature:A Manual for Evidence-Based Clinical Practice. 2nd ed. New York,NY:McGrawhill 2008
3. Gill TM. The central role of prognosis in clinical decision making. JAMA,2012,307(2):199-200
4. Maggio LA,Capdarest-Arest N. Practising evidence-based medicine(EBM):a descriptive analysis of medical student' whole-task EBM assignments. Evid Based Med,2017,22(2):41-44
5. Kim H,Kim KH,Park K,et al. A population-based approach indicates an overall higher patient mortality with peritonealdialysis compared to hemodialysis in Korea. Kidney Int,2014,86(5):991-1000
6. Winkelmayer WC,Glynn RJ,Mittleman MA,et al. Comparing mortality of elderly patients on hemodialysis versus peritoneal dialysis:a propensity score approach. J Am Soc Nephrol,2002,13(9):2353-2362

第9章 临床经济学证据的评价与应用

第一节 临床经济学证据的相关概念

一、临床经济学评价证据概述

(一)临床经济学评价概述

临床经济学(clinical economics)是近几年逐渐发展起来的一门新的交叉、边缘学科,是卫生经济学的一个分支学科。其作用是在经济学理论基础上,利用药物治疗学、生物统计学、流行病学、决策学等理论和方法,对疾病预防、诊断、治疗过程中的药物、医疗服务、医疗器械与设备等临床干预措施进行经济性评价及分析,选择出经济性最优的临床干预策略,从微观和宏观角度分别提高医疗保健领域中卫生资源的配置及利用率,为相关决策者提供相关决策信息。

以往的临床研究主要针对临床干预措施的有效性与安全性,近年来临床干预措施的经济性研究越来越受到重视。临床经济学既有临床医学的特点,也有经济学的特点,二者均为以假设检验为金标准的基础建立的学科。临床经济学评价中:①利用经济学在宏观水平上评价临床干预措施的成本和效果差异;②临床医学在宏观水平观察临床获益,实现同时从微观与宏观角度对临床干预措施进行完整的综合评价。

1989年Eisenburg提出临床经济学评价应由3个维度构成:成本与效益的类型、研究角度及分析方法类型。①成本与效益的类型包括直接医疗成本(效益)、非直接成本(效益)、无形成本(效益)及直接发病率和死亡率;②研究角度包括患者角度、社会角度、支付者角度和医疗服务提供者角度;③分析方法类型包括成本分析(最小成本分析)、成本效果分析和成本效益分析。

(二)临床经济学评价

1.临床经济学评价过程

(1)明确问题:临床经济学评价旨在选出经济性最优的临床干预措施,一般是对比≥2种临床干预措施的成本及临床产出。本阶段需要确定研究需要解决或

回答的实际问题,如目标疾病、健康问题、医疗问题或卫生决策问题等,并根据研究问题选择相应的研究角度和研究对象。对于不同的评价主体,临床经济学所需要的结果类型以及评价人群也不同,需要明确研究角度是从全社会、第三付费方还是从医院或患者角度出发,同时需要明确纳入人群的相关标准。

(2)提出假设:临床经济学评价通常需要许多假设以辅助完成整个临床评价。通过设定一系列合理假设进一步明确问题,能对整个评价框架的绘制起到良好辅助作用,保证干预措施的方案构建尽量少受人为和主观因素影响。

(3)详细描述干预措施:评价的干预措施一定要尽量全面表达其包含的信息,如药物应用在疾病治疗的哪个阶段、药物的用法用量、出现不良事件或疗效不佳或疾病进展时干预措施的转换等等。如此,既有利于提高评价证据的可信度与真实性,也能提供一个信息纲要供他人重复评价。

(4)收集资料证据:临床经济学评价中需要收集的资料主要是成本及效益证据。成本方面既需尽可能纳入所有应该纳入的证据,又需避免重复收集,效果证据的收集应和评价的产出相一致且不应和成本证据混淆。

(5)选择评价方法:选择合适的评价方法进行评价是临床经济学最核心的部分之一,需根据评价的问题及收集到的资料制定正确的评价分析方法,明确是使用最小成本法还是成本-效果分析或是成本-效益分析。正确的评价分析方法对结果的影响至关重要。

(6)不确定性分析:临床经济学的模型构建、研究方向、研究角度及参数选择过程中都存在不确定性,会影响结果的稳健度。临床经济学评价除基本的评价分析外,还需分析不确定性以证明基础分析的稳健性,也可提供更多信息供决策者选择。

(7)得出结论:评价分析仅能得到数据结果,必须结合不确定性分析结果进一步得出整个临床经济学评价的最终结论。

表 9-1　常用的临床经济学评价方法

评价方法	概念和内容
成本确定分析(cost-identifica-tion analysis,CIA)	又称最小成本分析(cost-minimization analysis,CMA),是指当≥2 个备选临床干预措施方案收益(效益、效果或效用)相同或相当时,成本最小的方案为最佳方案 最小成本分析比较简单适用。但适用情况较少,因为实际临床中很少有干预措施的方案结果相同或相当,难以直接采用最小成本法对备选临床干预措施进行分析
成本-效果分析(cost-effective-ness analysis,CEA)	成本-效果分析指同时分析≥2 个不同干预措施方案时,①既分析其所使用的卫生资源(包括实体资源与服务)的差异;②也分析因此获得的用一定指标表示的治疗效果的差异;③再优选出消耗最少卫生资源而获得最大效果产出的干预方案,为最具经济性的方案 通常成本-效果分析采用增量分析法选择最具经济性的方案
成本-效用分析(cost-utility analysis,CUA)	成本-效用分析可以看做是成本-效果分析的一个分支,是将效用作为成本-效果分析的临床产出效果。效用值一般通过测量患者的健康相关生命质量得到,用效用值作为临床产出结果可评价患者的生理状态和心理状态等多个健康维度
成本-效益分析(cost-benefits analysis,CBA)	成本-效益分析是指对备选临床干预措施方案的成本及收益均以货币化形式进行计算,通过比较成本与效益的价值大小来选择最优的干预措施方案。但因将收益货币化时,往往难度较大或存在伦理问题等,该方法较少采用

2. 临床经济学评价常用方法　常用的临床经济学评价方法见表 9-1。

二、临床经济学评价成本证据

(一) 临床经济学评价成本分类

1. 成本概述　在经济学中成本是指为完成一事而消耗的资源及付出的代价。临床经济学中成本指为预防、诊断、治疗疾病而消耗的资源及付出的代价,不光包含费用等实体货币价值,还包括服务的价值或病痛带来的损耗,有别于商品社会中的资金流。

对不同的主体,成本的内涵也不尽相同。如:①医院成本包含在预防、诊断、治疗过程中消耗的物质资源价值及医院支出(包括医务人员的服务及仪器的损耗);②患者成本包含因疾病支付的成本及因承受自身病痛产生的价值损失。识别与计量临床经济学中的成本证据至关重要,成本证据的收集不能仅限于局部证据,既需囊括尽可能全面的证据,又需尽可能地扩展考虑,否则可能会影响结论的稳定性。但也不能纳入不应该纳入的成本,造成证据错误。

2. 成本的分类　临床经济学研究中通常会因为研究角度不同、按照不同的标准对成本进行分类,常见的分类如表 9-2:

表 9-2　临床经济学研究中的常见成本分类

分类	概念和内容
直接成本与间接成本	直接成本与间接成本的划分方式尚存争论,目前有两种主流的划分方式:①通过成本的计入特点来划分:直接成本指临床中不需要分摊而能直接消耗的资源或者服务;间接成本指不能计入需要按照一定分摊标准分别计入各项相关项目的成本。②按消耗的资源或服务与临床医疗的相关性而区分:直接成本指与临床医疗或服务直接相关的成本;间接成本是与临床医疗或服务间接相关的成本
医疗成本与非医疗成本	医疗成本指实施某种干预措施预防、诊断、治疗疾病时所消耗的医疗产品或服务。医疗成本又分为直接医疗成本和间接医疗成本。①直接医疗成本是指与医疗直接相关的固定成本及可变成本,包括药费、住院费、门诊费等。②间接医疗成本则是与医疗间接相关但不可直接计入的固定成本及可变成本,包括临床仪器的折旧费,医生护士的薪水等 非医疗成本则是与预防、诊断、治疗疾病干预措施相关,但不属于医疗成本的成本。是在临床干预措施实施过程中,因医疗保健以外的支付成本,如患者交通费用和误工损失费等
有形成本与无形成本	①有形成本指临床用于预防、诊断、治疗所消耗的产品或造成的代价,通常伴随着资源的消耗。②无形成本指不能用货币形式直接表示的成本,包括疼痛、焦虑、不安等情绪,无形成本虽不是以货币形式直接消耗,但是在实际成本计算中必不可少

续表

分 类	概念和内容
疾病自身成本与疾病治疗成本	①疾病自身成本是指患者在不采取任何医疗干预措施而造成的资源消耗或代价,包括:因病产生自身或亲戚朋友的劳动力损失,及疾病给患者或患者周围人群带来的无形成本。②疾病治疗成本是指因治愈、缓解、控制疾病所产生的资源消耗或代价的总和,包括直接成本、间接成本及无形成本
机会成本与沉没成本	①机会成本指将某项有限资源用在某个用途时,这项有限资源用在其他用途时所能收获的最大收益。临床中因时间和资源有限,通常在决策过程中选择的干预措施都不可逆转,当使用有限资源选择某种干预措施时,其他干预措施所能带来的最大收益即是机会成本。②沉没成本指以前发生的与当前决策无关,无论现在决策如何施行都无法收回的成本,在实际计量成本的过程中通常不予计算
其他成本	此外,临床经济学中还经常用到如下成本: ①固定成本——在一定时期内,不随产出量变动而变动的成本 ②可变成本——在一定时期内,随产出量的变动而变动的成本 ③平均成本——总成本与总产出量的比值 ④边际成本——每增加一个产出量所需增加的成本

(二) 成本的测算及分析

成本测算是临床经济学分析的基础,也是临床经济学评价过程中的重点内容之一。相比临床产出证据,成本证据含有的经济性因素更多。在成本-效果分析及成本-效用分析中,成本是唯一货币化的证据,成本证据的分析体现了这两种方法的经济性评价。

1. 成本的识别 成本证据是临床经济学评价最重要、最基础的证据。成本证据的识别是成本证据收集的首要任务。成本识别中首先要明确研究角度,不同的研究角度包含的成本项目不一样。如:医院设备的折旧费若从医院角度进行临床经济学评价属于成本;但从患者或第三方支付角度则不属于成本项目。

不同角色的成本构成不同:①患者医疗意愿是用最小成本获得最大健康收益,故从患者角度成本即是所有增加患者就医费用及降低健康产出的部分。一般包括:直接成本、医疗成本、非医疗成本、无形成本;②医院意愿是在不失医德的情况下使用最小的医疗成本换取自身利益最大化,故医院角度的成本是减少自身收益增加成本的部分,包括:直接成本、间接成本、医疗成本、非医疗成本;③医保支付方追求保险费最大化而自身支出费用最小,其成本包含医疗费用报销的部分;④从全社会角度出发则应该包含所有成本项目。

注意:①在成本识别过程中应明确上述成本的边界,切不能在识别过程中错误地纳入或排除成本。如对患者而言:只有自费部分才算患者成本,而医保报销的成本切不能纳入患者成本中。②在临床经济学评价中还需特别注意识别无形成本。一般情况下,因预防、诊断、治疗给患者带来的无形成本会与疾病消失而带走的无形成本差不多而抵消,此时无形成本可忽略不计;但当二者无形成本大小不相似时须纳入成本证据中而不能忽略不计。

2. 成本的计量

(1) 成本的计量原则:成本计量建立在成本识别之上,只有正确地识别成本才能保证正确计量成本。计量成本时,首先要确定所研究对象的成本主体,在临床干预措施中与主体相关的成本都应正确对其计量,包括主体支付的资源(时间、金钱、人力等)及代价(痛苦、恐惧等),不能遗漏也不能重复。对机会成本应正确地区分其为成本还是效益。通常成本的计量步骤为:

1) 识别每一项成本,并正确地获取其单位。

2) 计量每一项成本的单位数目,并将每项成本总量算出。

3) 加和所有成本。

4) 对成本进行贴现。

(2) 成本与费用的计量:临床经济学评价因评价主体的评价角度、评价方法不同会造成成本与费用的区别。成本是为达成一事而付出的代价,评价主体不同所持成本内容也不相同。导致成本和费用不同的原因主要是单位价格:①在全社会角度下,只有单位价格能反映资源或服务的实际价值;且价格与价值相符时,成本和费用一致。但实际情况下市场经济通常不成熟,单位价格和资源实际的价值不相等;造成价格和价值失真,导致成本与费用不相同;此时计量成本不能使用实际价格,而应使用"影子价格"。即商品可用量的任意边际变化对目标的贡献值。②在非全社会角度下,单位价格始终和资源或服务的价值相等,故成本始终等于费用。

3. 成本的贴现

（1）货币的贴现：通常对货币价值进行计量时不能直接加和，任何具有时间延续性的货币价值都包括资金的时间价值，即不同时间点上相同额度的资金价值存在差别。在临床经济学中也涉及这种时间价值问题。通常1种临床治疗手段，或临床预防手段会持续很多年，而这些都涉及成本的时间价值问题。

贴现是将相对某个时间点的未来某一时间点的货币额换算成某个时间点的货币额。通常将相对于某个时间点未来某一时间点的货币额称为未来值，用 F 表示；而某个时间点的货币价值称为现值，用 P 表示；且贴现时通常需要使用一个能反映时间价值的参数，称为贴现率，用 i 表示。现值贴现后与未来值比较虽金额不相等，但价值相等。

贴现的公式通常为：

$$P=F(1+i)^{-t}$$

若从一个时间点开始，未来第 $1,2,3,\cdots,n$ 年年末的成本依次为 $F_1,F_2,F_3,\cdots,F_n$，则现值计算公式为：

$$P=\sum_{t=1}^{n}P_t=\sum_{t=1}^{n}F_t(1+i)^{-t}$$

若从一个时间点开始，未来第 $1,2,3,\cdots,n$ 年年末的成本依次为 $F_1,F_2,F_3,\cdots,F_n$，且 $F_1=F_2=F_3=\cdots=F_n=A$，则现值计算公式为：

$$P=\frac{A[(1+i)^n-1]}{i(1+i)^n}$$

（2）贴现率的选择：贴现率是体现货币时间价值的一个重要参数，反映了个人及社会对时间的偏好。选择正确的贴现率对临床经济学评价的结果十分重要。贴现率通常取决于地区的通货膨胀率、方案风险程度及资金来源等因素，不同地区不同国家贴现率选择都不一样。

除成本需要贴现外，有时效果也需要贴现。如在效用计算方面，对同一个人不同年龄段相同的身体状况对其效用高低也有影响，故在效用方面也存在着时间价值的问题，也需要贴现。

贴现率具有地域性，每个国家的研究中对其选择不尽相同。但目前全球大多数国家尚无相应的临床经济学指南。Eisenburg 在其撰写的指南中提到：目前临床经济学评中大多数研究采用了 5%～6% 的贴现率。具体研究中临床经济学贴现率常从其他文献如药物经济学指南中借鉴；我国药物经济学指南中建议：成本可采用一年期国家指导利率或国债利率进行贴现；敏感性分析波动范围在 0%～8% 之间。

三、临床经济学评价结果证据

（一）成本-效果分析结果证据

1. 成本-效果分析证据指标　成本-效果分析是结合成本与效果，分析临床干预措施的一种方法，其理论基础是受限制的最优化方案，是超福利主义经济学理论基础上建立的一种分析方法，其分析指标通常为：

增量成本-效果比（incremental cost-effectiveness ratio，ICER）

增量成本-效果比指某种干预措施与另一种干预措施的增量成本与他们的增量效果的比值，即一种干预措施与另一种干预措施相比，每增加一单位的效果需要多支付多少成本。公式表示为：

$$\text{ICER}=\Delta C/\Delta E=C_2-C_1/E_2-E_1$$

在判定结果及选择最优方案时以增量成本-效果比为参考依据。

2. 效果指标证据分类　临床经济学评价中，成本-效果分析的效果指标通常指在干预措施实施前后给评价主体带来的指标参数变化。对不同评价主体其需要获取的指标不同。但对大多数情况下临床经济学评价中的指标可分为3类，包括：①中间指标；②终点指标；③其他指标。

（1）中间指标：中间指标通常是预防、治疗中临床干预措施的短期指标，是临床中无法直接测量临床结果时，间接反映临床结果的指标，如血糖、血脂、X 影片等。临床采用中间指标因：①临床结果难以观察到；②中间指标的观察耗时较短、简便、经济。中间指标可以分为2类：①反映预防、治疗过程中能反映生理指标改变的指标；②判断疾病状况的因素。

通常临床经济学中，中间指标的证据强度取决于3点：①中间指标与研究目的的相关性；②中间指标与临床结果预后判断的流行病学证据；③临床干预措施与中间指标相互影响程度证据。

中间指标在临床经济学评价中应谨慎应用，①因采用中间指标进行评价可能导致观察时间过短，从而得到错误的效果证据；②也可能因临床研究样本量过小，导致评价结果没有良好的外推性，甚至可能会因为某些概率较小的终点指标在中间指标的使用过程中无法观察到，得出错误结论。

（2）终点指标：分析成本效果时，终点指标比中间指标使用得更多，是直接反映临床中预防和诊断等干预措施的长期效果指标。常用终点指标包括治愈率、死亡率、生命年等。

（3）其他指标：在临床经济学评价中通常还可将一些症状如疼痛、抑郁分级等或躯体功能作为临床研究的指标。

3. 效果证据的识别　效果识别与研究能直接决定临床经济学评价的结果。在研究中具体采用什么结果通常取决于研究主体、研究目的、研究角度及临床干预措施的特点。在效果识别过程中要明确其与功效的区分。①功效指临床干预措施在严格条件控制下的结果，所得到的结果是一种理想化的状态；若将功效错误地作为效果进行临床经济学评价，会影响评价结果的外推性；②效果测定更多是倾向于现实环境，患者变异系数大、依从性更低且受很多混杂因素影响。但效果比功效更符合临床实际情况，也更符合临床经济学的要求。③此外还需准确分辨临床研究结果与经济性分析结果的区别。临床经济学评价中通常将临床试验结果作为成本-效果分析的产出指标，但有时临床研究与成本-效果分析理想终点指标不一致，故选取临床研究数据过程中应选用适合经济性分析即成本-效果分析的一些指标。

4. 效果证据的测算　在正确地识别效果后需正确测算效果才能用其结果更好地进行临床经济学评价。

效果测算第一步是要正确地收集资料证据，包括患者的一般情况、患者接受的干预措施、患者的治疗反应及研究者的评定结果，在临床中常通过研究表格等工具记载研究对象的效果资料。通常：①若从临床试验、队列研究、病例对照研究等原始临床研究中收集效果资料，一般采用病例报告表收集；②从系统评价、Meta 分析等二次研究中收集资料则需专用的数据提取表。

不同的效果证据因其来源的研究设计不同，可能存在不同程度的偏倚，因此不同方法收集的效果证据资料的证据强度也不同，不同的研究设计有不同的证据特点，见表 9-3。

（二）成本-效用分析结果证据

1. 效用与生命质量

（1）效用：随着现代医学逐渐从生物医学模式向社会-心理-生物医学模式转变，健康的概念也在改变。WHO 将健康定义为一个人在生理、心理及社会适应等方面均处于良好状态。这种改变使得效用成为衡量健康时较优的新工具。效用是经济性中常用的一个概念，是指消费者通过消费使自己的欲望、需求得到满足的一个程度。在临床经济学评价研究中，效用的含义则是人们通过各种临床干预措施后对自己的健康改善程度的满足程度。

（2）生命质量：效用在临床经济学中常用健康相关生命质量进行衡量。生命质量是英文 Quality of Life 的汉译，也可译为生活质量、生存质量。最早由 Galbraith JohnKenneth 在其所著《富裕社会》中提出。临床上生命质量通常指健康相关生命质量（health related quality of life，HRQoL）。WHO 将健康相关生命质量定义为"不同文化与价值系统内的个体，在其生活中对自身人生目标、标准及所关心的事情的感受"。因健康相关生命质量具有主观性，目前健康相关生命质量尚无一个全体医护人员达成共识的具体概念，但其包含的内容大致可概括为 3 方面：①个体的主观感受，包括思想、情绪、感觉等；②生理、心理、社会能力的状态；③影响个体每天生活的积极因素和消极因素带来的影响。显然，健康相关生命质量覆盖范围广，研究精度深，可从多维、内在角度研究各种临床干预措施对患者效用的影响。

2. 成本-效用分析证据指标　成本-效用分析可看做是将效用作为成本-效果分析中的效果项进行的分析，故成本-效用分析方法与成本-效果分析方法类似：

增量-成本效用比（incremental cost utility ratio，ICUR）

指某种干预措施与另一种干预措施的增量成本与其增量效用的比值，即一种干预措施与另一种干预措施相比，每增加一单位的效用需要多支付多少的成本。公式表示为：

$$ICUR = \Delta C / \Delta U = C_2 - C_1 / U_2 - U_1$$

3. 常用效用证据指标　在成本-效用分析中，对不同干预措施、研究对象和研究角度，使用的指标也有不同。成本-效用分析可选择的效用指标包括：①质量调整生命年；②伤残调整生命年；③健康当量年；④挽救年轻生命当量等，以质量调整生命年最常用。见表 9-4。

表 9-3　不同研究设计的证据特点

研究设计	研究性质	内部有效性	外部有效性	经济性	证据级别
系统评价、Meta 分析	回顾性	高	较高	成本较低	高
随机对照试验	前瞻性	高	较低	成本较高	高
前瞻性队列研究	前瞻性	较高	较高	成本较高	较高
回顾性队列研究	回顾性	较高	较高	成本较低	较低
病例对照研究	回顾性	较高	较高	成本较低	较低

参考来源：（胡善联，2003）

表9-4　临床经济学研究中的常见成本分类

分　类	概念和内容
质量调整生命年（quality-adjusted life years，QALYs）	是将效用作为权重进行调整的生命年数，不仅包含了存活时间因素，还考虑了被评价者的效用即生命质量。如：1个患者在效用权重为0.6的情况下存活了5年，则其质量生命调整年为3单位QALYs。一般效用权重在0到1之间，0表示死亡，1表示完全健康状态，特殊情况下若患者认为自己患病的效用低于死亡，则此时效用权重小于0 QALYs作为效用指标优点是：①可测量干预措施影响患者的存活时间；②可测量出因干预措施对患者带来因为隐性成本减少而带来的收益，如患者疼痛和心理痛苦更少
伤残调整生命年（Disability Adjusted Life Years，DALYs）	指从发病直到死亡过程中损失的全部健康生命年，包含因提前死亡产生的寿命损失年（YLLs）及因疾病导致的伤残产生的寿命损失年（YLDs）。DALYs计算中常使用标准期望寿命损失年（SEYLLs），是指计算某个人群中每例死亡的死亡年龄与标准寿命表中该年龄人群的期望寿命的差值之和。与质量调整生命年相似，伤残调整生命年是使用各种疾病的残疾权重将其转换为相应的健康生命年的损失
挽救年轻生命当量（SAVEs）	是基于个人权衡法计算的基于效用的指标，挽救年轻生命当量通过向受试者提问让多少人从非完全健康状态X恢复到完全健康状态Y才相当于挽救了一条年轻的生命。若受试者认为是25人，则对受试者来说一个人从X到Y的价值为1/25个挽救年轻生命当量。与QALY相比，SAVE可更直接地评价临床干预措施的社会价值；而QALY更多是针对个体自身的偏好信息，无法对社会价值进行测量

4. 效用证据的测量

（1）直接测量法：直接测量法中效用的测量常通过问答形式实现。从广义角度看，效用与偏好、价值是同义词，以偏好的概念最宽泛，效用和价值是偏好的不同形式。效用的测量其实就是偏好的测量，一般在偏好的测量设计中会从2个方面考虑：①问答方式；②问题设计。问答方式可分为刻度法与选择法；问题设计可分为确定情况下设计问题与不确定性情况下设计问题。确定情况下设计的问题是指问答中各种特征均知道其情况及概率，而不确定问题的设计通常是对比2种选择，其中至少1种含有不确定性。

问题的设计也决定了测量出的偏好是价值还是效用。①通过确定情况下设计的问题测量出的是价值；②通过不确定情况下设计的问题测量出来的是效用。表9-5中列出了一些常用的直接测量的方法以及其属性。

表9-5　常见测量方法

问答方式	问题的设计	
	确定	不确定
刻度法	尺度评分法 视觉模拟评分法 比例评分法	无
选择法	时间权衡法 配对比较法 均衡法	标准博弈法

实际使用中常用的方法是视觉模拟评分法、时间权衡法、标准博弈法。

1）视觉模拟评分法（visual analogue scale，VAS）：视觉模拟法是使用一条线段，线段两端分别有两个确定的取值，线段中可有刻度或无刻度，让被测试者在其中选定一点，即可测量出患者的偏好，慢性疾病及急性病的测量都可通过刻度法测量。

2）时间权衡法（time trade-off，TTO）：时间权衡法是通过患者对不同健康状况的不同选择来测量患者的价值，既可用于慢性病也可用于急性病。

用于慢性病通常让被试者面临2种选择：①非完全健康状态i持续t的时长，随后死亡；②在完全健康状态h持续x<t的时长，随后死亡。令时长x一直变化，直到患者认为状态i和h两种选择无区别，则被测试者i的偏好状态为hi=x/t。

在急性病的测量中，被测试者面临2种选择：①以暂时的健康状态i持续t的时长，随后死亡；②以暂时健康状态j持续x<t的时长，随后死亡。令时长x一直变化，直到患者认为状态i和j两种选择无区别，则被测试者处于暂时健康状态i的偏好状态为hi=1-x/t。

3）标准博弈法（standard gamble，SG）：标准博弈法是基数效用论的经典方法，广泛用于决策分析中。标准博弈法因使用不确定的问题设计，其测量的结果是效用。和时间权衡法相同，故能用于慢性疾病及急性疾病的效用测量。

在慢性病的测量中，被测试者面临2种选择。A选择有两种不确定预期的结果：①在以完全健康的状态h生活t年，概率为P；②患者立即死亡，概率为1-P。B选择则是被测试者在身患某种慢性病的状态i下存活 t 年。改变概率 P 的大小，直到患者认为 A 和 B 两种选择没有区别，此时患者对于在慢性病状态 i 的偏好为 hi＝P。

在急性病的测量中，被测试者也面临两种选择。A 选择有两种不确定预期的结果：①在以完全健康的状态 h 生活 t 年，概率为 P；②患者立即进入暂时的最差健康状态 j，概率为 1－P。B 选择假设患者立即进入某种已经测量出效用的慢性病健康状态 j，效用为 hj，概率为 1－P。B 选择则是患者在暂时健康状态 i 下存活 t 年，改变概率 P 的大小，直到患者认为 A 和 B 两种选择没有区别，此时患者对于在暂时健康状态 i 的偏好为 hi＝P＋(1－P)hj。

(2) 间接测量法：在效用测量过程中使用直接测量法通常对受访者要求较高，且测量维度与宽度还较小，故效用测量中更多使用多维健康状态分级系统测量；通过在不同维度设置许多不同问题以判断患者的综合健康状态；在成本-效用分析中常使用的生命质量量表便属于多维健康状态分级系统。

生命质量量表按是否基于偏好可分成非基于偏好的生命质量量表与基于偏好的生命质量量表。基于偏好的生命质量量表通常是使用直接测量法对量表描述系统的选择结果进行测量，再通过计量方法构建积分体系(即函数关系式)。受访者通过回答基于偏好的生命质量量表，相关结果通过积分体系可得到效用权重，进一步可计算 QALYs 等在成本-效用分析中常用的指标，而非基于偏好生命质量量表的结果则不能直接作为权重进行就算，需要转换后才能使用。

生命质量量表按其测量的对象分类又可分为：通用型生命质量量表与特异型生命质量量表；前者一般用于所有人群的测量，后者的测量对象则是患有特定疾病或处于特殊情况下的人群。

成本-效用分析中常用的量表如下：

1) SF-6D：SF-6D 是在 SF-36 的基础上创建的基于偏好的通用型生命质量量表。因 SF-36 量表未基于偏好，导致在成本-效用分析中有一定局限性，故需要一个新的基于偏好的量表(即 SF-6D)。

SF-6D 包含身体功能(Physical Functioning)、活动限制(Role Limitations)、社会功能(Social Functioning)、疼痛(Pain)、心理健康(General Mental Health)、活力(Vitality)6 个维度，包含 11 条来自 SF-36 的问题，可定义 18 000 个健康状态。

除健康状态等级表外，与 SF-36 相比，SF-6D 多了 1 个用于计算效用值的积分体系。该积分体系通常使用标准博弈法在本国人群的随机样本中进行测量，采用计量方法构建，效用值范围在 0(死亡)和 1(完全健康)之间。

2) EQ-5D：EQ-5D 是 EuroQol 组织发布的量表，包含活动能力(Mobility)、自理能力(Self-care)、日常工作(Usual Activities)、疼痛/不舒适(Pain/Discomfort)、焦虑/抑郁(Anxiety/Depression)5 个维度，每个维度都有 3 个水平，共有 243 种健康状态，再加上死亡及无意识 2 种状态，可测量 245 种健康状态。此外，还包含一条 20 厘米长的 VAS 线段，底端为 0 分(表示受访者可想象的最差健康状态)，顶端为 100 分(表示完全健康状态)，通过让被测试者在线段上标记他自认为当天的健康状态，结果可作为判断个体受访者的健康量化指标。

和 SF-6D 相似，EQ-5D 也包含计算效用值的积分体系，该积分体系一般是通过时间权衡法在本国成年人群的抽样样本中进行测量，基于计量方法建立，效用值可小于 0，表示比死亡更差的健康状态。

(三) 成本-效益分析结果证据

1. 成本-效益分析证据指标　与成本-效果分析和成本-效用分析不同，成本-效益分析中的产出指标与成本均为货币化指标。故结果比另外 2 种方法更利于直接观察，也最有利于进行后续经济分析。相比另外 2 种方法，成本-效益分析指标更偏向于经济学指标，其分析中包含经济学评价的常见时间性指标、价值性指标及效率性指标 3 大类。

(1) 净现值：净现值指将不同时间点的净现金流，通过贴现得到的总数。即一定时间内效益总值与成本总值之差，也是干预措施实施所带来的利润。公式为：

$$NPV = B - C = \sum_{t=0}^{n} bt(1+i)^{-t} - \sum_{t=0}^{n} ct(1+i)^{-t}$$

可根据净现值的大小判断某一临床干预措施的经济性，也可根据净现值大小对多种临床干预措施进行排序，值越大经济性越优。

(2) 效益-成本比：效益-成本比指各不同的临床干预措施方案在一定时期内的总效益与总成本之比，一般表示为 B/C。在临床经济学评价中，①该指标反映每单位的成本为接受干预措施的人群带来了多少的收益；②通常总成本有限，而测量效益-成本比旨在测算如何以最小的资源换取最多的健康产出。

1) 不考虑贴现率的情况下计算公式为：

$$B/C = \frac{\sum_{t=0}^{n} bt}{\sum_{t=0}^{n} ct}$$

其中 bt 为干预措施方案 1 在 t 年末的收益，ct 为干预措施方案 2 在 t 年末的成本，t 为干预措施实施时长。

2) 考虑贴现率的情况下计算公式为：

$$B/C = \frac{\sum_{t=0}^{n} bt(1+i)^{-t}}{\sum_{t=0}^{n} ct(1+i)^{-t}}$$

其中 i 为贴现率。

通常分析单一临床干预措施的成本效益时,若 B/C<1 则该方案不经济,B/C>1 则经济。但对比多个干预措施经济性时,若仍选取效益-成本比最大的方案作为经济性最优方案则会出现错误。因效益-成本比仅仅是相对值,不能保证总量情况上经济性最优,此时需要采用增量分析法进行分析。

3) 成本-效益分析增量分析法同成本-效果分析相似,公式为:

$$\Delta B / \Delta C = \frac{B_2 - B_1}{C_2 - C_1}$$

表示临床干预方案 2 与临床干预方案 1 比,若方案 2 与方案 1 的效益之差比上两者的成本之差,结果 $\Delta B / \Delta C < 1$,则方案 1 更具经济性;若 $\Delta B / \Delta C > 1$,则方案 2 更具经济性。

2. 效益的识别与测量

(1) 效益的识别:效益的识别与成本、效果的识别方法基本一致,首先是要确定研究对象、研究角度、研究方案以明确需要测量的效益的范围。效益也分为直接效益、间接效益与无形效益。直接效益指某种临床干预措施所带来的健康正向产出及资源消耗的减少;间接效益指除健康产出、卫生资源消耗减少外,临床干预实施带来的成本节约;而无形效益则是临床干预措施实施减少的患者及其他人的痛苦、焦虑等无形成本。

特别注意:①效益识别中需囊括所有效益;②也要避免效益的重复计入导致结果有误;③在研究角度为全社会的情况下还要考虑外部效益(即因干预措施带给除患者外其他人的收益,且患者不需支付成本)。例如传染病的治疗基于患者角度,这部分效益不需要计入,但在全社会角度下则需计入。

(2) 效益的计量:如何将临床干预措施的结果货币化是效益计量的关键与重点,特别是若产出以生命质量为临床干预措施的健康产出,及无形成本减少,在实际转换过程中还存在着很多问题与争议,这也是成本-效益分析用于临床经济学中的一大阻碍,目前通常使用人力资本法与意愿支付法解决这一问题。

1) 人力资本法:人力资本法在成本-效益分析中应用较多也较早,其基本思路是:将人本身作为一种资本进行经济学研究。人力资本法将临床干预措施所产生的成本看做是一项投资,这种投资的受益将通过患者生产力的恢复或增加而导致的人力资本市场价格增加来实现;健康产出因此由患者康复后的劳动力市场工资率来衡量。成本-效益分析中使用人力资本法客观性较好,容易进行定量分析。

2) 意愿支付法:支付意愿指消费者为一定量的商品、劳务或服务所愿意支出的最高价格,是消费者对商品、劳务或服务价格的私人评估。通常支付意愿>消费者实际支付价格,包含了实际支付价格与消费者剩余。

意愿支付法通过调查方式获得意愿支付,从而反映临床干预措施给被评价人带来的效益。提问方式包括开放式提问与封闭式提问:①前者指不给被测试者提供可能的意愿支付范围,而直接询问被测试者如果获得一定的健康产出,最多愿意为此承受的货币支出。此方法可减少偏倚发生,但会造成意愿支付阈值范围过大的结果;②后者给被测试者提供一定的货币范围让其选择,优点是反馈率较高,缺点是货币范围的设定合理性易受到挑战。

第二节　国内外临床经济学应用背景及意义

一、临床经济学应用的国际环境

(一) 全球医疗服务及卫生资源现状

医疗卫生资源紧缺是各国面临的共同问题。发展中国家因人口基数大、卫生投入水平较低、医疗技术落后等现实原因,该问题更突出。发达国家虽医疗水平和人均医疗支出均远高于多数发展中国家,但民众医疗需求的增长速度远超其医疗支出的增长速度,民众通过消耗医疗卫生资源所获得的效用水平总体偏低。

发达国家与发展中国家之间医疗卫生资源分布的严重不平衡性。这种不平衡性本质上是由各国社会发展水平和发展程度差异所致。人均 GDP 指标(表 9-6)发展中国家远远落后于发达国家,这种差距反映在医疗卫生领域便是医疗服务和技术水平的差距,这也是医疗卫生资源失衡的直接原因。

其次,人们对医疗卫生服务的需求呈持续增长的趋势,刺激了全球卫生费用迅速上涨。以美国为例,2005—2014 年间医疗卫生总支出从 1 万 9 千亿美元增长到了约 2 万 3500 亿美元(增长 23.7%,图 9-1)。若将时间再往前推,卫生总费用的增幅更为明显。图 9-2 显示了 2005—2014 年间包括美国在内具有代表性国家的卫生支出占各国 GDP 比重的情况。据 WHO 统计:①这 10 年全球各国卫生费用占 GDP 的比重整体上都有不同程度增长,美国始终位列全球第一。②相比发达国家,发展中国家卫生费用占 GDP 的比重较低。③发展中国家与发达国家存在一定差距,印度政府卫生支出占其卫生总费用的平均比重<30%,而英国和日本均>80%(图 9-3)。卫生领域的合理投入是保障国民健康的重要一环。卫生费用不合理的快速增长不仅会成为国家政府的负担,也会给整个社会和个人以巨大压力。从某种程度上说,卫生费用增长压力是推动临床经济学发展的外在原因。

表 9-6　2013 年世界部分国家医疗资源相关情况统计

类别	国家	人均 GDP（美元）	医师密度（每万人拥有量）	护理和助产人员密度（每万人拥有量）	医院床位数（每万人拥有量）
发达国家	美国	49 922	24.2	98.2	30.0
	英国	38 891	27.7	94.7	30.0
	日本	46 895	21.4	41.4	137.0
	德国	41 168	36.9	113.8	82.0
发展中国家	中国	5432	14.6	15.1	39.0
	印度	1485	6.5	10.0	9.0
	巴西	12 788	17.6	64.2	23.0
	南非	7512	7.6	*	*

资料来源:根据 2013 年世界卫生统计报告整理，* 表示无数据

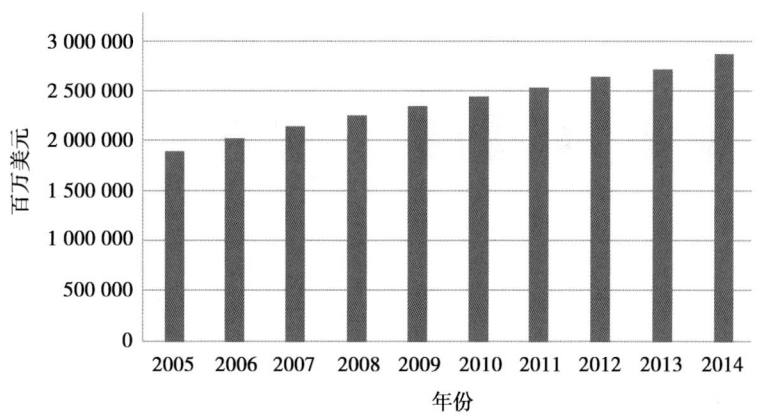

图 9-1　2005—2014 年美国卫生费用支出情况

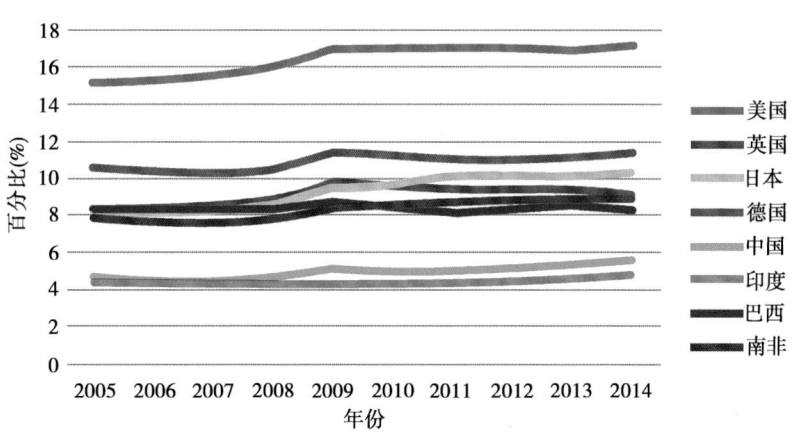

图 9-2　2005—2014 年世界部分国家卫生支出占 GDP 比重情况

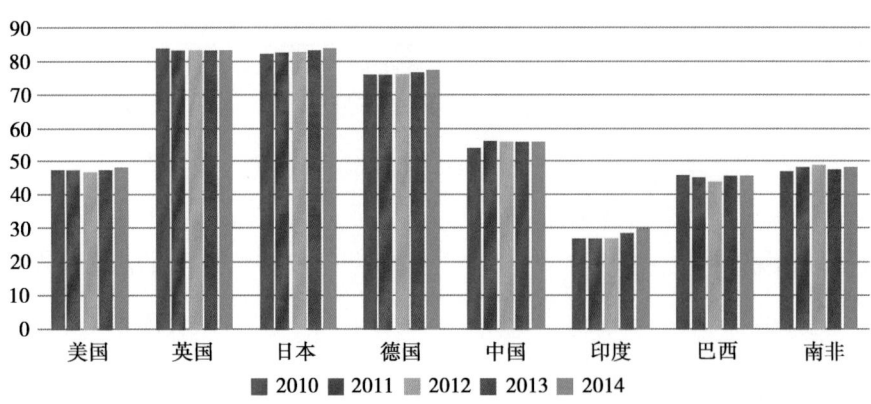

图 9-3　2010—2014 年世界部分国家政府卫生支出占卫生总费用百分比(%)

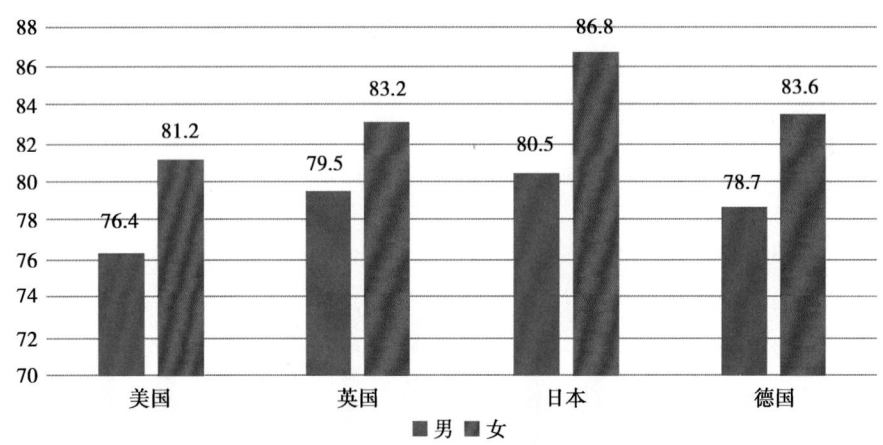

图 9-4　2014 年美英日德 4 国人均期望寿命统计

　　最后,医疗资源利用效率不高是全球很多国家普遍面临的又一大问题,也是卫生费用过快增长带来的最大问题。①美国是最典型的代表。美国每年医疗卫生领域的投入水平一直是全球之冠,但从 2014 年的人均期望寿命统计看(图 9-4),却不及同一梯队的英国、日本、德国等。提示:医疗卫生资源的配置和使用效率美国不及英国、日本和德国,存在卫生资源浪费。②巴西是拉美第一大国,贫富差距很大,其卫生支出占 GDP 比重虽一直维持在 8%,处于发展中国家的领先地位,但因政府不重视效率运作导致每年医疗资源浪费巨大。如何最优化的配置与利用有限的医疗资源,满足群众日益增长的医疗需求?临床经济学作为解决效率问题的必需手段具有重要应用价值。

(二) 国外临床决策现状

　　所谓临床决策,一般是指医生根据国内外研究进展并结合自己的临床经验对患者进行诊断,在评价不同方案的风险和利益后从中选择一个最佳方案进行治疗。包括从决策前提出问题、搜集资料、确定目标、拟定和评估方案、最终优选方案、实施必要的随访和持续改进全过程。科学合理的临床决策注重效益与经济的统一,不仅要求对患者治疗安全有效,也讲求治疗方案

的价有所值,在医疗技术飞速发展且医疗费用急剧增加的今天,其对控制费用增长及优化卫生资源配置具有重要的现实意义。但现实挑战是:临床决策很大程度上依赖于具有专业知识和技能的临床医生,临床医生受限于自身职业的特殊性及整体素质良莠不齐,各国在实际制定临床决策过程中都遇到了一些问题。

　　1. 临床决策时常发生供方诱导需求的现象　即患者在医生引导下过度消费药品和医疗服务。医疗服务专业性极强且技术含量高,而患者缺乏专业知识技能,决定了诊疗过程中医生处于绝对优势地位,导致医患之间信息不对称。著名经济学家 Arrow 曾指出:医患双方处于信息不对称状态会使购买医疗服务出现很大的风险。医生在医患关系中既要作为患者利益代理人向其推荐治疗方案,又要作为服务提供方从患者身上获取经济利益,在这种相互矛盾的双重角色下很容易出现供方诱导需求,不仅浪费医疗资源,还可能危害患者的健康甚至生命。

　　2. 医生在制定临床决策过程中很少考虑费用因素　理想情况下,医生应在综合考虑各方案的安全性、有效性和经济性的基础上实施治疗。但现实情况却是临床医生往往只重视临床治疗的质量和效果评价,仅

以治病救人为主要目的,很少考虑医疗技术的发展给患者带来的经济负担。仍以美国为例,新技术和新方法的运用占美国卫生费用上涨的 50％左右。而很多发展中国家因临床诊疗水平较低、诊疗规范尚未完全到位,一些低素质医务人员为追求个人私利,不顾疾病治疗的需要,滥行检查或给患者使用昂贵的医疗技术,导致医疗卫生费用过快增长。

提示:临床决策中不科学的诊疗行为与卫生费用的快速增长及医疗资源的无效或低效配置息息相关,引入经济性评价将成为各国临床决策发展的方向。

二、临床经济学应用的国内环境

(一) 中国医疗卫生总体状况

中国是全球最大的发展中国家,经济发展水平较高、人口基数最大、资源总量丰富但人均资源较匮乏,且资源地域分布差异较大。正是上述特点决定了中国医疗卫生状况。以下将从人民健康水平、医疗卫生资源状况、医疗卫生服务情况及医疗卫生费用等方面分析中国的医疗卫生总体情况。

1. 人民健康水平 《中国卫生和计划生育统计年鉴》(2015)数据显示:1955 年至 2014 年间,我国人口出生率总体呈现下降趋势,人口死亡率从 1960 年起保持较平稳水平,自然增长率总体呈现下降趋势。我国人均期望寿命呈现逐年增长趋势。我国人民健康水平的提升,将进一步刺激医疗卫生需求,从而对我国的医疗卫生服务提出更高的要求(图 9-5、图 9-6)。

我国已步入老龄化社会。据国家统计局《2014 年国民经济和社会发展统计公报》,2014 年中国总人口数 13.67 亿人,≥60 岁老人 2.12 亿,占总人口的 15.5％;≥65 岁老人 1.37 亿,占总人口的 10.1％。据联合国《人口老龄化及其社会经济后果》,当一个国家或地区≥65 岁老年人口数占总人口比重＞7％时,意味着这个国家或者地区进入老龄化。我国早在 2000 年就已经进入老龄化社会,现正处于老龄化逐步加深的阶段。

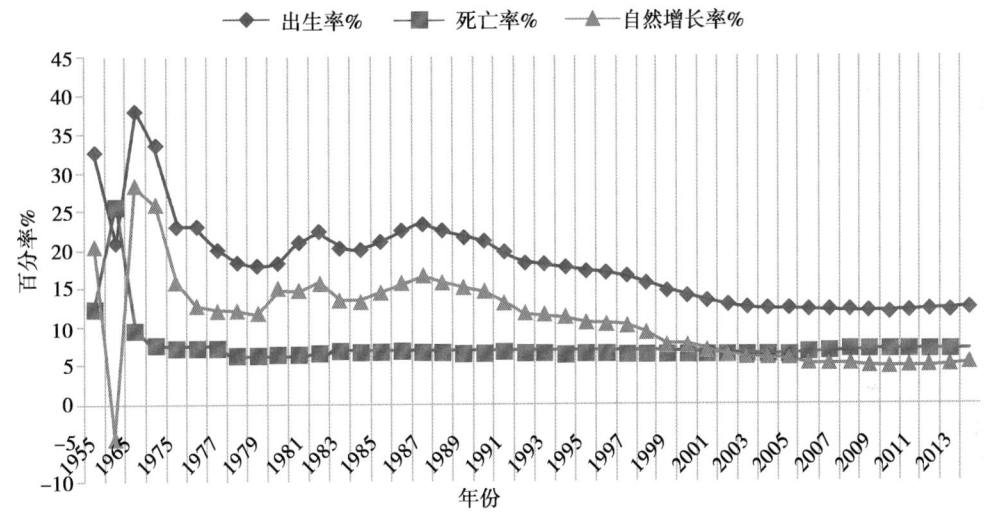

图 9-5　中国人口出生率、死亡率与自然增长率变化情况

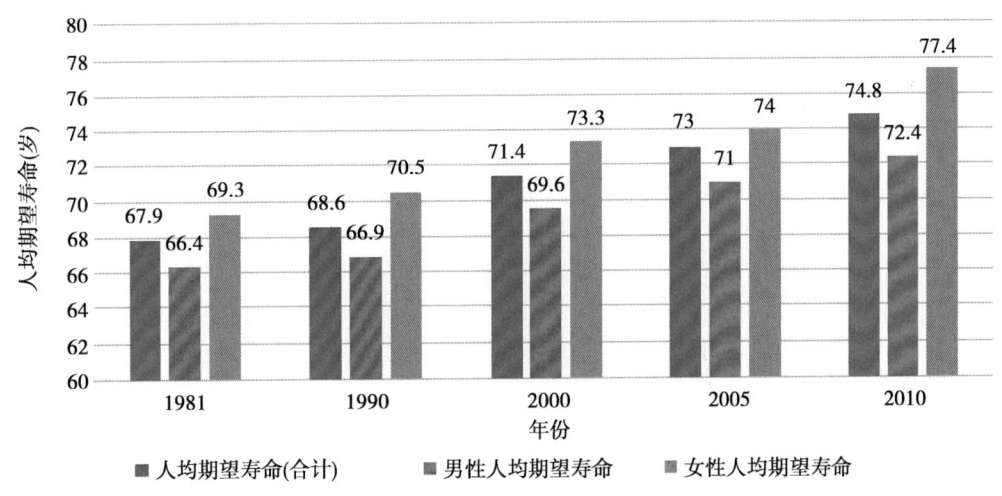

图 9-6　中国人均期望寿命

人口老龄化给我国公共卫生体系带来巨大挑战：①增加社会医疗费用，加重医疗保险系统的负担；②医疗服务需求大大增加，尤其是慢性病；③增大对护理资源的需求。不断增长的医疗卫生服务需求与有限且分布不均的医疗资源使合理分配医疗卫生资源变得尤为重要。

2. 医疗卫生资源状况　尽管近年我国医疗卫生机构数和卫生人员数均不断增加，2014 年已达 981 432 所和 1023 万余人，但人均医疗卫生资源水平与发达国家仍存在较大差距。详见图 9-7 和表 9-7。

3. 医疗卫生服务情况　2015 年《中国卫生和计划生育统计年鉴》的数据显示：①全国医疗卫生机构总诊疗逐年增加；②居民到医疗卫生机构平均就诊次数和年住院率也呈现逐年上涨的趋势；③医师日均担负诊疗人次从 2010 年的 7.5 人增加至 2014 年的 8.6 人；④我国医院床位数逐年增设，但医院病床使用率仍保持在接近 90%，且三级医院病床使用率≫二级医院和一级医院，详见图 9-8。主要因医疗资源集中于三级医院，导致了患者看病集中于大城市的三级医院。

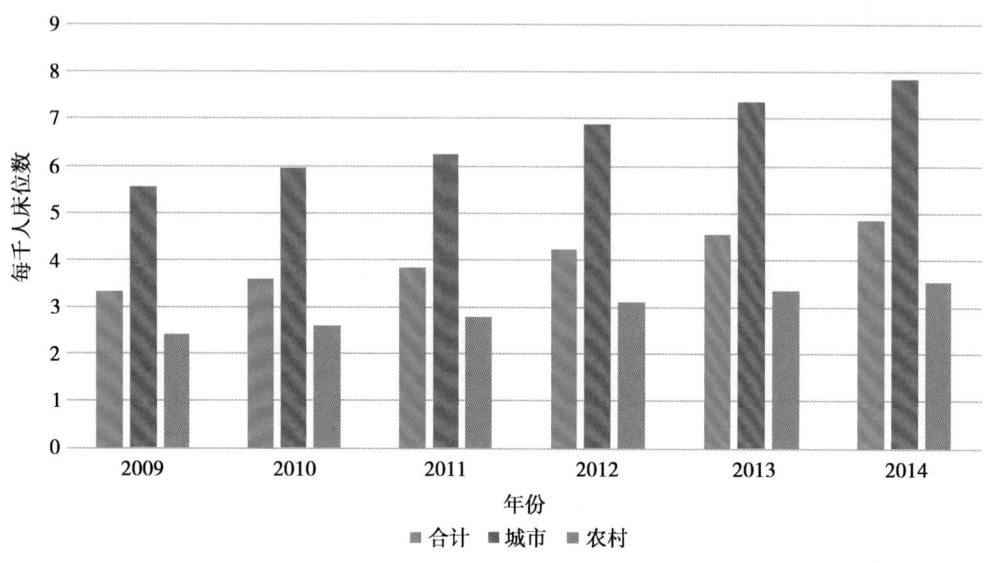

图 9-7　中国 2009—2014 年每千人床位数

表 9-7　中国 2010—2014 年医疗卫生机构与卫生人员数量

年份	2010	2011	2012	2013	2014
全国医疗卫生机构数（所）	936 927	954 389	950 297	974 398	981 432
全国卫生人员数（人）	8 207 502	8 616 040	9 115 705	9 790 483	10 234 213

资料来源：《中国卫生和计划生育统计年鉴》（2010—2015 年）

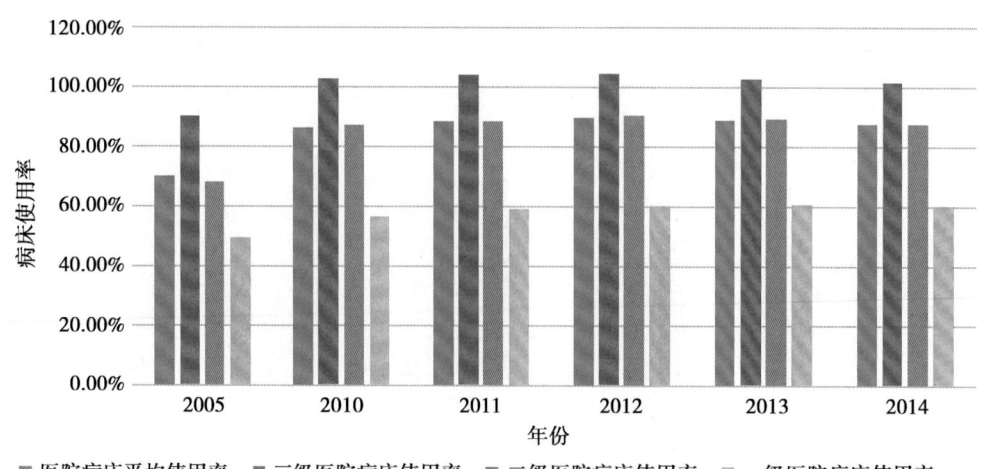

图 9-8　2005—2014 年中国医院病床使用率

表9-8 中国卫生总费用情况

年份	2010	2011	2012	2013	2014
卫生总费用(亿元)	19 980.39	24 345.91	28 119.00	31 668.95	35 312.4
卫生总费用占GDP比重(%)	4.89	5.03	5.26	5.39	5.55
政府卫生支出占比(%)	28.70	30.70	30.00	30.10	30.00
社会卫生支出占比(%)	36.00	34.60	35.70	36.00	38.10
个人卫生支出占比(%)	35.30	34.80	34.30	33.90	32.00

资料来源:《中国卫生和计划生育统计年鉴》(2015)

4. 医疗卫生费用 医疗卫生总费用逐年递增,详见表9-8。主要因人均GDP增长及人口老龄化,还与医疗资源供给不足、医疗资源配置不合理、医疗需求弹性较差及医患信息不对称等因素相关。医疗卫生费用的过快增长会加重个人的经济压力和国家的经济负担,不利于保障我国人民的卫生医疗权利和健康水平。故合理控制医疗卫生费用具有重大的意义。

(二)我国医疗机构在临床实际操作过程中或决策时存在的问题

1. 重疾病治疗,轻疾病预防 疾病的早期预防诊断具有可观的投资效益,通过减少疾病发生可减少疾病治疗费用,体现疾病防治对医疗保健的重要作用。

但中国目前除传染病外,慢性病仍以"重治疗、轻预防"的模式为主,这与人民健康意识较低、缺少疾病相关知识及医疗卫生资源大多集中于疾病治疗领域有关。此外,疾病预防和早期诊断对患者经济效益高,对医院则较低,导致了医疗机构不重视疾病的预防和早期诊断。

2. 资源分布不合理 我国先进的医疗资源和医疗技术大多分布在城市,农村医疗服务人员、医疗技术及医疗设备较为落后,尤其大医院存在医疗设备盲目购置情况,造成资源配置分布不合理,不利于分级诊疗制度的建立和运行。因此需建立合理的资源配置方案,对医疗设备的购置进行系统的投资效益分析。

3. 医疗机构价格体系和补偿机制不合理 我国大部分医疗机构采用按服务收费的后付制补偿模式,在取消药品加成前,医疗卫生总费用的药占比达到50%以上,且医疗服务价格缺少科学的标准,医务人员的劳动价值难以得到体现,加上政府对于医疗卫生机构的补贴政策不到位,易导致"诱导需求"。故急需利用经济学的手段,合理制定医疗服务价格,推进补偿机制改革。

4. 不合理用药现象亟待改进 包括医院及社会监督管理不当、医师用药习惯、缺少临床药师监督指导、药品利益交易等。通过临床经济学评价,可望合理遴选基本药物,规范合理用药,进一步保障患者的健康

权利。

三、临床经济学评价的作用和意义

经济学评价对每个国家的医疗卫生体制改革都有很强的现实意义。

从宏观角度看,许多国家由于人口、老龄化、健康需求层次、医疗技术、医保补偿机制、医院经营管理等一系列影响因素,医疗费用增长速度超过了国民经济增长速度。但现实情况是几乎所有国家都面临着医疗卫生资源紧张、供需矛盾突出及因过度利用或是利用不足导致的资源浪费问题。

从微观角度来看,①高科技医疗手段的应用与推广在提高临床诊疗水平和患者健康水平的同时也提高了患者的就医成本;②这些新医疗技术或药物也在一定程度上存在着不合理使用的问题,导致医疗费用上涨。

为了解决有限医疗资源和无限医疗需求及新医疗技术应用与医疗成本加重之间的矛盾,就需要用临床经济学的方法对各项治疗措施的风险和收益进行科学合理的评价,从中循证优选出效益最好的方案。具体可发挥以下作用:

1. 提高医疗技术效率 医疗卫生资源难以满足日益增长的广大人民群众的医疗卫生需求是当下全世界关注的焦点及难题。我国现在也普遍存在看病难、看病贵的问题,要克服这些难题,需要:①在临床中通过对干预措施的成本和效益进行比较分析,对医疗技术进行经济学评价,选出具有最大临床效益及经济效益产出的方案;②评价医疗技术有助于指导新技术的临床开发,使其更注重经济性与安全性和有效性的结合,进而淘汰落后且不具经济性的技术;③在技术效率评价基础上,必须确定资源配置的优先重点,即卫生政策、卫生资源应该向哪些卫生干预项目倾斜,应该重点推广哪些有成本效果的技术;④在合理配置的基础上还要合理利用,讲求利用效率。如如何改变抗生素滥用问题,这既涉及健康观念问题,也透视出深刻的经济问题。

2. 控制成本和制定合理价格　经济学评价能帮助政府卫生部门遴选基本诊疗技术和治疗药物,通过经济性的评估确定是否将其纳入医保报销目录,减轻医保压力,控制卫生费用过快增长。经济学评价还能为医疗服务价格的合理制定提供依据,理顺医疗价格体系和补偿机制,从而减轻患者就医负担。

第三节　临床经济学证据评价

关于证据检索和证据分级,请参阅本书第3章和第27章,本章不再赘述。临床经济学评价就是依据现有的临床证据,对某具体临床治疗方案或措施进行经济性论证,比较不同治疗方案的投入与产出,循证优选出最佳方案。我国目前临床经济学评价的质量普遍偏低,质量评价的相关参考资料也相对较少低。质量评价证据不能让决策者做出正确选择反而会产生误导,所以经济学证据的质量评价尤为重要。

一、合理的经济学评价要素

(一)研究问题的具体性

确定研究问题是临床经济学评价的开端也是临床经济学评价过程中最重要的一步,研究问题的有效性与否直接影响到评价质量的高低。一个明确的问题应该以可回答的方式提出,诸如"慢性病的家庭护理计划值得吗?"和"社区高血压筛查程序有哪些好处?",这些问题虽包含了所要研究的内容,但既未说明研究对象也未说明研究方案与对照方案之间的比较。

临床经学评价中有效问题的提出应符合 PCIE 原则(Patient、Intervention、Comparison、Evaluation method),即所研究问题应由研究对象、干预措施、干预措施之间的比较及评价方法这 4 部分组成。如"对于非小细胞肺癌患者来说艾克替尼与吉非替尼相比那个更具有成本-效果(经济性)?"这个问题的提出更明确。问题要在特定的决策背景下提出,即要选择合适的研究角度。临床经济学评价研究角度包括全社会、医疗机构、付费方(保险公司或患者),但研究者往往难以从全社会角度将医疗干预的成本和产出考虑的面面俱到,加之存在"涟漪效应",一些成本和效果条目会因为实际过程难以操作而被排除在外。但注意:在研究稀缺资源的配置中,应从更广泛的角度着手,即从全社会的角度研究而不单单局限于医疗机构或付费方角度,否则以后二者角度研究则应说明采取该角度研究的原因及未纳入的条目。

(二)研究方案的有效性

临床经济学评价必须基于有效临床服务,而非无效服务。无效服务指与不治疗相比并不能带来明显利益的服务。故评价经济学效果时,应给出验证研究方案有效性的证据。这些证据可以来自一个大型随机临床试验,也可以来自几项临床研究的系统性综述,前者主要考虑该试验是否具有代表性,及能否从该试验得到研究方案的治疗效果以便后续的模型分析;后者需给出综述的纳入排除标准以便读者评估临床研究的偏倚性。

(三)有关成本和产出识别

在经济学评价过程中要识别所有与干预方案相关的成本和产出十分必要。识别的成本主要包括:①直接医疗成本;②直接非医疗成本;③间接成本;④隐性成本。其中直接医疗成本包括:①可变成本(卫生专业人员的时间成本、药物成本等)和②固定成本(资本成本、租金等);其他3类成本本章第一节已详细介绍,在此不再赘述。4类成本中除隐性成本可不被计入外,其他3类成本在理论上需全部识别。虽然识别的成本不会全部纳入到实际分析中(成本微不足道或难以测量),但它能帮助使用者确定尽可能多的相关条目,使分析更加真实和完善。产出的识别与成本类似,不同的产出指标可让读者去判断评价方法的适宜性。如:①产出以疗效衡量,则评价方法就是 CEA;②产出以健康相关生命质量衡量,评价方法为 CUA;③产出以货币衡量则评价方法为 CBA。

(四)有关成本和产出测算

(1)成本和产出的测量单位是否恰当:如成本的测算,一个筛查项目中挂号费、诊查费的单位为次数,因检查而耽误的工作时间以天数计算等,在总成本加总时不能混淆测算的单位。而产出一旦被确定,其测算的单位相对直观,如与死亡率相关的产出进行测算时,可通过获得的生命年(Life year)来衡量。注意:成本测量更重要的是公共成本的分配,即根据研究角度确定成本项目的数量及价格进行核算;而对产出的测量需要考虑一定的外推时效性(因为临床研究往往时间有限,而无法对患者进行终身随访),尤其是以 QALY 和 Life Year 为产出指标时,更需要在试验结束后进行透明的时间更长的外推模拟。

(2)成本和产出的数据来源和估计方法是否真实:成本和产出的来源和估计方法应清晰的列明在经济学评价中。未来和过去的成本应通过物价指数转换为当期成本以消除通货膨胀的影响;原则上成本核算最好是计算每例或每组病患所消耗的医疗资源,这样的计算结果虽准确但收集数据的成本昂贵。另一种方法是计算一定时期的总成本后除以患者总天数得出每天的平均成本。研究者需根据资料的可得性来选择不同的方法,在数据可及的情况下,以第一种方法为佳。此外,在以全社会角度计算产出时既要避免核算不全又要避免重复核算。

（五）成本和产出时间价值

成本和产出是否贴现。干预措施之间的比较必须要在同一时点进行,若干预措施的成本和产出不发生在当期就需要对其进行贴现。不同干预措施所引起的成本和产出的发生时间不同,如接种流感疫苗产生的效果立竿见影,而高血压筛查产生的效果却发生在未来。故对研究时限超过 1 年的成本和产出要按照一定的贴现率进行贴现处理。

（六）产出和成本增量分析

增量成本-效果比相对平均成本-效果比是更具有经济学意义的比较方式,通过比较增加单位产出而增加的单位成本在阈值(消费者对产出偏好的测量)范围内是否值得,来确定干预方案的经济性,才能保证消费者剩余最大,实现"帕累托最优"。

（七）不确定性分析

每个临床经济学评估都会有不同程度的不确定性,及方法上的争议。如:贴现率是 6% 而非 3% 分析结果是否会发生变化等。评价过程中的不确定性主要来源于:数据参数、研究方法(成本与产出的测量方法、模型结构等)及外推过程。①基于病患个体水平数据的分析产生的不确定性可通过统计方法来解决;②基于决策模型分析产生的不确定性要通过敏感性分析来减少。主要从 3 方面来评价敏感度分析质量的高低:

①不确定性参数如何确定:分析人员需要给出不确定性变量被纳入的原因

②指定变量的合理范围如何确定:是否根据专家意见、文献回顾或包含均值在内的置信区间来确定合理范围

③敏感性分析的形式是否恰当:单因素敏感性分析、阈值分析、概率敏感性分析等分析方法是否适用。

（八）研究结果与讨论

研究和结果中是否包括了使用者所关注的问题。一个高质量的经济学评价可以帮助使用者理解在特定背景下的分析结果。讨论中要对结果进行普适性、外推性及伦理性分析,并要说明研究的缺陷、不足和改进建议。

二、质量评价工具与实例分析

（一）质量评价工具

临床经济学质量评价的工具主要包括一些清单、量表和问卷,例如 CHEERS 清单、QHES 量表(表 9-9)、Drummond 量表(表 9-10)及 PQAQ 问卷等,下面主要将列表与案例结合进行临床经济学质量评价。

表 9-9　QHES 量表

条目	标　准	评分
1	研究目的是否清晰明确,且可测量	7
2	是否明确说明了研究角度及角度选择原因	4
3	研究中所使用的数据来源是否最优,如 RCT(较好)专家意见(较差)	8
4	如果数据来自一个亚组人群,是否在研究分析前对该亚组人群有明确的界定和阐述	1
5	是否针对不确定性分析进行了合理的处理,包括:①应用统计分析方法处理随机效应;②应用敏感性分析方法对研究假设进行分析	9
6	是否采用增量分析方法对研究组合对照组的资源消耗和成本进行了分析	6
7	是否对数据采集方法(包括健康状况等产出变量)进行了明确的阐述	5
8	是否对研究时限进行了合理的设定,来涵盖所用重要的相关事件;一年以上的产出和成本是否进行了贴现处理	7
9	成本测算方法是否合理;资源消耗的数量和单位成本是否进行了合理的核算,并给予了清晰的说明	8
10	是否对健康产出变量进行了明确的界定和说明,包括计算中所用到的短期疗效指标及其推算方法	6
11	健康产出变量的测量方法或量表是否可靠有效,如果没有使用之前已经过测试证明可靠且有效的方法和量表,则是否清楚描述了本研究所使用的测量方法	7
12	是否明确表述了本研究所采用的模型、研究路线和分析方法,以及分子分母的组成要素	8
13	是否明确阐述了本研究所使用模型的选择理由、研究中的主要假设和本研究的局限性	7
14	是否明确讨论了本研究中潜在偏倚的方向和程度	6
15	研究结论和相关建议是否明确基于本研究的数据和结果	8
16	是否明确表述了本研究的资金资助来源	3
总得分		100

注:中国药科大学李洪超博士及张诗雨硕士汉译

表 9-10　Drummond 量表

10 条评价标准	是	否	不清楚
1 是否以可回答的方式提出一个明确的问题			
2 是否全面描述比较的干预措施			
3 是否有证据证明干预措施效果			
4 是否识别了各备选方案所有重要和相关的结果和成本			
5 在进行评价之前,是否选择适当的指标来测量结果和成本(如护理时间、就诊次数、生命年)			
6 是否可靠的测量了结果和成本			
7 是否对不同时期发生的结果和成本进行了调整			
8 是否对备选方案结果和成本进行了增量分析			
9 是否进行了不确定性分析			
10 研究结果与讨论是否包含了饲用这所关系的全部问题			

（二）实例分析

本案例来源于《中国药房》,由李鹤、夏苏建、马含情等人撰写,文章题目为《达沙替尼治疗伊马替尼耐药的慢性粒细胞白血病的药物经济学评价》,下面将结合 QHES 量表对其进行分析:

（1）研究目的是否明确且可测量。

该研究的目的是对慢性粒细胞白血病(chronic myelogenous leukemia,CML)相关药物进行经济学评价为其医保谈判及临床药物遴选提供经济学参考依据。

（2）是否说明了研究角度及选择的原因。

从文中阐述可知,该研究是基于全社会的角度,选择该角度的原因是通过对达沙替尼进行经济学评价使其有机会进入医保目录,从而降低病患医疗费用。

（3）研究中所使用的数据来源是否最优,如 RCT（较好）专家意见（较差）。

该研究的干预措施已有的效果和不良反应发生率的数据来源于临床试验,成本数据来源于专家意见与市场,效用值和不确定性分析范围的数据来源于文献综述,总体上数据来源质量较好。

（4）如果数据来自一个亚组人群,是否在研究分析前对该亚组人群有明确的界定和阐述。

该研究假设的研究对象为对伊马替尼发生耐药的慢性期 CML 患者,对人群的界定较为明确。

（5）是否针对不确定性分析进行了合理的处理。

该研究将用药时间设定为 30 年,使用 Treeage 软件制作旋风图初步分析所有参数,旋风图结果可显示各参数对评价结果影响程度的大小,其中贴现率变化对结果影响最大,故选择贴现率进行单因素敏感性分析,分析结果表明达沙替尼为优势药物的结论可靠。通过 Monte Carlo 模拟进行概率性敏感度分析,比较两种用药方案中哪种药物成为优势药物可能性的大小,在不同意愿支付阈值下,达沙替尼具有经济性优势的可能性

近乎 100%,故达沙替尼为优势药物的结论可靠。

（6）是否采用增量分析方法对研究组合对照组的资源消耗和成本进行了分析。

该研究通过 Markov 队列模拟和 Monte Carlo 模拟计算出增量成本-效用比值,证明达沙替尼组具有经济性。

（7）是否对数据采集方法(包括健康状况等产出变量)进行了明确的阐述。

该研究明确阐述了数据的采集方法。该研究干预措施的效果和不良反应发生率数据源于临床试验,成本数据源于专家意见与市场,效用值和不确定性分析范围的数据源于文献综述。

（8）是否合理设定研究时限,来涵盖所有重要的相关事件;一年以上的产出和成本是否进行了贴现处理。

因该研究假定 CML 患者连续用药时间最长为 30 年,基础分析贴现率为 3%。

（9）成本测算方法是否合理;资源消耗的数量和单位成本是否进行了合理的核算,并给予了清晰的说明。

该研究认为国内 CML 患者服用靶向药物进行治疗产生的费用主要来源于靶向药物成本及对症治疗靶向药物产生的不良反应治疗成本,不良反应的治疗费用通过专家咨询法获得,并给出了具体核算方法;达沙替尼与伊马替尼的药品单价由施贵宝等制药公司提供。服用靶向药物治疗时,每月按 30 天计算。

（10）是否明确界定和说明健康产出变量,包括计算中所用到的短期疗效指标及其推算方法。

该研究的健康产出用生命质量效用值来衡量,效用值及误差范围来自国外相关文献。但未具体指出计算时所用到的短期疗效指标及推算方法。

（11）健康产出变量的测量方法或量表是否可靠有效。

本研究的健康产出直接取自国外文献,未给出测量方法和量表。

(12) 是否明确表述了研究所采用的模型、研究路线和分析方法,及分子分母的组成要素。

本研究对模型的描述、研究路线和分析方法都较为具体和完整:①采用 Markov 模型模拟 CML 疾病转归过程,通过队列模拟和和蒙特卡罗模拟计算各周期的成本消耗和健康产出,最终获得累计成本和累计效用值。②通过增量成本-效用分析法比较两种药物的经济性,并分析不确定性。③研究将 CML 的转归分为慢性期、加速期、急变期和死亡 4 个独立状态,为避免吸收态的成本和产出估计偏高及非吸收态成本和产出估计偏低,对模型进行了半周期矫正。

(13) 是否明确阐述了本研究所使用模型的选择理由、研究中的主要假设和本研究的局限性。

本研究在建模时假定两种用药方案均长期有效且患者能坚持按疗程用药。本研究的局限性在于:不良反应研究只考虑了发生率较多的几种不良反应,实际发生的不良反应种类可能更多,花费更大;不良反应治疗费用依靠专家咨询法其结果不一定适用于其他地区或基层医疗机构;制药公司短期内会实行相关惠民政策或慈善活动,决策时要有所考虑。药物临床试验数据来自国外,国内 CML 患者遗传因素及个体体质与国外 CML 患者可能存在差异,其相关指标可能与国内 CML 患者的指标有差异。该研究指出了研究中的主要假设和局限性,但未阐述选择模型的理由。

(14) 是否明确讨论了本研究中潜在偏倚的方向和程度。

该研究认为:临床数据的差异性、不良反应类型及其成本的确定、药物费用的确定不够全面,是本研究存在的潜在偏倚。

(15) 研究结论和相关建议是否明确基于本研究的数据和结果。

研究结论:达沙替尼治疗伊马替尼耐药的 CML 患者比用大剂量伊马替尼更具经济性。该结论是基于增量成本-效用分析结果并通过敏感性分析后证实了结果的可靠性。

(16) 是否明确表述了本研究的资金资助来源。

本研究没有表明资金资助来源。

经过综合评价本研究的得分见表 9-11。

表 9-11 《达沙替尼治疗伊马替尼耐药的慢性粒细胞白血病的药物经济学评价》得分

条目	标　　准	评分
1	研究目的是否清晰明确,且可测量	7
2	是否明确说明了研究角度及角度选择原因	4
3	研究中所使用的数据来源是否最优,如 RCT(较好)专家意见(较差)	8
4	如果数据来自一个亚组人群,是否在研究分析前对该亚组人群有明确的界定和阐述	1
5	是否针对不确定性分析进行了合理的处理,包括①应用统计分析方法处理随机效应;②应用敏感性分析方法对研究假设进行分析	9
6	是否采用增量分析方法对研究组合对照组的资源消耗和成本进行了分析	6
7	是否对数据采集方法(包括健康状况等产出变量)进行了明确的阐述	5
8	是否对研究时限进行了合理的设定,来涵盖所用重要的相关事件;一年以上的产和成本是否进行了贴现处理	7
9	成本测算方法是否合理;资源消耗的数量和单位成本是否进行了合理的核算,并给予了清晰的说明	8
10	是否对健康产出变量进行了明确的界定和说明,包括计算中所用到的短期疗效指标及其推算方法	0
11	健康产出变量的测量方法或量表是否可靠有效,如果没有使用之前已经过测试证明可靠且有效的方法和量表,则是否清楚描述了本研究所使用的测量方法	0
12	是否明确表述了本研究所采用的模型、研究路线和分析方法,以及分子分母的组成要素	8
13	是否明确阐述了本研究所使用模型的选择理由、研究中的主要假设和本研究的局限性	0
14	是否明确讨论了本研究中潜在偏倚的方向和程度	6
15	研究结论和相关建议是否明确基于本研究的数据和结果	8
16	是否明确表述了本研究的资金资助来源	0
总得分		77

第四节　临床经济学中的临床决策与后效评价

20世纪90年代临床决策作为医学决策的一个分支得到迅速发展。《临床伦理杂志》主编 Norman Quist 曾指出：临床决策把理论与实践有机结合，是病患利益与医学善行融合统一的标志。在当今的临床实践中，医务工作者、病患及其家属都面临日益增多的临床决策问题。三者面临多种风险和效益各异的干预方案，面临是否参与医疗保险计划及选择不同医疗服务质量与费用等问题时，都需要进行决策。良好的临床决策将为医务工作者和政策制定者等提供决策信息，有利于临床医务人员、病患及其家属等在临床决策中做出最佳选择。

一、临　床　决　策

（一）临床决策的定义

临床决策指基于策略论和概率论，以概率数量内容为依托，来量化临床决策问题，进行定量分析，进而在临床活动中做出最佳选择，提高临床决策的科学性。

（二）临床决策分析的目的及意义

临床决策分析在临床经济学中是指医务人员通过获取充足的临床证据，特别是最新的最佳证据，结合患者的实际临床情况以及自己的临床经验，针对诊治过程中的风险、收益的不确定性，分析比较2个及以上的备选方案的经济性，选择出相对经济最优的方案用于临床的过程。

临床决策分析目的是通过对风险、收益，判断选择出最具经济性的临床干预方案，并在此基础上建立并评价临床指导原则。①可以使患者享受更有效、更经济的治疗方案，保障患者权益，减少临床失误或卫生决策失误；②又可以提高医务工作者工作效率，为其提供更优的治疗方案促进医疗资源的合理分配。与传统决策相比，其得天独厚的优势在于应用循证方法评价备选方案，使最终选择的方案根据科学性、有效性、经济性。

（三）临床决策常用分析方法

常用分析方法为决策分析法，包括决策树分析法和 Markov 决策模型。

1. **决策树分析法**　决策树分析法是临床上最常用的分析工具之一，通过决策树图形展示临床重要结局，明确思路，比较各种备选方案预期结果进行决策的方法。决策树（Decision Tree）按一定的逻辑关系、根据事件发生的顺序和不同的结果将需要决策的备选方案及相应结局进行组合并用图标展示，类似于一棵从左至右不断分枝的树。

决策树的组成包括3类节点（决策节点、机会节点和终节点）和分支（决策分支和状态分支）。决策节点（Decision Node）用小方框表示，从决策节点出发，选择不同的干预方案，由决策节点发出的分支称为决策枝。机会节点（Chance Node），用小圆圈表示，由此节点发出的事件为随机事件，其发生具有一定的概率，它所发出的分支称为机遇枝或概率枝。终节点（Terminal Node），用三角表示，该节点位于决策树分枝的末尾，表示事件的终点。

下面将结合一个临床案例详细介绍决策树分析法：

（1）临床决策背景

主诉：患者近一年负重时髋关节疼痛，进行性加重。

现病史：某女，60岁，退休职工，近4月心绞痛持续存在，体力活动受限。近半年负重时髋关节伴有疼痛，进行性加重，骨科医师检查诊断为人工关节股部松动，很可能是无菌性炎症所致。

既往史：有8年心绞痛历史，5年前因原发性骨关节炎进行髋关节矫形术，术后曾发生肺血栓，已康复，矫形手术效果较满意。4个月前曾患心肌梗死，经治疗已缓解，但心绞痛持续存在。见表9-12。

表9-12　临床方案的有关文献资料

治疗方案	术后自由行走可能性	仍靠轮椅行走可能性	围术期死亡可能性
手术治疗（3种手术方案的构成）			
更换髋臼30%	65%	25%	10%
更换股骨55%	50%	35%	15%
更换髋臼＋股骨15%	30%	50%	20%
保守治疗病情保持现状可能性 25%，加重并依靠轮椅75%			

参考来源：孙奕，循证医学——临床决策分析

（2）决策树分析过程与方法

1）界定决策问题：首先应对所要研究的问题进行界定，包括对患者的具体病症，干预的方案，具体比较的是什么等。表达要准确，避免产生歧义。此案例我们的问题是：针对具体患病个体，手术治疗疗效是否优于保守治疗。

2）列出需要决策的备选方案：在决策树分析中，使用决策节点来代表所有的备选方案，其用方框表示，通常位于决策树的左侧。本例有 2 个决策备选方案：手术治疗或保守治疗，分别用 2 条线段将其连接至决策节点（图 9-9）。

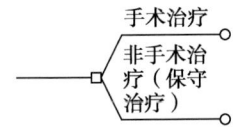

图 9-9　决策结及决策臂

3）列出所有可能的结局：在确定了备选方案后，通过一系列决策节点、机会节点直至终节点的连结，展示事件的发生发展顺序。

本例中 2 种备选方案的直接结局详见表 9-13。

表 9-13　两种备选方案的直接结局

备选方案	结　局
保守治疗	保持现状
	加重
手术治疗	
更换髋臼	围术期死亡
	效果差（仍靠轮椅行走）
	效果好（术后自由行走）
更换股骨	围术期死亡
	效果差（仍靠轮椅行走）
	效果好（术后自由行走）
更换髋臼与股骨	围术期死亡
	效果差（仍靠轮椅行走）
	效果好（术后自由行走）

患者的最终结局取决于刚开始的治疗选择方案，以及方案选择之后可能发生的一系列随机事件。随机事件是由机会节点表示，反映了事件发生的一种可能性，各事件之间需是互斥的，表示每条路径只发生一个事件，且同一个机会节点分枝下的可能事件概率之和为 1。

决策树分析通常由左向右进行编辑，决策节点在左侧，用方框表示；机会节点在中间，用小圆圈表示；终节点在右侧，用三角形表示，每一个完整的分枝为一条决策路径，本例中共 11 条路径（图 9-10）。

4）确定各结局的发生概率：一般各结局发生的概率可基于文献（应尽量与决策分析目标患者的基线一致），其次是根据临床专家意见获得。

本例若选择保守治疗，则可能保持现状，也可能使病情加重；假设病情加重的概率为 75%，则保持现状的概率为 25%。若选择手术治疗，3 种手术方案只可选其一。如更换股骨的概率 55%，则围术期死亡、效果好（术后自由行走）和效果差（仍靠轮椅行走）的概率分别为 15%、50% 和 35%。需注意，同一个机会节点下可能发生事件的概率之和应为 1。同理，可算得其他各分枝的概率（图 9-10）。

5）对产出结局指标赋值（表 9-14）：在本例中，以效用值作为产出结局指标，因此需确定各健康状态下合理的效用值。

6）计算各备选方案期望值：最终决策方案为期望值最高方案。

计算期望值的方法是采用从右往左，即从树的末端向树的前端反向计算。将每一个机会节点上不同事件发生的概率及对应状态的效用值分别相乘，之后加和得到该机会节点的期望效用值。在每一个决策分枝中，各机会节点的期望效用值分别与其发生概率相乘，加和后得到该决策方案的期望效用值。如图 9-10 所示：手术治疗的期望效用值是 0.62，保守治疗的期望效用值是 0.24。决策方案应选择期望值最大效益方案，故本例最佳备选方案为手术治疗。

7）对决策分析的结果进行敏感性分析：决策分析的最后一步是敏感性分析，观察各参数在一定范围内变化时结果是否稳健。不同点估计值或区间值可能会使得最终结果发生变化。

如表 9-15 所示，尽管不断提高围术期病死率，手术治疗方案的期望效用值始终高于保守治疗方案的期望效用值。表明基础分析结果是稳健的。

从表 9-16 可看出，当改变病情加重、手术治疗效果差、病情保持现状的效用值时，手术治疗方案的期望效用值始终高于保守治疗的期望效用值。表明基础分析结果是稳健的。

2. Markov 决策模型

（1）基本原理：Markov 模型的基本原理是：①针对研究的疾病特点，根据严重程度划分为多个互斥的健康状态；②根据不同健康状态在一定时间内相互转换的概率来模拟疾病的发展过程；③通过在各健康状态下收集的成本及健康产出，进行多次循环运算，可获得在研究时限下的累积干预成本及产出。

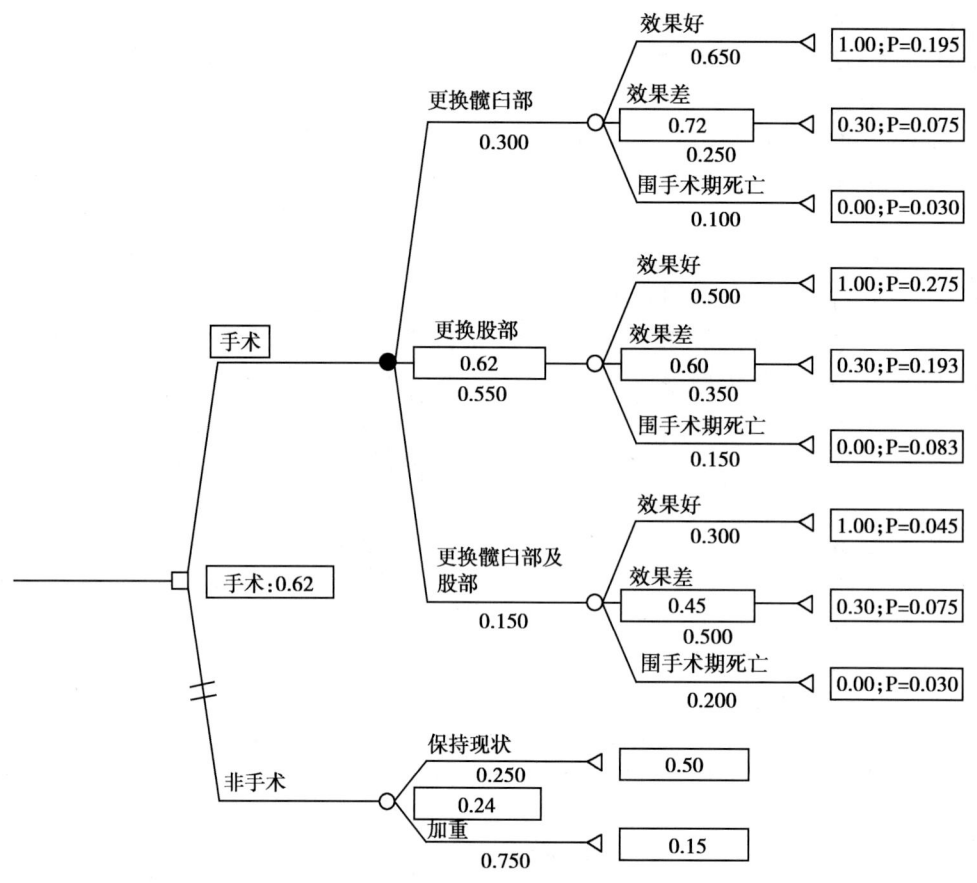

图 9-10　人工髋关节再手术决策分析

（参考来源：孙奕，循证医学——临床决策分析）

表 9-14　疾病不同最终结局的效用值

最终结局	效用值	最终结局	效用值
围术期死亡	0.00	未变	0.50
病情加重	0.15	效果好	1.00
效果差	0.30		

参考来源：孙奕，循证医学——临床决策分析

表 9-15　围术期死亡率变化对决策的影响

手术死亡率（%）			期望效用值	
更换髋臼部	更换股骨	更换髋臼与股骨	手术治疗	保守治疗
0	0	0	0.72	0.24
0	10	15	0.67	0.24
10	15	20	0.62	0.24
15	20	25	0.58	0.24
20	25	30	0.55	0.24
30	35	40	0.47	0.24
40	45	50	0.40	0.24
45	55	65	0.34	0.24

参考来源：孙奕，循证医学——临床决策分析

表 9-16　效用值变化对决策的影响

取不同效用值		期望效用值		
病情加重	效果差	保持现状	手术治疗	保守治疗
0.10	0.15	0.20	0.57	0.12
0.15	0.20	0.25	0.58	0.17
0.25	0.30	0.35	0.62	0.28
0.35	0.40	0.45	0.65	0.37
0.45	0.55	0.60	0.70	0.49

资料来源:孙奕,循证医学——临床决策分析

（2）基本构成:Markov 模型的基本要素包括 Markov 健康状态（Markov states）、循环周期（cycle length）及循环终止条件（termination condition）、模型概率（probabilities）、健康产出和成本（outcome and cost）。

1）Markov 状态:构建 Markov 模型首先需定义疾病的不同健康状态。①Markov 状态应根据研究目的和疾病的自然病程定义;②定义的健康状态应反映对疾病产生的重大影响,即疾病发展中相对重要的节点事件;③各状态应互斥、互不相交或包含,即患者不能在同一时点下处于≥2 的健康状态。如图 9-11 所示,为 Markov 模型气泡图,该简单模型中仅含 3 种健康状态:健康、疾病及死亡状态。箭头表示各状态间转换的可能,而箭头方向则表示在一个循环周期下,患者从一个健康状态转移到另一健康状态,箭头上的数字表示状态间的转换概率。需注意:健康状态和疾病状态间通常可相互转化,但进入吸收态(如死亡),则无法返回到原健康状态或疾病状态,而只能停留在吸收态。

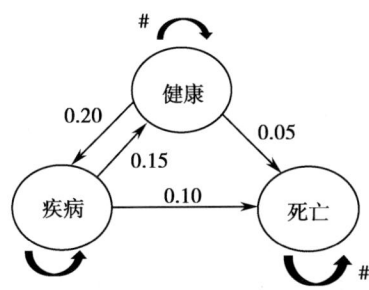

图 9-11　Markov 模型气泡图

2）循环周期及循环终止条件:循环周期指将研究时限均分为多个相同的时间间隔。通常以疾病病理或症状期望发生变化的最小时间间隔为循环周期。如在癌症终末期干预方案的经济学评价中,每个月都可能发生进展或死亡,故可将模型循环周期设定为 1 个月。对循环终止通常有 2 种选择:①模型循环多次后使得绝大多数(一般可设定为 99%)研究对象进入吸收态,此时,模型循环结束;②根据研究目的或其他需要,研究者人为地设定循环次数,达到既定的循环次数后,循环终止。

3）模型概率:模型概率参数包括两部分:初始概率(Initial Probabilities)和转换概率(Transition Probabilities)。

a）初始概率是指纳入模型的研究对象刚进入模型时,处于不同 Markov 状态的概率。如终末期癌症患者 3 状态 Markov 模型中,刚进入模型的患者均为无进展生存状态,则无进展生存的初始概率为 1.0,处于进展生存状态和死亡状态的初始概率为 0。

b）转换概率指研究对象经历 1 个循环周期的时间后,从循环前所处 Markov 状态转移到另 1 种 Markov 状态的可能性。转换概率通常可由 3 种方式获取:基于现有已发表的相关临床数据或流行病学研究结果进行计算,当转换概率的时间单位与设定的循环周期不一致时,需要进行调整。研究者也可开展短期的临床试验来获得相应的转移概率。最后,当前两种方法不可行时,还可以对通过专家咨询法获得,但不确定性较大。

4）健康产出和成本:与决策树模型相比,Markov 模型更为复杂,考虑了时间因素的影响,通常应用于慢性疾病不同干预方案的分析,而健康产出多采用 QALY 衡量,进行成本-效用分析。Markov 模型中的健康产出和成本数据来源与决策树模型相似,但因 Markov 模型引入了循环周期,计算量更大,多采用 TreeAge、Excel 等软件计算。

二、后效评价

（一）后效评价的定义和意义

1. 定义　循证医学的后效评价（re-evaluation）是一个包括对干预措施的安全性、有效性及经济性等进行观察和评价的过程,是一个长期不断循环向上的

过程。

临床经济学的后效评价则为上述概念的具体化。一般而言，临床经济学的后效评价针对1个具体问题，如临床治疗、诊断措施或医药技术政策等，利用经济学原理，评价这个具体问题在达到预期效果后的经济性。即临床经济学的后效评价是在将最佳证据应用于具体问题后，通过经济学的原理和知识，评价最后的应用效果。若达到预期效果，则可进一步指导实践；反之，则回过头来分析原因，寻找问题，再对新的问题进行临床经济学的循证研究，不断螺旋式上升，以达到止于至善的目的。

临床经济学后效评价是临床经济学评价的最后一步，也是检验循证实践效果的关键一步。没有这一步，评价工作就不完整，只有后效评价了临床经济学循证实践的效果，才真正完成了循证实践的全过程。

2. 意义　以非典型性肺炎（Severe Acute Respiratory Syndrome，SARS）为例：

非典的病原体是一种非典型性病毒，通常治疗方式包括西药治疗和中药治疗。但2003年非典疫情紧急，为快速控制疫情，医院普遍采用西药治疗，最主要的方式就是大量使用糖皮质激素。这种治疗方式使不少患者痊愈出院，但是在随后几年这些SARS幸存者却相继出现了股骨头坏死、肺纤维化及抑郁症等疾病，即SARS后遗症。这些非典后遗症患者在当初大量使用糖皮质激素保住了性命之后却要一生与疾病相伴，非常痛苦。

而据当初有关报道，用中药进行治疗的非典患者，疾病病程明显缩短，且绝大多数痊愈出院，未留下任何后遗症。

非典过去十年后，相关科研人员回顾性研究非典治疗，发现在SARS治疗中，大家可能都忽视了中医药的重要作用。即存在这样一种可能，在抗击非典时：①采用中西医结合治疗；②或单用中药治疗，有可能给患者、政府和社会带来更大临床效果和经济效益。若此推测成立，将对以后急性传染病防治产生重大影响。临床试验结果在实际应用中不一定能得到相似的临床结果，即使在相同的人群中应用也不例外。故在实践完成后对效果进行评价有必要。SARS事件若干年后的回顾正是这样的一个后效评价。

（1）"证据"具有时效性

1）"最佳"治疗方案，随着新证据的产生不再"最佳"。

如：肾性高血压治疗，若干年前因医疗技术不够发达，手术风险很高，降压药治疗是最佳治疗方法；但近年手术已较安全，研究数据显示：手术改善率和治愈率均＞药物治疗，提示当前最佳证据不再是药物治疗，而是手术治疗。肾性高血压药物疗法只适用于病因疗法的准备期间、肾病变严重不能施行病因疗法、高龄患者和病情已相当危重的病例。

2）很多以前认为是"最佳的治疗证据"被新的临床研究证据证实尚存在瑕疵，甚至对患者害大于利。

如：维A酸软膏治疗痤疮一经上市反响很好，但后来研究发现对胎儿有致畸作用，故被限制在临床中应用。

以上两例均说明"最佳"证据具有明显的时效性，用于临床时要随时进行效果评价，才能提高诊治水平。

（2）"证据"具有地域性：因国内外药物及医疗收费标准差别很大，使得将国外资料的分析结果用于实践时会有所差异。国内医师的诊疗费、手术费及患者住院费等均较国外低，而进口药品、器械费用通常高于国外。国内外对生命的价值取向也不同，比如对获得一个质量调整生命年，美国的意愿支付阈值在50 000～100 000美元，国内远不及此。国内不同人群的生命价值取向也存在差异。

（3）循证临床实践旨在解决临床实际问题：正是由于上述原因，借鉴国外或他人最成功的循证临床实践证据，当应用于自己的临床实践后可能达不到预期效果。在将最佳证据应用于一线实践时必须要具体问题具体分析，准确评价最终结果，持续改进，才能获得良好结果，并推动循证临床实践进步。

（4）促进新证据产生，改善临床实践，提升临床医疗水平：循证临床实践会不断遇到新问题，需要不断寻找新的"当前最佳证据"，用于解决实践问题，再通过后效评价和持续改进促进新证据产生，追求最佳质效。即后效评价通过统计分析、评估和总结、报告临床经济学实践的结果，为最佳证据的改进提供依据，为后续的临床实践提供了依据。

虽然最佳证据的改进很可能会改进临床实践，但改进之后应用于实践的结果也必须经过严格的评估，而不能凭空推测而定。通过比较基准指标来评估新的最佳证据效果，针对差距持续改进才可能不断提高循证临床实践治疗和效果。

后效评价过程是不断循环向上的过程。通过评估临床实践的结果，获得新的最佳证据，再将从实践中获得的证据纳入到循证临床经济学实践循环中，整合新的文献资料，及时地插入到循证临床经济学实践研究中，以不断加强完善循证临床经济学实践。

3. 临床效果的评价

（1）对临床实践的建议：应说明应用人群的特征

（性别、年龄、病情等）、地区和医疗环境等。

（2）对临床研究的启示：针对证据不足或尚不能解答的临床问题，应进一步提出新的临床研究设想，促使新证据生产。

（3）最佳证据用于临床实践的结果未见改善的情况可能非常普遍。虽然可能显著减少了差异、提高了指导方针的一致性，但未见临床实践质量改进。原因可能包括：

1）不恰当的患者和措施。患者可能在指导方针实施的过程中被错误分类。如把不符合指导方针标准的患者按实践指导方针进行管理。

2）不恰当的实践。因缺少足够文献的研究或对文章的分析，临床实践的指导方针不反映基于证据的最佳实践。

3）过程中某种要素的错误。因在考虑整个系统时发生 1 个错误，导致改变路线中的 1 个要素，而对以后的临床实践结果产生不利影响。如选择诊断幽门螺杆菌的测试缺乏敏感性和特异性，使那些本该接受抗菌治疗的患者未能接受治疗，而一些不应该接受治疗的患者却接受了抗菌治疗。

（二）后效评价的方式、方法和内容

1. 后效评价方式

（1）自我评价（self-evaluation）：自我评价是指针对患者个体的循证临床经济性研究的后效评价。评价运用最佳证据后的效果，从而提高临床医师的医疗技能和扩大知识面，不断促进后续的医疗实践质效提高。

评价单个患者，详细记录患者情况，与以往经验结果比较。若实践的结果较以往临床实践明显改善，证明整个循证实践过程正确，可供今后处理类似问题借鉴。后效评价欠理想或不佳，应考虑再评价循证实践过程的每一步。

（2）同行评价（colleague evaluation）：同行评价主要指对患者人群的循证临床经济性研究的后效评价。为了进一步评价群体患者运用最佳证据治疗后的安全性、有效性及经济性，为实践提供"更佳"证据，邀请专家按某个具有权威性标准评价，以获得可靠的结论和建议，帮助改进诊疗方案和指南，为后续的医疗实践活动提供指导。

评价临床经济学实践的患者后效，可以通过计算质量调整生命年，发病率、病死率、确诊率、生存率及总成本等与以往结果比较。

2. 后效评价方法

（1）简单方法是评估临床经济学证据在患者个体或患者人群中应用的结果。但由于评估证据受随访等因素影响，往往耗时长，需要大量人力物力财力，较难做到。

（2）通常主要通过再评价实施循证临床实践过程的各步骤是否完善，及每一步的实施是否与患者的具体情况相结合来进行，最后做出临床推荐意见，如相关因素的影响，再完善最佳证据以进一步促进临床实践。

3. 后效评价的内容　后效评价的具体流程如图 9-12：

首先应该开发一个用于后效评价的系统化方法。根据临床实践方针中推荐的方法，恰当选择关键的程序和效益指标用来衡量临床实践的影响。考虑到的效益指标包括：①临床质量；②患者满意度；③医生满意度；④成本。为了评估治疗变化的程度和价值，应首先

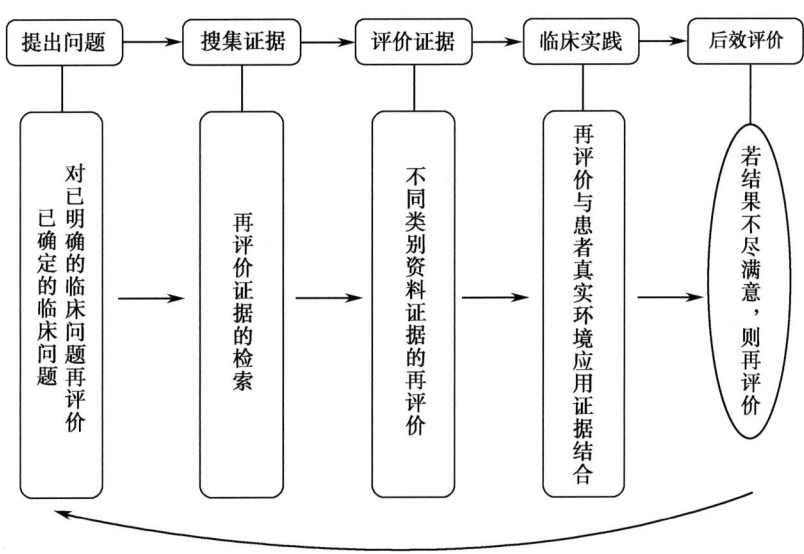

图 9-12　后效评价流程图

为每个已确定的指标收集衡量基准。再对相同指标重新评估以便确定该程序对临床实践的影响。

（1）对已明确的临床问题再评价：如被幽门螺杆菌感染的患者实施根除疗法比其他的治疗方法效果要好，且消耗资源更少。但根除幽门螺杆菌的疗法有很多种，目前至少有 6 种疗法。我们暂时选择 4 种方法进行分析，假设这 4 种方法分别为 A、B、C、D。我们首先把患者的临床情况转换为可回答的问题："基于患者角度，A、B、C、D 这 4 种方案，哪一种根除幽门螺杆菌的疗法最具有成本效益性？"再去检索及评价证据。首先确定分析中最有效的资源，即医疗文献和基于协议成本的每种方案的成本。找到经严格评价的最新临床证据，再分析是否是适宜自己遇到的临床实际问题？对患者是否重要？是否包括了问题的重要构件？如发现提出的问题与所得到的证据发生矛盾时，应修改提出的问题；如无变化，才进入下一步的再评价。若有更改，将重新进行循证医学实践的第二步骤；临床问题无修改，则进行下一步内容的后效评价。

（2）再评价证据的检索：需考虑再评价证据的搜集是否全面，导致信息不全面的影响因素包括哪些，是否与信息资源的来源相关，而检索到的再评价证据是否囊括了目前的最佳证据。需要多次在循证数据库反复检索。

检索策略决定了检索结果的可靠性。检索策略的制定应与相关专家（如高校图书馆信息检索员）讨论确定检索词是否范围恰当，检索库的考虑是否充分及检索方式是否科学合理。

（3）不同类别资料证据的再评价：对收录高质量综合信息的循证医学数据库（Cochrane Library 等），在其中检索得到二次研究数据（如高证据级别的 Meta 研究报告）；当运用这类信息资料时，如果与临床医师实际面临的情况相一致，可不必对证据的真实性和有效性进行再评价，可考虑直接应用。

而对普通数据库（CNKI、EMbase 等）中未经过综合处理进行评价的原始研究证据（如单个临床研究数据）；运用这类数据时需要对其真实性、有效性和实用性进行再评价。特别指出的是，要结合临床实际情况进行评价。若条件允许，可根据这些原始研究报告中的数据自行进行 Meta 分析处理，判断重要指标（成本，存活率等）的可靠程度。

（4）再评价与患者真实环境应用证据结合：再评价患者真实环境的应用证据指，对针对已收集到的"最佳证据"与医生在临床上的经验结合，最终应用于患者真实治疗环境产生的一系列结果。

这是循证临床实践应用的关键一步，若发现上述证据不适用于自己的实际患者，将再次重新开始前 3 个环节的工作，如此循环往复，螺旋式上升。如经过再次确定临床问题，并完成了复查证据的步骤，找到"最佳证据"后，经过对比与自己的患者情况相似时，才可用于患者。

（马爱霞　李洪超　周挺）

参 考 文 献

1. Eisenberg JM. Clinical Economics：A Guide to the Economic Analysis of Clinical Practices. Jama，1989，262（20）：2879-2886
2. 胡善联. 卫生经济学基本理论与方法. 北京：人民卫生出版社，1996
3. 胡善联. 药物经济学. 北京：高等教育出版社，2009
4. Drummond M，Sculpher M，Torrance G，et al. Methods for the economic evaluation of health care programmers. Oxford University Pr，2010
5. 《中国药物经济学评价指南》课题组，刘国恩，胡善联，等.《中国药物经济学评价指南（2011 版）》. 中国药物经济学，2011，6（3）：8-11＋13-50
6. 胡善联. 循证医学. 北京：高等教育出版社，2003
7. WHO. Constitution of The World Health Organization. American Journal of Public Health，1946：1315-1323
8. 李娅，孙利华，宋利民. 药物经济学中效用概念浅析. 中国药房，2007，18（11）：804-806
9. Galbraith JK. The new industrial state. Houghton Mifflin，1978
10. Group TW. The Development of the World Health Organization Quality of Life Assessment Instrument（the WHOQOL）. 1994：41-57
11. 刘利. 成本效用分析中效用值测量方法的应用研究. 北京中医药大学，2012
12. 吴晶. 成本-效用分析系列介绍之三多维效用健康状态分级体系. 中国药物经济学，2008，3（3）：44-49
13. 谢颖，孙利华. 生产力成本测算的争议及其对我国的启示. 中国药物经济学，2009，4（3）：15-19
14. 秦续龙，郑亚明. 意愿支付法在药物经济学中的应用. 中国药物经济学，2009，4（4）：57-62
15. 郑大喜. 经济学评价在临床决策中的应用探讨. 医学与哲学，2007，28（4）：1-3
16. 唐荣，苏维. 人口老龄化对医疗卫生的需求及其对策分析. 现代预防医学，2010，37（5）：861-863
17. 田丽娟，于培明. 我国不合理用药原因分析及对策探讨. 中国药房，2005，16（16）：1204-1206
18. Lee AI，Zuckerman DS，Van den Abbeele AD，et al. Surveillance imaging of Hodgkin lymphoma patients in first remission：a clinical and economic analysis. Cancer，2010，116（16）：3835
19. 陈洁. 临床经济学. 上海：上海医科大学出版社，1999
20. 黄海溶，《循证医学临床实践》. 北京：科学出版社，2016
21. 李鹤，夏苏建，马含情，等. 达沙替尼治疗伊马替尼耐药的慢性粒细胞白血病的药物经济学评价. 中国药房，2015，26（2）：145-149

22. EDDY DM. Clinical Decision Making. Boston：Jones and Bartlett Publishers. 1996

23. 张大庆. 临床决策：医学哲学研究的一个重要领域. 医学与哲学，2004，25(12)：17-20

24. 刘国恩. 中国药物经济学评价指南及导读. 北京：科学出版社，2014：145-178，161

25. 孙奕. 循证医学——临床决策分析. https://wenku. baidu. com/view/14bd31365a8102d276a22fe5. html

26. 刘军安：循证医学实践的后效评价. https://wenku. baidu. com/view/791f7225e2bd960590c677fe. html

27. 张天嵩，钟文昭. 实用循证医学方法学(第二版). 湖南：中南大学出版社，2014.

28. 池上奎，张衡. 肾性高血压治疗方法的进步及选择. 国外医学. 泌尿系统分册，1986，7(2)：32-33

29. 王吉耀. 循证医学与临床实践. 北京：科学出版社，2006：209

30. F. 兰迪·瓦根伯格. 应用药物经济学. 北京：化学工业出版社，2009：145-146，149

第二篇　循证实践——临床篇

第10章　循证内科学实践

第一节　循证内科学概述

从 1992 年 Gordon Guyatt 教授在 *JAMA* 上发表第一篇文章介绍循证医学文章到现在,循证医学已匆匆走过 25 个年头。作为一门新兴的学科,循证医学因其科学的理念和独特的视角,借助计算机和互联网技术蓬勃发展的东风,迅速传播并深刻影响到全球 150 多个国家和地区医疗卫生领域的方方面面,被誉为"20 世纪医学领域最重要的里程碑之一"。中国从 1996 年引进循证医学至今也获得蓬勃发展,一个重要的标志是越来越多的临床指南采用标准的循证医学方法来制定。

1991 年"Evidence-based medicine"一词最早出现于加拿大 McMaster 大学未正式出版的住院医师培训教材中,Gordon Guyatt 教授用于指导住院医师如何应用经过严格评价的文献知识做出临床决策。该教材的主要内容正是内科学领域的相关问题。这套培训教材现已发展为循证临床实践(evidence-based clinical practice,EBCP)国际课程。2016 年该课程虽已涵盖内科学、外科学、急诊医学、全科医学、儿科学、中医药和康复等多个临床学科,但内科学仍是其中内容最多的经典章节。读者可通过其官方网站获取培训教材(http://ebm.mcmaster.ca/materials_intro.htm)。

一、循证医学在内科学领域应用的现状与挑战

循证医学早期聚焦疾病防治的研究和临床应用,随着研究和时间的不断深入,循证医学逐渐扩展到病因、预后、诊断、卫生政策和公共卫生等诸多领域。当前循证医学在临床医学各个专业都有应用,本章关注循证医学在内科学领域的应用。

(一)内科学是应用循证医学最活跃的领域

尽管目前国内外尚无文献研究有多少临床医生正在使用循证医学的方法或理念进行临床实践,但我们可从现有数据库中各临床学科发表的相关文献量推测循证证据的生产和应用情况。以著名循证医学数据库 UpToDate 为例,共包含 24 个临床学科共计超过 10 500 个专题,其中内科学专题>6800 个,外科学>400 个,妇产科学>500 个,儿科学>900 个,其他学科>1800 个。提示:内科学是临床医学的诸多学科中应用循证医学最活跃的领域。

(二)循证医学的理念逐渐深入人心

循证医学在中国 21 年蓬勃发展,循证医学的理念已从广受质疑逐渐变得深入人心;已从临床医学领域逐渐向公共卫生和卫生决策领域渗透。中华医学会颁布的临床指南中"循证指南"的比例逐年稳步上升,从一个侧面反映了循证医学的理念正在逐渐深入人心,服务临床。

（三）将循证医学真正应用于内科临床实践尚需时日

"循证"的真正涵义常常被误读，甚至被作为一个时髦口号滥用。如最常见的误解：①循证医学就是随机对照试验、系统评价或者 Meta 分析，其实这些概念并不等于循证医学，只是循证医学中外部证据的具体类型而已。②认为循证医学和经验医学不可调和。实际上，循证医学并不排斥经验医学，循证医学认为在缺乏外部证据的情况下，临床医生的经验也是另外一种重要的循证"证据"（尽管其证据质量不高）。要消除临床医生对循证医学的误解，从书本上的循证医学发展到真正的"循证行医"，尚需时日。

要切实利用循证医学的先进理念为临床服务，广大内科医生应遵循先哲的教导，切实将现有的最佳证据，医生自身的临床经验和患者的价值观有机结合，三要素决策才能做出真正可靠的循证临床决策。

二、循证医学应用于内科学领域的现实障碍与对策

内科医生作为实践循证医学的最大医疗群体，在循证临床实践过程中不可避免会遇到一些现实障碍。如何克服这些障碍，真正在临床工作中贯彻循证医学的理念和方法，值得探讨和研究。

（一）个体化诊治与循证医学的矛盾及其价值

个体差异在生物群体中普遍存在。如：不同个体患同一种疾病有不同的临床表现；不同个体对相同治疗方案也可能出现不同的治疗反应。众多个体差异因素（如：心理、环境及其他未知的因素）对临床指标观测及诊疗的影响难以评估。个体差异的多样性和普遍性客观上要求治疗方案的个体化，决定了医学从本质上离不开经验。

一方面循证医学的证据大多是基于人群的研究，考察治疗措施、诊断手段或危险因素等对研究群体的影响。对研究人群有效的治疗或诊断手段并非必然对每个个体有用。另一方面，真实世界的患者很难符合相关研究的所有临床特征。因此，将群体研究结果用于个体患者必然带有一定的主观性，且很大程度上需要借助于医生的临床经验。

为有机结合个体化诊治与循证医学：①医生在确定个体化诊治方案前必须充分认识该疾病最新的循证医学证据有充分认识，再结合自身的临床经验和患者及其家属的价值观，开展个体化诊治，才能在不同程度上减少指定个体化诊治方案时或多或少存在的盲目性，提高诊治方案的成功率。②在运用循证医学证据诊治疾病的过程中，随着病例增多，就可能不断发现因个体差异而不适用该证据的病例，或疗效差和不良反应明显的病例，针对这些病例开展新的循证医学研究，可能为今后类似病例的诊治提供新的证据。

（二）高质量循证医学证据难以获取

传统循证临床实践方式需要临床医生独自检索、评价和应用循证证据。但针对具体临床问题，高质量循证医学证据常常难以获取。这可能因：①临床面临的问题多种多样，可能尚无相关临床研究；②传统原始文献数据库（如：PubMed）对检索策略的要求较高，临床医生缺乏相关检索知识，难以编写兼顾全面性和准确性的检索式；③随着科学技术不断发展，临床医学研究也呈几何级数增长，但真正能改变临床决策的高质量证据却十分稀缺。要从浩如烟海的文献中寻找真正的高质量证据来解决临床问题，大多数临床医生不具备专业的检索知识和技巧，甚至不知道应到哪里检索需要的证据。

针对这一现实障碍当前最佳方法是建立新型的"循证证据整合库"（如：UpToDate 数据库）。这些数据库的证据内容高度精炼，检索方式简单快捷，尤其适合临床医生快速解决临床问题使用。缺点是通常都需付费，需要医疗机构（或个人）订购才能使用。

（三）需要学习大量循证医学的概念与理论

循证医学作为一门方法学，涉及许多临床医生并不熟悉的概念、术语和理论。正确掌握并熟练应用这些概念和理论对开展真正的循证临床实践尤为重要。但：①临床医生缺乏系统学习循证医学的资源和途径；②学习过程需花费大量时间和精力，客观上制约了循证临床实践的广泛开展。

针对这些客观存在的障碍，①临床医生需发挥主观能动性，提高自学能力和在临床实践中探索和应用循证医学理念的能力；②循证医学专家应致力于提供在职培训、继续教育、讲座论坛等形式多样的教育资源，推广循证医学的正确概念和理念；③简化循证临床实践的流程（例如：提供已经过严格评价并包含分级推荐意见的循证证据，使临床医生检索到相关信息就可以直接应用于临床，省略需要大量循证医学背景知识且费时费力的证据评价环节）；④优化循证证据的呈现方式（如：使用"需要治疗的患者数（NNT）"替代抽象的相对危险度（RR），甚至采用图示（图 10-1），使循证证据更加易读易懂；及实现检索过程的智能化。

（四）临床医生缺乏时间和精力进行循证临床实践

研究表明，即使训练有素的循证医学专家，采用传统方式完成临床问题的转化、检索、评价和应用过程，也需花费很长时间（解决一个临床问题的平均至少耗时 10～20 分钟）。若采用循证临床实践的方式，繁忙的临床医生不可能有时间和精力真正将循证医学证据

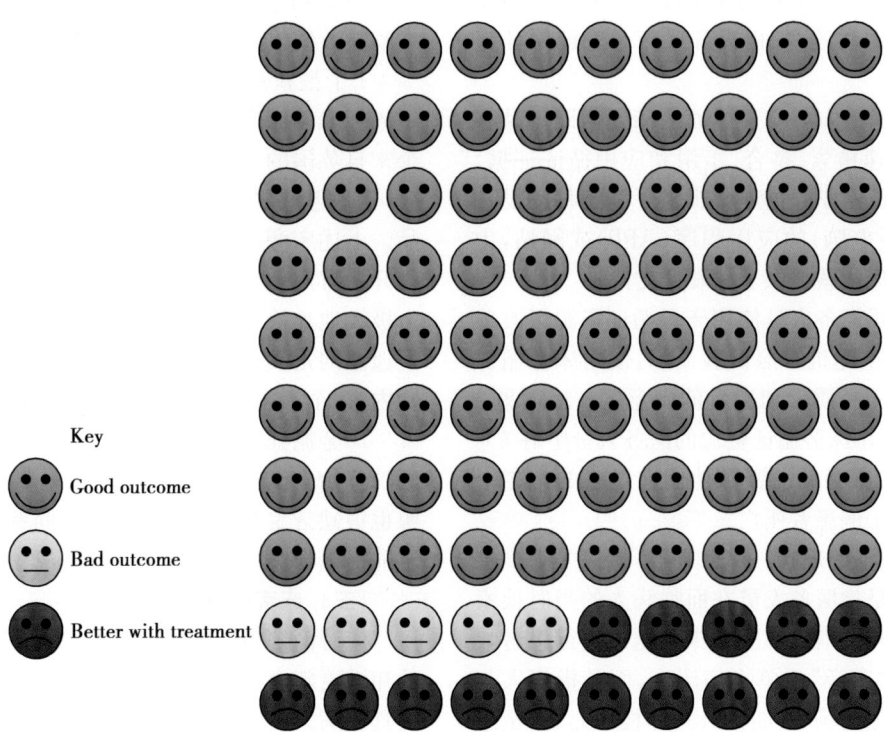

图 10-1 Visual Rx 网站提供的图解 NNT 示例

用于临床实践。尽管本书其余章节也详细阐述了针对病因、诊断、治疗、预后等临床问题,应如何全面评价检获原始研究的真实性和重要性,但这只是为深入阐述循证医学的基本理论和方法,不是临床实践过程中推荐的常规方法。

为缩小临床研究与临床实践之间的鸿沟,让循证证据真正为临床医生所接纳,切实影响甚至改变临床决策,越来越多的"循证证据整合库"和"循证实践指南"应运而生。临床医生只有熟练掌握这些数据库或指南的检索和使用方法,才可能在有限时间中获取最佳循证证据,解决临床面临的棘手问题。

（五）语言问题

当前主流的循证医学数据库绝大多数以英文出版,对中国医生使用会涉及语言问题,不利于循证临床实践的大范围推广。

近年"循证证据整合库"不少已开始提供中文版循证产品:①UpToDate 数据库(中文名:UpToDate 临床顾问)就是其中的佼佼者。目前已完成＞70%的全文汉化工作,且可针对全库内容进行中文检索,极大地方便了临床使用。②Best Practice 数据库(中文名:最佳临床实践)也提供中文内容可供检索。可以预见,不久的将来会有越来越多的循证数据库支持中文检索和阅读。

（六）客观环境限制循证证据的应用

循证临床实践还常常受到客观环境的限制或影响。如:①上级医生或领导对循证医学缺乏认识,很容易妨碍循证临床实践的实施;②尽管按循证医学方法查获诊治某种疾病的高质量证据,但因医保政策或其他客观原因导致无法实施该诊治措施。如内科医生最常见的情况是:循证检索到某种药物有高质量循证证据支持,很可能使患者获益;但当地医院无该药,或因医保政策所限,患者无法承担该药物的治疗费用。

对此,临床医生应认识到:循证证据只是为临床决策提供某种选择,最佳证据能否真正用于个体患者,必然受医生(或患者)主观因素及上述客观因素的影响,且不清楚这些影响是否必然改变患者预后。因此,面临这些客观限制时临床医生最好的方法是保持良好的心态,充分尊重患者的价值观和意愿,在客观条件具备的范围内尽可能指定最优化的诊治方案。

三、床旁循证——现状与展望

（一）床旁循证的必要性

国外 1 篇纳入 72 个研究的系统评价结果发现:临床医生每天查房会产生大量难以用既往知识和临床经验回答的问题(平均 0.57 个/病人),临床医生对其中51%的问题进行相关检索,其中78%的问题检获答案。每个临床问题的平均检索时间仅 2～3 分钟。但临床医生并未检索对这些问题主要因"忘记了面临的具体问题是什么",及"先入为主地认为即使检索了证据也找不到答案"。提示:最佳办法是让临床医生在产生问题的当时就能快速获取可靠的循证证据。故为提高循证临床实践的比例和效率,积极开展床旁查证用证势在必行。

基于网络且具有友好交互界面的床旁循证产品有助于临床医生快速检索、整合、组织和应用循证证据。近年许多新型循证医学数据库都提供了基于移动设备(智能手机和平板电脑)的应用程序(APP)或网站,为实施床旁循证临床实践提供了软硬件支持。

许多研究显示医务人员使用床旁循证资源可改善患者预后。如1项随机对照试验显示:使用床旁循证资源可提高医疗服务质量和患者的满意度。近期另1项研究也显示:使用床旁循证资源的医务人员中有6%报告称:通过使用床旁循证资源他们在过去的十二个月里至少避免了1例患者死亡。

(二)床旁循证的现状

"床旁循证"是指医务人员在面临病人的当时检索和应用循证医学相关信息解决临床问题或进行患者教育。这里所说的"床旁"不单指病床旁,而是指病人与医护人员接触的任何场所,如:门诊、体检中心、乃至患者家庭。近年欧美发达国家越来越多的临床医生使用移动设备办公。2012年美国的曼哈顿研究结果显示:美国有87%的临床医生在工作场所使用智能手机或平板电脑帮助临床决策。其中,77%在查房间隙使用这些设备检索相关信息,70%在下班后或周末检索,41%在"床旁"检索。

临床医生对床旁循证的常见顾虑是担心在病人面前检索相关信息会有损自己的"权威"形象,削弱患者的信任程度。但美国的1项调查显示,80%的患者并不介意医生在接诊过程中使用移动设备检索医疗信息,>70%对医生的床旁循证行为持支持态度。

2014年加拿大1项纳入1200多名医学生、住院医师和主治医师的研究结果显示:受访者48%每天使用移动设备访问网络医学资源,排名前十的网络医学资源中有7个是医疗APP,分别是UpToDate,Epocrates,Medscape,Lexicomp,DynaMed,PEPID和Micromedex。其中UpToDate,Medscape,DynaMed,PEPID和Micromedex都是床旁循证资源。目前尚无大规模研究数据显示全球究竟有多少医务人员在使用床旁循证资源,但UpToDate临床顾问提供的数据显示,来自全球164个国家和地区的100多万名医务人员正在使用该产品。

理想的床旁循证资源应是"循证证据的整合",即将源于"一次文献"(原始文献)和"二次文献"(如:系统评价)的信息经过全面检索和严格评价后,结合临床问题整合成精炼的"三次文献"。好的床旁循证资源提供的不是研究结果,而是模拟临床诊治过程,提供针对具体临床问题的实施方案。理想的床旁循证资源不单是

提供医学信息的网站,而是基于网络(并适配移动网络),能方便检索,并定期及时更新的资源。

1个最新系统评价在全球范围共检获26个符合其纳入标准的床旁循证产品,其中有12个来自美国或8个来自英国的大型出版集团,如:BMJ出版集团、Wiley公司、爱思唯尔公司等。发展中国家尚无床旁循证产品。上述床旁循证产品的目标人群主要是临床医生,已开始有定位于护士和理疗师的产品。这些产品客观上极大地加快了从医学研究向临床应用转化的速度。但遗憾的是其中仅5个产品免费,余21个产品均为付费内容,个人用户平均费用约265美元/年。

床旁循证在中国还刚刚起步,仅有少数大型教学医院开始尝试进行床旁循证实践,其相关床旁循证资源也很缺乏。UpToDate临床顾问和Best Practice是目前提供中文内容的床旁循证资源。

(三)床旁循证的展望

床旁循证为繁忙的临床医护人员提供了便捷可靠的知识更新方式和临床问题解决方案。研究表明:解决具体病人的临床问题是促使临床医生更新知识和进行以自我为导向的继续教育的主要动机。在"床旁"即时解决临床问题和完成知识更新对繁忙的临床医生是最高效的方式。但"床旁"循证的时间极有限,若缺乏质量可靠且信息高度浓缩的循证资源,临床医生不仅难以解决临床问题,甚至可能带来焦虑等负面影响,极大地挫伤临床医生实践床旁循证的积极性。

可喜地是,床旁循证产品的研发速度越来越快,①上述26个床旁循证产品中6个在2014年开发问世。②有研究发现从2008年到2015年,床旁循证产品的质量普遍提高,表现为编辑过程更加透明,循证方法更加严谨,覆盖的疾病谱持续递增,内容更新速度也不断加快。可以预见:床旁循证将成为临床医务人员日常工作的一部分,医务人员的知识更新将更加便捷,临床决策将更为科学和"循证",广大病患也终将因此获益。

第二节　内科临床实践中常用的床旁循证资源

本书的第27章已详细介绍了循证医学相关数据库的6S金字塔模型。进行内科循证临床实践时,也应遵循该原则:优先选择"循证证据整合库",若不能检索到相应的证据解决临床问题,再逐级检索"系统评价的精要库"、"系统评价数据库"、"原始研究的精要库"和"原始研究数据库"。因篇幅所限此处不再赘述,读者可参阅相关章节的内容。

本节仅简要介绍与内科学临床实践密切相关的床旁循证资源。对与其他临床学科相关的床旁循证资源,

如:康复医学相关的 Rehabilitation Reference Centre;临床药学相关的 Clinical Pharmacology;护理相关的 Lippincott's Nursing Procedures and Skills、Mosby's Nursing Consult 和 Nursing Reference Centre;急诊相关的 BESTBETS 及儿科学相关的 PEMSoft 等床旁循证资源,读者可自行搜索相应的循证资源获取相关信息。

本节仅讨论那些适用于床旁循证的"循证证据整合库",即要求目标资源具有可应用于 IOS 或安卓系统的 APP,或至少具有能够适配移动设备的专用网页。本节不介绍那些不合适移动设备查看的循证资源(如:NICE Clinical Knowledge Summaries)。此外,本节也不讨论以下类型资源:①循证搜索引擎,如:SumSearch 和 TRIP 网站;②在线书籍,如:Harrison's Online;③药物信息数据库,如:Lexicomp;④患者教育资源,如:MedlinePlus;⑤ 仅提供临床指南的网站,如:National Guideline Clearinghouse 和 eTG;⑥除"循证证据整合库"以外的其他循证医学数据库,如:系统评价数据库(如:Cochrane Library);原始研究数据库(如:PubMed Clinical Queries)。

一、内科学常用的床旁循证资源

(一) UpToDate 临床顾问

许多研究证实:UpToDate 临床顾问是质量最高的床旁循证资源之一,用于床旁循证实践可行且有效。针对医疗机构的多个研究均显示:应用 UpToDate 临床顾问可增进患者安全,提高医疗机构的运行效率并改善医疗质量。如美国 1 项纳入 424 所医疗机构的研究发现:相比未使用 UpToDate 临床顾问的医疗机构,使用机构患者住院期间并发症显著降低,平均住院时间明显缩短,且这些获益与使用 UpToDate 临床顾问的频率呈正相关。但 UptoDate 临床顾问目前在国内还没有开通个人用户订阅,仅支持机构订阅。

目前 UpToDate 数据库内容覆盖 24 个临床专科,拥有超过 10 500 个临床专题;提供 5400 多种药物的相关信息;有超过 1000 个患者教育主题和 150 多种临床计算器可供使用。UpToDate 临床顾问提供 IOS 或安卓系统的 APP 下载,其网页版也支持移动设备浏览。APP 和移动网页版均提供中文检索界面,可用中文词汇检索,且 70% 以上的全文内容已经汉化(图 10-2)。

(二) DynaMed Plus

DynaMed Plus 数据库,原名 DynaMed 数据库,是全球内容最全面、使用最广泛和知名度最高的循证医学数据库之一。2005 年被著名出版集团 EBSCO 收购,2015 年更名为 DynaMed Plus。目前该数据库提供 3500 多个临床主题的证据汇总,可在全文中检索相关内容,也可按题目或临床学科浏览内容。2016 年,由美国医师协会

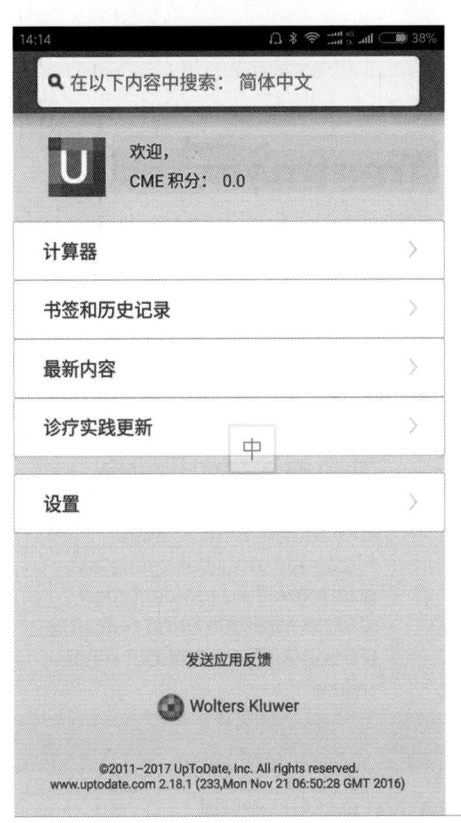

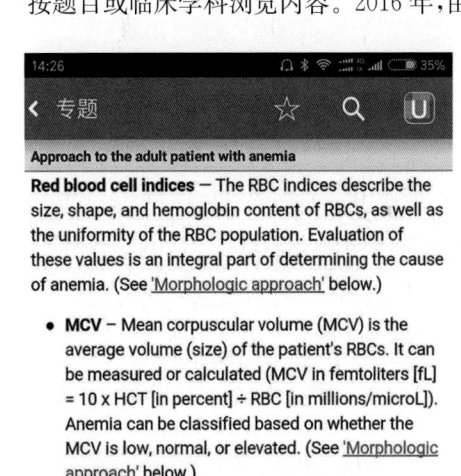

图 10-2 UpToDate 临床顾问移动 APP 的检索和结果界面

(American College of Physicians，ACP)出版的 ACP Smart Medicine 也合并到 DynaMed Plus。DynaMed Plus 数据库提供适用于移动设备的 APP 下载，但不支持中文检索，其全文内容也未汉化(图 10-3)。

DynaMed Plus 的独特优势：内容每天更新，这意味着新的研究证据一经发表就会在第一时间被整合到该数据库中。国外有研究比较了 DynaMed Plus、UpToDate 等 8 个循证医学数据库，DynaMedPlus 是平均更新速度最快的数据库(平均 19 天，其他数据库为199～499 天)，为付费数据库，个人用户每年费用为99.95～395 美元，但可申请免费试用 1 个月。

（三）Best Practice

Best Practice 数据库(http://bestpractice.bmj.com)是 BMJ 出版集团 2009 年新推出的检索平台，①完全包含了著名循证医学数据库 Clinical Evidence 中的循证证据；②增添了由全球知名权威学者和临床专家执笔撰写，以个体疾病为单位，涵盖基础、预防、诊断、治疗和随访等各个关键环节的循证医学内容；③数据库有 IOS 和安卓系统 APP 可供下载；④可通过按学科、疾病、症状的方式进行浏览，也支持检索功能。目前提供中文检索，内容也全部汉化，尤其适合我国临床医生使用(图

10-4)。个人用户订阅的价格为每年 588 元人民币。

（四）Clinical Key 和 First Consult

First Consult 数据库(中文名：循证医学专论)是由爱思唯尔出版集团发布的循证证据整合库，目前包括 1800 多个临床主题。数据库已完全整合到 Clinical Key 医学信息平台。用户通过 Clinical Key 还可检索到电子书、药物专论、临床指南、Medline、患者教育等内容。但其中只有 First Consult 数据库是真正的循证证据整合库。1 项针对 Clinical Key 和 UpToDate 的头对头比较研究显示，临床医生更倾向使用 UpToDate，因其整合的循证证据更多；而医学生更喜欢 Clinical Key，因其除循证证据外，还提供医学电子书等内容，可为医学生提供相关的背景知识查询。

Clinical Key 目前提供了 IOS 和安卓系统的 APP 可供下载，其网页版内容也可良好地适配移动设备。Clinical Key 提供中文检索界面，可用中文词汇进行检索，但其内容仍为英文(图 10-5)。

（五）Essential Evidence Plus

Essential Evidence Plus 数据库(EE＋)是 Wiley 公司出版的循证证据整合库。EE＋数据库包含若干子数据库，如：Essential Evidence Topics、Cochrane 系统评

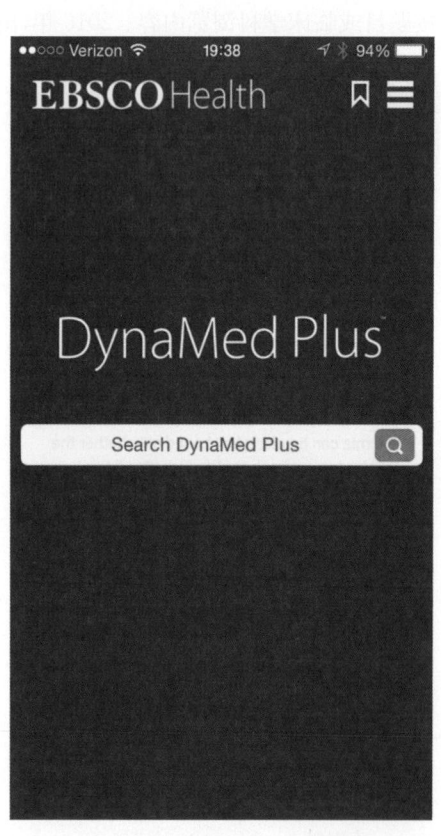
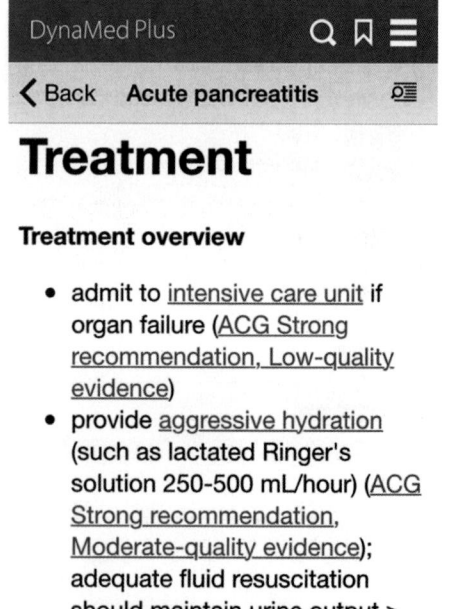

图 10-3　DynaMed Plus 的安卓版 APP 检索和结果界面

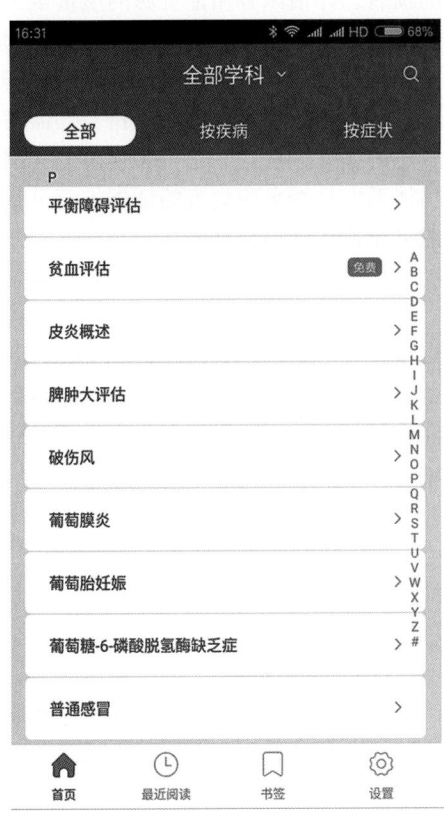

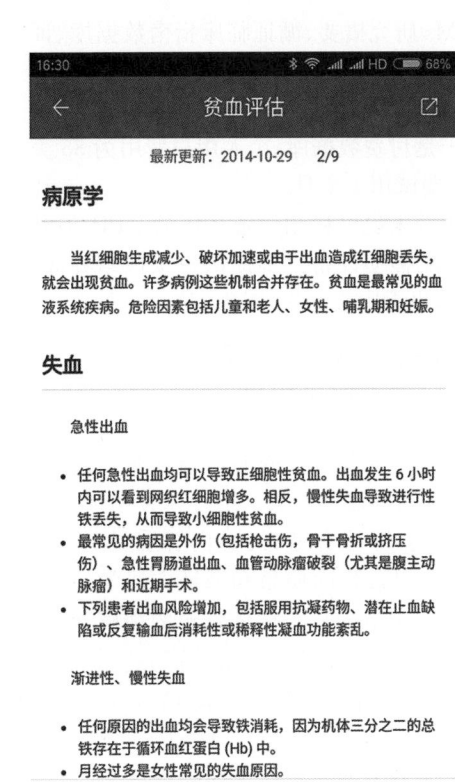

图 10-4　Best Practice 安卓版 APP 的检索和结果界面

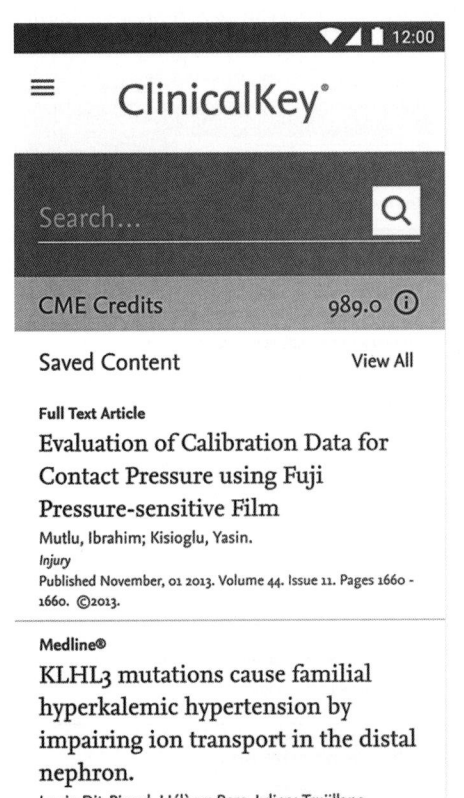

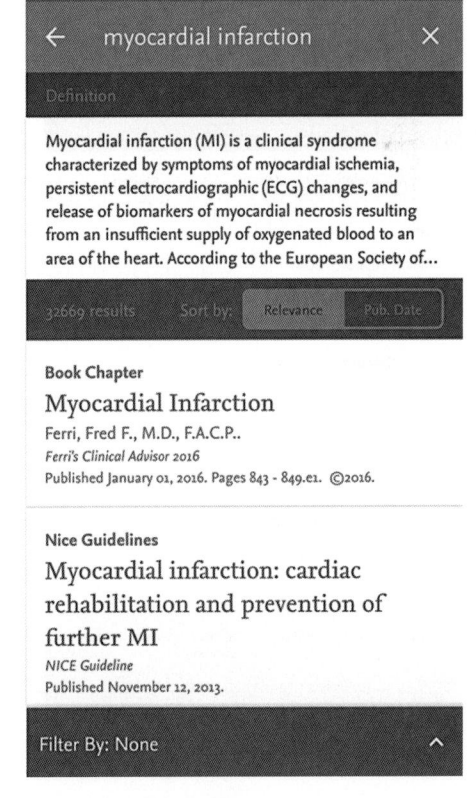

图 10-5　Clinical Key 安卓版 APP 检索和结果界面

价数据库、POEMs 研究概要、循证临床指南数据库、证据概要、临床决策工具库、临床计算器等内容。其中仅 Essential Evidence Topics 是真正提供循证整合意见的子数据库。EE＋是付费数据库，个人用户费用为 85 美元/年，可申请免费试用 1 个月。

EE＋数据库并未提供移动设备适用的 APP，但其网页可良好的适配移动设备。不提供中文检索界面，不支持中文检索，也无中文全文（图 10-6）。

二、内科医生如何选择合适的床旁循证资源

研究表明不同床旁循证资源的质量异质性很大，内科医生应该谨慎选择这些资源。选择床旁循证资源时应遵循"4C"原则，即综合考虑：①内容质量（Contentquality）：包括编辑过程的质量和循证方法学质量；②内容覆盖范围（Coverage），指循证资源的规模、纳入文献的时间和地理范围、收录文献量等；③更新（Currency），指循证资源更新的速度；④成本（Cost），即循证资源的订阅费用。

（一）编辑过程的质量和循证方法学质量

尽管当前有很多医学出版物都标榜自己为"循证"产品，但其生产过程是否真正采用循证医学的方法值得认真审视，因为这直接影响证据的可靠性。不准确的临床证据可能导致错误的临床决策，进而影响患者

的预后。评估床旁循证资源的质量至少需权衡以下两方面：①编辑过程是否严谨和透明，如：是否列出作者？是否有严格的同行评议机制？是否报告利益相关？编辑过程是否接受商业公司支持？②需考察是否采用了真正的循证方法，如：是否有规范的文献检索和质量评估体系？是否采用规范的证据推荐分级？是否将专家意见与循证证据分开表述？

（二）内容覆盖范围

研究表明不同床旁循证资源的内容丰富程度差异也很大，甚至可达数倍之多。理论上讲循证资源的覆盖范围越广，在面临具体临床问题时，检索到答案的可能性就越大。内科医生需要面临很多亚专业的临床问题，应尽可能选择内容覆盖范围广的资源。

（三）更新速度

好的床旁循证资源应定期检索和评估新出现的临床证据，并做出相应的更新。不同的研究均显示：DynaMed Plus 是更新最快的床旁循证资源，内容每日更新。

（四）订阅费用

绝大多数优秀的床旁循证资源都收费。循证临床实践的顺利开展还离不开医疗机构和政策的支持。目前芬兰和比利时已由政府采购床旁循证资源，提供给全国医务人员免费使用。

现有研究对床旁循证资源的质量、覆盖范围和更新速度的评价结果整合于表 10-1，可供读者选择资源时

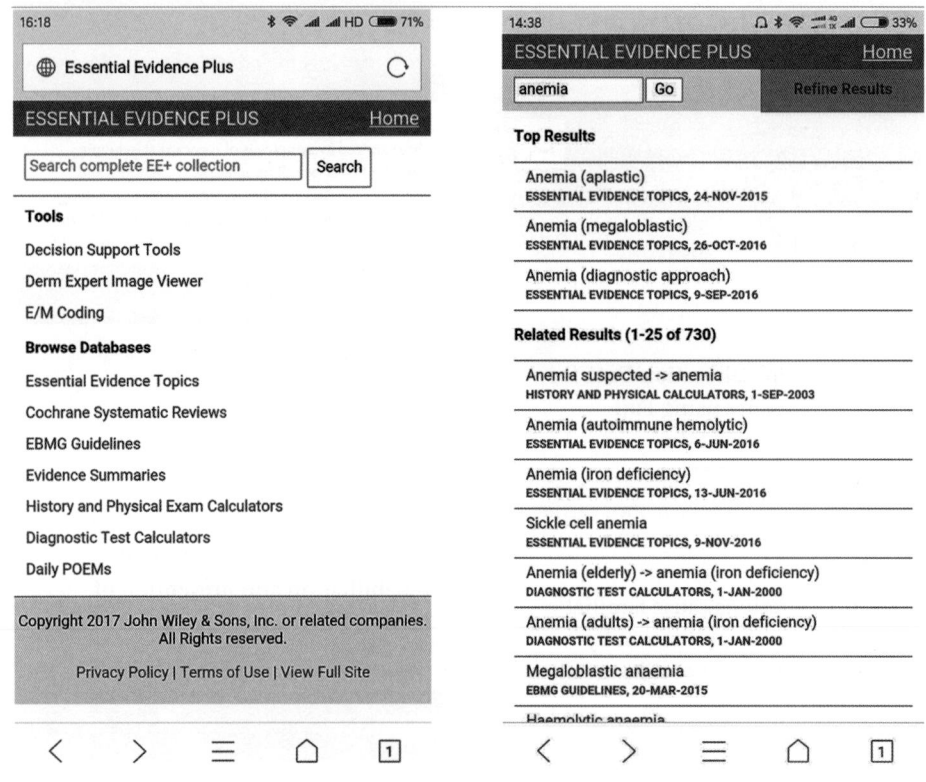

图 10-6　Essential Evidence Plus 的移动网页版检索界面

表 10-1　常用床旁循证资源的质量、覆盖范围和更新速度

资源名称	编辑过程质量	循证方法质量	覆盖范围	更新速度
5 Minute Consult				无数据
Best Practice				
Clinical Access				无数据
Clinical Key				
Cochrane Clinical Answers				无数据
Decision Support in Medicine				无数据
DynaMed Plus				
Essential Evidence Topics				
GP Notebook				无数据
Map of Medicine				无数据
Medscape Drugs & Diseases				
Micromedex				无数据
NICE Pathways				
PEPID				无数据
Prodigy				无数据
UpToDate				

表中颜色越浅表示越好，颜色越深表示越差。本表数据改编自以下文献，并删除了与内科学无关的资源：Kwag KH, Gonzalez-Lorenzo M, Banzi R, Bonovas S and Moja L. Providing Doctors With High-Quality Information: An Updated Evaluation of Web-Based Point-of-Care Information Summaries. J Med Internet Res 2016,18：e15.

参考。表中数据显示：Best Practice、DynaMedPlus 和 UpToDate 的综合优势较明显。

国外有很多研究调查临床医生对各种床旁循证资源的主观满意度，不同研究的结果有差异，但通常显示 UpToDate、MDconsult（现更名为 Clinical Key）和 STAT! Ref(一个整合了许多医学文献资源的 APP，其中包含的循证医学整合库是 EE＋)最受临床医生欢迎。

三、未来的方向——循证计算机辅助决策系统

每天大量产生的循证证据能否真正用于临床，依赖于临床医生的主动检索与实施。更有效率的方法是将循证证据主动地提供给有相应需求的临床医生。

一个可行的做法是将循证证据数据库（或指南）与医疗信息系统（hospital information system，HIS)结合，建立循证计算机辅助决策系统。当临床医生接诊患者时，录入主诉和症状，系统主动提示可能的其他症状、体征、诊断和鉴别诊断；当临床医生做出初步诊断时，系统主动提示基于当前循证证据的最佳治疗方案。

研究发现通过计算机辅助决策系统：①可提高解决临床问题的效率；②可增加临床医生对循证证据和指南的依从性；③提高整个医疗机构的运行效率；④可增进患者对医生的信赖；⑤提高处方的安全性。1 项新近研究显示：欧盟成员国中使用计算机辅助决策系统(Computerized Physician Order Entry and Clinical Decision Support System)的医疗机构，因使用该系统大幅减少住院患者发生的药物相关不良反应（每年减少超过 10 万例）；增加床位利用率超过 70 万张床×天；节约超过 300 万欧元的医疗费用。另 1 项纳入 28 个随机对照试验的系统评价显示：使用计算机辅助决策系统虽不能降低死亡率，但能减少住院患者的并发症发生率。

当前较成熟的循证计算机辅助决策系统集中在欧美国家，芬兰的 EBMeDS 是其中的佼佼者。很多前文谈及的床旁循证资源 DynaMed Plus 也可与 Allscripts、Cerner、Epic、McKesson 和 MEDITECH 等公司研发的电子健康档案系统兼容，通过将循证证据整合至电子健康档案系统中随时随地为医务人员提供决策支持。

可以预见，随着信息技术和人工智能的发展，未来将有更多床旁循证资源与电子健康档案系统深度融合，成为基于人工智能的循证计算机辅助决策系统，为临床医务人员提供真正个体化的循证推荐意见。

第三节 循证内科学

内科学的各亚专业学科几乎覆盖了所有威胁人类健康的重大非传染性慢性疾病,如:心血管疾病、慢性阻塞性肺病和糖尿病等。内科学领域的临床诊疗过程中,循证证据的生产和应用涉及疾病的病因学、诊断学、治疗和预后的每个环节。本小节将以"疾病的发生发展"为基本架构的内科学叙述方式,探索以循证临床实践过程涉及的治疗、诊断、预后、病因4个环节来展示循证医学在内科学领域的应用,将以一个代表性单病种为例展示,以保证上述4个环节在临床应用的内在逻辑性。

一、循证治疗学在内科学中的应用:预防 2型糖尿病发生的防治性研究

糖尿病前期的防治是一个重大临床课题,目的有二:①延缓或阻止糖尿病发生;②延缓或阻止相关微血管和心脑血管并发症发生。中国先后有两个大型流行病学研究提示糖尿病前期的患病率分别为15.5%(以血糖为诊断标准)和50.1%(以血糖+糖化血红蛋白为诊断标准),远远高于糖尿病的患病率(9.7% vs 11.6%)。对糖尿病临床前期的干预成功与否,将直接影响到未来糖尿病的健康管理负担。以不同的临床事件为研究终点,循证临床实践中对这一领域的研究证据很多并深刻影响了指南的制定。本部分以延缓或阻止糖尿病发生为终点事件来展示防治性研究对临床医生医疗行为的深远影响。

为找到改善糖尿病前期的有效手段,临床医生需要回答什么干预方式可以有效延缓糖尿病前期的患者进展为糖尿病甚至逆转其为正常状态?根据循证临床实践中治疗学的PICO原则,将上述问题重构为:

P:糖尿病前期的患者

I:采用生活方式干预/减重/药物等手段

C:安慰剂对比

O:降低他们进展为糖尿病的风险的能力如何?

临床医生应如何根据现有临床证据做出合适的临床决策?对该临床问题的探索从20世纪80年代就开始了。先后有多个大型临床研究分别从生活方式干预、体重管理、药物等方面进行了研究,下面分述之:

(一)生活方式干预/体重管理对糖尿病前期患者降低糖尿病患病风险的循证医学证据

从真实世界的需要出发,临床医师一直在进行单纯控制饮食或运动以降低糖尿病前期转变为糖尿病的临床研究,但结果不一致。如 Women's Health Initiative Dietary Modification Trial(WHI DMT)研究,

48 000名经绝期后的女性参加。他们被随机分配到低脂(占总热量的20%)饮食或常规饮食组,未涉及减重或运动。结果显示:经8年随访,受试者自我报告的糖尿病例数在两组间无差异[HR=0.96,95%CI(0.9,1.0)]。提示:不以控制体重为目的的单纯饮食控制不能降低糖尿病前期人群的糖尿病发生率。

多个研究报道单纯运动降低糖尿病前期糖尿病发生率,2007年1个 Meta 分析纳入了10个前瞻性的队列研究,结果显示相比久坐,常规中等量体能活动,包括30分钟快步走等,糖尿病发生风险显著降低[RR=0.69,95%CI(0.58,0.83)]。2012年又有前瞻性队列研究显示:与不运动[RR=0.66,95%CI(0.46,0.93)]相比,每周至少150分钟的有氧运动[RR=0.48,95%CI(0.42,0.55)]或控制体重的训练可显著降低糖尿病的发生。

总体而言,单纯饮食或运动延缓糖尿病发生的临床研究都不尽如人意。二者结合的生活方式改变/减重的证据则非常充分。影响临床医师医疗行为的主要研究包括芬兰糖尿病干预研究、糖尿病防治研究(DPP)和大庆糖尿病干预研究(CDQDPS)。在中国大庆开展的整群抽样生活方式干预试验是这类研究中最早的一个。577名成年糖耐量异常(impaired glucose tolerance,IGT)患者随机分配,在医生监管下分别进行饮食、运动或饮食+运动干预。6年后,对照组累积糖尿病发病率显著高于饮食+运动干预组(饮食、运动或饮食+运动分别为67.7%,43.8%,41.1%,对照组为46%)。这种干预的益处持续存在,到研究结束后17年,最初分配到干预组的人群累积糖尿病发病率仍然显著低于对照组[72.6 vs 89.9%;HR=0.55,95%CI(0.40,0.76)]。

芬兰糖尿病干预研究将522名中年IGT(平均年龄为55岁,BMI33.2kg/m²)随机分配到控制体重及运动锻炼组和对照组,随访2年后发现:体重对照组下降0.8Kg,而干预组则显著下降3.5Kg。随访4年后发现:累积糖尿病发生率干预组显著低于对照组(11 vs 23%),7年随访后发现:糖尿病发生减少的现象两组间仍有差异[HR=0.57,95%CI(0.43,0.76)]。

DPP研究有3234名肥胖(平均 BMI 34kg/m²)25～85岁糖尿病高风险的受试者参加,随机分配到严格生活方式干预组、二甲双胍(850mg 一天两次)联合饮食运动或安慰剂,结果发现,严格生活方式干预组中发展为糖尿病的患者较少(14% vs 22% vs 29%)。糖尿病累积发病率在严格生活方式干预和二甲双胍干预组分别降低58%和31%。且生活方式干预对所有年龄组和所有族裔的男性和女性都有效提示。生活方式干预和二甲双胍治疗均为糖尿病有效的预防策略(在具有妊娠

糖尿病史且糖尿病定义为糖化血红蛋白（hemoglobi-nA1c，A1c）≥6.5％的妇女亚组中效力相似）。对年龄较大的受试者（≥60 岁基线），生活方式干预特别有效（与安慰剂相比糖尿病减少 72％），而二甲双胍效果相对较差。

据此建议：所有患有 IGT，空腹血糖受损（impaired fasting glucose，IFG）或 A1C 为 5.7 至 6.4％（39 至 46 mmol/mol）的患者应了解体重减轻和体能活动增加的益处。鼓励患者戒烟，密切关注处于高风险的受试者，每年重复检测空腹血糖和血脂。生活方式的改变，包括改变饮食结构、体重减轻和体力活动均延缓 IGT 进展到糖尿病的进程。

（二）药物对预防糖尿病发生的循证证据

无论是否进行过生活方式干预，患者对药物干预一直很依赖。目前该领域有效的药物均为降糖药物。对生活方式干预失败或不能坚持生活方式干预的高风险人群，药物治疗在预防糖尿病方面可能有效。对特定患者（年龄＜60 岁和/或 BMI≥35kg/m²，具有妊娠糖尿病病史的妇女），IGT，IFG 或 A1C 为 5.7％～6.4％（39～46mmol/mol），单纯生活方式干预无法改善临床结果，二甲双胍用于糖尿病预防的研究证据充分。根据 Meta 分析结果：①口服降糖药和减肥药奥利司他可显著降低糖尿病发病率；②他汀类药物，贝特类，雌激素和抗高血压药物预防糖尿病有效性证据相互矛盾，且均限于队列研究中的二次分析，故不建议用上述药物预防糖尿病。

1. 二甲双胍　前述 DPP 研究是二甲双胍在糖尿病前期人群最大的随机对照研究。结果显示：虽不如饮食和运动有效，二甲双胍仍能有效降低 IGT 患者发生糖尿病风险（平均随访 3 年，糖尿病发生率二甲双胍组为 22％，安慰剂组为 29％）。在男性、女性及所有种族群体中均有效；但在老年患者和不太超重的患者中效果相对较差。

一项关于二甲双胍在糖尿病高风险个体预防糖尿病随机试验的 Meta 分析结果显示与安慰剂相比：二甲双胍减少新发糖尿病数[OR＝0.6，95％CI（0.5，0.8）]，并有额外获益，如降低空腹血糖、空腹胰岛素和适度改善 BMI，高密度脂蛋白，低密度脂蛋白和甘油三酯。

因大多数研究在随访中进行口服葡萄糖耐量试验（oral glucose tolerance test，OGTT）时，患者仍在服用药物，所以有人担心，二甲双胍预防糖尿病的获益可能仅仅是延迟糖尿病发展，而非真正的预防。对此，DPP 二甲双胍组（1247 名受试者均为研究中未发展为糖尿病的患者）的后续随访研究结果发现：停用二甲双胍后（平均 11 天），用 OGTT 评价疗效，发现其中 75％的人可持续获益。尽管作者认为这些发现与预防获益结论

一致，但需要更长的无毒药物试验来确证此结论。

总体上二甲双胍虽不如生活方式干预有效，但 DPP 研究证实：年轻、肥胖，特别是有妊娠期糖尿病的妇女中减少新发糖尿病风险的效能二甲双胍高于生活方式干预。加之其价格相对便宜，且无长期严重副作用。美国糖尿病协会（American Diabetes Association，ADA）的指南建议：二甲双胍作为糖尿病高危人群的糖尿病预防药物。受益人群包括 IGT、IFG、A1C 在 5.7％～6.4％之间，特别是年龄＜60 岁，BMI≥35kg/m²，以前合并妊娠期糖尿病的妇女。

2. 噻唑烷二酮类　噻唑烷二酮类（罗格列酮和吡格列酮）在糖尿病防治中的临床应用充满争议，但至少在 IGT 病人中，有多个研究证实能有效预防糖尿病高风险人群进展为 2 型糖尿病。

（1）曲格列酮：TRIPOD（Troglitazone in Prevention of Diabetes）试验最早显示：噻唑烷二酮类药物预防 2 型糖尿病的疗效。266 名早前有妊娠糖尿病的西班牙裔妇女随机分配到接受曲格列酮组（400mg/天）或安慰剂组，中位随访时间为 30 个月。结果发现：每年糖尿病发生率曲格列酮组和安慰剂组分别为 5.4％和 12.1％。初步显示了其改善糖尿病前期发展为糖尿病的效能。曲格列酮也是 DPP 研究中的一个亚组，但因安全性问题被提前终止，目前已退出美国和英国市场。

（2）罗格列酮：雷米普利及罗格列酮减少糖尿病发生研究（The Diabetes Reduction Assessment with Ramipril and Rosiglitazone Medication，DREAM）评估了罗格列酮 8mg/d 在＞5000 个 IFG 或 IGT 个体中预防或延缓糖尿病的能力。在 3 年治疗期间，发生糖尿病的比例罗格列酮组显著低于安慰剂组[HR＝0.38，95％CI（0.33，0.44）]，相当于 DPP 试验中强化生活方式干预的有效性。治疗组中空腹血糖＜6.1mmol/L 和＜5.6mmol/L 的人分别为 50.5％（1330 名）、38.6％。说明：罗格列酮不仅可以增加糖尿病前期患者进展为糖尿病的患者比例，更可以使其中部分人血糖回归正常。该研究的心血管事件复合终点包括：心梗、中风、心血管死亡、新发心衰、新发心绞痛、血管再通等。结果两组间死亡率等其他指标无明显差异，心衰发生率治疗组 0.5％（14 人），安慰剂组 0.1％（2 人），p＝0.01。考虑受试者基线平均年龄 55 岁，BMI：31kg/m²，且基线时并无心衰，原本是发生心衰风险较小的人群，故此结果意义重大。尽管 DREAM 试验中罗格列酮与 DPP 试验中二甲双胍相比糖尿病发生率更低，各大主要学术团体的相关指南仍谨慎建议：罗格列酮用作糖尿病的预防药物，以避免它的副作用（如液体潴留、体重增加、心衰）和与此相关的更高治疗成本。

（3）吡格列酮：ACT-NOW 研究评估了吡格列酮

（每日30至45mg）在600名患有IGT和合并一种或多种代谢综合征的受试者中发生糖尿病的风险,中位随访期为2.4年。结果:发生糖尿病比率随机分配到吡格列酮组的受试者更低[5.0% vs 16.7%,与安慰剂组比较,HR=0.28,95%CI(0.16,0.49)],具有预防高危患者进展为糖尿病的作用。但吡格列酮组人群的体重增加更明显（3.9kg vs 0.77kg）,水肿发生更频繁（12.9% vs 6.4%）等。心血管事件（8.6% vs 7.7%）或骨折（9例 vs 8例）的发生率无差异。

综合评价:与获益相比,噻唑烷二酮类的副作用（如液体潴留、体重增加、心衰、罗格列酮可能心梗、吡格列酮可能发生膀胱癌）,使其在预防糖尿病时可能会导致新临床问题出现,故作为糖尿病预防用药仍需谨慎。

3. α糖苷酶抑制剂

（1）阿卡波糖:在预防非胰岛素依赖性糖尿病（STOP-NIDDM）试验中,1429例合并IGT的患者随机分为阿卡波糖（100mg,每日3次）组（I）和安慰剂组（C）,平均随访3.3年。结果发现:导致糖尿病风险阿卡波糖治疗组明显降低[HR=0.75,95%CI(0.63,0.90)]。但因胃肠道副作用退出率阿卡波糖组为19%,对照组仅为5%。但在早期糖尿病干预计划（Early Diabetes Intervention Program,EDIP）中,219个有糖尿病高风险但未诊断糖尿病的受试者被纳入研究。与安慰剂相比,阿卡波糖（100mg 每日3次）虽能显著降低餐后高血糖,但其在五年随访期间未能显著降低空腹高血糖（29% vs 34%）。根据STOP-NIDDM研究的结果,有几个国家准许阿卡波糖预防IGT患者发展为糖尿病适应证。实际应用中需注意其胃肠道副作用。

（2）伏格列波糖:伏格列波糖可能对IGT病人预防糖尿病有效。在一项试验中,1780例合并IGT的日本患者被随机分配到伏格列波糖组（0.2mg 每日3次）或安慰剂组。所有患者均给予关于改变生活方式的建议,试验最初计划持续5年。但独立数据监测委员会提前终止了该研究（平均持续治疗时间48周）。最终

分析中:伏格列波糖治疗组患者进展为2型糖尿病比例较小（5.6% vs 安慰剂组12%,HR 0.59,98%CI:0.43～0.82）。但伏格列波糖组更常见胃肠道不良反应（胃肠胀气、腹胀、腹泻、便秘）。因缺长期依从性或获益的任何分析,研究提前终止可能高估了伏格列波糖的预防益处。

4. 其他　奥利司他,一种脂肪酶吸收抑制剂类的减肥药,在预防糖尿病研究中有证据。在用奥利司他治疗肥胖的4年随机试验中,相比安慰剂,发展为2型糖尿病的比例显著降低（6.2% vs 9.0%）。但失访率很高,因91%的奥利司他组患者有胃肠道副反应。纳入3个随机试验的综合分析（pooled analysis）结果显示,与安慰剂相比,奥利司他能显著减少基线IGT的受试者进展为糖尿病的比例（3% vs 7.6%）（表10-2）。

二甲双胍,噻唑烷二酮类和α-葡萄糖苷酶抑制剂已显示出预防功效。尽管这些药物延缓诊断为糖尿病,并因此减少高血糖的持续暴露时间;但必须考虑干预的益处或危害,而不仅仅考虑对高血糖的影响。如:噻唑烷二酮类因不良反应（体液潴留、增加体重、心力衰竭,罗格列酮可能发生心肌梗死,吡格列酮可能发生膀胱癌）和α-糖苷酶抑制剂因胃肠道副作用及长期依从性差而使用受限。使用噻唑烷二酮类,特别是用于预防糖尿病,与获益相比,可能引起更多伤害。二甲双胍相对便宜和安全,且对年轻、肥胖个体特别有效。在建议其他药物用于大多数糖尿病高风险患者前,有必要进行如糖尿病预防计划（DPP）中对二甲双胍的长期跟踪研究（至少10年）,以证明二甲双胍可以降低糖尿病患者的发病率和死亡率这样的研究。生活方式改变,至少与预防试验中使用的大多数药物一样有效且可能更便宜,被认为是一线的预防治疗。尽管胰岛素已广泛用于治疗2型糖尿病,但只有当口服药和生活方式干预不能使血糖达标时才使用。越来越多的数据支持在2型糖尿病中更早和更积极地使用胰岛素,但我们不建议对IGT或IFG病人使用胰岛素治疗来预防糖尿病,因为考虑到它在短期内减少糖尿病发生率方

表10-2　预防2型糖尿病发生的防治型研究结果

研究名称	N	IGT	年龄	随访时间(年)/	失访率%	干预药物	Ctrol(%)	RRR%
DPP	2161	BMI>24 FBG>5.3	51	2.8	93	二甲双胍	10	31
Stop NIDDM	1419	FBG>5.6	54	3.2	96	阿卡波糖	13	25
Xendos	3277	BMI>31	43	4	43	奥利司他	2	37
Dream	5290	IGT IFG	55	3.0	94	罗格列酮	9	60

面获益较少,且有体重增加和低血糖的不良反应,同时缺乏心血管获益的证据。

(三)基于证据的指南介绍和患者教育信息

基于上述证据,全球各大指南均对糖尿病的前期治疗提出建议。

美国糖尿病学会(American Diabetes Association,ADA)建议:①生活方式改善作为 IGT、IFG、A1C(5.7%～6.4%)个体首选的干预方式,具体目标包括:适当减轻体重(5%～10%的体重);中等强度的运动(每天 30 分钟);戒烟。②因为二甲双胍的有效性、成本低廉和长期安全性,ADA 建议考虑二甲双胍预防糖尿病高危个体(IGT,IFG,A1C(5.7%～6.4%))进展为糖尿病,特别是那些在 DPP 研究中主要从二甲双胍获益的人群(60 岁以下、BMI ≥35kg/m² 和有妊娠期糖尿病的妇女)。③评估和治疗可纠正的心血管危险因素(如高血压和血脂异常)以减少心肌代谢风险。④使用二甲双胍治疗的患者需要至少每年监测糖尿病进展(A1C 或空腹血糖)。其中社区预防服务工作组建议对 2 型糖尿病风险增加的个体采取饮食和运动相结合的计划。对 28 项研究的经济评价表明:这种生活方式符合成本效益。当生活方式改善项目推广到社区或初级保健机构群体时成本会更低。使用药物治疗不能达到上述目的。

英国国家健康和护理优化研究所(NICE)指南建议:①以下情况的患者应使用二甲双胍:空腹血浆葡萄糖(fastingplasmaglucose,FPG)升高(100～125mg/dl)或 A1C>6.5%),或无法参与生活方式干预,或尽管参与了生活方式干预计划,但 FPG 或 A1C 值却在恶化者。②对 BMI>28kg/m² 且 FPG 或 A1C 恶化的患者使用奥利司他来减轻体重,并以此作为整个治疗策略的一部分。

基于生活方式干预带来的持续益处,患者参与治疗成为治疗主体非常重要。为了提高患者治疗的依从性,患者教育应该成为医生的常规工作内容。UpToDate 为患者提供了 2 种不同类型的教育材料:基础版和高级版教材。基础版患者教育课程用简明的语言写成,在 5 至 6 年级的阅读水平,回答患者可能有关于给定条件的 4 个或 5 个关键问题,最适合想要概述或喜欢简短易读的材料的患者。而高级版本的教育课程更长,更复杂,更详细,适合 10 至 12 年级的阅读水平,特别是想深入了解相关信息并对一些医学术语比较喜欢的人群。

本部分小结:基于证据糖尿病前期治疗包括识别糖尿病高风险人群和治疗 2 方面。糖尿病高风险个体包括 IFG、IGT、A1C 水平为 5.7%～6.4%(39 至 46 mmol/mol)、肥胖、2 型糖尿病的近亲属或某些种族群体的成员(亚裔,西班牙裔,黑人)。改变生活方式(主要是运动和减肥)成功地减少了糖尿病发生。应向所有患者推广改变生活方式(健康饮食和定期运动)。应鼓励患者戒烟,应密切关注处于高风险的患者,每年重复检测空腹血糖和血脂。对患者(年龄<60 岁和/或BMI≥35kg/m²,具有妊娠糖尿病史的妇女)合并 IFG,IGT 或 A1C 为 5.7% 至 6.4%,在生活方式干预改善血糖指数失败时,建议使用二甲双胍预防糖尿病,患者需要至少每年监测(A1C 或空腹血糖)一次。

二、循证诊断学在内科学中的应用:糖化血红蛋白的诊断价值

口服葡萄糖耐量试验(OGTT)是经典的糖尿病诊断方法。其诊断切点根据血糖与糖尿病视网膜病变相关性研究得出,即:空腹血糖值≥7.0mmol/L、口服 75g 葡萄糖后 2 小时血糖值≥11.1mmol/L,患者满足上述任一标准即可确诊为糖尿病,若检查结果为异常,则应重复相同检查以确认。该方法的缺点是需要空腹,检查需时长,生物变异性大,空腹与餐后 2 小时间血糖缺乏一致性。急切希望寻找稳定的替代指标。

A1c 是人体血液中红细胞内的血红蛋白与血糖结合的产物。且血糖和血红蛋白的结合生成糖化血红蛋白的反应不可逆,并与血糖浓度成正比,可保持 120 天左右,故可观测到 120 天之前的血糖浓度。但过去因测量方法不一致,很长时间不推荐使用 A1c 诊断糖尿病。美国国家糖化血红蛋白标准化计划(National Glycohemoglobin Standardization Program,NGSP)规范了美国 99% 以上的 A1C 检测方法,解决了此问题。2009 年美国国家专家委员会根据第三次美国国家健康和营养调查研究的结果,提出将 A1C 用于诊断糖尿病,并将诊断切点定为 6.5%。2010 年美国糖尿病学会提出 A1C≥6.5% 为糖尿病的诊断标准之一,将 5.7%～6.4% 为糖尿病前期。2011 年 WHO 认为 A1C≥6.5% 可作为糖尿病的诊断标准,但 A1C<6.5% 并不能排除糖尿病。基于真实世界的需求,医生需要回答以 OGTT 为诊断金标准,A1C 能诊断糖尿病的循证医学价值如何的问题。

(一)糖化血红蛋白检测方法的标准化进程

A1C 的检测方法大致可分为基于 A1C 与非 A1C 所带电荷不同和基于 A1C 与非 A1C 结构不同,前者包括:高效液相色谱法、离子交换色谱法和电泳法,后者包括亲和层析法和变异法。检测方法不同导致检测结果可比性不够。为此美国国家糖化血红蛋白标准化计划要求 A1C 试剂生产商与实验室配合,只能销售获得国家实验室认证的产品,此举大大降低了美国实验室间的测量结果差异。

国际临床实验室检查协会(IFCC)设立了全球化的标准化工作组,建议使用 HPLC-质谱(MS)法或 HPLC-毛细管电泳法作为检测 A1C 的参考方法。该方法特异性高,并可通过一定的公式与 NGSP 的糖化血红蛋白进行转化。糖化血红蛋白检测全球标准化共识提出:A1C 检测必须在全世界进行标准化,认为 IFCC 参考系统是唯一能够满足标准化要求的方法。

目前我国的 A1C 检测标准较混乱,特别是基层医院,受经费限制,用 IFCC 推荐的方法并得到 NGSP 的认证仍任重道远。中国卫生部临床检验中心、国家计量院和北京临床检验中心成功建立了 IFCC 的参考方法。2011 年中山医院检验科组织上海其他 100 余家医院开展了 A1C 检测一致性计划,这些单位均通过了 NGSP 认证,为我国 A1C 的标准化开展奠定了基础。

(二)糖化血红蛋白诊断糖尿病中的注意事项

1999 年 WHO 提出诊断和筛查糖尿病的方法是检测空腹血糖、随机血糖或 OGTT 的餐后血糖。但缺点是需空腹、OGTT 试验过程较复杂、结果的重复性差、血液标本存放时间与血糖水平具有相关性、且易受生活习惯或急性疾病影响等。优点是:A1C 可反映过去 2~3 月的平均血糖状态,与糖尿病的慢性过程相符合。与糖尿病视网膜病变的相关性超过血糖,可预测糖尿病相关并发症的风险,且不易受血糖波动的影响,个体日间变异较血糖小,在体外稳定。加之其采集无时间限制,患者无需空腹,依从性较血糖好。

糖化血红蛋白在以下人群中应谨慎应用:①红细胞或血红蛋白异常或存在严重肾功能损害等影响血红蛋白的疾病时;②易漏诊短期内血糖快速升高的患者;③A1C 的价格较高,或部分地区无法使用标准化的检测方法者;④需要快速判断病情时不宜使用糖化血红蛋白。常见的非血糖因素导致的糖化血红蛋白的变化关系见表 10-3。

表 10-3　常见的非血糖因素与糖化血红蛋白的关系

A1C 假性降低	A1C 假性升高	A1C 波动情况
急性失血	红细胞生成障碍相关贫血	血红蛋白疾病或变异
慢性肝脏疾病	缺铁性贫血	消化不良
溶血性贫血	高胆红素血症	
接受 HIV 的抗病毒治疗	高甘油三脂血症	
怀孕	肾衰竭	
服用维生素 E 和 C	脾切除术后	

(三)糖化血红蛋白在诊断和筛查糖尿病中的价值

经典糖尿病诊断方法是 OGTT。若以 OGTT 试验餐后血糖＞11.1mmol/L 作为诊断糖尿病的参考标准,空腹血糖＞7.0mmol/L 的特异性超过 95％,敏感性在 50％左右。＞65 岁人群中,空腹血糖的敏感性和特异性可能较低。按循证医学诊断性研究的基本原则,若需知道 A1C 的诊断价值,需要基于人群的大数据,将 A1C 水平分别与能确定糖尿病的空腹和/或餐后血糖比较才能知道。

2015 年,NCD 风险因素协作组(NCD-RisC)合并分析(pooled analysis)了 96 个基于人群共 331 288 名受试者参加的研究,结果发现:对以往未诊断糖尿病的患者中,以 FPG≥7.0 mmol/L 为诊断标准进行比较,A1C≥6.5％诊断糖尿病的综合敏感性为 52.8％[95％ CI(51.3％,54.3％)],综合特异性为 99.74％(99.71％~99.78％)。

英国前瞻性糖尿病研究(United Kingdom Prospective Diabetes Study, UKPDS)结果显示:A1C≥6.5％与视网膜病变的相关性要强于空腹血糖和 OGTT 餐后血糖,故 A1C 用于诊断和筛查糖尿病证据充分。

A1C 的水平具有种族差异,A1C≥6.5％是否在中国人群中适用尚存在争议。国内有学者系统评价了国内高质量的相关研究,结果发现:A1C≥6.5％诊断糖尿病的敏感度最低为 38％,最高为 76％,特异度均较高。采用 Meta 分析合并后发现其敏感度为 62％,特异度为 96％。提示:A1C 诊断糖尿病在中国人群中的特异度较高,敏感度相对较低。若用此标准筛查糖尿病可能漏诊较多,但因其稳定性高于空腹血糖和餐后 2 小时血糖。若将 A1C 与空腹血糖和餐后 2 小时血糖相结合可以降低糖尿病的漏诊率。

2013 年 JAMA 杂志发表上海宁光教授团队调查中国成人糖尿病控制情况,结果显示:诊断糖尿病的患病率空腹血糖标准为 4.5％;餐后 2 小时血糖标准为 3.5％;A1C 诊断糖尿病的患病率为 4.6％。提示:单用 A1C 识别糖尿病的比例不低于单用血糖。

值得注意的是:①A1C 对特殊人群的糖尿病诊断尚不清楚。在北京社区进行＞60 岁的横断面研究发现:A1C≥6.5％诊断老年糖尿病的特异性为 97.8％,敏感性仅为 39.1％。这可能与老年人合并贫血及其他血红蛋白异常等疾病的概率高于一般人群有关。②A1C 对儿童及妊娠糖尿病的诊断尚缺乏临床证据支持,故目前不推荐在这些特殊人群中使用 A1C 诊断和筛查。糖尿病相关学会对筛查相关人群的推荐见表 10-4。

表 10-4　2 型糖尿病的筛查建议

机构	筛查建议
美国临床内分泌专科医师学会	如无症状的受试者存在以下危险因素（如存在≥2 项危险因素；每年筛查）： * 黑棘皮病 * 年龄≥45 岁 * 因患有精神分裂症和/或严重的双相性精神障碍接受抗精神药物治疗 * 患有心血管疾病或具 2 型糖尿病的家族史 * 慢性糖皮质激素的暴露史 * HDL<0.91mmol/L 和/或甘油三酯>2.8mmol/L * 妊娠糖尿病病史或分娩婴儿体重大于 4.1kg * 高血压病（血压>140/90mmHg 或正在服用治疗高血压的药物） * 空腹血糖受损、糖耐量异常、和/或代谢综合征 * 以下风险较高的民族或人种：亚裔、黑色人种、西班牙人、美洲土著人种或太平洋岛民 * 非酒精性脂肪肝 * 超重或肥胖 * 多囊卵巢综合征 * 久坐生活方式 * 睡眠障碍
美国糖尿病协会	对 BMI≥25，存在一种或多种以下危险因素者进行筛查，若无危险因素，筛查应从 45 岁开始；若筛查结果正常，至少 3 年筛查 1 次 * A1C>5.7%、IGT、IFG * 黑棘皮病 * 心血管疾病 * Ⅰ级亲属患有糖尿病 * HDL<0.91mmol/L 和/或甘油三酯>2.8mmol/L * 以下风险较高的民族或人种：亚裔、黑色人种、西班牙人、美洲土著人种或太平洋岛民 * 高血压病（血压>140/90mmHg 或正在服用治疗高血压的药物） * 较少体力活动 * 多囊卵巢综合征 * 妊娠糖尿病病史或分娩婴儿体重大于 4.1kg * 加拿大预防保健工作组 * 不推荐在中低风险糖尿病人群中进行筛查 * 建议使用标化的工具：FINDRISC 和 CANRISK，包括年龄、肥胖、血糖升高史、高血压病史、糖尿病家族史、活动水平低下、水果和蔬菜摄入不足 * 对高风险人群，建议每 3～5 年常规筛查 A1C * 对极高风险人群，建议每年常规筛查 A1C
美国疾病预防保健工作组	* 对 40～70 岁体重超标或肥胖的人群进行筛查 * 对高风险人群早期筛查，如存在以下情况：糖尿病家族史、特定民族和人种（亚裔、黑色人种、西班牙人、美洲土著人种或太平洋岛民）、女性有妊娠糖尿病史或多囊卵巢综合征病史

（四）糖化血红蛋白在诊断和筛查糖尿病前期中的作用

糖尿病前期可分为空腹血糖受损（IFG）和糖耐量异常（IGT），处于糖尿病前期的患者可以恢复正常也可进展为糖尿病。IFG 和 IGT 往往不能一致，不能体现糖尿病的连续性。A1C 水平可把糖尿病前期的风险视为一个连续过程，故用不同的 A1C 水平来诊断和筛查糖尿病前期可能更合适。2010 年美国糖尿病协会提出：A1C 的水平在 5.7%～6.4% 之间时为糖尿病前期，但 A1C<5.7% 时仍有糖尿病风险。目前尚缺乏足够证据体现 A1C 诊断和筛查糖尿病前期的作用。目前少量研究显示：用 A1C 水平诊断糖尿病前期的效能不及诊断糖尿病，漏诊率更高，还需结合血糖来提高糖尿病前期的敏感性。

（五）糖化血红蛋白切点的选择

A1C6.5%的切点是ICE根据2009年Colagiuri等开展的研究结果,权衡特异性和敏感性后确定。Colagiuri的研究纳入了超过2800例受试者,发现A1C在6.0%～7.0%之间时糖尿病的患病率明显增加。但不同人群和不同年龄段的切点选择,仍存在较多争议。国内研究认为诊断糖尿病最佳切点比美国ADA和ICE的标准低,多数研究显示其在6.1%～6.3%之间,且随年龄不同A1C水平不同。宁光院士团队的流行病学研究显示:A1C水平随年龄增加逐渐升高,提示不同年龄段A1C诊断的最佳切点可能不同,尚需要大样本前瞻性研究结果证实。基于目前证据的推荐和分级见表10-5。

表 10-5　临床实践的推荐和证据等级

临床推荐	证据分级
用药物和/或生活方式干预降低空腹血糖调节受损和糖耐量异常进展成糖尿病的风险	C
40～70岁之间超重或肥胖者应进行2型糖尿病筛查	B
筛查结果异常者应考虑躯体活动和饮食相关的干预	
若初始2型糖尿病的筛查结果正常,应每3年重复筛查1次	C
糖尿病的诊断可使用空腹血糖、A1C、随机血糖或OGTT检查	C

三、循证预后学在内科学中的应用: 糖尿病与心血管疾病的预后

流行病学数据显示:既往无心肌梗死的2型糖尿病患者和既往有心肌梗死的非糖尿病患者相比,年龄相当情况下死亡风险相当。故美国国家胆固醇教育计划研究报告和糖尿病及心血管疾病的相关指南均指出:2型糖尿病是心血管疾病特别是冠状动脉心脏病的一种等危症,并将其归为心血管疾病的最高风险类别。而心血管病患者合并糖尿病将改变其预后。下面按循证预后学的方法,分别探讨糖尿病与心血管疾病预后的关系。

（一）糖化血红蛋白

UKPDS研究首次使糖化血红蛋白在糖尿病中的重要地位得到认可,但糖化血红蛋白在心血管疾病的预后中的作用,在不同研究中尚有矛盾的地方。

1项国外研究显示:①45～79岁男、女人群,A1C浓度每增加1%,心血管事件和全因死亡率约增长20%～30%;②A1C水平降低1%,全因死亡的风险降

低17%,发生糖尿病相关并发症的风险降低21%,急性心肌梗死的风险降低35%。

1项系统评价和Meta分析探讨A1C与冠状动脉疾病预后的关系,检索日期截止到2011年05月,共纳入20篇原始研究,经Meta分析合并数据后发现:①A1C水平与心血管疾病的短期死亡率和长期死亡率均相关,比值比(Odds Ratio,OR)和95%可信区间分别为2.32(1.61～3.35)和1.54(1.23～1.94)。②根据人群糖尿病情况的亚组分析结果表明:在无糖尿病人群中,A1C与病死率的风险仍有统计学意义[OR=1.84,95%CI(1.51,2.24)];对有糖尿病的人群A1C与病死率的相关性无统计学意义[OR=0.95,95%CI(0.70,1.28)];经敏感性分析后这种相关性处于统计学上的临界值[OR=1.05,95%CI(1.00,1.11)]。

2015年我国台湾地区1项纳入5277名受试者的队列研究,中位随访时间为9.7年,结果显示:校正可能的混杂因素后糖尿病患者新发心血管疾病和全因死亡均高于非糖尿病患者。A1C每增加1%,心血管疾病的发生风险和死亡风险均增加,其风险比(Hazard ratio,HR)和95%CI为别为1.2(1.08,1.34)和1.14(1.03,1.26)。A1C>7.5%的受试者比A1C<5.5%人群的总心血管疾病发生风险[HR=1.82,95%CI(1.01,3.26)]和全因死亡风险[HR=2.45,95%CI(1.45,4.14)]明显增高。提示:A1C水平与心血管疾病的发生及其预后均有相关性。但这种相关性受到其他学者的质疑。

2015年1篇系统评价纳入8篇随机对照研究,共3396名受试者,进行Meta回归发现:降低A1C与改善研究相关的主要结局指标(如降低心血管疾病的病死率)的相关性并无统计学差异;次要结局指标也未显示A1C与心肌梗死和中风存在相关性;仅在敏感性分析中发现A1C与低血糖之间的相关性有统计学意义。提示:糖化血红蛋白在糖尿病和心血管疾病预后中的作用还需要进一步研究,特别对>80岁的老年人群。

（二）高血压

血压水平与糖尿病病死率密切相关,UKPDS结果显示:平均收缩压≥160mmHg的糖尿病患者每年约有33.1例/1000患者年出现致死性或非致死性心肌梗死,当血压降至平均收缩压<120mmHg时,该数据降至18.4例/1000患者/年。HOT研究旨在探讨舒张压的控制水平与心血管疾病预后的关系,在其糖尿病亚组,心血管事件的发生率和相关死亡舒张压≤80mmHg比舒张压≤90mmHg组低,差异有统计学意义。主要根据以上2个研究,很多学会推荐将糖尿病的血压水平降至130/80mmHg以下。但ACCORD-BP研究得出的结论相反:全因死亡率强化降压组(SBP<

120mmHg)与标准降压组(SBP<140mmHg)间无显著性差异。INVEST 研究则发现全因死亡率严格控制血压组(SBP<130mmHg)比普通控制血压组(130mmHg≤SBP<140mmHg)更高,差异有统计学意义。

随后进行的系统评价和 Meta 分析针对这一问题得出了差异性的结论,认为血压值与脑卒中的风险之间有线性关系,但 SBP 下降至 130mmHg 以下并未发现明显的心血管获益。故美国糖尿病协会推荐:糖尿病患者控制血压值的目标值为 140/90mmHg,尚需要更多研究支持将血压控制在 130/80mmHg以下。

(三)血脂异常

血脂异常是导致心血管疾病的重要危险因素之一,也是糖尿病患者的常见问题,主要表现为脂质三联征,即甘油三酯升高、LDL 升高及 HDL 降低。2 型糖尿病患者脂代谢异常与腹型肥胖和胰岛素抵抗有关,可使 LDL 和甘油三酯产生过多和清除缺陷。

糖尿病患者脂质异常的特征:①混合型的血脂紊乱多见;②总胆固醇和 LDL 正常或轻度升高,LDL 可变为小而致密的 LDL 颗粒;③可出现餐后高甘油三酯血症和低 HDL 血症;④多伴有 ApoB 水平升高。

WHO 糖尿病人群血管疾病的多国研究发现:血脂水平特别是胆固醇水平是心血管疾病相关死亡、心肌梗死等主要血管事件强预测因子。脂代谢异常还与糖尿病肾病密切相关。

1 项系统评价纳入了 14 个随机对照研究,共 18 686 例糖尿病人群和 71 370 例非糖尿病人群,平均随访 4.3年,在糖尿病人群中出现了 3247 例主要的心血管事件。研究发现:若使 LDL 降低 1mmol/l,糖尿病人群中的全因死亡的风险约下降 9%。故糖尿病学会推荐:大部分人群的血脂目标值为 LDL<2.6mmol/L,HDL>1.3mmol/L 和甘油三酯<1.7mmol/L。

(四)吸烟

与非糖尿病患者中一样,吸烟可增加糖尿病患者的心血管并发症发病率和死亡率,升高血清 LDL 胆固醇水平,并可影响血糖和血脂控制。2015 年的 1 项系统评价和 Meta 分析纳入了 89 个队列研究,发现:糖尿病人群吸烟会增加全因死亡率[RR=1.55,95%CI(1.46,1.64)]、心血管相关死亡率[RR=1.49,95%CI(1.29,1.71)]。相比不吸烟人群,既往吸烟人群的全因死亡率[RR=1.19,95%CI(1.11,1.28)、心血管相关死亡率[RR=1.14,95%CI(1.00,1.30)]中度上升。这提示:糖尿病患者戒烟后,吸烟带来的心血管风险有一定程度下降,应积极鼓励吸烟的糖尿病患者戒烟。

(五)肥胖

肥胖是世界性公共卫生问题,引发了多种健康问

题。BMI 是目前评估肥胖程度的实用标准,但 BMI 对身体成分和脂肪分布不敏感。通常我们认为,BMI:26~30kg/m² 为超重,BMI>30kg/m² 为肥胖。

肥胖是 2 型糖尿病和冠状动脉性心脏病的独立危险因素,与全因死亡率、心血管相关病死率及心衰发生风险有关。但这种相关性在不同患者群中相关的程度各不相同。2 型糖尿病在不同种族中都与肥胖强烈相关,甚至有研究显示:2 型糖尿病患者中>80%都可归因于肥胖,还与很多糖尿病相关死亡有关。1 项系统评价和 Meta 分析也发现:BMI 为 30~35kg/m² 与全因死亡率升高有关。护士健康研究和保健专业人士随访研究数据显示:肥胖增加了男性和女性糖尿病患者的全因死亡率,在 BMI 为 22.5~24.9kg/m² 中受试者的死亡率最低。

NHANES 研究发现:腰围男性>102cm 和女性>88cm 的个体比腰围正常者更易患糖尿病、高血压和血脂异常。1 项前瞻性队列研究纳入 732 例肥胖成人,经约 7 年随访发现:除 BMI 外,腰围、腰臀比和内脏脂肪与糖尿病的发病率呈正相关。提示:体脂分布在糖尿病发生中可能起重要作用。1 项针对护士的健康研究纳入 44 636 例女性,经 16 年随访发现:不论体重指数如何,腰围升高可能与心血管死亡率升高有关。前瞻性研究协作组的研究发现:BMI 在 25~50kg/m² 时,BMI 每增加 5kg/m²,糖尿病的病死率升高(HR2.16)。在亚洲人群的研究显示:与 BMI 22.5~24.9kg/m² 相比,BMI 更高的东亚人群的心血管死亡风险显著增加,呈现"剂量-效应"关系;对 BMI<17.5kg/m² 的亚洲人群,其心血管死亡风险也有升高。但在南亚人群的研究中,BMI 和心血管疾病死亡率之间的关联可能较弱。

注意:有学者提出肥胖的悖论,即超重或肥胖人群比正常体重人群的病死率更低,引起人们对肥胖风险的质疑,这可能与研究人群不同有关。

四、循证病因学在内科学中的应用:糖尿病人群的心血管疾病危险因素

Framingham 心脏研究是医学史上最重要的流行病学研究之一,提出了危险因素的概念。该研究在校正年龄后发现:①男性糖尿病人群的心血管疾病风险是非糖尿病人群的 2 倍;女性糖尿病人群的这一风险是非糖尿病人群的 3 倍。②在校正了高龄、高血压病、吸烟、高胆固醇血症及左心室肥厚后,糖尿病仍是心血管病的独立危险因素。30 岁之后心血管疾病的死亡率逐渐升高。③55 岁前糖尿病患者心血管疾病的累积死亡率为 35%,而非糖尿病男性和女性则分别为 8% 和4%。④糖尿病和非糖尿病发生非致死性心肌梗死和

心绞痛的对比时也发现相似的关系。

另一个大型研究 MRFIT 也得到类似结果：5163 例男性正使用治疗糖尿病（大多数为 2 型糖尿病）的药物，经 12 年随访，9.7％的患者死于心血管疾病；而非糖尿病男性中（n＝342 815）心血管疾病病死率仅为 2.6％。两组间的差异独立于年龄、种族、胆固醇水平、收缩压和吸烟等变量而存在。糖尿病男性人群中，每增加上述任何一种危险因素，其心血管疾病风险升高幅度＞非糖尿病人群。

加拿大 1 项回顾性人群队列研究发现：①2 型糖尿病患者相比非糖尿病人群，其转变为心血管疾病的高风险（10 年内心血管事件发生率风险大于 20％）的年龄更小，平均相差 15 岁；②糖尿病患者转变为心血管高风险的年龄男性和女性分别是 41 岁和 48 岁。

风险因素协作组进行的 1 项 Meta 分析纳入 102 项研究，共 530 083 例受试者，这些患者在基线时均无心绞痛、心肌梗死、脑卒中。在校正了其他相关危险因素后，发生冠状动脉相关的心血管疾病总体风险糖尿病患者是非糖尿病人群的 2 倍［HR＝2.0，95％CI（1.8，2.2）］，但心源性死亡和非致死性心肌梗死风险在 2 组均较高。

总之，心血管疾病危险因素的负担糖尿病患者＞非糖尿病患者，包括高血压、肥胖、高脂血症等，这些危险因素同样也是 2 型糖尿病的危险因素。腹型肥胖、高血压、糖尿病和血脂异常称为代谢综合征，增加心血管疾病的风险。糖尿病患者心血管的危险因素随这些因素的强度不同而变化较大。我们用循证病因的方法介绍糖尿病与心血管疾病危险因素的关系。目前证据最充分的危险因素包括：高血压、高低密度脂蛋白血症、吸烟、代谢综合征、高血糖和微量白蛋白尿。将相关证据以表格的方式整理如下（表 10-6）。

（一）吸烟

目前认为吸烟可刺激升糖激素分泌，降低胰岛素分泌功能、诱导胰腺炎症和全身炎症、升高血清低密度脂蛋白的水平，可对糖尿病产生直接和间接的影响。基于人群的前瞻性研究显示：糖尿病发生风险吸烟者增加 33％～141％，并随吸烟量增加糖尿病的发病率显著升高。但亦有部分研究不支持此观点。如中国台湾和挪威的研究显示：吸烟与糖尿病风险的增加并无统计学的相关性，在日本和土耳其的研究甚至观察到吸烟人群糖尿病的发病率低于不吸烟人群。这可能与研究人群的种族差异、研究对象来源不同、体重指数、年龄结构及诊断糖尿病的标准不同等混杂因素和调节因素有关。

（二）高血压

许多 2 型糖尿病患者均合并有高血压，UKPDS 通过 9 年随访提供了以下证据：平均收缩压比初始时每下降 10mmHg，糖尿病相关的任何并发症（包括心血管疾病）风险下降 12％，收缩压低于 120mmHg 时糖尿病相关并发症的风险最低。故所有合并高血压的糖尿病患者均需降压治疗。糖尿病患者的最优目标血压和高血压治疗方案，将在治疗部分详细讨论。

表 10-6　糖尿病患者心血管疾病病因学研究及结果

因素	研究类别	研究名称	主要结果
吸烟	系统评价	Meta 分析	相比不吸烟者，当前吸烟者发生 2 型糖尿病的风险增加［RR＝1.4，95％CI（1.3，1.6）］
高血压	随机对照（9 年）	UKPDS	平均收缩压比初始时每下降 10mmHg，糖尿病相关的任何并发症（包括心血管疾病）风险下降 12％，收缩压低于 120mmHg 时糖尿病相关并发症的风险最低
血脂异常	临床对照研究	－	高血清 LDL 水平、低血清 HDL 水平、高甘油三酯血症与糖尿病密切相关；血脂异常可在血糖升高前就被检出
高血糖	系统评价	Meta 分析	A1C 每增加 1％，任何心血管事件的相对危险度为增加 18％，即相对危险度为 1.18［95％CI（1.10～1.26）］
微量白蛋白尿	临床对照研究	HOPE 和 LIFE 试验	微量白蛋白尿与糖尿病患者的主要终点（联合终点：心肌梗死、脑卒中或心血管死亡）发生风险增加有关，其相对危险度为 1.97；其在非糖尿病人群中相对危险度为 1.61；尿白蛋白/肌酐比值每增加 10 倍，糖尿病患者中发生心血管死亡、心肌梗死或脑卒中的风险增加 39％，心血管疾病的死亡风险增加 47％
高同型半胱氨酸血症	回顾性临床研究（5 年）	N	糖尿病患者中高同型半胱氨酸血症者较同型半胱氨酸正常者的病死率增加，其 OR 值为 2.51，而非糖尿病人群 OR 值为 1.34

（三）血脂异常

高血清 LDL 水平、低血清 HDL 水平、胰岛素抵抗、胰岛素相对缺乏和肥胖与高甘油三酯血症与糖尿病密切相关。这种血脂异常可在血糖升高前就被检出,且高胰岛素血症和/或胰岛素抵抗在血脂异常中也同样起重要作用。在任何血清脂蛋白浓度下,相比非糖尿病患者,糖尿病患者发生冠状动脉疾病的风险更高。可能是①血清中脂蛋白组分的性质差异引起,如小而致密的 LDL 浓度增加或氧化修饰增强等;②血脂异常导致其他致动脉粥样硬化的代谢改变,如影响机体的造血功能:正常情况下,LDL 刺激 PAI-1 生成,减少 tPA 产生,但糖基化的 LDL 可增强这些作用。

许多流行病学研究,包括随机对照试验结果显示:LDL 水平升高与心血管疾病发生风险有关,给予他汀类药物治疗可改善糖尿病患者的结局,包括那些无心血管疾病临床证据的患者和 LDL 水平<3mmol/L 的患者。

有学者提出:用总胆固醇减去 HDL 得出非 HDL 胆固醇,即包括被认为能够导致动脉粥样硬化的脂蛋白中存在的所有胆固醇,如:LDL、脂蛋白 a、中间密度脂蛋白和极低密度脂蛋白。不论女性和男性人群,非 HDL 胆固醇是糖尿病患者心血管疾病极强的预测因子。

（四）高血糖

糖尿病患者的心血管疾病风险和高血糖程度之间与剂量呈正相关关系,随血糖程度不断增加心血管疾病风险逐渐升高。高血糖可能通过多种途径增加心血管疾病的发病率,如:可导致某些蛋白质的非酶糖基化作用导致凝血功能异常,可使纤维蛋白溶解受损。

1 项 Meta 分析纳入 13 项前瞻性队列研究(包括 UKPDS),其中 10 项研究的对象为 2 型糖尿病患者,报告了高血糖对心血管疾病风险影响程度的大小。该研究认为:A1C 每增加 1%,任何心血管事件的相对危险度为增加 18%,即相对危险度为 1.18[95%CI(1.10, 1.26)]。

1 项纳入 300 余例因胸痛而接受冠状动脉造影的糖尿病患者的回顾性研究结果显示:①A1C 与冠状动脉疾病的严重程度相关,在四组基线一致的糖尿病人群中(糖尿病病程、吸烟率、高血压或血脂异常的患病率之间的差异无统计学意义);②A1C 水平增加与血管病变的数量呈正相关;③即使在未达到糖尿病诊断标准的人群中,个体心血管疾病的风险亦随糖尿病异常程度增加而增加。

（五）微量白蛋白尿

微量白蛋白尿是指尿蛋白排泄率在 30～300mg/24 小时,超出健康人参考值上限,又未检出临床蛋白尿

的阶段。微量蛋白尿是糖尿病和高血压患者肾功能损害的重要标志,是糖尿病肾病最早期的临床表现,与糖尿病和非糖尿病患者的心血管疾病风险增加均有关。

1 项回顾性研究纳入来自心脏结局预防评估(Heart Outcomes Prevention Evaluation, HOPE)试验的 9000 多例参与者,验证微量白蛋白尿对心血管疾病的预测作用。结果发现:①存在微量白蛋白尿与糖尿病患者的主要终点(联合终点:心肌梗死、脑卒中或心血管死亡)发生风险增加有关,其相对危险度为 1.97;其在非糖尿病人群中相对危险度为 1.61。②微量白蛋白尿的绝对值与心血管相关不良事件的风险呈正相关。

LIFE 试验结论类似,该研究纳入了 7143 例非糖尿病受试者和 1063 例糖尿病受试者,两者的尿白蛋白/肌酐比值的中位数分别为 1.16mg/mmol 和 3.05mg/mmol,尿白蛋白/肌酐比值每增加 10 倍,糖尿病患者中发生心血管死亡、心肌梗死或脑卒中的风险增加 39%,心血管疾病的死亡风险增加 47%。非糖尿病人群发生心血管死亡、心肌梗死或脑卒中的风险增加 57%;而心血管疾病的死亡风险增加 98%。

尿白蛋白排泄代表肾功能损伤程度,观察性研究发现:尿白蛋白排泄增加和估计肾小球滤过率(estimated glomerular filtration rate, EGFR)的降低密切相关,是 EGFR 降低的独立危险因素。分析 UKPDS 的 5097 例受试者数据发现:糖尿病肾病的恶化与心血管疾病的病死率呈明显正相关性。每年心血管疾病的死亡率在无肾病和无微量白蛋白尿人群中分别为 0.7% 和 2.0%;在大量白蛋白尿和血浆肌酐浓度升高(或肾脏替代治疗)的患者中分别为 3.5% 和 12.1%。

（六）高同型半胱氨酸血症

血清同型半胱氨酸水平升高是动脉粥样硬化的危险因素,并增加心肌梗死和死亡风险。一项纳入 2484 例(50～75 岁)患者的回顾性研究结果显示:这种风险在糖尿病患者中增幅更大。该研究在校正了主要的心血管危险因素后,5 年病死率糖尿病患者中高同型半胱氨酸血症者较同型半胱氨酸正常者的病死率增加,其 OR 值为 2.51,而非糖尿病人群 OR 值为 1.34。

（七）总结与推荐

(1) 糖尿病患者相比非糖尿病人群,心血管疾病的患病率和发病风险更高。多数研究和指南显示,2 型糖尿病是心血管疾病的等危症,故将其归为心血管疾病的极高风险类别。

(2) 糖尿病患者相比非糖尿病个体,致动脉粥样硬化的危险因素更多,包括吸烟、高血压、血脂异常、高血糖、微量白蛋白尿和高同型半胱氨酸血症等。糖尿病患者的心血管疾病风险多与这些危险因素存在剂量

反应关系,即危险因素的强度越高,其心血管疾病的发生风险越高。

（3）减少这些危险因素,对糖尿病人群心血管疾病的二级预防有效。

五、基于证据的糖尿病综合管理

（一）血糖管理

1. 血糖管理目标

（1）2 型糖尿病患者血糖的控制目标应该个体化:医生对大多数患者仅权衡了其微血管并发症的预后和发生低血糖风险。A1C 的控制目标一般是≤7.0%,这要求与 DCCT/UKPDS 一致的检测方法(这种方法的 A1C 的正常值上限是 6.0%)。为使 A1C 达标,通常需把空腹血糖控制在 3.9~7.2mmol/L 之间,把餐后血糖(只餐后 90~120 分钟)的血糖控制在<10mmol/L。

（2）目前专门探讨老年糖尿病患者血糖控制最佳目标的研究很少:高血糖会增加出现脱水、视力损害和认知功能下降的风险,均会导致老年糖尿病患者躯体功能下降,增加跌倒风险。加之老年患者多有肾功能损害,即肾小球滤过率较低,肾小管对葡萄重新收的能力下降,所以老年人出现出渗透性利尿之前可能出现比年轻人更高的血糖水平。糖尿病治疗过程中,老年人较易出现低血糖、跌倒和基础疾病恶化等不良事件。血糖控制目标及危险因素管理都应根据个体的总体健康功能状态和预期寿命来确定。

美国老年医学会、美国糖尿病协会、国际糖尿病联盟及欧洲糖尿病工作组均认为:共病和功能状态比单独的年龄能更好地预测强化血糖控制是否能带来的获益及预期寿命详见表 10-7。注意:在老年人常见的以下几种情况,A1C 测值可能不准确,如:贫血、慢性肾脏病、近期输血、慢性肝病、近期急性疾病或住院治疗等。

表 10-7　老年糖尿病患者血糖控制目标

老年人群	目标
期望寿命>10 年的无衰弱老人	与成年患者相似（A1C<7.0%,空腹 3.9~7.2mmol/L;餐后<10.0mmol/L）
2 型糖尿病有心血管疾病风险且并称较长患者	A1C 应在 7.0%~7.9%之间
预期寿命<10 年的衰弱老人	A1C≤8.0%
特别高龄糖尿病患者	个体化目标(可高于 8.0%)

ACCORD 的研究结果提示:对有心血管疾病高风险的 2 型糖尿病患者,A1C 的目标值选为 7.0%~7.9%(中位值为 7.5%)可能比 6%的目标值(中位值为 6.4%)更安全。一项回顾性队列研究纳入 48 000 例≥50 岁的 2 型糖尿病患者,这些患者均接受了强化降糖治疗,随访平均 4.5 年后发现:全因死亡率 A1C 为 7.5%的患者最低,A1C 较低和较高的糖尿病患者均升高。故可得出:A1C 与病死率的关系呈 U 形曲线关系,A1C<6.5%或>8%会增加糖尿病患者的死亡风险。

2009 年,美国糖尿病协会和欧洲糖尿病研究协会的共识推荐:A1C 的目标值大多数非妊娠成人应<7%,可带来减少微血管并发症的益处。这些指南也推荐设定个体化的 A1C 的目标值,应特别重视以下人群:有严重低血糖病史、预期寿命较短、年幼儿童、衰弱或共存多种疾病的老年患者,应采用宽松的治疗目标(如 A1C 值<8%)。

美国临床内分泌医师学会的推荐与美国糖尿病协会的推荐类似,但建议:对大多数非妊娠成人,若可以安全地将 A1C 值降至 6.5%,则推荐将 A1C 目标值设定为 6.5%。

2. 非药物干预　饮食控制/锻炼/减轻体重/心理干预非药物治疗在糖尿病的综合干预中具有重要作用,可分为健康教育、减轻体重、饮食控制和锻炼,均有助于改善血糖控制情况。但不能替代大多数 2 型糖尿病患者在整个患病期间需要药物治疗。健康教育内容主要包括对糖尿病的认识、如何减轻体重进行饮食控制和锻炼。以下主要介绍减轻体重、饮食控制、锻炼和心理干预。

（1）饮食控制:优化饮食习惯能改善 2 型糖尿病患者的肥胖、高血压及胰岛素分泌、反应性等多个方面。热量限制和体重减轻的程度均与血糖的控制程度相关。适度减轻体重还可改善非酒精性脂肪性肝炎患者的肝功能。但尚不清楚热量限制的直接效应:可能消耗存储的肝糖原进而减少肝脏葡萄糖输出。肝脏葡萄糖的输出是空腹血糖水平的主要决定因素。保持热量限制带来的获益有赖于热量负平衡和持续的体重减轻。

UKPDS 研究给所有糖尿病患者低脂肪、低热量、高复合碳水化合物的膳食,随访 3 年后发现:单纯进行饮食控制的糖尿病患者平均血糖水平大大高于饮食控制加药物治疗者。仅采用膳食治疗的患者中仅 3%达到并维持了理想的降糖目标(空腹血糖<6mmol/L)。饮食控制干预成功与否可能很大程度上取决于患者的初始空腹血糖水平。

（2）减轻体重:UKPDS 研究显示:①初始血糖浓度为 6~8mmol/L 的糖尿病患者需要减轻体重 10kg 或初始体重的 16%才能使空腹血糖达标。②初始血糖值为 12~14mmol/L 的患者需减轻体重约 22kg 或初始体重的 35%。③注意:任何程度的体重减轻均可能改善高血糖状态,进而减少患者对药物的需求。虽有证据证明体重减轻能给糖尿病患者带来明确获益,但只有少部分患者能达到并维持上述程度的体重减轻。这可能与长期坚持热量限制膳食的成功率有限,及体重减轻导致的代谢率下降有关。有研究采用强化饮食干预,成功达到减轻体重的目标。④2 型糖尿病患者采用药物治疗在减轻体重中可能有效,但常伴随药物副作用,中途停药率较高,故目前不推荐肥胖糖尿病患者使用药物减重。⑤手术治疗肥胖的糖尿病患者可带来最大限度的持久体重减轻及血糖控制情况改善。但缺乏在新发肥胖相关 2 型糖尿病患者中进行减肥手术患者的长期随访证据。

(3) 运动锻炼:规律运动锻炼对任何年龄的 2 型糖尿病患者都有益,且这种益处不依赖锻炼带来的体重减轻。运动可增加对机体胰岛素的反应性,进而改善胰岛素抵抗,有利于血糖控制;能延迟个体由糖耐量受损向糖尿病进展的速度。这些益处可都直接源于运动锻炼本身,同时运动带来的体重减轻可能对这些益处有促进作用。但 2 型糖尿病人群只有少部分患者能坚持规律运动锻炼。在 1 项随访 10 年的研究中,坚持规律运动的糖尿病患者的比例在随访 6 周时为 80%,随访 3 个月时约为 50%,随访 1 年时不足 20%。

(4) 强化生活方式改变计划:强化生活方式改变包括减轻体重、规律锻炼等其他行为干预。有研究显示:强化生活方式改变计划比传统糖尿病非药物干预方式,可能更好的改善血糖控制。为验证这一假说,共纳入 5145 例体重指数>25kg/m² 的 2 型糖尿病患者,随机分至强化生活方式干预组或传统糖尿病健康教育组。强化干预方式包括:热量限制(饮食形式包括结构化膳食计划、流质代餐和低热量冷食主餐,供能比例为:脂肪提供的热量最多占 30%、蛋白质提供热量不少于 15%,其余由碳水化合物提供)、中等强度的体力活动(每周 175 分钟)及每周参加行为心理学家、运动专家和营养师的讲座。若糖尿病患者在试验开展 6 个月内未达体重减轻目标,则针对体重减轻给予药物和/或给予进一步行为干预。该研究选用复合结局(包括:心血管事件所致死亡、非致死性心肌梗死、非致死性脑卒中和因心绞痛住院)作为主要终点指标。本研究在中位随访时间为 9.6 年时,虽发现了干预组体重下降和血糖控制率较好,但未观察到明显的心血管获益,故提前终止。但强化生活方式干预似乎减少了微血管并发症,但最终结论尚无定论。因减轻体重和运动锻炼可带来总体健康获益,仍不失为糖尿病管理的重要组成部分。

(5) 心理干预:2 型糖尿病患者往往心理压力很大,导致生活方式改变、用药和对血糖自我监测中的自我责任。糖尿病患者合并抑郁也会影响糖尿病治疗。

一些研究发现:给予心理治疗可帮助改善患者的血糖控制。一项系统评价共纳入 12 项随机对照试验,这些试验将 2 型糖尿病患者随机分为心理干预组或常规治疗组,结果显示:心理干预组的心理健康得到改善,A1C 的平均水平低于对照组,但两组的体重控制情况无明显差异。

3. 药物干预 2 型糖尿病的代谢异常随年龄增长逐渐加重。若在 A1C 还未明显升高时即开始进行糖尿病相关治疗,可改善血糖控制情况并减少糖尿病的远期并发症。糖尿病患者血糖控制不佳的原因,与未及时开始药物治疗有关。我们建议:①无禁忌证患者使用二甲双胍作为初始治疗,同时进行糖尿病健康教育,启动生活方式干预等非药物干预计划。值得提出的是:对治疗积极性较高,且初始 A1C 接近目标值(<7.5%)的患者,可在患者使用二甲双胍之前建议进行 3～6 个月的生活方式干预。因二甲双胍控制血糖有效,且不增加体重,不导致低血糖,耐受性好,并具价格优势;大多数指南均推荐二甲双胍作为糖尿病的一线治疗。②若患者存在二甲双胍禁忌证,我们建议使用短效的磺酰脲类药物进行初始治疗,如格列吡嗪。③若患者糖尿病症状控制不佳,或难以区分是 1 型还是 2 型糖尿病时,可选择胰岛素作为初始治疗手段。

若患者对二甲双胍和磺酰脲类药物均不能耐受或不适用时,可选择瑞格列奈,这对合并慢性肾脏病且有低血糖风险的患者尤其适合。也可考虑选择吡格列酮,但其总体风险(如心衰、骨折、膀胱癌风险上升)和成本可能超过获益。其他药物如 α-葡萄糖苷酶抑制剂、胰高血糖素样肽-1 受体激动剂或二肽基肽酶(Dipeptidyl Peptidase-4,DPP-4)抑制剂,可能作为部分患者初始治疗合理。但相关证据有限,且比上述初始治疗费用更高,副作用可能更大,削弱了其作为初始治疗药物的优势。

为获得最佳治疗结果,往往需要联合用药。考虑选择哪一种药物或药物组合时,必须权衡获益和风险之间的利弊。胰岛素是最强效的降糖药,避免使用胰岛素而选择其他药物可能患者获益不大;推迟使用胰岛素与血糖控制较差、副作用更大和成本更高相关。推荐的 2 型糖尿病的治疗措施如图 10-7。

(1) 二甲双胍:对无二甲双胍禁忌证的患者,该药是治疗 2 型糖尿病口服药物的首选,其效果确切,通常可使血糖降低约 20%,使 A1C 降低 1.5%,并伴有轻微体重减轻或保持稳定。UKPDS 研究发现:对肥胖的糖尿病患者,起始使用二甲双胍治疗比使用磺酰脲类或胰岛素治疗的糖尿病相关终点事件包括全因死亡的风险均有所下降,二甲双胍治疗组还维持了降糖相关的大血管并发症风险降低。

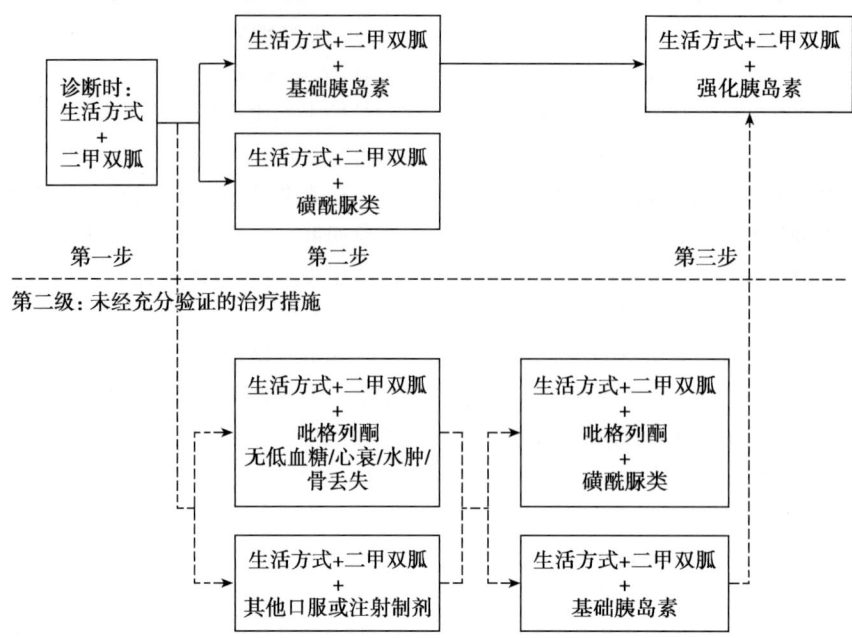

图 10 -7　2 型糖尿病的管理流程

注意:在每次患者就诊时强调生活方式干预的重要性;每 3 月检测糖化血红蛋白,至糖化血红蛋白<7%后,至少 6 月检测糖化血红蛋白的水平,如果糖化血红蛋白≥7%,应调整治疗方案。
* 磺酰脲类药物不包括格列本脲和氯磺丙脲。& 替代制剂包括:GLP-1 激动剂、DPP-4 抑制剂、α 糖苷酶抑制剂和 GLT2 抑制剂

另 1 项纳入 304 例 2 型糖尿病合并冠状动脉性心脏病患者的中国随机试验也支持该结果。受试者在接受干预前,首先停止之前的糖尿病药物治疗,主要包括二甲双胍、阿卡波糖、磺酰脲;再将受试者随机分配至二甲双胍或格列吡嗪组,在启示治疗 3 个月内逐步增加药物剂量,二甲双胍的最大剂量为 1500mg/d,格列吡嗪的最高剂量为 30mg/d,若患者在 3 个月时未达血糖控制目标值(A1C<7%),则加用胰岛素控制血糖。两组间的非药物干预和其他治疗在两组间的基线类似。随访 3 年后,两组患者的血糖控制均接近理想水平,(平均 A1C 约 7%),接受胰岛素治疗的患者比例接近,但二甲双胍组患者的体重、腰围和 BMI 比格列吡嗪组更低。随访 5 年后,心血管事件及全因原因死亡的概率二甲双胍组较格列吡嗪组更低。该研究样本量虽较少,但研究结果仍支持在 2 型糖尿病合并冠心病的人群使用二甲双胍进行治疗。

二甲双胍的降糖作用主要是抑制糖异生作用降低肝葡萄糖输出,故单用二甲双胍治疗通常不引起低血糖。但其胃肠道副作用较常见,少数情况下其可致乳酸酸中毒。乳酸酸中毒有致死性,故若患者存在乳酸酸中毒的易感因素,如全身灌注不足,或低氧血症时,不应使用二甲双胍。这种情况多发生在包括肝脏疾病、肾功能受损、心衰、酗酒、由感染或其他原因导致的灌注不足或血流动力学不稳定时。对接受碘化造影剂

或可能循环受损的外科手术患者,应停用二甲双胍,待干预后 2~3 天重新评估患者的肾功能和循环状态后决定是否使用。

(2)磺酰脲类:磺酰脲类药物是最早的一类口服降糖药,降糖效果中等,能使血糖浓度降 20%,使 A1C 降低 1%~2%。但降糖效果随药物应用时间延长而降低。主要不良反应为低血糖。故开始磺酰脲类药物治疗前,应教育患者低血糖的相关症状和处理措施。长效磺酰脲类药物半衰期较长,引起的低血糖可能更严重,持续时间通常较长,应给予及时治疗。高龄、酗酒、肾功能不全和营养不良均是低血糖的危险因素。相比较早期长效磺酰脲类(甲苯磺丁脲和氯磺丙脲),短效磺酰脲类(格列吡嗪和格列齐特)导致低血糖的风险更低。应优先选择短效磺酰脲类药物,尤其对老年糖尿病患者。磺酰脲类药物治疗可能导致患者体重增加。对不能耐受二甲双胍或存在二甲双胍的禁忌证的患者,可使用较短效磺酰脲类药物,如格列吡嗪。

(3)格列奈类:格列奈类新型短效促胰岛素分泌降糖药,作用于胰腺 B 细胞促进胰岛素分泌,主要包括瑞格列奈和那格列奈。格列奈类的降糖效果与磺酰脲类相似或较弱,发生低血糖的风险可能较低,但价格较贵。对磺酰脲类过敏的糖尿病患者,或许可用。那格列奈主要经肝脏代谢,但其活性代谢产物经肾脏排出,在肾功能不全时用可能出现活性代谢产物蓄积和低血

糖等副作用,故这种情况下应谨慎使用该药物。瑞格列奈主要经肝脏代谢,经肾脏排泄的比例<10%,对肾功能不全患者可不调整药物剂量。且可能比那格列奈降低 A1C 的效果更好,价格更低。对合并慢性肾脏疾病且不适用二甲双胍和磺酰脲类药物的糖尿病患者,可考虑使用瑞格列奈进行初始治疗。

(4) 噻唑烷二酮类:噻唑烷二酮类药物是胰岛素增敏剂,主要包括罗格列酮和吡格列酮,通过增加组织对胰岛素敏感性降低血糖。噻唑烷二酮类药物单药治疗的降血糖效果比二甲双胍稍弱,可能使 A1C 降低 0.5~1.4 个百分点。副作用相比二甲双胍噻唑烷二酮类药物致体重增加、体液潴留、心衰和骨丢失的风险更高,且价格更贵。故对心衰患者不推荐使用此类药物,且对Ⅲ或Ⅳ级心衰患者禁用。

最早的噻唑烷二酮类药物曲格列酮可致罕见但严重的肝脏损伤,具有致死性或需要肝移植,已从英国和美国市场撤出。罗格列酮和吡格列酮可能不存在类似肝毒性,多项系统评价显示:①罗格列酮可能有严重的心血管疾病风险,如心肌梗死。②吡格列酮可能增加膀胱癌风险,且其获益可能超过风险。2011 年,法国和德国药品局暂停该药使用;欧洲药品局、美国食品药品监督管理局和日本药物监管部门暂未采取类似措施。我们一般不选择噻唑烷二酮类作为糖尿病的初始治疗,仅用于二线治疗的联合治疗中。若必须使用噻唑烷二酮类,优先推荐使用吡格列酮。

(5) DPP-4 抑制剂:二肽基肽酶 4(dipeptidyl peptidase 4,DPP-4)是一种普遍存在的酶,大多数类型细胞都会表达,主要生物学作用是灭活多种生物活性肽,包括葡萄糖依赖性促胰岛素多肽(glucose-dependent insulinotropic polypeptide,GIP)和胰高血糖素样肽-1(glucagon-like peptide-1,GLP-1)。抑制 DPP-4 或可通过多种作用影响血糖调节。目前此类药物主要包括:西格列汀、沙格列汀、利格列汀、维格列汀和阿格列汀格。该类药物因降糖效果小、费用高和临床经验有限,目前仅作为 2 型糖尿病的 2 线治疗,用于其他治疗无效时联合的第 2 种或第 3 种药物。对合并慢性肾脏疾病且有低血糖风险的 2 型糖尿病患者,利格列汀可能是较好的初始治疗选择。且在患者对二甲双胍、磺酰脲类和噻唑烷二酮类不耐受或有禁忌证时选择。DPP-4 抑制剂长期应用证据有限,故上述情况下我们优先推荐使用瑞格列奈。

(6) 胰高血糖素样肽-1 激动剂:胰高血糖素样肽-1 激动剂降糖作用机理与 DPP-4 抑制剂类似,主要包括皮下给药艾塞那肽、利拉鲁肽和阿必鲁肽,仅在美国、欧洲和其他一些国家可获。一般用于其他药物最大剂量血糖控制仍不良时联合使用,不推荐该药单药治疗。

(7) α-葡萄糖苷酶抑制剂:α-葡萄糖苷酶抑制剂含氮的拟糖类结构能抑制糖苷键形成的化合物,主要通过延缓碳水化合物的吸收,用于降低餐后血糖,主要包括阿卡波糖和米格列醇。对接受二甲双胍、磺酰脲类、饮食控制或胰岛素治疗的患者仍有额外降糖作用。但其降糖效果不如二甲双胍或磺酰脲类药物,仅能将 A1C 降低 0.5~0.8 个百分点。其主要副作用为肠胃胀气和腹泻,但因效果较弱、费用高和耐受不良,我们不考虑其作常规一线治疗。

(8) 胰岛素:2 型糖尿病的胰岛素治疗旨在增加基础胰岛素水平。我们虽认为仅在使用生活方式干预和口服药物治疗后,血糖控制仍不充分情况下,才启动 2 型糖尿病的胰岛素治疗。但目前越来越多的证据支持,更早和更积极地使用胰岛素治疗糖尿病。通过强化胰岛素治疗使血糖水平接近正常,在此过程中机体自身的胰岛素分泌和组织胰岛素敏感性均有所改善,并可持续一段时间,有助进一步控制血糖,但胰岛素可能导致体重增加和低血糖。

(二)降低大血管并发症的管理

1. **强化血糖控制**　糖尿病患者心血管疾病发生率与高血糖密切相关。1 项 Meta 分析纳入 13 个前瞻性队列研究发现:A1C 每增加 1%,心血管事件的相对危险度为 1.18(95% CI 1.10~1.26)。但临床试验如 VACSDM/VADT、ACCORD 及 ADVANCE 试验均未显示强化降糖治疗与常规治疗相比对 2 型糖尿病患者的大血管病变结局有益。尤其是 ACCORD 研究的结果显示:强化降糖控制组(A1C 的目标值低于 6%)较常规治疗组(A1C 的目标值为 7%~7.9%)的全因死亡率和心血管疾病病死率显著增加。但旨在探讨血糖控制对新诊断的糖尿病患者并发症的作用的 UKPDS 研究结果显示:随访 10 年后,初始强化血糖控制(A1C 达到 7.0%)的患者比常规降糖组(平均 A1C 为 7.9%)大血管的发病风险降低。但 UKPDS 纳入的糖尿病患者平均血糖控制水平较高,预防干预心血管疾病的其他措施也使用不足。

因为强化血糖控制结果不一致,1 项系统评价纳入 UKPDS、VADT、ACCORD、ADVANCE 等研究,并进行 Meta 分析发现:强化血糖控制组相比标准治疗组的冠状动脉性心脏病风险均有所降低。但强化血糖控制对全因死亡、心血管病死率或脑卒中的影响无统计学差异。现在虽尚无法解释 ACCORD 试验与其他试验结果的差异,及原始研究与 Meta 分析结果间的差异,人们推测这可能与降糖药物治疗的选择、基线血糖控制情况及低血糖发生率有关。如:①吡格列酮对大血管事件影响的前瞻性临床试验(Prospective Pioglitazone

Clinical Trial in Macrovascular Events，PROactive）发现：吡格列酮大血管并发症风险较高的 2 型糖尿病患者中，对复合终点内的主要不良事件（全因死亡率、具有临床表现的心梗或脑卒中）会带来获益。②在 ACCORD 试验的强化控制血糖组，＞90％的受试者用罗格列酮治疗。③在 ADVANCE 试验中，强化血糖控制组均使用磺酰脲类药物治疗，仅 16％的患者使用噻唑烷二酮类药物。

总之，强化血糖控制使其接近正常血糖水平（A1C 为 6.4％～6.9％），经 3.5～6 年随访，在大血管不良事件方面未发现比常规血糖控制带来更多获益。对新诊断的 2 型糖尿病患者，将 A1C 目标值定为≤7.0％合理。目前尚不明确更严格的血糖控制（A1C 接近正常）能否给新诊断的糖尿病患者带来益处。

预防糖尿病大血管并发症最有效的方法应是控制相关多方面危险因素：如：戒烟、控制血糖、控制血压、治疗血脂异常和使用阿司匹林。

2. 戒烟　2001—2010 年 1 项在美国的研究显示：成人糖尿病患者比无糖尿病者的吸烟率更低、戒烟行为更多。1 项系统评价结果显示：戒烟比控制血压、降低血脂和使用阿司匹林在降低生存率方面的益处要大得多。提示：应鼓励吸烟的糖尿病患者戒烟，这是重要的治疗手段之一。

3. 阿司匹林　推荐使用阿司匹林（75～162mg/d）对下列糖尿病患者进行心血管疾病的二级预防：存在心肌梗死、血管搭桥术、脑卒中或短暂性脑缺血发作、外周血管病变、跛行或心绞痛的病史。在一级预防计划研究中：口服阿司匹林（100mg/d）总心血管事件糖尿病患者亚组仅降低了 10％，但无统计学意义；而非糖尿病受试者相关风险则降低了 30％，有统计学意义。提示：阿司匹林对糖尿病患者的心血管事件预防作用可能较弱。我们仅推荐心血管风险较高（10 年风险超过 10％）的糖尿病患者（至少有 1 项其他心血管危险因素的患者）口服阿司匹林（75～162mg/d）进行心血管疾病的一级预防，且循证医学证据相对较弱。我们不推荐 10 年心血管风险＜10％的成年糖尿病患者常规使用阿司匹林预防心血管疾病。

目前有 2 项正在进行的研究探讨阿司匹林在糖尿病患者心血管事件一级预防的作用。用阿司匹林的同时应注意出血的副作用。美国医师健康研究显示：服用阿司匹林的患者中出血性脑卒中的风险有升高趋势，但无统计学意义；胃肠道出血风险也有升高。似乎阿司匹林治疗只轻微增加糖尿病患者的出血风险；未见增加视网膜出血性并发症；未见眼科禁忌证。因缺乏证据，相关指南不推荐＜30 岁的糖尿病患者使用阿司匹林，且禁止＜21 岁的患者使用阿司匹林，因会增加

Reye 综合征的风险。对阿司匹林过敏且有心血管疾病的患者，推荐使用氯吡格雷（75mg/d）抗血小板治疗。

4. 血压管理　高血压是糖尿病患者的常见问题。早期及时有效的降压治疗对患者非常重要，推荐每个糖尿病患者就诊时均应测量血压。将血压控制在目标范围，可降低心血管相关风险，并降低糖尿病肾病和视网膜病变的进展速度。糖尿病患者的目标血压值应＜140/90mmHg。更积极的血压控制目标，如＜130/80mmHg 尚需更多证据支持。

5. 血脂异常管理　血脂异常是糖尿病患者的常见问题，且会增加发生心血管疾病的风险。美国糖尿病协会建议糖尿病患者每年进行至少 1 次血脂监测。若血脂水平＞目标值，则应该增加监测频率。血脂理想目标值为 LDL＜2.6mmol/L，HDL＞1.3mmol/L 和甘油三酯＜1.7mmol/L。达标的成人糖尿病患者，可每 2 年监测 1 次血脂水平。

大多数指南均推荐对所有糖尿病患者进行生活方式干预，包括减轻体重、膳食管理、增加体育锻炼等，以改善血脂问题。对合并心血管疾病或年龄＞40 岁伴有其他心血管疾病危险因素的糖尿病患者，无论血脂基线水平如何都应在生活方式干预的基础上加用他汀类药物治疗。对无心血管疾病和较年轻患者（年龄＜40 岁），若 LDL＞2.6mmol/L 或有多种心血管疾病的危险因素，在生活方式干预之外也可考虑加用他汀类药物。

对无明确心血管疾病的糖尿病患者，LDL 目标值应＜2.6mmol/L；对有明确心血管疾病者，可将 LDL 目标值设定为＜1.8mmol/L。HDL 水平男性最好＞1.0mmol/L，女性最好＞1.3mmol/L。甘油三酯水平最好＜1.7mmol/L。

6. 二甲双胍　研究显示：二甲双胍对大血管并发症的保护作用独立于其血糖控制的作用。但这种效应尚需更多证据证实。

7. 减少多种危险因素　1 项研究纳入 160 例微量蛋白蛋白尿的糖尿病患者，随机分为强化治疗组和常规治疗组，旨在探讨干预多种危险因素对 2 型糖尿病患者的获益。结果发现：干预多种危险因素可减少糖尿病患者微血管和大血管并发症的风险。该研究的综合干预包括：减少脂肪摄入、轻中度运动、戒烟、严格血糖控制（A1C 目标值＜6.5％）、严格血压控制（大部分血压目标值＜140/85mmHg）、给予 ACEI 口服、血脂管理目标（大部分总胆固醇＜4.9mmol/L；空腹血清甘油三酯目标值 1.7mmol/L）、口服阿司匹林、维生素 C、维生素 D、叶酸和吡啶甲酸铬。注意：在糖尿病治疗中，绝大多数患者并未达到推荐的血压、血糖和血脂控制目标。因此，在 2 型糖尿病的早期便给予减少多种危

险因素的措施十分必要。

(三) 其他

1. 一般健康维护　一般健康维护对所有人群都很重要,尤其对育龄女性、老年患者、合并疾病较多和经济困难的患者。鉴于糖尿病患者并发症的预防和治疗所需医疗手段的强度和复杂性,临床医师应重视糖尿病患者全面的健康维持。

2. 接种疫苗　推荐糖尿病患者每年接种流感疫苗,定期接种肺炎球菌疫苗,特别是>65 岁的老年患者。对 19～59 岁人群中未曾接受乙肝疫苗的成人糖尿病患者,应接种乙肝疫苗。对老年糖尿病患者,医生应根据他们感染乙肝病毒的风险,评估患者接种疫苗的获益,与患者沟通共同决定是否进行乙肝疫苗接种。破伤风和白喉等疫苗也应该按期接种,推荐儿童接种白喉-破伤风-无细胞百日咳三联疫苗,并在 11～12 岁时进行增强免疫,且终生按照每 10 年接种一剂次破伤风-白喉类毒素的策略进行接种。

六、掌握循证临床实践应用指南的基本原则,合理解读循证证据:噻唑烷二酮类降糖药物罗格列酮与心血管疾病发生风险临床证据的启示

人类的过氧化物酶体增殖物激活受体(PPAR 受体)存在于胰岛素的作用主要靶组织如肝脏、脂肪和肌肉组织中。PPAR 有 3 种同源异构体,即 PPAR-α,PPAR-β/δ,和 PPAR-γ。其中 PPAR-γ 是脂肪形成的控制调节剂,其靶点基因包括质脂和碳水化合物代谢调节所涉及的基因。马来酸罗格列酮(Rosiglitazone Maleate)为噻唑烷二酮类降糖药,是 PPAR-γ 受体的高选择性、强效激动剂,可激活 PPAR-γ 核受体,调控参与葡萄糖生成、转运和利用的胰岛素反应基因的转录。PPAR-γ 反应基因也参与调节脂肪酸代谢。前面提到的多项临床研究显示:罗格列酮可使空腹血糖(FPG)和 A1C 显著下降;在改善血糖的同时伴有血胰岛素和 C 肽水平降低;也可使餐后血糖和胰岛素水平下降。

1999 年 6 月,马来酸罗格列酮片剂(商品名:文迪雅,GSK 公司生产)在美国上市。2000 年我国已批准文迪雅生产,规格为 2mg 和 4mg。从 2007 年起,围绕文迪雅展开了一场学术大讨论。以此为导火线,爆发了降糖药与心血管安全性的大讨论与大实践。

(一) 降糖药物罗格列酮心血管安全性的提出

2007 年美国克利夫兰临床中心心血管病学者 Nissen SE 和 Wolski K 在《新英格兰医学杂志》发表了题为"Effect of rosiglitazone on the risk of myocardial infarction and death from cardiovascular causes"的 Meta 分析,首次论述降糖药物文迪雅与心肌梗死和心血管

死亡的关系。该研究的纳入标准为:①来自 FDA 官方网站和 GSK 公司的研究时间>24 周;②随机研究的对照组未使用罗格列酮的临床研究;③研究结果包含有心肌梗死和心因性死亡发生率的数据。共纳入 116 篇 42 项研究(27 847 例糖尿病或 IGT 患者)。研究发现:与对照组(12 283 例)相比,罗格列酮治疗组心肌梗死发生的风险增加 43%[OR = 1.43, 95% CI(1.03, 1.98), P=0.03];心血管死亡的风险增加 64%[OR= 1.64, 95% CI(0.98, 2.74), P=0.06];结论:罗格列酮增加心血管风险(即心血管死亡和心肌梗死)。作者虽同时提到,因未能得到原始数据,无法进行时间-事件生存分析(time-to-event analysis),但该研究引起了学术界的高度重视。一些公共媒体(如纽约时报)得到报道了本该提供给药品监督管理机构的相关安全性分析数据,使事态进一步扩大,为了回应学术界及公众对罗格列酮心血管安全性的质疑,甚至进一步引发了罗格列酮撤市的讨论。但实际上文迪雅心血管安全性问题早已开展研究。

(二) RECORD 研究介绍

2001 年罗格列酮心脏保护作用(Rosiglitazone Evaluated for Cardiovascular Outcomes and Regulation of Glycaemia in Diabetes, RECORD)研究启动 1 项由欧洲、新西兰和澳大利亚等 25 个国家、364 个研究中心参与的大型、前瞻性、随机、开放、对照研究,旨在比较:在二甲双胍或磺脲类药物治疗基础上接受罗格列酮治疗者,与接受二甲双胍和磺脲类药物联合治疗者首次心血管住院或死亡发生时间。

研究共纳入 4447 例 2 型糖尿病患者。入选标准为:2 型糖尿病、年龄 40～75 岁、BMI>25.0kg/m^2、接受二甲双胍或磺脲类(允许使用的磺脲类药物包括:格列本脲、格列齐特和格列美脲)单药治疗、7.0<A1C≤9.0%。主要排除标准为:之前 3 个月曾因严重心血管事件而住院、计划行心血管介入治疗、有心力衰竭史或曾因心力衰竭接受治疗。

RECORD 研究结果显示:①与二甲双胍或磺脲类相比,罗格列酮并不增加总体心血管住院或心血管死亡风险;②在心肌梗死、卒中或任何类型死亡的次要终点方面,两组无显著差异;③罗格列酮可持久控制血糖,与糖尿病终点转归进展研究(ADOPT)结论一致。

1. 研究主要终点结果　RECORD 研究结果显示:平均治疗 5.5 年后,罗格列酮组与对照组的主要复合终点心血管住院或心血管死亡(包括心脏病发作、充血性心力衰竭和卒中)发生例数没有统计学差异(达到了排除风险升高 20% 的非劣效性值,P=0.02),罗格列酮组与对照组的心血管原因住院或死亡事件例数分别为 321 例和 323 例(HR=0.99)。

2. 研究关键次要终点结果　全因死亡、心血管死亡、主要不良心脏事件（MACE）、心脏病发作和卒中发生率罗格列酮组与对照组均无显著差异。罗格列酮组 vs 对照组的全因死亡［136 例（6.1%）vs 157 例（7.0%），HR=0.86］、心血管疾病死亡例数较少［60 例（2.7%）vs 71 例（3.2%），HR=0.84］。在上述心血管疾病死亡原因中，罗格列酮组和对照组相比，慢性心力衰竭相关性死亡较多（10 例 vs 2 例），由心脏病发作（7 例 vs 10 例）和卒中导致的死亡较少（0 例 vs 5 例）。

罗格列酮组的卒中［46 例（2.1%）vs 63 例（2.8%），HR=0.72］和 MACE 复合事件［包括心血管死亡、心肌梗死或卒中，154 例（6.9%）vs 165 例（7.4%），HR=0.93］发生例数较少。心肌梗死发生率两组无显著差异［2.9%（64 例）vs 2.5%（56 例），HR=1.14］。

（三）各国食品与药品监督管理局关于罗格列酮与心血管安全性的声明

自 2010 年起罗格列酮的心血管风险争议引起各国药品管理部门的重视，2010 年 9 月 23 日欧洲药品管理局（European Medicines Agency，EMA）发表声明停止罗格列酮的临床使用许可，在全欧洲范围内禁止罗格列酮。同日，美国食品与药品监督管理局（Food and Drug Administration，FDA）发表声明给予罗格列酮"黑框"警示；要求葛兰素史克修改药品说明书；添加可能导致心血管风险的提示；要求临床医生在使用该药时应进行适当的限制。罗格列酮在中国一直未退市。2013 年 10 月 16 日，中国国家食品药品监督局和卫生部联合发文，要求各级医疗机构加强对罗格列酮及其复方制剂的使用管理，同时要求生产企业在 10 月 30 日之前按要求完成药品说明书的修改。

在 RECORD 研究之后，2013 年 6 月 FDA 专家小组再次审查了该研究及其后续分析结果。26 名专家组成员中有 13 名投票支持罗格列酮继续在市并建议解除对罗格列酮的相关限制。2013 年 11 月 25 日，FDA 在其官方网站发布声明，根据最新研究成果，解除罗格列酮及其复方糖尿病药物（文迪雅＜马来罗格列酮＞，文达敏＜罗格列酮/二甲双胍复方＞，Avandaryl＜罗格列酮/格列苯脲复方＞，葛兰素史克）的使用及处方限制。声明中指出，尽管一些科学研究对罗格列酮的心血管安全性仍存质疑，但最新发表的 RECORD 研究的结论显示：与糖尿病标准药物疗法相比，文迪雅并未增加心脏病发作及死亡的风险。

葛兰素史克发表声明称"欢迎 FDA 的决定并欣赏该机构对有关罗格列酮研究的认真审查"。葛兰素史克始终坚持"只要使用得当，罗格列酮是一款安全且有效的 2 型糖尿病治疗药物"，公司将与 FDA 合作更新文迪雅的标签内容并实施 FDA 放宽限制的决定。

（四）降糖药物与糖尿病患者的心血管安全性：证据与真实世界

围绕罗格列酮展开的学术讨论带给医学界的启迪：2007 年前发表的研究显示：罗格列酮在糖尿病前期和糖尿病治疗中具有良好的治疗效果（随机对照研究/防治性研究）；2007 年 Nisson 的 Meta 分析发表强烈质疑罗格列酮的心血管安全性（Meta 分析）；2013 年对 RECORD 研究中罗格列酮心血管安全性再评估结果公布（随机对照研究），证实了罗格列酮并无显著增加心脏病发作及心脏性死亡的风险。提示：即便高质量的循证医学证据也必须接受临床一线、时间和实践的检验，动态监测、不断完善更新、持续改进。合理的研究设计、对研究结果的合理解读始终是医生需要面临的问题。在真实世界中需要仔细识别治疗的适宜人群从而做到治疗效益最大化。

以 Nisson 的 Meta 分析发表为标志的罗格列酮事件极大地推动了糖尿病药物审批标准的进步，成为循证医学对内科学临床实践的促进与发展的典型范例。FDA 及其他主要国家的药政机构改变了沿袭多年以控制血糖水平作为批准这类药物上市的标准。2008 年，FDA 发布更新后的产业指导原则，要求所有新研发的糖尿病药物在批准前和批准后都要严密评估及监测药物所致的心血管病风险。该做法虽会大幅提高药物的研发成本，同时降低其上市几率，但糖尿病患者比正常人更容易出现心血管疾病、肾脏问题和失明等并发症，其心脏病发作风险是正常人的 2 至 4 倍；心脏病发作是导致糖尿病患者死亡的主要原因。若糖尿病药物本身再增加心脏疾病隐患，则会极大降低药物的收益风险比。故此后的降糖药物，如 DDP4 抑制剂，均进行了心血管安全性临床试验，极大地促进了糖尿病治疗学的进步。

2016 年 JAMA 杂志发表了 Strippoli GF 等对 8 类降糖药物（双胍类、磺脲类、非磺脲类促泌剂、噻唑烷二酮类、DPP-4 抑制剂、α-糖苷酶抑制剂、胰岛素、SGLT-2 抑制剂）的心血管安全性的 Meta 分析。其主要终点是心血管死亡，次要终点包括全因死亡率、严重不良事件、心肌梗死、卒中、糖化血红蛋白（HbA1c）水平、治疗失效、低血糖和体重。共纳入 301 项临床试验（1 417 367 例患者-月），177 项试验给予单药治疗，109 项试验在二甲双胍基础上加用药物治疗（双药联合），29 项试验在二甲双胍及磺脲类基础上加用药物治疗（三药联合）。结果显示：①无论单药治疗、双药联合、三药联合治疗，心血管或全因死亡率各组间均无显著性差异；②与二甲双胍相比，磺脲类、噻唑烷二酮类、DPP-4 抑制剂、α-糖苷酶抑制剂单药治疗与较高的 A1C 水平相关；③磺脲类和基础胰岛素与较高的低血糖发生率相关；④在二甲双胍基础上加用药物治疗时，各药 A1C 水平相似，但 SGLT-2 抑制剂低血糖发生率最低；⑤在二甲双胍及磺脲类基础上加用药物治疗时，GLP-1 受体激动剂低血糖发生率最低。

提示：①对多个临床研究中的多个类别药物单药使用、多药联用的心血管安全性进行同类比较研究，是循证医学经典研究的魅力所在。②它克服了在真实世界中无法将一个疾病相关的所有药物全部进行研究的局限，所得结论对临床实践有重要意义。③正是临床层出不穷产生复杂问题综合干预的需求，不断挑战着循证医学方法学的局限性，推动循证医学方法学在解决各类、各层次复杂问题的过程中，不断创新、改进、整合及完善方法学的研究，也正是这些问题与挑战不断重复往返，持续上升，由此推动临床实践活动更加科学合理。

（王双　郝秋奎　孙倩倩　杨茗）

参 考 文 献

1. Banzi R,LiberatiA,Moschetti I,et al. A review of online evidence-based practice point-of-care information summary providers. J Med Internet Res,2010,12(3):1288

2. Campbell JM, Umapathysivam K, Xue Y, et al. Evidence-Based Practice Point-of-Care Resources: A Quantitative Evaluation of Quality,Rigor, and Content. WorldviewsEvid Based Nurs, 2015, 12(6):313-327

3. Chen C. Haddad D,Selsky J, et al. Making sense of mobile health data: an open architecture to improve individual-and population-level health. J Med Internet Res,2012,14(4):2152

4. Contreary K,Collins A,Rich EC. Barriers to evidence-based physician decision-making at the point of care: a narrative literature review. Journal of Comparative Effectiveness Research,2016,6(1):51-63

5. Crowell K, VardellE. ClinicalAccess: a clinical decision support tool. Medical reference services quarterly,2015,34(2):215-223

6. Del Fiol G,Workman TE,Gorman PN. Clinical questions raised by clinicians at the point of care: a systematic review. JAMA Intern Med,2014,174(5):710-718

7. Fowler SA,Yaeger LH,Yu F. Electronic health record:integrating evidence-based information at the point of clinical decision making. J Med Libr Assoc,2014,102(1):52-55

8. Kronenfeld MR,Bay RC,Coombs W. Survey of user preferences from a comparative trial of UpToDate and ClinicalKey. J Med Libr Assoc,2013,101(2):151-154

9. Melnyk BM,Gallagher-Ford L,Long LE,et al. The establishment of evidence-based practice competencies for practicing registered nurses and advanced practice nurses in real-world clinical settings: proficiencies to improve healthcare quality,reliability,patient outcomes,and costs. Worldviews Evid Based Nurs,2014,11(1):5-15

10. Moja L,Kwag KH. Point of care information services:a platform for self-directed continuing medical education for front line deci-sion makers. Postgrad Med J,2015,91(1072):83-91

11. Moja L,Kwag KH,Lytras T,et al. Effectiveness of computerized decision support systems linked to electronic health records: a systematic review and Meta-analysis. American journal of public health,2014,104(12):e12-22

12. Windish D. Searching for the right evidence:how to answer your clinical questions using the 6S hierarchy. Evidence-based medicine,2013,18(3):93-97

13. Worster A,Haynes RB. How do I find a point-of-care answer to my clinical question? CJEM,2012,14(1):31-35

14. Prorok JC,Iserman EC,Wilczynski NL,et al. The quality,breadth,and timeliness of content updating vary substantially for 10 online medical texts:an analytic survey. J Clin Epidemiol,2012,65(12):1289-1295

15. Kwag KH,Gonzalez-Lorenzo M,Banzi R,et al. Providing Doctors With High-Quality Information:An Updated Evaluation of Web-Based Point-of-Care Information Summaries. J Med Internet Res 2016,18(1):e15

16. Jeon CY,Lokken RP,Hu FB,et al. Physical activity of moderate intensity and risk of type 2 diabetes:a systematic review. Diabetes Care,2007,30(3):744-752

17. Grontved A,Rimm EB,Willett WC,et al. A prospective study of weight training and risk of type 2 diabetes mellitus in men. Arch Intern Med,2012,172(17):1306-1312

18. Miczek KA,Thompson ML,Shuster L. Opioid-like analgesia in defeated mice. Science,1982,215(4539):1520-1522

19. Pan XR,Li GW,Hu YH,et al. Effects of diet and exercise in preventing NIDDM in people with impaired glucose tolerance. The Da Qing IGT and Diabetes Study. Diabetes Care,1997,20(4):537-544

20. Li G,Zhang P,Wang J,et al. Cardiovascular mortality,all-cause mortality,and diabetes incidence after lifestyle intervention for people with impaired glucose tolerance in the Da Qing Diabetes Prevention Study:a 23-year follow-up study. Lancet Diabetes Endocrinol,2014,2(6):474-480

21. Tuomilehto J,Lindström J,Eriksson JG,et al. Prevention of type 2 diabetes mellitus by changes in lifestyle among subjects with impaired glucose tolerance. The New England journal of medicine,2001,344(18):1343-1350

22. Knowler WC,Barrett-Connor E,Fowler SE,et al. Reduction in the incidence of type 2 diabetes with lifestyle intervention or metformin. The New England journal of medicine,2002,346(6):393-403

23. Padwal R,Majumdar SR,Johnson JA,et al. A systematic review of drug therapy to delay or prevent type 2 diabetes. Diabetes Care,2005,28(3):736-744

24. Salpeter SR,Buckley NS,Kahn JA,et al. Meta-analysis:metformin treatment in persons at risk for diabetes mellitus. Am J Med,2008,121(2):149-157

25. Diabetes Prevention Program Research. Effects of withdrawal from metformin on the development of diabetes in the diabetes prevention program. Diabetes Care,2003,26(4):977-980

26. Ratner RE. et al. Prevention of diabetes in women with a history

of gestational diabetes：effects of metformin and lifestyle inter-ventions. J Clin Endocrinol Metab，2008，93(12)，4774-4779

27. Standards of medical care in diabetes——2015：summary of revi-sions. Diabetes Care，2015，38 Suppl，S4

28. Nathan DM，Davidson MB，DeFronzo RA，et al. Impaired fasting glucose and impaired glucose tolerance：implications for care. Dia-betes Care，2007，30(3)，753-759

29. Knowler WC，Hamman RF，Edelstein SL，et al. Prevention of type 2 diabetes with troglitazone in the Diabetes Prevention Pro-gram. Diabetes，2005，54(4)，1150-1156

30. Buchanan TA，Hamman RF，Edelstein SL，et al. Preservation of pancreatic beta-cell function and prevention of type 2 diabetes by pharmacological treatment of insulin resistance in high-risk his-panic women. Diabetes，2002，51(9)，2796-2803

第 11 章　循证外科学实践

第一节　循证外科学概述

一、循证医学在外科学临床实践中的产生背景

循证外科(evidence-based surgery,EBS)20 世纪 90 年代正式诞生。其要点就是将外科临床领域的研究结果,进行系统、全面的综合评价,包括外科疾病的病因、诊断、预后、治疗效果、危险性和经济负担等,从而形成科学证据,直接为外科临床实践、科研、教学和卫生决策者提供信息及指导原则。循证外科学是循证医学与外科学的有机结合,是循证医学在外科学中的实践运用。它有别于传统外科学的特点是:不仅考虑治疗的有效性和安全性,还强调治疗过程中的经济学问题及患者的主观感受;不仅保证患者生存时间延长,还重视患者的生存质量。循证外科学的产生,是经典传统外科学面临一系列新挑战的必然结果。21 世纪的外科不再仅仅是单纯的切除缝合、清创疗伤和挽救生命,而是借助不断推出的新材料、新方法、新技术实现器官或组织的替换、改造和修饰,延长患者生存期,提高其生活质量。这需要大量可靠的信息来指导临床外科医师的实践活动。但信息爆炸带给我们的不仅仅是新鲜充足的养料,还有大量令人眼花缭乱、莫衷一是的错误报道和某些专家、权威相互矛盾的不同经验。要安全、有效、经济地治疗疾病,要求临床外科医生不只是懂得阅读医学文献,还必须学会如何追踪和鉴别医学文献,获取正确证据,来保持知识的不断充实和更新。推动循证外科开始走上临床外科的大舞台。

二、循证医学在外科学临床实践中的现状与困境

近二十年,循证外科在临床外科领域内迅速兴起,不少外科医师投身于该领域的研究,许多著名的外科杂志甚至出版了循证外科专刊,极大地推进了循证外科的发展。2000 年,第一部由 Johns Hopkins 医院数十名专家撰写的《循证外科(*evidence-based surgery*)》专著面世。循证外科在发展过程中也遇到各种碰撞和冲突,主要为:①基于内科药物治疗发展起来的循证方法强调前瞻性、随机对照、盲法等特点无法直接套用在外科实践中;②外科重视手术治疗和实践操作的特性需要创造前瞻性大样本随机对照研究本身并非无懈可击,但其研究成本高;③对试验对象的严格纳入和排除标准使其所获结果难以推广;④不适用于少见病和一些需要长期随访才能显现结局的疾病研究等;⑤许多外科治疗模式尚缺乏前瞻性临床试验的考验;⑥目前不少外科医师尚缺乏实施循证外科的相关知识和技能;⑦资金匮乏、难以取得患者及家属的理解和在基层医疗单位中缺乏大组病例资料等。这些困难阻碍了循证外科的发展。

三、循证医学在外科临床实践中的必要性

循证外科在临床实践中的必要性体现在以下 5 点:①传统外科学已难以满足新医疗模式的要求;②层出不穷的新技术、新材料、新设备、新检查让临床外科医师面临更多的选择;③社会进步给临床外科带来经济学上的新问题;④外科的医疗消耗与有限的卫生资源之间的矛盾;⑤社会法制建设不断完善,社会和公众对医疗卫生界提出了更高的要求。外科实践是高度依赖于手术团队、器械、材料、技能和实践经验的医疗活动,总结临床经验是临床医学,尤其是外科学的必经之路。但临床经验不可避免地存在一些非科学成分;权威性参考书也存在弊端,如时间滞后,书中原则和观点大多是临床经验的总结和科学推论等。

实践中可能出现这些情况:①一些真正有效的疗法因外科医生和患者知之甚少长期未被临床采用;②一些实际无效甚至有害的疗法,因从经验和理论上推论可能有效而被长期、广泛使用;③生命科学极其复杂,特别是外科疾病千变万化,外科临床医生动手操作性强,技能和技巧要求性高,企图通过普通的归纳与统

计得出一般性结论并非易事，所以我们不能完全机械地用理工科的方法和标准来要求生命科学，特别是临床医学，尤其是外科；④开展循证实践也应考虑到经济承受能力，尤其是进行 RCT 应量力而行。

第二节　循证外科学实践常用证据来源及数据库

一、外科学领域常用高影响因子期刊

1. American journal of transplantation　美国移植杂志是由 Wiley Blackwell 代表美国移植外科医师协会和美国移植协会创办的同行评审月刊。涵盖了器官移植各方面的研究，包括器官获取和移植网络和科学的移植受者的年度报告数据等。迄今该杂志已发表了 3 个有关感染的指南（2004、2009 和 2013 年）。近 4 年影响因子 2015 年度 5.669，2014 年度 5.683，2013 年度 6.19，2012 年度 6.192。

2. JAMA SURGERY　月刊，旨在"发表及讨论当今手术发生的改变"。近 4 年影响因子 2015 年度、2014 年度、2013 年度和 2012 年度分别为 5.661、3.936、4.297 和 4.1。

3. British Journal of Surgery　1913 年创办的同行评审出版物，主要针对普通外科医生和普外相关专业。在欧洲所有普通外科杂志中具有最高的影响因子，偏重的研究方向有胃癌、转化医学、机器人手术、胰十二指肠切除术、射频消融、肝癌等。近 4 年影响因子 2015 年度、2014 年度、2013 年度和 2012 年度分别为 5.596、5.542、5.21 和 4.839。

4. Liver transplantation　主要为肝脏移植方面的月刊，近 4 年影响因子 2015 年度、2014 年度、2013 年度和 2012 年度分别为 3.951、4.241、3.793 和 3.944。

5. The American Journal of Surgical Pathology　是一份包括外科病理学的同行评审医学杂志，偏重的研究方向为病理学、病理、免疫组化、肺癌、应用、病理诊断、临床病理，近 4 年影响因子 2015 年度、2014 年度、2013 年度和 2012 年度分别为 4.951、5.145、4.592 和 4.868。

6. Journal of the American College of Surgeons　创办于 1912 年，是科学和教育杂志，通过设置高标准的外科手术教育和实践以提高手术患者的护理质量。近 4 年影响因子 2015 年度、2014 年度、2013 年度和 2012 年度分别为 4.257、5.122、4.454 和 4.5。

7. Journal of Bone and Joint Surgery　是骨科手术领域的同行评审类医学杂志。出版商为非盈利性公司。偏重的研究方向为关于骨、关节、骨肿瘤的手术，近 4 年影响因子 2015 年度、2014 年度、2013 年度和

2012 年度分别为 5.163、5.28、4.309 和 3.234。

二、外科学领域常用全文数据库

1. Elsevier's ScienceDirect　ScienceDirect 的核心是 Elsevier Science 期刊收藏，涵盖了广泛而深入的学科范畴。Elsevier Science 是荷兰一家全球著名的学术期刊出版商，每年出版大量的农业和生物科学、化学和化工、临床医学、生命科学、计算机科学、地球科学、工程、能源和技术、环境科学、材料科学、航空航天、天文学、物理、数学、经济、商业、管理、社会科学、艺术和人文科学类的学术图书和期刊。目前电子期刊总数已 >1200 多种（其中生物医学期刊 499 种），大部分都是 SCI、EI 等国际公认的权威大型检索数据库收录的各个学科的核心学术期刊。是全球公认的高品位学术期刊。

2. Blackwell-Synergy　Synergy 是由 Blackwell Science 及 Munksgaard 提供的在线期刊服务网站，期刊数目 >280 多种，因是资料原始供应者，故最具新颖性。在线提供的内容主要包括全部期刊的每期内容表、文献摘要、HTML 和 PDF 格式的在线全文。其中目录内容表及摘要免费，在线全文需付费。该网站主要服务特点包括

（1）客户（Guest User）：可免费浏览每种期刊的摘要及内容列表。

（2）注册用户（Regestered User）：免费，注册后成为个人用户（Personal User）。个人免费注册后，可创建与设置注册用户的个人主页，并通过个人主页注册登记与访问用户自身定制的网站期刊 eTOC 服务，注册用户还可在线阅读每种期刊提供的免费样本期刊（Free Sample Issue）全文内容。

（3）付费定阅（Paid Subscribtion）：可访问该站点所有期刊在线全文。但若对其在线期刊的个别文章特别感兴趣，而以非付费定阅者，则可通过信用卡在线支付全文费用，则可在线浏览全文。

（4）可搜索期刊标题数据库，并保存搜索条件，以利于今后利用。

（5）与 PubMed（Medline）及 ISI 等大型文献数据库相互建立了链接。

3. Karger　卡尔格公司（S. Karger AG），是瑞士一家著名医学和科技家族出版公司，在新加坡、澳大利亚、爱沙尼亚、法国、德国、印度、日本、英国和美国建有分公司。1890 年卡尔格公司创建于德国柏林，创始人塞缪尔·卡尔格立志要将其建成医学和科技出版公司。他预见到社会对专业杂志的需求，在 1893 年出版了第一种期刊——《皮肤病学刊》。到 1930 年，该公司已出版 850 多种图书。

卡尔格公司在巴塞尔总部有职员 200 多名，在全球有许多分公司和配书中心。年出版期刊 76 种，新书

60 多种,主要是英文版,并有电子版。以医学图书为主,也出版一些科技图书。

4. Springer 施普林格出版集团(Springer Group)是德国第三大出版公司,国际著名科技图书出版集团,其子公司遍及全球。现出版医学、理学和工学各专业图书,作者中不乏诺贝尔奖获得者等。1999 年 1 月,世界媒体巨头贝塔斯曼集团拥有施普林格出版集团 87% 的股份,使施普林格出版集团成为贝塔斯曼集团的子公司。

施普林格出版集团年出新书 2000 多种,期刊 500 多种,其中 400 多种期刊有电子版。在版图书 19 000 种,60% 是英文版。图书除销往德语国家外,还销往美国和亚洲国家。1998 年图书销售额的 60% 来自德国以外市场。施普林格出版集团出版的图书,包括:化学、计算机技术、经济与管理、工程技术、环境科学、地球科学、法律、生命科学、数学、医学、药学、物理、心理学和统计学等。

5. Wiley John Wiley 公司是一家印刷品及电子产品的全球性出版商。目前 John Wiley 共有 363 种电子刊,以科学、技术与医学为主。出版的期刊学术质量很高,是相关学科的核心资料,其中被 SCI 收录的核心期刊近 200 种。纸本期刊平均价格为 $1500.00/种。具体学科涉及:生命科学与医学、数学统计学、物理、化学、地球科学、计算机科学、工程学、商业管理金融学、教育学、法律、心理学。

6. BioMed Net BioMedNet 由 Elsevier Science 创办。其 BioMedNet Reviews 包含大量对生物学研究的最新发展的综述和评论,对生命科学评论是一项可自订的新资源,其特色在于:①可自订存取发表于 Trends and Current Opinion 期刊,及其他许多 Elsevier Science 期刊上的所有评论文章;②自 1998 年 1 月起,100 多份 Elsevier Science 期刊已有>5000 篇评论文章;③每周会新增文章,每月约有 200 篇新的生命科学评论;④使用者可建立能自动显示反映自己兴趣的"Virtual Review Journals"。

BioMedNet Reviews 中的文章以主题分类。所有评论均由 Trends and Current Opinion 期刊所委任的编辑归类至 1 或多个主题区。可通过主题目录浏览综述。对经注册的学术机构免费提供 5000 多篇综述文献。BioMedNet 提供极丰富且方便的文献信息服务,可全文检索 BioMedNet Reviews 上所有文章,直接链结至 Medline。

三、外科学领域常用权威题录数据库

1. 中文

(1) 中国知网(CNKI):

网址:http://www.cnki.net。中国知识基础设施工程(China National Knowledge Infrastructure,CNKI)是由清华同方光盘股份有限公司、清华大学中国学术期刊电子杂志社、光盘国家工程研究中心联合建设的综合性文献数据库,于 1999 年 6 月在 CERNET 上开通了中心网站,在 CHINANET 上开通了第二中心网站(http://www.chinajournals.com),并且在许多图书馆和情报单位建立了镜像站点。目前 CNKI 已建成了中国期刊全文数据库、优秀博硕士学位论文数据库、中国重要报纸全文数据库、重要会议论文全文数据库、科学文献计量评价数据库系列光盘等大型数据库产品,中国期刊全文数据库为其主要产品之一。CNKI 中国期刊全文数据库(Chinese Journal Full-text Database,CJFD)收录了 1994 年至今的 6600 种核心期刊与专业特色期刊的全文,积累全文文献 618 万篇,分为理工 A(数理化天地生)、理工 B(化学化工能源与材料)、理工 C(工业技术)、农业、医药卫生、文史哲、经济政治与法律、教育与社会科学、电子技术与信息科学 9 个专辑,126 个专题文献数据库。网站及数据库交换服务中心每日更新,各镜像站点通过互联网或光盘来实现更新(免费账号及密码)。

(2) 中文科技期刊数据库/维普数据库(VIP):网址:http://www.cqvip.com/。由科技部西南信息中心直属的重庆维普资讯公司开发,收录 1989 年以来 8000 余种中文期刊的 830 余万篇文献,并以每年 150 万篇的速度递增。维普数据库按照《中国图书馆图书分类法》进行分类,所有文献被分为 7 个专辑:自然科学、工程技术、农业科学、医药卫生、经济管理、教育科学和图书情报,7 大专辑又进一步细分为 27 个专题(免费账号及密码)。

(3) 万方数据知识服务平台(wanfang):网址:http://www.wanfangdata.com.cn/。万方数据股份有限公司是国内第一家以信息服务为核心的股份制高新技术企业,是在互联网领域,集信息资源产品、信息增值服务和信息处理方案为一体的综合信息服务商。它集纳了涉及各个学科的期刊、学位、会议、外文期刊、外文会议等类型的学术论文,法律法规,科技成果,专利、标准和地方志。收录自 1998 年以来国内出版的各类期刊 6 千余种,其中核心期刊 2500 余种,论文总数量达 1 千余万篇,每年约增加 200 万篇,每周更新两次(免费账号及密码)。

(4) 中国生物医学文献数据库(CBMDisc):网址:http://cbmwww.imicams.ac.cn/。中国医学科学院医学信息研究所开发,收录了 1978 年以来 1600 多种中国生物医学期刊以及汇编、会议论文的文献题录,总计 340 余万条记录,年增长量约 40 万条。学科范围涉及基础医学、临床医学、预防医学、药学、口腔医学、中医学及中药学等生物医学的各个领域。全部题录均根据美国国立医学图书馆最新版《医学主题词表》(MeSH词表)和中国中医研究院图书情报研究所新版《中医药学主题词表》进行了主题标引,并根据《中国图书资料分类法》进行分类标引。

2. 英文

(1) PubMed:网址:http://www.ncbi.nlm.nih.gov/PubMed/。PubMed是互联网上最著名的免费Medline数据库,由美国国立医学图书馆的生物信息技术中心(National Center for Biotechnology Information,NCBI)提供。该系统于1997年开始使用,与以往的Medline光盘数据库相比,收录范围广、更新速度快、界面友好。PubMed的数据主要有4个部分:①Medline:与我们通常使用的Medline数据库收录的范围、年代、内容相同,但数据更新速度较快。② OLDMEDLINE:收录了1950—1965年间的美国医学索引(IM)中的题录。③In Process Citations:临时性的数据库,收录准备进行标引的题录和文摘信息,每天都在接受新的数据,进行文献的标引和加工,每周把加工好的数据加入到Medline中,同时从In Process Citations库中删除。In-Process Citations中的记录标有[PubMed-in process]的标记。④Record supplied by publisher:出版商将期刊文献信息电子版提供给PubMed后,每条记录都标有[PubMed-as supplied by publisher]的标记,这些记录每天都在不停地向In Process Citations库中传送,加入到InProcess Citations后,原有的标记将改为[PubMed-in process]的标记。由于被Medline收录的有些期刊所涉及学科范围较广,有些文献已超出了Medline的收录范围(如地壳运动、火山爆发等),从而不能进入Medline,但仍然存在于PubMed中,其标记为[PubMed]。

(2) EMBASE:网址:http://www.embase.com/。EMBASE.com是Elsevier公司2003年推出的新产品。作为全球最大最具权威性的生物医学与药理学文献数据库。EMBASE.com将EMBASE(荷兰医学文摘))(1974年以来)的900多万条生物医学记录与600多万条独特的Medline(1966年以来)的记录相结合,囊括了70多个国家/地区出版的6500多种刊物,覆盖各种疾病和药物信息,尤其涵盖了大量欧洲和亚洲医学刊物,是其他同类型数据库所无法匹敌的,真正满足生物医学领域的用户对信息全面性的需求。EMBASE.com是Elsevier推出的针对生物医学和药理学领域信息所提供的基于网络的数据检索服务。EMBASE收录文献内容广泛,不仅包括基础和临床医学,还包括与医学相关的许多领域,如药物研究、药理学、配药学、药剂学、药物副作用、毒物学、生物工艺学、保健策略与管理、药物

经济学、医疗公共政策管理、公共职业与环境卫生、药物依赖性及滥用、精神科学、替代与补充医学、法医学和生物医学工程等。

(3) ISIknowledge(SCI):网址:http://www.isiknowledge.com/。ISI收录最重要的学术期刊和收录论文的参考文献并索引。ISI覆盖学科领域:农业、天文学与天体物理、生物化学与分子生物学、生物学、生物技术与应用微生物学、化学、计算机科学、生态学、工程、环境科学、食品科学与技术、基因与遗传、地球科学、免疫学、材料科学、数学、医学、微生物学、矿物学、神经科学、海洋学、肿瘤学、儿科学、药理学与制药、物理学、植物科学、精神病学、心理学、外科学、通信科学、热带医学、兽医学、动物学等150多个学科领域。收录期刊每一期每一篇文献。

(4) EBSCO:网址:http://ejournals.ebsco.com。EBSCO公司从1986年开始出版电子出版物,共收集了4000多种索引和文摘型期刊和2000多种全文电子期刊。该公司含有Business Source Premier(商业资源电子文献库)、Academic Search Elite(学术期刊全文数据库)等多个数据库。Business Source Premier收录了三千多种索引、文摘型期刊和报纸,其中近三千种全文刊。数据库涉及国际商务、经济学、经济管理、金融、会计、劳动人事、银行等的主题范围,适合经济学、工商管理、金融银行、劳动人事管理等专业人员使用。数据库中有较著名"华尔街日报"(The Walls Street Journal)、"哈佛商业评论"(Harvard Business Review)、"每周商务"(Business Week)、"财富"(Fortune)、"经济学家智囊团国家报告"(EIU Country Reports)、American Banker、Forbes、The Economist等报刊。该数据库从1990年开始提供全文,题录和文摘则可回溯检索到1984年,数据库每日更新。学术期刊集成全文数据库(Academic Search Premier,ASP):包括有关生物科学、工商经济、资讯科技、通讯传播、工程、教育、艺术、文学、医药学等领域的七千多种期刊,其中近四千种全文刊。

EBSCO内含有两个免费数据库:①教育资源信息中心(Educational Resource Information Center,ERIC)是美国教育部的教育资源信息中心数据库,收录980多种教育及和教育相关的期刊文献的题录和文摘,包括250多种EBSCO收录的全文杂志教育文献数据库,数据为1967至今。②Newspaper Source(报纸资源),Newspaper Source收录159种美国地方报纸、18种国际性报纸、6个新闻专线、9个报纸专栏,包括基督教科学箴言报、洛杉矶时报等194种报纸的全文。另外还收录4种美国全国性报纸的索引和摘要。

(5) ProQuest:网址:http://proquest.umi.com/。

ProQuest 博士论文全文学位论文全文数据库收录的是 PQDD 数据库中部分记录的全文。PQDD 的全称是 ProQuest Digital Dissertations，是世界著名的学位论文数据库，收录有欧美 1000 余所大学文、理、工、农、医等领域的博士、硕士学位论文，是学术研究中十分重要的信息资源。它是 UMI 公司的一个分库。

第三节　外科学循证证据

一、胃癌病因学循证证据

胃癌是导致全球癌症患者死亡的第二大原因。一直是我国死亡人数最高的恶性肿瘤之一。我国每年新发胃癌患者达 40 万人，死亡达 30 万人。胃癌在全球均缺乏高危预警和早期诊断的有效手段，多数患者首诊时已属晚期。晚期胃癌疗效极差，5 年生存率不到 20%，不仅严重威胁患者生命，同时给国家带来沉重的经济负担。当前我国胃癌的早期诊断率仍较低，据上海市的资料，胃癌确诊时的分期为：Ⅰ 期 4.1%、Ⅱ 期 21.8%、Ⅲ 期 31.7%、Ⅳ 期 42.4%。提高我国胃癌的早期发现及诊断水平是提高胃癌疗效的关键。目前胃癌早期诊断主要依赖于胃镜筛查，但因费用高、患者依从性差，短时间尚难在我国推广。

胃癌发生是环境与遗传因素交互作用的结果，包含多步骤、多因素的作用过程。①以往研究中：幽门螺杆菌的感染、吸烟、缺少水果蔬菜饮食、多肉食高盐饮食及缺乏冰箱存储食物都被认为是胃癌发生的主要非遗传危险因素。②相关报道发现：胃癌阳性家族史与发生胃癌的高风险有关。在家族史研究中，胃癌患者的第一代直系亲属胃癌高风险为 2～3 倍，且这种风险不能由家族聚集性幽门螺杆菌感染解释。且已证明不同的基因途径导致弥漫型胃癌和肠型胃癌，故可肯定遗传因素在胃癌易感性中的作用。③胃癌的个体遗传易感性也很有可能和多个基因有关，尽管这些基因的作用十分微弱，但一旦这些微弱的作用联合起来就可以在胃癌中占有相当大的分量。近十年为探究基因-基因，基因-环境的交互作用，在基于社区遗传相关的研究领域里进行了关于多态性和胃癌关联性的调研。甄别可遗传的基因变异型可最终实现早期更有效地实施干预措施。

个人的遗传特征决定胃癌的易感性。国内外已有不少关于基因多态性与胃癌遗传易感性的研究。我们将目前已有研究其多态与胃癌关系的基因分为如下几类：参与保护胃黏膜免受损害的基因、参与炎症反应的基因、参与致癌物解毒的基因、参与合成和修复 DNA 的基因、参与调节基因表达的基因、参与细胞黏附与细

胞周期的基因。由于每一个多态性的作用很小，故遗传流行病学的关联研究必须较大的样本量。但大部分已发表的文章都没有充分检测出强有力的关联性。随着发表文章的增加，有的作者试图用 Meta 分析方法对每一个多态性与胃癌的关联性的结果进行数据总结分析。我们将该领域的研究现状做系统综述如下。

（一）白介素-1(IL-1)

慢性胃炎是胃肠道肿瘤发生发展的一种早期阶段，因免疫反应在慢性胃炎中的调节作用，几个参与炎症反应途径的基因和胃癌的关系已被研究。

白细胞介素基因被广泛研究，特别是 IL-1 家族中的 IL-1A、IL-1B 和 IL-1RN，分别编码致炎细胞因子 IL-1α 与 IL-1β 和内源性受体拮抗剂 IL-1RA。自由基能导致脂质氧化反应和 DNA 破坏，且能被抗氧化系统中和，IL-1β 则是通过调节自由基量的变化来增强免疫应答反应。此外，IL-1β 还能抑制胃酸分泌，而胃酸能引起胃泌素增加，胃泌素能够参与多种病变过程，包括致瘤转化。幽门螺杆菌能诱导 IL-1β 的分泌且因 pH 敏感性适应于幽门螺杆菌的集落生长，故幽门螺杆菌能导致萎缩性胃炎和腺瘤发展。现已证实：无论有无幽门螺杆菌感染，IL-1β 过表达都将直接诱导胃萎缩和胃发育不良。已发现 IL1-B 基因的 3 个多态型能增加 IL-1β 表达：从转录端开始，在碱基对-511 和碱基对 +3954 位置均为 C→T 转换，在碱基对-31 位置是 T→C 转换。IL1-B-31C/T 是 TATA 盒多态型的一种，它被发现能影响 DNA-蛋白质的交互作用。IL1-B-511 和 IL1-B-31C 是近完全连锁不平衡，且突变体等位基因的频率在高加索人种中是 33%，在亚洲人中大约是 50%。基因 IL1-B +3954T 在亚洲人的分布频率在 5%～10%，在西班牙的白种人占 23%。

IL-受体拮抗剂(IL-1RA)是一个重要的抗炎细胞因子，可阻止 IL-1 与细胞表面的受体结合从而调节其效应。在人类白细胞受体拮抗剂基因(IL-1RN)内含子 2 中检测到了一个可变数串联重复(variable number tandem repeat，VNTR)多态性。现已经鉴别了 5 种等位基因变异体，这些变异体有 2(*2 等位基因)到 6(较长的等位基因，有 3～6 重复基因)个重复基因。1RN *2 等位基因变异体的携带者产生高水平的 IL-1β。这一机制目前虽尚未阐明，但 IL-1RN VNTR 区有 3 个蛋白结合位点却提示可能存在功能学意义。IL1-RN *2 频率分布状态波动范围为：在亚洲人群中为 6%，在高加索人种和西班牙人种中 27%～30%。

有关白介素-1beta（IL1B）和其受体拮抗剂(IL1RN)的基因多态性与胃癌的关系，Camargo 等的 Meta 分析共纳入 25 个试验。IL1B-511T 和 IL1RN *2 与高加索人患胃癌的风险相关，但在亚洲人中无统计

学意义。亚组分析显示:在肠型胃癌和非贲门胃癌的高加索患者中相关性更强。

(二) 白介素-8(IL-8)

IL-8 是化学激酶家族的一员。其首要特征是白细胞趋化活性,主要与起始和扩大急性炎症反应和维持慢性炎症过程有关。IL-8 细胞因子也通过募集,激活免疫细胞和刺激黏膜细胞潜在生长因子-Reg 蛋白的表达来参与胃感染幽门螺杆菌的炎症反应。IL-8 已被证明有致瘤性和成血管性。编码 IL-8 的基因已显示有几个功能多态性,其中的 15 个已被特征化了。体外实验证明:在转录起始位点 *IL-8-251T/A* 的存在对 IL-8 的量和增加 IL-8 启动子转录活性均有极大影响。等位基因-215A 的突变频率在不同文化群体中的意义大不一样,波幅从欧洲的 38%~51% 到亚洲的 30%~42%。

Wang 等的 Meta 分析共纳入 10 个试验,共 2195 例胃癌患者和 3505 例对照。合并所有试验结果显示:胃癌患者具有更高频率的 IL-8-251AA 基因型[OR=1.36,95%CI(1.20,1.53)]。按人种进行亚组分析显示:亚洲人胃癌患者具有更高频率的 IL-8-251AA 基因型[OR=1.59,95%CI(1.01,2.17)];但在高加索和墨西哥人中却没有发现具有统计学意义的差异。按胃癌部位和 Lauren's 分类进行亚组分析:IL-8-251 AA 和 TA 基因型与弥漫型胃癌相关,IL-8-251 AA 基因型是贲门癌的危险因素。

(三) 白介素-10(IL-10)

IL-10 是一种抗炎细胞因子,参与下调细胞介导的和细胞毒素的炎症反应。编码 IL-10 的基因位于 1 号染色体上(1q31-1q32)。在其启动子上有 3 个已证实的等位基因多态性:−1082 A/G、−819 C/T 和−592 C/A。无论在体内还是体外,−1082A 的出现均和 IL-10 的低表达相关,故使免疫反应增强。相关研究表明:T 淋巴细胞的亚型-Th-3 可通过调节 IL-10 的量来降低炎症反应的级别,进而影响幽门螺杆菌感染的结局。

近 20 年研究者在人体进行了一系列关于 IL-10-1082 启动子多态性和胃癌发病风险的病例对照研究,但研究结果却并非一致。为探讨 IL-10-1082 启动子多态性与胃癌的遗传易感性之间的关系,我们进行了一项 Meta 分析。纳入 13 个病例对照试验,共 2227 例胃癌患者和 3538 例对照。合并所有试验显示:胃癌患者与对照之间基因型[AA:OR=0.92,95%CI(0.73,1.14);AG:OR=1.09,95%CI(0.87,1.36);GG:OR=1.03,95%CI(0.85,1.25)]无统计学差异。再按人种进行亚组分析发现:亚洲人胃癌患者 AA 基因型频率更低[OR=0.71,95%CI(0.52,0.97)]和 AG 基因型频率更高[OR=1.53,95%CI(1.15,2.03)]。按胃癌部位进行亚组分析发现:高加索人中贲门癌患者具有更

低频率的 AA 基因型[OR=0.53,95%CI(0.34,0.83)]和更高频率的 AG 基因型[(OR=1.50,95%CI(1.06,2.11)]。按胃癌的 Lauren's 分类进行亚组分析发现:基因型分布无统计学差异。

(四) 肿瘤坏死因子(TNF)

肿瘤坏死因子(Tumor Necrosis Factor,TNF)是体内具有多种生物活性的细胞因子。主要由单核细胞、巨噬细胞和淋巴细胞分泌。可诱生 IL-1、IL-6 等其他细胞因子,增加 HLA-Ⅰ、HLA-Ⅱ 类抗原表达,促进 B、T 细胞增殖和免疫球蛋白的合成,具有广泛的诱导炎症和免疫调节功能。*TNF-alpha* 基因由 4 个外显子和 3 个内含子及 5′ 端非翻译区及 3′ 端非翻译区组成。TNF-alpha 有 16 个多态性位点。TNF-alpha 的基因多态性与胃癌易感性之间目前研究较多但结果不一致。Gorouhi 等的 Meta 分析共纳入 23 个试验,汇总结果发现:胃癌患者具有更高频率的 TNF-alpha-308AA 基因型[OR=1.49,95%CI(1.11,1.99)]。而 TNF-alpha-238 和 TNF-alpha-857 的基因多态性与胃癌无相关性。

(五) 细胞色素 P450 2E1(CYP2E1)

细胞色素 P450 2E1(CYP2E1)是细胞色素 P-450 超家族,是天然乙醇诱导 I 相酶。主要与低分子量化合物——N-亚硝胺和乙醇等——代谢活性有关。内源性生成 N-亚硝胺是在胃中,同时存在于各种不同的环境因素中如:烟草和某些食物。CYP2E1 的基因表达很广泛,几乎无处不在。在 5'-侧翼区(PstI,RsaI)存在 2 个突变位点。已知这 2 个突变可改变基因的转录活性。有关结论证实:C2 等位基因变异体(高加索人群中有 7%,亚洲人群中有 36%)和蛋白质的高产生有关。CYP2E1 参与多种前致癌物代谢活化。CYP2E1 酶活性存在明显的个体差异,可归因于编码该酶基因的多态现象。国内外已有研究报道认为:Rsa I 位点的多态性与食管癌、胃癌、肺癌和肝癌等肿瘤的易感性有关。多数研究认为:该基因多态性与烟酒相关的肿瘤易感性有关,但在不同种族、不同人群中对 CYP2E1 基因多态性与癌症的研究也有相互矛盾的结果。Boccia 等的 Meta 分析共纳入 13 个试验,共 2066 例胃癌患者和 2754 例对照。CYP2E1 的 PstI/RsaI 基因型的人患胃癌的风险无统计学差异。当仅纳入高质量研究时,在亚洲人中含 c2 纯合子的人患胃癌的风险增加[OR=2.62,95%CI(1.23,5.57)]。但尚无证据表明 CYP2E1 的基因多态性与吸烟和饮酒在导致胃癌方面具有协调作用。

(六) 谷胱甘肽硫转移酶(GST)

谷胱甘肽硫转移酶(Glutathione S-Transferase,GST)是一个基因家族,主要参与拮抗亲电体(环境中的致癌物质和内源性氧化应激产物)以保护细胞。广

谱致癌物通过Ⅱ相酶结合到谷胱甘肽上,以达到解毒作用。在人类 3 个主要的 GST 亚家族被广泛表达:GSTM(μ)、GSTT(θ)和 GSTP(π)。GSTM1 和 GSTT1 基因展示了纯合子缺失(空白基因型)多态性。只要携带其中任何 1 个变异体的个体都无酶活性,故对致癌物质的易感性增加,对胃癌的环境诱导易感性——对碳氢化合物反应性减低。

1. GSTM1　GSTM1 主要表达在肝脏,脑和胃中。GSTM1 空白基因型在个体中的频率是 10%~60%,波幅从高加索人种和亚洲人种的 50%到非洲人的 25%。La Torre 等的 Meta 分析共纳入 15 个试验,结果发现:GSTM1 null 基因型的人患胃癌的风险无统计学差异[OR=1.24,95%CI(1.00,1.54)]。吸烟和 GSTM1 null 基因型的结合使患胃癌的风险更高[OR=2.93,95%CI(1.56,5.47)]。他们的结果提示:GSTM1 的多态性作为胃癌风险的单一因素可能并无意义,但可调节吸烟相关的胃癌发生。

2. GSTT1　GSTT1 在整个胃肠道都充分表达。这种 GSTT1 的空白基因在高加索人种的出现频率是 13%~31%,在亚洲人种是 36%~55%。Boccia 等行的 Meta 分析共纳入 18 个试验,共 2508 例胃癌患者和 4634 例对照。合并所有试验结果显示:胃癌患者与对照之间在 null 基因型方面[OR=1.09,95%CI(0.97,1.21)]无统计学差异。当仅纳入高质量研究时,出现了统计学意义[OR=1.23,95%CI(1.04,1.45)];当按照人种进行亚组分析时,发现高加索人胃癌患者具有更高频率的 null 基因型[OR=1.23,95%CI(1.03,1.56)]。将 GSTM1null 基因型和 GSTT1null 基因型一起分析,发现它们具有协同作用[OR=1.95,95%CI(1.42,2.67)]。

3. GSTP1　为探讨 GSTP1 启动子多态性与胃癌的遗传易感性之间的关系。我们进行了 1 项 Meta 分析。纳入 10 个病例对照试验,共 1161 例胃癌患者和 2847 例对照。合并所有试验结果显示:胃癌患者与对照之间在基因型方面[AA:OR=1.14,95%CI(0.91,1.44);AG:OR=0.82,95%CI(0.66,1.03);GG:OR=1.11,95%CI(0.55,2.24)]无统计学差异。按照人种进行亚组分析,发现:高加索人胃癌患者具有更低频率的 AG 基因型[OR=0.70,95%CI(0.55,0.89)]和更高频率的 AA 基因型[OR=1.53,95%CI(1.14,2.06)]。按照胃癌的部位和 Lauren's 分类进行亚组分析发现:基因型分布无统计学差异。

(七)亚甲基四氢叶酸还原酶

亚甲基四氢叶酸还原酶(methylenetetrahydrofolate reductase,MTHFR)是叶酸代谢途径的关键酶,它催化 5,10-甲基四氢叶酸不可逆的转化成 5-甲基四氢叶酸,这是叶酸的主要循环途径且提供胱氨酸甲基化到甲硫氨酸的协同底物。叶酸导致 DNA 甲基化代谢途径的前体物质,具有调节基因表达的功能。叶酸在转化一碳单位合成 DNAH 和 RNA 及 DNA 修复中扮演重要角色。血清中叶酸的水平可以通过吸烟,喝酒和改变有些酶的活性加以改变。

MTHFR 基因广泛表达并有 2 个已辨别出来的功能多态体——C677T 和 A1298C。携带 677T 等位基因在亚洲人种中个体频率是 50%;高加索人种是 44%;非裔美国人中 23%。携带 1298C 等位基因个体的频率要稍微低一些,高加索人种是 40%;亚洲人种 30%;非裔美国人 30%。突变基因 C667T 等位基因的杂合子(CT)和纯合子(TT)表达的酶活性分别是野生基因型携带者的 65%和 30%。但 1298CC 杂合子的酶活性将近是正常酶的 60%。有 MTFR 677TT 基因型的个体比野生基因型个体的血浆水平低,且有统计学意义。但 MTFR1298 变异体得到了矛盾的证据。低叶酸水平可能导致尿嘧啶错误的参入 DNA 中并引起 DNA 低甲基化,可以改变基因的表达和 DNA 的构象。

为探讨 MTHFR 多态性与胃癌遗传易感性之间的关系。Boccia 等的单个病例数据(individual patient data,IPD)Meta 分析共纳入 16 个试验,共 2727 例胃癌患者和 4640 例对照。MTHFR 677TT 基因型个体患胃癌的风险增加,Meta 分析的数据[OR=1.52,95%CI(1.31,1.77)],IPD 分析的数据[OR=1.49,95%CI(1.14,1.95)]。MTHFR 1298CC 基因型与胃癌无关。亚组分析显示叶酸水平低的患者患胃癌的风险增加[OR=2.05,95%CI(1.13,3.72)]。

(八)p53

p53 位于人 17 号染色体的短臂上,cDNA 全长 16~20kb,有 11 个外显子。p53 基因编码一个由 393 个氨基酸组成的核磷酸蛋白。p53 基因是迄今发现与人类肿瘤相关性最高的基因之一。在十多年里,人们对 p53 基因的认识经历了癌蛋白抗原,癌基因到抑癌基因的 3 个认识转变。现已认识到:引起肿瘤形成或细胞转化的 p53 蛋白是 p53 基因突变的产物,是一种肿瘤促进因子,可以消除正常 p53 的功能。而野生型 p53 基因是一种抑癌基因,它的失活对肿瘤形成起重要作用。p53 作为一种肿瘤抑制基因,在>50%恶性肿瘤中会出现该基因的突变。尽管 p53 含有多个多态位点,但目前在胃癌中仅在 4 号外显子检测到了多态位点。4 号外显子含有 2 个多态位点,分别位于 36 号密码子和 72 位密码子。72 位密码子的多态性在胃癌中更常见。72 位密码子编码的氨基酸为脯氨酸(Pro)和精氨酸(Arg)。p53 基因 72 位密码子有 3 个基因型:Arg/Arg、Pro/Pro、Pro/Arg。

近20年许多病例对照试验研究了 p53 基因72位密码子多态性与胃癌的关系,但试验结果不一致。为探讨 p53 基因72位密码子基因多态与胃癌的遗传易感性之间的关系,1项 Meta 分析纳入18个病例对照试验,共3418例胃癌患者和6172例对照。合并所有试验结果显示:胃癌患者与对照之间在基因型方面[Arg/Arg:OR＝0.93,95％CI(0.82,1.06);Pro/Pro:OR＝1.11,95％CI(0.92,1.35);Pro/Arg:OR＝1.02,95％CI(0.91,1.14)]均无统计学差异。按照人种进行亚组分析,发现:亚洲人胃癌患者具有更低频率的 Arg/Arg 基因型[OR＝0.86,95％CI(0.75,0.98)]。按照胃癌的部位、分期、Lauren's 分类和组织分化程度进行亚组分析发现:①亚洲人中贲门癌患者具有更高频率的 Pro/Pro 基因型[OR＝2.50,95％CI(1.31,4.78)];②亚洲人中Ⅲ期和Ⅳ期胃癌患者具有更高频率的 Arg/Arg 基因型[(OR＝1.31,95％CI(1.01,1.69)];③高加索人中组织分化程度差的胃癌患者具有更低频率的 Pro/Pro 基因型[OR＝0.13,95％CI(0.03,0.64)]。

(九)上皮钙黏蛋白(E-cadherin)

E-cadherin 基因编码一种跨膜糖蛋白,主要参与细胞间黏附的建立和维持,细胞极性和上皮组织正常结构的构建,通过胞浆中的连环蛋白参与信号传导。E-cadherin糖蛋白是一种钙依赖细胞间黏附分子,位于上皮细胞的细胞接触区,通常称它为黏附连接。E-cadherin 失去黏附功能是肿瘤发展的关键步骤,也是人上皮肿瘤逐渐转变成侵袭性肿瘤的过程。Li 等在 E-cadherin基因启动子的转录起始位点开始的－160个碱基对鉴别出了 C/A 单核苷酸多态性。并证明了 A 等位基因是野生型 C 等位基因的转录效力68％。可也许是 C 等位基因比 A 等位基因有更强的与转录活性关联。因此,－160 C/A 多态性可能改变 E-cadherin 的表达,进而影响上皮肿瘤的易感性。等位基因－160A 的突变频率在不同人种和地域存在有意义的差异。波幅从欧洲的43.4％～23.3％到亚洲的0～61％。

1998年 Parry 等首次在新西兰毛利人胃癌家族中发现 CDH1 基因突变。近年欧洲人、非洲裔美国人、中国人中均发现了此类突变。进一步研究证实:CDH1 在家族弥漫型胃癌的发生发展中有重要作用。为探讨 E-cadherin－160C/A 基因多态性与胃癌的遗传易感性之间的关系,Wang 等的1项 Meta 分析纳入26个病例对照试验,共7042例胃癌患者和7011例对照,结果发现,欧洲人中－160A 等位基因携带者患胃癌的风险增加;在亚洲人中未发现类似关系。

(十)胸苷酸合成酶(TS)

TS 是 DNA 合成的关键酶,它催化脱氧尿苷酸(dUMP)甲基化,使之转变为脱氧胸苷酸(dTMP),在 DNA 合成与修复中起重要作用,也是主要化疗药物的靶向酶。TS 基因多态性可影响 TS 在细胞中的转录、表达效率。因此,对 TS 基因多态性与肿瘤发生、发展关系的研究将对肿瘤的预防和治疗具有重要指导意义。1项 Meta 分析研究了 TS 的 5'-非翻译区(5'-untranslated regions,5'UTR)和 3'-非翻译区(3'-untranslated regions,3'UTR)与胃癌的遗传易感性的关系,纳入10个病例对照试验,共1730例胃癌患者和1843例对照。合并所有试验显示胃癌患者与对照之间在基因型方面无统计学差异。按照人种进行亚组分析发现:①亚洲人胃癌患者具有更高频率的 5'UTR 的 2R/2R 基因型;②高加索人胃癌患者在 3'UTR 具有更低频率的 ins6/ins6hh 和更高频率的 ins6/del6;③未发现 TS 的多态性与胃癌的化疗敏感性相关。

(十一)X 线交错互补修复基因 1(XRCC1)

作为 DNA 修复基因中的重要成员之一,XRCC1 主要参与 DNA 损伤的碱基切除修复途径。XRCC1 基因第10号外显子上399位密码子的单核苷酸多态性导致氨基酸的替代变化,从而可以改变 DNA 损伤修复能力的改变,影响个体对化疗药物的敏感性。为探讨 XRCC1-399Arg/Gln 基因多态性与胃癌的遗传易感性之间的关系,Geng 等的 Meta 分析共纳入8个临床试验,共1334例胃癌患者和2194例对照。汇总结果表明:XRCC1-399的三个基因型与胃癌的发生风险均无关系。

综上:①将基因组知识整合进入医疗保健之中在一级和二级预防方面有很大的潜在优势。②基因医学中前景最广大的是从基因水平解释普通疾病,并逐步实现真正精准的个体化医学,使预防和治疗策略都建立在前瞻性个体基因检测的结果之上。③基因相关的 Meta 分析结论可能会提供一个关于疾病病因的更广泛的视图,即关于基因危险因素对疾病的影响,这点尤在探究基因与环境交互作用时意义更大。④目前关于胃癌的基因-环境的交互作用的有效数据还很有限,故高质量大样本原始研究所收集关于环境暴露的数据就显得尤为重要。

二、胃癌筛查与诊断的循证证据

胃癌的早期发现、早期诊断及早期治疗是降低死亡率及提高生存率的主要策略。在胃癌高危人群中进行筛查和内镜早诊早治,是改变我国胃癌诊治严峻形势的高效可行途径。采用有效的筛查方法,制定合理的筛查方案并组织实施,是实现胃癌早期发现、早期诊断、早期治疗的关键。目前用于胃癌筛查的技术手段包括传统的消化道钡餐和内镜黏膜活检及近年兴起的血清生物标志物检测等。

胃 X 线气钡双重造影与内镜活检结合

日本每年用此方法普查约 300 万～500 万人,钡餐筛查阳性者再进一步接受内镜检查,每年发现胃癌 3000～6000 例,其中约 50%～70% 为早期胃癌,胃癌的检出率为 0.12%,其敏感度为 82.4%,特异度为 77.2%。此筛查方案在日本已使用 40 余年,在胃癌的人群筛查、早诊技术及方法研究领域已取得了令人瞩目的成绩。但因该方案操作比较复杂、有一定损伤性、群众不易接受、人群筛查成本很高等,至今未在世界范围内推广。WHO 目前尚不推荐大规模地开展胃镜人群普查。

1. 螺旋 CT 检测　螺旋 CT 对中晚期胃癌的检出率可高达 98%,但对早期胃癌的检出率仅 15%～44%。

2. 血清生物标志物检测　用于胃癌筛查的血清生物标志物主要包括:①胃黏膜终末分化产物,如胃蛋白酶原、胃泌素等;②胃癌相关抗原;③癌基因及抑癌基因产物;④血清幽门螺杆菌。以上指标灵敏度、特异度各异,成本及实施条件不同。目前多倾向于采用血清胃蛋白酶原含量检测,以期界定胃癌的高危人群并进一步检查。日本学者 Miki K 等采用血清胃蛋白酶原检测和胃镜结合的方法进行 101 892 例的胃癌筛查,检出胃癌 125 例,胃癌检出率为 0.12%,其中早期胃癌占 80%,肠型胃癌占 39%。但因血清胃蛋白酶原含量检测指标对胃黏膜萎缩及胃癌的判断界值不同地区差异甚大,尚未推广用于临床。

三、胃癌手术的循证证据

手术是唯一可能治愈胃癌的手段。但胃癌的外科治疗策略东西方学者尚存在争议,如胃癌根治术中淋巴结的清扫范围、腹腔镜和传统开腹胃癌根治术的疗效及安全性、联合脏器切除和早期胃癌的内镜治疗等,下面主要介绍目前争议的焦点及循证证据。

胃癌淋巴结的清扫

目前东亚国家(中国/日本/韩国等)的研究认为:清除胃周围第二站淋巴结的 D2 术式与清除胃周围第一站淋巴结的 D1 术式相比,能提高患者生存率。已将 D2 术式作为进展期胃癌手术的标准术式。甚至有学者尝试清除包括腹主动脉周围淋巴结在内的第三站淋巴结的 D3 术式。但一些欧洲的大样本随机对照试验比较了清除胃周围第一站淋巴结和第二站淋巴结,发现:D2 手术会增加手术并发症和死亡率的同时却并未增加生存率的结论。进一步亚组分析可看出:D2 组手术死亡率更高是由于切除脾脏所致。西方学者的主要循证依据来自欧洲和丹麦 Dutch 的 2 项大型随机对照

研究,表明 D1 和 D2 对患者生存时间及复发时间无统计学差异,且 D2 手术的手术相关并发症较多,尤其是脾脏及胰尾切除率较高,所以 D2 手术无明显优势。1 项 2006 年发表的中国台湾地区的研究表明:D2 手术的患者在生存时间及肿瘤复发时间上都明显优于 D1 手术,虽然 D2 手术的并发症相对多于 D1 手术,但无致死性并发症。2008 年日本学者关于 D2 手术与 D3 手术的一项大型随机对照表明:手术效果 D2 与 D3 手术无明显差别,但 D3 手术时间更长、术中出血较多,故 D2 手术成为东亚国家胃癌治疗的标准手术。2011 年荷兰 Dutch 对照研究第 15 年的随访完成,结果显示:D2 手术虽在第 5 年和第 11 年的随访中并无明显优势,但随访第 15 年时,患者生存率及复发率优于 D1 手术。西方学者也开始接受 D2 手术,认为不伴随脾脏或胰尾切除的 D2 手术治疗效果优于 D1 手术,但尚未把 D2 手术作为标准,主要因在西方国家 D2 手术风险较高,脾脏及胰尾切除率高。2001 年后随着对胃癌术后化疗及术前新辅助治疗研究,新药物的不断更新,西方学者开始接受,术前新辅助化疗可达到如同 D2 手术的效果。尤其是 2001 年美国西南肿瘤协会、2006 年英国医师协会和 2007 年法国三家中心的随机对照试验结果的陆续发表,使西方国家更加推崇 D1 或 D1＋手术前后辅以化疗治疗的标准模式。但西方学者对淋巴结的清扫数量同样有严格要求,淋巴结需＞15 枚才能更准确进行临床分期,指导患者术后的治疗。

东西方在胃癌的标准治疗中依然存在着较大争议,可能不仅仅是基于循证医学的科研设计导致的这种差别,也可能是东西方人种差异导致的目前统计上的差别。胃癌疾病的生物特征虽在东西方人中无明显差别,但发病人种却具有较大差距:东方人对化疗治疗普遍耐受不好;而西方人胃癌发病率低,医生行 D2 手术经验较少,导致术后并发症东西方差别较大。2016 年的美国国立综合癌症协作组(National Comprehensive Cancer Center,NCCN)治疗指南已明确 D2 手术的优势,但同时指出 D2 手术目前在西方国家存在的问题:对于 cT1b 的患者主张行 D1 手术,对 cT2 及以上的患者如果能切除,术前一般需进行新辅助治疗后行手术;但对具体是否必须行 D2 手术未作说明,需依靠医生对 D2 手术的熟练程度判断。日本 2014 年胃癌治疗指南却给出了明确的治疗指导,cT1b 患者需行 D1 或 D1＋手术治疗;cT2/3/4a 患者应行标准的 D2 根除术。

1. cT4b 胃癌患者是否需行脏器联合切除?

对 cT4b 的胃癌患者外科处理目前尚无大型随机对照研究,但东西方对此的经验型认识存在相似点:①美国的 NCCN 指南中定义中要求一同切除转移灶,只是对不能切除的肿瘤予以内科治疗,不再行手术。

②日本的胃癌治疗同样建议联合切除临近转移脏器，主要为脾脏、胰腺、结肠、肝脏等器官。虽然大家达成共识，但对是否切除后患者获益，患者手术相关并发症发生率及死亡率都无详细数据研究支持，只是依靠达R0切除患者应会获益的经验，故尚需进一步研究。

2. 腹腔镜是否可应用于胃癌手术？

目前东西方学者对此都持谨慎态度，因仅有几项回顾性研究发表，且样本量都较少。现有研究中，腹腔镜手术的患者术后恢复较快，但在并发症、5年存活率等方面开腹手术略优于腹腔镜手术。来自韩国正在进行的一项随机对照研究目前得出：对早期胃癌行腹腔镜切除术安全且可使患者达长期获益；对进展期胃癌目前尚缺少研究数据。目前日本和韩国都在进行第三阶段的大型随机对照研究，期待不久的将来会看到东方学者对腹腔镜治疗的新研究成果。但目前西方未见到有关于腹腔镜手术的大型研究，可能因西方胃癌发生率低且开腹手术经验少，开腹手术并发症已较多，腹腔镜下行胃癌手术难度更高，故西方学者对胃癌的研究主要集中于化疗，而非手术。

3. 早期胃癌的内镜治疗　早期胃癌治疗的主要循证学证据来源于胃癌高发国家，尤其是东亚国家，主要为回顾性研究，且样本量都较少。目前的研究已表明内镜黏膜切除（endoscopic mucosal resection，EMR）或内镜黏膜下切除（endoscopic submucosal dissection，ESD）在治疗早期胃癌中明显优于手术治疗，且患者5年及10年存活率可达到84％和64％。以美国为主导的NCCN指南认为对早期胃癌可行EMR或ESD治疗，主要依靠东方国家的目前研究。指征主要为<2cm的早期胃癌，这与日本2014年胃癌指南大致相同。但日本学者对早期胃癌再次细分表现类型，对每个类型的治疗不尽相同，并非所有<2cm的早期胃癌都可以内镜治疗。对早期胃癌的治疗研究主要以日本为主导。主要因在美国胃癌发病率低胃癌筛选不普及，而东亚国家尤其日本胃癌筛查很普及，早期胃癌发现较多，所以日本等东亚国家对早期胃癌的治疗研究较多；但因早期胃癌筛选限制样本量少，目前尚缺乏对EMR和ESD两者治疗效果的随机对照研究。

4. 胃食管结合部癌的治疗　胃食管结合部癌的手术方式目前争议较大，主要集中在消化道重建方式及淋巴结清扫范围，目前尚未看到大型随机对照试验的研究，而西方学者对此定义相对较模糊，对其研究较少，尚未见循证学证据支持。日本在2012—2013年的胃癌和食管癌大会上定义了胃食管结合部癌；回顾了273家中心，从2001年到2010年的3177例手术治疗的患者，通过循证研究，对胃食管结合处上下2cm发病的肿瘤治疗提供了指导；对T1/2期不同类型及位置的肿瘤切除范围及淋巴结清扫范围均做了明确指导。目前有些回顾性研究证据建议：胃食管结合处肿瘤行全胃切除较近段胃切除更加安全且术后返流等症状较少；也有部分数据得出相反的结论。这些回顾性研究多为单中心数据，样本量较少，证据质量不高，需进一步证实。目前尚未见T3期胃食管结合部癌治疗的循证证据支持，日本正在进行对其第二阶段的回顾性研究，但尚未看到其他西方国家对此的大型循证研究。

四、胃癌化疗的循证证据

众多Meta分析已证实辅助化疗有助于胃癌治疗。来自日本的大样本随机对照临床试验（NCT00152217）证实口服替吉奥（S-1）化疗对进展期胃癌接受D2手术后的东亚患者有益。

五、胃癌放疗的循证证据

放疗是胃癌治疗中可供选择的重要疗法之一。胃癌术后放化疗的依据主要是基于INT0116试验的结果。但该试验的最大短处在于全部病例仅10％行D2手术；行D1手术的有36％，D0手术的54％。而在亚洲基本以D2手术为标准术式，D0/D1手术甚至视为手术不彻底。该试验术后放化疗的阳性结果被人们尤其外科医生诟为放化疗是对不彻底手术的一种补救手段所致。故该试验的支持者辩解，即使在D2手术的亚组分析中，术后放化疗也是有价值的，可惜病例数不多，说服力不强，故NCCN指南将其循证级别从1级降为2A级。

六、胃癌靶向治疗的循证证据

对HER2-neu过表达的转移性胃癌应将曲妥珠单抗加入到化疗中。2009年具里程碑意义的全球多中心临床试验（ToGA研究，由24个国家的122个医疗中心共同参与的3期开放随机对照试验）首次证实：曲妥珠单抗联合化疗可延长晚期HER2过表达胃癌患者总生存时间，同时显著降低死亡风险，改善患者的生活质量。故曲妥珠单抗联合化疗已成为HER2过表达胃癌患者的首选治疗。

七、胃癌免疫治疗的循证证据

肿瘤免疫治疗是一种新型治疗策略。黑色素瘤免疫治疗的成功，使免疫治疗推广到胃癌治疗领域。程序性细胞死亡-1受体（PD-1）及其配体（PDL-1）在免疫御癌过程中的作用不可或缺。目前相关药物（如：Nivolumab，Pembrolizumab，MEDI4736）正在进行临床试验，有些已取得了可喜的前期结果。可能在不久的将来，免疫治疗可能成为晚期/转移胃癌的一个治疗选择。

第四节　循证外科学实践面临的问题、挑战与策略

一、问　　题

近 30 年来循证医学的出现对包括外科在内的医学各学科临床实践产生了重大影响,被誉为现代医学的先锋运动。但同时也受到越来越多的质疑和诟病。循证医学正经历着不得不调整其定位及完善自我的重要过程。

我们来看 2 个有趣的例子。

(1) 有学者对进展期胃癌行胃癌根治术中 D1 与 D2 淋巴结清扫进行了 Meta 分析,纳入 6 个比较 D1 与 D2 的 RCT。分析结果显示:①D1 组与 D2 组的术后 5 年存活率差异无统计学意义[OR = 0.90,95% CI(0.70,1.15),P=0.40];②术后并发症发生率 D2 组高于 D1 组,差异有统计学意义[OR = 0.42,95% CI(0.33,0.53),P<0.001];③D2 组术后病死率高于 D1 组,差异有统计学意义[OR = 0.29,95% CI(0.17,0.48),P<0.001]。作者同时也对其可能存在的问题即纳入 RCT 结果的可信度进行了分析和质疑。

(2) 2010 年 5 月 Lancet Oncology 发表了 Dutch 研究,这是一个随访 15 年比较 D1 与 D2 的著名 RCT,结果显示:D2 组的 15 年总体存活率有优势,与 D1 组差异无统计学意义(29% vs 21%,P=0.34)。但在众多胃癌外科专家的分析下,肯定的提出了"可切除胃癌患者推荐施行 D2 手术"。随后美国 NCCN 指南、日本《胃癌处理规约》和欧洲胃癌联盟网络均推荐 D2 根治术作为进展期胃癌的标准术式。

有多项 RCT 和 Meta 分析比较择期腹腔镜胆囊切除术和小切口开腹胆囊切除术。①McMahon 研究中,两组胆道损伤发生率差异无统计学意义,但腹腔镜胆囊切除术花费更高;②Barkun 等的研究显示腹腔镜组术后生活质量改善更快,但术后 3 月的生活质量相似;腹腔镜组患者对手术切口的满意度更高,但两组患者术后 3 个月的满意度相仿;③Majeed 等研究显示:两组间术后因病休息时间和恢复完全活动能力时间差异均无统计学意义;④Keus 等的研究发现:二者并发症差异无统计学意义,但手术时间开腹组明显短于腹腔镜胆囊切除术;⑤Shea 等对该问题进行了 Meta 分析,纳入 78 747 例腹腔镜胆囊切除术和 12 973 例开腹胆囊切除术患者,手术死亡率腹腔镜组低于开腹手术组,但胆总管损伤发生率前者更高。根据现有证据:胆囊切除术的安全性腹腔镜与开腹手术相当,生活质量方面

腹腔镜可提供短期改善,但在住院时间、恢复时间和社会经济学方面并无优势。

事实上以患者为主体、外科医生为辅助的社会群体对微侵袭技术的支持使 20 世纪 80 年代以来,经腹腔镜行胆囊切除术比例逐年上升,腹腔镜胆囊切除术已成为择期胆囊切除术的标准术式。

二、挑　　战

为什么 Meta 分析和 RCT 的研究结果并没有成为外科手术方案选择的决定性因素?

在 20 世纪前 50 年,一些诊断试验或治疗方案仅仅通过了动物实验和基础实验,尚未进行临床研究就已作为常规治疗方法用于临床实践,例如:用胃冷冻疗法治疗消化道溃疡、用青霉素治疗原发性胆汁性肝硬化等。这些措施最终被证实无效甚至有害。

在这样的背景下,1948 年英国医学研究理事会(Medical Research Council,MRC)指导开展了第一个 RCT,证实了链霉素治疗结核的效果。随后流行病学教授 Richard 认识到随机分配可以控制混杂变量,最大化的保证临床研究的真实性。从此进入了流行病学原理应用于指导临床实践的时代。

但随着 RCT 以指数规模的增加,一方面数量已经达到对读者成为负担的地步。另一方面,由不同研究者主持但设计相似的 RCT 中也出现差异性甚至完全相反的结果,使读者不知如何评判。1979 年英国学者 Archie Cochrane 对医学界提出了要用科学的方法去确定、评估和系统的总结全球所有医疗保健的干预措施,在他的倡议和 Iain Chalmers 的设计下逐渐建立了 Cochrane 协作网和图书馆。循证医学的主要创始人、国际著名临床流行病学家 David Sackett 鼓励临床医师熟悉批判性评估的原则,建立了一套评估临床研究测定治疗、病因、预后和证据的标准,介绍和规范了循证医学的概念。在初版《临床流行病学:临床医学的基础科学》中,他将循证医学定义为:"慎重、准确和明智地应用所能获得的最好研究证据来确定患者治疗措施"。根据这一定义,循证医学要求临床医师认真、明确和合理应用现有最好的证据来决定具体患者的医疗处理,作出准确的诊断,选择最佳的治疗方法,争取最好的效果和预后。

当回顾这些循证医学发展中的里程碑事件与主人翁时,就不难发现在循证医学的观念中,并没有"外科是艺术和科学"的古老浪漫,也淡化了"医学思辨和临床思维"的元素,认为只有精密实证才是真理之本和争取科学殿堂上崇高席位的依托。这种思维源自西方传统医学中德国的"实验派"。在 19 世纪末,医学生往往在欧洲受教于德语系大学。其中有病理学家韦尔奇

(Welch)、解剖学家玛尔(Mall)和药理学家埃布尔(Abel)。他们3人后来在美国协力创建Johns Hopkins大学医院，更强调理论依据和实验研究，受德国科学哲学的影响颇深，是"实验派"在美国的代表。

与之相对应的是源于法国的"临床派"，指在医疗实践中同样重视临床观察所获的依据，重视医患之间的交流和患者的表述，倾听他们的故事，根据医生系统训练的直觉做判断。在法国"临床派"传统中，医生对临床观察的重视程度超过理论和实验，认为患者的故事是医学教育和记忆的最佳方式，且以医生的直觉作为临床实践和提出科学假设的主要工具。"临床派"在美国以哈佛大学医学院为代表。

在"实验派"思想作为医学领域主流意识的数十年后，循证医学作为其产物之一脱颖而出。在反映医学科学真实性的同时，其刻板追求循证的错误导向引起了越来越多的质疑，事实上也不能为普通外科临床医学实践所接受。正如全球各地的菌类爱好者，如果都依赖于《百科全书》或《蘑菇种类图鉴》来采集和食用菌类，误食毒菌者不知几何；究其原因，这些资料仅仅能为初学者普及知识而已。反之，这也是前文提到的胃癌D2根治术和腹腔镜胆囊切除术虽不具有循证医学的证据，但却被外科临床实践所接受和发扬光大的原因。

三、思考与策略

笔者认为循证医学主要有以下几方面缺陷。

（1）忽视了临床医生的主动性和重要性：医学素来尊重博学的权威专家，他们的心得和对病例的观察颇具指导作用。临床指南以往多是以专家组（expert panel）的方式，依其博学与共识来推荐最佳的治疗方案。循证医学的严厉之处就在于忽视医学权威意见，不问传统积习，坚持依据统计学和研究方法学的客观要求来评定任何临床知识的可靠程度。它的"新"在于严格地要求客观证据，树立"统一、单一"的知识评级方式，且责成医生刻板地遵循践行。

（2）忽视疾病的个体化特点和患者的主观意愿：在循证医学的严格标准下，一切干预都要有研究证据，让临床手册尽量达到像机械师的手册一样标准——所有医生干预完全一致，疗效也严格量化。每一种病都可以有毫无异议的标准化干预手册。最终，理想的医疗就是像精密机械一样精确，就像瑞士的表和德国的钟，全世界医生动作完全一致。但实际情况呢？正如不存在神奇的医学教科书，可以囊括疾病的发生、发展、治疗和预后，使医生能按图索骥般治疗疾病；患者也不会千篇一律按照教科书来生病。相同的症状，如腹痛和贫血，可能由完全不同的疾病引起；而同一种疾病，即使是普通外科最常见的阑尾炎，在不同个体的表

现可能完全不同。对同一种疾病给予相同的治疗，不同患者的心理状态、主观感受和对治疗的生物学反应也绝不会完全一致。教条、刻板甚至冷漠的对待具有尊严的、带有丰富感情的患者主体，不会是未来医学发展的正确方向。

（3）循证医学的本质是临床流行病学研究方法，力求揭示隐藏在数据后的真实医学规律，但有其自身的局限性。例如循证医学的关键在于"证据"的真实可靠程度，如果用于系统性评述的研究论文原始材料质量差，则系统性评述的结果也有大偏倚；原始RCT不能涵盖所有的临床问题，或由于伦理原因部分临床研究无法设计为RCT，这会使循证医学成为"无米之炊"。故循证医学并不是万能的救主。

我们在外科的临床实践中应该认识到，循证医学不是医学的神器，从宏观上是对传统临床技能的补充，但不可能取代医生对患者仔细观察、正确判断和发自内心的同情和责任感。从证据层面上，RCT和Meta分析并非优秀证据唯一来源。如乙肝病毒慢性携带者中肝细胞肝癌发生的相对危险度升高来源于观察性研究；非甾体抗炎药物与消化性溃疡的因果关系来源于病例对照研究；原位肝移植对进展期肝癌的作用来源于系列病例报告等就是最有力的例证。

基于内科疾病药物治疗为主，慢性疾病多药联用为主中各种药物的效果评价和联用合理性评价发展起来的经典RCT本身不能直接套用到外科手术性质的临床研究与实践。英国牛津大学外科医生首先认识到这点，创建IDEAL联盟和框架，正在探索针对外科临床研究特殊性相对应的设计和评价方法，并制定相关流程。目前全球已建有英、美、中3个分中心，这也给循证外科学实践带来了新的希望。

基于上述考虑，2000年Sackett教授本人修正了循证医学的定义："慎重、准确和明智地应用目前可获取的最佳研究证据，同时结合临床医师个人的专业技能和长期临床经验，考虑患者的价值观和意愿，完美地将三者结合在一起，制定出具体的治疗方案"。2014年，Gordon Guyatt进一步完善循证医学定义为"临床实践结合临床医生个人经验、患者意愿和来自系统化评价和合成的研究证据"。显然，现代循证医学要求临床医师既要努力寻找和获取最佳的研究证据，又要结合个人的专业知识包括疾病发生和演变的病理生理学理论及个人的临床工作经验，结合他人的意见和研究结果；既要遵循医疗实践的规律和需要，又要根据"患者至上"的原则，尊重患者的个人意愿和实际可能性；最后作出诊断和治疗上的决策。新的循证医学核心思想是在医疗决策中将临床证据、个人经验与患者的实际状况和意愿三者相结合。只有将循证回归到临床实践，

才能对医学包括外科临床实践法发挥其真正的、正确的参考和指导作用。

（伍晓汀　周勇　夏霖　赵锐）

参 考 文 献

1. Rodarte JR. Evidence-basedsurgery. Mayo Clinic proceedings, 1998,73(6):603
2. 杨镇. 循证医学、循证外科的概念和进展. 中国实用外科杂志, 2001,21(1):1-3
3. 李幼平,熊鹰. 循证外科学探索. 临床外科杂志,2004,12(1):2-3
4. 林言箴,朱正纲. 开展循证外科,指导临床实践. 外科理论与实践, 2001,6(4):205
5. 詹文华. 循证外科-解决肿瘤治疗纷争的希望. 循证医学,2002,2 (1):3-5
6. 伍晓汀,夏霖. 浅谈循证医学应用于普通外科临床实践利弊及对策. 中国实用外科杂志,2015,35(1):34-35
7. Sackett DL, Straus SE, Richardson WS, et al. Evidence-Based Medicine:How to Practice and Teach EBM. 2nd Edition. Edinburgh:Churchill Livingstone,2000

第12章 循证妇产科学实践

第一节 循证妇产科学概述

一、循证妇产科学实践的产生背景及应用回顾

循证医学临床实践最早始于妇产科领域。1974年，Iain Chalmers 开始参与组建英国围产期流行病学研究室；1989年，出版《孕产期有效保健》一书，同年建立牛津围产期临床试验数据库。1990年，Iain Chalmers 作为第二作者根据长达20多年对妊娠和分娩后随访的大样本随机对照试验结果进行系统评价研究，结果明确肯定：先兆早产孕妇使用糖皮质激素可以降低新生儿死于早产并发症的风险，使早产儿死亡率下降30%～50%。这一结论应用推广后，不仅避免了成千上万的早产儿因母亲未得到相应的治疗而死亡，同时也有效降低了不必要的卫生资源消耗。

1992年，Iain Chalmers 在英国成立以 Cochrane 命名的第一个 Cochrane 中心，次年又建立了国际 Cochrane 协作网，并采用糖皮质激素降低早产儿死亡率的系统评价森林图作为协作网标志，建立了与妇产科领域相关的系统评价小组，包括：生育调节组、妇科肿瘤组、妊娠与分娩组及月经紊乱与低生育力组，以妊娠与分娩组的系统评价最多。

Cochrane 系统评价结果作为临床最佳证据源，①在指导临床决策中起到巨大作用，使卫生保健服务做到既保证疗效又提高效率，成为各国疾病治疗指南和重大卫生决策的参考依据；②WHO 也以此为依据为发展中国家制定了最佳生殖健康保健计划；③许多国家的妇产科学会都基于循证证据和标准制定了临床指南，并根据不断发表的新证据定期更新；④广大妇产科医生已在日常诊疗活动中熟练地应用循证医学方法和证据来指导临床实践，提高疾病诊断的准确性，及治疗和预防措施的有效性和安全性，体现出相应的成本效益；⑤国内外许多医学网站也可查找到大量经过专

家评议、经筛选过的最新最佳有关妇产科临床问题的循证医学证据；如近年出版的妇产科专业书籍中，也逐渐开始加入循证医学研究的最新结论；⑥国内外许多妇产科医学杂志，近年刊登了大量妇产科循证医学研究结果，临床医生通过查阅这些杂志可以获得有关妇产科循证医学的最新证据。循证医学在妇产科领域的应用实践已十分广泛。

二、妇产科学临床实践中循证医学的现状

（一）妇科肿瘤领域

妇科肿瘤①按部位可分为宫颈肿瘤、子宫肿瘤、卵巢及输卵管肿瘤等；②按性质可分为良性、恶性和交界性，是妇产科学的一个重要组成部分。近年妇科肿瘤亚专业飞速发展，在诊断、治疗、预防和预后方面都涌现出大量证据；临床妇科肿瘤医生已逐渐学会熟练运用循证医学证据来进行医疗决策，为患者提供最佳的医疗方案。

例1. 宫颈癌

宫颈癌作为第二大常见的妇科恶性肿瘤，全球每年约有47万新发病例，23.3万妇女死于该病。采用有效的宫颈癌筛查手段进行人群筛查，监测宫颈状况，可降低宫颈癌发病率。但①需要筛查哪些人群？②何时开始进行宫颈筛查？③筛查时间间隔多长为宜？④采用何种筛查方法？既是医务工作者需要了解的问题，也是妇女人群亟待普及的健康保健知识。

1. **筛查证据** 目前的循证医学证据提出：①女性应在21岁时开始初筛，<21岁的女性不应行宫颈癌筛查；②21～29岁女性应每3年1次细胞学筛查；③30～65岁女性筛查有2种方案：优选方案是细胞学和高危型（human papillomavirus，HPV）共同检测每5年1次；另一种方案是单独细胞学检查每3年1次；④对有常规筛查阴性结果史和过去20年无 CIN Ⅱ（cervical intraepithelial neoplasias Ⅱ，CIN Ⅱ）及以上病史的>65岁妇女应停止宫颈癌筛查（A级证据）。

筛查方法的成本效果采用液基细胞学检测（Liquid-based cytology，LBC）优于巴氏细胞学检测（Papanicolaou Cytology，Pap）（A级证据）；LBC＋HPV-DNA检测可增加宫颈癌筛查的敏感性及阴性预测值，但同时增加假阳性率，一般用于排除性诊断（B级证据）。

2. 预防证据　近年研究最多的是HPV病毒样颗粒疫苗，它可刺激机体产生中和抗体，且不含DNA，不会因接种疫苗导致病毒感染，是目前最具有应用前景的预防性疫苗。循证医学证据显示：青春期女性性生活开始前预防接种HPV病毒样颗粒疫苗，可降低宫颈相关疾病发生风险（A级证据）。

3. 治疗证据　新辅助化疗作为宫颈癌术前或放疗前治疗，可提高手术的切净率和放疗敏感性。临床妇科肿瘤医生最关心的问题是①采用何种方案进行新辅助化疗？②疗程多长才能达到最佳效果？循证医学证据表明：①化疗周期＜14天或顺铂使用剂量＞25mg/m^2/周时，新辅助化疗＋放疗相比单纯放疗，有进一步延长生存时间趋势，但无显著差异（A级证据）。②与单纯放疗相比，新辅助化疗＋放疗和同期放化疗的疗效无明显优势（A级证据）。

上述证据为宫颈癌的临床诊断、预防和治疗提供了指导性意见，避免了筛查中不必要的工作和经济投入，提高了诊断效率，确定了疫苗接种最佳人群和辅助治疗的方案。

（二）围产医学领域

围产医学是研究分娩前后一定时期内孕产妇及胎儿生理、病理变化和疾病防治的一门科学。是从妊娠确诊起即对孕妇和胎儿进行监护、预防和治疗的科学，对降低胎儿、婴儿死亡率、保证母婴健康、提高子代素质有极重要意义。因围产医学涉及面广，关系母儿双方健康，围产保健对产科医生要求极高。同时因妊娠和分娩带来的特殊生理及心理改变，也使孕产妇对此生理过程产生了较多疑问，亟待产科医生为其解答。如何正确有效地利用循证医学证据为孕产妇服务并解决工作中的相关难题，是当前产科医生学习和追求的重要目标。

例2. 早产

早产是常见的产科并发症，也是围产儿死亡的主要原因之一，防治早产具有重要的临床意义。但目前有关早产防治仍存不少争议，产科医生在临床工作中需要采用循证医学的证据来指导临床决策。

1）孕酮类药物能否用于预防早产？其适应证如何？目前循证医学证据结论如下：①对有晚期流产或早产史的无早产症状者，不论宫颈长短，17α羟己酸孕酮酯均可降低早产率（A级证据）；②对有前次早产史，此次孕24周前宫颈缩短，子宫颈长度（cervical length，CL）＜25mm，可经阴道给予微粒化孕酮胶囊200mg/d或孕酮凝胶90mg/d，至妊娠34周，能减少孕33周前早产及围产儿病死率（A级证据）；③对无早产史，但孕24周前阴道超声发现宫颈缩短，CL＜20mm，使用微粒化孕酮胶囊200mg/d或孕酮凝胶90mg/d阴道给药，至妊娠36周，能减少早产率（A级证据）。

2）既往提出的胎儿纤维连接蛋白（fetal fibronectin，FFN）试验，能否用于预测早产？2012年美国妇产科医师协会（American College of Obstetricians and Gynecologists，ACOG）发表的两个有关早产的指南均提出：FFN试验阳性预测值低，基于此进行的干预研究未能明显改善围产儿结局，故不推荐使用该试验预测早产或作为预防早产用药的依据（A级证据）。

（三）生殖内分泌及辅助生殖医学领域

生殖内分泌是研究女性一生中各个不同生理阶段生理及相关病理改变的一门学科，它不仅诊疗下丘脑-垂体-卵巢轴功能紊乱引发的相关内分泌疾病，也对处于不同生理时期的女性进行健康保健。女性生殖内分泌系统功能异常可能引起女性生育障碍及身体其他器官功能障碍，对女性生活影响极大。近年随着辅助生殖医学的迅速发展，在为不孕不育夫妇带来了福音的同时也给临床实践带来许多挑战，如：①促排卵效果不佳；②反复着床失败；③活产率不理想等技术难题亟待解决。①如何选择适宜的检查手段诊断相关疾病？②如何为不同患者选用适宜的方案、药物？均需循证医学证据为临床一线医生找到答案。

例3. 围绝经期保健

绝经是正常的生理现象，其本质为卵巢功能衰竭，但因其常伴随涉及身体多个器官系统的多种绝经相关症状，并与许多老年慢性疾病相关，一直被大众重点关注。绝经期激素治疗（menopausal hormone therapy，MHT）经历了几十年不断研究和实践，目前已确认：①MHT可有效缓解绝经相关症状；②在绝经早期使用还可在一定程度上预防老年慢性疾病发生。但不论是处于围绝经期的相关人群还是生殖内分泌科医生，对MHT的安全性仍存较多疑虑，如：①是否会导致子宫内膜增生甚至子宫内膜癌？②是否会增加乳腺癌发病风险？

经循证医学证据证实：①子宫内膜增生主要是雌激素作用，在联合使用雌孕激素后，子宫内膜癌的几率明显降低（B级证据）。②雌激素和（或）孕激素补充治疗5年内，不会增加患者终生乳腺癌的发病风险（B级证据）。③MHT＞5年者，发生乳腺癌的风险不确定（不同文献报道的结果不一致），但即使风险增加，其增加比率＜其他危险因素（肥胖、饮酒等）的影响。④使用不同种类和采用不同途径给予雌孕激素，可能对乳腺癌的发病风险有不同影响。上述循证医学证据,有助生殖内分泌科医生在接诊相关围绝经期患者时回答患者提出的各种疑问,做出最佳的治疗决策,提高工作效率。

例4. 辅助生殖医学中反复着床失败

在体外受精-胚胎移植的临床实践中,因胚胎发育涉及的各种因素十分复杂,多次着床失败是一个很常见的现象。在影响胚胎和子宫的全身因素中,血栓前状态被认为与多次着床失败有关。目前已有学者对具有血栓形成倾向多次着床失败的患者再次助孕时给予低分子肝素治疗,但仍有临床工作者对其治疗的有效性和安全性存有质疑:①低分子肝素治疗后能否明显提高妊娠率? ②流产率是否会明显下降? ③对孕妇及胎儿的安全性如何? 目前的循证医学证据表明:对反复着床失败(≥3次)的患者,用低分子肝素治疗后,着床成功率相比对照组虽无明显统计学差异,但活产率明显升高,流产率明显下降(A级证据)。

2005年,Greer等对2777例妊娠期使用低分子肝素钙的孕妇总结其安全性:①出血事件发生率1.98%;②皮肤变态反应发生率为1.85%;③血小板减少发生率为0.11%;④骨质疏松发生率为0.04%;⑤对有阴道流血的孕妇,使用药物不增加阴道流血量(A级证据);⑥且低分子肝素系FDA分类B类药物,不通过胎盘,不会增加胎儿出血事件发生。以上证据为辅助生殖临床医生提供了临床实践的支持,为助孕技术的成功和进一步发展起到重要作用。

三、循证妇产科学临床实践和研究的必要性

妇产科学是临床医学的四大支柱学科之一,生殖健康在妇产科学中具有特殊地位。现代妇产科学面临着前所未有的挑战:随着信息时代到来,互联网带给我们的不仅仅是海量信息,还有大量良莠不齐、真假不分的结论。如何在有限的时间内辨别真伪优劣,迅速找出可为临床实践所用的最新成果,采用当前最好的证据服务于临床是现代妇产科医生不得不关注的焦点。循证医学的必要性主要体现在以下几方面。

(一)普通民众对医疗保健的需求及对治疗效果的期望值提高

随着经济发展和生活水平提高,普通民众的医疗保健意识相应提高,要求得到既有效又经济的医疗服务。女性在不同生理期对医疗保健的需求更高,如:①青春期女性希望知道注射HPV疫苗能否有效预防宫颈癌发生;②育龄期女性希望了解有哪些因素可能影响怀孕;③妊娠期女性担心使用某种药物后是否对胎儿产生不良影响;④围绝经期女性渴望寻求相对安全又有效的方法改善围绝经期症状等。何种医疗措施

能满足以上这些需求,均需用循证医学的方法寻找证据甚至创造证据来解决问题,满足患者期望。

(二)相同临床问题的处理措施差异极大

近年许多研究发现,针对相同的临床问题,不同国家不同地区甚至相同地区的不同医生其处理方法五花八门,治疗措施和效果差异极大。如:剖宫产术中缝合腹膜是常规的操作步骤,可恢复正常的解剖结构,重建抵御感染的解剖屏障,减少伤口裂开和粘连发生。但有一些临床医生术中不缝合腹膜,他们认为不缝合腹膜相比缝合没有差别或效果更好,缝合腹膜的线甚至可能造成更多的腹腔粘连。到底哪种处理措施更合理,更科学? 只有通过寻找循证医学证据来回答以缩小治疗措施上的差异,规范医疗行为,使患者获得更加有效合理的医疗服务。

(三)成本-效益问题凸显

研究表明:我国医疗费用平均年增长率≫超过国民生产总值的增长率,有限卫生资源不能满足对医疗保健无限增长的需求。寻求更有效更经济又适合不同个体的方法诊断、治疗和预防疾病,对临床医生提出了更高的要求。如:①宫颈癌筛查是单独采用细胞学检测,单独采用HPV-DNA检测,还是采用细胞学+HPV-DNA联合检测? ②筛查的时间间隔是1年,3年,还是5年? ③年龄>65岁的妇女是否不需要常规进行宫颈癌筛查? 均涉及疾病诊断的成本-效益问题,都需要通过循证医学研究来进行评价,从而找到一套规范化的处理措施,依据科学证据来制定临床指南和决策。

第二节　循证妇产科学实践中常用的证据来源及数据库

目前使用较多的妇产科循证医学资源主要包括常见期刊、数据库、数据检索引擎及网站等。

一、妇产科学领域常见高影响因子期刊

1. Human reproduction update(IF:11. 194)

据2015年影响因子分析,该杂志在被SCI收录的妇产科学常见期刊中排名首位,由牛津大学出版社出版,主要发表综述及系统评价,文章内容以生殖医学为主,同时包括胚胎学、不孕、生殖内分泌、生殖流行病学、生殖遗传学、生殖免疫学和生殖肿瘤学等。

2. Obstetrics And Gynecology(IF:5. 656)

排名第二,1953年创刊,以月刊形式由Lippincott Williams & Wilkins出版,发表文章涵盖妇产科所有研究领域。

3. American Journal Of Obstetrics And Gynecology(IF:4. 681)

排名第三,1920 年创刊,是妇产科领域历史最悠久的期刊之一,也是美国妇产科学会(AGOS)等多家专业协会的官方期刊(月刊),由爱思唯尔(Elsevier)国际出版集团出版发行,内容涵盖母胎医学、生殖内分泌学与不育、妇科肿瘤学及普通妇产科学等各专业最新诊断技术、前沿研究成果和专家评论。

4. Human Reproduction(IF:4.621)

1986 年创刊,由牛津大学出版社出版,主要发表原始文献、临床个案报道等,内容涵盖生殖生理学,病理学和内分泌学的临床科学和医学,包括雄性、性腺功能、配子发育、受精、胚胎发育、植入、早孕、遗传学、遗传诊断、肿瘤学、传染病、手术、避孕、不育治疗、心理学、伦理和社会问题。

5. Fertility and Sterility(IF:4.426)

1950 年创刊,美国生殖医学学会(American Society for Reproductive Medicine,ASRM)创办并作为其官方期刊(月刊),由爱思唯尔(Elsevier)国际出版集团出版发行。内容包括与生殖医学相关的内分泌学、泌尿学、男科学、生理学、免疫学、遗传学、避孕及更年期等领域的原创性临床及实验室研究成果。

6. Gynecologic oncology(IF:4.198)

1972 年创刊,由美国学术出版社每月出版,主要内容为女性生殖系统肿瘤。

7. Ultrasound In Obstetrics & Gynecology(IF:4.197)

1991 年由国际妇产科超声学会创办作为其官方杂志,内容包括妇产科相关超声影像学及超生产前诊断等。

8. British Journal of Obstetrics and Gynaecology(IF:4.03)

1975 年由英国皇家妇产科医师学院创办并独立出版,1999 年更名为 BJOG:an international journal of obstetrics and gynaecology,内容包括妇产科领域所有原始研究、经同行评议的文章,如避孕、泌尿妇科、生育、肿瘤及临床实践。

9. Menopause(IF:3.172)

1994 年由北美绝经学会(North American Menopause Society)创办的官方期刊,主要内容为更年期相关临床症状、治疗等。

10. Maturitas(IF:3.120)

1978 年由欧洲女性与男性更年期协会创办的官方期刊,主要发表与更年期健康相关的原创性研究、综述、共识、指南及短评等,内容涉及男女更年期的基础科学研究、健康与社会关怀等各方面。

11. Prenatal Diagnosis(IF:3.043)

1981 年创刊,内容包括:人类产前和植入前诊断的

临床和基础研究结果,及动物和体外模型。

国内妇产科领域的高质量期刊有:①中华妇产科杂志;②中国实用妇科与产科杂志;③实用妇产科杂志;④中华围产医学杂志;⑤现代妇产科进展;⑥中国妇产科临床杂志等。

二、妇产科学领域常用数据库

1. Cochrane 协作网及 Cochrane Library　Cochrane 协作网成立于 1993 年,是一个国际性非营利组织,其目标是制作、保存、更新、推广医学领域高质量证据-系统评价,为临床治疗实践和医疗卫生决策提供可靠的科学依据协作网。Cochrane 协作网以系统评价组(Cochrane Review Groups,CRCs)为单位制作基于多个高质量 RCT 的系统评价,现已有 54 个系统评价组,几乎每个系统评价组都可涵盖妇女相关健康问题,其中妇产科高度相关的系统评价组包括①Fertility Regulation Group;② Gynaecological;③ Neuro-oncology and Orphan Cancer Group;④Gynaecology and Fertility Group;⑤Pregnancy and Childbirth Group 等。

Cochrane Library 是国际 Cochrane 协作网的主要产品,其主要内容为高质量随机对照试验及基于多个高质量随机对照试验的系统评价,是目前获取高质量证据的重要来源之一。主要包括:①Cochrane 系统评价资料库;②Cochrane 疗效评价文摘库;③Cochrane 临床对照试验注册资料库;④Cochrane 方法学数据库;⑤Cochrane其他信息源等数据库,是学习循证医学必须掌握和使用的数据库网站之一,详见本书第 27 章。

2. UpToDate　UpToDate 是基于循证医学原则的临床决策支持系统,成为医生在诊疗时获取医学知识的主要资源,为医务工作者提供基于循证医学原则、且不断更新的信息。其中专门设有妇产科专题,妇产科医生可通过浏览器直接进入网站检索。

3. PubMed　PubMed 是文摘型数据库网站,由美国国立医学图书馆开发,供全球免费试用,是目前最强大的生命科学相关内容查询网站之一。其下设有①临床研究查询;②系统评价查询;③医学遗传学查询 3 个功能,在临床研究查询中,使用其内设置的过滤器可检索病因、诊断、治疗、预后及临床指导等 5 个方面内容,还允许检索者使用高敏感性或高特异性两种检索策略提高查全率或查准率。PubMed 上可以检索绝大多数已发表的妇产科领域与临床问题紧密相关的 RCTs 等原始研究及系统评价、Meta 分析等二次研究文献。

4. EMbase　EMbase 也是文摘型数据库网站,同PubMed 一样为目前最强大的英文文摘型数据库网站

之一,收录超过 7000 种生物医学期刊,它与 PubMed 不交叉的期刊有超过 1000 种,还有较完整的会议论文收录,有 PubMed 不具备的特色药学及药理学相关文献检索功能。可以作为与 PubMed 交叉覆盖搜索的工具,是循证医学内容学习和查询的主要网站之一。

5. Ovid　Ovid 数据库由美国 Ovid Technologies 公司开发,在生物医学方面整合了 Medline、Embase、循证医学评价等多个数据库,通过使用同一检索平台,实现对多个数据库同时检索的功能。

6. Web of science　Web of science 以报道国际各学科核心期刊及对全球科学论文进行科学计量而著称,共收录了 2 万多种高影响因子期刊、1 万多种学术会议记录及不少于 5000 本学术著作。它不仅是一种重要的检索工具,也是国际上最权威的科学研究成果评价体系。通过 Web of science 检索,可充分利用各数据库的"作者索引、相关文献、被引文献、引用文献"等功能,追溯某一研究内容的起源、研究经历、现状及最新方向,可深入检索,促进学术交流与贯通。

7. 中国生物医学文献数据库　中国生物医学文献数据库(China Biology Medicine disc,CBM)是由中国医学科学院开发,收费使用。CBM 收录我国 1600 多种医学期刊、汇编及会议论文集,是目前收录中文文献最全的数据库。

三、数据检索引擎

1. Sumsearch (http://sumsearch.org)　Sumsearch 是由德克萨斯大学健康中心建立的一个综合性循证医学搜索引擎,目前为 2.0 版,它允许用户同时对多个数据库进行检索,包括 Medline、Cochrane 系统评价摘要数据库及临床指南数据库等。其使用方法与 PubMed 相似,可通过过滤功能对疾病的病因、诊断、治疗及预后等进行分类检索,并可按年龄、文献类型、相关性及来源等进行归类筛选。Sumsearch 2.0 检索功能强大,文献来源可靠,可帮助临床医生快速获得需要的循证证据。

2. Trip (http://www.tripdatabase.com /)　Trip 作为一个免费的高质量临床证据的检索引擎,1997 年由 Jon Brassey 等人创建,旨在为临床医生提供现有最佳的证据来回答临床问题。收录范围广泛,允许用户在数十种数据库、期刊及各种网络资源中同时检索,能短时间内为使用者提供大量的原始研究文献或二级研究文献等证据。

3. 谷歌学术 (http://scholar.google.com /)　谷歌学术可免费搜索学术文章的搜索引擎。其学术搜索的功能包括从一个位置方便地搜索各种资源,查找报告、摘要及引用内容,通过图书馆或在网页上查找完整的论文,为使用者提供科研领域的重要论文信息。搜索

范围广泛,检索方法简便,可帮助使用者在整个学术领域中确定相关性最强的研究,同时可提供其引用及被引用情况,方便进行学术观点的追踪。

四、妇产科学领域常用权威网站

截至目前,国外已建立了许多循证医学团体和机构,可以通过互联网帮助临床相关人员方便地获得经循证医学方法评价过的证据。其中主要的有:

1. American College of Obstetricians and Gynecologists(ACOG)　网址:https://www.acog.org/。美国妇产科医师学会前身为美国妇产科学院,是一个美国妇产科妇科专业医生的专业协会,是全球知名的妇产科学术组织之一,在全球有非常深远的影响力。其官方网站定期推送最新临床指南、热点健康问题、最新发表文章、临床病案管理、学术会议、在线教程等丰富内容,供妇产科临床医生参考学习。该网站也设立患者教育专题,用简单易懂的内容对患者进行妇产科知识的普及。

2. Royal College of Obstetricians and Gynaecologists (RCOG)　网址:https://www.rcog.org.uk/en/。英国皇家妇产科学会官方网站,定期更新临床指南、在线课程、学术会议等内容;设有患者专享版块,向患者普及妇产科常见疾病、治疗方案、预后等知识。

3. International Federation of Gynecology and Obstetrics(FIGO)　网址:http://www.figo.org/。国际妇产科联盟官方网站,发表其官方杂志最新学术论文,定期发表"FIGO 癌症报告"、"FIGO 三年报告"等,为妇产科医师提供最新证据的同时对既往的工作进行总结思考,支持妇产科医师们不断学习与提升。

4. WHO "妇女卫生" 健康专题　网址:http://www.who.int/en/。专题内针对各种妇产科问题进行简明扼要的阐述,对妇女健康知识的普及意义重大。

此外,国际上许多循证医学领域常用网站(如:①National Guideline Clearing House;②Canadian Clinical Practice Guideline Online;③Appraising Guidelines research and evaluation;④Centre for Evidence-based Medicine 等)均可检索到大量妇产科学相关循证指南、建议、标准或路径,并定期更新。这些资源多可通过互联网免费开放和下载,可供妇产科学医医护人员学习和参考。

第三节　妇产科学常见重大疾病的循证证据

一、妇科疾病的循证证据

(一)宫颈癌治疗

宫颈癌居女性生殖器官肿瘤首位,发病率逐年升高,

发病群体年轻化。该现象与社会、经济、文化等因素息息相关,由生活方式引起的患病日趋显著。本部分将从循证医学角度探讨宫颈癌的治疗及研究进展,评估证据,选择并制定最佳个体化治疗方案,达到精准治疗的目的。

宫颈癌居全球女性恶性肿瘤第 4 位。2012 年,全球全年发生宫颈癌 528 000 例,年死亡 266 000 例(50.38%)。85% 发生在发展中国家,居这些国家癌症死因首位。2014 年美国约 12 360 例新发宫颈癌病例,4020 例(32.52%)死亡(Ⅲ级证据)。针对宫颈癌的主要发病因素人乳头瘤病毒(human papilloma virus,HPV)已有安全有效的 HPV 疫苗,WHO 推荐 9 岁以上女性接种 HPV 疫苗(Ⅰ级证据),9~26 岁被认为是最佳接种年龄(Ⅰ级证据),目前,HPV 四价疫苗和二价疫苗已在 100 多个国家获得许可(Ⅲ级证据)。2017 年 8 月 HPV 疫苗在我国也获批上市。目前宫颈癌的治疗方式主要有 3 种:手术、放疗和化疗。另包括基因治疗、免疫治疗等综合防治方案。笔者查找近年宫颈癌治疗相关高质量临床研究证据综述如下,希望为临床医师选择治疗方案提供帮助。

1. 手术治疗 宫颈癌的手术治疗的术式根据患者年龄、分期及是否保留生育力而不同。《2016 年 NCCN 宫颈癌临床实践指南》分期沿用 2009 年国际妇产科联盟(International Federation of Gynecology and Obstetrics,IFGO)临床分期标准:Ⅰ~ⅡA 期为早期宫颈癌,手术治疗和放疗对早期宫颈癌临床疗效相似,但年轻患者首选手术治疗,因其在保护卵巢及阴道功能的完整性及减少远期后遗症方面明显优于放疗(Ⅱ级证据)。对盆腔局灶晚期或复发性妇科恶性肿瘤中盆腔廓清术有一定应用价值,是一项需要多学科合作的系统性复杂手术,选择合适的患者进行手术可改善患者生存期。手术方式包括:

(1) 广泛性子宫切除术:广泛性子宫切除术(radical hysterectomy,RH)共分为 5 种类型:①RHⅠ型;②RHⅡ型;③RHⅢ型;④RHⅣ型;⑤RHⅤ型:即盆腔廓清术。

广泛性子宫切除术是治疗早期宫颈癌的有效手术方式,疗效明显,患者 5 年生存率可达 87%~92%,但手术范围广,创伤大,手术并发症如膀胱功能障碍(尿意丧失、尿失禁、尿潴留等)、结直肠功能紊乱(便秘、排便习惯改变等)、性功能受损(性唤起障碍、高潮障碍和性交疼痛)等发生率较高,尤其是尿潴留、尿频等的发生率高达 70%~85%(Ⅱ级证据)。

(2) 系统保留盆腔自主神经的广泛性子宫切除术:系统保留盆腔自主神经的广泛性子宫切除术(systematic nerve-sparing radical hysterectomy,SNSRH)对早期宫颈癌患者安全可行,在减少术后并发症及提高患者术后生活质量方面优于传统广泛性全子宫切除术(Ⅱ级证据)。

(3) 根治性子宫颈切除术:根治性子宫颈切除术(radical trachelectomy,RT),对病灶局限于宫颈、宫颈管局限性浸润、无淋巴结转移和有强烈要求保留生育功能的患者可考虑选择,但有研究结果(Ⅱ级证据)表明:根治性宫颈切除可影响患者受孕能力,增加流产及早产的风险。研究者探讨磁共振成像检查(MRI)筛查根治性子宫颈切除术适合病例的作用,MRI 检查主要观察宫颈癌表现及其蔓延情况。MRI 检查肿瘤蔓延超过内口的灵敏度为 100%(5/5);特异性达 96%(24/25);阳性预测价值为 83%(5/6)。Peppercorn 等认为 MRI 检查可用于准确判断早期宫颈癌患者是否适合做根治性宫颈切除术,但不排除需要进一步治疗的可能。目前 MRI 检查已成为筛查年轻宫颈癌患者是否适合行根治性子宫颈切除术的重要手段。

(4) 卵巢移位术:卵巢移位术(ovarian transposition,OT),即带蒂卵巢移植术,在行宫颈癌根术的同时或放疗前将卵巢带血管蒂移植于盆腔以上部位。主要适用于年龄≤45 岁,行广泛性子宫切除术且术后接受盆腔放疗的患者。目前常用的卵巢移位手术方式主要有:①腹腔内移位;②腹腔外移位;③卵巢乳房下移位术。

在早期宫颈鳞癌中行保留卵巢功能的手术是安全的(Ⅱ级证据)。卵巢移位术可避免术后追加盆腔外照射而损害卵巢功能,是一种安全、有效保存年轻宫颈癌患者卵巢功能的治疗方法(Ⅱ级证据)。

手术途径主要包括经腹途径和经腹腔镜途径。经腹途径为宫颈癌的传统手术入路,主要优点:手术时间较腹腔镜途径手术短,费用相对较低等;缺点:腹壁切口大、疼痛、恢复慢等。经腹腔镜途径的优点:创伤小、术中出血量少、住院时间短、术后并发症少等近期疗效优势;缺点:热辐射、热灼伤损伤邻近组织,空间操作有局限性,远期疗效尚不清楚等潜在风险;且对设备要求高,医疗成本相应增高。长期疗效(术后随访 2~5 年的宫颈癌复发率、死亡率和无复发生存率):腹腔镜手术并未显示出明显优于开腹手术。两种术式术中大血管损伤、输尿管损伤、肠损伤、膀胱损伤发生率二者相似(Ⅱ级证据)。相比开腹手术,腹腔镜手术患者在失血量、住院时间上有明显优势(Ⅰ级证据)。腹腔镜下广泛性子宫切除联合盆腔淋巴结清扫术治疗Ⅰ~Ⅱb 期宫颈癌,可提高患者术后生存率(Ⅱ级证据)。

2. 放射治疗 腔内近距离治疗结合体外照射是最普遍使用的放射方法,适合治疗各临床期别的宫颈癌。近年多采用高剂量率射线治疗宫颈癌,放射源有 192Ir 和 252Cf 等,优点:治疗时间短、疗效确切、并发症少、肿瘤消退快等。目前国内多采用 192Ir 为放射源:易于防护、半衰期短,推广较好。

(1) 体外照射:体外照射是宫颈癌放射治疗的重要组成部分,与计算机和影像学技术的结合后,相继出现①三维适形放疗(three dimensional conformal radiation therapy,3-DCRT);②调强适形放疗(intensity modulated radiationtherapy,IMRT);③图像引导放疗;④4D放疗等精确放疗技术。

1) 3-DCRT的优势:①定位精确;②设计和治疗精确;③克服了传统盆腔四野加192Ir后装治疗操作因不易规范、容易造成机械损伤、腔内放射源定位不准确等造成剂量分布不均、剂量过量或不足的弊端;④直肠和膀胱的照射体积剂量,四个固定适形野照射较前后野照射显著降低了下肢水肿和肠道后遗症。Matsuura等(Ⅲ级证据)报道的三维适形放疗宫颈癌近期有效率接近100%,急性不良反应传统放射治疗和适形放射治疗间无统计学意义(Ⅰ级证据)。

2) IMRT是在3-DCRT基础发展出的一种先进的体外三维立体照射技术。优点:①可明显降低肿瘤邻近的膀胱、直肠受量、急性骨髓抑制,而保证肿瘤的剂量覆盖(Ⅱ级证据)。②可优化配置每一射束权重,与三维适形放疗相比其产生的剂量分布具有凹形的外观、紧凑的剂量梯度及射野内剂量更均匀。缺点:①需要摆位精确;②危及器官移动问题;③危及器官充盈问题;④肿瘤靶区的退缩和变形问题;⑤放多少边缘合适。

3) 自适应放疗(adaptive radiotherapy)指自疗程开始,每个分次治疗时获取患者2D/3D图像,用离线方式测量每次的摆位误差;根据最初数次(5～9次)的测量结果预测整个疗程的摆位误差,再据此调整PTV和CTV之间的间距,修改治疗计划,按修改后的计划实施后续分次治疗。

(2) 腔内放疗:腔内放疗(intracavitary brachytherapy,ICBT)指将密封的放射源直接放入人体的天然管腔内(如子宫腔、阴道等)照射。放射源直接放入肿瘤组织间照射为组织间照射,二者统称为近距离照射。腔内治疗的优点:可提高肿瘤区域的受量,尽可能地减少正常组织受损,从而减少局部复发率和不良反应。有利因素:①对鳞癌较敏感,腺癌亦有一定敏感性;②子宫颈癌在相当长的发展时间内,病变局限于盆腔内;③达子宫颈癌根治剂量时,直肠膀胱受量基本在耐受量以内;④有自然腔道(阴道和子宫腔),便于腔内放疗。腔内/插植治疗联合的近距离治疗能提高局部晚期宫颈癌治疗增益比,尤对高危临床靶体积>30mm³的患者获益更大(Ⅲ级证据)。MRI引导的宫颈癌腔内近距离治疗表现出极好的局部控制率和可接受的并发症发生率(Ⅲ级证据)。

1) 目前二维腔内放疗存在的问题包括:①处方剂量线可能不完全包绕靶区;②A点剂量的不准确性;③危及器官剂量监测的不准确性;④个体化治疗强调不足。

2) 三维腔内放疗存在的问题:①缺乏阴道剂量的有效评估;②缺乏联合外照射的剂量学评估;③中国推广全程三维腔内放疗困难,耗时、需多科协作、病患医护比例不协调。

3. 化学治疗　化疗可用于早、中期宫颈癌患者,配合手术和放疗使用;远处转移、复发者的全身治疗和晚期患者的姑息治疗。新辅助化疗及同步放化疗的应用,大大提高了宫颈癌的治疗疗效,逐渐成为宫颈癌治疗的重要手段之一。

(1) 宫颈癌新辅助化疗(术前化疗):宫颈新辅助化疗,指以顺铂为基础对拟行手术治疗或放疗的宫颈癌患者,在术前或放疗前先行2～3个疗程的联合化疗,再根据患者具体情况施行相应手术治疗或放射治疗的新方案。主要针对局部晚期宫颈癌。可使局部肿瘤缩小,无瘤间期延长、患者手术分期降低,原来无法手术的患者获得手术机会,延缓肿瘤进展及宫旁浸润,提高手术成功率。有利于消除亚临床病灶和微小转移灶,降低淋巴结转移率,提高肿瘤对放疗的敏感性;客观评估化疗的临床效应,为术后化疗和放化疗提供选择依据,适合年轻、需要保留阴道和卵巢功能的宫颈癌患者。以铂类为基础的联合化疗方案的有效率多数>80%,其中完全缓解率可达9%～18%。新辅助化疗的疗效与病理类型有关,鳞癌疗效明显优于腺癌(Ⅱ级证据)。

(2) 术后化疗:因广泛子宫切除术及盆腔淋巴清扫术后盆腔血管大部分已结扎,局部血供明显减少,化疗药物的局部浓度明显降低,故术后化疗不作为宫颈癌的主要治疗方法。可作为有淋巴结转移、手术切缘阳性、肿瘤细胞分化差及非鳞状细胞癌等高危病例的术后辅助治疗之一。

(3) 同步放化疗:同步放化疗,指对肿瘤患者行化疗和放疗的治疗方法。优点:①能缩小肿瘤体积,消灭微小转移灶,对放疗有协同作用。②相比诱导化疗:治疗周期短;可最大限度减少肿瘤细胞增殖和交叉耐受。包括非手术患者同步放化疗和手术后同步放化疗。前者对ⅡB期到ⅣA期无法行手术治疗的宫颈癌患者或肿瘤直径>5cm的ⅠB₂期到ⅡA期的局部晚期宫颈癌患者,疗效均较单纯放疗好;后者对有高危因素的早期宫颈癌患者可明显降低化疗药物的副作用,能很好地控制局部复发。需要强调的是:宫颈癌同步放化疗必须以铂类化疗药物为基础,化疗剂量不宜过大。美国国立癌症研究所将顺铂为基础的同步放化疗列为局部晚期宫颈癌的标准治疗（Ⅰ级证据）。

（4）复发转移癌的化疗：鳞癌对化疗药物多不敏感，对有淋巴结转移、手术切缘阳性、肿瘤细胞分化差及非鳞状细胞癌等高危病例，化疗可作为术后辅助治疗之一；对宫颈癌远处复发转移者应考虑用全身联合化疗。

目前常用的化疗方案包括：①一线化疗方案：顺铂可作为一线方案单药治疗；也可与紫杉醇、拓扑替康或贝伐单抗等靶向药物联合应用。以上方案适用于术后辅助化疗，放疗同步化疗，复发、转移患者的全身化疗。具体联合用药方案有：顺铂＋紫杉醇＋贝伐单抗、顺铂＋紫杉醇、卡铂＋紫杉醇等；紫杉醇过敏或其他原因无法使用紫杉醇者，可采用顺铂＋拓扑替康或顺铂＋吉西他滨方案。②对宫颈癌晚期或复发患者的全身治疗及姑息治疗，铂类单药或紫杉醇均可。推荐的其他二线治疗药物有：贝伐单抗、多西他赛、5-氟尿嘧啶（5-FU）、吉西他滨、异环磷酰胺、伊立替康、丝裂霉素和拓扑替康。

4. 宫颈癌的研究热点　目前宫颈癌的研究热点有5点：①对比手术途径治疗效果，怎样提高患者生存质量，是否需要心理量表的评估。②优选化疗药物：抗肿瘤新药治疗宫颈癌的效果，化疗方案及剂量的组合，用药时机，用药时间，用药间隔，用药的年龄层次等。化疗药物使用途径，如子宫动脉灌注化疗、髂内动脉化疗、静脉全身化疗。③开发放疗仪器：放疗射线的成分，放疗途径，放疗剂量，放疗周期，补充加强放疗，或是添加辅助设备提高放疗的精准性。④以上3种治疗方式的组合。观察癌肿及转移淋巴结对治疗的反应性或副反应的耐受性。与单纯某种方式的治疗对比效果及预后。⑤宫颈癌筛查对宫颈癌预防的意义。

以上均可用精准的关键词进行检索，筛选有价值的文献后分类，评估文献质量，总结同类研究结果，最后得出可行的参考治疗措施。

（二）滋养细胞肿瘤

妊娠滋养细胞疾病（Gestational trophoblastic disease，GTD）是一组与异常妊娠相关的罕见疾病。包括①良性部分性葡萄胎和完全性葡萄胎；②恶性侵蚀性葡萄胎和转移性葡萄胎；③绒癌；④胎盘部位滋养细胞肿瘤（placental site trophoblastic tumor，PSTT）和上皮样滋养细胞肿瘤（epithelioid trophoblastic tumor，ETT）。葡萄胎排空后可能发生人绒毛膜促性腺激素（human chorionic gonadotropin，HCG）持续升高（完全性葡萄胎15%～20%，部分性葡萄胎0.1%～5%）（Ⅰ级证据），也可能进展为绒癌。恶性GTD也称为妊娠滋养细胞肿瘤（gestational trophoblastic tumor，GTN）。无转移滋养细胞肿瘤大多继发于葡萄胎后，主要表现为阴道异常流血；转移性滋养细胞肿瘤大多为绒癌，肿瘤主要经血行播散，转移发

生早且广泛，最常见的转移部位是肺，一旦发生肝、脑转移，预后不良。故GTN的治疗原则应是：以化疗为主、手术和放疗为辅的综合治疗（Ⅰ级证据，2015 FIGO妇癌报告）。

1. 葡萄胎的治疗　葡萄胎一经临床诊断，应立即清宫。一般不常规推荐预防性化疗和预防性子宫切除。清宫应由有经验的妇科医生进行，尤对子宫体积＞妊娠16周者。一般采用吸刮术，理想情况应在超声引导下进行。在扩宫和清宫后使用缩宫素可减少大出血风险。若无持续性出血，通常不需要二次清宫。

葡萄胎清宫后监测HCG非常重要。有一项包括299例的病例对照研究显示：在HCG降至阴性后发生GTN的几率极低甚至接近零，故现推荐避孕只需6个月而非1年（Ⅲ级证据）。大样本随机对照研究表明：避孕方法首选避孕套，口服避孕药同样安全（Ⅰ级证据）。

2. GTN的治疗　GTN的主要治疗方法是化疗，但须依赖分期和分级实施分层治疗。鉴于GTN的特殊生物学行为，FIGO采用解剖学分期和预后评分系统相结合的临床分期法。表12-1为2000年FIGO临床分期和分级；表12-2为FIGO（WHO）预后评分系统，评分≤6分为低危，＞6分为高危。

表 12-1　妊娠滋养细胞肿瘤的 FIGO 分期和分级

FIGO 分期	描述
Ⅰ期	妊娠滋养细胞肿瘤严格局限于子宫体
Ⅱ期	妊娠滋养细胞肿瘤扩散到附件及阴道，但局限于生殖系统
Ⅲ期	妊娠滋养细胞肿瘤扩散到肺部，有或无生殖道受累
Ⅳ期	所有的其他部位转移

（1）低危妊娠滋养细胞肿瘤：低危GTN指无转移的妊娠滋养细胞肿瘤，仅有肺转移，病程＜4月，HCG＜40 000IU/L，WHO评分≤6分，FIGO Ⅰ、Ⅱ、Ⅲ期者。首选单一药物化疗。表12-3列出了低危GTN患者的化疗方案，用甲氨蝶呤（methotrexate，MTX）或放线菌素-D（actinomycin-D，Act-D）单药方案治疗。2012年Cochrane系统评价，纳入513例患者的5个随机对照试验，显示：放线菌素D似乎优于甲氨蝶呤，甲氨蝶呤比放线菌素-D治疗失败更多（Ⅰ级证据）。英国有研究表明：当HCG水平≤100U/L或300U/L时，改用Act-D单药化疗反应良好（Ⅲ级证据）；否则需用多药联合化疗。HCG水平回复正常后，巩固化疗2～3个周期将会减少复发机会，完全缓解率接近100%（Ⅲ级证据）。

表 12-2　FIGO(WHO)预后评分系统

FIGO(WHO) 高危因素	评分及分期			
	0	1	2	4
年龄(岁)	<40	≥40	–	–
先行妊娠	葡萄胎	流产	足月产	–
潜伏期(从妊娠开始,月)	<4	4~6	6~12	>12
治疗前 HCG 水平(U/L)	<103	103~104	104~105	>105
最大病灶直径(包括子宫,cm)	–	3~4	≥5	–
转移部位(包括子宫)	肺	脾、肾	胃肠道	脑、肝
转移灶数目(个)	–	1~4	5~8	>8
曾否化疗	–	–	单药	两药及以上

表 12-3　低风险妊娠滋养细胞肿瘤单药化疗方案

低风险妊娠滋养细胞肿瘤	化疗方案
MTX-FA	8 d 疗程(50mg MTX 肌注,第 1、3、5、7 天;15mg 亚叶酸口服,MTX 注射后 24h 之后,即第 2、4、6、8 天);每 2 周重复
MTX	0.4mg/kg(最多 25mg)静脉注射或肌注 5d,每 2 周 1 次
放线菌素-D	脉冲给药 1.25mg/m² 静脉注射,每 2 周 1 次
放线菌素-D	0.5mg 静脉注射 5d,每 2 周 1 次
其他	MTX 30~50mg/m² 肌注,每周 1 次;MTX 300mg/m²,每 2 周 1 次;5-FU,依托泊苷

(2) 高危妊娠滋养细胞肿瘤:高危 GTN 指 WHO 评分≥7 分的 FIGO Ⅰ、Ⅱ、Ⅲ期者 GTN 患者及Ⅳ期 GTN 患者,多采用联合化疗,国内外最常用的是 EMA-CO(依托泊苷、甲氨蝶呤、放线菌素-D、环磷酰胺、长春新碱)(表 12-4),完全缓解率约为 85%,5 年总生存率为 75%~90%。合并肝和(或)脑转移的患者结局较差(Ⅰ级证据)。

3. 极高危妊娠滋养细胞肿瘤　极高危 GTN 指 WHO 评分>12 分的高危亚组,如合并肝、脑或广泛转移患者;对一线多药联合化疗反应不良(Ⅰ级)。合并严重疾病患者给予标准化疗可能会引起严重的骨髓抑制导致出血、败血症、甚至多器官衰竭。可用低剂量和减少频率的方案来避免,如依托泊苷 100mg/m² 顺铂 20mg/m² 第 1 天和第 2 天,每周重复,治疗 1~3 周后

才开始常规的化疗方案(Ⅰ级证据)。

表 12-4　高危型妊娠滋养细胞肿瘤 EMA-CO 方案

EMA 部分	方案
第 1 天	依托泊苷 100mg/m² 静脉滴注 30min 以上 放线菌素-D 0.5mg 静脉推注 甲氨蝶呤 100mg/m² 静脉推注 200mg/m² 静脉滴注 12 h 以上
第 2 天	依托泊苷 100mg/m² 静脉滴注 30min 以上 放线菌素-D 0.5mg 静脉推注 亚叶酸解救,15mg 肌肉注射或口服,每 12h4 次(甲氨蝶呤注射后 24h 开始)
CO 部分	
第 8 天	长春新碱 1mg/m² 静脉推注(最多 2mg) 环磷酰胺 600mg/m² 静脉滴注 30min 以上
7 天后重复	

4. PSTT 和 ETT 的治疗　PSTT 和 ETT 对化疗的敏感性低于绒癌。主要治疗方式是子宫切除术。若希望保留生育功能,病灶局限者可考虑保守治疗,如刮宫、宫腔镜切除病灶和化疗。保留生育功能不适用于弥漫性病变。最显著的不良预后因素是距前次妊娠>48 月再发病。

5. 手术　在 GTN 的治疗中手术主要为辅助治疗。对控制大出血等各种并发症、切除耐药病灶、减少肿瘤负荷和缩短化疗疗程等有一定作用。子宫出血不能控制时常用子宫动脉栓塞,也可考虑子宫切除术。有肝、胃肠道、肾和脾等器官出血可能需要开腹止血。

有脑内出血或颅内压增高也需要手术、存在孤立耐药肿瘤病灶时,切除孤立的颅或肺部结节或子宫可提高生存率。

6. 放疗　除治疗脑转移,放疗在 GTN 治疗中作用有限,是否比鞘内注射甲氨蝶呤有效尚有争议(Ⅰ级证据)。

GTN 治疗后,应定期检测 HCG≥12 个月并可靠避孕。GTN 治愈后对将来的生育、妊娠和后代无影响,但某些患者需要心理和性心理咨询。

二、产科疾病的循证证据——以产后出血为例

产科常见重大疾病很多,产科并发症极具产科特色,多数均为危急重症,临床处理较困难。以产后出血最常见、最有代表性,任何一个级别的医院产科都不可避免。常常发生于分娩后的异常紧急情况,来势汹汹,分秒必争,没有转诊时机,必须马上处理,产后出血的预防、诊断和治疗是每位产科医师必须掌握的临床技能。医学科学进展极迅速,产科医生如何才能跟上信息发展的步伐,及时获得最新的高质量证据服务患者,抢救生命,就是当务之急的问题。本节将以产后出血为例,详细分解如何利用循证医学的方法解决临床问题。

(一) 背景

产后出血指胎儿娩出后 24h 内,阴道分娩者出血量≥500ml,剖宫产分娩者出血量≥1000ml;严重产后出血是指胎儿娩出后 24h 内出血量≥1000ml;难治性产后出血是指经宫缩剂、持续性子宫按摩或按压等保守措施无法止血,需外科手术、介入治疗甚至切除子宫的严重产后出血。产后出血是我国和全球孕产妇死亡的首位原因。产后出血死亡率发展中国家是发达国家的 20～30 倍。

绝大多数产后出血所导致的孕产妇死亡是可避免或创造条件可避免的,关键在于积极预防、早期诊断和正确处理。90% 的产后出血病例因子宫收缩乏力引起,子宫收缩乏力所致产后出血会在短时间内造成大量失血,甚至引起 DIC,危及产妇生命。积极预防和治疗子宫收缩乏力性出血是降低产妇死亡的关键。加强宫缩是治疗宫缩乏力最迅速、最有效的止血方法,除了按摩子宫,使用宫缩剂最为关键。目前临床上可用的宫缩剂种类较多,各有利弊,实际情况该选用哪一种宫缩剂治疗对病情最有利,就是临床上普遍遇到的关键手问题。

(二) 临床病例

临床病例:患者,女,38 岁,G1P0,哮喘病史 9 年,孕期发作 2 次。α-地中海贫血,产前血红蛋白 85g/L。孕前体重 45kg。孕晚期羊水过多。第二产程进展缓慢,患者较为疲倦,最终胎儿顺利娩出,体重 3500g,羊水约 2000ml,会阴Ⅰ°裂伤。考虑患者系产后出血高危人群,已给予了心电监护,吸氧,紧急合血,建立双静脉通道等处理。问题:为预防产后出血第三产程还应给予何种措施?

循证实践第一步:将临床问题构建和转化为可回答的医学问题。

病例的临床问题:如何预防产后出血发生,因为患者产前贫血对失血耐受能力差,一旦大量失血容易有生命危险。患者系高龄初产、羊水过多、疲倦,均是子宫收缩乏力的高危因素,也是导致产后出血的高危因素。核心问题是:如何预防子宫收缩乏力。临床常用宫缩剂,以缩宫素、前列醇类药物、麦角新碱为主。但患者有哮喘病史,禁用前列醇类药物。

第二步是将临床问题转化为可回答的问题:第三产程预防产后出血缩宫素和麦角新碱哪个更安全有效? 将这个可回答的问题按照 PICOS 原则进行解构。

初始问题:第三产程预防产后出血缩宫素和麦角新碱哪个更安全有效?

PICOS 转化:

P:经阴道分娩进入第三产程的产妇

I:缩宫素

C:麦角新碱

O:产后出血

S:设计类型

解决临床问题的关键是能够提出合理有效的问题。一个定义明确、内容完整、逻辑清楚的临床问题应包含 5 个要素:①研究对象的类型:研究人群的特征和场所、疾病类型及其诊断标准等;②研究的干预措施和③对照措施;④研究结局指标;⑤研究设计类型。清晰准确的定义这 5 个要素,有助后期证据的筛选和纳入,必须先做好这部分工作。

(1) 要素①,确定研究对象一定是公认的确诊标准,其次还要确定研究对象最重要的人群特征:如年龄、性别、实施研究的场所等。该问题的研究对象为:经阴道分娩进入第三产程的产妇。

具体说明:妊娠女性;阴道分娩;第三产程:是指从胎儿娩出至胎盘娩出为止的一段时间。

(2) 要素②和要素③,具体说明研究干预措施和对照的措施,对照措施必须说明是阴性干预措施,如安慰剂或空白对照,还是阳性的干预措施,如采用其他诊断或治疗方法。确定后应进一步给出更具体的相关因素,如具体的干预内容、干预时间、干预强度、干预频率等及可能影响干预效果的其他因素。本问题的干预措施为缩宫素,对照措施为麦角新碱。

具体说明:干预措施为任何剂量的缩宫素,任何使

用途径(静脉、肌注、宫颈注射);对照措施为任何剂量的麦角新碱,任何使用途径(静脉、肌注、宫颈注射)。

(3) 要素④,研究结局指标分为主要结局指标(primary outcomes)和次要结局指标(secondary outcomes)。主要结局指标是最重要,会直接影响决策的临床终点指标,也是研究设计中用于评价疗效及计算样本量的依据。除主要结局指标外的其他指标则被归入次要结局指标,亦称中间指标。针对本问题的结局指标为产后出血。

具体说明:主要结局指标:产后出血是指胎儿娩出后 24 h 内,阴道分娩者出血量≥500ml。诊断产后出血的关键在于正确测量和估计出血量,错误低估将会丧失抢救时机。常用估计出血量的方法有:①称重法或容积法;②监测生命体征、尿量和精神状态;③休克指数法,休克指数=心率/收缩压(mmHg);④血红蛋白水平测定,血红蛋白每下降 10g/L,出血量为 400～500ml。但在产后出血早期,由于血液浓缩,血红蛋白值常不能准确反映实际出血量。次要结局指标:使用药物后出现的不良反应(恶心、呕吐、头痛、腹泻等)。

(4) 要素⑤,研究设计类型。针对同一个问题,可能存在不同研究类型的证据,可能是个案报道、回顾性病例对照研究、横断面调查、前瞻性随机对照试验等。虽然"提出一个问题,用可靠的方法来回答这个问题"是高质量研究的特点,但也要考虑高质量研究的可实现性,如很多少见的严重药物不良反应都只能来源于个案或病例系列报道,难以通过临床随机对照试验来发现。正确限定证据的研究类型十分必要。但一般严格限制研究类型可能导致符合纳入标准的研究数量很少甚至没有,但纳入研究的偏倚风险较低;宽松的研究类型纳入标准可涵盖更多的相关研究,但有的研究存在较高的偏倚风险;需要医生结合现有相关研究的数量和质量,权衡利弊后做出取舍或进一步分析讨论。产后出血是临床常见问题,相关研究数量较多,故我们只纳入最标准的研究设计或系统评价。

最终构建的问题为:缩宫素和麦角新碱在第三产程预防产后出血哪个更安全有效?

P:经阴道分娩进入第三产程的产妇(阴道分娩的产妇,胎儿娩出后胎盘娩出前的时间)

I:缩宫素(任何剂量、任何使用途径的缩宫素)

C:麦角新碱(任何剂量、任何使用途径的麦角新碱)

O:结局指标(产后出血是指胎儿娩出后 24h 内,阴道分娩者出血量≥500ml)

S:临床随机对照试验或系统评价

(三) 检索证据

检索证据一般包括 6 个步骤:①明确检索问题和检索需求;②明确检索来源;③确定检索词;④起草检索策略、预检索并依据预检索结果反复修改检索策略;⑤实施检索,并将检索结果导出到参考文献管理器中保存;⑥筛选和确定符合纳入标准的研究证据,并获取原文。

1. 明确检索问题和检索需求　针对问题查询证据的前提是按照"PICOS"原则将一个有意义的临床问题转化并构建成为一个可以回答的问题,分析得出查询和检索的需求信息,理清楚查询或检索的目的和要求,先做好前期的工作决定了查询证据检索结果的质量。本问题的这一步已在前期工作中完成。

2. 明确检索来源　通常为了查全相关的临床研究,应检索所有相关数据库,且不限定语种和时间。但实际检索中受语种限制只能检索英文和中文数据库,阅读以英文和中文发表的文献。检索数据库包括:①直接到相关卫生组织或医学学会官网(如 WHO、NICE)下载循证指南;②到 UpToDate、Micromedex Solutions 等临床决策支持系统查询基于循证医学的证据总结;③直接进入 Cochrane Library 查询相关系统评价;④检索原始研究数据库,并针对我们的问题评价现有证据的质量。综合性医学文献数据库如 MEDLINE、EMBASE、Cochrane Central Register of Controlled Trials (CENTRAL)、美国《科学引文索引》(Science Citation Index,SCI)、中国学术期刊(网络版)、万方学术期刊数据库、中国生物医学文献数据库等及其他专业数据库,如中医药库,在研临床试验库、已发表研究参考文献等。人工检索相关杂志、灰色文献、已发表研究的参考文献、与通讯作者联系等。

3. 确定检索词　确定检索词与研究主题和我们选择检索数据库的收录标引有关。原则包括:①需优先选择与问题相关能表达研究实质的主题词及其同义词和相近词,通过查阅 Mesh 主题词表不难确定主题词,但确定其同义词和相近词还必须花一些精力。尽管某些数据库,尤其是英文数据库会为我们选择的主题词匹配同义词和相近词,要找全和找准所有同义词和相近词的前提和基础是阅读相关文献和浏览预检索结果,里面有大量同义词和相近词及不同的习惯用语,甚至在极少数情况下,同一个词组在不同的数据库也有不同的定义,这些都需要花时间分析和总结,不可能一蹴而就。②同一概念的几种表达方式对于词根相同者可用截词符解决,并考虑其上下位概念词。③注意药名的中文、英文、拉丁文表达。④不用禁用词、动词和形容词等。检索词的最终确定几乎都不是直接起草后决定的,往往是在检索策略的起草、预检索、反复修改的循环中最终确定的。

根据拟定问题,确定检索词

（1）CENTRAL 检索词:

P:Female;Humans;Pregnancy;Third stage of labor;Vaginal delivery

I:Oxytocics;Oxytocin

C:Ergonovine;Ergot Alkaloids

O:Postpartum Hemorrhage

S:Randomized Controlled Trials;RCT;systematic review;Meta analysis

（2）中国生物医学文献数据库（CBM）检索词:

P:妊娠;女性;阴道分娩;第三产程

I:缩宫素;催产素

C:麦角新碱

O:产后出血

S:随机对照试验;系统评价;Meta 分析

4. 起草检索策略、预检索并依据预检索结果反复修改检索策略　所谓检索策略就是为科学、准确、全面、系统地表达检索要求,利用布尔逻辑运算符、位置算符、截词符、限制符等制定的检索提问式。将检索词进行组配,确定检索词之间的概念关系或位置关系。准确地表达检索需求的内容。制定一个好的检索策略能帮助临床医生快速、准确、全面地获得检索结果,保证并兼顾较高的信息查全率和查准率。对大部分医生而言,制定高质量检索策比较困难,往往需要向信息检索专家寻求帮助。但临床医生不可能将检索任务完全托付信息检索专家就能制定出高质量检索策略,医生应积极地参与进来。因为检索策略的制定过程通常需要经过起草初步检索策略,预检索,阅读预检索结果并依据预检索结果的数量和检索结果与检索目的相匹配的程度进行修改和调整检索词及限定范围等等,往往需要反复多次修改运行再修改后才能最终确定下来。就本问题:

缩宫素和麦角新碱在第三产程预防产后出血哪一个更安全有效?

根据前述确定的检索词,拟定检索策略,比如:

（1）CENTRAL 的检索策略:

1）（Female or Human）and（Pregnancy or Third stage of labor or Vaginal delivery or labor * ）. mp

2）（Oxytoci * or Oxytoci * ）. mp

3）（Ergonovi * ;Ergot Alkaloi * ）. mp

4）Postpartum Hemorrhage. mp

5）（Randomized Controlled Trials or RCT or sys-

tematic review or Meta analysis）. mp.

6）1 and 2 and 3 and 4 and 5

（2）中国生物医学文献数据库（CBM）检索策略:

1）缺省:阴道分娩 and 第三产程-限定:-

2）缺省:缩宫素 or 催产素-限定:-

3）缺省:麦角新碱-限定:-

4）缺省:随机对照试验 or 系统评价 or Meta 分析-限定:-

5）♯4 and ♯3 and ♯2 and ♯1-限定:-

5. 实施检索,并将检索结果导出到参考文献管理器中保存　最终确定检索策略后,就可以对所选择的数据库进行检索。当检索结果显示文献数量较大时,应将检索结果导出保存到参考文献管理中。参考文献管理器可以帮助我们提高文献管理效率,方便我们浏览题目或文摘等信息,易于进行去重、筛选、排序、查找等工作,并能将整个文献筛选的流程完整记录下来。我们采用 Endnote 管理参考文献。

6. 筛选和确定符合纳入标准的研究证据,并获取原文　首先针对我们的临床问题,制定一个简单并易于操作的文献初筛标准,一般只涉及文献研究类型、研究对象的临床特点和干预措施是哪个方面。使用 Endnote 管理检索结果:①文献去重后;②初步筛选:阅读全部文献的题目和摘要判断该研究与我们的临床问题是否相关可快速排除肯定与我们问题不相关的文献,肯定相关和可能相关的文献都应该保留并进入获取全文和全文筛选阶段。③获取全文:获取全文的途径很多,首先通过计算机检索系统中提供的免费全文下载或全文信息链接获取大部分文献的全文;其余可通过馆际互借系统申请原文传递,或网上申请订购、联机传递或脱机邮寄获取原文。还可以通过通讯作者信息与原作者取得联系,请原作者提供原文。④精细筛选:全文获取后,应详细阅读文献全文的方法学部分,按照我们问题的 PICOS 原则提取文献中的相关信息,最终决定文献是否被纳如。⑤为简化全文筛选的过程,并提高筛选可信度,也便于记录每个文献研究的决策过程,应制作全文筛选表格。全文筛选表格应更详细的定义研究对象、干预措施、结局指标,记录研究类型。⑥特别注意:我们主要基于文献研究的设计决定文献是否最终被纳入,而不是结局指标和研究结果。有的文献研究虽未提供我们关注的结局指标,但提供了一些很有意义和价值的结局指标,仍然值得关注。

（四）数据采集、分析、评价证据

通过检索和全文筛选,符合问题纳入标准的随机对照试验有 5 篇文献,系统评价有 0 篇（表 12-5）。

表 12-5　全文筛选结果

第一作者	题目	发表信息
De Groot 1996	A placebo-controlled trial of oral ergometrine to reduce postpartum hemorrhage.	Gynecologica Scandinavica 1996,75:464-468
Ilancheran 1990	Effect of oxytocics on prostaglandin levels in the third stage of labour.	Gynecologic and Obstetric Investigation 1990,29:177-180
Orji 2008	A randomized comparative study of prophylactic oxytocin versus ergometrine in the third stage of labor.	International Journal of Gynecology & Obstetrics 2008,101(2):129-132
Saito 2007	Prospective study of intramuscular ergometrine compared with intramuscular oxytocin for prevention of postpartum hemorrhage.	Journal of Obstetrics and Gynaecology Research 2007,33(3):254-258.
Sorbe 1978r	Active pharmacologic management of the third stage of labor. A comparison of oxytocin and ergometrine.	Obstetrics & Gynecology 1978,52:694-697.

　　仔细阅读纳入文献后,联系原始作者了解研究过程后,发现有 3 篇文献是半随机对照研究,故排除,最终符合纳入标准的随机对照试验是 2 篇文献。如下(表 12-6):

表 12-6　最终纳入文献

第一作者	发表信息	题目
De Groot 1996	A placebo-controlled trial of oral ergometrine to reduce postpartum hemorrhage.	Gynecologica Scandinavica 1996,75:464-468
Orji 2008	A randomized comparative study of prophylactic oxytocin versus ergometrine in the third stage of labor.	International Journal of Gynecology & Obstetrics 2008,101(2):129-132

　　证据的内部真实性评价主要包括证据研究结果受各种偏倚因素及混杂因素的影响情况和证据的质量。①证据研究结果受各种偏倚因素及混杂因素的影响情况:我们纳入的是干预性研究,可采用以 Cochrane 系统评价手册作为评价工具,评价所纳入干预性研究的研究质量,主要包括随机方法、隐蔽分组、盲法实施和不完整数据分析等。偏倚风险评估见表 12-7。评价结果显示所有纳入的随机临床对照试验的偏倚风险较高,主要是文献报告中没有给出该研究具体采用的随机方法及如何实现隐蔽分组的方法。②证据质量:我们采用 GRADE 证据质量评价工具对所有纳入证据的质量进行分级。详见本书第 6 章。我们的问题纳入的

研究证据,GRADE 评级详见本书第 3 章:

表 12-7　证据的偏倚风险评估(以 De Groot 为例)

偏倚类型	作者判断	判断依据
随机分配方法	低风险	电脑产生随机序列
分配方案隐藏	低风险	每一个序号盒子无差别
盲法	高风险	无
结果数据对的完整性	低风险	数据完整
选择性报告研究结果	低风险	数据完整报道
其他偏倚	不清楚	不清楚

　　我们纳入 2 篇 RCT,共 943 位患者,结果显示:预防第三产程产后出血用缩宫素比麦角新碱效果更好,不良反应更少,安全性更高。随机对照试验初始等级为高质量证据,但在不同观察指标中,因局限性降了 1 级,为低质量证据。

(五) 应用证据

　　将获得的证据评价结果用于临床实践需要考虑证据的总体完整性和适用性,明确证据的适用人群,思考结果的适用价值与推广应用条件,主要与研究对象的特征、研究措施的实施和结果的选择标准密切相关。如:证据是否可用于我的患者,需考虑我的患者是否与现有证据中的纳入人群差异很大?这些差异是否会导致现有证据不能用于我的患者?实施这项治疗方案的可行性如何?患者能否承受该方案的经济负担?我所

在医院是否能实施该项治疗方案,是否有相同的药物? 若实施,能否保证安全有效地实施这项治疗? 患者能接受实施这项治疗吗? 实施这项治疗是否利大于弊? 若不实施,会有什么后果发生? 应推广利大于害的诊疗技术。

我们获得的证据显示:缩宫素对预防第三产程产后出血的有效性和安全性高于麦角新碱,证据质量为中等。2 个研究纳入人群与我们临床遇到的患者基本相似。缩宫素是平价、易生产获得、被卫生机构许可的药物,各级医院均可获得,使用途径较常规,简便易行,各级医院均可执行,值得被广泛推广到临床实践中。

(六)后效评估

完成上述 5 个步骤后,还需监测我们将相关问题证据用于临床实践后的效果以完成后效评价。即该证据经严格地评价后用于临床实践指导医生解决具体问题的效果如何,若成功可用继续应用于临床,若失败则应寻找和分析失败的原因,找出存在的问题,再针对问题进行新的循证研究和实践,以不断去伪存真,止于尽善。

三、生殖内分泌科疾病的循证证据

(一)多囊卵巢综合征

多囊卵巢综合征(Polycystic Ovarian Syndrome, PCOS)是一种常见于青春期及育龄期妇女的内分泌疾病,以稀发排卵或无排卵、高雄激素血症或卵巢多囊样改变为特征。目前各国报道的 PCOS 患病率从 2.6% 到 11.9% 不等。

1. 病因

(1)遗传因素:部分 PCOS 患者可表现出明显的家族聚集性,常为常染色体显性遗传,大样本研究发现:调控促性腺激素、雄激素、神经内分泌、胰岛素等的相关基因异常均与 PCOS 发病相关,但目前暂不推荐患者行基因检查。

(2)环境因素:不同地区 PCOS 患病率不同,同一地区不同时期的患病率也存在波动,提示:PCOS 的发病可能与环境因素有关。主要包括体外环境和体内环境。①体外环境以环境内分泌干扰物(Environmental Endocrine Disrupters, EEDs)为主,EEDs 是在环境中持续存在、具有类似性激素的结构和功能,能影响激素代谢并产生不良效应的一类外源性物质。目前双酚 A、邻苯二甲酸酯类和多溴联苯醚的相关证据较充足。②体内环境则主要包括宫内环境和代谢异常。

2. 临床表现

(1)月经紊乱:超过 90% 的 PCOS 患者可表现出月经紊乱,包括月经稀发、继发性闭经及异常子宫出血。

(2)不孕:排卵异常、子宫内膜容受性异常和高雄激素血症等因素均可导致不孕,且对胚胎的早期发育也存在不良影响。

(3)皮肤改变:PCOS 患者可表现出多毛、痤疮、黑棘皮症和雄激素性脱发等高雄激素血症及高胰岛素血症的表现。据统计,PCOS 患者中 65%～75% 可表现出多毛,14%～25% 表现出痤疮。美国内分泌学会推荐用 Ferriman-Gallwey 评分来评估多毛的严重程度。

(4)肥胖:PCOS 患者约 60%～70% 合并超重或肥胖,易出现腹腔脂肪堆积,引起代谢异常、心血管疾病等并发症,也可引起非酒精性脂肪肝(Non-Alcoholic Fatty Liver Disease, NAFLD),有研究发现 PCOS 患者中超过 20% 表现出 NAFLD。肥胖增加月经紊乱和排卵异常的风险,降低药物治疗的效果,对该类人群行 BMI 及体脂率等检测十分必要。

3. 相关临床异常

(1)糖代谢异常:PCOS 患者约 60%～70% 合并超重或肥胖,约 65%～80% 合并胰岛素抵抗,约 3%～10% 合并 2 型糖尿病,且糖代谢异常也可能增加患者患心血管疾病的风险,故对其的早期筛查和识别十分重要。ROCG 推荐超重(BMI≥25kg/m²)或合并有其他危险因素(如年龄>40 岁,妊娠期糖尿病病史或 2 型糖尿病家族史等)的 PCOS 患者应接受 OGTT 检查。当患者有空腹血糖受损(FBG 6.1～6.9mmol/L)或糖耐量降低(口服葡萄糖耐量实验 2 小时后血糖 7.8～11.1mmol/L)时,应每年接受一次 OGTT 检查。

(2)妊娠并发症:相关数据表明:PCOS 患者妊娠后流产率为 30%～50%,患妊娠期糖尿病(gestational diabetes mellitus, GDM)的风险为 40%～50%,患妊娠期高血压的风险为 5%,分娩小于胎龄儿的风险为 10%～15%。

(3)肿瘤:PCOS 患者合并的肥胖、糖代谢异常、子宫异常出血均是子宫内膜癌的危险因素,研究表明 PCOS 患者患子宫内膜癌的风险是正常女性的 3 倍。RCOG 建议当停经 3～4 月后即使用孕激素以使内膜脱落即撤血,当撤退性出血效果不理想或出现异常子宫出血时,需行经阴道 B 超检查。若内膜厚度<7mm,则异常增生可能性较小;若内膜较厚或有内膜息肉,应行活检或宫腔镜以进一步检查。PCOS 与卵巢癌和乳腺癌的关系还需进一步研究。

(4)心血管疾病:心血管疾病的危险因素包括肥胖、吸烟、糖脂代谢异常、心血管疾病家族史等。研究发现:PCOS 患者动脉粥样硬化发生率较高、动脉内膜较厚,需定期筛查相关危险因素、监测血压及脂质等指标以及时干预。

(5)情绪障碍:相关研究发现,PCOS 患者中抑郁和焦虑发生率约为普通人群的 3 倍,且还可能出现进食障碍性功能障碍等,严重影响其生活质量。目前尚缺乏专门量表以统一评定患者的心理状态。

(6)睡眠障碍:PCOS患者失眠发生率约为10%,日间嗜睡发生率为普通人群的10倍,阻塞性睡眠呼吸暂停综合征发生率约为正常人群的3倍。

4. 诊断 2013年美国内分泌学会和2014年ROCG推荐鹿特丹标准为成人PCOS的诊断依据,PCOS需具备以下3项中的2项:①稀发排卵或无排卵;②雄激素过多的临床表现和(或)生化指标;③卵巢多囊改变(一侧或双侧卵巢直径2～9mm的卵泡≥12个和(或)卵巢体积≥10ml)。同时需排除:其他可能引起类似症状的疾病,如甲状腺疾病、高泌乳素血症、库欣综合征等。

青春期女性若表现出月经稀发,且合并有雄激素过多的临床体征和(或)生化指标,需考虑PCOS。因为在性腺轴成熟前也可表现出无排卵或卵巢多囊改变。

5. 辅助检查(2009年美国妇产科医师协会推荐)

(1)体格检查:血压,BMI,腰围,高雄激素血症临床表现。

(2)实验室检查:游离睾酮、雄烯二酮水平升高,性激素结合蛋白水平下降;TSH、泌乳素、16-羟孕酮水平以排除其他原因引起的PCOS类似症状;2小时口服葡萄糖耐量实验:空腹血糖<110mg/dl为正常,110～125mg/dl为损害,>126mg/dl为2型糖尿病;口服75g葡萄糖后2小时血糖<140mg/dl为正常糖耐量,140～199mg/dl为糖耐量损害,>200mg/dl为2型糖尿病;空腹血脂、脂蛋白水平:高密度脂蛋白<50mg/dl、甘油三酯>150mg/dl为异常;还可检测促性腺激素(PCOS患者多存在LH/FSH升高)、空腹胰岛素水平、24小时尿游离皮质醇或小剂量地塞米松抑制试验。

(3)影像学检查:卵巢表现见诊断标准,还应注意是否存在子宫内膜异常。

(4)其他:近年基础体温测定(basal body temperature,BBT)和抗苗勒管激素(anti-mullerian hormone,AMH)也受到很多关注。PCOS患者BBT表现为单相体温,可有卵泡期延长。PCOS患者血液中AMH水平较高,且与性激素水平相关。研究发现:当设定合适的AMH水平标准时,其诊断PCOS的敏感性和特异性均较高,但目前尚无公认的诊断标准。

6. 治疗

(1)调整生活方式:应先于药物治疗调整生活方式,包括:饮食调整、锻炼、戒烟戒酒等。研究表明:体重降低>5%即可改善月经紊乱等症状;降低5%～10%即可恢复排卵周期,提高对促排卵药物的敏感性;体重减轻还可改善患者的糖代谢,减少糖尿病、心血管疾病等远期并发症的发生。应限制卡路里摄入,推荐

每周不少于90分钟的有氧运动。对BMI≥40kg/m² 或BMI≥35kg/m²且存在肥胖相关并发症高风险的人群,可考虑手术治疗。

(2)无生育要求患者

1)口服避孕药:PCOS患者月经紊乱和高雄激素血症表现首选口服避孕药(oral contraceptive,OC),其中孕激素可负反馈抑制垂体黄体生成素(luteinizing hormone,LH)释放、与雄激素竞争受体并可使卵巢雄激素分泌减少;雌激素可上调循环中性激素结合球蛋白水平,降低游离睾酮浓度。从而帮助建立月经周期、减轻高雄激素血症表现、降低内膜癌风险。对OC不能改善高雄激素血症者,可用螺内酯治疗。有研究发现:OC可改善胰岛素敏感性,但对糖代谢无明显作用;还可提高高密度脂蛋白(high density lipoprotein,HDL)胆固醇水平,降低低密度脂蛋白(low density lipoprotein,LDL)胆固醇水平。但此类药物的长期安全性尚未完全证实;当患者存在高血压、肝功损害、深静脉血栓、脑卒中等疾病时应禁用。

2)孕激素:无严重高雄激素血症和代谢异常的患者可选用孕激素后半周期疗法或孕激素缓释阴道避孕环,用药期间可能出现阴道异常出血。但子宫内膜癌等的预防目前尚缺乏孕激素治疗对PCOS患者子宫内膜保护作用的证据。

3)二甲双胍:二甲双胍可增加机体对胰岛素的敏感性,降低BMI、改善胰岛素抵抗、高雄激素血症和月经紊乱等。起始剂量一般为250～500mg/d,再根据病情调整用量。其不良反应包括恶心、腹泻等胃肠道症状,使用期间需监测肾功能,避免肾功受损及乳酸性酸中毒。

在辅助生殖方面,二甲双胍还可降低PCOS患者发生卵巢过度刺激综合征(Ovarian Hyper-stimulation Syndrome,OHSS)的风险(70%～80%)。有研究发现孕期服用二甲双胍可减少PCOS患者的流产及早产风险。其他胰岛素增敏剂尚缺乏相应的系统研究,指南暂未作为推荐用药。

4)他汀类药物:PCOS患者可能合并脂代谢异常且存在心血管疾病的风险,故他汀类药物可能使患者获益,相关证据表明:此类药物可改善PCOS患者的血脂水平,但可能有损糖代谢,目前尚未纳入指南。

(3)有生育要求患者

1)氯米芬:氯米芬(Clomiphene citrate,CC)是PCOS促排卵的一线用药,其作为选择性雌激素受体调节剂可通过阻断雌激素对下丘脑和垂体的负反馈作用,刺激内源性FSH分泌,促进卵泡生长。使用后排卵率为60%～85%,妊娠率为30%～40%。CC的用法:自然或人工月经周期的第五日起,50mg/d,共5

日。若无排卵则每周期增加 50mg/d 至 150mg/d,过程中可使用 B 超监测卵泡发育,卵泡直径达 18～20mm 时可予 HCG5000～10 000IU 诱导排卵。在接受 CC 治疗并成功妊娠的人群中约 50%,其 CC 剂量为 50mg/d;约 20%～25% 的患者 CC 剂量为 100mg/d;约 10% 的患者 CC 剂量为 150mg/d。CC 使用过程中可出现血管舒缩性潮热、视觉症状等不良反应,且可能增加患者卵巢肿瘤发生的风险,推荐 CC 治疗周期≤6 个。

有证据表明:与单用 CC 相比,CC 与二甲双胍联用可增加 PCOS 患者的排卵率、妊娠率和活产率;对 CC 抵抗的患者,联用二甲双胍后可改善其排卵率。二甲双胍还可使高龄或肥胖患者获益。

2) 来曲唑:芳香化酶抑制剂来曲唑(letrozole,LE)可阻断雌激素生成,解除对性腺轴的抑制作用,促使促性腺激素分泌,并阻断雄激素向雌激素转化,使卵泡内雄激素积聚,上调 FSH 受体水平,促使卵泡发育,且卵泡内积聚的雄激素可上调胰岛素样生长因子 1(insulin growth factor-1,IGF-1)等的表达,提高卵巢对激素的敏感性。LE 的排卵率、活产率优于 CC,多胎妊娠率低于 CC,可能成为 PCOS 促排卵的一线用药。用法:自月经第 2～6 日开始使用,起始剂量 2.5mg/d,连用 5d,若卵巢无反应则逐渐增加剂量(每次递增 2.5mg/d),最大剂量为 7.5mg/d。

3) 促性腺激素:用于 CC 抵抗患者,是 PCOS 不孕患者促排卵的二线治疗方案。现有文献报道:促性腺激素排卵率为 70%～90%,每周期的妊娠率为 20%～25%,主要采用小剂量(follicle-stimulating hormone,FSH)递增方案:FSH 起始剂量为 50～75IU/d,注射 14 天卵巢无反应增逐渐增加 FSH 用量,7 天为一观察期;递增剂量约为前次剂量的 50%,最大应用剂量不超过 225IU/d;建议≤6 个排卵周期。使用过程中需监测血液相关指标和卵泡发育,避免多个卵泡同时发育致 OHSS。OHSS 的发生与多种因素相关,可能由 HCG 的应用触发,其发生率约为 0～5%。

4) 卵巢打孔术:腹腔镜下卵巢打孔术(laparoscopic ovarian drilling,LOD)可破坏卵巢间质,调节性腺轴功能,下调血液中 LH 和雄激素的水平,对卵巢创伤和形成粘连的风险较小。对克罗米芬抵抗的 PCOS 患者,80% 术后可恢复排卵;与使用促性腺激素的患者相比,卵巢打孔术在流产率、活产率等方面无明显不利影响;术后多胎妊娠率也较低。相关 Meta 分析发现:LOD 和促性腺激素对排卵的影响并无明显差异。

5) 体外受精:体外受精(in vitro fertilization,IVF)主要用于促性腺激素治疗失败或其他患者。妊娠率可达 40%～50%。主要不良反应包括多胎妊娠和卵巢过度刺激等。

(二) 异常子宫出血

异常子宫出血(abnormal uterine bleeding,AUB),指任何超出正常月经范围的出血,包括出血的体积、持续时间、规律或频率等。既往文献中报道的功能失调性子宫出血(dysfunctional uterine bleeding)主要指无全身性或局部结构异常因素导致的子宫出血;是因生殖内分泌轴功能紊乱造成的异常子宫出血;是一种排除性诊断,目前已不推荐使用。

目前异常子宫出血虽有很好的定义和分类,但因出血这一临床表现较复杂,临床诊治中常常面临很多难题。有研究报道:门诊妇科病人中有 1/3 是因异常子宫出血而就诊;在围绝经期和绝经后期,这一比例可高达 70%;异常子宫出血是妇科最常见也是最重要的一种主诉。需要仔细分析,明确病因,恰当处理。FIGO 和 ACOG 推荐采用 PALM-COEIN(Polyp,Adenomyosis,Leiomyoma,Malignancy and hyperplasia,Coagulopathy,Ovulatory dysfunction,Endometrial,Iatrogenic,and Not yet classified)诊断系统用于 AUB 的病因诊断,按器质性和结构性病因及全身性、功能失调性等病因进简单分类,利于临床诊治。详细病史、体格检查和辅助检查有助于完成恰当的诊治。但异常子宫出血的诊治仍面临许多困难,主要涉及风险评估及治疗风险。

异常子宫出血面临的临床问题远没有定义和分类系统那么容易。有时病人存在多种病因,如可能同时存在子宫肌瘤、腺肌症、及排卵障碍等,年龄可能是育龄期,但患者可能已处于围绝经期;给临床诊治带来很多困难。循证医学给我们提供了很好的分解问题,解答疑问的方法,只要按照临床循证实践的"五部曲"进行,就能解决患者面临的问题。针对异常子宫出血的情况准确提出问题;采用科学的检索方法,进行全面、系统的文献检索,严格评价收集到的证据,恰当评估疾病风险和利弊后,结合患者意愿,将优选的最佳临床证据恰当的用于临床实际,最后对用后的效果及时和恰当评价,最终完成临床诊治。

例 5. 异常子宫出血

1. 背景　异常子宫出血是常见的妇科主诉,病因多样,患者可能存在多种病因,不恰当的诊治可能延误病情,影响患者预后。我们应用循证理念,结合患者情况和意愿,科学合理制订治疗决策。

2. 临床病例　患者,女,39 岁,G1P1,月经量多 1 年,有子宫肌瘤病史 3 年。症状:月经周期基本规律。近 1 年月经周期缩短,由 30 天缩短至 27 天,经期延长,由 5 天延长至 10 天。月经早期仅为阴道少量暗褐色血性分泌物,第 3 天开始出现明显月经血流出。查体:轻度贫血貌,专科查体:月经第 8 天,宫颈外口见少量暗褐色血性分泌物,子宫约 2 月孕大小,子宫前壁扪及约 4cm 大小突起,表面光滑,质中,无压痛,余查体未见异常。辅助检查:经阴道彩超提示:子宫内膜厚度 0.6cm(单层),子宫增大,前壁增厚,肌壁间查见 4.3cm × 2.6cm × 2.5cm 大小肌瘤,血常规提示:HGB:98g/L。

3. 检索策略及指南学习 首先按 PICO 原则进行拆分和处理,明确诊断是我们选择恰当治疗方式的关键,针对该患者的异常子宫出血的情况,我们应该按照 FIGO 的基本诊治原则对病因进行分类分析,即通过 "polyp, adenomyosis, leiomyoma, malignancy and hyperplasia, coagulopathy, ovulatory dysfunction, endometrial, iatrogenic, and not yet classified(PALM-COEIN)" 进行分析,由于病人有子宫肌瘤病史三年,年龄在 38 岁,其属于育龄期女性,但也属于围绝经期女性,因此,我们在无法明确界定的情况下应该同时纳入进行分析。针对患者的情况,看似子宫肌瘤是可能的原因,但是由于同属围绝经期,因此,内膜的病变是不容易忽视的,而我们更加关注患者是否合并内膜的病变,因此诊断性刮宫用于诊断是我们重点考虑的诊断手段,其同时也是重要的止血手段,是我们针对患者的情况,尤其是处于围绝经期女性最重要的诊治异常子宫出血的方式。作为对照方式,对育龄女性和围绝经期女性,孕激素是最主要的止血手段之一。根据该患者的情况,我们提出问题,细化检索和问题分析策略。首先明确研究对象。本例患者近 39 岁,月经周期基本规律。但其月经周期较正常存在差异,有类似无排卵的情况,提示可能存在围绝经期的情况,因此我们问题针对育龄期和围绝经期女性的子宫异常出血,而针对干预措施,我们考虑诊断性刮宫,其不仅对明确诊断,对治疗也是必不可少的重要方式,对照选择孕激素处理,因其也是针对异常子宫出血的主要处理方式,疗效评估主要着眼于诊断性刮宫的安全性、有效性和止血效率。

P:育龄期女性,围绝经期女性

I:诊断性刮宫

C:孕激素

O:诊断性刮宫的准确性、安全性及止血效率。

根据以上 PICO 原则我们制定检索策略,对 AUC 的相关指南和对照试验进行分析,通过对文献的分析及对证据的等级评价,明确了宫腔镜下进行诊断性刮宫是对患者最为有效和安全的策略。再将循证结果与患者进行了详细沟通和交流,患者同意进行宫腔镜下诊断性刮宫,再根据病理结果进行下一步诊治。患者分段诊刮结果提示:增生期宫内膜。根据患者诊断性刮宫的组织病理学结果,我们再次检索文献,并分析检索到的文献和指南,明确孕激素是有效和安全的治疗

手段。再次与患者交流循证结果后,患者同意采用孕激素进行治疗。

4. 随访观察及后效评价 治疗 3 月后,患者月经周期规则,经量正常,无异常出血。随访半年,患者再次行宫腔镜下分段诊刮术,术后病理检查提示:增生期宫内膜。

5. 思考 循证临床实践中很多疾病虽有较多指南和系统评价详细阐述一些问题,规范并给出部分问题治疗建议。但因系统评价,尤其是好的系统评价依赖优质 RCT 支持,而大部分临床情况因伦理等问题缺乏 RCT 的试验支持,故常常无法得出确定结论。即便有 RCT,常常为单一因素,而临床患者常并存多种因素异常。故循证临床实践中,①除充分熟悉指南和高质量的系统评价等重要资料外。②如何针对具体问题,尤其是多因素甚至治疗矛盾的情况下;如何根据患者具体情况,合理评价患者的风险。③结合患者意愿,准确合理的提出问题,获得最佳的循证证据用于实践中才是真正提高临床医师循证实践的有效方法。④循证过程大多不是一蹴而就,有时可能会由于诊断结果或者其他问题需要再次分析问题,再次检索并结合患者意愿继续医患交流,使循证证据能够真正得到患者的支持并结合患者意愿恰当应用于临床实际之中,得出对患者最恰当和合适的诊治策略。⑤循证临床实践是一个不断完善和提高的过程,绝非简单的"照章办事"。

第四节　循证妇产科学实践面临的问题及挑战

循证医学倡导的"谨慎、准确和明智地应用当前所能获得的最佳的研究证据,结合医生个人专业技能和多年的临床经验,考虑患者的意愿和价值,将三者完美地结合起来制订出患者的最佳治疗方案"理念已获全球医学界普遍共识。在妇产科领域用循证医学观点来指导临床实践的思维已越来越多的影响到临床工作者。但仍需承认的是:尽管目前循证医学在世界范围内已被普遍共识,我国循证医学中心已于 1997 年成立,循证医学的推广仍面临许多问题和挑战。在妇产科学临床实践、教学及科学研究中实施和推广循证临床实践依然面临很多实际问题。循证医学信息资源非常丰富,但庞杂分散、良莠不齐;信息检索模式日益多样化,检索平台各不相同。繁忙的妇产科医生时间有限,收集和选择循证医学信息资源存在困难。如何便捷地利用最优证据解决实际临床问题,如何培养新时代的妇产科医生具备循证意识、循证思维和循证能力,是全球妇产科工作者共同面临的挑战。

一、循证实践条件

1996 年循证医学的创始人之一 David Sackett 教授指出,"循证医学是慎重、准确和明智地应用当前最佳的临床研究证据,对个体病人的医疗做出临床决策"。即基于现有最好证据,兼顾经济效益和价值取向,进行医学实践。

1. 临床妇产科医生工作压力大空余时间少 妇产科病人就诊时往往病情十分危重,需要医生快速对病情做出准确判断并积极地做出相应处理。妇产科医生往往首选经验措施。不太可能再收集和选择循证最佳证据。据国外文献报道,阻碍循证临床实践的因素主要为:①临床医务人员没有足够的时间检索文献;②大多数临床医生缺乏文献检索的技巧;③缺乏时间比缺乏检索技巧更加突出。

2. 患者充分知证后作出选择 循证临床实践要求医生除需结合患者自身病情外,还应结合考虑患者个人的生育需求、既往妊娠经历及一般身体状况等并结合现有循证医学理论及研究证据,详细告知患者目前可供选择的治疗方案及其可能导致的风险和后果,让患者充分知证后作出选择,从而达到治疗效果和患者满意度双赢的目标。这就需要广大妇产科医生除在平时工作中积极积累经验,更需要利用闲暇时间充分了解本学科循证医学发展的最新动态。因此,学会系统检索资源,利用循证医学信息是妇产科医生的必备技能。医院管理者也需为临床妇产科医生创造开设循证医学教育课程,组织学习各种疾病的最新治疗进展,如利用晨会或其他休息时间积极开设学科进展课程,组织妇产科临床医生共同学习相关进展,积累循证医学证据以用于实践的机会和条件。

3. 有效利用检获信息 妇产科医生该如何有效利用检获信息,去伪存真是亟待解决的问题。循证妇产科实践在实施过程中很大程度上受限于目前有限的医疗资源,使循证妇产科实践面临巨大挑战。即使医生具备妇产科循证思维,但患者的个人诉求及社会经济因素在很大程度上可能影响到医生的诊疗建议。这就要求妇产科医生将实际情况和循证理念有机结合,力争为每位患者制订出最适宜的治疗方案。希望政策制定者也要不断完善我国现有的医疗体制,让每一位患者都能得到最适合其需求的医疗服务。

二、循 证 意 识

我国现阶段具备循证思维能力的妇产科医生不多,可能原因如下:①妇产科医生从业者教育水平良莠不齐,具备循证医学意识的医生多集中于大医院,而基层医生欠缺循证意识。②国情限制,我国目前妇产科从业者严重不足,妇产科医师劳动强度高、心理压力大,多数人仅以完成本职工作为要务,对工作中所发现的问题没时间和精力去循证,只能以经验论处,阻碍了临床证据的生产与转化;③很大部分妇产科医生对工作中的问题有积极解决的态度,但缺乏针对问题查证用证和创证用证的方法和条件。

循证意识欠缺对妇产科临床实践影响深远。急需医学教育工作者和妇产科临床医生共同努力,从基础医学人才的培养开始即改变原有教学理念的不足,摒弃既往经验教学的弊端。如果在妇产科基础人才的培养过程中不重视循证意识的培养,将影响学生今后工作中循证医学实践的开展,甚至大大影响其今后临床工作能力的提高。尤其针对病人数量巨大、疑难重症繁多、病情变化迅速、疾病表现复杂多样的妇产科,培养临床医生具备循证意识至关重要。

三、查证用证能力

现代妇产科医生除临床能力、沟通能力、反应能力及学习能力外,还必须具备针对临床问题查证用证的能力。妇产科学涉及妇科肿瘤、妇科泌尿学、普通妇科学、生殖内分泌、计划生育、普通产科、病理产科等多个三级学科。既往的高等医学教育一直沿袭传统教学模式,注重知识传授,忽视学习方法的传授及学生素质的培养。培养出来的医学生基础理论和基本技能较好,但综合分析、解决问题的能力不够,缺乏创新精神和创造能力,自我学习、更新知识的能力不足。在处理妇产科临床问题时,不能及时应用一些好的治疗措施,造成有限卫生资源不必要的浪费。妇产科教学过程中,除培养临床技能外,更需要培养其具备妇产科循证思维的综合能力,即:系统规范检索文献和严格标准评价文献,自主学习,整合信息和科学判断证据对当前患者适用性的能力。

1969 年循证学习和改善教学方法最早在加拿大 McMaster 大学使用。1993 年,在爱丁堡世界医学教育高峰会议中,推荐循证医学的教学方法。美国目前已有约 60%～100% 的课程使用了循证医学的教学方法,以培养新时代的医学生具备循证能力。2002 年起,我国各大医学高校也逐渐将循证医学的教学理念渗透到教学实践当中。将循证医学引入妇产科临床教学过程中,对培养未来妇产科医生的临床决策能力,以更好地为广大患者服务具有深远的意义。

四、创 证 能 力

循证医学不仅指导了妇产科临床实践,为医疗决策提供了可靠且准确的科学证据,也为妇产科学的创新提供了获取信息、科研设计、实验和应用等方面的科学方法与手段。循证的基础是高质量证据，而不断更新的方法学和各种规范是保证证据质量的基础。知识创新的过程蕴涵在不断循环往复的科学研究过程中。发现问题是知识创新的起点，知识积累达到一定程度，实现质的飞跃，即知识创新。

只有不断创新知识，才能解决医学难题，不断为循证医学提供最新的客观而可靠的证据，促进循证医学的发展，为今后的研究奠定基础，为人类提供最佳医疗服务。知识创新与循证医学相互联系，相互促进，共同发展。循证医学为知识创新提供信息及研究方法，是知识创新的基础，而知识创新的成果又为循证医学的发展提供源泉，得出的新结论又为循证医学提供新的证据。

五、证据数量、质量、可获取性

循证医学在妇产科领域已经为卫生决策者提供了客观的、也是最重要的一种卫生决策方法，即根据最佳的"证据"来解决医疗卫生领域面临的问题。产生了新的临床决策模式——循证妇产科临床决策模式。循证医学是最佳研究证据、医师临床实践及患者价值三者的结合，最佳证据来自于医学基础研究和以患者为中心的临床研究。其学术思想、研究方法和研究结果对指导政府的卫生决策和医学教育，指导医师临床实践和科研都具有重要意义。

妇产科循证医学的证据来源包括原始研究数据及二次研究数据，原始研究数据较多，而二次研究数据如系统评价、临床决策分析及证据评价手册等也都是临床妇产科医生可以应用的证据来源。但临床证据来源不一，可信程度也参差不齐，可靠程度不一，由此得出的临床建议的效力亦不相同。因此，Suzantle Fletcher 和 Dave Sackett 在 20 年前就创立了"证据分级"和"建议等级"，随后全球先后有多个组织制定了证据的分级（详见本书第 3 章）。不可否认科研证据已成为妇产科临床决策中不可或缺的一部分，但要使科研证据得到广泛接受和临床应用尚需进一步努力。尽管目前许多大型妇产科医院与医疗卫生机构正在努力将科研证据付诸于临床实践，但为患者制定的治疗方案大多不是完全依据当前可得的证据。将循证医学证据用于临床实践，广大妇产科医生任重而道远。

第五节　循证医学促进妇产科学临床实践的提高与发展

一、促进妇产科医生知识更新及能力素质的提高

妇产科临床工作中，医生们会遇到靠以往知识和

经验不能解决的问题。可请教上级医生或查找资料等途径寻找答案，但上级医生不可能回答全部问题。每年在各种生物医学杂志上发表的文章多达 200 余万篇，医生们不可能在繁忙的临床工作之余全部翻阅这些期刊、杂志的有关文章。即使查到了，也可能缺乏科学的方法对大量不同结论的资料进行分析评价，以获取有用的知识，并用于临床实践，解决新的问题。循证医学的兴起为解决上述问题，提高临床医生素质，改进疾病的诊断、治疗、预防等提供了科学依据。

更重要的是开展循证医学有利于我国整体医疗服务水平和质量的不断提高。我国幅员辽阔，人口众多，各地卫生资源配置不均衡，医疗服务存在很大的地域性差异，各地疾病谱构成不同，医疗工作者的素质和水平也存在着很大差异。循证医学为我们提供了解决这一问题的途径。

二、促进妇产科临床医学决策的科学化

临床决策（clinical decision-making）是医务人员在临床实践过程中，根据国内外医学科研的最新进展，不断提出新方案，充分评价不同方案及其与传统方案间的风险和利益后选取最佳方案付诸实施，以最大限度地保障患者权益，减少临床实践及卫生决策失误，提高疾病诊疗水平的过程。也是将高质量证据与个体患者具体情况相结合、使理论与实践统一的过程。

简单的临床决策，如常见病的门诊处理，常规性诊断、治疗方案，多可凭临床经验或在相关诊疗指南帮助下做出；复杂的临床决策，如疑难病例的确诊方案，风险大或费用高的治疗措施的采取，单凭经验不够。面对患者的复杂病情，只有对各种决策的可能结局及其发生概率有较清晰的了解，或能做出近似的估计，对各种可能决策的利弊得失经过权衡比较，才能做出合理的决策。

为了提高临床决策的科学性，必须以现代循证医学所提供的相关概率数据为基础，遵循循证医学决策模式，在科学证据基础上，结合医师的临床经验，并吸收患者参与，共同决策。在循证基础上，考虑患者具体情况，主要是与转归结局密切相关的条件、因素，如本院的诊治水平，患者的年龄、性别、主要危险因素水平等，及患者意见，对概率做出切实的调整后，应用策略论和概率论为理论基础，经过必要的计算、分析，使复杂临床问题数量化、明确化，从中选出最佳行动方案。

第一个循证医学经典研究来源于妇产科。1987 年世界循证医学之父 Archie Cochrane 的系统评价结果表明，先兆早产的母亲使用氢化可的松可使早产儿死亡率下降 30%～50%。推广后不仅避免了欧洲成千上万的早产儿死亡，同时降低了不必要的卫生资源消耗

（该项评价结果的森林图因此成为 Cochrane 协作网的标志图标）。Cochrane 的系统评价第一次以不争的事实展示了循证医学在指导临床决策中的巨大作用。循证医学是近年国际临床医学界倡导的学科方向之一，认为任何医疗决策都应基于客观的临床科学依据，按照可靠的证据作出正确的诊断和治疗决策，有目的地、正确地运用当前可得的最佳、最新证据来指导对病人的诊断治疗，通过正确利用和合理分析临床资料，规范医疗服务行为，为病人提供安全、可接受、有效和价有所得的医疗服务。

三、促进妇产科临床诊疗程序标准化

根据循证医学的要求，疾病的诊断、治疗标准，疗效、转归判定标准等都要以临床试验研究为证据。通过这些证据，证明某种诊疗手段的有效性及在成本-效益比上的合理性。目前，发达国家已经将随机对照临床试验研究及其系统评价作为制定医疗技术标准的主要依据。多种疾病治疗的标准、规范化研究，完全遵循了循证医学的观点及方法。随着医学水平的进步及人们对疾病研究的发展，也逐步修正了一些已有的认识，并提出了更有效的治疗方案。

2001 年开始，英国皇家妇产科学院以循证证据为基础先后总结出版了月经过多的初步治疗、肩难产指南、产科输血指南、前置剖宫产再次妊娠指南等一系列临床诊疗指南。这些既是反映科学研究及技术进步的新成果，又能与长期临床实践经验相结合，成为具有普遍性与规律性的医疗实践经验总结。我国循证医学的起步虽略晚，但经过 21 年的发展与总结，进行大规模临床试验，已在多种疾病的治疗中已逐步形成了目前最佳推荐治疗方案与治疗指南。

循证医学的出现不是取代原来的经验医学，而是提供了更科学的临床证据，推动临床实践更完善、更科学、更经济。循证医学用科学的方法评估研究证据的质量和可转化性，学术证据必须接受临床实践的检验。最可靠的证据是纳入设计良好的随机对照试验的系统评价或 Meta 分析。

借助循证医学的研究方法，强调以大样本、随机对照试验及其结果作为系统评价某项诊断、治疗手段的依据，确立诊疗方案，以保证医疗技术标准的先进性和科学性。通过临床实践，进一步验证、修订、补充和完善，促进了妇产科临床诊疗程序的标准化。

四、改善患者预后，提高患者满意度

循证医学证据要求真实、可靠，有证可循。它包括医学科研、临床实践活动中取得的证据及流行病学的各项统计数据，也包括最新的医学科研成果。循证医学有助于促进当前可得最佳研究证据、妇产科医生的专业知识和临床经验，以及患者意愿完美结合。综合考虑同一种疾病、不同种族、不同性别、不同年龄、不同病程、不同地域、不同经济水平、不同等级医院及医生的经验等因素影响，循证为患者优选出最佳治疗方案，让患者获得当前可得最满意的服务。

循证医学的发展使其逐渐为越来越多的妇产科医生、妇幼保健工作者所接受，妇产科急需的、可供使用的临床证据源源不断的生产出来。临床医生有更多的机会了解证据、使用证据，并从这些宝贵的资源中受益，不断提升业务水平。广大患者也通过妇产科医生业务水平提高、临床决策科学化、诊疗程序标准化，大大提高了其疗效和安全性，减少了不必要的费用和医疗纠纷，大大提高了就诊满意度，成为循证医学的最大受益者。

（许良智　孔令伶俐　杨志兰　殷维瑶　张郡　罗云瑶　马亚仙　周坤燕　张静　谯小勇　单丹　唐露）

参 考 文 献

1. 熊庆,方芳.循证医学在妇产科领域应用的现状和问题.中华妇产科杂志,2005,40(8):505-507
2. Neoadjuvant Chemotherapy for Cervical Cancer Meta-Analysis Collaboration. Neoadjuvant Chemotherapy for locally advanced cervix cancer. Cochrane Database Syst Rev,2003,(2):CD001774
3. Tzioras S,Pavlidis N,Paraskevaidis E,et al. Effects of different chemotherapy regimens on survival for advanced cervical cancer: systematic review and Meta-analysis. Cancer Treat Rev,2007,33(1):24-38
4. ACOG. Practice Bulletin No. 130:prediction and prevention of preterm birth. Obstet Gynecol,2007,110:405-415
5. American College pf Obstetricians and Gynecologists, Committee on Practice Bulletins-Obstetrics. ACOG practice bulletin no. 127:Management of preterm labor. Obstet Gynecol,2012,119:1308-1317
6. Fournier A,Berrino F,Clavel-Chapelon F. Unequal risks for breast cancer associated with different hormone replacement therapies: results from the E3N cohort study. Breast Cancer Res Treat,2008,107:103-111
7. WHO. Human papillomavirus vaccines:WHO position paper. http://www. who. int/wer
8. Saslow D, Andrews KS, Manassaram-Baptiste D, et al. Human papillomavirus vaccination guideline update:American Cancer Society guideline endorsement. CA Cancer J Clin,2016,66(5):375-385
9. World Health Organization(WHO). As of 12 April 2016 map production immunization vaccines and biologicals (IVB)[DB/OL]. WHO/IVB Database
10. Rob L,Halaska M,Robova H. Nerve-sparing and individually tailored surgery for cervical cancer. Lancet Oncol,2010,11(3):292-301
11. Sutton GP,Bundy BN,Delgado G,et al. Ovarian metastases in stage IB carcinoma of the cervix:a Gynecologic Oncology Group study. Am J Obstet Gynecol,1992,166(1):50-53
12. Forrest J,Presutti J,Davidson M,et al. A Dosimetric Planning

Study Comparing Intensity-modulated Radiotherapy with Four-field Conformal Pelvic Radiotherapy for the Definitive Treatment of Cervical Carcinoma. Clinical Oncology,2012,24(4):63-70

13. Fokdal L,Sturdza A,Mazeron R,et al. Image guided adaptive brachytherapy with combined intracavitary and interstitial technique improves the therapeutic ratio in locally advanced cervical cancer: Analysis from the retroEMBRACE study. RadiotherOncol,2016,120 (3):434-440

14. Hwang YY,Moon H,Cho SH,et al. Ten-year survival of patients with locally advanced, stage ib-iib cervical cancer after neoadjuvant chemotherapy and radical hysterectomy. Gynecol Oncol,2001,82(1): 88-93

15. Eifel PJ,Winter K,Morris M,et al. Pelvic irradiation with concurrent chemotherapy versus pelvic and para-aortic irradiation for high-risk cervical cancer:an update of radiation therapy oncology group trial (RTOG) 90-01. J Clin Oncol,2004,22(5):872-880

16. Lurain JR. Gestational trophoblastic disease I:epidemiology, pathology,clinical presentation and diagnosis of gestational trophoblastic disease,and management of hydatidiform mole. Am J Obstet Gynecol,2010,203(6):531-539

17. Denny L,M Quinn. FIGO Cancer Report 2015. Int J Gynaecol Obstet,2015,S75

18. Sebire NJ,Foskett M,Short D,et al. Shortened duration of human chorionic gonadotrophin surveillance following complete or partial hydatidiform mole:evidence for revised protocol of a UK regional trophoblastic disease unit. BJOG, 2007, 114 (6) 760-762

19. Costa HL,DoyleP. Influence of oral contraceptives in the development of post-molar trophoblastic neoplasia—a systematic review. Gynecol Oncol,2006,100(3):579-585

20. Adewole IF,Oladokun A,Fawole AO,et al. Fertility regulatory methods and development of complications after evacuation of complete hydatidiform mole. J Obstet Gynaecol,2000,20(1) 68-69

21. Curry SL,Schlaerth JB,Kohorn EI,et al. Hormonal contraception and trophoblastic sequelae after hydatidiform mole (a Gynecologic Oncology Group Study). Am J Obstet Gynecol,1989,160(4):805-809

22. Lawrie TA,Alazzam M,Tidy J,et al. First-line chemotherapy in low-riskgestational trophoblastic neoplasia. Cochrane Database Syst Rev,2016,9(6):CD007102

23. McNeish IA,Strickland S,Holden L,et al. Low-risk persistent gestational trophoblastic disease:outcome after initial treatment with low-dose methotrexate and folinic acid from 1992 to 2000. J Clin Oncol,2002,20(7):1838-1844

24. Lurain JR. Gestational trophoblastic disease II:classification and management of gestational trophoblastic neoplasia. Am J Obstet Gynecol,2011,204(1):11-18

25. Ahamed E,Short D,North B,et al. Survival of women with gestational trophoblastic neoplasia and liver metastases:is it improving? J Reprod Med,2012,57(5-6):262-269

26. Newlands ES,Holden L,Seckl MJ,et al. Management of brain metastases in patients with high-riskgestational trophoblastic tumors. J Reprod Med,2002,47(6):465-471

27. Crawford RA,Newlands E,Rustin GJ,et al. Gestational trophoblastic disease with liver metastases:the Charing Cross experience. Br J Obstet Gynaecol,1997,104(1):105-109

28. Alifrangis C,Agarwal R,Short D,et al. EMA/CO for high-riskgestational trophoblastic neoplasia:good outcomes with induction low-dose etoposide-cisplatin and genetic analysis. J Clin Oncol,2013,31(6):280-286

29. Tunçalp O,Souza JP,Gülmezoglu M. World Health Organization. New WHO recommendations on prevention and treatment of postpartum hemorrhage. Int J Gynaecol Obstet,2013,123(3):254-256

30. Hogan MC,Foreman KJ,Naghavi M,et al. Maternal mortality for 181 countries,1980-2008:a systematic analysis of progress towards Millennium Development Goal 5. Lancet, 2010, 375 (9726):1609-1623

第 13 章　循证儿科实践

第一节　循证儿科学概述

一、儿科学中循证医学的产生和应用背景

儿科学是研究从胎儿至青春期儿童的生长发育、身心健康和疾病防治规律的临床医学,属于临床医学的二级学科。人体发育阶段(即胎儿至青春期)中所有的健康和卫生问题都属于儿科学范畴。其研究内容主要包括发育儿科学、预防儿科学、临床儿科学、康复儿科学等 4 个方面。循证儿科学就是以临床研究所得的科学证据为基础,用于儿科临床、教学及科研的各方面,对儿科遇到的有关病因、诊断、治疗、预防及预后等问题,通过循证医学实践的 5 个步骤进行,同时在尊重儿童的监护人和/或有自主决策能力儿童的选择下,权衡利弊后作出科学的决策。

循证儿科学实质是伴随循证医学产生、发展并最终用于指导儿科临床实践。20 世纪 70 年代,著名英国流行病学家兼内科医师 Archie Cochrane 等流行病学家经过大量调查工作后提出只有<20%的临床诊治措施被证明有效而非有害,呼吁临床实践需要基于证据。Cochrane 在其著作《效果与效力:健康服务中的随机反映》中明确指出"由于资源终将有限,因此应该使用已被恰当证明有明显效果的医疗保健措施",并特别强调"应用随机对照试验证据之所以重要,是因为它比其他任何证据来源更为可靠"。1979 年 Cochrane 又进一步提出"应根据特定病种/疗效将所有相关的随机对照联合起来进行综合分析,并随着新的临床试验的出现不断更新,从而得出更为可靠的结论",开创性讨论了医疗保健如何才能做到疗效与效益的统一和共同发展。Cochrane 的这些观点很快得到了临床医生的认可和支持,并随之将其付诸实践。到了 80 年代,许多人体大样本随机对照试验研究结果显示,一些过去认为有效的疗法,实际上是无效或者利小于弊,而另一些似乎无效的治疗方案却被证实利大于害,应该被临床推广。

例 1,Cochrane 协作网标志采用的一项系统评价 Meta 分析图,即 1 项与儿科密切相关的研究,该研究的 Meta 分析图表示价廉的皮质类固醇、短程疗法治疗先兆早产孕妇的 7 篇 RCT 系统评价的结果。1972 年发表的有关该疗法的第一篇 RCT,10 年后已有的 RCT 经系统评价得出较强证据支持皮质类固醇能降低早产儿死于发育不成熟并发症的风险。至 1989 年,已有 7 篇相关的 RCT 报道,使原有系统评价证据进一步加强。在已有的 7 个 RCT 中的 5 个 RCT 研究结果显示接受皮质类固醇治疗组(试验组)与接受安慰剂治疗组(对照组)比较,其疗效无统计学差异,另 2 个 RCT 研究结果显示条接受皮质类固醇治疗组与接受安慰剂治疗组比较,能降低早产儿死亡率。仅据单个试验结果难以肯定该疗法是否有效,将 7 个 RCT 合并后的结果表明皮质类固醇治疗先兆早产有效,能降低早产儿死亡率。但 1989 年以前,由于没有针对上述 RCT 的系统评价发表,早期研究证据并未立即在当时的临床上得到广泛的推广应用,最长延后了 20 年,多数产科医生并未认识到这一疗法的显著疗效,导致成千上万早产儿死亡和高额医疗费用。

例 2,20 世纪 70 年代就有儿科医生认识到婴儿呈俯卧位姿势睡眠是婴儿猝死综合征发生的主要危险因素,之后陆续的观察性研究发现婴儿呈俯卧位姿势睡眠发生婴儿猝死综合征的风险是侧卧和仰卧睡眠的 3 到 9 倍。但早期证据也未在当时获得临床医生的关注,并且伴随俯卧姿势睡眠在欧美洲和新西兰的广泛推崇,婴儿猝死综合征发生率增加。

例 3,人们从一开始发现冷冻手术能有效治疗早产儿视网膜病变以挽救视力的惊喜,到充分认识并全面评估该手术的价值和手术时机的选择,期间对该手术的评估和再研究也经历了 25 年。

二、循证医学和儿科学结合的必要性及现状

循证医学在儿科学中产生和使用的背景说明,一个人性化的医疗保健系统,尤其是针对儿童而言,不仅要满足患儿及家长想要充分知晓所有与自身状况相关

信息(包括诊断、治疗、护理、和预后)的期望与权利;患儿及家长更想确定医生是否充分了解他们为患者推荐的诊断或治疗方法的价值和利弊。如果医生不是"基于"研究的证据和证据的质量,单凭个人经验和价值观,很难做到让患者获得"当前最优"的医疗服务,也难以暴露"当前最佳"证据的不足,这也是循证医学必须与儿科学结合的必要性所在。

目前,循证儿科学落实到临床实践中主要为两个分支,①在起草临床实践指南和其他人口政策时坚持对证据的真实性做出明确评价;②将流行病学方法/循证医学方法学引入到医学教育和针对个体病人的决策中,即每一位临床儿科医生都应知晓如何根据临床所遇到的实际情况,提出并构建问题、针对特殊的问题查询临床证据并评价证据的真实性、可靠性,再将评价后的研究证据,根据病人的特点,用于临床实践,并评价和反馈应用效果。也就是循证医学实践的5个步骤。

自1999年创建至2016年,英国国家临床诊疗与服务优化研究所(National Institute for Clinical Excellence,NICE)制定了30个与新生儿和婴幼儿相关的循证指南、建议、标准及路径,123个与儿童和青少年相关的循证指南、建议、标准及路径,并定期更新。到2016年为止,联合国及世界卫生组织已制定了>100个与新生儿和婴幼儿相关的循证指南或建议,>150个与儿童和青少年相关循证指南或建议。2008年11月,我国的《中国0至5岁儿童病因不明的诊断处理指南》(标准版)为国内儿科领域首次采用证据分级方法制定的循证指南,2014年9月正式采用最新的证据质量评价方法更新。此次更新更是严格按照循证指南制定的原则、方法和步骤,并将指南制定的整个过程公开透明,于2016年4月底发表在《中国循证儿科杂志》,题目为《中国0至5岁儿童病因不明急性发热诊断和处理若干问题循证指南》(标准版),成为国内儿科领域循证指南制定发展的里程碑。尽管如此,国内现有与儿童相关的循证指南数量和所覆盖的专业领域仍远远不能满足临床工作的需求。

循证医学教育也在世界各地普遍开展起来。加拿大、美国、英国和澳大利亚最早在临床医学院创开循证医学教育课程。至2009年,英国已有超过一半的临床医学院为学生提供循证医学培训,但各医学院培训的方法和内容差异很大,且因缺乏可以教授循证医学的老师,也受教程安排时间限制,教学效果并不理想。除医学院课程培训以外,国外还创建了许多循证医学团体或机构并通过互联网帮助临床医生方便获得经循证医学方法评价过的证据,如20世纪90年代建立的"UpToDate"和"Cochrane library",里面有大量儿科领域与临床问题紧密相关的系统评价。2005年,美国39个州的调查显示97%的住院医生培训纳入了循证医学教育,也包括儿科住院医生,56%的住院总医生能完成循证医学实践。近两年,美国一些大型教学医院采用与医学院图书馆联合的方式培训住院医生进行循证医学实践,帮助儿科住院医生将理论知识整合应用到有意义的临床实践中,取得很好的效果。还有一些教学医院通过3年纵向循证医学培训,帮助儿科住院医生从理论学习逐步过渡到实际操作,再进一步到培养住院医生向新参加学习的住院医生教授循证医学实践的能力。还有一些国家的教学医院设计了专门用于循证医学实践教学的网络系统门户辅助传统的教学方法,授课老师给儿科住院医生布置作业后,儿科住院医生进入该教学系统的门户,并在系统指导下完成作业,期间就掌握了很多理论知识和方法的实际应用。2009年,荷兰8所大学附属医院44名儿科肿瘤医生和13名儿科肿瘤实习医生对循证医学相关方法知晓和掌握情况现状的调查结果显示:72.5%的儿科医生曾经接受过正规的文献检索培训;80%的儿科医生曾接受过正规的文献质量评价培训。

四川大学华西临床医学院是率先将循证医学列入本科生、研究生、住院医生培训及毕业后继续教育培训的教学计划的国内第一所高校。从2000年开始,该校本科新生在新入学就会有2学时的《循证医学》课程,最主要是引入循证医学的基本思想。进入临床前期再教授12学时的《循证医学》课程,重点介绍循证医学方法学。进入研究生阶段(硕士和博士)后会接受30学时的《循证医学》课程,并要求在快速有效检索相关文献资料及正确阅读和评价医学文献的基础上,掌握结合临床实际实践循证医学的具体步骤与方法;毕业后留校进入住院医生培训的医生会继续接受24学时的《循证医学》和《循证临床实践》课程,重点强调结合床旁临床实际,如何将文献的结果与具体病人的病情相结合,解决临床实际问题。培训对象中也包括了所有儿科专业的研究生和住院医生。

2002年教育部批准四川大学牵头建立循证医学教育部网上合作研究中心,截至2012年,教育部科技司已在全国分批在15个省市建成18个循证医学教育部网上合作研究中心分中心。四川大学华西临床医学院分别在2001年和2003年主编,人民卫生出版社出版了全国第一部中文《循证医学》专著和第一部《循证口腔医学》专著;并主编了我国卫生部全国高等医药院校规划本科生教材《临床流行病学》和第二版《临床流行病学》中编写了"循证医学"章节。截至2005年,全国18个省、直辖市和25个市的50个医疗卫生机构的调查结果显示,有 14 所医学院校已开设"循证医学"课程,但学时太少,加上师资缺乏,授课方式仍以讲授或讲座的形式为主,教学效果不理想。

此外,由教育部主管,四川大学主办,中国循证医学中心/The Chinese Cochrane Center 和四川大学华西医院承办的医学类专业性学术期刊《中国循证医学杂志》是为报道循证医学最新研究成果,反映循证医学学科发展趋势,引领循证医学发展前沿,促进循证决策、循证实践和循证教育而创建的期刊。而在儿科领域,教育部主管、复旦大学主办、复旦大学附属儿科医院承办的儿科专业学术技术类期刊《中国循证儿科杂志》是面向临床,注重循证,为提高儿科医生的临床和科研水平服务而创办的杂志。《中国循证儿科杂志》以儿科医疗、科研和管理工作者为主要读者对象,刊载体现循证医学理念和方法进行儿科学研究的成果,适当地介绍循证医学方法学。2009 年《中国循证儿科杂志》编辑部对国内 21 个中大城市的 2045 名儿科医生进行循证医学知晓度的横断面调查,结果显示:2009 年中国儿科医生对循证医学的知晓度在 80% 左右,临床决策以临床指南、教科书和自己的经验为依据的比例较高,以原始研究为依据的比例较低,阅读医学文献时仍偏重于文献中结果的表述。这相比国内成人医学专业的调查结果仍有差距;相比欧美发达国家儿科医生的同期状况,差距仍很大。但 71.2% 的儿科医生以临床指南作为临床决策的主要依据,说明中国儿科医生临床决策时对临床指南的重视程度较高。但随着循证医学教育在国内继续深入,国内循证儿科学的发展又较之前更进了一步。

第二节　循证儿科学实践中常用的证据来源及数据库

国外建立了许多循证医学团体或机构并通过互联网帮助临床医生方便获得经循证医学方法评价过的证据,如 20 世纪 90 年代建立的"UpToDate"和"Cochrane library",里面有大量儿科领域与临床问题紧密相关的系统评价。UpToDate 是基于循证医学原则的临床决策支持系统,涵盖了 20 多个医学领域的 1 万多个医学主题,每个主题之下划分有更细的专业类别,目前是医生在诊疗时获取医学知识的主要资源,为他们提供基于循证医学原则、且不断更新的信息。UpToDate 整合了研究证据并给出分级的推荐意见,可为临床实践提供即时专业的参考。UpToDate 的专题都由医生编辑和撰写,他们恪守严谨的编辑流程并利用先进的专题发布平台,根据研究进展随时对专题内容进行更新,帮助 UpToDate 的用户及时掌握最新的循证临床信息,

其中专门设有"Pediatrics"专题,儿科医生可以用任一浏览器(包括手机等随身携带的通信设备 APP)进入其网页的检索入口。UpToDate 遍布全球 170 多个国家,3 万余家医院,使用医生超过 100 万。挪威、西班牙、沙特阿拉伯、等国卫生部门还通过政府采购的方式,将 UpToDate 提供给全国的医院使用。目前国内也已有近百家医院使用过或正在使用 UpToDate 临床顾问,如中国人民解放军总医院、四川大学华西医院、香港大学深圳医院、复旦大学附属妇产科医院、中日友好医院、中国医科大学等。Cochrane 现设有 54 个 Review Group(系统评价组),几乎每个 Review Group 都涵盖有与儿童相关的健康和卫生问题,其中只针对儿童设立的 Review Group 有 Childhood Cancer Group 和 Neonatal Group。截至 2016 年,儿童健康相关的 Cochrane 系统评价已超过 2000 篇,分别来自于 52 个 Review Group。2000 年,Cochrane 协作网专门建立了 Child Health Field,为医护人员、政策制定者、家长和儿童/青少年提供当前科获得的最佳高质量 Cochrane 系统评价,便于他们在做出决定以前,对其所关心的健康卫生问题及当前最佳证据有完全知情和充分了解。

Micromedex Solutions 也是基于循证医学原则的临床决策支持系统,为临床医生提供单源性的临床信息,覆盖了临床医生需要知道的药物、疾病、儿科、实验室和毒理学信息及为患者和消费者教育相关的综合资源。儿科医生同样可以通过各种方式,包括互联网门户或移动通信 APP 进入 Micromedex Solutions 实时查询需要的信息。其中,Micromedex Ⓡ Pharmaceutical Knowledge 从药物视角为不同的人群(医生、患者、企业)提供了可信的证据资源和全方位指导,不同人群可依据个人角色进入系统查询获取自己需要的信息。应药品和相关行业用户的具体需求,Micromedex Ⓡ Pharmaceutical Knowledge 提供先进的检索方法,药物间比较,并与其他信息资源进行整合。Micromedex Ⓡ Pharmaceutical Knowledge 为用户提供了药品分类、用药指针或联合用药等高级检索,能通过纳入或排除特定不良反应和药物与药物间相互作用进一步限定和精确检索结果,每种药物的儿科应用有专题报告,药物检索结果也易于审查和导出。

此外,国际上许多卫生组织或儿科相关学会的官方网站(如 WHO 和 NICE)均可检索到大量儿科相关循证指南、建议、标准或路径,并定期更新。这些资源多是通过互联网免费开放和下载,可供儿科医生学习并参考。

很多医学专业数据库也为儿科医生提供了大量儿科学相关证据资源。国外如 OVID 平台提供的大量医

学数据库,包括 EMBASE 和 MEDLINE。国内的中国生物医学文献数据库,中国知网、万方及维普等数据库,但要应用这些数据库获取证据资源要求儿科医生具备一定的循证医学方法学技能。

第三节　儿科循证实践实例——儿童病因不明急性发热

目前,循证医学落实到临床实践中主要为两个分支,首先是在起草临床实践指南和其他人口政策时坚持对"证据"的真实性做出明确评价;其次将临床流行病学/循证医学方法学引入到医学教育和针对个体病人的临床决策中,即每一位临床医生都应知晓如何根据临床工作中遇见的问题,提出并构建成为可查询或检索的问题,针对该问题检索临床证据,并评价证据的真实性、重要性,将评价结果应用于临床实践,并对应用效果做出评价和反馈。循证儿科学就是以研究所得的科学证据为基础,应用到儿科的临床、教学及科研各个方面,对儿科遇到的有关病因、诊断、治疗、预防及预后等问题,通过以上描述的循证医学实践的 5 个步骤进行,同时在尊重患儿的监护人和/或患儿本人的选择下,权衡利弊作出科学的决策。下面我们以儿童病因不明急性发热的诊断和治疗为例,各选择一个相关的问题,针对每个步骤进行详细阐述。

一、相关问题的产生和背景

任何临床问题一定有其产生的原因或背景。在儿科门急诊,发热是儿童最常见的就诊原因之一。因发热就诊的儿童主要由两部分人群组成:①儿童除发热外还存在与疾病相关的典型症状或体征,儿科医生通过询问病史、体格检查,相对容易和快速地做出疾病诊断,并予针对性治疗。②儿童就诊时,儿科医生经详尽的病史询问和体格检查后,仍难对其发热原因做出判断,即病因不明急性发热。由于很难判断病因不明急性发热儿童发热原因究竟是自限性的普通病毒感染,还是威胁生命的严重疾病(包含严重细菌感染)早期,故对有病因不明急性发热儿童的诊断和处理是儿科医生面临的一项挑战,属于儿科医生关注的临床问题。

一名儿科医生在接诊一位有病因不明急性发热儿童时,首先需要确定该患儿是否属于病因不明急性发热儿童,这涉及病因不明急性发热的定义及体温测量确定患儿有发热。其次能否依据患儿现有病史特点预测或初步评估患儿发生严重疾病的风险,进而选择相关的实验室检查明确诊断。常见病史特点主要包括病因不明急性发热儿童的体温高低、发热持续时间和对解热镇痛药的治疗反应。即使不做相关文献复习或临床实践调查,每个有工作经历的医生都知晓这些病史特点与严重疾病的相关性一直都是医护人员和发热儿童家长关注的问题。因目前临床尚无任何"感染中毒症状"可较完美地特异性鉴别严重疾病和普通自限性病毒感染,当儿科医生经过完整的病史询问和详尽体格检查后仍需借助实验室检查对严重疾病进行筛查。目前临床常用评估严重疾病的非特异性实验室检查项目主要是白细胞、中性粒细胞绝对值、C 反应蛋白(C-reactive protein,CRP)和降钙素原。

临床医生在选择或解释这些检索结果时要考虑:对病因不明急性发热儿童,这些实验室检查诊断严重疾病的价值如何?有无选择应用的时间特点?通过前述方法评估其发生严重细菌感染的风险,还需进一步确定其发生严重细菌感染的部位,做出定位诊断。因缺乏特异性临床表现,病因不明急性发热儿童发生严重细菌感染呈隐匿性,需要借助实验室检查明确诊断。选择这些实验室检查之前,必须考虑这些隐匿性严重细菌感染的流行病学特点,即病因不明急性发热儿童发生严重细菌感染的最常见部位有哪些,还需考虑明确其感染部位相关实验室检查方法的诊断价值,并权衡其他利弊相关因素。最后面临的问题是针对患儿目前的情况,做出相应的处理,其中包括症状改善,如退热问题,还有针对发热原因的治疗措施,如抗生素的使用。

为方便阐述具体循证实践步骤,我们选取其中两个具体的问题进行介绍。

问题一:0~5 岁病因不明急性发热儿童进行 CRP 检查诊断严重疾病的敏感度和特异度如何?

问题二:物理降温在 0~5 岁发热儿童中的疗效与安全性如何?

二、相关研究问题的构建

循证医学实践的基石是将一个有意义的临床问题转化并构建成为一个可回答的科学问题。如果不能实现这一步,则难以继续进入任何数据库搜索相关证据,以后的步骤都不可能成功,因此要特别重视将一个有意义的临床问题转化并构建成为一个可回答的科学问题。经典的临床问题可按 PICO 原则初步拆分为 4 个部分,即研究对象(participants,P)、干预措施(interventions,I)、对照措施(comparisons,I)、结局指标(outcomes,O),简称 PICO 原则;若有必要,可增加研究设计类型(study design,S)。例如:前期清楚地确定这些要素对于后期证据的筛选和纳入有很大帮助,因此必须认真踏实地做好这部分工作。

问题一:0~5 岁病因不明急性发热儿童进行 CRP 检查诊断严重疾病的敏感度和特异度如何?将该问题

按 PICO 原则拆分为：

P：0 至 5 岁儿童，且有病因不明急性发热

I：CRP

C：各严重疾病的临床诊断金标准

O：CPR 诊断严重疾病的敏感性和特异性

问题二：物理降温在 0～5 岁发热儿童中的疗效与安全性如何？拆分为：

P：0 至 5 岁儿童，且有发热

I：物理降温

C：解热镇痛药退热或空白对照

O：疗效与安全性

（1）第一个要素 P：确定研究对象首先要确定所构建问题中的研究对象一定是公认的确诊标准，以临床诊断"金标准"最佳；确定研究对象最重要的人群特征，如年龄、性别、实施研究的场所等。针对我们的问题：

问题一：0～5 岁病因不明急性发热儿童进行 CRP 检查诊断严重疾病的敏感度和特异度如何？

P：0 至 5 岁儿童，且有病因不明急性发热

病因不明急性发热：目前国际指南和文献综述给出的定义是发热时间≤7d，经详尽的病史询问和体格检查后，急性发热的病因暂时不明确。与临床实际情况非常符合。研究对象的人群特征是 0～5 岁儿童。

问题二：物理降温在 0～5 岁发热儿童中的疗效与安全性如何？

P：0 至 5 岁儿童，且有发热

发热：权威国际指南定义是体温升高超出 1d 中正常体温波动的上限。以某个固定体温值定义发热过于绝对，但大多数医学研究采用肛温≥38℃为发热，临床工作中通常采用肛温≥38℃或腋温≥37.5℃定义为发热。健康人的体温相对恒定但非一成不变，生理情况下人的体温受昼夜变化、环境温度、性别、年龄、情绪和进食等因素的影响也有所波动；不同个体的基础体温也有差异；使用不同测量工具在同一个体同一部位测量体温结果不同。使用同一测量工具在同一个体的不同部位测量体温结果也不同，使用固定体温定义发热过于绝对。国际指南将发热定义为："体温升高超出 1d 中正常体温波动的上限"，同时为了方便临床实际应用和科学研究开展，大多数医学研究将肛温≥38℃定义为发热；临床工作中通常采用肛温≥38℃或腋温≥37.5℃定义为发热；这既符合生理学对发热做出的科学客观定义，也满足了临床和科研实际工作的需要。研究对象的人群特征是 0～5 岁儿童。

（2）第二、三个要素 I 和 C：研究的干预措施和对照措施一定要具体说明，尤其对照措施必须说明是隐性干预措施，如安慰剂或空白对照；还是阳性干预措施，如采用其他诊断或治疗方法。以上因素确定后应进一步给出更加具体的相关因素，如具体的干预内容、干预时间、干预强度、干预频率等及可能影响干预效果的其他因素，如干预措施的实施者是医护人员还是患儿家长。针对我们的问题：

问题一：0～5 岁病因不明急性发热儿童进行 CRP 检查诊断严重疾病的敏感度和特异度如何？

I：C 反应蛋白

具体说明：不限定 C 反应蛋白检测的时间、仪器、方法、诊断界值等

C：各严重疾病的临床诊断金标准

具体说明：①严重疾病：参考权威的国际指南定义"如延误诊断或治疗可能造成死亡或残疾的发热性疾病，包括：脓毒症、菌血症、细菌性脑膜炎、肺炎（各种病原体感染）、泌尿系统感染、胃肠炎、皮肤软组织感染、化脓性骨髓炎、关节炎、中耳炎、疱疹病毒感染、病毒性脑炎、病毒性脑膜炎、手足口病和川崎病。"②各严重病的临床诊断金标准，如依据血培养结果诊断菌血症，依据腰穿脑脊液培养结果诊断细菌性脑膜炎，依据耻骨上穿刺或安置尿管导尿收集的尿液标本培养结果诊断泌尿系统感染等，即在筛选文献时需注意：该研究是否采用相关的临床诊断金标准来确定其定义中包括的严重疾病。

问题二：物理降温在 0～5 岁发热儿童中的疗效与安全性如何？

I：物理降温

具体说明：物理降温包括：热水，温水，冷水，冰水，酒精，洗澡，擦浴，冰毯，冰袋，减少衣物，空调等措施。

C：解热镇痛药退热或空白对照

具体说明：解热镇痛药退热：使用对乙酰氨基或布洛芬退热。

空白对照：无任何退热治疗措施。

（3）第四个要素 O，研究结局指标分为主要结局指标（primary outcomes）和次要结局指标（secondary outcomes）。主要结局指标是最重要的，会直接影响决策的临床终点指标，也是研究设计中用来评价疗效及计算样本量的依据。未被确定为主要结局指标以外的其他指标则被归入次要结局指标，即中间指标。

举例说明：评价一种化疗方案治疗肺癌患者的效果，患者使用这种化疗方案后的 5 年生存率就是主要结局指标；而患者使用这种化疗方案后肺部包块缩小的程度就属于次要结局指标。针对我们的问题：

问题一：0～5 岁病因不明急性发热儿童进行 CRP 检查诊断严重疾病的敏感度和特异度如何？

O：C 反应蛋白诊断严重疾病的敏感性和特异性

具体说明：在此问题中，C 反应蛋白诊断严重疾病的敏感性和特异性属于主要结局指标，直接影响儿科医生决定是否采用 C 反应蛋白检测评估 0～5 岁病因

不明急性发热儿童发生严重细菌感染可能性。

问题二:物理降温在0～5岁发热儿童中的疗效与安全性如何?

O:疗效与安全性

具体说明:疗效:发热儿童舒适度的改善和体温下降的程度。

安全性:任何与安全性相关的指标,按原作者定义。

发热是很多疾病的早期临床表现,如热性惊厥、肺炎、脑炎等,发热患者会出现明显的不适感。加之人们对发热和过高热2个不同概念的混淆,发热常引起家长的恐慌和焦虑。因此人们一直认为发热患者需要退热治疗;也有人持不同意见,认为不应干预发热的自然过程,而应任其自然消退。

大多数情况下发热是一种有益的生理机制,因此明确发热儿童退热治疗的利弊尤为重要。发热时退热治疗的益处包括:①短期改善发热患者的舒适度;②由于发热时机体的氧耗及能量消耗会显著增加,从而加速了脑、心、肺等重要器官代谢。对已有严重器官组织疾病的儿童,如心肺功能不全、恶性肿瘤等慢性消耗性疾病,退热治疗可能会减少ICU患者的病死率。退热治疗的不利之处是:①药物退热后改善了发热儿童的舒适度,可能会减轻发热患儿的临床症状,有可能延误原发疾病的治疗。②但目前尚未获得令人信服的证据说明解热镇痛药退热治疗可影响原发疾病的结局。

发热时的不适感是人们主要关注的问题,而现有的流行病学调查结果显示儿童急性发热性疾病多为自限性的病毒感染,故目前国际所有与儿童发热相关的指南均明确提出:"发热儿童退热治疗的主要目的是改善发热患儿的舒适度,将'发热儿童的舒适度'列为评估退热治疗效果的主要结局指标;而将发热患儿体温和发热时间的改变等作为评估退热治疗效果的次要结局指标。"故该问题中,主要结局指标是发热儿童舒适度的改善,次要结局指标是发热儿童体温下降的程度及物理降温的安全性。

(4)第五个要素,研究类型S。对同一个问题,可能存在不同研究类型的证据。例如报道物理降温治疗0～5岁发热儿童的疗效与安全性相关的研究,可能是个案报道、病例系列、横断面调查、临床随机对照试验等。虽然"提出一个问题,用可靠的方法来回答这个问题"是高质量研究的特点,但有的情况也要考虑高质量研究的可实现性,如很多少见的严重药物不良反应都只能来源于个案或病例系列报道,难以通过临床随机对照试验来实现。因此基于问题,限定证据研究类型十分必要。一般来说,严格限制研究类型可能导致符合纳入标准的研究数量很少甚至没有,但纳入研究的偏倚风险较低。宽松的研究类型纳入标准可涵盖更多的相关研究,但有的研究存在较高的偏倚风险,需要儿科医生结合现有相关研究的数量和质量,权衡利弊后做出取舍或进一步分析讨论。就我们的问题,因为相关研究数量较多,故我们选择限定研究类型,只纳入最标准的研究设计或新近发表的现成的高质量系统评价:

问题一:0～5岁病因不明急性发热儿童进行CRP检查诊断严重疾病的敏感度和特异度如何?

S:诊断性试验或诊断性试验的系统评价

问题二:物理降温在0～5岁发热儿童中的疗效与安全性如何?

S:临床随机对照试验或临床随机对照试验的系统评价

综上,我们最终构建的问题如下:

问题一:0～5岁病因不明急性发热儿童进行CRP检查诊断严重疾病的敏感度和特异度如何?

P:0至5岁儿童,且有病因不明急性发热

病因不明急性发热:发热时间≤7d,经详尽的病史询问和体格检查后,急性发热的病因暂时不明确。研究对象的人群特征是0～5岁儿童。

I:C反应蛋白

不限定C反应蛋白检测的时间、仪器、方法、诊断界值等

C:各严重疾病的临床诊断金标准

严重疾病:如延误诊断或治疗可能造成死亡或残疾的发热性疾病,包括:脓毒症、菌血症、细菌性脑膜炎、肺炎(各种病原体感染)、泌尿系统感染、胃肠炎、皮肤软组织感染、化脓性骨髓炎、关节炎、中耳炎、疱疹病毒感染、病毒性脑炎、病毒性脑膜炎、手足口病和川崎病。该定义参考权威的国际指南。各严重疾病的诊断采用现有临床诊断金标准。

O:C反应蛋白诊断严重疾病的敏感性和特异性(主要结局指标)

S:诊断准确性试验或诊断准确性试验的系统评价

问题二:物理降温在0～5岁发热儿童中的疗效与安全性如何?

P:0至5岁儿童,且有发热

发热:体温升高超出1d中正常体温波动的上限。研究对象的人群特征是0～5岁儿童。

I:物理降温

物理降温包括:热水,温水,冷水,冰水,酒精,洗澡,擦浴,冰毯,冰袋,减少衣物,空调等措施。

C:解热镇痛药退热或空白对照

解热镇痛药退热指使用对乙酰氨基或布洛芬退热。空白对照指无任何退热治疗措施。

O:发热儿童舒适度的改善(主要结局指标),发热

儿童体温下降的程度(次要结局指标),物理降温的安全性(次要结局指标)。

S:RCT 或 RCT 的系统评价

三、针对相关问题检索证据

查询证据一般包括 6 个步骤:①明确检索问题和检索需求;②明确检索来源;③确定检索词;④起草检索策略、预检索并依据预检索结果反复修改检索策略;⑤实施检索,并将检索结果导出到参考文献管理器中保存;⑥筛选和确定符合纳入标准的研究证据,并获取原文。

(一)明确检索问题和检索需求

如前所述,针对问题查询证据的前提的关键是按照"PICO"原则将一个有意义的临床问题转化并构建成为一个可以回答的科学问题,只有这样才能分析得出查询和检索的需求信息,理清楚查询或检索的目的和要求,先做好前期的工作决定了查询证据检索结果的质量。就我们的问题,这一步已在前期工作中完成。

(二)明确检索来源

通常为了全面查找所有相关的临床研究,但凡有可能收录了与我们问题相关研究的数据库均应做检索,且不应限定语种和时间。但对大部分儿科医生而言会受语种限制,只能检索英文和中文数据库,阅读以英文和中文发表的文献。一般来说,若有现成的循证指南可直接到前述的相关卫生组织或医学学会官网(如 WHO、NICE)下载,也可到例如 UpToDate、Micromedex Solutions 等临床决策支持系统查询基于循证医学的证据总结;若有现成的系统评价可直接进入 Cochrane Library 查询相关系统评价。若都没有,或现有相关指南及证据总结等均不满足我们的要求,则需要自己检索原始研究数据库,并针对我们的问题对现有的证据做出质量评价。这些数据库主要是医学综合性文献数据库:MEDLINE、EMBASE、Cochrane Central Register of Controlled Trials(CENTRAL)、CBM 等。其他还有一些专业数据库,如中医药库、在研临床试验库、已发表研究参考文献等。

(三)确定检索词

检索词的确定与研究主题和我们选择检索的数据库的收录标引有关。需优先选择与问题相关能表达研究实质的主题词及其同义词和相近词,通过查阅 Mesh 主题词表不难确定主题词,但确定其同义词和相近词就必须花一些精力。尽管某些数据库,尤其是英文数据库会为我们选择的主题词匹配同义词和相近词,但想要找全和找准所有的同义词和相近词,其前提和基础是阅读相关文献和浏览预检索结果,里面有大量的同义词和相近词及不同的习惯用语,甚至在极少数情况下,同一个词组在不同的数据库也有不同的定义,这

些都需要花时间分析和总结,不可能一蹴而就。检索词的最终确定几乎都不是直接起草后决定的,往往是在检索策略的起草、预检索、反复修改的循环中最终确定的。此外就是一些涉及医学信息检索专业的原则,如同一概念的几种表达方式对于词根相同者可用截词符解决,并考虑其上下位概念词,注意药名的中文、英文、拉丁文表达,不用禁用词、动词和形容词等。

1. 针对问题一:

(1) CENTRAL

病因不明发热涉及的检索词有:fever、pyrexia、febrile、febrific、febrility、afebrile、source、local、focu、origin、pyrexia idiopathica。

儿童相关的检索词:infant、newborn、child、pediatric、adolescent、kid、neonat、new-birth。

(2) EMBASE

病因不明发热涉及的检索词有:fever、pyrexia、febrile、febrific、febrility、afebrile、source、local、focu、origin、pyrexia idiopathica。

儿童相关的限定:infant、child、preschool child <1 to 6 years>、school child <7 to 12 years>、adolescent <13 to 17 years>。

(3) MEDLINE

病因不明发热涉及的检索词有:fever、pyrexia、febrile、febrific、febrility、afebrile、source、local、focu、origin、Fever of Unknown Origin。

儿童相关的限定:all child(0 to 18 years)。

(4) CBM

病因不明发热涉及的检索词有:发热、发烧、过热、高热、体温升高、病因不明、原因不明、不明原因、无定位体征、无定位症状。

儿童相关的检索词:儿童、青年、少年、少女、少男、少儿、青春期、新生儿、婴儿、患儿、儿科、病儿、学生、幼儿。

2. 针对问题二:

(1) CENTRAL

物理降温相关的检索词:physical、water、cold、ice、alcohol、bath、spong、cool、cloth。

发热相关检索词:fever、hyperthermia、pyrexia、febril。

儿童相关检索词:infant、newborn、child、pediatric、adolescent、kid、neonat、new-birth。

(2) EMBASE

物理降温相关检索词:physical、water、cold、ice、alcohol、bath、spong、cool、cloth。

发热相关检索词:fever/pc、rh、th〔Prevention,Rehabilitation,Therapy〕。

儿童相关限定:infant、child、preschool child <1 to

6 years>、school child <7 to 12 years>、adolescent <13 to 17 years>。

（3）MEDLINE

物理降温相关检索词：physical、water、cold、ice、alcohol、bath、spong、cool、cloth。

发热相关检索词：Fever/pc，th［Prevention & Control，Therapy］。

儿童相关限定：all child(0 to 18 years)。

（4）CBM

物理降温相关检索词：物理、热水、温水、冷水、酒精、洗澡、擦浴、冰、减少衣物、空调、外敷、乙醇、洗浴、冷盐水、毯。

发热相关检索词：退热、退烧、降温、发热、发烧、过热、高热、体温升高。

儿童相关检索词：儿童、青年、少年、少女、少男、少儿、青春期、新生儿、婴儿、患儿、儿科、病儿、学生、幼儿。

（四）起草检索策略、预检索并依据预检索结果反复修改检索策略

所谓检索策略就是为科学、准确、全面、系统地表达检索要求，利用布尔逻辑运算符、位置算符、截词符、限制符等制定的检索提问式。将检索词进行组配，确定检索词之间的概念关系或位置关系，准确地表达检索需求的内容。制定一个好的检索策略能帮助儿科医生快速、准确而又全面地获得检索结果，保证并兼顾较高的信息查全率和查准率。对大部分儿科医生而言，制定高质量的检索策略无疑是比较困难的事情，往往需要向信息检索专家寻求帮助。但须注意不是将检索任务完全托付给信息检索专家就能制定出高质量检索策略，儿科医生应积极地参与和信息检索专家的合作，因为检索策略的制定过程通常需要经过起草初步检索策略，预检索，阅读预检索结果并依据预检索结果的数量和检索结果与检索目的相匹配的程度进行修改和调整检索词及限定范围等，往往需要反复多次地修改运行再修改后才能最终确定下来。

1. 针对问题一：

（1）CENTRAL

表 13-1　CENTRAL 检索策略

1	((fever? or pyrexia? or febrile or febrific or febrility or afebrile) adj3 (source? or local * or focu * or origin))mp
2	pyrexia idiopathica. mp.
3	(infant? or newborn? or child * or p? ediatric or adolescent? or kid? or neonat * or new-birth). mp.
4	(1 or 2) and 3

（2）EMBASE

表 13-2　EMBASE 检索策略

1	pyrexia idiopathica/
2	((fever? or pyrexia? or febrile or febrific or febrility or afebrile) adj3 (source? or local * or focu * or origin)). mp.
3	1 or 2
4	limit 3 to(human and (infant or child or preschool child <1 to 6 years> or school child <7 to 12 years> or adolescent <13 to 17 years>))

（3）MEDLINE

表 13-3　MEDLINE 检索策略

1	((fever? or pyrexia? or febrile or febrific or febrility or afebrile) adj3 (source? or local * or focu * or origin)). mp.
2	"Fever of Unknown Origin"/
3	1 or 2
4	limit 3 to(humans and "all child (0 to 18 years)")

（4）CBM

表 13-4　CBM 检索策略

1	主题词：发热，原因不明/全部树/全部副主题词-限定：-
2	分类号＝R441.3/扩展-限定：-
3	缺省：(儿童 or 青年 or 少年 or 少女 or 少男 or 少儿 or 青春期 or 新生儿 or 婴儿 or 患儿 or 儿科 or 病儿 or 学生 or 幼儿)-限定：-
4	缺省：发热 or 发烧 or 过热 or 高热 or 体温升高-限定：-
5	缺省：病因不明 or 无定位体征 or 无定位症状 or 原因不明 or 不明原因-限定：-
6	(((#4 or #2) and #5) or #1) and #3-限定：-

2. 针对问题二：

（1）CENTRAL

表 13-5　CENTRAL 检索策略

1	(physical or water or cold * or ice or alcohol or bath * or spong * or cool * or cloth *). mp.
2	(fever * or hyperthermia? or pyrexia? or febril *). mp.
3	(infant? or newborn? or child * or p? ediatric or adolescent? or kid? or neonat * or new-birth). mp.
4	1 and 2 and 3

（2）EMBASE

表 13-6　EMBASE 检索策略

1	exp fever/pc, rh, th［Prevention, Rehabilitation, Therapy］
2	(physical or water or cold * or ice or alcohol or bath * or spong * or cool * or cloth *). mp.
3	1 and 2
4	limit 3 to(human and (infant or child or preschool child ＜1 to 6 years＞ or school child ＜7 to 12 years＞ or adolescent ＜13 to 17 years＞))

（3）MEDLINE

表 13-7　MEDLINE 检索策略

1	exp Fever/pc, th［Prevention & Control, Therapy］
2	(physical or water or cold * or ice or alcohol or bath * or spong * or cool * or cloth *). mp.［mp ＝ title, abstract, original title, name of substance word, subject heading word, keyword heading word, protocol supplementary concept word, rare disease supplementary concept word, unique identi-fier］
3	1 and 2
4	limit 3 to(humans and "all child (0 to 18 years)")

（4）CBM

表 13-8　CBM 检索策略

1	缺省:退热 or 退烧 or 降温 or 发热 or 发烧 or 过热 or 高热 or 体温升高-限定:-
2	缺省:物理 or 热水 or 温水 or 冷水 or 酒精 or 洗澡 or 擦浴 or 冰 or 减少衣物 or 空调 or 外敷 or 乙醇 or 洗浴 or 冷盐水 or 毯-限定:-
3	缺省:儿童 or 青年 or 少年 or 少女 or 少男 or 少儿 or 青春期 or 新生儿 or 婴儿 or 患儿 or 儿科 or 病儿 or 学生 or 幼儿-限定:-
4	♯3 and ♯2 and ♯1-限定:-

需要说明的是,在问题一中,没有使用严重疾病涉及的各个检索词,就是预检索后反复修改检索策略后决定不采用的。预检索采用的策略加入了严重疾病涉及的检索词,包括脓毒症、菌血症、细菌性脑膜炎、肺炎(各种病原体感染)、泌尿系统感染、胃肠炎、皮肤软组织感染、化脓性骨髓炎、关节炎、中耳炎,疱疹病毒感染、病毒性脑炎、病毒性脑膜炎、手足口病和川崎病的主题词及同义词和相近词,放入检索策略中运行后,阅读检索结果发现不仅检索结果数量过于庞大,检索结果与检索目的相匹配程度也很低。讨论其原因可能和原始研究本身有关,与病因不明急性发热儿童相关的研究摘要中主要涉及的是病因不明急性发热、严重疾病或严重细菌感染等词,而极少具体到某一种严重疾病。没有使用 C 反应蛋白相关检索词也是在反复修改检索策略后运行结果的基础上决定的。因为问题一只属于我们检索的系列问题之一,该问题系列还包括了问题背景中提及的 WBC、PCT、小便常规等检查项目。

（五）实施检索,并将检索结果导出到参考文献管理器中保存

最终确定检索策略后,就可对所选择的数据库进行检索。当检索结果显示文献数量较大时,应将检索结果导出保存到参考文献管理中。参考文献管理器可帮助我们提高文献管理效率,方便我们浏览题目或文摘等信息,易于进行去重、筛选、排序、查找等工作,并能将整个文献筛选的流程完整记录下来。我们采用的是 Endnote 管理参考文献。

（六）筛选和确定符合纳入标准的研究证据,并获取原文

首先针对我们的临床问题,制定一个简单并易于操作的文献初筛标准,一般只涉及文献研究类型、研究对象的临床特点和干预措施是哪个方面。就我们的问题,使用 Endnote 管理检索结果,文献去重后,通过阅读全部文献的题目和摘要判断该研究与我们的临床问题是否相关,可快速排除肯定与我们问题不相关的文献,保留肯定相关和可能相关的文献并进入获取全文和全文筛选阶段。获取全文的途径很多,首先通过计算机检索系统中提供的免费全文下载或全文信息链接获取大部分文献的全文,其余则可通过馆际互借系统申请原文传递,或网上申请订购、联机传递或脱机邮寄获取原文。还可以通过通讯作者信息与原作者取得联系,请原作者提供原文。获取全文后,应详细阅读文献全文的方法学部分,提取文献中的相关信息,最终决定文献是否被纳入。应制作全文筛选表格以为简化全文筛选的过程,提高筛选可信度,也便于记录每个文献研究的决策过程。全文筛选表格应更加详细定义研究对象、干预措施、结局指标,对研究类型进行记录。注意:我们主要基于文献研究的设计决定文献是否最终被纳入,而不是结局指标和研究结果。因为有的文献研究虽未提供我们关注的结局指标,但是提供了一些很有意义和价值的结局指标,仍值得关注。

四、相关问题证据的真实性评价

通过检索和全文筛选,符合问题一(0～5 岁病因不明急性发热儿童进行 CRP 检查诊断严重疾病的敏感度

表 13-9　问题 1 全文筛选结果

第一作者	发表信息	题目
Barbara Andreola	Pediatr Infect Dis J 2007,26 (8):672-677	Procalcitonin and C-Reactive Protein as Diagnostic Markers of Severe Bacterial Infections in Febrile Infants and Children in the Emergency Department
Silvia Bressan	Pediatr Infect Dis J 2010,29 (3):227-232	Predicting Severe Bacterial Infections in Well-Appearing Febrile Neonates Laboratory Markers Accuracy and Duration of Fever
Silvia Bressan	Pediatr Infect Dis J 2012, 31:1239-1244	Diagnostic Performance of the Lab-score in Predicting Severe and Invasive Bacterial Infections in Well-appearing Young Febrile Infants
Bridget Freyne	Clinical Pediatrics 2013, 52 (6):503-506	Field Testing the Utility of Procalcitonin and the Acute Infantile Observation Score in Febrile Infants 6 to 36 Months Old Presenting to the Pediatric Emergency Department With No Obvious Focus of Infection
Annickgaletto-Lacour	Pediatrics 2003, 112 (5): 1054-1060	Bedside Procalcitonin and C-Reactive Protein Tests in Children With Fever Without Localizing Signs of Infection Seen in a Referral Center
Annickgaletto-Lacour	Arch Dis Child 2010, 95 (12):968-973	Validation of a laboratory risk index score for theidentifi cation of severe bacterial infection in children with fever without source
Borja Gomez	Pediatrics 2012, 130 (5): 815-822	Diagnostic Value of Procalcitonin in Well-Appearing Young Febrile Infants
Christele GrasLe Guen	Scandinavian Journal of Infectious Diseases 2007, 39 (2):157-159	Contribution of procalcitonin to occult bacteraemia detection in children
Vikas Kohli	Annals of Tropical Paediatrics 1993,13(4):373-378	Value of serum C-reactive protein concentrations in febrile children without apparent focus
Annickgaletto Lacour	Eur J Pediatr 2001,160(2): 95-100	Procalcitonin, IL-6, IL-8, IL-1 receptor antagonist and C-reactive protein as identificators of serious bacterial infectios in children with fever without localising signs
Annickgaletto Lacour	Pediatr Infect Dis J 2008,27 (7):654-656	A score identifying serious bacterial infections in children with fever without source
Laurence Lacroix	PLoS ONE 2014, 9 (12): e11 5061	Impact of the Lab-Score on Antibiotic Prescription Rate in Children with Fever without Source:A Randomized Controlled Trial
Carlos Luaces-Cubells	Pediatr Infect Dis J 2012,31 (6):645-647	Procalcitonin to detect invasive bacterial infection in non-toxic-appearing infants with fever without apparent source in the emergency department
Sergio Manzano	Arch Dis Child 2011, 96: 440-446	Markers for bacterial infection in children with fever without source
Josko Markic	Eur J Pediatr 2013 DOI 10.1007/s00431-013-2047-y	CD15s is a potential biomarker of serious bacterial infection in infants admitted to hospital
Olaciregui I	Arch Dis Child 2009, 94 (7):501-505	Markers that predict serious bacterial infection in infants under 3 months of age presenting with fever of unknown origin
Patrick N. Pulliam	Pediatrics 2001, 108 (6): 1275-1279	C-Reactive Protein in Febrile Children 1 to 36 Months of Age With Clinically Undetectable Serious Bacterial Infection
Sudhin Thayyil	Acta Pædiatrica, 2005, 94 (2):155-158	Isprocalcitonin useful in early diagnosis of serious bacterial infections in children?
Martin M Meremikwu	Cochrane Database of Syst Rev 2009,Issue 2	Physical methods versus drug placebo or no treatment for managing fever in children

和特异度如何?)纳入标准的诊断性研究有 18 篇文献,符合问题二(物理降温在 0～5 岁发热儿童中的疗效与安全性如何?)纳入标准的系统评价有 1 篇文献。

通读问题一纳入的文献后,我们最终决定选用评价临床和研究中常用到的 C 反应蛋白临界值(20mg/L,40mg/L,80mg/L)的 14 篇文献研究。

问题二相关的文献已有现成的 Cochrane 系统评价发表,为避免重复劳动,我们最终决定选用已发表的 Cochrane 系统评价,见表 13-10。

表 13-10　问题 2 最终纳入文献

第一作者	发表信息	题目
Barbara Andreola	Pediatr Infect Dis J 2007,26(8):672-677	Procalcitonin and C-Reactive Protein as Diagnostic Markers of Severe Bacterial Infections in Febrile Infants and Children in the Emergency Department
Silvia Bressan	Pediatr Infect Dis J 2010,29(3):227-232	Predicting Severe Bacterial Infections in Well-Appearing Febrile Neonates Laboratory Markers Accuracy and Duration of Fever
Bridget Freyne	Clinical Pediatrics 2013,52(6):503-506	Field Testing the Utility of Procalcitonin and the Acute Infantile Observation Score in Febrile Infants 6 to 36 Months Old Presenting to the Pediatric Emergency Department With No Obvious Focus of Infection
Annickgaletto-Lacour	Pediatrics 2003,112(5):1054-1060	Bedside Procalcitonin and C-Reactive Protein Tests in Children With Fever Without Localizing Signs of Infection Seen in a Referral Center
Annickgaletto-Lacour	Arch Dis Child 2010,95(12):968-973	Validation of a laboratory risk index score for theidentifi cation of severe bacterial infection in children with fever without source
Borja Gomez	Pediatrics 2012,130(5):815-822	Diagnostic Value of Procalcitonin in Well-Appearing Young Febrile Infants
Christele Gras-Le Guen	Scandinavian Journal of Infectious Diseases 2007,39(2):157-159	Contribution of procalcitonin to occult bacteraemia detection in children
Vikas Kohli	Annals of Tropical Paediatrics 1993,13(4):373-378	Value of serum C-reactive protein concentrations in febrile children without apparent focus
Annickgaletto Lacour	Eur J Pediatr 2001,160(2):95-100	Procalcitonin,IL-6,IL-8,IL-1 receptor antagonist and C-reactive protein as identificators of serious bacterial infectios in children with fever without localising signs
Annickgaletto Lacour	Pediatr Infect Dis J 2008,27(7):654-656	A score identifying serious bacterial infections in children with fever without source
Carlos Luaces-Cubells	Pediatr Infect Dis J 2012,31(6):645-647	Procalcitonin to detect invasive bacterial infection in non-toxic-appearing infants with fever without apparent source in the emergency department
Sergio Manzano	Arch Dis Child 2011,96:440-446	Markers for bacterial infection in children with fever without source
Olaciregui I	Arch Dis Child 2009,94(7):501-505	Markers that predict serious bacterial infection in infants under 3 months of age presenting with fever of unknown origin
Sudhin Thayyil	Acta Pædiatrica,2005,94(2):155-158	Is procalcitonin useful in early diagnosis of serious bacterial infections in children?
Martin M Meremikwu	Cochrane Database of Syst Rev 2009,Issue 2	Physical methods versus drug placebo or no treatment for managing fever in children

这里,证据的内部真实性评价主要包括证据研究结果受各种偏倚因素及混杂因素的影响情况和证据的质量。

证据研究结果受各种偏倚因素及混杂因素的影响情况。问题一纳入研究证据均为诊断准确性研究,因此采用QUDAS-2量表作为研究质量的评价工具。评价内容主要包括4个方面,即病例的选择、待评价试验、金标准、病例流程和进展情况。①病例选择的评价包括是否纳入了连续或随机的病例,是否避免了病例-对照类研究设计,研究是否避免了不恰当的排除(如没有纳入"难以诊断"的患者);②评价待评价试验的实施或解释是否产生偏倚包括待评价试验的结果判读是否是在不知晓金标准试验结果的情况下进行,待评价试验若使用了阈值,那么它是否是事先确定的;③评价金标准的实施及解释是否产生偏倚包括金标准是否可以正确地区分目标疾病状态,金标准结果判读是否使用了盲法;④评价病例的流程是否产生偏倚包括待评价试验和金标准之间是否有恰当的时间间隔,所有的患者是否只接受了一个相同的金标准,是否所有的病例都纳入了分析。以上评价结果显示所有纳入的诊断准确性研究其偏倚风险均为低风险,无明显研究局限性。此外,由于决定选用评价临床和研究中常用到的C反应蛋白临界值(20mg/L,40mg/L,80mg/L)研究,因此除评价单个研究的质量外还提取相关数据做Meta合并分析以评价整体效应量估计值的大小。

问题二纳入证据为干预性研究的Cochrane系统评价,该系统评价采用Cochrane系统评价手册作为评价工具,对所纳入干预性研究的研究质量做了评价,主要包括随机方法、隐蔽分组、盲法实施和不完整数据分析4个方面,评价结果显示纳入的所有随机临床对照试验的偏倚风险均较高,主要是文献报告中没有给出该研究具体采用的随机方法及如何实现隐蔽分组的方法。

证据的质量评价:我们采用GRADE证据质量评价工具对所有纳入证据的质量进行分级。GRADE将证据分为高、中、低和极低4个等级,非常确信真实效应值接近效应估计值时证据质量为高;对效应估计值有中等程度的信心,真实效应值有可能接近效应估计值,但仍存在两者不大相同的可能性时证据质量为中等;对效应估计值的确信程度有限,真实效应值可能与效应估计值大不相同时,证据质量为低;对效应估计值几乎没有信心,真实效应值很可能与效应估计值大不相同时,证据质量为极低。随机对照临床试验、诊断准确性研究初始作为高质量证据;观察性研究初始作为低质量证据。然后依据5条降级标准(研究设计和实施的局限性、效应量估计值不精确、应量估计值不精确、研究结果不一致性、间接证据、发表偏倚)和3条升级因素(效应值很大、明确的混杂因素降低了疗效、存在明显的量效关系)评估证据质量。升级因素仅限观察性研究,但设计和实施存在局限性的研究将不再升级。就我们的问题纳入的研究证据,GRADE评级结果见表13-11和表13-12。

问题一:基于同质、大样本、低偏倚风险的Meta分析结果,和问题主要评价临床和研究中常用到的是3个C反应蛋白临界值(20mg/L,40mg/L,80mg/L)诊断严重疾病的特异度;对年龄<3岁病因不明急性发热儿童,7篇(n=3208)CRP取临界值20mg/L,诊断严重

表13-11　证据概要表(问题一)

| 结局指标 | 类型 | 文献量 | N | 降级因素 | | | | | 汇总效应量 | 质量 |
				局限性	不一致性	间接性	不精确性	发表偏倚		
<3岁 CRP>20mg/L的敏感度	诊断准确性试验	7	3208	无	有	无	无	无	69%,95%CI(65,72)	中
<3岁 CRP>20mg/L的特异度	诊断准确性试验	7	3208	无	有	无	无	无	75%,95%CI(73,76)	中
<3岁 CRP>40mg/L的敏感度	诊断准确性试验	11	3953	无	有	无	无	无	60%,95%CI(56,64)	中
<3岁 CRP>40mg/L的特异度	诊断准确性试验	11	3953	无	有	无	无	无	84%,95%CI(83,85)	中
<3岁 CRP>80mg/L的敏感度	诊断准确性试验	2	1276	无	无	无	有	不清楚	44%,95%CI(35,54)	中
<3岁 CRP>80mg/L的特异度	诊断准确性试验	2	1276	无	无	无	无	不清楚	95%,95%CI(93,96)	高

注:基于多篇文献Meta分析汇总结果

表 13-12　证据概要表(问题二)

结局指标	类型	文献量	N	降级因素					汇总效应量	质量
				局限性	不一致性	间接性	不精确性	发表偏倚		
温水擦浴＋对乙酰氨基酚 1h 后与单用对乙酰氨基酚相比,退热儿童比例	RCT	2	125	有	无	无	有	不清楚	RR＝11.8,95%CI(3.4,40.8)	极低
温水擦浴＋对乙酰氨基酚与单用对乙酰氨基酚相比,寒战、皮肤鸡皮疙瘩比例	RCT	3	145	有	无	无	有	不清楚	RR＝5.1,95%CI:(1.6,16.6)	极低
温水擦浴＋对乙酰氨基酚与单用对乙酰氨基酚相比,哭闹比例	RCT	1	525	有	不适用	无	无	不清楚	RR＝6.2,95%CI:4.2~9.1	中
温水擦浴与冰水/酒精擦浴相比,寒战、哭闹比例	RCT	1	75	有	不适用	无	有	不清楚	RR＝0.4,95%CI:0.2~0.9	低

注:引用文献报道的系统评价分析结果

细菌感染的可能性较小(汇总敏感度为 69%,特异度为 75%);11 篇(n＝3953)CRP 取临界值 40mg/L 时,诊断严重细菌感染的可能性较大(汇总敏感度为 60%,特异度为 84%);2 篇(n＝1276)CRP 取临界值 80mg/L 时,诊断严重细菌感染的可能性很大(汇总敏感度为 44%,特异度为 95%)。诊断准确性研究为高质量证据,在 6 个<3 岁病因不明急性发热儿童 CRP 界值对严重疾病的诊断准确性研究文献的证据群中,4 个仅在不一致性降 1 级;1 个在结果不精确性上降 1 级;1 个没有降级因素;除 1 个证据群为高质量证据;余证据群为中等质量证据。

问题二:所纳入的 Cochrane 系统评价(7 个以物理降温作为退热干预措施的随进临床对照试验,共 467 例发热儿童)结果显示,对乙酰氨基酚＋温水擦浴较对乙酰氨基酚短时间内退热效果更好些,但会明显增加患儿不适感(寒战、鸡皮疙瘩、哭闹);随机临床对照试验初始等级为高质量证据,但在不同观察指标中,从局限性和结果不精确性方面降了 1~3 级,为中至极低质量证据。

五、将相关问题证据真实性评价结果用于临床实践

将获得的证据评价结果用于临床实践需要考虑证据的总体完整性和适用性,需要明确证据的适用人群,思考结果的适用价值与推广应用条件,主要与研究对象的特征、研究措施的实施和结果的选择标准密切相关。对被评价的这项诊疗技术是否可用于我们的患者,需要考虑我们的患儿是否与现有证据中的纳入人群差异很大?这些差异的存在是否会导致现有证据的研究结果不能用于该患儿?实施这项诊疗技术的可行性如何?患儿的家庭能否承受这项诊疗技术相关的所有费用?我所在医院是否开展了这项诊疗技术?如果开展,是否能保证安全有效地实施这项诊疗技术?患儿及家长能接受实施这项诊疗技术的要求吗?在儿科有创性的检诊疗技术常难以被患儿和家长所接受。实施这项诊疗技术对患儿是否利大于弊?如果不实施,会有什么后果发生?应该推广利大于害的诊疗技术。此外还需考虑患儿及家长的价值观及对诊疗效果的期望。

我们问题一所获证据的评价结果显示:有中等质量证据显示年龄<3 岁病因不明急性发热儿童,取 CRP>临界值 20mg/L 时,诊断严重细菌感染的可能性较小(汇总敏感度为 69%,特异度为 75%);取 CRP>临界值 40mg/L 时,诊断严重细菌感染的可能性较大(汇总敏感度为 60%,特异度为 84%);取 CRP>临界值 80mg/L 时,诊断严重细菌感染的可能性很大(汇总敏感度为 44%,特异度为 95%)。该证据的适用人群为年龄<3 岁,有病因不明急性发热的儿童,CRP 对于严重细菌感染的诊断准确性是针对总体严重细菌感染而言,包括了脓毒症、败血症、菌血症、细菌性脑膜炎、细菌性肺炎、细菌性泌尿系统感染、细菌性胃肠炎、皮肤软组织感染、化脓性骨髓炎、化脓性关节炎和中耳炎在内的所有严重细菌感染;而不单指其中某一种严重细菌感染。我们选取 3 个连续呈两倍递增的 CRP 临

界值诊断严重细菌感染的特异度参考,相比单个临界值证据,更适用于临床实际便于儿科医生对年龄<3岁有病因不明急性发热儿童患严重细菌感染风险的评估和判断。CRP需抽血检测,目前我国不是所有基层医院都有开展。对0～5岁病因不明急性发热儿童行CRP检查诊断严重细菌感染是否值得临床广泛推广应用,还需结合CRP检查诊断0～5岁病因不明急性发热儿童严重细菌感染相关的经济学评价证据考虑。

就问题二所获证据显示:对6月龄到5岁龄的发热儿童,虽然有极低质量证据显示,在对乙酰氨基酚退热基础上联合温水擦浴短时间内退热效果更好些;但同时有极低到中等质量的证据显示,温水擦浴会明显增加患儿不适感(寒战、鸡皮疙瘩、哭闹)。结合生理学的背景分析,发热是致热源作用于下丘脑体温调节中枢,引起体温调定点上移,导致机体核心温度升高的状态,大多数情况下是一种有益的生理机制,是宿主对侵袭性微生物、无生命的致病物质或异物正常防御反应的一个部分,在正常的生理反应下不会对机体造成不良影响。解热镇痛药退热可通过降低体温调定点至正常水平以达到退热的效果。过高热是外部因素引起的机体体温升高,而下丘脑体温调定点并未发生上移改变,因此对解热镇痛药治疗也无反应,必须使用物理降温方法退热。物理降温仅是单纯使用物理方法冷却身体,并未降低体温调定点。发热状态下,如果过度或大面积使用物理方法冷却身体,反而会导致机体通过加强产热(寒战)和进一步减少散热(皮肤毛细血管收缩,立毛肌收缩出现皮肤鸡皮疙瘩)来克服物理降温对机体升高体温的干扰,力争使机体体温达到体温调定点温度。因此,我们认为问题二所获研究证据的结论符合生理学原理,值得被广泛推广到临床实践中。

六、相关问题证据应用效果评价

完成上述5个步骤后,还需对我们相关问题证据研究结果用于临床实践后的效果进行监测以完成后效评价。即该证据经严格地评价后用于临床实践指导儿科医生解决具体问题的效果如何?若成功可继续用于临床;若失败则应寻找和分析失败的原因,找出存在的问题,再针对问题进行新的循证研究和实践,以不断去伪存真,止于尽善。

第四节　循证儿科实践的挑战与对策

一、可供儿童应用的证据缺乏

目前儿科医生面临的很多临床问题都缺乏高质量证据,很多问题甚至没有证据。临床上应用的很多证据来源于成人的研究,在很多情况下不能完全照搬用于儿童。因为儿童不是成人的缩小版,处于不同年龄阶段的儿童,其病理生理及心理特点均有不同,对药物的反应也不完全相同。儿童与成人即使患相同疾病,给予相同的治疗也可能产生不同的结果。如大剂量、长疗程使用糖皮质激素会造成小儿的生长发育迟缓的危险,而在成人则不存在生长发育的问题。可供儿童应用的证据缺乏,不仅源于高质量研究通常需要随访较长时间和很多研究经费支持,还有儿科特有的原因。与成人相比,小儿往往不能准确叙述自己的病史和配合体格检查,故常缺乏有价值的病史资料和体检结果。儿童的研究证据常因缺乏客观的终点指标,出现诊断不确定。因儿童的特殊性,临床研究常因样本量较少,而影响研究的内部的真实性,使关于小儿的临床研究证据的质量低于成人。有些临床问题因医学伦理及社会因素而没有关于小儿的随机对照研究。小儿处在生长发育阶段,生命机能旺盛,远期疗效重要,往往需要大样本长期观察才能下结论。儿童大部分证据的研究人群也来自国外或国内大城市,而对国内儿童及国内边远地区、贫困地区和少数民族地区的儿童相关疾病的证据更是少之又少。《中国0至5岁儿童病因不明急性发热诊断和处理若干问题循证指南》制定小组在制定该指南的过程中发现:我国几乎没有本土儿童相关研究,包括流行病学调查、临床诊断、治疗和预后的证据。为了解决这个问题,现在Cochrane图书馆建立了Child Health Field来提供有关儿童的证据。Cochrane Child Health Field已制定关于儿童的循证指南和有关与年龄的亚组分析。此外医疗大数据可能有助于改善应用于儿童证据缺乏的问题,弥补证据的偏颇、使证据更加丰富、全面和客观,保证证据的时效性,大数据相关的数据采集和分析技术有助改善儿科学研究数据采集困难的现状,提高儿科学研究证据制作的效率。

二、研究证据本身的局限性

循证医学并非完全依赖于证据对问题做出决策,而是"基于证据"。循证医学一开始就明确指出了证据本身存在的局限性,儿科医生需要掌握如何正确评价证据,也要清楚认识证据的局限性。循证医学本身是一门不断发展的学科,循证医学采用的方法学也在不断改进和完善,GRADE证据分级方法就是在对证据质量和证据本身局限性的进一步认识下产生的。首先,现有研究证据存在各种形式的发表偏倚问题,一般结果有统计学意义的研究比结果无统计学意义的研究(即阴性结果研究)更易发表,而阴性结果的研究常被据拒稿导致"滞后发表"或以其他形式发表成为"灰色文献"而被系统评价者或指南制定者漏检,甚至最终未能发表。现有临床研究结果均针对群体研究得出的平均结果,临床随机对照试验条件相对于临床实际状况过于理想化,而临床实际工作中患者的个体情况差别很大,尤其是儿童,相比成人受影响的因素更多,这点会在相同疾病/症状临床决策儿童与成人的不同之处中详细叙述。儿科医生必须清楚地认识到现有证据的局限性,才能很好地做到基于证据的基础上结合自己的临床经验和患儿及家长的价值观,便于患儿及家长做出最佳或最适的决策。

三、相同疾病/症状下儿童与成人临床决策的不同之处

与成人不同,对小儿除要考虑使患儿得到利大于弊的结果,同时要征求患儿监护人意见,导致有时监护人的价值观和对患儿疾病危险的认识或感知及其他们的选择,对临床决策起到重要作用,甚至影响疾病结果。用于儿童医疗服务的设施和/或家庭经济的限制等因素也将在评价所得到的研究证据对患儿是否实用起到一定作用。由于小儿的生理病理特点,常见同时患有多种疾病,面对这些患病小儿和家庭,在决定应用证据前,儿科医生和家长必须决定优先处理的问题及这些问题间的相互作用。优先考虑的有关问题包括:治疗的潜在益处、危险和费用,疾病的相互影响及每一临床决策对最终结果的影响等。

四、循证儿科临床实践的条件限制

随着 Up-to-date 和 Cochrane library 及很多国家的卫生机构及 WHO 制定的儿童疾病和健康相关循证指南的增加,当儿科临床医生每天在繁忙的工作中遇到不能解决的临床问题时,可迅速通过手机连接到互联网进入相关网站查询并获得已经循证医学方法评价过的证据。但目前仅限于大型教学医院的儿科医生能充分享有这种便捷。对非教学医院及中小城市甚至边远地区和贫穷落后地区的儿科医生,要实现儿科循证临床实践尚存在很多条件限制。①难以获得便捷的资源。②受语言和教育、培训限制,对循证医学中涉及的很多方法掌握不够,如统计学方法、结果指标的定义、证据分级的定义等,导致即使获得证据,也难以理解和应用。这也间接反映了提高国内本土儿科领域的临床研究质量,制定适用于我们国内儿童循证指南的迫切性和必要性。③从证据总结发表到临床应用之间存在时间差,但随着信息时代的到来,循证医学概念也逐渐深入人心,人们已经习惯于随时关注新证据和医学发展新动态,这可大大缩短从新研究证据出现到应用于临床实践所需要的时间。

五、循证医学教育在儿科领域的发展相对落后

如前所述,随着循证医学教育在国内继续深入,国内循证儿科学的发展又较之前更进了一步,但相比成人学科和国外现状,国内循证医学教育在儿科领域的发展仍相对落后。《中国 0 至 5 岁儿童病因不明急性发热诊断和处理若干问题循证指南》制定小组在计划指南制定选择临床问题的工作中,多次征求基层和各级医院儿科医生意见和建议的过程中发现:很多非教学医院及中小城市的儿科医生仍不清楚循证医学的定义和思想;也不知晓循证医学采用的方法;说明因各种条件限制,循证医学教育在儿科医生中的推广还远远不够。这会导致儿科医生有证据不用或难以正确使用证据,更难以创造出适用本土儿童的高质量证据。甚至提示推进国内本土儿科领域循证医学教育的迫切性和必要性。

第五节　循证医学促进儿科学临床实践的提高与发展

一、促进儿科学临床实践循证指南和其他人口政策制定与发展

循证医学在中国已经发展了整整 21 年,这 21 年也是循证儿科学在中国发展的 21 年。一方面循证医学的理念在儿科临床实践中逐渐深入人心,它强调解决临床问题既不能直接应用临床研究的结果,也不能一味照搬成人临床研究的结果用于儿童;强调以对儿童健康利大于弊的最佳临床研究证据为依据诊治患儿;另一方面在儿科中应用循证医学丝毫没有削弱强调对儿科医生临床经验的积累,而是对儿科医生的基本医疗技能赋予更高的要求,要求儿科医生能确定"最佳的证据"是否适合应用于实际的临床患儿。随着循证医学在儿科临床中的应用,包括我国在内的许多国家和国际组织,如世界卫生组织、Cochrane Centre 等,针对不同的小儿特殊的临床情况,制订出相应的循证临床指南,如与小儿发热相关的指南、泌尿道感染相关的指南,都是根据一系列相关临床研究的系统评价证据,提出帮助儿科医生对病儿的疾病作出诊断、治疗的推荐意见,以规范临床诊治活动,改善医疗服务质量。但远远不能满足日益增长的临床需求和需要,无法满足健康中国 2030 国家战略中儿童相关人口政策制定与发展的高质量、临床决策综合性证据的需求。

二、促进儿科学循证医学 教育的普及与发展

1. 通过继续循证医学教育，有助于基层儿科医生理解并正确使用儿科学循证指南，进一步提高儿童健康服务质量。

2. 建立我国本土儿童健康和疾病相关的数据库，为国内儿科临床工作提供来自本土研究数据。

3. 需继续推进原始研究、二次研究、指南制定、政策研究相关的各种新方法、新标准和规范在儿科各领域的推广和实施，鼓励创新。

4. 提倡包括原始研究、二次研究、指南制定、政策研究在内的各类研究预注册，推进儿科各类研究、发展、转化和后效评价及持续改进过程的透明化、标准化和规范化，进行全程质量控制，以提高儿科领域本土化证据的质量、可转化性及转化率，为我过儿科临床实践提供高质量的证据和实用性强的指南及政策。

5. 需进一步在儿科学领域的研究中发现和总结现有证据质量评价和分级方法的局限性，探索更全面、客观和科学的循证医学方法，在大数据时代和精准医学发展的背景下继续发展和深化循证医学在儿科学领域的实践。

（万朝敏　罗双红）

参 考 文 献

1. 张鸣明，李幼平. Cochrane 协作网及 Cochrane 图书馆. 北京：科学出版社，2002

2. 张鸣明，刘雪梅，杜亮. Cochrane 协作网标志及其意义. 中国循证医学杂志，2004，4(1)：62

3. Gilbert R. The changing epidemiology of SIDS. Arch Dis Child，1994，70：445-449

4. Fielder AR，Quinn GE. Evidently，evidence-based. Br J Ophthalmol，1996，80：273-274

5. 王艺，万朝敏. 中国0至5岁儿童病因不明的急性发热诊断处理指南(标准版). 中国循证儿科杂志，2008，3(6)：449-457

6. 罗双红，舒敏，温杨，等. 中国0至5岁儿童病因不明急性发热诊断和处理若干问题循证指南(标准版). 中国循证儿科杂志，2016，11(2)：81-96

7. Meats E，Heneghan C，Crilly M，et al. Evidence-based medicine teaching in UK medical schools. Med Teach，2009，31(4)：332-337

8. Kersten HB，Randis TM，Giardino AP. evidence-based medicine in pediatric residency programs：where are we now? Ambul pediatr. 2005，5(5)：302-305

9. Zeblisky K，Birr RA，Guerrero AMS. Effecting Change in an Evidence-Based Medicine Curriculum：Librarians' Role in a Pediatric Residency Program. Medical Reference Services Quarterly，2015，34(3)：370-381

10. Chitkara MB，Boykan R，Messina CR. A Longitudinal Practical Evidence-Based Medicine Curriculum for Pediatric Residents. Academic Pediatrics，2016，16：305-307

11. Kotb MA，Elmahdy HN，Khalifa Nel D，et al. Pediatric Online Evidence-Based Medicine Assignment Is a Novel Effective Enjoyable Undergraduate Medical Teaching Tool. Medicine，2015，94(29)：1-7

12. Ten Bruggencate MJ，Kremer LC，Caron HN，et al. Pediatric oncologists and evidence-based medicine：a postal survey in The Netherlands. Pediatr Blood Cancer，2009，52(2)：231-236

13. 陈进，李静，李幼平. 循证医学教学—高等医学创新教育实践. 中国循证医学杂志，2003，3(4)：273-276

14. 陈进，李静，董碧蓉. 循证医学研究生教学效果评估. 中国循证医学杂志，2005，5(2)：157-170

15. 陈进，刘关键，李静，王莉，等. 我国部分医学院校循证医学教学实践情况调查. 中国循证医学杂志，2005，5(12)：955-957

16. 张萍，丁俊杰，陈贞华，等. 2009 年 2045 名中国儿科医生循证医学知晓度横断面调查. 中国循证儿科杂志，2010，5(3)：172-179

17. Avner J R. Acute fever. Pediatr Rev，2009，30(1)：5

18. Baraff L J，Schriger D L，Bass J W，et al. Practice guideline for the management of infants and children 0 to 36 months of age with fever without source. Pediatrics，1993，92(1)：1-12

19. FUS Team，Cincinnati Children's Hospital Medical Center：Evidence-based clinical care guideline for fever of uncertain source in infants 60 days of age or less，http：//www. cincinnatichildrens. org/svc/alpha/h/health-policy/ev-based/default. htm，Guideline 02，pages 1-14，October 2010

20. National Institute for Health and Clinical Excellence(NICE). Feverish Illness in Children-Assessment and Management in Children Younger than 5 Years. NICE Clinical Guideline 47. London，UK：NICE，2013

21. Whiting PF，Rutjes AWS，Westwood ME，et al. QUADAS-2：a revised tool for the quality assessment of diagnostic accuracy studies. Ann Intern Med，2011，155(8)：529-536

22. Higins JPT，Green S（editors）. Cichrane Handbook for Systematic Review of Interventions Version 5. 1. 0〔updated March 2011〕. The Cochrane Collaboration，2011. Available from www. cochrane-handbook. org

23. Schunemann H，Brożek J，Guyatt G，Oxman A（editors）. GRADE handbook for grading quality of evidence and strength of recommendation. Version 3. 6〔updated October 2011〕. The GRADE Working Group，2011. Available from http：//www. gradepro. org/gradepro/

第 14 章　循证肿瘤学实践

第一节　循证肿瘤学概述

一、肿瘤实践中循证医学产生和使用的背景

循证医学强调医师应认真将当前可得最佳诊疗证据用于对每个患者健康服务时的决策参考。循证肿瘤学能快速发展,是因为其能使肿瘤病人获得最佳诊断和治疗,延长生存期。循证肿瘤学产生的原因如下:

这是一个信息爆炸的时代,医学知识几乎 5～8 年就递增一倍。预计每个临床医师需要每年需从>2 万种生物医学出版物中>800 万篇文献中获得必要的信息。目前:①已发现 1000 余种恶性肿瘤,再加上与患者不同疾病的合并症更是难以计数;②已有超过上千种肿瘤治疗药物,且还在以每年>100 种药物的速度递增;③截至 2016 年 7 月 15 日,美国国家医学图书馆的 Medline 医学文献数据库已收录肿瘤相关文章>千万篇。作为医师个体,要在日常临床工作中快速准确获取足够有效信息成为巨大挑战。呼吁对临床及其相关证据的分类和同类证据的分级,并据此指导肿瘤防治的临床实践。

二、肿瘤学和循证医学结合的现状

我国目前肿瘤循证医学领域的主要问题包括:①北上广深或大型医院肿瘤临床医师对循证肿瘤学了解充分,但县级基层医疗机构的肿瘤专业医师尚缺乏足够认识;②我国肿瘤临床医师参与国际循证肿瘤学的合作较前明显增加,但国内新药临床研究或大型国际间合作仍匮乏;③临床一线医师与循证医学研究者联系不够,造成研究与实用脱节现象。

为改善上述 3 个不足,有研究者认为国家应:①成立强化循证肿瘤学相关学术组织,通过学术交流促进学科发展;②大力生产肿瘤防治的高质量证据,用于制定肿瘤防治指南,推动其在肿瘤防治全过程各地各级构使用,为患者提供安全、有效和价有所值的规范化治疗;③从国家层面循证建立健全肿瘤筛查规范,为广大人民群众提供有效的肿瘤筛查方案;根据筛查结果提前干预,减少我国肿瘤发病率和病死率。

因人种和生活方式、饮食结构和经济水平的差异,国外最成功的肿瘤诊疗指南或筛查指南规范也很难直接套用于我国人群。如欧美国家的恶性食管肿瘤中腺癌占较大比率,而我国食管癌绝大多数是鳞癌。故我国肿瘤防治必须根据我国人群流行病学研究和临床试验结果,参考欧美国家大型随机临床试验得出的证据,与我国具体实践相结合,才能制订适合我国的恶性肿瘤诊疗规范。

第二节　循证肿瘤学实践中常用的证据来源及数据库

一、肿瘤常用证据来源

常用证据来源包括:①肿瘤权威机构发布的指南、规范或专家共识及基于多个大型 3 期或 4 期随机对照临床研究结果的 Meta 分析和系统评价是最可靠的证据;②其次为 3 期或 4 期随机对照研究结果(盲法或者非盲法);③前瞻性Ⅱ期临床研究居较低层级的证据,但仍可接受,如在有特定基因异常肿瘤患者中的临床新药研究;④前瞻性队列研究的结果通常也能被广泛认可;⑤大型回顾性研究/队列研究则需认真评估其研究的入组、干预、结果评价的偏倚;⑥小样本回顾性临床研究,甚至是个案报道的结果则须结合实际情况分析。一般在罕见恶性肿瘤治疗中这类结果才有参考价值。

二、肿瘤常用数据库

1. 美国国家癌症综合协作网　美国国家癌症综合网络(National comprehensive cancer network,NCCN),网址:www. nccn. org。是由美国 27 所世界知名肿瘤中心协同建立,致力于推进肿瘤预防和诊疗质量长期不断进步的非盈利性综合机构。其研究内容涉及:临

床治疗、基础/转化性研究和患者教育。NCCN还不断推动相关临床诊疗指南和规范的持续更新，并期望以此对患者、临床工作者(医师和护士)及医疗临床决策者产生积极和深远的影响。NCCN每年均推出根据最新研究数据得到的相关指南。如：非小细胞肺癌指南2015年更新了7版。到2017年5月已经更新至2017第4版。各类人员均可在其官方网站上自由查阅和下载上百个各种恶性肿瘤的诊治指南及其预防、筛查、处理、治疗的相关毒副作用、心理干预、生存随访等领域的循证医学证据及规范。

NCCN肿瘤临床实践指南的发展及成形基于临床研究证据；以专家委员共识驱动，确保病患能获取当前可得最佳预防、筛检、诊断、治疗及其他支持性疗法，达最佳疗效。对约97%的癌症种类提供相应治疗方案并持续更新。

目前全球各国恶性肿瘤诊疗均参考NCCN相应指南。我国也与NCCN机构建立了广泛深入的联系和合作。针对国人的特定情况和国家的实际国情，我们也不定期推出各种恶性肿瘤诊疗指南的中文版。

2. 欧洲肿瘤内科学会指南　欧洲肿瘤内科学会指南(European Society of Medical Oncology，ESMO)由欧洲最大的肿瘤学学会——欧洲肿瘤内科学会制定，目前在肿瘤学研究中与不同国家、地区、组织之间紧密的工作合作中发挥着越来越重要的作用。临床抗肿瘤疗效与对患者的照护和提高患者生活质量更加相关。学会旨在增进会员及中心的合作，更好地推进抗肿瘤治疗的进步。

ESMO会每年更新其恶性肿瘤预防、筛查、诊断及治疗、随访指南。

3. 中国抗癌协会临床肿瘤学协作专业委员会(Chinese Society of Clinical Oncology，CSCO)　编撰的恶行肿瘤诊疗规范。1997年成立的中国抗癌协会临床肿瘤学协作专业委员会是由临床肿瘤专业工作者和相关企事业单位自愿组成全国性专业学术团体，现已成为国内肿瘤领域内最活跃和具广泛影响力的学术组织。

CSCO长期致力于推动学科间的密切合作，广泛宣传GCP临床研究和循证医学，大力推动肿瘤诊断治疗的规范化、标准化和专业化进程，促进国际国内学术交流和多中心协作研究。领导国内学者不仅翻译并大力推广NCCN临床诊疗指南，并结合国人实际情况，编撰出我国恶行肿瘤诊疗、预防、随访等指南和规范。

第三节　肿瘤学循证证据

恶性肿瘤防治的循证证据繁多，涉及肿瘤防治全过程，包括：预防、筛查和诊断流程，病理学技术和免疫组化指标，治疗决策(手术、放疗、化疗、内分泌治疗、小分子靶向药物治疗、免疫治疗)，姑息及辅助治疗(心理调控、疼痛管理、营养及膳食补充、贫血/乏力/恶心呕吐的对症处理、静脉血栓的治疗等)，预后随访等。随着临床转化医学的不断进展，各种恶性肿瘤分子水平的异常(基因突变/杂交/融合，蛋白的异常表达等)已在治疗决策层面产生深远影响。同时危及全球及我国居民健康的恶性肿瘤类型繁多，例如好发于男性的肺癌、胃癌、食管癌、肝癌、结直肠癌、前列腺癌等；好发于女性的乳腺癌、生殖系统肿瘤等。本章仅以发病率和死亡率均居全球和我国首位的非小细胞肺癌(non-small cell lung cancer，NSCLC)为例，全方位剖析其诊疗过程中的循证实践。

一、预防(吸烟与肺癌)

可能导致肺癌发病率增高的风险因素包括疾病史(如慢性阻塞性肺病)、既往癌症史、家族肺癌史，及接触各类致癌物。包括砷、镉、镍、铍、铬、石棉、氧化硅和柴油烟尘等。石棉是已知致癌物质，将明显增加暴露于空气中石棉纤维人员发生肺癌的风险，尤其对吸烟者。2014年，WHO国际癌症研究机构相关调查发现：室外空气污染是肺癌死亡的首位环境原因。

目前已发表的20多项研究数据中，研究者均未发现使用雌/孕激素治疗的绝经女性肺癌发病率增加，但显著增加其非小细胞肺癌的死亡风险。接受单纯雌激素治疗女性患肺癌的发病率或因肺癌的死亡率均未见增加。提示：目前对激素替代疗法(hormone replacement therapy，HRT)是否会影响女性发生肺癌的风险仍无统一结论。

吸烟是肺癌的主要发病因素，并导致大多数肺癌相关死亡。研究发现：香烟烟雾中含有多种致癌化学物质(如苯并芘二醇环氧化物和亚硝胺)。发生肺癌的风险随每天吸烟包数和烟龄增加而增加。非吸烟者接触二手烟患肺癌的相对风险(RR=1.24)也随之增加。约>80%的肺癌病例由吸烟引起。

WHO推荐用于促进戒烟的药物包括尼古丁替代品(如戒烟鼻喷雾剂、吸入剂、口香糖、贴剂、锭剂)、安非他酮缓释片(Bupropionsustained release)和伐尼克兰(varenicline)等。所有科学工作者，尤其是医务工作者应该鼓励戒烟，尤其是针对肿瘤患者。美国研究机构提供了一个有用的工具：31-345A(即询问、建议、评估、协助、安排)。近年多项研究表明：金雀花碱(cytisine)比尼古丁替代疗法更有效，即使研究也发现金雀花碱的不少副作用，如恶心、呕吐和睡眠障碍等。有研究表明：瓦伦尼克林比安非他酮或尼古丁贴片的戒烟效果显著增加。伐尼克兰是一种新型戒烟药物,但其防止复吸的有效性尚未明确。美国 FDA 已发布了伐尼克兰相关神经精神症状的警示,包括:视觉障碍、运动障碍、意识障碍等;故飞行员、卡车/公交车司机及空中交通管制员禁用。研究发现:安非他酮作为另一种戒烟药物,也可出现类似的严重神经精神症状。但尽管有潜在不良反应,戒烟药物对吸烟者健康及生命安全仍利大于弊。

二、筛　　查

肺癌确诊时多已属晚期,针对特定人群早期筛查可减少因肺癌的病逝率。

全美肺癌筛查试验(National Lung Screening Trial,NLST)是 1 项随机对照研究,纳入 53 000 多名当前或前吸烟者,期望评估低剂量 X 线胸片与 CT 扫描相比的肺癌早期检测的风险和获益。结果显示:①使用低剂量 CT 扫描筛选有高危险因素的个人可降低相关肺癌死亡率 20%;②具有高危险因素的个人是指每年≥30 包吸烟史的当前或前吸烟者(包括入组前已戒烟长达 15 年的前烟民),年龄从 55 至 74 岁。NCCN 工作组、美国胸科协会、美国预防服务工作组、美国胸科医师学会、欧洲肿瘤医学学会和其他组织均积极推荐使用低剂量 CT 对某些高风险的当前吸烟者和前吸烟者进行肺癌筛查。但须提醒:低剂量 CT 不能代替戒烟。故必须向患者提供戒烟咨询。

近年常规体检及低剂量 CT 筛查的广泛推广,越来越多的病例被影像学诊断为"肺部结节(Lung nodules)"。相关指南详细描述了如何评估可疑结节。

白皮书指明:肺结节的 2 个主要类型:肺部实性和半实性结节,均可通过低剂量 CT 扫描筛查出。半实性结节定义为:1)非实性结节又称毛玻璃状影(Groundg-lassopacities,GGO)或毛玻璃状结节(Ground-glass nodules,GGN);和 2)部分实性结节,同时含有毛玻璃状和实性组分。非实性结节主要有原位腺癌(Adeno-carcinoma in situ,AIS)或微浸润腺癌(Minimally invasive adenocarcinoma,MIA),后者以前被归类为细支气管肺泡癌(Bronchioloalveolar carcinoma,BAC)。后续研究证实:若外科手术及时切除这类非实性结节,所有患者将有 5 年无疾病生存期(Progression-free survival,PFS)。结果同时显示:CT 扫描偶然发现的许多非实性结节会消退,且许多仍存在的非实性结节可能不会进展到临床显著癌症。但实性和非实性结节更可能成为侵袭性的恶性肿瘤。

在明确肺癌诊断和开始后续治疗前,所有检查结果(包括病理资料)和患者因素都需要经过多学科诊断团队认真评估。指南建议:活检或手术切除低剂量 CT 扫描筛查出的高度可疑结节,或进一步监测低度怀疑为癌症的结节,这将取决于对结节类型和其他患者因素的多学科评估(具体见肺部结节诊疗的白皮书)。对进行再次 CT 扫描的患者,最重要是与先前的成像研究比较看结节是发生改变还是稳定。NLST 研究中使用其原始临界点并使用低剂量 CT 扫描时,经常观察到假阳性结果(如良性肺内淋巴结、非钙化肉芽肿)。但可预计:最近由美国放射学会建议的修订临界值将减少低剂量 CT 扫描的假阳性结果率。

肺部结节白皮书建议:诊断策略应个体化:根据每名患者结节的大小和位置、纵隔或远处转移的存在、患者特点(是否存在合并症)和就诊的医院或中心专业知识的具体情况制定。如:若考虑术中诊断困难或相对危险,可能适合术前组织活检。首选的活检技术取决于肺部结节的部位,建议:①怀疑周围性肺部结节的患者进行径向支气管内超声(Radialendobronchial ultrasound,EBUS)、导航指导下的纤维支气管镜检查(Navigational bronchoscopy)或肺穿刺抽吸(Transthoracic needle aspira-tion,TTNA)。②怀疑淋巴结病的患者应通过内镜超声引导下细针穿刺(endoscopic ultrasound-guided fine needle aspiration,EUS-FNA)、超声支气管镜引导下经支气管针吸活检(endobronchial ultrasonography-guided transbronchial needle aspiration,EBUS-TBNA)、纤维支气管镜检查或纵隔镜检查。

若活检或手术切除的病理结果确诊非小细胞肺癌,则需进一步评估和分期,使医疗团队能为患者确定最适当和最有效的治疗计划。

三、肺癌病理诊断

治疗肺癌患者前必须进行肺癌的组织类型分类,确定:浸润程度,是原发性或转移性癌症,手术切缘的肿瘤残存状态及通过分子诊断技术来确定某些基因是否存在改变(如表皮生长因子受体突变)。

非手术患者的病理评估包括以下内容:痰脱落细胞学、支气管刷片检测、支气管灌洗细胞检测、支气管活检/经支气管活检,及经皮肺穿刺活检等。目前临床上尽可能采用微创技术来获得晚期不能切除的非小细胞肺癌患者的病理样本。

对手术的肺癌患者,术中病理评估需要确定手术切缘状态,活检术中偶然发现的结节,或评估区域淋巴结是否存在转移等。术后病理评估则提供肿瘤类型、分期和预后因素分类必要的病理特点。国际性专家组修订了肺癌分类,要求对肺癌病理标本进行免疫组化、组织化学和分子研究;同时建议尽可能少用一般类别(例如非小细胞肺癌)。

（一）免疫组化指标

免疫组化染色用于区分：原发性和转移性肺腺癌（如乳腺癌、结直肠癌等），腺癌和恶性胸膜间皮瘤，并明确肿瘤的神经内分泌状况。尽管细胞学可用于区分鳞癌和腺癌，但免疫组化检查对标本中的低分化非小细胞肺癌也极有用。如：鳞状细胞癌往往是 TTF-1 阴性和 p63 阳性，而腺癌通常 TTF-1 阳性。也有研究发现：其他标记物（如 p40、Napsin A）也对区分鳞癌和腺癌有用。

免疫组化是区分恶性间皮瘤和肺癌的最有价值的方法。肺腺癌呈阳性的染色指标包括：癌胚抗原（carcino-embryonic antigen，CEA）、B72.3、Ber-EP4、MOC-31、CD15、紧密连接蛋白 4 和 TTF-1；胸膜间皮瘤敏感和特异性的染色指标包括 WT-1、钙结合蛋白、D2-40（平足蛋白）、97 HMBW-1 和细胞角蛋白 5/6。TTF-1 是区分转移性和原发性腺癌的极重要指标。肺部腺癌通常为 CK7$^+$ 和 CK20$^-$，结直肠转移性腺癌通常为 CK7$^-$ 和 CK20$^+$。

需要特别指出：近年肿瘤免疫治疗的进展，使肿瘤组织中程序性死亡配体-1（PD-L1）的免疫组化检测越来越重要。已有充分证据表明，PD-L1 阳性表达＞50％患者，在无驱动基因敏感突变/异常的情况下，免疫单抗治疗优于常规化疗。但遗憾的是：目前国内外出现了较多的 PD-L1 检测试剂，尚缺乏相应的诊断标准。

小细胞肺癌临床确诊更难。病理检查通常 CK34βE12 和 p63 呈阴性。许多小细胞肺癌对神经内分泌分化的标志物（包括嗜铬粒蛋白 A、神经元特异性烯醇化酶、神经细胞黏附分子和突触素）出现阳性染色。但单靠这些标记物不能区分非小细胞肺癌和小细胞肺癌。

（二）基因检测

随着小分子靶向治疗药物的诞生和不断进展，越来越多的研究表明：肺癌（尤其是肺腺癌）有可能是单基因驱动的肿瘤发生发展的结果。对这类肺癌，特定的小分子药物常常能起到近似于奇迹的疗效。相关研究表明：表皮生长因子受体（epidermal growth factor receptor，EGFR）、间变性淋巴瘤激酶（anaplastic lymphoma kinase，ALK）基因、BRAF 基因、ROS1 基因和 MET 基因等已成为肺癌治疗和评价预后的重要分子标记物。

1. EGFR 突变　非小细胞肺癌患者中最常见的 EGFR 突变是 19 外显子中的缺失（19del）和 21 外显子中的突变（L858R）。这 2 种突变均可导致酪氨酸激酶结构域激活，并且两者都与小分子酪氨酸激酶抑制剂（Tyrosine kinase inhibitor，TKI）（如厄洛替尼（Erlotin-ib）、吉非替尼（Gefitinib）和埃克替尼（Icotinib））的灵敏度相关（具体见后续的靶向治疗章节）。这 2 种突变临床上被称作敏感 EGFR 突变。

在约 10％的高加索人种的非小细胞肺癌患者和＞40％的亚裔患者中检测出这些敏感 EGFR 突变。研究结果表明：也可能出现其他药物敏感的突变包括 21 外显子（L861Q）和 18 外显子（G719X）的点突变。EGFR T790M 突变与 TKI 治疗获得性耐药性相关，研究报道约 50％的对厄洛替尼初始缓解之后疾病进展的患者存在这种突变。大部分存在敏感 EGFR 突变的患者在 TKI 治疗约 9 至 11 月后对厄洛替尼（或吉非替尼、埃克替尼）有耐药性。T790M 突变也可发生在先前未接受酪氨酸激酶抑制剂治疗的患者（原发耐药）。对相关患者获得性耐药的研究发现，若存在 20 外显子插入突变（20Ins）的患者对酪氨酸激酶抑制剂有耐药性。

EGFR 基因突变可在各种临床样本中检测，包括切除的组织、活检组织、血液和胸腔积液中。常见的基因突变检测方法包括 DNA 测序、探针扩增阻滞突变检测技术等。DNA 测序法是检测 EGFR 基因突变的可靠方法。该方法先对样品进行 PCR 扩增，再纯化扩增产品，最后进行序列分析，操作过程相对繁琐、时间较长，对操作技术要求较高，且方法本身的灵敏度较低，仅能检测含量＞30％～35％的突变基因，不适用于大量临床样品分析。探针扩增阻滞突变系统（amplification refractory mutationsystem，ARMS）技术，是整合 ARMS 和 Scorpions 技术的一种新技术。目前已有检测 EGFR 突变的对应试剂盒，并在各研究机构或临床医院广泛使用。

2. ALK 基因重排　流行病学检测发现：约 2％～7％的非小细胞肺癌患者有 ALK 基因异常。这类特殊患者群中约 30％的患者出现 ALK 重排。目前已研发出针对 ALK 重排的小分子药物，包括第一代药物克唑替尼（Crizotinib）及第二代药物色瑞替尼（Ceritinib）和艾乐替尼（Alectinib）。研究表明：免疫组织化学可用于筛选 ALK 重排：对阳性者可行 FISH 检测确认 ALK 阳性。考虑到匹配药物价昂，美国和我国均已经批准一种分子诊断测试（ALK-V 试剂盒）用于检测 ALK 重排，且是使用相应小分子靶向药物治疗的先决条件。

（三）二代测序（next generation sequencing，NGS）

其核心思想是边合成边测序（Sequencing by Synthesis），即通过捕捉新合成末端的标记来确定 DNA 序列，现有技术平台主要包括 Roche/454 FLX，Illumina/Solexa Genome Analyzer 和 Applied Biosystems SOLID system。

在肺癌研究及诊疗领域，可根据已明确的癌基因/

抑癌基因通过 NGS 技术给出更准确的分子诊断证据；可根据不同变异基因类型给出更个体化的诊疗方式。相比已成相当规模的芯片杂交技术，NGS 可检测出新的未知基因变异，且以其更低廉的高通量优势成本在临床逐渐推广。尤对部分复发或难治性病例，用 NGS 技术能及时跟踪诊疗效果。

四、肺癌手术治疗

在无明显心肺合并症情况下，手术治疗给 I 期或 II 期肺癌患者提供了最佳治愈机会。但每位考虑接受根治性局部治疗的患者在接受诊疗评估时，都应咨询胸部外科医生的意见。在任何手术前需完成整体治疗计划的制订和必要的影像学检查，尤其要确定患者是否能耐受手术？还是不可手术；被认为不可行手术的一些患者可能能耐受微创外科手术和/或亚肺叶切除。

应由专业委员会认证的胸外科医师确定：肺癌患者的手术切除性、手术分期和肺切除方式。在多学科诊疗团队中，胸外科医师可能会对罕见类型的肺癌患者（如肺上沟瘤或者胸壁累及）提出综合治疗的建议。术后病理分期为 II 期及以上的肺癌患者应在完成手术后 3~4 周转诊至肿瘤科医生进行评估。对已切除 III A 期患者，应建议门诊咨询肿瘤放射科医生。

外科医师的手术程序取决于肿瘤的大小、侵犯部位、基础肺状况（粘连、解剖一场）和患者的心肺功能储备。有研究表明：①若解剖学上适宜且可实现切缘 R0 切除，袖状肺叶切除术优于全肺切除术。②若生理功能上不能保证切缘阴性，应行肺叶切除或全肺切除术。但需注意：右肺为功能肺，故右全肺切除相对禁忌（术后患者肺功能将低到可能严重影响其生活质量）。亚肺叶切除（无论是肺段切除术（首选）或是楔形切除术）都是某些患者的适当选择。

对医学上不能进行手术的患者（严重心肺功能受损或肝功能重度异常），可能是立体定向消融技术（stereotactic ablative radiotherapy，SABR）或立体定向放射治疗技术（stereotactic body radiationtherapy，SBRT）的潜在获益人群（具体见后续放射治疗章节）。

（一）术前新辅助化疗的意义

对已接受手术切除的非小细胞肺癌患者的辅助化疗临床试验数据显示：实施化疗是一个重要问题。术后条件下，明显的毒副作用累加致术后恢复不完全常使患者难以耐受整个化疗疗程。①NATCH 3 期临床试验（比较单纯手术与术前或术后化疗与紫杉醇/卡铂）的数据表明：90% 的术前患者完成 3 个疗程的化疗，但仅 61% 的术后患者完成化疗计划）。但全部 3 个研究组的患者生存期无统计学差异。②最近的一项 III 期随机试验发现：术前与术后化疗相比，早期非小细胞

肺癌患者的 3 年总生存率无统计学差异（67.4% 对比 67.7%）；缓解率和生活质量两组间均类似。故目前各大指南和临床规范推荐：术后化疗是 I B 期及 III 期肺癌术后治疗的标准程序。

既往一些临床试验表明，术前新辅助化疗可能使纵隔淋巴结阳性的肺癌患者获益。美国西南肿瘤写作组（SWOG 9900）在 354 例 I B 期至 III A 期（非 N2 阳性）的肺癌患者中评估了新辅助紫杉醇/卡铂联合化疗与单纯手术间的差异，的确显示出：新辅助化疗有改善患者无疾病生存时间的（33 月 vs 20 月）和总生存期（62 月 vs 41 月）的趋势；新辅助化疗不减少患者的手术切除率。

意大利研究者 Scagliotti 等发表了 1 项 III 期临床试验，比较 270 例 I B 期至 III A 疾病患者的生存情况（术前顺铂联合吉西他滨化疗 vs 单纯手术）。试验虽过早结束，接受化疗的 II B 期和 III A 期肺癌患者显示出明显的生存获益（HR＝0.63）。Song 等的 1 篇评估可切除非小细胞肺癌术前化疗所有现有随机临床试验（13 个 RCT）的 Meta 分析结果表明：相比单纯手术组，新辅助化疗组的总生存时间（overall survival，OS）改善 [HR＝0.84，95%CI（0.77，0.92），p＝0.0001]。此结果与最近在另 1 篇 Meta 分析报告的结果相似 [HR＝0.89，95%CI（0.81，0.98），p＝0.02]。提示：术前新辅助化疗的获益类似于使用术后化疗的获益。但目前的指南和规范中专家组仍推荐标准的术后辅助化疗。

（二）胸腔镜辅助肺癌切除术

视频辅助胸腔镜手术（video-assisted thoracoscopic surgery，VATS），也称为胸腔镜辅助肺叶切除术，是目前正在各方面进行研究的一种肺癌微创手术方式。已发表的临床研究表明：胸腔镜肺叶切除术比标准开胸手术有几大优势：与胸腔镜肺叶切除术相关的急性和慢性术后疼痛发生率极低。故住院治疗时间较传统手术明显缩短。在熟练外科医师操作下，胸腔镜肺叶切除术显著降低术后合并症发生率及相关病死率，患者生理机恢复更快。

研究显示：在曾接受胸腔镜肺叶切除术联合淋巴结清扫术的 I 期非小细胞肺癌患者中，5 年存活率、长期存活率和局部复发率与常规开胸肺切除术无明显差异。基于胸腔镜肺叶切除术对术后恢复和发病率的良好效果，相关指南和规范均一致推荐在经验丰富的单位实施该术式，不仅提高了患者术后接受并完成标准辅助化疗方案的能力；也显示出老年人群和高危患者出院后自理能力改善。近年更先进的机器人视频辅助胸腔镜手术（R-VATS）比常规 VATS 价格更贵，手术时间更长。

（三）淋巴结清扫范围

1 项随机试验（ACOSOG Z0030）在 N0（无明显区

域淋巴结转移)或N1(转移到同侧支气管周围和/或肺门区淋巴结,包括直接延伸)的非小细胞肺癌患者中,比较肺切除术期间全面纵隔淋巴结采样与完全淋巴结清扫术间的临床获益差别。

对全面纵隔淋巴结清扫术后淋巴结阴性的早期肺癌患者,完全纵隔淋巴结清扫术不能改善生存期。故在肺切除术期间建议纵隔淋巴结采样:应从所有纵隔站对1个或多个淋巴结采样。对右侧肺癌,相应的纵隔淋巴结清扫术应包括第2R、4R、7、8和9站。对左侧肺癌,应采样第4L、5、6、7、8和9站。研究证实:肺癌患者应接受N1和N2淋巴结清扫术,或至少采样3个N2站,或进行一次完全淋巴结清扫术。对ⅢA期(N2)患者在接受切除术时应行正规同侧纵隔淋巴结清扫术。对接受亚肺叶切除术的肺癌患者,必须在手术期间对N1和N2淋巴结站进行采样活检;除非因可能显著增加手术风险,而在技术上无法实施。

亚肺叶切除(无论是肺段切除术(首选)或是楔形切除术)是以下特定患者的适当选择:①可保留肺组织很少或因其他重要合并症而不能接受肺叶切除术(不能耐受标准术式);②直径≤2cm的周围型结节并至少符合以下标准中的1项:组织学类型在术前证实为单纯原位腺癌(adenocarcinoma in situ,AIS);CT检查显示≥50%结节表现为毛玻璃样;在影像学长期监测中,发现肿瘤倍增时间较长(≥400天)。

(四) ⅢA期N2疾病

对ⅢA期N2阳性的肺癌病例,必须通过影像学和有创分期(E-BUS、纵隔镜检查、胸腔镜检查等技术)详细评估N2分期;并在多学科综合治疗团队中讨论是否适合开展手术。

Ⅲ期随机对照试验表明:单纯手术不延长这些患者的生存期。临床实践中大多数临床医师认为:开胸手术后发现有1个纵隔/单个阳性淋巴结(<3厘米)者适合切除。某些医师建议部分患者进行新辅助治疗,包括放疗、化疗或者放化疗。但尚无充足证据表明:相比单纯使用化疗,引入放疗能改善ⅢA期(N2)病例的生存结局。

新辅助化疗后能否完成全肺切除手术有争议,若可能提高生存时间,还需考虑患者的生活质量。若证实是可切除N2阳性的患者,不应手术排除,因其中部分患者可能有长期生存期,甚至可能治愈。

五、肺癌的全身化疗

肿瘤已不再是一种单一的局部疾病,大部分肿瘤患者在确诊时已是全身性疾病,尤其是肺癌。在接受相应治疗之前,患者体内可能已存在潜在的转移病灶。作为全身系统性治疗的化疗是目前肺癌治疗的基石之一:在特定诊疗阶段合理地应用,能①有效杀死或控制原发肿瘤病灶;②抑制全身转移病灶;③减少肿瘤复发/转移;④最终实现延长患者生存的目的。

(一) 肺癌术后的辅助化疗:化疗药物及其方案

对ⅠA期肺癌的术后辅助化疗,所有临床研究均未得出有意义的结论。故目前的循证医学证据不推荐该类患者接受术后化疗。但对切缘阴性的高风险ⅠB期肺癌患者,可考虑进行术后辅助化疗。相应的高风险因素包括:肿瘤病灶≥4cm、低分化、肿瘤侵犯脏层胸膜及术后病理证实脉管癌栓。

国际肺癌化疗试验(international chemotherapy for lung cancer,IALT)数据表明:以顺铂为主的术后辅助治疗对完全切除的Ⅰ、Ⅱ、Ⅲ期或非小细胞肺癌患者能产生统计学显著性的生存获益。该研究纳入1867例手术切除的肺癌患者,随机分配并接受以顺铂为主的辅助化疗或接受观察,中位随访期为56月。相比观察组患者,接受化疗组患者的存活率[5年45% vs40%;死亡RR=0.86,95%CI(0.76,0.98),p<0.03]和无疾病进展生存率[5年39% vs34%;RR=0.83,95%CI(0.74,0.94),p<0.003]均显著较高。但随访到7.5年后,患者死亡病例化疗组明显增加,化疗获益随时间而减少。是否因化疗的毒副作用所致目前尚无证据。

NCIC CTG JBR.10试验和ANITA的试验比较了辅助长春瑞滨联合顺铂对比观察在早期非小细胞肺癌术后治疗的有效性。

(1) 在JBR.10试验中,482例完全切除的ⅠB期(T2,N0)或Ⅱ期(T1,N1,或T2,N1)非小细胞肺癌患者随机分配到长春瑞滨联合顺铂化疗或观察组。相比单纯观察,辅助化疗显著延长总生存期(94月 vs73月,死亡的RR=0.69,p=0.04)和无疾病进展生存期(RR=0.60,p<0.001)。总体而言,患者5年生存率两组分别为69%和54%(p=0.03)。但随访9年后,JBR.10更新的数据表明:辅助化疗比单纯观察更有利于Ⅱ期肺癌患者,但对ⅠB期肺癌患者无益:中位生存期接受辅助化疗的Ⅱ期患者为6.8年,单纯接受观察的患者为3.6年。未观察到接受化疗患者的死亡率相应增加。

(2) 在ANITA试验中,840例ⅠB期(T2,N0)、Ⅱ期或ⅢA期非小细胞肺癌患者随机分配到接受辅助长春瑞滨联合顺铂化疗或接受观察。在中位76月的随访后,研究者发现:中位生存期化疗组为66月,观察组为44月;辅助化疗显著提高了完全切除Ⅱ期和ⅢA期肺癌患者5年总生存率(绝对值增加8.6%),但未观察到对Ⅰ期肺癌患者有益。化疗组患者中近75%的化疗相关毒副作用可控,但仍出现了7例毒性反应死亡病例。

1 项针对 4584 例患者（LACE）的回顾性分析发现：术后以顺铂为主的化疗提高了 5 年的存活率（5.4％的绝对获益）；化疗方案（长春瑞滨、依托泊苷和其他药物）之间无差异。亚组分析数据显示：在 Ⅱ 期和 Ⅲ 期肺癌和体力状态评分较好的患者中获益更大。若身体允许，术后辅助化疗同样能使高龄患者（80 岁左右）获益。

CALGB 9633 试验在 T2N0M0 的 ⅠB 期肺癌患者评估了紫杉醇/卡铂的联合化疗效果。344 例患者随机分配接受紫杉醇/卡铂化疗或接受观察，中位随访时间 74 月。随访 3 年时存活率差异显著（80％vs73％，p=0.02）；但随访 6 年时，总存活率无显著提高。需要重视：该试验对 ⅠB 期疾病患者检验功效不足（试验数据仅支持后续的亚组分析结论）。

2015 年世界肺癌大会公布了 ECOG1505 研究的结果。该研究招募了 2007 年至 2013 年的术后肺癌患者：包括 ⅠB 期（>4cm）26.2％、Ⅱ 期 43.8％、ⅢA 期 30％。化疗方案为共 4 个周期的顺铂（每 3 周 75mg/m²）联用长春瑞滨（25％）、或多西他赛（22.9％）、或吉西他滨（18.9％）、或培美曲赛（33.2％）。同时，在贝伐珠单抗组接受每 3 周一次 15mg/kg 的 1 年贝伐珠单抗持续治疗。该研究检测出 OS 的 HR 值降低 21％的统计效能为 85％，单侧 p 值为 0.025。尽管贝伐珠单抗组并未表现出非预期毒性，但接受治疗的患者中，嗜中性粒细胞减少症和高血压的发生明显增加。最终随访数据显示：总生存期两组无差别［HR=0.99，95％CI（0.81，1.21），p=0.93］。无疾病进展生存结果相似［HR=0.98，95％CI（0.84，1.14），P=0.75］。故目前尚无支持在术后辅助化疗中加入贝伐珠单抗的循证证据。

（二）晚期肺癌的一线化疗：化疗药物及其方案

因疾病发生发展的隐匿性，初诊时常有近 50％的非小细胞肺癌患者（大多数为 Ⅳ 期患者）已丧失了手术机会。若患者一般情况（体力评分 ECOG 在 0～1 分）较好，不伴有严重基础疾病（冠心病、肝肾功能异常等），常用以铂类（顺铂/卡铂）为主的双药联合方案（在肺癌病理及基因检测章节已经谈及小分子靶向药物治疗可能性，将会在后续部分详细介绍）。

循证证据已表明多种药物可联合铂类治疗 Ⅳ 期非小细胞肺癌，包括：紫杉醇（Paclitaxel）（白蛋白结合的紫杉醇）、多西他赛（Doctaxel）、长春瑞滨（Vinorelbine）、培美曲塞（Pemetrexed）、吉西他滨（Gemcitabine）。

2002 年发表在 N Eng J Med 上的 ECOG 1594 是晚期非小细胞肺癌一线化疗的里程碑式的临床研究。

共入组 1163 例 ⅢB 期（不可根治）或 Ⅳ 期肺癌患者。研究者随机给予紫杉醇联合顺铂、吉西他滨联合卡铂、多西他赛联合顺铂及紫杉醇联合卡铂的全身化疗方案。结果提示：①这 4 种化疗方案均能实现 7.4～8.1 月的中位生存，或 31％～36％的 1 年生存率；②治疗的安全性大致相当。据此确立了晚期非小细胞肺癌的一线化疗方案（Ⅰ类循证证据）。

在 2007 年，Grossi 等对已经发表针对晚期肺癌一线化疗的 18 项随机对照临床研究进行了 Meta 分析，共纳入患者 7401 例，评价了紫杉醇、多西他赛、长春瑞滨和吉西他滨这 4 种第三代化疗药对 NSCLC 的疗效。数据显示：相比其他方案，①吉西他滨联合铂类药物能使肿瘤进展风险降低 12％（p=0.03）；②客观缓解率（objective response rate，ORR）有优于其他化疗方案的趋势。

既往研究结果提示：化疗药物培美曲塞对腺癌患者效果较好。随机对照Ⅲ期临床研究 JMDB 比较了培美曲塞联合顺铂（AP）与吉西他滨联合顺铂（GP）一线治疗晚期非小细胞肺癌的疗效。研究共入组 1725 例患者，2 个化疗方案均每 3 周重复直至 6 个周期；同时给予维生素 B₁₂、叶酸和地塞米松进行预处理。结果显示：①在总体人群中，疾病控制率 AP 组和 GP 组为 77.2％vs79.5％，1 年生存率为 43.5％vs41.9％，均无统计学差异。②预设亚组分析显示：对非鳞癌患者，中位生存期 AP 组明显优于 GP 组［12.6 月 vs.10.9 月，HR=0.84，95％CI（0.71，0.99），p=0.03］。JMDB 研究采用非劣性试验设计，研究者仅仅想证明培美曲塞联合铂类与吉西他滨联合铂类的疗效相似。研究首次意外观察到：非鳞癌患者采用 AP 方案化疗可获得更佳的疗效与安全性。

近年越来越多的肿瘤科医生使用以培美曲塞为主的方案治疗晚期非鳞癌患者（若患者不适合靶向治疗）。2013 年公布数据的 Ⅲ 期临床研究 POINT-BREAK 表明：①患者总生存率培美曲塞联合卡铂及紫杉醇联合卡铂方案相似，故肿瘤医生可继续应用广受认可的以紫杉醇为主的化疗方案；②对晚期鳞癌患者，吉西他滨、紫杉醇联合铂类都是可以接受的一线化疗方案；③若患者因呼吸道症状需要实施胸部姑息性放射治疗，则不能选择以吉西他滨为主的化疗方案。因既往众多研究已证实：吉西他滨可能诱发严重的放射性肺炎，且该药物的说明书上明确注明不能和胸部放疗联合应用。但这种情况仅针对肺部恶性肿瘤（对局部晚期胰腺癌患者，吉西他滨联合铂类及放射治疗是标准的治疗决策）。

对基础体力评分为 2 的肺癌患者，考虑到化疗的毒性反应，通常只用一种化疗药物治疗。

需要注意:在用紫杉醇或多西他赛之前需要防止过敏的预处理(即地塞米松、H2 受体阻滞剂、H1 阻滞剂)。对特定的肺癌患者(无法应用),白蛋白结合的紫杉醇可作为替代药物。一项 3 期随机试验报道:相比标准紫杉醇/卡铂,白蛋白结合的紫杉醇/卡铂治疗方案可减少晚期非小细胞肺癌患者的神经毒性反应并改善缓解率,客观缓解率 33%vs25%(p=0.005);但在重要的观察终点无疾病进展生存时间(progression free survival,PFS)和总生存时间(overall survival,OS)上无统计学意义上的差别。

(三)维持治疗:药物及其方案

维持治疗指在 4～6 个一线化疗周期后可给予晚期非小细胞肺癌患者的全身治疗。需要临床医师考虑如何筛选出适宜的患者。通常,患者对以前的治疗有反应(即肿瘤缓解 PR 抑或 CR),或肿瘤无进展(SD),才是维持治疗的最佳人选。选择适当的维持治疗方案取决于几个因素:①患者肺癌的组织学类型;②基因突变或基因重排存在与否;③体能状态等。维持治疗是对肿瘤缓解或病情稳定的某些特定患者的选项;对其他患者,密切随访也是一种有效的治疗方案。常规意义上的维持治疗分为 2 种:原药维持治疗(指使用在一线治疗中给予的至少一种药物)和换药维持治疗(开始使用一线治疗中未使用的不同药物)。

1. 原药维持治疗　根据某些药物获得批准的临床试验设计,可继续使用这些药物(其最初与常规化疗联合给药)直至出现疾病进展或不能接受的毒性反应的证据。

抗血管生成抑制剂贝伐单抗(Bevacizumab,商品名 Avastin)在缺乏 ALK 重排或敏感 EGFR 突变的非鳞状细胞癌患者中,给予 4 至 6 个疗程的初始治疗(即与贝伐珠单抗给予的铂双药化疗)后可以继续贝伐珠单抗单药(Ⅰ类循证证据)。①早期 ECOG 4599 研究显示:在纳入 878 例患者中,接受紫杉醇/卡铂联合贝伐单抗的患者的中位生存期首次>12 月,比单纯接受紫杉醇/卡铂化疗方案患者延长 2 月[HR=0.79,95% CI(0.67,0.92),p=0.003]。②在我国开展的注册临床研究 BEYOND 中,晚期非鳞肺癌患者随机进入紫杉醇/卡铂/贝伐单抗组或紫杉醇/卡铂/安慰剂组。患者中位疾病进展时间组远远超过对照组[9.2 月 vs.6.5 月;HR 0.79,95%CI(0.67,0.92),p<0.001]。中位生存时间研究组 vs 对照组为 24.3 月 vs17.7 月[HR 0.68,95%CI(0.50,0.93),p=0.015]。③分析 E4599 和 BEYOND 研究的治疗相关毒性反应结果表明:加入贝伐单抗不明显增加 3 度及以上的毒副作用。但作为抗血管生成抑制剂,贝伐单抗会引起高血压、蛋白尿等并发症;危及生命的毒副作用包括大出血和肠道穿孔等(在抗血管生成药物段落中详细描述)。

(1) 在继续一线化疗方案的药物维持治疗中,培美曲塞是研究最充分的另一种药物。在早期的 JMEN 研究中,①尽管接近 50% 的患者接受了>6 周期的培美曲塞化疗,但因发生不良反应药物减量和停药者<5%,且 3～4 级不良反应发生率均<5%;②培美曲塞维持治疗将 OS 显著延长至 13.4 月,其中非鳞癌患者 OS 可延长至 15.5 月,标志肿瘤学界找到了突破晚期肺癌患者含铂一线化疗平台的新选择。

(2) 另一项培美曲塞维持治疗的研究 PARA-MOUNT,共纳入 939 例晚期非鳞非小细胞肺癌患者,所有患者先接受 4 个疗程的培美曲塞(500mg/m² d1 q3w)加顺铂(75mg/m² d1 q3w)的诱导化疗。对诱导化疗后疾病 SD/PR/CR 的患者,且 ECOG 体能状态(PS)进行随机,按 2:1 比例将受试者随机分入干预组(培美曲塞,500mg/m²,d1,q3w+支持治疗,n=359)与对照组(安慰剂加支持治疗组,n=180)。两组患者临床特征均衡:中位年龄为 61 岁;58% 为男性;95% 为高加索人;32% 的患者 ECOG 评分为 0 分;91% 为Ⅳ期患者;87% 为腺癌。研究结果显示:治疗有效率诱导化疗组为 45%。培美曲塞维持治疗降低了 36% 的进展风险(HR=0.64,p=0.00025)。自随机之日开始计算的两组中位无进展生存时间分别为:干预组 vs 安慰剂组=4.1 月[95%CI(3.2,4.6)]vs2.8 月[95%CI(2.6,3.1)]。相关性严重不良事件发生率为 8.9%,符合 3～4 级实验室常见毒性标准的不良事件发生率为 9.2% vs 安慰剂组 2.8% 和 0.6%。文献发表后,晚期非鳞癌 NSCLC 患者一线培美曲塞+顺铂化疗后继续应用培美曲塞维持化疗成为晚期非鳞癌患者(靶向治疗后面涉及)的最佳治疗选择之一(Ⅰ类循证证据)。

(3) 1 项Ⅲ期随机试验比较了用吉西他滨/顺铂的一线治疗后以吉西他滨或厄罗替尼进行维持治疗。结果显示:相比观察组(1.9 月),用吉西他滨单药继续维持治疗能延长患者的无进展时间(3.8 月,p<0.05)。

(4) 1 项Ⅲ期随机试验评估了在顺铂/吉西他滨初始方案后使用原药继续维持治疗与最佳支持治疗。结果显示:患者无进展时间少有改善,但总生存期无差异。故 NCCN 专家组谨慎使用吉西他滨(2B 类)作为原药维持治疗的选择之一,不论其无 ALK 重排或敏感 EGFR 突变的患者组织学特征如何。

综上提示:使用原药维持治疗仍需考虑患者治疗相关的毒副作用。若患者能从维持治疗中获益,肿瘤医师需在临床疗效和毒性反应中寻找平衡。

2. 换药维持治疗　Ⅲ期随机对照临床研究 JMEN 纳入接受含铂双药一线化疗后,未发生疾病进展的 663 例Ⅲ B/Ⅳ期 NSCLC 患者,分别接受①最佳支持治疗(BSC)加培美曲塞维持治疗(500mg/m², d1, q21d)或②BSC(最佳支持治疗)加安慰剂治疗。患者中Ⅳ期者占 81%,非鳞癌约占 73%;两组患者的一线治疗方案、人口学和临床特征均匹配平衡。结果显示:①中位疾病进展时间治疗组 vs 安慰剂组为 4.0 月 vs2.0 月;②意向性治疗人群显示总生存期延长,OS 治疗组 vs 安慰剂组为 13.4 月 vs 10.6 月,死亡风险显著下降 21%(HR=0.79);③根据病理类型进行的亚组分析结果揭示:非鳞癌患者 PFS 培美曲塞维持治疗组可显著延长(4.4 月 vs1.8 月,HR=0.47,P<0.00001)和 OS(15.5 月 vs10.3 月,HR=0.70,P=0.002),而鳞癌患者未能从换药维持治疗中获益(PFS 和 OS 的 HR 分别为 1.03 和 1.07)。故基于该项临床研究结果,FDA 已批准培美曲塞用于换药维持治疗(非鳞癌患者)。

(四) 晚期肺癌的二线化疗:化疗药物及其方案

晚期肺癌一线化疗的中位无疾病进展生存时间通常为 4~5 月,进展后根据患者的体力状况评分,可予二线化疗。该类患者若有机会再次纤支镜检查或组织活检(液体活检也可),检测到敏感 EGFR 基因突变、ALK 基因重排或 ROS-1 基因变异,可参照小分子靶向药物治疗策略。国内肺癌患者大多数不具备这样的基因变异。对该类患者,若体力状况评分较好,循证医学证据显示:二线化疗优于最佳支持治疗。对无 ALK 重排或敏感 EGFR 突变的所有组织学亚型,NCCN 专家组建议可考虑使用下列药物作为二线化疗药物。

多西他赛是第一个在二线化疗中应用的药物。2000 年,Shepherd 等将体力状况评分为 0~2 分的一线治疗失败的肺癌患者随机分配至单药多西他赛组(Ⅰ组,多西他赛 75mg/m² D1,3 周重复)或最佳支持治疗组(C组)。结果显示:①患者的疾病进展时间和总生存时间Ⅰ组显著优于 C组;②生活质量改善,尤其在改善乏力和缓解疼痛方面。同年发表在 JCO 上的另 1 篇文献也得出相似结论:多西他赛 75mg 组获得了接近 26 周无疾病进展生存时间,且 1 年生存率显著提高。故多西他赛奠定了其晚期肺癌二线化疗的基石地位,后续发展的药物均以该方案为对照。

在单药多西他赛方案基础上,近期Ⅲ期随机对照临床研究 REVEL 结果显示:联合应用抗血管生成药物 Ramucirumab(LY3009806)可提高二线治疗的效率。该研究共筛选了 1825 例患者,随机入组了 1253 例患者,随机分配至多西他赛联合 Ramucirumab 组或安慰剂组。结果显示:①加入 Ramucirumab 显著延长患者的无疾病进展生存(4.5 月 vs 3.0 月,p<0.001);②还显著延长了患者总生存时间(10.5 月 vs 9.1 月,p=0.023);③显示出 Ramucirumab 的相对治疗风险,包括:严重出血、3~4 级胃肠道出血、胃肠道穿孔或瘘道形成和高血压控制不良等。故目前相关指南将 Ramucirumab 作为多西他赛的联合用药,推荐级别升至 2A 级。

对非鳞状细胞癌患者,若无敏感 EGFR 突变,NCCN 指南和我国原卫计委《原发性肺癌诊疗规范》建议:使用培美曲塞作为二线治疗药物。在二线治疗中,Hanna 等将 571 例既往接受过含铂化疗的非小细胞肺癌患者随机分为两组(JMEI 研究),分别接受多西他赛 75mg/m² 和培美曲塞 500mg/m²,均为 3 周方案。结果显示:①治疗有效率两组分别为 8.8% vs9.1%,中位无进展生存期均为 2.9 月,中位生存期分别为 7.9 月 vs8.3 月;一年生存率两组均为 29.7%。②但血液学毒性和脱发多西他赛比培美曲塞更严重:≥为 69 度中性粒细胞减少的比例分别为 40.2% vs5.3%(p=0.001);发热性中性粒细胞减少分别为 12.7% vs1.9%(p=0.001),中性粒细胞减少合并感染分别为 3.3% vs0.0%(p=0.004),脱发患者接受多西紫杉醇化疗也更常见(37.7% vs6.4%,p=0.001)。该研究的回顾性分析结果提示:非鳞癌患者接受培美曲塞治疗后中位 OS 长达 9.3 月,而鳞癌患者仅 6.2 月。据此,培美曲塞成为晚期非鳞癌肺癌患者的标准二线化疗方案之一(循证证据级别Ⅰ级)。

从 2013 年起,抗 PD-1/PD-L1 抗体已在晚期实体瘤治疗中显示出较强的治疗活性,且已在非小细胞肺癌病种上获得了美国 FDA 的上市批准,尤在二线治疗中(甚至是特定人群的一线治疗)。多个研究报道:在未经组织学类型选择的肺癌患者中,其治疗的临床获益优于单药多西他赛,毒副作用也较轻。这类药物将在后续内容中详细介绍。

(五) 抗血管生成药物的循证治疗进展

1. 贝伐珠单抗(Bevacizumab,商品名 Avastin)

(1) ECOG 1594 研究结果显示,含铂类药物的两药联合方案治疗晚期非小细胞肺癌(non-small cell lung cancer,NSCLC)的生存期均在 7~8 月,1 年中位生存率为 40% 左右。后续进行的 ECOG 4599 研究显示:贝伐珠单抗联合紫杉醇/卡铂方案较单纯化疗组延长了 NSCLC 患者的 OS(12.3 月 vs 10.3 月,p=0.003),成为晚期 NSCLC 治疗史上第一个将中位 OS 提高到 1 年以上的治疗方案,被视为肺癌诊疗领域里程碑式的突破。2006 年美国 NCCN 指南基于此结果开始推荐化疗联合贝伐珠单抗方案可用于无出血倾向的晚期非鳞 NSCLC 治疗。

(2) 但另 1 项大型Ⅲ期临床研究 AVAiL 研究中,贝伐珠单抗(7.5mg/kg 和 15mg/kg)联合吉西他滨/卡铂治疗晚期 NSCLC,与单纯化疗方案组比较:中位 OS 无统计学差异(13.6 月、13.4 月 vs 13.1 月,p>0.05),未显示出贝伐单抗联合化疗的优势。可能因 ECOG4599 研究中涉及的紫杉醇能抑制血管内皮细胞增生,不排除与贝伐珠单抗具有协同作用的可能性。

(3) 贝伐珠单抗的中国上市研究 BEYOND 是 1 项随机、双盲、安慰剂对照、多中心Ⅲ期研究,旨在评价贝伐珠单抗联合紫杉醇/卡铂化疗一线治疗中国非鳞 NSCLC 患者的疗效和安全性。结果显示:①相比单纯化疗组,贝伐珠单抗组 PFS 延长 2.7 月(9.2 月 vs6.5 月,HR=0.40,p<0.0001);②疾病进展风险下降 60%,客观缓解率增加超过 1 倍(54% vs 26%),疾病控制率提高 6%(95% vs 89%)。③中位 OS,贝伐珠单抗联合治疗组明显优于单纯化疗组[24.3 月 vs 17.7 月,HR=0.68,95%CI(0.50,0.93),p=0.015]。故 2016 年我国亦批准该药联合紫杉醇/卡铂为晚期非鳞 NSCLC 的一线治疗。

2. 雷莫芦单抗(Ramucirumab,商品名 Cyramza) Ramucirumab 也是 1 种完全针对血管内皮生长因子 2(VEGFR)的人源性单克隆抗体,可特异性地与受体结合并阻止受体活化。

国际多中心Ⅲ期临床研究(REVEL),纳入 26 个国家共 1253 例非鳞癌和鳞癌 NSCLC 患者,随机分组为 Ramucirumab 联合多西他赛和安慰剂联合多西他赛,评价其用于治疗既往经铂类为基础的化疗后疾病局部进展或远处的 NSCLC 患者的疗效。结果显示:①中位 OS 和 PFS Ramucirumab 组均优于安慰剂组,中位 OS(10.5 月 vs 9.1 月:HR=0.857,p=0.0235;中位 PFS 分别为 4.5 月 vs 3.0 月:HR=0.762,p<0.0001)。②治疗总体反应率 Ramucirumab 组明显增高(23% vs 14%,p<0.0001)。③但治疗相关毒副作用分析显示:相比安慰剂组,Ramucirumab 组最常见的>3 级不良反应包括:中性粒细胞下降(48.8% vs 39.8%)、粒细胞缺少性发热(15.9% vs 10.0%)、乏力(14.0% vs 10.5%)、白细胞下降(13.7% vs 12.5%)及高血压(5.6% vs 2.1%)的程度均增高。④出血事件 Ramucirumab 组的患者较安慰剂组更多(28.9% vs 15.2%,p<0.05),但>3 级的此类事件两组发生率类似(2.4% vs 2.3%)。

(六)分子靶向药物治疗(molecular targeted therapy)

分子靶向药物是目前恶性肿瘤研究和诊疗领域的热点。药物通过与癌症发生、发展及转移所必需的特定分子靶点的作用来阻止癌细胞增殖,是随着当代分子生物学、细胞生物学的发展产生的高科技产物。

靶向药物与常规化疗药物最大的不同在于其作用机理。①常规化疗药物杀伤体内的恶性肿瘤细胞,因无法准确识别肿瘤细胞和体内正常细胞,故杀灭肿瘤细胞的同时也会损伤正常细胞,毒副作用较大,即所谓"杀敌一千,自损八百"。②靶向药物针对肿瘤基因研发,通过识别肿瘤细胞上肿瘤细胞特有的基因所决定的特征性位点,并与之结合,继而阻断肿瘤细胞内控制细胞生长/增殖的分子信号传导通路,起到杀灭肿瘤细胞的作用。由于能精准靶向定位肿瘤细胞,故对体内正常组织细胞损伤较小。如对 NSCLC 治疗,主要的分子靶向药物为小分子受体酪氨酸激酶抑制剂(tyrosine kinase inhibitor,TKI)。TKI 进入肿瘤细胞后 RTKs 酪氨酸激酶(receptortyrosinekinase,RTK)与 RTKs 在胞内的 ATP 结合位点结合,从而抑制 RTKs 磷酸化,阻止激酶激活,阻断受体下游信号通路的传导而发挥抗肿瘤作用。因其针对 TKI 作用信号传导途径的最上游,可同时阻断多条通路,故治疗范围广、疗效高。首个上市的 TKI 伊马替尼,为 Abl-Bcr 蛋白激酶抑制剂,主要用于治疗慢性粒细胞白血病和用于治疗不能切除和/或发生转移的恶性胃肠道间质肿瘤的成人患者。

1. EGFR-TKI EGFR(epidermal growth factor receptor)是原癌基因 c-erbB1 的表达产物,是表皮生长因子受体家族成员之一,在细胞生长、增殖和分化等生理过程中发挥重要调节作用。EGFR 是一种糖蛋白,属于酪氨酸激酶型受体,贯通细胞膜,靠与配体结合来激活。EGFR-TKI 是首个上市治疗 NSCLC 的小分子靶向药物。该类药物现已成为治疗晚期肺癌的一个里程碑式的成果,为具有特定基因突变的 NSCLC 患者提供了长期疗效,在保证患者生活质量的同时,大幅度延长了患者生存时间。

(1) 第一代药物:2002 年 7 月,针对 EGFR 的小分子药物吉非替尼在日本上市。目前国内外第一代上市 EGFR-TKI 药物包括吉非替尼、厄洛替尼和埃克替尼。但在药物治疗早期阶段,临床医师并未发现其最适患者群。2004 年,美国麻省总医院的 Lynch 教授在新英格兰医学杂志上发表的研究显示:EGFR 19 外显子的缺失及 21 外显子的 L858R 突变(亮氨酸转变为精氨酸)是敏感的筛选位点,能指导医师精准用药。全球约 10% 的非亚裔患者和 40% 的亚裔患者存在此类特定基因异常,是 EGFR-TKI 治疗的最适受益人群。

1) 吉非替尼(Gefitinib,商品名易瑞沙):吉非替尼由英国阿斯利康公司研发成功,首先在日本上市。在吉非替尼临床研究的早期,2 项大型 II 期临床研究评估了单药治疗局部晚期或转移性 NSCLC 的有效性和安全性。

IDEAL-1 研究纳入既往接受了 1 或 2 个化疗方案,且至少有 1 个包括铂类治疗(病例数 103)的晚期肺癌患者;IDEAL-2 研究,则招募了既往接受了 ≥2 个化疗方案(包括同时或先后接受了铂类和多西紫杉醇的治疗(病例数 102)的晚期肺癌患者。2 个研究均为双盲,平行,多中心设计,主要评估不同吉非替尼的口服剂量:250mg Qd 或 500mg Qd。在多线治疗失败后,这 2 个研究均显示出令人鼓舞的治疗效果:其客观缓解率(18.4% 和 11.8%);症状改善率(40.3% 和 43.1%);中位无进展生存期(2.7 月和 1.9 月);中位生存期(7.6 月和 6.5 月);1 年生存率(35% 和 29%)及生活质量改善率(23.9% 和 34.3%)均比既往历史数据明显提高。这 2 项研究还表明:68% 的有效患者 1 月内达到客观缓解;且不论既往化疗次数,吉非替尼均能使部分患者获得客观缓解;日本患者(27.5%)较非日本患者(10.4%)有效率显著提高(p=0.0023)。

在经治晚期 NSCLC 的二/三线治疗中,III 期临床研究 ISEL 在全球 28 个国家的 210 个中心招募了 1692 例患者;比较吉非替尼与安慰剂对患者的疗效及安全性(其中,预先设置亚洲亚组共 343 例患者)。结果显示:总体患者群中,肿瘤缓解率(8% vs 1.7%,p=0.01)及无疾病进展时间(3.0 月 vs 2.1 月,p=0.02)吉非替尼组均较安慰剂组显著延长。预设亚洲亚组中,中位无疾病进展时间(4.4 月 vs 2.2 月)及中位生存时间(9.5 月 vs 5.5 月)吉非替尼组均较安慰剂组显著延长(p<0.05)。在另 1 项大型国际多种心 III 期临床研究 INTEREST 中,在全球范围内(主要为欧美患者),吉非替尼在二线治疗中的疗效类似于标准化疗药物多西他赛,均为总体患者的 10%。

2007 年,香港中文大学的 Tony Mok 教授牵头在亚洲及泛太平洋的亚裔患者中开展了 1 项吉非替尼与标准紫杉醇联合卡铂的一线治疗临床研究。纳入腺癌、不吸烟或轻度吸烟的患者,结果显示:亚裔腺癌患者群体中,吉非替尼单药一线治疗相比紫杉醇＋卡铂化疗,可将晚期 NSCLC 患者的疾病进展风险显著降低 26%,大幅度降低血液学不良反应,显著改善生活质量。分层分析还显示,EGFR 突变状态决定了吉非替尼的疗效:敏感突变阳性者使用吉非替尼的客观缓解率(objective remission rate,ORR)高达 71%,显著高于 PC 化疗组的 47%(p<0.0001),疾病进展风险下降 52%。但突变阴性者的 PFS 和 ORR 则明显劣于 PC 化疗。

在 2004 年 Lynch 教授揭示了精准的吉非替尼应用的分子标记筛选后,多个大型 III 期临床研究相继开展,均招募 EGFR 敏感突变阳性的晚期肺癌患者,包括 ①WJTOG 3406;②Fist-SIGNAL;③NEJ002 等。所有研究均证实:对存在 EGFR 敏感突变的肺癌患者,一线应用吉非替尼较常规化疗显著延长无疾病进展生存时间或提高总生存时间。故多个国家或地区相应诊疗规范或指南均推荐这类患者一线应用 EGFR-TKI,包括我国原卫计委的《原发性肺癌诊疗规范》。

吉非替尼的总体耐受性良好,不良事件大部分为 CTC AE I～II 度,无需处理。>10% 受试者报告为皮疹(44.0%)、皮肤瘙痒(15.7%)和腹泻(11.3%)。不良事件严重程度及发生频率与在临床研究中观察到的一致。

2) 厄洛替尼(Erlotinib,商品名特罗凯):厄洛替尼由美国罗氏医药公司研发,2004 年上市,作用与吉非替尼类似,主要针对具有敏感 EGFR 基因突变的晚期 NSCLC 患者。

早期研究中,1 项随机、双盲、安慰剂对照研究(BO18192)评价了厄洛替尼用于维持治疗的有效性和安全性。在 26 个国家或地区共招募 889 例接受一线含铂化疗后未发生疾病进展的局部晚期或转移性 NSCLC 患者,按 1:1 随机分组至每日一次厄洛替尼 150mg 组或安慰剂组(厄洛替尼组 438 例,安慰剂组 451 例),用药直至疾病进展。结果显示:①所有患者(n=889)中,PFS 风险比厄洛替尼组相对安慰剂组为 0.71[95%CI(0.62,0.82),p<0.0001];②平均 PFS 为 22.4 周 vs16.0 周;③6 月无进展生存率为 27% vs16%;④总生存期(OS)的风险比为 0.81[95%CI(0.70,0.95),p=0.008];⑤中位总生存期为 12.0 月 vs 11.0 月;⑥EGFR 敏感突变患者获益最大[49 例,PFS HR=0.10,95%CI(0.04,0.25);p=0.0001];⑦患者 OS 风险比腺癌和鳞癌分别为 0.77[95%CI(0.61,0.97)]和[0.86(95%CI(0.68,1.10)]。

罗氏公司随后在全球同步开展了随机对照 III 期临床研究 BR.21,自 2005 年在新英格兰医学杂志刊登首次结果以来,BR.21 研究发表了 9 项报道。该研究将 731 例晚期多线治疗后的 NSCLC 患者随机分配至厄洛替尼组和安慰剂组。结果显示：①患者的总生存时间厄洛替尼组明显延长（6.7 月 vs 4.7 月，p<0.05），1 年生存率提高（31% vs 21%，p<0.05），显著延长了经治患者的无疾病进展生存时间（3.7 月 vs 3.0 月，p<0.05）。②预设腺癌亚组分析显示：患者总生存期较安慰剂组显著延长（7.8 月 vs 5.4 月，p<0.05）。③厄洛替尼能显著延长患者症状或体征恶化的时间，包括咳嗽（4.9 月 vs 3.7 月，p<0.05），胸痛（2.8 月 vs 1.9 月，p<0.05）和呼吸困难（4.7 月 vs 2.9 月，p<0.05）。④厄洛替尼也明显改善患者体力状况、情感状况、认知能力、角色和社会体验的评分。

在晚期 NSCLC 的二线治疗中，Ⅲ期临床研究 TITAN 首次分析了用厄洛替尼与培美曲塞或多西他赛化疗对患者生存和治疗毒性反应的潜在价值。主要研究目标为患者总生存时间，中位 OS 厄洛替尼组与二线化疗药物无明显差异［5.3 月 vs 5.5 月，HR=0.96，95%CI(0.78,1.19)］。在预设腺癌亚组中，总生存时间 2 组均为 5.3 月无差异［HR=0.93,95%CI(0.75,1.17)，p=0.545］。Ⅲ期临床研究 DELTA 的结果显示：对无敏感 EGFR 基因突变患者的总生存时间厄洛替尼组（9.1 月）和多西他赛组（10.1 月）无统计学差异。

厄洛替尼用于维持治疗的临床研究：大型前瞻性研究 SATURN 中，全球 1949 例患者入组，经过 4 周一线标准化疗后，疾病稳定/缓解的患者进入厄洛替尼维持治疗阶段，随机分配至厄洛替尼组或者安慰剂组。研究结果表明：改善患者 PFS［HR=0.71,95%CI(0.62,0.82)，p<0.0001］和 OS［HR 0.81,95%CI(0.70,0.95)，p=0.0088］厄洛替尼比安慰剂作用明显。这种效果主要由 EGFR 敏感突变患者的临床获益得到［HR=0.10,95%CI(0.04,0.25)，p<0.0001］。相比化疗后肿瘤缓解的患者［HR=0.94,95%CI(0.74,1.20)，p=0.6181］，肿瘤病灶稳定患者获益更明显［HR=0.72,95%CI(0.59,0.89)，p=0.0019］。

对 EGFR 突变的晚期 NSCLC 患者中，厄洛替尼也显示出良好的一线治疗效果。EURTAC 临床试验主要招募欧美患者。结果显示：中位 PFS 间厄洛替尼组明显优于常规化疗组［9.7 月 vs 5.2 月，HR=0.37，95%CI(0.25,0.54)，p<0.0001］。厄洛替尼的中国Ⅲ期临床研究 OPTIMAL 纳入 165 例患者，随机分配至厄洛替尼组和吉西他滨/卡铂化疗组（GC 组）。最后研究结果显示：我国 EGFR 敏感突变患者一线应用厄洛替尼疗效显著，中位 PFS 为 13.7［95%CI(10.6,15.3)］月 vs 常规 GC 化疗组的 4.6［95%CI(4.2,5.4)］月［HR

=0.16,95%(0.11,0.26)，p<0.0001］。研究设计不同组别在治疗进展后可以交叉，最终总生存时间提示：接受 2 种治疗模式（小分子靶向药物和化疗）的患者 OS 最长（30.4 月），明显优于仅接受小分子靶向药物的 20.6 月和仅接受化疗的 11.7 月。

在 EGFR-TKI 研究初期，多项研究试图评估化疗联合小分子靶向药物的治疗效果，包括：INTACT Ⅰ/INTACT Ⅱ（吉非替尼）和 TRIBUTE/TALENT（厄洛替尼）。但均未达预期试验目的：中位总生存时间均在 9~10 月。受 OPTIMAL 研究结果的启发，研究者发起了小分子靶向药物和化疗交替的 FASTACT-Ⅱ 研究。这项研究设计为吉西他滨/卡铂化疗与厄洛替尼（或安慰剂）交替治疗晚期 NSCLC 患者，最终观察到：联合治疗组患者总生存时间（18.3 月）和中位无疾病进展生存时间（7.6 月）均显著优于安慰剂组（分别为 15.2 和 6.0 月）（p<0.05）。亚组分析提示：疗效的明显改善主要来自于 EGFR 敏感突变的患者获益，其总生存时间（31.4 月）和中位无疾病进展生存时间（16.8 月）均为历史新高。而 EGFR 未突变患者群中，联合治疗未提高患者的总生存（14.9 月 vs 12.2 月，p=0.161）和无疾病进展生存（6.7 月 vs 5.9 月，p=0.846）。故注意：该研究因未将联合治疗同单纯小分子靶向药物治疗相比较，故联合治疗模式目前仍未得到广泛认同。

厄洛替尼的不良反应最常见是皮疹（75%）和消化道副作用（54%），多为 CTC Ⅰ度或Ⅱ度，无需干预即可控制。少量患者会出现严重的Ⅲ/Ⅰ度的皮疹或腹泻，发生率分别为 9% 和 6%。

3）埃克替尼（Icotinib，商品名凯美纳）：2011 年，我国自主研发的 EGFR-TKI 药物埃克替尼在国内上市。ICOGEN，是一项在中国 27 家临床研究机构中进行的随机、双盲双模拟、平行对照、多中心Ⅲ期临床试验，评价了埃克替尼和吉非替尼单药治疗既往接受 1 个或 2 个化疗的局部晚期（ⅢB 或Ⅳ期）或转移的 NSCLC 患者的疗效和安全性。受试者按 1:1 随机分配接受埃克替尼 125mg Tid 或吉非替尼 250mg Qd 给药，直至出现疾病进展或出现不能耐受的毒性。研究的主要观察指标为无疾病进展生存时间（PFS），次要观察指标包括总生存时间（OS）、客观缓解率（ORR）、疾病控制率（DCR）、疾病进展时间（time to progress，TTP）及健康相关生命质量（health-related quality of life，HRQoL）等。同时对生物标志物数据进行了预先计划的探索性分析，用 ARMS 技术检测了 132 例样本的 EGFR 突变状态。研究结果显示：中位 PFS 埃克替尼组(4.6 月)较吉非替尼组(3.4 月)延长了 34.3%,差异无统计学意义。以不同临床特征进行的亚组分析显示:在所有预设亚组(ⅢB 期/Ⅴ期、女性/男性、体能状态评分 2 分/0~1 分、非吸烟/吸烟,非腺癌/腺癌)中,PFS 埃克替尼组均较吉非替尼组明显提高。次要观察指标上,中位总生存(OS)两组相似(13.3 月 vs 13.9 月,p=0.5724),中位疾病进展时间(5.0 月)显著优于吉非替尼组(3.2 月)。ORR 和 DCR 两组类似,分别为 27.6% 对比 27.2% 及 75.4% 对比 74.9%。有 EGFR 基因敏感突变患者是埃克替尼的优势人群与吉非替尼相似:ORREGFR 敏感突变型患者显著优于 EGFR 野生型患者(59% vs 5.1%)。突变型患者中位 OS 埃克替尼与吉非替尼类似(20.9 vs 20.2 月),中位 PFS 是 7.8 月 vs 5.3 月,p=0.3162)。未突变患者中位 OS 两组亦类似(7.8 月 vs 6.9 月)。故目前国家批准埃克替尼用于晚期 NSCLC 的一线及二线治疗。

不良反应发生率埃克替尼显著低于吉非替尼(60.5% vs 70.4%,p<0.05),其中皮疹和腹泻发生率也明显低于吉非替尼组(40.0% vs 49.2%,18.5% vs 27.6%),提示:安全性埃克替尼明显优于吉非替尼。

(2) 第二代药物

1) 阿法替尼(Afatinib,商品名 Gilotrif):小分子药物 BIBW2992 即勃林格殷格翰公司筛选出的阿法替尼。是第二代高效、非可逆性的酪氨酸激酶抑制剂,可同时抑制 EGFR 和 HER-2 2 种受体。阿法替尼在上市进程中共完成了代号为"LUX-Lung"的 8 项临床研究。

初步确认阿法替尼对晚期 NSCLC 中的疗效后,全球开展了大型Ⅲ期随机对照研究 LUX-lung 3。也是首个在这一人群中与培美曲塞/顺铂方案进行头对头比较的随机研究。在全球招募了 345 名 EGFR 敏感突变的 NSCLC 患者。2012 年的 ASCO 年会上公布结果:中位无疾病进展生存时间阿法替尼组明显优于培美曲塞/顺铂化疗组(11.1 月 vs 6.9 月,p<0.001)。在伴常见 EGFR 19 外显子 Del 或 21 外显子 L858R 突变的患者中,中位 PFS 差异更显著(13.6 月 vs 6.9 月,p<0.001)。2013 年 7 月美国 FDA 据此批准该药适用于 EGFR 敏感突变的晚期 NSCLC 患者。

在后续进行的 LUX-lung 6 研究中,吴一龙教授牵头组织我国、泰国及韩国 36 家中心招募了 364 例 EGFR 敏感突变病例。随机后患者分别接受阿法替尼或吉西他滨/顺铂方案化疗。结果显示:中位无疾病进展生存时间阿法替尼组较 GP 化疗组明显延长[11.0 月,95% CI(9.7,13.7) vs 6.9 月,95% CI(5.1,6.7),

HR=0.28,95% CI(0.20,0.39),p<0.001]。毒副作用阿法替尼也明显优于常规化疗组,但其腹泻和皮疹发生率及严重程度更明显。

在最后完成的 LUX-lung 8 研究中,研究者头对头比较在晚期肺鳞癌的二线治疗中,阿法替尼与厄洛替尼的疗效和安全性。全球范围内招募的 795 例患者被 1:1 随机分配至阿法替尼组和厄洛替尼组。结果表明:对经治的晚期肺鳞癌,中位总生存时间阿法替尼[7.9 月 vs 6.8 月,HR=0.81,95% CI(0.69,0.95),p=0.0077],中位无疾病进展生存时间[2.6 月 vs 1.9 月,HR=0.81,95% CI(0.69,0.96),p=0.01]和疾病控制率(51% vs 140%,p=0.0020)均优于厄洛替尼组。

但皮疹及腹泻等副作用发生率/严重程度阿法替尼比厄洛替尼明显增加。

2) 辉瑞公司目前也有第二代 EGFR-TKI 药物 Dacomitinib 在研发中,遗憾的是其 2 项Ⅲ期临床研究 ARCHER 1009 和 BR.26 均未能达到预期设定目标。另 1 项Ⅲ期研究 ARCHER1050 正在进行中,期望在既往未经治疗的 EGFR 突变晚期 NSCLC 患者中评价 dacomitinib 与吉非替尼的疗效和安全性,主要终点是疾病无进展生存期。

(3) 第三代药物

1) 奥希替尼(Osimertinib,商品名 Tagrisso):第一代 EGFR-TKI 药物上市以后,临床医师发现用小分子靶向药物后 9~11 月,近 50% 患者会出现耐药。这种耐药机制在分子水平被揭示:部分患者出现了继发性的 EGFR 20 外显子 T790 突变或插入突变。也有部分患者在基因水平出现了 c-MET 扩增,或功能区甲基化等。

基于 EGFR 的 T790M 突变最常见。针对该类药的继发耐药,阿斯利康公司着手研发的第三代 EGFR-TKI 奥希替尼,是一种突变选择性的不可逆 EGFR-TKI。

在 AURA 系列临床研究中,该药显示出对存在 T790M 突变的晚期肺癌患者超乎寻常的疗效。在共计 411 例 T790M 突变的患者中,疾病缓解率高达 59%,中位无疾病进展时间长达 12.4 月。美国 FDA 基于其惊人的疗效,在阿斯利康公司未开展Ⅲ期临床研究的前提下,2015 年 11 月以突破性药物的审批资格和快速审批通道获批进入市场,用于 EGFR T790M 突变的晚期肺癌患者,目前该药物已获我国批准进入大陆市场。

但其临床应用仍有许多可能改进的方面:①优化服药剂量? 现有数据支持 80mg Qd 的服用剂量,但

AURA Ⅱ研究显示：在 160mg Qd 的服用剂量下未出现明显毒副作用。故提高剂量能否转化为患者生存获益，尚需进一步研究证实。②出现继发性 T790M 突变后，首选 Osimertinib。但对初治 EGFR 敏感突变患者用第一代和第三代 TKI，是否有助于显著延长患者的无疾病进展生存时间，进而最终延长其总生存时间？③在原发 T790M 突变的晚期肺癌患者中，Osimertinib 是否与其继发耐药出现时一样有效？

随着 Osimertinib 应用逐渐增多，研究者发现同样会出现继发耐药。Thress 教授在 Nature Medicine 报道分子水平的检测显示：EGFR C797S 突变是 Osimertinib 继发耐药的机制之一。针对 C797S 的突变已有研发机构开始新一轮小分子药物的探索之路。

2）Rociletinib(CO-1686)：是 Clovis 公司研发的第三代 EGFR-TKI。在其 Ⅱ 期临床研究(TIGER X)中，40 例 T790M 继发突变患者在有效剂量范围内的总有效率为 58%，中位 PFS 尚未达到(目前预计>12 月)。

但令人惋惜的是：①Clovis 公司最早公布的客观缓解率(包括未经证实的缓解)为 60%，后经独立评审证实的应答仅约 30%。②Clovis 公司把剂量从 500mg Qd 提高到 625mg Qd 缺乏药代动力学数据支持。③高血糖和心电图 QT 间期延长这 2 个严重副作用是否能抵消 Rociletinib 的疗效也广受存疑。2016 年 4 月，美国 FDA 抗癌药委员会以 12∶1 反对其提前上市申请。再加上阿斯利康公司的同类药物 Tagrisso 显示风险获益比更好，Clovis 公司终止了 CO-1686 的研发工作。

2. ALK-TKI　2007 年，国外学者发现约 4%NSCLC 患者中存在间变性淋巴瘤激酶(ALK)的基因重排现象，EML-4 基因的 13 号外显子上断裂产生片段插入并连接上 ALK 基因 20 号外显子的一个片段，共同构成了融合基因(EML4-ALK)。这种融合基因可导致酪氨酸激酶激活，后者与肿瘤细胞的分化增殖密切相关。针对这种特殊 ALK 基因重排的 NSCLC 治疗涌现出多种药物，克唑替尼(Crizotinib)是其中的代表药物，临床效果令人振奋，2011 年首先在美国上市。2015 年国内肿瘤学专家发布了《中国间变性淋巴瘤激酶(ALK)阳性非小细胞肺癌诊断专家共识》。

(1) **第一代药物**：克唑替尼(Crizotinib，商品名 Xalkori)

2011 年，美国 FDA 批准辉瑞公司研发的克唑替尼用于治疗 ALK 基因表达异常的晚期(局部晚期或转移性)NSCLC，作为第 1 代口服小分子酪氨酸激酶抑制剂，其作用靶点为 ALK，MET 和 ROS1。

Profile1001 是辉瑞公司在 NSCLC 治疗领域开展的第 1 项临床试验。试验招募了 149 名晚期肺癌患者，ORR 为 60.8%，PFS 为 9.7 月。对晚期 NSCLC 的二线治疗中，Ⅲ期临床研究 Profile1007 将 347 名 ALK 阳性 NSCLC 患者随机分配至克唑替尼组(n=173)及培美曲塞二钠/多西他赛单药化疗组(n=174)。所有患者均事先接受铂类药物为基础的方案治疗并进展。研究中观察到：PFS 克唑替尼组远超过单药化疗组(7.7 月 vs3.0 月)。ORR 克唑替尼组同样远超单药化疗组(65% vs 20%)。患者整体生活质量(QoL)及疾病相关症状(咳嗽，气紧，乏力和胸痛等)改善明显。据此确定了克唑替尼在 ALK 基因重排阳性 NSCLC 二线治疗中的地位。

对晚期 NSCLC 的一线治疗，另 1 项 Ⅲ 期临床研究 Profile 1014 比较了克唑替尼和化疗方案对初治 NSCLC 患者的治疗效果。343 名患者随机分为克唑替尼组(n=172)、培美曲塞联合顺铂或卡铂组(n=171)：中位 PFS 克唑替尼组优于联合化疗组(10.9 月 vs 7.0 月)，两组 ORR 分别为 74% 和 45%。基于此结果，克唑替尼已成为 ALK 阳性 NSCLC 的一线治疗药物。

克唑替尼的常见副作用包括：肝脏功能异常，消化道反应，心脏毒性(主要为 Q-T 间期延长等心律失常等)，神经相关副作用(感觉异常，尤其是视觉异常和味觉异常)。少数患者服用克唑替尼后会出现间质性肺炎，这是需要警惕的毒副作用，需要及时辨别并停药。

ALK 阳性 NSCLC 患者对克唑替尼的初始治疗反应良好，但近 50% 患者常会在 10～12 月内出现耐药性。耐药机理包括：ALK 继发性耐药突变，包括 ALK 基因改变的突变或 ALK 基因拷贝数扩增；替代信号通路激活使肿瘤细胞对 ALK 信号通路失去依赖性；或因肿瘤异质性。该药透过血脑屏障的药物浓度较低，对中枢神经系统转移的患者疗效有限，故中枢神经系统(CNS)的复发进展最常见。

(2) **第二代药物**

1）色瑞替尼(Ceritinib，商品名 Zykadia)：由诺华公司研发，2014 年 4 月由美国 FDA 批准上市，用于治疗 ALK 基因重排阳性经克唑替尼治疗后疾病进展或不能耐受的转移性 NSCLC 患者。其活性为第一代药物克唑替尼的 20 余倍。实验室研究结果表明：色瑞替尼对克唑替尼耐药性细胞有明显抑制作用；尤对获得性耐药的 L1196M，I1171T 和 G1269A 突变抑制作用明显；但对 G1202R 和 F1174C 突变无效。

研发初期，诺华公司设计完成了 ASCEND-1 研究。

这是一项多中心、单臂Ⅰ期临床试验,招募 59 名 ALK 阳性肿瘤患者以确定治疗的剂量范围,并最终确定最大耐受剂量为 750mg Qd。进一步扩展研究又纳入 71 例患者,在总计 130 名患者中,有 114 名 NSCLC 患者每日接受 400mg 的色瑞替尼。研究结果显示:客观有效率 58%。其中曾在之前接受过克唑替尼治疗的 80 名患者的 ORR 达到 56%。提示:色瑞替尼对克唑替尼耐药患者和初次治疗患者都效果明显。ASCEND-1 研究所有接受色瑞替尼治疗的 NSCLC 患者的中位 PFS 为 7.0 月。最近报道接受 750mg 剂量组色瑞替尼治疗的研究结果显示:在纳入 255 名患者中有 246 名 ALK 阳性的 NSCLC 患者。其中 163 例接受过 ALK 抑制剂克唑替尼或艾乐替尼治疗,另 83 例为初次使用 ALK 抑制剂治疗。客观有效率两组分别为 56% 和 72%,中位无疾病进展时间分别为 6.9 月和 18.4 月。在 94 例经确诊有颅内转移的患者中 75 例为复治患者,另 19 例未经 ALK 抑制剂治疗。颅内肿瘤的局部控制率接受色瑞替尼治疗后分别为 65% 和 79%。提示:色瑞替尼无论对初治 NSCLC 患者还是出现克唑替尼耐药性、甚至脑转移的 NSCLC 患者,均效果良好。

ASCEND-2 是另 1 项单臂Ⅱ期临床研究,纳入 140 名经 1 至 3 线化疗的 NSCLC 患者,其中 71.4% 患者有颅内转移,约 28% 的患者未接受全脑放疗。该研究中客观缓解率为 38.6%(ORR 脑转移病例为 33.0% 及无脑转移病例为 52.5%)。

用于评估色瑞替尼和一线或二线化疗药物的Ⅲ期临床试验 ASCEND-4 和 ASCEND-5 正在进行中,我们也期待最终研究结果报告。现有临床研究表明:色瑞替尼常见不良反应主要包括胃肠道症状,如腹泻、恶心、呕吐、腹痛等,疲劳及肝脏功能异常等均可在停药后逆转。

2) 艾乐替尼(Alectinib,商品名 Alecensa):另 1 个上市的第二代 ALK 抑制剂-艾乐替尼由罗氏公司研发,2013 年获美国 FDA 突破性治疗药物资格认定,于 2014 年 7 月率先在日本上市,用于治疗 ALK 基因重排阳性、经克唑替尼治疗后疾病进展或不能耐受的转移性 NSCLC 患者。在临床前研究中,艾乐替尼对 ALK 表达表现出极高的选择性,能克服克唑替尼耐药相关的突变(L1196M、F1174L 和 C1156Y),故对产生获得性耐药的患者也疗效明显。

在多中心、单臂、开放标签的Ⅰ/Ⅱ期临床研究 AF-001JP 中(针对未经克唑替尼及其他 ALK 抑制剂治疗的 ALK 阳性 NSCLC 患者),首先纳入 24 例患者以确定剂量范围。结果表明:300mg BID 将作为Ⅱ期临床阶段的推荐剂量。在Ⅱ期临床试验中,招募 46 例患者接受推荐剂量治疗,客观缓解率达 93.5%,其中 41 例(89.1%)患者获得部分应答(PR),2 例(4.3%)患者获得完全应答(CR);毒副作用:出现 12 例(26%)3 级不良反应,包括中性粒细胞减少和肌酸磷酸激酶升高,未发现 4 级不良反应。生存随访观察到:患者 2 年无疾病进展生存率为 76%,2 年总体生存(OS)率为 79%。

在另 1 项Ⅰ/Ⅱ期临床研究 AF-002JP 中,纳入 47 例经治的克唑替尼耐药或不耐受的 ALK 基因重排阳性的 NSCLC 患者。在剂量爬坡阶段,治疗剂量从 300mg/次递增至 900mg/次。直至 900mg/次出现了剂量限制性毒性:包括 1 例 3 级头痛和 1 例 3 级中性粒细胞减少。在可以评价疗效的 44 名患者中,客观缓解率达 55%(24 例患者 PR,1 例患者 CR)。其中 21 例基线存在颅内转移患者的客观缓解率为 52%(5 例 CR,6 例 PR)。观察到 8 例病情稳定,故总体疾病控制率达 90%(19/21)。

还有 2 项Ⅱ期临床试验 NP28673 和 NP28761 评估了艾乐替尼 600mg/次 BID 治疗时的安全性和有效性。NP28673 研究共招募 16 个国家 138 例患者,NP28761 研究共招募了北美的 87 例患者,均为克唑替尼治疗后进展的 ALK 基因重排阳性的 NSCLC 患者。2 项研究结果均显示:艾乐替尼临床疗效良好,ORR 分别为 49.2% 和 47.8%。2 项研究中基线存在颅内转移的患者(34 例和 16 例)的 ORR 分别为 55.9% 和 68.8%,中位 PFS 分别为 8.9 月和 6.3 月。

既往临床研究均表明:艾乐替尼安全性良好,其常见不良反应有疲倦、便秘、水肿和肌肉疼痛等;可能引起 ≥3 级的毒副作用包括肝脏功能异常、间质性肺炎及心律失常等。

3. 其他研发中的药物

1) Brigatinib,商品名 Alunbrig:Brigatinib 是一种强效 ALK 基因重排和 EGFR 突变的双重抑制剂。2015 年美国临床肿瘤学会(ASCO)年会上报道了 1 项正在进行的单臂、开放标签、多中心的Ⅰ/Ⅱ期临床研究(NCT01449461)的最新结果。在该研究Ⅰ期剂量爬坡阶段,确定了其 180mg QD 的临床治疗剂量。在后续安全性研究中,72 例可评估 ALK 基因重排阳性的 NSCLC 患者中,有 52 例出现治疗应答反应,客观缓解率为 72%;其中 65 例克唑替尼治疗后耐药进展患者的应答率为 72%,7 例未曾使用克唑替尼治疗患者的应答率为 100%。中位 PFS 长达 14 月,中位 PFS 克唑替尼经治患者为 10.2 月。存在基线中枢神经系统转移的患者中,中位颅内病灶的 PFS 为 24 月左右。目前,brigatinib 的后续临床研究正在进行中,2017 年 5 月该药获得美国 FDA 批准适用于克唑替尼耐药的 ALK 阳性的晚期 NSCLC 患者。

2)Entrectinib:Entrectinib 最早由意大利 Nervianoms 公司研发,后续研究由 Ignyta 公司接手,其本质也是一种针对 ALK、ROS1 和 TrK 家族的多靶点抑制剂。在临床前期实验中,entrectinib 对 ALK、ROS1、TrKA、TrKB 和 TrKC 的 IC50 值分别为 12、7、1、3、5mmol/L。

目前,entrectinib 有 2 项 I/II 期临床试验正在进行:

①ALKA-372-001 是对 TrkA、ROS1 或 ALK 基因重排的患者间歇或持续给药的剂量爬坡的 I 期临床研究。研究共招募了 38 例患者,其中 NSCLC 患者为 25 例(66%)。研究结果报道:entrectinib 有很强的抗肿瘤活性,且耐受性较好。常见 2 级不良反应包括感觉异常、恶心、肌痛、乏力、味觉障碍、呕吐、关节痛和腹泻等,>3 级的毒性反应包括乏力和肌无力,初步确定推荐剂量为 200mg/m² 和 400mg/m²。

②STARTRK-1 是 1 项靶向 TrkA/B/C、ROS1 或 ALK 重排的患者连续给药的剂量递增 I/II 期临床研究,纳入研究的 29 例患者分别进入 100、200、400、800mg/m² 剂量组。在单日剂量为 800mg/m² 时,观察到 2 例剂量限制性毒性反应。综合上述 2 项临床研究结果:400mg/m² 成为后续临床研究的推荐剂量。旨在评估 entrectinib 对多种组织学类型肿瘤活性的 II 期临床研究 STARTRK-2 正在招募患者。

4. 研发中的各类小分子药物及其靶点

(1)ROS1 重排:人类 ROS1 基因是胰岛素受体家族的一种跨膜络氨酸激酶,含有 44 个外显子。有研究表明 ROS1 基因和 ALK 基因在酪氨酸激酶区域的同源性可达 49%,在激酶催化区的 ATP 结合位点 ROS1 与 ALK 同源性高达 77%,这可能是 ALK 抑制剂克唑替尼在治疗 ROS1 基因融合变异的 NSCLC 中取得明显疗效的共同基础。克唑替尼用于 ROS1 阳性进展期 NSCLC 患者的 I 期临床试验(NCT00585195)初步结果表明:14 例阳性患者在第 8 周的疾病控制率和有效率达 79% 和 57%;不良反应与克唑替尼治疗 EML4-ALK 阳性 NSCLC 患者相似。2013 年 ASCO 年会上更新的大样本量 ROS1 融合基因阳性的 I 期临床试验数据表明:31 例 ROS1 阳性晚期 NSCLC 患者的治疗总缓解率为 56%,6 月无进展生存率达 71%,再次证实了克唑替尼在 ROS1 融合基因阳性 NSCLC 患者中的良

好抗肿瘤活性。2016 年美国 FDA 已批准克唑替尼适用于具有 ROS1 基因重排的晚期 NSCLC 患者。

(2)BRAF 突变:鼠类肉瘤病毒癌基因同源物 B1(BRAF)是 MAPK 通路中的丝氨酸/苏氨酸激酶。NSCLC 中有 <5% 的病例为 BRAF 突变型,在女性肺腺癌患者中多见,其中大部分为 V600E 突变。达拉非尼(Dabrafenib)是针对 BRAF V600E 突变的小分子靶向药物。一项单臂多中心开放标签 II 期临床研究的中期结果显示:达拉非尼用于经治 BRAF V600E 突变的 NSCLC 患者客观缓解率达 32%[95%CI(22%,44%)] 和疾病控制率达 56%[95%CI(45%,68%)]。基于此结果,美国 FDA 已授予达拉非尼在晚期 NSCLC 领域突破性疗法的地位。在该项临床研究中,78 例经治 NSCLC 患者中,26 例出现应答,总缓解率为 33%[95%CI(23%,45%)],中位无疾病进展时间为 5.5 月[95%CI(2.8,6.9)],中位生存期为 12.7 月[95%CI(7.3,16.9)]。6 例初治患者有 4 例达到 PR。达拉费尼近期已被《中国晚期原发性肺癌诊治专家共识》(2016 年版)列为 BRAF V600E 突变型 NSCLC 的治疗选择。

(3)c-MET 扩增:c-MET 是由 c-MET 基因编码的一类具有自主磷酸化活性的跨膜受体,已证实为 HGF 的特异性配体,影响下游 PI3k/AKT 和 MAPK 信号通路。研究发现:克唑替尼能通过抑制 c-MET 激酶与 ATP 的结合及结合的自身磷酸化而发挥作用。1 项 I 期临床试验旨在评价 crizotinib 治疗 c-MET 扩增晚期 NSCLC 的疗效和安全性(NCT00585195)正在进行中。结果显示:治疗有效率在低、中、高度扩增患者间分别为 0%、17%、67%。该研究初步结果提示:c-MET 扩增可能代表了一种新治疗靶点的 NSCLC 分子亚型,crizotinib 对中、高度 c-MET 扩增及其 14 外显子跳跃剪切突变的 NSCLC 患者取得了很好的临床疗效。目前,NCCN 肺癌诊疗指南和我国的原发性肺癌诊疗规范都已将 c-MET 扩增纳入到晚期 NSCLC 的靶点检测中。

(4)在 NSCLC 小分子靶向治疗领域,目前有数十个潜在靶点正在研究中,包括:ERBB2、RET、KARS、MTOR、AKT1、FGFR、PIk3CA、PTEN、MAP2K1、JAK 等。相信在不远的将来,我们能发现更多治疗靶点,研发出更有针对性的药物。

六、肺癌的放疗

放射治疗在 NSCLC 治疗中的作用类似手术,主要在局部病灶上起作用。随着更有效的药物出现,放疗

在晚期 NSCLC 治疗中的作用日益受到挑战,但其在局部晚期肺癌及早期不能耐受手术的患者(包括寡转移病灶)的地位仍不可撼动。

(一) 局部晚期肺癌的同步放化疗

1. 建议应通过多学科团队综合讨论后实施　放疗的目标是:将肿瘤病灶的局部控制最大化,同时将治疗毒性反应最小化。尽管 4 维适形放疗模拟、调强放疗/弧形容积调强治疗(IMRT/VMAT)、图像引导的精确放疗等先进技术,已在非随机对照临床试验中显示出毒性降低或生存期延长,基于 3 维适形的放疗技术仍被认可,但被认为是治疗的最低标准。

2. 同步放化疗可取得根治性疗效　对局部晚期(Ⅲ期)肺癌,不能手术的情况下,同步放化疗可取得根治性疗效。对此类型的放疗,常用处方剂量在 6～7 周以累计 60 至 70Gy 为肿瘤病灶靶区的剂量。在近期完成的 1 项Ⅲ期随机对照试验(RTOG 0617)中,华盛顿大学的学者及其合作者对共 580 例Ⅲ A/Ⅲ B 期 NSCLC 患者进行随机化,按 2×2 析因设计将其分为 4 个治疗组,4 个治疗组在每周紫杉醇($45mg/m^2$)和卡铂(AUC 设定为 2)背景化疗方案的基础上,分别接受 74Gy 或 60Gy 放射剂量,伴或不伴西妥昔单抗的治疗。研究发现,与 60Gy 的标准放射剂量相比,用 74Gy 的高剂量放疗同步化疗不能改善生存期,反大大增加治疗相关毒副作用。在标准同步放化疗基础上,加用抗 EGFR 的抗体西妥昔单抗不能延长患者生存时间。故在现有的治疗规范中,同步放化疗仍是局部晚期 NSCLC 的标准治疗模式。

3. 放疗靶区体积　国际辐射单位和测量委员会的 50、62 和 83 号报告提供了基于肉眼或影像学可见疾病、潜在亚临床病灶和靶区运动和日常定位不确定性共同定义放疗靶区体积。重要的是要评估关键组织和器官结构的剂量体积直方图(Dose-volume histogram,DVH)和限制高危器官(如脑干、脊髓、视神经、食管、肺、心脏等)的剂量,在保证肿瘤靶区剂量的同时尽可能减少正常组织的毒性反应。但此类限制主要来自于回顾性研究,且大部分未经严格验证。

4. 化疗联合放疗　在与放疗的联合中,NCCN 指南推荐依托泊苷联合顺铂的化疗方案和紫杉醇联合顺铂/卡铂的化疗方案。在肺腺癌的同步放化疗中,Ⅲ期临床研究 PROCLAIM 研究报道了最终生存数据。该研究共入组 598 例患者,其中 301 例接受胸部放疗(66Gy/33F)同步培美曲塞＋顺铂化疗并行 4 周期单药培美曲塞巩固化疗;对照组 297 例患者接受胸部放疗联合依托泊苷＋顺铂化疗,并予 2 周期长春瑞滨＋顺铂或培美曲塞＋卡铂方案巩固化疗。结果显示:中位生存时间(median survival time,MST)(26.8 月 vs 25.0 月),中位 PFS(11.4 月 vs 9.8 月)及 ORR(35.9% vs 33.0%)两组均无统计学差异。但同步放疗在治疗相关毒副作用培美曲塞优于传统化疗方案。故治疗局部晚期肺腺癌,培美曲塞也是可选的化疗方案之一。

5. 巩固化疗　同步化疗方案结束后是否需要巩固化疗一直存在争议,既往的系统评价结果认为巩固化疗未给患者带来生存获益。为了回答这个问题,我国和韩国共同完成了 1 项Ⅲ期随机对照临床研究(KC-SG-LU05-04)。研究最终入组 430 例患者,209 例患者仅完成标准的同步放化疗,另 211 例患者还接受了 3 周期多西他赛联合顺铂的巩固化疗。结果显示:MST 和 PFS 2 组间无统计学差异(0.8 个月 vs 0.6 个月和 9.1 个月 vs 8.1 个月)。至此,各临床诊疗指南和我国的肺癌诊疗规范均未推荐局部晚期 NSCLC 同步放化疗后接受巩固化疗。

(二) 非小细胞肺癌的术后放疗(Post-operation radiotherapy,PORT)

术后辅助放疗通常用于 NSCLC 不完全切除术后 R1 切除或 R2 切除的患者,通常剂量＞60Gy。完全切除术后的肺癌患者是否行术后辅助放疗争议较大。

2009 年术后放疗 Meta 分析试验小组发表报道,共纳入 11 项随机对照临床试验,共计 2343 例患者,中位随访时间达 4.4 年,结果显示:①PORT 对生存率的 RR 为 1.18,死亡风险增加了 18%。②进一步亚组分析表明:生存率降低对术后放疗Ⅰ期或Ⅱ期,N0～1 患者更明显;但对Ⅲ(N2)期病例仍无明显倾向性。

诺维本辅助化疗的国际试验者协会前瞻性随机研究(ANITA)分析也显示了对术后病理为Ⅲ A(N2)期者术后放疗的价值。该研究共纳入 840 例Ⅰ B～Ⅲ A 患者,随机分配至术后长春瑞滨＋顺铂辅助化疗组和观察组,两组患者均行术后辅助放疗。亚组分析发现:按术后淋巴结转移状态分层,术后病理为 N2 者,术后放疗总生存率均提高。

Dai 等人回顾性分析了 221 例术后病理分期为Ⅲ A(N2)期的肺癌患者术后辅助放疗的价值,结果表明:术后放疗能显著提高局部无复发生存率和无远处转移生存率;多因素分析提示:术后放疗是生存期延长的有利因素。我院卢铀教授团队通过多中心回顾性分析同期别的肺癌患者术后辅助化疗、放疗和术后单纯化疗作用,结果显示:术后辅助化疗及辅助放疗提高了根治性手术切除的 NSCLCⅢ A(N2)期患者的生存期(5 年生存率 30.5%)(p＝0.007)。

尽管尚缺乏前瞻性临床研究证实其价值,多数美国 NCCN 肺癌指南专家及我国原发性肺癌诊疗规范撰写者均推荐ⅢA 期(多站 N2 阳性)的患者,可考虑术后辅助放疗。

(三) 早期肺癌/转移性肺癌的立体定向放疗

立体定向消融放射治疗(Stereotactic Body Radiation Therapy,SBRT)是近年放射治疗领域的突破。该技术用于非常适形和剂量密集(高剂量、低分次)放疗的短期疗程,精确实施到有限大小的肿瘤病灶(通常设定为直径<5cm,最好<3cm)。

(1) 多项前瞻性临床试验已证明 SBRT 的疗效,适用于不能手术或拒绝手术的Ⅰ期非小细胞肺癌患者。接受治疗患者的病灶局部控制和总存活率显著增加,一般 3 年时的生存率>85%(中位生存期为 4 年)。

(2) 针对医学上不可手术的Ⅰ期和Ⅱ(T1-3,N0,M0)非小细胞肺癌患者进行 SBRT 治疗,NCCN 指南的建议是手术高风险、老年或经过适当咨询后拒绝手术患者的合理备选方案。也可用于有限肺转移或有限转移到其他身体部位的患者。SBRT 治疗的处方剂量尚无充分数据(高级别临床研究结果)支撑。包括 NCCN 指南推荐的处方剂量,也仅为 2A 类证据。我国放射医师建议尽可能按照指南或我国原发性肺癌诊疗规范推荐的剂量进行治疗,以避免不必要的毒副作用。

(3) 2015 年,Lancet Oncology 发表了 MD 安德森肿瘤中心张玉蛟教授的文章,合并分析 2 项比较早期肺癌手术和 SBRT 治疗效果的研究数据(STARS 和 ROSEL)。结果显示:58 例患者中,27 例接受手术治疗,31 例接受 SBRT 治疗,3 年总生存率 SBRT 组显著优于手术组(95% vs79%,p=0.037)。3 年无复发生存率 SBRT 组稍高于手术组(86% vs80%)。该结果引起胸外科和放射肿瘤科医师广泛而热烈的关注和讨论,其焦点在于:这是 2 项小样本研究的数据集成分析,循证级别太低。但 SBRT 作为早期肺癌不能手术患者的治疗选择已被认可。

(4) 目前国内外多项比较可以手术的早期肺癌患者,接受手术或 SBRT 治疗的前瞻性随机研究正在开展,包括中美联合的 RTOG 3504 研究,美国退伍军人医师协会组织的 VALOR 研究及英国开展的 SBRTooth 研究等。期望在不远的将来,对早期肺癌患者有更多地局部治疗选择出现。

七、免 疫 治 疗

肿瘤免疫治疗是:①用免疫学原理和方法,提高肿瘤细胞的免疫原性和对效应细胞杀伤的敏感性,激发和增强机体抗肿瘤的免疫应答;②将免疫细胞和效应分子输注患者体内,协同机体免疫系统杀伤肿瘤或者抑制肿瘤生长。随着肿瘤学、免疫学及分子生物学等相关学科的迅速发展和交叉渗透,肿瘤免疫治疗突飞猛进,是目前肿瘤治疗的新热点。

2011 年美国 FDA 批准单克隆抗体即抗 CTLA-4 的抗体 Ipilimumab 用于治疗黑色素瘤;2012 年新英格兰医学杂志报道了用 PD-1 抗体阻断 T 细胞抑制性信号治疗黑色素瘤及肺癌的临床试验结果;2013 年,《Science》杂志岁末版将肿瘤免疫治疗列为 2013 年十大科技进展之首。2014 年,日本和美国的 FDA 先后批准 PD-1 抗体用于治疗晚期黑色素瘤,后又扩展到治疗肺癌;2015 年,美国 FDA 批准 PD-1 单抗在晚期 NSCLC 治疗中的适应证;2016 年,美国 FDA 批准 PD-1 单抗可用于组织样本中 PD-L1 表达强阳性(表达率超过 50%)的晚期 NSCLC 患者的一线治疗。

基础研究表明:NSCLC 治疗失败与机体免疫功能抑制及肿瘤的免疫逃逸机制密切相关,而 T 细胞表面的负性共刺激分子介导的免疫逃逸是导致 NSCLC 发生发展的原因之一。免疫检查点(Check point)即为免疫系统中存在的一些负性信号通路,包括细胞毒性 T 淋巴细胞相关抗原-4(CTL-4),程序性细胞死亡蛋白 1(programmeddeath-1,PD-1)及其配体 PD-L1 等。

(一) CTL-4 单抗

CTLA-4 是 CD28 家族成员,主要表达在活化 T 细胞表面,是一类免疫负调节因子。CTLA-4 抑制剂可阻断 CTLA-4 与 B7 结合,进而恢复 T 细胞的活性,提高机体的抗瘤能力。

目前主要的 CTL-4 单抗是伊匹木单抗(Ipilimumab,商品名 Yervoy)。治疗恶性黑色素瘤获巨大成功后,研究者转向了肺癌领域。

(1) Lynch 等进行了 Ipilimumab 联合化疗治疗晚期 NSCLC 的随机、双盲、多中心的Ⅱ期临床试验。该试验入组 204 例未行治疗的初治患者,随机分为三组:PC 方案(紫杉醇＋卡铂)同步联合 Ipilimumab 治疗组(前 4 周期联合 Ipilimumab,后 2 周期联合安慰剂)、PC 化疗序贯 Ipilimumab 治疗组(前 2 周期联合安慰剂,后 4 周期联合 Ipilimumab)及 PC 方案联合安慰剂组,试验进程中无进展患者继续给予每 12 周一次 Ipilimumab 或安慰剂作为维持治疗。结果显示:中位免疫相关无进展生存期(immune-related progression-free survival,irPFS)化疗序贯 Ipilimumab 治疗组比对照组显著延长(5.7 vs 4.6 月,HR=0.72,p=0.05),根据 WHO 标准评价得出的 PFS 结果类似(5.1 vs 4.2 月,HR=0.69,p=0.02)。Ipilimumab 未显著增加化疗的毒副作用,对照组 3/4 级不良反应率为 37%、同步组为 41%、序贯组为 39%。该研究显示:Ipilimumab 可提高晚期 NSCLC 化疗疗效。

(2) 1 项Ⅰ期临床试验结果表明:序贯 Ipilimumab 联合铂类为基础的化疗使肿瘤客观反应率(ORR)达 60%。基于上述 2 项鼓舞人心的试验结果,1 项多中心随机双盲Ⅲ期临床研究正在进行中,旨在更进一步探索 Ipilimumab 联合 PC 方案治疗Ⅳ期或复发肺鳞癌患者的疗效。

(二) PD-1 单抗

PD-1 属于免疫抑制性受体,主要表达在 T 细胞、B 细胞、NK 细胞等细胞表面,其配体 PD-L 有 2 种:PD-L1 和 PD-L2。PD-1 与 PD-L 结合可抑制 T 细胞活化和增殖,减少 IL-2、IFN-γ 和 IL-10 的分泌,发挥负性免疫调节作用。2011 年 10 月起 PD-1 抑制剂进入临床试验,目前已在多种恶性肿瘤中获得适应证。主要药物包括:Nivolumab(BMS-936558)和 Pembrolizumab(MK-3475)。

1. **纳武单抗 (Nivolumab, 商品名 Opdivo)** Nivolumab 是百时美施贵宝公司研发的人源化 IgG4 单克隆抗体,能有效阻断 PD-1/PD-L 通路,进而恢复 T 细胞的抗瘤能力,达到治疗肿瘤的目的。

(1) 1 项Ⅰ期研究入组了 129 例经治的晚期 NSCLC 患者,在 3mg/kg 剂量下,中位生存时间分别为 14.9 月,1 年和 2 年生存率分别为 56% 和 45%,持续应答时间为 17 月,客观缓解率肺鳞癌高于非鳞癌(33% vs 12%,p<0.05),患者的 ORR PD-L1 阳性高于 PD-L1 阴性患者(36 %vs0%,p<0.01)。3/4 级治疗相关不良反应发生率 14%,且多数仅为发热。

(2) 公司在此基础上开展了系列 CheckMate 研究,包括 017,057,063 等。Ⅲ期临床研究 Checkmate017 分别对铂类化疗期间或化疗后疾病进展的晚期肺鳞癌患者予以 Nivolumab(n=135,3mg/kg,每 2 周一次)或多西他赛治疗(n=137,75mg/m²,每 3 周一次),发现:中位生存时间、中位无病进展期 nivolumab 组比化疗组改善显著(OS 为 9.2 月 vs 6.0 月,p<0.001;mPFS 为 3.5 月 vs 2.8 月,p<0.001)。但严重不良反应率(发热、免疫相关性肺炎、肾炎/肾功能障碍和甲减等)nivolumab 组和化疗组分别为 24% vs7%。

前瞻性随机Ⅲ期临床试验(CheckMate057)入组含铂类化疗中或化疗后疾病进展的非鳞状 NSCLC,分别接受 nivolumab(n=292,3mg/kg,每两周一次)和多西他赛(n=290,75mg/m²,每三周一次)治疗。研究结果显示:MST[nivolumab 组 12.2 月 vs 多西他赛组 9.4 月,HR=0.73,95%CI(0.59,0.89),p=0.002],1 年及 18 月 OS 比为 51% vs 39% 及 39% vs 23%。两组治疗相关不良反应事件发生率、3 至 4 级不良反应事件发生率比为 69% vs 88% 和 10% vs 54%。亚组分析中,在以肿瘤细胞 PD-L1 表达程度划分后,nivolumab 组比多西他赛组疗效更好,中位生存时间范围为 17.2~19.4 月。基于上述多个临床试验研究结果,美国 FDA 已批准 nivolumab 适用于进展期鳞癌和非鳞癌化疗后的辅助治疗,最佳推荐治疗剂量为 3mg/kg。

2. **帕姆单抗 (Pembrolizumab, 商品名 keytruda)** Pembrolizumab 是默克公司研发的抗 PD-1 的人源化 IgG4 单克隆抗体,其 Fc 段包含一个突变区,能阻止抗体依赖细胞介导的细胞毒性作用,Pembrolizumab 对 NSCLC 有效。

在Ⅰ期研究中,入组了 84 例未经治疗的晚期 NSCLC 患者,其中 57 例为 PD-L1 表达阳性,初步结果显示:达到免疫相关评价标准(immune-related response criteria,irRC)的 ORR 为 36%。

在后续临床研究中(KEYNOTE 系列),pembrolizumab 被公司一步一步推向了晚期 NSCLC 的治疗前沿。Ⅰ期临床试验(KEYNOTE-001)入组了 495 例晚期 NSCLC 患者,以 pembrolizumab 剂量分组(2mg/kg,每 3 周 1 次;10mg/kg,每 3 周 1 次或者 10mg/kg,每 2 周 1 次),结果发现:①ORR 为 19.4%(2mg/kg,每 3 周 1 次组最高,33.3%)。②中位 PFS 为 3.7 月(经治患者 vs 初治患者的 mPFS:3 月 vs 6 月),中位 OS 为 12.0 月(经治患者 vs 初治患者的 mOS。③9.3 月 vs 16.2 月),肿瘤细胞中 PD-L1 表达>50% 的亚组中,客观缓解率为 45.2%,中位 PFS 为 6.3 月;表达<49% 的中位 PFS 为 3.3 月;<1% 的中位 PFS 为 2.3 月,提示:PD-L1 阳性>50% 的患者更能从该抗体治疗中获益。④各剂量组的安全性和有效性无明显差异,推荐后续研究使用 2mg/kg,每 3 周 1 次的剂量方案。⑤3 级及以上不良反应发生率为 9.5%,最主要为肺炎(1.8%)。

2016 年 10 月召开的欧洲肿瘤学年会上公布的 KEYNOTE-024 研究显示,该试验共纳入来自 16 个国家的 305 例患者,均无 EGFR 和 ALK 基因突变,按1:1 随机分配到 Pembrolizumab 组和铂类为基础的化疗组。预设 PD-L1 高表达(高表达的定义为:在肿瘤细胞中表达率超过 50%)亚组,主要研究终点为无进展生存期(PFS)。总有效率 Pembrolizumab 组优于化疗组(45% vs 28%,p<0.005)。中位 PFSP embrolizumab 优于化疗组(10.3 月 vs 6.0 月,HR=0.5,p<0.001)。该结果随即在最新一期新英格兰医学杂志发表,提示这部分患者(PD-L1 在肿瘤细胞中表达率>50%)的治疗模式已不再局限于传统的一线化疗。2016 年 11 月,美国 FDA 正式宣布 Pembrolizumab 适用于 PD-L1 表达>50%晚期 NSCLC 患者的一线治疗。

(三) PD-L1 单抗

PD-L1 为 PD-1 的配体,广泛表达于活化的 T 细胞、巨噬细胞、树突状细胞和上皮细胞等。研究发现:肿瘤细胞可通过高表达 PD-L1 逃避机体的免疫清除。PD-L1 单抗主要有 MPDL3280A 和 MEDI4736,其治疗肺癌临床试验大多数处于 I/II 期。

1. Atezolizumab (MPDL3280A, 商品名 Tecentriq) MPDL3280A 是罗氏公司在免疫治疗研发中的明星药物。在 NSCLC 领域的早期临床研究中显示出疗效较好:接受治疗的 52 例晚期 NSCLC 患者客观缓解率为 24%,6 月的 PFS 率达 46%,3/4 级不良反应发生率为 34%。

II 期前瞻性临床多中心研究(POPLAR)入组 13 个国家接受过铂类化疗的 287 例 NSCLC 患者,随机分为 MPDL3280A 组和多西他赛组。结果显示:总生存期 MPDL3280A 组与多西他赛组分别为 12.6 月 vs 9.7 月[HR=0.73,95%CI(0.53,0.99),p=0.04];亚组分析发现 MPDL3280A 疗效与肿瘤细胞 PD-L1 分子表达呈正相关,客观缓解率 PD-L1 中等表达、高等表达的患者分别为 46%vs83%。

基于上述结果,两项称为 BIRCH 和 OAK 的临床研究正在进行。BIRCH 是一项单臂 II 期临床试验,计划入组 300 例 PD-L1 阳性表达的晚期或转移的 NSCLC 患者接受 MPDL3280A 治疗,主要评价终点是客观缓解率。OAK 是一项多中心、随机、开放的 III 期临床试验,拟比较 MPDL3280A 和多西他赛治疗一线铂类化疗失败的晚期或转移 NSCLC 的安全性和有效性,计划入组 850 例患者。

2. MEDI4736　这是 MedImmune 公司研发的一种 IgG1-Kappa 类的抗 PD-L1 单抗,现被阿斯利康公司收购。I 期试验入组 13 例 NSCLC,平均是 3 线以上的治疗失败患者。在剂量递增试验中,43%的患者出现了治疗相关不良反应,未观察到严重不良反应。观察到 3 例患者达到 PR,另有 2 例患者肿瘤缩小(分别缩小 26%和 28%)。相关结果仍待进一步研究。

免疫检查点抑制剂药物在 NSCLC 治疗中得到良好的安全性、客观缓解及生存获益。因 PD-1/PD-L1 和 CTLA-4 分别作用于 T 细胞活化的不同阶段,抗 PD-1 和抗 PD-L1 抗体虽均可抑制该信号通路,但两者的作用靶点不同。目前正在肺癌领域进行联合免疫治疗相关研究,结果待揭示。

八、肺癌患者医护一体化管理—— 以深静脉血栓为例

所有恶性肿瘤的诊疗均需多学科团队协同处理。在具体治疗过程中(手术、放疗、化疗及免疫治疗等),均离不开医院和科室的护理团队。肺癌诊疗同样需要医护一体化的协同,涉及消化道反应的处理,癌痛管理及控制,患者及家属心理评估和干预,静脉血栓的预防和治疗等方面。每个具体的领域里均有循证医学的实践过程,指引我们去寻找指南、规范或者专家共识等。现有美国 NCCN 发布的相关领域指南就包括:癌症和化疗诱导的贫血诊疗指南,癌症相关感染诊疗指南,癌症相关疲劳诊疗指南,癌症临终关怀指南、癌症患者生存随访指南、戒烟指南、癌症患者心理干预和指导等数十个。下面仅以深静脉血栓的预防和治疗简单介绍循证证据(具体内容可参考美国胸科协会发布的"静脉血栓诊疗指南")。

静脉血栓栓塞症(venous thromboembolism, VTE),包括深静脉血栓(deep venous thrombosis, DVT)和肺血栓栓塞症(pulmonary thromboembolism, PTE)等。VTE 是肿瘤的相关并发症之一,发生率为 4%至 20%,也是导致肿瘤患者死亡的原因之一。发生 VTE 的风险肿瘤患者比非肿瘤患者高数倍,住院和接受积极治疗的肿瘤患者更是 VTE 发生的高危人群。国外循证医学研究发现:肿瘤患者伴血栓形成风险升高 4.1 倍,化疗患者则升高 6.5 倍。

(一) 高危因素

2014 年新英格兰医学杂志上发表的癌症患者 VTE 预防综合和循证医学分析认为:癌症患者静脉血栓的发生风险是正常人的 4~7 倍。在特定类型实体瘤和血液肿瘤患者中更高。放化疗、手术及转移性疾病或遗传性易栓症等因素也可增高血栓风险。在肺癌诊疗过程中,手术、化疗、抗血管生成药物治疗及靶向药物治疗均可能导致静脉血栓形成。

国内的临床资料显示:在 1001 例肺癌患者中 VTE 的发生率在术后 1、3、6、12 和 30 月分别为 2%、3%、4%、5%和 5.3%。COX 回归分析显示,不完全切除术患者与完全切除术患者发生 VTE 的风险比是 9.87

[95%CI(5.28,18.46),p<0.001]。

1 项纳入 27 479 例患者的回顾性研究发现：①化疗 4 月后静脉血栓发生率为 7.3%；化疗后第 12 月 VTE 发生概率累积增加到 13.5%。②接受血管生成抑制药物（贝伐珠单抗）治疗的患者相比未接受此治疗的患者，VTE 的发生风险比为 3.47[95%CI:1.76～6.85,p<0.001]。③接受 EGFR 小分子抑制剂治疗的患者与未接受此治疗的患者相比，发生 VTE 的风险比为 2.81[95%CI(1.44,5.48),p=0.002]，D-Dimer 增高患者与正常患者相比，发生 VTE 的风险比为 7.52 [95%CI(4.00,14.25),p<0.001]。

（二）VTE 的预防性抗凝治疗

医护人员更容易说服住院患者接受预防性抗凝治疗；但门诊患者用预防性抗凝治疗仍有争议，主要因对患者抗凝治疗后凝血状态的监测和随访容易受患者随机性的干扰。

PROTECHT 试验将 1150 例门诊癌症患者随机分配到低分子肝素组和安慰剂组，预防治疗使动静脉血栓事件降低了 50%。

SAVE-ONCO 试验共纳入 3212 例接受化疗的局部晚期实体瘤患者或转移性患者，随机分配接受预防性剂量的 Semuloparin 或应用安慰剂。对 SAVE-ONCO 的疗效分析显示：在 semuloparin 试验组有 1.2% 的患者出现了 VTE 现象，而安慰剂组为 3.4% [HR=0.36,95%CI(0.21,0.60),p<0.0001]。提示：相对风险下降统计显著，但绝对风险差异只有 2.2%。考虑到绝对获益如此低，美国 FDA 未通过其上市要求。需密切关注在门诊接受化疗和预防性抗凝治疗的癌症患者：若发现其肾功能下降或血小板计数降低，提示有出血风险，应及时停止抗凝治疗。所有指南均指出，若血小板计数<50×10⁹/L，需停止任何剂量的抗凝药物。

（三）VTE 的诊断流程

浅表血栓性静脉炎的诊断主要根据临床症状（如触痛、红斑、浅静脉相关性坚硬条索感等）。下肢或深静脉血栓的典型临床症状包括疼痛、静脉血栓形成后的肢体远端水肿等，推荐多普勒静脉超声检查是初步诊断深静脉血栓的首选影像学方法。如果超声检查结果阴性，但临床上持续高度怀疑 DVT，建议采取其他影像学方法（包括 CT 或者 MRI）。静脉造影是 DVT 诊断的金标准。

肺栓塞的典型临床症状包括不明原因的呼吸急促、胸痛、情绪不安、心率失常、氧饱和度下降等。D-Dimer 检测有利于快速筛查，但建议 CT 血管造影检查作为初步诊断 PE 的首选技术，可替代的影像学技术包括肺通气/灌注扫描和肺血管造影。

（四）VTE 的治疗

一旦确诊 VTE，在患者未合并不能抗凝的情况应立即开始治疗（疗程 7 天），可使用低分子肝素、普通肝素（静脉给药）或磺达肝癸钠。对合并 VTE 的肿瘤患者，低分子肝素长期治疗效果更佳，因此急性期治疗采用低分子肝素更加有效。

初期治疗推荐抗生素、热敷及抬高患肢。对血小板计数在 20～50)×10⁹/L 区间，或严重血小板功能障碍的患者，应避免使用阿司匹林和非甾体抗炎药（NSAID）。

深静脉血栓患者应接受至少 3 月低分子肝素或华法林治疗，合并肺栓塞的患者应接受≥6 月的治疗。推荐低分子肝素单药治疗应用于近端深静脉血栓或肺栓塞的长期治疗。

2016 年 1 月，美国胸科协会发表了第 10 版的 VTE 治疗指南，指出：①合并肿瘤的 VTE 患者，低分子肝素在降低血栓复发风险方面更有效和可靠，且便于控制和管理。②对合并肿瘤的 VTE 患者建议使用低分子肝素，而不用维生素 K 拮抗剂或达比加群、利伐沙班、阿哌沙班或依度沙班等药物。

九、抗肿瘤新药研发中的循证实践

随着对肿瘤发生及转移机制探索的不断深入，越来越多的抗肿瘤新药进入临床实践中，希望使患者获益。这个从基础至临床（From bench to bed）的过程，需要循证的观念去审视。国外抗肿瘤新药研发速度快，若证实有效，其相关药物评审机构（如美国的 FDA）会以快速评审通道予以审批。但同类药物要在国内上市，则需在中国患者群中完成相应的注册临床研究，确信获得较好的临床获益和相对可控的毒副作用的证据。此过程相对漫长。对缺乏有效治疗药物的国内肿瘤患者而言，有效地发现适合自己的药物，甚至是远赴海外参加适宜的临床研究，也许是争取治疗机会的最后一根"稻草"。

目前，全球接收临床试验注册最早、最多的机构 www.clinicaltrials.gov，由美国国立卫生研究院（NIH）下属的国家医学图书馆（NLM）负责维护。这个在线数据库，已收录接近 187 个国家/地区已经完成、正在进行或准备招募的各类临床研究。除向医学科研人员和机构提供临床试验注册服务外，网站还能便捷的向医学工作者、患者及其家属提供相关疾病临床试验及背景信息。在注册申请每项临床研究时，研究者必须详细提供试验方案的汇总信息,包括:疾病类型,干预措施(新药、新技术、新的治疗组合等),研究的设计,入选/排除标准,研究地点/联系人员,伦理审批文件。同时应定期更新临床试验的进程,包括入组患者数量,试验中的相关毒副作用,面临的问题总结,有助于我们更好地了解该项研究。

通过该网站的搜索引擎,能够查到不同类型肿瘤和不同类型药物的各种临床研究。若研究已经完成,部分结果还会以链接的形式指向该研究的数据结果发表,方便人们有效的搜寻抗肿瘤新药。

第四节　循证肿瘤学实践面临的挑战

一、精准医学概念的提出

2011 年,美国国家研究会首次提出"Toward to precision medicine"。2015 年,美国前总统奥巴马在国情咨文中明确了美国开始实施"Precision Medicine"项目。"精准医学"的内涵和其对临床实践的指导意义引起了全世界学术界和产业界的广泛关注。2016 年,我国也成立了国家精准医疗战略专家委员会,开始在恶性肿瘤领域开展广泛的精准医学项目。

2016 年,新英格兰医学杂志的一篇社论指出:精准医学是指充分考量病人的个体化差异,收集并整合患者的基因信息、转录信息、蛋白表达和代谢功能等遗传及分子生物学特征,结合疾病的临床症状、体征、影像学表现、病理类型等,运用大数据分析方法,找到最适合于每一个体的治疗切入点和治疗方法,实现精准治疗,最大限度的取得临床获益和降低治疗毒副作用。

以肺癌诊疗为例,精准医学已经崭露头角。通过分析 EGFR、ALK、ROS1 等基因信息,检测程序性死亡配体的蛋白表达,对患者实施针对性治疗。同时有数十个驱动基因异常可作为潜在的治疗靶点。

精准医学的实施是真正意义上的"循证医学","循"的是个体本身所有遗传学和分子生物学信息,疾病信息,伴随疾病的信息和生活习惯的信息;"证"的是在整合所有个体信息的基础上,哪一种治疗模式或方法对该个体患者最利大于弊。

精准医学的发展必将带来医学上的革新。传统肿瘤学学科分类以器官系统为基础,如肺癌、淋巴瘤、胰腺癌等。随着更多驱动基因异常的发现,和随之而来的靶向药物研发成功;可能会将恶性肿瘤精准分为 XX 基因异常的肿瘤。已有学者将 ALK 融合突变阳性的肺癌、淋巴瘤等统称为"ALKoma",以提示这类肿瘤对 ALK 抑制剂敏感。精准医学在肿瘤领域的突破也将带来新药研发的全面开花。今后的肿瘤诊疗临床医师将越来越注重于每个个体的具体情况,在循证实践的基础上实施个体化治疗。

2017 年 5 月美国 FDA 发布了重量级消息:对于带有微卫星不稳定性高(Microsatellite instability-high,MSI-H)或错配修复缺陷(Mismatch repair deficient,dMMR)的实体瘤患者,将成为 Pembrolizumab(Keytruda)的适用人群。这是全球批准的首个不按肿瘤来源,而按其生物标记物进行区分的抗肿瘤药物,成为"精准医学"史上的里程碑。

也有不少学者质疑"精准医学"。2015 年,Lancet Oncology 杂志上发表了 2 篇评述文章,提示:靶向治疗时代,部分恶性肿瘤治疗花费大量金钱,但给患者的真正临床获益有限。肿瘤本身的异质性也给精准医学下的诊疗蒙上了阴影。有研究者提出:即使在同一个肿瘤内部,其基因信息也不完全一样;再加上肿瘤不断耐药的特性,如何保证精准医疗? 我们应该看到,精准医学是科学和技术进步的产物,应该成为推动历史前进的动力,在反思现状的同时期待美好的未来。

二、从大数据到真正的个体化治疗

美国的精准医学项目计划通过分析 100 多万名美国志愿者的基因与医疗等相关信息,为①更全面地了解疾病形成的机制;②开发相应药物;③实现精准医疗铺平道路。现在谈到的大数据,是对数以万计的患者或健康志愿者数据的整合。现实状况中,即使是大型Ⅲ期临床研究,通常入组患者数也仅 1000 例左右。现有的循证医学会在大数据整合中面临挑战。

从发展趋势看,大数据整合会在以下几个方面影响恶性肿瘤的诊疗。

1. 肿瘤分子流行病学将会在各国和地区:①获得基于遗传特征和生活习惯的肿瘤发生发展数据;②鉴定肿瘤的危险因素并确定其危险度;③筛选致癌因子敏感的亚组人群;④评估肿瘤筛查的体系和预防策略;⑤以"防"为主,防癌于未然。Medial Cancer Screening 已推出一个数据平台 MeScore CRC,专门筛查结直肠癌。该项目通过与医疗机构合作,获取大量现有的常规血检资料,建立复杂的数学模型,为每个个体得出直肠结肠癌的风险评分,降低了筛查成本。

2. 大数据整合将会发现更多有临床意义的基因信息、蛋白表达信息、功能代谢信息的异常,根据其结果,以基因突变的类型划分肿瘤亚型,有助研究有针对性的靶向药物并最终在临床上让个体患者获益,做到真正的"个体化治疗"。

3.大数据整合将面临诸多困难：①数据结构不合理；②数据变异度太大；③数据信息分类太多；④数据完整性缺乏等。即使国外至今也只有极少数机构能充分利用医疗大数据进行研究和应用。近年我国有关部门虽制定一系列规范和标准（ICD-10 标准疾病编码的实施，临床路径管理，单病种管理等等），但远远无法满足信息化建设的要求。我国大型医院虽均实现了电子病历系统，但缺乏支撑区域，甚至全国的电子病历与临床数据共享系统及其标准指标体系。

三、肿瘤循证实践展望

精准医学概念下的肿瘤循证实践将更加注重患者的基本信息，从遗传学、分子生物学、功能代谢学的水平去寻找证据，指导患者的诊疗。如在整合大数据的支撑下，纽约 NYC-CDRN（the New York city clinicaldata research network）联合 7 个独立医疗系统在内的 22 家机构共同记录管理临床数据，已收集到 600 多万份医疗记录，最终目标是在临床数据库中整合基因数据，期望指导临床决策。随着数据模型的不断建立，今后的循证实践将可能在浩瀚的数据海洋中去发掘和寻找。由此带来如何排除错误、模糊、不完整和冗余的信息的新挑战。

恶性肿瘤的治疗一直是医疗界最大的难题之一，但相信肿瘤大数据和基因信息的结合会让我们在攻克肿瘤疾病的循证道路上发现新的希望。

（宫友陵）

参 考 文 献

1. 非小细胞肺癌诊疗指南. 美国国家癌症综合协作网（National comprehensive cancer network,NCCN）,http://www.nccn.org
2. 中国临床肿瘤学会(CSCO)原发性肺癌诊疗指南. 中国临床肿瘤学会,www.csco.org.cn
3. 非小细胞肺癌诊疗指南. 欧洲肿瘤内科学会,www.esmo.org
4. 中国非小细胞肺癌患者表皮生长因子受体基因突变检测专家组. 中国非小细胞肺癌患者表皮生长因子受体基因突变检测专家共识. 中华病理学杂志,2016,45(4):217-220
5. 中华医学会病理学分会胸部疾病学组等. 非小细胞肺癌靶向药物治疗相关基因检测的规范建议. 中华病理学杂志,2016,45(2):73-77
6. 中国医师协会肿瘤医师分会等. 中国晚期原发性肺癌诊治专家共识. 中国肺癌杂志,2016,19(1):1-14
7. 美国临床注册研究网站,http://www.clinicaltrial.gov

第 15 章　循证老年医学实践

第一节　循证老年医学概述

一、循证医学在老年医学实践中产生和使用的背景

世界卫生组织(WHO)以及西方一些发达国家对老年人的定义为 65 周岁以上的人群。中国古代曾将 50 岁作为划分,中华人民共和国政府规定为 60 周岁(中华人民共和国老年人权益保障法第二条规定:"本法所称老年人是指 60 周岁以上的公民")。随着医学的发展,人类的期望寿命延长,未来对老年定义中的年龄将会越来越大。

中国是全球唯一老年人过亿的国家,老龄化速度快、峰值高、老龄化程度不均衡。且老年疾病负担重,并与失能化、空巢化交织的严峻形势。老年人健康引起全社会关注,给老年医学的发展及其从业者自身素质和技能水平提出了更高的要求。

20 世纪 70 年代欧美等国开始发展老年医学。欧盟老年医学协会对老年医学的定义是"老年医学是研究和处理与老年人相关的健康问题的专业,包括社区、长期照料和医院中的急性、慢性和康复等健康问题"。要求"老年医学医生需要具备获取完整的病人病史和社会环境状况,同时能全面评估和检查老年患者健康状况的能力,尤其是在发现不典型的临床表现、多病共存、躯体功能评价和处理多药应用等方面的能力"。即老年医学是将患者作为综合的整体进行全面评估,并给予全方位干预和管理,最大限度地维护和改善患者的健康与功能状态,提高患者的生活质量。这是老年医学区别于其他学科的核心内容。

1981 年,中华医学会成立了中华老年医学学会,各省、自治区、直辖市有地方老年医学专业分会。1982 年,中华老年医学杂志创刊。1995 年,国家老年卫生工作领导小组成立。目前,我国老年医学大多数医院仍以各内科学下的专科发展为主,按专科专病进行诊治,只关注老年疾病的急性期照护,忽略亚急性期、中期和长期照护,缺乏连续性医疗,造成巨大医疗浪费,且易

给患者带来医疗伤害。

老年疾病与其他年龄组的疾病特点有本质区别。老年人患病,具有起病隐袭,临床表现不典型或仅表现功能减退等特点,常易误认为自然老化,不被其本人、家属或医生所重视。老年疾病的特点主要表现如下:

(一)多种疾病共存

老年人患病一般包括两种情况:①多个系统均发生病变,如有的老年人同时患冠心病、慢性阻塞性肺疾病、重度骨质疏松症、白内障等多种疾病,累及到多个系统;②同一系统或同一脏器同时发生多种疾病,如循环系统同时患冠心病及高心病;消化系统可有消化性溃疡及慢性浅表性胃炎或慢性胆囊炎与胆囊结石等并存。使老年患者的临床表现呈现多样性和复杂性。但其中必有 1~2 种为主要疾病,危害大,甚至有生命危险。

(二)易发生老年人多脏器功能障碍综合征

老年人多脏器功能障碍综合征指老年人在器官老化或患有多种慢性疾病的基础上,由某种诱因激发,在短时间内同时或序贯发生≥2 个器官或系统功能不全或衰竭的临床综合征。老年人脏器功能随增龄减退,代偿能力降低,适应能力减弱,机体自稳性差。在不患病或无意外打击情况下尚可保持平衡和正常,但在疾病和应激状态下很容易发生脏器功能不全或衰竭。

(三)并发症发生率高

老年人罹患某种疾病时,易在该病基础上并发其他疾病,这与老年人多种疾病并存、免疫功能降低、抵抗力差、应激抵御能力减弱有关。

(四)多药共用和药物的不良反应

老年人一方面因多病并存,需服用多种药物;另一方面因其肝肾功能随增龄减退而对药物代谢和清除障碍,造成药物的体内蓄积,导致不良反应发生率高,易患药源性疾病。故老年人用药需更加谨慎,尽量减少用药。

(五)易出现老年综合征

老年综合征一般指老年人由多种疾病或多种原因造成的同一临床表现或问题。常见的综合征有谵妄、衰弱、痴呆、跌倒、尿失禁、晕厥、抑郁症、疼痛、失眠、药物滥用等。老年患者 1 种疾病可能会有几种老年综合

征表现,或不同疾病会出现同 1 种老年综合征的表现。使老年病诊断有一定困难,治疗难度也相应加大。

二、循证老年医学的现状

鉴于老年疾病的上述特点,老年专科医生需掌握更广泛的知识和技能。当面对一名老年患者时,应常规考虑:是否需要治疗该患者所有疾病? 是否应和年轻人采用同样治疗标准? 可能的治疗选择有哪些? 最终选择哪种治疗方案? 为什么? 孰优孰劣? 只有学会合理利用相关研究结果,才能保证为老年患者提供对其最佳的诊断、治疗、预防、康复等医疗服务。而"最佳的医疗"的判断依据是客观、科学、经临床研究证实的最佳"证据"。近年兴起的循证医学为老年医学的发展提供了新思路。

20 世纪 70 年代后期,循证医学是在临床流行病学基础上产生的一门新兴学科和医学模式。1990 年循证医学的主要创始人、国际著名临床流行病学家 David Sackett 教授对循证医学的最新定义为:"慎重、准确和明智地应用目前可获取的最佳研究证据,同时结合临床医师个人的专业技能和长期临床经验,考虑患者的价值观和意愿,完美地将三者结合在一起,制定出具体的治疗方案"。即循证医学的核心思想就是在医疗决策中将临床证据、个人经验与患者的实际状况和意愿三者相结合。强调了"以人为本",提出了新世纪临床医学发展的新思路、新模式,是解决多因素疾病诊断、预后及有效治疗方案的有力指导。传统医学以经验医学为主,根据非试验性的临床经验、临床资料和对疾病基础知识的理解来诊治病人。循证医学并非取代临床技能、临床经验、临床资料和医学专业知识,只是强调应基于当前可得最佳研究证据基础上制定医疗决策。

作为 21 世纪的老年医学工作者,我们不仅要预防和治疗老年疾病,更要正确评估及优化老年群体的医疗健康决策,且这 2 个目标的实现均应建立在循证老年医学的基础上。1995 年,英国一些大学附属医院调查急诊入院的患者发现:80% 的患者得到循证照护,这些患者在 24 岁到 91 岁之间,平均 69 岁。但至今没有更多源于老年人群的研究证据及老年患者接受循证治疗的数据。1997 年 10 月,全球 >100 种医学杂志倡导循证老年研究的主题,大力提倡和鼓励科学化、医疗化、社会化及政策化的老年医学研究,希望这个倡议可以促进老年循证医学的发展。

老年医学面临的问题不仅仅是老年人专科疾病治疗,还包括大量老年综合征和功能评估与维护但目前老年专科疾病的临床证据非常不足,老年综合征处理的证据多缺。因为大多数临床试验未纳入高龄老年患者,即使有也往往选择相对健康的老年人群,而非年龄更高或合并症更多的老年患者,导致临床证据来源十

分困难;很多老年患者甚至他们的内科医生都把老年综合征(如老年衰弱、尿失禁、谵妄、跌倒等)归因于正常老化,导致一些生理和社会功能减退不能得到及时诊断和干预治疗。目前循证老年医学实践面临的最大挑战是缺乏纳入老年人群的高质量临床研究,如检索老年充血性心力衰竭治疗证据发现,收缩性心力衰竭的研究人群多在 58 岁到 65 岁,平均 61 岁,而实际流行病学资料显示:新发心力衰竭患者 50% >80 岁,而其中收缩性心力衰竭患者为 50%。这些 >80 岁患者能否耐受目前应用的 HMG 辅酶还原酶抑制剂、ACEI 或 ARB、利尿剂和地高辛在内的 35 种药物的标准治疗呢? 射血分数 ≥45% 的这部分收缩性心功能不全的患者是否应接受治疗呢? 答案不确定,因为没有相关大型临床试验的证据来支持这些结论。

循证老年医学工作的重点包括:①要把现有证据用于老年医学实践,就需要有可用的高质量证据,且使用者能快速有效地获得这些证据;②进行包括风险和获益评估的老年临床试验,以提供更多、更新的证据。目前已在老年人群中进行的一些干预试验,如:老年高血压治疗和老年综合评估;了解老年人群中成本效益比较高的一些特殊治疗,如:急性心肌梗死组织纤溶酶激活物的应用,但仍有大量的工作有待我们完成,尤其是针对那些衰弱,同时合并共病和社会心理问题的老年人群,如何进行更多设计合理的临床研究,为改善他们的生活质量和预后提供证据。合格的老年科医生不仅要学习应用证据,更有义务通过开展高质量临床研究来生产证据。

三、循证医学和老年医学结合的必要性

(一)有利于科学指导老年医学的临床实践

循证医学证据对提高临床服务质量和效益的价值已被临床充分证明。它整合了当前可得最佳临床证据、患者及家属的价值取向及临床医师的专业技能和临床经验;不仅关注患者的实验室指标改善,更重视生存质量等终点指标。强调临床治疗不仅治愈疾病,还包括提前预防及后效评价。按照循证医学的证据和结论进行疾病治疗已成为现代老年医学的显著标志。循证医学用大量证据指导高血压、糖尿病、冠心病、慢阻肺等老年常见病、多发病的诊断标准及防治策略。阐明了老年疾病的病因和危险因素,提高疾病诊断的准确率,帮助老年科医师在众多的疾病和治疗方案中选择可靠的、有价值的治疗方案,提高治疗的安全性。

(二)有利于卫生政策决策科学化,合理分配与使用社会医疗资源

我国目前经济处于转型期间,与发达国家相比我们的卫生保健事业发展水平还很落后,且不同地区间

发展水平存在差异,造成本来就相对分布不均的社会医疗资源在不同群体间分配不公。一些老年疾病,如前列腺癌,甲状腺癌存在过度筛查的风险。而另一些老年综合征,如抑郁、衰弱却常常被临床工作者忽视。老年医学的发展更迫切要求医务工作者树立循证医学观念,自觉在实践中合理有效地使用医疗资源,解决临床实际问题,维护老年患者的功能,延长健康寿命年。

（三）促进老年医学教学培训水平的提高

循证医学为老年医学研究和服务提供了新理念、方法、标准和流程,如促进医患关系和谐、合理均衡医疗资源、提供个体化服务、提供整体与综合性评估和干预等,都为促进老年医学快速综合推进和现有医疗模式尽快转变提供了可靠方法和理念。

第二节　老年综合评估

一、概　　论

（一）定义

老年综合评估(comprehensive geriatric assessment, CGA)是多纬度跨学科的诊断、评估及干预的过程,用以确定老年脆弱群体的医学、社会心理学及其功能状态等方面所具有的能力和存在的问题,为患者制定一个协调的、综合的治疗、康复、照护计划和长期随访计划并予实施。

CGA由医学问题、功能状态、精神心理状态、社会支持、生活环境、生活质量几个基本元素组成,常需要借助多学科团队来完成。CGA和多学科整合管理的目的是尽可能使老年患者保持健康,使其功能恢复自主独立性,并为患者提供高质量的生活条件。体现的是以老年人为中心的现代医学模式,是老年医学的核心和关键技术。

（二）现有的临床应用证据

老年综合评估已被证明可以改善死亡率,增加老人留在社区的机会。但如何有效地使用它,仍是我们面临的挑战。复杂、多病共存的老人及那些正面临决定是否需要入住长期养老院的老人是我们评估的最适用人群,但研究也表明,即使被评估为低风险的人群仍可从评估中获益。对基础情况较好的老年人进行家访,能减少他们入住养老院及功能下降。

二、检　索　策　略

（一）检索词和数据库

检索 OVID 数据库循证医学子数据库(包括 ACP Journal Club Cochrane Database of Systematic Reviews, Database Field Guide EBM Reviews, Database Field Guide Ovid Nursing Database, Database of Abstracts of Reviews of Effects),查找关于老年综合评估及干预的循证临床指南、系统评价或 Meta 分析。检索关键词包括"CGA" or "Comprehensive Geriatric Assessment" or "Comprehensive evaluation","elderly" or "old" or "aged" or "senior" or "geriatric",检索时限为最近 10 年,从 2006 年 1 月至 2016 年 10 月 30 日,语言限制为英语。

（二）提出和转换临床问题

根据临床实践需要,提出以下临床问题:①CGA 的目标(获益)人群是哪些? ②CGA 的核心内容包括哪些? ③如何制定老年综合评估的方案? ④如何高效实施 CGA? ⑤CGA可有哪些获益?下面将一一回答上述问题。

三、临 床 问 题

（一）CGA 的目标人群

1. 纳入标准　目前尚无经过验证能轻易识别很可能通过 CGA 获益患者的标准。目前较通行的标准包括:

（1）高龄,如>80 岁。

（2）躯体共存疾病,如心力衰竭或癌症。

（3）心理社会性疾病,如抑郁或孤独。

（4）具体的老年相关综合征,如痴呆、跌倒、失能。

（5）之前或预计今后会大量使用医疗保健。

（6）生活状况改变的考虑(如,从独立生活变为辅助式生活、疗养院或家庭看护)。

2. 排除标准　功能完全正常,无任何医学共病的老人及终末期疾病、重度痴呆、完全功能性依赖和必定会进入疗养院的患者。

（二）老年综合评估的主要内容(核心内容)

功能状态是老年综合评估的重点。评估目的和评估地点决定了评估的聚焦点和程度。尽管评估的目的和场所不同,但老年综合评估需要涵盖的几个基本方面却是相同。图 15-1 显示了这些基本方面和它们之间的关系。

在本节中,我们重点讨论 CGA 通用的核心内容,详见表 15-1:

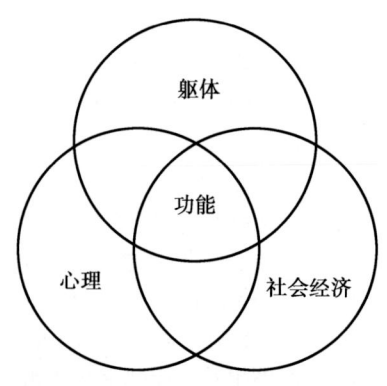

图 15-1　老年综合评估内容的组成

表 15-1　老年综合评估的核心内容

评估内容	具体条目	评估意义
功能状态	－ 基础日常活动(BADL) － 工具使用或中级日常活动(IADL) － 高级日常活动(AADL) － 步行速度	功能是老年患者评估的核心,因为我们付出各种努力给予老年人照顾,终极目标都是为了维护老年人的功能
跌倒/不平衡	－ 在过去 1 年中跌倒的次数 － 步态评估	跌倒过或有步态或平衡问题的患者,之后再次跌倒及丧失自理能力的风险更高
认知功能	－ 病史采集 － 简单的认知功能筛查(至少包括记忆力和定向力) － 精神状态检查 － 神经心理测试 － 评估可能导致认知障碍的躯体疾病的检查(如,B12,TSH) － 抑郁评估 － 和/或放射影像学检查(CT 或 MRI)	痴呆的发病率随衰老而增加,早期诊断的价值在于可能发现可治疗的疾病
心境障碍	－ 初筛:PHQ-2 － 进一步评估:PHQ-9	评估抑郁风险 对抑郁严重程度进行可靠且有根据的衡量
多药共用	－ 让患者在就诊时携带所有的药物(处方和非处方药,连同药瓶) － 询问维生素、补充剂及草药的情况	发现多药治疗潜在问题
社会和经济支持	－ 社会背景调查和确认在老人患病后能够提供帮助的人员	早期发现社会支持问题能够帮助规划和及时建立资源转介
诊治目标	以患者为中心,个体化制定	社会目标(如居住在家中,保持社会活动)和功能目标(如日常生活自理)通常优先于健康目标(如存活)
预立医疗意愿	在患者尚清醒时确立长期医疗保健代理人,关键时刻决策制定的准备	帮助指导治疗,对于最优化老年人群的诊治至关重要。在中国生前预嘱的推行任重而道远

（三）制定老年综合评估的方案

各种老年综合评估方案间差别相当大。已有多种筛选和定位策略可用于确定适当的患者以便进行更适当的评估。这些策略考虑了从年龄到功能损害或特殊状况的数目等筛选条件。评估适用的实施场所包括诊所、家庭、医院及不同层次的长期护理机构。在由哪个团队来实施老年综合评估及使用哪些专门的评估工具方面,各种老年综合评估方案差别明显。即使定位适合的患者,执行评估的人员和采用的具体工具仍存在较大差异,老年综合评估能清楚显示出它的有效性。总体看,这些结果既令人振奋又需要谨慎地解读。采用系统化老年综合评估对照护患者非常需要。关键问题是怎样使这些评估更加标准化。已有的研究提示:对有可能得到功能改善的老人实施系统化的评估这个方案本身比评估过程中的细节更重要。

（四）高效实施老年综合评估

CGA 的过程就是各个专业分享评估结果,并共同制订治疗方案的过程,具体实施分为 6 步:

(1) 数据收集。

(2) 组内讨论,目前日益将患者和/或其看护者纳入小组。

(3) 与患者和/或其看护者共同制订治疗方案。

(4) 实施治疗方案。

(5) 监测治疗方案的效果。

(6) 修正治疗方案。

以上每一步对成功实现健康和功能获益最大化都至关重要。老年综合评估主要关注的是有效性。因老年患者存在多方面问题,且这些医学问题的相互作用是常见情况,使老年综合评估可能非常耗时,导致成本高昂。减少重复劳动很重要。由多学科人员合作决定需要评估的内容是可能的,但实际数据收集最好委

表 15-2　CGA 获益情况汇总

CGA 模式	评估特点	已证实的效果
家庭老年相关评估	侧重于预防性而非康复性服务	多项 Meta 分析发现：家庭评估均能有效减少功能减退和总体死亡率
急性老年护理病房评估	以患者为中心、由护士启动的方案	出院时 ADL 更加独立；出院后入住疗养院更少，住院时间更短且花费更低；30 日再入院率降低，医患满意度高
出院后评估	确定识别脆弱患者的标准、多维度评估、综合出院计划，老年专业护士家庭随访干预	项目获益情况不一
门诊咨询	门诊咨询；专业团队管理	Meta 分析未显示门诊 CGA 咨询有益，但专业团队管理有获益
住院咨询	非急性老年护理病房模式	对短期（6～8 个月）生存有益，但对功能状态、再入院或住院时间无影响

托给一个或数个团队成员。当初筛发现特定领域的问题，还需额外再请相关专家进行评估。另一个关键教训是：评估后不随访不大可能使患者的结局有任何改善。故目前老年综合评估及管理的概念已取代原有单纯"老年评估"的说法。必须确保对评估发现的问题采取措施，并随访足够长时间，以确保患者对处方的措施有治疗反应，才能使评估及管理真正生效。

提高评估过程质效的策略如下：

（1）发展关系紧密的跨学科团队并尽可能减少冗杂评估。

（2）采用精心设计的问卷以便可靠的患者和/或看护者能在当面评估前完成。

（3）整合能更深入、更进一步评估的筛查工具。

（4）使用可很容易录入到计算机相关数据库的评估表。

（5）把评估和根据评估结果给予的针对性干预整合在一起。

（五）CGA 效果评价

大多数 Meta 分析发现，CGA 能增加对老年相关问题的发现和证实。但 CGA 改善结局（如，减少住院、减少入住疗养院和降低死亡率）的能力取决于具体的 CGA 模型及其实施的环境，目前发现，家庭老年相关评估能有效改善功能状态、防止入住看护机构并降低死亡率。在医院、尤其是在专门的病房进行 CGA 也对生存情况有益。大多数出院管理加家庭随访项目降低了再入院率。但关于 CGA 的研究发现，门诊和住院老年相关咨询模式的获益不一致，详见表 15-2。

四、总　　结

CGA 是多学科组成的诊断和治疗过程，是老年医学的核心技术，目前尚无统一标准确定谁最能从 CGA 中获益，但高龄、合并严重疾病、精神疾病、老年综合征、经常住院或有高住院风险的老人是可能获益的人群。老年综合评估比传统医学评估更全面，旨在促进老人健康。

CGA 的核心内容包括功能状况、跌倒风险、认知功能、情绪、多药共用、社会支持、经济状况等。其实施包括评估、小组讨论、制订方案、实施方案、监测和修订方案。功能评估是 CGA 最重要和最基本的评估内容。家庭和急性老年护理病房的 CGA 获益比较一致：能延缓功能下降，降低再入院和死亡率。出院后、门诊和住院咨询患者的获益不一致，多数研究为阴性结果。

第三节　老年谵妄

一、概　　论

（一）定义

根据 1994 年美国《精神疾病诊断与统计手册第四版》（Diagnostic and Statistical Manual of Mental Disorders-Ⅳ，DSM-Ⅳ）定义：谵妄是急性发作的意识混乱，伴注意力不集中，思维混乱、不连贯，及感知功能异常。特点是：可由多种原因诱发，急性起病，主要临床表现为：定向力障碍、幻觉、焦虑、言语散乱、烦躁不安及妄想，呈日轻夜重的波动特点，常被称"日落现象"，是一种常见的老年综合征。常伴发于躯体疾病加重、感染、缺血、缺氧状态、手术时或手术后。

（二）流行病学

谵妄是随增龄出现的大脑储备功能下降，在老年人群中发病率极高。普通人群谵妄发生率>55 岁为 1.1%;>65 岁,每增加 1 岁谵妄的发病风险增加 2%。据统计,老年住院患者谵妄发生率为 25%~56%;重症监护室(ICU)的老年患者可高达 80%。谵妄的患病率及发病率参见表 15-3。

表 15-3　老年谵妄的流行病学

项目	率(%)
患病率(Prevalence)	
住院率(普通内科)	18~35
急诊室	8~17
痴呆	18
发病率(Incidence)	
ICU	19~82
非心脏手术	13~50
心脏手术	11~46
骨科手术	12~51
中风	10~27
痴呆	56

资料来源于:Inouye SK,Westendorp RG,Saczynski JS. Delirium in elderly people. Lancet,2014,383(9920):911-922.

(三) 预后

①谵妄延长患者住院时间,增加再入院率;②增加入住护理院几率;③增加患者死亡率。2014 年 1 篇 JAMA 的系统评价结果显示:谵妄明显增加死亡率,入住护理院谵妄组是对照组的 3 倍,痴呆发生率是对照组的 7 倍。

二、检 索 策 略

(一) 检索词和数据库

检索 OVID 数据库循证医学子数据库(包括 ACP Journal Club Cochrane Database of Systematic Reviews,Database Field Guide EBM Reviews,Database Field Guide Ovid Nursing Database,Database of Abstracts of Reviews of Effects),检索关于谵妄抗精神病药物及非药物干预的循证临床指南、系统评价或 Meta 分析。检索关键词包括"delirium" or "confusion" "elderly" or "old" or "aged" or "senior" or "geriatric",检索时限:从 2005 年 1 月至 2016 年 12 月 31 日,语言限制为英语。

(二) 提出和转换临床问题

①谵妄有哪些危险因素? ②如何筛查和诊断谵妄? ③如何预防谵妄? ④如何管理住院谵妄患者?下面将一一回答上述问题。

三、回答临床问题

(一) 谵妄的危险因素

近年许多队列研究、系统评价及循证指南评估了谵妄的危险因素,产生了大量循证医学证据。2010 年 NICE 颁发的谵妄循证指南,共纳入 38 项研究评估影响谵妄发病率和引起谵妄持续状态的危险因素,有统计学意义的危险因素及 OR 值详见表 15-4 和表 15-5。高龄、认知功能障碍和束缚引起的活动减少对谵妄的发生率和持续状态有明显不良影响。

表 15-4　影响谵妄发生率的常见危险因素及 OR 值

危险因素	OR(95%CI)
视力障碍	1.70(1.01,2.85)
感染	2.96(1.42,6.15)
>65 岁	3.03(1.19,7.71)
疾病严重程度(APACHE 评分)	3.49(1.48,8.23)
>80 岁	5.22(2.61,10.44)
认知功能障碍	6.30(2.89,13.74)
因骨折入院	6.57(2.23,19.33)

资料来源于 National Clinical Guideline Centre. Delirium:diagnosis,prevention and management

表 15-5　引起谵妄持续状态的常见危险因素及 OR 值

危险因素	OR(95%CI)
合并症>3(Charlson 评分)	1.70(1.11,2.61)
视力障碍	2.10(1.34,3.29)
认知功能障碍	2.30(1.41,3.74)
物理性束缚	3.20(1.93,5.29)

资料来源于:National Clinical Guideline Centre. Delirium:diagnosis,prevention and management (full guideline)

(二) 如何筛查和诊断谵妄

为了快速识别谵妄,提高谵妄诊断的准确度,临床工作中常用一些量表筛查谵妄。检获 1 篇系统评价,共纳入以金标准为对照的 25 项高质量诊断性研究,共纳入 3027 例患者,均为非 ICU 住院患者,使用各种常用谵妄筛查量表。结果发现:有 5 个量表诊断的阳性预测值>5 且阴性预测值<0.2,提示这 5 个量表诊断价值较高,分别为:CAM、DOSS、DRS-R-98、GAR、MDAS(表 15-6)。

作为床旁评估工具,CAM 是目前使用最广的谵妄量表,20 多年来大量研究确认了其高准确性和适用性。

表 15-6　各种谵妄量表效度比较

量表	纳入研究（人数）	谵妄患病率（%）	敏感度（95%CI）	特异度（95%CI）	+LR	-LR
CAC	1(428)	15	36%(24,49)	95%(92,97)	7.4	0.67
CAM	12(1036)	15~62	86%(74,93)	93%(87,96)	9.6	0.16
DOSS	2(178)	10~20	92%(74,98)	82%(66,92)	5.2	0.10
DRS≥10	4(943)	9~63	95%(90,98)	79%(58,91)	4.3	0.07
DRS-R-98>20	2(129)	35~40	93%(80,98)	89%(68,97)	8.0	0.08
GAR<7	1(87)	21	94%(73,100)	99%(92,100)	65	0.06
MDAS≥10	3(330)	12~52	92%(75,98)	92%(70,98)	12	0.09
Nu-DESC>0	1(100)	25	96%(80,100)	69%(59,79)	3.1	0.06

CAM 量表是一种观察性量表,基于调查者调查前,调查中和调查后的系列临床观察和问卷得出。从接触患者开始,调查者就要通过观察患者的表情、神态了解患者的意识状态。CAM 针对谵妄的 4 个特征分别测量了 4 个问题条目:①急性起病或精神状态的波动性改变;②注意力集中困难;③思维混乱;④意识状态改变。诊断要求必须满足①和②这 2 条,且至少满足③或④中的 1 条或 2 条。该量表敏感度和特异度较高(表15-6)。

（三）如何预防谵妄发生

我们检获 1 篇 NICE 循证指南(英国国家卫生临床诊治与服务优化研究所,National Institute for Health and Clinical Excellence,NICE),指南提出:预防谵妄要求纠正诱因、针对危险因素、并强调多学科团队干预的非药物性预防方案。医务人员首先全面评估患者,针对患者存在的具体危险因素,个体化的提供相应多学科团队干预方案。指南提出应针对以下 10 条危险因素的综合性预防措施,见表 15-7。

表 15-7　谵妄的综合性预防措施

针对的危险因素	相应的预防措施
认知功能和定向	－ 提供明亮的环境,提供时钟和挂历,钟表和日期的数字要求大号数字 － 反复介绍环境和人员。例如这里是哪里,你是谁,主管医护人员是谁 － 鼓励患者进行益智活动,例如打牌,下棋,拼图等 － 鼓励患者的亲属和朋友探访
脱水和便秘	－ 鼓励患者多饮水。不能保证饮水量,考虑静脉输液 － 如患者需要限制入量,考虑相关专科的会诊意见并保持出入量平衡 － 鼓励进食蔬菜、水果等高纤维素食物,定时排便
低氧血症	－ 及时发现评估低氧血症 － 监测患者的血氧浓度,保持氧饱和度>90%
活动受限	－ 鼓励术后尽早下床活动 － 为患者提供步行器 － 不能行走的患者,鼓励被动运动
感染	－ 及时寻找和治疗感染 － 避免不必要的插管(例如尿管等) － 严格执行院感控制措施(例如手卫生等)
多药共用	－ 在临床药师的参与下,评估药物 － 减少患者用药种类 － 避免会引起谵妄症状加重的药物(例如哌替啶,抗精神病药物,苯二氮䓬类药物)

续表

针对的危险因素	相应的预防措施
疼痛	－ 正确评估患者疼痛水平,对不能言语沟通的患者使用身体特征,表情等进行评估 － 对任何怀疑有疼痛的患者都要控制疼痛,避免治疗不足或者过度治疗
营养不良	－ 在营养师的参与下改善营养不良 － 保证患者的义齿正常
听力和视觉障碍	－ 解决可逆的听觉和视觉障碍(例如清除耳道耵聍) － 向患者提供助听器或者老花眼镜 － 检查助听器和眼镜处于正常状态
睡眠障碍	－ 避免在夜间睡眠时间医护活动 － 调整夜间给药时间避免打扰睡眠 － 睡眠时间减少走廊的噪音

资料来源于 National Clinical Guideline Centre. Delirium: diagnosis, prevention and management

检获 1 篇系统评价评估了非药物干预措施对谵妄的效果。非药物干预方案均为多学科团队干预,针对谵妄的危险因素提前预防。该系统评价纳入 14 篇文献,Meta 分析结果提示:非药物干预方案不仅可预防谵妄发生[(OR＝0.56,95％CI(0.42,0.76)],还可减少住院患者跌倒发生率[OR＝0.38,95％CI(0.25,0.60)]。另 1 篇系统评价对非药物干预措施进行了卫生经济学评价:用增量净效益(incremental net monetary benefit,INMB)比较非药物干预和普通治疗,结果发现:非药物干预方案成本效益更高,INMB 为 2200 英镑。故 NICE 谵妄指南推荐:多学科团队参与的非药物干预方案,医务人员首先全面评估患者,针对患者存在的具体的危险因素,个体化提供相应多学科团队干预方案。

(四) 如何管理住院谵妄患者

谵妄病因复杂,危险因素多,管理谵妄优先考虑非药物治疗。循证指南推荐谵妄的治疗方案为:治疗潜在疾病;明确病因,针对病因进行综合治疗;强调多学科干预;医护团队和家属共同参与治疗。非常类似谵妄的预防措施。

1 篇系统评价纳入 3 个随机对照试验,评估了老年综合评估和多学科团队干预措施对治疗谵妄住院病人的效果。其干预措施为:优化感官输入、帮助定向、为患者提供熟悉的物品、家人的陪伴、避免束缚、改善活动能力、谨慎使用非典型抗精神病药物、营养支持、寻找并去除可逆转的诱因、制定出院计划。但这些多学科干预措施对死亡率、住院时间、出院时的功能转态、及出院后是否入住护理院的影响均无显著性差异,不排除小样本偏倚的可能。尽管如此,1 篇临床指南仍推荐使用多学科综合干预管理谵妄患者。

谵妄患者通常伴随一些精神行为异常,例如激越、有攻击性、大吵大闹、及四处乱走,管理起来最为困难。

首先尝试非药物管理策略,避免使用镇静剂治疗谵妄。1 篇系统评价结果表明:抗精神病药物治疗谵妄无明确疗效,反而有研究表明该类药物增加死亡风险(绝对风险增加 1％)和中风风险(绝对风险增长 1％～2％)。另 1 篇系统评价结论:目前尚无证据支持对非酒精依赖性谵妄患者使用苯二氮䓬类药物治疗。因苯二氮䓬类可能会加重谵妄症状。故仅限于患者出现激越行为,威胁到自身或他人安全,且非药物治疗无效时才考虑使用。

四、总　　结

谵妄是一种常见的老年综合征,发生在 25％～65％的住院老年患者。谵妄增加患者死亡率、延长住院时间、增加院内并发症的发生率、导致持续的认知障碍、出院后入住养老院几率增加。谵妄诊断比较困难,CAM 是目前最准确的床旁谵妄筛查工具阳性似然比(＋LR)为 9.6,阴性似然比(－LR)为 0.16。针对谵妄危险因素的多学科综合干预措施是目前最有效的预防谵妄策略(NNT＝7)。谵妄患者需要多方面管理:解决潜在的诱因、控制激越症状、教育患者及家人/照顾者。目前尚无明确证据支持使用药物预防或治疗谵妄。

第四节　衰　　弱

一、概　　论

(一) 定义

衰弱(frailty)是指老年人生理储备下降导致机体易损性增加、抗应激能力减退的非特异性状态。衰弱的核心要素是老年人的生理储备下降,机体稳态失衡,在外界较小刺激下即可引起一系列不良临床事件。衰弱涉及多系统病理生理变化,包括神经肌肉系统、代谢及免疫系统等。衰弱、失能和多病共存是不同的概念,三者关系密切、相互影响并伴有交叉,即衰弱和多病共存可预测失能,失能是衰弱和多病共存的危险因素,多病共存又可促使衰弱和失能进展。

（二）流行病学

各研究对衰弱的定义不同,其报道的患病率也不尽相同。但总趋势是患病率随年龄而增加,且女性高于男性。社区老人衰弱患病率波动于 $4\%\sim59.1\%$。医疗机构中老人衰弱患病率较社区老人明显增加。西班牙护理院的研究显示:>65 岁老人衰弱患病率为 68.8%,衰弱前期比例为 28.4%,无衰弱的老年人仅占 2.8%。荷兰的横断面研究显示:几乎所有入住老年科的患者均为衰弱老人,其他病房的老年人衰弱患病率在 $50\%\sim80\%$ 之间。国内研究数据相对较少,诊断标准不统一,纳入人群的异质性较大。目前各研究报道的老人衰弱患病率波动于 $4.9\%\sim83.4\%$。

（三）预后

无论采用何种方法来评估和诊断衰弱,衰弱均与老年人死亡率增加强相关。与无衰弱的老人相比,衰弱老人平均死亡的风险增加,这种相关性与满足衰弱条目的程度呈正相关,且在随访 4 年时相关性最强,随着随访时间延长相关性减弱,但研究显示在随访 11 年时此相关性仍有统计学意义。据估计,若我们能够采取措施来预防衰弱,可延缓 $3\%\sim5\%$ 老年人死亡发生。衰弱状态还与跌倒、失能、入院及入住护理机构的机会增加有关。

二、检索策略

（一）检索词和数据库

以 OVID 数据库循证医学子数据库(包括 Cochrane Database of Systematic Reviews、ACP Journal Club、Database of Abstracts of Reviews of Effects、Cochrane Central Register of Controlled Trials、Cochrane Methodology Register、Health Technology Assessment)为主,还检索了 Uptodate、Google Scholar、万方数据库、中国知网、维普数据库和中国生物文献数据库,查找关于衰弱相关的原始研究、临床指南和系统评价(systematic review,SR)或 Meta 分析。检索关键词包括 "frailty"、"frail" "elderly"、"old adults"、"aged"、"senior"、"geriatric"等,检索时间至 2016 年 8 月 30 日,语言限制为英语和汉语。

（二）提出和转换临床问题

①衰弱的危险因素有哪些?②衰弱的临床特征是什么?③如何进行衰弱的筛查、评估和分级?④如何预防和干预衰弱? 下面将对上述问题逐一回答。

三、临床问题

（一）衰弱的危险因素

老年衰弱并非亚健康状态,往往是多种慢性疾病、某次急性事件或严重疾病的后果。目前尚未发现最佳的生物学标记物来识别衰弱,建议将多因素组合看成衰弱的生物学标记。遗传因素、增龄、经济条件差、教育程度低、不良的生活方式、老年综合征(跌倒、疼痛、营养不良、肌少症、多病共存、活动能力下降、多重用药、睡眠障碍、焦虑和抑郁)、未婚及独居等均是衰弱的危险因素。

1. 遗传因素　基因多态性与衰弱有关。研究显示:非裔美国人衰弱比例是其他美国人的 4 倍;墨西哥裔美国人衰弱患病率比欧裔美国人高 4.3%。研究也显示:载脂蛋白 ApoE 基因、DAF-2(胰岛素受体样基因-2)、DAF-16(胰岛素受体样基因-16)、C 反应蛋白编码区(CRP1846G>A)、肌肉细胞线粒体 DNA(mt204 C)、IL-6、维生素 B_{12} 基因及 ACE 基因多态性等都与衰弱发生相关。提示:基因或遗传因素可能在衰弱发生中起重要作用,但这方面研究较少,尚需进一步研究。

2. 人口学特征和生活方式　健康相关行为、社会经济学状态和生活方式与衰弱相关。女性、健康自评差、受教育少和经济状况较差的人群中,衰弱患病率较高。职业、社会地位及婚姻状况均可影响衰弱发生:未婚和独居者衰弱发生增加。

3. 增龄　单因素分析和多变量分析均显示,衰弱与增龄密切相关。年轻者较易恢复至相对健康状态,这种能力随年龄增加而降低。

4. 躯体疾病　是衰弱的重要危险因素之一。慢性疾病和某些亚临床问题与衰弱的患病率及发病率呈显著相关性。心脑血管疾病(冠心病、中风)、血管异常、髋部骨折、慢性阻塞性肺病、糖尿病、关节炎、恶性肿瘤、肾衰竭、HIV 感染及手术均可促进衰弱发生。

(1) 营养不良和摄入营养素不足。营养不良是衰弱发生发展的重要生物学机制。日常能量摄入不足、营养评分较差和摄入营养素(蛋白质、维生素 A、C、E、钙、叶酸和锌)<3 种的老人,衰弱发生率明显增加。

(2) 精神心理因素。老年人的精神心理状态与衰弱密切相关,焦虑、抑郁心境可明显增加衰弱的发生。

(3) 药物。某些特定药物(比如抗胆碱能药物、抗精神病药物)已被证实与衰弱及衰弱相关因素有关。不恰当的药物处方也可引起衰弱。如老年人过度使用质子泵抑制剂可能引起维生素 B_{12} 缺乏、减少钙吸收,增加骨折风险,且和死亡率增高有一定相关性。在老年人中较普遍的多重用药可能增加老年人衰弱发生。

（二）衰弱的临床特征

衰弱老人可有以下一种或几种表现:

(1) 非特异性表现:疲劳感、无法解释的体重下降和反复感染。

（2）跌倒：平衡功能及步态受损是衰弱的主要特征，也是跌倒的重要危险因素。衰弱状态下，即使轻微疾病也会导致肢体平衡功能受损，不足以维持步态完整性而跌倒。当视力、平衡力量与环境变化不一致时，老人会自发性跌倒。

（3）谵妄：衰弱老人多伴有脑功能下降，应激时可导致脑功能障碍加剧而出现谵妄。

（4）波动性失能：患者可出现功能状态的急剧变化，常常交替表现为功能独立和需要人照顾。

（三）衰弱的筛查、评估和分级

衰弱目标人群的识别十分重要，应对所有≥70岁老人或最近1年内，非刻意节食情况下出现体重下降（≥5%）的人群筛查和评估衰弱。衰弱的筛查和评估工具常有混用，而实际上因要求不同应有区别：筛查工具要求简洁，且敏感性较高，筛查阳性后临床人员可处理衰弱或将患者转介给老年科医生；评估工具则要求效度较高，并具有实用性、有合理生物学理论支持、能准确识别衰弱状态、准确预测老人对治疗的反应和临床负性事件（失能、死亡）的发生。目前至少存在＞10种衰弱筛查工具，包括 Fried 衰弱综合征、Rockwood 衰弱指数、国际老年营养和保健学会提出的 FRAIL 量表、骨质疏松性骨折研究中提出的 SOF 指数、日本学者提出的 Kihon 检查列表（Kihon Check-list，KCL）、临床衰弱量表、Gérontopôle 衰弱筛查工具、Groningen 衰弱指示工具、Edmonton 衰弱量表及多维预后评价工具

等。推荐几种常用方法如下：

1. Fried 衰弱综合征　2001年 Fried 提出衰弱为临床综合征（也称衰弱表型），应该满足以下5条中的3条：①不明原因体重下降；②疲劳感；③无力；④行走速度下降；⑤躯体活动降低。具1条或2条的状态，定义为衰弱前期（Pre-Frail），无以上5条的人群为无衰弱的健壮老人（Robust）。具体标准见表15-8。该界定方法把衰弱作为临床事件的前驱状态，可独立预测3年内跌倒发生、行走能力下降、日常生活能力受损情况、住院率及死亡，便于采取措施预防不良事件，被很多学者在临床和研究中广泛采用。但该界定方法排除了帕金森氏病、中风史、认知功能异常及抑郁患者，且在临床使用时部分变量定义不明确或不易测量，也未包含其他重要系统功能障碍的变量。

2. 衰弱指数（frailty Index，FI）　FI 指个体在某一个时点潜在的不健康测量指标占所有测量指标的比例。其选取的变量包括躯体、功能、心理及社会等多维健康变量。选取变量时需遵守一定原则：后天获得、与年龄相关、具有生物学合理性、给健康带来不良后果、不会过早饱和。目前变量的数量尚无统一标准，实际应用中，通常为30～70个。例如：老年人综合评估（CGA）包含约60项潜在的健康缺陷。在此情况下，无任何健康缺陷老人的衰弱指数评分为0/60＝0。若患者有24项健康缺陷，其衰弱指数评分则为24/60＝

表 15-8　Fried 衰弱评估方法

检测项目	男性	女性
体重下降	过去一年中，意外出现体重下降＞10磅（4.5千克）或＞5.0%体重	
行走时间（4.57米）	身高≤173cm：≥7秒	身高≤159cm：≥7秒
	身高＞173cm：≥6秒	身高＞159cm：≥6秒
握力（千克）	BMI≤24：≤29	BMI≤23：≤17
	BMI 24.1～26：≤30	BMI 23.1～26：≤17.3
	BMI 26.1～28：≤30	BMI 26.1～29：≤18
	BMI＞28：≤32	BMI＞29：≤21
体力活动（MLTA）	＜383千卡/周	＜270千卡/周
疲乏	CES-D * 的任一问题得分2～3	

您过去的一周之内以下现象发生了几次

（a）我感觉我做每一件事都需要经过努力

（b）我不能向前行走

0分：＜1d；1分：1d～2d；2分：3d～4d；3分：＞4d
BMI：体重指数；MLTA：明达休闲时间活动问卷；CES-D：抑郁症流行病学研究中心

0.4。通常认为,FI≥0.25 提示该老年人存在衰弱;FI <0.12 为无衰弱老人;FI:0.12～0.25 为衰弱前期。该方法把个体健康缺陷的累计数量作为重点,将多种复杂健康信息整合成单一指标,突破了单一变量描述功能状态的局限性,可以更好评测老年人整体健康状况。FI 在反映健康功能状态及变化、健康服务需求、公共卫生管理和干预等方面具有重要应用价值。FI 能很好评估老年人衰弱程度,预测临床预后,应用也较为广泛,但评估项目稍多,需要专业人员进行。

3. FRAIL 标准　国际老年营养学会提出 5 项评估法:①疲劳感(Fatigue);②阻力感(Resistance):上一层楼梯即感困难;③自由活动下降(Ambulation):不能行走一个街区;④共存(Illness)≥5 种疾病;⑤体重减轻(Loss of weight):1 年内体重下降>5.0%。判断衰弱的方法与 Fried 标准相同,具备以下 5 条中 3 条及以上被诊断为衰弱;不足 3 条为衰弱前期;0 条为无衰弱健康老人,见表 15-9。这种评估方法较为简易,可能更适合进行快速临床评估。

表 15-9　FRAIL 量表

条目	询问方式
疲乏	过去 4 周内大部分时间或者所有时间感到疲乏
阻力增加/耐力减退	在不用任何辅助工具及不用他人帮助的情况下,中途不休息爬 1 层楼梯有困难
自由活动下降	在不用任何辅助工具及不用他人帮助的情况下,走完一个街区(100 米)较困难
疾病情况	医生曾经告诉你存在 5 种以上如下疾病:高血压;糖尿病;急性心脏疾病发作;中风;恶性肿瘤(微小皮肤癌除外);充血性心衰;哮喘;关节炎;慢性肺病;肾脏疾病;心绞痛
体重下降	一年或更短时间内出现体重下降≥5%

衰弱评估方式繁多,但以上 3 种最为常用。老年衰弱的定义和评估应包括生理、心理、环境和社会支持多个方面,还应考虑老年人功能的基线情况和所患疾病,将疾病的急性期和慢性期分开。针对中国老年衰弱的研究数据不多且分布不均,多集中在台湾、香港和北京等地。我们呼吁研究者提出适合中国人自己的衰弱评估标准,且应可操作性强、简洁等。

(四)衰弱的分级

按照不同诊断标准,可将衰弱分成不同等级,根据

Fried 衰弱表型的定义,可将老年人分为:健康期、衰弱前期(存在 1～2 条)和衰弱期(满足≥3 条)。以上基于 FI 发展而来的临床衰弱量表是一个准确、可靠且敏感的指标,按照功能状况分为 9 级(表 15-10)。可评估老年痴呆患者,易于临床应用。

表 15-10　临床衰弱评估量表

衰弱等级	具体测量
1. 非常健康	身体强壮、积极活跃、精力充沛、充满活力,定期进行体育锻炼,处于所在年龄段最健康的状态
2. 健康	无明显的疾病症状,但不如等级 1 健康,经常进行体育锻炼,偶尔非常活跃,如季节性地
3. 维持健康	存在可控制的健康缺陷,除常规行走外。无定期的体育锻炼
4. 脆弱易损伤	日常生活不需他人帮助,但身体的某些症状会限制日常活动。常见的主诉为白天"行动缓慢"和感觉疲乏
5. 轻度衰弱	明显的动作缓慢,工具性日常生活活动需要帮助(如去银行,乘公交车、干重的家务活、用药)。轻度衰弱会进一步削弱患者独自在外购物、行走、备餐及干家务活的能力
6. 中度衰弱	所有的室外活动均需要帮助,在室内上下楼梯,洗澡需要帮助,可能穿衣服也会需要(一定限度的)辅助
7. 严重衰弱	个人生活完全不能自理,但身体状态较稳定,一段时间内(<6 个月)不会有死亡的危险
8. 非常严重的衰弱	生活完全不能自理,接近生命终点,已不能从任何疾病中恢复
9. 终末期	接近生命终点,生存期<6 个月的垂危患者

(五)如何预防和干预衰弱

预防和治疗衰弱尚处于初步探索阶段,特异性干预衰弱的临床试验较少。针对衰弱的早期干预反应良好,但重度衰弱患者的干预效果不佳,提示衰弱的早期干预十分重要。根据衰弱病因和病理生理变化,结合现有证据,提出以下治疗衰弱的方法。

1. **运动锻炼**　运动锻炼可影响大脑、内分泌系统、免疫系统及骨骼肌;增加活动灵活性和日常生活能力、改善步态、减少跌倒、增加骨密度及改善一般健康状

况；是提高老年人生活质量和功能的最有效方法。阻抗运动与有氧耐力运动是预防及治疗衰弱状态的有效措施。每周两天的耐力锻炼即可显示出效果或每周只需步行约 1600m 即可延缓功能受限。注意：即使最衰弱的老年人也可从任何可耐受的体力活动中获益。我们推荐个体化的运动方式，在做好安全风险评估和对老人的保护的前提下进行，每周 3～5 次，每次 30～60 分钟，运动强度根据心率、峰值摄氧量和自感劳累分级来确定运动量。高龄衰弱老人运动量的细化、风险评估、运动限制和保护及主动运动和被动运动的选择尚需要进一步研究。

2. 营养干预　营养干预能改善营养不良衰弱老人的体重下降，降低死亡率，但在一般衰弱人群中尚缺乏足够证据支持。

（1）补充能量或蛋白质：补充蛋白质特别是富含亮氨酸的必需氨基酸混合物可增加肌容量进而改善衰弱状态。老年人日常所需要的蛋白质及氨基酸要略高于年轻人。健康成人每天每公斤体重需要 0.83g 蛋白质，老年人需要 0.89g，衰弱患者合并肌少症时则需要 1.2g，应激状态时需要 1.3g。

（2）补充维生素 D（常联合钙剂）：维生素 D 可提高神经肌肉功能，并能预防跌倒、骨折和改善平衡能力。老年人维生素 D 缺乏很常见，这可能导致肌肉无力。当血清 25-羟维生素 D 水平＜100nmol/L 时可考虑给予补充，每天补充 800IU 维生素 D_3 以改善下肢力量及功能。

3. 共病及多重用药管理　老年人常常存在的共病是衰弱的潜在因素，如抑郁、心衰、肾衰、认知功能受损、糖尿病、视力及听力问题等，均可促进衰弱的发生与发展。预防和治疗衰弱应包括积极管理老年人现患共病，尤其重视处理可逆转疾病。评估衰弱老人的用药合理性并及时纠正不恰当药物使用，不仅可减少医疗费用，还可避免药物不良反应对老年人的伤害。建议临床根据 Beers、STOPP 及 START 标准评估衰弱老人的用药情况，减少不合理用药，可能对改善衰弱有积极效果。

4. 多学科团队合作的医疗护理模式　老年综合评估对衰弱老人非常重要并可使其获得最大获益。衰弱护理应以患者为中心，强调多学科团队合作，对衰弱老人行老年综合评估和管理。团队应包括老年科医生、护理人员、临床药师、康复治疗师、营养师、专科医师和社会工作者。老年长期照护和老年住院患者的急性照护均应以提高功能为目标，使衰弱老人可以从中受益。该医疗护理模式必须精准个体化。强调尊重老年人意愿、保持老年人自己的价值观。

5. 发展个体化干预计划　不同群体老年人的干预模式侧重点各不相同。①社区老人可进行基于老年综合评估的综合干预（Multicomponent interventions），通过减少护理需求及跌倒，降低入住医疗机构风险及其他负性临床事件发生。多维度评估家访项目也可减少衰弱社区老人入住护理机构、功能下降及死亡风险。②入住护理机构和住院老人采用针对性康复训练可改善患者的步行能力，减少活动受限。衰弱的住院患者应入住老年专科病房，由老年专科医生对其进行老年综合评估及综合干预。比入住普通病房者更易恢复其功能，降低认知及其他功能继续下降的可能性，且院内病死率较低。③老年评估和管理单元（geriatric evaluation and management units，GEMU）和老年人急性期快速恢复病房（acute care for elders，ACE）包含了老年综合评估和针对性综合干预措施，如个体化护理、营养支持、康复及出院计划等，可降低衰弱老人再次入住医疗机构的概率，减少住院费用、降低出院及 1 年后功能下降的程度。

6. 减少医疗伤害　很多侵入性检查和治疗往往会给衰弱老人带来并发症，有时会增加患者负担并损害其生活质量。对中、重度衰弱老人应仔细评估患者情况，避免过度医疗行为。

四、总　　结

衰弱是指老年人生理储备下降导致机体易损性增加、抗应激能力减退的非特异性状态。遗传因素、增龄、经济条件差、教育程度低、生活方式不良、老年综合征（跌倒、疼痛、营养不良、肌少症、多病共存、活动能力下降、多重用药、睡眠障碍、焦虑和抑郁）、未婚及独居等均是衰弱的危险因素。衰弱老人可表现出非特异性症状、跌倒、谵妄及波动性失能。应对所有≥70 岁老人或最近 1 年内，非刻意节食情况下出现体重下降（≥5%）的人群进行衰弱的筛查和评估。评估衰弱可采用 Fried 衰弱综合征、衰弱指数和 FRAIL 等方法，鼓励提出适合中国人群的衰弱评估方法。坚持锻炼和综合干预是预防和治疗老年衰弱的重要措施。团队参与的老年综合评估，全面且精准化的医疗护理服务（老年专科病房、ACE 和 GEMU）对衰弱老人也非常重要，需持续于整个干预过程中。

第五节　痴　　呆

一、概　　论

痴呆不是老化的正常表现，＞65 岁的老人三分之一自述有记忆力下降，但多数不是病。正常年龄相关的记忆力下降通常很轻微，且对患者日常生活和社交无太大影响。正常老人学习过程较慢,但仍保持了学习能力。

(一) 定义

1. 痴呆(dementia)　是一种以认知功能缺损为核心症状的获得性智能损害综合征,认知损害可涉及记忆、学习、定向、理解、判断、计算、语言、视空间等功能,其智能损害的程度足以干扰日常生活能力或社会职业功能。

2. 轻度认知障碍(mild cognitive impairment, MCI)指患者有认知受损的客观证据,但损害未严重到影响日常生活功能,未达痴呆程度。

3. 认知(cognition)　指通过心理活动(如形成概念、知觉、判断或想象)获取知识。习惯上将认知与情感、意志相对应。认知也称为认识,是指人认识外界事物的过程,或对作用于人的感觉器官的外界事物进行信息加工的过程。包括感觉、知觉、记忆、思维等心理现象。

4. 痴呆的精神行为症状(behavioral and psychological symptoms of dementia, BPSD)　痴呆患者经常出现紊乱的知觉、思维内容、心境及行为等。常见表现为焦虑、抑郁、淡漠、激越、妄想、幻觉、睡眠障碍、冲动攻击、行为怪异、饮食障碍和性行为异常等。

5. 淡漠(apathy)　是对外界刺激缺乏相应的情感反应,即使对自己有密切利害关系的事情也如此。患者对周围发生时事漠不关心、无动于衷,面部表情呆板,内心体验贫乏。

6. 激越(agitation)　伴有严重运动性不安的焦虑又称为激越。患者表情痛苦,手足无措,不停地改变身体姿势,有时言语表达也出现问题,句子丧失完整性,语词重复等。

(二) 流行病学

痴呆是老年人常见病,发病率随年龄增长而增加。研究表明:发病率60岁以后每5年约增加1倍,>60岁老人中约10%患痴呆,而>80岁老人达33%以上,甚至有研究报告社区>85岁老人痴呆发生率高达47%。阿尔茨海默病(Alzheimer disease, AD)是最常见的痴呆类型,约占所有病例的2/3;血管性痴呆是第二大常见类型,占15%~25%;血管性与AD混合型痴呆占22%~25%。近年路易体痴呆也较常见,占20%左右。

随着寿命延长,今后30年痴呆患者的数量将成倍增长,给社会带来重大影响。据统计,痴呆总耗资可达1000亿美元/年,包括药费、护理费和家庭护理费用。痴呆需要消耗照护患者的家属大量时间和情感付出,他们中近50%有抑郁等心理问题。2010年欧洲关于阿尔茨海默型老年痴呆症指南报告:全欧痴呆相关花费约1410亿欧元/年,其中56%用于非正式照料。每位痴呆患者的年均花费约为2.1万欧元。据估计,因痴呆致残人数远远高于因糖尿病致残人数(350人/10万 vs 247人/10万)。

(三) 预后

痴呆是一种致死性疾病,其生存期受多种因素影响。不同年龄诊断痴呆预期寿命不同。例如65岁确诊中位生存期9年(比预期寿命减少67%),>90岁确诊3年(比预期寿命减少39%)。痴呆患者生存期还受患者具体情况影响。痴呆患者比同龄人更容易入住机构,且出现细菌性肺炎,充血性心衰、脱水、十二指肠溃疡和尿路感染的可能性高。肺炎、发热和进食障碍常发生在重度痴呆患者中,且增加死亡率。

(四) 分类

可导致痴呆的原因很多,按病因可分为:

1. 原发神经系统疾病导致的痴呆:如阿尔茨海默病,血管性痴呆,炎症性痴呆、正常颅压脑积水、脑肿瘤、外伤、脱髓鞘病等。

2. 神经系统以外疾病导致的痴呆:如甲状腺功能低下,维生素缺乏(叶酸、B_{12})和中毒性痴呆(如酒精)。

3. 同时累及神经系统及其他脏器的疾病导致的痴呆:如艾滋病,梅毒、Wilson病等。

二、检 索 策 略

(一) 检索词和数据库

检索OVID数据库循证医学子数据库(包括ACP Journal Club Cochrane Database of Systematic Reviews, Database Field Guide EBM Reviews, Database Field Guide Ovid Nursing Database, Database of Abstracts of Reviews of Effects),查找关于痴呆的循证临床指南、系统评价(systematic review, SR)或Meta分析。检索关键词包括"dementia""Alzheimer's disease""cognitive impairment""cognitive decline""riskfactors""prevention""screeningtests""cognitive test""diagnosis""cholinesterase inhibitor""cognitive enhancer""memantine""behavioral symptoms""psychosis""agitation""depression""antipsychotic""antidepressant""behavioral""nonpharmacological", and "psychosocial"检索时限从2005年1月至2016年9月1日,语言限制为英语。

(二) 提出和转换临床问题

①痴呆的病因和危险因素有哪些? ②如何筛查和诊断痴呆? ③痴呆的预防和管理措施有哪些? 因AD为老年期最常见的痴呆类型且证据较多,故以下主要介绍AD的诊疗,其他类型的痴呆在最后统一进行描述。

三、回答临床问题

（一）AD 的病因和危险因素、保护因素

阿尔茨海默病（AD）分为早发型和迟发型 2 种。早发型 AD（家族型）占 1%，与基因突变有关，属常染色体显性遗传。迟发型痴呆多在 65 岁以后起病，受遗传和环境因素的共同影响。

1. 年龄　年龄是 AD 最强的危险因素，痴呆的年发病率 65～69 岁是 0.6%，70～79 岁是 1%，75～79 岁达 3.3%，>85 岁为 8.4%，直到 90 岁都无明显下降趋势。

2. 遗传　早发型 AD 与基因突变关系密切，常有阳性家族史，相关基因有 APP、PS1 和 PS2。晚发型 AD 与遗传相关性不如早发型密切，但也有关，有的基因突变如载脂蛋白 E-4 也与迟发型 AD 有关。若父母均患病，则孩子到 80 岁时的患病风险可达 54%，是单亲患病的 1.5 倍，是父母都不患病的人的 5 倍。一级亲属中有 AD 患者的人，终生患病风险是 39%，是正常人群的 2 倍。

3. 轻度认知障碍与血管性危险因素　轻度认知障碍患者每年转化为 AD 的比例是 10%～15%。血管性危险因素如高血压、高胆固醇血症、糖尿病及吸烟被认为与 AD 发生有关，但研究结论不一致，目前尚未证实治疗这些疾病可减少 AD 风险。

4. 其他　可能的因素包括头部外伤、共存疾病、肥胖、大量饮酒、暴露于某些毒素及抑郁。

5. 保护性因素　确定 AD 的保护因素是受教育程度高。可能有关的保护因素有：休闲娱乐，有氧锻炼和力量训练。

（二）AD 的诊断策略

1. 病史　通过病人或知情者获取的病史应着重于受累的认知区域、疾病病程、对日常生活功能的影响及任何相关的非认知症状。既往病史、合并疾病、用药历史、家族史、受教育程度等信息都需要采集。

2. 神经学和体格检查　神经系统检查和一般体格检查对区分 AD 和其他原发性变性疾病、继发性痴呆、相关疾病尤其重要。

3. 辅助检查

（1）实验室检查：常规实验室检查如三大常规、生化、无特异性改变，但对鉴别诊断有帮助。脑脊液异常检查发现 Aβ1-42 降低和总 Tau 蛋白、磷酸化 Tau 蛋白升高。基因检测主要对早发型 AD 有帮助，但因发病率低而未作为常规诊断手段。

（2）影像学检查：脑 MRI 的价值优于脑 CT，脑 CT 在鉴别诊断中有意义。脑 MRI 的特征性表现为颞叶尤其是内侧颞叶萎缩，后期可表现为颞叶、顶叶和枕叶萎缩。单光子发射计算机断层成像（SPECT）见后顶枕交界处血流下降；最近一些新的检查手段如 PET-CT 或脑功能磁共振检查也可见对应区域的变化。淀粉样物质显像可显示老年斑的位置。

（3）脑电图检查：AD 的脑电图没有特异性，早期脑电图常正常，中期可见 θ 慢波，晚期可见 δ 慢波。但非 AD 特有。

（4）神经心理学检查：神经心理学检查包括认知的评估，精神行为症状的评估和日常能力的评估。主要通过量表进行。

（5）认知评估：常用量表有迷你智能量表（MMSE），蒙特利尔认知评估（MoCA），阿尔茨海默病评估量表认知部分（ADAS-cog）等。常用量表敏感性和特异性见表 15-11。

表 15-11　AD 认知功能评价常见筛查工具

筛查工具	灵敏度	特异度
神经心理学工具		
AD8	93.3%（痴呆和非痴呆）	76%（AD 与正常）
MMSE	80%～85%	76%～80%（痴呆和非痴呆）
7min	93%	93%（AD 与各种抑郁和痴呆相比）
ACE	94%	89%（AD 与 NC 及其他痴呆相比）
MOCA	90%	90%（轻度 AD 与 MCI 和 NC 相比）
Mattis D. R. S.	85%	85%（AD 与 FTD 相比）
画钟试验	67%	97%（极轻 AD 与 NC 相比）
成套 CERAD	80%	81%（轻度 AD 与 MCI 和 NC 相比）
5 词测试	91%	87%（AD 与功能性记忆障碍相比）

续表

筛查工具	灵敏度	特异度
特定认知区域的评估		
A. 情节记忆		
逻辑记忆	89%（自由回忆）	87%（极轻 AD 与 NC 相比）
FCSRT	80%（自由和线索回忆）	90%（MCI 转化与无转化相比）
CVLT	50%（自由和线索回忆）	98%（轻度 AD 与 MCI 和 NC 相比）
分类线索回忆	88%	89%（极轻 AD 与 NC 相比）
RAVLT	50%（自由回忆和认知）	97%（AD 与其他类型痴呆相比）
B. 语义记忆（分类流畅性）		
Boston 命名	整体准确度：77%（AD 与 NC 相比）	
视空间能力		
BVRT	无数据	无数据
执行功能	无数据	无数据
WCST	无数据	无数据

MMSE：简易精神状态检查；ACE：Addenbrooke's 认知检查；MOCA：蒙特利尔认知评估；FCSRT：自由和线索选择性回忆测试；CVLT：加利福尼亚语言学习测试；RAVLT：Rey 听觉语言学习测试；BVRT：Benton 视觉保留测试；AD：阿尔茨海默病；MCI：轻度认知损害；NC：正常对照组

（6）精神行为症状的评估：痴呆的行为和精神症状（behavioral and psychological symptoms of dementia, BPSD）是痴呆的非认知症状群（淡漠、精神异常、激越行为）。大多数痴呆病人和 35%～75% 的 MCI 病人会出现 BPSD，对辨别神经心理症状很重要。BPSD 伴随着认知和功能减退，生活质量下降及照料增加。躯体疾病和环境刺激作为可能因素需要被排除。多种整体评价量表用于评估 BPSD 和治疗后的病情改变。评价依赖于知情者报告和 CERAD-BRSD 的神经精神检查。对治疗效果评估，多大的量表结果分值变化代表临床意义的改善尚不明确。很多用于评估痴呆病人激越和抑郁的量表也被证明有效。康奈尔痴呆抑郁量表（CS-DD）综合了照料者和患者的调查信息。15 项老年抑郁量表也可用于 AD，但 CSDD 评定抑郁灵敏度更高，且不受痴呆严重程度影响。

（7）日常生活能力（activity of daily living，ADL）的评估：诊断痴呆要求存在功能下降，且需评估是否需要个人或机构照料。日常生活功能分为基础性（如洗漱、如厕等）和工具性（如购物、理财等）2 种，后者对病程早期的认知损害更敏感。ADL 的判断没有"金标准"。12 个系统回顾中，基于知情者的痴呆残疾评价和 Bristol ADL 最有用，尽管其整体心理测试水平为中度。ADL 能反映临床痴呆分级量表得分，已被广泛用于痴呆严重程度分级。

4. 合并疾病的评估　AD 患者，特别是老年患者常有伴发疾病，如抑郁、心血管病和肺病、感染、关节炎、其他神经疾病，睡眠障碍、摔倒和大小便失禁、药物不良反应。伴发疾病和 AD 中受损的认知状态之间关系密切，疾病诊断时和疾病过程中相关伴发疾病的识别和治疗可改善 AD 患者的认知状况。

（三）诊断标准

目前国际上有 2 个主要的疾病分类系统，即世界卫生组织的《国际疾病分类》第 10 版（ICD-10）和美国精神病学会的《精神疾病诊断与统计手册》第 4 版（DSM-Ⅳ）。二者的痴呆诊断标准均要求以下 4 点：①记忆力减退；②其他认知能力减退；③认知衰退足以影响社会功能；④排除意识障碍、谵妄等导致的上述症状。ICD-10 标准稳定性较好，不同国家、不同诊断者间一致性较好（kappa＝0.69）。DSM-Ⅳ痴呆诊断标准应用广泛，但尚缺乏对其稳定性的验证，有研究发现与 DSM-Ⅳ标准相似的 DSM-ⅢR 标准信度很好（kappa＝0.5～0.9）。2013 年修订版 DSM-Ⅴ重新命名了认知域，范围扩展到 6 个，包括：学习和记忆、语言、执行功能、复杂注意力、感知-运动和社会认知；而先前标准仅认可 5 个认知域（记忆、失语、失用、失认和执行功能）。新标准同样要求同时有记忆障碍和至少 1 个其他认知域功能下降的证据。新标准认可基因检测结果，可将其作为拟诊 AD 的支持性证据。

AD 的诊断标准，有美国神经病学、语言障碍和卒中-老年痴呆和相关疾病学会工作组（NINCDS-

ADRDA)标准、DSM 和 IWG(国际工作组)诊断标准。前两者在临床诊断中使用较多。NINCDS-ADRDA 和 DSM-Ⅳ-R 都包括以下 3 方面:①首先符合痴呆的标准;②痴呆的发生和发展符合 AD 的特征:潜隐性起病、进行性恶化;③需排除其他原因导致的痴呆。两者间有区别为:①NINCDS-ADRDA 要求痴呆的诊断必须由神经心理学检查证实,而 DSM-Ⅳ-R 无此要求;②DSM-Ⅳ-R 要求认知损害影响日常生活,而 NINCDS-ADRDA 只作为一个支持指标而非必需条件;③NINCDS-ADRDA 从不同确定程度上规定了 AD 的诊断标准,包括很可能 AD、可能 AD、确诊 AD,还列出了支持的标准和排除的标准。以病理检查为金标准的研究发现:NINCDS-ADRDA 很可能 AD(probable AD)标准的敏感度为 83%~98%,但因缺乏明确的诊断性标记物,导致其特异度较低。区别 AD 和正常老人的特异度为 69%。NINCDS-ADRDA 标准打破了既往 AD 排除性诊断模式(首先符合痴呆的标准→痴呆的发生和发展符合 AD 的特征→排除其他原因导致的痴呆),直接以 AD 的临床特征和客观标记物为诊断条件,有利于早期诊断 AD,并提高诊断的特异性。

(四) AD 的预防和治疗

1. 预防

(1) 一级预防:这是对认知正常的个体进行可能的痴呆预防,也是 AD 管理的最终目标。AD 存在很多危险因素(如年龄、性别、基因型),尽管有些不可改变。流行病学研究证实的潜在可改变危险因素包括:血管性危险因素(高血压、吸烟、糖尿病、房颤、肥胖)及头部外伤;保护因素包括:降压药、非甾体类抗炎药、他汀类药物、激素替代疗法、高教育水平、饮食、锻炼、参与社会和智力活动。但控制上述因素能否减低痴呆风险尚不清楚。1 个 Meta 分析结论:尚无很好的证据证明他汀类药物可减低 AD 风险。大型、前瞻性、安慰剂对照"女性健康行动记忆研究"证实:女性绝经后使用雌孕激素会显著增加痴呆风险。

目前研究最多的是通过治疗高血压来防止痴呆,包括 AD。但因心血管性终末点到达,多数 RCTs 提前结束,提示其不足以检测痴呆比例的不同。很早以前 1 个治疗高血压的研究得出相似结论,且包括 1 篇包括了所有支持发病风险显著减低研究的 Meta 分析。但既不清楚何时应给予治疗,也不清楚是否有证据证明对已患 AD 的患者进行血管性危险因素的治疗包括高血压可影响疾病的进程。目前尚无痴呆预防的明确建议。

(2) 二级预防:二级预防指预防存在轻度认知损害(mild cognitive impairment,MCI)但尚无痴呆的个体发展为 AD。MCI 是介于正常老化和早期老年痴呆之间的一种临床状态。MCI 患者进展为 AD 的年转化率是 10%~15%,目前的研究发现:胆碱酯酶抑制、维生素 E、银杏、抗炎药都不能有效预防 MCI 转化为 AD。

故我们不推荐常规使用胆碱酯酶抑制剂治疗 MCI,对记忆困难困扰的个别患者,尽管证据尚不够多,但可在向患者和家属告知潜在风险后尝试用多奈哌齐改善症状。MCI 合并脑血管病理改变的临床或放射影像学证据的患者,应筛查并治疗血管危险因素。这种方法能否防止 MCI 向痴呆转变尚不确定,但能减少脑血管和心血管事件。

2. 治疗　AD 治疗的目标是维持功能,推迟入住机构的时间。有效的治疗包括:改善认知,维持日常生活能力,控制精神行为症状。改善认知和维持生活能力的药物主要分为胆碱酯酶抑制剂和 N-甲基-D-天门冬氨酸受体拮抗剂 2 大类。

(1) 胆碱酯酶抑制剂:AD 患者因脑内乙酰胆碱转移酶产生减少,导致乙酰胆碱合成减少,皮质胆碱功能受损。故早期治疗 AD 的研究集中在如何提高乙酰胆碱含量。胆碱酯酶抑制剂应运而生,也是目前对痴呆的有效药物种类之一。常见的 4 种胆碱酯酶抑制剂是:他克林,多奈哌齐,卡巴拉汀和加兰他敏。他克林是最早的药物,但因肝毒性而使用不多。多奈哌齐,卡巴拉汀和加兰他敏用于 AD 患者对维持日常能力,改善认知和行为症状有好处。碱酯酶抑制剂治疗重度 AD 的研究不多,结果不完全一致。但因多奈哌齐耐受性良好,可与家属协商,观察疗效决定是否使用。①多个研究证实多奈哌齐对轻中度 AD 患者的认知功能有改善,但是停药后疗效消失,提示该药不能阻挡 AD 的病理进程。多奈哌齐对 AD 的神经精神症状也有效。推荐用法每天 5mg,4 周后加到 10mg。副作用方面:多奈哌齐耐受性较好,胆碱能不良反应:如腹泻,恶心呕吐轻且一过性,发生率约为 20%。需要注意心动过缓。有队列研究发现:服用胆碱酯酶抑制剂的患者因晕厥的年就诊率是 3.2%(其中 68%服用的是多奈哌齐),是对照组的 1.7 倍。②卡巴拉汀对轻中度痴呆有效,疗效与多奈哌齐相似,消化道不良反应多于多奈哌齐。副作用较明显,常见恶心,呕吐,厌食和头痛,与食物同服能减少恶心。建议用法:从 1.5mg 每天两次开始,每两周加量一次,直到 6mg 每天两次。现在研制透皮贴剂以减少不良反应,每日一帖,6mg 每日两次疗效相当。若治疗中断数天,需要重新从小剂量开始滴定。③加兰他敏对轻中度 AD 有效,有研究证实对重度 AD 患者也能改善日常生活能力。推荐剂量每天 16mg 或 24mg。不良反应主要是消化道症状如恶心呕吐,腹泻,厌食和体重下降,且多于多奈哌齐。在轻度认知障碍患者中使用与死亡率增加有关。但用于 AD,血管性痴呆和混合型痴呆患者未见类似发现。

（2）N-甲基-D-天门冬氨酸受体拮抗剂：代表药物美金刚，作用机制不同于胆碱能药物，据信有神经保护作用。谷氨酸是一种兴奋性的神经递质，主要分布于海马和皮质神经元。天门冬氨酸受体与学习和记忆有关，可接受谷氨酸的激活。缺血可引起天门冬氨酸（N-methyl-D-aspartate，NMDA）的过度刺激造成兴奋毒性。故阻断 NMDA 病理性刺激的药物也许能防止血管性痴呆患者的继发损害。美金刚通过保护残存神经元功能，达到改善症状的效果。目前的证据主要来自中到重度痴呆，对轻度痴呆的疗效证据较少。目前证据提示：美金刚对轻度痴呆有效，但疗效较弱。2003 年美国已批准将美金刚用于中到重度痴呆。一些胆碱酯酶抑制剂与美金刚联合使用的研究提示：合用可能益处更多。美金刚的副作用比胆碱酯酶抑制剂少，主要是头晕；少见的有谵妄，幻觉；部分 AD 患者可能增加激越和妄想行为。

（3）其他药物：①抗氧化剂：维生素 E 和塞利吉林（一种单胺氧化酶抑制剂）。目前的证据说明：对轻到中度 AD 患者使用每日 2000IU 的维生素 E 有可能一定程度上延缓功能恶化，但不能改善认知。维生素 E 可单用或与美金刚合用治疗轻到中度痴呆，但不推荐作为 AD 的预防用药。塞利吉林治疗 AD 无效。②其他，目前发现的其他治疗有雌激素替代治疗、抗炎药物（无效且增加心血管事件风险）、他汀类药物、维生素 B、欧米伽-3 脂肪酸，但效果均不明确。因疗效不确切和使用不规范，不提倡使用银杏制剂。

（4）药物疗程：对重度痴呆患者，因认知损害已极严重，生活质量低，若治疗不能继续带来益处，应停用药物。当考虑患者对治疗无反应了，可尝试停药 1～2 周；若认知进一步下降，则重新加上，否则可以停用。

（五）痴呆患者的管理

保持适当的外界刺激对 AD 患者的功能维持有好处，故照护者或伴侣给予的支持至关重要。

1. 营养治疗　痴呆患者因进食少易出现营养不良，继而易出现死亡率增高和并发症增多。高热量食物有助痴呆患者增加体重，但在维持功能和改善生存方面的证据较少。刺激食欲（如加低盐酱油、辣椒、胡椒、葱、姜、蒜、芥末等）和辅助进食（喂食、管喂等）能否增加体重尚不清楚。

2. 康复治疗　部分研究发现：锻炼如作业训练可能改善患者的身体机能，减缓痴呆患者的功能丧失，减少照顾费用。其最重要的优点是无副作用，但疗效尚需进一步研究证实。认知康复针对轻度痴呆患者进行，旨在延缓认知下降，但研究质量良莠不齐，提示：认知康复可能是个有潜力的可行治疗措施，但尚需更多

高质量证据以证实或证伪。

3. 痴呆患者的安全性问题　痴呆尤其是轻度 AD 患者因不能准确估计自己的饮酒量易饮酒过量。建议将饮酒量控制在一个较低水平，且避免饭后饮酒。若独立管理财产的能力出现损害，需早期做好财产安排。痴呆患者都有走失可能，尤其是地点定向能力受损且有行动能力的病人，需要有人监护并做好防范。患者若表达出要找什么人、找什么地方或找什么事情做（如说要去上班或访友），定向力出现问题（例如在家找不到厕所，在家也说要回家），可能就是走失的先兆。在患者衣物或身上佩戴身份识别标识，以便走失后能安全回家。应注意防止意外伤害如摔倒、烫伤、割伤等；房间最好不要有台阶，地板防滑，通道不要堆砌杂物，保持通畅等。若患者必须自己做饭，应在痴呆早期学习使用微波炉。若患者照顾自己的能力已出现问题，可能出现脱水、营养不良、生病不能及时就医等问题，须有人监护或入住机构。

4. 行为问题　行为问题比记忆障碍更令人困扰。精神行为症状发生率 61%～92%，病情越重，行为症状越多。且精神行为症状常导致更严重的功能损害。很多痴呆患者是因出现激越、攻击行为、幻觉或抑郁而被送往长期护理机构。

痴呆患者的攻击行为常常有原因，常见原因有：误解（因患者的认知能力受损而不能理解）、恐惧（如不能认出熟悉的地点或人物）、疼痛或不适、抑郁和睡眠障碍。

幻觉和妄想与认知损害程度相关，幻觉预示入驻机构和死亡。精神病症状中妄想比幻觉多见，重度痴呆患者发生率约 30%。1 项对轻中度痴呆患者的长期随访的研究发现：妄想的发生率研究开始时是 34%，随访期间发生率是 70%，幻觉是从 7% 到 33%。最常见的妄想是认为房屋有人入侵，找不着的东西是被盗，家庭成员被冒名顶替，及配偶不忠。AD 患者幻觉发生率约为 20%，多数是视幻觉，听幻觉和嗅幻觉较少见。视幻觉发生在痴呆早期应考虑路易体痴呆的可能。

若能分析前驱表现，找到攻击行为的原因，多数情况不需用药。不困扰的幻觉和妄想也不需要药物治疗。适度使用抗精神病药有效，但需注意不良反应。维思通 0.25～0.5mg bid 对控制行为症状有帮助，疗程不宜＞半年。

5. 睡眠障碍　AD 患者 25%～35% 有睡眠障碍。原因很多，主要是焦虑和抑郁、白天体力活动不足、夜尿及药物不良反应。首选非药物治疗：上床时间不要太早，避免白天打盹，增加白天的体力活动，避免睡前饮酒、咖啡等有神经兴奋作用的物质。运动加上光线治疗能有效改善夜间觉醒。不建议首选药物治疗，因

疗效不够好，且副作用较多。

（六）其他常见的老年期痴呆

其他类型的老年期痴呆从临床表现、辅助检查和治疗上与 AD 有所差异。若临床表现不像 AD，建议请专科会诊。

1. 血管性痴呆（vascular dementia, VaD） 是 1 种以脑血管疾病为基础，临床表现为痴呆的临床综合征。典型患者有脑血管事件历史，且认知损害与脑血事件存在时间关系。拟诊断 VaD 的患者需筛查及控制危险因素如高血压、糖尿病。胆碱酯酶抑制剂和/或美金刚对 VaD 是否有益虽尚不能确定，但因 VaD 和 AD 常同时存在，对怀疑 VaD 的患者使用以上药物合理。延缓 VaD 进展的经典治疗方案是：多奈哌齐 10mg/天＋美金刚 30mg/天。

2. 额颞叶痴呆（Frontotemporal dementia, FTD）一般 55～60 岁起病，发病率不随年龄增长而增加，75 岁后发病的罕见，生存期一般≯10 年。遗传危险因素在额颞叶痴呆中起重要作用。患者常有进行性的行为问题和性格改变。认知受损往往出现在行为异常和性格改变之后。常有运动症状，包括进行性核下瘫、皮质基底节变性和运动神经元疾病。较早出现强握、吸吮反射等在 AD 晚期才出现的症状。影像学表现主要是额颞叶萎缩。需要与其他神经退行性痴呆、额叶结构性疾病和精神科疾病鉴别，诊断主要靠临床表现，但需做 MRI 以排除其他情况及为 FTD 的诊断提供证据。

若患者精神行为症状加重，在药物治疗前需排除谵妄、疼痛和其他躯体不适。额颞叶痴呆患者使用抗精神病药物治疗时易出现锥体外系不良反应、过度镇静等，故应从小剂量开始滴定给药的方法，用药过程中也需反复评估。推荐使用 5-羟色胺再摄取抑制剂（例如帕罗西汀 10mg 每日一次或两次）或曲唑酮 27mg 每日一次治疗 FTD 的神经行为学症状（2C）。不首选非典型抗精神病药，因较易出现椎体外系不良反应。小剂量喹硫平（12.5～25mg）的锥体外系不良反应发生率稍低。但须告知家属此类药物可能导致死亡率升高。

不推荐胆碱酯酶抑制剂治疗 FTD。但若不能鉴别是 AD 还是 FTD 时，还是可以尝试使用胆碱酯酶抑制剂。非药物治疗包括锻炼、环境改变，加强监督、职业疗法和言语治疗、看护者支持等。

3. 路易体痴呆（Dementia with Lewy bodies, DLB）特征性表现包括："核心症状"视幻觉、帕金森病、认知能力波动和其他症状例如睡眠障碍、晕厥等。患者的痴呆和帕金森症状常同时或在一年内相继发生，病程平均 8 年。病理学改变是脑中出现路易体。DLB 早期认知损害主要表现为注意力和执行能力方面与 AD 早期记忆力损害为主不同。有意义的检查包括单光子发射计算机断层成像术（SPECT），MRI 等。诊断主要根据临床表现和辅助检查。还需与其他退行性痴呆、谵妄、药物中毒和癫痫进行鉴别。

治疗推荐非药物治疗，因不良反应明显少于药物治疗。胆碱酯酶抑制剂可用于治疗路易体痴呆，如卡帕拉汀透皮贴剂 9.5mg/天或 6～12mg/天口服（1B）。患者对抗精神病药物较敏感，常只需要很小剂量。若胆碱酯酶抑制剂不能很好地控制精神症状，需小心使用小剂量非典型抗精神病药物如喹硫平 12.5mg/天（2C）。对帕金森病不稳定的患者推荐使用左旋多巴（2C）。美金刚治疗路易体痴呆时可能增加幻觉和妄想。有快动眼睡眠障碍的患者可在睡前使用氯硝安定 0.25mg 或眠纳托宁 3mg（2C）。

4. 帕金森痴呆（Parkinson disease dementia, PDD）患病危险与年龄相关，帕金森痴呆的患者痴呆在帕金森病 1 年后出现。多数患者的病理学改变是路易体，但临床表现迥异于路易体痴呆。早期认知损害不明显，但会出现特征性的执行功能和视空间受损。需与路易体痴呆、进行性核下瘫、多系统萎缩、皮质基底节退化进行鉴别。推荐使用胆碱酯酶抑制剂治疗（2B），美金刚疗效不确定且可能引起幻觉及神经精神症状的加重。PDD 患者对抗精神病药及治疗帕金森的药物耐受力下降，需注意剂量，必要时可使用小剂量的喹硫平或氯氮平（1B）。使用氯氮平时需要监测白细胞水平。最好避免给患者使用传统抗精神病药和抗胆碱能药物以免加重帕金森症状。对运动症状的治疗同单纯帕金森病。痴呆是深部脑刺激治疗的相对禁忌证。

四、总　　结

本节回顾了老年期痴呆尤其是阿尔茨海默病的循证证据，梳理了多种危险因素，有助于识别高危人群。痴呆诊断：列出了临床问诊、查体、筛查工具和辅助检查尤其是生物标记物方面的重点。痴呆药物治疗：目前证据较多的是胆碱酯酶抑制剂和美金刚。痴呆患者管理：针对性地给出了安全方面、行为问题、睡眠问题等的循证非药物策略。

第六节　跌　　倒

一、概　　论

（一）定义

跌倒是指突发、不自主、非故意的体位改变，倒在地上或更低的平面上。按照国际疾病分类（ICD-10）对跌倒的分类，跌倒包括 2 类：①从一个平面至另一个平面的跌落;②同一平面的跌倒。跌倒是我国伤害死亡的第四位原因,占>65 岁老年人首位。

(二)流行病学

跌倒发生率随年龄增长而增加。跌倒发生率虽随不同年龄、不同地区及不同居住设施有异,但总体估计,≥65 岁的社区居民中每年约 30% 会发生跌倒,≥85 岁每年约 50% 会发生跌倒。老年人每年因跌倒发生入住养老院或医院者是社区老人的 3 倍或更高。1年前曾经发生过跌倒的老人,再次跌倒的发生率高达 60%。女性更易跌倒。有统计显示:女性跌倒发生率 65~69 岁为 30%,>80 岁高达 50%。身体虚弱,有肢体功能障碍但有一定活动能力的老年人跌倒发生率明显高于其他人群。跌倒导致的损伤约为 12%~42%,其中 20% 的损伤需要医疗关注或处理,10% 可能由于骨质疏松跌倒后发生骨折。

(三)预后

>65 岁的老年人群中,死亡的首要原因是跌倒引起的并发症,且随年龄增长而增加。跌倒还可导致跌倒后焦虑、抑郁、社会孤立或活动受限,甚至大量伤残。

30% 的跌倒造成严重的脑外伤和骨折。因跌倒相关损伤导致住院的老年患者数量是其他原因入院人数的 5 倍;反复跌倒和髋部骨折是老人入院的常见原因。髋部骨折预后往往不良:约 1/5 在第一年死亡;<1/3 能恢复到骨折前的功能水平;髋部骨折后的康复过程缓慢且不彻底,大多患者因此长期入住护理机构。

跌倒及随之发生的功能下降往往造成住院时间延长,跌倒后的恐惧心理使老年活动范围受限,生活质量下降,长期照护需求增加,医疗资源和额外的医疗费用浪费。据统计,在不考虑通货膨胀情况下,美国每年因跌倒损伤产生的直接医疗成本约 310 亿美元,其中住院成本占 2/3。

二、检 索 策 略

(一)检索词和数据库

检索 OVID 数据库循证医学子数据库(包括 ACP Journal Club Cochrane Database of Systematic Reviews,Database Field Guide EBM Reviews,Database Field Guide Ovid Nursing Database,Database of Abstracts of Reviews of Effects,COCHRANE),查找关于老年人跌倒干预的循证临床指南、系统评价(systematic review,SR)或 Meta 分析。检索关键词包括 "falls" or "accidental falls" or "elderly" or "old" or "aged" or "older adult" or "senior" or "geriatric",检索时限从 2005 年 1 月至 2015 年 3 月 30 日,语言限制为英语。

(二)提出和转换临床问题

①跌倒相关的危险因素有哪些?②如何评估跌

风险?③如何预防跌倒?④骨折疏松对于跌倒的重要性?本节将对上述问题一一回答。

三、临 床 问 题

(一)跌倒的危险因素

成功的行走取决于认知、神经肌肉、感知及肌肉各组件的复杂整合。与衰老相关的生理功能下降及环境、疾病状态等因素往往影响上述要素。引起老人跌倒的原因是多方面的,在因跌倒而住院的老年人中,内在原因占 45%,外在原因占 39%,原因不明者为 16%(表 15-12、图 15-2)。

1. 内在因素

表 15-12 老年跌倒的内在危险因素

危险因素(risk factor)	比值比(odd ratio)
肌力减弱	4.4(1.5~10.3)
跌倒病史	3.0(1.7~7.0)
步伐不稳	2.9(1.3~5.6)
失衡	2.0(1.6~2.5)
使用辅助设施	2.6(1.2~4.6)
视力障碍	2.5(1.6~3.5)
关节炎	2.4(1.9~2.9)
功能受限(ADL 缺损)	2.3(2.1~2.5)
功能受限(IADL 缺损)	2.1(1.7~2.6)
限制在床	0.9(0.7~1.2)
正在服用精神药物	1.7(1.3~2.2)
服用四种或者以上药物	1.9(1.4~2.5)
年龄≥80 岁	1.7(1.1~2.5)
认知障碍	1.8(1.0~2.3)
抑郁	2.2(1.7~2.5)

2. 外在因素

(1)环境因素:包括室内和室外因素。室内灯光昏暗,地面湿滑,不平坦,步行途中障碍物,不合适的家具高度和摆放位置,楼梯台阶,卫生间无扶栏、把手等都可能增加跌倒的风险,不合适的鞋子及行走辅助工具也与跌倒有关。室外危险因素包括台阶和人行道缺乏修缮,雨雪天气,拥挤等都可能引起老年人跌倒。

(2)社会因素:受教育情况、收入水平、卫生保健水平、享受社会服务和卫生服务的途径、室外环境的安全设计,及老年人是否独居、与社会的交往和联系程度都会影响其跌倒的发生率。

(二)如何评估跌倒风险

跌倒风险与危险因素的多少呈正相关。一项针对老年社区的队列研究显示:老人发生跌倒的风险无跌倒危险因素者为 8%,跌倒危险因素≥4 项者跌倒风险达

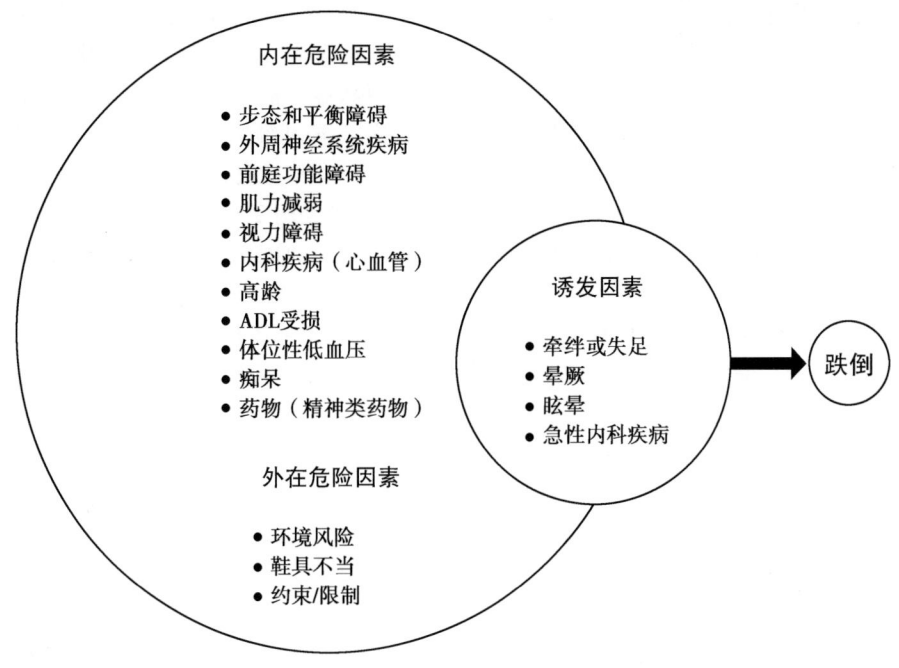

图 15-2　跌倒的危险因素

资料来源:Rubenstein,LZ,Josephson,KR. Falls and their prevention in elderly people:What does the evidence show? Med Clin North America,2006,90:807.

78%。故老年科医生应将跌倒评估整合到每年的病史采集及体格检查中。很多跌倒因患者未主动提供信息而未引起医生重视。1 项由美国老年病学学会,英国老年病协会及美国骨科医师协会共同发布的跌倒预防指南。推荐:从事老年医学的医护人员应询问患者过去一年里是否发生过跌倒。对因跌倒就诊,或有反复跌倒发作及存在步态平衡异常的老人,应进行全面跌倒评估。

1. 病史评估　过去跌倒史是病人跌倒风险增加中应重点考虑的病史因素。本次跌倒的详细情况:

(1) 跌倒时活动情况:跌倒时患者正在做什么?发生在什么地方? 跌倒是发生在无危险的日常生活活动中,还是发生于某种有危险的运动中? 这可为寻找原因提供线索。

(2) 跌倒前机体状况:跌倒前有无前驱症状(头晕、眩晕、失衡感、心悸等);机体所患疾病情况(帕金森氏病、肌肉骨骼慢性疼痛、老年性黄斑变性和白内障、外周神经病变、膝关节炎、肌力下降、认知缺损、痴呆、中风、糖尿病等),近期有无恶化或并发症、急性疾病、用药等情况。对病因诊断均有帮助。

(3) 鉴别患者感到头晕时的含意:有些患者用头晕表示晕厥前症状,晕厥多考虑心血管病的来源。另一些患者用头晕表示眩晕,眩晕则多考虑神经疾病(小脑、脑干)或中耳病变。若跌倒时有目击者,可询问跌倒时有无抽搐,若有提示癫痫发作。

(4) 服用某种可能与跌倒有关的药物:服用精神药物、镇静催眠药、抗抑郁药和抗高血压药物均有跌倒

风险。特别注意询问服药时间与跌倒时间的关联性。服用≥4 种药物是跌倒的另一危险因素。

(5) 酒精摄入的情况:饮酒情况也应考虑。急性中毒、慢性滥用酒精引起小脑退化和酒精戒断都可能引起跌倒。反复跌倒可导致慢性硬脑膜下血肿。

(6) 跌倒时的环境因素:近期居住环境有无改变,是否与子女住在一起? 多数跌倒发生于家里,应了解家庭的布局。有无难走的楼梯或现代化家具、照明是否充足、地毯有无拱起、地面是否防滑、鞋裤合适否、及行走辅助器具(拐杖、束带)等。一次成功的家庭访问,往往能确定患者可能不知道而又可能是引起反复跌倒的危险因素。

(7) 跌倒后患者情况:感到短时间迷糊或神志不清提示曾有意识丧失。跌倒后有延续的意识紊乱(新的发作),有慢性意识紊乱加重,出现神经病学的症状或体征应考虑存在硬脑膜下出血的可能性。平卧后很快恢复的提示血管迷走性晕厥、颈动脉窦超敏或体位性低血压。

2. 体格检查

(1) 测试步态和平衡的"起立行走"(get up and go)试验:该测试包括观察患者在不依靠手臂力量情况下,从坐位站起时是否身体晃动,然后让患者转身,往回走,再坐回原位。整个测试时间应<16 秒,以增加测试的敏感性。完成困难的病人提示跌倒风险增加,并需要进一步综合评估。

(2) 直立性低血压检测:直立性低血压是跌倒常

255

见的重要原因。这种原因有潜在的可纠正性,尤其是药物或脱水引起的。在自主神经病变或帕金森病患者也可能发生。在一天的不同时间都想到核查不同体位的血压是明智的,因它可能仅在药物效应发生后才明显表现,或在多尿后未能获得饮水时才表现。评价直立性低血压的方法是平卧 5 分钟后测量血压,站立后立刻和 2 分钟后再测量,在站立后收缩压下降＞20mmHg 及/或舒张压下降 10mmHg 考虑此症。

(3) 视力:视力下降是居住在社区的老年人中跌倒的最常见原因,往往可通过佩戴矫正眼镜予以纠正。

(4) 听力:听力可用耳语测试或便携式听度计检测。第八对颅神经损伤可能与前庭功能障碍有关。

(5) 认知功能障碍:痴呆是住院老人中最常见的原因,谵妄是另一常被忽略的重要原因。建议入院时即筛查是否存在痴呆;住院期间每日评估谵妄;尤其是长期住院患者或外科患者术后 7 日内。

(6) 足部检测:检查是否存在拇指囊肿、老茧或关节畸形。感觉神经病变也会增加跌倒的风险。此外,是否存在穿戴不当(如鞋跟不平)也应考虑在内。

(7) 其他:注意是否存在心律失常,颈动脉杂音。针对寻找是否存在注意力障碍,肢端周围神经的评估,本体感受,振动觉,皮质功能的测定,小脑和椎体外束功能等方面的神经系统评估是重要的。

3. 辅助检查

(1) 实验室检查:实验室检查是否对跌倒预防有帮助,迄今尚无研究定论,可考虑对病人进行全血细胞、甲状腺功能、电解质、尿素氮和肌酐、血糖、维生素 B_{12} 及 25 羟基维生素 D 水平测定。以帮助查找可治疗的跌倒病因(贫血、脱水、低血糖或高血糖、糖尿病相关的自主神经病变)。

(2) 影像学检查:影响学检查不作为筛查跌倒病因的常规检查,应建立在病史或查体结果的基础上。若完成病史采集和体格检查后,仍未找到相关病因,则可考虑进行相应的影像学检查。如有心脏杂音时可考虑进一步行超声心动图检查;步态紊乱、神经检查异常、下肢痉挛或反射亢进者可考虑行脊柱 X 线扫描或核磁共振检查以排除颈椎病或腰椎狭窄;急性卒中或占位性病变的神经系统体征(神志不清加重,但无引起谵妄的其他原因),亦应考虑神经影像学检查。时刻警惕硬脑膜下血肿,特别对反复跌倒的老人。

4. 跌倒风险评估

(1) 跌倒风险评估:老年患者常常不会主动提供跌倒病史。故接诊医生应对所有老年人询问跌倒病史。通过不使用手臂力量从坐位到站立位的测试,可观察＞65 岁老人的步态和平衡情况。有过跌倒病史或存在步态/平衡障碍的患者则是将来发生跌倒的高危人群,这类人群常常因为担心再次跌倒,会有意识地限制自己的活动,从而导致抑郁,焦虑及社交隔离等问题(表 15-13)。

表 15-13　老年人跌倒风险评估表

运动	权重	得分	睡眠状况	权重	得分
步态异常/假肢	3		多醒	1	
行走需要辅助设施	3		失眠	1	
行走需要旁人帮助	3		夜游症	1	
跌倒史			用药史		
有跌倒史	2		新药	1	
因跌倒住院	3		心血管药物	1	
精神不稳定状态			降压药	1	
瞻忘	3		镇静、催眠药	1	
痴呆	3		戒断治疗	1	
兴奋/行为异常	2		糖尿病用药	1	
意识恍惚	3		抗癫痫药	1	
自控能力			麻醉药	1	
大/小便失禁	1		其他		
频率增加	1		相关病史		
保留导尿	1		神经科病史	1	

续表

运动	权重	得分	睡眠状况	权重	得分
感觉障碍			骨质疏松症	1	
视觉障碍	1		骨折史	1	
听觉障碍	1		低血压	1	
感觉性失语	1		药物/乙醇戒断	1	
其他情况	1		缺氧症	1	
			年龄≥80	3	

最终得分:低危(1~2分);中危(3~9分);高危(>10分)

(2) 平衡能力测试

①静态平衡能力

测量方法:原地站立,按描述内容做动作,尽可能保持姿势,根据保持姿势的时间长短评分,将得分写在得分栏里。评分:0分(≥10秒);1分(5~9秒);2分(0~4秒)(表15-14)。

②姿势控制能力

评分标准:0分(能够轻松坐下起立而不需要扶手);1分(能够自己坐下起立,但略感吃力,需尝试数次或扶住扶手才能完成);2分(不能独立完成动作)(表15-15)。

③动态平衡能力

设定一个起点,往前直线行走10步左右转身再走回到起点,根据动作完成的质量评分,将得分填写在得分栏(表15-16)。

表 15-14　静态平衡能力测试表

测试项目	描述	得分
双脚并拢站立	双脚同一水平并靠拢站立,双手自然下垂,保持姿势尽可能超过10秒	
双脚前后位站立	双脚成直线一前一后站立,前脚的后跟紧贴后脚的脚尖,双手自然下垂,保持姿势尽可能超过10秒	
闭眼双脚并拢站立	闭上双眼,双脚同一水平并靠拢站立,双手自然下垂,保持姿势尽可能超过10秒	
不闭眼单腿站立	双手叉腰,单腿站立,抬高脚离地5厘米以上,保持姿势尽可能超过10秒钟	

提示:在做闭眼练习时,应确保周围环境的安全,最好旁边有人保护,以免不慎跌倒。

表 15-15　姿势控制能力测试表

测试项目	描述	得分
由站立位坐下	站在椅子前面,弯曲膝盖和大腿,轻轻坐下	
由坐姿到站立	坐在椅子上,靠腿部力量站起	

说明:选择一把带扶手的椅子,站在椅子前,坐下后起立,按动作完成质量和难度评分,将得分填写在得分栏

表 15-16　动态平衡能力测试表

测试项目	描述	评分	得分
起步	①能立即迈步出发不犹豫		
	②需要想一想或尝试几次才能迈步		
步高	①脚抬离地面,干净利落		
	②脚拖着地面走路		
步长	①每步跨度长于脚长		
	②不敢大步走,走小碎步		

续表

测试项目	描述	评分	得分
脚步的匀称性	①步子均匀,每步的长度和高度一致		
	②步子不匀称,时长时短,一脚深一脚浅		
步行的连续性	①连续迈步,中间没有停顿		
	②步子不连贯,有时需要停顿		
步行的直线性	①能沿直线行走		
	②不能走直线,有时需要停顿		
走动时躯干的平稳性	①躯干平稳不左右摇晃		
	②摇晃或手需向两边伸开来保持平衡		
走动时转身	①躯干平稳,转身连续,转身时步行连续		
	②摇晃,转身前需停步或转身时脚步由停顿		

　　动态平衡能力评分标准:0分(平衡能力很好,建议做稍微复杂的全身联系并增加一些力量性联系,增强体力,提高身体综合素质);1~4分(平衡能力尚可,但已经开始降低,跌倒风险增大);5~16分(平衡能力受到较大削弱,跌倒风险较大,高于一般老年人群)。17~24分(平衡能力较差,很容易跌倒造成伤害)。

(三)如何预防跌倒

1. 个人干预措施　采用老年人跌倒风险评估工具和老年人平衡能力测试表,社区卫生服务机构可协助老年人进行自我跌倒评估,以帮助老年人清楚地了解自己跌倒的风险级别,这也是老年人对跌倒自我干预的基础。老年人可根据评估结果,纠正不健康的生活方式和行为,规避或消除环境中的危险因素,防止跌倒发生。具体干预措施如下:

(1) 坚持参加规律体育锻炼,以增强肌肉力量、柔韧性、协调性、平衡能力、步态稳定性和灵活性,从而减少跌倒发生。但失能患者需根据其运动能力,在专人守护下进行合理运动锻炼。

(2) 太极拳:太极包含了肌肉力量和平衡力的训练,有研究证实:其可预防社区机构内的老年人跌倒。

(3) 有视、听及其他感知障碍的老人应佩戴视力补偿设施、助听器及其他补偿设施;白内障者考虑手术治疗。

(4) 老年合理用药:检查患者所服用的所有药物,调整用药方案,避免多用共用导致的药物不良反应,避免老年人不恰当的用药,以预防跌倒发生。

(5) 维生素 D 和钙的补充:>65 岁老年人若血清 25 羟基维生素 D 浓度降低(<10ng/ml 或<25nmol/L),其肌肉力量和肌肉重量减低,髋关节骨折风险增加。1 项在护理机构预防跌倒措施的系统评价得出:补充维生素 D 可有效预防老年人跌倒发生。美国老年医学会专家建议每日维生素 D 的补充量至少 1000IU,才能维持足够的血清 25 羟维生素 D 浓度,预防跌倒和骨折。

(6) 选择适当的辅助工具,例如拐杖、助行器等;将其放在触手可及的位置。

近年相关系统评价研究提出:髋关节保护器在一定程度上可预防护理机构内老年人发生髋关节骨折的风险。

(7) 尽量穿合身宽松的衣服,合适的鞋子。老年人应尽量避免穿高跟鞋、拖鞋、鞋底过于柔软及易滑倒的鞋。

(8) 熟悉生活环境:道路、厕所、路灯及紧急时哪里可获得帮助等。

(9) 调整行为方式:避免走过陡的楼梯或台阶,上下楼梯、如厕时尽可能使用扶手;转身、转头时动作一定要慢;走路保持步态平稳,尽量慢走,避免携带沉重物品;避免去人多及湿滑的地方;使用交通工具时,应等车辆停稳后再上下;放慢起身、下床的速度,避免睡前饮水过多以致夜间多次起床;晚上床旁尽量放置小便器;避免在他人看不到的地方独自活动。将经常使用的东西放在很容易伸手拿到的位置。尽量不要在家里登高取物。

2. 家庭干预措施　全国调查显示:老年人的跌倒>50%在家中发生。故家庭环境改善和家庭成员的良好护理可有效减少老年人跌倒发生。具体做法是:

(1) 家庭环境评估:可用居家危险因素评估工具HFHA 来评估,需考虑的因素如下:①地面是否平整、地板的光滑度和软硬度是否合适,地板垫子是否滑动?②入口及通道是否通畅,台阶、门槛、地毯边缘是否安全? ③厕所及洗浴处是否合适,有无扶手等借力设施?④卧室有无夜间照明设施,有无紧急时呼叫设施?⑤厨房、餐厅及起居室安全设施? ⑥居室灯光是否合适? ⑦居室是否有安全隐患?

（2）家庭成员预防老年人跌倒的干预措施：

1）居室环境：移走可能影响老人活动的障碍物；将常用的物品放在老年人方便取用的高度和地方；尽量设置无障碍空间，不使用有轮子的家具；尽量避免地面高低不平，去除室内的台阶和门槛；将室内所有小地毯拿走，或使用双面胶带，防止小地毯滑动；尽量避免东西随处摆放，电线收纳好或固定在角落，不要将杂物放在经常行走的通道上。居室内地面设计应防滑，保持地面平整、干燥，过道应安装扶手；选择好地板打蜡和拖地的时间，若拖地板须提醒老年人等地板干了再行走，地板打蜡最好选择老年人出远门的时候。卫生间是老年人活动最为频繁的场所，也是最容易受伤的地方，因此卫生间内的环境隐患需要受到特别关注。卫生间的地面应防滑，并且一定要保持干燥；由于许多老年人行动不便，起身、坐下、弯腰都比较困难，建议在卫生间内多安装扶手；卫生间最好使用坐厕而不使用蹲厕，浴缸旁和马桶旁应安装扶手；浴缸或淋浴室地板上应放置防滑橡胶垫。老年人对于照明度的要求比年轻人要高 2～3 倍，因此应改善家中照明，使室内光线充足，这对于预防老年人跌倒也是很重要的。在过道、卫生间和厨房等容易跌倒的区域应特别安排"局部照明"；在老年人床边应放置容易伸手摸到的台灯。

2）个人生活：为老人挑选适宜的衣物和合适的防滑鞋具；如家中养宠物，将宠物系上铃铛，以防老年人不注意时绊倒摔跤；自理能力缺陷的老人，需有专人照顾；如厕时应有人看护。

3）一般预防：帮助老年人选择必要的辅助工具。

4）心理干预：从心理上多关心老年人，保持家庭和睦，给老年人创造和谐快乐的生活状态，避免使其有太大的情绪波动。帮助老年人消除跌倒恐惧症等心理障碍。

3. 多因素综合干预措施　多种危险因素评估后的综合干预是预防跌倒最有效的方法。1 项关于老年社区机构的多学科多因素健康和环境筛查及干预计划的系统评价发现，与对照组比较，经多学科综合干预曾有跌倒病史和已知跌倒危险因素的老年人，发生跌倒的风险显著减少（表 15-17）。

成功的综合干预措施应该包括：①步态、平衡和力量训练；②专业治疗师对合理使用辅助设施的建议；③检查不合理用药，调整用药方案；④体位性低血压的评估和治疗；⑤去除或纠正环境中存在的导致跌倒的风险因素；⑥评估和治疗内科及心血管疾病。

表 15-17　老年人跌倒风险的临床评估及干预措施

危险因素	干预措施
曾经造成跌倒的环境	改变环境和活动来减少类似跌倒的反复发生
药物的使用 － 高风险药物（例如：苯二氮䓬类，其他睡眠药物，安定，抗抑郁药，抗惊厥药物，或者ⅠA类抗心律失常药物） － 药物种类超过四种及以上	检查并减少用药
视力障碍 － 敏锐度<20/60 － 深度感知降低 － 对比敏感性降低 － 白内障	增加不刺眼的灯光照明；行走时避免行走使用多焦点的眼镜；参考眼科医生的建议
体位性低血压 － 有或者无症状的反复突然站立或者站立 2 分钟以后的体位性收缩压下降（卧位 5 分钟以上后立即站立，站立 2 分钟后收缩压下降 20mmHg 或者≥20%）	如果可能，尽量找到基本的病因并治疗；回顾并评价目前的用药；适当修正盐摄入量的限制；足够的水摄入；补偿策略（例如：抬高床头、缓慢直立，或者做背屈联系）；使用弹力袜；如果以上方法失败则使用药物治疗
平衡和步态障碍 － 病人主诉或者观察到失衡存在 － 通过简易评估发现障碍（例如"起立行走测试"）	如有可能，诊断和治疗潜在的病因；减少可能影响平衡的药物；环境干预；按照物理治疗师的建议使用辅助设施及进行步态和平衡的训练
神经系统异常 － 本体感受障碍 － 认知障碍 － 肌力减弱	如有可能，诊断和治疗潜在的病因；增加本体感受输入（借助辅助设施或者穿低跟、薄底并且能够裹紧双脚的鞋子）；减少使用影响认知的药物；发现存在认知缺陷的照护者；减少环境相关的危险因素；按照物理治疗师的建议进行步态、平衡和肌肉力量的训练

续表

危险因素	干预措施
骨骼肌系统异常 －腿部检查(关节和活动范围)和双脚	如有可能,诊断和治疗潜在的疾病;按照物理治疗师的建议进行力量,关节活动范围及步态和平衡的训练及辅助设施的使用;穿合适的鞋子;遵循足病医生的建议
心血管系统异常 －晕厥 －心律失常(是否存在已知的心脏疾病,异常的心电图及晕厥)	遵循心脏病医生的建议;颈动脉窦按摩(针对晕厥患者)
出院后家庭风险评估	去除不固定的小地毯并使用夜灯,防滑垫,设置楼梯扶手;其他必要的干预措施。

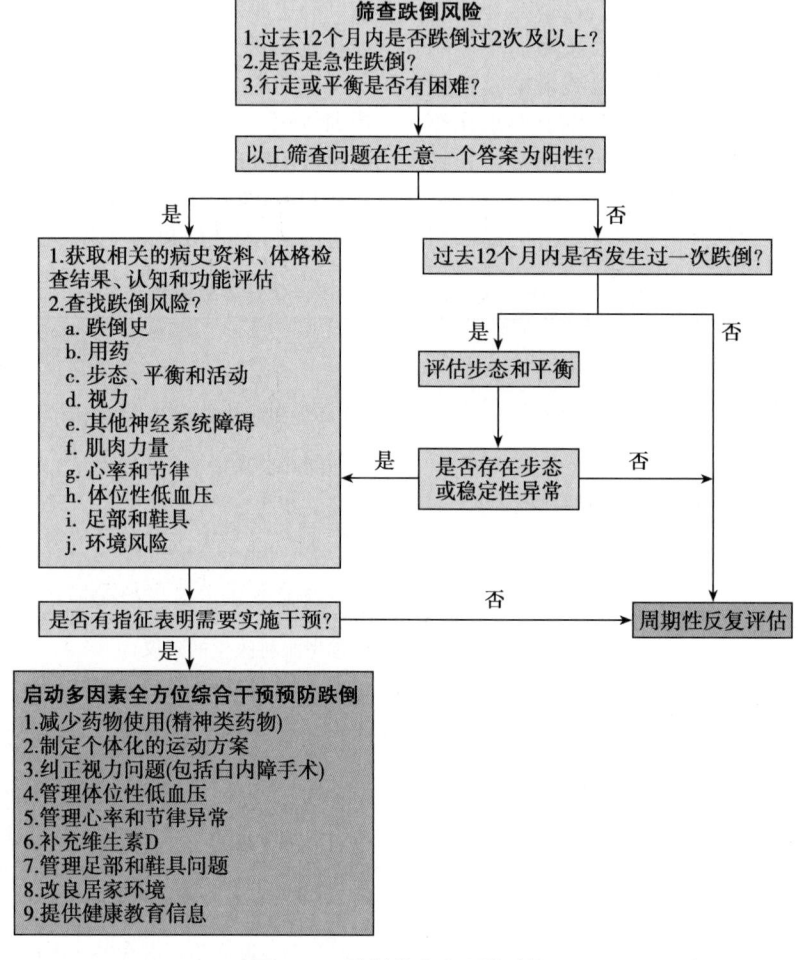

图 15-3 跌倒筛查和预防流程

资料来源:The Prevention of Falls in Older Persons:Clinical Practice Guideline(http://www.medcats.com/FALLS/frameset.htm)from the American Geriatrics Society.

(四)跌倒患者的骨质疏松问题

骨质疏松是患者跌倒和骨折风险管理中一个不可忽视的重要问题。以下结合 4 个关于骨质疏松的指南(1 个加拿大指南、2 个美国指南、1 个英国指南),总结关于骨质疏松的诊断与治疗建议。

1. 骨质疏松的筛查 加拿大和英国指南推荐双能 X 线吸收法(DXA)测定骨密度;美国指南推荐除 DXA 外,还应进行跟骨超声检查。

加拿大指南建议有骨质疏松风险的患者每 1～3 年做骨密度检查;美国指南指出骨密度监测的间隔时

间不宜太短,每 2 年检查一次即可;英国指南也指出应监测骨密度,但未具体说明监测时间。

2. **运动**　加拿大指南推荐骨质疏松跌倒风险患者可集中于平衡训练(如太极)和平衡与步态训练。此外,适当增加抗阻训练(针对骨质疏松患者或骨质疏松风险患者)或提高核心稳定性训练(针对脊柱骨折患者)(B 级推荐)。

英国指南也推荐运动训练,但没有关于具体运动量的细节内容。此外,指南建议针对个别患者的个体需要和健康,可考虑进行负重训练。

美国(USPSTF)指南推荐规律的负重体力活动,但没有给出运动类型和运动时间的细节内容。

3. **维生素 D 补充**　加拿大指南指出,维生素 D 和钙的补充应参考以下方案:

(1) 钙:目前对补钙减少骨折的疗效与高剂量补钙可能的潜在副作用之间尚存争议。目前指南推荐>50 岁人群每日钙元素总摄入量(饮食和补充剂)应为 1200mg(B 级推荐)

(2) 维生素 D:若维生素 D 轻度缺乏,如<50 岁无骨质疏松或维生素 D 吸收或转化障碍者,建议每日补充 400～1000IU Vit D。维生素 D 中度缺乏,如>50 岁人群,建议每日补充 800～1000IU Vit D。维生素重度缺乏的老年人,建议每日补充 800～2000IU Vit D。常规补充 Vit D 3～4 个月后应监测维生素 D 水平,若 Vit D≥75nmol/L,则不需要继续监测。

英国指南推荐居家老年人或护理机构老年人每日补充 800IU Vit D 和 1.0～1.2g 钙剂。社区老年人每日补充 800IU Vit D,但补钙量需降低至 500～1000mg/日。

美国 ACPM 指南推荐>50 岁人群每日补充 1200mg 钙剂和 800～1000IU Vit D。USPSTF 指南也推荐联合补充钙剂和 Vit D,但没有规定具体剂量。

4. **药物治疗**　加拿大指南根据骨折不同类型提供了一些一线治疗骨质疏松的具体建议。对绝经期骨质疏松女性,用以预防髋关节、脊柱或非脊柱骨折一线治疗药物包括阿仑膦酸钠、利塞膦酸钠、唑来膦酸、狄诺塞麦(A 级推荐)。雷洛昔芬也可作为骨折预防一线用药,但仅针对脊柱骨折(A 级推荐)。那些对一线药物耐受不良的女性,可考虑使用降钙素或依替膦酸钠治疗(B 级推荐)。对男性骨质疏松症,应考虑服用阿仑膦酸钠、利塞膦酸钠和唑来膦酸作为一线治疗药物(D 级推荐)。

英国指南对绝经后女性骨质疏松问题提供了相似的一线治疗建议。但依替膦酸钠被推荐用于治疗脊柱骨折女性的骨质疏松症(A 级推荐)。伊班膦酸钠、降钙素、骨化三醇、雷洛昔芬、雷尼酸锶、特立帕肽、重组人甲状旁腺激素(PTH)被推荐用于脊柱骨折的治疗(A 级推荐)。男性骨质疏松症可用阿仑膦酸钠、利塞膦酸钠、唑来膦酸,特立帕肽作为一线治疗药物。

USPSTF 指南推荐二膦酸盐、PTH、雷洛昔芬、雌激素、降钙素用于骨折的预防。

四、总　结

增加老年人跌倒风险的因素较多。临床医生应注意评估老年人跌倒史、视力损伤情况、用药情况、平衡和步态失衡、行走困难、功能限制、ADL 失能情况及居家风险。

单一干预或多因素综合干预对跌倒预防均有益。今后研究中应进一步探讨究竟是多因素综合干预的综合效应有效还是其中某个干预措施(如运动)最有效。

目前的研究结果提示:单一干预措施预防跌倒风险与多因素综合干预效果相似。骨质疏松的评估和管理应与跌倒风险评估同步进行。当前最新指南推荐骨质疏松的防治方法包括运动、补充维生素 D 和钙剂、二膦酸盐类药物的使用。

第七节　临终期照护

一、概　论

近年生命末期照护(end-of-life care)质量受到越来越多的关注,但文献中很难找到对生命末期的统一的时间界定和生命末期照护的确切定义。"生命末期"一词在不同文献中被用于描述从死亡前数小时至数天到所有进展性不可治愈疾病的"终末期"的各种阶段。显然"生命末期照护"涉及的照护对象尽管都是正在走向生命终点的患者,却又处在很大的时间跨度的不同阶段。在姑息医学(palliative care)和临终关怀(hospice)领域中,与生命末期相关的常见术语包括"临终期(actively dying)、生命末期(end of life)、疾病终末期(Terminally ill)"等。

1 篇系统评价检索并发现了有限的文献对上述相近术语进行了分别的定义。这篇系统评价发现:Actively dying 被定义为"死亡之前患者的生理功能逐渐消退的数小时到数天";End of life 被部分作者定义为"从临床医学角度,可被看作从不能被医疗照护控制的过程走向个体自然死亡的阶段";Terminally ill 则有很多不同的描述和定义。本节的讨论限定在对临终期,即死亡前的数小时至数天的照护中。

临终期照护是老年医学实践中的重要领域。这一时期的照护旨在帮助患者在死亡前的短暂时间内尽可能活得舒适,死得有尊严。患者在死亡的最后几天中需要仔细精准的症状管理、在死亡来临时家属需要支持和关于应对死亡的辅导。在中国,健康从业者绝大多数在医院中对患者提供临终期照护。本节就医院中临终期照护中遇到的常见临床问题,"预测死亡""善终的定义""临终期照护模式"和"临终期补液和营养支持"进行循证检索和简要综述。

二、检索策略

(一)提出和转换临床问题

①如何判定患者进入临终期? ②什么样的死亡是善终? ③临终期照护的最佳模式是什么? ④如何对临终期患者进行静脉补液和营养治疗? 对临终期患者进行以"舒适"为目的的症状管理涉及多种症状,这些内容在不少缓和医学和临终关怀的文献中已有大量描述。故本节仅讨论静脉补液和营养治疗,以帮助读者澄清与此相关的困惑。

(二)检索词和数据库

检索 UpToDate 在线数据库,查找临终期照护、善终、临终期补液及营养支持的相关文献;检索 OVID 数据库循证医学子数据库(包括 ACP Journal Club Cochrane Database of Systematic Reviews,Database Field Guide EBM Reviews,Database Field Guide Ovid Nursing Database,Database of Abstracts of Reviews of Effects),查找相关的循证临床指南、系统评价(systematic review,SR)或 Meta 分析;检索 Pubmed Clinical Queries,查找相关的系统评价、重要的原始研究。检索关键词包括 "end-of-life" or "end of life"、"dying" or "actively dying"、"good death"、"hydration"、"nutrition",语言限制为英语。

三、临床问题

(一)如何判定患者进入临终期

一旦患者进入临终期,患者家人就需和医疗团队一起讨论患者治疗目标的转变。临终期患者的治疗目标是躯体的舒适,和对情感、灵性和社会方面需求的照护。因此对临终期的判定很重要,但也很困难。针对临终期判定未检出系统评价。总的来说:没有研究证据提示医疗照护者能准确地预测患者 48 小时以内将会发生死亡。研究者 Hui D 和其团队在肿瘤患者中进行了多中心研究,开发出"缓和功能量表"(Palliative Performance Scale,PPS),并在此基础上提出了临终状态的诊断模型。

PPS 是一个 11 个条目的量表,收集自理能力、经口摄入、身体活动、疾病程度和意识水平的信息,得分为 0~100 的百分比,当 PPS 得分在<20%时,预计 3 天之内的死亡率达>42%。Hui 的诊断模型结合了

PPS 和鼻唇沟消失与否这一体征:当 PPS 得分<20%,存在鼻唇沟,则 3 天死亡率 42%;若鼻唇沟消失,则 3 天内死亡率达到 94%。该诊断模型的局限是,它从在缓和照护机构住院的肿瘤患者中开发出来,尚未在其他场所和人群中得到更多验证。

(二)什么样的死亡是"善终"

对面临死亡的临终期患者,什么样的死亡是"善终"? 针对这个问题亦未检获指南或系统评价。人们对这一问题的了解和共识极少。1 项纳入了 1462 名受试者的美国研究调查了患者、患者家人、医生和其他健康服务者的观点,总结了他们认为对生命末期患者最重要的事件。并认为是达到"善终"的条件(表 15-18)。

表 15-18　生命终末期照护质量的要素

1. 相关症状处理和个人卫生
   疼痛和症状管理
   保持清洁
   有躯体接触
2. 准备好死亡
   人生事务已经处理妥当
   相信家人已经准备好了
   知道将要发生什么
   沟通过下一步治疗的选择,并指定好代理人
3. 完成心愿
   对重要的人说再见
   认识到自己取得的成就
   处理好未尽的事业
4. 被作为一个完整的人来对待
   保持尊严
   保持幽默
   没有孤独地死去
   有一个可以倾听的人
5. 关于家人、社会、照护提供者和崇拜的人
   信任医生和护士
   能够谈论个人的恐惧,包括对于死亡
   不是家庭和社会的负担
   能够帮助其他人
   变得平静,与上帝同在

https://www.uptodate.com/contents/image? imageKey=PALC%2F88521&topicKey=PALC%2F14241&rank=1~150&source=see_link&search=good%20death

(三)临终期照护的最佳模式是什么

关于临终期照护的模式,检获 1 篇 2016 年更新的系统评价。这篇最新的系统评价只纳入了 1 篇合格的 RCT。而这篇 RCT 因缺乏盲法和失访率太高,被系统评价作者认为存在偏倚的高风险。这篇纳入的 RCT 比较了临终患者的利物浦照护模式(Liverpool Care Pathway,LCP)和常规照护模式对临床结局的影响。系统评价结论:只有极低质量的证据提示 LCP 模式对呼吸困难的总体控制优于常规照护模式。

LCP 是对临终患者整体照护模式(intergrated care pathway,ICP)中的一种,应用最广泛,是一种用于临终患者照护的临床路径。开发 LCP 是为了给临终前 48 小时内的患者照护提供指南。LCP 分 3 个阶段:起始评估、进行性照护、生后照护。每个阶段都包含了躯体、精神、灵性的照护。一旦患者进入这个临床路径,就会定时评估患者的舒适度,记录患者的问题并处置。最后 48 小时内最常出现的 5 种症状的处置药物会预先取回来,以便第一时间可以获得使用。这一路径包括了对临终的判断、临终患者补液及营养支持的原则、镇静止痛、心肺复苏等。必须强调:临终照护不等于协助死亡。LCP 模式的提出者们认识到:LCP 多数时候并未得到充分实施。目前尚无足够证据证明对临终患者的照护某种照护模式更优于另一种照护模式,也无证据证明临床路径这种照护理念的实施对患者有什么坏处。

(四)如何对临终患者进行补液和营养支持?

是否及如何对临终患者进行补液(水化)和营养支持,是老年病医生和其他临终照护者常常面对的问题。这里的"补液"是指对临终患者通过经口以外的其他任何途径提供水电解质的补充;"营养支持"是指对临终患者通过非经口的肠外或肠内途径给予营养物质,包括鼻胃管、经皮胃造瘘、经皮胃空肠造瘘及静脉营养等。

经口摄食减少、进行性液体丢失和药物及其代谢产物蓄积是死亡过程的特征。可能导致新的状况或加重原有状况,包括疲乏、肌阵挛、幻觉等,从而进一步减少患者摄入液体的能力。在此过程中,患者可能出现意识清醒程度下降,对饥饿和口渴感知减低,自然走向昏迷和死亡。故给患者补液和营养支持常被理解为延长生命和提高生活质量的手段,但尚无证据证明这些措施对患者的生活质量和生存期有益,亦未找到针对性的系统评价和 RCT。

关于临终患者补液虽无高质量研究,但有少数非对照或观察性研究发现:补液对死亡前数天的患者无益处。在 1 项接受临终关怀的肿瘤患者中进行的 RCT 发现:静脉补液 100ml 并未减少谵妄发生、中位生存期并未显著延长(补液组 21 天,非补液组 15 天),在干预 4 天后 2 组均报告了脱水症状减轻。因该研究并非在本节讨论的临终期患者中进行。作者提醒这项可能的获益是来自于研究访视增加的安慰剂效应。另有一些研究发现:补液和患者的口渴、饥饿感或医生关注的脱水指标(如高钠血症、体位性低血压、头晕)并无相关性。

关于临终患者的营养支持,虽有证据支持在某些严重疾病早期营养支持会延长生命,但尚无设计良好

的研究证明临终患者营养支持的获益。系统评价发现:尚无足够证据支持对接受缓和医学照护的患者进行医学营养支持。对进展期痴呆的患者,虽然无高质量证据,但已有观察性、回顾性研究发现:管喂饮食不能延长寿命、改善生存质量、提高整体功能或减少压疮。

基于上述证据,临床医生不推荐对临终患者进行常规补液和营养支持。但对临终患者是否补液和营养支持的争论已超过了纯粹的医学技术范畴,涉及了文化、宗教、伦理领域。全球范围内逐渐增多的研究发现:家庭、人群和健康服务环境的文化传统和伦理标准影响了人们对临终患者补液及营养支持的态度。有时补液和营养支持是一种态度、象征,代表了希望和信任。

故对是否给临终患者补液这一问题的回答应该是个体化的,文化、伦理背景应当考虑在其中。

四、总　　结

本节对临终期,即患者死亡前数小时至数天的照护的部分基本临床问题进行了证据检索。目前有限的证据显示:对临终期诊断尚无准确性很高的公认工具。PPS 量表是可用于预测短期死亡率的工具。临终期患者的"善终",尚无高质量研究和共识,症状控制、完成心愿、维持尊严等可能是"善终"的要素。以 LCP 为代表的整体照护模式,可能是临终患者照护的最好模式。虽无证据证明给临终患者补液和营养支持会带来益处,但这些措施却负有文化和伦理方面的重要意义。在决定是否补液和营养支持时,医学和非医学的因素都应充分考虑。

第八节　老年营养支持

一、概　　论

(一)定义

营养风险(nutrition risk):是指现存或潜在的营养和代谢状况对疾病或手术有关的不良临床结局的影响。营养风险是指与营养因素有关的出现不良临床结局(比如并发症、住院日等)的风险,而不是出现营养不良的风险。

营养不良(malnutrition):因能量、蛋白质及其他营养素缺乏或过度,导致机体功能乃至临床结局发生不良影响,是负能量平衡合并不同程度的炎性活动导致患者体成份改变、功能减退和不良转归的一种营养状态,包括营养不足和肥胖。营养不足(undernutrition):通常指蛋白质-能量营养不良(protein-energy malnutrition,PEM),由能量或蛋白质摄入不足或吸收障碍造成特异性的营养缺乏症状。

营养支持(nutrition support):经口、肠道或肠外途径为患者提供较全面的营养素,包括口服营养补充(oral nutrition supplement,ONS)、肠内营养(enteral nutrition,EN)和肠外营养(parenteral nutrition,PN)。肠内营养:经消化道给予营养素的营养支持方式。肠外营养:经静脉为无法经胃肠道摄取和利用营养物的患者提供营养素的营养支持方式。

(二)流行病学

老年人群营养不良的患病率在不同研究报道中有所差异,除与所研究的老年人群在地理、年龄分布和生活状况不尽相同外,还和研究中所采取的营养评估手段不一致有关。在1项纳入了欧洲、美国、南非的多个研究中使用微型营养评估(mini nutritional assessment,MNA)进行营养评估的系统回顾发现:4507人(平均年龄82.3岁,女性占75.2%)中营养不良的患病率为22.8%;康复机构(50.5%)发生率最高,社区居民发生率最低(5.8%),住院老年人38.7%符合营养不良标准。2010年,我国≥60岁老年人群低体重营养不良发生率城市为3.3%,农村为6.4%。2012年,中华医学会对14个大城市30家三甲医院的住院老年人进行营养筛查发现:营养不良发生率约15%,营养不良风险占50%。长期照料机构中的老年人营养不良患病率最高,住院老年人次之,社区老年人最低。

(三)预后

营养不良与老年人群的死亡率增加有关。1项长达4年的前瞻性对照研究结果显示:非预期体重减轻者死亡率(28%)明显高于体重未丢失者(11%)[RR=2.43,95%CI(1.34,4.41)],非预期体重减轻大于4%是独立的死亡预测因素。1项研究结果发现,在3年期间仅5%的体重损失都会增加社区老年人的死亡率。另有数项研究结果表明,老年人的体重减轻,特别是非预期体重减轻是死亡率的预测因子之一。营养状况对住院老年人临床后果影响明显:营养不良者中53%并发感染,41.7%并发≥1个器官功能衰竭,并发症发生率显著高于营养状况良好者(P<0.05);平均住院天数营养不良者与营养良好者分别为116.2±204.9天,47.5±49.1天。老年人群的营养不良带来了巨大的经济负担。国内1项针对住院老年人的研究发现:平均住院费用营养不足者与营养良好者分别是13 581.2元与10 530.9元,前者比后者多出29%。2012年,国内老年营养不良疾病经济负担为841.44亿元,营养不足经济负担为677.37亿元,营养过剩经济负担为164.07亿元;同年,我国老年人治疗服务费用6390.7亿元,占全国卫生费用总量的79.7%——营养不良直接消耗了10%的老年人治疗资金,消耗了约8%的全国卫生总费用。

二、检　索　策　略

(一)检索词和数据库

检索OVID数据库循证医学子数据库(包括ACP Journal Club Cochrane Database of Systematic Reviews,Database Field Guide EBM Reviews,Database Field Guide Ovid Nursing Database,Database of Abstracts of Reviews of Effects),查找关于营养不良干预的循证临床指南、系统评价或Meta分析。检索关键词包括"malnutrition" or "nutrition","elderly" or "old" or "aged" or "senior" or "geriatric",检索时限从2006年1月至2016年10月。

(二)提出和转换临床问题

①老年人群营养不良的危险因素有哪些? ②如何筛查和诊断营养不良? ③如何干预营养不良? 在本节里,下面将对上述问题一一回答。

三、临　床　问　题

(一)营养不良的危险因素

营养不良是老年综合征之一,老年人群营养不良的危险因素可分为生理性因素、病理性因素、社会因素、心理因素等。最新的1篇系统评价,筛查了2000年至2015年的关于老年人群营养不良危险因素的文献,最终纳入了6个纵向研究,报告了以下重要的危险因素(表15-19)。

表15-19　老年人群营养不良的危险因素

衰弱(机构老年人)	β:0.22;95%CI:1.01,1.54
过度用药	β:-0.62;95%CI:-0.98,-0.27
功能下降	OR:1.793;95%CI:1.163,2.765
帕金森氏病	OR:2.450;95%CI:1.006,5.965
便秘	OR:2.490;95%CI:1.185,4.964
年龄	OR:1.038;95%CI:1.001,1.077
自我健康评价为差	OR:3.30;95%CI:1.42,7.67
吞咽困难	OR:2.72;95%CI:1.25,5.95
养老机构	β:-1.89;95%CI:-2.38,-1.39
进食依赖	OR:2.257;95%CI:1.676,3.038
痴呆	OR:2.139;95%CI:1.343,3.407
对生活丧失兴趣	β:-0.58;95%CI:0.34,0.90
食欲不振	HR:1.63;95%CI:1.02,2.61

Favaro-Moreira, N. C., et al., Risk Factors for Malnutrition in Older Adults: A Systematic Review of the Literature Based on Longitudinal Data. Advances in Nutrition: An International Review Journal,2016,7(3):507-522

（二）如何筛查和诊断营养不良

美国肠外和肠内营养学会建议,满足≥2个以下特点即可诊断营养不良:①能量摄入不足;②体重减轻;③肌肉质量损失;④皮下脂肪损失;⑤可掩盖体重减轻的局部或广泛的液体积聚;⑥通过握力测量的功能下降。该诊断表适用于所有成年人群。

老年人群在生理上、病理上、心理上等各方面与普通成年人群有所差异。临床上,常用 10 余种量表对老年人群进行营养筛查和评估。我们检索到一篇文献比较了常用的 6 个营养筛查量表,具体结果见表 15-20。

我们也检获数篇关于老年人群营养不良筛查的临床指南。中华医学会老年医学分会建议,对所有≥65岁、预计生存期>3 个月的住院老年人都应进行例行营养风险筛查。具体分两步进行:

第一步:快速筛查问题

符合下列问题任 1 条,再进行第二步:①非自主性体重下降;②6 个月内体重下降≥10%或者 3 个月内体重下降≥5%;③经口摄入量比日常进食减少。

第二步:营养筛查

使用营养风险筛查(nutrition risk screening,NRS 2002)(表 15-21)或微营养评定法简表(mini nutritional assessment short form,MNA-SF)(表 15-22)进行营养筛查。

（三）如何干预营养不良

我们检获几篇针对老年人群营养干预的 Meta 分析。1 项 Meta 分析评价了 55 项针对含蛋白质及能量的营养补充剂以预防老年高危患者营养不良的随机试验。这些研究因未用盲法和意向治疗分析,许多被评为质量欠佳。这些试验评估了提供 175～1000kcal/d 额外能量和 10～36g/d 蛋白质的补充剂。营养补充剂会使在居家或长期护理机构中的患者体重适度改善且稍有增加[1.75%,95%CI(1.2,2.3)]。总体死亡率接受补充营养的实验组比对照组下降,但对居家患者死亡率无影响,功能状态也无改善。死亡率变化最大的是接受含较高热量补充剂的≥75 岁的营养不良住院老

表 15-20　常见的六种营养筛查工具

工具	NRI	GNRI	NRS 2002	MUST	MNA-SF	SGA
灵敏度(%)	71.7	66	99.4	87.3	98.1	84.3
特异度(%)	48.8	92.1	6.1	76.8	50	91.4
+LR(%)	85.4	94.6	68.2	88.4	79.9	95.2
-LR(%)	29.3	56.45	83.3	75	93.2	74.3
κ(p)	0.55(0.00)	0.47(0.00)	0.09(0.00)	0.64(0.00)	0.55(0.00)	0.71(0.00)

资料来源:Poulia,K.,et al.,Evaluation of the efficacy of six nutritional screening tools to predict malnutrition in the elderly. Clinical Nutrition,2012,31(3):p.378-385.

表 15-21　NRS 2002 量表

评分	疾病严重程度	营养状态受损评分	年龄
0	～	正常营养状态	≤70 岁
1	①慢性疾病患者因出现并发症而住院治疗 ②病人虚弱但不需卧床 ③蛋白质需要量略有增加,但可以通过口服和补充来弥补	①3 个月内体重丢失>5% ②或食物摄入量比正常需要量减少 25%～50%	>70 岁
2	①患者需要卧床,如腹部大手术后 ②蛋白质需要量相应增加,但大多数人仍可以通过人工营养得到恢复	①一般情况差或 2 个月内体重丢失>5% ②或食物摄入量比正常需要量减少 25%～50%	—
3	①患者在加强病房中靠机械通气支持 ②蛋白质需要量增加而且不能被人工营养支持所弥补 ③通过人工营养可以使蛋白质分解和氮丢失明显减少	①BMI<18.5,且一般情况差 ②或 1 个月内体重丢失>5%(或 3 个月体重下降 15%) ③或者前 1 周食物摄入比正常需要量减少 75%～100%	—

注:NRS 评分=疾病严重程度+营养状态受损评分+年龄评分。总分≥3 分者:患者处于营养风险,开始制定营养治疗计划;总分<3 分:每周复查营养风险筛查

表 15-22　MNA-SF 量表

1. 既往 3 个月是否由于食欲下降、消化问题、拒绝或吞咽困难而摄食减少？			
0＝食欲下降明显；	1＝食欲中等度下降；	2＝食欲正常	
2. 既往 1 个月体重下降多少？			
0＝大于 3kg；	1＝不清楚；	2＝1kg～3kg；	3＝无体重下降
3. 活动能力			
0＝需卧床或长期坐着；	1＝能轻微活动，但不能外出；	2＝能独立外出	
4. 既往 3 个月内有无重大心理变化或急性疾病？			
0＝有；	1＝无		
5. 是否有神经心理问题？			
0＝严重智力减退或抑郁；	1＝轻度智力减退；	2＝无	
6.1. BMI(kg/m²)			
0＝BMI＜19；	1＝19≤BMI＜21；	2＝21≤BMI＜23；	3＝BMI≤23
6.2. 小腿围 CC(cm)			
0＝CC 低于 31cm；	3＝CC≥31cm		

注：MNA-SF 筛查时：如取得 BMI，按 BMI 进行筛查；特殊情况下，不能取得 BMI，采用 CC 进行筛查。MNA 评估时：不能用 CC 代替 BMI。

年人。接受营养补充剂的住院患者的并发症发病率较低，但住院时间无改变。另 1 项 Meta 分析结论：自主营养支持(volitional nutrient support，VNS)能改善营养不良老年患者的生存。结果在低质量试验中显著；2 个高质量的试验同样发现老年患者从 VNS 获益，但差异无统计学意义。

为指导临床上如何具体操作对老年人群营养不良的干预，我们检获数篇指南。中华医学会老年医学会

分会建议：存在下列一项以上的患者即可开始营养支持。即：①预计 3～5d 不能经口进食或无法达到推荐目标量的 60%；②6 个月内体重丢失＞10% 或 3 个月内体重下降≥5%；③BMI＜20kg/m² 者；④已确定存在营养不良的指征或表现。老年人群营养干预与普通人群有所差异，具体营养干预的目标量见表 15-23。在老年人群中开展肠内营养和肠外营养的推荐具体见表15-24 和表 15-25。

表 15-23　老年人群各种营养素干预目标值

营养素	目标量	备　注
能量	20～30kcal/kg·d	先少后多、先慢后快、逐步过渡，尤其是长期营养不良者。急性期适当减少，康复期适当增加。严重营养不良者，尤其长期饥饿或禁食者，应严格控制起始喂养目标量，逐渐增加营养素摄入。低体重者按实际体重 120% 计算，肥胖者按理想体重计算
蛋白质	1.0～1.5g/kg·d	优质蛋白(乳清蛋白、酪蛋白及大豆蛋白)占 50% 以上。疾病恢复期推荐高蛋白饮食。慢性肾病者非替代治疗期，目标量在 0.6～0.8g/kg·d；尚无证据表示，轻、中度慢性肾病者(肌酐清除率＞30ml/min)需限制蛋白质摄入量
碳水化合物	总能量的 50%～65%	疾病状态可适当增减。慢性阻塞性肺疾病患者，需降低碳水化合物摄入量
脂肪	不超过总能量的 35%	饱和脂肪酸应小于总能量的 10%，多不饱和脂肪酸应占总能量的 6%～11%，尽可能增加单不饱和脂肪酸比例。COPD 者，建议高单不饱和脂肪酸饮食，机械通气者脂肪供能为 20%～40%
膳食纤维	25～30g/d	

资料来源：中华医学会老年医学分会. 老年医学(病)科临床营养管理指导意见. 中华老年医学杂志，2015，34(12)：1388-1395

表 15-24　ESPEN 对老年人群肠内营养(EN)的推荐

推荐内容	推荐级别
营养不良或营养不良风险者,建议使用口服营养补充剂(ONS)增加能量、蛋白质和微量营养素的摄入,以维持或改善营养状况,提高生存率	A
衰弱老年人,建议使用 ONS 改善或维持营养状态	A
一般情况稳定(非疾病终末期)的衰弱老年人会从管饲(TF)中获益	B
重度神经性吞咽困难的老年患者,建议采用肠内营养(EN)保证能量和营养供应,进而维持或改善营养状况	A
髋部骨折、骨科术后的老年患者,建议使用 ONS 以减少并发症	A
抑郁症患者,建议使用 EN 克服严重的厌食症	C
ONS 和偶尔的 TF 能确保早中期痴呆患者得到充足的能量营养供给,预防营养不良	C
不推荐对终末期痴呆患者进行管饲(TF)	C
ONS,尤其高蛋白 ONS,可以降低患压疮的风险	A
基于积极的临床经验,EN 被推荐用于促进压力性溃疡的愈合	C
存在营养风险者,建议早期启动 ONS 和/或 TF。(如:营养摄入不足、3 个月非预期体重减轻>5%或 6 个月内>10%、BMI<20kg/m²)	B
重度神经性吞咽困难的老年患者中,EN 应尽快启动	C
神经性吞咽困难老年人,建议 EN 的同时强化吞咽治疗,直到能够经口从正常的食物中安全摄入足够的营养和热量	C
PEG 置管 3 小时后开始进行肠内营养	A
由于 PEG 与较少的治疗失败和更好的营养状态有关,对于长期进行营养支持的老年神经性吞咽困难患者,相较于鼻胃管(NGT),更推荐经皮内镜胃造瘘术(PEG)	A
预期 EN 超过 4 周者,推荐 PEG 进行 EN	A
膳食纤维有益于 TF 老年人维持正常的肠道功能	A

资料来源:Volkert, D. , et al. , ESPEN Guidelines on Enteral Nutrition:Geriatrics. Clinical Nutrition,2006,25(2):330-360.

表 15-25　ESPEN 对老年人群肠外营养(PN)的推荐

推荐内容	推荐级别
年龄不是 PN 的禁忌证	C[Ⅳ]
PN 可用于 EN 无法满足营养需求者	C[Ⅳ]
未进食超过 3 天或饮食摄入不足超过 7~10 天,同时无法采用口服或肠内营养进行营养支持的老年人,推荐 PN	C[Ⅳ]
药理镇静或物理限制者使用 PN 是不合理的	C[Ⅳ]
PN 是一种对老年人群有用且有效的营养支持方法。但,ONS,EN 更为合理	B[Ⅲ]
胰岛素抵抗、高血糖和心、肾功能损害最为相关。这类病人可能需要高脂配方	C[Ⅳ]
应谨慎老年人群的维生素、微量元素,及矿物质的缺乏	B[Ⅱb]
在老年人群中,中央静脉、外周静脉均可开展 PN	C[Ⅳ]
采用外周静脉进行的 PN 时,渗透压应不高于 850mOsmol/L	B[Ⅲ]
皮下途径可能用于液体管理,以便矫正轻中度脱水,但不能满足其他营养需求	A[Ⅰa]
PN 能改善老年人和年轻人的营养状况。积极的身体康复对于肌肉增益是必不可少的	B[Ⅱb]
PN 能改善老年人营养状况,但改善幅度低于年轻患者	C[Ⅳ]
PN 可降低老年人和中年人的死亡率和发病率	C[Ⅳ]
长期 PN 对老年人生活质量的影响和年轻人相当	C[Ⅳ]
与其他年龄相比,PN 在老年患者中没有特异性并发症;但由于合并症情况,PN 在老年人群中的并发症往往更频繁	C[Ⅳ]
PN 的适应证在年轻人和老年人类似,在居家者和医院者之间同样类似	B[Ⅲ]

资料来源:Sobotka L,et al. ESPEN Guidelines on Parenteral Nutrition:Geriatrics. Clinical Nutrition,2009,28(4):461-466.

四、总　　结

营养不良是常见的老年综合征之一,住院老年人33%～50%存在营养不良。营养不良增加老年人的死亡率,延长住院时间,增加住院期间的并发症、医疗花费等。对于＞65岁,预期寿命＞3个月的住院患者应例行营养筛查,常用的营养筛查量表为NRS 2002和MNA-SF。有营养支持指针(①预计3～5d不能经口进食或无法达到推荐目标量的60%;②6个月内体重丢失＞10%或3个月内体重下降≥5%;③BMI＜20kg/m²者;④已确定存在营养不良的指征或表现)的老年人,首选肠内营养支持。未进食超过3天或饮食摄入不足＞7～10天,同时无法采用口服或肠内营养进行营养支持的老年人,及肠内营养无法满足营养需求的老年人,推荐肠外营养支持。

第九节　误吸预防

一、概　　论

(一)定义

误吸(Aspiration)是指进食(或)非进食时在吞咽过程中有数量不一的液体或固体食物,甚至还可能包括口腔分泌物或血液等,进入到声门以下的气道,而不是像通常一样的全部食团随着吞咽动作顺利地进入到食管。简言之,是指有害的物体进入呼吸道和肺部。与其密切相关的临床问题包括吞咽障碍(dysphagia,deglutition disorders)和吸入性肺炎(aspiration pneumonia,AP)。误吸和吞咽障碍在临床常为同一概念。吸入性肺炎是指吸入食物、分泌物、胃内容物及其他液体或固体物质引起的肺部化学性或合并细菌性炎症。有研究提示:老年人社区获得性肺炎中70%由误吸引起,而一般人群只有10%。

(二)流行病学

随着年龄增加,老年人呼吸道弹性减弱、吞咽功能下降、咳嗽发射减弱和黏液纤毛清除功能降低,机体对缺氧和高碳酸血症的反应能力减弱等使老年人的误吸、吸入性肺炎发生率较一般人群高。＞65岁的老年患者每增加1岁,发生率可增高2%。吸入性肺炎发生率住院老年人为6%,＞80岁老年人10%,体弱养老机构患者可高达60%。

(三)预后

误吸可能影响患者进食、进饮,引起患者营养不良、失水,食物或口腔分泌物等吸入呼吸道导致吸入性肺炎,甚至窒息死亡等严重不良后果。其并发症吸入性肺炎死亡率随年龄增加而增加。吸入性肺炎患者出现低钠血症(＜135mmol/L)、院前功能状态差、高龄、淋巴细胞减少与预后不良或死亡相关。美国每年因吞咽障碍噎呛致死者＞1万人。加上其相关并发症导致的死亡达6万人,超过糖尿病,其中多数为老年人,严重影响老年人健康。误吸还可导致并发症,延长患者住院时间,增加经济负担,降低患者生活质量。

二、检索策略

(一)检索词和数据库

检索OVID数据库循证医学子数据库(包括ACP Journal Club,Cochrane Database of Systematic Reviews,Database Field Guide EBM Reviews,Database Field Guide Ovid Nursing Database,Database of Abstracts of Reviews of Effects),查找关于误吸、吸入性肺炎、吞咽障碍的循证临床指南、系统评价(systematic review,SR)或Meta分析。

检索关键词包括"Aspiration" or "Aspiration pneumonia","dysphagia" or "Deglutition Disorders","elderly" or "old" or "aged" or "senior" or "geriatric",检索时限从2005年1月至2016年7月30日,语言限制为英语。

(二)提出和转换临床问题

①误吸及吸入性肺炎的危险因素有哪些? ②如何筛查和诊断误吸? ③如何预防误吸? ④如何管理住院误吸患者? 本节将对上述问题一一回答。

三、临床问题

(一)误吸及吸入性肺炎的危险因素

1篇指南指出:误吸和吞咽困难在年轻患者往往涉及头颈部意外事故,如口咽喉腔癌症及炎症性肌肉疾病。而老年人多数由神经系统疾病,包括中风,帕金森氏病和老年痴呆症引起。

1篇系统评价从1802篇文献中筛查纳入21项研究评估影响衰弱老年人吸入性肺炎的发病率和引起吸入性肺炎的13大风险因素:年龄、性别、肺部疾病、吞咽困难、糖尿病、严重的痴呆、血管紧张素转换酶缺失基因型、口腔卫生不良、营养不良、帕金森病,与使用抗精神病药物,质子泵抑制剂和血管紧张素转换酶抑制剂。

日本1个全国性大样本研究9930例老年患者肺炎的调查,提示老年人肺炎的风险因素包括鼻胃管、吸痰、吞咽困难、脱水和老年痴呆。1个Meta分析结果提示:吞咽困难,特别是脑卒中患者伴有吞咽困难是吸入性肺炎的高风险因素。表15-26列出了有统计学意义的危险因素及OR值。

表 15-26　影响吸入性肺炎发生率的常见危险因素及 OR 值

吞咽障碍	9.84(4.15～23.33)
脑卒中合并吞咽障碍	12.93(8.61～19.44)
吞咽功能在过去的 3 个月内恶化	3.584(1.948～6.952)
吸痰	3.276(1.910～5.619)
脱水	8.019(2.720～23.643)
老年痴呆症	1.618(1.03～2.539)
疾病严重程度（APACHE 评分）	3.49(1.48～8.23)

资料来源于：Toshie Manabe，ShinjiTeramoto，Nanako Tamiya，et al. Risk Factors for Aspiration Pneumonia in Older Adults. PLoS ONE，2015，10(10)：1-12

（二）如何筛查和诊断误吸

筛查和评估共包括初筛、临床评估、仪器检查 3 方面，根据患者的实际情况决定具体选择。咳嗽是异物进入气道的常见表现，但没有咳嗽并不意味着没有误吸，电视透视检查下误吸患者 68% 在临床上并不咳嗽。为了快速识别误吸，提高误吸诊断的准确度，临床工作中常用试验筛查误吸。

我们检获 1 篇系统评价：饮水试验预测误吸的敏感度＞70%，特异度在 22%～66% 之间，饮水试验应作为老年患者液体误吸危险的筛选方法中的一部分。他们分别为 10ML drinking test，30ML water swallow（洼田饮水试验）、50ml drinking test、3-oz water swallow。结果发现：有 2 个饮水试验的阳性预测值＞5 且阴性预测值＜0.2，提示这 2 个的言语治疗师进行饮水试验筛查及诊断价值较高，见表 15-27。

初筛包括询问病史或医学检查，识别明显的吞咽困难症状（如咳嗽，呛咳，不能吞咽）；在常规或计划的口服药物、水或食物的过程中临床观察指标风险的存在。系统评价及指南推荐，加上时间测量的水吞咽试验，是一种廉价的基本筛选试验，推荐在此基础上进行"进食"试验或染色食物试验，完善其提供信息。有相关指南提出：完整的筛查还应该包括观察患者的意识水平；观察控制姿势的能力，能否坐

位 15 分钟等。若患者能参与并配合直立位置（坐位）吞咽评估程序包括：观察口腔卫生；观察口腔分泌物控制力；若可进行水吞咽试验或标准床旁吞咽功能评估。下列因素提示存在误吸危险：①湿性、嘶哑发音；②自主咳嗽减弱；③喉功能降低的任何表现；④意识水平下降。

筛查有吞咽困难者应进一步进行标准吞咽功能评估及仪器检查。临床评估包括：误吸及吞咽相关口腔、咽部结构和功能评估；床旁纤维喉镜检查；颈部听诊、血氧饱和度检查可作为参考，解释结果应谨慎。1 个标准化的临床功能评估（standardised clinical bedside assessment，CBA）应由专业技术人员（目前的语音和语言治疗师，通过训练的医护人员）用于吞咽困难管理中。建议使用：由 Logemann 等的 CBA 工具，或类似工具进行评估。

对有需要的患者，再进一步作 X 线吞钡检查和内镜吞咽光纤检查确诊。检获 1 篇指南对吞咽障碍患者的仪器检查给出建议：认为 X 线吞钡检查和内镜吞咽光纤检查都是有效评估吞咽困难的方法。临床医师应考虑在不同环境对不同患者是否最适合。其中口咽吞咽困难强烈推荐 X 线吞钡改良试验；中度推荐 X 射线咽动态和静态显像、X 线钡餐造影；不明原因的口咽部吞咽困难强烈推荐 X 射线咽动态和静态显像，X 射线双相食管钡餐造影（X-ray biphasic esophagram）；中度推荐 X 线吞钡改良，X 线钡餐食管造影。

免疫性疾病患者胸骨后吞咽困难：强烈推荐 X 射线钡餐食管造影；中度推荐 X 射线单对比吞钡（X-ray barium swallow single contrast），改良吞钡 X 线，X 线咽动态和静态显像。

（三）如何预防误吸发生

我们检获相关循证指南均强调对所有老年住院患者进行误吸风险筛查评估及全面评估患者，再针对患者存在的危险因素，个体化的提供相应的多学科团队干预方案：改进喂养技术，体位管理，采用补偿技术，康复技术，教育预防，预防误吸及其吸入性肺炎、营养不良等并发症的发生。

医师根据患者的评估情况，在言语治疗师和营养

表 15-27　各种饮水试验筛查效度比较

Water swallow test	纳入研究（人数）	误吸患病率	敏感度(95%CI)	特异度(95%CI)	＋LR	－LR
30ml	61	69%	0.72	0.67	2.22	0.41
10ml	128	63%	0.45	0.96	10.38	0.37
50ml	60	83%	0.80	0.86	5.60	0.23

资料来源于：Po-Cheng Chen，Ching-Hui Chuang，Chau-Peng Leong，et al. Systematic review and meta-analysis of the diagnostic accuracy of the water swallow test for screening aspiration in stroke patients. journal of advance nursing，2016，9：344-354

师的帮助下给出膳食等级及类型。1篇有关脑卒中患者管理指南提出：应该严格监控有意识的患者患者，病情平稳后筛查吞咽困难，患者有误吸或吞咽困难时应由言语治疗师或专门训练过的人员全面评估患者的吞咽功能，并给予安全吞咽，适度浓稠饮食的建议。

固体食物包括4个等级：①1级：泥样食物泥样，质地均匀，粘结成形（布丁-等）的食物，不需要快速成形团、口腔控制，或咀嚼；②2级：机械加工食物湿润、软质感的食物，容易形成团；肉切碎或绞碎（每样不超过0.6cm，或者1/4英寸）但湿润一些衔接；包括1级食品；③3级：优先食物，除了硬，粘，或松脆外，几乎所有质感的食物，食品需要湿润，咀嚼；④4级：普通食物，包括所有食物。虽然系统评价提示不良口腔健康的对误吸引起吸入性肺炎贡献似乎有限，但指南仍然建议保持患者口腔清洁。

对有误吸及吞咽障碍的患者，包括言语治疗师在内的多学科团队必须尽一切努力，最大限度地进行患者安全误吸及吞咽评估和管理。针对误吸及其并发症的综合性预防措施，见表15-28。

表15-28　误吸及其并发症的综合性预防措施

误吸预防措施	相应的预防措施具体内容
保持口腔卫生	－ 进食或饮水前口腔护理，清除分泌物和湿润口腔，坚持刷牙，并对舌苔、牙周病、龋齿等进行治疗，每周用专用的器材进行护理，尤其是在那些PEG或鼻饲（NG）管的患者 － 牙科的专业口腔清洁
抽吸过多口腔内容物	－ 使用电动吸痰装置防止口腔内容物吸入和摄入 － 吞咽障碍患者口腔护理中使用抽吸，定期抽吸去除多余口水 － 口水过多使用口水防护服、围裙，必要时抽吸过多口水
适当饮食	－ 根据老人的吞咽状况，指导或者为患者选择合适的软食，半流质、流质。不同质地食物应精美可口，并且有不同菜可以供患者选择，必要时用增稠的液体 － 进餐时观察患者的食量、食速及体位，有意控制食量和速度有液体误吸增加液体食物黏度以减少气道入侵风险 － 避免一次进食过多，鼓励少食多餐
呼吸控制技术	声门上吞咽和超级声门上吞咽。在这些技术中，病人学习吞咽前屏住呼吸，吞咽后清理气道（咳嗽，清嗓子），但有可能导致心律失常，只能在安全的患者中应用
使用补偿技术	补偿技术（姿势和动作改变）：比如吞咽的时候提示和鼓励吞下，嘴闭和弯曲头向前，下巴卷起，头部转动等，但如患者乏力、认知障碍、缺乏合作会限制这种治疗策略的有效性，甚至有害
改变体位	－ 进食尽量取坐位，或尽可能接近90°，可行的话尽量保持直立体位或头前倾15°，卧病在床，使靠背角度90° － 进食后让患者继续坐30分钟不要立即躺下
药物和避免影响吞咽的药物	－ 23价肺炎球菌多糖疫苗（PPV）被推荐用于老年人和慢性病患者 － 减少镇静催眠药的使用这些药物可能会损害咳嗽和吞咽 － 避免或者减少口腔干燥药物 － 辣椒素可刺激吞咽和咳嗽，ACE抑制剂可能是有益的
使用喂食技巧	－ 喂食提供一个30分钟的休息时间 － 避免匆忙或强迫喂食 － 确定患者最大耐受性的食品黏度 － 调整喂食频率和根据个人耐受性提供切碎为不同大小食物 － 将食物放到口中不同放置，如如果左面部无力，食物可以放在右边 － 对于频繁发生呛咳的患者，可用汤匙将少量食物送至舌根处，让患者吞咽，待完全咽下，张口确认无误后再送入食物 － 患者发生呛咳时宜暂停进餐，呼吸完全平稳时，再喂食物 － 若患者频繁呛咳且严重者应停止进食 － 环境安静，光线充分，避免患者分心，少食多餐 － 能够自己进食患者用多方法鼓励老人自己进食，而不是帮助进食减少时间

续表

误吸预防措施	相应的预防措施具体内容
管喂管理	－ 严重的吞咽困难和误吸患者可以短期管饲,然后过渡到经口进食,较长时间不能恢复者需要安置胃造口管;脑卒中后吞咽障碍患者应早期进行鼻饲肠内营养 － 经皮内镜下胃造口术(PEG)供给营养;PEG 管饲推荐给长期(>4 周)肠内管饲的患者使用 － 长时间鼻饲,鼻肠管较鼻胃管减少吸入性肺炎 － 连续喂食保持床的靠背升高到至少 30° － 管饲的人能够沟通,问是否恶心、腹部疼痛或痉挛等不适,如有暂停管喂 － 连续喂食每 4 到 6 小时一次,间隙管喂每次管喂前测量胃残留量 － 使用的促胃肠动力剂时应考虑成年病人有两个或两个以上的胃残留量≥250 毫升
患者及照顾者教育	－ 风险情况告知 － 相关表现及症状 － 危险因素 － 识别方法,简单评估 － 应对方法:体位管理,饮食配制,喂养技术,行为和环境因素管理,口腔护理,窒息的急救与管理等 － 可以获取的相关资源
吞咽康复	－ 吞咽相关功能的面部肌肉、舌肌锻炼 － 食团的推动及清理功能训练(用力吞咽,门德尔松法等) － 生物反馈 － 功能性电刺激

(四) 如何管理住院误吸患者

老年人误吸病因复杂,危险因素及并发症多,故误吸的管理包括全面动态评估,病因治疗,吞咽康复及并发症管理。

误吸风险评估结果应记录在治疗计划中,那些不能被评估的患者应每日进行筛选以避免拖延全面临床评估。有误吸风险的患者同时应常规评估吞咽困难患者的营养风险、交流、认知功能及决策能力。根据患者情况决定评估的频率,若有吞咽障碍风险,每次进餐前均应评估。

我们检获 1 篇有关吞咽障碍的管理指南,提到口咽吞咽困难的治疗。除帕金森氏病和重症肌无力的内科治疗可达一定效果外,其病因神经和神经肌肉障碍很少能通过药物或手术治疗纠正,故其误吸等并发症的管理方案至关重要。若患者有误吸高风险,或当口服摄入量不提供足够的营养状况,替代的营养支持包括鼻胃管和胃造瘘。经口进食是患者的重要功能,提高患者的幸福度,故对有误吸的患者应尽量保持其功能,尽量采取非管道喂养。患者鼻饲管、经皮内镜管(percutaneous endoscopic gastrostomy tubes,PEG)肺炎发生率无显著性差异,但长期使用者 PEG 比鼻胃管更舒适。胃造瘘经皮内镜下胃造瘘优于手术胃造口术。但该指南同时指出:双侧脑卒中老年患者较少能拔出该管道,多为终身带管。对吞咽障碍有误吸可能

的痴呆患者,PEG 不能改善患者的预后及远期生存率。旨在缓解吞咽困难的手术治疗如环咽肌切开术的使用仍存争议,吞咽治疗技术包括加强锻炼吞咽功能、生物反馈和热、味觉刺激等在临床运用。食管吞咽困难所致误吸如食道狭窄,弥漫性食管痉挛,贲门失弛缓症,硬皮病等,需要治疗疾病的基础上加强并发症的预防及管理。

当误吸影响患者呼吸甚至窒息发生时,应立即现场急救。患者能自行咳嗽勿拍背等干扰患者清理呼吸道。但其有困难时应用海姆氏急救法或拍背协助患者尽快咳出异物,或迅速用吸引管吸出患者口腔及咽喉部分泌物或气管插管吸出分泌物,必要时可紧急采用直达喉镜和支气管镜下取出或吸出异物。应教会患者的主要照顾者海姆氏急救方法及吸痰技术。

指南强调多学科团队管理患者饮食安全与营养、误吸及吞咽,医护团队和患者、家庭照顾者都应接受喂养技术培训,共同参与住院患者误吸及其并发症的预防及管理。

四、总　　结

误吸是一种常见的老年综合征,住院老年患者发生率为 25%~65%,患者容易发生吸入性肺炎、营养不良等并发症。老年人误吸的原因复杂,除了针对病因的治疗,临床选择适当的方法对患者误吸的动态全面

筛查和评估是其管理的基石。进食安全管理、补偿技术、康复训练、健康教育是误吸患者临床管理的必要组成部分。并非每个误吸患者均需要安置喂食管道,但安置有管道喂食的患者及需要他人帮助进食的患者,对照顾者及患者均需要进行健康教育。医生、护士、言语治疗师、营养师、康复师、患者及其家庭照顾者等多学科成员的共同参与,才能有利于误吸患者的康复,减少并发症的发生。

第十节　循证老年医学实践面临的挑战

一、目前证据存在的不足

(一)多数循证指南不适用于高龄老人

目前大量的临床指南证据来源于随机对照试验,而这些随机对照试验的排除标准往往包括高龄,肝肾功能不全等。故对>80岁高龄老年人,目前许多的临床指南均不适用,急需生产出针对老年人群的循证指南。

(二)现有的老年医学证据质量较低

循证医学的关键是要有最佳的科学证据可循,后者必来自于高质量的研究产品。我国老年医学的临床研究刚刚起步,其研究的科学设计及其质量亟待改善与提高。例如:杨璐等对我国老年谵妄预后队列研究评价了质量,发现截至2015年3月,仅有1篇相关队列研究文献,其余均为描述性研究,无对照组,结果缺乏可比性,论证力度弱。因此,加强研究能力,采用现代临床科研方法学,进行严格的科研设计、测量与评价,提高临床研究质量,产出高水平的研究成果,是老年循证医学实践亟待解决的重大问题。

(三)针对高龄老人的临床试验可行性差

进行老年临床研究时受安全性和可行性的限制,制约了老年人群临床研究的发展。老年人进行随机对照研究可行性差。但目前注册研究、大数据、及真实世界研究的发展为解决这一矛盾提供了有效途径。

二、老年医学循证实践展望

20世纪以来,随着科学技术的日新月异和医疗技术的迅猛发展,人类平均寿命显著延长,人口年龄结构发生了前所未有的历史性变化:人口老龄化已成为不可回避的全球性重大社会问题。随年龄增长,老年人全身各个脏器的形态结构和生理功能常发生系列不可逆的退行性改变,导致机体适应能力、免疫力日趋下降,比年轻人更容易遭受各种打击,从而罹患各种急、慢性疾病。2009年陈怀志等针对我国慢性病患病率的

社会人口学特征及分布规律的一项研究显示:截至2008年年底≥65岁老年人患慢性病的比例高达64.5%。Framingham的流行病学研究显示:<60岁的人群高血压患病率为27%,而>80岁人群高血压患病率高达80%。

高速老龄化社会要求临床老年医学跟上时代要求,但目前针对老年专科疾病的临床证据奇缺。循证老年医学正面临着数据、理论与经验贫乏的境地。老年人是一个特殊而复杂的患者群体,老年疾病与其他年龄组所患疾病的特点有着本质区别,而目前循证证据多来自非老年人群的临床研究,难以适用于老年人群。每一项临床试验都有严格的纳入标准和排除标准,研究对象多局限于某种单纯疾病的理想人群,试验结果也仅适用于一定范畴的特定病人群。老年人病情复杂,常常存在多病共存和多药共用的现象,这些都会对试验产生不可小视的影响。随着年龄的增长,老年人不仅会罹患各种老年疾病,还经常伴随着一系列老年综合征,例如跌倒、衰弱、谵妄、尿失禁等,但这些老年综合征常常被临床医师归为正常老化,因此针对老年综合征的临床研究和循证证据非常少见。

老年病具有多样性、复杂性的特点,决定了老年循证证据需要更多、更高质量的临床证据去验证,尤其需要多中心、大样本、长时间随访、前瞻性、随机对照临床试验来验证。老年人除了罹患各种专科疾病之外,还常常伴有一系列老年人特有的综合征,提示未来也应开展针对诸如跌倒、衰弱、谵妄等老年综合征的临床试验,以便为老年临床诊疗提供更多证据。还要充分考虑到老年人由于疾病的复杂性、多面性和潜隐性,重视风险-获益评估的临床研究。只有遵循现代老年医学的发展规律,注重各种循证医学证据与老年人独特的生理、病理及心理等个体化特征有机结合才能快速不断地推进临床老年医学发展。

(岳冀蓉　林秀芳　周焱　王艳艳　曹立　蒲虹杉　陈茜　廖玉麟)

参　考　文　献

1. Hui D, Nooruddin Z, Didwaniya N, et al. Concepts and definitions for "actively dying," "end of life," "terminally ill," "terminal care," and "transition of care": a systematic review. J Pain Symptom Manage, 2014, 47(1): 77-89

2. F Amos Bailey, Harman SM. Palliative care: The last hours and days of life, 2016. https://www. uptodate. com/contents/palliative-care-the-last-hours-and-days-of-life

3. Rapid evidence review: Pathways focused on the dying phase in end of life care and their key components. https://www. gov. uk/government/uploads/system/uploads/attachment_data/file/212451/review_academic_literature_on_end_of_life. pdf

4. Hui D, Hess K, dos Santos R, et al. A diagnostic model for im-

pending death in cancer patients: Preliminary report. Cancer, 2015,121(21):3914-3921

5. Meier EA,Gallegos JV,Thomas LP,et al. Defining a Good Death (Successful Dying): Literature Review and a Call for Research and Public Dialogue. Am J Geriatr Psychiatry,2016,24(4):261-271

6. Chan RJ,Webster J,Bowers A. End-of-life care pathways for improving outcomes in caring for the dying. Cochrane Database Syst Rev. 2016:2:Cd008006

7. Review of Liverpool Care Pathway for dying patients. https://www. gov. uk/government/publications/review-of-liverpool-care-pathway-for-dying-patients

8. More care,less pathway:a review of the Liverpool Care Pathway. https://www. gov. uk/government/uploads/system/uploads/attachment_data/file/212450/Liverpool_Care_Pathway. pdf

9. Musgrave CF,Bartal N,Opstad J. The sensation of thirst in dying patients receiving i. v. hydration. J Palliat Care,1995,11(4):17-21

10. Waller A,Hershkowitz M,Adunsky A. The effect of intravenous fluid infusion on blood and urine parameters of hydration and on state of consciousness in terminal cancer patients. Am J Hosp Palliat Care,1994,11(6):22-27

11. Ellershaw JE,Sutcliffe JM,Saunders CM. Dehydration and the dying patient. J Pain Symptom Manage,1995,10(3):192-197

12. Bruera E,Hui D,Dalal S,et al. Parenteral hydration in patients with advanced cancer:a multicenter, double-blind, placebo-controlled randomized trial. J Clin Oncol,2013,31(1):111-118

13. Morita T,Tei Y,Tsunoda J,et al. Determinants of the sensation of thirst in terminally ill cancer patients. Support Care Cancer, 2001,9(3):177-186

14. Burge FI. Dehydration symptoms of palliative care cancer patients. J Pain Symptom Manage,1993,8(7):454-464

15. Good P,Richard R,Syrmis W,et al. Medically assisted nutrition for adult palliative care patients. Cochrane Database Syst Rev. 2014:Cd006274

16. Mitchell SL,Kiely DK,Lipsitz LA. The risk factors and impact on survival of feeding tube placement in nursing home residents with severe cognitive impairment. Arch Intern Med,1997,157 (3):327-332

17. Kaw M,Sekas G. Long-term follow-up of consequences of percutaneous endoscopic gastrostomy(PEG)tubes in nursing home patients. Dig Dis Sci,1994,39(4):738-743

18. Finucane TE,Bynum JP. Use of tube feeding to prevent aspiration pneumonia. Lancet,1996,348(9039):1421-1424

19. Finucane TE. Malnutrition,tube feeding and pressure sores:data are incomplete. J Am Geriatr Soc,1995,43(4):447-451

20. Del Rio MI,Shand B,Bonati P,et al. Hydration and nutrition at the end of life:a systematic review of emotional impact, perceptions, and decision-making among patients, family, and health care staff. Psychooncology,2012,21(9):913-921

21. Gent MJ,Fradsham S,Whyte GM,et al. What influences attitudes towards clinically assisted hydration in the care of dying patients? A review of the literature. BMJ Support Palliat Care, 2015,5(3):223-231

22. Nowarska A. Clinically assisted hydration and the Liverpool Care Pathway:Catholic ethics and clinical evidence. J Med Ethics, 2015,41(8):645-649

23. Raijmakers NJ,van Zuylen L,Costantini M,et al. Artificial nutrition and hydration in the last week of life in cancer patients. A systematic literature review of practices and effects. Ann Oncol, 2011,22(7):1478-1486

第16章　循证康复医学实践

第一节　循证康复医学概述

一、循证医学在康复医学中产生和使用的背景

循证医学是临床医生在获取患者疾病相关资料的基础上,通过检索评价当前最新的相关研究成果和最佳证据,分析患者主要临床问题(病因、诊断、治疗、预后及康复等),并结合患者的实际临床问题与临床医疗的具体环境,做出科学、适用的诊治决策,在患者的配合下付诸实施并最后做出相关分析与效果评价。

1. 康复医学和预防医学、保健医学、临床医学并称为"四大医学",是一门以消除和减轻人的功能障碍,弥补和重建人的功能缺失,改善和提高人的各方面功能的医学学科,也即功能障碍的预防、诊断、评估、治疗、训练和处理的医学学科。康复医学起始于第二次世界大战之后,最初以残疾人为主要服务对象。现代康复医学在近半个多世纪蓬勃发展起来,是人类医学事业发展的必然趋势,也是现代科学技术不断进步的结果。

2. 康复医学是一门新兴的多学科交叉的医学,涉及基础医学、临床医学、康复评定学、康复治疗学等,主要利用各种物理因子和方法,包括声、光、电、热、机械设备和主被动活动,通过诊断、治疗和预防残疾和疾病(包括疼痛),使病、伤、残者在体格上、精神上、社会上、职业上得到康复,消除或减轻功能障碍,最大限度的发挥残留功能,恢复生理自理能力,重新回归家庭和社会。康复医学诊疗过程中各环节的应用都需客观证据的支持,而循证医学的核心意义就是遵循当前可得最佳证据来指导医疗决策,在康复诊疗过程中有不可替代的作用,日益受到康复医师和治疗师的重视。

3. 康复医学涉及面很广,康复医学病种和患者来自和渗透于临床各科室,任何一个患者和科室都需要康复科医师介入,因此康复医师需要掌握的临床知识必须非常广泛。在循证医学决策的三要素中,我们既

不缺少病人需要,也不欠缺医生技能,最缺乏的是最佳证据资源的获取,这不仅与我国各大资源馆的馆藏资源不足有关,也与我国临床医生的信息检索、获取证据文献的能力欠缺有关。康复科医师不可能仅通过阅读专业书刊、杂志来熟悉和掌握众多专业和学科浩如烟海,循证临床指南能为我们的临床诊疗工作提供规范性、方向性的指导。

4. 康复医学科患者的治疗效果评价有自身特点,针对的康复功能问题不一样,评价标准也有差别。且康复周期长、主客观功能评定的差异、同一疗法在病程不同阶段疗效不同等特点,急需一个统一、准确、客观的评价体系。而循证医学的方法和证据有助提供统一、准确的效果评价体系。

5. 指南给临床医生提供了一个安全行医的指导。经历"举证倒置"到新的医疗事故处理办法实施以后,医生从诊断到行医要讲究证据,不仅行医行为要注重证据,更要求在医疗技术上不断提高,以便患者得到尽可能最合适的治疗。指南尤其是循证指南是医生掌握最新、最好证据的捷径之一。目前我国康复循证医学还处在初级阶段,急需学习汲取循证医学的理念和方法,结合我国康复医学的需求和问题,不断生产和使用高质量康复治疗证据,提高我国康复临床研究水平和医疗服务质量。

二、循证医学和康复医学结合的必要性及现状

循证医学核心思想是:医疗决策应尽量合病人的价值、临床医生的专业技能和现有最好的证据,并将三者有机结合以制定出对患者最佳的治疗策略,旨在获得正确、有效及当前最佳的治疗方案,以期解决临床实际问题。在循证决策过程中,患者需要、医生技能和最佳证据是三个必不可少的要素。

康复医学的服务对象主要是因损伤及急、慢性疾病和老龄带来的功能障碍者及先天发育障碍者。康复治疗过程一般都很漫长,康复科患者多需较长随访期,

才能获得准确结果。康复治疗始于康复评定止于康复评定,而康复科患者功能恢复评定的特殊性,常使一些疗法的结果在早、中、晚期呈现不同表现,因主观和客观功能评定的差异,使许多文献间的结果无法进行比较等,使康复科学比其他学科更具有挑战性、更迫切需要一种准确的临床方法来验证结果。

循证康复医学的发展与近几年基础医学、生物力学、组织工程学等的迅速发展密切相关。临床医生常要面对许多新的理论及治疗方法的选择,以前在经验医学模式下形成的观点时时受到新的挑战、甚至不同医院或同一医院不同医生对相同病例的处理观念有时竟相反。为了解决了这一矛盾,大力推行循证康复医学势在必行。

第二节 循证康复医学实践常用证据来源及数据库

一、中文证据来源及数据库

循证康复医学实践中常用的中文证据主要来源于国内康复相关杂志,统计源期刊或/和核心期刊,主要有中国康复医学杂志,中华物理医学与康复杂志,中国康复和中国康复理论与实践。

上述杂志的文献均可在中文数据库如维普中文期刊服务平台,万方数据库和中国知网(CNKI)获得。

二、外文证据来源及数据库

外文杂志在国内较难获得,文献主要来源于以下数据库:

(一) UpToDate

是基于循证医学原则的临床决策支持系统,提供即时循证医学及临床医疗资讯,协助医师们进行诊疗上的判断和决策。目前 UpToDate 收录的 Topic Reivews,全部由 UpToDate 的主编和超过 4400 位的医师作者们执笔撰写。是由作者们浏览 Peer-reviewed 的期刊再加上专业,经验和意见总结而成。文献中附有图片,包括图表,X 光片,相片,影像档等,及MEDLINE 的引用文献摘要。

(二) Access Medicine

为医学生、住院医师、临床医师、研究者及所有医学相关专业工作人员提供的可访问众多医学信息的平台。内容包括:知名医学著作、医药信息、及时更新的医学资讯、图片及图表、互动式课程、评估、病例、诊断工具、全面的搜索功能。

(三) ClinicalKey

2012 年 Elsevier 推出的全医学平台。帮助医生解决在诊疗过程中遇到的疑难临床问题,并可浏览、下载各种文献资源,观看视频,导出图片制作课件,从而提高医学工作者在科研、教学和临床实践上的产出。

(四) National Guideline Clearinghouse(NGC)

是美国循证临床实践指南数据库,检索可限定疾病名称、治疗或干预类型、指南的种类、组织机构性质、临床科别、证据强度、证据的研究评价方法、出版年限等。

(五) The Physiotherapy Evidence Database(PEDro)

物理治疗证据数据库 PEDro 由乔治中心的循证物理治疗中心制成,网址:https://www.pedro.org.au/,是免费数据库,包含>35 000 篇关于物理治疗的随机对照试验、系统评价和临床实践指南。针对每一篇随机对照试验、系统性文献回顾和临床实用指南,PEDro 均提供出处细节、摘要及全文。所有试验都由 PEDro 独立评估质量,旨在让使用者快速查询有效的随机对照试验,以获取足够相关信息指导临床实践。

(六) Occupational Therapy Systematic Evaluation of Evidence(OT seeker)

职业治疗证据数据库,网址:http://www.otseeker.com/,也是免费数据库,制定有效的策略收集,传播和分类相关的职业治疗实践的证据。

(七) Cochrane 图书馆

Cochrane 图书馆(Cochrane Library,CL)是Cochrane 协作网的主要产品展示平台。CSR 主要借助Cochrane 图书馆以光盘(CD-ROM)形式一年四期向全球发行:①是目前全球广泛关注和公认最全面的系统评价资料库;②是卫生保健疗效可靠证据最好和唯一的来源;③有易于不断更新和接受评论,修改错误,从而保证质量,增强结论可靠性的电子杂志。CL 适用于临床医生、临床科研和教学工作者,医疗卫生行政部门等有关人员查证或创证使用。

(八) PubMed

2000 年 4 月由美国国家医学图书馆所属国家生物技术信息中心开发的 WEB 生物医学信息检索系统,也是网上使用最广泛的免费 MEDLINE。

第三节 康复医学常见重大疾病的循证证据

一、脑卒中康复治疗循证证据

脑卒中是威胁人类健康的主要疾病,存活的患者长期伴随各种残疾,成为社会、家庭和个人的沉重负担。从数十年脑卒中康复治疗过程中不难发现,脑卒中康复治疗从传统实践模式正在转变为以循证为依据的临床实践。

（一）脑卒中康复治疗的时机与策略

目前对早期康复介入的时机和具体康复措施尚无一致的意见。1994—2013年，美国心脏协会/美国卒中协会（American Heart Association/American Stroke Association，AHA/ASA）先后发布了6版有关急性缺血性脑卒中早期管理的指南。AHA/ASA 2003年版指南首次提出早期康复介入的指导意见，认为：①急性缺血性脑卒中患者应在专业规范的脑卒中单元接受诊治；②完整的脑卒中单元应包括康复人员；③该版指南同时关注早期康复对卒中后并发症的预防作用，提出发病后24h内开展被动关节活动度训练；④同时须注意防止跌倒事件。

（二）脑卒中康复的管理

脑卒中康复的管理涉及多学科、多部门的合作，包括脑卒中的三级康复体系、公众健康教育、脑卒中的二级预防和脑卒中的康复流程。国家"十五"科技攻关课题"急性脑血管病三级康复网络"的研究结果表明，脑卒中的三级康复可使患者获得更好的运动功能、日常生活活动能力（activities of daily living，ADL）、生活质量（quality of life，QOL），减少并发症，是我国现阶段适合推广的脑卒中康复治疗体系。

"一级康复"是指患者早期在医院急诊室或神经内科的常规治疗及早期康复治疗；"二级康复"是指患者在康复病房或康复中心进行的康复治疗；"三级康复"是指在社区或家中的继续康复治疗。

卒中单元（stroke unit）是脑卒中住院患者的组织化医疗管理模式，采取多学科、多专业人员的团队工作方式，强调早期康复治疗。除脑卒中常规治疗外，能为卒中患者提供肢体功能训练、语言训练、ADL训练、认知训练、心理治疗和健康教育等全面的管理和系统的康复。卒中单元模式包括急性期卒中单元（acute stroke unit）、综合卒中单元、卒中康复单元（rehabilitation stroke unit）等。系统评价结果已证实：卒中单元可明显降低脑卒中患者的病死率和致残率。

根据中华医学会神经病学分会神经康复学组、中华医学会神经病学分会脑血管病学组、卫生部脑卒中筛查与防治工程委员会办公室中国脑卒中康复治疗指南（2011完全版）的建议：①所有需要康复治疗的脑卒中患者都应进入多学科团队组成的卒中单元（综合卒中单元或卒中康复单元）进行正规治疗（Ⅰ级推荐，A级证据）；②急救中心可选择建立急性卒中单元；③大型综合医院或大型康复中心应选择建立综合卒中单元；④基层医院和中小型康复中心选择建立卒中康复单元（Ⅰ级推荐）。

（三）脑卒中主要功能问题的康复评定和治疗

脑卒中的功能障碍主要包括运动功能障碍、感觉功能障碍、日常生活活动能力障碍、认知障碍、情绪障碍、言语和语言障碍、吞咽障碍、二便功能障碍及心肺功能障碍等。均有相应的量表或客观检测手段。建议应用有效、标准的筛选工具，并由有经验的临床人员对患者总体情况进行判定并制定相应康复治疗方案，并及时将评价结果和预期结果告知患者及其家属。

1. 运动功能康复

（1）对脑卒中肌力差的患者，在康复过程中应针对相应的肌肉给予以下康复训练方法：

1）适当的渐进式抗阻训练，进行肌力强化训练（Ⅱ级推荐，B级证据）。肌电生物反馈疗法与常规康复治疗相结合（Ⅱ级推荐，B级证据）。

2）功能电刺激治疗（Ⅰ级推荐，A级证据）。

3）脑卒中患者的康复训练强度要考虑到患者的体力、耐力和心肺功能情况，在条件许可的情况下，适当增加训练强度是有益的（Ⅱ级推荐，B级证据）。

对痉挛的防治，体位摆放、被动伸展和关节活动度训练可以缓解痉挛，且每天应该进行数次训练。挛缩的矫正方法还包括夹板疗法、连续性造模和手术纠正。目前尚无对不同运动疗法疗效之间比较、是否应用抗痉挛药物疗效比较的可靠证据。现在普遍认为运动疗法可以单独应用，与其他抗痉挛治疗比较，运动疗法可以使患者在功能改善方面获得更大的益处。多个随机对照研究结果都支持：肉毒毒素注射治疗可选择性治疗脑卒中患者的局部痉挛。

（2）运动功能障碍康复训练方法的选择：

1）建议根据脑卒中患者的具体功能障碍特点，综合应用上述多种理论和技术，制定个体化的治疗方案来提高康复治疗效果（Ⅱ级推荐，B级证据）。

2）建议以具体任务为导向的训练手段，提高实际的功能和能力（Ⅱ级推荐，B级证据）。

3）功能电刺激和常规训练相结合可更好地改善上肢运动功能和步行能力（Ⅱ级推荐，B级证据）。

4）根据病人的具体情况，强制性运动疗法，减重步行训练，运动再学习方案可以选择运用。

2. 感觉功能康复

（1）建议对所有脑卒中患者进行详细的感觉检查（Ⅰ级推荐）。

（2）感觉障碍患者可采用特定感觉训练和感觉关联性训练以提高其触觉和肌肉运动知觉等感觉能力（Ⅱ级推荐，B级证据）。

（3）采用经皮电刺激联合常规治疗可能提高感觉障碍患者的感觉功能（Ⅱ级推荐，B级证据）。

3. 日常生活活动能力康复

（1）Barthel指数评价及改良Barthel指数评定均经过信度、效度检验，简单，信度高，灵敏度也高，可用于评价治疗前后的功能状况,预测治疗效果、住院时间及预后,推荐广泛应用(Ⅰ级推荐,A级证据)。

(2)功能独立性测量、Frenchay 活动指数、功能活动性问卷评定经过信度和效度检验,推荐用于临床 ADL 评估(Ⅰ级推荐,A级证据)。

(3)三级康复中,ADL 可明显改善,推荐加强治疗(Ⅰ级推荐,A级证据)。

(4)强制性运动治疗有助于改善 ADL(Ⅰ级推荐,A级证据)。

(5)ADL 能力受限的患者应该接受作业治疗或多学科参与的针对 ADL 的干预方法(Ⅰ级推荐)。

4. 认知障碍康复

(1)康复小组进行早期认知功能筛查十分必要。详细的评价有助于确定损害的类型,并指导康复小组为患者提供合适的针对性的认知康复方法(Ⅰ级推荐)。

(2)建议应用简易精神状态检查(mini-mental state examination,MMSE)、蒙特利尔认知评估量表(Montreal Cognitive Assessment,MoCA)、长谷川痴呆量表(Hasegawa Dementia Scale,HDS)和韦氏成人智力量表(Wechsler Adult Intelligence Scale,WAIS)进行认知功能评定(Ⅱ级推荐,B级证据)。

(3)建议应用乙酰胆碱酯酶抑制剂来改善脑卒中后认知功能和全脑功能(Ⅰ级推荐,A级证据);应用钙拮抗剂尼莫地平来预防和延缓脑卒中后认知功能损害或痴呆的发生发展(Ⅰ级推荐,A级证据)。

(4)可考虑应用 NMDA 受体抑制剂治疗血管性痴呆或认知障碍(Ⅱ级推荐,B级证据)。

5. 情绪障碍的康复

(1)所有脑卒中患者均应注意卒中后情绪障碍,在患者的全面评价中应涵盖心理史,包括患者病前性格特点、心理疾病、病前社会地位及相关社会支持情况(Ⅰ级推荐)。

(2)建议应用汉密尔顿焦虑量表(Hamilton anxiety scale,HAMA)、抑郁量表(Hamilton Depression Scale,HAMD)进行卒中后焦虑抑郁筛查(Ⅰ级推荐)。

(3)出现卒中后抑郁或情绪不稳的患者可使用选择性 5-羟色胺再摄取抑制剂等抗抑郁药物治疗或心理治疗(Ⅰ级推荐,A级证据)。

6. 语言和交流障碍的康复

(1)建议由言语治疗师对存在交流障碍的脑卒中患者进行听、说、读、写、复述等几个方面的评价,对语音和语义障碍的患者进行针对性的治疗(Ⅱ级推荐,C级证据)。

(2)建议脑卒中后失语症患者早期进行康复训练,并适当增加训练强度(Ⅰ级推荐,A级证据);集中

强制性语言训练有助于以运动性失语为主的患者的语言功能恢复(Ⅱ级推荐,B级证据)。

(3)对构音障碍的脑卒中患者,建议采用生物反馈和扩音器提高语音和改变强度,使用腭托代偿腭咽闭合不全,应用降低语速、用力发音、手势语等方法进行代偿(Ⅲ级推荐,C级证据)。

(4)对严重构音障碍患者可采用增强和代偿性交流系统,来提高和改善交流能力(Ⅲ级推荐,C级证据)。

7. 吞咽障碍的康复

(1)建议所有急性脑卒中患者经口进食、进水前均应完成吞咽功能筛查。应有经专业训练的医务人员(言语治疗师、医师或护士)在入院 24 小时内进行筛查(Ⅰ级推荐)。

(2)两周内应每天进行吞咽功能的监测,明确是否能快速恢复。饮水试验可作为脑卒中患者判断误吸危险的筛选方法之一。但约有 1/3 至 1/2 的误吸患者为隐匿性误吸,需要进一步仪器检查明确诊断(Ⅱ级推荐,B级证据)。

(3)建议筛查发现有误吸风险的患者,不应经口进食、进水,应进行进一步临床系统评价(Ⅱ级推荐,B级证据)。

(4)吞咽功能障碍的临床床旁评价应该由掌握吞咽障碍治疗技能的专业人员进行(Ⅰ级推荐)。

(5)VFSS 和 FEES 都是评估吞咽障碍的有效方法。在不同的医疗中心、针对不同的患者群体时,临床医生应该权衡利弊,谨慎选择(Ⅱ级推荐,B级证据)。

(6)所有吞咽障碍患者均应进行营养及水分补给的评价,定期监测患者体重变化(Ⅱ级推荐,B级证据)

(7)吞咽评估之后可采用改变食物性状和采取代偿性进食方法如姿势和手法等改善患者吞咽状况(Ⅱ级推荐,B级证据)。

(8)对不能经口维持足够的营养和水分的患者应考虑肠外营养。需长期胃肠营养者(大于 4 周)建议给予经皮内镜下胃造瘘喂养。需要长期管饲者应定期评估营养状态和吞咽功能(Ⅱ级推荐,B级证据)。

8. 二便障碍的康复

(1)急性脑卒中患者应常规评价膀胱功能,脑卒中后尿流动力学检查是膀胱功能评价的方法之一(Ⅱ级推荐,B级证据)。

(2)使用弗雷氏尿管>48 小时将增加尿道感染的危险性,建议尽早拔除(Ⅱ级推荐,B级证据);若仍需使用,推荐使用有抗菌作用的导尿管如银合金涂层导尿管,且也应尽早拔除(Ⅱ级推荐,B级证据)。

(3)建议为尿便障碍的患者制定和执行膀胱、肠道训练计划(Ⅲ级推荐,C级证据)。

9. 心肺功能康复

（1）对并发冠状动脉粥样硬化性心脏病的脑卒中患者进行运动疗法干预时，应进行重要的心肺功能指标检测。当患者在训练时出现心率、血压、血氧饱和度的明显变化，或出现明显胸闷气短、晕厥、胸痛时应停止或调整训练强度（Ⅲ级推荐，C级证据）。

（2）下肢肌力好的脑卒中患者，建议进行增强心血管适应性方面的训练如活动平板训练、水疗等（Ⅱ级推荐，B级证据）。

（3）对脑卒中后呼吸睡眠暂停的患者推荐使用持续气道正压通气（CPAP）作为一线治疗方法（Ⅱ级推荐，B级证据）。

（4）对不愿意使用CPAP的患者建议使用口部装置或调整体位（Ⅲ级推荐，C级证据）

另外，因中医的特殊理论体系，目前国际上普遍接受的循证医学理论不完全适合用于衡量中医疗法的疗效。在临床应用时应以实用性为原则，采用因人而异的方法。

二、骨关节炎康复治疗循证证据

骨关节炎（osteoarthritis，OA）是一种退行性的骨关节病变，可能因增龄、肥胖、劳损、创伤、关节先天性异常，关节畸形等诸多因素引起的关节软骨退化损伤、关节边缘和软骨下骨反应性增生，又称骨关节病、退行性关节炎、老年性关节炎、肥大性关节炎等。临床表现为关节疼痛、压痛、僵硬、关节肿胀、活动受限和关节畸形等。目前骨关节炎（骨折）的治疗主要包括药物治疗，非药物治疗和手术治疗3大类。手术疗法因费用高，创伤大，多在疾病晚期使用。药物虽有一定疗效，但具有不可克服的副作用和高昂费用，而快速缓解临床疼痛及功能障碍的康复治疗已成为临床研究热点。近年循证医学相关研究不断兴起，骨关节炎指南推荐、循证医学证据和随机对照研究结果及系统评价结果更被证明是某种疗法有效性和安全性最可靠的依据。在众多非药物保守治疗骨关节炎的临床研究中不乏一些高质量的随机对照试验及其系统评价。为了解目前国内外临床上非药物保守治疗骨关节炎的治疗措施，保守治疗方法的有效性及其安全性进行的随机对照试验和系统评价结果进行综述，以便为临床实践和临床科研提供依据。

依据国际骨关节炎研究协会（Osteoarthritis Research Society International，OARSI）、美国风湿病学院（American College of Rheumatology，ACR）和欧洲抗风湿病联盟（European League Against Rheumatism，ELAR)等组织给出一些基于循证医学和专家共识的髋与膝骨关节炎治疗指南。指南中除关注药物的安全性和有效性外，还涵盖有部分康复治疗的相关内容与推荐意见。这些指南为OA的临床应用提供了参考，并在全球推广。

（一）物理治疗

1. 运动疗法

（1）有氧运动：所有OA临床指南中推荐使用的干预方法是患者主动进行有氧运动（Ⅰa级证据）。有研究表明：①有氧运动在预防骨关节炎的发展和症状控制重方面，可以减轻疼痛，改善功能和抑郁情况，促进关节健康，并可能在一定程度上减慢关节炎进程。②有氧训练的运动特点是负荷轻、有节律感、持续时间长；具有维持与改善腰椎关节活动范围、改善局部与全身血液循环及软骨代谢的作用，多采用游泳、功率自行车、步行、健身跑跳绳、韵律操及四肢联动训练等训练方式，研究提示，③有氧能够缓解骨性关节炎患者的疼痛，改善躯体功能，特别在康复治疗师指导下训练能够提供一对一的治疗，对患者更有利。

（2）肌力训练：所有OA临床指南均推荐股四头肌肌力训练，训练方式包括等长肌力训练，等张肌力训练，等速肌力训练等（Ⅰa级证据）。推荐采用渐进性抗阻训练方式，主要训练的肌肉包括股四头肌，腘绳开练等张运动肌，髋外展肌与髋内收肌。如膝OA患者肌力训练，可以缓解膝关节疼痛，改善身体功能，但单独的股四头肌肌力锻炼，不结合有氧运动或下肢整体肌力训练，效果将下降。核心力量是指附着于脊柱、骨盆、髋关节等骨骼上并在运动或静止状态中起到保持身体基本姿势、维持姿势稳定与平衡的核心肌肉之间协调配合、共同作用而产生的合力。核心肌群的训练遵循抗阻训练和超量恢复的基本原则，训练核心肌群的肌肉。可作为膝OA康复治疗方法，但需注意结合OA患者具体情况，确定训练时期、制定相应肌群训练计划。

（3）关节松动术：目前尚无OA临床指南推荐牵伸技术作为膝OA治疗方法。通过活动关节促进关节液的流动，增加对软骨的营养和修复，缓解疼痛，防止软骨萎缩，同时可防止因关节活动减少而引起关节退变，减少组织纤维增生，保持和增加关节周围软组织的伸展性，从而改善关节的活动范围。虽有文献证实关节松动技术可有效缓解骨关节炎的疼痛、维持与改善病变关节活动范围、保持关节灵活性等作用，但因关节松动技术的复杂性，很难确定具体的参数对膝骨关节炎的有效性，也给关节松动技术用于治疗膝骨关节炎的应用的研究带来很大的困难。

（4）牵伸训练：目前尚无OA临床指南将牵伸技术作为膝OA推荐治疗方法，伸时推荐采用缓慢、轻柔、持续地静态拉伸，主要以股四头肌、腘绳肌牵伸为主。但牵伸能否有效改善OA患者的各项功能、活动及参与问题还需进一步的研究和探讨。

（5）水疗：目前临床指南为Ⅰb级证据。水中运动方式如下：放松运动、关节活动训练、被动牵引、抗浮力训练、步行再训练等。水疗可缓解 OA 疼痛，改善关节僵硬，若患者不能进行陆上运动时，水疗可起到替代作用。训练原则应循序渐进，训练强度相应减轻，根据患者个体情况灵活掌握。因此，可将水中运动作为改善 OA 患者疼痛和提高整体功能状态的康复治疗方法。

2. 电疗法

（1）经皮神经电刺激（transcutaneous electric nerve stimulation，TENS）：绝大多数 OA 临床指南中推荐 TENS 作为治疗膝 OA 的物理因子治疗方案（Ⅰa 级证据）。TENS 的生理学原理可能是，处于同一节段的痛觉传导神经在接受的刺激达到一定强度后，便会产生抑制作用。频率选择多依病人感到能缓解症状为准，电流强度以引起明显的震颤感而不致痛为宜。目前未见报道 TENS 有严重不良反应，可作为治疗 OA 的安全有效的常规康复治疗方法。

（2）神经肌肉电刺激（nerve and muscle electrical stimulation，NMES）：目前尚无 OA 临床指南将神经肌肉电刺激作为膝 OA 的物理因子治疗方案推荐使用，主要用于防止肌肉的失用性萎缩。NMES 主要用于已出现肌力下降或肌肉萎缩等并发症的 OA 患者，该类患者情况可能较为复杂，还需进一步研究和探讨。

（3）短波透热疗法（short wave therapy，SWT）：目前尚无 OA 临床指南将短波透热疗法作为膝 OA 的物理因子治疗方案推荐使用。短波治疗设备便宜，操作简单，安全性较好，具有改善局部血液循环，对神经系统的作用，对单核-吞噬细胞系统及免疫功能的作用及促进新陈代谢作用。作为消炎止痛目前也广泛用于临床，但超短波治疗存在争议。超短波是否对 OA 患者有效，及脉冲超短波是否可以产生热效应，是否有消炎止痛作用，均待进一步深入研究。

（4）干扰电（interference current，IFC）：目前尚无 OA 临床指南将干扰电治疗作为 OA 的物理因子治疗方案推荐使用。临床上干扰电可以帮助缓解骨关节炎引起的疼痛。临床研究发现：应用立体干扰电疗辅以 CPM 机治疗膝关节 OA 患者，干扰电组经增加干扰电治疗后，患者疼痛症状及 ROM 均比对照组显著缓解。目前临床多采用非甾类抗炎药镇痛剂及物理治疗，但临床疗效不一。

3. 声疗法

（1）治疗性超声：仅有 1 项 OA 临床指南中推荐对膝 OA 患者使用治疗性超声（Ⅰa 级证据）。治疗作用为机械作用改善组织营养、镇痛，温热作用使局部升温、改善血液循环、促进新陈代谢和空化作用改善局部

内环境稳态。超声疗法被普遍认为可以减少水肿、减轻疼痛、增加活动度，加速组织愈合，减少炎症反应。治疗性超声的安全性得到认可，即无不良反应作用，且在疼痛的缓解及功能问题改善有益。超声疗法是缓解膝关节骨关节炎疼痛的有效手段，但目前尚缺乏足够随机对照试验证据来进一步证实。

（2）体外冲击波疗法：目前尚无 OA 临床指南将体外冲击波治疗作为 OA 的物理因子治疗方案推荐使用。体外冲击波疗法可能通过机械效应、压电效应、空化效应达到治疗目的，可以刺激血管再生，改善局部血液循环；骨结构的改良与重建；治疗慢性软组织疼痛。目前体外冲击波疗法治疗 OA 临床治疗报道较少，多是基于动物实验及细胞实验，临床治疗时应严格掌握适应证，为患者提供理想的治疗方法。

4. 光疗法

（1）低功率激光：目前尚无 OA 临床指南将低功率激光作为膝 OA 的物理因子治疗方案推荐使用。①低功率激光能产生一种低能量，局部照射可促进局部血液循环，促进炎性渗出物的吸收，消除关节周围慢性无菌性炎症反应；②减轻损伤组织部位神经末梢的化学和机械性刺激，调节神经末梢的兴奋性；③松解粘连，从而产生消炎、镇痛的作用。可消炎镇痛，促进组织修复，调节神经及免疫功能。但目前低功率激光治疗 OA 临床治疗报道较少，尚缺乏足够的随机对照试验证据来进一步证实。

（2）偏振红外线：目前尚无 OA 临床指南将偏振红外线作为膝 OA 的物理因子治疗方案推荐使用。偏振红外线属透热方法，有良好的消炎、消肿、扩张血管、促进循环、改善代谢的作用，缓解局部肌肉痉挛。

5. 温度疗法

（1）热疗法：部分 OA 临床指南中推荐热疗法作为治疗膝 OA 的物理因子治疗方案（Ⅰa 级证据）。热疗法广泛用于 OA 患者的临床治疗可采用电透热疗法、热敷、热水浸泡或蜡浴等方式进行温热治疗。

（2）冷疗法：部分 OA 临床指南中推荐冷疗作为治疗 OA 的物理因子治疗方案（Ⅰa 级证据）。冷疗可有效缓解肌肉酸痛及痉挛，在炎症急性期可达到消肿止痛的作用。低温疗法则多用冰袋冷敷或用冰按摩。更新的循证医学证据表明：膝屈曲活动角度、功能改善、力量增加方面低温疗法与对照组有统计学差异，冰敷可减少关节肿胀。

6. 磁疗法　目前尚无 OA 临床指南将脉冲电磁场作为膝 OA 的物理因子治疗方案推荐使用。脉冲电磁场疗法是一种安全、有效的骨关节炎治疗手段，但因目前该方法用于骨关节炎的临床研究资料较少，低频脉冲电磁场的诸多参数如频率、强度、脉冲长度、脉冲波

形等,如何设定为最安全、有效,尚需积累更多的临床研究资料。虽然脉冲电磁场治疗 OA 已经积累了一些基础、临床研究和循证医学证据,具有缓解疼痛,改善关节活动功能,但其效果目前尚无统一的结论。

7. 振动疗法　全身振动疗法(whole body vibration,WBV)。目前尚无 OA 临床指南将振动疗法作为膝 OA 推荐治疗方法。振动训练虽能缓解 OA 患者的疼痛,改善平衡、步态和减少炎症指标。但临床研究并非直接探究振动治疗 OA 的效果,而是通过振动和下蹲训练的组间比较后间接得出的推论,故不能将其结论作为指导临床应用的直接证据。全身震动疗法对改善膝骨关节炎引起的疼痛及提高患者功能有一定作用,但尚存争议。故振动是否作为髋或膝 OA 患者的常规康复治疗方法还需进一步探讨。

(二)作业治疗

目前针对腰椎 OA 的作业治疗研究较少,骨关节炎临床指南中推荐的个人教育可视作作业治疗的一种方式,但目前尚无关于骨关节炎具体作业治疗的证据。

1. 治疗性作业疗法

(1)缓解疼痛的作业治疗。临床指南中推荐通过健康宣教帮助患者控制及缓解疼痛,避免损伤进一步加剧骨关节炎。可通过棋牌类游戏、书法、泥塑、绘画、音乐等转移注意力,减轻疼痛,缓解症状。也可在热疗下进行作业以缓解疼痛。

(2)改善病变关节活动度的作业治疗。如篮球、排球、舞蹈、乒乓球、通过特殊传感器控制的电子游戏等。

(3)增加病变关节肌力的作业治疗。如木工、磨砂板、投掷、金工、投篮、舞蹈、通过特殊传感器控制的电子游戏等提高肌力。

(4)增加病变关节稳定性的作业治疗。如跳绳、跳操等。

2. 功能性作业治疗

(1)改善日常生活活动能力的作业治疗:保持腰部正确的姿势:睡姿及卧具,卧姿:理想的睡眠体位应使头部保持自然仰伸位,胸部及腰部保持曲度,双髋及双膝略呈屈曲状,可使全身肌肉、韧带及关节获得最大幅度的放松和休息。侧卧时,双手交于体前,屈曲身体,双腿之间夹一枕头;仰卧时,枕头垫在膝盖后方,让腿稍稍抬高。坐姿及坐具:腰背部保持平直,头颅、背部、腰部三者一线,膝高于髋,座椅硬度适当,有靠背,靠背高度适中,能支撑背部。工作台与座椅高度适中,保持眼睛处于水平状态,避免腰部屈曲,骨盆前倾。站姿:站立时躯干保持直立位置,减少腰部屈曲和旋转。减少穿高跟鞋的频率和时间。高跟鞋会将人体重心向前方推移,骨盆前倾,臀部上翘,使腰椎过度前屈,加速

腰椎关节压迫与背后肌肉长度缩短及下腹部肌肉松弛。进行日常生活活动时应尽量保持腰部挺直,且做家务劳动的时间不宜过长。任何工作都不应当长时间固定于某一姿势,至少每 2 小时能全身活动 5 分钟。长期伏案工作者,每隔 1~2 小时有目的地起身伸展腰背部,牵拉背部肌肉,小范围旋转腰部,转动时应轻柔缓慢。(注:有腰椎不稳或其他情况患者应避免做腰椎旋转运动)。穿鞋穿袜时可使用辅助器具(穿袜器/鞋拔等),减少弯腰动作。

(2)改善工具性日常生活活动能力的作业治疗:环境改造指导。床铺的选择:选择透气性好,有利于保持颈椎、腰椎正常生理曲度的床铺,首选硬板床。尽量减少伏案工作,调整桌椅高度,保持工作时躯干直立姿势以减少腰部压力。搬运重物时,需屈膝蹲下,下肢出力,尽量使物体靠近身体,缓缓站起,保持腰背部直立,不可以扭转腰部,也不能弯腰拾物,并尽可能将物品贴近躯干,以此减少椎体承受的压力;起身时应保持腰背部直立,物体贴近躯干,动作缓慢起身,切忌弯腰取物。扛物体时,身子微向前屈曲,双膝略屈曲,使重力线落在正常范围内。

(三)康复工程技术

矫形器在骨关节炎中的应用,支具的应用尚无循证医学证据,医生可根据临床经验来决定是否使用,患者也可根据自己的意愿选择。

膝关节支具治疗的基本原理是:通过减少膝关节受累间室的生物力学负重、减轻患者的疼痛及不稳定感觉来实现减轻患者症状、改善功能,进而提高生活质量的目的。膝关节支具治疗膝骨关节炎在国内虽应用较少,但作为一种简便、安全且有效的膝骨关节炎保守治疗策略,目前在欧美发达国家应用已十分普遍,且将其视为膝骨行动关节炎非药物疗法的重要组成部分。

腰椎 OA 矫形器主要分为软式和硬式,材质多用帆布或皮革,内衬钢片,种类包括药物腰围、弹性腰围、红外线腰围、磁疗腰围等。规格要求一般其上缘须达肋下缘,下缘至臀裂。腰围后侧不宜过分前凸,以平坦或略向前凸为好。不要使用过窄的腰围,以免腰椎过度前凸;也不要使用过短的腰围,以免腹部过紧。作用为制动:主要限制腰椎前屈、侧屈和减轻腰椎的负荷,适合于 OA 急性期佩戴,当病情减轻症状好转时应取下腰围,以免产生依赖造成腰背肌失用性萎缩。

(四)康复护理

1. 康复宣教　循证医学证据推荐:对有症状的骨关节炎患者,体重指数＞25 的骨关节炎患者,建议减肥。

2. 生活护理　骨性关节炎病人,因病情较长,生活起居受影响,应协助病人采取舒适的体位,做好各项生

活护理。给予卧软垫床,定时协助翻身、拍背、多饮水,预防压疮等并发症的发生。对病人进行健康教育,并根据病情指导病人在床上进行功能锻炼,如屈膝、直腿抬高、股四头肌收缩、扩胸运动等,以利于病情的康复。嘱患者注意保暖,避免活动时间过长。

3. 心理护理　骨关节炎患者因疼痛、下肢活动障碍等而影响生活工作,需卧床休息。患者常出现心情浮躁焦虑,担心预后,应做好心理护理,关心体贴病人,尽快减轻病痛,消除病人的顾虑,取得信任,建立良好的护患关系,使病人保持良好的心理状态积极配合治疗。

三、骨折康复治疗的循证证据

骨折日常生活与工作中较多见,骨折类型也千变万化,但并非一定要等到 100 天骨头才会长好,更不要等到骨头彻底长好后才活动。

骨折的治疗原则:正确复位、牢固固定、早期功能锻炼。骨折后及时有效、正确的康复治疗,能有效预防肢体功能障碍的发生,提高生活质量。

骨折后康复的专家共识及骨折后康复的专家共识(讨论稿)中分享了骨折康复是在骨折整复和固定的基础上,针对骨关节功能障碍的因素(例如肿胀、粘连、关节僵硬、肌肉萎缩等)采取相应的物理治疗、作业治疗及矫形器等手段,使骨关节损伤部位恢复最大功能,以适应日常生活、工作和学习的需要。骨折后康复可以协调固定与运动之间的矛盾,预防或减少并发症的发生,使其朝向有利于骨折愈合的方向发展,同时又能达到功能恢复的目的。

(一)物理治疗

1. 运动疗法

(1)有氧运动:所有骨折临床指南中,均推荐患者主动进行有氧运动(Ⅰa 级证据)。有研究表明:有氧运动,可最大限度地防止肌肉萎缩、关节粘连、缩短疗程,有利于关节骨折后关节的功能恢复。

(2)肌力训练:所有骨折临床指南中均推荐肌力训练。训练方式包括等长肌力训练。等张肌力训练,等速肌力训练等(Ⅰa 级证据)。早期综合康复训练,能有效减少下肢深静脉血栓等并发症,提高关节功能恢复,有利于提高日常生活能力。核心肌群的训练遵循抗阻训练和超量恢复的基本原则,训练核心肌群的肌肉。肌肉力量训练可作为膝骨折康复治疗方法,但需要注意结合骨折患者具体情况,确定训练时期、制定相应肌群训练计划。

(3)关节松动术:所有的骨折临床指南中,均推荐患者关节松动术作为干预方法,其循证等级为Ⅰa 级。利用关节的生理运动和附属运动被动活动患者各关节,适用于关节疼痛、关节活动受限或关节僵硬。通过活动关节促进关节液的流动,增加对软骨的营养和修复,缓解疼痛,防止软骨萎缩;同时可防止因关节活动减少而引起关节退变,减少组织纤维增生,保持和增加关节周围软组织的伸展性,从而改善关节的活动范围。

(4)牵伸训练:目前骨折临床指南将牵伸技术作为骨折推荐治疗方法(Ⅰa 级证据)。伸时推荐采用缓慢、轻柔、持续地静态拉伸,可有效改善骨折患者的关节活动度。

(5)水疗:目前临床指南循证据不确定。水中运动方式如下:放松运动、关节活动训练、被动牵引、抗浮力训练、步行再训练等。水疗可缓解骨折疼痛,改善关节僵硬,若患者不能进行陆上运动时,水疗可起到替代作用。训练原则应循序渐进,训练强度相应减轻,根据患者个体情况灵活掌握。因此,可将水中运动作为改善骨折患者疼痛和提高整体功能状态的康复治疗方法。

2. 电疗法

(1)经皮神经电刺激:绝大多数骨折临床指南中推荐 TENS 作为治疗骨折的物理因子治疗方案(Ⅰa 级证据)。TENS 的频率选择多依病人感到能缓解症状为准,电流强度以引起明显的震颤感而不致痛为宜。目前尚无报道表明 TENS 有严重的不良反应,可作为治疗骨折的安全有效的常规康复治疗方法。

(2)神经肌肉电刺激:目前尚无骨折临床指南将神经肌肉电刺激作为骨折的物理因子治疗方案推荐使用,主要用于防止肌肉的失用性萎缩。NMES 主要用于已经出现肌力下降或肌肉萎缩等并发症的骨折患者,该类患者情况可能较复杂,还需进一步研究和探讨。

(3)短波透热疗法:目前尚无骨折临床指南将短波透热疗法作为骨折的物理因子治疗方案推荐使用。超短波是否对骨折患者有效?脉冲超短波是否可以产生热效应?是否有消炎止痛作用?作为消炎止痛目前虽然也广泛应用于临床,但超短波治疗存在的争议,均有待进一步深入研究以证实或证伪。

(4)干扰电:目前尚无骨折临床指南将干扰电治疗作为骨折的物理因子治疗方案推荐使用。临床上干扰电可帮助缓解骨折引起的疼痛。目前临床多采用非甾类抗炎药镇痛剂及物理治疗,但临床疗效不一。

3. 声疗法

(1)治疗性超声:骨折临床指南中推荐对膝骨折患者使用治疗性超声(Ⅰa 级证据)。超声疗法被普遍认为可以减少水肿、减轻疼痛、增加活动度,加速组织愈合,减少炎症反应。治疗性超声无不良反应作用,且有益疼痛缓解及功能改善。

（2）体外冲击波疗法：目前尚无骨折临床指南将体外冲击波治疗作为骨折的物理因子治疗方案推荐使用。目前体外冲击波疗法治疗骨折临床治疗报道较少，多是基于动物实验及细胞实验，临床治疗时应严格掌握适应证，为患者提供理想的治疗方法。

4. 光疗法

（1）低功率激光：目前尚无骨折临床指南将低功率激光作为骨折的物理因子治疗方案推荐使用。低功率激光能产生一种低能量，可消炎镇痛，促进组织修复，调节神经及免疫功能。但目前低功率激光治疗骨折临床治疗报道较少，尚缺乏足够随机对照试验来进一步证实。

（2）偏振红外线：目前骨折临床指南推荐使用偏振红外线作为骨折的物理因子治疗方案（Ⅰa级证据）。偏振红外线属透热方法有良好的消炎、消肿、扩张血管、促进循环、改善代谢的作用，缓解局部肌肉痉挛。

5. 温度疗法

（1）热疗法：部分骨折临床指南中推荐热疗法作为治疗骨折的物理因子治疗方案（Ⅰa级证据）。热疗法广泛应用于骨折患者的临床治疗，可采用电透热疗法、热敷、热水浸泡或蜡浴等方式进行温热治疗。

（2）冷疗法：部分骨折临床指南中推荐冷疗作为治疗骨折的物理因子治疗方案（Ⅰa级证据）。冷疗可有效缓解肌肉酸痛及痉挛，在炎症急性期可达到消肿止痛的作用。低温疗法则多用冰袋冷敷或用冰按摩，冰敷可减少关节肿胀。

6. 磁疗法　部分骨折临床指南将脉冲电磁场作为膝骨折的物理因子治疗方案推荐使用脉冲电磁场（Ⅰa级证据）。脉冲电磁场疗法是一种安全、有效的治疗手段，且脉冲电磁场治疗骨折已积累了一些基础、临床研究和循证医学证据，具有缓解疼痛，改善关节活动功能。

（二）作业治疗

目前针对骨折的作业治疗研究较少，骨折临床指南中推荐的个人教育可视作作业治疗的一种方式，但目前尚无关于骨折具体作业治疗的证据。

1. 治疗性作业疗法

（1）缓解疼痛的作业治疗。可通过棋牌类游戏、书法、泥塑、绘画、音乐等转移注意力，减轻疼痛，缓解症状。

（2）改善病变关节活动度的作业治疗。如篮球、排球、舞蹈、乒乓球、通过特殊传感器控制的电子游戏等。

（3）增加病变关节肌力的作业治疗。如木工、磨砂板、投掷、金工、投篮、舞蹈、通过特殊传感器控制的电子游戏等提高肌力。

（4）增加病变关节稳定性的作业治疗。如跳绳、跳操等。

2. 功能性作业治疗

（1）改善日常生活活动能力的作业治疗：保持正确的姿势：睡姿及卧具，卧姿：理想的睡眠体位应使头部保持自然仰伸位，胸部及腰部保持曲度，双髋及双膝略呈屈曲状，可使全身肌肉、韧带及关节获得最大幅度的放松和休息。

（2）改善工具性日常生活活动能力的作业治疗：环境改造指导。床铺的选择：选择透气性好，有利于保持颈椎、腰椎正常生理曲度的床铺，首选硬板床。

（三）康复工程技术

支具在骨折应用循证医学证据不确定，医生可根据临床经验来决定是否使用，患者也可根据自己的意愿选择。

（四）康复护理

1. 康复宣教　健康教育模式的纳入，对骨折患者康复有影响。骨折后患者进行康复教育和高强度的力量训练可节约治疗费用，循证医学证据推荐。

2. 生活护理　骨折病人，由于病情较长，生活起居受影响，应协助病人采取舒适的体位，做好各项生活护理。给予卧软垫床，定时协助翻身、拍背、多饮水，预防压疮等并发症发生。对病人进行健康教育，并根据病情指导病人在床上进行功能锻炼，如屈膝、直腿抬高、股四头肌收缩、扩胸运动等，以利于病情康复。嘱患者注意保暖，避免活动时间过长。

3. 心理护理　骨折患者因疼痛、活动障碍等而影响生活工作，需卧床休息，患者常出现心情浮躁焦虑，担心预后。应做好心理护理，关心体贴病人，尽快减轻病痛，消除病人的顾虑，取得信任，建立良好的护患关系，使病人保持良好的心理状态积极配合治疗。

四、地震伤害的康复治疗

地震伤多为压砸伤和挤压伤，多发伤比例大，休克多，变化快，内环境严重失衡，感染率高，挤压综合征发生率高。地震伤员的创伤类型以骨折居首，其次为复合伤、软组织损伤、肺挫伤和截肢等。地震伤以出现疼痛、肿胀为主，运动功能、其他感觉功能、平衡功能、日常生活活动能力出现障碍。

地震引起的软组织损伤包括肌肉、肌腱、韧带、筋膜、健鞘、血管、神经等组织的损伤，可以是单独损伤扭伤、挫伤、断裂、撕脱或伴有骨折、脱位可分闭合性或开放性损伤两种。

实施早期康复，对提高地震伤员的临床疗效，缩短治疗时间，防治功能障碍，防治卧床伤员的并发症和失用综合征；提高或恢复伤员的活动和参与能力，改善或恢复伤员的身体结构与功能,实施残疾的二、三级预防;提高伤员生活独立的程度和生活质量,早日回归社会,构建和谐社会具有十分重要的现实意和深远的社会意义。根据地震伤员的康复指南推荐康复治疗如下。

(一) 物理治疗

1. 运动疗法

(1) 有氧运动:所有骨折临床指南中,患者主动进行有氧运动作为推荐使用的干预方法。软组织损伤也推荐有氧运动(Ⅰa级证据)。

(2) 肌力训练:所有骨折临床指南均推荐肌力训练,训练的方式包括等长肌力训练,等张肌力训练,等速肌力训练等(Ⅰa级证据)。软组织损伤推荐使用。

(3) 关节松动术:所有骨折临床指南中,患者关节松动术作为推荐使用的干预方法(Ⅰa级证据)。软组织损伤亦推荐使用。

(4) 牵伸训练:目前骨折临床指南将牵伸技术作为骨折推荐治疗方法(Ⅰa级证据)。软组织损伤亦推荐使用。

2. 水疗　目前临床指南循证据不确定。

3. 电疗法

(1) 经皮神经电刺激。绝大多数骨折临床指南中推荐 TENS 作为治疗骨折的物理因子治疗方案,软组织损伤,疼痛推荐使用(Ⅰa级证据)。

(2) 神经肌肉电刺激。目前尚无骨折临床指南将神经肌肉电刺激作为骨折的物理因子治疗方案推荐使用,主要用于防止肌肉的失用性萎缩。

(3) 短波透热疗法。目前尚无骨折临床指南将短波透热疗法作为骨折的物理因子治疗方案推荐使用。软组织损伤可以选用,根据具体情况选择。

(4) 干扰电。目前尚无骨折临床指南将干扰电治疗作为骨折的物理因子治疗方案推荐使用。软组织损伤缓解疼痛,推荐使用。

4. 声疗法

(1) 治疗性超声。骨折临床指南中推荐对膝骨折患者使用治疗性超声(Ⅰa级证据)。早期软组织损伤推荐小剂量,后期可使用大剂量。

(2) 体外冲击波疗法。目前尚无骨折临床指南将体外冲击波治疗作为骨折的物理因子治疗方案推荐使用。目前亦无循证依据推荐软组织损伤使用。

5. 光疗法

(1) 低功率激光。目前尚无骨折临床指南将低功率激光作为骨折的物理因子治疗方案推荐使用。

(2) 偏振红外线。目前骨折临床指南推荐使用偏振红外线作为骨折的物理因子治疗方案(Ⅰa级证据)。

6. 温度疗法

(1) 热疗法。部分骨折临床指南中推荐热疗法作为治疗骨折的物理因子治疗方案(Ⅰa级证据)。软组织损伤后期亦推荐使用。

(2) 冷疗法。部分骨折临床指南中推荐冷疗作为治疗骨折的物理因子治疗方案(Ⅰa级证据)。软组织损伤,推荐冷疗法、冰敷、制冷剂如氯乙烷制剂喷雾。

7. 磁疗法　脉冲电磁场。部分骨折临床指南推荐使用脉冲电磁场作为膝骨折的物理因子治疗方案(Ⅰa级证据)。软组织损伤推荐使用。

(二) 作业治疗

参考第三节"骨折康复治疗的循证证据"。

(三) 康复工程技术

支具在骨折、软组织损伤中的应用尚未见循证医学证据,医生可以根据临床经验来决定是否使用,患者也可以根据自己的意愿选择。

(四) 康复护理

参考第三节"骨折康复治疗的循证证据"。

五、心 理 康 复

康复治疗对象中的残疾者、慢性疾病患者均可能在疾病的不同时期出现不同程度的心理障碍。从生物、心理、社会医学模式的观点来看,心理障碍和躯体功能障碍二者可通过神经内分泌系统、免疫调控等多方面相互作用、相互影响。尚无一种疾病是单纯的生理功能障碍或纯粹的心理问题,只是心理和生理二者在疾病的发生发展过程中作用的主次和轻重程度不同而已。康复的基本原则是:①保持和恢复患者的功能活动。②从心理(精神)上、职业上、社会参与等方面进行全面的、整体的康复。这就要求在对躯体功能障碍进行康复的同时必须进行心理康复,否则无法达到全面康复的目标。

人的心理活动主要包括认知、情感、意志及个性心理,康复患者在疾病发生发展过程中可能出现否认、偏见、偏信、依赖、固执及宿命论等负性认知评价,从而导致消极的认知体验,如剧烈或长久的焦虑、抑郁、恐惧、愤怒等负性情绪反应,严重影响患者的心理健康。这些负性认知评价及情绪反应会进一步影响患者对康复治疗的配合度与治疗效果,不利于患者的躯体功能恢复。

早期及全程实施心理干预,对提高患者的康复治疗参与度及治疗效果,缩短治疗时间,加强躯体功能恢复,正确定位及判断其在家庭、社会人际关系中的地位及作用,重新调整和修正自我的社会角色,提高患者的日常活动和社会参与能力,最终获得成功的适应性调整具有重要的意义。

（一）心理康复的循证证据

康复患者的心理活动受到认知、情感、意志、人格及社会和医源性因素的影响，目前对于残疾及慢性疾病的心理康复的具体介入时机和康复措施尚无统一定论。不同疾病对患者心理活动的影响存在一定差异，与疾病本身的种类、发病机制、病理生理改变，及疾病对患者造成的躯体功能损害和参与功能受限的程度都有着密切关系。1994 年至 2016 年间美国心脏病协会/美国卒中协会（AHA/ASA）先后发布了 7 版有关急性缺血性脑卒中早期管理的指南，并提出应注重所有脑卒中患者卒中后的情绪管理，结合相应的量表进行全面评估，根据患者情绪障碍的类型及程度，采用综合的治疗及手段进行干预。在国际骨关节炎研究协会、美国风湿病学院和欧洲抗风湿病联盟等在髋与膝骨关节炎治疗指南中也提出了应关注患者的心理康复。相关国际学术组织对于脑外伤（traumatic brain injury，TBI）、脊髓损伤（spinal cord injury，SCI）、地震伤、骨折等疾病的诊治及康复指南中，也将心理康复作为患者整体康复的重要组成部分。英国国家临床诊治与服务优化研究所（National Institute for Health and Care Excellence，NICE）发布的慢性病患者抑郁及焦虑诊治指南中，对这类患者心理障碍的诊治提出了具体的指导意见。

（二）心理康复的评估及策略

心理评估是依据心理学的理论和方法对康复对象的心理状况作出评定，对可能存在的各种心理障碍，如认知障碍、情感障碍、人格障碍、社交障碍等，用各种心理测验，包括智力测验、人格测验、神经心理测验及精神症状评定等进行测评，为制定心理康复计划提供科学依据。临床最常见的心理障碍主要为焦虑和抑郁障碍。目前许多指南对不同慢性疾病或残疾造成的心理障碍均进行阐述，其原则及临床思路基本一致。因此本节主要介绍卒中后情感障碍的康复治疗及其循证依据，主要参考美国 AHA/ASA 卒中康复指南、英国 NICE 抑郁后心理障碍管理指南、NICE 成人慢性病伴抑郁诊治指南及促中国抑郁临床实践的中国专家共识。

对卒中后患者，应及早进行心理障碍的筛查，并贯彻全程监测的在急性治疗期对于符合相应诊断标准的患者，应根据其严重程度分为轻度、中度及重度，并实施分级管理和定期再评估，观察和判断心理康复的治疗效果，及时调整治疗方案。NICE 指南强调多学科交叉合作，加强与神经内科、精神科等专科医师合作，对治疗效果不佳或病情较重的患者及早进行多学科会诊。

（三）卒中后抑郁的诊断

目前对卒中后抑郁（post-stroke depression，PSD）尚无统一诊断标准。现行诊断标准主要采用①美国精神病学会《精神障碍诊断和统计手册》（DSM-V）；②世界卫生组织《国际疾病分类》（第 10 版，ICD-10）；③《中国精神疾病分类方案与诊断标准》（CCMD-3）对 PSD 进行诊断。国内临床上较多采用的诊断标准为 CCMD-3。因 PSD 发病率较高，目前大部分学者认为应对所有脑卒中患者在卒中后 1 个月内进行心理评估（包括自评和他评），并定期随访。

结合国内外 PSD 结构化诊断标准及中国专家共识，推荐 PSD 诊断标准，同时满足以下条件的患者，我们诊断为 PSD：

（1）至少出现以下 3 项症状（同时必须符合第 1 项或第 2 项症状中的一项），且持续 1 周以上。

1）经常发生的情绪低落（自我表达或者被观察到）。

2）对日常活动丧失兴趣，无愉快感。

3）精力明显减退，无原因的持续疲乏感。

4）精神运动性迟滞或激越。

5）自我评价过低，或自责，或有内疚感，可达妄想程度。

6）缺乏决断力，联想困难，或自觉思考能力显著下降。

7）反复出现想死的念头，或有自杀企图/行为。

8）失眠，或早醒，或睡眠过多。

9）食欲缺乏，或体重明显减轻。

（2）症状引起有临床意义的痛苦，或导致社交、职业或其他重要功能方面的损害。

（3）既往有卒中病史，且多数发生在卒中后 1 年内。

（4）排除某种物质（如服药、吸毒、酗酒或其他躯体疾病引起的精神障碍，例如适应障碍伴抑郁心境，其应激源是一种严重的躯体疾病）。

（5）排除其他重大生活事件引起精神障碍（例如离丧）。

备注：如果（1）项中，患者出现了 5 个以上的症状，且持续时间超过 2 周，我们可考虑为重度 PSD。

（四）卒中后抑郁严重程度的评估

临床上对抑郁严重程度的判定主要依据心理学量表检测，常用抑郁筛查和诊断量表包括 Hamilton 抑郁量表（HAMD）、Zung 氏抑郁自评量表（SDS）、Beck 抑郁自评量表（BDI）、失语抑郁量表（ADRS）、卒中失语抑郁问卷（SADQ）、患者健康问卷-9（PHQ-9）。

PHQ-9 是抑郁自评量表，主要优点为简单易行，可适用于各种临床环境，且具有较好的信度和效度，用于抑郁症状的快速筛查和评估。HAMD 是临床上最普遍应用的经典抑郁症状他评量表；SDS 主要反映抑郁症状和程度,用于评估治疗前后的变化,属于自评量表。对一些特定人群,亦可采用爱丁堡产后抑郁量表(EPDS)、老年抑郁量表(GDS)及医院焦虑抑郁量表(HADS)。抑郁评估量表均采用评分的分级标准,几乎所有量表都将抑郁的严重程度分为轻度、中度和重度,用以指导临床治疗。

(五)心理康复干预手段

针对卒中后抑郁应综合运用心理治疗、药物治疗和康复训练等多种治疗手段,以期达到最佳治疗效果。在参照循证医学证据的同时,应充分遵循个体化治疗的原则,同时考虑患者可能存在的发病风险因素及患者及家属意愿,在此基础上选择最适合的治疗手段及药物。同时应严密监测和评估治疗的依从性、疗效、不良反应及症状复发的可能性。若患者出现重度卒中后抑郁,伴有自杀风险包括自杀想法或自杀行为,治疗效果不明显如复发性抑郁、难治性抑郁或抑郁症状迁延不愈,或伴有精神病性症状时,应及时请精神科医师会诊或转入精神科治疗。

1. 关注患者　NICE 指南及中国专家共识中均指出,应重视卒中患者的身心健康问题,在接触患者过程中,医生、护士及治疗师均应给予患者更多的关心,耐心倾听其对自身疾病的看法和理解,给予其积极的鼓励和适当的反馈,有助于患者建立积极的治疗心态,确立良好的医患关系,改善甚至避免抑郁状态发生。患者家庭成员也应参与到患者的康复治疗中,给予患者关心和生活上的照顾,为患者提供良好的心理支持。此外,良好的社会支持系统,患者通过正式或非正式的途径与他人或群体接触,有助于患者获得良好的自我价值感、物质、精神和情感需求,降低应激性生活事件、躯体残障给患者造成的心理压力及抑郁症状的发生。

2. 心理疗法　所有心理治疗都应给予病人一定形式和程度上的心理支持,通过向病人解释、鼓励、保证、指导及促进环境改善等 5 个阶段的治疗,了解病人的心理问题的症结所在,并及时对患者所存在问题进行恰当的分析和解释,帮助患者克服躯体疾病所带来的负性情绪,缓解心理压力和危机,充分发挥病人的潜能,参与到康复治疗与计划中。

对 PSD 症状较轻且不伴认知与交流障碍的患者,可考虑采用单一心理治疗,而症状较重且严重影响患者参与卒中后康复治疗、日常生活功能与社会参与及心理治疗疗效不佳者,可考虑使用药物治疗和(或)联合心理治疗。对药物依从性差、药物反应不良或不宜使用药物治疗的 PSD 患者,可首选认知行为治疗(cognitive-behavioral therapy,CBT)、动机性访谈和问题解决疗法(problem-solving psychotherapy,PST)等心理治

疗。另外音乐、放松训练、冥想及锻炼等辅助治疗手段也可考虑用于 PSD 患者。

3. 药物治疗　对存在卒中后抑郁症状的患者,应遵循个体化治疗的原则,综合考虑患者存在的抑郁症状及严重程度,合理选用抗抑郁药物治疗以缓解症状、提高患者生活质量并预防复发。在治疗过程中应严密监测和评估药物的依从性、有效性、不良反应及患者症状变化等。治疗剂量应个体化,从小剂量开始,逐渐增量或减量,足量足疗程治疗,在抑郁症状缓解后应少维持 4 至 6 个月以上。若药物正规治疗后 4 至 6 周症状无明显改善,需请精神科医师协助诊治。

在药物类别选择上,选择性 5-羟色胺再摄取抑制剂(selective serotonin reuptake inhibitor,SSRI)是目前一线抗抑郁药,临床常用的药物包括舍曲林、艾司西酞普兰、西酞普兰、氟西汀、帕罗西汀、氟伏沙明。临床证据表明:SSRI 类药物对 PSD 有效,但目前仍缺乏针对 PSD 的大样本随机对照试验,因而高质量临床证据较少。抑郁相关最新循证医学研究证据表明:舍曲林和艾司西酞普兰的疗效及安全性均优于其他 SSRI 类药物,被推荐为首选的 SSRI 类抗抑郁药。其他抗抑郁药物,包括 5-羟色胺去甲肾上腺素再摄取抑制剂(serotonin-norepinephrine reuptake inhibitor,SNRI)、去甲肾上腺素能及特异性 5-羟色胺能抗抑郁药(noradrenergic and specific serotonergic antidepressant,NaSSA)、三环类抗抑郁药(tricyclic antidepressants,TCAs)等均有考虑用于 PSD 患者抑郁治疗,但这一类药物不良反应较多,使用过程中应严密监测药物不良反应,注意药物禁忌证。

对卒中后伴有严重焦虑的 PSD 的患者,可联用 NaSSA 类抗抑郁药(如米氮平)或抗焦虑药物(如坦度螺酮);对伴有睡眠障碍的 PSD 患者,可考虑使用苯二氮䓬类或佐匹克隆等非苯二氮䓬类镇静药物;伴有严重精神病性症状的患者,可考虑联用奥氮平、阿立哌唑、喹硫平等非典型抗精神病药物;伴有躯体化症状的患者,可酌情考虑对症治疗。治疗期间应注意药物相互作用及不良反应,严密监测治疗疗效及症状改变情况。

4. 运动训练　早期康复训练可通过刺激神经元调节器兴奋性,在重建神经通路的同时改善骨骼及供血,恢复集体运动协调性和躯体运动功能。有研究认为,心理护理结合运动训练能够有效减少卒中后抑郁的复发,缩短患者治疗的时间,促进其躯体功能的恢复并提高生活质量。美国 AHA 指南建议:为患者制定至少 4 周的运动训练,从而降低 PSD 发生。

5. 经颅磁刺激　经颅磁刺激是近年用于改善大脑皮层功能的技术,通过磁场作用调节神经网络中相关

神经元的兴奋性,被广泛用于多种神经系统疾病,如卒中后肢体运动障碍、耳鸣等。2008 年美国 FDA 批准将经颅磁刺激用于治疗药物难治性抑郁症。目前有一些研究表明:经颅磁刺激在治疗卒中后抑郁中可一定程度上改善患者症状,但尚无高质量证据证明其治疗效果及安全性。

6. 中医治疗　一些抗抑郁的中药制剂如五灵胶囊和疏肝解郁胶囊在临床上被用于治疗卒中后抑郁,其作用机制目前尚未完全明确,可能影响神经递质的合成及释放。临床上常用针灸治疗卒中后抑郁,包括针刺治疗、电针治疗和针药并用。尽管许多临床实践报道中医针灸及推拿等手段对抑郁治疗有效,但目前尚无有关针灸治疗 PSD 患者的高质量随机对照试验,其在临床治疗 PSD 中的疗效和安全性均有待进一步验证。

7. 其他辅助治疗手段　目前最新研究表明:音乐、放松训练、冥想等可尝试用于 PSD 患者治疗。音乐治疗师近年提出一种全新的治疗理念,属于现代医学模式,融合了心理学、社会学及医学等多个学科。但音乐治疗强调个体差异,与患者自身的心理特点、教育水平、文化及艺术修养等关系密切。有研究发现:音乐治疗调节患者情绪可能是通过影响大脑边缘系统而实现的。目前有关以上辅助治疗手段的治疗效果尚缺乏高质量研究证据,在临床实践中仅被用作卒中后抑郁的辅助治疗手段。

(六) 2016 年美国 AHA/ASA 急性缺血性脑卒中早期管理指南关于 PSD 的具体建议:

1. 采用抑郁评估量表如患者健康问卷 (Patient Health Questionnaire-2, PHQ-2) 常规筛查患者抑郁状况(Ⅰ级推荐,B 级证据)。

2. 对患者进行健康教育,介绍有关疾病的医疗知识,包括预后及疾病可能对患者生活造成的影响(Ⅰ级推荐,B 级证据)。

3. 诊断为卒中后抑郁的患者,除非有明确禁忌证,均应使用抗抑郁药物治疗,并严密观察治疗效果(Ⅰ级推荐,B 级证据)。

4. 对情绪不稳或出现强哭强笑的患者,可考虑使用 SSRI 或右美沙芬/奎尼丁治疗(Ⅱa 级推荐,A 级证据)。

5. 定期评估患者抑郁、焦虑或其他精神症状(Ⅱa 级推荐,B 级证据)。

6. 若情绪障碍给患者带来持续性压力或引起躯体功能障碍加重,可请资深精神病医生或心理医生协助诊治(Ⅱa 推荐,C 级证据)。

7. 常规预防性使用抗抑郁药物的疗效尚不明确(Ⅱb 级推荐,A 级证据)。

8. 对卒中后抑郁患者,可考虑联合药物与非药物治疗(Ⅱb 级推荐,A 级证据)。

9. 单独采用个体心理治疗对卒中后抑郁的疗效尚不明确(Ⅱb 级推荐,B 级证据)。

10. 患者教育、心理咨询、社会支持都可作为卒中后抑郁治疗的一部分(Ⅱb 级推荐,B 级证据)。

11. 为患者制定至少为期 4 周的锻炼计划作为卒中后抑郁的补充治疗手段(Ⅱb 级推荐,B 级证据)。

12. 对卒中后抑郁进行早期干预利于提高康复结局(Ⅱb 级推荐,B 级证据)。

13. 对于抗抑郁药物种类的选择尚无明确推荐,目前 SSRI 在临床上较为常用,且耐受较好(Ⅲ级推荐,A 级证据)。

第四节　康复医学常见症状的循证证据

以脑卒中后偏侧忽略为例。

临床案例:李某,男,53 岁。因"脑梗死左侧肢体乏力 1+月"入院。患者于入院前 1+月前出现突发意识障碍伴左侧肢体乏力,当地医院 CT 检查提示"右侧脑梗死",急诊行溶栓、抗血小板治疗,给予脱水降颅内压、营养神经等对症治疗。近 5 日患者意识嗜睡,仍遗留左侧肢体乏力,步行不能,为求进一步康复治疗,转入我科。

(一) 入院时主要的康复问题

1. 运动功能障碍　主要表现为站立不稳,不能步行。

2. 感觉功能障碍　主要表现为左侧肢体感觉减退。

3. 认知功能障碍　主要表现为注意、记忆、计算力严重受损。

ADL　35 分

IADL　1 分(接听电话)

MMSE　9 分(定向 4 分,记忆 1 分,计算 1 分,语言 3 分)

经过一段时间康复训练之后,患者运动功能较前明显提高,行走较前好转,可拄拐下独立步行。在治疗期间,发现患者出现偏侧忽略,表现为意识不到左侧空间内的事物,不向左侧看,进食时只吃盘子右边的饭菜。

(二) 提出问题

1. 脑损伤后偏侧忽略的相关评定及测试。

2. 偏侧忽略的治疗方案。

3. 该患者的个性(评定)治疗方案。

将问题用 PICOS 要素转化为:

P:脑卒中后偏侧

I:康复治疗

C:未进行康复治疗

O:侧偏忽略的改善

S:RCT

（三）检索证据

1. 英文文献　Pubmed,Ovid,EBSCO.1996 to Present with Daily Update。

2. 中文文献　CNKI,维普,万方。2005.1-2016.8。

3. 关键词　中文:脑卒中、偏侧忽略、治疗。英文:Stroke,spatial neglect、treatment。

（四）检索结果

在 Cochrnae 图书馆检索出 2013 年发表的认知康复训练治疗卒中相关偏侧忽略的系统评价 1 篇及 2015 年发表的药物治疗卒中相关偏侧忽略的系统评价 1 篇。因这 2 篇文献均未纳入最近几年的研究,在参考该系统评价的同时再次做原始文献检索及分析(图 16-1)。

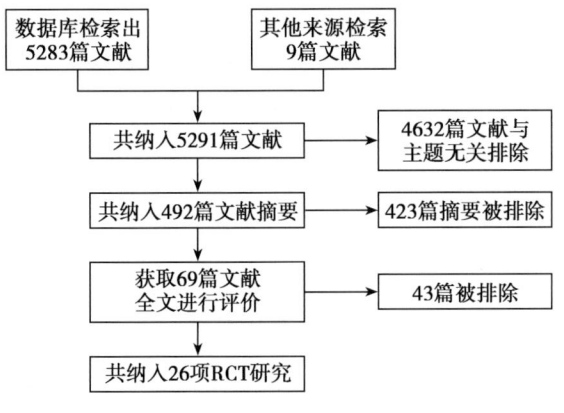

图 16-1　文献检索流程

共纳入 26 项 RCT 研究,所有研究对象均为卒中后偏侧忽略患者。其中 23 项研究患者均为右侧大脑半球损害,其余研究纳入患者存在左侧或右侧大脑半球损害。研究对象年龄在 20 岁至 89 岁之间。

对于偏侧忽略的干预手段主要包括视觉扫描训练、感知提醒疗法、想象疗法、棱镜适应性训练、半视野遮蔽、注意力训练、直流电刺激、重复经颅磁刺激疗法。对于治疗效果的评价方式主要包括如日常生活自理能力(MBI)、FIM 量表、凯瑟琳博格量表(CBS)、ADL 评分、行为忽略测试(BIT)等。

目前仅有 2 项 RCT 研究利凡斯的明及 Nicorret 在治疗卒中相关偏侧忽略的研究,其纳入患者数量均较少,根据 GRADE 评价其证据质量较低。目前尚无有关药物治疗偏侧忽略的确切证据。

现有 RCT 证据提示认知康复训练能够改善卒中相关偏侧忽略,但存在样本量较小、方法学设计缺陷、异质性较大等研究质量较差的问题,根据系统评价结果,认知康复训练治疗卒中相关偏侧忽略在短期内能够改善患者相关症状,但长期并未体现出明显的差异。故目前对认知康复训练在偏侧忽略治疗中的应用尚无统一结论。

（五）应用证据

因目前尚无有效的药物治疗方案,现有证据提示认知康复治疗,包括提醒疗法、经颅磁刺激等对患者症状能有一定的改善,但总体证据不足。考虑到目前相关的康复治疗方式均属于无创操作,相对安全,故结合我院已开展的治疗项目,我们开展了一项关于重复经颅磁刺激(TMS)联合感知提醒(SC)对脑卒中患者偏侧忽略的影响研究。

研究采用随机对照、评定者盲法设计,共纳入 33 例右侧脑卒中后单侧忽略患者,将其随机分为 rTMS＋SC 组(n＝16)及 rTMS 组(n＝17)。结合常规的康复治疗基础上,进入 rTMS＋SC 组的患者将同时接受 rTMS 及 SC 治疗,rTMS 组患者仅接受 rTMS 治疗。治疗 2 周后,评估患者在治疗前及治疗后单侧忽略严重程度(BIT-C)和凯瑟琳博格量表(CBS)、上肢运动功能(FMA)、上肢活动量表(ARAT)以及日常生活自理能力(MBI)。结果提示,经 2 周康复治疗后,①两组患者各项量表结果均较治疗前有所改善;②rTMS＋SC 组患者的 BIT-C 改善更明显;③CBS、上肢功能(FMA、ARAT)指标治疗后两组差异无统计学意义。结论:rTMS 联合 SC 对改善脑卒中患者单侧忽略症状可能较单纯 SC 更有效,可供偏侧忽略的多技术联合治疗策略之一参考。

本案例中,在常规康复治疗方案上,患者通过 2 周的 rTMS 联合 SC 治疗后,偏侧忽略症状得到改善。通过检索文献查找相关证据,发现尽管多项研究表明认知康复训练在改善卒中后偏侧忽略方面有一定效果,但目前尚无统一定论,尤其对于治疗的远期效果缺乏相关的循证医学证据,今后需要更多的高质量临床研究。

第五节　循证康复医学实践
面临的问题及挑战

中国已成为全球老年人口总量最多,老龄化进度最快的国家,对康复医疗质量和数量需求急剧增加。新的、有效的干预方法使原来不能解决的问题得到解决,刺激卫生资源的需求增加;新知识产生与转化加速了这个过程。专业康复人员的期望值受患者期望值的影响,①引导专业康复人员提供相应医疗服务;②亦可引导专业康复人员为避免医疗纠纷而采取防御性医疗措施；③新技术发展也会使专业人员期望值增加，可促使其向患者提供更多高质量的卫生服务，从而增加卫生资源需求。

过去制定卫生康复医疗决策时主要考虑价值和资源，而很少注意科研证据，现在因资源紧张，决策者必须根据科学证据制定出决策。循证康复强调对个人、群体任何康复策略和措施的制定，不仅要考虑资源价值，还要以当前科学研究的最佳成果为依据。即使证据质量很差或最终还是根据价值和资源制定策略和措施也必须去寻找和评价它们，推动了循证康复医学的发展。

康复医学领域不乏运用循证医学的成功案例，但也存在不少问题。如：①国内外指南因为人种的差异，可能会存在某些方面的偏差，但我们拿不出自己的循证医学证据，只好借用国外的指南。②目前很多疾病还没有正式完整的康复治疗指南，影响了我们对患者科学的、规范化的康复治疗。③目前国内康复领域，高质量随机对照试验的数量和涉及的病种还比较少，不仅数量上不能满足临床实践的需要，在质量上亦存在不足，尚处于起步阶段。随着新治疗技术和治疗手段不断涌现，对这些治疗方法的评估需要更多临床证据。我国康复临床研究者有责任去进行高质量的研究，为康复的临床决策提供真实可靠的科学依据，并使之容易获得；有责任去应用高质量的研究结果，使自己为患者做出的各种决策更加科学。

造成目前实际困难可能原因有：①我国因患者素质、经济承受能力、缺乏完善的医疗保障体制等因素，开展大规模随机对照试验研究比较困难；②国家投入很少或不投入，企业投入过多，极大地影响证据的公正性；③学者欠缺实事求是精神，不了解、不按照临床研究的规范进行设计、实施和报告，很多数据和文献都不真实、不严谨。呼唤康复科医生①掌握临床流行病学和生物统计学方法，善于开展和验证临床研究有效性，从而提炼科学证据，用于指导个人医疗实践；②善于发现和观察临床问题，提出课题设计和参与临床研究，积极参与求证；③学会利用文献检索与信息技术方法查询、选择、评估、运用最新原始文献，不断获取和更新医学知识，开阔眼界，拓宽思路；④在实践中，既关心近期疗效，更要注意远期效果，全面考虑治疗作用、副作用以及经济和社会价值等多种因素；⑤认真采集、及时分析一线临床实践中产生的真实世界数据，开展高质量的真实世界研究，将真实世界数据转化为真实世界证据，并用于改进临床决策质效和患者满意度。

循证康复医学的普及将有助于提高证据的质量和数量，使更多的康复问题有科学的答案，既可加快现有证据的使用，又能促进高质量证据的产生，意义重大。

第六节　循证医学对康复医学临床实践的促进与发展

一、循证医学对康复医学教育的影响

循证医学教育有助于培养康复医学生良好的医德修养和职业素质。使学生养成了遵循科学证据、以客观事实为依据的行为习惯。教育学生从患者的利益和愿望出发，以患者为中心，科学分析问题和做出正确决策，从而制定出合理、科学、有效的治疗方案。

循证医学教育可激发学习兴趣，培养自主学习和终身学习能力。在循证医学教育中，教师从传统的知识复制者转变为学习的引导者，从"授之与鱼"转到"授之与渔"，形成基于问题的自主学习、合作学习的方式，有利于自觉运用循证医学的思维方法指导终身学习。

循证医学教育有助于培养学生的循证思维，提高临床决策能力。在循证医学教育注重科学方法和临床思维的培养，要求培养学生分析归纳问题、进行文献检索、筛选最佳方法结合实践进行应用技能，这些素质和能力的获得，需要在实施基础医学和专业医学教育。同时大力倡导循证医学思维，并在医学教育过程中不断地加以强化。这个学习的过程有助于培养学生的循证思维，提高分析问题和解决问题的能力。

二、循证医学对康复医学临床实践的影响

目前结合中国实际情况制订的中国康复医学临床实践指南数量很少，且方法学质量较低，循证康复指南整体质量低于世界平均水平。亟待提升中国康复医学临床实践指南质量。

系统评价是循证临床实践指南的原料，生产高质量系统评价是制订高质量的临床实践指南的先决条件。接受循证医学和流行病学的基本训练后，康复医学及相关领域研究人员生产高水平系统评价或 Meta 分析的趋势逐年增加，将有助于康复医学临床实践指南的发展。

循证临床实践指南重视中国一线临床康复问题、患者意愿及临床防治质效，纳入高质量循证证据，有很好的指导和推广价值。但当前对于患者意愿价值观和成本效益分析的研究数量极少，不能满足制订高质量临床实践指南的需要，提示需要在重视临床疗效研究的同时注意研究临床治疗相关的患者意愿价值观的研究和成本效益的研究，为制订高质量的临床实践指南打好先决基础。

只要我们根据基于问题研究、基于证据决策、后效评价、持续改进的模式，持之以恒推进循证康复医学的学科、平台、梯队建设，中国的循证康复医学一定能在服务临床和社会中不断发展。

（黄　程）

参 考 文 献

1. 何成奇,丁明甫.循证医学在康复临床中的应用.中国临床康复,2003,7(1):8-17
2. 张通,李丽林,崔丽英,等.急性脑血管病三级康复治疗的前瞻性多中心随机对照研究.中华医学杂志,2004,84(23):1948-1954
3. Zhang W,Moskowitz RW,Nuki G,et al. OARSI recommendations for the management of hip and knee osteoarthritis,Part Ⅱ:OARSI evidence-based,expert consensus guidelines. Osteoarthritis Cartilage,2008,16(2):137-162
4. Fransen M,McConnell S. Exercise for osteoarthritis of the knee. Cochrane Database Syst Rev,2008(4):CD004376
5. Batterham SI,Heywood S,Keating JL. Systematic review and meta-analysis comparing land and aquatic exercise for people with hip or knee arthritis on function,mobility and other health outcomes. BMC Musculoskelet Disord,2011,12(1):123-135
6. Bjordal JM,Johnson MI,Lopes-Martins RB,et al. Short-term efficacy of physical interventions in osteoarthritic knee pain. a systematic review and meta-analysis of randomised placebo-controlled trials. BMC Musculoskelet Disord,2007,8:51
7. Simão AP,Avelar NC,Tossige-Gomes R,et al. Functional performance and inflammatory cytokines after squat exercises and whole-body vibration in elderly individuals with knee osteoarthritis. Arch Phys Med Rehabil,2012,93(10):1692-1700
8. 国际骨关节炎研究学会髋与膝骨关节炎治疗指南——第二部分:基于循证和专家共识之治疗指南.国际骨科学杂志,2009,30(4):208-217
9. 刘思佳,谢薇,何成奇,等.208例芦山地震伤员康复需求分析.中国循证医学杂志,2013,13(6):654-656
10. 何红晨,何成奇,赵雨,等.地震伤儿童的康复需求调查.中国循证医学杂志,2008,8(9):716-717
11. 李诗雨,陈忠兰,敬沛嘉.汶川地震伤截肢患者的康复需求调查分析.华西医学,2009,24(6):1557-1559
12. 王文春,周祖刚,张安仁,等.早期综合康复治疗126例地震伤四肢骨折后功能障碍的疗效分析.华西医学,2009,24(8):1975-1977
13. 何成奇.地震伤员康复治疗指南.四川医学,2008,29:17-22
14. 王安庆,刘四海,崔志刚.地震后四肢骨折并发症的预防和早期康复.中国康复理论与实践,2008,14(7):630-633
15. 李洁辉,常华,常冬梅.地震后下肢截肢患者的康复治疗.中国康复理论与实践,2008,14(7):637-638
16. Winstein CJ,Stein J,Arena R,et al. Guidelines for Adult Stroke Rehabilitation and Recovery:A Guideline for Healthcare Professionals From the American Heart Association/American Stroke Association. Stroke,2016,47:e98-e169
17. Improvement NHS. Psychological care after stroke. Leicester:NHSI 2011
18. National Collaborating Centre for Mental H. Depression in adults with a chronic physical health problem:treatment and management. British Psychological Society,2010
19. 王少石,周新雨,朱春燕.卒中后抑郁临床实践的中国专家共识.中国卒中杂志,2016,11(8):685-693
20. Gertler P,Tate RL,Cameron ID. Non-pharmacological interventions for depression in adults and children with traumatic brain injury. Cochrane Database Syst Rev,2015:Cd009871
21. 柳惠玲,于明.循证医学在康复医学科学化中的应用.中国临床康复,2005,8(25):5362-5363
22. 刘鸣.论循证医学临床实践的常见问题.中国循证医学杂志,2003,3(1):1-3
23. 徐金耀.循证医学发展与思考.医学创新研究,2003,4(8):3-5
24. 黄莹,言枫,张鹏飞,等.中国康复医学临床实践指南的质量分析.中华物理医学与康复杂志,2014,36(9):714-716

第 17 章 循证口腔医学实践

循证口腔医学是口腔医学领域的新兴学科,有其自身特殊点。了解和掌握循证口腔医学发展历史、特点及方法对全面学习循证口腔医学知识有十分重要的作用。本章旨在介绍循证口腔医学的定义、特点;回顾循证口腔医学的历史、基本方法、问题及挑战;探索椅旁循证的概念及部分循证口腔医学临床证据。

第一节 循证口腔医学的概念和历史

口腔医学是临床医学的一个部分,循证口腔医学是循证医学的一个分支,其产生晚于循证医学,但在其发展过程中出现了许多具有显著特色且有别于传统循证医学方法的部分。本节介绍循证口腔医学的概念、特点及其发展历史。

一、循证医学与口腔医学的结合——循证口腔医学

(一)循证口腔医学的定义及范畴

循证口腔医学是指在口腔临床治疗及口腔疾病预防过程中,利用当前最佳临床证据,结合医生及医疗机构能力,同时考虑患者价值观,进而为患者及大众选择口腔疾病的最佳诊治及预防措施的一门学科。即把循证医学的基本理念与方法用于口腔医学临床工作中;是循证医学与口腔医学的结合,是口腔医生进行临床诊治的重要方法学。

在我国,口腔医学的范畴较广泛,不只是传统意义上的牙科学。从解剖角度看:口腔医学涵盖了从颅底到颈根部的人体口腔、颌面及颈部各大器官及结构;从疾病位置看:口腔医学不仅聚焦牙病,同时也进行口腔黏膜、软组织、颌骨、颞下颌关节及颈部器官、组织的相关疾病的诊治。要了解循证口腔医学的范畴,首先应该了解口腔临床医学的各个亚学科。

我国口腔临床医学往往被分为口腔内科学、口腔颌面外科学、口腔修复学及口腔正畸学。还有一些口腔临床医学同其他学科相融合的交叉学科,如口腔预防医学、儿童口腔医学、老年口腔医学等。下面简要介绍口腔医学 4 大主干学科。

1. **口腔内科学** 口腔内科学是一门以牙齿保存和口腔疾病药物治疗为主的学科。在牙齿保存方面又分为牙体牙髓组织的保存及牙周组织的健康保护。根据这个分类,国内多将口腔内科学分为牙体牙髓病学、牙周病学及黏膜病学 3 个大方向。

(1)牙体牙髓病学是研究口腔内最常见的感染性疾病之一——龋病及其导致的牙髓根尖周病的预防和诊治的学科。龋病是因致龋细菌在一定环境下逐渐侵犯牙体硬组织导致的牙体硬组织丢失的一类疾病。随其进一步发展,炎症波及牙髓并进而累及根尖就形成了牙髓根尖周病。牙体牙髓病学医师在临床上主要通过各种机械及化学方法,去除感染组织,消除炎症;并通过各种材料重新恢复牙体外形。

(2)牙周病学主要关注口腔内另一类常见的感染性疾病——牙周炎。这类疾病主要因局部口腔卫生环境较差,引起牙周致病菌破坏牙周组织,引发炎症,最终导致患者牙齿松动、失牙。牙周科医师主要通过机械及化学手段去除局部致病因素,消除或控制牙周炎症,通过自体或异体材料重建牙周健康的工作。

(3)黏膜病学则主要针对覆盖口腔的各类口腔黏膜上发生的黏膜疾病,如复发性阿弗它溃疡、口腔白斑及各种自身免疫性疾病等。口腔黏膜科医师主要通过局部或全身使用各种药物对口腔黏膜病进行治疗。我国口腔黏膜病的临床治疗中还用到了大量祖国医学的内容,是我国口腔黏膜病治疗的特色。

2. **口腔颌面外科学** 口腔颌面外科学是一门以外科手段诊治口腔颌面部肿瘤、先天及后天畸形、外伤及炎症等疾病的学科。颌面外科学所涉及的范围突破了人的固有口腔,包括颌骨、面部、唾液腺、颈部甚至部分鼻、眶及耳。口腔颌面外科医师在口腔临床上主要进行牙齿拔除、肿瘤切除、骨折固定、唇腭裂治疗、正颌外科治疗及口腔颌面部美容整形等操作。由于颌面外科

学涉及范围包括患者牙齿及面颈部结构,因此在手术过程中更加注重患者面部外形及咬合的恢复。为达该目的,各种技术在口腔颌面外科中得到大量应用,如导航技术、电脑辅助设计与电脑辅助制造(computer aided design/computer aided manufacturing,CAD/CAM)及3D打印技术、手术机器人、显微外科等。

3. 口腔修复学　口腔修复学是针对牙体缺损、牙体缺失、牙列缺失甚至口腔颌面部软组织缺失的患者,运用符合生理的方法,采用修复体(义齿、赝复体等)的方式修复其软硬组织缺损的一门学科。口腔修复学主要分为活动修复、固定修复及种植修复3大方面。活动修复即通过可以取戴的活动义齿对各种牙齿及软组织缺损进行修复的方式。固定修复则主要依靠尚存牙齿,通过粘接的方式,将固定修复体粘接在尚存牙上,修复牙体的缺损。种植修复是通过向颌骨或其他骨内放入金属种植体,并在种植体上放置固定义齿或活动义齿的方式修复软硬组织缺损的方法。

口腔正畸学是研究错颌畸形(malocclusion)的病因、诊治及预防的一门学科。错颌畸形是由牙齿排列、颌骨畸形等因素导致的咬颌紊乱,严重影响患者外形和功能。口腔正畸医师主要通过可摘带的活动矫治器及固定矫治器,通过生物力学方式预防及治疗错颌畸形,进而达到平衡、稳定、美观的咬颌。

(二)循证口腔医学的特点

口腔临床医学自身特点决定了循证口腔医学中有别于循证医学的部分,主要包括以下几点。

1. 各亚学科疾病发病率差别较大,导致口腔临床证据数量参差不齐。

常见的口腔疾病发病率较高。有研究显示:①我国龋齿发病率儿童高达80%~90%;35~44岁的中年人63%患有龋齿;65~74岁的老年人65%患有龋齿。②我国牙周病约85%~90%的成年人患有不同程度的牙周病。③口腔正畸学领域的错颌畸形发病率约40%~49%。但也有部分口腔疾病发病率较低,如口腔癌发病率约为十万分之4.5~6.5。疾病发病率差别较大导致针对各种疾病的临床证据数量参差不齐。在Pubmed检索龋病相关的临床随机对照试验,发现约1306项相关研究;牙周病约1705项研究。口腔肿瘤仅有343项临床随机对照试验。从Cochrane图书馆口腔卫生组看,截至2017年1月份,仅龋齿、牙周病等口腔卫生相关的疾病就有264个系统评价全文或研究计划发表,但口腔肿瘤相关系统评价及计划书仅15项。

2. 循证口腔医学不仅提供药物治疗及治疗手段相关的临床证据,还能提供医疗器械及牙科材料相关的临床证据。

口腔疾病的诊断大部分可在门诊完成,但口腔疾病的治疗往往很大程度上依赖医生的操作,仅用药物治疗的口腔疾病屈指可数。治疗过程中,口腔医生用得最多的即是口腔医学相关治疗设备、器械及牙科材料。Cochrane系统评价中就有大量相关研究关注牙科治疗设备、器械及牙科材料。如Adhesives for fixed orthodontic bands主要关注正畸治疗中粘接剂的效果;Materials for retrograde filling in root canal therapy则评价了根管倒充填时使用的牙科材料;Rubber dam isolation for restorative treatment in dental patients一文则评价了在口腔内科及修复学中常用的器械——橡皮帐的使用效果;Magnification devices for endodontic therapy一文研究了牙科显微镜对根管治疗成功率的影响。

3. 循证口腔医学的研究单位可以是个体的人,还可以是单个牙齿或单个牙列。

循证口腔医学的研究对象中最有趣的是牙齿。一般成年人有28~32颗牙齿;儿童有20颗甚至在替牙期还有更多颗牙齿。每颗牙齿作为独立器官可能发生各种疾病,而在同一人的口腔内,发生相同疾病的牙齿往往不只一颗。因此,研究过程中是把个体作为研究单位还是将牙齿作为研究单位就是循证口腔医学研究的一个关注点。将牙齿作为研究单位时,同一个体可有多个研究对象,所有牙齿处于相同的口腔环境中,更容易控制研究偏倚;也不排除可能导致沾染或污染加剧。正是这一特点衍生出了循证口腔医学中十分特殊的研究方式——同口配对研究(split-mouth study)。

(三)同口配对研究——循证口腔医学的特有方法

同口配对研究是口腔临床研究中常用的研究设计,检索Pubmed发现,截至2017年1月,共有>1000项同口配对研究发表,超过一半的研究采用了随机对照的研究设计。1968年Ramfjord等学者提出该设计并称为Split-mouth Study。国内最初并无特定名称,2011年我国循证口腔医学创始人史宗道教授经过认真思考后将其命名为同口配对研究,让国内学者对该研究类型及设计方式有了一定了解。

同口配对研究的设计方式利用了人体口腔的左右对称性,加上口腔内存在大量对称的牙齿,且对应的牙齿出现相同或类似疾病的可能性较高,故可选择一侧换牙作为实验组的同时,选择其对应的一侧牙齿作为对照组,减少了个体差异导致的两组基线差异,可更好地控制研究过程中的各项偏倚。这种研究设计多用于常见的口腔疾病的研究中,如龋齿、牙周病及咬合紊乱等。若分配同一口腔中患牙的方式为随机方式,则被称为同口配对临床随机对照试验。这种设计方法还可用于皮肤科、脊柱外科、眼科,但相比于口腔医学,其他学科中该研究设计报告数量较少。故可认为同口配对随机对照试验是口腔医学特有的一种研究类型。

同口配对设计与农学中裂区设计(split-plot)的研究类型相同,又类似于医学中交叉设计的临床研究。但同口配对研究与交叉设计研究二者的本质区别是:交叉设计研究是对同一个体,先后给予治疗 A 及治疗 B,即先给予治疗 A,经过一段洗脱期后,再给予治疗 B。这种先后顺序可根据随机化方式确定。同口配对研究是在同一时间给同一个体中对称的牙齿治疗 A 和治疗 B,两种治疗给予的方位可根据随机化方式确定。显然,交叉设计是时间上的随机;而同口配对设计是空间上的随机。因此,对交叉设计,需要避免延迟效应,即上一次治疗的效果并未完全清除,进而影响下一个研究的治疗方式。故必须有足够的洗脱期以避免延迟效应。而同口配对设计则需要避免横向传播效应,即一侧的治疗影响对侧的治疗;如使用不同浓度的氟滴剂预防下颌第一磨牙龋齿的研究中,可能右侧使用浓度 A、左侧使用浓度 B,这时,应该尽量避免一侧氟滴剂流到对侧造成横向传播效应。故必须在研究过程中,严格评价横向传播效应,并制定相应措施对其进行有效预防。若无法预防横向传播效应,则同口配对设计方式的研究结果就无法获得认可。

二、循证口腔医学发展简史

(一)国际循证口腔医学的发展历史

循证口腔医学在循证医学的基础上发展起来。20 世纪 90 年代,David Sackett 和 Gordon Guyatt 创建的循证医学学科使临床证据被大量运用到临床决策当中。方法学的进步推动大量口腔临床证据被用于口腔临床决策。这些方法学也使循证口腔相关研究受到口腔医学研究者们的关注。1992 年,在 Journal of Dental Education 杂志上发表一篇名为 Meta-analysis:application to clinical dentistry and dental education 的文章,作者 Cohen 教授呼吁在口腔临床及口腔医学教育中使用 Meta 分析的方法,标志该方法学首次被口腔医学学者们关注。同年美国的 Hayes 等将这一方法用于牙周病学实践,并在牙周病学顶级杂志 Journal of Clinical Periodontology 上发表 Quality assessment and meta-analysis of systemic tetracycline use in chronic adult periodontitis 一文,引起广泛关注。但作者发现该文纳入的 13 项临床研究中仅 2 篇能用 Meta 分析方法合并。使口腔医学研究者们意识到在口腔医学中广泛运用循证医学方法学所面临的挑战:①口腔医学研究间的异质性较大,大量临床研究无法通过传统循证医学方法得到有效应用;②需要特定的组织机构来研究解决该问题。Alexia Antezak-Bouckoms 等人考虑到,可利用刚成立的 Cochrane 协作网的平台,建立口腔医学工作

组,集中全球感兴趣的口腔医学研究者,一起努力生产口腔循证医学相关系统评价,为口腔临床治疗提供依据。1994 年,Alexia Antezak-Bouckoms 等在美国建立了 Cochrane 口腔卫生组。但因无法得到足够基金资助,1996 年 Cochrane 口腔卫生组迁到英国曼彻斯特。1997 年在曼彻斯特牙学院的努力下,英国国家卫生服务部决定长期支持 Cochrane 口腔卫生组,该组织才得以留存并得到稳定发展。

1998 年,《英国牙科杂志》开始发行专门的增刊刊登循证口腔医学相关文章。2000 年,《英国牙科杂志》将该增刊改为《循证口腔医学》杂志发行。该杂志为季刊,刊登相关临床证据述评,于 2004 年获 Medline 收录。此外,2001 年,Newman 等人又同 ScienceDirect 公司共同创立了 Journal of Evidence Based Dental Practice 杂志,为发表循证口腔医学相关文章的季刊。2015 年该杂志被 SCI 数据库收录,成为循证口腔医学领域唯一一本被 SCI 数据库收录的杂志。

目前全球大量循证口腔医学文章发表,循证口腔医学相关方法学也颇受关注。2007 年,Medline 将 "Evidence based dentistry"首次作为 MeSH 主题词列入数据库中,为开展循证口腔医学研究提供了极大便利。

(二)国内循证口腔医学的发展历史

中国循证口腔医学事业发展相对缓慢。四川大学华西口腔医学院口腔颌面外科教研室的史宗道教授是我国循证口腔医学事业的奠基人。20 世纪 80 年代,史宗道教授在澳大利亚新堡大学接受了临床流行病学硕士学位课程培训,是当时为数不多的口腔临床流行病学领域的研究者。在广泛开展口腔临床流行病学研究的过程中,史宗道教授接受了循证医学相关理念,于 1996 年参与了中国循证医学中心的筹建并带头组织了中国循证医学中心循证口腔医学的相关研究及推广工作。1997 年中山医科大学附属第一医院口腔科许鸿生医师等在《广东牙病防治上》发表了一篇名为《Meta-analysis法探讨复发性口腔溃疡和微量元素锌的关系》的研究论文,是国内第 1 篇循证口腔医学相关研究论文,也是首次将循证医学方法学用在口腔医学研究中的范例。2002 年,史宗道教授团队在 Cochrane Database of Systematic Reviews 上发表系统评价全文 "Hyaluronate for Temporomandibular Disorders",首次将国内循证口腔医学研究成果推向国际舞台。

自 1988 年回国后史宗道教授即参加了华西医科大学国家级临床流行病学硕士学位课程培训,在国内首先开展口腔临床流行病学的研究并作为硕士研究生导师培养了国内第一代口腔临床流行病学骨干,如李刚、吴友农、张国良及陈娥等。他们毕业后均积极投入

到我国口腔临床流行病学及循证口腔医学的研究中，为我国口腔事业的发展做出了巨大贡献。1996 年，随着中国循证医学中心开始筹建，史宗道教授带头参与了该中心有关口腔医学领域的循证医学教学及科研工作。2002 年，史宗道教授带领的科研团队使我国循证口腔医学研究首次登上了国际舞台。

作为中国循证医学研究中心，2000 年四川大学首次向口腔医学长学制本科生开设了包含循证口腔医学的相关课程——《临床科研设计》。其后又分别向外籍学生、五年制本科生中开展该门课程，取得了良好的效果。2013 年，四川大学华西口腔医学院成立口腔交叉学科系，并设立国内首个循证口腔医学教研室，由四川大学华西口腔医学院华成舸教授担任教研室首任主任。

为满足循证口腔医学教育的需要，2003 年史宗道教授等主编出版了国内第一本也是目前唯一一本循证口腔医学专著——《循证口腔医学——如何学习和实践循证口腔医学》。2005 年该教材被教育部评为研究生教材，2007 年被列为卫生部"十一五"国家级规划教材；2008 年，该教材再版并更名为《循证口腔医学》；2017 年，《循证口腔医学》第三版编撰完成。

随着中国循证医学中心的建立及循证口腔医学相关研究者的努力，国内在循证口腔医学方法学方面取得了一定进步。2006 年，旨在推动临床试验透明化的《成都宣言》发起，《口腔颌面外科杂志》《上海口腔医学》和《中国口腔颌面外科杂志》等 3 本口腔医学专科杂志参与签订该宣言。2007 年，随着 WHO 临床试验注册平台的建立，注册了约 100 个口腔医学相关临床试验。2011 年，四川大学华西口腔医学院李春洁博士获 Cochrane Aubrey Sheiham 奖学金，赴英国 Cochrane 中心进行访问学习。

（三）循证口腔医学相关机构简介

Cochrane 口腔卫生组（Cochrane Oral Health Group，COHG）是 Cochrane 协作网内传播循证口腔医学相关临床证据，指导广大口腔医学研究者进行循证

口腔医学相关研究的组织，位于英国曼彻斯特大学牙学院。目前其 Co-ordinating Editor 为曼彻斯特大学的口腔临床统计学家 Helen Worthington 教授及邓迪大学的小儿牙病学家 Jan Clarkson 教授。Cochrane 口腔卫生组拥有一支专业的 Cochrane 系统评价制作团队。其 Trials search Co-ordinator 为 Anne Littlehood 女士，她主要负责口腔卫生组内各 Cochrane 系统评价的检索策略的制定、数据库检索及全文检索。随着 COHG 临床试验注册库的建立，Anne 女士还负责组织全球志愿者手工检索口腔医学相关杂志中的临床随机对照试验工作。目前，Cochrane 口腔卫生组的 Managing Editor 为 Laura MacDonald 女士和 Luisa Fernandez Mauleffinch 女士，负责 Cochrane 口腔卫生组的日常运营，系统评价的注册、提交及更新等工作。Cochrane 口腔卫生组还有 19 名来自世界各地的编委会成员，主要负责对口腔卫生组内的系统评价进行内部评审工作。截至 2017 年 1 月份，Cochrane 口腔卫生组共发表系统评价 152 篇，系统评价计划书 42 篇。包括防治性系统评价 192 篇，诊断性系统评价 2 篇。Cochrane 口腔卫生组对系统评价及其计划书要求十分严格，每年共发表系统评价及计划书约 30 项。目前有近 20 项研究由中国学者主持，这些中国研究者大部分来自四川大学华西口腔医学院。

为进一步提升 Cochrane 口腔卫生组系统评价的影响力，促进相关系统评价的制作，2010 年 Cochrane 口腔卫生组启动了全球联盟计划，积极与多个国家学术组织磋商，获得了大量基金资助，有效扩大了其影响力。目前，与 COHG 联盟的学术组织包括：英国口腔外科医师协会、英国口腔公共卫生研究会、英国正畸协会、英国儿童口腔医学会、英国牙周病学会、加拿大牙科保健员协会、梅奥诊所、美国国立口腔卫生研究中心、纽约大学牙学院及英国爱丁堡皇家外科医师协会（图 17-1）。2015 年，Cochrane 口腔卫生组中发表的系统评价影响因子达到 4.9，居所有口腔医学相关杂志第二名。

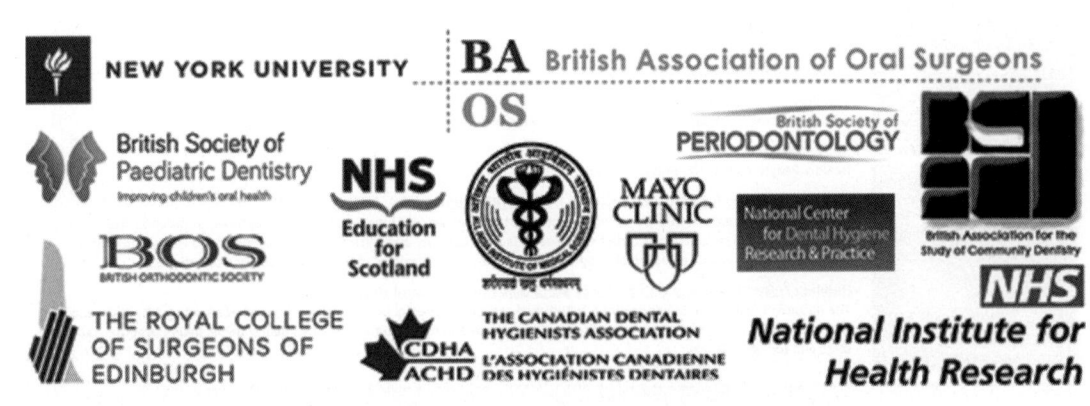

图 17-1 Cochrane 口腔卫生组全球联盟计划相关学术组织

第二节　循证口腔医学资源的获取及应用

随着循证口腔医学的方法和证据及网络技术的发展,口腔医学临床问题的解决也从传统的经验医学转变为循证医学模式。为了帮助繁忙的口腔临床医生筛选和评价文献,掌握循证口腔医学资源及其应用方式十分必要。

一、循证口腔医学证据来源

2013 年,美国牙医协会根据调查发布了一项口腔临床医师在一定时间内获取临床问题答案的流程图,向口腔临床医师们清楚展示了获取临床证据的方法。①若口腔临床医师仅有 5 分钟检索问题的时间,可以选择美国牙医师协会创立的循证口腔医学证据整合系统,这种方式较为快速,操作简单并且免费;但缺点在于不一定能完全回答口腔临床医师的问题,同时依赖于原始评价者的水平。②若口腔临床医师有 30 分钟时间,美国牙医师协会推荐检索其证据整合系统、循证口腔医学专业杂志及 Pubmed 中的 Clinical Queries。可快速有效且更可能地回答临床问题,并简单学会评价证据的方式,且多半免费或仅需较少费用;但缺点在

于证据质量依赖于原始评价者的水平。③若口腔临床医生有更多的时间,美国牙医师协会则推荐直接检索Pubmed,通过系统评价、随机对照试验或者其他的相对高质量的临床研究获取临床问题的解决方法。该方法能最大可能回答口腔临床问题,不依赖其他评价者的水平并可掌握评价研究质量的方法;但需要研究者有一定的循证口腔医学基础,比较耗时同时可发生一定费用。

目前虽有口腔临床问题检索的推荐方式,但口腔医生也需要自己掌握各种循证口腔医学资源的使用方法,建立自己回答临床问题的方法。下面重点介绍循证口腔医学相关数据库及循证口腔医学期刊。

(一)循证口腔医学相关数据库介绍

循证口腔医学临床证据往往在一些杂志上发表,数据库收录其后,方便研究者们进行检索及评价,评价结果再通过系统评价方式发表。一些学术机构和组织根据临床问题,检索这些发表的原始研究和系统评价制作口腔临床指南;另一些数据库再收集这些指南方便临床医师的快速检索。故我们介绍口腔医学相关指南数据库、系统评价数据库及原始研究的数据库。

1. 美国国家及地方牙医领导者协会(Association of State and Territorial Dental Directors, ASTDD)　是 1948 年建立的非盈利组织。ASTDD 致力于建立口腔

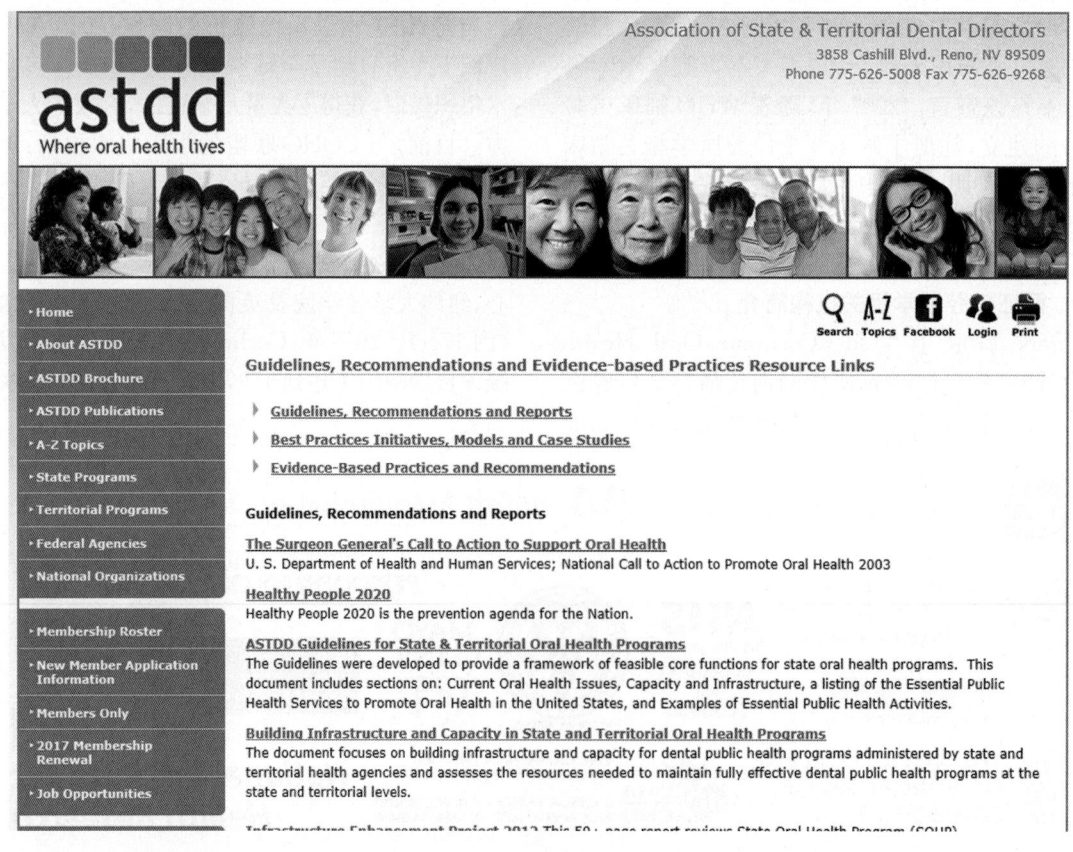

图 17-2　ASTDD 主页

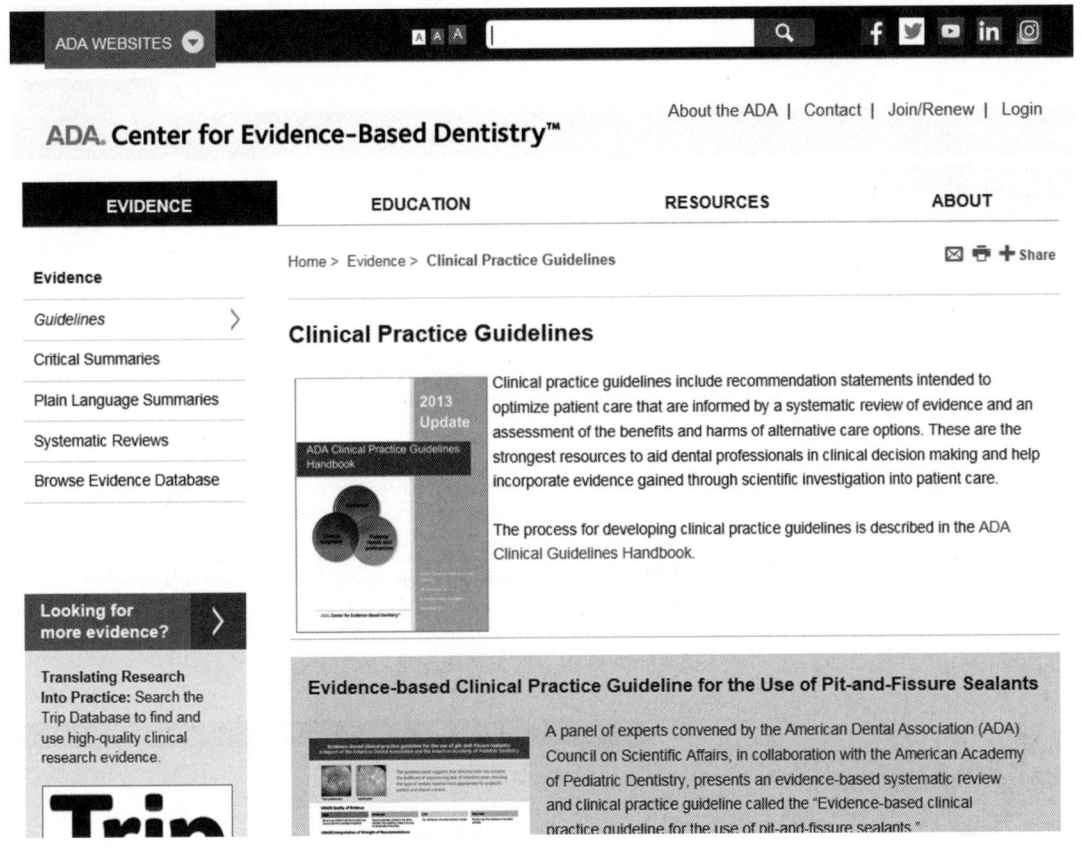

图 17-3　ADA 循证口腔医学中心主页

公共卫生相关政策,完成口腔疾病预防的相关项目,提高大众口腔健康保护的意识和技巧,帮助参与行政决策。ASTDD 提供大量口腔公共卫生保健及口腔疾病预防的资料,并将其编撰成指南形式,部分详细内容可根据指南中的链接直接获取,极大地方便了临床医师。但 ASTDD 仅通过文本及链接形式整合这些证据,不能像传统数据库一样方便的检索。其指南获取入口为 http://www. astdd. org/state-guidelines/(图 17-2)。

2. 美国牙医师协会临床证据推荐系统(ADA Evidence-Based Clinical Recommendations)　收集了部分口腔临床指南,特别是发表在美国牙医师协会会刊上的指南。还编撰并于 2006 年出版了 ADA 临床指南手册,旨在指导临床医师运用循证口腔医学证据。该手册于 2013 年更新。该手册和相关指南的获取地址为 http://ebd. ada. org/en/evidence/guidelines? source= VanityURL(图 17-3)。

CDC 口腔卫生组(CDC Division of Oral Health)是建立在美国疾病控制及预防中心(Centers for Disease Control and Prevention,CDC)上的分支机构。主要收集和制作口腔医学领域关于疾病预防的相关指南,其入口为 https://www. cdc. gov/oralhealth/guidelines. htm(图 17-4)。

此外,还可在一些指南制作或传播组织的网站上检索到口腔指南,如 National Guideline Clearinghouse (http://www. guidelines. gov/)、National Institute for Health and Clinical Excellence(NICE)(https://www. nice. org. uk/guidance? action=byTopic&o=7298&set= true)、NHS Evidence(https://www. evidence. nhs. uk/ search? q=Oral+Health)、Scottish Intercollegiate Guidelines Network(http://www. sign. ac. uk/guidelines/published/index. html♯Dentistry)、Agency for Healthcare Research and Quality(AHRQ)(https://www. ahrq. gov/ professionals/clinicians-providers/guidelines-recommendations/index. html)。

除检索指南,还可检索系统评价,主要数据库为 Cochrane 口腔卫生组(http://ohg. cochrane. org/)、PubMed Clinical Queries(https://www. ncbi. nlm. nih. gov/ pubmed/clinical)等(图 17-5)。

在检索原始研究时,除常规的循证医学相关的数据库如 Pubmed、Embase、CENTRAL 等外,还可检索 Cochrane 口腔卫生组临床试验注册平台。该数据库中包含有与口腔相关的 CCT 和 RCT,相关的通讯文章、会议论文及研究摘要。为维护 Cochrane 口腔卫生组临床试验注册平台,Cochrane 口腔卫生组 Trials search Co-ordinator, Anne Littlehood 女士每月会检索 CENTRAL、MEDLINE、Embase 及 CINAHL,以方便研

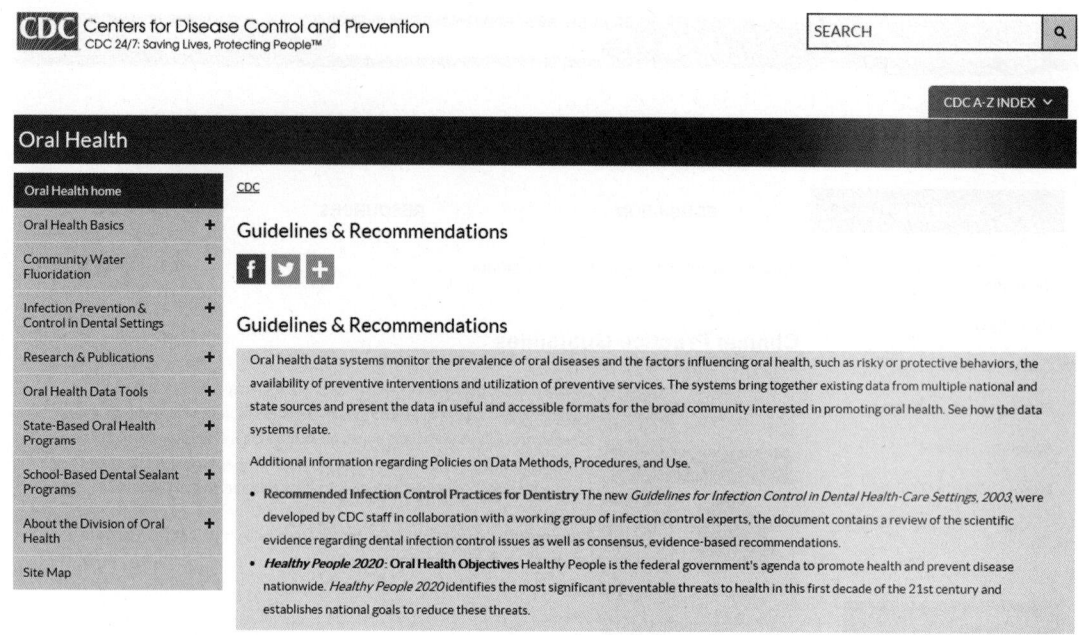

图 17-4　CDC 口腔卫生组主页

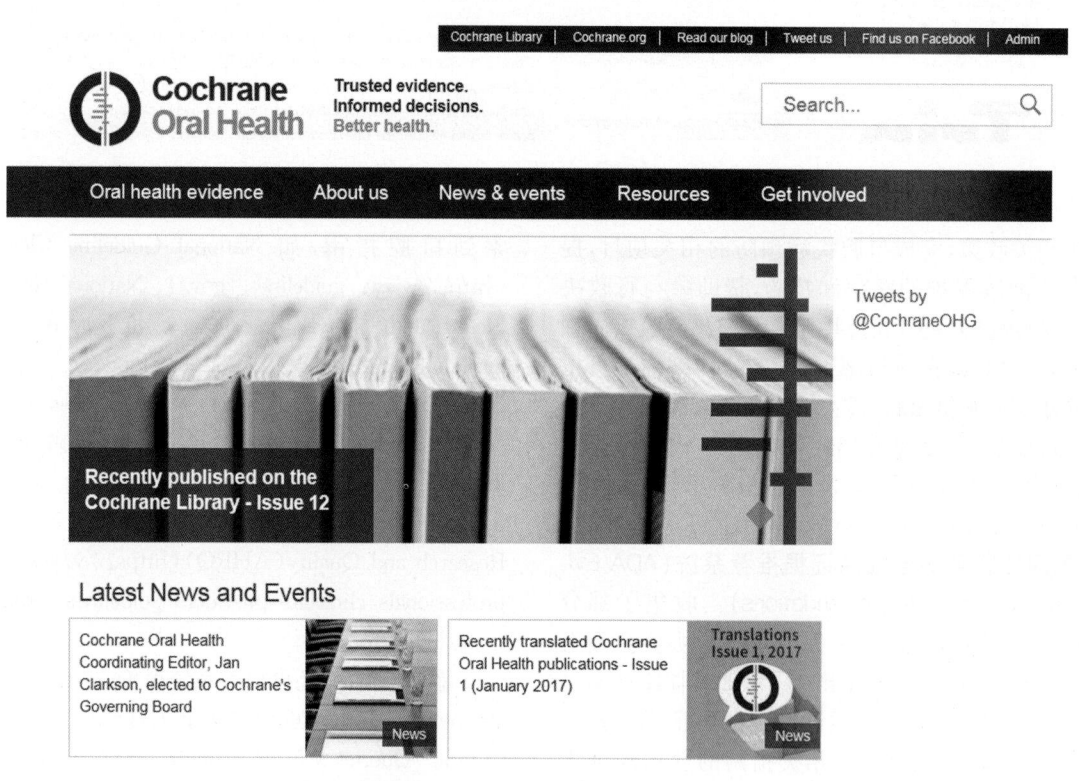

图 17-5　Cochrane 口腔卫生组主页

究者及时获得信息。还有专人定期检索国际牙科联合会的会议摘要；还有部分志愿者手工检索各国杂志，以扩大该平台收录文献的范围。目前，该平台共有相关研究记录约 31 000 条，是 CENTRAL 的一部分，研究者在此平台上仅能检获口腔卫生及其相关的 CCT 和 RCT。

（二）循证口腔医学相关期刊介绍

目前循证口腔医学仅有 2 本学术期刊：Evidence-

Based Dentistry 和 Journal of Evidence-Based Dental Practice，均为季刊；均发表对系统评价及相关临床研究的述评。Journal of Evidence-Based Dental Practice 近期也开始发表系统评价和原始研究。

二、循证口腔医学证据运用举例

目前已生产大量循证口腔医学证据，但未被收集写入指南中,用于指导口腔医师根据临床需要进行临床治疗。

氟防龋是口腔预防医学中的常见课题,最早可追溯到 20 世纪 30 年代。使用氟化物能显著抑制牙体硬组织脱矿,有效预防龋病。氟化物有多种使用方式,主要可通过饮水氟化、氟滴剂、氟凝胶、含氟牙膏等。对儿童局部使用含氟牙膏是较方便且便宜的方式。但口腔临床医师面临的问题是,多大浓度的含氟牙膏其防龋效果最佳? 检索发现:目前有 58 项临床随机对照试验结果能回答该问题,这 58 项研究比较 7 种浓度的含氟牙膏,即 0ppm、250ppm、440/500/550ppm、1000/1055/1100/1250ppm、1450/1500ppm、1700/2000/2200ppm、2400/2500/2800ppm。1 篇 Cochrane 系统评价中,Walsh 等按照不同浓度对这些研究合并结果显示:相比安慰剂,当含氟牙膏浓度为 1000～1250ppm、1450～1500ppm、2400～2800ppm 时,其防龋效果显著。但这不是连续试验的结果,部分>1000ppm 浓度的研究并未与安慰剂比较,其结果不清楚。故作者用网状 Meta 分析方法进一步分析,结果显示:①相比安慰剂及 250ppm 的含氟牙膏,只要氟浓度≥1000ppm,其防龋效果均较显著;②相比 1000ppm 氟浓度的含氟牙膏,只有当氟浓度增加>2400ppm 时,才能获得更加显著的防龋效果。提示:含氟牙膏氟浓度≥1000ppm 即能防龋;浓度越高,防龋效果越好。

氟浓度真的是越高越好吗? 答案是否定的。局部使用含氟制剂时最常见的并发症是氟牙症,主要发生在还有未发育完全牙齿的儿童。过量氟离子会导致正在发育的釉质产生过度矿化,导致牙面颜色变化甚至硬组织缺损。对氟牙症的具体发病机制虽目前并不十分清楚,但大部分学者都认为过量氟离子干扰了牙釉质的正常形成。故对处于釉质发育期的儿童及青少年,合适浓度的含氟物质的使用十分必要。大量学者研究了氟牙症的发生与氟浓度之间的关系,Wong 等对此作了 1 个 Cochrane 的系统评价,共纳入 25 项相关研究。结果发现:①对<1 岁儿童使用含氟牙膏导致氟牙症几率很大;②对<6 岁儿童,氟浓度控制在<1000ppm 的含氟牙膏,能很好地避免氟牙症。

结合以上循证口腔医学证据,同时考虑到含氟牙膏防龋的同时必须预防氟牙症的双重作用,大量口腔医学指南已将 1000ppm 作为<6 岁儿童含氟牙膏氟浓度的推荐剂量。

口腔医学临床指南通过以这样的方式生产,对口腔医学的发展有很重要的意义,能较好地指导临床医生进行临床操作。目前,国内口腔医师在中华口腔医学会及中华医学会口腔医师分会带领下,生产了一些临床指南。其他与口腔医学相关的学术机构生产的指南中也有口腔医学相关指南,这些指南的目录见表 17-1。这 31 个国内指南中没有基于循证医学证据的指南,多数为专家共识。所涉及的疾病主要是集中在口腔疾病的预防、口腔黏膜疾病和口腔肿瘤相关性疾病方面;还有一部分指南涉及口腔临床操作及护理技术,其覆盖范围十分局限,远不能满足临床医生的诊治需求。

表 17-1　国内口腔医学相关临床指南目录

指南名称	发布年限
口腔医学专业本科临床实习标准	2015
中国头颈黏膜黑色素瘤临床诊治专家共识	2015
复合树脂直接粘接牙体修复技术指南	2014
根管治疗技术指南	2014
我国城乡居民牙病综合防治模式专家共识	2014
复发性阿弗他溃疡诊疗指南(试行)	2012
口腔扁平苔藓诊疗指南(试行)	2012
非侵入性牙齿美白治疗指南(讨论稿)	2012
非侵入性牙齿美白治疗指南(讨论稿)	2012
复发性阿弗他溃疡诊疗指南(试行)	2012
口腔扁平苔藓诊疗指南(试行)	2012
白塞病诊断和治疗指南	2011
口腔白斑病的定义及分级标准(试行)	2011
义齿护理指南	2011
复合树脂粘结修复操作规范及评定标准(建议稿)	2011
口腔颌面-头颈部静脉畸形诊治指南	2011
口腔颌面部动静脉畸形诊治指南	2011
口腔颌面部血管瘤治疗指南	2011
平阳霉素治疗脉管性疾病规范	2011
牙颌面畸形诊断与治疗指南	2011
牙源性肿瘤诊疗指南	2011
义齿护理指南	2011
口腔颌面部恶性肿瘤治疗指南	2010
口腔颌面部淋巴管畸形治疗指南	2010
口腔治疗中笑气-氧气吸入镇静技术应用操作指南(试行)	2010
手足口病诊疗指南	2010
涎腺肿瘤的诊断和治疗指南	2010
血管化自体颌下腺移植治疗重症角结膜干燥症指南	2010
牙本质敏感的诊断和防治指南	2009
口腔颌面部恶性肿瘤颈淋巴结转移的外科诊治指南	2005
干燥综合征诊治指南	2003

此外还有大量英文指南,表17-2列举了21个近年发表的重要口腔临床医学相关指南。国外指南覆盖疾病范围相对较大,不仅包含口腔疾病预防等领域,同时基本涉及了口腔疾病的各方面,甚至包括了大量与全身疾病相关的口腔疾病的处理措施。且据统计,2010年发表的国外口腔医学指南中约87.3%为循证指南,部分指南有定期更新。口腔医学相关杂志上还发表了对部分指南的后效评价。但国内外口腔疾病的患病及诊治情况存在一定差异,国内口腔临床医师不能够完全照搬国外口腔医学指南。提示:我国口腔医学领域尚需要大量结合最新国内口腔医学证据的循证口腔指南,才能帮助口腔医师给患者提供最佳诊治手段。

表 17-2　国外口腔医学相关临床指南

指南名称	发布时间(年)
Executive summary of evidence-based clinical recommendations for the use of pit-and-fissure sealants	不清楚
NCCN Clinical Practice Guidelines in Oncology Head and Neck Cancers	2017
The Use of Hyperbaric Oxygen for the Prevention and Management of Osteoradionecrosis of the Jaw：A Dana-Farber/Brigham and Women's Cancer Center Multidisciplinary Guideline	2017
Evidence-based clinical practice guideline for the use of pit-and-fissure sealants：A report of the American Dental Association and the American Academy of Pediatric Dentistry	2016
American Cancer Society Head and Neck Cancer Survivorship Care Guideline	2016
Guideline on Use of Local Anesthesia for Pediatric Dental Patients	2015
Guideline on Behavior Guidance for the Pediatric Dental Patient	2015
Evidence-based clinical practice guideline on the nonsurgical treatment of chronic periodontitis by means of scaling and root planing with or without adjuncts	2015
Clinical Practice Guideline for the Treatment of Obstructive Sleep Apnea and Snoring with Oral Appliance Therapy：An Update for 2015	2015
Guideline for the diagnosis and treatment of recurrent aphthous stomatitis for dental practitioners	2015
The use of prophylactic antibiotics prior to dental procedures in patients with prosthetic joints：Evidence-based clinical practice guideline for dental practitioners—a report of the American Dental Association Council on Scientific Affairs	2015
Fluoride toothpaste use for young children	2014
Topical fluoride for caries prevention：executive summary of the updated clinical recommendations and supporting systematic review	2013
A Clinical Practice Update on the Latest AAOS/ADA Guideline(December 2012)on Prevention of Orthopaedic Implant Infection in Dental Patients	2013
Guideline on use of nitrous oxide for pediatric dental patients	2013
Guideline on fluoride therapy	2013
Nonfluoride caries-preventive agents：executive summary of evidence-based clinical recommendations	2011
Evidence-based clinical recommendations regarding fluoride intake from reconstituted infant formula and enamel fluorosis：a report of the American Dental Association Council on Scientific Affairs	2011
Evidence-based clinical recommendations on the prescription of dietary fluoride supplements for caries prevention：a report of the American Dental Association Council on Scientific Affairs	2010
Evidence-based clinical recommendations regarding screening for oral squamous cell carcinomas	2010
Prevention of infective endocarditis：guidelines from the American Heart Association：a guideline from the American Heart Association Rheumatic Fever，Endocarditis and Kawasaki Disease Committee，Council on Cardiovascular Disease in the Young，and the Council on Clinical Cardiology，Council on Cardiovascular Surgery and Anesthesia，and the Quality of Care and Outcomes Research Interdisciplinary Working Group	2008

第三节　椅旁循证

口腔医学的大量临床诊治均在牙科治疗椅上完成,我们将在牙椅上运用循证医学方法进行诊治的过程称为椅旁循证。

一、椅旁循证的方法

椅旁循证的方法应该基本遵循 David Sackett 提出的 5 个步骤。

(一)提出需要解决的口腔临床问题

作为循证口腔医学的主要临床实践者,口腔医师需向患者提供口腔健康教育、口腔健康咨询、疾病诊治等多方面的服务。循证口腔临床问题应以患者关心的口腔健康相关问题及临床诊治的问题为基础,当口腔临床医师在临床工作中遇到自己迷茫或无法从自身专业角度回答时,应将这些问题转化成可回答的临床问题。遵循 PICO 转化原则,即 P 患者类型、I 干预方式、C 对照方式、O 结局指标。具体问题的提出方法可参考本书第 2 章中关于临床问题提出的具体技巧进行设计。

(二)寻找最佳口腔临床证据

根据提出的具体口腔临床问题,口腔医师可全面检索相关研究获取这些问题的答案。根据循证医学证据的基本检索方法,即 5S 模型和美国牙医师协会提供的检索方式,口腔临床医师可在较短时间检获所需要的结果。为提高检索的时效性和准确度,可优选一站式证据获取平台,如 UpToDate、Clinical Evidence、ACP SMART MEDICINE 等证据整合平台进行检索;也可选择指南数据库、Pubmed、EMBASE 等数据库检索相关指南、二次研究和原始研究来回答这些问题。

(三)严格评价研究质量

口腔临床医师应该针对口腔医学各学科的特点,应用各种评估工具,评价初选获的研究,优选高质量研究结果对患者进行诊治。评价工具包括 Cochrane 口腔卫生组提供的研究质量评价工具、牛津证据分级系统等。

(四)结合患者价值观和本单位的条件和能力选择合适的诊治方式

根据循证医学的原则,应将最佳临床证据结合患者价值观、本单位的条件及医生水平优选最合适的诊治方法。当对同一疾病有多种诊治方式时,应该严格按该原则。如在诊断口腔癌是否存在颌骨侵犯时,

CT、MRI 和 CBCT 都有较好的诊断效能且均有高质量文献支持,若本医疗机构中无 CBCT,就可考虑用 CT 或 MRI 检查;但患者不愿意接受具有一定辐射的 CT 检查时,可选择 MRI 检查。

(五)后效评价

口腔临床医师应不断反思自己的诊治方法和质效,这就是后效评价的过程。该过程不仅应考虑所施治疗是否有疼痛等副作用,还应长期随访观察,如牙齿的保存是否成功,疾病是否得到控制等。

二、椅旁循证的前期准备

并非任何环境、任何人都能够随时进行椅旁循证,椅旁循证应有充分的前期准备。

(一)理论准备

口腔医师应有基本的循证口腔医学知识,充分了解椅旁循证的步骤、临床问题的提出方法、证据检索方法及证据评价方法等。在掌握各种循证口腔医学技巧的同时,培养循证口腔医学理念,在口腔临床工作中反复实践,提高自己的临床水平。口腔医师应定期参加循证口腔医学培训班,阅读循证口腔医学相关书籍,同时关注循证口腔医学研究进展,特别是参阅近期发表的最新临床证据总结等,提高对循证口腔医学的认识。

(二)资源准备

口腔专科医院及口腔诊所可以考虑购买付费的证据整合系统,如 UpToDate 等,临床医师可安装相应收集 APP,以便于快速开展椅旁循证。各医疗机构也可安装相应证据整合系统软件,在牙科工作台的电脑中可直接访问相关临床证据。但应注意定期更新,以便获取最新临床证据,为椅旁循证提供便利。

(三)环境准备

为口腔临床医师提供良好的工作环境是椅旁循证的基础。一般口腔治疗均可使用独立的口腔诊室,口腔医师同患者间可进行自由的交流和了解,以便深入分析患者价值观。此外,安静的工作环境能保证口腔医师排除外界过多干扰,方便快速进行椅旁循证治疗。

三、颞下颌关节疾病的椅旁循证治疗范例

现以作者和四川大学华西口腔医院史宗道教授团队"椅旁循证在颞下颌关节骨关节炎治疗中的应用研究"为例介绍椅旁循证的方法。

(一)患者资料

患者,女,16 岁,2010 年 7 月 3 日因"右面痛伴张

口受限2月"就诊。患者2年前出现右侧颞下颌关节区张闭口弹响；2月前弹响消失，遂出现张口受限，同时伴右侧面部疼痛，张口、咀嚼时疼痛加重；1月前，曾先后接受HE垫、理疗、针灸等治疗，自觉无效。患者无风湿性关节炎、颌面创伤及口腔治疗史。临床检查：面部对称；最大张口度30mm，张口末右偏3mm；前伸6mm，前伸末右偏1mm；关节区未扪及关节杂音；无肌压痛；右关节压痛明显；运动试法阳性（大张口、紧咬、推颌）；咬合关系正常；第三磨牙未萌出。锥形束CT检查：右侧颞下颌关节前斜面增生明显，表面粗糙不平，外1/3层面显示髁突骨质硬化征象；关节前间隙增大、后间隙缩小（图17-6）。诊断：右侧颞下颌关节紊乱病（关节盘不可复性前移位，骨关节炎）。

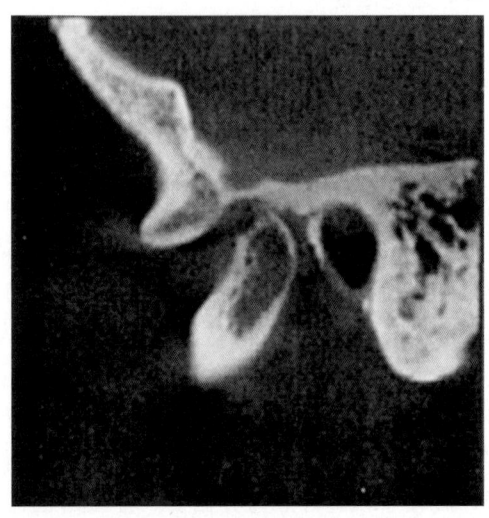

图17-6　患者治疗前右侧颞下颌关节CBCT图像

（二）提出临床问题

全面了解患者临床状况后，提出以下问题：①对该患者继续选择保守治疗（关节腔内药物注射）还是手术治疗？②若用关节腔内药物注射，使用何种药物，注射剂量和次数如何决定？③是仅用上腔注射还是应加入下腔注射？④是否需要配合其他口服药物治疗？

（三）证据检索

证据检索按照循证医学证据检索顺序，首先检索相关临床指南、系统评价及Meta分析；再检索设计良好的临床随机对照试验；若仍无法回答所提问题，则依次补充小样本RCT、非随机临床对照试验、队列研究等。

检索Clinical Evidence（至2010年12月）、美国国立指南库（National GuidelineClearinghouse，NGC）（2000—2010年12月）、Cochrane图书馆（2010年第4期）、MEDLINE（OVID，1950—2010年12月）、中国生

物医学文献数据库（China BiologyMedicine disc，CBM）（1978—2010年12月）。

采用主题词和自由词相结合的检索策略，英文检索主题词包括：temporomandibulardisorders、temporomandibular joint、hyaluronate、injections、administration，oral。中文检索主题词包括：颞下颌关节、颞下颌关节障碍、透明质酸钠、注射、投药、口服。

选择包含有该患者相应特征与颞下颌关节紊乱病手术和保守治疗方法相关的证据，以解决以上临床问题。

（四）证据质量评价

证据的质量评价按牛津循证医学中心2002年的证据标准进行，主要采用Ⅰ级证据。首选临床指南、系统评价及临床随机对照试验，若高级别证据缺乏，则逐级纳入较低等级证据。

（五）口腔临床证据

通过检索，共检获文献104篇，其中指南2篇。最终纳入文献5篇：1篇临床指南，3篇系统评价，1篇RCT。

1. 对该患者继续选择保守治疗还是手术治疗？

目前颞下颌关节紊乱病的治疗多以保守治疗为主、循序渐进的治疗方案。但该患者在前期保守治疗过程中（HE垫、理疗、针灸）并无好转。目前亟待解决的问题是：继续采取保守治疗（关节腔内药物注射）还是采取更高级别的手术治疗。2006年美国儿童牙医学会的指南指出：对有颞下颌关节紊乱病症状的儿童和青少年，应采取可逆性的治疗（保守治疗），因不可逆性的治疗（手术治疗），当前证据不足，应尽量避免。

2. 若用关节腔内药物注射，该用何种药物，注射剂量和次数如何决定？

从20世纪40年代起，糖皮质激素关节腔内注射就被用于治疗颞下颌关节紊乱病。到20世纪80年代，首次报道透明质酸钠用于颞下颌关节并逐步替代糖皮质激素；近年又有大量研究引入其他药物治疗颞下颌关节紊乱病。Shi等的系统评价纳入7篇采用透明质酸钠关节腔内注射治疗颞下颌关节紊乱病的临床随机对照试验，证据级别为Ⅰa级。其结果显示：

（1）透明质酸钠关节腔内注射同安慰剂相比，①1个月内并不能改善患者的症状 $RR=1.24$，95%CI（0.72，2.14）和临床体征 $RR=1.69$，95%CI（0.80，3.57）；②在改善患者3个月临床体征上较安慰剂有效 $RR=1.71$，95%CI（1.05，2.77）。

（2）透明质酸钠同糖皮质激素相比，在改善症状 $RR=0.99$，95%CI（0.84，1.17）、临床体征 $RR=0.91$，95%CI（0.66，1.25）和关节疼痛 $RR=0.95$，95%CI

（0.55,1.65）上均无统计学差异。结果提示：透明质酸钠疗效与糖皮质激素有相似，尤在长期疗效上优于安慰剂。建议使用大分子量的透明质酸钠 1ml，每周 1 次，4 周为一疗程。

3. 仅使用上腔注射还是应加入下腔注射？

Li 等通过系统评价和 Meta 分析的方法评价了下腔注射/双腔注射同单纯上腔注射相比较的有效性和安全性。该系统评价纳入 4 个临床随机对照试验，共 349 例患者，证据级别为Ⅰa 级。其结果显示：①下腔注射/双腔注射比单纯上腔注射能平均提高患者最大张口度约 2.88mm[MD＝2.88,95%CI(1.40,4.36)]，同时可降低患者关节疼痛[MD＝－9.01,95%CI(－14.42,－3.60)]；②不良事件发生 2 种注射方法无差异。提示：使用关节下腔注射/双腔注射较单纯上腔注射效果更好。

4. 是否需要配合其他口服药物治疗？

Mujakperuo 等的系统评价纳入了 11 篇采用口服镇痛药物治疗颞下颌关节紊乱病的临床随机对照试验，涉及 496 例患者，证据级别为Ⅰa 级。其结果显示：目前尚无充足证据支持临床使用口服镇痛药物治疗颞下颌关节紊乱。Thie 等通过临床随机对照试验的方法纳入了 39 例退行性关节炎的患者，以比较硫酸氨基葡萄糖与布洛芬在控制该类疾病患者关节疼痛中的疗效，其证据级别为Ⅰb 级。研究中共有 21 例患者接受硫酸氨基葡萄糖的治疗（500mg，每 8 h 口服 1 次），18 例患者接受了布洛芬治疗（400mg，每 8h 口服 1 次）。观察 3 个月后，疼痛降低硫酸氨基葡萄糖组患者明显好于布洛芬组（P＝0.017）；但张口度增加值之间无明显统计学差异（P＝0.521）。

（六）口腔临床证据的应用

本例患者 16 岁，颞下颌关节紊乱病（关节盘不可复性前移位，骨关节炎）诊断明确。根据所能够获得的临床证据，结合患者和医院的实际情况，在同患者及家属沟通和交流后，为其制定了个性化的治疗措施，即在其他保守治疗均失败的情况下选择关节上下腔内药物注射及口服氨基葡萄糖类药物保守治疗。

选择右关节上下腔内注射透明质酸钠（施沛特，山东正大福瑞达制药有限责任公司），上腔注射 0.5ml，下腔注射 0.5ml，每周 1 次，连续 4 周；同时口服盐酸氨基葡萄糖片（步迈新，四川新斯顿制药有限责任公司，每片 0.24g），每日 3 次，每次 2 片，连续服用 3 个月。4 次注射后，患者张口度恢复至 45mm，张口末右偏 2mm，右关节出现弹响，仍有压痛，但较前减轻，运动试法阳性（大张口），此时右颞下颌关节盘不可复性前移位已转变为关节盘可复性前移位。

嘱患者进行张口训练，坚持口服盐酸氨基葡萄糖片，定期随访。

（七）后效评价

6 个月后，患者的临床症状、体征及锥形束 CT 均有明显改善。患者最大张口度为 47mm，张口末无偏斜；前伸 8mm，前伸末无偏斜；右关节区仍可扪及弹响；无肌压痛；无关节压痛；运动试法阴性。锥形束 CT 检查示：右侧颞下颌关节前斜面增生已明显消失，髁突骨质硬化不明显，表面光滑；关节前后间隙均匀，髁突位置居中（图 17-7）。嘱患者注意保护颞下颌关节，勿食过硬食物，双侧咀嚼，坚持张口训练，不适时再就诊。

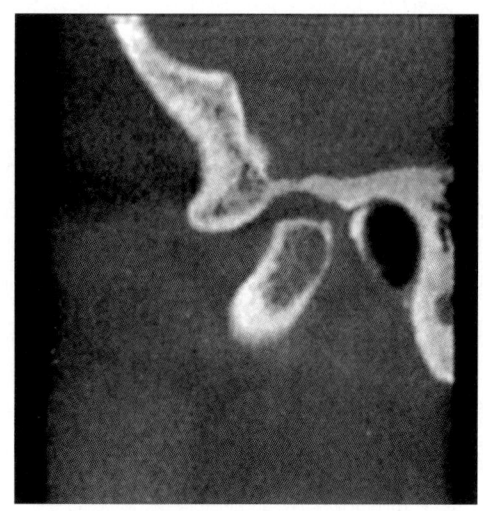

图 17-7　患者治疗 6 月右侧颞下颌关节 CBCT 图像

四、椅旁循证面临的挑战与问题

循证口腔医学仍处于快速发展的阶段，但其发展过程中仍存在一些问题和挑战。只有清楚地认识到这些问题和挑战，才能够更好地寻找其解决和发展的机遇。

（一）循证口腔临床证据缺乏，部分临床证据治疗较为低下

1. **证据数量及获取**　与循证医学类似，目前口腔医学临床证据仍缺乏。特别因口腔医学是操作性学科，临床证据、特别是高质量的临床证据的生产相对较困难。加之口腔医学各亚学科对应的患者数量差异较大，部分学科如头颈肿瘤外科、正颌外科、创伤外科等临床证据相对较少。同时一些临床证据获取相对困难，如 2013 年全年发表的口腔医学临床研究中，＞50% 的研究全文无法直接获取，进一步加大了生产和评估临床证据造成了极大的困难。

2. **证据质量**　因大部分口腔医师都受限于临床高强度的工作，对临床研究投入时间较少；加上循证口腔医学知识和临床流行病学理论相对缺乏，导致部分临床研究从设计、实施和报告等多方面存在一些瑕疵。虽然临床试验透明化、临床试验报告的统一规范声明（CONSORT 声明）等对临床研究质量提出了新的要求，但在口腔医学领域似乎跟进并不理想。有研究显示：2003—2007 年间所发表的口腔临床研究平均仅报告了 22 项 CONSORT 条目中的 4.1 项；2010—2014 年发表的临床研究也仅平均报告了其中的 4.38 项，提示：口腔临床研究的质量并未随着时间推进而提高。有研究用 GRADE 标准评估了口腔医学相关系统评价的质量，其纳入了 Cochrane 和非 Cochrane 系统评价，在证据质量上并无显著差异。进一步研究结果显示：①证据质量为高级的系统评价仅占 2%，中级的系统评价占 18%。②研究结果与杂志的影响因子之间也无明显差异。③配隐藏、盲法、失访率及选择性报告等指标在口腔临床研究中相对较差，各研究纳入患者数量较少。上述原因导致目前循证口腔医学研究质量较低下，要提高循证口腔医学研究质量还有很长的路要走。

（二）口腔临床医师对循证口腔医学的认识较为局限

如前所述，口腔临床以操作为主，口腔医学的学习主要是采用实践的方式。口腔临床医师在培养过程中逐步养成了重视临床技巧，注重专家意见的学习方式，忽视了循证口腔医学的学习，导致其循证思维缺失，不愿意接受与传统理念相悖的观点。目前国内开展循证口腔医学教育的院校较少，循证口腔医学相关的培训班尚不普及。2011 年的 1 项调查显示：全国口腔医学院校<50% 开展本科学生循证口腔医学相关教育；国内每年开展的循证口腔医学继续教育学习班也屈指可数。导致在全国口腔医学院校广泛强调基础研究的今天，推广循证口腔医学理念十分困难。

知之不足而后进，相信对高质量口腔临床证据和服务的巨大需求缺口会促进全国口腔教育、科研和临床工作者奋起直追。随着口腔医学临床新技术和理论的不断涌现，将循证口腔医学同这些技术相结合进而使其得到推广是今后循证口腔医学工作者的重要任务。

小　结

循证口腔医学是口腔临床治疗及口腔疾病预防过程中，利用当前最佳临床证据，结合医生及医疗机构能力，同时考虑患者价值观，进而为患者及大众选择口腔疾病的最佳诊治及预防措施的一门学科，其涉及口腔临床医学各个方面，有着较强的自身特点。经过 20 余年的发展，循证口腔医学取得了较大的成果，为口腔疾

病的预防及临床诊治提供了较好的支持；但受学科发展的局限，循证口腔医学仍有较多需要改进和发展的地方，特别是国内循证口腔医学研究及实践，仍需要努力生产高质量的循证口腔医学临床证据，完善循证口腔医学方法学，推广循证口腔医学理念。期待在接下来的发展时期中，循证口腔医学能够为口腔医学事业发展提供强有力的支持。

（陈谦明　李春洁）

参 考 文 献

1. Faggion CM, Tu YK. Evidence-based dentistry: a model for clinical practice. Journal of dental education, 2007, 71(6): 825-831

2. Giannattasio A, Poggi E, Migliorati M, Mondani PM, Piccardo I, Carta P, et al. The efficacy of Italian guidelines in promoting oral health in children and adolescents. European journal of paediatric dentistry: official journal of European Academy of Paediatric Dentistry, 2015, 16(2): 93-98

3. Hua F, Sun H, Walsh T, et al. Open access to journal articles in dentistry: Prevalence and citation impact. Journal of dentistry, 2016, 47: 41-48

4. Hua F, Walsh T, Glenny AM, et al. Reporting quality of randomized controlled trial abstracts presented at European Orthodontic Society congresses. European journal of orthodontics, 2016, 38(6): 584-592

5. Ismail AI, Bader JD. Evidence-based dentistry in clinical practice. Journal of the American Dental Association, 2004, 135(1): 78-83

6. Jin L, Hua F, Cao Q. Reporting quality of randomized controlled trial abstracts published in leading laser medicine journals: an assessment using the CONSORT for abstracts guidelines. Lasers in medical science, 2016, 31(8): 1583-1590

7. Lamont T, Schwendicke F, Innes N. Why we need a core outcome set for trials of interventions for prevention and management of caries. Evidence-based dentistry, 2015, 16(3): 66-68

8. Norton WE, Funkhouser E, Makhija SK, et al. Concordance between clinical practice and published evidence: findings from The National Dental Practice-Based Research Network. Journal of the American Dental Association, 2014, 145(1): 22-31

9. Patterson K. The Cochrane Collaboration: 20 years strong. Rehabilitation nursing: the official journal of the Association of Rehabilitation Nurses, 2013, 38(6): 275

10. Rabb-Waytowich D. You ask, we answer: Evidence-based dentistry: Part 1. an overview. Journal Canadian Dental Association, 2009, 75(1): 27-28

11. Richards D. 20 years of the Cochrane Collaboration. Evidence-based dentistry, 2013, 14(1): 2

12. Richards D. Evidence Live 2013. Evidence-based dentistry, 2013, 14(2): 34

13. Richards D. Twenty years of the Centre for Evidence-based Dentistry. Evidence-based dentistry, 2015, 16(2): 34

14. Wright JT, Crall JJ, Fontana M, et al. Evidence-based clinical

practice guideline for the use of pit-and-fissure sealants: A report of the American Dental Association and the American Academy of Pediatric Dentistry. Journal of the American Dental Association, 2016,147(8):672-682. e612

15. 潘光华,李春洁,李双君,等. 椅旁循证在颞下颌关节骨关节炎治疗中的应用研究. 华西口腔医学杂志,2012,30(6):624-627

16. 史宗道. 循证口腔医学. 北京:人民卫生出版社;2008

17. 李春洁,吕俊,苏乃川,等. 用"系统评价和 Meta 分析报告规范"评价口腔医学领域中文 Meta 分析的报告质量. 中华口腔医学杂志,2011,46(5):257-262

18. 董稳航,李春洁,项陈洋,等. 我国口腔颌面外科临床随机对照试验的报告质量评价. 华西口腔医学杂志,2012,30(5):505-508

第 18 章　循证急诊医学实践

第一节　循证急诊医学概述

一、循证医学在急诊医学中产生和应用背景

在国内外现存的各种经典医学著作中,都有关于急救的明确记载,可以说,只要有人类活动,就会伴发各种急症,而急诊急救是与医学相依而生、相伴而行的临床诊疗活动。但是直到 1979 年,急诊医学才开始成为国际医学界公认的第二十三门独立医学学科。

虽然命名为专科的时间短,但是经过半个世纪的飞速发展,急诊医学现已成为一门兼具跨学科和综合性特点的新兴临床学科,也是为大众提供紧急医疗服务的唯一前沿阵地。2008 年,美国急诊医师协会(American College of Emergency Physicians,ACEP)将"致力于不可预见的疾病和创伤的诊断及治疗"写入学科使命,从而确定急诊医学将不断深入研究如何更加精确、合理、迅速、有效、协调地对急危重症患者施救。因为急诊医务人员能否在最短时间内,根据极其有限的临床信息,以最快捷、高效的方式,制定出最恰当合理的治疗策略,将在很大程度上决定着患者的预后,故而,急诊医学的临床实践也亟需与最新的研究进展保持步调的一致,不断为医务人员提供可靠的科学证据支持。

广博扎实的医学理论基础,敏锐的专业素养,精准的决策能力和熟练的操作技巧是衡量急诊医学人才职业水准和工作效率的重要指标。但对自身局限性的认知,不断追求真理和进步的科学态度,才是学科发展的重要驱动力。急诊患者疾病谱的复杂多样及病情演变进展的个体差异,常常困扰着急诊医师:①长期以来,由于急诊医疗的时限性要求,临床医师往往习惯于根据个人医学知识和临床经验做出疾病判断和诊治决策,很难深刻思考其正确性和合理性,难以保障患者得到最佳的诊疗服务;②随着医学科研和网络通讯技术的飞速发展,急诊临床医师又陷入了从海量文献中快速精准获取真正有价值的数据信息的困顿之中。③医疗服务体系改革不断深化,患者对急诊急救医疗服务质量及费用的要求日益提升,急诊医师面临前所未有的责任和压力。正是急诊医学以"为每一位患者都提供最正确的诊断、最安全有效的治疗和最精确的预后估计"的宗旨,催生了严格遵循科学研究证据的循证医学与追求更快、更精准、更安全、更有效、更有价值的急诊医学紧密结合和学科发展。

二、循证医学和急诊医学结合的必要性及现状

任何新兴事物的发展前景都面临两面性,正是新的矛盾成为推动新生事物发展的动力和源泉。一方面,循证医学与急诊医学结合,使急诊医学能科学、快速处理海量相关信息,科学、规范合成急诊救治证据,指导临床急救和准确预后的能力,提高了急诊医学的质量和效益;另一方面,随着时间的推移,急诊医学的固有特点,如:①患者往往同时存在多重临床问题需要同期解决;②患者瞬息万变而又错综复杂的病情发展,使获取和甄别研究证据的时间非常有限;③急危重症患者的诊治往往涉及多个系统、多个层面、多个维度,很难截然独立分析某些干预措施……这些都挑战着将循证医学的常规模式直接套用于急诊医学的可行性和质量。正是急诊医学实践同时存在的海量、无序,而又相互关联且千变万化的病情发展和结局,呼唤着传统循证医学证据产生与实践方法的改进,并且逐渐成为了新的发展方向。

现今,医疗信息"爆炸式"涌现,研究数据和文献的发布和更迭让医师们应接不暇。每日接近 4000 篇的文章发表已完全超出个体的分析和评估能力。所以,2005 年加拿大麦克马斯特大学 Andrew Worster 教授组建了急诊最佳证据研究团队(Best Evidence in Emergency Medicine,BEEM)。该团队成员通过筛选、评估和优选医学杂志和数据库中的大量文献,为急诊医师提供可信、最佳优化的患者诊治临床证据,在很大程度

上解决了急诊医师与证据分析之间的矛盾。

大数据时代的来临和信息化技术的创新发展及实用化,为循证医学和急诊医学找到了更好的契合点。现代急诊医学的诊疗过程是一个实时而又不断反馈调整的动态系统,通过不断补充和汇聚患者数据信息,关注患者的病情演变和死亡风险,制定周密的诊疗计划和方案,及时评估和反馈患者治疗效果,从而明确后续治疗的效益与风险。急诊医疗数据的片段性和繁杂多样性一直是急诊临床科研的壁垒和屏障。智能设施和网络技术的发展为急诊医疗信息的实时记录和采集提供了有力的支撑,云计算技术将实现对碎片化、多样化数据的整合分析,为临床医师提供一个可靠的答案或建议意见。

真实世界的医疗大数据样本通常是全空间、多维度、全时间及瞬时变化的,诸如便携式/可佩戴设备之类的健康数据自动采集技术,可以有效弥补既往循证医学数据采集时可能并存的证据偏颇、不公、过时、滞后等缺陷,使循证医学能够更加客观、公正、可靠地在临床治疗中得以应用。伴随大数据出现的云计算能够提高证据分析与处理的效率,迅猛提升循证医学的证据评估和利用效能;面向大数据的深度学习,能从海量高维医疗数据中,自动完成疾病致病因素及环境因素等的筛选与提取工作,并能建立精度远远超过人脑的决策分析模型,从而大大提升医生应用循证治疗方案的信心。这些新进展都将推动循证医学对医疗数据的分析方式,大幅提高医学证据的可信度,为循证医学带来一场意义深远的革命。

大数据为急诊医学实现将"杂乱无章"临床医疗数据变为"全面有序"提供了可能。医务人员个体的知识储量和思维能力不再是限制学科发展的瓶颈。依托大数据平台,采用循证医学的方法,更能体现其整体性、快速性、准确性和多样性的特点。以循证医学作为有力工具,对急诊临床医疗大数据进行深入分析,并将分析结果作为急诊医学的研究和临床实践的重要指导,必将在不远的未来带给我们急诊医学临床模式的重大变革。

第二节　循证急诊医学实践常用证据来源及数据库

循证医学实践的基础来自全面系统地收集全球所有与问题相关的临床研究进行的系统评价,获取临床研究的质量和全面性决定了循证实践的证据级别。目前单一数据库难以满足循证医学文献检索的要求,多种数据库的联合检索将有利于循证医学证据的挖掘。急诊医学的循证实践不仅需要常规的临床研究检索模式,其专业性还决定了循证急诊医学证据获取的特殊性:①急诊医学涉及多学科,临床实践证据来源数据库需要进行针对性选择;②检索范围宽,强调获取当前可得的全部文献,尽量克服国别和语种的限制;③对获取的研究结果需要进行严格的质量评价,重视文献的方法学和真实性评价。

一、中文证据来源及数据库

(一) 传统途径

传统途径主要通过查询相关权威书籍和相关的期刊,主要途径包括:①文献收藏机构。查询当地公共图书馆等文献收藏和管理机构的馆藏文献,目前尚无统一检索平台。②向作者索取。主要通过文献通讯作者的电话或邮件进行索要。但目前没有针对急诊医学的专项证据获取途径。

(二) 新生途径

1. 中文全文数据库　主要包括中国知网、万方和维普等数据库,这些数据库主要通过计算机检索,需要购买。目前中文数据库中可以获取中华医学会主办的《中华急诊医学杂志》和《中华危重病急救医学》、中国医师协会主办的《中国急救医学》和中国医学救援学会主办的《中国急救复苏与灾害医学杂志》等中国急诊医学权威机构主办的杂志能够提供国内大量急危重症的循证医学证据。

2. 免费网络系统　主要是指免费的中文网站和数据库等。目前中文免费网络资源较少,急诊医学主要免费网站有国家卫生和计划生育委员会应急办公室网站(http://www.nhfpc.gov.cn/mohwsyjbgs)、中华急诊网(http://www.cem.org.cn/default/zine/show/id/229)、华西重症医学网(http://www.westicu.cn/)和急救快车(http://www.em120.com/)等免费提供急诊医学临床政策法规和临床证据。

二、外文证据来源及数据库

国内获取国外证据来源主要通过网络技术。循证医学证据来源主要包括传统数据库和新型数据库,发展历史见图 18-1。

传统数据库主要包括:PubMed(https://www.ncbi.nlm.nih.gov/pubmed)、EMBASE(http://www.embase.com)和 Cochrane 图书馆(Cochrane Library)。PubMed 和 EMBASE 数据库收录文献地域有所差异,PubMed 主要侧重收录北美地区杂志,EMBASE 数据库主要侧重收录欧亚地区杂志。上述传统数据库检索程序复杂,检索知识和技能要求高、临床证据分散等特点,不利于临床医生快速有效获取临床循证证据,决定临床策略。这些数据库均未对急诊医学证据进行

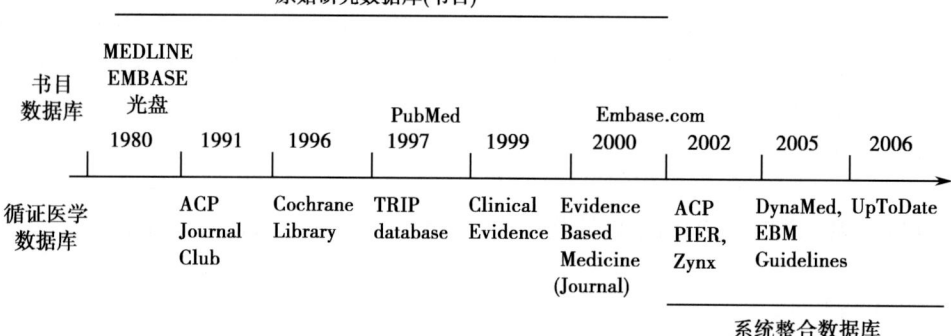

图 18-1　数据库发展历史

专项整理,展示多为急诊相关领域的一级和二级证据,需要专业人员或急诊临床医生对证据进行客观全面判断。

故为提供高度整合和经评价的立项证据资料及一站式服务平台,将传统数据库解决临床实践问题的"问题-检索-整合和评价"模式简化为"问题-搜索-答案或推荐方案"模式,整合型循证资源 UpToDate(http://www.uptodate.com)和 DynaMed(http://www.dynamed.com/home/)等数据库近年被广泛重视,这些新型整合数据库比书目数据库(PubMed 等)更能够解决临床医生在医疗实践中的问题。各主要新型整合数据库基本特征见表18-1。

(一) UpToDate 数据库

UpToDate 是全球领先的基于循证医学原则的诊疗知识库,帮助全世界的医生在诊疗时做出正确决策。截至 2016 年,UpToDate 由 1 万多个医学专题组成,包括 24 个专科 6000 多种疾病,内容涵盖全生命周期疾病,涉及病因、病理生理学、流行病学、临床表现、诊断、治疗、预后等方面,由全球 6500 多位资深临床医生结合自身临床经验和当前最佳循证证据编写,并为医生提供了 9000 多条基于循证医学原则的分级推荐意见。UpToDate 实时关注医学进展和新发表的重要研究,及时将重要研究结论应用于推荐意见中。UpToDate 采

用 GRADE 系统对推荐意见进行循证评级,根据利弊、风险、负担、费用的平衡以及对估计获益、危险和负担的可信程度将推荐意见分为强推荐(Grade 1)和弱推荐(Grade 2);根据偏倚风险、估计精确度、结果一致性和证据的直接性等因素将证据分为高质量证据(Grade A)、中质量证据(Grade B)和低质量证据(Grade C)。UpToDate 证据分级与大部分循证数据库类似,最高等级的证据是纳入采用严谨方法学设计的随机研究进行的 Meta-分析,其次是有方法学局限性的随机研究、观察性研究和非系统临床观察。数据全面的系统评价中总结的证据相对质量比较高。

UpToDate 可通过电脑连接网络以及移动设备随时使用,还可整合到医院信息系统、电子病历和电子健康档案中,以便医生在日常工作中直接使用。目前已有超过 90 篇关于 UpToDate 的独立研究。其中历时三年、于 2011 年发表的哈佛大学研究发现,使用 UpToDate 的医院医疗质量评价指标得分提高、患者死亡率下降,住院时间缩短,共挽救了 11 500 例患者,减少了 372 500 天的住院时间。

急诊医学临床实践问题也是 UpToDate 关注的重点方向。目前急诊医学专科由 2 位来自哈佛医学院的主编,2 位责任编辑,18 位亚专科编辑以及 700 余位作者负责编写、审校和持续更新。截至 2017 年 6 月,本

表 18-1　常见新型整合循证医学数据库基本特点汇总

数据库	机构	性质	收录范围	急诊主题	收费情况	更新
UpToDate	Wolters Kluwer	临床决策支持系统	1 万多篇临床主题	有	患者入口不收费,其他用户收费	每日
DynaMed	Elsevier	临床参考工具	3 千多临床主题	有	收费	每日
FEBM	康健公司	临床决策支持系统	—	无	收费	—
EBM Guidelines	Wiley	临床决策支持系统	—	无	收费	—
Clinical Evidence	BMJ	临床决策支持系统	6 百多临床主题	无	收费	每年

专科涉及 20 个亚专科(如成人环境相关急诊医学、成人复苏、成人中毒、成人创伤、儿科复苏、儿科外科急诊、儿科中毒等),内容涵盖成人及儿科急诊医学的方方面面。UpToDate 中涉及急诊医学的专题共计 450 余篇,这些专题详细介绍了诸如创伤、胸痛、复苏、中毒及其他危重症等超过 400 种临床病症的病因、流行病学、发病机制、临床表现、评估、诊断、治疗以及预防和预后方面的内容,内容实用且翔实。专题的所有内容均由在急诊医学领域有着丰富临床实践经验的作者和编辑根据最佳循证证据结合自身经验编撰而成,文章的编写和审校恪守严格的流程,经过多层多轮的筛选、消化、吸收,既确保内容的准确无误,又原创性地向用户展现最高水平的实用医学信息。UpToDate 专题纳入的大部分临床证据来自全球知名医学期刊上发表的文章,这些期刊既包括全球顶尖的医学期刊如 THE LANCET、BMJ、Ann Intern Med、JAMA、NEJM 等,也包括急诊医学领域的期刊如 AnnEmerg Med、Resuscitation、Ann Emerg Med 等。此外,UpToDate 也参考了以下来源的证据:

(1) 包括 Medline,The Cochrane Library,Clinical Evidence,and the Agency for Healthcare Research and Quality 等电子数据库。

(2) 符合上述证据评估原则的指南。

(3) 美国食品药品监督管理局、欧洲药品管理局发布的临床研究报告,或美国疾病控制与预防中心以及世界卫生组织等政府或非政府机构发布的相关信息。

(4) 美国和国际重要医学大会内容。

UpToDate 尤其注重最新临床实践的更新,目前已经实现了内容的每日更新。UpToDate 专题还纳入了全球医学领域公认学会及急诊医学权威学会的指南推荐意见,其中急诊医学及危重症相关专题涉及的学会指南来自国际性的 WHO;加拿大的 CPS;美国的 AAP、ACMT、Choosing Wisely、AHRQ、ACEP、IDSA 和 BOP;英国的 NICE、NCCMH、PHW 和 PHE;澳大利亚的 Choosing Wisely Australia 等。例如,Rhodes A 等于 2017 年 3 月在 Intensive Care Med 中发表了处理脓毒症及脓毒症休克的拯救脓毒症患者行动的内容更新,UpToDate 于同月将相关内容更新到专题《成人严重脓毒症及脓毒性休克的评估和治疗》中。UpToDate 除在专题中纳入学会指南的意见外,还汇总了急诊医学多个学会的指南链接,方便用户详细了解本专业领域的行业内规范与准则。

使用 UpToDate 可快速、方便地找到临床解决方案,以制定正确的临床决策,使患者能得到尽快救治,这一点对急诊医学专业尤其重要。除可直接使用中文进行检索外,Wolters Kluwer 已启动了 UpToDate 专题的汉化,目前已有来自全国各大医学院校的近 300 家著名附属医院,约 5000 名临床工作者参与了专题的翻译和审校工作,编辑队伍由医药学专业人员组成。截至 2017 年 6 月,超过 80% 的专题已有中文版本,同步更新工作也在持续不断地进行中,更加适合中国临床医生对循证医学数据库的要求。

(二) 其他新型数据库

DynaMed 数据库也是全球内容最全面、使用最广泛和知名度最高的循证医学数据库典范之一,很多特点和 UpToDate 数据库相似,但目前缺乏中文版本,在中国运用欠成熟。康健临床决策支持系统暨康健循证医学支持平台(FEBM)是在国家卫生部、中华医学会支持下开发的我国第三代医学专业搜索引擎,它以 PubMed 1995 年以来的文摘数据为基础进行整理,也是国内临床路径知识更新的主要信息来源。

目前急诊医学证据常来自多学科证据,目前缺乏专业数据库,但新型数据库经过对多学科原始文献和二次文献的有效整理,对急诊医学的临床决策具有非常重要的指导价值。

第三节　急诊医学常见重大疾病的循证实践

一、心脏骤停急救的循证实践

(一) 概述

1. 概念　心脏骤停(cardiac arrest)指心脏泵血功能突然丧失,全身血液循环停止,导致大动脉搏动与心音消失,重要器官(如脑、心、肾等)严重缺血、缺氧损害,甚至危及生命的一种状态。

心脏骤停发生后,由于大脑血流的突然中断,3 秒左右患者会表现为黑矇,头晕,10~20 秒患者即可出现意识丧失,其临床表现:意识突然丧失或伴有短阵抽搐,呼吸停止,叹气样呼吸,脉搏不能扪及,心音消失,血压测不出,瞳孔散大,面色苍白兼有青紫等。此时经过及时救治可获存活,若时间超过 4~5 分钟将发生不可逆的脑细胞损坏,甚至发生生物学死亡。对于心脏骤停,争分夺秒开始心肺复苏是极为重要的急救措施,延迟复苏将大大增加患者死亡率。

心肺复苏分为基本生命支持、高级生命支持和持续生命支持。现场急救中基本生命支持是最容易、最迅速可以开展的措施,是高级生命支持和持续生命支持的前提和基础。基本生命支持包括胸外心脏按压、人工呼吸和电治疗。胸外心脏按压是其中的首要环节,胸外心脏按压的质量是心肺复苏成功与否的关键,也是心肺复苏技能培训中最重要的技能之一。本节主要就成人基本生命支持的循证医学实践进行说明。

2. 心脏骤停的流行病学及预后   美国每年有35万～40万人发生心搏骤停而猝死,其中大多数病人的心搏骤停发生在家中,而其中约50%心搏骤停患者无目击者。2014年resuscitation发表一篇文献报道约有73.6%的心搏骤停患者存在心脏病基础,这是年轻人心脏性猝死的主要原因。

院外成人心搏骤停患者预后不理想,仅不到10.8%的接受了心肺复苏治疗的非创伤性心搏骤停患者存活。院内心搏骤停患者存活率较院外达22.3%～25.5%。

据北京阜外医院流行病学调查结果显示,我国猝死的总人数约为54.4万/年,不到30%的患者接受了心肺复苏治疗,生存率仅约1%。香港研究人员也发现,心搏骤停患者的生存入院率与尽早接受心肺复苏、尽早电除颤及呼叫紧急医疗服务时间有一定的相关性。早期CPR和及时电除颤可以将院外心搏骤停患者生存率提高3～4倍,但是院前接受基础心肺复苏的仅占11.7%。抢救每延迟1分钟,复苏成功率将下降10%～15%。

(二)检索策略

1. 检索词和数据库检索   OVID数据库,检索关于心脏骤停和心肺复苏的循证临床指南、系统评价)或Meta分析。检索关键词包括"cardiac arrest" or "cardiopulmonary resuscitation"or "chest compression" or "basic life support",检索时限为最近10年,从2007年1月至2016年12月31日,语言限制为英语。

2. 提出临床问题   心肺复苏中,基本生命支持是高级生命支持和复苏后综合管理的前提和基础,因此对于心脏骤停患者,基本生命支持的质量显得至关重要。基本生命支持的主要技术包含了胸外心脏按压、人工呼吸和电治疗,高质量的胸外心脏按压是基本生命支持的核心。因此根据临床实践所面临的实际问题,我们针对提高胸外心脏按压的质量提出以下临床问题:①按压位置应该在哪里?②最佳按压频率是多少?③最佳按压深度是多少?④胸廓回弹程度的影响如何?⑤按压中断时间的影响如何?我们将根据检索的循证医学证据对上述问题提出推荐意见。

(三)回答临床问题

心脏骤停和心肺复苏一直是全球研究的热点问题,发表了大量动物研究及临床研究,其中不乏多中心随机对照的高质量临床研究,为临床医生提供了大量循证医学证据。基于循证医学证据编写的"2015心肺复苏和心血管急救指南"(2015指南)对上述临床问题给予了详细的解答,并提出了推荐意见。我们将一一列举如下。

推荐意见的评价使用GRADE分级进行。证据水平(Level)分为:A(高),B(中),C(低/很低)。推荐级别(Class)分为:1级(强,推荐),2级(弱,建议),3级(不做推荐,无充足证据或共识无法达成)见图18-2。

1. 按压位置   有关胸外心脏具体位置的研究并不是太多,美国心脏协会2010年心肺复苏及心血管急救指南总结了2000年以来的4个相关研究的结果,推荐了按压位置应该选择胸部正中胸骨的下半部分,具体确定方法推荐了双乳头连线的中点。近年来又有一些研究进一步观察了不同按压部位对心脏骤停患者复苏结果的影响,这些研究比较了按压胸骨下三分之一与传统胸骨下半部分,检测一些生理学终点指标如血压、呼末二氧化碳等及部分预后指标,但仍没有能够得出更好的确定性结论。目前按压位置的推荐意见仍对成年患者选择胸部正中胸骨的下半部分作为按压位置(Class IIa,LOE C-LD)。

2. 按压频率   按压频率是指按压的速度,而不是实际每分钟按压的数量。实际每分钟按压数量受按压频率、按压深度、开放气道、人工呼吸与自动体外除颤仪(automated external defibrillator,AED)使用次数的共同影响。2010年心肺复苏及心血管急救指南推荐了每分钟至少100次的按压频率能提高心脏骤停患者的预后,但并没有推荐上限速率。近年来又有研究者进一步对按压频率与患者预后(自主循环恢复率、存活出院率)和部分生理学终点指标如血压、呼末二氧化碳等进行了分析,发现100～120次/分的频率复苏效果最佳,更重要的是这些研究还发现按压频率与按压深度是相互影响的,当按压频率超过120次/分之后,按压频率越高,按压深度却相应降低,从而影响复苏质量。因此在2015年指南中建议将胸外心脏按压频率定规定为100～120次/分(Class II a,LOE C-LD)。

3. 按压深度   足够的按压深度对有效复苏不可或缺。既往大量研究已获得较为一致的意见是5cm以上的按压深度与患者较好的临床预后相关(其中包括一个9136例的大样本研究),但对按压深度的上限的研究却是缺乏的,但有一个人工胸外心脏按压并发症的观察性研究发现,深度超过6cm后,发生患者损伤的几率大大增加。此外,还有研究者发现人工胸外心脏按压时绝大部分施救者的按压深度都是小于4cm,很少有人能超过5.5cm。因此在2015年指南中建议对正常形体的成年患者,按压胸骨的幅度应为2至2.5英寸(大约5～6cm),应避免按压过深(Class I,LOE C-LD)。

4. 胸廓回弹   胸廓的充分回弹可以使胸内压降低,从而促进静脉血液回流入心脏,使心房得以充盈,

新AHA建议级别和证据水平分级体系*

建议级别(强度)

1级(强) 益处>>>风险

撰写指南建议时推荐采用的表述:
- 是推荐的
- 是有效的/有用的/有效的/有益的
- 应实施/执行/其他
- 相对有效性的表述†:
  - 推荐/需要使用治疗方案/策略A而不是治疗方案B
  - 优先选择治疗方案A而非治疗方案B

2a级(中) 益处>>风险

撰写指南建议时推荐采用的表述:
- 是合理的
- 可能是有用的/有效的/有益的
- 相对有效性的表述:
  - 可能推荐/需要使用治疗方案/策略A而不是治疗方案B
  - 优先选择治疗方案A而不是治疗方案B是合理的

2b级(弱) 益处≥风险

撰写指南建议时推荐采用的表述:
- 可能/或许是合理的
- 可能/或许可以考虑使用的
- 有用性/有效性尚未知/不明确/不确定或未或公认

3级:无益(中) 益处 = 风险
(通常只用于LOEA或B)

撰写指南建议时推荐采用的表述:
- 不建议
- 是无效的/无用的/无效的/无益的
- 不应实施/执行/其他

3级:有害(强) 风险>益处

撰写指南建议时推荐采用的表述:
- 可能有害
- 导致危害
- 与发病率/死亡率增加相关
- 不应实施/执行/其他

证据水平(质量)‡

A级
- 来自一项以上RCT的高质量证据‡
- 高质量RCT的元分析
- 一项或以上由高质量注册研究证实的RCT

B-R级 (随机)
- 来自一项以上RCT的中等质量证据‡
- 中等质量RCT的元分析

B-NR级 (非随机)
- 来自一项或以上设计良好、执行良好的非随机研究、观察性研究或注册研究的中等质量证据‡
- 这类研究的元分析

C-LD级 (有限数据)
- 设计或执行有局限的随机或非随机观察性或注册研究
- 这类研究的元分析
- 对人类受试者的生理或机理研究

C-EO级 (专家意见)

基于临床经验的专家共识

COR与LOE是独立确定的(COR和LOE可随意匹配)。
如果某建议的证据等级为LOE C,并不代表其为弱建议。本指南中提到的许多重要临床问题缺乏临床试验支持。尽管没有RCT,但可能存在非常明确的临床共识,认为某一特定检查或治疗是有用或有效的

* 干预措施的结果或效果应该具体明确(临床有效改善或诊断精度提高或预后信息增加)

† 对于相对有效性建议(COR1和2a:仅LOEA和B),支持使用比较动词的研究应该对所评估的几项治疗或策略进行了直接比较

‡ 评价质量的方法在发生演变,包括对标准化的、广泛使用的、经过验证的证据评级工具的运用;以及在系统性审查中,有证据审查委员会的参与

COR指建议级别;EO.专家意见;LD.有限数据;LOE.证据水平;NR.非随机;R.随机;RCT.随机对照试验。

图 18-2 2015 年心肺复苏及心血管急救指南

提高心脏的前负荷,增加下次按压产生的搏出量。因此既往心肺复苏指南都反复强调了要尽可能让胸廓彻底回弹。倚靠患者的胸壁都为影响胸廓的回弹,从而影响患者的回心血量、降低冠脉灌注压,而倚靠现象无论在成人还是儿童的心肺复苏过程中都是非常常见的。但目前仍未相关的临床研究来证实倚靠现象对复苏患者临床预后的影响,现有结果都是来源于动物实验。2015 年指南中综合了上述临床证据,推荐每次按压后,施救者应该让胸廓彻底回弹,而放松时应该避免倚靠在患者胸壁上(Class IIa,LOE C-LD),按压与放松时间应大致相等(Class IIb,LOE C)。

5. 按压中断时间 按压中断的时间长短也会极大影响心肺复苏的质量,按压中断时间越短,患者除颤成功率、自主循环恢复率、存活出院率越高,因此在 2010

年心肺复苏指南中强调要尽可能减少按压中断,心肺复苏过程中按压的比例尽量维持在 80% 以上。2015 年指南建议在心肺复苏过程中要尽可能减少按压的中断,在除颤前后也应最大限度缩短按压暂停时间(Class I,LOE C-LD)。在需要暂停按压人工通气时,也应严格控制在 10 秒以内(Class IIa,LOE C-LD)。整个复苏过程中应该尽量控制按压时长占总复苏时长的 60% 以上(Class IIb,LOE C-LD)。

6. 施救者疲劳程度 施救者的疲劳程度会直接导致按压频率和按压深度的降低,多数施救者在心肺复苏 1 分钟后都会不知不觉中产生疲劳,因此在复苏过程中应尽量避免疲劳,如有两个以上的施救人员,应该每两分钟或 5 个 30:2 的按压通气循环就轮换一次(Class IIa,LOE B)。

（四）总结

心脏骤停是临床上非常紧急的危险情况，需要立即开始心肺复苏才能最大限度挽救患者生命。快速识别心脏骤停，尽早开始高质量心肺复苏，尽早电击除颤是基本生命支持的三大环节，也是高级生命支持和持续生命支持的基础。高质量心肺复苏尤以胸外心脏按压为重，快速、用力按压，尽可能促进胸廓回弹，尽量减少按压中断，避免疲劳是提高复苏质量的关键。

二、非创伤性急性胸痛急诊急救的循证实践

（一）概论

1. 相关概念　目前国际国内的指南或其他权威刊物尚未见对非创伤性急性胸痛的明确定义。非创伤性急性胸痛（以下简称"急性胸痛"）通常是指由各种创伤以外的原因引起的突发胸部不适。美国临床系统改进协会（Institute for Clinical Systems Improvement，ICSI）《胸痛和急性冠脉综合征的诊断和治疗指南》（2013）（Diagnosis and treatment of chest pain and acute coronary syndrome）对"胸痛"详细描述为：①"胸部"包括上腹部、胸部、上背部、喉部、下颌、肩部和上臂；②"疼痛"可能被患者描述为不适或其他感受，如：胀气、闷胀感、压迫感、紧缩感、沉重感等。导致胸痛的原因很多，可能来自于：①胸部脏器（心脏、主动脉、肺、食道）；②胸壁（皮肤、肌肉和骨骼）；③邻近胸部的器官（胆囊、胃、胰腺）；④颈部病变的疼痛放射到胸部；⑤部分患者会因为心理精神原因而产生胸痛的主观感受。

在众多胸痛原因中，大部分病因危险性较低，但一部分疾病可能在短时间内致命，必须快速评估、诊断和治疗。

2. 流行病学　研究发现：人群中约20%～40%的个体一生中有过胸痛主诉，急诊就诊患者中以胸痛为主诉者占3%～6%，儿童胸痛占儿科急诊的0.3%～0.6%。我国北京地区的横断面研究显示：胸痛患者占急诊就诊患者的4.7%。急诊胸痛患者中急性冠脉综合征（acute coronary syndrome，ACS）患者可能占20%～25%，高龄人群发生率较高，80岁以上老年人中缺血性胸痛发生率约为10%～11%。ACS也是胸痛患者最主要的死亡原因，可占死亡人数的36%。美国每年约有500万人次因胸痛而至急诊科就诊，其中150万人被收入院进一步明确是否为急性冠脉综合征。

3. 常见病因及分类　多个器官系统疾病均可引起急性胸痛，为降低死亡率和致残率，从急诊诊疗角度可将急性胸痛根据其严重程度和致命性分为高危急性胸痛和非高危急性胸痛（表18-2）。

（二）检索策略

1. 提出和转换临床问题　根据临床实践需要，提出以下临床问题：①如何在急诊胸痛患者中识别出高危急性胸痛？②如何诊断和鉴别高危急性胸痛？③如何在急诊对急性胸痛患者进行危险分层？本小节将逐一回答上述问题。

2. 检索词和数据库　①检索OVID数据库循证医学子数据库（包括ACP Journal Club，Cochrane Database

表18-2　胸痛的分类及常见病因

分类		病因
高危急性胸痛	心血管源性	急性冠脉综合征、急性主动脉综合征、主动脉夹层、心包填塞
	非心血管源性	急性肺栓塞、张力性气胸
非高危急性胸痛	心血管源性	急性心包炎、稳定性心绞痛、心肌炎、肥厚性梗阻性心肌病、应激性心肌病、二尖瓣脱垂、主动脉窦病等
	非心血管源性　胸壁疾病	带状疱疹、急性皮炎、肌炎、蜂窝织炎、肋软骨炎、肋间神经炎、血液系统疾病所致骨痛等
	呼吸系统疾病	自发性气胸、胸膜炎、胸膜肿瘤、肺癌、急性气管支气管炎、肺炎、肺动脉高压等
	消化系统疾病	食管痉挛、食管穿孔、食管癌、胃食管反流疾病、食管裂孔疝、急性胰腺炎、胆囊炎、消化性溃疡和穿孔等
	心理精神疾病	抑郁症、焦虑症、惊恐障碍等
	其他	过度通气综合征、痛风、颈椎病等

资料来源：中华心血管病杂志编辑委员会.2014胸痛规范化评估与诊断中国专家共识.中华心血管病杂志.2014,42(8);627-632.

of Systematic Reviews, Database Field Guide EBM Reviews, Cochrane Central Register of Controlled Trials, Database of Abstracts of Reviews of Effectiveness); ②检索关于急性胸痛的识别、评估和急诊管理的循证临床指南、系统评价或 Meta 分析。检索关键词包括 "chest pain" or "chest discomfort", "acute" or "emergency" or "urgent", "acute coronary syndrome" or "acute aortic syndrome" or "acute pulmonary embolism",检索时限从 1996 年 1 月至 2016 年 12 月 31 日,语言限制为英语和/或中文。

(三) 回答临床问题

1. **高危急性胸痛的危险信号**　为提高首次医疗接触人员对高危急性胸痛的警惕性,在第一时间开始甄别高危急性胸痛的病因,患者主诉中的危险信号值得关注。我们检索到 1 篇 ISCI 循证指南和两篇系统评价。指南提出:初步分拣的目的在于避免延迟对 ACS 等疾病的识别,而非诊断常见和非紧急的胸痛原因。分拣人员应通过简要病史筛查关注高危症状(表 18-3)。

表 18-3　高危急性胸痛的危险信号

首次医疗接触	危险信号
初步分拣信息	－ 就诊时正在胸痛 － 痛苦病容 － 近 8 周内发生的胸痛(或持续加重) － 中等程度以上的胸痛 － 伴随症状:气紧、乏力、出汗、恶心
简要病史采集信息	－ 疼痛持续 20 分钟以上 － 静息或轻微活动下的新发疼痛 － 出现意识丧失

资料来源:ICSI. Diagnosis and treatment of chest pain and acute coronary syndrome(ACS).

　　2 篇系统评价中有 1 篇共纳入 10 个临床研究,分析院前急救时急性高危胸痛患者的危险因素,发现:高龄、男性、心率加快、收缩压降低和心电图 ST 段变化等可能成为急性胸痛患者院前危险分层的基础。另 1 篇系统评价共纳入 12 个探讨非实验室检查结果的冠心病独立预测因子的研究,其中 6 个研究着眼于急诊科就诊的急性胸痛患者的冠心病预测因子,发现:年龄、性别、疼痛性质(包括是否放射痛等)、恶心、出汗、既往病史(高血压、糖尿病、冠心病等)等因素可能对急诊科就诊的高危急性胸痛患者有预测价值。

　　2. **高危急性胸痛的诊断策略**　医师经验不足、患者年轻、表现不典型等各种原因均可能导致高危急性

胸痛的误诊和漏诊。研究发现:这部分患者中 28% 没有完成诊断性试验,甚至包括心电图检查。因此,标准化的诊断流程和策略对识别初诊时貌似低风险但却存在高危问题的患者尤为重要。我们检索到 6 篇来自美国、德国、欧洲等地的关于急性胸痛诊断策略的循证指南。

　　(1) 尽管不同地区的诊断策略不尽相同,但所有检索到的指南都推荐应优先排查高危急性胸痛:①应在医护人员接触急性胸痛患者的第一时间(10min 内)完成心电图检查并进行判读。这是最简单易行,也是最重要的早期诊断步骤,可发现缺血性心脏病患者,也可发现心律失常、左室肥厚、束支阻滞,及可能由肺栓塞引起的右心负荷过重。②ST 段抬高的急性胸痛患者应立即考虑再灌注治疗。ST 段压低提示心肌缺血性改变,仅 20%~30% AMI 患者就诊时心电图表现为缺血性改变。还有 5%~10% 的 AMI 患者就诊时表现为正常心电图。故对怀疑高危胸痛患者应动态监测心电图(每 15~30min 一次)。

　　(2) 完成首次心电图检查后,应快速进行血清生化标志物的检测,以发现或排除心肌坏死。肌钙蛋白 T 和肌钙蛋白 I、肌红蛋白和 CK-MB 是最常用的标志物。因这些指标的升高时间、达峰时间和复常时间各不同,它们对发病时间不同的胸痛的诊断价值也不一样。指南推荐:①对症状发作 3~6 小时内的急性胸痛,肌红蛋白比 CK-MB 和肌钙蛋白排除 AMI 的价值更高。②症状发作 6~8 小时后 CK-MB 和肌钙蛋白 T 的阴性预测值超过肌红蛋白。③肌钙蛋白 T 或 I 对 AMI 的敏感性和特异性均高于 CK-MB。④就诊时多指标联合检测和肌钙蛋白动态监测可能提高 AMI 诊断的时效性和准确性。

　　(3) 如首次心电图结果无诊断意义,应详细询问病史和查体,以便进行危险分层,并初步判断有无 ACS 以外的其他高危胸痛病因的可能性。病史包括:症状发作的部位、频次、持续时间、性质、严重程度、放射部位、加重和缓解因素、伴随症状;还包括既往史、个人史和家族史等。查体包括生命体征、体温、心脏和主动脉杂音、心包摩擦音、肺部异常呼吸音和啰音、胸壁触痛等。

　　(4) 若怀疑有主动脉夹层、心包填塞、急性肺栓塞、张力性气胸等可能性,应安排急诊影像学检查,包括:胸部 CT、血管 CTA、胸部和/或心脏超声检查等。

　　(5) 排除高危急性胸痛后,应根据患者情况搜索其他非高危胸痛(心血管源性和非心血管源性)的原因。

　　3. **急诊科急性胸痛的危险分层**　一旦明确高危急性胸痛的病因,医护人员通常会在尽可能短的时间内

给予患者特异性治疗。但因引发胸痛的原因很多，且部分高危急性胸痛患者急诊就诊时可能一般情况较好，漏诊风险极高。研究显示：漏诊 ACS 患者回家后 30 天内死亡风险是住院患者的 2 倍左右。另 1 项以保险业为基础的研究显示：因漏诊心肌梗死而被起诉的医生群体中，家庭医生占 32%，全科医生占 22%，急诊科医生占 15%。故做好危险分层，将有助于急诊医生安排好检查、治疗、观察和离院等处置措施，合理利用急诊医疗资源，保证医疗安全。

我们检索到 1 篇系统评价，共纳入 11 项评价危险分层工具对主要心脏血管不良事件（major cardiovascular events，MACE）预测效能的研究，共纳入 15733 例到急诊科首诊的急性胸痛患者，使用 8 种危险分层工具，包括：心肌梗死溶栓评分（thrombolysis in myocardial infarction score，TIMI）、全球急性冠状动脉事件注册评分（global registry of acute coronary events score，GRACE）、澳大利亚和新西兰心脏学会/国家心脏基金会指南（Cardiac Society of Australia and New Zealand/National Heart Foundation guidelines）、温哥华胸痛法则（Vancouve chest pain rule）、北美胸痛法则（North American Chest Pain Rule，NACPR）、病史-心电图-年龄-危险因素-肌钙蛋白评分（History，ECG，Age，Risk Factors Troponin（HEART）score）、急诊科胸痛评价评分（ED Assessment of Chest pain Score，EDACS）联合加速诊断预案（accelerated diagnostic protocols，ADP）、Goldman 风险评分（Goldman risk score）。

在这些危险分层工具中：①EDACS-ADP 可允许较高的离院回家率（44.5%），且在回家患者 MACE 发生率最低（0.3%）。GRACE 评分（若以 GRACE<100 为离院标准）允许的离院回家率更高（69%），但回家患者中 MACE 发生率也更高（4.3%）。②CSANZ/NHF 指南允许的回家患者中 MACE 发生率为零，但允许的离院回家率仅为 1.3%；错误发现率（false discovery rate，FDR）高达 90.3%。故 EDACS-ADP 可兼顾医疗安全与卫生经济学，加之其简单易实施，不需要复杂技术，在基层医院和偏远地区医院也可以完成，可能最适用于急诊首诊的急性胸痛患者的危险分层。

（四）总结

①急性胸痛是患者急诊就诊时的常见主诉，病因繁杂，涉及多个器官系统，疾病严重程度各不相同。②其中：ACS、AAS、急性肺栓塞、张力性气胸、心包填塞等疾病引发的胸痛危险性高，急诊医护人员须提高警惕早期识别。③第一时间完成心电图检查是急性胸痛患者诊疗策略的起始步骤。④急诊科采用 EDACS-ADP 进行危险分层，有利于保证首诊急性胸痛患者的医疗安全和急诊医疗资源的合理利用。

三、急性中毒急诊急救的循证实践

（一）概论

中毒指某些物质在一定条件下，以一定剂量进入机体后，与体液、组织相互作用，导致机体功能性或器质性损害，引起一系列临床症状。轻者引起局部刺激或腐蚀作用或单个器官损伤；严重者可有不同程度呼吸、循环、意识及肝肾功能障碍，甚至心脏骤停，直致死亡。

（二）检索策略

1. 提出和转换临床问题

（1）危重中毒患者抢救流程与一般危重症处理有无异同？

（2）中毒患者一般处理原则是什么？

中毒的急诊急救公认：首先应停止毒物接触，及时脱离中毒环境。消化道去污染包括采用各种方法来防止有毒物质吸收到体内。因许多毒物目前尚无特异解毒剂，虽然并非所有疑似急性摄入或中毒的患者均能从消化道去污染中受益，仍应牢记：阻止毒物吸收的效果≫毒物吸收入机体后再采用各种急救措施所起的治疗效果。目前有哪些手段可用以减少毒物吸收？毒物进入机体后通过血液循环，再次分布到达各个靶器官，产生毒性作用。目前有无加快从体内清除毒物的方法？应用解毒药物是治疗急性中毒的重要措施，特效解毒药物的应用可大大提高中毒的治愈率。目前哪些中毒有特异解毒剂，能使中毒的急救更加精准？

2. 检索词和数据库　检索 OVID 数据库，检索关于中毒治疗的循证临床指南、系统评价和 Meta 分析。检索关键词包括"toxicants" or "poisoning" or "intoxication" 及 "treatment" or "decontamination" or "activated charcoal" or "gastric emptying"or "whole bowel irrigation" or "elimination " or "extracorporeal removal" or "antidote"，检索时限从 2005 年 1 月至 2017 年 5 月 30 日，语言限制为英语。

（三）回答问题

1. 危重中毒患者抢救　对严重中毒患者的抢救包括：①气道保护；②呼吸和循环支持；③进行快速评估。因患者本人可能无法提供准确毒物接触史，故采集病史时应注意询问陪同人员，详尽掌握容器评估、用药记录及既往就诊记录。

中毒患者病情可能会迅速恶化，故对所有严重中毒患者，即使病史不确定，一旦高度怀疑中毒，即应密切监护患者，以便出现中枢神经系统抑制、血流动力学不稳定或癫痫发作时能迅速识别及处理。

一旦出现心搏骤停，按标准方法进行心肺复苏，包括对气道、呼吸和循环的支持。另需注意以下情况：

（1）在一般的心肺复苏中，除非中枢神经系统有存活征象，心脏复苏常在 20～30 分钟后终止；而中毒患者则应延长心肺复苏时间。因有文献报道：钙通道阻滞剂中毒者，发生呼吸心跳骤停后，经 3～5hCPR 后仍得以存活，且神经系统功能恢复较好。

（2）针对危及生命情况，多个临床试验观察了纳洛酮治疗阿片类中毒危重患者（呼吸停止/严重的中枢或呼吸抑制）效果，结果显示：疗效及安全性均好，不良反应少。故针对所有确诊或高度怀疑阿片类药物中毒时，一旦出现有脉搏而无呼吸或仅有叹气样呼吸的情况；在标准 CPR 同时可予以纳洛酮 2.0mg 鼻腔内注射，或 0.4mg 肌肉注射，4 分钟后可重复。

（3）对布比卡因等局部麻醉中毒引起的神经毒性或心脏停搏，常规心肺复苏无效时，可选用脂肪乳剂治疗。推荐使用方法为：20%脂肪乳首剂 1.5ml/kg 缓慢推注＞2～3min，首剂无效可重复注射，继以 0.25ml/kg/min 持续给药，同时监测生命体征，调整给药剂量和时间。

（4）一旦恢复自主循环，应与中毒专家会诊或当地经认证中毒中心进行紧急磋商。全面了解毒物特性可指导进一步治疗，严重中毒患者可能从中获益。

2. 一般中毒患者抢救

（1）清除未吸收毒物

1）催吐：美国临床毒理学院和欧洲毒物中心及毒理学家联合会推荐：尚无临床研究证据显示吐根碱糖浆改善中毒患者预后，相反可能因持续呕吐导致患者脱水，胃撕裂出血，且可能会降低活性炭、口服解毒剂和全肠灌洗效果，故不再推荐在急诊科常规使用。

2）洗胃：基于 60 多个国家临床医生、科学家和毒理学家的共识，美国临床毒理学院和欧洲毒物中心及毒理学家联合会声明：试验发现不同毒物的洗胃清除效率变化较大，尚无确切证据表明洗胃可改善临床结果，且可能导致严重并发症，故洗胃不应该常规使用，除非患者摄入大量毒物对生命构成潜在威胁，服毒＜60 分钟时方可选择使用。即使如此，若患者气道保护反射缺失，除非进行气管插管，否则禁忌洗胃。

采用温生理盐水或自来水灌洗，每次 10ml/kg，可根据需要调整体位和腹部按摩以提高通过胃管的流动速度，直到洗出液体清亮为止。儿童一般洗胃总量为 1 到 2L，青少年为 2 至 4L。

3）全胃肠灌洗：全肠灌洗采用聚乙二醇/电解质溶液灌入胃管，在 3～4 个小时内产生水样腹泻。因等渗聚乙二醇溶液不被吸收，副作用小，可用于清除毒物。主要用于持续释放或肠溶包衣药物的毒物中毒。1 项研究结果显示：全肠灌洗对铁、铅、锌等中毒或吞服经包装的非法毒品效果特别显著。注意：全肠灌洗的禁忌证包括肠梗阻、消化道穿孔、血流动力学不稳定、未受保护的气道。

4）活性炭：若患者已摄入中毒剂量毒物（已知能被活性炭吸附），该毒物没有特异拮抗剂，中毒＜1 小时，可考虑使用活性炭。但患者必须有完整或受保护的气道，否则禁忌使用活性炭。对有吸入性风险的患者，使用活性炭前应行气管插管和抬高床头。同时需注意活性炭不应被用于服用腐蚀性物质、金属或碳氢化合物中毒。

活性炭使用方法：活性炭:药物 10:1 或 0.5～1g/kg。与洗胃相比，活性炭几乎可在任何临床情况下使用，且更安全和容易。儿童剂量为 0.5～1g/kg，最大剂量为 50g。成年人和青少年给药范围为 25～100g。

（2）血液净化：血液净化可通过支持及替代重要器官功能清除体内毒物，显著增加清除已吸收的毒物排出，并能弱化炎性反应对多器官功能的损害，为急性中毒患者全程提供治疗和支持作用，缩短中毒病程和（或）减轻病情。

1）血液净化治疗的适应证：危重中毒患者可能需要血液净化。目前缺乏可指导治疗的证据，随机对照试验少且质量差。目前公认的适应证有：血药浓度≥致死量；无特异性解毒剂毒物中毒；病情进行性恶化或出现意识障碍、呼吸抑制、低血压、低体温；机体对毒物清除功能障碍如肝、肾功能不全；毒物对内环境有严重影响或有明显延迟效应（甲醇、乙二醇、百草枯）。

2）血液净化方式：血液净化前需了解药物特性及药代动力学，再决定是否适用血液净化。适合血液净化治疗的毒物特性包括：低分布容积（＜1L/kg）；毒物在组织中分布较少；毒物为单室动力学；低内源清除率（＜4ml/min/kg）。

A. 血液透析

血液透析是利用半透膜弥散原理达到移除毒物目的，优点是可同时纠正水电解质和酸碱失衡。适合血液透析的毒物需符合以下条件：①小分子物质，分子量＜500D；②水溶性；③血浆蛋白结合率低。绝对适应证包括：①阿司匹林；②毒酒精（甲醇、乙二醇、异丙醇）；③锂盐；④丙戊酸。

B. 血液灌流

血液灌流通过灌流器中活性炭、树脂和氧化淀粉等广泛吸附效应物,与血浆蛋白竞争吸附毒物,清除体内的毒物,具有非选择性吸附毒物作用,适用于脂溶性、分子量500～5000D的药物中毒。

其他部分毒物关于血液净化方式的选择见表18-4。

表18-4　血液灌流和血液透析对毒物清除率比较

HP＞HD	HD＞HP	HD≌HP
乙酰唑胺	肌酐	卡马西平
鹅膏菌A和B	铝铁胺螯合剂	苯妥英
巴比妥类药物	草丁膦	普鲁卡因胺
溴化物(无机)	眠尔通	茶碱
樟脑	安眠酮	
卡波麻	硝苯地平	
四氯化碳	磷	
西咪替丁		
氨苯砜		
洋地黄毒式		
地高辛		
乐果		
鲁米特		
异烟肼		
甲基内吸磷		
氨甲蝶呤		
对氧磷		
百草枯		
喷他脒		
松树油		
铊		
噻菌灵		
三环类抗抑郁药		
尿酸		
丙戊酸		
维拉帕米		

HP(Hemoperfusion):血液灌流;HD(Hemodialysis):血液透析
资料来源:Marc Ghannoum, Josee Bouchard, Thomas D. Nolin, et al. Hemoperfusion for the treatment of poisoning:Technology, determinants of poison clearance, and application in clinical practice. Seminars in Dialysis,2014,27(4):350-361.

(3) 特效解毒剂的应用:少数几种有特异性解毒剂的毒物中毒后应尽早、及时、准确使用解毒剂,可提

高疗效。但必须注意对症治疗,不能过分依赖解毒药物而忽视对症处理,否则会贻误救治或使治疗失败。临床部分常见毒物解毒剂见表18-5。

表18-5　临床常见毒物解毒剂

毒物	拮抗剂
铝盐	去铁敏
砷;三氧化二砷,砒霜	二巯丁二酸
苯二氮䓬类药物	氟吗西尼
β受体阻断药	阿托品,胰高血糖素
钙通道阻断药	阿托品,胰高血糖素
氨基甲酸酯类杀虫剂	阿托品
一氧化碳	氧气
铜	青霉胺,二羟基丙醇磺酸钠
氰化物	依地酸二钴,维生素B_{12},氧气,亚硝酸钠,硫代硫酸钠
二甘醇	甲吡唑,乙醇
地高辛	阿托品,地高辛特异抗体片段
乙二醇	甲吡唑
氢化硫	氧气
铁盐	去铁敏
无机铅	依地酸钠钙,二巯丁二酸
高铁血红蛋白血(症)	亚甲蓝
甲醇	甲吡唑,乙醇
无机汞	二羟基丙醇磺酸钠
神经毒剂	阿托品,双复磷,解磷定
夹竹桃	地高辛特异抗体片段
阿片	纳络酮
有机磷杀虫剂	阿托品,双复磷,解磷定
对乙酰氨基类	乙酰半胱氨酸
铊	普鲁士蓝
华法林及其他抗凝剂双香豆素类鼠药中毒	维生素K_1

资料来源:Allister Vale. Management of poisoning. medicine, 2013,41,179～181

(四) 总结

阻止毒物吸收、促进毒物排泄,使用特效解毒药物是治疗急性中毒关键措施,只有综合运用以上措施,再加上紧急抢救及多器官系统支持,才会提高中毒救治成功率。

四、多发伤急诊急救的循证实践

(一)概论

2014 年由美国创伤外科协会(American Association for the Surgery of Trauma,AAST)、欧洲创伤与急诊外科协会(European Society for Trauma and Emergency Surgery,ESTES)、德国创伤协会(German Trauma Society,DGU)、英国创伤协会(British Trauma Society,BTS)、新西兰创伤外科协会(New Zealand Association for the Surgery of Trauma,ANZAST)等组成的国际创伤专家组提出了新的多发伤"柏林定义",将多发伤定义为:AIS 不同解剖分区中存在≥2 个 AIS≥3 分的严重损伤,且合并以下至少 1 个病理参数变化:①收缩压≤90mmHg;②格拉斯哥昏迷评分(GCS)≤8 分;③碱剩余≤−6;④国际标准化比值(INR)≥1.4 或活化部分凝血活酶时间(APTT)≥40s;⑤年龄≥70 岁。

(二)提出问题与检索策略

1. 提出和转换临床问题　2014 年多发伤柏林定义是基于对德国创伤网(www. traumaregister. de)1993 年 1 月 1 日至 2010 年 12 月 31 日间登记的 43 175 例多发伤患者信息的统计分析,在排除转送、AIS≤2 分的患者后,共纳入 28 211 例患者。该研究统计发现:①纳入人群中,≥2 个 AIS 评分部位受累且至少 2 处 AIS≥3 分时,死亡率为 11.8%;②≥3 个部位受累时死亡率为 28.3%;至少 4 个部位受累时死亡率为 37.4%;③≥5 个部位受累时死亡率为 58.0%。从这些数据及既往研究可以发现:AIS-ISS 评分系统结合了受伤部位及损伤严重程度的评价指标,比较适合对多发伤的评价。

临床实践中评估 1 个多发伤病例严重程度时,我们必须:①了解伤者具体受伤的部位及相应损伤情况;②完成初步伤情评估后,影像学尤其是 CT 检查成为我们评估伤情和预后的重要手段。据此,我们提出临床问题:①对 1 个多发伤病例,应进行全身 CT 扫描检查还是选择性 CT 扫描检查?②对于伤情严重程度不同的多发伤病人如何选择 CT 扫描检查?

2. 检索词和数据库　检索 OVID 数据库循证医学子数据库(包括 ACP Journal Club Cochrane Database of Systematic Reviews,Database Field Guide EBM Reviews,Database Field Guide Ovid Nursing Database,Database of Abstracts of Reviews of Effects),检索多发伤相关循证临床指南、系统评价或 Meta 分析。检索关键词包括 "multitrauma" or polytrauma",and "computed tomography",检索时限为最近 10 年,从 2006 年 1 月至 2016 年 12 月 31 日,语言限制为英语。

(三)回答临床问题

对多发伤病例,早期识别出重要的损伤对改善预后有重要意义。临床上常需依靠影像学检查帮助发现潜在损伤,计算机断层扫描是目前临床常用的检查手段之一。

关于多发伤患者的 CT 影像学检查一直存在诸多争议。标准多发患者全身 CT 扫描包括:①头颈部 CT 普通扫描;②胸腹盆腔的增强扫描。对急性多发患者行全身 CT 扫描有助发现严重损伤,避免选择性 CT 扫描可能出现的伤情漏诊。但已有研究发现:CT 检查带来的射线暴露可能增加各种癌症(如白血病、甲状腺癌、脑肿瘤)的发生风险,对<45 岁人群,一次全身 CT 扫描会增加其癌症发生率约 0.08%。

鉴于此,我们检获 1 篇纳入 2 项前瞻性和 5 项回顾性队列研究的系统评价。该系统评价比较进行全身 CT 扫描和选择性 CT 扫描的多发伤患者的伤情严重程度及死亡率。结果显示:行全身 CT 扫描的多发伤患者的 ISS 评分明显高于进行选择性 CT 扫描的病例(29.72 vs. 26.46,p=0.001,n=23 172)(表 18-6)。尽管看似两组间是否进行全身 CT 扫描存在选择性偏倚,但两组患者的 ISS 评分均>15 分,同属严重创伤病例,故存在可比性。

表 18-6　各研究及总体的 ISS 评分

	年份	病例数	全身 CT	选择性 CT	P 值
Huber-Wagner,et al.	2013	16 719	29.7	27.7	0.001
Hsiao,et al.	2013	660	17	5	0.001
Yeguiayan,et al.	2012	1950	N/A	N/A	N/A
Hutter,et al.	2011	1144	28.3	24.3	0.01
Wurmb,et al.	2011	318	31.6	24.3	0.001
Huber-Wagner,et al.	2009	4621	32.4	28.4	0.001
Weninger,et al.	2007	370	26.6	27.6	0.1
总计		23 172	29.72	26.46	0.001

表 18-7　各研究及总死亡率

	年份	病例数	全身 CT(95％CI)	选择性 CT(95％CI)	P 值
Huber-Wagner,et al.	2013	16 719	17.4(16.6,18.2)	21.4(20.5,22.3)	0.0002*
Hsiao,et al.	2013	660	3(1,8.6)	1.25(0.6,2.5)	0.17
Yeguiayan,et al.	2012	1950	16.3(14.6,18.1)	22(17.3,27.5)	0.024*
Hutter,et al.	2011	1144	7.8(6,10.3)	19.7(16.6,23.3)	0.0002*
Wurmb,et al.	2011	318	8.5(5.1,13.9)	9(5.4,14.5)	0.88
Huber-Wagner,et al.	2009	4621	20.4(18.5,22.6)	22.1(20.6,23.5)	0.21
Weninger,et al.	2007	370	17.3(12.5,23.4)	16.7(12,22.8)	0.89
总计		25 782	16.9(16.3,17.6)	20.3(19.6,21.1)	0.0002*

* 差异有统计学意义

进一步分析两组死亡率发现:纳入 7 项研究中有 5 项研究结果显示死亡率全身 CT 扫描组＜选择性 CT 扫描组,且 3 项研究中具有统计学差异。该系统评价最后比对 pooled OR 进行比较随机效应模型研究发现:全身 CT 扫描比选择性 CT 扫描可降低死亡率约 20％[OR＝0.75,95％CI(0.7,0.79),p＝0.001](表 18-7)。

结合上述数据,更多伤情严重的患者进行了全身 CT 扫描,可能存在使其死亡率低于伤情较轻而进入选择性 CT 扫描组的可能,但因 ISS 评分全身 CT 扫描病例明显高于选择性 CT 组,这种选择性偏倚恰恰可能增加全身扫描组的死亡率。故研究结果中死亡率全身 CT 扫描组较低可能恰恰说明我们低估了全身 CT 扫描的作用。

(四) 总结

多发伤患者伤情复杂,尽早准确评估有助于急诊治疗并改善预后。急诊 CT 影像学评估是目前最常用的影像学检查手段。现有循证研究结果发现:对伤情越重的多发伤病例,全身 CT 扫描更有助于降低其死亡率,推荐对严重多发伤病例行全身 CT 扫描。

五、急性卒中急诊急救的循证实践

(一) 脑卒中概况

2013 年美国 AHA/ASA 发表的卒中最新定义:脑卒中是一种急性脑血管疾病,在已有血管病变基础上、因突发血管闭塞(缺血)或破裂(出血)致脑组织损伤、神经功能障碍的一组疾病,包括缺血性卒中和出血性卒中,具有发病率高、死亡率高、致残率高、复发率高和经济负担高的"五高"特点。

世界卒中组织(World Stroke Organization,WSO)在 2010 年的世界卒中日发起了"六分之一(one in six)"行动,意味着世界范围内每 6 个人中就有 1 人可

能罹患卒中,每 6 秒钟就有 1 人死于卒中,每 6 秒钟就有 1 人因卒中而永久致残。《中国脑卒中防治报告 2016》中也提到,过去 30 多年间,我国脑卒中发病率和患病率逐年攀升,2013 年我国脑卒中患病率已升至 1.23％。《中国卫生统计年鉴》历年统计结果显示:从 1990—2014 年,脑血管病死亡率呈波动性上升,且稳居死因构成比前 3 位。2014 年我国城市居民脑血管病死亡率为 125.78/10 万,农村居民脑血管病死亡率为 151.91/10 万。存活急性脑卒中患者第 1 年复发率达 17.7％,5 年累计复发率＞30％。

(二) 急性卒中病例循证实践

1. **提出临床问题**　患者,女,65 岁,因"突发左侧肢体麻木、无力,言语不清 5 小时"急诊就诊。既往有高血压、风湿性心脏病病史。入院后查体:T 36.8℃ HR 102 次/分 R 20 次/分 BP 190/105mmHg SPO2 97％。心电图显示心房纤颤。头颅 CT 未见明显异常。NIHSS 评分 13 分。血常规、凝血、肝肾功能未见异常。静脉血糖 12mmol/l。

提出临床问题:

(1) 是否需要立即降压?

(2) 是否需要进行血糖干预?

(3) 是否使用抗凝剂?

(4) 是否使用他汀类药物?

2. **检索策略**　通过 Pubmed 数据库、万方数据库、CNKI 数据库检索关于急性缺血性脑卒中的循证临床指南、系统评价或 Meta 分析。检索关键词包括"acute ischemic stroke","guidelines"or "systematic review" or "meta-analysis",检索时限为最近 10 年,从 2005 年 1 月至 2016 年 12 月 31 日,语言限制为英语、中文。

(三) 转化和回答临床问题

1. **急性缺血性脑卒中患者的血压管理**　有研究发现:急性缺血性脑卒中患者到达急诊室时 77％收缩

表 18-8　拟 rtPA 静脉溶栓的急性缺血性脑卒中患者高血压管理路径

1. 对于除血压＞185/110mmHg 外均符合 rtPA 静脉溶栓治疗条件的患者：
－ 拉贝洛尔 10～20mg iv，1～2 分钟可重复 1 次
－ 尼卡地平 5mg/h iv，每 5～15 分钟增加 2.5mg/h，最大剂量 15mg/h；达到目标血压后调整至维持剂量；或考虑其他药物（肼屈嗪、依那普利等）
2. 若血压不能维持在≤185/110mmHg 的水平，放弃 rtPA 静脉溶栓治疗
－ rtPA 静脉溶栓或其他急性再灌注治疗期间及治疗后维持血压≤180/105mmHg；
－ 开始 rtPA 静脉溶栓治疗的 2 小时内每 15 分钟监测血压 1 次，之后 6 小时每 30 分钟监测血压一次，最后 16 小时每小时监测血压 1 次
3. 若收缩压＞180～230mmHg 或舒张压＞105～120mmHg：
－ 拉贝洛尔 10mg iv，继而 2～8mg/min 持续输注；
－ 尼卡地平 5mg/h iv，每 5～15 分钟增加 2.5mg/h，最大剂量 15mg/h；
4. 若血压不能控制或舒张压＞140 mmHg，考虑静脉输注硝普钠

压＞139mmHg，15％收缩压＞184mmHg。多数患者在缺血性脑卒中急性期，卒中症状出现 90 分钟内开始血压自发下降。关于卒中后早期是否应立即降压、降压目标值以及降压药物的选择等问题目前尚无充分可靠的研究证据。

根据《2013 年美国 AHA/ASA 急性缺血性脑卒中早期管理专家共识》：①对除血压升高外均符合 rtPA 静脉溶栓治疗条件的患者应谨慎降压（表 18-8），在溶栓治疗启动前维持收缩压＜185mmHg，舒张压＜110mmHg（Ⅰ类推荐，B 级证据），并确保在药物控制下血压稳定，至少在 rtPA 静脉溶栓治疗后第一个 24 小时内维持在＜180/105mmHg 的水平；②对不具备再灌注治疗条件的患者，卒中第一个 24 小时内仅在收缩压＞220mmHg 或舒张压＞120mmHg 时谨慎地将血压降低 15％（Ⅰ类推荐，C 级证据）；③24 小时后在无禁忌情况下可考虑对神经功能状况稳定、既往有高血压病史的患者启动降压治疗（Ⅱa 类推荐，B 级证据）。

《中国急性缺血性脑卒中诊治指南 2014》对早期血压的管理建议与美国指南类似，降压阈值稍低一些。该指南指出：①准备溶栓者，血压应控制在收缩压＜180mmHg、舒张压＜100mmHg。②缺血性脑卒中后 24h 内血压升高的患者应谨慎处理。应先处理紧张焦虑、疼痛、恶心呕吐及颅内压增高等情况。血压持续升高，收缩压≥200mmHg 或舒张压≥110mmHg，或伴严重心功能不全、主动脉夹层、高血压脑病的患者，可予降压治疗，并严密观察血压变化。可选用拉贝洛尔、尼卡地平等静脉药物，避免使用引起血压急剧下降的药物。③卒中后若病情稳定，血压持续≥140mmHg/90mmHg，无禁忌证，可于起病数天后恢复使用发病前服用的降压药物或开始启动降压治疗。

2. 急性缺血性脑卒中患者的血糖管理　有研究显示：＞40％急性缺血性脑卒中患者入院时血糖升高，可能与入院时患者处于非空腹状态及急性应激状态下出现糖代谢障碍有关。有证据表明：在卒中后最初 24h 内持续高血糖提示结局不良。《2013 年美国 AHA/ASA 急性缺血性脑卒中早期管理专家共识》指出：积极处理高血糖，维持急性缺血性脑卒中患者血糖水平在 140～180mg/dL（7.8～10.0mmol/L），并密切监测以避免低血糖，是合理的（Ⅱa 类推荐，C 级证据）。《中国急性缺血性脑卒中诊治指南 2014》也给出了类似的建议。

3. 急性缺血性脑卒中患者抗凝剂的使用　《2013 年美国 AHA/ASA 急性缺血性脑卒中早期管理专家共识》和《中国急性缺血性脑卒中诊治指南 2014》均不推荐对急性缺血性脑卒中患者早期进行抗凝治疗。尽管对心房纤颤患者进行规范化抗凝治疗可降低脑卒中发病率，显著改善患者预后，目前仍无高质量证据说明房颤合并 AIS 使用华法林抗凝治疗安全有效。2007 年 Paciaroni 等发表的 1 项关于急性心源性脑卒中抗凝治疗的有效性和安全性的 Meta 分析（Stroke，2007，38：423～430）结果显示：房颤合并急性缺血性脑卒中启动抗凝治疗，①7～14d 缺血性脑卒中的复发率无明显减低；②症状性出血却显著增加；③随访期末的病死率和致残率与非抗凝治疗组无统计学差异。Gubitz 等前期进行的 Cochrane 系统评价（Cochrane Database Syst Rev，2004：CD000024）结果也不支持缺血性脑卒中患者急性期启动抗凝治疗。其中基于 9 个试验（22 570 例）的结果表明，早期启动抗凝治疗不能减少病死率 [OR＝1.05，95％CI（0.98，1.12）]；基于 6 个试验（21 966 例）的结果也未显示早期启动抗凝治疗能降低随访期死亡或残疾 [OR＝0.99，95％CI（0.93，1.04）]。

4. 急性缺血性脑卒中患者他汀类药物的使用　他汀类药物在产生降低低密度脂蛋白胆固醇（LDL-C）疗效的同时，还可产生神经保护效应，使患者在改善内皮功能、脑血流及炎症等方面获益。《2013 年美国 AHA/ASA 急性缺血性脑卒中早期管理专家共识》和《中国

急性缺血性脑卒中诊治指南 2014》均提到对缺血性卒中发生时已应用他汀治疗的患者,在卒中急性期应继续使用他汀治疗合理(Ⅱ类推荐,B 级证据)。1 项基于 27 个观察研究和随机试验 113 148 例患者的大型 Meta 分析结果(Stroke,2013,44:448~456):发生缺血性卒中事件后及早(如 72h 以内)开始他汀治疗可显著改善患者临床结局。

（四）总结

针对前面提到的急性卒中案例,结合所提问题和循证相关结果,现回答如下:

（1）本例患者入院时已发病 6 小时,不符合 rtPA 静脉溶栓治疗条件,血压 190/105mmHg,暂无需启用降压治疗,密切观察。

（2）本例患者静脉血糖 12mmol/L,>10mmol/L,可使用胰岛素控制血糖,严密监测,将患者血糖维持在 7.8~10.0mmol/L。

（3）本例患者虽存在心房纤颤,但目前处于急性缺血性脑卒中急性期,现有的临床证据不支持使用抗凝剂。

（4）目前证据支持在急性缺血性脑卒中急性期使用他汀类药物,本例患者可考虑使用 1 种他汀类药物以改善其临床结局。

六、脓毒症急诊急救的循证实践

（一）概论

脓毒症指宿主对感染的反应失调所致危及生命的器官功能衰竭。而脓毒性休克是脓毒症的严重阶段,其以循环衰竭为特征,指脓毒症患者尽管充分的液体复苏仍存在持续的低血压,需要使用升压药物维持平均动脉压 65mmHg 以上,血乳酸 2mmol/L 以上。脓毒症尤其是脓毒症休克目前死亡率仍高达 30%,是临床医师面临的巨大挑战。其早期识别与干预可明显改善预后。拯救严重脓毒症运动(Surviving Sepsis Campaign,SSC)自 2014 年以来每 4 年更新一次基于循证医学的脓毒症国际指南。去年,美国重症医学会(Society of Critical Care Medicine,SCCM)与欧洲重症医学会(European Society of Intensive Care Medicine,ESICM)对 SSC 指南进行了更新,必将在一定程度上影响及改变临床医师的临床诊疗行为。2016 SSC 指南否定了很多以前推荐的诊疗方案,然而,这种否定也意味着脓毒症诊疗的不断进步。在否定的同时,指南更加回归到临床,回归到疾病的病理生理,回归到重症医学的根本。因此,正确理解新版指南是进行脓毒症精准、有效治疗的关键。

（二）最新指南与证据等级

2016 SSC 指南中除了依据 GRADE 系统对每个治疗方案提出“强推荐(strong)”“弱推荐(weak)”外,还增加了一种推荐等级,即“最佳实践声明”(best practice statement)。强推荐指的是推荐的处理方案带来的获益显著高于其可能存在的不良影响,而弱推荐指的是推荐方案带来的获益很可能会超过其可能存在的不良影响。推荐意见按照证据质量分成高、中、低及极低 4 个层级。BPS 为强推荐,但却不可用 GRADE 系统来进行分级,通常在规定的严格标准下使用。

表 18-9　SCC 指南推荐意见

证据分级	推荐级别	循证指南摘要
高质量	弱推荐	脓毒症或脓毒症休克患者,不建议用羟乙基淀粉来扩容
	强推荐	不推荐使用小剂量多巴胺作为肾脏保护药物
中等质量	强推荐	需要应用血管活性药物治疗的脓毒症休克患者,平均动脉压的初始目标为 65mmHg。 一旦确认脓毒症或脓毒症休克,建议在 1h 内静脉使用抗菌药物治疗。 脓毒症或脓毒症休克患者,推荐经验性使用一种或数种抗微生物药物进行广谱抗微生物治疗,以期覆盖所有可能的病原体(包括细菌以及潜在的真菌或病毒)。 不推荐对于中性粒细胞减少的脓毒症或菌血症患者进行常规联合抗菌药物治疗。 脓毒症以及脓毒症休克患者,在早期液体复苏以及随后的补液中,首选晶体液。 推荐去甲肾上腺素作为首选的升压药
	弱推荐	为达到目标平均动脉压值,建议使用去甲肾上腺素联合血管加压素(最大剂量 0.03U/min)或加用血管加压素(最大剂量 0.03U/min)以减少去甲肾上腺素用量
低质量	强推荐	脓毒症导致的组织低灌注,建议在开始的 3h 内给予至少 30ml/kg 的晶体液

续表

证据分级	推荐级别	循证指南摘要
	弱推荐	在判断容量反应性时,动态指标优于静态指标,建议在条件允许时使用动态指标。 乳酸水平增高的组织灌注不足患者,建议根据乳酸水平指导复苏,使之降至正常。 脓毒症休克的初始治疗建议经验性联合用药(至少2种不同种类的抗菌药物)以针对最可能的病原体。 对于大多数脓毒症或脓毒症休克的患者,抗微生物疗程为7~10天。 对临床反应慢、感染灶未完全清除、金黄色葡萄球菌菌血症、一些真菌和病毒感染,或包括粒细胞减少在内的免疫缺陷患者,可适当延长治疗疗程。 对于经清除感染灶后临床症状迅速改善的腹腔感染、泌尿系感染和非复杂性肾盂肾炎的患者,可适当缩短治疗疗程。 建议监测降钙素原(PCT)水平以缩短脓毒症患者使用抗菌药物的时间。 对最初疑似脓毒症,但随后感染证据不足的患者,PCT有助于停用经验性抗菌药物。 对于脓毒症或脓毒症休克患者的复苏,建议使用晶体液而非明胶。 脓毒症或者脓毒症休克患者,建议使用平衡晶体液或生理盐水进行液体复苏。 如果患者需要输注大量晶体液,建议在早期液体复苏及随后的容量补充阶段,除了晶体液还可以使用白蛋白。 为达到目标平均动脉压,可以在去甲肾上腺素基础上加用肾上腺素以减少去甲肾上腺素的用量。 仅在特定患者(如心动过速风险低且伴有绝对或相对心动过缓的患者),可以使用多巴胺作为除去甲肾上腺素以外的辅助升压药。 在充分液体复苏且使用升压药物后仍然存在持续性低灌注的患者,建议使用多巴酚丁胺。 不推荐在充分液体复苏及升压药治疗可以维持血流动力学稳定的患者中使用静脉氢化可的松。如果血流动力学目标不能达成,可静脉使用氢化可的松200mg/d。 脓毒症及脓毒症休克的患者,不建议静脉使用免疫球蛋白
极低质量	弱推荐	如条件允许,建议所有使用升压药物的患者应尽快行动脉置管连续监测血压
最佳实践描述(BPS)	强推荐	脓毒症与脓毒症休克是内科急症,应立即开始治疗与复苏。 完成初始的液体复苏后,建议通过反复评估血流动力学以指导后续液体复苏。 注:评估应包括全面的体格检查、生理指标的评价(心率、血压、动脉血氧饱和度、呼吸频率、体温、尿量和其他)以及其他可获得的有创或无创监测参数。 如果临床上不能明确休克的类型,则建议进行进一步血流动力学评估(如心功能评估)来明确休克的类型。 建议医院和卫生系统制定脓毒症的诊疗流程,包括在急危重症患者、高危患者中进行脓毒症的筛查。 只要不明显延迟抗菌药物的使用,对疑似脓毒症或脓毒症休克患者使用抗菌药之前建议常规进行合理的微生物培养(包括血培养)。 一旦病原学诊断明确和/或临床症状体征充分改善,建议经验性将抗菌药物治疗降阶梯为窄谱。 对于无感染的严重炎症反应状态(如严重胰腺炎,烧伤),不推荐进行抗菌药物预防。 脓毒症或脓毒症休克患者抗菌药物的使用剂量应该基于目前公认的药效学/药代动力学原则以及每种药物的特性进行优化。 对于初始启动了联合治疗的脓毒症休克,建议在临床症状好转/感染缓解的数天内停止联合治疗,进行降阶梯。该建议对目标性(培养阳性的感染)及经验性(培养阴性的感染)的联合治疗均适用。

续表

证据分级	推荐级别	循证指南摘要
		对于脓毒症或脓毒症休克患者,推荐每日评估抗微生物药物是否有降阶梯的可能。
		脓毒症或脓毒症休克患者,建议尽快明确或排除是否存在可以清除的感染病灶,在符合医疗原则的情况下尽可能快的控制感染源
		一旦建立新的血管通路,应立即去除可能引起脓毒症或脓毒症休克的血管内植入物
		持续输液改善血流动力学过程中进行容量负荷试验评估输液的益处及风险

（三）主要临床争议与循证医学答案

1. 关键临床争议   脓毒症的早期识别与复苏至关重要,而基于目前的证据,脓毒症的早期复苏和决定性治疗的有关问题尚存在争议,包括:①集束化治疗(sepsis bundle)和早期目标导向性治疗(early goal-directed therapy,EGDT)能否改善预后;②乳酸监测与以乳酸为导向的治疗是否是必须的。

2. 关键临床争议的循证实践

（1）集束化治疗和 EGDT:脓毒症的集束化治疗(Sepsis Bundle)代表了早期一系列强有力的干预措施,以期通过及时、强力而规范的处理,降低病死率。包括 3 小时 6 小时的集束化。而 EGDT 在集束化治疗中扮演重要角色。SSC 早期指南强调了 EGDT,但随着研究的深入,多项关于 EGDT 的 RCT 和 Meta 分析均未显示与一般干预相比 EGDT 能降低病死率。其实关于 EGDT 最大的争议在于具体的复苏目标与复苏、监测的手段,EGDT 的核心价值在于"规范而有目标",值得注意的是,2016SSC 脓毒症指南也并没有否定 EGDT 的理念,还是强调需要早期液体复苏,只是不一定非要放置中心静脉导管监测 CVP 及 ScvO2 等指标,即总体来说是中立的态度。发表于 2016 年的一项实时系统评价(living systematic review)和 Meta 回归分析显示,EGDT 虽然不能降低总体病死率,但却能使高死亡率亚组(病死率>35%)获益。

（2）乳酸与乳酸清除率:乳酸并非组织低灌注的直接标志物,除了组织缺氧,药物、肝功能不全等多种因素均可导致血清乳酸升高。但无论何种原因,高乳酸血症总与不良预后密切相关。由于乳酸测量技术已规范,乳酸已被作为组织灌注更客观的替代指标,较之查体和尿量有更大优势。对脓毒症患者进行乳酸监测已被历届 SSC 指南所接受。5 个 RCT(共 674 例)显示,与非乳酸监测相比,乳酸导向的脓毒症休克的早期复苏可显著降低病死率。将这些 RCT 进行 Meta-分析提示,与尿量、Scvo2 相比,以乳酸正常作为脓毒症休克的复苏终点可显著降低病死率。

七、急性抗感染的循证实践

（一）概论

感染性疾病是威胁人类健康的重要疾病之一,据统计,各种急性感染或合并急性感染的疾病居急诊就诊病因的首位。呼吸道感染占急诊感染首位。以社区获得性肺炎(community-acquired pneumonia,CAP)为例,有研究表明:CAP75% 在急诊初始诊断和治疗。腹腔内感染也是急诊常见感染性疾病之一,但其定义太宽泛,不能涵盖所有形式的胃肠道感染性疾病。本文对腹腔内感染只关注那些需要外科手术管理的腹膜炎,不涉及所谓的原发感染合并肝硬化,或局灶性感染如胆道感染、肝脓肿或乙状结肠憩室炎感染。

（二）检索策略

1. 提出和转换临床问题   根据临床实践的需要,我们提出以下临床问题:①社区获得性肺炎的病原学是什么?②腹腔内感染病原学是什么?③CAP 患者是否应该使用糖皮质激素(glucocorticoids,GCS)? ④如何对腹腔内感染进行经验性抗菌治疗? 本章将一一回答上述问题。

2. 检索词和数据库   检索 OVID 数据库循证医学子数据库(包括 ACP Journal Club Cochrane,Database of Systematic Reviews,Database Field Guide EBM Reviews,Database Field Guide Ovid Nursing Database,Database of Abstracts of Reviews of Effects),检索关于抗感染循证临床指南、系统评价或 Meta 分析。检索关键词包括"infection""emergency""Community acquired pneumonia""Glucocorticoids""intra-abdominal",检索时限为最近 10 年,从 2005 年 1 月至 2016 年 12 月 31 日,语言限制为英语。

（三）回答临床问题

1. 社区获得性肺炎的病原学   社区呼吸道感染的主要病原体包括:肺炎链球菌、非典型病原体和流感嗜血杆菌等。国内外流调研究显示:肺炎链球菌是 CAP 主要致病菌,检出率 10.3%~28.0%。在我国无最近的研究数据,既往有研究表明,肺炎支原体是最常见病原体(20.7%),肺炎链球菌次之(10.3%)。流感嗜血杆菌、肺炎链球菌、卡他莫拉菌是慢性阻塞性肺疾病急性加重期患者最主要致病菌。对急诊科常见的老年及合并危险因素的社区呼吸道感染患者,病原体仍是常见社区来源致病微生物,如:肺炎链球菌、非典型病原体、流感嗜血杆菌等,但革兰氏阴性菌及耐药菌比例比普通 CAP 患者有所提高。

近年随着抗生素大量不合理使用,细菌耐药问题日趋严重。肺炎链球菌对 β-内酰胺类、大环内酯类普遍具有很高的耐药性,对口服青霉素的耐药率从 2009 年 24.5% 升至 2012 年 36.5%,对大环内酯类的耐药率 >90.0%。研究表明:肺炎支原体对大环内酯类的耐药率在逐年增加,从 2008 年的 68.9% 升至 2012 年的 97.0%。

2. 腹腔内感染病原学　法国和欧洲的社区获得性腹腔内感染相关细菌耐药性的流行病学数据非常有限。腹腔感染的细菌耐药流行病学的特殊性使临床实践指南不能从其他指南如尿道感染中外推。细菌耐药流行病学在社区获得性感染和医疗相关感染的不同,导致特异性的结论与建议。因一线使用碳青霉烯类抗生素存在耐药风险而强烈不推荐使用。

3. CAP 患者使用糖皮质激素的争议　临床主要用糖皮质激素治疗严重感染及感染性休克。对重症肺炎,激素不像在感染性休克中使用那么广泛,且目前一直存在争议。近年研究结果显示:大剂量、短疗程糖皮质激素冲击治疗不能改善感染性休克的预后;而低剂量使用激素能减少肺炎的严重反应和改善疾病进展。但糖皮质激素也能抑制机体的炎症防御机制,在感染未得到控制情况下,可能导致感染加重。大剂量使用激素还可引发消化道出血、继发性真菌感染等严重并发症。近期纳入 RCT 的 Meta 分析结果显示:①应用 GCs 治疗 CAP 可降低需要机械通气的比率,缩短住院时间,降低病死率(尤其是 SCAP 的病死率);②糖皮质激素可明显降低行机械通气治疗的肺炎患者的 TNF-α、IL-1、IL-6 及 C-反应蛋白(C-Reactive Protein,CRP)水平;③危重脓毒症患者接受 GCS 辅助治疗在呼吸生理、免疫及血流动力学方面获益显著,死亡风险明显下降;④但也有 Meta 分析结果显示 GCs 除了可减少 CAP 住院时间外,对生存率无显著影响。

目前关于 GCs 治疗 CAP 的药物选择及用法尚无统一意见。因大剂量 GCs 不良反应较多,大多数研究建议使用小、中剂量 GCs。Torres 等研究发现:①若 SCAP 患者入组时存在过度炎症反应即血清 C 反应蛋白(C-reactive protein,CRP)浓度 >150mg/L,应用甲强龙 0.5mg/kg×5d(1 次/12h)静脉注射可显著降低治疗失败率。②若不考虑 CRP 的限制,口服强的松 50mg/

d×7d 可缩短 CAP 到达临床稳定的时间 1.4d。也有研究发现:静脉注射地塞米松 5mg/d×4d 可缩短 CAP 患者住院时间 1d。2012 年新版脓毒症治疗指南推荐脓毒症休克患者持续静脉滴注氢化可的松 200mg/d,至少 7d。有研究发现 CAP 患者使用 GCs 治疗疗程 >5d 有益。

总结近几年研究进展,目前认为以下 CAP 患者使用 GCs 可能会受益:①存在过度炎症反应即 CRP 升高;②重症社区获得性肺炎(SCAP);③合并 CIR-CI;④液体复苏和升压药治疗无效的脓毒症休克。在 CAP 早期感染未得到及时控制,使用 GCs 会导致免疫抑制,妨碍病原体清除,加重感染,增加病死率;当病原体清除后,炎症反应成为疾病的主要原因,GCs 治疗可改善治疗效果,故目前大多数研究均建议后期使用。有研究建议使用 GCs 过程,应逐渐减量,不主张突然停药,因为骤然停用 GCs 容易引起反跳现象或撤药反应。但目前临床 RCT 无关于使用 GCs 时是突然停药还是逐渐停药的更深研究,故对 GCs 的停药方式临床上尚有争议,还需进一步探索以回答争议。

4. 腹腔内感染患者的经验性抗菌治疗

(1)经验性抗菌治疗的目标是什么?

社区获得性腹腔感染的经验性抗菌治疗必须建立在国家和地区微生物数据规律监测的基础上,以便量化和监测微生物耐药过程。

非重症的社区获得性腹腔内感染,经验性治疗时不建议考虑大肠杆菌对三代头孢菌素的耐药性,除非地区或地域流行病学提示肠杆菌属对三代头孢耐药率 >10%,或者患者有曾在多重耐药菌感染高发的地区的居留史。

因拟杆菌属敏感性的变化,对社区获得性腹腔内感染患者的经验性治疗不建议使用克林霉素和头孢西丁。

(2)抗菌治疗是否考虑酵母菌?

非重症社区获得性腹腔内感染患者,不建议抗念珠菌治疗。

对存在以下 3 项或以上危险因素的重症腹膜炎(社区获得或术后)患者,建议抗真菌治疗:血流动力学不稳定、女性、上消化道手术、抗菌治疗超过 48 小时。

(3)抗感染治疗是否应考虑肠球菌?

非重症社区获得性腹腔感染患者,不建议经验性治疗肠球菌。

(4)哪些药物可用于经验性抗菌治疗,对哪些患者可以经验性治疗?

以下抗菌药物可作为经验性抗菌治疗的一线选择:①阿莫西林/克拉维酸+庆大霉素;②头孢噻肟/头孢曲松+甲硝唑。

β内酰胺类药物过敏患者,建议联合使用左氧氟沙星＋庆大霉素＋甲硝唑,在无其他选择的情况下,可使用替加环素。

重症腹腔内感染的经验性治疗应覆盖任何可疑的微生物。

重症社区获得性腹腔内感染患者,建议使用哌拉西林/他唑巴坦±庆大霉素。

对社区获得或医疗相关的危重腹腔内感染患者,当决定进行抗真菌治疗时,建议使用棘白菌素类药物。

对社区获得或医疗相关腹腔内感染患者,在获得细菌、真菌鉴定结果及药敏情况后,建议降阶梯为窄谱敏感抗菌药物。

(四) 总结

急性抗感染治疗是急诊科面临的巨大挑战,疾病的诊断与排除诊断,推断可能的病原菌并结合当地的流行病学资料,病情严重程度评估及如何经验性抗感染治疗都是急诊医师面临的问题。需要遵循指南及循证医学证据,全程疗效评价及脏器功能评估,同时认真寻找避免抗菌药物滥用与合理治疗之间的平衡点。

八、紧急医学救援的循证实践

(一) 概论

我国自然灾害种类多、分布广且频发,各类事故灾难和社会安全事件也时有发生,此类突然发生危及人员、财产损失的各类事件均属于突发事件的范畴。《中华人民共和国突发事件应对法》的突发事件定义为:突然发生,造成或可能造成严重社会危害,需要采取应急处置措施予以应对的自然灾害、事故灾难、公共卫生事件和社会安全事件。若这4类事件导致大批群体人员伤亡,区域内医疗资源不能满足救治需要的情况的事件为大规模伤亡事件(mass casualty incidence,MCI)。紧急医学救援是针对大规模伤亡事件导致的人员伤亡、健康危害的医疗卫生救援工作,包括:灾难侦测、应急指挥、安全评估、风险评估、支持保障、检伤分类及伤员处置、人群疏散及恢复重建7方面的工作。

突发事件紧急医学救援是政府应急管理的重要内容,是卫生计生部门的一项重要职责,是卫生应急工作的重要组成部分。《突发事件紧急医学救援"十三五"规划(国卫应急发〔2016〕46 号)》中指出:"我国紧急医学救援面临的形势和挑战。我国自然灾害种类多、分布广而且频发,各类事故灾难和社会安全事件也时有发生,突发事件紧急医学救援面临严峻的形势,任务艰巨。党中央、国务院高度重视突发事件应对工作,坚持生命至上,始终要求把抢救伤病员放在首要位置。随着"一带一路"战略的实施和全方位开放新格局的构建,我国参与国际紧急医学救援的能力也有待提高"。要求"重特大突发事件发生时,能快速应对、高效处置,有效减少伤员的死亡和致残"。

(二) 检索策略

1. 提出和转化问题　为达到《突发事件紧急医学救援"十三五"规划(国卫应急发〔2016〕46 号)》对紧急医学救援的医学目标,需要找出紧急医学救援的关键问题。从大规模伤亡事件的概念可以看出,如何合理调配医疗资源是在有限资源条件下有效应对大规模伤亡事件的关键所在。我国卫生应急部门在汶川地震中总结经验提出的"四集中"原则(集中患者、集中专家、集中资源、集中救治)是在当前情况下紧急医学救援的指导原则,其技术核心是在现场将大量伤员进行检伤分类,选择有价值救治的伤员转运并集中到医疗人力和物资资源最丰富的医疗机构进行集中救治。院前检伤分类是在紧急医学救援中最特殊的医学技术,其在灾难现场或伤员临时集中点实施,对灾难现场的批量伤员进行评估并根据伤员伤情进行分类,并决定转运到哪级医疗机构及转运的优先次序。检伤分类是决定批量伤员中哪些伤员将会首先使用有限的医疗资源,包括人力、物资或转运资源。因此院前检伤分类是将优势医疗资源集中到最有可能救治的伤患需求的关键技术。其应用的有效性问题是紧急医学救援的关键问题之一。

基于此,我们提出以下临床问题:①紧急医学救援中院前检伤分类有哪些方案? ②这些方案的实际应用价值如何? ③能否找出院前检伤分类最优方案? 针对这些问题,我们检索已有的临床证据。

2. 检索词和检索来源　中文检索词包括:院前检伤分类、检伤分类、检伤、伤员分拣、突发事件、地震(注:我国近年研究检伤分类的文献以地震为主,因此检索词中使用了地震)。英文检索词包括:field triage、triage、medical triage、disaster triage、natural disaster、mass casualty incident、disaster。

检索近 10 年的相关文献。检索来源包括:①数据库包括中国生物医学文献数据库(2007 年至今);Cochrane 图书馆;MELINE(Ovid 平台,2007 年至今)。②其他检索来源:追踪纳入文献的参考文献,纳入符合标准的文献。

(三) 基于文献检索回答问题

1. 院前检伤分类方案　基于查询的文献,院前分类方法包括(表 18-10):START(Simple triage and rapid treatment)、Jump-START、Care-Flight、Triage Sieve、PTT(Pediatric Triage Tape)、FDNY(Fire Department of New York)、STM(Sacco Triage Method)、unadjusted STM(unadjusted Sacco Triage Method)、

T-RTS(Triage-Revised Trauma Score)、CRISTO(Camina, Respiratory, In-consciente, Shock, Complex trauma, Others)、Stabilization triage、Homebush 法和 SALT(Sort-Access-Life threatening-Treatment)。

大部分检伤分类方案的结果分 4 个等级:①立即处理(immediately 红色标签);②延迟处理(delay 黄色标签);③轻微创伤(minor 绿色标签);④难以救治的损伤(expectant 黑色标签);部分检伤分类法如 FDNY 还设置有橙色标签的危重患者。分类依据主要是院前能快速获得的生理指标,如行动能力、呼吸、循环、意识状态等,但各种方法采用的指标有所不同,其表现形式包括流程、列表或评分等形式。检获文献均为经验分享或回顾性研究资料,无高质量证据的前瞻性研究。

2. 院前检伤分类的实际应用价值　对院前检伤分类的实际应用价值,未见多中心、前瞻性的高质量研究报道。其他研究文献均为回顾性,所用数据资料大部分来自日常创伤患者的资料分析。对如何评估院前检伤分类的实际应用价值,除检伤分类的准确性外,还有学者提出其他评价标准。Wallis 提出选择分类方法的两条标准,一是简单易行,标准是检伤分类所需的时间,Wallis 的研究显示 START、Care Flight triage、STM 方法所需时间分别是 60 秒、15 秒、45 秒;二是现场实施分类人员能够掌握此方案(国外实施检伤分类人员主要为 EMS 人员,非医生护士)包括分类方法的可重复性,评估结果与真实情况的一致性评价等。

对单个院前检伤分类法的准确性研究主要集中在 START、jump-START、STM、T-RTS 和 SALT 几种方法。Mark 回顾评估 357 例创伤患者以检测 START 方法的准确性,发现预测创伤患者的死亡率较可靠。高永莉等基于回顾性数据评估了 Jump-START 的应用价值,认为 Jump-START 可以较准确地预测创伤儿童的危重度。对 SALT 的研究主要是模拟演练中的研究,未查询到其实际应用的研究。胡旭等评估了 STM

表 18-10　院前检伤分类方案一览

序号	名称	分类依据	分类等级	形式	备注
1	START	行动力、呼吸、循环、意识情况	红、黄、绿、黑	流程式	专用于成人
2	Jump-START	行动力、呼吸、循环、意识情况	红、黄、绿、黑	流程式	专用于儿童
3	Care-Flight	行动力、呼吸、循环、意识情况	红、黄、绿、黑	流程式	
4	Triage Sieve	行动力、呼吸、循环	红、黄、绿	流程式	用于成人
5	PTT	行动力、呼吸、循环	红、黄、绿	流程式	专用于儿童
6	FDNY	行动力、呼吸、循环、意识情况及特殊伤势等	红、橙、黄、绿、黑	列表式	
7	STM	年龄、意识、呼吸、循环	具体分值	评分式	
8	unadjusted STM	意识、呼吸、循环	具体分值	评分式	将 STM 中的年龄去除后的评分系统
9	T-RTS	收缩压、呼吸、意识	具体分值	评分式	
10	CRISTO	行动力、呼吸、意识、出血、复杂创伤、其他危重情况	红、黄、绿、黑	流程式	
11	Stabilization triage	气道、呼吸、循环、意识、可见损伤	红、黄、绿	流程式	基于创伤评估的 ABCDE
12	Homebush	行动力、呼吸、循环、意识	红、黄、绿、白、黑	流程式	白色为濒死者,黑色为死亡者
13	SALT	行动力、呼吸、循环、意识情况、致死性损伤	红、黄、绿、黑	流程式	分两个步骤:群体分类和个体检伤

检伤分类的方法,认为 STM 对创伤患者的预测较准确。蒋耀文、吕炜亮等研究分析了 RTS 评分对芦山地震患者检伤分类的应用价值。总之就单个检伤分类方案而言,有一定程度上的准确性,但诸多检伤分类方案如何筛选,实际应用中到底选用哪种方案尚需要各种方案的对比研究。目前未见评估不同标记方法的效果和成本-效益研究。

3. 院前检伤分类的最优方案　对于不同检伤分类应用价值的比较,尚无高质量研究文献。目前检索的文献中,无一项研究比较了所有检索到的院前检伤分类方案,不同的研究仅比较了不同的检伤分类方案:①Garner 等基于创伤中心的数据比较 START、Triage Sieve 和 Care Flight triage 3 种方法识别危重伤员的价值,研究结果认为:START、Care Flight triage 方法优于 Triage Sieve,前 2 者间差别无统计学意义。②Sacco 等基于计算机模拟认为 Sacco Triage Method(STM)比经典的 START 方法更准确。③Wallis 和 Carley 评估 START、Jump START、Care Flight triage 和 PTT 4 种方法判断日常情况下儿童创伤伤情严重程度,以创伤严重度评分 Injury Severity Score(ISS)>15 分为红色标签的标准,研究结果显示:Care Flight triage 的敏感度和特异度分别为 31.5% 和 99%,优于其他三种检伤分类方案。④白艳等比较了 START、Care-Flight 方案及在院内使用的 REMS 方法,认为:若 REMS 方法用于院前(因 REMS 法有血氧指标,因此需要携带无创指氧饱和度检测器),其准确性优于另 2 种。⑤Keith P. Cross 等在美国创伤数据库(National Trauma Data Base, NTDB)2007—2009 年的 1 816 982 例患者资料中分析了 530 695 例患者资料,比较了 START、Care-Flight、FDNY、STM 和 unadjusted STM 检伤分类方案,各自 ROC 曲线下面积分别为 0.846、0.852、0.851、0.883 和 0.824,据此认为 STM 在这些方案中最优。

(四)基于数据开展研究

从检获文献可看出:当前院前检伤分类的方法及其应用文献较多,但大多为经验分享、专家意见、小样本回顾性研究、模拟研究或基于日常创伤数据(非灾难情况下的创伤数据)的检伤分类法研究。临床高质量研究缺乏,原因是灾难相对少见且不可重复、随机分组困难、伦理问题、成本问题以及后勤保障问题等。难以得到较明确的推荐意见。急需各临床工作者积极开展临床研究,包括回顾性研究、横断面研究及前瞻性研究以期在未来得到临床证据支持的推荐意见。在汶川地震和芦山地震后,我们系统检索资料之后即发现,紧急医学救援中院前检伤分类的研究证据少且证据级别低,因此开展了大量相关研究,包括改良现有的检伤分类方案,如胡海等针对院前转运伤员选择提出 Transport-RTS 方案,林一丹等针对躯干损伤患者检伤分类提出了 Hb-RTS 方案,胡海等在芦山地震的救援中提

出了基于床旁超声诊断仪的 SFAST 检伤分类程序等等,为检伤分类的循证医学证据添砖加瓦。

(五)总结

紧急医学救援是针对大规模伤亡事件导致的人员伤亡、健康危害的医疗卫生救援工作。在当前国内"四集中"原则的指导下,紧急医学救援在医学上最关键的问题在于院前检伤分类是否合理,再据此合理分配院前医疗资源。检伤分类在国际上有多种方案,各方案的准确性虽有研究但质量不高且均为回顾性研究,或大部分来自日常创伤数据而非灾难情况下的数据,尚无高质量临床证据论证何种检伤分类方案最优,急待进一步研究。

第四节　循证急诊医学实践面临的问题及挑战

一、急诊医学的跨学科发展对循证急诊医学的挑战

(一)急诊医学的临床实践对循证急诊医学的挑战

急诊患者常常发病突然,病情变化迅速,这就需要急诊医师从突出的急性症状入手,发现危重病症的蛛丝马迹,边评估、边救治、边诊断每位患者。但是,随着人口老龄化、医学技术的革新,合并多种慢性病、器官功能不全、器官移植、长期免疫功能抑制的急危重症患者的比例逐年升高;而且急诊患者的疾病谱广,病种涵盖内、外、妇、儿等各临床专科的急症与慢性病急性发作,这些都对急诊医师的诊疗水平提出非常高的要求。循证急诊医学实践需要针对急诊医生在临床实践中提出和发现的问题进行分门别类,开展系统的查证用证,解决众多亟待解决的问题,建立完整体系。

(二)急诊临床实践的时效性对循证急诊医学的挑战

很多疾病在急性发作时具有典型的"时间窗"特征,例如众所周知的与血供密切有关的急性心肌梗死、卒中、缺血性肠病,甚至是睾丸扭转,均需在有限的时间内,分秒必争地给予抢救与治疗,稍有延误就会造成器官不可逆的功能损害,甚至危及生命。此外,休克早期的识别与液体复苏、创伤的"白金十分钟"救治、甚至是社区获得性肺炎是否能在就诊早期使用抗生素都与预后明显相关,因此,急诊医学的时效性要求循证医学的急诊实践不仅关注疗效,更关注能否在非常短的时间找到当前可得最佳的救治方案。

(三)急诊医疗资源调配与管理对循证急诊医学发展的要求

急诊科的社会功能复杂。一旦出现重大公共事件,尤其是严重地质灾害、安全事故、交通事故,造成大量人员伤亡时,急诊科必然成为接诊患者的主战场。在短时间内,大量伤员涌入急诊科,这远远超出急诊科

的正常接诊能力,此时,急诊医务人员既需要快速准确地评估患者伤情,合理分流,又需要迅速评估事件级别,准确判断是否需要调配医疗资源,以及调配何种级别的资料,并高效有序地资源管理。因此,循证急诊医学尚需关注突发公共事件发生时,紧急医学救援的政策、法规和流程等的制定与实施。

二、急诊临床证据获得的局限性

(一)急诊医学的临床特点不利于获得高质量的循证证据

急诊医学的诊疗疾病谱广,具有以下特征:①病情轻重难分,很多危重病的发病早期缺乏典型临床表现;②病程多样,同一病种的患者可能在病程的不同阶段就诊;③病情进展迅速,可能在短时间内病情急剧变化;④由于时间及资源有限,很难快速做出正确诊断;⑤潜在风险大,能否及时发现并治疗将严重影响上述疾病的病死率、伤残率。以上因素都增加了循证急诊医学获得高质量证据的难度。

(二)急诊开展 RCT 研究的难度大

急诊患者与家属对急诊的时效性要求很高,这导致很难在很短时间取得患者与家属的理解,实施 RCT 研究;急诊为需要保证 24 小时接诊抢救,所需要的人力资源大,同一医务工作者很难在开展临床工作的同时,实施临床研究,需要更多专门的团队参与,以保证临床科研保质保量地顺利完成;此外,急诊患者的流动性大,随访困难。以上因素导致使急诊开展临床研究困难重重。

综上所述,我国现阶段的循证急诊医学的发展还面临许多挑战与问题,但是随着循证医学的发展,我们欣喜地看到,循证医学已逐步涉及急诊医学的各种循证实践中,包括:院前院内急救体系建设、紧急医学救援政策法规的制定、急诊急救技能的标准化、急救药品的使用规范等,一切与医疗卫生服务有关的活动和行为都在开展研究。真实世界研究等研究方法的应用,也为循证急诊证据的生产、获得、转化和改进提供了更多的支持。

第五节　循证医学对急诊医学临床实践的促进与发展

一、循证医学对急诊医学学科发展的影响

急诊医学作为一门新兴的跨多学科专业学科,需要更可信、更确切的临床证据指导专业发展。循证医学正是强调通过不断寻找和生产最佳的临床证据以指导临床实践,使诊疗过程更科学、更慎重、更准确。循证医学对急诊医学实践的促进与发展包括以下方面:

(一)有助于指导临床决策,提高诊疗水平

急诊工作的紧迫性、复杂性和社会性要求急诊医师以最少的数据、在最短时间内、以最快捷有效的方法制定救治方案。要求急诊医务工作者在掌握循证医学的基本方法后,在诊疗过程中应转变以经验为主导的诊治理念,将个人的临床实践经验与当前可得最佳证据结合起来,同时注意结合每个患者的实际情况,提高诊断的准确性和治疗的合理性。医疗工作中以临床实际问题为导向,通过认真规范接诊患者、采集病史、结合急救一手临床信息,必要时辅以精准检索文献,优选最佳证据,及时修正和完善诊治决策,最终进一步规范诊疗行为,提高医疗水平,改善患者预后。

(二)有助于规范诊疗行为,降低纠纷隐患

临床决策错误在医学实践中不可避免,急诊医师在强度大、时间长的环境下工作,临床决策错误风险可能更高。若无标准化的统一循证决策和操作指导,不同医师对同一病情可能作出不同决策,不恰当的决策可能影响临床效果,延长治疗周期,浪费医疗资源,造成潜在医疗纠纷隐患。

(1)循证医学强调依据当前可得的最佳证据,有助于澄清某些临床问题上普遍存在的困惑,在一定范围内统一认识,规范诊疗行为,降低因医师个人经验差异造成的临床决策风险,既能提高救治成功率,又能成为医生的有效自我防护手段,降低医疗纠纷隐患。

(2)循证医学可为急诊制定标准化的诊治方案或指南提供依据。目前急诊领域一些重要的指南,包括美国心脏协会(American Heart Association, AHA)制定的国际心肺复苏和心血管急救指南等,均在遵循循证医学准则的基础上制定并不断完善,循证的理念和方法不仅最大限度保证了指南的科学准确性,也兼顾到了指南对将来可能产生的影响,包括安全性、有效性、可推广性等。需注意:即使最佳证据也不能取代临床判断,将临床研究证据应用于具体患者时,应充分考虑地区、种族等因素的差异,结合患者的个体特征进行综合考虑和相应调整。

(三)有助于优化急诊流程,提高管理效率

急诊时的巨大患者量和信息量与极有限的时间和资源之间存在巨大矛盾,使急诊科比其他临床科室面临更多沟通、协调、转运等工作。只有通过持续地改进、优化各种流程,才能提高管理效率。通过运用循证医学的原则,通过应用信息整合、数据挖掘等技术,把纷繁复杂的医疗数据转变成有价值的信息,实现对医学数据进行交融扩展及挖掘分析的目的,为急诊优化流程、合理分配资源及提高管理效率等提供依据。还可通过循证设计来优化急诊科的空间设置和硬件配备,从而优化急诊就诊流程,提高工作效率。

(四)有助于提高科研实力,促进学科发展

作为一门新兴学科,目前国内急诊医学在科研水

平和科研实力方面与其他临床科室之间存在一定差距。而急诊拥有的多病种、大数据又可以为急诊医务人员开展临床研究提供宝贵的数据资源。学会用循证医学的思维方法指导临床工作，不仅可以提高急诊医务人员检索和阅读文献的能力，更能提高追踪和鉴别文献价值的能力。通过实时检索最新证据，尤其是广泛阅读相关领域高质量的文献报道，及时掌握研究进展和热点问题，对培养科研意识、开拓科研思维、提高科研能力均有促进作用。繁忙的临床工作和医学知识快速更新的速度之间始终存在矛盾，急诊医务人员只有更熟练地掌握正确的文献查阅方法，充分利用系统评价和二次摘要库，快速、准确获取所需最新证据，并且逐渐掌握针对急诊医学中的重大、紧急、疑难问题设计和实施高质量临床急诊研究的方法和技能，生产可解决急诊问题的高质量证据，及时转化、后效评价、持续改进。这对于提高急诊整体临床研究水平，改进科研设计和研究方法具有重要指导意义，最终促进急诊学科发展。

二、循证医学对急诊医学培训的影响

急诊医学本身的特点决定了其对急诊医师的综合素质要求很高，不仅需要具备扎实的跨多专业的临床知识技能，更需要具有不断更新知识的思维和能力，这就对急诊医学培训质量提出了更高的要求。循证医学为急诊医学教育提供了一种新的教学模式，将是急诊医学教育发展的必然趋势。循证医学对急诊医学培训的影响主要包括：

（一）影响培训方式

目前急诊医学的教学方式仍以"经验医学教育模式"为主，被培训者大多处于"被动接受"状态，过多依赖上级医师经验，不善于思考和总结。循证医学以问题为导向的自我教育式学习方式，要求带教老师从单纯的讲授知识，转变为引导学生学会查阅文献，评价文献质量，并将最佳证据应用到实际临床工作；要求学生由"被动接受"转变为"主动求索"，从被动的接收者变成主动的参与者，使学生体会到知识获得的成就感，充分调动了学生的积极性、主动性和创造性。

（二）影响培训内容

急诊的病种繁复，且常以症状而非明确的疾病就诊，给急诊开展教学带来一定难度。将循证医学方法引入急诊教学培训以后，教师在培训过程中引导学生根据患者存在的实际临床情况提出需要解决的问题；带着问题有目的地检索和发现证据，评价证据的真实性、合理性和实用性；结合患者的具体情况和临床专业知识将现有最好的证据应用于患者的诊断及诊疗决策中，并持续关注证据运用之后的效果评价，以不断调整诊疗策略。推动培训内容由单纯的培训临床知识和技能，拓展到培养学生的自学能力、文献检索能力、证据评价能力及独立思考判断能力等多方面，极大丰富了培训的内涵，提高了培训的效能。

（三）培养正确的学习习惯和学习能力

通过这种以问题为中心的教学模式，能够培养学生主动学习、自我更新知识和创新意识，习惯在临床实践过程中主动寻找问题、发现问题，并采用科学、严谨的方法解决问题，为树立正确、科学的医学观和规范今后的临床实践打下基础。同时，还能促使学生养成利用网络、图书馆等知识载体坚持自我教育的习惯，提高主动学习的能力，并培养学生养成不断自我学习的习惯与能力，最终由短暂的接受教育变为终身的自我教育。在此过程中教师也会不断提高和完善自己的学习和教学能力，达到教学相长的目的。

三、循证医学对急诊护理的影响

急诊护士承担急诊、急救、护理人员培训以及科研工作等。急诊护理工作是对病情紧急的患者进行预检分诊工作，及时地为患者进行诊治及相应的处置。急救护理主要是为患者制定各种急诊抢救的实施方案，对急危重患者要立即组织人力、物力进行及时有效的抢救；对急诊留观的患者要积极地配合医生进行诊断和治疗，必要时承担监护的工作。急诊护理人员培训内容是建立健全急诊护理人员的岗位职责、规章制度以及技术操作规范，主要目的在于提高急诊护理人员的抢救水平。科研工作的主要内容是开展有关急症及危重症患者病情发展的资料及护理研究，根据相关的资料和临床经验来总结诊治、护理等方面的经验及规律，主要目的在于有效地提高急诊护理质量。

急诊科护理工作与其他科室不大相同，主要特点为急、忙、多学科性等。急主要体现在患者的发病速度非常急骤，且来势凶险，时间性非常强，要求急诊护理工作必须分秒必争，快速地为患者进行处理。忙主要体现在患者病情变化的速度较快，急诊护士对难以预料患者的来诊时间、人数、病种及危重程度等，因此急诊护理工作随机性大，可控性小。特别是当出现交通事故、集体中毒、传染病等状况时，患者就诊的时间集中，因此需要急诊护士在繁忙的工作中做到紧张而有秩序。多学科性主要体现在大多急诊患者的病种较为复杂，疾病谱广，几乎涉及临床各科。这些诸多的因素决定了急诊护理科研困难性及复杂性。循证医学基于证据，可改变大多数急诊护理人员以往凭借习惯或经验来解决护理问题，让临床护理人员在做出决策时，要基于科学的证据，对有文献报道的结论进行审慎、明智、明确地评审，应用循证的理念可以帮助急诊护理人员更新专业观，改进工作方法，对促进急诊护理专业的发展有着积极深远的意义。

循证医学在急诊护理领域的发展还处于起步阶段，国内已经有部分学者开展相关的实践，从理论走向实践,在急诊临床工作中寻求证据,应用证据。以中文期刊为例,截止 2017 年 6 月,以"循证护理 & 急诊"为题目的论文,在中国科技期刊数据库、中国知网、万方数据库、维普数据库,共检获论文 373 篇,内容分别涉及院前急救、预检分诊、急危重症抢救、创伤急救、灾害救援、护理管理、护理教学等方面。

虽然循证护理在急诊护理领域还有非常广泛的发展前景,但循证护理在急诊科的开展仍存在一些不容回避的问题。①护士缺乏循证科研技能的培训,容易将循证护理等同于开展原始研究,将证据等同于随机对照试验结果,将循证护理的结果等同于文献综述。②急诊科护理工作繁重,临床护理人员没有机会了解研究结论,不知道如何有效检索需要的论文,不知道如何鉴别文章的科学性,如何将研究结果很好的应用到临床护理工作中。③循证护理要求护士有熟练的临床业务能力、文献检索能力、医学统计学能力、英语及计算机等能力。呼唤今后应为急诊科护士开展循证护理相关培训,培养一批具有循证护理能力的急诊护理人才,开展规范的系统评价,构建我国自己的急诊护理实践指南,建立循证护理资源库,推动我国急诊护理水平。

循证护理是护理学发展的必然趋势,也是急诊护理发展的方向。在急诊专科护理实践中融入循证护理理念和方法,对急诊护理领域中有争议的问题,进行系统的文献回顾,数据资料分析,并结合专家意见,制定出对急诊患者最有效的护理方案,科学有序地提高护理质量,最终为患者提供优质的护理服务。

四、循证急诊医学展望

当今时代是信息爆炸的"大数据"时代,每天每时、每位急诊患者的形态、声音、行为、检查结果都会产生海量数据。如果能够通过图像、音频、视频等形式采集患者的症状、体征、病史、器官功能数据,建立急诊临床数据库,利用计算机信息技术,分析数据,发现临床规律,一定能提高我们临床疾病评估的精准性和效率,为临床实践提供很好的指导价值。而如何才能找到这些规律,循证急诊医学可为临床医、护、药、技人员及管理者提供很好的借鉴。

(1)急诊患者大多以症状来就诊,急诊医生仅凭借临床经验进行病情评估容易受医生经验、认识的局限性等因素影响,难以做到完全客观和科学。循证急诊医学可通过评价各种评分标准,为急诊医护人员在急诊患者的分诊、风险和预后评估等环节评估病情提供帮助。循证急诊医学可帮助急诊医务人员从症状的诊断与鉴别诊断入手,借助客观评估标准来评估、预测患者的严重程度和预后,这样既可弥补临床经验和技术的差异性,也利于评价急诊医疗的质量和效率。

(2)循证急诊医学可通过借鉴其他学科的研究成

果,将有效益、安全、价有所值的治疗方案延展到急诊领域,并验证其安全性与有效性。如急性心肌梗死、脑卒中等的药物最早都在专科使用,但随着进一步研究发现,其治疗管理应该是从发病的第一时间开始,因此,现在许多诊疗方案已延展到院前急救领域。

(3)循证急诊医学应关注本专业的特色内容,例如紧急医学救援的政策法规、心肺复苏的救治策略、脓毒症的早期识别等,开展符合急诊时效性的研究。正如 2015 年美国医学研究所成立的专家组发表的《提高心脏骤停生存率策略》和美国心脏病协会发布的《2015AHA 心肺复苏及心血管急救指南更新》中明确提出,应更多开展提高心脏骤停生存率的研究,为循证急诊医学的发展提供了新思路和借鉴。

小　结

急诊临床需求呼唤循证急诊医学尽快成长,循证急诊医学尚有很多亟待发展的领域,需要急诊医务人员尽快自觉学习循证医学的思维,学会提问,学会收集证据,学会分析数据,找出其中的规律,既学会将循证医学的理论运用于急诊医学的临床实践中,又善于总结经验,在急诊临床实践中发现总结规律,丰富循证急诊医学知识体系。

(曹钰　魏薇　李东泽　余海放　万智　许树云
聂虎　陈瑶　周亚雄　周毅武　胡海　何斌
姚蓉　叶磊)

参 考 文 献

1. Liu B,Hu H,He YR,et al. An evaluation model of surgery capability of tertiary hospital in disasters:a cross-sectional survey in China. Public Health,2015,129(9):1301-1303
2. Hai HU,YaRong He,Du XM,et al. Chief complaints associated with mortality involving civilian transport after Wen-chuan earthquake. Eur J Emerg Med,2014,21(5):364-367
3. Hai Hu,Yarong He,Shu Zhang,et al. Streamlined focused assessment with sonography for mass casualty pre-hospital triage of blunt torso trauma patients. American Journal of Emergency Medicine. 2014,32(7):803-806
4. Arcos González,Rafael Castro Delgado,Tatiana Cuartas Alvarez, et al. The development and features of the Spanish prehospital advanced triage method(META)for mass casualty incidents. Scandinavian Journal of Trauma, Resuscitation and Emergency Medicine,2016,24:63-71
5. KP Cross, MX Cicero. Head-to-Head Comparison of Disaster Triage Methods in Pediatric, Adult, and Geriatric Patients. Annals of Emergency Medicine,2013,61(6):668-685
6. Montan KL,Khorram-Manesh A,Ortenwall P,et al. Comparative study of physiological and anatomical triage in major incidents using a new simulation model. Am J Disaster Med,2011,6(5): 289-298
7. Cross K,Cicero M. Independent application of the Sacco disaster triage method to pediatric trauma patients. Prehosp Disaster Med,

2012,27(4):306-311

8. Wibring K, Herlitz J, Christensson L, et al. Prehospital factors associated with an acute life-threatening condition in non-traumatic chest pain patients-A systematic review. Int J Cardiol, 2016, 15, 219:373-379

9. Luis Ayerbe, Esteban González, Valentina Gallo, et al. Clinical assessment of patients with chest pain: a systematic review of predictive tools. BMC Cardiovascular Disorders, 2016, 16:18

10. Bruno RR, Donner-Banzhoff N, Söllner W, et al. The Interdisciplinary Management of Acute Chest Pain. DtschArztebl Int, 2015, 112(45):768-779

11. Roche T, Jennings N, Clifford S. Review article: Diagnostic accuracy of risk stratification tools for patients with chest pain in the rural emergency department: A systematic review. Emerg Med Australas, 2016, 28(5):511-524

12. Fertel BS, Nelson LS, Goldfarb DS. Extracorporeal Removal Techniques for the Poisoned Patient: A Review for the Intensivist. Journal of Intensive Care Medicine, 2010, 25(3)139-148

13. Chip Gresham, Jennifer Wilbeck. Toxicology in the Emergency Department A Review for the Advanced Practice Nurse. Advanced Emergency Nursing Journal, 2011, 34(1):43-54

14. Patel mm, Travers CD, Stockwell JA, et al. Analysis of Interventions Required in 12,021 Children With Acute Intoxications Admitted to PICUs. Pediatric Critical Care Medicine, 2017, 18(7): e281-289

15. Ghannoum M, Bouchard J, Nolin TD, et al. Hemoperfusion for the Treatment of Poisoning: Technology, Determinants of Poison Clearance, and Application in Clinical Practice. Seminars in Dialysis, 2014, 27(4):350-361

16. Pape HC, Lefering R, Butcher N, et al. The definition of polytrauma revisited: an international consensus process and proposal of the new 'Berlin definition'. J Trauma Acute Care Surg, 2014, 77(5):780-786

17. Pearce MS, Salotti JA, Little MP, et al. Radiation exposure from CT scans in childhood and subsequent risk of leukaemia and brain tumours: a retrospective cohort study. Lancet, 2012, 380(9840):499-505

18. Schonfeld SJ, Lee C, Berrington de Gonza'lez A. Medical exposure to radiation and thyroid cancer. Clin Oncol(R Coll Radiol), 2011, 23(4):244-250

19. Dreizin D, Munera F. Blunt polytrauma: evaluation with 64-section wholebody CT angiography. Radiographics, 2012, 32(3):609-631

20. Caputo ND, Stahmer C, Lim G, et al. Whole-body computed tomographic scanning leads to better survival as opposed to selective scanning in trauma patients: A systematic review and meta-analysis. J Trauma Acute Care Surg, 2014, 77(4):534-539

21. Isaac T, Zheng J, Jha A. Use of UpToDate and outcomes in US hospitals. J Hosp Med, 2012, 7(2):85-90

22. van der Hulle T, Cheung WY, Kooij S, et al. Simplified diagnostic management of suspected pulmonary embolism (the YEARS study): a prospective, multicentre, cohort study. Lancet, 2017, 390(10091):289-297

23. Rhodes A, Evans LE, Alhazzani W, et al. Surviving Sepsis Campaign: International Guidelines for Management of Sepsis and Septic Shock: 2016. Intensive Care Med, 2017, 43(3):304-377

24. Moran GJ, Krishnadasan A, Mower WR, et al. Effect of Cephalexin PlusTrimethoprim-Sulfamethoxazole vs Cephalexin Alone on Clinical Cure of Uncomplicated Cellulitis: A Randomized Clinical Trial. JAMA, 2017, 317(20):2088-2096

第三篇　循证实践——拓展篇

第19章　循证药学实践

第一节　循证药学实践概述

一、循证药学的概念与循证药学实践的基础

药学(Pharmacy)是探索药物与人体、健康和疾病相互关系,围绕药物的发现、研发、生产、流通、使用与管理进行研究与实践的科学。循证药学(Evidence-based Pharmacy,EBP)作为循证方法学在药学领域的具体实践和应用,广义概念是指运用循证医学理念和方法解决药学各领域的实践和研究问题,范围涉及药物研发、生产、配送、储存、使用、监督管理及药学教育等全环节;狭义定义则指药师在药学实践中,慎重、准确和明智地应用当前最佳证据,与临床技能和经验相结合,参考病人意愿,做出符合病人需求的药学服务过程。循证医学理念引入药学学科起步最早、发展最快的方向是在药物治疗领域,即狭义循证药学范畴,从这个角度看,循证药学的实践主体以提供药学服务的药师为主;实践服务的对象和载体是患者;实践方法是运用循证药学的方法检索、分析和评价相关证据,最终获取药物治疗的最佳证据;实践环境为具体的医疗环境,需考虑到地区差异、医疗机构级别差异、国家或地区药物政策差异、药物配备水平和技术条件及卫生筹资条件等。

二、循证药学的历史与现状

(一) 产生与发展

医疗卫生服务模式的改变和信息技术的发展改变了传统药师工作模式,药学服务从传统的药品供应向药学监护转型,更多的药师参与到患者药物治疗临床实践中。基于需求驱动,循证理念引入药学领域。1998年,加拿大学者 MahyarEtminan 等发表《循证药物治疗学:基本概念和临床应用》,首次列举了临床药师运用循证医学理论和方法指导药学实践的经典案例。2001年英国 Cochrane 中心培训部主任、临床药师 Phil Wiffen 教授撰写了 *Evidence-based Pharmacy* 一书,阐述了临床药师循证实践的模式和方法,首次提出了"循证临床药学"定义。同年,国内学者陈均、蒋学华发表《临床药学实践中的循证药学》,在中国首次提及循证药学的概念及其英文名 Evidence-based Pharmacy。此后中国相继发表数百篇循证药学相关研究文献,但这些研究多数仅停留在提及循证药学这一名词,较少专门探讨循证药学内涵。2011年张伶俐、李幼平等首次系统评价了循证药学的定义和文献发表现状,基于全面的证据分析和总结,明确提出了循证药学定义,首次探讨了循证药学学科的发展方向、面临的机遇和挑战。2013—2015年,Phil Wiffen 教授在 Eur J Hosp Phram 杂志上更新发表了 *Evidence-based Pharmacy* 系列文章12篇,深入阐述了循证药学的产生和发展过程。

（二）现状

1. 文献现状　2011 年张伶俐、李幼平等采用"循证药学"或"evidence-based pharmacy"为关键词检索中英文数据库，以评价循证药学的全球关注度，结果提示，循证药学这一概念的国内及国际上知晓度和关注度极低。2017 年更新检索结果显示：文献量虽仍少于循证护理学和循证医学，但已较 2011 年增加了近 2 倍（表 19-1），提示近 5 年循证药学发展迅速。

以"循证药学"为主题词的文献内容多为探索循证药学实践经验。国外研究主要调查药师对循证实践的态度、报道实践现状、评价循证药学教育实践及培训效果。国内研究则主要报道具体药物或患者的循证实践案例。探讨循证药学概念的文献均来自国内，集中在探讨循证药学定义、理论和实践方法。研究者主要来自医院药学部门，研究方向集中在医院药学或临床药学，从一个侧面反映了医院药学对循证药学的巨大需求，及循证思路和方法在医院药学领域的巨大应用价值。有研究者评价了国内医院药学人员的系统评价/Meta 分析的方法学质量和报告质量，结果显示国内医

院药学领域的循证药学评价发展迅速。

2. 教育和培训现状　基于循证方法学对药学生科研和实践的重要性，国内外部分高校开设了循证药学在校教育课程或要求药学生掌握循证药学实践技能，如美国 Purdue 大学、Creighton 大学药学院，英国 Aston 大学及澳大利亚 Griffith 大学药学院等，其中 Creighton 大学药学院专门成立了药物信息与循证实践中心，指导学生如何为患者药物治疗提供基于证据的药物信息。美国的调查研究显示：教师评价或学生自我评价均显示循证药学课程可提高药学生临床实践技能（表 19-2）。

因缺乏合格的师资、教材和教学方法，国内循证药学在校教育起步较晚，在全国 205 所开设了药学专业的高等院校中，只有四川大学华西临床医学院、遵义医学院等少数高校开设了循证药学课程，遵义医学院以主干课程纳入。2015 年四川大学华西临床医学院开设循证药学课程后对学生的调查显示：认为课程内容十分重要且对今后药学实践帮助极大的学生高达 76.34%（表 19-3）。

表 19-1　以"循证药学"为主题词检索数据库的结果

检索词	PUBMED（篇）	EMBASE（篇）	CNKI（篇）	VIP（篇）	CBM（篇）	Wanfang（篇）
"evidence based pharmacy"	10	51	—	—	—	—
"evidence based nursing"	704(70.4)*	706(13.84)	—	—	—	—
"evidence based medicine"	11 717(1171.7)	13 985(274.2)	—	—	—	—
循证药学	—	—	368	370	146	511
循证护理	—	—	9144(24.8)	10 344(27.95)	7972(54.6)	11 130(21.78)
循证医学	—	—	12 667(34.42)	15 314(41.39)	11 746(80.45)	16 207(31.71)

注：检索时间从建库～2017 年 2 月 28 日，* 括号中数字为与循证药学文献量的比值

表 19-2　美国高校关于循证药学课程效果的调查结果

问题	强烈同意 n(%)	同意 n(%)	中立 n(%)	不同意 n(%)	强烈不同意 n(%)
药学实践带教老师的评价(N=38)					
1. 学生更加广泛和深刻地掌握了评价医学文献的知识和技能	6(16)	27(71)	2(5)	1(3)	2(5)
2. 学生能正确评价医学文献	10(26)	24(63)	1(3)	1(3)	2(5)
3. 学生对自己准确解释医学文献的能力很有信心	12(32)	20(53)	4(11)	1(3)	1(3)
4. 学生更能在临床实践或病例讨论中应用文献资料	8(21)	23(61)	4(11)	1(3)	2(5)
药学生自我评价(N=11)					
1. 对 EBM 课程中学习的知识和技能很满意	10(91)	1(9)	0	0	0
2. 对自己阅读和评价医学文献的能力满意	9(82)	2(18)	0	0	0
3. 有自信能准确解释医学文献	4(36)	7(64)	0	0	0
4. 能有效地将 EBM 知识和技能运用于临床	9(82)	2(18)	0	0	0
	5 分 n(%)	4 分 n(%)	3 分 n(%)	2 分 n(%)	1 分 n(%)
5. EBM 课程对药学实践的作用有多大？	10(91)	1(9)	0	0	0
6. EBM 课程对高年级药学生病例讨论的作用有多大？	11(100)	0	0	0	0
7. EBM 课程对于药学生毕业后选择职业方向的作用有多大？	6(54)	3(27)	0	1(9)	0

注：5～7 题按作用从小到大给 1～5 分。

表 19-3　四川大学开设循证药学的课程效果评价结果

一、循证知识掌握程度,n(%)

条目	答题时间	结果				
对循证药学的掌握程度		非常了解	较了解	一般	不太了解	完全不清楚
	授课前	2(6.54)	8(25.81)	16(51.61)	5(16.13)	0(0)
	授课后	0(0)	18(58.06)	11(35.48)	2(6.45)	0(0)
阅读一篇系统评价		完全没问题	应该没问题	可能没问题	有一些困难	完全无法完成
	授课前	0(0)	8(25.81)	9(29.03)	11(35.48)	3(9.68)
	授课后	2(6.45)	13(41.94)	12(38.71)	4(12.9)	0(0)
独立撰写一篇系统评价论文		完全没问题	应该没问题	可能没问题	有一些困难	完全无法完成
	授课前	0(0)	0(0)	0(0)	21(67.74)	10(32.26)
	授课后	0(0)	4(12.9)	3(9.68)	18(58.06)	6(19.35)

二、数据库熟悉程度,n(%)

条目	答题时间	结果			
		没听过	听过,但没用过	用过,但不熟悉	很熟悉
循证知识库	授课前	26(83.87)	5(16.13)	0(0)	0(0)
	授课后	1(3.23)	20(64.52)	9(29.03)	1(3.23)
系统评价相关数据库	授课前	10(32.26)	19(61.29)	2(6.45)	0(0)
	授课后	0(0)	15(48.39)	13(41.94)	3(9.68)
普通外文数据库	授课前	5(16.13)	8(25.81)	17(54.84)	1(3.23)
	授课后	1(3.23)	7(22.58)	15(48.39)	8(25.81)
普通中文数据库	授课前	1(3.23)	2(6.45)	9(29.03)	19(61.29)
	授课后	1(3.23)	1(3.23)	8(25.81)	21(67.74)

三、课程态度(%)

条目	答题时间	结果		
		非常感兴趣	有点感兴趣	不感兴趣
感兴趣程度	授课前	47.31	47.04	5.65
课程重要程度	授课后	十分重要	一般重要	不重要
		76.34	23.12	0.54
学习困难度	授课后	不难	有些难	很难
		32.26	50.00	17.74

虽然中国在校教育尚存不足,意识到药师对循证药学研究方法的巨大需求,针对药学人员的循证药学继续教育培训也日益增多。2012 年四川大学华西第二医院药学部/循证药学研究中心联合中国循证医学中心开办的国内首个针对药学人员及特定药学问题的循证方法学培训班,是循证医学的研究方法在药学领域外延和具体化的首次探索。经 5 年连续举办的 5 届培训,已培养覆盖中国 29 个省/直辖市/自治区、可独立开展工作的循证药学才人 500 余人,普及循证药学理念逾万人次。此外,亦有多个循证医学培训涉及药学专业,如中国循证医学中心系统评价/Meta-分析培训班、武汉大学中南医院系统评价/Meta-分析培训班等,这些有益的探索和推广工作为全国储备循证药学科研人才和学科发展奠定了很好的基础。

3. 转化现状

(1)临床药学实践:2005 年的一项美国调查研究

显示：受工作条件和时间制约、缺乏了解和掌握循证方法学、用药建议不被医生接受等因素，阻碍了药师开展循证药学实践。2006 年，WHO 和国际药学联合会(International Pharmaceutical Federation，FIP)共同编写《开展药学实践——患者为中心》的药师手册，明确提出应在药学实践中运用循证医学的理念和方法。随后 10 年间，药师开展循证临床实践工作比率逐年增加，国外调查研究显示：①超过 90％的药师知晓和了解系统评价及 Meta 分析方法；②80％的药师承认循证医学在药学实践中的作用且认为用药建议应基于证据；③逾 50％药师已利用循证医学的方法开展药学实践。

（2）临床药学服务价值：20 世纪 60 年代，美国等发达国家率先提出了药学服务模式的转型，倡导由药品调剂为中心向药物治疗服务为中心转变，但后者的服务价值缺乏研究证实。80 年代后，随着以临床药学服务为干预措施的临床研究出现，临床药学服务价值与作用得以证实，药师的地位与角色逐渐被公众认可和接受。研究者通过循证研究发现了临床药学服务在临床实践中的作用，以儿科临床药学服务为例：①2011 年张伶俐等通过系统评价全球儿科临床药师干预患者药物治疗效果研究，发现：儿科临床药师能提升患儿药物治疗效果，但全球尚无儿科临床药师干预效果的随机对照试验。②采用无证创证的循证理念，研究团队继续开展的儿科临床药师干预效果的随机对照试验结果显示：儿科临床药师干预患者药物治疗不仅能提高患者用药依从性，还能减少住院时间，研究结果为开启卫生部儿科临床药师培训专业提供了科学证据。

（3）药物政策研究和转化：药物政策是卫生政策的重要组成部分，是由国家制定用于指导药品研究、开发、产业发展、生产、流通、使用、价格、获得保障、传统药物传承与知识产权保护等方面管理的重要文件，包括与药品相关的发展目标、法律、法规、计划、指南和措施等。如何制定和落实完善药物政策，使公众公平获得安全有效的药品并合理使用，是全球面临的公共政策问题。循证药学研究证据向药物决策转化的模式得到包括 WHO 在内的国际或国家卫生决策机构的高度认可和借鉴，比如，1977 年 WHO 发布了第一版基本药物示范目录(WHO Essential Medicine List，WHO EML)，旨在帮助成员国遴选和采购基本药物。如何科学遴选品种，WHO 在实践中学习，探索出一套以循证方法为手段、循证证据为基础的基本药物示范目录遴选模式，通过在专家委员会中增补循证方法学专家等措施，确保示范目录科学适宜，基本药物制度也成为 WHO 近 40 年最成功的全球卫生策略之一。借鉴 WHO 的循证遴选原则，2015 年中国"国家基本药物目录管理办法"要求"遴选调整国家基本药物目录应当坚持科学、公正、公开、透明、

建立健全循证医学、药物经济学评价标准和工作机制，科学合理地制定目录"。这是循证药学理念和方法用于药物决策管理的成功案例。

三、循证药学和循证医学的联系与区别

作为循证医学分支领域之一，循证药学传承了循证医学的理论精髓，其核心思想是药师在药学实践过程中，慎重、准确地应用最佳证据；遵循循证医学实践模式，结合药物流行病学、药理学和药物治疗学等知识来评价药物的临床应用结局；也采用基线调查、遴选问题、有证查证、无证创证、后效评价、持续改进的循证医学实践 5 步法。

循证药学与循证医学的区别主要在于：①实践主体不同。循证医学的实践主体主要为包括药师在内的医务人员，尤以医生为主要实践主体，而循证药学的实践主体主要为药师；②实践关注环节不同。循证医学关注疾病诊断、治疗、预防和预后等环节；而循证药学则更多关注药品的研发、生产、流通和使用等环节，现阶段尤其以药物自身属性和用药环节研究为主，包括重大疾病负担的药物防治和合理用药、重大危机事件中的药品保障和合理使用、高风险人群、高风险药品和高风险疾病中药品的合理使用；③应用转化关注领域不同，循证医学的应用转化主要关注临床决策分析、临床实践指南和临床医疗技术评估，循证药学的应用转化主要关注临床药学实践、药物决策管理等领域。

第二节　循证药学的研究内容与实践模式

尽管循证药学研究和实践关注药品，涉及药物研发、生产、配送、储存、使用、监督管理及药学教育等全环节，鉴于现阶段以药物自身属性和用药环节研究为主的现状，本章重点介绍在药物有效性、安全性和经济学评价方面的循证药学研究内容及实践模式。

一、循证药学的研究内容

（一）药物有效性评价

1. 药物有效性评价的意义　药物有效性指在规定的适应证、用法和用量条件下，能满足预防、治疗、诊断人的疾病，有目的地调节人的生理功能的要求。药物有效性评价是对药物的效能和实际有效性的全面综合评价。

药物有效性评价的重要性主要体现在：①药物上市前的有效性评价结果是决定药物最终能否成为有效治疗药物的关键指标之一；②药物上市后的有效性评价是评价药物在更广泛人群应用的疗效、长期效应以

及影响疗效的因素,是上市前临床研究局限的有效补充;③确认和更新现有药品说明书的适应证或功能主治等内容,验证和评价药物用法、用量;为制定药物治疗方案、遴选或淘汰药品提供证据。

2. 药物有效性评价的研究设计与实施　药物有效性评价的研究设计主要分为原始研究和二次研究。①原始研究分为试验性研究(如随机平行对照试验)、观察性研究(如队列研究、病例系列研究)等;②二次研究主要指系统评价。以下阐述药物有效性评价不同研究设计及特点。

(1) 原始研究

1) 试验性研究:药物临床试验是指任何在人体(病人或健康志愿者)进行的药物系统性研究,以证实或揭示试验药物的作用、不良反应及/或试验药物的吸收、分布、代谢和排泄规律,目的是确定和评价试验药物的疗效与安全性。按随机方案不同,药物临床试验可分为随机对照试验与非随机对照试验;按分组方案不同,可分为交叉试验与平行试验。随机平行对照试验是药物有效性评价的金标准,也是最常用的研究设计之一。

2) 观察性研究:按是否设立对照,观察性研究分为分析性研究(如队列研究、病例-对照研究)与描述性研究(如病例报告、病例系列)。因论证强度相对较高,分析性研究在药物有效性评价中的作用更为重要。

队列研究是在“自然状态下”,根据有无使用某药物将研究对象分为暴露组和非暴露组,随访观察两组疾病及预后结果,如发病、治愈、药物反应、生存、死亡等的差异,以验证药物与结局之间有无关联的观察分析方法。队列研究作为观察性研究,研究者不能主动控制、干预试验,亦不能有效地控制相关偏倚因素对结果的影响,研究结果仅能为药物有效性评价提供相关性线索,不能作为因果推断证据,证据强度弱于 RCT。但因其具有观察性研究的特性,可作为无法开展 RCT 等试验性研究时的替代方案。

病例系列研究是通过收集一段时间内患者用药的相关信息,评价用药情况、临床结局等的一种描述性研究方法。其特点是可以短时间内收集一定数量的药物治疗病例,研究成本相对较低。但因因果关系论证力度较弱,只是产生假设的方法。

(2) 二次研究:系统评价是针对某一具体问题,系统全面收集已发表或未发表的相关研究,采用严格的文献评价原则和方法,筛选出符合质量标准的文献,进行定性或定量合成,得出当前最佳的综合结论。纳入高质量 RCT 的系统评价是公认药物有效性评价的最高级别研究证据,也是帮助药师临床决策的最佳证据来源。系统评价适用于下列情况:①当某种药物的多个临床试验显示疗效在程度和方向上不一致或出现冲突时;②当单个试验的样本量均偏小,因检验效能低而不足以得出可靠结论时;③当大规模的临床试验因花费太大、耗时太长,不可能开展时;④当设计新的临床试验,需要了解有效性现状时。

3. 药物有效性评价案例分析　示例文献:Aspirin versus Placebo in Pregnancies at High Risk for Preterm Preeclampsia (阿司匹林与安慰剂比较用于未足月子痫前期高危患者). N Engl J Med,2017,376(9):815-825.

(1) 提出问题:未足月子痫前期是造成孕产妇死亡的重要原因。在妊娠早期识别出子痫前期的高危患者和有效预防子痫前期发生是产科的主要挑战。2014 年美国预防服务工作组(the United States Preventive Services TaskForce,USPSTF)汇总了 2006—2013 年欧美国家关于阿司匹林的妊娠期相关研究文献,发布了低剂量阿司匹林预防子痫前期临床指南,但低剂量阿司匹林适用于哪些患者、是否有确切疗效,均为尚待解决的问题。

(2) 转化问题:P:纳入年龄 18 岁以上,11～13 周产检为宫内单活胎,子痫前期风险评估的高危指数＞1/100 的孕妇;排除有严重合并症,精神疾病,13 周前发现先天畸形,消化性溃疡,患血友病,对阿司匹林过敏,长期使用非甾体抗炎药和正在参加其他临床试验的患者;

I:低剂量阿司匹林

C:安慰剂

O:

O_1 主要结局指标为未足月子痫前期发生数(％)

O_2 次要结局指标包括与孕周相关的不良妊娠结局,如:子痫前期、妊娠期高血压、小于胎龄儿不伴子痫前期、流产或死胎不伴子痫前期、胎盘早剥不伴子痫前期、自然分娩不伴子痫前期

S:随机、双盲、安慰剂对照临床试验

(3) 统计分析:样本含量计算:预计安慰剂组发生率7.6％,试验组降低50％的发生率至 3.8％,α=0.05,β=0.1,样本量估计需 1600 例。采用 logistic 回归、生存分析等统计分析方法,采用 R 软件进行统计分析。

(4) 结果与结论:筛选入组、随机和随访流程见图 19-1,随机分配 1776 例,纳入主要分析试验组 798 例,对照组 822 例。主要结局指标和次要结局指标见表 19-4。对 11～13 周筛查高危患者,给予口服低剂量阿司匹林直至 36 周,与安慰剂相比,可减少 62％的未足月子痫前期发生,差异具统计学意义;对其他妊娠不良结局的发生无明显影响,可能与次要结局指标的检验效能不够有关。推荐 11～13 周筛查高危的单胎患者口服低剂量阿司匹林至 36 周预防未足月子痫前期的发生。

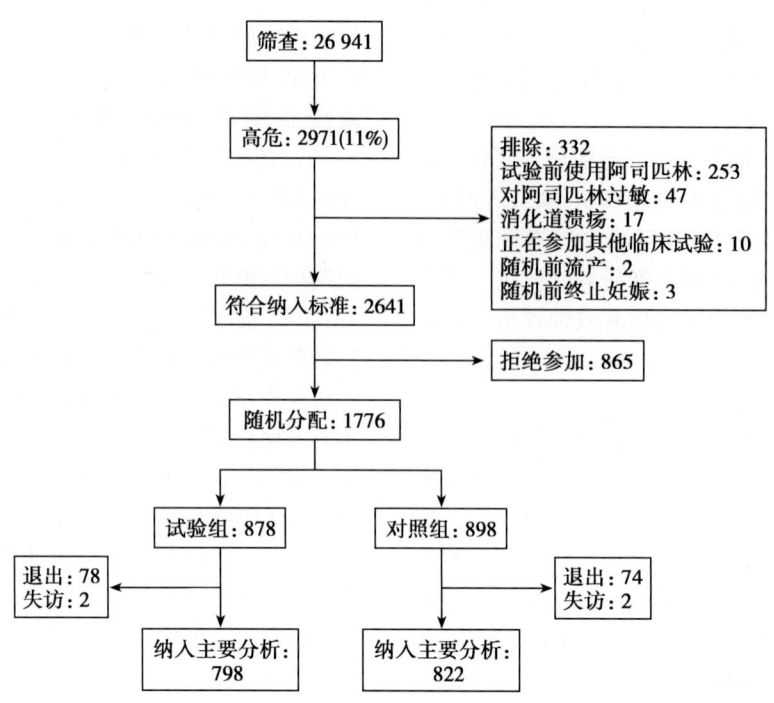

图 19-1　筛选入组、随机和随访流程图

表 19-4　主要和次要结局指标

结局指标 （%）	阿司匹林组 （N＝798）	对照组 （N＝822）	OR （95％或 99％CI）
主要结局指标			
未足月子痫前期发生数	13(1.6)	35(4.3)	0.38(0.20～0.74)
次要结局指标			
＜34 周不良妊娠结局			
总体	32(4.0)	53(6.4)	0.62(0.34～1.14)
子痫前期	3(0.4)	15(1.8)	0.18(0.03～1.03)
妊娠期高血压	2(0.3)	2(0.2)	1.02(0.08～13.49)
小于胎龄儿不伴子痫前期	7/785(0.9)	14/807(1.7)	0.53(0.16～1.77)
流产或死胎不伴子痫前期	14(1.8)	19(2.3)	0.78(0.31～1.95)
胎盘早剥不伴子痫前期	1(0.1)	3(0.4)	0.36(0.02～7.14)
自然分娩不伴子痫前期	12(1.5)	12(1.5)	1.07(0.37～3.10)
＜37 周前不良妊娠结局			
总体	79(9.9)	116(14.1)	0.69(0.46～1.03)
妊娠期高血压	8(1.0)	7(0.9)	1.19(0.31～4.56)
小于胎龄儿不伴子痫前期	17/785(2.2)	18/807(2.2)	1.01(0.42～2.46)
流产或死胎不伴子痫前期	14(1.8)	19(2.3)	0.78(0.31～1.95)
胎盘早剥不伴子痫前期	2(0.3)	4(0.5)	0.52(0.06～4.91)
自然分娩不伴子痫前期	40(5.0)	49(6.0)	0.83(0.47～1.47)
＞37 周后不良妊娠结局			
总体	178(22.3)	171(20.8)	1.12(0.82～1.54)
子痫前期	53(6.6)	59(7.2)	0.95(0.57～1.57)
妊娠期高血压	72(9.0)	62(7.5)	1.24(0.78～1.98)
小于胎龄儿不伴子痫前期	54/785(6.9)	56/807(6.9)	1.00(0.60～1.66)
死胎不伴子痫前期	2(0.3)	2(0.2)	1.01(0.08～13.40)
胎盘早剥不伴子痫前期	2(0.3)	2(0.2)	1.05(0.08～13.92)

（5）案例评价：本研究采用了随机、双盲、平行对照的研究设计，其随机方案、分配隐藏、盲法、随访等均科学设计并实施，是药物有效性评价的典型案例。该研究①证实低剂量阿司匹林对预防子痫前期有效；②子痫前期风险评估的高危指数＞1/100 的孕妇是最适人群。该研究报告规范，制订纳入排除标准、患者筛选、干预措施描述、安慰剂对照模拟和结局指标选定均遵循 CONSORT 临床试验报告规范。

（二）药物安全性评价

1. 安全性评价的意义　药物安全性是指按规定的适应证、用法用量使用药物后，在人体产生毒副作用的程度。药物安全性评价是指综合评价药物在正常使用情况下的不良事件发生率、严重性、关联强度、因果关系等，旨在全面提供药物安全性信息。

药物安全性评价的重要性主要体现在：①药物上市前的安全性评价结果是药物上市许可的重要依据；②上市后药物安全性评价结果有助于发现罕见和长期使用后的不良反应，并可监测药物在特殊人群（老年人、儿童、孕妇、严重疾病、特殊类型的疾病患者）使用的安全性。

2. 药物安全性评价的研究设计与实施　安全性评价的研究设计主要分为原始研究和二次研究。原始研究包括观察性研究（描述性研究和分析性研究）和试验性研究，二次研究主要为系统评价。安全性评价包括产生假设和验证假设两部分。①产生假设的研究设计包括描述性研究；②验证假设的研究设计包括分析性研究和试验性研究。注意：二者的研究设计并无严格区分，如二次研究既可用于产生假设又可用于验证假设。以下阐述药物有效性评价不同研究设计及特点：

（1）原始研究

1）观察性研究：①前瞻性队列研究因其可准确、完整、全面地收集患者基线资料、药物使用、随访结局，是药物安全性评价较好的研究类型，尤其大样本前瞻性的队列研究适用于发现、评价罕见和长期才能发现的不良反应。回顾性队列研究系纳入已有临床数据库中的病例，并筛选、收集相关信息进行处理分析，适用于为药物安全性评价提供线索。在开展队列研究时，应注意混杂因素的识别和控制、缺失数据处理等问题。②病例-对照研究属于回顾性研究，研究时间短，节省研究资源。当高度怀疑某种药物可能存在不良反应时，病例-对照研究是验证其结果切实可行的方法，通过比较病例组和对照组对发生不良反应的药物的暴露率，判断该药是否存在不良反应。因需样本量大，回忆性偏倚大，故病例-对照研究不适用于研究使用较少的药物。③病例系列研究通过描述与药物有关的时间、地点和人群方面的基本分布特征，可为发现药物不良反应、尤其是极严重、罕见的不良反应产生假设。但因

研究中未设置对照组，无法控制偏倚和混杂因素对结果的影响，在安全性评价中仅用于产生假设。

2）随机对照试验：因研究时间短和伦理等原因，RCT 对药物安全性的分析效能低，不是安全性评价的首选设计。仅在 RCT 样本量很大或观察时间很长的情况下可作为评价安全性的依据，但可行性低。

（2）二次研究：系统评价为全面获取、严格评价药物安全性提供了依据，因可纳入研究文献量大、提供的安全性信息丰富等特点，是安全性评价的最佳选择，尤其适用于发生率较低的不良反应。

不良事件发生率的高低会影响不同研究设计证据的适用性：①若不良反应发生率较高，则 RCT、队列研究均可观察到该不良反应；②若不良反应发生率较低（如发生率＜5%），RCT 因样本量小，观察时间短，很难有效观察到不良反应，宜选择队列研究证据；③若为罕见不良反应（如发生率＜0.1%），则应选择病例-对照研究证据。

3. 药物安全性评价案例分析　示例文献：Type 2 Diabetes Mellitus in Youth Exposed to Antipsychotics：A Systematic Review and Meta-analysis（抗精神病药物与 2 型糖尿病风险的系统评价与 Meta 分析）. JAMA Psychiatry. 2016 Mar;73(3);247-59

（1）提出问题：抗精神病药物（Antipsychotics, AP），特别是第二代抗精神病药物（Second-Generation Antipsychotics, SGA）广泛用于治疗青少年神经系统和精神疾病。相比第一代抗精神病药物（First Generation Antipsychotics, FGA），SGA 神经系统不良反应少，但其他不良反应增多如体重增加、血脂异常和诱发 2 型糖尿病（T2DM）。成年人使用 AP 治疗会导致糖耐量减低和胰岛素抵抗，但青少年应用 AP 的长期风险如是否诱发糖尿病，尚无定论。

（2）转化问题

P：2~24 岁患者

I：抗精神病药物（至少暴露 3 个月）

C：未使用抗精神病药物或健康人群

O：T2DM 发病风险

S：队列研究

（3）检索证据：检索 PubMed、MEDLINE 和 PsycINFO 数据库，同时检索纳入文献参考文献清单。检索时间均从建库至 2015 年 5 月，检索词为（child* OR adolescent* OR pediatric OR youth）and（antipsych* OR neuroleptic）and（hemoglobin A1C OR HbA1C OR glucose OR hyperglycemia OR diabetes OR prediabetes OR insulin OR hyperinsulinemia）。

（4）统计分析：采用 Comprehensive Meta-Analysis 进行 Meta 分析，效应指标包括 OR 值、IRR 值（incidence rate ratio)及其95%CI。数据分析均采用随机效应模型,采用 I^2 统计评估异质性,采用 Meta 回归分析性别、年龄、样本、新诊断的精神病患者百分比和抗精神类药物种类等自变量对结局的影响。采用 Egger 回归和填补法评估发表偏倚。

(5) 结果与结论:共纳入队列研究 13 项,其中前瞻性研究 11 项,回顾性研究 2 项。NOS 量表评分为 $7.4±1.8$,中位分数为 8 分,整体质量较好。随访周期为 $1.7±2.3$ 年。

1) T2DM 发病率:AP 暴露组:3.09/1000 人[95%CI(2.35,3.82)];AP 未暴露组:1.74/1000 人[95%CI(1.10,2.38)];健康对照组:1.28/1000 人[95%CI(0.78,1.79)]。

2) T2DM 风险比:AP 暴露组 VS AP 未暴露组:OR=2.09[95%CI(1.50,2.90)];AP 暴露组 VS 健康对照组:OR=2.09[95%CI(1.50,2.90)]。

3) T2DM 发病率比:AP 暴露组 VS AP 未暴露组:IRR=1.79[95%CI(1.31,2.44)];AP 暴露组 VS 健康对照组:IRR=3.02[95%CI(1.71,5.35)]

Meta 回归结果发现:随访周期长、男性、使用奥氮平是发病的危险因素。虽然青少年使用抗精神病药物诱发 T2DM 的发病率不高,但经调整后的暴露组发病率明显高于健康对照与未暴露组。奥氮平药物治疗与 AP 暴露时间是 T2DM 发病的主要危险因素。Egger 回归和填补法结果发现:针对累积危险度、发病率等结局指标均不存在发表偏倚。

结论:①建议临床医生谨慎使用抗精神病药物;②应告知患者可能产生的不良反应;③积极监测抗精神病药物的有效性和安全性;④鼓励患者通过均衡营养与运动降低心血管代谢风险。

(6) 案例评价:本研究采用系统评价方法评价抗精神病药物诱发青少年 T2DM 的风险,其纳入排除标准制定严格,数据库检索全面,相关文献获取完整,纳入观察性研究整体质量较好,是药物安全性评价的典型案例。该研究:①证实 AP 诱发 T2DM 发病;②提示奥氮平药物治疗、AP 暴露时间是 T2DM 发病的主要危险因素,为抗精神病药物的合理应用提供了研究证据。

(三) 药物经济学评价

1. **药物经济学评价的意义**　药物经济学(Pharmacoeconomics,PE)是一门为医药及相关决策提供经济学参考依据的应用性学科,它应用经济学、决策学、生物统计学、流行病学等相关学科知识,研究医药领域有关药物资源利用的经济问题和经济规律、提高药物资源配置和利用效率、以有限药物资源实现健康状况最大限度改善的科学。

药物经济学评价,是指识别、测量和比较卫生保健系统中与药物治疗相关的干预方案的成本(资源消耗)及其收益(临床的、经济的、人文的收益),评价与药物相关的干预方案或项目的经济性。

2. **药物经济学评价的研究设计**

(1) 原始研究:药物经济学评价的研究设计分为原始研究和二次研究。原始研究分为试验性研究(如随机对照试验)、观察性研究(如队列研究)和混合研究。以下阐述药物经济学评价原始研究不同研究设计及特点。

1) 试验性研究:药物经济学中的试验性研究主要指随机对照试验。可分为平行研究(piggyback)和实效性随机对照试验(pragmatic randomized clinical trial,PRCT)研究。平行研究是平行进行药物经济学和临床试验研究,可从Ⅱ期临床试验开始,一般选择在Ⅲ期临床试验开始。因采用随机、对照和双盲设计评价药品临床效力(efficacy),故内部效度较高,但外部效度较差,研究结果转化为临床实践存在一定困难。实效性临床试验是在日常用药过程中评价药品临床效果(effectiveness),外部效度较高,但因缺少盲法设计,故内部效度较低。国际药物经济学与结果研究协会(ISPOR)推荐实效性临床试验为药物经济学评价的最佳研究设计。

2) 观察性研究:前瞻性队列研究是药物经济学研究评价的理想研究设计,能反映真实情况下药物治疗的成本效果,外部性好,但因干预取消、病人依从性差、干扰因素多,故内部效度降低。

回顾性队列研究是缺乏前瞻性队列研究时的选择,研究数据大多可从现有临床数据库中获得,成本较低、研究时限较短、外部效度较高。但研究要求控制可能的混杂因素如年龄、性别、疾病严重程度、合并疾病等因素,现实环境中难以实现,且现有数据非因药物经济学研究目的而记录,故存在偏倚。

3) 混合研究:混合研究通常从临床试验或回顾性队列研究获得临床效果数据,再回顾性收集临床试验病人的成本数据。混合研究设计是一种省时省钱的药物经济学研究方法,在无条件开展临床试验研究和观察性研究时可作为替代选择。但因难以获得病人的间接成本和效用资料,研究结果存在一定偏倚。

(2) 二次研究:二次研究包括系统评价和模型研究。系统评价主要利用已发表的文献资料,对不同的药物治疗方案进行系统的药物经济学综述分析。通过整合同类研究,增加了结果的证据效力,还可作为模型统计分析时假设参数,如:疾病发病率、患病率、疾病转归概率的主要来源。在不能进行真实世界研究时,模型研究是最好的替代解决办法:可用于评估不同策略产出;探索系统变化所引起的结果和预测系统随时间变化的情况;为决策者提供证据信息;主要问题是存在各种假设,包括研究角度、分析技术、目标人群、对照选择、研究时限、贴现、临床指标等方面。模型研究设计中相对普遍和重要的模型有决策树模型、马尔科夫系列模型和离散选择模型。二次研究的特点是研究时间短、研究成本小,但因基于现有文献,故结果受现有文献数量和质量影响。

(四) 药物经济学评价案例分析

示例文献:

Economic evaluation of first-line treatments for metastatic renal cell carcinoma: a cost-effectiveness analysis in a health resource-limited setting(转移性肾细胞癌一线治疗方案的经济学评价:卫生资源有限环境下的成本效用分析). PloS one,2012,7(3):e32530.

1. 提出问题　肾细胞癌是最常见的肾癌类型,约占所有恶性肿瘤的3%,近3成患者确诊时已发生远处转移。目前该疾病治疗方案中广泛应用的以α干扰素和白介素-2为代表的细胞因子治疗反应率低、不良反应较多;靶向药物治疗效果好但治疗费用昂贵,制约了其临床应用,特别在卫生资源有限的国家和地区。本研究从中国医疗卫生体系角度出发,分析转移性肾细胞癌的5种治疗方案即α干扰素、白介素-2、舒尼替尼、贝伐单抗联合α干扰素、白介素-2联合α干扰素的成本效用,探索成本效果比最高的治疗方案。

2. 转化问题

P:转移性肾细胞癌患者

I/C:α干扰素、白介素-2、舒尼替尼、贝伐单抗联合α干扰素、白介素-2联合α干扰素

O:质量调整生命年、增量成本效果比

S:马尔科夫模型研究

3. 统计分析　采用成本效用分析,设定疾病无进展生存(progression-free survival,PFS)、进展生存(progressed survival,PS)和死亡3个状态。模型参数来源于已发表的临床试验数据,包括各状态间转移概率、不良反应发生率、直接医疗成本及健康状态效用值。模拟研究时限10年,6周为一个循环周期。按WHO推荐标准,采用中国2010年3倍人均GDP($13 290)作为成本效用分析阈值。采用单因素敏感性分析和概率敏感性分析分析不确定性(图19-2)。

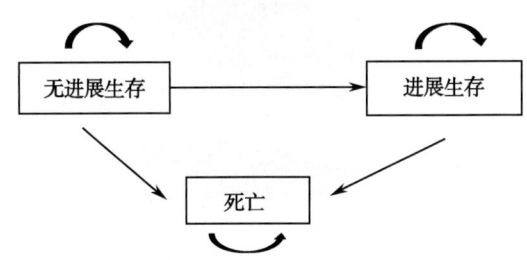

图 19-2　转移性肾癌马尔科夫模型

4. 结果与结论

(1) 成本:在无舒尼替尼援助项目下,靶向药物治疗组成本明显高于细胞因子治疗组。贝伐单抗联合α干扰素组成本最高($178 864.96);余依次为舒尼替尼组($95 978.35)、白介素-2联合α干扰素组($35 623.41)、α干扰素组($32 620.30)、白介素-2组($27 441.92)。有舒尼替尼援助项目下,舒尼替尼组患者的治疗成本大大降低($15 875.58)。

(2) 增量成本效果比:无舒尼替尼药品援助项目时,α干扰素的ICER最低($177 724.92),但远高于阈值。有药品援助项目时,舒尼替尼的ICER最低($16 992.29),但也高于阈值。白介素-2组的细胞因子疗法最经济。

(3) 敏感性分析:单因素敏感性分析结果显示:舒尼替尼PFS的风险比是影响结果稳定性的最大因素(图19-3)。概率敏感性分析结果显示:舒尼替尼更经济的可能性比贝伐单抗高(图19-4)。

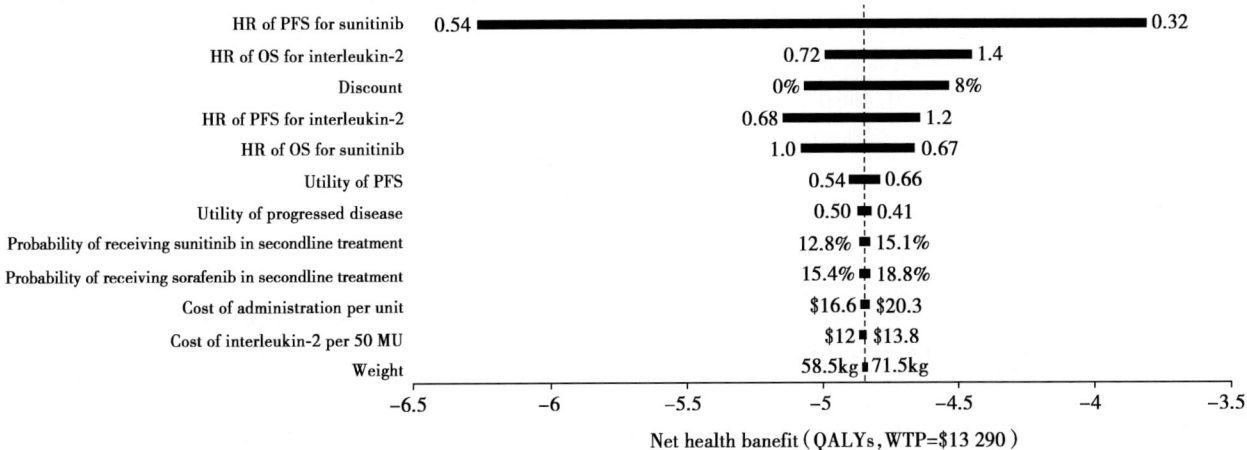

图 19-3　单因素敏感性分析图

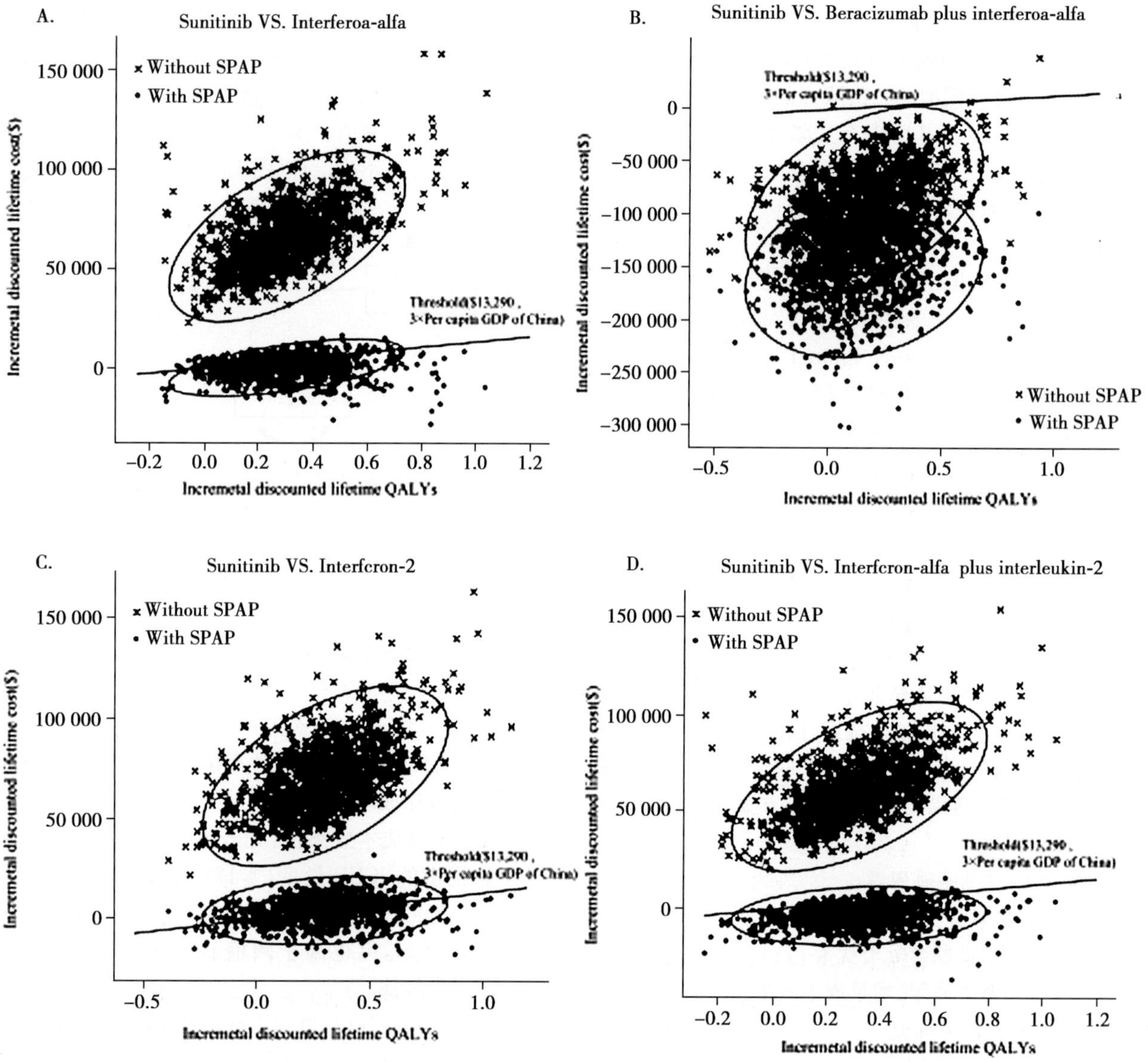

A.
Sunitinib VS. Interferoa-alfa
Without SPAP
With SPAP
Threshold($13,290,
3×Per capita GDP of China)
Incremetal discounted lifetime cost($)
Incremetal discounted lifetime QALYs
B.
Sunitinib VS. Beracizumab plus interferoa-alfa
C.
Sunitinib VS. Interfcron-2
D.
Sunitinib VS. Interfcron-alfa plus interleukin-2

图 19-4　概率敏感性分析图

无论是否有舒尼替尼援助项目支持，舒尼替尼都比贝伐单抗成本低、健康产出高，具有绝对经济优势。但不论贝伐单抗还是舒尼替尼，靶向治疗的高额成本与中国医疗体系有限的支付能力之间仍差距很大。

（5）案例评价：该案例为一篇典型的药物经济学评价，涵盖了模型研究中经济学评价的主要步骤，可为该类型研究提供标准的方法学借鉴。但该研究仅纳入直接医疗成本，未考虑疾病为患者及家庭带来的间接负担，低估了患者的总成本，可能影响评价结果。

二、循证药学的实践步骤

循证药学的实践包括以下步骤（图 19-5）：

1. 提出问题　循证药学重点关注与患者用药各环节间的相关工作，可运用 PICOS 原则构建问题。

提出药学相关问题
PICOS构建问题
查证
证据充分
证据不充分
用证
创证
PICOS构建研究问题
原始研究
二次研究
回答、解决问题
后效评价

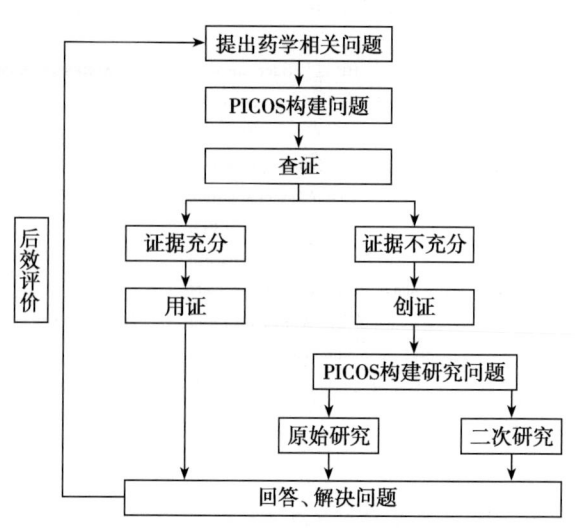

图 19-5　循证药学实践的基本步骤

2. **查找证据**　针对具体的临床问题,制定检索策略,通过相关数据库检索文献。①若有相关证据,即为"有证查证用证"的过程。②若现有证据不足以支持决策,则需要将临床问题转化为科学问题,通过研究生产证据支持决策,即为"无证创证用证"过程。

3. **评价证据**　所查找到的证据只有经过严格评价,证实其真实性、临床重要性和适用性,才能应用于循证药学实践。

4. **临床决策**　临床决策强调基于当前最佳证据、药学人员的实践经验和专业技能、遵从患者意愿,做出科学合理的用药决策。

5. **后效评价**　后效评价指实施临床决策后,回顾性分析实施效果,并持续改进。通过不断地凝练问题、获取证据、完成转化、解决问题、提出新的问题的循环往复,保证决策质量的持续提升。

第三节　循证药学常用数据库简介

证据是循证药学研究与实践的关键内容,本节将着重介绍获取循证药学证据的常用数据库。

(一) 计算机辅助决策系统(System)

计算机辅助决策系统是将患者个体信息与研究证据相匹配的计算机决策支持系统。系统自动链接电子病例中的临床特征与当前可得最佳证据,并自动提示医护人员关于诊断、治疗、护理、药物、与患者安全等信息。计算机辅助决策系统中较为成熟的系统是 1996年循证卫生保健和改善医疗服务质量专家创建的 ZynxHealth 系列产品,临床医务人员可在线获得疾病诊疗方案的最佳证据,药师可重点关注该系统中药物治疗方案。

(二) 循证知识库(Summaries)

通过循证知识库,可获得具体临床问题的背景知识、专家推荐意见、推荐强度和证据级别。此类数据库使用方便,实时更新,多为收费数据库。

1. **UpToDate**　UpToDate 是基于循证证据支持的临床决策知识系统,该系统依据循证医学基本原则与方法、结合临床证据与专家经验,根据 GRADE 原则给出证据级别及推荐意见强度。其药物及相互作用数据库整合了 5100 多条药物信息,包括:①药物基本信息;②用药推荐(包括超说明书用药);③肝肾功能不全及肥胖等人群剂量调整方案;④新生儿和儿童给药剂量和给药方式;⑤药物不良反应;⑥警告和注意事项。

2. **Micromedex**　Micromedex 数据库是典型的综述型数据库,由医药学专家针对全世界 200 余种医药学期刊文献进行分类、筛选后,按照临床应用的需求编写的综述文献。Micromedex 数据库主要包括:①药物信息;②疾病管理;③毒理学;④患者教育四大系统,与药学人员的日常工作紧密相关,是循证药学研究的重要参考数据库。

3. **BMJ Best Practice**　2009 年 BMJ Best Practice 由 BMJ 研制,是国际一流的临床决策支持工具,已在英国、美国、挪威、巴西、沙特阿拉伯等多个国家广泛应用。BP 整合了来自全球的系统性和综合性证据、最佳指南及专家意见,内容涉及 1010 个专题,覆盖 80% 的常见疾病。针对每个疾病,BP 都提供标准结构内容,包括概要、疾病基本信息(定义、流行病学、病因、病理生理等)、预防、诊断、治疗和参考资料,并保持内容实时更新。药师可重点关注疾病治疗相关证据。

4. **DynaMed**　DynaMed 数据库由美国卫生保健专业医生 Brian S. Alper 博士创建,迄今已收录主题逾 3200 个,且不断更新。2011 年,BMJ 发表的循证医学数据库的研究显示:当前质量较高、影响力较大的 5 个循证医学数据库 DynaMed,EBM Guidelines,UpToDate,eMedicine 和 Clinical Evidence 中,在纳入最新的高质量研究证据方面,DynaMed 数据库完成最佳。

5. **Clinical pharmacology**　Clinical pharmacology 药学数据库是 Elsevier 医学出版集团旗下产品,囊括来自全球 4300 家药企的 121 000 种药物,提供在线药物资讯服务,可帮助药师提高工作效率。美国已有超过 1500 家医院和 35 000 家零售药店使用该数据库。

6. **Drugs and Lactation Database(LactMed)**　Lact-Med 是由 National Institutes of Health(NIH)资助的在线哺乳数据库,提供哺乳期妇女可能暴露的药物及其他化学物品相关信息,包括:①药物在乳汁、婴儿血液中的分布水平;②受乳婴儿的潜在风险;③可替换药物等。数据库信息均基于系统检索并经同行评议,数据每月更新,可为药师、特别是妇产科专业药师,提供专业的药学信息。

(三) 证据摘要(synopses)

证据摘要的形式包括期刊、临床实践指南等,是对系统评价和原始研究证据的简要总结和推荐。

1. **IPA**　国际药学文摘(International Pharmaceutical Abstract)数据库是药学实践/药学研究专业数据库,由美国医药卫生系统药师协会(American Society of Health-System Pharmacists,ASHP)提供,包括:药物临床和技术信息、药学实践、药学教育、药学和药物法律问题。IPA 数据库收录全球 50 多个国家在药学基础研究与交叉学科研究领域的期刊,还提供美国药学会(American Pharmaceutical Association,APHA)和美国药学院协会(American Association of colleges of pharmacy,AACP)的年会介绍。

2. ACP Journal Club　ACP Journal Club 由美国内科医师学会创建,旨在为医学保健提供最新证据,编辑部设在麦克马斯特大学,它选择性纳入生物医学文献发表的原始研究及系统评价。

(四) 系统评价(Syntheses)

The Cochrane Library 是 Cochrane 协作网的主要产品,由 Wiley InterScience 公司发行,内容包括:①Cochrane 系统评价库(Cochrane Database of Systematic Review,CDSR);②疗效评价文摘库(The Database of Abstracts of Reviews of Effects,DARE);③Cochrane 临床对照试验中心注册库(Cochrane Central Register of Controlled Trials,CENTRAL);④Cochrane 协作网方法学文献注册数据库(The Cochrane Methodology Register);⑤卫生技术评估数据库(Health Technology Assessment Database,HTA);⑥英国国家卫生服务部卫生经济评价数据库(NHS Economic Evaluation Database,NHS EED)和趋 Cochrane 协作网的其他相关信息。其中 CDSR 主要收录 Cochrane 系统评价计划书、系统评价及述评,是卫生服务领域的顶级系统评价数据库。

(五) 原始研究(studies)

原始研究数据库包括 Pubmed、Medline、EMBASE 等。此类数据库除可检索原始研究外,还可检索 Cochrane review、systemic review、review、guideline、meta-analysis 等循证医学相关内容。

1. MEDLINE　MEDLINE 是美国国立医学图书馆(The National Library of Medicine,NLM)建立的国际性综合生物医学信息书目数据库,是当前国际上最权威的生物医学文献数据库之一。收录了 1966 年以来 70 多个国家和地区出版的 3400 余种生物医学期刊文献,目前仍以每年 30 万~35 万条记录的速度递增。MEDLINE 采用医学主题词表(Medical Subject Headings,MeSH)作为文献标识和检索的术语控制工具。该表呈树状结构包含 15 个主要类目,其中涉及药学学科的主题类目为 D 大类"化学品和药物(Chemicals and Drugs)"。MEDLINE 较少收录药学学科的理论研究,更偏重于具体药物、化学品及生物物质的临床应用性研究。

2. EMBASE　EMBASE(Excerpt Medical Database)是由荷兰 Elsevier Science 出版公司建立的书目型数据库,收录从 1974 年以来 70 多个国家和地区出版的 4550 余种期刊的医药文献,内容涉及药学、临床医学、基础医学、预防医学、法医学和生物医学工程等。EMBASE 数据库中收录药物方面文献约占 40%。设置与药物相关、疾病相关和给药途径相关副主题词(连接词)分别有 17 个、14 个、47 个,设置多个药物有关字段,如药物主题词

字段、药物分类名称字段和药物商品名字段等。与 MEDLINE 类似,该数据库较少收录药学学科理论的研究,偏重于具体药物、化学品及生物物质的临床应用性研究。

3. Cochrane 临床对照试验中心注册数据库　Cochrane 临床对照试验中心注册数据库(Cochrane Library-CENTRAL)是 Cochrane 图书馆的 6 个子数据库之一,收录符合质量控制标准的 RCT 和 quasi-RCT 的临床试验。其收录文献大部分来自书目数据库(主要为 MEDLINE 和 EMBASE),部分收录记录来自其他发表或者未发表资源。数据库提供文献摘要及文献细节信息,但不提供全文。

4. 中国知识资源总库及网络资源共享平台　中国知识资源总库及其网络资源共享平台是国家知识基础设施(National Knowledge Infrastructure,CNKI)工程的一个重要成果。中国知识资源总库是目前全球最大的知识资源全文数据库集群,包括 CNKI 系列数据库和来自国内外的加盟数据库,收录近万种学术期刊、近千所院校的博硕士学位论文以及各种学会会议论文等。CNKI 系列数据库按《中国图书资料分类法》分为 9 大专辑,分别为基础科学,工程科技,农业科技,医药卫生科技,哲学与人文科学,社会科学,信息科技,经济与管理科学。在医药卫生科技专辑中,与药学学科紧密相关的子集包括药学、中药学和中医学。

5. 中文科技期刊数据库　中文科技期刊数据库及其检索平台由重庆维普资讯有限公司建立。中文科技期刊数据库是中国第一个中文期刊文献数据库,也是中国最大的自建中文文献数据库。包含了社会科学,经济管理,图书情报,教育科学,自然科学,农业科学,医药卫生和工程技术 8 个专辑。在医药卫生专辑中,与药学学科紧密相关的是医药卫生专辑药学和中国医学类别。

6. 万方资源全文数据库　万方资源全文数据库由万方数据公司开发,涵盖期刊、会议纪要、论文、学术成果、学术会议论文的大型网络数据库数据库,汇聚了 9 大类 100 多个子数据库。万方资源全文数据库包括:商务信息子系统、科技信息子系统、数字化期刊子系统、学位论文全文数据库及会议论文全文数据库。万方数据库学术期刊中,医药卫生类下与药学学科紧密相关的小类包括:药学、中国医学和大学学报(医药卫生)。

7. 中国生物医学文献数据库　中国生物医学文献数据库(China Biomedical Literature Database,CBM)是中国医学科学院医学信息研究所开发研制的综合性中文医学文献数据库。收录了 1978 以来的 1600 多种中

国期刊,及汇编资料、会议论文的文献题录。年增长量约 40 万条。覆盖了基础医学、临床医学、预防医学、药学、中医学及中药学等生物医学的各个领域。

第四节　循证药学面临的挑战与对策

一、循证药学面临的挑战

(一) 循证药学的理念与方法尚未普及

尽管循证理念与方法引入药学领域已 20 余年,但与循证医学及其部分分支学科如循证护理学相比,循证药学的普及与推广尚不足,药学人员对其知晓与应用程度也不足。

循证药学在校教育起步相对较晚,随着其在科研、临床实践与决策领域的推广应用,逐渐引起了高校重视。国外部分高校的药学专业已开设循证药学课程或要求学生掌握循证研究与实践的相关技能。国内仅四川大学等少数高校开设循证药学课程,在校教育的覆盖范围有限,尚无成熟的师资资源、规范化教材。因在校教育缺失,毕业后继续教育成为普及与推广循证理念与方法的重要途径。尽管在循证药学开创者的努力下,已培训一批掌握循证方法学的药学人员,但其数量与覆盖范围还无法承担推动学科建设快速发展的重任。

(二) 循证药学研究质量尚待提高

循证药学虽在持续发展,但研究质量尚待提高。Cochrane 系统评价显示:相对于注册计划书,38% 已发表系统评价增加、删除、升级或降级至少一项结局指标,仅 22% 的研究说明了报告结果不一致的原因;有统计学意义结局指标的报告概率是无统计学意义结局指标的 2.66 倍。计划书和系统评价间结局指标报告不一致的现象普遍存在。此外,英国医学杂志研究显示:2008 年至 2011 年间发表的以药物不良事件为主要结局的系统评价中,报告质量良好的研究仅占 56%。

(三) 循证药学研究证据向实践与决策的转化不足

循证药学研究证据可提升临床药学实践和药物决策的科学性,但目前循证药学研究证据实现临床和政策转化的比率较低,主要原因包括:①临床实践者与卫生决策者对循证药学的认知度有限,导致应用与转化的需求不足;②药师职责与定位模糊,导致药师从事循证药学研究的主动性不足;③循证药学证据质量普遍不高,及高质量证据数量有限,导致应用与转化的条件不足;④循证药学证据可及性不足,特别是基层医疗机构,常无法获取证据,导致应用与转化的途径受限。

(四) 利益冲突管理尚待规范

2014 年,BMJ 题为"循证医学日近黄昏"的文章激起全球对循证医学的激烈讨论。作者本意旨在讨论利益冲突对研究结果及其推广应用的影响。文章指出:药企为推广产品、占有市场,拨巨资开展或参与药物临床研究,为研究提供经费支持。柳叶刀、新英格兰医学杂志和美国医学杂志发表的临床试验中,由药企资助的研究约占 75%,这虽在一定程度上促进了临床研究的发展。但因药企参与研究设计并有能力影响研究结果,利益冲突难以避免。研究显示:企业赞助研究获得阳性结果的比例是无资助研究的 3 倍。药企资助可能导致研究结果缺乏诚信,影响证据公正性,使循证研究沦为利益集团代言人。药企以循证证据为武器,推动快速修订指南,进而促使药物销量大增,影响临床用药选择。

据报道在 20 世纪 90 年代制定的指南中,58% 的指南制定者接受过公司资金支持、38% 为制药公司雇员或顾问。这些问题归因于利益冲突管理的缺位,导致研究实施与报告偏倚,有悖循证医学发展的初衷与原则。尽管该文所讨论的利益冲突针对循证医学,但亦涉及循证药学相关领域,应引起重视并尽快寻求规范与解决的有效手段。

二、推动循证药学发展的对策

(一) 加大人才培养力度,推广与普及循证药学理念与方法

循证药学在拓宽传统药学研究模式的同时,也对药学人员研究和实践能力提出更高要求,不断更新知识、转变实践与科研的思路与模式并持续终身学习,才能跟上知识更新速度,适应药学服务发展需求。

2009 年,四川大学在全国率先设立循证药学方向博士点,开启了高层次循证药学人才的培养途径。2015 年,四川大学率先针对五年制临床药学专业及四年制药学专业本科生开设了循证药学课程,系统教授循证药学基础理论与方法。经过近 3 年的教学实践,已形一套成熟的教学内容、体系与方法,并培养了年青骨干教师队伍,可为全国开展循证药学在校教育提供经验借鉴。对于绝大多数已进入工作岗位的药学人员,继续教育是补充、更新和提高专业技术知识及技能的重要手段,也是学习循证药物基础理论、研究方法和实践方法的重要途径。前文已提及,国内众多循证方法学培训班,为训练和储备循证药学研究人才提供了机遇。

基于在校教育、毕业后教育的工作经验积累,高等教育出版社凝聚中国循证医学、循证药学领域的最顶级专家,启动了全国首部《循证药学》教材编写,以期为药学学生、教育工作者及管理者了解和掌握循证药学理念、方法和前沿进展以及能力训练提供专业教材,为循证药学学科的建设和发展奠定基础。

(二) 提高研究质量

1. 高质量研究结果源于严谨的研究设计。在研究

设计阶段,研究注册是实现研究设计信息公开透明、提高研究的真实性和科学性、减少发表偏倚和不必要重复试验的重要手段。建立有效激励机制,促使研究者和注册中心提高注册的研究数量和质量,可有效促进研究质量的提升。

2. 在研究方案实施阶段,通过预试验了解并解决研究实施中的问题是保证研究实施质量的重要手段。此外,翔实、可操作的研究实施计划书及其配套培训也是保证各环节实施质量及一致性的重要方法。在多中心研究中,实施流程培训尤为重要,是保证各中心间研究实施质量一致性的重要手段,也决定了总体研究质量的高低。

3. 规范报告临床研究也是提高研究质量的重要环节。2008 年英国伦敦召开"提高卫生研究质量和透明度协作网"启动会,在全球范围内推广使用各种临床试验规范,以促进卫生研究质量和报告质量、提高透明度。中国循证医学中心也从 2004 年起与 CONSORT 工作组合作,牵头并参与制订了中医药临床研究的报告规范。历经 14 年,《中药复方随机对照试验报告国际标准》于 2017 年在《内科学年鉴》发表。该国际标准的推行将进一步提高中医复方随机对照临床试验的报告质量,提升中医药临床研究的国际认可度。

(三) 提高研究转化率

2009 年,世界卫生组织(WHO)与 Cochrane 协作网在第 17 届 Cochrane 年会上制定了多项未来战略合作计划,在帮助 WHO 循证决策的同时,促进 Cochrane 协作网相关研究的落地转化。此后,Cochrane 协作网与 WHO 开展了多项深入合作,研究因基于 WHO 卫生决策需求,得到了更广泛的应用与转化。该案例为推动循证药学研究成果向临床实践与药物政策的转化提供的有益借鉴与参考。除 WHO 外,Cochrane 协作网还与 ALL Trials,Campbell Collaboration,G-I-N,Wikipedia,Wiley 等建立了合作关系,促进研究证据的推广与传播,以促进其向指南及相关政策的转化。

(四) 合理管理利益冲突

积极推行利益公开化并科学、规范管理利益冲突是解决利益冲突影响循证药学发展与转化的重要手段。研究从立项到完成全过程和涉及的利益冲突评价过程均应公开。美国与日本等国在此领域的管理已走在全球前列。美国公共卫生署(PHIS)早在 1995 年即要求承担资助项目的研究机构从多方面管理、减轻或消除利益冲突,包括:①制定强制执行的利益冲突管理政策;②要求研究者向机构公开与其相关的重大经济利益;③指派专门机构管理者收集并审查申请资助项目研究人员所报告的经济利益信息等。2002 年,美国医科大学联盟(AAMC)发布《监管临床研究中机构经济利益冲突的原则和建议》,提出了评估临床研究中机构经济利益冲突框架,制定了相关报告和审查程序。

2008 年日本厚生劳动省出台的《关于厚生劳动科学研究中利益冲突管理的指针》规定:必须设置独立的利益冲突委员会,研究者有义务接受经济利益冲突委员会的管理。2011 年,日本医学会制定、2014 年修订的《医学研究利益冲突管理指针》确定了经济利益冲突管理的对象,及违反利益冲突政策的处置对策。美日等国管理利益冲突经验值得借鉴。

第五节　循证药学实践与研究案例

一、WHO 基本药物示范目录药品快速循证评估研究:以顺铂为例

(一) 背景

基本药物是满足人群卫生保健优先需要的药物。基本药物的遴选应考虑患病率,药物疗效与安全性,及相对成本效益。1977 年,WHO 发布了第一版基本药物示范目录(WHO Essential Medicine List,WHO EML),通过 WHO EML 专家委员会(简称委员会),每两年更新目录。药品要进入 WHO EML 需向委员会提出申请并提供系统评价证据。委员会组织相关专家评价申请并提供决策建议。在委员会专家李幼平教授带领下,我们研究团队连续 2 届参加 WHO 基本药物示范目录药品评审,涉及治疗方案 8 个药品 6 个,评估意见均被委员会采纳。现以顺铂为例介绍 WHO EML 药品快速循证评估流程及方法。

卵巢生殖细胞瘤(ovarian germ cell tumors,OGCT)是一种常见的卵巢恶性肿瘤,好发于儿童、青少年及年轻妇女,预后差,目前治疗方案包括手术、化疗和放疗,其中 BEP 方案(博来霉素＋足叶乙苷＋顺铂)为常用的化疗方案,可有效改善患者生存率。2013 年第 18 版 WHO EML 已收录 BEP 方案中的博来霉素和依托泊苷,但未收录顺铂。国际抗癌联盟(Union for International Cancer Control,UICC)申请将顺铂纳入第 19 版 WHO EML 治疗 OGCT。本研究快速循证评估顺铂治疗 OGCT 的有效性、安全性和经济性,为目录更新提供决策证据。

(二) 方法

1. 纳入与排除标准

(1) 纳入标准:①研究人群(P):卵巢生殖细胞肿瘤患者,包括无性细胞瘤、畸胎瘤和内胚窦瘤;②干预措施(I):顺铂,单药治疗或联合用药治疗,治疗剂量和疗程不限;③对照措施(C):空白对照或其他药物的阳性对照;④结局指标(O):安全性、有效性及经济性相关指标;⑤研究类型(S):临床指南、系统评价/Meta 分析、卫生技术评估(HTA)、原始研究。⑥语种限中、英文。

(2) 排除标准:①研究对象和干预措施不符合纳入标准的文献;②重复发表的文献;③无法提取资料的文献。

表 19-5　PubMed 检索策略

＃1	Germinoma[Mesh]	＃15	ootheca[Text Word]
＃2	Germinoma OR Germinomas[Text Word]	＃16	OR/9-15
＃3	Neoplasms,Germ Cell and Embryonal[Mesh]	＃17	8 AND 16
＃4	"Germ Cell Tumors"[Text Word]	＃18	Cisplatin[Mesh]
＃5	"Germ Cell Cancers"[Text Word]	＃19	Cisplatin[Text Word]
＃6	"Germ Cell Neoplasms"[Text Word]	＃20	cis-Diamminedichloroplatinum[Text Word]
＃7	"Embryonal Cancer"[Text Word]	＃21	Platinum Diamminodichloride[Text Word]
＃8	OR/1-7	＃22	cis-Platinum[Text Word]
＃9	Ovary[Mesh]	＃23	Platino[Text Word]
＃10	Ovary[Text Word]	＃24	Platinol[Text Word]
＃11	Ovaries[Text Word]	＃25	Biocisplatinum[Text Word]
＃12	Ovarian[Text Word]	＃26	Platidiam[Text Word]
＃13	ovarium[Text Word]	＃27	OR/18-26
＃14	oophoron[Text Word]	＃28	17 AND 27

2. **检索策略**　计算机检索指南网站 NGC(National Guideline Clearinghouse)、WHO ICTR,英文医学数据库 PubMed、The Cochrane Library、EMBASE(Ovid),检索时间均从建库至 2015 年 1 月 23 日。同时检索美国、加拿大、英国、欧盟、中国的药品管理监督局网站,查找相关的内容,并回溯纳入文献的参考文献。根据不同数据库制定相应检索式。以 PubMed 数据库为例,检索策略如表 19-5。

3. **文献筛选、资料提取与质量评价**　由两位研究者独立筛选文献和提取资料,如遇分歧经讨论或第三位研究者裁决。按预先制定好的资料提取表提取以下内容:①研究基本信息(作者、国家、年份、设计类型);②受试者信息(年龄、性别、诊断);③干预措施(治疗方案、剂量、疗程),对照措施和随访时间;④研究结局。

文献偏倚风险评估工具包括:①SR 和 Meta 分析质量评价采用 AMSTAR 量表;②随机对照试验采用 Cochrane 系统评价员手册 5.1.0 推荐的 RCT 的偏倚风险评估工具评价。采用 GRADE 评价有效性结局指标生存率、无进展生存率和复发率的证据质量。经济学评价证据质量目前尚无公认的评价标准与工具,仅描述其结果。

4. **数据处理**　基于原始文献的数据,描述性报告纳入文献结果。

(三) 结果

1. **文献检索结果**　初检出相关文献 1238 篇,逐层筛选后,最终纳入指南 3 篇(循证 1 篇,非循证 2 篇),系统评价 1 篇。检索流程图见图 19-6。鉴于申请材料未评价证据质量,本研究纳入全部文献,分类评价其质量。

2. **纳入文献质量评价**　两位研究者采用 AMSTAR 量表评价纳入 SR(表 19-6),该研究除未评估发表偏倚外,其他条目均符合 AMSTAR 量表要求。

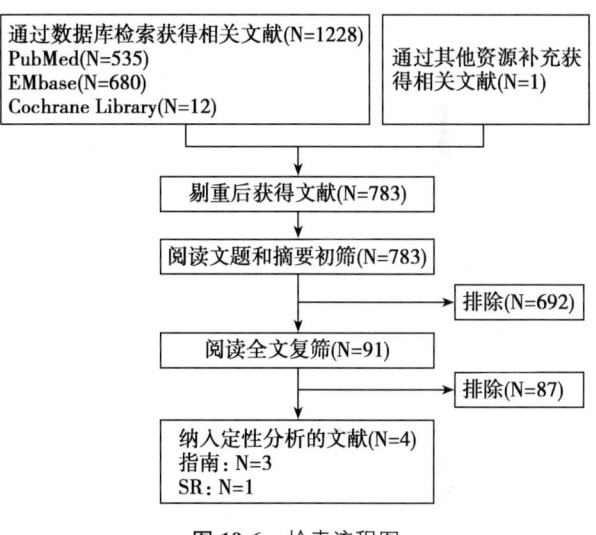

图 19-6　检索流程图

表 19-6　纳入系统评价的研究质量评价(AMSTRA)

条目	评价结果
1. 是否提供了前期设计方案?	是
2. 纳入研究的选择和数据提取是否具有可重复性?	是
3. 是否实施广泛全面的文献检索?	是
4. 发表情况是否已考虑在纳入标准中?	是
5. 是否提供了纳入和排除的研究文献清单?	是
6. 是否描述纳入研究的特征?	是
7. 是否评价和报道纳入研究的科学性?	是
8. 纳入研究的科学性是否恰当地运用在结论推导上?	是
9. 合成纳入研究结果的方法是否恰当?	是
10. 是否评估了发表偏倚的可能性?	否
11. 是否说明相关利益冲突?	是
合计(是)	10

3. 纳入文献的基本特征及有效性和安全性结果

（1）指南：纳入指南 3 篇，分别来自欧洲协会、加拿大协会和全球性协会，涉及复发卵巢生殖细胞瘤、卵巢恶性生殖细胞瘤、卵巢卵黄囊瘤、卵巢无性细胞瘤和卵巢未成熟畸胎瘤，基本特征见表 19-7。指南推荐卵巢生殖细胞肿瘤患者用 EP 方案（依托泊苷＋顺铂）或 BEP 方案（博来霉素＋依托泊苷＋顺铂），对 BEP 方案无效的患者可考虑使用 TIP 方案（紫杉醇＋顺铂＋异环磷酰胺）；推荐卵巢恶性生殖细胞瘤的标准化疗方案为 BEP 方案。

（2）系统评价：纳入来自加拿大的系统评价 1 篇，基本特征见表 19-8。其中含 RCT 1 篇，样本量为 12 人；队列研究 1 篇，样本量为 20 人。患者类型有卵巢卵黄囊瘤、卵巢无性细胞瘤和卵巢未成熟畸胎瘤。该研究发现尚无证据证明化疗可延长卵巢生殖细胞肿瘤患者的生存周期（表 19-8）。

（3）GRADE 评价结果：纳入系统评价中的队列研究比较了顺铂干预与非顺铂干预的生存率与复发率，使用 GRADE 评价两个结局的证据质量，显示为极低质量证据（表 19-9）。

（4）经济学证据结果：未检到经济性相关研究。以评价者所在的三级甲等医院价格为基准，计算以顺铂为基础的化疗方案的单个疗程费用是￥482.4～964.8（＄77.1～154.3）。顺铂是中国基本医疗保险目录药品，政府将支付部分费用，因此顺铂在中国的可负担性较好。

（5）注册监管信息：顺铂已在中国食品药品监督管理局（China Food and Drug Administration，CFDA）、欧洲药品监管局（European Medicines Agency，EMA）和美国食品药品监督管理局（US Food and Drug Administration，FDA）注册，适应证为卵巢瘤。

表 19-7　指南基本特征及信息

国家	指南名称	发布单位	时间	指南性质	指南意见
欧洲	Non-epithelial ovarian cancer：ESMO Clinical Practice Guidelines for diagnosis，treatment and follow-up	ESMO Guidelines Working Group	2012 年修订版	非循证指南	指南推荐 BEP 方案用于治疗晚期和复发期的卵巢生殖细胞瘤
加拿大	Ovarian Germ CellTumours	Alberta Provincial Gynecologic Oncology Tumour Team	2013 年	循证指南	指南推荐 BEP 或 EP 方案用于卵巢生殖细胞瘤化疗；对 BEP 无效的患者可考虑使用 TIP 方案
全球	Gynecologic Cancer Intergroup（GCIG）Consensus Review for Ovarian Germ	Gynecologic Cancer Intergroup	2014 年	非循证指南	基于其有效性及耐受性较好，指南推荐 BEP 方案作为治疗女性恶性卵巢生殖细胞瘤的标准化疗方案

表 19-8　系统评价基本特征及信息

国家	题目	时间	研究类型	样本量	效应值	结果/结论
加拿大	Chemotherapy for malignant germ cell ovarian cancer in adult patients with early stage，advanced and recurrent disease	2011 年	队列：N＝1	队列：n＝20(16/4) 试验组：博来霉素＋依托泊苷＋顺铂（BEP）；长春碱＋博来霉素＋顺铂（PVB）；顺铂＋长春新碱＋氨甲喋呤＋博来霉素（POMB）＋放线菌素 D＋环磷酰胺＋依托泊苷（ACE）＋长春碱＋博来霉素＋顺铂（PVB） 对照组：支持性护理	队列： 生存率＝94％vs. 100％ 复发率＝6％ vs. 0％ 血液系统疾病发生率＝12％ vs. 0％ 恶心、呕吐发生率＝100％vs. 0％ 秃头发生率＝100％vs. 0％	由于证据不足，化疗方案用于治疗卵巢生殖细胞瘤的好处尚不明确

表 19-9　顺铂化疗方案治疗卵巢生殖细胞瘤的 GRADE 证据概况

质量评价						患者数量		效应值		质量	重要程度
研究数量	研究设计	效应量大	剂量-反应关系	合理的混杂	其他考虑	顺铂干预	非顺铂干预	相对值(95%CI)	绝对值		
生存率(平均随访 58.6 个月)											
1	观察性研究	无	无	无	无	15/16 (93.8%)	4/4 (100%)	OR 1.01 (0.73 to 1.41)	10 more per 1000 (from 270 fewer to 410 more)	低	关键
							0%		—		
复发率(平均随访 56.8 个月)											
1	观察性研究	无	无	无	无	1/16 (6.3%)	0/4 (0%)	OR 0.88 (0.04 to 18.47)	—	低	重要
							0%		—		

（四）结论

评估结果表明：多数指南推荐 OGCT 的化疗方案中添加顺铂，且顺铂在多国注册上市可获得性较好，并具较好的经济性。推荐 19 版 WHO EML 纳入顺铂治疗 OGCT(图 19-7)。

（五）案例点评

本研究是采用循证方法学，快速、综合评估药品安全、有效与经济性，为卫生决策提供证据支持的典型

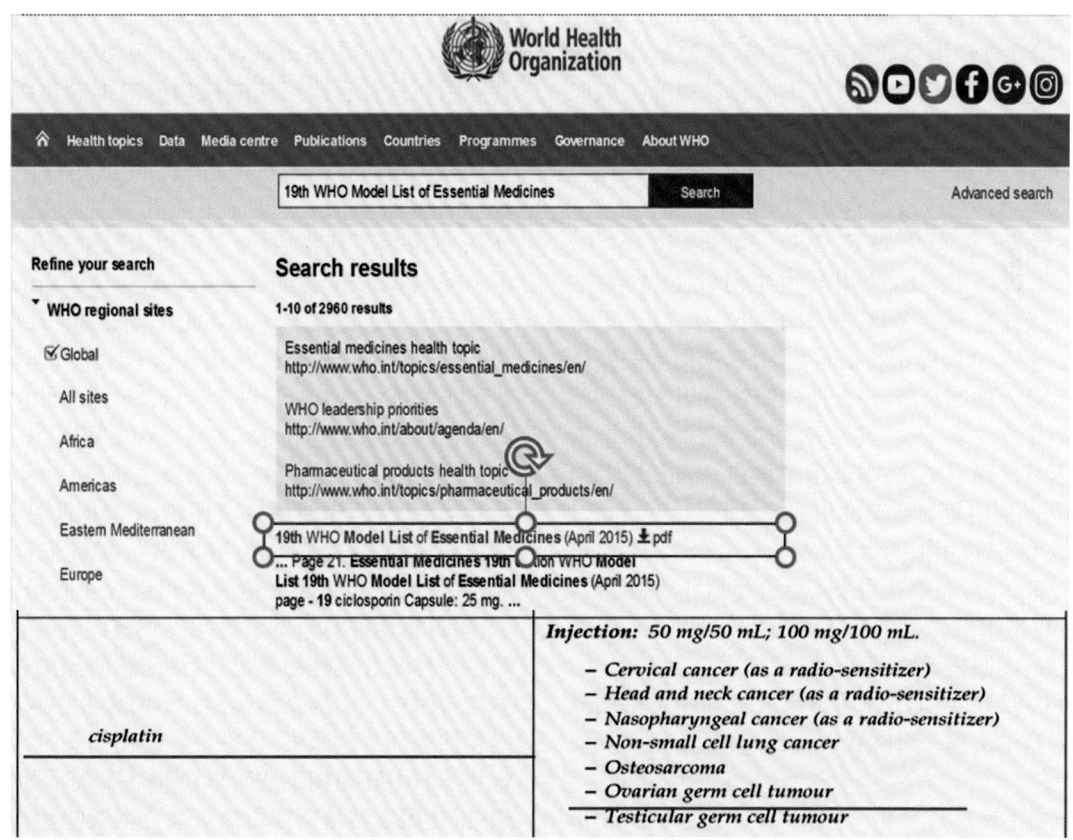

图 19-7　19 版 WHO EML 纳入顺铂

案例。相对于普通卫生技术评估,快速评估要求在短期(3~4周)提供评估结果。本案例中,研究者基于决策方的需求,创新了基于当前已有最佳证据、快速评估药物的流程与方法,该方法已连续2届用于WHO全球基本药物示范目录的药品评估,评估意见均被委员会采纳,可为同类研究与决策提供方法学参考。

二、循证病例报告:盐酸利托君引起粒细胞缺乏1例的药物治疗

(一) 背景

1. 病例资料　33岁中国女性,因"停经24周,发现胎盘低置状态 1^+ 月"入院,入院后查体:体温36.8℃,心率85次/分,呼吸20次/分,血压122/65mmHg,腹围95cm,宫高30cm。B超示:宫内双活胎,完全性前置胎盘。诊断:①中央型前置胎盘;②G4P1+3,24周宫内双活胎。入院后患者宫缩明显,予硫酸镁1.85~2g/h静脉泵入,宫缩仍不可抑制,改用盐酸利托君注射液50~130μg/min持续泵入。入院后2天患者肝肾功示ALT 102μmol/L,AST 108μmol/L,予口服多烯磷脂酰胆碱556mg每天2次保肝治疗,排除甲乙丙型肝炎可能,考虑妊娠期肝内胆汁淤积症。入院7天后患者肝肾功 ALT 419μmol/L,AST 452μmol/L,立即停用多烯磷脂酰胆碱,换静脉滴注丁二磺酸腺苷蛋氨酸1000mg每天1次和口服熊去氧胆酸250mg每天4次降胆汁酸治疗。2012年9月25日患者肝肾功示ALT 81μmol/L,AST 96μmol/L,停用二磺酸腺苷蛋氨酸,继续口服熊去氧胆酸。

入院后26天血常规示 WBC 为 2.4×10^9/L,NEUT 为 1.08×10^9/L,使用利血生对症支持治疗。入院后30天血常规示 WBC 为 1.4×10^9/L,NEUT 为0,体温38.4℃,立即停用利托君注射液,换用硫酸镁注射液2g/h泵入抑制宫缩,一天两次肌注重组人粒细胞集落刺激因子150μg;一天三次静脉滴注美罗培南1.0g;一天三次用甲硝唑、制霉菌素漱口。当日患者阴道流血570g,同时仍有活动性出血,立即全麻下行急诊剖宫产,以LOP位手取两男婴,Apgar评分分别为2-5-9-9分,5-7-9-9分,转新生儿科,经治疗后1例死亡,1例未好转自动出院。手术后4天患者体温正常,腹部切口愈合好,无阴道流血流液,血常规示 3.7×10^9/L,NEUT 为 0.925×10^9/L,停用重组人粒细胞集落刺激因子,患者自动出院。出院后10天患者复查血常规恢复正常。

2. 药物不良反应分析　采用CFDA推荐的ADR关联性评价和Naranjo不良反应可能性量表(Naranjo ADR probability scale)分析引起该病例粒细胞缺乏的药物。经评价和分析,确定利托君为引起患者粒细胞缺乏的药物。

3. 提出问题　①利托君引起粒细胞缺乏的临床特点及预后?②利托君引起粒细胞缺乏的治疗?

(二) 方法

以"Ritodrine" and "granulocytopenia or granulopenia or leukopenia or oligoleukocythemia or agranulocytosis"检索PubMed数据库,中文检索词"利托君"合并"粒细胞或者白细胞"检索中国生物医学文献数据库(CBM),中国知网(CNKI),万方数据库,维普数据库。纳入利托君引起妊娠期妇女粒细胞缺乏的治疗和预后的英文和中文文献。

(三) 结果

1. 检索结果　中文数据库中无利托君引起粒细胞缺乏的病例报告。PubMed数据库共获得英文全文文献7篇,报告利托君引起粒细胞缺乏患者10例,合并本病例,共纳入11例患者进行分析。

2. 证据分析

(1) 患者结局:11例患者无死亡。1例确诊为肺部曲霉菌感染,治疗后痊愈;4例送血培养和尿培养均为阴性,余无明显感染征象,治疗后痊愈。

(2) 白细胞下降趋势:仅7例报告了白细胞下降情况。白细胞在 5×10^9/L 以上时,下降趋势较缓慢,白细胞在 5×10^9/L 以下时,下降趋势较快。

(3) 分娩方式:11例患者中4例行剖宫产,占36.4%;7例经阴道分娩,占63.6%;其中1例29周患者停用利托君后改用硫酸镁(1g/h)抑制宫缩,保胎至39周后阴道分娩。

(4) 利托君引起粒细胞缺乏的治疗:11例患者发现粒细胞缺乏后,立即停用利托君注射液。除2例外,9例采用了药物治疗:①重组人粒细胞集落刺激因子(recombinant granulocytecolony-stimulating factor,re-GCSF):剂量为100μg/d或1.5ug/kg/d,疗程分别为3~7天。GCSF至少使用4天,患者白细胞(WBC)达可正常值(4×10^9/L 以上),GCSF至少使用6天,患者中性粒细胞可达正常(50%~70%WBC);②抗菌药物:4例未使用抗菌药物,亦未发生感染;2例送尿和血培养均为阴性,未使用抗菌药物;3例预防性使用抗菌药物头孢唑兰(第四代头孢菌素)、氟氧头孢(氧头孢烯,抗菌谱与第四代头孢菌素相似)、亚胺培南西司他丁(碳青霉烯类),未发生感染;2例体温升高,分别使用哌拉西林联合克林霉素、美罗培南预防感染,血及尿培养均为阴性。③抗真菌治疗:11例患者中仅1例发生侵袭性肺部真菌感染,该患者连续使用头孢吡肟4周,胸片示右中肺模糊不透明影;胸部CT提示肺部曲霉菌感染;使用亚胺培南西司他丁联合氟康唑治疗一周,患者体温和血象趋于正常后,改用口服伊曲康唑。

3. 方案制定　分析上述资料,盐酸利托君引起粒细胞缺乏的治疗药物为重组人粒细胞集落刺激因子、抗菌药物和抗真菌药物。结合该患者血象低(WBC为

$1.4 \times 10^9 /L$，NEUT 为 0）和体温升高（最高 38.4℃），考虑已有感染，最终采用：①GCSF 100μg/d，疗程 7 天；②每天 3 次静脉滴注美罗培南 1.0g 治疗感染；③因患者才开始使用抗菌药物，不考虑二重感染，暂不使用抗真菌药物。

4. 患者结局　治疗期间监测患者的血常规及体温，未发生感染。一周后血象正常。

（四）结果与结论

利托君引起患者粒细胞缺乏的不良反应罕见，建议：①使用过程中监测血象；②发现粒细胞减少立即停药；③根据患者情况，选择重组人粒细胞集落刺激因子和抗菌药物治疗；④如抗菌药物时间长，应考虑使用抗真菌药物预防二重感染的发生。

（五）案例点评

①本研究采用循证病例报告的方法，检索并分析了利托君引起患者粒细胞缺乏的临床特点、预后及治疗，是循证药学在临床药学中的实践案例。②本案例介绍的循证药学实践步骤（提出明确的临床问题、检索证据、分析证据、制订方案、实施方案和疗效评价）和证据分析方法（从文献证据中遴选一种或几种备选方案或措施，再针对具体患者比较、分析和权衡方案的适用性、可行性和利弊，最终推荐最佳治疗方案）可为临床药师分析、解决临床实践问题提供借鉴。③中华妇产科学杂志评价"该研究通过循证病例报告的方法及时发现了利托君引起患者粒细胞缺乏的罕见病例，为产科临床实践处理类似情况提供了非常有价值的参考！"

三、循证遴选我国"首批鼓励研发申报的儿童药品清单"

（一）背景

儿童健康问题是全球共同关注的公共卫生问题。WHO 报道：①全球 5 岁以下儿童死亡约占总死亡人数的 20%，且低收入国家 5 岁以下儿童死亡率为高收入国家的 20 倍；②以质量生命年计算，15 岁以下儿童占全球疾病负担达 36%。将儿童死亡率降低三分之二是联合国八个千年目标之一，但经十余年努力该目标远未实现。

药物是降低儿童死亡的最重要的干预措施之一。WHO 估计，通过合理的药物治疗或预防，每年可避免 810 万 5 岁以下儿童死亡，但儿童药物可及性问题是全球共同面临的挑战。早在 1963 年 Harry Shirkey 就提出儿童是治疗孤儿（therapeutic orphans），至今儿童用药仍存在儿童适宜剂型及规格短缺、无证据用药等问题，严重影响了儿童疾病的治疗与合理用药，制约了千年目标中儿童健康目标的实现。

2014 年，国家卫生计生委联合国家发展改革委、工业和信息化部、人力资源社会保障部、国家食品药品监管总局、国家中医药局六部委联合制定《关于保障儿童用药的若干意见》，提出加快儿童药物申报审评，要求建立儿童药物申报审评专门通道。

受国家卫生计生委委托，我们循证制订中国"首批鼓励研发申报的儿童药品清单"，为儿童药物的研发、生产提供政策引导。研究目的是在国家基本药物目录中循证遴选国外已上市、国内未上市、儿童适宜、临床急需的品种、剂型与规格清单，引导企业研发、生产，缓解儿童药物短缺现状。

（二）方法

1. 技术路线见图 19-8。

2. 建立遴选标准

（1）儿童适宜品种遴选标准：对比中国《国家基本药物目录》（2012 年版）与《WHO 儿童基本药物示范目录》（WHO Model List of Essential Medicines for Children，WHO EMLc）、《中国国家处方集》（儿童版），从中国《国家基本药物目录》中遴选出被 WHO ELMc 或《中国国家处方集》（儿童版）收录的药物品种，作为儿童用基本药物品种。

（2）儿童适宜剂型遴选标准：依据 WHO 和欧洲药物管理局儿童适宜制剂要求，拟定儿童适宜剂型遴选标准（表 19-10）。

表 19-10　儿童适宜剂型遴选标准

给药途径	儿童适宜剂型
经口给药	普通片、刻痕片、咀嚼片、分散片、胶囊、口腔崩解制剂、泡腾片、缓（控）释制剂、肠溶片、散剂、颗粒剂、口腔黏膜制剂、口服溶液、糖浆、滴剂、乳剂、混悬剂
鼻腔给药	鼻用液体、鼻用半固体
直肠给药	灌肠剂、直肠栓、直肠胶囊、直肠凝胶
局部皮肤用药	外用液体、外用半固体、外用散剂、透皮贴剂
肠外给药	注射液、粉针
肺部给药	气雾剂、粉雾剂、喷雾剂、雾化/吸入溶液
眼部给药	滴眼液、眼用半固体

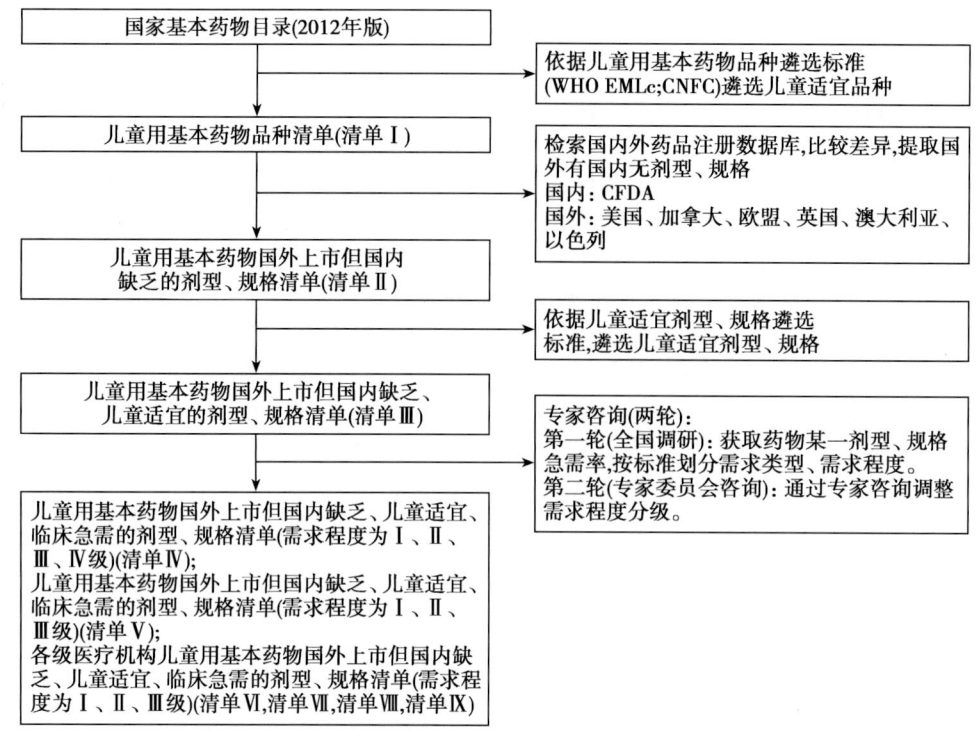

图 19-8　技术路线图

（3）儿童适宜规格遴选标准：依据 WHO EMLc 中推荐的规格或药品商品名注明为儿童专用制剂的规格或依据儿童临床实践指南用法、用量及疗程推算的规格，拟定儿童适宜规格遴选标准。

3. 建立临床需求类型分类标准与需求程度分级标准　将儿童药品需求类型分为 A、B、C、D 四类。同一药物品种，A 类：国外剂型、规格均优于国内；B 类：国外的剂型优于国内，但规格不优于国内；C 类：国外的规格优于国内，但剂型不优于国内；D 类：国外的剂型和规格均不优于国内（图 19-9）。

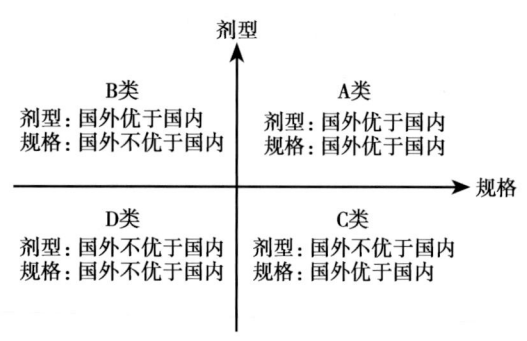

图 19-9　临床需求类型分类图

综合需求类型与急需率（在全国调研结果中，药品某剂型规格被选为急需的人次数/总人次数）结果将需求程度分为四个等级，由强到弱依次为Ⅰ级、Ⅱ级、Ⅲ级、Ⅳ级。Ⅰ级：需求类型为 A 类且急需率≥75%。

Ⅱ级：需求类型为 A 类且急需率 25%～75%，或需求类型为 B 类且急需率≥50%，或需求类型为 C 类且急需率≥75%。Ⅲ级：需求类型为 A 类且急需率≤25%，或需求类型为 B 类且急需率为 25%～50%，或需求类型为 C 类且急需率为 25%～75%。Ⅳ级：需求类型为 B 类且急需率≤25%，或需求类型为 C 类且急需率≤25%，或需求类型为 D 类（图 19-10）。

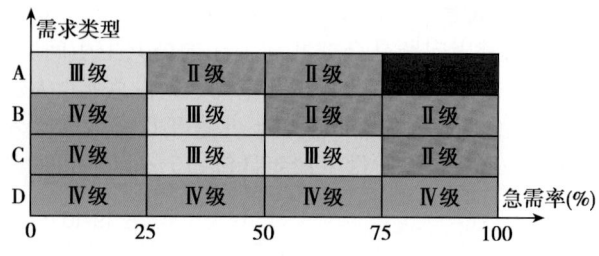

图 19-10　临床需求程度分级方法

4. 专家咨询　遴选临床急需的儿童适宜品种、剂型、规格。

采用德尔菲法（Delphi method）遴选临床急需的儿童适宜品种、剂型、规格，遴选分两轮：第一轮为全国调研，第二轮为专家委员会咨询。

（1）第一轮：全国调研

抽样方法：根据各省/自治区/直辖市人均国内生产总值（Gross Domestic Product，GDP），在全国范围内选取 GDP 排序在高、中、低三个水平的 13 个省/自治区/直辖市。各省/自治区/直辖市选取 8 家医疗机构，包括三级医疗机构、二级医疗机构、社区服务中心和乡镇卫生院各 2 家。根据中华医学会儿科专业学组分组标准，三级医疗机构调研科室 19 个，包括儿童保健科、新生儿科、免疫科、感染科、肾脏科、呼吸科、消化科、心血管科、血液肿瘤科、神经科、内分泌遗传代谢科、急救学科或 ICU、精神科、眼科、耳鼻喉科、口腔科、皮肤科、放射科、麻醉科；二级医疗机构、社区服务中心、乡镇卫生院调研科室 5 个，包括儿科、五官科、皮肤科、放射科、麻醉科。调查对象为具有高级职称的临床医师。

（2）第二轮：专家委员会咨询

依据临床需求类型分类标准和需求程度分级标准，划分全国调研结果遴选出的药物品种及其剂型、规格的需求类型和需求程度，专家委员会对原需求程度进行升级或降级调整。专家委员会：12 人，高级职称 6 人、中级职称 6 人，专业包括：药学，儿科学（包括儿童感染、儿童血液、儿童心血管、儿童神经）、口腔医学、放射医学、皮肤与性病学。

5. 统计分析　采用 Excel 软件统计药物品种、剂型、需求类型、需求程度。采用 Friedman M 秩和检验（Friedman M test）分析各级医疗机构和各区域医疗机构需求程度差异，若 $P \leqslant 0.05$，差异有统计学意义，采用 LSD 法进行两两比较。采用 χ^2 检验或 Fisher 确切概率法分析各级医疗机构和各区域医疗机构需求类型差异。统计分析均采用 SPSS16.0 软件。

（三）结果

1. 儿童用基本药物品种　根据儿童用基本药物品种遴选标准，遴选出儿童可用品种 254 个，涉及 24 个药理作用类别。其中，抗微生物药 39 个（15.35%），数量居首位；其次为心血管系统用药和抗肿瘤药分别为 25 个（9.84%）和 24 个（9.45%）；耳鼻喉科用药仅氧氟沙星 1 个。

2. 国外已上市、国内未上市、儿童适宜、临床急需的剂型、规格　对比儿童用基本药物分别在国内和国外（美国、加拿大、欧盟、英国、澳大利亚和以色列）上市情况，结合儿童适宜剂型、规格遴选标准，遴选出国外上市但国内缺乏且儿童适宜的药物品种 117 个、剂型 205 个、规格 332 个。

其中，Ⅰ级需求的品规 0 个，Ⅱ级需求的品规 27 个，Ⅲ级需求的品规 85 个，其余均为Ⅳ级需求。Ⅱ级需求 27 个品规中 A 类药物 13 个（48%）、B 类药物 6 个（22%）、C 类药物 8 个（30%）。其中，针对同一品种，国内无相应给药途径的 8 个（29.6%）；针对同一品种，国内缺乏儿童专用的剂型 13 个（48.2%）；针对同一品种的相同剂型，国内缺乏儿童专用规格的 6 个（22.2%）。

在此基础上，采用专家咨询法，在国家基本药物目录品种范围内，最终遴选出国外已上市、国内未上市、临床急需的儿童药品剂型、规格 32 个，形成我国首批鼓励研发申报的儿童药品清单。

（四）结论

获得我国"首批鼓励研发申报的儿童药品清单"，含 32 个儿童适宜品规，为儿童药物的研发、生产、供应提供引导，为同类研究提供方法学借鉴。

（五）案例点评

本研究是采用循证药学方法为国家药物政策提供决策依据的典型实例，也是循证药学研究证据实现决策转化的成功案例。研究综合运用了系统评价、专家咨询等方法，①探索建立了儿童适宜品种遴选标准、儿童适宜剂型遴选标准、儿童适宜规格遴选标准、临床需求类型分类标准和需求程度分级标准；②建立了适合中国国情的儿童适宜药物遴选流程及方法，可为疾病负担和经济发展水平类似的发展中国家解决同类问题提供思路和方法学借鉴。该清单全部品种被纳入国家科技部 2017 年"重大新药创制科技重大专项"优先支持范畴，体现清单品种缓解儿童药物短缺的价值和意义。

小　结

（1）循证医学理念和方法在药学领域的运用和发展产生了循证药学。循证药学传承了循证医学的理论精髓，但在实践主体、关注环节及应用转化关注领域和循证医学存在差异。

（2）循证药学研究和实践范围涉及药物研发、生产、配送、储存、使用、监督管理及药学教育等过程中的问题、干预、效果和持续改进。

（3）本章着重从药物有效性评价、药物安全性评价及药物经济学评价三方面介绍了循证药学研究与实践的研究方法与步骤，并辅以案例说明。

（4）通过加大人才培养力度，推广与普及循证药学理念与方法，提高研究质量，提高研究转化率，合理管理利益冲突等手段和措施，可有效解决循证药学发展的挑战。

（张伶俐　张川　曾力楠　杨春松　陈敏　刘丹）

参 考 文 献

1. 蒋学华. 药学概论. 北京:清华大学出版社,2013
2. 李幼平. 循证医学. 第 2 版. 北京:高等教育出版社,2009
3. Etminan M, Wright JM, Carleton BC. Evidence-based pharmaco-therapy: review of basic concepts and applications in clinical practice. Ann Pharmacother,1998,32(11):1193-1200
4. Wiffen P. Evidence-based pharmacy. Oxon:Radcliffe Medical Press Ltd,2001

5. 陈钧,蒋学华. 临床药学实践中的循证药学. 中国药房,2001,12(2):75-77

6. 张伶俐,梁毅,胡蝶,等. 循证药学定义和文献的系统评价. 中国循证医学杂志,2011,11(1):7-13

7. Phil Wiffen, Tommy Eriksson, Hao Lu. CHAPTER 1:Ensuring pharmacy practice is fit for purpose inEvidence-based Pharmacy. European Journal of Hospital Pharmacy,2013,20(5):308-312

8. Phil Wiffen, Tommy Eriksson, Hao Lu. CHAPTER 2:introduction to evidence-based practice in evidence-based pharmacy. European Journal of Hospital Pharmacy,2013,20(6):324-327

9. Phil Wiffen, Tommy Eriksson, Hao Lu. CHAPTER 3:Asking and formulating the right questions and finding useful resources in evidence-based pharmacy. European Journal of Hospital Pharmacy,2014,21(1):2-6

10. Phil Wiffen, Tommy Eriksson, Hao Lu. The tools of evidence-based medicine. European Journal of Hospital Pharmacy,2014,21(2):74-78.

11. Phil Wiffen, Tommy Eriksson, Hao Lu. Chapter 5:Appraising the evidence. European Journal of Hospital Pharmacy 2014(3);21:134-138

12. Phil Wiffen, Tommy Eriksson, Hao Lu. Chapter 6:How to best practice evidence-based pharmacy with your available resources? European Journal of Hospital Pharmacy,2014,21(4):194-201

13. Phil Wiffen, Tommy Eriksson, Hao Lu. Chapter 7:Managing knowledge in evidence-based pharmacy. European Journal of Hospital Pharmacy,2014(6),21:320-324

14. Phil Wiffen, Tommy Eriksson, Hao Lu. Chapter 8:Generating knowledge. European Journal of Hospital Pharmacy, 2015, 22(1):2-6

15. Hao Lu, Tommy Eriksson, Phil Wiffen. Chapter 9:Evidence based pharmacy for developing countries. European Journal of Hospital Pharmacy,2015,22(2):66-72

16. Phil Wiffen, Tommy Eriksson, Hao Lu. Chapter 10:Mentoring and teaching of evidence-based pharmacy. European Journal of Hospital Pharmacy,2015,22(4):191-193

17. Phil Wiffen, Tommy Eriksson, Hao Lu. Chapter 11:Getting a GRIP on pharmacy services. European Journal of Hospital Pharmacy,2015,22(5):252-254

18. Tommy Eriksson, Phil Wiffen, Hao Lu. Chapter 12:Evidence-based skills and practices for the future of pharmacy. European Journal of Hospital Pharmacy,2015,22(6):314-317

19. 周鹏翔,闫盈盈,翟所迪. 国内医院药学人员系统评价/Meta 分析的方法学与报告质量评价,中国循证医学杂志,2017,17(2):228-234

20. Bookstaver PB, Rudisill, CN, Bickley AR, et al. An Evidence-based Medicine Elective Course to Improve Student Performance in Advanced Pharmacy Practice Experiences. Am J Pharm Educ,2011,75(1):9

21. Burkiewicz JS, Zgarrick DP. Evidence-Based Practice by Pharmacists:Utilization and Barriers. The Annals of Pharmacotherapy,2005,9 (7):1214-1219

22. 世界卫生组织药物政策与标准司,国际药学联合会. 开展药学实践——以患者为中心. 2006 版. URL:http://www. fip. org/files/fip/publications/DevelopingPharmacyPrac-tice/FIP-WHO% 20Developing%20pharmacy%20practice%20Chi-nese%20Version. pdf

23. Abu Farha R, Alefishat E, Suyagh M, et al. Evidence-based medicine use in pharmacy practice:a cross-sectional survey. J Eval Clin Pract,2014,20(6):786-792

24. 张川,黄亮,张伶俐. 国内外儿科临床药师干预患者药物治疗效果研究的文献评价. 中国药房,2011,22(1):70-74

25. Zhang C, Zhang L, Huang L, et al. Clinical Pharmacists on Medical Care of Pediatric Inpatients:A Single-Center Randomized Controlled Trial. PLoS ONE 7(1):e30856

26. 游述华. 药物政策学理论探讨. 沈阳:沈阳药科大学,2007

27. 吴蓬. 杨世民. 药事管理学,第 4 版. 北京:人民卫生出版社. 2007

28. 王家良. 临床流行病学——临床科研设计、测量与评价,第 4 版. 上海:上海科学技术出版社. 2014

29. 刘国恩,胡善联,吴久鸿. 中国药物经济学评价指南. 中国药物经济学,2011,6(3):6-48

30. Wu B, Dong B, Xu Y, et al. Economic evaluation of first-line treatments for metastatic renal cell carcinoma:a cost-effectiveness analysis in a health resource-limited setting. PloS one,2012,7(3):e32530

第 20 章　循证中医药学实践

第一节　循证中医药学概述

一、循证中医药学的概念与内涵

循证中医药学是将循证医学的理念与方法应用于中医临床研究与实践的学科。即借鉴现代医学理念、应用临床研究方法,结合中医药自身特点,获得当前最佳证据并恰当运用,指导中医临床实践、科学决策和医学教育。

循证医学作为近 20 余年国际临床医学的一种新模式,强调以最佳证据作为临床决策的基础,改变了以往仅以经验为主的诊疗模式,一定程度上规范、提高了临床实践决策的质量。中医药学是一门我国原创、历史悠久、经验性与实践性较强的学科,遵从由理论到实践再到经验的模式,受历史条件和主观因素制约,中医药疗效证据主要以宏观描述为主,缺乏运用试验的方法将经验升华到高质量证据,阻碍了中医药学在更大范围的传播与应用。中医药学有独特的理论体系,总体上呈现灵活有余而规范不足,技术方法的可复制性和疗效的可重复性有待提高和发展。因此,发展循证中医药学成为提高中医临床实践与研究水平的重要途径。

如何理解循证的内涵? ①循证首先是一种理念,强调由实践有效的经验上升成为可重复推广应用的证据。如何判断某种中医疗法是有效的? 什么情况下是有效的? 要拿出经得起时间和实践检验的证据,而非靠个人或个案结果能确定。证据得到后如何进行推荐与使用,使用后效果如何? 这都是在中医传统临床实践中思考不多的。②循证又是一种工具,通过应用客观、定量、统一、规范的方法评价中药临床使用的有效性、安全性及适用性,可减少中医学多环节模糊性带来的不确定性。③循证是一个桥梁,是中西医对话的共同语言。疗效是中、西医追求的共同目标,如何应用规范、合理、公认的方法进行评价,是让世界了解中医、认识中医、接受中医的关键。

循证中医药学植根于中医药学的深厚基础上,循证中医药学不仅是循证医学的分支,更是中医药学顺应时代发展的产物。因此,学科发展应以促进中医药学的发展为最终目标,努力继承、发扬中医药的特点与优势。

二、循证中医药学的历史与现状

(一) 循证中医药学的产生与发展

1. 循证医学的启示　20 世纪 90 年代,用以指导现代医学实践的循证医学产生,为生物医药行业带来革命性影响。2002 年 WHO 制定传统医学发展策略 (Traditional Medicine Strategy),倡导以证据为基础评价传统医学,即循证的传统医学,为提高传统医学的安全性、有效性及质量控制提供了新的思路与方法。

2. 循证医学理念方法引入中医药　20 世纪 90 年代后期,循证医学概念被引入我国,为中西医结合临床研究打开了思路。1999 年起,循证医学逐渐得到国内卫生部、中医药管理局、药监局和教育部领导及中医药界高层专家的高度重视,先后在广州组织中医学院大院大所学术带头人的临床流行病学和循证医学培训,在成都中医药大学召开循证医学培训会,并先后派 66 名研究骨干到中国循证医学的发源地——四川大学华西医院中国循证医学中心接受方法学培训。另有一些研究者则到国外知名机构,如牛津的 UK Cochrane 中心、加拿大 McMaster 大学接受循证医学理念和方法的培训,并建立学术联系,培养了第一批循证中医药学的研究者与实践者,促进了循证医学在中医药界的有效传播。

3. 搭建平台,教育传播　国家非常重视中医药临床研究发展。“十一五”期间,在全国多地区建立起国家中医临床研究基地与研究中心,为开展大规模循证研究搭建了平台。北京、上海、天津、成都、江西、河南等地高校和科研院所相继成立了中医药循证医学研究中心,培养中医药循证研究队伍。一些高校开设了循证医学课程,对中医从业人员进行循证医学教育。经过近 20 年努力,中医界普遍认识到循证医学促进中医药临床实践中的重要性,并纷纷开展相关领域的科学研究。

4. 探索建立循证中医药学学科体系　一些学者发文探讨循证医学与中医药学结合的深刻思考,并根据中医药学自身特点,创新发展了相关临床研究方法。循证中医药学作为学科尚处于起步与探索阶段,虽然汲取了临床流行病学、循证医学的研究方法,仍不能满足中医药学研究的实际需要,临床研究方法亟待创新发展。对于循证中医药学来说,机遇与挑战并存,但可以说,循证医学为中医药的临床研究开辟了新天地。

(二) 循证中医药学的现状和问题

1. 原始研究　随着临床流行病学研究方法的推广应用,尤其是学者们对 RCT 证据的推崇,中医界纷纷应用 RCT 方法对中医中药开展疗效评价研究。在针灸、推拿、太极拳等传统中医非药物疗法领域开展了许多高质量随机对照试验,相关成果发表在国外高影响力期刊,为其有效性与安全性提供了高质量证据,使这些疗法逐渐受到了国际社会的理解、接受与重视。在中药评价方面,有学者认为循证医学的基本原理、研究方法和结果评价,是目前对上市中药产品再评价的最好方法学。在其理念指导下,中成药从研发生产到上市,再到国家药品监管部门卫生决策都向着有据可循的方向发展。

但中医药与西药不同的学科体系决定了直接套用源自解决西医问题发展起来的循证医学方法标准和理念的不尽合理和可行,而针对中医特殊性,在学习、吸收、消化循证医学理念方法后再创新方法和标准尚晓以时日。导致临床中医药研究质量偏低,从设计、实施到报告不科学、不规范的问题依然严峻。证候诊断与疗效评价难以做到客观、定量,难以体现中医整体、个性与动态调整的特点,适合中医药特点,体现循证医学理念、方法和标准的循证实践与研究方法尚待突破。

2. 二次研究　二次研究即用系统评价及 Meta 分析方法,是对现有证据的整合呈现。收集以往发表过的 RCT 文献研究,通过定性或定量分析方法,可综合评价中医干预的有效性、安全性及经济性。高质量的系统评价结果可为决策者或临床一线提供最佳决策/实践证据。但目前中医药系统评价质量较差,Jiang 等在 PubMed 与 Cochrane Library 上检索 1999—2009 年中医类系统评价,在纳入的 31 篇文献中,几乎所有系统评价的局限性均为纳入的随机对照试验质量低下,尚不能得到确切结论,需要设计严谨、大样本、多中心临床试验证实。原始研究质量不高,系统评价实施及报告不规范,导致中医药系统评价多难以提供有价值、可供直接决策应用的证据,是中医药系统评价结论被引证较少、难以

推广的重要原因。虽然当前多数中医药系统评价结论无法直接进行转化利用,但并不等于系统评价方法一无是处。如何为临床试验设计提供改进建议的隐形证据,为进一步研究提出新的问题与方向,是当前系统评价方法在中医药临床研究中所能发挥的作用,也是循证医学基于问题研究的核心特点之一。

3. 证据转化研究　建立在当前可得最佳临床证据基础上的循证指南与临床路径的制订是产证用证的重要转化阶段,可直接用于指导临床决策的制订与实施。为改善中医临床实践混乱现象,保障中医临床诊治水平,除专家共识外,还制订了一批循证中医临床实践指南,如《中国循证临床实践指南》先后推出了针灸、中医内科及专科专病分册,及《中医儿科常见病诊疗指南》等,涉及多系统疾病,编制规程也有所完善。但目前中医临床实践指南仍存在很多问题:①文献证据质量普遍偏低;②中医特色和规范化的编制方法难以统一;③指南制订与实际应用间还存在一定差距。许多学者提出应当:①建立适合中医药诊治特点的证据分级标准与体系,提高古今中医专家共识的证据级别;②后效评价已制订指南的临床应用情况;③及时更新、修订指南,努力提高指南的普遍适用性。

4. 中医药临床试验注册与发表标准规范　中医药临床试验质量较差是循证中医药学发展中的一个基础性突出问题。中国循证医学中心 2004 年着手建立中国临床试验注册中心(Chinese Clinical Trial Registry,ChiCTR),从设计之初进行指导并控制临床试验质量。2006 年联合多家医学核心期刊,创建了中国临床试验注册与发表协作网。2007 年 WHO 国际临床试验注册平台(WHO International Clinical Trials Registry Platform,WHO ICTRP)及中国卫生部共同批准成为发展中国家第 1 个 WHOICTRP 一级注册中心,促进了我国临床试验包括中医药临床试验质量的提高(参见本书第 49 章)。临床研究结果需要规范发展,为他人开展研究提供借鉴或为进行二次研究提供规范的原料保证必须有确保规范的报告标准,如目前得到广泛认可的临床试验报告规范(consolidated standards of reporting trials,CONSORT)声明。但西医临床研究报告规范很难套用于中医药临床研究,必须制订能体现中医药研究特色、针对中医药临床研究的报告规范。在国内、外学者的共同努力下,现已完成中医复方临床试验报告标准(CONSORT CHM Formula),扩展版针刺临床试验干预措施报告标准(CONSORT STRICTA),中医药干预性试验方案标准(SPIRIT for TCM)及中医药病案报告发表规范专家共识(Consensus-based Recommendation for Case Report in Chinese Medicine)。其他如中药方剂的系统评价与

Meta 分析标准(PRISMA for herbal medicine),中医药临床试验注册、实施及报告指南正在研究制订中。相信这些规范的发布会为提高中医药临床研究水平,开展中医药国际化研究,产生高质量的临床证据提供有力支持。

第二节　循证中医药学常用证据来源和数据库

按信息载体不同,循证中医药学证据的来源主要有印刷型文献资源和电子文献资源两大类。随着计算机技术和互联网技术的日益发展,电子文献资源(包括数据库和网站),逐渐覆盖印刷型文献资源,成为循证中医药学主要的证据来源。按类型不同,循证中医药的证据来源可概括为原始研究证据、二次研究证据和转化证据(如指南、卫生技术评估、政策建议、规范、方法等)。按语种不同,又可分为中文和外文两种,外文文献通常以英文为主。根据这些分类,下面简单介绍常用的各类数据库和网站资源。

一、循证中医药学常用数据库

(一)原始研究证据数据库

1. 中文原始研究证据数据库

(1)常用数据库:包括中国期刊全文数据库(简称

CNKI)、万方数据库(WanFang Database)、中文科技期刊数据库(VIP)、中文生物医学期刊数据库(CMCC)和中国生物医学文献数据库(CBM),因这些数据库本书已有介绍,此处不再赘述。

(2)中国药学文献数据库(www. cpi. gov. cn):是由国家食品药品监督管理局信息中心研制开发,专门收录药学文献全文的数据库,包括多种中药相关的动植物、微生物药物的内容,但文献基本可被 CNKI 和 CMCC 覆盖。

(3)中国中医药期刊文献数据库(http:// cowork. cintcm. com/engine/windex. jsp):是中医药相关检索的特色电子数据库(图 20-1)。从 1984 年起中国中医科学院中医药信息研究所一直进行中医药学大型数据库的建设,之后诞生了中国中医药期刊文献数据库。目前平台共有各类数据库总数 40 余个,数据总量约 110 万条,包括中医药期刊文献数据库、疾病诊疗数据库、各类中药数据库、方剂数据库、民族医药数据库、药品企业数据库、各类国家标准数据库(中医证候治则疾病、药物、方剂)等相关数据库。所有数据库均可通过中医药数据库检索系统提供中文(简体、繁体)版联网使用;部分数据提供英文版。该数据库的特点之一是采用美国国立医学图书馆的《医学主题词注释表》及中国中医科学院《中国中医药学主题词表》进行规范的医学主题词标引,可实现主题词的精确检索和扩展检索。

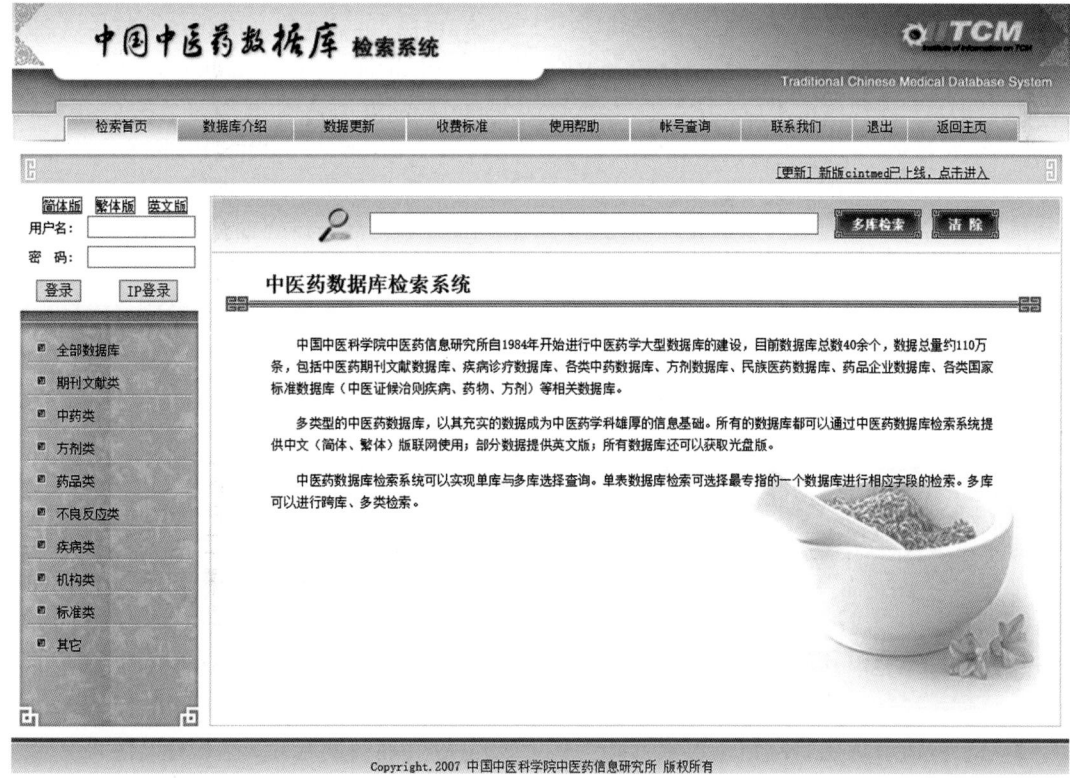

图 20-1　中国中医药期刊文献数据库界面

1) 检索方式和途径

基本检索：可直接输入关键词；也可通过字段选择下拉框，选择文题、作者、单位、期刊、特征词、主题词、主题姓名、文献类型及全文检索等方式来检索特定的关键字段。

限定检索：有年代范围、性别、研究对象、资助类别、文献类型、年代和朝代、年龄、病例数等可供选择。输入检索后，在需要限定搜索的内容前"勾"选，就可以实现限定查询。

主题检索：采用美国国立医学图书馆《医学主题词表（MeSH）》中译本、《中国中医药学主题词表》的主题词检索，能够实现基于主题概念检索文献，可提高查全和查准率。主题检索可用中文主题词，英文主题词及同义词进行查找，可浏览主题词注释信息和树形结构，帮助查检者确定恰当的主题词。

2) 检索结果：中医药期刊文献库命中的检索结果，显示题名、作者、作者单位、出处、中英文摘要、主题词、特征词、分类号、中西医药理、病例数等内容，主要以文摘为主，没有全文显示。

2. 外文原始研究证据数据库

（1）MEDLINE/PubMed：最主要的外文摘数据库，因国内主要引进 MEDLINE 光盘数据库导致操作复杂，目前主要通过 PubMed 来快速检索，其中 PubMed Clinical Queries 检索可直接获得与临床应用相关的文献资料。

（2）EMBASE：荷兰 Elsevier Science 出版公司建立的欧洲大型医学文献数据库，重点收录药物和卫生领域文献，约70%的条目未包括在 MEDLINE 中，可视为 MEDLINE 的重要补充。

（3）CENTRAL：即 Cochrane 临床对照试验中心注册库，是随机对照试验和半随机对照试验的专题数据库。

（4）AMED（Allied and Alternative Medicine，补充医学文献数据库）：1985年由英国图书馆医学信息中心（MIC）开发并出版的索引月刊，后改命名为《补充医学索引》（Complementary Medicine Index）并逐渐发展为 AMED。

（5）SciFinder Scholar：是美国化学文摘服务社（Chemical Abstract Service，CAS）发行的网络版综合性信息系统，涵盖了 CAS 的6大数据库，是药学常用的文摘数据库。

（6）会议数据库：BIOSIS Previews（美国生物科学数据库，http://biosispreview.isihot.com）是目前世界上规模较大、影响较深的著名生物学信息检索工具之一，收录全球100多个国家和地区的5500种生命科学期刊和1500种非期刊文献如学术会议、研讨会、评论

文章、美国专利等，其对应的出版物是美国《生物学文摘》《生物学文摘-综述、报告、会议》和《生物研究索引》。ISI proceedings（http://www.proceedings.com/isi-conference-proceedings.html）汇集了世界上最重要的医学会议、座谈、研究会和专题讨论会等多种学术会议的会议录文献。

（7）其他数据库：包括全文数据库 Science Direct（Elsevier 电子期刊全文数据库，http://www.sciencedirect.com）、SpringerLink（Springer 电子期刊全文/图书数据库 http://link.springer.com）、EBSCO（http://search.ebscohost.com）和 Ovid（http://gateway.ovid.com）。及汤森路透集团旗下的文摘索引数据库 web of science、Derwent Innovations Index、Journal Citation Reports、Essential Science Indicators 等。这几个数据库因费用高，购买院校较少，使用较少。

（二）二次研究证据数据库

除上述原始研究证据所提及的数据库中也存在二次研究证据外，还有一些专题的二次研究证据数据库，极大方便了循证证据的查证与用证。国内尚无类似中文数据资源库，目前只有外文数据库，可分为以下几类。

1. 计算机决策支持系统　BMJ 出版的 Clinical Evidence 是世界上最具权威性的医学数据库之一（http://www.clinicalevidence.com/ceweb/conditions/index.jsp），以治疗为主，涉及200多种疾病的2500多种治疗方法，每年更新一次并在不断拓展新的题目和领域。PIER（Physician's Information and Education Resource）是美国内科医师学会的产品（http://pier.acponline.org/index.html），PIER 采用多层次结构指导临床医生应用研究证据，所有问题均采用同样结构，所有推荐意见均与研究证据紧密相连，推荐意见是基于严格的循证医学方法、采用高质量的分级系统、充分考虑患者的价值观和选择，主要涉及内科和初级保健方面的治疗问题。UpToDate（http://www.uptodate.com/index.asp）方法严谨，采用统一的结构提出问题，收集相关的循证医学文献，采用 GRADE 分级评价证据质量和提出推荐。

2. 证据摘要　ACP Journal Club 由工作人员严格筛选杂志发表的原始研究和系统评价，再让临床医生从中选择对临床有重要价值和影响的文献，以结构摘要形式进行总结，并由一名临床专家评估文献的方法和提出临床应用的建议。InfoPOEM（http://www.InfoPOEM.com）类似于 ACP Journal Club，重点针对家庭医学，主要对家庭医生常见问题的文献进行评估和总结。Bandolie（http://www.medicine.ox.ac.uk/bandolier/）是为英国国立卫生服务中心提供的证据，主题涉及各临床专业。

Best Practice(http://bestpractice. bmj. com/info/)收录上千种临床疾病,包括常见疾病和非常见病,数据库中的每一种疾病都由世界顶尖临床专家撰写,并经同行评审完成,整合了专家的观点、经验、诊治指南和最新研究证据。此外,还有 SUMsearch(https://www. researchgate. net/publication/25717701_SUMSearch)数据库。

3. **系统评价**　最常用的是 Cochrane 系统评价数据库(Cochrane Database of Systematic Reviews,CDSR),公认是最高质量的系统评价数据库。DARE (Database of Abstracts of Reviews of Effect,www. york. ac. uk. /inst/crd/crddatabases. htm ♯ DARE)是经过评价的非 Cochrane 系统评价摘要,既是独立信息,又包含在 Cochrane 图书馆中。DynaMed(http://dynamed. ebscohost. com/)是 EBSCO 公司遵循 EBM 原则开发的一个实证医学资料数据库,收录有近 2000 个医学临床主题,包含 500 余种医学期刊与系统性评价的资料内容。

4. **其他**　如护理主题数据库 CINAHL Plus with Full Text (https://health. ebsco. com/products/cinahl-plus-with-full-text/allied-health-nursing);药物专题数据库,MICROMEDEX (http://micromedex. com/)已在其他章节重点介绍,此处不再赘述。

二、循证中医药学常用网站资源

除数据库外,一些网站或平台也提供了循证中医药学的证据资源。大致可以分为以下四类:

(一)注册网站

原始研究注册平台包括 WHOICTRP (http://www. who. int/ictrp/en/)、北美临床试验注册平台 Clinicaltrails. gov(https://www. clinicaltrials. gov/)和中国临床试验注册平台 ChiCTR(http://www. chictr. org. cn/index. aspx)等。二次研究注册平台包括系统评价/Meta 分析注册平台 PROSPERO(https://www. crd. york. ac. uk/PROSPERO/)。

(二)指南网站

常见的有加拿大安大略注册护士协会(RNAO http://www. rnao. org),目前网站公布了>40 份护理领域的指南,Nursing Consult 网站(http://www. nursing-consult. com)收录了 200 多份临床护理实践指南,可供下载。国际指南协作网 Guideline International Network/GIN(http://www. g-i-n. net),中国临床指南文库 China Guideline Clearinghouse/CGC(http://cgc-chinaebm. org),美国指南网(NGC,http://www. guideline. gov/),英国国家卫生与临床优化研究所 National Institution of Clinical Evidence (NICE,http://

www. nice. org. uk),苏格兰校际指南网 SIGN(http://www. sign. ac. uk/),澳大利亚循证医学保健中心(JBI http://www. joannabriggs. edu. au/),该中心已发表最佳护理实践信息近百册,系统评价 220 篇及证据总结 1400 篇和循证推荐实践 600 篇。

(三)灰色文献

OpenGray(http://www. opengrey. eu/)是迄今公布灰色文献的相关信息运营最成功的网站之一,主要披露在欧洲进行的临床试验或基础研究。

(四)免费外文医药学期刊全文网站

DOAJ(Directory of Open Assess Journal,www. doaj. org)。

(五)各国官网

国际权威药物不良事件监测证据数据库包括世界卫生组织不良反应数据库(http://www. who-umc. org WHO Adverse Reaction Database)、FDA 药物批准和数据库(http://www. fda. gov/Drugs/InformationOnDrugs/default. htm FDA Drug Approvals and Database)、欧洲药物管理局药物警戒指导方针和文件(http://www. emea. europe. eu/htms/human/phv/communication. htm EMEA Pharmacovigilance guidelines and documents)、英国药物和健康产品管理局安全信息(http://www. mhra. gov. uk/Safetyinformation/index. htm Safety information:MHRA)和加拿大卫生部药物不良反应时事通讯(http://www. hc-sc. gc. ca/dhp-mps/medeff/bulletin/index-eng. php Canadian Adverse Reaction Newsletter)。

第三节　循证中医药学的内容与特点

一、循证中医药学的内容

(一)二次研究证据基线

二次研究作为重要的证据来源之一,在指导临床诊断治疗、传播和更新医疗信息、提供卫生决策证据等方面发挥了重要作用。临床医生、研究者及决策者逐渐开始从新的视角全面认识和反思现有的中医药二次研究证据。

1. **中医药安全性证据**　近年中药因安全性问题频现,中成药安全性成为关注焦点。如鱼腥草、刺五加、清开灵、双黄连等中药注射剂引发的严重不良事件,何首乌及其制剂导致肝损害;特别是海外关于中草药安全性的报道再次将中成药的安全性推至风口浪尖,引起公众对中成药安全性的质疑。

作为中成药中风险较高的品种,中药注射剂的不良反应(adverse drug reaction,ADR)/不良事件

(adverse event,AE)涉及了国家批准的 109 个品种。一些研究者对 ADR/AE 报告数排在前列的双黄连、清开灵、鱼腥草、刺五加、茵栀黄等中药注射剂进行了基于文献的二次研究,以系统掌握这些品种相关的 ADR 或 AE,探讨相关危险因素,促进临床合理用药。以双黄连注射剂为例,根据其与输液配制后微粒变化情况探讨溶媒选择;进行中西药注射剂配伍安全的系统评价,指出双黄连注射剂与西药针剂存在广泛配伍禁忌。这些研究为中药注射剂的合理使用与安全警戒以及风险管理工作提供参考依据,同时也为客观分析 ADR/AE 产生原因、理性看待中药注射剂并促进其科学发展提供了证据支持。未来中成药的安全性研究应注重采用定量方法确保质量稳定及可控,加强中西药相互作用的基础研究及临床监测。

2. 中医药有效性证据　从 1998 年第一个中医药 Meta 分析发表后,中医药界开始接受证据理念和循证医学。对传统中医药进行系统评价/Meta 分析成为一种趋势。中医药系统评价/Meta 分析的数量快速增长。我们检索中国生物医学文献数据库(检索时间是 1978—2012 年),共有 988 篇中医药系统评价/Meta 分析发表;从 2010 年起,以中文发表的系统评价/Meta 分析年均>200 篇。但在报告质量和方法学质量方面,中医药系统评价普遍存在欠缺;即使有统一制作规范和严格质量控制的 Cochrane 系统评价也存在不适当地合并效应指标、未实施全面检索、更新不及时等问题。

3. 中医药经济学证据　经济学评价是指对可供选择的活动过程的成本和结果进行比较性分析,已经成为全球卫生保健决策的重要工具,用于指导分配有限的卫生资源,提高资源利用率。常用的评价方法有最小成本分析(cost minimization analysis,CMA)、成本-效果分析(Cost-effectiveness analysis,CEA)、成本-效用分析(Cost-utility analysis,CUA)和成本-效益分析(Cost-benefit analysis,CBA)。

中医药在我国卫生保健领域中发挥了重要作用,中成药药物经济学研究逐渐受到关注,通过检索中国生物医学文献数据库(1981—2013 年)发现:目前我国在中成药经济学领域开始进行积极探索,围绕主要疾病负担如心脑血管、肿瘤等疾病的相关研究逐步开展,但检获的研究数量提示中成药经济学研究发展速度相对较慢,年均文献量<20 篇;且现有研究还存在以下问题:①研究样本量小,研究时限普遍偏短,缺乏成本和产出的远期数据;②多针对西医疾病模式进行评价,缺乏反映中医优势的评价研究及分析方法;③研究方法单一,以 CEA 为主,缺少不同分析方法的组合,基于不同视角进行的经济学研究较少;④成本计量不全面。

(二) 原始研究阶梯递进

1. 中医药安全性研究　由于以往药品管理制度和相关政策滞后,多数源于古代经方或验方的品种未要求进行相关研究,导致很多品种缺乏系统的毒理研究及规范的 I、Ⅱ、Ⅲ 期临床试验,上市前安全性研究基础相对薄弱。一些中成药大品种二次开发的安全性评价研究存在诸多薄弱环节,如偏重定性描述,缺乏客观定量的科学数据。关注中药分离解析,缺乏整合还原量、毒、效的最佳物质组合;药效、毒效研究割裂,缺乏关联分析及多学科协同研究。

中医药安全性研究基础相对薄弱,导致针对安全性事件的解答常缺乏相应的数据支持,来自研究层面的证据明显不足。国家药物监管部门已关注并采取相应措施开展中成药的安全性评价。

目前,以医院集中监测为主的安全性研究已相继开展并初步完成如参麦、血必净、热毒宁、丹红、注射用血栓通(冻干)、注射用血塞通(冻干)及益母草等中药注射剂;云南白药胶囊、快胃片、养心氏片、乌灵胶囊等口服药及外用药九一丹。还探索了有毒中药的安全性评价研究,如对拔毒生肌散、狗皮膏、玉红膏等传统中药外用制剂进行研究,相应数据结果补充了外用制剂安全性数据的缺失,降低了临床用药的安全隐患。

2. 中医药有效性研究　传统医学被人们接受的关键是对其临床疗效的肯定,但目前中医药疗效的判定尚缺乏有力的科学证据。寻找合适的方法评价中医药的疗效成为亟待解决的首要任务。

(1) 随机对照试验设计:RCT 被认为是评价某一特定干预措施优于当前标准治疗的金标准。20 世纪 80 年代前,中医药随机双盲对照临床试验鲜有报道。1982 年,由陈可冀院士牵头的第一个中医药 RCT 报告即精制冠心片治疗冠心病心绞痛的临床研究发表;1983 年黄杨宁片治疗冠心病的随机双盲研究发表。之后中医药 RCT 呈快速增长趋势,试验数量以每 2～3 年翻一番的速度增长;至 1997 年,我国公开发表的中医药 RCT 共约 10 000 个;且呈现非随机对照研究文献数量逐渐减少、随机对照研究文献逐年增加的趋势。

但研究质量却不够理想导致在中医优势治疗领域中形成"虽有证、难用证"的局面。中医药领域的临床及研究人员逐渐认识到:中医药的疗效优势必须通过高质量的临床研究加以证实。

近年注重顶层设计和过程管理的临床研究陆续开展。在心脑血管等重大慢病防治领域,血脂康对中国冠心病患者二级预防的研究、芪参益气滴丸对心肌梗死二级预防的临床研究、芪苈强心胶囊治疗慢性心衰的随机双盲试验等的研究结果接连获得国际认可。

中医药对急性病治疗的临床研究也进行了探索和尝试,如以麻杏石甘汤＋银翘散治疗甲型 H1N1 病毒感染,以复方黄黛片治疗急性早幼粒细胞白血病。这些原始研究不仅为中成药防治疾病的疗效提供了强有力的证据基础,也在研究思路和方法上为中成药临床研究提供了范例。一些代表性中药制剂开始在国外进行临床试验,开始申请通过 FDA 或欧盟的注册审批,如复方丹参滴丸(T89)、康莱特注射液、桂枝茯苓胶囊、地奥心血康胶囊等完成了 FDA Ⅱ 期临床试验。

虽然部分中医药临床试验取得了标志性的成果,方法学质量也大大提高,但总体来说仍存在许多问题。检索中国临床试验注册中心(检索日期为 2017 年 4 月 24 日),结果显示:已注册的中医药临床研究为 932 个,其中防治性 RCT 为 748 个,干预措施排在前三位的分别是中药口服药(390 个);针刺、推拿、艾灸等非药物疗法(252 个);中药注射液(54 个),已注册临床研究仅占临床研究总数(6730 个)的 13.85%。在全球"提高临床试验质量、推进临床试验透明化"的背景下,中医药临床试验的注册仍任重道远。如何全面规范实施临床研究注册、从入口把关中医药研究质量,还需要多方的积极配合和推进。

随机对照试验报告统一规范——CONSORT (Consolidated Standards for Reporting Trials)已成为推进临床试验透明化的典范。中医药领域的研究者在践行 CONSORT 相关规范的过程中逐渐意识到,有必要针对中医药特点制定基于某一干预措施的报告规范,之后 CONSORT for TCM(CONSORT for Traditional Chinese Medicine)、针刺临床试验报告规范(Standards for Reporting Interventions in Clinical Trials of Acupuncture,STRICTA)、艾灸临床试验报告规范(Standards for Reporting Interventions in Clinical Trials Moxibustion,STRICTOM)等一系列规范相继被推出。为完整、清晰地报告中医药、针刺及艾灸的临床研究结果做出了积极贡献,同时也是对 CONSORT 内容的有益补充和完善。但目前推广力度不够,"出口关"有待进一步加强。

(2)真实世界研究设计:真实世界研究(real world studies/real world research,RWS/RWR)最早主要针对新药和医疗器械上市前临床试验中无法回答的临床诊疗和医疗管理决策的问题提出,包括药物治疗的实际效果及在不同人群中的差异、治疗依从性及适用性等。真实世界研究更加关注外部效力,以弥补理想环境下传统随机对照试验的不足。其数据来源既可以是观察性数据或干预性数据;也可以是医疗病例、医保数据库等非研究数据。其突出特点是研究人群较宽泛且

样本量大。中医药临床干预的综合性与复杂性使得应用解释性随机对照试验对其进行评价具有很大的局限性,中医往往更关注临床症状的改善与干预的实际效果。将真实世界理念引入中医药研究为合理、科学理解与评价中医临床效果提供了新的思路与方法。有学者甚至提出真实世界的中医临床科研范式,即以人为中心,以数据为导向,以问题为驱动,医疗实践与科学计算交替,从临床中来到临床中去。

真实世界研究强调在现实医疗环境与生活条件下开展研究,根据研究目的的不同,可以选择不同的设计类型,包括实效性随机对照研究(pragmatic randomized controlled trial,PRCT)、非干预性研究(non-interventional studies,NIS)、观察性疗效比较研究(comparative effectiveness research,CER)等。目前中医药领域的真实世界研究尚处于探索阶段,主要用于对上市后中成药开展再评价。如麝香保心丸临床注册登记真实世界研究,评估麝香保心丸在临床实际应用中对冠心病心绞痛的近期(止痛时间)、中期及远期(用药后 6 个月~5 年)疗效。该研究在全国 800 家医院进行,截至 2013 年年底,已入组 25 710 例患者,中期结果显示患者服用麝香保心丸 3 个月后疾病状态稳定,心绞痛发作次数及服用硝酸酯类药物次数明显减少,生活质量显著改善,为麝香保心丸的临床疗效提供了高质量的真实世界证据。其次是利用医院信息管理系统(hospital information system,HIS)分析真实世界用药规律及中西药物联用特征,如基于 HIS 的参麦注射液治疗肿瘤临床用药特征真实世界研究。该研究分析了全国 20 家医院使用参麦注射液的人群特征、使用剂量及疗程,并用关联分析法挖掘中西药联用情况,为规范临床用药,进一步提高用药疗效与安全提供参考。真实世界数据的获取虽更容易,但如何提高中医药真实世界数据质量,建立数据网络,加强临床信息监测与评价是需要进一步克服的问题。

3. 中医药经济学研究　经济学研究是药物上市后再评价的重要内容之一。当前中医药经济性刚刚起步,且主要针对中成药开展。研究领域主要集中在循环系统疾病、神经系统疾病、呼吸系统疾病、泌尿生殖系统疾病及肿瘤等慢性非传染性疾病方面。

未来中成药的经济学研究应注重结合中医药诊治疾病的特色,在设计及实施过程中应关注以上现存问题;同时注重提高研究的透明度,加强研究的质量控制及方法学质量,从而提高中成药经济学研究的可靠性。

(三)方法学研究提升研究水平

传统医学被人们接受的关键是对其临床疗效的肯定,主要环节在于研究方法的科学性和合理性。目前国内对中医药循证研究在方法学方面有了一定提升。

1. 设计阶段　中医临床研究根据研究目的,选用

不同类型设计。中医临床探索性研究过程多选用横断面研究、叙述性研究（如病例报告、病例分析等）设计；验证性研究多选用 RCT 设计。RCT 最常用于治疗性或预防性研究，方法比较成熟。但传统基于西医的 RCT 设计不能完全适应以"人"为中心的中医药临床研究。RCT 的结果只是评价一个群体的平均水平，无法揭示单个病例中存在的特殊规律。基于此，中医临床防治性研究需要引入新的设计理念和方法。如将单病例随机对照试验设计引入中医临床研究，并通过评价牛黄降压胶囊治疗轻、中度原发性高血压病的剂量效应关系，考察单病例随机对照试验在中医药临床研究中的适用性。选择研究对象时不仅有西医疾病的诊断标准，同时考虑中医的辨证标准，强调将辨病与辨证相结合，实现中医临床研究个体化的诊疗方案。

2. 实施阶段　在研究实施过程更加关注实施细节，重视临床研究的精细化管理。如加强中药临床试验中研究者和受试者依从性的管理。目前已有学者在国家自然科学基金的支持下开展研究者和受试者依从性的智能监测及评价技术等创新性工作，取得一定进展。

在报告质量方面，基于已成熟的不同研究类型的报告标准，结合中医药的自身特点，制定并推出针对中医药特点的报告标准，如中药复方临床随机对照试验报告规范，即 CONSORT CHM Formula，艾灸临床试验报告标准 STRICTOM（STandards for Reporting Interventions in Clinical Trials Of Moxibustion）及中医药病案报告发表规范专家共识（CARC）。

3. 评价阶段

（1）结局评价方面：针对现有评价体系存在的问题，探索建立新的评价方法。如建立基于目标成就评量（Goal Attained Scale，GAS）的中医临床效应个体化评价方法，实现医患共同确定评价指标、客观指标主观结局融合、证候要素权重分级量化；确立了上市后中药再评价临床定位的原则及方法及同类中成药个性识别方法及关键技术等。

（2）过程评价方面：过程评价有狭义和广义之分。广义的过程评价涉及从研究的顶层设计到最终统计报告及后效评价的全过程。狭义的过程评价则针对结局评价而言，仅涉及研究实施阶段的质量评价。两者共同之处在于：均关注研究过程的质量控制，根据研究目的，有针对性地制定科学的研究方案；通过严格实施，获取真实、连续、有价值的研究数据，为统计分析和正确结论提供保障。由于中医药循证研究涉及多个环节，每个环节的执行质量都对研究的总体质量产生影响，所以，过程评价尤为重要。尤其是近年，开始从法规层面关注临床研究质量，要求保

证数据的可溯源性，过程评价不可或缺。研究的过程评价应当引入多种制度，如质控责任分级制度、第三方稽查制度等。

二、循证中医药学的特点

（一）重视整体观念

整体观念是中医药的主要特点，也是中医药的理论核心之一。整体观强调诊病治病过程中，将人体各部位的病证联系起来，以一两种证候统御全身症状，并以此总结治病大法，讲求治病求本，针对中医理论指导下的基本病机治疗，从而达到治病的目的。故评价时，也应从整体出发，在评价主要症状改善情况的同时，关注能够反映全身基本病机的证候变化，如对舌象、脉象的评价等。

循证中医药学是将传统注重个体的诊疗经验转化为对群体诊疗提供证据的学科。与循证医学总体思路相同，但结合了中医药的特点，尤其将整体观有机融入其中，与循证医学以病人的健康产出和满意度为终点指标珠联璧合、异曲同工。

（二）病证结合，方证相应

中医学诊疗疾病需要依据中医理论，证是中医诊断疾病的证据，辨证论治是中医的精髓。故在纳入研究患者时，除关注对疾病的诊断标准外，还强调疾病证候和症状，如肝肾阴虚患者，可以涉及西医疾病中的高血压、肾炎、胃炎、失眠等各种疾病。疗效评价与诊治疾病一致，对疾病的结局指标，可以是证候积分、也可以是终点指标。

因此，在中医药临床研究的顶层设计及实施过程中，应注重疾病的证候变化，以抓住中医精髓，突出中医药诊疗疾病的特色，确保中医临床研究不与中医临床实践脱节。

（三）更加强调人学

《内经·灵枢》阴阳二十五人第六十四篇："黄帝曰：余闻阴阳之人何如？伯高曰：天地之间，六合之内，不离于五，人亦应之。故五五二十五人之政，而阴阳之人不与焉。其态又不合于众者五，余已知之矣。"提示我们"二十五人"的人文元素。即这些生理心理特点就是发病前的生理基础，决定着个体对某些病因和疾病的易感性及疾病传变转归中的某种倾向性。

中医学理论强调突出个性化特征的临床诊断及其与之相应的个性化治疗，体现了"以人为本"的哲学思想。循证医学把患者的价值观和意愿作为三要素中最重要的结局指标，也体现其重视个体活动，关注个体对临床决策的影响。叙事医学的出现和兴起，对医学和人学的结合起到促进作用。

第四节 循证中医药实践面临的挑战及对策

一、循证中医药实践面临的挑战

(一) 中医药研究基础薄弱,证据有欠缺

循证医学引入中医药临床研究近 20 年,发表学术论文数量呈增长趋势,但临床研究设计与实施质量普遍偏低。有学者调查 1994—2005 年 CNKI 收录有关传统医学的 RCT 研究 3137 篇,通过电话采访其中 2235 篇文献的研究者,只有 207 项研究是真正意义上的随机研究。中医药 RCT 质量不高,主要为随机方法不正确或未说明,极少报告随机分配隐藏,基线可比性说明不规范,受试者纳入排除标准未充分报告,盲法应用少,无样本量估算依据,对失访病例描述少等。原始研究基础薄弱,难以产生可靠证据,即使是证据级别最高的随机对照试验研究也不例外。虽经多方努力,研究质量有所提高,但仍然问题重重。原因是:①适合中医药学特点的临床研究方法欠缺,证候与疗效评价指标难以达到客观量化与规范化,可重复性低,影响了结果的可靠性。②质量标准与保障机制未完全建立,中医药临床研究技术标准及第三方监查办法的推广应用还需要被逐渐接受。

在临床研究方法不完善及证据不足的情况下,我们仍需对同一主题的系列证据进行系统评价和分级,以有效利用当前可得最佳证据指导临床,更重要的是了解真实的证据基线和从中反映出的问题,更有针对性地积极开展中医药原始研究,完善顶层设计,加强质量控制,实现过程管理,全面规范评价,整体提升中医药临床证据的质量和水平。

(二) 群体化证据生产与个体化证据应用不同步

循证医学实践方法分为 5 步:提出需要解决的问题,系统全面查找证据,严格评价证据,综合分析证据用于决策,后效评价决策效果。显然生产证据不是目的,关键在于用证去解决需要解决的问题。

目前中医药临床研究方法多基于临床流行病学群体研究方法。最常见的是纳入某病患者人群,给予中医固定方药干预,比较与对照组间的疗效差异。这种设计看似合理,实际上并不能精准反映中医个体化辨治的特点与优势。中医取效的关键因素在于方证相应,而该类设计没有区分证型,仅简单将患者视为同质性人群,不仅很难产生有效证据,甚至会造成中医无效的误导。将由这种群体化研究方法生产的证据用于指导个体治疗还存在一定局限,这也是为什么许多中医药循证实践指南一经推出便被束之高阁的原因之一。

循证医学应用证据解决问题的理念是正确的,只是套用西方方法生产的证据对解决中医临床问题的适用性远不够精准。如何走出群体化证据生产与个体化证据应用不同步的困境,急须创新方法学设计,从个体角度展开评价,使产证与用证间形成良性循环。这份责任必须由中医人为主与循证人共同联合相关学科的研究者、实践者担当。

二、推动循证中医药实践的对策

(一) 乘势而上,抢抓机遇,加深加快中医药研究步伐

中央政府大力支持与鼓励中医药学的继承与发展创新,《中医药发展战略规划纲要(2016—2030 年)》颁布,将中医药发展放到全民健康的战略高度。人民群众的健康理念不断增强,对中医药的信任度及需求度明显提升。中医药事业发展面临难得的历史机遇。随着现代医学理念的转变,国际社会对传统医学包括中医药的认可度也有所提高,我国中医药已传播到 183 个国家和地区。多年的中医药现代化研究,在理论机制探索、临床疗效研究及中成药研发等方面积累了一定经验与教训,在此基础上深化中医药研究成为必然要求。

《中华人民共和国中医药法》总则明确提出"发展中医药事业应当遵循中医药发展规律,坚持继承和创新相结合,保持和发挥中医药特色和优势",中医药科学研究需要与先进的现代科技及理念方法结合,如与循证医学的结合,而非简单套用,必须要符合中医理念与特色优势,在继承的基础上解放思想、不断创新,为我所用。在循证中医药方法学研究上,注意发挥中医干预整体性、动态性及诊疗个体化的特点,努力克服中医研究科学性、可靠性及重复性差等问题。

在临床试验设计方法方面,传统大样本 RCT 难以适应中医以"人"和人的健康及其与环境外因平衡为中心的临床实践,对慢性稳定性疾病的中医药临床研究,尝试应用单病例随机对照设计(randomized controlled trials in individual patient,N-of-1)避免因个体差异带来的影响,是对个案研究的革新。在中医药临床疗效评价方面,评价指标可以主观与客观结合,定性与定量结合,如采用总和定量研究和社会学定性研究评价方法等。在试验注册设计、实施质量控制、报告发表规范、指南推荐等方面都需在学习、转化和借鉴的基础上结合中医自身特点量身定制。

现代科技的发展为循证中医药学研究的实施拓宽了思路。大数据时代的到来为循证中医药学打开了真实世界研究的大门。有学者提出"以人为中心,以数据为导向,以问题为驱动,医疗实践与科学计算交替,从

临床中来到临床中去"的真实世界中医临床科研一体化范式。通过长期追踪随访,对患者个体接受治疗情况、病情变化及远期预后进行整体动态评价;在标准化、规范化基础上,利用临床研究数据积累补充个人经验积累,挖掘临床实践的诊疗规律,有望为提高中医诊疗水平提供新动力。

(二) 医学与人文结合,发展叙事循证医学,强调针对患者个体的整体评价

传统中医学一直以"个案研究"作为经典的医学模式,医案是经验传承的载体,采用叙议结合的形式,是医学与人文的结合,包含着患者的心理体验、所处生活环境及医者的辨证思路分析。现代医学以规范化的临床病历记录患者客观的病理信息,优势是方便日后对标准化采集的客观信息进行数据的分类分析研究,却隐匿了疾病于患者的个性特征。现代规范化医疗模式下,中医病案的特色在悄然流失,逐渐被整齐划一的病历所取代,患者个性化特征与医者临证时的思辨过程很少能被作为一种实时证据保留下来。

随着叙事医学的兴起,西医也开始反思医学人文问题,发展叙事循证医学。王永炎院士从中医医案的特色优势出发,提出了中医临床平行病历设计,考虑在中医问诊中增加患者的出生年月、社会关系、家庭情况、人生经历、脾气秉性、为人处世、情绪心态等社会学内容;按语可以是医案分析,也可是医者对患者的共情及医者对自己行为的反思。病历记录作为医生日常工作的一部分,中医平行病历的提出具有重大意义:这种以患者为中心的诊疗及评价模式,整体关注患者的主

观感受、生存质量及症状体征,而不只是疾病本身,更符合中医诊疗实践与人文关怀特点。患者的个性化特征及诊治效果对中医也是非常重要的证据来源,在一定框架下给予记录而非忽略,积累形成病例观察或治法总结,可作为进一步研究的灵感来源,也是对循证医学证据的重要补充和完善。

第五节　循证中医药学实践案例

一、心肌梗死二级预防的中医药防治

以 2010 年 6 月通过国家科技部结题验收的国家科技攻关计划项目"芪参益气滴丸对心肌梗死二级预防的临床试验研究"为例。采用大规模随机对照、双盲双模拟的试验设计,在全国设立东、西、南、北、中 16 个临床试验分中心,共计 88 家医院同时进行试验。

利用中心随机化系统,阿司匹林肠溶片为对照,主要以非致死性再梗死、非致死性脑卒中及心血管病死亡等终点事件发生率为评价指标,计划完成 3600 例样本,评价上市中成药芪参益气滴丸对心肌梗死二级预防的疗效。研究中注意发挥中医药特色优势,注重群体评价和个体评价的链接,强调标准化和个体化的结合,研究者报告结局和患者报告结局互为补充,有望用现代科学方法证明中医药防治心肌梗死恢复期的疗效和优势所在。研究之初即建立了独立运作的临床试验中心、数据管理中心和数据监查委员会,对试验实施过程进行严格的质量控制(图 20-2)。

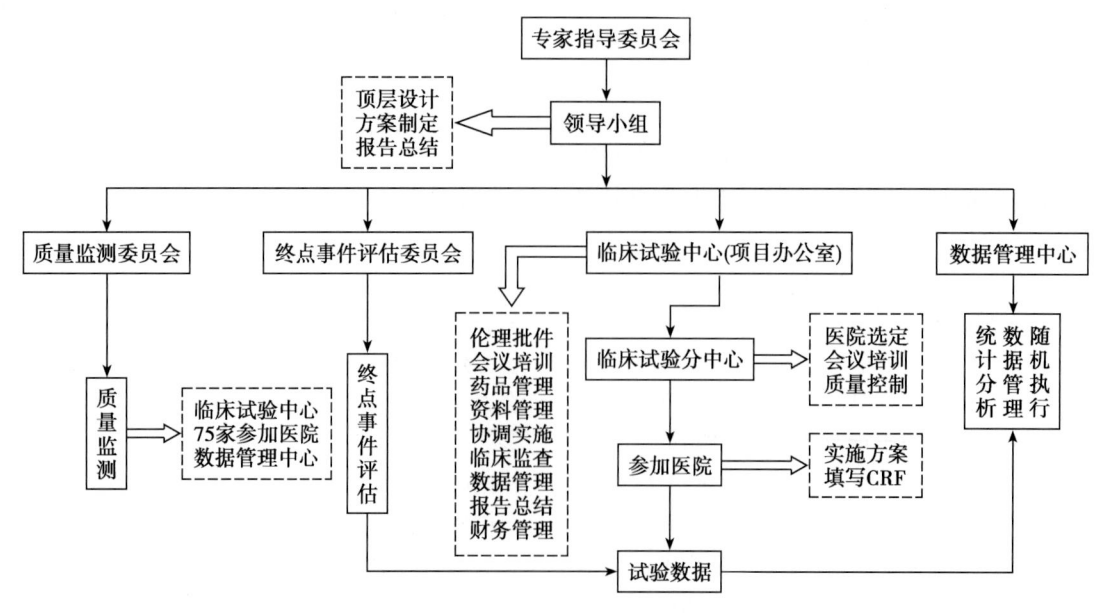

图 20-2　课题组织机构设置

（一）研究目的

1. 评价芪参益气滴丸对心肌梗死二级预防的效果。主要是明确长期服用芪参益气滴丸能否降低发生再次心肌梗死、脑卒中及心血管死亡的相对危险性；与阿司匹林对照是否具有非劣性；了解芪参益气滴丸对其他临床事件发生情况及患者生活质量的影响。

2. 完善中医治疗冠心病疗效评价体系。在心绞痛、心电图、中医证候疗效及改善血脂、血流变等评价指标的基础上，制定终点事件评估、生活质量改善的新临床疗效评价方法。

3. 建立中医循证医学研究方法和相应技术规范。通过第一个站在国际循证医学高度的中医临床研究项目，初步建立大规模中医循证临床研究方案的设计模式，实施过程的质量控制体系及试验总结报告的标准化。

（二）研究方法

由 5 位院士、4 位同行专家组成的验收专家组认为：在前期临床预试验基础上，采用随机、双盲、多中心的研究方法，在 3505 例心肌梗死患者中，以肠溶阿司匹林为阳性对照，以心血管性死亡、非致死性再梗死、非致死性卒中为主要终点，开展了芪参益气滴丸对心肌梗死二级预防的大规模临床研究，研究中对全国 88 家医院 450 名中西医生进行循证医学和临床研究培训，建立了一支既精通临床业务又熟悉循证医学和 ICH-GCP 规范的临床研究队伍；采用中心随机和中央药品管理方法，中心随机系统和药品管理系统独立运行，确保随机完全隐藏和临床试验高效运行；独立的药品管理中心先后进行了 9 批次药品编盲，药品管理、运送和发放无差错；独立的质量管理委员会进行 188 次实地监查，保证试验质量可控；独立的终点事件评估委员会对主要终点事件和次要终点事件逐一核对评价，确保真实可靠。项目各组织部门各司其职、互为协作、互相监督，保证研究各关键环节质量可控，整体试验有序进行。

（三）研究结果

经过 5 年刻苦攻关，平均随访 37.15 月，数据分析结果表明，FAS 人群，18 个月两组 K-M 生存率估计结果详见表 20-1 及图 20-3，组间比较 log-rank 检验可见 $P=0.8953$，差别无统计学意义；采用乘积限法估计生存率得出：试验组 18 个月生存率为 95.87%，对照组为 95.83%；试验组相对于对照组的 HR 值和 95% 可信区间为 0.98(0.69，1.38)。试验组和对照组在复合终点事件发生率、心血管死亡事件发生率、非致死性再梗死发生率、非致死性脑卒中发生率方面组间无统计学差异，提示芪参益气滴丸和阿司匹林对心肌梗死二级预防效果相似；与肠溶阿司匹林相比，芪参益气滴丸具有更好的安全性。

项目对研究中遇到的问题进行集中攻关，建立了包括中心随机化、数据管理电子化等先进技术的大规模临床研究平台；形成一系列技术规范，具体为：中医药大规模研究方案设计的关键技术、中医药大规模临床研究方案注册、中医药大规模临床研究随机化实施方法、中医药大规模临床研究药品编盲及配给方法、中医药大规模临床试验协作医院的选择、中医药大型试验临床研究者的培训、中医药多中心临床研究的病例招募策略、中医药大型研究中研究者和受试者依从性的控制、中医药大规模临床试验数据的核查、中医药大规模临床研究分级监查、中医药大型临床研究的动态管理、中医药大规模临床研究结果发表等。每套技术规范对应标准操作程序（SOP），形成完善的、符合国际通则和中医药临床评价特点的"中医药循证评价技术规范"。

（四）研究创新

该研究的主要创新点为：发现芪参益气滴丸对心肌梗死二级预防疗效与肠溶阿司匹林相似。建立了中医药循证医学的相关技术和方法，既符合国际循证医学研究规范，又注重发挥中医药特色，是中医药循证医学研究的范例。

表 20-1　随访结束(第 18 个月)主要疗效指标比较分析(FAS)

指标	芪参益气组（n=1746）	阿司匹林组（n=1759）	P 值
	事件数（%）	事件数（%）	
复合终点事件	64(3.67)	67(3.81)	0.8953
心血管死亡	31(1.77)	30(1.70)	0.8361
非致死性再梗	26(1.49)	26(1.48)	0.9253
非致死性中风	7(0.40)	11(0.63)	0.3600

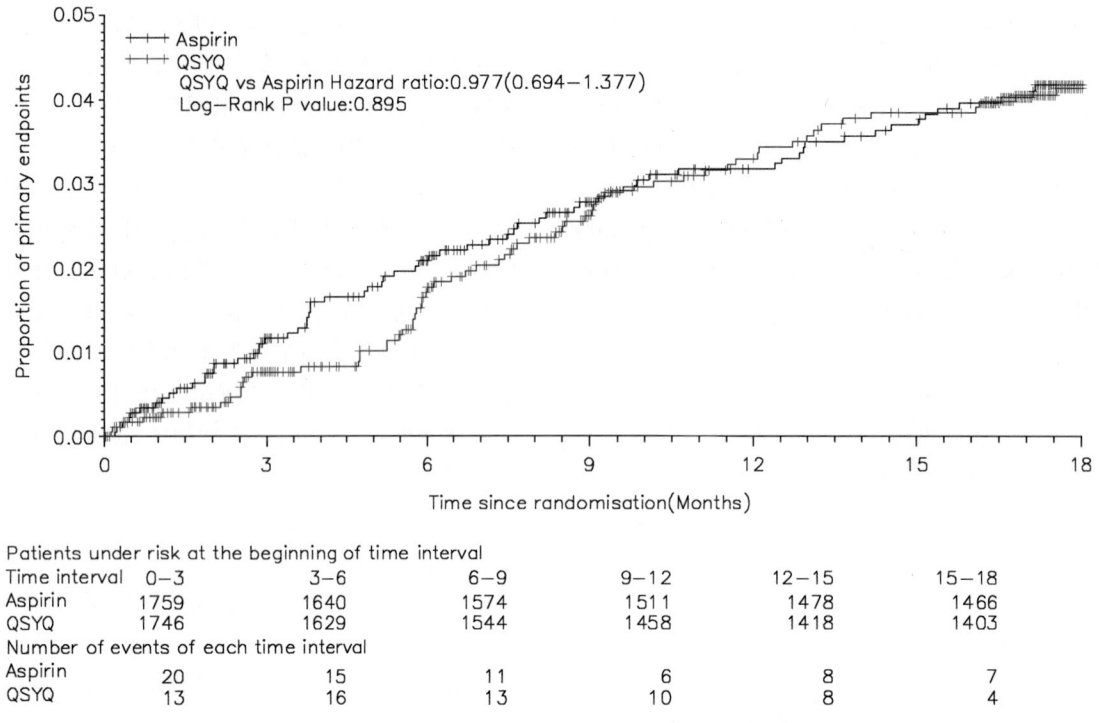

图 20-3　18个月复合终点事件 K-M 生存曲线(FAS)

该课题是第一个具有自主知识产权的中医药大规模、多中心随机对照临床试验,第一个以心血管事件为终点的心肌梗死中医药二级预防研究。通过研究实践,培养了一支中医循证研究的人才队伍,建立了中医循证研究的模式和方法,为促进中医临床研究水平的整体提升将起到重要推动作用。

二、中医循证病例报告系统的研发

传统中医是一种经验医学,在产生和发展的两千年间,历代医家通过临床实践总结出有实效的疗法,并将成功经验不断积累、提升,形成了复杂的理论体系用以指导临床。受古代对生命活动认识技术手段不足所限,中医理论体系的形成主要受到中国传统哲学思想的深刻影响,其思维和实践方式具有传统文化的变化性特征。变化的基本单位是单个的、整体的人,中医成为一种极重视完整个体的医学。在既要体现出中医的临床实效,又要继承中医理论特色的前提下,探索变化条件下个体患者的临床实效研究方法,是发展中医临床疗效评价方法学的重要内容。

(一) 中医的临床实践特征

以变化为中心的辨证论治和整体观念是中医理论的基本原则,在中医临床诊疗中具有核心指导意义。在此指导原则下,中医临床实践的特征表现为以下几个方面。

1. 诊断特异性　与西医的"疾病+亚型"诊断体系不同,中医在诊断中重视内在证候。证候是一种主观性概念,受发病环境和患者体质的影响,同一疾病表现的患者常体现出不一样的证候;即使同一种证候的患者,证候又能随时间、空间推移和内外条件及治疗改变发生变化。

诊断是临床实践的关键环节,准确识别证候的性质和动态变化是决定实践效果的关键。中医的诊断观念不同于西医,西医更擅长在既有的诊断体系中对个体进行判别,继而将个体汇成的群体赋予共同特征;中医诊断更多在多个维度中定位个体,以寻求个体间的差异为目的,即特异性。

2. 分析主观性　传统中医诊断依靠四诊方法"望、闻、问、切"收集患者的症状信息,通过思维将其有机集成,得出患者整体表现出的特征,即证候。这种关联的分析来自于医生的理论知识和临床经验,理论知识包括各种辨证体系和方药功能,其形成的信息网络存在于医生的诊疗思维里,不同的临床阅历、临证经验又决定了网络形态的不同。在实际的临床诊疗中,医生面对的是以个体为单位的疾病情况,需要借助原有的思维网络,将收集到的信息进行关联,形成诊疗方案。一方面,不同医师观察的切入点各有不同,关注的信息各有侧重;另一方面,由于教育经历和临床经验的差异,对现象关联的思辨过程也不一样。故不同医师可能辨出不同的证候,辨出一致证候的医师,其思维路径、信息采集顺序可能也不尽相同,传播其诊疗信息的方式同样存在主观性差异。

3. 治疗对应性与多样性　辨证论治的全面要求：①在合理辨证诊断的前提下，遣方用药与个体证候对应；②在证候发生变化时，及时对治疗作出相应调整，这体现出中医治疗的对应性。中医治疗还具有多样性：①因辨证存在主观性，辨证不同则治疗不同，且医师的用药习惯也不同。②随着证候变化，治疗发生量性变化乃至质性调整。在辨证论治思想指导下的中医用方剂、用穴位，很少一成不变。

（二）中医临床疗效评价的深层次需求

1. 证据流动链断裂致使个体用证难以评价　在20世纪八、九十年代，经验医学是医疗决策的主要依据，而循证医学诞生之初，首先面对的研究对象是依靠经验医学理论长期在临床使用的疗法和理念。循证医学通过群体化研究方法，探明原有治疗的疗效，取得了令人瞩目的成就，如其颠覆性改变了 β 受体阻滞剂在心力衰竭治疗中的地位。当循证医学的理念和方法普及并用作验证临床疗效的主要手段后，诸多新疗法、补充替代疗法也开始寻求循证方法对疗效的支持。虽然取得了许多证据成果，但因各种医学诊疗体系各异，循证实践对证据的需求也发生了变化，具有变化性诊疗特征的中医即是其中一种，仅有群体化研究生产的疗效证据不能充分满足于中医循证实践的需求。

循证实践的后效评价为证据合理应用提供了途径，但证据的生产者（包括原始研究和二次研究）通常认为，循证实践需要结合医生经验与患者意愿，因而具有不确定性，证据生产者难以涉足证据使用的具体细节，把更多的精力放在了提升证据的精度和质量上，没有给出具体的后效评价方法学。对大部分西医疗法来说，后效评价可采用病例报告的形式进行个体

报道；西医治疗在实践方面普遍具有规范性，故也可采用回顾性的群体化观察性研究方法，在未经前期设计的真实临床群体数据中分类筛选、分析疗效；即使是经过前期设计，形成了较一致的规范干预方法，在一定程度上如不违反药物在临床实际中的应用要求和习惯，也是对循证实践的评价方法。但对诊疗变异性较大的中医学，证据的后效评价信息很难形成群体化整合的数据；若经过规范设计，一致性的干预设计脱离了中医临床实际特征，无异于又进行了一次群体化证据生产。这使得在中医证据生产工作正常进行的情况下，证据的临床应用发生脱节，甚至在某些需要长期治疗的慢病领域，中医的证据流动链存在断裂的风险（图 20-4）。

2. 中医临床疗效评价的差异化策略　归纳和演绎是科学发展的基本方法。循证医学证据准则的生产可采用群体化的归纳方法，而将证据准则在现实临床环境中演绎成为循证实践的重要环节。在群体化证据密集产生的当下，具有复杂变异诊疗特征的中医临床实践更需要客观、规范的方法指导证据在个体层面的应用转化模式，而不仅仅凭借不可测量的主观经验和缺乏指导的患者意愿进行决策和调整。因此，中医学产证和用证的方法学发展宜采用差异化策略，即在产证环节依靠群体化研究方法，高效、准确地获得临床治疗的准则性证据；在用证阶段则以群体化研究生产的最佳证据决策为开端，实现决策优化，继而采用个体化研究方法，重视个体化数据收集与分析，观察个体在真实世界条件下的疗效变化和相应的治疗调整，最终在实现群体化证据应用获益最大化的同时，结合各类信息，形成个体化证据，实现中医证据在变异性诊疗中的平稳流动（图 20-5）。

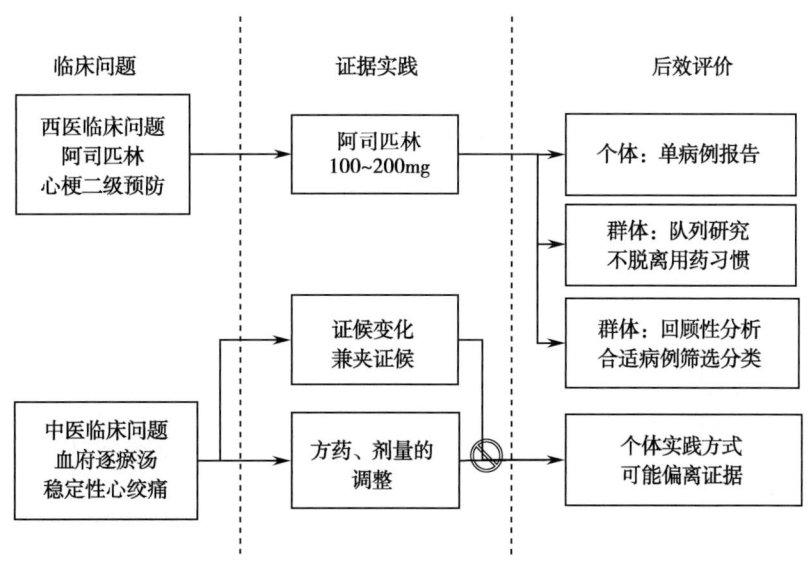

图 20-4　中医临床证据流动链的断裂风险举例

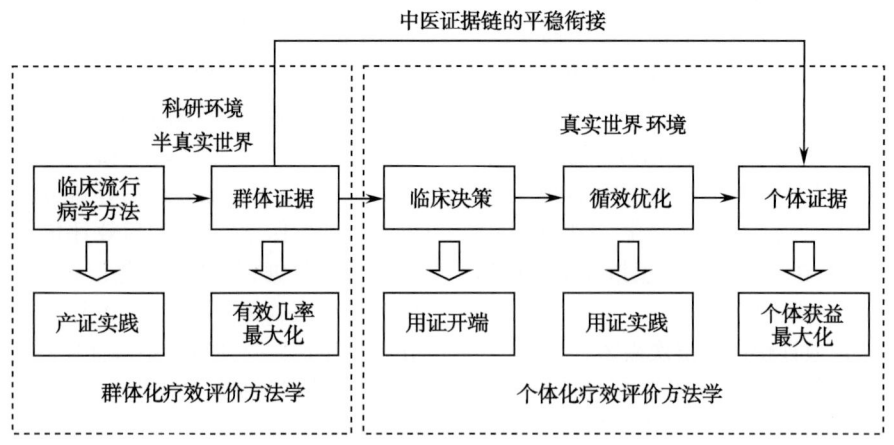

图 20-5　差异化策略下循证中医证据流动链

采取差异化策略的基础是中医的群体化、个体化研究均能具有适宜的研究方法学。相比于群体化研究目前拥有的完备方法学体系，个体化研究尚缺乏成型的设计方法。

（三）中医循证病例报告系统的中医理论基础——个体化研究方法学初探

评价方法学包括评价者对评价对象效应信息的收集、分析方法定式，及研究的控制方法。评价者要根据研究目的，采用不同的评价方法学，突出主要矛盾产生的效应，消除混杂效应，完成评价目的。

医学评价方法学一般包括基于数学和统计科学的设计原则、成型的设计方法、规范化的操作步骤、可处理的数据结构、偏倚控制方法，及相关的信息发布机制。循证医学方法学的群体化研究目前已具备较为完善的方法学，该方法学大致包括 3 个机制，①研究设计原则和设计方法，原则有随机、对照、盲法等，设计方法有病例系列研究、病例报告研究、队列研究和随机对照试验等；②研究的实施管理方法，能将理论的设计方法学转变为可实施的操作规程，并能有效减小实施中出现的偏移，确保科学研究活动符合人文理念，包括研究方案起草和论证、质量控制方案、统计分析方案、数据管理方案、试验注册、安

全性监测和伦理审核；③研究的报告规范，用于规范评价结果的信息发布，如针对随机对照试验的 CONSORT 条目、针对非随机试验的 TREND 规范、针对观察性研究的 STROBE 规范和针对诊断性试验研究的 STARD 规范（图 20-6）。

以群体化研究方法学为参照，探索性地构建个体化研究方法学体系。个体化研究方法学也相应由设计方法、实施管理和报告学规范 3 个层次组成。对于 3 个层次的设计构想如下。

1. 个体化研究的设计方法　与群体化研究相比，个体化研究设计难点主要有两个：①数据缺乏对比的对象，难以突出效应的差异；②少量数据测量的变异度大，且易受非正常数据的严重干扰。而此类问题在群体化研究中因重复和对照原则不存在。

构建合理的个体化研究方法，可以调查医学以外学科的研究文献，总结方法。特定的地貌、建筑、企业或歌曲均在全球独一无二，无法采用群体化研究方法评价它们的效应，故可以借鉴相关的设计方法，也需注意评价方法在医学领域应用前的人文感情和伦理学考量。我们调查了多学科的个体化评价研究，列举部分有代表性的设计方法或元素，及其评价个体患者疗效的适用性见表 20-2。

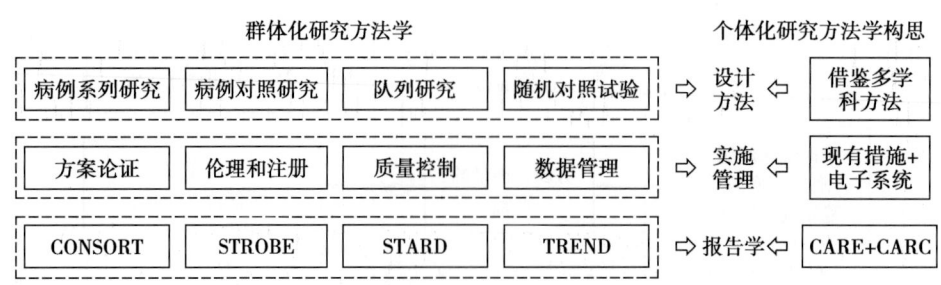

图 20-6　中医个体化研究方法学构建思路

表 20-2　部分多学科个体化评价设计方法或元素及其医学评价适用性

项　目	内　容
个体化评价方法或元素	评价个体患者疗效的适用性
将单个个体拆分为多个个体	对个体患者进行多方面测量、多时点测量、多部位测量,增加个体患者数据丰富度
研究个体变量的变化速率	将患者的疗效信息与时间信息相结合,计算疗效变化速率,用于治疗和预后的预测
分析个体排序	分析患者整体疗效在群体中的排名,或治疗前后排名差值的排名,判断患者对治疗的相对敏感度
对个体进行判别、聚类	分析疗效数据,对患者进行聚类、判别,赋予患者新的群体信息
采用标准对照与同期宏观数据对照	将公认标准、群体化研究数据作为个体患者疗效的对照
多点同步测量	多研究者诊断和辨证、多时点测量,增加个体患者疗效信息的稳定性
第三方监督	类似于临床试验的监查工作,保证研究数据的真实性

2. 个体化研究的实施管理　个体疗效的数据量相对小,其实施要点在于保证数据的准确性、完整性和即时性。个体化研究更加关注数据的时间维度信息,同时重视单个个体指标的相互关系,这给个体化数据的管理和分析方法提出了更高的要求。实现此实践管理目标应在保持现有群体化研究实施管理措施的基础上,更多地依赖于电子数据管理系统,凭借其中心化数据管理、处理功能和信息传递机制,搭建多角色参与平台,将临床医生、统计人员、数据管理人员、网络维护人员集成为研究团队,及时传递、反馈实施控制信息,保证信息的完整性和准确性;同时形成多角色研究成员集成创新机制,将创新的数据处理方法学迅速转化为准确、规范的可操作电子框架。

3. 个体化研究的报告学规范　在现有研究方法中,病例报告是一种能贴合真实世界来源病例特征的个体化研究方法。该方法能结合质性、量性和叙事信息,详细记述个体患者的治疗经过和细节信息,并包含分析、讨论部分,能充分融合客观和主观信息,有利于结合疗效、医生经验和患者意愿,对个体治疗做出综合评价,形成个体化证据。故我们采取病例报告作为个体化研究的主体框架和报告方法。

2013 年,国际病例报告(case report,CARE)小组发布了第 1 版 CARE 写作指南,旨在规范病例报告的发表质量;2016 年发布了新版的 CARE 信息清单。新版清单共包括完善 14 项主题,用于病例报告的撰写者参考和遵循,提高其报告信息的完整度。结合 CARE 和中医界专家意见,中医药病案报告发表规范专家共识(CARC)也已形成,可作为个体化研究的报告学规范执行。

综上,个体化研究需要基本的数据收集框架,同时分析分析功能嵌入支持与多角色人员协作。由 2015 年中医药公益性行业科研专项经费项目"中医药传统知识与技术挖掘示范研究(一)"资助,对中医个体化疗效进行探索性研究的中医循证病例报告系统(TCM evidence-based case report system,CECS)目前正在研制之中。

(四) 中医循证病例报告系统的结构研制

1. 整体构架　该系统以传统的临床试验电子化数据管理系统为基础搭建,共设计为 3 个层次,即管理层、操作层和功能层(图 20-7)。

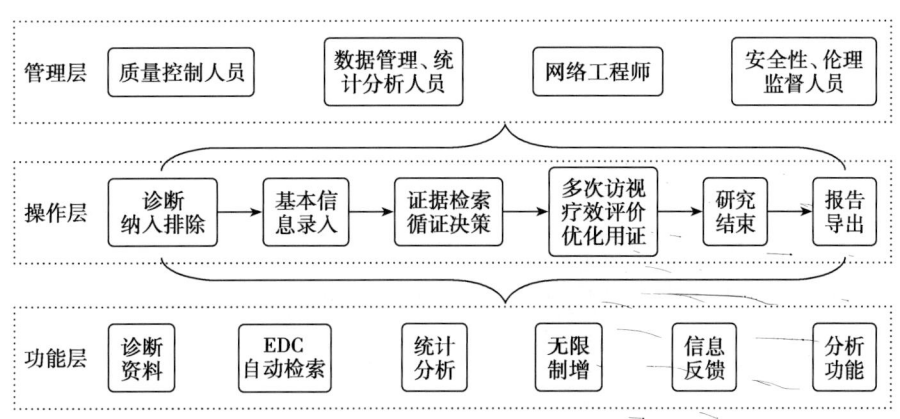

图 20-7　中医循证病例报告系统工作架构

管理层形成多角色研究人员合作机制,实现各种监督机制,如:研究者负责收集和录入数据;伦理审查员及时监督系统新增治疗行为是否符合伦理;监查员定期检查信息,将有疑问的信息通过平台反馈给研究者;数据管理员能定时分析数据质量和研究者和操作中的伦理、安全性问题,形成风险性意见后反馈给各方;网络工程师接收研究者的数据处理要求,在线实现相关功能的编程。同时,CECS对不同研究实行注册管理,每项研究在搭建之初会分配给个体化研究注册号码。

操作层是CECS的数据主体部分,负责收集数据、存储数据的主要窗口。本层依托中心电子化数据管理系统,以结构化数据库形式呈现。

功能层除实现数据自动核查与基本的统计分析外,还可基于不同的研究设计和数据处理需求,提供算法植入接口,研究者可自行选择信息录入系统中需要处理的数据点,设定算法的运算方式,交由后台人员编程实现。该层是个体化评价方法实现的主要位置。

2. 各部分构架

(1) 结构搭建——数据采集系统:个体化研究的数据收集流程简化为"收入+初诊+访视+终止"4个阶段,初诊与多次访视是数据收集的主体(图20-8)。

数据采集系统的搭建采用固定内容、可变内容与辅助内容相结合的形式。固定内容依照CARC共识清单搭建,强制研究者以固定结构收集和录入信息,提高信息的规范性和完整性。可变内容主要包括"纳入、排除标准"、"诊断、治疗信息"、"疗效指标情况"等视研究内容而定的具体条目。辅助内容是融合在固定和可变内容之中,用于记录标记信息,如初诊和每次访视的时间、是否接受干预、填写治疗的心得等。

(2) 功能构建——管理与分析系统

1) 疗效描述导出功能:整合质性和量性信息,以文字+数据的形式导出个体患者的治疗和疗效信息。能反映患者的疗效趋势的同时,提供出相应的治疗变化措施,如中药的方药、剂量调整,发掘证据治疗的最优实践方法。

2) 疗效数据分析导出功能评价:疗效变化:通过对治疗过程中各种定量指标变化的描述,计算指标在治疗期间和非治疗期间的变化量、变化率、变化速率、指标相关性,从而判断疗效,发掘证据对个体的治疗优势,预测患者的治疗周期长度和治疗后随访时间,得到指标之间的相关关系、权重等延伸类信息。

3) 个体的治疗敏感度群体定位:在一定时间内纳入的个体研究病例,可对其治疗前、治疗后和治疗水平进行排序并计算名次的差值,了解个体对干预相对的应答性和敏感性。在CECS中引入了邓氏灰色关联分析(Grey Relational Analysis,GRA)数学方法,用于为多个患者的疗效分析、排序。

4) 报告辅助:按CRAC清单规范制定的信息收集框架,可将收集的信息定位导出至设定的行文结构中,初步形成一篇中医循证病例报告。

(五) 建立中医循证病例报告系统的意义

CECS是立足于真实世界诊疗环境下,一种中医个体化临床实效评价的探索。在研究方法学方面,CECS的建立将在保证个体疗效评价规范化执行的基础上,为个体化研究新方法的引入提供快速转化、应用通道,并能辅助研究报告的撰写,提高信息流通效率;在证据转化方面,经过CECS收集与分析某证据疗法对患者的疗效、安全性、敏感度、疗效优势、调整方法、患者意愿和医生经验,最终整合成患者对该证据疗法形成的个体化证据。经过多种疗法治疗的个体患者,将在CECS中形成自身的个体化证据体系。个体化证据体系可作为患者的病史病历,在医疗决策方面起到关键的指导作用,由此实现循证实践的优化模式(图20-9)。

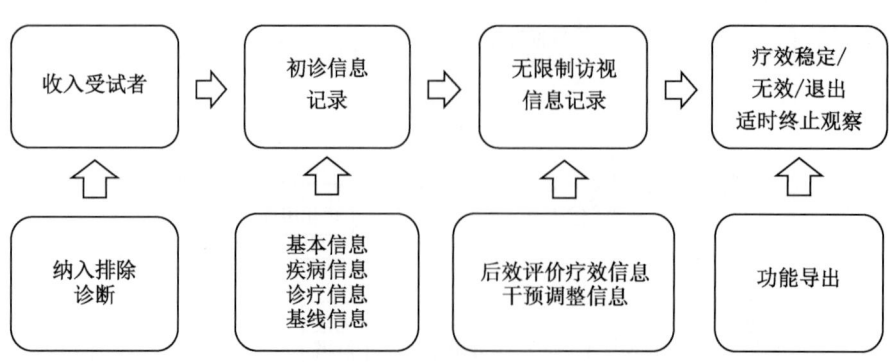

图 20-8   CECS 个体化研究运行的基本设计结构

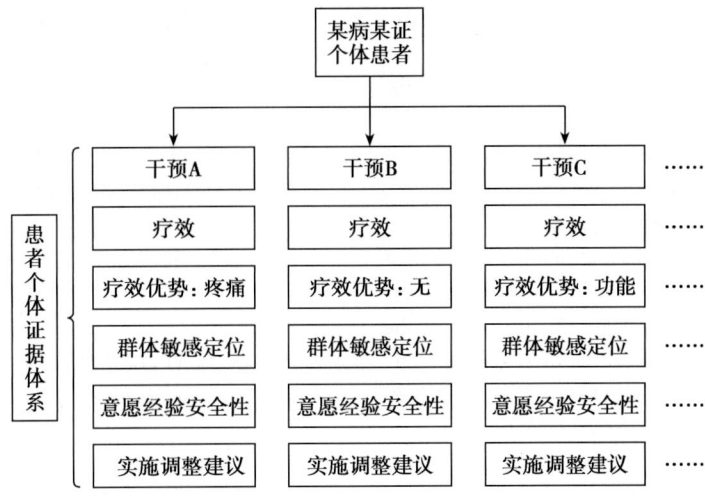

图 20-9　经 CECS 个体化研究后形成的个体化证据体系

小　结

中医与循证医学有很深的渊源，Sackett 在《Evidence-Based Medicine：How to practice and teach EBM》一书中说，使用"循证医学"这个概念的灵感来源于中国乾隆时期使用"考证"的方法，即使用证据的研究来解释古代典籍。

中医"辨证论治"、个体化治疗原则与循证医学"从高准确性和精确性诊断试验获得检查证据"同时结合患者具体情况进行诊治决策的原则一致。

不管二者理论差异有多大，中医能够与国际进行沟通的是疗效评价，但疗效评价标准应该一致。即使是一些中医特有的中间疗效指标，如症状或症候的变化，甚至是精神状态及心理变化，也能够找到与西医共同的评价体系。只要能够展示中医临床疗效的最佳证据，中医就能够获得国际认可、走向世界。

（商洪才　张俊华　张晓雨　王家莹

张莉　赵晨　王辉）

参 考 文 献

1. WHO Traditional Medicine Strategy：2002-2005. http://apps. who. int/medicinedocs/en/d/Js2297e/8. 2. html

2. 陈可冀，宋军. 循证医学的提出对中西医结合的启发. 中国中西医结合杂志，1999，19(11)：643-644

3. 李幼平. 循证医学. 北京：人民卫生出版社，2014

4. Miao J，JingY，Chi Z，et al. Clinical Studies with Traditional Chinese Medicine in the Past Decade and Future Research and Development. Planta Medica，2010，76(17)：64-2048

5. 李幼平，吴泰相，刘关键，等. 中国循证医学中心促进中医药现代化的策略. 中国循证医学杂志，2007，7(3)：159-161

6. 刘保延. 真实世界的中医临床科研范式. 中医杂志，2013，54(6)：451-455

7. 任德权. 理性看待中药注射剂促其科学发展. 中国循证医学杂志，2010，10(2)：105-106

8. 卞兆祥，商洪才，吴泰相，等. 中药注射剂不良反应/不良事件的反思. 中国循证医学杂志，2010，10(2)：116-121

9. Junhua Z，Hongcai S，Xiumei G，et al. Methodology and reporting quality of systematic review/meta-analysis of traditional Chinese medicine. J Altern Complement Med，2007，13(8)：797-805

10. 胡丹，康德英，洪旗. 中医药系统评价中的异质性分析与处理. 中国循证医学杂志，2010，10(4)：488-491

11. Hu J，Zhang J，Zhao W，et al. Cochrane systematic reviews of Chinese herbal medicines：an overview. PLoS One，2011，6(12)：e28696

12. Drummond M. 卫生保健项目经济学评估方法，第 3 版. 北京：人民卫生出版社，2008

13. Mccombs J S. Pharmacoeconomics：what is it and where is it going？Am J Hypertens，1998，11(8 Pt 2)：112S-119S，135S-137S

14. Walley T，Haycox A. Pharmacoeconomics：basic concepts and terminology. Br J Clin Pharmacol，1997，43(4)：343-348

15. Tang J L，Zhan S Y，Ernst E. Review of randomised controlled trials of traditional Chinese medicine. BMJ，1999，319(7203)：160-161

16. 李廷谦，王刚，王蕾，等. 我国中医药临床研究的现状和评价. 中国循证医学杂志，2005，5(6)：431-437

17. He J，Du L，Liu G，et al. Quality assessment of reporting of randomization, allocation concealment, and blinding in traditional Chinese medicine RCTs：a review of 3159 RCTs identified from 260 systematic reviews. Trials，2011，12：122

18. Lu Z，Kou W，Du B，et al. Effect of Xuezhikang，an extract from red yeast Chinese rice，on coronary events in a Chinese population with previous myocardial infarction. Am J Cardiol，2008，101(12)：1689-1693

19. Shang H，Zhang J，Yao C，et al. Qi-shen-yi-qi dripping pills for the secondary prevention of myocardial infarction：a randomised clinical trial. Evid Based Complement Alternat Med，2013，2013：738391

20. Li X，Zhang J，Huang J，et al. A multicenter, randomized, double-

blind, parallel-group, placebo-controlled study of the effects of qiliqiangxin capsules in patients with chronic heart failure. J Am Coll Cardiol, 2013, 62(12):1065-1072

21. Wang C, Cao B, Liu QQ, et al. Oseltamivir compared with the Chinese traditional therapy maxingshigan-yinqiaosan in the treatment of H1N1 influenza: a randomized trial. Annals of internal medicine, 2011, 155(4):217-225

22. Zhu HH, Wu DP, Jin J, et al. Oral tetra-arsenic tetra-sulfide formula versus intravenous arsenic trioxide as first-line treatment of acute promyelocytic leukemia: a multicenter randomized controlled trial. Journal of clinical oncology: official journal of the American Society of Clinical Oncology, 2013, 31(33):4215-4221

23. 吴泰相, 李幼平, 卞兆祥, 等. 中医药临床随机对照试验报告规范（征求意见稿）. 中国循证医学杂志, 2007, 7(8):601-605

24. Cheng CW, Fu SF, Zhou QH, et al. Extending the CONSORT Statement to moxibustion. J Integr Med, 2013, 11(1):54-63

25. 王辉, 陈静, 商洪才. 单病例随机对照试验设计在中医药临床研究的探索与实践. 中华中医药杂志, 2010, 25(11):1823-1828

26. Fu SF, Cheng CW, Zhang L, et al. Consensus-based recommendations for case report in Chinese medicine (CARC). Chinese Journal of Integrative Medicine, 2016, 22(1):73-79

27. 商洪才, 李幼平, 张伯礼, 等. 中医药临床疗效个体化评价方法初探——循证目标成就量表法的提出. 中国循证医学杂志, 2007, 7(7):537-541

28. 商洪才, 张伯礼, 李幼平. 上市后中成药再评价临床定位的原则和方法——基于循证医学的理念. 中西医结合学报, 2008, 6(9):887-890

29. Wu TX, Li YP, Bian ZX, et al. Randomized trials published in some Chinese journals: How many are randomized? Trials, 2009, 10:46

30. 王永炎, 商洪才, 牟玮, 等. 强化医学人文理念, 直面新医改学习叙事医学. 现代中医临床, 2015, 22(1):1-4

第 21 章　循证预防医学实践

第一节　循证预防医学概述

一、循证预防医学的概念与内涵

(一) 预防医学的概念

预防医学(Preventive Medicine)是以"环境—人群—健康"为模式,运用基础科学、临床医学和环境卫生科学的理论和方法,研究环境因素对人群健康和疾病的影响;以人群为主要研究对象,应用卫生统计学和流行病学等原理和方法,分析环境中主要致病因素对人群健康的作用规律;以"预防为主"为指导思想,制定疾病的防治对策,并通过实施公共卫生措施,达到预防、控制疾病和促进健康的目的。

预防医学概念包含三种不同水平的疾病预防范畴:①一级预防(Primary Prevention),又称病因预防,通常采用的措施有卫生立法、改善环境卫生、免疫接种、健康教育、改变不良行为方式和生活习惯、控制健康危险因素等;②二级预防(Secondary Prevention),又称临床前期预防,主要通过病例发现、年度体检或周期性健康检查、社区筛检而达到早期发现、早期诊断和及时治疗疾病的目的;③三级预防(Tertiary Prevention),又称临床预防,主要是通过采取积极、有效的措施,防止疾病进一步恶化或发生严重并发症或后遗症,尽可能地保护和恢复机体功能。

预防医学特点如下:工作对象包括个体和群体,工作重点是健康和无症状患者;研究方法注重微观和宏观相结合,研究重点是环境与人群健康间的关系;对策与措施主要从积极预防的角度关注人群健康效益。

(二) 循证预防医学的概念

循证预防医学(Evidence-based Preventive Medicine)是指将当前可得最佳研究证据用于维持健康和预防疾病,以获得预防医学最佳效果的过程。通过系统分析和严格评估具体卫生问题,得出综合性的科学证据,循证为各级卫生管理者,医护人员,病人和公众提供最适宜的预防策略和建议,为疾病一级预防、二级预防和三级预防提供金标准,从而达到维持人群健康,预防疾病发生,控制疾病发展的目的。循证医学的理念已广泛用于预防医学实践

中,优化了卫生保健措施,提高了有限卫生资源的利用率。

(三) 循证预防医学的内容

循证预防医学研究的主要领域包括传染病、慢性非传染性疾病、职业卫生、环境卫生、营养与食品卫生、儿少卫生、妇幼卫生、健康教育、免疫接种、健康筛查、卫生管理、卫生经济及社会医学等多方面。

循证预防医学研究的主要任务包括:

1. **确定重要卫生问题**　通过系统收集提取资料,拟定优先问题分析框架,在特定背景环境下,即考虑人群素质和数量,资金来源,研究结果的时间量程,政治压力等因素,确立优先问题的顺序列表,进一步提出解决办法,以期产生最符合成本效益的解决方案或最具公平性的政策方案。

2. **循证评价预防或干预措施**　针对具体卫生问题(如糖尿病饮食干预、艾滋病健康教育)的预防或干预措施,进行系统的文献检索,质量评价和结果评估,评估内容主要包括干预的有效性,安全性,经济学效益,社会效益,适用性、其他潜在危害或益处、实施中可能存在的障碍等,为该预防干预措施的应用提供循证依据。

3. **循证评估卫生项目**　系统研究和客观评估具体卫生项目(如高血压预防项目、戒烟项目、健康运动提倡项目等)的开展状况,包括项目的管理流程、安全性、成本效益、项目施行带来的社会效应和社会影响等,促进有限卫生资源的最优配置。

4. **预防医学实践**　基于被证实有效的预防干预措施,制定符合当地社会文化背景,且适用于当地初级卫生保健服务及基础卫生设施的具体方案,并实施推广。

5. **制定预防医学领域卫生指南**　根据指南制定的标准,定义指南问题,使用可靠有效的系统评价证据,对证据质量和推荐强度进行分级,基于当前可得最佳效果和成本效益证据提出指南建议,从而提高卫生保健的质量并促进证据向实践转化。

(四) 循证预防医学的特点

循证预防医学的概念得益于循证医学的启迪,但并非循证医学应用领域的简单扩展。二者在许多原则上一致,但预防医学领域的干预和实践涉及更广泛的人群;应用的背景和环境更复杂,二者的重要区别如下(表 21-1):

表 21-1　循证医学与循证预防医学的区别

特征	循证医学	循证预防医学
证据类型	随机对照试验,严格的流行病学研究;系统评价	随机对照试验,严格的流行病学研究;类试验或观察性研究;系统评价
证据数量	较多	较少
干预至产生效果的时间	较短	较长
研究内容	疾病的规律及诊断、治疗、预防、预后	环境与人群健康之间的关系及预防干预
决策主体	临床医生,单个医生	公共卫生医师及公共卫生政策制定者
决策关注对象	个人(患者)	个体和群体(健康和无症状患者)

二、循证预防医学的历史与现状

(一)循证预防医学的产生及其背景

循证医学自 1992 年引入临床医学领域以来,使临床医学研究和临床实践都发生了巨大变化,引导着疾病诊治和医疗决策的思维方法和模式。随着循证医学在临床医学领域的发展,预防医学领域的工作者也逐渐意识到引入循证医学思想和方法来解决实际工作中存在问题的重要性和必要性。

人类健康受众多因素影响。从宏观的自然生态系统和复杂的社会经济环境,到个体微观的庞大基因体系,复杂的病因网络使预防医学干预活动几乎无从下手。健康促进活动被认为是保护和促进大众健康很有效的方法,相关项目在不同国家和地区开展了多年,包括投资者、决策者和健康促进活动的实施者在内的所有利益相关者都希望知道经费、时间、精力等投入是否有价值。但是由于未对已有研究结果的系统评价、综述和再利用,人们在随后的决策、投资及政策制定过程中仍缺乏科学客观的依据,势必造成资源浪费。在卫生资源越来越紧张的情况下,如何利用有限的资源提供最佳服务或最有效干预,是决策者必须考虑的核心问题。只有在以科学证据为基础,综合考虑资源和价值的情况下进行的决策才能达到这样的目的。为此,越来越多的人意识到,预防医学实践同样需要"循证"。

(二)循证预防医学产生的目的和意义

目前,传染病仍威胁着人类健康,慢性非传染性疾病对人民健康的危害加剧、精神卫生和心理健康问题日益突出、意外伤害发生率不断上升、人口年龄化、食品安全、群众对卫生保健服务需求层次的提高等问题,使预防医学面临严峻挑战。预防干预及公共卫生决策与广大民众健康息息相关,其科学性尤为重要。医疗资源有限且分布不均的问题仍然严重,各级卫生管理者,医护人员、病人和公众都亟需基于可靠研究结果制订的干预策略与相关政策,合理配置和高效使用有限

卫生资源的科学证据。

开展循证预防医学研究与实践旨在:①促进预防医学领域研究结果的整合与更新,保证基于最新可靠信息,及时了解要解决哪些预防干预措施能有效解决及哪些干预措施无效;②加强预防医学领域的证据转化与利用,保证预防措施基于科学证据并有效实施;③在资源有限的情况下,基于现有最佳证据进行预防干预有助于充分利用可及的资源;④将循证医学方法学引入预防医学研究领域,并不断开拓循证预防医学研究的新方向,探索解决该领域具体问题的新方法,可促进预防医学学科和理论发展。

(三)循证医学对预防医学实践的促进作用

将循证医学方法应用于预防医学实践,可促使循证预防医学学科的发展:①通过循证医学证据整合,系统评价及指南制定,可确定当地主要的健康问题及其可干预性和干预的成本效果,从而确定预防干预的优先领域;②根据循证医学方法学质量和报告质量评价的要求开展预防医学的原始研究,可促进更多高质量证据的生产;③针对影响健康的主要问题及其危险因素,将循证预防医学证据用于指导疾病预防控制策略的制定,从而确保制定切实可行的全国和地方的预防干预计划;④将循证医学理念应用于预防医学的卫生经济学领域,评估各级卫生机构卫生资源的使用情况,可促进有限卫生资源更有效的利用,实现健康公平,消除差异,促进各类人群的健康。

以环境卫生学为例:要确定某一环境因素与某种健康效应之间的确切证据,最终要获得人群的环境流行病学资料才最具有说服力和可靠性。而复杂的病因网络和环境因素之间纵横交错的影响往往使环境流行病学的研究工作要投入相当多的人力、物力、财力,耗费相当长时间。若无对已有研究结果的系统评价、综述和再利用,很难判断这些投入能否获得预期结论。若某些问题已有答案却不被研究者所知,仍投入资源进行低水平重复研究,既造成资源浪费,一定程度上也

限制了环境卫生学发展速度和质量。循证医学在预防医学领域环境卫生学中的应用可为解决上述问题提供科学可靠、经济快速的可行方法和手段,对整个预防医学的学科发展也将起到巨大的促进作用。

循证医学还可保障预防医学实践更加科学。以往制定疾病控制策略时主要考虑价值和资源,较少考虑支持决策的科学证据,使决策存在较大的随意性和盲目性,导致传统疾病预防控制主要靠行政干预和群众运动,技术含量低、服务水平低、质量效率低的窘境。循证医学给预防医学实践以重要启示:①预防医学干预,不管新旧,都应接受统一标准、规范的严格科学评估;②应及时停止使用无效的干预措施,防止新的无效措施引入预防医学实践。

以艾滋病预防控制为例。过去积累的经验认为:艾滋病预防控制措施包括:减少输血、减少伤害、减少接触、注射疫苗、宣传教育、避免共用针具、减少性伴数、避免肛交、使用安全套等。但因这些预防控制措施并非基于严格的循证研究结果,其干预效果及效应大小无法确定。现按循证医学步骤:①提出艾滋病预防控制实践中的问题。如在某社区中如何制定艾滋病预防控制措施;②检索和收集有关艾滋病预防控制的相关证据;③严格评价证据,筛选最佳干预措施;④应用最佳证据,指导艾滋病预防控制决策;⑤评估转化效果和效率,持续改进。实际上效果评估应贯穿于循证实践的全过程,动态评估目标问题、寻找的证据及证据应用情况并不断改进完善。通过以上的严格规范循证研究方法和流程,可确保预防医学实践更加科学。

(四) 循证预防医学发展的现状

一些发达国家和地区已积累了大量预防医学领域循证决策与实践的成功经验。英国是循证医学发展最早的国家之一。1993 年创办于英国的 Cochrane 协作网是国际上最有影响力的循证医学网络,旨在通过制作高质量、可获得的相关系统评价及其他综合研究证据,促进知证卫生决策。Cochrane 协作网制作的系统评价内容广泛涵盖了临床,预防及公共卫生领域的各个方面,并随着新证据的产生、用户的需求、读者的批评和建议而不断得以更新。依托 Cochrane 协作网,英国在预防医学及公共卫生领域产出了大量高质量研究证据,制定了一系列预防医学及公共卫生指南,近年英国研究者在将证据与理论转化为循证实践的研究领域也已展开广泛研究,积累了很多经验。

美国在循证预防医学领域开展了大量研究。美国卫生保健研究与质量机构(the Agency for Healthcare Research and Quality,AHRQ)支持的美国预防服务工作组(The U. S. Preventive Services Task Force,USP-STF)及美国疾病预防控制中心(Centers for Disease Control and Prevention,CDC)下设的社区预防服务工作组(Community Preventive Services Task Force,CP-STF)在循证医学与预防医学的结合方面做出了有益的探索和实践。USPSTF 着眼于预防医学及初级保健领域;CPSTF 更多关注公共卫生及健康促进领域,分别在严格系统评价基础上对其相关领域的具体卫生问题提出推荐意见,并制定了社区预防服务指南(Guide to Community Preventive services),借此引导预防医学的专业人员采用有效的干预措施促进人群健康,为政策制订者或立法者的活动提供了科学依据;也为研究者提供进一步研究的线索和方向。社区预防服务指南被认为是预防医学与公共卫生的必备手册,对各国的预防医学教育、科研与公共卫生实践产生着重要影响。

近年随着我国各地区循证医学中心的建立和发展,循证医学的理念及方法得到了大力推广和发展,越来越多的预防医学研究者和实践者也投入到相关的循证研究与实践中。在各循证医学中心的组织与合作下,各地相继举办了不同层次的循证医学学术会议,既广泛普及和推广循证医学理念,也及时交流和传播循证医学的相关研究成果及新方法,循证预防医学逐渐成为一个新的讨论热点,引起越来越多学者和卫生工作者的关注。循证医学研究者对疾病预防控制中心和基层卫生服务机构的预防工作人员开展了较多的循证技能培训,推动了循证医学理念在预防医学领域中的应用及循证预防医学实践。目前,我国预防医学领域已开展了一系列循证研究,如疾病危险因素的循证评估、疾病防治措施的评估、医学干预措施的成本效益分析、疾病医疗卫生服务需求研究等,推动循证预防医学的不断发展。

第二节　循证预防医学常用证据来源和数据库

一、循证预防医学常用数据库

目前循证预防医学领域尚无独立数据库,该领域内容大多收录于医学相关的各大综合及专业数据库。有的数据库可通过领域删选功能查找预防医学领域的相关内容;大多数数据库往往需通过限定检索词进行检索。

对循证预防医学领域的原始研究文献,我们可以通过检索循证医学实践中常用的英文数据库 CENTRAL(通过 thecochranelibrary. com)、MEDLINE(通过 pubmed. gov),和 EMBASE(通过 embase. com)以及中文数据库中国生物医学文献数据库(CBM)、中国知网（CNKI）、维普数据库（VIP）和万方数据知识服务平台（WANFANG DATA）等获得。

循证预防医学领域二次研究的文献多收录于CENTRAL 和 MEDLINE 数据库，其他各大综合数据库也有收录。还可查找循证公共卫生领域相关的专题数据库，如：伦敦大学循证决策与实践证据和协作中心数据库（EPPI），政策制定项目/加拿大网络和中央数据库（PPD/CCNC），卫生系统证据数据库（HSE）及中国循证实践和政策数据库（CCE）等。

二、循证预防医学常用网站资源

（一）社区预防服务指南网

网址：https://www.thecommunityguide.org/。1996年美国卫生部成立社区预防服务工作组（CPSTF），由美国疾病预防控制中心提供管理、研究和技术支持，旨在确认科学证实的、能够挽救生命、延长寿命及提高生存质量的人群干预措施。工作组成员来自社区预防服务，公共卫生，健康促进和疾病预防等多个领域，从事研究、实践或政策制定等工作。工作组通过对原始文献进行严格、可重复的系统评价，提出推荐意见，形成社区预防服务指南，为促进联邦、各州和当地的卫生部门、其他政府机构、社区、医疗机构、雇主、学校及研究机构的知证决策提供建议，以改善社区和国家的健康水平。社区预防服务指南网是收录工作组所有研究结果（包括系统评价，推荐意见及其他结果）的官方网站，还提供应用指南促进社区健康的案例、幻灯片，帮助人们理解工作组的推荐意见。社区预防服务指南旨在：实施以人群为基础的服务和政策，改善社区和国家的健康水平。使用者可通过本指南网得到最相关、有效且有成本效益的公共卫生决策信息。该指南网在疾病防治和公共卫生领域受到广泛关注，对美国及世界各国的教育、科研和公共卫生实践产生着重要影响。

（二）美国预防服务工作组网

网址：https://www.uspreventiveservicestaskforce.org/。1984 年成立的美国预防服务工作组（USPSTF），自 1998 年起，在美国国会授权下，卫生保健研究与质量机构（AHRQ）为小组提供持续的科学，管理和传播支持。工作组成员来自预防医学及初级保健领域，涉及内科，家庭医学，儿科，行为健康，妇产科以及护理等。该工作组的推荐意见基于对同行评阅证据的严格系统评价，旨在帮助初级保健医生和患者共同决定某预防服务是否符合病人需求。所有推荐意见均发布于美国预防服务工作组网站和（或）同行评阅的期刊。

（三）英国国家卫生医疗质量标准署网站

网址：https://www.nice.org.uk/。1999 年英国国家卫生与健康研究所（National Institute for Health and Care Excellence，NICE）成立，作为一个非政府部门的独立公共机构，NICE 主要负责评估卫生技术（包括药物、公共卫生项目和医疗技术等），制定卫生领域的国家指南，为英国卫生部和国家医疗卫生服务系统（NHS）的重要决策提供证据和支持。从 2005 年至今，NICE 已发布 57 项循证公共卫生指南，其循证公共卫生项目评估的流程清晰，技术方法严谨。

（四）WHO 网站

网址：http://www.who.int/zh/。WHO 网站提供多个健康主题的一般信息，要闻，技术信息，证据总结，重要出版物及刊物，相关规划和项目活动。WHO 网站的全球卫生观察站是 WHO 关于世界各地相关统计数据的网站，提供国家统计数据和卫生概况，并为监测全球、区域和国家情况与趋势作出分析，包括每年出版的《世界卫生统计》，按年度汇总了主要卫生指标的统计数据。全球卫生观察站提供涉及方方面面主题的分析报告，例如关于妇女和健康及疾病负担的报告；关于特定疾病或规划项目的统计报告，如结核病、烟草、非传染性疾病、道路安全、艾滋病毒/艾滋病、水、卫生与健康等重点卫生问题的规划项目报告。全球卫生观察站各主题网页涵盖全球卫生重点，如与卫生相关的千年发展目标和可持续发展目标、疾病死亡率和负担、卫生系统、环境卫生、非传染病、传染病、卫生公平性及暴力和伤害。

第三节　循证预防医学实践面临的挑战及对策

一、循证预防医学实践面临的挑战

预防医学循证实践过程不能完全照搬循证医学的全套理论，需要结合该领域研究和实践的特殊性和复杂性，发展和完善相应的循证研究方法。

（一）现有证据不能满足循证预防医学实践需要

1. 证据数量及质量的局限性　预防医学领域原始研究证据的生产和利用还有待加强。传染病监测与疫情报告系统虽能较准确及时地收集相关疾病信息，但海量信息的深度加工和迅速应对能力尚待加强，通过该系统向政府动态提供高质量决策证据的能力和条件有待改善；高质量的长期纵向研究证据还十分缺乏，慢性非传染性疾病及健康危险行为因素监测系统也亟待建设，从而实现相关数据的长期动态监测和利用。在预防医学领域进行的调查及干预类研究中，多为来自欧美发达国家的证据，如美国预防服务工作组（USP-STF）、英国国立健康与临床优化研究所（NICE）等，而在发展中国家和欠发达地区开展的相关研究仍较少，且在为数不多的研究证据中，证据质量普遍较低，很多人群干预研究都存在研究设计不科学等问题，导致证据收集过程中偏倚较大，影响证据质量。预防医学领域大量二次研究中，高质量者不多；预防医学相关指南及技术规范大多数还是专家意见，增加了决策者和实践者想要获取高质量证据的难度。

2. 缺乏循证预防医学的专业数据库　循证预防医学中临床预防及临床前期预防等问题多与临床治疗干预等问题一起收录于综合性的循证医学数据库，而有关疾病及健康危险因素的高质量原始研究还相对缺乏，且目前尚无针对重大健康问题防控的二次研究专题数据库。因此目前循证预防医学发展亟需建立独立、证据类型全面和专业性的循证预防医学数据库。

（二）循证研究方法尚待完善

1. 证据的质量评价方法　预防医学领域的研究涉及众多类型的研究证据，不仅包括针对预防干预效果的随机/非随机对照试验，还包括针对病因及危险因素的观察性研究，如队列研究、病例对照研究等，还有流行病学调查、定性研究等证据，需要针对不同的研究设计采用不同的质量评价方法。目前，随机对照试验及非随机对照试验均有较成熟的质量评价方法；但对观察性研究和定性研究等类型证据，很多方法学专家虽已开展了大量研究和探索，国际上仍缺乏公认的评价标准和方法。其他类型证据，如基于人群/社区的预防干预，由于操作、政治、伦理和其他因素，随机化往往不可行，且可能无对照，该类研究也缺乏相应的质量评价方法。

对基于人群的预防医学研究，科学研究产生的证据只是其中之一，不仅要关注证据的科学质量，还要考虑所得证据与当前政策、背景环境的相关性，对覆盖人群的代表性等问题。如何合理的评估所获得的证据质量，仍是循证预防医学研究者们所面临的一大挑战。

2. 证据整合方法　由于预防医学领域涉及的证据类型多样，因此需要针对不同类型的证据采用不同的数据整合方法。除传统的 Meta 分析方法，还涉及单臂/多臂研究数据的合并方法，纵向数据的合并方法、定性研究的整合方法等，目前很多方法学家们都正在探索和发展这些特殊的复杂数据和资料的整合方法。

另外，预防医学领域关注的问题既有微观的临床预防问题，也有宏观的疾病预防控制策略。需要针对人群采取综合性的干预措施，干预效果不能通过单一结局指标全面反映，更关注干预成败背后蕴含的内容，即干预实施的背景环境和条件。传统 Meta 分析通过合并效应量客观反映干预效果，但却忽略了干预背后重要的解释性信息，掩盖了干预项目间可能迥异的背景环境、起效机制和复杂结局。针对多项干预措施对某一健康问题产生的累积效益及干预实施的其他背景因素的效应等问题该如何评价仍值得探索。因此开展循证预防医学实践，必须结合预防医学领域的特点，进一步完善和发展不同类型证据的整合方法，以便为该领域证据的整合提供更多有效研究工具。

（三）证据的适用性

整合完成现有证据后，更具挑战性的一步是判断该结果是否可用于某一特定地区的人群。适用性的影响因素主要包括 3 方面：①研究中干预措施自身的信息，如措施的实施情况、干预过程中受益或受害人群的特征等；②干预措施实施的大环境，如政治、经济、文化等；③干预措施和环境因素之间的交互作用，即使最简单的干预措施如健康教育，在实施过程中也会受到效应修饰的影响。

当基于原始证据的干预措施未考虑当地文化环境因素时，循证干预很可能会失败或达不到预期效果。例如，在美国实施后有效的干预可能在英国或其他非英语国家并没有效。提示：实施循证干预需根据当地的文化环境采取适当调整。但目前致力于针对新地区的干预调整工作的预防医学领域专家仍较少。若在此干预调整中缺乏技巧很可能会改变原始证据的关键因素，同样会导致较差的干预效果。因此，需在保留原始证据关键因素的情况下，根据当地文化环境因素对循证干预采取适当调整。

（四）证据的应用

随着循证医学的普及，预防医学领域决策层循证意识逐渐增强，但预防医学领域的实践者或决策者应用证据进行循证实践或决策的能力仍有待加强。一方面，预防医学研究者获得的各种卫生问题的大量研究结果在发表后往往被束之高阁，无缘卫生决策；另一方面，预防医学决策者面对浩如烟海的研究报告无所适从。故急需建立或加强信息转换机制来支持循证预防医学决策，促进证据生产和应用。

循证预防医学的研究证据常用于指导预防医学实践和决策。在应用预防医学证据时，需要进一步加强实践者与研究者在循证实践和决策中的协作、紧密联系和有效沟通。一方面，实践者需要在实践中积极主动的发现和提出问题，主动反映需求并参与到证据生产过程中；另一方面，研究者也需要主动了解实际预防工作中的问题和需求，主动提供证据，并尽可能改进证据展示的方式方法，完善证据发布和获取的途径，促进循证预防医学实践。

（五）其他挑战

因许多干预措施都是针对特定人群开展，如何外推到全人群还需谨慎。在应用证据结果的过程中还需思考:实施该措施是否安全?是否符合伦理?本地区的经济状况、卫生资源等能否有条件实施?该措施是否与现有政策法规相违背?实施该措施的成本效益如何?该措施实施后的社会影响如何?

二、推动循证预防医学实践的对策

(一)借鉴国外循证预防医学实践经验

近年我国循证预防医学发展较快,也取得了一些成绩,但整体该领域的发展水平与欧美发达国家仍存在不小差距。下面将以指南制定和证据转化为循证实践方面的研究为例,借鉴国外循证预防医学方面的先进理念和方法,希望为我国未来的循证预防医学实践提供新思路。

预防医学方面的指南,我国多参考国外相关指南制定中国人群的相关指导意见,且多基于专家个人意见和经验,并无循证过程。这种情况因:①目前我国预防医学领域有关干预效果评估的原始研究较少且质量不高,研究结果不能为指南制定提供确凿的证据支撑;②我国循证指南的制定方法还有待完善。故:①我们需要借鉴欧美发达国家关于疾病预防控制干预有效性及成本效益的研究方法,开展高质量的原始研究;②借鉴美国社区预防服务组织(TFCPS)和英国国家临床诊治和服务研究所(NICE)等关于循证预防服务指南的制定方法和步骤来制定基于我国人群的循证预防服务指南,包括:组建专题研究小组,构建问题的逻辑框架图,开展系统评价并解释其结果,考虑证据的经济学评价及适用性评估等问题。

我国幅员辽阔,不同地域人群所处的社会结构、人文环境、卫生资源、经济条件差异很大。而我国预防医学领域制定的相关干预策略多基于某一地区人群,很多被证实有效的措施无法直接开展或实践作用有限,加大了应用循证预防医学相关证据的难度。在将证据和理论转化为循证实践方面,英国研究者已开展了大量研究,我国可借鉴英国在该领域的研究经验,针对不同人群调整预防干预的适用性,即在保留原始证据关键因素的情况下,根据当地文化环境因素对循证干预采取适当调整,内容包括:建立理论框架以识别干预过程中重要的理论因素;开展定性研究以了解目标人群对自身状况的感受及卫生需求;组织小型团体预实验以根据当地语言文化,生活行为习惯等调整干预;实施正式干预;通过分析定量指标及整理干预实施者和目标人群的定性反馈,不断调整干预。应加强致力于新地区干预调整工作的预防医学领域专业人员的培训,因为若在此干预调整中缺乏技巧很可能也会改变原始证据的关键因素,导致影响干预效果。

(二)循证预防医学领域的国内外交流

随着循证医学的蓬勃发展,各大国际会议频繁召开,对循证预防医学领域的关注也日益增多。2009年Cochrane协作网与WHO建立战略合作伙伴关系,为WHO知证决策与实践提供方法、人才、证据、培训和传播手段,随后数届年会中,Cochrane协作网开始关注循证预防医学领域,促进知证决策,改善卫生保健。2010年第18届年会主题为"将循证卫生决策提升到新的高度",2011年第19届年会主题为"卫生保健与病人安全中的科学证据"。其后第20届,21届,22届年会均为满足不同层次的需求,对Cochrane证据进行拓展和创新,促进知证卫生决策等内容进行了探讨。第23届,24届,25届,年会依然延续前几届年会的关注热点,专设分会场重点关注如何运用Cochrane证据促进全球的知证卫生决策。

亚太地区循证医学研讨会是源于中国、面向亚太地区的国际化、非营利循证医学权威学术交流平台,以带动中国及亚太地区的循证医学普及、教育、实践和提高。目前已举办第九届,循证预防医学在近几届亚太地区循证医学研讨会中占据的话题越来越多,该领域论文投稿量,大会发言数及专题讨论数也都在逐届增多。第五届大会开始探讨卫生改革高层决策证据的生产与方法学探索及卫生技术循证评价的规范和方法。其后第六届,第七届大会均聚焦循证决策与管理,研究与转化,基本卫生技术,基本公共卫生等前沿问题。第八届大会以"健康中国,知证决策"为主题,循证预防医学已成为大会讨论的热点和焦点。

随着各大国际会议的召开,循证预防医学领域得到了广泛的国际交流与合作,促进了高质量研究证据的不断产生及其向实践的转化,将对循证预防医学领域的不断发展产生巨大的推动作用。

(三)循证预防医学的展望

尽管我国在传染病及重要慢性病的预防控制领域已开展了较多的循证研究,仍有一些重要预防医学领域的循证研究及实践非常不足,例如:各种卫生标准的循证制定、环境卫生,职业卫生问题的防治、营养与食品卫生、妇幼卫生、健康教育等领域仍缺乏循证研究及实践,这些领域与循证医学的结合亟待加强。

第四节　循证预防医学
实践案例

本节以4个典型研究为例介绍循证预防医学的实践情况这些研究均按以下步骤:确定研究问题,组建研究小组,构建研究分析框架,检索收集证据,制定纳入排除标准,文献筛选、质量评估及数据提取,分析整合结果,综合得出结论。

一、糖尿病的预防干预:糖尿病高危人群饮食和体力活动的联合干预

(一) 研究背景

糖尿病是最常见的内分泌代谢性疾病,其基本病理特点为胰岛素分泌绝对或相对不足,或外周组织对胰岛素不敏感,引起以糖代谢紊乱为主,包括脂肪、蛋白质代谢紊乱,主要特点为持续的高血糖状态、尿糖阳性和糖耐量减低。症状典型者具有多饮、多食、多尿和体重减轻等"三多一少"的症候群,患者还可能会出现严重的并发症,如心脏病、中风、肾衰竭、失明、截肢和过早死亡等。

中国糖尿病患病人数居世界第二位,已成为继心脑血管疾病、恶性肿瘤后的第三大威胁人类健康的慢性非传染性疾病,尤其是其晚期并发症视网膜病变、周围神经病变、糖尿病肾病等严重影响了人们的生活质量。美国疾病预防与控制中心的最新数据显示:美国约有 2910 万糖尿病患者,占美国人口的 9.3%,且每年持续新发病例 170 万人次,近九成的新发糖尿病病例均为 2 型糖尿病,糖尿病已成为美国第七大死亡原因。全球现有约 3.87 亿糖尿病患者,预计 2035 年将升至 5.92 亿。糖尿病患病率及其造成的经济负担预计在未来的 25 年内将达现在的两倍之多。

美国糖尿病协会(American Diabetes Association, ADA)将血糖高于人群正常水平但尚未达到足以诊断为糖尿病的症状定义为糖尿病前期(Prediabetes),此期血糖通常可逆转为正常。在高危人群中实施相应干预措施能降低其进展为临床糖尿病的风险,若不做任何干预,从糖尿病前期发展至 2 型糖尿病将达 15%~30% 的年增长速率。在美国、芬兰及中国等国开展的大型随机试验表明,成年人预防糖尿病的主要方式是减重及增加体力活动。在这些随机试验中,2 型糖尿病高危人群在运用饮食和体力活动结合的干预方案后,有效干预期(3~6 年)内,罹患糖尿病的风险降低了 50%~60%。但将该干预措施大规模用于社区和临床的方案尚未成熟,还有待进一步研究和完善。

本研究在针对糖尿病高危人群进行饮食和体力活动联合干预的有效性方面纳入了最新证据,包括:联合干预降低研究人群糖尿病的发病率;促进血糖回归正常及其对减重、降血压及血脂等的改善作用;以期将该联合干预方案用于糖尿病前期人群,阻止或延缓其进展为 2 型糖尿病;从而有效降低糖尿病的发病率,减轻糖尿病相关的疾病负担。

(二) 研究方法

1. 组建研究小组　研究小组由系统评价方法学专家,糖尿病相关领域专家,社区指南工作组成员等共同组成。

2. 构建研究分析框架　对 2 型糖尿病高危人群实施饮食和体力活动联合干预,通过改变目标对象的行为及饮食习惯,增加体力活动,培养相关知识及信念,达到有效自我管理,促使其在短期内减轻体重并通过长期坚持维持体重以达到降低血糖水平,减缓或逆转其进展为 2 型糖尿病的进程,达到降低患病率乃至死亡率的最终目的。具体分析框架见图 21-1。

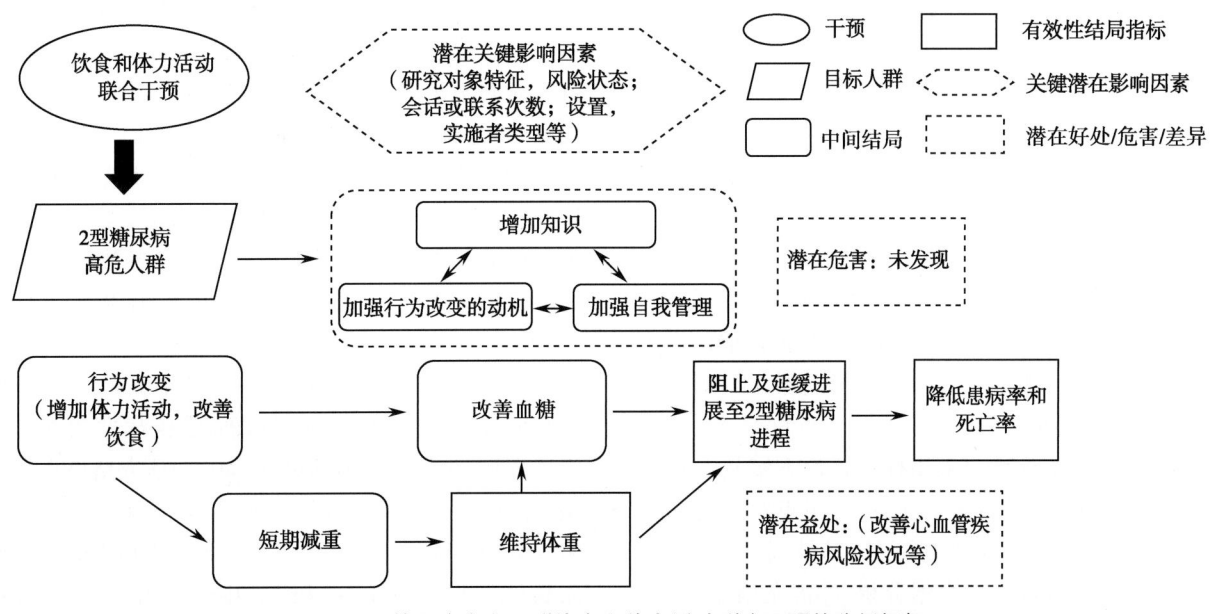

图 21-1　糖尿病高危人群饮食和体力活动联合干预的分析框架

3. 检索收集证据　以"采取饮食和体力活动联合干预预防 2 型糖尿病"为主题检索 MEDLINE、Cochrane Center Register of Controlled Trials、CAB Abstracts、Global Health 和 Ovid Health STAR 数据库，检索时间：1991 年至 2015 年 2 月 27 日。

4. 纳入排除标准

(1) 研究对象(P)：2 型糖尿病高风险(糖尿病前期)的成人或儿童。根据血糖测量或其他糖尿病风险评估工具确定研究对象。同时纳入有代谢综合征(如糖尿病和心血管疾病高风险)的人群。

(2) 干预措施(I)：①培训临床或社区的卫生人员，随访研究对象≥3 个月；②以咨询，辅导或其他类型支持结合的形式进行干预；③组织多个与饮食和体力活动相关的讨论会，通过现场交流或其他形式进行干预。该干预方案也包括以下一个或多个干预措施：①干预提供者由不同领域的人员共同组成，包括来自不同专业领域的饮食顾问(如营养学家，营养师及糖尿病教育者)，体力活动训练顾问(如体育教师，物理治疗师及教练等)，医生，护士，经培训的非专业人员及其他人员等；②开展一系列健康咨询讨论会，时长或数量不定，采取个人咨询或小组讨论的方式；③干预方案可针对个人定制，或采用通用饮食或体力活动促进方案；④设置具体减肥或锻炼目标；⑤主要核心干预阶段过后长期维持。

(3) 对照措施(C)：常规护理或低强度饮食和体力活动联合干预措施。

(4) 结局指标(O)：糖尿病发生例数，复归正常血糖例数，体重，血糖指标(空腹血糖水平，口服葡萄糖耐量试验 2 小时后的血糖水平，糖化血红蛋白水平)，死亡率，糖尿病合并症或并发症(心血管疾病，终末期肾病，截肢，视网膜病变，神经病变，皮肤溃疡，牙周炎等)。

(5) 研究类型(S)：随机对照试验，前瞻性非随机对照试验，前瞻性单组干预前后对照研究。

5. 文献筛选及数据提取　研究相关数据由经验丰富的系统评价方法学专家提取并交叉核对，如遇分歧则由研究小组共同讨论并达成一致。数据提取的内容包括：人口特征，研究设计，纳入排除标准，干预措施，结局指标以及结果。

6. 证据质量评估　采用标准评价方案从 8 项指标评估纳入研究质量：①干预组、对照组对象定义与选择；②干预措施的定义与测量；③结局评估；④随访与失访率；⑤偏倚；⑥数据分析；⑦混杂因素；⑧其他。按此标准将纳入研究的执行质量分为良好，中等和限制应用 3 个等级，被评为限制应用的研究不进入有效性分析。在符合纳入排除标准的 54 项研究中 1 项因质量低被排除，最终共纳入 53 项研究分析。其中 33 项质量良好，20 项中等质量。降低文章质量最常见的因素包括对研究人群和干预计划描述不清楚，数据测量或解释的问题及高失访率。尽管 27 项研究失访率为零，但有 9 项研究的失访率 $>20\%$。

7. 证据的整合与分析　本研究对饮食和体力活动联合干预与常规护理相对照的研究，结局指标采用相对危险度(risk ratio, RR)及净变化(net change)表示；采用随机效应模型分析数据结果。在非随机试验中优先使用调整后的数据进行分析。对结局指标中糖尿病的发病率和回归正常血糖水平率，采用长期随访截止时的数据。对连续性变量的结局指标，采用随访一年，两年及随访截止时的数据。基于糖尿病发病率和体重改变在评估饮食和体力活动效应中的重要性，选择这两项指标进行回归分析。对纳入研究数量 >10 的结局指标，通过漏斗图，Harbord 试验或 Egger 试验评估发表偏倚。

(三) 主要研究结果

1. 纳入研究的基本情况　初检共获相关文献 11 317 篇，包括系统评价和相关领域专家建议，最终共 53 项研究纳入分析。包括 35 项随机对照试验，5 项非随机对照研究及 13 项前瞻性单组前后对照研究。纳入研究涉及美国，加拿大，澳大利亚，日本及一些中等收入国家。饮食与体力活动联合干预的内容主要包括设立减重目标，开展个人或团体饮食或增强体力活动的讨论会，制定针对个人的饮食或体力活动干预计划及饮食或锻炼咨询等。4 项研究的持续时间不足 6 个月，其余研究持续时间为 6 个月或更长，总体平均随访时间为 12 个月。30 项研究(57%)严格限制研究对象为糖尿病前期病人；12 项研究(23%)其对象为糖尿病高危人群；$>75\%$ 的文献其研究对象为超重或肥胖人群，大多数研究的研究对象均为中年及以上年龄的女性，有 2 项研究为青少年。

2. 干预的有效性结果　研究结果显示：2 型糖尿病高危人群中 2 型糖尿病和心血管疾病发病率比常规护理组、联合干预组的更低。16 项研究结果显示：2 型糖尿病患者比例中位数下降 11%，且美国糖尿病预防计划(Diabetes Prevention Program, DPP)及芬兰糖尿病预防研究(Diabetes Prevention Study, DPS)均发现此差异在 >50 岁研究对象中更显著；6 项研究报道了干预 1 年后回归正常血糖的人数,结果显示:回归正常血糖的人数比例联合干预组比常规护理组增加 12%;24 项研究均在联合干预组观察到体重显著下降,平均减少 2.2%;18 项研究报道了血糖值改变,干预组:空腹血糖降低约 2.2mg/dl,口服葡萄糖耐量试验 2 小时的血糖水平总的净变化为 −0.48mmol/L,糖化血红蛋白(HA_{b1})降低约 0.08 个百分点;17 项研究报道了血压改变,13 项研究报道了胆固醇水平的改变,结果显示干预组均有所改善,收缩压净变化为 −1.6mmHg,舒张压净变化为 −1.6mmHg,胆固醇总的净变化为 −0.05mmol/L,低密度脂蛋白水平净变化为 −0.09mmol/L,高密度脂蛋白水平净变化为 0.03mmol/L,甘油三酯水平净变化为 −0.07mmol/L。仅 1 项随访 23 年针对女性的研究显示:死亡率降低了 10%,且差异有统计学意义。2 项以青少年为对象的研究结果显示:与对照组相比,参与每周两次联合干预讨论会的对象更易回归正常血糖水平,体重减轻更多,空腹血糖水平和血压更低,但甘油三酯和其他脂质水平无明显差异,随访 6 个月中,无研究对象进展为糖尿病。

几乎所有研究都显示:饮食和体力活动联合干预可促进体重减轻和(或)罹患糖尿病风险降低。在 12 项直接比较两种强度联合干预的研究中,相比低强度干预,高强度干预在减重及降低糖尿病发病率等方面效果更为显著。纳入研究中针对个人的锻炼指导和饮食指导被认为是更有效的干预措施。

3. 经济学评价　28 篇纳入研究的综合结果显示:针对 2 型糖尿病高危人群采用饮食和体力活动联合干预以降低发病风险具有成本效益,报告的货币价值以 2013 年美元价值衡量。12 项研究提供了项目实施的成本,结果显示:对每个研究对象实施干预的平均成本为 653 美元,在团体干预中为平均每人 417 美元。16 项研究评估了方案的成本效益,结果为:每增加一个质量调整生命年需花费 13 761 美元。在团体干预中每个质量调整生命年增加的成本约为 1819 美元;针对个人的干预则高达 15 846 美元,前者明显更具成本效益。面对有限资源及日益增长的服务需求,对社区和卫生保健系统而言,由经验丰富的相关领域专家来组织团体性的饮食和体力活动联合干预将是 1 项经济且有效的方法。

4. 其他益处和危害　17 项研究报道了血压结果,14 项研究报道了胆固醇水平,其结果表明:饮食和体力活动联合干预在降低收缩压和舒张压,改善脂质水平,包括低密度脂蛋白、高密度脂蛋白、胆固醇、甘油三酯及总胆固醇水平上都显著有效。

无研究报告任何与联合干预直接相关的长期危害。仅在 1 项研究中报道了研究对象体力活动造成的肌肉和关节疼痛等现象,但造成重大损失的风险较低。

5. 适用性评估　本研究结果可普遍用于各国各地区的卫生保健中心或社区。美国和芬兰的 2 项大型研究发现:该干预适用于不同种族、社会经济地位、收入和教育水平的人群,在年龄较大的研究对象中干预效果更显著,更推荐应用。

基于两项在青少年人群中开展的干预结果及 2 型糖尿病的病理生理学特征,研究小组认为:饮食和体力活动联合干预适用于青少年人群。尽管大多数儿童糖尿病为 1 型糖尿病,但几乎所有由糖尿病前期发展而来的糖尿病均为 2 型糖尿病,且 2 型糖尿病的病理生理关键特征在所有年龄的个体中相似,故在青少年群体中开展联合干预可有效预防糖尿病。不同程度的饮食和体力活动联合干预预防 2 型糖尿病都被认为有效,包括:不同的咨询指导程度,不同的实施者,不同咨询内容,特定饮食和体力活动目标及不同数量及持续时间的讨论会。干预过程中提供饮食和体力活动的咨询师及干预核心阶段持续较长时间可能是更有效的方案。

6. 实施干预注意事项　较高的服务费是某些人群参加联合干预的一大障碍。但目前已有许多公司提供该干预作为员工的健康福利,且越来越多的私人保险公司愿为其承担费用,且在健康保险公司承担参与成本的条件下,参与联合干预的人数将会大大增加。①美国蒙大拿州,国家和国家医疗补助计划合作为联合干预参与者提供补偿。②实施饮食和体力活动联合干预还需考虑其他影响人群参与该干预的因素,包括因工作或儿童需要而缩短烹饪和锻炼时间;无法获取低廉健康的食物或安全便利的运动场所;认知或身体残疾等。

(四) 结论及对未来研究的展望

强力证据表明:饮食和体力活动联合干预可显著增加回归正常血糖的可能性,降低糖尿病的新发病率,减少糖尿病心源性代谢危险因素,包括:超重,高血糖,高血压及脂质分布异常等。因研究尚少且随访时间不足,联合干预在减少糖尿病相关并发症及因病死亡率方面的作用效果尚未完全确定。但现有证据能明确表明:由训练有素的相关人员组织团体采用饮食和体力活动联合干预进行 2 型糖尿病的预防是有效且具有经济效益的。国家和地方应努力扩大循证干预实施;健康服务提供者应及时为 2 型糖尿病高危人群提供有效的联合干预。

未来的研究应在以下方面作出改善：①评估项目在不同人群中的差异，如种族，社会经济阶层，教育程度，年龄，认知或身体残疾等方面；②评估通过互联网，电子邮件，应用或社交网络提供和实施该干预的有效性；③评估个人和团体干预的相对有效性；④明确干预维持阶段的有效性，以帮助参与者在完成干预核心阶段后继续维持健康饮食和体力活动；⑤长期随访基于社区人群的干预效果，以评估联合干预对糖尿病发病率，减重，其他糖尿病危险因素及死亡率等指标的有效性；⑥降低失访率，了解研究对象退出方案的原因，采取相应措施保证干预的参与率；⑦在初级卫生保健机构等实施联合干预的经济效益方面还需要更多的研究证据，尤其是在社区内，由经培训的非卫生专业人员实施的团体干预，其相关的经济学评价对今后干预的指导将发挥很大作用。

二、青少年妊娠、艾滋病及其他性传播疾病的预防干预

（一）研究背景

青少年妊娠，艾滋病及其他性传播疾病是美国主要的公共卫生问题。青少年的危险性行为，让青少年处于意外怀孕，感染人类免疫缺陷病毒（HIV）及其他性传播疾病的风险中。2014年近25万新生儿由15～19岁青少年妊娠诞生。青少年怀孕带来的成本很高：每年给社会造成约910万美元的经济损失，青少年自身也因此失去很多机会；造成的社会和心理不良后果往往伴随终生。2014年美国新确诊感染HIV人群中，13～24岁年轻人约占22%，其中约80%为男男同性恋和男性双性恋。每年近2000万初诊为性传播疾病的患者15～24岁者占50%。

采取合适且有效的方式开展青少年性教育刻不容缓。美国性教育模式主要有两种——综合型和禁欲型，二者处于长期争论中。综合型性教育模式源自1915年桑格提出生育控制理念，他认为要对青少年进行性教育，注重避孕，控制流产发生。随后美国政府开始关注和重视性教育，并于1991年发布《综合性学校性教育指导大纲》。该模式得到了医学、科学、教育学等多个领域的支持，并产生了很大影响力。禁欲型性教育模式与美国的宗教背景关系密切。20世纪60年代，《婚姻的奥秘》一书指出：性是一件美好神圣的事情，对青少年进行性教育符合宗教信仰。此后，宗教界里连续出现类似支持性教育的书籍和言论。1992年性

健康医学协会成立，并在1999年编制出《性与品格教育国家指导大纲》，发表了专论《禁欲与安全性教育的比较》，标志着两种不同的性教育模式在美国形成。综合型性教育模式主要认为性行为是人类生活的一部分，享受性行为是正当的，也是一种很自然的行为，在某种程度上还代表着一种健康的生活方式。该教育模式从心理、社会、生理各角度讲"性"，但更多的是从生物学角度详细介绍知识。禁欲型性教育模式认为在结婚之前的性行为不利于健康，尤其是对处于生理、心理各种条件都还不成熟的青少年来说，发生性行为明显不利于其健康成长。故该教育模式从心理、社会、生理各角度讲健康，"性"是其中一部分但尽量回避详细描述。

目前，团体性教育广泛用于预防青少年妊娠以及性传播疾病等问题。早期性教育主要介绍身体的变化和生殖健康，如今已演变成一种基于行为理论的方法，以增加青少年性知识，影响他们的态度和信念，培养其沟通，决策和实践技能等。近年促进青少年采取健康保护行为和减少危险性行为方面的干预已被广泛评估，但关于综合型降低风险干预和禁欲型教育干预2种主要干预措施的有效性还有待考察。

该研究的主要目标：①评估综合型降低风险干预和禁欲型教育干预这两种措施在减少青少年妊娠，预防艾滋病及其他性传播疾病方面的有效性；②评估干预的影响因素，包括干预开展的机构，干预类型，干预目的（如减少青少年妊娠或预防性传播疾病）及干预针对的特殊人群。

（二）研究方法

1. **组建专题小组**　本研究协调小组包含20人，包括系统评价方法学专家，实施综合型降低风险干预和禁欲型教育干预方案专家，其他研究青少年性行为的专家、相关政策制定者等。

2. **构建研究分析框架**　构建研究相关的分析框架，阐述禁欲型教育干预和综合型降低风险干预是如何降低青少年怀孕率及预防艾滋病和其他性传播疾病的。禁欲型教育旨在使戒除性行为的青少年数量增加，其主要干预结果是减少性行为和性行为频率，达到减少怀孕，预防艾滋病和其他性传播疾病的生物学结果。综合型降低风险干预旨在减少性行为活跃青少年的性行为频率和危险性行为。两种干预均通过增加对象的相关知识，影响其态度和技能及其他心理因素等来改变目标人群性行为。具体分析框架见图21-2。

干预　　　　　　中间结局　　　　　　　　　　　　　　　健康结局

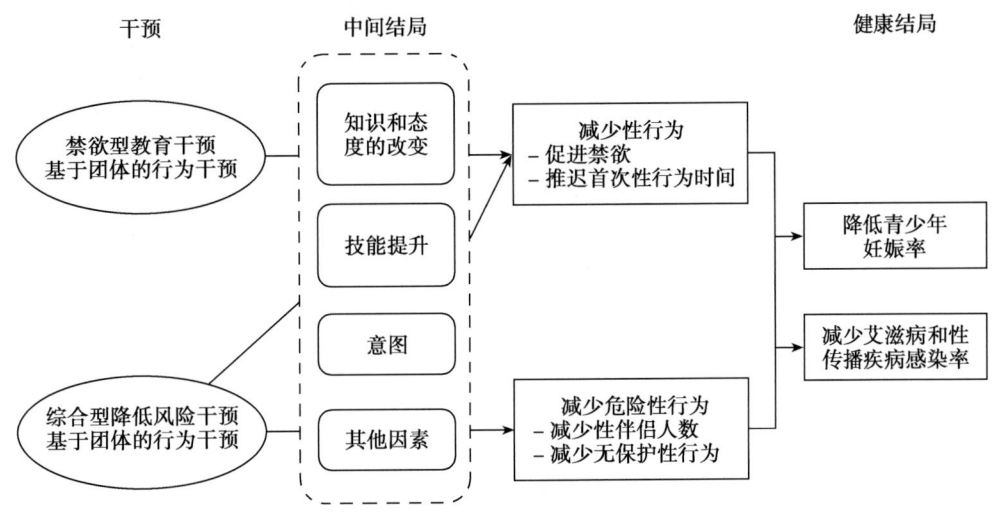

图 21-2 基于团体的禁欲型教育干预和综合型降低风险干预效果的分析框架

3. **检索收集证据**　以"基于团体的预防青少年妊娠，减少艾滋病及其他性传播疾病的综合型降低风险干预和禁欲型教育干预方案"为主题，检索 CINAHL、MEDLINE、PsycINFO、PubMed、Sociological Abstracts、Web of Science、ERIC、POPLINE、NTIS、EP、CRISP、the online Cochrane Controlled Trials Register 数据库 1998—2007 年发表的文献。追溯已获得文献的参考文献，收集小组成员或其他相关人员提供的已发表和未发表报告及疾病预防控制中心关于艾滋病预防研究综合电子数据库中的相关资料。

4. **纳入排除标准**

P：10～19 岁青少年

I₁：综合型降低风险干预：通过采取行为干预，以降低青少年妊娠，艾滋病或其他性传播疾病感染的风险。其干预的主要内容包括：①认为禁欲是"最佳"或"首选"方法，但也提供降低性行为风险策略的详细信息；②认为禁欲和降低性行为风险策略同等重要；③仅涉及降低性行为风险策略。主要评估在学校或社区中实施，针对青少年的综合型降低风险团体干预，这些干预措施还包括其他内容，如发放避孕套等

I₂：禁欲型教育干预：提倡禁止性活动（包括推迟性行为或杜绝婚前性行为），并突出强调使用避孕套或其他避孕方法的失败率。干预内容通常包括禁欲所带来的心理和健康益处及过早性行为的危害等相关信息。纳入的禁欲型干预是在学校或社区中实施，针对青少年进行的禁欲型教育团体干预，这些干预措施还包含其他内容，如媒体广告和社区服务等

C：无干预或低强度干预

O：纳入研究应至少报道一种与分析框架中有关的结局信息，主要结局指标为性行为发生率，性活动频率，性伴数量，非保护性性行为，安全套使用率，性传播疾病感染率，妊娠率等

S：随机对照试验，非随机的前后对照试验

5. **数据提取和质量评估**

两名研究者独立地提取纳入研究的相关信息，并评估其研究设计的适宜性及执行质量，如遇分歧通过小组协商达成一致。数据提取内容如下：①一般人口学特征：性别，年龄，种族和童贞状态；②干预特征：实施机构及环境，剂量，目的，实施者，内容和针对人群；③研究特征：研究设计和对照组类别。采用 9 个要点评价纳入研究质量，内容包括：①干预组、对照组对象定义与选择；②干预措施的定义与测量；③抽样；④暴露和结果的评估；⑤随访；⑥偏倚；⑦数据分析；⑧混杂因素；⑨其他。按照该标准将研究评为良好，中等和限制应用三个等级。9 要点质量评价标准中如有 5 项不符合则评为限制应用，不纳入后续分析。作者对研究结果解释不恰当是导致研究质量较低的普遍原因。

6. **证据的整合与分析**　纳入研究的结局指标以比例、均方差（Ms）和比值比（OR）报道。当研究提供充足信息时，结局指标数据转化为 OR 值进行 Meta 分析。异质性检验采用 Q 统计量和 I^2 统计量进行分析，$I^2 >$ 50% 表示研究间结局异质性较高，超过了抽样水平上的预期差异。对各变量进行单因素分析评估其是否与干预效应有关，并探索总体效应估计中可能的异质性来源，计算每个变量的 OR 值及其可信区间（CI）。采用 Orwin's fail-safe N 检验和漏斗图以估计结局指标的发表偏倚。采用逐一剔除纳入研究的方式测试每项研究对总体效应估计的敏感程度。该研究还评估了纳入研究的干预效果和随访时间之间的相关性。

（三）主要研究结果

1. **有效性评估结果**

（1）综合型降低风险干预：共 66 项综合型降低风

险干预研究符合纳入排除标准,其中 4 项研究因质量低而未纳入后续分析。最终纳入研究 62 项,研究质量 12 项良好,50 项中等。结局指标大部分源于自我报告,部分来源于实验室检测,其中随机对照试验＞50%。Meta 分析结果表明:与对照组相比,干预后干预组性行为发生率减少约 12%,性活动频率降低(OR＝0.81),性伴侣数量减少约 14%,非保护性性行为减少约 25%,性传播疾病感染率降低约 31%,性行为中采取保护性措施的人数增加约 13%。此外,在干预组中,青少年妊娠率降低 11%,长期使用安全套的人数也有增加(OR=1.24),但与对照组的差别均无统计学意义。有效性干预在男性中更为显著。

(2) 禁欲型教育干预:23 项禁欲型教育干预研究符合纳入排除标准,排除 2 项低质量研究,最终纳入的 21 项研究中,研究质量 2 项良好,19 项中等。结局指标数据大多数源于自我报告,部分源于实验室检测。随机对照试验研究数不到纳入研究数的 50%。综合研究结果表明:实施禁欲型教育干预后,性行为显著减少约 16%,且非随机对照试验效果更显著。在干预组观察到性行为频率降低(OR=0.77)及性传播疾病感染增加约 8%,但改变均无统计学意义。尽管青少年妊娠率显著增加了约 12%,但敏感性分析表明此效应估计并不可靠。禁欲型教育干预对性伴侣数量,性行为中是否采取保护性措施,无保护性性行为方面无影响。

2. 经济学评价

(1) 综合型降低风险干预:共有 10 项研究纳入经济学评价,其中 8 项研究报告了基于个人的综合型降低风险干预的成本,货币价值以 2008 年美元价值衡量。6 项研究报道的干预成本从每人每年 66 美元至 10 024 美元不等,其成本主要根据干预内容,参与者数量,干预持续时间和干预实施机构而变化,内容丰富的综合性干预措施往往成本高昂,而一项针对大量对象在学校开展的性教育课程干预成本最低。2 项研究报道该干预的成本效益比为 2.7~3.7,提示:在综合型降低风险干预中每投入 1 美元,可节省青少年妊娠,艾滋病及性传播疾病感染的医疗保健费 2.7~3.7 美元。1 项研究指出:采用综合型降低风险干预策略,每人每年可在预防青少年妊娠和性传播疾病感染方面节省医疗保健费用在 13~14 岁参与者中为约 5.8 美元;在 18~19 岁参与者中约 338 美元。1 项针对花费最高干预策略的成本效益研究显示:该计划的成本超过了预防青少年妊娠的经济效益。1 项来自华盛顿州的研究中也指出:7 项预防青少年妊娠的干预中仅 1 项具有成本效益。但总体看,综合型降低风险干预在预防艾滋病及

其他性传播疾病感染方面表现出了积极的经济价值。

(2) 禁欲型教育干预:禁欲型教育干预相关的经济信息有限。1998 年以来,联邦和州投入至该类干预的资助约 1.155 亿美元/年。唯一 1 项评估干预成本的研究结果表明:课程成本从 31 美元到 646 美元不等,平均每 21 项课程设置成本为 220 美元。

3. 证据的适用性

(1) 综合型降低风险干预措施适用于在学校或社区实行,适用对象为 10~19 岁的大多数非裔美国人,白人,西班牙裔和混合种族青少年,包括有性经历或无性经历者。

(2) 禁欲型教育干预:尚无充分研究证据证明干预的有效性,小组未评估此干预在不同环境和人群中的适用性及实施障碍。

4. 其他益处与危害　两种干预方案在父母和子女之间关于性行为和其他敏感问题的沟通上都能起到促进作用,但遗憾的是,纳入研究中有父母参与的极少。在潜在弊端方面,综合型降低风险干预将可能导致性行为提前及性行为频率增加;因青少年未坚持每次性行为中使用安全套,故不能确保其在预防怀孕和性传播疾病感染方面的效果。禁欲型教育干预可能的弊端与综合型降低风险干预相似,可能会导致接受禁欲型教育干预的青少年在首次发生性行为时不采取任何保护性措施。

5. 干预实施的障碍　①社区或学校对干预活动提出多种限制,涉及干预内容和干预形式等;②资金来源缺乏,少有直接资金支持综合型降低风险干预,往往需要寻求联邦资助以外的其他资金支援;③研究对象参与度的问题:家长参与度低给相关干预带来阻碍;青少年的参与度也低,尤其是在志愿者项目中,招募和维持研究对象也存在障碍。

(四) 结论及建议

该研究推荐应用综合型降低风险干预以减少青少年妊娠,预防艾滋病及其他性传播疾病。因为有充足证据表明,该干预可有效减少青少年参与性活动次数,性行为频率,性伴侣数及无保护性行为的频率等自我报告指标;减少自我报告或临床记录的性传播疾病的发生率。禁欲型教育干预有效性上的研究结果不一致,无充分证据支持该干预的有效性;目前尚不能定论,还需更多研究验证其有效性。

三、促进健康行为的健康传播活动

(一) 研究背景

健康传播活动是应用各种传播策略,向公众,社

区、政府、社会团体、卫生专业人员及决策者提供疾病预防，健康促进，卫生保健方面的信息，以促进相关个人及组织掌握知识，转变态度，做出决定并采纳有利于健康行为的活动。社会营销是指将市场营销技术和概念用于社会范畴而非产品与服务的过程。

大众媒体宣传和产品销售相结合的商业营销模式早在用于公共卫生领域之前就已建立，随着传播理论和传播策略逐渐完善，再在健康促进领域得到广泛应用。在过去几十年里，健康传播活动和社会营销理念已被广泛用于疾病预防及公共卫生领域。健康传播活动与社会营销相结合的理念首先被用于促进计划生育避孕药具的使用中；在 20 世纪 60 年代后期被用于美国的烟草反销售运动；此后，健康传播活动开始用于公共卫生的其他领域，通过传递健康信息影响人群的知识信念，建立社会规范来改善相关健康行为。研究证据表明：健康传播与其他策略相结合比使用单个策略对改善健康行为更有效。

已有系统评价评估了各种媒介（不包括健康相关产品销售）传播健康信息的有效性，结果表明：这些健康传播活动平均促进增加了约 10% 的目标健康行为，尽管大众媒体传播途径有时成本高昂，但其信息传播面广，并可促进广大受众形成健康相关意识。本研究旨在评估大众媒体宣传与健康相关产品分发相结合的策略对于促进人群健康行为改变的有效性。

（二）研究方法

1. 组建专题研究小组　专题研究小组由美国CDC 社区指南中心的专家，来自 CDC 健康营销国际中心，社区预防服务工作组，哈佛大学，医疗保健研究质量机构的专家及社会营销，健康教育，健康传播等领域的专家组成。

2. 构建研究分析框架　框架阐述了该研究的概念路径，通过健康传播活动与产品销售相结合的干预，促进健康相关行为增加，提高人群健康水平，最终达到减少发病率和死亡率的目的。干预可通过影响社会生态模式不同层次（如个人，组织，社区）使用具有直接保护效应的产品（如头盔），促进采用健康行为的产品（如用计步器增加锻炼时间）以获得健康结局。此类干预活动可建立起促进健康行为的社会规范，反过来，亦能增强人们采取健康行为的意识与自我效能。随着时间推移，活动将获得社区的支持，持续不断的相关活动消息将促使人们对健康行为态度的转变。社会环境层面的改变对个人层面的行为具有巨大的影响潜力，健康促进原则根植于个人与社会环境层面变化的相互作用。高质量的干预活动通常运用形成性研究来设计影响目标受众知识，态度和行为的有效信息。①受众通过大众媒体接触到促进采纳健康行为的信息，相关信息不断重复，信息覆盖面和受众群体不断扩大，从而对受众行为产生短期乃至长期影响。②通过进一步增强健康相关产品的"可用性，可得性和可负担性"以促进健康行为的采纳和维持，最终达到降低发病率和死亡率的目的。具体分析框架如图 21-3。

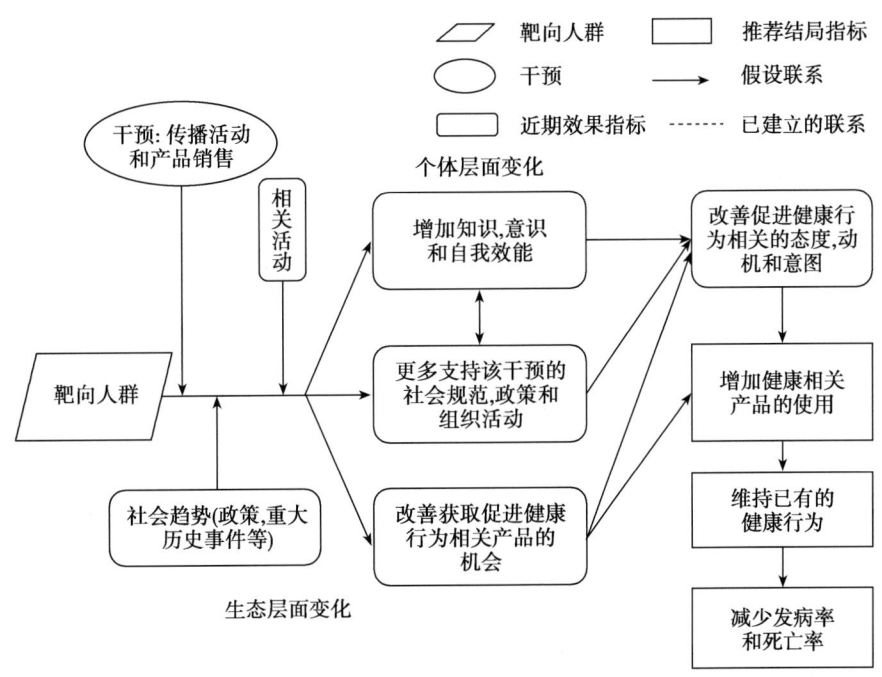

图 21-3　大众媒体与健康相关产品销售相结合的健康传播活动的概念模型

3. 纳入排除标准

P：一般人群

I：该研究评估联合应用健康传播活动及健康相关产品销售2类干预措施的效果。健康传播活动的信息内容应促进提高消费者对健康相关产品的意识，需求，并合理使用该产品。相关信息可通过多种渠道传播，但其中一种必须为大众媒体。健康相关产品应该：促进采纳和维持健康行为（如通过将步行活动与计步器销售相结合以促进锻炼）；促进戒除有害行为（如采用非处方尼古丁替代品治疗以达到戒烟目的）；促进预防与疾病或损伤相关的行为（如安全套，儿童安全座椅，自行车头盔和防晒产品等）。相关产品应免费发放或低价销售，以减少目标人群的花费并为其获得该产品提供方便。综上所述，该研究仅纳入以下健康相关产品：已有循证证据（系统评价或多项严格设计的研究）表明其能促进健康相关行为（如增加体力活动，戒烟，减少疾病、损伤和死亡）的产品；有形产品；非服务性产品（如乳房X线照片）；不是通过卫生人员提供的处方药或管理部门提供的服务（如疫苗接种或处方药）；能通过重复或连续使用而不是一次性行为来达到改善健康行为，减少疾病，损伤和死亡效果的产品（如安全套，头盔）；不是作为以"健康"理念销售的食品（如燕麦等）

I：对照组未实施干预

O：健康行为改变的人数，与健康行为有关的具体测量值（如每日记步数）等

S：应为原始研究而非综述或指南等二次研究，有干预组与对照组比较的信息，可以是干预前后的测量比较或仅有干预后的比较

4. **检索收集证据**　以"联合大众媒体与健康产品销售的健康传播活动"为主题检索CINAHL（EbscoHost），Cochrane，Econlit，ERIC（CSA），Health and Safety Science Abstracts（CSA），JSTOR，Medline（Ovid），PILOTS（CSA），PsychInfo（Ovid），Social Service Abstracts（CSA），Sociological Abstracts（CSA），Social Sciences Citation Index（Web of Knowledge）数据库1980年1月至2009年12月发表的相关文献、书籍及会议摘要。

5. **数据提取及证据质量评估**　两名研究者分别独立筛选文献并采用社区指南中的数据提取模板对纳入研究进行数据提取，如遇分歧则由研究小组共同讨论并达成一致。根据研究设计是否适合评估干预措施有效性，将每个研究分为最适宜、中等适宜、最不适宜3个等级。研究的执行质量评价采取9要点评价标准，内容包括：①干预组、对照组对象定义与选择；②干预措施的定义与测量；③抽样；④暴露和结果的评估；⑤随访；⑥偏倚；⑦数据分析；⑧混杂因素；⑨其他。按照该标准将研

究评为良好，中等和限制应用3个等级。只有质量良好和中等的纳入研究可进行下一步的有效性分析。

6. **数据整合与分析**　健康相关行为改变通过使用具有直接保护作用或促进行为改变的产品的使用频率来计算，采用每个研究截止时的数据进行分析。健康相关行为改变绝对百分点以干预前后干预组行为改变的人群比例差值减去对照组行为改变的人群比例差值计算。对连续性变量，如每日记步数，计算均值改变的绝对百分点。结果以中位数和四分位间距表示，根据不同方法和重要变量进行亚组分析。当研究报道多个时间点的结局数据时，效果评估采用干预前的数据与随访截止时的数据。当研究报道了目标结局的不同测量指标时，选择最佳信度和精度的测量指标。当研究报道了校正和未校正混杂因素的结局指标数据时，优先选择校正后的数据。除评估健康行为改变等干预措施有效性的指标，还评估了干预措施在不同环境及人群中的适用性，干预带来的其他益处和潜在危害及干预实施的障碍等。

（三）主要研究结果

1. **有效性评价**　23项研究符合纳入标准，1项研究因执行质量差而被排除，最终22项研究进入有效性分析，其中3项质量良好，19项质量中等。在所有符合条件的健康相关产品中，本研究纳入了儿童安全座椅、安全套、自行车头盔、尼古丁替代疗法、计步器和防晒霜6件产品，最常见的干预是促进安全套和自行车头盔的使用。综合17项研究结果发现：使用健康相关产品后，采纳健康行为的人数比例增加了8.4%。虽然研究间干预效应大小不同，但各研究结果都一致表明了干预的有效性。5项纳入研究中健康行为的改变不能以绝对百分点表示，但结果与其他研究一致，即支持干预有效。研究还发现，与单独开展健康传播活动相比，将产品销售和健康传播活动相结合对目标人群健康行为的改变更大。在对促进特定产品（如安全套）使用的健康传播活动进行评价的4项研究中，产品使用率单独开展健康传播活动干预的研究增加了1.5%，而同时进行相关产品分发的研究增加了4%。

纳入研究中健康传播活动利用的渠道主要是大众媒体（电视，无线电，报纸等）、宣传小册、海报、传单宣传等，持续时间从1周至36个月不等。信息传播经由人际交流（同伴，热线号码），社区活动（健康展会，节日等）进行，偶尔也有通过社交媒体网络（Facebook）等方式进行。有的健康传播活动采用与其他活动相结合的方式，如提供HIV检测，戒烟咨询服务，改变环境（建人行道）等。结果显示：不管通过多少渠道传播健康相关产品使用的信息，其干预结果都有效。

现有证据表明：采用社会营销活动作为干预的一

部分比未采用的效果更为显著,且在不同产品销售点之间的干预效果一致(如社区组织和零售商店之间)。

2. **经济学评价** 15 项相关研究进入经济学评价中,但仅 2 项研究对结合产品销售的健康传播活动进行了完整的经济成本和效益评估。大部分研究对媒体及产品销售的成本描述并不完整,>75% 的研究资金源于公开融资。对于健康传播活动和产品销售联合干预的经济学效益,各纳入研究的结论并不一致。在增加辅助座椅和儿童安全座椅预防损伤的干预方面,仅 1 项研究提供了干预的资金总额,但未提供该研究的准确样本量,且干预仅在 2 个目标社区之一中有效,而对另一社区人群的健康行为改变未产生影响;在通过计步器增加体力活动的干预中,2 项研究表明干预成本为每人 13.27 美元,但此项干预也不具成本效益,因为干预后自我报告并无体力活动的改变;在安全套分发和预防性传播疾病干预中,4 项研究结果显示人均干预成本差别很大,对大城市人群中青少年的干预成本为每人 42 美元,而对小城市中年轻男同性恋者的干预则高达每人 676 美元;在促进安全头盔使用的干预中,1 项研究报道在提供了经济资助后,中学生安全头盔的拥有率提高了 15.5%,家长报告的安全头盔使用率也有提高,干预成本为每人 116 美元/5 月干预期;在尼古丁替代疗法戒烟的干预方面,有 1 项研究表明,该干预挽救生命年的成本符合成本效益的标准,免费发放或低价销售的尼古丁替代品能够增加人群的戒烟率。在干预成本,医疗保健机构和干预场所的人力花费,挽救的生命年或质量调整生命年等方面均缺乏高质量证据,给本研究的经济效益评估造成了很大障碍。①许多研究未报告完整的成本:自愿捐款未计算进成本,忽略了产品及其销售成本,医疗保健机构和干预场所的人力花费也很少被记录或纳入研究模型。②得出干预有效的结果往往来源于近期效果指标,例如吸烟者戒烟或无保护性行为的减少,但确定经济价值往往需要以货币价值评估干预的成本效益,或以质量调整生命年评估其成本效果。本研究结果显示,在采用大众媒体和产品销售结合促进健康传播的活动中,由于缺乏完整的经济学成本效益和成本效果研究,尚不能得出有关干预经济价值的明确结论。

3. **证据的适用性评估** 纳入的研究涉及美国、澳大利亚、加拿大、比利时和以色列的城市、农村和郊区等范围广泛的地区。很多研究并未报道研究对象的详细人口学特征,如种族、年龄和教育背景。但干预对各种特定人群(包括非裔美国人,西班牙裔人,低收入群体及男男同性恋者)都显示了其有效性。因各研究结果都一致支持干预有效,且没有充足的理由认为这些干预在不同人群中会有不同的效果,故认为本研究的证据具有广泛的适用性。

本研究或许不会推广到其他不符合纳入标准的健康传播和产品销售活动中,如无形的服务,需要一次性使用或安装以促进健康防止损伤的产品等,但并不意味着这些干预无效。

4. **潜在危害及其他益处评估** 纳入研究未报道大众媒体与健康相关产品销售相结合的健康传播活动会对干预人群带来明显危害。但文献评价及专家咨询结果均表明:实施这些干预措施会带来其他益处。一项针对安全套使用的研究报道:安全套的使用促进了成年人和青少年之间及青少年群体之间关于危险性行为的对话。干预促进了其他健康行为的形成,影响了目标范围外的人群及社区参与等。

5. **实施中可能存在的障碍** 此类干预一般规模较大且操作复杂,因此一些纳入研究报道了实施中的障碍,包括:社区参与度低或合作伙伴未履行承诺等问题,如零售商对原本免费的商品进行收费及在安全套推广和销售活动中,社区对安全套销售的抗拒,尤其当涉及青少年人群时,实施干预更是阻碍重重。

(四)研究结论

1. **主要结果总结** 有充足证据表明:健康传播活动通过增加目标人群相关知识,提高自身意识,进而导致态度和行为的改变。采用多信息传播渠道,与分发或销售低价健康相关产品相结合进行健康传播活动有效。本研究结果可用于发展新的健康传播和社会营销活动,并将在改善人群健康方面发挥重要作用。

2. **研究证据缺口** 本研究为今后的相关研究提出了两个方面的改进意见。

研究报告有待改进。纳入研究中有关干预活动的一些重要方面通常未提供充足信息,例如:健康传播活动的强度,形成性研究或其他社会营销实践被用于传播活动和产品销售的程度等信息。评估不同人口学特征群体中干预措施效果的数据有限,应详细报道对象人群的人口学特征,及干预对不同年龄,性别,社会经济地位及种族的效果等,以便为不同地区的实施者起到指导作用。清晰表达对社会营销概念如"市场细分","形成性研究","洞察"等应运用一致的术语,以便今后该领域研究的数据整合与分析。

开展相关研究以填补证据缺口。本次纳入的研究大多数仅提供了短期随访数据,而重要信息往往需要较长时间的随访以获得。尽管目前证据可在大体上评估干预的有效性,但仍不能解释为什么有些干预比其他的更有效。比如影响目标人群采纳健康行为或行为改变程度的因素可能与传播活动的强度,产品是否免费/降价等有关,但这些假设关系是否成立仍需要更多证据证实。随着当今媒体环境的快速变化,互联网和社交媒体可以最具成本效益的方式传播健康信息,在健康促进领域的作用越来越突出。这些新兴信息传播方式也为许多资金困难的健康促进机构提供了新的选择。但因本研究涉及此类干预策略有限,评估社交媒体作为主要传播渠道进行产品推广和促销干预的有效性将是未来的重要研究领域。

四、过量饮酒的预防干预

(一) 研究背景

过量饮酒是美国第三大可预防的死亡原因,每年导致约 8 万人死亡,其中一半以上的死亡由酗酒(Binge drinking)导致,即男性一次饮用≥5 瓶啤酒,女性一次饮用≥4 瓶啤酒。过量饮酒还会带来很多健康及社会问题,包括车祸、自杀、人际暴力、心脏病、肝硬化、癌症、性病及出生缺陷。过量饮酒也给社会经济带来了极大损耗,仅在 2010 年,美国因过量饮酒导致的经济损耗就高达 2490 亿美元。

目前美国社区预防服务工作组评估并推荐了一系列干预措施用于减少过量饮酒行为及其相关危害,包括提高酒税,监管酒类销售点密度,规定酒类销售场所法律责任,限制酒类销售天数或销售时间,加强执法禁止向未成年人销售酒类及通过电子设备进行筛查和简单干预。本研究以提高酒税为例,介绍其评估过程。

基于经济学理论,提高酒价能减少酒精消费。目前美国的酒类税收政策根据酒类品种而定,如啤酒,葡萄酒,蒸馏酒等的税收政策不同,称为“名义税”,即税率基于每单位体积,不随通货膨胀而变化。美国的酒税政策由联邦和州政府颁布,但在地方可有不同的税收政策。自 20 世纪 50 年代以来,酒税大幅下降,导致酒价也急剧下降,说明通过税收变化能有效调节酒价。本研究旨在评估:酒税或酒价与过量饮酒导致的公共卫生结局之间的联系,以促进政策制定者将税收政策作为改善此类公共卫生问题的途径之一。

(二) 研究方法

1. 组建专家小组　专家小组由系统评价方法学专家及相关研究,实践和政策领域的专家组成。

2. 构建概念模型　在实施干预前,专家小组先构建干预的概念模型。模型首先假定增加酒税将使酒类以更高的价格销售给消费者,根据需求定理,酒价的增加将会减少酒类的需求量,从而减少过量饮酒行为及其危害性后果。概念模型中的具体变量及结局指标见图 21-4。

3. 检索收集证据　计算机检索 Econlit,PsycInfo,Sociology Abstracts,Medline,Embase 和 EtOH 数据库截至 2005 年 10 月发表的文献,并追溯已获得文献的参考文献。

4. 纳入排除标准

(1) 研究目的:评估酒税政策变化,或评估酒税或酒价与相关结局之间关系。

(2) 结局指标:直接影响酒类消费及健康结局的指标,或与二者相关的指标。

(3) 研究地区:高收入国家。

(4) 语言:英文。

(5) 研究设计和质量满足社区指南标准的最低要求。

5. 数据提取和质量评价　对每项纳入研究的研究特征及结果等进行数据提取,并评估其研究质量。根据研究设计是否适宜评估干预的有效性将研究设计分为 3 种类型,包括最不适宜的设计(如横断面分析或干预前后单次观察);中等适宜和最适宜的设计(同期比较设计)。研究的执行质量评价采取 9 要点评价标准,内容包括:①干预组、对照组对象定义与选择;②干预措施的定义与测量;③抽样;④暴露和结果的评估;⑤随访;⑥偏倚;⑦数据分析;⑧混杂因素;⑨其他。按照该标准将研究评为良好,中等和限制应用三个等级。9 个条目中若只有一个不满足,则该研究执行质量良好,若有 2～4 个条目不满足,则执行情况中等;若有 5 项及以上不满足则限制应用,此类研究不纳入后续分析。

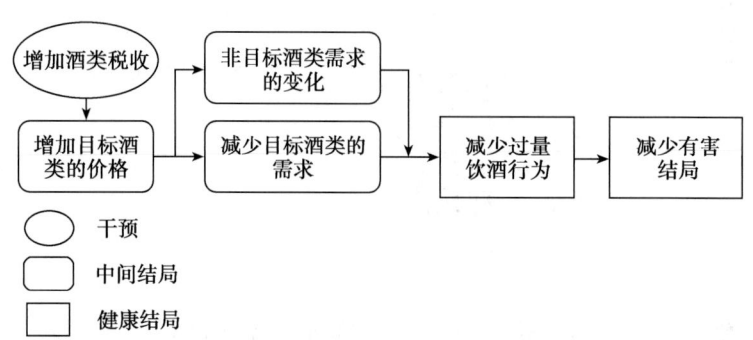

图 21-4　增加酒税与减少过量饮酒及其相关危害因果关系的概念模型

6. 数据的整合与分析 研究酒税对其干预相关结局影响的最常见方法是在控制潜在混杂因素的前提下,评估税收与其相关结局指标随时间的变化情况。本项研究纳入的大多数研究均以酒价弹性作为主要报道结果,并与其他研究的价格弹性结果进行比较。弹性定义为自变量(如价格或税率)增加 1% 所导致的因变量的百分比变化。例如,价格弹性为 -0.5,意味着价格增加 10% 将会导致结局指标下降 5%。税收弹性与此类似,但不能直接与价格弹性相比,因为税收代表的只是总购买价格的一小部分。各纳入研究主要从 2 方面报道酒类消耗量:社会层面的总酒类消耗量及个人层面自我报告的酗酒次数。酒精相关危害指标分以下几类,如机动车车祸,肝硬化,暴力,酒精依赖和全因死亡率。

因各纳入研究结局指标定义不同,对税收和价格变化效应测量的单位也不同,该研究对大多数结局指标仅进行了描述性的综合分析。且仅社会层面的酒精消费量这一结局指标有足够研究数量及相似结果可进行定量合成。对该结局指标,将单个研究报道的酒价弹性的估计值作散点图,并估计各类酒价弹性的中位数及四分位间距(IQI)。选择此方法可避免在地理位置,研究时间上有重叠的纳入研究所报道的结果对合并估计值的统计学影响。另外,研究小组根据研究设计、时间跨度、研究地点等将结果分类,用于评估研究结果的稳定性和可推广性。

(三)主要研究结果

1. 有效性评价 共 78 项研究符合纳入排除标准,其中 5 项研究因执行质量差而排除,最终 73 项研究进入分析。纳入研究绝大多数是在社会层面上评估总的酒类消费量(如人均酒类消费量)。研究设计因国家而异:在美国以外的其他国家开展的研究大多采用间断时间序列设计(interrupted time series designs),因为这些国家的酒税往往在国家层面设定,无法进行国内各地区的比较;绝大多数美国的研究采用定群追踪设计(panel study design),可比较各州之间及各州内部酒税及酒价随时间的变化。其他的研究评估了与过量饮酒(如酗酒率)和酒精相关危害有关的指标(最常见的危害指标涉及车祸)。

在酒价和总体消费方面,50 项研究评估了总体酒类消费,其中 38 项报道了价格弹性。且 38 项研究都报道了负的价格弹性,表明价格与消费呈负相关。这些结果在不同酒类及不同特征研究(如研究设计、时间阶段、地理位置)中均具有很好的一致性。综合纳入研究数据得出不同酒类的价格弹性分别为:啤酒 -0.5

(IQI:$-0.91 \sim -0.36$);葡萄酒 -0.64(IQI:$-1.03 \sim -0.38$);白酒 -0.79(IQI:$-0.90 \sim -0.24$);总酒精(乙醇)-0.77(IQI:$-2.00 \sim -0.50$)。在酒价和酒税与个人消费模式方面,纳入的绝大多数研究发现:较高的酒税或酒价与总的酒类消费量减少及过量饮酒率降低有关。在酒价或酒税与酒类相关危害方面,22 项研究评价了酒价或酒税对不同酒类相关危害的影响中最常见的相关危害是车祸,暴力与肝硬化。11 项研究表明较高的酒税和酒价与相关车祸及死亡人数减少相关;6 项研究评价了酒价或酒税对非交通死亡数的影响,结果表明较高的酒税和酒价与肝硬化死亡率、酒精相关癌症和自杀所致死亡率的降低均相关;其余研究在暴力,性传播疾病和酒精依赖等结局指标上也显示了酒价及酒税提高的积极效果。

2. 经济学评价 两项研究评估了酒税干预的成本效益,所有货币价值以 2007 年美元价值进行评估。1 项研究评估了 84 个在美国开展的伤害预防干预,结果表明:在考虑了酒类销售量降低等负性经济影响后,酒税为税前零售价的 20% 可促进净成本的节约。1 项研究比较了 12 个 WHO 亚区用于降低酒类危害负担的不同政策的成本效益,结果显示:在重度饮酒者 ≥5% 的人群中,税收是最具成本效益的干预。与税收干预相关的成本主要包括立法,管理及执法的成本。使用伤残调整生命年(DALY)衡量成本效益。以美洲 A 区(包含美国,加拿大和古巴)为例,每年用于一百万人口的干预费用约为 482 956 美元,预计可挽回 1224 个DALY,平均成本效益比率约为 395 美元/DALY,而该数字远低于这 3 个国家的人均年收入,证实了税收干预的成本效益。

3. 其他益处与危害 除以上直接公共卫生效益外,增加酒税的主要益处是税收可作为支持防治酒类问题项目的收入来源,补偿对过量饮酒造成的相关社会经济成本。经济学分析也表明,需要大幅增加酒税来解决过量饮酒有关的犯罪、车祸、暴力和生产力损失等外部成本。

一个潜在的问题是酒税的增加对低收入人群可能产生较大的经济影响,而酒税占美国人税收负担 <1%。所支付的税额与酒类消费量直接相关,因此增加的酒税将大部分由过量饮酒人群支付,但正是这类人群同时也遭受着较多的饮酒相关危害,产生大部分酒精造成的经济损失。同时因健康保险覆盖率较低等因素,低收入群体中酒精相关疾病或损伤往往缺乏治疗或治疗不完全,对过量饮酒所致危害可能更为脆弱。若增加的酒税收入可用于帮助无医保及其他弱势群体

获得卫生保健服务,则增加酒税就能给低收入群体带来直接益处。

4. 适用性评估　需求定律表明商品的价格和需求成反比关系普遍存在,只是关系的强度因商品或人群而异。该研究评估了在北美、欧洲和西太平洋地区不同高收入国家基于社会层面酒类消费的价格弹性,得到的结果与该定律一致。尽管过量饮酒的相关危害结果报道主要来自加拿大和美国,但这些结果在其他高收入国家也很可能广泛适用。

可支配收入可能是影响不同人群酒价弹性强度的重要因素,即与拥有更多可支配收入的人群相比,可支配收入较少的群体,如未成年人,可能对酒价的变化更为敏感。但根据纳入研究的结果尚不能确定酒价弹性在年龄或收入方面是否有显著差异。尽管该研究发现酒价变化可影响过量饮酒(如过量饮酒的发生率及频率),但这些数据仍不足以评估在饮酒模式(过量和非过量饮酒者)上价格弹性的潜在差异。

5. 实施干预可能存在的障碍　尽管增加酒税可为政府提供重要的收入来源,但酒税增加可能会被某些行业团体和消费者抵制。该研究同时提出,将酒税收入用作防治酒类相关危害的基金而非政府的一般收入来源,才可能获得公众对增加酒税的持续支持。

(四) 研究结论及推荐

该研究结果表明:提高酒税及酒价与减少过量饮酒及其相关危害有关,且来自不同国家、时间跨度、研究设计、分析方法及结局指标的研究,得到的结果一致。根据社区指南对证据强度的划分,纳入研究提供了强力证据支持提高酒税作为减少过量饮酒及其相关危害的有效策略。大多数纳入研究用价格弹性作为指标来研究酒价与相关结局之间的关联,饮酒相关危害主要包括车祸、暴力和肝硬化。在社会层面的酒类消费上,酒价提高 10%,可降低 3%～10% 的酒类消费。酒价弹性也可能随年龄和收入不同而变化,但这些差异尚不能通过本研究证实。

小　结

循证预防医学是指将现有最佳研究证据用于维持健康和预防疾病,以获得最佳预防医学效果的过程。循证预防医学的研究内容涉及预防医学的各个领域。循证医学方法用于预防医学实践促进了循证预防医学的学科发展,也使预防医学实践更加科学。

一些发达国家和地区已经积累了大量预防医学领域循证决策与实践的成功经验,如英国的 Cochrane 协作网,美国的社区预防服务工作组等组织的工作对各国的循证预防医学实践和发展产生着重要影响。我国预防医学领域也已开展了一系列循证研究,如疾病危险因素的循证评估、疾病防治措施的效果评估、卫生保健干预措施的成本效益分析、医疗卫生服务需求研究等,推动着循证预防医学的发展。在不断发展的道路上,循证预防医学实践也面临着多方面的挑战,如现有证据不能满足循证预防医学实践需要,循证研究方法尚有待完善及预防医学领域的实践者或决策者应用证据的能力仍有待加强等。

近年循证医学的理念和方法逐渐用于预防医学的各个领域,生产出了众多高质量的循证证据。本章主要介绍了以糖尿病为代表的慢性非传染性疾病的循证预防干预,青少年妊娠、艾滋病及其他性传播疾病的循证预防干预,促进健康教育的循证传播活动及以过量饮酒为代表的不良健康行为的循证干预这 4 个循证预防医学实践实例的具体过程。

预防医学涉及范围广泛,必须重视高质量证据的生产,科学决策,后效评价,止于至善。循证医学诸多成功方法用于预防医学领域时的不足,在给应用者提出挑战的同时也指出了今后研究的重点方向。循证预防医学将在解决新问题、完善新方法的不断实践中发展和完善。

(刘　琴)

参 考 文 献

1. 傅华. 预防医学, 第 6 版. 北京:人民卫生出版社,2013
2. 李幼平. 循证医学, 第 1 版. 北京:人民卫生出版社,2014
3. Balk E M, Earley A, Raman G, et al. Combined Diet and Physical Activity Promotion Programs to Prevent Type 2 Diabetes Among Persons at Increased Risk: A Systematic Review for the Community Preventive Services Task Force. Annals of Internal Medicine, 2015,163(6):437-451
4. Li R, Qu S, Zhang P, et al. Economic Evaluation of Combined Diet and Physical Activity Promotion Programs to Prevent Type 2 Diabetes Among Persons at Increased Risk: A Systematic Review for the Community Preventive Services Task Force. Annals of Internal Medicine, 2015,163(6):452-460
5. Chin H B, Sipe T A, Elder R, et al. The effectiveness of group-based comprehensive risk-reduction and abstinence education interventions to prevent or reduce the risk of adolescent pregnancy, human immunodeficiency virus, and sexually transmitted infections: two systematic reviews for the Gu. American Journal of Preventive Medicine, 2012,42(3):272-294
6. Robinson M N, Tansil K A, Elder R W, et al. Mass media health communication campaigns combined with health-related product

distribution: a community guide systematic review. American Journal of Preventive Medicine,2014,47(3):360-371

7. Jacob V,Chattopadhyay S K,Elder R W,et al. Economics of mass media health campaigns with health-related product distribution: a community guide systematic review. American Journal of Preventive Medicine,2014,47(3):348-359

8. Elder R W,Lawrence B,Ferguson A,et al. The Effectiveness of Tax Policy Interventions for Reducing Excessive Alcohol Consumption and Related Harms. American Journal of Preventive Medicine,2010,38(2):217-229

第 22 章　循证护理实践

护理学科在我国处于迅速发展中,尤其是 2011 年护理学科成为一级学科后,循证护理成为我国护理学关注的重点,对提高护理实践的科学性和专业化水平起到重要作用。护理实践中的专业决策应尽可能参考科学证据,而不能简单地凭经验,这是护理学科专业化的重要特征。倡导循证护理实践已成为全球护理的共识。本章主要介绍循证护理的起源、特征、发展趋势,并通过实例分析循证护理实践的过程。

第一节　循证护理概述

一、循证护理的起源及发展

(一)循证护理的起源

循证护理来源于循证医学。20 世纪 90 年代起,循证医学对护理学科的发展带来了深远的影响,1995 年英国 York 大学护理学院成立了全球第一个"循证护理中心",首次提出"循证护理实践(evidence-based nursing practice,EBN)"的概念。1998 年 York 大学与 McMaster 大学共同创办了《Evidence-based Nursing》期刊。1996 年总部设在澳大利亚阿德莱德大学的"Joanna Briggs 循证护理中心"成立,并于 2003 年联合全球的护理及助产、老年照护、营养、康复、理疗、癌症照护等相关学科将中心扩展为"Joanna Briggs 循证卫生保健中心",2017 年该中心发展成为在全球拥有 70 余个分中心和协作组织、覆盖近 50 个国家的循证卫生保健国际协作网,促进循证实践在全球护理及相关学科的推广。

(二)国外循证护理实践的发展

近 10 年循证护理在国际全球护理领域的发展非常迅速,已形成了多个国际性循证护理协作网络。1995 年成立的英国 York 大学循证护理中心主要进行循证护理的教育和培训、收集社区服务和健康促进方面的研究,开展证据的综合;该中心的 NickyCullum 教授带领的团队在 Cochrane 协作网负责"伤口管理组(wound care group)"的系统评价。1998 年该中心与加拿大 McMaster 大学共同创办了《Evidence-based Nursing》期刊,是全球首本循证护理专业杂志,刊载护理领域的系统评价、证据总结、循证实践论文。聘请专科领域的临床专家将护理相关领域最新临床研究文章整理成详尽摘要并附加评论,在选用文章前都依照文献质量评价的工具对论文质量进行严格评价,已被 MEDLINE、EMBASE、CINAHL 等数据库收录。

澳大利亚 Joanna Briggs 循证卫生保健中心(JBI)是目前全球最大的以护理为重点的循证卫生保健协作网。先后在澳大利亚、英国、加拿大、美国、西班牙、新西兰、南非、泰国、新加坡、巴西、比利时等国家成立分中心。在中国先后在香港(1997 年)、上海(2004 年)、台湾(2005 年)、北京(2012、2015 年)设立分中心。目前建立了国际性的 JBI 循证卫生保健全球协作网——JBC(Joanna Briggs Collaboration)。至 2016 年年底,JBI 循证卫生保健中心已发展成拥有 78 个协作中心和附属中心(Collaborating Centers and Affiliate Centers)和 11 个方法学组(Methods Group)的全球循证卫生保健协作网。JBI 的宗旨是在"JBI 循证卫生保健模式"下开展循证卫生保健方法学和工具的研究,并开展护理及相关学科相关证据的整合、传播和应用。在循证实践的理论研究上 JBI 构建了 JBI 循证卫生保健模式,构建了不同类型研究系统评价的 SUMARI 工具,并与 Wolters Kluwer 出版集团下的 OVID 数据库平台合作构建了"JBI 系统评价和证据应用报告数据库"(The JBI database of systematic reviews and implementation reports,JBISRIR),包括:系统评价报告、证据总结、推荐实践、证据应用报告等证据资源,并定期更新。该中心每年举办循证卫生保健国际论坛,定期在全球各分中心举办循证卫生培训班,推动了循证护理和循证卫生保健在全球的发展。

加拿大安大略省注册护士协会(Registered Nurses' Association of Ontario,RNAO)设立的最佳实践组织(Best Practice Spotlight Organization,BPSO)是全球构建循证护理指南的研究机构,主要致力于护理

领域的循证实践指南的制订、实施、评价和传播。该机构成立于 1999 年,由加拿大安大略省政府基金支持,目前 RNAO 的网站上推出了近 50 篇基于证据的临床护理实践指南,且每 3～5 年更新,其指南在全球护理领域得到了广泛传播和应用。

Cochrane 协作网 2008 年起与 JBI 合作,成立 Cochrane 下的第 17 专业组——护理组(Cochrane nursing care field,CNCF),开展护理领域的证据的综合和应用,进一步推动了循证医学与循证护理的密切合作。

美国 Sigma Theta Tau International 护理荣誉协会主办的《Worldviews on Evidence-based Nursing》2004 年创刊,该刊源于 1994 年的《Journal of Knowledge Synthesis for Nursing》,刊载证据转化、系统评价、循证护理方法学论文为主,因其刊载的循证护理类论文被全球护理领域广泛引用,该期刊迅速发展成为近年护理领域影响因子持续居前的 SCI 期刊。2015 年以 2.381 的影响因子居当年 86 本 SCI 收录护理类期刊中第三,充分显示出全球护理领域对循证实践的极大关注。

国际护士会(International Council of Nursing,ICN)2012 年发布了题为"循证护理实践-缩短证据与实践之间的差距(Closing the gap:from evidence to action)"的 2012 ICN 白皮书,不但在全球护理领域引发了循证护理实践的热潮,也引起医学领域的积极关注。著名医学期刊《Lancet》(柳叶刀)在 2012 年第五期针对 ICU 的白皮书发表了一篇题为"护理实践的科学性(Science for action-based nursing)"的编者按,对 ICN2012 年白皮书倡导循证护理实践表示支持,鼓励全球护理人员应"迈出大胆的步伐拥抱证据,通过研究缩小知识与实践之间的差距,并让全球的护士真正置身于全球循证实践的核心"。Lancet 还特别针对中国的情况指出:"对转型中的国家例如中国,针对医护比例不合理的现况,更需要通过循证实践,才能在数量和质量上提升护理服务"。

(三) 我国循证护理实践的发展

从 1997 年起,JBI 循证卫生保健中心在中国地区设立了 5 个分中心:1997 年在香港中文大学护理学院设立"香港 JBI 循证护理分中心";2004 年在上海复旦大学护理学院设立"复旦大学 JBI 循证护理分中心";2005 年在台湾杨明大学护理学院设立了"台湾杨明大学 JBI 循证护理分中心";2012 年在北京大学护理学院设立"北京大学医学部 JBI 循证护理分中心";2015 年在北京中医药大学成立"北京中医药大学 JBI 循证护理分中心"。上述 JBI 在中国的分中心极大地促进了循证护理在中国的发展,也促进了中国的循证护理与国际循证卫生保健中心在方法学和资源上的协作。

2014 年上海市卫计委牵头成立设立在复旦大学护理学院的"上海市循证护理中心";2015 年北京中医药大学与加拿大安大略省注册护士协会(RNAO)合作成立"北京中医药大学 RNAO 最佳实践指南研究中心"。

我国的上述循证护理研究机构以推动和促进我国的循证护理发展为宗旨,在临床护理和社区卫生健康服务中,运用循证实践的观念开展临床护理、护理研究和护理教育,促进研究成果在护理实践中的转化和应用,提高护理服务质量,并开展循证护理相关培训。2011 年复旦大学循证护理中心创建"复旦大学循证护理中心网站",成为我国第一家循证护理相关资源网站,发布循证护理相关证据、指南,并刊载循证实践方法学信息;并于 2014 年 12 月推出"复旦大学循证护理中心"微信公众号,用新媒体积极推送循证护理相关证据、资讯,推广循证护理相关知识。

二、循证护理的基本概念、特征和意义

(一) 循证护理的基本概念

循证护理的概念来源于循证医学。在循证护理中,证据指经过研究及临床应用后,证明可信、有效、能有力促进医疗或护理结局向积极方向改变的措施、方法。循证护理指护理人员在计划其护理活动过程中,审慎、明确和明智地(conscientious, explicit, and judicious)将科研结论与其临床经验及病人愿望相结合,获取证据,进行临床护理决策的过程。

循证护理实践构建在护理人员的临床实践基础上,它强调以临床护理实践中特定的、具体化的问题为出发点,将来自科学研究的证据与其临床专门知识和经验、患者需求进行审慎、明确和明智地结合,促进直接经验和间接经验在实践中的综合应用,并通过知识转化,改革工作程序和方法,激发团队精神和协作气氛,以提高护理质量和患者满意度。循证护理注重终末评价和持续护理质量改进,能有效地提高护理水平,并节约卫生资源。

(二) 护理领域证据的多元性特征

卫生保健领域的问题多种多样,研究方法因此也多种多样,RCT 是评价干预效果的最佳研究设计;而质性研究则是理解患者经历、感受、态度和需求的最佳设计。如对"COPD 患者开展家庭氧疗效果的 RCT"可告知护士家庭氧疗这种干预措施的效果,但却无法得知患者对家庭氧疗干预的依从性、家庭氧疗对患者日常生活的影响、被诊断为 COPD 对患者意味着什么和这些干预患者的生活因为疾病有了那些改变等。而了解上述内容对提供高效、充满人文关怀的护理尤其重要。可为进一步护理决策提供证据。

护理学的科学性和人文性决定了护理领域证据的多元性,护理研究既重视随机对照试验等量性研究资料的价值,也注重质性资料和叙述性研究的意义。每一种研究设计都有其特定的目的、优势、局限性,关键是重视证据的多元性特征,针对不同的研究问题采用最合适的研究设计获取最佳证据。综合各类原始研究证据时,无论是对RCT的系统评价还是对质性研究的系统评价,只要严格遵循系统评价透明、严谨的方法学程序,各类系统评价的结果均可提供有价值的证据。

(三) 循证护理实践的意义

1. 循证护理可帮助护理人员更新专业观,改进工作方法　从循证实践产生的哲学基础上分析:循证实践是一种观念和理念。所谓观念是指导个体思维方式和行为方式的价值观和信念。循证实践来源于实证主义的哲学观,循证护理作为循证实践的分支之一,可改变护理人员单纯按照习惯或凭借经验从事护理实践活动的方式,强调在作出临床判断时,遵循来自研究结论的、有效和科学的证据;强调不盲目接受已发表科研文章的结论,而要对文献进行审慎、明确和明智地评价,同时将科研证据与护理人员的临床专业经验及患者需求和愿望相结合,综合考虑后作出最后的临床判断。

美国护理协会护理认证中心(American Nurses Credentialing Center,ANCC)推出的磁性医院认证项目(magnet recognition program)特别指出:磁性医院意味着护理管理者需要致力于"构建、促进、维持一种将护理研究和循证实践整合在临床护理和护理行政管理的决策系统中的实践氛围"。为促进将证据应用到临床实践,促进科学决策,护理管理者必须具备以下循证决策技能:①能够提出决策的核心问题;②能够通过文献检索找到所需证据;③能够评价相关研究的质量;④能够区分不同的证据及其适用性;⑤能够判断研究结果在类似人群中的推广性;⑥能够判断研究结果在本地人群中的适用性;⑦能够将依据证据的决策付诸实践。可见循证实践在全球范围内均是专业向高标准发展的途径。

2. 循证护理促进护理知识向临床实践转化　知识、研究与实践之间的差距普遍存在,在循证医学的推动下,"知识转化"成为当今卫生保健领域的热点。全球首先提出知识转化模式的加拿大多伦多大学将"知识转化(knowledge translation,KT)"定义为"有效、及时,符合伦理地将循证信息和知识应用于卫生保健实践,促进研究者与实践者的互动,从而保证最大限度地利用卫生保健体系潜力,获得卫生保健的最佳效果"。循证护理的具体实施虽从临床实践中某一具体专题开

始,但从宏观角度分析,开展循证护理一直被视为一项从观念更新到实践方式改革的系统工程,不但要获取行政管理层和决策机构对开展循证护理的积极支持,更要获得一线护理实践者对此的广泛认同,并要具备检索证据的资源、研究者分析和评价证据的能力。因此成功的循证护理对建设有活力的发展性护理组织、促进护理知识、研究结果向临床实践转化具有积极的意义。

3. 循证护理可促进科学、有效的护理实践活动　循证实践系统收集全球某一特定干预方法的研究结果进行严格评价、汇总整合,剔除尚无明确证据证明有效的方法,将尽可能真实的科学结论综合后形成系统评价,并将系统评价结果制作成"证据总结(evidence summary,ES)"或"临床实践指南(clinical practice guideline,CPG)",提供给临床人员,可有利于临床护理人员迅速获取最佳、最新的科学证据。临床专业人员在应用证据时将所获得的证据与自身的专业知识和经验、患者的需求结合起来,形成科学、有效、实用、可行的临床干预手段,并通过有计划地组织变革将证据引入临床实践过程,最后评价证据应用后的效果。从这一过程分析,循证护理可帮助护理人员克服单一按经验决策的习惯,建立严谨、科学、实事求是的专业态度和工作方法,促进科学的护理实践活动。

4. 开展循证实践是将我国护理人员推向国际化平台的契机　循证实践强调多学科合作,循证护理实践与护理学、临床医学、临床流行病学、卫生管理学、传播学、信息学等息息相关,通过在全球护理信息平台上检索、评价、引入、利用护理证据资源,可切实开阔我国护理人员的专业视野,检索并分析全球最新最佳文献;并通过应用证据,将知识转化为实践,与专业判断、病人需求和本地区情形结合,促进科学的护理决策、有效的护理干预和专业化的护理氛围。

三、循证护理实践的相关模式

循证护理实践是一项系统、复杂的工程,牵涉面广,需要理论模式的指导,下面介绍3项在护理领域普遍应用的循证实践模式。

(一) JBI循证卫生保健模式

2005年澳大利亚Alan Pearson教授等提出的"JBI循证卫生保健模式"(the JBI model of evidence-based healthcare),阐述了循证卫生保健的本质、过程及相关概念之间的逻辑关系,为研究者和实践者开展循证实践提供了清晰的概念框架和方法学指导,在循证实践领域被广泛应用。并于2016年进一步更新,见图22-1。

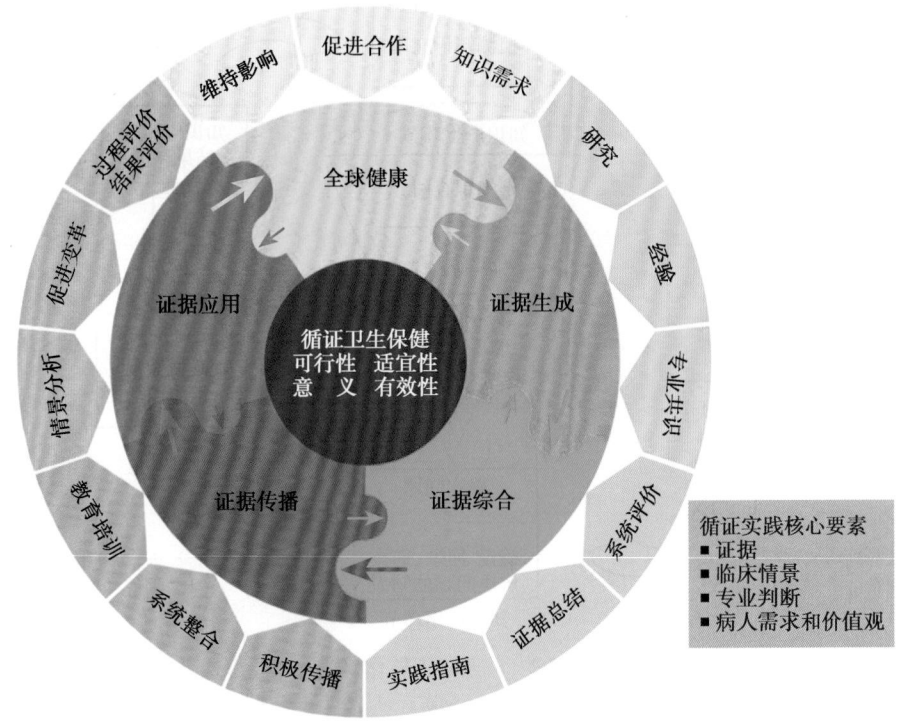

图 22-1　JBI 循证卫生保健模式

该模式认为：循证卫生保健是临床决策的过程，其宗旨是通过循证实践，促进全球健康（global health）。循证卫生保健的基本要素包括：可获得的最佳证据、临床情景、患者的需求和偏好及卫生保健人员的专业判断。推动循证实践的过程中要全面、系统的评估、分析和判断证据的可行性（feasibility）、适宜性（appropriateness）、临床意义（meaningfulness）及有效性（effectiveness），这 4 个属性即循证卫生保健的 FAME 结构，构成了该模式图的内圈。

该模式图的中圈和外圈阐述了循证卫生保健的步骤，中圈是循证卫生保健的 4 个环节，包括：①证据生成；②证据综合；③证据传播；④证据应用。循证卫生保健是一个从证据生成、证据综合、证据传播、证据应用到促进全球健康的主动、积极、动态、双向的循环过程。外圈是循证卫生保健的具体步骤，该模式认为 EBHC 应由全球健康驱动，在评估实践需求的基础上，秉持多元主义的哲学观，获取包括研究、专家经验、专业共识等在内的知识，以系统评价、证据总结及临床实践指南等形式评价、汇总某一特定主题相关的证据，借助教育培训、系统整合等方式推动证据在临床中的积极传播，在情境分析的基础上促进证据向实践转化的积极变革，通过过程及结果评价推动证据持续应用，维持变革的影响及促进利益关联者的密切合作，以达到促进全球健康这一目标，其间未满足的需求和新出现的问题成为下一轮循证实践的驱动力。

（二）KTA 证据应用模式

2006 年加拿大 Iran Graham 教授等提出知识转化模式（Knowledge-to-Action Process Framework, KTA），主要用于促进研究结果在实践中的应用。KTA 过程由 2 个环节组成：知识产生和行动（图 22-2）。

1. **知识产生环节（knowledge creation）**　该环节包括知识查阅（knowledge inquiry）、知识整合（knowledge synthesis）和知识产出（knowledge tools/products）3 个阶段。知识产生的过程可看作倒置的漏斗，顶部为各种类型的知识，特点是信息量大，未经梳理且质量参差不齐。故需采用科学、严谨的方法对知识进行系统整合，形成有用的知识产品。可见知识产生环节是一个"因地制宜"不断裁剪的过程，从知识查阅到知识产品形成，通过对知识科学的梳理和整合，从漏斗的顶端向下层层筛选、裁剪（tailoring），不断提炼知识，最后形成最有效、最符合利益相关人群需要的知识产出和相应工具。

2. **行动环节（action cycle）**　该环节是在计划行动理论（Planned-action theory）指导下，旨在促进知识向实践转化的变革过程。由 7 个步骤构成，包括确定问题（identify problem）、检索并筛选解决问题所需知识（identify, review, select knowledge）、将知识引入当地情景（adapt knowledge to local context）、评估障碍因素（assess barriers to knowledge use）、选择、裁剪、

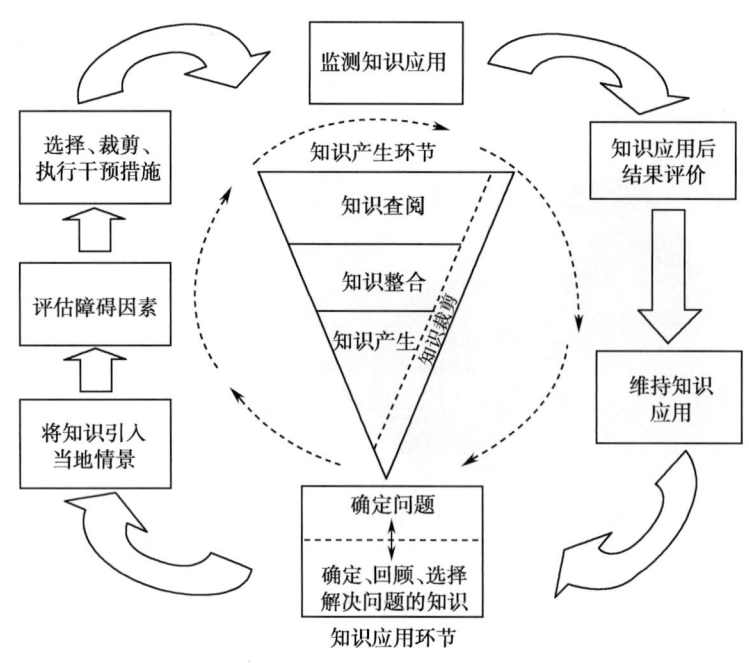

图 22-2 KTA 知识转化模式

资料来源：Graham ID，Logan J，Harrison MB，et al. Lost in knowledge translation：time for a map. J Contin Educ Health Prof，2006，26(1)：13-24.

实施干预(select，tailor，implement interventions)、监测知识应用过程(monitor knowledge use)、评价结果(evaluate outcomes)及维持知识应用(sustain knowledge use)。通过结果评价，将有效、可行的知识整合到系统中，并持续监测和评估，以维持知识的持续应用，而将尚存及新出现的问题转入下一轮的知识转化循环。行动环节是一个循环、动态的过程，7个步骤相互作用，并受"知识产生"环节的影响。

KTA框架包含了知识产生和知识应用的动态过程，强调根据情景调整知识及根据预期变化维持和强化知识应用。通过这个过程，将知识产生者(即科研人员)和知识应用者(即实践者)以一种合作和互动的方式形成一个整体，体现了从知识产生到应用的完整循环，为知识向实践的转化提供了清晰的概念框架。但KTA模式对证据应用过程每一环节的细化描述在一定程度上限制了研究者和实践者的灵活使用，容易导致使用者机械地按照其步骤简单地进行知识转化。对一些关键概念，如利益相关者等尚缺乏详细描述。

(三) PARIHS 证据应用模式

1998 年 PARIHS 模式 (promoting action on research implementation in health service framework，即卫生服务领域研究成果应用的行动促进框架)由英国伦敦皇家护理学院研究所的 Alison Kitson 提出，并于 2008 年修订。该框架的核心观点认为：循证实践行动的成功与否取决于证据水平及性质、证据应用的组织环境和证据转化为实践的促进措施3大核心元素，即 SI＝f (E,C,F)，SI(successful implementation)即为研究结果的成功应用，E(evidence)指证据，C(context)指证据实施时的组织环境，f(facilitation)促进因素。

1. 证据(evidence) PARIHS框架认为证据是多元的，包括：研究证据、临床专业人员的经验、患者及照护者的经验及当地的卫生保健数据和信息。强调临床决策应依据科研证据，并结合专业人员的实践经验、患者需求和偏好，同时考虑当地医疗和文化背景、相关数据和信息资料。

2. 组织环境(context) 指证据实施时的机构和环境，涵盖多项亚元素，包括组织文化、领导力及评估机制。PARIHS框架的主要内容：①组织文化：学习型组织、分权决策、良好的上下级关系是有益于接受实践变革的组织文化；②领导力：变革型领导、角色职责明确、有效的团队合作、良好的组织结构、及善于激励员工等是有利于实践变革的领导力类型；③评估机制：有利于实践变革的评估机制应能通过多种途径、收集全面信息，对系统、团队及个体等多个层面进行有效的绩效评价，并建立良好的反馈机制。

3. 促进因素(facilitation) 即促进循证实践开展的途径和方式，包括促进者自身特点、促进者的角色定位及促进方式。促进者自身拥有恰当的知识和技能，在证据转化为实践的过程中推动个体、团队及组织实施实践变革，并参与到实践变革中。促进者在过程驱使(process-oriented approach)而非任务驱使(task-oriented approach)下，在证据引入实践过程中，不断调整自身的角色及促进方式，满足实践变革不同阶段的需求。

证据、组织环境及促进因素 3 大元素构成 PARIHS 的三维立体框架(矩阵)，清晰、充分地解释和呈现各要素间的关系；E、C、F 分别为矩阵的长、宽、高，以中心点分割而成的 8 个象限，分别代表三元素从高级到低级的不同组合，适用于各种循证实践的情境，便于临床医务人员在应用过程中比照并作出决策和预测结果(图 22-3)。但 PARIHS 框架在应用过程中对各核心元素及亚元素的评价缺乏具体、详细的方法学研究，

使该框架在实践应用中的可操作性尚不足；且 3 个核心元素之间如何相互影响也需要在实践中进一步检验。

总之，护理领域的大量知识，包括研究结果和专业共识等信息，应及时通过循证实践转化到临床护理实践中，即通过证据的整合、传播和应用，促进知识转化，缩短研究结果与护理相关政策、实践之间的距离。迫切需要构建基于循证理念和原则的决策支持系统、形成从可获得的最佳证据(Bestavailable evidence)支持的护理相关政策(Evidenceinformed policy making)、构建基于可获得的最佳证据的护理信息系统，并在教育培训中更新知识、传播证据；设计和实施由知识到实践的转化项目；应用证据指导实践，评价证据应用项目对护理系统、患者、护理人员的影响。而在此过程中需要循证实践的理论和模式指导证据整合、传播和有效应用。

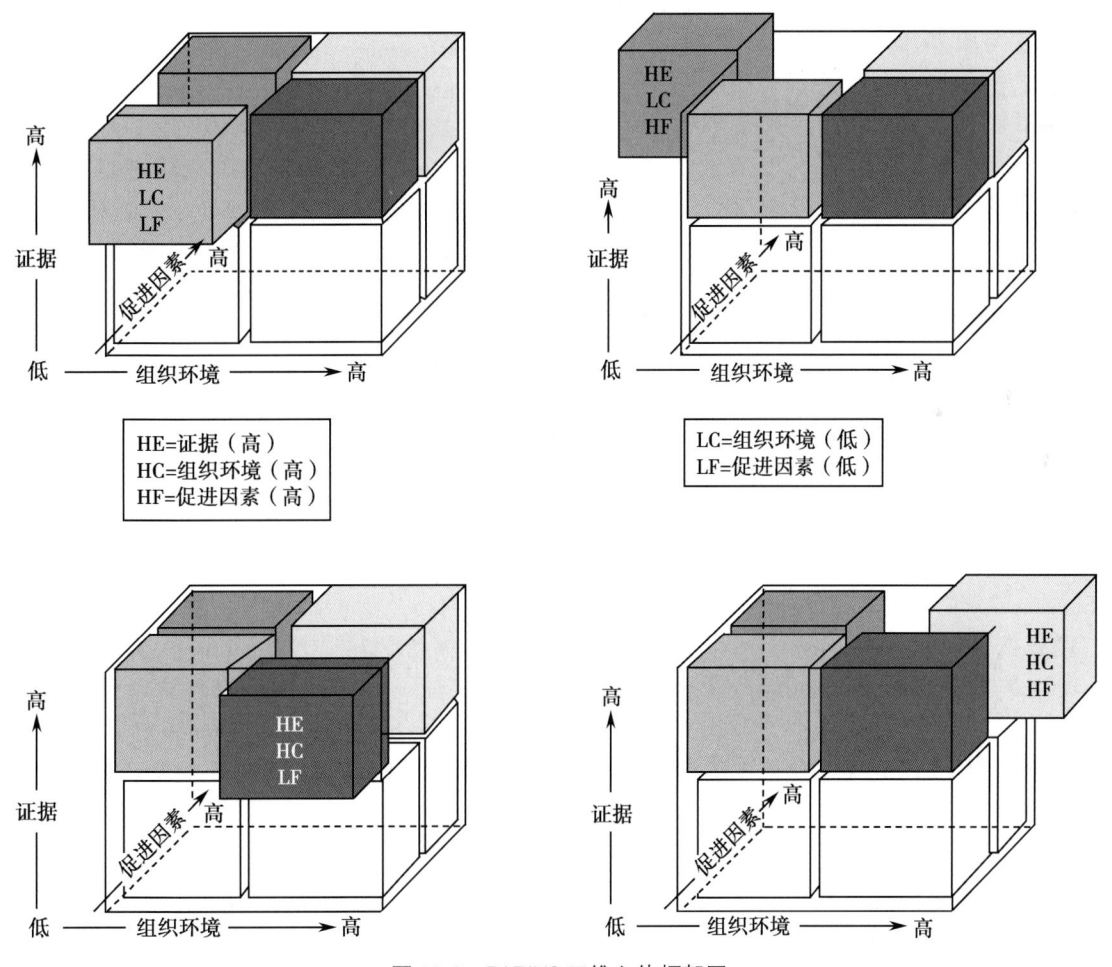

图 22-3　PARIHS 三维立体框架图

资料来源：Kitson A，HarveyG，&McCormack B. Enablingthe implementation of evidence based practice：A conceptual framework. Qual Health Care，1998，7(3)：149-158.

第二节 循证护理常用证据 来源和数据库

一、循证护理常用数据库

（一）原始研究证据数据库

1. CINAHL CINAHL（cumulative index to nursing and allied health literature，CINAHL）是目前全球最大的护理及相关健康领域文献数据库。收集了护理专业期刊、美国护理协会、国际护理联盟组织及相关健康领域的文献，目前收录的护理学、医学、心理学、行为科学、管理学期刊已＞5000 本，收录全文从 1937 年至今已有超过近四百万条题录。还提供护理学科的相关书籍、硕士和博士论文、专业实践标准、会议论文等。除护理学外，还包括运动训练、听力学、心肺技术、口腔卫生、急救、健康信息管理、医疗辅助、医学/实验室技术、职业疗法、物理治疗与康复、助理医师、放射技术、呼吸疗法、社会健康服务、和语言病理学；及生物医学、替代疗法、健康科学信息、消费者参与、医疗服务管理、妇女健康、男性健康等内容。

2. 其他常见的原始文献数据库 Medline，EMBase，SinoMed 等，详见本书第一章（医学文献检索）。

（二）二次研究证据数据库

1. OVID-JBI JBI 循证卫生保健中心及其全球 70 余个分中心制作的系统评价、基于系统评价的证据总结、推荐实践、最佳实践报告等资源均被 OVID 数据库中的 OVID-JBI 收录，涉及护理、老年、助产、康复、心理、癌症患者支持领域。目前 OVID-JBI 数据库中包括系统评价 630 篇、最佳实践信息表（Best Practice Information Sheets）150 篇，证据总结（Evidence summaries）3100 条、循证推荐实践（Evidence Based Recommend Practices）860 条、证据应用报告 350 篇等资源，每季度持续更新。

2. Cochrane 图书馆中的护理相关证据资源 Cochrane 图书馆中收录了大量系统评价资源，包括：伤口管理、病人安全管理、各种导管管理（导尿管、静脉通路管理）、心理支持等与护理密切相关。

二、循证护理常用网站资源

（一）JBI 循证卫生保健中心网站（http://www.joannabriggs.org/about.html）

2007 年澳大利亚 JBI 循证卫生保健中心网站推出了 JBI 循证照护和治疗临床在线网络（JBI Clinical Online Network of Evidence for Care and Therapeutics，

COnNECT＋），包括 JBI 所有的证据资源：系统评价、基于系统评价的证据总结、以证据为基础的实践推荐、最佳实践信息册等。涉及老年护理、烧伤护理、癌症护理、心血管护理等 18 个模块。注册后可使用这些资源。2012 年 JBI 推出了"JBI 系统评价和证据应用报告数据库（The JBI database of systematic reviews and implementation reports，JBISRIR）"，JBISRIR 为在线出版，主要发表 JBI 及其合作中心按照 JBI 方法学制作的系统评价全文、系统评价方案及证据应用报告。

JBI 网站包括 2016 更新版"JBI 循证卫生保健模式"、系列 JBI 及其分中心共同构建的循证卫生保健方法学资源，如 JBI 2014 版证据预分级系统和推荐级别系统，该系统在 GRADE 系统基础上，将来源于不同研究类型的证据按分为 5 个质量等级和两个推荐级别，详见 http://joannabriggs.org/jbi-approach.html＃tabbed-nav＝Levels-of-Evidence。

2016 年 JBI 推出了更新版的系统评价的制作软件 SUMARI（system for the unified managemen，assessment and review of information，SUMARI）。JBI SUMARI 基于网络云端技术整合了 4 大模块，包括量性资料系统评价和 Meta 分析工具（Meta-Analysis of Statistics Assessment and Review Instrument，MAStARI）、质性研究系统评价和 Meta 整合工具（Qualitative Assessment and Review Instrument，QARI）、文本和专家观点系统评价工具（Narrative，Opinion and Text Assessment and Review Instrument，NOTARI）、成本、技术评估和应用分析评估和评价工具（JBI Analysis of Cost，Technology and Utilisation Assessment and Review Instrument，ACTUARI）。要求系统评价制作者在 JBI 网站进行方案（protocols）注册，该系统实现了多人同时在线撰写系统评价计划书、开展文献筛选、进行文献质量评价、提取问题、进行资料综合和内容整合，最终生成系统评价全文。该系统目前可开展 10 种类型的系统评价：干预性研究效果的系统评价（effectiveness review）、质性研究（qualitative review）、成本和经济学研究的系统评价（cost/ecomomic review）、发病率研究的系统评价（prevalence or incidence review）、诊断试验的系统评价（diagnostic test accuracy review）、病因学和风险研究的系统评价（etiology or risk review）、文本和专家意见的系统评价（text and opinion review）、混合方法的系统评价（Mixed method review）、系统评价的再评价（umbrella review）、范畴综述（scoping review）及传统综述（custom review）。制作手册可在其网站上免费下载：http://joannabriggs.org/sumari.html

2015 年该中心还更新了其文献质量评价工具，推出了针对随机对照试验、类实验性研究、队列研究、病例对照研究、横断面调查、诊断性试验、发病率研究、相关性研究、经济学评价、案例系列、案例报告、质性研究、系统评价等 13 种不同类型研究的文献质量评价工具,在其网站上可免费下载(http://joannabriggs. org/research/critical-appraisal-tools. html)。

JBI 近年将重点放在证据临床转化上,JBI 推出了临床证据实践应用系统(Practical Application of Clinical Evidence System,PACES)和研究结果的实践转化系统(Getting Research Into Practice,GRIP),开创了针对全球临床质量管理人员的"基于证据的临床质量审查项目(Clinical Fellowship Program)",极大地促进了护理领域证据合成、转化与应用。

(二) 加拿大安大略省注册护士协会网站(http://www. rnao. ca)

加拿大安大略省注册护士协会网站(Registered Nurses'Association of Ontario,RNAO)下的最佳实践组织(Best Practice Spotlight Organization,BPSO)是加拿大安大略省构建循证护理相关指南的研究机构,主要致力于护理领域的循证实践指南的制订、实施、评价和传播。1999 年该机构成立,由加拿大安大略省政府基金支持,其指南构建包括计划、制作、预实施、评价、传播 5 个阶段,由护理及相关多学科专家组成构建项目组开展指南的构建,每 3 年更新。目前 RNAO 的网站上推出了近 50 篇基于证据的临床护理实践指南。

(三) 其他循证医学证据网站

证据资源往往由专业学会、循证实践专门机构构建并公开发布,目前国际上制定并发布指南的权威机构包括世界卫生组织(WHO)、国际指南协作网(Guidelines International Network,GIN)、英国国家卫生与健康优化研究所(National Institute of Health and Clinical Excellence, NICE)、苏格兰校际间指南网(Scottish Intercollegiate Guidelines Network,SIGN)、美国国立指南文库(National guideline clearinghouse,NGC)等证据资源库。

(四) 各种专业学会的网站

除 GIN、NICE、SIGN、NGC 等专门指南发布机构外,各权威专业学会也发布护理相关主题的指南,如美国"静脉输液协会"每 5 年发布"静脉输液指南"、美国、英国、加拿大、澳大利亚等国的患者安全研究机构发布的"跌倒预防指南"、"身体约束管理指南"、"压疮预防和处置指南"。

一些专科领域指南发布的权威机构不但发布临床诊疗相关的指南,也发布护理相关主题的指南,如美国国立综合癌症网络(National Comprehensive Cancer Network,NCCN)不但发布了近 50 种恶性肿瘤的诊治指南,成为全球癌症诊疗的权威规范,也发布癌症相关症状的处置指南,如"癌因性疲乏处置指南"、"癌症患者安宁疗护指南"、"癌性疼痛管理指南"、"癌症患者沮丧管理指南"等,对护理工作有重要借鉴价值。通过各专业协会的官方网站上均可免费获得指南全文。

应注意,目前护理领域的临床实践指南以国外编制的指南为主,在引入国内时,切忌生搬硬套,必须注意文化差异问题和适用性问题。应将这些指南进行本土化评价,并考虑我国患者的偏好的价值观和医疗卫生条件进行改编、修订、和试点应用,方可正式引入。

第三节　循证护理实践的内容

循证护理实践强调在实践中应用最新最佳证据,做出科学、有效的护理决策,提高护理管理、专科护理、护理教育水平。本节主要通过实例分析循证护理在护理管理、专科护理、护理教育中的应用。

一、循证护理在护理质量管理中的应用

(一) 通过开展基于证据的护理质量审查,促进持续护理质量管理

护理管理的主要内容是持续护理质量改进。持续护理质量改进以终末指标、结构指标和过程指标为质量审查(quality of care auditing)的关键指标,制定相应的质量标准(quality criteria)。该质量标准是否具有科学依据,是否基于证据,是护理质量管理成功的保证。制定有科学依据、有可行性和适宜性的质量标准是全球卫生管理领域的共识。

为制定基于证据的质量审查指标,并以此为依据进行卫生保健系统的持续质量改进,2005 年澳大利亚 JBI 循证卫生保健中心开发了"临床证据实践应用系统"(Practial application of cllinical evidence system,PACES)软件,作为临床医院管理者进行基于证据的持续质量改进的在线工具。PACES 系统包括 3 个环节:明确最佳实践的内涵、测量与比较及实施变革。

1. 明确最佳实践的内涵(defining best practice)在第一阶段,主要任务是确定质量审查的主题,在收集与主题相关的现有最佳证据的基础上,建立质量审查指标。

(1) 确定审查主题:质量审查的目的在于改进临床质量,医院的报告如跌倒、压疮等不良事件报告、院内感染发生率、发病率及死亡率报告等可为确定主题提供参考,并可优先考虑利益相关人群密切关注、临床实践变异度大、发病率和死亡率高、资源消耗大、成本高等的领域作为质量审查的主题,例如呼吸机相关性肺炎的预防。

(2) 收集最佳证据:质量审查主题确定后,审查者首先应通过循证资源检索,获取现有的最佳证据。其

次对检索到的证据进行严格的评价,包括对证据进行质量评价,及评价证据对当地情景的可行性、适宜性、及临床意义。

(3)制定审查指标:根据现有的最佳证据,制定质量审查指标以决定最佳实践及临床质量改进要达到的目标。审查指标应有效、可信、可测量,并与最佳证据及利益相关群体有密切的关联性。此外,审查指标应尽量涵盖结构、过程及结果层面的指标,以全面评价临床实践现状及最佳实践实施状况。确定后的审查指标应以恰当的方式发布出去,以促进所有利益相关群体,包括决策者、管理者、实践者、甚至患者明确证据变革拟达到的效果,以增强其参与感与认同感。

2. 测量与比较　在第二阶段,主要任务是选择审查场所及审查对象,确定资料收集方法,开展基线审查,并比较现状与审查指标的差距。

(1)确定审查场所及对象:临床审查包括两种类型:机构层面的审查及临床实践者个体层面的审查。审查对象包括与所选主题相关的人群,如实践者、患者及患者家属等均可以作为质量审查的对象,质量审查的样本量可以是规定审查期间内所涉及的人,最小样本量必须足以反映审查机构的临床实践现状。

(2)确定资料收集方法:确定每一条审查指标的资料收集方法,以准确、无偏倚的方法收集资料,并确保数据的有效性和可靠性。问卷调查、观察法、访谈法、查看病史记录等,均可以作为资料收集方法。

(3)开展基线审查:开展基线审查明确实践现状。由固定的、有资质的审查人员采用统一的调查表收集资料。审查团队对基线审查的资料进行分析,比较临床实践与审查指标之间的差距,明确目前临床实践现状及存在的问题。

3. 实施变革　在第三阶段,主要任务是将证据引入临床实践,开展临床变革,并评价变革的效果。

(1)将证据引入临床实践:JBI循证卫生保健中心采用GRIP策略(Getting research into practice,GRIP)指导质量审查者分析推动证据应用过程中可能遇到的障碍因素,包括系统层面和个体层面(包括实践者和患者)的障碍因素,并发展可利用的人、财、物、时间、信息、空间、技术资源,采取行动策略,促进证据向实践转化。

(2)开展第二轮审查:最佳实践实施3~6个月后,采用与基线审查相同的方法开展第二轮审查,审查团队对两轮审查的资料进行分析比较,了解每一条审查指标执行率是否改善,并分析原因,进入下一轮循环。

通过以上3个步骤,明确存在的问题,检索最佳证据,制定审查指标,在实践中引入证据、实施变革及评

价效果,如此循环往复,不断推动最佳实践的实施,促进临床护理质量持续改进。

(二)基于证据的护理质量管理实例分析

例1:以"刘华华,蒋红,施熠,等.护士识别与管理脑卒中患者吞咽困难的循证护理实践.护理学杂志,2016,31(17):51-54"为例,详细介绍如何开展基于证据的临床质量审查。

1. 项目背景　吞咽障碍是一种严重威胁生命的状况,特别容易发生于脑卒中患者。世界卫生组织2010年指出:约每6个人中有1个人一生经历过脑卒中,其中65%有吞咽障碍发生。美国42%~67%的卒中后患者卒中发作3 d内会出现吞咽问题。中国约51%急性脑卒中患者经历过吞咽障碍。吞咽困难是很多卒中患者唯一且严重的症状,可造成营养不良、病死率增加等。早期识别吞咽障碍并进行规范管理是非常重要且患者获益的工作。神经内科护士是患者24h可及的专业医务人员,是最适合筛查的吞咽障碍操作者。但多数护士没有经过吞咽障碍筛查的系统培训,导致其对吞咽障碍的识别与管理能力不足。为提高护士执行吞咽障碍筛查的依从性及管理吞咽障碍的能力,本研究通过证据临床转化的基线质量审查、反馈和再审查的循环以建立改进实践的管理策略。

2. 目的和目标　本项目旨在促进基于证据的脑卒中患者吞咽障碍识别和管理的最佳实践以达以下目标:①改善护理人员对吞咽困难的脑卒中患者的识别和管理行为;②成功筛查吞咽困难的患者,及时开展干预,减少误吸。

3. 质量审查的方法　本质量审查项目遵循JBI的最佳证据临床应用程序,采用JBI的临床证据实践应用系统(Practical application of clinical evidence system,PACES)于2015年5月至10月完成了证据应用前基线审查、证据临床应用及第二轮质量审查。

(1)基线审查

1)建立审查小组:本次质量审查小组由1位JBI循证卫生保健中心的研究人员、1位复旦循证护理中心的研究者和3位临床护理管理人员(护理部主任、科护士长和病房护士长各1人)组成,复旦循证护理中心研究者负责项目的总体设计,JBI研究人员负责指导整个项目,3位接受证据应用培训的临床管理人员负责质量审查的实施。

2)确定审查指标:检索获得JBI数据库相关Evidence Summaries 19篇,Systematic Reviews 4篇。确定与卒中后吞咽障碍护理识别与管理有关的最佳证据如下:①使用一个敏感度、特异度均高,简单的吞咽筛查量表对识别吞咽障碍非常重要(2级证据)。②标准吞咽评估量表(Standardized Swallow Assessment,

SSA)是早期识别吞咽障碍的有效工具(B 级推荐)。③由经过吞咽相关知识培训的护士完成筛查能有效识别吞咽障碍,减少吞咽障碍患者肺部感染(2 级证据,A 级推荐)。④吞咽相关知识培训能提高护士的吞咽管理实践能力(A 级推荐)。⑤应用正式的吞咽指南能有效增加 24h 内吞咽评估的数量和质量(2 级证据)。⑥由护士完成住院患者吞咽筛查能够改善患者预后,如加强出院计划,但需要更多证据(2 级证据,B 级推荐)。⑦由护士完成吞咽筛查能够减少正式评估的时间,且提高转诊语言治疗师的准确性。⑧护士教育项目能有效提高护士知识、改善患者预后。关键的教育内容包含:正常或异常吞咽的解剖生理知识;吞咽障碍的危险因素、症状和体征;护理评估技能(包括理论和技能);干预方法,如饮食和营养、喂养技术、环境、合适的器具、体位等;急救流程;给药;有组织的护理计划;参考指南及护士在团队中的角色(2 级证据)。⑨医务人员、照护者和患者均应获得喂养技术训练,训练内容包含进食体位和饮食的选择;食物的放入;行为和环境因素管理;口腔清洁;窒息处理(3 级证据)。

基于以上证据,审查小组结合专业判断和患者需求经过充分讨论后,制定了 6 条审查指标:①采用 SSA 筛查新入院卒中患者的吞咽功能。②由经过培训的护士完成吞咽筛查。③在患者入院 24h 内完成吞咽筛查。④出院前护士为患者及其照护者提供吞咽相关的健康教育。⑤一旦早期筛查出吞咽问题,患者将被转诊到语言治疗师进一步评估或治疗。⑥提供健康照护的医务人员应进行与吞咽筛查有关的培训。

3)基线审查:对 20 名护士和 30 例脑卒中患者(急性发病 2 周内,入院 24h 内依据头颅 CT 或 MRI 明确诊断)进行基线审查。资料收集方法包括:①现场观察法:观察护士行为,适用于标准 1、2、3、4、5。②护士出席培训记录查询:检查护士参加培训的出席记录,确认护士培训情况。适用于标准 6。③护理记录查询:检查护理记录确认对脑卒中患者吞咽功能的筛查与转诊。适用于标准 2、3、5。④患者与家属的访谈及吞咽知识问卷测试:与患者及其家属交流,确认其出院前是否得到与吞咽有关的教育;通过问卷测试患者及家属的吞咽相关知识掌握情况,适用于标准 4。问卷包括 10 项单项选择题,每题计 10 分,总分 100 分:包括进食姿势、经 1∶3 进食食物性状的选择、如何增加食物黏稠度、进食环境选择、一口量、清醒患者的进食器具、意识模糊患者的进食器具、口腔护理、窒息的特征、海姆立克急救法内容。⑤护士吞咽障碍相关知识问卷测试:通过问卷测试护士知识掌握情况,适用于标准 1、2。问卷包括 10 题:器具选择、代偿性方法、鼻饲药物的选择、误吸定义、喂养姿势、吞咽过程、误吸指标、危险因

素、口腔护理、吞咽管理。满分 100 分,分数≥80 分为达标。⑥收集 5 名语言治疗师对护士评估吞咽障碍准确性及满意度的评价,适用于标准 5。2 个条目均采用 Likert 5 级量表分类法,非常满意/非常准确至非常不满意/非常不准确分别计 10∼50 分,总分 100 分。所有资料输入 JBIPACES 系统,计算每条审查标准的依从性。

(2)最佳实践阶段:运用将证据转换为护理实践程序(Getting Research into Practice,GRIP),将现有最佳证据最优整合到护理实践。

1)提高护士吞咽筛查知识和技能,为护士提供标准的筛查工具和筛查训练的机会。本研究选用 SSA,该量表已经过汉化,信效度较好,敏感度和阳性预测值均>75%。提供筛查使用的 60ml 一次性水杯、潜口杯等特定为吞咽障碍患者设计的工具。制定"脑卒中吞咽障碍护士筛查与管理手册",该手册依据指南设定关键内容,分为:误吸的定义与分类、标准吞咽功能评价路径图、吞咽生理解剖及异常吞咽、误吸的危险因素、脑卒中后吞咽困难患者喂养技术、气道异物的急救流程、服药方法、吞咽困难的康复管理、与语言治疗师沟通表。制作"脑卒中后吞咽障碍喂养技术"宣传活页,关键内容包含姿势和饮食、高危险食物、环境和行为调整、食物放置、口腔护理的实施、窒息的处理。并组织护士系统学习与吞咽障碍相关的知识和技能。

2)建立吞咽功能筛查流程制定吞咽筛查流程,责任护士在脑卒中患者入院 24h 内完成吞咽功能筛查并做好记录;出院时由责任护士再次确认吞咽功能筛查后的护理记录。研究小组持续监控护士吞咽功能筛查的依从性。

3)制定吞咽障碍患者转诊流程制定吞咽障碍患者转诊语言治疗师的工作流程,建立护士与语言治疗师沟通的微信群。

(3)第 2 轮审查:循证实践 1 个月后对 20 名护士及 30 例脑卒中患者进行第 2 轮质量审查。将所有资料输入 JBIPACES 系统,计算每条审查标准的依从性。

4. 结果

(1)6 条审查标准的依从性变化:基线审查时,除审查标准 1、3 执行率为 6.67% 外,其余 4 条审查标准依从性均为 0;第 2 轮审查标准 1、2、5、6 的依从性为 100%,标准 3 依从性为 93.33%,标准 4 依从性为 80.0%。

(2)患者吞咽障碍筛查情况:基线审查 30 例患者,仅 2 例(6.67%)接受吞咽功能评估,且为吞咽障碍,均并发肺部感染。第 2 轮审查全部患者均接受吞咽功能评估,11 例有吞咽障碍,2 例并发肺部感染。

(3)其他结果:基线调查时护士吞咽障碍知识问

卷得分为 30 分,经 2 轮培训后,第 2 轮审查时护士吞咽障碍相关知识问卷平均分 93.0 分;患者及家属的吞咽相关知识问卷得分从基线时的 30 分提升至第 2 轮审查的 85 分;语言治疗师对护士评估吞咽障碍准确性及满意度由基线时的 60 分提高到第 2 轮审查的 100 分。

5. 结论　本研究利用临床质量审查的过程提高了护士对卒中后吞咽障碍患者的筛查与管理能力,建立了一个相对标准的吞咽筛查与转诊流程。但因样本量少,且缺少出院后随访,导致评价项目受益的指标尚需增加样本量和观察时间。需制定定期审查监测的制度,维持变革的持续性。

以上实例分析提示:基于证据的临床审查,以临床实践中存在的具体临床问题作为切入点,获取现有最佳证据,在最佳证据的基础上制定质量审查指标,分析现状与审查指标之间的差距,借助 GRIP 策略分析将证据引入实践的障碍因素,发展可用资源,采取有效的应用策略,可帮助护理人员将最佳证据应用到实践中,促进临床实践的变革和护理质量的持续改进。基于证据的临床审查将质量审查的焦点由关注护士工作绩效转变为关注护理实践的改善,由关注问题本身转变为关注问题解决,不但有利于护士执行力的提升,也有利于证据与实践的整合,以提高护理质量。

二、循证护理在专科护理实践中的应用

推动护理研究发展,开展专科护理建设,已成为我国护理学科建设的重点。在专科护理实践中融入循证护理的理念和方法,对推动我国高级护理实践的发展和专科护理水平具有重要意义。我国的伤口护理、糖尿病护理、肿瘤护理、透析护理等在专科化道路上已经启步,而基于循证实践的理念,审慎、明确、明智地应用最新最佳证据,对各专科不同的个体患者的护理做出符合证据、临床情景和患者需求的决策,为患者提供科学、经济、有效的护理服务,是专科护理发展的核心。

例2:以顾艳葺等"癌症放化疗患者口腔黏膜炎护理的循证实践研究"为例,分析循证护理在肿瘤专科护理中的实践的过程。(摘自顾艳葺,胡雁,桑燕,等．癌症放化疗患者口腔粘膜炎护理循证实践方案的构建．中华现代护理杂志,2014,20(29):3665-3672)

(一)背景

口腔黏膜炎(Oral Mucositis)是指口腔黏膜上皮组织的一类炎症和溃疡性反应,表现为口腔黏膜的轻度感觉异常、红斑、水肿、融合性溃疡、疼痛和出血性损伤,是癌症放化疗患者常见的并发症。癌症患者口腔黏膜炎的发生及严重程度与其疾病类型及治疗策略密切相关,接受细胞毒性药物治疗的实体肿瘤患者,依据药物的种类不同,口腔黏膜炎的发生率为 15%~40%;接受常规放射治疗或放化疗同时进行的头颈部肿瘤患者口腔黏膜炎的发生率为 85%~100%;接受清髓治疗和自体造血干细胞移植的恶性血液病患者发生率高达 90%~100%。放化疗所致的口腔黏膜炎能降低癌症患者的生存质量和对治疗计划的耐受力,增加患者的感染风险,从而严重影响其生存率与死亡率。加之支持性治疗措施增加、住院时间延长、患者门诊回访次数增多等也造成患者额外的经济负担

(二)方法

1. 组建癌症放化疗患者口腔黏膜炎护理循证实践小组　小组成员包括循证实践方法论专家、循证实践方向博士研究生、主管护理副院长、临床护理管理专家、肿瘤专科护理管理者、放化疗专科护士、口腔专科医生共 15 人。主要成员均接受过系统的循证护理实践培训。

2. 证据查询　以中文关键词"口腔黏膜炎、口腔溃疡、癌症、放疗、化疗",英文检索词"oral mucositis\\stomatitis\\cancer\\chemotherapy\\radiotherapy"计算机检索相关领域的临床实践指南、系统评价等证据资源。检索数据库包括:美国国立指南数据库、Cochran 图书馆、OVID 循证数据库、JBI 循证卫生保健数据库、Nursing Consult 数据库、美国肿瘤护士协会(ONS)网(https://www.ons.org/)、PubMed、Webof Knowledge、中国生物医学文献数据库、中文期刊全文数据库、万方数据资源系统等。

3. 证据综合

(1) 构建最佳实践信息手册:以证据中的系统评价为信息来源,采用 OQAQ 评价纳入系统评价质量,依据澳大利亚 JBI 循证卫生保健机构发布的"最佳实践信息手册(Best Practice Information Sheet)作者指南"的构建方法,选择临床护理人员在癌症放化疗患者口腔黏膜炎预防和处理中的角色任务为主题,构建相关主题的最佳实践信息册。

(2) 形成证据总结和最佳实践证据推荐意见:基于结构化的文献检索结果和循证卫生保健资源数据库提供的证据,研究小组成员针对"放化疗所致口腔黏膜炎预防和处理的最佳可行证据是什么?"这一问题分别从口腔黏膜炎评估、基础口腔护理措施、疼痛处理、自然提取物、冷冻疗法、培训与教育及药物及其他防治策略 7 方面对证据进行了描述、分析与总结。采用澳大利亚 Joanna Briggs Institute 循证卫生保健机构 2010 年版的推荐机构等级和证据水平分级表,对选择、汇总、归纳出的最佳证据标注相应的证据等级和推荐建议,形成癌症放化疗患者口腔黏膜炎预防和处理的最佳实践推荐意见。

（3）引入证据,构建循证实践方案初稿:基于对上述证据真实性与相关性的评价基础,研究小组结合前期国内文献计量分析、现况调查及患者需求访谈的结果,进一步提炼和优化证据内容,将适宜的证据引入护理实践,初步制订了循证实践方案,具体内容包括:癌症放化疗患者标准化口腔评估流程、癌症放化疗患者口腔黏膜炎护理流程、口腔黏膜炎防治健康教育手册、癌症放化疗患者口腔黏膜炎护理质量审查标准、癌症患者口腔护理操作评分标准。

（4）评鉴方案初稿的可用性:邀请癌症放化疗医疗、护理专家 7 人召开了《癌症放化疗患者口腔黏膜炎护理循证实践方案》（初稿）试点医院现场论证会议。通过专家现场论证会形式,对方案初稿中各流程的具体条目和内容进行可用性评价,并征询相关修改意见,为方案终稿的形成和临床应用提供参考依据。

论证会议过程中每位专家对方案内容各个条目逐条进行 5 个方面的量化评价,这 5 个方面为"循证依据充分、适用于您所在机构的临床情景、具有可操作性、经济成本可以接受、具有安全性"。评价等级按 4 分划等级,即:4 分（很同意）、3 分（同意）、2 分（不同意）、1 分（很不同意）。同时,专家还对流程中的措施提出了修改建议。

（5）方案调整、修改,确立循证实践方案:循证实践小组依据上述专家的修改意见,对方案进行了初步调整与修改,包括标准化口腔评估频率、口腔黏膜炎护理流程实施阶段、疼痛处理方式、感染症状管理及健康教育手册中部分文字描述等方面。同时研究者对实施小组成员进行了循证方案解读与培训,培训结束后对 12 位小组成员进行了焦点组访谈与讨论,进一步调适方案内容以适应临床情景的使用。

（6）证据应用:采用实验性研究,抽取某市三级甲等医院放疗、化疗、血液各 2 个病区 306 位患者和 77 位护士为研究对象,采用抽签法将每 2 个病区分为实验组与对照组,所在病区的护士与患者对应为实验组与对照组。

对照组:护理人员按所在病区原有的培训、管理与工作模式进行常规工作,对患者实施常规护理流程。实验组:组织多轮癌症放化疗患者口腔黏膜炎预防和护理循证实践小组成员会议;培训实验组全体护理人员相关知识;启用新修订的口腔评估流程、口腔黏膜炎护理流程、健康教育手册对患者实施日常护理,采用新修订的口腔护理技术操作流程对患者实施口腔护理;护理三级质量控制增加证据应用审查内容;循证实践小组研究人员与管理者不定期巡视试点病区,参与式观察方案实施情况,指导试点病区证据应用过程,对现存问题答疑解惑、分析实施过程的障碍因素,共同寻求解决办法。

将证据引入临床实践后,动态分析障碍因素和监测实施过程,以患者口腔黏膜炎发生情况、口腔黏膜炎患者生活质量、护士知识、态度与行为情况、护士实践体验、证据应用依从性情况及系统改变情况评价方案的实施效果。

（三）结果

1. **证据特征**　本文采用的证据主要源于结构化的文献检索结果和循证资源数据库,主要为:临床循证实践指南 3 篇,系统评价 15 篇、基于系统评价评价的专家共识 1 篇,随机对照试验 1 项,1 篇最佳证据。

2. **证据综合结果**

（1）在系统评价再评价基础上,构建了"癌症患者口腔黏膜炎评估工具分析"、"基础口腔护理在癌症放化疗患者口腔黏膜炎管理中的作用"、"常用漱口液预防化疗所致口腔黏膜炎的效果"及"蜂蜜预防头颈部癌症放化疗患者口腔黏膜炎的效果"4 篇最佳实践信息手册。

（2）形成癌症放化疗患者口腔黏膜炎预防和处理的最佳实践推荐意见。

3. **专家论证及焦点组访谈结果**

（1）专家论证意见（部分）:关于癌症放化疗患者口腔评估标准化流程:流程中除"评估频率与持续时间"条目在"适用您所在的临床情境"方面的同意率为 71.4% 外,余各条目的 5 方面同意率均为 100%。专家认为:对头颈部放疗患者非住院期间每 2~3 天随访一次,临床情境人力资源实施有困难,建议根据人力资源及高危因素的不同设定评估频率;持续评估时间相应调整。

关于癌症放化疗患者口腔黏膜炎护理流程:专家总体认为该流程循证依据充分,适用于所在机构临床情景、具有一定可操作性和安全性,经济成本可接受,各条目 5 方面评分均为 3 分或 4 分,同意率为 100%。但同时建议如下:①对发生口腔黏膜炎患者的护理,要调整口腔评估频率,建议与疼痛评估频率同步;②口腔医生会诊如何保证,建议在实施过程中探讨;③疼痛的症状管理建议与医院的措施保持同步,如:临床中常采用漱口液中加 2% 利多卡因和地塞米松止痛;④感染症状的管理,建议根据感染类型对症进行口腔护理,如:细菌感染、真菌感染、病毒感染应分层处理;⑤蜂蜜本身是甜食,作为预防使用要考虑临床可行性;⑥建议简化记录内容,保证护士执行的依从性。

（2）焦点组访谈意见：①循证实施小组成员招募1名口腔医生，既体现了多学科的团队协作，又保证了癌症患者口腔会诊措施的落实；②非住院病人的随访评估频率，无论是化疗还是放疗病人，均为"每周至少一次"；③住院患者未发生口腔黏膜炎评估频率为每日治疗前一次，发生口腔黏膜炎患者每日三餐及睡前评估一次；④癌症患者口腔黏膜炎护理流程中原来的5个阶段护理改为4个阶段，分别为首次治疗前、每个治疗周期前、发生口腔黏膜炎时与治疗间歇期；⑤建议设计与方案配套的每日评估护理执行、记录单，既保证护理人员执行的依从性，又对护士的日常护理具有指导与提醒作用，且能简化护士书写。

4. 癌症放化疗患者口腔黏膜炎护理循证实践方案内容　癌症放化疗患者口腔黏膜炎护理循证实践方案具体内容包括：①癌症放化疗患者标准化评估流程。②癌症放化疗患者口腔黏膜炎护理流程：该流程依据病人接受放化疗时的不同状态与进展情况分为首次治疗前（基线状态）、每个治疗周期、发生口腔黏膜炎时及治疗间歇期四个阶段。每个阶段又分别从评估、健康教育、计划与措施、评价与记录对病人实施动态与个性化护理，各阶段护理重点不尽相同。③患者健康教育手册：设计力求小巧便携、图文并茂、通俗易懂；内容涉及口腔黏膜炎的概念、发生原因、后果及高危人群、如何自我预防和处理、如何自我评估等内容。④癌症化疗患者护理质量审查标准：依据最佳证据推荐意见及评估流程和护理流程中引入的证据而制订，主要用于审查引入流程中的证据措施执行情况。⑤癌症放化疗患者口腔护理技术操作流程：依据现有口腔护理操作流程进行修订，主要增加了OAG评估工具的操作步骤，且将预防性口腔擦洗液改为生理盐水或碳酸氢钠。主要用于指导和培训护士对不能自我护理的癌症放化疗患者进行口腔护理。

5. 临床试点应用结果

（1）系统改变：新修订的口腔黏膜炎护理循证实践方案纳入护士日常护理工作；质量评价增加循证证据审查标准；设计使用癌症患者口腔黏膜炎护理床旁执行记录单、护士随身口腔黏膜炎护理信息卡及患者健康教育手册等。

（2）分析循证证据应用依从性可见：审查项目中口腔黏膜炎评估、健康教育的所有项目及口腔黏膜炎护理项目1~7的依从性均明显提高（P<0.01），但项目8~11（分别为利多卡因止疼、冷冻疗法、蜂蜜及锌营养制剂）依从性无明显改善（P>0.05）。

（3）实验组与对照组护士认知、行为改变情况比较有统计学差异（P=0.02，P=0.00），但两组护士态度改变比较无统计学意义（P=0.20）。

（4）对护士的个人深度访谈，提炼出护士在证据应用期间的实践体验主题为"被动与负担"、"磨合与认可"、"信任与融洽"、"自信与价值感"、"期待与反思"5个主题。

（5）放疗、化疗、血液3个层面的试验组口腔黏膜炎总发生率及新发生率均低于对照组，但放疗科、化疗科2组患者口腔黏膜炎总发生率及新发生率差异无统计学意义（P>0.05）；血液科2组患者入组时基线口腔黏膜炎、总发生率有统计学差异（P=0.045，P=0.040），但新发生率无统计学意义（P>0.05）。

（6）实验组与对照组口腔黏膜炎患者生活质量比较干预前无统计学意义（P>0.05），但干预后有统计学意义（P=0.01）。

（四）结论

《癌症放化疗患者口腔黏膜炎护理循证实践方案》构建过程采用循证实践的方法学，具有科学性和可信度，为循证证据转化和应用提供了参考和依据。形成的癌症放化疗患者最佳实践信息手册与最佳实践推荐意见简洁易读，为癌症放化疗患者口腔黏膜炎护理提供有力的证据资源和证据传播工具，能满足临床护理人员获取知识和信息的需求。《癌症放化疗患者口腔黏膜炎护理循证实践方案》在临床情境中具有一定的可行性、适宜性、有效性及临床意义（FAME）。该方案对提高癌症患者生活质量、改变护士的认知和行为，改善癌症患者口腔黏膜炎护理实践与质量管理具有一定意义。

实施循证护理应找到科学的研究证据，并基于科学证据进行临床决策和改革，通过系统管理促进证据应用，动态监测证据应用后的效果。此一过程中护理管理部门应关注实施某项护理措施时所处的具体情形，包括主流文化、人际关系和领导方式、管理方法；同时通过相应的促进因素，改变护理人员的态度、习惯、技能、思维方式和工作方法。循证护理实践对提高专科护理质量具有重要意义。

三、循证护理在护理技术评估中的应用

卫生技术评估（health technology assessment，HTA）是指系统、全面的评价卫生技术使用过程中患者、操作者和环境的安全性、有效性、经济性和社会适应性或社会影响，为卫生决策者制定卫生技术相关政策提供决策依据，以促进卫生资源优化配置，提高卫生资源的使用效率。循证医学为卫生技术评估提供了方法学和证据支持。许多护理技术都在不断发展中,如静脉输液技术的各种不同材质、不同途径的静脉输液技术发展迅速,并普遍被用于临床,成为患者治疗、抢救的关键技术。静脉输液技术在应用过程中面临各种并发症风险,给患者健康带来威胁。本节以周英凤等的"经外周静脉置入中心静脉导管(PICC)技术的评估研究"为例,介绍循证护理在护理技术评估中的应用。

(一)研究背景

PICC 指静脉输液导管经外周静脉(贵要静脉、头静脉、肘正中静脉、肱静脉等)穿刺置入,导管尖端被送达到上腔静脉,是近年开展的静脉治疗新技术,主要用于中、长期化学治疗、肠外营养输注或抗菌治疗。导管一般可保留一年。通过 PICC 可将药物直接输入中心静脉,避免了药物对血管的刺激和损伤,还减轻了患者因反复穿刺带来的痛苦。目前已被广泛用于临床实践。但 PICC 作为一项高风险、侵入性措施,其置管成功率、置管位置判断的可靠性、导管的留置时间、护理人员操作和维护的难易度、穿刺及维护过程中并发症的发生率等,均影响着该技术的推广和使用。目前仍缺乏对其安全性、有效性及经济性等方面的科学评估。

在复旦大学卫生部卫生技术评估重点实验室的立项和支持下,复旦大学循证护理中心开展了经外周置入中心静脉导管的卫生技术评估研究。

(二)评估目的

基于当前可得同类技术的文献资料,分析比较 PICC 与其他同类中心静脉输液技术(如中心静脉导管技术 CVC、植入式静脉输液港 PORT 等)的主要技术特点和临床特性,评估 PICC 静脉输液技术的安全性、有效性、经济性及社会适应性,为临床人员进行决策提供参考。

(三)评估角度

从临床实践角度收集和分析 PICC 静脉输液技术的安全性、有效性、成本效果及社会适应性方面的证据,评估该技术在临床应用的效果和前景。

(四)确定具体问题

根据循证医学 PICOS 策略确定评估的具体问题:

P:进行静脉输液治疗的成年患者

I:采用 PICC 静脉置管

C:采用其他中心静脉输液技术(如中心静脉导管技术 CVC 及植入式静脉输液港 PORT)置管

O:结局指标包括临床效果、经济学指标及社会适应性。临床效果采用静脉输液技术有效性及安全性相关的指标,有效性评估指标包括穿刺成功率、穿刺操作时间及平均导管留置时间。安全性评估指标包括穿刺及维护过程中各种并发症发生率。经济学指标采用成本分析。社会适应性主要评价 PICC 置管对患者的影响

S:HTA、指南、系统评价及 Meta 分析

(五)评估结果

1. PICC 输液技术的技术特性 ①技术的成熟度:PICC 在 20 世纪 80 年代后期开始在成人患者中应用,90 年代后期引入中国,并迅速发展,广泛用于中长期肿瘤化疗、成人术后肠外营养通路、早产儿营养通路等临床实践中。②人员要求:PICC 置入和维护要求由参加过相关培训课程且被证实具备临床置入技术资格的操作者完成,目前在临床实践中大多由 PICC 专科护士置管和维护。③设备要求:分析 PICC 导管材质和特性,不同导管类型(如普通型、耐高压型)、不同材质(如聚氨酯、硅胶)、不同涂层(如肝素涂层、抗生素涂层)及不同瓣膜设计(如末端开口、三项瓣膜)的 PICC 导管各有利弊,有效性及安全性证据文献报道不一致。④配套设施:置管时,借助超声引导结合改良赛定格技术行 PICC 置管比单纯依靠体外生理标识能显著提高 PICC 穿刺成功率及置管成功率,且借助影像学标识(X 线胸片)能有效确定导管头端位置的准确性。导管定位系统也能提高 PICC 导管尖端位置的准确性。但部分新技术在国内尚未普遍应用。⑤技术维护:PICC 的使用期限可达 12 个月,在导管留置期间,至少应每周维护 1 次,包括更换辅料、冲洗导管、更换接头及并发症观察等。⑥技术操作规范:目前已有关于 PICC 血管通路建立及维护方面的规范指南,如 2011 年美国肿瘤护理学会发布的《血管通路指南:护理实践与教育》,2016 年美国静脉输液协会推出的《静脉输液护理实践标准》,复旦大学循证护理中心制定的《PICC 置管前评估及置管循证护理实践指南》,2015 年中华护理学会肿瘤护理专业委员会颁布的基于专家共识的《肿瘤治疗血管通路安全指南》,为 PICC 输液技术的操作提供了规范。

2. PICC 输液技术的有效性评价 对 PICC 输液技术临床有效性的评估表明:与其他中心静脉输液技术相比,现有 PICC 静脉技术临床有效性的研究结果不一致:PICC 在穿刺成功率、穿刺操作时间及留置时间方面是否比其他中心静脉输液技术更有效尚缺乏足够证据支持。但有证据显示:PICC 静脉输液技术的临床有效性至少不比其他中心静脉输液技术差,除植入式静脉输液港留置时间明显长于 PICC 外。关于 PICC 输液技术是否比其他中心静脉输液技术更有效尚需要开展更高质量的研究支持。

3. PICC输液技术的安全性评价　对PICC输液技术安全性的评估从2大方面进行：①穿刺过程中并发症发生率，包括：血气胸、误入动脉、血肿、血管损伤、导管异位等；②维护过程中并发症的发生率，包括：静脉炎、导管相关性感染、堵管、导管脱落、导管渗漏、静脉血栓等。现有的证据显示：穿刺过程中并发症发生率总体上PICC低于中心静脉导管技术；但PICC在维护过程中并发症的发生率高于其他中心静脉输液技术，主要是静脉炎及静脉血栓的风险显著增加。即与其他中心静脉输液技术相比，PICC静脉输液技术在穿刺过程中安全性较好，但在维护过程中安全性较差。

4. PICC输液技术的经济学评价　①从技术比较的角度分析：比较PICC输液技术与其他中心静脉输液技术成本-效果的证据极缺，现有证据不足以进行技术的经济学评价。提示：应开展原始研究以获取评估数据。②从患者角度分析：患者不论进行PICC置管还是CVC置管，因有医疗保险覆盖，自付费用差别不大，提示：医保制度对静脉输液治疗的保障力度较高。③从医疗机构角度分析：PICC收费价格高于CVC，这与导管材质、置管时间、维护成本的差异有关；植入式静脉输液港收费价格高于PICC，这与植入式静脉输液港操作复杂，且置入和取出均需要手术操作有关。④从单项PICC输液技术分析，从置管到拔管缺完整经济学评价证据。有限的证据提示：PICC输液技术从置管、维护到拔管的收费价格低于其实际成本，医疗机构收入不足以覆盖其成本，这种服务很难维持。

5. PICC输液技术的社会适应性评价　①从PICC对患者的影响分析：置管会影响患者一侧手臂的生活、活动、形象等，也会给置管手臂带来不舒适感。且因患者缺乏专业信息，置管期间会有很大压力。导管的定期维护也让患者频繁就医，经济及时间成本均增加。②从PICC对社会的影响分析，PICC收费虽然已纳入医保，但自付部分及随之带来的间接成本仍增加了患者经济负担，尤对无医保的患者经济负担更重，可能加大社会的不公平性。③从PICC对生命伦理影响分析，因PICC穿刺和维护阶段可能存在的风险，目前医疗机构给患者行PICC置管前均要求签署知情同意书，以充分告知患者PICC置管可能存在的收益和风险。

（六）结论及建议

PICC输液技术是一项相对成熟的卫生技术，由接受过专门培训的临床专业人员进行置管和维护，有规范的PICC血管通路建立和维护指南。与其他中心静脉输液技术相比，PICC输液技术的临床有效性尚需进一步证据支持。目前证据提示：PICC静脉输液技术安全性在穿刺过程中较好，但在维护过程中安全性较差。目前PICC输液技术经济学评价证据极有限。社会适应性方面：PICC技术给患者生活带来一定影响，定期维护的经济和时间成本增加，对无医保患者可能会加大社会不公平性。

鉴于以上评估结果，提出建议如下：

（1）建议所有开展PICC技术的医疗机构，遵循PICC置管和维护的临床实践指南，制定PICC输液技术的操作规范和管理规范，确保技术使用的安全性和有效性。

（2）建议进一步开展PICC技术经济学评价的本土化研究，为卫生决策部门提供证据支持。

（3）建议开展PICC技术的社会适应性研究，减少该技术可能带来的社会不公平性。

通过以上案例分析可见：卫生技术评估是一个系统研究的过程，通过分析卫生技术的技术特性，基于证据综合评估技术的安全性、有效性及经济学特性及其社会影响，综合考虑卫生技术的技术价值和社会价值。在护理领域开展卫生技术评估，可为护理技术的规范使用提出政策建议，促进护理技术的合理使用。

四、循证护理在临床护理教育中的应用

循证护理教育（evidence-based nursing education）是运用循证护理的理念和方法进行护理专业课程和临床实践的教与学，包括：运用有效的教学方法、考虑学生个体学习需求及教师的建议、课程设置、教学活动的资源消耗等情况设计教学活动。即基于证据的带教（Evidence-based teaching）和基于证据的学习（Evidence-based Learning）。

（一）基于证据的临床带教

基于证据的临床带教（evidence-based clinical teaching，EBCT）是指带教老师指导学生运用循证护理的理论与技术为患者提供基于最佳证据的护理服务的教学方法。EBCT强调带教过程中：以临床实践中的问题为出发点，将科研成果、临床经验及患者需求相结合解决临床带教中的问题。

以"机械通气患者的气道护理案例分析"为例，基于的证据的临床带教程序包括：①带教老师针对患者的情况，引导学生提出需要解决的具体临床问题，例如吸痰的指征是什么？如何评估？采用持续性气道湿化还是一次性注入无菌水湿化？采用密闭式吸痰还是开放式吸痰？吸痰前是否需要进行预先高浓度氧疗1～2分钟？②带教老师带领学生共同讨论，将临床问题通

过 PICOS 的程式进行转化，以找到准确的关键词；③学生通过小组团队合作，制定规范的检索策略，开展系统的文献检索；④以 3～4 人的小组为单位，开展文献质量的评价，辨别证据的有效性和等级；⑤结合临床真实案例的健康评估信息，组织学生讨论所搜寻到的证据对于解决患者问题作用如何？为何有些证据难于适用于本个案护理？以建议评判性思维方式，而不是僵化地照搬证据；⑥将最佳证据应用于个案护理计划中，构建护理方案和护理程序，分析证据实施的障碍因素有哪些，如何克服？⑦最后进行效果评价。通过上述过程，可使学生带着身边的临床问题真实地参与确立循证问题、证据检索、筛选与质量评价及应用与评价的整个循证实践过程，增强他们的循证意识，加强知识的理解与运用。

(二) 加强培训，提高护理管理者和护理骨干的循证实践意识和水平

在护理的专科化队伍建设过程中，只有通过系统的循证实践专业教育和培训，才能强化护理管理者和护理骨干的循证实践意识，规范循证实践方法，使临床一线的护理骨干能够主动、积极、充分地应用循证证据资源，并将其付诸临床实践过程。2010 年美国医学会在"未来的护理：领导变革，提升健康"报告中，强调：要在本科、硕士、博士的护理课程设置中加强循证实践能力的训练，将循证护理设置为必修课。2011 年我国教育部"医学专业学位研究生教育指导委员会"颁布的"护理硕士专业学位研究生教育指导性培养方案"中，建议将"循证护理学"课程设置为护理学硕士专业学位研究生的必修课。目前我国已出版了多本《循证护理学》教材，且绝大多数学校的护理学研究生教育已包括了 36～54 学时的"循证护理"必修课的学习和循证护理的能力训练。大部分高等院校护理专业在护理学本科生中通过《护理研究》必修课或《循证护理》选修课，开展了针对护理本科生的循证护理思想和方法的介绍。

为促进循证护理教育实施，应开展循证护理的师资培训，使包括临床师资在内的护理专业教师掌握循证护理的概念与基本原则，理解循证实践对促进护理学科发展的意义，掌握文献检索方法、系统评价、证据筛选等方法，指导学生检索证据、分析证据和应用证据。最佳护理研究证据来源包括：临床实践指南、系统评价资源库、综合性文献数据库、学术期刊及专著等。建议完善研究文献电子网络检索系统或借助于循证护理研究机构，以获得全面系统的循证护理信息。

对临床一线的护理管理者、护理骨干、专科护士均应开展循证护理实践的培训，且以证据应用为重点，通过培训，使护理管理者、决策者、专科护士增强循证意识，熟悉临床实践指南、最佳实践、证据总结、系统评价等证据资源，通过期刊阅读会（Journal Club）定期了解证据，并理解循证实践以证据、临床情景、病人需求、专业判断为核心的本质，能依据证据开展持续护理质量改进项目，并将循证实践的结局落在系统改变（政策制定、流程再造）、病人结局改变、护士行为改变上。

五、质性研究的系统整合

(一) 开展质性研究系统评价的特点和意义

质性研究（qualitative research）是对某种现象或事物在特定情形下的特征、方式、涵义进行观察、访谈、记录、分析、解释的过程，旨在揭示研究对象赋予的这些事物的内涵和本质。护理学的研究多以人为研究对象，关注人的感受或行为过程，而质性研究强调以人为中心和整体观的理念，可深入理解患者的感受和需求，尤其适合对护理现象的研究，对构建针对患者需求、充满人文关怀的护理干预有重要意义，并有利于建立护理理论和发展护理专业，质性研究因此在全球护理学领域得到广泛应用。

质性研究的系统评价（qualitative systematic review）是通过主题分析、Meta 整合、Meta 人种学等方法对质性研究资料的系统评价、汇总和综合，是对具有类似研究对象、研究现象的质性研究结果进行收集、理解、比较、分析、归纳的整合方法。在实践中应用整合后的多项同类质性研究结果能进一步深层次地描述护理服务对象对某种现象或处于疾病状态时或接受干预措施时的感受或经历，深入探讨人的经历、社会活动及相关文化形态，更能实质性地反映研究对象的经历、意义或体验，体现了护理证据的多元性特点和护理学科的人文性和伦理性属性，并可提升质性研究结果的可靠性和准确性。

(二) 质性研究系统评价在深入理解患者需求方面的实例分析

下面摘选 2015 年成磊等在《中国循证医学杂志》上发表的"早产儿出院后父母照顾体验的质性研究系统评价和 Meta 整合"，介绍质性研究结果系统评价和 Meta 整合的过程［资料来源：成磊，冯升，陆春梅，等. 早产儿出院后父母照顾体验质性研究的系统评价和 Meta 整合. 中国循证医学杂志，2015，15（9）：1090-1097］。

1. 背景　医疗技术水平提高使早产儿出生率和存活率大幅提高。WHO（2012 年）的统计数据显示，全球每年出生 1500 多万早产儿，占新生儿总数的 11.1％，我国位居第二。早产儿的出生及预后风险带给心理压力，而住院期间的分离又耽误了父母识别早产儿需求，

掌握照顾技能和建立亲子关系最佳时机。早产儿出院后，父母担当起早产儿主要照顾者这一角色，家庭和社会因素对促进早产儿的认知和神经系统的发育有着重要的作用。

随着"以家庭为中心"的儿科护理理念逐渐普及，采用质性研究的方法剖析早产儿出院后父母照护体验的原始研究逐渐增多，本研究采用对该领域质性研究结果进行 Meta 整合的方法，更全面地诠释早产儿出院后父母的照顾体验，为后续制定符合父母需求的早产儿出院计划提供参考。

2. 方法

（1）文献纳入与排除标准：根据 PICOS（研究对象、感兴趣的现象、情境、研究类型）设定研究文献的纳入标准如下：

P（Population）：早产儿（出生胎龄＜37 周婴儿）的父母

I（Interest of phenomena）：早产儿父母对有关喂养、生活护理、亲子互动促进发育的照顾经历体验

Co（Context）：早产儿自新生儿重症监护室（NICU）/新生儿科（NU）出院后回到自己家中由父母照顾

S（Study Design）：质性研究，即采用系统、主观的方法描述生活体验并赋予其含义的研究方法，包括现象学、扎根理论、案例研究、民族志、行动研究等质性研究方法的文章

文献排除标准：①仅有摘要而无全文的文献；②重复发表或数据不全的文献；③非中、英文发表的文献。

（2）检索策略：系统检索了中/英文公开发表的质性研究。以（"preterm＊"/"premature＊"）AND（"parent＊"/"father＊"/"mother＊"/"maternal"/"paternal"）AND（"care＊"/"nursing＊"）为英文关键词，以"早产儿/照护、照顾、护理/父母、父亲、母亲/出院"为中文关键词检索。共检索了 11 个数据库，首先检索 Cochrane 图书馆和 Joanna Briggs（JBI）循证卫生保健中心图书馆有无同一主题的质性研究的系统评价和 Meta 整合。随后在 Pubmed、EMbase、Scopus、ISI Web of Science、PsycINFO、CINAHL 6 个英文数据库、中国生物医学文献数据库（CBM）、中国知网（CNKI）、中文科技期刊数据库（VIP）3 个中文数据库中开发表的质性研究文献，检索时间均为数据库建库至 2015 年 5 月。

（3）文献筛选及质量评价：由 2 位评价员独立筛选文献、提取资料并交叉核对，如遇分歧，则咨询第三方协助判断，缺乏的资料尽量与作者联系予以补充。文献筛选时首先阅读文题，在排除明显不相关的文献后，进一步阅读摘要和全文，以确定最终是否纳入。资料提取内容主要包括：作者（国家）年份、质性研究方法、研究对象、兴趣的现象、情景因素 1

（早产儿出生情况）、情景因素 2（访谈时间和场所）、主要结果。

由 2 名（本文的第一作者和第二作者）经过循证实践方法论培训的研究人员采用"澳大利亚 JBI 循证卫生保健中心质性研究质量评价工具"对纳入文献质量进行独立评价。评价内容包括：研究的方法学与其哲学基础、研究目的、资料收集方法、资料分析方法、结果阐释是否一致，是否考虑研究者自身对研究的影响、研究对象的典型性及伦理规范等方面。每项均以"是"、"否"、"不清楚"和"不适用"来评价。完全满足上述标准，发生各种偏倚可能最小，为 A 级；部分满足上述质量标准，发生偏倚可能性中度，为 B 级；完全不满足上述质量标准，发生偏倚可能性高者为 C 级。独立评价文献质量后，比对两人的筛选及评价结果。意见不一致处由两人讨论达成共识或请第三方（本文第四作者）仲裁后决定是否纳入。最后纳入质量等级为 A、B 的研究，剔除质量等级为 C 级的研究。

（4）资料提取及处理：质性研究的结果是各原始质性研究者对其研究结果的解释，通常以主题词或象征性的隐喻方式表达。系统评价者逐字仔细阅读全文后进行资料提取，内容包括：作者（国家）年份、质性研究方法、研究对象、兴趣的现象、情景因素 1（早产儿出生情况）、情景因素 2（访谈时间和场所）、主要结果。

（5）资料分析：本研究采用澳大利亚 JBI 循证卫生保健中心"Meta 整合中的汇集性整合（integrative/aggregative synthesis）"方法整合结果，该方法关注质性研究的本质，强调质性研究在循证卫生保健服务系统的价值和作用。汇集性整合收集主题、隐含的意义、分类等研究结果，并依据其含义进一步整合、汇总，使其更具有针对性、说服力和概括性。

在理解各质性研究的哲学思想和方法论的前提下，研究者反复阅读理解、分析和解释每个研究结果的含义，将相似结果组合归纳在一起，形成新的类别，再将类别归纳为整合结果。

3. 结果

（1）纳入研究的一般情况：数据库初步检索出相关文献 798 篇，使用 Notexpress 软件去掉重复文献 223 篇后，进一步阅读标题和摘要后，排除综述、量性研究、主题无关文章 489 篇，纳入 86 篇，阅读全文后根据纳入文章表剔除 77 篇，经过质量评价，最终纳入 9 篇文章，包括 2 项扎根理论研究，7 项现象学研究。文献筛选流程图见图 22-4。

纳入文献包括 2 项扎根理论研究，7 项现象学研究。中文 1 篇，英文 8 篇。纳入研究的一般情况见表 22-1。

（2）纳入研究的方法学质量评价（表 22-2）

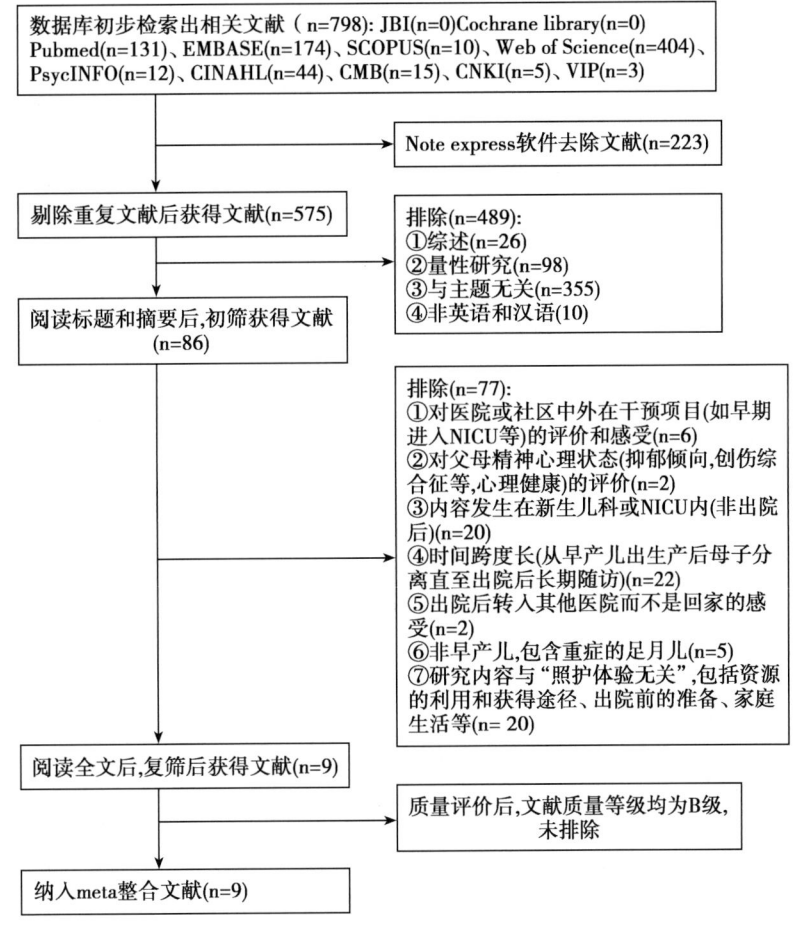

图 22-4　文献筛选流程图

表 22-1　纳入研究的一般情况(摘录部分)

作者(国家)年份	质性研究方法	研究对象	感兴趣的现象	情景因素 1:早产儿出生情况	情景因素 2:访谈时间和场所	主要结果
Kavanaugh (美国) 1995	现象学研究 个人深入访谈法	20 位早产儿母亲	早产儿出院后母亲有关母乳喂养的关注主题和采取的措施	平均出生体重: 2061.4±562.1g 平均胎龄: 32.6 ±2.0 周	出院后 1 个月在早产儿家中	提炼了早产儿母亲有关母乳喂养的 3 个关注主题: -关心母乳量是否足够; -关心母乳的组成成分; -关心母乳喂养早产儿的方法
Sankey(澳大利亚)2001	扎根理论研究 个人深入访谈法	7 位早产儿母亲	早产儿出院后的居家照顾过程,在此情境下父母的照顾体验	胎龄:29～35 周	未报道	构建了名为"与不同共存:居家照顾早产儿"的理论,包含 4 个概念: -需要并获得育儿帮助; -育儿知识的增加及积极的反馈所带来的自信; -对早产儿的提前出生感到自责; -感受到与理想中的孩子相比,早产儿非常弱小
Reyna (美国)2006	现象学研究 个人深入访谈法	27 位早产儿母亲	母亲在早产儿出院早期的喂养的感受	胎龄小于 32 周	出院后 2～3 周在护理学院	提炼了 3 个主题: -理解早产儿的行为; -合理使用时间和资源,根据早产儿吸吮吞咽能力满足其对乳瓶喂养的需求; -乳瓶喂养配方奶知识逐渐完善

续表

作者(国家)年份	质性研究方法	研究对象	感兴趣的现象	情景因素1:早产儿出生情况	情景因素2:访谈时间和场所	主要结果
Flacking（瑞典）2007	扎根理论研究个人深入访谈法	25位早产儿母亲	对于早产儿出院后产妇的养育经历和感受	出生体重:607～2244克 胎龄:24～31周	出院后1-12个月在早产儿家中	构建了1个"如何成为真正的母亲及母乳喂养"的模式,包含3个不稳定的"波动": -育儿所致的耗竭与宽慰感共存; -歉疚和缺乏经验可使母子之间缺乏信任,而成为母亲的自豪和信赖促进母子关系协调; -母乳喂养可因社会舆论压力而被迫进行,也可在母子良好互动中实现协调

表22-2　纳入研究的方法学质量评价

研究	条目1	条目2	条目3	条目4	条目5	条目6	条目7	条目8	条目9	条目10	总体评价
Kavanaugh 1995	Y	Y	Y	Y	Y	N	N	Y	Y	Y	B
Sankey 2001	Y	Y	Y	Y	Y	N	N	Y	Y	Y	B
Reyna 2006	Y	Y	Y	Y	Y	N	N	Y	Y	Y	B
Flacking 2007	Y	Y	Y	Y	Y	N	N	Y	Y	Y	B
Souza 2010	Y	Y	Y	Y	Y	N	N	Y	Y	Y	B
Griffin 2011	Y	Y	Y	Y	Y	N	N	Y	Y	Y	B
周明芳 2012	Y	Y	Y	Y	Y	N	N	Y	Y	Y	B
Espitia 2013	Y	Y	Y	Y	Y	N	N	Y	Y	Y	B
Phillips-Pula 2013	Y	Y	Y	Y	Y	N	N	Y	Y	Y	B

评价条目:(1)哲学基础(2)研究问题/目标(3)资料收集方法(4)资料分析方法(5)结果阐释方式(6)文化背景、价值观(7)研究者与研究的相互影响(8)研究对象典型性(9)伦理规范(10)结论得出

评价结果:"是":Y(Yes)"否":N(No)"不清楚":U(Unclear)"不适用":N/A(Not applicable)

（3）Meta整合结果:研究者反复阅读理解、分析和解释纳入的9项研究,提炼31个完好明确的研究结果,将相似结果组合归纳形成7个新的类别:"类别1:育儿过程中照顾者不断经历焦虑和不确定感""类别2:照顾者喂养知识和能力的成熟""类别3:照顾者自身生活的改变""类别4:亲子关系的建立""类别5:照顾者角色的成长""类别6:照顾者对外界支持的渴求""类别7:照顾者感恩所获得的帮助"。再将归类组合成的类别综合成2个整合结果:"整合结果1:经过自我调适,照顾者角色获得成长。早产儿出院后,面对焦虑和不确定感,父母不断地进行知识、能力的自我调整,甚至改变原有生活方式,以适应其照顾者角色。"和"整合结果2:照顾者渴求并感谢外界的支持和帮助。早产儿父母积极渴求来自外界的支持,并对帮助他们度过这一关键时期的帮助表示感恩",见图22-5。

1）整合结果1:经过自我调适,照顾者角色获得成长。

早产儿出院后,父母通过不断地进行知识、能力的自我调整,甚至改变原有生活方式,以适应其照顾者角色。

类别1:育儿过程中照顾者不断经历焦虑和不确定感。父母对早产儿的提前出生感到自责("可能我不吸烟就不会生出早产儿了……这是我的错");在早产儿出院时会有兴奋与焦虑交织的复杂心情("好可怕,孩子出院是我一直盼望的时刻,但是在那一刻我又非常害怕,不敢带他回家");对母乳喂养困难与哺乳存有不确定性和困惑("刚回家时不知道怎么喂奶,孩子怎么也含不到乳头");育儿所致的耗竭与宽慰感共存("他吃的很慢或者不想吃,这快把我逼疯了,我把他推开,但是这不是他的错,我又好伤心。""一开始我绝不相信别人说的'当妈妈感觉很好'这样的话,现在经过长

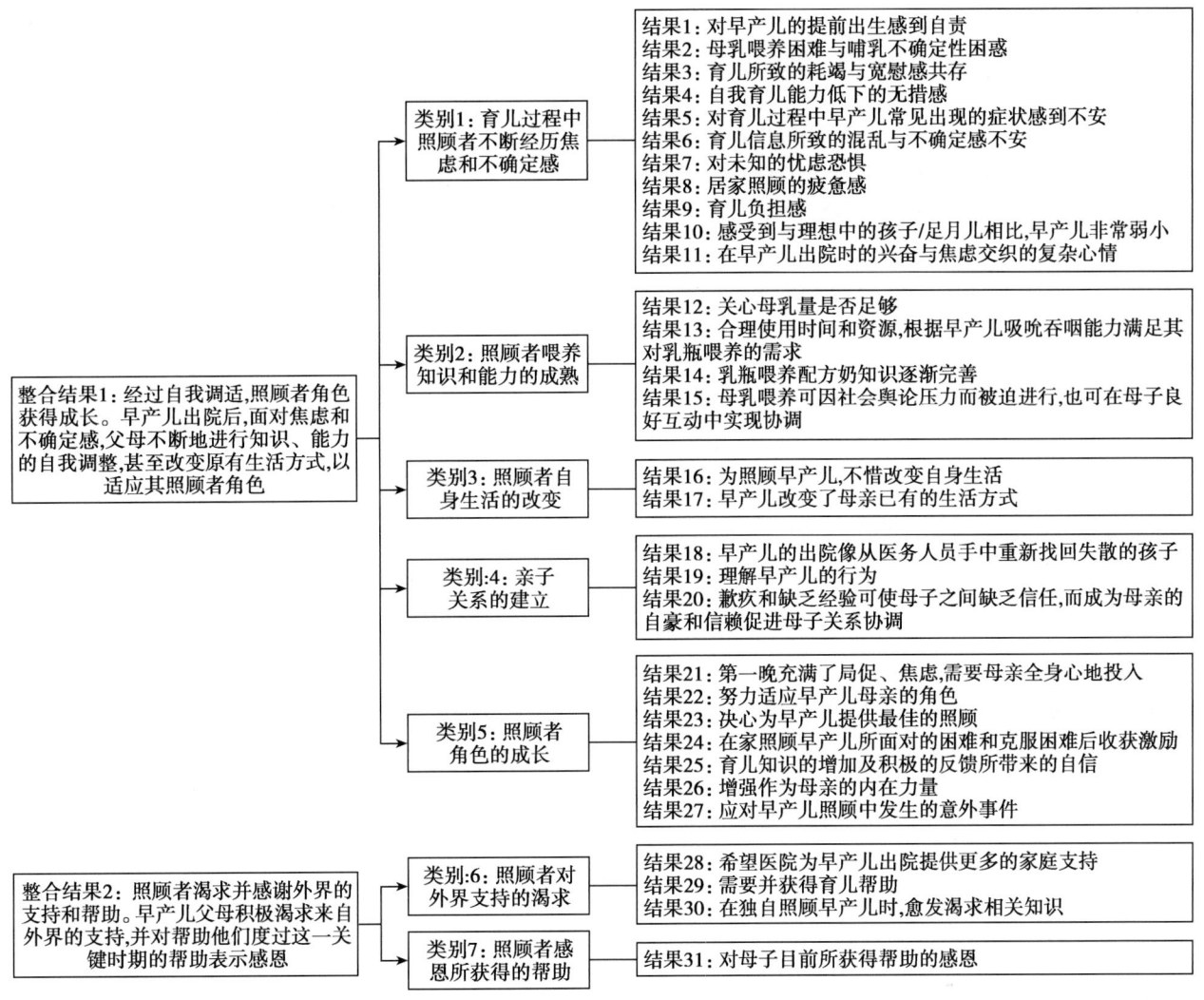

图 22-5　纳入的研究结果(n=31)-类别(n=7)-整合结果(n=2)关系图

长的适应期,我才感觉到这一点");产生自我育儿能力低下的无措感("孩子回家两天后我才开始试着抱他,太小了,不敢抱,也不知道该怎样抱,不敢给他洗澡,又软又小,滑到水里怎么办");对育儿过程中早产儿常见出现的症状感到不安("宝宝脸上的黄疸什么时候才能完全消退,有问题没有? 要不要去医院看看?");被育儿信息所致的混乱与不确定感("但相同问题经常有很多不同回答,不知道哪个对哪个错,也不知道是否适合自己");对未知的忧虑恐惧("我时常复习 CPR 卡片以保证我能够正确实施这个操作,因为我很害怕某一天可怕的事会发生");居家照顾早产儿感到疲惫("时不时战战兢兢地起来看看孩子,担心自己睡觉那会发生了什么,实在疲惫");感到育儿的负担("现在就是觉得睡眠不够,有时孩子睡的时候想跟着睡,但是睡不着,我想睡时他又开始哭……孩子出院后连安静吃顿饭的时间都没有");感受到与理想中的孩子/足月儿相比,早产儿非常弱小("当时我说'他好像一个魔鬼',现

在回想那时候压力太大了,甚至心中都有点不能接受这个孩子!")。

类别 2:照顾者喂养知识和能力逐渐走向成熟。从关心母乳量是否足够("我孩子从一开始的 4 小时醒一次逐渐发展为 2 小时甚至 1.5 小时醒来一次,我先生一直会说'孩子饿了,可能你的奶量不够,我们需要配方奶'……也不知道母乳是不是真的够了");到合理使用时间和资源,根据早产儿吸吮吞咽能力满足其对乳瓶喂养的需求("一开始你需要帮助孩子含住奶嘴,而现在孩子能够自己主动地吮吸了");到乳瓶喂养配方奶知识逐渐完善("孩子清醒了 1 个半小时,我给他换尿布以后,就知道他可以准备喝奶了");到母乳喂养可因社会舆论压力而被迫进行,也可在母子良好互动中实现协调;到("当我在咖啡店里用奶瓶给孩子喂奶的时候,我觉得每个人都在看我'这个孩子怎么是奶瓶喂奶呢? 这么小不应该母乳吗","母乳喂养的时候要相信孩子,乳瓶喂养时要相信瓶子,我和孩子是一个协调整体,最重要的是按需喂养,其余都不重要")。

类别3:照顾者自身生活的改变。照顾者为照顾早产儿,不惜改变自身生活("直到孩子出院后三个月我才去剪头发和使用唇膏。第一个月的生活完全围绕着他,我也不关心自己是变美还是变丑了,我只希望他健康";早产儿改变了母亲已有的生活方式("对生活的理解发生了完全地变化,原来认为重要的事情都不重要了。孩子是我的全部,我不关心此外任何事情")。

类别4:亲子关系的建立。早产儿的出院就像从医务人员手中重新找回失散的孩子("在内心深处有美好的东西涌出来,我真正地拥有了我的孩子,可以做我想做的事,比如围抱着他,亲亲他";照顾者试着理解早产儿的行为("她满足的表现是不再吮吸奶瓶,而是把奶嘴吐出来");歉疚和缺乏经验可使母子之间缺乏信任,而成为母亲的自豪和信赖促进母子关系协调("感到无助和害怕,担心医院会来人接走女儿,因为我做的不够好","我们在衣橱中皮肤与皮肤相贴近,对经历了如此残酷的人生开始的他来说是一个很好的补偿,我们在家里相处和谐")。

类别5:照顾者角色的成长。居家照顾早产儿的第一晚充满了局促、焦虑,需要母亲全身心地投入("把孩子接回家,但是我又什么都不懂……想做的最好的心态又给我好大的压力");决心为早产儿提供最佳的照顾("我是一个向前看的人,我觉得我必须要这样做,因为事情已经发生了");需要应对早产儿照顾中发生的意外事件("我只是尽力去做保证他没有问题");在家照顾早产儿所面对的困难和克服困难后收获的激励("每天邻居都会问我孩子吃了么的问题,我感觉说就像是说他有死他还活着""当孩子哭的时候我们好有成就感,因为这是生命的象征,这是一个奇迹");增强作为母亲的内在力量,寻求内在的力量支持("我知道我必须要做(照顾孩子),因为他是我的孩子");育儿知识的增加及积极的反馈所带来的自信("我已经知道早产儿需要较长时间才安静下来……我们试着用收音机创造和新生儿室里一样的一些背景声音,孩子睡的好多了")。

2) 整合结果2:照顾者渴求并感谢外界的支持和帮助(略)

4. 小结　本文通过质性研究的系统评价和Meta整合深入地诠释了早产儿出院后父母的照顾体验。卫生保健人员需关注这一早产儿出院重要事件,在早产儿父母自身的调适过程中,给予必要的照顾知识技能指导,协助其尽快胜任照顾者这一角色,促进出院后的早产儿健康成长。

5. 评论　该质性研究的系统评价对深入理解早产儿父母的照护需求,以制定有针对性的护理措施有重要的意义,对构建新生儿护理领域的证据,促进新生儿专科护理的发展有积极的作用。该系统评价在检索、对质性研究的质量评价、Meta整合上方法学规范,是国内第一篇公开发表的针对质性研究的系统评价报告。

第四节　循证护理实践面临的挑战及对策

一、循证护理实践面临的挑战

循证处理实践在我国还处于发展初期,尚未真正步入正轨,面临的主要挑战是:①尽管国外护理及相关领域的证据资源很丰富,但因语言障碍、检索条件限制等,国外证据资源引入较少;②我国本土化的临床实践指南、系统评价报告等汇总型证据资源刚刚开始,数量不足,高质量的系统评价和临床实践指南数量更是有限;③目前我国绝大多数的循证实践是以原始研究的结果作为证据引入实践中,但在方法上存在较大误区,缺乏广泛而深入的检索、缺乏对原始研究的设计进行规范、正确评鉴。当原始研究的设计存在严重缺陷时,应用这些研究的结果甚至会误导临床实践。只有遵循规范的循证实践方法,才能启动真正意义上的循证护理实践。

近十年,我国护理学科提升迅速,随着高等护理教育的发展,护理人员的学历层次有了较大提高,为实施循证护理打下了基础,护理研究论文数量增长很快。但国内的循证护理资源还很不足,对我国大量的护理研究原始论文尚未建立规范的筛选、评估、汇总。循证护理在我国的推广,还必须加强与国外循证实践机构的密切合作和联系,以获取最新的信息和技术支持,建立互助互惠的证据资源网络。开展循证护理还必须加强与国内循证医学机构的联系。国内多个循证医学中心已开展了形形色色的循证医学项目,通过医护之间在循证实践上的合作,形成多学科团队,用共同的方法和程序开展循证实践,这是推广这一事物的重要前提。

二、推动循证护理实践的对策

我国建立循证护理研究机构是推动寻护理发展的重要途径。近十年我国护理学科发展迅速,临床护理研究数量也迅速增加,但质量参差不齐,临床一线护理人员不可能也没时间——辨别,急需组织专业研究者对这些护理证据进行评价、综合、合成、传播,并形成临床实践指南。此过程应通过组织循证护理专门研究才可实现。通过进行科学规范的系统评价,可从大量国内外文献资料库中筛选符合要求的研究,形成最佳的护理证据,提供给广大护理管理和实践者,指导护理实践的变革,并可充分利用现有的研究资源,避免重复研究,减少不必要资源和时间的浪费。还需对临床护理人员进行广泛培训,使临床一线护理人员能主动、积极、充分应用循证证据资源,并将其付诸于临床实践过程。

针对我国在循证护理实践领域存在的问题的主要对策是:①组建循证护理专门研究中心或研究组,做出长远规划,有组织地开展临床实践指南、系统评价、证据应用等项目;②开展系统评价及循证护理有关的方法学研究,为临床护理人员、护理研究和教学、政府的护理决策提供可靠依据;③收集、翻译并传播国内外护理领域系统评价的摘要、最佳护理实践证据汇编及临床护理实践指南,并进行本土化调整;④构建循证护理相关理论、模式和知识,传播循证护理思想;⑤进行循证护理知识和方法的教育和培训,提供培训咨询、指导和服务,推动循证护理在我国的发展;⑥组织开展证据应用项目,通过循证护理促进临床护理质量的持续改进和提高;⑦开展多学科合作,促进循证护理在循证卫生保健领域的健康发展。

三、循证护理的发展展望

在护理领域积极推动循证护理实践是护理学科发展的重要内容。推动护理研究的发展,深化专科护理建设,已成为我国新兴护理一级学科建设的重点。我国教育部"医学专业学位研究生教育指导委员会"2011年颁布的"护理硕士专业学位研究生教育指导性培养方案"中将"循证护理"纳入核心课程。循证护理将在我国护理学科建设中起到重要的作用。

只有通过政策支持和深入细致的培训,通过护理管理者、教育者、临床实践者、研究者的共同努力,通过与国内国外多学科循证实践机构的密切合作,才能使护理人员从观念上真正接受、从方法上真正学会、从实践环境上真正有条件应用循证护理,才能使护理研究人员熟练掌握证据生成、证据合成的程序,使临床护理人员熟练掌握证据引入、证据应用、证据评价的方法。

推动基于科学证据的护理实践,深化专科护理建设,已成为我国护理学科建设的重点。循证护理将在我国护理学科建设中起到重要的作用。展望我国循证护理实践的发展,将以以下 5 方面为重点:①推动循证护理研究平台的建设;②构建我国本土化的循证护理证据资源:推动规范的系统评价,构建循证护理实践指南,引进国外的循证护理资源并进行本土化,建立循证护理资源数据库;③在专科护理实践中融入循证护理的理念和方法:开展基于证据的持续护理质量改进,推动我国高级护理实践的发展和专科护理水平;④通过开展多层次循证护理培训:针对护理人员开展循证护

理理念和方法的普及;针对一线护理管理者、专科护士开展证据应用和知识转化培训;针对护理研究者开展系统评价培训,培养一批具有循证护理能力的临床护理人才。⑤加强多学科合作和国际交流,促进循证护理在方法学和实践应用上的发展:循证护理来源于循证医学,在方法学上应加入到临床流行病学、循证医学的大平台中,并与循证护理的国际发展趋势保持同步。

小　结

循证护理的核心思想是审慎地、明确地、明智地应用最新最佳证据,对不同的个体患者的护理做出不同的决策。它要求护理人员在计划其护理活动过程中,将科学证据与临床经验、患者需求相结合,获取证据,并根据获得的证据,制订临床护理决策计划,为患者提供科学的、经济的、有效的护理服务。循证护理强调从临床问题出发,因此,它的广泛开展将最终带来护理服务质量的提高,改变护理工作者单凭经验工作的现状。循证护理是提高护理学科的科学性和有效性的途径。

在我国推广循证护理实践,必须广泛加强与国外循证实践机构的密切合作和联系,以获取最新的信息和技术支持;同时,还必须加强与国内循证医学机构的联系,在护理管理、专科护理、护理技术评估、护理教育等领域开展深入的循证护理实践,提高护理学科水平。

(胡　雁)

参 考 文 献

1. 胡雁. 循证护理学. 北京:人民卫生出版社.2012
2. 李幼平. 循证医学,第 2 版. 北京:高等教育出版社,2009
3. Muir Gray,唐金陵. 循证医学-循证医疗卫生决策. 北京:北京大学医学出版社.2004
4. DiCenso A,Guyatt G,Ciliska D. Evidence-based Nursing:A Guide to Clinical Practice. St. Louise:Elsevier Mosby. 2005
5. Graham ID,Logan J,Harrison MB,et al. Lost in knowledge translation:Time for a map? The Journal of Continuing Education in the Health Professions,2006,26(1):13-24
6. International Council of Nurses,Closing the gap:from evidence to action. International Nurses Day Kit 2012. http://www. icn. ch/publications/2012-closing-the-gap-from-evidence-to-action/
7. Kitson AL,Rycroft-Malone J,Harvey G,et al. Evaluating the successful implementation of evidence into practice using the PARIHS framework:theoretical and practice challenges. Implantation Science. 2008,3(1):1-12
8. MelnykB, M,Fineout-Overholt. Evidence-based Practice in nursing & Healthcare:a guide to best practice (2nded). Philadeplhia:WoltersKluwer. 2011
9. Pearson A Field J,Jordan Z. Evidence-based Clinical Practice in Nursing and Health Care:Assimilating Research,Experience and Expertise. Blackwell Publishing,2007
10. Sudsawad P. Knowledge Translation:Introduction to Models,

Strategies, and Measures. Austin, TX. Southwest Educational Development Laboratory, National Center for the Dissemination of Disability Research. 2007. Available: http://www. ncddr. org/ kt/products/ktintro/

11. Haynes RB. Of Studies, Syntheses, Synopses, Summaries, and Systems: the "5S" Evolution of Information Services for Evidence-Based Health Care Decisions. Evidence-based Nursing, 2007,10(1):6-7

12. 刘华华,蒋红,施熠,等. 护士识别与管理脑卒中患者吞咽困难的循证护理实践. 护理学杂志,2016,31(17):51-54

13. 周英凤,胡雁,张晓菊,等. 不同置管方式对 PICC 有效性及安全新影响的系统评价再评价. 护理学杂志,2016,31(14):7-11

14. 周英凤,胡雁,张晓菊,等. PICC 输液技术安全性及有效性评估的系统评价再评价. 护理学杂志,2016,31(7):90-94

15. 顾艳苞,胡雁,桑燕,等. 癌症放化疗患者口腔黏膜炎护理循证实践方案的构建. 中华现代护理杂志,2014,20(29):3665-3672

16. 成磊,冯升,陆春梅,等. 早产儿出院后父母照顾体验质性研究的系统评价和 Meta 整合. 中国循证医学杂志,2015,15(9):1090-1097

第 23 章　循证临床营养学实践

第一节　循证临床营养概述

一、循证临床营养的概念与内涵

营养(Nutrition)是指人体从外界环境摄取食物,经过消化、吸收、代谢、利用其有益物质,供给能量,构成和更新身体组织,及调节生理功能的全过程。营养学(Nutriology)是指研究人体营养规律及改善措施的科学,包括:①基础营养;②食物营养及安全;③特殊人群营养;④公共营养及;⑤临床营养等。近年我国人民生活水平不断提高,营养供给能力显著增强,国民营养健康状况明显改善。但面临:①居民营养不足与过剩并存;②营养相关疾病多发;③营养健康方式尚未普及的问题,成为影响国民健康的重要因素。除国家营养保障制度尚不健全、居民营养保健意识极差及营养专业人才缺失等主要原因外,营养预防及治疗观点多而杂,有的互相冲突,甚至错误,人们对营养的科学性渐失信心,也是导致目前状况的重要因素。急需借助循证方法,找到或合成当前最佳证据,为职能部门制定营养政策、营养专业人员制定营养方案计划及患者接受营养方案提供科学依据。

循证营养学(Evidence-based Nutrition,EBN)是指"利用现有经系统评价的最佳证据制定营养政策和实施营养行动的科学"。20 世纪 90 年代随着循证医学(Evidence Based Medicine,EBM)兴起,EBN 也进入快速发展期。循证营养学现已开始用于营养学理论研究和实践的多个领域,如①制定营养素摄入标准(Dietary Reference Intakes,DRIs);②编写居民膳食指南;③制定饮食指导;④实施临床营养治疗;⑤食物成分的功能等。临床营养治疗是其中应用循证方法指导实践最多的领域之一。

临床营养学(Clinical Nutrition)是研究机体处于疾病状态或特殊生理状态下对各种营养素的需求,并通过多种途径对患者进行营养治疗,旨在解决机体代谢异常、提高机体免疫及修复能力,达到治疗和康复目的的一门学科。临床营养包括肠外营养和肠内营养。随着临床营养研究和实践的不断深入,循证医学在该领域的应用也越来越广泛,并逐步衍生出循证临床营养学分支。

循证临床营养学(Evidence-Based Clinical Nutrition,EBCN)是指临床营养专业人员(包括临床营养师、医生、护士及研究者)针对临床营养实施过程中存在的问题,通过循证方法找出或生产出当前可得最佳证据并经规范地、审慎地筛选和处理,将个人临床营养知识与当前可得最佳证据相结合,在充分尊重患者意愿的情况下,指导临床营养实践的过程。

循证临床营养实践包含三大要素:

(1)临床营养研究证据:当前可得到的国内外最佳、最适宜、最真实可靠的证据。

(2)临床营养工作者:包括从事临床营养工作的医生、临床营养师及护士,他们不仅应具备临床营养专业知识,还需要掌握查证用证或创证用证的技能。

(3)患者(临床应用):需要得到合理营养支持治疗的患者。临床营养专业人员通过循证方法得到最佳证据后,结合自己的经验,根据患者实际情况,价值观念和愿望,为其提供及时、安全、有效的营养治疗服务。将循证结论用于临床营养治疗后进行持续性的后效评价,不断改进干预措施和服务,以临床应用促进高质量证据生产,带动循证临床营养研究开展,以此提高临床营养工作质量,促进临床营养学科建设和发展。

二、循证临床营养发展及意义

(一)循证临床营养机构发展

1989 年北京协和医院发表我国第一篇临床营养的随机对照试验。21 世纪初,北京协和医院外科临床营养中心和四川大学华西医院共同建立"中国循证医学中心临床营养协作小组",旨在评价临床营养的最佳证据,促进临床营养研究与实践的统一。

2002年,中国循证医学中心李幼平教授撰文《循证医学与临床营养》指出我国临床营养研究整体上水平较低,建议将循证医学用于临床营养,推动我国临床营养实践和研究向深层次发展,提升我国临床营养综合水平。

2004年4月18日,中国医师协会循证医学专业委员会循证临床营养学组在武汉成立。是中国医师协会循证医学专业委员会下属首个获批准的专业学组。同年11月在北京召开"第一届全国循证临床营养学术研讨会",到2009年已举办六届。

2004年12月,中华医学会肠外肠内营养分会(Chinese Society for Parenteral and Enteral Nutrition,CSPEN)成立,为推动循证医学在临床营养的应用,在成立之初便组建了循证营养协作组,为创建我国循证临床营养平台迈出了重要一步。

2009年国际营养科学联合会(International Union of Nutritional Sciences,IUNS)在曼谷召开的19届国际营养大会将循证营养学设立为8个特别工作组之一。循证营养学在国际营养学界受到越来越多的关注和认可。

2014年5月,中国循证医学中心李幼平教授和四川大学华西医院胡雯教授共同提出创建循证临床营养学科,首次将循证临床营养学提升到学科建设的高度。

(二)循证临床营养的应用现状及意义

在营养学的发展历程中出现过不少争论,甚至科学悖谬,有些甚至被当作已经成熟的科学成果广为传播并"指导"营养实践,在学术界和居民中都引起极大的思想混乱。如①亚洲和欧美一些国家都有酸性-碱性食物影响健康之说;②牛奶诱发癌症之争;③维生素补充剂有害-有益的争论;④素食与健康关系的争论;⑤我国古代早已流传的"食物相克"等,众说纷纭,是非难辨。这些问题至今未能根本解决,关键在于人们尚未认识到哪些研究证据是"最好的科学证据",哪些不是,不能用于指导决策与实践。随着循证思维在临床的广泛应用,逐步生产和积累了大量临床营养证据,极大地促进了临床营养的发展,如以下几个典型事例。

1. 循证促进营养风险筛查的变革　欧美研发了很多复合营养评定工具,如:①主观全面评定(Subjective global assessment,SGA);②微型营养评估(Mini-nutri-tional assessment,MNA)等。但直到2000年,对住院患者采用何种筛查评价工具仍缺乏全球共识。为建立合理的筛查方法,欧洲肠外肠内营养学会(European Society for Parenteral and Enteral Nutrition,ESPEN)工作小组系统评价了近20年国际上发表的128个随机对照研究,研发出风险筛查工具2002(Nutrition Risk Screening,NRS2002),这作为全球第一个采用循证医学方法制定的营养评估工具,它整合了4方面内容:①人体测量;②疾病结局与营养支持的关系;③近期体重变化;④近期营养素摄入情况。首次将营养筛查与临床结局联系起来(图23-1)。

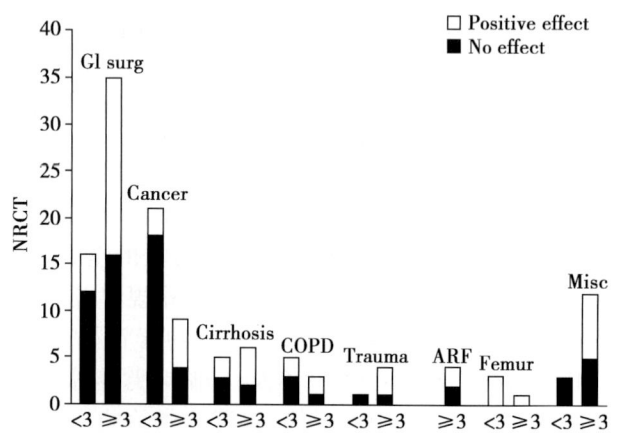

图23-1　营养风险评分与结局示意图

Kondrup J. Nutritional risk screening(NRS 2002):a new method based on an analysis of controlled clinical trials. Clinical Nutrition,2003,22(3):321-336.

NRS2002循证结论的转化价值有二:①采用NRS2002进行营养筛查达到营养风险标准的患者,接受营养支持后的临床结局优于未达营养风险标准的患者,表明存在营养风险是营养支持的适应证;②即使有适应证的患者接受营养支持,也只有大部分患者临床结局得到改善,并非对全部患者都有益。

NRS2002的循证实践结论导致临床营养流程的重大变革:在对患者进行肠内或肠外营养前,应先进行营养风险筛查,结合临床实际,为有风险者的患者制定合理的营养治疗计划。现在几乎所有临床营养指南/专家共识均将营养风险筛查作为实施营养方案的第一步,区别仅在于使用的筛查工具不同。

2. 循证促进肠外营养临床应用变迁　20世纪60年代以后国外肠外营养迅速普及。1963—1966年期间国内曾宪九教授和吴肇光教授也进行了肠外营养的代谢研究和试探性应用,此后20年得到迅速发展。当患者胃肠道功能受限不能进食时,其营养问题在实施全肠外营养后一般都能获得较满意的解决。故70

年代选择营养支持的"金标准"为"当患者需要营养时,首选肠外营养"。后因腔静脉置管的并发症较多,标准随之变为"当患者需要营养支持时,首选周围静脉营养"。

但之后发表的一系列临床随机对照研究结果发现:肠外营养(Parenteral nutrition,PN)非但不能改善患者的临床结局,反而增加感染相关并发症及代谢并发症,并导致治疗费用增加。

例 1.1991 年美国发表的一个多中心随机临床研究发现:①在开腹或开胸(非心脏)手术的 395 例患者中,肠外营养组与对照组(不给肠外营养支持)术后 30 天内严重并发症的发生率相近(25.5% vs 24.6%);②90 天内死亡率相似(13.4% vs 10.5%);感染相关并发症的几率增高(14.5% vs 6.4%,P=0.01)。该结论首次对肠外营养在"临床上普遍有益"的观念提出了挑战。

2001 年,美国胃肠病学会系统评价 84 个在无明显营养不良患者中进行的临床研究。结果显示:①与对照措施相比,PN 对死亡率和总并发症发生率无影响;②感染相关并发症发生率更高,绝对危险差值为+5%;③几乎所有亚组分析中均发现 PN 和感染相关并发症的增加有关。这些研究结果直接导致美国大幅减少 PN 的临床应用。

例 2. 此后有研究者系统评价了 26 个 RCT 研究,纳入主要为胃肠功能衰竭且多有严重营养不良患者,结果发现:①PN 能改善患者的营养状况;②并发症并非不可接受。据此,学者们认为:对无法使用 EN 的胃肠功能衰竭患者,给予 PN 也不失为最佳选择。

循证医学结论不断修正着 PN 在营养治疗中的定位,从优先选择 PN 到发现 PN 可能导致感染并发症增加而大幅减少 PN 使用,再过渡到有条件优先选择 PN。

3. 循证促进肠内营养治疗的兴起　20 世纪 80 年代后,逐渐认识到:在应激条件下肠道黏膜屏障出现功能障碍,使细菌及内毒素可通过肠道黏膜屏障进入机体,导致全身炎症反应综合征等一系列改变。如何维持肠道黏膜屏障,预防内源性感染的发生成为临床治疗的重点。肠黏膜细胞只有直接与食糜接触才能促进增殖和修复,而这是肠外营养无法解决的。

90 年代,随着肠内营养的应用,关于肠内营养有助于维持肠黏膜屏障的研究被大量报道。营养支持的标准随之变为"当肠道有功能且能安全使用时,使用它"。基于大量循证证据,欧洲(ESPEN,2006)、中国(CESPEN2006)、美国(ASPEN 2009)在其临床指南中均提出首选肠内营养的建议。随即发表的多篇 RCT 结果均表明 EN 优于 PN。

4. 循证促进医疗模式的转变(ERAS 应用)　快速康复(Enhanced recovery after surgery,ERAS)是指将维护患者围手术其病理生理的相对稳定作为出发点,采取一系列基于循证医学证据的成熟临床技术和手段,最大限度地减轻患者应激反应和脏器功能障碍,降低相关并发症发生,从而大大缩短患者完全康复所需时间。围手术营养管理在 ERAS 中作用举足轻重。包括:①术前改变患者的营养状态;②术中给糖含量和液体量;③术后是否需要给予 EN 通道,尽快恢复进食促进肠道蠕动和吸收功能。这些建议均是基于循证临床营养研究证据的应用。

为避免术中误吸,我国术前禁食一般>12 小时,但这种实践并无科学依据。①Meta 分析结果认为:结肠手术前肠道准备没有益处,甚至增加吻合口瘘的风险。②目前的术前禁食指南建议:麻醉开始前 2 小时仍可进清亮液体;麻醉开始前 6 小时可进固体饮食。这样有利于减轻患者术前的口渴、饥饿、焦虑;显著减轻术后胰岛素抵抗;避免术后高血糖并促进合成代谢;最终从术后营养支持中获益。③Meta 分析结果表明:放置鼻胃管可能会减轻腹胀和呕吐;但不会降低切口感染、切口裂开的几率;反而会增加发热,肺炎发生率;不支持择期开腹手术后常规安置鼻胃管。④另有 Meta 分析研究结果表明:早期恢复口服饮食可以减少腹部手术后的感染并发症,缩短住院日,且不增加吻合口瘘发生率。

总之,循证临床营养实践参与手术前、中、后三个阶段,是 ERAS 程序中必不可少的重要措施之一。

第二节　循证临床营养常用证据来源和数据库

循证临床营养常用数据库和网站具体见表 23-1。

表 23-1　循证临床营养常用数据库和网站

常用数据库	原始研究数据库	(1) 英文数据库：PUBMED，EMBASE，SCI，MEDLINE
		(2) 中文数据库：中国期刊全文数据库(CNKI)，维普数据库，万方数据库，中国生物医学文献数据库(CMB)
	二次研究数据库	Cochrane Library，Ovid 循证医学数据库，National guideline clearinghouse，NGC；Guidelines
常用网站资源	(1) https：//www. guideline. gov/美国国家指南数据库 (2) https：//www. guidelines. co. uk/指南(英国牛津医学科学研究院制作) (3) http：//drsdesk. sghms. ac. uk Doctor Desk (4) http：//mdm. ca/cpgsnew/cpgs/index. sap 加拿大临床实践指南网站 (5) http：//www. chinacocharane. Org/中国循证医学中心网站 (6) http：//sumsearch. org/Sumsearch 网站 (7) http：//www. cochranelibrary. com/Cochrane 图书馆 (8) http：//www. cochrane. org/index0. htm Cochrane 协作网 (9) http：//www. informdehealthonline. org/item. aspx Cochrane 用户网 (10) https：//www. tripdatabase. com/TRIP Database (11) http：//bestpractice. bmj. com/best-practice/BMJ 最佳临床实践 (12) http：//clinicaltrials. gov/NIH 临床对照实验网站 (13) http：//www. jebm. cn/循证医学在线 (14) http：//ebm. ebm. bmjjournals. com/EBMonline (15) https：//www. clinicalkey. com/ClinicalKey 中国资源中心 (16) http：//www. uptodate. com/onlineUpToDate 临床顾问 (17) http：//www. medlive. cn/医脉通指南库 (18) http：//www. evidencebasednutrition. ca/循证营养学网站 (19) https：//www. ndr-uk. org/营养与膳食指南库 (20) http：//www. prolibraries. com/aspen/美国肠外肠内营养学会网站 (21) http：//www. espen. org/欧洲肠外肠内营养学会网站 (22) https：//www. jspen. jp/日本肠外肠内营养学会网站 (23) http：//www. cspen. org/中华医学会肠外肠内营养学分会网站 (24) http：//www. auspen. org. au/澳大利亚肠外肠内营养学会网站		

第三节　循证临床营养学的内容

一、按临床营养实施流程分类

(一) 营养筛查/评估的循证评价

对住院患者早期采用敏感、特异、易用的营养筛查及评估是开展规范化营养支持的依据。

近 30 年发展出的筛查工具层出不穷，如营养风险筛查 NRS2002，微型营养评定简表(MNA-SF)、老年营养风险指数(GNRI)等，到底应首选哪个量表进行筛查呢？①2011 年 Skipper 系统评价了 MNA-SF、NRS2002、SGA 等多种量表的敏感度和特异度，最后认为 MNA-SF 更适合老年患者的营养筛查。②Kaiser分析了 4500 名老年人营养不良和营养不良危险的发生情况发现：NRS2002 更适合住院老年患者急性状况；MNA-SF 更适合老年患者的各种状况。③2009 年 ESPEN 和 2013 年 CSPEN 指南中均将 MNA-SF 作为老年人推荐营养筛查量表。另外，NRS2002 也是筛查工具循证评价的典型例子，前文已讲，此处不再赘述。

(二) 营养干预措施的循证评价

营养干预措施的循证评价应用包括：①肠内营养与肠外营养；②管喂与口服营养补充；③鼻胃管与鼻肠管；④鼻胃管与胃造瘘或空肠造瘘；⑤高蛋白与低蛋白；⑥添加与不添加免疫营养素；⑦添加与不添加益生菌/益生元；⑧饮食教育与营养补充等。

例 1. 益生菌在重症患者中应用研究的循证实践。Meta 分析结果发现：①添加益生菌可降低创伤患者的院内感染和呼吸机相关性肺炎(VAP)发生；②缩短 ICU 住院时间；③但对总病死率无明显获益。

例 2. ASPEN2016 版成人危重症指南中指出：①添加益生菌应在特定 ICU 患者中使用；②尚不能推

荐全体 ICU 患者使用益生菌。

例3. 加拿大的危重症指南基于 12 项感染并发症和 6 项 VAP 的研究结果指出:重症患者应考虑在 EN 中使用益生菌,但推荐未具体菌种。

(三) 营养供给量的循证评价

针对不同疾病、同一疾病的不同发展阶段、甚至同一疾病同一阶段的不同个体,营养治疗目的不一样,其能量及营养素的供给量也不尽相同。供给不足时往往达不到营养治疗效果,供给过量可能导致代谢紊乱,增加机体负担。2016 年 ASPEN 成人危重症患者营养治疗实施和评价指南基于多中心大样本试验结果指出,对于急性呼吸窘迫综合征(ARDS)/急性肺损伤患者及与预期机械通气实践≥72h 的患者给予滋养型和全量喂养补充策略对患者住院第一周预后影响无差异,接受滋养型患者的胃肠耐受情况更好,但无法改善其远期临床结局。故目前临床上针对危重症患者多采取早期滋养型喂养,增加患者的胃肠耐受能力,待无严重胃肠道反应时再逐步加至需要量。

(四) 营养介入/终止时机的循证评价

营养干预时必须同时考虑:①何时启动营养支持;②何时调整营养治疗方案、何时暂停或终止营养支持。营养治疗时机的选择可直接影响短期治疗效果及远期临床结局:①干预过早可能导致医疗资源浪费,患者营养代谢负担加重;②干预过晚无法达到预期的营养治疗效果。目前该领域研究结果应用最典型的例子是快速康复外科,通过围术期适时的营养干预,大大提高了患者就医舒适度、缩短了住院时间、节省了医疗费用。

二、按循证评价的结局指标分类

(一) 循证评价营养治疗的适用性

适用性评价是实施营养治疗的第一步,目的是确定营养治疗的目标人群,也可理解为筛选营养治疗的适应证。

例1. 系统评价 13 项术前肠外营养前瞻性 RCT 的结果显示:①对中、重度营养不足患者,术前给予7~10d 肠外营养支持可降低术后并发症 10%;②但对轻度营养不良患者术前全肠外营养支持无益处,还可能增加感染并发症。

例2. 多个 RCT 和系统评价结果显示:对大多数无营养风险的患者使用大量肠外营养补充可能导致①感染和代谢并发症增加;②增加不必要的医疗费用。围术期肠外营养适应证是中重度营养不良患者,显然对轻度营养不良患者或无营养风险的患者在围术期不宜采取积极的肠外营养治疗。

(二) 循证评价营养干预的安全性

安全性评价是采取营养干预措施的前提,即使可能获得较好的临床治疗效果,但存在潜在安全风险,也需慎重考虑为了临床获益去承担该风险有无必要。临床营养常见安全性指标包括:①胃肠道反应;②感染并发症;③死亡率等。

例1. 2002 年江华等系统评价了 17 个 RCT 研究结果显示:①相比标准肠内营养,使用免疫肠内营养的患者感染率较低,住院时间缩短,住院费用下降;②但在危重症患者中使用死亡率有升高趋势,提示危重症患者肠内营养支持时应慎用免疫增强剂。最新发布的国内外指南中对免疫营养制剂的使用也无确切推荐。

但有的营养治疗措施即使有潜在安全风险也值得去甚至必须去冒险。

例2. 系统评价显示:胃肠功能衰竭且有严重营养不良患者,无法接受全肠内营养治疗,必须长期通过肠外营养补充。但长期肠外营养治疗存在感染并发症增加,肝功能异常等风险,权衡临床利弊,学者们一致认为 PN 的并发症在此情况下可以接受。

(三) 循证评价营养干预的有效性

评价适用性和安全性后才进行有效性评价。有效性是循证临床营养最核心的内容,对临床决策起决定性作用。目前临床有效性既是临床营养研究最多,也是其研究结果应用最多的领域,指南/共识的绝大多数推荐都基于临床有效性评价得到。评价指标包括:①近期指标,如前白蛋白,白蛋白,血红蛋白,淋巴细胞计数等;②中期指标:体重变化情况、伤口愈合情况;③远期指标:脱机时间、拔管时间、ICU 住院时间、生活质量、死亡率、再入院率等。此处不再举例说明。

(四) 循证评价营养治疗的经济性

营养治疗的循证经济学评价研究主要包括:①肠内营养与肠外营养的经济效益比较;②实施与不实施营养干预的经济学对比;③新与旧营养治疗方式的经济性比较。

例. 2014 年 Majka 的系统评价发现:①实施家庭营养团队管理虽不能显著减少感染并发症发生;②但可显著降低患者再入院率;③平均住院费用降低约 623 美元/次。国外越来越多患者选取在家庭或社区接受营养支持治疗。欧美等多国已将家庭肠内营养治疗纳入医疗保险范围。提示我们在评价营养治疗效果时,不仅要考虑近期营养指标的改善,还应从长远结局指标考虑。在我国医疗资源紧张的情况下,循证临床营养经济学评价结论将为节省医疗资源、制定医疗保险决策提供重要参考依据。

第四节　循证临床营养学实践面临的挑战及对策

一、循证临床营养学实践面临的挑战

（一）实施循证临床营养面临的挑战

1. 临床营养专业人员培养落后　全国90多所医学院校中仅7所院校开设了临床营养学专业；临床医学专业学生课程中，无一所院校把临床营养作为必修课；仅极少数学校设为选修课，选课人数也不甚理想。预防医学专业学生课程中虽设置了营养与食品卫生学，但很少涉及临床营养的内容；授课老师几乎无临床营养工作背景；教学中理论授课为主，缺乏临床实践技能培养，难以满足学生日后临床营养工作的需要。导致目前能胜任临床营养工作的人员极少，更别提用循证方法指导临床营养研究和实践了。

2. 临床营养工作人员专业素养不足　目前从事临床营养的工作者大部分不具有专业背景，特别是基层医院。多由内分泌科或肾内临床医生、护士，甚至完全没有医学背景的食品科学人员转行而来。他们因缺乏临床营养的专业知识和技能，也未接受过循证医学的系统培训，无法使用循证思维遴选临床营养问题，针对问题循证查证/创证，获取当前可得到最佳证据，用于解决重要的临床营养问题，并动态监测，持续改进。故现阶段多数临床营养工作者无法使循证临床营养真正落地。

3. 临床营养整体研究水平不高　临床营养是20世纪中叶发展起来的相对较新的学科，开始特别重视肠外营养的作用，后逐步认识到胃肠道功能维持的重要性转而强调肠内营养。已发表的国内外文献中，采用RCT的临床营养研究相对较少，设计严谨性和质量低，研究异质性高，结论争议大。分析目前ASPEN、ESPEN、CSPEN发布的疾病指南的推荐意见，基于低级证据的推荐占很大比例，很难有效用于指导临床营养实践工作。

4. 缺乏国内证据　在制定临床营养指南或专家共识过程中常会发现很难找到国内证据。由于人种、医疗条件、患者支付能力及保险制度差异较大，直接套用国外证据得到的结论指导国内临床营养实践仍存在诸多现实问题，尤其是患者的依从性及可行性很大程度制约了循证临床营养工作的开展。

5. 医院领导对临床营养工作的重视程度不够　按照卫生健康委员会要求临床营养科应属医技科室，但很多医将其划归后勤或行政部门。导致临床营养无学科建制，无诊疗项目，人员及设备情况很难得到满足，无法满足手术、危重症及慢病患者对营养的需求，也无

法给医院带来显著的绩效提升。目前，国内医院尤其是基层医院的日常临床营养工作开展举步维艰，更别提上升到循证高度来实施临床营养干预。有能力开展循证临床营养工作研究和实践的仅限于几家大型的教学医院。

6. 医生营养意识普遍不足　我国医学生课程设置中临床营养往往被忽略。临床工作中发现绝大多数医生在对患者进行营养支持时都停留在给了营养液即可的定性层面，极少数去计算患者的能量及营养素需求。目前临床营养工作开展多采取医生提请会诊的方式，并未整合到临床指南中，临床营养师无法适时介入，导致很多患者无法得到合理的营养治疗，即使经过严格循证医学培训的营养师有时也无法全面开展循证临床营养实践工作。

7. 患者营养意识不强　随着社会经济水平提高，居民收入水平稳步增加，而患者的营养意识却未同步提升。很多患者认为药物或手术是疾病治疗的全部手段，营养治疗可有可无，约20%的患者在临床营养师介入时直接拒绝使用营养治疗，也有部分患者使用不久就要求暂停，导致循证临床营养工作无法顺利开展。

（二）循证医学对临床营养提出的挑战

1. 对临床营养从业人员的挑战　循证医学要求临床营养从业者不仅要掌握临床营养基本知识，也要强化循证方法的知识和技能学习。临床营养从业者应不断吸取循证临床营养知识，如学习最新的疾病指南和共识。善于从临床实践中发现问题，提出问题，并用循证手段找到最佳证据，用于临床营养实践，为患者提供最佳临床营养治疗方案。

2. 对临床营养决策方式的挑战　我国绝大多数临床营养工作决策主要遵循教科书和个人经验。不可否认教科书对构建临床营养专业人员知识结构的作用至关重要，但因其存在时间滞后、知识更新慢、专家意见和经验总结较多的弱点，在一定程度上制约了临床营养工作的创新。循证临床营养实践既重视个人临床经验也强调利用当前最好的研究证据，并随着新的研究证据产生而不断地更新，持续改进，而非一成不变。也是集临床营养师一手经验、当前可得最佳证据、并尊重患者意愿三位一体的循证决策，因而对提高患者的满意度效果最佳。

3. 对临床营养科研工作的挑战　目前临床营养科研论文水平参差不齐，且整体水平偏低。随着循证临床营养工作的不断深入，对临床营养的科研质量要求也越来越高。临床营养工作者需加强临床营养的科研力度，自觉针对临床营养问题开展循证研究，增加高质量证据产出。尽量组织开展多中心的临床研究，以提供更多高质量研究。

二、推动循证临床营养学实践的对策

（一）完善临床营养工作及监督制度

全面开展临床营养工作是循证临床营养实践的基础。国务院新近发布的《国民营养行动计划 2017—2030》中要求开展"临床营养行动"：①进一步全面推进临床营养工作；②加强临床营养科室建设，使临床营养师和床位比例达到 1：150；③增加多学科诊疗模式，组建营养支持团队，开展营养治疗；④有关职能部门应强化监督，促进各级医院临床营养工作开展。这将极大促进我国临床营养学科的发展。

（二）加快临床营养人才培养

建立多层次的临床营养人才培养体系。包括：①本科及以上高层次人才培养；②住院营养师规范化培训；③进修培训及开设各类营养培训班。建立人才培养体制可保证临床营养工作能持续开展。由于临床营养工作对从业者的临床知识要求较高，而目前营养工作者多来自公共卫生专业，临床课程设置较少。今后在高等教育专业设置上应大胆创新，为满足临床实际需求，从临床医学招收营养本科将是临床营养人才培养最可靠、最直接的途径。

（三）强化临床营养从业者的循证知识和技能培训

为进一步提高临床营养治疗水平，营养工作者需不断更新自己的专业知识和服务能力。除查阅专业书籍外，大量查阅最新研究成果也是其必须掌握的基本技能。需要培养临床营养工作者的循证实践意识，增强其发现临床问题，使用循证手段解决问题的能力。

（四）加强对医务人员的培训

营养工作者应主动深入临床，向各级医生、护士、患者及家属传播临床营养基础知识及最新的循证临床营养研究成果，促进循证临床营养工作的开展。

（五）完善临床营养试验注册及全程质量制度

通过临床试验注册，促进临床营养研究质量的提高，为循证临床营养研究提供高质量的证据。

第五节　循证临床营养学实践案例

一、循证临床营养实践步骤

循证临床营养学的最终目的就是指导提高临床营养实践的质量及患者的满意度。循证临床营养实践的具体步骤可遵循 Sackett 教授提出的"五步曲"：①找出临床营养实施过程中所遇到的问题，并使用 PICOS 准确规范设计；②检索文献，严格纳入文献，评价证据的真实性、可靠性、临床价值和适用性，提取文献信息；③严格评价找出当前可得到的最佳证据；④充分尊重患者意愿，结合临床实际应用证据；⑤后效评价，持续改进，不断提升。

（一）提出问题

临床营养师在实施临床营养治疗的过程中可能会遇到各种各样的问题，如：①选取哪种筛查/评价量表比较适合当前的患者；②营养干预的时机（是否需要早期干预）；③选择哪种肠内营养实施途径更为合理（鼻胃管 Vs 鼻肠管；鼻胃管 Vs 胃造瘘）等。这就要求临床营养师善于思考、发现问题并能准确提出问题。

提出问题时应注意：①提出的问题不应太多；②不要提开放式问题，如"肠内营养和肠外营养哪个更有效"这个问题就很难回答，因为没有特定的疾病或对象，没有观察的临床结局指标。建议在提出问题时，按 PICOS 原则将临床问题转化为可回答的研究问题。P：急性重症胰腺炎；I：实施早期肠内营养；C：全肠外营养；O：患者感染并发症。

（二）查询证据

根据拟定的问题，制定合适的检索策略。采用电子检索和手工检索的方式，进行全面系统的检索，尽量收集未发表的资料。具体数据库和网站资源见本章第二节相关内容。确定明确的文献纳入和排除标准，首选指南/专家共识，其次为 Meta 分析和系统评价，再次为随机对照试验报告，但不排除无上述等级证据退而求其次使用其他低等级的证据。

（三）评价证据

严格评价检取的文献证据。可根据不同研究类型，采用不同的评价方法。

（四）应用证据

将证据用于临床营养工作中，应充分考虑以下几种实际情况：

（1）一致性。文献中描述的患者情况是否与自己的患者一致，有无应用禁忌。如考虑给急性重症胰腺炎的患者实施早期肠内营养，若所管患者仍有明显腹痛，肠内营养启动时间应适当延迟。

（2）可行性。证据中提到的肠内营养制剂配方选择、使用剂量及方法在所在医院是否可以实施。如国内外指南均推荐克罗恩病患者使用鼻饲管缓慢泵注肠内营养制剂，但国内大多数医院消化科都没有常规配置肠内营养输液泵，这时只有改为重力滴注。

（3）患者意愿。目前我国肠内营养费用尚未纳入医疗保险范畴，在肠内营养实施过程中经常会遇到患者因经济原因拒绝接受肠内营养支持的情况。这时在充分给患者交代肠内营养必要性后患者及家属若仍拒绝，应充分尊重其意见。

（五）后效评价

将目前获得的最佳证据用于临床营养实践后，观察其近、远期效果。若达到预期效果，可进一步指导今后的临床实践；若未达理想效果，应具体分析原因，如是否所处理的患者情况较特殊，方案是否按照要求严格执行了。再针对问题进行新的循证研究和实践，直到解决好问题。

二、循证临床营养实践案例

（一）循证临床营养研究实践

案例一：国内家庭肠内营养系统评价

1. 背景　家庭肠内营养（Home enteral nutrition，HEN）是指由专业营养支持小组指导患者在家庭内实施肠内营养支持。国外相关研究起步较早，美国、英国、西班牙、意大利等国家从 20 世纪 90 年代就开始研究家庭营养管理。如今集注册、调查、报告、路径为一体的家庭营养体系日趋完善，肠内营养的应用保持每年 20%～25% 的高速发展。

随着我国经济水平提高及人口老龄化加剧，家庭肠内营养的需求日益增大。21 世纪初，我国开始引入家庭肠内营养管理理念，并逐步开始研究和实施。但目前尚无相关应用指南和系统评价。

2. 研究目的　系统了解我国该领域的研究进展，为我国家庭肠内营养的实施提供科学依据。

3. 证据检索、提取和评价

（1）检索策略：计算机检索万方数据库、中国期刊全文数据库（CNKI）数据库，检索时限从建库至 2017 年 5 月 1 日。万方数据库的专业检索式为主题：（"家庭"+"社区"+"出院"+"居家"）*主题：（"肠内营养"+"肠道营养"+"营养支持"+"胃造瘘"+"胃造口"+"管饲"+"肠造口"+"肠造瘘"+"鼻饲"+"留置胃管"）。CNKI 数据库的专业检索式为 SU=（'家庭'+'社区'+'出院'+'居家'）and SU=（'肠内营养'+'肠道营养'+'营养支持'+'胃造瘘'+'胃造口'+'管饲'+'肠造口'+'肠造瘘'+'鼻饲'+'留置胃管'）。

（2）文献纳入排除标准：纳入国内公开发表的涉及家庭肠内营养的文献，文种限中文。排除：①重复发表文献；②科普和经验总结类文献；③综述类文献；④无法获取摘要的文献。

（3）文献筛选和资料提取：剔重后根据纳入排除标准进行文献筛检，对确定纳入的文献进行资料提取。提取内容包括：研究发表的基本信息、主题、样本量、对象疾病种类与年龄、设计与方法、结局指标、成果及结论等。

（4）质量评价：根据改良 Jadad 量表评价纳入的随机对照研究，1～3 分为低质量，4～7 分可认为文献质量尚好。

4. 结果分析

（1）文献筛选流程及结果（图 23-2）：初检获得文献 9054 篇（包括手动检索 6 篇），按照纳入与排除标准逐层筛选后，最终纳入 153 篇符合条件文献，其中 139 篇为原始研究。包括观察性研究 37 篇，实验性研究 102 篇（随机对照研究 31 篇，类试验 71 篇）。纳入文献研究按主题分为 7 类：①综合护理模式及其效果；②健康教育方式及其效果；③家庭肠内营养支持效果；④实施现状调查；⑤随访方式及其效果；⑥置管方式及其应用效果；⑦其他。分别占比 35.97%、17.99%、17.27%、17.27%、10.07%、7.91%、6.47% 和 4.32%。

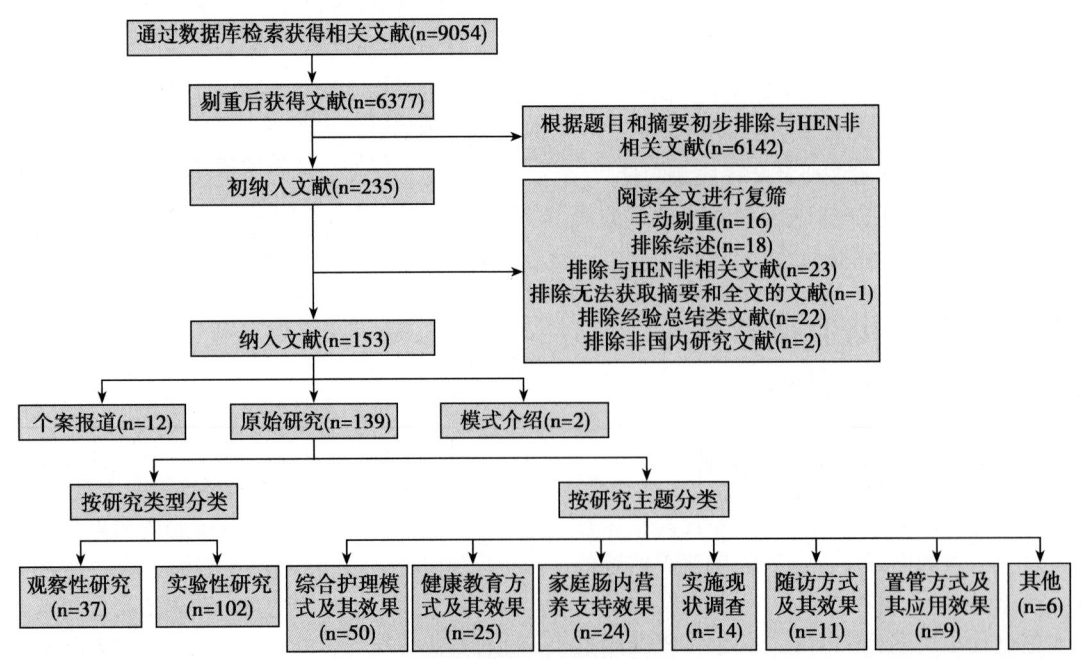

图 23-2　文献筛选流程及结果

（2）纳入文献的发表年代及地域分布:我国 HEN 相关研究始于 2001 年,每年发表的文献数呈现持续上升趋势。2012 年后,相关研究文献数量明显增多(图 23-3)。

纳入文献发表自全国 109 个单位,覆盖 24 个省及直辖市,以中东部地区为主,江苏、浙江、北京、广东四省发表文献数量最多。在江苏的 39 篇文献中,南京发表文献 32 篇,其中南京军区南京总医院发表文献占 87.5%。

（3）纳入对象年龄分布:纳入的 153 篇合格文献中,研究对象为老年的 35 篇(22.88%),为儿童的 1 篇(0.65%),其余文献研究对象无特定年龄段。

（4）研究疾病分布:纳入 153 篇文献中 129 篇报告了研究对象的疾病情况,归纳结果见下表(一篇文献可能同时研究多种系统疾病)。纳入文献的总病例数为 11683 例,其中消化系统疾病占 52.32%,以胃癌、炎症性肠病、食管癌和肠瘘为主;头颈部肿瘤和神经系统疾病占 36.03%,以脑卒中、阿尔茨海默症、帕金森氏病和颅脑损伤为主;其他系统疾病仅占 11.65%(表 23-2)。

（5）样本量分布:除 2 篇介绍模式的研究无具体研究对象,余 151 篇研究纳入研究的样本量最小为 1,最大为 1348。其中 36.42% 的样本量位于 10 至 50 之间,32.45% 的样本量位于 50 至 100 之间。仅 3.31% 的样本量>500,且全部为观察性研究。

（6）干预周期:56 篇实验性研究文献报告了干预周期。干预时间最短者 20 天,最长者 730 天,干预周期 3 月的文献 30.36%,50% 的文献干预周期介于 30~180 天。

（7）参与人员:实验性研究中 67 篇报告了 HEN 参与人员组成。以营养支持团队(Nutrition support team,NST)形式实施 HEN 的研究为 16 篇(23.88%),单纯护士实施的研究为 38 篇(56.72%)。在 NST 团队参与的文献中仅 3 篇描述了其具体人员构成。李培等的 NST 小组包括 2 名营养师和 4 名专业护士,陈亚梅等人的 NST 小组包括 3 名医师、1 名营养师,药师 1 名、5 名护士和 3 名本科护生。徐信玉所在单位的 NST 小组则由 3 名医师,16 名护士和 3 名营养师组成。

（8）随访方式:实验性研究中 66 篇报告了随访方式,包括家庭随访、电话随访、微信随访、门诊随访、网络随访 5 种方式。使用 1 种、2 种、3 种和 5 种随访方式的研究比例分别为 33.33%、60.61%、4.55% 和 1.52%。①在单一随访方式研究中,家庭随访比例为 45.45%、电话随访比例为 36.36%;②在 2 种随访方式的研究中,82.5% 的研究选择电话随访和家庭随访相结合的模式;③有 3 篇研究同时使用了 3 种随访方式,分别是家庭随访+电话随访+微信随访、家庭随访+电话随访+网络随访、家庭随访+电话随访+门诊随访;④仅南京军区南京总医院的一项研究同时使用了 5 种随访方式。

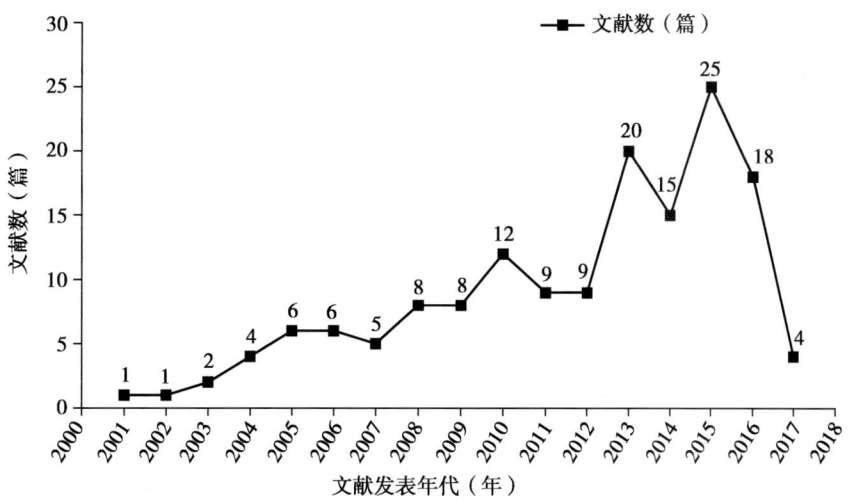

图 23-3　国内 HEN 研究发表年代分布

表 23-2　国内 HEN 研究疾病分析

对象疾病	文献数	病例统计数	百分比	主要疾病
消化系统	62	6113	52.32%	胃癌、炎症性肠病、食管癌和肠瘘
头颈部肿瘤和神经系统疾病	88	4209	36.03%	脑卒中、阿尔茨海默症、帕金森氏病和颅脑损伤
其他	18	1361	11.65%	

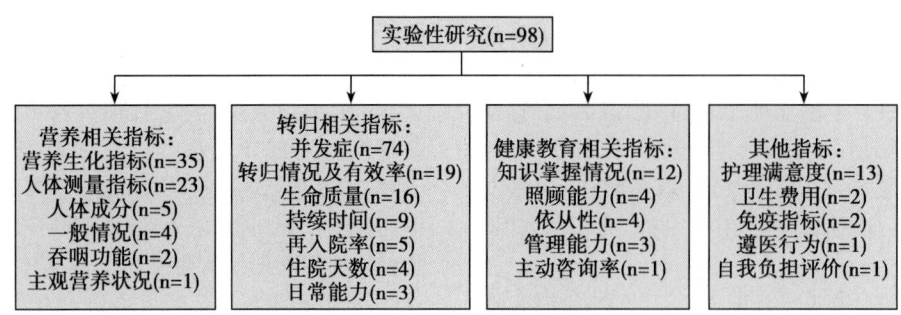

图 23-4　纳入研究的结局指标统计

（9）结局指标：归纳纳入的实验性研究的结局指标，分为：①营养相关指标；②转归相关指标；③健康教育相关指标；④其他指标。其中并发症、营养生化指标、人体测量指标和转归情况及有效率 4 个指标使用最频繁；生命质量、护理满意度和知识掌握情况 3 个指标使用较频繁（图 23-4）。

5. 结论　本文首次系统分析国内家庭肠内营养相关文献，结果发现：

（1）我国在此领域研究仍处于起步阶段，文献数量和质量都较低，总体研究热度呈现增长趋势。

（2）目前 HEN 的实施存在缺乏规范的家庭营养管理模式、专业团队构建不成熟、干预时间短、随访方式单一、评价体系仍不完善等问题。

（3）针对老年消化系统、头颈部肿瘤和神经系统疾病患者进行 HEN，具有较高的临床应用价值。

（4）目前我国 HEN 领域处于"供不应求"状况，大量需求人群还有待发掘，未来 HEN 领域存在较大的发展空间。

（二）循证临床营养工作实践

案例二：颅脑损伤患者营养治疗循证实践（查证用证）

1. 背景　颅脑损伤，如急性头部损伤或者颅内出血可导致一系列复杂的代谢及生理紊乱。高代谢、高分解状态十分常见，导致足够的能量支持和正氮平衡难以实现。因而严重头部外伤患者必须根据头部损伤的类型及范围、身体状况来制定不同的营养支持和监护的计划。

2. 临床病例　患者，男，55 岁。于 2011 年 10 月 28 日晨骑助动车与公交车相撞。外院 CT 示："双额叶脑挫裂伤伴血肿，双枕硬膜外血肿伴积气，蛛网膜下腔出血，双侧颞骨骨折"。入我院急诊，在急诊全麻下行"枕部硬膜外血肿清除术加去骨瓣减压加 ICP 置入术"术后转入我病房。患者术后予以口插管接氧气吸入，GCS 评分（1 分，4 分，插管状态），ICP 9mmHg，血压 100/70mmHg。实验室检测指标：血清白蛋白 33g/L，转铁蛋白 2.28g/L，前蛋白 0.23g/L；血常规示：淋巴细胞计数为 $1.82×10^9/L$，血红蛋白 126g/L；测定肱三头肌皮褶厚度 13.8mm，上臂围 28.3cm。

3. 循证临床营养实践　目前患者为脑外伤术后状态，按 PICO 原则提出以下问题：①该患者需不需要进行营养支持治疗？②何时开始营养支持为好？③采用肠内营养还是肠外营养较好？④是否需要使用促胃动力药减少胃潴留？

（1）检索策略及结果：按照循证实践证据检索原则，首先检索与临床问题相关的最新临床实践指南、系统评价、Meta 分析及设计良好的大样本随机对照试验，若无则依次补查小样本 RCT、非随机对照研究、无对照临床观察、专家意见等。

检索数据库：NGC（2000—2011）、Cochrane 图书馆、Trip Database（1980—2011）、JBI、Nursing Consult、Best Practice 及中国生物医学文献数据库（1978—2011）、Pubmed（1980—2011）。

检索词采取主题词检索和自由词检索结合的策略，检索词包括：Hemorrhage，Traumatic Intracranial；Hemorrhages；Traumatic Intracranial；Intracranial Hemorrhages，Traumatic；Traumatic Intracranial Hemorrhages；Hemorrhage，Intracranial，Traumatic；Traumatic Intracranial Hematoma；Traumatic Intracranial Hematomas；head injury；head trauma。

共检获 NGC 临床指南 3 篇；系统评价/Meta 分析 Cochrane Library 3 篇，Trip Database 2 篇，Pubmed 3 篇；随机对照试验 Cochrane Library 2 篇，Trip Database 2 篇，Pubmed 3 篇。

（2）检索结果

1）需不需要进行营养支持治疗：美国国立指南库（National Guideline Clearinghouse，NGC）2011 年的指南明确指出：对脑外伤患者，只要条件允许，且患者无明显禁忌证，应积极进行营养支持（B 级推荐）。Perel 系统评价（纳入 11 项 RCT 研究）了对脑外伤患者进行营养支持的效果：营养支持的疾病结局更好且感染率更低（Ⅱa 级证据）。

2）开始营养支持的时间：NGC2008 年的指南推荐，对严重创伤、脑外伤、预期不能通过口腔进食超过 2d 或机械通气的患者应在 24～48h 内进行营养支持（B 级推荐）。

3）采用肠内营养还是肠外营养：NGC 2008 年的指南中提出：当无明显肠内营养禁忌时，所有患者都应先胃管喂养，当肠内营养足够满足患者营养需求时，不需要肠外营养（B 级推荐）。Borzotta 系统评价中（纳入 5 项 RCT 研究）比较了急性颅脑损伤患者使用胃肠内营养及肠外营养的效果，结果显示：两组的营养满足率及感染率无显著差异，但治疗费用肠外营养组患者明显高于胃肠内营养组（Ⅱb 级证据）。

4）是否需要使用促胃动力药物来减少胃储留：Marino 等在一项纳入 57 例急性脑外伤胃内营养支持患者的前瞻性 RCT 中，将患者随机分配至使用胃复安组与不使用胃复安组，比较两组在两天后的胃排空情况，发现：使用胃复安不能有效促进胃排空及增加胃内喂养耐受性（Ⅱa 级证据）。Bochicchio 及 Nursa 也进行了类似研究，结果也显示：使用促胃动力药物并不能有效改善胃排空情况。

（3）应用证据：针对患者的具体病情并结合上述循证证据，入院后第 2 天即开始肠内鼻饲营养支持，按 Harris-Benediet 公式计算出基础能量消耗（BEE），每天给予的热能为 BEE×1.3。每天给予的氮量与非蛋白质热卡的比值为 1：135，患者经鼻胃管滴入液体肠内营养剂瑞素，用输液泵持续输注。第 1～2 天用半量，输注速度为 40～60ml/h；第 3 天增加瑞素用量和输注速度；至第 5 天起达全量，输注速度为 100～125ml/h。在进行肠内营养时未增加促胃动力药物及肠外营养支持。

（4）后效评价：患者入院 20 天时恢复自主呼吸，GCS（3 分，6 分，3 分），已开始自主进食。实验室检测指标：血清白蛋白 35g/L，转铁蛋白 2.9g/L，前蛋白 0.32g/L；血常规：淋巴细胞计数为 $2.12×10^9/L$，血红蛋白 130g/L；测定肱三头肌皮褶厚度 14.0mm，上臂周径 28.9cm。按照循证证据进行临床营养治疗取得了较好的临床结局。

案例三：益生菌预防老年抗生素相关腹泻循证实践（创证用证）

1. 背景　抗生素相关腹泻（Antibiotic associated diarrhea，AAD）指伴随抗生素使用而无法用其他原因解释的腹泻。目前全球范围内抗生素滥用极为普遍，AAD 发生率高达 39%。主要机制是抗生素杀灭肠道菌群，减少有益菌，条件致病菌过度繁殖道菌群失衡。

老年人处于特殊生理状态，更常使用抗生素，AAD 发生概率更高。

2. 提出问题　临床上常使用益生菌以维持或恢复肠道微生态系统。但我们经常会观察到，当老年患者已经发生 AAD 时再使用益生菌干预效果多不佳。是否存在干预时机不对的问题呢？若使用抗生素时同步预防性使用益生菌是否可以降低 AAD 的发生几率呢？初步查阅相关数据库，未见相应指南及系统评价/Meta 分析，但有不少预防性使用益生菌的研究。故有必要系统评价益生菌预防老年人 AAD 的研究。

3. 研究方法

（1）检索策略：计算机检索 PubMed、EMbase、Web of Science、Cochrane 系统评价数据库、Cochrane 临床对照试验对照库、中国知网、维普和万方。同时检索新近发表的综述、已经发表的系统评价及纳入研究的参考文献。检索时限为 1966 年 1 月—2017 年 4 月公开发表的研究。

检索中英文关键词：①抗生素相关性腹泻（AAD/antibiotic-associated diarrhea）；②益生菌（probiotics/micro preparation/bifidobacter/lactobacill/treptococc/enterococc/lactococc/saccharomyces/blongum/Saccharomyces boularidii）；③老年人（aged/older/old/elderly/elderly）。由 2 名评价员按纳入排除标准独立筛选文献，对上述检索词进行不同的排列组合检索策略灵活。如检索 PubMed 使用检索式之一：（antibiotic-associated diarrhea）AND（probiotics or micro preparation）AND（aged or elderly）

（2）纳入标准：①研究类型：国内外公开发表并提供原始数据的关于益生菌预防 AAD 效果的随机对照试验（RCT）；②所纳入研究对象≥65 岁或平均年龄≥65 岁，所有研究对象均不受种族限制；③干预措施：治疗组干预措施为益生菌制剂，并设立了有别于治疗组治疗方法的对照组；④结局指标：AAD 发生率，存在综合的统计指标如相对危险度（RR）、比值比（OR）、95% 置信区间（CI）或者拥有可以计算上述统计指标的原始数据；⑤研究质量：Jadad 评分>3 分；⑥发表语种：限制为中文、英文。

（3）文献质量评价：采用 Jadad 法对各独立研究进行质量评估与计分，0～3 分为低质量研究，4～7 分为高质量研究。

4. 评价证据

（1）检索结果：通过数据库共检获 2121 篇文章，经逐层筛选后，最终纳入 8 个随机对照研究，均为英文文献，共包含 3680 例研究对象（益生菌组 1843 例，对照组 1837 例）。检索流程如图 23-5 所示，纳入文献信息及质量评分如下表 23-3 和表 23-4 所示。

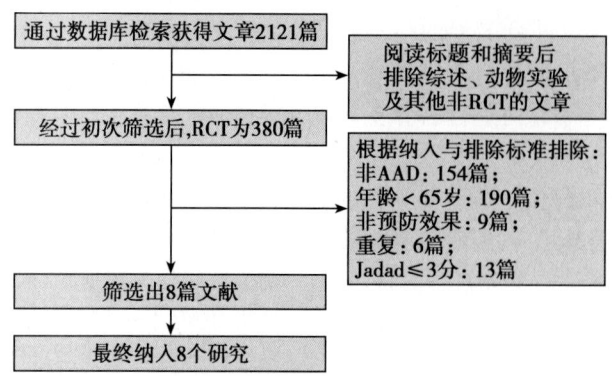

图 23-5　文献筛选流程及结果

表 23-3　方法学质量评价结果

文献	随机序列产生	随机化隐藏	盲法	退出与失访	Jadad 评分
Lewis 等 1998	不清楚	恰当	恰当	有	6
Plummer 等 2004	不清楚	不清楚	恰当	无	4
Beausoleil 等 2007	不清楚	不清楚	恰当	无	4
Hickson 等 2007	恰当	恰当	恰当	有	7
Safdar 等 2008	恰当	恰当	恰当	有	7
Pozzoni 等 2012	恰当	恰当	恰当	有	7
Allen 等 2013	恰当	恰当	恰当	有	7
Wright 等 2014	不清楚	恰当	恰当	有	6
合计	恰当:4 篇 不清楚:4 篇	恰当:6 篇 不清楚:2 篇	恰当 8 篇	有:8 篇 无:2 篇	7 分:4 篇 6 分:1 篇 4 分:2 篇

表 23-4　纳入文献的基本资料

文献	样本量		性别	年龄(干预组/对照组)	干预条件	干预措施			疗程	随访期	腹泻诊断原则
	干预组	对照组				益生菌	每日剂量	对照组			
Lewis 等 1998	7/33	5/36	不限	75(71~81)VS 77(70~85)	应用抗生素	布拉氏酵母菌	226mg	安慰剂	整个抗生素疗程	无	≥3 次/24h
Plummer 等 2004	2/69	6/69	不限	未提及	应用抗生素	嗜酸乳杆菌两歧双歧杆菌	2×10^10 CFU	安慰剂	20d	无	未提及
Beausoleil 等 2007	7/44	16/45	不限	68.8±14.5VS 72.9±13.4	应用抗生素≥3d	嗜酸乳杆菌 CL1285 干酪乳杆菌	>5×10^10 CFU	安慰剂	整个抗生素疗程	21d	≥3 次/24h
Hickson 等 2007	7/57	19/56	不限	73.7(11.1)VS 73.9(10.5)	应用抗生素	干酪乳杆菌 DN-114001 嗜热链球菌 保加利亚乳杆菌	4×10^10 CFU	安慰剂	整个抗生素疗程+7d	4 周	>2 次/d, 连续≥3d
Safdar 等 2008	4/23	6/16	男性	66.56(14.53) VS 72.47(11)	应用抗生素≥72h	嗜酸性乳杆菌	6×10^10 CFU	安慰剂	整个抗生素疗程+14d	未提及	连续≥2d 大便性状改变
Pozzoni 等 2012	16/106	13/98	不限	79.9±9.9VS 78.5±9.7	应用抗生素	布拉氏酵母菌	1×10^10 CFU	安慰剂	整个抗生素疗程+7d	12 周	≥ 3 次/24h, 连续 2 d;或≥5 次/48h

续表

文献	样本量		性别	年龄(干预组/对照组)	干预条件	干预措施		对照组	疗程	随访期	腹泻诊断原则
	干预组	对照组				益生菌	每日剂量				
Allen 等 2013	159/1470	153/1471	不限	77.2（70.8～83.6）VS 77.0（71.3～83.5）	应用抗生素	嗜酸乳杆菌（CUL60 和 CUL21）、两歧双歧杆菌 CUL20、乳双歧杆菌 CUL34	$6×10^{10}$ CFU	安慰剂	21d	8 周	≥3 次/24h，并伴随性状改变
Wright 等 2014	5/41	4/46	不限	85.4(7.9)VS 86.1(6.1)	应用抗生素	干酪乳杆菌代田菌	$65×10^{8}$ CFU	安慰剂	28d	无	≥3 次/24h，连续 2d

（2）Meta 分析结果：异质性检验发现各研究间有统计学异质性（P＝0.04，I^2＝53%），故采用随机效应模型合并数据。结果显示：益生菌不能降低老年人使用抗生素后发生 AAD 的概率；益生菌组与对照组 AAD 发生率差异无统计学意义[RR＝0.76，95% CI（0.51,1.13），P＝0.17]。

亚组分析结果显示：不管是单一菌株（属）还是混合菌株，益生菌组和对照组 AAD 发生率均无统计学意义[乳杆菌属：RR＝0.59,95% CI（0.31,1.13），P＝0.11；酵母菌属：RR＝1.24,95% CI（0.70,2.19），P＝0.46；多种益生菌联合：RR＝0.58,95% CI（0.24,1.41），P＝0.23]（图 23-6）。

5. 结论　结果显示：使用抗生素的同时服用益生菌不能降低老年人 AAD 的发生率。因本次研究异质

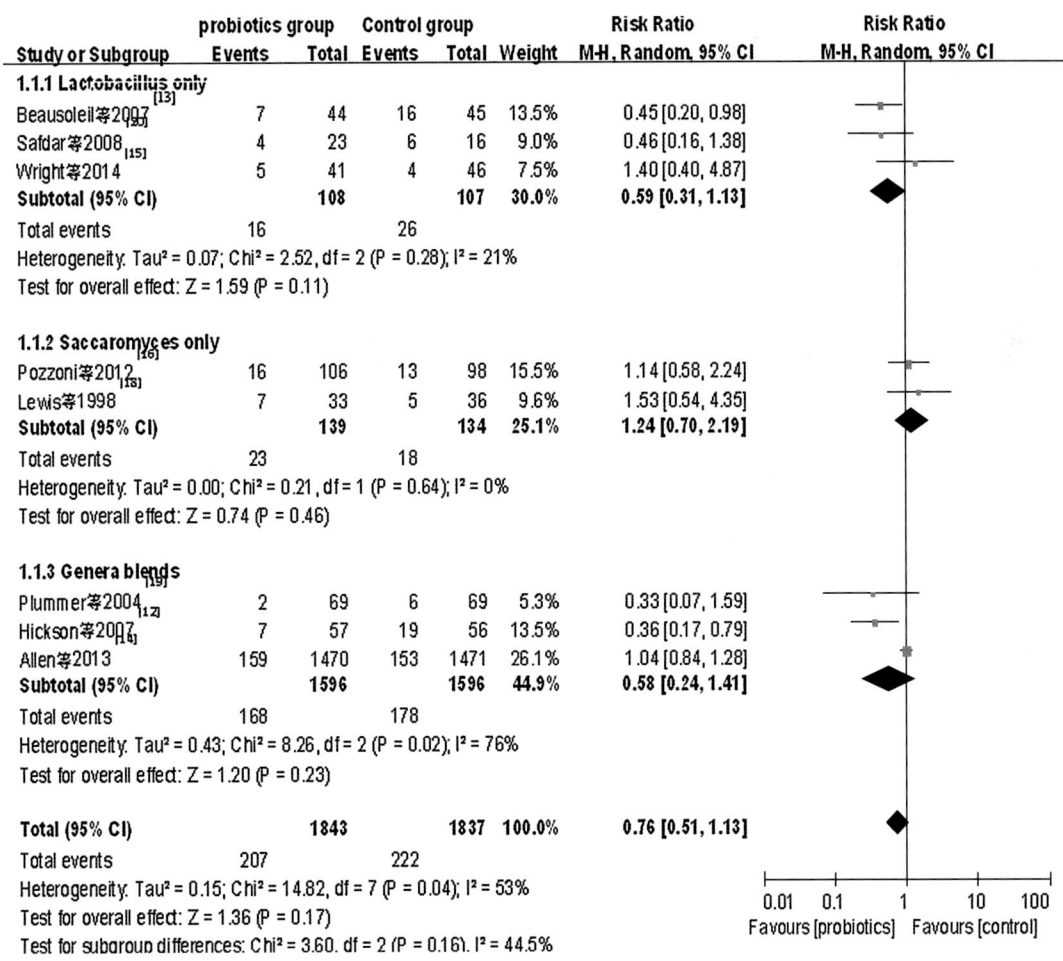

图 23-6　益生菌预防老年人 AAD 的 Meta 分析森林图

性较高,进一步亚组分析探讨益生菌预防 AAD 的效果。结果发现:无论是单一菌株、还是多种益生菌联合,两组间差异均无统计学意义,提示益生菌的菌株特异性不影响 Meta 分析结果。

纳入研究的局限性:①各研究的老年人年龄界定标准不尽一致;②益生菌及抗生素的种类均存在差异;③各研究中益生菌的活菌量不同;④部分 RCT 未阐明益生菌的具体干预周期,只表明伴随抗生素疗程使用,且未提及抗生素的具体使用周期;⑤部分 RCT 未交待随访周期;⑥8 个 RCT 研究中提到的腹泻诊断标准不统一,会影响阳性事件判断率。

改进建议:未来需要更多高质量、大样本、专门针对老年人设计的 RCT 研究,以便更准确地分析益生菌预防老年人 AAD 的有效性和安全性。

6. 临床决策　根据目前的循证结果,尚不能指导临床给老年患者预防性使用益生菌以降低 AAD 的发生率。

小　结

过去 20 年,循证医学体系日趋完善,已发展成为指导临床医疗实践的重要工具。循证临床营养研究以肠外、肠内营养指南/专家共识/指导意见等为主要呈现形式,其在临床营养筛查、评价、干预、监测随访等环节的广泛应用,推动临床营养工作发生了深刻变革,大大提高了临床营养工作质量,促进了临床营养学科快速向前发展。但受国内临床营养学科定位不明确、人才培养滞后、政策保障不足、患者营养意识不强、营养治疗未纳入医保、营养相关产业发展落后等诸多因素影响,循证临床营养实践目前在我国仍举步维艰,如何使其落地将是今后临床营养工作的重中之重。建议从如下几个方面入手:①建立临床营养学科和课程体系,根据国家的配置数量要求培养足量合格的临床营养各层次人才;②加强临床营养服务体系建设,提升循证临床营养实践者能力;③督促有关部门重视临床营养,给予强有力的政策保障;④加快国内证据生产,制定基于国人研究的临床指南/共识,定期更新,使临床营养实

践依据更加可信、可行、好用;⑤将临床营养指南整合到国家临床指南中,免费供国内有需要的单位借鉴试用;⑥强化循证临床营养实践的后效评价,止于至善。

(胡雯　石磊　饶志勇　柳园　程懿
李雪梅　母东煜　龚杰)

参 考 文 献

1. 中华人民共和国国家卫生和计划生育委员会. 营养名词术语(WS/T 476-2015. 2015

2. 程义勇,陈伟强,顾景范. 循证营养学:从理论到实践. 营养学报,2010,(1):1-5

3. 李幼平,孙鑫. 循证医学与临床营养. 中国医学科学院学报,2002,24(6):550-551

4. Kondrup J. Nutritional risk screening (NRS 2002):a new method based on an analysis of controlled clinical trial. Clinical Nutrition,2003,22(3):321-336

5. 蒋朱明,马恩陵,王秀荣,等. 循证(证据)医学对临床营养应用的影响. 中国临床营养杂志,2003,11(1):12-13

6. 黎介寿. 临床营养支持的发展趋势. 肠外与肠内营养,2010,(1):1-4

7. 黎介寿. 营养支持治疗与加速康复外科. 肠外与肠内营养,2015,22(2):65-67

8. Skipper A,Ferguson M,Thompson K,et al. Nutrition Screening Tools:An Analysis of the Evidence[J]. Journal of Parenteral and Enteral Nutrition,2012,3(36):292-298

9. 王新颖. 2016 年成人危重症病人营养支持治疗实施与评价指南解读. 肠外与肠内营养,2016,23(5):263-269

10. 江华,蒋朱明,罗斌,等. 免疫肠内营养临床有效性的证据:中英文文献的系统评价. 中国医学科学院学报,2002,24(6):552-558

11. Majka A,Wang Z,Schmitz KR,et al. Care Coordination to Enhance Management of Long-Term Enteral Tube Feeding:A Systematic Review and Meta-Analysis. Journal of Parenteral and Enteral Nutrition,2014,1(38):40-52

12. 赵明,李光辉. 临床营养学教育现状以及教学模式的探讨. 卫生职业教育,2016,34(4):21-23

13. 葛啸天,张佳乐. 一例脑外伤患者术后营养支持的循证实践. 护士进修杂志,2013,28(4):382-383

14. 蒲芳芳. 益生菌预防老年抗生素相关性腹泻的益生菌预防老年抗生素相关性腹泻的 Meta 分析. 华西医学,2015,5(30):899-904

第 24 章　循证检验医学实践

检验医学又称为实验医学,是对来自患者的血液、体液、组织或其他物质进行实验室检测,为明确疾病原因、诊断、治疗、预后判断等提供实验诊断依据。检验医学是医学的一个分支,涉及临床化学、细胞学、血液学、组织学、病理学等。医学科学的发展,新检验技术不断出现一方面提高了疾病的诊治及预防水平,另一方面也可能带来不必要的检查,增加医疗费用。于是有人提出质疑:越来越多的实验室检查是否有必要?是否真正改善了患者的最终结局? 这些问题鼓励我们应用循证医学的方法严格评价不断出现的检验技术,为这些质疑寻找答案,评估新的检验技术与传统方法相比是否更准确、可靠、安全、经济和有效,最终评估检验医学在改善患者结局中的价值。本章主要介绍循证检验医学的概念、产生背景、实践方法及目前存在的问题。

第一节　什么是循证检验医学

一、循证检验医学概念

随着循证医学和检验医学的发展,衍生出一门新的学科,即循证检验医学(Evidence-based laboratory medicine,EBLM)。循证检验医学是指按照循证医学"以当前最佳证据为基础"的原则,规范检验医学的研究、设计和文献评价,向临床提供有效检验的证据、提供最有利于医患双方的诊断试验的诊断效能、成本-效果分析等信息的一门学科。不同作者对循证检验医学的定义不尽相同。将循证医学的概念用于检验医学即为循证检验医学(evidence-based laboratory medicine),循证检验医学可定义为:根据检验医学最佳研究证据、医师的临床专业知识、患者的需求、期望和关心的问题,作出临床决策,以改善个体患者的医疗效果,更加有效的利用卫生资源。即医生获得当前可得的有关实验室检测的最佳证据,了解这些最佳证据的证据强度和临床意义,确保为每个患者作出最佳决策,以改善患者的最终结局。目前检验医学的应用越来越广泛,检

验医师不仅要向临床医师解释检验项目的意义,而且要帮助他们合理地选择检验项目,大量证据证明临床诊疗已离不开检验医学,检验医学最好的研究证据、专业知识和患者价值三者相结合常常构成临床诊疗的基础。

EBLM是架设检验医学和临床医学的可靠桥梁,长期以来,检验人员只满足于简单的技术操作,对检测结果的临床价值、可信度及诊断试验方法的科学性缺少合理的评估。对许多临床上难以理解或解释的检测结果很少做出正面的回答,而是过多地依赖或相信权威和惯例,与临床缺少有效的沟通。近年来,随着检验医学的迅速发展,对其自身提出了巨大挑战,如硬件系统技术和仪器等已大大更新,而软件系统研究和人员素质相差甚远,循证检验医学为检验医学和循证医学两个学科的交叉,给检验人员带来了新的挑战,也为医学检验的发展提供了新的思路。

二、循证检验医学的历史与现状

(一)循证检验医学的产生与发展

循证检验医学是循证医学的分支,其产生是基于现代临床医学与检验医学的发展,产生的必然条件也源于此。

随着现代科学技术的飞速发展,基础与临床学科相互影响、交叉、渗透,许多新检验项目不断推出,而这些新的技术指标该如何合理应用和合理解释,是否能完全替代原有指标等都需要根据证据来回答。此外,随着越来越多的检验项目的出现,人们也发现检查项目增多与治疗方案增加有关,如心脏负荷试验及冠状血管造影的应用与血管重建术数量有关,即检查的频度与血管重建术数量呈正相关。这反映了缺血性心脏病何时进行实验检查及何时开始治疗的不确定性。实验室检查项目繁多,项目的选择存在盲目性,如不同医院针对同一疾病的实验室检查差异很大。此外,厂商的推广也导致一些实验室检查的不规范应用。因此,检验医学解决当前问题的思路就是进行循证检验诊断

探索,运用循证医学的理念,基于现有诊断中存在的问题进行研究。参考当前最佳证据进行决策,并关注实践效果,进行后效评价,止于至善。循证医学给检验医学带来了一个良好的发展契机,借助循证医学和临床流行病学的方法,结合检验医学自身的特点,探索出一套新型的检验医学研究模式——循证检验医学。

(二) 循证检验医学的现状

循证检验医学是检验医学发展过程中的一次质的飞跃,发展至今,已对检验医学的学科发展和临床工作有很重要的指导意义。如胸痛患者心肌标志物的循证应用评价,D二聚体阴性能否排除临床静脉血栓栓塞症的患者、糖化血红蛋白对于糖尿病诊断的临床价值循证、巴氏法和湿片法检测女性阴道毛滴虫的特异性和灵敏度等研究,将这些临床检验工作的经验性理论知识上升到科学的高度,以严谨的统计分析和规范的证据分类依据严格评价,最终产生出具有指导意义的最佳证据,为临床所用。

随着循证医学思想的逐步推广,循证检验医学观念也越来越被从事检验诊断的医生及技术人员所接受。很多人已经认识到传统检验医学的局限性和循证医学方法在指导临床实践中的重要意义,积极学习和实践循证医学。在医学检验专业教科书中已有专门章节介绍循证检验医学,检验领域各种学术会议上也有关于循证医学的专门讨论。对一些新的检验项目,如BNP在诊断心功能不全中的应用、铁蛋白在诊断缺铁性贫血中的价值等已有系统评价。循证医学方法正在指导从事检验工作的人员重新评价某些检验项目的意义,深入思考检验工作究竟能为临床带来什么价值?如何证明检验的价值?检验结果是否影响了医生对患者的决策?是否改善了患者的结局?但由于检验医学的特殊性,循证检验医学的发展仍然落后于循证医学在医学其他领域(如治疗)的应用。如对某项实验室检测指标的评价很难象评价药物那样设计一个随机对照试验,让一个组接受检查,另一个组不接受检查,最终看两个组的结局有什么差别。因此,检验医学至今仍然难以证明其对患者的最终结局的影响。这与任何一个患者的诊断、治疗、预后判断,任何疾病的预防都离不开检验医学的现实差距很大。

第二节 如何实践循证检验医学

循证检验医学是遵照循证医学的中心思想,用临床流行病学的方法学规范检验医学的研究设计和文献评价,用当前最好的检测技术和质量控制体系对检测结果进行严格的质量控制和评价,经过大量文献回顾和临床总结,不断对本专业的实验项目进行有针对性

的方法评价、临床价值评价及经济学评价,最直接、最有效、最精确、最合理的分离实验项目,最终取得可靠的检验信息,为医学决策提供循证检验证据。

一、诊断技术的评估

诊断技术的评估可从5个层次进行。

(1) 技术性能评估:对任何一项实验室检测首先应进行技术性能评估,即评估方法或技术的精密度、准确性、特异性、分析范围、生物学变异等。检测方法或技术必须达到较高的精密度及准确性才有可能用于临床检测。医学实验室有完整的质量管理体系保证检验结果的实验室内、实验室间精度,临床医生及患者一般看不到这部分工作。

(2) 临床诊断性能评估:即评估各种诊断项目诊断某种疾病的准确性,以诊断试验的敏感度、特异度、预测值、似然比等指标表示。

(3) 临床效应评估:即评估对诊断策略和治疗策略的影响。这一过程最具挑战性,要评价检验项目能否改变诊断、治疗和预防策略,是否改善了患者的健康结局。如评价尿微量蛋白分析的作用得出结论是其能够早期检测糖尿病肾病、更好地治疗糖尿病和并发症以及减少肾衰竭的发生。

(4) 经济效益评估:即评估投入产出比,评价其是否减少了病人的住院时间、减少了人工、节省了有关设施和资源,病人结局如何等。

(5) 对卫生决策的影响:评价实验室检测能否改变或完善卫生决策的制订。诊断技术评估过程中,只有前一层次的评估获得满意答案,方考虑下一层次的评估。

二、用循证医学方法解决检验医学中的问题

(一) 提出问题

实验室检查只有用于回答临床问题才能体现其价值,根据临床情况,提出问题是实践循证医学的第一步。实验室检查也称为诊断性试验,其目的是发现生理异常及其程度、确定或排除诊断、评估预后、指导或监测治疗。用于诊断目的最多,诊断性试验要回答的问题大多是诊断准确性问题。虽然循证医学实践中提出问题的PICO结构并不完全适用于检验医学,但为了便于证据检索,有关诊断的问题也构建为PICO格式,参见第五章诊断证据的评价与应用。Sackett等将诊断性试验的研究问题分为四类,也代表了诊断性研究的不同层次。第一类问题:某疾病患者的检测结果是否与正常人不同?如"左室功能不全患者BNP检测结果是否与正常人不同?"此类研究比较容易实施,研究花费相对较小,结果有助于我们了解疾病的病理生理,

对今后有关诊断或治疗性临床研究有一定指导意义，但这些研究结果不能用于疾病的诊断。第二类问题：具有某种检测结果的人是否更容易患某病？如"BNP增高的患者是否更可能患左室功能不全？"第三类问题：在临床上怀疑患某种疾病的患者中，诊断性试验能否将患者与非患者区分开？如"在怀疑患左室功能不全的人中，检测 BNP 能否诊断是否患左室功能不全？"第四类问题：进行了某项检查的患者与未做该检查的患者相比是否有更好的结局？

（二）检索证据

实践循证检验医学的第二步是检索证据。循证检验医学证据的检索与循证医学检索方法及途径相同，如 MEDLINE、Cochrane 图书馆、Embase、最佳证据（Best Evidence）、uptodate 等，目前还没有专门针对检验医学的检索工具或数据库。

（三）评价证据

第三步是对检索到的证据进行严格评价，如果是关于诊断性试验的原始研究，应按照诊断性试验的评价标准进行评价；如果是系统评价，则应根据系统评价的相应标准进行评价。

（四）临床应用

第四步是将证据应用于临床实践。比如怀疑缺铁性贫血的患者，铁蛋白检测结果为 $30\mu g/L$（正常值或参考范围：$20\sim250\mu g/L$），估计该患者患缺铁性贫血的可能性有多大。按照传统的检验医学方法，铁蛋白 $30\mu g/L$ 在正常范围内，不支持缺铁性贫血诊断。然而，通过系统检索有关铁蛋白对缺铁性贫血诊断准确性的文献，发现铁蛋白在 $15\sim34\mu g/L$ 时，似然比（LR）为 4.8，如该患者患缺铁性贫血的验前概率为 50%，则其验后概率约为 83%，对缺铁性贫血来说，此患病概率基本上能够确诊并开始补铁治疗。当然，诊断缺铁性贫血还必须对缺铁的原因进行诊断。

（五）后效评价

实践循证医学的最后一步是证明证据的实施能够改变患者的结局，要证明这点较为困难，特别是检验医学。但实验室检查也是一种干预措施（intervention），和其他干预措施一样，实验室检查如果不能影响患者的结局或对患者诊断、治疗的决策，这些检查就没有意义。

三、对已发表的实验诊断研究进行评价

诊断性试验的敏感度、特异度、似然比等是反映诊断性试验准确性的指标，并不代表诊断性试验的真实性。诊断性试验科学性或真实性（validity）主要取决于试验设计和实施。理想的诊断性试验设计方案应为横断面研究或诊断性队列研究，将怀疑患某种疾病的患者连续纳入，对纳入研究的对象都应做诊断性试验，再用标准诊断（金标准）判断其是否有病。但很多诊断性试验并非前瞻性研究，而是选择已经确诊的患者作为病例组，选择已经确定不患该病的人甚至正常人作为对照组，这种病例对照研究方案，往往夸大了试验的敏感度及特异度。诊断性试验必须和标准诊断或金标准进行盲法对照，即判断诊断性试验结果的人不能知道患者是否有病，而按照诊断标准判断患者是否有病的人，不能知道诊断性试验的结果。如果金标准选择不当，也会影响诊断性试验的准确性。所有纳入研究的对象，都应该经过诊断性试验及标准诊断的检查，但由于很多标准诊断都是有创性的，如手术，临床上往往只对诊断性试验阳性的研究对象进行金标准检查，而阴性者并未接受金标准检查或只有一部分接受金标准检查。诊断性试验所研究的样本应与临床实践中需应用该试验的患者情况相似。一项临床研究纳入的对象，决定了将来该研究结果的可推广性，即研究结果只适用于和研究对象情况相似的患者。如研究某项肿瘤标志物，研究对象是晚期肿瘤患者和正常人，可能得到很高的敏感度及特异度，但所得到的结果只能用于区别晚期肿瘤患者和正常人，如果将该试验结果用于早期肿瘤的诊断，则可能因敏感度、特异度降低而造成漏诊和误诊。此外还应考虑试验的精确性或重复性，即在相同条件下进行重复试验能否得到相同结果，良好的实验室质量控制是保证结果重复性的有效措施。

四、诊断性试验的系统评价

诊断性试验的系统评价方法与其他系统评价方法相似。包括提出拟解决的问题，系统、全面收集所有相关研究，包括已发表的和未发表的研究，进行系统的分析和评价。要特别注意研究问题、检索策略、纳入和排除标准、数据提取、统计分析等。如果检获多篇原始研究，结果是临床和统计学上同质性很好的计量资料，可采用 Meta-分析方法进行汇总，计算总敏感度、总特异度、总诊断优势比（diagnostic odds ratio），绘制 SROC 曲线，计算曲线下面积。

五、建立临床指南

临床指南是提高医疗质量的重要手段，指南代表建立临床路径的系统方法。指南的建立包括确定指南要解决的问题，问题的重要性；组织专家小组撰写指南；检索证据，最好是基于良好的系统评价，如果没有系统评价，指南小组应制作系统评价；将证据转化为指南，并根据证据级别给出推荐的等级；最后请相关领域专家对指南进行评价，根据新产生的证据不断对指南进行修订。检验医学是临床医学的重要组成部分，不

可能脱离患者及临床医生独立进行工作。因此,从事实验室工作的人员不大可能独立制作循证检验医学指南,但应积极参与到临床指南或临床路径的制作中,发挥自己的专长,为临床医生提供检验证据及咨询。

六、循证检验医学的特点

循证检验医学是遵循最佳科学依据的医学实践过程,核心是高质量的临床研究证据。现代检验医学具有自动化和智能化,高质量控制,标本微量化,流水线检测和床旁检测并存等特点,如何优选日益增多的检验项目,选择不同方法的检验项目,判断检验新项目的应用价值,降低检验费用等成为新的挑战。

检验医学发展迅速,新的检测仪器、项目、指标不断出现,并被生产厂家制成试剂盒,在没有充分评价其可靠性和准确性、是否有助于医疗决策之后就被应用于临床,被寻求提高诊断性能的临床医生和检验师所支持。另一方面,无依据的拒绝某项技术,也会阻碍新技术的推广使用及检验医学的发展。循证检验医学可通过对这些指标的系统回顾,随机对照试验(RCT)和Meta分析对其进行评价。很多新技术通过循证严格评价后已广泛应用于临床,对临床非常有价值。检验人员必须了解和研究这些新项目、新仪器的优越性,以便向临床医生推荐和帮助医生选择,使得检验项目得到最佳组合应用,其临床价值得到进一步验证和肯定。

循证检验医学的基础同循证医学也是大规模临床试验,只有通过循证医学的方式才能够对各种检验项目或指标作出客观的评价,明确其临床应用或用于科学研究的价值。循证检验医学模式指导我们开发新的检验项目,筛选可靠指标,剔除不合理或无重要诊断、治疗参考或预后价值的检验项目,规范和标准化各种诊断标准,减少浪费和病人负担。如现代大规模随机临床试验表明心肌肌钙蛋白对于诊断心肌梗死的价值越来越大,肌酸激酶及其同工酶次之,乳酸脱氢酶或谷草转氨酶作为常规诊断项目的价值越来越小。在循证检验医学实践中,紧跟实验诊断技术的发展和技术更新,吸取大规模随机临床试验的可靠结论,不断修订实验室指标,反过来指导临床实践。如DIC的诊断标准不断地得到修订和完善,口服抗凝药物监测逐步采用国际标准化比值。

第三节　循证检验医学实践面临的挑战与对策

作为从事检验工作的专业人员,我们需要高质量的可靠证据证明实验室检查能够从临床、管理、经济学等方面改善患者的最终结局;需要证明实验室的分析前、分析中、分析后质量控制措施的正确性及临床意义;需要获得明确并容易解释的证据;需要证据就在我们手边,随时能够获取。关于诊断的最佳证据应来自系统性汇集的、经过严格评价的、来源于合理设计并实施的原始研究资料,以解决关于诊断、鉴别诊断、筛查、监测、预后方面的特定问题。然而我们面临的现实是许多诊断性研究存在严重方法学问题,诊断证据薄弱。如果考虑到准确的诊断是有效治疗的基础,人们就不得不对我们医疗服务的有效性产生忧虑。

一、诊断性研究的方法学问题

随机对照试验(RCT)是最理想的临床研究方法。RCT可以通过将符合纳入标准的研究对象随机分配到检测组及不检测组,观察两组结局是否有差别,最大限度避免偏倚。诊断性队列研究及病例对照研究方案是比较常见的诊断性研究方案。队列研究是将符合研究纳入标准的怀疑患某病的研究对象全部纳入观察研究,进行诊断性试验,再用金标准或标准诊断方法判断研究对象是否患病。病例对照研究是选择已经确诊的患者作为病例组,同时选择已经排除患该病的其他人作为对照组,对两组研究对象进行诊断性试验,观察诊断性试验阳性率在两组间的差别。

但实际工作中RCT设计方案很难用于诊断性试验研究,因为RCT设计方案回答的问题是:做了某试验的患者和没有进行该试验的患者相比,是否有更好的结局(如降低死亡率、减少并发症、减少费用、改善生活质量等)?通过RCT设计方案,我们能够证明实验室检测对患者的价值,但RCT方案使我们很难获得关于诊断性试验敏感度、特异度等信息。队列研究是比较理想的诊断性试验设计方案,但需要花费相当的时间和精力来连续搜集、纳入研究对象。病例对照设计是回顾性研究方案,病例纳入相对比较容易,缺点是可能纳入较多晚期患者,从而夸大试验的敏感度。在病例对照研究中,对照组的选择往往非常困难,若选择不当,如选择正常人或与所研究疾病没有关系的其他患者,会夸大试验的特异度。由于诊断性研究很难获得资助,许多研究实际上是回顾性病例对照研究,这些研究往往夸大了诊断性试验的敏感度、特异度。有些作者在文章中有意无意的回避设计方案,让读者分不清其研究是前瞻性的还是回顾性的,过高估计了诊断性试验的效能,误导了读者。

二、检验对患者结局的影响

现代医学实践往往强调新检查项目的准确性而忽视这些检查是否真正使患者获益?是否提高了患者的生存率、生活质量?或减少了并发症?目前多数诊断性研究还停留在描述诊断准确性上,有关实验室检测对患者结局影响的研究还相当少。如床旁检测相比实验室集中检测费用较高、质量控制困难,但有些床旁检测项目的确对患者结局有较大影响,如床旁检测肌钙蛋白,能减少胸痛患者在急诊室停留的时间,降低心脏病监护病房(Cardiac Care Unit,CCU)收入率。糖化血红蛋白的床旁检测能够帮助血糖控制,减少糖尿病并发症发生。但有些床旁检测并不能体现其价值,如急诊患者进行床旁电解质、血气分析检测,虽然能缩短检测时间,但并不能缩短患者在急诊室停留的时间。近年来,床旁检测越来越多,其便利、快捷深受临床医生的欢迎。但是,床旁检测价格昂贵、质量控制困难,结果的准确性难以保证,应对床旁检测的准确性、成本效益比进行严格评价。

三、医学检验面临的挑战

循证检验医学实践主要存在的挑战包括:①仅有的研究文献质量参差不齐,结果有偏倚,导致临床医生错误的解释检验结果或滥开试验检查,滥用实验诊断技术;②检验项目越来越多,提供给临床有用价值的检项目没有得到优化组合,造成资源浪费;③对过去长期应用的旧的检验方法重新评估不够,对新的实验项目结果的解释不到位或不足;④实验人员忙于应付临床常规检查,少有开展实验研究,提供的临床证据匮乏,对检验项目和结果进行循证实践没有充裕的时间。随着疾病谱的改变,循证检验医学面临新的挑战,如突发、新发疾病、隐匿性疾病、重叠性疾病的诊断,疾病的早期诊断,新技术合理应用等。

四、推动循证检验医学 实践的对策

循证检验医学的意义重大,在临床工作中指导临床检验工作中的医疗决策,推动循证检验医学实践必须:

(一) 认清循证检验医学的定位

在循证医学观点提出前,某种治疗方法或药物的应用是以症状或临床指标改善为标准的小范围、短时间临床实验为依据的,这就必然存在着极大的隐患。随着循证医学的提出及不断地发展完善,使原有建立在传统检验医学基础上的医学模式也有了进一步的改进。针对传统检验医学在发展过程中暴露的不足,循证医学的方法和理论能解决诸多问题,比如针对某一新项目的诊断及应用价值,运用循证医学的方法更能有效全面地对其进行评估。同时,通过解决检验医学的诸多问题,循证医学也得到了进一步完善和扩展,内容更加丰富全面,也就构成了循证医学提出后的新的医学模式。

(二) 加强循证检验医学教育

循证医学的学科本位是解决临床医学问题,是提高临床医学服务效能的实践和决策模式。目前,循证医学理念和基本方法在检验医学领域的应用还相当有限,尤其在我国,循证实践研究的结果少见,运用循证实践最佳证据反过来指导临床的更少见;另外,循证检验医学因有其独特的理论及实践特点而被寄予厚望,有望改善并提高医疗卫生事业服务质量。我们只有充分认识循证检验医学教育对于塑造高素质检验医学人才的重要性,加快师资队伍建设;造就一批循证检验医学的教育家和方法学家;在本科、研究生教育中开设循证检验医学课程和在医务人员中进行循证检验医学继续教育的力度;在医学院校的检验医学专业开设临床科研设计和循证医学课程;加强循证医学理念和方法学在检验医学中的推广和研究,才能造就大批高素质临床医学人才。

(三) 提高检验工作者自身的素质

从检验人员入手,做好循证检验医学实践工作、提高临床检验质量、学术水平和行业服务质量对于循证检验医学指导检验学科发展至关重要。促进与规范检验医学教育活动,加强检验医学领域的管理工作,包括质量管理工作,促进新实验方法建立、新实验项目开展等多种医疗活动的科学化、规范化等,深化循证检验医学理论和实践在临床检验工作中的作用,切实推进循证检验医学。

循证检验医学的意义重大,更应顺应科研潮流,把握临床医学的发展脉搏,不断完善自我内容,推动自身向前发展。同时,国内的循证检验医学起步较晚,更应加强国内及国际间的合作,对于一些循证检验医学以及循证医学的重大课题,更应加强协作,共同进步,以此推动循证检验医学发展。

第四节　循证检验医学 实践案例

EBLM 最好的结果是形成和实施循证检验指南(guideline)。按照循证医学的理念对检验项目临床应用进行评价,包括技术性能、诊断性能、患者结局、经济性能等严格评价,根据不同的诊断目的和不同的疾病,制定检验项目组合的临床应用指南,为临床医生提供最佳临床实验室诊断服务,以保证患者得到最大受益。在循证指南的指导下,检验诊断作出肯定诊断的可能性将大大提高。技术性能评价要从检验方法的灵敏度、特异性、精密度、分析测量范围等方面进行逐一评价与验证;诊断性能评价即检验项目的临床诊断敏感度、特异度、阴性预测值和阳性预测值、阴性似然比和阳性似然比等。

一、心肌标志物对于胸痛患者 的循证实践应用

急性心肌梗死在中国发病率的上升促进了心肌标

志物的应用发展,目前心肌肌钙蛋白已被广泛应用于急性心肌梗死的诊断中。当心肌缺血导致心肌细胞损伤时,首先是心肌细胞胞浆中少量游离的 cTnI 和 cTnT 迅速释放,在血液循环中的浓度迅速升高,在发病后 4h 内即可测得。然后心肌肌丝发生缓慢而持续的降解,cTnI 和 cTnT 不断释放进入外周循环,持续时间可长达 2 周,具有较长的诊断窗口期。研究表明,胸痛患者发生急性心肌梗死 1 小时之后血液中肌红蛋白明显升高,梗死 2~4 小时后其水平超过正常值 10 倍,5~10 小时后达峰值,随后下降,因此,肌红蛋白对于诊断早期急性心肌梗死的发生具有较高的敏感性和临床价值。而 CK 及 CK-MB 是心肌梗死发生后血清中较早升高的两种酶,在心肌中含量相对较高。但因 CK 也存在于骨骼肌和胃肠道中,因此其对心肌损伤的特异性稍差,而 CK-MB 对于心肌损伤则有较高的敏感度和特异性,在心肌损伤 4~8 小时后会出现升高,2~3 天才恢复正常。结合临床症状之后,CK 及 CK-MB 更适合于心肌梗死的早期诊断。

cTn 相比 CK-MB 对心肌损伤具有更好的敏感度和特异度。2007 年美国临床生物化学学会关于 ACS 生化标志物的指南,推荐使用 cTn 为诊断心肌梗死的首选生物标志物,同时 cTn 测定值应高于参考范围上限第 99 百分位值[同时要求检测方法在该值处的不精密度,即变异系数(CV)≤10%]。

举例说明心肌标志物(肌钙蛋白)对于急性心肌梗死诊断的循证应用评价:

例:患者,女,59 岁。

主诉:发热伴憋喘 10 余天,心肌酶升高 1 周。

两周前无明显诱因出现发热,最高体温达 39℃,伴畏寒、憋喘及上呼吸道感染症状,头孢曲松和沐舒坦治疗,憋喘加重不能下地活动。胸片符合慢性支气管炎及肺气肿表现。两天前,憋气症状加重,急诊转入上级医院。

实验室检查:CK3573U/L,CK-MB 186,cTnT 149.716μg/L,NT-proBNP 3615pg/ml,多次行 ECG 检察,无明显异常,心肌 MRI 显示室间隔心肌内多发条片状延迟强化,可符合心肌炎改变。

因患者无心电图改变,该检验结果被临床医生质疑,检验科医生该如何消除临床医生的质疑?

根据循证检验医学的思路,找出证据,使用证据以使检验结果满足临床需求。实践循证检验医学必须经过 5 个步骤:①提出明确的问题,包括临床问题、卫生政策问题等;②系统检索相关文献,全面搜索证据,寻找可以回答上述问题的最好研究证据;③严格评价,找出最佳证据;④经过严格评价文献,得出指导决策;⑤后效评价循证实践的结果,通过上述四个步骤,后效评价应用当前最佳证据指导解决问题的效果如何。

该病例循证检验实践过程如下:①提出临床问题:对于急性心肌梗死,心肌标志物以及心电图并不是诊断的金标准,需与临床症状相结合,综合判断。该例患者 ECG 阴性、心肌标志物阳性,是否能够诊断急性心肌梗死?②查找文献:系统检索相关数据库,纳入 ECG 阴性但心肌标志物阳性的临床研究;③评价文献,根据参考证据分级标准,从纳入文献的真实性、可靠性、临床重要性、相关性及适用性严格评价收集到的文献;④严格评价文献,得出指导决策:应用最佳证据,指导实践,经过严格评价文献,将从中获得的真实、可靠并有应用价值的最佳证据据用于指导决策。

查阅该患者有憋喘症状以来所有心肌标志物检查结果(表 24-1)

表 24-1　患者出现憋喘症状转诊至上级医院后所做心肌标志物检查结果

时间	CK (U/L)	CK-MB mass (ug/L)	cTnI (ug/L)	NT-proBNP (pg/ml)
12-17 14:53	3573	186	149.716	3615
12-17 19:08	3985	162	113.707	4640
12-17 22:39	3840	149.6	74.607	5180
12-18 00:31	3706	127.2	67.455	4654
12-18 04:45	3353	112.9	54.243	4425
12-18 12:55	2749	58.7	34.296	
12-18 21:04	1438	16.1	19.936	4627
12-20 05:18	491	5.8	13.67	2026
12-21 05:32	232	3.6	8.018	
12-22 06:03	139	2.4	3.23	921
12-23 05:33	98	1.3	1.125	945
12-24 06:41	68	0.9	0.4	
12-27 07:41	90	2.7	0.05	1170
1-3 08:41	42	1.3	0.014	877
1-5 08:26	74	0.7	0.022	986

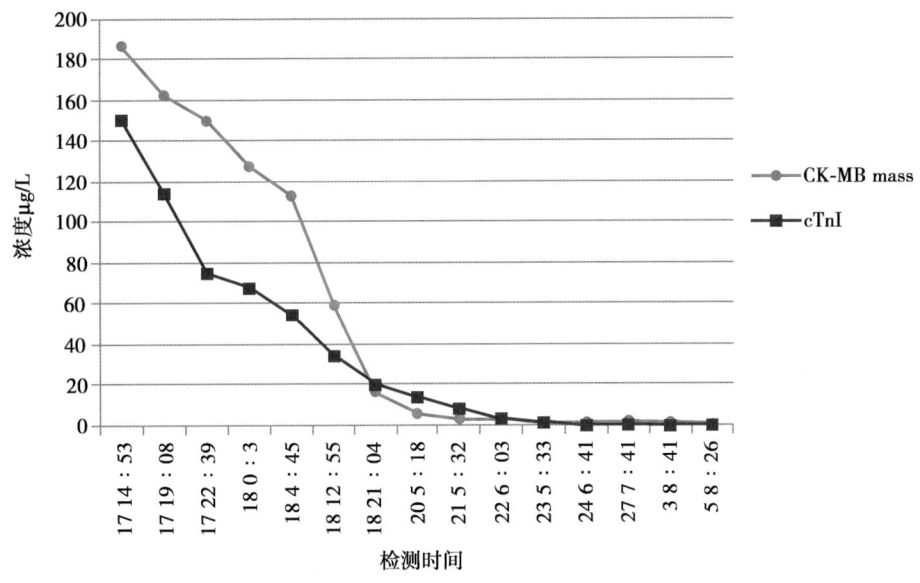

图 24-1　该患者心肌标志物结果变化

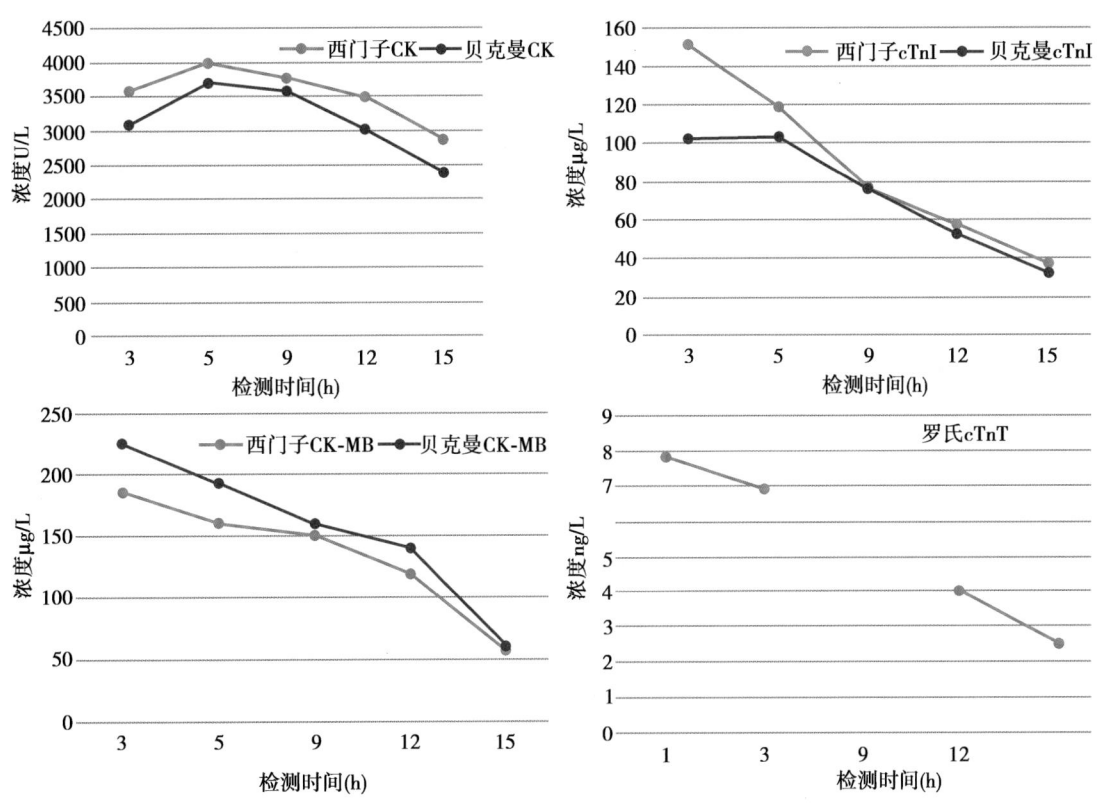

图 24-2　不同系统间各指标验证趋势

初步分析后,发现该患者心肌标志物 cTnI 和 CK-MB mass 结果呈动态变化(图 24-1),并在其他检测系统进行验证。发现不同检测系统间各指标变化趋势一致(图 24-2)。

经过上述分析,认为实验室检测结果并没有问题,然而,这并不足以消除临床医生对检验结果的质疑。因此,还需要从根本解决这种质疑来源的根源,即患者并无心电图的病理改变,心肌标志物结果异常升高的原因。查阅文献,造成肌钙蛋白假阳性与假阴性的常见原因如下(表 24-2):

表24-2　肌钙蛋白检测假阳性/假阴性常见原因

检测"假阳性/假阴性"			临床"假阳性"
检验前及检验中质量问题	样本自身问题带来的干扰	Cutoff值的设定问题	非ACS引起的肌钙蛋白增高
患者识别或样本错误 纤维蛋白凝块/离心 微小颗粒 样本保存温度	溶血 黄疸 脂血 嗜异性抗体 人抗鼠抗体 自身抗体 类风湿因子	方法技术性能 性别 年龄	由于供需不平衡引起心肌缺血造成的心肌损伤
校准错误 仪器故障 试剂失效 仪器携带污染 样本稀释不当	免疫复合物形成 cTnT或cTnI基因多态性		与心肌缺血无关的心肌损伤 多因素或不确定因素造成的影响

继续查阅文献,寻找上述原因对于该患者检验结果造成影响的最可能原因:

(1) 离心对于cTnI的影响:通过制备的cTnI质控品(EDTA血浆池),研究离心对cTn的影响,发现离心对hs-cTn影响明显,对其他检测的影响小(表24-3,来源于参考文献4)。

表24-3　离心对于cTnI的影响

分析		未混合未离心	混合未离心	混合,3400转离心30分钟
高敏肌钙蛋白I(ng/L)	均值	218	392	30
	变异系数	25.31%	14.83%	0.46%
肌钙蛋白I(μg/L)	均值	0.036	0.035	0.035
	变异系数	4.11%	6.89%	1.02%
人绒毛膜促性腺激素(IU/I)	均值	<1.2	<1.2	<1.2
	变异系数	N/A	N/A	N/A
白蛋白(g/L)	均值	34.4	34.5	34.3
	变异系数	0.36%	0.14%	0.21%
碱性磷酸酶(U/I)	均值	55.2	55.6	52.8
	变异系数	1.65%	0.64%	1.34%
谷丙转氨酶(U/I)	均值	17.7	17.5	16.9
	变异系数	1.72%	3.30%	1.43%
谷草转氨酶(U/I)	均值	18.5	17.7	16.3
	变异系数	3.59%	1.78%	3.67%
直接胆红素(μmol/L)	均值	2.57	2.60	2.60
	变异系数	0.00%	9.63%	2.28%
总胆红素(μmol/L)	均值	5.60	5.41	5.68
	变异系数	0.00%	1.71%	0.53%
钙(mmol/L)	均值	1.84	1.84	1.82
	变异系数	0.49%	0.45%	0.06%

续表

分析		未混合未离心	混合未离心	混合,3400 转离心 30 分钟
肌酸激酶(U/l)	均值	140.8	139.3	139.3
	变异系数	0.30%	0.74%	0.05%
氯(mmol/L)	均值	80.6	80.4	80.6
	变异系数	0.10%	0.03%	0.13%
总二氧化碳(mmol/L)	均值	17.1	17.7	17.4
	变异系数	0.80%	0.65%	1.68%
肌酐(μmol/L)	均值	94.4	94.8	93.4
	变异系数	0.04%	0.48%	1.63%
谷氨酰转肽酶(U/l)	均值	16.8	16.1	16.6
	变异系数	4.79%	1.42%	1.04%
葡萄糖(mmol/L)	均值	20.1	20.1	20.2
	变异系数	0.13%	0.22%	0.41%
钾(mmol/L)	均值	3.68	3.66	3.67
	变异系数	0.07%	0.02%	0.23%
乳酸(mmol/L)	均值	4.67	4.67	4.62
	变异系数	0.26%	0.35%	0.33%
乳酸脱氢酶(U/l)	均值	129.7	131.9	127.3
	变异系数	2.07%	2.06%	1.95%
脂肪酶(U/l)	均值	33.6	33.8	33.2
	变异系数	0.43%	0.49%	0.53%
镁(mmol/L)	均值	0.69	0.72	0.71
	变异系数	1.37%	2.67%	3.05%
钠(mmol/L)	均值	179.1	178.5	179.1
	变异系数	0.14%	0.02%	0.14%
磷(mmol/L)	均值	3.81	3.81	3.79
	变异系数	0.40%	0.55%	0.56%
总蛋白(g/L)	均值	59.8	60.0	58.3
	变异系数	0.56%	0.59%	0.13%
尿酸(μmol/L)	均值	261.8	262.5	262.7
	变异系数	0.28%	0.45%	0.22%
尿素(mmol/L)	均值	5.48	5.52	5.45
	变异系数	0.89%	1.71%	0.97%

　　(2) 携带污染对 cTnI 检测的影响:采用健康人及患者血清池在两个中心的三个检测系统上均显示了携带污染的存在。

　　经过上述检测系统可能原因排查与文献检索,查看该患者其他检验报告发现,自身抗体、嗜异性抗体与 RF 因子均阴性,无其他可疑干扰因素。1 周后,心内科做冠脉造影发现左主干+三支病变(前降支主干 90% 以上狭窄,有两支侧支供应缺血的心肌),第二次

心肌 MRI:提示不典型 ACS。应用循证检验医学的思路,明确了 ECG 阴性的患者为什么会出现心肌标志物阳性,临床医生对该病例的质疑有了较为合理的解答。

二、D-二聚体对于排除临床上可疑静脉血栓栓塞(VTE,如 DVT 或 PE)患者的循证实践过程

　　D-二聚体(D-D)是纤维蛋白单体经活化因子ⅩⅢ交

联后,再经纤溶酶水解所产生的一种特异性降解产物。一个特异性的纤溶过程标记物血浆D二聚体测定是了解继发性纤维蛋白溶解功能的一个试验,增高或阳性见于继发性纤维蛋白溶解功能亢进,如高凝状态、弥散性血管内凝血、器官移植排斥反应、溶栓治疗、肾脏疾病等。只要机体血管内有活化的血栓形成及纤维溶解活动,D-D就会升高。常见D-D升高的情况有心肌梗死、脑梗死、肺栓塞、静脉血栓形成、手术、肿瘤、弥散性血管内凝血、感染及组织坏死等。老年人及住院患者,因患菌血症等病易引起凝血异常也会导致D-D升高。

血液中D-D测定常用于弥散性血管内凝血、临床静脉血栓症、深静脉血栓形成(DVT)、肺栓塞(PE)排除性诊断。根据循证检验医学的理论,遵循"以当前最佳证据为基础"的原则,用临床流行病学的方法学规范研究、设计和文献评价,为临床提供有效检验的证据。在门诊急诊可疑为静脉血栓症的排除诊断中,D-D测定是一项有用的筛检试验,然而D-D测定阴性是否依然能够排除临床静脉血栓栓塞症呢?

根据实践循证检验医学必须经过5个步骤:

(1) 提出明确的问题,包括临床问题、卫生政策问题等。

(2) 系统检索相关文献,全面搜索证据,寻找可以回答上述问题的最好研究证据。

(3) 严格评价,找出最佳证据。

(4) 经过严格评价文献,得出指导决策。

(5) 后效评价循证实践的结果。通过上述四个步骤,后效评价应用当前最佳证据指导解决问题的效果如何。D-D测定阴性是否依然能够排除临床静脉血栓栓塞症的循证检验实践过程如下:

提出明确的问题:D-D测定结果为阴性,能否排除临床上疑为静脉血栓栓塞(VTE,如DVT或PE)的患者?提出问题的背景:D-D快速测定目前广泛应用于门、急诊实验诊断,而静脉血栓症的诊断金标准仍是血管造影等影像学检查,D-D检测与之相比,其准确性和实用性需采用循证医学的基本思维方法来研究证实。

系统检索相关文献,全面搜索证据:收集关于D-D临床应用研究的最新文献,整理;

严格评价,找出最佳证据:参考证据分级标准,从证据的真实性、可靠性、临床重要性、相关性及适用性严格评价收集到的证据;

严格评价文献,得出结论:应用最佳证据,指导实践,经过严格评价文献,将从中获得的真实、可靠并有应用价值的最佳证据用于指导决策;

(6) 后效评价循证实践的结果:检查文献中应用"金标准"试验作参考方法是否提供了诊断试验的性能指标,包括灵敏度、特异度、阳性预测值、阴性预测值、阳性似然比和阴性似然比等。灵敏度和特异度是独立的指标,是最基本要素,其他诊断性能指标均由这2个指标导出。

小　结

循证检验医学(Evidence-based laboratory medicine,EBLM)是按照循证医学"以当前最佳证据为基础"的原则,规范检验医学的研究、设计和文献评价,目的是向临床提供有效检验的证据、提供最有利于医患双方的诊断试验的诊断效能、成本-效果分析等信息。

循证检验医学为检验医学和循证医学两个学科的交叉,给检验人员带来了新的挑战,也为医学检验的发展提供了新的思路。其要求实验室人员要更多地致力于诊断方法的评估、诊断试验精确度研究及诊断试验的结果对临床健康结局的影响,这也正是循证实验医学要研究和解决的问题。

EBLM最好的结果是形成和实施循证检验指南(guideline)。按照循证医学的理念对检验项目临床应用进行评价,包括技术性能、诊断性能、患者结果、经济性能等严格评价,根据不同的诊断目的和不同的疾病,制定检验项目组合的临床应用指南,为临床医生提供最佳临床实验室诊断服务,以保证患者得到最大受益。

(应斌武　秦莉　贺勇)

参 考 文 献

1. 李萍,刘关键,吴泰相. 循证检验医学. 国外医学临床生物化学与检验学分册,2001,22(4):193-194

2. 李萍,刘关键,彭志英,等. 循证检验医学. 中国循证医学杂志,2003,3(1):70-72

3. 秦莉,李静,刘雪梅,等. 循证医学与临床决策——第五讲:循证诊断. 医学与哲学,2006,27(10):79-81

4. Price CP. Evidence based laboratory medicine. 中国循证医学杂志,2004,4(11):741-746

5. Christenson RH. Evidence-Based laboratory medicine-a guide for critical evaluation of in vitro laboratory testing. Ann Clin Biochem,2007,44:111-130

6. PriceCP. Evidence based laboratory medicine:Supporting decision making. Clin Chem,2000,46(8):1041-1050

7. Mcqueen MJ. Overview of evidence-based medicine:Challenges for evidence-based laboratory medicine. Clin Chem,2001,47(8):1536-1546

8. 李幼平. 循证医学. 第1版. 北京:高等教育出版社,2003.87-103

9. Treti T. Evidence-Based laboratory medicine as a tool for continuous professional improvement. Clin Chim Acta,2003,333(2):155-167

10. Price CP. Application of the principles of evidence-based medicine to laboratory medicine. Clin Chim Acta,2003,333(2):147-154

11. 李幼平,杨克虎. 循证医学. 北京:人民卫生出版社,2014

12. van Walraven,Naylor CD. Do We Know What inappropriate la-

boratory utilization is? A systematic review of laboratoryclinical audits. JAMA,1998,280(6):550-558

13. Kavsak PA,Caruso N,Beattie J,et,al. Centrifugation-an important pre-analytical factor for the Abbott Architect high-sensitivity cardiac troponin I assay. Clinica Chimica Acta,2014,436(10):273-275

14. Gould MJ,Wilgen U,Pretorius CJ,et al. Probing indiscretion contamination of cardiac troponin reagent by very high patient samples causes false-positive results. Annals of Clinical Biochemistry,2012,49:395-398

15. Lippi G,Aloe R,Meschi T,et al. Interference from heterophilic antibodies in troponin testing. Case report and systematic review of the literature. Clinica Chimica Acta,2013,426:79-84

16. 熊立凡,张洁,王鸿利. 临床实验检测项目优化组合与循证检验医学. 诊断学理论与实践,2007,6(1):80-84

17. 徐军,余艳琴,郝金奇. 循证检验医学在医学检验中的研究进展. 中国疗养医学,2013,22(7):604-602

18. 李幼平,李静,孙鑫,等. 循证医学在中国的发展:回顾与展望. 兰州大学学报(医学版),2016,42(1):25-28

19. 宁静,陈军. 应用循证检验医学提高临床实验室的价值. 国际检验医学杂志,2009,30(2):162-162

第 25 章　循证医院管理实践

随着循证医学的迅猛发展,"遵循证据,科学决策"的循证理念已逐渐渗透至医学的各个相关领域,作为医院运行的重要支撑——医院管理为适应医学发展的要求,引入循证医学思维,更新管理模式。管理者将专业的管理知识、管理经验与获取的管理证据相结合进行管理决策,指导管理实践,制定出科学、规范的管理决策,从而转变传统经验型医院管理思维,有效解决医院管理中出现的问题,提升医院管理成效,最终为患者提供更优质高效的服务。

第一节　循证医院管理概述

一、循证医院管理的概念与内涵

循证管理(Evidence-Based Management,EBMgt)是将当前最佳研究证据科学用于管理和决策的过程,即审慎、明确、明智地应用相关不同来源信息做出科学决策的活动过程(图 25-1)。图 25-1 中的 4 要素是实施循证管理的重要因素,但针对不同问题的不同决策时其影响力不尽相同,4 要素的权重(可用圆圈大小表示)随不同决策而变化。如某些情景下,利益相关者的价值观或伦理考虑可能被决策者认为比外部证据更重要

而成为主要的决策依据;另一些情况下,可能来自内部的证据非常有限,此时决策主要依靠外部证据或决策者经验。

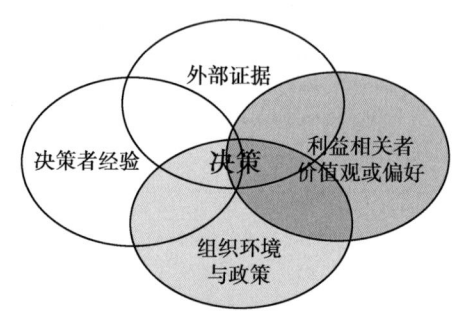

图 25-1　循证管理四要素

循证管理包括了一系列方法,涵盖决策、实施和评价。表 25-1 列举了循证管理是什么、不是什么的一些重要特征,有助于更清晰全面地理解和实践循证管理。注意:①管理问题来自管理实践者而非学者;②医疗卫生决策是管理者的职能,学者不是告诉决策者应该做什么,而是应决策者要求提供其需要的证据或信息;③研究证据很重要,但不能替代其他类型信息如风俗习惯、法律法规等在决策中的作用。

表 25-1　正确理解循证管理内涵一览表

	循证管理是…	循证管理不是…
1	在一定程度上一些实践者已经开展	完全全新的决策方式
2	关于管理的实践	关于开展特定类型的学术研究
3	决策相关的一系列方法	一种单独的决策方法
4	一种关于如何决策的思维方式	一种刻板且适用于各种情形的决策公式
5	根据特定问题广泛采纳不同类型研究证据	仅使用特定类型研究证据而不考虑何种问题
6	研究证据仅为不同决策信息来源之一	学者或研究证据告诉决策者应该做什么
7	将管理研究结果呈现给决策者的手段	仅开展管理实践的研究
8	可能对决策过程和结果均有帮助	所有管理问题的解决手段
9	使用不同类型信息	总优先考虑学术研究证据

资料来源:节选自 Briner R. B., et al. Evidence-Based Management:Concept Cleanup Time? 2009;23(4):19-32

循证医院管理（Evidence-Based Hospital Management，EBHM)指遵循目前最科学、最合理的证据，结合医院实际情况和个人管理经验，对医院的组织结构、资源分配、运作流程、质量体系和运营成本等作出管理决策，在不断实践、总结和分析证据、总结经验的基础上，修正管理方式，再实践，不断提高管理效率的过程。循证医院管理强调对最科学管理依据的学习和借鉴。

传统的医院管理模式往往以经验为主，收集的证据缺乏全面性和系统性，不重视证据的质量评价。大多数管理者从分析问题、利用知识经验，到确定管理决策、决策实施，整体过程相对比较简单，相关的知识、经验和证据未经整合，分析多不系统，在管理结果外推方面受到一定的限制。即使相关领域不断有新的证据产生，其对最终决策的作用也有限，或这些证据未被很好利用。正是这些问题促成医院管理者学习借鉴循证理念和方法帮助提高医院管理的质量和效益。循证医院管理更注重全面、准确地获得相关证据，要求采取科学、合理的方法衡量研究问题之后指导管理者作出相应的管理决策，很好地弥补了传统医院管理模式在证据生产、合成和提升使用上的不足。

二、循证医院管理的历史与现状

（一）循证医院管理的产生与发展

1. 西蒙及其决策理论　20 世纪 40 年代著名管理决策大师赫伯特·西蒙提出了决策理论，其核心思想包括"有限理性"与"满意准则"2 点。

人类行为的理性方面长期存在着 2 个极端：①从弗洛伊德开始，试图把所有人类的认知活动都归因于情感支配。西蒙对此提出了批评，强调情感的作用并不支配人的全部。②经济学家的经济人假设赋予了人类无所不知的理性。似乎人类能拥有完整、一致的偏好体系，始终十分清楚到底有哪些备选方案；可以进行无限复杂的运算并确定最优备选方案。西蒙对此也进行了反驳并指出：单一个体的行为不可能达到完全理性的高度。现实中任何人都不可能掌握全部信息，也不可能先知先觉。决策者只能通过分析研究，预测结果，只能在综合考虑风险和收益等情况下做出自己较满意的抉择。人类行为是理性的，但并非完全理性，即"有限理性"。

从有限理性出发，西蒙提出了"满意型决策"的概念。从逻辑上讲，完全理性会导致人们寻求最优型决策，有限理性则导致人们寻求满意型决策。即决策只需要满足 2 个条件即可：①有相应的最低满意标准；②策略选择能超过最低满意标准。如某医院管理者的决策是提高患者满意度，最低满意标准是患者满意度达到 90%。最优型决策要求患者满意度达到 100%，

这意味着医院不能有任何医疗差错及医院必须满足所有患者的所有期望，这对任何医疗机构都是几乎不可能实现的目标。满意型决策则可通过培训医护人员，促进医疗质量和与患者有效沟通，从而实现最低满意标准。

2. 循证医院管理理念的产生　自 19 世纪现代科技文明发展以来做出的许多决策均基于实践真知。20 世纪后半叶起，一方面对疾病诊断、治疗、预防、康复、卫生管理与政策等方面的大量研究，绝大部分以论文发表后就被束之高阁，极少被卫生决策者采用；另一方面决策者面对浩如烟海的研究报告无所适从。现代研究方法和手段的发展、研究者和决策者更紧密的合作及信息技术与互联网的普及，使充分利用、整理、整合及挖掘卫生领域已有的海量信息成为可能。

1990 年，David Eddy 在 JAMA 杂志上撰文，首次明确提出"医疗决策要以证据为基础，且要对相关证据进行甄别、描述与分析"。1992 年前后发展起来的循证医学明确提出：临床决策应基于系统和全面检索、严格评价后的当前最佳证据基础，综合考虑患者意愿、医师临床经验和当前可得最佳外部证据等因素做出。随着循证医学的发展，它的内涵和外延得到了延伸。从 20 世纪 90 年代后期开始，学者开始思考将循证方法应用于组织管理，尤其是医疗机构。2006 年 Kovner 和 Rundall 指出，大型医疗机构在做战略决策和实施计划时倾向于依靠外部管理顾问，而医院管理者并不清楚这些建议所依据的信息。2001 年 Walshe 和 Rundall 引用了"机构的过度合并"作为知证缺乏的管理决策的一个领域，增加了使用管理科学来指导医疗机构设计的理念支持。

3. 循证医院管理的发展　1997 年前后公共卫生领域里的循证卫生保健（evidence-based healthcare，EBHC)逐渐成熟，主要关注公共体系、公共产品、公共服务等公共卫生领域的问题。1997 年英国卫生管理学者 Muir Gray 在《循证卫生保健：如何做出卫生政策和管理决策》（Evidence-Based Healthcare：How to Make Health policy and Management Decisions）书中强调：证据不仅可用于诊断、治疗等临床医学，且可用于政策制定和管理决策等，即循证卫生保健包括了循证临床实践和循证卫生决策。

1999 年英国政府白皮书《现代化政府》中写到：政策制定应基于已有最佳证据，而不是为了应对短期的外界压力；应治本而非治标；应看结果，而不只是看采取了什么行动；应灵活、创新，而不是封闭、官僚；对民众应促进依从，而非回避或欺骗。2000 年李幼平提出广义循证观，赋予其内涵为：强调做任何事情都应该以事实为依据，需要不断更新证据和后效评价实践的效

果;强调实事求是,提高决策的科学性,注重决策质量,提高决策的成本-效果;并认为这是管理理念上的一个飞跃。

2004年WHO的墨西哥峰会上,各国政府首脑和卫生官员提出应更充分、科学、便利、快捷地使用高质量证据,倡导循证管理决策的理念和研究,呼吁为决策者提供一套科学决策方法。2005年世界卫生大会呼吁WHO成员国:①建立或加强信息转换机制来支持循证管理决策,并号召其对建立更有效的信息转换机制提供有效资助,促进证据生产和使用;②重点强调加强低、中收入国家研究和政策的联系,确定在发展中国家建立循证知证决策网络(evidence-informed policy network,EVIPNet);③提倡发展中国家的决策者根据本国国情和高质量证据制定政策,以避免在本国决策中直接套用发达国家的模式,造成不应有的损失。

2006年斯坦福大学商学教授罗伯特·萨顿(Robert Sutton)借鉴循证医学理念,在他的著作《真相、危险的半真相和胡言乱语:从循证管理中获益》(Hard Facts,Dangerous Half-Truths and Total Nonsense:Profiting from Evidence-Based Management)中,批评以前的一些管理方式是"信念、恐惧、迷信和没有头脑的仿效",强调基于证据和执行良好的管理才是有效管理。该书推出后受到管理学界的广泛好评。

与此同时,循证管理方法学研究也不断深入。如2003年Vivian Lin和Brendan Gibson出版了《循证卫生政策:问题和可能性》;2009年Anthony R. Kovner等出版了《医疗保健中的循证管理》;2009年Andy Oxman,Simon Lewin和John Lavis等推出系列知证决策支持工具(Support Tools for evidence-informed health Policymaking,STP)文章;2012年Denise M. Rousseau等编辑出版了《循证管理牛津手册》。这些专著从理论、实践到案例分析,为传播和推动循证决策和管理提供了坚实的方法学基础。

循证决策现已逐渐被作为评判现代医疗保健机构有效管理和提升组织竞争力的重要标准之一,成为国际临床医学领域的新趋势和研究新热点。循证的理念逐渐成为医院管理的决策者、医院管理的政策研究者和医院管理人员坚持的一种先进理念。

(二)循证医院管理的现状

循证医学的成功实践,已越来越引起医学工作者和管理者的重视,循证医学实践已深入到卫生事业管理的方方面面。特别是循证决策的模式已得到广泛认可。

国外已有不少学者开始循证医院管理的研究,如纽约大学的Steven教授和南卡罗莱纳州医科大学的David教授展开了关于"循证管理对医院成本控制"方面的研究,强调运用循证管理的思想科学地指导医院控制成本。研究认为:评估成本控制的关键是一个基于证据的框架模式,该框架包括3个基本问题:成本估算(估算什么的成本?);成本控制(控制成本的有效策略有哪些?);价值评估(这些政策对医疗质量和患者健康结果有什么影响?);爱达荷州立大学的Ruiling Guo等通过横断面调查研究表明:越来越多的医院管理者意识到采用循证实践方法做管理决策的重要性,且通过循证管理培训项目有助于医院管理者采用循证实践的管理决策。

2001年国内最早由华西医院的王星月、石应康提出了"循证医院管理"的概念,并初步探讨了循证医院管理的有效性、科学性、实践性等问题,认为:循证管理能提高管理品质,促进医院的良性发展,是未来医院管理的趋势。近几年循证医院管理从理论研究深入到应用型研究。黄鹏、张耀等讨论了循证医院管理对应的5个实现途径(制度建设、信息化建设、能力建设、医患关系建设、指标体系建设)及重要的影响因素。周艳、恽俊等通过对医院实施循证医院管理模式的实证研究分析了该模式对医院管理决策的效果评价。医院循证管理的研究领域扩展到医院经济管理、医院后勤管理、医院手术室感染控制及医院药房管理等。近几年来,虽然循证医院管理有所发展,但发展水平不高,在卫生行政和医院管理者中尚未全方位普及,还有很多制约循证医院管理发展的困难亟待解决。如何建立和实践循证医院管理模式等这些最核心的问题是一个巨大的挑战。

第二节　循证医院管理常用证据来源和数据库

随着医学科学和管理科学的快速发展,许多新的管理研究证据与日俱增。这些证据来源除了文献数据库以外,还来源于各类政府、医院和学术机构网站等。

一、循证医院管理常用数据库

国内的文献数据库包括CNKI数据库、维普资讯、万方数据知识服务平台、中国生物医学文献数据库、社会科学引文索引数据库等。与国内的数据库相比较,国外的数据库收录文献量大,检索功能完备,主要的数据库有Cochrane Library、ISI Web of Science、Scopus、Oxford University Press、ScienceDirect、SpringerLink等。这里主要介绍以下 2 大类循证医院管理常用的数据库,分类依据按照"NYU Libraries"的"Health Care Administration and Management:Evidence Based Health Services Management"。

(一)原始研究数据库

1. CINAHL Plus viaEbsco 护理学方面最具权威性的资料库,主要提供读者最新且第一手的护理文献,内容包括:护理、护理管理、生物医学、辅助医学、消费者健康以及其他相关健康领域。网址为:https://login. library. nyu. edu/login。

2. Embase 数据库 由 Elsevier 公司出版的欧洲大型生物医学文献数据库,以药物和卫生领域特色著名,网址为 http://www. healthgate. com/embase/search-embase-pre. shtml。中国用户可通过访问中国医学科学院医学信息研究推出的中国科技信息资源共享网络医学信息检索系统(http://cbm. imicams. ac. cn)进行检索。

3. PsycINFO 涵盖了国际上心理学、医学、精神病学、护理学、社会学、教育学、药理学、生理学、语言学等专业领域的学术文献。

4. Scopus 包含超过 4100 万条同行评议文献和优质网站资料。引文索引可从 1996 年追溯到现在,摘要索引可以追溯到 1823 年。涵盖科学、技术、医学和社会科学等领域。

5. Statistical Insight 可为所有有研究价值的统计报告提供详细摘要、索引和定位信息,这些资料数据为 1960 年初联邦政府发布。还对国家和私人机构的出版物及政府间组织(国际货币基金组织、联合国、世界银行等)的统计出版物进行了索引。可直接链接到联邦机构万维网上的所有关键统计数据。

6. Virginia Henderson International Nursing Library (VHINL) 是一个已经在 Registry of Nursing Research 杂志发表的护理研究摘要数据库。访问者可搜索自己感兴趣的护理主题的具体信息,数据库中的摘要包括学术研究、会议介绍、实践创新和循证项目。

7. Web of Science 包含与健康科学研究相关的一些科目类别,包括:老年病学和老年学、卫生政策与服务、法律医学、护理、精神病学、心理学、公共卫生等。数据库可链接到相关的先前研究和搜索引用的参考以跟踪后续的研究。

此外,常用的还有 Medline via PubMed 和 Medline via Ovid 数据库,被普遍认为是生物医学文献书目和摘要的首要证据来源。

(二)二次研究证据数据库

1. 系统评价/Meta-分析 系统评价的作者通过提出具体的临床问题,全面检索文献,剔除低质量研究,并尝试根据完善的研究做实践建议。Meta-分析是将所有研究的所有定量结果结合到一个统计分析结果中的系统综述。

(1) Cochrane 系统评价数据库(Cochrane Database of Systematic Reviews,CDSR):是 Cochrane 图书馆的主要组成部分,主要收录在 Cochrane 协作网统一指导下完成的 Cochrane 系统评价,其中大部分是根据 RCT 涉及完成的,并随着读者的建议和评论及新临床试验出现不断补充和更新。

(2) Joanna Briggs 研究所 EBP 数据库(Joanna Briggs Institute EBP Database):该综合数据库涵盖了广泛的医疗、护理和健康科学专业,并且这些数据信息由 JBI 的专家评审员分析、评估和完成。

(3) PROSPERO(International Prospective Register of Systematic Reviews):健康与社会保健的前瞻性系统评价数据库,PROSPERO 注册时间较晚,包含的文献记录有限,因此搜索亦有限。

(4) OT Seeker:包含与职业治疗相关的系统评价和 RCT 的摘要(经过严格评价和评级,以协助研究者评估其有效性和可解释性)。

(5) PubMed Health:专注临床有效性研究的评论,并为消费者提供易于阅读的摘要及完整的技术报告。

2. Critically-Appraised Topics(专题评估)

(1) 美国精神病学协会(APA)实践指南(American Psychiatric Association Practice Guidelines):实践指南为评估和治疗精神疾病提供循证建议。

(2) AHRQ 循证实践(AHRQ Evidence Based Practice)

(3)年度评论(Annual Reviews):包括生物医学、生命、物理和社会科学领域 37 个重点学科的权威性、分析性评论。

(4) 临床证据(Clinical Evidence):基于对文献的全面检索和评估,总结了当前有关预防和治疗临床情况的文献状况。描述了系统评价、RCT 和观察性研究的最佳可用证据。

(5) HSTAT 美国卫生服务技术评估文本(HSTAT U. S. Health Services Technology Assessment Text):基于网络的免费资源,提供了全文文档的检索通道,这些文档有助于提供健康信息和医疗保健决策,包括:临床实践指南、临床医生快速参考指南、消费者健康手册、AHRQ 的证据报告和技术评估等。

(6) 美国国立指南库(National Guideline Clear-

inghouse)：与美国医学协会和美国健康计划协会合作，由 Agency for Health Care Research and Quality 编制的循证临床实践指南及其相关的综合数据库。每周更新一次。

（7）护理参考中心（Nursing Reference Center）

3. Critically-Appraised Individual Articles（个案评估）

（1）The ACP Journal Club：该杂志编辑筛选了排名前 100 多个临床杂志，并确定了方法学和临床相关的研究。并为每个选定的文章提供丰富的摘要、清晰的结论和评论。由美国内科医师学会出版。

（2）Bandolier：是由英国出版的循证医学的独立杂志。信息来自系统评价、荟萃分析、随机试验和高质量观察研究。

（3）EvidenceUpdates（BMJ）：来自 BMJ 出版集团和麦克马斯特大学的健康信息研究部的研究者选择了 110 多个临床期刊的优质文章，并由国际医师组评估其临床价值和意义。

（4）Faculty of 1000 Medicine：由世界顶尖的临床医生和研究人员选择、评价最重要和最有影响力的文章，为医学文献提供不断更新的权威指南。

其他与循证医院管理相关的数据库还包括：卫生技术评估数据库（Health Technology Assessment Database，HTA）收录与健康管理技术评估有关的信息，包括进行中的计划和健康技术评估单位的完整出版物的详细信息，其目的是对医疗过程、医药、卫生经济的评价；NHS 经济学评价资料库（NHS Economic Evaluation Database，EED）收录与医疗经济评估相关的文献摘要，主要来自重要的医学期刊、文献数据库及会议资料等，内容涉及各种治疗方法的比较、成本-效益分析等。

二、循证医院管理常用网站资源

1. 循证医学中心（牛津大学）：Centre for Evidence-Based Medicine （Oxford University），网址为 http://www.cebm.net/，该中心旨在促进循证医疗，并为任何循证医疗的使用者提供支持和资源。包括 EBM 工具箱，对 EBM 的实践者和 EBM 教学非常有用的各种资料（包括 PowerPoint 演示文稿）。

2. 循证医学中心（多伦多）：Centre for Evidence-Based Medicine （Toronto），网址为 http://ktclearinghouse.ca/cebm/practise/，包括实践和教导 EBM 的许多资源。

3. 循证实践用户指南 （Users'Guides to Evidence-Based Practice）：网址为 http://www.cche.net/usersguides/main.asp，来自 Alberta's 大学健康证据中心，包括最初在"美国医学协会杂志"（JAMA）上作为系列发表的一整套 EBM 用户指南。

4. 中国循证医学中心网站：1997 年 7 月卫生部批准中国循证医学中心成立，设在四川大学华西医学中心。1998 年 3 月，经国际 Cochrane 协作网指导委员会正式批准注册成为国际 Cochrane 协作网的第 14 个国家中心。为用户提供的信息资源主要分为临床证据、用户网络和知识窗，同时该网站提供循证医学杂志的链接。该中心网站网址为 http://www/cd120.com/cochrane_new/index.htm。

此外，与循证医院管理密切相关的网络资源还包括某些国际组织或相关机构如 WHO(http://www.who.int/en)、世界银行（http://www.worldbank.org）、经济合作组织(http://www.oecd.org)等；某些政府机构网站如美国国立卫生研究所(http://www.nih.gov)、疾病预防控制中心(http://www.cdc.gov)、食品药品监督管理局（http://www.fda.gov)等。

第三节　循证医院管理的内容与特点

一、循证医院管理的内容

（一）循证医院管理基本要素

1. 循证医院管理的主体

（1）卫生行政管理层：卫生行政管理层是从宏观层面实践循证医院管理的主体。卫生行政管理层的职责是依照法律法规和方针政策，对各级各类医疗机构、卫生专业技术人员、医疗工作等相关领域实施行政管理，具体包括统筹规划医疗卫生服务的资源配置、引导医院体系的总体发展规划和战略目标、制定医疗服务行业管理办法及服务标准、负责医疗相关工作的准入和资格标准、监督管理医疗质量和医疗安全等。从宏观制度层面满足广大人民群众的基本服务需求，让群众享受优质满意的医疗保健服务。

（2）医院决策层：医院决策层是医院层面实践以医院战略与运营为核心的决策行为主体，即医院的高层领导团队，如公立医疗机构包括院长、副院长、书记、副书记；非公立医疗机构包括董事会或理事会。负责确定组织的目标、纲领和实施方案，进行宏观控制。围绕卫生行政管理层制定的卫生政策和相关制度，规划医院中长期的、持续全面的发展战略。确定医院的使命和发展方向，协调外部市场经济和政策环境的变化，并通过建立相应的组织架构，在促进国家卫生发展战略目标实现的同时，提高医院的核心竞争力，实现医院的可持续发展。

（3）医院管理层：医院管理层是医院层面实践循证医院管理常规意义的主体，包括：人力、运营、后勤、信息、质控、院感等医院行政职能部门的中层管理者。其职责是把决策层制定的方针制度贯彻到各个职能部门的工作中去，对日常工作进行组织、管理和协调。他们将围绕着医院决策层确定的战略目标，运用管理理论与方法，开展医院人事和绩效分配制度、医院经营分析、保障医疗服务等医院内部管理活动，从而提升医疗质量、优化服务体系、降低医疗费用，切实贯彻以人为本、患者至上的服务理念。

（4）医院执行层：医院执行层是执行循证医院管理具体措施的主体，包括科室主任、护士长等临床基层管理者。其职责是在决策层的领导和管理层的协调下，通过各种技术手段，把组织目标转化为具体行动。他们需要具备良好的临床理论与实践技能，领导操作层（即一线员工）全心全意为患者服务；还要贯彻和执行医院决策层及管理层制定的管理措施，实现医疗服务合理有序、高效经济地开展，完成医院的战略目标。

2. **循证医院管理的证据**　要实践循证医院管理决策，首先必须了解什么是证据，证据都包括哪些内容。证据是可以得到的用于对某一结论提供支持的事实（证实的或尚待证实的）或信息群组，用于表明一种理念或建议的真实性和有效性。证据的关键特征是其可获得性和有效性。管理决策的证据应当包括专家的知识、发表的研究结论、现有的统计资料、相关人员的咨询意见、以前的政策评价和管理经验、网络资源、咨询结果、由统计学或管理学模型推算的结果等。

循证医院管理的证据服务于医院管理实践，应当来源于医院管理相关领域的研究成果和实践经验的总结，依赖于管理科学的方法去检索、分析与评价，并结合医院实际情况进行选择。高质量的证据决定管理决策是否可靠。一般应先对证据进行分类分级，再评价其真实性、变动性、可靠性和适用性，以确定管理决策的最优证据。

（1）管理问题的分类：管理问题若按管理职能大致分为计划、组织、领导和控制 4 类；若按功能可分为决策、人力资源、领导力、信息系统、结构、战略、市场营销、运营、财务、绩效等 10 类别。因管理问题本身的复杂性，上述分类未必完全合理，某些问题也可能涉及多个类别。但管理实践者应当清楚所面对的问题属于或涉及什么类别。医疗卫生机构可在对自身常见管理问题进行分类管理的基础上，收集、整理和定期更新内部和外部证据，为科学决策提供支持。表 25-2 提供了一些医疗卫生领域常见的 3 类管理问题实例。

表 25-2　可采用循证管理的医疗管理问题类型举例

管理问题类别	举　例
核心业务交易	医疗保险公司如何才能更准确、高效、快捷地提供赔偿服务？
	卫生信息系统如何才能提供更准确的患者信息？
运营管理	减少患护比能改善患者结局吗？
	医院出院计划和随访能改善患者结局吗？
	医务人员开展手卫生项目能否减少医源性感染？
战略管理	医院合并如何影响管理成本？
	采用电子医疗系统能否改善医疗质量？
	按绩效支付能否真正改善医疗服务过程？

资料来源：改编自 Kovner A. R., Rundall T. G. Evidence-Based Management Reconsidered. Frontiers of Health Service Management, 2006, 22(3): 3-22

（2）管理证据的分级：管理证据的分级可参见表 25-3。注意：表 25-3 中的证据分级主要针对管理干预或措施。医疗卫生管理领域"最佳证据"取决于特定问题的种类。若问题是"管理措施 X 对结局 Y 的效应是什么？"则 RCT 的 Meta 分析可能是最佳证据；若问题是"护士如何看待自己在促进患者满意度中的作用？"则定性研究是最佳证据；若问题是"为什么或怎样设定目标才能提高团队绩效？"则需要从理论和管理过程监测的证据进行解释。因此，最佳证据可能是定量、定性甚至是理论的。

表 25-3　管理研究证据分级

证据分级	证据来源
1 级	随机对照试验或 Meta 分析
2 级	a. 可重复的高质量文献综述，提供了摘要及基于综合证据可操作的推荐意见； b. 系统评价
3 级	有比较、来自多中心的案例研究或大样本定量研究
4 级	小样本、单中心定性或定量研究。这些研究基于理论驱动并由经过培训的管理研究者完成
5 级	描述性研究和/或自我报告案例。这些研究通常包括了提供给管理者的观察、告诫及推荐
6 级	缺乏额外数据支持的权威或专家意见

资料来源：摘编自 Reay T, Berta W, Kohn M. K. (2009)

3. **循证医院管理的环境**　循证医院管理的实践活动存在医院外部环境(国家医疗改革政策、市场经济发展和行政管理体制等方面)和医院内部环境(不同级别和类别医院、医院组织架构、软硬件设施以及临床科研综合水平等方面)的差异,当医院的某些内、外部环境发生改变时,一些被研究证明针对某类医院非常适用的最佳管理证据(干预措施和方法)则难以达到预想的效果。

2004 年 Dobrow 提出的循证决策轴形象反映了证据与背景环境、循证医学与传统决策的关系。循证医学追求高质量证据,尽量将背景环境的影响最小化。传统决策实践受背景环境的影响较大,过分忽略了证据的提示,决策随意相对较大。理想的循证卫生政策应该处于中间地带。政策制定者必须处理好证据和背景环境的关系,在两者之间找到适当的平衡点(图 25-2)。

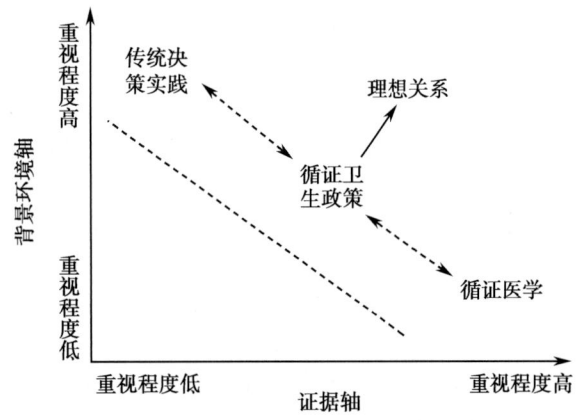

图 25-2　循证医院管理决策轴示意图

资料来源:改编自 Dobrow M J, Goel V, Upshur R E. Evidence-based health policy:context and utilisation[J]. Soc Sci Med,2004,58(1):207-217.

因此,证据存在的背景特征决定了决策的复杂性,循证医院管理一定要辩证地认识医院发展的外部管理环境和内部管理环境,适应市场经济的发展要求和管理模式转变,提高决策的准确性。

4. **循证医院管理的环节**　与循证卫生决策一样,循证医院管理同样包括 3 个基本环节:①证据的生产;②总结和传播证据;③证据的利用与管理决策的制定与修正。在这 3 个基本环节中,相关的实践类别涉及两种类型:最佳管理证据的提供和最佳管理证据的使用(图 25-3)。

提供最佳管理证据,是由一批医院管理专家、社会医学家、卫生统计和流行病学家、临床医学专家及医学信息学专家共同协作,针对医院管理中存在的焦点问题,通过现场调查、现有数据(全面准确的数据能为决策者提供可信的证据)及文献的收集、整理、分析和评价,获得管理问题的最佳证据,为循证医院管理的实践提供可靠的证据支持。

使用最佳管理证据,是由卫生行政管理层、医院决策层、医院管理层和医院执行层根据当前面临的实际问题,基于医院内外部环境及政策价值取向分析,利用最佳证据进行管理决策,以取得管理的最佳效益和效果,促进证据向卫生政策和管理实践的转化。

最佳管理证据的提供与使用之间有一个证据传播的过程。对研究者而言,不仅要加强获得高质量管理证据的能力,还应加强循证医院管理相关教育和培训,培养循证理念和素养;对医疗机构而言,需要营造一种有利于循证决策的文化氛围和管理系统来促进管理证据的使用——各层次医院管理者和实施者形成循证管理思维,提升运用循证方法解决问题的能力。只有将最佳的管理研究成果实践于医院管理过程,并转化为各管理层和执行层的实际行动,才能最大限度地发挥科研与管理综合效益。

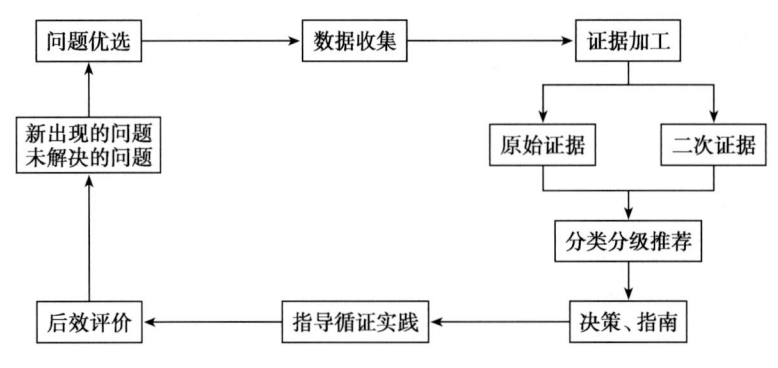

图 25-3　证据生产和使用模式

（二）循证医院管理的基本步骤

1. **确定研究问题**　提出管理问题后,第一步是将管理问题转化为研究问题,以便查找有用的研究文献。通常一个具体的管理问题转化为研究问题时需要适当扩大范围,但应避免太宽泛、模糊和抽象的研究问题。如某医院院长想了解实施住院医师规范化培训项目后对一个西部农村地区县级医院心血管疾病患者医疗费用和质量的影响。因原始的管理问题太窄、太具体,若不转化为研究问题,很难查找出满足上述所有条件的文献。此时可将该管理问题适度扩展转化为研究问题（如转化为:住院医师规范化培训后对医疗费用和质量的影响）;应避免过度扩展（如转换为:住院医师规范化培训项目对医疗服务体系的影响）,否则会检出许多与具体管理问题不相关的文献。

确定研究问题,可参照 PITOS 原则,即明确阐述适用对象（Participants）、干预措施（Intervention）、时间框架（Time frame）、结局指标（Outcomes）及实施环境（Setting）。但管理问题影响因素很多,常不能也不是必须在确定研究问题时满足 PITOS 全部 5 个要素。确定管理类研究问题时通常可考虑管理措施、情景和关注的结局 3 要素:①关注或考虑的管理工具、技术或措施是什么? ②上述管理工具、技术或措施在什么情景下可以应用? ③关注的管理过程或结局是什么?

应当注意:①每个陈述应聚焦于回答一个单独的问题。管理决策常涉及几个问题,此时应将决策相关问题分解为具体的单个研究问题;②研究问题应聚焦于客观指标而非基于价值观（注意:此时是查找客观证据,与决策时必须考虑利益相关者价值观不同）。如"哪个方案更佳?"属于价值取向决策问题,而"哪个方案更可能带来第一年获益?"则聚焦于客观结果;③考虑其他重要的决策影响因素,如市场或政治环境、利益相关者的观点等。还需注意:确定研究问题与随后为查找文献而制定的检索策略是否恰当是相对的,应根据研究目的、经费、时间、人员、对研究问题的熟悉程度、初步检索结果等因素进行调整。

2. **整理现有"内部证据"**　内部证据来源于组织内已有的研究或数据库及决策者通过职业培训和经验获取的知识。获得现有内部证据后,可先评估能否回答提出的管理问题。该过程应在查找外部证据前完成,便于循证决策过程中及完成后决策者与利益相关者更新知识,并比较内外证据差异,不断改进。目前,一些组织或机构已通过收集、整理和更新,建立了内部的管理和临床数据库及决策支持系统。

3. **查找"外部证据"**　与管理研究问题相关的外部证据来源广泛,研究者日常接触到的主要按出版的形式划分,包括图书、期刊、年鉴、会议论文、学位论文、科技报告和 WHO 出版物等。这些资源来源于文献数据库外,还来源于各类政府、医院和学术机构网站。获取"外部证据"的途径具体参照本章第二节"循证医院管理常用证据来源和数据库"。

4. **评价证据**

（1）证据质量与研究设计:不是所有证据质量都相同,高质量证据在决策中发挥更重要的作用。评估研究证据质量前必须全面理解不同研究设计及其优缺点见表 25-4。

（2）评价证据需考虑的因素:证据的质量评价一般采用质量评价指南或清单,常考虑以下因素:①研究设计的强度;②研究所在环境和情景;③样本来源及大小;④混杂因素的控制;⑤测量的信度和效度;⑥研究采用的方法和程序;⑦结论的合理性;⑧谁资助的研究;⑨研究结果与其他研究结果是否一致?

表 25-4　不同研究设计主要的优缺点

研究设计	优点	缺点
Meta 分析或系统评价	证据合成最严格的方法	研究质量取决于原始研究
随机对照试验	消除偏倚最好的研究设计,可论证因果关联	研究对象纳入标准严格,限制了研究结果的外推性
类试验研究	最严格的类试验包括设有同期对照组,具有多个时点的测量结果,干预组和对照组均有前后测量结果	不如 RCT 严格,研究质量可能受某些因素影响
前瞻性队列研究	前瞻性随访两组或多组观察对象,因果关联较清楚	需较多人财物资源支持;政策队列研究受其他因素影响大
回顾性队列研究	数据收集起点为过去,突出优点是节省时间与经费	可能无法获取需要的结局指标及测量精度
病例对照研究	节省时间与经费	可能存在回忆偏倚等
无对照的观察性研究	数据收集快捷,可行性好	可能存在各种偏倚,无法证实决策与效应的联系
定性研究	探索和发现新措施、识别最佳实践或理解某现象背后原因的有用方法	研究样本常常较小,且结果主观性较强;推广可能受限

此外尚有许多因素可能影响研究质量及其结果。进行知证决策时需考虑：①证据必须准确、适用、可操作和可及；②不准确的证据可导致错误的决策，错误的证据导致的决策可能比没有证据更糟；③不适用的证据可能对决策的影响极小；④不具备操作性的证据很难使用或实施；⑤很难获取（需耗费大量时间或金钱）的证据可能让人望而却步；⑥证据评价是决策过程中的一个关键环节。

（3）有用决策证据的特点

框25-1　有用决策证据的 4A's

有用的决策证据应满足准确（accurate）、适用（applicable）、可操作（actionable）和可及（accessible）。

1. 准确

存在因果关联，而非"专家意见"；

提供了完整、权衡了各方利益的观点；

提供统计特征的信息，并避免基于随意的精确标准而剔除数据（管理研究的检验效能通常有限，即研究精确性较差。此时仍应提供全面的统计信息，如某管理者说："我并不期望管理决策需要有95%的确定性，能有70%～80%的确定性就很好了"。无论决策相关研究结果的精度如何，决策时均需权衡现有可得证据；无统计意义的研究结果仍然可能对决策有用，而有统计意义的结果并不表示实施层面就一定有效，对微弱效应的结果尤其如此）；

证据来源可信——无偏倚的资助（经费）及实施；

提供了现有证据的局限性；

证据生产过程公开透明——明确阐述了数据如何收集及数据分析结果

2. 适用

研究与决策问题相关

研究阐述了适用什么条件

证据适用于决策者所在组织和环境

3. 可操作

与最初决策的时间框架一致

包含需要被完成任务的信息

提供完整的证据引申信息，包括成本、总体重要性及价值

识别最佳的实践方式

包含可测量的质量指标

应评估技术的有用性

考虑环境因素，包括其他可得信息，例如隐性知识

4. 可及

容易获取证据

证据呈现形式与决策者需求一致

资料来源：Kovner A. R.，Fine D. J.，D'Aquila R（2009，90-91）

5. 整合并呈现证据

（1）获取外部证据后应及时与内部证据整合：内部和外部证据可能一致、不一致甚至矛盾，应客观呈现内外证据并仔细分析可能的原因。证据整合推荐采用分类分级方式并列出证据评价结果的要点。整合后的证据应采用恰当的形式传递给决策者和利益相关者；否则证据就会束之高阁而难以发挥应有的作用。

（2）循证决策证据表述要求：循证临床决策时，除医疗人员向患者解释证据时需用通俗语言外，多数时候证据只需以学术方式表述即可。循证管理决策则要求以清楚、简洁且非专业术语的形式描述证据，同时说明证据涉及的管理问题是什么？在何种情景下获得的研究结果？证据强度及其对实践的影响是什么？决策者和所有医疗决策利益相关者都应关注"谁生产的证据？"、"证据适用人群和环境"及"证据解释的合理性"等，都需要以通俗易懂的形式来呈现证据给决策者和使用者。

政策简报（policy brief）是为决策者打包研究证据的方法。卫生决策中准备和使用政策简报需考虑的问题有：①是否解决一个最优问题，并描述了该问题的相关背景？②是否描述了用于解决问题各方案的问题、成本和效果及实施时需考虑的关键问题？③该政策简报是否运用系统、透明的方法查找、筛选及评价合成的研究证据？④讨论合成的研究证据时是否考虑了证据的质量、当地适用性及公平性？⑤是否使用分级阐述格式？即为便于决策快速了解主要问题和解决方案，政策简报可采用重点总结（take home message）-执行摘要（executive summary）-简报全文格式，通常3部分页码分配为1：3：25。⑥是否评价了该政策简报的质量科学性和系统相关性？

6. 将证据用于决策

（1）证据与循证决策：循证管理过程中最困难的一步是让决策者采用研究证据进行决策。证据在决策中的作用常常未能被正确地理解。许多决策者认为循证决策就是严格依照证据进行决策而忽略其他因素，导致很多时候没有证据决策者就不知所措，单纯依据外部证据决策常常无法实施或取得良好的预期结果。一些决策者希望可得能像工具一样使用快速帮助决策的证据，但证据通常无法达到那样的效果。

对研究证据用于决策的作用正确理解是：①研究证据是通过增加管理者对研究问题本质的理解而增进管理者对决策问题的启发；②促进管理者与其他利益相关者之间公开交流；③促进管理者产生创造性的解决方案及提升管理者估计不同解决方案带来不同可能

结局概率大小的能力。

有了这样的理解就不难发现：除非某管理措施或方案的研究证据有极明显的优势和正向结果（或劣势和负向结果），多数情况下证据只是给决策者提供启示或参考，只是决策考虑的因素之一。为了避免对循证决策的误解和面对目前决策证据质差量少、管理者培训不够的现实，有学者提出知证决策（evidence-informed policy making）概念，其实二者本质完全一致，即在决策时，证据只是考虑的因素之一，还必须权衡资源、经验、法规、伦理、利益相关者价值取向等多个因素：

1）证据及其呈现形式：证据是决策者应首先考虑的因素。引入新的医疗政策或措施必须基于利大于弊的证据，应同时考虑内部、外部证据和证据的呈现形式。

2）决策者经验、素质与能力：决策最终靠人做出。应提高决策者的社会责任感和循证理念，最大限度利用决策者经验并减少决策者决策时的个人偏好。

3）资源可得性：资源是决策赖以实施的基础。评价证据可行性时，必须考虑有无可用资源，包括人力、物资、经费、信息、技术、品牌、时间等资源。

4）利益相关者价值观：利益相关者（stakeholder）指对组织的决策和活动施加影响或可能受组织的决策和活动影响的所有个人、群体和组织。若利益相关者对决策的接受性好，则实施可能顺利，效果较好；反之，即使基于最佳证据和资源的决策也难以取得好的效果。

5）当地法律法规：卫生决策或政策很大程度上受相关法律法规影响，制定卫生政策和决策时必须考虑是否与当地法律法规一致。

6）经济性：经济学分析结果多数时候出现在纳入证据范畴，但也常常单独呈现。理想的决策方案应该是成本较低而效果较好，但现实中常是效果较好的方案成本也较高。

7）宗教、伦理与文化等环境特征：决策方案的选择除科学性外还必须考虑目标人群所处环境的宗教、伦理和文化等环境特征。

8）水平公平与垂直公平：主要涉及卫生筹资。垂直公平强调不同支付能力的人要区别对待，即不同支付能力的人支付不同的卫生费用，富人多支付，穷人少支付。水平公平则强调对相同支付能力的人给予同等对待。

（2）循证医院决策的利益相关者

循证决策过程中，管理者必须考虑决策利益相关者的偏好。常见的医院决策利益相关者如下（表25-5）。

表 25-5　决策利益相关者类型

类型	举例
消费者	医疗保健支持团体、当前和潜在的服务使用者、公众、患者及患者家庭和朋友
提供者	医疗保健机构、医护药检技师、公共卫生医师、社会工作者
研究者	基础科学研究者、临床医学研究者、公共卫生研究者、社会科学研究者
决策者和费用支付者	临床指南制定者、政府官员、资助机构、管理者
企业	医疗器械和药品厂家
非政府组织	非盈利性慈善机构

（3）政策对话：为促进对证据的理解及深层理解决策方案实施环境与可行性，本阶段可开展政策对话。政策对话允许综合考虑研究证据与受未来决策问题影响并参与决策的个人的观点、经验和隐性知识。诸多因素激起了对使用政策对话越来越多的关注，包括认识到：①对决策者和其他利益相关者而言本土化"决策支持"的必要；②研究证据仅是影响决策者和其他利益相关者决策过程的因素之一；③许多利益相关者能给决策过程注入自己的价值观或偏好；④不仅决策者、许多利益相关者也能采取行动解决优先问题。

（4）证据与政策：管理决策常与政策联系，决策时不仅应考虑研究证据，还必须考虑决策环境的文化、政治和技术合理性。改变政策是极困难的事。图25-4显示了现有政策和相反证据之间的二维关系。实际决策时，需考虑的因素更多更复杂。决策者可能重视证据及利益相关者偏好等因素，但最终决策常常是在政策环境下考虑经费和时间约束性做出的相对最优选择。

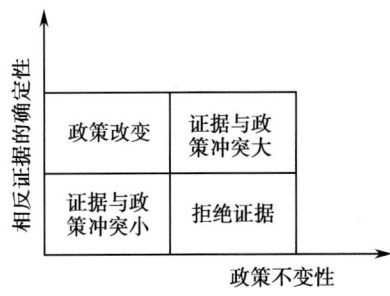

图 25-4　现有政策与相反证据关系图

来源：改编自 Lin V，Gibson B. 2003

当缺乏可靠证据而需要快速决策时,实地访谈利益相关者或关键信息者的定性数据也能提供决策有用的信息。

7. 实施决策,后效评价　好的决策并不一定确保好的效果。确定决策方案后,尚需精心组织和实施,评价决策执行过程和结局。若效果不好,总结原因;若效果好,总结经验。循证决策强调以结局为导向,这是未来医院管理领域的发展方向。

注意:上述步骤并非绝对按部就班进行。循证医院管理实践过程中灵活性及不断更新证据非常重要。如从问题识别到决策方案的实施,所有阶段均需收集证据;新的证据可能促使管理者重新定义问题;提出的解决方案也可能因实施中无效而要求决策者重新制定新方案。特定情况下,某些步骤可合并、缩减甚至删除。此外,决策者通常没有时间也没有技能快速查找和评价证据,此时需推行循证医院管理的组织有专门的证据生产者,或委托相关学术机构提供证据以帮助决策。

二、循证医院管理的特点

为了充分理解和明确循证医院管理的特点,我们将循证医院管理与循证临床实践对比如下(表 25-6)。无论是在临床实践还是医院管理,均遵循同一个原则,就是决策者应尽可能紧密地根据当前可靠的研究结果做出决策(但并不否认个人临床或管理经验及个人知识、技能等的重要性),从而尽可能减少过度、过少或滥用某种医疗保健措施的问题。但要将循证思想运用在医院管理领域,必须了解两者之间的差别。有助于我们明确和掌握循证医院管理的特点,解释循证医学为何在医院管理方面进展缓慢。

(一)文化

临床文化高度职业化,具有一套由专业人士共同分享的知识体系,并作为行业内部交流与讨论的参考框架。这一行业的准入被限制于那些接受过正规学习和专业培训的人。这有助于在知识、态度和信仰方面产生学科一致性,这种一致性可与循证实践方法的结构化和针对性相适应。医院管理者是一个高度多元化群体,通常来自不同的专业背景,甚至缺乏一种共同的语言或术语来描述和讨论他们所做的工作。虽然目前有一些管理者接受过管理学培训,但进入医院管理层并未要求有特定的知识或需要经过特定的注册。目前我国医院管理层主要由临床医生担当,他们很少甚至缺乏管理知识培训经历。故其个人经验和直觉可能在管理决策过程中起着比正规知识体系更加重要的作用。故管理者在决策过程中应用研究证据的愿望可能并不强烈。

表 25-6　临床实践与医院管理的比较

		临床实践	医院管理
X 文化		-高度职业化。有很强的职业准入标准和知识体系,行业内常有一致的知识、态度和信仰	-较少职业化,无入行控制;管理者来自多种学科背景常缺乏正规培训的管理知识;
		-高度重视科学知识和研究,许多研究者本身是医生(反之亦然)	-高度推崇个人经验;对研究结果理解不透;对研究者的动机和价值存在疑虑;研究者和实践者相对独立,缺乏交流
研究和证据		-很强的生物医学和实证模式,聚焦于实验方法和定量数据	-较弱的社会科学模式,多使用定性研究方法;实证研究少
		-信任研究结果的客观性及推广性	-研究结果更多带有主观性和偶然性,推广性受限
		-常来自组织良好和被索引的文献,侧重有明确学科界限的专业杂志;系统评价和合成证据较可靠	-文献分类和索引欠规范,学科边界不清,文献异质性大,不易开展系统评价和合成证据
决策		-每天都有许多临床决策;通常由临床医生个体做出;决策很少受其他因素影响	-管理决策相对较少,较大的决策通常是集体决定并通常是多方谈判和妥协的结果
		-相同疾病诊治决策同质性较高	-相同管理问题决策异质性较大
		-长期习惯使用决策支持系统(如指南和手册)	-无使用决策支持工具的习惯
		-决策结果通常相对清晰	-决策后果与决策间的因果关联很难确定

资料来源:Walshe K,Rundall T G. Evidence-based management:from theory to practice in health care. Milbank Q,2001,79(3):429-457

临床医学比较看重科学研究。许多临床医生会接受一些科研方面的培训，并视其为职业发展的一部分，且一直参与研究。在临床医学行业内，从事学术研究的学者地位很高，他们在进行临床实践的同时也进行科研活动。医院管理是务实的，更加注重实践性，管理与研究相对独立。大多数医院管理者对管理方面的科研过程缺乏了解，较少参与科研活动，有时可能质疑管理研究的动机和价值。

（二）研究及证据

临床科研与管理科研之间的关系常被视为生物医学科学与社会科学之间的关系。生物医学科学强调实验方法（随机对照实验被视为研究方法的金标准）、定量数据和临床经验。这些研究方法及用于综合研究结果的 meta-分析和系统评价都非常适合用于循证实践。社会科学比较重视定性的研究方法，多用观察性的方法，理论发展多于经验理论的验证，量性研究较少。临床人员相信研究问题总有客观而可确定的"正确答案"，所以更愿意坚持寻找研究证据。管理者则比较像解释主义者，受研究背景和研究者本身特点的制约，在看待管理研究结果时比较主观。尤其当研究结果与他们的个人经验或做事方式相冲突时，管理者可能不太愿意改变自己的观点。

学科界限：临床学科已形成明确的专业界限，临床人员可通过明确的渠道，如一些报纸、杂志或网络资源，获得他们需要的研究结果。特别是一些功能强大的搜索服务（如 Medline）使相关研究结果相对容易搜索。医院管理的学科分界尚比较模糊，虽目前已有一些该领域的杂志，但很多相关研究可能出现在临床或一般管理类杂志上，甚至出现在更广范围的书籍或报道上，增加了搜寻相关证据的难度。一些特定搜索服务（如 Healthstar）文献覆盖面较不全面，寻找管理类相关研究可能会很费力。灰色文献（如未发表的研究报告）更为重要，但往往未将索引编入任何搜索服务，导致对循证实践发展至关重要的二次文献研究和 meta-分析难以适用于医院管理类文献。最终造成当医院管理者面对这样有限而杂乱的研究文献时，更多地依赖自己的个人经验和信仰进行管理决策。

临床学科和医院管理学科对研究结果的普适性或可推广性的认可程度也不同。对生物医学科学的研究方法高度信任，临床学科通常认为许多研究结果可用于自己的临床实践中。针对 1 个特定临床专题的研究，可能在有不同人群和不同卫生保健体系的不同国家中进行试验，但其研究结果仍可被合并或共同使用。医院管理学科通常认为：医院管理方面的研究结果受不同研究方法、当地机构背景和文化的重要性及卫生组织与卫生系统之间结构差异的影响，推广比较困难。

（三）决策过程

临床和管理 2 个领域的决策过程存在明显差异。临床医生每天会做出许多关于个体患者治疗的决定，这些决定是循证实践的关键。每一个治疗决定所需的时间相对较短，有时只要几分钟或者更短，故需收集相关临床信息，迅速做出正确的诊断或治疗决策。他们经常使用一种或多种决策支持系统来收集信息，无论是手册、教科书、临床指南或更复杂的基于计算机的工具。这些系统很有用，因为许多临床决定基本上是相似的。管理者所做的决定较少，且往往针对群体，影响面较广。故决定时间较长，重要的管理决策可能需要数周、数月甚至数年的时间才能制定和实施，甚至可能难以辨别或描述决策过程，或当决策实际实施了才确定下来。管理决策更是异质性的，从某种意义上说，通常不会将同一知识体系用于一系列相似但不同的情况。故决策支持系统很少用于管理决策。

临床医生的决定虽然可能受限于资源可得性或医疗机构施加的其他限制，但他们通常可自由做出个人临床决策，仅有部分决策需要通过病例讨论、医生会诊等做出。管理者决策是一种团队活动。管理者常常通过正式的委员会或非正式团体与其他人进行讨论，并争取其他人的支持通常是决策过程的重要部分。管理上的决策过程经常受到机构或卫生体制的影响，如医院的规章制度、卫生资源的可获得性、医疗市场的竞争压力、利益相关者的意见和利益等。这些因素都有可能成为利用研究结果进行管理决策的障碍。

两者在决策反馈方面也有不同。临床治疗决策的反馈较快，且通过观察病程的进展比较容易地判断出来。管理决策的效果常常需要观察很长时间，且因受很多潜在混淆因素的影响，效果判断要比临床决策困难得多。

第四节　循证医院管理实践面临的挑战及对策

一、循证医院管理实践面临的挑战

循证医学模式适用于医疗机构的各个层面，包括医院管理方面。能有效合理地降低就医成本和医疗成本，使医院具备可持续发展的经济基础，适应竞争的需要。但实际工作中医院管理者开展循证医院管理实践会面临诸多障碍和挑战，如完成任务的时间压力、来自外界权力的干扰、个人经验的偏好、获取证据困难、依赖外部咨询者及缺乏资源等。这些因素在一定程度上阻碍了循证医院管理的发展。

（一）开展循证医院管理实践的医疗卫生机构较少

当前循证医院管理实践尚未被广泛使用，主要原因有：①循证管理的有效性研究证据缺乏。管理者很难找到一个类似药品治疗患者非常有效的用于组织管理的方案，通常证据太多但缺乏好证据，即便有好的证据但其适用性常较差。②管理决策转化涉及面广，实施时间长，效应滞后，且易受多种因素影响，增加了客观评价循证管理决策方案效果的难度。③实施循证管理决策可能削弱高年资管理者的权威，因为低年资年轻管理者常有能力获取并解读可得最佳证据，而前者很少具备这样的能力。④管理层并未形成常规评价其决策后果及质量的习惯。若管理者或决策者没有敢于和善于承认自己不足或存在需要改进地方的态度，很难做到循证决策和管理。⑤循证理念的普及性及认同性不够。循证理念已超出临床医学和卫生领域，一些决策者在决策时开始强调和重视"证据"的重要作用。但许多决策者循证意识不足，很少关心科学研究证据和循证决策的组织。2007 年，Andrew D Oxman 等对 WHO 总部部门负责人的抽样调查显示，决策仍以主观方式和专家意见为依据，极少重视和应用系统评价和证据摘要。未来需要商学院、管理学院和医学院合作开展循证决策与管理的培训、教育和传播。

（二）管理证据缺乏、可及性较差

利用证据帮助决策不是医疗卫生领域的新理念，但循证管理首次系统全面地定义了证据，强调了证据在决策中的作用。强调实践循证决策和管理不仅需要证据的使用者（user），还需要证据的生产者（doer），尤其是本土化证据生产者。现实中医院管理类证据尤其是系统评价这样高质量的整合证据严重缺乏；更缺乏像 Cochrane 协作网一样致力于发表和传播高质量证据的管理类证据协作网。此外：①开展基于证据的管理实践文献并未标识"循证"字样，因为"循证管理"衍生于"循证医学"，术语较新；②缺乏可及和高质量的管理实践领域的系统评价；③检索、研究和加工证据能力有限。检索、研究和加工证据需要多方面技能，而多数决策者或管理者并不具备这样的能力。④已有多数证据来自发达国家，缺乏发展中国家和欠发达地区医院管理决策数据。

（三）医院管理研究与实践存在巨大鸿沟

医院管理决策证据研究与实践长期存在巨大鸿沟，可能因为证据生产不及时或与卫生政策重点关联不大、研究结果未能有效传播、证据缺乏适用环境或研究结果未能给出可操作的应用步骤。某些决策可能缺乏高质量的有用证据；且决策者可能需要不同数量和类型的证据。未来需要以管理实践者为中心，以实际管理问题为导向来开展科学研究，而非研究者主导未来管理研究。

管理者的知识来源和结构与研究者差异很大。一般不会阅读学术论文，更关注于可读性和实用性较强的商业评论如《哈佛商业评论》。此外，学术杂志论文与商业评论的写作风格和内容差异也较大。卫生体系中的管理者可粗分为①管理学背景，往往缺乏解读医疗卫生专业学术论文的能力；②医学背景，主要依靠经验管理，缺乏正规的管理培训和知识。如何弥合卫生研究与管理实践之间的鸿沟是当前医疗卫生改革面临的巨大挑战。图 25-5 概述了当前医院管理学术研究与实践的障碍及可能的解决方法。

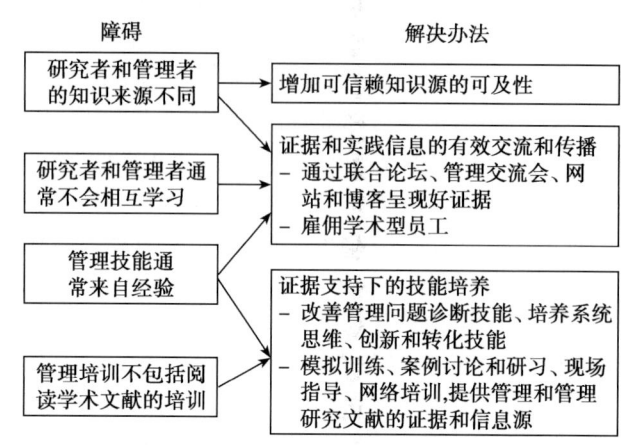

图 25-5　研究与实践的障碍及解决办法

（四）管理者开展循证决策的条件受限、意识薄弱

一些医疗机构并不具备包括组织文化等在内的实施循证管理的内部和外部条件，"循证"和"循证管理"只是管理者或决策者追求医疗改革浪潮的口头禅。组织机构应真正从内部和外部、软件和硬件等方面推动循证管理，对真正倡导开展循证医院管理的组织机构实行认证及后续的效果评价。此外，管理者们循证决策的意识还比较薄弱，很少关心科学研究证据和循证决策的组织。并且研究人员通常根据自己的专业兴趣和特长提出研究课题（被动应激式），而不是根据医疗服务的特点和需求来提出问题（主动出击式），"被动应激式"不能从根本上保证所获得的证据有利于管理问题的及时解决，也不能从根本上保证解决管理问题的科学质量。医院管理者务必从循证医院管理的思想入手，一步一步改变管理理念，逐步促进循证医院管理应用于医院管理之中。

（五）管理决策环境的复杂性

医院管理者或决策者除重视证据外，还需仔细研究决策环境、利益相关者价值观、资源、文化和政策法规等。证据应用的环境与现实之间常存在差异，应以系统和整体观看待和处理决策所需证据。此外，应急情况下的管理决策，一开始常依据经验和专家意见为主决策，再过渡到基于证据的决策。还需要充分考虑利益相关者的偏好,但医疗卫生领域的预防与干预决策具有较强的专业性,利益相关者未必具备相应专业知识而理解。当决策者偏好与决策影响人群价值取向冲突时,应充分沟通和交流,取得信任后再决策。此外,决策者需具有前瞻眼光,需平衡短期利益与长期效益等。

(六) 实施循证管理与组织创新的矛盾

实施循证管理意味着一定程度上"复制"别人的模式,可能限制了组织和决策者创新和冒险的文化。对决策者和组织均是很大的挑战,若忽略已有外部证据很不明智,若外部证据质量较差或不适合内部组织环境则可根据自身情况进行管理创新。实际上实施循证管理本身就是一种管理创新,可催化针对特定重要相关的实际问题开展新的研究,还可提高决策的科学性和效率。

(七) 难以评价循证医院管理的实施效果

管理和决策效果受制于诸多因素。管理决策通常需要经过 1 次甚至多次的集体讨论,而且争取其他人的支持常是决策过程的重要部分,故难免在证据的使用过程中出现一些争议或非议。另外,管理决策的效果一般需要观察较长时间,容易受到诸如卫生资源的可获得性、医疗市场的竞争和医院内外的各种利益博弈等不确定性因素的影响。加上管理实践很难有好的对照标准,有效测量和评价循证管理效果则受到很大挑战。若不能很好定义循证医院管理决策是否成功的标准,就更难评价和推动循证医院管理实践。

二、推动循证医院管理实践的对策

面对医疗体制改革、市场的竞争环境、人们的服务需求和日益紧张的医患关系,医院必须要适应复杂的内外环境和提高医院服务质量,引进循证医院管理是现代医院管理发展的必然趋势。我们需要建立循证管理相关组织,搭建循证医院管理科研和实践平台。如美国于 1992 年建立了卫生管理研究中心(Center for Health Management Research,CHMR),包括医疗机构成员和学术研究成员。CHMR 为管理者、临床医师、研究人员提供了一个论坛,有利于合作设置研究问题、回顾现有的研究文献、在需要时进行新的研究、评价研究结果,并将研究结果与建议提供给那些有需要的决策者。CHMR 已经开展了广泛的研究项目,包括医师组织安排的评估、医师制度一致性、系统整合对供应商矛盾的影响等方面。我国虽未建立相关组织,但在一些医疗机构已经开始应用循证理念改变其质量管理、绩效管理等体系。虽然循证管理的后效评价尚缺乏数据,但这些研究活动的开展与运用,至少说明循证管理实践存在着可行性,关键的问题是如何推动和实施,我

们将围绕以下两个方面探讨推动循证医院管理实践的对策。

(一) 促进循证医院管理应用的策略

可从战略、结构、文化和技术 4 个维度制定策略推动循证医院管理的应用。

1. 战略维度 战略维度强调显著的组织变革——即明确开展循证管理实践,聚焦于医疗卫生领域的重要问题。只有当医疗卫生系统里的管理者在决策时优先考虑并采纳循证管理,循证医院管理才可能被广泛采用。

2. 结构维度 结构维度指组织机构支持循证管理的总结构,包括指定的委员会、任务工作组及负责实施和促进循证管理实践的个人。

3. 文化维度 文化维度包括卫生体系中人群的信仰、规则、价值观和行为。拥有一个敢于质疑权威或他人观点的文化是开展循证管理的前提之一。

4. 技术维度 技术维度意味着实施循证管理的相关人员需具备一些必备知识、培训和技能,可获取信息技术及设施的支持。可以通过循证管理培训班或将管理人员送读医院管理学位的方式,培养从研究结果中摄取证据、评价证据的能力。决策者知道并理解循证医院管理研究的过程有助于在决策过程中争取更广泛的支持。

要开展组织机构真正意义的循证医院管理实践,上述 4 个策略缺一不可。缺乏战略维度时,重要决策常不会考虑系统全面的证据;且当员工努力实践循证医院管理时常常收效甚微,因为缺乏来自组织机构的优先战略支持;缺乏结构维度时,因缺乏专人/工作组负责培训和推广循证医院管理,可能存在散在、无关联的整合研究证据的决策;当组织文化不支持基于证据的决策时,推行循证医院管理举步维艰,因为员工并不认可循证决策比传统决策更好;缺乏技术维度时,组织开展循证医院管理必然受挫。推动循证医院管理所需的 4 个策略在很大程度上反映了当前循证医院管理很少被医疗机构真正采纳的原因。只有同时做好了这 4 个维度的准备,组织机构才可能真正开展循证医院管理实践。

(二) 传播和推动循证医院管理的行动

未来迫切需要采取以下行动来传播和推动循证医院管理:①在医学院和商学院开设循证医院管理课程,培养专业人才或未来的领导者;②出版循证医院管理的书籍或手册;③开展管理类证据分类和分级研究,考虑内部真实性与外部真实性,制定管理证据推荐指南;④建立循证卫生决策与管理中心,推动循证管理的传播并为决策者提供证据和培训等支持;⑤收集、整理和创建医疗管理证据数据库,提高

管理证据可及性。

从循证医院管理的利益相关者角度出发,不同利益相关者在推动循证管理科学方面均可发挥自己的作用。

1. 学者和研究者　建立专门的循证医院管理网站资源和信息系统、开展系统评价、传播系统评价结果、利用社会媒体报道研究结果、撰写相关学术研究的摘要、在大众媒体发布研究结果、创建"研究所-组织"伙伴关系并维持对话、理解每个组织内起作用的影响策略以便传播信息、及时呈现组织所需证据、坦诚面对证据可能的局限性。

2. 教育者和咨询者　传授社会科学研究方法、给学生讲授系统评价结果、维护网络更新分类研究结果、利用社会媒体促进学生、管理者和研究者交流、将循证管理作为决策准确性的创新手段、构建与既往管理实践兼容的循证管理程序、开展循证管理 podcasts/网络研讨会/演讲、组织循证管理会议。

3. 组织机构和管理者　营造善于质疑的组织文化、培养"研究型学习"的循证文化(支持和鼓励创新、实验、数据收集和分析以及关键评估技术的发展)、保证有足够的投入以支持管理科研活动(资助感兴趣领域的系统评价)、成立研究结果阅读小组、利用社会媒体联系管理者和研究者、在组织内建立研究结果内部网站、评估管理者变革的开放度、提供循证医院管理培训和技能训练、在组织内先接受循证医院管理的人群开展预研究、广泛传播结果及征求反馈、要求组织决策采纳循证决策。

第五节　循证医院管理实践案例

实例1　证据及其在卫生决策中的作用

(资料来源:Clancy CM, Cronin K. Evidence based decision making, global evidence, local decisions. Health Affairs, 2005, 24(1):151-62)

表25-7列举了目前美国卫生保健系统中的一些决策类型及证据在其中的作用。可见:①证据可用于医疗产品准入、购买、临床决策和宏观卫生政策等;②不同类型决策对证据的依赖程度有别,医疗产品准入要求最严,必须有明确利大于弊的证据方可批准;③决策者未必一定是管理者或行政领导,医生,患者和非患者个体都可能成为卫生领域的决策者;④需要倡导一个循证决策的文化和环境,使多数人真正从高质量证据中获益。

表 25-7　证据在不同类型决策中的作用

决策类型	决策者	证据作用
产品批准	FDA	Level Ⅰ
产品购买:例如处方集筛选	美国药品利益管理公司(PBMs)	Level Ⅱ
临床决策		
指南	临床医生	Level Ⅱ
共同决策	临床医生,患者	Level Ⅲ
评估和改善卫生保健质量		
内部改善	卫生保健组织	Level Ⅱ
公众报告	筹资者/购买者;州	Level Ⅱ
按绩效支付	筹资者/购买者	Level Ⅱ
方案或提供者的选择	消费者;使用者	Level Ⅲ
选择利益和覆盖面	保险公司;使用者	Level Ⅱ-Ⅲ
组织和管理决策	卫生系统管理者	Level Ⅳ
保健选择	个体;患者和疾病组	Level Ⅲ-Ⅳ

Level Ⅰ:必须有严格的证据结果;Level Ⅱ:如果证据可得,将被优先考虑,同时辅以专家意见;Level Ⅲ:可得证据是决策需要考虑但并非唯一因素;Level Ⅳ:证据有限,其余因素重要。FDA:美国食品药品监督管理局。PBM:药品利益管理机构。

实例 2　循证管理实践：降低住院患者跌倒发生率

（资料来源：McKinley C，Fletcher A，Biggins A，McMurray A，Birtwhistle S，Gardiner L，Lampshire S，Noake N，Lockhart J. Evidence-based management practice：reducingfallsin hospital. Collegian. 2007，14 (2)：20-25)

（一）确定研究问题

澳大利亚西部一家医院的质量风险管理部门欲采用循证管理过程进行医院质量和安全改善，以预防和减少住院患者跌倒发生的情况，进而说明循证实践研

究与质量改善之间的联系。质量风险管理者与护理部主任、临床医生达成一致协调，确保在医疗服务时采用所有有效的风险管理计划。

（二）收集和检索预防和管理跌倒的最佳证据

信息来源除研究证据，还应包括审计和绩效数据、当地收集的评估信息等，这些不同类型信息的综合为管理者提供了一个有价值的决策工具，以便将临床决策环境化，并构建可用于改善医疗结果和优化患者体验的知识体系。

表 25-8　关于患者跌倒发生的文献研究

资料来源	关于患者跌倒发生的文献研究
Kannus，Khan&Lord(2006)	跌倒伤是老年住院患者无意伤害和死亡的主要原因
Gillespie(2005) Szumlas(2004)	约三分之一的 65 岁以上的老年人每年可能会经历至少一次跌倒
Joanna Briggs Institute(2006) Quigley(2005). etc	最有跌倒风险的患者包括：由于跌倒前变得害怕或失去信心的人；具有特殊入厕需求的人；服用大量药物或精神、身体状况受损的人
Shobha(2005)	约 60% 的跌倒事件发生在有多次跌倒史的患者，由于跌倒后焦虑造成的身体功能受限
McCarter-Bayeret al(2005)	引起跌倒的外部危险因素包括：独处、鞋类不适、光滑的或具有过度眩光的地板、荧光灯
Kannus(2006) O'Connell&Myers(2001)	对于有住院跌倒风险的老年人，由于需要适应新的环境，对周围危险因素不熟悉会增加跌倒风险
Aiken(2005)	跌倒是临床管理者的职责问题，他们应监督及早发现风险，并负责调动机构资源及时进行干预和救援
JBI(2006)	跌倒是澳大利亚住院患者受伤的主要原因，占全部住院病例的 38%
Fonda et al(2006)	跌倒会给每个患者增加至少 15 000 澳元的医疗费用成本，与住院日延长和手术费用有关
Titler et al(2005)	对有跌倒风险的老年人的住院护理费用数据进行大规模分析，发现人员配置的个人成本有所增加

表 25-9　预防和管理跌倒的最佳实践

资料来源	预防和管理跌倒的最佳实践
Fonda(2006)；JBI(2006)；O'Connell&Myers(2001)	虽然存在很少的经验数据来支持预防跌倒的最佳实践，但是多组合的综合战略是最广受推荐的
Quigley(2005)；Schwendimann(2006)	持续的监管，仔细记录患者的环境、医疗成本和社会成本
ASQC(2005)	澳大利亚安全与质量委员会（ASQC）确定防止跌倒及其后续受伤的最佳做法是有针对性的个性化策略（资源充足、定期审查和监测）
Deming(1982)	采用 PDCA（戴明循环）
JBI(2006)	JBI 最佳实践的指南包括：使用风险评估工具、注意风险的设备；提高在患者周围活动者的意识；确保所有工作人员熟练掌握跌倒的教育策略；对方案效力进行评估
JBI(2006)；O'Connell&Myers(2001)	使用手腕或手臂带识别处于跌倒风险的患者；给进入患者房间的人员设置提示/教育标志
Irving(2004)；JBI(2006)	使用防滑鞋；频繁接触需要入厕帮助的患者
Irving(2004)	床栏杆等其他约束物的副作用可能包括失禁、压疮、院内感染、挛缩、直立性低血压、高住院死亡率
Quigley(2005)；Haines，Bennell，Osborne&Hill(2004)	准确和及时的文件记录（包括预防跌倒的测评工具、跌倒次数、外伤类型等）；护理人员对预防跌倒的持续教育

（三）制定最佳实践的方案

表 25-10　跌倒预防方案概要

1. 分析基线临床评估数据、制定决策

2. 制定后期评估协议内容

ⅰ 评估已知风险

ⅱ 按药物、年龄、术后条件评估患者的心理、身体状况

3. 制定评估工具

ⅰ 人口统计学的数据

ⅱ 临床、环境因素

ⅲ 跌倒史、风险状况

ⅳ 人工操作、动态评估

ⅴ 用药信息

4. 制定标识系统

ⅰ 图表贴纸、彩色卡片

ⅱ 手腕 ID

ⅲ 患者电子信息系统(EPAS)

ⅳ 药物警报系统

5. 实现基于临床评估的管理决策

ⅰ 护理方案

ⅱ 环境

ⅲ 设备需求

6. 员工意识计划

ⅰ 员工培训

ⅱ 激励活动

ⅲ 员工参与

（四）评估决策与结果

从方案开始实施后监测跌倒的临床指标数据，采用澳大利亚事件监测系统（AIMS）进行分类报告。研究结果显示，跌倒发生率降为 0.25%，低于全国最高统计的 0.37%，优于同行业医疗机构的 0.28%。自引入跌倒预防方案（falls prevention program，FPP）后，平均每住院日的跌倒次数大幅度减少，并且在一次住院期间出现多次跌倒的患者人数显著减少。

小　结

随着循证医学的迅猛发展，循证理念已逐渐渗透至医学的各个相关领域，作为医院运行的重要支撑——医院管理势必也要适应医学发展的要求，更新管理模式，引入循证医学思维。循证医院管理是根据目前最好的管理科学证据，结合医院的实际情况，在符合国家、医院和患者利益的前提下，对医院的组织结构、资源分配、运作流程、质量体系和运营成本等作出决策，在不断实践、总结和分析证据、总结经验的基础上，修正管理方式，再实践，不断提高管理效率的过程。但开展循证医院管理的进程还比较缓慢，仍处于起步阶段，如何建立和实践循证医院管理模式等这些最核心的问题还没有取得突破点。

循证医院管理基本要素包括循证医院管理的主体、循证医院管理的证据、循证医院管理的环境、循证医院管理的环节。循证医院管理的基本步骤包括确定研究问题、整理现有"内部证据"、查找"外部证据"、评价证据、整合并呈现证据、将证据用于决策以及实施决策、后效评价。循证医院管理与循证临床实践在文化、研究及证据、决策过程三个方面进行对比，有显著差异。实际工作中医院管理者采纳循证决策与管理会面临诸多障碍和挑战，在一定程度上阻碍了循证医院管理的发展。如何推动和实施循证管理实践的问题。

（文进　陶文娟）

参 考 文 献

1. 李幼平. 循证医学(研究生). 第一版. 北京：人民卫生出版社,2014
2. 张鹭鹭,王羽. 医院管理学. 第二版. 北京：人民卫生出版社,2014
3. Ledger J. The gold standard of management? Evidence-based management and healthcare delivery. London J Prim Care(Abingdon),2010,3(2):93-97
4. Finkler SA, Ward DM. The case for the use of evidence-based management research for the control of hospital costs. Health Care Manage Rev,2003,28(4):348-365
5. Guo R, Hermanson PM, Farnsworth TJ. Study on Hospital Administrators' Beliefs and Attitudes toward the Practice of Evidence-Based Management. Hosp Top,2016,94(3-4):62-66
6. Health Care Administration and Management：Evidence Based Health Services Management. http://guides.nyu.edu/c.php?g=276925&p=1846543#kovner
7. 方立亿,匡绍华,姜宝法. 树立循证理念实践循证卫生决策. 中国卫生事业管理,2008,25(10):655-656
8. 李幼平,杨晓妍,陈耀龙,等. 我国公共卫生领域的循证决策与管理——挑战与探索. 中国循证医学杂志,2008,8(11):945-950
9. Walshe K, Rundall TG. Evidence-based management:from theory to practice in health care. Milbank Q,2001,79(3):429-457
10. 余益民,梁实,谢建琴. 循证思想在医院管理中的应用. 中华医院管理杂志,2006,22(11):721-723
11. 王娜,姜宝法. 循证公共卫生决策的发展现状及其前景. 中国公共卫生,2006,22(10):1272-1274
12. 黄鹏,李瓄超,田春生,等. 试论循证医院管理的实现途径及影响因素. 中国医院管理,2013,33(8):6-7

第四篇 系统评价/Meta 分析方法篇

第 26 章 系统评价总论

随着医学科学日新月异的发展、研究新领域的日趋开拓、人们认识的不断深化，医学研究层出不穷。而医务人员、研究者和决策者为获得新知识、新观点和新技术以拓展视野，提高学术水平，需要阅读大量文献。2010 年 7 月，PubMed 检索平台已收录了 2 千万篇医学文献，平均每分钟发表 1 篇新文献。据估计，一个内科医师需要每天不间断地阅读 19 篇本专业的文献才能基本掌握本学科的新进展和新研究结果。1986 年 Sackett 等调查了内科临床医师一周之内阅读医学文献的时间，发现阅读时间的中位数不超过 90 分钟。而高年资住院医师以上的各级医师中，竟然有 15％～40％在过去一周内未阅读过任何医学文献。可见：由于繁忙的临床工作或者由于缺乏检索、评价、合成医学文献信息的技巧，要求人人都博览群书不现实。如何帮助临床医务工作者和卫生决策者从浩如烟海的医学文献信息中快速、高效、精准地获得所需资料，以进行科学的医疗和卫生决策，已成为我们面临的巨大挑战。

系统评价（systematic review，SR）和 Meta 分析（meta-analysis）的出现，提供了一种科学合成医学信息的方法，节省了临床医务工作者和卫生决策者阅读大量原始文献资料的时间，解决了某些根据单个临床研究难以确定疗效的临床问题和卫生决策问题，提供了大量真实、可靠的医学信息，促进了医疗和卫生决策的科学化。

本章将重点阐述系统评价的基本概念、基本方法、质量评价原则，有助于读者全面了解系统评价和 Meta 分析。

第一节 系统评价概述

一、基 本 概 念

（一）系统评价

系统评价是一种全新的文献综合方法，针对某一具体医学及相关问题（如临床、卫生决策、基础医学、医学教育等问题），系统、全面收集已发表或未发表的相关研究，采用循证医学与临床流行病学严格评价文献的原则和方法，筛选出符合质量标准的文献，进行定性或定量合成，得出当前最佳的综合结论。系统评价可以是定性的（定性系统评价，qualitative systematic review），也可以是定量的（定量系统评价，quantitative systematic review）即包含 Meta 分析过程。

系统评价非常明确的研究过程使其具有良好的重复性，可为某一领域和/或专业提供大量新信息和新知识。但因其是对原始文献的二次综合分析和评价，质量受①原始文献质量；②系统评价方法；③评价者本人专业知识、认识水平和观点的制约。因此在阅读系统评价的观点和结论时一定要谨慎，不能盲目被动接受。

（二）Cochrane 系统评价

Cochrane 系统评价是 Cochrane 协作网的评价者按

统一工作手册(如 Cochrane Handbook for Systematic Reviews of Interventions),在相应 Cochrane 评价小组的指导和帮助下完成的系统评价。由于 Cochrane 协作网有①严密的组织管理和质量控制系统;②严格遵循 Cochrane 系统评价者手册;③采用固定格式和内容要求;④统一的系统评价软件 RevMan 录入和分析数据、撰写系统评价计划书和报告;⑤研究报告发表在 Cochrane 图书馆(The Cochrane Library 光盘和因特网),也可发表在纸质版杂志上;⑥并根据新的研究的发表每 2 年定期更新;⑦有健全的反馈和完善机制,其质量通常高于非 Cochrane 系统评价,被公认是评价干预措施疗效最佳的单一信息资源(best single source)。

Cochrane 协作网的 56 个系统评价小组是制作和保存系统评价的基本单元,根据具体的健康相关研究主题分组如高血压组、急性呼吸道感染组等。Cochrane 系统评价目前主要针对干预性研究、诊断试验、方法学研究、教育和公共卫生领域相关问题开展相关系统评价。

(三) Meta 分析

1976 年 Meta 分析由心理学家 Glass 首次命名,国内翻译为荟萃分析、汇总分析,其定义目前仍有争议。Huque 及多数专家认为:"Meta 分析是一种统计分析方法,将多个独立、可以合成的临床研究综合起来进行定量分析。"但若无明确、科学的方法去收集、选择、评价临床研究资料,仅单纯采用统计方法合成多个临床研究并不能保证结论的真实性和可靠性。

目前系统评价与 Meta 分析两个名词常被混用,但系统评价不一定都包括有 Meta 分析过程,而 Meta 分析也不一定是系统评价。

二、为什么要进行系统评价?

(一) 应对信息时代的挑战

每年约有 400 万篇生物医学文献发表在 3 万多种生物医学杂志上,年增长率约为 7%。一个内科医师需要每天不间断地阅读数十篇本专业文献才能勉强掌握本学科的新进展和新研究结果。需要大量信息进行科学决策的临床医生、研究者和卫生决策者往往陷入难以驾驭的信息海洋中。系统评价采用系统检索,严格选择和评价的方法,去粗取精、去伪存真,合成既真实、可靠又有临床应用价值的信息,可直接为各层次的决策者提供科学依据。

(二) 及时转化和应用研究成果

疾病谱变化,评估多因素疾病如恶性肿瘤、心脑血管疾病和各种慢性疾病治疗方法效果,需要尽量开展大样本临床试验,特别是 RCT。但实施大规模、多中心 RCT 需要大量研究经费,往往超过一个单位的承受能力,可行性受到限制。而现有临床研究数量多,但多数样本量不够大,且针对同一问题的研究结论还不完全一致,根据单个试验的结果难以提供全面、准确和推广应用价值大的研究结果。

用系统评价方法合成多个质量较高的同质临床试验结果可将有效措施及时转化和用于临床实践与决策。如采用累积性 Meta 分析回顾性分析了静脉滴注链激酶溶栓治疗急性心肌梗死(AMI)的临床试验,1973 年前发表的 8 个 RCT(2432 例患者)的 Meta 分析即证明静脉滴注链激酶溶栓能有效降低 AMI 患者的总死亡率($P=0.01$);1977 年前发表的 18 个 RCT(4879 例患者)的 Meta 分析,$P=0.001$(包括 GISSI-1 研究的 11 712 例);1986 年前发表的 26 个 RCT(18 938 例患者,包括 GISSI-1 研究的 11 712 例)的 Meta 分析,$P=0.0001$;1988 年前发表的 33 个 RCTs(36 974 例患者,包括 ISIS-2 的 17 187 例)的 Meta 分析,$P<10^{-15}$。至此静脉滴注链激酶才在传统综述和教科书中推荐常规用于治疗急性心肌梗死。临床应用比 Meta 分析结果整整晚了 15 年! 试想如能早用可挽救多少 AMI 患者的生命? 对此 1994 年 Murphy 等指出:1973 年以后的大型临床试验,即使没有医德问题也是多余的,且耗费大量经费。

(三) 提高统计效能

针对同一临床问题的研究很多,但因疾病诊断标准、纳入研究对象的标准、测量结果方法、治疗措施和研究设计等的差异,结果可能不一致,甚至相互矛盾。系统评价或 Meta 分析在合成资料时,不是根据阴性或阳性研究的个数多少决定哪种治疗措施有效,而是充分考虑了各研究样本量大小和研究质量后得出一个综合结论。如可能早产的孕妇使用激素的例子,尽管纳入的 7 个高质量临床试验中,5 个试验结果为阴性(与安慰剂比较,使用激素后未能减少早产儿的死亡率和呼吸窘迫综合征的发生率),只有 2 个试验结果为阳性,但对 7 个临床试验进行系统评价和 Meta 分析,增加样本含量和统计效能后,总的结果却有统计学意义,即肯定糖皮质激素能有效降低新生儿死亡率和呼吸窘迫综合征的发生率。

系统评价还有专门减少偏倚影响的方法,可提高研究结果的可靠性和准确性。

三、系统评价与传统文献综述的区别与联系

传统文献综述(traditional review)又称为叙述性文献综述(narrative review),由作者根据特定目的或兴趣,针对某一领域、专业或研究专题,搜集大量相关文献资料,在广泛阅读和理解的基础上,采用定性的方

表 26-1　系统评价和传统文献综述的比较(Petticrew 2001)

	高质量的系统评价	传统文献综述
确定研究题目	有明确的研究问题和研究假设	可能有明确的研究问题,但经常针对主题进行综合讨论,而无研究假设
检索相关文献	力求找出所有发表或未发表研究以减少发表偏倚或其他偏倚的影响	通常未尝试找到所有相关文献
筛选合格文献	清楚描述纳入研究类型,可减少因作者利益出现的选择性偏倚	通常未说明纳入或排除相关研究的原因
评价文献质量	评价原始研究的方法学质量,发现潜在偏倚和纳入研究间异质性来源	通常未考虑研究方法或研究质量的差异
合成研究结果	基于方法学最佳的研究得出结论	通常不区别研究的方法学质量

表 26-2　系统评价和 Meta 分析分类

分 类 方 法	类　　　型
研究领域	基础研究、临床研究、医学教育、方法学研究、政策研究……
临床问题	病因、诊断、治疗、预后、卫生经济学……
原始研究类型	临床试验:随机和非随机对照试验 观察性研究:队列研究和病例-对照研究 定性/质性研究
纳入研究的方式和数据类型	前瞻性 Meta 分析/回顾性 Meta 分析、累积性 Meta 分析、网状 Meta 分析、个体病例资料 Meta 分析、系统评价再评价……
是否采用统计学方法	定性系统评价、定量系统评价

法,综合分析、归纳整理和提炼该领域的研究现状、最新进展、学术见解或建议,做出综合性介绍和阐述的学术论文,可为某一领域或专业提供大量新知识和新信息,以便读者在较短时间内了解某一专题的研究概况和发展方向,解决临床实践中遇到的问题。但这种传统文献综述往往受限于专家个人的知识和信念,缺乏客观方法,故存在一定局限性。在接受或应用这类证据时,宜持谨慎态度。

系统评价和传统文献综述均是对临床研究文献的分析和总结,目前多为回顾性。回顾性系统评价受纳入原始临床研究质量的制约,易受系统偏倚、随机误差的影响。确定一篇综述为叙述性文献综述,还是系统评价及其质量、价值,主要看其是否采用科学方法减少偏倚或混杂因素的影响。

传统文献综述常涉及某一问题的多个方面如糖尿病的病理、病理生理、流行病学、诊断方法及预防、治疗、康复措施,也可仅涉及某一方面的问题如诊断、治疗等,有助于广泛了解某一疾病的全貌。系统评价或 Meta 分析则为集中研究某一具体临床问题的某一方面如二甲双胍治疗 2 型糖尿病患者的疗效和安全性,

具有相当深度,有助于深入了解某一具体临床问题,二者的区别和联系如表 26-1。

四、系统评价分类

系统评价本身只是一种研究方法,并不限于 RCT 或仅对干预措施的疗效和安全性进行评价。笔者对系统评价和 Meta 分析分类如表 26-2。

第二节　系统评价的方法

系统评价既能采用严格、系统的方法进行评价、分析和合成多个有争议甚至矛盾的小型研究,以解决纷争或提出建议,为临床实践、医疗决策和今后的研究起正确导向作用;也可能因纳入原始研究质量不高或进行系统评价/Meta 分析的方法不恰当,影响研究结果,产生不正确的信息,造成误导。因此,系统评价方法和步骤正确与否,对其结果和结论的真实性、可靠性起着决定性作用。

为了顺利进行研究,同开展原始临床研究一样,系统评价也需要精心策划、明确研究目的和制订详细实

施计划。

一、系统评价前的准备

（一）时间投入

完成 1 篇系统评价所需时间受多种因素影响，很难确切回答。一般针对中国的系统评价者，影响因素包括初筛的文献量、纳入系统评价的文献量、中英文文献的比例、评价者对系统评价方法的熟练程度等。完成 1 篇纳入 20 个研究的系统评价大概需要专职工作 2~3 个月。纳入研究越少，英文文献比例低，可能需要的时间相对少些，反之亦然。但完成 1 篇 Cochrane 注册的系统评价，不仅受系统评价者自身和文献量的影响，还受不同 Cochrane 评价小组工作效率的影响，大概需要专职工作 12~18 个月。

（二）人员组成

1 篇系统评价至少由 2 名作者完成，以保证在文献筛选、质量评价和数据提取过程中由 2 人独立完成，有不同意见时讨论后达成一致，增加发现问题的机会。1篇系统评价的作者中应包括研究问题所涉及专业的人员、熟悉临床流行病学或流行病学研究方法及统计学方法的人员和信息专家，鼓励初学者与有经验的系统评价作者合作，保证研究的顺利进行。

（三）经费

制作系统评价和 Meta 分析所需经费有限，主要用于人力资源、获取全文文献和必要的耗材。

二、系统评价流程

针对不同研究问题的系统评价其基本方法和步骤相似，但在文献检索策略、数据库选择、文献质量评价方法、原始文献中数据提取及统计分析等具体内容上有差异。生产系统评价的基本过程一般分 4 个阶段、9个基本步骤（表 26-3）。

表 26-3　系统评价流程

4 个阶段	9 个步骤
第一阶段:确定系统评价题目	1. 确定题目
第二阶段:制订系统评价方案	2. 撰写系统评价研究方案和注册
第三阶段:完成系统评价全文	3. 检索文献
	4. 筛选文献
	5. 评价文献质量
	6. 提取数据
	7. 分析和报告结果
	8. 解释结果,撰写报告
第四阶段:更新系统评价	9. 更新系统评价

三、系统评价方法

目前,多数系统评价是针对医疗实践中面临的疾病病因、诊断、预防、治疗、不良反应和预后等临床问题,而治疗措施疗效和安全性的系统评价方法最完善。下述步骤和方法主要针对制作临床问题的系统评价进行阐述。

（一）确定系统评价题目

制作系统评价的主要目的是为医疗和卫生决策提供依据,因此,系统评价的选题应遵循"三有一无"的原则。①有意义:所选题目应解决或回答医疗和卫生领域关注的重要问题,能改变我们对某些问题的认识、改变或更新当前临床实践指南、或者规范临床实践行为。②有争议:系统评价特别适合回答某些有争议或有疑虑的医疗和卫生问题,如针对同一临床问题的研究较多,但结论不一致,靠单个临床研究结果难以确定,或在临床应用过程中存在较大争议等问题的探讨。如:血清尿酸水平升高是否增加糖尿病、高血压、卒中和缺血性心脏病等的发生风险? B超和核磁共振诊断和鉴别子宫肌瘤和子宫肉瘤的准确度如何? 血清尿酸水平升高是否为高血压患者的不良预后因素? 乳腺癌筛查的利弊如何? ③有研究:系统评价多数是对现有研究的再次分析、评价和总结,若没有针对某个问题的原始研究,如何开展评估? 因此,所选题目应有一定数量、较高质量的原始研究;④无重复:这是一个相对的概念,是指要避免不必要的重复。若针对某一有争议的问题目前尚无相关系统评价,这样的选题当然最好。但某些热点、有争议的问题虽已有发表的系统评价,但因纳入研究数量有限、质量较差,当前证据尚不能明确回答,随着新研究的发表进行更新也非常必要。同样,某些系统评价并未全面回答某些有争议的问题,再重复也是有意义的。如评价联合使用质子泵抑制剂和氯吡格雷与心血管事件和死亡的关系,早期的系统评价因纳入研究有限,将质子泵抑制制作为同类药进行评估。是否所有质子泵抑制剂都有此不良反应呢? 所以后期的系统评价不仅分析同类药的影响,还分析了不同质子泵抑制剂间与心血管事件的关系是否有差别,为临床合理选择提供了更有价值的依据。因此,为避免重复,首先应进行全面、系统的检索,了解针对同一临床问题的系统评价/Meta 分析是否已经存在或正在进行。若有,质量如何? 是否已过时(如发表后有较多新的研究出现等)? 若现有的系统评价/Meta 分析已过时或质量差,则可考虑进行更新或做一个新的系统评价。

系统评价解决的问题很专一,涉及的研究对象、干预措施或暴露因素、结果指标和设计方案需相似或相

同。因此,确立题目时应围绕研究问题明确 PICOS 要素,如针对治疗性研究的 PICOS 要素包括:

P(participants/patients):研究对象的类型:所患疾病类型及其诊断标准、研究人群的特征和所处环境

I(intervention):研究的干预措施及实施细节

C(comparison):进行比较的措施及实施细节

O(outcomes):主要研究结果的类型:包括所有重要的结果(主要结果和次要结果)及严重的不良反应

S(study design):研究的设计方案:如随机对照试验和/或非随机对照试验、队列研究、病例-对照研究

这些要素对指导检索、筛选和评价各临床研究,收集、分析数据及解释结果的应用价值均十分重要,必须准确、清楚定义。

系统评价研究的问题原则上必须在制订计划书和收集文献前就确定,以避免作者根据原始文献的数据信息和结果临时改变系统评价的题目及内容,导致结论偏倚。但由于多数系统评价是对现有文献资料的分析和总结,受原始文献及其质量的制约,如果不了解与题目相关的资料信息和内容则难以确定一个好题目,因此这是一个矛盾。但在系统评价的过程中若要改变题目或评价内容,必须明确说明原因及动机,并相应修改查寻和收集文献的方法。

若生产 Cochrane 系统评价,确定题目后需要在相关评价小组填表注册,以避免重复。注册需要填写所在系统评价小组的系统评价申请表(review proposalform),各系统评价小组申请表的内容和格式不完全一致,由各系统评价小组自行制定。内容主要包括:立题依据、系统评价目的、研究入选标准(基于 PICOS 要素)、研究团队成员的信息和制作系统评价的经历、经费资助情况、有无利益冲突问题、预计完成计划书和系统评价全文的时间等。完成申请表后提交给相应系统评价小组,能否成功注册由系统评价小组请相关临床专家和方法学专家讨论决定。

(二) 制定系统评价研究方案和注册

详细陈述生产系统评价的全过程,即撰写系统评价研究方案,不是浪费时间,而是有助于高质量顺利完成系统评价。因此,系统评价题目确立后,需要制定详细的研究方案,内容包括:系统评价的题目、背景、目的和方法(包括文献检索及策略、文献筛选标准制定、文献质量评价工具选择、数据收集方法和内容确定、数据分析方法等)。

Cochrane 系统评价题目注册成功后一般要求 6 个月内完成系统评价方案。方案撰写完成后也要提交给系统评价小组评审,合格后会发表在 Cochrane 图书馆。杂志上发表系统评价不要求发表研究方案,但系统评价和 Meta 分析的报告规范(Preferred Reporting Items for Systematic reviews and Meta-Analyses, PRISMA)中有一个条目就是要求写明是否有系统评价研究方案? 如有,何处能获得? 要求提供注册信息和注册号。某些杂志在系统评价投稿时也要求作者提供系统评价研究方案的信息。除 Cochrane 系统评价外,注册非 Cochrane 系统评价并给予注册号的机构不多,如 Centre for Reviews and Dissemination research projects、International prospective register of systematic reviews(PROSPERO)和 The Joanna Briggs Institute protocols & work in progress,目前中国循证医学中心正在筹建二次研究注册平台。注册系统评价研究方案有助于:①避免针对同一题目系统评价的无计划重复;②提高系统评价的透明度,避免根据收集到的文献信息不合理地修改系统评价的方法和结果(post hoc decisions),导致偏倚如选择性报告结果偏倚等;③完善系统评价研究方案,减少正式生产系统评价时方法学上的问题。④减少发表偏倚,即阳性研究结果更容易发表、发表速度更快和发表在高影响因子杂志上的机会更多的现象。

(三) 检索文献

系统、全面收集所有相关文献资料是系统评价与传统文献综述的重要区别之一,可减少因检索文献的代表性不够影响公正、全面评估某一临床问题。为了避免发表偏倚(publication bias)和语言偏倚(language bias),应围绕要解决的问题,采用多种渠道和系统的检索方法。除发表的论著外,还应收集其他尚未发表的内部资料及多语种的相关资料。

检索文献应确定检索词、制定检索策略和选择数据库或可能的数据源,不同类型临床问题有所不同,建议由系统评价者和信息专家共同决定(详细内容请参见本书第 27 章医学文献检索)。如果是 Cochrane 评价小组注册的系统评价,多数小组均有信息专家负责检索,可请求他们帮助或协助。

为有效管理检出的文献,特别是当文献量较大时,一般需要借助文献管理软件如 EndNote、Reference Manager、Procite 等管理文献题录、摘要信息、全文等,便于剔重、浏览、筛选和排序等,也有助于撰写文章时编写参考文献格式和插入参考文献等。

(四) 筛选文献

筛选文献是指根据研究方案拟定的纳入和排除标准,从收集到的所有文献中筛选出能够回答研究问题的文献。如:以"静脉使用硫酸镁治疗急性心肌梗死"为例,若确定研究对象为急性心肌梗死患者,不考虑梗死的部位、患者性别、年龄,干预措施为静脉使用硫酸镁与安慰剂比较,主要研究结果为 35 天内的病死率,设计方案为 RCT,则所选研究文献必须符合上述条件。

而口服硫酸镁或静脉滴注硫酸镁与其他药物进行比较、结果为心肌梗死 35 天后的病死率或非 RCT 文献资料等均不能纳入。

文献资料的筛选分 3 步(图 26-1)进行:①初筛:根据检索出的引文信息如题目、摘要剔除明显不合格的文献,对肯定或不能确定的文献应查出全文再行筛选;②阅读全文:对可能合格的文献资料,应逐一阅读和分析,以确定是否合格;③与作者联系:一旦被排除的文献将不再录用,因此若文中提供的信息不全面、有疑问和有分歧的文献应先纳入,通过与作者联系获得有关信息后再决定取舍。

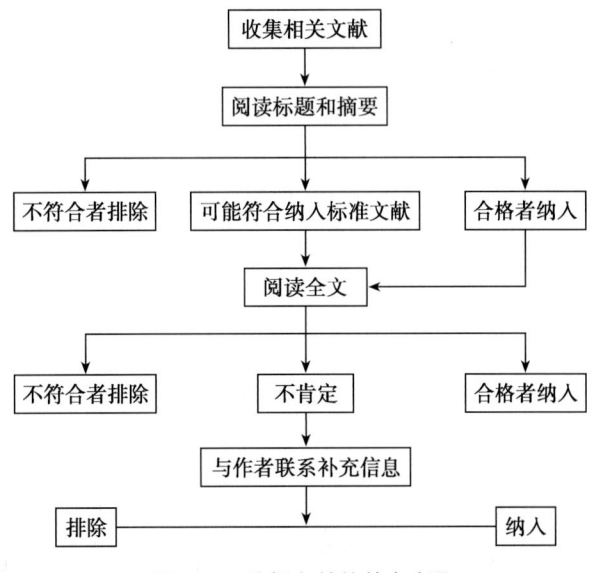

图 26-1　选择文献的基本步骤

文献筛选过程应采用流程图展示,列出检出的文献总量、根据题目和摘要排除的文献量、获取的全文文献量、阅读全文后排除的文献量及原因分类、纳入研究数量、提供主要结局指标研究数量等,详细要求请参见 PRISMA 声明。

文献筛选是以研究为单位,而不是以发表的研究报告为单位。同一研究可能被化整为零而发表多篇文献(每篇文章报告部分结果,内容不重叠或部分重叠)、或者不同随访期(短期和长期)的结果分别报告、或者多重发表(内容和数据基本相似)。筛选时务必根据研究目的进行选择,而要避免将同一研究发表的多篇内容和数据相同的文献重复纳入,增加某一研究的系统评价中的权重。

数据筛选要设计筛选表和筛选说明,且由两人独立筛选,避免相关文献被排除的可能性。下面为 Cochrane 培训教材提供的一筛选表,可参考(图 26-2)。

(五)评价文献质量

多数系统评价是针对已完成的研究进行二次评估,原始研究的质量直接影响系统评价结果和结论的真实性和可靠性。因此,评估纳入系统评价的原始研究在设计、实施和分析过程中防止或减少系统误差(或偏倚)和随机误差的程度,以分析和解释纳入研究质量对结果的影响至关重要。研究质量评价应包括:①内部真实性(internal validity):指单个研究结果接近真值的程度,即受各种偏倚因素如选择偏倚、实施偏倚、失访偏倚和测量偏倚的影响情况;②外部真实性(external validity/generalizability):指研究结果是否可用于研究对象以外的其他人群,即结果的实用价值与推广应用的条件,主要与研究对象的特征、研究措施的实施方法及条件和结果的选择标准密切相关。

评价文献质量和偏倚风险的方法较多,可采用单个条目、清单或一览表和量表评分,但缺乏共识。针对不同临床问题如治疗、病因、诊断和预后的系统评价,虽然进行系统评价的基本步骤相似,但其纳入研究的设计类型和实施方法并不相同。因此,纳入研究的质量评价工具和方法也有明显差别。

治疗、预防、康复等干预措施疗效和安全性的系统评价多数纳入 RCT 为主,评价 RCT 质量的工具很多。1995 年 Moher 等鉴定出 9 种清单和 60 余种量表,分别有 3~57 个条目,需要花 10~45 分钟完成。Cochrane 协作网推荐采用由相关方法学家、编辑和系统评价员共同制订的"Cochrane 偏倚风险评估"工具(详见第 28 章和 Cochrane 手册)。

诊断准确性研究(diagnostic accuracy studies)质量评价的工具较多。2005 年 Whiting 等系统评价了诊断准确性研究的质量评价工具,鉴定出 90 种清单或量表,但均不是通用工具,涉及的条目数和内容各不相同。Cochrane 协作网的诊断准确性研究系统评价方法学组推荐采用改良的 QUADAS 清单评价诊断准确性研究的方法学质量。QUADAS 清单是基于已有的影响诊断准确性研究结果真实性、重要性和适用性的研究证据,采用严格的专家共识方法制订的通用评价工具,2003 年发表后先后于 2006 年和 2011 年修订(QUADAS-2)。2003 年发表的 QUADAS 清单共 14 个条目,针对诊断准确性研究的偏倚风险、可靠性和报告质量。Cochrane 协作网诊断准确性研究系统评价方法学组曾采用其中 11 个条目(详见第 28 章)。2011 年修订的 QUADAS-2 包括 4 个维度,即研究对象选择、诊断技术、金标准及诊断技术和金标准进行的流程和时序,分别从偏倚风险和适用性进行评估,2012 年在奥克兰举行的第 20 届 Cochrane 年会上已进行了培训和讲解,但尚未写入诊断试验准确度的系统评价手册中。

非随机研究(non-randomized studies,NRS)的设计方案有多种如非随机对照试验、队列研究和病例-对照

Caffeine for daytime drowsiness
Eligibility checklist

Study ID: _____

Screened by: _____

1. Study design

Is the study a randomised controlled trial?
☐ Yes   ☐ No (exclude)   ☐ Can't tell

2. Participants

Did the study include adults undergoing normal daily activities?
☐ Yes   ☐ No (exclude)   ☐ Can't tell

Did the study include adults reporting symptoms of daytime drowsiness (e.g. reduced alertness, fatigue or lowered mood)?
☐ Yes   ☐ No (exclude)   ☐ Can't tell

Did the study include participants under conditions of sleep deprivation?
☐ Yes (exclude)   ☐ No   ☐ Can't tell

Did the study include participants taking stimulants?
☐ Yes (exclude)   ☐ No   ☐ Can't tell

Did the study include participants with a psychiatric disorder, chronic fatigue or postviral syndrome?
☐ Yes (exclude)   ☐ No   ☐ Can't tell

3. Interventions

Did the intervention group receive a preparation or dose of caffeine (e.g. instant, brewed or espresso coffee; tea; cola; chocolate; intravenous or pill)?
☐ Yes   ☐ No (exclude)   ☐ Can't tell

Did the control group also receive a preparation or dose of caffeine?
☐ Yes (exclude)   ☐ No   ☐ Can't tell

Should this study be included in the review?
☐ INCLUDE   ☐ EXCLUDE   ☐ Can't tell

图 26-2　caffeine for daytime drowsiness 文献筛选表

研究等,受偏倚影响情况也有差别,因此尚无一种通用的非随机研究偏倚评价工具。Deeks 等系统收集了评价非随机研究的工具 193 种,鉴定出 6 种适用于系统评价的工具,但并非每种非随机研究方案均适合。目前已针对不同研究问题的非随机研究研发出相应的偏倚风险评估工具:①非随机干预性研究的偏倚风险评估工具(A Cochrane Risk Of Bias Assessment Tool:for Non-Randomized Studies of Interventions,ACROBAT-NRSI):Cochrane 协作网的 NRS 方法组从 2008 年启动、2011 年修订、2014 年 9 月在 Cochrane 年会上正式推出,适用于评估干预措施的队列研究、半随机对照试验和其他同期对照研究。该工具包括 7 个维度,分别

针对干预措施实施前(2 个:混杂导致的偏倚和选择研究对象的偏倚)、干预措施实施中(1 个:测量干预措施的偏倚)和干预措施实施后(4 个:违背原定干预措施、数据缺失、结果测量和选择性报告结果导致的偏倚),前 3 个与随机对照试验偏倚风险评估工具不同,后 4 个与 RCT 偏倚风险评估工具相似。2016 年更名为"ROBINS-Ⅰ(Risk of Bios in Non-randomized Studies of Intervention)"。②病因学研究的偏倚风险评估工具:2 种工具最常用,分别是"Downs and Black instrument"和"Newcastle-Ottawa Scale(NOS)"。前者包括 29 个条目,需要具有相当的流行病学知识且费时,某些条目难以用于病例-对照研究。后者已被 Cochrane 协

作网的非随机研究方法学组用于培训中,只包括 8 个条目,简单易用,分别针对病例-对照研究和队列研究(请参考第 28 章)。③预后因素研究的偏倚风险评估工具(Quality In Prognosis Studies,QUIPS):由 Cochrane 的预后方法学组制订并于 2013 年发表,包括 6 个维度,分别针对研究对象、研究失访、预后因素测量、结果测量、混杂因素和统计分析和报告。④预测模型研究的偏倚风险评估工具(Prediction model studies Risk Of Bias Assessment Tool,PROBAST):2015 年的 Cochrane 年会上发布,但尚未正式发表,包括 7 个维度,分别为:①患者选择;②结果测量;③预测因素测量;④样本量;⑤缺失数据;⑥统计分析;⑦模型验证。

(六)提取数据

数据提取是指采用手写或计算机录入方式将需要提取的信息填入数据提取表,即从原始研究的全文或者研究者提供的资料中收集相关数据的过程。但此过程不仅是从原始文献中摘抄信息,还涉及数据的处理或换算,是系统评价结果分析的基础。研究数据提取的完整性和质量直接影响数据分析。因此在阅读全文提取数据前要精心设计数据提取表,以保证重要、有意义的信息和数据不被遗漏,否则反复修改提取表和反复提取信息会增加不必要的工作量。

数据提取可采用纸质表和电子表 2 种,各有优劣(表 26-4)。

表 26-4　纸质和电子提取表优劣比较

特　征	纸质	电子表
设计	容易	复杂
储存和提取大量数据	难	容易
数据转换	不能	能
同时进行数据提取和录入	不能	能
找出错误和不一致	难	容易
表格修改	相对困难	容易
方便性	随时提取	需计算机
证据存档	永久记录,无法抹去删除	不留痕迹

不同题目的系统评价因涉及的研究问题不同,提取的数据信息不尽相同,要充分反映研究问题的独特性。虽然没有统一的标准,但需要提取的某些基本信息是一致的,包括:①研究基本信息:如纳入研究的题目和编号、引文信息、提取者姓名、提取日期等;②研究基本特征:如研究的合格性、研究的设计方案和质量、研究对象的特征和研究地点、研究措施或暴露因素的具体内容、结局指标测量方法等;③研究结果:如随访

时间、失访和退出情况、数据资料,如治疗性研究中计数资料应收集每组总人数及事件发生率、计量资料应收集每组研究人数、均数和标准差或标准误等。而诊断试验准确度研究中要收集敏感度、特异度或能计算相关指标的原始数据信息。

Cochrane 干预措施系统评价手册列出了需要提取的相关内容(表 26-5),可供参考。

(七)分析和报告结果

分析收集到的资料应包括:

1. 定性分析(non-quantitative synthesis)　定性分析是采用描述方法,将纳入的每个临床研究特征按研究对象、干预措施或暴露因素、研究结果、偏倚风险和设计方法等进行总结并列成表格,以便浏览纳入研究的情况、研究方法的严谨性和不同研究间的差异,计划定量合成和结果解释。定性分析是定量分析前必不可少的步骤。

2. 定量分析(quantitative synthesis)

(1) 异质性检验(heterogeneity test):系统评价或 Meta 分析将多个研究结果合成为一个效应值,不同研究间不可避免存在差异即异质性。异质性分 3 类:①临床异质性(clinical heterogeneity),指不同研究中研究对象、干预措施或暴露因素和结果测量等存在的差异;②方法学异质性(methodological heterogeneity),指试验设计和质量在不同研究中存在的差异;③统计学异质性(statistical heterogeneity),指不同研究中效应指标存在的差异,是临床异质性和方法学异质性导致的结果。异质性检验是指对不同原始研究间结果的变异程度进行检验。检验结果若有统计学意义,应解释可能的原因并考虑合成结果是否恰当。确定异质性有 2 种方法:①作图观察各研究结果的效应值和可信区间是否有重叠,若可信区间差异太大,则放弃合成分析或分析异质性原因后再考虑是否合成;②异质性检验(Q test,Chi-square test),在此基础上借助 I^2 定量估计异质性大小,I^2 越大、异质性越大。Cochrane 协作网建议采用百分率区分异质性的严重程度(详见 Cochrane 手册),如 0%~40%表示异质性可能不重要,30%~60%表示有中度异质性,50%~90%表示有显著异质性,75%~100%表示有很大异质性。

(2) Meta 分析:根据临床问题、资料类型及评价目的选择效应量并对其进行定量合成分析。①分类变量可选择比值比(odds ratio,OR)、相对危险度(relative risk,RR)、危险度差值(risk difference,RD)和多减少 1 例不利结果需要治疗的患者数(number needed to treat,NNT)等作为效应量表示合成结果。②对连续性变量,当采用相同度量衡单位测量结果时应选择均数差(mean difference,MD);而当结果测量采用不同度量衡单位,如疼痛评分在不同研究中采用不同的量表时,

表 26-5　Cochrane 干预措施系统评价手册推荐提取项目

Source	Outcomes
• Study ID (created by review author); • Report ID (created by review author); • Review author ID (created by review author); • Citation and contact details; **Eligibility** • Confirm eligibility for review; • Reason for exclusion; **Methods** • Study design; • Total study duration; • Sequence generation*; • Allocation sequence concealment*; • Blinding*; • Other concerns about bias*; **Participants** • Total number; • Setting; • Diagnostic criteria; • Age; • Sex; • Country; • [Co-morbidity]; • [Socio-demographics]; • [Ethnicity]; • [Date of study]; **Interventions** • Total number of intervention groups; *For each intervention and comparison group of interest*: • Specific intervention; • Intervention details (sufficient for replication, if feasible); • [Integrity of intervention];	• Outcomes and time points (i) collected;(ii) reported*; *For each outcome of interest*: • Outcome definition (with diagnostic criteria if relevant); • Unit of measurement (if relevant); • For scales:upper and lower limits,and whether high or low score is good; **Results** • Number of participants allocated to each intervention group; *For each outcome of interest*: • Sample size; • Missing participants*; • Summary data for each intervention group(e.g. 2×2 table for dichotomous data;means and SDs for continuous data); • [Estimate of effect with confidence interval;P value]; • [Subgroup analyses]; **Miscellaneous** • Funding source; • Key conclusions of the study authors; • Miscellaneous comments from the study authors; • References to other relevant studies; • Correspondence required; • Miscellaneous comments by the review authors

则应选择标准化均数差(standardized mean difference,SMD)。用 Meta 分析合成结果时,可选择固定效应模型(fixed effect model,FEM)或随机效应模型(random effect model,REM),结果采用森林图(forest plot)表示。

(3) 敏感性分析(sensitivity analysis):指改变某些影响结果的重要因素如纳入标准、偏倚风险、失访情况、统计方法(FEM 或 REM)和效应量的选择(比值比或相对危险度)等,以观察异质性和合成结果是否发生变化,从而判断结果的稳定性及其程度。

(八) 解释结果,撰写报告

系统评价的目的是帮助患者、公众、医生、管理者和决策者进行卫生决策,是提供信息和辅助解释结果,而不是做出推荐意见。因此,清晰陈述研究结果、深入讨论和明确的结论是系统评价的重要部分。解释和报告系统评价结果时必须基于研究结果,内容应包括:

1. 总结和解释结果　总结和解释 Meta 分析结果时,应同时考虑干预措施的利和弊,结果的点估计值和 95%CI。点估计值主要表示效应值的强度和方向,而 95%CI 则反映效应值的变动范围和精确性,二者结合可提供更全面的信息,有助于解释结果的临床价值。

2. 评价证据的总体质量　Cochrane 协作网采用证据推荐分级的评价、制定与评估(Grading of Recommendations Assessment,Development and Evaluation,GRADE)分级和评估系统评价的总体质量。该系统是 2004 年由包括 WHO 在内的 19 个国家和国际组织、67 名专家(包括临床指南专家、循证医学专家、各个标准的主要制定者及证据研究人员)共同成立的 GRADE 工作组循证制定出的国际统一的证据质量分级和推荐强度标准。分别于 2008 年正式在 BMJ 杂志系列发表 5 篇文章,2011 年再次完善、更新并在临床流行病学杂志系列发表 22 篇文章,为使用 GRADE 方法生产结果者和使用 GRADE 结果者提供了详尽指导。GRADE 质量评价系统将系统评价的证据质量分为高、中、低、极低 4 个等级；并根据纳入研究的总体偏倚风险、研究结果的一致性、证据的直接性、结果的精确性和是否存在发表偏倚 5 个因素降低随机对照试验的质量级别；根据效应值大小、是否存在剂量-效应关系和所有可能存在的偏倚因素低估了效应值或提示结果无效是一种假象 3 个因素升高观察性研究如队列研究的质量级别（详见本书第 3 章）。

3. 证据的适用性　在确定系统评价结果的应用价值时，如治疗性问题，首先应考虑干预措施对患者的利弊，其次应考虑系统评价纳入研究中的的研究对象是否与当前患者情况相似？是否存在生物学、社会文化背景、依从性、基础危险度、病情和价值观等方面的差异。

4. 系统评价的局限性　针对系统评价在文献检索的全面性、纳入研究质量、系统评价方法的可重复性、统计分析方法和是否存在发表偏倚等方面问题，阐述系统评价存在的潜在局限性。

5. 结论　系统评价的结论包括对临床实践和未来研究的意义两部分。在确定这两方面意义时，要考虑证据的质量、干预措施的利弊、患者的价值和喜好及卫生资源的利用，旨在帮助医务工作者和决策者正确选择和应用，为进一步的研究指明方向。

（九）更新系统评价

系统评价的更新是指系统评价发表后，定期收集新的原始研究，按前述步骤重新分析、评价，以及时更新和补充新的信息，完善系统评价。Cochrane 系统评价要求每 2 年更新 1 次，杂志发表的系统评价并不要求原作者定期更新。但若发表的系统评价无确切结论，或针对该题目的新研究不断出现时，也可考虑是否有必要重做系统评价。

第三节　系统评价的解读与应用

一、系统评价的质量评价

近年系统评价/Meta 分析数量明显增多，方法日趋复杂，对临床医生和卫生决策者产生了重要影响，但这并不意味着只要是系统评价就是高质量证据。因此读者在阅读或应用系统评价/Meta 分析指导临床实践时，必须对其方法和每一个步骤进行严格评价以确定系统评价的结论是否真实、可靠，否则有可能被误导。

系统评价/Meta 分析的质量评价包括两方面：①方法学质量评价，评价工具包括 OQAQ（Overview Quality Assessment Questionnaire）、SQAC（Sacks'

Quality Assessment Checklist）和在前 2 个工具基础上制订的 AMSTAR（Assessment of Multiple Systematic Reviews）等；②报告质量评价，评价工具包括①PRISMA（Preferred Reporting Items for Systematic Reviews and Meta-Analyses，主要针对干预性研究的系统评价特别是 RCT 的系统评价，也可用于其他研究类型的系统评价）和 MOOSE（Meta-analysis Of Observational Studies in Epidemiology）等。目前对方法学质量评估工具尚无明确的推荐和共识。应用系统评价/Meta 分析结果解决临床问题不仅要评估其方法学质量以明确结果的真实性，还要明确结果的临床重要性和适用性。因此，评价系统评价应包括真实性、临床重要性和适用性 3 方面，评价治疗性研究系统评价的基本原则如下所述。

（一）系统评价结果的真实性

1. 是否是纳入 RCT 的系统评价？

作为评价干预措施疗效"标准设计方案"的 RCT，如能很好地控制各种偏倚因素的影响，由此产生同质性好的系统评价是论证强度最高的研究证据。而纳入非同质 RCT 及非随机对照试验的系统评价易受偏倚因素的影响，其论证强度必然降低。

2. 是否采用系统全面的检索策略检索相关文献？

从作者报告的文献检索方法中可明确收集的文献是否全面。由于标识不完整，一般文献检索数据库如 MEDLINE 仅能检出库中收录 RCT 的 50%，而发表偏倚，即阳性结果的文章更易发表的现象可能导致系统评价出现假阳性结果。因此，文献检索应包括手检相关杂志、检索会议论文集、学位论文、厂家数据库和与已发表文献作者联系。若文献检索时限制语种，也可能影响系统评价结论。目前，多数杂志均要求系统评价作者按照 PRISMA 声明规范报告系统评价和 Meta 分析全文，包含检索流程图，要求详细陈述检索结果和筛选流程，有助于读者判断检索的完整性和筛选的合理性。收集的文献越系统、全面，结论受发表偏倚的影响就越小，可信度越大。

3. 是否评估纳入的单个研究的真实性？

系统评价多为对原始文献资料的再分析和总结，除进行系统评价的方法要严格外，原始文献的质量至关重要。所以文中应详细描述评价单个研究文献质量的方法，最好为多人独立评价并有良好的一致性。

4. 是否单个病例数据？

单个病例资料（individual patient data，IPD）的 Meta 分析要求收集纳入研究中每例患者的原始数据资料，被认为是 Meta 分析的标尺（yardstick），具有根据各研究合成结果进行 Meta 分析所不具备的优势。如①对来自不同研究的结果采用一致的定义和分界点;②能从患者水平分析异质性并进行生存分析;③用通常确定的亚组进行分析以检验和提出假设;④通过与试验者联系可详细核查和反复校正资料,以明确随机化和随访资料的质量;⑤通过现有病例记录系统(诸如死亡登记)更新随访信息等,可将系统偏倚和机遇的影响减至最低程度。

(二)　系统评价结果的临床重要性

1. 不同研究的结果是否一致?

若纳入系统评价的每个高质量临床研究其治疗效果相似或至少疗效方向一致,则由此合成的结果的可信度较高。因此,作者应采用异质性检验评估各研究结果间的相似性。若异质性检验有统计学差异,则应解释差异的原因并考虑合成结果是否恰当。

2. 治疗效果的大小如何?

合成结果时不能通过简单地比较阳性研究结果和阴性研究结果的研究个数来确定系统评价结论。而应根据研究质量和样本量大小对不同研究赋予不同的权重值,采用恰当的指标(如 OR、RR、MD、NNT 等)和统计方法(如固定效应模型和随机效应模型等)合成结果,并计算相应的 CI。

(三)　系统评价结果的适用性

系统评价报告的结果是所有研究对象的“平均效应”,当前真实临床环境下患者的特征和系统评价所纳入的研究对象可能并不一致,因此在考虑系统评价结果能否用于当前患者时应从以下 4 个方面进行:

1. 患者特征差异性　当前患者的特征是否与系统评价中的研究对象差异较大,导致系统评价结果不能应用?

可通过比较当前患者与系统评价中的研究对象在性别、年龄、合并症、疾病严重程度、病程、依从性、文化背景、社会因素、生物学及临床特征等方面的差异,并结合临床专业知识综合判断系统评价结果能否推广应用。

2. 干预措施可行性　系统评价中的干预措施在当地医院是否可行?

因技术力量、设备条件、社会经济因素的限制,即使系统评价中的干预措施效果明显,有时在当地医院却不能实施,难以应用于当地患者。

3. 治疗的利弊　任何临床决策必须权衡利弊和费用,只有利大于弊且费用合理时才对患者有价值。如:告诉当前患者其患病的真实情况有助于早期治疗和获取患者的配合,但也增加了患者的心理负担,可能降低其生存质量。

4. 患者价值观　对治疗的疗效和不良反应,当前患者价值观和选择如何?

循证医学强调,任何医疗决策的确定均应结合医师的专业知识和经验、当前可得最佳证据和患者意愿 3 方面进行综合考虑,应以“患者”为中心而不是单纯治病,目前越来越强调患者参与医疗决策。但针对同一干预措施,不同患者因自身受疾病影响程度、经济条件、对疗效的期望值和对潜在不良反应的承受力不同,选择也会不同。

因此,研究证据在临床决策中是必须但非唯一,还应结合患者的具体特征、所在地的医疗资源、是否有多种干预措施可供优选和患者的价值观和选择综合考虑,方可为患者做出最佳决策。

二、Meta 分析结果解读

临床医生应既是系统评价的生产者,也是系统评价结果的使用者,但多数临床医生更多是针对临床问题检索和阅读系统评价。系统评价采用森林图(forest plot)展示所纳入研究的数据和分析结果,正确理解森林图的组成和含义有助于临床医生更好地应用系统评价结果解决临床问题。采用不同软件做出的森林图在组成上有一定差别,下面以 RevMan 5.0 输出的 Cochrane 系统评价的 Meta 分析结果为例解释森林图各部分内容(图 26-3～图 26-8)。

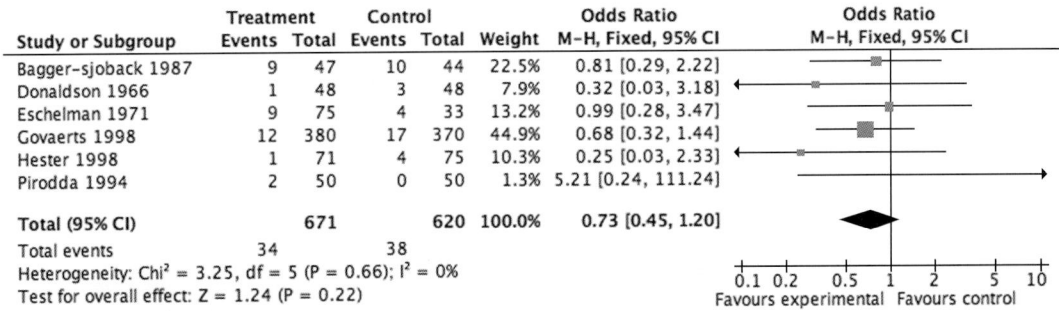

Caption

Forest plot of comparison: 1 Antibiotics in clean and clean-contaminated ear surgery, outcome: 1.1 Effect of antibiotics on postoperative infection within three weeks after surgery.

图 26-3　Cochrane 系统评价森林图

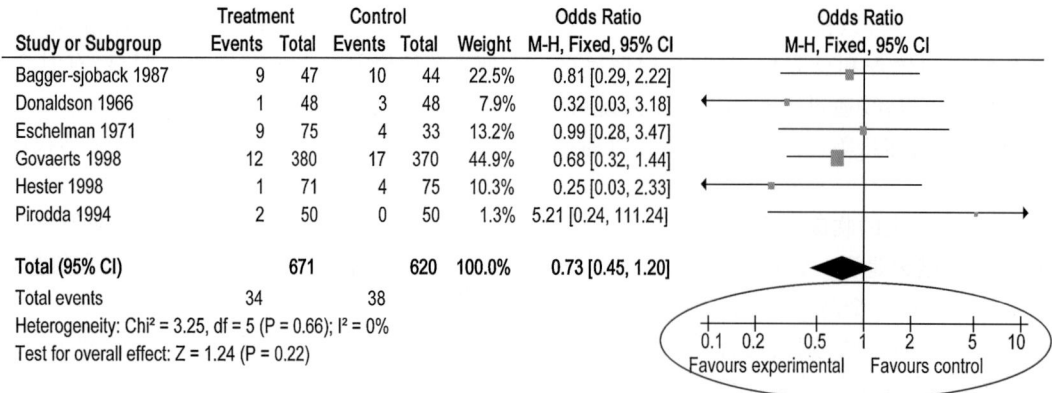

Study or Subgroup	Treatment Events	Total	Control Events	Total	Weight	Odds Ratio M-H, Fixed, 95% CI
Bagger-sjoback 1987	9	47	10	44	22.5%	0.81 [0.29, 2.22]
Donaldson 1966	1	48	3	48	7.9%	0.32 [0.03, 3.18]
Eschelman 1971	9	75	4	33	13.2%	0.99 [0.28, 3.47]
Govaerts 1998	12	380	17	370	44.9%	0.68 [0.32, 1.44]
Hester 1998	1	71	4	75	10.3%	0.25 [0.03, 2.33]
Pirodda 1994	2	50	0	50	1.3%	5.21 [0.24, 111.24]
Total (95% CI)		671		620	100.0%	0.73 [0.45, 1.20]
Total events	34		38			

Heterogeneity: Chi² = 3.25, df = 5 (P = 0.66); I² = 0%
Test for overall effect: Z = 1.24 (P = 0.22)

森林图底部有一平行线，表示测量治疗效应的刻度。要注意标记的含义——合成结果落在无效线左侧并不总是表示治疗组疗效优于对照组

图 26-4　森林图刻度解释

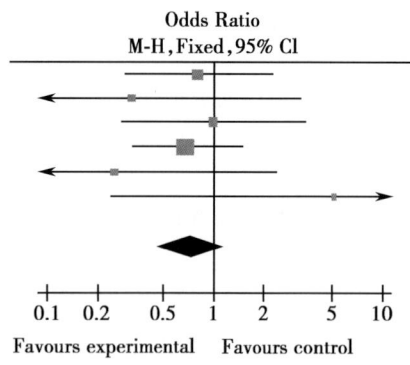

森林图位于正中的垂直线(无效线)表示治疗组与对照组措施具有相同效应，即两组疗效没有统计学差异

图 26-5　森林图垂直线解释

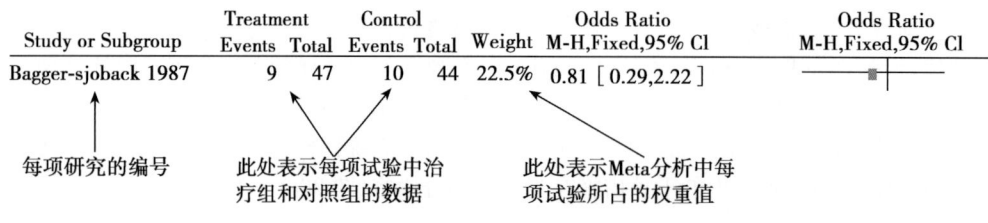

每项研究的编号　　　此处表示每项试验中治疗组和对照组的数据　　　此处表示Meta分析中每项试验所占的权重值

图 26-6　森林图中各项研究结果解释(1)

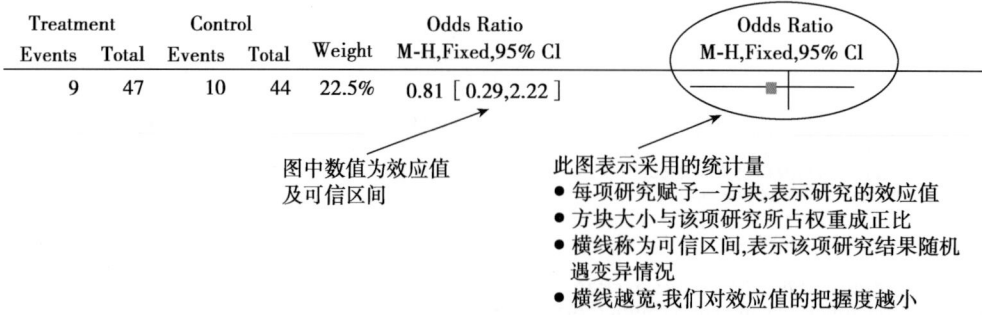

图中数值为效应值及可信区间

此图表示采用的统计量
- 每项研究赋予一方块，表示研究的效应值
- 方块大小与该项研究所占权重成正比
- 横线称为可信区间，表示该项研究结果随机遇变异情况
- 横线越宽，我们对效应值的把握度越小

图 26-7　森林图中各项研究结果解释(2)

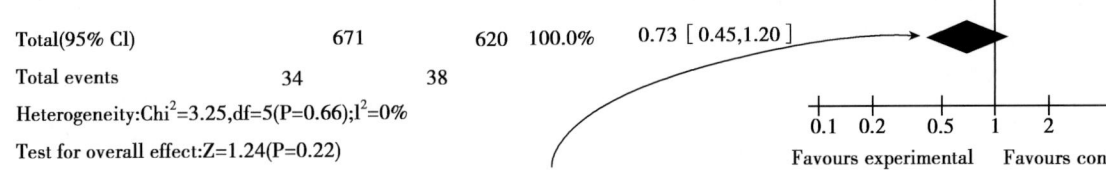

合成分析以菱形表示,菱形上下两端最宽处表示
点估计值,菱形左右两端的宽度表示可信区间

结果解释:
如果可信区间穿过无效线,即表示
两组的疗效差异无统计学意义

图 26-8　森林图合成结果解释

三、系统评价的局限性

系统评价虽为最高级别的证据,但并非所有临床问题都能从目前的系统评价中找到答案,如:

1. 某些临床问题目前虽有系统评价,但因纳入的研究质量不高或相关研究缺乏,尚无确切结论。

2. 新干预措施面世时间短,缺乏足够研究用于生产系统评价。

3. 罕见疾病研究多以个案报道为唯一证据,缺乏进行系统评价的数据。

4. 评估不良反应时,因系统评价纳入的临床试验特别是 RCT 样本量和研究时限往往有限,难以发现潜伏期长、罕见、对患者有严重影响的不良反应,此时相关的不良反应监察数据库可能更能提供全面的信息。

四、系统评价在各领域中的应用

(一) 临床实践的需要

随着循证医学的兴起,强调任何医疗决策的制定都应遵循和应用科学研究结果,即应综合考虑个人的临床专业知识和当前可获得的最好临床研究证据,为每个患者作出最佳诊治决策。高质量系统评价作为最高级别证据,凝聚了他人的大量研究工作,其应用广泛:①可为临床实践提供可靠证据;②可弥补临床医生、各级决策者、管理者和研究者因时间、精力有限或信息量太多而难以检索和阅读大量医学文献的缺陷;③是制定循证临床指南的重要依据。

(二) 科研工作的需要

临床科研要基于临床重大/特殊/实际需求,兼具临床价值、先进性和新颖性,面对浩瀚的医学文献信息,研究者必须检索、阅读和评价相关领域的文献资料,掌握研究课题的历史、现状、发展趋势、存在问题、当前研究的热点与矛盾,提出选题、立题的依据,避免重复前人的工作,为研究工作提供背景信息和研究方向。许多国家都非常重视高质量系统评价在临床科研中的价值。如英国国家医学研究会资助的临床试验,要求申请者回答是否已有相关的系统评价及其结论如何;若无相关系统评价或现有系统评价没有明确结论而需要进一步研究,就会邀请系统评价的作者参与临床试验申请书的评审。

(三) 反映学科新动态

围绕专业发展的热点,纵览某一领域的最新文献资料,做好有关专题的系统评价,全面、深入和集中地反映该领域目前的动态和趋势、存在的问题和发展的方向,以促进学科的发展,保证不断地吸收新知识、新营养而居于学科的前沿位置。

(四) 医学教育的需要

医学教育除了向医学生传授各种疾病的共同规律和特性方面的知识外,还应及时传授某一疾病的最新进展及新药物、新技术的发展情况。教科书由于出版周期长,常常难以反映最新动态。因此,医学教育者需要不断阅读医学文献以更新知识,而系统评价是快速获取相关知识的途径之一。此外,撰写医学教科书也应吸纳系统评价证据。

广大基层医务工作者由于工作繁忙、文献资源有限,为了不断更新知识,可通过阅读有实用价值、真实可靠的系统评价,作为学习新知识的继续教育资源。

医学教育方面的研究也可进行系统评价,如 1995 年 Davis 等在 JAMA 杂志上发表了一篇关于继续医学教育方法效果的系统评价,结果发现:广泛采用的继续教育方法如正规的学术会议和学术活动、教育资料等虽能短时期内增加知识,但对改变临床医师的长期临床实践行为和改善疾病的最终结局几乎无影响。

(五) 卫生决策的需要

随着人口增长、年龄老化、新技术和新药物的应用、人类健康需求层次的提高,使有限卫生资源与无限增长的卫生需求之间的矛盾日益加剧,要求各级卫生管理者制定卫生政策时应以科学、可靠的研究结果为依据,合理分配卫生资源,提高有限卫生资源的利用率。目前许多国家在制定卫生政策时均要求以医学文献资料特别是系统评价结论为依据。如:早期研究证据发现乳腺癌筛查可降低患者死亡风险,延长寿命。2002 年美国预防服务工作组推荐≥40 岁女性每 1～2 年进行一次乳腺 X 线摄片筛查,以早期发现乳腺癌,增加保乳手术的机会,减少化疗的需要。实施筛查需耗费大量卫生资源,阳性结果会引起本人和家属的焦虑和不安,还需系列检查如乳腺 X 线摄影、超声和/或组织活检以确诊。因筛查均是敏感度较高的诊断技术,有一定的假阳性率,假阳性结果同样会导致精神负担和不必要的检查甚至创伤。2011 年加拿大预防保健工作组发表了 1 篇针对不同年龄组女性人群(40～49 岁、50～69 岁和 70～74 岁)乳腺 X 线摄片筛查降低乳腺癌死亡率的 Meta 分析,结果显示:50～74 岁组死亡率降低明显高于 40～49 岁组,提示过度诊断和不必要活检对年青女性的伤害远远大于年龄大的女性。根据此评估结果,美国、加拿大、英国和澳大利亚均更新了乳腺癌筛查政策:①40～49 岁一般风险妇女不用接受例行乳腺 X 线检查;②50～74 岁妇女可由每隔 1 年延长至每隔 2 至 3 年接受 1 次检查;③≥75 岁者,缺乏证据。这一循证调整改善了卫生设施的覆盖率,节约了不必要的投入,优化了卫生保健制度。

总之,采用科学、严谨的方法生产的系统评价能为临床医疗实践、医学教育、医学科研和卫生决策提供真实、可靠的信息。作为最高级别的研究证据,系统评价对科学决策是必要的,但非唯一的参考。决策需要同时考虑当地实际情况、资源的可获得性、患者的具体特征、意愿和选择等,并在应用系统评价时严格评价其真实性、重要性和适用性。

(李　静)

参 考 文 献

1. Lau J,Antman EM,Jimenez-Silva J,et al. Cumulative Meta-Analysis of Therapeutic Trials for Myocardial Infarction. New England Journal of Medicine,1992,327(4):248-254

2. Higgins JPT, Green S (editors). Cochrane Handbook for Systematic Reviews of Interventions Version 5. 1. 0 [updated March 2011]. The Cochrane Collaboration, 2011. Available from www. cochrane-handbook. org

3. Sacks HS, Berrier J, Reitman D, et al. Meta-analyses of randomized controlled trials. N Engl J Med,1987,316:450-455

4. Liberati A,Altman DG,Tetzlaff J,et al. The PRISMA statement for reporting systematic reviews and meta-analyses of studies that evaluate health care interventions. Ann Intern Med,2009,151(4):W65-W94

5. Sacks HS, Berrier J, Reitman D, et al. Meta-analyses of randomized controlled trials:an update of the quality and methodology. In:Bailar JC, Mosteller F, eds. Meidcal Uses of Statistics. 2nd ed. Boston, Mass:NEJM Books,1992,427-442

6. Yanli Nie,Lin Li,Yurong Duan,et al. Patient safety education for undergraduate medical students:a systematic review. BMC Med Educ,2011,11:33

7. WellsG, SheaA, O'ConnellD, etal. TheNewcastle-OttawaScale (NOS) forassessingthequalityofnonrandomisedstudiesinmeta-analyses. URL:http://www. ohri. ca/programs/clinical_epidemiology/oxford. htm

8. Centre for Reviews and Dissemination. Systematic Reviews:CRDs Guidance for Undertaking Reviews in Healthcare. University of York,2008

9. Whiting PF, Rutjes AWS, Westwood ME, et al. QUADAS-2:A Revised Tool for the Quality Assessment of Diagnostic Accuracy Studies. Annals of Internal Medicine,2011,155(8):529-U104

10. Oxman AD. Checklists for review articles. BMJ, 1994, 309 (6955):648-651

11. Sacks HS, Berrier J, Reitman D, et al. Meta-analyses of randomized controlled trials. N Engl J Med, 1987, 316 (8):450-455

12. Shea BJ,Grimshaw JM,Wells GA,et al. Development of AMSTAR:a measurement tool to assess the methodological quality of systematic reviews. BMC Med Res Methodol,2007,7:10

13. Davis DA. , Thomson MA. , Oxman AD, Haynes R, et al. physician performance. A systematic review of the effect of continuing medical education strategies. JAMA,1995,274:700-705

14. Shaneyfelt T,Baum KD,Bell D,et al. Instruments for Evaluating Education in Evidence-Based Practice:A Systematic Review. JAMA,2006,296:1116-1127

第 27 章　文献检索与文献管理

如将科研归纳为"始于问题终于问题"的简单循环(图 27-1),文献在其中无疑扮演了重要角色。从实际工作中产生问题,通过系统全面的文献检索解决一部分问题,确认存在另一部分问题,成为新的创意(Idea)。将这个从问题产生到系统搜集文献,分析解决问题的过程进行整理分析并记录下来,总结已有进展,指出新的研究方向的过程,即为文献综述(Review)。针对新的研究方向,参照已有研究文献,设计研究方法,调动人力物力进行研究的过程,称为科学研究(Research)。报告科学研究的结果,又形成新的文献。在新文献的运用交流过程中,又产生新的问题,如此循环。可见文献存在于科研的检索、阅读、评价、分析各环节,是科研的重要前提。

将这个科研过程放到医学中来正是循证医学的实践模式——有证查证用证,无证创证用证,所以循证医学既是临床也是科研,循证实践中的文献检索也可因此分为临床用证检索和科研创证检索。本章将从这两方面介绍用证创证过程中文献数据库的选择、检索方法及常见问题和对策。

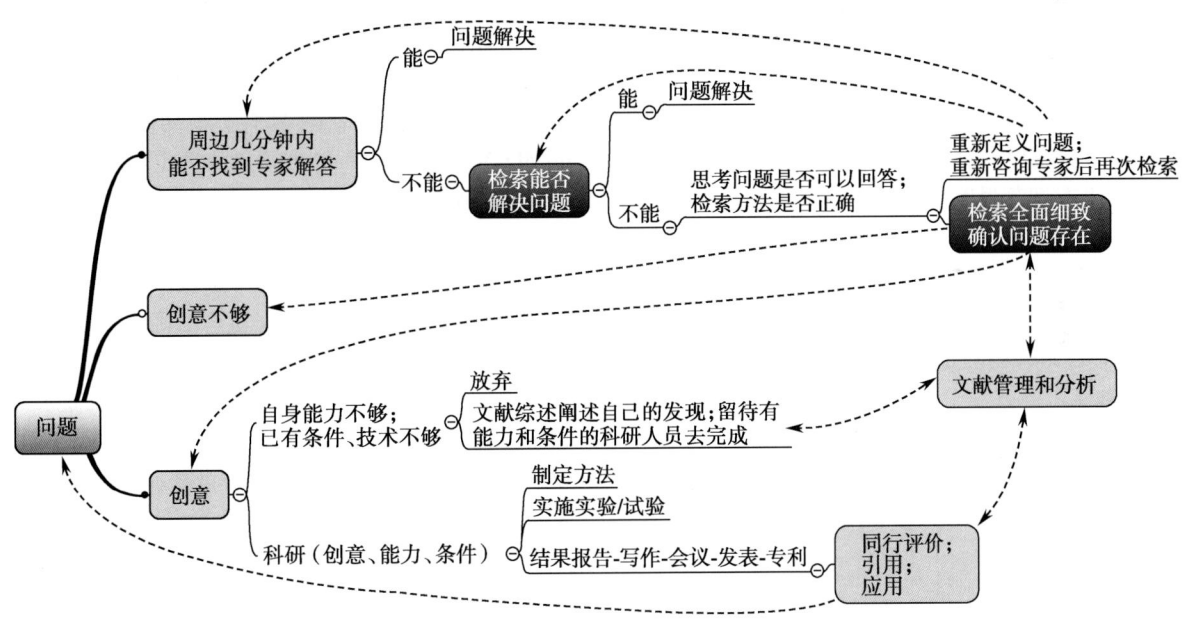

图 27-1　科研与文献的关系

第一节　临床证据资源与检索

一、证据资源发展简史

20 世纪 80 年代以前,医生查证广泛采用翻阅专业书籍、订阅期刊、使用检索工具书及咨询专家等,这种查证的最大缺点是费时且易漏掉很多有价值的文献。

80 年代后出现了通过计算机检索的医学数据库,将发表在各种期刊上的散乱文献进行索引,使医师可一次性检索到各种类型的证据,如专家意见、病案报告、临床对照试验、随机对照试验等。但这些证据的质量和可信度却大相径庭。

90 年代,随着循证医学的诞生和发展,在临床证据分级的思想基础上强调应优先参考等级更高的证据。但很快发现,即使高级别证据间也存在结果相矛盾的地方,并因此将系统评价的方法引入循证医学,强调证据需要进行质量评价。1993 年 Cochrane 协作网成立,致力于生产高质量系统评价并保证不断更新。1996 年 Cochrane 图书馆上线,收集已有系统评价和临床试验建立索引,方便查找,此后循证医学进入高速发展期。但随着临床证据数量的急速增加,医疗工作者时间不够、检索知识和技能不足、所在机构资源订购不足等问题严重阻碍了医疗工作者的循证热情。

20 世纪末,为应对临床医生不能和不想查的问题,陆续出现了 ACP PIER(已下市,内容整合到 DynaMed Plus)、BestPractice、DynaMed 和 UpToDate 等以临床主题形式整合证据的知识库。这类资源既有像教科书一样的背景知识介绍,又有相关的最新证据总结,还结合专家经验针对不同临床主题和患者人群给出相应的推荐意见、推荐强度和证据级别。通常具有以下特点(图 27-2):

(1) 一站式服务平台,囊括与临床问题相关的所有研究证据及其他信息。

1) 全面的文献检索。

2) 严格评价原始研究的质量和可靠性。

3) 包含临床问题的诊断、治疗(包含药物等信息)、预后、病因及患者教育;从文字到图表,从单个问题到相关问题。

(2) 结构化的临床问题,结构化的电子病历库。

(3) 多层次结构,针对临床问题,既有直接答案或推荐方案,也有推荐强度及相应的临床研究证据总结,还有单个临床研究。

(4) 根据特定患者的患病特征自动链接到相关临床证据及推荐意见。

(5) 以电子版形式推出(网络版及适用于各种移动设备的版本)。

1) 检索简单,操作方便。

2) 更新及时。

研究显示,这类整合型的证据知识库比 PubMed、Google 等能更快更可靠地解决临床医生日常医疗中遇到的问题。这类资源的出现和完善,将传统的"问题、检索、整合和评价"的零散循证模式转化为"问题-搜索-答案/推荐方案"的整合循证模式。使临床医师不需要花大量时间从 PubMed 等原始文献数据库中去检索、获取全文、评价和总结临床研究证据,使越来越多的临床医师实践循证医学成为可能。这些具有高质量的证据和相对权威的推荐意见的知识库已在欧美国家成为重要的床旁循证临床实践工具,是现在最主流的临床证据来源之一。但其最大的问题是:独立于医院信息系统(如电子病历系统 Electronic Medical Record,EMR,电子健康档案系统 Electronic Health Record,EHR 及电子医嘱系统 Computerized Physician Order Entry,CPOE 等)以外,医生必须要主动去查询才能实践循证医学。使医生仍然面临时间、技能和意愿的障碍。

从近年趋势来看,理想的证据资源应是基于高质量证据知识库,与医院信息系统高度整合,能提供循证决策支持和个性化患者服务的计算机辅助决策系统(Computerized Decision Support System,CDSS)。这套系统应能:①从患者入院起,就能根据患者的主诉,给予医师相应的重点问诊、查体和实验室检查等方面基于当前最佳证据的提示(具有类似功能的系统如 AgileMD,Visual Dx),并随着信息的进一步收集而不断变化。对医师录入的检查清单,能自动识别是否有重复和不需检查的项目;②信息收集完整后,能按概率给出患者可能的鉴别诊断及鉴别要点供医师参考(具有类似功能的系统如 GIDEON);③诊断确立后,能根据当前最佳证据,给出最佳的推荐处理方案、推荐强度和证据级别(如 UpToDate);④医师录入医嘱时,能提示药物用法,能自动识别是否存在药物交互作用,药物过敏或其他禁忌证等重要提示及相应证据(如 MicroMedex);

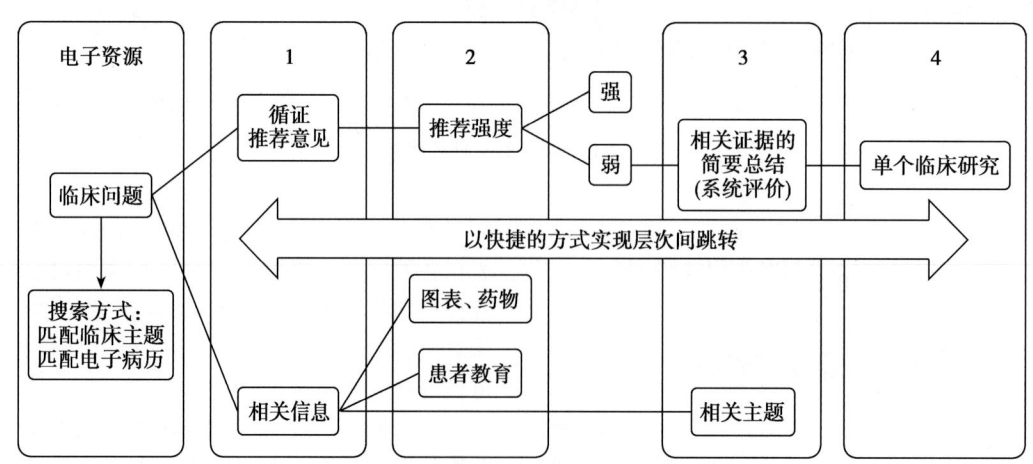

图 27-2　现有常见证据资源形式

⑤能自动提示最好的护理方案及相应证据。这类系统能规范医护流程,督促医生使用基于当前最佳证据的最安全有效的处理方案,减少重复检查的可能,减少人为因素的医疗差错,提高医疗质量。

这类理想的计算机辅助决策系统目前还很少见。ZynxCare(整合 ZynxEvidence 的证据)和 Provation Medical(整合了 UpToDate 的证据)在这方面做了很好的尝试。DynaMed 也能与一些主流公司的 EMR 系统整合

(如 Allscripts,Cerner,Epic,GE,McKesson,MEDITECH,NEXTGEN 等)。

二、常见证据资源分类和简介

2001、2007 和 2009 年 Brain Haynes 等先后提出了证据资源的"4S"、"5S"和"6S"金字塔模型,每个"S"代表一种资源类型(图 27-3)。表 27-1 列出了这六类资源的简要介绍。

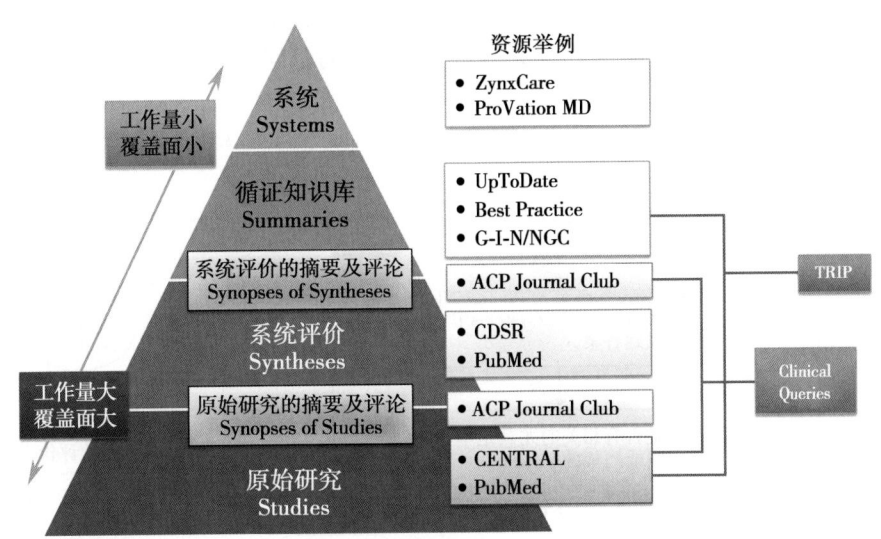

图 27-3　证据资源的 6S 模型

注:TRIP 属多元搜索引擎,可同时搜索图示括号中的证据资源;Clinical Queries 是 PubMed 专为临床医生制作的搜索工具,方便临床医生快速找到最相关的临床证据

表 27-1　循证医学资源分类

分　类	特　点	易用性和局限性	举　例
计算机辅助决策系统 Systems	将医院信息系统与循证知识库整合,主动向医师提供循证的诊断、治疗、护理、药物及其他与病人安全相关的重要信息	高度整合,主动推送信息;但目前还不完善	Provation MD、ZynxCare、VisualDX、GIDEON(仅针对感染性疾病)
循证知识库、循证临床指南 Summaries	针对临床问题,直接给出相关背景知识、专家推荐意见、推荐强度和证据级别	快捷易用,随时更新;但覆盖面小/主题面窄(需逐渐完善),费用高,存在潜在利益冲突	Best Practice、Clinical Key、Dynamed Plus*、Essential Evidence Plus、UpToDate 国际指南协作网 G-I-N、美国国家指南数据库 NGC
证据摘要 Synopses	对系统评价和原始研究证据的简要总结,及专家对证据质量和证据结论的简要点评和推荐意见,通常表现形式是期刊、临床实践指南等	较易用;但分布零散不够系统;且更新机制不佳	ACP Journal Club、EBM 系列期刊
系统评价 Syntheses	原始研究的系统评价	易用性不佳;数量较多;报告冗长;质量参差不齐,需使用者自己判断其质量;更新难以保障	Cochrane Library-CDSR、Cochrane Library-DARE、各种医学期刊上的系统评价
原始研究 Studies	原始单个研究	易用性差,数量庞大,质量无保障,须严格评价	PubMed、Embase.com、Cochrane Library-CENTRAL 等

*原美国内科医师协会的 ACP PIER/Smart Medicine 已下市,其内容并入 Dynamed Plus(https://www.acponline.org/acp-newsroom/american-college-of-physicians-and-ebsco-health-partner-to-give141000-acp-members-access-to-dynamed)

三、循证解决临床问题的思路

临床医生用于查找证据的时间有限,如何快速并确保找到答案,思路很重要。图 27-4 为循证解决临床问题的思路图,分成 3 个层面(虚横线)。随着循证医学和循证资源的不断发展,①大多数临床医生将在层面 1(应用)解决问题;②层面 2(桥梁)起承上启下的作用,既是对以往成果的检阅,也是寻找新研究方向的契机;③层面 3(研究)则是少数有余力和条件的临床医师和科研工作者的专利。

四、证据检索的步骤

证据检索步骤也可因此分为 5 步:①明确临床问题及问题类型;②选择合适的数据库;③根据选定的数据库制定相应检索策略和关键词;④评估检索结果,调整检索策略;⑤证据应用和管理。

(一) 明确临床问题及问题类型

可按照 PICOS 原则提出明确可解答的临床问题。根据问题性质,可分为背景问题和前景问题。明确问题性质有助于优先选择合适的数据库,以更快找到答案。①背景问题(如治疗急性期儿童尿路感染的药物

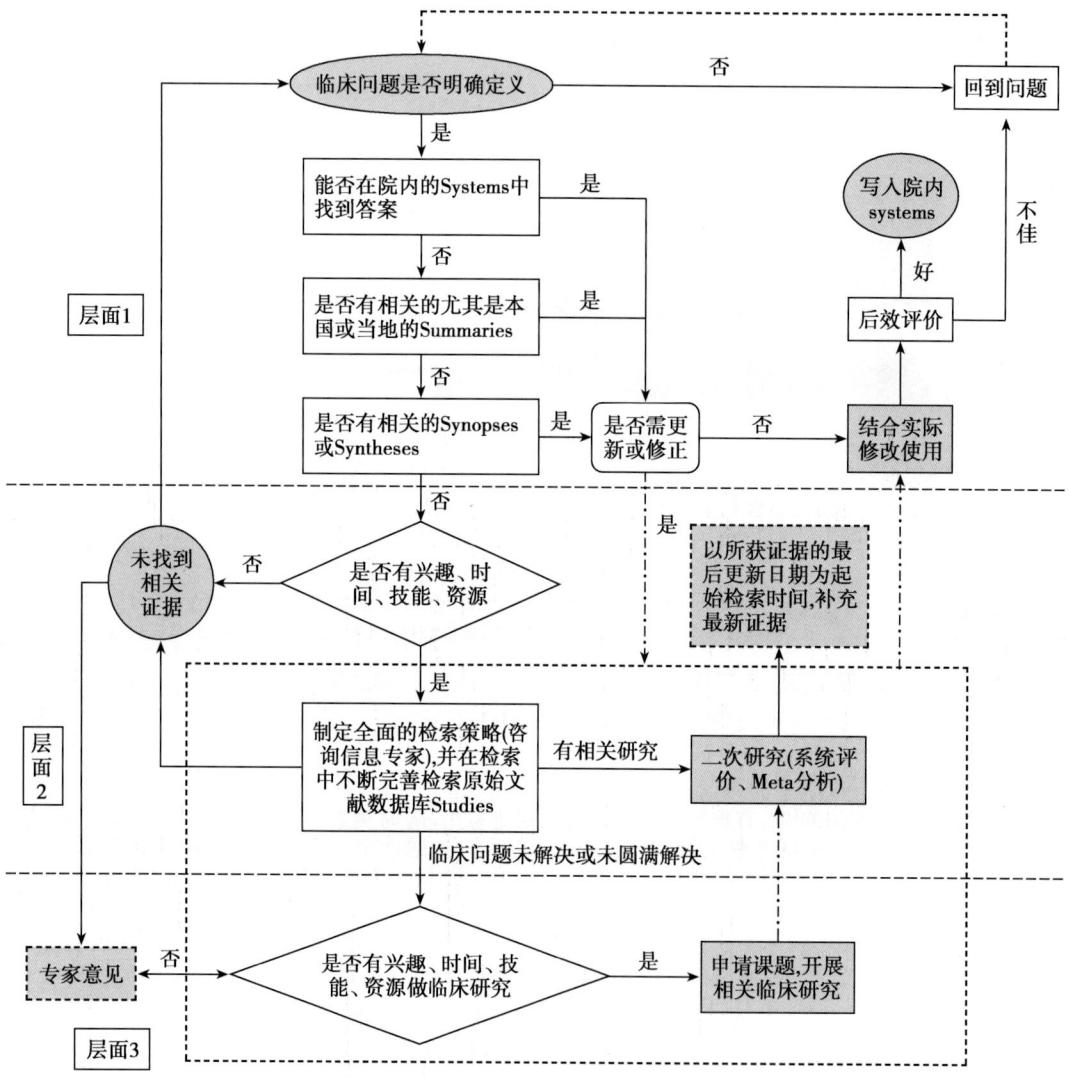

图 27-4　循证解决临床问题的思路图

说明:①临床问题是否确实存在且有价值,须明确定义(PICO);②证据查寻只是手段,解决临床问题才是目的。应遵循省时省力高效的原则,先从 6S 模型中的 Systems 开始,依次下来,最后考虑 Studies。一旦在某一步获得可靠证据,则可停止查证,回到临床;③若所获证据年限较远,还应从原始文献数据库补充最新证据。若新证据与已有证据有矛盾,应比较二者级别和质量,采纳高者。若相当,则等待进一步研究(科研契机);④证据仅供参考,应结合医师经验和患者意愿作出最后决策;⑤应整理经后效评价后效果较好的循证实践,写入院内的计算机辅助决策系统(若有),不断积累,节约资源;⑥若走完流程,问题仍未(圆满)解决,可咨询专家或考虑做原始研究(科研契机)。

有哪些?)的答案常见于教材、百科、参考、指南等证据类型;对应的证据来源如普通纸版教材、百度百科、丁香园用药助手、BestPractice、UpToDate 等。②而前景问题(如对急性尿路感染女性患儿,磺胺类抗生素和三代头孢哪个效果更好?)的答案通常存在于原始研究、系统评价、临床指南、循证知识库等证据类型中;对应的证据源如 PubMed、Cochrane Library、Best Practice、UpToDate 等。

根据问题来源,可分为诊断、治疗、预后、病因、预防、不良反应及成本和经济学问题等。每类问题都有其相应的最佳证据和证据分级(表 27-2)。明确问题来源,有助于在检索原始研究数据库时,选择合适的过滤器缩小检索结果范围以查准,比如 PubMed 的 Clinical Queries 即提供诊断、治疗、预后、病因和预防 5 种临床研究过滤器,方便读者快速针对相应问题,找到最适合解决该类问题的最佳临床研究证据。

(二)选择合适的数据库

对数据库的选择,按照图 27-3 所示的 6S 模型和图 27-4 所示的循证解决问题的思路,理论的选择方法应该是:①优先选择 System 类数据库;②所在单位没有 Systems 或不能解决你的问题时,再依次逐级选择 Summaries、Synopses、Syntheses 和 Studies;③一旦在某一步解决问题,就不再需要继续搜索下一级别的数据库。

但实际检索中 6S 模型太复杂。Systems 极少,当前也不够完善,故我们的检索通常都在其他 5S 中进行。从检索角度讲,5S 中真正的分水岭在于 Summaries 和其他 4S 的区别。因为 Summaries 中的数据库都是高度整合的知识库,需单独检索。之后的 4S 包含的内容通常零散发表在期刊杂志上,包括 Synopses 中的 ACP Journal Club、EBM 系列期刊;Syntheses 中的 Cochrane Library-CDSR 及 Studies,均可通过 PubMed、EMBASE. com 等一次性检索。基于此,选择数据库时可简单划分为 Summaries 和非 Summaries。Summaries 类数据库不解决问题时,再直接检索 PubMed 等索引数据库(多元搜索引擎如 TRIP

database 等也可选择)。

Summaries 类数据库也非常多。根据美国 KLAS 报告临床决策支持——床旁参考类排行榜(Clinical Decision Support—Point of Care Clinical Reference),近年排名靠前的有 DynaMed Plus(整合 MicroMedex 用药参考)、ClinicalKey(自带 Clinical Pharmacology 用药参考)、UpToDate(整合 Lexicomp 用药参考)等。意大利学者 Lorenzo Moja 等 2016 年从内容覆盖面、编辑质量、循证方法学 3 方面比较了 23 种循证医学知识库(含护理和康复类),结果见图 27-5;美国学者 Emily Johnson 等 2016 年从内容覆盖面、质量、易用性和费用 4 方面比较了 6 种循证医学知识库,结果倾向于 UpToDate 和 DynaMedPlus;澳大利亚学者 Jared M. Campbell 等 2015 年从护理学的角度比较了 20 种循证医学知识库,结果倾向于 UpToDate、Nursing Reference Centre、Mosby's Nursing Consult、BMJ Best Practice(整合 British National Formulary、Martindale、AHFS drug information 等用药参考,也可使用医院自己的药物数据库)和 JBI COnNECT+。这些结果有助于读者选择适用于自己的循证医学知识库。

(三)制定相应的检索策略和关键词

对循证医学知识库(Summaries)的查询,因信息高度浓缩和内容结构化,检索越来越趋于"傻瓜化"和"人性化",只需输入简单关键词即可获得答案及相应的证据。

若通过 Summaries 类数据库不能解决问题(如没有相关主题或更新时间较久远等情况),需要按照前述原则检索索引数据库时,就需要考虑策略和关键词组合。使用 PICOS 结构化临床问题,有助于理清关键词的组合方式(详见本书第二章)。临床证据检索的目的是快速获得针对问题的答案或最相关的高质量证据,应采用查准的策略。此处介绍几种常用的快速定位临床证据的查准策略:

1. Clinical Queries　Clinical Queries 是将一组预置用于查找系统评价和临床试验的检索式与用户输入的检索式进行 AND 连接,从而达到精简检索结果的目

表 27-2　不同问题类型对应的最佳研究设计

问题类型	简单举例	最佳研究设计
治疗性问题	治疗方法 A 是否比 B 更有效?	RCT＞队列研究＞病例对照＞病案报告
诊断性问题	这种诊断方法准确率有多少?	盲法、与金标准对照的前瞻性队列研究
预后性问题	这类病人能活多久?	队列研究＞病例对照＞病案报告
病因/危害性问题	这是什么原因造成的?	RCT＞队列研究＞病例对照＞病案报告
预防性问题	如何降低该病发生的风险	RCT＞队列研究＞病例对照＞病案报告
成本/经济学问题	措施 A 和 B,哪个性价比更好	经济学分析

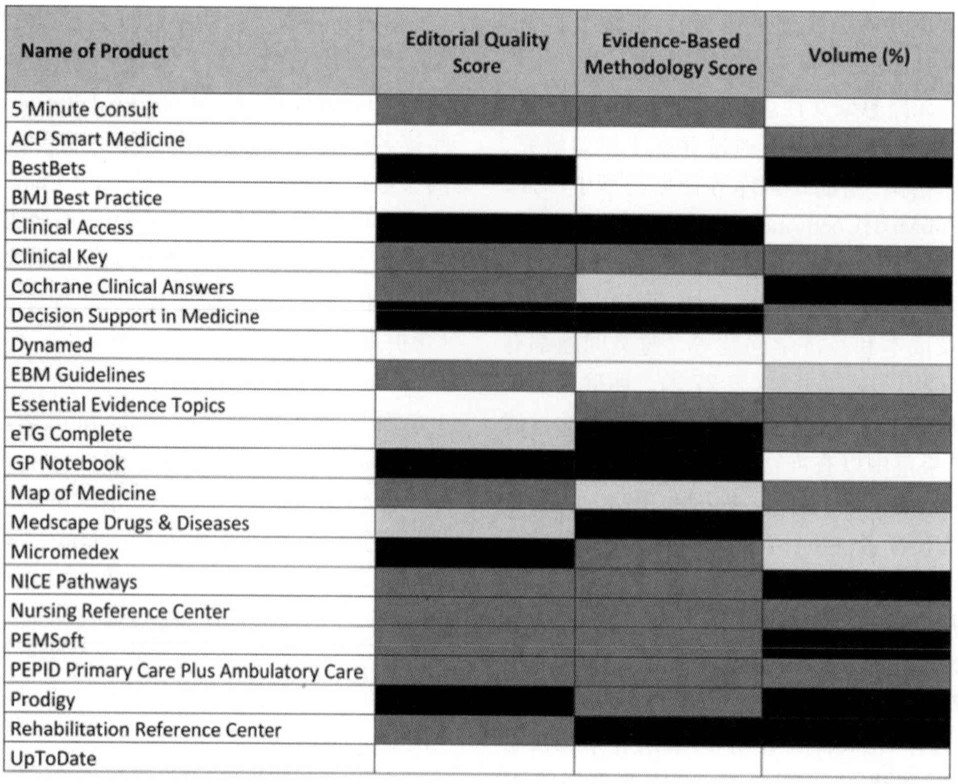

Name of Product	Editorial Quality Score	Evidence-Based Methodology Score	Volume (%)
5 Minute Consult			
ACP Smart Medicine			
BestBets			
BMJ Best Practice			
Clinical Access			
Clinical Key			
Cochrane Clinical Answers			
Decision Support in Medicine			
Dynamed			
EBM Guidelines			
Essential Evidence Topics			
eTG Complete			
GP Notebook			
Map of Medicine			
Medscape Drugs & Diseases			
Micromedex			
NICE Pathways			
Nursing Reference Center			
PEMSoft			
PEPID Primary Care Plus Ambulatory Care			
Prodigy			
Rehabilitation Reference Center			
UpToDate			

图 27-5　23 种循证医学知识库的比较

颜色越浅代表该数据库项目越好。图示 Dyna Med、UptoData 及 Best Practice 综合评价较高

的。其提供的诊断、治疗、预后、病因和预防 5 种临床研究过滤器能帮助用户快速找到最适合自己临床问题的研究证据。PubMed 和 OVID 可使用此功能。但 Reza Yousefi-Nooraie 等的研究显示,简单使用 Clinical Queries,其命中率和精准性均不理想。

PubMed 可通过 http://www. ncbi. nlm. nih. gov/pubmed/clinical 使用此功能。

OVID 在查询 MEDLINE 和 EMBASE 等数据库时,可在 Basic Search 或 Advanced Search 界面点击 Edit Limits 按钮使用此功能。

2. 过滤器(Filter)

(1)PubMed 的过滤器功能与 Clinical Queries 原理类似,只是可以设置的过滤器更多,它完全包含了 Clinical Queries 的功能。使用此功能需注册 My NCBI 账号,登录后即可自定义过滤器。如欲了解硫酸葡糖胺(Glucosamine Sulphate/Sulfate)对骨关节炎(Osteoarthritis)疗效。可在 PubMed 中作如下检索:Osteoarthritis AND Glucosamine AND (Sulphate OR Sulfate),然后使用 My NCBI filters 快速筛选文献。如图 27-6,单纯的检索式检索结果为 377 条,利用笔者自定义的 13 个过滤器,可按照证据分级,快速筛选出 377 条结果中的系统评价 38 条、Meta 分析 5 条、临床指南 1 条、多中心试验 17 条、随机对照试验 72 条、临床试验 79 条

等。也可按证据分类,使用 Diagnosis/Narrow、Therapy/Narrow、Etiology/Narrow 筛选出相应的文献(这几项与 Clinical Queries 中对应功能一样)。图中所示的英文过滤器均为 PubMed 自带的过滤器,登录 My NCBI 后选择添加即可。图中的 3 个中文过滤器,如其中的"4 本顶尖医学杂志",为笔者自己通过 My NCBI 的 "Create Custom Filter"功能自己创建的过滤器,其检索式为:"JAMA"[Journal] OR "BMJ"[Journal] OR "N Engl J Med"[Journal] OR "LANCET"[Journal]。通过该过滤器可以筛选出检索结果中,发表在美国医学会杂志、英国医学会杂志、新英格兰杂志和柳叶刀杂志上的文章,如本例中为 14 条。

(2) 通过 OVID 或 Embase. com 平台查询 MEDLINE 和 EMBASE,可通过这两个平台自带的 Limits 实现类似功能。

(3) 由于不同的数据库有不同的检索方式和语法,即使检索同一个东西(如随机对照试验),其检索式也不能通用。不少学者因此针对不同主题制定了适用于不同数据库/检索入口的类似过滤器。被广泛使用的较有代表性的过滤器有:①加拿大 McMaster 大学开发的 Hedges(http://hiru. mcmaster. ca/hiru/HIRU_Hedges_home. aspx)(图 27-7);②英国临床指南制作机构 NICE 的信息专家团队维护的 ISSG Search Filter

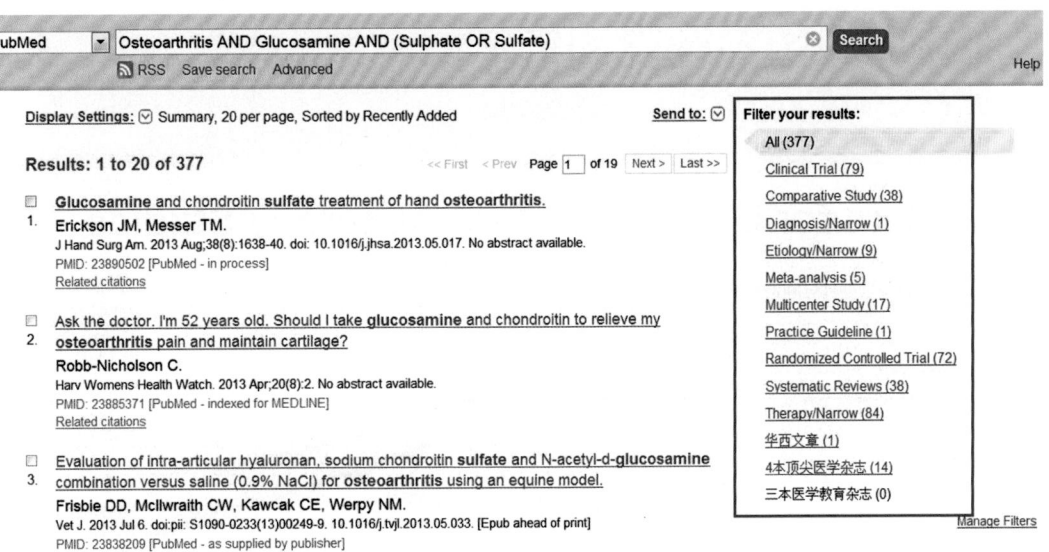

图 27-6　PubMed My NCBI Filter 功能

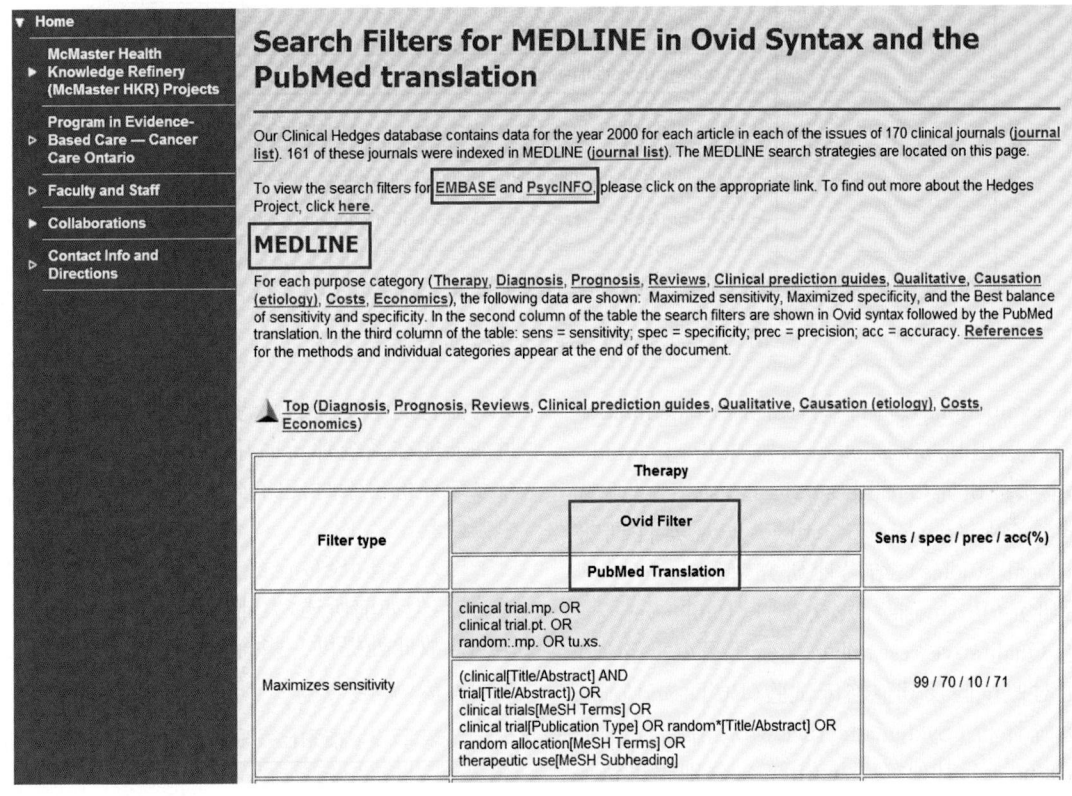

图 27-7　Hedges 过滤器——以 MEDLINE 为例

Resource（www. york. ac. uk/inst/crd/intertasc/）（图 27-8）（大陆读者限于网络原因可能无法访问 ISSG Search Filter Resource）；③Cochrane 协作网提供的过滤器（http://handbook. cochrane. org/）。

1）Hedges 提供了 MEDLINE（通过 PubMed 和 OVID 检索）、EMBASE（通过 OVID 检索）和 PsycINFO（通过 OVID）三个数据库中检索诊断性研究、预后研究、系统评价、临床预防指南（Clinical Pre-

diction Guides）、定性研究（Qualitative）、病因研究、成本（Costs）和经济学研究（Economics）的过滤器，每种过滤器都提供最高敏感性（敏感性越高，查得越全，但可能产生大量不相关文献）、最高特异性（特异性越高，查得越准，但可能漏检）和最佳平衡三种策略，临床医生查找证据时，优先选择最高特异性的策略为宜。

2）ISSG 将过滤器分为 18 类：不良事件（Adverse events）、诊断学研究（Diagnostic studies）、经济学评价

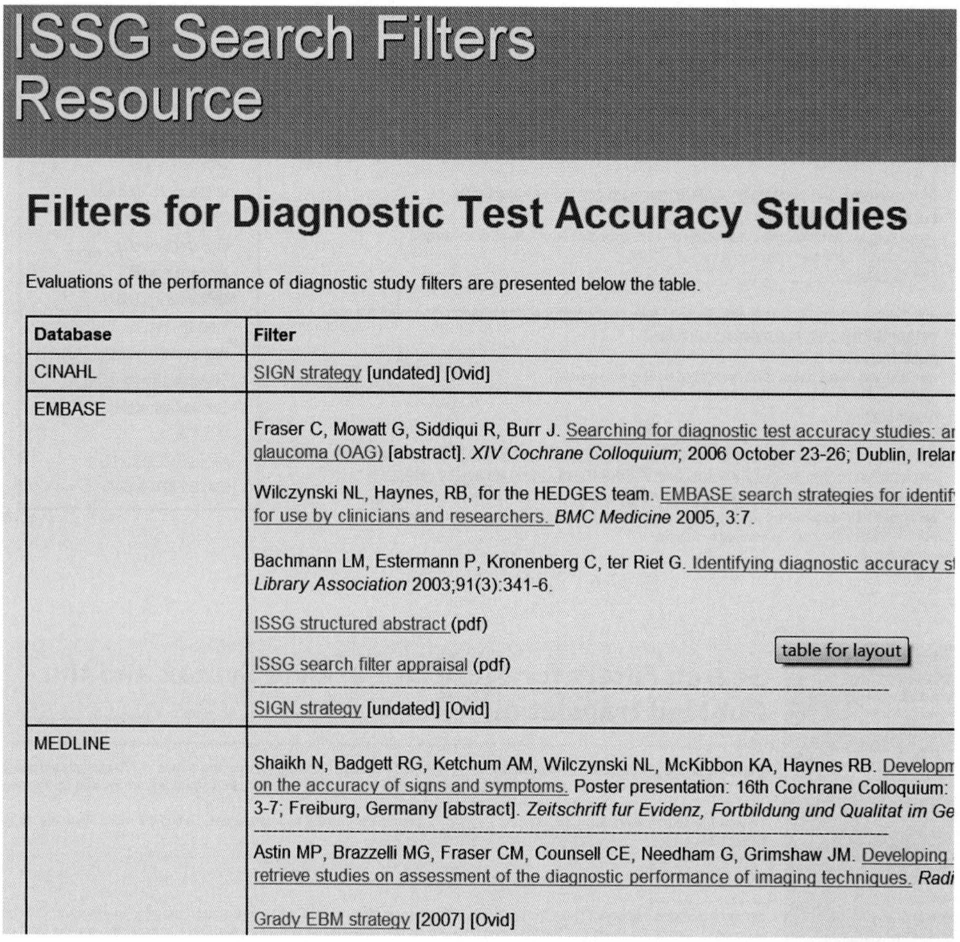

ISSG Search Filters Resource

Filters for Diagnostic Test Accuracy Studies

Evaluations of the performance of diagnostic study filters are presented below the table.

Database	Filter
CINAHL	SIGN strategy [undated] [Ovid]
EMBASE	Fraser C, Mowatt G, Siddiqui R, Burr J. Searching for diagnostic test accuracy studies: at glaucoma (OAG) [abstract]. *XIV Cochrane Colloquium*; 2006 October 23-26; Dublin, Irelan Wilczynski NL, Haynes, RB, for the HEDGES team. EMBASE search strategies for identif for use by clinicians and researchers. *BMC Medicine* 2005, 3:7. Bachmann LM, Estermann P, Kronenberg C, ter Riet G. Identifying diagnostic accuracy st *Library Association* 2003;91(3):341-6. ISSG structured abstract (pdf) ISSG search filter appraisal (pdf)　　　　　　　　　　　　[table for layout] -- SIGN strategy [undated] [Ovid]
MEDLINE	Shaikh N, Badgett RG, Ketchum AM, Wilczynski NL, McKibbon KA, Haynes RB. Developm on the accuracy of signs and symptoms. Poster presentation: 16th Cochrane Colloquium: 3-7; Freiburg, Germany [abstract]. *Zeitschrift fur Evidenz, Fortbildung und Qualitat im Ge* -- Astin MP, Brazzelli MG, Fraser CM, Counsell CE, Needham G, Grimshaw JM. Developing retrieve studies on assessment of the diagnostic performance of imaging techniques. *Radi* Grady EBM strategy [2007] [Ovid]

图 27-8　ISSG 过滤器——以诊断性研究为例

（Economic evaluations）、流行病学研究（Epidemiological studies）、病因研究（Etiology）、临床指南（Guidelines）、卫生服务研究（Health services research）、非随机临床试验（Non-randomized studies）、观察性研究（Observational studies）、结局性研究（Outcome studies）、预后研究（Prognosis）、公众视野（Public views）、定性研究（Qualitative research）、生命质量（Quality of life）、随机对照试验及其他临床试验（RCTs and other trials）、系统评价（Systematic reviews）、治疗性研究（Therapy studies）、其他（Other filters），分别收集每一类在各种数据库中的检索式。

3）Hedges 过滤器是成品，可以直接使用，其"最佳特异性"策略尤其适用于临床医生，其缺点是过滤器数量偏少。ISSG 则系统收集当前已发表的相关过滤器及针对过滤器使用效果的研究文献，以列表形式提供给读者，其数量庞大，即使通过同一个检索入口检索同一数据库中的同一类研究，也可能有好几个过滤器。这就更像原材料提供商，读者拿到后还要经过阅读和判断再加工才能使用。

2017 年，Siw Waffenschmidt 等研究 27 个已发表

针对流行病学研究的过滤器，结果发现：没有任何一个过滤器能在系统评价时用于系统检索，所以在实际进行系统评价检索时，已有过滤器可作参考，但尽量不要生搬硬套。

（4）尽管 ISSG 已经较系统的收集了各种类型的过滤器，但如前所述，大陆读者限于网络原因可能无法访问。故此处提供一些简单的便于读者自己收集过滤器的方法（表 27-3）。

表 27-3　搜索已发表检索过滤器的简单方法

数据库	检索式
Google/Google Scholar	MEDLINE｜PUBMED｜EMBASE｜OVID｜OVIDsp｜EBSCO｜CINAHL｜PsycINFO｜AMED AND intitle："search filters"｜intitle："search filter"
PubMed	"search filter"[ti] OR "search filters"[ti]
Embase. com	'search filter'：ti OR 'search filters'：ti
OVID	(search adj1 filter $). ti.

说明：Google 中符号｜相当于 OR，如想查特定数据库是否有已发表过滤器，可根据情况修改；部分相关文章不一定在标题中包含词组"search filter(s)"，使用本策略可能漏检

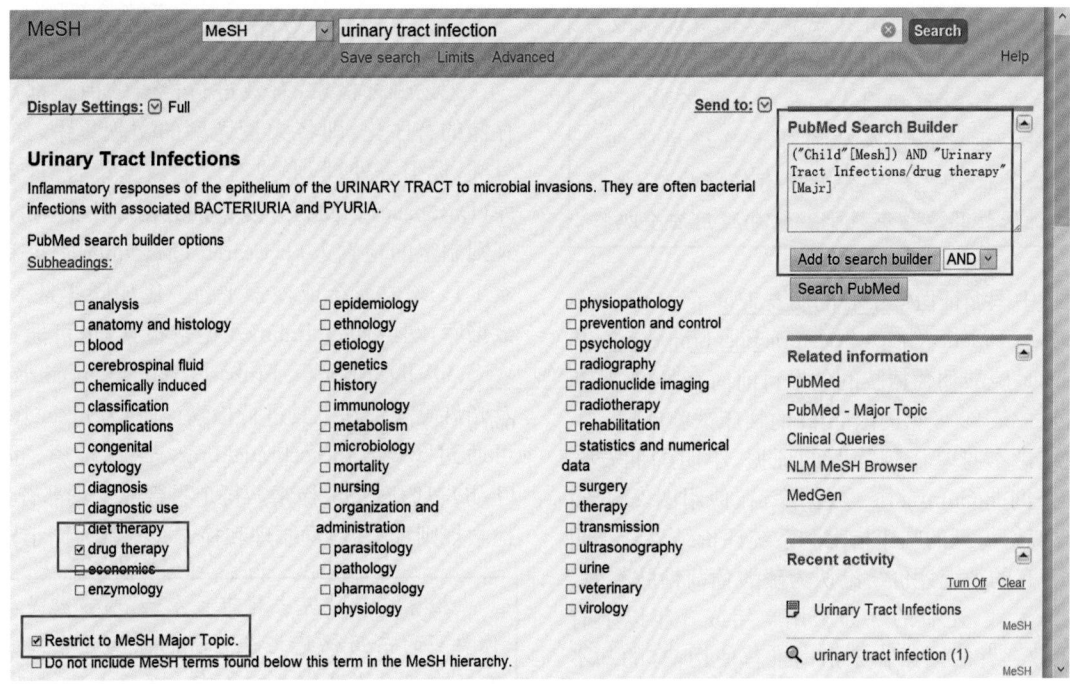

图 27-9　使用主题词、副主题词、主要主题词查准

3. 限定方法　包括主题词/主要主题词/副主题词（也是字段限定的一种）、字段限定（如［tw］、［tiab］等）、逻辑组合 AND、精确匹配（如双引号""）等；如查找儿童尿路感染的药物治疗，即可采用主题词＋副主题词＋主要主题词的方法，如图 27-9，主题词为 Urinary Tract Infections，副主题词为 drug therapy，勾选 "Restrict to MeSH Major Topic" 采用主题主题词检索。

因使用纯主题词检索不能查到最新尚未标引主题词的文献。为了查新，应补充对最新文献的自由词检索。可采用自由词［tw］或［tiab］等（［tw］范围更大，包含［tiab］，可根据查准查全的需求和结果反馈决定选择哪个），并将检索时间限定到最近一年或采用自由词［tw］NOT medline［sb］的方式（目的是缩小查询范围，使用主题词查找 MEDLINE 库，自由词查找非 MEDLINE 库）。如此例中可使用（"Urinary Tract Infections/drug therapy"［MAJR］OR（"urinary tract infection"［tw］NOT medline［sb］））AND（"child"［MeSH Terms］OR（child［tw］OR children［tw］OR childhood［tw］NOT medline［sb］））或（"Urinary Tract Infections/drug therapy"［MAJR］OR（"urinary tract infection"［tw］AND（"2016"［Date-Entrez］:"2017"［Date-Entrez］）））AND（"child"［MeSH Terms］OR（child［tw］OR children［tw］OR childhood［tw］AND（"2016"［Date-Entrez］:"2017"［Date-Entrez］））））的方式补充最新文献。此法结合 My NCBI Filters 可进一步精简结果。

在 OVID 中可通过"Search Tools"-"Thesaurus"实现主题词检索。也可直接输入检索符，比如对 liver 的主题词检索，可使用 liver/（等同于 pubmed 的"Liver"［Mesh:NoExp］），exp liver/（等同于 pubmed 的"Liver"［Mesh］）或 * liver/（等同于 pubmed 的" Liver"［majr］）。

Embase. com 中可通过"Emtree"可实现主题词检索功能。

4. Google Scholar　Salimah Z Shariff 等研究发现，在快速查找临床问题答案时，使用 Google Scholar 可能比 PubMed 能获得更多相关结果，且更易获取免费全文。

（四）判断检索结果

得到检索结果后，首先应该判断该结果能否回答之前提出的临床问题，对源于低级别证据源（如 Studies）的检索结果，还需进行严格的质量评价。

当发现检索结果不能满足需求时，则需要思考本次检索不能解决问题的原因是什么。①若是因为数据库本身没有包含答案，则需要重新选择数据库。②若是数据库包含的答案基于的证据过于陈旧，则应依次往下选择低级别数据库查找最新证据。③若是关键词和检索策略的问题，则需要分析检索结果，调整策略和关键词重新进行检索。如此反复，直到得到需要的答案或证明该问题暂时没有答案。相对而言，Systems 级别的数据库比 Studies 这类数据库，需要反复的次数少得多甚至不需要反复，因为前者证据充分、信息高度浓缩和结构化；而后者包含的信息量庞大，证据参差不齐，干扰信息很多。

案例：小明的岳父患有骨关节炎，他听说硫酸葡萄糖胺 Glucosamine Sulfate 对老年人骨关节炎 Osteoarthritis 效果很好，但国内的药物含量不够，一定要从国外带。于是他托人从国外千里迢迢带回 2 瓶。但他岳父服用半年后，症状没有任何改变，他很想知道这种保健品真的有效吗？长期服用安全吗？

小明托中国循证医学中心的朋友查询了 Summaries 类知识库 Best Practice(http://bestpractice.bmj.com)，其给出的结论是硫酸葡萄糖胺的效果目前尚有争议，其基于的证据是一条 2008 年美国 NIH 的临床试验证据。

因该结论本身基于较陈旧的证据，小明的朋友选择了继续查询非 Summaries 数据库，在使用图 27-6 中的方法查询后，得到的临床指南和系统评价结果让小明大吃一惊。有的系统评价结论认为硫酸葡萄糖胺有效，有的却认为无效，还有的认为服用半年或 3 年以上有效，短期无效。有的国家临床指南推荐使用，有的却不推荐。但所有结论都一致认为这种保健品对人体无害。基于此，小明最后决定让岳父继续服用这种保健品。

（五）证据应用和管理

不论是原始研究证据还是循证的推荐意见，最终将证据用到临床实践时还必须要结合医生的临床经验和患者的价值观。以丁香园论坛的一个例子说明如下：对闭合性胫骨干骨折，有充分证据证明：髓内钉内固定是业内公认的金标准治疗方法。若 A 医生既擅长髓内钉，又擅长钢板时，则髓内钉应是最明智的选择。但若 A 医生所在单位很少做髓内钉，技术很不熟练；但对钢板内固定非常在行。此时虽现有最佳证据表明髓内钉更好，但 A 医生选择钢板固定显然更合理，更明智。当然，若条件允许，转诊给擅长髓内钉的医生可能是最佳选择。

若仅单纯查证用证而不进行有序管理，对查到的证据不加以整理和总结，则将难有突破和创新。作为研究生，掌握创证，尤其是非常必要掌握制作系统评价的方法。

第二节　系统评价中的文献检索

系统评价强调全面收集符合纳入标准的已发表、在研甚至灰色文献证据，以尽可能减少选择性偏倚，对临床专业知识和检索技能的要求非常高，一般需要临床医生和专业的图书馆信息专家一起完成。对临床医生而言，掌握一定的检索技能有助于和信息专家进行更好的沟通，尽可能查得更全。本节从文献检索基本原理与步骤、常用文献数据库及选择、系统评价文献检索举例三部分来作简要介绍。

一、文献检索基本原理

无论哪种检索，有效进行检索的前提都需要文献存储的有序化：即将大量无序的文献集中，经过整理、分类、标引等处理，形成有序的数据集合，这就是数据库(Database)。而为方便查询数据库中的内容，按一定规则制定的检索入口(Search User Interface)，称之为检索工具、检索系统或检索平台。比如同样是 MEDLINE 数据库，既可通过 Pubmed 免费检索，也可通过收费的 WoS、OVID、EBSCO、Embase.com、Sciencedirect、Scopus 及光盘等平台和工具进行检索。而 Cochrane 图书馆，既可通过 www.thecochranelibrary 免费检索，也可通过 OVID 等收费平台检索。每个平台或工具都有其独有的检索规则，但其检索原理和检索技术都大同小异。

检索文献就像去超市买东西，超市就是数据库，你要买的东西就是文献。有的东西几个超市都有，有的东西只有某家超市才有。每个超市东西的摆放都不相同，但不论去哪个超市，你总能顺利的找到需要的东西，为什么？因为不论每个超市的摆放规则有何不同，他们都会对商品进行分类索引(有的超市还提供索引查询终端)，每个商品都会打上标签，标签上标有商品的名称、产地、价格、生产日期等，你通过这些信息就能很方便的筛选到自己需要的东西。在这里商品分类就像检索系统里面文献的主题词(Subject Headings)，标签上商品的属性就是文献的字段(Fields)。在商场寻找商品，是商品存储和个人需求的匹配，文献检索就是文献存储和个人需求的匹配，这就是文献检索的原理。所以要想高效快捷的找到文献，就需要对文献的存储，即数据库的结构非常了解。

（一）文献数据库的结构

图 27-10 是一个简单数据库的结构，图中第 3-5 行，每一行都代表一条文献记录(Record)。而每一列，则代表每条文献的一系列属性，即字段(Field)。

不要将这个数据库想象成复杂的医学数据库，如果只将它当作简单的 EXCEL 表格，你会怎么查找需要的资料呢？你会使用 CTRL＋F 来输入关键词进行查询，比如输入 random，并点击查找，你就能定位到包含 random 的记录，即图中的第 1、2 条记录(类似于自由词检索)。如果想查找文献类型为随机对照试验(Randomized Controlled Trial，RCT)的文章，可以先选中文献类型那一列，然后输入 random 来查找(这就类似于限定字段检索)。但如果你想查找文献类型(PT)为 RCT，且主题词(MH)中包含 Adolescent 的文献或者其他更复杂的查询条件,CTRL+F 这种简单方法就不能实现了,这就需要用到复杂的组合方式和数据查询技术,在文献检索里,我们可将之称为文献检索技术。

(二) 文献检索基本技术

布尔逻辑检索技术是文献检索中最常用的检索技术。简言之,就是 AND,OR,NOT 三个逻辑运算符,详见表 27-4。

当一个检索式包含多个运算符时,通常逻辑组合执行顺序是 NOT>AND>OR,但并不绝对。如在 PubMed 中,就是按从左到右的顺序执行组合。但不论怎样,使用()总是能优先执行,故进行复杂逻辑组合时,一定使用括号来保证正确的逻辑顺序,比如 Diabetes NOT(animal NOT human)中的括号即是为达到此目的。

其他常用的检索技术还包括①截词检索(truncation search);②邻近检索(proximity search);③字段限定检索(Limit search);④自动匹配检索(automatic term mapping)等,这些都是医学本科生医学文献检索的教学内容,此处点到为止。这些技术,在不同的数据库中可能有不同的使用规则,在实际操作中极易出错,建议在不熟悉的情况下,尽量通过阅读数据库的在线帮助(help)做适当了解。

(三) 文献检索途径与策略

1. 最常用的文献检索途径 包括主题词检索和自由词检索。

由于作者及期刊编辑的文化习惯和喜好差异,在文献中描述同一个东西也可能出现好几种甚至几十种词汇,这对阅读而言不会产生太大的问题,但对检索而言就是灾难。主题词的目的即是消除这种差异。医学主题词是用于描述医学概念的标准词汇,而主题词表就是这些标准词汇及其同义词、近义词和相关词的集合,可用于对医学文献进行索引、分类和检索。最常见的主题词表是美国国家医学图书馆(NLM)编制的 MeSH(主要用于 MEDLINE 标引)和荷兰爱思维尔集团制作的 EMtree(主要用于 EMBASE 标引)。以 MEDLINE 为例,一篇文献进入 MEDLINE 前,都有

记录号	状态	发表日期	标题	摘要	文献类型	主题词	地址	作者	语言
PMID	STAT	DP	TI	AB	PT	MH	AD	AU	LA
1	MEDLINE	2010 Jan	**A randomized controlled trial** of Internet-based self-help training for recurrent	Two different self-help	Randomized Controlled Trial	Adolescent Migraine Disorders/ps	Departme nt of Clinical	Trautmann E	ENG
2	In Process	2011 Dec	Stochastic resonance whole body vibration reduces musculoskeletal pain: **A randomized controlled trial.**	AIM: To examined the	JOURNAL ARTICLE		Achim Elfering, Jan	Elfering A	ENG
3	Publisher	2012 Jun	**A Systematic Review** of Complications and Failures Associated With Medial	BACKG ROUND:	JOURNAL ARTICLE		Departme nt of	Shah JN	ENG

图 27-10 简单的数据库结构

表 27-4 布尔逻辑运算

逻辑运算	说 明	举 例
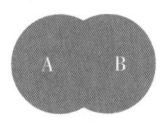 A and B	逻辑"与"/"并且",查找既包含 A,又包含 B 的记录。其作用是缩小检索范围,提高查准率	查找"胰岛素治疗糖尿病"的文献, Insulin AND diabetes
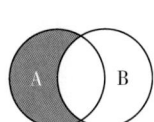 A or B	逻辑"或"/"或者",查找包含 A 或包含 B 的记录。其作用是扩大检索范围,提高查全率	查找"肿瘤"有关的文献 Cancer OR tumor OR carcinoma OR neoplasm
A not B	逻辑"非"/"不包含",查找包含 A,但不包含 B 的记录。其作用是缩小检索范围。此运算的不正确使用容易排除掉可能有用的文献,应慎用。	查找"人糖尿病(不要动物)"相关的文献 Diabetes NOT(animal NOT human)▲

▲使用 NOT 时应谨慎,如此例:若直接使用 Diabetes NOT animal,则会排除掉既包含 human 又包含 animal 的记录。在仔细阅读文献前,我们无法确定既包含 human,又包含 animal 的文献是否是我们需要的,故应持谨慎态度,保留这部分文献,进行人工筛查。故此处应首先使用 animal NOT human 得到只包含 animal 的文献,然后再使用 Diabetes NOT(animal NOT human)排除掉只包含 animal 的文献。

477

NLM 工作人员使用 MeSH 主题词表中最能反应该文献内容的主题词对其标引。由于每篇文章都可能涉及多方面论点及主要论点，所以每篇文章都可能包含多个主题词，而其主要论点则标记为主要主题词。

如一篇关于肝移植后早期使用前列腺素的随机对照试验文献，就可以按图 27-11 中的主题词表，被划分到"外科手术"-"移植"-"器官移植"-"肝移植"。这种树状结构的好处是，不仅能清晰明确表示各级主题词的关系，还能通过扩展检索上级主题词，来同时检索该主题词下级所有的主题词，比如扩展检索图 27-11 中的"器官移植"，即可同时检索从"骨移植"到"胰腺移植"7 个主题词所标引的所有文献，即使这些文献并未提到"器官移植"这个词。这篇文献同时也属于一些其他主题，比如人类 Human、成人 Adults、前列腺素 Prostaglandins、移植物失功 Primary Graft Dysfunction、血小板抑制剂 Platelet Aggregation Inhibitors。通过输入这些主题词或可以匹配到这些主题词的自由词进行检索，都能检索到这篇文献。但其主要主题词可能只有两个肝移植 Liver Transplantation 和前列腺素 Prostaglandins，若使用其他主题词词并限定到主要主题词检索，则不能检索到这篇文献，比如 Primary Graft Dysfunction[Majr]。

但因主题词是人工标引，故一些最新的文献，还来不及标引主题词，使用主题词检索就会漏检，比如 PubMed 中一些状态为 In Process 的文献（图 27-10 中的第 2 条记录）。所以还应结合自由词检索（主题词与自由词检索结果用 OR 连接）。自由词是由用户自己根据需求选择的单词或词组。输入自由词检索，必须要求文献的字段内容中有与自由词匹配的词，才能得到检索结果。故使用自由词检索时，常需考虑与自由词相关的近义词、同义词等，以避免因不同作者用词习惯不一而导致漏检。比如在 PubMed 中检索癌症相关文献，如果只单纯使用 cancer 自由词来检索，那么对那些只使用了 carcinoma、tumor、neoplasm 等词的文献，已经被标引的部分（状态为 PubMed-indexed for MEDLINE）可以通过主题词匹配检出，而对一些最新的还没有标引的部分（如状态为 PubMed-in Process 或 PubMed-as supplied by publisher]）则会漏检。

2. 制定检索策略的一般步骤如下：

（1）分析问题，明确检索要求

1）最能反映课题核心内容的概念有哪些（可参考 PICO）？

2）需要什么样的文献类型（S）？

3）需要哪个时间范围内的文献？

4）需要查新、查全还是查准？

（2）选择数据库，确定检索途径

1）哪些数据库可能包含我需要的文献？

2）这些数据库提供哪些检索途径，应该怎样组合？

（3）构建检索表达式

与你课题/问题直接相关的词（尤其是特征词）及其同义词、近义词、别称、简称/缩写有哪些？他们的逻辑关系是什么？（AND/OR）

（4）对检索策略进行调整，提高检索效率

1）扩大检索（查全）的措施包括：选择更多的数据库和时间范围、选择更多的检索方式（比如增加手检）、

All MeSH Categories

Analytical, Diagnostic and Therapeutic Techniques and Equipment Category

Surgical Procedures, Operative

Transplantation

Organ Transplantation

Bone Transplantation

Bone-Patellar Tendon-Bone Graft

Facial Transplantation

Heart Transplantation

Heart-Lung Transplantation

Kidney Transplantation

Liver Transplantation

Lung Transplantation

Heart-Lung Transplantation

Pancreas Transplantation

图 27-11　MeSH 词表的树状结构

选择更多的检索途径(比如主题词/扩展主题词/上位主题词＋自由词)、近义词/同义词、截词检索、减少 AND 组合中的非核心词、模糊检索、相关信息检索;

2) 缩小检索(查准)的措施包括:减少数据库数量、选择最快捷准确的检索方式、选择最准的检索途径(如 PubMed 中的主要主题词)、增加 AND 组合,减少 OR 组合、使用精确检索(如双引号)、使用字段限定检索、使用一些检索系统提供的过滤功能(如 PubMed 提供的 filter)

(5) 整理检索结果,获取原始文献

将结果导入文献管理工具,通过阅读标题摘要等信息,根据文献相关性、来源、作者背景、发表日期、参考文献(证据)、被引情况(认可度)、他人评论等因素,初步判断结果是否满足需求。若对结果不满意,再次回顾检索过程,重新调整策略。如果结果满足需求,则可开始获取原始文献,进入下一步分析研究。

二、常用文献数据库及数据库的选择

(一) 常用数据库简介

按收录内容及功能不同,可简单将医学文献数据库划分为:书目索引数据库(Bibliography Database)、全文数据库(Fulltext Database)及事实性数据库(Fact Database),详见表 27-5。表 27-6 列出了一些常见的书目和全文数据库及其期刊收录量。可以看出,全文数据库非常多,但期刊数通常都不全,虽然也有综合性的全文数据库,但多数是出版商自己的数据库,通常收录他们自家出版的期刊,期刊质量参差不齐。而索引数据库较少,都是权威机构按照严格的质量标准从各个出版商的期刊中挑选收录,其检出文献质量更有保障。如果在制作系统评价时为了查全,去挨个检索全文数据库,将非常耗时,这就是为什么我们需要书目索引数据库的原因。

表 27-5　文献数据库分类——按收录内容和功能分

	描　述	举　例
书目索引数据库	主要指提供索引和文摘的二次文献数据库,文献收录较全,无全文	如美国医学文摘(MEDLINE),荷兰医学文摘(EMBASE),《中国生物医学文献数据库》(CBM)等
全文数据库	提供期刊文献全文的数据库。文献收录通常较片面。	如 EBSCO EJS/ASP,IngentaConnect,OVID Journals,ScienceDirect,CNKI,VIP,WANFANG 等中英文期刊全文库
事实性数据库	提供事实性信息和数据的数据库,比如统计信息,参考工具书等	如 CNKI 中的国家科技成果数据库、ACCESSMEDICINE 中的 Textbooks 数据库、循证医学知识库如 UpToDate 等

表 27-6　常见书目和全文数据库及其包含的医药卫生期刊数

数据库	含医药卫生期刊数	数据来源
书目索引数据库		
CBM	1800	http://www.sinomed.ac.cn/help/index.html? crossurl=4
MEDLINE/PubMed	5632/30524△	http://www.ncbi.nlm.nih.gov/nlmcatalog? term = currentlyindexed[All]　http://www.ncbi.nlm.nih.gov/nlmcatalog/? term = nlmcatalog + pubmed[sb]
EMBASE/Embase.com	8500+△	http://www.elsevier.com/online-tools/embase/about
Cochrane Library-CENTRAL	1,065,345*	http://www.cochranelibrary.com/about/about-the-cochrane-library.html
Cochrane Library-DARE	36,795*	http://www.cochranelibrary.com/about/about-the-cochrane-library.html
Cochrane Library-NEED	15,015*	http://www.cochranelibrary.com/about/about-the-cochrane-library.html
WoS-SCIe(引文索引数据库)	8895#	http://ip-science.thomsonreuters.com/cgi-bin/jrnlst/jlresults.cgi? PC=D
Scopus	22794	https://www.elsevier.com/solutions/scopus/content
全文数据库		
Cochrane Library-CDSR	9890*	http://www.cochranelibrary.com/about/about-the-cochrane-library.html
CNKI-期刊	1334	http://acad.cnki.net/Kns55/oldnavi/n_Navi.aspx? NaviID=1
VIP-期刊	2078	http://www.cqvip.com/journal/1.shtml
WanFang-期刊	1283	http://c.wanfangdata.com.cn/PeriodicalSubject.aspx? NodeId=R

479

续表

数据库	含医药卫生期刊数	数据来源
EBSCO-EJS	4988	http://ejournals. ebsco. com/info/ejsSubjects. asp
EBSCO-ASP	2330	https://www. ebsco. com/products/research-databases/academic-search-premier
IngentaConnect	1005	http://www. ingentaconnect. com/content? type＝subjects
OVID Journals	1227	http://www. ovid. com/site/search_results. jsp? query＝OvidSP
EBSCO-CINAHL Complete	5448	https://www. ebsco. com/products/research-databases/cinahl-complete
Proquest-HMC	3693	http://www. proquest. com/customer-care/title-lists/tl-menu. html ♯ medical
ProQuest-NAHS	1550	http://www. proquest. com/customer-care/title-lists/tl-menu. html ♯ medical
Sciencedirect	1928	http://www. sciencedirect. com/science/journals/sub/healthsciences
Springerlink	800＋	https://link. springer. com/search? facet-content-type＝"Journal"
Wiley Online	613	http://olabout. wiley. com/WileyCDA/Section/id-404513. html

数据采集时间：2017 年 8 月。

△：PubMed 除包含 MEDLINE 数据库外，还包含一些尚未被 MEDLINE 索引的文献，比如 in process，publisher 具体可阅读 http://www. nlm. nih. gov/pubs/factsheets/dif_med_pub. html；Embase. com 则包含 MEDLINE 和 EMBASE 两个数据库的内容；

*：此为 Cochrane 图书馆中收录的相应记录条数，非期刊数。其中 CENTRAL 为临床试验数据库、DARE 为非 Cochrane 系统评价数据库、NEED 为 NHS 经济学评价文献数据库、CDSR 为 Cochrane 系统评价数。

♯：Web of Science 除包括 SCIe 外，还包括南美、中国、俄罗斯和韩国的区域性数据库，及会议、专利、生物学等其他数据库。

（二）制作系统评价时数据库的选择

1. 中文数据库的选择　中文文献数据库常用的有 4 个，CBM、CNKI、VIP、WANFANG。有学者收集所有 2012 年以前国内循证医学类期刊发表的系统评价文献进行研究，发现约 30％的文献仅检索了上述 4 个数据库中的 1 个数据库，检索了 2 个和 3 个数据库的分别约占 25％和 30％，4 个数据库均检索的仅占 15％。

这 4 个中文数据库究竟应如何选择呢？表 27-7 比较了几种期刊被几大中文数据库收录的情况。其结果说明不同的数据库收录的期刊和文献交叉重合，没有任何一种数据库能完全包含另外一种数据库的内容。在进行系统评价文献检索时，为保证检索全面，通常情况下 4 个数据库均需要检索，使用文献管理工具对重复文献去重。但重复检索弊端明显，若有读者有兴趣，可筛选出自己所在专科领域的综合性期刊和专业期刊，然后用如表 27-7 同样的方法比较分析，筛选出适合自己专科领域的数据库组合。

表 27-7　中文数据库的选择

期刊名	刊期	印刷版	电子数据库/含医药卫生期刊数			
			CNKI 1334 种	VIP 2078 种	WANFANG 1283 种	CBM 1800 种
中华医学教育探索杂志	月刊	2017.8	2010.12	2017.4	2017.4	2017.1
中华医学教育杂志	双月刊	2017.4	2007.6	2017.1	2017.1	2016.4
中国循证医学杂志	月刊	2017.8	2017.8	2017.6	2013.12	2017.4
中华全科医师杂志	月刊	2017.8	2007.12	2011.12	2017.7	2017.4
中华全科医学	月刊	2017.8	2017.8	2017.7	2017.7	2017.4
中国全科医学	旬刊	2012.21	网络优先	2017.16	2017.21	2017.10
全科医学临床与教育	双月刊	2017.4	2017.4	2017.3	2017.3	2017.1

注：数据采集时间为 2017 年 8 月，表中数据代表在数据采集时，各数据库中收录该期刊的最新期次。

CBM 是书目数据库，对文献进行了主题词标引，检索更规范，期刊数也较多，但文献收录通常滞后 3～12 月；VIP 的期刊数最多，滞后约 1～3 月；CNKI 更新最快，但已被停止收录中华医学会系列杂志；WANFANG 期刊数最少，更新滞后 1～3 月，但在中华医学会系列期刊收录上有优势。注：表中《中华全科医学》为中华预防医学会杂志，不属于中华医学会系列杂志。

关于手检：

很多关于系统评价的书籍和培训都强调要做手工检索，但不少人不理解为什么有了方便的电子检索，还需要手工检索。所以在一些已经完成的系统评价中，作者为了完成"标准流程"，象征性的提到自己手检了很多杂志，比如有的文章提到"我们手检了××科×种主要杂志从创刊以来到 2017 年的随机对照试验"，从创刊到现在逐一手检，工作量之大不言而喻，这种描述很可能是因为他们并没有手检，也不了解为什么要手检。

那为什么要手检呢？表 27-7 能很好地回答这个问题，除 CNKI 外，其他数据库电子版更新都落后于印刷版（此情况国内多见，而发达国家的期刊通常电子版领先于印刷版）。所以这部分不能通过电子检索的期次（包括因本身没有电子版或因年限久远没有电子版的期刊期次），就需要手工检索。那么相应的，你在系统评价报告的方法学部分，报告检索策略时，措辞就会是"我们手检了××杂志×××年第×期到第×期"，这样别人一看就知道你确实进行了手工检索。

此外，1）即使期刊被电子数据库收录，也不代表该期刊上的所有文章都被电子数据库收录，比如增刊；2）即使被数据库收录，也可能因各种问题而不能被检索到，比如没有摘要、主题词标引有误等。

所以，1）对可能包含有大量相关研究的本领域重点期刊或其他数据来源，2）对重要文献的参考文献，都应进行手工筛查。

2. 外文数据库的选择　外文文献数据库种类数量繁多，很难像中文数据库一样将书目数据库和全文数据库都进行搜索。从表 27-6 所列医药卫生期刊数来看，如能同时检索 MEDLINE、EMBASE、CENTRAL、WoS 及 SCOPUS 最为理想。但由于 WoS 和 SCOPUS 是综合性数据库，还包含很多非医学类期刊文献。所以一般认为，制作医学类系统评价，需检索的最重要的三个外文数据库是 CENTRAL、MEDLINE 和 EMBASE，这三个库的关系如图 27-12 所示。

图 27-12 显示了 Cochrane 图书馆 2008 年第 1 期中 CENTRAL 数据库的构成情况。当时 CENTRAL 有临床试验记录 53 万条左右，其中 36 万条来自 MEDLINE 和 EMBASE（其中 5 万条为 EMBASE 独有），17 万条来自 Cochrane 协作网各小组成员录入的来自手工检索及区域性数据库（表 27-8）、专题数据库（表 27-

9）以及其他来源的临床研究文献。

很多人会有疑问，既然 CENTRAL 的数据是来源于 MEDLINE、EMBASE 及其他数据库的临床试验记录，那在制作系统评价时，是否只需检索 CENTRAL 就可以了呢？

答案是否定的。原因有三点：① MEDLINE 和 EMBASE 的数据是每日更新，而 CENTRAL 一年只更新 4 次。②CENTRAL 的数据提取策略是通过限定文献类型对 MEDLINE 和 EMBASE 进行粗略机检＋Cochrane 协作网成员的手工检索进行补充，难免存在漏检。③EMBASE 有约 2900 种期刊是独有的。2016 年 Lisa Hartling 等研究 120 篇系统评价显示：仅 MEDLINE 和 EMBASE 即可覆盖 97.5％的纳入文献。2016 年 John Rathbone 等比较了在 7 种数据库中检索高血压相关系统评价的差异，结果显示：①没有任何一

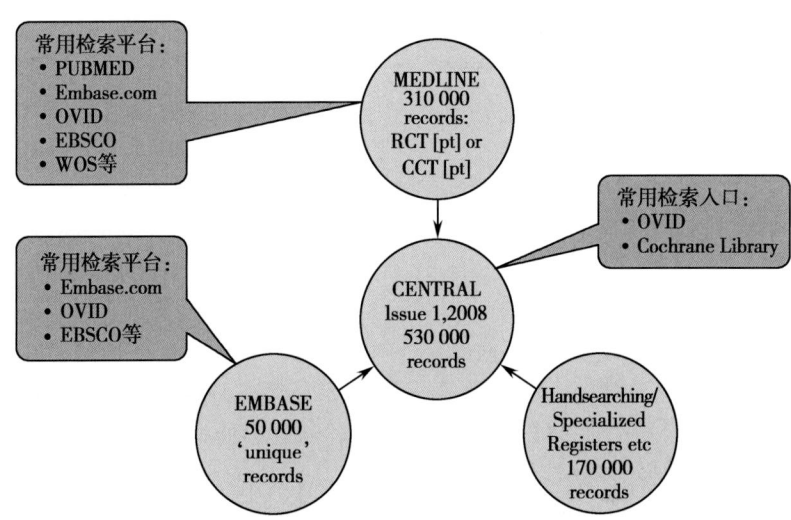

图 27-12　MEDLINE、EMBASE 及 CENTRAL 关系图（Cochrane 图书馆 2008 年第 1 期为例）

种数据库能检索到所有相关文献;②EMBASE 独有结果最多,但不相关结果也最多;③CENTRAL 独有结果不多,但其结果最相关。2016 年 Thomas Aagaard 等研究 23 个肌肉骨骼领域的 Cochrane 系统评价,结果发现:①使用 CENTRAL、MEDLINE 和 EMBASE 组合,平均能查找到 88.9% 的有效文献;②但在增加检索包括 SCOPUS、WoS、CINAHL、PsychINFO、AMED、PEDro 等在内的 10 个数据库时,仅能提高 2% 的命中率。故在制作系统评价时,推荐至少应检索 CENTRAL、MEDLINE 和 EMBASE。

> 关于不同检索入口检索同一数据库:
>
> 　　从不同超市买同一商品,拿到的东西是一样的,最多生产日期不同。理论上从不同检索入口检索同一数据库,在检索条件相同情况下,结果也应一样,但事实并非如此。比如从 OVID 和 PubMed 分别检索 MEDLINE 库中标题包含 Nicorandil 和标题摘要包含 liver 的文献,理论上 PubMed 作为第一手货源,其更新频率和数据量都应高于 OVID,即相同检索条件下 PubMed 结果应更多。但实际结果(表 27-8)显示,在检索标题摘要包含 liver 的文献时,PubMed 结果更多,而在检索标题包含 Nicorandil 的文献时,OVID 结果更多。二者之间是包含还是交叉关系,还待进一步研究。这提示即使针对同一数据库,使用多个检索入口进行检索也可能提高查全率。但实际上几乎没有作者会这样做,因为时间成本太高。

　　如果研究者时间充裕,条件允许,为了得到更全面的证据以最大可能减少选择性偏倚,除可补检 WoS 和 SCOPUS 外,还可考虑以下几种数据库:

　　(1) 区域性书目索引数据库(表 27-9):限于 MEDLINE、EMBASE 等索引数据库严格的收录评审制度及语言因素,并非全球所有的医学期刊都能被其收录,比如中国仅有 100 余种医药期刊被 MEDLINE 收录,而中国生物医药期刊索引数据库(CBM)收录的医药期刊高达 1800 种。这些未被收录的医学期刊并非一无是处,相反,这些用当地语言发表的文献,对当地的医务工作者仍有很大帮助,所以建立一个国家或一个区域内的文献索引数据库,非常必要。研究者在选择这类数据库时,限于语言因素,一般都带有地域色彩,比如中国研究者通常选择 CBM。极端情况下,追求极致全面的文献检索的研究者,可借助翻译工具(如 Google Translate)或吸收外籍研究者加入研究团队,检索所有有条件检索的区域性数据库。

　　(2) 专题数据库:根据具体的系统评价主题,还有一些专题数据库可供选择(表 27-10)。2016 年 Armen Yuri Gasparyan 等也从化学、心理卫生和神经病学、护理、急诊、运动和康复、环境和公共卫生、经济学、工程学、地理、物理和计算机科学、教育学、图书信息学等方面对专题数据库进行了总结,可从 https://www.ncbi.nlm.nih.gov/pmc/articles/PMC4835589/获取免费全文。

表 27-8　不同检索入口检索相同数据库的结果差异

入口	在以下数据库中分别检索标题包含 Nicorandil 和标题摘要包含 liver 的文献	检索式	结果 (2017.8)
OVID	Epub Ahead of Print, In-Process & Other Non-Indexed Citations, Ovid MEDLINE Daily, Ovid MEDLINE & Versions	• Nicorandil. ti. • Liver. ti, ab.	954 718 078
	MEDLINE	• Nicorandil. ti. and medline. st. • liver. ti, ab. and medline. st.	911 662 088
	MEDLINE 和 In Process	• Nicorandil. ti. and (medline or in-process). st. • liver. ti, ab. and (medline or in-process). st.	921 671 112
PubMed	PubMed	• Nicorandil[ti] • Liver[tiab]	938 723 074
	MEDLINE	• Nicorandil[ti] AND medline[sb] • liver[tiab] AND medline[sb]	895 666 796
	MEDLINE 和 In Process	• Nicorandil[ti] AND (medline[sb] OR in-process[sb]) • liver[tiab] AND (medline[sb] OR inprocess[sb])	917 686 558

表 27-9　常见区域性医学文献库

数据库名称	数据库所属区域	数据库入口（链接更新时间：2017 年 8 月）
African Index Medicus	非洲	indexmedicus. afro. who. int/
Chinese Biomedical Literature Database（CBM）（in Chinese）	中国	http://www. sinomed. ac. cn/
Index Medicus for the Eastern Mediterranean Region	地中海东部	http://www. emro. who. int/information-resources/imemr-database/
PASCAL	欧洲	http://www. inist. fr/? PASCAL-73（可通过 Dialog、STN、OVID、EBSCO 等检索平台检索）
IndMED	印度	indmed. nic. in/
KoreaMed	韩国	www. koreamed. org/SearchBasic. php
JST 系列数据库	日本	J-GLOBAL：http://jglobal. jst. go. jp J-STAGE：HTTP://www. jstage. jst. go. jp
LILACS	拉丁美洲和加勒比地区	http://lilacs. bvsalud. org/en/
IMSEAR	东南亚	http://imsear. li. mahidol. ac. th/
Panteleimon	乌克兰和俄罗斯	www. panteleimon. org/maine. php3
WPRIM	西太平洋	http://www. wprim. org/
IBECS	西班牙	http://ibecs. isciii. es
SciELO	巴西、南美/葡萄牙/西班牙语系	http://www. scielo. org 或从 Wos 检索

数据主要来源于 Cochrane 系统评价手册 http://handbook-5-1. cochrane. org/chapter_6/box_6_2_a_examples_of_regional_electronic_bibliographic. htm，本表更新了其中过时的链接，并增加了几个数据库。删除了其中澳洲的 AMI（已从 2009 年停止更新，另一数据库 Informit Health Collection 可作为替代，可从 https://www. informit. org/index-databases#index-databases 获得历史资料和新的数据库）。

表 27-10　专题数据库

主　题	数　据　库
社会、社区、健康促进	• 健康促进系列数据库：http://eppi. ioe. ac. uk/cms/Default. aspx? tabid=185 • 计划生育 POPLINE：http://www. popline. org • 老年医学 EBSCO-AgeLine：http://www. ebscohost. com/academic/ageline • 儿童数据：美国 http://www. childhealthdata. org/ • 全球卫生 Global Health：http://www. ovid. com/site/catalog/databases/30. jsp • 社区卫生 CommunityWISE：http://www. oxmill. com/communitywise/ • 社区预防指南 Community Guide：http://www. thecommunityguide. org • 社会问题类： ■ Campbell Collaboration Library：http://www. campbellcollaboration. org/lib/ ■ Social Care Online：http://www. scie-socialcareonline. org. uk/ ■ Social Policy and Practice：http://www. ovid. com/site/catalog/databases/1859. jsp
护理、补充和替代医学	• CINAHL：www. ebscohost. com/cinahl • AMED：www. ovid. com/site/catalog/DataBase/12. jsp • British Nursing Index：www. proquest. com/go/bni • EMCare：http://www. elsevier. com/bibliographic-databases/emcare • MANTIS：http://www. healthindex. com/ • Otseeker：http://www. otseeker. com/ • PEDro：http://www. pedro. org. au/ • Informit-Health Collection：http://www. informit. com. au/health. html
教育、心理和精神医学	教育类 Education Resources Information Center（ERIC）：http://eric. ed. gov 心理和精神类 PsycINFO：http://www. apa. org/pubs/databases/

数据主要来源于 Cochrane 系统评价手册：http://handbook-5-1. cochrane. org/chapter_6/box_6_2_b_examples_of_subject_specific_electronic. htm，更新了其中过时的链接。

（3）灰色文献库：灰色文献很难定义，在此处我们将之定义为：未正式以全文形式发表在学术期刊上的文献。一些未正式见刊的研究报告、会议论文、硕博士论文、内刊、电子出版物、官方文档等都可归入此类。研究显示：公开发表的临床研究的总体干预效果明显好于灰色文献报告的效果。这提示纳入与不纳入灰色文献，完全可能改变系统评价的结论。但统计显示：仅有少于 10％的 Cochrane 系统评价，检索了灰色文献数据库。究其原因，一是灰色文献本身较难收集，二是即使收集到了，也很难获得较翔实的数据。但一篇高质量的系统评价应尽可能全的收集数据，尽最大可能避免偏倚。常见灰色文献数据源如下：

1）会议论文：研究显示：有一半左右的会议论文最终未被发表，而公开发表的那一半文献的结论，明显异于未发表的那一半。

①SCOPUS：http：//www. scopus. com

②Conference Proceedings Citation Index：http：//wokinfo. com/products_tools/multidisciplinary/webofscience/cpci/

2）硕博士论文：很多硕博士论文最终也未能以文章的形式发表，一些已发表的，其发表在期刊上的数据与其硕博士论文中数据不符的现象也屡见不鲜。

①ProQuest Dissertation & Theses Database(PQDT)：http：//www. proquest. com/products-services/pqdtglobal. html

②German Dissertations Online：http：//www. dissonline. de/

③中国知网硕博论文：http：//epub. cnki. net/kns/brief/result. aspx? dbPrefix＝CDMD

3）灰色文献综合数据库

①OpenGrey：http：//www. opengrey. eu/

②PsycEXTRA：http：//www. apa. org/pubs/databases/psycextra/index. aspx

③NTIS：http：//www. ntis. gov/

④HMIC：http：//www. ovid. com/site/catalog/databases/99. jsp

4）在研临床研究：收集在研临床研究，通常有两个好处：①制作系统评价时间较长，跟踪在研临床试验有助于及时纳入最新的临床研究结果；②一些已完成的临床试验，其结果却从未被公开发表，其原因可能是结果不理想，也可能是作者自身的原因，收集并纳入这部分临床试验结果，有助于减少偏倚。目前用于收集在研临床试验最理想的数据库是 WHO 国际临床试验注册平台（International Clinical Trials Registry Platform, ICTRP, http：//www. who. int/ictrp/），检索入口：http：//apps. who. int/trialsearch/。使用此入口可

一站式检索15 个国家和地区临床试验注册中心数据（详细列表：http：//www. who. int/ictrp/search/data_providers/en/index. html）。但该一站式检索入口的缺点是，其数据均由各成员中心上载，故存在更新滞后的问题。可适当访问各国临床试验注册中心补充最新的临床试验注册记录。

5）其他：除以上介绍的数据库外，还可通过以下途径收集资料：

①网页搜索：Google/Google Scholar/Baidu 等

②书籍搜索：Google Books 等

③重点筛查已发表系统评价、临床指南或其他相关综述类文献的参考文献

④由于数据库众多，且层出不穷，本章难以一一列举。读者可经常浏览知名医学数据库提供商的网站、世界知名大学或医疗机构及自己所在机构图书馆的网站，发现更多更新的适合自己专业领域的数据库。

三、系统评价检索步骤及举例

以"尼可地尔对行经皮冠状动脉介入治疗术病人各种原因死亡率和心血管事件疗效的系统评价"为例（此处仅以此为例讨论检索问题，不关注选题是否恰当）。

1. 前期调研，确定问题存在，且有临床意义。可通过检索系统（如 Cochrane Library 或 Pubmed 等）确定是否已有相关系统评价发表。

2. 分析课题，明确检索需求：

（1）根据 PICOS 要素，假设本课题的核心概念如下：

P：患者人群——各种原因的 PCI 术后病人

I：干预措施——尼可地尔（口服、静注或冠脉内给药）

C：比较措施——安慰剂、其他对照（不含尼可地尔）

O：结局指标——心血管不良事件

S：研究类型——随机对照试验

（2）研究地点和时间：不限。

（3）课题为系统评价，尽量查全。

3. 选择数据库，明确检索途径　根据前述原则，中文数据库选择 CBM/CNKI/VIP/WANFANG，英文数据库使用 OVID 可同时检索 CENTRAL、MEDLINE 和 EMBASE，但基于本案例展示不同检索入口和数据库特点需要及表 27-8 描述的原因，此处选择通过 thecochranelibrary. com 检索 CENTRAL，通过 pubmed. gov 检索 MEDLINE，通过 OVID 检索 EMBASE。关于多数据库检索结果的结果去重，OVID 可在检索完成后直接对结果进行去重，但因其可靠性并不明确，更推荐使用文

献管理软件如 EndNote 进行去重,Yoojin Kwon,Wichor M. Bramer,Micah D. J. Peters 等分别较系统的介绍了如何在系统评价中使用 Endnote 去重的优化方案。此外,2015 年 John Rathbone 等报道了其自主研制的去重软件(http://crebp-sra.com/)效果优于 Endnote。

检索途径,在 CBM、CENTRAL、MEDLINE 和 EMBASE 中采用主题词+自由词的方式,在 CNKI/VIP/WANFANG 三个全文数据库及其他选中数据库中,根据数据库特点制定检索方式。

4. 收集关键词,制定检索式　不同检索入口不同数据库有不同检索方式。故关键词的选择和检索式的制定一定要符合相应数据库的规则。因为随着技术升级和用户反馈,多数数据库会不断更新和完善自己的检索系统。所以,掌握一个数据库使用最好的办法,是

浏览数据库自己提供的帮助(help)、搜索技巧(search tips)或教学资料(tutorial/demonstration)。某个数据库的检索技术和方式不要轻易套用到其他数据库,否则容易犯错误。

(1) 首先考虑选择 PICO 中的 P 与 I/C 或二者之一作关键词,通常情况下,初次检索不考虑使用 O 和 S 做关键词。通过团队成员的专业知识或查阅汉英词典,初步得到各概念的中英文(表 27-11):

(2) 通过 MeSH 确定这些关键词的主题词,并通过 Entry Terms、Previous Indexing、上下位主题词等可发现更多同义/近义词(图 27-13)。通过 OVID 的 Basic Search,选择 Include Related Terms,在 Search Information 中的 Search Terms Used 也可得到一些同义/近义词。

表 27-11　使用 PICOS 理清概念

P	I	C	O	S
经皮冠状动脉介入治疗术	尼可地尔	安慰剂、其他对照	死亡率和心血管不良事件	随机对照试验
Percutaneous Coronary Intervention,PCI	Nicorandil	-	此处暂不考虑,若检索结果特别多时,可谨慎考虑是否使用前述副作用相关过滤器或自制检索式	Randomized controlled trial

注:此处仅为举例。制作系统评价的专家团队对专业词汇应很了解,他们初次能够想到的关键词会比表中列出的多。

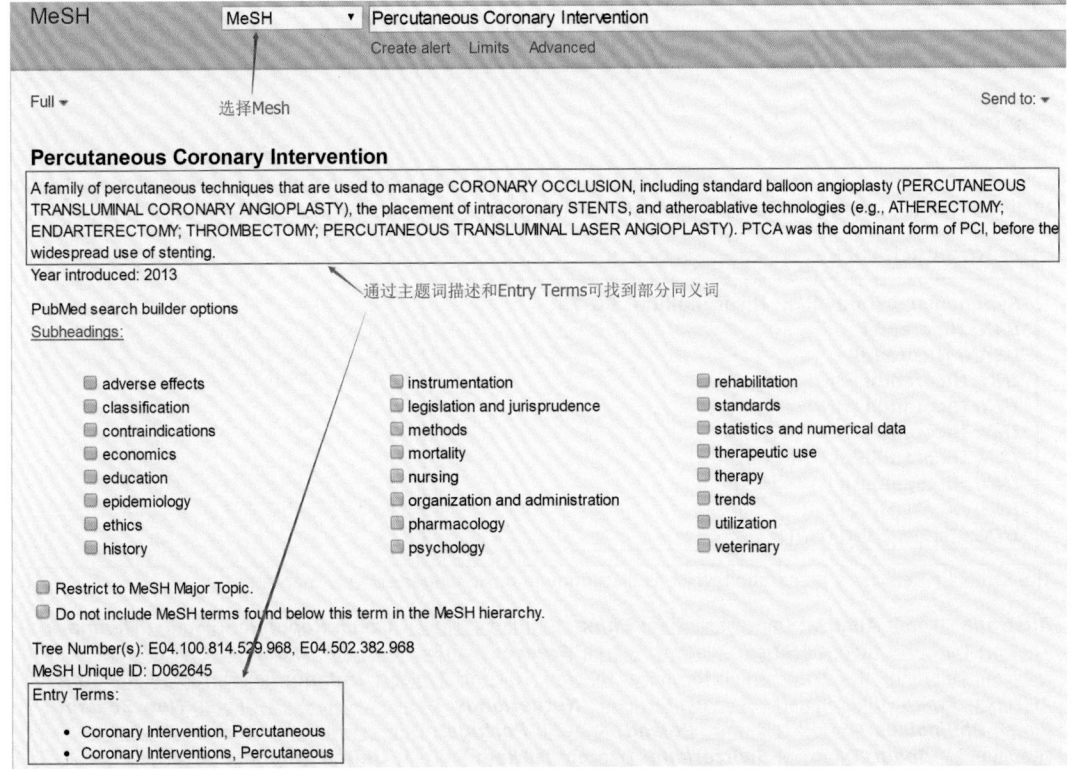

图 27-13　通过 Mesh 词表找到更多同义/近义词

（3）使用药典（如 Martindale）、药物数据库（如 MicroMedex）、百科（如百度百科、wikipedia）可查找药物的商品名及其他近义词，以马丁代尔药典（BMJ Best Practice 内置）为例（图 27-14）

（4）查找核心文献：通过主要主题词 Major Mesh、双引号精确检索、SCI 引文索引、手工筛查重要期刊等方法预先查找查找最符合自己要求的文献及参考文献。阅读后发现更多关键词。以 2012 年 Cheow Peng Ooi 等在 Cochrane Library 发表的系统评价"Momordica charantia for type 2 diabetes mellitus"为例，该文仅纳入 4 篇文献，在文献偏少情况下，应采用高敏感检索策略尽可能扩大检索范围。图 27-15 左侧为该文参考文献，右侧为其 MEDLINE（via OVID）检索策略，左侧已纳入文献和参考文献中出现的 ampalaya、mamordica（拼写错误）、karolla、karela 等词，

均未进入作者检索词。在检索结果偏少时，应尽可能采用前述查全策略扩大检索范围，使用更多同义词和近义词是常用策略之一。

（5）文本挖掘（Text Mining）：2016 年美国医疗保健研究与质量局发表了探索在系统评价中使用文本挖掘软件来进行文献检索和筛选的白皮书（https://www.ncbi.nlm.nih.gov/books/NBK362044/），总结了 18 种可用于文本挖掘的工具。2015 年 Alison O' Mara-Eves 等系统总结了当前使用了文本挖掘进行文献检索和筛选的系统评价，认为文本挖掘技术有望大幅节约系统评价文献筛选时间，在用于理清概念主次方面现有工具已可用于制作系统评价，但在自动进行文献筛选方面，技术尚不成熟。图 27-16 显示了一种文本挖掘软件 Robot Analyst（http://www.nactem.ac.uk/robotanalyst/），在将文献导入后，会自动对文献包

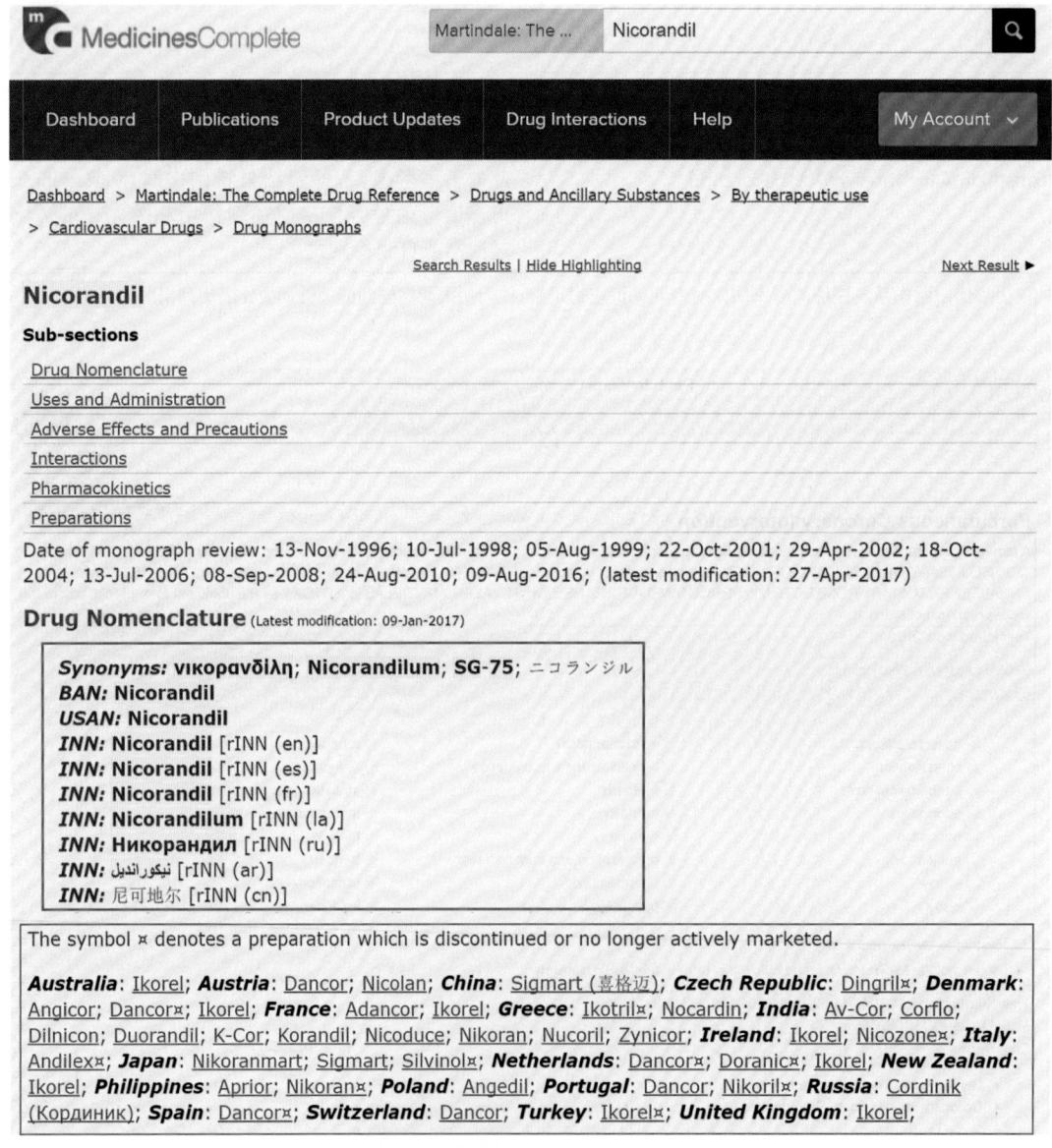

图 27-14　使用马丁代尔药典查找磺脲类药物药物的商品名及其他表达

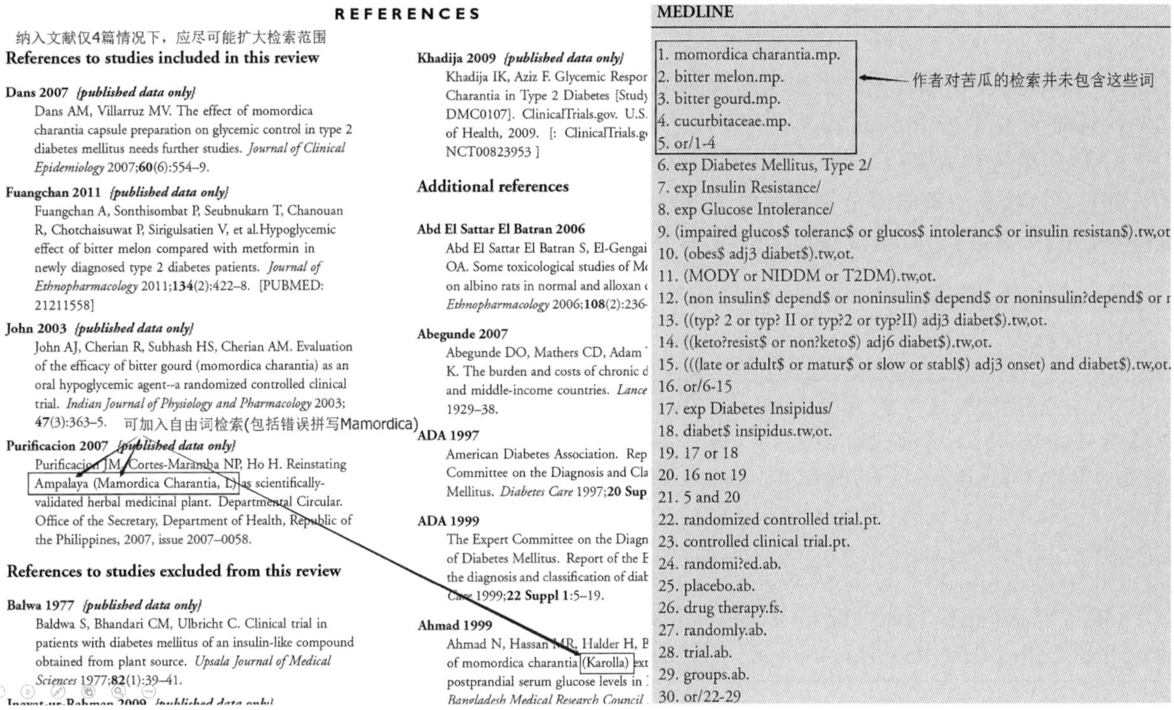

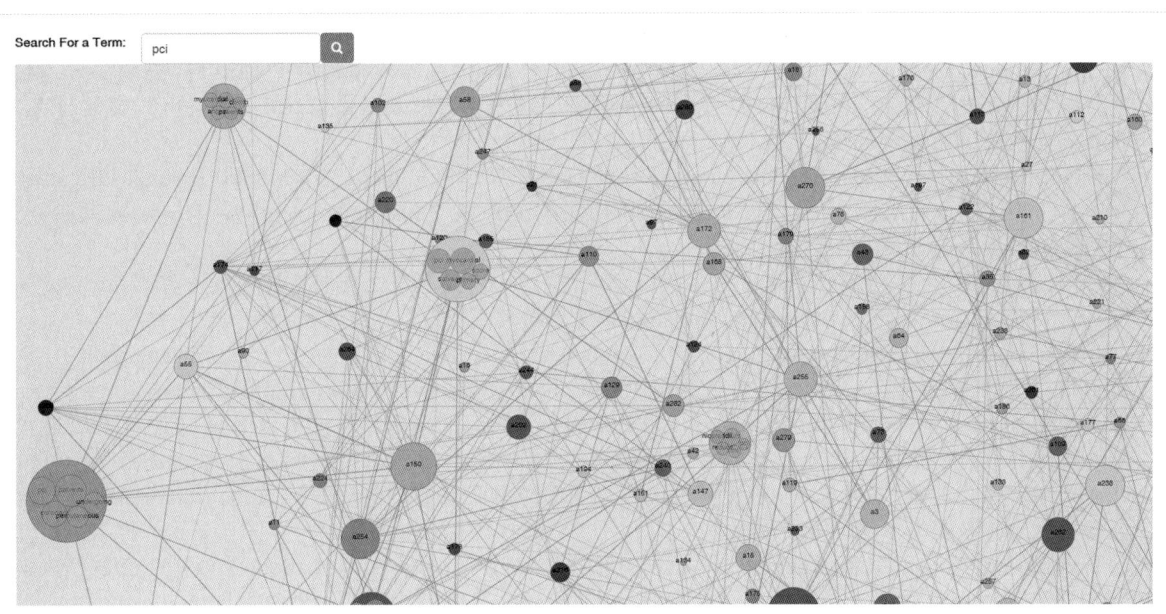

图 27-15　阅读核心文献发现更多关键词

图 27-16　文本挖掘工具 Robot Analyst

含的文本进行关键词聚类和关联分析,从而实现文献关键词提取和筛选功能。而软件自动提取的高频关键词,则很可能可用于系统评价的文献检索。

5. 正确组合关键词执行检索,并根据检索结果,调整关键词组合　研究显示,仅有 30% 的系统评价最终采用的检索策略与其研究方案时的检索策略相当,其余 70% 均经过了一定程度的调整。通常最终的检索策

略都要经过反复尝试,根据检索结果来不断调整。

(1) 首先理清概念间的逻辑关系并选择合适的组合:经皮冠状动脉介入治疗术(P) AND 尼可地尔(I) AND 随机对照试验(S)。此例中,尼可地尔是一种适应证并不宽泛的药物,在制定检索策略时,可考虑单独检索尼可地尔(I),而不用再增加其他概念(如 P AND I),从而最大限度保证检索的全面性。实测结果

显示,单独检索尼可地尔,MEDLINE＋EMBASE＋CENTRAL 约返回 3000＋结果。这对理想的系统评价而言,应是可接受的手工筛选量。但在实际情况中,限于作者不同的研究条件和检索需求 P AND I 和 P AND I AND S 甚至 P AND (I AND/OR C) AND O AND S 都是可以接受的策略。至于如何取舍,最简单的办法是使用 P AND I 进行预检,如返回结果很少,则考虑使用 P 或 I 单独检索,如结果很多,则首先考虑增加 S,结果还多,最后再增加 O。本例从演示角度,首先选择 P AND I 的组合进行检索。

(2) 按照主题词＋自由词的方式填入关键词执行检索:可分步检索,也可将检索式组合好后一次性检索。此处关键词均使用前述 5 种收集关键词方法获得。

MEDLINE via PubMed:

一步完成检索:

("Nicorandil"[Mesh] OR SG75[tw] OR "SG-75"[tw] OR "sigma-75"[tw] ORIkorel＊[tw] OR Adancor＊[tw] OR dancor＊[tw] OR SIGMART＊[tw] OR nicorandil＊[tw] OR Aprior＊[tw] OR Angedil＊[tw] OR nikoran＊[tw] OR nitorubin＊[tw] OR siomart＊[tw] OR perisalol＊[tw] OR (Nicotinamidoethyl＊[tw] AND ("nitrates"[MeSH Terms] OR nitrate＊[tw]))) AND ("Percutaneous Coronary Intervention"[Mesh] OR (percutaneous＊[tw] AND coronar＊[tw] AND (intervent＊[tw] OR revascular＊[tw] OR angioplast＊)) OR PTCA OR ((Transluminal＊[tw] OR Angioplast＊[tw] OR Dilation＊[tw]) AND Balloon＊[tw] AND Coronar＊[tw]) OR ((rotational＊[tw] OR directional＊[tw] OR coronar＊[tw]) AND atherectom＊[tw]))) AND (randomized controlled trial[Publication Type] OR random＊[Title/Abstract] OR placebo[Title/Abstract])

分步检索(//后为说明):

＃1　"Nicorandil"[Mesh]　//尼可地尔的主题词

＃2　nicorandil＊[tw] OR SG75[tw] OR "SG-75"[tw] OR "sigma-75"[tw] ORIkorel＊[tw] OR Adancor＊[tw] OR dancor＊[tw] OR SIGMART＊[tw] OR Aprior＊[tw] OR Angedil＊[tw] OR nikoran＊[tw] OR nitorubin＊[tw] OR siomart＊[tw] OR perisalol＊[tw]//尼可地尔的单个自由词,包括学名、商品名等。来源于前述 MESH entry terms、药典、百科等。此处仅举例,未列出前述所有关键词,实际情况可将收集到的所有名称全部检索。

＃3　((Nicotinamidoethyl＊[tw] OR Nicotinamidethyl＊[tw]) AND ("nitrates"[MeSH Terms] OR nitrate＊[tw]))//尼可地尔的组合自由词 2 Nicotinamidethyl Nitrate 及 2 Nicotinamidoethyl Nitrate,此处拆分为两个词分别检索后再 AND

＃4　＃1 OR ＃2 OR ＃3//所有检索尼可地尔的检索式进行组合,同一概念使用 OR

＃5　"Percutaneous Coronary Intervention"[Mesh]//PCI 主题词

＃6　(percutaneous＊[tw] ANDcoronar＊[tw] AND (intervent＊[tw] OR revascular＊[tw] OR angioplast＊))//PCI 自由词组合 1,来源于 entry term 里面的词 Percutaneous Coronary Interventions、Percutaneous Coronary Revascularization、Percutaneous Transluminal Coronary Angioplasty,抽取没有共性的词使用 OR 连接,然后与共性的词进行 AND,此处还可以考虑的词有 intracoronary、stent 等。所有自由词使用了[tw](text words)字段限定检索,若结果少,可将[tw]改为全字段[All Fields],若结果多,改为[tiab](标题摘要)缩小范围。自由词使用了＊号截词。

＃7　((Transluminal＊[tw] OR Angioplast＊[tw] OR Dilation＊[tw]) AND Balloon＊[tw] AND Coronar＊[tw])//PCI 自由词组合 2,来自其下位主题词 Angioplasty,Balloon,Coronary 中的 entry terms

＃8　((rotational＊[tw] OR directional＊[tw] OR coronar＊[tw]) AND atherectom＊[tw])//PCI 自由词组合 3,来自其下位主题词 Atherectomy,Coronary 中的 entry terms。这两个下位主题词,可结合专业判断决定是否检索

＃9　PTCA//缩写,此处没有使用 PCI 缩写进行检索是因为 PCI 太泛,可能带来大量不相关结果,但若预检结果太少,可考虑增加 PCI[ti],将缩写词限定在标题中检索,可减少不相关干扰

＃10　＃5 OR ＃6 OR ＃7 OR ＃8 OR ＃9//所有检索 PCI 的检索式进行组合,同一概念使用 OR

＃11　(randomized controlled trial[Publication Type] OR random＊[Title/Abstract] OR placebo[Title/Abstract])//检索 S,随机对照试验,使用了 HEDGES 提供的过滤器

＃12　＃4 AND ＃10//尼可地尔和 PCI 两个不同概念使用 AND 连接

＃13　＃4 AND ＃10 AND ＃11//此处根据＃12 的结果多少,决定是否跟 S 合并

EMBASE via OVID：Advanced Search(图 27-17)

1　exp nicorandil///尼可地尔主题词,扩展
2　(nicorandil * or sg75 or sg-75 or sigma-75 or Ikorel * or Adancor * or dancor * or SIGMART * or Aprior * or Angedil * or nikoran * or nitorubin * or siomart * or perisalol *).mp.//尼可地尔自由词,使用了字段限定.mp.(multi-purpose),类似 pubmed 中的[tw],结果少时可扩展为.af.(全字段),结果多时可缩小为.ti,ab.(标题摘要)
3　Nicotinamid? ethyl * .mp. and (exp nitrates/or nitrate * .mp.)//尼可地尔的组合自由词,使用? 通配符(代表 0 或 1 个字母),等同于检索(Nicotinamidethyl or Nicotinamidoethyl).mp.
4　exp percutaneous coronary intervention///PCI 主题词,扩展
5　(coronar * and percutaneous * and (intervent * or revascular * or angioplast *)).mp.//OVID 中的字段限定不用像 pubmed 一样每个词后面都加字段限定符,可直接用括号将自由词组合括上后统一加字段限定,此处检索式等同于：coronar * .mp. and percutaneous * .mp. and (intervent * .mp. or revascular * .mp. or angioplast * .mp.)
6　((Transluminal * or Angioplast * or Dilation *) and Balloon * and Coronar *).mp.
7　((rotational * or directional * or coronar *) and atherectom *).mp.
8　PTCA.mp.
9　randomized controlled trial.pt. or random * .mp. or placebo.mp. //hedges 提供的过滤器
10　1 or 2 or 3//尼可地尔
11　4 or 5 or 6 or 7 or 8//PCI
12　10 and 11 and 9

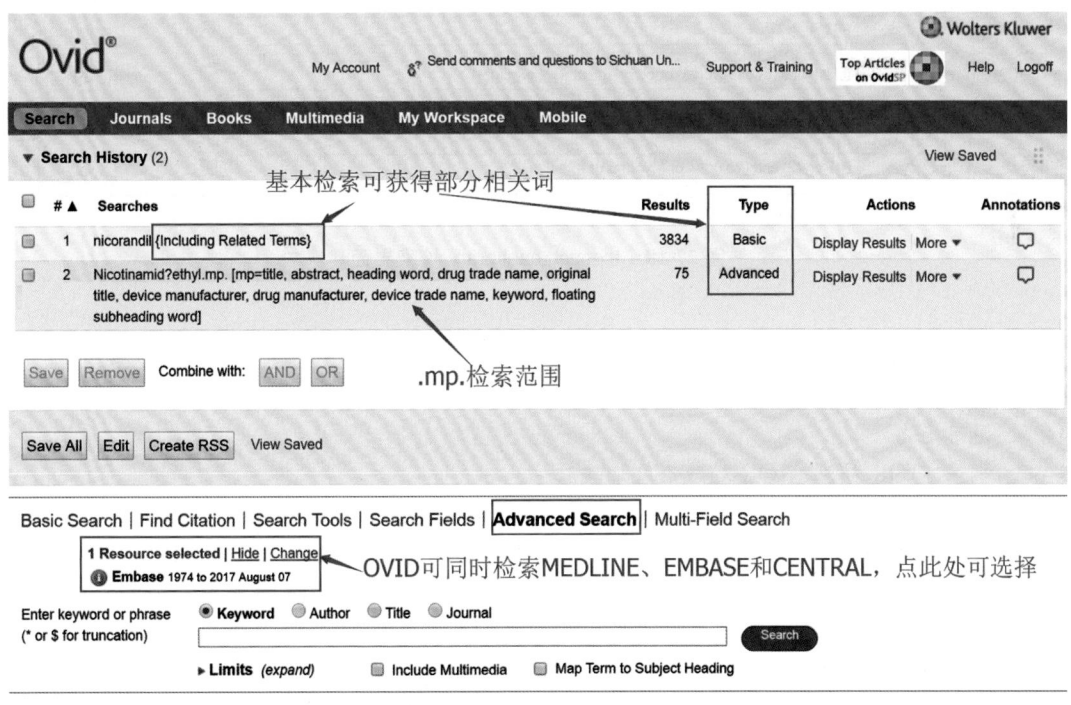

图 27-17　OVID 检索界面

CENTRAL viathecochranelibrary. com(图 27-18)

#1	"SG75" or "SG-75" or "sigma-75" or（Nicotinamid? ethyl * and nitrate * ）or Ikorel * or Adancor * or dancor * or SIGMART * or nicorandil * or Aprior * or Angedil * or nikoran * or nitorubin * or siomart * or perisalol * //尼可地尔自由词
#2	MeSH descriptor:［Nicorandil］explode all trees//尼可地尔主题词
#3	coronar * and percutaneous * and（intervent * or revascular * or angioplast * ）//PCI 自由词 1
#4	（Transluminal * or Angioplast * or Dilation * ）and Balloon * and Coronar × //PCI 自由词 2
#5	（rotational * or directional * or coronar * ）and atherectom * //PCI 自由词 3
#6	PTCA//缩写
#7	MeSH descriptor:［Percutaneous Coronary Intervention］explode all trees//PCI 主题词
#8	（#1 or #2）and（#3 or #4 or #5 or #6 or #7）

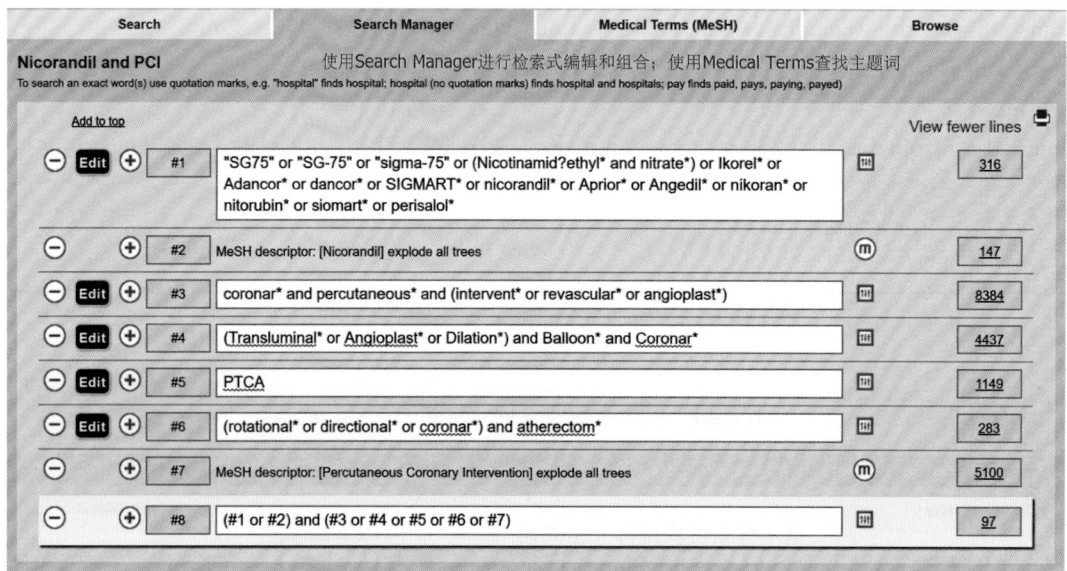

图 27-18　thecochranelibrary 检索界面

CBM

1　主题词:尼可地尔
2　全部字段:尼可地尔
3　全部字段:烟浪丁 OR 硝烟酯 OR 硝酸乙氧烟酸胺
4　全部字段:nicorandil% OR SG75 OR "SG-75" OR "sigma-75" OR（Nicotinamid? ethyl% AND nitrate%）OR Ikorel% OR Adancor% OR dancor% OR SIGMART% OR nicorandil% OR Aprior% OR Angedil% OR nikoran% OR nitorubin% OR siomart% OR perisalol%//使用了%截词符和单字通配符?
5　主题词:血管成形术,经腔,经皮冠状动脉
6　全部字段:经皮冠%脉%//使用任意通配合符%,可用于检索经皮冠状动脉介入、经皮冠脉介入等;
7　全部字段:PCI OR PTCA//中文数据库使用 PCI 缩写造成的干扰项不多,故此处使用
8　#1 OR #2 OR #3 OR #4
9　#5 OR #6 OR #7
10　#8 AND #9

CNKI(选择专业检索,图 27-19)

SU＝((尼可地尔＋硝烟酯＋烟浪丁＋SG75＋Ikorel＋Adancor＋dancor＋SIGMART＋nicorandil＋Aprior＋An-gedil＋nikoran＋nitorubin＋siomart＋perisalol)＊(经皮冠状动脉＋经皮冠脉＋PCI＋ptca))

//CNKI 是全文数据库,故直接使用关键词检索,其中＋代表 OR。CNKI 中的主题 SU 并非 MEDLINE 和 CBM 中的主题词,而是代表在题名、关键词、摘要三个字段中检索。此处若结果偏少也可将 SU 更改为 FT 在全文中检索

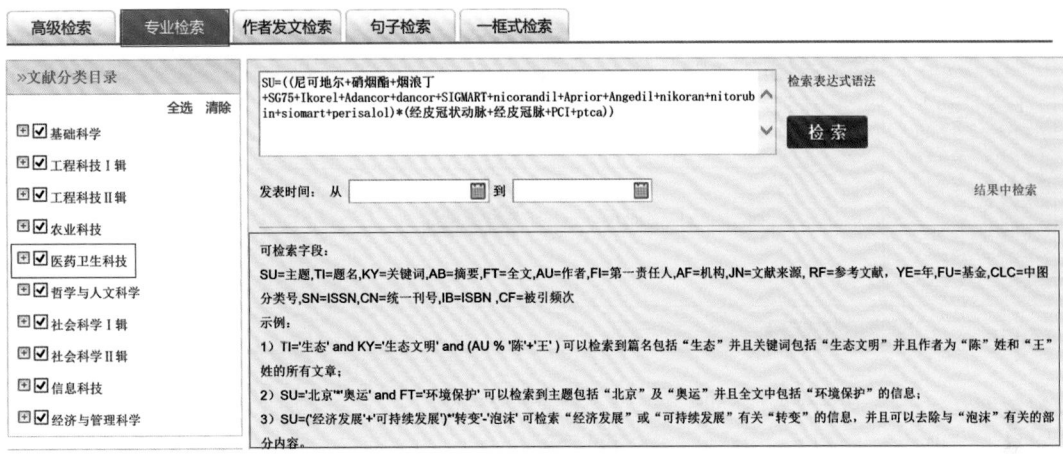

图 27-19　CNKI 专业检索界面

VIP(高级检索,图 27-20)

(U＝尼可地尔 OR U＝硝烟酯 OR U＝烟浪丁 OR U＝SG75 OR U＝Ikorel OR U＝Adancor OR U＝dancor OR U＝SIGMART OR U＝nicorandil OR U＝Aprior OR U＝Angedil OR U＝nikoran OR U＝nitorubin OR U ＝siomart OR U＝perisalol) AND (U＝经皮冠状动脉 OR U＝经皮冠脉 OR M＝PCI OR M＝ptca)//VIP 为全文数据库,无主题词系统。本例 U 代表全字段、M 代表题名和关键词

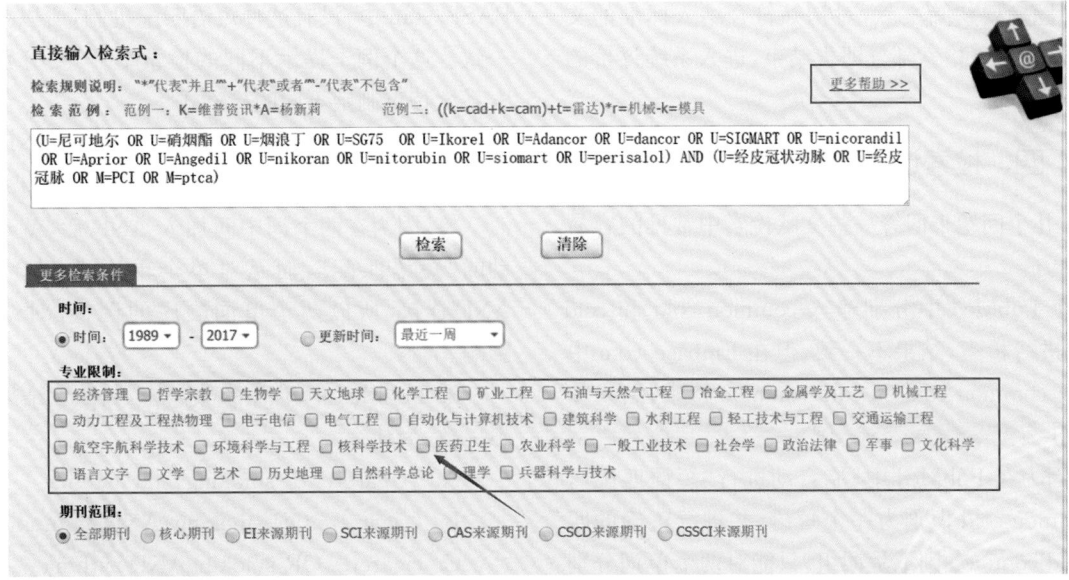

图 27-20　维普高级检索界面

WANFANG(专业检索,图 27-21)

主题:((尼可地尔+硝烟酯+烟浪丁+SG75+Ikorel+Adancor+dancor+SIGMART+nicorandil+Aprior+Angedil+nikoran+nitorubin+siomart+perisalol)＊(经皮冠状动脉+经皮冠脉+PCI+ptca))//万方的主题字段包括标题,关键词,摘要,+代表 OR,＊代表 AND

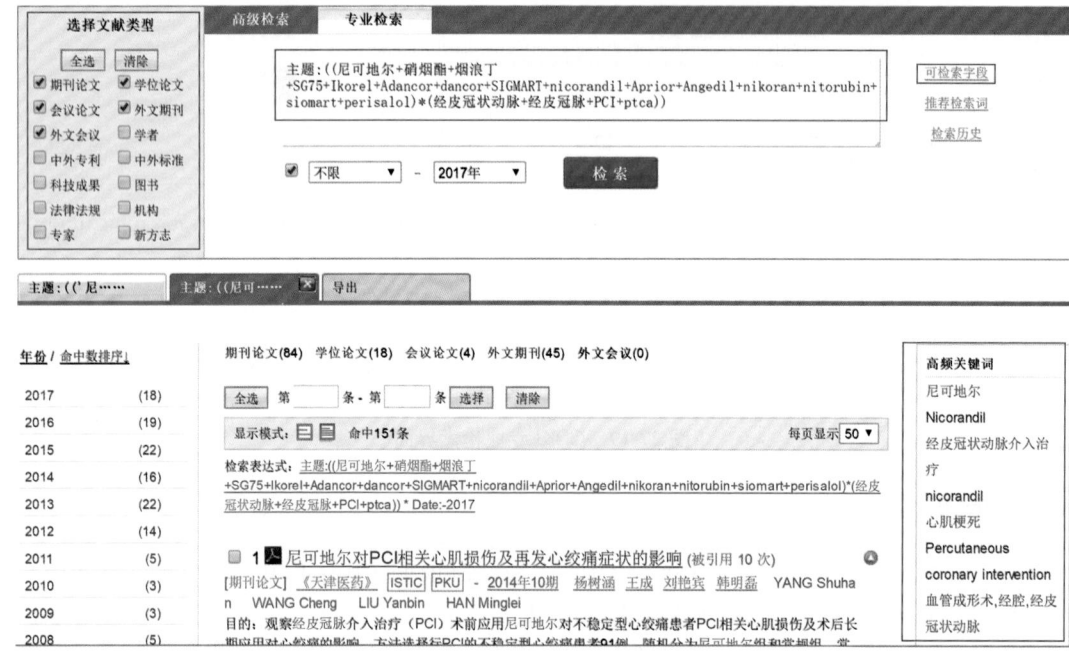

图 27-21　万方专业检索界面

6. 检索其他数据库,导入文献管理软件去重后,通过阅读标题摘要初筛文献,对初筛符合纳入标准的文献,获取全文后。检索部分即告结束,进入系统评价的下一阶段。

四、检索过程中的常见问题

通过几个问题来回答一些文献检索中常见的容易犯错的地方:

1. 在 PubMed 中分别输入 common cold 和 cold common 进行检索,结果不一致,但在 Embase.com 中分别输入 common cold 和 cold common 检索,结果却一致,为什么?

答:因为在 PubMed 中,能自动进行"短语匹配",即将 common cold 识别为一个短语,并进行正确的匹配,而 cold common 则不是词组,只能对两个单词分别进行匹配检索,再用 AND 连接。所以在检索 PubMed 时,尽量通过"Search Details"关注真实的检索执行情况,发现不符合预期的情况可手动修改。在 EMBASE.com 中,没有这种短语匹配机制,所以二者结果一致。这个例子提示不同的检索平台,要分别针对检索系统特点制定不同的检索式。

2. 在 PubMed 中分别输入 common AND cold 和 cold AND common 进行检索,结果一致,为什么?

答:因为在两个词中间加入 AND 后,就不再有自动的"短语匹配",而是对单个单词进行检索,再用 AND 连接,所以两个单词顺序的调换,对结果没有影响。

3. PubMed 中,以下检索组合 A、B、C 结果一致,D 不一致,为什么?

A. (cigarette or smoking)and asthma

B. (cigarette OR smoking)AND asthma

C. cigarette OR smokingAND asthma

D. cigarette or smoking and asthma

答案:此题是关于逻辑运算符执行顺序的问题。

本例四个选项的不同之处在于 and/or 的大小写问题以及是否使用括号。从本例可以看出,在 PubMed 中,括号具有最高优先级,在使用大写逻辑运算符的时候,检索式的执行顺序是从左到右,在使用小写逻辑运算符时,顺序是传统的 AND 优先级大于 OR。此例提示我们,在构建检索式时,尽量使用大写的运算符,尽量使用括号来保证检索顺序的正确执行。

4. 在 PubMed 中检索:

A. Pressure//1054521 条

B. Pressure * //1082258 条

C. high blood pressure//545389 条

D. high blood pressure * //12950 条

截词检索是为了扩大检索范围,保证查全率,故 B 结果比 A 更多(但不一定是包含关系)。但同样使用截词检索,D 结果却比 C 少很多,为什么?

答:因为截词会打断自动匹配。C 会自动匹配到高血压 hypertension,进行自动的主题词+自由词组合检索,而 D 则是单纯的自由词检索。另外,Pubmed 只能对前 600 个单词变形进行 OR 运算。比如,在 Pubmed 中检索 cell 或 cells 或 celluar……,有人理所当然地认为使用 cell * 即可代表以上所有,甚至更全。但实际结果却并非如此,单独搜索 cells 的结果(4142056 条)远多于 cell * (3260914 条)(检索时间 2013 月 8 月)。为什么会出现这种结果?原因如下:

1) Pubmed 有主题词自动匹配功能,单独搜索 cells,实际的执行情况是"cells"[MeSH Terms] OR "cells"[All Fields],即主题为 cells(即使除 MeSH 主题词之外任何字段都不包含 cells)或任意字段有 cells 的文献记录均符合要求。

2) cell * ,由于使用了截词符,就打断了主题词匹配,只根据词尾变化自动将 cell 开头的单词的进行自由词 OR 运算,这个步骤本身没有问题。但此例中 cell * 的词尾变化太多,Pubmed 只能对前 600 个单词变形进行 OR 运算,从而导致漏检。本来目的是用于避免漏检,提高查全率的截词检索,在这里尽然起到了反作用,而且这种错误在医学科研文献检索中还屡见不鲜。在其他数据库如 Embase.com 中无此问题。

小 结

1. 临床工作中的文献检索 ①临床工作中在面临常识问题、诊断和鉴别诊断问题、处理方案决策问题、预防/患者教育等问题时,从文献检索角度,可首先考虑循证医学数据库,如 BestPractice、DynaMed Plus、UpToDate 这类数据库结构合理,检索便捷,常常在 1 分钟之类即可获得问题的答案,可作为床旁查找证据的首选,但这类数据库的缺点是语言均为英语,不少中国医生面临语言障碍。②包含大量电子教材和医学参考工具的数据库(如 AccessMedicine、Statref 等),国内外各大医学会、专业协会制定的临床指南(如国际指南协作网 www. g-i-n. net,美国国家指南中心 guideline. gov,中国临床指南文库 cgc. bjmu. edu. cn:820 等),均是很好的资源。③出于更新知识的目的,临床医生还可通过 RSS 或 EMAIL Alert 订阅数据库、期刊、论坛的更新,通过以查准为目的的文献检索来跟踪前沿进展,达到更新知识的目的。

2. 科研各阶段的文献检索

(1) 选题阶段

1) 了解研究领域和研究方向。可通过 Web of Science、SCOPUS、中国引文索引等引文数据库来了解某研究领域的进展和方向,可以使用 HisCite、CiteSpace、RefViz、Omniviz 等文本挖掘软件对大量文献进行分析,理清研究脉络,找出可能的研究方向。

2) 全面收集文献。针对常规研究,使用 PubMed、EMbase、CBM 等索引数据库,采用查全策略,全面收集文献。针对系统评价制作,使用 Cochrane Library 中的 CDSR/DARE 或 OVID EBM Reviews 数据库、PubMed Clinical Queries、EMbase Evidence-based Medicine、CBM/CNKI/VIP/WANFANG、循证医学杂志等数据库查找是否已有相关系统评价发表;使用 Cochrane Library 中的 CENTRAL、WHO ICTRP 及各国临床试验注册中心(如 clinical trials,ChiCTR 等)查找临床试验,并限定时间搜索 Pubmed/EMbase/CBM/CNKI/VIP/WANFANG 等原始文献数据库补充最新临床试验。

3) 整理文献。各个数据库的检索结果,由于不可避免的重复,可导入文献管理工具(如 ENDNOTE)去重、筛选、归类,使用图书馆资源在全文数据库中获取全文。

(2) 研究阶段:通过 RSS 或 EMAIL Alert 订阅文献搜集阶段的检索式以及本领域重要期刊,来追踪最新研究进展。

(3) 成果发表

1) 选择期刊。通过 WoS 中的 JCR 了解 SCI 收录杂志影响因子,了解 MEDLINE/EMBASE/EI 收录杂志目录,了解中国科技核心期刊目录和北大期刊方阵目录。

2) 写作投稿。写作投稿阶段,使用文献管理工具(如 ENDNOTE)管理文献,自动生成参考文献。通过全文检索寻找目标期刊或其他期刊中他人的相似文章,了解编辑规范和编辑习惯,模仿写作手法。

（4）成果推广和应用

1）专利检索。申请专利前,再次使用专利检索工具查新,了解是否已有相关专利获批。

2）文章跟踪。使用引文索引数据库跟踪发表文章的被引情况。

（姚　巡）

参 考 文 献

1. McKibbon KA, Fridsma DB. Effectiveness of Clinician-selected Electronic Information Resources for Answering Primary Care Physicians' Information Needs. J Am Med Inform Assoc, 2006, 13 (6):653-659

2. Hoogendam A, Stalenhoef AF, Robbé PF, et al. Answers to questions posed during daily patient care are more likely to be answered by UpToDate than PubMed. J Med Internet Res, 2008, 10(4):e29

3. Alper BS, White DS, Ge B. Physicians Answer More Clinical Questions and Change Clinical Decisions More Often With Synthesized Evidence: A Randomized Trial in Primary Care. Ann Fam Med, 2005, 3(6):507-513

4. Thiele RH, Poiro NC, Scalzo DC, et al. Speed, accuracy, and confidence in Google, Ovid, PubMed, and UpToDate: results of a randomised trial. Postgrad Med J, 2010, 86(1018):459-465

5. McGowan J, Hogg W, Campbell C, et al. Just-in-Time Information Improved Decision-Making in Primary Care: A Randomized Controlled Trial. PLoS One, 2008, 3(11):e3785

6. Barghouti F, Halaseh L, Said T, et al. Evidence-based medicine among Jordanian family physicians: Awareness, attitude, and knowledge. Can Fam Physician, 2009, 55(7):e6-13

7. Haynes RB. Of studies, syntheses, synopses, summaries, and systems: the "5S" evolution of information services for evidence-based health care decisions. ACP J Club, 2006, 11(6):162-164

8. Campbell R, Ash J. An evaluation of five bedside information products using a user-centered, task-oriented approach. J Med Libr Assoc, 2006, 94(4):435-441

9. Guyatt G, Rennie D, Meade MO, et al. Users' Guides to the Medical Literature: A Manual for Evidence-Based Clinical Practice. In: Guyatt G, ed. 2nd edition ed: The McGraw-Hill Companies, Inc, 2008

10. Banzi R, Liberati A, Moschetti I, et al. A review of online evidence-based practice point-of-care information summary providers. J Med Internet Res, 2010, 12(3):e26

11. Ketchum AM, Saleh AA, Jeong K. Type of evidence behind point-of-care clinical information products: a bibliometric analysis. J Med Internet Res, 2011, 13(1):e21

12. DiCenso A, Bayley L, Haynes RB. ACP Journal Club. Editorial: Accessing preappraised evidence: fine-tuning the 5S model into a 6S model. Ann Intern Med, 2009, 151(6):JC3-2, JC3-3

13. Prorok JC, Iserman EC, Wilczynski NL, et al. The quality, breadth, and timeliness of content updating vary substantially for 10 online medical texts: an analytic survey. J Clin Epidemiol, 2012, 65(12):1289-1295

14. Workman TE, Fiszman M, Hurdle JF. Text summarization as a decision support aid. BMC Med Inform Decis Mak, 2012, 12:41

15. Sayyah Ensan L, Faghankhani M, Javanbakht A, et al. To compare PubMed Clinical Queries and UpToDate in teaching information mastery to clinical residents: a crossover randomized controlled trial. PLoS one, 2011, 6(8):e23487

16. Ketchum A M, Saleh A A, Jeong K. Type of evidence behind point-of-care clinical information products: a bibliometric analysis. J Med Internet Res, 2011, 13(1):e21

17. Ahmadi SF, Faghankhani M, Javanbakht A, et al. A comparison of answer retrieval through four evidence-based textbooks (ACP PIER, Essential Evidence Plus, First Consult, and UpToDate): a randomized controlled trial. Med Teach, 2011, 33(9):724-730

18. Greenhalgh T, Peacock R. Effectiveness and efficiency of search methods in systematic reviews of complex evidence: audit of primary sources. Bmj, 2005, 331(7524):1064-1065.

19. McKibbon KA, Wilczynski NL, Haynes RB. Retrieving randomized controlled trials from medline: a comparison of 38 published search filters. Health information and libraries journal, 2009, 26(3):187-202

20. Golder S, Loke YK. Sources of information on adverse effects: a systematic review. Health information and libraries journal, 2010, 27(3):176-190

21. Kwag KH, Gonzalez-Lorenzo M, Banzi R, et al. Providing Doctors With High-Quality Information: An Updated Evaluation of Web-Based Point-of-Care Information Summaries. J Med Internet Res, 2016, 18(1):e15

22. Johnson E, Emani VK, Ren J. Breadth of Coverage, Ease of Use, and Quality of Mobile Point-of-Care Tool Information Summaries: An Evaluation. JMIR MhealthUhealth, 2016, 4(4):e117

23. Yousefi-Nooraie R, Irani S, Mortaz-Hedjri S, Shakiba B. Comparison of the efficacy of three PubMed search filters in finding randomized controlled trials to answer clinical questions. J Eval Clin Pract, 2013, 19(5):723-726

24. Waffenschmidt S, Hermanns T, Gerber-Grote A, Mostardt S. No suitable precise or optimized epidemiologic search filters were available for bibliographic databases. J Clin Epidemiol, 2017, 82: 112-118

25. Shariff SZ, Bejaimal SA, Sontrop JM, et al. Retrieving clinical evidence: a comparison of PubMed and Google Scholar for quick clinical searches. J Med Internet Res, 2013, 15(8):e164

26. Rathbone J, Carter M, Hoffmann T, Glasziou P. A comparison of the performance of seven key bibliographic databases in identifying all relevant systematic reviews of interventions for hypertension. Syst Rev, 2016; 5:27

27. Aagaard T, Lund H, Juhl C. Optimizing literature search in systematic reviews-are MEDLINE, EMBASE and CENTRAL enough for identifying effect studies within the area of musculo-

skeletal disorders? BMC Med Res Methodol,2016,16(1):161

28. Peters MD. Managing and Coding References for Systematic Reviews and Scoping Reviews in EndNote. Med Ref Serv Q,2017, 36(1):19-31

29. Rathbone J,Carter M,Hoffmann T,Glasziou P. Better duplicate detection for systematic reviewers:evaluation of Systematic Review Assistant-Deduplication Module. Syst Rev,2015,4:6

30. O'Mara-Eves A,Thomas J,McNaught J,Miwa M,Ananiadou S. Using text mining for study identification in systematic reviews: a systematic review of current approaches. Syst Rev,2015,4:5

第 28 章　偏倚风险评价与常用工具

系统评价作为一种文献综合的新方法,强调系统全面收集已发表和未发表的相关研究,严格评价研究质量后,再进行定性或定量合成。因此,评价研究质量既是系统评价的核心也是循证医学的核心。在评价质量前,首先应确保研究本身的真实性和可溯源性,存在数据伪造、剽窃、篡改等学术不端行为的研究,其评价质量毫无意义。

认识研究质量经历了漫长的发展过程。1996 年,牛津大学 Jadad AR 教授提出"研究质量是试验设计产生无偏倚结论的可能性(内部真实性)";1998 年,荷兰马斯特里赫特大学 Verhagen AP 则认为"所谓质量是指在设计与研究过程中反映结论真实性的一系列因素,这些因素与临床试验的内部真实性、外部真实性和统计分析有关"。上述对研究质量的定义有两个关键点:①认为质量与真实性有关;②认为质量与研究如何设计和实施有关。因此对研究质量的评价长期集中在对研究方法学质量的评价上,并为此开发了大量方法学质量评价工具。例如:① AHRQ 研究显示,涉及 RCT 的质量评价工具共 20 种量表、11 种清单及 1 种组成部分的评价工具和 7 类指导性文件。②2005 年,剑桥大学 Simon Sanderson 等研究显示:涉及观察性研究的质量评价工具共 86 种。③2010 年,明尼苏达大学 TatyanaShamliyan 等的研究进一步显示:针对观察性研究的质量评价工具达 96 种。④我国兰州大学牛军强等研究显示:涉及动物实验方法学质量评价的工具达 26 种。此外,各种报告规范(如 CONSORT、STROBE、STARD 等)也被广泛用于评价研究质量,甚至也有使用"证据水平分级标准(如牛津循证医学中心临床证据水平分级标准)"和"证据质量评价工具(如 GRADE 系统)"评价研究质量。但随着对研究质量认识的逐渐深入,方法学家们逐渐发现:影响研究质量的因素并非仅来自研究的设计和实施阶段,选择性报告研究结果(如只报告阳性结果)等也可能带来误导;通过 RCT 获得的结果并不一定比通过观察性研究获得的结果更可靠。

通过抽样开展的医学研究总是希望通过有限样本获得的研究结果(测量值)能够代表总体的情况(真实值)。在无法获知真实值的情况下,尽可能减少研究的误差(即偏倚),则测量值在理论上将无限接近真实值。若一个研究最大限度地减小了各种偏倚,就是高质量研究。显然判断偏倚类型、大小和方向是质量评价的核心。近 10 年对研究真实性的认识和评估取得了重要进展:①是对研究真实性的评价聚焦到偏倚风险,而不是过去关注的方法学质量;②是更倾向于按偏倚风险的维度(不同类型的偏倚风险)进行评价,而不再推荐采用清单和积分量表。

本章介绍偏倚风险的相关概念、不同研究设计偏倚风险评价工具及其具体应用。

第一节　偏倚风险的相关概念

一、临床研究中常见的偏倚及其控制

临床科研中的误差主要有两类:抽样误差与系统误差。①抽样误差又称随机误差或变量误差,由抽样样本的变异性造成;与样本大小,研究对象之间的差异大小有关;可以通过统计学方法进行估计;增大样本量后误差可减少;故在临床研究中容易得到控制。②系统误差是研究者得出的结果与真实结果之间的误差,称为偏倚(bias)。偏倚是因某种或某些因素的影响,使研究结论与真实情况存在系统误差,既可能夸大、又可能缩小研究结果的真实性。

偏倚是人为造成的误差,因研究对象选择、资料收集、观察指标与观察方式的确定等诸方面所使用的方法或标准不当所致。临床研究从设计到实施及最后的资料分析和结论的推导中的任何一个环节都可能出现偏倚。任何研究类型,无论是病因学探讨,还是诊断试验,及临床疗效观察和预后研究,都普遍存在偏倚的干扰。各种研究设计,除严格的随机对照试验,安慰剂对照加双盲的观察方法,能有效控制已知偏倚外,其他如队列研究,病例对照研究,描述性和分析性研究,均不

可避免地存在偏倚的影响。偏倚不仅可以因为观察者或病人双方的主观原因造成,亦可因为研究者对某些因素的影响不了解,无意中忽略了其作用所导致。

偏倚与随机误差不一样,随机误差是围绕着真实结果的上下左右移动,差距不大;而偏倚产生的误差具有方向性,可以远离真实结果,其偏离的大小和方向取决于偏倚的特点和严重程度。医学科研中,常常不了解研究结果的真值,没有"金标准"对比,无法确定偏倚大小;且除混杂偏倚外,其他种类的偏倚不能用统计学方法处理来控制与纠正。故若未能有效控制和排除偏倚,将使研究结果失去临床价值,导致临床研究失败,足见防止偏倚对临床研究的设计和实施的极端重要性。

根据研究中出现偏倚的阶段不同可归为三大类:选择性偏倚、信息性偏倚和混杂性偏倚。

(一) 选择性偏倚

选择性偏倚(selection bias)主要在研究设计阶段产生,是否随机选择研究对象并随机将研究对象分为试验组和对照组,即若研究开始时两组研究对象就存在除研究因素外的其他因素分布不均衡而导致研究结果与真实情况之间的差异。常见的偏倚包括选择性偏倚、易感性偏倚、失访偏倚、排除偏倚、非同期对照偏倚、迁移性偏倚、诊断机会偏倚、志愿者偏倚、入院率偏倚、错误分类偏倚、无应答偏倚、检出征候偏倚、患病率及发病率偏倚、成员偏倚等。为避免和减少选择性偏倚发生,应慎重进行研究设计。可采用以下几种方法控制选择性偏倚。

随机分配:①尽量使比较组之间除研究因素外的其他各种条件保持均衡,对研究对象采取随机分配的方法分组。可用单纯随机化(simple randomization)、区组随机化(block randomization)和分层随机化 stratified randomization)或比例随机化的方法,使每个研究对象有同等机会进入各比较组。②将不同病情、不同特征的研究对象均衡地分配在各比较组中,可防止选择性偏倚的发生。

设立对照:在临床试验中,可设立 2 个或多个对照组,对照组之一应来自一般人群,其他对照组可来自医院,这样既可以代表社区一般人群,又可代表医院内不同类型的患者,以便比较试验组和不同对照组的主要基线状况,以判断是否有选择性偏倚存在。若研究起点各对照组之间除研究因素外的其他因素无明显差异,即可表明选择性偏倚存在的可能性比较小。同时还要注意考察不同对照组获得相似的结果是否会由于各对照组的选择性偏倚程度相同所致,以免影响结果的真实性。常用的对照方法有:随机对照、非随机同期对照、历史性对照、安慰剂对照、交叉对照、自身前后对照、配比对照、相互对照、标准对照、潜在对照、空白对照等。

严格诊断标准:在设计阶段应明确研究对象的入选标准和排除标准,尽可能选用国内外公认的诊断标准,并根据纳入(排除)标准选择研究对象。在研究实施阶段,要严格遵守,不能轻易改动。否则影响入选对象导致对研究真实性的影响。

提高应答率:在临床研究中应采取各种措施提高应答率,防止或减少失访。若出现无应答或失访,要针对产生原因采取补救措施。无应答率或失访率超过 10%,研究结果的推论就应慎重。应争取在无应答者或失访者中进行随机抽样调查以获得应答,并将抽样结果与应答者的结果相比较,若结论一致,则表明无应答或失访对结果影响不大;若差异明显,则出现选择性偏倚的可能性很大。

(二) 信息性偏倚

信息性偏倚又称测量性偏倚或观察性偏倚,主要在研究实施阶段可能发生。在资料收集阶段,因观察和测量方法不一致,使各比较组获得的信息偏离了真实情况,如:诊断或结果判断的标准不明确、既往资料不准确或遗漏、对各比较组采用了不一致的观察或测量方法等,使获得的错误信息影响了结果的真实性。

常见的信息性偏倚包括:诊断怀疑偏倚、回忆性偏倚、依从性偏倚、临床资料遗漏偏倚、家庭信息性偏倚、顺序偏倚、不接受测量偏倚、不敏感测量偏倚、暴露怀疑偏倚。影响临床研究结果的其他信息性偏倚还有安慰剂效应、霍桑效应、沾染、干扰等。信息性偏倚主要在资料收集阶段因测量方法不正确而获得不真实的信息。为防止信息性偏倚产生,通常应采取以下方法:采用盲法收集资料,收集客观指标的资料,广泛收集各种相关资料,保证研究者的科学态度,提高医患的依从性等控制。

(三) 混杂性偏倚

混杂性偏倚主要因设计和资料分析阶段未加以控制而影响研究结果的真实性。如:研究对象西药组多为青壮年,中药组多为老年人,而年龄与冠心病及疗效均有关,就会带来混杂性偏倚。若临床研究中有一个或多个既与疾病有制约关系,又与暴露因素密切相关的外部因素的影响,而掩盖或夸大了所研究的因素与该疾病的联系为混杂性偏倚。那些外部因素称为混杂因素。

混杂因素是一个与暴露因素和疾病都有关系的因子,并在人群中的分布与暴露因素的分布相关。与选择性偏倚和信息性偏倚不同,混杂性偏倚可以在结果分析时进行评价,通过分析暴露与疾病的关联发生改变而说明混杂作用的存在。混杂作用并非"全或无",

它可在不同研究中产生不同的作用。正混杂性偏倚指由于混杂因素的作用使暴露因素与疾病之间的关联被人为地夸大。负混杂性偏倚指由于混杂因素的作用使暴露因素与疾病的关联被人为地减弱。

混杂性偏倚的控制方法包括：①限制：在研究设计阶段限制研究对象的选择条件，将已知存在混杂因素的对象不纳入研究，规定各比较组在人口学特征上近似或在疾病特征上相同。②配比：将可疑混杂因素作为配对因素，使各比较组同等分配具有同等混杂因素的对象，以此来消除混杂作用。③随机化：在设计阶段，采取随机化方法将研究对象分配到各比较组，使各种因素，包括未知混杂因素均衡地分布在各组中，使混杂作用消除。④分层：在研究资料分析阶段，将已知或可疑的混杂因素按其不同水平分层，再分别分析。这种方法适合于设计和实施阶段出现误差，已无法更改资料。经分层分析，可控制混杂因素的影响。分层有单纯分层分析法和 Mantel-Haenszel 分层分析法。⑤标准化：按照统计学标准化方法，调整需比较的率，使可疑的混杂因素在比较组中得到同等加权，从而获得有可比性的标准化率，以避免混杂因素的影响。⑥多因素分析：应用多因素分析方法控制混杂因素的影响。如：应用 Logistic 回归模型、Cox 模型等。随着电子计算机统计软件的发展，多因素分析将更广泛的应用，可有效消除混杂因素的影响。

二、偏倚风险的评价

偏倚是研究结果或统计推断中的一种系统误差，或与真实值的偏差。偏倚有一定方向性：不同偏倚可导致低估或高估干预措施的真实效应。偏倚也有量的变化：有些偏倚较小（与观察到的效应相比可忽略不计），有些偏倚较大（明显的效应完全是由偏倚造成的）。即使相同来源的偏倚也会有不同方向：为某种设计缺陷产生的偏倚（如，无分配方案隐藏）在一个研究中可能低估其疗效，而在另一个研究中却可能高估疗效。实证证据虽告诉我们，随机临床试验在设计、实施和分析中存在的缺陷会导致偏倚，但要知道这些偏倚对结果到底造成多大程度的影响几乎不可能。尽管研究存在方法学缺陷，但事实上结果也可能没有偏倚，故表述为"偏倚风险"更恰当。

偏倚风险的不同有助于我们解释系统评价中纳入研究结果的差异（如解释结果的异质性）。严格设计和实施的研究能得到更接近真实的结果。若纳入不够严格的研究倾向于高估干预措施的效果，则这些不真实结果的 Meta 分析会错误地认为某干预措施有效；若研究倾向于低估干预措施的效果，则也可能错误地认为干预措施无效。

无论纳入研究的差异是来自研究结果或真实性，评估系统评价中所有纳入研究的偏倚风险都很重要。例如：纳入研究的结果趋于一致，但所有研究都可能存在缺陷。在这种情况下，系统评价的结论不可能与纳入研究的设计和实施严格且结果趋于一致的系统评价所得出的结论有同样的说服力。在 Cochrane 系统评价中，其评价过程被描述为"纳入研究偏倚风险评估"。RevMan 软件已可完成纳入研究偏倚风险评估。

偏倚不能与不精确相混淆。偏倚是指系统误差，即多次重复同一个研究仍会得到错误的平均效应结果。不精确是指随机误差，即多次重复同一个研究，尽管因为抽样误差而得到不同效应估计值，但其平均效应是真实的。小样本研究更易受抽样误差的影响，故精确度较差。各个研究干预效果估计的可信区间和 Meta 分析中每个研究的权重反映不精确度。更精确的结果会被赋予更大的权重。

系统评价/Meta 分析是对原始研究的二次综合分析和评价，其结果的准确性受纳入研究的准确性、评价方法、研究者水平等共同影响。若纳入研究的准确性较差，偏倚风险较大，评价方法不恰当，通过汇总合成的结论不准确，会误导临床实践。故对纳入研究进行偏倚风险评价十分必要。

评价纳入研究的偏倚风险是指评价纳入研究的研究设计、实施方案、结果分析和报告等过程中可能出现的偏倚，以客观展示其对系统评价/Meta 分析的影响，为最终偏倚风险评价结果提供证据。偏倚风险评价工具旨在评价原始研究的设计、实施和结果分析过程中可能出现偏倚的因素。目前，偏倚风险评价的工具较多，其可是评价条目、清单或量表。

第二节 不同研究设计偏倚
风险评价工具

一、随机对照试验的偏倚风险评价工具

1948 年，医学上第一个真正意义上的随机对照试验发表，其研究了链霉素治疗结核病的效果。之后，随机对照试验得到快速发展，被公认为是验证干预措施效果的"金标准"。到 2014 年，PubMed 收录的近 5800 多种期刊发表随机对照试验约 37 500 个。随机对照试验的标准设计为两组平行设计。随机化过程包括随机抽样和随机分配，随机对照试验所指的随机是随机分配。理论上，随机分配可使干预组间除干预措施不一致外，其他已知和未知的混杂因素在组间被均衡掉，因而可在最大限度上保证试验获得的组间差异是由干预措施不同所致。Cochrane 干预性系统评价推荐纳入原

始研究类型为随机对照试验。Cochrane 手册推荐的针对 RCT 的偏倚风险评价工具为目前公认评价 RCT 偏倚风险的最佳工具。

（一）Cochrane 偏倚风险评估工具的内容

Cochrane 手册推荐的偏倚风险评价标准原版见于 http://handbook. cochrane. org/chapter＿8/8＿assessing＿risk_of_bias_in_included_studies. htm。中国循证医学中心联合兰州大学循证医学中心等机构将其翻译为中文版。Cochrane 偏倚风险评价工具从选择偏倚、实施偏倚、测量偏倚、随访偏倚、报告偏倚和其他偏倚 6 个

方面进行偏倚风险评价，对每个条目采用低偏倚风险、偏倚风险不确定和高度偏倚风险来判断（表 28-1）。低偏倚风险是指存在偏倚不可能严重影响研究结果。偏倚风险不确定是无法判断是否存在偏倚风险。高偏倚风险是指存在偏倚严重削弱了结果的可信度。Cochrane 偏倚风险评价工具不仅要求采用文字或表格对其进行描述，还要求采用更形象、直观的图形来反映偏倚情况，同时减少了评估者的主观影响，保证了评估的可靠性。Cochrane 手册推荐了其判断标准，见表 28-2。

表 28-1　Cochrane 针对 RCT 的偏倚风险评估工具

领域	判断依据	评估者的判断
选择偏倚		
随机序列产生	详细描述随机分配序列产生的方法，以便评估不同分配组是否具有可比性	由于产生随机分配方案的方法不正确导致的选择性偏倚（干预措施分配偏倚）
分配隐藏	详细描述隐藏随机分配方案的方法，确定干预措施的分配方法在分组前、期间是否被预知	由于随机分配方案隐藏不完善导致的选择性偏倚（干预措施分配偏倚）
实施偏倚		
对受试者、试验人员实施盲法（需对各项主要结局或结局的种类分别评估）	描述所有对受试者和试验人员施盲的方法。提供所有与盲法是否有效相关的信息	由于研究中干预措施的分配情况被受试者及试验人员知晓导致的实施偏倚
测量偏倚		
对结局评估员施盲（需对各项主要结局或结局的种类分别评估）	描述所有对结局评估员施盲的方法。提供所有与盲法是否有效相关的信息	由于干预措施的分配情况被结局评估员知晓导致的测量偏倚
随访偏倚		
结果数据不完整（需对各项主要结局或结局的种类分别评估）	描述每个主要结局指标结果数据的完整性，包括失访、排除分析的数据。明确是否报告失访和排除分析数据的情况， 每个干预组的人数（与分配入组时的人数比较），是否报告失访与排除的原因，以及系统评价员再纳入分析的数据	由于不完整结果数据的数量、种类及处理导致的随访偏倚
报告偏倚		
选择性报告研究结果	阐明系统评价员如何检查可能发生的选择性结果报告，发现了什么	由于选择性报告结果导致的报告偏倚
其他偏倚		
其他偏倚来源	工具中没提到的与偏倚有重要关联的情况。如果系统评价的计划书中有预先设定的问题或条目，需一一回答	其他引起偏倚风险的因素

表 28-2　偏倚风险评估工具的偏倚风险评价标准

条目	定义	判断标准		
		低偏倚风险	高偏倚风险	不清楚
随机序列生成	随机序列的方法不恰当导致的选择性偏倚(干预措施分配偏倚)	研究者在序列产生过程中描述了随机方法如:随机数字表、计算机产生随机数字、抛硬币法、洗牌或信封、掷骰子、抽签法、最小化法等	研究者在序列产生过程中描述了非随机的方法。通常,该描述包括一些系统的、非随机的方法,如:根据生日的奇数或偶数产生分配序列由入院日期(或天数)产生;由住院或就诊号码产生;其他非随机方法较以上这几种系统方法较少见,它们通常包括主观判断或其他一些非随机分组方法,如:根据临床医师的判断分配或根据病人意愿分配;基于实验室结果或一系列检查结果分配;根据干预措施的有效性分配	序列产生的信息不详,难以判断是"低风险"还是"高风险"
分配隐藏	由于随访分配方案隐藏不完善导致的选择性偏倚(干预措施分配偏倚)	受试者及招募受试者的研究人员不能预知分配情况,因为采用以下原因或者等效的方法来隐藏随机分配方案:中心分配(包括电话、网站和药房控制随机);外形相同且有序的药物容器;有序的、不透光的密封信封	受试者或招募受试者的研究人员可能会预知分配情况而导致选择性偏倚,如以下的分配方法:运用开放性随机分配表(如随机数字表);信封缺乏恰当的保护(即信封不是密封的,或不是有序的,或是透明的);交替或轮流分配;出生日期;病例号;其他明确不能隐藏的方法	无充分信息判断"低风险"或"高风险"。通常是隐藏的方法没描述或者没充分的描述而不能给出明确的判断,例如,描述了使用信封分配,但不确定是否按顺序编号,是否透明,是否密封等。
对病人、试验人员实施盲法	研究中干预措施的分配情况被受试者及试验人员知晓导致的实施偏倚	存在以下任一项:无盲法或盲法不完善,但系统评价员判断结局不会受到未施盲法的影响;对受试者和主要研究人员实施盲法,且盲法不会被破坏	存在以下任一项:未采用盲法或盲法不完善,结果判断或测量会受到影响;对受试者和主要研究人员实施盲法,但该盲法可能被破坏	存在以下任一项:无充分信息判断为"是"或"否";研究中没有报告该结局指标
对结局评估者实施盲法	因结局评价者知道干预措施分组情况导致的实施偏倚	存在以下任一项:未实施盲法,但系统评价员判断结局测量不会受到未施盲法的影响;对结局测量者实施盲法,且盲法不会被破坏	存在以下任一项:未采用盲法或盲法不完善,结果判断或测量会受到影响;对结局测量者实施盲法,但该盲法可能被破坏	存在以下任一项:无充分信息判断为"是"或"否";研究中没有报告该结局指标

续表

条目	定义	判断标准		
		低偏倚风险	高偏倚风险	不清楚
结果数据不完整	由于不完整结果数据的数量、种类及处理导致的随访偏倚	存在以下任一项：无缺失数据；缺失数据不影响结果分析（如生存分析中的缺失值）；组间缺失的人数和原因相似；对二分类数据，缺失数据的比例与观察到的事件相比，不足以严重影响干预措施效应值；对于连续性变量数据，缺失数据的效应值（均数差值或标准化均数差值）不足以严重影响观察到的效应值；采用恰当的方法处理了缺失数据	存在以下任一项：组间缺失的人数和原因不平衡；对于二分类数据，缺失数据的比例与观察到的事件相比，不足以严重影响干预措施效应值；对于连续性变量数据，缺失数据的效应值（均数差值或标准化均数差值）不足以严重影响观察到的效应值；采用"as-treated"分析，但改变随机分配的干预措施的人数较多；不恰当的方法处理缺失数据	存在以下任一项：信息不全，难以判断数据是否完整（如缺失人数或原因未报告）；研究未提及完整性的问题
选择性报告	由于选择性报告结果导致的报告偏倚	存在以下任一项：有研究计划书，且系统评价均按预定的方式报告了所有预定的结局指标（主要和次要结局）；无研究计划书，但发表的研究报告中所有期望的结局（包括了预定的结局）均已报告，包括那些预先设定的（有说服力的文本较少见）	存在以下任一项：未报告所有预先指定的主要结局指标；报告的一个或多个主要结局指标采用预先未指定的测量、数据分析方法	或数据子集（如子量表）；报告的一个或多个主要结局指标未预先设定（除非证实报告它们是必须的，如没有预料到的不良反应）；系统评价关心的一个或多个结局指标报告不完善，以致不能纳入行 Meta 分析；未报告重要的结局指标信息不全，难以判断是否存在选择性报告结果的风险。可能大部分的研究会判断为这种类别
其他偏倚	该表格其他地方未包含的偏倚	研究无其他偏倚来源	至少有一个重要的偏倚风险。如：该研究有与特殊研究设计有关的潜在偏倚；声明有造假行为；一些其他问题	可能存在偏倚风险，也可能是其他没有充分的信息判断是否存在重要偏倚风险；无充分理由或证据证明这个问题可以导致偏倚

（二）具体应用评价工具时需注意的问题

偏倚风险条目对结局的影响与结局的类型有关。Meta 流行病学研究结果显示，未充分实施随机、分配隐藏或盲法，对主观结局（如通过疼痛评分来判断干预措施对疼痛的效果）的影响明显大于客观结局（如病死率）。随机、分配隐藏和盲法中，盲法的影响最大。盲法包括实施阶段的盲法（对干预实施者和受试者），及测量和评价阶段的盲法（对资料收集者和结局评价者）。分配隐藏可被理解为分配阶段的盲法。因此，盲法是确保随机化充分实施的最重要因素。实施阶段盲法有时候很难实现，如外科干预很难对外科医生和受试者施盲，因此测量和评价阶段的盲法就非常重要。

501

对实施阶段无法施盲的研究,更多选择受主观因素影响小的客观结局指标也很重要。

对结果数据完整性,即退出、失访的评价,与随访时间相关。故若随机对照试验的结局与随机时间相关,则对该偏倚风险条目的评价应落在结局层面。若一个随机对照试验同时关注了 1 年和 5 年死亡率,随访 1 年时无退出/失访,而随访 5 年时存在较大退出/失访,则 1 年死亡率在结果数据完整性的评价上为低偏倚风险,而 5 年死亡率则为存在高偏倚风险。但就临床重要性而言,5 年死亡率明显较 1 年死亡率重要。高质量研究往往在关键和重要结局上,存在偏倚风险较小。

对选择性报告研究结果这一条目的评价,单个 RCT 层面评价为低偏倚风险时,在系统评价层面不一定为低。这是因为系统评价可能因为原始研究未报告该结局而将原始研究排除在系统评价外或 Meta 分析外。

其他偏倚风险是该评价工具的一个开放性设置,需要使用者根据原始研究的具体情况增加特定的偏倚风险评价条目。如提前中止试验可能成为一个增加的条目。目前很多系统评价作者对该条目存在误解,在评价该条目时评价为无或有。受方法学知识的局限,很多评价者不能准确把握除明确的 6 个偏倚风险条目外,是否还存在其他重要偏倚风险因素,此时对该条目做出"不清楚"的评价是较正确的选择。除非非常确信,一般不应做出"无"的评价。显然,做出"有"的评价也不恰当,如评价为"有",则应具体说明是何偏倚风险因素。若在具体使用时,如未考虑其他偏倚风险因素,也可删除该条。

Cochrane 偏倚风险评价工具随着对 RCT 偏倚风险认识的逐渐深入,多次进行修改和更新。目前使用版本为 5.3 版,在使用时应准确注明版本号。

(三) Cochrane 偏倚风险评价工具应用实例

Cochrane 协作网提供的 RevMan 软件内置了 Cochrane 风险偏倚评估工具,并提供了可视化的结果。我们以 2017 年 6 月发表的《Interleukin-2 as an adjunct to antiretroviral therapy for HIV-positive adults》Cochrane 系统评价为例,展示在 RevMan5.3 中对偏倚风险评价的结果。从文中获得每个纳入研究的偏倚风险评价结果,见表 28-3。逐条将表 28-3 中内容输入 RevMan 软件,即可生成偏倚风险评价的条形图 28-1 和偏倚风险评价结果总结图 28-2。

表 28-3　纳入研究的偏倚风险评价表(Abrams 2002)

条　　目	判断	判　断　依　据
随机分配序列的生成	低偏倚	CPCRA 统计中心采用区组随机法产生序列
分配隐藏	低偏倚	CPCRA 统计中心随机分配纳入研究者
对受试者、研究人员施盲	低偏倚	虽然该研究未采用盲法,但是结局测量是客观的且不会被盲法影响
对结局评估员施盲	低偏倚	虽然该研究未采用盲法,但是结局测量是客观的且不会被盲法影响
结果数据不完整	低偏倚	少于 15% 的研究被排除或失访,研究者采用了 ITT 分析
选择性报告	低偏倚	没有证据提示有选择性报告
其他偏倚	低偏倚	没有证据提示有其他偏倚

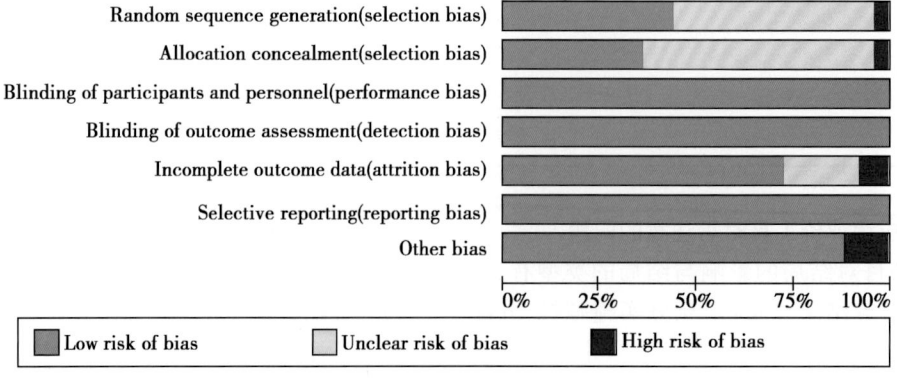

图 28-1　偏倚风险评价结果条形图

	Random sequence generation(selection bias)	Allocation concealment(selection bias)	Blinding of participants and personnel(performance bias)	Blinding of outcome assessment(detection bias)	Incomplete outcome data(attrition bias)	Selective reporting(reporting bias)	Other bias
Abrams 2002	+	+	+	+	+	+	+
Abrams 2009a	+	+	+	+	+	+	+
Abrams 2009b	+	+	+	+	+	+	+
Amendola 2000	?	?	+	+	?	+	+
Caggiari 2001	?	?	+	+	?	+	+
Carr 1998	?	?	+	+	+	+	●
Davey 2000	+	+	+	+	+	+	+
de Boer 2003	+	+	+	+	+	+	+
Dybul 2002	?	?	+	+	?	+	+
Hengge 1998	●	●	+	+	+	+	+
Katlama 2002	+	+	+	+	+	+	+
Kelleher 1998	?	?	+	+	+	+	+
Kovacs 1996	?	?	+	+	+	+	+
Lalezari 2000	+	+	+	+	●	+	+
Levy 1999	?	?	+	+	+	+	+
Levy 2003	+	+	+	+	+	+	+
Losso 2000	+	+	+	+	+	+	●
Marchetti 2002	?	?	+	+	+	+	+
Marchetti 2004	?	?	+	+	+	+	+
Mitsuyasu 2007	?	?	+	+	●	+	+
Ruxrungtham 2000	+	+	+	+	?	+	+
Stellbrink 2002	?	?	+	+	+	+	+
Tambussi 2001	?	?	+	+	+	+	●
Tavel 2003	?	?	+	+	+	+	+
Vogler 2004	?	?	+	+	+	+	+

图 28-2　偏倚风险评价结果汇总图

Cochrane 偏倚风险评价工具是目前关于 RCT 偏倚风险评价最重要的工具,一直被国内外主流医学期刊所采纳。其评价过程要求采用文字、表和图像来反映偏倚的情况,减少了评价者的主观因素影响,保证评估结果最大限度的真实可靠。

二、观察性研究的偏倚风险评价工具

观察性研究又称非试验性研究或对比研究,是在自然状态下观察疾病发生发展的过程。即疾病在人群中如何发生发展,表现出什么样的特点、规律,阐述疾病的分布特征、认识疾病的病因及影响因素等的方法。观察性研究的主要目的是:描述分析相关因素在观察对象中的分布;分析变量与结局变量之间的关系。观察性研究包括:病例对照研究、队列研究、横断面研究等。与随机对照试验相比,观察性研究影响因素更多。观察性研究的主要偏倚主要有:选择性偏倚,如样本偏倚、诊断偏倚、就诊偏倚,及测量偏倚等。观察性研究的偏倚风险评价工具主要围绕这些偏倚来评价。系统评价和 Meta 分析常纳入的观察性研究有病例对照研究、队列研究和横断面研究。观察性研究评价工具众多,有量表、清单等。本部分主要介绍 Cochrane 协作网推荐的 NOS 量表。

(一) NOS 偏倚风险评价工具

NOS 量表,全称是纽卡斯尔-渥太华量表,主要用于评价队列研究和病例-对照研究的偏倚风险。其下载网址是:http://www. ohri. ca/programs/clinical_epidemiology/oxford. asp。NOS 对偏倚风险的评价采用了星级系统,满分为 9 颗星。也有学者通过计算所得星星数量,将评价结果转换为满分 9 分,评分越高,质量越高,潜在的偏倚风险越低。队列研究和病例对照研究的 NOS 评价标准略有不同,分别见表 28-4 和表 28-5。

需要特别说明:NOS 量表部分条目仍值得商榷,如"为观察到结局事件发生,随访是否充分"一条。若研究暴露因素对患者肿瘤发生情况的影响,短期随访(如 1 年)很可能观察不到肿瘤结局的发生,但 1 年随访结果未显示暴露因素与肿瘤发生具有相关性的结论是可靠的,并不存在偏倚风险,只是 1 年随访结果的实际价值较小而已。故具体使用时,可根据情况对 NOS 量表进行适当修改。

(二) NOS 偏倚风险评价工具应用实例

以陈月红等 2017 年发表在 J Diabetes 上的《Cancer risk of sulfonylureas in patients with type 2 diabetes mellitus:A systematic review》一文为例。该研究系统评价了采用磺脲类药物治疗 2 型糖尿病对癌症发生风险的影响,纳入了已发表的关于磺脲类药物用

表 28-4   队列研究的 NOS 评价标准

维 度	条 目	评 价 标 准
研究人群选择	暴露队列的代表性如何	能够真正代表社区人群中的平均水平;基本可以代表社区人群的平均水平;选取特殊的人群如护士、放射医师、志愿者等;没有说明队列的来源
	非暴露队列的选择	与暴露队列来自同一社区;与暴露队列的来源不同;没有说明非暴露队列的来源
	暴露的确定	可靠的记录;结构化的调查;书面的自我报告;未描述
	研究开始前没有研究对象发生结局事件	是;否
可比性	设计和统计分析时充分考虑了队列的可比性	研究控制了最重要的混杂因素;研究控制了任何其他混杂因素
结局	结局事件的评估	独立的、盲法的评价;相互关联的数据;自我报告;无描述
	为观察到结局事件发生,随访是否充分	是;否
	随访的完整性	全部随访,所有参与者均完成了随访;少数失访,但不至于引入偏倚;有失访但未描述;未描述随访情况

表 28-5   病例-对照研究的 NOS 评价标准

维 度	条 目	评 价 标 准
研究人群的选择	病例选择是否恰当	恰当,并且有独立验证(如至少 2 名医生共同对病例做出诊断;至少根据两次病理检查结果来确诊病例;或查阅了病历资料、HIS 系统等);恰当,并且有关联的数据(如根据高血压等级库中的 ICD-10 编码来判断是否为病例)或基于自我报告,但是没有原始数据;没有说明
	病例的代表性	连续收集且有代表性的系列病例(如规定时间内患有目标疾病的所有合格病例;或特定饮水供应区域内的所有病例;或特定医院或诊所、一组医院、健康管理结构的所有病例;或从这些病例中得到一个合适的样本如随机样本;存在潜在的选择偏倚或没有说明
	对照的选择	社区对照;医院对照;没有说明
	对照的确定	没有疾病史(或未发生终点事件);没有说明来源
组间可比性	基于设计或分析得到病例和对照的可比性	研究控制了最重要的混杂因素(如设计时,病例和对照按年龄进行匹配;或两组人群的年龄比较无统计学差异);研究控制了任何其他的混杂因素(如设计时,除了控制最重要的年龄因素,还控制了其他因素,如性别、BMI 等,让两组的其他重要混杂因素之间的比较无统计学差异)
暴露因素的测量	暴露因素的确定	可靠的记录(如手术记录);在盲法情况下采用结构化调查获得;在非盲法情况下进行的调查;书面的自我报告或病历记录;无描述
	病例组和对照组的暴露是否采用了相同的确定方法	是;否
	无应答率	病例组和对照组无应答率相同;无描述;病例组和对照组无应答率不同且无描述

于 T2DM 治疗与癌症相关的 33 个随机对照试验（RCTs）、27 个队列研究和 17 个病例-对照研究。

在队列研究中，以服用磺脲类药物的患者为暴露组，以未服用磺脲类药物的患者为对照组。改良的 NOS 量表的偏倚风险评价结果显示：对于 2 型糖尿病患者的确定，14 个研究是根据 Read codes 或 ICD-9 或 ICD-10 代码，6 个研究是根据患者口服的降糖药物和排除 1 型糖尿病后的患者年龄，7 个研究未报告相关信息。对于癌症患者的确定，25 个研究是根据 Read codes 或 ICD-9 或 ICD-10 代码，1 个研究根据组织病理结果，1 个研究根据监视、流行病学、最终结果（SEER）。对于研究开始前，对患者是否患癌，25 个研究明确说明基于以前的记录排除了研究开始前发生癌症的患者，1 个研究未提及该信息，一个研究同时纳入了未患癌和

患癌的患者。对磺脲类药物暴露的确定，18 个研究是基于标准的药学数据和医学报告，9 个研究未报告该信息。10 个研究报告了失访信息。纳入队列研究的偏倚风险总体上为中到高度。

而对于病例对照研究，NOS 量表的偏倚风险评价结果显示：对于 2 型糖尿病患者的确定，5 个研究是根据 ICD-9 或 ICD-10 代码或 ADA 标准或问卷，12 个研究为报告相关信息。对于癌症的定义，11 个研究是根据 Read codes 或 ICD-9 或 ICD-10 代码，4 个研究是基于细胞学检测，2 个研究未报告相关信息。对于病例和对照的确定，16 个研究使用了同样的方法，1 个研究使用方法不同。纳入研究用药信息的确定是基于医学记录、药学记录或问卷调查。超过半数研究未报告应答率。纳入病例对照研究的偏倚风险总体上为中到高度。

表 28-6 纳入队列研究的 NOS 工具偏倚风险评价结果

纳入研究	暴露队列的代表性如何	暴露的确定	非暴露队列的选择	研究开始前没有研究对象发生结局事件	设计和统计分析时充分考虑了队列的可比性	结局事件的评估	随访是否充分及其完整性
Buchs 2011	数据来自于基于人口的 Maccabi 健康保健服务计算机数据库	基于药房采购数据	来自与磺脲类队列相同的人群	是的，参与者没有癌症病史	Cox 比例风险分析用于调整每个干预组的年龄、性别和购买次数	癌症是由国际肿瘤疾病分类确定的	所有病人都完成了随访时间
Chen 2015	100 万名参与者从全国健康保险计划中随机抽取，覆盖了我国台湾地区 98% 的居民	没有明确报告，可能来自保险数据库记录	从与磺脲类队列相同的人群中	是的，排除癌症患者以及随访第一年发生癌症的患者	采用 Cox 比例风险模型调整年龄、性别、Charlson 共病指数、吸烟相关诊断、酒精相关疾病、病态肥胖、胰腺炎、高血压、每月家庭收入和城市化水平	癌症是由国际肿瘤疾病分类确定的	所有患者都得到随访，直到癌症发生率，直到从保险计划退出、死亡或截至 2008 年 12 月 31 日
Currie 2009	478 百万患者的 300 名英国全科医生	通过使用英国国家处方集代码	从与磺脲类队列相同的人群中	不清楚，一些患者可能没有以前的癌症的记录	采用 Cox 比例风险模型调整年龄、性别、吸烟状况、对先前癌症、糖化血红蛋白、糖尿病病程和体重的诊断	不清楚，可能是根据阅读代码	每年约有 3% 的患者因离开或死亡而失访
……	……	……	……	……	……	……	……

表 28-7　纳入病例对照研究的 NOS 工具偏倚风险评价结果

纳入研究	病例选择是否恰当	病例的代表性	对照的选择	对照的确定	基于设计或分析得到病例和对照的可比性	暴露因素的确定	病例组和对照组的暴露是否采用了相同的确定方法	无应答率
Azoulay 2016	病例是根据 ICD-10 编码确定的,包括所有在随访期间住院(至少有一天)的胰腺癌患者	病例来自加拿大、美国和英国三个国家的六个加拿大观察药物效应研究网络	对照组为与病例组相同的病例,随机选择了 20 个病例对照,与年龄、性别、进入研究队列的日期、治疗糖尿病的持续时间和随访时间相匹配	对照者没有任何癌症(非黑色素瘤皮肤癌)的早期诊断,接受胰腺切除术或有先天性胰腺缺陷的病史	采用条件 logistic 回归模型对协变量进行了调整	病历记录	病例和对照来自同一研究队列,采用风险集抽样方法对病例进行对照	未报告
Becker 2014	研究人口中的 90 岁以下的人,在研究期间记录了头部和颈部癌症的事件诊断	该数据库覆盖了约 7% 的英国人口,注册的患者是英国的年龄、性别和地理分布方面的代表	每个病例的六个对照分别与年龄、性别、日历时间、一般做法和活跃历史的年数相匹配	是随机的,与病例相同的人群,没有任何证据为头和颈部癌症	采用条件 logistic 回归模型对协变量进行了调整	计算机记录	病例和对照来自相同的人群,通过计算机记录	未报告
Becker 2015	利用医学阅读编码识别 9 岁以下儿童甲状腺癌的首次诊断	病例来自英国的临床实践研究数据链,包含约 700 万人	在每一个甲状腺癌病例的日历时间(相同的指数日期)、年龄(相同的出生年份)、性别、一般惯例和活跃历史的年数到指数日期,随机匹配六个对照	来自同一个人口的病例,没有任何甲状腺癌的证据	调整 BMI、吸烟和糖尿病程的条件 logistic 回归分析	从计算机记录	案件和控制来自相同的人口和医疗信息,由经过培训的普通从业人员使用标准软件和标准编码系统收集	未报告
……	……	……	……	……	……	……	……	……

三、非随机干预性研究的偏倚风险评价工具

非随机干预性研究在临床上使用广泛,主要用于:研究疾病的病因或危险因素,探讨疾病的发生发展的预后因素;临床治疗领域尤其是外科手术治疗、吸烟饮酒及药物成瘾治疗,当没有或很少有随机对照试验时;诊断性试验;药物的毒副作用和长期罕见的负性事件。随机对照试验系统评价中纳入非随机对照试验,使结论的推广意义更大;当临床研究者计划新的临床试验或验证新药的疗效时,对已有的非随机对照研究进行系统评价有助于选定课题。

针对非随机干预性研究过去较多使用 MINORS 作为方法学质量评价工具,但 MINORS 并非针对非随机干预性研究可能的偏倚风险因素设计,因而被称为方法学质量评价工具更为恰当。MINORS 由法国外科

医师等制定,共包括 12 个条目,前 8 条针对无对照组的研究;如有对照组,增加评价后 4 条。每个条目评分为 0～2 分,0 分表示未报道,1 分表示报道了但信息不充分,2 分表示报道了且提供了充分的信息。无对照组的研究评分满分 16 个,有对照组的研究评分满分 24 分。详细见表 28-8。

(一) ROBINS-Ⅰ工具介绍

ROBINS-Ⅰ(risk of bias in non-randomized studies)是首个针对非随机干预性研究的偏倚风险评估工具,由 Cochrane 偏倚方法学组和 Cochrane 非随机研究方法学组共同开发,于 2016 年发表于 BMJ 杂志。

ROBINS-Ⅰ的开发借鉴了 Cochrane 随机对照试验偏倚风险评价工具,具有与评价随机对照试验的偏倚风险类似的 7 种偏倚评判领域,包括干预前、干预中及干预后的各种偏倚(表 28-9),其中在干预前阶段和干预实施过程中的偏倚由于受随机化分组、混杂因素的影响、干预分类等影响其偏倚风险评估的内容与随机对照试验有所不同,而干预实施后偏倚风险则与随机对照试验类似。

(二) ROBINS-Ⅰ偏倚风险判断

主要通过回答每个偏倚领域及各领域间标志性的问题,来帮助评估者判断偏倚风险,最后综合判定偏倚风险的等级(表 28-10)。

表 28-8　MINORS 量表

序号	条　目	提　示
1	明确给出研究目的	所定义的问题应该是精确的且与可获得文献有关
2	纳入患者的连贯性	所有具有潜在可能性的患者(满足纳入标准)都在研究期间被纳入了(无排除或给出了排除的理由)
3	预期数据的收集	收集了根据研究开始前制定的研究方案中设定的数据
4	终点指标能恰当地反映研究目的	明确地解释用来评价和所定义的问题一致的结局指标的标准。同时,应在意向性治疗分析的基础上对终点指标进行评估
5	终点指标评价的客观性	对客观终点指标的评价采用评价者单盲法,对主观终点指标的评价采用评价者盲法;否则应给出未行盲法评价的理由
6	随访时间是否充足	随访时间应该足够长,以使得能对终点指标及可能的不良事件进行评估
7	失访率低于 5%	应对所有的患者进行随访。失访的比例不能超过反映主要终点指标的患者比例
8	是否估计了样本量	根据预期结局事件的发生率,计算了可检测出不同研究结果的样本量及 95% 可信区间;且提供的信息能够从显著性统计学差异及估算把握度水平对预期结果与实际结果进行比较
9	对照组的选择是否恰当	对诊断性试验,应为诊断的金标准;对治疗干预性试验,应能从已发表研究中获得最佳干预措施
10	对照组是否同步	试验组和对照组应该同期开展,而非历史对照
11	组间基线是否可比	不同于研究终点,对照组和试验组七点的基线标准应该具有相似性。没有导致使结果可能解释产生偏倚的混杂因素
12	统计分析是否恰当	用于计算可信区间或相对危险度的统计资料是否与研究设计类型匹配

表 28-9　ROBINS-Ⅰ所包含的偏倚评价领域与相关偏倚类型

干预过程	评判领域	相关术语	描　述
干预前(偏倚风险的评估与随机对照试验不同)	混杂因素偏倚	选择性偏倚(间或在临床试验中使用,目前 Cochrane 中广泛使用);分配偏倚;病例组合偏倚;传递偏倚	当一个或多个预后指标变量能够预测基线中接受的干预时,会发生基线混杂;ROBINS-I 也可以处理随时间变化的混杂因素(时变混淆)。当参与个体在干预方案之间切换,或基线产生之后的预后因素影响了干预措施,将引起时变混淆

续表

干预过程	评判领域	相关术语	描　述
	受试者选择偏倚	选择性偏倚(通常在观察性研究中使用;或在临床试验中使用);领先时间偏倚;恒定时间偏倚	合格受试者被排除、受试者的初始随访时间或一些结局事件与干预过程及结局均相关,即使干预效果相同,干预与结局之间也存在关联。这种形式的选择偏倚不同于混杂因素的偏倚,一个典型的例子是干预措施采用现患病例产生的偏倚而非采用新发病例产生的偏倚
干预实施过程中(偏倚风险的评估与随机对照试验不同)	干预分类偏倚	误分偏倚;信息偏倚;回忆偏倚;测量偏倚;观察者偏倚	实施干预时有差异的错误分类和无差异的错误分类均会导致偏倚的发生;与干预结果无关的无差异错误分类可能使得干预效果评估偏向于无效(干预效果被评估为无效或者不同干预无差异);当错误分类与干预的结果有关或者会导致干预结果的风险因素时,有差异错误分类的发生可能导致偏倚
干预实施后(偏倚风险的评估与随机对照试验相似)	干预偏离偏倚	实施偏倚;时变偏倚	当干预实验组和对照组存在系统差别时产生,代表偏离预期干预的偏差。这种偏倚的评估要视所研究的干预效果类型是干预分配的效果或者干预过程的效果而定
	数据缺失偏倚	失访偏倚;有关观察性研究的选择性偏倚	当最初包含与跟随的干预个体因预后等因素的影响而失访,或者干预个体因干预状态信息或其他指标数据缺失而未被纳入时,产生缺失偏倚
	结局测量偏倚	检测偏倚;回忆偏倚;信息偏倚;误分偏倚;观察者偏倚;测量偏倚	结果测量偏倚是指测量的结果与真实值存在偏差而出现的偏倚。当结局评估者了解个体干预方案而对不同干预组结局采用不同测量方法,或者当测量误差与干预状态或干预效果有关时,容易产生测量偏倚
	选择性报告偏倚	结果报告偏倚;分析报告偏倚	基于结果而对结局进行有选择地报告,使其不能被包含在Meta分析中

表28-10　ROBINS-Ⅰ综合偏倚风险评级及评判标准

偏倚评级	每一个偏倚领域	综合评估	总体偏倚评判标准
低偏倚风险	此类研究相当于实施良好随机对照试验	是完善的随机对照试验	所有的偏倚领域都被评为低风险
中偏倚风险	关于该评判领域的研究堪比随机对照试验,但是尚不完善	提供了堪比随机对照试验的重要证据,但尚不完善	所有偏倚领域都被评为低偏倚或者中偏倚风险
高偏倚风险	该研究域中存在重要问题	存在重要问题	至少有一个偏倚领域被评为高风险,且没有偏倚领域被评为极高偏倚风险
极高偏倚风险	该研究域存在问题且无法提供有关干预效果的有用证据	有问题而无法提供有关干预效果的有用证据,不能被纳入任何分析	至少有一个偏倚领域被评为极高偏倚风险
不清楚	关于该评判域没有提供任何判断可依据的信息	没有提供任何判断可依据的信息	没有偏倚领域被评为高偏倚风险和极高偏倚风险且至少一个重要的偏倚领域被评估为不清楚

（三）ROBIN-Ⅰ非随机对照试验系统评价的偏倚风险评判过程

1. 第一阶段通过回答总体研究方案的干预对象、干预措施和对照措施及预期干预结果对所评价的研究进行描述；并列出潜在的研究相关混杂因素及可能影响预期结果的联合干预。

2. 针对纳入的每一个研究，都首先构造出一个假想的随机对照试验，将所研究的非随机对照试验看作是随机对照试验的模拟和近似，称为目标试验。这个目标试验和系统综述研究问题的差异与研究的异质性和/或普遍性问题有关，而与是否随机分组产生的偏倚风险无关，这是该工具的一个独特之处。正因为其是一个假想的目标试验，也使得它不需要考虑医学伦理和干预可行性问题。

3. 对纳入的每一个研究，我们需要确定研究的干预作用是分配对干预的影响，还是开始和坚持干预的影响，前者相当于随机对照试验中的"意向性分析"，如在特定卫生领域中卫生健康政策的实施研究；后者则相当于随机对照试验中的"符合方案集分析"，主要研究干预措施对个体的效应。确定所研究的干预作用类型后，检查潜在的混杂因素或共干预因素，确认其是否经过调整，调整后是否导致干预结局产生临床上的重要变化而使结局倾向干预组或对照组，混杂因素调整的有效性和可靠性如何。并通过回答 7 大评判域中的信息问题列表（表 28-11），包括 34 个问题，均用"是"、"可能是"、"否"、"可能否"及"无法确定"对每项偏倚风险进行判断。

4. 最后在第三阶段，对总体偏倚风险再进行判断。

表 28-11　信息问题列表

偏倚领域及偏倚风险判断	标志性问题详细描述
1. 混杂因素偏倚	有关混杂因素的标志性问题
偏倚风险判断（低/中/高/极高/不清楚）	1.1　是否存在影响干预措施结果的潜在混杂因素？ 如果回答为"否"或者"可能否"，则可认为这篇研究的混杂因素偏倚风险低，不需要进一步回答其他问题；如果回答为"是"或者"可能是"，则需要考虑是否有必要继续评估"随时间变动"的混杂因素（时变混淆）。
对结果偏向的影响如何？（干预组/对照组/无法确定）	1.2　结局分析是否将研究对象随访时间根据干预手段进行了分割？ 如果回答为"否"或者"可能否"，则转到条目 1.4 至 1.6 有关基线混杂因素的问题；如果回答为"是"或者"可能是"，转到条目 1.3
	1.3　干预措施的中断或切换是否有可能影响结局的预后指标？ 如果回答为"否"或者"可能否"，转到条目 1.4 至 1.6 有关基线混杂因素的问题；如果回答为"是"或者"可能是"，转到条目 1.7 至 1.8 与基线混杂及时变混杂因素相关的问题
	1.4　对于所有重要混杂因素的调整，作者是否采用了合适的分析方法？
	1.5　如果"是"或"可能是"，研究中变量的有效性和可靠性对混杂因素的调整是否合适？
	1.6　作者是否调整了所有可能被干预措施影响到的干预后变量？
	1.7　对于所有重要混杂因素及随时间变化的混杂因素的调整，作者是否采用了合适的分析方法
	1.8　如果"是"或"可能是"，研究中变量的有效性和可靠性对混杂因素的调整是否合适？
2. 受试者选择偏倚	有关受试者选择偏倚的标志性问题
偏倚风险判断（低/中/高/极高/不清楚）	2.1　研究对象是否在干预开始后根据参与者的情况进行选择？ 如果回答为"否"或者"可能否"，转到条目 2.4
对结果偏向的影响如何？（干预组/对照组/无法确定）	2.2　如果回答为"是"或者"可能是"，影响选择的干预后变量是否与干预措施本身有关？
	2.3　如果回答为"是"或者"可能是"，影响选择的干预后变量是否受结局影响抑或是引起结局的一个因素？
	2.4　对大多数参与者而言，是否干预开始即随访开始？
	2.5　所用的调整方法是否可能校正选择偏倚的存在？

续表

偏倚领域及偏倚风险判断	标志性问题详细描述
3. 干预分类偏倚	有关干预分类偏倚的标志性问题
偏倚风险判断(低/中/高/极高/不清楚)	3.1　是否明确界定了干预分组?
对结果偏向的影响如何?(干预组/对照组/无法确定)	3.2　是否开始干预前已记录干预的分组信息?
	3.3　干预的分组状态是否可能受到结局信息或结局风险的影响?
4. 干预偏离偏倚	有关干预偏离偏倚的标志性问题:研究目标若是评估干预分配的效果,请回答条目 4.1 和 4.2;若是评估干预起始与持续的效果,请回答条目 4.3 至 4.6
偏倚风险判断(低/中/高/极高/不清楚)	4.1　预期的干预措施是否存在超出惯例期望值的偏差?
对结果偏向的影响如何?(干预组/对照组/无法确定)	4.2　若是肯定回答,那么这些偏差在组间是否失衡,并且可能影响到干预结局?
	4.3　重要的共干预措施在组间是否平衡?
	4.4　干预措施是否在大多数参与中得到顺利实施?
	4.5　研究参与者是否都坚持了被分配的干预方案?
	4.6　若 4.3-4.5 的回答为否定,那么研究者在分析其效果时是否采用了合适的方法?
5. 数据缺失偏倚	有关数据缺失偏倚的标志性问题
偏倚风险判断(低/中/高/极高/不清楚)	5.1　是否能够获得所有或几乎所有参与者的结局数据?
对结果偏向的影响如何?(干预组/对照组/无法确定)	5.2　是否没有纳入缺失干预状态数据的参与者?
	5.3　是否没有纳入缺失其他分析所需的变量指标的参与者?
	5.4　如果条目 5.1 为否定回答,或 5.2-5.3 为肯定回答,参与者数据的缺失比例和原因在组间是否相似?
	5.5　如果条目 5.1 为否定回答,或 5.2-5.3 为肯定回答,是否有证据表明数据缺失对结局影响不大?
6. 结局测量偏倚	有关结局测量偏倚的标志性问题
偏倚风险判断(低/中/高/极高/不清楚)	6.1　干预信息的认识是否会影响结局的判断?
对结果偏向的影响如何?(干预组/对照组/无法确定)	6.2　结局评估者是否已知研究对象的干预分组情况?
	6.3　分组间的结局评价方法是否具有可比性?
	6.4　结局测量方法的系统误差是否与干预措施有关?
7. 选择性报告偏倚	有关选择性报告偏倚的标志性问题
偏倚风险判断(低/中/高/极高/不清楚)	7.1　从结局域中的多个测量结果中提取?
对结果偏向的影响如何?(干预组/对照组/无法确定)	7.2　从多个"干预-结局"关系的分析中提取?
	7.3　从不同的亚组中提取?

四、诊断性试验的偏倚风险

对疾病进行准确地诊断是制订治疗策略的基础,也是改善患者预后的关键。开展诊断准确性试验研究,旨在评价某一诊断手段(以下称待评价试验)对某种疾病(以下统称目标疾病)的诊断价值,确立该诊断手段在疾病诊断中的地位和作用。广义的诊断性试验:既包括病史、查体等临床资料,也包括各种实验室检查、影像学检查和特殊器械检查的结果。诊断性试验的目的是提高疾病的正确诊断水平，进而提高疾病防治的成本效果。诊断性试验的设计及实施过程是否严谨将直接影响诊断性试验的真实性。诊断性试验的偏倚是指导致研究结果偏离真值的现象，其可以发生在诊断性试验实施的不同阶段。

1. 诊断准确性试验的常见偏倚　主要有研究对象的偏倚，待评价试验实施过程中的偏倚，金标准实施过程中的偏倚及研究流程中的偏倚。为保证研究对象的临床代表性，通常需要设立统一的纳入和排除标准及连续或者随机招募研究对象，诊断准确性试验应纳入"疑似"患者，否则可能会高估诊断试验的价值。

2. 待评价试验分为主观试验和客观试验，前者如神经科的各种量表、影像学、形态学检查；后者如各种实验室检查。①对于各种主观试验，如果患者的临床信息未对待评价试验的操作者设盲，则这些信息很容易先入为主地影响操作者对试验结果的解读。相当于变相将临床信息的诊断价值叠加于待评价试验上，夸

大了待评价试验的诊断价值。②对于客观试验，是否设盲对结果的影响可能较小。③值得注意的是：对客观试验，该试验分析的批间和批内精密度应该满足临床的基本需要；对主观试验，该试验在操作者之间的差异也需要满足临床需要。为减少偏倚：①可通过拟合受试者工作特征曲线；②将研究人群分为测试队列和验证队列，在验证队列中评价测试队列的分析结果；③预先设定诊断界值。

3. 金标准指在诊断准确性试验中用于划分受试对象是否患有目标疾病的诊断标准。在诊断准确性试验中，确立和应用金标准，应注意的问题有：①金标准应能准确诊断出目标疾病；②所有受试对象必须全部接受金标准检查；③金标准应具有唯一性；④金标准不能受待评价试验的影响。在诊断准确性试验中，要求待评价试验和金标准的间隔时间不能太长，以免病情的发展影响疾病的诊断。由于多种难以预料的原因，部分符合纳入标准且不符合排除标准的个体可能无法参加诊断准确性试验。

表 28-12　QUADAS-2 评价条目

条目	患者选择	待评价试验	金标准试验	流程和时间
描述	描述患者选择的方法 描述纳入患者的特征（已进行检查，临床表现，待评价的试验，患者人群）	描述待评价试验及其操作方法和结果解释	描述金标准试验及其操作方法和结果解释	描述是否有患者未接受待评价试验或金标准试压或被从 2×2 表格中排除（流程图）描述待评价试验和金标准试验的间隔时间或干预措施
标志性问题（是/否/不清楚）	是否纳入的是连续或随机病例？ 是否避免使用病例对照的设计？ 是否避免了不合理的排除？	待评价试验的结果解释是否在不知道金标准试验结果的前提下进行的？ 如果采用了阈值，其是不是预先设计的？	金标准试验是否准确区分目标情况？ 金标准试验的结果解释是否在不知道待评价试验结果的前提下进行的？	待评价试验和金标准试验之间是否有合理的时间间隔？ 是否所有的患者都接受了金标准试验？ 是否所有的患者都接受了待评价试验？ 是否所有的患者都纳入在统计分析中？
偏倚风险（高、中或不清楚）	选择患者的过程是否带入了偏倚	实施或解释待评价试验的过程中是否带入了偏倚	金标准试验，其实施或解释过程中是否带入了偏倚？	在患者选择流程中是否带入了偏倚？
考虑适用性（高、低或不清楚）	是否考虑了纳入的患者不匹配所研究的问题	是否考虑了待评价试验，实施方案，或结果解释不同于所研究问题	是否考虑了定义的目标情况不符合所研究的问题？	

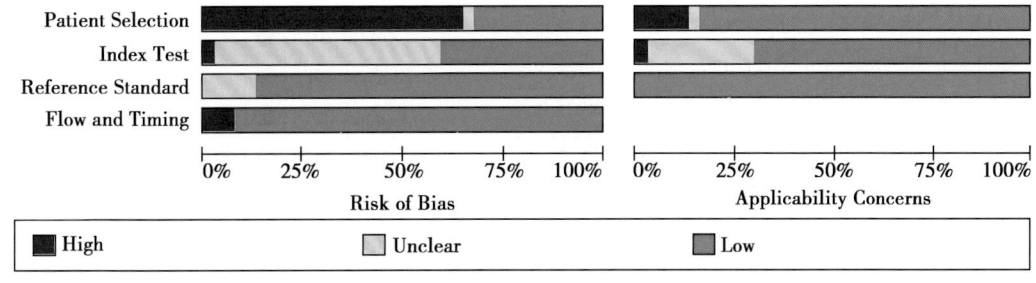

图 28-3　偏倚风险评价结果条形图

4. Cochrane 协作网推荐使用 QUADAS 来评价其偏倚风险。2003 年,开发小组发布了 QUADAS 第一版,2011 年又发布了更新版,目前该软件已被纳入了 RevMan 软件中。完整版的 QUADAS-2 工具资源在 QUADAS 官方网站(http://www. bris. ac. uk/quadas/)中可获得。QUADAS-2 工具主要由 4 个部分组成:病例的选择,待评价试验,金标准,病例流程和进展情况(表 28-12)。所有组成部分在偏倚风险方面都会被评估,前三部分也会在临床适用性方面被评估。在偏倚风险判断上纳入了标志性问题,这些研究设计方面的标识性问题与偏倚潜在性有关,旨在帮助评价者判断偏倚风险,但临床适用性的判断未纳入标志性问题。与 Cochrane 协作网推荐使用针对 RCT 偏倚风险评价类似,研究者也应先将纳入研究的每一评价结果汇总后,录入 RevMan 软件,以生成条形图和汇总图。以《Rapid diagnostic tests for typhoid and paratyphoid (enteric) fever》一文为例,其偏倚风险评价结果条形图和汇总图分别见图 28-3 和图 28-4。

五、系统评价的偏倚风险评价工具

系统评价是针对某一具体问题(如临床、卫生决策、基础医学、医学教育等问题),系统、全面收集已发表或未发表的相关研究,采用严格评价文献的原则和方法,筛选出符合质量标准的文献,进行定性或定量合成,得出当前最佳综合结论的一种文献综合方法。系统评价的作用近年日益凸显,被越来越多地用于指导临床实践和医疗卫生决策,每年发表的系统评价/Meta 分析文献数量呈快速增长趋势。以"(systematic review [ti]) OR (meta analysis [ti])"检索 PubMed 数据库,2016 年收录的系统评价/Meta 分析文献数达 17225 篇。但因制作者水平良莠不齐,系统评价的质量也参差不齐。如同对单个原始研究需要评价其质量一样,也需要评价系统评价的质量,如进行系统评价再评价、卫生技术评估、指南制定等。当然,期刊编辑和审稿人也会使用相关工具评价系统评价质量。

(一) AMSTAR 介绍

2014 年以前,采用 AMSTAR(the Assessment of Multiple Systematic Reviews)工具评价系统评价的质量。AMSTAR 共包括 11 个条目(表 28-13),主要针对系统评价的方法学质量,而非偏倚风险。因 AMSTAR 不能产生量化的评价结果,2010 年有研究者制定并发布了 AMSTAR 修订版(R-AMSTAR),且 AMSTAR 主要用于评价纳入随机对照试验的系统评价,并不适用于纳入非 RCT 的系统评价。

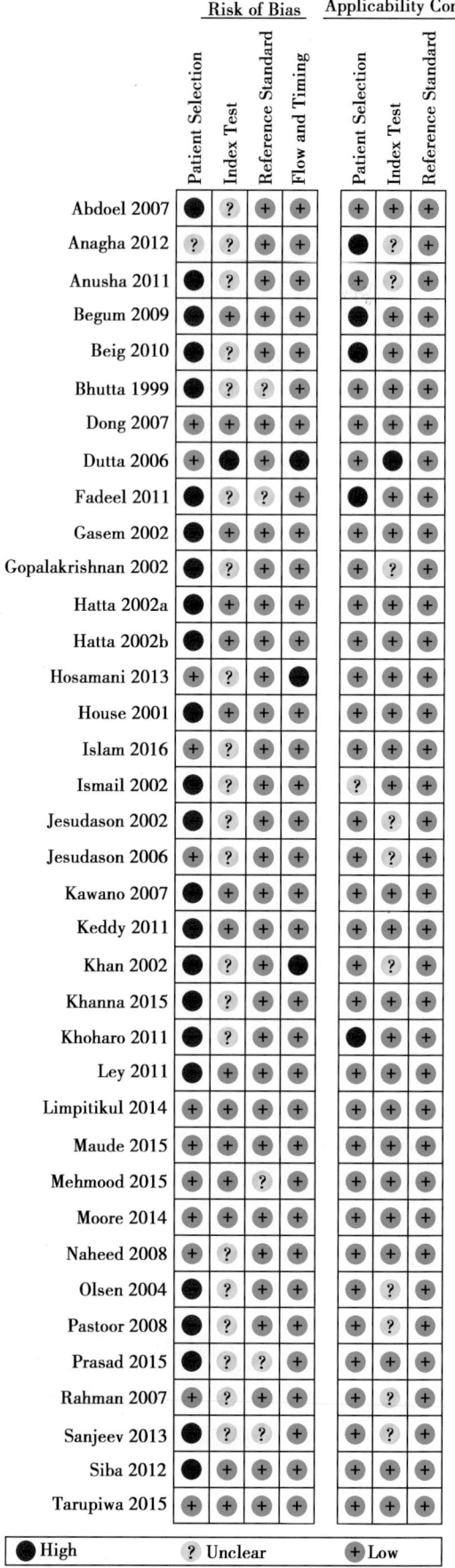

图 28-4　偏倚风险评价结果汇总图

表 28-13　AMSTAR 工具的具体内容

条目	评价内容	备注	结果
1	是否提供了预先的设计 所研究的问题和纳入标准在实施系统评价之前就应该提供	满足"是"的条件为应该提及计划书、伦理批准或预先决定或发表的研究目的	是 否 无法回答 不适用
2	是否实施了重复的研究选择和数据提取 该系统评价至少应该有 2 个独立的研究者提取数据,若意见不一致时应提及处理方式	满足是的条件:2 个研究者实施文献选择,2 个研究者实施数据提取,报告达成一致的方法或者提及 1 人检查另一人的结果	是 否 无法回答 不适用
3	是否实施了全面的文献检索 至少应检索 2 个数据库。报告中应该包括检索的数据库和年份(如 Central、EMBASE、MEDLINE),应该提及关键词或者 Mesh,如果可行还应该提及检索策略。所有检索应该进一步检索目录、综述、文件、特殊注册机构或该领域专家,通过综述参考文献进行	如果至少检索 2 个数据库＋1 个附加的检索策略,判断为是(Cochrane 注册/Central 计算为 2 个来源;检索了灰色文献计算为附件)	是 否 无法回答 不适用
4	研究的发表情况(如灰色文献)是否被用来作为纳入标准 研究者应该提及所检索报告的发表类型。研究者应该说明是否根据发表状况或语种等条件纳入或者排除了相关文献	如果系统评价提及检索了灰色文献或未发表文献,提示结果为是。单独的数据库,传播平台,会议进展或者注册平台应考虑为灰色文献。如果检索的数据源包括灰色文献和非灰色文献,应该特别指出检索的灰色或未发表文献	是 否 无法回答 不适用
5	是否提供了纳入与排除文献的列表 纳入与排除文献的列表应提供	如果排除文献是以参考文献的形式出现也是可接受的;若提供了电子链接但链接不可用则判断为否	是 否 无法回答 不适用
6	是否提供了纳入研究的基本特征 应该使用汇总表格,表格中提及原始研究的参与者、干预措施和结局指标。所有用于统计分析的研究的年龄、性别及相关的社会经济学指标,疾病的状态,持续情况,严重程度或者其他疾病都应该报告。	如果提供的表格未包含以上提及的所有指标也是可接受的	是 否 无法回答 不适用
7	是否对纳入研究的科学性进行了评价或证明 方法学部分应该事先提及评价的方法(如对于有效性研究,如果作者提及了包括随机、双盲、空白对照研究,或分配隐藏作为纳入标准);对于其他研究类型,对应的相关的条目也可以被提及	可以包括使用质量评分工具或者清单,如 JADAD 评分标准,发表偏倚,敏感性分析等;或者描述了每一纳入研究的质量评价的条目的结果(低风险或高风险可以接受,或者明确说明了哪一研究的低风险或高风险;所有纳入研究的评分总分或者评分范围是不可接受的)	是 否 无法回答 不适用
8	纳入研究的科学性是否合适的用于产生结论 在分析系统评价的结论和分析时应该考虑方法学的准确和科学性,明确的阐明推荐意见	可能会在文中提及"由于低质量的纳入研究,结果的解释应该谨慎"。如果条目 7 的结果是"否",本条目不能判断为"是"	是 否 无法回答 不适用
9	用于合并纳入研究的结果的方法是否合适 对于合并的结果,应该有检验保证纳入研究具有合并的可靠性,如异质性的卡方检验。如果存在异质性,应该采用随机效应模型进行合并数据,或者合并的临床适用性也应该考虑(如合并是否明智?)	如果提及检测了异质性则可判断为"是";如果解释了不能合并是因为干预措施之间的异质性/变异性也判断为"是"	是 否 无法回答 不适用

续表

条目	评 价 内 容	备 注	结果
10	是否评价了可能存在的发表偏倚 评价发表偏倚应该包括图(funnel 图,其他可能的检测)和/或统计分析(Egger 回归检验)	如果没有检验结果或者 Funnel 图,则判断为否;如果提及由于纳入研究少于 10 个而无法实施发表偏倚则判断为是	是 否 无法回答 不适用
11	是否提及了利益冲突 应该明确申明系统评价和纳入研究的可能存在的利益冲突	判断是必须说明系统评价和纳入的每一研究的基金或资助的来源	是 否 无法回答 不适用

(二) ROBIS 工具介绍

2014 年,英国布里斯托尔大学社会医学部制定了一种全新的评价工具—ROBIS(Risk of Bias In Systematic Review)用于评价系统评价的偏倚风险,其不仅可以评估干预性、诊断性、病因性、预后性等多种系统评价制作过程和结果解释过程中的偏倚风险,还可评价系统评价问题与其使用者要解决的实践问题的相关性。ROBIS 工具适用于:①系统评价再评价作者、指南制定者、系统评价作者(可在系统评价完成后评价其质量,或在系统评价研究设计阶段参考该工具以减少偏倚);②其他可能的使用者包括决策支持机构(如英国国家卫生与临床优化研究所,NICE)、对循证医学感兴趣的临床医生、杂志编辑和审稿人等。

应用 ROBIS 评估系统评价偏倚风险的过程包括 3 个阶段:①评估相关性(根据情况选择);②确定系统评价制定过程中的偏倚风险程度;③判断系统评价的偏倚风险。ROBIS 工具清单详见表 28-14 和表 28-15。使用者可从其网站(http://www.robis-tool.info/)获得 ROBIS 工具清单和使用指导。

表 28-14   不同类型系统评价的评估量表(阶段一)

系统评价类型				目标问题	系统评价问题
干预性	病因性	诊断准确性试验	预后性		
患者或人群	患者或人群	患者	患者		
干预措施	暴露因素和对照	待评价试验	要预测的结局		
对照措施	因素	金标准试验	计划使用的模型		
结局指标	结局指标	目标疾病	计划的时间点		
系统评价要解决的问题与目标问题匹配吗?			是/否/部分/不确定		

表 28-15   评估领域及标志性问题(阶段二、三)

	阶段二				阶段三
	领域 1:研究的纳入排除标准	领域 2:研究的检索和筛选	领域 3:数据提取和质量评价	领域 4:数据合成和结果呈现	系统评价的偏倚风险
标志性问题*	1.1 系统评价遵循了预先确定的目的和纳入标准吗?	2.1 检索已发表和未发表的研究时所包含的数据库或电子资源的范围合适吗?	3.1 数据提取中尽可能地减小了误差吗?	4.1 数据合成包括了所有应该包括的研究吗?	A 结果解释中处理了领域 1～4 中所有偏倚风险吗?
	1.2 纳入标准适合系统评价的问题吗?	2.2 使用了除数据库检索以外的其他方法来确定相关研究吗?	3.2 系统评价作者和读者能获取足够的研究特征来解读结果吗?	4.2 遵循了所有预先确定的分析吗?未遵循的部分解释了吗?	

续表

	阶段二			阶段三
领域 1:研究的纳入排除标准	领域 2:研究的检索和筛选	领域 3:数据提取和质量评价	领域 4:数据合成和结果呈现	系统评价的偏倚风险
1.3 纳入标准明确吗?	2.3 检索策略的检索词和结构能尽可能多地检索到符合的研究吗?	3.3 提取了所有相关的研究结果来进行数据合成吗?	4.3 鉴于纳入研究的研究问题、研究设计和结局指标的性质和相似性,数据合成方法恰当吗?	B 合理地考虑到了纳入研究与系统评价研究问题的相关性吗?
1.4 纳入标准中所有基于研究特征的限制合适吗?	2.4 基于时间、发表形式、语言的限制合适吗?	3.4 使用了合适的工具来正规地评价偏倚风险(或方法学质量)吗?	4.4 数据合成中研究之间的差异(异质性)是最小的或者经过处理了吗?	
1.5 纳入标准中所有与研究来源相关的限制合适吗?	2.5 研究的筛选中尽可能地减小了误差吗?	3.5 偏倚风险评价中尽可能地减小了误差吗?	4.5 结果稳定吗?例如是否通过敏感性分析来证明?	C 评价者避免强调有统计学意义的结果了吗?
			4.6 原始研究的偏倚最小吗?或者在数据合成中处理了吗?	
判断**	对纳入标准的描述的偏倚风险程度	研究检索和(或)筛选所使用方法的偏倚风险程度	数据提取和质量评价所使用方法的偏倚风险程度	数据合成和结果呈现的偏倚风险程度	系统评价的偏倚风险

* 标志性问题的回答:是/可能是/否/可能否/无信息
** 偏倚风险程度判断:低/高/不确定

(1) 评估相关性(根据情况选择):用户确定待解决问题,即目标问题。第一阶段评估目标问题与系统评价中拟解决的问题的吻合度。如果仅评估系统评价的偏倚风险,而没有目标问题,那么可跳过该阶段(即根据情况选择)。由于系统评价分为干预性、病因性、诊断性和预后性等不同类别,其对应的评估量表也不同。

(2) 确定系统评价制作过程中偏倚风险的程度:此阶段评价系统评价各制作过程中可能产生的偏倚,涉及制作系统评价的 4 个关键领域:研究的纳入标准、研究的检索和筛选、数据提取和偏倚风险评价、数据合成和结果展示。①领域 1 旨在评价系统评价的纳入标准是否预先确定,是否清晰且适合于系统评价的问题。②领域 2 旨在评价系统评价是否遗漏了满足纳入标准的原始研究,是否纳入了不符合纳入标准的研究。③领域 3 旨在评价数据提取和原始研究偏倚风险评价过程是否产生了偏倚。④领域 4 旨在评价系统评价制作者是否使用了合适的方法来合并原始研究的数据。

每一领域都设置标志性问题以识别各领域引入的偏倚。每一领域的评估包括三个步骤:从系统评价中寻找支持偏倚风险程度判断的信息,回答标志性问题,判断偏倚风险程度。

(3) 判断偏倚风险:第三阶段是判断系统评价整体的偏倚风险,主要识别结果解释部分引入的偏倚,旨在评估系统评价在结果解释中是否考虑或处理了阶段二中的偏倚风险,是否考虑到了纳入研究与系统评价研究问题的相关性,是否避免强调有统计学意义的结果(表 28-2)。同样需按 3 个步骤开展:①从系统评价中寻找支持偏倚风险程度判断的信息;②回答标志性问题;③判断该系统评价的偏倚风险程度。

ROBIS 工具是目前值得推荐的系统评价偏倚风险评价工具,最近的 Cochrane Colloquium 均对其进行了报道、讨论和相关培训。该工具的特点如下:①ROBIS 工具针对系统评价的"偏倚风险",将系统评价设计、制作和结果解释中可能出现的偏倚以标志性问题——提出,相较于以往"系统评价方法学质量"这一概念更为详细具体,并且最终的结果是以整个系统评价偏倚风险相关性的"高"、"低"、"不确定"来表示,这样比起AMSTAR工具以条目的答案数量或R-AMSTAR以最终分值来表示系统评价的方法学质量更明确。②制定者综合了大量证据,进行多轮德尔菲过程,开展面对面会议反复讨论,尽可能纳入所有利益相关者参与制定,并经过了多次预试验不断进行完善,制定过程严谨、透明,基于证据。③ROBIS工具不仅能够客观评估系统评价制定过程和结果解释过程中的偏倚风险、原始研究与系统评价研究问题的相关性,还特别评价目标问题与系统评价问题的相关性,以使系统评价的应用更准确。④ROBIS工具不只是针对纳入RCT的系统评价,还可用于所有干预性、诊断性、病因性和预后性等多种系统评价,且其使用指导主要对非RCT系统评价做了实例解读。⑤ROBIS工具按照系统评价制定过程的顺序分别评价4个关键领域的偏倚风险情况,每个领域都有5~6个关键问题,每个问题都有相应的标准和对判断的说明,富有条理且十分详尽,避免了遗漏偏倚。

当然,ROBIS工具并非十分成熟。如:①阶段一的结果未整合到阶段三中,即最终判断系统评价偏倚风险时并未考虑到目标问题与系统评价问题的相关性(如果目标问题存在的话)。②评价条目(标志性问题)增多也意味着实际操作更为复杂耗时。③尽管工具制定过程中已经过多次预试验,ROBIS工具的性能(信度、效度和实用性)及其推广应用情况仍有待时间的检验,且这些预试验主要是由系统评价再评价制作者开展;指南制定方面的预试验尚在进行中。目前该工具的1.0版已可获取,之后还会不断更新。

(三)ROBIS偏倚风险评价工具应用实例

2017年,Rachel Perry等发表在Systematic Reviews上的《An overview of systematic reviews of complementary and alternative therapies for fibromyalgia using both AMSTAR and ROBIS as quality assessment tools》一文为例。该研究同时采用AMSTAR和ROBIS工具评价了补充与替代疗法治疗风湿性纤维肌痛系统评价的质量,纳入了15个系统评价。ROBIS工具第2和第3阶段的评估结果见表28-16,偏倚风险评估依据见表28-17。

表28-16　ROBIS工具第2和第3阶段的评估结果

纳入系统评价	阶段2				阶段3
	研究的纳入排除标准	研究的检索和筛选	数据提取和质量评价	数据合成和结果呈现	系统评价的偏倚风险
1. Perry	低偏倚风险	低偏倚风险	低偏倚风险	偏倚风险不清楚	低偏倚风险
2. Boehm	高偏倚风险	低偏倚风险	低偏倚风险	高偏倚风险	高偏倚风险
3. Mayhew	低偏倚风险	高偏倚风险	高偏倚风险	低偏倚风险	低偏倚风险
4. Daya	高偏倚风险	高偏倚风险	高偏倚风险	高偏倚风险	高偏倚风险
5. Langhorst	低偏倚风险	低偏倚风险	低偏倚风险	低偏倚风险	低偏倚风险
6. Martin-Sanchez	低偏倚风险	高偏倚风险	高偏倚风险	高偏倚风险	高偏倚风险
7. Cao	低偏倚风险	高偏倚风险	低偏倚风险	低偏倚风险	低偏倚风险
8. Deare	低偏倚风险	低偏倚风险	低偏倚风险	低偏倚风险	低偏倚风险
9. Yang	低偏倚风险	低偏倚风险	高偏倚风险	高偏倚风险	高偏倚风险
10. Ernst	高偏倚风险	偏倚风险不清楚	高偏倚风险	偏倚风险不清楚	偏倚风险不清楚
11. de Sousa Nascimento	低偏倚风险	低偏倚风险	低偏倚风险	高偏倚风险	低偏倚风险
12. Holdcroft	高偏倚风险	高偏倚风险	高偏倚风险	偏倚风险不清楚	高偏倚风险
13. Baronowsky	高偏倚风险	高偏倚风险	偏倚风险不清楚	低偏倚风险	偏倚风险不清楚
14. Terhorst	低偏倚风险	高偏倚风险	低偏倚风险	高偏倚风险	高偏倚风险
15. De Silva	高偏倚风险	高偏倚风险	高偏倚风险	偏倚风险不清楚	低偏倚风险

表 28-17　ROBIS 工具第 2 和第 3 阶段的评估评价依据

纳入研究	研究的识别标准	鉴定和选择研究	数据收集和研究评价	合成和发现	研究中的偏倚风险
Perry(2010)	低:没有提到系统评价的计划书,但是提及了纳入与排除标准是事先确定的。进行了补充检索。手工检索了纳入文献的参考文献和其他的综述类文献	低:虽然检索了合适的数据库等发表文献,但是未检索注册平台或会议报告。本研究仅纳入发表的文章。尽管两位研究者看了全文,但是其未明确指出应该从摘要开始看	低:两名研究者独立进行了数据提取和偏倚风险评价。采用了 JADAD 评分进行评价,并对分配隐藏进行了补充评价。提取了研究的部分特征,但是研究对象的特征未报告,收集了适当的结果,但仍不清楚	不清楚:由于存在异质性,未进行 Meta 分析。对每一项研究进行了详细的讨论和评价,并进行了充分的汇总。对偏倚评估风险的结果进行了全面的报告。这种叙述性综述恰当的评价了结果,结论反映了这一点	低:主要问题是可能存在漏检因未包括未发表文章。结论的考虑可能是正常的
Boehm(2014)	高:没有提到系统评价的计划书和预先明确系统评价的目的。仅有提及关于纤维肌痛的诊断标准。没有关于结局指标的申明	低:虽然检索了合适的数据库等发表文献但是未检索注册平台或会议报告。检索策略有限定。采用了'homeopathy',但其不能检索到'homeopathic'	低:两名研究者独立进行了数据提取和偏倚风险评价。使用适当的标准评估偏倚风险(Cochrane 偏倚风险评价的工具)。提取了适当的研究特征,并收集了适当的结果	高:Fisher 的研究未被纳入数据合并,但未交代原因。将 RCT 和非 RCT 合并可能会带来偏倚	高:讨论大多是谨慎的,虽然最后一句有点过于自信。同时还注意到了不同的研究设计和定义的问题
Mayhew(2007)	低:没有提到系统评价的计划书和预先明确系统评价的目的。提及基于结局的部分标准,未提及结果	高:虽然检索了合适的数据库等发表文献但是未检索注册平台或会议报告。检索策略的细节信息有限,详细检索未报告。用于筛选参考文献和选择文章的标准未报告	高:两名研究者独立进行了数据提取,但不清楚此 2 人是否独立评价了偏倚风险。使用了 JADAD 评分评价研究的偏倚风险,但未评价分配隐藏。部分研究提及了 MD,但是并不是所有研究均提及。研究开始前未明确定义结局指标	低:结果的数据非常有限,且该文未报道计划。无法判断结局指标是否是预先要评价的结局指标。该结果更像是罗列结果,而不像是数据合成	低:虽然有些领域有问题,但结论确实考虑到了研究的局限性,并未过度强调阳性结果

（四）AMSTAR-2

2017 年 9 月 21 日,BMJ 发表了 AMSTAR-2 评价工具,其是在检索研究者对原版 AMSTAR 的建议,结合工作组收到的反馈建议,对条目适当调整而形成的。AMSTAR 2 主要用于克服 AMSTAR 原版仅适用于随机对照试验的系统评价的缺点,其可以用于评价纳入随机对照试验、非随机对照试验或二者皆有的系统评价的质量。

AMSTAR 2 共包括 16 个条目。AMSTAR 2 工具保存了原版的 10 个条目,并对文字进行了适当修订。此外,原版条目 2 是"是否实施了重复的研究选择和数据提取",新版将其分为了 2 个条目分别评价。对于原版的条目 11 关于利益冲突的评价,新版条目 16 对其进行了文字调整,限定为评价改系统评价的作者是否接受了相关的资助来完成该系统评价,且与新版条目 10 对系统评价纳入研究是否接受资助予以区分。原版中基金资助是合并在一起的。新版增加了更多细节考虑随机对照与非随机对照试验的偏倚风险评价。所有条目均参考了 Cochrane 对随机和非随机对照研究的偏倚风险评估工具。新版去掉了原版的灰色文献筛选条目，灰色文献目前放置到文献检索条目内。

新版总共增加了 4 个条目。其中两个是直接来自 ROBINS-I 工具，即 PICO 的描述和在证据合成中偏倚风险处理的方式。一个新条目，即讨论异质性的来源和原因，是对原先条目的重新描述。另一新条目，研究设计选择的理由，是针对处理非随机对照试验进行了的调整性条目。

对于 AMSTAR 2 的评价条目框，新版条目将原版中的"不适用"和"不能回答"评价框给删除了。若该条目回答正确且证明，则判断为是；若该条目无相关评价结果，则判断为否。另外，增加了部分是的判断结果，用于评价部分回答该条目的结果。

六、动物实验的偏倚风险评估工具

动物实验指在实验室内，为了获得有关生物学、医学等方面的新知识或解决具体问题而使用动物进行的科学研究，是临床前研究的重要组成部分，亦是连接基础研究和临床试验的重要桥梁，其结果直接影响着许多领域研究课题成果的确立和水平的高低。临床前动物实验的基本目的是初步验证干预措施的安全性和有效性，并为新干预措施是否可以进入临床研究阶段提供科学证据。但很多因素会影响临床前动物实验的真实性和可靠性。如原始实验设计不需要专门委员会批准；非随机的研究、对照设立欠佳；动物质量未标准化；观察指标单一；结果报告不完整、可重复性差等。英国最大的动物实验资助机构，国际实验动物 3Rs 中心对其所资助的动物实验的报告质量进行回顾性分析后发现：许多受资助的研究都缺乏对实验设计、实施和分析等一些重要信息的报告，仅 59% 的论文说明了该实验的假设和目的、动物的实验数量和所用实验动物的基本特征。30% 的实验未描述其统计学方法及未采用正确的统计指标描述统计结果。分别有 87% 和 86% 的实验未实施"随机分配"和"盲法"，更加严重的是在 33 个实施了"随机化"原则的动物实验中，仅 9%（3/33）的实验在其研究报告论文中阐述了具体的随机化方法；最终导致许多 3Rs 中心资助动物实验的研究

表 28-18   AMSTAR 2 偏倚风险评价条目

编号	条　　目	评估结果
1	系统评价的研究问题和纳入标准是否包括 PICO 的各要素？	□是；□否
2	系统评价是否报告了系统评价的方法在开始该系统评价前就已经建立？是否报告了与计划书不一致的内容？	□是；□部分是；□否
3	系统评价作者是否解释了该系统评价纳入的研究设计类型的原因？	□是；□否
4	系统评价的作者是否使用全面的文献检索策略？	□是；□部分是；□否
5	文献筛选是否由研究人员进行重复筛选？	□是；□否
6	数据提取是否由研究人员重复提取？	□是；□否
7	是否提供了排除文献的清单和排除理由？	□是；□部分是；□否
8	系统评价作者是否交代了足够详细的纳入研究的细节？	□是；□部分是；□否
9	系统评价的作者是否使用了正确的工具来评估文献的纳入偏倚风险？	□是；□部分是；□否；□只纳入 RCT；□只纳入 NRSI
10	系统评价作者是否报告了纳入研究资金来源？	□是；□否
11	如果进行了 Meta 分析，作者是否使用适当的统计方法合并数据？	□是；□否；□不进行 Meta 分析
12	如果进行了 Meta 分析，系统评价作者是否考虑了单个研究的偏倚风险（ROB）对 Meta 分析或其他证据综合的影响？	□是；□否；□不进行 Meta 分析
13	在解释/结果系统评价结果是，作者是否考虑汇总了原始研究的偏倚风险（RoB）？	□是；□否
14	系统评价的作者是否对结果中的异质性进行解释或讨论？	□是；□否
15	如果进行了定量合成，作者是否对发表偏倚（PB）进行了研究（小研究偏倚）并讨论其对结果的可能影响？	□是；□否；□不进行 Meta 分析
16	系统评价是否报告了潜在的利益冲突，包括系统评价者们得到的资金支持？	□是；□否

成果的利用率和转化率低下,使 3Rs 中心科研基金的投入产出比不成正比。因此,准确科学评估动物实验的方法学和报告质量非常必要。

与基于人体的试验一样,动物实验的系统评价结果真实性需要正确评估纳入研究的偏倚风险。目前用于评估动物实验质量的条目/清单较多,有些适用于特殊的研究领域,有些同时适用于内在和外在真实性的评估,尚无统一标准。2008 年,动物实验系统评价研究中心(the SYstematic Review Centre for Laboratory animal Experimentation,SYRCLE)在荷兰 Nijmegen 成立,旨在提高动物实验的方法质量及研究过程的透明化,并制定动物实验系统评价指南和相关教育培训材料。2012 年,荷兰议会通过决议,要求政府有责任确保系统评价成为动物实验研究的必要环节。基于 Cochrane 偏倚风险评估工具,由来自 SYRCLE 中心的 Hooijmans 等多名学者研究、起草和制定了 SYRCLE

动物实验偏倚风险评估工具(SYRCLE's risk of bias tool for animal studies),并于 2014 年发布。

SYRCLE 动物实验偏倚风险评估工具在 Cochrane 偏倚风险评估工具的基础上发展而来,其差异主要来自随机对照试验(RCT)与动物实验在设计方面的不同。SYRCLE 动物实验偏倚风险评估工具共包括 10 个条目,偏倚类型包括选择性偏倚、实施偏倚、测量偏倚、失访偏倚、报告偏倚和其他偏倚,与 Cochrane 偏倚风险评估工具一致,但涉及领域略有不同,其中条目 2、4、5、6、7 为在 Cochrane 偏倚风险评估工具的基础上修改或新增的条目。详见表 28-19。

SYRCLE 偏倚风险评估工具中 10 个条目的评估结果最终以"是"、"否"和"不确定"表示,其中"是"代表低偏倚风险,"否"代表高偏倚风险,"不确定"代表不确定偏倚风险,其具体评价细则详见表 28-20。

表 28-19　SYRCLE 偏倚风险评估工具

条目	偏倚类型	涉及领域	具体描述	结果判断
1	选择性偏倚	序列生产	描述分配序列产生的方法,以评价组间可比性。	分配序列的产生或应用是否充分/正确?(*)
2	选择性偏倚	基线特征	为保证实验开始时两组基线可比,需描述所有可能的预后因素或动物特征。	各组基线是否相同或是否对混杂因素进行了调整?
3	选择性偏倚	分配隐藏	描述分配隐藏的方法,以判断动物入组前/或入组过程中干预分配可见。	分配隐藏是否充分/正确?(*)
4	实施偏倚	动物安置随机化	描述动物房中随机安置动物的方法	实验过程中动物是否被随机安置?
5	实施偏倚	盲法	描述对动物饲养者和研究者施盲,以避免其知晓动物接受何种干预措施的具体方法;提供所实施盲法的有效性的任何信息	实验中是否对动物饲养者和研究者施盲,以使其不知晓动物所接受的干预措施?
6	测量偏倚	随机性结果评估	描述是否随机选择动物以用于结果评估,及选择动物的方法	结果评价中的动物是否经过随机选择?
7	测量偏倚	盲法	描述对结果评价者施盲,以避免其知晓动物接受何种干预措施的具体方法;提供所实施盲法的有效性的任何信息	是否对结果评价者施盲?
8	失访偏倚	不完整数据报告	描述每个主要结局数据的完整性,包括失访和在分析阶段排除的数据;说明这些数据是否被报告以及每个干预组下(与最初随机分组的总数相比)失访或排除及任何重新纳入分析的原因	不完整数据是否被充分/正确说明和解释(*)
9	报告偏倚	选择性结果报告	说明如何审查选择性报道结果的可能性及审查结果	研究报告是否与选择性结果报告无关?(*)
10	其他偏倚	其他偏倚来源	说明不包括在上述偏倚中的其他一些重要偏倚	研究是否无其他会导致高偏倚风险的问题?(*)

* 与 Cochrane 偏倚风险评估工具中一致的条目

表 28-20　评估工具解读

①分配序列的产生或应用是否充分/正确？	
＊研究人员是否描述了具体的随机方法？ □使用随机数字表；□使用计算机随机发生器	是/否/不确定
附加信息： 非随机方法的情况： □根据判断或者调查者的偏好来分配；□根据实验室测试或者一系列测试结果来分配； □根据干预的有效性进行分配；□根据出生日期的奇偶数进行序列生成； □根据动物编号或者笼子编号规则进行序列生成	
②各组基线是否相同或是否对混杂因素进行了调整？	
＊实验组和对照组基线特征的分配是否均衡？	是/否/不确定
＊如果不是,研究者是否对未平均分配的基线特征进行调整？	是/否/不确定
＊诱导疾病的时间安排是否充分/正确？	是/否/不确定
附加信息： 基线特征的数目和类型取决于评价问题。在评估偏倚风险前,研究者需讨论哪些基线特征需用于两组之间的比较。 基线特征和/或混杂因素通常包含： □性别、年龄、动物的体重；□实验中感兴趣结局指标的基线值 疾病诱导的时间安排： □一些预防性研究,疾病的诱导发生在干预分配之后 正确的疾病诱导时间： □在干预随机分配之前进行；□在干预随机分配之后进行,但疾病诱导时间是随机的,同时对实施干预措施的人员施盲,使其不知道动物接受了何种干预	
③分配隐藏是否充分/正确？	
＊研究者是否运用以下方法或等效方法来实现随机序列的不可预测性？ □由第三方对实验组进行随机编码,然后编号不透明、密封的信封	是/否/不确定
附加信息： 不充分/不正确的分配隐藏方法： □公开随机化表；□使用信封但未进行适当的安全保障；□交替或循环分配；□根据出生日期分配；□根据动物编号进行分配；□其他任何明确的非随机公开过程	
④实验过程中动物是否被随机安置？	
＊研究者在动物房中是否随机安置笼子或动物？ □结果评价中的动物是否经过随机选择	是/否/不确定
＊结局或结局指标是否未受到非随机安置动物的影响？ □来自不同实验组的动物生活在一个笼子/牧场中(如饲养条件相同)	是/否/不确定
附加信息： 研究者在安置笼子时未使用随机方法的情况： □实验组在不同的场所进行研究	
⑤是否对动物饲养者和研究者施盲,以避免其知晓动物接受何种干预措施？	
＊是否有措施保证对动物饲养者和研究者的施盲方法不被打破？ □每个动物的身份证和笼子/动物标签被编码相同的外观；□顺序编号的药物容器的外观是相同的；□两组动物在相同的环境下给与干预；□在整个实验过程中,动物饲养条件的安置是随机的。	是/否/不确定
附加信息： 不恰当的盲法的情况： □给笼子标签涂色(A 组红色标签,B 组黄色标签)；□对实验组和对照组可见的结果有预期差异；□在整个实验过程中,动物饲养条件的安置并非随机；□设计实验与实施实验、分析数据的是同一个人；□两组动物未在相同的环境下给与干预；□两组动物干预环境不同的情况；□给予安慰剂和药物的时间不同；□实验组和对照组中仪器的使用有差别	

续表

⑥结果评价中的动物是否经过随机选择?	
＊在结果评价过程中,研究者是否随机选取动物? □使用随机数字表;□使用计算机随机发生器;□其他	是/否/不确定
⑦是否对结果评价者采用盲法?	
＊是否有措施保证对结果评价者的施盲方法不被打破? □对照组和实验组使用相同的结果评价方法;□在对结果进行评价的过程中,研究者随机选取动物	是/否/不确定
＊对结果评价者未采用盲法,但通过评价可知未实施盲法并不影响其结局指标的测定?	是/否/不确定
⑧不完整的数据是否被充分/正确报告?	
＊是否所有动物都纳入最后的分析?	是/否/不确定
＊是否报告缺失数据不会影响结果真实性的原因?	是/否/不确定
＊缺失数据是否在各干预组内相当,且各组缺失原因相似?	是/否/不确定
＊对缺失数据是否采用恰当的方法进行估算?	是/否/不确定
⑨研究报告是否与选择性结果报告无关?	
＊是否可获取研究计划书,所有的主要和次要结局是否均按计划书预先说明的方式报告?	是/否/不确定
＊无法获取研究计划书,但已发表的文章中很清楚地报告了所有预期结果?	是/否/不确定
附加信息: 选择性结果报告的情况: □并未报告计划书中确定的所有主要结局;□一个或多个主要结局采用的测量和分析方法并未在计划书中预先确定;□一个或多个主要结局并未在计划书中预先确定,除非一些不可预见的不良反应等;□文章未报告此研究应当包含的主要结局指标	
⑩是否不存在明显会产生高偏倚风险的其他问题?	
＊是否无污染(共用药品)?	是/否/不确定
＊是否没有来自资助者的不恰当影响?	是/否/不确定
＊是否没有分析单位错误?	是/否/不确定
＊是否不存在与实验设计相关的偏倚风险?	是/否/不确定
＊是否有新的动物加入到实验组和对照组以弥补从原始种群中退出的样本?	是/否/不确定
附加信息: 药品污染情况: □除干预药物,在实验中动物额外接受了可能会对结果造成影响或偏倚的治疗或药物 分析单位错误情况: □对实验动物身体局部进行干预;□给与干预时以一个笼的动物为一个单位,但分析时却以每个动物为一个实验单位 与实验设计相关的偏倚风险情况: □不恰当的交叉设计;□存在携带效应风险的交叉设计;□仅能取得第一个时期数据的交叉设计;□由于持续时间引起大量样本退出所导致的实验动物并未接受二次或后续治疗的交叉设计;□所有动物均接受相同顺序干预的交叉设计;□相同对照的多组比较研究中并未报告所有的结局指标(选择性结果报告);□多组对照比较的不同研究结果被整合(应分别报告每组的数据);□群随机试验的统计分析未考虑聚类问题(分析单位错误);□交叉设计中未考虑配对分析的结果	

SYRCLE 动物实验偏倚风险评估工具在 Cochrane 偏倚风险评估工具的基础上建立,适用于动物实验的方法学质量评估,其中:①条目 1、3、8、9、10 与 Cochrane 偏倚风险评估工具对应的条目完全一致;②条目 5 和 7 在原 Cochrane 偏倚风险评估工具的基础上进行了一定的修改;③条目 2、4、6 为新增条目。

在 SYRCLE 的 10 个评估条目中,①动物安置随机化是一个全新的条目。不同于 RCT,动物实验中对于动物的安置方式,如不同光照和温度等均会对实验结果产生重要影响。②温度对实验动物的影响亦体现在,如细微的温度变化对动物的代谢率和毒性的影响,同一个支架不同高度上的笼子内的温度不同(通常架子顶端会比低端高 5℃,不同的高度对动物房的影响(如 1.5 米高处动物房的温度比 0.5 米处的要高 3～4℃)等方面。③若动物未随机安置,研究人员可能会预见各组动物的行为表现,从而产生实施偏倚。④由于多数生物存在昼夜节律现象,如类脂(化合)物代谢作用、神经递质水平、药代动力学等的影响均会使动物的周期/昼夜节律发生变化,若对结果进行测量时未采用随机化方法,而仅在某一个时间段对样本进行测量和评价,则可能产生测量偏倚的风险。因此,SYRCLE 特别将动物的随机安置和随机性结果评估作为影响动物实验结果内在真实性的重要因素,列入其方法学质量评估条目中。⑤虽然动物实验的样本相对临床试验来说较小,但重要基线(如不同品系动物)差异却可能很大。因此,SYRCLE 亦将基线特征列为评估选择性偏倚大小的条目之一,但若能保证序列的充分产生和分配隐藏,则认为基线特征具有可比性。

《中国循证医学杂志》曾刊载《载施万细胞治疗大鼠创伤性脊髓损伤的 Meta 分析》一文,该文采用 SYRCLE 动物实验偏倚风险评估工具评价纳入研究的偏倚风险。其结果见表 28-21。该研究结果显示,当前存在的多数动物实验的研究均存在较大偏倚。

表 28-21　纳入研究的偏倚风险评价

| 纳入研究 | 选择性偏倚 | | 实施偏倚 | | | 测量偏倚 | | 失访偏倚 | 报告偏倚 | 其他偏倚 |
	序列产生	基线特征	分配隐藏	动物安置随机化	盲法	随机性结果评估	盲法			
Ban 2011	未描述	不确定	未描述	是	未描述	是	不知情分组者实施	完整	不清楚	不清楚
Chen 2010	随机数字表	不确定	未描述	未描述	未描述	不确定	未描述	不完整	不清楚	不清楚
冯世庆 2010	未描述	不确定	未描述	未描述	未描述	不确定	不知情分组者实施	不完整	不清楚	不清楚
Pourheydar 2012	未描述	不确定	未描述	未描述	未描述	是	未描述	完整	不清楚	不清楚
曹富江 2008	未描述	不确定	未描述	未描述	未描述	是	未描述	完整	不清楚	不清楚
冯世庆 2006	未描述	不确定	未描述	未描述	未描述	是	不知情分组者实施	完整	不清楚	不清楚
郭涛 2009	未描述	不确定	未描述	未描述	未描述	是	不知情分组者实施	完整	不清楚	不清楚
纪江峰 2007	未描述	不确定	未描述	未描述	未描述	是	未描述	完整	不清楚	不清楚
李辉 2010	未描述	不确定	未描述	未描述	未描述	不确定	不知情分组者实施	不完整	不清楚	不清楚
李伟 2009	未描述	不确定	未描述	未描述	未描述	是	未描述	完整	不清楚	不清楚
宁广智 2009	未描述	不确定	未描述	未描述	未描述	是	不知情分组者实施	完整	不清楚	不清楚
王春源 2010	未描述	不确定	未描述	未描述	未描述	是	不知情分组者实施	完整	不清楚	不清楚
徐云强 2010	未描述	不确定	未描述	未描述	未描述	是	不知情分组者实施	完整	不清楚	不清楚
朱玉海 2009	未描述	不确定	未描述	未描述	未描述	是	不知情分组者实施	完整	不清楚	不清楚

此外，双梅等对 582 篇卒中/中风动物实验的偏倚风险进行评价，其结果显示 SYRCLE 工具 22 个条目中，4 个条目评价为“低风险”的文献数大于 50%，16 个条目评价为“低风险”的文献数小于 30%；从 SYSCLE 工具条目数“低风险”的分布情况方面，99%的文献满足 3 个以上条目为“低风险”，17%的文献满足 10 个以上条目为“低风险”，不足 1%的文献满足 17 个条目为“低风险”。动物实验均存在较大的偏倚风险。

动物实验中，对干预实施和结果测量阶段盲法的应用亦有别于 RCT。尽管不需要对动物施盲，但因干预实施过程中，大部分研究者又同为动物饲养者，故若未对动物饲养者施盲，则可能会导致其预期实验结果产生主观偏倚。为此，Hooijmans 等还特别在文中举例说明对动物饲养者施盲的重要性。例如：①若动物饲养者知道某个药物会造成癫痫性发作或使尿量增加，就可能对经常接受该药物组别中的动物进行处理或清理笼子，动物由此产生的行为变化将会影响研究结果。②在结果测量过程中对结局测量者施盲，道理也相同。故 SYRCLE 特别将对动物饲养者和结局测量者施盲作为重要的评估条目。尽管目前尚无动物实验注册中心或访问查询研究计划书的公开数据库，但 SYRCLE 动物实验偏倚风险评估工具依然将选择性结果报告作为其条目之一，且其含义与 Cochrane 偏倚风险评估工具完全一致。且也希望借此推动建立动物实验注册中心，以提高研究质量，促进研究过程的透明化。③对具体评价细则相关度的把握，取决于具体实验，评论者需自己判断上述哪些条目会对具体实验结果造成偏倚，并对这些条目作出准确评价。

迄今虽已有多个评估工具用于动物实验质量的评价，但 SYRCLE 动物实验偏倚风险评估工具是目前唯一专门针对动物实验内在真实性评估的工具，避免了动物干预性实验系统评价在进行偏倚风险评估时产生的差异。我们希望 SYRCLE 偏倚风险评估工具能被推广和充分运用，在今后的实践中不断发展和完善，以有效指导动物实验的开展，提高动物实验的设计和实施，从而促进动物实验系统评价的发展。

（张永刚　杜亮）

参考文献

1. 李幼平. 循证医学. 北京：人民卫生出版社，2014
2. 罗杰，冷卫东. 系统评价/Meta 分析理论与实践. 北京：军事医学科学出版社，2013
3. 熊俊，陈日新. 系统评价/Meta 分析方法学质量的评价工具 AMSTAR. 中国循证医学杂志，2011，11(9)：1084-1089
4. 曾宪涛，包翠萍，曹世义，等. Meta 分析系列之三：随机对照试验的质量评价工具. 中国循证心血管医学杂志，2012，4(3)：183-185
5. 邬兰，张永，曾宪涛. QUADAS-2 在诊断准确性研究的质量评价工具中的应用. 湖北医药学院学报，32(3)：201-208
6. 李静，张明鸣.《Cochrane 干预措施系统评价手册》中文翻译版. 2014
7. Wijedoru L, Mallett S, Parry CM. Rapid diagnostic tests for typhoid and paratyphoid (enteric) fever. Cochrane Database Syst Rev，2017，(5)：CD008892
8. Onwumeh J，Okwundu CI，Kredo T. Interleukin-2 as an adjunct to antiretroviral therapy for HIV-positive adults. Cochrane Database Syst Rev，2017，(5)：CD009818
9. Abrams DI, Bebchuk JD, Denning ET. Randomized, open-label study of the impact of two doses of subcutaneous recombinant interleukin-2 on viral burden in patients with HIV-1 infection and CD4＋ cell counts of ＞ or＝300/mm3：CPCRA 059. J Acquir Immune Defic Syndr，2002，29(3)：221-231
10. 陈匡阳，马彬，王亚楠，等. SYRCLE 动物实验偏倚风险评估工具简介. 中国循证医学杂志，2014，14(10)：1281-1285
11. 双梅，赵晨，张莉，等. 运用 SYRCLE 工具评价中文期刊发表卒中/中风动物实验的方法学质量. 中国循证医学杂志，2016，16(5)：592-597
12. 陈匡阳，王亚楠，赵雅琴，等. 国内动物实验系统评价/Meta 分析研究的现状分析. 中国循证医学杂志，2015，15(4)：414-418
13. 丁泓帆，吴琼芳，杨楠，等. 评估系统评价偏倚风险的 ROBISIS 工具实例解读. 中国循证医学杂志，2016，16(1)：115-121
14. 卢腾，刘超，董军，等. 施万细胞治疗大鼠创伤性脊髓损伤的 Meta 分析. 中国循证医学杂志，2015，15(6)：705-712
15. Shea BJ，Reeves BC，Wells G，et al. AMSTAR 2：a critical appraisal tool for systematic reviews that include randomised or non-randomised studies of healthcare interventions, or both. BMJ. 2017 Sep 21；358：j4008
16. 吴琼芳，丁泓帆，邓围，等. ROBIS：评估系统评价偏倚风险的新工具. 中国循证医学杂志，2015，15(12)：1454-1457
17. 董碧蓉，马春华. 偏倚对系统评价质量的影响. 中国临床康复，2003，(03)：368-369
18. 董碧蓉，欧雪梅，赵伟业. 发表性偏倚对系统评价的影响. 中国循证医学，2001，(3)：170-173
19. 屈会起，林珊，邱明才. 浅谈系统评价的文献偏倚问题. 中国循证医学，2001，(2)：114-116
20. Chen Y，Du L，Li L，et al. Cancer risk of sulfonylureas in patients with type 2 diabetes mellitus：A systematic review. J Diabetes. 2017 May；9(5)：482-494
21. Kung J，Chiappelli F，Cajulis OO，et al. From Systematic Reviews to Clinical Recommendations for Evidence-Based Health Care：Validation of Revised Assessment of Multiple Systematic Reviews (R-AMSTAR) for Grading of Clinical Relevance. Open Dent J. 2010；4：84-91
22. Perry R，Leach V，Davies P，et al. An overview of systematic reviews of complementary and alternative therapies for fibromyalgia using both AMSTAR and ROBIS as quality assessment tools. Syst Rev. 2017，6(1)：97

第 29 章　Meta 分析方法

20 世纪 40 年代末，英国著名的生物统计学家 Bradford Hill 在 British Medical Journal 上发表了应用 RCT 探讨链霉素对肺结核病疗效的文章，把数理统计理论应用于临床研究中，为临床研究提供了新方法、新结果，开创了新里程。此后 RCT 开始逐渐被临床医生所接受，并在英美等国被广泛接受和采用。20 世纪 60 年代和 70 年代，欧美国家开展了许多大样本多中心 RCT，80 年代中期，我国也开展了大样本抗高血压的临床试验。近 30 年来，国内外已完成了近千项大样本随机对照心血管临床试验，尤其近年 RCT 在筛选、评价临床治疗方法方面获得了更广泛的应用，样本含量也从几十例增加到数百、上千，甚至数万例，研究内容涉及临床医学的各个系统疾病，许多用 RCT 设计方案完成的研究文章发表在全球各著名医学杂志上，为各种临床治疗效果提供了许多强有力的证据。因此，随机对照试验，尤其是大样本、多中心的随机对照试验已被视为评价临床疗效的金标准设计方法。

大样本多中心随机对照试验的广泛应用，许多研究者认识此类研究需耗费大量人力、物力和财力，其应用也因此受到影响。1972 年著名英国流行病学家、内科医生 Archie Cochrane 在其专著《疗效与效益：健康服务中的随机反映》中指出："由于资源终将有限，因此应该使用已被证明的、有明显效果的医疗保健措施"；"应用随机对照试验证据之所以重要，是同为它比其他任何证据更为可靠"。到了 80 年代，许多大样本随机对照试验结果发现，一些理论上应该有效的治疗方案实际上无效或害大于利，而另一些似乎无效的治疗方案却被证实利大于害，应该推广。1987 年 Iain Chalmers 根据早产倾向产妇使用糖皮质激素能否有效降低早产儿呼吸窘迫综合征长达 20 年以来的随机对照试验结果而撰写的系统评价，为临床治疗实践提供可靠依据，并对临床医学产生了广泛和深远的影响。现在，系统评价是公认的临床医学最佳证据之一，Meta 分析是系统评价中常用的统计学方法。

第一节　Meta 分析中的统计学过程

20 世纪 60 年代开始，国外医学文献报道中陆续出现了对多个独立研究的统计量进行合并的报道。1976 年英国心理学家 G. V. Glass 首先将这种对医学文献中多个同类研究统计量的合并方法称为"Meta-Analysis"，并其用于教育学的评估和研究中。Meta 一词源于希腊文，意为"more comprehensive"，即更广泛，更全面。20 世纪 80 年代中期开始，国外较多的将此方法引入到 RCT 及观察性医学研究中，现已广泛用于医学健康领域，用于临床医学的诊断、治疗、预防和病因 4 大研究方面的综合评价。80 年代末，该方法被引入我国，中文译名有荟萃分析、二次分析、汇总分析、集成分析等，因这些译名都有不足之处，故更多学者建议使用"Meta 分析"。

Meta 分析的定义目前尚有不同意见，《The Cochrane Library》将 Meta 分析定义为：Meta-analysis is statistical technique for assembling the results of several studies in a review into a single numerical estimate. 即：Meta 分析是将系统评价中的多个研究结果合并为单个量化指标的一种统计学技术。而 David Sackett 等在《Evidence-Based Medicine》一书中，将 Meta 分析定义为：A systematic review that uses quantitative methods to summarize the results. 即：运用定量方法汇总多个研究结果的一种系统评价。

医学研究中，传统的文献综述在处理同一问题的多个研究结果时，一般不进行文献评价，也不考虑文献的质量，通常只是汇总同类研究中某类结论的多少，即平等的（等权重方法）对待多个同类研究结果而得出结论，这种等权重的文献综述方法至少存在 2 个问题：①将质量不相同的多个研究人为的判为相同；②将样本含量的大小（权重）不相等的多个研究人为平等对待。显然这种文献综述的方法很难保证研究结果的真实性和可靠性,尤其当多个正反结果的研究数量相当时,很容易让人产生困惑或误解。

Meta 分析是对多个同类研究结果进行合并汇总的分析方法,能从统计学角度达到增大样本含量,提高检验效能的目的。尤其当多个研究结果不一致或都没有统计学意义时,采用 Meta 分析可得到更加接近真实情况的综合分析结果。

当系统评价的数据资料适合使用 Meta 分析时,用 Meta 分析可以克服传统文献综述的上述 2 大问题,提高分析结果的可靠性;当数据资料不适合做 Meta 分析时,系统评价只能解决文献评价的问题,不能解决样本含量的问题,因此,对其分析结论应慎重。应特别注意:不按系统评价标准操作规范实施,或未经严格文献评价的研究,即使用 Meta 分析也不一定是系统评价的研究,更难说是高质量研究。

一、Meta 分析的基本内容

(一) 异质性检验

Meta 分析的核心计算是将多个研究的相同统计量合并(相加、汇总),按统计学原理,只有同质的资料才能进行统计量的合并,反之则不能。因此,在合并统计量之前需要对多个研究结果进行异质性检验,以判断多个研究是否具有同质性。异质性检验(tests for heterogeneity),又称同质性检验(tests for homogeneity),是用于检验多个相类研究的统计量是否具有异质性的方法。异质性检验公式如下:

$$Q = \Sigma W_i (\theta_i - \bar{\theta}) = \Sigma W_i \theta_i^2 - \frac{(\Sigma W_i \theta_i)^2}{\Sigma W_i}$$

式中 θ_i 为单个研究的统计量,如 $lnRR_i$、$lnOR_i$、$lnPetoOR_i$、RD_i 等;W_i 为每个研究的权重,第 i 个研究的权重 W_i 按式 $W_i = 1/var(\theta_i)$ 计算,$\bar{\theta}$ 为合并效应量,如 $lnOR_{合并}$、$lnRR_{合并}$、$lnPetoOR_{合并}$、$RD_{合并}$ 等。该检验统计量 Q 服从自由度为 k-1 的卡方(χ^2)分布,因此,当计算得到 Q 后,可通过卡方分布来获取检验概率(P),故又有人将此检验称之为卡方检验。

当异质性检验结果为 $P \leqslant 0.10$,可认为多个研究结果有异质性;若异质性检验结果为 $P > 0.10$ 时,可认为多个同类研究具有同质性。

纳入研究的异质性大小还可用 I^2 来衡量,I^2 的计算公式如下:

$$I^2 = \frac{Q - (k-1)}{Q} \times 100\%$$

式中的 Q 为异质性检验的卡方值(χ^2),k 为纳入 Meta 分析的研究个数。在 Cochrane 协作网的系统评价专用软件 RevMan 中,I^2 是可用于衡量多个研究结果

间异质程度大小的指标。可用于描述由各个研究所致,而非抽样误差所引起的变异(异质性)占总变异的百分比,只要 I^2 不大于 50%,其异质性可以接受。

1) 当异质性检验结果为 $P > 0.10$ 时,可使用固定效应模型(fixed effect model)计算合并统计量。

2) 当异质性检验为 $P \leqslant 0.10$ 时,首先应分析导致异质性的原因,如设计方案、测量方法、用药剂量、用药方法、年龄、性别、疗程长短、病情轻重、对照选择等因素是否相同。由这些原因引起的异质性可用亚组分析(subgroup analysis)进行合并统计量的计算。若经这些方法分析和处理后,多个同类研究的结果仍然有异质性时,可使用随机效应模型(random effect model)计算合并统计量。需特别注意:随机效应模型是针对异质性资料的统计处理方法,不能代替导致异质性的原因分析。

(二) 合并统计量

Meta 分析需要将多个同类研究的结果合并(或汇总)成某个单一效应量(effect size)或效应尺度(effect magnitude),即用某个合并统计量反映多个同类研究的综合效应。

1. 若需要分析的指标是二分类变量　可选择比值比 OR(odds ratio)、相对危险度 RR(relative risk)或危险差 RD(risk difference)为合并统计量,用于描述多个研究的合并结果。在 Cochrane 系统评价中还常见到 Peto 法的 OR,该法对事件发生率较小的试验结果进行 Meta 分析可能是最有效且偏倚最小的方法。RR 或 OR 均是相对测量指标,其结果解释与单个研究指标相同,而 RD 是两个率的绝对差值。

2. 如果需要分析的指标是数值变量　可选择均数差(mean difference, MD, 或 weighted mean difference, WMD)或标准化均数差(standardised mean difference, SMD)为合并统计量。①MD 为两均数的差值,消除了多个研究间的绝对值大小的影响,以原有单位真实地反映了试验效应;②SMD 可简单地理解为两均数的差值再除以合并标准差的商,它不仅消除了多个研究间的绝对值大小的影响,还消除了多个研究测量单位不同的影响,尤其适用于单位不同(如采用的量表不同)或均数相差较大资料汇总分析,但因其是一个没有单位的值,故对 SMD 分析的结果解释要慎重。

随机效应模型目前多采用 D-L 法(DerSimonian & Laird 法)。即通过增大小样本资料的权重,减少大样本资料的权重来处理资料间的异质性,但这种处理存在较大风险。小样本资料因难以避免机遇的作用(偶然性),偏倚较大;大样本资料一般偶然性较小,代表性好、更接近真实。因此,经随机效应模型处理的结果可能削弱了质量较好的大样本信息,增大了质量可能较

表 29-1　常用 Meta 分析方法一览表

资料类型 （Type of data)	合并统计量 （Summary statistic)	模型选择 （Model)	计算方法 （Method)
二分类变量(Dichotomous)	OR(odds ratio)	固定效应模型	Peto 法
		固定效应模型	Mantel-Haenszel 法
		随机效应模型*	D-L 法
	RR(relative risk)	固定效应模型	Mantel-Haenszel 法
		随机效应模型*	D-L 法
	RD(risk difference)	固定效应模型	Mantel-Haenszel 法
		随机效应模型*	D-L 法
数值变量 (Continuous)	WMD(weighted mean difference)	固定效应模型	倒方差法(inverse variance)
		随机效应模型*	D-L 法
	SMD(standardised mean difference)	固定效应模型	倒方差法(inverse variance)
		随机效应模型*	D-L 法
个案资料(Individual)	OR(odds ratio)	固定效应模型	Peto 法

* 在异质性分析和处理以后，异质性检验仍出现 $P \leqslant 0.05$ 才考虑使用

差的小样本信息，故应当慎重解释随机效应模型的结论。

此外，可用 Meta 回归方法分析不同设计方案、测量方法、用药剂量、用药方法、疗程长短、病情轻重等原因所引致的异质性，即利用线性回归的原理，消除混杂因素的影响，排除异质性对分析结果的影响，使之能得到较为真实的合并统计量。常用 Meta 分析方法如表 29-1 所示。

（三）合并统计量的检验

无论采用何种计算方法得到的合并统计量，都需要用假设检验(hypothesis test)的方法检验多个同类研究的合并统计量是否具有统计学意义。

1. Z(u)检验　根据 X(u)值得到该统计量的概率(P)值。若 $P \leqslant 0.05$，多个研究的合并统计量有统计学意义；若 $P > 0.05$，多个研究的合并统计量无统计学意义。

2. 置信区间法

1) 当试验效应指标为 OR 或 RR 时，其值等于 1 时试验效应无效。此时其 95%CI 若包含了 1，等价于 $P > 0.05$，即无统计学意义；若其上下限不包含 1(均大于 1 或均小于 1)，等价于 $P < 0.05$，即有统计学意义。

2) 当试验效应指标为 RD、MD 或 SMD 时，其值等于 0 时试验效应无效，此时其 95% 的置信区间若包含了 0，等价于 $P > 0.05$，即无统计学意义；若其上下限不包含 0(均大于 0 或均小于 0)，等价于 $P < 0.05$，即有统计学意义。

（四）森林图的解读

Meta 分析最常使用森林图(forest plots)展示其统计分析的内容。在森林图中，竖线为无效线，即无统计学意义的值。①RR 和 OR 无效竖线的横轴尺度为 1；②而 RD、MD 和 SMD 无效竖线的横轴尺度为 0；③每条横线为每个研究的 95% 可信区间上下限的连线，其线条长短直观地表示了可信区间范围的大小，线条中央的小方块为统计量(如 RR、OR 或 MD 值等)的位置，其方块大小为该研究权重大小。若某个研究 95% 可信区间的线条横跨为无效竖线，即该研究无统计学意义，反之，若该横线落在无效竖线的左侧或右侧不与无效竖线相交，该研究有统计学意义，详见下述实例分析。

（五）漏斗图

漏斗图(funnel plots)最初是用每个研究的处理效应估计值为 X 轴，样本含量大小为 Y 轴的简单散点图(scatter plots)。对处理效应的估计，其精确性是随样本含量的增加而增加，小样本研究的效应估计值分布于图的底部，其分布范围较宽；大样本研究的效应估计值分布范围较窄。当无偏倚时，其图形呈对称的倒漏斗状，故称为"漏斗图"。

实际使用时应注意：

1. 纳入 Meta 分析的研究个数较少时不宜做漏斗图，一般推荐做 Meta 分析的研究个数 ≥10 个才需做漏斗图。

2. 当处理效应是相对危险度(RR)或比值比(OR)时，应使用这些指标的对数尺度为 X 轴绘制漏斗图，以确保相同效应尺度但方向相反的量(如 0.5 与 2.0)与 1 保持等距。统计中检验效能的高低不仅受样本含量大小的影响，还受某一事件发生数的影响。如某一研究

样本量为 10 万人,发生某一事件的病人数为 10 人;而另一研究的样本量为 1000 人,发生某一事件的病人数为 100 人,尽管前者样本含量较大,但发生某一事件的病人数较少,出现有统计学意义的可能性也较小。因此,有人建议采用 OR 或 RR 对数值标准误 SE(lnRR) 的倒数为漏斗图 Y 轴。在 RevMan 软件中(见后述),漏斗图采用 OR 或 RR 对数值(lnOR 或 lnRR)为横坐标,OR 或 RR 对数值标准误的倒数 1/SE(lnRR) 为纵坐标绘制,再以真数标明横坐标的标尺,而以 SE(lnRR) 标明纵坐标的标尺。

漏斗图主要用于观察某个系统评价或 Meta 分析结果是否存在偏倚,如发表偏倚或其他偏倚。如果资料存在偏倚,会出现不对称的漏斗图,不对称越明显,偏倚程度越大。

导致漏斗图不对称的主要原因可能有:

(1) 选择性偏倚(selection bias)。

(2) 发表偏倚(publication bias)。

(3) 语言偏倚(language bias)。

(4) 引用偏倚(citation bias)。

(5) 重复发表偏倚(multiple publication bias)。

(6) 小标本研究的方法学质量差(poor methodological quality of smaller studies)。

(7) 真实的异质性(true heterogeneity)。

(8) 机遇(chance)。

(9) 抄袭(artefactual)。

(六) 敏感性分析与亚组分析

敏感性分析(sensitivity analysis)是用于评价某个 Meta 分析或系统评价结果是否稳定和可靠的分析方法。若敏感性分析对 Meta 分析或系统评价的结果无本质性改变,其分析结果的可靠性大大增加。若经敏感性分析导致了不同结论,提示对 Meta 分析或系统评价的结果解释和结论必须谨慎。通常敏感性分析包括以下内容:

(1) 改变研究类型(如使用不同测量方法的临界点)的纳入标准、研究对象、干预措施或终点指标。

(2) 纳入或排除某些含糊不清的研究,不管它们是否符合纳入标准。

(3) 使用某些结果不太确定的研究的估计值重新分析数据。

(4) 对缺失数据进行合理的估计后重新分析数据。

(5) 使用不同统计方法重新分析数据,如用随机效应模型代替固定效应模型,反之亦然。

(6) 排除某些设计不太严格的研究,如排除非安慰剂对照的研究。

亚组分析(subgroup analysis),即根据患者可能影响预后的因素分成不同的亚组来分析其结果是否因为这些因素的存在而不同。如:可根据年龄、性别、病情严重度等进行亚组分析。亚组分析对临床指导个体化处理有重要意义,但因为亚组样本量常很小,容易因偶然性大而得出错误结果。故对亚组分析结果要谨慎对待,一般看作为假说产生。只有在后来的高质量研究中得到证明或事先确定拟分析的亚组并样本足够大时,亚组分析的结果才较可靠。Cochrane 系统评价建议:在系统评价的计划书中事先设定好待分析的重要亚组避免事后亚组分析,亚组数量不要太多。亚组分析容易导致 2 种危害:①否认有效处理的"假阴性"结论或得出无效甚至是有害的"假阳性"结论;②容易产生出一些令人容易误解的建议。

二、实 例 分 析

(一) 分类资料 Meta 分析

例 1:为了解二甲双胍对多囊卵巢综合征的治疗作用,研究者收集了以患者排卵数为评价指标的 7 个随机对照试验的结果,其数据如表 29-2 所示。

表 29-2　二甲双胍对多囊卵巢综合征的治疗性研究*

K 个研究	二甲双胍组		对照组		OR	OR 的 95%CI	
	排卵数 (n)	治疗总数 (N)	排卵数 (n)	治疗总数 (N)		下限	上限
Fleming2002	37	45	30	47	2.621	0.995	6.903
Jakubowicz2001	8	28	0	28	23.634	1.290	433.023
Nestler1996	5	11	1	13	10.000	0.944	105.921
Nestler1998	12	35	1	26	13.043	1.570	108.356
Ng2001	3	9	3	9	1.000	0.141	7.099
Vandermolen2001	1	12	1	15	1.273	0.071	22.720
Yarail2002	6	16	1	16	9.000	0.936	86.522

注:* 选自 Jonathan M Lord, Ingrid H K Flight, Robert J Norman. Metformin in polycystic ovary syndrome: systematic review and meta-analysis. BMJ, 2003; 327: 951

从表中可见,在 7 个研究中第 1、3、5、6 和 7 个研究 OR 的 95%CI 都包含了 1(下限小于 1,上限大于 1),即无统计学意义,认为二甲双胍无效,而其余 2 个研究的 95%CI 的上下限都大于 1,认为二甲双胍有效。据此结果,很难得到二甲双胍对多囊卵巢综合征是否有治疗作用的结论。该数据资料在 RevMan 5.0 软件中的计算结果如图 29-1 所示。

图 29-1 显示该资料 Meta 分析的以下内容:

(1) 图 29-1 左侧所示为 7 个独立研究的数据。

(2) 图 29-1 所示中间为 7 个独立研究的固定效应模型(Peto fixed-effect model)OR 值及 95% 置信区间(95%CI)的计算结果,如 Fleming(第 1 个)的研究,其 OR=2.62,95%CI(0.99,6.90),余类推。

(3) 图 29-1 右侧所示为 7 个独立研究的森林图(forest plots),该图的竖线为无效线,即 OR=1,每条横线为该研究的 95%CI 上下限的连线,其线条长短直观地表示了 CI 范围的大小,线条中央的小方块为 OR 值的位置,其方块大小为该研究权重大小。若某研究 95%CI 的线条横跨为无效竖线,即该研究无统计学意义,反之,若该横线落在无效竖线的左侧或右侧,该研究有统计学意义。

(4) 图 29-1 中间底部所示为该 7 个研究的 Meta 分析结果:

异质性检验(test for heterogeneity)χ^2 值和 P 值,该实例 $\chi^2=7.17$,$P=0.31$,$I^2=16\%$。

1) 合并效应量 OR 合并(Total),该例 OR 合并 = 4.44。

2) 合并效应量 OR 合并的 95%CI,该例 OR 合并 95%CI(2.35,8.35)。

3) 合并效应量的检验(Test for overall effect)Z 值(即 u 值)和 P 值,该例 $Z=4.61$,$P<0.00001$。

根据上述分析结果,可认为这 7 个二甲双胍治疗多囊卵巢综合征的研究资料具有同质性(异质性检验 $\chi^2=7.17$,$P=0.31$,$I^2=16\%$),因此,合并效应量 OR 采用固定效应模型,$OR_{合并}=4.44$,其 95%CI(2.35,

8.35),可认为二甲双胍治疗多囊卵巢综合征有效。

该研究的漏斗图如图 29-2 所示,其图型较对称,可认为该研究的偏倚较小。

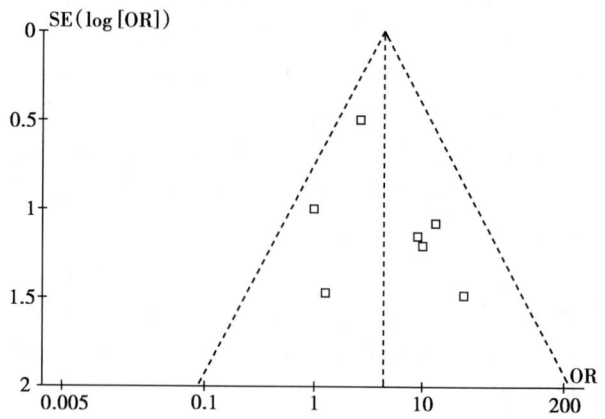

图 29-2　7 个二甲双胍治疗多囊卵巢综合征的 OR 漏斗图

(二) 数值资料的 Meta 分析

例 2:为研究钙补充对健康儿童骨质密度的影响,某研究者收集了以儿童的骨矿物密度为指标的 9 个研究,比较接受了钙补充的儿童与没有接受钙补充的儿童的骨矿物密度有无差别,数据如表 29-3 所示。

从表 29-3 中可见,在 9 个研究中第 8 研究的 $P<0.05$,可认为有钙补充儿童的骨矿物密度大于无钙补充的儿童,而其余 8 个研究的 $P>0.05$ 不能认为有钙补充儿童的骨矿物密度大于无钙补充的儿童。据此结果,很难得到有钙补充儿童的骨矿物密度是否与无钙补充的儿童有差别。该数据资料在 RevMan 5.0 软件中的计算结果如图 29-3 所示。

图 29-3 显示连续性资料 Meta 分析的以下内容:

(1) 左侧所示为 9 个独立研究的试验组和对照组的例数、均数和标准差数据。

(2) 中间所示为 9 个独立研究的 SMD 固定效应模型加权均数差值及 95%CI 的计算结果,如 Lloyd(第 1 个)的研究,$SMD=0.24[95\%CI(-0.17,0.65)]$,余类推。

Study or Subgroup	Treatment Events	Total	Control Events	Total	Weight	Odds Ratio M-H, Fixed, 95% CI	Odds Ratio M-H, Fixed, 95% CI
Fleming 2002	37	45	30	47	50.8%	2.62 [0.99, 6.90]	
Jakubowicz 2001	8	28	0	28	3.4%	23.63 [1.29, 433.02]	
Nestler1996	5	11	1	13	4.9%	10.00 [0.94, 105.92]	
Nestler1998	12	35	1	26	7.3%	13.04 [1.57, 108.36]	
Ng2001	3	9	3	9	19.5%	1.00 [0.14, 7.10]	
Vandermolen 2001	1	12	1	15	7.9%	1.27 [0.07, 22.72]	
Yarail2002	6	16	1	16	6.1%	9.00 [0.94, 86.52]	
Total (95% CI)		156		154	100.0%	4.44 [2.35, 8.35]	
Total events	72		37				

Heterogeneity: Chi² = 7.17, df = 6 (P = 0.31); I² = 16%
Test for overall effect: Z = 4.61 (P < 0.00001)

0.005　0.1　1　10　200
Favours control　Favours treatment

图 29-1　7 个二甲双胍治疗多囊卵巢综合征研究的 Meta 分析结果

表 29-3　两组骨矿物密度的比较[*]

第 i 个 研究	有钙补充组			无钙补充组			P 值
	n1	$\overline{X}1$	S1	n2	$\overline{X}2$	S2	
1	44	1783.00	238.00	47	1717.00	302.00	>0.05
2	30	1179.57	209.01	36	1151.25	195.57	>0.05
3	49	860.29	134.19	51	860.34	13.69	>0.05
4	88	685.55	88.00	90	681.50	80.55	>0.05
5	65	2143.00	265.00	66	2088.00	235.00	>0.05
6	24	1583.00	504.00	24	1512.00	372.00	>0.05
7	54	1932.11	292.33	57	1907.53	328.77	>0.05
8	22	1340.90	216.37	63	1186.10	285.32	<0.05
9	73	2796.00	415.00	70	2770.00	407.00	>0.05

注：[*] 选自 Tania Winzenberg，Kelly Shaw，Jayne Fryer，Graeme Jones. Effects of calcium supplementation on bone density in healthy children：meta-analysis of randomised controlled trials. BMJ，2006；333：775

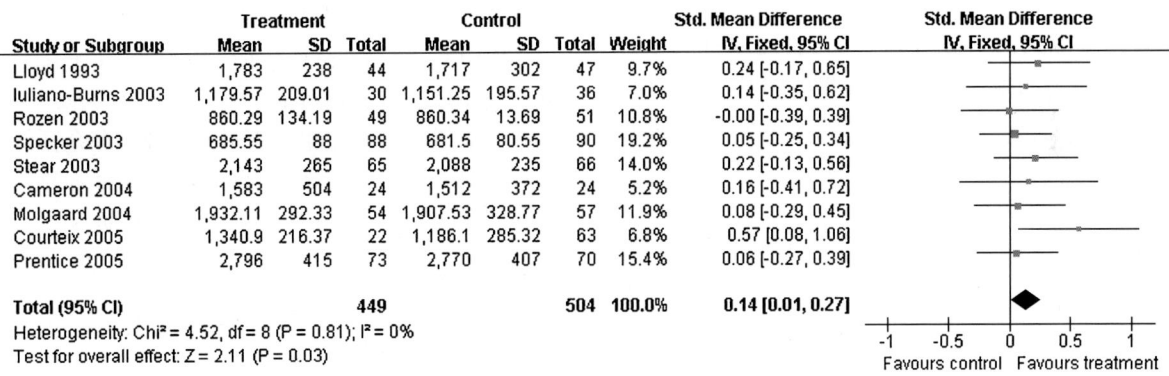

图 29-3　9 个骨矿物密度比较的 Meta 分析结果

（3）右侧所示为 9 个独立研究的森林图，该图的竖线为无效线，即 SMD=0，每条横线为该研究的 95% CI 上下限的连线，其线条长短直观地表示了置信区间范围的大小，若某个研究 95% CI 的线条横跨为无效竖线，即该研究无统计学意义，反之，若该横线落在无效竖线的左侧或右侧，该研究有统计学意义。

（4）中间底部所示为该 3 个研究的 SMD 法的 Meta 分析结果：

1）异质性检验（test for heterogeneity）χ^2 值和 P 值，该例 χ^2=4.52，P=0.81，I^2=0%。

2）标准化均数差的合并效应量（Total）为 0.14。

3）标准化均数差的合并效应量的 95% CI 为 0.01~0.27。

4）合并效应量的检验（Test for overall effect）Z 值（即 u 值）和 P 值，该例 Z=2.11，P=0.03。

根据上述分析结果，可认为这 9 个研究资料具有同质性（异质性检验 χ^2=4.52，P=0.81，I^2=0%），因此，合并效应量采用固定效应模型，标准化均数差

SMD合并=0.14[95% CI(0.01~0.27)]，可认为有钙补充儿童的骨矿物密度高于没有钙补充儿童的骨矿物密度。

该研究的漏斗图如图 29-4 所示，其图型较对称，可认为该研究的偏倚较小。

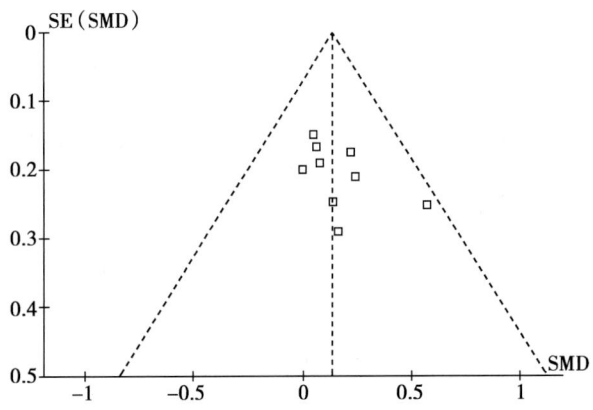

图 29-4　9 个钙补充对健康儿童骨矿物密度影响的漏斗图

第二节　Meta 分析的数据

一、二分类变量的数据

二分类变量(dichotomous variable),即只有发生与未发生两类结果的分类变量,如患病与未患病,生存与死亡,有效与无效等。对于这类变量需要做 Meta 分析时,研究者应收集每个研究同一指标的四格表数据,并汇总其数据如表 29-4。

二、连续变量的数据

连续变量(continuous variable),即计量资料,对这类资料需要做 Meta 分析时,研究者应收集每个研究的两组的均数、标准差和样本例数的数据,并汇总其数据如表 29-5。

三、可信区间的数据

当检索得到的文献报道中,无法提取得到上述 Meta 分析所需的数据时,如果能提取到其 95%CI 的数据,可采用反推方差法(Inverse Variance)来进行 Meta 分析。

(一)MD 的反推方差法

若提取到的数据是 MD 和 95%CI,可按下述公式计算每个纳入研究的标准误 SE(MD),再将每个研究的 MD 和 SE(MD)录入 Meta 分析软件,即可进行 Meta 分析。

MD 的 95% 的置信区间为:$MD \pm 1.96 \times SE(MD)$

MD 反推标准误的公式为:

$$SE(MD) = (upper\ limit - lower\ limit)/3.92$$

或:$SE(MD) = (upper\ limit - MD)/1.96$

或:$SE(MD) = (MD - lower\ limit)/1.96$

式中的 upper limit 为 MD 的 95%CI 的上限;lower limit 为 MD 的 95%CI 的下限。

(二)RD 的反推方差法

若提取到的数据是 RD 和 95%CI,可按下述公式计算每个纳入研究的标准误 SE(RD),再将每个研究的 RD 和 SE(RD)录入 Meta 分析软件,即可进行 Meta 分析。

RD 的 95% 的置信区间为:$RD \pm 1.96 \times SE(RD)$

RD 反推标准误的公式为:

$$SE(RD) = (upper\ limit - lower\ limit)/3.92$$

或:$SE(RD) = (upper\ limit - RD)/1.96$

或:$SE(RD) = (RD - lower\ limit)/1.96$

式中的 upper limit 为 RD 的 95%CI 上限;lower limit 为 RD 的 95%CI 下限。

在本章表 29-2 二甲双胍对多囊卵巢综合征的治疗性研究中,第 1 个(Fleming 2002)的 RD 为 0.184,95% 的置信区间为 0.007-0.361,其 SE(RD)为:

$$SE(RD) = (0.361 - 0.007)/3.92 = 0.0903$$

第 2 个到第 7 个研究的 SE(RD)都可按此方法计算,其计算结果如下表 29-6:

表 29-4　K 个两组分类变量的数据格式

K 个研究	试验组			对照组			N_i
	发生 a_i	未发生 b_i	n_{1i}	发生 c_i	未发生 d_i	n_{2i}	
$i=1$	a_1	b_1	n_{11}	c_1	d_1	n_{21}	N_1
$i=2$	a_2	b_2	n_{12}	c_i	d_2	n_{22}	N_2
$i=3$	a_3	b_3	n_{13}	c_3	d_3	n_{2i}	N_3
…	…	…	…	…	…	…	…

表 29-5　K 个两均数比较的数据格式

K 个研究	试验组			对照组		
	均数 $\overline{X}_{1i}$	标准差 S_{1i}	例数 n_{1i}	均数 $\overline{X}_{2i}$	标准差 S_{2i}	例数 n_{2i}
$i=1$	$\overline{X}_{11}$	S_{11}	n_{11}	$\overline{X}_{21}$	S_{21}	n_{21}
$i=2$	$\overline{X}_{12}$	S_{12}	n_{12}	$\overline{X}_{22}$	S_{22}	n_{22}
$i=3$	$\overline{X}_{13}$	S_{13}	n_{13}	$\overline{X}_{23}$	S_{23}	n_{23}
…	…	…	…	…	…	…

表 29-6　二甲双胍对多囊卵巢综合征的治疗性研究 RD 计算结果

K 个研究	RD	RD 95％CI 下限	RD 95％CI 上限	RD 标准误 SE(RD)
Fleming2002	0.184	0.007	0.361	0.361
Jakubowicz2001	0.286	0.113	0.458	0.458
Nestler1996	0.378	0.050	0.706	0.706
Nestler1998	0.304	0.131	0.478	0.478
Ng2001	0.000	− 0.436	0.436	0.436
Vandermolen2001	0.017	− 0.184	0.218	0.218
Yarail2002	0.313	0.047	0.578	0.578

表 29-7　二甲双胍对多囊卵巢综合征的治疗性研究 OR 计算结

K 个研究	OR	OR 95％CI 下限	OR 95％CI 上限	OR 自然对数 lnOR	lnOR 标准误 SE(lnOR)
Fleming2002	2.621	0.995	6.903	0.963556	0.494125
Jakubowicz2001	23.634	1.290	433.023	3.162686	1.483711
Nestler1996	10.00	0.944	105.921	2.302585	1.204164
Nestler1998	13.043	1.570	108.356	2.568252	1.080190
Ng2001	1.000	0.141	7.099	0.000000	0.999732
Vandermolen2001	1.273	0.071	22.720	0.241376	1.471510
Yarail2002	9.000	0.936	86.522	2.197225	1.154729

（三）OR 的反推方差法

若提取到的数据是 OR 和 95％CI,可按下述公式计算每个纳入研究的 lnOR 和其标准误 SE(lnOR),再将每个研究的 lnOR 和 SE(lnOR)录入 Meta 分析软件,即可进行 Meta 分析。

OR 的 95％的置信区间为:exp $[\ln(OR) \pm 1.96 \times SE(\ln OR)]$

OR 反推标准误的公式为:

$SE(\ln OR) = (\ln(\text{upper limit}) - \ln(\text{lower limit}))/3.92$

或:$SE(\ln OR) = (\ln(\text{upper limit}) - \ln(OR))/1.96$

或:$SE(\ln OR) = (\ln(OR) - \ln(\text{lower limit}))/1.96$

式中的 upper limit 为 OR 的 95％CI 上限,lower limit 为 OR 95％CI 下限,ln 为自然对数,exp 为反自然对数。

本章表 29-2 二甲双胍对多囊卵巢综合征的治疗性研究中,第 1 个(Fleming 2002)的 OR＝2.621,95％CI:0.995～6.903,其 SE(lnOR)和 lnOR 为:

$$\ln OR = \ln(2.621) = 0.963556$$

$$SE(\ln OR) = (\ln(6.903) - \ln(0.995))/3.92 = 0.494125$$

第 2 个到第 7 个研究的 SE(lnOR)和 lnOR 都可按此方法计算,其计算结果如表 29-7:

（四）RR 的反推方差法

若提取到的数据是 RR 和 95％CI,可按下述公式计算每个纳入研究的 lnRR 和其标准误 SE(lnRR),再将每个研究的 lnRR 和 SE(lnRR)录入 Meta 分析软件,即可进行 Meta 分析。

RR 的 95％的置信区间为:exp $[\ln(RR) \pm 1.96 \times SE(\ln RR)]$

RR 反推标准误的公式为:

$SE(\ln RR) = (\ln(\text{upper limit}) - \ln(\text{lower limit}))/3.92$

或:$SE(\ln RR) = (\ln(\text{upper limit}) - \ln(RR))/1.96$

或:$SE(\ln RR) = (\ln(RR) - \ln(\text{lower limit}))/1.96$

式中的 upper limit 为 RR 的 95％CI 上限,lower limit 为 RR 的 95％CI 下限,ln 为自然对数,exp 为反自然对数。

第三节　Meta 分析的数学公式

一、单个研究的统计量及方差

比值比 $OR_i = \dfrac{a_i d_i}{b_i c_i}$

$Var(\ln OR_i) = \dfrac{1}{a_i} + \dfrac{1}{b_i} + \dfrac{1}{c_i} + \dfrac{1}{d_i}$

Peto比值比：$\text{Peto } OR_i = \exp\left(\dfrac{a_i - E_i}{V_i}\right)$ $\text{Var}(\ln\text{Peto } OR_i) = \dfrac{1}{V_i}$

Peto OR_i 的公式中：a_i 为处理组的实际阳性数，E_i 为处理组的理论数，a_i-E_i 为各个研究的实际数与理论数之差，V_i 为各个研究的实际数与理论数之差的方差。

式中：$E(a_i) = \dfrac{(a_i+b_i)(a_i+c_i)}{N_i}$ $V_i = \dfrac{(a_i+b_i)(c_i+d_i)(a_i+c_i)(b_i+d_i)}{N_i^2(N_i-1)}$

相对危险度 $RR_i = \dfrac{a_i/n_{1i}}{c_i/n_{2i}}$ $\text{Var}(\ln RR_i) = \dfrac{1}{a_i} + \dfrac{1}{c_i} - \dfrac{1}{n_{1i}} - \dfrac{1}{n_{1i}}$

率差（危险差）$RD_i = \dfrac{a_i}{n_{1i}} - \dfrac{c_i}{n_{2i}}$ $\text{Var}(RD_i) = \dfrac{a_i b_i}{(n_{1i})^3} + \dfrac{c_i d_i}{(n_{2i})^3}$

均数差 $MD_i = \overline{X}_{1i} - \overline{X}_{2i}$ $\text{Var}(MD_i) = \dfrac{s_{1i}^2}{n_{1i}} + \dfrac{s_{2i}^2}{n_{2i}}$

标准化均数差 $SMD_i = \dfrac{\overline{X}_{1i} - \overline{X}_{2i}}{S_{Ci}}\left(1 - \dfrac{3}{4N_i - 9}\right)$

$$\text{Var}(SMD) = \dfrac{N_i}{n_{1i}n_{2i}} + \dfrac{SMD^2}{2(N_i - 3.94)}$$

SMD第i个研究的 S_{Ci} 按下式计算：$S_{Ci} = \sqrt{\dfrac{S_{1i}^2(n_{1i}-1) + S_{2i}^2(n_{2i}-1)}{(n_{1i}+n_{2i}-2)}}$

二、单个研究的置信区间

比值比 OR_i　$\exp(\ln OR_i \pm 1.96\sqrt{\text{Var}(\ln OR_i)})$

$\text{Peto}OR_i$

$\exp[\ln(\text{Peto}OR_i) \pm 1.96\sqrt{\text{Var}(\ln(\text{Peto}OR_i))}]$

相对危险度 RR_i　$\exp(\ln RR_i \pm 1.96\sqrt{\text{Var}(\ln RR_i)})$

率差（危险差）RD_i　$RD_i \pm 1.96\sqrt{\text{Var}(RD_i)}$

均数差 MD　$MD_i \pm 1.96\sqrt{\text{Var}(MD_i)}$

标准化均数差 SMD　$SMD_i \pm 1.96\sqrt{\text{Var}(SMD_i)}$

三、合并效应量及方差

$$OR_{合并} = \dfrac{\Sigma(a_i d_i / N_i)}{\Sigma(b_i c_i / N_i)}$$

$$\text{Var}(\ln OR_{合并}) = \dfrac{\Sigma P_i R_i}{2(\Sigma R_i)^2} + \dfrac{\Sigma(P_i S_i + Q_i R_i)}{2\,\Sigma R_i\,\Sigma S_i} + \dfrac{\Sigma Q_i S_i}{2(\Sigma S_i)^2}$$

式中：$R_i = \dfrac{a_i d_i}{N_i}$，$S_i = \dfrac{b_i c_i}{N_i}$，$P_i = \dfrac{a_i + d_i}{N_i}$，$Q_i = \dfrac{b_i + c_i}{N_i}$

$$\text{Peto}OR_{合并} = \exp\left[\dfrac{\Sigma(a_i - E_i)}{\Sigma V_i}\right]$$ $$\text{Var}(\ln \text{Peto}OR_{合并}) = \dfrac{1}{\Sigma V_i}$$

$$RD_{合并} = \dfrac{\Sigma\left(\dfrac{a_i n_{1i}}{N_i} - \dfrac{c_i n_{2i}}{N_i}\right)}{\Sigma \dfrac{n_{1i} n_{2i}}{N_i}}$$

$$\text{Var}(RD_{合并}) = \dfrac{\Sigma \dfrac{a_i b_i n_{1i}^3 + c_i d_i n_{2i}^3}{n_{1i} n_{2i} N_i^2}}{\left(\Sigma \dfrac{n_{1i} n_{2i}}{N_i^2}\right)^2}$$

$$RR_{合并} = \exp\left(\dfrac{\Sigma W_i \ln RR_i}{\Sigma W_i}\right)$$

$$\text{Var}(\ln RR_{合并}) = \dfrac{1}{\Sigma W_i}$$

$$MD_{合并} = \dfrac{\Sigma W_i d_i}{\Sigma W_i}$$

$$\text{Var}(MD_{合并}) = \dfrac{1}{\Sigma W_i}$$ 其中 $W_i = \dfrac{1}{\text{Var}(MD_i)}$

注：$SMD_{合并}$ 及 $\text{Var}(SMD_{合并})$ 计算与 $MD_{合并}$ 相同

四、合并效应量的置信区间

$OR_{合并}$ 95%的可信区间：

$\exp(OR_{合并} \pm 1.96\sqrt{\text{Var}(\ln OR_{合并})})$

Peto $OR_{合并}$ 95%的可信区间：

$\exp(OR_{合并} \pm 1.96\sqrt{\text{Var}(\ln\text{Peto}OR_{合并})})$

$RR_{合并}$ 95%的可信区间：

$\exp(RR_{合并} \pm 1.96\sqrt{\text{Var}(\ln RR_{合并})})$

$RD_{合并}$ 95%的可信区间：$RD_{合并} \pm 1.96\sqrt{\text{Var}(RD_{合并})}$

均数差法（MD）95%的可信区间：$MD \pm 1.96\sqrt{\text{Var}(MD_{合并})}$

标准化均数差法（SMD）95%的可信区间：$SMD \pm 1.96\sqrt{\text{Var}(MR_{合并})}$

五、异质性检验

$$Q = \Sigma W_i(\theta_i - \bar{\theta}) = \Sigma W_i \theta_i^2 - \dfrac{(\Sigma W_i \theta_i)^2}{\Sigma W_i} \quad \nu = K - 1$$

式中 θ_i 为单个研究的统计量，如 $\ln RR_i$、$\ln OR_i$、$\ln\text{Peto}OR_i$、RD_i 等；W_i 为每个研究的权重，第i个研究的权重 W_i 按式 $W_i = 1/\text{var}(\theta_i)$ 计算，$\bar{\theta}$ 为合并效应量，如 $\ln OR_{合并}$、$\ln RR_{合并}$、$\ln\text{Peto}OR_{合并}$、$RD_{合并}$ 等。该检验统计量Q服从自由度为 $K-1$ 的卡方（χ^2）分布，因此，当计算得到Q后，需查卡方界值表得概率，故又有人将此检验称之为卡方检验。

六、合并效应量的检验

$$z = \dfrac{\bar{\theta}}{\sqrt{\text{Var}(\bar{\theta})}}$$

式中的 $\bar{\theta}$ 为合并效应量,如 $\ln OR_{合并}$、$\ln RR_{合并}$、$\ln PetoOR_{合并}$、$RD_{合并}$ 等。

七、随机效应模型

随机效应模型的计算,目前主要采用 D-L 法。1986 年该法由 DerSimonian 和 Laird 首先提出,不仅可用于分类变量,也适用于数值变量。D-L 法主要是对权重 W_i 进行校正,校正后的权重 W_i^* 按下式进行计算:

$$W_i^* = \left(D + \frac{1}{W_i}\right)^{-1} \text{ 其中 D 的计算公式为}$$

$$D = \frac{Q - (K-1)}{\left(\Sigma W_i - \frac{\Sigma W_i^2}{\Sigma W_i}\right)}$$

$$\bar{d} = \left(\frac{\Sigma W_i^* d_i}{\Sigma W_i^*}\right) \qquad Var(\bar{d}) = \frac{1}{\Sigma W_i^*}$$

注:Peto 法只有固定效应模型,无随机效应模型,式中 $\bar{d}$ 为合并效应量,如 $\ln OR_{合并}$、$\ln RR_{合并}$、$RD_{合并}$ 等。

(刘关键)

参 考 文 献

1. Sackett DL,Richardson WS,Rosenberg W,et al. Evidence-based Medicine:How to practice and teach EBM. 2nd edition. Toronto:Churchill Livingstone Publish House,2000:105-138

2. Higgins JPT,Green S. Cochrane Handbook for Systematic Reviews of Interventions Version 5. 0. 1 (updated September 2008). http://www. cochrane. org/resources/handbook/

3. Egger M,Smith GD,Altman D. Systematic Reviews in Health Care:Meta-Analysis in Context. 2nd Edition. London:BMJ Publishing Group,2001:285-335

4. Fleiss JL,Gross AJ. Meta-analysis in epidemiology,with special reference to studies of the association between exposure to environmental tobacco smoke and lung cancer:a critique. J Clin Epidemio,1991,44(2):127

5. The Australasian Cochrane Center. The Cochrane Handbook Summary Points & Libraries of Examples,1998

6. L'Abbe KA,Detsky AS,O'Rourke K. Meta-analysis in clinical research. Ann Intern Med,1987,107(2):224-233

7. Blettner M,Sauerbrei W,Schlehofer B,et al. Traditional reviews,meta-analysis and pooled analysis in epidemiology. Int J Epidemiol,1999,28(1):1-9

8. Jonathan M Lord,Ingrid H K Flight,Robert J Norman. Metformin in polycystic ovary syndrome: systematic review and meta-analysis. BMJ,2003,327(7421):951-953

9. TaniaWinzenberg,Kelly Shaw,Jayne Fryer,et al. Effects of calcium supplementation on bone density in healthy children:meta-analysis of randomised controlled trials. BMJ,2006,333(7572):775

第 30 章　诊断试验准确性的系统评价/Meta 分析

针对某一个诊断试验,可能已有多个诊断性研究,但因这些研究都有不同程度的随机抽样误差,且各自采用的诊断界点常常不同,所得诊断试验准确性指标如敏感度和特异度也随之而异。为综合分析不同研究结果,得出综合结论,需要采用系统评价/Meta 分析方法评价诊断试验的诊断效能。

诊断试验系统评价/Meta 分析是通过系统、全面地检索诊断试验研究,严格按照预先制定的纳入标准筛选研究,依据国际公认的诊断试验质量评价工具(如QUADAS-2)评价纳入研究质量,进行定性描述;或合成受试者工作特性曲线进行定量分析;全面评价诊断试验的准确性和重要性的方法。旨在评价诊断试验的诊断效能,被公认是诊断试验中最高级别的证据。主要包括:①诊断试验的技术质量评价,主要评价研究设计、方法的精确性、准确性、重复性、敏感度和特异度等方面;②诊断试验的准确性评价主要采用 Meta 分析,汇总目标疾病的敏感度、特异度评价,同时报告似然比和诊断比值比等。

第一节　诊断试验及其系统评价概述

一、主要概念的定义

(一)诊断试验

诊断试验(Diagnostic test)指临床上用于疾病诊断的各种试验,涉及临床采用的各种诊断手段和方法。

可为疾病正确诊断及其鉴别诊断提供重要依据;也可用于判断疾病的严重程度;估计疾病的临床过程、治疗效果及其预后;筛选无症状患者和检测药物不良反应等。包括:①病史和体检所获得的临床资料;②各种实验室检查(如生化、血液学、免疫学、病理学检查等);③各种影像学检查(如 X 线、B 超、CT、PET/PET-CT、MRI 及放射性核素等);④其他特殊器械检查(如心电图、内镜等);⑤各种公认的诊断标准(如各种自身免疫性疾病的联合诊断标准等)。

(二)金标准

金标准(Gold standard)又称标准诊断试验(standard diagnostic test)、参考标准(reference test)等,是指当前医学界公认诊断疾病最可靠的诊断方法,或一种被广泛接受/认可,具有高敏感度和高特异度的诊断方法。对大多数疾病而言,活体病理组织检查、手术探查、尸体解剖等均是具有普遍意义的金标准,也可由专家制定并得到的临床诊断标准和长期临床随访所获得的肯定诊断作为金标准。金标准的选择应结合临床具体情况,如肿瘤诊断应选用病理检查,胆石症以手术发现为金标准。金标准若选择不当,会造成对研究对象"有病"和"无病"的错误分类,进而影响对诊断试验的正确评价。

(三)诊断试验评价指标

评价诊断试验准确性的指标包括敏感度、特异度、似然比、ROC 曲线等。诊断试验临床应用性指标包括:阳性预测值和阴性预测值等。为了便于理解,根据诊断试验的结果和金标准的结果建立 1 个四格表,表 30-1。

表 30-1　评价诊断性试验的四格表

诊断性试验	金诊断		
	患病	未患病	合计
阳性	a(真阳性)	b(假阳性)	a+b(阳性人数)
阴性	c(假阴性)	d(真阴性)	c+d(阴性人数)
合计	a+c(患病人数)	b+d(非患病人数)	a+b+c+d(受检总人数)

1. 敏感度与假阴性率

（1）敏感度（sensitivity，SEN）又称真阳性率（true positive rate，TPR），是实际患病且诊断试验结果阳性的概率。反映被评价诊断试验发现患者的能力，该值愈大愈好，敏感度只与患病组有关。能够诊断出尚处于初期或早期的目标疾病的诊断试验，或能够反映出目标疾病微小变化的诊断试验为敏感性诊断试验。

$$SEN = \frac{a}{a+c} \times 100\%$$

（2）假阴性率（false negative rate，FNR），又称漏诊率（omission diagnostic rate，β），是实际患病但诊断试验结果为阴性的概率。与敏感度为互补关系，也是反映被评价诊断试验发现患者的能力，该值愈小愈好。

$$FNR = \frac{c}{a+c} \times 100\% = 100\% - 敏感度$$

2. 特异度与假阳性率

（1）特异度（specificity，SPE）又称真阴性率（true negative rate，TNR），是实际未患病且诊断试验结果为阴性的概率，反映鉴别未患病者的能力，该值愈大愈好。特异度只与未患病组有关。用于鉴别诊断的诊断试验特异度≥85％者可称为高特异度的诊断试验。

$$SPE = \frac{d}{b+d} \times 100\%$$

（2）假阳性率（false positive rate，FPR），又称误诊率（mistake diagnostic rate，α），是实际未患病而诊断试验结果阳性的概率。与特异度为互补关系，也是反映鉴别未患病者的能力，该值愈小愈好。

$$FPR = \frac{b}{b+d} \times 100\% = 100\% - 特异度$$

3. 似然比（likelihood ratio，LR）　在应用敏感度和特异度评价诊断试验时，两者彼此须独立进行。但实际诊断试验中两者的关系存在本质联系，是相互牵制，不可截然分开。不同的诊断试验临界值具有不同的敏感度和特异度。敏感度升高，特异度下降；特异度升高，敏感度下降。因此，评价诊断试验时仅描述敏感度和特异度远不能反映诊断试验的全貌。似然比是反映敏感度和特异度的复合指标，可全面反映诊断试验的诊断价值，且比敏感度和特异度更稳定，更不受患病率的影响。

（1）阳性似然比（positive likelihood ratio，LR＋）：LR＋为出现在金标准确定患病的受试者阳性试验结果与出现在非患病受试者阳性试验结果的比值大小或倍数，即真阳性率与假阳性率之比，因此，LR＋越大，表明该诊断试验误诊率越小，也表示患目标疾病的可能性越大。

$$LR+ = \frac{真阳性率}{假阳性率} = \frac{SEN}{1-SPE}$$

（2）阴性似然比（negative likelihood ratio，LR－）：LR－为出现在金标准确定患病的受试者阴性试验结果与出现在非患病受试者阴性试验结果的比值大小或倍数，即假阴性率与真阴性率之比，因此，LR－越小，表明该诊断试验漏诊率越低，也表示患目标疾病的可能性越小。

$$LR- = \frac{假阴性率}{真阴性率} = \frac{1-SEN}{SPE}$$

4. 准确度与约登指数

（1）准确度（accuracy，Ac）表示诊断试验中真阳性例数和真阴性例数之和占全部受检总人数的百分比。反映正确诊断患病者与非患病者的能力。准确度高，真实性好。

$$AC = \frac{a+d}{a+b+c+d} \times 100\%$$

（2）约登指数（Youden's index，YI），又称正确诊断指数，是一项综合性指标。该指数常用来比较不同的诊断试验。约登指数在 0～1 间变动。判断诊断试验能正确判断患病和非患病的总能力，约登指数越大，其真实性越高。

$$约登指数 = （敏感度 + 特异度） - 1$$

5. 患病率与预测值

（1）患病率（prevalence，P）是指金标准诊断的阳性患者占检测某诊断试验时纳入样本人群的比例，不是自然人群中的患病率。

$$P = \frac{a+c}{a+b+c+d} \times 100\%$$

（2）预测值（predictive Value，PV）是反映应用诊断试验的检测结果来估计受试对象患病或不患病可能性大小的指标。根据诊断试验结果的阳性和阴性，将预测值分为阳性预测值和阴性预测值。

阳性结果预测值（positive predictive value，PV＋）指诊断试验结果为阳性者中真正患者所占的比例。对于 1 项诊断试验来说，PV＋越大，表示诊断试验阳性后受试对象患病的几率越高。

$$+PV = \frac{a}{a+b} \times 100\%$$

阴性结果预测值（negative predictive value，PV－）指诊断试验结果为阴性者中真正无病者所占的比例，PV－越大，表示诊断试验阴性后受试对象未患病的几率越高。

$$-PV = \frac{d}{c+d} \times 100\%$$

在影响预测值的因素中,除诊断试验的敏感度、特异度,还有该人群中疾病的患病率。预测值与三者的关系如下:

$$PV+ = \frac{P \times SEN}{P \times SEN + (1-P) \times (1-SPE)}$$

$$PV- = \frac{(1-P) \times SPE}{P \times (1-SEN) + (1-P) \times SPE}$$

其中 P 为目标人群的患病率,SEN 为敏感度,SPE 为特异度。

当患病率固定时,诊断试验的敏感度越高,则阴性预测值越高;当敏感度达 100% 时,若诊断试验结果阴性,则可肯定受试对象无病。诊断试验的特异度越高,则阳性预测值越高;当特异度达 100% 时,若诊断试验阳性,则可肯定受试对象有病。

当诊断试验的敏感度和特异度确定后,阳性预测值和患病率成正比,阴性预测值和患病率成反比。一般人群中某病的患病率越高,所诊断的病例数就越多,阳性预测值也就越高。但对患病率低的疾病,即使诊断试验的敏感度和特异度均较高,其阳性预测值也不高。故将诊断试验用于普通人群疾病筛查时,因患病率很低,会出现很多假阳性,阳性预测值也会很低。

6. 验前概率和验后概率　验前概率(Pre-test probability)是临床医师根据患者临床表现及个人经验对该患者患目标疾病可能性的估计值。验后概率(Post-test probability)主要指诊断试验结果为阳性或阴性时,对患者患目标疾病可能性的估计。验前概率和验后概率常被用来评价诊断试验。临床医师希望了解当诊断性试验为阳性时,患目标疾病的可能性有多大,阴性时排除某病的可能性有多大,这就需要用验后概率来进行估计。如果验后概率相对验前概率改变越大,则该诊断性试验被认为越重要。

(1) 验前比(Pre-test odds)=验前概率/(1-验前概率)

(2) 验后比(Post-test odds)=验前比×似然比

(3) 验后概率=验后比/(1+验后比)

7. 诊断比值比　诊断比值比(diagnostic odds ratio,DOR)指患病组中诊断试验阳性的比值(真阳性率与假阴性率之比)与非患病组中诊断试验阳性的比值(假阳性率与真阴性率之比)。

$$DOR = \frac{a/c}{b/d}$$

8. ROC 曲线下面积　ROC 曲线即受试者工作特性曲线(receiver operator characteristic curve,ROC curve)。诊断试验结果以连续分组或计量资料表达结果时,将分组或测量值按大小顺序排列,将随意设定出多个不同的临界值,从而计算出一系列的敏感度/特异度(至少 5 组),以敏感度为纵坐标,"1-特异度"为横坐标绘制出曲线叫 ROC 曲线。因 ROC 曲线由多个临界值相应的敏感度和假阴性(1-特异度)构成,曲线上各点表示相应临界值的敏感度和特异度,故 ROC 曲线综合反映了诊断试验的特性,即诊断试验对目标疾病的诊断价值,也可以确定诊断试验最佳临界点。若患病率接近 50% 左右时,最接近左上角那一点,可定为最佳临界值点。当患病率极低或甚高时,其最佳界值点可不在最接近左上角那一点。ROC 曲线下面积(area under curve,AUC)反映诊断试验的准确性。ROC 曲线下面积范围在 0.5~1 之间。面积为 0.5 时,与图中斜线下的面积相同,即说明该诊断试验没有诊断价值,面积在 0.5~0.7 之间准确性较低,面积在 0.7~0.9 之间有一定的准确性,面积>0.9 则准确性较高。

ROC 曲线下面积的大小可用于比较不同诊断试验的诊断效率。最直接的 AUC 计算方法可根据梯形原理,目前常用估计 AUC 及其标准误是非参数统计方法,AUC 面积的 95%CI 为 $AUC \pm 1.96SE$。

二、诊断试验的目的及其设计

诊断试验可用于评估新诊断方法的诊断效能、诊断/判断疾病的严重程度、疾病筛查、估计疾病的临床过程及其预后、考核治疗效果,估计对治疗的反应、监测药物不良反应等。

(一) 诊断试验分期

以评估新诊断方法的诊断效能为例,诊断试验的设计通常采用横断面设计,包括诊断试验的准确性和可靠性等方面。通常讨论的是诊断试验的准确性,从一个诊断指标最初在实验室被发现,到最后作为诊断试验进入临床应用,基本需要 3 个阶段,Ⅰ期是探索阶段,通常包括少量患者,比较确诊有病和健康者中诊断试验的表现。Ⅱ期是挑战阶段,将新诊断试验与另一个已有的诊断试验相比,通常会增加研究对象,在更大范围的患者中评价其表现。包括不易诊断的患者和临床上需要鉴别诊断的对照,如有合并症或其他潜在混淆的状况。前两期通常是回顾性病例对照研究。Ⅲ期是临床阶段,其目标是尽可能准确和无偏倚地获得诊断试验准确性和相对准确性的估计。估计诊断试验准确性的研究人群应尽可能接近目标人群,通常是大样本前瞻性研究,以避免回顾性研究常发生的偏倚。

(二) 诊断试验的类型

诊断试验的研究类型一般可分为 2 种:基于诊断

性随机对照试验（Diagnostic Randomized Controlled Trial, D-RCT）和基于诊断准确性试验（Diagnostic Accuracy Test, DAT），主要包括病例对照研究和队列研究。在图 30-1 中，左图为诊断性随机对照试验，患者被随机分配到新诊断方法检查组或旧诊断方法检查组，根据分配结果接受最佳的治疗；右图为诊断准确性试验，患者同时接受新诊断方法（一种或多种）和标准诊断方法（金标准）。再计算新诊断方法与标准诊断方法相比较的准确性（第一步）。要判断新诊断方法对患者重要结局的准确性，研究人员还要基于后续或以前的研究结果，对关于连续治疗和对患者（被新诊断方法或标准诊断方法确定为患病或未患病）可能的结局提出假设（第二步）。

（三）实施诊断试验

1. **确立金标准**　金标准是用于确诊患者是否患有某种疾病的一个试验、或一系列试验，或一套诊断流程。理想状态的金标准应该具有方便、可及、临床易于接受和零差错等特点。

2. **选择研究对象**　纳入诊断试验的患者需要有合适的疾病谱，以保证样本具有代表性，即研究中所检查患者的疾病谱与诊断试验在临床应用时患者的疾病谱相同。①研究者想利用这个诊断试验解决什么临床问题？故临床问题的定义决定研究时患者的选择。②患者样本是否有代表性？经金标准确诊的患研究疾病的患者需要一定合适的病程/病情，应包括早、中、晚期患者，或轻、中、重型患者，且各期比例与临床一致。③由金标准证实未患研究疾病患者的其他特征尽可能与患研究疾病的患者相似，理想样本是那些临床需要鉴别诊断的患者。④样本越有代表性，对研究疾病的判断就越准确。

3. **样本量估算**　进行诊断试验研究时需要一定的样本量，以准确估计研究中的误差及降低研究中的抽样误差。样本量过小，诊断试验的准确性指标可能不稳定，影响对诊断试验结果的评价。诊断试验样本量常根据被评价诊断试验的敏感度和特异度分别计算研究所需的患者数和非患者数，应用总体率的样本含量计算方法。

4. **同步独立、盲法比较测量结果**　所谓"独立"指所有研究对象都要同时进行诊断试验和金标准的测定，不能根据诊断试验的结果有选择地进行金标准测定。原则上要求所有研究对象都经过"金标准"的评价以确定是否患有研究的疾病。所谓"盲法"指诊断试验和金标准方法结果的判断或解释相互不受影响。这里涉及 2 个概念，①金标准的判断是否盲法？意为金标准结果的判定与诊断试验的结果无关。②诊断试验判断是否盲法？意为诊断试验结果的判断不受金标准结果的影响。

5. **诊断试验的可靠性分析**　诊断试验的可靠性，又称重复性。是指诊断试验在完全相同条件下，进行重复试验获得相同结果的稳定程度。对计量资料，可采用标准差及变异系数来表示。对计数资料，可采用观察符合率与卡帕值（Kappa value）表示。

（四）诊断试验报告

Lijmer JC 等在研究中发现许多研究设计缺陷都导致过高估计诊断准确性研究结果。设计差的研究可能获得对诊断试验准确性过度夸大的结果，导致诊断试验在尚不成熟的情况下过早地用于临床，可能误导医生在个体患者的治疗中做出错误的决策。同时，一项设计实施良好的诊断研究，不一定有高质量的报告。很多杂志上发表的诊断研究因未能提供足够信息以判断该诊断试验的敏感度和特异度，导致无法评价诊断试验的质量。

为了规范和提高诊断性试验研究报告的质量，诊断准确性研究报告标准（Standards for Reporting Diag-

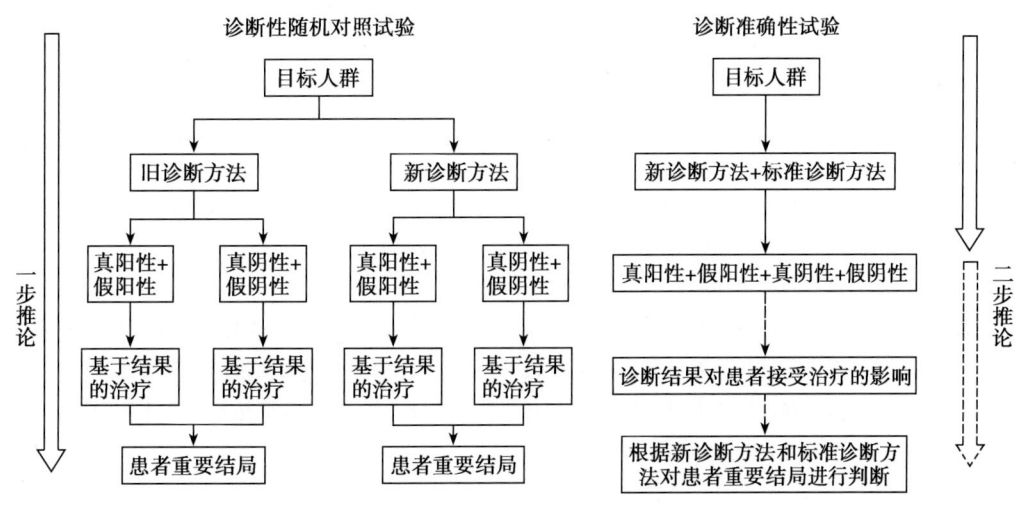

图 30-1　两种诊断试验的设计流程

nostic Accuracy,STARD)指导委员会提取可能有用的条目形成一份清单。经研究者、编辑及相关专业组织成员在共识会议中讨论后最终制定出一份诊断准确性研究报告清单(表 30-2)和通用流程图(图 30-2)。

表 30-2　STARD 诊断准确性研究报告清单

内容及主题	条目	描述
标题、摘要与关键词		
	1	能够判断是一篇诊断准确性研究(建议采用医学主题词表中的敏感度和特异度)
前言		
	2	陈述研究问题或研究目的,如评估诊断试验的准确性或比较不同诊断试验的准确性,不同研究对象群体之间的准确性
方法		
研究对象	3	描述研究对象的纳入与排除标准,数据收集的机构和研究场所
	4	描述研究对象募集是基于存在某症状、各种检查结果,还是基于研究对象已经接受的被评价诊断试验或金标准
	5	描述研究对象的抽样是否根据上述条目 3 和条目 4 中纳入标准连续纳入研究对象,若不是,需详细描述研究对象选择依据
	6	描述数据收集的设计是在被评价诊断试验和金标准前(前瞻性研究)还是之后(回顾性研究)
诊断方法	7	描述金标准及其使用的合理性
	8	描述被评价诊断试验和金标准的材料和方法的技术要点,包括何时、何种方法进行各种测量、及被评价诊断试验和/或金标准的参考文献
	9	描述被评价诊断试验和金标准的定义、原理,所使用单位,及采用的界值、结果分类方法
	10	描述实施和读取被评价诊断试验和金标准结果人员数量、是否经过培训及其技术专长
	11	描述被评价诊断试验和金标准评判结果的人员是否设盲(即盲法实施),同时描述结果评价者可能获得的其他任何相关临床信息
统计学方法	12	描述计算或比较被评价诊断试验准确性的各项指标的计算方法,描述结果的精确性(如 95% 可信区间)
	13	若进行了可重复性研究,描述可重复性计算的方法
结果		
研究对象	14	描述研究实施的时间,包括研究对象募集的起止时间
	15	报告研究对象的人口学和临床特征(如年龄、性别、症状呈现的情况、有无并发症、当前治疗、研究对象入组的场所)
	16	报告满足纳入标准的研究对象人数、接受和未接受被评价诊断试验或金标准的人数、描述研究对象未能接受被评价诊断试验或金标准的原因(建议使用流程图)
试验结果	17	报告研究对象接受被评价诊断试验和金标准之间的时间间隔,及在此期间接受的任何干预措施
	18	报告具有目标状态的研究对象中疾病严重程度(给出明确定义)的分布;没有目标状态的研究对象报告其他疾病分布
	19	按金标准分类分别报告被评价诊断试验结果(包括不明确的和缺失的结果),列出四格表,对连续性结果变量,按金标准分类分别报告连续变量分布
	20	报告被评价诊断试验和金标准中出现的任何不良事件
效应估计	21	报告被评价诊断试验准确性的效应值及统计学的不确定性指标(如 95% 可信区间)
	22	报告被评价诊断试验无法解释结果、不确定性结果和中间结果的处理方法
	23	报告被评价诊断试验准确性和有效性的不同亚组、不同读取结果者和不同分中心间不同
	24	若可能,报告诊断试验可重复性的估计
讨论		
	25	讨论研究结果的临床适用性

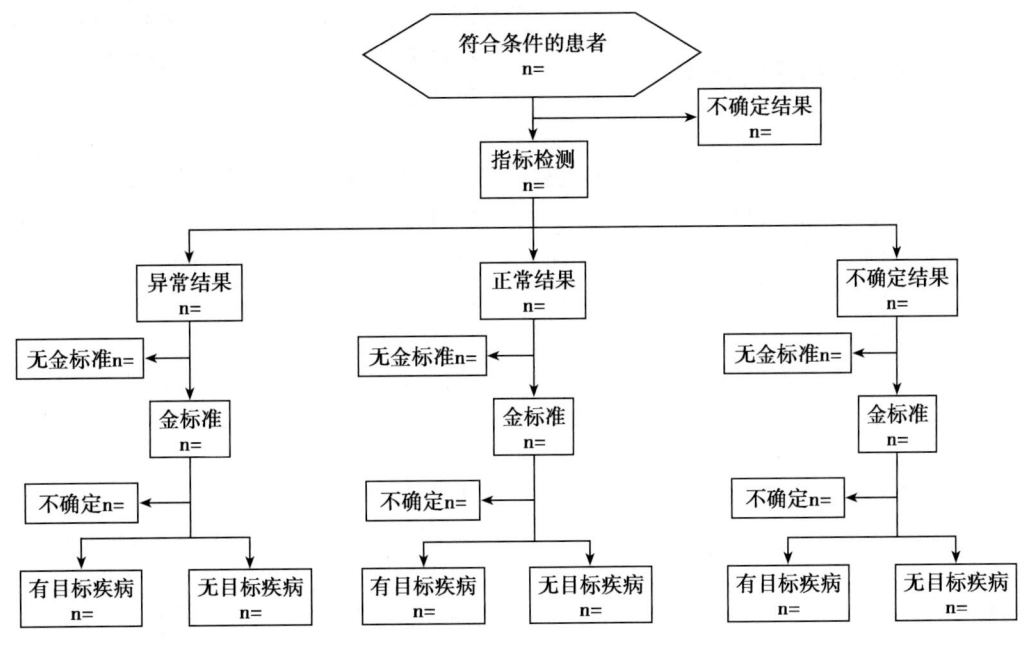

图 30-2　诊断试验流程图

第二节　诊断试验准确性的系统评价方法

一、选题与立题

选择诊断试验系统评价的题目，必须首先了解选题的原则，其次是熟悉选题方法。诊断试验系统评价课题来源有 2 个方面：临床实践和诊断方法理论本身的发展。最佳选题产生在临床需要与诊断方法内在发展逻辑的交叉点上。选题是否恰当、清晰、明确，关系到诊断试验系统评价是否具有重要的临床意义，是否具有可行性，并影响着整个诊断试验系统评价研究方案的设计和制订。

（一）需要性原则

需要是诊断试验系统评价选题的第一要素，诊断试验系统评价选题不但要紧密结合临床，还要考虑其研究成果能否直接为诊断方法的管理和应用提供决策依据。

（二）价值性原则

主要指诊断试验系统评价关注的临床问题要具有研究价值和实用价值。前者指选题关注的疾病应该是疾病负担重、国家或地区重大健康问题，如心脑血管疾病和肿瘤等；同时，关注的诊断方法或技术具有提高临床诊断疾病和评价治疗疾病效果的效能。

（三）科学性原则

指选题必须有科学依据，确定某个选题前应该了解拟选题国内外的研究热点和发展趋势；且选题必须实事求是、符合客观规律、合乎逻辑推理，以确保做到立论依据充分，研究目标明确，研究内容具体，研究方法及技术路线可行。

（四）创新性原则

指必须选择别人没有解决或没有完全解决的临床诊断问题。这是诊断试验系统评价选题得以成立的基本条件和价值所在。为避免诊断试验系统评价选题完全照搬照抄他人研究，在决定对某种诊断方法或技术诊断某种疾病的临床问题进行系统评价前，应在自己当前可及的数据库中进行系统、全面的检索，了解目前是否有发表和正在进行的同一主题的系统评价。若有，必须考虑你的系统评价与发表或正在进行的系统评价有无不同点和创新之处。

（五）可行性原则

指充分考虑是否具备完成所选系统评价的主观和客观条件，是决定选题是否成功的关键。正如恩格斯所说，"我们只能在我们时代条件下进行认识，而这些条件达到什么程度，我们便认识到什么程度"。如果选题不具备可以完成的主客观条件，再好的选题也只能是一种愿望。主观条件主要指系统评价制作人员的知识结构（是否具备临床流行病学、系统评价方法和临床专业方面的基本知识）和研究能力（是否具备检索文献、阅读外文文献和操作 RevMan、Meta-Disc 等软件的能力）等。客观条件主要指制作系统评价所必须的数据库、经费和时间等。积极创造条件，除已具备的条件外，对那些暂不具备的条件，可以通过努力创造条件，如部分数据库不可及，可以联系订购该数据库的单位进行检索，部分全文无法获取，可以通过文献传递服务实现。

二、注册与撰写研究方案

（一）注册

Cochrane 诊断试验系统评价必须在 Cochrane 协作网注册，以保证 Cochrane 诊断试验系统评价的唯一性。为避免重复：①确定题目后填表注册告知 Cochrane 协作网工作小组，确定该题目是否已被注册；②专家评审后，确定是否有必要进行该题目的系统评价；③若该题目无人注册且有研究价值，工作小组将通知你填写有关表格，确定你的注册资格。非 Cochrane 诊断试验系统评价可以在国际系统评价注册平台（International Prospective Register of Systematic Review，PROSPERO）（http://www.crd.york.ac.uk/prospero）注册。

（二）撰写研究方案

确立系统评价题目后，首要任务是撰写研究方案，内容主要包括：诊断试验准确性系统评价的题目、背景与目的、研究方法（检索文献、筛选文献、评价文献质量的方法、提取和分析数据的方案等）。

1. 题目构成形式　诊断试验准确性的系统评价题目涉及诊断方法和特定人群，有 4 种格式：①诊断试验 1 和诊断试验 2 诊断特定人群的某疾病［(Index test 1) versus (index test 2) for (target condition) in (patient description)］，如衣原体抗体滴度检测与子宫输卵管造影诊断低生育力妇女的输卵管病理改变（Chlamydia antibody titre testing versus hysterosalpingography for diagnosing tubal pathology in subfertile women）。②诊断试验 1 和诊断试验 2 诊断某疾病［(Index test 1) versus (index test 2) for (target condition)］，如磁共振成像与超声诊断缺血性中风（MRI versus ultrasound for diagnosing ischaemic stroke）。③诊断试验诊断特定人群的某疾病［(Index test) for (target condition) in (patient description)］，如硝酸盐还原法诊断耐乙胺丁醇的结核患者（Nitrate reductase assay for the diagnosis of ethambutol resistance in Mycobacterium tuberculosis）。④诊断试验诊断某疾病［(Index test) for (target condition)］，如抗环瓜氨酸肽抗体诊断类风湿关节炎（Anti-cyclic citrullonated peptide antibody for rheumatoid arthritis）。格式 1 和 2 规定了两种具体的诊断方法，格式 1 和 3 规定了特定人群，格式 3 和 4 只规定了一种具体诊断方法，未规定对照的诊断方法。

2. 背景与目的　背景部分主要阐述：①诊断试验系统评价研究的主要内容和目的；②解释所提出问题的重要性；③相关问题为何未得到有效解决；④开展该系统评价的原因；⑤该问题是否有类似或相关系统评价发表，若有，需阐述已发表系统评价研究之间的异同点，特别是与目前拟开展的系统评价之间的差异。

Cochrane 诊断准确性系统评价（Cochrane Reviews of Diagnostic Test Accuracy，CRDTA）研究背景撰写通常包 4 个方面：①目标疾病：背景部分第一段落应简单描述目标疾病的基本信息，包括目标疾病的流行病学资料、疾病负担、预后和可能的干预等。若已有该目标疾病的 Cochrane 干预性系统评价，应互相参考印证。②待评价诊断试验：诊断试验系统评价研究中，待评价诊断试验可以是 1 种亦可是多种，背景部分需要详细描述待评价诊断试验的相关信息，包括待评价诊断试验是否在目前的临床实践中应用，及相比对照诊断试验的优势体现在哪些方面，如价格低、无创等。③替代诊断试验：除待评价诊断试验外，在实际临床实践中可能还有一些可用于目标疾病的诊断手段和策略，即使这些诊断手段并不作为该系统评价评估的诊断试验，仍需在背景部分进行一定描述，以全面说明对目标疾病可选择的所有诊断试验。④合理性和立题依据：背景部分的最后一段，需详细说明开展该系统评价研究的重要性、合理性及原因。

评估多个问题/试验的诊断试验系统评价研究，应将目的分为主要目的和次要目的。如主要目的是比较 2 个诊断试验之间的准确性；次要目的是估计每个诊断试验阈值的准确性。异质性观察可以发现影响诊断准确性的因素有哪些。如肌钙蛋白准确性试验在很大程度上受该诊断试验开展时间点的影响，即患者出现症状后，检测肌钙蛋白的时间点是影响其准确性的重要因素。若仅说明该系统评价研究的主要目的是比较肌钙蛋白对比肌酸激酶检测出现胸痛患者患心梗的准确性，则对出现胸痛后在不同时间点进行检测的患者，其临床决策证据不充分，且肌钙蛋白的检测效能变化很大。

三、检 索 文 献

（一）分析拟检课题

检索人员面对一个具有临床意义的诊断问题，若不知道怎样去检索相关研究时，应学会分析和整理能回答该临床诊断问题的信息需求，将初始的临床问题转变为可以回答的临床问题。即分解为 PICT 4 个部分：P 表示 Patient/Population（患者或人群），I 表示 Index test（待评诊断试验），C 表示 Comparison（对照诊断试验），T 表示 Target conditions（目标疾病）。如对"半乳甘露聚糖的血清酶联免疫吸附试验与金标准相比，能否准确诊断侵袭性曲霉菌病（Invasive aspergillosis，IA）?"的问题，根据 PICT 原则，可初步分解为 P：IA 患者；I：半乳甘露聚糖的血清酶联免疫吸附试验;C:金标准;T:IA 的最终准确诊断。

（二）选择数据库

为全面查找所有相关诊断试验,凡可能收录与研究问题相关的原始研究数据库均应考虑在内,不限定语种和时间。诊断试验系统评价检索信息源主要包括:①综合性文献数据库资源,如 MEDLINE(PubMed)、EMBASE、Cochrane Library、Web of Science、BIOSIS Previews、SciFinder Web 和中国生物医学文献数据库(SinoMed)等;②专题数据库,如 Medion、IFCC 等;③查找其他相关资源,包括在研研究数据库、灰色文献(药厂、会议论文、学位论文)、手工检索相关杂志、已发表研究参考文献和与研究通讯作者联系。以上所列并非固定不变,因数据库资源不断推陈出新及检索资源可获得性等原因,检索者根据检索课题的要求,选择最能满足检索要求的检索资源,即在检索主要信息资源的基础上,检索其他相关专业和类型的数据库及信息资源。

（三）确定检索词

数据库选择好后,还应针对已分解的临床诊断问题选择恰当的检索词。列出一组与临床诊断问题有关的词,包括关键词和主题词。因研究内容的主题概念在数据库中的检索用词常标引得不够完善,未列入主题词表,此时主题词检索很难令人满意。关键词检索与主题词检索的结果差别较大,检索结果不仅受检索方式、检索策略的影响,也与各数据库主题标引的质量和收录范围有直接关系。为提高检索质量和检索效率,应熟悉数据库的主题词表,了解相关主题词在词表中的收录情况。选择检索词时,既要重视对主题词的选择,充分利用主题词检索系统的优点(如主题词的树状结构,主题词和副主题词的组配,对主题词扩展或不

扩展检索等),也不能忽视关键词检索方式的应用(图30-3)。

确定检索词要考虑满足 2 个要求:①课题检索要求;②检索系统输入词的要求。

通常选择 PICO 中的 P 与 I 或二者之一作检索词,若检索结果太多再考虑 O 和 C,4 者同时出现在检索策略中的情况很少。首选 P 还是 I 要看问题的重心在 P 还是 I,其次选择诊断试验相关检索词,表 30-3 和表30-4 分别为 PubMed 和 SinoMed 中诊断试验的检索策略,其他数据库的检索策略可根据具体数据库调整。

选词原则:①选择规范词:选择检索词时,一般应优先选择主题词作基本检索词,但为了检索的专指性也选用关键词配合检索;②注意选用国外惯用的技术术语:查阅外文文献时,一些技术概念的英文词若在词表查不到,可先阅读国外的有关文献,再选择正确的检索词;③一般不选用动词和形容词;不使用禁用词;尽量少用或不用不能表达课题实质的高频词;④为保证查全率,同义词尽量选全;需考虑同一概念的几种表达方式;同一名词的单、复数、动词、动名词、过去分词等形式,词根相同时,可用截词符解决;要考虑上位概念词与下位概念词。

（四）编写检索策略,实施检索

根据检索课题的已知条件和检索要求,及选定信息检索系统所提供的检索功能,确定适宜的检索途径,如主题途径或关键词途径等。

检索途径确定后,编写检索策略表达式,即将选择确定作为检索标识的主题词、关键词及各种符号等,用各种检索算符(如布尔逻辑运算符、截词符等)组合,形成既可为计算机识别又能体现检索要求的提问表达式。

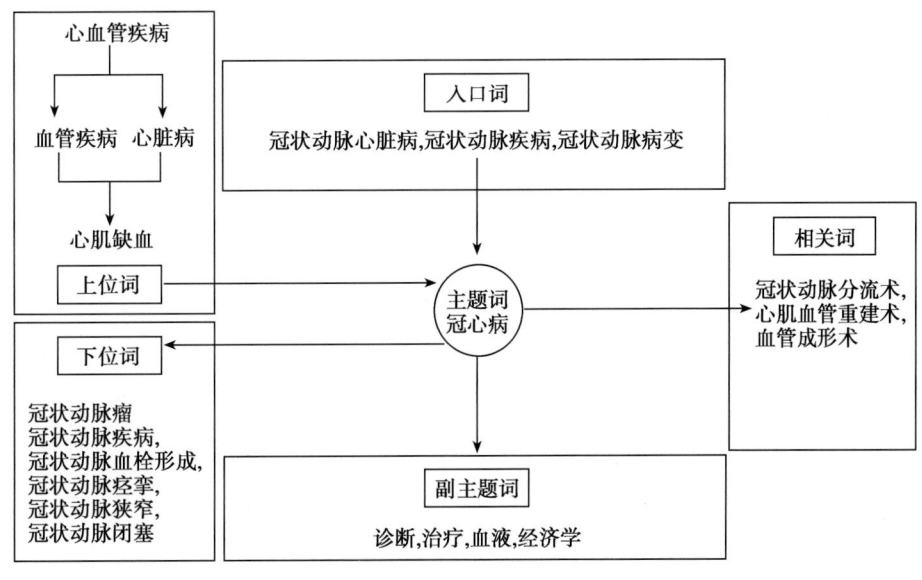

图 30-3　检索词、主题词、副主题词、上下位词和相关词关系示意图

表 30-3　PubMed 中诊断试验的检索策略

♯1	"Diagnosis"[Mesh]	♯24	predictive value * [Title/Abstract]
♯2	"Delayed Diagnosis"[Mesh]	♯25	roc[Title/Abstract]
♯3	"Diagnosis,Computer-Assisted"[Mesh]	♯26	pre-test odds[Title/Abstract]
♯4	"Diagnosis,Differential"[Mesh]	♯27	pretest odds[Title/Abstract]
♯5	"Diagnosis,Dual"[Mesh]	♯28	pre-test probability * [Title/Abstract]
♯6	"Diagnostic Errors"[Mesh]	♯29	pretest probability * [Title/Abstract]
♯7	"Diagnostic Techniques and Procedures"[Mesh]	♯30	post-test odds[Title/Abstract]
♯8	"Early Diagnosis"[Mesh]	♯31	posttest odds[Title/Abstract]
♯9	"Incidental Findings"[Mesh]	♯32	post test probabilit * [Title/Abstract]
♯10	"Sensitivity and Specificity"[Mesh]	♯33	posttest probabilit * [Title/Abstract]
♯11	"Reference Values"[Mesh]	♯34	likelihood ratio * [Title/Abstract]
♯12	"False Positive Reactions"[Mesh]	♯35	positive predictive value * [Title/Abstract]
♯13	"False Negative Reactions"[Mesh]	♯36	negative predictive value * [Title/Abstract]
♯14	"Observer Variation"[Mesh]	♯37	false negative[Title/Abstract]
♯15	"ROC Curve"[Mesh]	♯38	false positive[Title/Abstract]
♯16	"Predictive Value of Tests"[Mesh]	♯39	true negative * [Title/Abstract]
♯17	"diagnosis" [Subheading]	♯40	true positive * [Title/Abstract]
♯18	diagnoses[Title/Abstract]	♯41	misdiagnosis[Title/Abstract]
♯19	diagnosis[Title/Abstract]	♯42	misdiagnoses[Title/Abstract]
♯20	sensitivity[Title/Abstract]	♯43	accuracy[Title/Abstract]
♯21	specificity[Title/Abstract]	♯44	screening[Title/Abstract]
♯22	receiver operating characteristic[Title/Abstract]	♯45	reference value * [Title/Abstract]
♯23	receiver operator characteristic[Title/Abstract]	♯46	OR/1-45

表 30-4　SinoMed 中诊断试验的检索策略

♯1	主题词:诊断/全部树/全部副主题词	♯24	缺省[智能]:漏诊
♯2	主题词:诊断,计算机辅助/全部树/全部副主题词	♯25	缺省[智能]:特异度
♯3	主题词:诊断,鉴别/全部树/全部副主题词	♯26	缺省[智能]:特异性
♯4	主题词:实验室技术和方法/全部树/全部副主题词	♯27	缺省[智能]:误诊
♯5	主题词:误诊/全部树/全部副主题词	♯28	缺省[智能]:诊断
♯6	主题词:诊断,双重/全部树/全部副主题词	♯29	缺省[智能]:似然比
♯7	主题词:诊断技术和方法/全部树/全部副主题词	♯30	缺省[智能]:预测值
♯8	主题词:偶然发现/全部树/全部副主题词	♯31	缺省[智能]:ROC 曲线
♯9	主题词:早期诊断/全部树/全部副主题词	♯32	缺省[智能]:受试者工作特性曲线
♯10	主题词:敏感性与特异性/全部树/全部副主题词	♯33	缺省[智能]:曲线下面积
♯11	主题词:参考值/全部树/全部副主题词	♯34	缺省[智能]:AUC
♯12	主题词:假阳性反应/全部树/全部副主题词	♯35	缺省[智能]:验前比
♯13	主题词:假阴性反应/全部树/全部副主题词	♯36	缺省[智能]:验前概率
♯14	主题词:观察者偏差/全部树/全部副主题词	♯37	缺省[智能]:验后比
♯15	主题词:ROC 曲线/全部树/全部副主题词	♯38	缺省[智能]:验后概率
♯16	主题词:试验预期值/全部树/全部副主题词	♯39	缺省[智能]:筛查
♯17	缺省[智能]:真阳性	♯40	缺省[智能]:参考值
♯18	缺省[智能]:假阳性	♯41	缺省[智能]:符合率
♯19	缺省[智能]:假阴性	♯42	缺省[智能]:一致性
♯20	缺省[智能]:真阴性	♯43	缺省[智能]:准确性
♯21	缺省[智能]:敏感度	♯44	缺省[智能]:金标准
♯22	缺省[智能]:敏感性	♯45	OR/1-44
♯23	缺省[智能]:灵敏度		

若关注敏感性可扩大检索范围,提高相关文献被检出的比例,提高查全率;若关注特异性则可缩小检索范围,排除非相关文献被检出的比例,提高查准率。检索者可根据检索目的选择。检索策略的制定原则是敏感性要高,通过提高敏感性,达到提高检出率,降低漏检率的目的。

制定针对疾病和诊断方法的检索策略的一般步骤如下:

(1) 针对某疾病的检索词(主题词/关键词)及其同义词和别名,还要考虑到不同语言可能有不同的后缀或前缀。将所有检索词编号,以"OR"连接,意为只要其中任一个检索词相符就命中。

(2) 针对诊断方法可能涉及的检索词也用"OR"连接。

(3) 将涉及疾病和诊断方法的两组检索词用"AND"连接。

(4) 若检索结果较多时,可考虑加入诊断试验检索策略,与疾病和诊断方法进行逻辑"AND"运算。

构建检索策略的质量直接影响到检索效果或结果,是检索成败与否的最关键环节。从系统论角度看,检索策略的编制是对多领域知识和多种技能全面、系统地综合运用。如涉及专业背景知识的主题分析、涉及检索语言知识的概念与语言转换、涉及信息检索原理与系统性能的多种检索技术,及涉及逻辑思维规则的各种组配形式等。其中任何一个环节的微小失误或不当,都会产生东边微风西边雨的蝴蝶放大效应,影响到检索质量。故该环节是检索者信息素养、检索能力、知识水平的最集中体现。

实施检索过程应注意:①系统、全面、多渠道的文献检索是生产高质量诊断试验准确性的系统评价的保障;②不要过分依靠已有的检索策略或检索过滤工具;③咨询信息检索专家,提高纳入研究的可信度。

四、筛 选 文 献

(一) 确定纳入/排除标准

诊断试验系统评价常用于评估 1 个或多个诊断试验在多大程度上确诊患者,或患者患该疾病的可能性。一般来说,敏感度和特异度并非一个诊断试验准确性的固定特征,统计学精度仅显示了一个诊断试验在特定状态下(确定范围的人群、环境和实验类型等)的诊断效果。但在不同人群中如儿童 vs 成人,不同环境如基层卫生机构 vs 城市卫生机构,敏感度和特异度都有可能发生变化。因此,诊断试验系统评价研究的纳入标准应遵从研究的主要目的和次要目的,可根据纳入的研究类型、研究对象、待评价诊断试验、对照诊断试验、目标疾病和金标准等核心要素进行细化,并充分考

虑研究的可行性。纳入标准和排除标准的关系为:基于纳入标准确定研究的主体,根据排除标准排除主体中对研究结果有影响的个体,以进一步准确定义研究主体。

1. **研究类型(study design)**　纳入标准需首先说明纳入的研究类型及其相关限制条件。如"纳入所有设计类型",或"所有连续系列患者和病例对照研究"。还需详细说明是否需要排除个别的研究类型(如回顾性研究等)。

注意:不应在此处叙述金标准的限制条件。

2. **研究对象(participants)**　详细描述纳入研究对象特征,包括:在年龄、诊断和就诊地点等方面的限制。年龄和性别部分,有无附加其他症状,患者是否居住在社区,参加初级卫生保健、住院、家庭护理或长期护理等均是重要的影响因素,比诊断方法的操作更易影响研究结果。此外,研究对象可以是特定疾病,也可以是疾病的某阶段。

注意:预开展基于患者特征的亚组分析不在此处叙述。

3. **待评价诊断试验(index test)**　准确定义待评价诊断试验,包括详细的技术信息等。待评价诊断试验在当前临床实践中的应用现状,包括在欠发达地区或国家中使用的适用性及诊断方法是否高度符合需要等信息。

4. **对照诊断试验(comparison)**　对照诊断试验指已在临床大量使用或最常用的一种诊断方法,是待评价诊断试验期望可代替的诊断手段。若比较 MRI 是否可以达到与 CT 一样的诊断准确性,MRI 就是待评价诊断试验,CT(是目前临床实践中常用的手段)就是对照诊断试验。

注意:对照诊断试验不等于金标准,待评价诊断试验和对照诊断试验的结果需分别与金标准对比。

5. **目标疾病(target conditions)**　诊断的目的是减少对现有目标疾病诊断的不确定性。疾病可描述为是基于生物学、病理学或组织学结果的一种严格定义,目标疾病则是一种与临床更加紧密的术语,是对患有特定临床病史、检查和诊断结果的描述。通常指特定的疾病、疾病状态或任何其他已识别的能促发临床行为的状态,如进一步诊断或初期、修改或终止治疗。许多诊断试验通常可用于多个目标疾病的鉴别诊断。如胸部 X 线片可用于感染、恶性肿瘤和炎症性疾病的诊断等。

6. **金标准(gold Standard)**　金标准是用于确诊患者是否患有某种疾病的 1 个试验、或一系列试验,或 1 套诊断流程。理想的金标准应具有方便、可及、临床易接受和零差错等特点。许多目标疾病都需要一套诊断

流程去鉴别是否患有目标疾病,如多模式成像、额外实验室检查或临床随访。大多数情况下这些金标准不可以互换。

(二)文献筛选

文献筛选是指根据预先制定的纳入/排除标准,从检获的所有文献中收集能回答临床诊断问题的诊断试验。以"PET/CT 诊断宫颈癌淋巴结转移"为例,如果研究对象(P)为宫颈癌淋巴结转移患者,不考虑转移部位是盆腔和/或腹主动脉和患者年龄;待评价诊断试验(I)为 PET/CT;对照诊断试验(C)为术后病理;则所选研究必须符合上述条件。不伴有淋巴结转移宫颈癌患者和 PET/CT 与非术后病理比较的研究均不能纳入。

文献筛选过程需≥2 名评价员独立进行,最好是本专业和非本专业评价员同时评价,以大大减少相关文献的误排率。若有意见分歧可讨论解决,必要时需与第三位评价员讨论协商确定。若可能,应培训评价员并进行预试验,即对样本文献(约 10~20 篇,其中包括肯定合格的、肯定不合格的和不确定的)预筛选,以保证文献筛选过程的标准化和筛选结果的准确性。文献筛选步骤如下:①用文献管理软件将初检文献归类、整理,排除重复文献;②阅读每篇研究的题目和摘要,排除明显不符合纳入标准的不相关研究;③对可能符合纳入排除标准的文献,应下载全文并逐一阅读和分析,以确定是否被纳入;④分析、判定重复发表文献,判断重复发表文献可通过:作者姓名(大多数重复发表研究的著者姓名相同)、研究实施地点或参与机构(如医院名称)、待评价诊断试验和参照诊断试验实施细节、研究对象数量和基线情况、研究时间和持续时间等;⑤根据纳入排除标准复核初步纳入研究,详细记录排除文献原因,以备制作文献筛选流程图使用;⑥对于信息报告不全者,尽量联系原作者补充相关资料;⑦最终确定纳入研究,进入数据提取阶段。

五、评价文献质量

是否准确而严格的评价纳入研究的质量直接影响诊断试验系统评价的质量。若单个研究的结果存在偏倚,在不完全考虑其质量的情况下进行合并,则诊断试验系统评价结果也会存在偏倚。因此,有必要对诊断试验系统评价所纳入的研究进行质量评价。与干预性研究相比,诊断试验在设计上有其独特之处:即诊断试验研究评价质量标准不同于干预性研究。

通过评价原始诊断试验的质量,即研究中潜在的偏倚和异质性来源对结果可能造成的影响来评价诊断试验的真实性。目前已有许多评价标准被推荐用于评价诊断试验准确性研究的质量,以评估诊断试验证据的真实性。但仅 QUADAS(Quality Assessment for Diagnostic Accuracy Studies)标准是目前唯一 1 个经过严格评价和验证的诊断试验质量评价标准。纳入条目从最初的 28 个减少至 14 个,涵盖了疾病谱、金标准、疾病进展偏倚、评价偏倚、临床评价偏倚、合并偏倚、试验的实施、病例退出及不确定结果等。该评价标准不仅评价诊断试验的诊断准确性,还评价诊断试验检测方法准确性。每个条目以"是"、"否"、"不清楚"评价,"是"为满足此条标准,"否"为不满足,部分满足或从文献中无法得到足够信息的为"不清楚"。2008 年,Cochrane 协作网推荐 QUADAS 作为 Cochrane 诊断试验准确性系统评价中质量评价的标准,并根据 Cochrane 协作网的筛检和诊断试验方法学组的意见,将 QUADAS 的 3、8、9 列入非必须评价条目。故 Cochrane 诊断试验系统评价中的质量评价标准最终确定为 11 条。

随着 QUADAS 被广泛使用,一些使用者反馈并提出了该工具在使用过程中出现的一些问题:如何界定纳入的疾病谱,如何解释中间试验结果,如何处理退出病例评价条目(如部分证实偏倚和退出病例)的重叠及不适合使用的情况(如将临床随访当作金标准)等。是否准确且严格的评价了纳入研究的质量,直接影响到诊断准确性试验系统评价分析的质量。研发小组根据使用者的反馈信息在原版 QUADAS 工具的基础上研制了 QUADAS-2。主要由 2 个维度、4 个方面的二维表组成(表 30-5):偏倚风险评估维度(内部真实性)分别评估病例选择,待评价诊断试验,金标准,失访、金标准和待评价试验检测的间隔时间等 4 个方面;而适用性维度(外部真实性)仅评估前 3 个方面。

六、提 取 资 料

资料提取是指按照纳入/排除标准纳入的所有研究结果和有价值的信息正确地采集和记录。资料提取是系统评价结果分析中的一个关键步骤,直接影响结果的准确性。为了保证资料提取的准确性,要求 2 位评价员各自独立地提取资料,再互相复核,准确无误和意见统一后方输入统计软件。

资料提取表条目的设置不要过于繁杂,过于繁杂的提取表令人乏味厌烦,浪费资料提取人的时间。但若过于简单就有可能忽略有用的信息,在录入资料进行分析时不得不重新提取原始资料,同样浪费时间。不同系统评价的资料提取表虽各有不同,但基本项目一致。

(一)提取内容

1. 纳入研究基本情况　题目,第一作者,发表文献期刊名称,发表文献国家,发表文献日期,文献发表类型,提取数据日期等。

表 30-5　QUADAS-2 评价诊断试验的标准

评价领域	病例选择	待评价诊断试验	金标准试验	失访、金标准和待评价试验检测的间隔时间
描述	描述病例选择的方法 描述纳入病例的情况（前期检查、当前的结果、计划采用的待评价试验和背景等）	描述待评价诊断试验及其实施的过程并对其结果进行解释	描述金标准及其实施的过程并对其结果进行解释	描述未接受待评价诊断试验和金标准的检测的病例以及未纳入 2×2 列连表的病例 描述进行待评价诊断试验和金标准的时间间隔和中间进行的干预情况
标志性问题（是/否/不确定）	病例的选取是连续入组还是随机抽样入组 是否避免病例对照研究设计 研究是否避免了不合理的排除标准	待评价诊断试验的结果解释是否是在不知晓金标准试验结果的情况下进行 若设定了阈值，是否为事先确定	金标准是否能准确区分有病、无病状态 金标准的结果解释是否是在不知晓待评价诊断试验结果的情况下进行	金标准和待评价诊断试验检测的间隔时间是否合理 是否所有的连续样本或随机选择的样本均接受了金标准 是否所有的连续样本或随机选择的样本均接受了待评价诊断试验 是否所有的连续样本或随机选择的样本均进行了统计分析
偏倚风险（高/低/不确定）	患者选择是否会引进偏倚	待评价诊断试验的实施和解释是否会引入偏倚	金标准的实施和解释是否会引入偏倚	失访或退出患者是否引入偏倚
临床适用性（高/低/不确定）	是否考虑纳入患者与系统评价中提出问题中的患者相匹配	是否考虑待评价诊断试验的实施和解释与系统评价中提出问题中的待评价试验相匹配	是否考虑金标准的实施和解释与系统评价中提出问题中的金标准相匹配	

2. 研究对象　例数，种族，性别，年龄，疾病、患病率，疾病谱（疾病的轻、中、重的比例），对象的选择（连续或按比例抽样），对象的来源（住院或门诊），纳入标准，排除标准，有无症状、并发症或合并症等。

3. 待评价试验　包括例数，所使用仪器、试剂、检测方法，是否盲法，是否有详细的操作过程的报道等。

4. 参考试验　包括例数，所使用仪器、试剂、检测方法，是否盲法，是否有详细的操作过程的报道等。

5. 评价指标　用参考试验诊断为"有病"的病例总数（a＋c）中，用待评价试验检测，阳性的病例数为 a，结果阴性者为 c；参考试验诊断为"无病"的病例总数（b＋d）中，用待评价诊断试验检测，结果阳性的病例数为 b，结果阴性者为 d，资料列成四格表形式。

若评价某待评价诊断试验的研究用了≥1 个临界值描述试验结果，则分别提取各临界值对应的数据。

纳入研究质量评价：采用 QUADAS-2 条目评价纳入研究质量，如何评估参见本章第五部分（评价文献质量）。

（二）数据转换

资料提取的理想情况是可直接获取四格表的数据

进行 Meta 分析。但若纳入原始研究的结果不能直接进行 Meta 分析，此时则需进行数据转换，可通过 RevMan 软件提供的计算器实现。运行 RevMan 软件后，展开"Data and analyses"，打开"Data tables by test"或"Data tables by study"界面，点击 ▣ 进入数据转换界面（图 30-4），通过敏感度、特异度、预测值和似然比等计算出 a(TP)，b(FP)，c(FN)，d(TN)值。

七、分 析 资 料

（一）常用诊断效能指标

利用软件进行 Meta 分析，计算各组诊断比值比合并、敏感度合并、特异度合并、预测值合并、似然比合并、验前概率、验后概率和（H）SROC 曲线下面积等，相关结果均用 95% 置信区间（Confidence interval，CI）表示。

1. 合并诊断比值比　诊断比值比表示诊断试验的结果与疾病的联系强度，其大小与选择的诊断界点有关，诊断比值比的数值越大表示该诊断试验的判别效果越好；诊断比值比等于 1，表示该试验无法判别患者

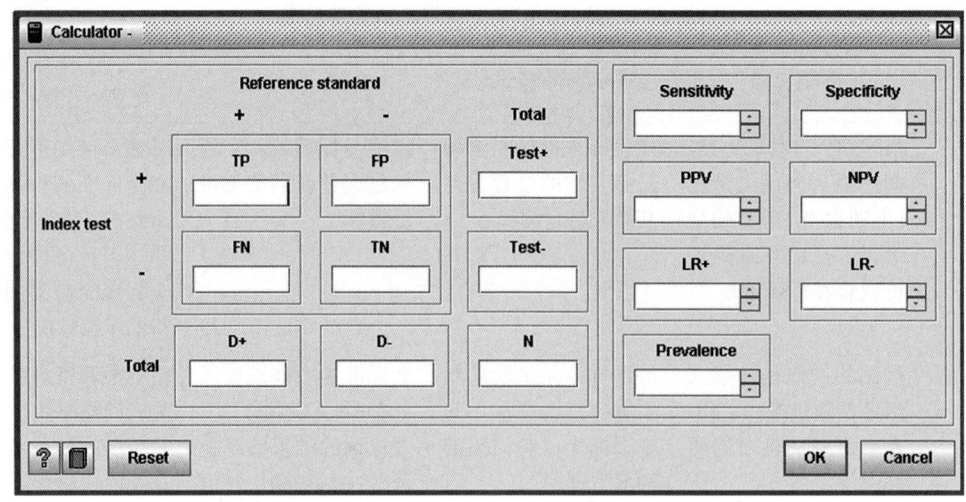

图 30-4　RevMan 软件数据转换界面

与非患者。

2. 合并似然比　似然比指诊断试验的结果在患者中出现的概率与非患者中出现的概率之比，LR＋愈大愈好，它表明阳性结果的正确率高，受检对象的患病率高；LR－愈小愈好，提示患病可能性小，阴性结果正确率高。

LR＝1，表示验前和验后概率相同，对诊断无价值；LR＋＞1，表示诊断试验后，患该病的可能性增大。值越大，患该病的可能性越大；LR－＜1，表示诊断试验后，患该病的可能性变小。值越小，患该病的可能性越小。

LR＋＞10 或 LR－＜0.1：验前概率到验后概率发生决定性变化，基本可以确定或排除诊断；LR＋在 5～10 或 LR－在 0.1～0.2 之间：验前概率到验后概率发生中等程度变化；LR＋在 2～5 或 LR－在 0.2～0.5 之间：验前概率到验后概率发生较小程度变化；LR＋在 1～2 或 LR－在－0.5～1 之间：验前概率到验后概率基本上不发生变化，对疾病诊断的帮助有限。

3. 合并预测值　预测值指诊断试验结果与实际（参考试验结果）符合的概率，当确诊试验 PV＋＞85％时，认为试验结果阳性可确诊该病，当筛检试验的 PV－＞95％时，认为试验结果阴性可排除该病而不需进一步检查。

4. SROC 曲线　曲线下面积是诊断试验的整体表现，用于评判诊断试验准确性，可解释为：一种诊断试验能正确识别将随机的患病与非患病的概率。对同一检测指标的多个不同试验进行 Meta 分析，可根据它们效应量的权重，用 SROC 曲线表示。通过 SROC 曲线下面积的大小来分析、评价和比较≥2 种诊断试验的价值，曲线越接近坐标轴左上角，曲线下面积越接近于 100％，说明该诊断试验的确诊或排除价值越高。

（二）异质性分析

1. 异质性来源

（1）研究内变异，即使 2 个研究的总体效应完全相同，不同的研究因样本量不同，样本内的各观察单位可能存在差异，导致结果不同，但与实际效应相差不会很大。样本含量较大时抽样误差相对较小。

（2）研究间变异，即使诊断方法和其他情况都一样，因研究对象来自不同的总体及偏倚控制等诸多方面存在差异，其实际效应也不相同。

2. 异质性分类　Cochrane 系统评价指导手册将异质性分为：临床异质性、方法学异质性和统计学异质性。临床异质性指：研究对象的病情、病程和诊断方法的差异（如核磁的磁场强度不同）等导致的变异；方法学异质性指：因诊断试验设计和质量方面的差异引起，如不同研究设计和盲法应用等导致的变异；统计学异质性指：不同诊断试验间被估计效应量在数据上表现出的差异。若存在统计学异质性，应同时从临床异质性和方法学异质性 2 方面分析异质性的来源。

3. 异质性检验　按不同的诊断方法分组，采用卡方检验分析各研究 DOR 结果异质性，用 I^2 评估异质性大小，$I^2 \leqslant 25\%$ 则异质性较小；$25\% < I^2 < 50\%$ 则异质性中等，$I^2 \geqslant 50\%$ 则研究结果间异质性强。若存在异质性，按图 30-5 进行处理。

（三）阈值效应分析

在诊断试验中引起异质性的重要原因之一是阈值效应。探讨阈值效应可利用 Meta-Disc 软件计算敏感度对数值与（1-特异度）的对数值的 Spearman 相关系数。也可通过森林图判断，若存在阈值效应，森林图显示敏感度增加的同时特异度降低；同样的负相关现象可见于阳性似然比和阴性似然比。还可通过 SROC 曲线判断，若呈典型的"肩臂"状分布提示存在阈值效应。

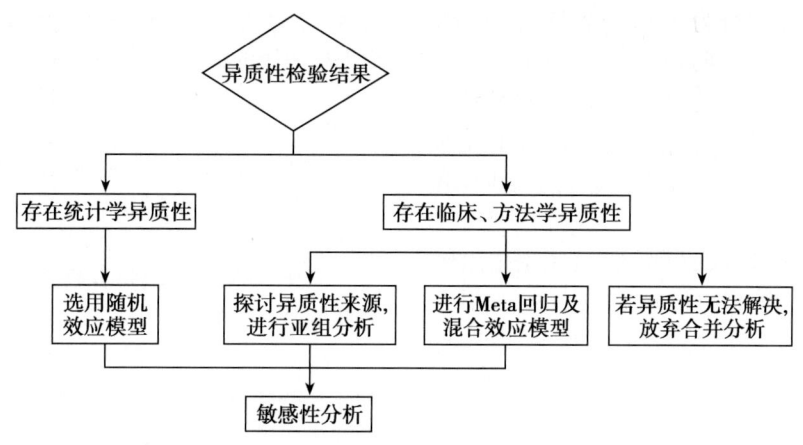

图 30-5　异质性检验及相关分析的流程图

阈值效应的分析结果决定纳入研究能否进行合并分析及合并分析方法的选择。

（四）SROC 曲线绘制

诊断试验准确性的系统评价中能否合并效应量（诊断试验评价指标）及模型选择取决于异质性分析和阈值效应分析的结果。

异质性分析无异质性时可选择 SEN、SPE、LR+、LR− 和 DOR 为效应量指标，采用固定效应模型进行合并分析。若异质性明显但不存在阈值效应，可用随机效应模型。因诊断试验样本量相对干预性试验普遍偏小，在实际合并分析效应量时，即使异质性分析显示无异质性，最好使用随机效应模型估计合并效应量。

若存在阈值效应。只能用绘制 SROC 曲线的方法进行合并分析，有 3 种模型可供选择：

1. Littenberg-Moses 固定效应模型　SROC 曲线采用 DOR 将诊断研究的敏感度和特异度通过相应的转化形式转化为单一指标，评价诊断试验的准确性。1990 年该方法最初由 Kardaum 等研究者提出，随后经 Littenberg 和 Moses 等对最初提出的模型进行了修正，即 Littenberg-Moses 模型，成为当前最常用拟合 SROC 曲线的方法。具体步骤如下：

（1）建立 SROC 直线回归模型：SROC 曲线分析的准确度与敏感度、特异度有关，它是将敏感度与 1-特异度进行 Logit 线性变换，将 TPR 与 FPR 间的非线性关系转化成阈值（S）与诊断比值比（D）间的线性关系。可采用一般最小二乘法、加权最小二乘法和稳健法 3 种方法估计 SROC 模型参数，建立相应的曲线回归方程，并绘制其对应的 SROC 曲线。

计算纳入各研究的 TPR（真阳性率）与 FPR（假阴性率），对其进行 Logit 变换。

$$TPR = \frac{a}{a+c} \quad 1-TPR = \frac{c}{a+c}$$

$$FPR = \frac{b}{b+d} \quad 1-FPR = \frac{d}{b+d}$$

对 TPR 和 FPR 采用 Logit 变换有：

$$Logit(TPR) = \ln\left(\frac{TPR}{1-TPR}\right)$$

$$Logit(FPR) = \ln\left(\frac{FPR}{1-FPR}\right)$$

令

$$D = Logit(TPR) - Logit(FPR)$$
$$= \ln\left(\frac{TPR \times TNR}{FPR \times FNR}\right)$$
$$= \ln\left(\frac{真阳性率 \times 真阴性率}{假阳性率 \times 假阴性率}\right)$$

$$S = Logit(TPR) + Logit(FPR)$$
$$= \ln\left(\frac{TPR \times FPR}{TNR \times FNR}\right)$$
$$= \ln\left(\frac{真阳性率 \times 假阳性率}{真阴性率 \times 假阴性率}\right)$$

以 D 为应变量，S 为自变量，使 SROC 曲线在（S，D）平面变成一条直线，建立 SROC 曲线回归模型：D=A+B×S，D 为对数诊断比值比，其大小与选择的诊断界点有关，表达了诊断试验的"判别"能力；S 表示区分诊断试验是否阳性的阈值；A 为直线回归模型的截距项，是 S=0（即真阳性率与真阴性率相等）时的对数诊断比值比；B 为回归系数，反映对数 D 依赖于 S 的程度。

（2）估计模型参数 A、B：①一般最小二乘法：按照保证残差平方和最小的原理，求解参数 A 与 B。②加权最小二乘法：以 D 的方差的倒数为权重，按加权残差平方和最小原理求解参数。若用 a、b、c、d 分别表示真阳性数、假阳性数、假阴性数、真阴性数，权重记作 W，则权重（即方差的倒数）表示为：W=[var(D)]⁻¹=(1/a+1/b+1/c+1/d)⁻¹。若研究中出现 a、b、c、d 中任意一个实际数据为 0，则将各观察值加 0.5。③稳健法：以 S 为横轴，D 为纵轴，绘制各独立研究的（S，D）散点图。用两条竖线将散点等分为 3 组,以保证两竖线间及其两侧的散点各占 1/3。通过求左右两侧散点的 S 与 D 的中位数,并将其连成一条线,求得该线的斜率作为参数 B。观察该线上下散点数是否相等,若不等则将该直线上下平移,以保证其上下散点数基本相同,求解参数。

(3) 建立 SROC 曲线回归模型方程:无论采用何种方法求得参数 A、B,均可将模型 D=A+B×S 中的 D 与 S 分别用 TPR 与 FPR 代入,即可得到 TPR 与 FPR 的关系式,进而可得到 SROC 曲线回归方程为:

$$TPR=\cfrac{1}{1+[e^{-A/(1-B)}]\times\left(\cfrac{1-FPR}{FPR}\right)^{(1+B)/(1-B)}}$$

分析 ROC,一般采用 ROC 曲线下面积表示诊断试验的准确度;对 SROC 曲线分析方法,用 TPR * 表示 SROC 曲线的诊断试验准确性。TPR * 是曲线与直线交叉处的敏感度,反映 SROC 曲线与左上角接近的程度,值越大表示诊断试验的准确性越高。TRP+FRP=1 是一条经过左上角(1,0)至右下角(0,1)的直线,表示敏感度等于特异度(即 S=0)。

由计算 S、D 的有关公式及 S=0 得 S=Logit(FRP)+Logit(TRP)=0,也就是 Logit(FRP)=-Logit(TRP),D=Logit(TRP)-Logit(FRP)=2Logit(TRP)

=A+B×S=A。通过 Logit(TRP)=A/2 变换得 SROC 曲线的诊断试验准确度指标:

$$TRP=(1+e^{-A/2})^{-1}=TPR*$$

TPR * 的标准误可通过公式 $SE(TPR*)=\cfrac{SE(\hat{A})}{8\left[\cosh(A/4)\right]^2}$ 计算。

式中 $SE(\hat{A})$ 为回归参数 A 的标准误,cosh 为双曲余弦函数。

由于 Littenberg-Moses 模型拟合的 SROC 曲线尚存在一些缺点,为了避免该模型的缺点,可以考虑使用双变量模型和分层 SROC 模型。

2. 双变量随机效应模型　2005 年 Reitsma 等给出的双变量随机效应模型有 2 个水平,分别对应研究内和研究间变异。针对指标敏感度和特异度,在第一个水平上可认为每个研究的敏感度和特异度服从一个二项分布;第二个水平上认为每个研究真实的敏感度和特异度经 Logit 变换后,服从一个双变量正态分布。

双变量模型通过似然函数进行拟合可获得 5 个参数估计结果:敏感度与特异度 Logit 转换值[E(logit)Se、E(logit)Sp]和方差[Var(logit)Se、Var(logit)Sp]及两者的相关系数[Corr(logits)],详见图 30-6,在 Stata 软件中可通过 midas 命令实现。

3. 分层 SROC 模型　2001 年 Rutter 和 Gatsonis

Meta-analysis of diagnostic accuracy

Log likelihood   = -69.940322   Number of studies =   10

	Coef.	Std. Err.	z	P>|z|	[95% Conf. Interval]	
Bivariate						
E(logitSe)	.0703648	.5077761			-.924858	1.065588
E(logitSp)	2.679618	.4316657			1.833568	3.525667
Var(logitSe)	2.406614	1.152773			.9411947	6.153661
Var(logitSp)	1.563471	.8024536			.571754	4.275335
Corr(logits)	-.784919	.1595724			-.9538413	-.2386858
HSROC						
Lambda	3.047881	.4631201			2.140183	3.95558
Theta	-1.460768	.453117			-2.348861	-.5726755
beta	-.2156564	.2469371	-0.87	0.382	-.6996443	.2683314
s2alpha	.8344113	.54974			.229392	3.035164
s2theta	1.731158	.8299094			.6765102	4.429951
Summary pt.						
Se	.517584	.126787			.2839691	.7437569
Sp	.9358132	.0259288			.8621863	.9714093
DOR	15.64236	5.784224			7.577837	32.28934
LR+	8.063708	2.342582			4.563025	14.25006
LR-	.5155047	.1258789			.3194341	.8319246
1/LR-	1.939847	.4736831			1.202032	3.130536

Covariance between estimates of E(logitSe) & E(logitSp)   -.1537175

图 30-6　双变量随机效应模型 BRM 和 HSROC 模型

提出分层 SROC 模型,是对 Littenberg-Moses 固定效应模型 SROC 曲线的扩展,用于合并评价多个诊断试验的敏感度和特异度这一常用配对指标。假设研究 i 中某一患者疾病状态 j 的阳性概率为 π_{ij},其中 j=0 表示无病,j=1 表示有病,因此敏感度 $PA_i=\pi_{i1}$,特异度 $PB_i=1-\pi_{i0}$,则 HSROC 模型为:

水平 1(研究内):$\text{Logit}(\pi_{ij})=(\theta_i+\alpha_i X_{ij})\exp(-\beta X_{ij})$

水平 2(研究间):$\theta_i\sim N(\Theta,\sigma_\theta^2)$;$\alpha_i\sim N(\Lambda,\sigma_a^2)$ 其中 $X_{ij}=-0.5$ 表示无病,$X_{ij}=0.5$ 表示有病;θ_i 为切割点参数,表示阳性域值,其均数和方差分别为 Λ、σ_a^2,β 为尺度参数,表示 ROC 曲线不对称性。

在 Stata 软件中,可通过 metandi 命令实现,分层 SROC 的 5 个参数估计结果分别为:形状参数(Lamda)、诊断比之比(theta)、阈值(beta)及两者方差(s2theta、s2alpha)。

此外,还有等比例风险模型方法(基于 ROC 曲线 lehmann 模型假设的方法)和基于 Logistic 分布最大加权 Youden 指数模型等。

(五)Meta 分析软件及其操作

目前可用于诊断试验 Meta 分析的软件有 Stata、WinBUGS、R 软件、OpenBUGS、RevMan、MIX、Comprehensive Meta-Analysis、Metaanalyst、Meta-Disc 和 Meta-Test,常用的有 Stata、RevMan 和 Meta-Disc,使用方法参见第 42 章、第 43 章,3 种软件的功能比较见表 30-6。

表 30-6 三种软件主要功能比较

软件名称	Stata	RevMan	Meta-Disc
操作系统	Windows、Mac、Linux	Windows、Mac、Linux	Windows
版本	13.1	5.3	1.4
是否免费	否	是	是
数据导入格式	9 种	未提供	2
固定效应模型	√	√	√
随机效应模型	√	√	√
混合效应模型	√	×	√
贝叶斯模型	√	×	×
亚组分析	√	√	√
森林图	√	√	√
漏斗图	√	×	×
SROC 曲线	√	√	√
HSROC 曲线	√	×	×

八、解释结果,撰写报告

诊断试验准确性系统评价结果部分包括文献检索和筛选、纳入研究基本特征、纳入研究方法学质量评价结果、纳入研究结果及 Meta 分析结果和其他(亚组分析、敏感性分析和发表偏倚)等。

(一)文献检索结果

这部分呈现:①根据预先制定的检索策略和计划检索数据库所获得的检索结果及通过其他途径检获的文献数量;②利用文献管理软件去重后获得的文献数量;③采用文献筛选方法,依据纳入排除标准筛选去重文献,确定初步符合纳入标准的研究,排除的研究及其原因;④阅读全文后,符合纳入标准的研究中有多少个研究被排除及其原因,最终有多少个研究被纳入定性和定量分析。

(二)纳入研究基本特征

推荐用纳入研究基本特征表呈现这部分内容,除研究对象数量、来源、选择和疾病谱,待评价诊断试验和参考试验实施过程及其使用的仪器和试剂等,评价指标(敏感度、特异度、诊断比值比、似然比和 SROC 曲线等内容外,还必须考虑还有那些特征是重要的、证据使用者和患者所关注的。

(三)纳入研究质量评价

可通过图和/或表格呈现采用 QUADAS 或 QUADAS-2 条目评价纳入研究质量的具体结果。

(四)纳入研究结果及 Meta 分析结果

纳入研究结果及 Meta 分析结果是诊断试验系统评价的主要部分,呈现诊断试验系统评价全部诊断准确性指标,主要包括敏感度森林图、特异度森林图、诊断比值比森林图、似然比森林图、验后概率和(H)SROC 曲线等内容。

1. 敏感度、特异度、诊断比值比和似然比森林图 森林图中小方块表示每个研究的敏感度、特异度、诊断比值比和似然比值,穿过小方块的横线表示可信区间,横线长度表示可信区间宽度,横线左端为可信区间最低值,右端为最高值。括号内的值为敏感度、特异度、诊断比值比或似然比 95% 的可信区间。菱形为敏感度、特异度、诊断比值比和似然比的合并效应量(通常位于最下端)。

2. 验后概率 验后概率图的左侧为验前概率,中间上半部分为阳性似然比,中间下半部分为阴性似然比,右侧为验后概率,实线(红色)连接了验前概率和阳性似然比和推算出的验后概率,破折线(浅蓝色)连接了验前概率和阴性似然比和推算出验后概率,根据验前概率和验后概率的变化判断某患者患病的可能性或该诊断试验的重要性。

3. SROC 曲线　SROC 曲线中的每个◇、×和 O 分别代表 1 个研究,其数量表示纳入研究的数量,弯曲的实线为合并的 SROC 曲线。RevMan 和 Meta-Disc 生成的 SROC 曲线以 1-特异度为横坐标,敏感度为纵坐标绘制;而 Stata 软件生成的 SROC 曲线以特异度为横坐标,敏感度为纵坐标绘制。SROC 曲线中红色实心◇为点估计,红色实心◇周围由里向外第 1 个虚线为 95% 的可信区间椭圆,第 2 个虚线为 95% 预测椭圆。

4. HSROC 曲线　HSROC 曲线中的每个 O 分别代表 1 个研究,其数量表示纳入研究的数量,弯曲的实线为合并的 HSROC 曲线,红色实心□为点估计,红色实心□周围由里向外第 1 个虚线为 95% 的可信区域,第 2 个虚线为 95% 预测区域。图 30-6 中双变量随机效应模型(BRM)包括 5 个参数估计结果,敏感度与特异度 Logit 转换值[E(logit)Se、E(logit)Sp]和方差[Var(logit)Se、Var(logit)Sp]及两者的相关系数[Corr(logits)]。分层结构模型(HSROC)的 5 个参数估计结果分别为:形状参数(Lamda)、诊断比之比(theta)、阈值(beta)及两者方差(s2theta、s2alpha),其中参数 beta 估计值及其 95% 可信区间提示 SROC 的对称性,反映诊断试验判别能力的效应指标对应 Lambda 的估计值及其 95% 提示诊断试验的准确性。

九、定 期 更 新

诊断试验准确性系统评价发表后,随着新研究证据不断产生,作者要定期更新诊断试验系统评价。一般至少 2 年更新一次。每次更新时需重新核实检索策略是否仍然能有效地检出相关文献;否则需重新设计编写检索策略,检索各数据库以纳入新的研究。有时,诊断试验准确性系统评价的作者可决定采用新的分析策略检索更新系统评价。

第三节　实 例 分 析

在掌握诊断试验准确性的 Meta 分析撰写的关键环节(如选题、检索、质量评价和统计分析)的基础上,为了进一步了解诊断试验准确性的 Meta 分析在诊断和排除某种疾病,判断疾病的严重程度,估计疾病的临床进程的价值和作用,我们以乳腺癌的筛查和诊断为例,从选题意义、方法学质量评价、报告质量评价和优点与不足等方面进行全面剖析,期望为诊断试验准确性的 Meta 分析制作者提供帮助。

一、无症状乳腺癌人群筛查

引用文献:Souza FH,Wendland EM,Rosa MI,Polanczyk CA. Is full-field digital mammography more accurate than screen-film mammography in overall population screening? A systematic review and Meta-analysis. Breast,2013,22(3):217-224.

(一) 临床问题的提出及转化

1. 提出临床问题　乳腺癌是女性最常见的恶性肿瘤之一,2002 年全世界新增病例约 115 万人,居恶性肿瘤第二位。乳腺癌在中低收入人群中的发病率已升至每年 5%,且成为最主要的疾病负担,如何尽早发现乳腺癌尤为重要。屏片乳腺摄影(screen-film mammography,SFM)对发生在致密腺体型的乳腺中的病变存在一定的局限性,随着数字化技术的发展,全视野数字化乳腺摄影(full-field digital mammography,FFDM)已进入临床应用,与 SFM 相比,FFDM 对比分辨力和宽容度更高,能清晰显示乳腺从皮肤到胸壁所有组织的层次,期望 FFDM 能检出更多在传统 SFM 中被致密腺体掩盖的病灶。因此,FFDM 发现乳腺癌的能力是否优于 SFM 成为临床较为关注的问题。本研究采用系统评价和 Meta 分析方法评价 FFDM 和 SFM 筛查无症状乳腺癌人群的准确性。

2. 转化临床问题　具体临床问题:与病理学或手术或细胞学证实相比,FFDM 和 SFM 能否准确筛查无症状乳腺癌人群。

P:无症状乳腺癌人群

I:FFDM 或 SFM

C:病理学或手术或细胞学证实

O:无症状乳腺癌的准确筛查

(二) 文献检索、筛选与资料提取

1. 纳入排除标准　纳入标准:纳入乳腺癌临床研究及评估筛查中筛检出的无症状乳腺癌的队列研究。一组接受 FFDM,另一组接受 SFM 或整个样本分别采用 FFDM 和 SFM 的配对设计研究。也纳入对 >80% 的无症状人群中进行筛查和诊断的研究。

排除标准:排除包括乳腺癌和/或卵巢癌高危人群的研究,计算机辅助检查研究,乳腺 X 线检查研究,不同数据库的对比研究,病例对照研究及仅报道有关图像质量技术方面的研究。

2. 检索策略　检索 MEDLINE,EMBASE,Cochrane Library,Cochrane Database of Systematic Reviews (CDSR),Cochrane Central Register of Controlled Trials (CCRCT),LILACS,SciELO,EBM Review-Database of Abstracts of Review of Effects,ACP Journal Club,Cochrane Methodology Register (CMR),NHSEED 和 Journals@OVID Full Text 等 12 个数据库中 1990 年至 2012 年 3 月发表的相关研究。检索策略采用自由词或关键词与主题词相结合的方式。此

外,手工检索同行评审期刊文章和参考文献,联系纳入研究的作者获取更多信息。未限定语言。

3. 文献筛选与资料提取　由 2 名评价者独立使用资料提取表提取相关资料,提取内容包括:研究对象的数量和基本特征,医疗保健情况(参与保健中心数量;参与分析的放射科医生的人数及其经验;每次检验参与的医生人数;共识会议的出席情况),四格表数据。

(三) 文献质量评价

纳入研究的方法学质量由 2 名评价者采用改良版 QUADAS 量表进行评估。

(四) 分析结果

分别统计分析 SFM 与 FFDM 的结果,利用 Meta-Disc 软件(1.4 版)计算敏感度,特异度,阳性预测值,假阳性率(FPR,1 −特异性)和阳性似然比,诊断比值比(DOR)。采用 Littenberg-Moses 方法绘制 SROC 曲线。分别利用 Cochran's Q 值和 Chi^2 (定性分析)以及 I^2 (定量分析)评价纳入研究之间的异质性。利用 Stata10.0 软件通过 DOR 对 Egger's 有效样本量进行线形回归评价发表偏倚。根据年龄、乳房密度和更年期状态进行亚组分析。

(五) 结果与结论

1. 检索结果　初检获相关文献 6526 篇。阅读题名和摘要排除 6477 篇,初步纳入文献 49 篇。进一步阅读全文,排除不符合纳入标准的文献 38 篇,最终纳入 10 个研究(包括 667 649 位女性,其中 82 573 位均进行了 SFM 和 FFDM)(文献筛选流程图略)。

2. 纳入研究基本特征和质量评价　纳入的 10 个研究中,4 个为回顾性研究,未随访乳腺摄影阴性者;1 个研究使用随机非配对设计;6 个研究采用五点评分法、3 个研究采用 BIRADS 量表评估乳腺癌的发生情况,1 个研究未报告任何诊断量表。3 个研究未提供足够数据而无法构建四格表,在定量分析时被排除。

质量评价结果显示:在 14 个条目中,70% 的研究未报告难以解释和中间试验结果;60% 的研究没有对退出的病例进行解释;50% 的研究没有说明是否所有样本或随机选择样本均接受了金标准(部分参照偏倚)。大多数研究中,其他的 QUADAS 条目均为充分报道或不清楚(质量评价图略)。

3. Meta 分析结果及结论　SFM 和 FFDM 的 SROC 曲线下面积分别为 0.92 ± 0.06 和 0.91 ± 0.11,Q 值分别为 0.85 ± 0.07 和 0.84 ± 0.12。对≤50 岁的女性,与 SFM 相比,FFDM 的需要筛查数(number needed to screen,NNS)为 500。所有年龄和≤50 岁女性的 SFM 对比 FFDM 的相对比值比(relative odds ratio,ROR)分别为 0.95(95% CI:0.72～1.24)和 0.52(95% CI:0.28～0.95)。提示:对≤50 岁女性,FFDM 的筛查

准确性优于 SFM。

(六) 案例剖析

1. 选题意义　近年乳腺癌发病率呈上升趋势,已居女性恶性肿瘤的首位。早发现、早诊断、早治疗是降低乳腺癌死亡率的关键。但 SFM 对部分乳腺病变的检出存在着一定局限性,随着数字化技术的发展 FFDM 已进入了临床应用。但 FFDM 的空间分辨率不如胶片,而揭示乳腺癌的 X 线表现特征方面对比分辨率和空间分辨率同样重要,空间分辨率的不足和更高的对比分辨率之间的平衡是否影响乳腺癌的诊断无法预计。本文采用 Meta 分析的方法比较 SFM 和 FFDM 在显示乳腺病变方面的价值,并与参考诊断试验进行对照分析,以评价 FFDM 的临床应用价值。作者紧密联系临床问题,选题具有理论意义和临床实用价值。

2. 质量评价　本系统评价方法学质量和报告质量均尚可,在 11 个 AMSTAR 评价条目中,9 个条目评价为是,其余 2 个条目为部分报告,主要表现在只提供了检索策略、并未对特定领域专家进行咨询、也未提供排除研究清单;在 27 个 PRISMA 评价的条目中,仅 6 个条目为部分报告(结构式摘要、研究目的、数据库检索、纳入研究筛选过程、资料提取过程和结论)和 1 个条目未报告(方案和注册),其余条目均为完整报告。

3. 优点与不足　本文的优点是:①作者选题对临床实践具有指导意义,本系统评价的方法和基本步骤正确,资料来源清楚,文献检索广泛,检索方法正确,纳入和排除标准明确。②经筛选后,详细描述了纳入研究的基本特征和采用 QUADAS 的 14 条质量评价标准的评价结果。③最值得一提的是通过 SFM 和 FFDM 分别与参考诊断试验比较的结果来实现 SFM 和 FFDM 的间接比较,同时呈现了 NND 值。

存在的问题主要有:①本研究在方法学部分描述根据年龄、乳房密度和更年期状态进行亚组分析,但在结果部分并未呈现亚组分析结果;②在统计分析过程中未对敏感度、特异度、阳性似然比和阳性预测值进行合并分析。

二、乳腺癌诊断

引用文献:Xu HB, Li L, Xu Q. Tc-99m sestamibi scintimammography for the diagnosis of breast cancer: Meta-analysis and Meta-regression. Nucl Med Commun, 2011,32(11):980-988.

(一) 临床问题的提出及转化

1. 提出临床问题　乳腺癌是女性最常见的肿瘤,乳腺癌的早期发现主要依靠乳腺癌诊断技术的发展。乳腺癌放射性核素显像是一项无创性检查方法,目前较常用的显像剂是 Tc-99m 甲基异丁基异腈(Tc-99m

MIBD),它具有亲肿瘤细胞的功能,其乳腺癌细胞摄取最高,故可作为乳腺肿瘤的良恶性鉴别诊断,Tc-99m MIBI 在恶性乳腺肿块显像中有较多浓聚。作者针对已发表 2 篇 Meta 分析未解决问题开展系统评价和 Meta 分析,评价 Tc-99m MIBI 诊断乳腺癌的准确性。

2. 转化临床问题　具体临床问题:与 FNAB 或病理学或手术证实相比,Tc-99mMIBI 能否准确诊断乳腺癌

P:乳腺癌患者

I:Tc-99m MIBI

C:FNAB 或病理学或手术证实

O:乳腺癌的准确诊断

(二) 文献检索、筛选与资料提取

1. 纳入排除标准　纳入同时提供敏感度和特异度的 Tc-99m MIBI 诊断乳腺癌的研究。研究对象至少有 10 个乳腺肿块。因小样本研究存在选择性偏倚而被排除。

2. 检索策略　以"Tc-99m MIBI,Tc-99m methoxyisobutylisonitrile, technetium-99m methoxyisobutylisonitrile,SMM, breast cancer, breast carcinoma, sensitivity, specificity 和 diagnosis accuracy"检索 Medline (1990-2010)、EMBASE (1990-2010)、Web of Science (1990-2010)、BIOSIS (1993-2010)和 LILACS(1990-2010)等数据库,同时检索了 Cochrane Library 中相关研究,联系了相关专家,追踪了综述和初步纳入研究的参考文献,排除会议摘要和信件。尽管检索时未限定语言,但最终分析时只纳入英文研究。

3. 文献筛选与资料提取　2 名评价者独立阅读题名或摘要进行初步筛选,通过阅读全文进一步判断是否最终纳入,如研究不符合纳入标准而被排除。1 名评价者提取资料,另 1 名评价者进行核实,分歧通过商量或与第 3 名评价员讨论解决。主要提取:研究对象基本特征、影像技术、显像剂剂量、敏感度和特异度相关数据、纳入研究发表时间和方法学质量。

(三) 文献质量评价

采用 STARD 量表(最大分值为 25)和 QUADAS 量表(最大分值为 14)评价纳入研究的报告质量和方法学质量,同时关注:横断面研究设计、研究对象是连续收集还是随机抽样、盲法(双盲或单盲)和前瞻性数据的收集等内容。若无法从纳入的研究中获取相关信息,将通过 E-mail 联系作者获取;若作者不回复邮件,我们将质量评价结果"不清楚"改为"否"。

(四) 分析结果

利用 Stata10.0 和 Meta-Disc1.4 软件和随机效应模型计算敏感度(SEN),特异度(SPE),阳性似然比(PLR)阴性似然比(NLR)和诊断比值比(DOR),并绘制 SROC 曲线。采用 Chi^2 和 I^2 检测研究间异质性,单变量的多元回归分析对协变量(STARD 评分、QUADAS 评分、横断面研究设计、研究对象的选择(连续或抽样)、结果评价(单盲或双盲)、参考诊断试验和前瞻性研究数据收集)进行回归分析并计算相对 DOR,用 Egger 检验评价发表偏倚。并根据乳腺肿块是否明显和显像技术(平面显像 vs SPECT 显像)进行亚组分析。

(五) 结果与结论

1. 检索结果　初检纳入 54 篇 Tc-99m MIBI 诊断乳腺癌的研究,排除未描述研究对象的来源、乳腺肿块小于 10 个的研究对象和无法获取四格表的研究,最终纳入 45 个研究(3453 名乳腺癌患者和 2886 名早期乳腺肿块患者)(未提供文献筛选流程图)。

2. 纳入研究基本特征和质量评价　文中呈现了纳入研究作者的国家、影像技术、研究对象的年龄、注射剂量、样本量、真阳性值、假阳性值、真阴性值、假阴性值、敏感度和特异度及其可信区间、STARD 评分和 QUADAS 评分(未提供纳入研究具体条目的符合情况),描述了参考诊断试验、横断面研究设计、研究对象的获取和盲法的实施等内容。

3. Meta 分析结果及结论　Tc-99m MIBI 的 SEN 和 SPE 分别为 0.83[95% CI(0.82,0.84)]和 0.85 [95%CI(0.83~0.86)],PLR 为 5.06[95%CI(4.26,6.01)],NLR 为 0.20[95%CI(0.17,0.24)],DOR 为 27.63[95%CI(21.16,36.10)]。SROC 曲线下面积为 0.91,Q 值为 0.84,说明 Tc-99m MIBI 对乳腺癌具有较高的准确性。同时作者呈现了 STARD≥13(P=0.2749)、QUADAS≥10(P=0.1357)、横断面研究设(P=0.1600)、研究对象连续或随机抽样(p=0.7332)、盲法(P=0.2985)和前瞻性(0.3051)的回归分析结果。亚组分析结果为:明显乳腺肿块(合并 SEN、SPE、PLR、NLR 和 DOR 分别为 0.87、0.86、5.33、0.15 和 47.40)vs 不明显乳腺肿块(合并 SEN、SPE、PLR、NLR 和 DOR 分别为 0.59、0.89、4.18、0.46 和 11.17),平面显像(合并 SEN、SPE、PLR、NLR 和 DOR 分别为 0.82、0.85、5.20、0.22 和 27.11) vs SPECT 显像(合并 SEN、SPE、PLR、NLR 和 DOR 分别为 0.86、0.87、5.56、0.18 和 32.22)。提示:相对不明显乳腺肿块,Tc-99m MIBI 对明显乳腺肿块具有较高的 SEN,而显像技术对 Tc-99m MIBI 诊断乳腺癌准确性影响不大。Egger 检验结果为 P=0.960。

(六) 案例剖析

1. 选题意义　乳腺癌是危害女性健康的常见恶性肿瘤,早期诊断是提高治愈率和改善预后的关键。目前乳腺癌的常用诊断方法对诊断乳腺癌的敏感度、特

异度及在鉴别良、恶性方面都有一定限制,探索新的辅助检查方法十分必要。Tc-99m MIBI 是目前乳腺显像临床应用最多的一种核素显像剂,相关研究显示:肿瘤组织摄取 MIBI 的量是周围组织的 9 倍,故 Tc-99mMIBI 用于亲肿瘤显像,对乳腺癌及其腋窝淋巴结转移的诊断具有一定独特优势。为此,本文采用 Meta 分析方法评价了 Tc-99mMIBI 的临床应用价值,同时探讨乳腺肿块是否明显、显像技术对诊断价值的影响。

2. 质量评价　本 Meta 分析方法学质量和报告质量居中,基于 AMSTAR 量表评价结果显示,在数据检索策略和排除研究清单方面评价为否,其余条目均评价为是;基于 PRISMA 声明评价结果显示,未提供结构式摘要,也未注册研究方案,但在纳入排除标准、数据库检索方法、检索结果筛选流程图和结论描述等方面为部分报告,其余条目为完整报告。

3. 优点与不足　本研究的优点主要体现在:①选题基于临床问题,对乳腺癌早期发现具有指导意义;②在评价纳入研究方法学质量的基础上,评价了纳入研究报告质量,同时探讨了方法学质量和报告质量高低对结果的影响;③对横断面研究设计、研究对象的选择(连续或抽样)、结果评价(单盲或双盲)、参考诊断试验和前瞻性研究数据收集)等进行了 Meta 回归分析;④通过亚组分析探讨乳腺肿块是否明显和显像技术对 Tc-99m MIBI 诊断价值的影响。

存在的问题主要有:①对纳入排除标准的描述不够详细;②未呈现被检索数据库的检索策略和文献筛选流程图。

小　结

本章主要介绍了诊断试验研究的相关基础知识、诊断试验准确性的系统评价的设计与实施,为了能够快速完整制作诊断试验准确性的系统评价,必须掌握诊断试验准确性的系统评价制作的关键环节(如选题、检索、质量评价和统计分析)基础上,还应该注意:①注册研究计划书,一个合格的诊断试验准确性的系统评价必须预先制订前期设计方案并在相关数据库或平台

进行注册,这样不仅可以避免研究者在提出研究问题、制定文献纳入排除标准等过程中受到已发表的相关临床研究的影响,而且使诊断试验准确性的系统评价的方法和具体过程更加透明,减少重复评价的可能性。②严格遵守 AMSTAR 量表和 PRISMA 规范进行文献的撰写和报告,特别在方法学设计时应当严格遵守 AMSTAR 相关条目要求,以提高证据强度。

(田金徽)

参 考 文 献

1. 杨克虎,主编. 循证医学(第 2 版). 北京:人民卫生出版社,2013
2. 李幼平,主编. 循证医学(研究生专用). 北京:人民卫生出版社,2014
3. 田金徽,陈杰峰,主编. 诊断试验系统评价/Meta 分析指导手册. 北京:中国医药科技出版社,2015
4. Irwig L1,Macaskill P,Glasziou P,et al. Meta-analytic methods for diagnostic test accuracy. J Clin Epidemiol,1995,48(1):119-130
5. Whiting PF,Rutjes AW,Westwood ME,et al. QUADAS-2:a revised tool for the quality assessment of diagnostic accuracy studies. Ann Intern Med,2011,155(8):529-536
6. Wade R,Corbett M,Eastwood A. Quality assessment of comparative diagnostic accuracy studies:our experience using a modified version of the QUADAS-2 tool. Res Synth Methods,2013,4(3):280-286
7. Lijmer JG,Bossugyt PM. Various randomized designs can be used to evaluated medical tests. J Clin Epidemiol,2009,62(4):364-373
8. Rutter CM,Gatsonis CA. A hierarchical regression approach to meta-analysis of diagnostic test accuracy evaluations. Stat Med,2001,20(19):2865-2884
9. Reitsma JB,Glas AS,Rutjes AW,et al. Bivariate analysis of sensitivity and specificity produces informative summary measures in diagnostic reviews. J Clin Epidemiol,2005,58(10):882-890
10. Xu HB,Li L,Xu Q. Tc-99m sestamibi scintimammography for the diagnosis of breast cancer:Meta-analysis and Meta-regression. Nucl Med Commun,2011,32(11):980-988
11. Souza FH,Wendland EM,Rosa MI,et al. Is full-field digital mammography more accurate than screen-film mammography in overall population screening? A systematic review and Meta-analysis. Breast,2013,22(3):217-224

第 31 章　干预性研究的系统评价/Meta 分析

第一节　概　述

一、干预与干预性研究

干预(intervention)是为使处于某种状态下的事物、结果或过程达到另一种预期状态而主动给予的一种行为、条件或事实(如为防止伤害或改善功能)。医疗干预是改变健康状况的主要方式,包括疾病筛查、行为干预(吸烟、饮酒、运动等生活方式调节)、药物(不同药物间的比较)、手术(不同手术方式)、综合治疗方案(肿瘤化疗与手术的联用)等。医疗干预的目的是改善结局,降低风险,提高生命质量和生活质量等。

干预性研究(intervention studies)是临床科研中最活跃的领域,论文几乎占医学期刊发表论文的一半。

干预性研究主要有 2 种类型:①随机对照试验(randomized controlled trials,RCT)和②非随机(non-randomized)或半随机(quasi-randomization)设计结合研究目的和实际情况在随机对照试验基础上又衍生出自身前后对照研究、整群随机、随机交叉、等效性、非劣效性试验等设计类型(图 31-1)。

随机对照试验被认为是临床研究的金标准,因其是避免选择偏倚和混杂偏倚唯一且已确认的最好方法。但很多情况下(如医学伦理限制、患者意愿限制等)临床研究无法进行随机,非随机对照试验则成为上述特定情况下的主要研究方式。

二、医疗干预措施的系统评价/Meta 分析

1948 年全球第一个 RCT 诞生,证实了链霉素治疗结合的效果。随后 RCT 被视为临床证据的金标准,但许多同一类型的 RCT 结果却存在不同程度的差异。1972 年 1 项临床试验旨在探究氢化可的松(一种廉价激素类药物)治疗可能发生早产孕妇的疗效。随后又接连开展了 6 项类似的随机对照试验,但这 7 个试验结果不一致,该药物效果是否利大于弊根据单个研究的结果难以确定。有英国团队对这一系列临床试验进行了系统评价,通过 Meta 分析方法学增加该类研究的检验效能,发现氢化可的松的确可降低新生儿死于早产并发症的危险,将早产的死亡率下降 30%～50%。该结果若能早被发现,很可能可挽救成千上万的新生命。

随着临床科研的不断发展,越来越多的医疗干预措施在全球各地开展着类似临床试验,但讨论结果往

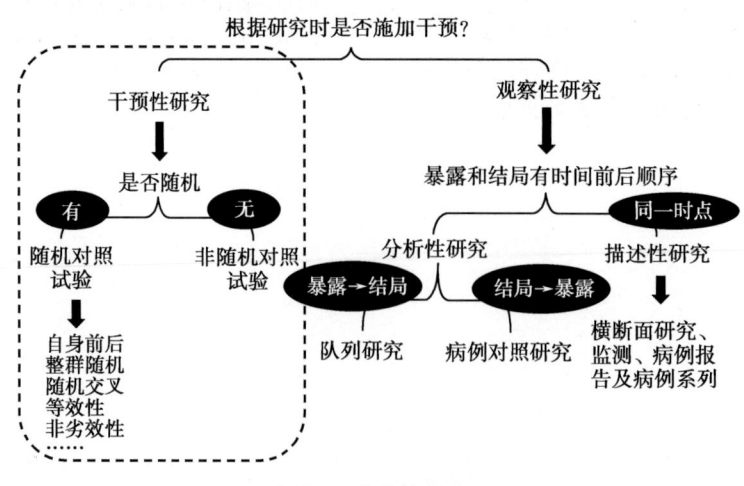

图 31-1　临床研究类型

往因研究设计和质量不同而存在较大差异,使临床工作者在寻找依据时难以抉择,进而可能导致患者得不到正确及时救治。故在临床医学中纳入干预性措施的临床试验制作出及时且不断更新的系统评价意义深远,甚至关乎成千上万的生命。

第二节　Cochrane 协作网与 Cochrane 系统评价概述

Cochrane 协作网是一个国际性非营利的民间学术团体,旨在通过制作、保存、传播和不断更新医疗卫生各领域防治措施的系统评价,提高医疗保健干预措施的效率,帮助人们制定遵循证据的医疗决策。1993 年成立至今,已拥有来自 100 多个国家超过 15 000 余名成员。

Cochrane 协作网的主要任务是收集和整理研究依据,尤其是临床治疗的证据。Cochrane 图书馆已成为公认有关临床疗效证据最好的二次加工信息源,是循证医学实践的可靠证据来源之一。自 1998 年起,Cochrane 协作网深入进行方法学研究,旨在提高研究质量,将研究证据应用于临床实践及医疗决策中。目前正在加强与循证医学、卫生技术评估、上市药物后效评价等组织和研究项目的合作与相互渗透,更注重又系统评价对临床实践、政府卫生决策产生的影响,因而对循证医学的作用已更加深入广泛。

协作网由国际 Cochrane 协作网指导委员会统筹,全球共成立 14 个 Cochrane 中心,53 个 Cochrane 系统评价小组及多个方法学小组。其中,Cochrane 系统评价小组(Cochrane Review Groups,CRGs)是 Cochrane 协作网内部最核心的生产单位,主要生产制作和维护特定卫生保健领域的 Cochrane 系统评价。

Cochrane 系统评价是由 Cochrane 协作网成员完成的系统评价,拥有世界一流的方法学专家和不断更新的 Cochrane Handbook for Systematic Reviews of Interventions 指导,使用规范化易操作的软件 Review Manager(RevMan)制作,有完善的方法学培训体系,有完善健全的指导、审稿和编辑系统;有每 2 年定期更新

的要求。所以其严格的制作过程和全面透明的报告要求使其被公认为质量最高的临床证据,其全文除可在 Cochrane 系统评价数据库(Cochrane Database of Systematic Reviews,CDSR)上在线发表外,世界权威期刊 Lancet、JAMA 及诸多专业领域顶级期刊纷纷表达愿意在其杂志上发表 Cochrane 系统评价。

第三节　医疗干预措施系统评价 Meta 分析设计和制作

具体流程见图 31-2。

一、提出明确的研究问题

在计划制作一个干预性措施的系统评价/Meta 分析时,首先要明确干预性研究能用来解决什么样的临床研究问题。干预性研究与观察性研究(observational studies)的区别在于研究者主动分配暴露(exposure),通常用于评价干预措施或卫生服务的有效性(effectiveness)、安全性(safety)、成本效果(cost-effectiveness)等。分析性的观察性研究(如队列研究(cohortstudies)和病例对照研究(case-control studies))用于观察患者的风险因素或特征与特定疾病之间的关系。

研究者在提出研究问题时要参考 PICO 原则:①干预措施针对的人群(P,population);②干预措施本身的界定(I,intervention);③对照组(C,comparison)的选择及④欲评价结局(O,outcome)指标的确定。只有尽可能在以上要素基础上构建研究问题,才能更合理的设计系统评价/Meta 分析。否则制作过程中可能会出现逻辑混乱、工作量巨大、数据难以整合及结果难以解释等问题,导致不断修改研究设计、多次返工徒增不必要的工作量。

构建一个合理可行的临床问题需要以下 4 步:

(1)"问",在临床实践过程中,经常会碰见各种各样不知所措的情况,有经验的就凭经验处理,没经验该咋办,"问"。常常问自己,这些情况是因为自己认知不够,还是本身就尚未解决呢?如果是后者,应该庆幸也许一个好的科研问题已经出现了。

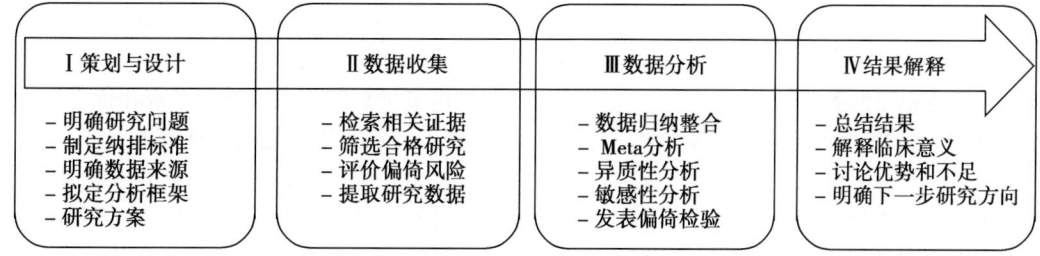

图 31-2　干预措施系统评价/Meta 分析制作流程图

（2）"检"，初步提出问题后，应将问题按 PICO 分解，并积极系统检索相关证据，查询该问题是否已有明确答案。如数据库中有已有高质量研究给出明确答案，或有相同系统评价/Meta 分析已经发表。

（3）"论"，经系统检索确无相关证据或问题尚存争议时，即可形成科研问题（前提是检索足够全面）。并根据 PICOS（研究人群、干预、对照、结局指标及研究设计类型）初步提出研究问题、进行讨论并论证研究问题。

（4）"定"，通过上述环节，明确研究问题后，召集课题小组成员（小组成员尽可能包含临床和方法两方面的专家）一起讨论新问题的重要性、科学性和可行性等并最终确定一个清晰明确且有临床价值的科研问题。

二、撰写研究方案（研究小组参与讨论）

在制作系统评价/Meta 分析之前，必须撰写研究方案以便确保能顺利开展系统评价和 Meta 分析制作。在确定整个研究方案的过程中需要有不同专长的团队成员参与（如相关问题的临床医生、检索专家、临床科研设计的方法学家以及统计学家等）讨论。当研究方案出现问题时更易于修改，如未撰写研究方案就开始制作系统评价，事后发现问题很难处理，如检索策略不全、纳入排除标准混乱等。

（一）制定纳入排除标准

系统评价区别于描述性综述的特点之一就是预先设定系统评价纳入和排除研究的标准。该标准由临床问题的各个方面与回答该临床问题的研究类型共同组成。临床问题中的受试者、干预措施和对照措施直接转化为系统评价的合格标准，而结局通常不作为纳入标准的内容。

1. 人群的选择　选择人群时：①首先要明确界定疾病或临床情况的标准，以确定某个研究中是否有这些疾病或临床问题，如 ICD-10 或国际通用标准；②其次要明确是否探讨该类疾病或临床情况特殊范畴，如某年龄段、性别、种族、地区、教育程度及疾病严重程度等。但将研究限定于特定的人群或背景，应有合理的原理，应避免毫无生物学或社会学根据而单凭个人兴趣按病人年龄、性别或种族将病人分类进行研究。确定研究对象应该考虑以下问题：

（1）如何界定疾病/临床问题，是否适用统一界定标准？

（2）研究对象最重要的特征是什么？

（3）是否有关人口学因素（性别、年龄、地域等）？

（4）是否存在其他应排除的人群类型（可能对干预措施的反应不同）？

（5）如何处理只包括相关受试者亚组结果的研究？

2. 明确医疗干预措施和对照　根据研究目的明确界定干预措施和对照，如：单纯评价干预措施的效果（选择安慰剂、不处理、标准治疗等为对照）或比较不同干预措施的效果差异（如不同药物、不同种类的比较等）。

若是药物干预，应考虑剂型、剂量、给药途径、持续时间和给予频率等因素。对较复杂的干预措施（如教育或行为干预），需明确规定这些措施共同或本质的特点。确定干预措施和对照应该考虑以下问题：

（1）干预措施是否稳定（如剂量/强度、给予方式、实施者、频率、持续时间、干预时机差异如何）？

（2）是否存在临床界定值（如当低于某剂量/强度可能不适于临床）？

（3）当有多组比较，其中一组为感兴趣的干预措施如何处理？

（4）当干预措施与其他药物联合，这种情况如何考虑？

3. 确定结局指标　确定结局指标时，往往需要经过一些必要的过程：①通过文献查阅、专家咨询、头脑风暴等方式建立一个"结局指标池"；②结合研究的具体问题、指标收集的可行性筛选指标；③通过事先设计的结局指标收集表抽取一部分研究进行预调查，并进一步完善指标体系。这里需要考虑的问题是：

（1）请相关临床医生参与充分确定结局指标对患者的重要性。

（2）结局指标定义是否明确，如心血管事件的定义及实验室指标高于多少或低于多少算作结局。

（3）考虑所有对决策制定者有影响的结局，包括经济学数据。

（4）考虑结局指标的数据类型和测量时点。

4. 选择研究类型　选择研究类型应基于该种研究类型能否解答提出的临床问题；虽然某些研究设计方案在证据等级上有差异（如评价疗效时，RCT 优于非随机对照试验优于队列研究），但都能从不同角度不同程度给出证据信息。在某些特殊临床问题研究上，随机对照试验并非最佳设计（如：①比较手术和药物的疗效差异；②干预措施受到伦理限制时，非随机对照试验是最理想的选择），关键在于需要考虑什么样的研究设计能提供最可靠的信息去回答系统评价中提出的问题。

（二）制定研究证据获取策略

检索系统评价相关研究应力求查全（高敏感性），但会导致不准（低精确度）。故制定系统评价检索策略应有专业图书馆文献检索人员参与，且尽可能考虑证据可获取的来源。检索干预性研究，除已发表并被

PubMed/MEDLINE、EMBASE、Cochrane Library 等收录的文献外,还应检索在研数据库如 Clinicaltrials. gov 及相关灰色文献等。

(三) 制定研究筛选规则

筛选研究大致分为两步:①通过快速浏览题目和摘要进行筛选,主要根据 PICOS 原则中的 PIS 确定;②通过仔细阅读潜在可纳入的研究报告全文进行筛选,严格根据 PICOS 原则制定筛选规则。

(四) 制定数据预提取表格

在研究方案设计阶段,初步设定数据提取表对后期工作很有帮助,能在研究筛选完成后,及时开展预实验(试提取),再根据提取的大概情况判断提取表格是否合理或完善。

(五) 制定纳入文献质量评价标准

在方案设计阶段就考虑选择质量评价工具,能提高后期文献质量评价工作的效率。常需根据临床研究的设计类型来选择相应的质量评价工具,质量评价工具种类繁多,根据研究目的和情况不同事先作出选择能让后期工作开展中思路更清楚。

(六) 制定数据整合及统计分析计划

原始研究从分析个体患者中获得数据,系统评价是分析原始研究,故数据从原始研究中获得。分析可能为描述性的(如对研究特征和结果的结构式小结和讨论);也可能为定量的(包含统计分析)。Meta 分析对来自≥2 独立研究结果的统计学合并是最常使用的统计学方法,但 Meta 分析并非对所有系统评价都恰当。比较卫生保健干预措施的研究,尤其是随机对照试验,是采用受试者结局以比较不同干预措施的效果。

综合研究的一般性框架可考虑以下 4 个问题:①效应的方向? ②效应的大小? ③研究间效应一致吗? ④效应证据强度? Meta 分析能够回答效应的方向、大小和一致性。但对证据强度的评价有赖于对研究设计和偏倚风险及对不确定性的统计测量的判断。对 Meta 分析不可行也不合理的系统评价,通常使用定性合成的(而非统计学)方法回答以上问题。定性合成时,①应预先确定每一阶段使用的方法;②并合理和系统地实施;③若过分强调某一个研究的结果,则可能带来偏倚。

在设计研究方案分析部分时,需要考虑以下一些问题:

(1) 确定是否设计 Meta 分析并考虑如何决定 Meta 分析是否恰当。

(2) 确定结局指标的可能类型(如分类变量、连续变量等)。

(3) 考虑是否可能事先确定要采用的干预措施效应指标,如二分类变量:危险比、比值比和危险差(risk difference,RD);连续性变量:均差或标准差。

(4) 确定如何鉴定或量化统计学异质性。

(5) 确定随机效应模型 Meta 分析、固定效应模型 Meta 分析或两种方法是否都用于每一计划进行的 Meta 分析。

(6) 思考怎样评估临床和方法学差异(异质性)和是否(和怎样)将其整合进行分析策略。

(7) 思考如何处理缺失数据(如意向性分析赋值)。

(8) 决定是否(和怎样)寻找可能存在发表偏倚和/或报告偏倚的证据等。

三、证 据 检 索

制定检索策略直接关乎后期结果的完整性、可靠性和真实性。在设计检索策略之初,最好请与研究问题相关的专家和检索经验丰富的人员共同参与;策略主要包括数据库,检索词及检索规则。

(一) 数据库选择

对药物、器械、生物制剂和手术等干预措施常用的数据库有 Cochrane Library 中的 Cochrane Central Register of Controlled Trials(CENTRAL)、Medline 及 EMBASE。在进行干预性措施系统评价时,至少应检索这 3 个数据库。此外补检一些专题数据库及在研数据库如 ClincalTrials. gov 等能让证据检索更全面合理。

(二) 检索式的策略

选定数据库后,应尽可能全面初步拟定检索词,因只有研究问题相关的专家更清楚干预措施相关的专业术语(如干预措施的同义词、近义词、产品名等),这一步需相关临床专家参与。

检索式通常由检索词和检索规则组合而成,检索词通常使用主题词及灵活的自由词放置在不同的字段中结合,但须注意:不同数据库中主题词规则可能不同,不能将一个数据库检索策略套用其他数据库中。检索规则包括逻辑连接运算符(如"or""and""not")、通配符(如" * "" $ ")、截词符(如"?""#")及相邻运算符(如"near/x""Adj/x")等。通过检索词和检索规则的合理搭配以达到检索全面合理的效果。但通常许多经验不足的人员在尝试自己去制定检索策略时容易出现较大漏洞,建议制定检索策略的过程中请经验丰富的信息人员指导。

干预措施系统评价的检索大致分 4 个步骤进行(参见本书第 1 篇第 2 章):

(1) 分解问题。根据 PICOS 原则分解研究目的,如:某干预措施治疗慢性心衰患者有效性和安全性的研究,考虑到对照组和结局信息复杂多变难以计划周全,故不考虑将它们放入检索策略中。

（2）分级查全。按 PICOS 原则定好要素后,将能代表每个要素的主题词和自由词找全(如干预措施的相关主题词和自由词;人群的主题词和自由词;研究类型的主题词和自由词)用 OR 连接。

（3）定规则。将各要素的检索策略用"AND"连接,并在此基础上根据自己的研究进一步限定规则,比如年限、领域等

（4）反复修订。制定检索策略是一个仁者见仁,智者见智的过程,一切以服务研究目的为宗旨。系统评价制作者要根据自身的实际情况及研究目的,不断调整检索策略以达到最合适的状态。没有完美的检索策略,检索本身也是一个抽样过程,如何使检索得到的信息具有代表性才是关键所在。

（三）实时信息的追踪

随着医学时代的不断发展和进步,越来越多干预措施的临床研究不断开展,其中不乏一些国际合作多中心的大型研究。这些研究往往耗时较长,其研究结果很难及时以论文形式发表。但它们的数据是非常重要的证据信息,应尽可能实时追踪这些研究及其数据。

四、文 献 筛 选

文献筛选是繁琐漫长但又非常重要的过程,在获取相关文献和资料后,通常会使用 Endnote、Reference Manager、NoteExpress、Access 或 Excel 等软件来管理与筛选文献。筛选主要分为初步筛选(主要通过阅读题目和摘要进行判断)和全文筛选(严格按照 PICOS 原则阅读全文后进行判断)2 个环节,每个环节都需要≥2 名经培训合格的人员同时并独立进行。

（一）题目及摘要筛选的考虑

初筛时通常不会把 PICOS 所有的要素都考虑进来,因为通过阅读题目和摘要无法获取足够充分的信息,但能快速排除明显不相关的研究。所以初筛时应制定清晰明确的筛选规则,以帮助系统评价制作者更高效完成筛选。如筛选对某药物治疗慢性心衰有效性和安全性研究的文献,提出第一个问题①研究的人群是否合适? 如果不合适就需要再看其他要素。若满足第一条,提出第二个问题②干预是否合适? 不合适就不用再看其他要素。若 2 条都满足,再看系统评价是否对纳入的研究类型有所要求,有就提出第三个问题③研究类型是否合适? 若都不能确定,建议进一步通过全文来判断。注意:这些规则均依据研究目的制定,亦可根据目的需求灵活修改。

（二）全文筛选的考虑

全文初筛时大致步骤与上述初筛一致,但更严谨,且最终得到的是明确可纳入的研究。此环节通常会考虑 PICOS 所有要素,需要详尽描述之前研究方案中的各个要素(如对照组的考虑,结局指标的考虑),形成几个筛选规则:①研究的人群是否合适? ②干预是否合适? ③研究类型是否合适? ④对照组是否合适? ⑤是否包含感兴趣的结局指标等。筛选时对每一个排除的研究做相应记录,按规则要素进行分类管理,以方便撰稿时就直接将记录整合到筛选流程图中,也方便返回检查。

五、纳入研究的质量评价和数据获取

干预性研究结果的真实性取决于避免潜在偏倚的程度。评估每个纳入研究结果的偏倚风险是系统评价/Meta 分析的重要部分。通常需要≥2 人同时并独立对纳入的研究行进质量评价和数据提取。

（一）医疗干预措施相关原始研究中可能存在的偏倚风险

干预性研究主要分为随机和非随机对照试验,都需要经历①人群的选择与分配;②数据收集;③结果评价 3 个环节,而这些环节中潜在的偏倚包括①选择偏倚;②实施偏倚;③测量偏倚;④随访便宜;⑤报告偏倚;⑥其他偏倚。①选择偏倚是指各比较组的基线特征之间的系统差异;随机化是防止这种偏倚的最好方式(包括随机抽样和随机分组)。但非随机对照试验中无法通过随机化来防止该类偏倚,通常只能通过前期分层、匹配或经过统计学方法调整使结果更合理,但仍难消除选择偏倚的存在。②实施偏倚是指除研究的干预措施外,组间其他因素是否存在系统差异,但盲法能起到防止此种偏倚的有限作用(但盲法对许多外科手术无法实现)。③测量偏倚是指测量组间结局存在的系统差异;对结果评价者采用盲法是防止此种偏倚的常用措施,尤其是主观性的结局指标(比如疼痛评分)。④随访偏倚是指组间研究病例退出导致数据不完整造成的系统差异。⑤报告偏倚是指报告和未报告信息之间存在的系统差异。⑥此外,在某些特定的情况下还可能出现其他潜在偏倚。

（二）医疗干预措施原始研究的质量评价工具

评价 RCT 的偏倚风险目前较常用的是 Cochrane 协作网推荐的偏倚风险评估工具(Cochrane Collaboration's tool for assessing risk of bias),主要包括 7 个方面:①随机序列的产生;②分配隐藏;③对受试者和干预提供者施盲;④对结果评价者施盲;⑤结果数据的完整性;⑥是否存在选择性报告;⑦是否存在其他潜在的偏倚。作者通过对每个方面的相关描述作出"低风险(lowrisk)"、"风险不清楚(unclearrisk)"或"高风险(highrisk)"的相应判断。偏倚风险评价结果可用文字描述或偏倚风险图展示。

评价非 RCT 的偏倚风险目前尚无一个推荐或通用的质量评价工具。Cochrane 协作网早年成立非随机研究方法学小组,由英国布里斯托尔大学 Jonathan Sterne 教授主导,历时多年并于 2014 年发布关于干预性非随机研究的评价工具:"A Cochrane Risk Of Bias Assessment Tool: for Non-Randomized Studies of Interventions (ACROBAT-NRSI)"并于 2016 年在英国医学杂志上发表论文,更名为:"ROBINS-I: a tool for assessing risk of bias in non-randomized studies of interventions ",该工具作为评价非随机对照研究有较严谨合理的条目,但因评价方式较繁琐,能否普及应用还有待观察和检验。

(三) 数据获取

获取数据的阶段通常需要考虑的数据包括:①研究的文献基本特征;②研究设计;③患者基线特征;④干预措施;⑤对照;⑥结局数据等信息。研究者在设计数据提取表时需考虑收集信息的数量:太多费时费力;太少影响结果分析的全面性。提取结局数据通常根据测量结局的数据类型设计不同的结果提取表。

在制作研究方案时一般会设计一个初步的数据提取表,完成研究的筛选工作后,可抽几篇试提取,并根据提取中遇到的问题进一步完善和改进数据提取表。数据收集是一个很重要的环节,Meta 分析的结果直接依赖于研究数据提取的完整性和质量。故在数据收集阶段应制定明确的操作流程和说明。数据提取应由两名研究者同时并独立进行,再通过商讨或第三方评判解决分歧。

六、结果综合评价分析

(一) 分析框架

考虑和设计干预措施的系统评价/Meta 分析时,研究者应建立总体分析框架,包括①数据整合方式(定性归纳总结与 Meta 分析);②异质性检验和处理;③敏感性分析等方面。但要事先计划好分析框架,需要团队一起参与讨论和制定,通常团队应包括该临床问题的医生、流行病学家和统计学家。

(二) 数据类型

所有干预性研究的 Meta 分析首先要明确结局指标的数据类型。结局数据主要包括以下 5 种类型:

(1) 二分类数据,每一个体的结局为两种可能答案中的一种。

(2) 连续性数据,每一个体结局为一个数量测量值。

(3) 有序数据(包括量表),其结局为几个有序分类中的一个,或通过打分和合计分类回答而产生。

(4) 计数和率,其通过计算每一个体发生事件数

获得。

(5) 时间-事件(以生存为代表)数据,分析事件发生的时间,但并非研究中的所有个体均会出现事件(截尾数据)。

(三) 设计 Meta 分析

Meta 分析的典型过程分两步。①计算每个研究的汇总统计量,以描述所观察的干预效应。例如:若是二分类资料,汇总统计量可为风险比;若是连续性资料,汇总统计量可为均数差。②以个体研究中估计干预效应的权重均数计算(合并的)汇总干预效应估计值。

研究间干预效应估计值的合并可能随机地引入假设,即研究并不全是估计同样的干预效应,而是估计服从研究间分布的干预效应。这是随机效应 Meta 分析的基础。或若假设每个研究准确地估计同样的量,则应进行固定效应 Meta 分析。汇总(合并)干预效应的标准误可用于推导可信区间(其传达了汇总估计的准确度(或不确定性)),和推导 P 值(其传达了相对于无干预效应的无效假设的证据强度)。除得到合并效应的汇总量之外,所有 Meta 分析方法都包含评估是否不同研究结果间的变异可归为随机变异,或是否这种变异足够显示出研究间干预效应的不一致性。

1. 二分类结局的 Meta 分析　二分类结局数据是指每个受试者的结局为两个可能性中一个,如死亡或生存,或有临床改善和无临床改善。临床试验中最常遇到的二分类数据效应指标为:

(1) 风险比(RR)(也称相对危险度)。

(2) 比值比(OR)。

(3) 危险度差值(RD)(也称绝对危险度降低率)。

(4) 为增加一例有利事件或减少一例不良事件需治疗的例数(NNT)。

目前有 4 种广泛使用的二分类变量 Meta 分析方法,①3 种为固定效应方法(Mantel-Haenszel,Peto 和倒方差);②1 种为随机效应方法(DerSimonian 和 Laird)。Peto 法仅能合并 OR,而其他 3 种方法能合并 OR、RR 和 RD。注意:①发生率为零(如一组无事件)在一些方法估计值及其标准误的计算中会带来问题;②对这类研究 RevMan 软件自动在 2×2 表格的每一格中增加 0.5。

2. 连续结局效应指标　常用于连续性资料 Meta 分析的合并统计量有 2 个:①均数差(mean difference,MD);②标准化均数差(standardized mean difference,SMD)。对连续性结局的 Meta 分析常用的有 2 种分析方法:①倒方差固定效应法;②倒方差随机效应法。当无异质性时,该 2 种方法结果相同。有异质性时,采用随机效应法比固定效应法所得平均干预效应的可信区间宽,且相应的 P 值显著性更低。若所观察的干预效

应与样本量之间存在相关性,则干预效应的中央估计值将改变。

3. 有序结局和量表的效应指标　当每个受试者被分入一类且分类有自然顺序时就会出现有序结局。例如:①按分类排序的"三分类"结局(如疾病严重程度分为"轻"、"中"和"重")就是有序类型。②随分类数的增加,有序结局会表现出与连续性结局相似的特征,且在临床试验中可能会按连续性结局进行分析。有序和测量量表结局根据研究作者实施原始分析的方式最常以二分类数据或连续性数据进行 Meta 分析,选用方法与上述情况类似。

4. 计数和率的效应指标　某些类型的事件在一个人身上可能发生超过一次,例如,心肌梗死、骨折、不良反应或住院。明确这些事件发生的次数而不仅仅是每个人经历了任何事件(即不是以二分类资料来处理它们)可能有必要或更好。我们把这种类型的资料归为计数资料。根据应用目的,计数资料可分为①罕见事件计数;②常见事件计数。计数资料可用分析①二分类;②连续性;③时间-事件资料的方法进行分析;④也可作为比率资料进行分析。

5. 时间-事件(生存)结局的效应指标　当关注点落在某一事件发生前所经历的时间时,就会出现时间-事件资料。因为关注的事件常常是死亡,尤其在癌症和心脏疾病,因此在统计学中它们一般被称为生存资料。时间-事件资料包括对每一个体两方面的观察:①未观察到事件的时间长度;②发生事件或观察期结束的终点指征。在观察期结束也未发生事件的受试者称为"截尾值(censored)"。它们的无事件时间也有意义,并应纳入 Meta 分析中。时间-事件资料也可基于除死亡外的事件,如疾病复发(如,无癫痫发作时间)或出院。时间-事件资料有时可被作为二分类资料分析,但需要知道在一研究中一个固定时点所有受试者的状况。

Peto 法和倒方差法是较常用的两种进行时间-事件 Meta 分析的方法。采用哪一种取决于从原始研究中提取或对单个患者数据再分析的数据类型。如果通过再分析个体患者数据,或整合研究报告中呈现的统计量而获得了"O-E"和"V"统计量。有几种计算"O-E"和"V"统计量的方法。若从 Cox 比例风险回归模型的结果中获得了危害比的对数值及其标准误,则研究结果可使用倒方差法进行合并。固定和随机效应分析均可使用。若从研究中同时获得了对数秩和 Cox 模型估计值,则所有结果可使用倒方差法进行合并。

七、异质性的处理

系统评价中研究间任何种类的变异都被称为异质性。区分不同类型的异质性可能有用。①临床多样性

(有时称为临床异质性)即所研究的受试者、干预措施和结局的变异。②方法学多样性(有时称为方法学异质性)指研究设计中的多样性和偏倚风险。③统计学异质性指在不同研究中所评估的干预效应中的多样性,是研究间临床和/或方法学多样性的结果。④统计学异质性表明所观察干预效应间的差异比所期望的仅由随机误差(机遇)所致的差异大。

进行 Meta 分析时,当个体研究结果的可信区间(通常用横线进行图示)重叠较少,通常表明:存在统计学异质性。检验异质性可通过卡方(χ^2 或 Chi²)检验进行识别。其评价了所观察结果间的差异是否仅由机遇所致。小的 P 值(或与其自由度相关的大的卡方统计量)提供了干预效应存在异质性的证据(效应估计值的变异超出了机遇)。

发现存在异质性应计划解决异质性的策略,如:①再次检查数据是否正确;②不做 Meta 分析;③探索异质性——异质性可通过进行亚组分析或 Meta 回归来探索;④忽略异质性;⑤进行随机效应 Meta 分析——随机效应 Meta 分析可用于综合研究间的异质性,但这不能取代对异质性的彻底分析。其主要用于不能解释的异质性;⑥改变效应指标——异质性可能是因选择效应指标不恰当而人为造成;⑦排除研究——异质性可能是因一两个与其他研究结果相冲突的结果不一致的研究的存在所致。注意:通常基于研究的结果而将部分研究从 Meta 分析中排除掉是不明智的,因为这可能带来偏倚。

八、敏感性分析

敏感性分析也可以理解为稳健性分析,是用于评估 Meta 分析合并结果的稳健性和可靠性的重要方法,也是用于评估这些难以解决的问题用不同的方案解决时结果差异大不大。若纳入研究来自同一总体,即不存在异质性,那么文献的敏感性就低,因而敏感性分析还可以衡量纳入文献的质量和异质性。传统认为:剔除纳入文献中质量较差的研究再进行效应量合并就是所谓的敏感性分析有很大局限。

敏感性分析是对最初分析或 Meta 分析的再分析,来取代随意或不清楚的备选决策或决策的价值范围。如:若 Meta 分析中一些研究的合格性因其未包含足够的细节而值得怀疑,敏感性分析可进行两次 Meta 分析:①纳入所有研究;②仅纳入那些明确被认为合格的研究。敏感性分析会问:结果对获取他们的过程中所做的决策足够强吗?在系统评价过程中有许多可能需要进行敏感性分析的决策节点。

通常可以考虑的敏感性分析问题有:

(1) 受试者特征:如在一个研究中大部分而不是

所有人都满足年龄范围,该研究应被纳入吗?

(2) 干预措施的特征:Meta 分析中应纳入什么剂量范围?

(3) 对照特征:需要什么标准定义用于对照组的常规治疗?

(4) 结局特征:适合纳入什么时点或时点范围?

(5) 研究设计:应包括盲法和非盲法的结局评估吗? 或研究纳入应被方法学标准的其他方面严格限制吗? 应分析什么数据?

(6) 时间-事件数据:如何假设截尾数据的分布?

(7) 连续性数据:应在何时和怎样处理缺失的标准差?

(8) 有序度量单位:用于将短的有序度量单位分入两组的截点是什么?

(9) 整群随机试验:当试验分析群集性调整时,应使用什么组内相关系数值?

(10) 交叉试验:当在原始报告内不能得到受试者内相关系数时,其取值应为多少?

(11) 所有分析:为进行 ITT 分析,关于缺失结局应做什么假设? 是否应该调整所用治疗效应的估计值? 及其分析方法?

(12) 应使用固定效应还是随机效应方法进行分析?

(13) 对二分类结局,应使用 OR、RR 还是 RD?

(14) 对连续性结局,在几个度量单位都评价了同一内容时,其结果应以涵盖所有度量单位的标准化均数差进行分析还是对每个度量单位以均数差单独进行分析?

一些敏感性分析可在研究计划书中事先确定,但许多适合进行敏感性分析的问题仅能在系统评价过程中(确定所分析研究的个体特点时)被确定。当敏感性分析显示:总体结果和结论不受可能在系统评价过程中所做的不同决策影响时,系统评价结果可被认为肯定程度较高。当敏感性分析找到了能在很大程度上影响系统评价结果的特定决策或缺失信息时,更多的资源可被用于尝试并解决不确定性,并获得额外信息(通过联系试验作者和获得个体患者数据)。如果做不到,结果必须谨慎恰当解释。这样的结果可对进一步分析和未来的研究给出建议。

第四节　干预性研究的报告规范

干预措施的评价是当前最主要的研究内容之一,但在已发表的干预性研究中,干预措施的描述和报告质量不容乐观。1 项分析显示:在癌症化疗的 262 个临床试验中,仅 11% 完整的报告了治疗的细节。另 1 项

研究回顾了药物干预试验与非药物干预试验的报告质量,结果显示:67% 的药物临床试验充分报告了干预措施,而非药物临床试验仅 29%。干预措施若无完整的描述,其他研究者将无法准确地获取研究中的信息。若 1 个有效干预措施没有完整的描述,医生、患者及其他决策者可能无法做出一个很好的决策,甚至放弃一个较好的治疗措施或错过最佳的治疗时期。

需要比较清晰完整地报告干预性研究过程中的每一个环节;对基于干预性研究制作的系统评价同样需要准确完整的报告各具体环节。

一、干预措施原始研究的报告规范

(一) 随机对照试验的报告规范——CONSORT 声明

随机对照试验是干预性研究中评估干预效果的最佳研究,其对临床措施的影响比其他研究类型更直接更重要。故应准确、完整的报告随机对照试验的设计、实施、分析及结果的外推描述(如讨论和结论),使读者能清晰地判断研究中他们所需要且有价值的信息。1996 年,一个由临床试验学家、统计学家、流行病学家和生物医学编辑组成的国际小组上发布 CONSORT (The Consolidated Standards of Reporting Trials) 声明,旨在指导科研工作者准确完整的书写研究报告。随着医学研究的发展和进步,CONSORT 声明根据随机对照试验研究设计类型、研究主题以及特殊目的不同进一步修订和完善。现在已有①整群随机对照试验;②非劣效性和等效性临床试验;③实效性临床试验;④非药物干预临床试验;⑤针刺干预临床试验;⑥中医药随机对照试验;⑦中药复方随机对照试验;⑧患者报告结局临床试验;⑨关注干预措施不良事件的临床试验等各种 CONSORT 声明的扩展版本。

CONSORT 声明已获得越来越多的支持与认可,现在最新版本为 CONSORT2010(表 31-1)。迄今已有超过 400 种国际学术期刊(如 Lancet、BMJ、JAMA 和 Annals of Internal Medicine 等)明确支持 CONSORT 声明。国际医学杂志编委会、科学编辑委员会、世界医学编辑协会等生物医学编辑组织也对 CONSORT 声明提供了官方支持。

(二) 干预性研究报告规范的补充——TIDieR 清单

CONSORT 声明虽衍生出了许多补充和更新版本,但对 CONSORT2010 和 SPIRIT 2013 (Standard Protocol Items: Recommendations for Interventional Trials 2013—干预性试验研究方案的报告标准条目),在其报告完整性及结果外推性的声明中仍存不足。2014 年,Hoffmann 教授带领的团队针对以上问题做出补充并完善,分别针对 CONSORT2010 声明的不足增

加了 5 条目,针对 SPIRIT 2013 清单增加了 11 个条目,最终形成 TIDieR(Template forIntervention Description and Replication)清单(表 31-2)。TIDieR 清单能够帮助作者、编辑、审稿人及读者更好的阅读干预性试验的研究报告。建议在写作或审稿时,结合参考 CONSORT 声明和 TIDieR 清单。

表 31-1　CONSORT 2010 报告条目

论文章节/主题	条目号	对照检查的条目
文题和摘要		
	1a	文题能识别是随机临床试验
	1b	结构式摘要,包括试验设计、方法、结果、结论几个部分(具体的指导建议参见"CONSORT for abstracts")
引言		
背景和目的	2a	科学背景和对试验理由的解释
	2b	具体目的和假设
方法		
试验设计	3a	描述试验设计(诸如平行设计、析因设计),包括受试者分配入各组的比例
	3b	试验开始后对试验方法所作的重要改变(如合格受试者的挑选标准),并说明原因
受试者	4a	受试者合格标准
	4b	资料收集的场所和地点
干预措施	5	详细描述各组干预措施的细节以使他人能够重复,包括它们实际上是在何时、如何实施的
结局指标	6a	完整而确切地说明预先设定的主要和次要结局指标,包括它们是在何时、如何测评的
	6b	试验开始后对结局指标是否有任何更改,并说明原因
样本量	7a	如何确定样本量
	7b	必要时,解释中期分析和试验中止原则
随机方法		
序列的产生	8a	产生随机分配序列的方法
	8b	随机方法的类型,任何限定的细节(如怎样分区组和各区组样本多少)
分配隐藏机制	9	用于执行随机分配序列的机制(例如按序编码的封藏法),描述干预措施分配之前为隐藏序列号所采取的步骤
实施	10	谁产生随机分配序列,谁招募受试者,谁给受试者分配干预措施
盲法	11a	如果实施了盲法,分配干预措施之后对谁设盲(例如受试者、医护提供者、结局评估者),以及盲法是如何实施的
	11b	如有必要,描述干预措施的相似之处
统计学方法	12a	用于比较各组主要和次要结局指标的统计学方法
	12b	附加分析的方法,诸如亚组分析和校正分析
结果		
受试者流程(极力推荐使用流程图)	13a	随机分配到各组的受试者例数,接受已分配治疗的例数,以及纳入主要结局分析的例数
	13b	随机分组后,各组脱落和被剔除的例数,并说明原因
招募受试者	14a	招募期和随访时间的长短,并说明具体日期
	14b	为什么试验中断或停止

续表

论文章节/主题	条目号	对照检查的条目
基线资料	15	用一张表格列出每一组受试者的基线数据,包括人口学资料和临床特征
纳入分析的例数	16	各组纳入每一种分析的受试者数目(分母),以及是否按最初的分组分析
结局和估计值	17a	各组每一项主要和次要结局指标的结果,效应估计值及其精确性(如 95% 可信区间)
	17b	对于二分类结局,建议同时提供相对效应值和绝对效应值
辅助分析	18	所做的其他分析的结果,包括亚组分析和校正分析,指出哪些是预先设定的分析,哪些是新尝试的分析
危害	19	各组出现的所有严重危害或意外效果(具体的指导建议参见"CONSORT for harms")
讨论		
局限性	20	试验的局限性,报告潜在偏倚和不精确的原因,以及出现多种分析结果的原因(如果有这种情况的话)
可推广性	21	试验结果被推广的可能性(外部可靠性,实用性)
解释	22	与结果相对应的解释,权衡试验结果的利弊,并且考虑其他相关证据
其他信息		
试验注册	23	临床试验注册号和注册机构名称
试验方案	24	如果有的话,在哪里可以获取完整的试验方案
资助	25	资助和其他支持(如提供药品)的来源,提供资助者所起的作用

表 31-2　TIDieR 清单条目

Item No	Item
Brief name	
1	Provide the name or a phrase that describes the intervention
Why	
2	Describe any rationale, theory, or goal of the elements essential to the intervention
What	
3	Materials: Describe any physical or informational materials used in the intervention, including those provided to participants or used in intervention delivery or in training of intervention providers. Provide information on where the materials can be accessed (such as online appendix, URL)
4	Procedures: Describe each of the procedures, activities, and/or processes used in the intervention, including any enabling or support activities
Who	
5	For each category of intervention provider (such as psychologist, nursing assistant), describe their expertise, background, and any specific training given
How	
6	Describe the modes of delivery (such as face to face or by some other mechanism, such as internet or telephone) of the intervention and whether it was provided individually or in a group
Where	
7	Describe the type(s) of location(s) where the intervention occurred, including any necessary infrastructure or relevant features

续表

Item No	Item
When and How Much	
8	Describe the number of times the intervention was delivered and over what period of time including the number of sessions, their schedule, and their duration, intensity, or dose
Tailoring	
9	If the intervention was planned to bepersonalised, titrated or adapted, then describe what, why, when, and how
Modifications	
10*	If the intervention was modified during the course of the study, describe the changes (what, why, when, and how)
How well	
11	Planned: If intervention adherence or fidelity was assessed, describe how and by whom, and if any strategies were used to maintain or improve fidelity, describe them
12*	Actual: If intervention adherence or fidelity was assessed, describe the extent to which the intervention was delivered as planned

* If checklist is completed for a protocol, these items are not relevant to protocol and cannot be described until study is complete.

（三）中药复方临床随机对照试验报告规范 2017

中药复方是传统中医药临床治疗最主要的形式，但临床试验报告的统一标准(Consolidated Standards of Reporting Trials, CONSORT)声明及其草药及针刺的扩展版，均未能有效提升中药复方临床随机对照试验报告的质量。1982 年，第一个中药随机对照试验的研究报告发表，随后数万篇中药复方相关的临床试验报告发表。然而，这些研究报告的质量参差不齐，不仅降低了中医药的价值，影响评论者和读者对其疗效和安全性的判断，也易引起各界对中医药的怀疑和批评，最终阻碍了临床实践和患者护理的应用和发展。

鉴于此，由中医药临床专家、方法学家、流行病学家和医学期刊编辑组成的工作组，草拟并发表了报告规范初稿，经广泛征求意见及修订后，制订了中药复方临床试验报告的统一标准(CONSORT-CHM Formulas, CONSORT-中药复方)。CONSORT-中药复方是在 CONSORT 2010 声明的基础上，加入中医证候和针对中药复方特点的条目内容，新增了 1 项子条目"关键词"，便于中药复方临床试验报告的索引及文献检索，并对其中 7 项条目的内容进行扩展，包括文题和摘要、背景和目的、受试者、干预措施、结局指标、可推广性和解释，另针对中药复方的危害说明进行了修改，同时提供了报告实例和详尽的解说。工作组希望借着 CONSORT-中药复方 2017 的出版，能够改善中药复方临床随机对照试验的报告质量，具体内容见本书第 49 章。

二、干预措施 SR 的报告规范

高质量的干预性措施系统评价/Meta 分析被认为是医学研究金字塔中证据级别最高的证据，随着循证医学理念在医学事业中的不断发展，越来越多的人开始认识到使用高质量的研究证据去做决策的重要性。系统评价/Meta 分析综合了海量信息，读者能通过阅读它们快速准确地获取相应信息，系统评价/Meta 分析的价值取决于其研究问题、方法、结果及外推阐述（讨论及结论）等信息报告的完整度和清晰度。2005 年 6 月，29 位包括系统评价制作者、方法学家、临床医生、医学编辑及使用者在内的人员在加拿大渥太华举行会议修订并扩展了 QUOROM 规范，并将其更名为 PRISMA (Preferred Reporting Items for Systematic Reviews and Meta-analysis)。

PRISMA 声明含 27 个条目清单及一个 4 阶段流程图。目的在于指导并规范系统评价/Meta 分析的撰写和报告，特别是针对基于干预措施有效性和安全性的系统评价。2009 年 PRISMA 小组在 BMJ、Journal of Clinical Epidemiology、Annals of Internal Medicine、PLoS Medicine 等国际权威医学期刊上同步发表了 PRISMA 声明及解读。PRISMA 为系统评价/Meta 分析的报告提供了结构式的指导，增强了报告的清晰性和条理性，方便读者更容易准确地理解和评价系统评价/Meta 分析报告，同时给审稿人评审稿件带来了极大的便利。目前已有超过 5 个组织和 170 家期刊签约使用 PRISMA 声明。

　　随着循证医学近十年的高速发展和普及,干预措施及其效果的系统评价/Meta 分析的方法学越见成熟。同时,更多干预性研究的系统评价/Meta 分析打破以往只考虑随机对照试验为纳入研究金标准的传统,以更接近真实世界情况的前提下同时纳入高质量、大型观察性研究,尤其适用于评估干预措施的安全性和罕见事件。未来的方法学持续发展必须以贴近临床、呈现真实世界需求为目标,确保所有形成的证据都能够转化为临床决策。

(邝心颖　张龙浩)

参 考 文 献

1. Murray DM. Design and Analysis of Grouprandomized Trials, Monographs in Epidemiology and Biostatistics. New York, Oxford University Press, 1998

2. Higgins JPT, Altman DG. Special topics in statistics. In: Higgins JPT, Green S, eds. Cochrane handbook for systematic reviews of interventions. Version 5. 1. 0. Cochrane Collaboration, 2011

3. Piantadosi S. Clinical Trials: A Methodological Perspective. New York, John Wiley & Sons, 1997

4. Duff J, Leather H, Walden E, et al. Adequacy of published oncology randomized controlled trials to provide therapeutic details needed for clinical application. J Natl Cancer Inst, 2010, 102 (10): 702-705

5. Glasziou P, Meats E, Heneghan C, et al. What is missing from descriptions of treatment in trials and reviews? BMJ, 2008, 336 (7659): 1472-1474

6. Begg C, Cho M, Eastwood S, et al. Improving the quality of reporting of randomized controlled trials. The CONSORT satement. JAMA, 1996, 276(8): 637-639

7. Hoffmann TC, Glasziou PP, Boutron I, et al. Better reporting of interventions: template for intervention description and replication (TIDieR) checklist and guide. BMJ, 2014, 7: 348

8. 吴泰相, 李幼平, 卞兆祥等代表 CONSORT for TCM 工作组. 中医药临床随机对照试验报告规范(征求意见稿) Consolidated Standards for Reporting Trials of Traditional ChineseMedicine(CONSORT for TCM). 中国循证医学杂志, 2007, 7(8): 601-605

9. CW Cheng, TaX Wu, HC Shang for the CONSORT-CHM Formulas 2017 Group. CONSORT Extension for Chinese Herbal Medicine Formulas 2017: Recommendations, Explanation, and Elaboration (Simplified Chinese Version). Ann Intern Med, 2017, 167(2): W21-W34

10. 严卫丽. 第六讲:非随机对照试验研究报告规范—TREND 清单解读. 中国循证儿科杂志, 2010, 5(6): 428-460

11. 罗晓敏, 詹思延. 如何撰写高质量的流行病学研究论文第六讲非随机对照试验研究报告规范——TREND 介绍. 中华流行病学杂志, 2004, 28(4): 408-410

12. Moher D, Liberati A, Tetzlaff J, et al. Preferred reporting items for systematic reviews and meta-analyses: the PRISMA statement. BMJ, 2009, 339: b2535

第 32 章　预后研究的系统评价/Meta 分析

疾病预后是临床医生与患者都非常关注的问题。特别对慢性迁延性疾病,治疗后患者预计平均可存活多少年? 5 年生存率是多少? 哪些因素有利于延长寿命? 要回答上述问题,需开展预后研究或查找相关预后研究证据。

预后研究设计灵活、临床适用性好,纳入与排除标准宽松,可进行大样本研究,定量分析预后及其影响因素,有助于提高效应量估计精度和检验效能。

围绕某一疾病的预后研究数量有时较多,设计类型多样,研究质量良莠不齐,结论也不尽相同,故不能单纯采用"投票表决"的方式,而应针对此问题,全面、系统地收集相关预后研究文献,认真选择、严格评价和科学分析相关研究资料,得出综合可靠的结论,此即预后研究的系统评价(systematic review,SR)。

本章重点阐述基于预后研究的系统评价及 Meta 分析方法,供读者参考和应用。

第一节　预后研究概述

预后(prognosis)指疾病发生后,对将来发展为各种不同后果(痊愈、复发、恶化、伤残、并发症和死亡等)的预测或事前估计,通常以概率表示,如复发率、5 年生存率等。预后因素(prognostic factors)指那些能影响疾病预后、改变某种结局发生概率的因素,既有改善预后的有利因素,也有造成预后恶化的不利因素。

循证临床实践的宗旨,就是在全面评估患者疾病的基础上,充分认识与调动其积极有利的预后因素,"扬长避短",以改善患者的预后。在此过程中,临床医生担负双重角色,即预后研究证据的生产者和应用者。特别当发现预后问题无现成研究证据时,或临床有合适的患者资料但缺乏科学归纳和系统总结时,临床医生应及时开展预后研究(原始研究或二次研究)。

一、预后研究常用的设计方案

预后研究包括预后因素的研究及预后的评估等。

应根据研究目的及科学性、可行性原则,合理选择设计方案。常用方案包括描述性研究、病例对照研究、回顾性队列研究、前瞻性队列研究等,以前瞻性队列研究论证强度最高。病例对照研究也常用于罕见疾病、罕发不良结局事件或需要长期随访观察疾病的预后研究,但因该方案易发生选择偏倚和测量偏倚等,应审慎解读和应用此类证据。

(一) 队列研究

欲揭示与预后因素有关的结局变化情况,队列研究是首选方案,可为前瞻性或回顾性。队列研究(cohort study)指先连续性纳入一组人群组成队列,再按照是否暴露于某一研究因素自然分为两组或多组,进而同步进行随访观察结局事件是否发生及发生的比例是否相同。用于评估疾病预后的指标较多,如生存率、缓解率、复发率、致残率等。

采用队列研究设计进行预后研究要注意下列问题:①对可疑暴露因素要尽量选择可量化指标。如肝癌预后研究中,对患者年龄、性别、病因、Child-Pugh 评分、癌灶数量和类型等凡可影响肝癌预后的相关因素,尽量采用数值变量或分类变量等加以量化;②疾病诊断标准,纳入和排除标准应合理设置。③研究对象入组时,目标结局事件尚未发生。④疾病终点指标应客观且评判标准统一,必要时采用盲法评判。⑤随访时间要足够长,同时应采取措施防止队列中失访人数过多,进而影响研究结果的真实性。⑥零点时间(zero time)要一致。无论是暴露组还是未暴露组,所有研究对象的观察起始时间要一致,否则会出现零时不当偏倚。

近年有研究者将队列研究设计方式与临床试验病例报告表(case report form,CRF)的数据采集模式相结合,形成了一种新设计方案——注册研究或登记研究(registry study),是将队列设计应用于临床研究的一种新尝试,已被广泛用于真实世界研究,特别适合于探讨疾病预后及其影响因素。

(二) 病例对照研究

病例对照研究设计主要用于罕发预后结局事件及

其预后因素研究。其设计思路是将已发生某结局事件者组成病例组,按照 1:1~1:4 不等的比例选取对照组,回顾性探讨两组在过去曾暴露于某因素或某些因素的情况,再分析两组的暴露比例是否存在差异。与队列研究不同,该研究设计是回顾性地寻找预后因素与结局之间的关系,属于由"果"及"因"的回顾性研究。其优势在于需时短、花费少、特别适合罕见疾病或罕发不良结局事件的研究,但因预后因素的有无及其强弱程度,主要靠患者的记忆或早期记录(早期记录提供的资料往往不完整),可能因记忆不清、记录残缺等出现回忆偏倚,造成测量失真。若结局指标定义也不明确,有可能出现错误分组,导致进一步降低结果的论证强度。此外,病例对照研究只能估计比值比(odds ratio,OR),无法计算相对危险度(relative risk,RR)。

(三) 横断面研究

横断面研究可同时探讨疾病结局与可能的预后因素是否存在关联。鉴于横断面设计的暴露因素与结局间不分先后、无时序性,论证强度低,也只能计算 OR 值。横断面研究被称为"干细胞"研究,可为后续的证实性研究提供有关预后因素的重要线索。

(四) 叙述性研究

叙述性研究亦可用于探讨疾病预后及其相关因素间的关联性,包括病例分析或病例系列,未设置对照组,主要用于描述疾病的临床病程、总结临床经验等。病例分析一般样本量较小,多为几十例,病例往往来自同一医疗机构,代表性较差,选择偏倚易现、推广应用受限,论证强度最低。

二、预后研究的注意事项

(一) 预后研究的起始点要统一

如在队列研究中,开始观察的起始点称为零点时间(zero time),可以是疾病的确诊日期、发病日期、治疗开始日期、手术日期等。该起始点在研究设计时必须要明确规定,是在病程的哪一阶段进行观察,在两个队列中的每一个研究对象都要用同一起始点,进行追踪和观察及预后结局的比较。对预后研究,要尽量选择发病早期患者,队列集合时间尽量与疾病初发时日接近,称为起始队列(inception cohort),更能真实反映疾病的预后。如心肌梗死患者若采用急诊入院患者作为起始队列,将比病房中的住院患者更有助于控制存活队列偏倚,因后者可能近一半患者死于救护车或急诊室。

(二) 研究对象要具代表性

能代表目标疾病的人群。研究对象的特征(如年龄、性别、疾病严重程度、并发症等)、研究对象的来源(社区医院、二级医院或上级医院)、如何抽样(全部患

者、随机抽样、随意选择)均会影响研究结论的正确性。如同一种疾病来自不同级别医院,其预后研究结果可能不同。如三级医院常集中病情较重,病程接近后期的患者,因而预后差。而来自某地区各种级别医院(多中心研究)病例,通常包括了各种型别及其病情严重程度各异的病例,能反映目标人群的特征,代表性较好。

基于大型临床数据库、保险赔付数据库等进行预后研究,近年备受推崇。因这些数据库所提供的是"真实治疗或临床环境"下的数据,不受样本量、纳入标准等限制,包括了大多数人群,样本代表性好。如美国 medco 大型数据库登记了全美 6500 万人的健康档案和电子病历信息,并有随访数据。如氯吡格雷作为一种广泛使用的药物,用来预防心脏病发作或中风。利用数据库分析结果表明:氯吡格雷与质子泵抑制剂联用队列比单用氯吡格雷队列发生心脑血管不良事件(stroke or heart attack)风险增加 50%。同样,他莫昔芬联用抗抑郁药物队列乳腺癌复发风险是单用他莫昔芬队列的 2 倍。

(三) 控制和减少失访

预后研究中随访工作十分重要,应组织严密,尽量做到失访率越低越好。失访率<5% 一般可以接受,对结果的影响小;>10% 则应引起注意,>20% 则研究结果的真实性将大打折扣。因患者失访会缺失预后信息,直接影响预后结果的估计精度和检验效能。建议:①加强对患者及其家属进行随访意义的宣传教育,提高随访的依从性;②建立健全随访管理制度,随访要有专人负责,并对失访者及时采取随访措施;③建立良好通畅的沟通协调渠道,不失信于患者;④构建和谐的医患关系,对患者要有仁爱之心,以患者为中心关爱和体贴患者等。

(四) 混杂的识别与控制

鉴于疾病的预后往往受多因素影响,混杂不可避免,混杂因素往往与患者/疾病特征、临床症状和体征、实验室指标等有关。仅凭单因素分析难以控制众多混杂因素,应采用多因素分析方法,建立多因素预后预测模型或预后积分系统,以正确估计疾病的预后或死亡风险。近年倾向评分法(propensity score)被广泛用于回顾性大型数据库中混杂因素的分析处理,一般分两步进行。①采用多因素分析方法对混杂因素进行降维,得到倾向评分;②采用配比、分层等类似随机方法对观察对象进行"事后随机化",再设计一个回顾性随机对照试验,使观察性数据达到"接近随机化数据"的效果。

如 2012 年 Chitnis 等用倾向评分方法比较几种血管紧张素转换酶抑制剂(ACEI)对心力衰竭患者死亡率的影响。该研究纳入 139 994 例心力衰竭患者,其中

69.50%（97 293 例）接受赖诺普利、21.79%（30 503例）接受福辛普利、8.41%（11 775 例）接受卡托普利和0.30%（423 例）接受依那普利的治疗。以卡托普利为参照，分别比较了不同 ACEI 治疗的粗死亡率。研究中发现了 47 个基线危险因素（协变量）中的 36 项差异有统计学意义。通过构建倾向性评分模型和标准化处理后，使各治疗组间具有可比性。最终研究结论显示，与卡托普利相比，福辛普利和赖诺普利显著降低心力衰竭患者死亡风险，依那普利与卡托普利在此方面的差异无统计学意义。该研究首次在真实世界人群证实了不同 ACEI 对心力衰竭患者预后会产生不同的影响，为未来 ACEI 的治疗及研究指明了方向。

第二节　预后系统评价

临床医生围绕预后循证问题进行证据检索，当发现有多个有争议或相互矛盾的预后研究证据时，同样需考虑进行系统评价。同原始研究一样，预后系统评价应精心策划、明确研究目的和制订详细实施计划。

预后系统评价/Meta 分析已成为当前临床研究的热点话题，如以"prognostic"和"systematic review/Meta-analysis"作为检索词（截至 2017 年 6 月），在 Medline 检出了 2562 篇预后系统评价/Meta 分析，并呈逐年加速上升之势。

本节将以一篇预后系统评价实例"乳酸脱氢酶在肾细胞癌中的预后价值：系统评价和 Meta 分析"为例，简述预后系统评价的基本制作过程。

实例：Shen J，Chen Z，Zhuang Q，Fan M，Ding T，Lu H，et al. (2016) Prognostic Value of Serum Lactate Dehydrogenase in Renal Cell Carcinoma：A Systematic Review and Meta-Analysis. PLoS ONE 11 (11)：e0166482. doi：10.1371/journal. pone. 0166482

一、预后系统评价的选题立题

预后系统评价的题目同样来自医疗实践中那些不肯定、有争议的重要预后问题。例如：血清乳酸脱氢酶在肾细胞癌中的预后价值？长期使用吡格列酮是否增加糖尿病患者罹患膀胱癌的风险？长期使用 5-α 还原酶抑制剂（非那雄胺）疗前列腺良性增生是否会增加勃起功能障碍的风险？

为避免重复，首先应进行全面、系统的检索，了解针对同一预后问题的系统评价/Meta 分析是否已经存在或正在进行。若有，质量如何？是否过时、需要更新（如发表后又有多个新的预后研究等）？若现有的预后系统评价/Meta 分析已过时或质量差，则可考虑更新或制作新的系统评价。

与经典系统评价相比，预后系统评价的选题更具挑战性。建议围绕循证预后问题，从临床角度出发，提出 2~3 个预后问题，按需要性、科学性、创新性、可行性和效能性等原则，遴选出需系统评价的预后问题。

为此，需要进行大量的文献复习，依次回答：①疾病负担、疾病预后和危害程度如何？②预后相关影响因素的研究现状、存在问题和作用机制是否明了？③针对循证问题，是否已有现成的预后系统评价发表？④制作系统评价的缘由和立题依据是否充分？

选好题目后，按照 PI/ECOS 原则构建预后系统评价的题目。鉴于系统评价解决的问题应具体、明确、专一，涉及的研究对象、设计方案、干预措施或暴露因素和结局测量指标需相似或相同。

实例剖析：题目"Prognostic Value of Serum Lactate Dehydrogenase in Renal Cell Carcinoma：A Systematic Review and Meta-Analysis"中，P＝肾细胞癌患者，I（intervention）/E（exposure）＝不同水平乳酸脱氢酶，O（outcomes）＝总生存时间（OS）和无进展生存时间（PFS）。

预后系统评价的题目格式有以下 4 种形式：

形式 1：[intervention] for [health problem]。如 Second-line targeted therapies for metastatic renal cell carcinoma

形式 2：[intervention A] versus [intervention B] for [health problem]

形式 3：[intervention] for [health problem] in [participant group/location]。

形式 4：除上述形式之外者，如"Prognostic Value of Serum Lactate Dehydrogenase in Renal Cell Carcinoma"，"Steroidal contraceptives and bone fractures in women"，"The Prognostic Value of Platelet Count in Patients WithHepatocellular Carcinoma"。

二、预后系统评价的流程与主要步骤

预后系统评价的制作流程及步骤同经典 Cochrane 系统评价大同小异，仅在文献检索策略、数据库选择、文献质量评价方法、原始文献中数据提取及统计分析等具体内容上有所侧重。预后系统评价的基本过程仍分 4 个阶段、9 大步骤（表 32-1）。

三、预后系统评价的具体制作

为避免作者根据原始文献的数据信息和结果临时改变预后系统评价的题目及内容，导致结论偏倚，在开始制作系统评价前，需确定系统评价的预后问题。若因准备不充分，在系统评价过程中要改变题目或评价内容时，必须明确说明原因及动机，并相应修改检索和文献收集的方法。

表 32-1　预后系统评价流程

4 个阶段	9 大步骤
第一阶段:预后系统评价的选题/立题	1. 确定题目(title)
第二阶段:预后系统评价方案的制订	2. 撰写预后系统评价研究方案(protocol)
第三阶段:预后系统评价全文的完成	3. 检索预后文献
	4. 筛选预后文献
	5. 评价预后文献质量
	6. 提取数据
	7. 分析和报告结果
	8. 解释结果,撰写报告
第四阶段:预后系统评价的定期更新	9. 更新系统评价

在上述预后系统评价实例中,实际上省略了第 2 阶段,未制订(至少未报告)预后系统评价方案。

若制作 Cochrane 系统评价,确定题目后需要在相关评价小组填表注册,以避免重复。

(一) 预后系统评价的方案设计与制定

撰写预后系统评价的研究方案,将有助于高质量顺利完成系统评价。一旦确定预后系统评价题目,需制订详细方案,包括预后系统评价的题目、背景、目的和方法(文献检索及策略、合格预后文献选择、预后文献质量评价、数据收集和分析等)。

系统评价和 Meta 分析的报告规范(Preferred Reporting Items for Systematic reviews and Meta-Analyses,PRISMA)中有一个条目就是要求写明是否有系统评价研究方案? 如有,何处能获得? 要求提供注册信息和注册号。例如 Cochrane 系统评价题目注册成功后一般要求 6 个月内完成系统评价方案,某些杂志在系统评价投稿时也要求作者提供系统评价研究方案的信息。为方便方案设计和避免重要内容缺失,建议使用 Cochrane 系统评价管理软件 RevMan(review manager,RevMan),目前最新版本仍为 RevMan5.35,网络版预计 2017 年(今年)发布。

(二) 检索预后文献

系统、全面收集所有相关文献资料是系统评价与传统文献综述的重要区别之一,可减少因检索文献的代表性不够影响公正、全面评估某一临床问题。为避免发表偏倚(publication bias)和语言偏倚(language bias),应围绕要解决的问题,采用多种渠道和系统的检

索方法。除发表的论著外,还应收集其他尚未发表的内部资料及多语种的相关资料。

预后研究文献的检索难度更大:①无现成的检索策略可供借鉴;②预后研究设计方案非单一,文献题目和摘要中难以体现。故预后文献的检索词多以(I/E,O)为主,一般不限定设计方案。

实例分析:实例中文献检索环节,设置的检索词为"乳酸脱氢酶或 LDH""肾癌或肾细胞癌"和"预后或生存或结果"等。检索数据库为 Medline,Embase,Web of Science(截至 2016 年 6 于 14 日),初检共检出 230 篇预后文献。

(三) 筛选预后文献

根据事先拟定的纳入和排除标准,从收集到的所有文献中检出能够回答研究问题的资料。选择标准应根据确立的研究问题及构成研究问题的四要素即研究对象、干预措施、主要研究结果和研究的设计方案而制定。

"乳酸脱氢酶在肾细胞癌中的预后价值:系统评价和 Meta 分析"实例中,设置的纳入标准包括 P:研究对象或人群限定为肾细胞癌。E/I:高水平乳酸脱氢酶组(暴露因素)。O:结局指标,总生存时间(OS)、无进展生存时间(PFS)。排除综述、述评、个案报告、学术会议论文汇编等。

预后文献资料的选择分 3 步进行(图 32-1):①初筛:根据检索出的引文信息如题目、摘要筛除明显不合格的文献,对肯定或不能肯定的文献应查出全文再进行筛选;②阅读全文:对可能合格的文献资料,应逐一阅读和分析,以确定是否合格;③与作者联系:当研究者因文中提供的信息不全面而不能确定,或有疑问和有分歧的文献应先纳入,通过与作者联系获得有关信息后再决定取舍或在以后的选择过程中进一步评价。

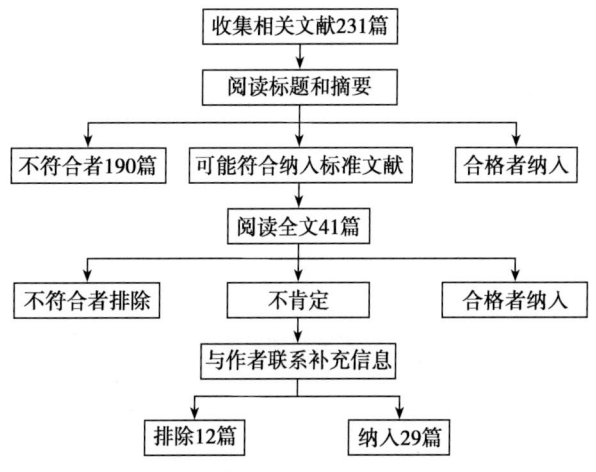

图 32-1　预后研究文献的基本筛选步骤

预后文献筛选过程一般采用流程图展示，逐一列出检出的文献总量、根据题目和摘要排除的文献量、获取的全文文献量、阅读全文后排除的文献量及原因分类、纳入研究数量、提供主要结局指标研究数量等，详细要求请参见 PRISMA 声明。在此环节要求制定文献纳入/排除标准应全面合理。

注意在预后文献筛选过程中，建议尽量阅读全文，减少对题目和摘要依赖。这是因为预后研究文献的报告质量普遍不高，仅阅读文题和摘要，存在漏检风险。

实例分析：在文献筛选环节，制定预后文献的纳入标准和排除标准。同时使用流程图（图 32-1）展示预后文献的筛选过程。在初检的 230 篇文献中（计算机检索 Medline，Embase，Web of Science），排除不符合文献纳排标准者 190 篇；余 41 篇阅读全文，排除 5 篇生存时间信息不全者、3 篇结局指标为连续变量资料或多个阈值者及 4 篇仅报告 OR 或 RR、未报告 HR 者。最终纳入 29 篇，肾癌患者 6629 例。

（四）评价预后文献质量

偏倚是导致研究结果偏离真值的现象，存在于临床研究从研究对象入选和分配、实施干预措施、随访、测量和报告研究结果的每个阶段。评估预后研究的偏倚风险，一般采用 Cochrane 协作网非随机对照研究方法工作组推荐的 NOS 量表（The Newcastle-Ottawa Scale，NOS），分队列研究专用和病例对照研究。队列研究 NOS 量表设置 3 个维度、合计 8 个条目（表 32-2），其中选择或入选维度（4 个条目，满分 4 分）、可比性维度（1 个条目，满分 2 分）、结局测量维度（3 个条目，满分 3 分）。除可比性维度可以最高判定为 2 分或 2 星级外，其他两个维度的条目最多为 1 分或 1 星（最高 9 分或 9 星）。目前已经有超过 500 个系统评价使用 NOS 作为偏倚风险的评价工具。

表 32-2　队列研究偏倚风险评价工具(NOS)

维度	条目	评价标准
研究对象选择	1. 暴露组的代表性	①真正代表人群中暴露组的特征 *； ②一定程度上代表了人群中暴露组的特征 *； ③选择某类人群如护士，自愿者； ④未描述暴露组情况。
	2. 非暴露组的代表性	①与暴露组来自同一人群 *； ②来自不同的人群； ③未描述暴露组的来源情况。
	3. 暴露因素确定	①固定的档案记录（如外科手术记录）*； ②采用结构式访谈 *； ③研究对象自己写的报告； ④未描述。
	4. 肯定研究起始时尚无要观察的结局事件	①肯定 *； ②不肯定。
组间可比性	1. 设计和统计分析时考虑暴露组和未暴露组的可比性	①研究控制了最重要的混杂因素 *； ②研究控制了任何其他的混杂因素 *。
结果测量	1. 结局指标的评价	①盲法独立评价 *； ②有档案记录 *； ③自己报告； ④未描述。
	2. 随访时间足够长	①是（评价前规定恰当的随访时间）*； ②否。
	3. 暴露组和未暴露组随访的完整性	①随访完整 *； ②有少量对象失访但不足以引入偏倚（失访率或描述）*； ③有失访（规定失访率），未描述； ④未描述。

注：* 若满足评价标准得 1 分

为避免选择文献和评价文献质量人员的偏倚,建议一篇文献多人或盲法选择和评价。

实例分析:上述实例中,采用纽卡斯尔渥太华量表(NOS)对纳入的 29 个预后研究进行了严格评价。评分从 5 分到 9 分不等(满分 9 分),中位评分为 6 分。说明纳入预后研究的质量尚可。

(五)提取数据

数据提取是系统评价最重要的环节之一,应采用类似随机试验标准模式提取。按照统一设计的数据提取表,系统收集所纳入预后研究的重要信息,如样本量、分析方法、主要结果变量、设计方案、发表年份、具体实施时间及地点、质量控制措施等。数据是否准确可靠尤为关键,是 Meta 分析的基础。在收集与提取数据时,应广开渠道,多途径收集,有时需要进行数据转换,以确保数据全面完整。同时采取有效的质控措施,如多人同步提取数据,采用双输法录入数据并核查数据。

预后研究收集数据时应尽量考虑混杂因素,特别是与可比性相关的混杂因素。同时收集控制混杂所用方法,及粗效应量估计和校正值,如 adjusted OR 值和 unadjusted OR 值。

实例分析:上述实例中设计的数据提取表内容包括:作者,出版年份,国家,患者人数,患者年龄,随访持续时间,种族,乳酸脱氢酶阈值,T 分期,Furman 分级,治疗方案,HR 及其 95% CI。上述数据提取过程由两人同步完成,存在争议的由两人讨论决定取舍。

(六)分析和报告结果

可采用定性或定量的方法分析收集的资料,以获得相应的结果。

1. 定性描述分析(non-quantitative synthesis)　定性分析是采用描述的方法,将每个临床研究的特征按研究对象、干预措施、研究结果、研究质量和设计方法等进行总结并列成表格,以便浏览纳入的研究情况、研究方法的严格性和不同研究间的差异,计划定量合成和结果解释。定性分析是定量分析前必不可少的步骤。

2. 定量汇总分析(quantitative synthesis)　包括同质性检验(或异质性检验)、Meta 分析和敏感性分析。

(1) 异质性检验(heterogeneity):异质性分三类:①临床异质性(clinical heterogeneity),指不同研究中研究对象、干预措施/暴露因素和结果等存在的差异;②方法学异质性(methodological heterogeneity),指研究设计和质量在不同研究中存在的差异;③统计学异质性(statistical heterogeneity),指不同研究中干预措施的效应值存在的差异,是临床异质性和方法学异质性的综合体现。异质性检验指对不同原始研究之间结果的变异程度进行检验。若检验结果有统计学差异,应解释其可能的原因并考虑进行结果合成是否恰当。确定各研究结果是否同质有两种方法:①作图观察各研究结果的效应值和可信区间是否重叠及重叠程度,若可信区间差异太大,则放弃合成分析或采用随机效应模型;②进行异质性检验(Chi-square test),若异质性检验有统计学意义,则不宜将不同研究的结果进行合成。可采用 I^2 定量估计异质性大小。

(2) Meta 分析:根据资料类型及评价目的选择效应量并定量合成分析。如对分类变量,可选择 OR、RR、危险度差值(risk difference)和防止一例不良事件发生或得到一例有利结果需要治疗同类患者的人数(number needed to treat,NNT)等作为效应量表示合成结果。对连续性变量,当结果测量采用同样度量衡单位时应选择均数差(mean difference),而当结果测量采用不同度量衡单位,如疼痛评分在不同研究中采用不同的量表时,则应选择标化的均数差(standardized mean difference)。Meta 分析合成结果时,可选择固定效应模型(fixed effect model)或随机效应模型(random effect model),结果采用森林图(forest plot)表示。

(3) 敏感性分析(sensitivity analysis):指改变某些影响结果的重要因素,如纳入标准、研究质量的差异、失访情况、统计方法(固定效应或随机效应模型)和效应量的选择(比值比或相对危险度)等,以观察同质性和合成结果是否发生变化,从而判断结果的稳定性及其强度。

(七)解释结果,撰写报告

系统评价的目的是帮助患者、公众、医生、管理者和决策者进行卫生决策,只提供信息和辅助解释结果,而不给出推荐意见。清晰陈述研究结果、深入讨论和明确的结论是系统评价的重要组成部分。解释和报告系统评价结果时必须基于研究结果,内容包括:

(1) 总结和解释结果:总结和解释 Meta 分析结果时,应同时考虑干预措施利弊结果的点估计值和 95% CI。点估计值主要表示效应值的强度和方向,95% CI 则反映效应值的变动范围和精度,二者结合可提供更全面的信息,有助于解释结果的临床价值。

(2) 评价证据的总体质量:Cochrane 协作网采用证据质量和推荐强度分级系统(Grading of Recommendations Assessment, Development and Evaluation, GRADE)分级和评估系统评价的总体质量。该系统将证据质量分为高、中、低、极低 4 个等级,并根据 5 个降级因素(纳入研究的总体偏倚风险、研究结果的一致性、证据的直接性、结果的精确性和是否存在发表偏倚)和 3 个升级因素(效应值足够大、存在剂量-效应关系和可能存在低估效应量的偏倚/混杂因素），相应降低或调高证据质量级别。预后研究的系统评价因纳入的原始研究多为观察性研究，故关注点应放在 3 大升级因素的评判上。

（3）证据的适用性：在确定系统评价结果的应用价值时，应首先考虑预后系统评价中的研究对象是否与当前患者情况相似？是否存在生物学、社会文化背景、依从性、基础危险度、病情和价值观等方面的差异。

（4）系统评价的局限性：针对系统评价在文献检索的全面性、纳入研究质量、系统评价方法的可重复性、统计分析方法及是否存在发表偏倚等方面问题，阐述预后系统评价的不足和局限性。

（5）结论：预后系统评价的结论包括对预后临床实践和未来预后研究的意义 2 部分。在确定这 2 方面意义时，要考虑证据的质量、干预措施的利弊、患者意愿和价值观及卫生资源的利用，以帮助医务工作者和决策者正确选择和应用，为进一步的预后研究指明方向。

（八）系统评价更新

预后系统评价的更新是指系统评价发表后，定期收集新的预后研究，按前述步骤重新分析、评价，以及时更新和补充新的信息，完善系统评价。

第三节　基于预后研究的 Meta 分析

一、Meta 分析概述

在一个预后系统评价中可选用某个结局指标进行一次 Meta 分析，也可选用多个结局指标实施多个 Meta 分析。事实上，由于纳入研究的质量、设计类型、资料类型及方法学等限制，只有部分预后系统评价可进行 Meta 分析。

二、Meta 分析的基本步骤

Meta 分析包括：纳入预后研究的效应量及其估计、异质性检验、合并效应量估计及假设检验、敏感性分析和亚组分析等基本步骤。

（一）单个预后研究的效应量估计

目前可用于 Meta 分析的预后数据资料主要有 5 种类型：①最常见的是二分类变量资料。如描述临床结局时选用存活、死亡、复发或不复发等；②生存资料，同时观察 2 类数据，即是否发生不良事件及发生不良事件的时间等。③等级资料/有序多分类变量资料，即将某种属性分为多个类别，类与类间有程度或等级上

差异。如疗效判定用痊愈、显效、有效、无效表示。④数值变量/连续性变量资料，如糖化血红蛋白水平、体重变化值、CD4/CD8 比值等，往往有度量衡单位，且能够做到精确测量。⑤计数数据或密度资料，即同一个体在一定观察时间内可发生多次目标观察事件，如龋齿数、心律失常次数等。

效应量（effect size）指临床上有意义的值或改变量，不同数据类型决定了效应量的表达方式不同。①当结局观察指标为二分类变量资料时，常用的效应量表达有 RR、OR；②生存资料的效应量表达可用风险比（hazard ratio，HR）、绝对危险度或率差（absolute risk，AR）或 NNT 等；③连续性变量资料、非罕发的计数数据及较多分类的等级资料，效应量采用均数差值（mean difference，MD）或标准化均数差值（standardized mean difference，SMD）等；④对较少分类的等级资料或罕发的计数数据，可转化为二分类变量资料进行处理，并选用相应的效应量；⑤对类似发病密度的数据，可以使用危险比（risk ratio），也简写成 RR。

提取纳入研究的结果信息包括校正效应量及其 95% 可信区间，同时提取未校正效应量点估计值及其 95% 可信区间。结果录入到系统评价管理软件（review manager，RevMan）或统计分析软件（stata）中，以图表形式报告，常用三线表和森林图（forest plot）展示结果。

实例分析：结局指标为总生存时间（overall survival），共纳入 25 个预后研究，肾癌患者共 6278 例。效应量为风险比（HR），25 个预后研究的 HR 及其 95% 可信区间以森林图形式展示如图 32-2。

（二）异质性检验

Meta 分析前应先进行异质性检验（heterogeneity test），根据异质性检验结果判断是否估计合并效应量 HR。异质性检验方法主要有 Q 检验法与图形目测法等。若 Q 检验有统计学意义，表明存在统计学异质性，需探讨异质性来源并进行相应处理。异质性来源主要从两个方面考虑：①临床异质性，如纳入研究在研究对象、干预措施、结局观察指标等存在差异；②方法学异质性（methodological heterogeneity），如纳入研究的设计方案、偏倚风险差异明显等。

1. Q 检验及 I^2 指数　Q 服从于自由度为 k-1 的 χ^2 分布。若 $Q > \chi^2(1-\alpha)$，则 P<α，表明纳入研究间的效应量存在统计学异质性，检验水准 α 一般设为 0.10。在此基础上可进一步计算异质指数 $I^2 = \frac{Q-(k-1)}{Q} \times 100\%$，用以定量描述异质程度。若 I^2 指数为 0%～40%，表明异质性可以忽略不计；$I^2 = 30\%～60\%$，表明存在一定程度的异质性；若 $I^2 = 50\%～90\%$，表明纳入

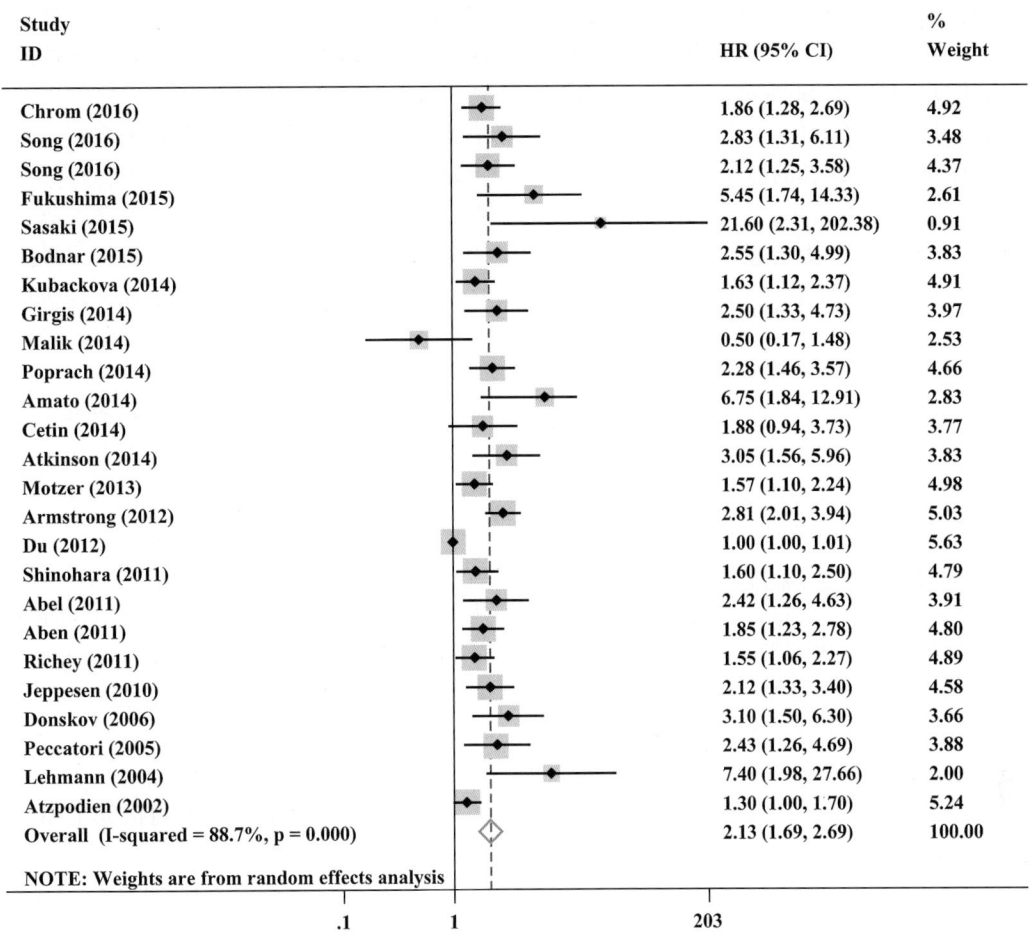

Study ID		HR (95% CI)	% Weight
Chrom (2016)		1.86 (1.28, 2.69)	4.92
Song (2016)		2.83 (1.31, 6.11)	3.48
Song (2016)		2.12 (1.25, 3.58)	4.37
Fukushima (2015)		5.45 (1.74, 14.33)	2.61
Sasaki (2015)		21.60 (2.31, 202.38)	0.91
Bodnar (2015)		2.55 (1.30, 4.99)	3.83
Kubackova (2014)		1.63 (1.12, 2.37)	4.91
Girgis (2014)		2.50 (1.33, 4.73)	3.97
Malik (2014)		0.50 (0.17, 1.48)	2.53
Poprach (2014)		2.28 (1.46, 3.57)	4.66
Amato (2014)		6.75 (1.84, 12.91)	2.83
Cetin (2014)		1.88 (0.94, 3.73)	3.77
Atkinson (2014)		3.05 (1.56, 5.96)	3.83
Motzer (2013)		1.57 (1.10, 2.24)	4.98
Armstrong (2012)		2.81 (2.01, 3.94)	5.03
Du (2012)		1.00 (1.00, 1.01)	5.63
Shinohara (2011)		1.60 (1.10, 2.50)	4.79
Abel (2011)		2.42 (1.26, 4.63)	3.91
Aben (2011)		1.85 (1.23, 2.78)	4.80
Richey (2011)		1.55 (1.06, 2.27)	4.89
Jeppesen (2010)		2.12 (1.33, 3.40)	4.58
Donskov (2006)		3.10 (1.50, 6.30)	3.66
Peccatori (2005)		2.43 (1.26, 4.69)	3.88
Lehmann (2004)		7.40 (1.98, 27.66)	2.00
Atzpodien (2002)		1.30 (1.00, 1.70)	5.24
Overall (I-squared = 88.7%, p = 0.000)		2.13 (1.69, 2.69)	100.00

NOTE: Weights are from random effects analysis

图 32-2　乳酸脱氢酶升高对肾癌患者总生存时间森林图

研究的效应量存在较明显的异质性；当 $I^2 = 75\% \sim 100\%$ 时，表明异质性明显，需探讨异质性来源，考虑进行亚组分析、Meta 回归等，甚至放弃 Meta 分析。

需注意：①Q 检验的检验效能较低，若纳入研究的数目较少，有时不能检出异质性，出现假阴性结果；②若纳入研究过多，即使研究间结果是同质的，也可能出现 $P<\alpha$ 情况，即异质性检验有统计学意义。故对 Q 检验结果的解释要慎重，需要结合异质指数 I^2 及森林图进行综合判断。

实例分析：总生存时间（overall survival）为结局指标，共纳入 25 个预后研究，如图 32-2 中，Q 检验，$P<0.001$，$I^2 = 88.7\%$，表明异质性检验有统计学意义，且 $I^2>75\%$，提示异质性比较明显，应探讨异质性来源。

2. 图形法　目测一些图形也可展示和判定异质性。如 Forest 图（森林图）、标准化 Z 分值图、Radial 图、L'Abbe 图等。其中通过目测森林图中的可信区间重叠程度，借以判断异质性最常用。若可信区间大部分重叠，无明显异常值，一般可认定同质性较好。

实例分析：Malik2014 研究结果 HR<1，离群于其他 24 个预后研究结果（HR>1）；且大部分预后研究 HR 可信区间不重叠，均提示纳入 25 个预后研究的 HR 异质性比较明显（图 32-2）。故本实例使用亚组分析探讨异质性来源，同时采用随机效应模型估计合并 HR 及其 95% 可信区间。

（三）合并效应量估计及其假设检验

在异质性检验基础上，选用适当方法进行合并分析。若异质性不明显，同时假定理论效应量为某一固定值，即纳入研究效应量间的差异由机遇造成，可采用固定效应模型（fixed effect model）估计合并效应量；若存在一定程度异质性，且假定理论效应量不固定、服从于某种分布类型（如正态分布），可采用随机效应模型（random effect model）；若异质性明显，可考虑亚组分析、Meta 回归分析直至放弃汇总分析，只对结果进行定性描述。

合并效应量估计及其假设检验方法较多，如固定效应模型就有 Mantel-Haenszel 法、方差倒置法（Inverse-variance methods）、Peto 法等。其中 Mantel-Haenszel 法较常用。估计合并效应量及进行异质性检验，通常借助一些现成的分析软件来完成，简便易行，首推 Rev-

Man 软件。但对于预后研究的 Meta 分析,一般采用 Stata 软件。

1. 估计合并效应量及其 95% 可信区间　本章实例中,效应量采用 HR,合并 HR=2.13,95%CI(1.69,2.69),表明,高血清 LDH 患者的总生存时间(OS)变差(图 32-2)。

2. 合并效应量的假设检验　Z 检验 $Z = \dfrac{\ln HR_{MH}}{\sqrt{Var(\ln HR_{MH})}}$,统计量 Z 服从于 u 分布(外文文献常用 Z 分布表示),用于检验合并效应量是否有统计学意义。

本章实例中,合并效应量假设检验的 P<0.001,说明合并 HR 有统计学意义,肾细胞癌的预后与血清乳酸脱氢酶水平有关的结论可以确认。

三、亚组分析与 Meta 回归

Meta 分析一直存在"苹果和橘子"之争,争论的焦点就是异质性问题。强行将差异明显的原始研究结果合并在一起,实际意义不大甚至出现误导。一般认为存在统计异质性且 $I^2 > 75\%$ 时,需进一步从临床异质性和方法学异质性两个方面探讨异质性来源。常用的方法包括亚组分析和 Meta 回归。

(一)亚组分析

亚组分析是将所有研究对象的数据分为多组,进行组间比较。亚组分析既可用作探讨异质性来源,即探讨效应量的差异是否与人群或干预特征(如剂量或持续时间)等有关;也可用于探讨特定患者群体、特定干预类型效果或其他特定研究问题等。亚组分组形式一般包括两种,①按研究对象特征分为两个或多个子集,如按照性别分为男性和女性两个亚组;②按照研究特征分组,如按不同的研究场所进行分组。

亚组分析属于观察性研究,而非随机比较,可左右未来的研究方向,产生误导。随着亚组分析的次数增加,假阳性结果将迅速增加。故在解读亚组分析结果时应注意:①亚组分析是预先设置或事后分析;②结果是否有间接证据支持;③差异程度有无实际意义;④亚组间的差异是否有统计学意义;⑤关联证据是来自同一研究亚组还是不同研究亚组等。

实例分析:结局指标总生存时间(overall survival),共纳入 25 个预后研究,Q 检验,P<0.001,$I^2=88.7\%$,提示异质性比较明显,进而探讨不同种族、阈值、分析类型、肿瘤分型等亚组下的合并 HR 及其 95% 可信区间(表 32-3)。

(二)Meta 回归

在临床研究中,即使研究目的完全相同,总会或多或少地存在一些差别。如在设计方案、药物生产厂家、剂量、研究对象特征、病情轻重、随访观察时间等方面有所不同,这些都是异质性的潜在来源。若这些因素

表 32-3　以总生存时间为结局指标的亚组分析

亚组	病例数	研究个数	HR(95%CI)	P 值	模型	异质性	
						I^2	P 值
总生存时间	6278	25	2.13(1.69,2.69)	<0.001	随机	88.7%	<0.001
种族							
亚裔	1206	6	2.22(1.27,3.87)	0.005	随机	86.4%	<0.001
白人	5072	19	2.06(1.73,2.44)	<0.001	随机	54.3%	0.003
阈值							
1.5ULN	4414	13	1.96(1.43,2.68)	<0.001	随机	87.9%	<0.001
其他	1864	12	2.21(1.73,2.83)	<0.001	随机	59.4%	0.004
分析类型							
多变量	5016	21	2.11(1.63,2.71)	<0.001	随机	89%	<0.001
单变量	1262	4	1.98(1.52,2.56)	<0.001	固定	43.3%	0.152
肿瘤分型							
所有分期	1159	5	2.41(1.09,5.32)	0.03	随机	77.8%	0.001
转移	4686	18	2.02(1.57,2.59)	<0.001	随机	89.3%	<0.001
未转移	432	2	3.67(1.32,10.13)	0.012	随机	52.8%	0.146

来源文献:Shen J et al. PLoS ONE 11(11):e0166482

能够被准确测量,可选用 Meta 回归模型,估计合并效应量。

$$\theta_i = \beta_0 + \beta_1 \times X_1 + \cdots\cdots + \beta_p \times X_P + e_i$$

其中 β_0 为固定效应量。若无混杂的影响,$\beta_1,\cdots\beta_p = 0$,则 Meta 回归模型可简化为固定效应模型。Meta 回归模型可适用于预后研究的不同类型,也可用于敏感性分析。但易产生聚集性偏倚,特别是当资料不齐或纳入分析的研究数目较少时,如 <10 个时不宜进行 Meta 回归分析。尽管上述回归模型考虑一些混杂因素,仍不能完全解释研究间的变异,可进一步在模型中加入随机效应项,该模型则成为混合效应模型。

$$\theta_i = \beta_0 + \beta_1 \times X_1 + \cdots\cdots + \beta_p \times X_P + u_i + e_i$$

其中 u_i 为随机效应项。混合效应模型的参数估计可采用加权最小二乘法或极大似然估计法,用来解释已知的异质性来源。但存在 2 大缺点:①如果研究个数目较少,如 <10 个,则不能建立混合效应模型;②不能进行剂量反应回归分析等。

除 Meta 回归模型与混合效应模型外,其他相关的方法还有:累积 Meta 分析、迭代随机效应模型、多水平 Meta 分析模型及贝叶斯 Meta 分析等。

四、敏感性分析

为考察 Meta 分析结果的稳健性,常常采用敏感性分析。敏感性分析(sensitivity analysis)通过改变纳入标准(特别是那些尚有争议的研究)、排除低质量的研究、或采用不同统计方法/模型分析同一组资料,观察 Meta 分析结果的变化情况,以考察结果的稳定性。如在排除某个低质量研究后,重新估计合并效应量,并与未排除前的 Meta 分析结果进行比较,若排除后的结果未发生大的变化,说明结果较为稳健可信;若排除后得到差别较大甚至截然相反结论,说明结果的稳健性差,提示存在与干预措施效果相关、重要、潜在的偏倚因素,需进一步明确争议的来源,在解释结果和下结论时应非常慎重。

第四节 预后系统评价实例的剖析与评价

一、实例题目及来源

Shen J,Chen Z,Zhuang Q,Fan M,Ding T,Lu H, et al. (2016) Prognostic Value of Serum Lactate Dehydrogenase in Renal Cell Carcinoma:A Systematic Review and Meta-Analysis. PLoS ONE 11 (11): e0166482. doi:10.1371/journal. pone. 0166482

二、实例文献摘要

题目:乳酸脱氢酶在肾细胞癌中的预后价值:系统评价和 Meta 分析

背景:最近有很多研究表明,血清乳酸脱氢酶(LDH)水平与肾细胞癌(RCC)的预后有关。该 Meta 分析旨在评估肾细胞癌(RCC)患者血清 LDH 的预后价值。

方法:系统检索 PubMed,Embase 和 Web of Science 等数据库(时间截至 2016 年 6 月 14 日之前)中所有血清 LDH 与 RCC 预后结果相关文献。提取并汇总分析了总生存期(OS)和无进展生存(PFS)的风险比(HR)及其 95% 可信区间(CI)。

结果:该系统评价纳入 29 项研究,包括 6629 例 RCC 患者。血清 LDH 水平升高者的 OS 较低[HR = 2.13,95%CI(1.69,2.69),P<0.001]。Meta 分析显示,血清 LDH 水平升高是 PFS 的阴性预后因素[HR = 1.74,95%CI(1.48,2.04),P<0.001]。亚组分析显示不同肿瘤类型中血清 LDH 升高者的存活率均较差。血清 LDH 升高的 RCC 各期患者的 OS 变差[HR = 2.41,95%CI(1.09,5.32)],转移性 RCC 的 OS、CSS 低[HR = 2.62,95%CI(1.57,2.59);HR = 1.79,95% CI(1.49,2.15)];非转移性 RCC 的 OS 低[HR = 3.67, 95%CI(1.32,10.13)]。血清 LDH 升高者在不同阈值、分析类型和种族亚组的预后均较差。

结论:该研究结果显示血清 LDH 水平与 RCC 预后结果高度相关,可用作一种有价值的预后生物标志物。

三、系统评价/Meta 分析解读和点评

与原始研究一样,对系统评价这类二次研究同样需进行质量评价,分别从报告质量和方法学质量两个方面展开。对报告质量,基于预后研究的系统评价可选择 PRISMA 报告规范(Preferred Reporting Items for Systematic reviews and Meta-Analyses,PRISMA)为评价工具;在此基础上评价方法学质量,即三性评价:真实性评价、临床重要性评价和适用性评价。其中系统评价结果真实与否是方法学质量评价的基础,可选用 AMSTAR 评价工具。

(一)预后系统评价的报告质量

系统评价/Meta 分析的报告规范包括 27 个条目(表 32-4),分别从题目、摘要、前言、方法、结果、讨论等提出了撰写标准和规范,可评价报告质量。

实例报告质量评价结果:该系统评价明确说明了按照 PRISMA 2009 报告规范进行撰写(Page 10),27 个条目中报告了 24 个条目,3 个条目未报告或报告不

表 32-4　PRISMA 评价标准

部分/标题	编号	条　目	报告页码
题目			
题目	1	能够确证该报告为系统综述或 Meta 分析,或二者皆是	Page 1
摘要			
结构式摘要	2	应提供结构式摘要,包括缘由、背景、目的、资料来源、研究入选标准、受试者、干预措施、质量评价、合并方法、结果、局限性、结论和主要结果的意义,系统综述注册号	Page 1
前言			
立题依据	3	阐明当前情况下做该系统综述的缘由	Page 2
目的	4	提出清晰、明确的研究问题,包括研究对象、干预措施、对照、结局指标和研究类型(PICOS)	Page 2
方法			
研究计划书与注册	5	说明系统综述是否有计划书,如果有给出获取途径(例如网址),并提供注册信息,包括注册号	No
入选标准	6	入选标准应详述研究特征(如 PICOS,随访时间),报告特征(如年份、语种、发表状态),并给出合理的说明	Page 2
资料来源	7	阐述所有检索到的资料来源(如检索数据库的范围及起止日期,有无联系文献作者以进一步检索其他的研究)并注明最近一次的检索时间	Page 2
检索	8	详述至少一个电子数据库的检索策略,包括所作的任何限定,以便可以被重复	Page 2
研究筛选	9	阐明研究筛选的过程(即如何筛选、选中纳入系统综述以及可应用于 Meta 分析的研究)	No
资料收集	10	描述资料提取的方法,包括从研究报告(例如预提取表格、独立提取、重复提取)以及任何向研究者获取和确认资料的过程	Page 2
数据提取项目	11	列出和定义所有提取资料的项目(如 PICOS,基金来源),以及对项目所作的任何假设或简化	Page 2
各预后研究存在的偏倚风险	12	描述评估单个研究偏倚风险的方法(包括是否具体到研究或结局水平),以及在数据综合时如何利用该信息	Page 3
合并效应量	13	说明主要的合并效应量(如相对危险度、均数差)	Page 3
合并结果的方法	14	描述数据处理和合并结果的方法,如进行了 Meta 分析,则报告异质性检验方法(如 I^2 统计方法)	Page 3
研究存在的偏倚风险	15	详细阐明任何影响到累积证据的偏倚风险评估(如发表偏倚,在研究中有选择地报道)	Page 3
其他分析	16	应描述其他的分析方法(如敏感性分析、亚组分析和 Meta 回归),且应指出哪些是预先制订	Page 3
结果			
预后研究筛选	17	给出筛选研究的数量、评价的方法、每个阶段纳入和排除的原因	Page 3~4
预后研究特征	18	详述每个研究资料提取的具体特征(如样本含量、PICOS、随访时间)并提供参考文献	Page 5

续表

部分/标题	编号	条　目	报告页码
预后研究中存在的偏倚	19	详述每个研究中可能存在的偏倚风险评估结果,如果可能还应说明结局层面的评估	No
各研究结果	20	应考虑所有结局(利与弊),每个研究应给出:a)每个干预组的简要总结;b)效应量估计和可信区间,并辅森林图	Page 7～8
合并的结果	21	详述每个 Meta 分析的结果,包括可信区间和异质性检验	Page 7～8
研究间的偏倚	22	给出研究评价过程中所进行的任何风险评估的结果	Page 9
其他分析结果	23	如果进行了其他分析(如敏感性分析、亚组分析和 Meta 回归),应给出分析的结果	Page 9
讨论			
证据总结	24	总结主要结果,包括每一个主要结局的证据强度,并分析其与相关人群(如卫生保健提供者,用户,决策者)的关联性	Page 8
局限性	25	讨论研究层面和结局层面的局限性(如偏倚风险),以及系统综述的局限性(如检索不全面、报告偏倚等)	Page 10
结论	26	依据当前可得全部证据解释结果,并提出对未来研究的提示	Page 10
资助			
资金来源或资助情况	27	阐明系统综述的资金来源和其他资助(如资料的提供),说明资助者在完成系统综述中所起的作用	Page 1

充分,依次是条目 5(研究计划书与注册)、条目 9(研究筛选)、条目 19(预后研究中存在的偏倚风险评价结果)。

综上,该预后研究系统评价的报告质量尚可,报告达标率为 89%。进一步使用 AMSTAR 评价其方法学

质量。

(二) 预后系统评价的方法学质量

AMSTAR 表(a measurement tool for systematic reviews,AMSTAR)(表 32-5)包括 11 个条目,侧重评估预后系统评价的方法学质量。

表 32-5　AMSTAR 评价工具

题　目	解　释	评价
1. 是否事先做了周密地设计?	系统评价开始前是否设置好研究问题及纳入标准。	否
2. 是否两人以上完成文献筛选及数据提取?	至少两人独立完成数据提取以及提供解决争议的方法。	是
3. 是否全面系统地进行了文献检索?	至少应检索两个以上电子文献数据库。同时报告年份、具体数据库(如 Central、EMBASE、MEDLINE)、关键词、主题词以及检索策略等。除此之外,作为补充,应进一步检索所获文献的参考文献,补充检索述评、综述、教材以及与该领域专家联系,查找可能遗漏的文献。	是
4. 是否文献发表类型(如)被用作纳入标准的依据?	作者应声明是否检索了所有类型的文献,以及是否基于文献类型与发表年代,排除了某些文献。	是
5. 是否提供了文献(纳入与排除)清单?	所有纳入与排除的文献清单应同时提供?	是
6. 是否提供并描述了纳入文献的基本特征?	有关纳入文献的研究对象、干预措施、结局等主要数据应以汇总表形式列出,同时应包括年龄、性别、种族、社会经济状态、疾病、病程、病情以及并发症等特征。	是
7. 是否对纳入文献的质量进行了严格评价?	相应的评价方法应事先给出(如干预性试验是否只选择那些 RCT 试验研究?)	是

续表

题　目	解　释	评价
8. 纳入文献的质量评价结果是否被用于形成最终的结论?	所有系统评价的分析、结论与推荐意见等,均应有方法学质量评价结果的支持。	是
9. 汇总分析的方法是否合适?	应评价异质性(如卡方检验与 I^2),若存在异质性,考虑随机效应模型以及临床异质性?	是
10. 是否评估了发表偏倚的可能性?	评估发表性偏倚需要借助漏斗图或其他统计检验方法。	是
11. 是否申明了潜在的利益冲突?	系统评价及其纳入的文献的资助来源及潜在的利益冲突应明确报告。	是

注:评价结果选项(1. 是;2. 否;3. 不能回答;4. 不适用)

实例方法学质量评价结果:使用 AMSTAR 评估结果表明,11 项标准中,回答"是"为 10 项,回答"否"者仅有 1 项,即标准 1(是否事先做了周密地设计?)。表明该预后系统评价的方法学质量整体良好。

(康德英)

参 考 文 献

1. 唐金陵,Paul Glasziou. 循证医学基础. 第一版. 北京:北京大学医学出版社,2010

2. 刘鸣. 系统评价、Meta 分析设计与实施方法. 北京:人民卫生出版社,2011

3. Sharon E. Straus. Evidence-Based Medicine: How to practice and teach it. 4th Edition. Edinburgh:Churchill Livingstone,2011

4. Higgins J,Green S. Cochrane Handbook for Systematic Reviews of Interventions. England:John Wiley & Sons Ltd,2008

5. Shen J, Chen Z, Zhuang Q, et al. Prognostic Value of Serum Lactate Dehydrogenase in Renal Cell Carcinoma:A Systematic Review and Meta-Analysis. PLoS ONE,2016,11(11):e0166482

6. Pang Q,Qu K,Zhang JY, et al. The Prognostic Value of Platelet Count in Patients With Hepatocellular Carcinoma:A Systematic Review and Meta-Analysis. Medicine,94(37):e1430

7. Chitnis AS,Aparasu RR,Chen H,et al. Effect of certain angiotensin-converting enzyme inhibitors on mortality in heart failure:A multiple-propensity analysis. Research in Social and Administrative Pharmacy,2012,8 (2):145-156

8. Heng DY,Signorovitch J,Swallow E,et al. Comparative Effectiveness of Second-Line Targeted Therapies for Metastatic Renal Cell Carcinoma:A Systematic Review and Meta-Analysis of Real-World Observational Studies. PLoS ONE,2014,9(12):e114264

9. Rolf PKreutz, Eric J Stanek, Ronald Aubert, et al. Impact of Proton Pump Inhibitors on the Effectiveness of Clopidogrel After Coronary Stent Placement: The Clopidogrel Medco Outcomes Study. Pharmacotherapy,2010,30(8):787-796

10. LEWIS JD, Ferrara A, Peng T, et al. Risk of Bladder Cancer Among Diabetic Patients Treated With Pioglitazone: interim report of a longitudinal cohort study. Diabetes Care,2011,34(4):916-922

11. Glasgow R E,Emmons K M. How can we increase translation of research into practice? Types of evidence needed. Annu Rev Public Health,2007,28:413-433

12. Wang XQ, Ryder J, Gross SA, et al. Prospective analysis of clinical and cytogenetic features of 435 cases of MDS diagnosed using the WHO (2001)classification:a prognostic scoring system for predicting survival in RCMD. Int J Hematol,2009,90(3):361-369

13. 林果为,王小钦,陈世耀. 现代临床流行病学. 第三版. 上海:复旦大学出版社,2014:105-117

14. Fey MF,Buske C,ESMO Guidelines Working Group. Acute myeloblastic leukaemias in adult patients:ESMO Clinical Practice Guidelines for diagnosis, treatment and follow-up. Ann Oncol,2013,24(6):138-143

15. Wolach O,Stone RM. Is it time to change conventional consolidation chemotherapy for acute myeloid leukemia in CR1? Curr Opin Hematol,2015,22(2):123-130

第 33 章　经济学研究的系统评价/Meta 分析

第一节　概述与现状

医疗卫生技术的不断进步显著地延长了人类预期寿命,极大地提高了人类健康水平,但有限医疗卫生资源与人类无限增长的健康需求间的矛盾却日益加剧。这迫使卫生政策决策者需要在医疗卫生技术的健康收益价值与其对应的成本之间进行科学权衡和优化,以实现资源利用效率最大化。若不考虑健康收益与其对应成本间的取舍,无标准、无限制的推广新型医疗卫生技术,可能导致医疗系统的低效运转,并造成整个社会(包括公共与个体)经济资源的浪费,最终对个体乃至社会产生非常不利的影响。在制定临床诊疗指南或政策决策时,若仅基于临床疗效证据来判断医疗卫生技术收益的做法亦过于片面,且基于单一维度的政策制定可能会造成执行性欠佳的后果。因此,新型医疗卫生技术在确保安全、有效、适用的前提下,再得到经济学证据的支撑尤为重要。近年来,卫生政策决策者开始重视对医疗卫生技术开展经济学研究(Economic evaluation,EE),即探索如何优化配置有限的医疗卫生资源以最大化社会健康收益。在经济学研究数量不断增加、质量不断提高的过程中,也有研究者开始针对经济学研究开展系统评价(systematic review,SR),由此催生出一类新型系统评价——经济学研究系统评价(systematic reviews of economic evaluations,SR-EEs)。SR-EEs 是针对某一疾病的某些干预措施的所有相关经济学研究,系统分析不同经济学研究结果的差异,为决策提供经济学综合分析证据。经济学研究可以为决策制定者提供原始证据,SR-EEs 则可通过整合同一主题下所有相关原始研究结果,提高证据等级,提出强度更高、更精准的政策建议。

一、经济学研究概述

(一)经济学研究的基本概念
面对医疗卫生资源稀缺的客观情况,如何有效配置和最佳利用有限资源、提高配置和利用效率,成为各个国家、地区、组织乃至个人都必须正视的问题。经济学研究正是应用经济学等相关学科的理论和方法,研究卫生领域有关医疗卫生资源利用的经济问题和经济规律,探索人们对生命和健康需求的无限性与医疗卫生资源的有限性这种矛盾的现象根源,为资源的优化配置和高效利用提供科学依据的一类研究。当前,经济学评价在医疗卫生领域的应用十分广泛,主要包括:①公共卫生领域,通过经济学评价方法分析并选择最有效率的预防保健措施,或选择最需要实施预防保健措施的人群;②医疗决策领域,评价并比较疾病的各种诊治方案,做出治疗风险小、成本低而疗效好的最佳临床决策;③卫生技术评估领域,了解各项新技术的成本及对个体健康状况的改善,辅助采购和使用等决策;④药物经济学评价,评价药品的性价比,用以指导新药研发和市场推广、药品定价、医保报销目录准入评估、及为临床合理用药提供技术支持与指导等。

经济学研究的内容可用 1993 年 Kozma 等提出的 ECHO 模型来阐述:将疾病和干预措施对患者产生的影响分为 3 个方面:经济产出(economic outcomes)、临床产出(clinical outcomes)和人文产出(humanistic outcomes)。①经济产出指疾病或干预措施引起的资源使用或成本消耗,如:疾病可能使患者身体残疾而导致劳动力损失;针对疾病采取的治疗措施会消耗医疗资源而产生成本;但同时可能通过治愈疾病让患者恢复劳动力等。②临床产出指疾病或治疗方案给患者带来的临床指标的变化,如:高血脂患者的直接临床表现为血脂水平高于正常值,从长期来看将增加患者发生脑卒中、冠心病和脂肪肝等风险。③人文产出指疾病或干预措施引起的患者主观感受的变化,主要指对健康相关生命质量(Health-related quality of life,HRQoL)的影响。HRQoL 是一个多维概念,主要体现在与患者健康或疾病相关的躯体功能(physical function)、心理功能(psychological function)和社会功能(social function)3 个维度上。如:强直性脊柱炎患者脊柱活动程度严重受限,影响患者的正常躯体功能;且因疼痛、活动受限也给患者带来心理上的焦虑,进而影响正常的社会交往。经济学研究通常将经济产出归为成本范畴,而将临床产出和人文产出归为健康产出范畴。

(二)经济学研究的分类

从研究的完整性看,经济学研究可分为完整经济学研究(Full EEs)与部分经济学研究(Partial EEs)2类。完整经济学研究需要满足 2 个条件:①同时评估≥2 个干预措施;②同时评估干预措施的医疗成本与健康产出。部分经济学研究是指不满足以上两项条件中任何一项的经济学研究。

完整经济学研究旨在全面描述、测量、比较和评估其关注的备选干预措施(如干预措施 A 与对照措施 B)的投入和健康产出。根据健康产出测量单位不同,完整经济学研究可进一步划分为成本-效果分析(Cost-effectiveness analysis,CEA)、成本-效用分析(Cost-utility analysis,CUA)和成本-效益分析(Cost-benefit analysis,CBA)。CEA 研究一般以货币形式计量成本,以临床自然单位计量健康产出,如血压下降数值、卒中发生次数等。CUA 可认为是 CEA 的一种特殊类型,以货币形式计量成本,通常以质量调整生命年计量健康产出。CBA 的健康产出与成本均以货币形式计量,故不仅适用于医疗卫生项目之间的比较,还可用于医疗卫生项目与其他领域项目之间的比较。

完整经济学研究因同时比较分析不同备选干预措施的成本(资源使用)和健康产出(结果),有别于只关注成本或资源使用的经济学描述分析或部分经济学研究,故完整经济学研究优于部分经济学研究,是各国临床指南制定与卫生政策决策制定中更倾向于采纳的研究证据类型。仅在某一特定研究主题下没有完整经济学研究时,才会考虑开展或参考部分经济学研究。

部分经济学研究又包括结果描述(outcome description)、成本描述(cost description)、成本-效果描述(cost-outcome description)、临床效果评估(effectiveness evaluation)与成本分析(cost analysis)几种研究类型。

除以上根据研究完整性分类外,经济学研究还可依据其采用的分析方法分为基于模型的经济学研究(model-based EEs)和基于临床试验的经济学研究(trial-based EEs)。基于模型的经济学研究一般通过检索各种数据来源确定模型输入参数,构建模型,计算干预措施的成本-效果。基于临床试验的经济学研究一般伴随临床试验的开展同步收集成本和临床效果数据,用于经济学研究分析。存在基于真实世界中医院病历或患者注册数据等数据来源开展的经济学研究,以及不同分析方法相互结合开展的混合设计经济学研究。

预算影响分析(budget impact analysis,BIA)是卫生经济学研究中 1 种比较特殊的研究类型,是测算纳入新的药品或治疗方案后对医保基金产生影响的一种分析方法。通过测量医保基金对新干预措施的可负担性,来判断新干预措施是否应纳入医保报销目录。BIA 可作为一个独立的研究,也可以作为伴随完整经济学研究的一部分。临床实践指南(Clinical practice guideline,CPG)、药品准入和报销政策的制定中较常参考预算影响分析结果。

二、经济学研究的关键设计

为了规范和提升药物经济学研究方法的规范性和结果的可靠性,全球很多国家均已构建了适用于本国的药物经济学评价指南。1992 年 8 月澳大利亚政府率先发布本国的药物经济学评价指南,用于指导药品准入药品福利计划(Pharmaceutical Benefits Scheme,PBS)时的证据提交。随后,英国、法国、荷兰、芬兰、葡萄牙、波兰、苏格兰和加拿大等国也相继制定了本国的药物经济学评价指南。在国际药物经济与结果研究协会(International Society for Pharmacoeconomics and Outcome Research,ISPOR)官网可检获 33 个国家发布的药物经济学评价指南全文。因各国国情、卫生保健体系、药品政策及决策部门各不相同,制定药物经济学评价指南的目的也有所不同。按照指南的目的,可将各国药物经济学评价指南分为 3 类:正式指南、非正式指南和卫生经济方法学指南。①正式指南强制用于制定药品报销目录,主要由卫生部门或政府委托研究机构和行业协会制定,如澳大利亚、芬兰、苏格兰、英国国家卫生与健康优化研究院(the National Institute for Health and Care Excellence,NICE)指南等。②非正式指南,推荐用于制定药品报销目录,如丹麦、新西兰、挪威和瑞士指南等。③卫生经济方法学指南,属于研究者自发组织编写、自愿使用的指南,主要用于指导药物经济学研究设计和控制研究质量,如意大利、西班牙、中国等。我国于 2011 年发布、2015 年更新的《中国药物经济学评价指南》目前也属于卫生经济方法学指南的范畴。该指南的发布帮助规范了中国药物经济学设计,提升了研究质量,促进了医疗体制改革的科学和合理决策。

按照药物经济学评价的主要流程,药物经济学评价指南一般包括以下 10 个部分:研究问题、研究设计、成本、健康产出、评价方法、模型分析、差异性与不确定性、公平性、外推性和预算影响分析。本章着重介绍经济学研究中的关键研究设计,以期为经济学研究系统评价的开展提供质量评价基础。经济学研究关键设计点主要包括以下 9 个方面:①研究角度;②干预措施与对照选择;③研究时限;④成本的测量;⑤健康产出的测量；⑥药物经济学评价方法；⑦决策分析模型的运用；⑧差异性与不确定性；⑨结果的外推性。

（一）研究角度

经济学研究的研究角度指该研究站在何种立场和角度进行。常见的研究角度包括全社会角度（societal perspective）、医疗保健系统角度（health care system perspective）、医保方角度（insurer's perspective）、医疗提供者角度（health care provider's perspective）及患者角度（patient's perspective）等。不同研究角度下成本和健康产出的测量范围不同。

（1）全社会角度是最全面的研究角度。在该研究角度下，社会中所有由某项干预措施引起的资源消耗或付出的代价是均视为成本。这些成本可能发生在患者及其家庭，也可能发生在医疗部门，还可能发生在非医疗部门。社会中所有由该项医疗干预带来的效益也都应当包括进来，包括患者获得的效益和除患者以外的其他人获得的效益，如雇主的获益、公共医疗资金的节约等。在无特定目标读者时，建议采用全社会角度进行卫生经济学研究。

（2）医疗保健系统角度是站在医疗保健部门的立场上，考虑由某项医疗干预带来的医疗系统内资源消耗和给患者带来的效益。该研究角度下的经济学研究结果，可为医疗卫生系统的决策者提供适合的信息。

（3）医疗保险角度是指从特定医保基金的立场出发，考虑由某项医疗干预给医保基金支出带来的影响，及为医保覆盖范围内的患者所带来的效益。

（4）医疗提供者角度是指站在医疗服务提供方（主要是指医院、社区卫生服务中心等）的立场上，评价某项医疗干预措施的经济学价值。

（5）患者角度是指从患者及其家庭的立场出发，考虑实施某项干预措施给其个人及其家庭带来的资源消耗和获得的收益。因国情、指南制定目的、制订者与执行情况均存在差异，不同类别的指南在研究角度的选择上差异较大。如荷兰与瑞典推荐从全社会角度来进行经济学研究，即无论谁投入谁获利，经济学评价均应纳入所有的成本；德国则推荐使用医疗保健系统的角度来开展研究。

（二）干预措施与对照选择

在经济学研究中，研究者应全面描述纳入的各干预措施。如：当使用药品进行干预时，应描述药品名称、剂型、规格、用法用量、给药方式、合并用药和用药禁忌等。这些信息不仅是为了让决策者了解该干预措施的完整信息，也是经济学研究过程中进行成本测量所必须。

一项完整的经济学研究从理论上说，需要比较所有相互竞争的方案之间的经济性，才能找出最优方案。

但在现实疾病治疗中，同一种疾病可供选择的相互竞争的干预措施可能很多，很难在 1 项经济学研究中包括所有竞争方案，这就要求研究者在研究设计时，尽可能选择重要的干预措施作为对照。理论上讲，新干预措施应与当前最具成本-效果（Cost-effective）的治疗方案进行比较。适应证相同的常规治疗（Conventional treatment）或标准治疗（Standard treatment）也应考虑作为对照。其中，常规治疗是临床最常用的治疗方法或市场份额最大的治疗方法，而标准治疗是常规治疗中被证明效果最好的治疗方法。

（三）研究时限

经济学研究的研究时限指需要评价、观察或模拟治疗方案的时间长度。研究时限的长短取决于研究中疾病的种类、治疗目标和预期产出等。理想情况下，研究者应把治疗方案给患者带来的所有成本和健康产出全部考虑进来，即研究时限应设定为干预措施给患者的成本和健康产出带来影响的全部时间范围。

（四）成本的测量与贴现

在成本测量过程中，首先需要识别实施干预措施所引致的资源使用或所付出代价的各个项目，再赋予其货币价值，以得到最终的总成本。在成本确认过程中需注意：既要尽可能包括所有发生的成本，又要排除与所研究干预无关的成本。成本识别过程可通过以下步骤完成：①识别所消耗的资源或代价；②计数每种资源或代价的单位量；③赋予相应的货币价值。对每 1 种需要计算用量的资源：①应明确用于计算用量的单位，常见的医疗资源单位包括门诊次数、住院天数、各类检查次数、处方次数、聘请护工天数、药品用法用量及更详细的诊疗耗材单位等；②利用该计数单位计算出所消耗的资源总量；③对所识别和计数的资源赋予其货币价值（资源消耗单位数与该资源单位价格的乘积就是该资源的货币价值）。将资源消耗量以计数单位来计量，有助于进一步判断不同资源对总成本的影响程度。例如，"每位患者需要接受价值 200 元的康复治疗"和"每位患者需要接受共计 4 小时、每小时 50 元的康复治疗"，这 2 种表达方式相比，前者所揭露的信息少于后者，故前者无法判断所计数的医疗资源使用量及反映康复治疗医生服务价值的价格合理性。

按性质不同可将成本分为 4 类：直接医疗成本（direct medical cost）、直接非医疗成本（direct non-medical cost）、间接成本（indirect cost）和隐性成本（intangible cost）。①直接医疗成本指某种治疗方案所使用的医疗资源或付出的代价，如医生的时间、药品费、手术费、诊疗费、检查费、护理费、材料费、病房费和其他保健成本等。②直接非医疗成本指患者因寻求或协助医疗服务而直接使用的医疗资源以外的资源，如交通费、食宿费和营养食品费等。③间接成本指因疾病、伤残或死亡造成的患者和其家庭成员的时间和生产率损失（Productivity loss），包括休学、休工和早亡所造成的损失等。④隐性成本指因疾病或实施预防、诊断等医疗服务所引起的疼痛、忧虑、紧张等生理上和精神上的痛苦与不适。

研究者在测量成本的过程中应注意应排除或纳入的成本。如：试验方案要求受试者接受频繁的检查，这些检查在实际治疗过程中可能不会被频繁使用，只有当患者出现某些症状时才会实施，故需排除此类研究引致成本（Protocol-driven costs）。又如：处理并发症和合并症的成本时，一般只将治疗并发症的费用计入直接成本，而排除治疗合并症的费用。

成本的长期测算还涉及贴现（discount）的问题。慢性患者的治疗和费用支出是一个长期过程，不在一个时点完成，需要把不同时点的费用折算到同一时点累加。这种把未来的货币价值转化为当前价值（现值）的过程称为贴现。贴现的主要目的：①把不同时点的成本转换成同一时点的价值，使不同时点的成本可加；②使成本或产出能在同一时点进行比较。若疾病治疗时间＞1 年，就应对成本进行贴现。贴现率（Discount rate）的选择应反映社会经济发展速度、价格变化、消费者的时间偏好等多种因素，建议采用 1 年期的国家指导利率或国债利率进行贴现；使用 0%～10% 作为敏感性分析中贴现率的浮动范围。如《中国药物经济学评价指南》建议采用 1 年期的国家指导利率进行贴现；加拿大药品和卫生技术署（CADTH）推荐在主分析中使用 3% 的成本贴现率，使用 0%、5%、7%、10% 进行敏感性分析；新西兰医药管理局（Pharmaceutical Management Agency, PHARMAC）推荐在主分析中使用 3.5% 的贴现率，使用 0%～5% 作为敏感性分析中贴现率浮动的范围。

（五）健康产出的测量

经济学研究中的健康产出可分为效果、效用和效益 3 大类。

效果（Effectiveness）是指干预措施在自然状态（即非试验的现实条件）下对患者产生的治疗结果。效果指标可分为中间指标（intermediate endpoints）和终点指标（final endpoints）。中间指标通常是疾病治疗过程中短期的产出，如血压、血脂、血糖等生化指标。这些中间指标的变化在一定程度上能灵敏地反映出患者健康状况的变化，但不是患者最终健康结果的直接体现。终点指标是患者健康状况的最终表现，如避免心肌梗死、卒中的发生，及健康相关生命质量（HRQoL）的改善等。应优先选用终点指标，提高不同干预措施间的可比性。

效用（Utility）指患者或社会对某种干预措施带来的健康结果的偏好程度（Preference）。卫生经济学研究中常用的效用指标有质量调整生命年和质量调整预期寿命（quality-adjusted life expectancy, QALE）等。在 QALY 或 QALE 的计算中，患者在各种健康状态下的生存时间或期望生存时间的长短较易测量；但测量反映其生存质量的健康效用值则相对比较复杂。健康效用的测量方法有 2 种：直接测量法是指通过某种工具直观地得到受访者效用值的方法，常用直接测量法包括：模拟视觉标尺法（Visual Analogue Scale, VAS）、标准博弈法（Standard Gamble, SG）和时间权衡法（Time Trade-off, TTO）等。间接测量法是指通过健康相关生命质量量表中的问题和效用积分公式配合使用，间接得到受访者效用值的方法。常用健康相关生命质量量表（Quality of life questionnaire）可分为普适性量表（General questionnaire）与疾病特异量表（Disease-specific questionnaire）2 大类。普适性量表是指适合于测量各种疾病患者健康效用值的量表，如：欧洲五维健康量表（EuroQol-5 Dimensions, EQ-5D）、六维健康测量量表（Short-Form Six-Dimensions, SF-6D）、健康效用指数（Health Utilities Index, HUI）和健康质量量表（Quality of Well-Being, QWB）等。疾病特异量表适用于某种特定疾病状态下患者健康效用值的测量，适用面较窄，但更敏感。如：强直性脊柱炎生命质量量表（Ankylosing spondylitis quality of life questionnaire, AS-QoL）、西雅图稳定型心绞痛量表（Seattle Angina Questionaire, SAQ）和鼻炎专用量表（Rhinitis Symptom Utility Index, RSUI）等。

效益（Benefit）指使用货币单位表示的健康产出。干预措施的效益通常包括直接效益、间接效益和无形效益 3 个部分。直接效益（direct benefit）指实行某项干预措施后所节省的卫生资源，被视作直接成本的节约而被包含在成本之中。间接效益（indirect benefit）是指实行某项干预措施后所减少的患者健康时间的损失或劳动生产力恢复带来的效益。无形效益（intangible benefit）是指实行某项干预措施后减轻或者避免患者身体和精神上的痛苦，及康复后带来的舒适和愉快等。常用测量间接效益和无形效益的方法为人力资本法（human capital approach, HCA）和意愿支付法（willingness to pay, WTP）。

（六）研究评价方法

经济学研究需要比较≥2 种治疗方案的成本和产出，比较结果大致可能出现 4 种不同的结果（不考虑成本或产出相等的临界情况）。这些结果可用成本-产出象限图（Cost-effectiveness plane）表示（图 33-1）。其中，横坐标表示相比对照组，干预组的增量健康产出；

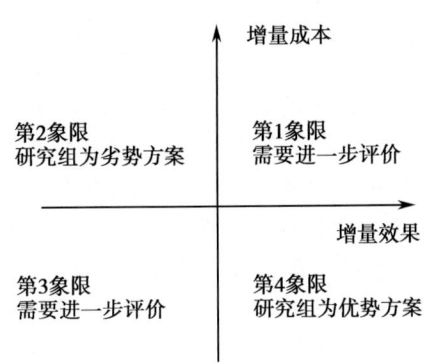

图 33-1　成本产出象限图

纵坐标相比对照组,干预组的增量成本。

在第 1 象限中,研究组相比对照组,成本和效果均增加,研究组是否具有经济学优势,需要进一步与阈值进行对比。在第 2 象限中,研究组相比对照组,成本增加,但效果降低,说明研究组是劣势方案;在第 3 象限中,研究组相比对照组,成本和效果均降低,但很难确定两组何者有经济学优势,还需进一步对比阈值;在第 4 象限中,研究组比对照组,成本降低而效果增加,说明研究组是优势方案。

在这 4 种情况中的绝对优势或绝对劣势方案,可直接得出接受或拒绝研究方案的结论,不需要进一步的增量分析。但对第 1 象限和第 3 象限中的情况仍需进一步进行增量分析。

增量分析(incremental analysis)思想来源于经济学中的边际分析,基本思路是从一个干预措施转换到另一个干预措施,计算需要增加的成本和能多获得的产出,然后计算其比值,即可得出 2 种干预措施间的相对经济性。在成本-效果分析中,此比值为增量成本-效果比(incremental cost-effectiveness ratio,ICER),反映单位效果所需的成本;在成本-效用分析中,相应的有增量成本-效用比(incremental cost-utility ratio,ICUR),鉴于效用通常使用 QALYs 来表示,ICUR 即表示获得的每增量 QALY 所消耗的成本。对成本-效益分析,由于成本与效益均由货币单位表示,一般可计算效益与成本间的比值(效益成本比)或差值(净效益),两者的差值称为净效益(net benefit,NB)。

除 CBA 拥有内生的评价标准外(B/C>1 或 B-C>0 即表明方案具有经济性),CEA 和 CUA 都需要外生的评价标准来判断方案是否具有经济性。因各国国情、医疗体系与财政实力均各不相同,尚无全球统一的外生标准来判断某项干预措施在既定医疗体系和预算约束下是否具有经济性。各国根据本国的经济发展水平和健康价值偏好等因素设定本国的阈值,如:英国 NICE 推荐使用 23 818～35 749 欧元/QALY;荷兰则采用 80 000 欧元作为 CUA 的阈值。WHO 对经济学评价阈值的推荐意见为,当 ICUR<1 倍人均 GDP 时,干预措施很具经济性;当 ICUR 介于 1～3 倍人均 GDP 间,干预措施具有经济性;当 ICUR>3 倍人均 GDP 时,表明所评价国家当前的经济水平还难以支持该干预措施的推广使用。WHO 的阈值标准被推荐使用在没有设定本国特定阈值的国家。

(七)决策分析模型的运用

作为重要的定量决策分析工具,决策分析模型被越来越多地用于药物经济学评价中。常见的 3 种决策分析模型为决策树模型、马尔科夫模型和离散事件仿真模拟模型。

(1) 决策树模型(Decision tree model)是目前较成熟的决策分析模型之一,在卫生经济学研究中,决策树模型可使研究问题结构化,提供在不确定条件下的可视化决策框架。模型从 1 个决策问题开始,研究者利用干预措施在诊疗过程中的不同效果和成本来构建决策树,并列出所有决策分支的概率和成本,进而计算干预措施的成本-效果。

(2) 马尔科夫模型(Markov model)的基本原理是:将所研究的疾病按其对健康的影响程度划分为多个不同的健康状态,根据各状态在一定时间内相互转换的概率来模拟疾病的发展过程,结合每个状态内的资源消耗和健康产出,通过多次循环运算,估计出疾病发展的产出和干预成本。

(3) 离散事件仿真模拟(Discrete event simulation,DES)是基于对疾病治疗过程中各种离散事件的发生发展的模拟,来反映疾病过程的模型。它是将疾病发生发展过程中的关键(离散)事件识别出来,在模型中按疾病发展的时间顺序模拟关键(离散)事件的发生、持续和消失,并累计关键(离散)事件产生的医疗资源消耗和对健康结果的影响的一种模型方法。其基本组成元素包括:主体(患者)、事件(在整个模拟过程中需要说明所有可能发生的事件,如疾病进展、发生不良反应、发生并发症等)和时间(事件发生、持续和消失的时间)。DES 的应用范围很广,大部分可以用马尔科夫模型的事件都可以使用该模型。相比马尔科夫模型,DES 的优点是不必设定一个固定的观察时间片段(马尔科夫模型必须设定马尔科夫周期)、多个离散事件可以同时发生(马尔科夫状态间不能重叠)、病程历史对后续进程的影响被纳入模型(马尔科夫是无记忆,即不考虑前续疾病历史的模型)。但 DES 需要大量且高质量的临床数据支持来得到各个离散事件发生的时间概率密度函数,缺乏适应模型的数据常成为限制其使用的最大障碍。

建模时,研究者应详细说明模型的假设、结构和参数来源,尽量解释其合理性。①研究者应对模型中的各种逻辑关系、使用的外推技术、模型范围、结构及数据等方面的假设进行解释和说明；分析重要假设的不确定性。②模型结构是指疾病的详细情况、治疗的临床路径、相关临床实践和因果关系等，模型结构应既简洁明了，又能反映问题的主要方面。对模型结构的介绍要表达清楚，建议用模型结构图展示。③模型参数可来自 Meta 分析、RCT 研究、观察性研究、数据库、病例资料、专家意见等各种数据来源。作为模型参数的数据应当与模型设计的特征相一致，且与干预措施作用的人群相关，研究者应明确报告模型中所有数据的来源和选择理由。④研究者应尽量报告模型的局限性、模型是否经过验证、模型的方法和结果等信息。外部效度检验可用于核对基本模型结构、假设和参数是否能合理、精确反映疾病过程和干预方案的影响。敏感性分析可用来评估模型结构假设的不确定性。模型的结果可与其他模型的结果进行比较（即跨模型比较）。

（八）差异性与不确定性

因研究环境的差异，研究设计和假设的合理性及成本、产出等的测量误差等原因，经常会出现研究内容与实际情况不一致的情况。这种不一致性可以分为差异性和不确定性 2 大类。

差异性指不同研究背景中，因某些已知因素的差异而所引起的研究对象与研究目标之间的差别。差异性反映了事物之间真实存在的差别，这种差别无法被消除。如：在不同地区或各级综合医院中，患者疾病严重程度、医疗服务项目单价、医疗程序都会存在差异。由患者异质性带来的差异性，可通过亚组分析（即按患者特征进行分层）来处理。

不确定性是因无法得知某事物的真实情况所致，反映了由于知识上或测量技术上的不完善或误差而导致的估计值与真实值之间的差异。如无法确切预测国家通货膨胀程度，因此通常采用的贴现率与真值间会存在差异。这种差异的具体原因和差异程度的大小往往很难精确估计，但的确存在。研究中的不确定性可以通过敏感性分析（Sensitivity analysis）来处理。敏感性分析是指对分析中的某个（或某几个）变量的取值进行调整后，考察最终结果（例如增量成本-效果比）的变化范围以了解研究结果的稳定性和研究结论的把握度。对某些特别敏感的影响因素，可以事先加以防范，减少干预方案实施后失败的风险。

敏感性分析可按不同角度分为许多方法。按分析因素的多少可分为单因素敏感性分析、多因素敏感性分析和概率敏感性分析；按因素的取值范围可分为阈值分析、极端值分析和情景分析（Scenario analysis）等。

（九）研究结果的可转移性和外推性

可转移性（Transferability）指将一项研究的结果从该研究人群或研究环境推广应用至其他人群或环境时的适用程度，如发展中国家的经济学研究结果可能并不能代表发达国家的情况。外推性（Generalizability）指将一项研究的研究结果从研究的抽样样本推广应用至该样本所在的总体人群时的适用程度。从定义上看，可转移性与外推性区别明显，但实际应用中经常被作为同义词混用。加之外推性是一个较一般化的概念，无论在临床试验或是经济学研究中，均存在将研究结果从样本推向抽样总体的情况，故不作单独讨论。可转移性是经济学研究特有的特征，故本章将着重讨论经济学研究的可转移性。很多原因均会影响结果的可转移性性，如：备选干预措施的可及性、医疗体系和模式、相对价格、医生激励体制等。可采用敏感性分析、数据分解及多变量分析等方法来处理在转移经济学研究结果的过程中遇到的问题。

三、经济学研究的系统评价

经济学研究的系统评价（Systematic reviews of economic evaluations，SR-EEs）是系统总结某一疾病的某些干预措施的所有相关经济学研究，分析不同经济学分析研究结果的差异，为决策提供经济学综合分析证据的一种研究。SR-EEs 始于 20 世纪 90 年代，现已成为卫生经济学评估中的一种重要研究类型。

SR-EEs 的主要目的：①明确现有的完整经济学研究是否是稳定、可靠的，不同的干预措施与对照措施的相关资源使用与增量成本的证据是否完整，这有助于决定未来是否仍要对其进行成本-效果分析；②根据系统评价的基本内容框架，汇总现有研究，规范临床与经济学产出数据，为经济学证据仍不明朗的干预措施指明未来研究方向，并为后续经济学分析提供研究方向与内容的参考；③汇总不同情境或不同国家中目标干预措施的经济学研究，帮助决策者或学者了解如何在不同备选干预措施之间进行经济学取舍。

SR-EEs 的用途可分为多用途综述（multipurpose review）、指导临床实践指南（CPGs）综述和为决策分析模型提供输入参数综述 3 种类型。前 2 种综述类型都是通过系统评价与整合某一疾病或某些干预措施下已有的经济学研究来为政策决策提供证据。即系统整理了在某一主题下所有已发表、未发表的研究结果，并展现该主题下仍需要进一步探究的问题所在，将综述结果用于指导决策或临床实践指南的制定。第 3 种综述类型是为决策模型提供输入参数的综述，一般是为支持开展决策分析模型研究而进行的一项工作。本章重点阐述前两种 SR-EEs 的研究方法。

开展经济学研究系统评价的基本方法与评估临床效果的系统评价大致相同。有很多卫生经济学相关专业的学术或专家合作组织都发布了开展 SR-EEs 的操作指南,包括 Cochrane 协作网(Cochrane Collaboration)、国际药物经济与结果研究协会(ISPOR)、约克大学国家保健服务评价与传播中心(National Health Service Centre for Reviews and Dissemination,CRD)、GRADE 工作组、指南国际网络(GIN)、美国医疗保健研究与质量局(AHRQ)、澳大利亚乔安娜布里格斯研究所(JBI)和英国国家卫生与健康优化研究院(NICE)等。保证系统评价质量的前提是完整地筛选到所有与主题相关的研究并保证评价的系统性。综述的方法和步骤包括:①形成研究问题,撰写研究计划书;②文献检索与筛选;③数据提取、偏倚风险与可转移性评价;④结果报告和数据分析;⑤讨论和结果阐释。注意:在每项具体步骤中都需要考虑不同经济学研究中测算医疗资源与成本的方法学差异及不同的研究角度与测算方法,这些因素都有可能影响研究间的可比性。研究者还应重视不同研究的地域、人群特征、基线风险因素、成本(货币)单位和研究指标等差异。

第二节　经济学系统评价的基本步骤

一、形成研究问题并撰写研究计划书(Protocol)

(一)组建多学科项目团队

开展经济学研究的系统评价(Systematic reviews of economic evaluations,SR-EEs)时,首先要组建一个多学科的工作团队,这支团队需要由在各学科中有相关专业知识与经验的学者组成,包括卫生经济(Health economic)或卫生技术评估(Health technology assessment,HTA)专家、临床专家、系统评价的方法学专家、统计学专家及信息专家(一般指图书管理员)。当开展为临床实践指南制定提供证据支持的 SR-EEs 时,团队中还应纳入一位患者代表及一位有指南制定经验的专家。

项目团队构建完成后,即需要确定当前 SR-EEs 研究是否具有利益冲突(conflicts of interest,COI)。利益冲突是指研究者个人利益与其专业职责间可能存在的偏倚和分歧,如研究人员可能会因为经济激励或其他原因而在工作中做出有偏倚的选择或决策。明确所有研究人员的利益冲突是保证系统评价过程透明无偏的前提。

(二)确定研究主题

当某个研究主题无较新、质量较好的 SR 发表时,即可针对该主题开展一项 SR-EE 研究。在开展 SR-EEs 前,可先开展范围综述(Scoping review),以了解该主题下已有的经济学证据,并确定是否有已经发表或正在进行中的相似主题的 SR-EEs。范围综述的研究结果可用于撰写研究计划书(Protocol)。

为指导制定临床实践指南而开展 SR-EEs 时,需考虑 2 点:①受时间与经济条件的限制,很难为临床实践指南中的每个临床问题都找到经济学证据。故在研究正式开展前,需与利益相关者,如医疗服务提供方、医疗保险支付方、政策制定者、指南起草者和患者等商讨确定主要关注的、需要经济学证据支持的临床问题;②某一临床实践指南所需的 SR-EEs,最好在已完成、针对临床效果的 SR 基础上开展。以便用临床效果的 SR 研究结果指导研究者进行 SR-EEs 时选择更合适的研究问题。如效果研究 SR 中没有纳入的干预措施,在开展 SR-EEs 时同样可以考虑排除在外。

(三)撰写研究计划

开展 SR-EEs 是一项非常复杂的研究过程,研究者需要做出很多判断与决策。为了最大限度地降低评价过程中可能产生的潜在偏倚,需要保证研究者的判断不被所要评价的个别研究的研究结果所干扰。如:研究者可能在系统评价正式开展前了解 1 项很可能被纳入该系统评价的原始研究的研究结果,这可能会影响研究者的后续判断与选择,包括对所要系统评价的问题的确定、研究纳排标准的确定、干预措施及结果指标的选择等。因系统评价的回顾性特征,在研究正式开展前确定并详细记录系统评价方法非常重要。撰写研究计划并发表可降低研究者的偏倚,提高研究方法与研究过程的透明性。

研究计划书中一般需要包括:系统评价题目,研究时间规划(起止时间),研究团队(姓名、联系方式、资助来源和利益冲突)、研究背景、研究目的、研究问题、检索策略、数据提取方法(提取信息遴选与编码)、可外推性评估、偏倚风险评估、数据分析方法、报告模式、致谢、参考文献和附录(文献质量评价工具与数据提取表格等)。

研究背景应描述所研究主题已有的研究结果,阐述开展本研究的出发点,及本研究结果的潜在使用者,如临床专家、决策者和患者等。研究问题一般采用 PICO 原则确定,即包括需要评价的研究对象(Patient)、干预措施(Intervention)、对照措施(Comparison)和评价结果指标(Outcome)4 个部分。经济学研究中的对照措施常选用其他有效药物或常规治疗;评价结果指标不仅需要考虑效果(包括疗效、生命质量和安全性等),还需要考虑成本,因此结果多以成本-效果比或增量成本-效果比表示。撰写研究计划书时可以参考系统评价和 Meta 分析研究计划书推荐报告条目(Preferred Reporting Items for Systematic Reviews and Meta-analyses Protocols,PRISMA-P)清单(表 33-1),PRISMA-P

清单是由 Larissa Shamseer 等人于 2015 年提出的,包括 17 个条目,该清单中详细列出了研究计划书中所必须包含的内容。

表 33-1　系统评价和 Meta 分析研究计划书推荐报告的条目(PRISMA-P,2015 清单)

章节和主题	编号	清 单 条 目
管理信息		
标题:		
识别	1a	明示此报告是系统综述的研究计划书
更新	1b	如果此研究计划书是对已有系统综述的更新,应加以明确
注册	2	如果此研究计划书已注册,提供注册处(如 PROSPERO)和注册号
作者:		
联系方式	3a	提供参与撰写研究计划书的所有作者的姓名、单位、电子邮箱;提供通讯作者的详细通讯地址
贡献	3b	描述研究计划书中每位作者的贡献,并明确综述质量的责任人
修正	4	如果此研究计划书是对已完成或已发表研究计划书的修正,请明示并列出具体的改动部分 若此研究计划书为第一版,则应阐述未来对计划书作出修正时将要采取的记录方法
资助:		
来源	5a	明示此系统综述的资金来源或获得的其他资助
资助者	5b	明示资助基金或资助人名称
资助者的角色	5c	描述资助基金、资助者和/或资助机构在综述中所扮演的角色
简介		
理论基础	6	介绍当前已知的研究理论基础
目的	7	针对研究对象(Patient)、干预措施(Intervention)、对照措施(Comparison)和结果指标(Outcome)4 个方面(即 PICO 原则)提出所需要解决的清晰明确的研究问题
方法		
纳入标准	8	将指定的研究特征(如 PICO、研究设计、试验场所和研究时限)和报告特征(如检索年限、语种和发表情况)作为研究的纳入标准,并给出合理的说明
信息来源	9	描述所有信息来源(如电子数据库、是否联系研究作者获得原文、试验注册数据库或其他灰色文献数据来源)以及计划检索的时间范围
检索策略	10	至少说明在一个数据库进行检索的方法,包含使用的所有检索策略,使得检索结果可以重现
研究记录:		
数据管理	11a	描述系统综述过程中处理记录和数据的方法
研究选择过程	11b	说明在系统综述的每个步骤中(即初筛、纳入、综合后纳入 Meta 分析),筛选研究的过程(包括是否由两名研究人员各自独立筛选)
提取数据	11c	描述提取资料的方法(如预提取表格、独立提取、重复提取),以及任何向原始研究作者获取或确认信息的过程
数据条目	12	列出并说明所有需要提取的变量(如 PICO 条目、资助来源)以及预先做出的任何推断和简化
结局和优先顺序	13	列出并定义所有结果指标,明确主要产出和次要产出指标的优先顺序,并陈述理由
单个研究的偏倚风险	14	描述预期的评价经济学研究偏倚风险的方法(说明评价是针对研究层面还是针对研究结果层面),报告偏倚风险信息将数据分析中如何发挥作用

续表

章节和主题	编号	清单条目
数据分析	15a	描述研究结果定量分析的标准
	15b	若数据适合进行定量分析,明确将要计算的统计指标,描述处理、合并数据的方法,包括定量评价统计学异质性的方法(如 I^2,Kendall's τ)
	15c	描述其他统计分析方法(如敏感性分析、亚组分析、Meta-回归等)
	15d	若数据不适合进行定量分析,描述拟采用的数据归纳方法
Meta-偏倚	16	明确计划采用的 Meta-偏倚评价方法(如发表偏倚和研究选择偏倚)
证据质量分级	17	描述如何进行证据质量分级(如 GRADE)

制定研究计划书的初衷是让系统评价可以严格按照计划执行,但有时在评价过程中还是需要对研究设计做一些必要的调整。与随机对照临床试验的研究计划书相同,系统评价也会在患者纳入、数据收集、结果评价(如事件发生率)等方面遇到一些未曾预料到的情况,故必须调整研究设计方案。尽管研究者需要尝试尽可能多的方法来使研究过程与研究计划书保持一致,但仍会存在设计方案不可行或已不适宜实际的情况。必须强调的是即使需要对研究计划做出调整,这种调整绝对不能取决于其对研究结果可能造成的影响。此前已有依据研究结果来对研究计划进行事后(Post hoc)调整的案例,如从系统评价中排除个别研究,这种做法可能引致高度偏倚要绝对禁止。

公开发表研究计划越来越成为开展 SR-EEs 的规范流程。发表研究计划可避免类似研究的重复开展,其他研究者可以了解该研究主题有正在进行中的 SR-EEs,避免在同一主题上重复,提高工作效率。符合 Cochrane 研究计划标准的计划书可以在 Cochrane 网站注册,其他研究计划可在前瞻性注册数据库 PROSPERO 注册。PROSPERO 是 2011 年由英国约克大学评价与传播中心(CRD)搭建的 SR 前瞻性注册体系,目前已有涵盖＞1000 篇卫生领域的 SR 研究。Cochrane 协作网要求研究计划书先于系统评价发表,该组织会首先对研究计划进行同行评议,再在 Cochrane 系统评价数据库(Cochrane Database of Systematic Reviews,CDSR)中公开发表。所有对研究计划做出的调整与变动都需要在系统评价发表时详细记录在"系统评价与研究计划的不同"的章节中,同时还应开展敏感性分析探究所做出的变动对研究结果的影响。国际期刊 Systematic Review 也要求所有投稿研究的研究计划均曾公开发表。British Medical Journal(BMJ)Open 等杂志也接受 SR 研究计划的投稿。

二、文献检索与筛选

(一)选择数据库

根据数据库所涵盖卫生经济学研究的特点与范围,可将现有数据库分为 3 类:

(1)基础数据库,即开展任何类型 SR-EEs 都需要检索的数据库。在基础数据库中,使用完善的检索策略可以检获大多数相关的经济学研究。常用的基础数据库包括:Web of Science 数据库、美国生物医学文献数据库 MEDLINE、荷兰医学文摘电子版 Embase、经济学文献数据库 Econlit 等。此外,专业机构还曾构建 2 个卫生经济学专业数据库,也属于基础数据库的范畴,分别为英国国家保健服务的经济学研究数据库(National Health System Economic Evaluation Database,NHS EED)与卫生经济学研究数据库(Health Economic Evaluation Database,HEED)。NHS EED 数据库仅更新至 2015 年 3 月,随后停止更新,目前仍可通过 Cochrane 图书馆和约克大学评价与传播中心(CRD)网站访问;HEED 在 2014 年年末已停止服务并关闭检索入口。

(2)专业数据库,指主要提供某一专业领域研究的数据库。当研究主题下存在相关的专业数据库时,推荐同时检索基础数据库与专业数据库,如开展心理健康相关的 SR 需要检索美国心理学会的心理学文摘(PsycINFO)数据库。

(3)补充数据库和网站,即可提供补充研究或信息的其他资料来源,如在加拿大药品和卫生技术署(Canadian Agency for Drugs and Technologies in Health,CADTH)网址查找卫生技术评估(HTA)数据库收录的 HTA 报告,在国际药物经济学会(ISPOR)网址查找会议论文集等。

选用各种不同的数据库可能会引发数据库偏倚或语言偏倚。数据库偏倚指某数据库中一条记录是否会被索引取决于其研究结果,得出阳性研究结果的文章更容易被检索到。语言偏倚则指非英语国家的许多学者可能更愿意将其研究中的阳性结果发表在国际期刊中,而将阴性结果发表在本国期刊中,因此只利用英文文献进行系统评价,其结果很有可能发生偏倚。欠发达国家和地区被数据库索引的期刊数量较少,且文献被索引的速度较慢,故能纳入系统评价的文献数量也可能相对较少。当使用不同平台进入同一个数据库时,检索结果也可能不同(比如分别通过 PubMed 或 OVID 进入 MEDLINE)。

随着电子数据库的不断开发,数据库偏倚与潜在的语言偏倚会逐步降低。但目前尚无 1 个数据库能全面收录所有相关的已发表文献。为了保证全面检索目标主题下的所有文献,需要选择多个数据库进行同步检索。一般认为在进行 SR-EEs 时,至少需要检索 MEDLINE 和 Embase 2 个电子数据库及 1 个卫生经济学专业数据库(NHS EED 或 HEED)。Cochrane 手册、NICE 指南、Campbell 和 Cochrane 经济学方法小组(Campbell and Cochrane Economics Methods Group,CCEMG)均强调开展 SR-EEs 时需要检索 NHS EED 数据库。但目前 NHS EED 与 HEED 均已停止更新,检索经济学研究专业数据库的建议已难以实施。

文献检索是一个循序渐进、不断完善的过程。在数据库检索的基础上,研究者还可通过灰色文献、临床研究注册数据库或网址、引文检索等其他资源或方式获得补充信息。①灰色文献指未发表的研究、技术报告、文献等,它们鲜少收录在文献检索系统中,很难获取,但却可能为 SR-EEs 提供有价值的信息,尤其是当该研究主题下已有证据较有限时。检索、纳入灰色文献常耗时较多且较困难,但其对于减少系统评价中的偏倚十分必要。纳入灰色文献时,可以尝试联系原作者以获取更多信息,如当研究仅报告结果的均值或中位数时,应联系原作者获取标准差或方差。约克大学评价与传播中心(CRD)卫生技术评估数据库是一个检索灰色文献的有效数据库。②临床试验注册数据库或网站可为研究者提供目前正在开展的临床研究的信息,这些研究将在将来为所研究主题提供进一步的临床证据。③研究者还可通过 Web of Science 数据库实现引文检索(citation searching),以对检索进行补充,查找引用了多篇已被识别为纳入文献的文献,确保没有遗漏。引文检索还包括检查参考文献的方法,即通过浏览已识别到的文献的参考文献,查找其中是否存在应该纳入但尚未查找到的文献,来补充完善。

(二) 制定检索策略

制定全新、全面的检索策略(即检索的字符串)通常非常耗时,且很大程度上依赖于研究者的经验。一位经验丰富的研究者通常需要约 20 个小时才能制定并检测完成一套完善的、通过"金标准"检验的检索策略。并非每一个经济学研究的系统评价都需要重新制定并检测一个全新的检索策略。

制定全面的检索策略时,建议研究者向大学的生物医学信息专家寻求帮助。相对干预措施或诊断技术的临床效果的文献,公开发表、可供参考的经济学研究的检索策略仍较少。一般来说,较完善的检索策略可使研究者检索出数量适宜(具有可操作性的)文献,同时会平衡检索的敏感度(Sensitivity)和精密度(Precision)之间的关系。文献数量在何种范围内属于"具有可操作性",很大程度上取决于研究团队的规模与经验。

1. 检索词与检索过滤器　　在检索文献数据库时,研究者常使用与研究问题中各种元素相关的检索词来制定检索策略。在传统的"概念性方法(conceptual approach)",也可称为"常规方法"(Conventional approach)中,研究者会通过不同的信息来源确定相关的检索词及同义词(Synonyms)。一些数据库提供医学主题词(Medical subject headings),可用于制定检索策略,如 PubMed 和 Cochrane 采用 MeSH 词进行标引,Embase 使用 Emtrees 等。MeSH 与 Emtrees 分别对所有受控词表(Controlled vocabulary)分组,生成主题词表用于索引生物医学文献。

检索过滤器(Search filters)是预先制定并经过检验、能从大量标引过的文献中识别出高质量临床证据的检索策略。检索过滤器包括内置式检索过滤器和外置式检索过滤器两类:①内置式检索过滤器通常具有较为稳定的用户友好型的检索界面,研究者无需掌握复杂的检索策略,即可检索到所需的文献,但研究者不能修改检索过滤器,如美国国家医学图书馆(U.S National Library of Medicine)通过 PubMed 界面提供的"Clinical Query(临床查询)"模块。②外置式检索过滤器则较为灵活,但对研究者的要求较高,研究者需要自己制定具体的检索策略,选择相应的检索词作为检索过滤器,例如,在 Embase 中可以使用"Health Economics! OR Economic Evaluation! OR Pharmacoeconomics! OR Economic Aspect! OR Quality Adjusted Life Year OR Quality of Life"作为一组检索过滤器来识别经济学研究。检索过滤器通常被认为是省时的"已经制定好的策略",使研究者能有更多时间精力关注研究的其他方面,提高文献检索的效率和效果。尽管对如何建立高标准的检索过滤器尚无共识,但可通过测试过滤器的敏感度(Sensitivity)、特异度(Specificity)、精密度(Precision)和准确度(Accuracy)来确定过滤器质量(4 个指标的计算方法见表 33-2)。

表 33-2　计算检索过滤器的敏感度、特异度、精密度与准确度

		手工过滤器(人工检索)	
		相关(金标准)	不相关
检索过滤器	检出	a	b
	未检出	c	d
		a+c	b+d
	敏感度(sensitivity)	a/(a+c)	
	特异度(specificity)	d/(b+d)	
	精密度(precision)	a/(a+b)	
	准确度(accuracy)	(a+d)/(a+b+c+d)	

其中,敏感度为检出的相关文献占所有金标准文献的比例,即查全率;特异度为未检出的低质量(或离题)文献占所有不相关文献的比例;精密度为高质量文献占所有检出文献的比例,即查准率;准确度为正确归类的文献占所有文献的比例。检索文献的总体目标是使敏感度最大化,但一味追求高敏感度必然伴随着精密度的下降。在制定经济学研究系统评价的检索过滤器时应该兼顾敏感度与精密度(但应赋以敏感度更高的权重),以满足指南撰写者和卫生技术评估研究者的需求,并为开展范围综述与快速综述提供帮助。

2. 逻辑算符、位置算符、截词符与其他限制　当确定所有检索词及其同义词、MeSH/Emtree 词及检索过滤器后,可通过逻辑算符,也称布尔算符,将研究问题中的研究对象(Patient)、干预措施(Intervention)、对照措施(Comparison)和结果指标(Outcome)等各个方面链接起来,制定完整的检索策略。逻辑"与"运算符用于将研究问题的 PICO 的各个维度或各个检索过滤器链接起来。逻辑"或"运算符用于组配同义词、相关词,可扩大检索范围,达到查全的目的。逻辑"非"代表不包含某种概念关系的组配,用来缩小检索范围,达到查准的目的。逻辑"非"虽在理论上可用于排除某些特定研究,但因排除过程中很可能无意地删除某些相关记录,故在系统评价中应尽量避免使用或需非常谨慎的使用逻辑"非"。

数据库不同,检索界面不同,检索的语法规则也可能差别很大。在逻辑算符的基础上,一些检索界面还支持位置算符的使用。位置算符可用来限定不同检索词在一个检索表达式中的相对位置关系,以提高查准率。当检索词为词组形式,或 2 个检索词之间可能被禁用词(数据库中不能用作检索词进行文献检索的词语)或标点符号隔开时,可使用位置算符。常用位置算符有"W"(表示其连接的两个检索词必须按序出现,中间不允许插入单词)、"NEAR[n]"(表示其连接的两个

检索词的顺序可以互易,两词之间插入单词的数量小于等于 n 个)等。当使用位置算符限定 2 个(组)词语之间的相对位置时,检索策略的特异度会高于仅使用逻辑"与"连接,检索策略的敏感度会高于仅使用特定的相关短语而不限定相对位置。当某检索词有多种文字表述方式时,限定检索词间的相对位置就具有了重要价值。Cochrane 系统评价手册中推荐研究者尽量使用"NEAR"算符,认为在相同情况下使用"NEAR"比使用"NEXT"敏感度更高,比使用"AND"精密度更高。注意:位置算符仅限用于将同一维度的词语组合在一起(如疾病或干预措施),不能代替连接不同维度检索词的逻辑算符"AND"。

很多数据库中均可使用截词符(truncation),来检索词干相同的多个词语。截词符通常出现在词干的末尾,以"*"表示,如截词"effectiv*"可同时检索到"effective"、"effectiveness"、"effectivity"等同词干词语。还有一些数据库提供了通配符(Wildcard operator),如 Cochrane 图书馆的"?"或 Ovid 的"#",可取代词干中的单独字母,如"wom?n",可以表示"women"和"woman"。研究者在使用截词符和通配符时,应保持谨慎,如使用"cost*"进行检索,除能检索到"costs"(成本)相关的词汇外,还可能检索到"costimulants"(兴奋剂),而其与成本并无直接关系。

在连接符的基础上,数据库中往往有其他的限制策略供研究者选择。①不推荐制定检索策略时进行语言限制,虽然有时在实际操作过程中纳入所有语言的文献可行性不高。②除非有特殊原因,如是对某既有系统评价的更新或所要评估的技术在该日期前还未上市,否则不推荐限制文献的发表时间。③声明(Letters)等文献同样可以增加研究报告以外的相关信息,可能是对临床研究报告的更新或纠正,也不应该被排除。

3. 选择检索词与检索过滤器　形成研究问题并撰

写研究计划书之后,纳入系统评价的文献标准就已经确定了。PICO 原则的 4 个基本维度,即研究对象(或参与者)、干预措施、对照措施和结果指标,是选择检索词的关键依据。通常情况下,文章的题目、摘要或索引关键词并不能完全包含 PICO 的各个维度,而 PICO 中的各维度也并非都同等重要。经济学研究系统评价的最终检索策略通常包括健康/疾病、干预措施和经济学 3 个维度,每一维度下的检索词可基于概念性方法或检索过滤器来设定。

因健康/疾病和干预措施 2 个维度存在许多共同特征,且紧密相关,故在此一并讨论。对此二维度,应充分利用已有的检索策略和检索过滤器,如:在 Cochrane 系统评价、NICE 出版物或其他高质量系统评价的附录中的相关检索策略和过滤器。若进行经济学研究系统评价的目的是撰写临床实践指南,则可从对目标干预措施进行临床效果评价的文献检索中,得到健康或疾病特异检索词的信息。如上文所述,某些特定主题有检索过滤器可直接使用,部分过滤器甚至已被融入一些数据库的检索系统中(如 PubMed 中的"临床查询"模块)。此外,InterTASC 信息专家小组(Information Specialists' Sub-Group, ISSG)则为研究者提供一个每月更新,按照研究设计和研究主题分组的检索过滤器列表,可供参考。

经济学维度的检索词选择取决于研究问题和经济学研究的类型,如将基于模型的经济学研究纳入系统评价时,不能仅纳入经济学相关的检索词。通常情况下,研究者应分别报告检索过滤器和完整检索策略的敏感度、特异度、精密度和准确度。2009 年,Glanville 及其同事发现:大多数数据库提供的索引词均不能高效识别经济学研究。他们检测了现有检索过滤器在 MEDLINE 和 Embase 中识别经济学研究的能力,发现尽管一些过滤器的敏感度较高,但精密度通常较低。

制定全新的检索过滤器往往耗时耗力,难度较大,且还需开展额外的验证。目前已有一些针对经济学研究的检索过滤器发表。尽管适用于一个数据库的检索过滤器可通过转换用于多个数据库,但这种转换并不是总是能保证原过滤器的有效性,所以数据库间过滤器的转换不太可行。过滤器选择合适与否,取决于系统评价设定的范围和将要检索的数据库。选择过滤器时可参考 ISSG 网站定期更新的过滤器清单,该网站提供了在 CINAHL、Embase、MEDLINE、PsyclINFO 等不同数据库中检索经济学研究已发表的过滤器列表。

综上:①制定检索策略时,可将研究问题按 PICO 原则分解成几个主要维度,但并非 PICO 中的所有要素都需要被考虑在检索策略中;②检索策略应包含广泛可自由填写的词汇,条件允许情况下可使用位置算

符和主题词表,谨慎使用截词符,使用英文检索时同时使用英式和美式的拼写;③建立检索策略时,应慎重使用限制策略(如限制文献语言和文献发表时间);④经过检测的检索过滤器应具有高敏感度或高精密度,或二者兼而有之。

(三)文献检索操作

当确定了针对某一数据库的检索策略后,即可开始文献检索操作。在检索过程中应注意:检获文献应包含所有此前已获得的相关研究;若未包含,则应查明使用现有的检索策略为何不能检索到这些文献,进而调整检索策略。这也是检验检索策略质量的一种方法。

研究者应明确记录检索过程中的每一项操作(包括电子数据库的检索、人工检索和引文检索),对未来重复检索操作和更新系统评价结果十分必要。具体而言,研究者应系统记录检索过程的细节,包括选择的数据库、覆盖的文献发表时间段、检索词、使用的限制策略和检出的文献数量等,并在研究报告的附录中展示。研究者可使用引文管理软件(如 EndNote、Refworks 等)管理参考文献,删除重复文献,同时为即将发表的文章插入引文,有利于有效管理来自不同数据库的文献。对灰色文献和报告的引用信息可参考世界图书馆目录检索平台(WorldCat)。多数文献管理软件内置有去重选项,也可采用其他已发表的去重方法。利用 EndNote 执行去重操作时,研究者可首先设定研究领域,再去重相对更安全、快捷。

筛选相关目标文献应经过 2 个步骤:①在删除重复文献后,一般由 ≥2 位研究者分别基于已发表研究计划书中撰写的文献纳入标准,对剩余所有文献进行题目和摘要独立筛选;②针对初筛文献研究者需阅读全文,以检查文章是否确实符合纳入标准。通常推荐 ≥2 名研究者独立进行文献筛选和数据提取中的所有关键步骤,或至少由一名研究者筛选、提取数据,第二名研究者检查操作的完整性和准确度。在正式开始文献筛选前,研究者可选取部分研究开展筛选,讨论筛选过程中可能存在的问题。不同研究者的所有分歧最终都需通过讨论达成共识;如有问题无法达成共识而需要更进一步的讨论,或咨询第三方。可通过 Kappa 系数(Cohen's Kappa)来评估不同研究者间意见的一致性,但并非所有指南都推荐卡帕系数的使用。文献筛选过程可在 EndNote 或其他文献管理软件中进行。

筛选文献的详细过程需在研究计划书及发表文章的方法部分报告。由于同一研究可能在几篇文章、摘要或报告中报道,此时将相同研究的不同文章、摘要或报告合并在一起,并在结果部分报告。为保持研究的透明度和可重现性,研究者可在在附录中报告阅读全文时排除研究的情况,列表应包含排除研究的详细信息及排

除的原因。研究者可使用 PRISMA 声明中的文献筛选流程图，系统展示文献筛选过程中的所有细节。

三、数据提取、偏倚风险与可外推性评价

(一) 数据提取

完成文献纳入后即可开始提取数据。①构建数据提取表。数据提取表中的条目一般基于研究计划书中拟好的研究问题/研究目的、研究设计和研究结果指标设定，一般借助 Excel(Microsoft Office,Microsoft Corporation,Washington)进行条目的电子化管理。②正式提取数据前，研究者可先选取几个样本研究预填写数据提取表，再基于预填写的经验调整与完善数据提取表，尽量使数据表有很好的可操作性和完整性。在提取研究特征、研究方法和研究结果时，研究者应仅提取原作者在研究中陈述的研究发现，不要擅自从研究发现中进行推断。

目前经济学研究的系统评价领域已发表了很多数据提取表的范例，一般都会包含一些共有条目，可将这些共有条目分为通用条目及研究方法与产出 2 类。通用条目一般包括作者、文献发表年份、干预措施、对照措施、患者纳入标准、研究角度、经济学研究的类型(成本-效果分析、成本-效用分析等)、分析方法(基于试验

的、基于模型的)等；研究方法与产出条目则包括医疗资源使用、成本、效果、测量方法、货币价值赋值方法、增量成本-效果比、不确定性分析、敏感性分析和结论。推荐研究者提取数据时纳入表 33-3 中列出的所有条目。若研究者更关注基于模型的经济学研究，可将表 33-3 的内容扩展，以包含模型中结果的外部效度(外推性)、模型的关键结构假设、模型输入参数的来源和变化形式等。当某个条目是在多个选项之间做出选择时，推荐设置选项列表。为了便于解释研究结果，建议首先分别报告成本和效果的结果，再报告增量成本-效果比。在条件允许的情况下，推荐将提取数据全部列在一张表格中。

下面我们基于 2016 年 Amy Y. Zhang 和 Alex Z. Fu 发表的一项对前列腺癌患者尿失禁治疗效果及经济学产出的研究，来分别展示如何提取通用研究特征和经济学证据(表 33-4 和表 33-5)。该研究人群由"生物反馈联合盆底肌肉锻炼＋互助小组"、"生物反馈联合盆底肌肉锻炼＋院外电话干预"、常规护理，与不参与临床试验组四组构成，因本节旨在为读者展示如何进行研究的数据提取、偏倚风险评估和可转移性评估等，故对 Amy Y. Zhang 等的研究做了简化处理，仅以干预措施为"生物反馈联合盆底肌肉锻炼＋院外电话干预"和不参与临床试验组为例展示。

表 33-3 经济学证据中推荐的提取数据条目及其解释

编号	条目	解 释
	表格填写者	数据提取表填写者的姓名
通用研究特征		
1	第一作者和研究发表年份	报告第一作者、文章标题、期刊名称、发表日期、卷、期号、页码、出版物链接
2	资助来源	报告文章中注明的资助来源。首先区分资助来源"明确"或"不明确"。若明确资助来源，应报告资助组织或公司的名称，尽可能指明资助类型(公立研究基金、非政府组织、政府、学术机构/大学、医药企业或其他)
3	利益冲突	首先注明"明确"或"不明确"，若存在利益冲突则进一步详细说明
4	发表类型	描述研究的发表类型[b](期刊文章或卫生技术评估报告)
5	研究背景	列出进行经济学研究的国家、地点和/或研究环境
6	纳排标准	总结入组患者的纳入和排除标准(患者入组标准/人口学统计资料)
7	干预措施	详细描述干预措施
8	对照措施	详细描述对照措施
9	患者特征	描述符合纳排标准的人群，及用以收集成本、效果数据的人群
10	研究角度	明确进行经济学评价的角度(社会、医疗卫生保健系统、保险公司、医疗卫生提供者、患者和家庭等)
11	经济学研究的类型	指明经济学研究的类型(如 CEA,CUA,CBA 和 CCA)
12	分析方法	描述经济学研究的分析方法，明确是基于试验的经济学研究还是基于模型的经济学研究

续表

编号	条目	解　释
经济学研究的研究方法与产出		
13	研究时限	明确成本和效果的研究时限
14	折现率	是否进行折现
15	成本的折现率	明确成本的折现率
16	效果的折现率	明确效果指标的折现率
17	通货膨胀率	若单位成本数据来自不同年份,是否使用通货膨胀率对成本数据进行调整
18	基准年	明确数据分析的基准年
19	若是基于模型的研究	详细描述使用的模型(如马尔科夫、决策树和离散事件模拟等)[c]
20	成本的类型和构成	描述不同的成本类型和构成(如直接医疗成本、直接非医疗成本、间接成本和隐形成本等)
21	医疗资源使用的数据来源	描述医疗资源使用的数据来源(如临床试验、医疗保险数据、临床数据库、医疗病历记录和已发表文献等)
22	收集医疗资源使用数据的方法	描述收集医疗资源使用数据的方法(问卷、调查、成本日志、专家咨询和专家共识的方法等)
23	测量医疗资源使用时进行的假设	描述当医疗资源使用数据存在缺失值时的插入方法
24	计算单位成本的方法	描述识别相关单位成本的方法(由指南、文献或计算得到)
25	成本[a]	分别以总计和分解方式报告相关成本(列出置信区间和显著性指标)
26	临床效果的数据来源	指明效益、效果或效用的数据来源(在文献中获得并在本研究中引用的数值)
27	临床效果的测量方法	指明效果指标的估计值来源(陈述性意愿支付、显示性意愿支付和联合分析)
28	临床效果的赋值方法	指明效果指标的赋值方法(间接或直接测量)
29	临床效果[a]	分别以总计和分解方式(列出置信区间和显著性指标)报告相关效果指标(效用、效益和其他临床产出)
30	增量成本-效果比	指明成本-效用分析中,效用指标的主要计量方式(如质量调整生命年、伤残调整生命年)
31	不确定性分析(如敏感性分析)	描述进行的不确定性分析(如统计比较、自举、单因素或多因素敏感性分析、阈值分析、极值分析、最佳/最差案例分析)和概率敏感性分析
32	敏感性分析的结果	
33	作者的结论	报告作者得出的结论

[a] 报告研究结果时应该同时报告其不确定性,在报告平均数(或中位数)的基础上报告标准差(或极差);

[b] 同一研究有多篇文献发表的,应将其合并为一个研究;

[c] 更多信息请参考 Philips,Z,Ginnelly L,Sculpher M,et al. Good practice guidelines for decision-analytic modelling in health technology assessment. Pharmacoeconomics. 2006;24(4):355-371

注:CEA,Cost-effectiveness analyses,成本-效果分析;CUA,Cost-utility analyses,成本-效用分析;CCA,Cost-consequence analyses,成本-结果分析;CBA,cost-benefit analyses,成本-效益分析。

表 33-4　数据提取表范例:通用条目

作者	年份	疾病	样本量	干预措施	经济学研究类型	对照措施	结果指标测量	研究角度	干预是否具有成本-效果**
Amy Y. Zhang, Alex Z. Fu	2016	前列腺癌患者持续性尿失禁	155	BF＋院外电话干预	基于临床试验的经济学研究	不参与临床试验组	QALY	社会角度、医疗提供者角度和患者角度	是,"BF＋院外电话干预"组与无不参与临床试验组组相比,具有成本-效果(基于每获得一个 QALY 的成本)

注:在本研究中,干预组患者接受院外电话干预,学习生物反馈(Biofeedback,BF)"盆底肌肉锻炼"(Pelvic floor muscle exercises,PFME)和症状管理技巧;对照组患者出于经济方面的考虑,拒绝接受"盆底肌肉锻炼＋互助小组/院外电话干预"的干预措施,该组患者不参与临床试验,但是同意为研究提供反馈数据;QALY:quality-adjusted life year,质量调整生命年。

表 33-5　数据提取表范例:成本-效果结果

作者	年份	疾病	主要产出	ICER/ICUR
Amy Y. Zhang, Alex Z. Fu	2016	前列腺癌患者持续性尿失禁	结果表明,"BF＋院外电话干预"组与不参与临床试验组相比,所得 QALY 值具有成本-效果	CUA(社会角度):使用"BF＋院外电话干预"进行治疗,增加一位有效治疗患者的平均 ICER 为 11 612 美元,远小于阈值 50 000 美元

注:ICER,incremental cost-effectiveness ratio,增量成本-效果比;ICUR,incremental cost-utility ratio,增量成本-效用比;QALY,quality-adjusted life year,质量调整生命年;CUA,Cost-utility analysis,成本-效用分析。

(二) 偏倚风险评估

完成文献筛选与纳入后,需评估经济学研究的偏倚风险。无论是针对多用途系统评价还是指导临床实践指南系统评价,开展偏倚风险评估都十分重要。依据纳入经济学研究是完整经济学研究还是部分经济学研究(一般指成本分析),开展偏倚风险评估的方法略有不同。完整经济学研究优于部分经济学研究,是经济学研究中最优方法。部分经济学研究对我们了解医疗服务项目的成本和结果也起到重要作用,是制定临床实践指南时相对简单便捷的一种参考。在撰写临床实践指南和(或)无法进行完整经济学研究综述时,可考虑选择综述部分经济学研究来提供循证依据。本节将分别阐述如何评估多用途系统评价和指导临床实践指南的系统评价的偏倚风险。多用途系统评价中主要关注完整经济学研究,指导临床实践指南系统评价则同时关注完整与部分经济学研究。

1. 多用途 SR-EEs 中的偏倚风险评估　为评估经济学研究的偏倚风险,国际学者研发了系列偏倚风险评估清单,但大部分清单仅关注完整经济学研究。目前国际上共有 13 个完整经济学研究的偏倚风险评估清单。有学者曾基于研发清单的目的、研发过程的完整性与透明度、清单中问题的数量、问题的可操作性、清单的使用说明、完成清单所需的时间、清单是否包含

一个整体偏倚风险质量评分、使用清单的文献数量(了解每个清单在专业领域内的使用频率)等项目对这些清单进行评价。

在现有清单中,英国医学杂志(the British medical journal,BMJ)标准清单(即 BMJ 经济学文献作者和同行评议指南)和卫生经济学标准清单共识扩展清单(the Consensus on Health Economics Criteria Checklist-Extended Checklist, CHEC-Extended Checklist,简称为 CHEC 扩展清单)被认为是相对更严格、学界推荐使用的评价清单。1995 年 BMJ 清单由 BMJ 经济学研究工作组于开发,旨在提高经济学研究的质量;CHEC 扩展清单是在 Silvia Evers 等于 2005 年建立的原始 CHEC 清单的基础上,增加了一个针对基于模型的经济学研究的问题而得到。对基于临床试验经济学研究的偏倚风险,Cochrane 协作网推荐使用 BMJ 清单或 CHEC 扩展清单来评价;Campbell 和 Cochrane 经济学方法工作组(Campbell & Cochrane Economics Methods Group, CCEMG)推荐使用 BMJ 清单来评价。当系统评价中纳入了基于模型的经济学研究时,则需要考虑使用专门针对模型研究的评价清单。Cochrane 协作网与英国 NICE 均推荐使用 Philips 清单评价基于模型的经济学研究。但因 Philips 清单的评价条目相对较多,当研究中纳入大量基于模型的经济学研究时,使用该清单评

估偏倚风险工作量巨大。我们建议当纳入系统评价的文献主要是基于模型的经济学研究且数量较少(如<10 个,这个临界值可依据实际情况而定),推荐使用 Philips 清单;考虑到评价过程的可行性和完整性,当纳入的基于模型的经济学研究数量较多时(如>10 个),可使用较简便的 ISPOR 清单评价。

ISPOR 清单是 2014 年由国际药物经济学会(ISPOR)联合美国管理式医疗药学协会(Academy of Managed Care Pharmacy,AMCP)和美国国家药物委员会(National Pharmaceutical Council,NPC)共同组成的工作组提出,用于评估卫生决策模型的相关性和可信度的一套工具。

我们提供了使用 CHEC 扩展清单评估经济学研究偏倚风险的范例,见表 33-6。我们仍用 2016 年 Amy Y. Zhang 和 Alex Z. Fu 开展的基于前列腺癌患者尿失禁的经济学研究来做说明。表 33-7 与表 33-8 分别为 BMJ 清单与 ISPOR 清单。

表 33-6　使用 CHEC 扩展清单评估经济学研究偏倚风险的实例

编号	CHEC 扩展清单评价项目 (Evers 等,2005;Odnoletkova 等,2014)	经济学研究实例 (Amy Y. Zhang 和 Alex Z. Fu,2016)
1	是否准确描述了研究人群?	是(在结果部分进行了详细描述)
2	是否准确描述了干预措施与对照措施?	是(在研究设计部分进行了详细描述)
3	是否明确了提出研究问题?	是,"引言"的最后一句话
4	经济学研究的研究设计是否符合所述的研究目标?	是,研究设计得当,且为完整的经济学研究(同时对比干预措施和对照措施的成本和效果)
5	是否准确报告了模型中的结构假设和验证方法?	不适用(本研究是基于临床试验的经济学研究)
6	研究时限的设定是否合理,是否考虑到了所有相关的成本和结果?	是
7	所选的研究角度是否恰当,是否符合实际?	是,选用了社会角度、医疗提供者角度和患者角度
8	是否准确识别到了所有干预措施的重要的和相关的成本?	是,见研究方法部分,成本包括:医疗资源使用的成本(住院和门诊成本)、患者自付成本(包括尿失禁常规护理项目的成本,如内衣成本和洗衣产品的成本)、干预成本、劳动力损失的成本,排除了由临床试验引致的成本
9	是否运用合适的计量单位对所有成本进行了测量?	是
10	是否以合适的方式对所有成本进行了赋值?	是,介绍了成本的计算方法与赋值来源
11	是否准确识别了每个干预措施对应的重要的和相关的产出指标?	是,所选取的产出指标与研究问题和研究角度相符
12	是否以合适的方式对所有产出指标进行了测量?	是,研究选取了适宜的效果测量工具,且对测量工具进行了描述
13	是否以合适的方式对产出指标进行了赋值?	是,使用欧洲五维健康量表(EQ-5D)测量患者生命质量,并基于美国人群效用积分体系进行直接效用的计算(见研究方法部分)
14	是否对各项干预措施,均实施了恰当的增量成本-效果分析?	是,计算了 ICUR 值
15	是否对未来的各项成本和产出进行了恰当的贴现?	不适用,由于研究时限不足 1 年,不需要贴现
16	是否对所有取值不确定的重要变量都开展了敏感性分析?	否
17	结论是否是基于所报告的研究结果而得到的?	是,作者得出的结论是基于所报告的研究结果
18	研究是否讨论了本研究结果的外推性?	是,在文章的结论部分简单讨论了研究结果的外推性
19	文章/报告是否表明研究者与资助者之间无潜在的利益冲突?	是,作者报告没有利益冲突
20	是否恰当讨论了伦理和公平性问题?	是,研究获得研究医院所在地伦理审查机构的批准

注:ICER:incremental cost-effectiveness ratio,增量成本效果比;ICUR:incremental cost-utility ratio,增量成本效用比;CHEC:consensus on health economics criteria checklist,健康经济学标准清单共识。

表 33-7　英国医学杂志(BMJ)经济学文献的作者和同行评议指南

编号	条　　目	是	否	不明确	不适用
	研究设计	☐	☐	☐	
1	概述了研究问题的经济学重要性	☐	☐	☐	
2	指明了经济学研究中待检验的假设或待解决的问题	☐	☐	☐	
3	选择的研究角度明确并且合理(社会角度、医疗卫生体系角度等)	☐	☐	☐	
4	报告了选择干预措施或对照措施的原因	☐	☐	☐	
5	对选择的对照措施进行了清晰的描述	☐	☐	☐	
6	指明了经济学研究的类型(CEA、CUA、CBA 和 CMA)	☐	☐	☐	
7	指明了基于研究问题,选择当前类型经济学研究的原因	☐	☐	☐	
	数据收集	☐	☐	☐	
8	指明了临床效果指标的数据来源	☐	☐	☐	
9	若经济学研究是基于 1 项临床效果研究,报告了该研究设计方案和研究结果的详细信息	☐	☐	☐	☐
10	若经济学研究是基于一系列临床效果研究的综述,报告了整合证据或利用 Meta 分析进行整合的具体方法	☐	☐	☐	☐
11	指明了经济学研究测量的主要产出(如检测到的病例数、生命年、质量调整生命年等)	☐	☐	☐	
12	若进行了健康效用的收集,报告了收集方法(如时间权衡法、标准博弈法等)的详细信息	☐	☐	☐	☐
13	若进行了健康效用的收集,报告了来源人群(如患者、普通人群或医务人员等)的详细信息	☐	☐	☐	☐
14	若测量了生产力(间接健康收益)的变化情况,是否进行了报告	☐	☐	☐	☐
15	讨论了与所研究的干预措施有关的生产力变化情况	☐	☐	☐	
16	报告了医疗资源使用与医疗资源的价格(单位成本)	☐	☐	☐	
17	报告了医疗资源使用(基于真实世界的患者数据,前瞻性或回顾性收集)与价格数据的收集方法	☐	☐	☐	
18	报告了研究所用货币种类与价格信息	☐	☐	☐	
19	报告了由于通货膨胀而造成的货币和价格调整,以及货币转换的详细信息	☐	☐	☐	
20	若使用了模型,报告了模型的详细信息	☐	☐	☐	☐
21	报告了模型,以及模型中关键参数的选择理由	☐	☐	☐	☐
	对结果的分析和解释	☐	☐	☐	
22	指明了成本和效果数据收集的时间范围	☐	☐	☐	
23	报告了折现率	☐	☐	☐	☐
24	报告了选择当前折现率的原因	☐	☐	☐	☐
25	若成本和收益未进行折现,解释了未折现的原因	☐	☐	☐	☐
26	报告了统计学分析和主要统计量置信区间的详细信息	☐	☐	☐	
27	若进行了敏感性分析,报告了敏感性分析的方法(如单因素敏感性分析、阈值分析等)	☐	☐	☐	☐

续表

编号	条　目	是	否	不明确	不适用
28	报告了选择进行敏感性分析的变量的原因	☐	☐	☐	☐
29	报告了进行敏感性分析的变量的浮动范围	☐	☐	☐	
30	对干预措施与对照措施的产出进行了比较	☐	☐	☐	
31	报告了增量分析(如每获得1生命年的增量成本)的结果	☐	☐	☐	☐
32	以总计和分解的方式报告了主要结果产出	☐	☐	☐	
33	对研究提出的问题进行了回答	☐	☐	☐	
34	研究结论是基于报告的数据得出的	☐	☐	☐	
35	研究结论附有适当的前提条件或适用范围	☐	☐	☐	

表 33-8 　调查工具:评估模型研究的相关性和可信度(ISPOR 清单)

编号	问　题	可供参考的方面
相关性		
1	模型纳入的人群与决策问题中的人群,特征是否相似?	(1) 人口学信息(如年龄、性别、国籍、种族/民族等)是否相似? (2) 风险因素(如平均血压、胆固醇、BMI 水平等)是否相似? (3) 行为习惯(如吸烟和依从治疗等)是否相似? (4) 治疗现状(如既往和当前治疗的阶段和严重程度)是否相似? (5) 合并症是否相似?
2	是否遗漏了关键的干预措施?	(1) 模型中分析的干预措施与目标干预措施是否一致? (2) 是否考虑到了所有相关的对照措施? (3) 模型中的基础治疗与决策问题中的的基础治疗是否一致?
3	是否遗漏了关键的研究产出指标?	(1) 模型中的健康产出与研究者实际关注的健康产出是否一致? (2) 模型中的经济学终点指标与实际关注的经济学指标是否一致?
4	模型中模拟的情景,在实际决策问题中是否适用?	(1) 地理位置是否相似? (2) 医疗保健体制是否相似? (3) 研究时限是否符合决策问题的需要? (4) 研究角度是否符合决策问题的需要?
可信度		
效度		
1	模型的外部效度是否足以让决策结果可信?	(1) 模型是否可以用来准确重现创建模型时使用的数据所反映的结果? (2) 模型是否可以用来精确模拟一个或多个独立研究的结果? (3) 模型是否可以用来精确预测在现实中可能发生的结果?
2	模型的内部效度是否足以让决策结果可信?	(1) 是否详细记录了内部效度验证的过程和结果? (2) 是否系统地进行了内部效度的验证? (3) 内部效度验证是否证明,模型模拟的计算方程与建模的数据来源保持一致? (4) 内部效度验证是否证明,构建模型的编程语句是正确无误的?

续表

编号	问 题	可供参考的方面
3	模型的表面效度是否足以让决策结果可信?	(1) 模型是否包含了决策相关的所有方面(如研究对象、疾病、干预措施、结果指标)? (2) 在充分理解每个变量的含义与特征后,所有变量是否都被很好地解释和关联? (3) 是否使用了最可靠的数据来源为决策的不同方面提供信息? (4) 研究时限是否足够长,涵盖了决策问题的所有相关方面? (5) 研究结果是否合理? (6) 如果有其他人对表面效度进行了评价,他们与研究结果间是否有利害关系?
研究设计		
4	模型的设计是否适用于决策问题?	(1) 对决策问题、建模目的和模型的适用范围是否有清晰的、书面的陈述? (2) 对模型设计(如参数、交互作用和数学结构)是否有完整过程(如影响图和概念图)? (3) 模型的概念和结构是否与决策问题和政策环境一致,且能有效地解答决策问题? (4) 模型设计中的所有假设是否均已被详细描述,针对决策问题而言,它们是否合理? (5) 模型类型的选择是否恰当? (6) 是否识别了模型结构中关键的不确定性因素及其可能带来的影响?
数据		
5	模型中使用的数据对于决策问题而言是否恰当?	(1) 总体而言,对输入参数的赋值是否有异议? (2) 输入参数的获取和处理方法是否符合其相应问卷工具的操作标准?
分析		
6	基于模型的研究是否为决策问题提供了可靠的信息?	
7	对不确定性造成的影响,是否进行了合适的评估?	
报告		
8	模型报告是否为决策问题提供了可靠的信息?	(1) 分析报告是否为决策问题提供了所需的结果? (2) 是否有适当的非技术性描述,可以使任何感兴趣的读者都能理解研究结果 (3) 技术文件是否公开,或可由作者知情同意的前提下(以保护知识产权),其他研究者可从中得到足够的详细信息,并可以重复该模型?
阐释		
9	结果阐释是否是公正无偏?	
利益冲突		
10	是否存在任何潜在的利益冲突?	
11	对潜在的利益冲突,是否进行了详细描述?	

注:此问卷由关于模型研究的相关性和可信度的 15 个问题组成,每个问题均用"是"、"否"、"无法回答"来回答。相关性问题涉及模型研究的有效性,可为具体的、待解决的医疗卫生决策问题提供信息。基于对每个相关性问题的回答,模型研究整体的相关性被评为"足够相关"或"不够相关"。如果模型研究是"足够相关"的,那么就要对其可信度做出评价。可信度由效度、研究设计、数据、分析、报告、内容阐释以及利益冲突等七个维度的因素决定,基于对每一个问题的回答,每一个维度被评为"强"、"中等"、"弱"、"有致命缺陷"四个水平。如果维度中某一个问题被评为"有致命缺陷",那么这一维度即被标为"有致命缺陷",代表模型研究具有严重的可信度问题。基于这种评估,模型研究整体的可信度被评为"足够可信"或"不够可信"。

2. 为指导临床实践指南而进行的 SR-EEs 的偏倚风险评估　针对为指导临床实践指南而进行的经济学研究系统评价,一般采用证据推荐分级的评估、制订与评价(Grading of Recommendation Assessment, Development and Evaluation, GRADE)系统来评估偏倚风险,同时给出推荐意见。GRADE 系统 2004 年由 GRADE 工作小组研发,是当前证据质量和推荐强度分级的国际标准之一,适用于给临床实践指南、系统评价和卫生技术评估中的证据分级,最主要的应用领域是临床实践指南的制定。GRADE 系统近年已扩展至可用于包括完整和部分经济学研究在内的所有经济学研究的质量评估。

GRADE 系统推荐将不同干预措施的成本、效果和关键医疗资源的使用情况均纳入证据概要表(Evidence profile)和结果汇总表(Summary of findings tables)中。评估关键医疗资源的使用过程包括 4 个关键步骤:①识别对患者和决策者比较重要的医疗资源项目,同时识别在不同干预措施中可能存在差异的医疗资源项目;②找出不同干预措施之间医疗资源使用存在差异的证据;③评价证据质量;④若建立证据概要表和结果汇总表的目的是为某一特定医疗情景提供证据与推荐建议,则应以货币形式评估这一情景下使用的医疗资源的成本。医疗资源使用和医疗成本的信息均应包含在结果汇总表中,成本-效果评价结果可作为附加信息包含在证据概要表中。基于这种方式,GRADE 系统可将部分经济学研究的结果(如成本分析)也纳入系统评价中,却排除了基于模型的经济学研究。因为基于模型的经济学研究归根结底是基于临床试验的,若同时纳入基于模型和基于(相同)试验的经济学研究可能会导致重复计算。GRADE 系统还推荐,对每个重要或关键的经济学产出,都应像评价临床效果指标那样,准确评估经济学指标的证据质量:来自 RCT 试验的证据作为高质量证据纳入,来自观察性研究的证据作为低质量证据纳入。撰写临床实践指南时,使用 GRADE 系统评价证据时也可同时纳入来自部分经济学研究的证据。具体信息可访问 GRADE 官方网站(http://www.gradeworkinggroup.org/)。

将经济学证据纳入临床实践指南时,除使用 GRADE 系统外,也可采用上节所述的偏倚风险评估清单来评估纳入研究的偏倚风险,作为 GRADE 方法的补充。为解决 GRADE 系统不能用于基于模型的经济学研究的问题,NICE 还特别针对在英国开展的研究开发了一个偏倚风险评估清单:该清单中的项目均来自 CHEC 清单和 Philips 清单。NICE 复合清单由 10 条适用性条目和 12 条研究局限性条目组成(表 33-9)。因该清单专为英国设计,故将其推广至其他地区应用时应做一些细微调整,如:应注意优先选择的评价角度、贴现率或偏好的数据来源等。

事实上,偏倚风险的评估结果还很大程度上取决于所纳入研究的报告质量。1 项较完善的经济学研究,只有以透明、全面的方式来报告,才会得到低偏倚风险的评估结果。为提高经济学研究的报告质量,2013 年国际药物经济学会(ISPOR)工作组建立了卫生经济学研究统一报告标准(Consolidated Health Economic Evaluation Reporting Standards, CHEERS),该标准针对包括基于试验和基于模型在内的所有经济学研究的报告方法制定了推荐标准。

表 33-9　NICE 经济学研究清单

文献信息:包括作者、题目、参考文献、发表年份

指南标题:		序号:
清单填写者:		

编号	第一部分:适用性 (使用此清单剔除不相关的研究)	是/部分/否/ 不明确/不适用*	意见
1.1	经济学研究与系统评价的目标人群是否一致?		
1.2	经济学研究与系统评价的目标干预措施/服务/项目是否一致?		
1.3	经济学研究与当前英国的医疗保健体制是否足够相似?		
1.4	所选的研究角度是否明确,与系统评价的研究角度是否一致?		
1.5	是否包含了个人及其相关者(如其他家庭成员或看护者)的,所有的直接效果产出?		
1.6	未来的各项成本和效果产出是否进行了恰当的贴现?		
1.7	是否使用 QALY 作为产出指标? 是否使用 NICE 推荐的方法来计算 QALY? 若不是,请说明原因,并根据采取的研究角度描述产出指标		
1.8	对于间接成本和间接产出,是否进行了完整且恰当的测量和赋值?		
1.9**	总体评估:完全适用/部分适用/不适用(如果研究被认为是"不适用",则无需使用清单第 2 部分进行评价)		

续表

编号	第二部分:研究局限(方法学的质量等级) (当经济学研究的背景与指南情境足够相似时,使用此清单)	是/部分/否/ 不明确/不适用	意见
2.1	模型结构是否恰当地反映了经济学研究的背景和干预措施?		
2.2	研究时限是否足够长,足以反映成本和产出指标的所有重要差异?		
2.3	是否包含了所有重要和相关的产出指标?		
2.4	对于基线期产出指标的估值,是否来自可获得的最优数据来源(近期的完善的 文献系统综述)?		
2.5	对于相关干预效果的估值,是否来自可用的最优数据来源?		
2.6	是否包含了所有重要和相关的医疗资源使用和成本?		
2.7	对于医疗资源使用的估值,是否来自可用的最优数据来源?		
2.8	医疗资源的单位成本数据,是否来自可用的最优数据来源(最新的价格数据)?		
2.9	是否进行了恰当的增量分析,或者读者可由数据自行进行增量分析?		
2.10	是否对所有取值不确定的重要变量,均进行了敏感性分析?		
2.11	是否有任何潜在的利益冲突?		
2.12***	总体评估:局限性小/潜在的局限性/非常严重的局限性		

其他意见

* 若研究完全符合标准,回答"是";若研究大致符合标准,但在某些重要方面有所不同,则回答"部分";若研究偏离标准,则回答"否";若报告提供的信息不足以判断研究是否符合标准,则回答"不明确";若该标准在特定案例中不相关,则回答"不适用";对回答为"部分"或"否"的问题,研究者应在其对应的"意见"一栏中解释研究是如何偏离该项标准;

** 完全适用:指经济学研究符合所有的适用性标准,或研究虽不满足一个或多个适用性标准,但其不太可能改变成本-效果分析的结论;指部分适用:经济学研究不满足一个或多个适用性标准,且有可能改变成本-效果分析的结论;不适用:指经济学研究不满足一个或多个适用性标准,且很有可能改变成本-效果分析的结论,这类研究通常会被排除,不必用剩余清单进行评估。

*** 局限性小:经济学研究符合所有的质量标准,或研究虽然不满足一个或多个质量标准,但不太可能改变成本-效果分析的结论;潜在局限性:经济学研究不满足一个或多个质量标准,这可能改变成本-效果分析的结论;非常严重的局限性:经济学研究不满足一个或多个质量标准,这非常有可能改变成本-效果分析的结论,这一类研究通常应被排除,不做进一步研究。

(三) SR-EEs 的可转移性和外推性评估

当研究者针对某一国家或某一医疗环境开展一项医疗技术的 SR-EEs 时,或在撰写临床实践指南需要关注医疗技术的成本-效果或成本-效用时,需要确定所开展的 SR-EEs 是否具有良好的可转移性(Transferability)和外推性(Generalizability),本节着重讨论经济学研究的可转移性。

将卫生经济学的研究结果从一个国家(地区)向另一个国家(地区)转移时会面临多方面的问题。在效果方面:不同国家之间的疾病亚型或患者对药物的敏感性可能存在差异。若使用质量调整生命年(QALY)作为产出指标,因文化差异,人们可能对相同的健康状态给予不同的偏好评价,即使从医学角度看临床结果一致,但因价值观的主观差异,不同国家间也可能出现健康产出的差异。在成本方面:不同国家的数据很难进行比较。①不同国家因经济发展水平、医疗资源配置等的差异,药品和医疗服务项目的绝对价格或不同项目之间的相对价格都可能存在差异;②因经济水平、税收体系和价格体系的差异,同种药品的价格在不同国家中存在显著差异;③同一疾病在不同国家和地区可能采取不同治疗方式,导致成本结构差异较

大;④不同国家的经济水平差异导致间接成本存在差异。

为了确定某一研究是否具有可转移性,需要了解研究所在国家是否有本国发布的(Country-specific)药物经济学评价指南及其与各国药物经济学指南之间存在哪些差异。比较各国药物经济学评价指南时,可参考国际药物经济与结果研究协会(ISPOR)建立的 33个国家(多数为欧洲和美洲国家)的药物经济学评价指南对照表,表格中包含了这些国家指南中的关键特征,以帮助研究者从不同国家的指南中获取所需信息。如:在成本-效用分析中,因不同国家(地区)人群的健康偏好可能存在差异,用于计算质量调整生命年(QALY)的效用积分体系就具有国家(地区)特异性,研究者应注意其研究的健康效用结果是否适用于其他国家(地区)的研究人群。此外研究者还应关注研究角度、基准贴现率等参数,它们往往会影响一项研究的可转移性。

对大多数研究者而言,不能仅使用另 1 个国家的关键特征(或某地区的研究环境)来评估一项经济学研究的可转移性。与偏倚风险评估一样,目前也有一些评估经济学研究可转移性的工具可供研究者使用(详

见附录Ⅱ）。如：2011年Goeree等总结了7个能帮助确定经济学研究可转移性的清单，该清单主要关注研究结果对决策制定的作用和在特定环境下的适用性。所有可获得的清单中，2004年Welte等研发的评估清单最简单易用，该清单每个维度各水平间的分界点明确，可同时评估基于试验和基于模型的经济学研究。Welte清单由3个通用剔除标准（General knockout criteria）和14个特异剔除标准（Specific knockout criteria）组成，使用时应首先确定研究是否符合3个通用剔除标准，不满足通用剔除标准的研究才可使用14个特异剔除标准进行进一步评价。过去十几年间Welte清单已得到广泛应用，被证明可较完善地评价SR-EEs的可转移性。2009年，Drummond等在Welte清单的基础上研发了Drummond清单，该清单在具体内容和应用方面与Welte清单差别微小。我们一般推荐使用Welte清单评价经济学研究的可转移性。因不同国家之间的临床实践可能存在差异，所以与临床医生讨论具体研究的可转移性十分必要。

表33-10提供了一项使用Welte清单评价经济学研究可转移性的案例。该案例假设将Amy Y. Zhang和Alex Z. Fu的研究结果从原研国家（美国）推广至外推决策国家（中国）。

表33-10　使用Welte清单确定研究可转移性的范例

通用剔除标准	原研国家与外推国家之间的一致性	
1. 原研国家实施的干预措施与外推国家实施的干预措施是否一致	一致	
2. 原研国家实施的对照措施与外推国家实行的对照措施是否一致	一致	
3. 经济学研究质量不合格	否	
特异剔除标准	原研国家与外推国家的一致性	与原研国家的ICER相比，外推国家的ICER
方法学特征		
研究角度	高（美国：全社会、医疗提供者和患者 vs. 中国：全社会）	无偏倚
贴现率	中等（美国：3.0% vs. 中国：3%～5%）	无偏倚（研究时限较短，不适用贴现）
医疗成本计算方法	高	无偏倚
劳动力成本计算方法	高（美国：人力资本法 vs. 中国：人力资本法）	无偏倚
医疗保健体系特征		
医疗服务项目的绝对与相对价格	高	无偏倚
临床实践的差异	中等	过低或过高
医疗技术的可及性	高	无偏倚
研究人群特征		
疾病发病率/患病率	中等	过低或过高
病例组合*	高	无偏倚
预期寿命	高	无偏倚
健康状态偏好	高	无偏倚
患者对干预措施的接受程度、依从性和激励	高	无偏倚
工作时间和劳动力损失	高	无偏倚
疾病的扩散范围	高	无偏倚

*病例组合（Case mix）指一些相互联系但又有区别的病人各方面特征的归类分组

前文中我们权衡了很多因素，推荐应使用哪些清单评估偏倚风险或可转移性。研究者开展研究，还需考虑一些具体研究的特征来确定最适宜的清单，如：开展综述的时间是否充足、研究者是否较有经验、综述的受众是谁、是否依据综述想要评价的目标选择了合适的清单等。清单中评价条目的数量和完成清单所需的时间也是决定清单实用性的重要因素。如：约克大学评价与传播中心（CRD）推荐使用 Philips 清单作为评价经济学模型研究的偏倚风险，但因 Philips 清单包含的条目数量过多（61 个），实用性实际不高。故选择合适清单时，一定要考虑清单在实际使用中的可行性。

注意：填写清单的研究者也可能会对评估结果造成影响，故强调要有多名研究者（至少两位）来开展评估，不同研究者之间若存在分歧可以通过协商来达到一致。实际操作过程中，可让多位研究者首先使用清单对少量（2 或 3 个）、具代表性的研究进行预评估；然后解决预评估时可能存在的分歧，以便研究者在之后的评估中形成更为统一的评价策略。

四、数据分析和结果报告

（一）多用途 SR-EEs 的数据分析和结果报告

SR-EEs 的研究结果应以完整、清晰、透明和易于理解的形式予以展现，尤其是主要研究结果与结论的呈现。所有研究发现都应在报告的总结表中展示，并在正文中进行描述与总结。呈现主要研究结果时，可将所有研究按照每 QALY 增量成本的顺序依次罗列，也可采用优势排序矩阵（Dominance ranking matrix）形式来报告。优势排序矩阵（表 33-11）是在 SR-EEs 中常用的一种用于总结和阐释不同经济学研究结果的简易分类系统，它是一个 3×3 的矩阵，展示 2 种干预措施之间的临床效果和成本的比较结果。

表 33-11　优势排序矩阵

	＋	0	－
＋	A	B	C
0	D	E	F
－	G	H	I

注：横向表头代表效果指标，纵向表头代表成本。对于两种干预措施甲和乙的临床效果而言，可能出现 3 种情况：甲比乙更有效（＋）、甲乙同样有效（0）、乙比甲更有效（－）；对于成本，同样可能有 3 种结果：甲比乙昂贵（＋）、甲乙花费相当（0）、乙比甲昂贵（－）。例如，在表 33-11 中，甲比乙有效，但花费较乙更少，则干预措施甲即被标记为"G"（表格中的字母"A-I"均无实际意义，仅为编号，代表干预方案在表格中所处的位置）。

为了比较不同研究间的结果，应将各研究中不同的货币转换为统一的货币（如美元、欧元等），并转换到统一的基准年份。为便于进行货币转换，Campbell 和 Cochrane 经济方法学组（CCEMG）、决策与实践证据信息与协调中心（Evidence for Policy and Practice Information and Coordinating Centre，EPPI Center）研发了一项免费网络工具，可根据不同国家之间的购买力平价（purchasing power parities，PPP）水平自动调整成本和价格。在呈现研究结果时应同时呈现医疗资源使用和成本部分的结果，方便对证据的外推性做出更合理的判断。目前对采用何种方法将多个经济学研究的成本-效果（如增量成本-效果比、成本-效用比或成本-效益比）的估计值整合在一起得出综合结论（如利用 Meta 分析或其他定量分析方法），学界尚未达成共识。加之不同经济学研究间存在较大异质性（如研究人群、研究设计和结果指标等），多数学者并不推荐将不同的经济学研究结果进行定量整合。对一些常见的通用指标（如成本和 QALYs），可采用图表的方式来展示，简单直观，如成本-效果象限（Cost-effectiveness planes）或分层矩阵（Hierarchical matrix）可用于总结经济学研究中干预组和对照组的研究结果。

（二）指导临床实践指南的 SR-EEs 的数据分析和结果报告

对基于试验的经济学研究而言，同偏倚风险评估一样推荐采用 GRADE 系统，将经济学研究的发现（增量成本/效果、成本-效果比和不确定性）也纳入 GRADE 证据表格中报告相关质量评价和结果。对基于模型的经济学研究，数据分析和结果报告方法可参考上节针对多用途 SR-EEs 的介绍。

五、讨论和结果阐释

（一）撰写 SR-EEs 讨论部分

多用途 SR-EEs 与指导临床实践指南的 SR-EEs 都应在讨论部分报告研究结果（概括总结）、异质性评价、研究的优势和局限、综述后续更新的时间规划、主要结论、资助来源、利益冲突及研究结果与已有综述结果的关系。也可考虑讨论可转移性（Transferability）、外推性（Generalizability）、实践性与预算影响等内容。对上述内容的具体解释详见表 33-12。

（二）推荐意见

对用于指导临床实践指南撰写的综述而言，最后一步是基于文献检索、数据提取、评估结果和综合分析结果来做出推荐，我们建议利用以下步骤形成推荐意见。

1. 研究团队需讨论研究结果　为临床实践指南制定推荐意见，首先需要整个项目团队对研究中最主要的结果进行讨论，针对系统评价识别到的每一个经济学研究从以下 7 个方面进行讨论：

表 33-12   多用途 SR-EEs 讨论部分应报告的相关主题

主题	描 述
研究结果 （概括总结）[a,b]	总结研究的主要结果，给出每个主要结果指标（包括临床结果和经济学结果）的证据强度，并考虑结果可为医疗服务提供者、患者、决策者等利益相关群体提供的参考信息
异质性[b]	各研究间因临床研究或方法学差异（或二者兼有）而产生的异质性
可转移性	将研究结果（临床结果和经济学结果）从该研究人群或研究环境推广应用至其他人群或环境时的适用程度
外推性[b]	将一项研究的研究结果从研究的抽样样本推广应用至该样本所在的总体人群时的适用程度。影响经济学研究外推性最基本的因素包括研究人群特征（如年龄、性别、教育程度）、疾病特征（如发病率和患病率）、医疗服务提供者和医疗体系因素（如临床实践中的差异、医务人员的薪资水平）等
实践性问题/预算影响	讨论应用于临床实践时可能存在的障碍；当实施新的干预措施后，卫生保健系统支出会有怎样的可预期的变化
优势	讨论所纳入研究的优点和产出指标的优点，以及整个综述所存在的优势
局限[a]	讨论所纳入研究及其产出指标的局限性（如偏倚风险），以及整个综述的局限性（如未能完整获取识别到的研究的所有信息、报告偏倚等）
推荐建议	研究主题是否仍存在需要填补的知识缺口？对未来的研究方向有什么建议
更新综述[c]	声明会在未来对综述进行更新，并明确阐述将要更新综述的时间间隔或标准（如考虑已识别到的正在进行的研究，或未来治疗方案可能发生的变化），同时需要指出综述的更新方法
结论[a]	提供对结果的一般性解释，以及对未来研究的启示
资助来源[b]	描述研究接受的全部资助，明确资助方在研究识别、设计、实施和分析报告中扮演的角色；描述其他非经济来源的支持
利益冲突[b]	根据期刊要求描述研究者可能存在的任何利益冲突；如期刊无明确要求，推荐使用国际医学期刊编辑委员会（International Committee of Medical Journal Editors）的建议

[a] 该条目来源于 PRISMA 声明；[b] 该条目来源于 CHEERS；[c] 该条目来源于 AGREE Ⅱ

（1）首先应评估纳入的全部经济学研究的质量，可参考 GRADE 将其质量分为高、中、低、极低 4 个等级。

（2）说明经济学研究是否表明所评估的干预措施具有成本-效果。与对照组相比，干预组的成本更低，效果更好，则干预措施占据绝对优势，即具有成本-效果。当干预组的成本更高，效果也更好时，需要比较 ICER 与成本效果阈值，若 ICER 值＜阈值，则可认为此干预措施具有成本-效果。

（3）讨论纳入系统评价的各研究的变异性（Variability）和不确定性（Uncertainty），如敏感性分析后所得出的结论是否与主分析的结论一致。

（4）讨论如何权衡干预措施带来的健康收益、副作用和其他风险。如：与现有治疗方案相比，新药物治疗方案疗效更好，但可能导致发生更频繁的严重副作用/事件，是否还可推荐使用新治疗方案？

（5）讨论纳入研究的结果是否具有外推性，是否可以将结果推广到样本所在总体的人群中？

（6）讨论纳入研究的结果是否具有可转移性，是否可将结果从研究人群或环境推广应用至其他人群或环境？评价可转移性时首先需要判断以下 3 个方面：①研究中评价的医疗技术与将行决策国家希望评价的技术是否一致；②研究中评价的对照组与将行决策国家的对照组是否一致；③研究质量是否合格。若回答中有 1 个"否"，则意味着该研究的结果不能转移至临床指南将要实施的环境中，即该研究不能用于指导临床实践指南的撰写。对可转移性更深层次的评估，可参考 Welte 定义的具体剔除标准（如研究角度、贴现率等，详见表 33-10）。

（7）讨论将经济学研究结果纳入具体的临床指南后，在临床实施过程中是否会产生新的问题？是"不太可能"、"有可能"，还是"不会产生任何问题"？如：对某种患病率较高的疾病，若引进一种新的治疗效果较好但治疗成本高昂的治疗方案，可能会对医保基金平衡带来巨大冲击。

以 2016 年 Amy Y. Zhang 和 Alex Z. Fu 发表的研究为例，表 33-13 列出了如何基于以上 7 方面，对指导临床实践指南的 SR-EEs 所纳入的经济学研究进行结果讨论，表格最后一部分是对研究结果证据的总体强度、可能存在的研究缺口等进行讨论。

表 33-13　用于支持推荐意见制定的单个经济学研究证据评价表

研究(作者,年份)	Amy Y. Zhang, Alex Z. Fu(2016)		
干预措施	生物反馈盆底肌肉锻炼＋院外电话干预		
研究人群	前列腺癌治疗 6 个月后,出现持续性尿失禁的患者		
因素	选项	案例评价	解释
经济学研究的质量	高质量[a] 中等质量[b] 低质量[c] 极低质量[d]	高质量	该研究在 CHEC 扩展清单中得到了较高分数;20 项评估中,17 项答案为"是",1 项答案为"否",2 项为"不适用"
新的干预措施是否具有成本-效果	是/否	是	基于随访 6 个月数据的结果得出
经济学研究的产出是否具有不确定性或变异性	可接受的不确定性/变异性 很高的不确定性/变异性	否	未报告
健康收益、副作用和风险的平衡	所获的健康收益的价值明显超出其相关副作用或风险 所获的健康收益的价值可被其相关副作用或风险而抵消 副作用或风险明显超出可获得的健康收益	否	未报告
研究结果的可转移性	可转移的 可能可转移的 不可转移的	可转移的	基于表 33-9 对研究结果可转移性的评估
研究结果的外推性	可外推的 可能是可外推的 不可外推的	不可外推的	作者在结论部分提到,该研究是在俄亥俄州的四家医院中进行的,可能不能代表全美的情况
应用于临床实践过程中可能存在的问题	难以用于临床实践 可能可以用于临床实践 完全可以用于临床实践	完全可以用于临床实践	
研究结果的总体结论	在美国进行的高质量的、基于试验的经济学研究表明,与无干预相比,"BF＋院外电话咨询干预"是具有成本效果的		
证据的总体强度	证据充分		
研究缺口	临床试验纳入样本数目相对较少		

[a] 高质量:后续研究几乎不可能对当前效果的可信程度产生影响;[b] 中等质量:后续研究有可能对当前效果的可信程度程度产生影响;[c] 低质量:后续研究非常有可能对当前效果的可信程度产生影响,并有可能改变目前的效果估计值;[d] 极低质量:任何效果估计值都是不确定的。

2. 制定推荐建议　构建临床指南过程中,并非直接使用每个研究问题的系统评价结论指导制定临床指南的推荐意见,还应考虑其他因素来确定最终的推荐建议,包括:专家意见、患者偏好、成本(预算影响或可实践性)、临床价值、法律后果、医疗设施的可及性、组织开展技术的可行性和安全性等。临床实践指南中一般会用一个段落来讨论研究者是如何评估和权衡所有临床证据和其他需要考虑的因素,最终得出推荐建议。

制定推荐建议时,研究者可采取投票、非正式专家共识(如专家意见)、正式专家共识(如德尔菲法、名义群体法等)等不同方法来做出最终决定。①每种推荐建议都需要具体、精确地描述该建议所针对的医疗环境和目标人群;②明确、系统地描述在制定建议时所考虑的各类因素;③阐述支持和反对推荐使用目标干预措施的证据和理由;④描述目标干预措施和其他干预措施的优缺点;⑤将 SR-EEs 最重要的研究结果以表格方式呈现在指南中,或在指南文本中阐述,可让指南使用者明确分辨每项推荐意见是基于怎样的证据得出的。

基于每一个具体研究的结果与讨论,研究者可以做出强推荐或有条件的推荐。一般来说:基于经济学研究做出的强推荐往往基于高质量或中等质量的研究,这些研究通常具有较好的可转移性与外推性,可在将要推行的医疗环境中顺利实施。且研究结果的变异性和不确定性在可接受范围内。若以上条件均满足,基于经济学研究的推荐建议就可以用来指导临床实践指南的撰写。若研究证据不十分明确,或对最优干预措施的判断存在较大不确定性时,则应在临床实践指南中做出说明,并仅制定有条件的推荐建议。低质量研究一般不用于支持制定推荐建议,因通常低质量研究的可转移性与外推性十分有限,变异性和/或不确定性较高。当某一具体的研究问题缺乏相应证据时,应在正文中做出明确说明,如“因缺乏有效的证据支持,无法制定推荐建议”或“因缺乏经济学研究文献支持,此推荐意见仅基于专家意见形成”。研究者应在临床指南的注意事项部分提供支持这些有条件推荐建议的相关证据。总之,推荐建议应解决临床指南最关注的主要研究问题。为临床指南制定的推荐建议应表达清晰,并易于被指南使用者识别和理解,故必须注意建议的阐述方式并想办法在指南中予以突出。

最后,在指南最终发表之前,应首先请指南的利益相关方对其进行外部评审,评审者可以是临床专家、方法学或卫生技术评估专家,或指南针对的目标人群(患者、一般人群)代表。指南中应阐述外部评审的方法,同时报告评审者的名单和他们的任职单位。

第三节　经济学研究系统评价存在的问题、挑战与对策

近几十年来,优化医疗卫生资源配置的需求越来越高,将经济学研究的证据整合形成系统评价的需求也越来越大,SR-EEs 已成为卫生经济学研究领域的一大热点。众多卫生经济学家和临床医生在该领域不断探索,不仅 SR-EEs 文献发表的数量大幅提升,随着各国经济学评价指南、系统评价指南与各类评价清单的不断补充完善,SR-EEs 研究的质量也在逐步提升;越来越多的国家在制定临床实践指南和医药卫生决策时也开始将经济学研究的证据纳入其中。然而,目前已

发表的 SR-EEs 主要集中在欧洲和北美国家,中国已发表的 SR-EEs 数量十分有限,质量也有待提高;在 SR-EEs 的方法学探索上国内也尚处于萌芽阶段。而由于经济学证据的特点,经济学研究之间往往存在很大的异质性,导致大多数 SR-EEs 只能进行定性研究,而难以开展定量研究。我们将当前开展 SR-EEs 存在的主要问题、挑战总结如下,并提出了相应的解决或处理对策。

一、制定 SR-EEs 检索策略

制定完善的文献检索策略,是保证 SR-EEs 系统性,确保其综述结果准确无偏的第一步,首先需要确定的就是数据库的选择。开展一项 SR-EEs 究竟需要检索多少数据库或检索哪些数据库,学术界还没有形成共识。首选检索经济学研究专业数据库,Cochrane 手册、NICE 手册等操作指南也都如此推荐,但此前仅有的两个专业数据库 NHS EED 与 HEED 早已停止更新。由于重新建立卫生经济学的专业数据库伴随着巨大工作量和经济投入,在 Medline、Embase 等基础数据库中完成经济学研究的系统检索便成了最佳的解决措施。卫生经济学领域的专业概念通常都定义的比较宽泛,如何在基础数据库中完整地检索到某一研究主题下所有经济学研究,使用哪些检索词、制定怎样的检索过滤器,学者们仍在进行不断的尝试和探索。目前主要的解决方案是在 MEDLINE、Embase 等基础数据库中开发有效、可靠、易于使用、用于识别经济学研究的检索过滤器,逐步建立起较统一完善的经济学研究的检索策略。其中,Drummond 等于 2017 年对血友病治疗做了较全面的 SR-EEs,其在 Medline 和 Embase 中的检索过滤器见表 33-14,可供参考。

二、建立更加完善的 SR-EEs 方法学清单与实践指南

完善的方法学清单与实践指南是指导 SR-EEs 研究的重要前提。目前,SR-EEs 的各类方法学清单与实践指南仍不成熟,已有的清单与指南在适用范围、可操作性等方面仍存在一些局限。首先,鉴于经济学研究的特异性,应为 SR-EEs 制定 1 份经济学研究特有的系统评价和 Meta 分析研究计划书推荐报告条目(Preferred Reporting Items for Systematic Reviews and Meta-analyses Protocols,PRISMA-P)声明,用于规范 SR-EEs 报告的规范性与透明度,以标准的格式报告药物经济学评价结果。其次,在偏倚风险评估方面,目前对基于模型和基于试验的经济学研究采用不同的评价清单可能会降低两类研究之间的可比性,应制定一份可同时评估基于模型和基于试验的经济学研究偏倚

表 33-14　Drummond 等对血友病治疗进行 SR-EEs 的检索策略

主题	#	检　索　词
经济学研究	1	Ti/Ab('economic evaluation' OR 'economic-evaluation' OR 'economic study' OR 'economic-study' OR 'economic analysis' OR 'economic-analysis' OR 'pharmaco economic?' OR 'pharmaco-economic?' OR 'cost effectiveness' OR 'cost-effectiveness' OR 'cost utility' OR 'cost-utility' OR 'cost benefit?' OR 'cost-benefit?' OR 'cost analysis' OR 'cost-analysis' OR 'decision model＊' OR 'decision-model＊' OR (economic near model＊))
疾病	2	Ti/Ab(hemophilia OR haemophilia OR 'Factor 8 Deficiency' OR 'Factor Ⅷ Deficiency' OR 'Congenital Factor 8 Deficiency' OR 'Congenital Factor Ⅷ Deficiency')
血友病的经济学研究	3	♯1 AND ♯2
检索年限	4	2008 年至 2015 年 11 月

注:利用检索策略♯1 可检索到卫生经济学相关的研究,♯2 可检索到血友病相关的研究,♯1 AND ♯2 可以检索到血友病相关的经济学研究

风险的评价清单,来检查研究问题、研究设计等中的不足与缺陷,同时有助于将经济学证据纳入至临床实践指南的制定中。第三,利用 GRADE 对经济学研究进行证据评价的方法学还有待进一步的研究与完善,完善过程需要考虑经济学研究尤其是 SR-EEs 特有结果指标的特异性。最后,需制定一份全面、基于共识的讨论清单,用于指导系统评价的研究团队对每一项经济学研究都进行充分讨论,确保基于经济学证据得到的推荐建议能更易用于临床指南,最终用于临床实践中。

三、重视不同经济学研究之间的异质性

SR-EEs 面临的一个巨大挑战是不同经济学研究间的异质性问题,这也是 SR-EEs 往往只能做定性分析,无法将结果整合开展定量分析(如 Meta 分析)的重要原因。与临床研究的系统综述不同,SR-EEs 除要面对所纳入各研究中临床效果方面的异质性(例如,纳入患者的人口学特征不同、干预措施存在差异、研究终点指标不同等)外,还要考虑经济学研究所特有的异质性来源。首先,不同经济学研究可能采用不同的研究角度,纳入的成本可能差异很大,例如从全社会角度开展的经济学研究将同时考虑直接成本与间接成本(如劳动力损失),而从医疗卫生保健系统角度开展的研究则仅关注直接医疗成本。其次,针对同一临床问题的经济学研究,其研究时限可能不同,而不同研究时限下成本和结果(包括疗效和不良反应等)可能差异很大。第

三,基于模型的经济学研究,即使它们具有相同的研究目的,模型构建也可能存在很多差异,例如,一些研究者可能使用马尔科夫模型,而其他研究者则会使用离散事件仿真模拟等;即使采用同类模型,模型结构、关键假设、关键变量的选择也都可能导致不同研究间的异质性,研究结果差异明显而无法合并。此外,不同经济学研究之间的分析方法具有异质性,如不同的时间偏好、对于干预结果的评估方法不同、使用量表类型(如不同的生命质量量表)不同,都可能会引入异质性。

进行 SR-EEs 时,需要特别重视异质性问题。首先,未来开展经济学研究时应遵循统一的研究规范开展研究,如各国的《药物经济学评价指南》。应明确界定研究问题,选择合适的研究设计(如研究视角、研究时限、目标人群等),根据研究角度选择恰当的成本和健康产出指标,根据研究中干预措施的特点、数据的可获得性及评价目的与要求选择恰当的评价方法和药物经济学模型,进行全面的不确定性分析和敏感性分析,以增强药物经济学研究的可操作性和结果的可比性,降低不同研究之间的异质性。

其次,当研究者要系统评价目前已发表的药物经济学研究时,须对纳入的研究进行异质性检验,如果这些研究之间存在明显的异质性,可以通过亚组分析来探究异质性的来源。比如基于观察性研究开展的经济学评价,可以依据研究类型(如病例对照和队列研究)、研究模型选择(如糖尿病 IMS CORE 模型或 UKPDS 产出模型)、人口学特征(年龄、性别、种族等)、疾病严

重程度(中危高危、有无并发症等)进行亚组分析。

　　此外,在开展 SR-EEs 尤其是在进行定量分析时,可以考虑剔除与其他研究相比关键研究设计存在较大差异的研究,比如研究角度不同、研究人群异质性较大等,此时可以分别纳入和剔除掉异质性较强的研究来进行数据分析,作为敏感性分析检验研究结果的稳健性。

四、如何将 SR-EEs 的结果整合进决策过程

　　开展 SR-EEs 的目的是提升经济学研究的证据等级,最终将卫生经济学研究的结果整合进决策过程,但这一转化过程目前还存在一些挑战。能否将 SR-EEs 有效地融入临床与政策决策的制定,首先取决于 SR-EEs 的研究质量,而 SR-EEs 的研究质量与证据等级又取决于其所综述的经济学研究的质量。因此,提升经济学研究的研究质量与报告规范,是促进 SR-EEs 成果转化的前提。其次,开展 SR-EEs 时需要考虑研究结果的外推性与可转移性,尤其是需要考虑能否将其转移、外推至研究者和决策者关注的人群和环境,如从研究人群获得的健康产出证据是否对将要决策的环境的适用程度,以及将研究结果从某个国家、某个医疗服务体系转移至其他地区的外部效度。此外,经济学证据的相关性、经济学证据中样本量的多少,以及研究机构或决策机构的声望等因素,也会或多或少影响到卫生经济学的研究结果的决策转化。

小　结

　　近年来,SR-EEs 已成为卫生经济学研究领域的一大热点。本章探讨了开展 SR-EEs 5 个基本步骤,包括:①形成研究问题,撰写研究计划书;②文献检索与筛选;③数据提取、偏倚风险与可转移性评价;④结果报告和数据分析;⑤讨论和结果阐释。并提出了 SR-EEs 中所要特别关注的问题与解决方法。目前来看,定期更新已有的系统评价可能是 SR-EEs 研究领域未来的一个关键目标,尤其是当目前很多系统评价的研究结果已经不符合当前的实际情况,或无法在电子数据库中开放获取时。在现有方法学及各种指南、评估清单的基础上开展高质量的系统评价则更具价值,有可能考虑在网络上建立实时更新的系统评价。

(吴　晶)

参 考 文 献

1. van Mastrigt GA,Hiligsmann M,Arts JJ,et al. How to prepare a systematic review of economic evaluations for informing evidence-based healthcare decisions:a five-step approach (part 1/3). Expert Review of Pharmacoeconomics & Outcomes Research,2016,2016(2):1-16
2. Thielen FW,Van MG,Burgers LT,et al. How to prepare a systematic review of economic evaluations for clinical practice guidelines:database selection and search strategy development (part 2/3). Expert Review of Pharmacoeconomics & Outcomes Research,2016:1
3. Wijnen B,Van MG,Redekop WK,et al. How to prepare a systematic review of economic evaluations for informing evidence-based healthcare decisions:data extraction, risk of bias, and transferability (Part 3/3). Expert Rev Pharmacoecon Outcomes Res,2016,16(6)
4. Gomersall JS,Jadotte YT,Xue Y,et al. Conducting systematic reviews of economic evaluations. International Journal of Evidence-Based Healthcare,2015,13(3):170
5. Moher D,Shamseer L,Clarke M,et al. Preferred reporting items for systematic review and meta-analysis protocols (PRISMA-P) 2015 statement. Systematic Reviews,2015,4(1):1
6. Zhang AY,Fu AZ. Cost-effectiveness of a behavioral intervention for persistent urinary incontinence in prostate cancer patients. Psycho-Oncology,2016,25(4):421-427
7. Evers S,Goossens M,De VH,et al. Criteria list for assessment of methodological quality of economic evaluations:Consensus on Health Economic Criteria. International Journal of Technology Assessment in Health Care,2005,21(2):240-245
8. Drummond MF,Jefferson TO. Guidelines for authors and peer reviewers of economic submissions to the BMJ. The BMJ Economic Evaluation Working Party. Bmj Clinical Research, 1996, 303(7052):275-283
9. Jaime CJ,Eddy DM,Kan H,et al. Questionnaire to assess relevance and credibility of modeling studies for informing health care decision making:an ISPOR-AMCP-NPC Good Practice Task Force report. Value in Health the Journal of the International Society for Pharmacoeconomics & Outcomes Research,2014,17(2):174

附录 I　概述评价经济学研究的清单的质量

作者（发表年份）	简略标题	偏好的经济学分析方法	清单研发目的	清单研发过程	评价标准的数目	清单中问题的可操作性	清单是否包含对经济学研究整体质量的（偏倚风险）评分	是否有用法说明	完成清单所需时间（分钟）	被引次数	注意
Adams(1992)	NA	主要关注基于试验的 EEs	评价经济学分析的完整性	既往文献	28	多项选择，可自由填写答案	否	否	30	177	未发展成为评价经济学研究质量的清单
Gerard(1992)	NA	主要关注基于试验的 EEs（仅限于 CUA）	判断 CUA 的质量和政策相关性	既往文献；12 位相关领域国际专家的意见	40	未具体指明	有，用"高于平均值/平均值/低于平均值"评价	否	45	154	未发展成为评价经济学研究质量的清单
Sacristan(1993)	NA	基于试验的 EEs	评价经济学研究的质量	文献综述	12 个标准（36 个辅助问题）	可接受/正确/可疑的/不正确/不适用	否	是	15	82	简短，但未免过于简单
Clemens(1995)	PhRMA 清单	主要关注基于试验的 EEs	为 EEs 的开展和评价提供了指南	文献综述	21	未具体指明	否	否	30	63	开放式问题，使研究者较难对经济学研究质量做出总体判断
Drummond (1996)	BMJ 清单	主要关注基于试验的 EEs	评价 EEs 的质量	HESG 的调查；最终的清单是由工作组研究确定的	35	是/否/不明确	否	是	25	1397	封闭式问题，使用方便；被引用次数很多
Sculpher(2000)	NA	基于模型的 EEs	建立了基于模型的 EEs 的质量评价框架	既往文献	34	否	否	是	30	212	专门用于评价基于模型的经济学研究
Ungar(2003)	PQAQ 清单	基于试验的和基于模型的 EEs	建立儿科特异的 EEs 的质量评价工具	既往文献；7 人专家组对问卷内容及积分体系做出评价	57	46 个可评分的条目（是否明确说明）是（由正文、图表推断可得）否/不适用	无整体质量评分，只有每个维度内的评分	否	45	23	具有综合性，针对儿科特异的经济学研究

续表

作者（发表年份）	简略标题	偏好的经济学分析方法	清单研发目的	清单研发过程	评价标准的数目	清单中问题的可操作性	清单是否包含对经济学研究的整体质量（偏倚风险）评分	是否有用法说明	完成清单所需时间（分钟）	被引次数	注 意
Chiou(2003)	QHES清单	主要关注基于试验的EEs	建立评价EEs质量的评分系统	已有的指南；使用联合分析，调查120位国际专家对每个标准的权重的评估	16	是/否	是	否	25	155	使用了质量评分，研发过程完整
Evers(2005)	CHEC扩展清单	主要关注基于模型的EEs	评价EEs的质量	由23位国际专家组，使用德尔菲法得出最终的标准清单	20	是/否	否	是	25	252	研发过程完整，对基于模型的经济学研究应用有局限
Philips(2006)	NA	基于模型的EEs	为决策分析模型构建稳定的质量评价框架	指导卫生技术评估中决策分析模型已有实践指南	61	是/否/不明确/不适用	否	是	60	244	清单研发过程全面、完整
Caro(2014)	ISPOR清单	基于模型的EEs	帮助决策者综述基于模型的经济学研究与决策问题的相关性和可信性	未具体指明，但总体而言，与国际药物经济学会的工作组达成共识	15，不包括辅助问题	是/否/不能回答，对于某一维度，若研究者选择"无法回答"，则应继续选择：不适用/未报道/缺乏信息/经验不足	否，总体相关性；足够相关/不够相关；总体可信度：强/中等/弱/有致命缺陷	是	25	18	为决定医疗资源分配的决策者而设计的

附录 II　对于经济学研究可外推性清单的评价

作者（发表年份）	目的	建立过程	评价标准的数目	清单中问题的可操作性	是否使用质量评分	是否有用法说明	清单是否进行过预评估	完成清单所需时间（分钟）	被引次数	注意
Heyland(1996)	评价经济学研究对自身情景的外推性	文献综述	研究首先应满足纳入标准；随后为 10 个标准（共 6 个维度）	封闭式问题	否	是	否	25	61	未发展成为统一的评价可转移性的清单
Späth 等(1999)	评价已发表经济学研究的结果能否转移至特定卫生保健体系下的不同情景	文献综述	研究首先应满足纳入标准；后需满足为 5 个标准（共 3 个维度）	一些开放式问题	否	是	否	25	47	未发展成为统一的评价可转移性的清单
Welte 等(2004)	建立一个友好型的工具，以评估不同国家间的经济学研究的可转移性	文献综述	需要满足 3 个通用型的剔除标准，另有 14 个具体剔除标准	对于每一个可转移性因素，都必须确定其 3 个主要因素	否	是	否	25	175	常被引用，且易于使用
Drummond 等(2005)	为如何增加未来研究的外推性提出建议	作者意见	两个独立的清单：(1) 基于试验的经济学研究：10 个条目；(2) 基于模型的经济学研究：7 个条目	封闭式问题	否	否	否	20	151	简短且易于使用，但并非专门设计的清单
Boulenger 等(2005)	建立一个评价经济学研究的可转移性的清单，并用其生成代表不同条目权重的分数	基于 NHS EED 和 CODECS 的模板	两部分，共 42 个问题	是/部分适用/否/不适用	是	是	否	45	85	使用了数值评分，每一个条目的权重相同
Drummond 等(2009)	为在研究中处理可转移性方面的问题提供建议	既往研究（尤其是 Welte 的研究）	4 个步骤，包括 Welte 提出的 4 个通用剔除标准	是/否	否	是	否	25	226	常被引用，且易于使用

续表

作者（发表年份）	目的	建立过程	评价标准的数目	清单中问题的可操作性	是否使用质量评分	是否有用法说明	清单是否进行过预评估	完成清单所需时间（分钟）	被引次数	注意
Turner 等（2009）	帮助研究者筛选著在相关研究材料，评价自其他医疗环境/体制下的卫生技术评估报告的相关性，可信性和可转移性，并根据需要进行调整	文献综述，德尔菲法，质量保证价值试验（适用性测试）	该评价工具是由一系列清单和问题组成的，可分为两部分：(i)快速筛选相关报告和(ii)有关可靠性和可转移性的问题	不适用	否	是	否	取决于使用评价工具的哪一部分	21	评价工具较为全面，但用于评价多项研究时较为烦琐
Antonanzas 等（2009）	建立已发表经济学研究的可转移性指数，为不同医疗背景下的决策过程提供帮助	既往清单，将问卷交给 HTA 机构，以评价每个因素的相对重要性	7 个关键客观因素和 16 个非关键客观因素（通用指标）；具体指标（主观指标）：4 个关键标准和 8 个非关键标准。客观标准基于 Boulenger 等的研究。	是/否(0/1)	是	是	是	30	32	使用了基于权重元素的数值型的可转移性指数，未测量经济学研究结果的可转移性
Grutters 等（2011）	系统性构建卫生技术评估的框架，以使其适用于决策问题	现有的 HTA 决策分析模型指南	11	否	否	是	否	15	9	简短的清单，标准与其他清单略有不同

第 34 章　动物实验系统评价/Meta 分析

第一节　概　述

一、动物实验的概念

动物实验是指在实验室内,为了获得有关生物学、医学等方面的新知识或解决具体问题,利用动物开展的科学研究,与临床研究一起成为现代医学研究的两个重要领域。动物实验在基础研究中起重要作用,是连接基础研究和临床试验的重要桥梁,其结果直接影响着许多领域研究课题成果确立和水平高低。生命科学领域许多里程碑式的研究成果最早都来自动物实验,美国政府资助的所有生命科学领域研究项目中70%左右的课题涉及动物实验。

二、动物实验的主要偏倚来源

动物实验是临床前试验的重要组成部分,实验设计类型类似于临床试验的各种设计类型,只是实验对象为动物而已。其偏倚风险来源亦类似于临床试验,但同时存在一定的特殊性差异。

保证临床试验结果的真实性和科学性最有效的方法是严格的科研设计,尽可能控制和减少偏倚和机遇对研究结果的影响。随机对照试验已被公认为是干预性研究设计的金标准方案。随机对照试验常见偏倚来源分 6 类:选择性偏倚、实施偏倚、减员偏倚、测量性偏倚、选择性报告偏倚和其他偏倚。动物实验偏倚风险来源亦如此,仅在一些具体实施方面略有差异。如:选择性偏倚同时受随机序列产生方法、是否实施隐蔽分组及基线特征的影响;实施偏倚除受盲法影响外,还受动物安置随机化的影响;测量偏倚除受盲法影响外,还受随机性结果评估的影响;失访偏倚主要产生于不完整数据的报告;报告偏倚产生于对研究结果的选择性报告;其他偏倚则需要根据研究的具体目的和实施过程确定。

三、动物实验的现状及存在问题

动物实验作为医学基础性研究的主要方式,新型诊疗技术和创新手段的研究和发展,均需通过以动物实验为代表的基础研究加以确证和改进。医学科研往往涉及临床、医技和基础等多学科,动物实验作为贯穿多学科的研究内容,是从医学课题研究到科技成果应用中的重点环节,也是保证科研成果独立完整和提高科研项目成熟度的重要方面。动物实验最基本目的是初步验证干预措施的安全性和有效性,为新干预措施是否可以进入临床研究阶段提供科学证据,以保护Ⅰ期临床试验的志愿者。但其在方法学方面普遍存在的一些问题大大降低了临床前动物实验的真实性和可靠性,如:原始实验设计不需要专门委员会批准;非随机研究、对照设立欠佳;动物质量未标准化;观察指标单一;结果报告不完整、可重复性差等。

尽管相比临床研究,"随机化"和"盲法"等原则在理论上更容易在动物实验中实施。但令人遗憾的是,迄今动物实验方法质量普遍不高。国外研究显示:在纳入的 389 个急诊医学领域动物实验中,1/3(n=99)未设立对照;在设立对照的 290 个研究中,仅 33%(n=94)进行了"随机分组";10%(n=28)实施了"盲法";而未实施"随机化"和"盲法"的实验更容易得出阳性结果。在方法学设计上存在偏倚的动物实验,其有误甚至是错误的结论不仅会误导后续临床试验和研究的立项与开展,更是对实验动物和有限卫生资源的巨大浪费,最终导致对人类健康的巨大伤害。

四、开展动物实验系统评价/Meta 分析的必要性

作为英国最大的动物实验资助机构,国际实验动物 3Rs 中心(The National Centre for the Replacement, Refinement and Reduction of Animals in Research, NC3Rs)回顾性分析其所资助的动物实验的报告后发现:许多被资助的动物实验都缺乏对实验设计、实施和分析等一些重要信息的报告;41%的论文未说明该实验的假设和目的、动物的实验数量和所用实验动物的基本特征;30%的实验未描述其统计学方法及未采用

正确的统计指标描述统计结果。分别有87％和86％的实验未实施"随机分配"和"盲法"；更严重的是在33个实施了"随机化"原则的动物实验中，仅9％（3/33）的实验在其研究报告论文中阐述了具体的随机化方法，使这些由3Rs中心资助的动物实验研究成果的利用率和转化率低下，导致3Rs中心科研基金的投入产出不成正比：论文报告存在不充分和不完整现象，报告质量低下严重阻碍了动物实验的科学和实用价值利用。

动物实验结果理应对下一步设计和实施临床研究有重要参考价值，但因部分临床前动物实验所获结论常未经严格评估就作为开展临床研究的支持证据，其远期效果不佳，导致临床研究和药品上市后撤出的代价极大。有必要对动物实验进行系统评价和/或Meta分析（SR/MA），为今后临床研究的开展提供可靠证据。

开展动物实验的SR/MA被认为是探索提升动物实验对临床研究指导价值的有效途径。2004年Pound等组成的RATS小组（Reviewing Animal Trials Systematically Group）认为开展动物实验SR/MA的目的有2个：①后效评估动物实验，回顾性比较动物模型是否使用得当。②降低将动物实验所获结果引入临床的风险。因动物实验研究的系统评价可在即将开展的临床试验中计算效能时增加估计疗效的精度，降低假阴性结果的风险，可用于决定动物实验结果何时可被临床接受，以终止不必要的临床试验，更好地促进动物实验向临床研究转化。

第二节　动物实验系统评价/Meta分析的制作流程

一、确定题目

系统评价/Meta分析旨在为医疗保健措施的管理和应用提供决策依据，其同临床研究一样，亦可用于解决基础研究中遇到的危险/病因因素、干预措施等的研究。动物实验系统评价/Meta分析在纳入动物的同时，也可纳入基于人体标本的研究。

提出的问题是否恰当、清晰、明确，关系到一个动物实验系统评价/Meta分析是否具有重要的临床意义，是否具有可行性，并影响整个研究方案的设计和制订。欲使动物实验系统评价/Meta分析问题清晰，需用PICO（Participants，Intervention，Comparisons，Outcomes）的4要素结构化问题，并应体现在动物实验系统评价/Meta分析的纳入标准中。其中疾病和干预措施是问题的两个重要方面。如干细胞对慢性颞叶癫痫的治疗效果如何？针对这一临床问题，按PICO原则进行结构化问题如下：

P（Participants）：慢性颞叶癫痫动物模型，不限制动物种属

I（Intervention）：干细胞治疗，不限制其干细胞类型

C（Comparisons）：空白对照

O（Outcomes）：主要结局指标：癫痫发作频率、持续时间和幅度；记忆和学习结果；次要结局指标：细胞迁移、细胞融合和细胞分化

二、制定计划书/研究方案

制定标准化的动物实验系统评价计划书，是促进提高动物实验系统评价质量的重要手段。在临床研究领域，Cochrane协作网提供了临床干预/诊断类系统评价计划书的标准格式，并在Cochrane数据库中预先发布这些计划书，极大地促进了Cochrane系统评价的质量提高。但在动物实验领域，虽然CAMARADES（Collaborative Approach to Meta-Analysis and Review of Animal Data from Experimental Studies）已发布了部分动物实验系统评价计划书，但这些计划书在类型和信息的数量方面尚存在一些差异。荷兰Radboud大学医学院SYRCLE动物实验中心于2015年研发、制定和发布了SYRCLE动物实验系统评价研究方案（Systematic Review Protocol for Animal Intervention Studies），即标准化的动物实验系统评价计划书，以促进形成完整和高质量的计划书。本节主要介绍该研究方案的相关内容。

1. 使用范围　该研究方案适合于动物干预研究，即探究其干预手段有效性和安全性的动物实验系统评价。也可作为其他类型动物实验系统评价的参考（如，二次研究或综述，提供关于疾病模型的使用或机制研究的描述性概述），但有些方面可能不适用或需要修改。

2. 内容构成　研究方案包括3方面内容（①一般信息；②目的；③方法），8个方面的子内容（背景、研究问题、检索和纳入研究的确定、文献选择、研究特征信息提取、偏倚风险评估、结果数据收集及数据分析/合成）和50个条目。第一部分涉及该系统评价的一般信息，包括题目、作者、资金来源/资助方、注册时间和地点等；第二部分涉及系统评价的主要和次要目的；第三部分涉及实现这些目的的方法。此外，8个方面的子内容对应于系统评价的不同步骤，分别为：①研究背景：涉及条目10；②研究问题：涉及条目11～16；③检索和纳入研究的确定：涉及条目17～20；④文献选择：条目21～30；⑤研究特征信息提取：涉及条目30～36；⑥偏倚风险评估：涉及条目37～38；⑦结果数据收集：涉及条目39～41；⑧数据分析/合成：涉及条目42～50。详见表34-1。

表 34-1　SYRCLE 动物实验系统评价研究方案(2.0 版本)

序号	内容/条目	描述
	A. 一般信息	
1	系统评价题目	
2	作者信息(名字,单位,贡献)	
3	其他参与者(名字,单位,贡献)	
4	通讯作者+Email 地址	
5	资金来源/资助方	
6	利益冲突	
7	计划书注册时间和地点	
8	注册号(如何可获得)	
9	注册时系统评价进行的状态	
	B. 目的	
	背景	
10	对该疾病/模型/干预已知哪些信息? 制作该系统评价的意义和重要性?	
	研究问题	
11	感兴趣的特定疾病/健康问题	
12	明确的人群/物种研究	
13	明确的干预/暴露	
14	明确的对照人群/物种	
15	明确的结局测量指标	
16	阐明研究问题(依据条目 11-15)	
	C. 方法	
	检索和纳入研究的确定	
17	确定检索数据库(如 Pubmed,Embase,Web of science)	□MEDLINE(基于 PubMed) □Web of Science □SCOPUS □EMBASE □其他,名称: □专业杂志,名称:
18	制定电子数据库的检索策略	作为补充文件插入
19	确定其他补充信息来源	□ 纳入研究的参考文献列表 □ 书籍 □ 相关综述的参考文献列表 □ 会议摘要,名称: □ 联系通讯作者/机构,名称: □ 其他,名称:
20	制定其他补充信息来源的检索策略文献选择	
21	定义文献筛选阶段和依据(如:基于题目/摘要,全文,或两者兼是)	
22	明确两个问题:a. 文献筛选人员的数量;b. 不同人员之间差异的解决方案	
	基于以下各方面定义该系统评价的纳入和排除标准:	
23	研究设计类型	纳入标准:
24	动物/人群的类型(如年龄、性别、疾病模型)	排除标准:
25	干预措施(剂量,疗程,频率)	
26	结局测量指标	

续表

序号	内容/条目	描述
27	语种限制	
28	发表时间限制	
29	其他	
30	在每个筛选阶段,制定排除标准的优先顺序	筛选阶段:1.……;2.……;等
	研究特征信息提取(为外部有效性的评估,报告质量提供信息)	
31	研究编号(如:作者,发表时间)	
32	研究设计特征(如:实验分组和动物数量)	
33	动物模型特征(如:物种,性别,疾病诱导)	
34	干预措施特征(如:干预措施,干预时点,干预持续时间)	
35	结局测量	
36	其他(如:退出)	
	偏倚风险评估(内在真实性)或研究质量	
37	明确两个问题:a. 对纳入研究内在偏倚风险进行评估的研究者数量;b. 不同意见的结局方案	
38	定义以下标准:a. 纳入研究偏倚风险的评估方法(如:动物纳入,干预措施实施,结局测量和失访/退出等方面的偏倚);b. 纳入研究其他质量评估(如:报告质量,检验效能)	□SYRCLE 风险评估工具 □CAMARADES 条目 □其他标准,名称:
	偏倚风险评估(内在真实性)或研究质量	
	结果数据收集	
39	对每个结局指标,定义其被提取的数据类型(例如连续性数据/二分类数据,测量单位)	
40	数据提取/收集的方法(如:首先使用 digital screen ruler 从图形中获得数据,然后联系作者确定)	
41	明确两个问题:a. 数据提取人员的数量;b. 不同人员之间差异的解决方案	
	数据分析/合成	
42	详细说明每个结局指标的数据合并/比较的方法(如:描述性,Meta 分析)	
43	详细说明每个结局指标如何确定是否需要实施 Meta 分析	
	如果 Meta 分析可行/合理,需详细说明以下问题(对每个结局指标而言):	
44	效应量的选择(如:Mean Difference,标准差,RR 值,OR 值)	
45	统计分析模型(如:随机或固定效应模型)	
46	异质性评估方法(如:I^2,Q)	
47	导致异质性的来源(亚组分析)	
48	敏感性分析	
49	其他 Meta 分析细节(如:多重检验校正)	
50	评估发表偏倚的方法	

最终批准(姓名,单位):时间:

3. 注册与发布　该研究方案专门用于动物干预研究的系统评价,目前已经得到该领域两个最大的网络/中心的支持,CAMARADES 和 SYRCLE。

目前 PROSPERO(The International Prospective Register of Systematic Review Protocols for Clinical Studies)的咨询小组已批准扩展其注册范围,纳入对临床前系统评价的计划书的注册。而且,还可以通过 CAMARADES 网站(www. dcn. ed. ac. uk/camarades/research. html ♯ protocols)或 SYRCLE 网站(www. radboudumc. nl/Research/Organisationofresearch/Departments/cdl/SYRCLE/Pages/Protocols. aspx)公开发布/发表计划书。

三、纳入/排除标准

纳入标准和排除标准的关系为:用纳入标准定义研究的主体,用排除标准定义研究主体中具有影响结果的因素的个体。同临床研究一样,动物实验系统评价/Meta 分析依然需要从 PICOS 这 5 个方面描述和规定其纳入和排除标准。

1. 研究对象(Participants) 纳入的主体可以是健康动物或不同疾病的动物模型等。此外,还需考虑是否限定动物种属、亚种等,及对实验动物的质量控制和模型标准化等方面。

2. 干预/对照措施(Intervention/Comparisons) 研究主体包括实验组和对照组的治疗方案,也可详细规定两组治疗方案的各种比较组合。若在采用规定的治疗药物和对照药物之外,给动物采用其他药物或治疗措施,则可因混杂因素影响研究结果,故需排除这样的个体。此外,还需考虑是否限定药物剂量及给药方式等。

3. 结果测量指标(Outcomes) ①主要指标:终点指标、特异性指标作为主要指标;②次要指标:一般采用主观指标和中间指标作为次要指标;③毒副作用:可列为主要测量指标,也可单独列出。

4. 研究类型(Study design) 动物实验是临床前试验的重要组成部分。两者在许多方面存在一定的相似性,其实验设计类型亦类似于临床试验的各种设计类型,仅实验对象分别为动物和人而已。如确定实验设计为随机对照试验,则需考虑是否限制盲法的实施等。

四、文献检索与筛选

(一) 文献检索

动物实验系统评价/Meta 分析的检索策略尚未形成共识。国内外已有多个研究显示:已发表的动物实验系统评价/Meta 分析研究在制定检索策略的方面几乎均存在一定程度的漏检、不规则检索等问题。因此,国外已有不少学者开始关注和探讨制定动物实验系统评价/Meta 分析检索策略,如荷兰的 Hooijmans 教授等人陆续在 2010 年和 2011 年发表了针对 PubMed 和 EMbase 数据库的动物实验系统评价研究检索策略,可供今后动物实验系统评价研究人员参考。在参考国内外相关研究的基础上,我们认为动物实验系统评价/Meta 分析研究选择数据库时,需根据研究领域的不同尽可能选择足够有代表性的多个数据库,英文数据库至少检索 MEDLINE/PubMed、EMbase、Web of Science 等;中文数据库至少检索 CBM、CNKI 和 WanFang Data;根据研究对象将具体动物种属名称和(或)

"animal(动物)"作为检索词进行检索。此外,对动物实验 SR/MA 的检索策略报告应包括检索来源、检索时间范围、语种限制、研究类型限制、检索词及完整的检索策略等信息。

(二) 文献筛选

与基于临床研究的系统评价/Meta 分析相同,请详细参见第 32 章第三节。

五、评估偏倚风险

1993 年国外第一个动物实验偏倚风险评估工具发表以来,不同国家/地区的研究机构陆续发表了多个评估动物实验质量的条目/清单,国外已有学者全面回顾性分析和评价已发表的动物实验偏倚风险评估工具的研发基础、适用范围和目的,但这些条目/清单有些专门针对毒理,有些同时适用于内在和外在真实性评估,尚无统一标准。

2008 年,动物实验系统评价研究中心(the Systematic Review Centre for Laboratory animal Experimentation,SYRCLE)在荷兰 Nijmegen 成立(以前称为 3R 研究中心),旨在提高动物实验的方法质量及研究过程的透明化,制定动物实验系统评价指南和出版相关教育培训材料。2012 年,荷兰议会通过决议,要求政府有责任确保系统评价成为动物实验研究的必要环节。2014 年,基于 Cochrane 协作网制定和推荐的随机对照试验的 ROB(Risk of Bias)偏倚风险评估工具,由来自 SYRCLE 中心的 Hooijmans 等多名学者研究、起草和制定的 SYRCLE 动物实验风险评估工具(SYRCLE's risk of bias tool for animal studies)发布。成为迄今全球唯一专门适用于动物实验内在真实性评估的工具。

(一) SYRCLE 偏倚风险评估工具简介

SYRCLE 动物实验偏倚风险评估工具在 Cochrane 偏倚风险评估工具的基础上发展而来,主要差异是 RCT 与动物实验在设计方面的不同。SYRCLE 动物实验偏倚风险评估工具共包括 10 个条目,6 类偏倚类型包括选择性偏倚、实施偏倚、测量偏倚、失访偏倚、报告偏倚和其他偏倚,与 Cochrane 偏倚风险评估工具一致,但涉及领域略有不同。其中条目 2、4、5、6、7 为在 Cochrane 偏倚风险评估工具基础上修改或新增的条目。详见表 34-2。

(二) SYRCLE 偏倚风险评估结果详解

SYRCLE 偏倚风险评估工具中 10 个条目的评估结果最终以"是""否"和"不确定"表示,其中"是"代表低风险偏倚,"否"代表高风险偏倚,"不确定"代表不确定风险偏倚,其具体评价细则详见表 34-3。

表 34-2　SYRCLE 偏倚风险评估工具

条目	偏倚类型	涉及领域	具体描述	结果判断
1	选择偏倚	序列生产	描述分配序列产生的方法,以评价组间可比性	分配序列的产生或应用是否充分/正确?(＊)
2	选择偏倚	基线特征	为保证实验开始时两组基线可比,需描述所有可能的预后因素或动物特征	各组基线是否相同或是否对混杂因素进行了调整?
3	选择偏倚	分配隐藏	描述分配隐藏的方法,以判断动物入组前/或入组过程中干预分配可见	分配隐藏是否充分/正确?(＊)
4	实施偏倚	动物安置随机化	描述动物房中随机安置动物的方法	实验过程中动物是否被随机安置?
5	实施偏倚	盲法	描述对动物饲养者和研究者施盲,以避免其知晓动物接受何种干预措施的具体方法;提供所实施盲法的有效性的任何信息	实验中是否对动物饲养者和研究者施法以使其不知晓动物所接受的干预措施?
6	测量偏倚	随机性结果评估	描述是否随机选择动物以用于结果评估,及选择动物的方法	结果评价中的动物是否经过随机选择?
7	测量偏倚	盲法	描述对结果评价者施盲,以避免其知晓动物接受何种干预措施的具体方法;提供所实施盲法的有效性的任何信息	是否对结果评价者施盲?
8	失访偏倚	不完整数据报告	描述每个主要结局数据的完整性,包括失访和在分析阶段排除的数据;说明这些数据是否被报告以及每个干预组下(与最初随机分组的总数相比)失访或排除及任何重新纳入分析的原因	不完整数据是否被充分/正确说明和解释(＊)
9	报告偏倚	选择性结果报告	说明如何审查选择性报道结果的可能性及审查结果	研究报告是否与选择性结果报告无关?(＊)
10	其他偏倚	其他偏倚来源	说明不包括在上述偏倚中的其他一些重要偏倚	研究是否无其他会导致高偏倚风险的问题?(＊)

＊与 Cochrane 偏倚风险评估工具中一致的条目

表 34-3　SYRCLE 偏倚风险评估工具解读

①分配序列的产生或应用是否充分/正确?

研究人员是否描述了具体的随机方法? －使用随机数字表; －使用计算机随机发生器	是/否/不确定

附加信息:
－非随机方法的情况:
－根据判断或者调查者的偏好来分配;
－根据实验室测试或者一系列测试结果来分配;
－根据干预的有效性进行分配;
－根据出生日期的奇偶数进行序列生成;
－根据动物编号或者笼子编号规则进行序列生成

②各组基线是否相同或是否对混杂因素进行了调整?

实验组和对照组基线特征的分配是否均衡?	是/否/不确定
如果不是,研究者是否对未平均分配的基线特征进行调整?	是/否/不确定
诱导疾病的时间安排是否充分/正确?	是/否/不确定

续表

附加信息:
基线特征的数目和类型取决于评价问题。在评估偏倚风险前,研究者需讨论哪些基线特征需用于两组
之间的比较。
基线特征和/或混杂因素通常包含:
－性别、年龄、动物的体重;
－实验中感兴趣结局指标的基线值
疾病诱导的时间安排:
－一些预防性研究,疾病的诱导发生在干预分配之后
正确的疾病诱导时间:
－在干预随机分配之前进行;
－在干预随机分配之后进行,但疾病诱导时间是随机的,同时对实施干预措施的人员施盲,使其不知道
　动物接受了何种干预

③分配隐藏是否充分/正确?

研究者是否运用以下方法或等效方法来实现随机序列的不可预测性?　　　　　　　　　　　　　　　是/否/不确定
－由第三方对实验组进行随机编码,然后编号不透明、密封的信封

附加信息:
不充分/不正确的分配隐藏方法:
－公开随机化表;
－使用信封但未进行适当的安全保障;
－交替或循环分配;
－根据出生日期分配;
－根据动物编号进行分配;
－其他任何明确的非随机公开过程

④实验过程中动物是否被随机安置?

研究者在动物房中是否随机安置笼子或动物?　　　　　　　　　　　　　　　　　　　　　　　　是/否/不确定
－结果评价中的动物是否经过随机选择

结局或结局指标是否未受到非随机安置动物的影响?　　　　　　　　　　　　　　　　　　　　　是/否/不确定
－来自不同实验组的动物生活在一个笼子/牧场中(如饲养条件相同)

附加信息:
研究者在安置笼子时未使用随机方法的情况:
－实验组在不同的场所进行研究

⑤是否对动物饲养者和研究者施盲,以避免其知晓动物接受何种干预措施?

是否有措施保证对动物饲养者和研究者的施盲方法不被打破?
－每个动物的身份证和笼子/动物标签被编码相同的外观;
－顺序编号的药物容器的外观是相同的;　　　　　　　　　　　　　　　　　　　　　　　　　是/否/不确定
－两组动物在相同的环境下给与干预;
－在整个实验过程中,动物饲养条件的安置是随机的。

附加信息:
不恰当的盲法的情况:
－给笼子标签涂色(A 组红色标签,B 组黄色标签);
－对实验组和对照组可见的结果有预期差异;
－在整个实验过程中,动物饲养条件的安置并非随机;
－设计实验与实施实验、分析数据的是同一个人;
－两组动物未在相同的环境下给与干预。
两组动物干预环境不同的情况:
－给予安慰剂和药物的时间不同;
－实验组和对照组中仪器的使用有差别

⑥结果评价中的动物是否经过随机选择?

续表

在结果评价过程中,研究者是否随机选取动物?	
－ 使用随机数字表;	
－ 使用计算机随机发生器;	是/否/不确定
－ 其他	
⑦是否对结果评价者采用盲法?	
是否有措施保证对结果评价者的施盲方法不被打破?	
－ 对照组和实验组使用相同的结果评价方法;	是/否/不确定
－ 在对结果进行评价的过程中,研究者随机选取动物	
对结果评价者未采用盲法,但通过评价可知未实施盲法并不影响其结局指标的测定?	是/否/不确定
⑧不完整的数据是否被充分/正确报告?	
是否所有动物都纳入最后的分析?	是/否/不确定
是否报告缺失数据不会影响结果真实性的原因?	是/否/不确定
缺失数据是否在各干预组内相当,且各组缺失原因相似?	是/否/不确定
对缺失数据是否采用恰当的方法进行估算?	是/否/不确定
⑨研究报告是否与选择性结果报告无关?	
是否可获取研究计划书,所有的主要和次要结局是否均按计划书预先说明的方式报告?	是/否/不确定
无法获取研究计划书,但已发表的文章中很清楚地报告了所有预期结果?	是/否/不确定

附加信息:

选择性结果报告的情况:

－ 并未报告计划书中确定的所有主要结局;

－ 一个或多个主要结局采用的测量和分析方法并未在计划书中预先确定;

－ 一个或多个主要结局并未在计划书中预先确定,除非一些不可预见的不良反应等;文章未报告此研
　究应当包含的主要结局指标

⑩是否不存在明显会产生高风险偏倚的其他问题?

是否无污染(共用药品)?	是/否/不确定
是否没有来自资助者的不恰当影响?	是/否/不确定
是否没有分析单位错误?	是/否/不确定
是否不存在与实验设计相关的偏倚风险?	是/否/不确定
是否有新的动物加入到实验组和对照组以弥补从原始种群中退出的样本?	是/否/不确定

附加信息:

药品污染情况:

－ 除干预药物,在实验中动物额外接受了可能会对结果造成影响或偏倚的治疗或药物

分析单位错误情况:

－ 对实验动物身体局部进行干预;

－ 给与干预时以一个笼的动物为一个单位,但分析时却以每个动物为一个实验单位

与实验设计相关的偏倚风险情况:

－ 不恰当的交叉设计;

－ 存在携带效应风险的交叉设计;

－ 仅能取得第一个时期数据的交叉设计;

－ 由于持续时间引起大量样本退出所导致的实验动物并未接受二次或后续治疗的交叉设计;

－ 所有动物均接受相同顺序干预的交叉设计;

－ 相同对照的多组比较研究中并未报告所有的结局指标(选择性结果报告);

－ 多组对照比较的不同研究结果被整合(应分别报告每组的数据);

－ 群随机试验的统计分析未考虑聚类问题(分析单位错误);

－ 交叉设计中未考虑配对分析的结果

六、资料提取与证据合成

(一) 资料提取

与基于临床研究的系统评价/Meta 分析相同,请详细参见第 42 章第三节。

(二) 证据合成

动物实验系统评价/Meta 分析数据合并分析的方法与与基于临床研究系统评价/Meta 分析基本相同。但临床试验的对象为人,其代谢过程和疾病基本过程相近,遗传背景相近,个体差异可认为较小。但不同种属的动物之间差异很大,要将不同种属动物的实验结果合并,可能面临很多问题。

纳入研究的异质性包括研究内和研究间 2 方面,动物实验的研究间异质性更明显。如:将不同种属动物的研究结果合并的生物统计学基础,不同种属动物研究结果是否具有可合并性?如何确定动物实验合并后代表的研究总体,是否产生了更大的不确定性?是否需要限定最低的样本同质性和代表性?结论赖以存在的基础数据是否具有代表性和可重复性?虽然采用多个不同种属的动物模型开展疗效研究有助于预测在人体是否会产生相似的干预效果,但系统评价/Meta分析中纳入基于不同种属动物模型的单个研究可能会引入纳入研究间异质性。因而,问题的焦点之一是动物模型是否标准化,包括实验动物的质量控制和模型标准化。故纳入各独立研究时需考察是否采用了公认而稳定的动物模型。

动物实验系统评价的本质是基于 Meta 分析方法整合多个研究结果,以合成证据,用于指导临床试验方案的制订或修正动物实验设计的缺陷。理想的情况是:待评估的干预措施能否进入临床试验阶段应建立在对所有证据的无偏倚评估后。这种评估应包括效果及相应的观察时间窗、剂量效应关系、干预时相、动物种属和模型种类等。故采用定量 Meta 分析实现效应合并指导价值更大。但因消除这种异质性很困难,故 Meta 分析中选择随机效应模型合并效应量比较稳妥,但会使效应合并值 95%CI 变宽。合并多个研究的结局变量时,离散型结局变量通常以 OR 表达,若为连续型结局变量,可采用标准化的结局变量或利用研究报告的资料将连续型变量转化为相对的 OR 值后计算效应值。当定量 Meta 分析不适合时亦可采用其他合成研究的方法,如 Meta 回归和贝叶斯 Meta 分析,后者可分析异质性来源。

七、报告规范

科研论文是连接证据生产者和证据使用者的主要桥梁之一,只有高质量的科学研究才能提供尽可能接近科学真实的证据。高质量的研究不仅需要严谨、科学的设计方法,更需要对研究结果进行规范化的报告。

2006 年,英国莱斯特大学生物统计学和遗传流行病学中心的 Peters 等,系统评价 103 篇动物实验 SR/MA 后发现:文献报告质量普遍不高。同年,Peters 等借鉴 QUOROM(Quality of Reporting of Meta-analyses)规范及 MOOSE(Meta-analysis Of Observational Studies in Epidemiology)规范的条目,设计了动物实验的 SR/MA 报告规范,包括题目、摘要、引言、方法、结果、讨论 6 大部分共 17 个条目(表 34-4)。

表 34-4　动物实验系统评价/Meta 分析报告标准

一级标题	二级标题	内容描述
题目		阐明研究是动物毒理实验的 Meta 分析(或系统评价)
摘要		使用结构化的格式
	目的	明确描述科学问题或假设
	数据来源	描述检索数据库和其他重要的信息来源
	评价方法	描述纳入标准(如种系、品系、干预/暴露、结局指标和研究设计),真实性评价和数据提取的方法、实验特征、数据定量合成的方法
	结果	描述纳入/排除的实验特点;定性和定量分析结果(如点估计值和置信区间或标准误),清楚剂量-效应曲线、半数致死量等;以及亚组分析
	结论	陈述主要结果及其影响
引言		提出明确的科学问题,阐述干预/暴露的生物学合理性和评价的理由
方法	检索	①详细描述信息来源(如数据库、注册库、个人档案、专家信息、代理机构、手检),包括关键词、检索策略和限制(年份、发表状态、语种);②描述对纳入所有可获取文献所做的特别努力(如联系研究作者、检索灰色文献等)

续表

一级标题	二级标题	内容描述
	筛选	①描述纳入和排除标准(阐述干预/暴露、主要结局指标和实验设计)；②列出排除实验和排除理由
	偏倚风险评估	描述评价的标准和过程(如盲法的事实、偏倚风险评估的方法及评估结果)
	资料提取	①描述数据提取的过程和方法(如两人独立提取)，包括详细的可重复性、Kappa值的信息；②提取整合数据或者单个动物的数据
	研究特征	描述研究设计类型、动物特征(如种系、品系、年龄、性别)，详细的干预/暴露措施(包括给药途径、剂量和持续时间)、结局定义
	定量数据整合	描述主要的效应指标，结果合并的方法(如固定和随机效应模型；meta回归)，缺失数据的处理，统计学异质性的评估，不同种系、品系资料的处理，可能的混杂变量的校正，敏感性分析和亚组分析，发表偏倚评估的方法，提供的细节可供重复
结果	流程图	提供Meta分析文献筛选流程图，说明Meta分析中实验的总数
	研究特征	定性描述每个纳入实验的特征(如种系、品系、年龄、样本量、干预/暴露措施、剂量、持续时间)
	定量数据合成	报告实验筛选、内在真实性评价的一致性情况及科学问题/假设相关性；呈现简单的合并结果(如森林图)；提供计算效应大小和置信区间所需的数据；探索异质性来源以及纳入研究偏倚风险和发表偏倚的影响
讨论		总结主要发现；根据内外部真实性讨论科学/临床的推论和外推性；根据已有的各种证据解释结果，包括来自于人群研究的数据；讨论根据动物实验数据推导人类健康结局的合理性；严格评价分析过程中潜在的偏倚(如发表偏倚)；对未来的研究提出启示和建议

但该报告规范因未交代制作方法，目前仅加拿大3R中心网站刊载了该报告规范。且可能还存在一定局限性，如在方法学部分提到偏倚风险评估，但结果部分却无此相关内容；无利益冲突和基金资助来源的说明等。

第三节　动物实验系统评价/Meta分析实例分析

例1：Systematic Review and Meta-Analysis of the Efficacy of Sphingosine-1-Phosphate(S1P)Receptor Agonist FTY720(Fingolimod)in Animal Models of Stroke(*International Journal of Neuroscience*,2013,123(3)：163-169

一、背景与目的

FTY720(芬戈莫德)是1-磷酸-神经鞘氨醇(S1P)受体激动剂，作用于S1P受体，通过免疫调节作用，影响淋巴细胞的生成、转运及细胞凋亡，在动物卒中模型中有一定神经保护作用。FTY720的前体药物是鞘氨醇激酶异构体磷酸化而来，主要存在于脑，部分存在于脑微血管中。FTY720的磷酸化过程在S1P受体浓度

较低时发生，且同时发挥神经保护作用。

FTY720用于临床试验是在肾移植之后，同时用于多发性硬化症的治疗。这些试验都说明FTY720有神经保护作用。尤其是2008年进行的1项复发-缓解型多发性硬化症的Ⅲ期临床试验中，共纳入1300名患者，用FTY720治疗的患者复发率有所下降。目前有一些动物实验表明：FTY720可用于缺血性脑卒中动物，且大多数实验结果显示有神经保护作用。但FTY720对缺血性脑卒中动物神经保护作用的有效性及人体研究前景目前尚不清楚。有必要对FTY720治疗缺血性脑卒中的动物实验进行系统评价和Meta分析。

二、原始问题

1. FTY720是否有干预动物缺血性脑卒中的作用？

2. 如有，其作用效果如何？

三、转化和构建问题

将例1的原始问题按PICO要素转换如下：

P(Participants)：缺血性卒中动物模型

I(Intervention)：FTY720

C(Comparison)：FTY720 组 vs. 缺血对照组

O(Outcome)：主要结局指标：脑梗死体积；神经功能评分；次要结局指标：不良反应

四、文 献 检 索

计算机检索 PubMed，Embase，Medline，CNKI 和 CBM 数据库。人工检索中华神经科杂志等 10 种中文期刊和纳入文章的相关文献，以补充获取相关文献。FTY720 检索式为：（FTY720 OR fingolimod）AND（stroke OR ischemia OR infarct OR cerebrovascular OR middle cerebral artery），检索范围限定为"animals"。

五、文献筛选和数据提取

由 2 位评价员独立筛选文献、提取资料并交叉核对，如遇分歧，咨询第三方协助判断，缺乏的资料尽量与作者联系予以补充。文献筛选时首先阅读文题和摘要，在排除明显不相关的文献后，进一步阅读全文，以确定最终是否纳入。资料提取内容主要包括：①纳入研究的基本信息，包括作者、发表时间；②研究对象的基线特征，包括干预措施、动物模型、卒中模型、使用药物、剂量和疗程；③研究设计与偏倚风险评价；④结局指标。对不同时间脑梗死体积或神经功能评分的评估，仅纳入最后一次实验的结果。

六、质 量 评 价

采用 STAIR（stroke therapy academic industry roundtable）的推荐意见评价纳入研究的方法质量：

①剂量反应关系；②如何选择随机方法；③治疗时间窗；④是否监测生理指标（如体温、血糖或血压）；⑤研究结果盲法评价；⑥至少评价 2 种结局指标（脑梗死面积大小和神经功能测定）；⑦是否在急性期评价结局指标（第 1 天至第 7 天）；⑧是否在慢性期评价结局指标（超过 7 天）；⑨如何选择合适的动物模型（日龄、糖尿病、高血压）；⑩是否遵守实验动物福利法规；⑪是否声明潜在的利益冲突及研究资助。如果满足 8～11 个条目，质量级别为Ⅰ类；如果满足 0～3 个条目，质量级别为Ⅱ类；如果满足 4～7 个条目，质量级别为Ⅲ类。

七、统计分析方法

采用 RevMan Manager 5.1 软件进行 Meta 分析。所有结局指标使用加权均数差（SMD）并采用 DerSimonian-Laird 随机效应模型进行合并。统计学显著性水平为 $P=0.05$。

八、结果及结论

1. 纳入研究的基本特征及质量评价结果　初检获相关文献 19 篇，排除重复文献、会议摘要、体内试验、脑出血试验后，最终纳入 9 篇文献。纳入研究的基本特征见表 34-5。纳入研究的质量评分为 2～10 分不等（表 34-5）。其中，5 个研究报告了剂量-反应关系；1 个研究仅报告了神经功能评分，1 个研究仅报告了脑梗死体积，其余研究均报告了脑梗死体积和神经功能评分。仅 4 个研究提到了"随机"，但未报告具体随机方法；4 个研究采用了"盲法"评价神经功能评分。

表 34-5　纳入研究的基本特征

纳入研究	干预措施	动物模型(T/C)	卒中模型	给药方法	结局指标	质量评分(分)
Hasegawa 2010	FTY720	雄性 SD 大鼠(18/30)	短暂性大脑中动脉栓塞(2h)	再灌注后即刻给药，0.25 或 1mg/kg，腹腔注射	脑梗死体积、神经功能评分	Ⅰ(8)
Wacker 2009	FTY720	雄性 S-W ND4 小鼠(12/7)	短暂性大脑中动脉栓塞(60min)	造模 48h 前给药，0.24 或 1mg/kg，腹腔注射	脑梗死体积、神经功能评分	Ⅱ(6)
Czech 2009	FTY720	雄性 C57B1/6 小鼠(11/10)	短暂性大脑中动脉栓塞(90min)	脑缺血发作时给药，1mg/kg，腹腔注射	脑梗死体积、神经功能评分	Ⅱ(7)
Wei S 2011	FTY720	雄性 Wistar 大鼠(12/12)	短暂性大脑中动脉栓塞(2h)	造模 10 分钟后再灌注前给药，1mg/kg，静脉注射	神经功能评分	Ⅲ(2)
Pfeilschifter 2011	FTY720	雄性 C57B1/6 小鼠(17/20)	短暂性大脑中动脉栓塞(3h)	脑缺血发作 2h 后时给药，1mg/kg，腹腔注射	脑梗死体积、神经功能评分	Ⅱ(5)

续表

纳入研究	干预措施	动物模型(T/C)	卒中模型	给药方法	结局指标	质量评分（分）
Wei Y 2010	FTY720	雄性 C57B1/6 小鼠（7/10）	短暂性大脑中动脉栓塞（90min）永久性大脑中动脉栓塞	再灌注 30min 后给药,0.5 或 1mg/kg,腹腔注射	脑梗死体积、神经功能评分	I（10）
Liesz 2011	FTY720	雄性 C57B1/6 小鼠（12/12）	永久性大脑中动脉栓塞	造模 48h 前或缺血诱导 3h 后给药,1mg/kg,口服/静脉注射	脑梗死体积、神经功能评分	II（6）
Pfeilschifter 2011	FTY720	雄性 C57B1/6 小鼠（9/7）	短暂性大脑中动脉栓塞（2h）	短暂性大脑中动脉栓塞开始时给药,1mg/kg,腹腔注射	脑梗死体积、神经功能评分	II（7）
Shichita 2009	FTY720	雄性 C57B1/6 小鼠（8/4）	短暂性大脑中动脉栓塞（60min）	再灌注 5 分钟前给药,1mg/kg,腹腔注射	脑梗死体积	II（4）

2. Meta 分析结果　FTY720 治疗组脑梗死体积较对照组缩小且有统计学差异［SMD＝－1.30,95％CI（－1.99,－0.63）,P＝0.0002,图 34-1］。FTY720 治疗组神经功能较对照组有一定程度改善且有统计学差异［SMD＝－1.61,95％CI（－2.17,－1.05）,P＜0.0001,图 34-2］。

3. 结果解释及点评

(1) 选题意义：FTY720（芬戈莫德）是 1-磷酸-神经鞘氨醇(S1P)受体激动剂,有研究表明其在动物卒中模型中有一定神经保护作用,但其对缺血性脑卒中动物的神经保护作用的有效性及人体研究前景目前尚不清楚。采用系统评价/Meta 分析研究 FTY720 治疗缺血性脑卒中的动物实验,对了解和明确 FTY720 对缺血性脑卒中动物的神经保护作用及探寻其人体研究前景具有重要意义。

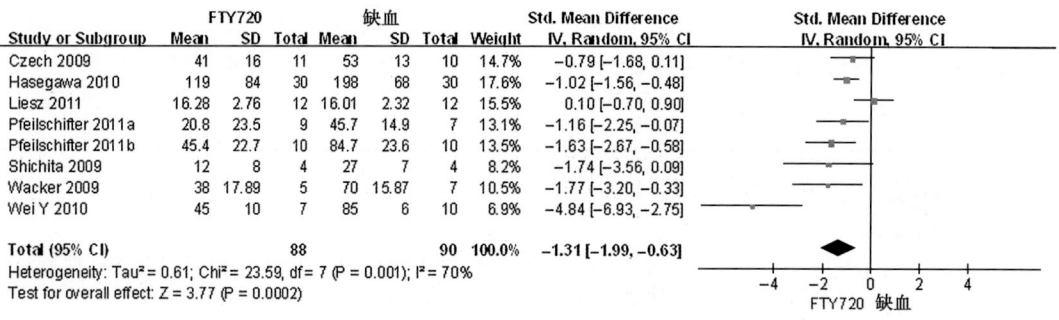

图 34-1　FTY20 与缺血对照组比较对动物脑梗死体积影响的 Meta 分析

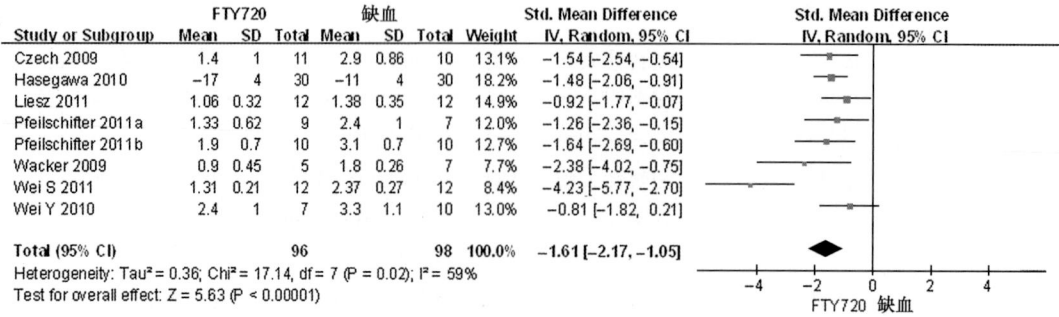

图 34-2　FTY20 与缺血对照组比较对动物神经功能体积影响的 Meta 分析

（2）报告质量：基于 Peters 等的动物实验系统评价/Meta 分析报告标准，该研究在题目、摘要、结果及讨论部分的报告较为充分，但在方法学的报告方面仍存在以下不足：①未报告明确的检索时限及检索流程图；②未详细列出纳入和排除标准；③未明确描述数据提取的过程和方法；④未明确报告缺失数据的处理，统计学异质性的评估，不同种系、品系资料的处理，可能的混杂变量的校正，敏感性分析和亚组分析及对发表偏倚的评估。

（3）存在不足和建议：该研究采用的 Meta 分析方法和步骤基本正确，但在以下几个方面仍存在不足：

1）纳入/排除标准：未按 PICOS 原则单独呈现并详细列出纳入和排除标准，而是与"文献筛选和数据提取"部分一起说明，给读者阅读、学习和详细了解该部分内容带来一定的困难。建议：在方法学部分，基于 PICO 原则单独呈现并详细列出纳入和排除标准。

2）文献检索：①未报告部分数据库的检索平台及每个数据库的初始检索时间。②未提供各数据库详细的检索策略，仅提供检索式。③混淆了 PubMed 和 Medline。④补充检索中未说明会议摘要检索其具体来源。建议：①规范文献检索报告，包括各数据库检索平台、检索范围等，推荐至少提供一个数据库的完整的检索策略。详细说明补充检索的途径和来源。②推荐增加对 BIOSIS Previews（BP）数据库检索。因 BP 是目前全球最大的生命科学及生物医学数据库，广泛收集了与生命科学和生物医学有关的资料，涵盖生命科学的研究课题，如生物学、医学、药学、动物学等。

3）偏倚风险评估：该研究于 2013 年发表，故其对纳入研究的偏倚风险评估未采用目前较公认的 SYRCLE 动物实验偏倚风险评估工具。建议：今后研究可基于 SYRCLE 动物实验偏倚风险评估工具全面评估纳入动物实验的内在偏倚风险。

小　结

开展动物实验的 SR/MA 是探索提升动物实验对临床研究指导价值的有效途径。与基于临床研究的 SR/MA 相比，已发表的动物实验 SR/MA 无论是在其方法设计，还是在报告规范方面均存在一定的差距。因此，有必要制定标准科学规范的流程，以保证动物实验 SR/MA 开展、实施和报告的严谨性和科学性。动物实验 SR/MA 与临床研究 SR/MA 在制作步骤/流程中有很多相似之处，但在一些具体环节方面尚存差异。本章在介绍动物实验 SR/MA 的制作步骤/流程过程中，着重强调和介绍了其与临床研究 SR/MA 的区别，包括内在偏倚风险评估工具、文献检索等方面，为今后

动物实验 SR/MA 制作者提供可操作的蓝本。

（马　彬）

参 考 文 献

1. Alternatives to animal use in research, testing, and education: summary[M]. End. 22. United States. Congress. Office of Technology Assessment, 1986

2. Roberts I, Kwan I, Evans P, et al. Does animal experimentation inform human healthcare? Observations from a systematic review of international animal experiments on fluid resuscitation. BMJ, 2002, 324 (7335): 474-476

3. Bebarta V, Luyten D, Heard K. Emergency medicine animal research: does use of randomization and blinding affect the results? Acad Emerg Med, 2003, 10(12): 1410

4. Knight A. Systematic reviews of animal experiments demonstrate poor contributions toward human healthcare. Rev Recent Clin Trials, 2008, 3(2): 89-96

5. Knight A. Systematic reviews of animal experiments demonstrate poor human clinical and toxicological utility. Altern Lab Anim, 2007, 35(6): 641-659

6. Perel P, Roberts I, Sena E, et al. Comparison of treatment effects between animal experiments and clinical trials: systematic review. BMJ, 2007, 334 (7586): 197

7. Roberts I, Kwan I, Evans P, et al. Does animal experimentation inform human healthcare? Observations from a systematic review of international animal experiments on fluid resuscitation. BMJ, 2002, 324 (7335): 474-476

8. Macleod MR, Fisher M, O'Collins V, et al. Good laboratory practice: preventing introduction of bias at the bench. Stroke, 2009, 40 (3): e50-52

9. Schulz KF, Chalmers I, Hayes RJ, et al. Empirical evidence of bias. Dimensions of methodological quality associated with estimates of treatment effects in controlled trials. JAMA, 1995, 273(5): 408-412

10. Hsu CY. Criteria for valid preclinical trials using animal stroke models. Stroke, 1993, 24(5): 633-636

11. Krauth D, Woodruff TJ, Bero L. Instruments for assessing risk of bias and other methodological criteria of published animal studies: a systematic review. Environ Health Perspect, 2013, 121(9): 985-992

12. Sena E, van der Worp HB, Howells D, et al. How can we improve the preclinical development of drugs for stroke? Trends Neurosci, 2007, 30(9): 433-439

13. Wever KE, Menting TP, Rovers M, et al. Ischemic preconditioning in the animal kidney, a systematic review and meta-analysis. PLoS One, 2012, 7(2): e32296

14. Thayer K, Rooney A, Boyles A, et al. Draft protocol for systematic review to evaluate the evidence for an association between bisphenol A (BPA) exposure and obesity. In National Toxicology Program. U. S. Department of Health and Human Services, 2013

15. Krauth D, Woodruff TJ, Bero L. Instruments for assessing risk of bias and other methodological criteria of published animal studies: a systematic review. Environ Health Perspect, 2013, 121(9):

985-992

16. Hooijmans CR1, Ritskes-Hoitinga M. Progress in using systematic reviews of animal studies to improve translational research. PLoS Med, 2013, 10(7): e1001482

17. Hooijmans CR, Rovers MM, de Vries RB, et al. SYRCLE's risk of bias tool for animal studies. BMC medical research methodology, 2014, 14: 43

18. Young C, Horton R. Putting clinical trials into context. Lancet, 2005, 366(9480): 107-108

19. Festing MF. The scope for improving the design of laboratory animal experiments. Lab Anim, 1992, 26(4): 256-268

20. Festing MF. The design and statistical analysis of animal experiments. ILAR J, 2002, 43(4): 191-193

21. Macleod MR, Ebrahim S, Roberts I. Surveying the literature from animal experiments: systematic review and meta-analysis are important contributions. BMJ, 2005, 330(7508): 110

22. Macleod MR, O'Collins T, Horky LL, et al. Systematic review and meta analysis of the efficacy of FK506 in experimental stroke. J Cereb Blood Flow Metab, 2005, 25(6): 713-721

23. Kilkenny C, Parsons N, Kadyszewski E, et al. Survey of the Quality of Experimental Design, Statistical Analysis and Reporting of Research Using Animals. PLoS ONE, 2009, 4(11): e7824

24. MacCallum CJ. Reporting animal studies: good science and a duty of care. PLoS Biol, 2010, 8(6): e1000413

第 35 章　定性系统评价的撰写方法

第一节　定性研究概述

一、定性研究的定义与研究方法

定性研究指通过观察法、个人访谈、焦点组讨论及参与性研究等方法,采用分析文字或影音记录资料等方法获取资料,旨在从研究对象的角度去了解与解释行为、观点、态度和经验等现象。部分学者将定性研究(Qualitative Research)译为质性研究。亦有学者认为定性研究可溯源到人类学的田野调查。受到诠释学(Hermeneutics)与现象学(Phenomenology)的影响,定性研究也呈现出多样化的趋势。

定性研究关注人的社会属性,其注重的研究方法为现场研究或称实地研究,即在自然情境下观察研究对象及其环境及研究者与研究对象之间的关系。具体研究方法如下:

(一)观察法

定性研究中的观察法指系统、详尽地观察研究对象在自然生活环境中的行为及其与周围的关系并加以记录。根据研究者在定性研究的参与程度不同,分为参与观察(participant observation)与非参与者观察(non-participant observation)。前者指在观察的过程中,观察者成为被观察对象生活环境中的一部分,其观察者的身份不被察觉,故研究对象不会因明白自己正在被观察而有意无意地改变生活习惯。此法虽能排除观察者或研究者对研究结果造成的偏倚,但在操作与伦理学上可行性不高。非参与性观察即观察者的身份是公开的,可能会影响研究对象的生活。

(二)访谈法

访谈法为一种专业性的谈话。根据访谈框架不同,可分为以下 3 种:

1. 结构式访谈　指通过发放问卷的方式,询问一系列标准化的问题。访谈框架固定,研究对象的回答多具有限定性,即"是""否""一般"等。

2. 半结构式访谈　此种访谈方式多有一个具体主题,其框架松散,研究对象的回答具有开放性。可能会调整问题的顺序,也可能会就某个问题较深入的询问,但询问过程与回答结果都围绕原始主题展开,一般无框架。可能仅针对一个主题进行询问,但细节丰富。

3. 焦点组访谈　是针对某一特定问题选取具有代表性的 4～12 个参与者进行渐进的、引导式访谈。进行焦点组访谈的对象可是来自同一部门、同一单位的人,可是具有相似背景的人,也可由背景、经历不同的成员组成,成员之间的思想差异较大的情况下可激发讨论有利于共同分享讨论自己的看法。

二、国内定性研究现况

根据 2016 年赵瑞、拜争刚等对中华医学会系列期刊上发表的定性研究的计量学分析,并利用 CASP(critical appraisal skills programme)评价量表评价纳入研究质量,可一定程度上反映国内定性研究现况,如下:

(一)定性研究在国内发展迅速,受到科研工作者广泛重视

自 2001 年中华系列杂志发表第一篇定性研究文章起,定性研究文献数量逐年递增,2007 年之后,数量快速增长,提示定性研究在我国进入了快速发展阶段。研究主题涉及护理领域、内科、医学教育、社会医学和肿瘤学等不同学科,研究对象涉及患者、护理工作者、学生、患者家属等不同人群,充分体现了定性研究的多样性和丰富性。

(二)研究对象涉及多个不同人群,但研究思路仍待进一步开拓

目前发表在中华系列杂志上的定性研究文献中,研究对象以患者最多,其次是护理工作者、学生和患者家属,与 2009 年朱莲莲发表的研究结果部分一致。研究大多探讨患者或其家属的认识、价值观、世界观、身心体验等主观认识和护理人员工作过程中的体验、压力、心得等,也研究教育模式的革新和实习生的职业生涯规划、需求,或对决策者、管理者、专家等进行访谈,

用于医疗保健、流行病学研究、卫生决策和卫生项目评价等领域。提示：目前已发表定性研究的思路比较局限，未来应进一步扩大研究对象和范围，拓宽研究思路，涉足多个学科领域得而相关问题，服务于多个学科领域的相关证据需求，促成相关多学科领域的融合和优势集成，进而提高研究的深度和结果的可转化性与质效。

（三）研究对象招募策略合理，但大多研究设计不充分

定性研究和定量研究的研究对象来源不同。定量研究强调采用随机抽样，而定性研究多采用立意抽样，即研究者遵循动态抽样和样本饱和原则，依据研究对象的特征有目的地选取研究对象。抽样大多采用目的抽样法，有严格的纳入和排除标准，抽样方法合理，大多考虑资料饱和问题。但通过评价纳入定性研究的研究设计后发现，仅27.2%的研究恰当地选用了研究设计，大多数研究在选择研究设计时有缺陷，如：未说明为何选用这种研究方法，访谈提纲如何得来等。本文纳入的研究大多选用现象学研究中的访谈法，影响访谈成功的因素之一是访谈结构，如：编制访谈提纲和预访谈等。73%的纳入研究未提及访谈提纲的来源及是否进行了预访谈，既无从得知访谈提纲是否合理，也无法及时修正提纲，无形中降低了访谈的信度和效度。除访谈这种现象学研究方法外，定性研究还有多种研究方法，如人文学、生态学、民族志等，研究者需要加强对定性研究方法学的学习，进一步创新开拓定性研究的方法。

（四）大多数研究资料收集和资料分析过程系统、透明

纳入研究多采用访谈法收集资料，资料收集和资料分析方面做到系统、透明、科学合理，可降低研究者主观偏倚。在用访谈法收集资料的过程中，多个因素会影响研究对象的回答，如：访谈场所设置不隐蔽，访谈者无形中引导研究对象作答或贸然打断研究对象回答等。资料分析过程中，如何将繁杂的资料整合及编码分类，进而凝炼主题，是一个由简单到复杂，由模糊到清晰的过程。只有尽可能详尽描述，才能使读者清晰明了地判断该研究结果的真实性。今后研究中，研究者应注意详细说明资料收集和资料分析过程细节，尽可能使过程系统化、透明化。

（五）多数研究缺乏对研究关系和自身主观偏倚的反思

纳入研究的质量评价结果显示：近80%的研究缺乏对研究者关系和自身主观偏倚的反思。定性研究是依据研究者对生活的洞察力建立起来的经验，本身带有很深的主观体验成分，研究者和研究对象都是主体

的人，不可避免地带有各种主观因素的干扰。研究者的个人背景、研究者与被研究者的关系、研究者在访谈过程中存在的失误，如无意识地引导研究对象、贸然中断研究对象的讲话等都会对研究过程和结果产生较大的影响。任何研究都必须澄清个人和知识性的偏见，以提高研究结果的可信度。研究者自省是必不可少的一步。通过反思，研究者可考量他们在研究中的角色，以便尽可能减少因研究者主观因素引起的结果不真实，有利于帮助研究者最大限度低偏倚地合成研究主题。

（六）大多数研究符合伦理学标准，个别研究仍需加强

评价发现：85.4%的研究设计符合伦理学标准，但仍有个别研究知情同意不充分，表现在：①未向研究对象讲解研究的目的和内容；②未提及研究对象是否自愿参加；③对访谈过程录音未获得研究对象的许可；④研究者未对研究对象的资料保密。伦理是任何科学研究中无法回避的问题，定性研究也如此。尽管有学者在科学精神和伦理道德上存在争议，建议研究开始前必须获得研究对象知情同意，或获伦理委员会批准，研究者也必须采取一定保密措施，严禁泄露研究对象信息。

第二节　定性系统评价撰写方法

一、定性系统评价定义

定性系统评价（定性证据合成）即：针对研究问题，经系统检索后纳入符合纳入标准的定性研究并客观评价、分析得出结论的研究类型。定性系统评价能从不同角度观察、分析问题，如能定性探究某种干预措施的执行与持久程度的影响因素等问题，为决策者基于实际情况的决策提供可靠依据。针对某种干预措施，能提供参与者对其接受程度和依从性证据，为定量研究提供前期理论基础，弥补单纯定量研究的不足。

二、构　建　问　题

撰写定性系统评价前需要有一个明确的研究问题。选择一个关注点，利用PICO模型构建一个可回答且有实际意义的研究问题能帮助研究者深入认识研究问题，有助于制定科学合理的检索策略。定量干预性系统评价常用PICO模型构建研究问题，但因定性研究样本小、无干预组与对照组、没有确定的可量化的结局指标等特点，无法直接套用PICO模型，而需对其进行改良。Cooke等通过对PICO模型的一系列拓展，推出SPIDER模型能更系统、合理地构建定性系统评价问

题,详见表35-1。

表35-1　SPIDER 模型

SPIDER	特点
S(Sample)研究对象	定性系统评价以观察和访谈为主,以个体为单位,故样本比群体更加适用
PI (Phenomenon of Interest)研究内容	定性研究注重探究研究对象的需求、观点、态度与经验等
D(Design)纳入研究	观察法、焦点组访谈法、个人访谈法等定性研究方法
E(Evaluation) 评价内容	定性研究评价内容是无法量化的主观指标
R(Research Type)研究类型	定性研究、定量研究、混合型研究均可纳入

三、证据检索

采用电子数据库检索为主,辅以手工检索作为补充。主要使用 Cochrane 协作网定性研究小组推荐的心理学数据库 PsycINFO,护理学数据库 CINAHL,及 Medline 与 Embase,中文数据库主要使用 CNKI 和 CBM。英文检索的过滤器可参考:

♯1 qualitative ORethnol * OR ethnog * OR eth-nonurs * OR emic OR etic OR leininger OR noblit OR "field note * " OR"field record * " OR fieldnote * OR "field stud * " OR "participant observ * " OR "partici-pant observation * " OR hermaneutic * OR phenome-nolog * OR "live experience * " OR heidegger * OR husserl * OR "merleau-pont" OR colaizzi OR giorgi OR ricoeur OR spiegelberg OR"van kaam" OR van manen" OR"grounded theory" OR"constant compar" OR"theoretical sampl * " OR glaser AND trauss OR "content analy * OR"thematicanaly * "OR"narrative * " OR"unstructured categor * "OR"structured categor * " OR "unstructured interview * " OR " semistructured interview * " OR"maximum variation * " OR snowball OR audio * OR tape * OR video * "action research" OR"focus group * " OR"photo voice" OR photovoice

♯2 "Qualitative Research"[Mesh]

♯3 ♯1 OR ♯2

四、证据评价

定性研究的评价要点包括:研究目的(研究的目的是什么,为什么开展研究)、研究方法(能否解释或说明参与者的行为或经验)、研究设计(研究者是否选

择了合适的研究设计)等方面,如何评价风险偏倚和如何在系统评价结果分析中处理和报告风险偏倚。风险偏倚评估旨在尽可能找出风险偏倚的来源及分析其对系统评价结果的影响。定性研究常见的偏倚如下:

(1) 研究者偏倚:定性研究重视研究者和被研究者之间的互动,具有一定的主观性,人为性、经验性和情境性,容易产生研究者偏倚。如研究者为获得自己所需要的内容或答案进行诱导性询问等;或有意识地深入调查具有某些特征的对象,对另一些则否。

(2) 选择偏倚:与定量研究的概率抽样方法不同,定性研究样本来源主要采用非概率抽样方法,即:根据某一研究目的,寻找具有某种特征地小样本人群进行研究。注意:定性研究的样本代表性和可重复性若不清楚,则会产生选择偏倚。

(3) 实施偏倚:为了保证定性研究的内部真实性,开展定性研究需严格按照设计的研究实施方案进行,包括:①问卷的发放和收取;②访谈提纲的说明;③访谈人员是否按照提纲开展访谈;④数据分析等。若未严格按研究方案开展研究则会产生实施偏倚。

(4) 报告偏倚:定性研究的资料多为描述性语言,且由研究者对所获文字资料进行抽提、归纳、分析、综合,从而形成新的主题。此过程与定量研究结果分析相比主观性明显增强,易产生报告偏倚。如:研究者在资料分析处理过程中根据个人意愿选择性报告部分结果。

目前,评价定性研究风险偏倚可使用的评估工具有 CASP (Critical Appraisal Skills Program)、JBI (Joanna Briggs Institute)、ETQS(Evaluation Tool for Qualitative Studies)等。质量评价时,应由≥2 名研究者通过仔细阅读全文逐条评价,当评价结果不一致时应讨论解决。当进行定性系统评价时,可考虑直接排除质量极低的研究,支持某一综合结果的研究质量均令人满意时,该综合结果的信度可能较高。研究者可根据研究特点与评价要点选用不同的工具进行质量评价。

(一) CASP

CASP 是由 2 个筛选问题与 8 个详细问题以清单模式构成的严格评价工具。若两个筛选问题的结果均不令人满意时,后续的条目亦无继续进行的必要。CASP 量表对每个标准都做了注释,是许多评价员青睐的工具,也是初次接触定性研究质量评价的首选。CASP 的问题是对原始研究的方法学评估尚待加强(表 35-2)。

表 35-2　CASP 评价量表

问题	备选答案	参考因素
筛选问题		
1. 是否清楚地描述了研究的目的?	- 是 - 无法确定 - 否	- 研究的目的是什么 - 为什么研究目的很重要 - 相关性
2. 应用定性研究的方法是否恰当?	- 是 - 无法确定 - 否	- 研究是否旨在解释或说明参与者的行为和/或主观经验 - 定性研究是否是适合解决研究目的研究方法 - 是否值得继续
3. 研究的设计是否适合于解决研究目的?	- 是 - 无法确定 - 否	- 研究者是否合理地选择了研究设计(例如:是否经过讨论来决定采用哪种研究设计方法?)
4. 研究对象的招募策略是否恰当?	- 是 - 无法确定 - 否	- 研究者是否对如何选择参与者进行了解释 - 研究者是否对所选择的研究对象最适合于该研究的原因进行了解释 - 关于研究对象的招募是否存在争论(例如:为什么有些人选择不参与研究)
5. 资料收集方法能否解决研究的问题?	- 是 - 无法确定 - 否	- 资料收集的方法是否合理 - 是否清楚地描述了资料收集的方法(例如:焦点组,半结构式访谈等) - 研究者是否合理地选择研究方法 - 研究者是否详细地描述了研究方法(例如:对于访谈方法,有没有说明访谈是如何进行的? 是否有访谈提纲?) - 研究过程中是否对研究方法进行修订? 如果是,研究者是否对如何修订以及为什么修订做出解释? - 资料的形式是否明确地描述(例如:录音资料,视频资料,笔记等) - 研究者是否讨论了资料饱和问题
6. 是否充分考虑了研究者与参与者之间的关系?	- 是 - 无法确定 - 否	- 研究者是否严格地审视自己发挥的作用、潜在的偏倚及产生的相应的影响 - 研究问题的格式化、标准化 - 资料收集,包括样本采集和研究场所设定 - 研究者如何应对研究中的突发事件,是否考虑了研究设计的变化所产生的影响
7. 是否充分考虑了伦理学问题?	- 是 - 无法确定 - 否	- 研究是否详细地描述了知情同意的过程,以供读者判断是否符合伦理学标准 - 研究者是否讨论了研究所提出的问题(例如:知情同意的相关问题、保密性问题以及研究者如何处理研究过程中和结束后对参与者产生的影响) - 是否取得了伦理委员会的批准
8. 资料分析是否足够严谨?	- 是 - 无法确定 - 否	- 是否深入描述了资料分析的过程 - 是否应用了主题分析法? 如果是,是否清楚地描述了从资料中抽提主题的方法? - 研究者是否解释了从原始样本中提取资料的方法,用以说明分析的过程 - 研究资料是否充分用以支持研究的结果 - 在什么程度上需要考虑资料的相互矛盾 - 研究者是否严格审视自己发挥的作用,潜在的偏倚以及在资料分析和选择过程中的影响

续表

问题	备选答案	参考因素
9. 是否清楚地描述了研究的结果?	– 是 – 无法确定 – 否	– 研究结果是否明确 – 是否充分地讨论了支持和反对研究者观点的证据 – 研究者是否讨论了研究结果的可靠性(例如:三角互证法、被研究者论证、多个分析者等) – 研究结果是否为针对研究的问题进行的讨论
10. 研究有多大的价值?	– 是 – 无法确定 – 否	– 研究者是否讨论了该研究对现有知识和理解的贡献(例如:研究者是否认为研究结果与当前实际、政策或以研究为基础的文献具有相关性?) – 新领域研究的必要性是否得到认证 – 研究者是否讨论了研究结果能否以及如何应用于其他人群,是否考虑了其他研究方法的可行性

(二) JBI

1996 年成立的 Joanna Briggs Institute 研究所是目前全球最大的推广循证护理的国际性机构,致力于合成、转化并应用具有可行性、适宜性、有意义和有效性的卫生事件证据,促进循证卫生实践全球化。《JBI 综述作者手册》推荐的定性研究质量评价工具包括 10 个条目,见表 35-3,分别用"是""否"及"不确定"和"不适用"作答。因 JBI 标准中很多评价条目未给予解释,故更适合定性研究专业分析者使用。

(三) ETQS

ETQS 是由英国索尔福德大学医疗卫生实践单位(Health Care Practice R&D Unit, HCPRDU)研发的针对定性研究质量评价工具,共 44 个问题,包括研究概况、研究样本和环境、伦理、数据收集和分析、政策推广实践应用和其他 6 部分(表 35-4)。相比 CASP 和 JBI 工具,ETQS 侧重于评价研究环境和资料收集和分析过程,对效度有较高的评价能力。

表 35-3 JBI 评价标准

问题	备选答案	参考因素
1. 阐述的哲学观点与研究方法是否一致	– 是 – 否 – 不确定 – 不适用 – 评论	– 是否清楚地说明了研究的哲学或理论前提? – 是否清楚地说明了研究方法? – 两者是否一致?
2. 研究方法与研究问题或研究对象是否一致 3. 研究方法与收集资料的方法是否一致 4. 研究方法与资料的呈现、分析是否一致 5. 研究方法与研究结果的解释是否一致	– 是 – 否 – 不确定 – 不适用 – 评论	所选研究方法是否适合于解决研究问题?
6. 在文化上或理论上是否有对研究者定位的声明 7. 是否说明了研究者对研究的影响以及研究对研究者的影响 8. 参与者以及他们的观点是否被充分地表达 9. 根据现有标准,研究是否符合伦理或是否得到了伦理机构的同意 10. 结论是否基于对数据的分析或解释	– 是 – 否 – 不确定 – 不适用 – 评论	– 是否声明了研究人员的信念、价值观以及对研究的潜在影响? 例如,研究人员在定性研究的过程中扮演着重要的角色,在评价证据时,明确研究人员的文化和理论定位十分重要。 – 是否讨论了研究人员对研究的潜在影响以及研究本身对研究人员的解释的影响?

表 35-4   ETQS 评价标准

	项目与主题	条目号	描述
研究概况	研究基本资料	0	作者、标题、来源(出版商及出版社)、年份
	研究目的	1	研究的目的是什么?
		2	如果此研究是一更广泛的研究的一部分,那么它的目的是什么?
	主要结果	3	研究的主要结果是什么?
	评价总结	4	该研究及其理论、原理与实践意义的优缺点是什么?
研究、样本、环境、伦理	研究问题	5	正在研究的问题是什么?
		6	是否详细描述了研究现象的本质?
	理论框架	7	指导该研究的理论框架是什么?
		8	这个框架是如何在研究中反映出来的?
		9	作者是怎样在现有知识基础上定位他们的研究?
	环境	10	该研究是在什么地理和保健环境下实施的?
		11	选择这个环境的理由是什么?
		12	对于解决研究问题,该环境是否合理和/或足够的准确?
		13	关于环境是否有详细的描述?
		14	该研究是在什么时间段实施的?
	样本	15	样本(事件、人物、时间及环境)是怎样选取的?(例如,依据理论上可靠的、有目的性的、便利性来选择样本进行对照)
		16	选择的样本(信息提供者、环境及事件)对此研究的目的来说是否合适?
		17	样本在时间、环境和事件的广度和深度上是否合适?(例如,抓出关键人物和事件并且探索它们之间的相互关系)
		18	样本的主要特征是什么(事件,人物,时间及环境)?
	结局指标	19	研究中用了什么结局指标?
		20	谁的观点将被采用(专家,服务人员,使用者,护理人员)?
		21	是否有足够的广度(如两个或更多观点的对比)和深度(对单一观点进行深入理解)?
伦理	伦理	22	是否得到伦理委员会的批准?
		23	研究中参与者是否知情同意?
		24	伦理问题是否已充分考虑?
数据收集、分析、潜在偏倚	数据收集	25	用了什么资料收集方法来获取和记录资料?(例如,对数据的收集、独立分析的合适性和有效性性做深入阐述)
		26	收集到的信息是否有足够的细节与深度来洞察信息提供者的意思与观点?
		27	是否合理描述了实地考察的过程?(例如,对如何收集资料的描述;问题的种类和范围;访谈大纲;观察工作的时间以及持续的时间;笔记记录)
		28	研究者在这个环境下扮演了什么角色?

续表

	项目与主题	条目号	描述
	数据收集	29	是否有自我反省的证据？比如，对研究者与环境、数据产生及分析之间的关系做深入阐述。
数据收集、分析、潜在偏倚	数据分析	30	是如何分析数据的？
		31	对数据分析的描述有多充分？（例如，允许复制；采取措施防止选择性）
		32	是否有充足的证据支持分析？（例如，包括原始数据的提取；反复分析的证据；代表性证据的呈现；为评价有效性所做的工作——对负面证据的检索；使用多个数据来源；数据的三角测量）可靠性/一致性（在研究者、时间和环境方面；将所得资料的解释与信息提供者核对）
		33	是否能在其他研究或理论环境中解释研究结果？
	研究者的潜在偏倚	34	是否概述了研究者的立场、假设和可能的偏倚？（指出它们如何影响研究，特别是对数据的分析与解释的影响）
政策推广和实践应用	应用	35	该研究结果可适用于什么环境？（例如，该环境是护理环境中是典型的或具有代表性的吗？在哪些方面？如果这个环境是非典型的，它对假设是更支持还是更否定的检验呢？）
		36	研究结果适用于什么人群？
		37	根据研究的实施得出的结论是否合理？（例如，采样程序，使用的结局指标和得到的结果）
		38	对政策的意义是什么？
		39	对服务实践的意义是什么？
其他	其他事项	40	研究中引用的参考文献数？
		41	研究还有什么其他值得注意的特点？
		42	列出其他参考文献
	审稿人	43	审稿人的名字
		44	审稿日期

五、资 料 提 取

定量研究中各项指标可以量化，数据提取是一个相对的线性过程，可通过某种模板提取需要的数据。定性研究的证据多用文字描述个人的行为或经验，故其提取资料的方式不同：①可提取所有合格的信息以避免遗漏原始研究中的重要信息；②可有针对性地提取特殊形式的证据，例如只提取直接通过访谈所得的证据；③可只提取定性研究的核心设定，例如研究问题、研究设计等；④可收集该研究中提供的所有信息，包括该研究收集与分析数据的方法，作者对其数据的解释等；⑤可选择使用一个理论框架以指导数据提取，将纳入研究的结果经过转化以便于合并主题的综合分析。但框架法对选择的理论框架要求较高，如果该框架不适用于某些证据的提取，则需对该框架进行修改。

具体定性证据提取方法的选择需针对该研究的情况及系统评价的需求自行设计。如：在劳埃德琼斯提出基于框架方法进行定性资料的提取中，首先对研究方法是否能满足研究目的及是否能够准确地实施做了要求，在提取详细调查计划内容中，该框架要求对问题清单、文献回顾、研究者的纪律性、倾向性，及数据收集与分析策略等各大要素进行详细划分，并在最后利用几个问题对研究的正确性与其报告形式的合理性进行探讨。资料提取表可参考表 35-5。

表 35-5　资料提取表

研究	研究问题	环境	哲学基础	方法学	样本量	样本特征	数据收集方法	数据分析技术	质量控制	主题/类别/结果
1										
2										
……										

六、证据合成

（一）主题综合法

主题综合法（thematic synthesis），以形成主题而对研究结果进行资料综合的一种方法，2008 年由 James Thomas 和 Angela Harden 2 位学者提出。主题综合法的最鲜明特征是：①形成了多个符合系统评价的目的，且能准确反映各研究结果内容的主题观点；②因其兼具实用性和科学性，目前被广泛普遍地用于资料综合过程；③"三级诠释"是用其确立最终主题的有效方法，也是主题综合法的关键与核心步骤。合理且准确的运用主题综合法，对定性研究系统评价的意义甚大。其关键步骤为：

1. 根据研究目的整理资料　经过研究者的检索、筛选后，确定了最终的纳入文献。研究者需反复阅读、理解、分析纳入文献，提取信息，提炼出内容完好、解释明确的研究结果。不同类型的研究所要求的提取方法不同，但都应将作者的总结结论及访谈内容等尽可能完整地提取出来，继之归纳形成主题从而产生新的阐释。完成资料提取后，研究者需对研究结果进行归纳整理，为初步产生主题观点奠定基础。研究者分析研究结果所反映的事实，做出可整合性的判断。初步归纳每个独立的研究结果，整理形成不同的主题类别。归纳整理时，研究者应客观理智，并具备一定的相关专业知识。每位研究者先独立分析整合，再由≥2 位研究者讨论归纳整理的结果以达成一致的主题。

2. 产生统一的主题框架　主题综合法的目标是形成主题。主题观点的产生过程并非一蹴而就，而须经过一系列环环相扣、逐步升华的阐释与分析。此过程主要经历 2 个阶段：①对原始研究结果进行"逐行编译"（line-by-line coding）。评价者可借助 EPPI-Reviewer 软件对提取出的结果进行编译分析。编译过程中主要是把握原始结果中作者描述的关键词，及访谈语录中具有提示意义的相关词，根据这些重要或反复出现的关键词汇，将结果初步归类，进行"编译"、转化和分析，为进一步的总结描述奠定基础。②"三级诠释"为主题的形成提供了一种思路，也是主题综合法的核心思想。即：经过阐释和提炼研究结果，形成描述性主题（descriptive themes），继而发展成为分析性主题（analytical themes）。每一级主题都代表了形成主题过程中的阶段性目标。

（1）描述性主题，是在综合研究结果时以描述性语言提出的一种主题观点。主要是进行简单概述，反映每个整合类别下所有结果的含义，通常以问题的方式表达。其产生大都是由研究者对归纳后的结果进行整体概括而总结得到。描述性主题既在更广层面上包括了其他可合并的研究结果，又忠实于原始结果，且与系统评价的目的保持一致。因其语言表达所具有的描述性特点，及包含研究结果的层次较低，故形成描述性主题作为"三级诠释"的基础。

如：在 1 篇研究妇女在助产机构分娩受到虐待的研究中的某主题为"被嘲笑为低收入"。该主题通过对各项原始研究的结果进行整理概括而得出，属于描述性主题。

（2）分析性主题，是研究者以经验知识和理论作为依据，对已形成的描述性主题进行再次归纳整理，综合归纳结果，进行恰当的理性分析，得出具有理论特点的主题词。分析时要从研究结果所反映的实际入手，解析每个描述性主题所表达的含义，挖掘不同的描述性主题之间的内在联系，包括：共性、相关性和相似性，提取出可整合的关键点；用专业、简洁的语言来表达，形成分析性的主题观点。分析过程要求研究者具备较高的专业素质，以理性的逻辑思维对归纳后的描述性主题逐一考量、详细解读。当遇到理解性的困难时，还需追溯原始研究结果，重新阅读和理解。产生分析性的主题观点时，分析过程是主题最终形成的关键，决定着系统评价结果的导向。

如：在同 1 篇研究中，另 1 个描述性主题为"被威胁不给予治疗或预后不良"，在理性分析上述描述性主题后，进行分析性解读，将其综合归纳为"威胁和责备"，该主题即为分析性主题。

描述性主题和分析性主题，是"三级诠释"思想中要求研究者达到的客观目标。主题综合过程是以归纳、理解、分析的主观思维为主，具体将哪种级别的主题词定位为描述性或分析性也是主观判断，但不影响主题的最终确立。若研究者具备更灵活的思维和更扎实的基础知识,可根据实际情况进行更多级的分析以产生主题。而"三级诠释"只是引导研究者进行一系列的归纳整合,目的是产生最终的主题框架。

3. 分类汇总相关主题　将反映同一评价问题的主题观点汇总到一个主题类别下。汇总的目的是为产生新观点或新解释提供支持依据,指导研究者得出可靠的评价结果,帮助其他研究者更好地理解研究结果的综合。研究者需深刻认识各个主题的含义及其产生过程,并严格把握系统评价的目的意义,解析已形成的主题框架,整理具有相关性的主题,思考其对最终所提出新观点的意义,再合理地将相关主题归纳到一起,最终提出第三级主题(the third order themes)。

第三级主题是基于分析性主题进一步提炼总结得出,相比之前的描述性及分析性的主题,总结归纳的层次又有上升,具有概括性和针对性,且能更加贴切地反映系统评价的目的意义。第三级主题的产生,标志着资料综合的基本完成,也决定了下一步将提出一个怎样的结论,并为其提供可靠性依据。

如:"刺耳的语言"也是其中一个分析性主题,通过理解分析,"威胁和责备"及"刺耳的语言"具有相关性,结合定性研究系统评价的目的,最终将两个分析性主题总结提炼为"语言虐待",此即为第三级主题。

4. 形成一致认可的最终主题　研究者各自对主题进行归纳整合形成最终的主题后,须与其他研究者交换意见,对主题再次进行检查核对,确定其规范性、严谨性和表达的准确性。对存在严重分歧的主题词,要相互进行解释说明,从而达到一致,若无法保持意见统一,则要求另外一位研究者做出判断。该过程应尽可能将人为主观偏差减到更小,使产生的主题更具有说服性和可靠性,且使评价结果更加准确。

5. 主题综合法的应用特点　适用范围:由果及因的推断,及各研究结果之间相互独立的情况。

优点:

(1) 清晰地确定重要的主题,使其他研究者更好地参考、理解综合资料过程,并对纳入文献进行条理性、结构化的归纳整理。

(2) 方法灵活,给了研究者很多思考和发挥的空间。形成主题的过程依赖于研究者经验及知识等主观考量,便于研究者进行充分且全面地思考从而得到更加完善的主题。

(3) 适用范围广,当纳入原始研究内容较丰富时,得到的研究结果也具有多样性,推荐采用主题综合的方法进行资料整合,既能兼顾多样化研究结果,又便于研究者综合。

(4) 相比其他方法,主题综合法更易被读者理解与接受。主题综合法所形成的主题词,其表述简洁且较通俗,能被读者更好的理解。且综合资料的全过程符合大多数读者的逻辑思维,更能被认可。

缺点:

(1) 对过程及目的缺少非常明确的阐释。由于形成主题的过程是研究者进行理解分析得出,因而无法阐述个人对主题的思考过程,且个人思维方式及专业背景的差异使主题的阐释可能有更多变化。

(2) 有个别低质量研究混入时,运用主题综合法会掩蔽了那些有缺陷的资料数据。归纳产生主题时,低质量的研究结果也会被提取出来,与高质量研究结果一起为形成主题框架所用。故混入的低质量研究可能对综合资料的过程产生不利影响,也可能导致主题词与原始研究之间存在偏差。

(3) 在不断构建主题框架的过程中,经分析得到结构既要能反映研究结果中出现的高频率关键词的意义,更要与最终形成的高级别主题相适应,即保持与原始研究和系统评价目的根本上的一致性。而研究者较难把握好这个关键。

(二) Meta 民族志

Meta 民族志(Meta-ethnography)是综合定性研究证据的另一种常用方法。1988 年由 Noblit 和 Hare 2 位学者提出。特点是将归纳和诠释相结合,通过提取定性研究中的概念、主题,以特殊综合方法建立更高层次的综合,形成一级/二级结构,并经"线性综合方法"最终形成三级结构,得出结论并据此提出新的概念和理论见解。其结果是形成一种新的、"高层次"的诠释或理论,以便较完善地解释现有的证据。故 Meta 民族志是在已确定研究领域时,对定性研究的综合和延伸,有利于定性研究更广泛的应用。它结合了部分民族学的研究方法,与定量研究的 Meta 分析也有一定相似之处。

需注意:Meta 民族志是一种诠释而非简单集合。不只是像叙述性文献综述一样,简单地收集和评价一些解释,其目的在于开发新的理论以解释一系列研究结果。通过再分析和比较已发表的研究,对结果提出新的诠释,产生新理论。Meta 民族志关键步骤为:

1. 标记关键概念,形成有关研究的一级结构。收集与研究主题相关的定性研究,经通篇反复阅读、理解后,根据研究主题标记出关键概念,作为进行综合的原始资料,即定性综合的一级结构(first order construct)。

2. 深入分析纳入文献对关键概念的诠释,比较各种关系,进行相似/对立综合,形成二级结构。即通过对原始资料进行二次诠释,形成针对研究结果的二级结构(second order construct)。

3. 以此为基础建立整体概念,形成有关研究的三级结构(third order construct),经线性分析后得到最终结论。以相似分析转化/对立综合方法综合后得到的结果为研究对象,原始研究主题为基础,在全部纳入文献中具体分析其间的相关关系,形成关于研究主题的条理性大体分析框架。即对二级结构进行再诠释后得到基于此的三级结构,分析后才形成最终结论。主要综合方法为:

(1) 相似分析转化(reciprocal translation):当提取的关键概念、主题在不同纳入文献中的诠释具有相似性时,可在具体分析后进行转化合并。例如,在研究儿童虐待相关课题时,1 篇文献出现的“殴打”概念和另 1 篇文献的概念“躯体暴力”,可以进行转化合并,归到“行为虐待”一类。注意:使用相似分析转化方法时,需综合考虑研究目的和关键概念的属性,选择合适的角度进行综合。

(2) 对立综合(refutational synthesis):当纳入文献中所提取主题、概念相互驳斥时,可找出特征性矛盾点,进行对立分析,选择排除或进一步从新的角度进行深入分析研究问题。

(3) 线性论证综合(line of argument syntheses):当关键概念范围分布较为广泛,无明显相似或对立关系时,或已经过相似分析转化/对立综合后得到二级结构。在形成研究结果的三级结构过程中,可以多篇纳入研究的结果为基础,深入挖掘关键主题、概念间的相关关系,并将其建立成线性框架,从而形成结果的大体解释,其特征是本质性推断(essentially about inference)。

Meta 民族志应用特点如下:

(1) 适用范围:研究涉及范围广,常用于传统综合方法应用有困难时,或者由于提取的关键概念缺乏明确的指向性且分布广泛,需经转换合并后方可综合时,或者纳入文献中有互相支持或互相对立的研究时。

(2) 最终结果:形成有关研究主题的三级结构,在集合关键概念的同时,提出针对研究的新解释,从而得到理论的发展。

(3) 优点:方法具有系统性,可根据纳入研究中研究主题之间的关系,制定具体的综合策略,具有条理性的进行定性资料综合;综合现有研究的同时,形成针对研究主题的新解释,实现理论的创新和发展。

(4) 缺点:有研究者指出,Meta 民族志“脱离具体情境”,即缺乏构建理论的明确目标,研究方法较局限,以致方法的灵活程度不高。同时 Meta 民族志作为一种综合定性研究的方式,综合时由于并无样本指导,要求较高,过程繁杂,需随着相关软件的进一步发展与更多相关研究的进行方可获得改善。

(三) 批判地解释性整合(Critical Interpretive Synthesis,CIS)

是基于 Meta 民族志和扎根理论总结出的一种资料综合方法,主要用于以解释性结果为主的系统评价。CIS 于 2006 年由 Mary Dixon-Woods 等学者共同定义和发展。需说明:这种方法较传统的系统评价方法过程更敏感,解释性系统评价主要着眼于该评价本身的基本任务,包括归纳及解释,最终目的与主要观点与观念理论等的发展有关,并且让这些理论的观点更为完整,避免说明性的概念。CIS 更多用于对某种现象、重大事件及各种经验等方面的阐释,通过反复的质询来探索各种结果之间的相关性,可进一步发掘其关联层次以及关联程度,相比汇集性整合更依赖于预先设定的问题进行结果综合。

当系统评价的目的是对繁杂分析过程的研究时,传统评价方法不再适合,而 CIS 恰好是解决这类问题的重要理论方法。能针对研究过程中存在问题、研究结果中的推断性结论,及其最终对决策选择所产生的影响,进行不断的质询、理解和评估。应用 CIS 是一个持续的动态循环过程,且该过程有很大的灵活性。CIS 也是对纳入评价的文献再次排除的过程,并可通过评价者的反复质询,再次评估文献质量,这对资料的综合结果意义很大。

CIS 属传统定性研究系统评价的一部分,但更集中于纳入研究类型多样的定性研究,是介于证据和现有理论之间的一种中间学说。主要通过对定性研究系统评价所关注的问题不断地阐释、质疑及提炼,从而形成新的观点或理论,因此更适合于混合了多种方法的研究。研究者利用此方法进行综合时,需正确判断是否纳入方法相似或混合了多种方法的研究。CIS 与 Meta 民族志同属于阐释性的综合方法,其应用过程的规范性和透明度尚无定论,但其在综合定性研究结果方面的价值不容忽视。

CIS 主要方法及步骤:

(1) 鲜明表述评价目标,并根据实际的纳入研究对系统评价主题进行合理的调整。

(2) 文献检索及筛选:进行理论抽样(theoretical sampling),保证纳入研究的准确合理。要对纳入的文献持续更新,对不断出现的研究,注意其与评价主体的潜在相关性,并对其进行合理的筛选。

(3) 质量评价:根据研究结果对理论发展的意义评级。

(4) 资料综合:首先要质疑纳入研究,并对结果进行动态转化分析。分析目的是整合证据结果从而形成批判性观点和产生连贯的理论框架,以便更好地阐明研究结果之间的内在联系。同时注意研究中出现的理论标注,其对分析过程具有引导作用。需系统地将各研究结果进行相互间转化,可借助一些手段例如结构图说明。该过程即为相互转化分析(reciprocal translational analysis,RTA),更适合于一些研究主题定位明确、研究过程系统完整,且需要综合的文献较少(少于50篇)的情况。因进行结果转化时,若主题定义含糊不清或概念说明有歧义,会直接导致转化的结果产生偏差及无法追踪到原始的研究结果。RTA在处理较多数量的研究结果时,偏向于应用原始研究中的术语词汇进行总结性地表达说明。再标示出研究报告中的矛盾冲突点,最后对其进行合理的解释。基于各独立研究,理解每篇文章的研究内容,深度解析文献,初步形成解析与阐释。通过不断对比说明各个研究结果,重点强调和展示产生的主题目录。最终通过系列质疑、转化和分析,综合多文献的研究从而得出结论(表35-6)。

CIS应用特点:

(1) 适用范围:研究对象广泛,研究方法多样化的定性研究。

(2) 综合结果:形成新的理论观点。

(3) 优点:不会因为太过抽象而缺乏经验实用性,也不会因为特定化使说明范围有限。用于综合证据的多样主题时,能使理论产生更强的说服力。CIS对研究方法学质量要求较高,纳入文献的质量评价应正规合理,以避免低质量研究混入,影响评价结果。

(4) 缺点:在处理较多研究结果时,该方法无法准确地说明各研究间的转化关系,且很难得出建设性结论,难以体现其方法学价值。因未明确指定每个步骤的目的或过程的目标,缺乏可查证性,操作的透明度较低,且不具备可重复性。

综上,20世纪初定性研究起源于社会学、人类学、心理学、民俗学等学科,至今作为一种新的研究方法已受到重视。在定性研究的研究证据用于决策前,可通过定性研究系统评价对其进行系统审查以评价其真实性、有效性和关联性,以便于更好地理解和利用现有的临床证据,比如针对某种干预措施可提供参与者对其接受程度与依从性的证据。

如何高效率高质量地综合定性资料是定性研究系统评价的关键,包括总结原始文献,重新理解文献结果,在此基础上提出新概念。系统性定性综合可促进方法学创新,也是定性综合与其他类型文献评价的不同之处。

主题综合法因其方法学严谨简洁,形成的结果更易被理解和接受,目前更多研究者偏向于选择主题综合法对纳入研究进行分析综合,应用前景非常明朗,方法学体系架构也将进一步完善。Meta民族志的综合过程可创新相关理论和概念,但由于其综合过程较复杂,且目前尚无相关分析软件可利用,将来应用将受限制。CIS尚缺乏更多方法学研究来详细说明其应用的具体过程,且需更多研究者在实际工作中应用该方法,从而提出具体的步骤过程,故未来可能需要通过大量研究逐步发展并完善该方法,拓宽其应用领域。

目前对定性资料的综合仍存有争论。主要集中在:①产生证据过程中质量判断标准的选择;②所产生证据的真实性与可靠性;③因现有的许多定性资料综合方法都具有重叠性与交叉性(包括各综合方法的适用范围和具体综合步骤),且无十分明确界限,故进行定性研究系统评价时,往往对综合方法的选择有干扰。

表35-6　不同资料综合方法特点对比

	Meta民族志	CIS	主题综合
适用范围	适用研究范围广,可综合互相支持或互相对立的研究	适用研究对象广泛的定性研究,及研究内容多样,研究方法各异的情况	适合由果及因的推断,及各研究结果间相互独立的情况
文献检索	无特殊要求	理论抽样,纳入对理论的形成和发展有意义的研究	全面、系统
质量评价	评估各研究间的相关性	确定各研究结果对理论发展的影响程度	研究目的、背景、理论基础和结果的可靠性及有效性,方法学的适当性等
综合方法	相似转化分析;对立性分析;线性论证分析	研究问题的并行迭代;信息提取及文献总结;编译结果的定义和应用;发表评论并总结主题	"三级诠释"
结果	形成高层次的学说或概念	建立新的理论构想,综合结构	基于原始研究产生分析性主题,提出新的阐释

七、讨论及结论

定性系统评价的结果部分需说明检索及筛选结果,描述纳入研究的特征并分析纳入研究的主题。不同于定量系统评价以统计图表描述合成结果,定性系统评价纳入的多为叙述性证据,故结果也是以描述性的语言表达。定性系统评价的结果描述需应合理运用上文介绍的资料提取与综合方法,提出新的学说概念或探讨对原始研究的新看法,并对所使用的方法进行简要的介绍与分析。

可使用 CERqual 工具对合并分析结果的可信度进行评估,可参考 ENTERQ 工具规范结果报告以有效提升定性资料综合的透明度。在总结本次系统评价研究的主要结果后,应在论文的讨论部分客观地分析本系统评价与相关研究或相关系统评价之间的关系,并说明其结果在实际运用中应当注意的方面或者可能存在的挑战。

定性系统评价存在一定的争议与局限性,作者在讨论部分应当客观地阐述本次系统评价存在的局限性,并阐述有关纳入研究的质量、语言等的限制,及相关偏倚可能对本次评价的影响,还需客观说明本系统评价的结果对未来研究和实践的指导价值和意义,提出具体的提高未来相关研究质量的指导意见。

第三节　定性系统评价的报告规范——ENTERQ

一、定性系统评价报告规范介绍

ENTREQ(Enhancing Transparency in Reporting the Synthesis of Qualitative Research)是一个可提高定性研究合成报告透明度的指南。在使用、发表、审查和指导定性卫生研究合成的过程中,研发小组需根据定性研究合成报告指南的需求,并在"2010 年加拿大温哥华定性卫生研究合成国际研讨会"和"2011 年澳大利亚悉尼定性卫生研究协作研讨会"之后分别进行研究报告说明。在首版《ENTREQ 指南》中纳入标准清单条目的产生可归纳为 3 个方面:定性卫生研究的指南、开创性的方法学论文和作者进行及评价定性合成的经验。为了测试研发小组设计的初步框架及确定纳入标准的每个条目,针对 40 篇定性研究合成进行初步测试。最初研发小组的 3 个成员针对其中 32 篇综述独立测试该指南。他们根据指南的每个条目提取相关资料,并通过远程会议讨论测试结果,最后对 ENTREQ 指南进行了系列修改,包括删除重复条目和阐述条目中有歧义的部分。改进后的指南针对剩下的 8 篇综述进行了测试但未作进一步修改。

修改后的《ENTREQ 指南》由 21 个条目组成。旨在提高定性研究合成报告的透明度;协助终端用户明确应用的核心步骤,提供 1 个工具帮助澄清各种用于描述定性合成过程中的概念和术语。ENTREQ 指南主要针对定性卫生研究的合成,也适合作为其他类型定性研究合成报告的基础规范,尤其对干预措施进行评价的定性研究,还适用于已发表的定性研究合成的严格评价。

二、ENTERQ 解读

ENTREQ 指南包含 21 个条目,分为 5 个主要领域:背景、方法和方法论、文献检索和选择、评价及结果合成(表 35-7)。

表 35-7　ENTREQ 指南

编号	条目	指导和描述
1	目的	陈述研究问题及合成写法
2	合成方法学	确定支撑合成的方法或理论框架,并根据选择的方法阐述原理(例如 Meta 民族志、主题分析综合法、关键解释合成、扎根理论合成、现实主义者综合法、累积 Meta 分析、meta-研究、框架合成)
3	检索方法	指出检索是否预先计划(包括制定全面的检索策略去寻找所有可用的研究)或可重复(寻找所有可用的概念直到达到理论性饱和)
4	纳入标准	详细说明纳入排除标准(如依据人口、语言、年份限制、出版物的类型、研究类型)
5	资料来源	当进行检索时,描述所使用的信息来源[例如电子数据库(MEDLINE,EMBASE,CINAHL,psycINFO,Econlit)、灰色文献数据库(数字论文,政策报告)、相关组织网站、专家意见、通用网站搜索(google 学术搜索)、手工检索、参考文献];并提供使用这些资料来源的理由
6	电子检索策略	描述文献检索的过程(如提供带有与人口、临床或健康主题、经验或社会能力等方面相关术语的电子检索策略,定性研究滤器和检索限制)

编号	条目	指导和描述
7	研究筛选方法	描述研究筛选的过程(如依据标题、摘要或全文进行筛选,及筛选研究的独立评价者数量)
8	研究特征	说明纳入研究的特征(如出版年份、国家、参与者数量、资料收集过程、研究方法学、资料分析方式及研究问题)
9	研究筛选结果	确定筛选出来的研究数量并提供排除研究的原因(如进行全面的检索,提供纳入研究的数量和排除研究的理由,并用图/流程图表示;重复检索并分别描述纳入排除标准是基于研究问题的修改,和/或对理论发展作出贡献)
10	评价的基本原理	描述用于评价纳入研究特征或选定结果的基本原理和方法(如行为的有效性和稳定性评价,报告的透明度评价,结果的内容及效用评价)
11	评价条目	陈述用于评价研究和选择结果的工具,如现有的工具(CASP、QARI、COREQ、Mays、Pope)或评价者开发的工具,并描述和评估研究小组、研究设计、资料分析及解释、报告规范等方面的情况
12	评价过程	指出评价是否由多个评价者独立进行及是否需要达成共识
13	评价结果	说明质量评价的结果,如果有可能的话,指出哪些文章是基于评价衡量/排除的,并给出理由
14	资料提取	说明对主要研究的哪些部分进行了分析及资料如何从主要研究中提取。(例如,所有文本标题下的"结果/结论"都以电子信息的方式被录入计算机软件)
15	软件	如有,说明所使用的计算机软件
16	评价者数量	确定参与资料编码和分析的人员
17	编码	描述资料编码的过程(如逐行编码每个检索概念)
18	研究对比	描述研究内部和研究之间如何设置对比(如:后续研究是被编码到预先存在的设想中的,新设想是在必要时创建的)
19	主题来源	解释主题或构念产生的过程是归纳的还是演绎的
20	引用	提供主要研究的引文来说明主题/构念,并确定其是否为作者解释中参与者的引文
21	合成结果	说明丰富的、引人注目的和超越主要研究总结的新见解(如新的解释,证据模型,概念模型,分析框架,新的理论或构念的发展)

(一) 背景

条目 1:指出一个合格的定性研究合成必须要陈述研究问题及构建问题的方法。研究问题可根据 SPIDER 模型构建,包括 S(sample)研究对象,PI(phenomenon of interest)研究内容,D(design)纳入研究,E(evaluation)评价内容和 R(research type)研究类型五个方面。

(二) 方法和方法论

条目 2:要求说明合成的方法学。指出支撑合成的方法或理论框架,并根据选择的方法阐述原理。最近对定性合成的评价,发现有 9 个主要用于定性研究合成的方法,包括:批判的解释整合(critical interpretive synthesis)、扎根理论整合(grounded theory synthesis)、Meta 民族志(meta-ethnography)、Meta 研究(Meta-study)、主题分析整合(thematic synthesis)、Meta-叙述整合(Meta-narrative synthesis)、内容分析法(textual narrative synthesis)、框架合成(framework synthesis)及生态三角互证法(ecological triangulation)。

(三) 文献检索和选择

条目 3:要求说明检索方法。指出检索是否预先做计划及可重复性。全面的检索策略包括 2 方面。①检索策略的要素要齐全。完整的检索策略指在充分理解相关问题的基础上,明确检索目的和信息需求、选择数据库、确定检索词、构造检索式,从而制定出较完善的检索计划或方案。一般每个数据库的检索策略均应详细给出,至少应体现检索词、检索式和日期。这样既方便证据使用者评价研究的质量,也提示研究者重视检索策略的制定。②检索范围要广。但实际操作受信息资源限制,很难做到完美的全面检索。故 ENTREQ 要求寻找所有可用的检索词直至达到理论性饱和(即研究者对下一个被访者的研究已不能为其对研究对象的理解提供更多的信息),以寻找所有可用的研究。

条目 4：要求详细说明纳入排除标准。制定纳入排除标准时可考虑被纳入研究的特征，利用 SPIDER 模型制定定性系统评价的纳入排除标准。注意：纳入标准和排除标准非互补关系，排除标准是在符合纳入标准的文献中进一步排除影响研究合成结果的文献。

条目 5：要求描述资料来源。检索时须指明所使用的信息来源，如电子数据库、灰色文献、专家意见、参考文献等，并说明使用这些资料来源的理由。

条目 6：说明电子检索策略。如提供与人口、临床或健康主题、经验或社会能力等方面相关术语的电子检索策略，定性研究滤器和检索限制等。

条目 7：研究的筛选过程。主要目的是保证选择研究对象和提取数据的可重复性。目前常用的控制措施有多人选择、盲法选择和专业与非专业人员相结合的共同选择。对选择文献过程中的意见分歧可通过集体讨论达成共识或参考专家意见解决。文献资料的选择应分 3 步进行：①初筛：根据检出的引文信息，如题目、摘要排除明显不合格的文献，对不能直接排除的文献应查出全文再进行筛选。②阅读全文：对可能合格的文献资料，应该逐一阅读和分析，以确定是否纳入。③与作者联系：对提供信息不全面、有疑问或有分歧的文献应先纳入，通过与作者联系获得有关信息后再决定取舍，或在随后的选择过程中作进一步评价。

条目 8：说明纳入研究的特征。该条目实际是评价结果中的研究特征。报告者应描述每个定性研究的特征，如出版年份、国家、参与者数量、资料收集过程、研究方法学、资料分析方式及研究问题等。这些信息既是研究者自身判断和梳理信息的重要手段，也是使用者评价证据实用性的重要依据。

条目 9：指出筛选结果。确定纳入研究数量并提供排除研究的原因。

（四）评价

条目 10：指出评价的基本原理。描述用于评价纳入研究特征或选定结果的基本原理和方法，如行为的有效性和稳定性评价，报告的透明度评价，结果的内容及效用评价。

条目 11：陈述用于评价研究质量的工具，如现有工具（CASP、QARI、COREQ、Mays、Pope）或评价者开发的工具，并描述和评估研究小组、研究设计、资料分析及解释、报告规范等方面的情况。

条目 12：说明评价过程。指出评价是否由多名评价者独立进行及是否需要达成共识。

条目 13：说明评价结果。若有可能应指出哪些文章是基于质量评价结果排除的，并给出理由。

（五）结果的合成

条目 14：指出资料提取过程。说明分析主要研究的哪些部分，如何从主要研究中提取资料。如：所有文本标题下的"结果/结论"都以电子信息方式被录入计算机软件。为保证资料提取的准确性，要求≥2 名评价者各自独立提取资料，再相互复核，准确无误并意见统一后才能进行下一步。资料提取的准确性是保证结果准确性的重要措施。

条目 15：说明所使用的计算机软件，如 Excel、SPSS 等。

条目 16：指出评价者的数量，确定参与资料编码和分析的人员。一般认为参与的评价者数量不应少于 2 名。

条目 17：描述资料编码的过程，如逐行编码每个检索概念。

条目 18：描述研究对比。指出研究内部和研究之间如何设置对照措施。如：后续研究是被编码到预先存在的设想中的，新设想是在必要时创建的。

条目 19：指出主题的来源。解释主题或概念的产生是采用归纳法还是演绎法。

条目 20：要求提供主要研究的引文以说明主题/概念，并确定其是否为引文。

条目 21：指出合成结果。说明丰富的、引人注目的和超越主要研究总结的新见解，如新的解释、证据模型、概念模型、分析框架、新理论或构念的发展。

第四节　定性系统评价的证据分级方法——CERQual 系统

一、CERQual 系统介绍

2010 年 CERQual（Confidence in the Evidence from Reviews of Qualitative research）证据分级工具最早开发于挪威知识转化中心，是由 Claire Glenton、Simon Lewin 教授联合 Cochrane 协作网、Campbell 协作网、GRADE 工作组和世界卫生组织（WHO）等国际相关机构制定的定性系统评价分级系统，旨在为国际指南小组使用定性系统评价证据提供支持。2010 年，WHO 制定了关于卫生工作者在围产期角色转化的指南（OPTIMIZEMNH），主要探索如何使高水平的卫生工作者面向基层服务，以应对基层卫生工作者缺乏这一全球难题。因涉及工作群体的转化，可接受性和可行性是影响干预措施有效性的重要因素，指南制定小组决定全面分析可接受性和可行性的证据，并制作了 3 个相关的定性系统评价。作为一项开创性的工作，该小组遇到了定性系统评价中纳入的研究质量不一，结论互相矛盾，一些证据只来自特定地区或利益相关者的研究等问题，为分析这些因素对系统评价的影响，指南制定小组着手开发了针对定性系统评价证据的分级工具——CERQual。

CERQual 中的证据信度是指系统评价结果与所研究问题真实情况的相符程度。其评定的标准目前需要研究者自行确定,整个评价过程应当透明并呈现在系统评价总结表中,最终分别以用"高""中""低""极低"4个等级表示系统评价证据级别。CERQual 工具基于4个方面评价定性系统评价证据:①方法学局限性(methodological limitations);②相关性(Relevance);③结果一致性(coherence);④数据充分性(adequacy of Data)。

二、方法学局限性

方法学局限性指原始研究设计和实施中存在的问题,需借鉴相关的定性研究方法学质量评价工具评价每一个纳入研究。"定性研究"范畴囊括大量的研究问题和多样的研究设计。评价定性研究方法学质量时,我们会提出很多相关问题。如:研究结果的效度有多大?研究结果准确度的变异性有多大?研究结果的应用范围有多广?因定性研究中研究问题和研究设计的多样性,及不同学科构建和评价定性研究的方法不同,不能简单地将评价定量研究的方法应用到定性研究中。研究者们已致力于构建评价定性研究方法学质量的理论和方法,涵盖了定量和定性研究者共同的关注点,并能有效地用于评价各种定性研究。

鉴于定性研究设计无证据等级之分,其方法学局限性应基于每一个研究的方法学优劣来评价。CERQual 借鉴 CASP(Critical Appraisal Skills Programme)评价定性研究的方法学局限性,但不排除使用其他定性质量评价工具(如 UKGCSRO)。系统评价的结果由众多原始研究数据支撑,故评价方法学质量如何影响研究结果时,应考虑每一个纳入研究的方法学局限性,并基于此给出方法学局限性的总体评价。当纳入原始研究有重大方法学缺陷时,系统评价结果的信度会降低。原始研究的方法学局限性可能仅影响系统评价的某一特定结局指标,但对另一结果却可能没有影响。此部分评价结果对系统评价的意义在于:当针对某个特定问题的系统评价所纳入研究的方法学质量低时,表明需要开展更多关于此类问题的高质量原始研究或更清晰地报告所用的研究方法。

三、相　关　性

相关性指纳入研究的研究目的、研究对象等与系统评价要解决问题的相符程度。一般情况下定性系统评价的纳入标准与研究问题相一致,因此纳入研究的相关性较强。但也有相关性较低的情况,可归纳为:①间接相关,例如研究人们对禽流感的看法,但因缺乏相关研究,故纳入猪流感的相关研究;②部分相关,如研究欧洲地区幼儿园儿童的生活模式,但只纳入挪威地区的研究;③相关性不确定,即纳入研究与定性系统评价需要解决的问题相关性不大,或对相关性的解释不明。出现以上情况时,系统评价结果的信度将会降低。相关性的评价结果对系统评价的意义:①相关性不强时,提示针对该研究问题需要在不同环境下开展更加多样化的原始研究及对研究结果做出更好的报告;②相关性不强也可能提示系统评价所关注的问题在特定环境下并不突出或非普遍现象。

四、一　致　性

一致性是指综合结果与相应原始研究结果的相符程度及是否解释了原始研究结果的差异。特定合并模型要能通过原始研究提供的资料或作者(原始研究或系统评价的作者)提出的假说来解释。当原始研究中出现无关或反常情况,不支持甚至与系统评价结果相悖,且此不一致难以解释时,系统评价结果的信度降低。合理解释研究结果间的差异是评价一致性的关键,其理论基础可以是内部产生的(如源自原始研究)、外源性的(如基于已建立的概念或理论)或原创的(如作者在综合结果过程中提出的理论)。这种差异有时很难被解释从而出现不一致的情况,包括:①有效数据不足;②没有深入探讨无关或反常情况的原因;③系统评价作者对该领域了解不充分,不能给出合理的解释;④系统评价中提及的理论有缺陷或不完整;⑤系统评价的研究样本不理想。对研究样本及探讨无关或反常情况原因的评价也可能出现在方法学局限性部分。对一致性的评价有助于作者明确自身合并模型的适用程度,使其能对该模型和反常案例做出更加合理的解释。需要指出:CERQual 的目的不是消除不一致性,原始研究资料间的共性和差异对综合结果的得出都有重要意义,综合结果时作者不应只看到一致的部分而忽略一些有重要意义的反常案例。

一致性的评价结果对系统评价有 3 方面意义:①系统评价作者应考虑能否从有差异的结果中提出有关问题的新假说或理论;②当特定系统评价结果缺乏一致性时,可能提示该领域需要更多的原始研究,且应及时更新系统评价;③当系统评价通过抽样方式纳入研究时,系统评价的更新可以通过重新设计抽样方法来探索结果不一致的原因。

五、数据充分性

数据充分性指针对定性系统评价某一结果,对其相关资料的丰富性和数量做出的综合评价。数据丰富是指原始研究能提供充分详细的信息来描述研究状况使其易于理解,如理解参与者对特定话题的观念和经验。数据单薄则不易于理解研究状况,也将降低系统评价结果的信度。原始研究数量不足或研究人群过少,观察结果不足时,也会降低系统评价结果的信度,因此时无法确定是否存在其他研究得出了相似的结果。

评价数据充分性时,需要综合考虑其丰富性和所提取资料的数量(研究数量、研究人群和观察结果等),任何一方面的缺陷都会降低系统评价结果信度。但对此尚无固定的评判准则,作者可从数据的饱和原则去考虑,也可通过评价其他研究资料对系统评价结果的影响程度做出评价数据充分性。评价者也应关注反常案例。注意评价数据充分性并非旨在增加原始研究的数量,更多的是让评价者关注哪些地方资料不足或存在局限性。少量而概念丰富的研究或许比数量大但数据稀缺的描述性研究更有说服力。

数据充分性的评价结果对系统评价的意义:①当数据不充分时,提示该领域需要更多的相关原始研究;当原始研究发表时,需要及时更新系统评价;②数据不充分也提示可能该系统评价关注的问题过窄,应考虑适当扩大问题范围,或纳入更多解决相似问题的原始研究。这可能关联到相关性的评价。

六、总 体 评 价

单独评价以上4个部分后,综合各部分的评价结果给出证据等级——高、中、低、极低,各个评级的意义如表35-8所示。首先将所有系统评价结果的初始证据级别视为高级别,再依据上述4方面进行降级,得出定性系统评价单个合成结果的最终证据级别。即在无其他因素影响证据信度的情况下,系统评价的每个结果都应被认为是所研究问题真实情况的高度反映。需指出:总体评价是针对系统评价单个结果的总体评价,而非针对系统评价所有结果。应注意4部分之间的相互作用,避免重复降级。具体评级需由多名研究人员(包括方法学家)讨论后决定。

表35-8　定性系统评价结果信度的CERQual评级意义

信度级别	意　　义
高	我们很有把握研究结果真实反映客观现象
中	我们有中等把握研究结果真实反映客观现象
低	我们有有限把握研究结果真实反映客观现象
极低	我们没有把握研究结果真实反映客观现象

整个评价过程应当透明,最后需呈现在预先设计的定性系统评价结果总结表(Summary of Qualitative Findings Table)中。这里的"定性结果总结"表与在Cochrane系统评价中使用的"结果总结表"相似——总结描述综合结果及其证据分级和纳入研究情况,提供定性证据信度评级的解释。

第五节　定性系统评价在指南制定中的应用

定性研究系统评价通过了解研究对象的态度、信念、经验、观点等主观问题,生产干预措施的可接受性、可行性和公平性等证据,可帮助明确指南范围,评估干预措施的可接受性,评估干预措施的可行性,明确指南应用过程中的注意事项。定性研究系统评价以它独特的研究角度和人文因素弥补定量研究系统评价不足,日后必将成为循证指南中不可缺少的一部分。

一、在指南制定中的应用

应用定性研究系统评价参与指南制定的原因如下:

(一)帮助明确指南范围

1. 帮助明确指南研究问题　开始制定指南的关键问题是确定指南目标,明确指南拟解决问题。定性证据可确定利益相关者最关注的医疗实践问题,帮助明确指南的目标,保证指南所解决问题涵盖利益相关者最关注的问题。

例1:在1项针对中低收入国家的妇女围产期护理指南中,指南制定小组起初选择将医疗干预如行剖宫产术和胎头吸引术作为提高新生儿健康的推荐意见,但大量定性证据提示:中低收入国家孕妇拒绝医疗干预,其原因是孕妇知识匮乏,护理费用昂贵,医疗场所环境设备差等。新指南针对这一问题重新制定推荐意见,提出通过提高妊娠妇女知识、降低医疗费用、改善环境设备,以提高孕妇接受医疗干预的积极性。

2. 帮助明确指南服务对象　定性证据既可帮助明确指南拟解决问题,也可帮助确定指南服务对象。制定指南旨在更好地服务于受益者,但通常在同一研究问题上,不同健康状态、家庭环境、地理环境的人群观点不同。若不考虑此差异,便无形中缩小了指南受益人群范围。质性证据通过研究不同人群对同一问题的看法,获取利益最相关人群的资料,扩大受益者范围。

例2:关于小儿脑瘫的护理指南。指南制定小组起初把重点放在改善小儿脑瘫症状的干预措施上。但大量定性证据发现:小儿脑瘫对患儿家属造成的影响不亚于患儿本身,故指南制定小组决定将患儿和患儿家属均作为主要利益相关者对待。

(二)评估干预措施的可接受性

当大量定量系统评价报道某干预措施有效,但利益相关者若难以接受时,此种干预措施仍很难实施和推广。定性证据根据利益相关者的可接受程度确定干预措施的可行性,提出增强干预措施可行性的建议。指南制定过程中需要综合定量证据和定性证据的结果,确保推荐意见既对指南服务对象有效,又便于推广。公共卫生领域指南,关键的利益相关者包括卫生保健提供者、卫生服务管理者和卫生保健服务人群。在实施干预过程中,不仅要卫生保健服务人群接受干预措施,卫生保健提供者和卫生服务管理人员也要主观上接受干预措施,否则将会加大实施和推广难度。

例3:2012年一项关于改善围产期孕产妇和新生儿的健康指南中,采用了定性研究系统评价证据评价产妇和助产士对非专业接生人员(lay health worker, LHW)辅助接生的看法。该系统评价结果表明:①产妇支持LHW在分娩过程中提供帮助;②助产士也认可LHW对产妇的鼓励和帮助;③但有部分助产士提到LHW的存在威胁了他们的工作岗位,甚至日后可能会部分或逐渐取代他们的工作,故助产士对此项措施的接受度不高,最终指南未将其作为推荐意见。

(三)评估干预措施的可行性

定量研究可以提供干预措施有效性和安全性证据,但未能评价干预措施可行性。干预措施的可行性受干预措施本身、卫生保健提供者、卫生保健服务人群、卫生健康系统及政治文化环境等因素影响,这些因素在一定程度上趋于主观。质性研究通过与不同利益相关者互动,对其行为和看法获得解释性理解,从而获取不同利益相关者对干预措施的看法、观点,发掘干预措施实施中的促进和阻碍因素,针对可行性提供有价值的信息。

例4:世界卫生组织(WHO)全球指南小组在制定有关。

"优化卫生人力资源,提高围产期母婴健康"的指南中就"助产士是否应该对产妇行输卵管结扎术,以促进生殖健康和计划生育?"问题采用了1篇定性研究系统评价结果,显示:由助产士完成这一项非本职工作时,有技术困难和心理障碍等,对助产士的培训、心理支持、监督管理不足,国家资金投入过少等问题会严重限制此项目的可操作性。鉴于干预措施的可行性差,WHO指南并未将其作为推荐意见。

(四)明确指南应用过程中的注意事项

将推荐意见转化为实践是极富挑战性的过程,不同国家或不同地方政府决策者需根据自身环境和医疗系统特点对其适当调整后再行推广。区域性的影响因素可能包括:宗教信仰、文化差异、资金限制、医疗环境等,均需妥善处理。定性研究系统评价探索在不同情况下可能影响干预措施的因素,或应用过程中需注意

的问题,补充措施实施中的细节,从而减少措施推广过程中的障碍。

例5:WHO全球指南小组在有关"优化卫生人力资源,提高围产期母婴健康"的指南中建议:推荐卫生工作人员执行妊娠期艾滋病毒检验、促进纯母乳喂养、促进产后护理、促进生殖健康和计划生育等健康促进措施,但注明了以下应用过程中的注意事项:

(1)健康促进活动应被卫生工作者及患者双方认可和共同承担。通过结合当地信仰和与健康状况,设计一种既能提高工作人员积极性又使患者不会感到冒犯的方式来做好健康促进和治疗。

(2)在卫生工作者的甄选及培训时应该考虑:与患者来自同一个社区的卫生工作者可能更容易被患者认可接受。

(3)对卫生工作者建立透明的监督机制,并定期监督。

总之,质性研究系统评价以它独特的研究角度和人文因素受到广泛重视,日后必成为循证指南制定过程中不可或缺的一部分。

二、案例解读

以2012年WHO"优化卫生人力资源,提高围产期母婴健康"(Optimize MNH)指南中提出的"助产士是否应对产妇在产后或者产时进行输卵管结扎?"为例,展示如何应用定性综合证据参与WHO指南制定。评估该项目所提出的问题,检索针对此研究项目的系统评价,并从措施的利弊、资源利用、干预可接受性、干预可行性多方面评价。

背景:通过合理分配医务人员的工作任务,有望改善医疗健康体系。如:通过增加医疗培训的次数,使"中等技术"医疗人员增加其技能,从而完成"高等技术"医疗人员的部分工作。这样的任务转移策略可以优化卫生工作者人力资源,对在短期内缺乏改善卫生体系能力的国家尤为适用。

P:产妇

I:助产士进行输卵管结扎手术

C:由其他卫生人员干预或不干预

O:手术时长,术中并发症,术后病死率

S:在卫生保健资源匮乏的中低收入国家

评估步骤:①检索现有定量研究证据,评价措施的利弊、资源利用,并用GRADE分级系统对所获定量证据进行分级(表35-9)。②检索现有定性证据,评价措施的可接受性和可行性,并采用CERQual分级系统对所获定性证据进行分级(表35-9)。③综合定量和定性分级结果,对此干预合理给出推荐意见(表35-10)。

表 35-9　EtD 证据框架(部分摘自 2012 年 WHO OptimizeMNH 指南)

	标准	判断	研究证据
利弊平衡	干预的预期效果大吗?	不 可能不 不确定☑ 可能是 是	在 1 篇"评估中低收入国家实行分娩工作任务转移的有效性和安全性"的系统评价中,作者纳入 1 篇泰国的研究,比较助产士行输卵管结扎与医生行输卵管结扎有效性和安全性。 手术时长:助产士手术时间较长,但这一差异并无临床意义,证据质量中 术中并发症:助产士与医生相比,无明显差异,证据质量低 术后病死率:助产士与医生相比,无明显差异,证据质量低 资料来源:Polus 2012
	干预预期效果可信度大吗?	极低☑ 低 中 高 无直接证据	
资源利用	所需资源少吗?	不 可能不☑ 不确定 可能是 是	主要资源需求 (1) 资源:实行助产士行输卵管结扎术策略 (2) 培训:对助产士进行输卵管结扎术培训 (3) 监督管理:由医生或年资高的助产士定期进行监督 (4) 术前准备:手术器械、麻醉剂、缝线、手术室、抢救设备 (5) 转诊:手术失败或产生严重并发症需将病人送至转诊中心
可接受性	措施可以被关键利益相关者接受吗?	不 可能不 不确定☑ 可能是 是	在 1 篇"促进助产士任务转移项目"的系统评价中,并没有证据评价助产士行输卵管结扎术的可接受性。故我们不确定关键利益相关者对此干预的可接受性。 间接证据:其他的助产士接生干预措施中,此系统评价提出以下几点: 助产士的上司、培训者和助产士本身都认为助产士拥有良好的学习实践能力去学习新医疗手段和实践新临床技能(中可信度)。助产士也可能因社会地位提高,增加机遇和提高工作满意度而受到鼓舞(中可信度)。然而,助产士可能不愿意承担产科护理之外的任务,如计划生育和促进性健康等任务。可能是因为这超出了他们的工作范畴,增加了工作负担(中可信度)。 尽管和助产士密切合作的医生对助产士态度都很好,但医生还会怀疑助产士担任多角色后的工作能力(中可信度) 因助产士和其他卫生保健人员的角色分工不清晰、责任不明确,地位和权力差异也可能导致糟糕的工作关系和"抢饭碗"现象(高可信度)。 资料来源:Colvin,2012
可行性	措施可以实行吗?	不 可能不 不确定☑ 可能是 是	实行助产士行输卵管结扎手术这一策略需要更改当前法律和相关规定。实施干预需要相对完备的设施,包括手术器械、手术设备和抢救设备等。对助产士做培训和定期监督,且及时转诊病人到高水平机构都有必要。但 Colvin 的系统评价结果表明:在助产士任务转移项目中,对助产士持续的支持、培训和监督往往不足(中可信度)。 资料来源:Colvin,2012

表 35-10　指南推荐决策表

	我们不推荐实施此项目□	我们推荐在个别地区实施此项目☑	我们推荐实施此项目□
推荐意见	我们推荐此项目在个别地区实施,此项目应在以下情况下被评估应用: (1) 成立一项良好实施的助产士工作制度 (2) 拥有良好的转诊系统或即将投入使用的转诊系统 在这次讨论中,专家组认可助产士进行的输卵管结扎术		

续表

理由	这项干预措施可能有效,且可以惠泽卫生资源匮乏的人群以降低不平等的待遇。但这项干预措施存在不确定性,因可行性和可接受性未知。
实施注意事项	不宜实施
监测和评估	
研究推荐	仍需评估助产士行输卵管结扎术的有效性和可行性的研究。

小　结

本章简要介绍了我国医学领域定性研究现况、常见研究方法,在此基础上阐述了定性研究的系统评价的撰写方法,解释了定性研究的系统评价报告规范,介绍了国际上最新的定性研究系统评价分级方法,并举例说明定性研究系统评价在循证决策制定中的应用价值和方法。循证医学三大要素中一个核心要素就是患者的价值和意愿,如何在临床决策、指南制定或决策制定时考虑到政策和措施的可接受性是研究者和决策者都需要关注的重要问题,而这些信息不能完全依靠定量研究来回答,需要设计科学、实施严谨的定性研究来回答,随着循证理念的发展,定性研究的系统评价方法也处于不断发展和完善之中,定性研究也将会在循证医学实践中发挥越来越重要的作用。

(拜争刚)

参 考 文 献

1. 杨克虎. 系统评价指导手册. 北京:人民卫生出版社,2010
2. Higgins JPT, Green S. Cochrane Handbook for Systematic Reviews of Interventions Version 5.1.0[updated March 2011]. The Cochrane Collaboration,2011, Available at: www. cochrane-handbook. org
3. 王家良. 循证医学. 北京:人民卫生出版社,2010
4. 张宏伟. 定性研究的基本属性和常用研究方法. 中国中西医结合杂志,2008,28(2):167-169
5. 孙皓,时景璞. 循证医学中 PICO 模型的扩展及其在定性研究中的应用. 中国循证医学杂志,2014,05:505-508
6. 赵坤,郭君钰,杨光,等. Campbell 图书馆简介. 中国循证医学杂志. 2015,01:120-124
7. 黄崇斐,拜争刚,吴淑婷,等. 定性系统评价的撰写方法介绍. 中国循证医学杂志,2015,15(9):1106-1111
8. 钟珍梅,刘少堃,赵舒煊,等. 提高定性研究合成报告透明度(EN-TREQ)的指南解读. 循证医学,2015,15(5):309-303
9. 拜争刚,刘少堃,黄崇斐,等. 定性系统评价证据分级工具——CERQual 简介. 中国循证医学杂志,2015,15(12):1465-1470
10. 李佩玲,常健博,许影,等. 如何撰写 Campbell 系统评价. 中国循证医学杂志. 2015,15(5):617-620
11. Bohren MA, Hunter EC, Munthe-Kaas HM, Souza JP, Vogel JP, Gülmezoglu AM. Facilitators and barriers to facility-based delivery in low-and middle-income countries: a qualitative evidence synthesis. Reproductive Health. 2014;11(1):71
12. Bohren MA, Vogel JP, Hunter EC, Lutsiv O, Makh SK, Souza JP, Aguiar C, SaraivaConeglian F, Diniz AL, Tunçalp Ö, Javadi D, Oladapo OT, Khosla R, Hindin MJ, Gülmezoglu AM. The Mistreatment of Women during Childbirth in Health Facilities Globally: A Mixed-Methods Systematic Review. PLoS Med, 2015,12(6):e1001847
13. 贾莉英. 卫生政策系统综述方法研制与实例研究. 2009,山东大学博士论文
14. 袁蓓蓓,孟庆跃,贾莉英. 系统综述在卫生政策分析中的应用. 中国卫生政策研究,2011,4(8):11-15
15. World Health Organization. WHO Recommendations: Optimizing Health Worker Roles to Improve Access to Key Maternal and Newborn Health Interventions Through Task Shifting. Geneva: World Health Organization,2012

第 36 章　累积 Meta 分析

Meta 分析是对 ≥2 个独立研究结果进行定量综合的统计学方法,累积 Meta 分析主要是指每次将新的研究累加到系列相似研究进行更新 Meta 分析的过程,作为一种分析技术对临床医学实践和卫生政策制定产生深远的影响。

第一节　概　　述

一、累积 Meta 分析的概念

1981 年 Thomas 等在 Meta 分析基础上首先提出累积 Meta 分析的概念,同年其与 Baum 等同事首先用于临床,证实了结肠癌术中预防性使用抗生素不但可预防术后感染,且能减少术后死亡率。

累积 Meta 分析是把针对同一研究目的的一系列试验作为一个连续整体,将各个纳入研究按一定次序(如研究完成或发表时间、研究样本量大小、研究对照组事件发生率、研究中配对比较效应量大小、研究的质量评分等,及其他协变量如药物剂量、治疗时间等)序贯地加在一个研究上,进行多次的 Meta 分析,用数字化与图示化结果反映研究结果的动态变化趋势,有助于尽早发现有统计学意义的干预措施;且可用于评估各研究对综合结果的影响。

二、累积 Meta 分析的原理和模型

累积 Meta 分析的模型和方法与经典 Meta 分析相同,仅以随机效应模型倒方差法为例说明其原理:假设累积 Meta 分析有 k 个研究,有不同的时间点 $t(\leqslant k)$,分别进行 Meta 分析,直至所有研究纳入的时间点进行全部 Meta 分析,第 i 个研究的效应量(可以为 logOR、logRR、logHR、RD、MD、SMD 等)的分布为:$\theta_i \sim N(\theta, s_i^2 + \tau^2)$,则合并至纳入研究 t 的效应量为 $\hat{\theta}^{(t)} =$ $\sum_{i=1}^{t} w_i \theta_i / \sum_{i=1}^{t} w_i$,其中 $w_i = 1/(s_i^2 + \tau^2)$,研究间方差 (τ^2) 可以由 D-L 法计算所得,常用公式为 $\tau^2 = \max\left\{0, \dfrac{Q^{(t)} - (t-1)}{\sum_{i=1}^{t} w_i - \sum_{i=1}^{t} w_i^2 / \sum_{i=1}^{t} w_i}\right\}$,异质性检验 Q 统计量计算公式为 $Q^{(t)} = \sum_{i=1}^{t} w_i (\theta_i - \hat{\theta}^{(t)})^2 \sim \chi_{t-1}^2$。若 Q 统计量数值很小,则研究间方差等于 0,随机效应模型等同于固定效应模型。

三、累积 Meta 分析的基本过程

累积 Meta 分析与经典 Meta 分析过程相同,如:①提出临床问题;②明确研究目的;③确定纳入和排除标准;④检索、查找、收集相关研究资料;⑤原始研究资料数据提取;⑥研究质量评价;⑦根据不同的数据类型确定研究效应的测量指标;⑧确定统计学方法等。

不同点在于:对研究结果按某顺序排列次序,如按发表年代次序、样本量大小等;结果及讨论可用图示法表示,按不同方式进行累积,可从不同侧面反映研究课题结果。讨论应从以下方面着手:①系统评价/Meta 分析的主要发现;②证据的适用性和适用范围;③对现有系统评价/Meta 分析的证据进行合理的推荐;④系统评价制作过程中可能存在的偏倚;⑤对未来研究的一些启示等。

四、累积 Meta 分析的注意事项

需指出,与经典 Meta 分析一样,累积 Meta 分析易受各种偏倚的影响,如检索偏倚、选择偏倚、发表偏倚等,影响对总体效应趋势的判定;还有一些方法学问题值得进一步讨论,如关于调整 P 值,但随着累积 Meta 分析不断广泛地用于医学研究领域,其方法也将不断发展(表 36-1)。

表 36-1　纳入 Meta 分析中的 20 个研究具体数据

study	year	tdeath	ttotal	cdeath	ctotal	bias	followup(days)
Harper	1991	14	44	13	49	high	10
Albert	1992	4	16	5	16	high	90
Baudo	1992	1	13	5	16	high	52
Fourrier	1993	7	17	9	18	low	28
Langley	1993	11	13	9	12	high	15
Diaz-Cremades	1994	7	20	5	16	high	52
Smith-Erichsen	1996	7	43	6	40	high	34
Inthorn	1997	13	20	16	20	high	90
Baudo	1998	30	60	32	60	low	30
Eisele	1998	5	20	9	22	high	30
Haire	1998	9	24	14	25	low	41
Waydhas	1998	8	20	4	20	high	34
Maki	2000	0	74	0	72	low	60
Schoor	2000	7	61	3	61	low	90
Schorr	2000	6	24	6	26	high	90
Grenadnder	2001	1	13	0	15	high	90
Warren	2001	536	1157	561	1157	low	90
Fulia	2003	1	30	2	30	low	8
Kobayashi	2003	0	14	0	15	low	90
Mitchell	2003	0	25	0	60	high	28

第二节　累积 Meta 分析的软件实现

众多 Meta 分析专用软件或通用软件均可轻松实现累积 Meta 分析，本节只介绍 2 种常用、功能强大的软件实现方法。

在分析之前先介绍一个数据——抗凝血酶数据。该数据来自抗凝血酶Ⅲ对危重患者受益和损害的系统评价：共纳入分析 20 个研究 3458 名患者，具体如表 36-1 所示。共有 8 个变量：变量 study 和 year 分别表示研究名称和发表年限，变量 tdeath、ttotal、cdeath、ctotal 分别表示每个研究中干预组和对照组的死亡人数和总人数，变量 bias 表示研究偏倚风险，变量 followup 表示随访时间（Baudo 1992 和 Diaz-Cremades 1994 两个研究未报告随访时间，将其假设定为其他研究的平均随访时间）假设整理成 xlsx 格式文件存储在 C: 盘根目录下，以备分析使用。

一、Stata 软件 metacum 命令实现累积 Meta 分析

Stata 软件实现累积 Meta 分析的命令是 metacum，

最早于 1998 年由 Sterne 编写并发布，2008 年由 Harris 更新，新老版本的命令行语法格式为：metacum 变量，[选择项]。新旧版本的 metacum 基于的引擎不同，旧版本命令是通过反复引用 Meta 命令执行累积 Meta 分析，采用 Stata7 绘图法给出图示结果；新版本命令则是以 metan 命令为引擎，采用 Stata9 绘图法给出图示结果，故只有安装了相应的 meta 或 metan 命令后，才能正确使用 metacum 命令。两者相比，新版本命令功能更强大，使用更方便，作图更精美；但旧版本命令在结果输出中可以显示每次 Meta 分析的 z 值及相应 P 值，可以方便地判断统计显著性。有兴趣的读者可以根据不同的需要选择不同版本命令，为节省篇幅，本节只介绍新版本 metacum 命令使用方法。

（一）命令安装

联网情况下，在 Stata 命令输入窗口键入，按提示操作即可完成命令安装：

```
ssc install metacum,replace
```

（二）metacum 命令解释

Harris 版 metacum 命令可合并二分类及连续型数据，其后可跟二变量、三变量、四变量或六变量。其变

量及相应选择项主要有：

1. **二分类数据及选择项**　数据以 2×2 四格表形式表示，命令后跟四变量。指定为：试验组发生事件（如死亡）和未发生事件（如未死亡）人数、对照组发生事件（如死亡）和未发生事件（如未死亡）人数。常用的选择项有：rr：合并相对危险度（risk ratios），为默认选项；or：合并优势比（odds ratios）；rd：合并率差（risk differences）；fixed：指定固定效应模型，采用 Mantel-Haenszel 法，为默认选项；fixedi：指定固定效应模型，采用 inverse variance 法；peto：指定 Peto 法合并优势比（odds ratios）；random：指定随机效应模型，采用 DerSimonian& Laird 法，异质性估计采用 Mantel-Haenszel 法；randomi：指定随机效应模型，采用 DerSimonian& Laird 法，异质性估计采用 inverse variance 固定效应模型法。

2. **连续型数据及选择项**　对连续型数据的合并，metacum 可后跟六变量，分别是治疗组的样本量、观察指标的均数、标准差、对照组的样本量、观察指标的均数、标准差。常用的选择项有：cohen：以 Cohen 法合并标准差，为默认选项；hedges：以 Hedge 法合并标准差；glass：以 Glass 法合并标准差；nostandard：合并加权均数差。默认为合并标准化均数差；fixed：指定固定效应模型，采用 Mantel-Haenszel 法，为默认选项；random：指定随机效应模型，采用 DerSimonian& Laird 法。

3. **效应量及选择项**　其后还可以跟二变量或三变量，如：效应量及其相应标准误（logrr 及 selogrr、logor 及 selogor 等）；效应量及其相应方差；OR 或 RR 及其可信区间的下限（ll）和上限（ul）。常用的选择项有：fixed：指定固定效应模型，采用 Mantel-Haenszel 法，为默认选项；random：指定随机效应模型，采用 DerSimonian& Laird 法。

4. **结果及森林图输出选择项**　最重要的选择项是 sortby（varlist）：按变量 varlist 为次序进行累积 Meta 分析；by（byvar）用于指定分组变量，常用于亚组分析中；lable（[namevar＝namever][,yearvar＝yeravar]）用于指定每个研究的标签等；eform：当变量为 OR 或 HR 的对数及对数标准误时，将效应量取幂返回 OR 或 HR；xlabel（♯,...）：定义 x 轴标；effect（string）：当变量为效应量及其标准误时，允许森林图显示合并统计量名称；force：强制 x 轴数值范围在 xlabel（♯,...）定义范围之间。lcols（varlist）及 rcols（varlist）：在森林图左侧或右侧纵列显示 varlist。

（三）实例分析

主要介绍采用 Stata 软件按发表年限、研究样本量大小、随访时间等不同变量次序进行累积 Meta 分析。

1. **按发表年限次序**　以 RR 为效应量、选择随机效应模型进行累积 Meta 分析。

第一步，读入数据，并整理成适合 metacum 命令的 2×2 四格表形式数据，命令如下：

```
import excel c:\antithrombin. xlsx,sheet
("Sheet1")firstrow clear
gentnodeath＝ttotal-tdeath
gencnodeath＝ctotal-cdeath
```

第二步，按发表年限由远及近次序进行累积 Meta 分析，在列表数字化结果及森林图中将研究标签标注为"study"及"year"，则命令如下：

```
metacumtdeathtnodeathcdeathcnodeath, rr ran-
domi label（namevar＝study,yearvar＝year）sortby
（year）
```

数字化结果如下及森林图如图 36-1 所示：

Study	ES	[95% Conf. Interval]	
Harper(1991)	1.199	0.635	2.265
Albert(1992)	1.086	0.625	1.888
Baudo(1992)	0.932	0.501	1.736
Fourrier(1993)	0.922	0.599	1.419
Langley(1993)	1.028	0.766	1.368
Diaz-Cremades(1994)	1.035	0.783	1.360

Smith-Erichsen(1996)	1.039	0.793	1.361
Inthorn(1997)	0.959	0.769	1.197
Haire(1998)	0.921	0.748	1.135
Waydhas(1998)	0.950	0.774	1.166
Baudo(1998)	0.947	0.794	1.129
Eisele(1998)	0.932	0.784	1.108
Schoor(2000)	0.947	0.798	1.124
Schorr(2000)	0.951	0.803	1.126
Maki(2000)	0.951	0.803	1.126
Grenadnder(2001)	0.954	0.806	1.129
Warren(2001)	0.955	0.885	1.030
Kobayashi(2003)	0.955	0.885	1.030
Fulia(2003)	0.955	0.884	1.030
Mitchell(2003)	0.955	0.884	1.030

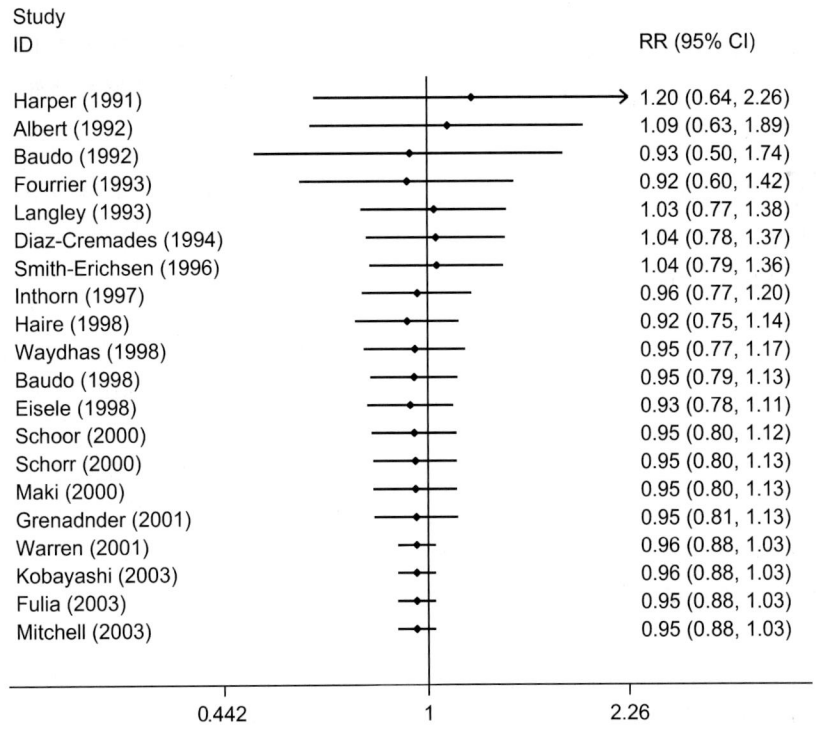

图 36-1　累积 Meta 分析森林图

结果解释:按年代先后顺序累积分析后,RR 点估计值及可信区间趋于稳定,可信区间长度逐渐缩窄,说明增加了估计总体治疗效应值的精确性,但两种干预措施之间差异仍无统计学意义。

2. 按样本量大小次序　以 RR 为效应量、选择随机效应模型按研究样本量(由小到大)次序进行累积

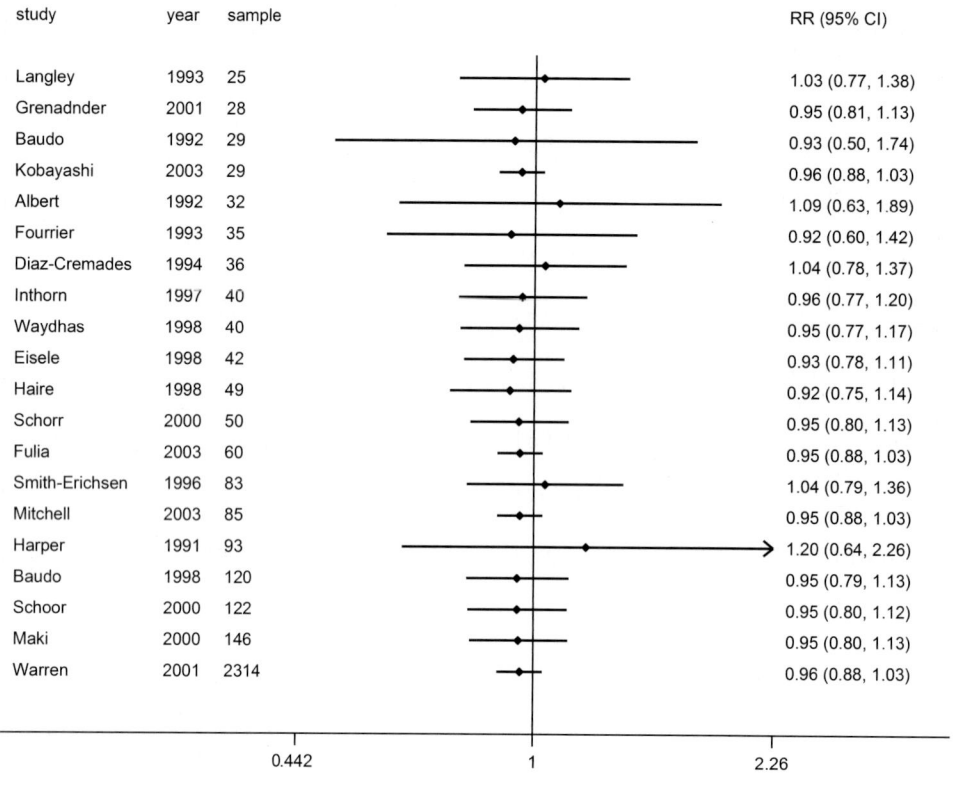

图36-2 累积森林图

Meta分析。先要计算每个研究总的样本量,为节省篇幅,然后令 metacum 命令不报告数字化结果,只显示森林图,要求森林图左侧显示研究、发表年限、样本量,右侧显示每加一个研究后进行 Meta 分析获得的合并效应量及95%CI,命令如下:

```
gen sample=ttotal+ctotal
metacum tdeath tnodeath cdeath cnodeath, rr
randomi sortby(sample)lcols(study year sample)no-
table
```

结果如图36-2所示,大多数研究为小样本研究,直至加入 Baudo 1998 这个研究后,合并效应量点估计和95%CI才趋向稳定,直到最后一个最大样本研究加入,95%CI变得更狭窄。

3. 按协变量(随访时间长短次序) 以 RR 为效应量、选择随机效应模型按随访时间这一协变量(由短及长)次序进行累积 Meta 分析,令 metacum 不报告数字化结果,只绘制累积森林图,要求森林图左侧显示研究、发表年限、随访时间,右侧显示每加一个研究后进行 Meta 分析获得的合并效应量及95%CI,命令如下:

```
metacum tdeath tnodeath cdeath cnodeath, rr
randomi sortby(followup)lcols(study year followup)
notable
```

得森林图如图36-3所示,结果解释同上。

二、R 软件 meta 包 metacum( ) 函数实现累积 Meta 分析

2007 年德国 Freiburg 大学的 Schwarzer G 教授编写并发布 meta 程序包,在编写本书时最新版本为 4.7-0,基于 R2.9.1 以上的版本运行。meta 程序包主要功能包括采用固定效应和随机效应模型、广义线性混合模型对常见类型的数据进行 Meta 分析、检验发表偏倚、进行累积 Meta 分析及敏感性分析,同时可给出相应的 Mete 分析图(森林图、漏斗图、拉贝图)等。不同数据类型采用不同函数进行 Meta 分析,如二分类数据为 metabin( )函数,连续性资料的 Meta 分析为 meta-cont( )函数,相关系数为 metacor( )函数,单个比例数据为 metaprop( )函数,采用倒方差法并合效应量数据为 metagen( )函数,以上函数具体使用方法可参照 meta 包自带帮助文件或本书其他相关章节内容,此处不再赘述。metacum( )函数可以结合给出累积 Meta 分析的数字化结果,结合 forest( )函数绘制累积 Meta 分析森林图。

(一)meta 包安装方法

可以使用 install. packages( )函数安装 meta 包。联网情况下,在 R 的控制台中输入 install. packages("meta",dependencies=TRUE)即可自动完成安装。

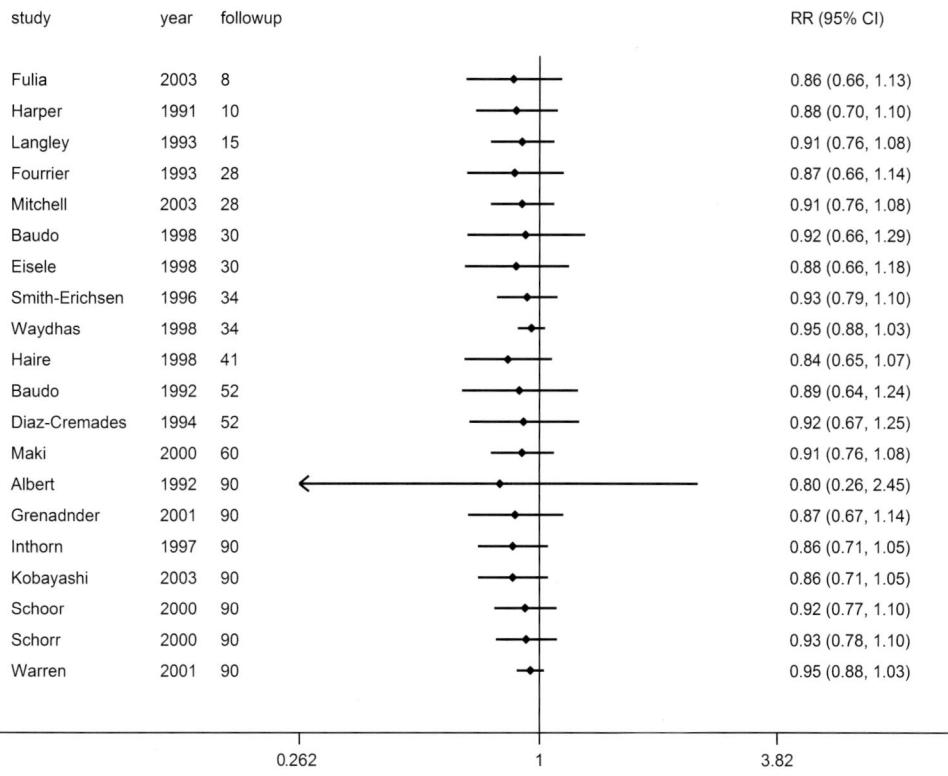

图 36-3　累积 Meta 分析森林图

为更方便地使 R 读入 Excel 格式的数据,建议以同样的方式安装 xlsx 包。

(二) metacum( )函数解释

在 meta 包中用于累积 Meta 分析的函数是 metacum( )函数,其操作格式为 metacum(x, pooled, sortvar)。其中 x 为 metabin( )、metacont( )、metaprop( )等函数所获得的对象。需注意,R 语言是一种面向对象的语言,函数多为泛型函数,故在计算后将结果保存于一定对象中,其他函数可直接作用于这个对象并得到相应结果,meta 程序包也遵循这个规律,将 metabin ( )等函数计算的结果保存于一个对象中,而后可被其他 metacum( )等函数调用并进一步计算。pooled 用于指定选择效应模型,pooled="fixed"表示选择固定效应模型,pooled="random"表示选择随机效应模型。sortvar 用于指定按某种次序进行累积 Meta 分析。

(三) 实例分析

只演示采用 R 软件的 meta 包按发表年限次序进行累积 Meta 分析,按其他不同变量次序分析步骤与此相同。

第一步,加载包,读入数据,过程如下:

```
> library(xlsx)
> library(meta)
> datacummeta <-read. xlsx ( " c:/antithrombin.
xlsx",header=T,sheetIndex=1)
```

第二步,先用 metabin( )拟合随机效应模型,选择 RR 为效应量,采用倒方差法加权合并效应量;再用 metacum( )函数按发表年限次序进行累积 Meta 分析;最后用 forest( )函数绘制森林图,过程如下:

```
> mymeta1<-metabin(event. e＝tdeath, n. e＝
ttotal,event. c＝cdeath, n. c＝ctotal,data＝datacum-
meta, studlab ＝ paste ( study, year ), sm ＝ " RR ",
method="I")
> metacum(mymeta1,pooled="random",sortvar
＝year)
> forest(metacum(mymeta1,pooled="random",
sortvar＝year))
```

数字化结果如下,结果解读同 Stata,森林图见图 36-4。注意,R 软件 Meta 包的 metacum( )函数所得数字化结果不但报告每增加一个研究合并效应量的点估计和 95%CI、及相应 P 值,还报告每次新的 Meta 分析异质性检验结果(τ^2 和 I^2 统计量),内容较 Stata 的 metacum 命令多。

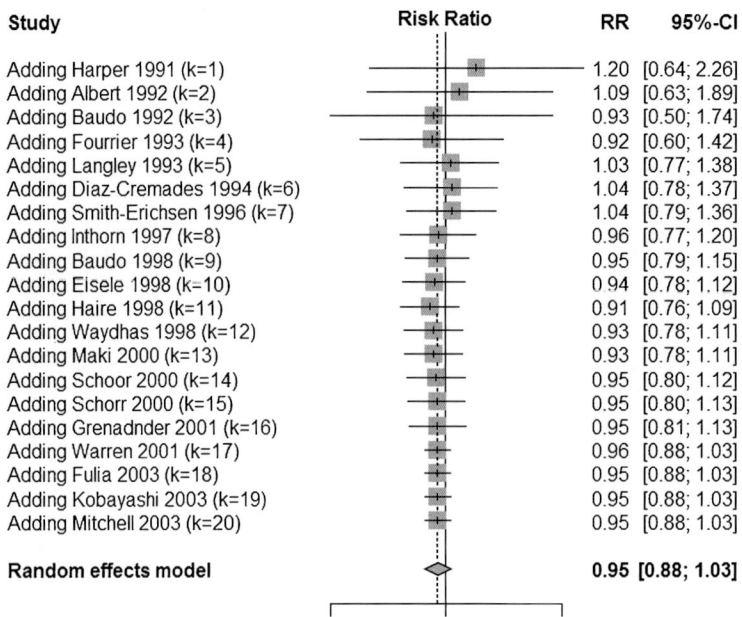

图 36-4　累积 Meta 分析森林图

Cumulative meta-analysis(Random effects model)				
	RR[95%-CI]	p-value	tau^2	I^2
Adding Harper 1991(k=1)	1.1993[0.6351;2.2648]	0.5753	0.0000	
Adding Albert 1992(k=2)	1.0862[0.6251;1.8876]	0.7692	0.0000	0.0%
Adding Baudo 1992(k=3)	0.9325[0.5006;1.7369]	0.8256	0.0517	13.6%
Adding Fourrier 1993(k=4)	0.9224[0.5995;1.4192]	0.7132	0.0000	0.0%
Adding Langley 1993(k=5)	1.0276[0.7663;1.3680]	0.8555	0.0000	0.0%
Adding Diaz-Cremades 1994(k=6)	1.0355[0.7826;1.3602]	0.8071	0.0000	0.0%
Adding Smith-Erichsen 1996(k=7)	1.0390[0.7934;1.3607]	0.7809	0.0000	0.0%
Adding Inthorn 1997(k=8)	0.9593[0.7686;1.1974]	0.7136	0.0000	0.0%
Adding Baudo 1998(k=9)	0.9529[0.7906;1.1486]	0.6129	0.0000	0.0%
Adding Eisele 1998(k=10)	0.9360[0.7795;1.1239]	0.4785	0.0000	0.0%
Adding Haire 1998(k=11)	0.9114[0.7647;1.0863]	0.3002	0.0000	0.0%
Adding Waydhas 1998(k=12)	0.9309[0.7839;1.1079]	0.4244	0.0000	0.0%
Adding Maki 2000(k=13)	0.9309[0.7839;1.1079]	0.4244	0.0000	0.0%
Adding Schoor 2000(k=14)	0.9468[0.7976;1.1239]	0.5322	0.0000	0.0%
Adding Schorr 2000(k=15)	0.9506[0.8028;1.1255]	0.5565	0.0000	0.0%
Adding Grenadnder 2001(k=16)	0.9542[0.8060;1.1295]	0.5857	0.0000	0.0%
Adding Warren 2001(k=17)	0.9552[0.8848;1.0301]	0.2402	0.0000	0.0%
Adding Fulia 2003(k=18)	0.9545[0.8842;1.0304]	0.2329	0.0000	0.0%
Adding Kobayashi 2003(k=19)	0.9545[0.8842;1.0304]	0.2329	0.0000	0.0%
Adding Mitchell 2003(k=20)	0.9545[0.8842;1.0304]	0.2329	0.0000	0.0%
Pooled estimate	0.9545[0.8842;1.0304]	0.2329	0.0000	0.0%
Details on meta-analytical method：				
– Inverse variance method				
– DerSimonian-Laird estimator for tau^2				

三、R 软件 metafor 包 cumul( ) 函数实现累积 Meta 分析

2010 年由 iechtbauer W 开发 metafor 程序包,到编写本书时更新至 v1.9-9,可计算 Meta 分析中常见效应量或测量结局;能拟合固定效应、随机效应和混合效应模型,进行调节因素或 Meta 回归分析;绘制各种图形如如森林图、漏斗图、星状图、拉贝图、Q-Q 正态分位图及 Baujat 图等。该包提供丰富的计算方法,包括常规的 Mantal-Haenszel、Peto 法等,及各种线性(混合效应)模型,提供了多变量/多水平 Meta 分析模型计算功能;可进行网络 Meta 分析;还提供丰富的模型拟合的评价方法。

metafor 程序包 cumul( ) 函数可以进行累积 Meta 分析,一般需要联合 escalc( )、rma.uni( )、funnel( ) 等三个常用的函数。其中,escalc( ) 函数用于计算单个研究的效应量及其相应方差,rma( ) 函数用于拟合 Meta 分析时采用的模型,forest( ) 函数用于绘制累积 Meta 分析森林图,可更直观的显示某项研究的动态变化趋势。

(一) metafor 包安装方法

可使用 install.packages( ) 函数安装 metafor 包。联网情况下,在 R 的控制台中输入 install.packages("metafor",dependencies=TRUE) 即可自动完成安装。

(二) cumul( ) 函数解释

cumul( ) 重新拟合所指定的模型,在模型中每次加入一个研究进行累积 Meta 分析,操作格式为:cumul(x,...),其中 x 为 rma.uni( )、rma.mh( )、rma.peto( ) 等函数中获得的对象,若是使用 rma.uni( ) 函数,只能是拟合固定或随机效应模型获得的对象,不能是纳入调节因素的混合模型。此处只简要介绍 metafor 程序包中最基本和常用的 rma.uni( ) 函数,可以简写为 rma( ),可以拟合含有或不含有协变量的多种线性模型。操作格式如下:

```
rma.uni(yi,vi,sei,ai,bi,ci,di,n1i,n2i,x1i,x2i,
t1i,t2i,m1i,m2i,sd1i,sd2i,xi,mi,ri,ni,ti,mods,
measure="GEN",intercept=TRUE,data,slab,
subset,add=1/2,to="only0",vtype="LS",method
="REML",weighted=TRUE,knha=FALSE,level
=95,digits=4,btt,tau2,control)。
```

其中 yi,vi 即由 escalc 函数计算所得效应值及方差;ai,bi,ci,di 为对应二分类数据的 2×2 四格表数据,n1i,n2i,m1、m2、sd1i、sd2i 分别对应每个研究中两比较

组的样本量、均数、标准差。mods 为混合效应模型分析(Meta 回归分析)时指定进入模型的变量的函数参数。measure 是根据资料类型选择合并效应值,对于二分类数据有"RR""OR""RD"等。data 是指定分析数据的函数参数,add=1/2 为如有 0 存在自动加 1/2,为系统默认。method 为拟合模型选项,如选用固定效应模型,则 method="FE";对随机效应模型,可选用 DL、HE、HS、REML 等不同估计方差分量 tau2 的方法,默认为限制极大似然估计 REML(Restricted Maximum likelihood estimator)。knha 为 Knapp-Hartung 修正,对估计系数的方差进行修正,同 t 分布原理计算 p 值及可信区间。level 指定置信区间。digits 指定结果小数位数。模型的拟合运算有两种方式,在计算效应量及其方差后,进行模型拟合计算;直接采用原始数据进行模型的拟合计算。具体的函数使用读者可以通过帮助函数获得。

(三) 实例分析

只演示采用 R 软件的 metafor 包按发表年限次序进行累积 Meta 分析,按其他不同变量次序分析步骤与此相同。

第一步,加载包,读入数据,过程如下:

```
> library(xlsx)
> library(meta)
> datacummeta <-read.xlsx("c:/antithrombin.
xlsx",header=T,sheetIndex=1)
```

第二步,先用 rma( ) 拟合随机效应模型,选择 RR 为效应量,采用倒方差法加权合并效应量;再用 cumul( ) 函数按发表年限次序进行累积 Meta 分析;最后结合 forest( ) 函数绘制累积 Meta 森林图,需要使用 text( ) 给绘制累积 Meta 分析森林添加题注。具体过程如下:

```
> mymeta2 <-rma(measure="RR",ai=
tdeath,n1i=ttotal,ci=cdeath,n2i=ctotal,data=
datacummeta,method="REML",slab=paste(dat-
acummeta$study,datacummeta$year))
> cumul(mymeta2,transf=exp,order=order
(datacummeta$year))
> forest(cumul(mymeta2,order=order(dat-
acummeta$year)),transf=exp,xlim=c(-4.5,
5.5),ilab.xpos=c(-1))
> text(-4.5,22,"study",font=2,pos=4)
> text(2,22,"Relative Risk[95%CI]",font=
2,pos=4)
```

数字化结果如下,结果解读同 Stata,森林图见图 36-5。可以发现:R 软件 metafor 包的 cumul( ) 函数所得数字化结果不但报告了每增加一个研究合并效应量的点估计和 95%CI、以相应 Z 值、P 值,还报告每次新的 Meta 分析异质性检验结果(Q 统计量、τ^2、I^2 统计量和 H 统计量),内容更为丰富。

	estimate	zval	pvals	ci. lb	ci. ub	QE	QEp	tau2	I2	H2
Harper 1991	1.1993	0.5603	0.5753	0.6351	2.2648	0.0000	1.0000	0.0000	0.0000	1.0000
Albert 1992	1.0862	0.2934	0.7692	0.6251	1.8876	0.3810	0.5360	0.0000	0.0000	1.0000
Baudo 1992	0.9794	−0.0764	0.9391	0.5748	1.6689	2.3041	0.3044	0.0000	0.0007	1.0000
Fourrier 1993	0.9224	−0.3676	0.7132	0.5995	1.4192	2.4549	0.4835	0.0000	0.0019	1.0000
Langley 1993	1.0276	0.1821	0.8555	0.7663	1.3680	2.9052	0.5738	0.0000	0.0015	1.0000
Diaz-Cremades 1994	1.0355	0.2441	0.8071	0.7826	1.3602	2.9346	0.7101	0.0000	0.0008	1.0000
Smith-Erichsen 1996	1.0390	0.2782	0.7809	0.7934	1.3607	2.9424	0.8160	0.0000	0.0026	1.0000
Inthorn 1997	0.9593	−0.3671	0.7136	0.7686	1.1974	3.9787	0.7822	0.0000	0.0000	1.0000
Baudo 1998	0.9529	−0.5060	0.6129	0.7906	1.1486	3.9907	0.8580	0.0000	0.0000	1.0000
Eisele 1998	0.9360	−0.7088	0.4785	0.7795	1.1239	4.8690	0.8456	0.0000	0.0000	1.0000
Haire 1998	0.9114	−1.0360	0.3002	0.7647	1.0863	5.8922	0.8242	0.0000	0.0000	1.0000
Waydhas 1998	0.9309	−0.7987	0.4245	0.7839	1.1079	8.0746	0.7066	0.0000	0.0020	1.0000
Maki 2000	0.9320	−0.7986	0.4246	0.7841	1.1078	8.0751	0.7792	0.0000	0.0000	1.0000
Schoor 2000	0.9469	−0.6246	0.5322	0.7978	1.1238	9.9418	0.6987	0.0000	0.0000	1.0000
Schorr 2000	0.9506	−0.5882	0.5564	0.8030	1.1254	10.0113	0.7614	0.0000	0.0000	1.0000
Grenadnder 2001	0.9542	−0.5455	0.5854	0.8062	1.1294	10.6591	0.7764	0.0000	0.0000	1.0000
Warren 2001	0.9552	−1.1747	0.2401	0.8848	1.0301	10.6593	0.8300	0.0000	0.0000	1.0000
Fulia 2003	0.9545	−1.1929	0.2329	0.8842	1.0304	10.9513	0.8591	0.0000	0.0000	1.0000
Kobayashi 2003	0.9546	−1.1921	0.2332	0.8843	1.0304	10.9545	0.8963	0.0000	0.0000	1.0000
Mitchell 2003	0.9549	−1.1834	0.2366	0.8846	1.0308	11.1594	0.9184	0.0000	0.0000	1.0000

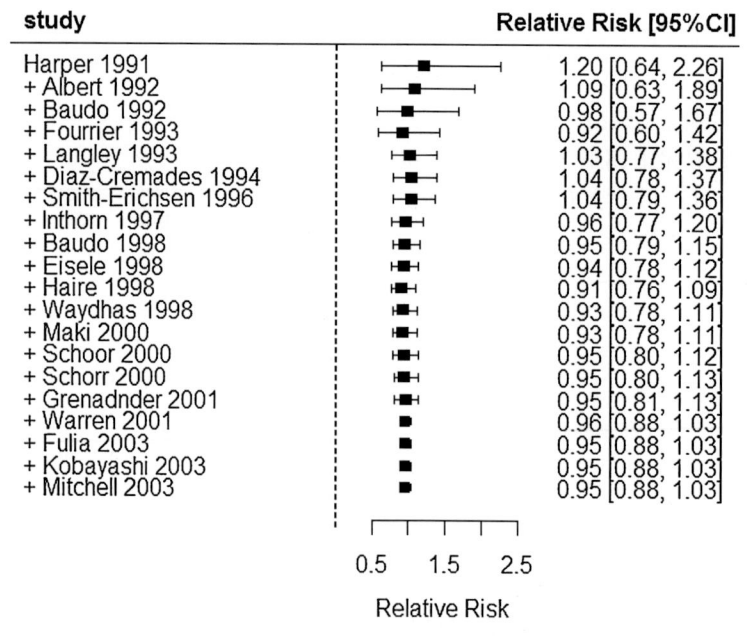

图 36-5　累积 Meta 分析森林图

本节以最常见的二分类数据为例,选择 RR 为效应量及使用随机效应模型,介绍了使用 Stata 和 R 软件实现累积 Meta 分析的具体操作方法,还可根据自己的研究,在本节所示的命令行操作中将 RR 效应量改成 OR、RD 等二分类数据的效应量,也可以改变效应模型。实际上其他数据类型如连续型数据、生存数据、单个比例数据等,只要获得了每个研究的效应量及其标准误或方差(可阅读本书其他章节或其他参考书),即可采用本节介绍的命令或函数进行累积 Meta 分析,有兴趣的读者可以自行练习。

第三节　累积 Meta 分析的趋势检验

在累积 Meta 分析中,研究者有时要检验随时间变化合并效应的趋势(随着证据的累加)。实践中在某些研究领域如基因流行病学,有种称为"易变现象(proteus phenomenon)"的情况很常见,该现象是因 1 项早期有重要意义和影响力的发现出现时,必然引发后续相似的研究来反驳或支持,是一个有意思值得研究的现象。

一、累积 Meta 分析趋势检验方法

若确实存在易变现象,容易导致错误推断。当前有 3 种方法判断是否存在这种现象:①视觉检验法,指评价者通过对累积 Meta 分析图进行判断,但基于个体化评价目前尚无正式标准;②"最初 vs 后续(first vs. subsequent)"策略,是一种简单(在一定程度上是粗浅)处理时间趋势的方法,指通过比较排除第一个研究和纳入第一个研究的合并效应;③基于简单而正式的回归策略。

二、累积 Meta 分析趋势检验方法软件实现

2007 年 Bagos PG 为 Stata 编写的 metatrend 命令实现累积 Meta 分析趋势检验,如需安装,联机情况下,在 Stata 命令行操作窗口键入"ssc install metatrend",回车后自动安装。该命令是采用 DerSimonian and Laird 随机效应模型进行累积 Meta 分析;采用 2 种方法检验"易变事件",一种是"最初 vs 后续"策略,一种是 GLS 回归策略,其常用的命令行操作为:metatrendlogorselogor。

仍以本章的抗凝血酶数据为例说明,首先计算获得 logOR 和 selogOR 为效应指标,以年限为序,用 metatrend 进行累积 Meta 分析趋势检验过程如下:

```
• import excel c:\antithrombin. xlsx,sheet("Sheet1")firstrow clear
• sort year
• gentnodeath=ttotal-tdeath
• gencnodeath=ctotal-cdeath
• genlogor=log((tdeath/tnodeath)/(cdeath/cnodeath))
• genselogor=sqrt(1/tdeath+1/tnodeath+1/cdeath+1/cnodeath)
• metatrendlogorselogor
```

数字化结果如下见图 36-6。

Tests for detecting trends in cumulative meta-analysis

Number of studies:16
'First vs. Subsequent' method

	Effect Size(ES)	P-value	[95% Conf. Interval]	
First study	1.2923	0.575	0.5270	3.1692
Subsequent studies	0.9097	0.210	0.7846	1.0547
All Studies	0.9182	0.252	0.7935	1.0625

Test for the equality of the ESs

Ho:ES(first)=ES(subsequent)
z-value=0.757
P-value=0.449

Generalized Least Squares(GLS) Regression-based test

	Coef.	Std. Err.	P-value	[95% Conf. Interval]		rho
Including all studies	−0.00392	0.00272	0.149	−0.00925	0.00141	−0.122
Excluding first study	0.01892	0.00776	0.015	0.00362	0.03413	0.409

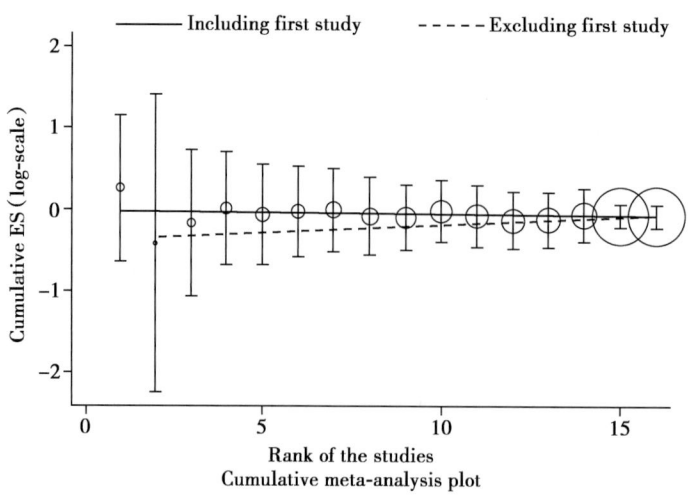

图 36-6　累积 Meta 分析图

结果解读：抗凝血酶不能降低危重患者的死亡率，经典 Meta 分析采用随机效应模型得到的合并 OR 及 95％可信区间为 0.92(0.79,1.06)；从图 36-6 中发现存在明显的"易变现象"；但采用"最初 vs 后续"策略没有检出有明显的时间趋势(P＝0.449)；采用回归策略分析发现：Meta 分析所得 Coef.＝－0.00392,P＝0.149,而排出第一项研究,重新进行 Meta 分析所得的 Coef.＝0.01892,P＝0.015,说明为存在时间趋势；排除第 1 项研究前自相关参数为－0.122,排除后为 0.409。

第四节　序贯 Meta 分析

累积 Meta 分析是针对同一个特定研究主题,按某种次序重复进行 Meta 分析以获得累积的证据。注意：即使没有干预效果,也会因单纯进行重复的差异性检验,且总是把 P＜0.05 当作是"差异统计学意义",而导致Ⅰ类错误的概率增加,即假阳性率概率增高,需采用序贯 Meta 分析解决该问题。

一、序贯 Meta 分析的概念

1997 年 Pogue 及其同事首次将序贯分析方法引入 Meta 分析,为累积 Meta 分析构造了 Lan-DeMets 试验序贯监测界值(monitoring boundaries),Wetterslev 等称其为试验序贯分析(trial sequentialanalysis,TSA)、Van der Tweel 等称为序贯 Meta 分析(sequential Meta-Analysis)。该分析策略可降低因重复显著性检验而增加的Ⅰ类错误风险,减少因随机误差而导致的假阳性结果,且能在不增加Ⅰ类错误的前提下,更早地得出确切的结论；可估算出 Meta 分析必需样本量,提供终止临床试验的标准；提供接受无效假设的终止标准,克服了在某一个研究的真实效应确实无统计学差异时,传统 Meta 分析不能及时终止试验的缺点,从而节约了医疗资源,更加符合伦理的要求。

二、序贯 Meta 分析的原理和模型

有多个序贯设计方法可提供总的显著性水平,但以 Lan 和 DeMets 提出的 α 消耗法(alpha spending method)最合适,它不需要事先指定中期分析(interim analyses)的次数,因(累积)Meta 分析是连续过程,事先不知道中期分析的次数。

进行序贯 Meta 分析的关键在于计算需要定义监测界值的最优信息量(optimum information size,OIS),也称为必需信息量(required information size),指良好设计的研究达到显示性疗效所需的总人数。计算必需信息量、监测界值有多种算法,有兴趣的读者可以阅读相关文献,此处不再赘述。只从 Meta 分析中的随机误差、必需样本量、试验序贯分析的界值和无效线等几方面说明序贯 Meta 分析的结果具体应用,如图 36-7 所示 TSA 界值示意图中：①折线 A：累积 Z 得分曲线已穿越了传统 Z＝1.96 界值线,但未达到 TSA 监测界值线(monitoring boundary),为假阳性结果,表明是乱真效应,可能是假的有效证据。②折线 B：在达到信息量(information size)之前穿越了 TSA 监测界值线,为真阳性结果,表明是确切有效的证据。③折线 C：累积 Z 得分曲线未到达传统 Z＝1.96 界值线,为假阴性结果,表明缺乏证据,即纳入 Meta 分析的样本量比必需信息量(required information size)少。折线 C 还有一种情况,即在达到 RIS 前与无效线相交则提示无确切疗效,参见本节实例分析的结果。④D：纳入 Meta 分析的样本量超过了所需要信息量,累积 Z 得分曲线也未达到传统 Z＝1.96 界值线,为真阴性结果,表明确实无

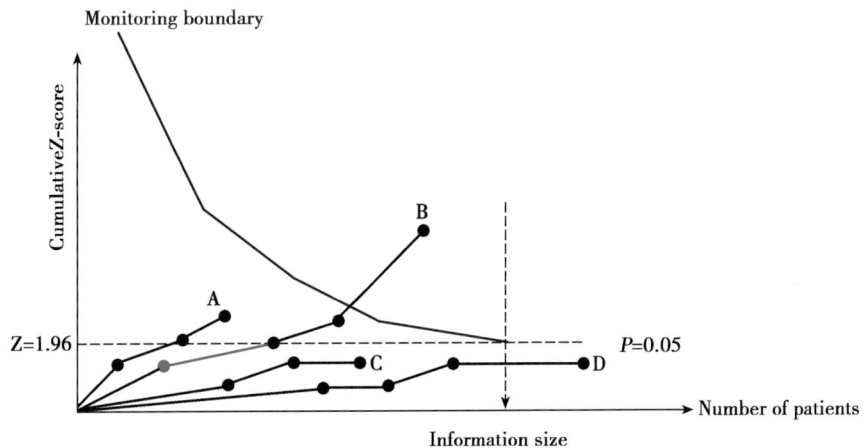

图 36-7　TSA 界值示意图

疗效。

三、TSA 软件在序贯 Meta 分析中的应用

2011 年丹麦哥本哈根临床试验中心的研究团队开发了基于 JAVA 平台的 TSA 程序（TSA program），并编写了使用者手册指导正确使用该软件。该软件为免费软件，可到其官网上注册下载：http://www.ctu.dk/tsa/downloads.aspx，目前最新版本为 0.9.5.5 Beta，下载后直接解压到计算机硬盘某一路径下储存。需注意，该软件运行基于 JAVA，因此必须安装 JAVA 软件。本节仍以抗凝血酶数据为例，说明该软件的使用方法。

（一）启动 TSA 软件

在储存 TSA 软件的路径下，找到一个名为"TSA.jar"文件，双击，即可出现如图 36-8 所示的启动画面。

（二）建立新的 Meta 分析

在启动画面中 File 下拉菜单中选择 New Meta-analysis 选项，在出现如图 36-9 的新建 Meta 分析对话框中，主要包四部分：①测量结局（Outcome）。有 2 个亚选项，在 Data Tpye 选项中选择 Dichotmous；将新的 Meta 分析命令为"AEBM"。②在 Comparison 选项中，两个不同干预组分别标记为 antithrombin、control。③Outcome type 选项，选择时要小心。对于二分类数据，Negative 主要是指病死率、卒中、肿瘤发生率等具有消极指标，Positive 主要包括生存率、病毒清除率、戒烟等具有积极指标；对连续型数据，Negative 是指数值增加意味着事件不良，如抑郁评分，Positive 是指数值增加意味事件佳良，如血小板计数增加。本例中测量结局为死亡率，所以选 Negative。④Comments 为注释

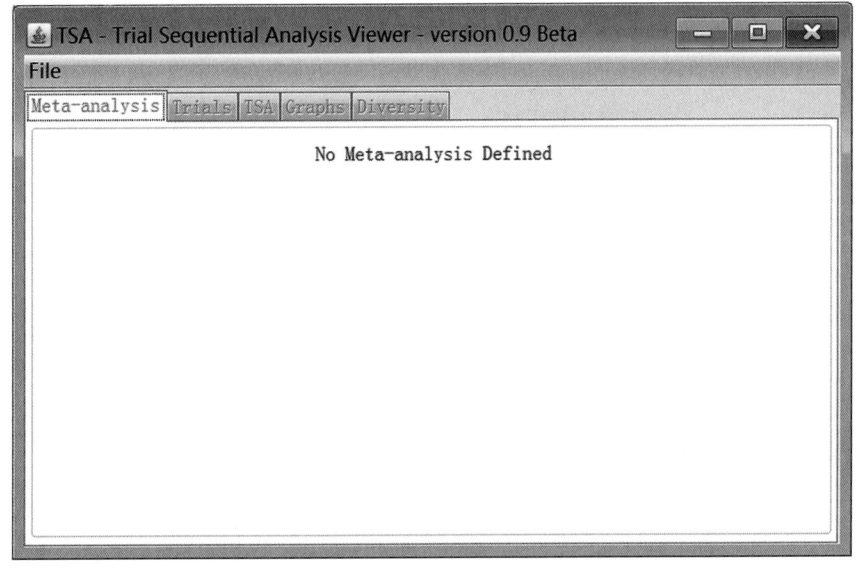

图 36-8　TSA 软件启动画面

选项,可以增加注释内容,如添加 outcome＝mortality,提醒用户测量结局为死亡率。最后点击 Create 按钮。

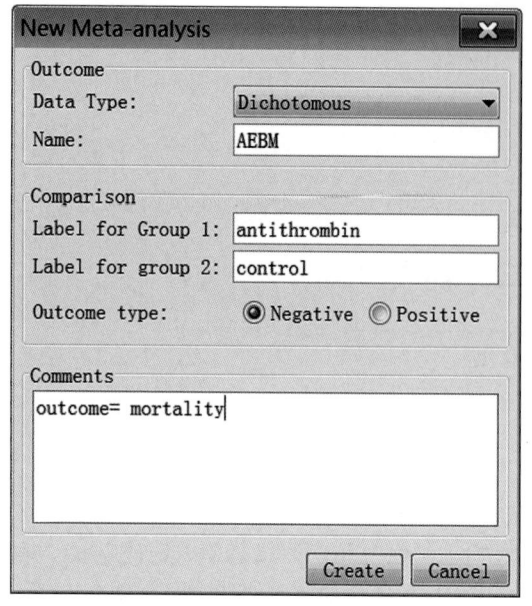

图 36-9　新建 Meta 分析对话框

（三）定义 Meta 分析设置

点击 Create 按钮后,TSA 软件启动画面中 Meta-analysis、Trials、TSA、Graphs 和 Diversity5 个菜单栏由灰色变为黑色,表示可以进行设置参数、输入数据、分析统计。Meta-analysis 菜单栏下主要由 4 大部分组成:效应量及模型设置(Set Effect Measure and Model)、零事件处理设置(Set Zero Event Handling)、可信区间设置(Set Confidence Interval)和 Meta 分析结果(Meta-analysis Summary)。对二分类数据,效应量可以选择 Relative Risk(RR)、Odds Ratio(OR)、Risk Difference(RD)、Peto OR;对连续型数据,效应量仅有 Mean Difference(MD)。模型共有 1 种固定效应模型和 3 种随机效应模型(DL 法、SJ 法和 BT 法)可供选择。对处理零事件,TSA 软件提供了 3 种方法:连续性校正(Constant)、倒数校正(Reciprocal)、经验性校正(Empirical),当有零事件研究纳入时,可选择"Include trials with no events"项。校正的值(Value)提供了 4 个:1、0.5、0.01、0.001。可信区间设定时应先选择"Conventional"。

其后提供了 4 个可选择的置信区间,一般选择 95%。本例选择效应量为 RR,模型为随机效应模型(DL),零事件处理方法为连续性校正,校正值为 1,置信区间为 95% 置信区间,如图 36-10。设置完毕,可以点击 File 下拉菜单中的 Save As 选项将本次新建立的 Meta 分析项目存储在某一目录下。

（四）输入研究数据

点击 Trials 菜单,出现添加研究界面,可以输入研究数据。如以第一个研究 Albert 为例,在 Add Dichotomous Trial 单元 study 选项中输入 Albert,在 year 选项中输入 1992,并分别输入试验组和对照组的死亡数

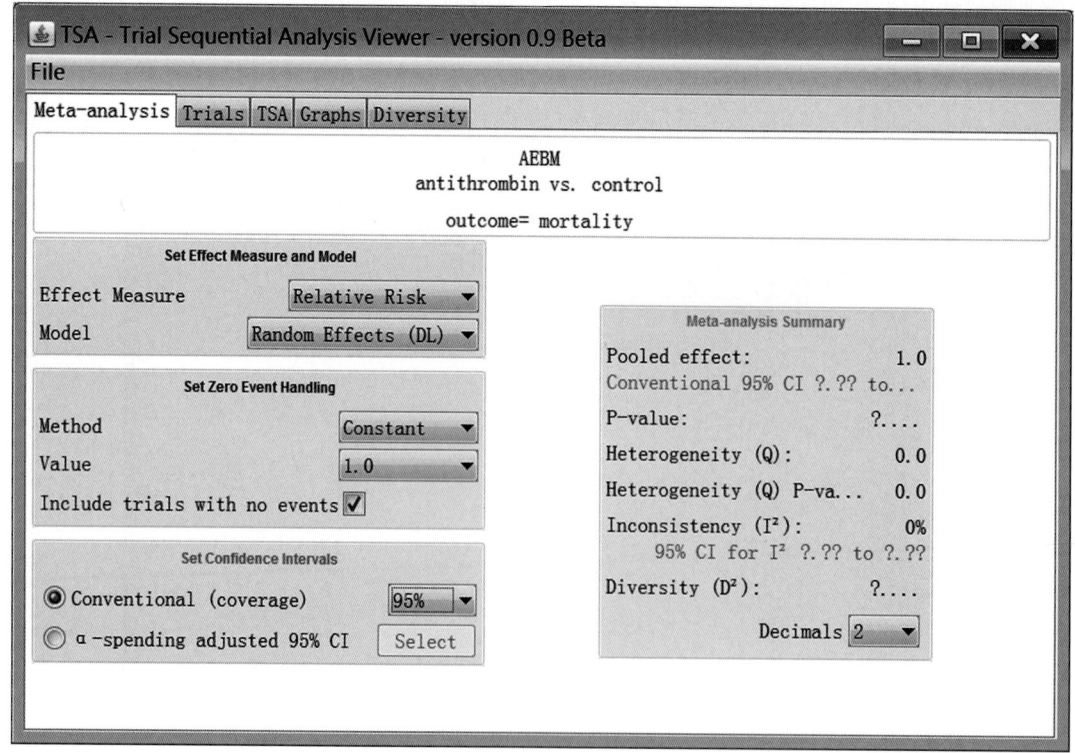

图 36-10　Meta 分析设置图

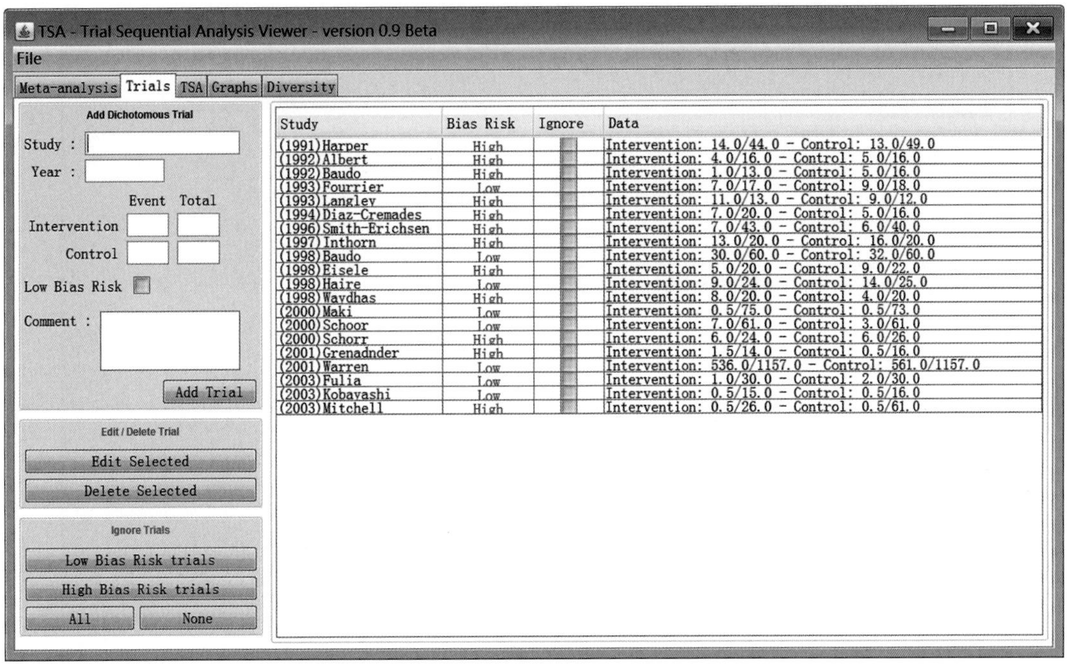

图 36-11　研究数据输入界面

及总人数,因为该研究为高风险偏倚,所以不选择 Low Bias Risk,最后点击 Add Trial 按钮,则新建立的研究出现左侧显示区域。同样方法,将每个研究的数据依次输入。若发现某研究有输入错误,可从左边显示栏中选中该研究,点击 Edit Selected 将可进行修改。输入完毕后如图 36-11 所示,所输入的研究会自动按年限由远及近排序。

(五) TSA 参数设置

点击左上角的 TSA 菜单,出现的 TSA 参数设置界面共分为左中右三栏,左边栏主要含有添加(Add)、编辑(Edit)、计算(Calculations)等选项;中间栏为显示区,右边栏为期中分析(Interim analyses)选项。添加选项由三部分组成:传统检验界值(Conventional Test Boundary)、α 消耗函数界值(Alpha-spending Boundaries)和重对数定律(Law of the Iterated Logarithm)。

点击 Conventional Test Boundary 按钮,在弹出的对话框中,将传统界值命名 CTS,将 Boundary Type(界值类型)设定为 Two-sided(双侧),Ⅰ类错误通常定义为 5%,如图 36-12 所示,然后点击"Add"键完成设置。

点击 Alpha-spending Boundaries 按钮,在弹出的对话框中依次选择,进行 α 消耗函数界值(即 TSA 界值)设置:将 TSA 界值命名 RIS。假设检验部分,假设检验的界值类型设定为 Twosided,Ⅰ类错误定义为 5%,α 消耗函数只有 O'Brien-Fleming 一种方法,信息轴选择 Sample Size;选中 Inner Wedge(内嵌无效线设置)。Required Information Size(RIS,必须信息量)部分,Information Size 选中 Estimate,Power 设为 80%,Relative Risk Reduction(RRR,相对危险度减少率)使用 User Defined(用户自定义),设为原作者假定的 10%,incidence in control arm 根据文献本例设定为 40%;Heterogeneity Correction(异质性校正)选择 Model Variance Based(基于模型变异值),这时软件会自动计算

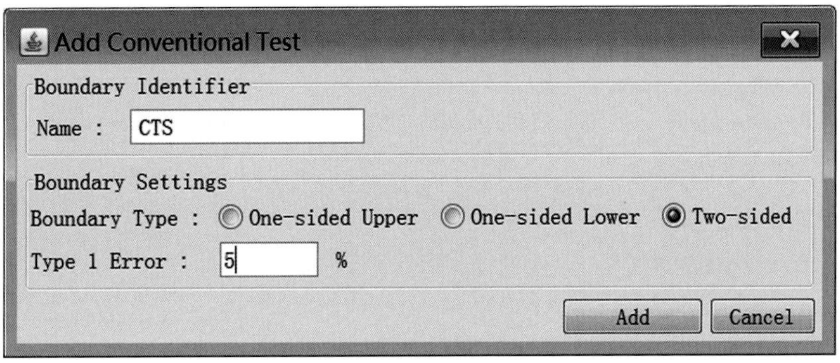

图 36-12　传统检验界值设置对话框

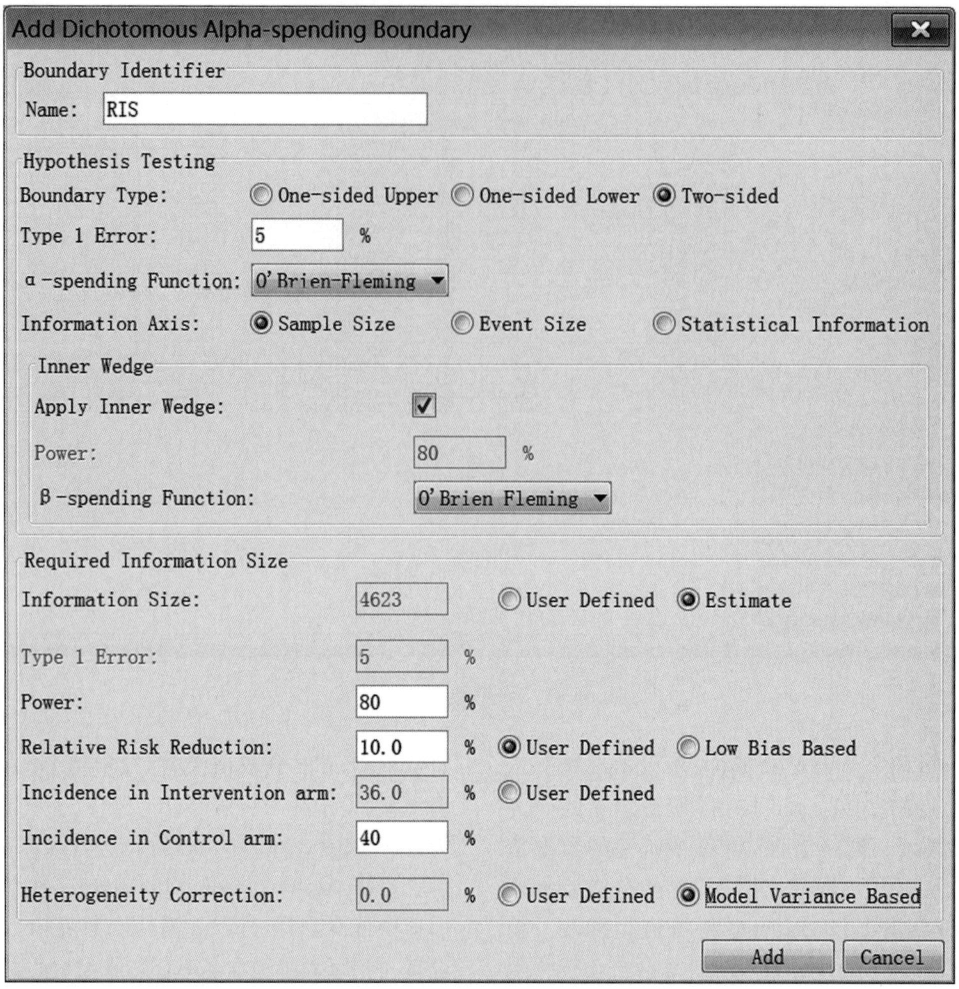

图 36-13 α 消耗函数界值设置对话框

出 Information Size 数值等值,如图 36-13 所示,最后点击"Add"键完成设置。

点击 Law of the Iterated Logarithm 按钮,在弹出的对话框中对数定律界值进行设置:将其命名为 LIS;界值类型设置为 Two-sided,Ⅰ类错误定义为 5%,

penaltyλ(惩罚值)设为 2,如图 36-14 所示。

上述界值设置好后,可以点击图 36-15 左侧栏 Temlpates 区域中的 Save as template 按钮保存,以备下次使用;可以点击 Manage templates 按钮查看相关设置信息。也可以选中中间栏某一界值设置,然后点

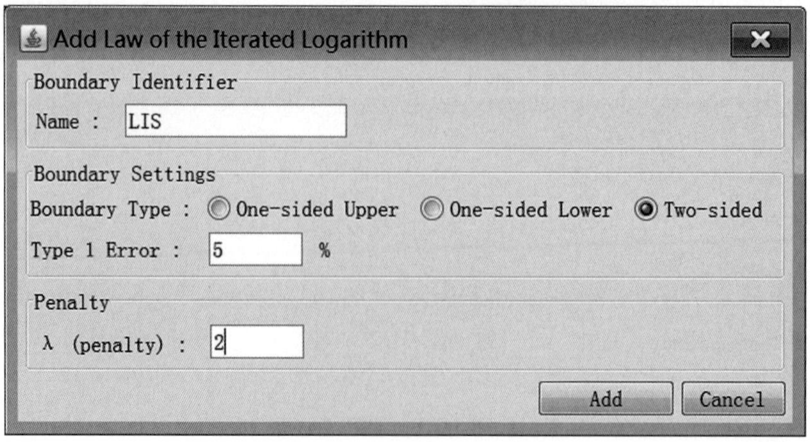

图 36-14 对数定律界值设置图

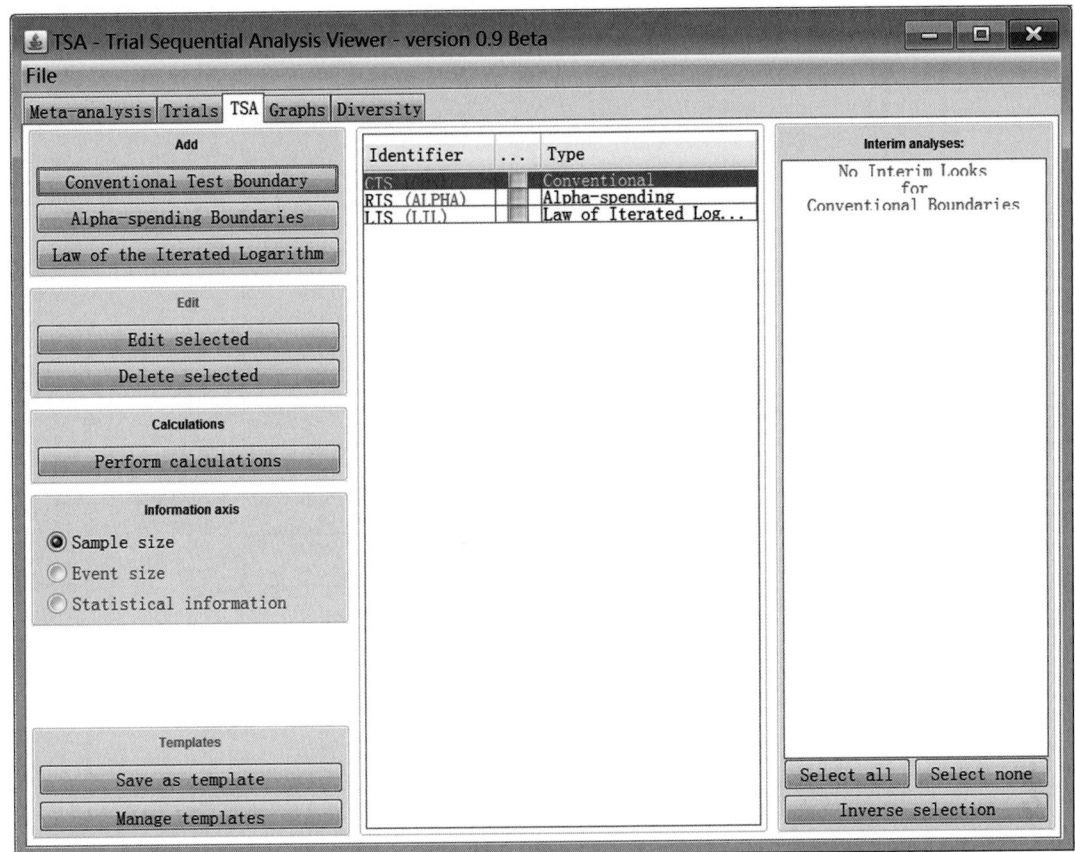

图 36-15　TSA 设置界面

击左侧栏中部 Edit 区域的 Edit selected 和 Delete selected 进行编辑和删除。在 TSA 设置界面完成后,点击图 36-15 中的 Perform calculations 执行计算。

（六）绘制 TSA 界值图和校正统计量图

点击 Graphs 菜单,再点击 Adjusted Boundaries 按钮,即可获得如图 36-16 所示 TSA 界值图,图中的曲线粗细、颜色、字体等可以通过 Adjusted Boundaries 按钮左侧的 Tests and boundaries Layout 区域设置而改变。

结果解读:图 36-16 中,横轴为病例数,纵轴为累积 Z 值。左上到右下的上下对称的红色折线为 TSA 界值线,蓝色折线为累积 Z 值曲线,平行于横轴的为传统界值线 Z=1.96,最右边的红色竖线为 RIS 线,传统界值线与横轴之间的两对称折线为无效线。本例中,累积 Z 值曲线未到达传统 Z=1.96 界值线,表明试验组的干预效果和对照组的效果无差异。若不结合无效线分析,按照经典 Meta 分析思想,一般会慎重地得出研究结论,直至研究纳入的样本量达到所需样本量;若结合无效线分析,累积 Z 曲线穿过了无效线,累积的样本量 3458 人虽未达到必须样本量 4623 人,也可认为结果无限接近真实值,明确得出基于目前证据不能推荐抗凝血酶Ⅲ应用危重病人的结论。

还可通过 Tests and boundaries Layout 区域下部的 Set Graph Layout 设置区域 Trial Distance 选项中选取 Equal,可获得如图 36-17 所示每两个研究间等距离格式,结果解读同上。

在 Graphs 菜单界面点击 Penalised Tests 按钮,可以获得如图 36-18 所示的校正（惩罚）后统计量图,图形中有两条曲线,蓝色的为累积 Z 曲线,绿色的为校正统计量 Z 曲线,从中可看出,校正统计量 Z 曲线也未超过传统界值 Z=1.96,且较之于 Z 曲线更为保守。

试验序贯分析是一种可用于估算 Meta 分析样本量的统计学方法,多少样本量就可满足研究要求,为后续的研究提供参考;还提供接受试验序贯分析的界值和无效假设的终止标准,当累积 Meta 分析已达到 RIS,或 Z 曲线和界值或无效线相交时,即可得出确切结论,应该建议立即停止该系列试验。这种方法虽还存在争议,但能弥补经典 Meta 分析中不能及时终止试验的局限性,仍值得关注。

四、Stata 软件在 Meta 分析中的应用

除 TSA 软件可实现序贯 Meta 分析外,2013 年由 Miladinovic 及其同事为 Stata 软件编写的 metacum-

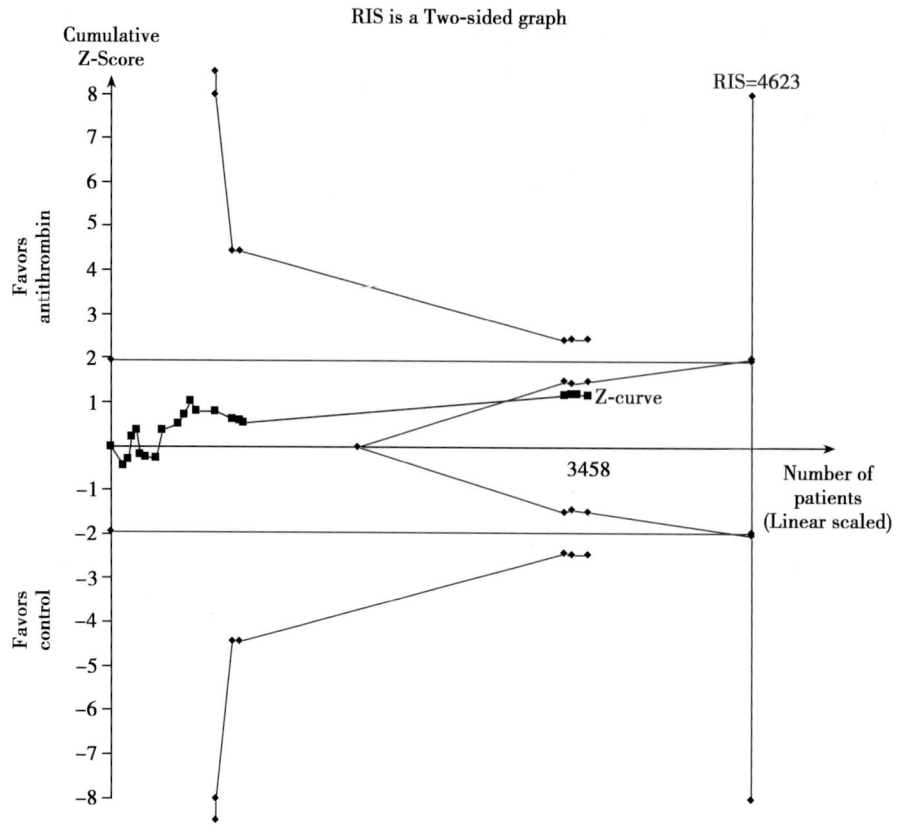

图 36-16　TSA 界值图

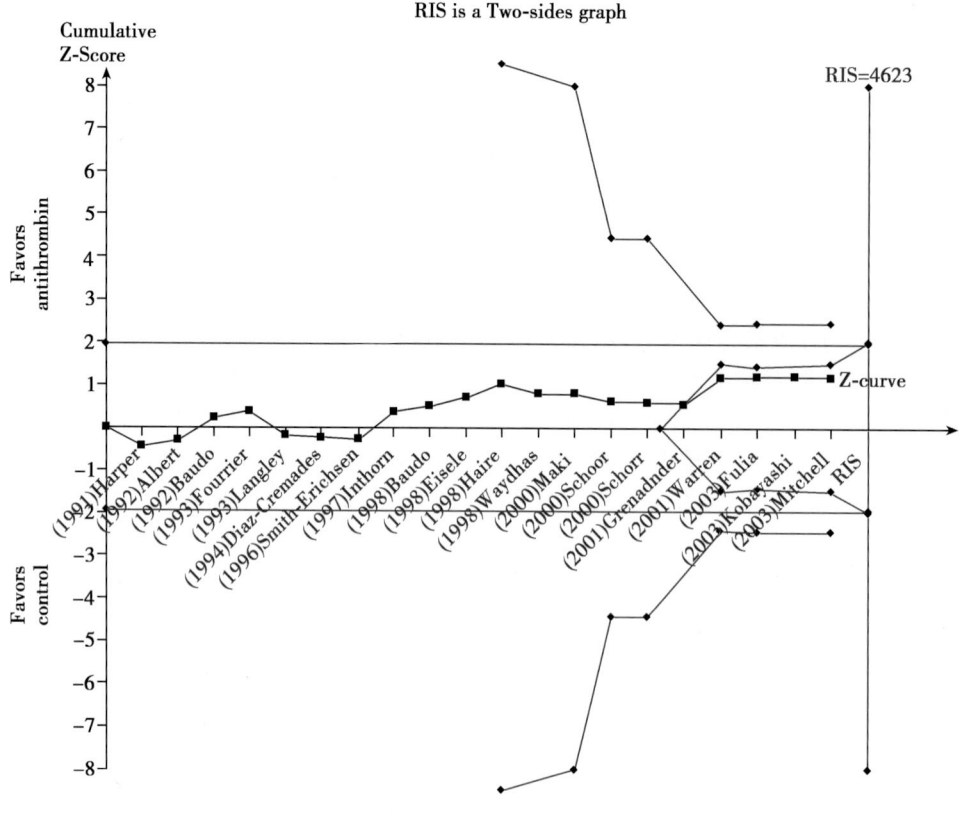

图 36-17　TSA 界值图(等距离格式)

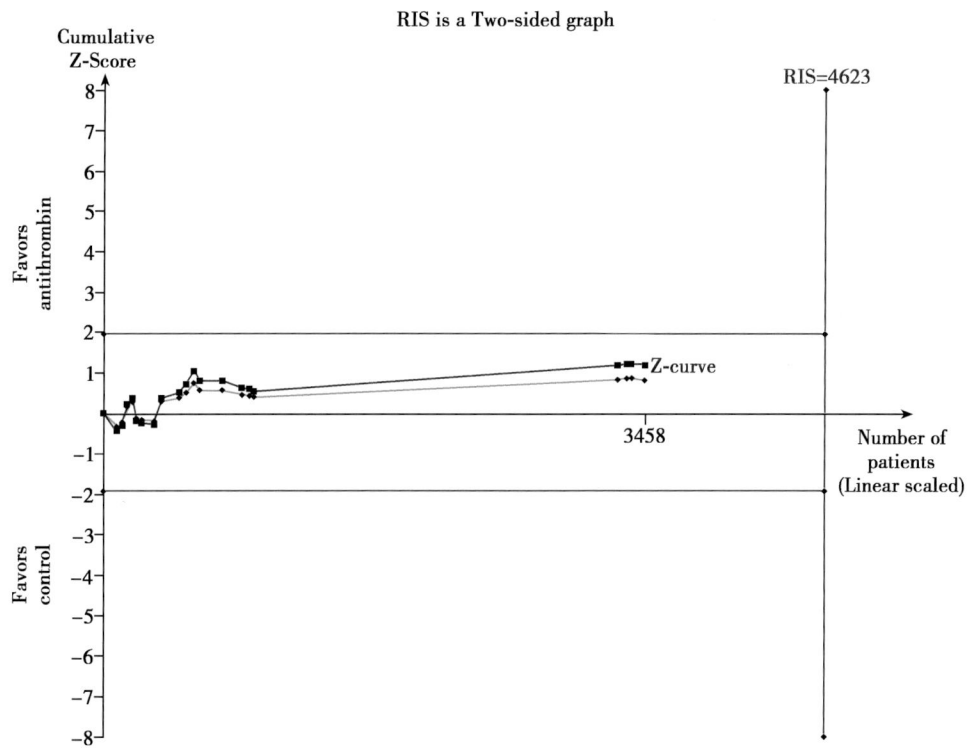

图 36-18　校正统计量 Z 曲线图

bounds 宏命令也可为累积 Meta 分析添加界值线。

（一）metacumbounds 命令安装

该命令为 Stata 非官方命令,可在联网情况用 find-itmetacumbounds 按提示安装即可,或按下列命令自动完成安装:

> * net describe st0284,from(http://www.stata-journal.com/software/sj13-1)
> * net install st0284.pkg

metacumbounds 宏命令需要调用 Stata 软件的"metan"命令来计算 Meta 分析的 Z 值统计量,还需要通过 rsource 命令调用 R 软件的 foreign 包读取数据和 ldbounds 包计算 TSA 界值。因 foreign 包目前版本的 R 软件将其另外集成包,所以只需要采用以下命令 install.packages("ldbounds",dependencies＝TRUE)安装 ldbounds 包即可。若 Stata 中未安装 rsource 命令,则在联网情况下命令行操作窗口键入 ssc install rsource 即可自动完成安装。

（二）metacumbounds 命令解释

metacumbounds 命令行操作格式为:metacumbounds 变量,[选择项]。其中,变量可为二分类四变量格式,即按干预组事件发生人数及未发生人数、对照组事件发生人数及未发生人数;也可以为生存数据二变量格式,即 logHR 及 selogHR。

必须的选择项有:data(count | loghr)指定分析的数据类型,count 用指定二分类数据,相应的效应量有 RR、OR、RD,loghr 用于指定生存数据;用于 effect(f | r)指定效应模型,指定固定效应模型,effect(r)随机效应模型;spending(string)指定 R 软件 ldbounds 包计算 TSA 界值所采用的损耗函数方法,有 O'Brien-Fleming 函数(spending(1))、Pocock 函数(spending(2))、αt 函数(spending(3))、$αt^{1.5}$ 函数(spending(4))、$αt^2$ 函数(spending(5))可选;rdir(string)用于指定 R 软件的路径;is(ais | apis | lbis | lbhis)指定信息量计算方法,分别表示有累积信息量、先验信息量、低偏倚信息量及低偏倚校正信息量等四种方法。

其他常用选择项有:id(strvar)用来标签纳入研究的字符型变量;surv(♯)指定生存数据的总体平均生存率,范围为[0,1];loss(♯)定义生存数据的失访比例,范围为[0,1];lbid(varname)指定低偏倚风险研究,在选择 is(lbis)或 is(lbhis)选项下使用;stat(rr | or | rd)指定二分类变量数据的合并效应量,分别表示 RR、OR、RD;wkdir(string)指定文件保存目录;kprsrce(string)程序运行结束后保存 R 源文件;alpha(♯)定义 Ⅰ 型错误;beta(♯)定义 Ⅱ 型错误;graph 指定绘图;rrr(♯)定义计算先验信息量(apis)所指定的先验干预效应(RRR);listRout 将 R 软件输出的结果展示在 Stata 软件;listRin 将 R 软件源文件在 Stata 软件中显示;keepR 保留 R 源文件;graph_options 是总的绘图选项,

其中 shRRR 和 pos( )定义 RRR、α、β 在图形中的位置，xtitle(string)和 ytitle(string)分别指定添加 x 轴和 y 轴的标签；title(string)和 subtitle(string)分别指定添加图形的标题和亚标题。

（三）实例分析

仍针对抗凝血酶数据，采用 metacumbounds 命令分析。首先读取数，并整理成二分类数据 2×2 四格表格式，并将研究按年限由远及近排序，过程如下：

- import excel c:\antithrombin. xlsx, sheet("Sheet1") firstrow clear
- gen tnodeath＝ttotal-tdeath
- gen cnodeath＝ctotal-cdeath
- sort year

指定 α＝0.05，β＝0.20，本例为二分类数据，选取 RR 为效应量，选择随机效应模型，采用 APIS 法计算必须信息量，原文献先前估算出 RRR＝0.10，调用的 R 软件为存在默认安装目录下的 R-3.30 版，命令如下：

- metacumbounds tdeath tnodeath cdeath cnodeath, data(count) effect(r) id(study) alpha(0.05) beta (0.20) is(APIS) stat(rr) graph spending(1) rrr (.10)keepR kprsrce(StataR_source. R) rdir(C:\ Program Files\ R\ R-3. 3. 0\ bin\i386\) shwRRR pos(12) xtitle(Information size) ytitle(Cumulative Z-Score)

得 TSA 界值图如图 36-19 所示。可以发现，基于 APIS 算法估算出必须信息量为 4634 人，而纳入本次累积 Meta 分析人数只有 3458 人，未能达必需信息量；累积 Z 曲线也未到达传统 Z＝1.96；与 TSA 软件所得界值图相比，没有无效界值线，故虽表明缺乏干预有效的证据，但不能判断是否为真阴性结果，还需进一步扩大样本量观察。

该命令还提供了对话框操作方式，先用 db 命令调出 metacumbounds 命令：

- db metacumbounds

在调出的对话框主界面按图 36-20 所示设置，目录和绘制选项按图 36-21 所示设置，最后点击 OK 按钮即可，结果与命令行操作完成一致。

TSA 软件和 Stata 软件 metacumbounds 命令进行序贯 Meta 分析各有所长，前者不但可以提供有效界值、无效界值，还可以计算校正可信区间，对本例所示的情况，经典 Meta 分析获得的阴性结果，虽未达到必需信息量但已与无效线相交，可以做出明确的干预无效结论；但研究数据输入和相关参定义比较繁琐，计算 TSA 界值的方法仅有一种 O'Brien-Fleming 损耗函数。后者操作相对简单，特别是对话框操作，可提供 5 种损耗函数计算方法；但不能提供无效界值和校正可信区间。读者可根据自已研究合理选择使用两种软件。

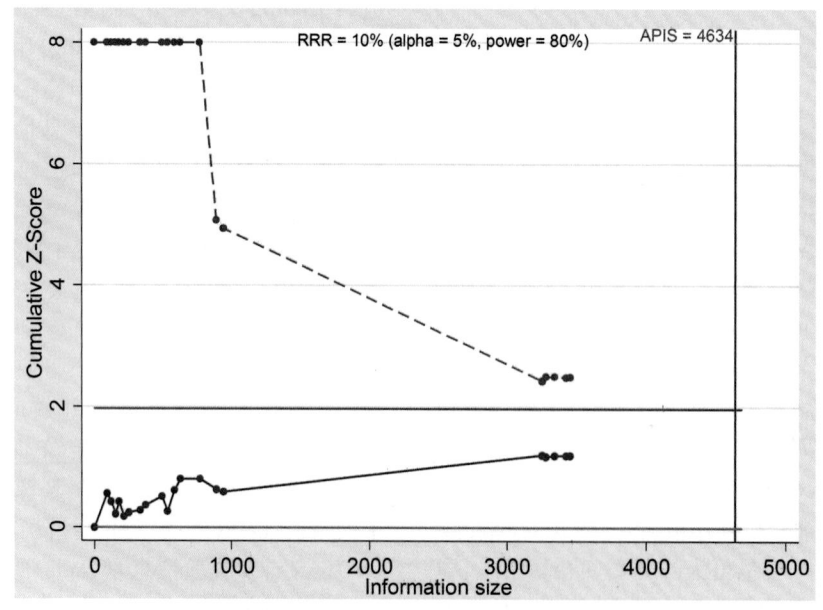

图 36-19　基于 APIS 算法的 TSA 界值图

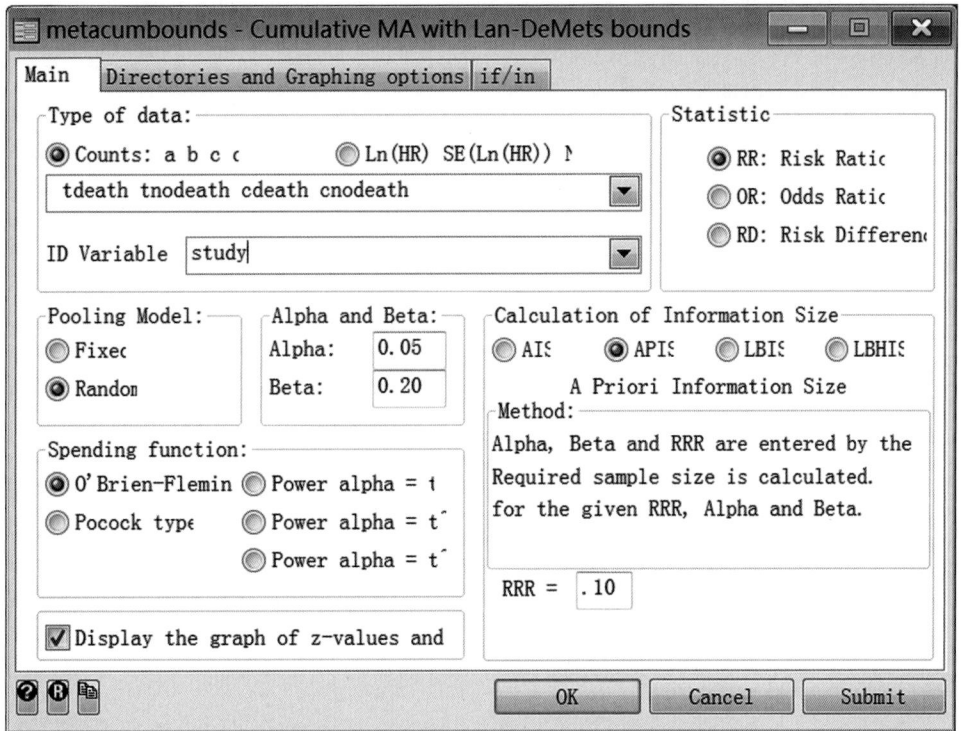

图 36-20　metacumbounds 命令主界面设置对话框

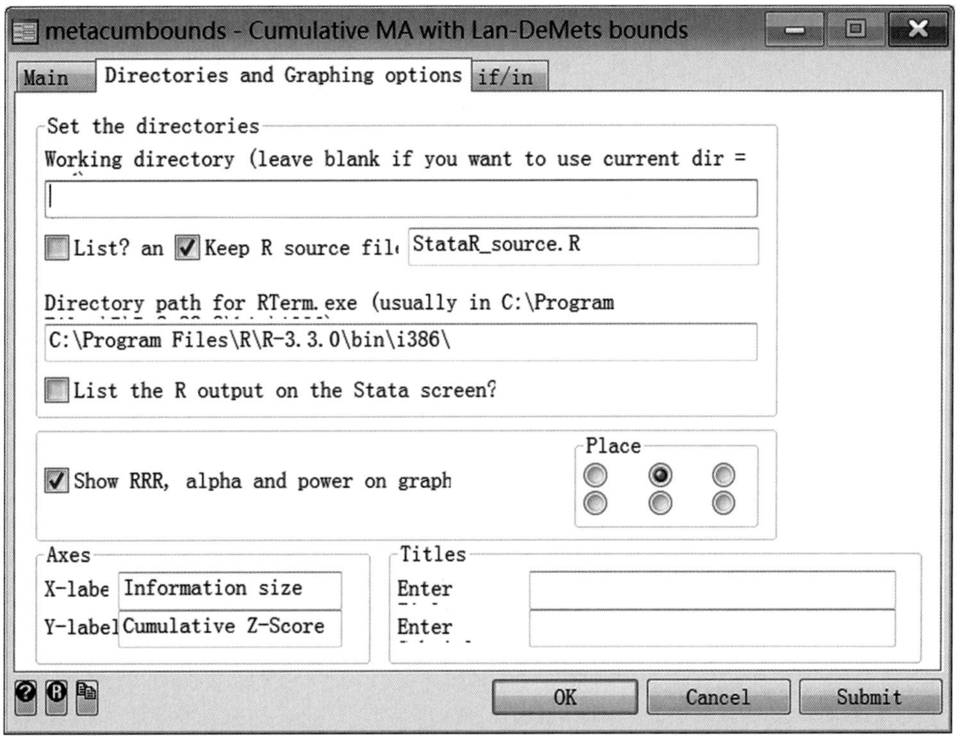

图 36-21　metacumbounds 命令目录和绘图选择项设置对话框

（张天嵩）

663

参 考 文 献

1. Lau J, Schmid CH, Chalmers TC. Cumulative meta-analysis of clinical trials builds evidence for exemplary medical care. J Clin Epidemiol, 1995, 48(1): 45-57

2. Muellerleile P, Mullen B. Sufficiency and stability of evidence for public health interventions using cumulative meta-analysis. Am J Public Health, 2006, 96(3): 515-522

3. Hu M, Cappelleri JC, Lan KK. Applying the law of iterated logarithm to control type I error in cumulative meta-analysis of binary outcomes. Clin Trials, 2007, 4(4): 329-340

4. Bagos PG, Nikolopoulos GK. Generalized least squares for assessing trends in cumulative meta-analysis with applications in genetic epidemiology. J Clin Epidemiol, 2009, 62(10): 1037-1044

5. 张天嵩, 钟文昭, 李博. 实用循证医学方法学. 第2版. 长沙: 中南大学出版社, 2014

6. Afshari A, Wetterslev J, Brok J, et al. Antithrombin Ⅲ in critically ill patients: systematic review with meta-analysis and trial sequential analysis. BMJ, 2007, 335(7632): 1248-1251

7. Schwarzer G. Package 'meta'. https://cran. r-project. org/web/packages/meta/meta. pdf

8. Viechtbauer W. Package 'metafor'. https://cran. r-project. org/web/packages/metafor/metafor. pdf

9. Van der Tweel I, Bollen C. Sequential meta-analysis: an efficient decision-making tool. Clinical Trials, 2010, 7(2): 136-146

10. Wetterslev J, Thorlund K, Brok J, et al. Trial sequential analysis may establish when firm evidence is reached in cumulative meta-analysis. J Clin Epidemiol, 2008, 61(1): 64-75

11. 王权, 田金徽, 李伦, 等. 试验序贯分析简介. 中国循证医学杂志, 2013, 13(10): 1265-1268

12. Higgins J, Whitehead A, Simmonds M. Sequential methods for random effects meta-analysis. Statistics in medicine, 2011, 30(9): 903-921

13. Thorlund K, Engstrøm J, Wetterslev J, et al. User manual for trial sequential analysis (TSA). http://www. ctu. dk/tsa/files/tsa_manual. pdf

14. Miladinovic B, Hozo I, Djulbegovic B. Trial sequential boundaries for cumulative meta-analyses. Stata J, 2013, 13(1): 77-91

15. Brok J, Thorlund K, Gluud C, et al. Trial sequential analysis reveals insufficient information size and potentially false positive results in many meta-analyses. J Clin Epidemiol, 2008, 61(8): 763-769

第37章 个体参与者数据的 Meta 分析

个体参与者数据的 Meta 分析(individual participant datameta-analysis,IPD Meta),是一种基于个体参与者数据(individualparticipant data,IPD)的 Meta 分析方法,指通过获得每个参与者的原始数据,对原始资料进行 Meta 分析的一种方法。传统 Meta 分析是从发表的研究文献获得研究的聚合数据(如均数±标准差、有效率等)。IPD Meta 分析相当于多中心研究,可以通过建立模型较正其他因素的影响,更真实反映效应,被认为是系统评价的"金标准"。近年 IPDMeta 分析越来越流行,本章将讨论如何开展 IPD Meta 分析。

第一节 概 述

一、基本概念

个体参与者数据(IPD),指研究中每个参与者的数据,包括基线数据如年龄和性别等,治疗前后的观察指标等,具体参见后面的实例。

聚合数据是指来自一个研究中心的所有个体的平均效应值,如某一观察指标的均数和标准差等。

二、IPD Meta 分析基本步骤

IPD Meta 分析的过程与传统 Meta 分析大体相同,主要包括:

1. 提出问题,制定研究计划 通过系统复习大量文献提出需要解决的问题,Meta 分析一般关注生物医学研究领域中不确定或有争议的问题,如某种药物用于治疗某疾病的疗效不明确。

2. 检索相关文献 根据研究问题,确定相应的检索词,制定检索策略和检索范围。常用医学数据库主要包括 Medline(PubMed)、Cochrane Libarary、中国生物医学文献数据库(CNKI)。制定检索策略很重要,既要确保查全文献,又要考虑查准文献,否则会影响 Meta 分析结论的可靠性和真实性。

3. 筛选纳入文献 事先制定明确的纳入和排除标准,从检获文献中筛选合适的文献。如随机对照试验

中,文献纳入标准主要需要考虑研究对象、处理因素、对照组、结局效应、设计类型;还要考虑文献发表时间和语种等。

4. 提取纳入文献的数据 提取数据一般包括患者的基本特征、结局效应、不良反应等内容,确定需要分析和评价的效应变量。

5. 纳入文献的偏倚风险评价 采用公认的随中心对照试验偏倚风险工具评价,如 Cochrane ROS 工具评价各个研究的质量。Cochrane 标准包括以下条目:随机方法,分配隐蔽,研究者、患者及结局评价者的盲法,数据的不完整,选择性报告结局指标、其他的可能偏倚。每个条目的选项可评为"低风险"、"高风险"和"不确定"。所有条目都是"低风险",整个文献才评为"低风险",才说明文献的质量高。质量高低可用分数来表示。

6. 数据的统计分析 主要包括:明确资料类型(计量资料、计数资料)、选择恰当的效应指标;根据同质性检验选择固定或随机效应模型;计算效应合并值并检验;绘制森林图显示效应合并值。

7. 敏感性分析 目的是了解 Meta 分析结论的稳定性。敏感性分析方法包括:选择不同统计模型,比较效应合并值点估计和区间估计的差异;剔除质量较差的文献后,考查效应合并值的变化;对文献进行分层后,比较各层效应合并值的差异。

8. 结果的分析与讨论 包括各指标的效应合并值,异质性检验结果,亚组分析结果,发表偏倚结果,Meta 分析结果的实际意义。

三、IPD Meta 分析与传统 Meta 分析的比较

IPD Meta 分析与传统的 Meta 分析的区别包括数据收集、检查、分析阶段。

1. 数据收集 IPD Meta 分析的数据有 2 种收集方法:一是通过检索电子数据库、检索试验注册、手工检索等,确定所有相关的研究,再联系研究者,并请其提供 IPD 数据;二是与其他研究小组合作,共用资源获

得 IPD 数据。无论采取何种方式,最好邀请数据提供者参加研究组,将 IPD Meta 研究方案给他们,帮助其了解提供 IPD 数据的临床意义,并承诺定期向他们反馈 Meta 分析的结果,在发表论文时将他们作为合作者,作为激励机制。在研究方案中需考虑哪些基本特征对测量结局也有影响,需纳入这些资料。

2. 数据检查　获得数据后应严格检查研究者提供的原始数据有无错误或缺失,若出现问题需联系研究者提供更正信息或补全缺失数据;若效应指标为生存数据,需检查并获得更新随访数据。

3. 数据分析　IPD Meta 分析的方法主要有两步法和一步法,详见下节。

四、IPD Meta 分析的主要方法

IPD Meta 分析的方法主要 2 种方法,一般情况下所得结果非常接近。

1. 一步法(one-stage)　把 IPD 数据当作多中心数据进行处理。纳入所有研究的 IPD 数据,考虑每个研究的内部相关性,建立多水平模型(混合效应模型)进行分析。一步法被认为是进行 IPDMeta 分析的最佳策略。但需了解各个研究内和研究间的相关性和统计学专家的参与,实施相对比较困难。

2. 两步法(two-stage)　是目前大多数 IPD Meta 分析采用的方法。先用适合的统计方法分析每个研究的 IPD 数据,如使用线性回归模型分析连续型变量,Logistic 回归分析二分类资料,或 Cox 回归分析生存数据,得到每个研究的聚合数据;再用传统 Meta 分析(如 M-H 法)综合聚合数据综合分析,得到总效应。

五、IPD Meta 分析的优缺点

IPD Meta 分析特别适合分析 IPD 数据。若能获得个体参与者数据,可避免经典 Meta 分析获得数据不全的情况,从而可相对容易地标化测量结局,即使存在临床异质性,也可进行亚组分析或在患者水平控制协变量。IPD Meta 分析还可用于以下情况:许多研究未发表或仅发表阳性结果;研究报告质量低下;各研究效应指标定义不同;时间事件数据如生存数据;需要解释干预与患者水平之间相互作用等。

IPD Meta 分析的优点:①临床设计:所有研究使用统一的纳入和排除标准;可观察到个体参与者的缺失数据;得到比原始发表文章时间更长、更新的随访数据;可将不同研究的基线资料或预后因素调整到一致等。②统计学处理:可标化不同研究间的变量;可以评估每项研究假设的模型;可校正基线或预后因素后计算总效应,即调整混杂因素,增加统计效能;全面灵活应用获得的数据如个体水平、研究中心等构建多水平模型。

IPD Meta 分析的缺点:消耗大量时间和经费;需要高级统计学方法;难于获得所有研究的 IPD 数据;受原始研究质量的影响等。

第二节　IPD Meta 分析的常用命令

本章使用 Stata 12 软件进行统计分析。IPD Meta 分析经常采用一步法和两步法。一步法采用的命令主要包括 xtmelogit(多水平混合效应 logistic 回归模型,用于计数资料)和 xtmixed(多水平混合效应模型,用于计量资料),这 2 个命令是 Stata 系统自带,只能用于分析,不能用于绘制森林图;绘制森林图需要采用 ipdforest 命令。两步法采用的命令主要包括 ipdmetan＋logistic 命令(计数资料),ipdmetan＋regress 命令(计量资料)。ipdmetan 还可用于绘制森林图。logistic 是用于 logistic 回归的命令,regress 是用于 regress 回归的命令。

一、ipdmetan 命令

ipdmetan(包括 forestplot、ipdforest)是 FisherDavid 2008 年为 Stata 编写的宏命令,可用于 IPD Meta 分析及绘制森林图,具体情况见 http://fmwww.bc.edu/repec/bocode/i/ipdmetan.ado。ipdmetan 使用倒方差法实现两步法 IPD Meta 分析,所有 e 族类回归方程都可以使用 ipdmetan 命令,包括二分类、连续型、生存分析等数据。

(一)安装

在联网状态下,在 Stata 命令行输入:"ssc install ipdmetan,replace"进行安装;或打开网址"http://fmwww.bc.edu/repec/bocode/i",找到目录下的"ipdmetan.ado"、"ipdmetan.pkg"进行下载,放在 Stata 软件"ado"对应的目录下。

(二)ipdmetan 功能介绍

ipdmetan 的命令格式为:

> ipdmetan[exp_list],study(study_ID)[ipd_options]ad(aggregate_data_options)forestplot(forest_plot_options)]:estimation_command...

study(study_ID)用于定义 Meta 分析的主要内容,包括如何显示主要结果(或亚组分析),设定估计方法。常用的选项包括:study( )用于表示研究中心,使用整数数值型或字符串型变量;by( )显示亚组分析结果;eform 以指数形式显示合并效应量及置信区间;effect (string)在输出结果显示"效应量"的名称；keepall 显示所有结果；nograph 不显示森林图；nohet 不显示异质性结果；nooverall 不合并总效应量，仅合并各亚组的效应量；nosubgroup 不显示亚组分析结果；notable 不显示合并结果的表格；re 用于指定 D-L（DerSimonian-Laird）随机效应模型；re(re_model)用于指定其他随机效应模型，共有 13 种选择，如 bdl（Bootstrap DerSimonian-Laird 方法）、ca 法（Cochran ANOVA-like estimator）；eb（经验贝叶斯法），ml（最大似然法），reml（限制性最大似然法）等。

ad(filename[if][in], aggregate_data_options)用于合并 IPD 数据与聚合数据的选择项，该选项可填写可不填写。如果使用 ad( )选择项，需要指定文件名和变量名。变量名 var(varlist)包括变量的名称，包括效应量、效应量的标准误或者 95% 可信区间，必须是线性尺度；npts(varname)允许在结果和森林图上显示参与者的信息；byad 用于指定 IPD 数据与聚合数据作为亚组处理。

forestplot(forest_plot_options)用于绘制森林图。主要选项包括：lcols(cols_info)和 rcols(cols_info)，用于定义附加数据的列，显示在森林图左侧或右侧；ovstat(q)指定森林图中显示 Q 统计量。

二、forestplot 命令

forestplot 是 2014 年 FisherDavid 为 Stata 编写的宏命令，用于绘制 IPD Meta 的森林图，见 http://fmwww.bc.edu/repec/bocode/f/forestplot.ado。forestplot 可以自己生成森林图，也可以使用 ipdmetan 命令调用 forestplot。

（一）安装

在联网状态下，在 Stata 命令行输入："ssc install forestplot, replace"进行安装；或打开网址"http://fmwww.bc.edu/repec/bocode/f"，找到目录下的"forestplot.ado""forestplot.pkg"下载，放在 Stata 软件"ado"对应的目录下。

（二）forestplot 功能介绍

forestplot 的命令格式为：

```
forestplot[varlist][if][in][,options]
```

varlist 展示森林图的指标，主要包括效应量点估计(es)、置信区间下限(lci)和置信区间上限(uci)。forestplot 也会检查与变量有关的"wt"（权重）和"use"，"use"是观测值的指示器（研究效应、题目、异质性描述等），变量默认名称为分别为"wt"和"use"。

[,options]的主要选项包括：effect(string)指定输出结果的名称；favours(string)定义森林图的横坐标；labels(varname)指定标签变量（研究名称、异质性信息等）显示在森林图左边；noname 森林图左边不显示研究名称；nonull 不显示无效线；nooverall 不显示总的合并效应量；nosubgroup 不显示亚组合并效应量；nostats 在森林图右边不显示效应量；nowt 在森林图右边不显示权重。

（三）xtmelogit 命令

xtmelogit 是多水平混合效应 logistic 回归模型的命令，是 Stata10 至 Stata12 版本的官方命令。到 Stata13 版本，官方命令变为 melogit（xtmelogit 仍可使用）。xtmelogit 和 melogit 命令是 Stata 自带的命令，安装 Stata 后就存在，不需要加载。

xtmelogit 和 melogit 命令操作格式基本相同：

```
xtmelogit/melogitdepvar fe_equation  [|| re_equation][|| re_equation...][,options]
```

depvar 表示因变量，这里使用的是二分类资料。

（1）fe_equation 用于定义固定效应模型，部分内容为"[indepvars][if][in][,fe_options]"；fe_equation 包括两种格式："levelvar:[varlist][,re_options]"和"levelvar:R. varname[,re_options]"。levelvar 指定固定效应的第一层结构水平。noconstant 在固定效应中不报告常数项；offset( )表示在系数为 1 的模型中纳入变量。

（2）re_equation 用于定义随机效应模型。主要命令包括：covariance( )定义随机效应的方差协方差结构，包括四种类型：independent（独立型）、exchangeable（等方差和共同的协方差）、identity（随机效应方差相等，协方差为零）、unstructured（所有方差协方差不一样）。noconstant 在随机效应中不报告常数项；collinear 保留共线性变量。

（3）xtmelogit 命令除可在窗口输入语句，还可通过点击方法进行操作："statistics→Multilevel mixed effect models→Mixed-effects logistic model"，点击完可看到图 37-1 的选项。

（四）xtmixed 命令

xtmixed 命令用于多水平混合效应模型，是 Stata10 至 Stata12 版本的官方命令。到 Stata13 版本，官方命令变为 mixed（xtmixed 仍然可以使用）。xtmixed 和 mixed 命令是 Stata 自带的命令，不需要加载。xtmixed 和 mixed 命令操作格式基本相同：

```
xtmixed/mixed depvar fe_equation[|| re_equation][|| re_equation...][,options]
```

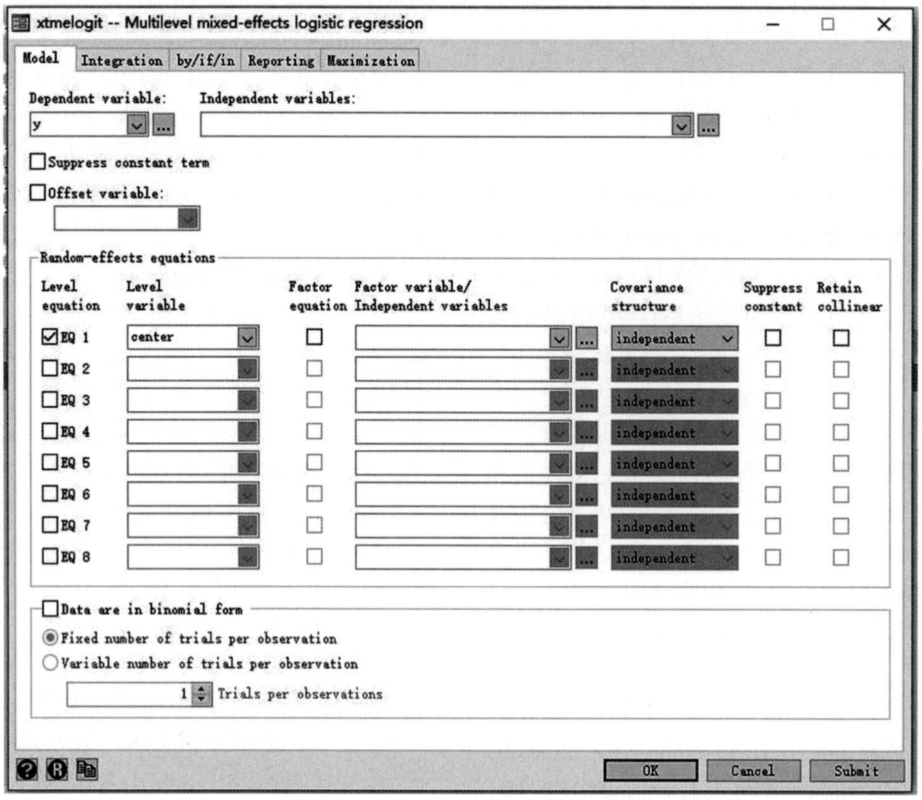

图 37-1   多水平混合效应 logistic 回归模型

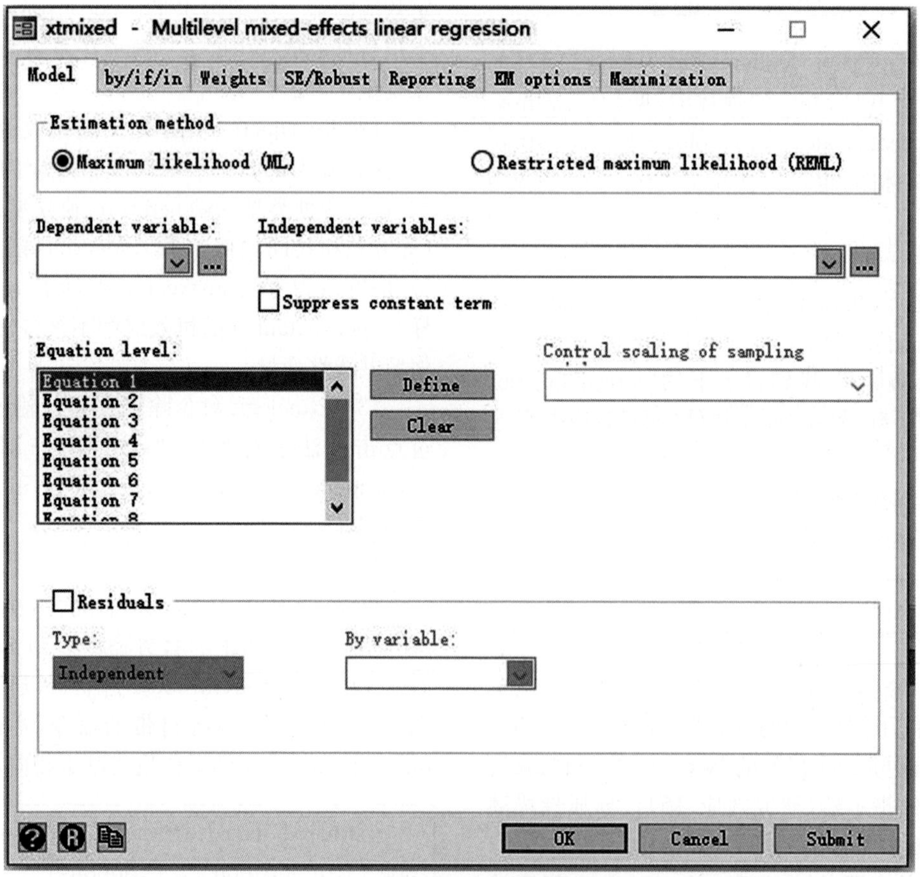

图 37-2   多水平混合效应模型

（1）depvar 表示因变量,这里使用的是连续型资料（服从正态分布）。

（2）fe_equation 用于定义固定效应模型,部分命令为"[indepvars][if][in][,fe_options]";fe_equation 包括下列两种格式:"levelvar:[varlist][,re_options]"和"levelvar:R.varname[,re_options]"。levelvar 指定固定效应的第一层结构水平。noconstant 在固定效应中不报告常数项。

（3）re_equation 用于定义随机效应模型,主要包括:covariance（　）定义随机效应的方差协方差结构;noconstant 在随机效应中不报告常数项;collinear 保留共线性变量。fweight（　）表示更高水平的频率权重;pweight（　）表示更高水平的样本权重。

xtmixed 命令除了可以在窗口输入语句,还可以通过点击方法进行操作:"statistics→Multilevel mixed effect models→Mixed-effects linear model",点击完可看到图 37-2 的选项。

（五）ipdforest 命令

ipdforest 命令基于一步法。"xtmixed"或"xtmelogit（分别拟合两水平线性或 logistic 回归模型）命令运行后,储存了相应估计结果后执行 ipdforest 命令。可以获得每个研究的效应量及总的合并效应、异质性检验结果、森林图等。

ipdforest 命令格式为:

---

ipdforest varname,[选择项]

---

varname 为变量名,可以连续型指标,也可以是二分类指标;常用的选择项:re（　）把协变量当作随机因子,对于每个指定的协变量,针对每个研究估算不同的回归系数;fe（　）把协变量作为固定因子;fets（　）把协变量当作研究确切固定因子,只有基线得分或研究识别因子可以纳入;ia（　）纳入与暴露变量交互的协变量;auto（　）允许 ipdforest 自动决定选择上述规定;label（　）选择标注研究名称;OR 仅用于"xtmelogit"命令后,选择报告 OR 而不是系数。

第三节　二分类数据的 IPD Meta 分析

二分类数据的 IPD Meta 分析主要包括:①一步法,采用多水平混合效应模型,由 xtmelogit 命令实现;②二步法,采用方差倒数法等,由 ipdmetan 联合 logit 或 logistic 命令实现。本节结合[实例 1]进行讲解。

[实例 1]　假设某药厂研制出一种新的药物（处理组）治疗肺炎。为了进一步验证该药物的效果,有 10 个中心开展随机对照试验,比较该新药（处理组）和对照药物（对照组）的治疗效果。如果获取到 10 个中心的所有原始数据,包括结果（治愈、未治愈）、性别、年龄等,则可以开展 IPD Meta 分析。为了说明问题作者模拟产生以下数据,情况如下:

一共纳入 10 个中心 3000 例患者。本资料包括 6 个变量,其中"ID"表示患者的 ID 号;"center"表示研究中心,包括 10 个中心;"group"表示干预因素,1 表示处理组,2 表示对照组;"age"表示研究对象的年龄;"sex"表示研究对象的性别,1 表示男性,2 表示女性;"y"表示治疗效果,1 表示事件发生（痊愈）,0 表示事件未发生（未治愈）。

一、一步法 IPD Meta 分析

这里使用 xtmelogit（多水平混合效应 logistic 回归模型）进行分析。xtmelogit 的具体语法请看第二节。分析步骤:①运行空模型,确定数据是否存在明显相关,只有数据存在明显相关,才有必要开展多水平混合效应 logistic 回归模型;②运行多水平混合效应 logistic 模型。

（一）空模型

[实例 1]　的因变量为"y",这里构造一个没有协变量、只有一个随机截距的空模型（二水平混合效应 logistic 回归模型）:

$$\begin{cases} \ln(p_{ij}/(1-p_{ij}))=\alpha_{0i}+\varepsilon_{ij} \\ \alpha_{0i}=\gamma_0+u_{0i} \end{cases}$$

其中 p_{ij} 为第 i 个研究中心第 j 个患者事件发生的概率。α_{0i} 为随机效应,说明不同中心的患者有不同的 logit 值,$\alpha_{0i}=\gamma_0+u_{0i}$;$\gamma_0$ 表示所有研究中心的平均 logit 值;u_{0i} 表示第 i 个研究中心的单独效应（第 i 个研究中心的 logit 值与平均 logit 值的差异）,其服从正态分布 $u_{0i} N(0,\sigma_1^2)$。ε_{ij} 表示第 i 个研究中心第 j 个受试者的随机误差,也服从正态分布。

首先将数据导入,命令为:use d:\\binary.dta,replace

按照图 37-1 的方法打开图 37-3 的多水平混合效应 logistic 回归模型,进行图 37-3 的选择;或者在 Stata 窗口输入以下命令:

---

xtmelogit y,‖ center:,covariance(independent)

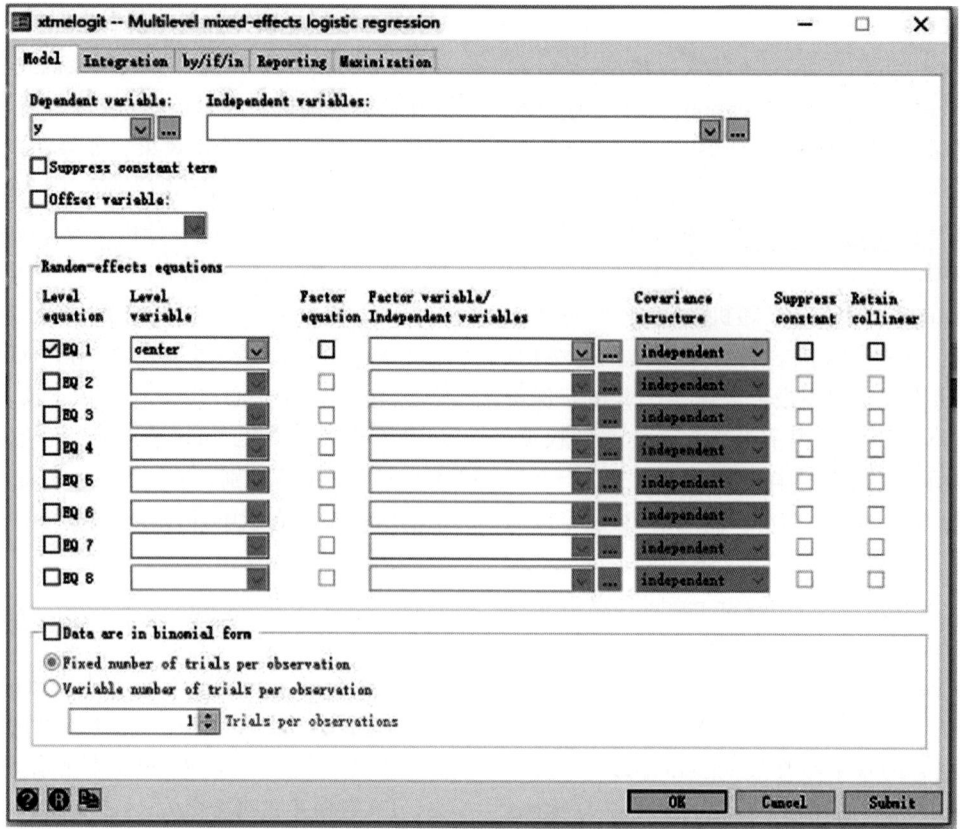

图 37-3　多水平混合效应 logistic 回归模型的空模型

分析结果如下：

```
Mixed-effects logistic regression              Number of obs＝3000
Group variable:center                          Number of groups＝10
Obs per group:min＝186

                                               avg＝300.0
                                               max＝504
Integration points＝7                          Wald chi2(0)＝.
Log likelihood＝－2064.467                      Prob＞chi2＝.
──────────────────────────────────────────────────────────────────────────
y |Coef.      Std. Err.         z       P＞|z|      〔95％ Conf. Interval〕
─────────────────────────────────+────────────────────────────────────────
_cons |  .1918675  .0537409    3.57   0.000    .0865372   .2971977
──────────────────────────────────────────────────────────────────────────
Random-effects Parameters |  Estimate  Std. Err.  〔95％ Conf. Interval〕
─────────────────────────────────+────────────────────────────────────────
center:Identity           |
sd(_cons)|  .1201926  .0534374  .0502837   .2872945
──────────────────────────────────────────────────────────────────────────
LR test vs. logistic regression:chibar2(01)＝3.40 Prob＞＝chibar2＝0.0326
```

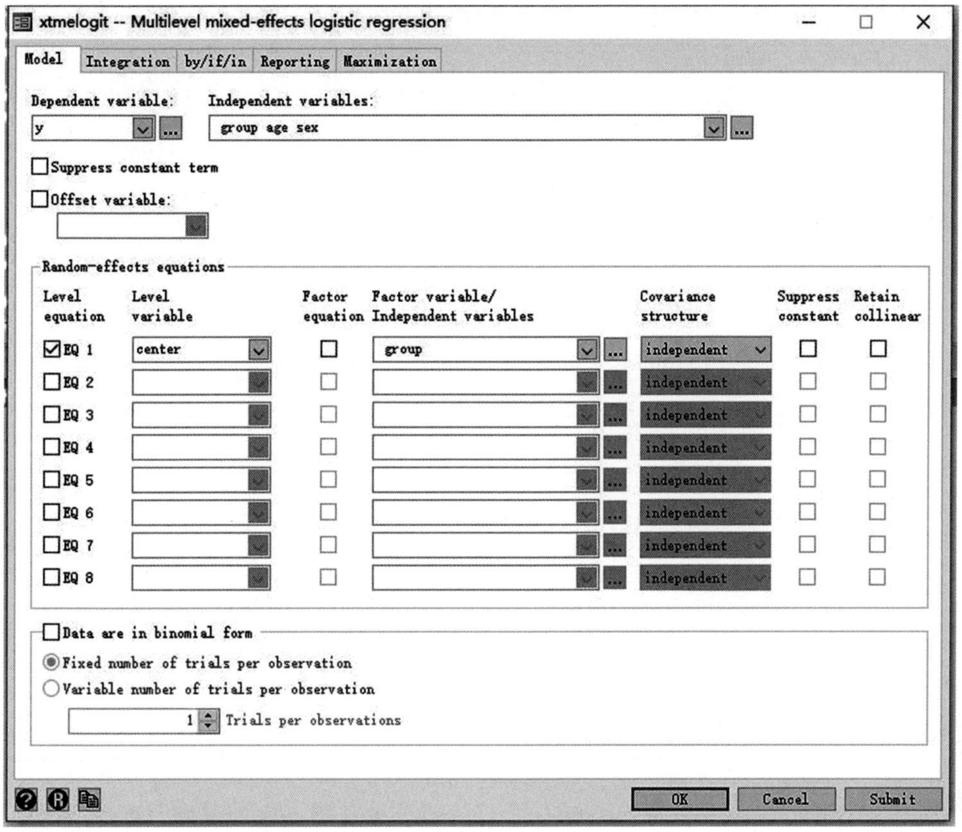

图 37-4　多水平混合效应 logistic 回归模型

空模型结果显示:固定效应值为 0.1918675,表明事件发生的对数比数比为 0.1918675。层内相关系数(ICC)通过下列命令获得:dis 0.1201926/(0.1201926＋3.289^2/3)。结果分别 0.03225752。ICC＝0.03225752＜0.059,不需要建立多水平模型。但为了说明问题,这里也建立多水平混合效应 logistic 模型。

（二）多水平混合效应 logistic 模型

这里假定考虑患者的性别、年龄对效果都造成影响,建立以下的多水平混合效应 logistic 模型:

$$\begin{cases} \ln(p_{ij}/(1-p_{ij}))=\gamma_0+\beta_{1i}\,\mathrm{group}+\beta_2\,\mathrm{sex}+\beta_3\,\mathrm{age}+\varepsilon_{ij} \\ \beta_{1i}=\gamma_1+u_{1i} \end{cases}$$

第一行表示第一层模型,说明组别、性别和年龄对治疗效果均有影响,其中(不同研究中心的)性别和年龄对治疗效果的影响一致,其效应分别用 β_2 和 β_3 表示。(不同研究中心的)组别对治疗效果的影响不一致,用 β_{1i} 表示(随机治疗效应)。$\beta_{1i}=\gamma_1+u_{1i}$,$\gamma_1$ 表示所有研究中心的平均治疗效应,u_{1i} 表示第 i 个研究中心的单独治疗效应(第 i 个研究中心与所有研究中心平均治疗效应的差异)。

其命令为:

> xtmelogit　y group age sex　‖　center:group

"‖"的左边表示第一层模型,表示固定效应,这里纳入 3 个固定效应,包括组别(group)、年龄(age)、性别(sex);"‖"的右边表示随机效应(图 37-4)。"ID:group"表示研究个体与干预为随机效应。运行结果如下:

Mixed-effects logistic regression	Number of obs＝3000
Group variable:center	Number of groups＝10
Obs per group:min＝186	
	avg＝300.0
	max＝504
Integration points＝7	Wald chi2(3)＝105.74
Log likelihood＝－2004.5254	Prob＞chi2＝0.0000

y	Coef.	Std. Err.	z	P>|z|	[95% Conf. Interval]	
group	−.807087	.0792077	−10.19	0.000	−.9623302	−.6518428
age	−.0060694	.0030	−2.02	0.043	−.0119492	−.0001895
sex	−.0304781	.0752364	−0.42	0.676	−.1789377	.1159825
_cons	1.734301	.2048943	8.46	0.000	1.332716	2.135886

Random-effects Parameters	Estimate	Std. Err.	[95% Conf. Interval]	
center: Independent				
sd(group)	.0742912	.0613251	.0147332	.3746087
sd(_cons)	.0370057	.2822542	1.19e-08	114989

LR test vs. logistic regression：　　　　chi2(2)=3.42　　　Prob>chi2=0.1813

Note：LR test is conservative and provided only for reference.

上面的结果显示：组别（group）的系数是−0.807087，是所有研究中心平均 logit 值（γ_1）。如果要报告"odds ratios"，需要在图 37-3 的基础上选择"Reporting"，在"Fixed-effects reporting"下面选择"Report odds ratios"（图 37-5）。

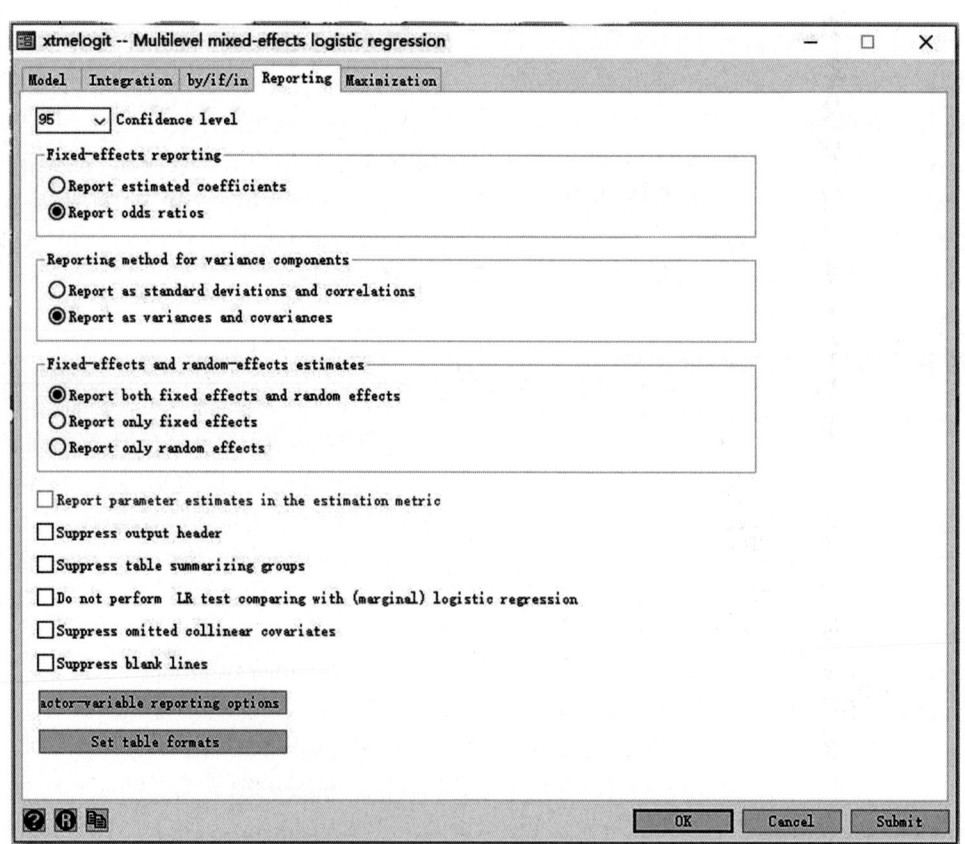

图 37-5　选择报告"odds ratios"的多水平混合效应 logistic 回归模型

选择报告"odds ratios"后的结果如下。可以看到　　标题的抬头变为"Odds Ratio"。

y|Odds Ratio	Std. Err.	z	P>|z|	[95% Conf. Interval]	
group |	.4461558	.035339	−10.19	0.000	.3720013	.5210847
age |	.993949	.0029818	−2.02	0.043	.9881219	.9998105
sex |	.9690122	.072905	−0.42	0.676	.8361572	1.122976
_cons |	5.664967	1.160719	8.46	0.000	3.791325	8.464547

Random-effects Parameters	|	Estimate	Std. Err. [95% Conf. Interval]	
center: Independent	|			
var(group)|		.0055192	.0091118	.0002171	.1403307
var(_cons)|		.0013694	.02089	1.42e-16	1.32e+10

LR test vs. logistic regression:　　chi2(2)=　　3.42　　Prob> chi2=0.1813

二、二步法 IPD Meta 分析

二步法 IPD Meta 分析需要使用 ipdmetan 命令和 logit 或 logistic 命令。选择固定效应模型,采用二步法进行 Meta 分析,命令如下:

```
ipdmetan, study(center) or nograph: logistic y
group age sex
```

结果显示研究间没有出现异质性(Cochran Q=9.97,P=0.353),合并效应量结果 OR 为 0.433(95% CI:0.373-0.504),P<0.001,差异有统计学意义,说明干预组发生事件的风险是对照组的 43.3%。具体结果如下:

Meta-analysis pooling of main(treatment)effect estimate y:group
using Fixed-effects

center	Odds Ratio	[95% Conf. Interval]		% Weight
1	0.363	0.209	0.630	7.53
2	0.562	0.374	0.843	13.87
3	0.357	0.191	0.666	5.88
4	0.306	0.206	0.485	12.52
5	0.268	0.144	0.497	5.99
6	0.375	0.234	0.599	10.37
7	0.537	0.376	0.767	18.03
8	0.513	0.337	0.782	12.95
9	0.560	0.304	0.998	6.86
10	0.393	0.212	0.729	6.00
Overall effect	0.433	0.373	0.504	100.00

Test of overall effect=1:　　z=−10.828　　p=0.000

Heterogeneity Measures

	Value	df	p-value
Cochran Q	9.97	9	0.353
I? （%）	9.7%		
Modified H?	0.107		
tau?	0.0065		

I? ＝between-study variance(tau? as a percentage of total varianceModified H? ＝ratio of tau? to typical within-study variance

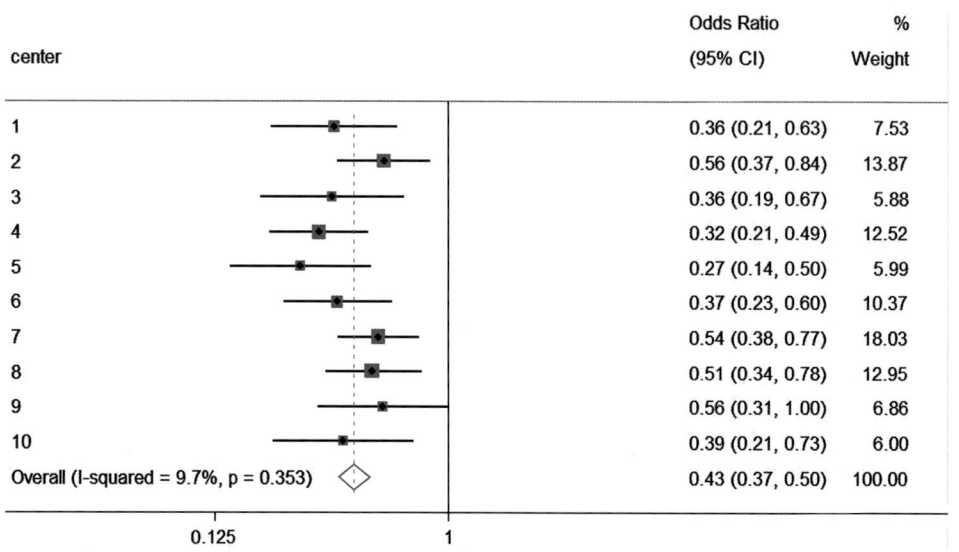

图 37-6　IPD Meta 分析的森林图

可以使用 ipdmetan 命令绘制森林图（图 37-6），其命令为：

> ipdmetan, study（center）or graph：logistic y group age sex

第四节　数值数据的 IPD Meta 分析

数值数据的 IPD Meta 分析主要包括：

（1）一步法：采用多水平混合效应模型，使用 xtmixed 或 mixed 命令实现；

（2）二步法：①采用协方差分析方法，使用 anova 联合 metan 命令实现；②采用方差倒数法，使用 ipdmetan 联合 regression 命令实现。

实例数据"ipdmetan_example. dta"，该数据是 ipdmetan 命令自带数据，可以从 http：//fmwww. bc. edu/repec/bocode/i/ipdmetan_example. dta 下载；或者在联

网的情况下，在 Stata 窗口输入以下命令

> use http：//fmwww. bc. edu/repec/bocode/i/ipdmetan_example. dta
> save e：\ipdmetan_example. dta

部分数据见表 37-1。

该数据纳入 9 个研究中心的 1642 个对象。包括 8 个变量，其中变量"patid"为患者 ID；"trialid"表示研究中心 ID；"group"表示患者接受的效应，分为治疗组（用 0 表示）和对照组（用 1 表示）；"sex"表示患者的性别；"age"表示患者的年龄；region 表示不同地区（城市用 1 表示，农村用 2 表示）；"tcens"是连线型数据，假定其为终点指标。"fail"为二分类的终点结局指标（0 表示治疗失败，1 表示治疗成功）。

一、一步法 IPD Meta 分析

一步法 IPD Meta 分析基于多水平混合效应模型，

表 37-1 数值数据 IPD Meta 分析的数据类型

trialid	region	patid	trt	tcens	fail	sex	age
London	Europe	1	Treatment	0.801078	1	Male	56.1516
London	Europe	2	Control	0.415015	1	Female	48.28681
London	Europe	3	Control	0.070133	0	Female	49.6306
London	Europe	4	Control	1.464558	1	Female	49.79145
London	Europe	5	Control	0.964257	1	Male	55.53068
London	Europe	6	Control	1.405285	1	Male	45.50466
London	Europe	7	Treatment	0.218094	1	Female	54.04535
London	Europe	8	Control	0.191493	1	Female	43.3045
London	Europe	9	Treatment	1.350229	1	Female	54.277
London	Europe	10	Treatment	0.162563	0	Male	40.26462
London	Europe	11	Control	0.108557	1	Male	39.30291
London	Europe	12	Treatment	0.287025	0	Male	67.06324
London	Europe	13	Control	0.681909	0	Female	41.8801
London	Europe	14	Treatment	0.130435	0	Female	52.71417
London	Europe	15	Treatment	0.031159	1	Female	53.22226
London	Europe	16	Treatment	0.079303	1	Female	54.45845
London	Europe	17	Treatment	0.717816	0	Female	50.5465
London	Europe	18	Treatment	0.557346	1	Male	60.89191
London	Europe	19	Treatment	0.220155	1	Male	45.0506
London	Europe	20	Treatment	0.130676	1	Male	37.84387

使用 xtmixed 命令,具体语法见第二节。分析步骤:(1)运行空模型,确定数据存在明显相关,才有必要开展多水平混合效应模型;(2)运行多水平混合效应模型。

(一) 空模型

本例终点指标为"tcens"(连线型数据),定义为"y",构造一个没有任何协变量、只有一个随机截距的空模型(二水平混合效应模型):

$$\begin{cases} y_{ij} = \alpha_{1i} + \varepsilon_{ij} \\ \alpha_{1i} = \gamma_1 + u_{1i} \end{cases}$$

其中 y_{ij} 为第 i 个研究第 j 个受试者得到的数值。α_{1i} 为随机效应,说明不同中心的患者有不同的"tcens"值,$\alpha_{1i} = \gamma_1 + u_{1i}$,$\gamma_1$ 表示所有中心的平均值;u_{1i} 表示第 i 个研究的"tcens"值与平均值的差异,其服从正态分布 $u_{1i} \, N(0, \sigma_u^2)$。$\varepsilon_{ij}$ 表示第 i 个研究第 j 个受试者的随机误差。

将数据导入,其命令为:

> Use 地址\ipdmetan_example.dta,replace

点击"statistics→Multilevel mixed effect models→Mixed-effects linear regresssion"。打开"Mixed-effects linear regresssion"页面后,具体操作见图 37-7。

也可以使用命令运行空模型,其命令为:

> xtmixed tcens,|| trialid:,mle

结果如下:

```
Mixed-effects ML regression              Number of obs=1642
Group variable:trialid                   Number of groups=9
Obs per group:min=69
                                         avg=182.4
                                         max=443
Wald chi2(0)=        .
Log likelihood=−1561.7561                Prob>chi2=        .
-------------------------------------------------------------------
tcens |       Coef.    Std. Err.      z      P>|z|   [95% Conf. Interval]
```

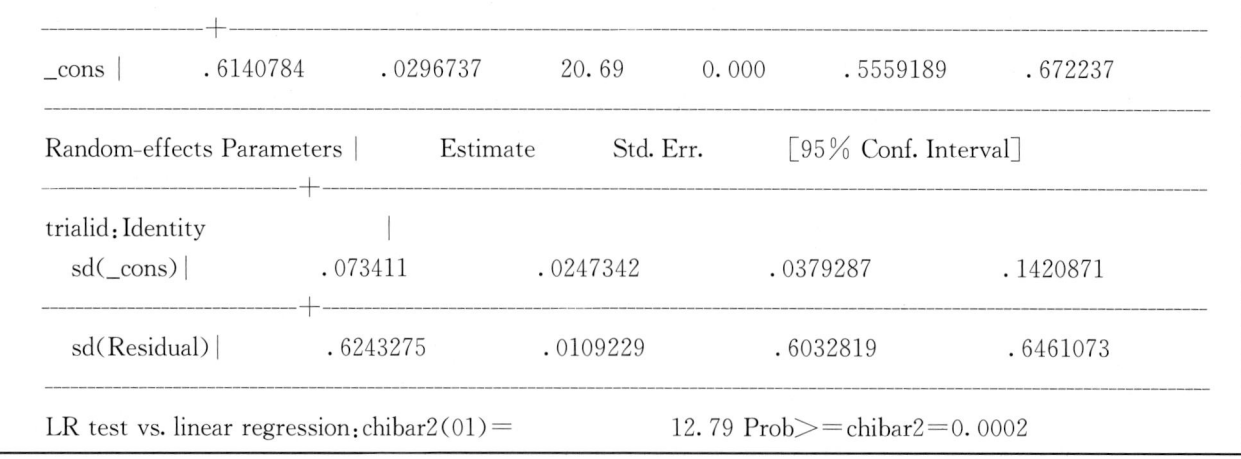

_cons	.6140784	.0296737	20.69	0.000	.5559189	.672237

Random-effects Parameters	Estimate	Std. Err.	[95% Conf. Interval]	
trialid: Identity				
sd(_cons)	.073411	.0247342	.0379287	.1420871
sd(Residual)	.6243275	.0109229	.6032819	.6461073

LR test vs. linear regression: chibar2(01) =　　　　　12.79 Prob>=chibar2=0.0002

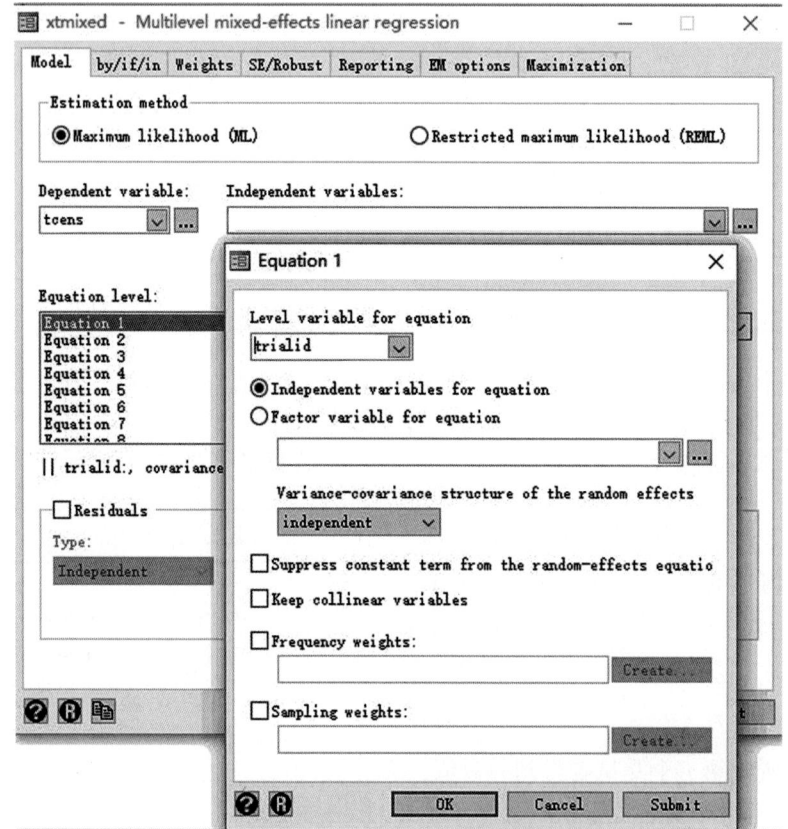

图 37-7　多水平混合效应模型的空模型

空模型结果显示固定效应的截距估计值为 0.6140784,随机效应的方差估计值为 0.073411。ICC 通过下列命令得到:dis 0.073411/(0.073411＋3.289^2/3)。结果为 0.0199527,提示 1.99527%的变异由研究引起,存在一定的相关,需要使用多水平模型分析。

(二) 多水平混合效应模型

这里假定考虑患者的性别、年龄会对最终的效果造成影响,因此建立以下的多水平混合效应模型:

$$\begin{cases} y_{ij} = \gamma_0 + \beta_{1i}\,\text{group} + \beta_2\,\text{sex} + \beta_3\,\text{age} + \varepsilon_{ij} \\ \beta_{1i} = \gamma_1 + u_{1i} \end{cases}$$

第一行表示第一层模型,说明组别、性别和年龄对治疗效果均有影响,其中(不同中心的)性别和年龄对治疗效果的影响是一致的,其效应分别用 β_2 和 β_3 表示。(不同中心的)组别对治疗效果的影响不一致,用 β_{1i} 表示每个中心 i 的随机治疗效应;γ_1 表示所有中心的平均治疗效应;u_{1i} 表示第 i 个研究的单独治疗效应(第 i 个研究与平均治疗效应的差异)。其操作步骤见图 37-8。

也可以使用命令运行该模型,其命令为:

```
xtmelogit　y group age sex || center:group
```

"‖"的左边表示第一层模型，"‖"的右边表示随机　　　机效应。运行结果如下：
效应方程。"center：group"表示研究中心与干预为随

Mixed-effects ML regression						
Group variable：trialid		Number of obs＝1642				
Obs per group：min＝69		Number of groups＝9				
		avg＝182.4				
		max＝443				
		Wald chi2(3)＝4.74				
Log likelihood＝－1551.1330		Prob＞chi2＝0.1918				

tcens	Coef.	Std. Err.	z	P>|z|	[95% Conf. Interval]	
trt	－.0330963	.0624097	－0.53	0.596	－.1554171	.0892246
sex	－.0252908	.0306322	－0.83	0.409	－.0853288	.0347471
age	.0040302	.0020602	1.96	0.050	－6.79e-06	.0080691
_cons	.4632507	.1209330	3.83	0.000	.2262262	.7002752

Random-effects Parameters	Estimate	Std. Err.	[95% Conf. Interval]	
trialid：Identity				
sd(R.trt)	.1117542	.0252516	.0717678	.1740197
sd(Residual)	.6178842	.0108378	.5970035	.6394951

LR test vs. linear regression：chibar2(01)＝	30.95 Prob>＝chibar2＝0.0000

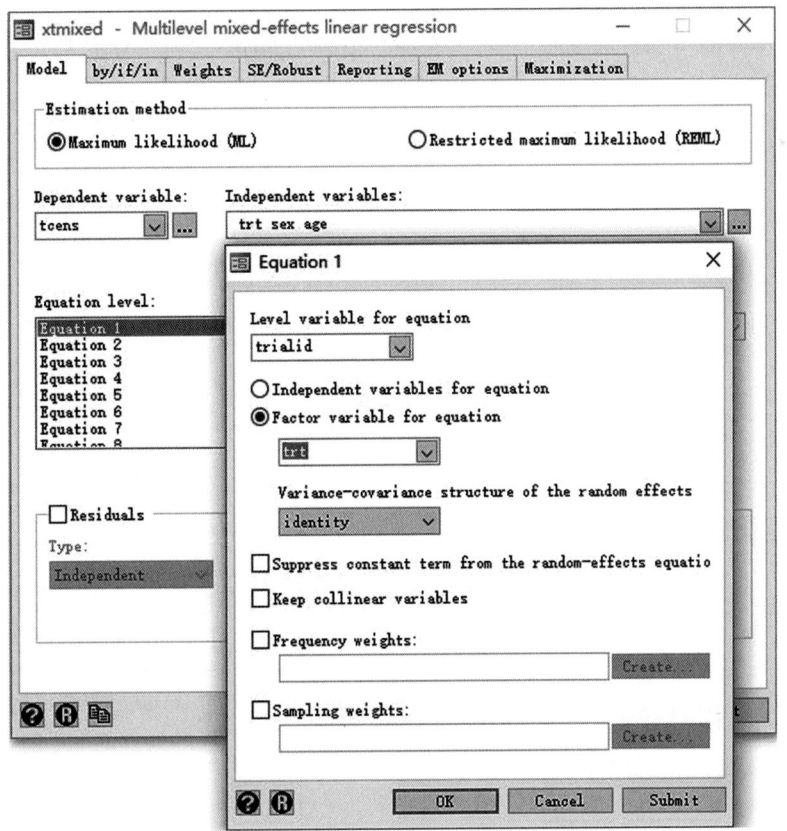

图 37-8　多水平混合效应模型的一般模型

677

如果在模型中考虑不同中心的影响,使用以下命令建立模型:

```
xtmixed tcens trt sex age i. trialid, || trialid:R. trt, covariance(identity)
```

```
Mixed-effects ML regression              Number of obs＝1642
Group variable:trialid                   Number of groups＝9
Obs per group:min＝69
                                         avg＝182. 4
                                         max＝443
Wald chi2(11)＝19. 20
Log likelihood＝－ 1545. 547              Prob＞chi2＝0. 0576
```

tcens	Coef.	Std. Err.	z	P＞|z|	[95% Conf. Interval]	
trt	－.0248636	.0470099	－ 0.53	0.597	－.1170012	.0672741
sex	－.0241919	.0306139	－ 0.79	0.429	－.0841941	.0358102
age	.0039851	.0020594	1.94	0.053	－.0000512	.0080213
trialid						
2	.1046281	.1000587	1.05	0.296	－.0914834	.3007397
3	－.048036	.1037067	－ 0.46	0.644	－.2514934	.1554213
4	－.0892512	.1132379	－ 0.79	0.430	－.3011934	.1326911
5	.0306618	.0959666	0.32	0.749	－.1574292	.2187528
6	.2009826	.0946088	2.12	0.034	.0155528	.3764124
7	.1784677	.0902996	1.98	0.048	.0014837	.3554516
8	.0489568	.0995134	0.49	0.623	－.1460859	.2439995
9	.0326537	.1018218	0.32	0.748	－.1669133	.232221
_cons	.3994045	.1329653	3.00	0.003	.1377972	.6600117

Random-effects Parameters	Estimate	Std. Err.	[95% Conf. Interval]	
trialid:Identity				
sd(R. trt)	.0715493	.0210634	.0401809	.1274062
sd(Residual)	.6176455	.0108273	.5967848	.6392354

```
LR test vs. linear regression:chibar2(01)＝          9. 05 Prob＞＝chibar2＝0. 0013
```

二、两步法 IPD Meta 分析

联合 ipdmetan 命令和 regress 命令进行二步法 IPD Meta 分析。选择固定效应模型,命令如下:

```
ipdmetan,study(trialid)nograph:regress    tcens
trt age sex
```

结果显示研究间出现异质性(Cochran Q＝9.97,P ＝0.353),因此采用随机效应模型,命令如下:

```
ipdmetan, study ( trialid ) nograph random:re-
gress tcens trt age sex
```

合并效应量结果 OR 为－ 0.042(95%CI:－ 0.172, 0.089),P＝0.530＞0.05,差异没有有统计学意义。具体结果如下:

Meta-analysis pooling of main(treatment)effect estimatetrt

using Random-effects;DerSimonian-Laird estimator

Trial name	Effect	[95% Conf. Interval]		% Weight
1	−0.099	−0.255	0.057	11.86
2	−0.057	−0.277	0.162	10.17
3	−0.276	−0.472	−0.080	10.81
4	−0.145	−0.352	0.062	10.51
5	−0.306	−0.504	−0.107	10.75
6	0.308	0.143	0.494	11.35
7	0.139	0.019	0.259	12.75
8	0.029	−0.148	0.206	11.32
9	−0.032	−0.240	0.175	10.49
Overall effect	−0.042	−0.172	0.089	100.00

Test of overall effect=0: z= −0.627 p=0.530

Heterogeneity Measures

	Value	df	p-value
Cochran Q	37.28	8	0.000
I? (%)	79.1%		
Modified H?	3.786		
tau?	0.0300		

I? =between-study variance(tau? as a percentage of total variance Modified H? =ratio of tau? to typical within-study variance

使用 ipdmetan 命令绘制森林图(图 37-9),其命令为:

ipdmetan,study(trialid)graph random:regress tcens trt age sex

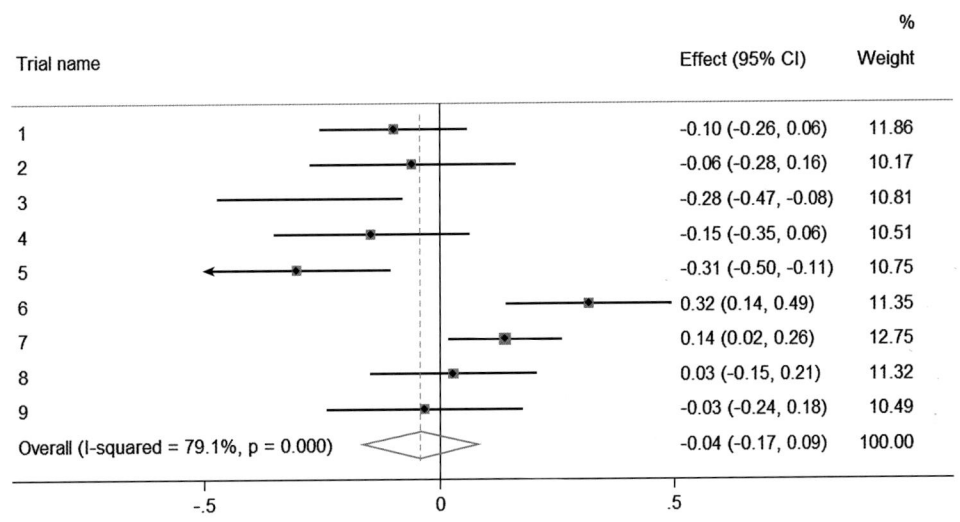

图 37-9 IPD Meta 分析的森林图

小　结

高质量 IPD Meta 分析被认为是医疗干预措施效果系统评价的金标准：①与常规 Meta 分析相比，IPD Meta 分析收集每个试验的个体病例数据，减少了常规 Meta 分析中常见的发表偏倚和异质性。②IPD Meta 分析可灵活开展亚组分析，根据研究假设分析产生异质性的原因。如：患者年龄可能是影响疗效的重要因素，但很多研究未报道不同年龄段患者的疗效结果，故常规 Meta 分析不能对年龄进行亚组分析，IPD Meta 分析则可解决该问题。③传统 Meta 分析，只能获得总体效应值或特定变量的亚组分析，而 IPD Meta 分析可收集每个中心的原始数据，等同于多中心研究，故可使用更加灵活的统计分析方法，对不同研究中心的因素进行校正后估计各处理组的效应。

IPD Meta 分析同时也存在多方面的挑战：①检索文献、获取原始数据困难。IPD Meta 分析需全面搜索在研和完成的、发表和未发表的试验；需全面检索电子数据库、会议摘要，并联系相关试验研究者等；不同范围和强度的检索会导致发表偏倚并影响结果的可靠性；获得到文献后，还需联系作者获取原始数据，原始文献作者常因保密或知识产权等原因不愿提供原始数据，一定程度影响了 IPD Meta 分析的广泛使用。②IPD Meta 分析的报告要遵从规范的标准，否则会严重影响 IPD Meta 分析的质量。IPD Meta 分析和常规 Meta 分析存在一定差异，专家们为规范 IPD Meta 分析的流程，起草了单个病例数据系统评价/Meta 分析优先报告条目（PRISMA-IPD），增加了 IPD Meta 分析制作过程的透明度，提高了 IPD Meta 分析的质量。③IPD Meta 对数据及数据分析方法要求较高。若试验研究者提供的数据出现错误或缺失，需联系试验研究者获取更新的数据，或采用缺失数据填补方法进行处理。IPD Meta 分析使用统计学模型（如混合效应模型）合并试验结果，需结合研究的目的、设计方案、数据的特点等选择合适的模型开展分析。由于 IPD Meta 分析的分析方法比较复杂，特别是一步法，故开展 IPD Meta 分析，需要统计专家的参与。

（陈新林）

参 考 文 献

1. 张天嵩,董圣洁,周支瑞. 高级 Meta 分析方法—基于 Stata 实现. 上海：复旦大学出版社,2015:261-303
2. 陈峰. 现代医学统计方法与 STATA 应用. 中国统计出版社,1999
3. 张天嵩,钟文昭. 实用循证医学方法学. 第二版. 长沙：中南大学出版社,2014
4. 王济川,谢海义,姜宝法. 多层统计分析模型-方法与应用. 北京：高等教育出版社,2008:44
5. 艾艳珂,文天才,何丽云,等. 单个病例数据 Meta 分析在中医药疗效评价中应用的思考. 环球中医药,2015,8(2):190-194
6. 赵晔,葛龙,张珺,等. 单个病例数据系统评价/Meta 分析优先报告条目简介. 中国药物评价,2015,32(5):262-265
7. Stewart LA, Clarke M, Rovers M, et al. PRISMA-IPD Development Group. Preferred Reporting Items for Systematic Reviewand Meta-Analyses of individual participant data：the PRISMA-IPD Statement. JAMA,2015,303(16):1657-1665
8. Crowther MJ, Look MP, Riley RD. Multilevel mixed effects parametric survival models using adaptive Gauss-Hermite quadrature with application to recurrent events and IPD meta-analysis. Stat Med,2014,33(22):3844-3858
9. Riley RD, Lambeit PC, Abo-Zaid G. Meta-analysis of individual participant data：rationale, conduct, and reporting. BMJ,2010,340: c221
10. Tudor Smith C, Williamson PR, Marson AG. Investigating heterogeneity in an individual patient data meta-analysis of time to event outcomes. Statist Med,2005,24(9):1307-1309
11. Higgins JPT, Whitehead A, Turner RM, et al. Meta-analysis of continuous outcome data from individual patients. Statist Med, 2001,20(15):2219-2241
12. Xtmixed-multilevel mixed-effects linear regression. http://www.stata-press. com/manuals/statal0/xtmixed. pdf
13. Stefano Occhipinti. Mixed Modelling using Stata. http://www.griffith. edu. au/_ data/assets/pdf _ file/0011/439346/Stata _ mixed_intro-1. pdf
14. Evangelos K, David R. Ipdforest：Stata module to produce forest plot for individual patient data IPD meta-analysis. http://econpapers. repec. org/software/bocbocode/s457616. htm
15. Alderson P, Green S, Higgins JPT. Cochrane reviewers' handbook 4. 2. 3, section 9. 2. http://www. cochrane. dk/cochrane//handbook/hbook. htm
16. 孙鑫,王莉,李幼平. 使用个体病例数据进行 Meta 分析评价医疗干预措施的效果. 中国循证医学杂志,2010,10(8):998-1003

第 38 章 剂量-反应 Meta 分析

第一节 绪　　论

一、剂量-反应 Meta 分析的概念

流行病学研究的一项重要任务是探讨或建立暴露/干预与疾病结局的因果关系(cause-and-effect relationship)。多数情况下,个体间潜在危险因素的暴露/干预水平因内在或外在原因差异较大,而不同的暴露/干预水平对结局指标可能效应不同。我们把探讨不同水平下的暴露/干预与结局指标的动态关系称为剂量-反应关系(dose-response relationship);而将针对相同临床或公共卫生问题的不同研究的这种剂量-反应关系加权合并,以获得"平均"剂量效应的方法称为剂量-反应 Meta 分析(dose-response meta-analysis,DRMA)。广义上讲,DRMA 既可用于探讨不同剂量下自变量暴露与因变量之间的因果关系;也可用于探讨它们之间的相关关系。

二、剂量-反应 Meta 分析的分类

按照自变量与因变量之间潜在剂量-反应趋势,可将 DRMA 分为线性、分段线性、或非线性 3 种;根据研究目的可将其分为分析性 DRMA 和相关性 DRMA。如:探讨睡眠时间与全因死亡率之间的因果关系可归类为分析性 DRMA;探讨肿瘤发病率随时间变化的趋势可归类为相关性 DRMA;根据自变量数据类型,可将其分为连续性变量的 DRMA 及离散型变量的 DRMA;根据因变量数据类型,可将其分为二分类结局 DRMA 和连续性结局 DRMA。不同类型的 DRMA 分析方法各不相同,分析性 DRMA 应用最广泛,当前关于 DRMA 的理论研究也主要集中在分析性 DRMA。本章介绍分析性 DRMA 的基本理论及软件操作。注意:分析性 DRMA 理论上不宜纳入描述性研究,因为描述性研究无法进行因果关系推断。

第二节 线性剂量-反应 Meta 分析

1992 年南加利福利亚大学教授 Greenland S 提出线性模型是最早用于 DRMA 的方法,其核心是将原始研究中不同分层的剂量数据看作为连续性。这种方式不仅克服了分层合并时带来的精度低的缺陷,也避免了分层合并方法的错误前提假设——每层效应量之间的独立性假设。为了方便说明,我们引入一组数据。表 38-1 给出的是典型的剂量-反应关系数据,不妨假设该数据基于病例-对照研究。

一、简单线性模型

关于单篇研究内自变量水平与因变量的剂量效应关系,Greenland S 引入一个简单线性回归函数来表示:

表 38-1　剂量-反应 Meta 分析数据类型

ID	暴露水平(Dose)	发生例数(C)	总人数(T)	效应量(E)	置信区间(CI)
1	$\leqslant$L1	N1	M1	Reference	Reference
2	L1-L2	N2	M2	RR2	RR2$\pm$Za/2 $*$ SE2
3	L2-L3	N3	M3	RR3	RR3$\pm$Za/2 $*$ SE3
4	$\geqslant$L4	N4	M4	RR4	RR4$\pm$Za/2 $*$ SE4

注:其中,SE 表示标准误,Za/2 表示检验水准,Reference 表示参照组。假设 C、T 分别表示整体发生例数及总人数,即:$C=N_1+N_2+N_3+N_4(1)$;$T=M_1+M_2+M_3+M_4(2)$。

$$Y=\alpha+\beta X+\varepsilon$$

Y 表示因变量相对危险度的对数（LogRR），X 表示自变量暴露水平，即剂量，β 为自变量的解释系数，α 表示截距，ε 则表示随机误差。进行对数转换的目的是尽可能使转换后的分布接近于正态分布。我们感兴趣的期望值 $E(Y)=\alpha+\beta X$。当结局指标为连续性变量时，无需对 Y 进行对数转换。Y 和 X 可以从原始文献中提取获得，需解决的未知量则是 α 和 β。可通过广义最小二乘法、加权最小二乘法或最大似然估计等方法获取 α 和 β 的估算值：

$$\hat{\beta}=(X'N^{-1}X)^{-1}(X'N^{-1}Y)$$

在广义最小二乘法下，其中 N 是效应量 Y 的相关性矩阵，在加权最小二乘法下，N 表示权重矩阵。计算每个纳入研究的 α 和 β 是剂量-反应 Meta 分析的第一步，我们称之为"first-stage"。实际上，可将所有纳入研究当作一个整体，直接计算这个整体的平均 α 和 β，就可以获得合并后的剂量-反应关系，即所谓的"一步法"（One-stage approach）的 DRMA。对"二步法"（Two-stage approach），在前面我们提到的"first-stage"基础上，假设我们纳入多篇针对相同临床问题的研究，并且我们以 $i=1,2,3\cdots$ 表示纳入研究个数，以 $j=1,2,3\cdots$ 表示暴露水平的分层数。可用如下形式反映自变量与因变量之间的联系：

$$\begin{bmatrix} y_{11} & \cdots & y_{1j} \\ \vdots & \ddots & \vdots \\ y_{i1} & \cdots & y_{ij} \end{bmatrix}=\begin{bmatrix} \alpha_1 \\ \vdots \\ \alpha_i \end{bmatrix}+\begin{bmatrix} x_{11} & \cdots & x_{1j} \\ \vdots & \ddots & \vdots \\ x_{i1} & \cdots & x_{ij} \end{bmatrix}\times\begin{bmatrix} \beta_1 \\ \vdots \\ \beta_i \end{bmatrix}+\begin{bmatrix} \varepsilon_1 \\ \vdots \\ \varepsilon_i \end{bmatrix}$$

通过估算出每个纳入研究的 β，再通过固定或随机效应模型将其加权合并，就可以获得整体的平均线性剂量-反应关系（$\hat{\beta}$），即当暴露剂量每增加一个单位，对应的疾病发生风险就增加 $\hat{\beta}$ 个单位。也可通过对暴露剂量取任意合理范围的值，乘以 $\hat{\beta}$ 获得相对应的疾病发生风险。

二、分段线性剂量-反应 Meta 分析

在实际中许多暴露与结局并非完全呈现出线性关系，而是以更复杂的关联形式出现。这时线性模型无法很好地反映暴露与结局之间的剂量-反应关系，需借助更灵活的方式去解决。分段线性模型在 DRMA 中的应用 2015 年最早由我国学者提出，该模型通过插入节点，按照数据分布特点将线性趋势分为多个片段，使每个片段内的线性趋势符合该段数据的分布以提高模型的拟合效果。模型可用以下公式反应：

$$Y=\alpha+\beta_{1j}X_j+\varepsilon$$

对截距的保留与否可根据临床经验进行判断。其中，$j=1,2,3$ 表示分段的个数。此处使用下标 1 表示

纳入的第一篇研究，以此类推。为方便说明，我们引入字母 $k=j-1$ 表示节点。如：我们在暴露剂量上插入 1 个节点（$k=1$），则可将暴露剂量分为两个片段（$j=2$），节点左边的一个片段和节点右边的片段。此时两个片段可能有不同的线性趋势，即节点左边的回归系数（$\beta_{1左}$）和右边的回归系数（$\beta_{1右}$）不同。若我们以统计学的方法推断出两个系数相等，该模型就变为上述简单线性模型。注意：无论两个回归系数是否相等，它们截距相同。

同样我们可通过广义最小二乘法、加权最小二乘法等获取 β_{1j} 的估计值。若将所有纳入研究当作一个整体，再用这个模型估算出的平均 β_{1j}，可获取"一步法"下的剂量-反应关系。对"二步法"，与线性模型的合并存在一定区别。原因是此处存在两个回归系数，而将每篇研究的这两个系数单独合并获取平均剂量-反应关系的做法有问题。当模型存在 $\geqslant2$ 个回归系数时，需要考虑系数之间的相关性，即 $\beta_{1左}$ 和 $\beta_{1右}$ 是相互影响的。只有将他们之间的相关性通过统计方法调整后才能进行合并。解决方法是使用多元正态分布假设，即 $\beta_{1左}$ 和 $\beta_{1右}$ 分别以 $\hat{\beta}_{1左}$ 和 $\hat{\beta}_{1右}$ 为均值，以 $\sigma_{1左}^2$ 和 $\sigma_{1右}^2$ 为方差的正态分布，且考虑 $\sigma_{1左}^2$ 和 $\sigma_{1右}^2$ 之间的相关性。但实际上这种正态分布的假设目前仍存争议，因尚无现存证据支持这种假设，成为多参数二步法的缺陷之一。

同样，我们以 $i=1,2,3\cdots$ 表示纳入研究个数，假设插入 1 个节点，并以下标 1 和 2 表示上述的左和右，固定效应模型下的多元正态假设表达式如下：

$$\begin{pmatrix} \beta_{11i} \\ \beta_{12i} \end{pmatrix}\sim N\left(\begin{pmatrix} \theta_{1i} \\ \theta_{2i} \end{pmatrix},\Sigma_i\right),\Sigma_i=\begin{pmatrix} \sigma_{11}^2 & \sigma_{11}\sigma_{12}\rho \\ \sigma_{11}\sigma_{12}\rho & \sigma_{12}^2 \end{pmatrix}$$

其中 ρ 表示 σ_{11}^2 和 σ_{12}^2 之间的相关性。我们称这种情况为多参数剂量-反应 Meta 分析，该部分内容相对比较复杂，此处不对其深入介绍。如果使用"一步法"，则无需使用这种假设模型。

第三节　非线性剂量-反应 Meta 分析

当线性模型和分段线性模型均不能很好地反映自变量与因变量之间的剂量-反应关系时，需借助更灵活的非线性模型。非线性函数理解起来较线性困难。基于非线性模型自身特点，即要求各个数据点连接成光滑的曲线，故非线性模型只适用于自变量为连续性变量的情况，对自变量为离散性数据时，理论上不能使用非线性模型去拟合趋势，可使用分段线性模型解决，且随着插入的节点增加时，分段线性模型的预测结果越接近非线性模型的结果。下面介绍几种剂量-反应

Meta分子中常用的非线性模型。

一、自然多项式模型

2009 年美国麻省理工学院生物统计学者 Liu Q 首次将非线性模型用于剂量-反应 Meta 分析,所使用的非线性模型为多项式函数,即在简单线性函数的基础上加入一个二次项。模型简化后的表达式如下:

$$Y = \beta_1 x + \beta_2 x^2 + \varepsilon$$

表示相对于参照剂量水平,不同剂量暴露对应结局的发生风险。该模型仍采用广义最小二乘法估计 2 个回归参数,可通过上述一步法或二步法获取合并后的平均剂量-反应关系。可继续在该模型基础上加入高次项,如 x^3 以继续提高模型的拟合程度。理论上,加入高次项越多,在样本量足够大的情况下,模型的拟合越接近真实趋势。原因是次数越高,结果精确度越高。但统计学家们发现了一个意外现象:即随着模型次数越高,曲线中间部分拟合效果越逼近真实趋势;但曲线两端会出现较大"噪音"波动,称为 Runge 现象,原因是计算机在迭代计算过程使用四舍五入规则,数据在舍入后继续进行平方甚至立方后,会越来越偏离原始结果。

二、限制性立方样条函数模型

2011 年瑞典卡罗林斯卡医学院 Orsini N 教授提出使用限制性立方样条函数进行更精确的拟合模型:通过类似于分段线性模型的方式插入节点,使每两个节点间的片段单独成为一个次数不超过 3 的多项式函数,这些片段在节点处能光滑的连接起来。该模型对趋势逼近的首尾两端进行限制,即对首尾节点两端的趋势限制为线性,尽管限制损失了部分精确度,但可有效避免前面提及的 Runge 现象。表达式如下:

$$Y = b_1 X_1 + \sum_{j=1}^{n-2} b_{1+j} X_j$$

$$X_j = \left\{ \mu_{j-1} - \mu_{n-1} \left(\frac{(k_n - k_{j-1})}{(k_n - k_{n-1})} \right) + \mu_n \left(\frac{(k_{n-1} - k_{j-1})}{(k_n - k_{n-1})} \right) \right\} / (k_n - k_1)^2$$

在这个样条中,X_1 等于原始暴露变量 X,其余的 X_i 则为 X 的函数,若 $X \leq k_i$,公式(16)则为 0,若 $k_j < X \leq k_{n-1}$,则 $X_j = (X - k_j)^3$,若 $k_{n-1} < X \leq k_n$,这 X_i 有两个立方项,即公式中存在 μ_{j-1} 和 μ_{n-1} 的两项,若 $k_n < X$,则公式有三个样条项,但三个立方项的和为 0。从公式及其含义中不难看出:第一个节点前和最后一个节点后的趋势均被限制为线性。

以 X 的分布上 10th(k_1),50th(k_2),90th(k_3)这 3 个节点为例:3 个节点将整个趋势分成 4 个小段,即 0th~10th,10th~50th,50th~90th,90th~100th。第一段内的 $X \leq k_1$,由公式可知,$\sum_{j=1}^{n-2} b_{1+j} X_j = 0$,整个趋势的第一段为线性,同理,最后一段也为线性,中间 2 段为最高次数为 3 的样条函数。

正是限制性立方样条函数的灵活性,使其对非线性逼近效果非常理想,通常情况下 3 次样条函数即可满足大多数非线性趋势的逼近。但对实际应用中的节点取值问题,目前仍无强力定论。理论上讲,节点个数越多越接近真实趋势,更能反映局部变动情况,但节点个数多时也可能导致过度逼近;节点个数少时,曲线平滑,更能反映整体的趋势走向。通常认为 3 到 7 个节点比较合理。值得注意的是:若样本量较大,建议增加节点个数;小样本量则建议尽可能用 3 个节点以保证结果的统计效能。借助下文第五小节所提到的拟合优度检验也可以帮助我们选择节点的个数。

三、灵活多项式函数模型

2004 年米兰大学统计学家 Royston P 等提出另一种较灵活的多项式模型,并将其用于剂量-反应 Meta 分析仍以 β 表示参数,x 表示暴露水平,以 p 表示次数,函数模型如下:

$$Y = \sum_{m=1}^{M} \beta_m x^{p_m} + \varepsilon$$

变量 M(1,2,3……)表示函数的项,若 M=1,表示该函数为单项式函数,若 M>1 则表示为多项式函数。通过 M 值的变化,灵活多项式函数因此并非单一的表达式,而是一个由单项式与多项式函数组成的家族。通常以 FP1(Flexible Polynomial,M=1)来表示单项式,FP2(Flexible Polynomial,M=2)来表示二项式,以此类推。若 M 和 p 均等于 1,该函数则为简单线性函数。通常在实际情况中,M 取值为 2 时(二项式)已可满足各种趋势的逼近。在上述基础上,可写出较直观的单项式和二项式表达式,二项式是在单项式基础上添加了一个形式类型的项,表达式分别如下:

$$FP1: Y = \beta_1 x^{p_1} + \varepsilon$$
$$FP2: Y = \beta_1 x^{p_1} + \beta_2 x^{p_2} + \varepsilon$$

FP1 通常用于线性关系或呈单调性分布(单调增或单调减)趋势的拟合,而 FP2 则用于更复杂趋势的拟合,如 U 型,J 型曲线。p 的取值是从预先设定的集合 P = {-2,-1,-0.5,0,0.5,1,2,3} 里选取。在 FP1 中,p_1 就有 8 种可能的组合,FP2 中,p_1 和 p_2 则有 36 种可能的组合。注意:该函数有种特殊情况,需要遵循

Box-Tidwell 转换原则：对 FP1，若 $p_i \neq 0$ 时 x^{p_i} 表示 x^p，若 $p_i = 0$ 时则 x^p 变为 lnx；对于 FP2，若 $p_1 = p_2 = p$，函数模型需转换为 $Y = \beta_1 x^p + \beta_2 (x^p \ln x)$。定义 x^p 为 $H(x)$，对于 FP1，若 p_1 取值分别为 $\{0,1,2\}$ 时，$H(x)$ 的函数表达式分别为 $\ln x, x, x^2$；对于 FP2，p 的取值为 $(0,1)$、$(1,1)$、$(1,2)$ 时 $H(x)$ 则分别为 $\ln x + x, x + x \ln x, x + x^2$。该函数对次数的选择较灵活，故称为灵活分段多项式。非线性模型的合并方式跟分段线性模型相同，详见上述分段线性模型内容。

四、其他模型

除上述常用非线性模型外，还可使用更多其他模型：如二次自然样条函数模型，即无需对样条函数进行首尾两端限制的低次（2次）非线性模型等，根据数据分布情况及研究者对结果要求的精确程度可进行适当选择。还有一些学者提出更复杂的非参数，半参数法逼近模型。但因其在循证及临床实践中非线性关系过于灵活，导致局部波动太大，理解比较困难，应用极少。在此不过多介绍。

上述提及的常用非线性模型的共同特点：即强制性将截距设置为零。实际上，这种处理方法存在一定有偏估计风险：截距起着吸收未知偏倚的作用，对于某些结局，如死亡，当暴露剂量为零时，Y 并不会等于零，因为此时死亡这个事件无论暴露与否仍会发生。因此，2016 年澳大利亚 Doi SA 教授和国内学者合作提出保留截距项的观点。通过加入截距项，能有效提高数据拟合的准确性。

五、线性和非线性关系的统计推断

模型选择对结果的预测影响重大。对一组数据，我们通常无法靠经验判断使用线性、分段线性、或非线性模型对其进行拟合。这时借助统计学方法非常有必要。下面介绍 3 种常用的方法选择模型。

（1）非线性检验。非线性检验又称 Wald 检验，实质是卡方检验。该检验的思想是：假设可能的剂量-反应关系为线性，即模型里高次项（≥ 2）的系数为零。我们假设 β_1 为线性项的回归系数，以此类推，β_2 为 2 次项系数，β_3 为 3 次项系数。则该零假设可如下表示：

$$H_0 : \beta_2 = \beta_3 = \beta_4 = \cdots = \beta_n$$

计算出零假设前提下的回归平方和（ESS）与残差平方和（RSS）的比（考虑自由度 k），再计算出相应 F 值，根据 F 界值表获取 P 值，推断接受或拒绝零假设。

$$F = \frac{ESS/k}{RSS/(n-k-1)}$$

（2）似然比检验。似然比检验的思想是分别构建线性模型和非线性模型的似然函数，获得两个似然函数值之比的统计量，再进行统计推断。该方法比非线性检验复杂，涉及包括极大似然估计法和贝叶斯统计思想，此处不做过多讲解，感兴趣的同行可参照数理统计学及贝叶斯统计相关内容。

（3）拟合优度。又称判定系数或决定系数。它是回归平方和（ESS）与总离均平方和（TSS）的比，其定义是：

$$R^2 = \frac{ESS}{TSS} = 1 - \frac{RSS}{TSS}$$

其取值范围在 0～1 之间，可用百分数表示。值越大，说明所选取的模型拟合效果越好。故可通过拟合优度来判断上文中限制性立方样条函数节点个数选择问题。通过分别构建 3 节点、4 节点、5 节点的限制性立方样条函数下的剂量-反应 Meta 分析模型，计算其对应的拟合优度，取拟合优度较大的一个作为最终模型。注意：模型或节点的选择不是只依赖统计学方法，结合临床实际问题也非常有必要。且往往临床实际对模型或节点的选择意义更重要。

第四节　软件的实现

剂量-反应 Meta 分析可由多款统计学软件实现，使用最多的 3 种软件为 Stata，SAS，及 R 软件。基于上述提及的"一步法"剂量-反应 Meta 分析，其他软件如 SPSS，Excel，MATLAB 等软件均可实现相关运算。更复杂的"二步法"DMRA 则需要可编程的软件实现。需提醒的是：最复杂的不一定是最好的。本节就详细介绍常用的 3 种可编程软件。

一、Stata 软件的实现

Stata 软件可进行不同类型的 DMRA 的数据分析，如灵活分段多项式模型（FP）、广义最小二乘趋势估算模型（GLST）、稳健标准误 Meta 回归模型（REMR）。本节主要介绍"二步法"下的 GLST 模型。

2006 年 Orsini N 教授提出 GLST 模型，是目前使用最广泛的剂量-反应 Meta 分析方法。该方法在 Stata 软件的使用需要安装 2 个程序：glst、xblc。安装命令如下：

```
ssc install glst
findit xblc
```

以 2016 年 Liu 等发表的关于睡眠时间与全因死亡率的剂量-反应 Meta 分析的数据为例对其进行展示。数据格式（部分）如下（表 38-2）：

表 38-2　部分纳入研究基本特征

作者	队列初始人群	研究类型	死亡例数	总人数	睡眠时间（小时）	相对危险度	控制的混杂因素
Bellavia A2014	年龄:45～79 岁,瑞典	队列	882	2982	5	1.18(1.09～1.28)	性别,年龄,身体质量指数,吸烟,饮酒,教育水平
			2812	13 094	6	1.09(1.04～1.15)	
			4599	27 891	7	Referent	
			4599	27 891	8	1.05(1.01～1.10)	
			5032	22 972	9	1.23(1.15～1.32)	
Cai H 2015	年龄:男性 40～74 岁,女性 40～70 岁,中国	队列	445	11 898	4～5	1.11(1.00～1.23)	教育水平,收入,吸烟,饮酒,饮茶,伴随疾病指数,夜班工作史,规律运动,身体质量指数,腰臀比
			927	25 910	6	1.06(0.97～1.16)	
			1048	30 044	7	Referent	
			1036	33 648	8	1.15(1.05～1.26)	
			285	6296	9	1.34(1.17～1.54)	
			265	4342	> 10	1.81(1.59～2.06)	
Chien KL 2010	年龄:35 岁以上,中国	队列	108	4816	≤ 5	1.15(0.90～1.46)	性别,年龄,身体质量指数,吸烟,婚姻状态,教育水平,职业,规律运动,家族史,基线患病情况
			165	9926	6	0.97(0.79～1.21)	
			215	13 787	7	Referent	
			240	14 943	8	1.04(0.86～1.27)	
			173	5119	≥ 9	1.34(1.08～1.67)	
Von Ruesten A 2012	年龄:35～65 岁,德国	队列	162	9282	< 6	1.30(1.10～1.55)	性别,年龄,睡眠障碍,吸烟,饮酒,步行,运动,受雇状态,教育水平,身体质量指数,健康状况
			376	36 006	6～7	0.96(0.85～1.09)	
			790	78 263	7～8	Referent	
			511	47 561	8～9	0.96(0.86～1.08)	
			203	13 276	> 9	0.97(0.83～1.14)	

按 GLST 模型的格式要求,对数据整理如表 38-3。因原始研究给出的睡眠时间多数是一个区间(如:8～9 小时),而不是确切的点估计数值,为了方便运算,我们通常将数值区间的中位数(如:8.5)当作"平均"睡眠时间,而对开放性区间(如:> 9 小时),可用相邻区间的宽度作为当前开放区间的宽度,再取中位数为"平均"剂量。也即本例中"> 9 小时"这个开放性区间的另一端可估算为 10,因为其相邻区间(8～9 小时)的宽度为 1。另一种估算办法是将 9 乘以 1.2 或 1.5 当作开放区间的另一端,再取估算区间的中位数当作"平均"剂量。注意:本例最短睡眠时间是 4.5 小时,且每篇纳入研究参照剂量水平并非为最低的睡眠时间,故需对数据进行中心化(通常做法为将所有剂量减去均值),并将参照剂量水平转化为最低的睡眠时间。转换方法详见下文第五节相关内容。

表 38-3　剂量-反应 Meta 分析的数据类型

id	author	rr	lb	ub	dose	cat	case	n	logrr	se	studyt
1	Ruesten	1	1	1	5.5	0	162	9282	0		Incidence-rate
1	Ruesten	0.73	0.59	0.91	6.5	1	376	36 006	− 0.304711	0.110543	Incidence-rate
1	Ruesten	0.76	0.64	0.91	7.5	2	790	78 263	− 0.274437	0.089792	Incidence-rate
1	Ruesten	0.73	0.59	0.9	8.5	3	511	47 561	− 0.304711	0.107724	Incidence-rate

续表

id	author	rr	lb	ub	dose	cat	case	n	logrr	se	studyt
1	Ruesten	0.74	0.59	0.94	9.5	4	203	13 276	− 0.301105	0.118818	Incidence-rate
2	Bellavia	1	1	1	5	0	882	2982	0		cum-incidence
2	Bellavia	0.92	0.84	1.02	6	1	2812	13 094	− 0.083382	0.049530	cum-incidence
2	Bellavia	0.85	0.78	0.92	7	2	4599	27 891	− 0.162519	0.042113	cum-incidence
2	Bellavia	0.89	0.81	0.97	8	3	4599	27 891	− 0.116534	0.045986	cum-incidence
2	Bellavia	1.04	0.94	1.16	9	4	5032	22972	0.038221	0.053648	cum-incidence
3	Breslow	1	1	1	5.5	0	74	473	0		cum-incidence
3	Breslow	0.73	0.57	0.95	7	1	152	1326	− 0.304711	0.130305	cum-incidence
3	Breslow	0.71	0.54	0.92	8	2	126	1137	− 0.34249	0.135922	cum-incidence
3	Breslow	0.9	0.61	1.32	9.5	3	30	221	− 0.105361	0.196924	cum-incidence
4	Burazeri	1	1	1	5	0	22	128	0		cum-incidence
4	Burazeri	1.41	0.83	2.38	7	1	97	526	0.34359	0.269807	cum-incidence
4	Burazeri	2.13	1.23	3.71	9	2	43	187	0.756122	0.281642	cum-incidence
5	Burazeri2	1	1	1	5	0	41	179	0		cum-incidence
5	Burazeri2	0.64	0.42	0.97	7	1	105	624	− 0.446287	0.213535	cum-incidence
5	Burazeri2	0.8	0.51	1.24	9	2	59	198	− 0.223044	0.226651	cum-incidence
6	Cai	1	1	1	4.5	0	445	11 898	0		cum-incidence
6	Cai	0.95	0.83	1.09	6	1	927	25 910	− 0.051293	0.069518	cum-incidence
6	Cai	0.9	0.81	1	7	2	1048	30 044	− 0.105361	0.053756	cum-incidence
6	Cai	1.04	0.9	1.19	8	3	1036	33 648	0.038221	0.071255	cum-incidence
6	Cai	1.21	1.02	1.43	9	4	285	6296	0.19062	0.086193	cum-incidence
6	Cai	1.63	1.38	1.92	10.5	5	265	4342	0.48858	0.084247	cum-incidence
7	Chen	1	1	1	4.5	0	107	414	0		cum-incidence
7	Chen	0.92	0.64	1.32	5	1	150	633	− 0.083382	0.184677	cum-incidence
7	Chen	0.88	0.63	1.24	6	2	226	1109	− 0.127833	0.172745	cum-incidence
7	Chen	1	0.75	1.33	7	3	230	993	0.0001	0.146141	cum-incidence
7	Chen	1.26	0.89	1.78	8	4	195	660	0.230112	0.176827	cum-incidence
7	Chen	1.66	1.12	2.45	9.5	5	78	191	0.506818	0.199687	cum-incidence
8	Chien	1	1	1	4.5	0	108	4816	0		Incidence-rate
8	Chien	0.84	0.58	1.22	6	1	165	9926	− 0.174353	0.189692	Incidence-rate
8	Chien	0.87	0.64	1.17	7	2	215	13 787	− 0.138262	0.153804	Incidence-rate
8	Chien	0.9	0.63	1.29	8	3	240	14 943	− 0.105361	0.182829	Incidence-rate
8	Chien	1.17	0.8	1.69	9.5	4	173	5119	0.157004	0.190787	Incidence-rate
9	Gale	1	1	1	6.5	0	63	69	0		cum-incidence
9	Gale	0.8	0.54	1.18	8	1	179	192	− 0.223044	0.199417	cum-incidence

续表

id	author	rr	lb	ub	dose	cat	case	n	logrr	se	studyt
9	Gale	1	0.71	1.41	9	2	373	403	0.0001	0.175024	cum-incidence
9	Gale	1.2	0.82	1.76	10	3	330	345	0.182322	0.194842	cum-incidence
9	Gale	1.3	0.84	2.01	11	4	144	151	0.262364	0.222578	cum-incidence
9	Gale	1.7	1.03	2.82	12.5	5	63	69	0.530628	0.256938	cum-incidence
10	Garde	1	1	1	5.5	0	170	276	0		cum-incidence
10	Garde	0.94	0.8	1.11	6.5	1	2049	3837	−0.061875	0.083548	cum-incidence
10	Garde	0.93	0.76	1.15	8.5	2	451	828	−0.072571	0.105665	cum-incidence
11	Goto	1	1	1	5.5	0	40	53	0		cum-incidence
11	Goto	0.38	0.2	0.74	6.5	1	65	226	−0.967584	0.333764	cum-incidence
11	Goto	0.53	0.24	1.17	7.5	2	199	495	−0.634878	0.40412	cum-incidence
12	Heslop	1	1	1	6.5	0	1803	4709	0		cum-incidence
12	Heslop	1	0.89	1.12	7.5	1	117	303	0.0001	0.058638	cum-incidence
12	Heslop	0.81	0.65	1.01	8.5	2	117	303	−0.210721	0.112434	cum-incidence
13	Hublin	1	1	1	6.5	0	303	1538	0		cum-incidence
13	Hublin	0.79	0.7	0.9	7.5	1	1161	7113	−0.235722	0.064112	cum-incidence
13	Hublin	0.98	0.82	1.18	8.5	2	290	1488	−0.020203	0.09285	cum-incidence
14	Hublin2	1	1	1	6.5	0	297	1500	0		cum-incidence
14	Hublin2	0.83	0.72	0.95	7.5	1	1188	7247	−0.18633	0.070718	cum-incidence
14	Hublin2	0.97	0.8	1.18	8.5	2	451	2381	−0.030459	0.099149	cum-incidence
15	Ikehara	1	1	1	4	0	70	2501	0		Incidence-rate
15	Ikehara	0.79	0.6	1.03	5	1	265	14 176	−0.235722	0.137856	Incidence-rate
15	Ikehara	0.84	0.65	1.07	6	2	1020	69 125	−0.174353	0.127156	Incidence-rate
15	Ikehara	0.78	0.61	0.98	7	3	2148	2E+05	−0.248461	0.120944	Incidence-rate
15	Ikehara	0.82	0.64	1.05	8	4	3304	2E+05	−0.198451	0.126298	Incidence-rate
15	Ikehara	0.88	0.68	1.12	9	5	1001	43 052	−0.127833	0.127296	Incidence-rate
15	Ikehara	1.09	0.85	1.41	10.5	6	730	18 724	0.086178	0.129112	Incidence-rate
16	Ikehara2	1	1	1	4	0	83	5183	0		Incidence-rate
16	Ikehara2	0.87	0.67	1.12	5	1	322	34 038	−0.138262	0.130075	Incidence-rate
16	Ikehara2	0.82	0.65	1.04	6	2	949	2E+05	−0.198451	0.119901	Incidence-rate
16	Ikehara2	0.78	0.63	0.97	7	3	1588	3E+05	−0.248461	0.110098	Incidence-rate
16	Ikehara2	0.91	0.72	1.14	8	4	2038	2E+05	−0.094301	0.11723	Incidence-rate
16	Ikehara2	1.03	0.81	1.30	9	5	597	37 576	0.029559	0.122642	Incidence-rate
16	Ikehara2	1.22	0.95	1.56	10.5	6	413	14 801	0.198851	0.126528	Incidence-rate
17	Kakizaki	1	1	1	5.5	0	1671	2E+05	0		Incidence-rate
17	Kakizaki	0.99	0.91	1.07	7	1	1074	83 530	−0.01005	0.041309	Incidence-rate

687

续表

id	author	rr	lb	ub	dose	cat	case	n	logrr	se	studyt
17	Kakizaki	1.06	0.96	1.17	8	2	3206	2E+05	0.058269	0.050467	Incidence-rate
17	Kakizaki	1.13	1.01	1.26	9	3	1117	52 157	0.122218	0.05642	Incidence-rate
17	Kakizaki	1.36	1.22	1.51	10.5	4	1379	37 066	0.307485	0.054404	Incidence-rate
18	Kim	1	1	1	4.5	0	747	4381	0		cum-incidence
18	Kim	0.9	0.83	0.99	6	1	2387	15 484	− 0.105361	0.04497	cum-incidence
18	Kim	0.87	0.81	0.94	7	2	3049	20 562	− 0.138262	0.037972	cum-incidence
18	Kim	0.93	0.85	1.02	8	3	2497	15 730	− 0.072571	0.046511	cum-incidence
18	Kim	1.03	0.94	1.14	9.5	4	930	5265	0.029559	0.049211	cum-incidence
19	Kim2	1	1	1	4.5	0	937	7460	0		cum-incidence
19	Kim2	0.92	0.81	1.05	6	1	2111	18 227	− 0.083382	0.066203	cum-incidence
19	Kim2	0.88	0.81	0.94	7	2	2662	24 149	− 0.127833	0.037972	cum-incidence
19	Kim2	0.89	0.81	0.98	8	3	2066	18 379	− 0.116534	0.048603	cum-incidence
19	Kim2	1.07	0.96	1.19	9.5	4	812	6047	0.067659	0.054791	cum-incidence
20	Magee	1	1	1	5.5	0	429	8308	0		cum-incidence
20	Magee	0.88	0.77	1	6	1	1016	27 796	− 0.127833	0.066676	cum-incidence
20	Magee	0.88	0.8	0.98	7	2	1803	54 335	− 0.127833	0.051772	cum-incidence
20	Magee	0.9	0.8	1.02	8	3	3302	92 789	− 0.105361	0.061977	cum-incidence
20	Magee	0.92	0.81	1.05	9	4	1088	27 111	− 0.083382	0.066203	cum-incidence
20	Magee	1.12	0.98	1.27	10.5	5	1144	17 471	0.113329	0.066129	cum-incidence
21	Mallon	1	1	1	5	0	18	96	0		cum-incidence
21	Mallon	0.91	0.27	3.11	7	1	129	758	− 0.094301	0.62347	cum-incidence
21	Mallon	1.82	0.48	6.82	9	2	18	52	0.598837	0.67701	cum-incidence
22	Mallon2	1	1	1	5	0	13	123	0		cum-incidence
22	Mallon2	1	0.58	1.73	7	1	78	765	0.0001	0.278793	cum-incidence
22	Mallon2	1.3	0.52	3.25	9	2	10	76	0.262364	0.467504	cum-incidence
23	Mesas	1	1	1	4.5	0	87	2508	0		Incidence-rate
23	Mesas	0.87	0.55	1.35	6	1	86	3080	− 0.138262	0.229071	Incidence-rate
23	Mesas	0.7	0.51	0.97	7	2	75	4077	− 0.356675	0.164004	Incidence-rate
23	Mesas	0.94	0.62	1.43	8	3	189	6977	− 0.061875	0.213095	Incidence-rate
23	Mesas	1.04	0.68	1.59	9	4	158	4193	0.038221	0.216687	Incidence-rate
23	Mesas	1.22	0.8	1.86	10	5	157	3088	0.198851	0.215238	Incidence-rate
23	Mesas	1.17	0.76	1.81	11.5	6	145	1862	0.157004	0.221372	Incidence-rate
24	Patel	1	1	1	4.5	0	330	3887	0		cum-incidence
24	Patel	0.92	0.8	1.05	6	1	1307	21 226	− 0.083382	0.069372	cum-incidence
24	Patel	0.93	0.82	1.04	7	2	1307	34 132	− 0.072571	0.060632	cum-incidence

续表

id	author	rr	lb	ub	dose	cat	case	n	logrr	se	studyt
24	Patel	1.03	0.89	1.18	8	3	1388	19 752	0.029559	0.071952	cum-incidence
24	Patel	1.3	1.1	1.52	9	4	413	3872	0.262364	0.082502	cum-incidence
25	Xiao	1	1	1	4.5	0	1420	6054	0		cum-incidence
25	Xiao	0.86	0.82	0.91	6.5	1	14 130	75 223	− 0.150823	0.026567	cum-incidence
25	Xiao	0.9	0.85	0.95	7.5	2	26 827	2E+05	− 0.105361	0.028374	cum-incidence
25	Xiao	0.96	0.88	1.04	9.5	3	1723	7653	− 0.040822	0.042617	cum-incidence
26	Qiu	1	1	1	4.5	0	649	1597	0		cum-incidence
26	Qiu	1.08	0.94	1.25	6	1	750	1868	0.076961	0.07271	cum-incidence
26	Qiu	1.03	0.89	1.19	7	2	577	1761	0.029559	0.074105	cum-incidence
26	Qiu	1.03	0.93	1.14	8	3	966	2876	0.029559	0.051938	cum-incidence
26	Qiu	0.98	0.83	1.15	9	4	307	966	− 0.020203	0.083088	cum-incidence
26	Qiu	1.12	0.99	1.28	10.5	5	1937	3591	0.113329	0.06554	cum-incidence
27	Ruigomez	1	1	1	6	0	44	291	0		cum-incidence
27	Ruigomez	1.2	0.81	1.79	8	1	143	780	0.182322	0.202283	cum-incidence
27	Ruigomez	1.65	0.92	2.96	10	2	37	148	0.500775	0.29811	cum-incidence
28	Rumble	1	1	1	4	0	5	19	0		cum-incidence
28	Rumble	0.89	0.37	2.14	7	1	227	767	− 0.116534	0.447727	cum-incidence
28	Rumble	1.43	0.45	4.58	11	2	9	22	0.357674	0.5919	cum-incidence
29	Stone	1	1	1	5.5	0	121	586	0		cum-incidence
29	Stone	1.13	0.87	1.45	7	1	771	3333	0.122218	0.130305	cum-incidence
29	Stone	1.05	0.84	1.30	8.5	2	575	2653	0.04879	0.113364	cum-incidence
29	Stone	1.35	1.02	1.78	9.5	3	287	1032	0.300105	0.142046	cum-incidence
29	Stone	1.66	1.22	2.26	10.5	4	167	491	0.506818	0.157277	cum-incidence
30	Suzuki	1	1	1	4.5	0	8	916	0		Incidence-rate
30	Suzuki	1.14	0.43	3.07	6	1	32	3465	0.130028	0.50145	Incidence-rate
30	Suzuki	0.95	0.41	2.24	7	2	69	7279	− 0.051293	0.43309	Incidence-rate
30	Suzuki	1.14	0.45	2.89	8	3	138	9881	0.130028	0.474438	Incidence-rate
30	Suzuki	1.64	0.63	4.26	9	4	56	2587	0.494696	0.487587	Incidence-rate
30	Suzuki	2.12	0.82	5.51	10.5	5	69	1829	0.751416	0.485982	Incidence-rate
31	Yeo	1	1	1	4.5	0	278	1674	0		cum-incidence
31	Yeo	0.91	0.73	1.13	6	1	348	2954	− 0.094301	0.111463	cum-incidence
31	Yeo	0.83	0.71	0.97	7	2	388	3778	− 0.18633	0.079601	cum-incidence
31	Yeo	0.85	0.69	1.05	8	3	354	3309	− 0.162519	0.107108	cum-incidence
31	Yeo	1.12	0.87	1.45	9	4	127	910	0.113329	0.130305	cum-incidence
31	Yeo	1.12	0.85	1.49	10.5	5	85	529	0.113329	0.14309	cum-incidence

续表

id	author	rr	lb	ub	dose	cat	case	n	logrr	se	studyt
32	Rhee	1	1	1	4.5	0	58	529	0		cum-incidence
32	Rhee	0.68	0.47	0.98	6.5	1	640	9879	−0.385662	0.187458	cum-incidence
32	Rhee	0.65	0.47	0.9	8.5	2	237	3687	−0.430783	0.165733	cum-incidence

注:本例中心化方法为:每篇研究的剂量减去该研究的最低剂量,用 Stata 语言表示为:bysort id:gen dosec=dose-dose[1]。

其中 rr 表示效应量,即相对危险度,ub 和 lb 分别表示效应量置信区间的上限和下限。studyt 表示数据类型,1 代表发病率(rate incidence,ri),2 表示累积发病率(cum-incidence,ci)。logrr 为 rr 的对数,产生对数的命令是:gen logrr=log(rr)。Cat 表示剂量分层,se 为标准误。这里我们使用的置信区间这个概念是基于频率学派的说法,注意与贝叶斯统计学派的"可信区间"区分。

将以上整理后的数据输入或复制到 Stata 软件数据窗口,并使用以下命令(由 Suhail A. R Doi 和徐畅提供)进行剂量-反应 Meta 分析:

方法一(可直接复制以下代码并使用)

```
＊＊＊对每篇研究剂量数据进行中心化并计算权重
bysort id:gen dosec=dose-dose[1]if id！=9 & id！=12 & id！=13 & id！=14 & id！=27
gen wt=1/(se^2)
＊＊＊使用限制性立方样条函数插值
mkspline dosecs=dosec,cubic nk(3)disp
＊＊＊随机效应模型下非线性剂量-反应 Meta 分析
glstlogrr dosecs＊ if id！=9&dosec！=.,cov(n case)se(se)pfirst(id studyt)r eform
predict phatgr,xb
＊＊＊产生预测置信区间
predictsegr,stdp
gen ucigr=phatgr＋(1.96＊segr)
gen lcigr=phatgr−(1.96＊segr)
＊＊＊随机效应模型下分段线性剂量-反应 Meta 分析
lincom(((6-2)＊dosecs1)＋((5.25-0.32)＊dosecs2))/(6-2),eform
lincom(((2-0)＊dosecs1)＋((0.32-0)＊dosecs2))/(-2),eform
＊＊＊非线性检验
test dosecs1=dosecs2
＊＊＊图形绘制
quietly levelsof dosec,local(levels)
xblc dosecs＊,covname(dosec)at(`r(levels)')ref(2)eform line
```

本命令中使用 2 个回归系数的平均值计算线性趋势(参见命令中的 ＊ 提示),且该代码可直接计算分段线性趋势。该部分第一行命令为睡眠时间超过 7 小时的分段,第二行命令为小于 7 小时的分段。分段线性结果为:睡眠时间≥7 小时的人群,每增加 1 小时的睡眠时间,全因死亡相对风险增加 10%[95% CI(8%,11%)]。本例非线性检验的 P 值为 0.00,拒绝睡眠与全因死亡率为线性相关的零假设,提示本例更适合使用非线性关系。根据上述代码可获取非线性剂量-反应关系图如下(图 38-1)。将 glst 所在行的命令,后面的 r 改为 f,即可计算固定效应模型下的结果,r 和 f 是 random 及 fixed 的简写,分别表示随机和固定效应模型,此处不再赘述。

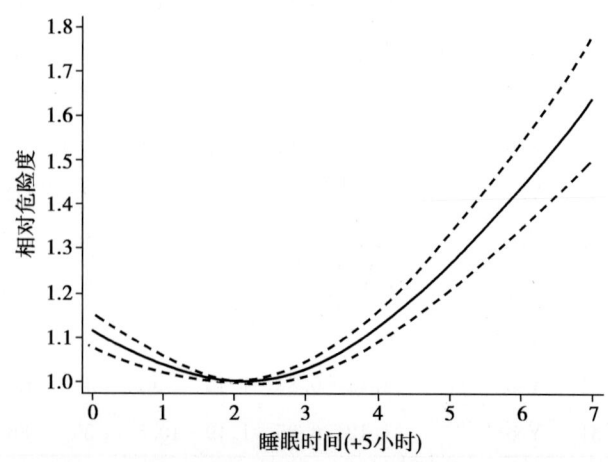

图 38-1　睡眠时间和全因死亡率的剂量-反应关系

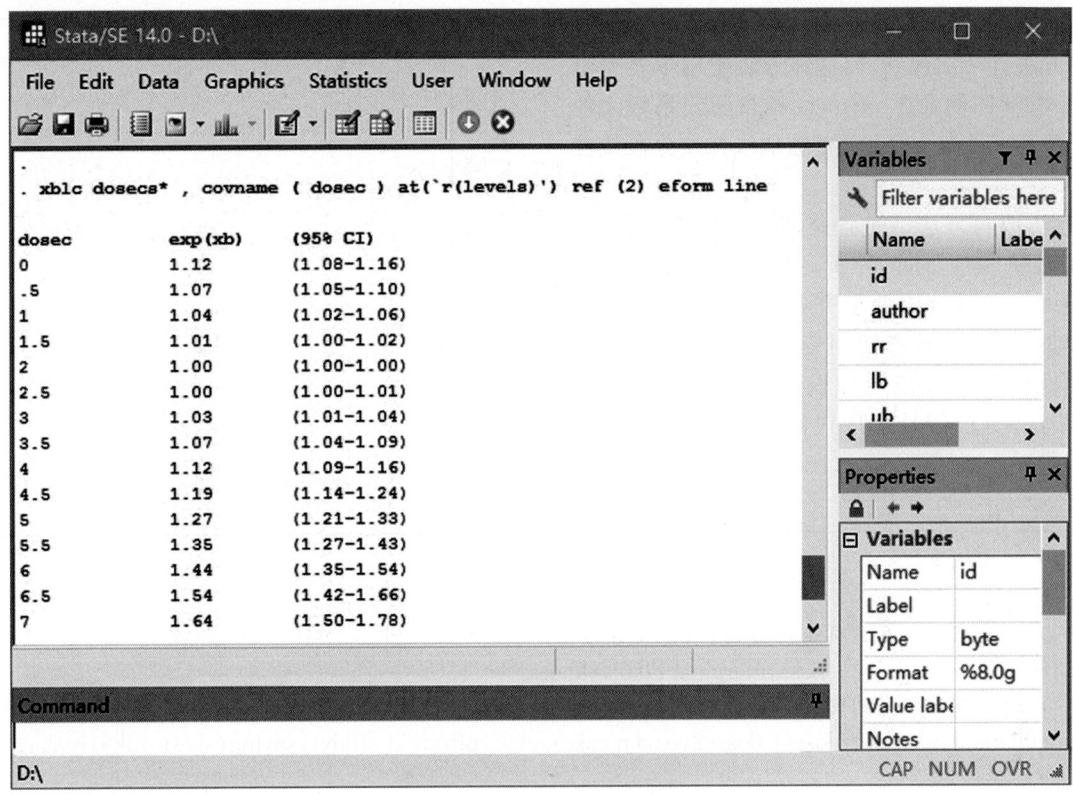

图 38-2 Stata 软件剂量结果

实际上,命令的最后一行,xblc 命令,会在 Stata 结果输出窗口(图 38-2)列出不同剂量对应的相对危险度。其意义表示:相对于每天睡眠 7 小时,5 小时的全因死亡率相对危险度为 1.12[95%CI(1.08,1.16)],以此类推。注意:这里提到的 7 小时,是需要将图 38-1 和图 38-2 显示的剂量加上 5 小时,因为在我们分析数据之前,对数据进行了中心化,将每篇纳入研究剂量平均减去了 5。

第二种办法是使用 mvmeta 代码,程序运算思路:首先使用 glst 命令计算单篇研究的回归参数,再采用 mvmeta 将这些回归参数按照固定或随机效应模型进行合并。与上一方法的不同之处在于:该代码考虑了研究内及研究间回归参数的相关性,并对相关性进行了校正。非线性模型代码如下:

```
*＊＊中心化并计算权重
bysort id:gen dosec＝dose-dose[1]if id！＝9 &
id！＝12 & id！＝13 & id！＝14 & id！＝27
gen wt＝1/(se^2)
*＊＊使用限制性立方样条函数插值
mkspline dosecs＝dosec,cubic nk(3)disp
mkspline doses＝dose,nk(3)cubic
*＊＊计算单篇研究的回归系数并将数据转换
为 mvmeta 命令所需的结构
mvmeta_make glst logrrdosecs1 dosecs2,cov(n
case)se(se)pfirst(id studyt)saving(ssest_mks)replace
by(id)names(b V)
*＊＊随机效应模型剂量-反应 Meta 分析
preserve
use ssest_mks,clear

mvmeta b V,reml i2 nc
*＊＊非线性检验
test bdosecs1＝bdosecs2
*＊＊预测非线性结果
capture estimates save streg,replace
restore
estimates use streg
predictnl rr_pl＝exp(_b[bdosecs1]*(doses1-5)
＋_b[bdosecs2]*(doses2-0)),ci(lci uci)
*＊＊绘制剂量-反应 Meta 分析曲线
twoway(line rr_pl dose,sort lc(black)lp(-))
(scatter rr dose[aweight＝1/se],msymbol(Oh)),
scheme(s1mono)ytitle("Relative Risk",margin
(right))xtitle("Sleep duration,(h)",margin(top_bot-
tom)
```

通过上述命令,可获得如下结果(图 38-3),该结果跟第一种方法有一定区别,因这种方法使用了多变量随机效应 Meta 回归命令 mvmeta 调整回归系数间的相关性。但第一种命令能方便的获取线性及分段线性的结果。

实际上,改写方法二的命令,即可实现"二步法"分段线性剂量-反应 Meta 分析。2015 年该模型由国内学者提出。因部分因变量并非连续性,无法使用非线性模型,此时可选择使用分段线性模型进行拟合。而线性模型和分段线性模型可无需进行中心化。"二步法"分段线性模型代码如下(代码由孙鑫及徐畅提供):

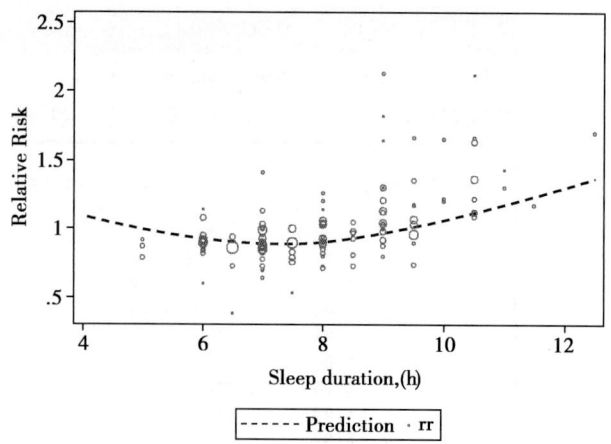

图 38-3　Mvmeta 框架下睡眠时间与全因死亡率的关系

```
＊＊＊计算权重
gen wt＝1/(se^2)
＊＊＊使用限制性立方样条函数插值,产生分段
mkspline dose1 7 dose2＝dose,marginal displayknots
＊＊＊计算单篇研究的回归系数并将数据转换为 mvmeta 命令所需的结构
mvmeta_make glst logrrdoses1 doses2,cov(n case)se(se)pfirst(id studyt)saving(ssest_mks)replace by(id)
names(b V)
＊＊＊随机效应模型剂量-反应 Meta 分析
preserve
use ssest_mks,clear
mvmeta b V,reml i2 nc
＊＊＊分段线性回归系数一致性检验
test bdoses1＝bdoses2
＊＊＊预测分段线性结果
capture estimates save streg,replace
restore
estimates use streg
predictnl rr_pl＝exp(_b[bdose1]＊(dose1)＋_b[bdose2]＊(dose2)),ci(lci uci)
list dose rr_pl lci uci
ftocci rr_pl lci uci,ref(7)
＊＊＊绘制分段剂量-反应 Meta 分析关系图
twoway(line rr_pl dose,sort lc(black)lp(-))(scatter rr dose[aweight＝1/se],msymbol(Oh)),scheme
(s1mono)ytitle("Relative Risk",margin(right))xtitle("Sleep duration,(h)",margin(top_bottom)
```

图 38-4 为分段线性剂量-反应 Meta 结果。Stata 软件还可以实现 REMR 模型下的剂量-反应 Meta 分析,该模型 2017 年由澳大利亚流行病学教授 Suhail A. R Doi 和我国学者共同提出。与 GLST 不同的是,该模型为"一步法",故无需对回归参数进行正态分布假设;且 REMR 通过聚类回归对研究内效应量之间的相关性进行校正,通过加权最小二乘法获取回归参数的估计值;该模型允许截距的存在以吸收部分未知偏倚;而这些均是 GLST 模型的缺陷,易导致错误的结果。故 REMR 获取的结果理论上较

GLST 更准确。相关软件代码及方法学可待该文章发表后开放获取。

二、R 软件的实现

R 软件也是 DRMA 常用的软件,使用方便、功能强大,且为免费软件。目前 R 软件实现 DRMA 主要是基于 GLST 框架下线性及非线性趋势的分析;对分段线性及 REMR 模型,模型作者徐畅及 Suhail A. R. Doi 并未提供 R 语言环境下的代码。R 软件可从官方网状(https://www.r-project.org/)免费下载,并按提示安

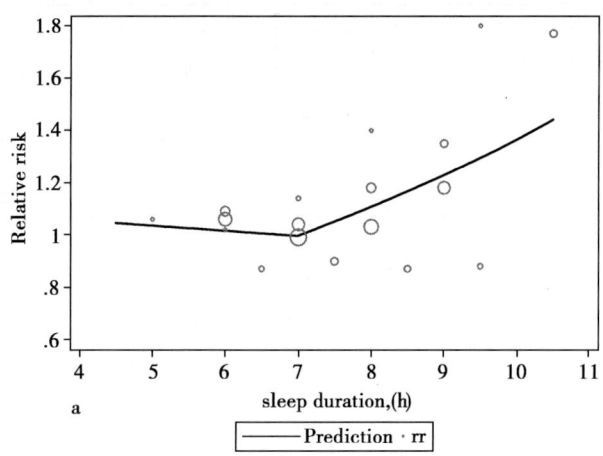

图 38-4　分段线性剂量-反应 Meta 分析

装即可。当前最新版本为 R 3.3.2。

R 软件实现 DRMA 主要依赖 dosresmeta 和 mvmeta 程序包。在这 2 个程序包的配合下,可实现"二步法"下自然二次多项式、限制性立方样条函数。在运行 R 软件后需先行加载 mvmeta、Hmisc、rms 和 dosresmeta 这 4 个程序包。如绘制剂量-反应关系图,还需加载专用于制图的 ggplot2 程序包。R 软件的安装及相关软件包的安装、加载方法请参阅第 40 章网状 Meta 分析。在软件安装完毕、网络连接情况下,可使用如下命令对这四个软件包进行加载:

```
getwd(   )
dir(   )
install. packages("dosresmeta")
install. packages("mvmeta")
install. packages("rms")
install. packages("dosresmeta")
library("Hmisc")
library("survival")
library("SparseM")
library("rms")
library("dosresmeta")
```

加载也可通过"程序包"菜单栏下的"加载程序包"来完成。表 38-3 中的数据格式需要进行转换,可将 excel 数据格式,另存为 csv 或 txt 格式便于使用。本文将表 38-3 中数据转为". txt"格式并用 read. table 命令导入,命令如下:

```
data>-read. table("D:\Rdata\data. txt",header
=TRUE)
data
```

通常情况下,纳入研究不会直接给出效应量标准误,需通过软件程序进行计算 rr 对数及相应 se。计算命令如下:

```
logrr>-log(adjrr)
se>-(lb-ub)/(2 * invnormal(0.975))
```

注意:Stata 软件的参照剂量的标准误可以写成"0"也可以空格,但 R 软件参照剂量的 se 需要写为"NA"。下面为基于自然二次多项式的 DRMA 完整代码:

```
* * * 读取数据
data>-read. table("D:\Rdata\data. txt",header
=TRUE)
data
* * * 对 rr 进行对数转换
logrr>-log(adjrr)
se>-(lb-ub)/(2 * invnormal(0.975))
* * * 线性剂量-反应 Meta 分析
lin<-dosresmeta(formula=logrr~dose,type=
studyt,id=id,se=se,cases=case,n=n,data=data)
summary(lin)
predict(lin,delta=12)
* * * 使用二次多项式进行剂量-反应 Meta 分析
quadr<-dosresmeta(formula=logrr~dose +I
(dose^2),id=id,type=studyt,se=se,cases=case,n
=n,data=data,method="mm")
summary(quadr)
```

上述命令中 quadr 是二次函数(quadratic)的缩写;"mm"为参数估计方法,即最大似然估计法。用如下命令执行整体趋势预测及结果计算:

```
newdata<-data. frame(dose=seq(5,12,1))
prediction<-predict(quadr,newdata,expo=T)
prediction$ci. ub[prediction$ci. ub>=8]<-8
prediction$ci. lb[prediction$ci. lb<=.3]<-.3
newdata<-data. frame(dose=seq(5,12,1))
predict(quadr,newdata,xref=7)
```

命令中 seq 设定剂量范围及增加量,如 seq(5,12,1)表示剂量范围为 0 至 7,每次增加 1 个单位;breaks=c 是用于设定 Y 轴的显示范围,limits 则限制 Y 轴的值,命令最后一行 xref 设置输出结果的参照值。如需绘制剂量-反应关系图,可用以下命令:

693

```
    ggplot(prediction,aes(dose,pred))＋ geom_line(  )＋theme_classic(  )＋geom_ribbon(aes(ymin＝ci. lb,
ymax＝i. ub),alpha＝.05)＋scale_y_continuous("RR of all-cause mortality",trans＝"log",breaks＝c(5,6,7,8,
9,10,11,12),limits＝(c(5,12)))＋scale_x_continuous("sleep duration,hours",breaks＝seq(5,12,1))
    newdata＜-data. frame(dose＝seq(5,12,1))
    predict(quadr,newdata,expo＝T)
```

```
    ＊＊＊读取数据
    data＞-read. table("D:\Rdata\data. txt",header＝TRUE)
    data
    ＊＊＊对 rr 进行对数转换
    logrr＞-log(adjrr)
    se＞-(lb-ub)/(2 ＊ invnormal(0.975))
    ＊＊＊线性剂量-反应 Meta 分析
    lin＜-dosresmeta(formula＝logrr～dose,type＝studyt,id＝id,se＝se,cases＝case,n＝n,data＝data)
    summary(lin)
    predict(lin,delta＝12)
    ＊＊＊使用限制性立方样条函数进行剂量-反应 Meta 分析,取节点10％,50％,90％
    knots＜-quantile(data $dose,c(.1,.5,.9))
    spl＜-dosresmeta(formula＝logrr～rcs(dose,knots),type＝studyt,id＝id,se＝se,cases＝case,n＝n,data＝
data)
    summary(spl)
    ＊＊＊非线性检验
    wald. test(b＝coef(spl),Sigma＝vcov(spl),Terms＝1:2)
    ＊＊＊获取剂量-效应结果
    pred＜-predict(spl,data. frame(dose＝seq(0,7,1)),xref＝0)
    print(pred,digits＝2)
```

基于限制性立方样条函数的 DRMA 在 R 软件的实现代码与上面二次函数类似,仅仅多了一个步骤,即样条插值(请参见上文对非线性模型的介绍内容)。代码如上框内容:

其中 knots 设置节点数;c(0.1,0.5,0.9)表示在 10％、50％、90％的 dose 分布上各取一节点,若原始数据分层最大为 3 层(最小必须为 3 层),则最多只能取 3 个节点。结果参见 Stata 软件部分。

三、SAS 软件的实现

1964 年美国北卡罗莱纳州立大学开始研制 SAS (statistical analysis system)软件,1976 年正式推出,是目前在国际上最具影响力的统计软件之一。具有完备的数据访问、数据管理、数据分析和数据呈现功能,目前 SAS 的最高版本为 9.4 版本。SAS 软件的使用主要靠输入代码编程驱动,故应用 SAS 软件有一定的难度,利用 SAS 软件的宏可减少在完成一些共同任务时必须输入的文本量,也可以使程序模块化,使程序具有易

读、便于修改、移植、方便重复使用的优点。

SAS 宏是一段编辑好的程序,用户可在提交 SAS 程序或 SAS 命令行中调用。利用％macro 语句开始一个宏,同时给出这个宏的名字,如:％ macro abc;用％mend 语句结束一个宏,其后给出宏的名字,如％mend abc。放 1 个百分数符号(％)在宏名字的前面可以调用一个宏,如％abc。被定义在一个％macro 语句的宏名字后括号内的宏变量称宏参数,可以直接给出宏参数的值,也可在调用这个宏时给出这些参数的值。

metadose 宏是 2010 年由美国哈佛大学 Ruifeng Li 与 Donna Spiegelman 教授共同开发的专门用于剂量反应 Meta 分析的 SAS 宏,免费公布在网上,网址为: http://www. hsph. harvard. edu/donna-spiegelman/software/metadose/,打开 SAS 软件后,可以将此宏命令粘贴到编辑器中,以方便后面调用。

因 SAS 中各过程只能对 SAS 数据集中的数据进行处理,所以如何将数据转换成 SAS 数据集是 SAS 进

行统计分析的基础。在数据录入过程中,每个研究的效应量(adjrr)只允许参照组为 1,相应的 95%CI 上下限用英文状况下的点表示,若遇同一研究组的其他组 adjrr 也为 1 的情况,则可相应多取几位小数点,如实例数据 Cozen 研究中 adjrr=1.001 的情况。本文示例的数据录入格式录入 SAS 软件,建立 allstudies 数据集:

```
data allsutdies;
input
author $idyeardoseadjrrlowerupper    type n cases;
datalines;
Ruesten    1    2012    5.5    1       1       1       2    162    9282
Ruesten    1    2012    6.5    0.73    0.59    0.91    2    376    36006
Ruesten    1    2012    7.5    0.76    0.64    0.91    2    790    78263
Ruesten    1    2012    8.5    0.73    0.59    0.9     2    511    47561
Ruesten    1    2012    9.5    0.74    0.59    0.94    2    203    13276
Bellavia   2    2014    5      1       1       1       1    882    29820
Bellavia   2    2014    6      0.92    0.84    1.02    1    2812   13094
Bellavia   2    2014    7      0.85    0.78    0.92    1    4599   27891
Bellavia   2    2014    8      0.89    0.81    0.97    1    4599   27891
Bellavia   2    2014    9      1.04    0.94    1.16    1    5032   22972
......
;
run;
```

SAS 软件进行剂量-反应 Meta 分析的核心命令如下:

```
metadose ( dat, ratio, UB, LB, Ncase, Ntotal,
dose, studyname = citation, studytype, meta = T/N,
wt, unit_wt, var_covar, linearCheck = 1/0, nk, ci,
graphtitle)
```

其中 dat 可指定之前所定义的数据集名称,ratio 指定效应量变量,UB 指定效应量的上限,LB 指定效应量的下限(每次分析中可只指定 UB 或 LB),Ncase 指定病例数变量,Ntotal 指定各区间总数变量,dose 指定各组平均暴露剂量变量,studyname 指定研究作者变量,studytype 指定原始研究类型变量,meta=T/N 逻辑选择是否进行多个研究的 Meta 分析效应量合并,wt 指定 Meta 分析合并效应量所表示的暴露剂量大小,unit_wt 表示暴露剂量单位,var_covar 指定用于单个研究中协方差矩阵估计的方法,提供了 4 种选择 G(Greenland method)/H(Hamling method)/GH(both Greenland and Hamling method)/K(用户自定义),其中系统默认的是 GH;linearCheck=0/1 指定是否对剂量反应曲线进行非线性检验,nk 表示使用限制性立方样条进行非线性剂量反应分析时指定的样条的数目,ci=0/1/2 指定合并剂量反应 95%CI 上下限曲线的绘制方法(0,不绘制 95%CI 上下限曲线 1:阴影形式、2:点

线形式),graphtitle 表示剂量反应曲线的名称。

本实例进行剂量-反应 Meta 分析的命令如下:

```
%metadose(dat=Sleep, ratio=adjrr, UB=ub,
LB=lb, Ncase=case, Ntotal=n, dose=dose, study-
name=author, studytype=typeyt, meta=T, wt=1,
unit_wt=hours/day, var_covar=GH, linearCheck=
1, ci=2, graphtitle=sleep duration and risk of all-
cause mortality)
```

本例结果及解释请参照 Stata 小节。

第五节　剂量-反应 Meta 分析中的缺失值估计

前面几节我们介绍了剂量-反应 Meta 分析的概念、基础理论、及软件操作。基于 GLST 模型的 DR-MA 对数据的依赖程度较传统 Meta 分析高,且所需提取的数据更多(表 38-1、表 38-3)。这也是 GLST 模型的缺陷之一。在循证实践过程中不可避免会出现数据不完整的情况,而通过向原始研究作者索取数据的方式应答率极低。对此的解决思路有两种:①使用上文提到的由 Suhail A. R. Doi 和国内学者合作开发的 REMR 模型;②对缺失值使用一定统计学

方法进行估算。

一、效应量的缺失

效应量（effect size，ES）缺失的情况并不常见，少数发表年代久远的分析性研究可能只报告病例组对照组中发生结局例数或发生率。此时如果给出的是每一层的病例人数和总例数，我们可以按照研究类型，队列研究计算出粗略的 RR，病例-对照研究计算 OR，当作合并的效应量。若给出的是发生率，可直接按照公式计算 RR 或 OR。注意，在原文给出了效应量的情况下，需提取对混杂因素控制最多的那个结果，以尽可能减少偏倚。若原文只给出未校正效应量，可使用未校正的效应量，推荐进一步进行敏感性分析以了解高偏倚风险的研究对整体结果是否有明显影响。

二、置信区间缺失

置信区间的缺失存在 2 种情况。原文只给出效应量，并未给出任何置信区间的信息；原文给出未校正的效应量及置信区间，并给出了校正后的效应量，但未提供校正后的置信区间。对第一种情况，可使用 P 值计算 Z 值或 t 值，而：

$$\frac{ES}{se}=Z \text{ 或} \frac{ES}{se}=t$$

根据此公式，可粗略求出标准误的大小，再根据标准误计算置信区间。另外若给出了每一层的病例人数和总例数（表 38-1），可通过以下公式直接计算其标准误：

$$\sqrt{\frac{1}{M_1}+\frac{1}{M_2}+\frac{1}{N_1}+\frac{1}{N_2}}$$

第二种缺失，实际上是校正后效应量置信区间的缺失，可将未校正的置信区间（上公式）除以 1.5 当作校正后效应量的置信区间。

三、剂 量 缺 失

在剂量-反应 Meta 分析里，需要对原文献给出的剂量区间指定一个剂量，代表该区间内剂量集中的位置，称为指定剂量。任何形式的指定剂量的缺失可看作剂量缺失。类似于区间缺失，剂量的缺失也存在 2 种情况：①如前面表 38-2 出现的缺失，即原文献给出相应的剂量区间（如：8～9 小时），但未提供该层区间"平均"剂量；②原文献只对剂量进行定性描述，如 low、moderate、high，而未给出它们具体的量化值。

（1）对第一种缺失情况：可使用区间的中位数当作指定剂量，对开放性区间（如：>9 小时），可用相邻区间的宽度作为当前开放区间的宽度，再取中位数作为"平均"剂量。也即本章例中">9 小时"这个开放性区间的另一端可估算为 10，因为其相邻区间（8～9 小时）的宽度为 1。另 1 种估算办法是将 9 乘以 1.2 或 1.5 当作开放区间的另一端，然后取估算的区间的中位数当作"平均"剂量。

（2）对第二种缺失：可用"映射"（map）法进行估算。具体做法为：参照类似研究或权威数据对同一地区的人群对剂量的量化标准，使用此标准当作 low、moderate、high 的剂量。如：对于睡眠时间，某篇研究给出的是 3 个定性分层：long，moderate，short。多数研究对睡眠时长的定义为：大于 8 小时为长时间，小于 6 小时为短时间，6～8 小时为中等睡眠时长。我们可以">8"作为"long"分层的估计剂量，"<6"作为"short"的估计量。再如：体力活动（physical activity）是 DR-MA 里较为常用的自变量，但部分研究会以 low activity、moderate activity、high activity 来定性描述剂量。这时可根据 WHO 对体力活动的分类进行估算：低水平体力运动为 <600METs/Week，中等程度为 600～3000METs/Week，高水平体力活动为 >3000METs/Week。

四、组间发生例数/总人数缺失

组间例数/总人数即表 38-1 中"发生例数"和"总人数"两栏数据。因此缺失情况也存在每层剂量水平内发生例数缺失，总人数缺失，发生例数和总人数均缺失 3 种。对于发生例数或总人数缺失，可以根据未校正的效应量（OR，RR，HR）的计算公式进行反推运算。注意，如果使用校正后的效应量，估算的结果是不合理的。未校正的 OR，RR 是根据四格表数据计算而来，因此我们同样可以进行反推。前提是总的发生例数和总样本量信息能从原始文献获取。假设剂量有 4 层，公式如下：

$$OR=\frac{N_2}{M_2-N_2}\bigg/\frac{N_1}{M_1-N_1}$$

$$RR=\frac{N_2}{M_2}\bigg/\frac{N_1}{M_1}$$

$$N_1+N_2+N_3+N_4=N$$

$$M_1+M_2+M_3+M_4=M$$

若发生例数和总人数均缺失，尚无科学的办法，以下介绍下目前广泛使用的估算办法。当前的做法是：利用总样本量 M，除以分层数，获得每层总人数的均值，使用这个均值当作每层总人数（$M_1=M_2=M_3=M_4$ =M/4），再按上述公式估算出 N_1，N_2，N_3，N_4。实际上这种估算方法不科学，因为简单的假设每层总人数相等没有任何科学或经验上的依据,且不符合数据的分布规律。

第六节　剂量-反应 Meta 分析的报告规范

近年,国内剂量反应 Meta 分析的发展较迅速,中国作者发表了大量相关方法学、软件应用及循证实践的学术论文。据统计,2011 年～2015 年,我国学者共发表了约 256 篇剂量-反应 Meta 分析,约占此期间国际范围内剂量-反应 Meta 分析总数的 56%。但作者的循证实践类剂量-反应 Meta 分析质量参差不齐,国际上尚无针对剂量-反应 Meta 分析的报告规范。2015 年我国相关学者组织了国内外循证医学、临床流行病学、临床医学等领域专家首次制订了适用于中国作者的报告指南,并于 2016 年 10 月公开发表。该报告指南包含一个具有 43 个条目的报告清单——G-Dose Checlist,如表 38-4 所示。

表 38-4　剂量-反应 Meta 分析报告规范中文版

标题	报 告 条 目
题目	陈述该研究为剂量-反应 Meta 分析
	陈述纳入文献类型:如随机对照,队列研究,病例-对照研究,或它们的组合;(按照质量证据原则:随机对照＞队列研究＞病例对照研究)
摘要	格式
	按照结构式格式或杂志出版要求的格式
	信息
	研究目的,人群,暴露因素,主要结局
	检索的数据库、时限及检索结果
	Meta 分析使用的模型,用于反应不同暴露水平与结局的相关性。如:限制性立方样条函数,灵活分段多项式函数,或其他趋势逼近函数
	随机、固定、或质量效应模型、或 IVhet 模型[13]
	主要结果及结论
引言	信息
	研究背景
	当前面临的临床或公共卫生问题
	已存在的研究,综述,或 Meta 分析对当前问题的认识情况
	目的及意义
方法学	阐明使用的报告规范
	纳入和(或)排除标准
	PICOS 原则:阐明目标人群,干预/暴露(至少 3 层暴露水平,并且为连续性变量),对照(对照研究),结局,研究类型
	文献检索
	检索资源(如:数据库,手工检索)
	详细的检索策略(如:自由词或主题词,过滤或通配符)
	排除文献列表及原因;推荐使用流程图记录所有被排除的文献
	任何联系原始作者的尝试
	数据提取
	纳入研究基本信息,如:第一作者姓名,发表年份,研究类型,随访年限,校正的变量等

续表

标题	报 告 条 目
方法学	剂量-反应 Meta 分析的数据，包括剂量，每层暴露的发生例数及样本量，每层暴露对应参考水平的 RR(尽量提取变量校正后的)，以及数据类型(如：发病率，累积发病率等)
	指定剂量计算方法(如中位数，或均值)
	统一标准的方法，如：不同的单位的换算
	偏倚的处理
	报告偏倚风险，使用偏倚风险量表
	统计学方法
	剂量-反应 Meta 分析使用的模型及共同的参照水平，如：限制性立方样条函数，灵活分段多项式，或其他趋势逼近函数
	非线性检验方法(如)，如：Wald 检验或似然比检验
	异质性测量方法
	根据研究者的目标或研究的异质性判断使用随机或固定效应模型
	加权方式，如：样本量相关的倒方差法，IVhet 法[13]，M-H 法，带偏倚校正功能的 QE 法
	计算每层暴露指定剂量的方法，如：中位数，均值
	缺失值的处理方法
	补充分析，如：亚组分析，敏感性分析，Meta 回归(仅在线性相关时能使用)，拟合优度等
	发表偏倚的检测与处理
	软件的使用，推荐使用含计算多变量异质性功能的软件，如：R 软件
结果	信息
	表格反应纳入研究的详细信息
	主要结果，并提供相关图形或表格
	补充分析的结果，如：亚组分析，敏感性分析，Meta 回归(仅在线性相关时能使用)，拟合优度等
	发表偏倚的检测结果及处理方式
讨论	信息
	该研究的主要发现及结果证据等级
	解释结果
	对未来研究的启示
	优势及局限性
	结论
	披露经费来源

据该报告指南文章给出的调查的数据，已发表剂量-反应 Meta 分析中 38.49% 未使用任何报告规范。提示：我国循证医学实践者对报告规范的重视程度仍不够；56.35% 未对纳入文献进行质量评价，远较报告规范使用率低。此结果与之前 1 篇对观察性研究 Meta 分析类论文研究结果相接近。结合报告规范使用情况(报告规范使用率高于质量评价)进行分析，不难推测

部分论文在文章阐明按照报告规范进行报告，但未对纳入文献质量进行评价。而质量评价是 PRISMA 及 MOOSE 等量表中均必须报告的内容。提示在使用了报告规范的作者里，仍有部分作者对报告规范的认识存在缺陷。正是这些缺陷的存在直接或间接的表明发展相关报告规范的必要性。国内作者应重视剂量-反应 Meta 分析及其他报告规范的使用，并加强使用报告

规范的意识。

（徐　畅）

参 考 文 献

1. 徐畅,SuhailA. R. Doi,张超,等. 剂量-反应 Meta 分析报告指南(中文版). 中国循证医学杂志,2016,16(10):1221-1226
2. Sauerbrei W,Royston P. A new strategy for meta-analysis of continuous covariates in observational studies. Statistics in medicine,2011,30(28):3341-3360
3. Guyatt GH,Oxman AD,Vist GE,et al. GRADE:an emerging consensus on rating quality of evidence and strength of recommendations. BMJ,2008,336(7650):924-926
4. 徐畅,刘同族,邝心颖,等. 剂量-反应 Meta 分析模型中缺失值的评估及效应指标的转换. 中国循证医学杂志,2015,15(8):984-987
5. 徐畅,张永刚,韩芳芳,等. 剂量-反应关系 Meta 分析的方法学简介. 中国循证医学杂志,2015,15(10):1236-1239
6. Royston P,Ambler G,Sauerbrei W. The use of fractional polynomials to model continuous risk variables in epidemiology. International journal of Epidemiology,1999,28(5):964-974
7. Royston P. A strategy for modelling eth effect of a continuous covariate in medicine and epidemiology. Stat Med,2000,19(14):1830-1847
8. Orsini N,Li R,Wolk A,et al. Meta-analysis for linear and nonlinear dose-response relations:examples,an evaluation of approximations,and software. Am J Epidemiol,2012,175(1):66-73
9. Gasparrini A,Armstrong B. Multivariate meta-analysis:a method to summarize non-linear associations. Stat Med,2011,30(20):2504-2506
10. Qin L,Cook NR,Bergstrom A,et al. A two-stage hierarchical regression model for meta-analysis of epidemiologic nonlinear dose-response data. Computational statistics and Data analysis,2009,53(12):4157-4167
11. Mills PK,Beeson WL,Phillips RL,Fraser GE. Cohort study of diet,lifestyle,and prostate cancer in Adventist men. Cancer,1989,64(3):598-604
12. Xu C,Han FF,Zeng XT,et al. Fat intake is not linked to prostate cancer:a systematic review and dose-response meta-analysis. PLOS one,2015,10(7):e0130747
13. Maclure M,Greenland S. Tests for trend and dose response:misinterpretations and alternatives. Am J Epidemiol,1992,135(1):96-104
14. Greenland S,Longnecker MP. Methods for trend estimation from summarized dose-response data,with applications to meta-analysis. Am J Epidemiol,1992,135(11):1301-1309
15. 孙振球. 医学统计学. 第三版. 北京:人民卫生出版社,2002:149-155
16. Brigham JC,Aquino W,Aguilo MA,et al. A Spectral Finite Element Approach to Modeling Soft Solids Excited with High-Frequency Harmonic Loads. Comput Methods Appl Mech Eng,2011,200(5-8):692-698
17. 同济大学数学系. 高等数学. 第七版(上). 北京:高等教育出版社,2014,73-96
18. Liu TZ,Xu C,Rota M,et al. Sleep duration and risk of all-cause mortality:A flexible,non-linear,meta-regression of 40 prospective cohort studies. Sleep Med Rev,2017,32:28-36

第 39 章　网状 Meta 分析

第一节　网状 Meta 分析概述

一、网状 Meta 分析背景

随着循证医学的发展,Meta 分析已被公认为客观评价和合成对某一特定问题研究证据的最佳手段,被视为最高级别的证据之一,成为循证决策的很好定量依据之一。

新药物、新器械及新治疗手段的研发,针对某一疾病存在多种混合干预治疗方案的现象普遍存在。如何基于比较有效性、安全性及经济性等方面的定量证据,获取当前最佳治疗方案已迫在眉睫。传统 Meta 分析只针对两两比较效益分析,对多种干预或无直接比较研究,传统 Meta 分析力不从心。间接比较及网状 Meta 分析(network meta-analysis,NMA)应运而生,并逐渐在使用中完善。网状 Meta 分析是指比较≥3 种干预措施,结合直接与间接效益比较于一体,并可对多种干预措施给出相应效益排序的综合证据评价工具。目前已逐渐被用于医疗药物、卫生器械、治疗方案决策及指南制定决策当中。

二、网状 Meta 分析发展

1997 年,Bucher 等首次在 Meta 分析中提出间接比较的思想。2002 年,Lumley 教授正式将间接比较引入到网状 Meta 分析中,正式提出网状 Meta 分析。近十余年,网状 Meta 分析方法学在 Bucher 法基础上,不断研发与扩展,不断开发相应模型,如 Meta 回归模型、多变量 Meta 分析模型、分层模型及电网图形模型等。随着研究者对网状 Meta 分析认识不断深入,其中的主要问题相继被解决,如多臂相关性问题及一致性问题等。最新的 Cochrane 手册上,也对网状 Meta 分析方法给出了说明,建议采用 Bayesian 方法进行证据合并与效益排序,但目前基于传统频率学的统计方法也在不断被研发及应用。近年国内关于网状 Meta 分析方法学及软件操作都有大量报道。

三、网状 Meta 分析应用

2016 年,Leucht 教授等明确说明:网状 Meta 分析应当作为治疗指南中的最高证据。网状 Meta 分析自身特点与优势使其在制定多种药物、器械及干预措施的有效性及安全性效益的同时,给出相应排序,为证据决策分析提供支持。目前,药物上市后评价、器械临床评估及指南制定等决策性循证评价均采用网状 Meta 分析作为重要证据评价工具之一。

第二节　间接比较 Meta 分析

一、间接比较方法学简介

间接比较(indirect comparison)是指基于公共桥梁干预,通过两种不同的干预措施分别与公共桥梁干预间效益比较来获取该两种干预措施间的效益分析,见示意图 39-1。

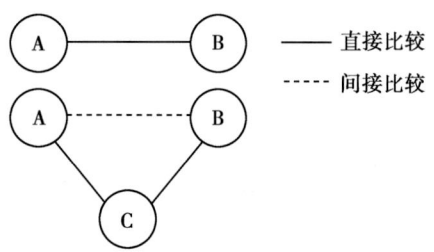

图 39-1　间接比较示意图

目前,Meta 分析中纳入间接比较结果的主要基于以下两大原因:

(1) 无直接比较的原始研究。例如图 39-1,当干预措施 A 与干预措施 B 之间无直接比较,但存在干预措施 A 与干预措施 C 及干预措施 B 与干预措施 C 之间比较时,可通过干预措施 A 与 C 间疗效及干预措施 B 与 C 间疗效来获取干预措施 A 与 B 间的间接效益比较。该间接比较模式较常见。

(2) 存在直接比较但研究数量少或质量较低。例如图 39-1,存在干预措施 A 与 B 间直接比较效益,但由于样本来源少,混杂因素过多等原因,导致两者间统计效能低或(及)证据质量较差。此时,若符合上述间接比较的条件,即可通过间接比较形式来增大其间接比较样本量,从而获取更大地统计效能及更高质量证据评级。

注意:开展间接比较需要遵循前提条件是:共同桥梁药物需要具有可比性,这是保证证据传递性的重要因素之一。

只有确保共同桥梁药物具有可比性后,才可进行间接比较的统计,具体统计表达式,如下:

$$\theta_{A-B} = \theta_{A-C} - \theta_{B-C}$$
$$Var_{A-B} = Var_{A-C} + Var_{B-C}$$

其中,θ_{A-B} 为干预措施 A 与干预措施 B 间的间接比较效应量,θ_{A-C} 与 θ_{B-C} 分别表示干预措施 A 与干预措施 C 间直接比较及干预措施 B 与干预措施 C 间的直接比较效应量,Var_{A-B} 为干预措施 A 与干预措施 B 间的间接比较方差,Var_{A-C} 与 Var_{B-C} 分别表示干预措施 A 与干预措施 C 间直接比较及干预措施 B 与干预措施 C 间的直接比较方差。

二、间接比较软件操作

(一) STATA 软件 indirect 程序制作间接比较 Meta 分析

2014 年,Branko Miladinovic 等研究者开发出 STATA -indirect 程序,仅针对间接比较,且目前仍为初始版。该软件与程序使用界面均较为友好与简洁,且持支持菜单式及命令式操作,并简化了间接比较复杂的流程,但其明显缺陷是只能执行"单路径"数据传递合并。

1. indirect 程序安装　indirect 程序安装与加载与前面的网状 Meta 分析程序安装相类似,基于 STATA 软件的命令窗口平台来执行。具体下载安装命令如下:

> net from http://www.STATA-journal.com/software/sj14-1;st0325

2. 数据准备　本文为了更好演示该程序的具体操作,本例将以"USER GUIDE-Indirect Treatment Comparison March 2009"数据为实例来作相关演示。具体数据(表 39-1)如下:

3. STATA-indirect 程序功能介绍及操作　STATA-indirect 程序基于 STATA 软件程序语言汇编而成,可较好借用 STATA 软件内部程序运算结果来弥补自身程序的缺陷。为了更好地展示从原始数据到结果生成一体化,我们在此过程中还需用到 STATA 软件 metan 程序来辅助完成。

(1) 数据进入格式(表 39-1)。在完成数据录入后,开始使用 metan 程序来生成中间变量,其可使用菜

表 39-1　数据录入格式

study	t1	t2	a	b	c	d	order
1	Alendronate	Placebo	122	900	148	857	0
2	Alendronate	Placebo	261	1953	294	1924	0
3	Alendronate	Placebo	3	43	1	44	0
4	Alendronate	Placebo	45	455	38	294	0
5	Alendronate	Placebo	19	773	37	804	0
6	Etidronate	Placebo	3	36	5	30	1
7	Etidronate	Placebo	2	23	3	21	1
8	Etidronate	Placebo	3	42	6	40	1
9	Etidronate	Placebo	5	15	6	14	1
10	Etidronate	Placebo	20	72	16	73	1
11	Etidronate	Placebo	14	79	12	77	1
12	Etidronate	Placebo	1	13	1	13	1

注:t1 与 t2 分别为试验组与对照组干预措施;a,b,c,d 分别依次为实验组发生例数与未发生例数及对照组发生例数与未发生例数;order 为干预措施间标化,0 为 Alendronate 与 Placebo 比较,1 为 Etidronate 与 Placebo 比较。

单或命令执行,具体命令如下:

```
metan a b c d,label(namevar＝study)random or
log
```

此处使用随机模型,取 OR 作为效应量来合成中间变量。

若为连续性数据,则采用以下命令:

```
metan mean1 x1 n1 mean2 x2 n2,label(namevar
＝study)randomnostandard
```

本处采用随机模型,合并的效应量为 MD。

(2) 我们需要执行 indirect 程序,同样可以执行菜单或命令操作。其中菜单框可借鉴《系统评价/Meta分析理论与实践》一书中的 STATA 软件章节方法来加挂;也可执行命令调用菜单,具体如下:

```
db indirect
```

调用的菜单如图 39-2,该程序操作界面主要分为 5 大区域,依次为数据格式(A 区)、数据标签(B 区)、干预比较标化(C 区)、合并模型(D 区)、进行 EXP 转换(E 区)及效应量标签(F 区)。其中:对数据格式进入需要一一对应,干预措施的比较设定需准确标注,对效应量的选取在上一步 metan 程序中选取,本处只是添加标签,没有实质性设定。注意:indirect 程序合并的内在效应量只局限于 OR、RR 及 HR,故在上一步的 met-an 程序合并中,需加以注意。本例数据设定格式图 39-2 所示,设定完成后,单击"OK"按钮即可运算结果(见框 39-1)。同时还可执行命令运算结果,具体如下:

```
indirect _ES _LCI _UCI study order,random eff
(OR)eformtrta(t1)trtb(t2)
```

注意:若合并的连续性数据效应量,则不需要使用 eForm 功能进行 EXP 转换。

框 39-1　indirect 程序间接比较结果

> Meta-Analysis: comparing treatments Alendronate and Placebo
> Exponential Statistic OR＝.815
> Log statistic ln(OR)＝－.205 and standard error＝.074 (var＝.005)
>
> Meta-Analysis: comparing treatments Etidronate and Placebo
> Exponential Statistic OR＝.943
> Log statistic ln(OR)＝－.058 and standard error＝.225 (var＝.051)
>
> Indirect comparison: Alendronate vs Etidronate
> Exponential Statistic OR＝.864 with CI[.543,1.374]
> Log statistic ln(OR)＝－.147 and standard error＝.237 (var＝.056)
> Confidence Interval:[－.611,.308]
> Heterogeneity statistic ChiSquared:＝.383, p-value:＝.536

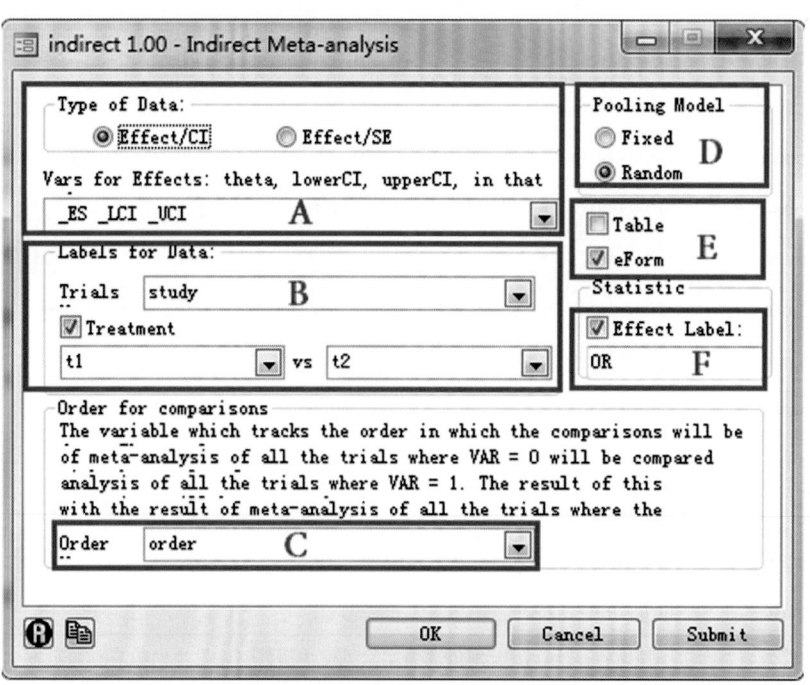

图 39-2　indirect 程序菜单式操作窗口

表 39-2　ITC 软件提供的模拟数据

研究者	试验组	对照组	试验组		对照组		合并后结果		
			阳性数	样本量	阳性数	样本量	RR	95% LCL	95% UCL
1	Alendronate	Placebo	122	1022	148	1005			
2	Alendronate	Placebo	261	2214	294	2218			
3	Alendronate	Placebo	3	46	1	45	0.84	0.74	0.94
4	Alendronate	Placebo	45	500	38	332			
5	Alendronate	Placebo	19	792	37	841			
6	Etidronate	Placebo	3	39	5	35			
7	Etidronate	Placebo	2	25	3	24			
8	Etidronate	Placebo	3	45	6	46			
9	Etidronate	Placebo	5	20	6	20	0.95	0.66	1.36
10	Etidronate	Placebo	20	92	16	89			
11	Etidronate	Placebo	14	93	12	89			
12	Etidronate	Placebo	1	14	1	14			

(二) ITC 软件制作间接比较 Meta 分析

1. ITC 软件简介　2009 年 3 月发布的 ITC 软件是在加拿大药品和卫生技术署(Canadian Agency for Drugs and Technologies in Health,CADTH)的技术与资金支持下由 George Wells 等研发专用于间接比较的菜单式操作软件。ITC 软件操作极为简捷且可自由设定相应合并权重,可从官方网址 http://www. cadth. ca/en/re-sources/about-this-guide/download-software 自行下载。基于 Win XP 系统研发,故在 Win 7 或更高版本系统上操作时,需要下载安装 Msvbvm50. exe 兼容程序,下载地址为 http://support. microsoft. com/kb/180071/EN-US/。

2. ITC 软件实现间接比较　ITC 软件下载完成即可使用,无需安装。该软件开始的操作界面主要分为 5 大功能区(图 39-3),即效应量选择区、干预措施数、干预措施间比较结果、结果区以及辅助功能区。

本例中:选择 RR 为效应量,3 种干预措施依次为 Alendronate、Etidronate 和 Placebo(具体数据见表 39-2),以 Placebo 作为公共桥梁,依次输入相应的合并结果(图 39-3)。在此需要注意:比较间的方向性,如需更改方向可勾选其后"Reverse"框予以实现;该软件也提供合并权重的设定功能,即单击"Reverse"框后面的三角按钮即可弹出相应的权重设定框。本例使用与其对应的药物例数来自行设定合并权重(图 39-4、图 39-5)。

如图 39-4 和图 39-5 所示,两组药物间的比较数量可使用相对应按钮键进行调整,合并方法可以自行择选,本例采取固定模型进行合并。填完数据后,单击

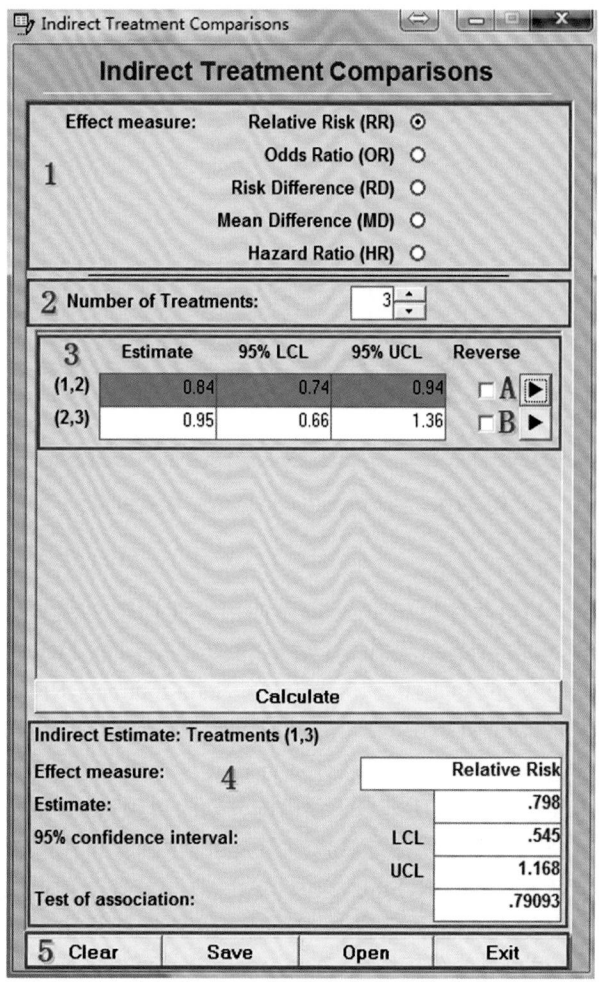

图 39-3　ITC 软件功能分布图

"Close"按钮即可保存。随后就可以执行图 39-3 中
"Calculate"按钮即可完成运算结果；图 39-2 中结果区
（4 区）即可显示合并后结果。功能辅助区（5 区）4 个按
钮功能依次为"清除""保存""打开"及"退出"，保存的
格式为". txt"，为下次方便使用"Open"功能。

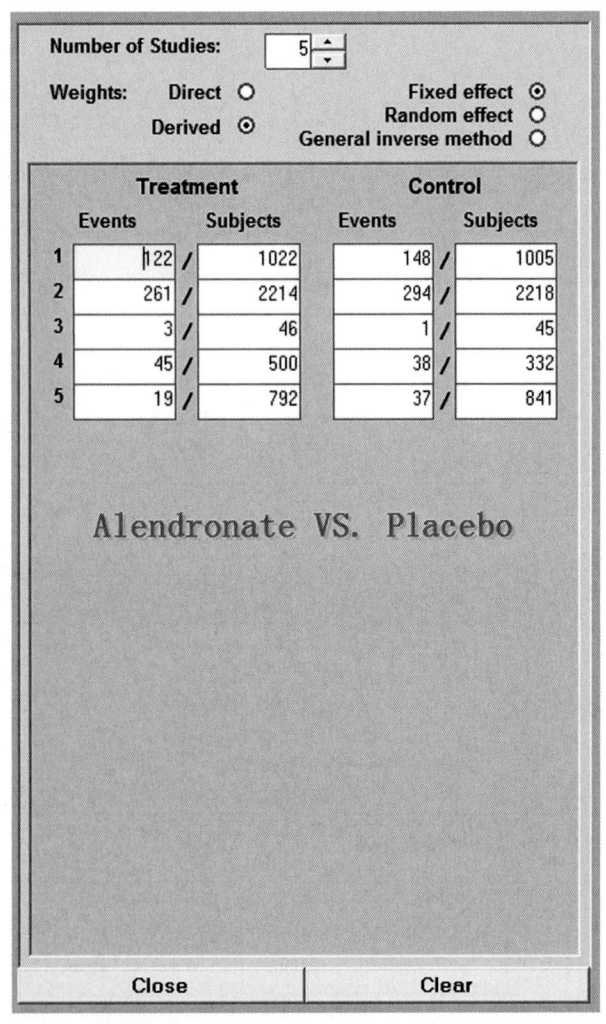

图 39-4　Alendronate vs. Placebo 权重设置

（三）总结

ITC 软件与 indirect 程序使用界面均较友好与简
洁，均支持菜单操作，且结果相似度高［ITC：RR＝
0.798,95％ CI（0.545,1.168）；Stata-indirect：RR＝
0.864,95％CI（0.543,1.374）］。对 ITC 软件：其数据
录入需要借助于外界软件进行转换与合成方能进行，
主要包括两点：①若各干预措施分别为单项研究，则按
照公式或使用软件计算效应量及可信区间，可用软件
包括 RevMan、R、Stata，以及 SAS 等；②若各干预措施
包含多项研究，则先使用 RevMan 等软件计算出直接
比较的 Meta 分析结果，再输入效应量与可信区间。提
示：间接比较可以是 Meta 分析，也可以不是 Meta 分
析。ITC 软件一次最多可录入 10 项研究。比较方便

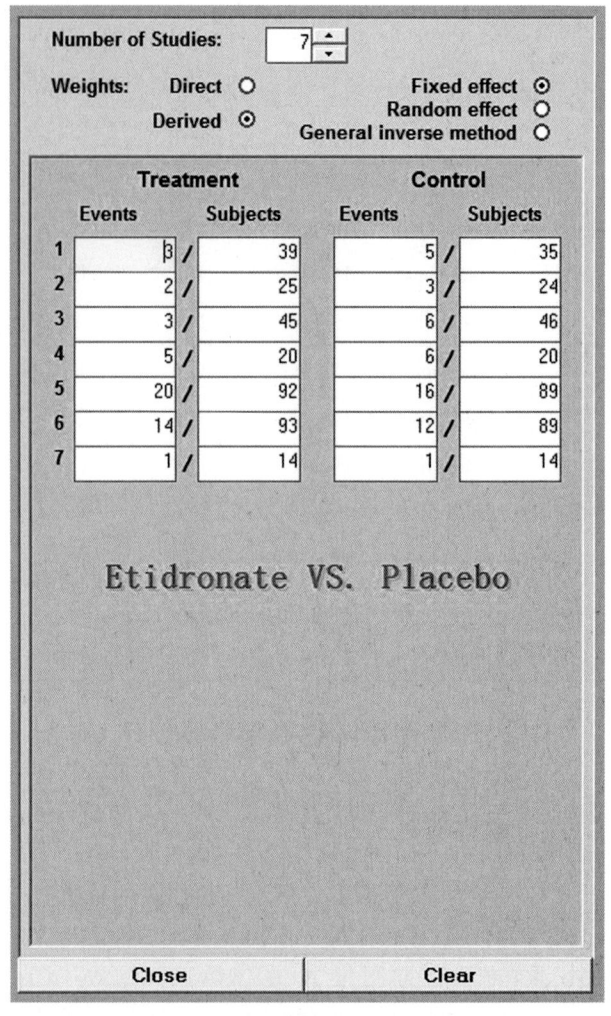

图 39-5　Etidronate vs. Placebo 权重设置

的是 ITC 软件一旦数据录入完成后操作极为简洁且可
以自行设置权重，同时拥有多种效应量可供择选（图
39-3）。

Stata 软件 indirect 程序功能更强，可借助 Stata 软
件的其他程序来完成前期数据合并，同时提供了命令
式操作，极大地满足了各类使用者。indirect 程序也可
执行命令操作，简化了间接比较复杂的流程。但其在
效应量选取上比 ITC 软件少，若操作者对该程序与方
法学的掌握不够，可能使前后结果的衔接存在一定差
错。

此外，整体上看：两者均极大地简化了数据内在运
算复杂性，减轻了操作者对软件的更多依赖。两者均
存在明显缺陷，即均只能执行"单路径"数据传递合并，
成为目前制约该两款软件/程序发展的因素之一。ITC
为免费软件，而 Stata 为收费软件，后者限制了使用人
群的宽度。期待未来可有更多更优质的方法学融入其
中，以为操作者提供更佳制作工具，为临床决策制作间
接比较证据。

第三节　网状 Meta 分析

一、网状 Meta 分析方法学简介

(一) 定义

网状 Meta 分析(Network meta-analysis,NMA)是指比较≥3 种干预措施,结合直接与间接效益比较于一体,并可对多种干预措施给出相应效益排序的综合证据评价工具。

(二) 基本假设

2009 年,宋福建教授等就网状 Meta 分析的应用提出 3 大前提性假设;2013 年,对这 3 个假设做了进一步深化,最终形成"试验相似性与证据一致性评价框架(trial similarity and evidence consistency assessment-framework,TSECA)"。该框架主要从临床相似性评价(clinical trial similarity assessment,TSA)、方法学相似性评价(quality similarity assessment,QSA)及证据一致性评价(evidence consistency assessment,ECA)3 个方面进行评定,并就每个方面给出相应的评分表来进行量化。具体如下:

(1) 临床相似性评价是用于评价各研究间研究对象、干预措施及结局指标等特征的相似性,包括:所有直接比较相似性及间接比较的相似性。通常建议临床相似性由专业的临床人员来完成。TSA 部分分别从人群相似性(participant similarity score,PSS)、干预相似性(intervention similarity score,ISS)及结局相似性(outcome similarity score,OSS)3 个层面来进行评定,具体评分细则本处就不作讲解。

(2) 方法学相似性评价是用于评价各研究间所采用的方法及质量特征的相似性。通常本处方法学相似性应当由流行病学专家来界定。QSA 部分分别从样本量、随机化、分配隐藏、参与者与实施者盲法及退出率等方面进行评定。

(3) 证据一致性评价是指重点评价研究特征对研究结果的影响,包括基本特征及样本量等相关因素,主要以人群一致性(participant consistency score,PCS)、干预措施一致性(intervention consistency score,ICS)及结局一致性(outcome consistency score,OCS)等 3 个方面进行综合评估。

汇总上述 3 个方面的所有评分。尽管该框架全面展示了研究内在结构的特征,但因其工作量较大且细节繁琐,故应用率较低。

(三) 报告规范

1999 年和 2009 年分别提出了 QUOROM 声明和 PRISMA 声明,以提高系统综述和 Meta 分析报告的质量。随着这两份声明的广泛使用,系统评价报告的质量已有提高。

网状 Meta 分析或系统评价的报告规范版本很多,且还在不断更新。本部分将以 PRISMA 声明 2015 扩展版作为本章节演示实例。该报告规范主体核心条目与之前版本相似,其主要是增加了新条目 S1~S5,均依据网状 Meta 分析特征专门而立。其具体条目内容,如表 39-3:

表 39-3　2015 PRISMA 条目内容(扩展版)

内容/条目	编号	PRISMA 条目要求
标题		
标题	1	明确本研究为含网状 Meta 分析的系统综述(或采用 Meta 分析相关术语进行标识)
摘要		
结构化摘要	2	使用结构化格式,包括:
		背景:主要目的
		方法:数据来源;研究纳入标准、研究对象和干预措施;质量评价和合成方法,如网状 Meta 分析
		结果:研究数量和纳入患者数量;合并值及其置信/可信区间;也可对治疗方案的优劣排序进行讨论。作者也可以选择共同对照,对两两比较的结果进行简单总结
		讨论/结论:局限性、结论及主要研究结果的意义
		其他:资助来源、系统综述注册号与注册名
引言		
理论基础	3	介绍当前已知的理论基础,包括进行网状 Meta 分析的原因

续表

内容/条目	编号	PRISMA 条目要求
目的	4	明确描述所研究的问题,包括研究人群、干预措施、比较组、结局及研究设计(PICOS)
方法		
研究方案及注册	5	表明是否事先制定了研究方案,如有,则说明在何处能获得该方案(如网络下载地址);如有可能,还应提供注册号等注册信息
纳入标准	6	详述文献的纳入标准,包括研究特征(如 PICOS、随访时间等)及报告特征(如发表年份、语言、发表状态等),并说明其理由。阐明该网状 Meta 分析涉及的干预措施,并且注明该网状图中是否存在多个干预措施合并为一个结点的情况(并说明理由)
信息来源	7	介绍检索的全部信息来源(如文献数据库及其时间跨度、为获得其他研究信息而跟作者联系)及最新的检索日期
检索	8	至少报告一个电子数据库的完整的检索策略,包括所使用的限制项,以保证该检索结果可被重复
研究选择	9	描述研究选择的过程,如筛选、合格性评估、纳入系统综述和 Meta 分析的过程等
数据提取	10	描述从研究报告中提取数据的方法(如经过预实验后完善数据提取表,双人独立、重复提取数据等),向原始研究的作者索取和确认数据的过程
数据变量	11	列举和定义所有变量(如 PICOS,资助来源等),并对变量的任何假设和简化形式进行说明
网状关系图	S1	描述网状图的评估方法及潜在的偏倚;包括数据是如何整合成网状图的,及如何在网状图中体现证据的基本特征
单项研究风险偏倚	12	描述单项研究偏倚风险的评价方法(说明评价是针对研究还是仅针对结局),并描述在数据合并中如何使用偏倚评价的结果
效应指标	13	说明主要的效应测量指标(如相对危险度 RR、均数差等 MD)。并说明其他效应评价指标,如干预措施排序和 SUCRA 值,及呈现 Meta 分析合并结果的修正方法
预计采用统计学方法	14	描述每个网状 Meta 分析进行数据处理和结果合并的方法。这部分内容应该包括,但不局限于以下: 多臂研究的处理; 方差结构的选择; 贝叶斯分析先验分布的选择; 模型拟合的评估
不一致性评估	S2	描述网状 Meta 分析中直接比较和间接比较一致性评估的统计方法,及存在不一致性时的处理方法
纳入研究的风险偏倚	15	对可能影响合并结果的偏倚(如发表偏倚、研究内选择性报告结果等),应说明其评估方法
补充分析	16	描述补充分析方法,并说明哪些是事先计划的分析。这部分内容应包括但不局限于以下内容: 敏感性分析或亚组分析; Meta 回归; 网状关系图的其他构建方法; 贝叶斯分析中选用不同的先验分布(适用时)
结果		
研究选择	17	分别描述筛选、合格性评价以及纳入到综述的研究数量,并说明各阶段排除的理由,最好列出流程图

续表

内容/条目	编号	PRISMA 条目要求
呈现网状关系图	S3	提供一个网状图,使得干预措施间的关系可视化
网状关系图概括	S4	简要概括网状图的特点。这部分内容可对单个干预措施和两两比较时所涉及的研究数量、受试者数量,及对网状证据结构中直接证据的缺失情况和可能存在的潜在偏倚等信息进行解读
研究特征	18	对每个进行信息提取的研究,应描述各研究的特征(例如样本量、PICOS、随访时间等),并提供引文出处
单项研究内部偏倚	19	展示各单项研究可能存在偏倚的相关数据,如有可能,列出偏倚对结局影响的评价结果
各单项研究结果	20	对所有结局指标(获益或危害),每个研究均应展示:①每个干预组的汇总数据;②干预组之间的效应估计值及其置信区间。当涉及较复杂的网状信息时,展示方法可适当调整
合并的结果	21	展示每项 Meta 分析的结果,包括置信/可信区间。在复杂的证据网状中,作者可重点关注和某个特定对照(如安慰剂或标准治疗)的比较,并在附录中呈现此结果。可考虑使用效应对照表和森林图来展示相互比较的结果。若采用了其他综合测量指标(如干预措施排序),该结果也需要呈现
不一致性探讨	S5	描述不一致性分析的结果。这部分内容可能包括:用于比较一致性和不一致性模型的拟合优度指标、模型间统计学检验的 P 值、对网状图局部不一致性估计的结果等信息
纳入研究风险偏倚	22	展示研究集中可能存在的任何偏倚的评估结果
补充分析的结果	23	如进行了其他分析,需描述其结果(如敏感性分析、亚组分析、Meta 回归分析、网状图的其他构建方法以及贝叶斯分析所选用的先验分布等)
讨论		
证据总结	24	总结研究的主要发现,包括每一个主要结局指标的证据强度;考虑这些结果对主要利益相关者(如卫生服务提供者、使用者及政策制定者)的参考价值
局限性	25	探讨研究层面及结局层面的局限性(如偏倚风险),及系统综述层面的局限性(如未能获得所有相关研究、报告偏倚等)。讨论前提假设的符合程度,如可传递性和一致性,对构建网状结构图的相关问题进行说明(如未纳入某特定比较的原因)
结论	26	结合其他相关证据,提出对研究结果的总结性解读,及其对进一步研究的启示
资助		
资助来源	27	描述该系统评价与网状 Meta 分析的资助来源和其他支持(如提供数据),及资助者在完成该系统评价中所起的作用。这部分信息应包括:资助是否来自于利益相关的药厂以及作者之间是否存在专业上的利益冲突,以判断是否可能影响到该网状 Meta 分析中干预措施的推广使用

二、网状 Meta 分析操作

网状 Meta 分析的数据处理过程与传统 Meta 分析相比更繁琐,其对模型选择、一致性检验及收敛性诊断等都将影响最终结果,故对软件的要求也较高。目前实现网状 Meta 分析的统计软件有编程和非编程 2 类。编程软件要求操作者掌握相关的操作语言;非编程软件则相对容易掌握。

本章节所有软件制作均采用以下数据,具体引用数据文献:Dias S,Welton NJ,Sutton AJ,et al. Appendix A:WinBUGS code used in Bayesian Mixed Treatment Comparisons Meta-Analysis. In:NICE DSU Technical Support Document 2:A Generalised Linear Modelling Framework for Pairwise and Network Meta-Analysis of Randomised Controlled Trials. 2011;last updated March 2013. 引文数据是英国国家卫生与临床优化研究所(the National Institute for Health and Clinical Excellence,NICE)决策支持联盟(the Decision Support Unit,DSU）提供的技术支持文档（the Technical Support Document,TSD）中提供的有关 13 种抗抑郁药和安慰剂治疗抑郁症的有效性（efficacy）的数据，数据排列及说明详见表 39-4。

表 39-4　网状 Meta 分析实例数据

ID	t[,1]	t[,2]	t[,3]	r[,1]	r[,2]	r[,3]	n[,1]	n[,2]	n[,3]	na[]
1	1	2	7	73	76	83	152	150	154	3
2	1	2	12	66	78	66	124	122	118	3
3	1	2	12	55	77	79	121	120	119	3
4	1	4	NA	40	205	NA	161	324	NA	2
5	1	4	NA	39	52	NA	122	125	NA	2
6	1	4	NA	48	142	NA	126	249	NA	2
7	1	4	NA	36	46	NA	121	123	NA	2
8	1	4	5	61	132	74	164	305	159	3
9	1	5	NA	54	55	NA	141	141	NA	2
10	1	5	NA	49	64	NA	139	128	NA	2
11	1	5	NA	26	54	NA	122	123	NA	2
12	1	5	6	44	117	112	137	273	274	3
13	1	5	7	24	32	15	70	70	33	3
14	1	5	11	51	129	59	99	196	97	3
15	1	5	11	41	126	63	93	188	86	3
16	1	7	NA	18	132	NA	78	285	NA	2
17	1	7	11	10	30	32	19	54	55	3
18	1	7	14	37	45	51	102	104	102	3
19	1	7	14	41	52	54	98	103	100	3
20	1	8	NA	5	9	NA	18	18	NA	2
21	1	10	NA	15	25	NA	42	39	NA	2
22	1	10	NA	14	41	NA	45	90	NA	2
23	1	11	NA	12	24	NA	56	55	NA	2
24	1	12	NA	45	70	NA	129	129	NA	2
25	1	12	NA	16	19	NA	49	49	NA	2
26	1	12	NA	49	77	NA	150	149	NA	2
27	1	12	NA	43	65	NA	129	132	NA	2
28	1	12	NA	13	26	NA	116	111	NA	2
29	1	14	NA	29	53	NA	102	95	NA	2
30	2	7	NA	37	35	NA	61	62	NA	2
31	2	12	NA	81	93	NA	122	126	NA	2
32	2	13	NA	33	21	NA	63	61	NA	2
33	3	6	NA	87	83	NA	120	120	NA	2

续表

ID	t[,1]	t[,2]	t[,3]	r[,1]	r[,2]	r[,3]	n[,1]	n[,2]	n[,3]	na[]
34	3	8	NA	33	30	NA	108	109	NA	2
35	5	6	NA	66	83	NA	138	140	NA	2
36	5	6	NA	81	94	NA	151	144	NA	2
37	5	11	NA	144	157	NA	238	240	NA	2
38	6	7	NA	94	89	NA	123	117	NA	2
39	6	11	NA	175	146	NA	232	227	NA	2
40	6	12	NA	75	74	NA	107	108	NA	2
41	6	14	NA	59	47	NA	98	100	NA	2
42	7	9	NA	30	35	NA	66	66	NA	2
43	7	10	NA	27	29	NA	61	64	NA	2
44	7	11	NA	67	67	NA	101	102	NA	2
45	7	11	NA	27	30	NA	45	45	NA	2
46	7	11	NA	26	25	NA	50	50	NA	2
47	7	11	12	57	64	70	92	96	96	3
48	7	12	NA	35	48	NA	120	118	NA	2
49	7	12	NA	63	73	NA	144	142	NA	2
50	7	14	NA	30	36	NA	54	55	NA	2
51	7	14	NA	35	35	NA	47	40	NA	2
52	7	14	NA	98	81	NA	170	171	NA	2
53	7	14	NA	153	170	NA	186	196	NA	2
54	7	14	NA	95	107	NA	161	153	NA	2
55	7	14	NA	34	48	NA	73	73	NA	2
56	9	11	NA	74	66	NA	139	136	NA	2
57	9	13	NA	61	51	NA	100	100	NA	2
58	10	11	NA	11	16	NA	20	20	NA	2
59	10	12	NA	42	41	NA	78	82	NA	2
60	11	13	NA	48	48	NA	53	55	NA	2
61	12	13	NA	37	46	NA	60	62	NA	2
62	12	14	NA	41	49	NA	72	75	NA	2
63	12	14	NA	56	56	NA	79	84	NA	2
64	12	14	NA	45	49	NA	82	78	NA	2

注:ID:研究编号;t:抗抑郁药物(包括安慰剂);r:阳性结果样本量;n:总样本量;1:placebo;2:bupropion;3:citalopram;4:desvenlafaxine;5:duloxetine;6:escitalopram;7:fluoxetine;8:fluvoxamine;9:mirtazapine;10:nefazodone;11:paroxetine;12:sertraline;13:trazodone;14:velafaxine

(一) ADDIS 软件

ADDIS(Aggregate Data Drug Information System)软件基于贝叶斯框架运用 Markov chain Monte Carlo(MCMC)方法对数据进行先验评估与处理,能自动对相关数据进行网状 Meta 分析,为当前制作网状 Meta 分析的非编程软件的代表。

ADDIS 软件在运算过程中,只需操作者对一致性及收敛性的检验作出相关判断,并根据相应的提示进行简单操作,软件即可自动产出结果及相关图形。

1. ADDIS 简介　2009 年由 Gert van Valkenhoef 等基于贝叶斯理论研发出的一款循证决策支持系统 ADDIS 软件,主要由以下 7 个部分组成:①实现整合临床试验数据的模型;②管理试验和分析的图形用户界面;③从 ClinicalTrials. gov 中半自动导入研究;④半自动生成分析的图形用户界面向导;⑤计算分析的外部程序包;⑥结果可视化的外部图形用户界面的组件;⑦外部数据库(PubMed、ATC database、drug compendium)的链接功能。因此,在网状 Meta 分析时,该软件可以联网使用相关的编号提取数据库中已保存的数据。

ADDIS 约每 3 个月更新一次,当前最新版本为 V1. 16. 3,是一款免费软件,下载的官方网址为 http:// drugis. org/addis。ADDIS 软件开发结构及其运行内核的实质还是借鉴 GeMTC 软件,但比 GeMTC 软件在生成网状关系图及直接将数据导入 GeMTC 软件等功能方面优势明显,且操作同样简洁方便,使其在制作网状 Meta 分析软件中的地位更加重要。

本文使用的软件版本为 ADDIS v1. 16. 3。需说明:必须在电脑上安装有 java 程序(中文官方网址为 http://www. java. com/zh_CN/),软件才能正常运行。

2. 录入数据　ADDIS 的操作关键在于数据录入。本文仍以《R 软件 R2WinBUGS 程序包在网状 Meta 分析中的应用》一文中的实例为例,演示 ADDIS 软件数据的录入及网状 Meta 分析实现。

笔者认为,当前对该软件数据的录入存在 3 种方式:①手动输入;②使用专业的 xml 格式生成器;③使用 R 软件中的 XML 程序包生成 xml 格式文件。手动输入适用于小样本数据,本文将做详细讲解。方法②笔者不建议使用,因 ADDIS 软件对其储存数据的 xml 格式文件要求十分严格,只有对其数据存储结构有一定的掌握,方可实现数据的录入,否则,数据将无法打开。方法③适用于超大型数据的录入,但该方法需要使用到 R 软件中的 XML 程序包,其对操作者的要求较高,不仅要求操作者掌握 ADDIS 软件数据存储结构,还要求操作者具有一定的 R 语言基础。

(1) 新建数据集:安装完成后,双击软件图标,在出现的界面中单击"New Dataset"按钮,出现"New File"对话框(图 39-6)。

(2) 添加适应证:在图 39-6 中,单击菜单栏"Add"按钮,选中"Indications(适应证)"选项,就会弹出"Add Indications"对话框,在 SNOMED Concept ID 框中输入疾病名称的 ID 号及全称(笔者注:按照医学分类命名法,每种疾病均有其对应的 ID 号,本例的"重度抑郁症"对应的 ID 应为 300497006。若仅仅使用 ADDIS 软件的 Meta 分析功能或简化操作,可以自行输入,如本例分别输入"11"和"Antidepressant")。输入完成后,将会出现图 39-7 所示界面。

若出现输入错误,可通过菜单栏"Edit"按钮进行操作,但需先删除已经新建的"11 Antidepressant"标识。

(3) 添加药物:如添加适应证一样,在图 39-5 中通过单击"Add"按钮来实现添加研究药物(Drugs),本例以"Bupropion"为例演示输入。在 Name 框输入"Bupropion",ATC Code 框中的内容可由图 39-8 中按钮联网搜索实现自动导入,亦可手动随机键入。本例依次

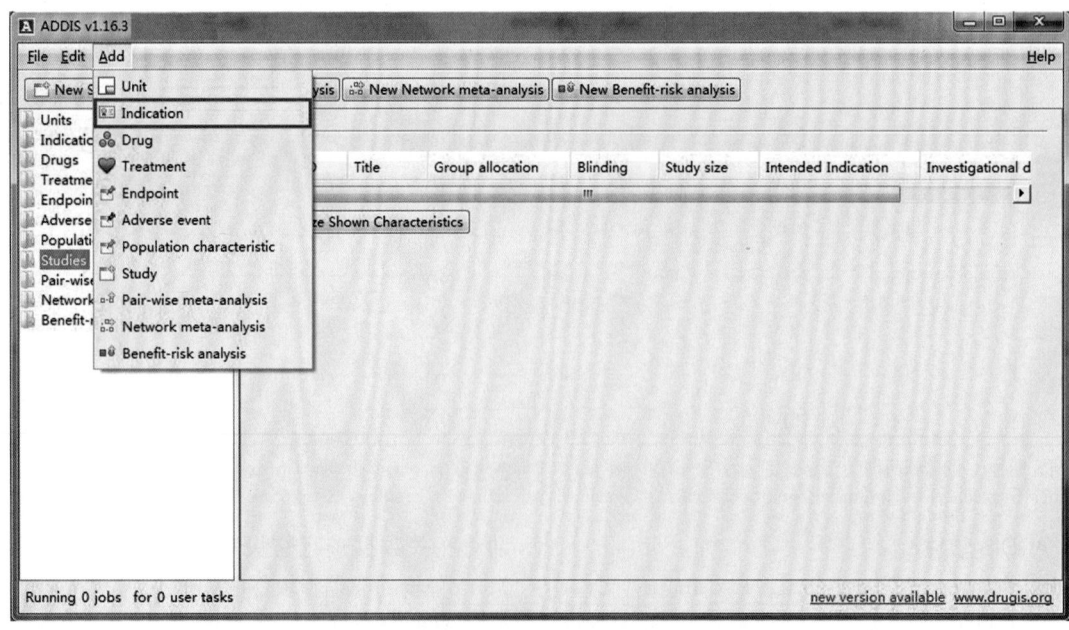

图 39-6　新建文件及添加相关指标界面

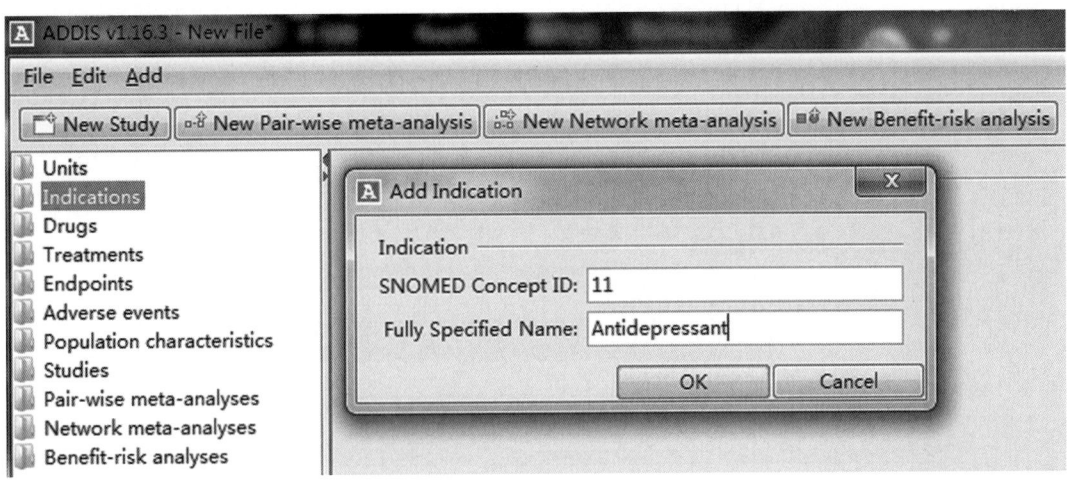

图 39-7　适应证添加完成后的界面

将 14 种药物进行手动输入,输入完成后左侧"Drugs"则完整地呈现出药物(图 39-8)。需注意两点:①因各类试验其安慰剂的选择不一样,故"Placebo"无"ATC Code",需要手动随机键入。②不一定每种药物都有"ATC Code",如"Velafaxine"当前无此代码,处理办法为根据"ATC Code"原则编写键入或随机键入即可。[笔者注:解剖学治疗学及化学分类系统,简称 ATC(Anatomical Therapeutic Chemical)系统,是世界卫生组织对药品的官方分类系统,将药物分为 5 个级别。ATC 代码共有 7 位(图 39-8 中示例为"N06AX12"),其中第 1、3、4 位为字母,第 2、5、6、7 位为数字。ATC 代码第一级为一位字母,表示解剖学上的分类(如 N 为神经系统);第二级为两位数字,表示治疗学上的分类(如 06 为精神兴奋剂);第三级为一位字母,表示药理学上的分类(如 A 为抗抑郁药);第四级为一位字母,表示化学上的分类(如 X 为其他);第五级为两位数字,表示化合物上的分类。]

(4)添加结局指标:单击菜单栏的"Add"按钮来添加结局指标(Endpoints)。本例以"Responders"为例,具体输入见图 39-9。

(5)添加研究及录入数据:本文采用的实例中共纳入 64 个研究,现以第 1 组为例进行演示。

单击菜单栏"Add",在出现的"Add Study"对话框中依次输入。本例均以研究组名输入到 ID 框及 Title

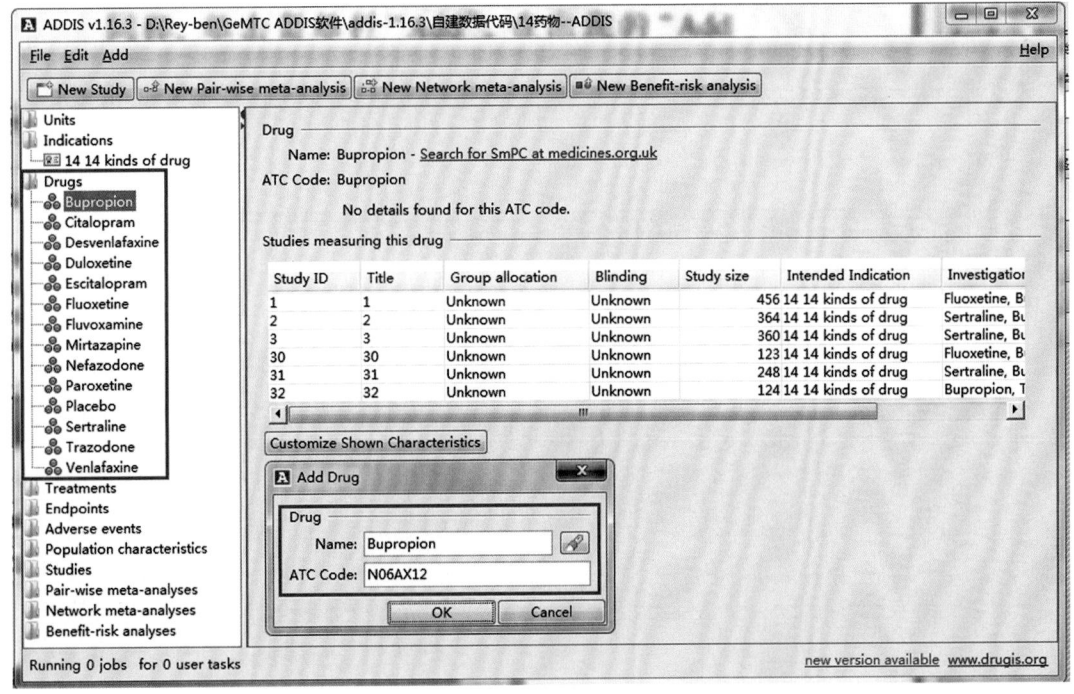

图 39-8　添加药物名称及其 ATC Code 及完成后的界面

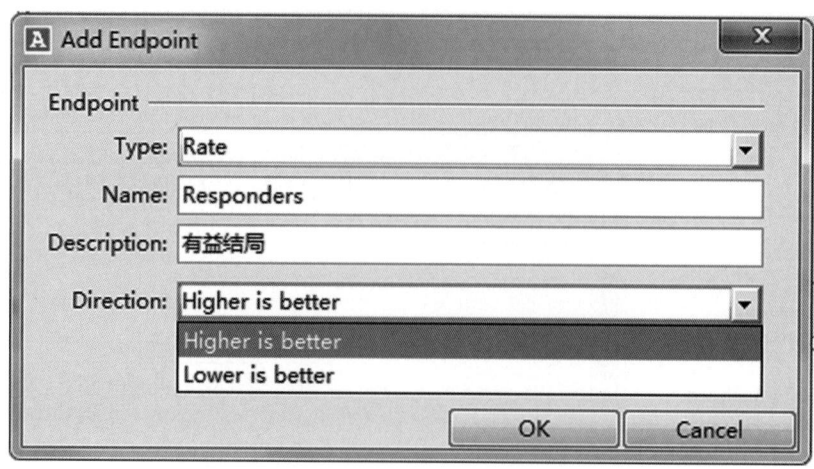

图 39-9 添加结局指标的对话框

框,具体输入见图 39-10。

在"ID"框中,若输入在 ClinicalTrials. gov 中的注册号,则点击"Import from ClinicalTrials. gov"即可自动导入该研究的相关资料。

输入完成后,点击"Next"即可进入适应证选择对话框。因前面我们只建立了"11 Antidepressant"这一个适应证,故其下拉菜单只存在一个"Indications"可选;亦可通过点击后面的添加新的适应证。选择后继续单击"Next"按钮可进入到附加信息输入对话框,此处的选择可为后面的风险分析做参考;亦可忽略填写,

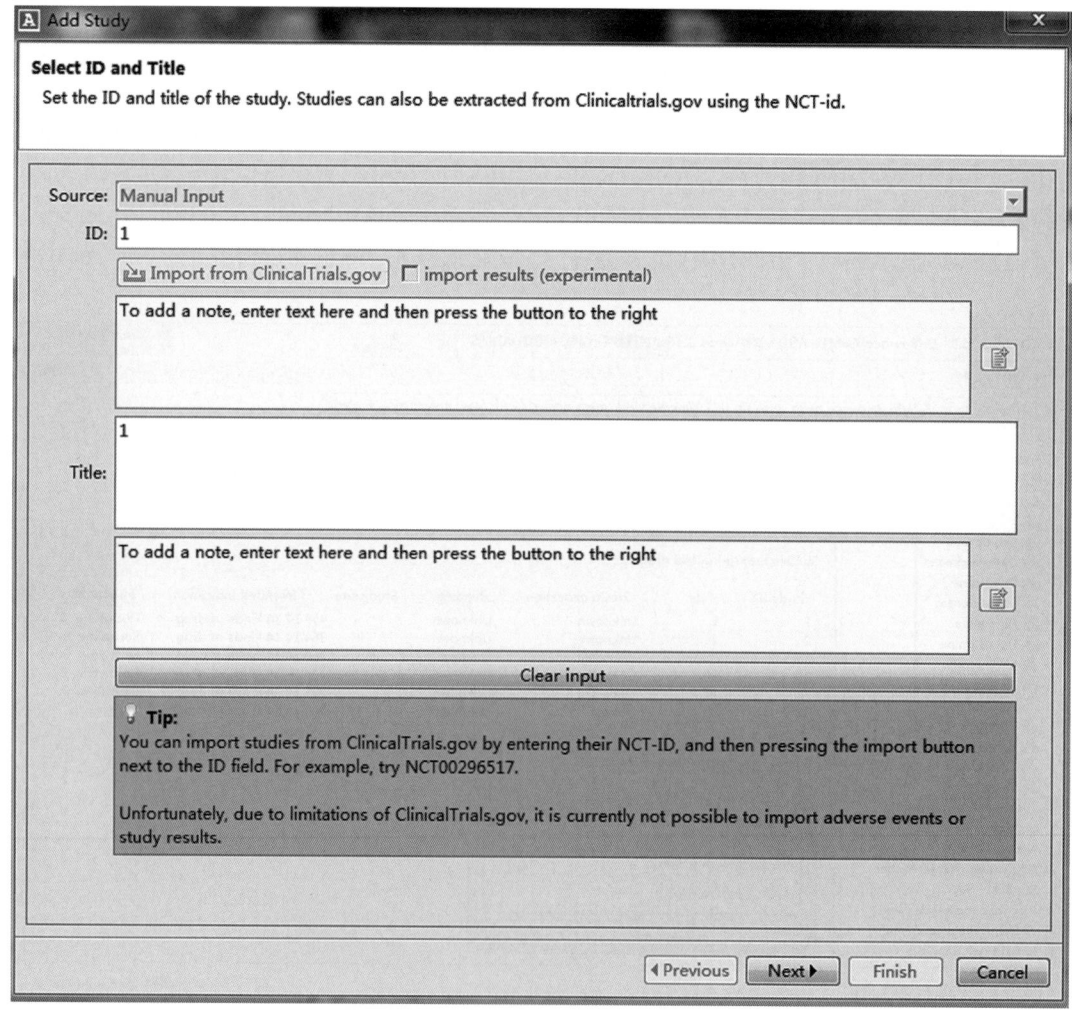

图 39-10 添加纳入研究的对话框

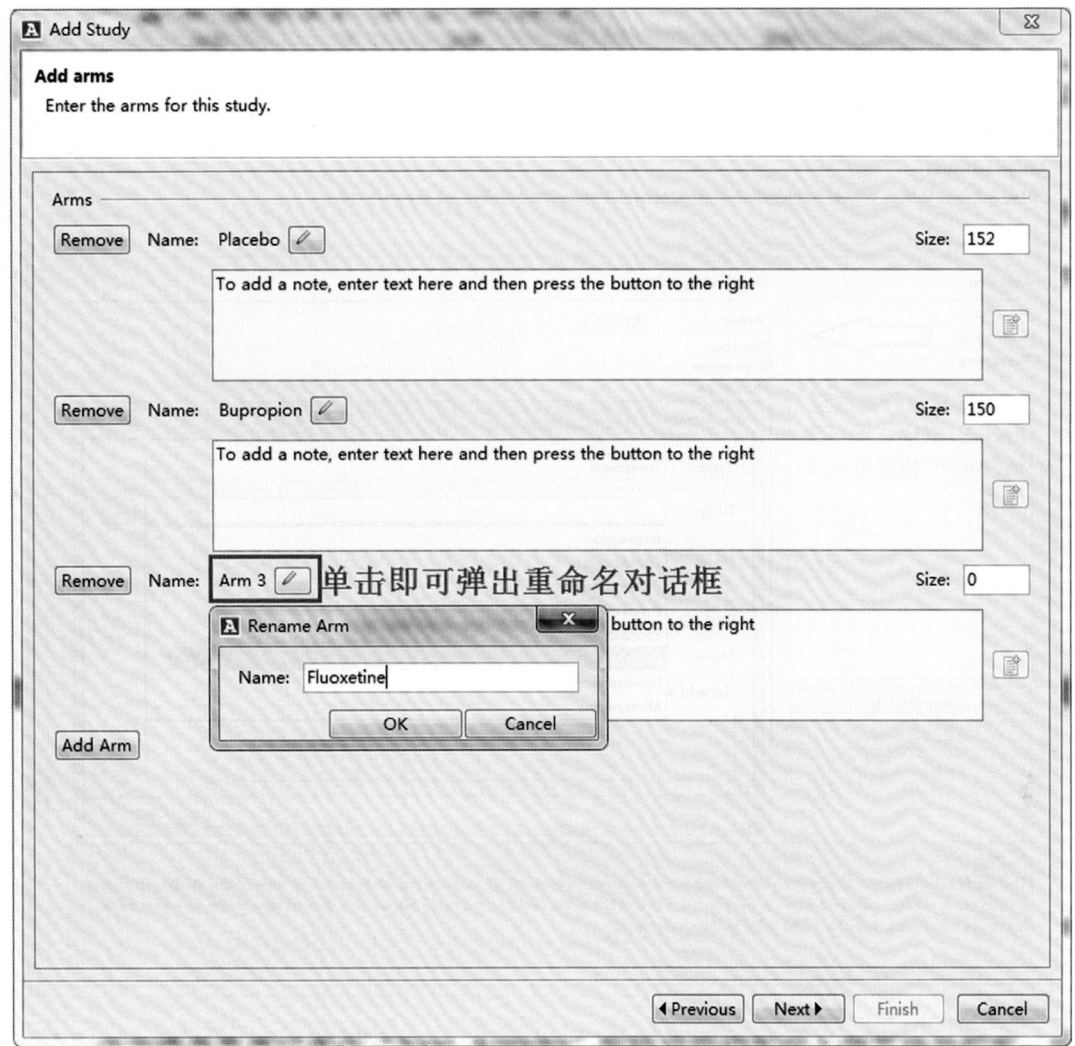

图 39-11　研究的臂数及名称输入界面

直接单击"Next"按钮进入到研究臂名及总臂数选择界面(图 39-11)。

　　该界面中所有纳入的研究均为 2 臂。而本例的研究组 1 为 3 臂研究,故需要单击"Add Arm"按钮添加研究臂数,并将其臂名更改为相应的药名,在 Size 框中键入相应的研究总例数(图 39-11)。

　　完成后继续单击"Next"按钮以添加其他信息,此处可以忽略,直接单击"Next"进入到下一步。

　　该步骤需要通过单击"New Activity"按钮将药物和纳入研究结合起来。此处,我们将 Type 框设为 Treatment,Drug 框分别设为相应的 3 种药物,单击 OK 按钮,完成后将建好的三种"Activity"放到对应的"Epoch1"框中,可使用鼠标直接拖动(图 39-12)。

　　完成上述操作后,单击"Next"按钮进入到下一界面。在该界面中,在 Endpoints 下拉框中,挑选已经建好的"Responders";然后单击"Add measurement moment"按钮新建一个"measurement moment",再单击

"Next"按钮进入到图 39-13 界面。在图 39-13 中,分别键入相应的数据。此后一直执行单击"Next"直到出现图 39-14 所示界面,单击"Finish"按钮,就完成了该组数据的录入。

　　在图 39-14 中,可通过点击"Overview/Design/Data"按钮查看已编辑好的信息。如在"Data"中,单击"Odds-Ratio"就会计算出该研究组的各药物间的 OR 值及其 95% 置信区间(图 39-14)。

　　本例的 64 组研究数据依次按照上述方法录入,完成后界面如图 39-15 所示(需要说明的是:本例只是演示数据的录入,其中有些设置及操作进行了省略,有兴趣的读者可自行参考上述操作进行尝试,本文将不做详细讲解;但必需的关键步骤都在,省略不会影响操作)。

　　3. 完成网状 Meta 分析

　　(1)建立数据:在上图 39-15 中,单击"New Network meta-analysis"按钮进入到"Define Context"界面。

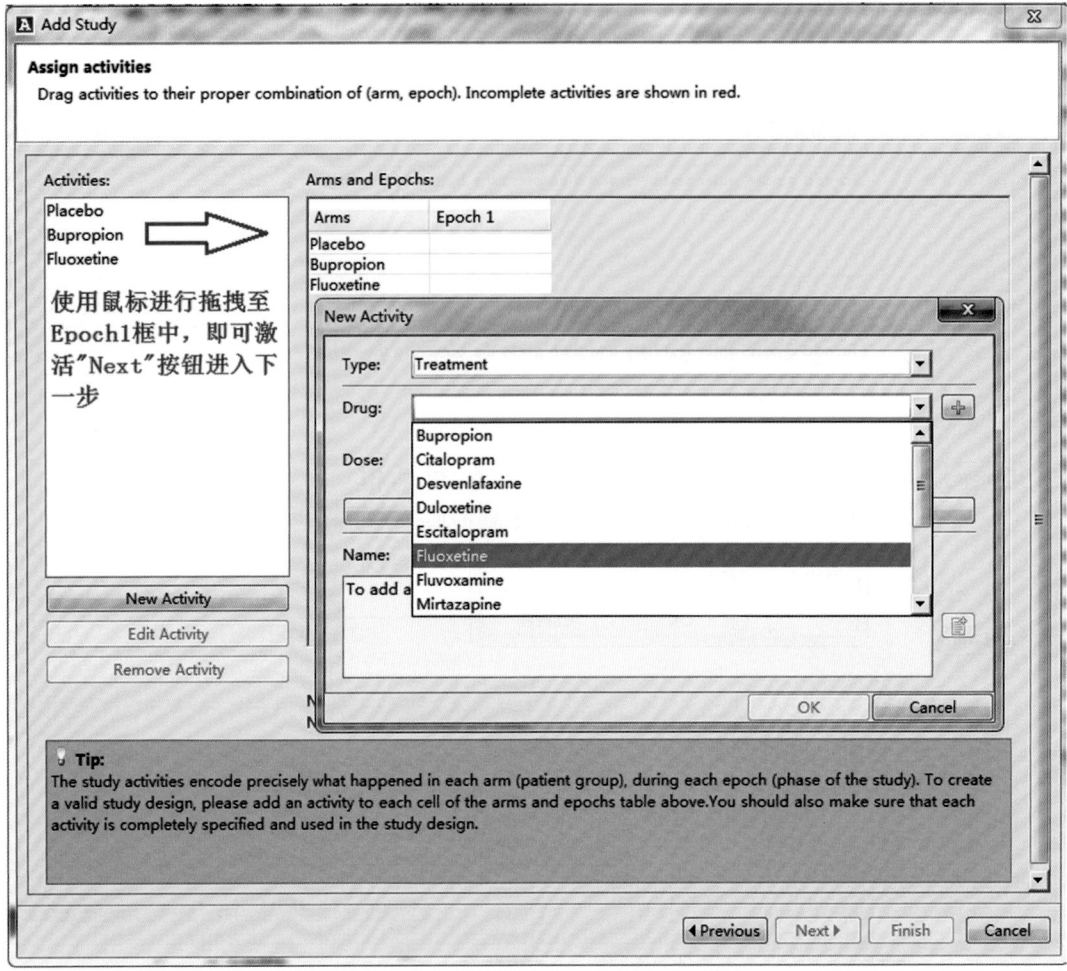

图 39-12   将药物与纳入研究进行结合

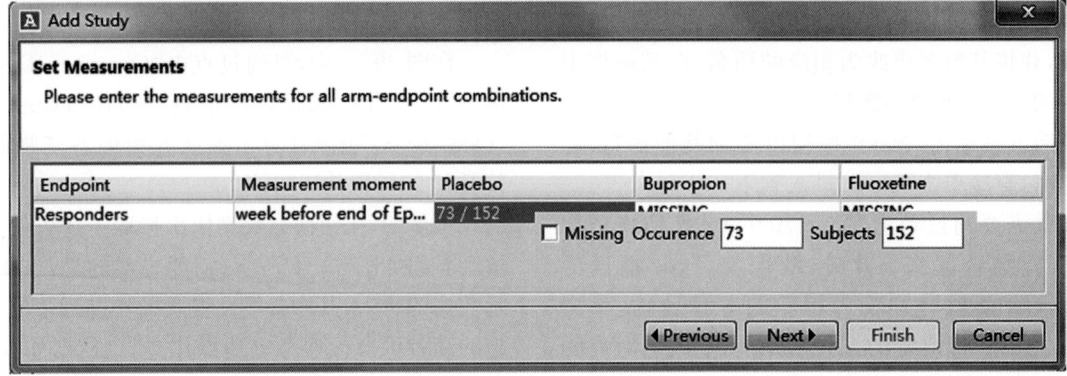

图 39-13   研究数据输入界面

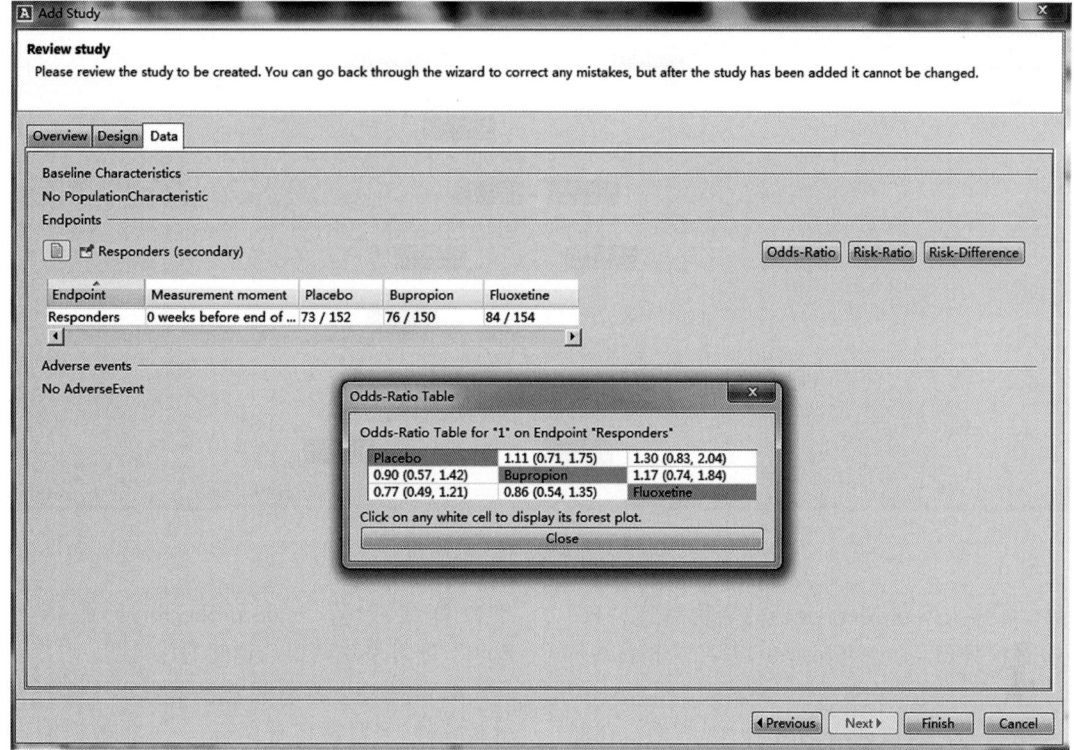

图 39-14　纳入研究的分析结果

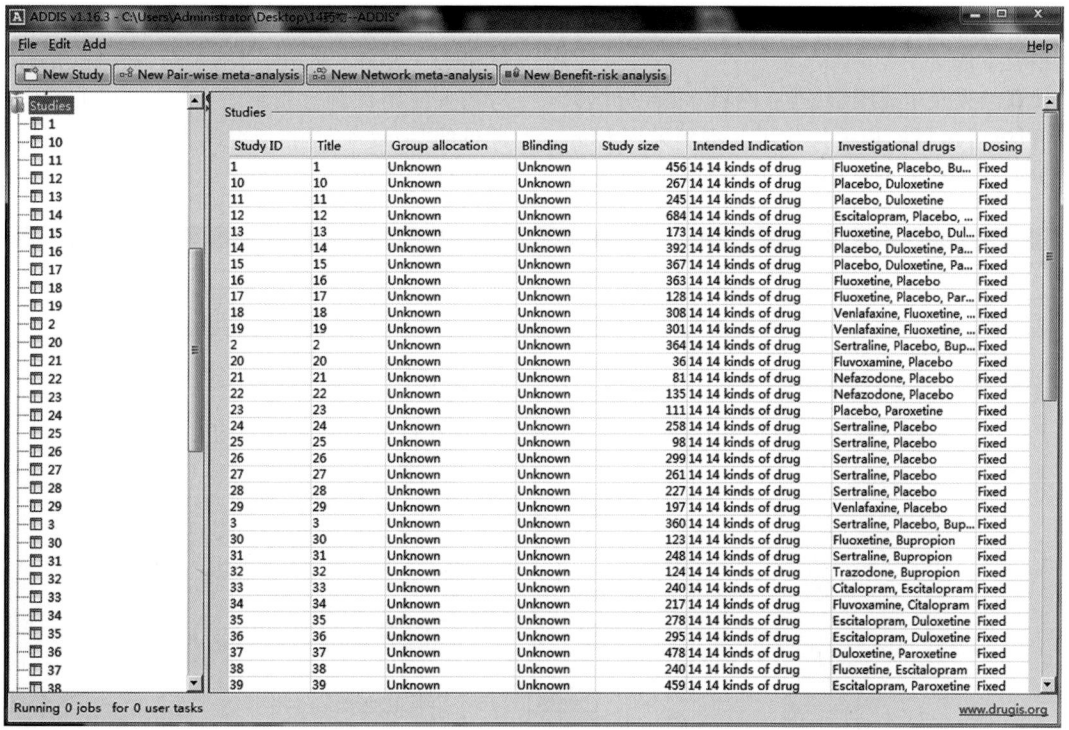

图 39-15　纳入研究数据录入完成后界面

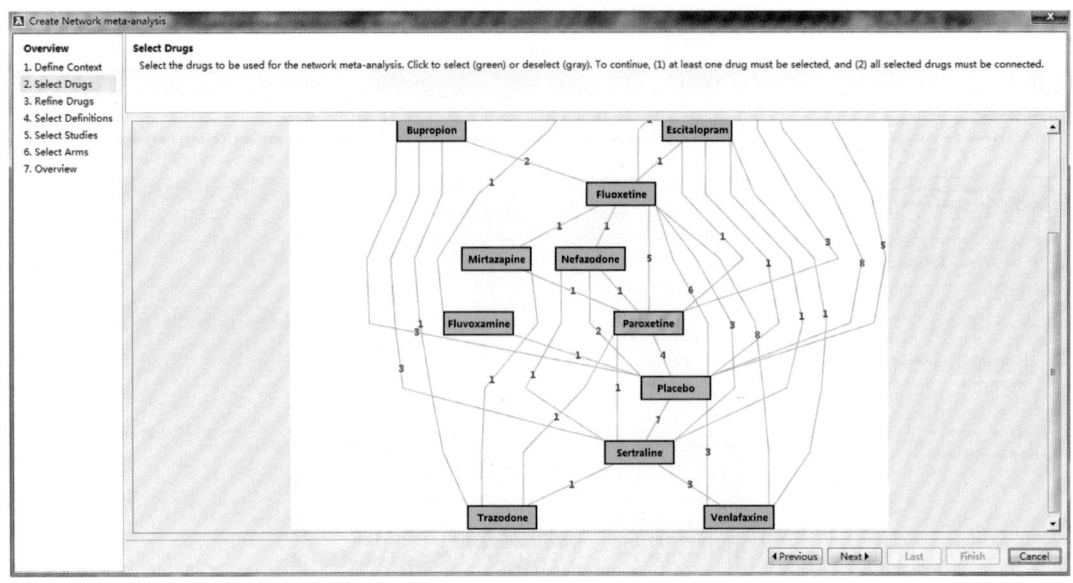

图 39-16 选择相关的药物

在此界面中,可输入网状 Meta 分析的名称(仍以"11"代表)、选择适应证(11 antidepressant)及结局指标(responders)。

继续单击"Next"按钮进入到图 39-16 界面。在此界面,可以根据试验要求选取药物,其中绿色为纳入药物,灰色为排除药物(图形只是演示如何设置排除药物,实际上本例纳入了全部 14 种药物)。

此后,单击"Next"按钮直至进入到图 39-17 并点击"Finish",即完成网状 Meta 分析数据的建立;至此,网状关系图就生成了。

(2)计算结果及生成图形:建立网状 Meta 分析数据后,就可以进行运算的相关操作了。本例采用 Consistency 模型,点击后即可呈现图 39-18 所示的计算结

果和概率权重(rank probability)图。点击"Node Split",即可呈现两组药物间的比较图。

4. 结束语　尽管目前已研发出了多种网状 Meta 分析软件,但对操作者而言,一款集数据输入方便、操作简单、数据处理能力强及绘图全面等优点于一体的理想软件尚未出现。ADDIS 软件虽有操作简单、数据处理能力强及绘图全面的优点,但其最大的缺点在于:数据输入极为不便,数据录入过程相对编程软件而言显得十分繁琐。需说明:上述操作只是该软件的计算结果的一部分。此外,对结果是否收敛、是否为一致性等需要使用者自行判断后,再进行相关操作(笔者注:此处的"一致性"是指研究间直接比较与间接比较结果的相似程度)。

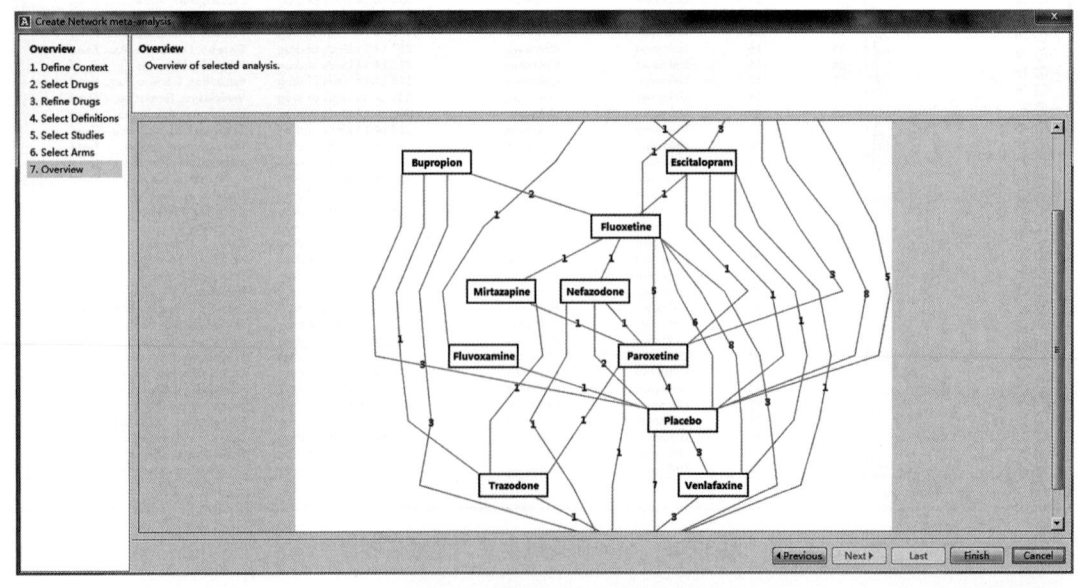

图 39-17 数据建立完成后界面

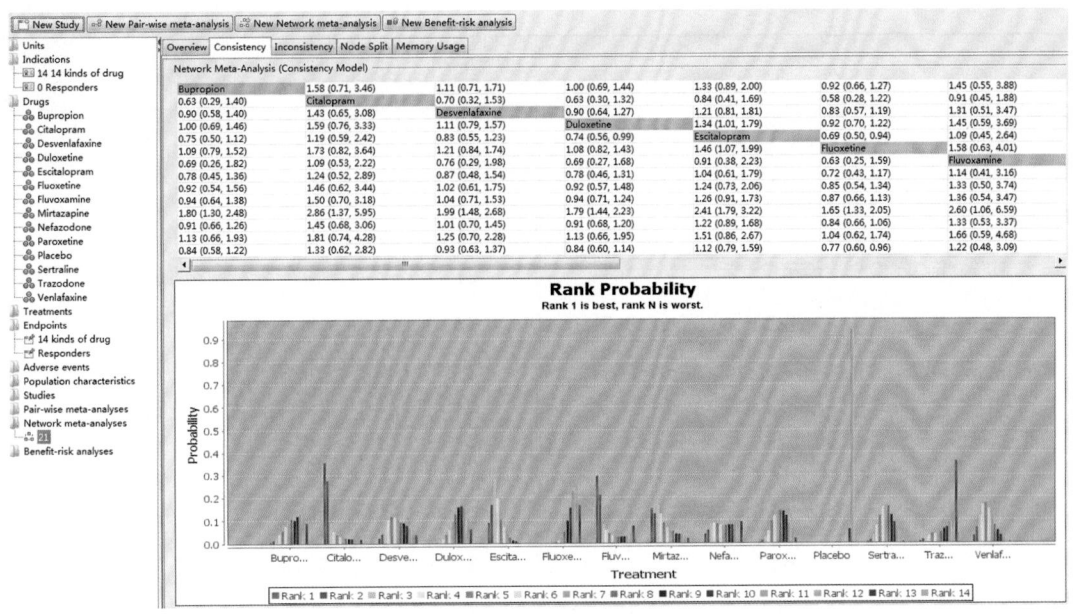

图 39-18　网状 Meta 分析计算结果和概率权重(Rank Probability)图

ADDIS 软件还可以进行头对头的 Meta 分析和间接比较的 Meta 分析;且因对软件的不断完善,研发者们已停止更新 V 1.X 版本,转而开始研发 V 2.X。因此,随着该软件的更新与维护,相信其在数据的输入方面将逐渐趋向于简便。可以期待一个更加完善而专业 ADDIS 软件在不久的将来全新面世。

(二) STATA 软件

也可使用 STATA 软件进行网状 Meta 分析,采用传统统计学方法来进行数据处理。本例将从 STATA 软件自身运算及调用 WinBUGS 软件方面来进行实例演练。

1. 软件程序安装与数据准备　STATA 软件是一套提供其使用者数据分析、数据管理及绘制专业图表的完整及整合性统计软件,为收费软件。目前,STATA 软件采用最具亲和力的窗口接口,操作者不仅可以使用操作菜单来进行数据运算,还可以直接使用编程代码来完成。编程代码作为软件扩展的部分,很大程度上实现了软件迅速融入最新方法学资源中。STATA 软件的下载与安装方法详见《系统评价与 Meta 分析理论与实战》一书;有关 STATA 软件实现 Meta 分析的更多内容,建议参阅专著《应用 STATA 做 Meta 分析》。

2009 年 Ian R. White 等基于多元 Meta 回归模型研发出 STATA 软件用于网状 Meta 分析的 mvmeta 程序包,并不断更新与完善,目前最新程序包为 2015 年 3.1.3 版本。只需在软件命令栏输入以下命令即可完成该程序包的安装:

```
net fromhttp://www. mrc-bsu. cam. ac. uk/IW_
STATA/meta
```

STATA 软件对网状数据排列格式,与其他软件有所不同。具体格式,如表 39-5:

表 39-5　13 种抗抑郁药与安慰剂治疗抑郁症有效性的数据

ID	t	r	n	ID	t	r	n
1	1	73	152	3	2	77	120
1	2	76	150	3	12	79	119
1	7	83	154	4	1	40	161
2	1	66	124	4	4	205	324
2	2	78	122	5	1	39	122
2	12	66	118	5	4	52	125
3	1	55	121	6	1	48	126

续表

ID	t	r	n	ID	t	r	n
6	4	142	249	20	1	5	18
7	1	36	121	20	8	9	18
7	4	46	123	21	1	15	42
8	1	61	164	21	10	25	39
8	4	132	305	22	1	14	45
8	5	74	159	22	10	41	90
9	1	54	141	23	1	12	56
9	5	55	141	23	11	24	55
10	1	49	139	24	1	45	129
10	5	64	128	24	12	70	129
11	1	26	122	25	1	16	49
11	5	54	123	25	12	19	49
12	1	44	137	26	1	49	150
12	5	117	273	26	12	77	149
12	6	112	274	27	1	43	129
13	1	24	70	27	12	65	132
13	5	32	70	28	1	13	116
13	7	15	33	28	12	26	111
14	1	51	99	29	1	29	102
14	5	129	196	29	14	53	95
14	11	59	97	30	2	37	61
15	1	41	93	30	7	35	62
15	5	126	188	31	2	81	122
15	11	63	86	31	12	93	126
16	1	18	78	32	2	33	63
16	7	132	285	32	13	21	61
17	1	10	19	33	3	87	120
17	7	30	54	33	6	83	120
17	11	32	55	34	3	33	108
18	1	37	102	34	8	30	109
18	7	45	104	35	5	66	138
18	14	51	102	35	6	83	140
19	1	41	98	36	5	81	151
19	7	52	103	36	6	94	144
19	14	54	100	37	5	144	238

续表

ID	t	r	n	ID	t	r	n
37	11	157	240	51	7	35	47
38	6	94	123	51	14	35	40
38	7	89	117	52	7	98	170
39	6	175	232	52	14	81	171
39	11	146	227	53	7	153	186
40	6	75	107	53	14	170	196
40	12	74	108	54	7	95	161
41	6	59	98	54	14	107	153
41	14	47	100	55	7	34	73
42	7	30	66	55	14	48	73
42	9	35	66	56	9	74	139
43	7	27	61	56	11	66	136
43	10	29	64	57	9	61	100
44	7	67	101	57	13	51	100
44	11	67	102	58	10	11	20
45	7	27	45	58	11	16	20
45	11	30	45	59	10	42	78
46	7	26	50	59	12	41	82
46	11	25	50	60	11	48	53
47	7	57	92	60	13	48	55
47	11	64	96	61	12	37	60
47	12	70	96	61	13	46	62
48	7	35	120	62	12	41	72
48	12	48	118	62	14	49	75
49	7	63	144	63	12	56	79
49	12	73	142	63	14	56	84
50	7	30	54	64	12	45	82
50	14	36	55	64	14	49	78

注:ID:研究编号;t:抗抑郁药物(包括安慰剂);r:阳性结果样本量;n:总样本量;1:placebo;2:bupropion;3:citalopram;4:desvenlafaxine;5:duloxetine;6:escitalopram;7:fluoxetine;8:fluvoxamine;9:mirtazapine;10:nefazodone;11:paroxetine;12:sertraline;13:trazodone;14:velafaxine。

2. 结果运算　为了方便运算,以下所有操作视图、结果均以二分类数据为主。网状 Meta 分析结果的运算,在 STATA 软件当中主要采用传统频率学方法来完成。为了方便操作者使用及简化操作流程,目前程序版本已逐渐转向封闭式储存管理;程序还提供了一致性模型与不一致模型供操作者使用。在加载完上述数据后,首先需使用 network 命令整理准备数据,其具体操作命令如下:

```
network setup r n,study(id)trt(t)numcodes
network convert pairs
```

整理完成数据之后,以下二分类数据结果(框 39-2)连续性数据结果(框 39-3)为数据转换为网状结构模式,以便于后续图形及数据运算。

框 39-2　二分类数据网状结构分析结果

```
Treatments used
01(reference):1
02:2;03:3;04:4;05:5;06:6;07:7;08:8;09:9;10:10;11:11;12:12;13:13;14:14
Measure Log odds ratio
Studies
ID variable:id
Number used:64
IDs with zero cells:[none]
IDs with augmented reference arm:30 30 32 33 34 35 36 37 38 39 40 41 42 43 44 45 46 47 48 49 50 51 52 53 54 55 56 57 58 59 60 61 62 63 64
-observations added:0.001
-mean in augmented observations:study-specific mean
Network information
Components:1(connected)
D. f. for inconsistency:36
D. f. for heterogeneity:27
Current data
Data format:augmented
Design variable:_design
Estimate variables:_y *
Variance variables:_S *
Command to list the data:list id _y * _S * ,noosepby(_design)
```

框 39-3　连续性数据网状结构分析结果

```
Treatments used                                   Network information
1(reference):1;2:2;3:3;4:4;5:5;6:6;7:7            Components:1(connected)
Measure Mean difference                           D. f. for inconsistency:7
Standard deviation pooling:off                    D. f. for heterogeneity:9
Studies                                           Current data
ID variable:id                                    Data format:augmented
Number used:20                                    Design variable:_design
IDs with augmented reference arm:2 6 7 8 12       Estimate variables:_y *
-observations added:0.001                         Variance variables:_S *
-mean in augmented observations:study-specific mean   Command to list the data:list id _y * _S * ,noo sepby
-SD in augmented observations:study-specific within-   (_design)
arms SD
```

进行数据运算处理时,还需进一步完成数据基本参数运算与转换,需要使用到 network 命令,具体代码如下:

```
network convert augment
```

待上述准备工作完成后,需要采用 network meta 命令来进行运算,来分别执行一致性模型与不一致性模型,具体代码与结果如下:

一致性模型代码:

```
network meta consistency
```

不一致性模型代码:

```
network meta inconsistency
```

二分类数据一致性模型结果,如下:

Multivariate meta-analysis

Variance-covariance matrix＝proportional. 5 * I(13)＋.5 * J(13,13,1)

Method＝reml　　　　　　　　　　　　　　Number of dimensions＝13

Restricted log likelihood＝－232.12996　　　Number of observations＝64

	Coef.	Std. Err.	z	P>z	[95% Conf. Interval]	
_y_02						
_cons	0.578662	0.15612	3.71	0	0.272673	0.884651
_y_03						
_cons	1.032222	0.364047	2.84	0.005	0.308704	1.745741
_y_04						
_cons	0.678437	0.146084	4.64	0	0.392117	0.964757
_y_05						
_cons	0.574602	0.110012	5.22	0	0.358982	0.790222
_y_06						
_cons	0.865778	0.145152	5.96	0	0.581285	1.15027
_y_07						
_cons	0.494999	0.10845	4.56	0	0.282442	0.707557
_y_08						
_cons	0.935748	0.447692	2.09	0.037	0.058288	1.813209
_y_09						
_cons	0.829968	0.251749	3.3	0.001	0.336549	1.323388
_y_10						
_cons	0.655126	0.221447	2.96	0.003	0.221098	1.089155
_y_11						
_cons	0.635739	0.130454	4.87	0	0.380054	0.891424
_y_12						
_cons	0.66824	0.106913	6.25	0	0.458694	0.877787
_y_13						
_cons	0.453978	0.261103	1.74	0.082	－0.05777	0.965730
_y_14						
_cons	0.75007	0.130349	5.75	0	0.494591	1.005549

二分类数据不一致性模型结果,如下:

Multivariate meta-analysis

Variance-covariance matrix=proportional. 5 * I(13)+.5 * J(13,13,1)

Method=reml			Number of dimensions=13			
Restricted log likelihood=−213.6719			Number of observations=64			

	Coef.	Std. Err.	z	P>z	[95% Conf. Interval]	
_y_02						
des_010212	0.4974272	0.4600866	1.08	0.28	−0.404326	1.39918
_cons	0.1056304	0.3686104	0.29	0.774	−0.616832	0.8280944
_y_03						
des_0308	0.5164107	1.024057	0.5	0.614	−1.490703	2.523525
_cons	0.5407666	0.5432893	1	0.32	−0.524061	1.605594
_y_04						
des_010405	−0.636032	0.3970854	−1.6	0.109	−1.414305	0.1422415
_cons	0.8330948	0.1888815	4.41	0	0.4629938	1.203396
_y_05						
des_0105	0.1575054	0.4294324	0.37	0.714	−0.684167	0.9991775
des_010506	0.0754646	0.5152958	0.15	0.884	−0.934497	1.085426
des_010507	0.0934839	0.5814343	0.16	0.872	−1.046106	1.233074
des_010511	0.3818984	0.4564514	0.84	0.403	−0.51273	1.276527
_cons	0.3852534	0.3663804	1.05	0.293	−0.332839	1.103346
_y_06						
des_0506	0.4800703	0.579718	0.83	0.408	−0.656156	1.616297
des_0607	−0.124630	0.664591	−0.19	0.851	−1.427205	1.177943
des_0612	0.1754151	0.6145361	0.29	0.775	−1.029053	1.379884
_cons	0.3792953	0.3625408	1.05	0.295	−0.330272	1.089862
_y_07						
des_010507	0.2330655	0.6354585	0.37	0.714	−1.01230	1.478641
des_0107	0.8212363	0.5518273	1.49	0.137	−0.260325	1.902798
des_010711	−0.041968	0.7106524	−0.06	0.953	−1.434821	1.350885
des_010714	0.0857013	0.4661953	0.18	0.854	−0.828025	0.9994273
des_0207	−0.302823	0.5939832	−0.51	0.61	−1.467008	0.8613632
_cons	0.2351005	0.3678584	0.64	0.523	−0.485889	0.9560898
_y_08						
_cons	0.9554499	0.7628703	1.25	0.21	−0.539748	2.450648

_y_09

des_0911	0.4375704	0.754412	0.58	0.562	−1.04105	1.916191
des_0913	−0.765504	0.8511536	−0.9	0.368	−2.433734	0.9027268
_cons	0.538782	0.583097	0.92	0.356	−0.604263	1.681827

_y_10

des_0710	−0.57989	0.6913377	−0.84	0.402	−1.934887	0.7751071
des_1011	−1.255219	0.9029777	−1.39	0.165	−3.025022	0.5145851
des_1012	−0.222649	0.6239614	−0.36	0.721	−1.445591	1.000293
_cons	0.8574608	0.3609244	2.38	0.018	0.150062	1.56486

_y_11

des_010711	−0.562963	0.6756666	−0.83	0.405	−1.887245	0.7613095
des_0111	0.2555058	0.592175	0.43	0.666	−0.905136	1.416148
des_0511	−0.191705	0.5838833	−0.33	0.743	−1.336095	0.952685
des_0611	−0.941127	0.587004	−1.6	0.109	−2.091634	0.2093795
des_0711	−0.512671	0.5446302	−0.94	0.347	−1.580129	0.5547865
des_071112	−0.3473	0.6306605	−0.55	0.582	−1.585332	0.8907305
_cons	0.7878438	0.2963551	2.66	0.008	0.2069985	1.368689

_y_12

des_0112	0.2270882	0.3322004	0.68	0.494	−0.424013	0.8781891
des_0212	−0.019824	0.6102276	−0.03	0.974	−1.215848	1.1762
des_071112	0.2571251	0.6268133	0.41	0.682	−0.971406	1.485657
des_0712	0.156793	0.5340994	0.29	0.769	−0.890023	1.203609
_cons	0.4806699	0.2754164	1.75	0.081	−0.059136	1.020476

_y_13

des_1113	1.0854	0.9540364	1.14	0.255	−0.784478	2.955277
des_1213	1.695328	0.8175781	2.07	0.038	0.0929045	3.297752
_cons	−0.634030	0.5957991	−1.06	0.287	−1.801776	0.5337135

_y_14

des_0114	0.6289301	0.5060654	1.24	0.214	−0.36294	1.6208
des_0614	−0.681682	0.6159648	−1.11	0.268	−1.888951	0.5255866
des_0714	0.0105684	0.4988539	0.02	0.983	−0.967167	0.988304
des_1214	0.1188303	0.4722096	0.25	0.801	−0.806683	1.044344
_cons	0.5268558	0.2870257	1.84	0.066	−0.035704	1.089416

为了更好的展示结果,STATA 软件还提供了结果的自动整理与编排,需要使用 netleague 命令,其具体代码与结果表(表 39-6)如下:

netleague,eform lab(placebo bupropion citalopram desvenlafaxine duloxetine escitalopram fluoxetine fluvoxamine mirtazapine nefazodone paroxetine sertraline trazodone velafaxine)sort(placebo bupropion citalopram desvenlafaxine duloxetine escitalopram fluoxetine fluvoxamine mirtazapine nefazodone paroxetine sertraline trazodone velafaxine)

其中,eform 为将结果进行 EXP 转换,lab 为药物标签,sort 为结果基本排序。

一致性检验功能在于直接与间接比较之间相似度,节点法是当前常用方法之一。STATA 软件就可基于节点法来进行一致性检验,其二分类网状数据,具体代码如下:

```
network sidesplit all,tau
```

二分类网状数据检验结果如下:

Side	Direct		Indirect		Difference			
	Coef.	Std. Err.	Coef.	Std. Err.	Coef.	Std. Err.	P>z	tau
01 02	.4210611	.2022804	.8040308	.2420945	−.3829707	.3049081	0.224	.2443008
01 04 *	.6916832	.153033	.4835303	.6196329	.2081519	.6430266	0.746	.2500271
01 05	.5652193	.1269889	.6052962	.230526	−.0400769	.2638259	0.879	.2503524
01 06	.3574730	.309946	.9928378	.159172	−.6353648	.3593741	0.077	.2340848
01 07	.448513	.1653022	.5305998	.1444236	−.0820869	.2189243	0.708	.2493524
01 08	.9555114	.7487867	.9249125	.5607458	.030599	.9354771	0.974	.248065
01 10	.8544662	.345761	.5146072	.2901806	.339859	.4515132	0.452	.2486430
01 11	.76101	.2220308	.5695613	.1616486	.1914486	.2749971	0.486	.2466686
01 12	.6384144	.1437024	.7063887	.1624301	−.0679744	.2168856	0.754	.2498097
01 14	.7286693	.2215794	.762599	.162843	−.0339297	.2749696	0.902	.2500461
02 07	.0169649	.2692984	−.1429985	.205765	.1599634	.3387612	0.637	.2491766
02 12	.0308122	.2124865	.1582009	.2335042	−.1263887	.3058075	0.689	.2482947
02 13	−.7396604	.4405471	.2251973	.3321939	−.9648577	.5517554	0.080	.240472
03 06	−.1614736	.3773706	−.1919353	.8559535	.0304617	.9354505	0.974	.248065
03 08	−.1017364	.3876223	−.0711828	.8513908	−.0305537	.9354761	0.974	.248065
04 05	.2159879	.3095225	−.2463044	.2060308	.4622924	.373428	0.216	.2405439
05 06	.2552304	.1911434	.3397579	.2201116	−.0845275	.2915719	0.772	.2499259
05 07	.0024828	.4848992	−.0867951	.1441389	.0892779	.5060096	0.860	.2485469
05 11	.0833945	.2002645	.0415725	.1937671	.041822	.2775134	0.880	.2501582
06 07	−.0195639	.3911186	−.4358141	.1683213	.4162502	.4258003	0.328	.2467847
06 11	−.5325751	.309938	−.1287394	.1852222	−.4038357	.3696858	0.275	.2447595
06 12	−.0740441	.3871007	−.2236373	.1767373	.1495930	.4255386	0.725	.2496768
06 14	−.5341157	.37766	−.0125356	.1877303	−.5215801	.4217465	0.216	.2447295
07 09	.3036856	.4291707	.3509268	.3028752	−.0472412	.5252812	0.928	.2494939

07 10	.0424751	.4372655	.2033797	.2666013	−.1609046	.5121299	0.753	.248392
07 11	.0782337	.195334	.1952996	.1815346	−.1170658	.2666323	0.661	.2497493
07 12	.4288508	.2107914	.0598051	.1405508	.3690457	.2532621	0.145	.2420848
07 14	.2681305	.1400862	.2268653	.2117904	.0412662	.2539783	0.871	.250069
09 11	−.1885159	.3476301	−.1994074	.3414486	.0108915	.4872722	0.982	.2500229
09 13	−.4073034	.379893	−.3396536	.408343	−.0676498	.5577299	0.903	.2495363
10 11	1.185626	.7575843	−.1560306	.2545305	1.341657	.7992	0.093	.2437629
10 12	−.1541471	.4027482	.0911335	.2743668	−.2452806	.4873228	0.615	.2486736
11 12	.2924195	.4016615	−.008475	.1587565	.3008945	.4320355	0.486	.248548
11 13	−.3364583	.6676777	−.1530269	.2879514	−.1834305	.7271233	0.801	.2475346
12 13	.5806299	.4592676	−.5705149	.306786	1.151145	.5523077	0.037	.2370293
12 14	.1653942	.2400989	.0433406	.1643458	.1220536	.2909757	0.675	.2481564

其中,具体药物对应编号:1,placebo;2,bupropion;3,citalopram;4,desvenlafaxine;5,duloxetine;6,escitalopram;7,fluoxetine;8,fluvoxamine;9,mirtazapine;10,nefazodone;11,paroxetine;12,sertraline;13,trazodone;14,velafaxine。

如果操作者仅仅只需要其中一对结果值时,二分类与连续性数据均可采用以下命令:

```
network sidesplit 01 02
```

二分类数据结果,如下:

	Coef.	Std. Err.	z	P>z	[95% Conf. Interval]	
direct	0.4210611	0.2022804	2.08	0.037	0.0245989	0.8175233
indirect	0.8040308	0.2420945	3.32	0.001	0.3295352	1.278528
difference	−0.3829707	0.3049081	−1.22	0.224	−1.000179	0.2342379

表 39-6　二分类网状数据结果汇总表

placebo	1.78 (1.30, 2.42)	2.81 (1.38, 5.73)	1.97 (1.48, 2.62)	1.78 (1.43, 2.20)	2.38 (1.79, 3.16)	1.64 (1.33, 2.03)	2.55 (1.06, 6.13)	2.29 (1.40, 3.76)	1.93 (1.25, 2.97)	1.89 (1.46, 2.44)	1.95 (1.58, 2.41)	1.57 (0.94, 2.63)	2.12 (1.64, 2.73)
0.56 (0.41, 0.76)	bupropion	1.57 (0.73, 3.38)	1.10 (0.73, 1.68)	1.00 (0.69, 1.43)	1.33 (0.90, 1.97)	0.92 (0.67, 1.27)	1.43 (0.57, 3.59)	1.29 (0.75, 2.20)	1.08 (0.65, 1.80)	1.06 (0.73, 1.53)	1.09 (0.80, 1.49)	0.88 (0.52, 1.49)	1.19 (0.83, 1.70)
0.36 (0.17, 0.73)	0.64 (0.30, 1.37)	citalopram	0.70 (0.33, 1.51)	0.63 (0.30, 1.30)	0.85 (0.43, 1.66)	0.58 (0.28, 1.21)	0.91 (0.46, 1.81)	0.82 (0.35, 1.91)	0.69 (0.30, 1.57)	0.67 (0.32, 1.40)	0.69 (0.34, 1.44)	0.56 (0.24, 1.33)	0.75 (0.36, 1.58)
0.51 (0.38, 0.68)	0.91 (0.60, 1.37)	1.42 (0.66, 3.06)	desvenlafaxine	0.90 (0.64, 1.26)	1.21 (0.81, 1.79)	0.83 (0.59, 1.18)	1.29 (0.52, 3.25)	1.16 (0.66, 2.05)	0.98 (0.58, 1.64)	0.96 (0.66, 1.40)	0.99 (0.70, 1.41)	0.80 (0.45, 1.43)	1.07 (0.73, 1.57)
0.56 (0.45, 0.70)	1.00 (0.70, 1.44)	1.58 (0.77, 3.24)	1.11 (0.79, 1.56)	duloxetine	1.34 (1.01, 1.77)	0.92 (0.71, 1.21)	1.43 (0.59, 3.48)	1.29 (0.77, 2.16)	1.08 (0.68, 1.74)	1.06 (0.81, 1.40)	1.10 (0.83, 1.45)	0.89 (0.52, 1.52)	1.19 (0.88, 1.62)

续表

0.42 (0.32, 0.56)	0.75 (0.51, 1.11)	1.18 (0.60, 2.32)	0.83 (0.56, 1.23)	0.75 (0.56, 0.99)	escita-lopram	0.69 (0.51, 0.93)	1.07 (0.45, 2.54)	0.96 (0.57, 1.65)	0.81 (0.49, 1.33)	0.79 (0.58, 1.09)	0.82 (0.60, 1.12)	0.66 (0.38, 1.16)	0.89 (0.64, 1.24)
0.61 (0.49, 0.75)	1.09 (0.79, 1.50)	1.71 (0.83, 3.53)	1.20 (0.84, 1.71)	1.08 (0.83, 1.42)	1.45 (1.07, 1.96)	fluox-etine	1.55 (0.64, 3.78)	1.40 (0.86, 2.26)	1.17 (0.75, 1.83)	1.15 (0.89, 1.49)	1.19 (0.94, 1.50)	0.96 (0.58, 1.60)	1.29 (1.03, 1.62)
0.39 (0.16, 0.94)	0.70 (0.28, 1.76)	1.10 (0.55, 2.19)	0.77 (0.30, 1.94)	0.70 (0.29, 1.69)	0.93 (0.39, 2.21)	0.64 (0.26, 1.57)	fluvox-amine	0.90 (0.33, 2.43)	0.76 (0.29, 2.00)	0.74 (0.30, 1.82)	0.77 (0.30, 1.87)	0.62 (0.23, 1.69)	0.83 (0.34, 2.04)
0.44 (0.27, 0.71)	0.78 (0.45, 1.33)	1.22 (0.52, 2.86)	0.86 (0.49, 1.52)	0.77 (0.46, 1.29)	1.04 (0.61, 1.77)	0.72 (0.44, 1.16)	1.11 (0.41, 3.00)	mirta-zapine	0.84 (0.45, 1.58)	0.82 (0.51, 1.32)	0.85 (0.52, 1.40)	0.69 (0.40, 1.18)	0.92 (0.55, 1.55)
0.52 (0.34, 0.80)	0.93 (0.56, 1.54)	1.46 (0.64, 3.33)	1.02 (0.61, 1.72)	0.92 (0.58, 1.48)	1.23 (0.75, 2.03)	0.85 (0.55, 1.33)	1.32 (0.50, 3.50)	1.19 (0.63, 2.24)	nefaz-odone	0.98 (0.61, 1.58)	1.01 (0.65, 1.58)	0.82 (0.43, 1.56)	1.10 (0.68, 1.77)
0.53 (0.41, 0.68)	0.94 (0.66, 1.36)	1.49 (0.72, 3.09)	1.04 (0.72, 1.52)	0.94 (0.72, 1.23)	1.26 (0.92, 1.72)	0.87 (0.67, 1.13)	1.35 (0.55, 3.30)	1.21 (0.76, 1.95)	1.02 (0.63, 1.64)	parox-etine	1.03 (0.77, 1.38)	0.83 (0.50, 1.40)	1.12 (0.82, 1.53)
0.51 (0.42, 0.63)	0.91 (0.67, 1.24)	1.44 (0.69, 2.98)	1.01 (0.71, 1.44)	0.91 (0.69, 1.20)	1.22 (0.89, 1.67)	0.84 (0.67, 1.06)	1.30 (0.54, 3.19)	1.18 (0.71, 1.94)	0.99 (0.63, 1.54)	0.97 (0.73, 1.29)	sertra-line	0.81 (0.49, 1.34)	1.09 (0.83, 1.41)
0.64 (0.38, 1.06)	1.13 (0.67, 1.91)	1.78 (0.75, 4.22)	1.25 (0.70, 2.24)	1.13 (0.66, 1.93)	1.51 (0.86, 2.64)	1.04 (0.62, 1.74)	1.62 (0.59, 4.42)	1.46 (0.85, 2.50)	1.22 (0.64, 2.34)	1.20 (0.72, 2.01)	1.24 (0.75, 2.05)	traz-odone	1.34 (0.78, 2.30)
0.47 (0.37, 0.61)	0.84 (0.59, 1.21)	1.33 (0.63, 2.77)	0.93 (0.64, 1.36)	0.84 (0.62, 1.14)	1.12 (0.81, 1.56)	0.77 (0.62, 0.97)	1.20 (0.49, 2.96)	1.08 (0.65, 1.82)	0.91 (0.57, 1.46)	0.89 (0.65, 1.22)	0.92 (0.71, 1.20)	0.74 (0.43, 1.27)	velafax-ine

3. 图形绘制　STATA 软件目前已能绘制多种网状功能性图形,包括:网状关系图、一致性检测图、贡献图、漏斗图、森林图及排序图等,后两者需经网状结果运算后方可进行绘制。以下将以实例数据的图形绘制作实例进行讲解。

(1) 网状关系图:绘制网状关系图需事先对数据进行重新排列处理,当前软件可通过简单的代码操作者自行处理,极大简化其中的复杂流程。二分类数据准备需要使用 network 命令,其具体操作如下:

```
network setup r n,study(id)trt(t)numcodes
network convert pairs
```

具体网状关系图绘制需要使用 networkplot 命令,二分类数据所需代码一致,具体如下:

```
networkplot _t1 _t2
```

上述代码所绘制图形为默认网状图(图 39-19),如需要进一步优化图形结果需要使用相关参数设置,如下图(图 39-20)所示,具体代码如下:

```
gen invvarES=1/(_stderr^2)
networkplot_t1 _t2, edgew(invvarES) nodecol
(red) edgecol(green) edgesc(0.6) nodesc(0.8) asp
(0.8)lab(placebo bupropion citalopram desvenlafax-
ine duloxetine escitalopram fluoxetine fluvoxamine
mirtazapine nefazodone paroxetine sertraline traz-
odone velafaxine)
```

注:_t1 与 _t2 分别表示每个研究的两组干预措施;edgew 为线条权重,本处设置为直接比较间的精度来作为线条粗细权重;nodecol 为节点颜色,本处设置为红色;edgecol 为线条颜色,本处设置为绿色;edgesc 为线条整体比例缩放,本处设置缩小为 0.6;nodesc 为节

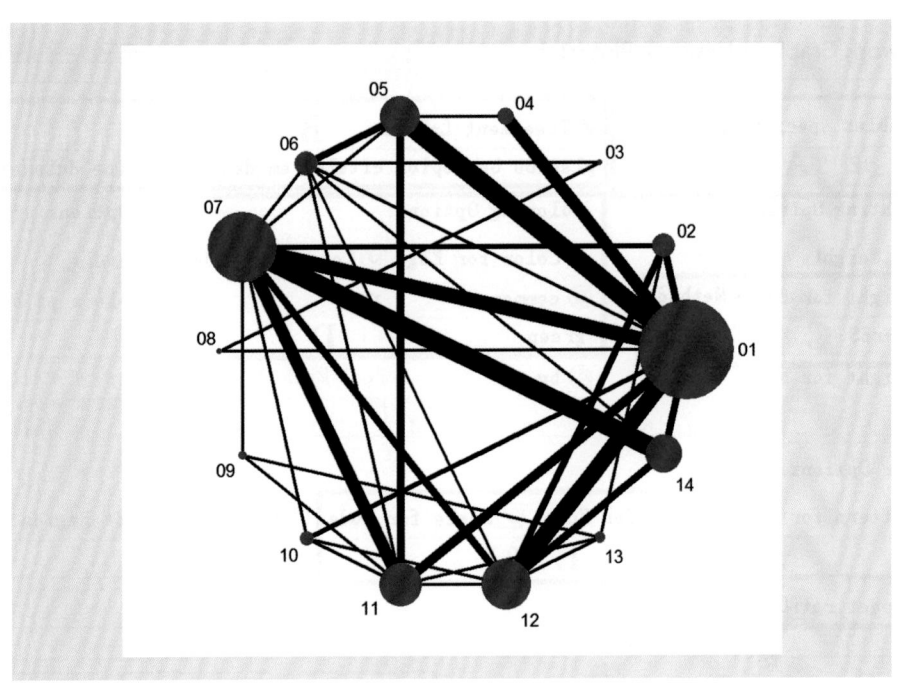

图 39-19　默认网状关系图

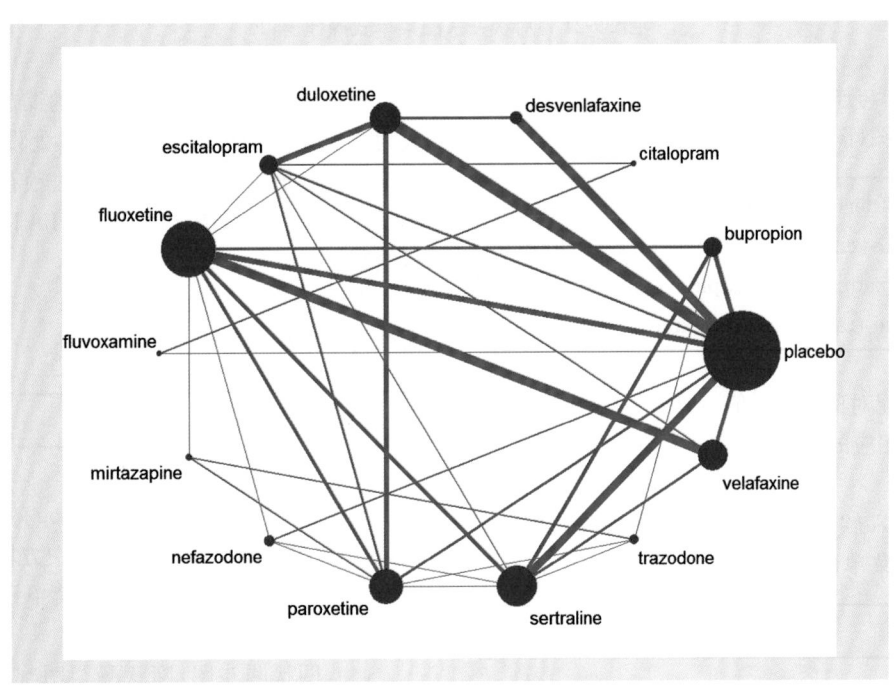

图 39-20　优化网状关系图

点整体比例缩放,本处设置缩小为 0.8;asp 分别表示图形的纵横比,本处为了美观设置为 0.8 进行绘制;lab 为所有节点从 1-14 依次的编号药物命名。

为了方便初级操作者使用,STATA 软件还提供了相应的菜单式操作,以便于该软件推广与使用,调开菜单控件窗口命令如下:

```
db networkplot
```

菜单操作控件窗口(图 39-21)所示,其中 A 为干预设置栏,B 为干预标签设置栏,C 为线条粗细权重设置栏,D 为线条与节点颜色设置栏,E 为线条与节点整体缩放比例设置栏,F 为图形纵横比设置栏。注意的是,该窗口菜单设置栏与图 39-20 代码所设置完全一致。

(2) 一致性检测图:一致性是判定直接与间接比较证据是否可以合并的关键依据。STATA 软件提供一致性判定的图形绘制方法,需要采用 ifplot 命令予以

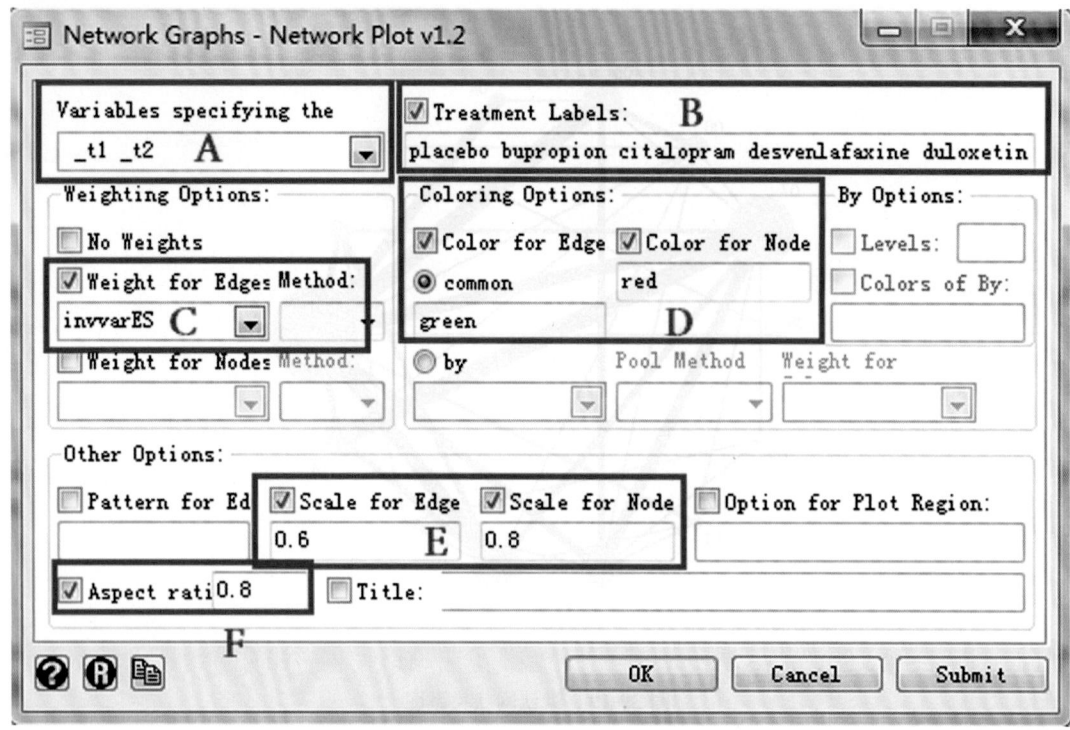

图 39-21　网状关系图菜单式操作窗口

绘制,二分类数据与连续性数据所需代码一致,具体代码与一致性检测图(图 39-22)如下:

> ifplot _y _stderr _t1 _t2 id,lab(placebo bupropion citalopram desvenlafaxine duloxetine escitalopram fluoxetine fluvoxamine mirtazapine nefazodone paroxetine sertraline trazodone velafaxine)

其中,_y 为配对间的 log 值,stderr 为对应的标准误,_t1 与 _t2 为相应的干预措施,id 为研究编号,lab 为药物标签名称。

同时,STATA 软件添加菜单窗口式操作,调用菜单式窗口命令及菜单窗口,如下:

> db ifplot

菜单操作控件窗口(图 39-23)所示,其中 A 为效应量与对应标准误设置栏,B 为干预设置栏,C 为研究编号设置栏,D 为干预措施名称设置栏。注意的是,该窗口菜单设置栏与图 39-22 代码所设置完全一致。

(3)网状贡献图:网状贡献图反映直接比较在网状结果当中的权重合并比例。STATA 软件绘制网状贡献图时,需要采用 netweight 命令来进行绘制。二分类数据与连续性数据所需代码一致,具体命令如下:

> netweight _y _stderr _t1 _t2,sc(0.8)asp(0.7)

其中,sc 为图形中方块比例的缩放,本处设置为缩放为 0.8;sap 为图形的纵横比,本处设为 0.7。

本例数据过大,软件目前无法预存过大空间,结果不予以展示,图形(图 39-24)将 STATA 自身实例来进行绘制。

有时,STATA 软件还提供菜单式窗口操作,具体命令与菜单操作窗口如下:

> db netweight

其中,图 39-25 中标注 A 为 log 效应量与对应标准误,B 为两组干预措施,C 为图形中方块整体缩放比例,D 为图形纵横比。注意:该窗口菜单设置栏与图 39-23 代码所设置完全一致。

(4)网状漏斗图:网状漏斗图判定各直接比较是否存在发表偏倚。STATA 软件绘制网状漏斗图时,需要采用 netfunnel 命令来进行绘制。二分类数据与连续性数据所需代码一致,具体命令与网状漏斗图(图 39-26)如下:

> netfunnel _y _stderr _t1 _t2,random ylab(0 0.1 0.2 0.3 0.4 0.5 0.6 0.7)

其中,random 为图形中直接比较结果采用的效应模型,本处设置为随机效应模型;ylab 为图形纵坐标刻

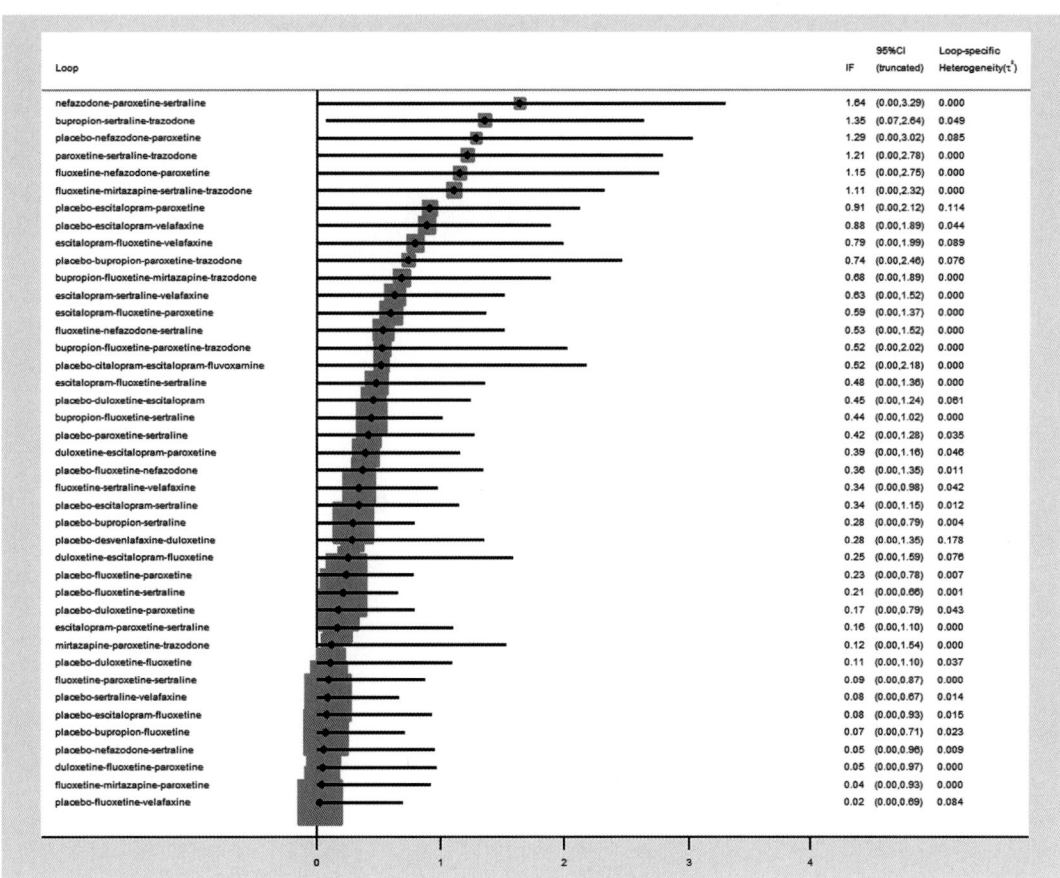

图 39-22　一致性检测结果图

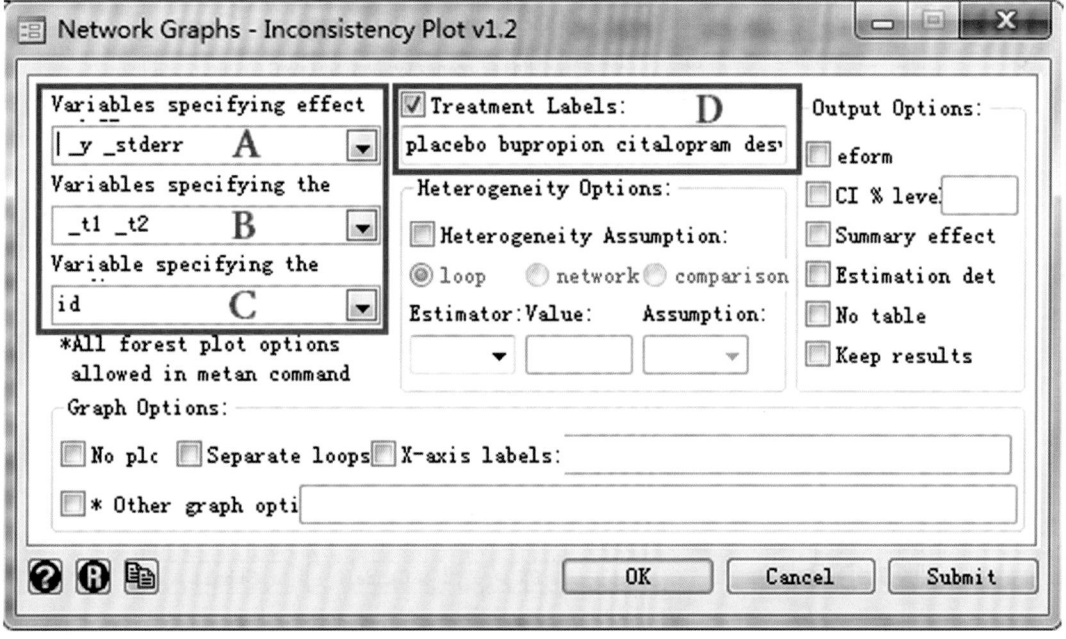

图 39-23　一致性检测图菜单式操作窗口

Direct comparisons in the network

		1vs2	1vs3	1vs4	1vs5	1vs6	1vs7	2vs3	2vs4	2vs5	3vs4
	Mixed estimates										
	1vs2	7.4	35.8	1.1	8.9			35.0	1.9	8.9	0.8
	1vs3	8.4	49.4	1.5	10.1			18.0	0.5	10.1	2.0
	1vs4	5.7	31.8	1.7	6.8			2.8	9.6	6.8	34.7
	1vs5	3.1	14.8	0.5	47.9			14.4	0.8	18.3	0.3
	1vs6					100.0					
	1vs7						100.0				
	2vs3	1.7	3.6		2.0			82.7	4.0	2.0	4.0
	2vs4	0.9	1.1	0.9	1.1			40.0	13.7	1.1	41.1
	2vs5	4.6	22.1	0.7	27.4			21.6	1.2	21.9	0.5
	3vs4	0.2	1.7	1.3	0.2			16.1	16.4	0.2	64.0
	Indirect estimates										
	2vs6	4.9	23.4	0.7	5.8	34.8		22.8	1.3	5.8	0.5
	2vs7	4.9	23.4	0.7	5.8		34.8	22.8	1.3	5.8	0.5
	3vs5	3.5	23.2	0.7	27.4			22.6	0.9	20.0	1.6
	3vs6	5.0	29.2	0.9	6.0	41.0		10.6	0.3	6.0	1.2
	3vs7	5.0	29.2	0.9	6.0		41.0	10.6	0.3	6.0	1.2
	4vs5	2.7	16.6	1.1	20.4			9.9	7.8	15.0	26.5
	4vs6	3.9	21.8	1.2	4.7	31.5		1.9	6.6	4.7	23.7
	4vs7	3.9	21.8	1.2	4.7		31.5	1.9	6.6	4.7	23.7
	5vs6	1.8	8.9	0.3	28.8	39.8		8.7	0.5	11.0	0.2
	5vs7	1.8	8.9	0.3	28.8		39.8	8.7	0.5	11.0	0.2
	6vs7					50.0	50.0				
Entire network		3.6	19.0	0.8	12.0	13.6	13.6	15.0	3.5	8.0	10.8
Included studies		3	7	2	2	2	1	2	2	1	2

（左侧纵轴标注：Network meta-analysis estimates）

图 39-24　网状贡献图结果图

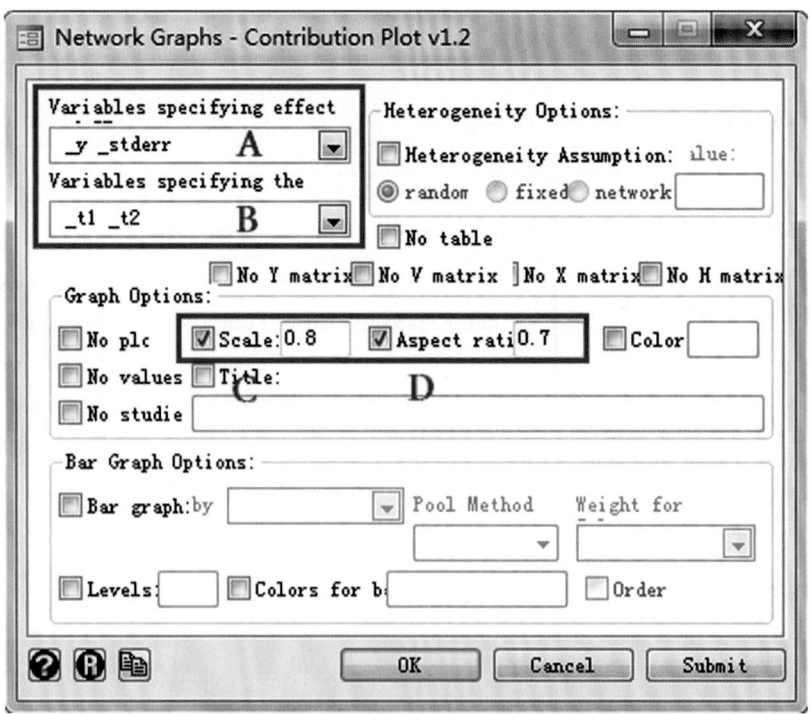

图 39-25　网状贡献图菜单式操作窗口

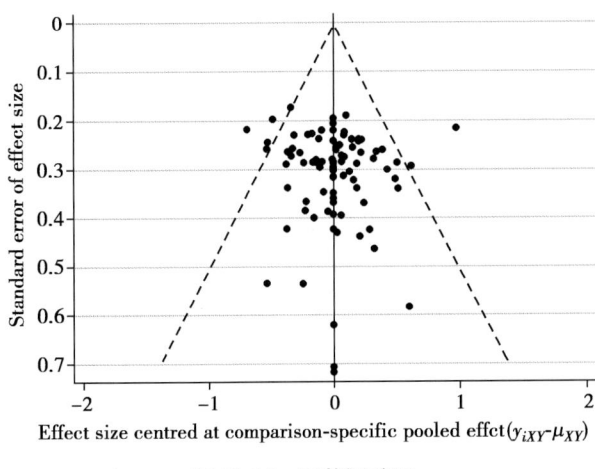

图 39-26　网状漏斗图

度,本处分别设为 0~0.7。

同时,STATA 软件还提供菜单式窗口操作,具体命令与菜单操作窗口如下:

```
db netfunnel
```

其中,图 39-27 中标注 A 为 log 效应量与对应标准误,B 为两组干预措施,C 为图形中直接比较结果运算所采用模型,D 为图形纵坐标刻度。注意的是,该窗口菜单设置栏与图 39-26 代码所设置完全一致。

(5) 森林图:森林图是展示 Meta 分析结果的最佳图形方式,STATA 软件在此提供了相应森林图绘制主要为网状结果部分。森林图绘制需采用 intervalplot 命令,二分类数据与连续性数据所需代码一致,具体绘制全部网状结果森林图代码及森林图(图 39-28)如下:

```
intervalplot,pred lab(placebo bupropion citalo-
pram desvenlafaxine duloxetine escitalopram fluoxe-
tine fluvoxamine mirtazapine nefazodone paroxetine
sertraline trazodone velafaxine)null(0)symbols(0.5)
texts(1)lwidth(0.1)
```

其中,pred 为同时绘制对应预测区间值;lab 为干预措施标签值;null 为设置无效线取值,由于本处绘制的为 log 值,因此本处无效线设置为 0;symbols、texts 及 lwidth 分别为设置效应符号大小、图形文字大小及可信区间粗细。

为了更好地展示网状结果与安慰剂(Placebo)之间的比较,二分类数据与连续性数据所需代码一致,其相关代码与图形(图 39-29)如下:

```
intervalplot, predeform lab(placebo bupropion
citalopram desvenlafaxine duloxetine escitalopram
fluoxetine fluvoxamine mirtazapine nefazodone par-
oxetine sertraline trazodone velafaxine)ref(placebo)
null(1)texts(2)
```

其中,eform 为将 log 值进行 EXP 转换;ref 为设置参考药物,本处设置为安慰剂(Placebo);null 为无效线,本处设置为 1。

与此同时,软件还设置菜单窗口式操作控件,调用窗口控件代码及窗口(图 39-30)如下:

```
db intervalplot
```

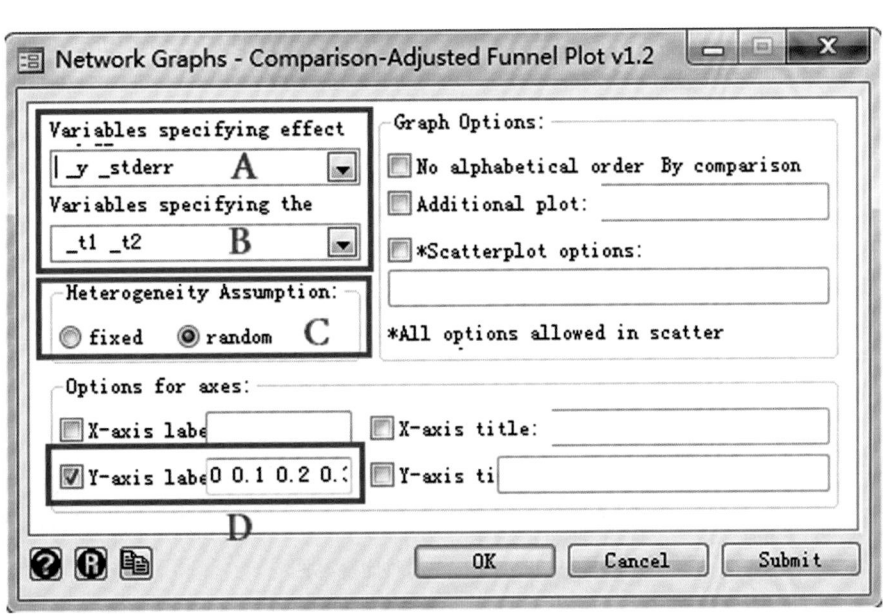

图 39-27　网状漏斗图菜单式操作窗口

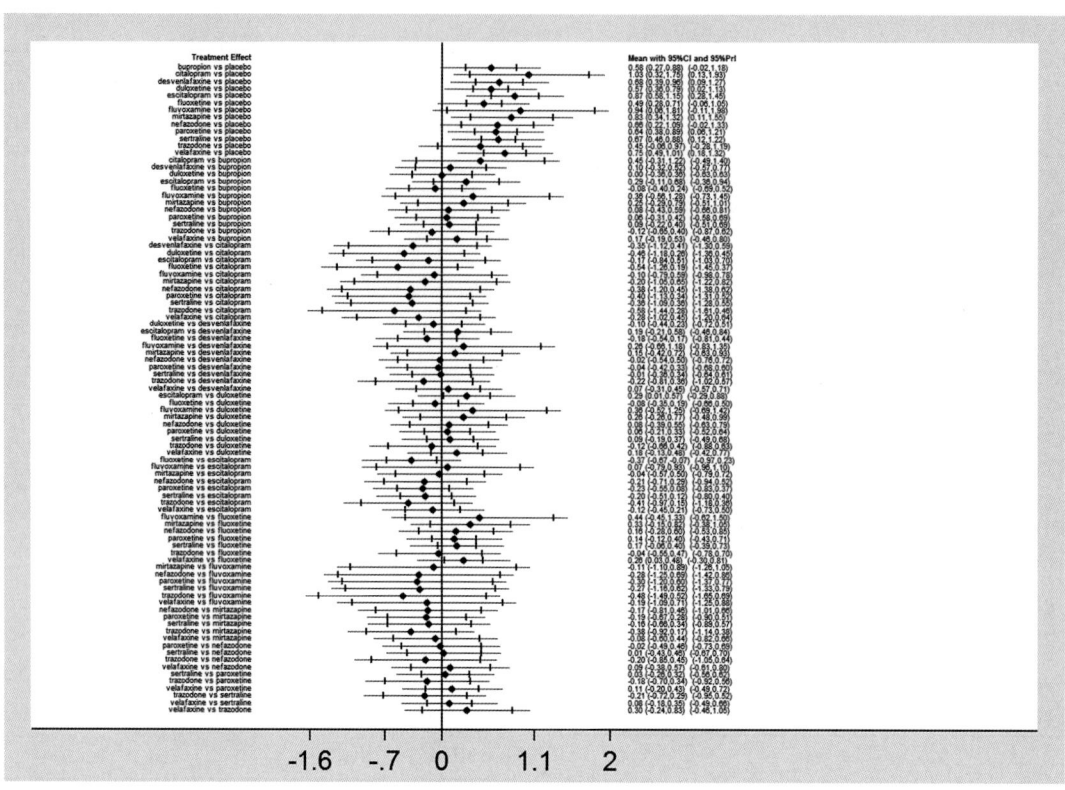

图 39-28   网状森林图

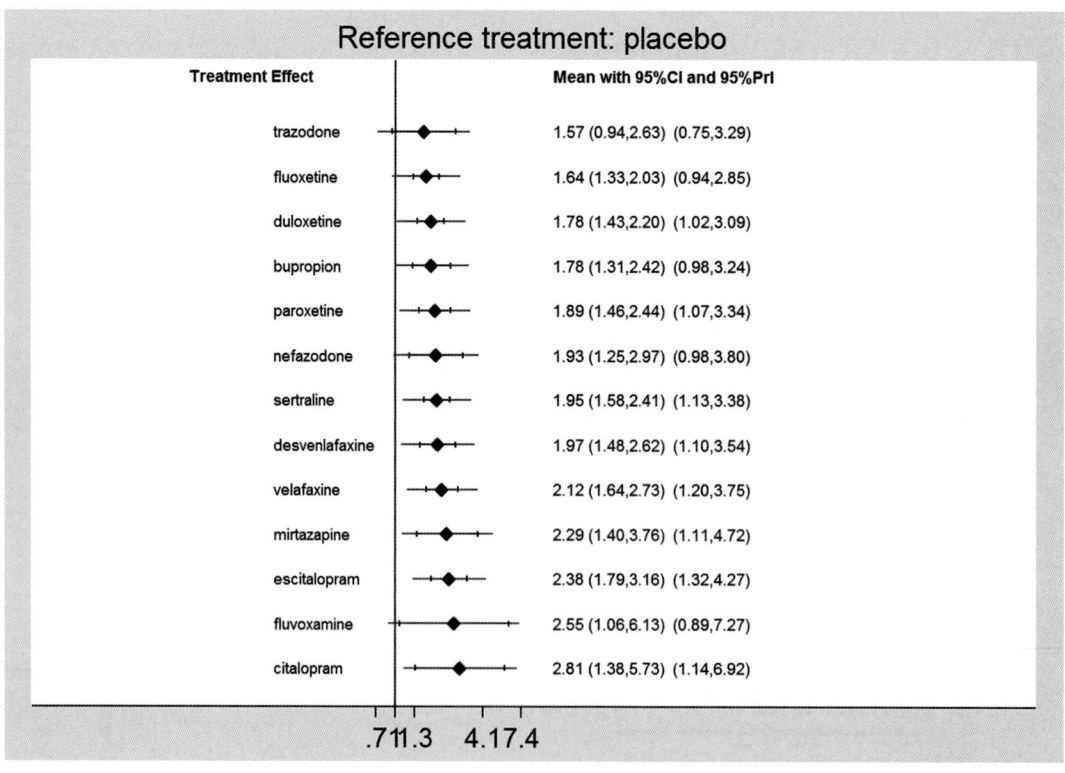

图 39-29   与安慰剂对比森林图

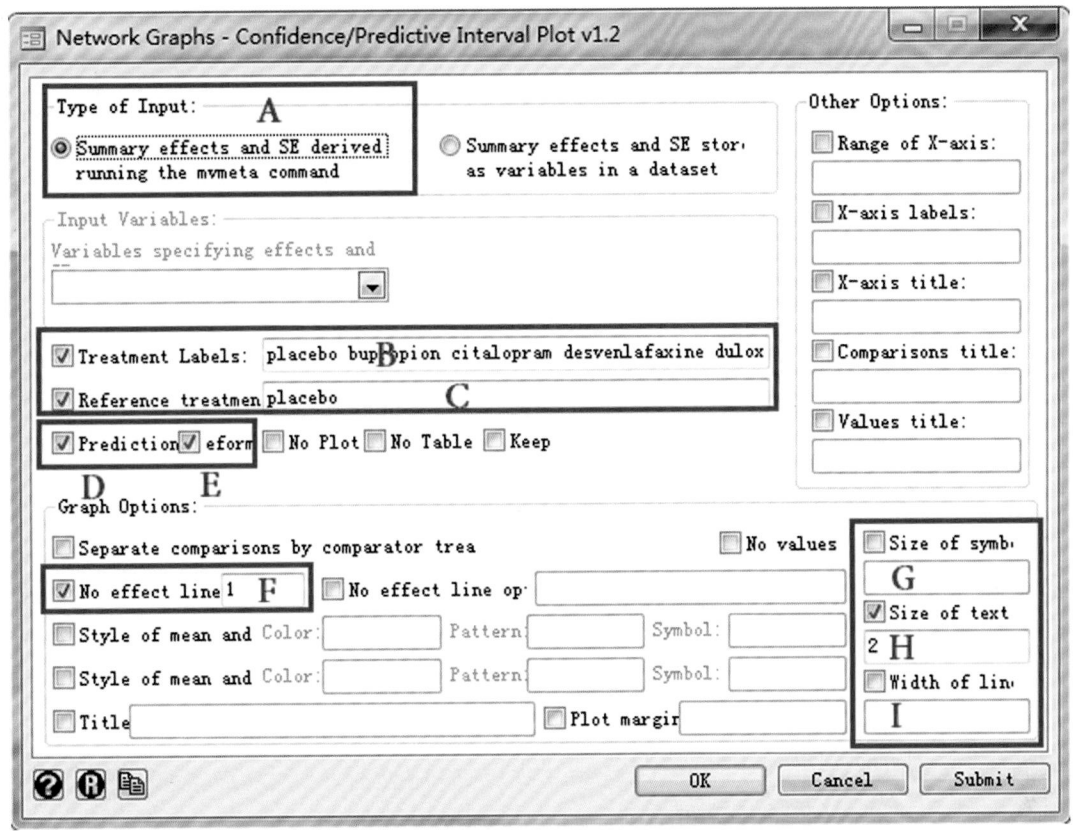

图 39-30　网状森林图菜单式操作窗口

其中,A 为直接基于 mvmeta 命令中获取结果值,B 为干预措施标签设置栏,C 为对照措施设置栏,D 为是否提供预测区间,E 为结果是否进行 EXP 转换,F 为无效线设置,G 为图形符号大小设置栏,H 为图形文字大小设置栏,I 为线条粗细设置栏。上述参数设置与图 39-29 代码设置完全一致。

与此同时,STATA 软件还可按照汇总直接结果形式来进行综合所有直接比较森林图,注意:该森林图结果仅为 log 值。二分类数据所需代码一致,具体代码与图形(图 39-31)如下:

```
network forest
```

(6) 排序图:排序结果是网状 Mete 分析提供依据的重要依据,目前该图形制作显得尤为重要。首先,我们需要计算所有干预措施的效益排序结果,需要使用到 network rank 命令,具体排序命令如下:

```
network rank max, all gen(prob) rename(01 =
placebo, 02 = bupropion, 03 = citalopram, 04 = des-
venlafaxine, 05 = duloxetine, 06 = escitalopram, 07 =
fluoxetine, 08 = fluvoxamine, 09 = mirtazapine, 10 =
nefazodone, 11 = paroxetine, 12 = sertraline, 13 = traz-
odone, 14 = velafaxine)
```

其中,max 为将概率结果越大预示结果干预疗效越佳,all 为所有干预全部纳入排序,gen 为生成排序结果,rename 为干预措施命名。

STATA 软件还提供了相应的排序结果图(图 39-32)及累计曲线下面积图(图 39-33),两图形均需要采用 sucra 命令来进行执行,其相应的代码如下:

排序结果图代码:

```
sucraprob * , rankog lab(placebo bupropion cita-
lopram desvenlafaxine duloxetine escitalopram fluox-
etine fluvoxamine mirtazapine nefazodone paroxetine
sertraline trazodone velafaxine)
```

累计曲线下面积(SUCRA)图代码:

```
sucra prob * , lab(placebo bupropion citalopram
desvenlafaxine duloxetine escitalopram fluoxetine
fluvoxamine mirtazapine nefazodone paroxetine ser-
traline trazodone velafaxine)
```

注意:该程序版本为当前最新版本 3.1.3 版本,其操作相对之前版本使用较方便,但运行大数据时可能出现内存不足等,如 STATA/IC 版本。

733

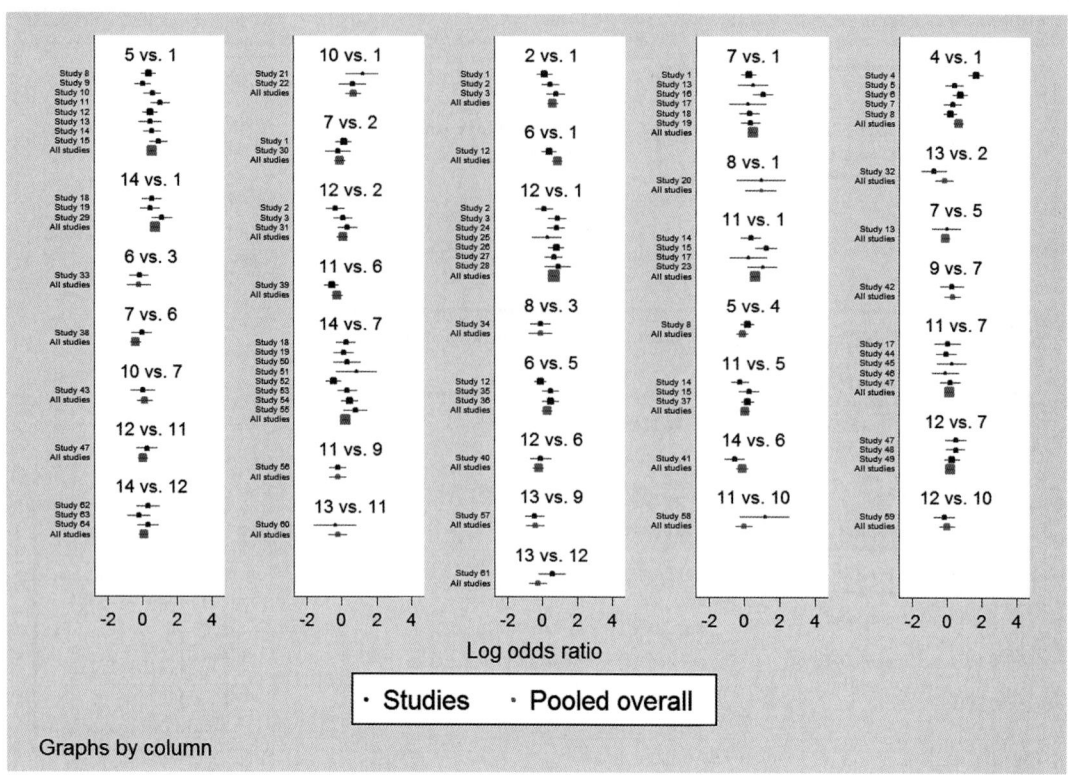

图 39-31　直接比较汇总森林图

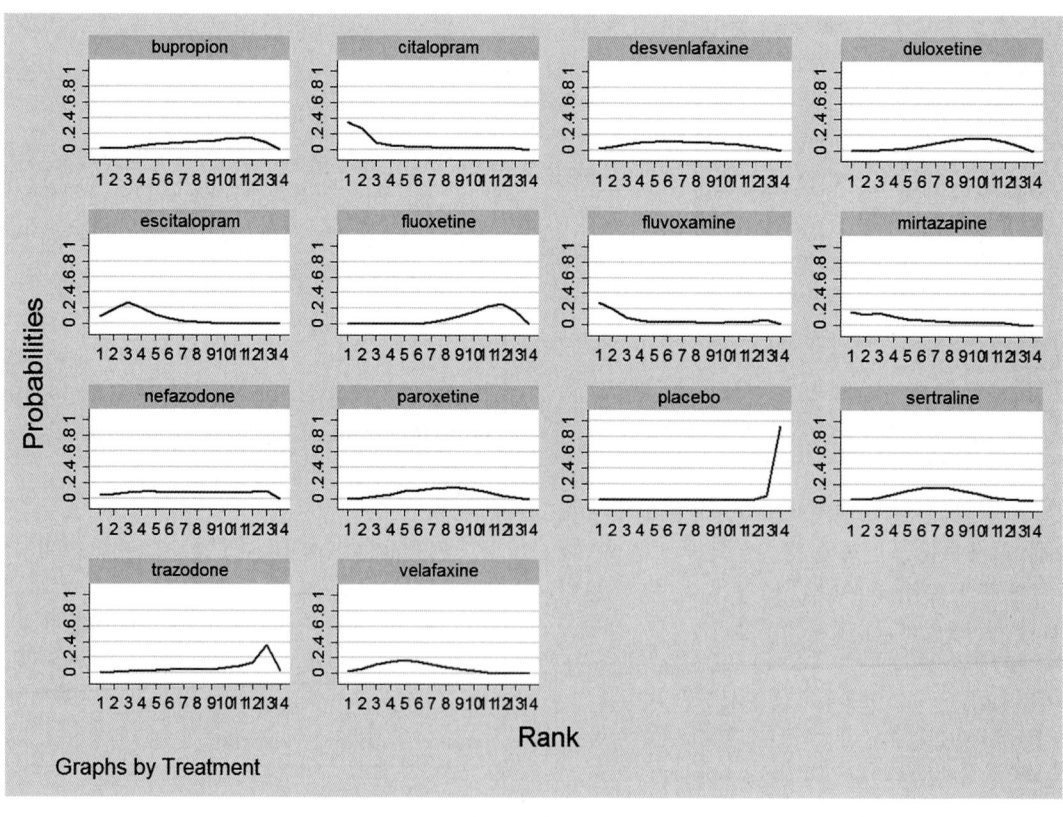

图 39-32　排序结果图

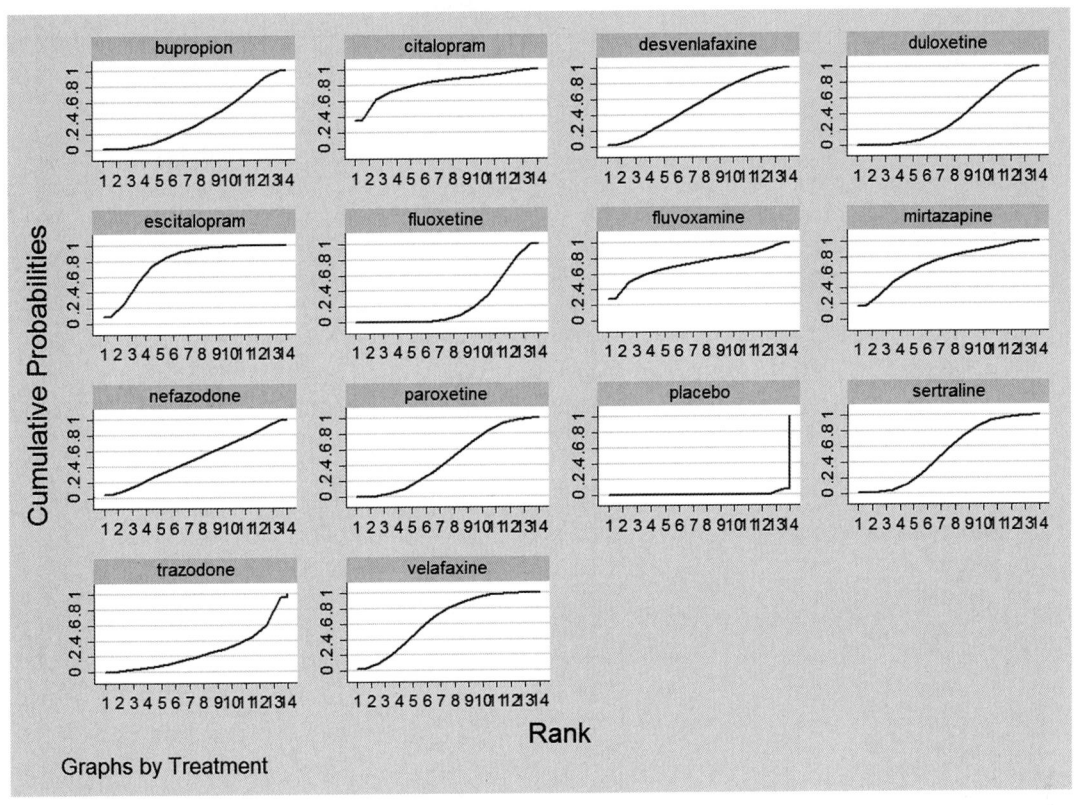

图 39-33　累计曲线下面积

从上述过程来看,STATA 软件 mvmeta 程序包是运用多元回归统计理论基础,用一种简单的操作模式来实现网状 Meta 分析数据内在复杂性的处理。从分析结果来看,其结果与贝叶斯结果相当接近,同时又避免了不同操作者对贝叶斯先验设置的偏差。再者,该程序包的出现也为 NMA 的制作提供了新的思路与途径,最终结果的解释应当与贝叶斯学派有所差别。

(三) R 软件

R 软件制作网状 Meta 分析程序包诸多,包括传统与贝叶斯统计学方法来进行数据处理。本例将以 net-mete 程序包与 gemtc 程序包为例,分别以传统统计学方法及贝叶斯统计学方法来实例演练网状 Meta 分析制作。

1. netmeta 程序包实现网状 Meta 分析　R 软件 netmeta 程序包就是基于经典频率学派研发的一款专用于实现网状 Meta 分析的程序包,本处以表 39-3 数据为示例,介绍该程序包的使用。

(1) 程序包安装与加载:R 软件的最新版本为 R-3.1.1,可从官方网站 http://www.r.project.org 上获取。R 软件的安装可参阅《R 软件 Metafor 程序包在 Meta 分析中的应用》一文。

安装 R 软件后就可安装及加载相关的程序包了。因 netmeta 程序包内部数据处理和图形绘制的核心代码均依赖于 meta 程序包及 grid 程序包实现,故在安装与加载 netmeta 程序包的同时,还需安装与加载 meta 及 grid 这 2 个程序包。

全部安装完成后方可进行后续操作。

netmeta 程序包的具体安装与加载代码如下:

```
install. packages("netmeta")
library("netmeta")
```

meta 程序包为:

```
install. packages("meta")
library("meta")
```

grid 程序包为:

```
install. packages("grid")
library("grid")
```

(2) 数据预处理与加载:netmeta 程序包在数据的加载上与 nlme 程序包相似,其最终需要加载的数据格式为:效应量、标准误、配对治疗方案及配对治疗方案的研究者编号。表 39-7 展示了最终预加载的数据及其格式,其预加载数据运算过程请参阅《R 软件 nlme 程序包在网状 Meta 分析中的应用》一文。

表 39-7　处理后加载数据

studlab	TE	seTE	t1	t2	studlab	TE	seTE	t1	t2
1	− 0.106	0.230	A	B	23	− 1.043	0.424	A	K
1	− 0.235	0.229	A	G	24	− 0.795	0.256	A	L
1	− 0.129	0.230	B	G	25	− 0.267	0.423	A	L
2	− 0.443	0.261	A	B	26	− 0.790	0.239	A	L
2	− 0.109	0.258	A	L	27	− 0.663	0.255	A	L
2	0.334	0.264	B	L	28	− 0.885	0.370	A	L
3	− 0.765	0.264	A	B	29	− 1.156	0.301	A	N
3	− 0.863	0.266	A	L	30	0.173	0.366	B	G
3	− 0.098	0.272	B	L	31	− 0.355	0.279	B	L
4	− 1.651	0.216	A	D	32	0.740	0.369	B	M
5	− 0.416	0.266	A	D	33	0.161	0.284	C	F
6	− 0.769	0.224	A	D	34	0.102	0.298	C	H
7	− 0.344	0.273	A	D	35	− 0.463	0.242	E	F
8	− 0.197	0.198	A	D	36	− 0.485	0.239	E	F
8	− 0.385	0.227	A	E	37	− 0.211	0.190	E	K
8	− 0.188	0.196	D	E	38	0.020	0.303	F	G
9	− 0.030	0.245	A	E	39	0.533	0.206	F	K
10	− 0.608	0.251	A	E	40	0.074	0.296	F	L
11	− 1.061	0.286	A	E	41	0.534	0.288	F	N
12	− 0.461	0.220	A	E	42	− 0.304	0.349	G	I
12	− 0.379	0.220	A	F	43	− 0.042	0.360	G	J
12	0.081	0.173	E	F	44	0.029	0.296	G	K
13	− 0.479	0.348	A	E	45	− 0.288	0.439	G	K
13	− 0.468	0.430	A	G	46	0.080	0.400	G	K
13	0.010	0.424	E	G	47	− 0.205	0.305	G	K
14	− 0.594	0.251	A	E	47	− 0.503	0.304	G	L
14	− 0.379	0.289	A	K	47	− 0.297	0.306	K	L
14	0.215	0.257	E	K	48	− 0.510	0.275	G	L
15	− 0.947	0.260	A	E	49	− 0.308	0.238	G	L
15	− 1.245	0.321	A	K	50	− 0.341	0.395	G	N
15	− 0.298	0.289	E	K	51	− 0.875	0.584	G	N
16	− 1.056	0.294	A	G	52	0.414	0.218	G	N
17	− 0.193	0.536	A	G	53	− 0.344	0.285	G	N
17	− 0.225	0.535	A	K	54	− 0.480	0.238	G	N
17	− 0.032	0.388	G	K	55	− 0.790	0.340	G	N
18	− 0.293	0.286	A	G	56	0.189	0.242	I	K
18	− 0.563	0.286	A	N	57	0.407	0.286	I	M
18	− 0.271	0.280	G	N	58	− 1.186	0.717	J	K
19	− 0.349	0.284	A	G	59	0.154	0.307	J	L
19	− 0.490	0.287	A	N	60	0.336	0.620	K	M
19	− 0.141	0.281	G	N	61	− 0.581	0.393	L	M
20	− 0.956	0.707	A	H	62	− 0.354	0.340	L	N
21	-1.168	0.464	A	J	63	0.197	0.339	L	N
22	− 0.617	0.385	A	J	64	− 0.329	0.323	L	N

注:上述数据均保留 3 位小数。studlab:配对治疗措施的研究者编号,其中 3 臂试验存在 3 个配对比较(如研究"1"所示);TE:配对药物比较效应量,本处为 logOR;seTE:配对药物比较效应量所对应的标准误;t1 与 t2:分别表示两种配对药物编号,其中:A 为 placebo,B 为 bupropion,C 为 citalopram,D 为 desvenlafaxine,E 为 duloxetine,F 为 escitalopram,G 为 fluoxetine,H 为 fluvoxamine,I 为 mirtazapine,J 为 nefazodone,K 为 paroxetine,L 为 sertraline,M 为 trazodone,N 为 velafaxine。

数据按照表 39-7 处理好后,将其储存在桌面的"Rwork"文件夹下的"netmetadata. txt"文本中。存贮完毕后,即可进行读取。

具体读取命令如下:

```
data<-read. table ( " C:/Users/Administrator/
Desktop/Rwork/netmetadata. txt", header = TRUE,
sep = "", na. strings = "NA", dec = ". ", strip. white =
TRUE)
```

读取成功,则表明数据成功加载。

(3) 数据运算:在完成上述数据排列及加载之后,即可进行相应的运算。

执行运算的具体代码如下:

```
net1 <-netmeta(TE = data $TE, seTE = data
$seTE, treat1 = data $t1, treat2 = data $t2, studlab
= data $studlab, comb. random = TRUE, sm =
"OR", reference="A")
```

代码中:TE、seTE、t1、t2、studlab 参数参见表

39-7 注释;"comb. random"表示是否默认储存随机模型,而配对研究的固定和随机模型均会执行;"sm"表示选取的最终合并效应量;"reference"表示选取的参考治疗方案,可以依次更改参考药名,来获取其他配对结果。

(4) 结果汇总:运算完成后,即可一一展示运算的相关结果。

展示结果的命令较多,通过"net1"命令可一次性展示单个配对比较的结果(表 39-8)及合并的结果(表 39-9)。2 种形式均可同时展示出固定效应与随机效应模型的结果。

表 39-8　配对治疗方案结果

Data utilised in network meta-analysis										
	t1	t2	fixed effect model					random effects model		
			OR	95%-CI	%W	Q	leverage	OR	95%-CI	%W
1	A	B	0.5789	[0.4624;0.7247]	1.33	2.44	0.17	0.5707	[0.4290;0.7591]	1.32
1	A	G	0.6141	[0.5227;0.7214]	1.35	0.82	0.09	0.6192	[0.5054;0.7587]	1.34
1	B	G	1.0608	[0.8371;1.3442]	1.33	0.44	0.18	1.0851	[0.8039;1.4646]	1.32
2	A	B	0.5789	[0.4624;0.7247]	1.03	0.11	0.13	0.5707	[0.4290;0.7591]	1.14
2	A	L	0.5145	[0.4398;0.6019]	1.08	3.16	0.07	0.5198	[0.4246;0.6363]	1.17
2	B	L	0.8887	[0.7080;1.1155]	0.99	1.91	0.13	0.9108	[0.6825;1.2156]	1.1
3	A	B	0.5789	[0.4624;0.7247]	1.04	0.47	0.13	0.5707	[0.4290;0.7591]	1.14
3	A	L	0.5145	[0.4398;0.6019]	1.01	0.38	0.06	0.5198	[0.4246;0.6363]	1.12
3	B	L	0.8887	[0.7080;1.1155]	0.92	0	0.12	0.9108	[0.6825;1.2156]	1.05
4	A	D	0.5088	[0.4203;0.6159]	2.26	20.39	0.2	0.5216	[0.3968;0.6856]	1.74
5	A	D	0.5088	[0.4203;0.6159]	1.49	0.95	0.13	0.5216	[0.3968;0.6856]	1.41
6	A	D	0.5088	[0.4203;0.6159]	2.11	0.17	0.13	0.5216	[0.3968;0.6856]	1.68
7	A	D	0.5088	[0.4203;0.6159]	1.42	1.48	0.13	0.5216	[0.3968;0.6856]	1.37
8	A	D	0.5088	[0.4203;0.6159]	2.01	4.35	0.18	0.5216	[0.3968;0.6856]	1.64
8	A	E	0.5596	[0.4801;0.6522]	1.03	0.37	0.06	0.5619	[0.4583;0.6890]	1.14
8	D	E	1.0999	[0.8767;1.3799]	2.07	1.57	0.26	1.0773	[0.7830;1.4821]	1.67
9	A	E	0.5596	[0.4801;0.6522]	1.76	5.05	0.1	0.5619	[0.4583;0.6890]	1.54
10	A	E	0.5596	[0.4801;0.6522]	1.68	0.01	0.1	0.5619	[0.4583;0.6890]	1.5
11	A	E	0.5596	[0.4801;0.6522]	1.29	2.82	0.07	0.5619	[0.4583;0.6890]	1.3
12	A	E	0.5596	[0.4801;0.6522]	1.29	0.17	0.07	0.5619	[0.4583;0.6890]	1.3
12	A	F	0.4322	[0.3538;0.5279]	1.29	2.58	0.13	0.4325	[0.3293;0.5680]	1.3
12	E	F	0.7723	[0.6402;0.9308]	2.88	3.14	0.25	0.7696	[0.5888;1.0060]	1.92
13	A	E	0.5596	[0.4801;0.6522]	0.7	0.07	0.04	0.5619	[0.4583;0.6890]	0.87
13	A	G	0.6141	[0.5227;0.7214]	0.33	0	0.02	0.6192	[0.5054;0.7587]	0.48
13	E	G	1.0974	[0.9011;1.3365]	0.36	0.02	0.03	1.102	[0.8521;1.4251]	0.52

续表

	t1	t2	fixed effect model					random effects model		
			OR	95%-CI	%W	Q	leverage	OR	95%-CI	%W
14	A	E	0.5596	[0.4801;0.6522]	1.26	0	0.07	0.5619	[0.4583;0.6890]	1.28
14	A	K	0.5430	[0.4480;0.6584]	0.66	0.33	0.06	0.5366	[0.4198;0.6860]	0.84
14	E	K	0.9705	[0.8013;1.1756]	1.17	0.66	0.11	0.955	[0.7367;1.2379]	1.23
15	A	E	0.5596	[0.4801;0.6522]	1.24	1.58	0.07	0.5619	[0.4583;0.6890]	1.27
15	A	K	0.5430	[0.4480;0.6584]	0.5	1.91	0.05	0.5366	[0.4198;0.6860]	0.68
15	E	K	0.9705	[0.8013;1.1756]	0.91	0.62	0.08	0.955	[0.7367;1.2379]	1.04
16	A	G	0.6141	[0.5227;0.7214]	1.22	3.74	0.08	0.6192	[0.5054;0.7587]	1.26
17	A	G	0.6141	[0.5227;0.7214]	0.21	0.17	0.01	0.6192	[0.5054;0.7587]	0.33
17	A	K	0.5430	[0.4480;0.6584]	0.21	0.3	0.02	0.5366	[0.4198;0.6860]	0.33
17	G	K	0.8844	[0.7241;1.0801]	0.6	0.05	0.06	0.8666	[0.6744;1.1135]	0.77
18	A	G	0.6141	[0.5227;0.7214]	0.85	0.3	0.05	0.6192	[0.5054;0.7587]	1
18	A	N	0.4905	[0.4041;0.5954]	0.85	0.18	0.08	0.481	[0.3761;0.6152]	1
18	G	N	0.7987	[0.6734;0.9474]	0.92	0.02	0.07	0.7768	[0.6229;0.9688]	1.06
19	A	G	0.6141	[0.5227;0.7214]	0.87	0.16	0.06	0.6192	[0.5054;0.7587]	1.02
19	A	N	0.4905	[0.4041;0.5954]	0.84	0.39	0.08	0.481	[0.3761;0.6152]	0.99
19	G	N	0.7987	[0.6734;0.9474]	0.91	0.06	0.07	0.7768	[0.6229;0.9688]	1.05
20	A	H	0.4015	[0.1968;0.8191]	0.21	0	0.26	0.3997	[0.1673;0.9547]	0.33
21	A	J	0.5129	[0.3574;0.7360]	0.49	1.16	0.16	0.5238	[0.3406;0.8056]	0.67
22	A	J	0.5129	[0.3574;0.7360]	0.71	0.02	0.23	0.5238	[0.3406;0.8056]	0.88
23	A	K	0.5430	[0.4480;0.6584]	0.59	1.04	0.05	0.5366	[0.4198;0.6860]	0.77
24	A	L	0.5145	[0.4398;0.6019]	1.61	0.26	0.1	0.5198	[0.4246;0.6363]	1.47
25	A	L	0.5145	[0.4398;0.6019]	0.59	0.88	0.04	0.5198	[0.4246;0.6363]	0.77
26	A	L	0.5145	[0.4398;0.6019]	1.85	0.28	0.11	0.5198	[0.4246;0.6363]	1.58
27	A	L	0.5145	[0.4398;0.6019]	1.62	0	0.1	0.5198	[0.4246;0.6363]	1.48
28	A	L	0.5145	[0.4398;0.6019]	0.77	0.35	0.05	0.5198	[0.4246;0.6363]	0.93
29	A	N	0.4905	[0.4041;0.5954]	1.17	2.17	0.11	0.481	[0.3761;0.6152]	1.23
30	B	G	1.0608	[0.8371;1.3442]	0.79	0.1	0.11	1.0851	[0.8039;1.4646]	0.95
31	B	L	0.8887	[0.7080;1.1155]	1.36	0.72	0.17	0.9108	[0.6825;1.2156]	1.34
32	B	M	1.1251	[0.7357;1.7208]	0.78	2.84	0.35	1.1294	[0.6742;1.8919]	0.94
33	C	F	1.1829	[0.7015;1.9949]	1.30	0	0.88	1.1861	[0.6076;2.3053]	1.30
34	C	H	1.0989	[0.6374;1.8944]	1.19	0	0.87	1.0961	[0.5529;2.1730]	1.24
35	E	F	0.7723	[0.6402;0.9308]	1.8	0.72	0.16	0.7696	[0.5888;1.0060]	1.56
36	E	F	0.7723	[0.6402;0.9308]	1.85	0.9	0.16	0.7696	[0.5888;1.0060]	1.58
37	E	K	0.9705	[0.8013;1.1756]	2.93	0.91	0.26	0.955	[0.7367;1.2379]	1.93

Data utilised in network meta-analysis

续表

			fixed effect model				random effects model		
	t1	t2	OR	95%-CI	%W	Q	leverage	OR	95%-CI	%W
38	F	G	1.4209	[1.1415;1.7688]	1.15	1.2	0.14	1.4309	[1.0686;1.9187]	1.22
39	F	K	1.2566	[1.0087;1.5655]	2.49	2.19	0.3	1.2408	[0.9149;1.6830]	1.81
40	F	L	1.1904	[0.9493;1.4928]	1.21	0.11	0.15	1.2019	[0.8877;1.6273]	1.25
41	F	N	1.1349	[0.8908;1.4461]	1.27	2	0.18	1.1123	[0.8072;1.5327]	1.29
42	G	I	0.7247	[0.5019;1.0464]	0.87	0	0.29	0.7143	[0.4433;1.1509]	1.01
43	G	J	0.8352	[0.5779;1.2070]	0.82	0.15	0.27	0.8459	[0.5444;1.3043]	0.97
44	G	K	0.8844	[0.7241;1.0801]	1.21	0.26	0.12	0.8666	[0.6744;1.1135]	1.25
45	G	K	0.8844	[0.7241;1.0801]	0.55	0.14	0.05	0.8666	[0.6744;1.1135]	0.73
46	G	K	0.8844	[0.7241;1.0801]	0.66	0.26	0.07	0.8666	[0.6744;1.1135]	0.84
47	G	K	0.8844	[0.7241;1.0801]	0.79	0.05	0.08	0.8666	[0.6744;1.1135]	0.95
47	G	L	0.8378	[0.7036;0.9976]	0.7	0.71	0.05	0.8394	[0.6710;1.0501]	0.88
47	K	L	0.9473	[0.7612;1.1788]	0.69	0.38	0.08	0.9686	[0.7330;1.2798]	0.86
48	G	L	0.8378	[0.7036;0.9976]	1.4	1.47	0.1	0.8394	[0.6710;1.0501]	1.36
49	G	L	0.8378	[0.7036;0.9976]	1.87	0.3	0.14	0.8394	[0.6710;1.0501]	1.59
50	G	N	0.7987	[0.6734;0.9474]	0.68	0.09	0.05	0.7768	[0.6229;0.9688]	0.85
51	G	N	0.7987	[0.6734;0.9474]	0.30	1.24	0.02	0.7768	[0.6229;0.9688]	0.46
52	G	N	0.7987	[0.6734;0.9474]	2.22	8.58	0.16	0.7768	[0.6229;0.9688]	1.72
53	G	N	0.7987	[0.6734;0.9474]	1.3	0.18	0.09	0.7768	[0.6229;0.9688]	1.30
54	G	N	0.7987	[0.6734;0.9474]	1.87	1.15	0.13	0.7768	[0.6229;0.9688]	1.59
55	G	N	0.7987	[0.6734;0.9474]	0.91	2.76	0.07	0.7768	[0.6229;0.9688]	1.05
56	I	K	1.2203	[0.8558;1.7400]	1.8	0	0.56	1.2133	[0.7588;1.9399]	1.56
57	I	M	1.4636	[0.9599;2.2304]	1.29	0.01	0.57	1.4573	[0.8517;2.4934]	1.3
58	J	K	1.0589	[0.7164;1.5651]	0.21	3.01	0.08	1.0245	[0.6411;1.6371]	0.32
59	J	L	1.0030	[0.6962;1.4453]	1.05	0.23	0.35	0.9923	[0.6396;1.5397]	1.15
60	K	M	1.1994	[0.7891;1.8229]	0.27	0.06	0.12	1.2011	[0.7202;2.0030]	0.41
61	L	M	1.2661	[0.8377;1.9136]	0.68	4.32	0.29	1.24	[0.7514;2.0463]	0.86
62	L	N	0.9534	[0.7786;1.1675]	0.91	0.81	0.09	0.9254	[0.7149;1.1981]	1.05
63	L	N	0.9534	[0.7786;1.1675]	0.92	0.52	0.09	0.9254	[0.7149;1.1981]	1.05
64	L	N	0.9534	[0.7786;1.1675]	1.01	0.76	0.1	0.9254	[0.7149;1.1981]	1.12

Data utilised in network meta-analysis

表 39-9　合并结果汇总

Treatment estimate(sm='OR',reference. group='A'):

	固定效应模型		随机效应模型	
	OR	95%-CI	OR	95%-CI
A	1	[1.0000;1.0000]	1	[1.0000;1.0000]
B	1.7273	[1.3798;2.1624]	1.7523	[1.3074;2.3307]
C	2.7371	[1.5778;4.7482]	2.7426	[1.3549;5.5517]
D	1.9655	[1.6236;2.3794]	1.9172	[1.4585;2.5201]
E	1.787	[1.5332;2.0829]	1.7796	[1.4514;2.1822]
F	2.3038	[1.8943;2.8262]	2.3023	[1.7606;3.0370]
G	1.6284	[1.3862;1.9130]	1.6149	[1.3080;1.9787]
H	2.4908	[1.2208;5.0819]	2.5022	[1.0474;5.9774]
I	2.2469	[1.5480;3.2613]	2.2609	[1.3896;3.6786]
J	1.9497	[1.3587;2.7978]	1.9091	[1.2413;2.9362]
K	1.8413	[1.5189;2.2321]	1.8635	[1.4577;2.3823]
L	1.9437	[1.6615;2.2738]	1.9239	[1.5715;2.3553]
M	1.5352	[1.0133;2.3261]	1.5515	[0.9359;2.5720]
N	2.0387	[1.6795;2.4748]	2.0789	[1.6254;2.6589]

Quantifying heterogeneity/inconsistency:

tau^2=0.0581; I^2=42%

Test of heterogeneity/inconsistency:

Q	d. f.	p. value
108.65	63	0.0003

此外,执行"net1"命令后的结果应为三部分:原始数据分析、配对治疗方案结果及结果汇总分析,其中原始数据分析结果的资料在此未作展示,读者运行命令后即可获取。

(5)绘制图形:netmeta 程序包当前仅支持森林图的绘制。具体命令如下:

```
forest(net1,ref="A")
```

命令中:"ref"表示选取的参考药物,本例为 A;"net1"为数据汇总的命令。因步骤 3 中运算时设定的为随机效应模型,故森林图依据随机效应模型绘制(图39-34)。可以看到,图 39-34 是表 39-10 中随机效应模型结果的展示。

至此,使用 netmeta 程序包实现网状 Meta 分析中的操作就全部完成。

(6)结语:netmeta 程序包是目前唯一一个基于频率学派研发的、且未使用回归模型就能一次性完成网状 Meta 分析的程序包。因其避免了贝叶斯统计中复杂先验设置、初始值设置,及回归模型哑变量和方差-协方差矩阵等设置所带来的人为偏差,简化了操作者对各参数的设定。与前述的基于频率学派研发的 nlme 程序包相比,netmeta 程序包能顺利处理大于两臂的研究,更加适合初学者。尽管 netmeta 程序包在数据运算及操作流程上较其他程序包简捷,但图形的绘制功能仍有待完善;与基于贝叶斯统计研发的软件及程序包相比,其在结果似然估计精确度上亦稍逊色。

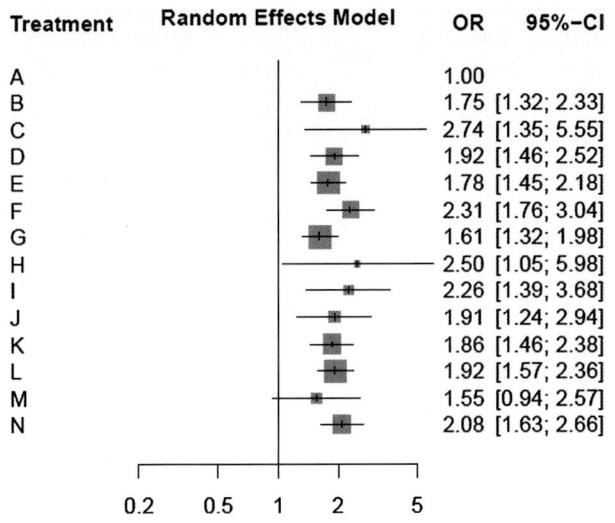

图 39-34　基于随机效应模型的合并结果的森林图

如图 39-34 所示，netmeta 程序包已可绘制森林图；网状 Meta 分析中建议绘制的网状关系图可通过 network 程序包等来实现。

尽管该程序包在使用方面优点诸多，但对组间与组内的异质性与一致性鉴别仍有欠缺，对相关性的考量也未引入到该程序包中。

随着网状 Meta 分析方法学不断完善及该程序包的不断更新，相信该程序包的优势将逐渐完善，运用也将越发广泛。

2. gemtc 程序包实现网状 Meta 分析

（1）安装及加载

1）软件安装：R 软件当前最新版本为 R-3.0.1，用户可从官方网站 http://www.r.project.org 上获取最新的版本及相应的统计包。OpenBUGS 当前最新版本为 3.2.2，下载网址为 http://www.openbugs.info/w.cgi/Downloads。从官方网站下载软件后，安装到本地计算机。

安装完毕后，R 软件需要进一步安装和加载所需的程序包。

2）程序包加载：软件安装完毕后，双击桌面的 R 软件图标，可启动 R 的交互式窗口（R—GUI）。于命令提示符"＞"后输入命令 install.packages（"gemtc"），选择镜像安装（CRAN），安装完成后可由 library（"gemtc"）命令完成加载。注意在加载 gemtc 包之前，还需安装 lattice 及 coda 程序包，具体方法如上。

（2）数据处理

我们先前介绍了命令读取和手动输入两种数据录入方式。但 gemtc 程序包的数据录入方式有所不

同。本处将以表 39-3 数据为实例，具体操作方法如下：

1）治疗方案标识：首先，我们需要对治疗方案进行相关标记，此处我们需要用到 read.table（　）命令和 textConnection（　）选择项，对数据进行读取并进行关联。我们所引用的实例中的 14 种药物的对应关系如下：A-placebo，B-bupropion，C-citalopram，D-desvenlafaxine，E-duloxetine，F-escitalopram，G-fluoxetine，H-fluvoxamine，I-mirtazapine，J-nefazodone，K-paroxetine，L-sertraline，M-trazodone，N-velafaxine

其在 R 软件运用 gemtc 程序包的录入标记命令如下：

```
treatments <-read.table(textConnection(
'id description
A placebo
B bupropion
C citalopram
D desvenlafaxine
E duloxetine
F escitalopram
G fluoxetine
H fluvoxamine
I mirtazapine
J nefazodone
K paroxetine
L sertraline
M trazodone
N velafaxine'
),header=TRUE)
```

需要注意的是：textConnection（"）里面为英文模式的单引号，id 标识列与 description 标识列之间均以空格键一一隔开，如 A 与 placebo 间空一格。

2）数据录入：同样，以上述相同方式进行录入。其所需录入的列依次为"Study""Treatment""Responders""Sample size"，分别代表研究组、治疗方案、阳性组数及总例数。具体数据及格式见表 39-10。

3）network 数据创建：与常用的数据存储不同，gemtc 程序包其数据的存储方式较为严格，其采用的方式为 GeMTC 软件的数据识别存储模式。对于 network 数据创建需要运用 mtc.network（　）命令来进行执行，命令如下：

表 39-10　数据及排列方式

Study	Treat-ment	Respo-nders	Sample size	Study	Treat-ment	Respo-nders	Sample size	Study	Treat-ment	Respo-nders	Sample size
1	A	73	152	19	G	52	103	42	I	35	66
1	B	76	150	19	N	54	100	43	G	27	61
1	G	83	154	20	A	5	18	43	J	29	64
2	A	66	124	20	H	9	18	44	G	67	101
2	B	78	122	21	A	15	42	44	K	67	102
2	L	66	118	21	J	25	39	45	G	27	45
3	A	55	121	22	A	14	45	45	K	30	45
3	B	77	120	22	J	41	90	46	G	26	50
3	L	79	119	23	A	12	56	46	K	25	50
4	A	40	161	23	K	24	55	47	G	57	92
4	D	205	324	24	A	45	129	47	K	64	96
5	A	39	122	24	L	70	129	47	L	70	96
5	D	52	125	25	A	16	49	48	G	35	120
6	A	48	126	25	L	19	49	48	L	48	118
6	D	142	249	26	A	49	150	49	G	63	144
7	A	36	121	26	L	77	149	49	L	73	142
7	D	46	123	27	A	43	129	50	G	30	54
8	A	61	164	27	L	65	132	50	N	36	55
8	D	132	305	28	A	13	116	51	G	35	47
8	E	74	159	28	L	26	111	51	N	35	40
9	A	54	141	29	A	29	102	52	G	98	170
9	E	55	141	29	N	53	95	52	N	81	171
10	A	49	139	30	B	37	61	53	G	153	186
10	E	64	128	30	G	35	62	53	N	170	196
11	A	26	122	31	B	81	122	54	G	95	161
11	E	54	123	31	L	93	126	54	N	107	153
12	A	44	137	32	B	33	63	55	G	34	73
12	E	117	273	32	M	21	61	55	N	48	73
12	F	112	274	33	C	87	120	56	I	74	139
13	A	24	70	33	F	83	120	56	K	66	136
13	E	32	70	34	C	33	108	57	I	61	100
13	G	15	33	34	H	30	109	57	M	51	100
14	A	51	99	35	E	66	138	58	J	11	20
14	E	129	196	35	F	83	140	58	K	16	20
14	K	59	97	36	E	81	151	59	J	42	78
15	A	41	93	36	F	94	144	59	L	41	82
15	E	126	188	37	E	144	238	60	K	48	53
15	K	63	86	37	K	157	240	60	M	48	55
16	A	18	78	38	F	94	123	61	L	37	60
16	G	132	285	38	G	89	117	61	M	46	62
17	A	10	19	39	F	175	232	62	L	41	72
17	G	30	54	39	K	146	227	62	N	49	75
17	K	32	55	40	F	75	107	63	L	56	79
18	A	37	102	40	L	74	108	63	N	56	84
18	G	45	104	41	F	59	98	64	L	45	82
18	N	51	102	41	N	47	100	64	N	49	78
19	A	41	98	42	G	30	66				

A：placebo；B：bupropion；C：citalopram；D：desvenlafaxine；E：duloxetine；F：escitalopram；G：fluoxetine；H：fluvoxamine；I：mirtazapine；J：nefazodone；K：paroxetine；L：sertraline；M：trazodone；N：velafaxine

```
network <-mtc. network（data，description =
"Example"，treatments＝treatments）
```

data 为录入的研究数据，description 为描述研究的名称，treatments 为录入的治疗方案标识。如此，一个 network 数据已成功创建。

4）生成 gemtc 格式数据：R 软件还具有另一项功能，就是可以为那些数据录入繁琐的软件生成相关格式数据存储文件，从而为这些软件的数据录入提供方便。gemtc 程序包可以为 GeMTC 软件生成相关的".gemtc"格式存储文件，具体命令如下：

```
write. mtc. network（network，" C：/Users/Ad-
ministrator/Desktop/Rwork/file. gemtc"）
```

其中：network 为事先临时存放的数据集。因默认保存路径在软件深层，难以找到，建议以"C：/Users/Administrator/Desktop/Rwork/file. gemtc"路径保存，"file. gemtc"为储存数据文件。

5）network 数据读取：network 数据读取与以往的读取不同，其需要命令"read. mtc. network（　）"来读取，具体命令代码如下：

```
network<-read. mtc. network（"C：/Users/Ad-
ministrator/Desktop/Rwork/file. gemtc"）
```

"read. mtc. network（　）"为使用 network 数据格式来进行读取。

需要说明的是，本例至 4）已经完成。4）中介绍的数据保存，若再次仍采用 R 读取，还可以使用". txt"格式。5）是介绍再次使用 R 读取采用 4）保存的文件源的方法。

（3）实现分析：gemtc 程序包自身并没有运算程序功能，需要 model 进行相关设置及需要相关指令调用

其他网状 Meta 分析软件来进行相关的迭代运算。

1）设置 network model：在选取具有网状 Meta 分析功能软件之前，我们需要对 model 进行相关设置，需要"mtc. model（　）"命令，具体命令如下：

```
model <-mtc. model（network，type＝"Consis-
tency"，n. chain＝3）
```

其中，network 为 network 数据，type 为是否选取一致性模型，n. chain 为迭代运算中链的条数。需注意：目前该程序包通过 R 软件只能使用一致性模型，非一致性模型（inconsistency model）尚不能使用。

2）软件选取：gemtc 程序包提供了 3 种软件的调用方式，依次为 JAGS、OpenBUGS 及 WinBUGS 软件，通过"mtc. run（　）"命令选取并执行。对于调用软件的选取可通过设置参数"sampler"值来实现，其取值"rjags""BRugs""R2WinBUGS"依次为调用 JAGS、OpenBUGS 及 WinBUGS 软件。当"sampler"设为 NA 时，则为依次调用上述三种软件进行迭代运算。上述操作计算机将自动完成建模、数据加载及初始化等过程。

需注意：调用 3 种软件的前提是计算机系统盘上必须安装相应的软件及在 R 软件拥有相关的程序包。因 WinBUGS 软件已停止更新，对有些复杂数据可能存在无法处理的情况。相比之下，笔者建议最好能选用 OpenBUGS 软件，亦可选择 WinBUGS 软件。

3）实现分析：本例以调用 OpenBUGS 为例作为演示，具体命令如下：

```
results <-mtc. run（model，sampler＝"BRugs"，
n. adapt＝5000，n. iter＝20000，thin＝1）
```

"n. adapt"为预迭代次数，"n. iter"为迭代运算次数，"thin"为步长。命令运行的过程及结果如下：

```
Welcome toBRugs connected to OpenBUGS version 3. 2. 2
model is syntactically correct
data loaded
model compiled
[1]"D：\\Users\\ADMINI～1\\AppData\\Local\\Temp\\RtmpuCqg5W/inits1. txt"
[2]"D：\\Users\\ADMINI～1\\AppData\\Local\\Temp\\RtmpuCqg5W/inits2. txt"
[3]"D：\\Users\\ADMINI～1\\AppData\\Local\\Temp\\RtmpuCqg5W/inits3. txt"
Initializing chain 1：
initial values loaded and chain initialized but another chain containuninitialized variables
Initializing chain 2：
initial values loaded and chain initialized but another chain contain uninitialized variables
```

Initializing chain 3：

model is initialized

model is already initialized

5000 updates took 12s

deviance set

monitor set for variable 'd. A. B'

monitor set for variable 'd. A. D'

monitor set for variable 'd. A. E'

monitor set for variable 'd. A. F'

monitor set for variable 'd. A. G'

monitor set for variable 'd. A. H'

monitor set for variable 'd. A. J'

monitor set for variable 'd. A. K'

monitor set for variable 'd. A. L'

monitor set for variable 'd. A. N'

monitor set for variable 'd. B. M'

monitor set for variable 'd. F. C'

monitor set for variable 'd. G. I'

monitor set for variable 'sd. d'

20000 updates took 52s

Iterations＝5001：25 000

inning interval＝1

Number of chains＝3

Sample size per chain＝20 000

1. Empirical mean and standard deviation for each variable，plus standard error of the mean：

Mean SD Naïve SE Time-series SE

	Mean	SD	Naïve SE	Time-series SE
d. A. B	0. 5884	0. 16065	0. 0006558	0. 0017701
d. A. D	0. 6877	0. 15163	0. 000619	0. 0012211
d. A. E	0. 5802	0. 11339	0. 0004629	0. 0011434
d. A. F	0. 8756	0. 14932	0. 0006096	0. 0015964
d. A. G	0. 5003	0. 11076	0. 0004522	0. 0015197
d. A. H	0. 951	0. 45808	0. 0018701	0. 0066882
d. A. J	0. 6594	0. 22344	0. 0009122	0. 0026155
d. A. K	0. 6476	0. 13466	0. 0005497	0. 001661
d. A. L	0. 6771	0. 10881	0. 0004442	0. 0012514
d. A. N	0. 7617	0. 13254	0. 0005411	0. 0015976
d. B. M	− 0. 1263	0. 27025	0. 0011033	0. 0032112
d. F. C	0. 1689	0. 35278	0. 0014402	0. 0043635
d. G. I	0. 3428	0. 25177	0. 0010279	0. 0024953
sd. d	0. 2565	0. 04943	0. 0002018	0. 0007479

2. Quantiles for each variable:

	2.50%	25%	50%	75%	97.50%
d. A. B	0.27374	0.48075	0.5876	0.6954	0.9082
d. A. D	0.38536	0.58868	0.6886	0.7877	0.9863
d. A. E	0.35769	0.50468	0.5806	0.6564	0.8033
d. A. F	0.58434	0.77492	0.8745	0.9752	1.1732
d. A. G	0.2822	0.42603	0.5009	0.5742	0.7173
d. A. H	0.05157	0.64703	0.9503	1.2561	1.8546
d. A. J	0.22627	0.50856	0.6572	0.8091	1.0981
d. A. K	0.38647	0.55701	0.6469	0.7359	0.9172
d. A. L	0.46328	0.60387	0.677	0.7503	0.8914
d. A. N	0.50241	0.67242	0.7618	0.8498	1.0219
d. B. M	− 0.65977	− 0.3072	− 0.1262	0.0563	0.406
d. F. C	− 0.52389	− 0.06604	0.1682	0.4039	0.8602
d. G. I	− 0.14992	0.17446	0.3421	0.5108	0.8408
sd. d	0.16513	0.22291	0.2542	0.2884	0.359

（4）绘制图形：完成上述命令操作后，我们基于 R 软件绘图功能，绘制数据结果相关图形。需说明：以下截取的图形均可采用 R 软件保存图形的方式选择对应的位置及格式保存。

1）收敛诊断图：收敛诊断（convergence diagnos-tics）图绘制的命令为"gelman. plot（results）"，即可绘制图形（图 39-35）。可采用如下命令全部显示：

```
par(mfrow＝c(3,5))
gelman. plot(results,auto. layout＝F)
```

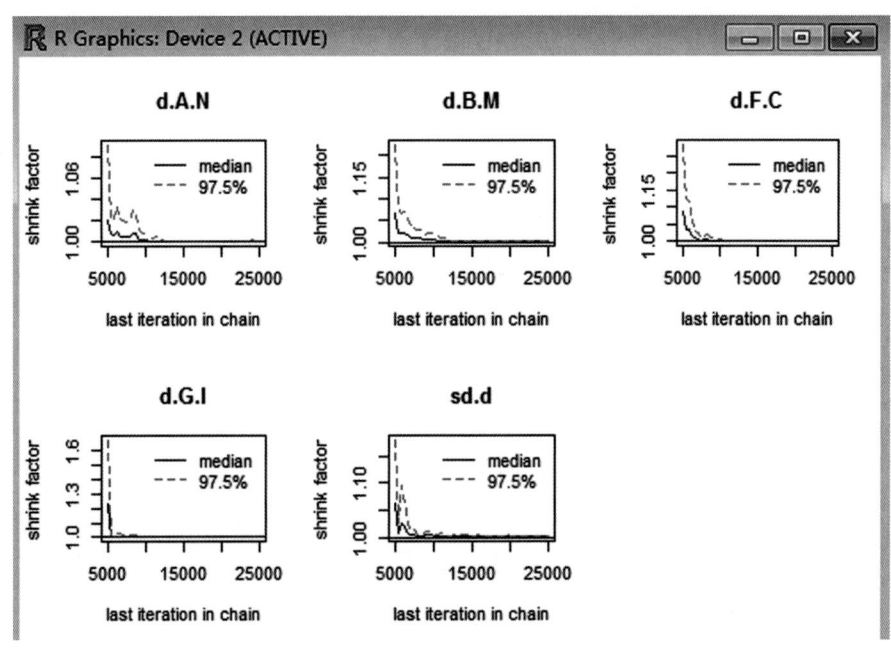

图 39-35 收敛诊断图

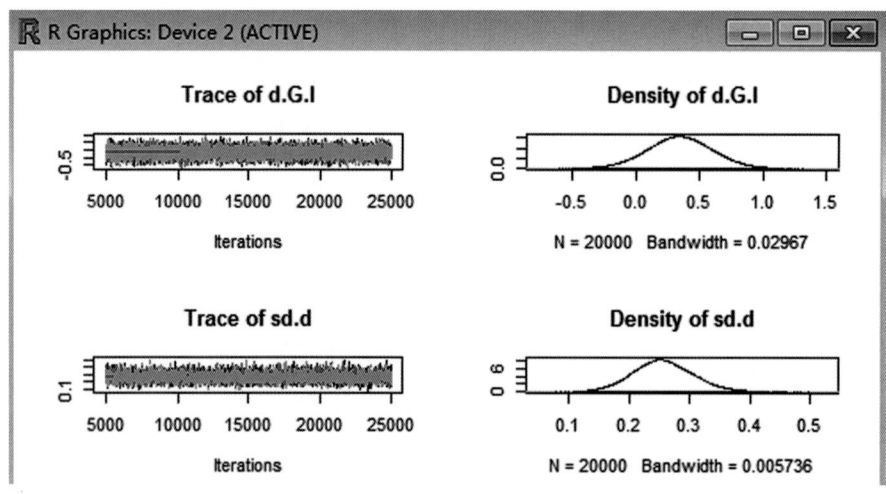

图 39-36　轨迹图与密度图

2）轨迹和密度图：轨迹（trace）和密度（density）图的绘制的命令为"plot(results)"，如图 39-36 所示。需说明：若要在此窗口上显示全部图形，可通过将字体调小的方式实现。

3）森林图：森林图（forest）的绘制命令为"forest(results)"，如图 39-37 所示。

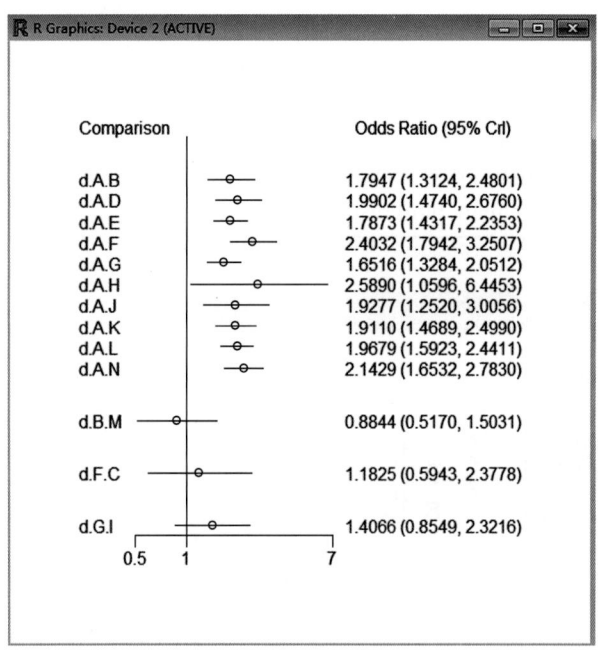

图 39-37　网状 Meta 分析森林图

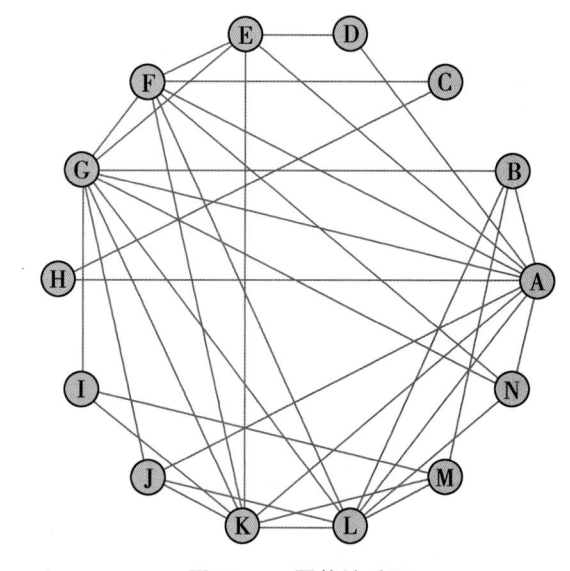

图 39-38　网状关系图

```
$Description
[1]"MTC dataset：Example"
$`Studies per treatment`
A B C D E F G H I J K L M N
29 6 2 5 11 8 22 2 3 5 13 17 4 13
$`Number of n-arm studies`
2-arm          3-arm
52             12
```

4）网状关系图：在完成（2）中 3）的步骤后，即可绘制网状关系图（network plot）。绘制命令为"plot(network)"，如图 39-38 所示。

为进一步了解此图的内涵，使用"summary(network)"查看其内部联系。具体命令 summary(network)，结果如下：

（5）结语：目前实现网状 Meta 分析的软件中，数据处理模型多数采取贝叶斯模型。gemtc 程序包就是基于贝叶斯模型来实现数据处理的，与 WinBUGS、OpenBUGS 及 JAGS 等相比，其省略了建立相关的贝叶斯 model 的过程，甚至操作者不会使用调用的软件都可以得到相关结果。对操作 BUGS 等软件操作欠佳者而言,该程序的便利及灵活操作,为他们处理网状 Meta 分析数据提供了可能;同时也可以生成".gemtc"格式数据存储文件;再通过 GeMTC 软件来实现网状 Meta 分析,还避免了该软件繁琐的数据录入工作,为操作者节约了宝贵的时间。GeMTC 软件亦可独立进行网状 Meta 分析。

当前,gemtc 程序包不仅适合作二分类型数据的网状 Meta 分析,还适合制作连续数据的网状 Meta 分析。但仅基于一致性模型,且仍需进一步优化;对于非一致性模型尚待研发。绘制的网状关系图只能反映各研究组之间存在直接比较,而无法反映研究组间的具体比较量。若需要显示比较量,还需通过其他程序包来实现。

(四) WinBUGS 软件实现网状 Meta 分析

在当前较多能进行 NMA 的软件中基于贝叶斯统计理论而研发的 BUGS(Bayesian inference using gibbs sampling)软件是 NMA 的最佳软件,WinBUGS 软件为 BUGS 软件的代表之一。本文结合示例讲解如何使用 WinBUGS 软件实现 NMA,示例采用 NICE DSU TSD 中有效性的数据,详见上文表 39-3。

1. WinBUGS 软件安装　WinBUGS 软件以 MCMC (Markov chain Monte Carlo)方法为基础,将所有未知参数都看做随机变量,再对此种类型的概率模型求解。其核心思想是构造一个概率转移矩阵,建立一个以分布 π(x) 为平稳分布的 Markov 链来得到 π(x)的样本,通过随机抽样得到的这些样本就可进行各种统计推断。应用该软件不仅需要操作者对贝叶斯理论有一定了解,还需熟悉其相关的编程语言。

WinBUGS 软件官方下载网址 http://www.mrc-bsu.cam.ac.uk/software/bugs/the-bugs-project-winbugs/,目前最新版本为 1.4.3,为免费软件。下载安装完成后,需要注册,否则无法使用软件的全部功能,注册码可从 http://www.mrc-bsu.cam.ac.uk/bugs/winbugs/WinBUGS14_immortality_key.txt 下载,具体方式本处就不作相关介绍。

2. 实现网状 Meta 分析

(1) 模型构建与加载:建模对制作 NMA 十分重要。WinBUGS 软件建模可分为代码编程和 Doodle 模型两种方式。二者相比,手工代码编程较为灵活,但易出错;Doodle 模型操作简单、形象,其统计模型层次清晰,但其灵活性较差。本处将以代码编程模块为实例进行演示。

本处所采用的模块如下:

```
model
{
for(i in 1:ns)
  {
    w[i,1]<-0
    delta[i,1]<-0
    mu[i]~dnorm(0,0.0001)
      for(k in 1:na[i])
        {
            r[i,k]~dbin(p[i,k],n[i,k])
            logit(p[i,k])<-mu[i]+delta[i,k]
            rhat[i,k]<-p[i,k]*n[i,k]
            dev[i,k]<-2*(r[i,k]*(log(r[i,k])-log
(rhat[i,k]))+(n[i,k]-r[i,k])*(log(n[i,k]-r[i,
k])-log(n[i,k]-rhat[i,k])))
        }
    resdev[i]<-sum(dev[i,1:na[i]])
      for(k in 2:na[i])
        {
            delta[i,k]~dnorm(md[i,k],taud[i,k])
            md[i,k]<-d[t[i,k]]-d[t[i,1]]+sw[i,
k]
            taud[i,k]<-tau*2*(k-1)/k
            w[i,k]<-(delta[i,k]-d[t[i,k]]+d[t[i,
1]])
            sw[i,k]<-sum(w[i,1:k-1])/(k-1)
        }}
totresdev<-sum(resdev[])
d[1]<-0
for(k in 2:nt)
  {d[k]~dnorm(0,0.0001)}
sd~dunif(0,5)
tau<-pow(sd,-2)
for(c in 1:(nt-1))
  {
    for(k in (c+1):nt)
      {
        or[c,k]<-exp(d[k]-d[c])
        lor[c,k]<-(d[k]-d[c])
      }  }
for(k in 1:nt)
  {
    rk[k]<-nt+1-rank(d[],k)
    best[k]<-equals(rk[k],1)
}}
```

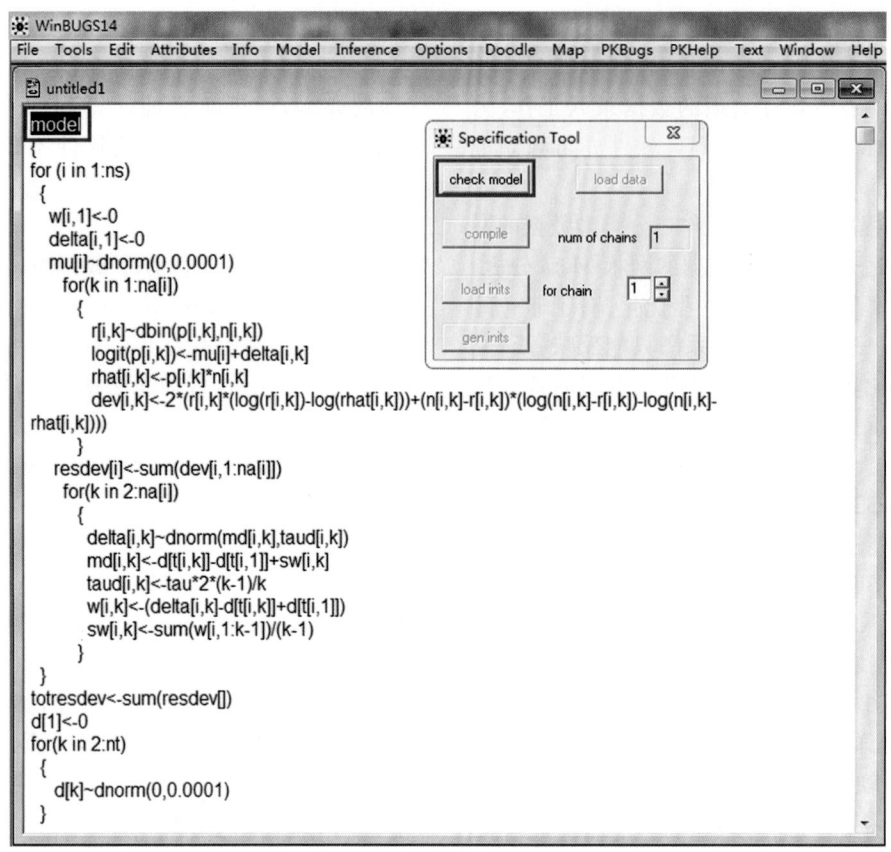

图 39-39　WinBUGS 软件模型检查与加载

随后,需把模型写入 WinBUGS 软件当中,并对模型进行加载。加载时需要选中模型的第一列"model",单击菜单栏中"Model"下拉菜单,选中"specification..."一栏,则出现"Specification Tool"窗口对话框,单击"check model"按钮进行模型检查与加载。具体如图 39-39 所示:

(2) 数据写入与加载:数据排列格式参见表 39-3 所示,本处就不在演示。

随后需对已写入的数据进行加载。加载数据时需要分两次加载,依次为"list"与矩形数据部分。同样,本次加载均需要点击"load data"按钮部分。具体加载参见图 39-40:

(3) 模型与数据编译:在完成模型与数据部分的写入及加载后,需要进行编译,为了探明模型是否相互吻合。该部分为了设置三条链,本处需要在"num of chains"处设定值为 3,随后,需单击"compile"控件即可。

(4) 初始值写入与加载:本处,我们将初始值设定为 3 条,具体初始值设定如下框:

写入 3 条链后,需要分 3 次,依次将初始值加载到模型当中。同样需要将每条链"list"部分,通过"load inits"按钮进行初始加载。若存在为加载的初始值参数,可通过"gen inits"按钮进行初始化补充,如图 39-41。

(5) 观察参数设定:进行数据迭代前,需对模型中

```
list(d=c(NA,0,0,0,0,0,0,0,0,0,0,0,0,0,0),sd=1,mu=c(0,0,0,0,0,0,0,0,0,0,0,0,0,0,0,0,0,0,0,0,0,0,0,
0,0,0,0,0,0,0,0,0,0,0,0,0,0,0,0,0,0,0,0,0,0,0,0,0,0,0,0,0,0,0,0,0,0,0,0,0,0,0,0,0,0,0,0,0,0,0,0,0))
    list(d=c(NA,-1,-1,-1,-1,-1,-1,-1,-1,-1,-1,-1,-1,-1,-1),sd=4,mu=c(-3,-3,-3,-3,-3,-3,-3,-3,-3,-3,-3,
-3,-3,-3,-3,-3,-3,-3,-3,-3,-3,-3,-3,-3,-3,-3,-3,-3,-3,-3,-3,-3,-3,-3,-3,-3,-3,-3,-3,-3,-3,-3,-3,-3,-3,-3, -3,
-3,-3,-3,-3,-3,-3,-3,-3,-3,-3,-3,-3,-3,-3,-3,-3,-3,-3))
    list(d=c(NA,2,2,2,2,2,2,2,2,2,2,2,2,2,2),sd=2,mu=c(-3,5,-1,-3,7,-3,-4,-3,-3,0,-3,-3,0,0,3,5,-3,
-3,-1,-3,-7,-3,-3,5,-1,7,0,1,-4,5,0,-3,5,-1,-3,7,-3,-4,-3,-3,0,3,5,-3,-3,-1,-3,-7,-3,-3,5,-1,7,
0,1,-4,5,0,1,-1,5,-4))
```

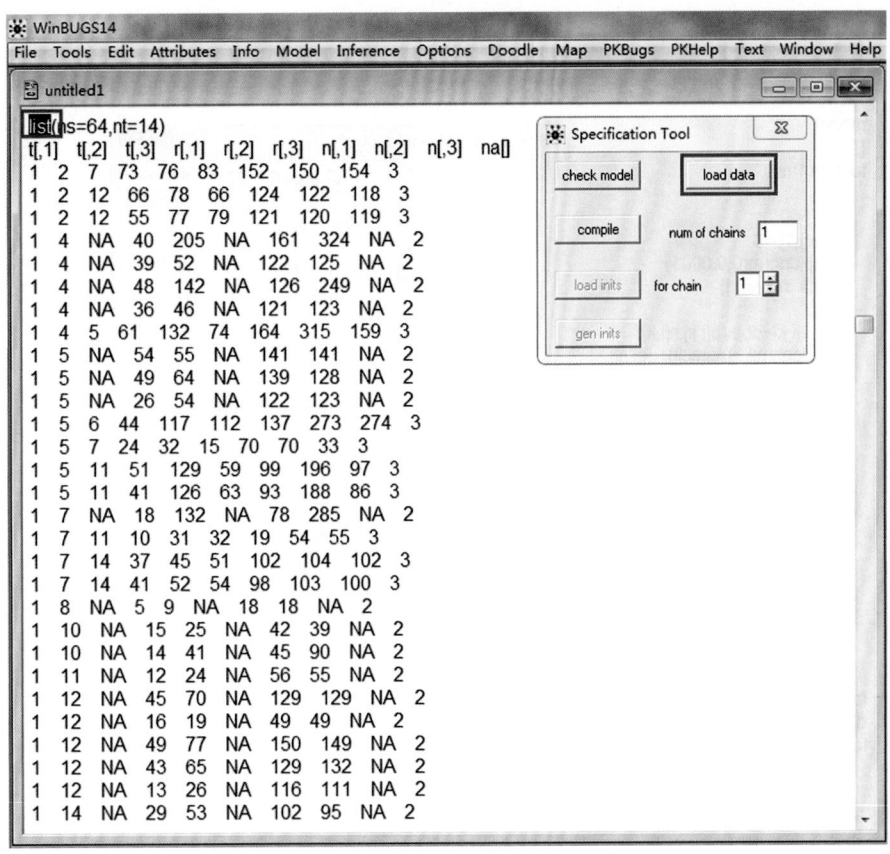

图 39-40 WinBUGS 软件数据写入与加载

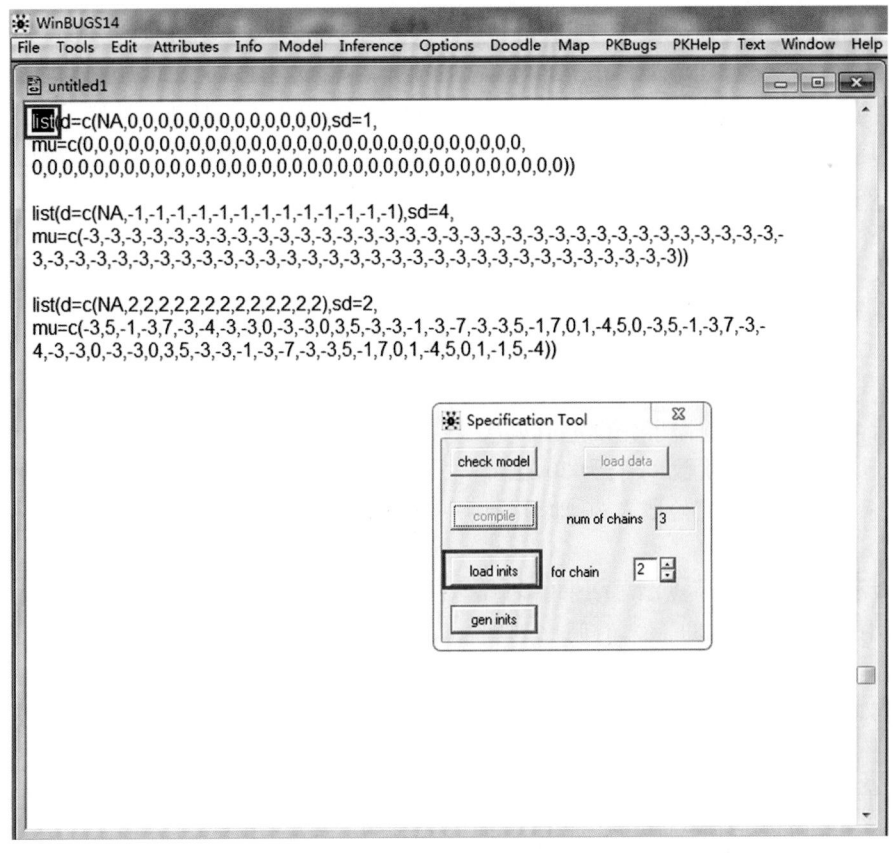

图 39-41 WinBUGS 软件初始值写入与加载

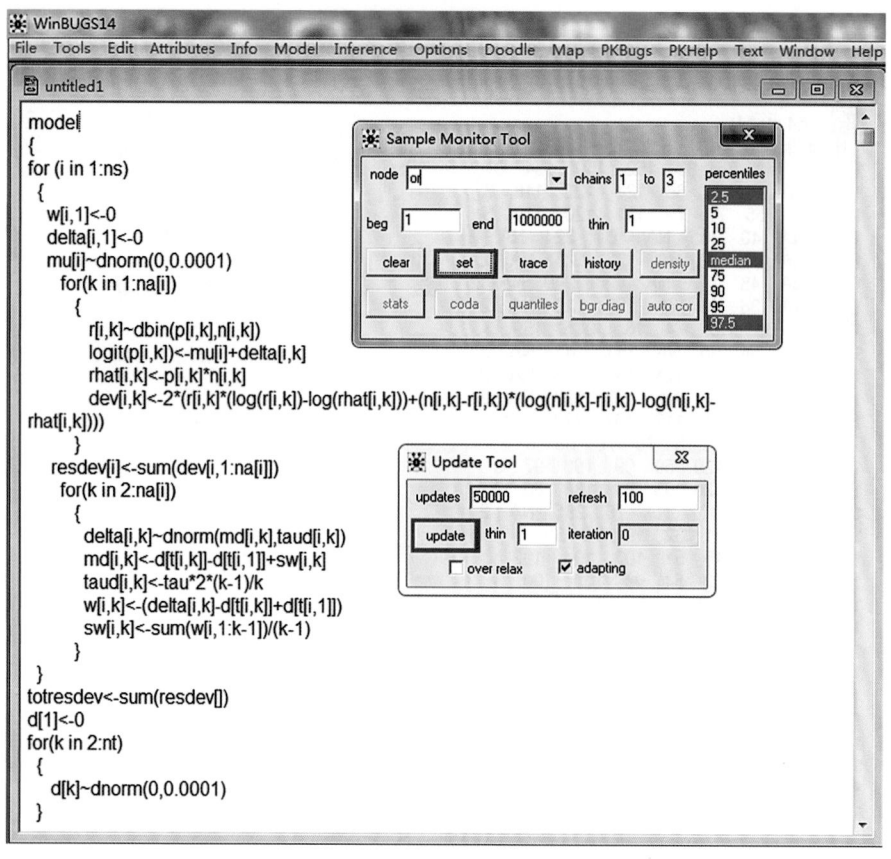

图 39-42　WinBUGS 软件观察参数设定与模型迭代

所关注的效应参数进行事先设定,本处我们以 or 及 best 为所关注的参数进行设定。①需要单击菜单栏中"inference"下拉菜单,选中"samples..."一栏,则出现"Sample Monitor Tool"窗口对话框。②在 node 框中依次填入观察参数(or 与 best),单击"set"按钮进行模型检查与加载。具体如图 39-42:

(6) 模型迭代:结果运算需要通过数据迭代来实现,本处设置迭代次数为 50 000 次,因此需在"updatas"处,填入 50 000,随后单击"updata"按钮即可。具体可参见图 39-42。

(7) 结果展示:结果展示之前需事先设定退火次数,本处设定前 10 000 作为退火次数,步长为 30,因此需要在"beg"处填入 10 001,"thin"处填入 30 即可,具体参见图 39-43。

本处将以此展示所观察参数节点汇总结果(stats,见表 39-11)、轨迹图(trace,见图 39-44)、时间序列图(history,见图 39-45)及密度图(density,见图 39-46)等。为了展示全部观察值,需要在"node"处填入"＊",如图 39-43 所示:

(8) 结论:基于贝叶斯方法学体系构建来看,在编程软件中无疑首推 WinBUGS 软件,但该软件也不再更新,且其不能直接在 Windows 64 位操作系统及 Mac

系统上运行。为了弥补这一缺陷,研发者有 BUGS 家族另一款软件 OpenBUGS 软件,该软件可持续更新,目前版本为 3.2.2,且兼容性好。但这 2 款软件的自身缺陷在于其图形制作能力较差,故还需与其他软件联合使用,如 R 软件或 STATA 软件等。

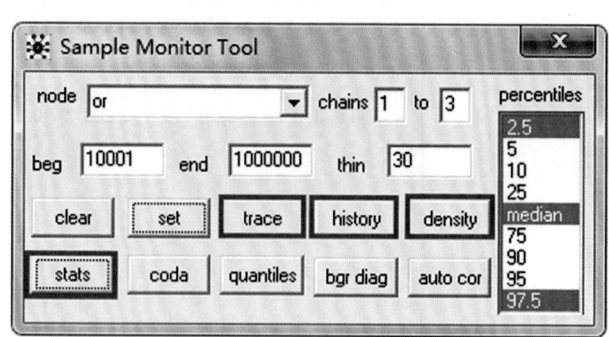

图 39-43　WinBUGS 软件展示结果操作

(五) 软件汇总

自 2002 年正式提出网状 Meta 分析(network meta-analysis,NMA)以来,其方法学与制作软件均迅速发展。相比传统 Meta 分析,NMA 因纳入干预措施多、数据量大、内在结构复杂,对软件的依赖更为突出。目前已有多款能实现 NMA 计算的软件,但尚无能独立且

表 39-11　网状结果表(部分)

node	mean	sd	MC error	2.50%	median	97.50%	start	sample
or[1,2]	1.82	0.2938	0.004163	1.302	1.791	2.457	10001	3999
or[1,3]	3.071	1.198	0.01835	1.371	2.847	6.009	10001	3999
or[1,4]	2.004	0.2985	0.004701	1.474	1.989	2.642	10001	3999
or[1,5]	1.795	0.2054	0.00329	1.419	1.787	2.228	10001	3999
or[1,6]	2.417	0.3706	0.005944	1.77	2.39	3.246	10001	3999
or[1,7]	1.659	0.1839	0.002971	1.324	1.653	2.064	10001	3999
or[1,8]	2.916	1.409	0.02186	1.071	2.61	6.371	10001	3999
or[1,9]	2.407	0.6367	0.008966	1.391	2.325	3.828	10001	3999
or[1,10]	1.973	0.4491	0.007549	1.23	1.926	2.978	10001	3999
or[1,11]	1.93	0.263	0.004254	1.459	1.916	2.506	10001	3999
or[1,12]	1.978	0.2202	0.003534	1.584	1.961	2.446	10001	3999
or[1,13]	1.645	0.4499	0.007192	0.9362	1.581	2.666	10001	3999
or[1,14]	2.153	0.2881	0.004903	1.65	2.129	2.783	10001	3999
or[2,3]	1.725	0.7144	0.01076	0.714	1.591	3.507	10001	3999
or[2,4]	1.129	0.2432	0.003663	0.7155	1.108	1.661	10001	3999
or[2,5]	1.01	0.1903	0.003209	0.6854	0.9949	1.435	10001	3999
or[2,6]	1.357	0.2768	0.004523	0.887	1.330	1.96	10001	3999
················								
or[9,14]	0.9518	0.2652	0.003535	0.534	0.9172	1.588	10001	3999
or[10,11]	1.027	0.2643	0.004342	0.6046	0.9949	1.635	10001	3999
or[10,12]	1.05	0.2454	0.00393	0.6473	1.024	1.606	10001	3999
or[10,13]	0.8734	0.3026	0.005249	0.4219	0.826	1.593	10001	3999
or[10,14]	1.145	0.2901	0.004884	0.6883	1.112	1.802	10001	3999
or[11,12]	1.039	0.1566	0.002426	0.7594	1.03	1.366	10001	3999
or[11,13]	0.8605	0.2369	0.003872	0.4874	0.832	1.408	10001	3999
or[11,14]	1.130	0.1854	0.002957	0.8018	1.114	1.543	10001	3999
or[12,13]	0.8355	0.2236	0.00375	0.4934	0.8059	1.348	10001	3999
or[12,14]	1.096	0.1538	0.002349	0.8302	1.082	1.432	10001	3999
or[13,14]	1.399	0.4012	0.006558	0.7719	1.347	2.342	10001	3999

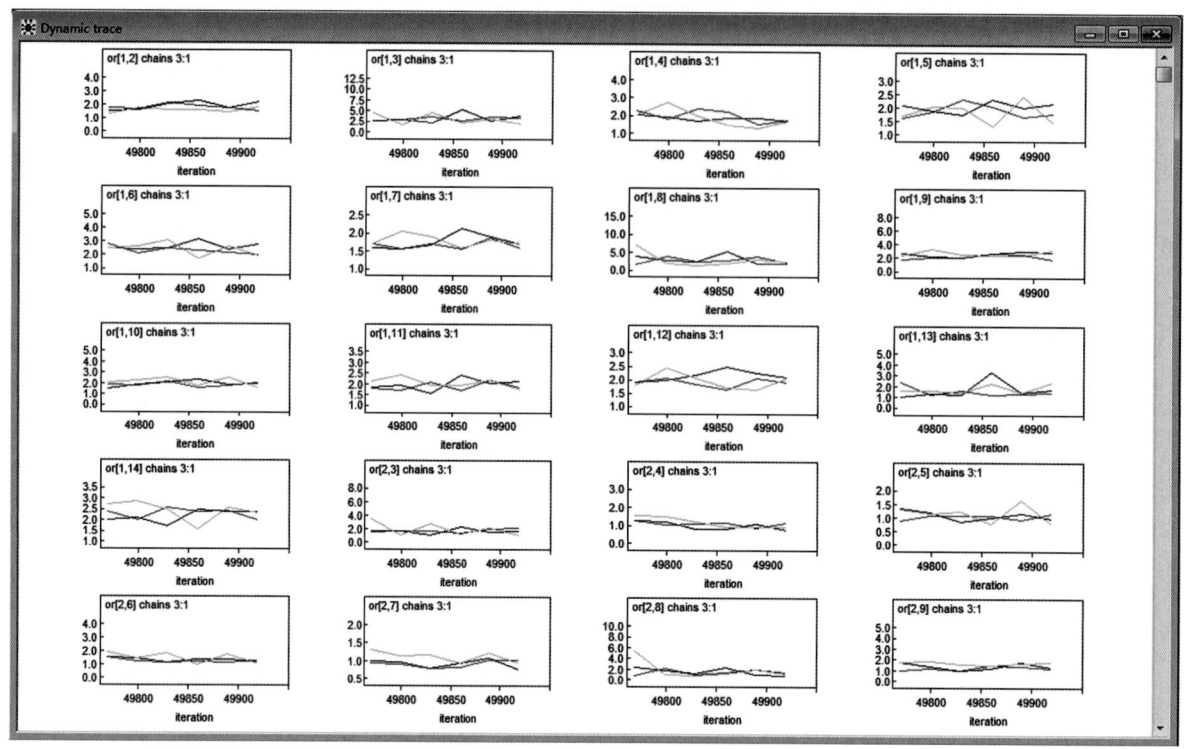

图 39-44　网状结果轨迹图(部分)

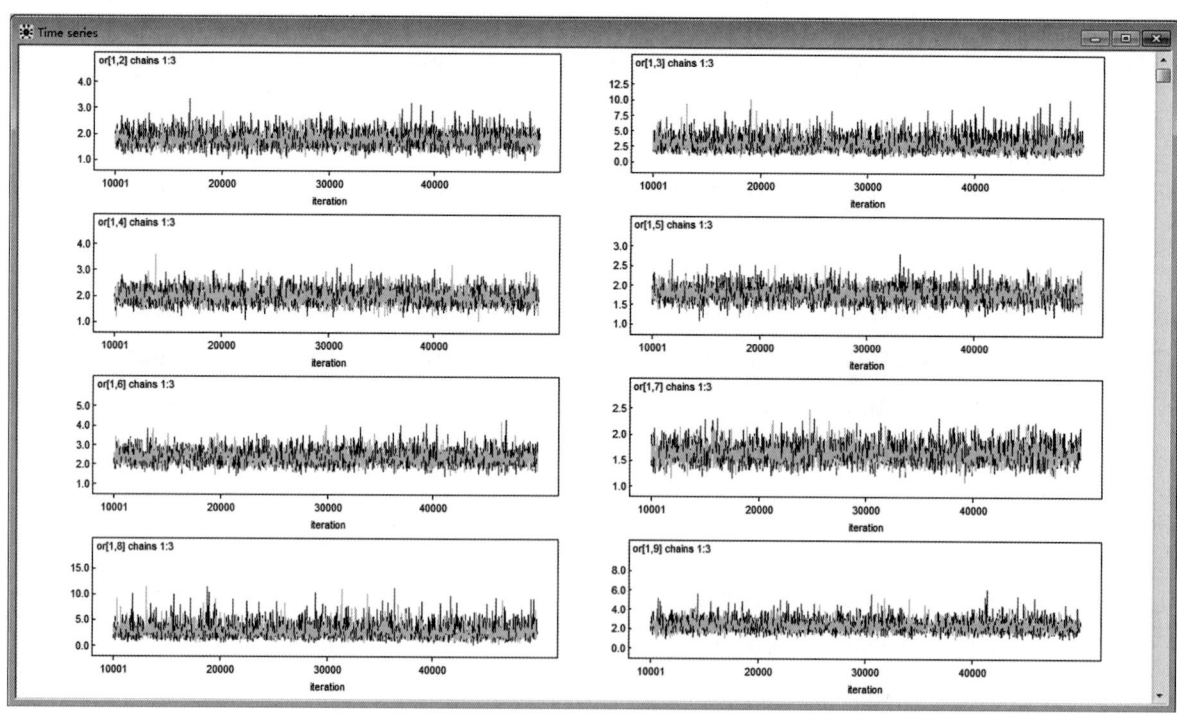

图 39-45　网状结果时间序列图(部分)

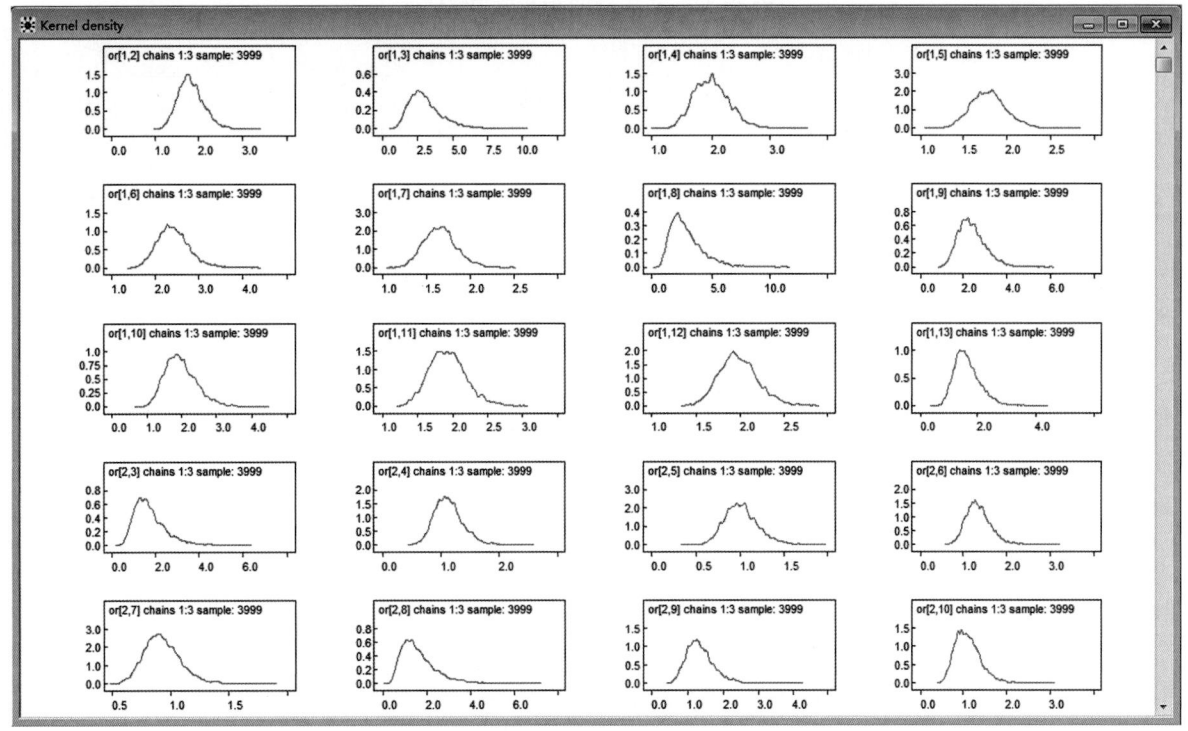

图 39-46　网状结果轨迹图(部分)

全面实现 NMA 计算及相关图形绘制的软件,必须多款软件相互配合方可完成。目前,最新版 Cochrane 手册虽在 16.6 和 16.8 章节介绍 NMA,并建议使用 Win-BUGS 软件,但该软件欠缺绘图功能。如何有效选择软件并配合使用是当前制作 NMA 的一个难点。本研究比较分析当前能实现 NMA 的软件,为读者更好地选择相关软件提供参考。

1. 对象与方法

(1) NMA 软件选择标准:可以实现 NMA 的软件或程序包。

(2) 软件获取:计算机检索 PubMed、CNKI、Stata 公司官方网站、R 软件官方网站和 Google,查看并记录已发表的网状 Meta 分析中所使用的软件与程序包,及介绍软件和程序包的方法学文献,检索时限截至 2016 年 10 月。然后下载这些软件、程序包及介绍文件。检索词包括 network meta-analysis、multiple treatment comparison、mixed treatment comparison 和 indirect treatment comparison。

(3) 研究方法:阅读各软件及程序包的介绍内容,比较软件及程序包涉及的理论、模型、使用权限、是否编程、能否被调用及能否调用。再以《R 软件 R2WinBUGS 程序包在网状 Meta 分析中的应用》一文中有关 13 种抗抑郁药和安慰剂治疗抑郁症有效性的数据为例,用各种软件及程序包进行分析,比较其计算功能、计算结果和绘图功能。

2. 结果

(1) 纳入软件:最终共纳入 11 种软件,其基本特征详见表 39-12。其中免费软件有 BUGS 软件(Win-BUGS 与 OpenBUGS 软件)、JAGS 软件、Stan 软件、GeMTC 软件、ADDIS 软件及 R 软件(或称"R 语言")6 种;收费软件有 Microsoft Excel、Stata 及 SAS 3 种。相关下载地址可从笔者系列文章中获取。

按是否需要编程来分,软件又可分为编程软件与非编程软件。非编程软件仅有 GeMTC 软件和 ADDIS 软件 2 款。R 软件包含的程序包最多,达 11 个。

(2) 涉及的方法

1) 理论:制作 NMA 的基本理论目前主要分为贝叶斯理论与传统统计理论。与传统统计相比,贝叶斯统计除对结果可信区间的解释更合理外,还在先验设定、风险利益排序及决策分析等方面优势显著,这对保证 NMA 结果的准确性及完整性十分重要。故从 NMA 出现以来,基于贝叶斯理论的运算一直备受推崇。但贝叶斯统计中的先验设定不同将会直接导致结果不同,因此,先验设定的合理性在整个 NMA 的制作中十分关键,也一直是众多统计学家担忧的问题之一。表 39-12 中基于贝叶斯统计理论框架下的软件均通过自身或调用外界软件来实现 NMA,仅 R 软件(或 R 语言)、Stata 软件及 SAS 软件同时适用于传统统计理论。总体来讲,基于贝叶斯理论框架的 BUGS 软件是当前使用最频繁的 NMA 软件,亦被 Cochrane 协作网推荐。

表 39-12　网状 Meta 分析所用软件

软件名称	特点		基于理论		基于模型				计算功能		是否被调用	绘图功能				
	免费	编程	贝叶斯理论	传统理论	分层模型	回归模型	多元分析	两步法	自身计算	调用计算		网状关系图	森林图	风险漏斗图	贡献图	排序图
WinBUGS	√	√	√	×	√	√	√	√	√	×	√	×	√	×	×	×
OpenBUGS	√	√	√	×	√	√	√	√	√	×	√	×	×	×	×	×
JAGS	√	√	√	×	√	√	√	√	√	×	√	×	×	×	×	×
Stan	√	√	√	×	√	√	√	√	√	×	√	×	×	×	×	×
Microsoft Excel	×	√	√	×	√	√	√	√	√	×	√	×	×	×	×	×
GeMTC	√	×	√	×	√	√	√	√	√	×	√	×	×	×	×	×
ADDIS	√	×	√	×	√	√	√	√	√	×	√	√	×	×	×	×
R	√	√	√	√	√	√	√	√	√	√	√	√	√	√	√	√
Stata	×	*	√	√	√	√	√	√	√	√	√	√	√	√	×	×
SAS	×	√	√	√	√	√	√	√	√	√	√	√	√	×	×	×

注:√:具有此功能;×:不具备此功能(代表该软件目前尚未研发此项功能);*:具有编程与非编程功能;上述标识只针对其 NMA 功能部分。

2) 模型与实现方法:NMA 制作方法目前主要基于分层模型、回归模型、多元分析模型及两步法。前 3 种模型均在贝叶斯框架下实现,两步法则常基于传统频率学派。

基于分层模型的软件主要通过自身或调用外界软件基于贝叶斯理论框架实现 NMA。其中 Stata 软件本身无法完成,需要调用 BUGS 软件来实现;而 SAS 软件的 proc genmod 与 proc glimmix 是分别基于软件自身编程功能,运用传统广义线性模型与广义线性混合模型来建立分层模型;而 proc MCMC 则用贝叶斯理论进行 NMA。

基于回归模型、多元分析模型和两步法的软件中,BUGS 软件、JAGS 软件、Stan 软件与 Microsoft Excel 软件都是基于贝叶斯理论由自身实现这三种模型的运用。Microsoft Excel 软件还可以通过调用实现;R 软件、Stata 软件及 SAS 软件均可通过自身或调用方式,运用贝叶斯理论或传统统计理论来实现。被调用软件主要为 BUGS 软件,但调用软件执行调用功能的部分各不相同。

基于回归模型的软件有 Stata、R、SAS 和 Excel 软件。Stata 软件有 metareg 模块等、R 软件有 rma 与 nlme 程序包等,但均无法直接实现多臂研究,使用时均需转化成双臂研究的格式。SAS 软件的 mixed 过程基于混合效应模型设计,故可采用不同方式很好地嵌入回归模型、多元分析模型和两步法这 3 种模型。

R 软件是目前使用方法最多、表现最灵活且功能最完善的编程软件,涉及 NMA 制作的程序包共有 10 余种。这些程序包大多通过调用基于贝叶斯理论框架下的外界软件实现。基于贝叶斯理论框架实现 NMA 的程序包中,除 gemtc 程序包基于自身分层模型执行外,其他各程序包均需自行建立合适的贝叶斯代码方可完成,代码可基于上述 4 种模型中的任一种进行编写。nlme 与 netmeta 程序包是基于传统频率学派,nlme 程序包运用传统线性模型实现 NMA,但不适合多臂研究,需先转换为双臂研究;netmeta 程序包基于电网模型理论来模拟网状数据结构进行分析,是目前基于传统统计理论方法中较成熟的程序包。

(3) 软件功能

1) 计算功能:计算能力是统计软件最基本要素之一。随着 NMA 方法学不断创新,基于软件自身特征及对最新方法学的植入差别等,使目前可供使用的软件各具特色。

如表 39-12 所示,所有软件均拥有自身独立执行 NMA 计算的能力。也有部分软件提供可被外部软件调用的端口,如 BUGS 软件就是当前最受欢迎的被调用软件。R 软件、Stata 软件及 SAS 软件在拥有自身独立运行能力的同时,不仅可灵活调用外界软件,还能方便地被外界软件所调用。鉴于使用途径迥异,这些软件在 NMA 惯用的方法学也有所差异,如 Stata 软件自身运算使用 metareg 与 mvmeta 模块,调用外界软件常用 WinBUGS,被外部软件调用则可通过 R 软件或 SAS 软件来实现。

2) 绘图功能:NMA 数据内在结构关联性较复杂,若仅使用自身数据诠释其内部关系及反映结果信息,往往较困难或表现较局限,而使用图形能更好地反映。因此,软件是否拥有绘制优质图形的能力也成为衡量软件质量、功能和可操作性的指标之一。NMA 常需绘制以下 4 种图形:网状关系图、森林图、网状漏斗图及风险排序图。这 4 种图形所承载的信息不同,其在 NMA 中的功能作用亦不同。

网状关系图的主要作用是反映数据的内在结构关系,是 NMA 中必不可少的图形之一。目前具有绘制相关图形能力的软件主要有 ADDIS 软件、R 软件、Microsoft Excel 软件及 Stata 软件。ADDIS 软件与 Microsoft Excel 软件均为非编程软件,其图形为自动生成,使用较方便。R 软件与 Stata 软件依据编程代码进行绘制,操作过程较繁琐,但其灵活性较好,可按需更改代码程序来绘制反映不同信息的网状关系图。

森林图是 Meta 分析结果图中最常用的图形,不仅可很好地展示结果,还可简易目测相应的异质性情况。表 39-12 中,5 种软件可绘制森林图,常用 R 与 Stata 软件,这与这两款软件强大的绘图功能及操作灵活有关。

网状漏斗图用于定性检测原始研究的发表偏倚。由于目前 NMA 方法学的局限性,导致发表偏倚的检测仍在进一步研究中,故该图形绘制的使用率不高。基于当前方法学,具备该图形绘制功能的软件主要是 R 与 Stata 软件。

风险排序图是 NMA 结果图形中的一大特色,源于 NMA 中多种干预间利益风险比较的思想,主要依据各干预措施在每个等级的风险利益概率来绘制图形。目前可绘制风险排序图的软件有 GeMTC 软件、Microsoft Excel 软件、ADDIS 软件、R 软件及 Stata 软件,前 3 者均在数据模拟完成后自动生成相应图形;而后两者则依据自身编程代码来实现图形绘制。

同时具备绘制上述 4 种图形的软件目前仅限于 R 与 Stata,均使用特定代码进行绘制。在 R 软件自身执行 NMA 操作的程序包中,仅部分程序包可绘制森林图及概率图,其他两种图形的绘制需要使用其他专用程序包,如 network 程序包绘制网状关系图;或另行编写代码。

(4)计算结果比较:在待选择软件较多时,计算结果的精确度是选择软件的重要标准,结果的可读性及提取的便利性也是选择的关键。表 39-3 中均以节点(1,2)(1,placebo;2,bupropion)为例,汇总前期系列文章的结果。可以看出,各软件执行 NMA 的结果相似。各软件的主要差别在于结果提取。Stata 软件使用其调用 WinBUGS 软件的功能时,生成的结果需经过外部软件汇总方可计算对应节点的可信区间,常使用 R 软件。R 软件 gemtc 程序包 3 种调用方式生成的最终结果仅局限于效应量的对数,因此还需进一步操作进

行转换;R 软件 nlme 程序包虽可生成相应效应量与标准误,但其最终可信区间仍需操作者自行计算得到。相比之下,在结果提取上其他软件更方便,且基于贝叶斯理论计算的结果在可信区间的解释方面较传统频率学派更合理。

3. 讨论 NMA 从 2002 年正式面世至今已有十余年,方法学上众多难点已有不同程度的突破,相关软件的研发层出不穷且各具特色。软件及其程序包需随着 NMA 方法学的不断成熟与完善而持续研发与更新。

(1)本文从方法学角度系统汇总当前具有 NMA 中功能的软件。限于当前 NMA 方法学缺陷及操作者自身素质参差不齐等原因,NMA 的功效仍备受质疑。严谨的方法学支撑是制作优质 NMA 的关键,既能保证结果和证据质量等级评估的可靠性,又能满足临床实践对多种干预措施有效性及安全性全面评价的需要。由于软件研发者所学理论、计算机能力及研发时可利用资源等综合方面的差异,使其所研发软件具有个体差异。软件操作简捷、功能齐全及是否免费等因素将决定该软件能否成为主流软件,也是绝大多数软件使用者关心的主要问题。软件的开放性将直接决定其被使用率。相比收费软件,免费软件数量多且功能更完善(表 39-12),代表了当前的主流。

(2)软件的研发力度与更新速度受需求驱动,当前 NMA 方法学尚未成熟,对最新方法学的融入速度是保持活力的关键因素。与非编程软件相比,编程软件开放性更好、反应及更新速度快、使用灵活,但较繁琐。选择编程软件主要取决于使用者自身的编程基础和习惯。制作 NMA 时,编程软件显得更加灵活、更新较快;且在融入最新方法学、与外界软件接口及使用者可自由操作等方面均表现更佳。

(3)如表 39-12 所示,BUGS 软件、JAGS 软件及 Stan 软件等编程软件均基于贝叶斯理论研发,Stata 软件与 SAS 软件在 NMA 中实现主要依据其自身编程功能或调用其他软件来完成,R 软件最为灵活。非编程软件仅有 GeMTC 软件和 ADDIS 软件 2 款,但更新较慢;且 ADDIS 软件实现 NMA 依靠 GeMTC。非编程软件更新过于频繁不仅会消耗大量人力物力,还会频繁影响操作者的使用习惯。故非编程软件为了更好更及时地解决更新过缓的问题,常常会特意研发具有编程能力或调用外界软件的功能性接口,以便其在更新速度及功能扩展方面与编程软件相当。但非编程软件操作简单,适合编程基础较差的使用者及初学者。

(4)从方法学角度,建议选用基于贝叶斯理论框架的软件,其结果的可靠性更高、排序功能更佳。从模型角度看,分层模型、回归模型、多元分析模型均在贝

叶斯框架下实现;两步法则常基于传统频率学派。各种模型各具优缺点且目前争议较大,选用的关键在于使用者对各种模型缺陷的把握。建议使用者可依据数据结构及后续相关结果检验(异质性检验、一致性检验及风险排序)进行选择。

(5) 从功能角度看,优良的统计软件主要取决于其数据与图形处理能力,即数据计算与图形绘制能力。计算准确性直接关乎最终结果的可靠度,这主要与软件自身内嵌的方法学有关。优质、全面、简洁且易懂的图形展示结果信息在 NMA 中的作用不可或缺。但更多的软件侧重于计算,而未提供或仅提供部分绘图功能。这应是未来软件开发立足点之一。

(6) 选择 NMA 软件时,建议综合考虑以下 3 个方面:①首选集计算与绘图功能于一体的软件,如 R 与 Stata 软件,可依据自身编程基础与习惯等情况来选取。②选取 2 种或 3 种软件相互配合来实现 NMA 时,首选 BUGS 软件与 R 软件(或/及 Stata 软件)的配合。优势在于拥有 BUGS 软件基于贝叶斯理论框架的准确及强大的数据处理能力,又充分结合 R 软件(或 Stata 软件)的绘图功能。③习惯使用非编程软件的操作者,可选择 GeMTC 与 ADDIS 软件;必要时,也可以选择 NetmetaXL 宏。总之,软件作为统计工具,操作便捷、功能齐全及免费获取(或收费低廉)等特点应该是研发的方向。考虑 NMA 制作流程较为复杂、操作繁琐以及涉及软件交叉较多等特点,亟需一款运算功能强大、绘图能力完整、操作灵活、界面友好的软件。

三、网状样本量计算

样本量和统计效能的重要性在原始研究中已被公认,在卫生技术评估(Health Technology Assessment,HTA)及指南当中,Meta 分析中亦受到广泛关注与重视,但在 NMA 中诸类问题尚未引起研究者的重视。因 NMA 需同时对多个干预措施的风险效益进行比较,使得 NMA 证据网络中的不同比较组的统计效能和精确性定量估算变得极为困难。相关研究显示,NMA 合并结果往往因统计效能不足而缺乏可信性。NMA 制作者及证据使用者谨慎的评价 NMA 合并结果的统计效能,对判断证据的真实性和临床价值显尤为重要。2012 年,Thorlund 等[26]研究者就有关 NMA 统计效能和精确性(有效样本量)计算方案。本处结合实例对相关方法涉及的基本原理和实现过程进行讲解,以期为相关研究者及使用者提供参考。

(一) ITC 与 NMA 基本概念及原理

间接比较(indirect treatment comparison,ITC)与网状 Meta 分析(Network meta-analysis,NMA)的概念、原理及软件实现请参阅张超等发表于《中国循证医学杂志》系列方法学论著。

(二) 样本量及统计效能计算方法原理

当前,ITC 和 NMA 的样本量及统计效能的计算包括有效合并研究数量法、有效样本量法和有效统计信息量法。

1. 有效合并研究数量法　顾名思义,有效合并研究数量法(effective number of trials,ENT)即为了使 ITC 获得与单个直接比较(head to head treatment comparison,HTC)相同统计效能和精确性,估算出所需的合并研究数。该方法需满足 2 个应用假设条件:①纳入合并的各个研究方差相等;②纳入合并的研究具有同质性。Glenny 等研究表明:当实现 ITC(A vs. B,以 C 为桥梁)的 2 个直接配对比较(A vs. C 与 B vs. C)具有相等合并研究个数时,为了使 ITC 获得与直接配对比较相当的检验效能,则 ITC 需要比相同规模的直接配对比较多纳入 4 倍的研究数目,即 1:4 的有效研究数目比值(亦称精确性比率)。但实际中实现 ITC 的两个 HTA 所纳入的合并研究个数往往并不相等,此种情况下 1:4 的精确性比率已不再适用。例如,假设 A vs. C 纳入研究是 B vs. C 的 2 倍(1:2),那么一方面基于直接配对比较(A vs. C 与 B vs. C)实现的 ITC(A vs. B)需纳入 4.5 倍的相同规模直接配对比较研究纳入的研究数量方能达到与之相当的检验效能;另一方面为了满足 1:2 的有效研究数目比值,ITC 则至少需纳入 6 个研究(2:4)才能获得对应直接配对比较所达到的检验效能。推算过程如下:

假设存在干预措施 A、B、C 相互间 HTC 的研究,且每个研究的方差均为 V,那么纳入 2k 个研究的直接配对比较的 Meta 分析所得合并效应量的方差为 V/2k(基于倒方差法),以两个均纳入了 k 个研究的 HTC(A vs. C 与 B vs. C)为基础而实现的 ITC(A vs. B)所得效应量的方差则为 V/k+V/k=2V/k。假设 R 为直接与间接效应量精确性的相关系数,则:

$$R \times (V/2k) = 2V/k$$
$$R = 4$$

上述计算的应用假设是 A vs. C 与 B vs. C 纳入了相等的合并研究数量。事实上,这一假设在实际情况下成立的概率很低,因此通过变换上述公式以适用于各比较组合并研究数量不等的情况,更具现实意义。

假设 k_{AC} 和 k_{BC} 分别表示 A vs. C 和 B vs. C 纳入的研究数量,那么纳入了 $(k_{AC}+k_{BC})$ 个研究的 ITC 的合并效应量的方差则为 $V/(k_{AC}+k_{BC})$,将该方差代入上述公式中:

$$R \times (V/(k_{AC}+k_{BC})) = V/k_{AC} + V/k_{BC}$$
$$R = (kAC+kBC)2/(kAC \times kBC)$$

表 39-13　具有与直接比较同等精度的间接比较所需样本量比例表

Trial count ratio	Exact precision ratio	Number of indirect comparison trials required to match precision from the corresponding number of single trials in a pair wise meta-analysis					
		1	2	3	4	5	10
1：1	4	4(2：2)	8(4：4)	12(6：6)	16(8：8)	20(10：10)	40(20：20)
1：2	4.5	6(2：4)	9(3：6)	15(5：10)	18(6：12)	24(8：16)	45(15：30)
1：3	5.33	8(2：6)	12(3：9)	16(4：12)	24(6：18)	28(7：21)	56(14：42)
1：4	6.25	10(2：8)	15(3：12)	20(4：16)	25(5：20)	35(7：28)	65(13：52)
1：5	7.2	12(2：10)	18(3：15)	24(4：20)	30(5：25)	36(6：30)	72(12：60)
1：6	8.17	14(2：12)	21(3：18)	28(4：24)	35(5：30)	42(6：36)	84(12：72)
1：7	9.14	16(2：14)	24(3：21)	32(4：28)	40(5：35)	48(6：42)	96(12：84)
1：8	10.13	18(2：16)	27(3：24)	36(4：32)	45(5：40)	54(6：48)	108(12：96)
1：9	11.11	20(2：18)	30(3：27)	40(4：36)	50(5：45)	60(6：54)	120(12：108)
1：10	12.1	22(2：20)	33(3：30)	44(4：40)	55(5：50)	66(6：60)	121(11：110)

因此，当有效研究数目比值为 1：2 时，对应的精确性比率则为 4.5(表 39-13)：

$$R=(k+2k)2/(k×2k)=9k2/2k2=4.5$$

ITC 要达到一个同等规模直接配对比较相当的检验效能所需纳入研究则为(1×4.5)，在 1：2 的研究数目比值的基础上，可知需求研究为 6 个(2：4)。

同理，若期望上述 ITC 达到相当于 2 个相同规模直接配对比较的检验效能水平，根据上面变换后的公式可知，该 ITC 需纳入 9(2×4.5)个研究(3：6)。

由上述公式可知，为了保证特定的有效研究数目比值，上式求得的有效 ITC 数量多数情况下均多于同等规模的直接配对比较所含研究数量。例如，当有效研究数目比值为 1：3 时，相应的精确性比率为 5.33，ITC 要获得相当于纳入了 2 个直接配对比较研究的同等规模 Meta 分析相同的检验效能所需的有效合并研究数量为 10.66，为满足 1：3 的有效研究数目比值，该 ITC 需纳入 12(3：9)个研究。

综上，有效合并研究数量法的计算主要包括 3 步：①根据有效研究数目比值确定精确性比率；②根据 ITC 需要达到的检验效能水平，结合精确性比率计算有效合并研究数量理论值；③根据理论值确定最终的有效合并研究数量。

2. 有效样本量法　有效样本量法(the eff ective sample size，ESS)是指把 NMA 证据网络中的每一个比较组视为一个临床研究，通过估算每一个比较组的需求样本量(有效样本量)(required sample size)来计算 ITC 的统计效能和精确性的方法。有效样本量法涉及

的公式推算与有效合并研究数量法的推算过程类似，且有效样本量法中的直接和间接比较精确性相关系数值与有效合并研究数量法中的对应值互为倒数。推算过程如下：

假设存在 3 种干预措施 A、B 及 C 相互间直接配对比较的 RCT 研究，A vs. B，B vs. C 及 A vs. C 的总体方差(population variance)相等(V)，且假定选用固定效应模型执行 Meta 分析的合并研究，可视为一个设计良好的大样本临床研究。设 R 为直接配对比较与 ITC 精确性的相关系数，$V_{AC}=V_{BC}=V_{AC}=V$，n_{AC}、n_{BC} 分别为 A vs. C 与 B vs. C 的样本量，则：

$$V/(R×(n_{AC}+n_{BC}))=V/n_{AC}+V/n_{BC}$$
$$R=(n_{AC}×n_{BC})/(n_{AC}+n_{BC})^2$$

因此，若 ITC 要达到与样本量为 1000 例受试者直接配对比较的 Meta 分析相当的检验效能和精确性，则需纳入 4000 例受试者(1000/(1/4))，为满足 1：1 的样本量比值，作为实现该 ITC 基础的两个直接配对比较均需纳入 2000 例受试者。通过逆运算将上式进行变换后，可以通过实现 ITC 的两个直接配对比较所含样本量，简单的计算出与该 ITC 同规模的直接配对比较的 Meta 分析所需样本量。例如，基于直接配对比较研究 A vs. C 与 B vs. C，实现了 A vs. B 的 ITC，设 A vs. C 与 B vs. C 均纳入 1000 例受试者，那么同等规模的直接配对比较类型 Meta 分析要达到相同的检验效能则需纳入 500 例受试者[(1000+1000)×1/4]。

实际上，作为实现 ITC 的两个直接配对比较的 Meta 分析的样本量与精确性比率并非呈线性递增关

系,因此通过总体间接样本量乘以精确性相关系数求取有效间接样本量:

$$n = R \times (nAC + nBC) = (nAC \times nBC)(nAC + nBC)$$

上述推算的假设条件是各比较组纳入研究具有同质性,若存在统计学异质性,用于估算间接效应量的直接效应量会遭受更大程度的变异,因此,真实的有效间接样本量将小于用上述样本量公式计算得到的样本量数值。基于已被证实的直接配对比较的 Meta 分析需求样本量计算所用的异质性矫正样本量计算公式,我们将用异质性校正因子 $(1 - I^2)$ 对实现 ITC 的两个直接配对比较所含的实际样本量进行校正,以获得真实的有效间接样本量(见表 39-14):

$$[(n_{AC} \times (1 - I_{AC}^2) + n_{BC} \times (1 - I_{BC}^2)) / R_{corrected}]$$

上式中,n_{AC}、n_{BC} 分别代表 A vs. C 与 B vs. C 的实际样本量,$R_{corrected}$ 是指基于异质性矫正后的样本量求取的精确性比率。但异质性矫正后所求的有效间接样本量与精确性比值依然不成线性递增关系,故需对上述公式进一步转换:

$$[(n_{AC} \times (1 - I_{AC}^2)) \times (nBC \times (1 - I_{BC}^2))] /$$

$$[(nAC \times (1 - I_{AC}^2)) + (nBC \times (1 - I_{BC}^2))]$$

尽管通过异质性校正可获得真实的有效间接样本量,但依然不能弥补有效样本量法存在的两个局限:①若直接配对比较的 Meta 分析纳入合并的研究数量较少时,将导致 I^2 缺乏稳定性和可信性,而且 I^2 对研究结局指标所用的效应尺度依赖性极大。因此,在综合考虑临床意义(clinical consideration)的基础上,对 I^2 值做出合理的假设不失为一种更可取的方法。在样本量计算过程中,假设 I^2 为 25% 或 50% 通常是合理的。②有效样本量法应用的假设条件是:样本量是良好的精确性替代指标(surrogate index)。但在事件发生率(二分类资料)、计数(计数资料)等显著不同时,上述假设并不成立。

综上所述,有效样本量法包括非校正和异质性矫正 2 种模式,其计算过程主要包括 3 步:①根据样本量比值计算精确性比率;②分析各比较组是否存在异质性;③对具有同质性的比较组,用总体间接样本量乘以精确性比率即可获得有效间接样本量;对于存在异质性的比较组,则通过异质性校正因子对实际样本进行校正后,再计算有效间接样本量。

表 39-14　异质性大小及研究人数不同比例所对应有效样本量转换表

Patient ratio	Precision ratio	I_{AC}^2	I_{AB}^2	I^2 adjusted precision ratio	Effective sample size
5000∶5000(1∶1)	4.00	0%	0%	4.00	2500
		0%	25%	4.60	2188
		0%	50%	5.33	1875
		25%	50%	6.40	1563
		50%	50%	8.00	1250
3333∶6667(1∶2)	4.50	0%	0%	4.50	2222
		0%	25%	5.40	1852
		0%	50%	6.75	1481
		25%	0%	4.91	2037
		25%	25%	6.00	1667
		25%	50%	7.72	1296
		50%	0%	5.40	1852
		50%	25%	6.75	1482
		50%	50%	9.00	1111
2500∶7500(1∶3)	5.33	0%	0%	5.33	1876
		0%	25%	6.56	1524
		0%	50%	8.53	1173

续表

Patient ratio	Precision ratio	I^2_{AC}	I^2_{AB}	I^2 adjusted precision ratio	Effective sample size
		25%	0%	5.69	1759
		25%	25%	7.11	1407
		25%	50%	9.48	1055
		50%	0%	6.09	1642
		50%	25%	7.75	1290
		50%	50%	10.7	938
2000:8000(1:4)	6.25	0%	0%	6.25	1600
		0%	25%	7.81	1280
		0%	50%	10.4	960
		25%	0%	6.58	1520
		25%	25%	8.33	1200
		25%	50%	11.4	880
		50%	0%	6.94	1440
		50%	25%	8.93	1120
		50%	50%	12.5	800
1667:8333(1:5)	7.20	0%	0%	7.2	1389
		0%	25%	9.09	1100
		0%	50%	12.4	810
		25%	0%	7.51	1330
		25%	25%	9.6	1042
		25%	50%	13.3	752
		50%	0%	7.86	1273
		50%	25%	10.2	984
		50%	50%	14.4	694
1000:9000(1:9)	11.11	0%	0%	11.1	900
		0%	25%	14.3	698
		0%	50%	20.2	495
		25%	0%	11.4	878
		25%	25%	14.8	675
		25%	50%	21.1	473
		50%	0%	11.7	855
		50%	25%	15.3	653
		50%	50%	22.2	450

3. 有效统计信息量法　统计信息量(statistical information,SI)是用于估算指定数据集精确性的较复杂的统计学测度(statistical meta measure),亦称 Fisher 信息量。基于 ITC 的 Meta 分析的 SI 计算实现的统计效能计算即为

表 39-15　3 种 ITC 的样本量及统计学效能计算方法的优缺点

方法名称	优势	不足
有效合并研究数量法（ENT）	计算方便快捷	仅在样本量相等且同质时适用 不能灵活的估算研究计算比值
有效样本量法（ESS）（忽略异质性）	计算方便快捷 精确计算研究计数比值 样本量容易被临床实践者理解和解释	不考虑异质性 仅在不同比较组受试总体方差相等时实用
有效样本量法（ESS）（异质性矫正）	计算方便快捷 准确计算精确性比率 解释了异质性 样本量容易被临床实践者理解和解释	仅在不同比较组受试总体方差相等时实用 取决于精确的异质性估计
有效统计信息量法（ESI）	理论上统计精确	统计学信息量难以被临床实践者理解和解释 计算缺乏直接性 取决于精确的方差估计或需设置 Bayesian 方差先验

有效统计信息量法（the effective statistical information，ESI）。对于直接配对比较的 Meta 分析而言，SI 等于合并效应量对应方差的倒数（即精确性），在 ITC 的 Meta 分析中，则为间接效应量方差的倒数。假定 $V_{AB\text{-indirect}}$、$V_{AC\text{-direct}}$ 和 $V_{BC\text{-direct}}$ 分别为 A vs. B 的 ITC、A vs. C 与 B vs. C 的直接配对比较的合并效应量方差，$ESI_{AB\text{-indirect}}$ 代表 A vs. B 的 ITC 的 ESI，根据直接配对比较的 Meta 分析结果，可知得 A vs. C 的 ITC 效应量方差值为：

$$V_{AB\text{-indirect}} = V_{AC\text{-direct}} + V_{BC\text{-direct}}$$

那么 B vs. C 的 ITC 的 ESI 则为：

$$ESI_{AB\text{-indirect}} = 1/(V_{AC\text{-direct}} + V_{BC\text{-direct}})$$

异质性是方差的一部分，且方差的大小与纳入合并的研究数量和样本量密切相关，因此 ESI 不需要做任何转换即可应用。该方法有 2 个优势：① ESI 类似于需求样本量，因此可通过 SI 计算 ESI，从而推断需求效样本量；② 可用 ITC 的 SI 与足够的统计效能标准作比较。

4. 3 种方法的优缺点　以上介绍的 3 种用于计算 ITC 的样本量及统计效能的方法均有各自的优缺点，具体情况总结如表 39-15。

（张超　罗杰）

参 考 文 献

1. Sackett DL, Rosenberg WM, Gray JA, et al. Evidence based medicine: what it is and what it isn't. BMJ, 1996, 302(7023): 71-72
2. Bucher HC, Guyatt GH, Griffith LE, et al. The results of direct and indirect treatment comparisons in meta-analysis of randomized controlled trials. J Clin Epidemiol, 1997, 50(6): 683-691
3. Dias S, Welton NJ, Sutton AJ, et al. Evidence Synthesis for Decision Making 1: Introduction. Med Decis Making, 2013, 33(5): 597-606
4. Higgins JPT, Green S. Cochrane Handbook for Systematic Reviews of Interventions Version 5.1.0 [updated March 2011]. The Cochrane Collaboration, 2011, Available at: www.cochrane-handbook.org
5. 曾宪涛, 曹世义, 孙凤, 等. Meta 分析系列之六: 间接比较及网状分析. 中国循证心血管医学杂志, 2012, 4(5): 399-402
6. 张超, 陶华, 李胜, 等. 应用 Stata 软件 mvmeta 程序包实现网状 Meta 分析. 中国循证医学杂志, 2014, 14(9): 1150-1159
7. 张超, 牛玉明, 曾宪涛. R 软件 nlme 程序包在网状 Meta 分析中的应用. 中国循证医学杂志, 2014, 14(3): 355-360
8. 田金徽, 李伦, 葛龙, 等. 网状 Meta 分析检索实施情况调查分析. 中国药物评价, 2015, 32(6): 321-326
9. Leucht S, Chaimani A, Cipriani AS, et al. Network meta-analyses should be the highest level of evidence in treatment guidelines. Eur Arch Psychiatry Clin Neurosci, 2016, 266(6): 477-480
10. 李胜, 张超, 原瑞霞, 等. 间接比较软件简介. 中国循证医学杂志, 2015, 15(3): 362-366
11. 罗杰, 冷卫东, 主编. 系统评价/Meta 分析理论与实践. 北京: 军事医学科学出版社, 2013
12. Xiong T, Parekh-Bhurke S, Loke YK, et al. Overall similarity and consistency assessment scores are not sufficiently accurate for predicting discrepancy between direct and indirect comparison estimates. J Clin Epidemiol, 2013, 66(2): 184-191
13. Moher D, Cook DJ, Eastwood S, et al. Improving the quality of reports of meta-analyses of randomised controlled trials: the QUOROM statement. Quality of Reporting of Meta-analyses

[J]. Lancet,1999,354(9193):1896-1900

14. Moher D,Liberati A,Tetzlaff J,et al. Preferred reporting items for systematic reviews and meta-analyses: the PRISMA statement. Ann Intern Med,2009,151:264-269

15. Panic N,Leoncini E,de Belvis G,et al. Evaluation of the endorsement of the preferred reporting items for systematic reviews and metaanalysis(PRISMA) statement on the quality of published systematic review and meta-analyses. PLoS One,2013,8(12): e83038

16. Dias S,Welton NJ,Sutton AJ,et al. Appendix A:WinBUGS code used in Bayesian Mixed Treatment Comparisons Meta-Analysis. In:NICE DSU Technical Support Document 2:A Generalised Linear Modelling Framework for Pairwise and Network Meta-Analysis of Randomised Controlled Trials. 2011,last updated March 2013,Available from http://www. nicedsu. org. uk

17. vanValkenhoef G,Tervonen T,Zwinkels T,et al. ADDIS:a decision support system for evidence-based medicine. Decision Support Systems,2013,55(2):459-475

18. 曾宪涛,张超,郭毅. R 软件 R2WinBUGS 程序包在网状 Meta 分析中的应用. 中国循证医学杂志,2013,13(9):1137-1144

19. 曾宪涛主编. 应用 STATA 做 Meta 分析,第一版. 北京:军事医学科学出版社,2014

20. White I. Multivariate random-effects meta-analysis. STATA J, 2009,9(1):40-56

21. 董圣杰,曾宪涛,郭毅. R 软件 Metafor 程序包在 Meta 分析中的应用. 中国循证医学杂志,2012,12(9):1141-1147

22. 蒋文瀚,陈炳为,郑建光,等. R 语言 meta 包在 Meta 分析中的应用. 循证医学,2011,11(5):305-309

23. 张超,徐畅,曾宪涛. 网状 Meta 分析中网状关系图的绘制. 中国循证医学杂志,2013,13(11):1382-1386

24. van Valkenhoef G,Lu B,de Brock B,et al. Automating network meta-analysis. Research Synthesis Methods,2012,3(4):285-299

25. 曾宪涛,徐畅,张超,等. 网状 Meta 分析在 Stata 软件中的实现. 中国循证医学杂志,2013,13(11):1387-1391

26. Thorlund K,Mills EJ. Sample size and power considerations in network meta-analysis. Syst Rev,2012,19,1:41

27. 张超,孙凤,曾宪涛. R 调用 JAGS 软件实现网状 Meta 分析. 中国循证医学杂志,2014,14(2):241-248

28. 罗杰,张超,曾宪涛. R 软件调用 OpenBUGS 软件实现网状 Meta 分析. 中国循证医学杂志,2014,14(4):492-496

29. 张超,董胜杰,曾宪涛. R 软件 gemtc 程序包在网状 Meta 分析中的应用. 中国循证医学杂志,2013,13(10):1258-1264

30. 曾宪涛,张超,杜亮. 应用 ADDIS 软件实现网状 Meta 分析. 中国循证医学杂志,2013,13(12):1508-1515

31. 曾宪涛,张超,邝心颖,等. 基于使用的网状 Meta 分析软件的比较研究与选择. 中国循证医学杂志,2014,14(10):1270-1275

32. 曾宪涛,张超,杜亮. Microsoft Excel 调用 BUGS 软件实现网状 Meta 分析. 中国循证医学杂志,2014,14(6):765-771

第40章 系统评价再评价

与卫生保健相关的文献数量正在以每年数千份研究报告的速度增长,2010年Bastian的研究提示:每天有75个临床试验和11个系统评价发表。截止2017年Cochrane图书馆第7期已发表Cochrane系统评价9923个(其中protocol 2534个),且大多数涉及多个干预措施对比。针对同一主题的系统评价数量亦很多,如成人戒烟的Cochrane系统评价就达20余篇。临床医生、卫生决策者等用证者常常关注多个干预措施比较孰优孰劣,单个系统评价很难给出全面客观的答案,从而出现了新的研究综合类型,即针对同一问题的多个系统评价的再评价的新型研究综合——系统评价再评价(overviews of reviews,Overviews)。

第一节 概 述

一、概 念

"系统评价再评价"是全面收集同一疾病或同一健康问题的治疗或病因、诊断、预后等方面的相关系统评价进行再评价的一种综合研究方法。Cochrane系统评价再评价重点基于多个干预性Cochrane系统评价整合证据,使其更易获取和利用。

Overviews有多种英文表达,如"overviews of reviews","umbrella reviews","reviews of reviews","overview of systematic reviews","asummary of systematic reviews","reviews of systematic reviews","synthesis ofreviews"等,2008年第17届Cochrane年会后比较认同"overviews of reviews"。2014年,乔安娜布里格斯研究所(The Joanna Briggs Institute,JBI)评价员手册中选用了"umbrella reviews"这一术语。目前中文术语趋同使用"系统评价再评价"一词。

二、历 史 沿 革

Overviews是近20年发展起来的一种研究综合类型。20世纪末,有学者开始对同类多个系统评价进行再评价研究。1999年,英国埃克斯特大学的Ernst E

用草药治疗抑郁、失眠、前列腺良性增生等老年人常见病的相关系统评价进行了再评价,并首次使用了"overview of systematic reviews"一词。2000年,第8届国际Cochrane年会中正式提出Overviews of reviews的问题。2004年,Cochrane协作网成立系统评价再评价工作组(Umbrella Reviews Working Group),Lorne Becker教授出任组长,开展Overviews of reviews的方法学研究。2008年9月,Overviews of reviews被写入第5版Cochrane系统评价员手册,并在RevMan.5软件中增加了相关模块。2009年,第1篇Cochrane系统评价再评价全文发表。2014年JBI评价员手册——JBI系统评价再评价方法学正式出版。2015年,旨在评价系统评价偏倚风险的ROBIS(Risk of Bias in Systematic Review)工具在 J Clin Epidemiology 发表。

三、系统评价再评价与系统评价、网状Meta分析的区别

Overviews与系统评价、网状Meta分析都是综合研究科学证据的方法,三者的制作都要经过立题、制定纳入和排除标准、检索、质量评价和数据分析等步骤。Overviews是基于系统评价的综合研究,系统评价和网状Meta分析是基于原始研究的综合研究,overviews和网状Meta分析都常用到间接比较或混合治疗效应分析两个以上干预措施的效果差异,三者的比较见表40-1。

四、作 用

制作overviews旨在基于系统评价/Meta分析进一步综合证据,全面评估对某领域信息体,对比发表系统评价结果的异同,剖析其间结果一致性和相互矛盾的原因。

Overviews不是对纳入的系统评价进行重复检索、筛选、评估研究的偏倚风险和Meta分析,而是针对特定的问题或现象提供一个结果的总体情况。如大多系统评价或Meta分析通常关注于干预措施间的两两对

表 40-1　系统评价再评价与系统评价的比较

	系统评价再评价	系统评价	网状 Meta 分析
目的	基于干预措施疗效的系统评价中总结证据	基于干预措施效果研究中总结证据	基于干预措施效果研究中总结证据
纳入研究	系统评价/Meta 分析	原始研究,如随机对照试验、交叉试验等	原始研究,一般只纳入 RCT,如果 RCT 太少或缺乏,不可能实施 RCT 的情况下,也可纳入 non-RCT
研究计划	有	有	有
文献选择标准	描述系统评价纳入排除标准	描述原始研究纳入排除标准	描述原始研究纳入排除标准
检索方法	有系统的检索策略,全面收集同一主题的相关系统评价	有系统的检索策略,全面收集相关原始研究	有系统的检索策略,全面收集相关原始研究
质量评价	对纳入的系统评价进行方法学质量/偏倚风险评价及证据质量评价	对纳入的原始研究进行方法学质量/偏倚风险评价及证据质量评价	对纳入的原始研究进行方法学质量/偏倚风险评价及证据质量评价
资料分析	总结纳入系统评价的结果。当对照分散在不同系统评价中,尤其是多种干预措施的间接比较时,需进行额外分析	对纳入研究中每个重要结局的结果予以 Meta 分析或描述性分析	基于多个研究分析两个以上干预措施之间间接比较结果或直接比较结果与间接比较结果的合并结果的 Meta 分析
结果	客观描述纳入系统评价的特征、质量评价结果及效应量等信息	客观描述纳入原始研究的特征、质量评价结果、效应量及发表偏倚等信息	客观描述纳入原始研究的特征、质量评价结果、效应量及发表偏倚等信息
结论	主要客观陈述相关信息,获得当前研究现状下更全面、客观的结论,并描述对将来研究的提示	综合考虑纳入原始研究质量、效应量等多方面内容,并描述对将来研究的提示	提供与决策相关信息和最新研究信息,描述对临床实践和未来研究的提示
报告	按方法、结果、讨论、结论等步骤报告,有相对严格的报告要求,尚无公认报告规范	依据 PRISMA 规范进行报告	依据 PRISMA-NMA 规范报告

比,而 overviews 能够提供多个干预措施之间的比较结果,故对临床实践指导意义更大。

"系统评价再评价"的核心是针对当前多个相关系统评价证据进行综合研究,为证据使用者提供更整合的高质量证据。Overviews 可从以下评估角度对不同疾病或不同干预措施间比较的相关系统评价进行再评价:

(一) 对同一临床问题不同干预措施的相关系统评价进行再评价

Overviews 可综合评价针对某一临床问题的多个涉及不同干预措施的系统评价,以增加证据的强度、广度和深度,增强适用性,更利于使用者决策参考。如 2017 年第 1 期发表 Oaklander AL 等试图对药物与物理疗法治疗慢性感染性脱髓鞘性多发性神经根性神经

病 (Chronic inflammatory demyelinating polyradiculo-neuropathy,CIDP) 的相关系统评价进行再评价,为皮质类甾醇类、血浆置换、静脉滴注免疫球蛋白和其他免疫调理治疗 CIDP 提供了最佳综合性证据。

(二) 对某一干预措施相关的多个系统评价进行再评价

Overviews 可对临床上某一干预措施用于不同疾病、不同人群的多个相关系统评价进行再评价。如 Smidt N 等再评价了运动疗法的相关系统评价,结果显示:运动疗法对膝骨关节炎等 9 种疾病的疗效确切,对颈痛等 6 种疾病的证据不足,对急性腰背痛无效。

(三) 针对相关系统评价中不同结局指标进行再评价

系统评价应纳入临床决策需要的所有重要结局指

标,但个别系统评价所评价的结局指标不完整,重要结局指标常在不同系统评价中分散报告。此时,可采用Overviews对多个相关系统评价再评价。

（四）从更广的范围对某一领域的相关系统评价进行概述

Overviews可基于多个相关系统评价证据对某一领域进行宏观概述,为使用者提供更全面的综合信息。如Linde K等连续发表了3篇有关补充医学的系列文章,基于系统评价证据分别从同种疗法、中草药及针灸3方面进行分析,综合评价了当时补充医学的现状及存在的问题。

（五）其他

除防治性"系统评价再评价"外,在诊断、疾病筛查、卫生经济学、卫生保健等多个领域也有相关研究成果发表。

五、研究现状

自2009年第1篇Cochrane Overviews全文发表以来,截止2017年第7期,CDSR共发表34个Overviews全文及36个Protocols,数量呈上升趋势。以（"overviews of reviews"［Title/Abstract］OR"umbrella reviews"［Title/Abstract］OR"reviews of reviews"［Title/Abstract］OR"overview of systematic reviews"［Title/Abstract］OR"a summary of systematic reviews"［Title/Abstract］OR"reviews of systematic reviews"［Title/Abstract］OR"synthesis of reviews"［Title/Abstract］）为检索式检索PubMed数据库,可检索到逾200篇overviews发表。中文数据库自2014年至今已发表相关Overviews论文近30篇。

高洪阳等收集2014年3月前发表的Cochrane overviews共18篇。有11个只纳入了Cochrane系统评价。评估纳入系统评价的质量评价工具主要是OQAQ（Oxman-Guyatt Overview Quality Assessment Questionnaire）（5.6%,1/18）和AMSTAR（Assessment of Multiple Systematic Reviews）（77.8%,14/18）,评价3个未对纳入系统评价方法学质量/偏倚风险。分别有12个（66.7%）和4个（22.2%）采用了GRADE系统和自拟标准进行了证据质量评价,有1个未描述评价的具体方法。数据分析方面有4个（22.2%）overviews进行了间接比较,8个（44.4%）仅进行了直接比较,6个（33.4%）仅对现有研究进行汇总分析、未合并数据。

笔者检索了截止2017年第7期发表全文的34篇Cochrane系统评价再评价,有1篇退出,有5篇题目为"network meta-analysis",在Cochrane图书馆标记为"overview",部分是因作者在更新时重新纳入了原始研究（RCTs）而非系统评价。第一作者主要来自英国和美国,单篇overview机构数量范围为1～23个、作者数量范围2～21个。单篇overview纳入系统评价数量最少3到最多59不等,大多研究仅纳入了Cochrane系统评价。纳入原始研究数量最多达503个,纳入研究对象数量最多达101 804例。已发表的Cochrane系统评价再评价常采用AMSTAR工具和GRADE方法评价对纳入系统评价/Meta分析方法学质量评价和证据质量评价（表40-2）。

2017年,Pieper D等在*Systematic Reviews*发表题目为"Epidemiology and reporting characteristics of overviews of reviews of healthcare interventions published 2012—2016:protocol for a systematic review"的研究方案,拟总结2012—2016年间发表的卫生干预性overviews的流行病学和报告特征,这一研究也是对2012年Hartling L等研究"A Descriptive Analysis of Overviews of Reviews Published between 2000 and 2011"的更新。

"系统评价再评价"是一种新的综合研究方法,近年方法学有一定进展,但依然存在很多局限性,如其结论的完整性受纳入系统评价的影响;制作方法学有待进一步完善。

Cochrane Handbook 5.1.0第22章介绍了系统评价再评价的制作方法并提供了Cochrane系统评价再评价的报告格式,但内容相对比较简略。

2013年,阿德莱德大学（The University of Adelaide）JBI组建了overviews方法学工作组,开发指南以规范overviews的制作方法和报告,研究结果发表于2014年JBI评价员手册（Reviewer's Manual）。该方法学工作组由来自澳大利亚、美国、加拿大和泰国的六名不同领域的专家组成,包括系统评价作者、研究者、临床医生和期刊编辑。2013年10月在澳大利亚阿德莱德召开了为期三天工作组会议,包括系统评价作者、方法学家、研究者、临床医生和患者的30多位代表参加了本次研讨会,就制作和报告overviews方法学指南的细节问题展开了激烈的讨论,提出许多宝贵的批评、反馈意见。会后,该指南提交到JBI主任委员会,由来自20多个国家的90多名国际专家经过多轮讨论并提出反馈意见的过程中不断修改、完善。2013年12月,JBI国际科学委员会召开会议批准了该项方法学指南,2014年研究结果正式发表。

表 40-2　Cochrane 系统评价再评价基本信息

研究 ID	标题	作者	出版年代	第一作者国家	作者数量	机构数量	疾病种类	干预措施
Wiffen 2017	Opioids for cancer pain an overview of Cochrane reviews	Wiffen PJ, Wee B, Derry S, Bell RF, Moore RA	2017	英国	5	3	癌性疼痛	阿片类药物
Derry 2017	Topical analgesics for acute and chronic pain in adults-anoverview of Cochrane Reviews	Derry S, Wiffen PJ, Kalso EA, Bell RF, Aldington D, Phillips T, Gaskell H, Moore RA	2017	英国	8	4	疼痛	特异性镇痛药
Singh 2017*	Biologics or tofacitinib for people with rheumatoid arthritis naive tomethotrexate:a systematic review and network meta-analysis	Singh JA, Hossain A, Mudano AS, Tanjong Ghogomu E,Suarez-Almazor ME,Buchbinder R,Maxwell LJ,Tugwell P,Wells GA	2017	美国	9	9	类风湿性关节炎	生物制剂
Geneen 2017	Physical activity and exercise for chronic pain in adults;an overview of Cochrane Reviews	Geneen LJ, Moore RA, Clarke C, Martin D,Colvin LA,Smith BH	2017	英国	6	5	疼痛	体能锻炼
Payne 2017#	Interventions for fatigue and weight loss in adults with advanced progressive illness	Payne C,Wiffen PJ,Martin S	2017	英国	3	3	进行性消瘦	
Singh 2017*	Biologics or tofacitinib for people with rheumatoid arthritis unsuccessfully treated with biologics:a systematic review and network metaanalysis	Singh JA, Hossain A, Tanjong Ghogomu E, Mudano AS, Maxwell LJ, Buchbinder R, Lopez-Olivo MA, Suarez-Almazor ME,Tugwell P,Wells GA	2017	美国	10	9	类风湿性关节炎	生物制剂
Mourad 2017	Interventions for the prevention of OHSS in ART cycles;an overview of Cochrane reviews	Mourad S,Brown J,Farquhar C	2017	荷兰	3	3	卵巢过度刺激综合征	-
Oakland 2017	Treatments for chronic inflammatory demyelinating polyradiculoneuropathy (CIDP):an overview of systematic reviews	Oaklander AL, Lunn MPT, Hughes RAC, van Schaik IN, Frost C, Chalk CH	2017	美国	6	6	CIDP	皮质类固醇激素
Ng 2017	Symptomatic treatments for amyotrophic lateral sclerosis/motor neuron disease	Ng L,Khan F, Young CA,Galea M	2017	澳大利亚	4	5	肌萎缩	机械通气理疗

续表

研究 ID	标题	作者	出版年代	第一作者国家	作者数量	机构数量	疾病种类	干预措施
Singh 2016*	Biologic or tofacitinib monotherapy for rheumatoid arthritis in people with traditional disease-modifying anti-rheumatic drug (DMARD) failure: a Cochrane Systematic Review and networkmeta-analysis (NMA)	Singh JA, Hossain A, Tanjong Ghogomu E, Mudano AS, Tugwell P, Wells GA	2016	美国	6	6	类风湿性关节炎	生物制剂或小分子
Singh 2016*	Biologics or tofacitinib for rheumatoid arthritis in incomplete responders to methotrexate or other traditional disease-modifying antirheumaticdrugs: a systematic review and networkmeta-analysis	Singh JA, Hossain A, Tanjong Ghogomu E, Kotb A, Christensen R, Mudano AS, Maxwell LJ, Shah NP, Tugwell P, Wells GA	2016	美国	10	9	类风湿关节炎	生物制剂
Moore 2015	Non-prescription (OTC) oral analgesics for acute pain-an overview of Cochrane reviews	Moore RA, Wiffen PJ, Derry S, Maguire T, Roy YM, Tyrrell L	2015	英国	6	3	急性疼痛	止痛剂
Moore 2015	Adverse events associated with single dose oral analgesics for acute postoperative pain in adults-an overview of Cochrane reviews	Moore RA, Derry S, Aldington D, Wiffen PJ	2015	英国	4	2	急性术后疼痛	止痛剂
Moore 2015	Single dose oral analgesics for acute postoperative pain in adults-an overview of Cochrane reviews	Moore RA, Derry S, Aldington D, Wiffen PJ	2015	英国	4	2	疼痛	止痛剂
Farquhar 2015	Assisted reproductive technology: an overview of Cochrane Reviews	Farquhar C, Rishworth JR, Brown J, Nelen WLDM, Marjoribanks J	2015	新西兰	5	4	不孕	辅助生殖技术
Welsh 2015	Interventions for bronchiectasis: an overview of Cochrane systematic reviews	Welsh EJ, Evans DJ, Fowler SJ, Spencer S	2015	英国	4	6	支气管扩张	药物和非药物干预
Wu 2015	Dressings for treating foot ulcers in people with diabetes: an overview of systematic reviews	Wu L, Norman G, Dumville JC, O'Meara S, Bell-Syer SEM	2015	英国	5	3	糖尿病足	药敷

续表

研究ID	标题	作者	出版年代	第一作者国家	作者数量	机构数量	疾病种类	干预措施
Hindoch 2015	Adhesion prevention agents for gynaecological surgery: an overview of Cochrane reviews	Hindocha A, Beere L, Dias S, Watson A, Ahmad G	2015	英国	5	4	妇科手术	粘连松解术
Anderson 2014	Cardiac rehabilitation for people with heart disease: an overview of Cochrane systematic reviews	Anderson L, Taylor RS	2014	英国	2	1	心脏病	心脏康复（CR）
Pollock 2014	Interventions for improving upper limb function after stroke	Pollock A, Farmer SE, Brady MC, Langhorne P, Mead GE, Mehrholz J, vanWijck F	2014	英国	7	5	脑卒中	上肢康复治疗
Derry 2014	Sumatriptan (all routes of administration) for acutemigraine attacks in adults-overview of Cochrane reviews	Derry CJ, Derry S, Moore RA	2014	英国	3	1	偏头痛	舒马曲坦
Brown 2014	Endometriosis: an overview of Cochrane Reviews	Brown J, Farquhar C	2014	新西兰	2	2	子宫内膜异位症	促性腺激素释放激素等手术治疗
Cates 2014	Safety of regular formoterol or salmeterol in adults with asthma: an overview of Cochrane reviews	Cates CJ, Wieland LS, Oleszczuk M, Kew KM	2014	英国	4	3	哮喘	β_2-受体激动剂福莫特罗或沙美特罗
Guay 2014	Neuraxial blockade for the prevention of postoperativemortality andmajor morbidity; an overview of Cochrane systematic reviews	Guay J, Choi P, Suresh S, Albert N, Kopp S, Pace NL	2014	加拿大	6	7	术后死亡	神经阻滞
Wiffen 2013	Antiepileptic drugs for neuropathic pain and fibromyalgia-an overview of Cochrane reviews	Wiffen PJ, Derry S, Moore RA, Aldington D, Cole P, Rice ASC, Lunn MPT, Hamunen K, Haanpaa M, Kalso EA	2013	英国	10	9	神经性疼痛纤维肌痛	抗癫痫药物
Cahill 2013*	Pharmacological interventions for smoking cessation: an overview and network meta-analysis	Cahill K, Stevens S, Perera R, Lancaster T	2013	英国	4	1	吸烟	药物干预
O'Connell 2013	Interventions for treating pain and disability in adults with complex regional pain syndrome-an overview of systematic reviews	O'Connell NE, Wand BM, McAuley J, Marston L, Moseley GL	2013	英国	5	5	疼痛残疾CRPS	康复治疗 心理治疗

续表

研究 ID	标题	作者	出版年代	第一作者国家	作者数量	机构数量	疾病种类	干预措施
Cates 2012	Safety of regular formoterol or salmeterol in children with asthma: an overview of Cochrane reviews	Cates CJ, Oleszczuk M, Stovold E, Wieland LS	2012	英国	4	3	儿童哮喘	β_2 受体激动剂福莫特罗或沙美特罗
Jones 2012	Painmanagement for women in labour: an overview of systematic reviews	Jones L, Othman M, Dowswell T, Alfirevic Z, Gates S, Newburn M, Jordan S, Lavender T, Neilson JP	2012	英国	9	6	分娩疼痛	药物干预非药物干预
Flodgren 2011	An overview of reviews evaluating the effectiveness of financial incentives in changing healthcare professional behaviours and patient outcomes	Flodgren G, Eccles MP, Shepperd S, Scott A, Parmelli E, Beyer FR	2011	英国	6	6	医疗保健	财政激励
Amato 2011	Efficacy and safety of pharmacological interventions for the treatment of the Alcohol Withdrawal Syndrome	Amato L, Minozzi S, Davoli M	2011	意大利	3	1	酗酒	苯二氮䓬类药物
Singh 2011	Adverse effects of biologics: a network meta-analysis and Cochrane overview	Singh JA, Wells GA, Christensen R, Tanjong Ghogomu E, Maxwell LJ, MacDonald JK, Filippini G, Skoetz N, Francis DK, Lopes LC, Guyatt GH, Schmitt J, La Mantia L, Weberschock T, Roos JF, Siebert H, Hershan S, Cameron C, Lunn MPT, Tugwell P, Buchbinder R	2011	美国	21	23	类风湿性关节炎	生物制剂
Keus 2010	Open, small-incision, or laparoscopic cholecystectomy for patients with symptomatic cholecystolithiasis. An overview of Cochrane Hepato-Biliary Group reviews	Keus F, Gooszen HG, van Laarhoven CJHM	2010	荷兰	3	3	胆囊结石	开放式胆囊切除术小切口或腹腔镜
Singh 2009	Biologics for rheumatoid arthritis: an overview of Cochrane reviews	Singh JA, Christensen R, Wells GA, Suarez-Almazor ME, Buchbinder R, Lopez-Olivo MA, Tanjong Ghogomu E, Tugwell P	2009	美国	8	7	类风湿性关节炎	生物制剂

* 题目为"network meta-analysis"，在 Cochrane 图书馆标记为"overview"
# 已退出(withdrawal)

第二节　系统评价再评价的制作

系统评价再评价的制作步骤与系统评价相似，包括：①选题和立题、撰写方案和注册；②检索文献；③筛选文献；④评价文献质量；⑤提取资料；⑥分析资料；⑦解释结果和撰写报告；⑧定期更新。

本节选择"Cahill K，Stevens S，Perera R，Lancaster T. Pharmacological interventions for smoking cessation：an overview and network meta-analysis. Cochrane Database of Systematic Reviews 2013，Issue 5"一文（简称"SC-overview"）做为实例，对系统评价再评价的制作方法做一简要介绍。

一、立　题

选定一个好的临床问题是制作 Overviews 重要的第一步。需要研究者有扎实丰富的临床专业知识，密切关注学科发展前沿，关注临床实践，关注患者所需，才能提出一个好的临床问题。Overviews 旨在更好地为决策者提供综合证据，选定研究课题时应考虑其特点：①所关注领域最好有两个或两个以上系统评价；②结合临床研究现状考虑，若所关注的卫生问题现已发表的系统评价较全面，则综合分析的结果应更全面，临床实用性更强。③ Overviews 优先考虑纳入 Cochrane 系统评价，因其整体质量高。背景部分需阐述立题依据及研究问题的重要性。

"SC-overview"研究：吸烟是引发全球吸烟相关疾病和过早死亡的主要原因。用于戒烟临床有许多药物，如尼古丁替代疗法（nicotine replacement therapy，NRT），安非他酮（bupropion），伐尼克兰（varenicline），金雀花碱（cytisine），去甲替林（nortriptylin）等，但当前研究并非都存在以上药物直接比较的结果。为了评价常用戒烟药物是否有效及以上药物相互间的比较效果，评价其能否获得长期戒烟效果（≥6 月不吸烟）及评估药物的（严重）副作用风险，课题组收集相关系统评价，进行系统评价再评价研究。

二、撰写方案、注册

选定系统评价再评价题目后，需设计并制订一个详细周密的研究方案，并经同行专家评审通过。研究方案应包括明确的研究问题，详细的纳入标准和排除标准和检索策略，收集、筛选相关系统评价/Meta 分析方法，纳入系统评价/Meta 分析偏倚风险的评估方法，资料提取方法及资料处理和呈现方法，主要内容如下：

(1) 题目
(2) 摘要
(3) 背景
(4) 目的
(5) 资料与方法
(6) 纳入排除标准
(7) 检索文献
(8) 筛选文献
(9) 提取资料
(10) 评价纳入研究质量/偏倚风险
(11) 分析资料
(12) 参考文献

研究方案完成后，最好能够在 Cochrane 协作网或国际前瞻性系统评价注册平台（International prospective register of systematic reviews，PROSPERO）注册。Cochrane 协作网注册的系统评价再评价将发表于 Cochrane 系统评价数据库（Cochrane Database of Systematic Review，CDSR）。注册步骤如下：①查询注册情况：题目选定后，首先通过网址（http://www. cochrane. org/search/site/？adv＝1&f％5B0％5D＝im_field_stage％3A1）核实该题目是否已经被注册，该网站可查询 Cochrane 协作网所有 CSR 的题目及当前状态；②申请注册：根据课题的相关专业领域选择、联系合适的 Cochrane 系统评价工作组的编辑（http://www. cochrane. org/contact/review-groups），获得同意后准备注册；③填写注册表：不同 CSR 工作组的注册表格式和内容略有差异，但基本内容都包括申请者和合作者的信息资料及对 CSR 知识的掌握情况、简要的研究计划等，注册表填写完成后向 CSR 工作组提交；④评估注册表：相关 CSR 工作组在编辑会上对提交的注册表进行评估，提出修改意见并通知是否注册成功。

PROSPERO 是卫生和社会保健领域的一个免费的国际系统评价注册数据库（https://www. crd. york. ac. uk/PROSPERO/），于 2011 年 3 月正式运行。PROSPERO 注册内容主要包括系统评价计划书具体信息，系统评价研究内容涉及与健康结局相关的多个领域，如社会保健、福利、公共卫生、教育、犯罪、司法和国际发展；对系统评价纳入的研究类型未做限定，也接收系统评价再评价的注册，迄今在 PROSPERO 注册的 overviews 已逾百篇。

三、确定纳入和排除标准

纳入标准和排除标准根据所研究的主题来确定。

在制订纳入、排除标准的过程中,应始终关注临床,关注证据使用者的需求,关注如何更有利于证据使用者进行医疗决策。纳入标准确定了研究的主体,Overviews 的纳入标准需要根据"PICOS"原则结构化问题,包括研究对象、干预措施、对照措施、结局指标和研究类型:

1. 研究对象(participants)　需具体描述研究对象的重要特征,如年龄、性别等,如涉及多种研究对象,应明确阐述每组研究对象特征。

排除标准作为纳入标准的补充限定条件,目的是排除研究主体中具有影响结果因素的个体。

2. 干预措施(interventions)　干预措施包括药物、饮食、体育锻炼、外科手术,或联合使用多种干预措施等。应详细描述干预措施的具体信息,如药物应描述其剂量、用药方式、用药时间等。

3. 对照措施(comparison)　对比措施可以是安慰剂、不治疗、标准治疗方案,也可以是改进的同一种干预措施,不同的药物,不同类型的治疗措施等。Overviews 可针对多种干预措施间进行比较,则需描述每种干预措施的具体信息。

4. 结局指标(outcomes)　结果测量指标分为主要测量指标和次要测量指标。主要测量指标包括终点指标和特异性指标,但需根据研究目的选择。次要测量指标是指未被列入主要指标的一些重要指标。不良事件率等安全性指标可以列入主要或次要结局指标中,也可单独列出。判效指标(如结局测量工具)也应同时报告,如使用 36 项短期健康调查量表(36-item Short Form Health Survey,SF-36)评价生活质量。

5. 研究类型(types of studies)　根据 overviews 的目的确定纳入研究类型,通常纳入系统评价和/或 Meta 分析。

Overviews 的纳入排除标准应与具体研究内容和目的相一致。Overviews 除评估干预措施疗效外,也是关注某一问题的 overview,此时可纳入质性系统评价,包括 PICO(Population,Phenomena of interest and Context)要素。以上两方面也可同时在一个 overviews 中出现。

"SC-overview"研究:研究者根据"PICOS"原则,对该研究的纳入和排除标准进行结构化处理,具体如下:

P:成人吸烟者,性别、国家、种族不限。排除精神疾病、妊娠妇女。

I:干预措施包括尼古丁替代疗法、抗抑郁药(安非他酮和去甲替林)、烟碱受体部分激动药(伐尼克兰,金雀花碱)、选择性 1 型大麻素受体拮抗剂(利莫那班)、可乐定(clonidine)、洛贝林(lobeline)、美卡拉明(mecamylamine)、阿片拮抗药(opioid antagonists)、尼古丁疫苗、醋酸银(silver acetate)等。以上药物可单独或联合使用。

C:安慰剂、不同剂量的药物、另一种治疗药物或联合药物、常规护理或标准护理。

O:①主要测量指标:戒烟持续时间(如 6 个月或更长)。首选的结果是生化验证持续或长期戒烟在最长的报告时间点(采用意向治疗分析)。②次要结局指标:戒断症状的减少、吸烟欲望的减少。③安全性指标:研究者评价为药物引起的严重或危及生命的不良事件。包括心理障碍,如抑郁、焦虑、自杀意念或自杀行为,及神经病学事件,如癫痫等。次要安全性指标包括精神紊乱、胃肠道紊乱、心血管问题、失眠和其他睡眠障碍、皮肤病、变态或过敏性反应、由副作用导致的退出例数。

S:纳入药物戒烟相关 Cochrane 系统评价。对安全性指标的评估,纳入了药物上市后监督相关数据。

四、检 索 文 献

(一) 检索资源

作者需根据 Overviews 的研究计划来确定所检索数据库。检索的主要数据库资源有 Medline/PubMed,Embase 及 Cochrane Library(Cochrane Database of Systematic Reviews 和 Other Reviews)。其他还有"JBI Database of Systematic Reviews and Implementation Reports"(http://journals. lww. com/jbisrir/pages/default. aspx)、CBM 等相关资源。更全面的检索还应包括查找灰色文献、政府或非政府组织报告及登录 PROSPERO 查找注册的系统评价。根据 Overviews 不同的研究目的,检索范围都可能存在差异。Cochrane overviews of reviews 有时要求只纳入 CSR,检索仅局限于 CDSR。

(二) 制订检索策略

除清楚列出检索的数据库资源外,作者需要制订、报告完善的检索策略和检索方法。因系统评价已对相关原始研究进行了系统全面的检索,且系统评价格式较统一,使得 Overviews 的检索相对易行。

Overviews 检索除报告检索资源外,还需各数据库报告检索时限、检索日期,并至少 1 个数据库的完整检索策略、主要检索词等信息,其他数据库详细的检索策略可以附件形式呈现。

"SC-overview"研究:因是 Cochrane Overviews of reviews,故该研究主要使用"smoking",检索字段限定

在"题目、摘要、关键词"全面检索 Cochrane 系统评价数据库,实施检索时间为 2012 年 11 月。

五、筛 选 文 献

与系统评价文献筛选方法要求基本一致,要求至少由 2 名评价员独立进行并交叉核对,以保证研究结果的可靠性。此过程中一个关键环节是对于同一临床问题存在≥2 篇系统评价的辨析和纳入工作。文献筛选过程中不仅需要记录文献筛选的数量和相关信息,还要注明排除文献的原因。

"SC-overview"研究:由两位研究者(KC and RP)首先独立阅读初步纳入系统评价的题目和摘要,排除不符合要求的研究,再对可能符合要求的研究进行仔细的全文阅读,对结果进行交叉核对后,以最终确定纳入研究。

六、提 取 资 料

为了减少 overview 过程中产生偏倚风险,评价员应根据具体研究内容事先设计标准化的资料提取表,准确提取相关信息,并由至少 2 名评价员独立提取资料,数据提取过程详细记录遇到的问题及缺失数据的处理等,相互核对信息提取结果,遇不同意见协商解决或由第三方确定。

依据数据提取表逐一提取信息,可以借助各种计算机软件(如 Excel 软件)或相关工具(JBI 数据提取工具)完成。资料提取表内容主要包括纳入研究的基本信息、研究特征、研究方法和结果等,具体内容如下:

1. **基本信息**　题目、作者、期刊、出版时间
2. 纳入 SRs/MAs 目的
3. 研究对象具体信息
4. 研究地点/环境
5. 查询数据库资源及数量
6. 数据库查询时限
7. SRs/MAs 所纳入研究的出版时间范围
8. SRs/MAs 所纳入研究的数量、研究类型、国家
9. 纳入研究偏倚风险/方法学质量评估工具及评估结果
10. 相关结局指标
11. 数据处理和证据合成方法
12. 备注

以上信息将以"纳入系统评价特征表"的形式总结在研究报告中。

"SC-overview"研究:根据预先制定好的数据提取表,逐篇提取数据,包括研究对象具体信息、干预措施、对比措施和结局指标。由两名评价员(KC and RP)提取和复核相关数据,任何不一致的数据均提交第三位研究者(TL)通过集体讨论确定。

七、评价纳入研究质量

Overviews 的质量评价包括:①方法学质量/偏倚风险评价;②证据质量评价 2 部分。至少由 2 名评价员独立进行,并交叉核对。应详细记录所使用的评价标准及评价过程所遇到的问题及解决方案等信息。

(一) 方法学质量/偏倚风险评价

系统评价的方法学质量/偏倚风险评价主要评估系统评价的设计、实施过程及如何控制偏倚。目前系统评价方法学质量/偏倚风险评价的标准众多,自 1987 年至今各机构和个人相继提出、发展和应用的系统评价/Meta分析质量评价标准近 40 个,其评价项目的数量、内容,涉及范围和侧重点各有不同。OQAQ(the Overview Quality Assessment Questionnaire)、AMSTAR (the Assessment of Multiple Systematic Reviews)及 ROBIS(Risk of Bias in Systematic Review)工具等应用较广泛。2014 年,JBI 方法学工作组发表了系统评价方法学质量评估工具(JBI criticalappraisal tool)。2015 年,J Clin Epidemiology 发表 ROBIS,重点评价系统评价偏倚风险。笔者推荐系统评价再评价选用 ROBIS 工具评估纳入的系统评价/Meta分析的偏倚风险,并在方法学部分描述所选用的质量评估工具及评估方法。

OQAQ 由 Oxman-Guyat 制定,于 1988 年至 1994 年先后修订、更新 6 次,被广泛应用、借鉴并在其基础上发展为其他具不同针对性的标准。1994 年 OQAQ 修订版包括 3 个方面 11 条,细化了研究重要性和适用性的评价,使其更全面(表 40-3)。

表 40-3　OQAQ 评价标准

1. 结果有效性
1.1　有明确的目的吗?
1.2　是否有纳入标准?
1.3　是否遗漏重要相关研究?
1.4　是否评价了纳入研究的真实性?
1.5　纳入研究的评价是否可重复?
1.6　研究间结果相似吗?
2. 结果重要性
2.1　全部的结果是什么?
2.2　结果的精确度如何?
3. 结果适用性?
3.1　结果是否可以应用到具体的患者身上?
3.2　所有临床重要结果都考虑了吗?
3.3　其有害性和经济性如何?

AMSTAR 是 2007 年 Shea BJ 等依据 OQAQ 的 10 个条目和 Sacks 质量评价清单的 24 个条目制定而成(表 40-4)。在方法学基础上额外增加了 3 条标准(发表偏倚、发表状态、语种),评价标准由最初的 37 条精简为 11 条标准(如:研究问题,检索策略,纳入、排除标准,数据提取,研究质量等),重点评价系统评价/Meta 分析的方法学质量,评价更为简单实用。加拿大药品和卫生技术署(The Canadian Agency for Drugs and Technologies in Health,CADTH)认为 AMSTAR 是当前最好的系统评价质量评价工具之一,但目前主要用于评价纳入随机对照试验(randomized controlled trial,RCT)的系统评价,而在非 RCT 系统评价中的应用有限。

表 40-4　AMSTAR 评价标准

1. 是否有设计方案?
2. 研究筛选和资料提取是否由两人独立完成?
3. 检索策略是否全面?
4. 纳入标准是否包括出版物形式(如灰色文献)?
5. 是否提供纳入、排除研究列表?
6. 是否提供纳入研究的基本特征?
7. 是否评价了纳入研究内在真实性?
8. 所得结论是否合理考虑到纳入研究的内在真实性?
9. 结果合并的方法是否合理?
10. 是否评价了发表偏倚的可能性?
11. 是否有利益冲突?

2013 年 JBI 方法学工作组设计了系统评价方法学质量评估工具(JBI criticalappraisal tool),并于 2014 年正式发表。该工具包括 10 个问题(表 40-5),每个问题记录为‘met’‘not met’‘unclear’or‘not applicable’。

2014 年英国布里斯托尔大学(University of Bristol)社会医学部制定了一种全新的评价工具——ROBIS 工具,旨在评估系统评价的偏倚风险。ROBIS 工具用于:①评估包括干预性、诊断性、病因性、预后性等多种系统评价制作过程和结果解释过程中的偏倚风险;②评价系统评价问题与其使用者要解决的实践问

表 40-5　系统评价和研究综合评价清单

1. 研究问题清晰明确吗?
2. 纳入标准适合系统评价再评价的目的吗?
3. 检索策略恰当吗?
4. 文献检索资源全面、充分吗?
5. 纳入研究的质量评价标准恰当吗?
6. 是由至少两位评价员独立评价质量吗?
7. 研究数据合并方法合适吗?
8. 评估发表偏倚的可能性了吗?
9. 卫生政策和临床实践的推荐数据被报告数据支持吗?
10. 对新研究具体的指导意见恰当吗?

题的相关性。注意:此处提出的术语"偏倚风险"有别于系统评价的"偏倚风险"。其概念是若系统评价在设计、制作和分析过程中出现缺陷或者局限性,严重影响了系统评价的结果,就会产生偏倚,这被称为系统评价的偏倚风险。

应用 ROBIS 评估系统评价偏倚风险的过程包括三个阶段:①评估相关性(根据情况选择);②确定系统评价制定过程中的偏倚风险程度;③判断系统评价的偏倚风险。ROBIS 工具清单见表 40-6(阶段一)和表 40-7(阶段二、三),表 40-6、表 40-7 分别为"不同类型系统评价的评估表"和"评估领域及标志性问题"。

1. 评估相关性(根据情况选择)　因为拟评估的系统评价均根据系统评价再评价的纳入排除标准查询、筛选并纳入,故系统评价中拟解决的问题与系统评价再评价的目标问题(target question)应该吻合。评价员可再次评估系统评价要解决的问题与目标问题是否匹配,或直接进入系统评价的偏倚风险评估环节。

2. 确定系统评价制作过程中偏倚风险的程度　评价员将从 4 个关键领域详细评估系统评价制作过程中可能产生的偏倚,包括"研究的纳入标准""研究的检索和筛选""数据提取和质量评价"和"数据合成和结果呈现"(表 40-8)。领域 1"研究的纳入标准":旨在评估系统评价的纳入标准是否预先确定,是否清晰且适

表 40-6　不同类型系统评价的评估表

系统评价类型				目标问题系统评价问题
干预性	病因性	诊断准确性试验	预后性	
患者或人群	患者或人群	患者	患者	
干预措施	暴露因素和对照因素	待评价试验	要预测的结局	
对照措施		金标准试验	计划使用的模型	
结局指标	结局指标	目标疾病	计划的时间点	

系统评价要解决的问题与目标问题匹配吗? 是/否/部分/不确定

表 40-7　评估领域及标志性问题

| | 阶段二 | | | | 阶段三 |
	1. 研究的纳入排除标准	2. 研究的检索和筛选	3. 数据提取和质量评价	4. 数据合成和结果呈现	系统评价的偏倚风险
标志性问题*	1.1 系统评价遵循了预先确定的目的和纳入标准吗?	2.1 检索已发表和未发表的研究时所包含的数据库或者电子资源范围合适吗?	3.1 数据提取中尽可能地减小了误差吗?	4.1 数据合成包括所有应该包括的研究吗?	A 结果解释中处理了领域1～4中所有偏倚风险吗?
	1.2 纳入标准适合系统评价的问题吗?	2.2 使用了除数据库检索以外的其他方法来确定相关研究吗?	3.2 系统评价作者和读者能获取足够的研究特征来解读结果吗?	4.2 遵循了所有预先确定的分析吗?未遵循的部分解释了吗?	
	1.3 纳入标准明确吗?	2.3 检索策略的检索词和结构能尽可能多地检索到符合的研究吗?	3.3 提取了所有相关的研究结果来进行数据合成吗?	4.3 鉴于纳入研究的研究问题、研究设计和结局指标的性质和相似性,数据合成方法恰当吗?	B 合理地考虑到了纳入研究与系统评价研究问题的相关性吗?
	1.4 纳入标准中所有基于研究特征的限制合适吗?	2.4 基于时间、发表形式语言的限制合适吗?	3.4 使用合适的工具来正规地评价偏倚风险(或方法学质量)吗?	4.4 数据合成中研究之间的差异(异质性)是最小的或者经过处理了吗?	
	1.5 纳入标准中所有与研究来源相关的限制合适吗?	2.5 研究的筛选中尽可能地减小了误差吗?	3.5 偏倚风险评价中尽可能地减小了误差吗?	4.5 结果稳定吗?例如是否通过敏感性分析来证明?	C 评价者避免强调有统计学意义的结果了吗?
				4.6 原始研究的偏倚最小吗?或者在数据合成中处理了吗?	
判断**	对纳入标准的描述的偏倚风险程度	研究检索和(或)筛选所使用方法的偏倚风险程度	数据提取和质量评价所使用方法的偏倚风险程度	数据合成和结果呈现的偏倚风险程度	系统评价的偏倚风险

* 标志性问题的回答:是/可能是/否/可能否/无信息;
** 偏倚风险程度判断:低/高/不确定

表 40-8　ROBIS 结果呈现图例

| SRs | 阶段2 | | | | 阶段3 系统评价的偏倚风险 |
	1. 研究的纳入排除标准	2. 研究的检索和筛选	3. 数据提取和质量评价	4. 数据合成和结果呈现	
1	☺	☺	☺	☺	☹
2	☺	☺	☺	☺	☺
3	☹	☹	☺	☺	☹
4	☹	☹	☺	☺	☺
5	☹	?	☺	☺	☺
6	☹	?	☺	☺	☺
7	☹	☺	☺	☺	☹
8	☹	☺	☺	☺	☹
9	☹	☺	☺	☺	☺
10	☹	☺	☺	☺	☺
11	☺	☺	☺	☺	☺

☺=低风险;☹=高风险;? =风险不确定

合于系统评价的问题。领域2"研究的检索和筛选"：旨在评估系统评价是否遗漏了满足纳入标准的原始研究，以及是否纳入了不符合纳入标准的研究。领域3"数据提取和质量评价"：旨在评估数据提取和原始研究质量评价过程是否产生了偏倚。领域4"数据合成和结果呈现"：旨在评估系统评价制作者是否使用了合适的方法合并原始研究的数据。每一领域都设置标志性问题以识别各领域引入的偏倚。每一领域的评估均包括3个步骤：①从系统评价中寻找支持偏倚风险程度判断的信息；②回答标志性问题；③判断偏倚风险程度。

3. 判断偏倚风险　第三阶段是判断系统评价整体的偏倚风险，主要识别结果解释部分引入的偏倚，旨在评估系统评价在结果解释中是否考虑或处理了阶段二中的偏倚风险，是否考虑到了纳入研究与系统评价研究问题的相关性，是否避免强调有统计学意义的结果（表40-8）。同样涉及3个步骤：①从系统评价中寻找支持偏倚风险程度判断的信息；②回答标志性问题；③判断该系统评价的偏倚风险程度。

使用者可以从其网站获得ROBIS工具清单和使用指导（http://www.bristol.ac.uk/population-health-sciences/projects/robis/）。需要注意的是，系统评价的偏倚风险不同于纳入原始研究的偏倚风险，后者应用的是Cochrane协作网推荐的Cochrane偏倚风险评估（risk of bias, ROB）工具。原始研究的偏倚风险指单个研究在设计、实施和分析过程中产生的偏倚，即便原始研究存在高风险偏倚，只要系统评价在制作过程中充分考虑和合理处理了这些偏倚，那么系统评价的偏倚风险仍可为"低"。表40-8是ROBIS结果呈现图例，可用表中"笑脸"等图案形象化表示偏倚风险程度"低"、"高"或"不确定"。

ROBIS的特点如下：①ROBIS工具针对系统评价制作过程可能出现的偏倚以标志性问题一一提出，并最终以整个系统评价偏倚风险相关性的"高""低""不确定"来表示评估结果；②ROBIS工具制作过程严谨、透明并基于证据完成。制定者综合了大量证据，进行多轮德尔菲过程，开展面对面会议反复讨论，尽可能纳入所有的利益相关者参与制定，并经过了多次预试验不断进行完善；③ROBIS工具不仅评估多种类型的系统评价的偏倚风险，还能评估系统评价的问题与其系统评价再评价目标问题间的相关性，以使系统评价的应用更准确；④ROBIS工具不只是针对纳入RCT的干预性系统评价，它可应用于所有干预性、诊断性、病因性和预后性等多种系统评价，适用范围广，而且它的使

用指导对非RCT系统评价做了实例解读；⑤ROBIS工具重点评价了系统评价制定过程的4个关键领域的偏倚风险情况，每个领域均包括5～6个关键问题，每个问题都有相应的标准和对判断的说明；条理、详尽，尽可能避免了遗漏。

作为一个新开发的工具，ROBIS也有其不足：①"阶段一"的结果未整合到"阶段三"中；②评价条目（标志性问题）较多、实际操作复杂耗时；③ROBIS工具的信度、效度和实用性及其推广应用情况仍有待时间的检验。我们希望ROBIS工具在不断发展中日臻完善。系统评价再评价者需要选择一个当前最好的衡量其偏倚风险的工具，我们推荐应用ROBIS作为系统评价偏倚风险评价工具。

"SC-overview"研究：评价员按照AMSTAR清单严格评估纳入系统评价的方法学质量，并交叉核对其结果。且研究者在原文中详细列出了AMSTAR清单的具体细则。

（二）证据质量分级

Cochrane协作网推荐使用GRADE方法评估证据质量并进行质量分级。理想情况下，基于此评价的信息应列在"纳入研究特征一览表"、"偏倚风险"、"研究总结"中。现在推荐偏倚风险的评价报告应按照Cochrane系统评价标准方法进行，在Cochrane系统评价再评价中针对每一重要结局的证据质量评价应使用GRADE评价体系。高洪阳等评价的18个Cochrane系统评价再评价中，有12个（66.7%）采用GRADE系统进行证据质量评价，另有4个采用的自拟标准。

"SC-overview"研究：对证据质量评价，采用GRAED方法对每个研究/结局指标进行独立评估。且研究者在原文中列出了GRADE的具体评估方法，详细内容参见原文。

八、分 析 资 料

系统评价再评价的数据分析需要制定分析计划，可以是描述性的定性分析，也可能是定量分析（包含统计分析）。

（1）定性分析常以文字、图或表的形式进行描述性分析（如对研究特征和结果的结构式小结和讨论），表格可以呈现从系统评价中提取的疗效数据信息、报告本结局指标的系统评价数量、研究对象例数、统计学异质性等信息。但不主张流水账式的逐个描述纳入系统评价的结果。

（2）定量分析包含统计分析过程。一种情况是

应用直接比较的 Meta 分析处理数据；很多情况当无直接比较证据时，实施间接比较或直接比较结果与间接比较结果的合并结果，以上方法常应用于再评价的数据合成中（详见第 40 章：网状 Meta 分析章）。有时作者还需重新分析数据，如从不同的人群等方面重新进行亚组分析或从更大范围进行数据合并等。

间接比较是基于共同对照对没有在相同研究中进行直接比较的多个干预措施进行比较的 Meta 分析。混合治疗效应是当证据关系图中同时存在直接比较和间接比较的情况下，基于间接结果或者间接结果与直接结果的合并结果同时分析多个干预措施（3 个或者 3 个以上）的 Meta 分析。

网状 Meta 分析是指基于多个研究形成的证据关系图分析 2 个以上干预措施之间的间接比较结果（调整间接比较）或者直接比较结果与间接比较结果的合并结果（混合治疗效应）的 Meta 分析。

间接比较的证据级别不如直接（头对头）比较级别高。从统计角度讲，若期望间接比较跟直接比较的效果一致时，采用间接比较分析，需要比相同规模的直接比较多 4 倍的研究个数，才能得到相同的统计结果，因此相对直接比较结果而言，间接比较的统计检验效能低，可信区间的范围也较宽，间接比较的证据级别较直接比较级别低。但临床实践中不同治疗方法的选择在很多情况下是非正式的采用间接比较的形式，间接比

较的使用可以提升现有临床研究数据的应用效率，在没有直接比较数据的情况下，间接比较仍不失为一种可选择的统计方法。

"SC-overview"研究：采用直接比较和间接比较相结合的方法分析数据。对于 NRT，安非他酮和伐尼克兰进行了网状 Meta 分析，比较药物与安慰剂间以及药物之间疗效，并比较了伐尼克兰和安非他酮两个药物严重不良事件发生情况。

九、结果解释、撰写报告

（一）合理解释 Overview 的结果

1. 结果　系统评价再评价结果部分包括：①文献筛选结果；②纳入研究的描述；③质量评价；④干预措施效应量的描述等内容。推荐尽量用图、表以使结果更简洁明了。

（1）文献筛选结果：描述文献筛选的过程和文献数量，并按照 PRISMA 声明（Preferred Reporting Items for Systematic Reviews and Meta-analyses）报告文献筛选流程图（图 40-1）。

（2）纳入研究的描述：简洁明了地描述纳入研究的特征以帮助读者判断纳入研究的同质性。如研究时间、纳入人群、干预措施（用药剂量、疗程及其他特征）、对比措施和结局指标等内容，作者应尽可能详尽报告重要信息。若纳入系统评价间存在明显差异时（如系统评价纳入排除标准不一、对照组不同、结局指标的评

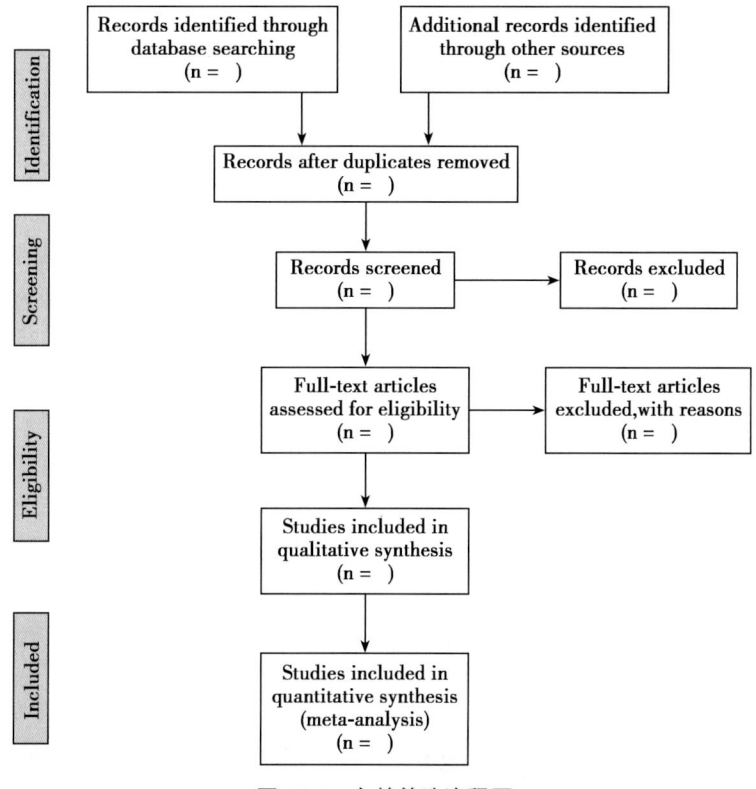

图 40-1　文献筛选流程图

估方法不同)应明确说明。以上内容可在"纳入系统评价一览表"中归纳总结。

（3）方法学质量/偏倚风险评价：分为纳入研究的方法学质量/偏倚风险与证据质量评价，评价标准可在文中描述并附以参考文献。应描述再评价纳入系统评价的总体质量，包括系统评价间的不同和个别系统评价重要的质量缺陷。评价结果应予高度概括，也可以附表形式提供相关评价信息。

（4）干预措施效应量的描述：应总结纳入系统评价关于干预措施效果而纳入的主要研究结果。效应量的描述应按临床意义的重要性依次分类描述，结果呈现应从临床角度对结果分类而非单纯罗列每个系统评价的研究结果。应全面报告干预措施类型（药物治疗、手术治疗、行为治疗等）、疾病分期（症状前期、疾病早期、进展期）、受试者特征（年龄、性别、种族）和结局类型（存活、功能状况、不良反应）信息。结果描述内容包括统计学结果、统计学意义和临床意义等。描述过程中应注意"无证据说明有效"及"有证据说明无效"的区别。当结果不确定时，作者不宜作出"本 Overviews 结果显示干预组与对照组间无差异"及类似结论，应更客观的报导数据。

"SC-overview"研究：共纳入 12 个系统评价，包括 267 个原始研究和 101 804 例患者。

NRT，安非他酮，伐尼克兰和金雀花碱已被证明可提高戒烟的机会。去甲替林也可帮助戒烟。当前证据提示以上药物有良好的有效性和安全性。

研究提示 NRT[OR＝1.84,95％CI(1.71,1.99)]和安非他酮[OR＝1.82,95％CI(1.60,2.06)]戒烟效果优于安慰剂。相比安慰剂伐尼克兰也增加了戒烟的机会[OR＝2.88,95％CI(2.40,3.47)]。直接比较提示安非他酮与 NRT 戒烟同样有效[OR＝0.99,95％CI(0.86,1.13)]。伐尼克兰戒烟效果优于 NRT[OR＝1.57,95％CI(1.29,1.91)]和安非他酮[OR＝1.59,95％CI(1.29,1.96)]。

伐尼克兰相比尼古丁贴剂[OR＝1.51,95％CI(1.22,1.87)]和尼古丁口香糖[OR＝1.72,95％CI(1.38,2.13)]及其他四种 NRT（吸入、喷雾、片剂和含片）[OR＝1.42,95％CI(1.12,1.79)]戒烟更有效，但单独使用伐尼克兰效果劣于伐尼克兰联合 NRT[OR＝1.06,95％CI(0.75,1.48)]。吸入、喷雾、片剂和含片这四种 NRT 之间比较戒烟效果相似，但均比尼古丁口香糖效果更好[OR＝1.21,95％CI(1.01,1.46)]。

结果提示金雀花碱（尼古丁受体部分激动剂）也有很好的戒烟效果[RR＝3.98,95％CI(2.01,7.87)]，且没有明显的副作用。

在所有包括安非他酮作为干预组的临床试验中，安慰剂组无癫痫发作病例，安非他酮组共 6 例研究对象发生癫痫，发生率约 1∶1500（低于预期的 1∶1000）。SAE Meta 分析结果提示安非他酮组相比安慰剂组神经精神事件[RR＝0.88,95％CI(0.30,2.50)]和心血管事件[RR＝0.77,95％CI(0.37,1.59)]发生率相似。14 个临床试验报告了伐尼克兰的 SAE,Meta 分析提示伐尼克兰与安慰剂 SAE 发生率相似[RR＝1.06,95％CI(0.72,1.55)]，亚组分析结果提示神经精神事件[RR＝0.53,95％CI(0.17,1.67)]和心血管事件两组发生率均无统计学意义[RR＝1.26,95％CI(0.62,2.56)]。

去甲替林也增加了戒烟的机会[RR＝2.03,95％CI(1.48,2.78)]。去甲替林或安非他酮联合 NRT 使用均比单独应用 NRT 增强了尼古丁替代疗法的作用。可乐定也有戒烟效果[RR＝1.63,95％CI(1.22,2.18)]，但因其不良反应的剂量依赖性抵消了它的戒烟优势。美加明联合 NTR 也可增加戒烟效果，但当前证据尚不肯定。其他治疗与安慰剂比较未显示有何益处。尼古丁疫苗也未获准用于戒烟或预防复发。Nicobrevin（一种复合戒烟药物，尚无中文名）在英国上市已被撤销，利莫那班（rimonabant），它拉那班（taranabant）和安立韦克（dianicline）的制造商也不再支持该药物研发和测试。

2. 讨论与结论　讨论与结论必须以研究结果为依据，应注重宏观把握，避免重复描述结果部分内容。讨论部分体现以下要点：①高度总结主要结果、证据强度、证据实用性、纳入研究的质量，效应量，是否有其他证据支持研究结论，Overviews 制作过程潜在的偏倚，其结论与其他研究或系统评价是否一致等。②证据实用性分析还可从研究人群的生物学及文化差异、依从性差异等方面进行。③说明研究的完整性、局限性及 Overviews 所提升的临床实践意义和科研导向等内容。

"SC-overview"研究：有高质量证据支持 NRT、安非他酮和伐尼克兰戒烟有效。金雀花碱和去甲替林试验较少，但目前的研究结果表明，他们也提高戒烟的机会。不良反应和严重不良事件证据不足，进一步主要依赖于不良反应监测、监督系统，而不是临床试验的数据。

（二）撰写报告

现已发表的 Overviews 报告形式不一，虽已有研究探讨 Overviews 报告质量和透明化问题，但尚无权威报告指南正式发布。

当前,Overviews 研究结果的报告可参考 PRIMSA 声明及"系统评价再评价的质量和透明化"一文撰写,本文提供了系统评价再评价质量清单,包括题目和摘要、方法、结果、结论 4 部分共 18 个条目,可参考用于 overviews 的结果报告(表 40-9)。

表 40-9　2012 年 Overviews 质量评估条目内容

内容/条目	编号	清单条目
标题 & 摘要		
标题	1	题目中是否有识别系统评价再评价的术语(如 overview of (systematic) reviews, overview meta analysis, umbrella review)?
结构化摘要	2	是否提供结构化摘要?
理论基础	3	是否提供系统评价再评价的目的和理论基础?
方法		
纳入标准和排除标准	4	是否报告了系统评价再评价的纳入标准和排除标准(PICO)?
信息来源	5	是否报告了所有信息来源和全面而适合的检索具体信息(如数据库名称和检索时限)?
研究选择	6	是否描述了研究选择的过程和相关信息(谁、如何选择)?
数据提取	7	是否描述了数据提取的过程和相关信息(谁、如何提取、提取什么内容)?
报告质量评估	8	是否评估纳入研究的报告质量?
方法学质量评估	9	是否评估纳入研究的方法学质量/偏倚风险?
证据质量评估	10	是否评估每个结局指标的证据质量水平?
结果		
研究选择	11	是否提供了纳入研究选择具体内容或文献筛选流程图?
研究特征信息	12	是否描述了每个纳入研究特征信息(题目、PICOS、纳入原始研究数量和研究样本量,随访时间,检索时间,纳入原始研究的质量评估等)?
报告质量评估	13	是否评估了纳入研究的报告质量?
方法学质量评估	14	是否评估了纳入研究的方法学质量/偏倚风险?
证据质量评估	15	每个结局指标的证据质量水平如何?
讨论		
证据总结	16	是否报告了纳入研究的主要结果,证据强度及不足,研究局限性?
局限性	17	是否讨论了系统评价的局限性?
结论	18	是否提供了系统评价再评价结果概述及对未来研究和临床实践的意义?

十、定 期 更 新

与 Cochrane 系统评价一样,overviews 也应该定期更新,重新检索并纳入、分析新的系统评价,在此基础上再评价得到结论。目前,Cochrane 系统评价再评价被要求每 1~2 年更新并发表于 Cochrane 图书馆。而期刊发表的 overviews 并未强制要求更新。

(刘雅莉)

参 考 文 献

1. 袁金秋,刘雅莉,杨克虎,等. 系统评价再评价纳入研究的质量评价方法调查. 中国循证医学杂志,2012,12(02):238-242

2. 杨克虎,刘雅莉,袁金秋,等. 发展和完善中的系统评价再评价. 中国循证儿科杂志,2011,6(01):54-57

3. 刘雅莉,袁金秋,杨克虎,等. 系统评价再评价的制作方法简介及相关资料分析. 中国循证儿科杂志,2011,6(01):58-64

4. 吴琼芳,丁泓帆,邓围,等. ROBIS:评估系统评价偏倚风险的新工具. 中国循证医学杂志,2015,15(12):1454-1457

5. 丁泓帆,吴琼芳,杨楠,等. 评估系统评价偏倚风险的 ROBISIS 工具实例解读. 中国循证医学杂志,2016,16(01):115-121

6. Bastian H,Glasziou P,Chalmers I. Seventy-Five Trials and Eleven Systematic Reviews a Day:How Will We Ever Keep Up? PLoS Med,2010,7(9):e1000326

7. Linde K,Hondras M,Vickers A,et al. Systematic reviews of complementary therapies-an annotated bibliography. Part 3:homeopathy. BMC Complement Altern Med,2001,1:4

8. Lewin S,Lavis JN,Oxman AD,et al. Supporting the delivery of cost-effective interventions in primary health-care systems in low-income and middle-income countries:an overview of systematic reviews. Lancet,2008,372(9642):928-939

9. Oaklander AL,Lunn MP,Hughes RA,et al. Treatments for chronic inflammatory demyelinating polyradiculoneuropathy (CIDP):an overview of systematic reviews. Cochrane Database Syst Rev. 2017,Issue 1

10. Smidt N,de Vet HC,Bouter LM,et al. Effectiveness of exercise therapy:a best-evidence summary of systematic reviews. Aust J Physiother,2005,51(2):71-85

11. Linde K,Vickers A,Hondras M,et al. Systematic reviews of complementary therapies-an annotated bibliography. Part 1:acupuncture. BMC Complement Altern Med,2001,1:3

12. Linde K,ter Riet G,Hondras M,et al. Systematic reviews of complementary therapies-an annotated bibliography. Part 2:herbal medicine. BMC Complement Altern Med,2001,1:5

13. Linde K,Hondras M,Vickers A,et al. Systematic reviews of complementary therapies-an annotated bibliography. Part 3:homeopathy. BMC Complement Altern Med,2001,1:4

14. Cruciani M,Mengoli C. An overview of meta-analyses of diagnostic tests in infectious diseases. Infect Dis Clin North Am,2009,23(2):225-267

15. Cuzick J,Arbyn M,Sankaranarayanan R,et al. Overview of human papillomavirus-based and other novel options for cervical cancer screening in developed and developing countries [J]. Vaccine,2008,26 (Suppl 10):29-41

16. Becker LA,Oxman AD. Chapter 22:Overviews of reviews. In:Higgins JPT,Green S,eds. Cochrane Handbook for Systematic Reviews of Interventions. Version 5. 1. 0 (updated March 2011). The Cochrane Collaboration,2011

17. Oxman AD,Cook DJ,Guyatt GH. Users' Guides to the Medical Literature. Ⅵ. How to Use an Overview for the Evidence-Based Medicine Working Group[J]. JAMA,1994,272(17):1367-1371

18. Sacks H,Berrier J,Reitman D,et al. Meta-analyses of randomized controlled trials[J]. N Engl J Med 1987,306(8):450-455

19. Shea BJ,Grimshaw JM,Wells GA,et al. Development of AMSTAR:a measurement tool to assess the methodological quality of systematic reviews[J]. BMC Medical Research Methodology,2007,7:10

20. Bessa-Nogueira RV,Vasconcelos BC,Niederman R. The methodological quality of systematic reviews comparing temporomandibular joint disorder surgical and non-surgical treatment. BMC Oral Health,2008,8:27

21. Holger J Schünemann,Andrew D Oxman,et al. Chapter 12:Interpreting results and drawing conclusions. Version 5. 0. 2 (updated March 2011). The Cochrane Collaboration,2011. Available from www. cochrane-handbook. org

22. Glenny AM,Altman DG,Song F,et al. Indirect comparisons of competing interventions [J]. Health Technol Assess,2005,9(26):1-134

23. Caldwell DM,Ades AE,Higgins JP. Simultaneous comparison of multiple treatments:combining direct and indirect evidence[J]. BMJ,2005,330(7521):897-900

24. Edwards SJ,Clarke MJ,Wordsworth S,et al. Indirect comparisons of treatments based on systematic reviews of randomised controlled trials [J]. Int J Clin Pract,2009,63 (6):841-854

25. Lu G,Ades AE. Combination of direct and indirect evidence in mixed treatment comparisons [J]. Stat Med,2004,23 (20):3005-3024

26. Song F,Loke YK,Walsh T,et al. Methodological problems in the use of indirect comparisons for evaluating healthcare interventions:survey of published systematic reviews[J]. BMJ,2009,338:b1147

27. Hartling L,Chisholm A,Thomson D,et al. A Descriptive Analysis of Overviews of Reviews Published between 2000 and 2011[J]. PLoS ONE,2012,7(11):e49667

28. Silva V,Grande AJ,Martimbianco AL,Riera R,Carvalho AP. Overview of systematic reviews-a new type of study. Part I:why and for whom[J]? Sao Paulo Med J. 2012;130(6):398-404

29. Li L,Tian JH,Tian HL,Sun R,Liu YL,Yang KH. Quality and transparency of overviews of systematic reviews. Journal of Evidence-Based Medicine. 2012,5(3):166-173

30. Whiting P,Savović J,Higgins JPT,et al. ROBIS group,ROBIS:Anew tool to assess risk of bias in systematic reviews was developed. J Clin Epidemiol,2015,S0895-4356(15)00308-X

31. Pieper D,Buechter RB,Li L,et al. Systematic review found AMSTAR,but not R (revised)-AMSTAR,to have good measurementproperties. J Clin Epidemiol,2014,68(5):574-583

32. Aromataris EI,Fernandez R,Godfrey CM,et al. Summarizing

systematic reviews: methodological development, conduct and reporting of an umbrella review approach. Int J Evid Based Healthc. 2015 Sep;13(3):132-140

33. Aromataris E, Fernandez R, Godfrey C, et al. Methodology for JBI umbrella reviews. InJoanna Briggs Institute reviewer's manual 2014. The Joanna Briggs Institute, Adelaide. http://joannabriggs. org/assets/docs/sumari/Reviewers Manual-Methodology-JBI_Umbrella%20Reviews-2014. pdf

第 41 章　Meta 分析软件的实现（编程软件）

第一节　Stata 软件

Stata 软件是 Meta 分析中使用最广泛的统计学软件之一，因体积小、功能完善，深受用户欢迎。Stata 软件是收费软件，在 Stata 官方网站（www. stata. com）下载软件安装程序，购买了正版授权码后，进行安装即可使用。Stata 软件用于 Meta 分析的程序包有多种，包括用于普通 Meta 分析的 metan，用于累积 Meta 分析的 metacum，用于 Meta 回归分析的 metareg，用于偏倚检测的 metabias 等。Stata 软件的一些非特定针对 Meta 分析的程序包如 glst 和 reg 也可用于剂量-反应 Meta 分析的制作。本节重点介绍用于普通 Meta 分析的 metan 程序包。

从官网获取的 Stata 软件未包含 metan 程序包，需通过在命令窗口输入以下程序安装：

```
ssc install metan
```

系统提示安装完成后，即可使用 metan 程序相关命令进行 Meta 分析。因 Stata 软件同时支持菜单操作，可通过查找功能（findit）查找并继续安装 1 个可实现菜单操作的命令：

findit meta_dialog

在查找的结果显示窗口找到名为"pr0012"的资源，点击后会弹出"click here to install"的页面，按照提示点击安装。并将如下代码复制以". do"格式保存到 Stata 软件安装路径下的根文件里面：

```
if _caller()>=8 {

window menu clear

window menu append submenu "stUser" "&Meta-Analysis"

window menu append item "Meta-Analysis" "Of Binary and Continuous (meta&n)" "dbmetan"

window menu append item "Meta-Analysis" "Of Effects (&meta)" "db meta"

window menu append item "Meta-Analysis" "Of p-values (meta&p)" "dbmetap"

window menu append item "Meta-Analysis" "Cumulative (meta&cum)" "dbmetacum"

window menu append item "Meta-Analysis" "Regression (meta&reg)" "dbmetareg"

window menu append item "Meta-Analysis" "Funnel Graph,metan-based (f&unnel)" "db funnel"

window menu append item "Meta-Analysis" "Funnel Graph,&vertical (metafunnel)" "db metafunnel"

window menu append item "Meta-Analysis" "L'abbe Graph,metan-based (&labbe)" "db labbe"

window menu append item "Meta-Analysis" "NNT,metan-based (metann&t)" "db metannt"

window menu append item "Meta-Analysis" "Influence Analysis,metan-based (metan&inf)" "db metaninf"

window menu append item "Meta-Analysis" "Influence Analysis,meta-based (metain&f)" "db metainf"

window menu append item "Meta-Analysis" "Galbraith Plot for Heterogeneity (&galbr)" "db galbr"

window menu append item "Meta-Analysis" "Publication Bias (meta&bias)" "dbmetabias"

window menu append item "Meta-Analysis" "Trim and Fill Analysis (metatrim)" "db met&atrim"

window menu refresh}
```

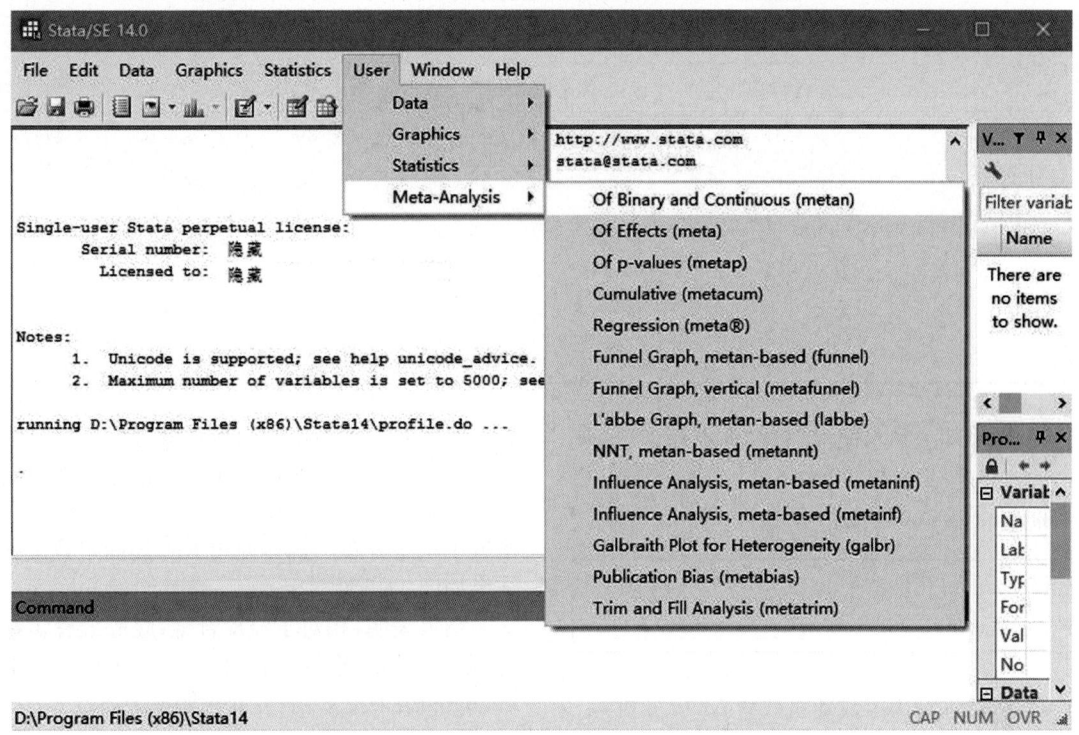

图 41-1　Stata 软件 Meta-analysis 菜单示意图

或打开 Stata 软件界面菜单栏第二行的 do 文件编辑器(New Do-file Editor),将以上命令复制粘贴到新建的 do. file 文件,点击保存即可。图 41-1 是安装成功后的 Stata 界面。

通过输入 help metan,并按照图 41-1 的路径打开菜单,检查所需的命令是否安装成功。注意:若用户仅按照上文安装 metan 命令,则图 41-1 中实现 Meta 分析的三级菜单(如:"Binary and Continuous (metan)")中只能实现 metan 相关的命令,而像 Regression、Publication bias 等菜单(对应 metareg 和 metabias 命令)会提示"无法识别"。这时需要继续安装相关程序包才可进行 Meta 回归等拓展功能。以实现 Meta 回归及检测发表偏倚的功能为例,安装命令如下:

```
ssc install metabias
ssc install metareg
```

一、二分类数据的 Meta 分析

在临床实践中我们经常遇到的问题是比较 2 种药物或手术(统称为干预)对某疾病的有效性和安全性。不考虑有效程度的情况下,干预对疾病结局存在 2 种情况:有效和无效。此类在一定条件下只存在 2 种对立结局的数据为二分类数据。表 41-1 为典型的二分类数据类型。

表 41-1　二分类数据

	有效	无效	合计
干预 1	a	b	$a+b=n1$
干预 2	c	d	$c+d=n2$

我们需对干预 1 和干预 2 两组数据进行相关统计推断,以检测 2 种干预措施对疾病的治疗效果有无差异。Meta 分析里面常用的方法为 2 组率或比值的比较。率的比较称为相对危险度(Relative risk,RR),比值的比较为比值比(Odd risk,OR)。注意:与相对危险度对应的概念是浮动绝对危险度(floating absolute risk,FAR)。区别在于后者无需参照,因此是"绝对"。RR 和 OR 的计算公式如下:

$$RR=\frac{a/(a+b)}{c/(c+d)}=\frac{P_1}{P_0}$$

$$OR=\frac{a/b}{c/d}=\frac{ad}{bc}=\frac{P_1/(1-P_1)}{P_0/(1-P_0)}$$

本节使用 2013 年 Journal of Urology 杂志上发表的 1 篇关于"腹腔镜肾盂切开取石术和经皮肾镜取石术治疗>2cm 的肾盏结石安全性和有效性比较的Meta 分析"中数据为例,演示 Stata 软件实现 Meta 分析的操作。数据如下表(表 41-2)。

表41-2　腹腔镜肾盂切开取石术和经皮肾镜取石术手术清石率的比较

作者	腹腔镜		经皮肾镜	
	清石成功(a)	总例数(n1)	清石成功(c)	总例数(n2)
Gaur et al	41	41	39	47
Goel et al	16	16	12	12
Meria et al	14	16	13	16
Al-Hunayan et al	55	55	48	50
Perlin et al	5	5	18	20
Tefekli et al	26	26	23	26

整理数据按照如下格式输入到 Stata 数据窗口(图 41-2):

计算两种手术方式的未清除例数:

```
gen b＝n1-a
gen d＝n2-c
```

使用如下命令进行固定或随机效应 Meta 分析:

```
metan a b c d,label(namevar＝author) fixed rr
metan a b c d,label(namevar＝author) randomrr
```

或者使用菜单命令依次点击 User——Meta-analysis——Of Binary and Continuous(metan),会弹出如下窗口(图 41-3):

菜单操作默认使用固定效应模型进行合并。如需使用随机效应模型,继续点击"Binary…"菜单选取(图 41-4),且可选择使用的统计效应量(RR/OR/RD)。

若结局为小概率事件,建议选择"Peto"法合并。

若按照原始文献给出的效应量及置信区间进行直接合并(图 41-3 中选择"Effect/CI"),合并前需对效应量及置信区间进行对数转换(gen logrr＝log(rr)),使数据更接近于正态分布。选择使用 RR,经固定效应模型合并结果如图 41-5 所示。

结果表明,相对于经皮肾镜,腹腔镜肾盂切开取石对结石的清除率高 8%［95% CI(2%,14%)］。I-squared结果提示:研究间无明显异质性。

二、连续性数据的 Meta 分析

继续使用上述已发表的 Meta 分析的数据,比较 2 种手术平均手术时间有无差异。这里手术时间是典型的连续性数据(表 41-3)。连续性数据在 Meta 分析中常用 2 种指标进行统计推断:均差(Mean deviation,MD),标准均差(Standard Mean deviation,SMD)。均差及标准误的计算公式如下:

$$MD＝Mean1-Mean2$$
$$Se＝\sqrt[2]{\frac{SD_1^2}{n1}+\frac{SD_2^2}{n2}}$$

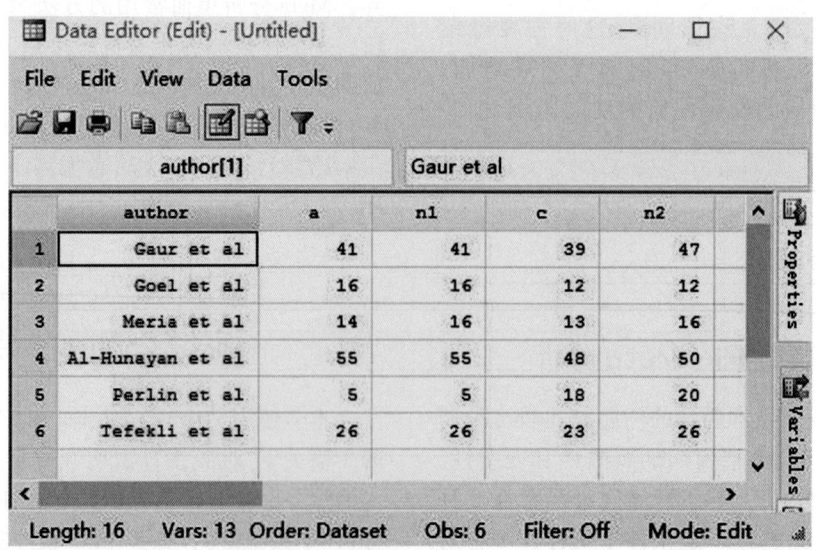

图 41-2　Meta 分析数据输入格式

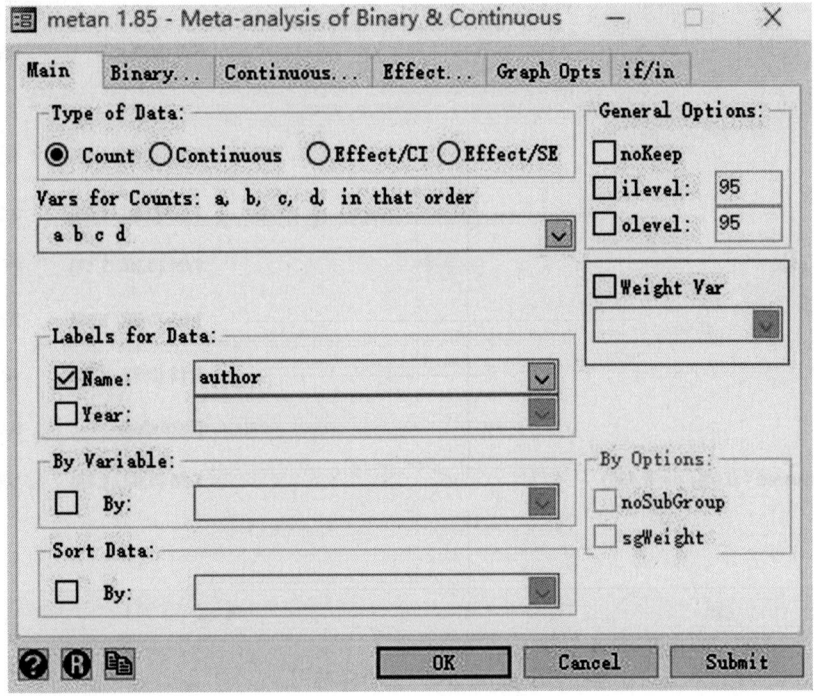

图 41-3　主要菜单窗口

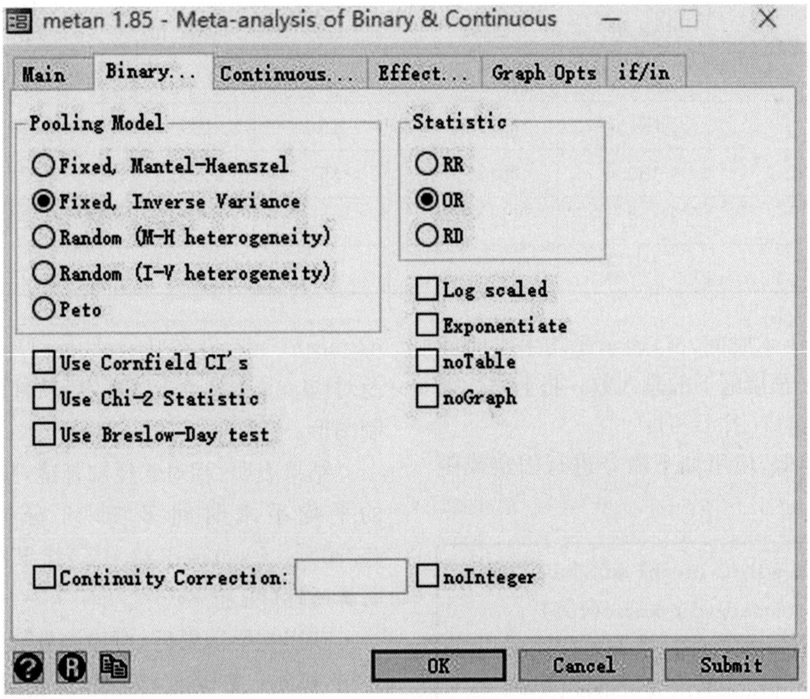

图 41-4　合并模型菜单窗口

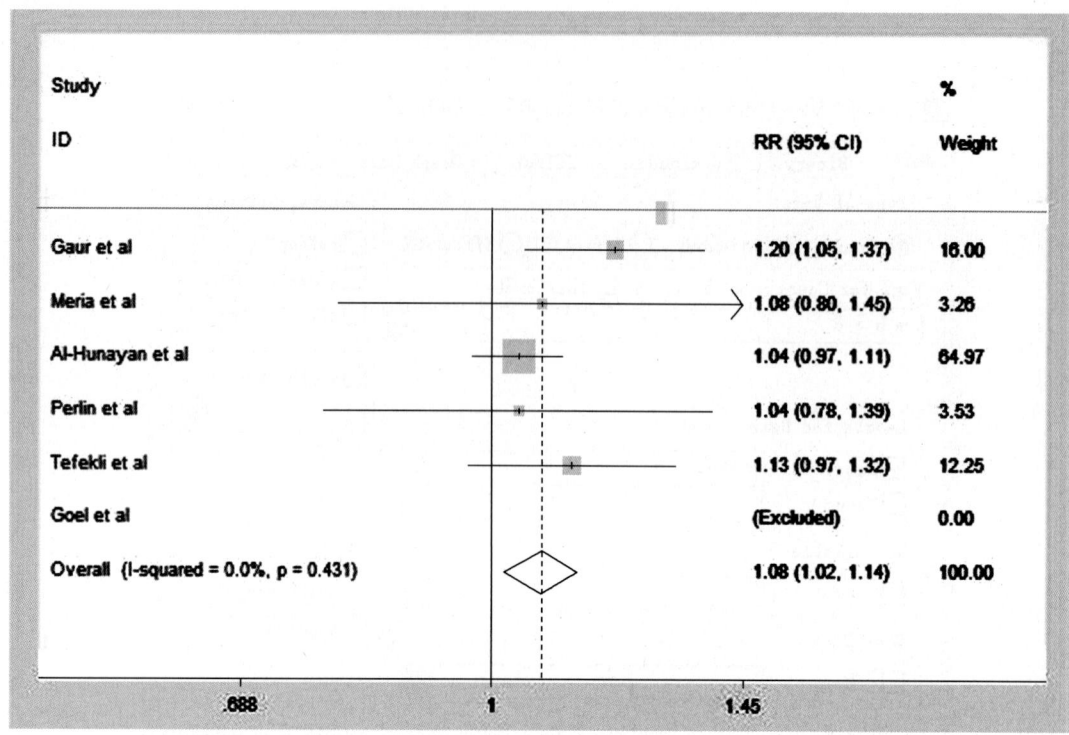

图 41-5　Meta 分析森林图

表 41-3　腹腔镜肾盂切开取石术和经皮肾镜取石术手术时间的比较

Author	腹腔镜(手术时间 min)			经皮肾镜(手术时间 min)		
	Mean1	SD1	n1	Mean2	SD2	n2
Goel et al	141.2	95.46	16	71.6	18.75	12
Meria et al	184	73.125	16	139	44.6875	16
Al-Hunayan et al	130.6	38.7	55	108.5	18.7	50
Tefekli et al	138.4	51.2	26	57.9	21.1	26
Tepeler et al	126.4	34.8	16	95.8	37.8	16

Mean 表示平均手术时间,SD 表示平均手术时间的标准差,n 表示该干预措施下的总人数。将上表数据整理输入 Stata 数据窗口(图 41-6):

与二分类数据类似,使用如下命令进行固定或随机效应 Meta 分析:

> metan n1 mean1 sd1 n2 mean2 sd2,label(name-var＝author) fixed nostandard textsize(150)
>
> metan n1 mean1 sd1 n2 mean2 sd2,label(name-var＝author) randomnostandard textsize(150)

或使用菜单命令依次点击 User——Meta-analysis——Of Binary and Continuous(metan),会弹出如图 41-7 的窗口。选择 Main——Continuous,在"Vars for Exp"以及"Vars for control"里分别填入 n1 mean1 sd1,n2 mean2 sd2,并在"Labels for Data"栏下勾选"name"及对应 author。点击"OK"后软件即开始分析数据、绘制图形。

结果表明:相对于经皮肾镜,腹腔镜肾盂切开取石的平均手术时间多 36.33 分钟[95％ CI(27.35,45.30)]。I-squared(83.9％)结果提示:研究间存在显著异质性(图 41-8)。

获得主要结果后,可检测发表偏倚。Stata 支持漏斗图,Egger 及 begg 检验对发表偏倚进行主观或统计推断。以漏斗图为例(需提前安装 metafunnel 命令,安装方法见上文),检测发表偏倚并绘制漏斗图(图 41-9)命令如下:

> metafunnel _ES _selogES

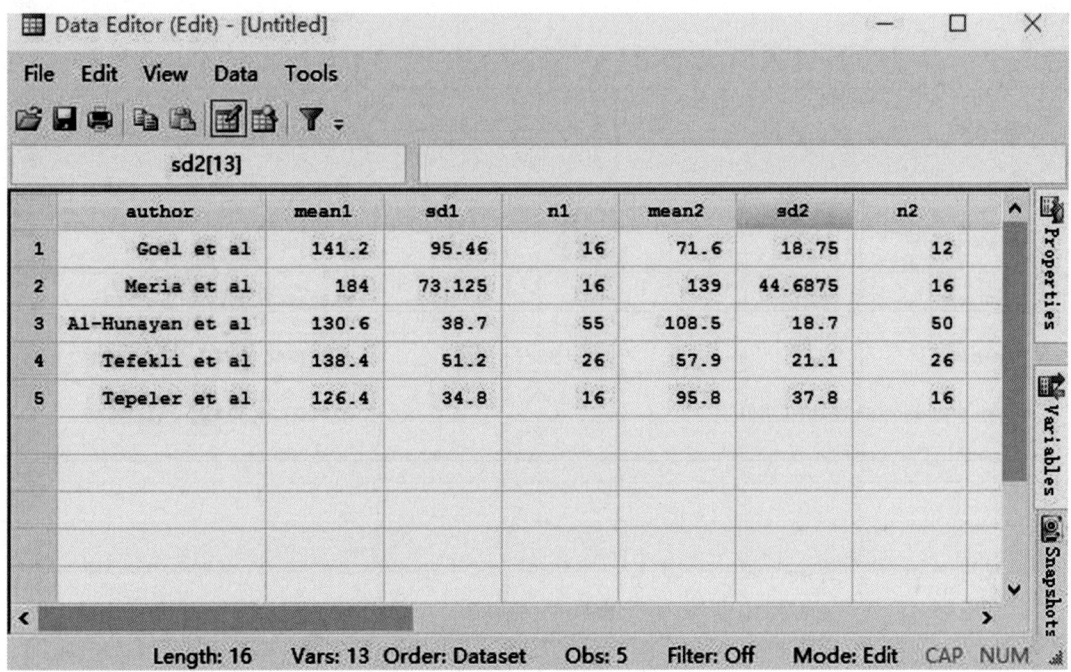

图 41-6　数据输入

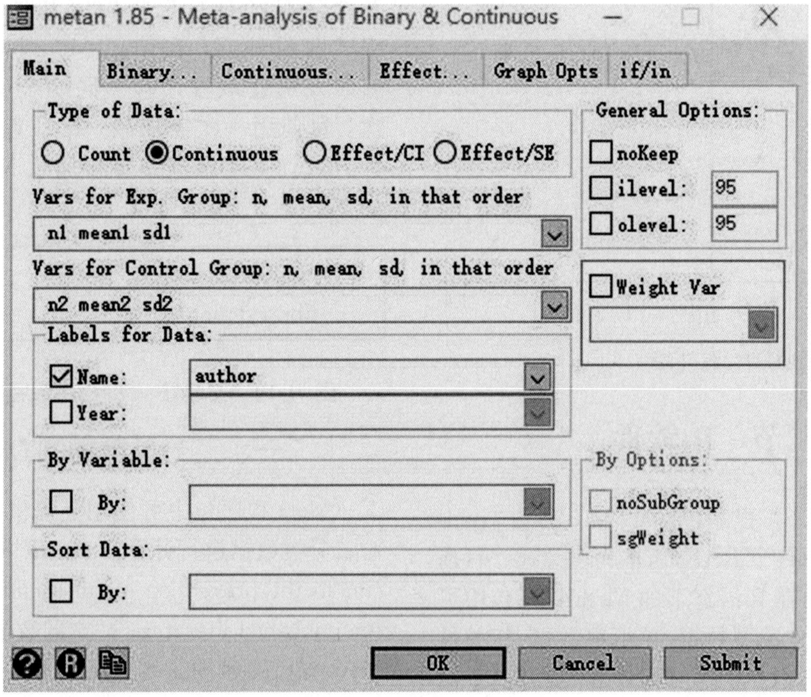

图 41-7　主要菜单窗口

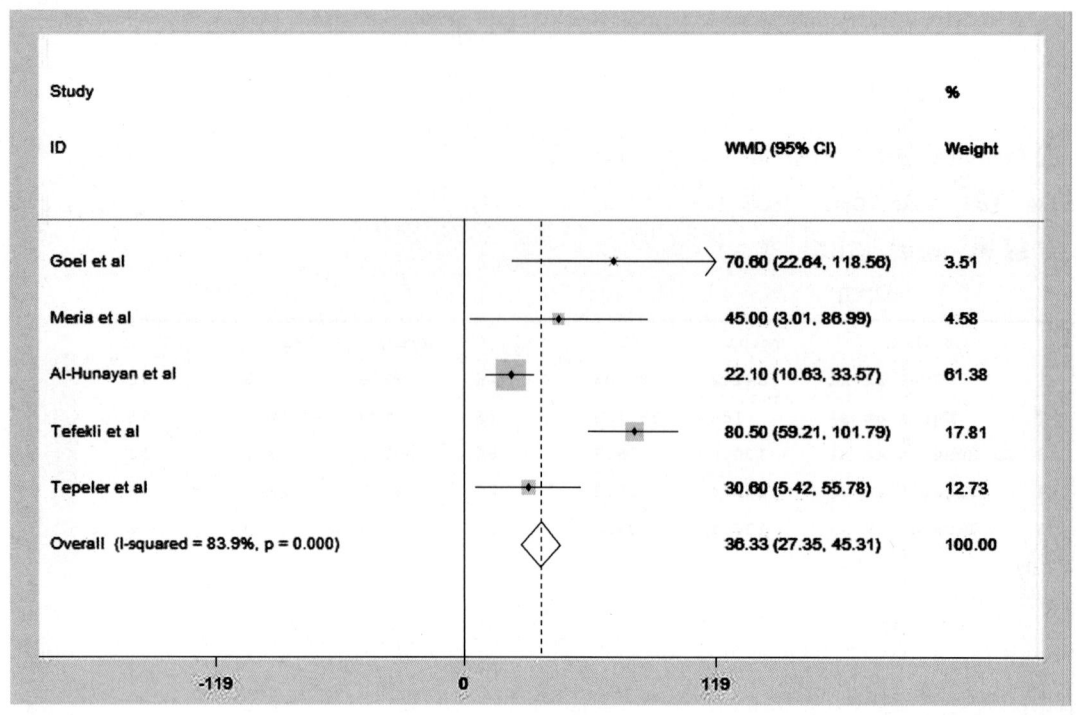

图 41-8　森林图

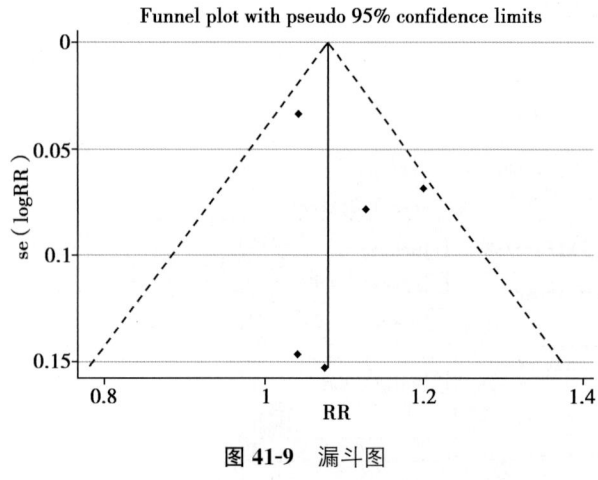

图 41-9　漏斗图

第二节　R 软件

R 软件的 Meta 分析程序包 2009 年 8 月由 Guido Schwarzer 开发并发布于 CRAN,版本为 v1.0-6。目前最新版本为 v4.0-2。在 R 语言下的 Meta 程序包中可以完成二分类数据、连续型数据、单组率数据、相关性数据的 Meta 分析、累积 Meta 分析、Meta 回归分析等。可以绘制森林图、漏斗图等。

R 软件可以在官方网站免费下载并使用。网址为 http://www.r-project.org。在主页面点击"download R"即可进入到下载页面,使用者可根据网络情况及语言偏好自行选择国家和地区进行镜像下载。安装 R 软件后,在使用 Meta 程序包前应先下载、安装及加载该程序包。同一个程序包只需安装一次,每使用一次需加载一次。程序包的安装存在 3 种方式,使用命令安装和加载 Meta 程序包的代码如下:

```
install. packages("meta")
library(meta)
```

图 41-10　安装好 Meta 程序包后进行加载的过程

一、二分类数据的 Meta 分析

Meta 程序包中可使用其提供的"metabin()"命令对二分类数据进行计算。本节以"Efficacy of BCG vaccine in the prevention of tuberculosis:Meta-analysis of the published literature"一文的数据为例进行演示。该 Meta 分析的目的是定量分析卡介苗(BCG)对结核病的疗效,排列后的形式见表 41-4。

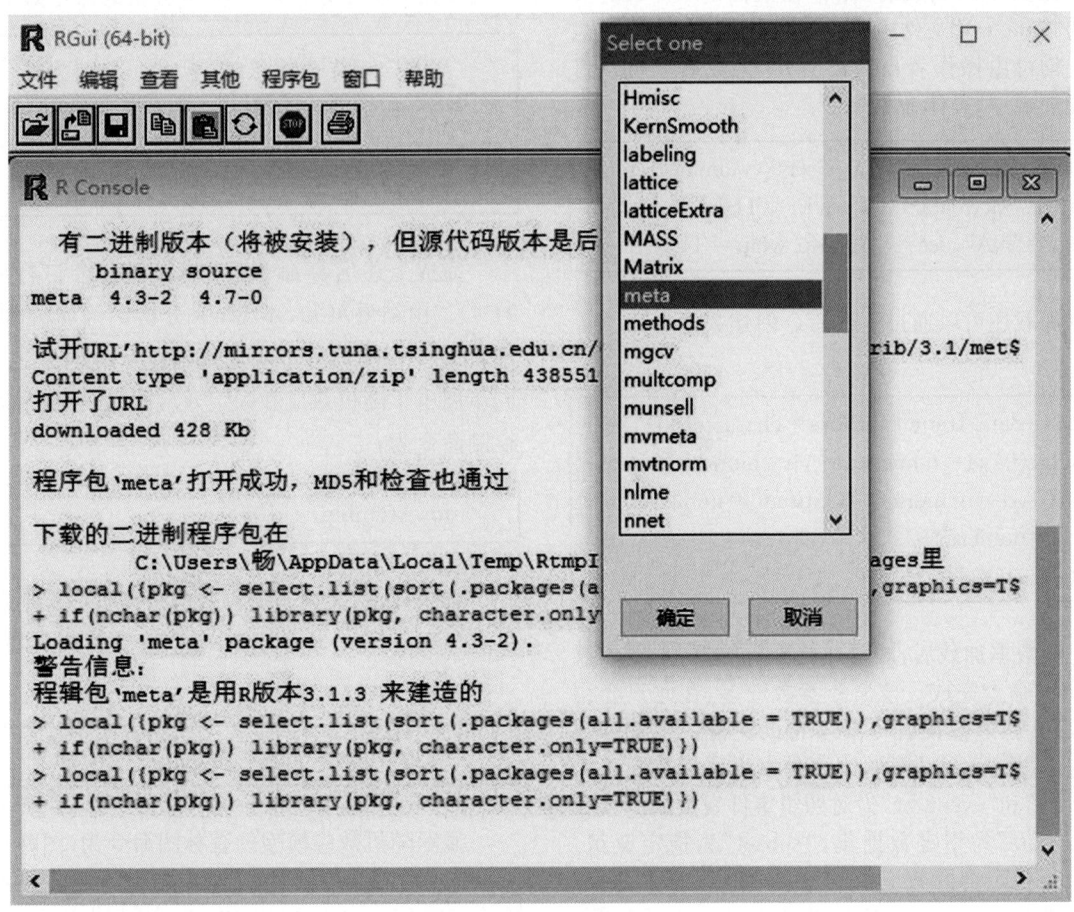

图 41-10　程序包

表 41-4　整理后的二分类数据排列表

Authors	year	a	b	c	d	latitude	allocation
Aronson	1948	4	119	11	128	44	1
Ferguson	1949	6	300	29	274	55	1
Rosenthal	1960	3	228	11	209	41	1
Hart	1977	62	13 536	248	12 619	52	1
Frimodt	1973	33	5036	47	5761	13	2
Stein	1953	180	1361	372	1079	44	2
Vandiviere	1973	8	2537	10	619	19	1
TPT	1980	505	87 886	499	87 892	13	1
Cpetzee	1968	29	7470	45	7232	27	1
Rosenthal	1961	17	1699	65	1600	41	3
Comstock	1974	186	50 448	141	27 197	18	3
Comstock	1969	5	2493	3	2338	33	3
Comstock	1976	27	16 886	29	17 825	33	3

　　注：author 研究者；year，发表年代；a、b 分别表示接种 BCG 后的死亡人数及存活人数；c、d 则分别表示接种对照组预防药物后死亡人数及存活人数；latitude 为实验所在地区的维度，allocation 是分配方法。

上述数据排列完成后,储存在桌面的"Rwork"文件夹中的"data. txt"文件中(注:文件夹及文件的名称、储存位置均可由操作者自行设置)。完成后就可以进行数据的加载了,具体命令如下:

```
dat<-read. table("C: \\ Users \\ Administrator \\
Desktop\\Rwork\\data. txt", header=TURE, sep="",
na. strings="NA", dec=". ", strip. white=TURE)
```

数据加载还可以通过下述命令创建数据集后手工输入:

```
data<-data. frame(authors=character(0), year
=character(0), a=numeric(0), b=numeric(0), c=
numeric(0), d=numeric(0), latitude=numeric(0),
allocation=numeric(0))
data<-edit(data)
```

在完成数据加载后,即可开始分析数据,主要依靠"metabin()"命令完成。该命令参数较多,在此只介绍主要参数,其他参数读者可参考帮助文件。主要参数为:"event. e"和"n. e"为试验组事件发生的例数及总人数,"event. c"和"event. nc"为对照组事件发生的例数和总人数。"data"为指定数据集,"subset"为指定亚组。"method"为指定合并效应值的算法,如"MH"、"Peto"等。"sm"为指定合并的效应值的类型,如 OR、RR 等。"comb. fixed=TURE"和"comb. random=TURE"分别为指定采用固定效应模型及随机效应模型进行计算。"method. tau"为指定估计研究间方差的方法。

对输入的二分类数据进行 Meta 分析的命令如下:

```
library(meta)
mbin<-metabin(a, a+b, c, c+d, data=dat, sm
="RR", method="MH", studlab=paste(authors,
year, sep="–"))
mbin
```

该命令表示:选择 RR 为效应量,采用 MH 法进行加权。因未设置效应模型,故会同时展示固定和随机效应模型的结果(表 41-4)。若只需显示一种效应模型的结果,可通过在命令中加上效应模型的标记实现。注意:Meta 程序包对"TURE"不敏感,需要以"FLASE"替代,即使用"FLASE"否定一个效应模型使软件选择另一个效应模型。例如固定效应模型的 Meta 分析可使用如下命令:

```
mbin<-metabin(a, a+b, c, c+d, data=dat, sm
="RR", method="MH", studlab=paste(authors,
year, sep="–"), comb. random=FLASE)
mbin
```

反之,随机效应模型 Meta 分析的命令如下:

```
mbin<-metabin(a, a+b, c, c+d, data=dat, sm
="RR", method="MH", studlab=paste(authors,
year, sep="–"), comb. fixed=FALSE)
mbin
```

完成上述运算命令后,结果部分会自行展示(表41-4)。由结果可知,本 Meta 分析纳入研究间的异质性较大($I^2=92.1\%$),应选择随机效应模型进行分析。同步展示了随机效应和固定效应模型的结果森林图的绘制命令为:

```
forest(mbin)
```

结果显示:无论是哪种效应模型,BCG 对结核病均具有显著疗效。显示固定效应模型的森林图命令为(图略):

```
forest(mbin, comb. random=FALSE)
```

显示随机效应模型的森林图命令为(图略):

```
forest(mbin, comb. fixed=FALSE)
```

继续绘制漏斗图检测是否存在发表偏倚(图略):

```
funnel(mbin)
```

二、连续性数据的 Meta 分析

与二分类数据不同,R 软件 Meta 程序包对连续性数据进行 Meta 分析的命名为"metacont()"。本处示例数据来源于"The effectiveness of antihistamines in reducing the severity of runny nose and sneezing:a meta-analysis"一文。该文是关于抗组胺药对普通感冒流鼻涕及打喷嚏症状治疗效果的 Meta 分析。在设定严格纳入标准及排除标准后最终纳入9篇研究。试验组采用抗组胺药,对照组采用安慰剂。评价标准为服药后第 1、2 天症状与服药前的基线状态变化。因 9 个纳入研究测量单位不同,若使用非标准化均值差(MD),结果会受影响。故本例采用标准化的均值差(SMD)为结果衡量指标以消除单位的影响。表 41-5 展示纳入 9 篇研究的数据。

表 41-5　示例连续性数据列表

Study	n1	Mean1	SD1	n2	Mean2	SD2
1	11	0.273	0.786	16	− 0.188	0.834
2	128	0.932	0.593	136	0.81	0.556
3	63	0.73	0.745	64	0.578	0.773
4	22	0.35	1.139	22	0.339	0.744
5	16	0.412	2.209	15	− 0.017	1.374
6	39	0.256	1.666	41	0.537	1.614
7	21	2.830	1.753	21	1.396	1.285
8	13	2.687	1.607	8	1.625	2.089
9	194	0.49	0.895	193	0.264	0.828

注:n1、n2 表示试验组及对照组样本量,Mean1、Mean2 分别为试验组、对照组患者平均鼻涕量增加的分数,SD1 和 SD2 则为两组的标准差。

上述数据排列完成后,同样储存在桌面"Rwork"文件夹下,并以"book1.xlsx"文件进行保存。注意:二分类数据使用的是".txt"格式,而此处使用 Excel 保存数据。在 Excel 2007 中可使用 xlsx 程序包来读取电子表格中的数据。xlsx 程序包下载及安装方法请参照前文。加载命令如下:

```
library(xlsx)
workbook <-"C: \\ Users \\ Administrator \\ Desktop\\Rwork\\book1. xlsx"
mcont<-read. xlsx(workbook,1)
mcont
```

完成加载后便可进行数据分析。"metacont( )"中的主要参数为:n. e、mean. e 和 sd. e 为试验组的样本量、均值和标准差,n. c、mean. c,和 sd. c 为对照组的样本量、均值和标准差。data 用于指定数据集。sm 用于指定效应量类型:MD 和 SMD。加权方式默认为倒方差法。本例采用 SMD 为效应量,同时给出固定效应模型和随机效应模型的结果。Meta 分析命令如下:

```
library(meta)
meta<-metacont (n1, mean1, sd1, n2, mean2, sd2,data=mcont,sm="SMD")
meta
```

单纯运行一种效应模型的方法与二分类数据相同,此处不再赘述。按照上述命令运算后,可获得相应

的结果。结果提示:纳入研究间异质性较小,故最终应采取固定效应模型的结果解释:相对于对照组,试验组药物治疗感冒流鼻涕症状的效果更好。

第三节　SAS 软件

SAS 为 Statistical Analysis System 的缩写,即统计分析系统,是当今国际上最著名的数据分析软件之一,1966 年由美国北卡罗纳州州立大学的 Jim Goodnight 及其同事开始研制,于 1976 年正式推出。SAS 可以完成数据管理、统计分析、运筹决策等工作。目前 SAS 的最高版本为 9.4 版,可运行于 Windows 等操作系统。SAS 软件在各个领域都有广泛应用,但因编写代码需要具有 C 语言的基础,故应用 SAS 软件有一定难度,而利用宏可以减少在完成一些共同任务时必须输入的文本量,也可以使程序模块化,使程序具有易读、便于修改、移植、方便重复使用的优点。

2011 年 Stephen Senna 等编写了一套用于 Meta 分析的宏命令,使得 SAS 软件在二分类数据 Meta 分析中的应用变得简单。这套宏命令提供了 9 个板块:MAINVERSE、MARANDOM、MABINARY、MAFOREST、MAFUNNEL、MAGALBRAITH、MAQQ、MAPETERLEE、MASENSITIVITY,表 41-6 详细展示了以上 9 个板块的作用。每个板块即为一个宏命令,在编程时可以选择需要的模块调用。

本文以曾宪涛等"脱细胞真皮基质预防 Frey 综合征的系统评价"中 Frey 综合征主观发生率为例进行介绍,以便推广应用。

表 41-6　各个宏命令的作用

宏名称	作　　用
MAINVERSE	用逆方差法计算固定效应模型的 Meta 分析
MARANDOM	用 DSL 法和 HT 法计算随机效应模型的 Meta 分析
MABINARY	用 M-H 法计算二分类资料，PROC NLMIXED 过程计算二项正态混合资料
MAFOREST	制作森林图
MAFUNNEL	制作漏斗图
MAGAL-BRAITH	制作星状图或加尔布雷斯图
MAQQ	制作 Q-Q 图
MAPETERLEE	检测 OR 值、RR 值和可信区间中可能出现的错误
MASENSITIV-ITY	随机效应模型的敏感性分析

一、SAS 宏简介

SAS 宏变量与普通变量的区别是可以独立于 DATA 步，可以在 SAS 程序中除数据行之外的任何地方定义并使用。用％macro 语句开始一个宏，同时给出这个宏的名字，如：％macro abc；用％mend 语句结束一个宏，其后给出宏的名字，如％mend abc。放一个百分数符号（％）在宏名字的前面可以调用一个宏，如％abc。被定义在一个％macro 语句的宏名字后括号内的宏变量称宏参数，可以直接给出宏参数的值，也可在调用这个宏时给出这些参数的值。

二、宏命令的获取

这些代码组成的宏命令由 Jim Weir 编写，并免费公布在网上，网址为：http://www. senns. demon. co. uk/SAS％20Macros/SASMacros. html，使用者可以打开各个模块的链接以获取各个模块的代码。打开 SAS 软件后，将这些宏命令粘贴到编辑器中，以方便后面调用。

三、数据的录入

由于 SAS 中的各过程只能处理 SAS 数据集中的数据，故如何将数据转换成 SAS 数据集是 SAS 进行统计分析的基础。本文示例的数据录入格式（类似表 41-1

中的 a、n1、c、n2）如下：

```
data frey;
input study $ treat_event Nt cont_event Nc;
cards;
Govindaraj   1 32 2 32
田刚          1 21 5 24
Sinha         1 10 5 10
廖湘凌        1 12 6 12
张海鹏        1 25 10 25
张瑞金        5 45 15 45
王时光        0.5 41 27.5 41
董作青        4 78 32 78
Ye            1 64 63 104
;
run;
```

至此，以"frey"为名的数据集就建立好了。注意：标点符号均为英文状态下输入。

四、Meta 分析的实现

SAS 软件 Meta 分析宏中可供选择的方法有 M-H 法、Peto 法和倒方差法，效应量可选用 OR、LOR（logOR）、RR、LRR（logRR）和 RD。

（一）M-H 法固定效应模型实现

输入宏命令，建立数据集，选择好分析方法和效应量的计算方法后，就可以通过调用这些宏命令来做 Meta 分析了，本处选择 M-H 法，效应量选择 OR。

在％macro mabinary 语句后面的括号里定义宏参数。如调用 mabinary 这个宏时，定义参数后为：

```
％ macromabinary(dataset＝frey,alpha＝0.05,
method＝MH_or,optim＝quanew);
```

定义完成后，即可调用宏 mabinary 使用 M-H 法来完成 Meta 分析，命名如下：

```
％mabinary(dataset＝frey,method＝MH_or)
procprint data＝mh_or;
run;
procprint data＝mh_or2;
run;
```

点击提交命令，即可得到 OR＝0.07，95％的可信区间为（0.04，0.12），$I^2＝46\%$；下表展示了输出窗口中的部分结果（表 41-7）。

表 41-7　Meta 分析部分结果(M-H 法,固定效应模型,效应量为 OR)

Obs	STUDY	ES	SE_DELTA	SE	LOWER	UPPER	SAMPSIZE	TYPE
1	Govindar	0.48387	0.60544	1.25124	0.041656	5.62061	64	Single
2	田刚	0.19000	0.21685	1.14133	0.020289	1.77932	45	Single
3	Sinha	0.11111	0.13659	1.22927	0.009986	1.23628	20	Single
4	廖湘凌	0.09091	0.10849	1.19342	0.008765	0.94286	24	Single
5	张海鹏	0.06250	0.06870	1.09924	0.007248	0.53896	50	Single
6	张瑞金	0.25000	0.14252	0.57009	0.081786	0.76419	90	Single
7	王时光	0.00606	0.00886	1.46121	0.000346	0.10624	82	Single
8	董作青	0.07770	0.04371	0.56259	0.025797	0.23405	156	Single
9	Ye	0.01033	0.01062	1.02768	0.001378	0.07742	168	Single
10	MH_OR	0.06751	.	0.27457	0.039413	0.11563	699	Combined

(二) 倒方差法固定效应模型实现

倒方差法固定效应模型实现 Meta 分析是通过调用宏 mainverse 实现,本处选用 LOR 为效应量,命令如下:

```
%mabinary(dataset=frey,method=MH_lor)
procprint data=mh_lor;
run;
proc print data=mh_lor2;
run;
%mainverse(dataset=mh_lor,sampsize=YES)
```

点击提交后,可得到 LOR=−2.33,Wald 检验值的上下限为(−2.92,−1.75),$I^2=40.46\%$。

(三) 随机效应模型实现

随机效应模型实现 Meta 分析方法有 4 种,通过调用宏 marandom 实现。本处仍选用 LOR 为效应量,具体命令为:

```
% marandom (dataset = mh_lor2, method =
BOTH,iter=100,sampsize=YES)
```

点击提交命令后,结果见表 41-8。

表 41-8　随机效应模型分析结果(效应量为 LOR)

效应模型	方法	估计值	标准差	CI 下限	CI 上限
随机效应模型	D-L 法	−2.46	0.42	−3.28	−1.63
	Hardy-ThompsonWald 法	−2.42	0.39	−3.19	−1.65
	Hardy-Thompson Profile 法			−3.36	−1.62
	正态二项混合模型	−2.81	0.44	−3.83	−1.80

五、绘制森林图

通过调用宏 maforest 实现,具体调用代码如下:

```
%maforest(dataset=mh_lor,transform=NO)
```

用不同的效应量可以画出不同的森林图。如可以画出以 OR 为效应量的森林图,也可以画出以 LOR 为效应量的森林图,这里给出以 LOR 为效应量的森林图,如图 41-11。图中有一条垂直于横坐标的无效线,横坐标刻度为 0,多条平行于横轴的线段描述了每个人纳入研究的效应量和可信区间,以及 Meta 分析合并效应量和可信区间。森林图非常简单和直观地描述 Meta 分析的统计结果,也可以简单的识别研究间的异质性情况。对各研究的异质性,主要采用目测法,看各研究的效应量及 95% 可信区间的重叠程度,该法较为常用,但准确性较低。用此宏命令画出的森林图不同于 RevMan 等软件,其缺点是图中不可以用点的面积代表该研究在 Meta 分析中被赋予的权重。

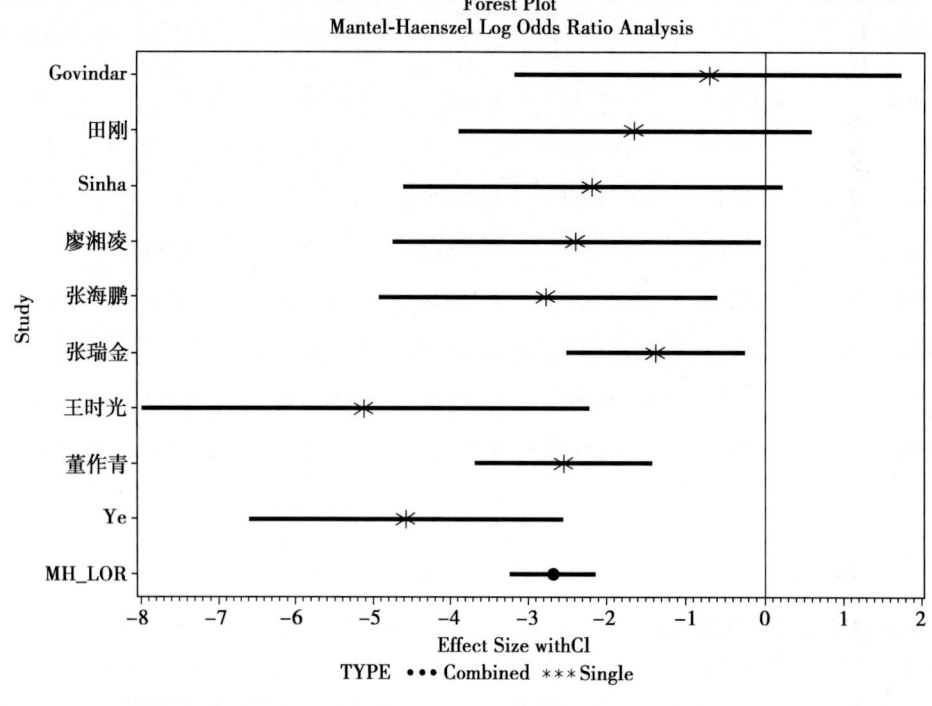

图 41-11　森林图

六、绘制漏斗图

通过调用宏 mafunnel 来制作漏斗图（图 41-12）。具体调用代码如下：

```
％mafunnel(dataset＝mh_lor)
```

漏斗图是一种定性测量发表偏倚的常用方法。处理效应的相对指标以对数形式在漏斗图中表示，以确保具有相同尺度但方向相反的效应离 1.0 等距。样本量小的研究精度低，分布在漏斗图的底部，且向周围分散；样本量大的研究精度高，分布在漏斗图的顶部，且向中间集中；如果没有偏倚的存在时，散点形成一个对

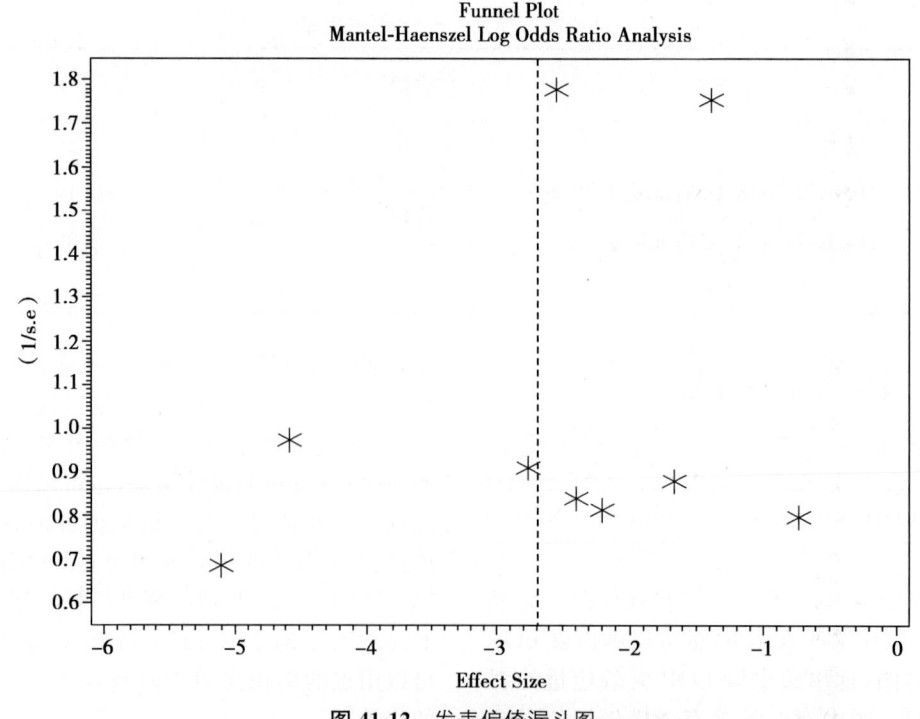

图 41-12　发表偏倚漏斗图

称的倒置漏斗形。通过目测图形定性测量研究否存在发表偏倚。但系统评价制作者只能意识到存在的问题,不能提出解决问题的方法。

第四节　MetaXL 软件

当前医疗干预措施及临床决策极大依赖于 Meta 分析提供的证据。理想状态下的 Meta 分析方法假设这些研究都以相同的方法去解决相同的问题。实际上,这些研究在方法设计、实施、问题设置上均存在或多或少的差异。通常的做法是根据这些研究统计学异质性的大小选择固定(Fixed-effect,FE)或随机效应(Random-effect,RE)模型进行合并。真实值间的偏离程度由偏倚引起。

传统倒方差权重法下,FE 模型使用研究内随机误差的方差(σ^2),即研究结果的近似方差的倒数为权重。当纳入研究存在不可忽视的异质性时,需将偏倚纳入加权方式进行考虑。RE 模型使用 tau 的平方(τ^2)衡量研究间差异,以此估算"平均"偏倚大小。小样本研究结果通常有更大的方差导致权重较小,当用 RE 模型考虑偏倚时,每项研究计算权重时分母均加同样数值的 τ^2,使小研究会被分配更多的权重,而大研究会被减少权重。这种方法不合理,因:①研究的目标问题、设计、实施过程不同会造成研究偏倚大小及方向的不同,将偏倚纳入权重中考虑时使用"平均"偏倚欠妥;②随着研究间异质性大小的增加,随机效应模型下合并的结果置信区间覆盖概率(coverage probability)会随之降低,导致标准误的低估,使得出的结论存在过于肯定的风险。DoiSuhail 等针对这种情况提出了 1 种更合理的基于偏倚校正的加权模型,即质量效应(quality effect,QE)模型,很好地解决了 RE 模型的缺陷。

一、传统 FE 及 RE 模型

不妨以集合 κ 表示研究数量,第 i 篇研究实际结果为 θ_i,对应真实值为 $\hat{\theta_i}$,e_i 表示随机误差,可用以下公式表示实际结果与真实值的关系:

$$\theta_i = \hat{\theta_i} + e_i; (i=1、2、3\cdots\kappa) \quad (1)$$

FE 模型认为纳入研究同质,即假设它们存在相同的真实值 $\hat{\theta}$,且 θ_i 之间的差异是由随机误差 e_i 引起,e_i 服从均值为 0,标准误为 σ_i^2 的正太分布。通过倒方差法,研究权重为:

$$w_i = 1/\sigma_i^2; \quad (2)$$

这种方法只考虑样本量大小,未考虑研究质量(设计、实施)对合并结果的影响;故当研究间存在不可忽视的异质性时,需考虑 RE 模型。RE 模型允许每个研

究存在独立的真实值,这些真实值均匀分布在它们均值 $\bar{\theta}$ 的两侧,这时的差异由它们真实值间的偏离程度(研究间)及随机误差(研究内)共同构成:

$$\theta_i = \hat{\theta_i} + e_i; \quad (3)$$
$$\hat{\theta_i} = \bar{\theta} + \varepsilon_i; \quad (4)$$

其中 ε_i 服从均值为 0,标准误为 τ^2 的正态分布,τ^2 的大小未知,通常使用瞬时值对其进行估算。RE 模型下,方差包括研究内 e_i 和研究间 ε_i 两部分;根据卷积定理,显然($e_i + \varepsilon_i$)服从均值为 0,标准误为($\sigma_i^2 + \tau^2$)的正态分布。研究权重为:

$$w_i = 1/(\sigma_i^2 + \tau^2); \quad (5)$$

因 τ^2 是偏倚导致,而公式(5)部分考虑了偏倚对合并结果的影响;但因前面提到不同研究偏倚大小及方向存在差异。故在研究存在不可忽视的异质性时,使用传统随机模型合并的结果误差较大,合并结果可表示为:

$$\theta_{RE} = \sum w_i \theta_i / \sum w_i; \quad (6)$$

二、Doi QE 模型

2008 年 Doi 提出的 QE 模型是基于倒方差法的改进方法,引入研究质量元素,Q_i,表示研究结果的可信度。Q_i 可由质量评价量表获得,计算方法为研究得分与总分之比。如某量表总分为 12,而其研究经严格评价后得分为 6,则 Q_i 值为 0.5。通过 QE 法加入研究质量元素后其重新分配的权重如下:

$$w_i^{QE} = \hat{Q_i} w_i = \hat{Q_i}/\sigma_i^2; \quad (7)$$

由于单纯使用 Q_i 存在主观风险,Doi 引入 1 个新变量,$\hat{Q_i}$,对其进行一定程度校正,如下:

$$\hat{Q_i} = Q_i + \frac{\hat{\tau_i}}{w_i}; \quad (8)$$

$\hat{\tau_i}$ 为质量校正元素,计算公式如下:

$$\hat{\tau_i} = \sum_{i=1}^{k} \tau_i - \tau_i; \quad (9)$$
$$\tau_i = \frac{w_i - (w_i \times Q_i)}{k-1}; \quad (10)$$

通过公式(7)、(8)的变换,我们还可以可获得如下表达式:

$$w_i^{QE} = \hat{Q_i} w_i = \left(Q_i + \frac{\hat{\tau_i}}{w_i}\right) w_i = Q_i w_i + \hat{\tau_i}; \quad (11)$$

根据 QE 法计算的新权重,对研究偏倚进行相关校正,可获取更合理的合并结果。且经 Doi 经过 1000 次以上迭代验证后,随着异质性增加,QE 法合并结果的置信区间覆盖率均保持较理想水平。QE 法合并公

式如下：

$$\theta_{QE} = \sum(Q_i w_i + \hat{\tau_i})\theta_i / \sum(Q_i w_i + \hat{\tau_i}) ; \quad (12)$$

三、MetaXL 软件实现 QE 法 Meta 分析

由 Doi 及 Barendreg 开发的 MetaXL 软件可用于实现基于 QE 法的 Meta 分析。该软件是基于 Excel 宏构架完成相关分析，可在 www. epigear. com 网址免费下载。下载后确保 Excel 关闭状态下按照指示进行安装。安装完成后，打开 Excel，可发现 MetaXL 加载项，在该加载项下即可进行相应 Meta 分析，图 41-13。

该加载项菜单界面分为 3 个部分，A 部分为输出栏（Output），点击后会输出 Meta 分析结果；B 部分为计算栏（Calculation），有两个选项，分别为 Options 和 Reset，前者用于选择 Meta 分析及输出结果参数，后者功能是重新计算结果；C 部分为文件材料栏，分为数据输入样版（Input template）、示例（Example）、MetaXL 用户手册，点击文件材料栏可用于选择数据格式，点击示例可查看软件自带操作实例，点击用户手册可调出安装软件时已下载好的手册。我们使用 MetaXL 自带"Fruitsveg. xls"数据示例进行操作演示，实际上，数据格式与多数软件类似，如表 41-9。

表 41-9　MetaXL 加载项数据输入格式

Study name	ES	Lo 95%CI	Hi 95%CI	Qi
Leenders	0.97	0.96	0.98	8
Zhang	0.95	0.94	0.97	7.5
Nagura	1.02	0.99	1.04	8
Tucker	0.94	0.85	1.04	6
Strandhagen	0.96	0.89	1.04	5
Whiteman	0.75	0.65	0.87	6
Sahyoun	0.74	0.62	0.9	7

注：ES 为效应量，Lo 95%CI 表示置信区间下限，Lo 95%CI 表示置信区间上限，Qi 此处指研究结果质量评价得分，相应 Qi 值（得分/总分）计算方法请参考 2.1 部分。

按上述格式将数据输入或复制到 Excel 中，因该数据共 8 行 5 列（A-E），对应 Excel 中 A1 至 E8 所有元素，避开数据输入部分在任意 Excel 单元（如 A10）使用宏即可获取相应 Meta 分析结果。宏命令基本格式如下：

> = MAInputTable（"Name"，"IOtype"，"Method"，Table）

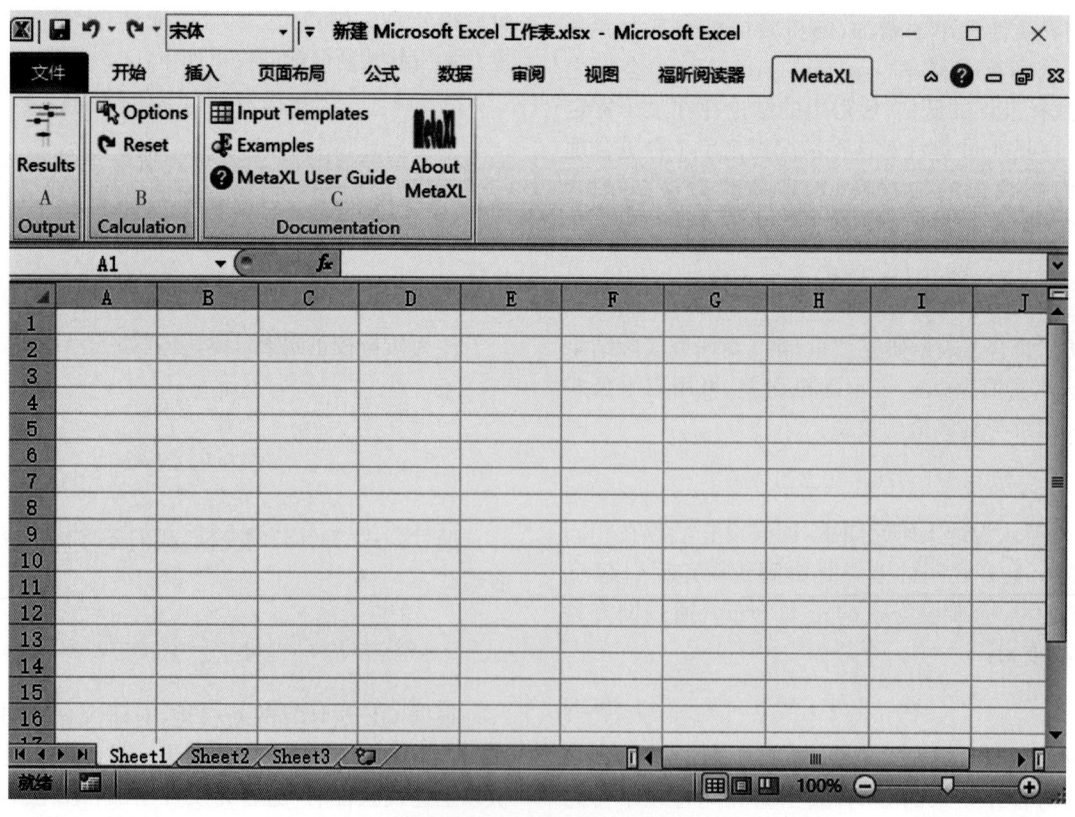

图 41-13　Excel 界面 MetaXL 加载项

其中：①MAInputTable 为进行 Meta 分析的核心函数；②Name 为数据名称，如我们将表 41-9 数据命名为"Fruitveg"，这个即可作为 Name；③IOtype 为效应量及数据模式的设置，如 RRCL，ORCL，RRSE，分别表示效应量为 RR 且使用置信区间的数据模式、效应量为 OR 使用置信区间的模式、效应量为 RR 使用标准误的模式；④Method 用于设置合并方法，如 RE 法，QE 法等等；⑤Table 则用于选择数据表格范围，如 A1：D6 表示选择 A1 至 D6 这 6 行 4 列的数据进行 Meta 分析。根据这一函数语言，本示例用于普通 Meta 分析结果的宏如下：

> = MAInputTable（"Fruitveg"，"RRCI"，"RE"，A2：D8）

用于 QE 法 Meta 分析结果的宏：

> = MAInputTable（"FruitvegQE"，"RRCI"，"QE"，A2：E8）

因第一行为变量名，因此在选择单元格范围时，我们使用了 A2。使用第二种宏输入后，A10 单元格会显示"Fruitveg"，A11 单元格会显示"FruitvegQE"。注意第二个宏与第一个宏的数据区别在于最后一列，第一个宏并未包括 Qi 这一列的数据。在 A10 单元格输入第一个宏，继续直接点击 Output 栏"Results"菜单，在弹出的窗口中选择名为"Fruitveg"的选项（图 41-14），即会出现基于 RE 模型 Meta 分析结果的森林图（图 41-15A）。

同样在 A11 单元格输入第二个宏，按相同操作，在弹出的窗口选择名为"FruitvegQE"的选项，即可获得基于 QE 法合并的 Meta 分析结果（图 41-15B）。不难发现，QE 法下每项研究权重与 RE 法存在较大差异，如第一篇研究 RE 法下权重为 25.7%，但在 QE 法下为 61.3%，因为在 QE 法下样本量大、偏倚风险小的研究会被分配更多的权重，理论上结果更可靠。

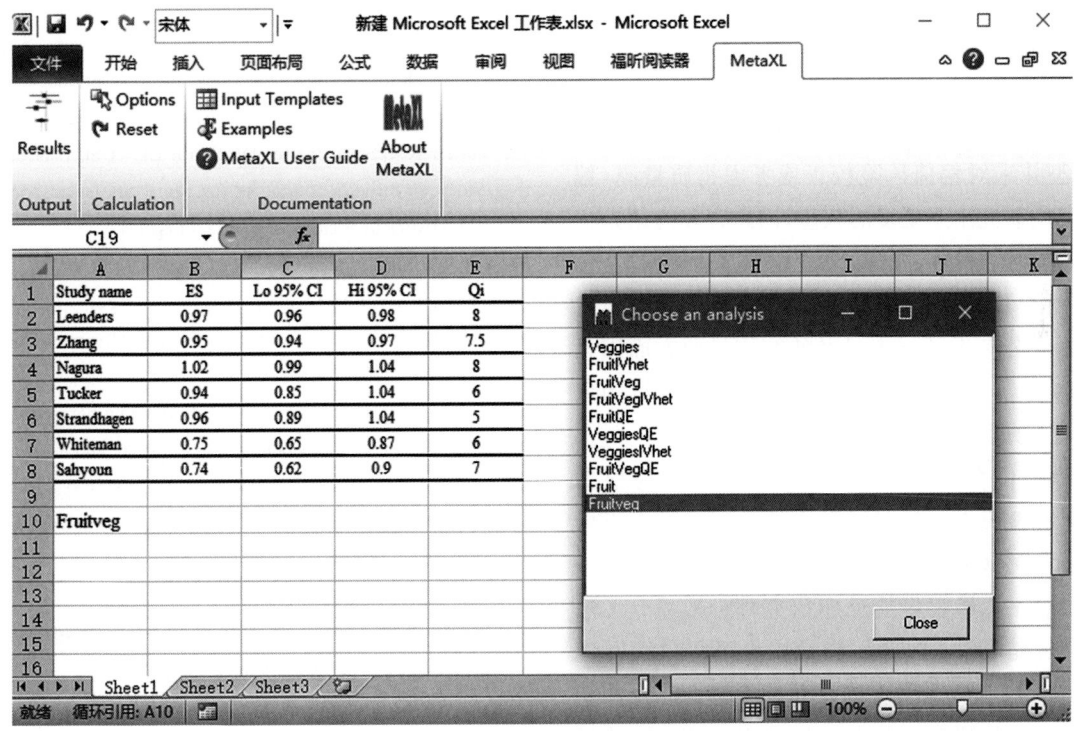

图 41-14　数据输入及结果输出窗口

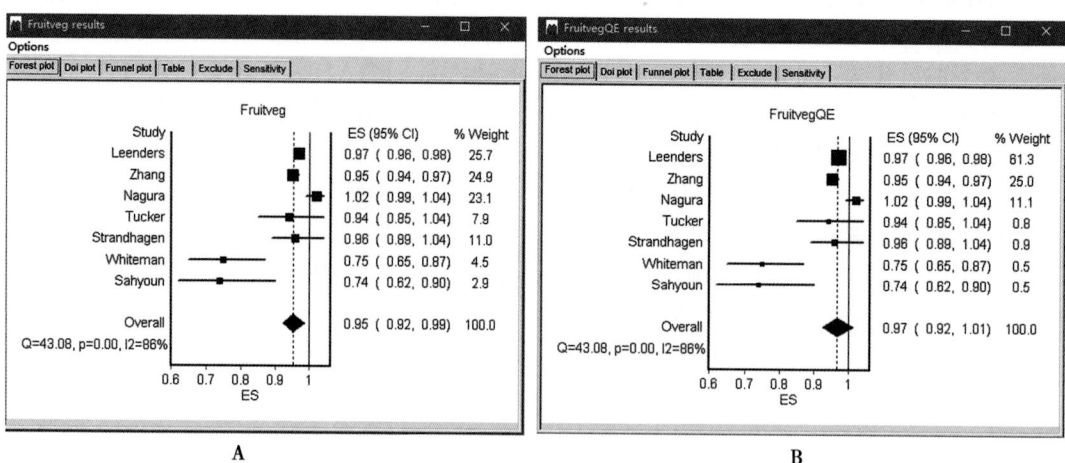

图41-15　Meta分析结果(A为RE模型下森林图,B为QE模型下森林图)

四、小　结

QE模型适用于各种类型的Meta分析,特别是基于观察性研究的Meta分析。观察性研究由于本身设计严谨性、实施过程精确性问题易引入混杂因素,导致结果的偏倚。偏倚处理一直是循证医学方法学领域较为棘手的问题。当前Cochrane手册推荐的偏倚处理方法为使用质量评价量表报告偏倚风险。实际上报告偏倚风险无法在本质上解决偏倚对结果的影响,且传统RE模型并未对偏倚风险校正或考虑将质量高(偏倚风险小)的研究给予更多的权重,因此合并的结果仍然存在偏倚风险。Doi的QE模型在倒方差法基础上,根据质量评价量表量化研究结果的可信度,引入质量校正元素,充分考虑了样本量及研究质量两方面因素分配权重,使合并结果偏向于高质量、大样本量的研究,更接近于真实值。

QE模型仍存在一些缺陷:①Qi值是人为根据质量评价量表获得,存在一定主观性,其值大小可能因人而异;②QE法对质量评价量表依赖度较高,当前的质量评价量表仅能反应研究部分质量,无法完全反映研究质量,因此不同量表也可得出不同的Qi值;③QE法在权重分配方面虽更合理,使合并结果偏向更可信的研究,但未定量校正偏倚,导致最终异质性并未降低。这正是未来QE法需要解决的问题。

鉴于该方法存在的主观风险,我们建议进行质量评价计算Qi值时应由≥2名相关领域专家独立评价,以获取更客观的结果。总之,QE加权方法使用更为合理的方法学及权重分配方式,避免了传统RE模型下异质性越大置信区间覆盖率降低的缺陷,对传统方法学是一种创新及挑战,对当前医疗卫生证据体系将产生积极的影响。

(徐畅　张超　鄢金柱)

参　考　文　献

1. Cochrane Collaboration. Higgins JPT, Green S. Cochrane Handbook for Systematic Reviews of Interventions Version 5.1.0 [Updated March 2011]. http://handbook.cochrane.org/

2. Turner RM, Spiegelhalter DJ, Smith GC et al. Bias modelling in evidence synthesis. Journal of the Royal Statistical Society. Series A, Statistics in Society, 2009, 172 (1): 21-47

3. Higgins JP, Thompson SG, Deeks JJ, et al. Measuring inconsistency in meta-analyses. BMJ, 2003, 327(7414): 557-560

4. Doi SA, Thalib L. A quality-effects model for meta-analysis. Epidemiology, 2008, 19(1): 94-100

5. Al Khalaf MM, Thalib L, Doi SA. Combining heterogenous studies using the random-effects model is a mistake and leads to inconclusive meta-analyses. J Clin Epidemiol, 2011, 64(2): 119-123

6. Doi SA, Barendregt JJ, Onitilo AA. Methods for the bias adjustment of meta-analyses of published observational studies. J Eval Clin Pract, 2013, 19(4): 653-657

7. Brockwell SE, Gordon IR. A comparison of statistical methods for meta-analysis. Stat Med, 2001, 20(6): 825-840

8. Doi SA, Barendregt JJ, Khan S, et al. Advances in the meta-analysis of heterogeneous clinical trials II: The quality effects model. Contemp Clin Trials, 2015, 45(Pt A): 123-129

9. Doi SA, Barendregt JJ, Khan S, et al. Simulation Comparison of the Quality Effects and Random Effects Methods of Meta-analysis. Epidemiology, 2015, 26(4): e42-44

10. 盛骤,谢式千,潘承毅. 概率论与数理统计. 第四版. 北京:高等教育出版社:149-177

11. Doi SA, Barendregt JJ, Khan S, et al. Advances in the Meta-anal-

ysis of heterogeneous clinical trials I: The inverse variance heterogeneity model. Contemp Clin Trials,2015,45(Pt A):130-138

12. Barendregt JJ, Doi SA. MetaXL User Guide (Verson 4. 01). http://www. epigear. com/

13. 李胜,张超,陶华,等. 应用 R 软件 mada 程序包实现诊断准确性试验的 Meta 分析. 中国循证医学杂志,2014,(12):1527-1532

14. 原瑞霞,张超,罗乐,等. 应用 R 软件 rMeta 程序包实现 Meta 分析. 中国循证医学杂志,2015,(06):735-740

15. 鄢金柱,李胜,翁鸿,等. 应用 SAS 软件宏命令实现二分类数据的 Meta 分析. 中国循证心血管医学杂志,2014,(02):121-124

第 42 章　Meta 分析软件及应用（非编程软件）

第一节　非编程软件及示例数据

一、非编程软件简介

当前已研发出多款能够实现 Meta 分析的非编程软件,如 RevMan(Review Manager)5、Meta-Disc 1.4、CMA(Comprehensive Meta-Analysis)2.2、TSA(Trial Sequential Analysis)0.9、MIX(Meta-analysis with interactive explanations)2、ITC(Indirect treatment comparison)、ADDIS(Aggregate Data Drug Information System)、Open Meta-Analyst(open-source,cross-platform software for advanced meta-analysis)、StatsDirect 等。各软件特点见表 42-1,本章主要介绍 RevMan 5、Meta-Disc 1.4、TSA 0.9 和 ADDIS 这 4 款。

表 42-1　14 款软件的特点

软件名称	特点	开发团队	Meta 分析类型	官方网址
RevMan 5	免费、需安装	The Cochrane Collaboration	头对头比较二分类及连续型数据、诊断准确性数据、效应量及可信区间、单组率	http://community. cochrane. org/tools/review-production-tools/revman-5
Meta-Disc 1.4	免费、需安装	The Unit of Clinical Biostatistics team of the Ramón y Cajal Hospital in Madrid (Spain)	诊断准确性研究及单组率的 Meta 分析	http://www. hrc. es/investigacion/metadisc_en. htm
MIX 2	收费、需安装	Leon Bax	除间接比较及网状 Meta 分析之外的所有 Meta 分析	http://www. meta-analysis-made-easy. com/
Open Meta-Analyst	免费、免安装		头对头比较二分类及连续型数据、诊断准确性数据、效应量及可信区间、单组率	http://www. cebm. brown. edu/openmeta/
ITC	免费、免安装	George Wells	间接比较的 Meta 分析	https://www. cadth. ca/resources/itc-user-guide
ADDIS 2	免费、需安装	http://drugis. org/software/	二分类资料、连续型资料的直接比较、间接比较及网状 Meta 分析	http://drugis. org/
CMA 3.0	收费、需安装	Biostat,Inc.	除间接比较及网状 Meta 分析、诊断试验之外的所有 Meta 分析	https://www. meta-analysis. com/
StatsDirect	收费、需安装	StatsDirect Ltd	除间接比较及网状 Meta 分析之外的所有传统 Meta 分析	http://www. statsdirect. com/
TSA 0.9	免费、免安装	Copenhagen Trial Unit	传统二分类及连续型资料的 Meta 分析	http://www. ctu. dk/tsa/

二、示 例 数 据

(一) 二分类及连续型数据

二分类及连续型数据以《Randomised trials of vitamin D3 for critically ill patients in adults：systematic review and meta-analysis with trial sequential analysis》中"length of hospital and intensive care unit stay"和"Hospital mortality"为例(表 42-2、表 42-3)。

(二) 效应量及可信区间数据

效应量及可信区间数据以《Periodontal Disease and Incident Lung Cancer Risk A Meta-Analysis of Cohort Studies》中的为例(表 42-4)。

(三) 诊断准确性数据

诊断准确性数据以《MRI 和骨扫描对乳腺癌骨转移诊断价值的 Meta 分析》中"骨扫描"数据为例(表 42-5)。

(四) 网状 Meta 分析数据

网状 Meta 分析以《R 软件 R2WinBUGS 程序包在网状 Meta 分析中的应用》中使用的数据为例(表 42-6)。

表 42-2　二分类数据(Hospital mortality)

纳入研究	试验组		对照组	
	死亡数	总数	死亡数	总数
Amrein 2014	67	237	84	238
Leaf 2014	8	36	7	30
Han 2016a	0	9	1	10
Han 2016b	1	11	1	10

表 42-3　连续型数据(length of hospital and intensive care unit stay)

纳入研究	试验组			对照组		
	总数	均数	标准差	总数	均数	标准差
Hospital stay						
Amrein 2014	237	20.1	347.57	238	19.3	347.57
Leaf 2014	36	22	4.72	30	21	4.72
Quraishi 2015 a	10	13	7.59	10	21	7.59
Quraishi 2015 b	10	14	6.64	10	21	6.64
Han 2016 a	9	25	14	10	36	19
Han 2016 b	11	18	11	10	36	19
ICU stay						
Amrein 2014	237	9.6	13.64	238	10.7	13.64
Leaf 2014	36	8	94.66	30	13	94.66
Quraishi 2015 a	10	4	82.12	10	12	82.12
Quraishi 2015 b	10	3	92.38	10	12	92.38
Han 2016 a	9	17	14	10	23	14
Han 2016 b	11	15	10	10	23	14

表 42-4　牙周病与肺癌相关性数据

纳入研究		95%可信区间	
	HR	上限	下限
Hojoel 2003	1.73	1.01	2.97
Michaud 2008	1.36	1.15	1.6
Arora 2010	1.41	0.81	2.46
Wen 2014	1.08	0.91	1.27
Mai 2014	1.25	1.06	1.48

表 42-5　诊断准确性数据(骨扫描)

纳入研究	TP	FP	FN	TN
Kim 2009	87	13	2	32
Engelhard 2004	10	2	2	8
Altehoefer 2001	47	0	7	27
Layer 1999	5	0	0	28

表 42-6　网状 Meta 分析实例数据

ID	t[,1]	t[,2]	t[,3]	r[,1]	r[,2]	r[,3]	n[,1]	n[,2]	n[,3]	na[]
1	1	2	7	73	76	83	152	150	154	3
2	1	2	12	66	78	66	124	122	118	3
3	1	2	12	55	77	79	121	120	119	3
4	1	4	NA	40	205	NA	161	324	NA	2
5	1	4	NA	39	52	NA	122	125	NA	2
6	1	4	NA	48	142	NA	126	249	NA	2
7	1	4	NA	36	46	NA	121	123	NA	2
8	1	4	5	61	132	74	164	305	159	3
9	1	5	NA	54	55	NA	141	141	NA	2
10	1	5	NA	49	64	NA	139	128	NA	2
11	1	5	NA	26	54	NA	122	123	NA	2
12	1	5	6	44	117	112	137	273	274	3
13	1	5	7	24	32	15	70	70	33	3
14	1	5	11	51	129	59	99	196	97	3
15	1	5	11	41	126	63	93	188	86	3
16	1	7	NA	18	132	NA	78	285	NA	2
17	1	7	11	10	30	32	19	54	55	3
18	1	7	14	37	45	51	102	104	102	3
19	1	7	14	41	52	54	98	103	100	3
20	1	8	NA	5	9	NA	18	18	NA	2
21	1	10	NA	15	25	NA	42	39	NA	2
22	1	10	NA	14	41	NA	45	90	NA	2
23	1	11	NA	12	24	NA	56	55	NA	2
24	1	12	NA	45	70	NA	129	129	NA	2
25	1	12	NA	16	19	NA	49	49	NA	2
26	1	12	NA	49	77	NA	150	149	NA	2
27	1	12	NA	43	65	NA	129	132	NA	2
28	1	12	NA	13	26	NA	116	111	NA	2
29	1	14	NA	29	53	NA	102	95	NA	2
30	2	7	NA	37	35	NA	61	62	NA	2
31	2	12	NA	81	93	NA	122	126	NA	2
32	2	13	NA	33	21	NA	63	61	NA	2
33	3	6	NA	87	83	NA	120	120	NA	2
34	3	8	NA	33	30	NA	108	109	NA	2
35	5	6	NA	66	83	NA	138	140	NA	2
36	5	6	NA	81	94	NA	151	144	NA	2
37	5	11	NA	144	157	NA	238	240	NA	2
38	6	7	NA	94	89	NA	123	117	NA	2
39	6	11	NA	175	146	NA	232	227	NA	2

续表

ID	t[,1]	t[,2]	t[,3]	r[,1]	r[,2]	r[,3]	n[,1]	n[,2]	n[,3]	na[]
40	6	12	NA	75	74	NA	107	108	NA	2
41	6	14	NA	59	47	NA	98	100	NA	2
42	7	9	NA	30	35	NA	66	66	NA	2
43	7	10	NA	27	29	NA	61	64	NA	2
44	7	11	NA	67	67	NA	101	102	NA	2
45	7	11	NA	27	30	NA	45	45	NA	2
46	7	11	NA	26	25	NA	50	50	NA	2
47	7	11	12	57	64	70	92	96	96	3
48	7	12	NA	35	48	NA	120	118	NA	2
49	7	12	NA	63	73	NA	144	142	NA	2
50	7	14	NA	30	36	NA	54	55	NA	2
51	7	14	NA	35	35	NA	47	40	NA	2
52	7	14	NA	98	81	NA	170	171	NA	2
53	7	14	NA	153	170	NA	186	196	NA	2
54	7	14	NA	95	107	NA	161	153	NA	2
55	7	14	NA	34	48	NA	73	73	NA	2
56	9	11	NA	74	66	NA	139	136	NA	2
57	9	13	NA	61	51	NA	100	100	NA	2
58	10	11	NA	11	16	NA	20	20	NA	2
59	10	12	NA	42	41	NA	78	82	NA	2
60	11	13	NA	48	48	NA	53	55	NA	2
61	12	13	NA	37	46	NA	60	62	NA	2
62	12	14	NA	41	49	NA	72	75	NA	2
63	12	14	NA	56	56	NA	79	84	NA	2
64	12	14	NA	45	49	NA	82	78	NA	2

注:ID,研究编号;t,抗抑郁药物(包括安慰剂);r,阳性结果样本量;n,总样本量;1,placebo;2,bupropion;3,citalopram;4,desvenlafaxine;5,duloxetine;6,escitalopram;7,fluoxetine;8,fluvoxamine;9,mirtazapine;10,nefazodone;11,paroxetine;12,sertraline;13,trazodone;14,velafaxine。

第二节　RevMan 5.3 软件的使用

一、RevMan 5 简介

(一) 什么是 RevMan

Review Manager 软件(简称 RevMan)于 2003 年 3 月 21 日由国际 Cochrane 协作网开发,是制作、保存和更新 Cochrane 系统评价的专业软件,主要包括系统评价的文字写作和 Meta 分析 2 大功能(因文字写作是针对 Cochrane 系统评价,故本章仅介绍其 Meta 分析功能)。目前最新版本是 RevMan 5.3,其最大亮点是增加了在森林图展示方法学质量评估结果的功能。

Cochrane 协作网向系统评价制作者免费提供该软件。该软件的统计分析功能操作简单、结果直观,是目前 Meta 分析专用软件中较成熟的软件之一。RevMan 软件中预设了 4 种类型的 Cochrane 系统评价制作格式:干预性试验系统评价(intervention review)、诊断性试验系统评价(diagnostic test accuracy review)、方法学系统评价(methodology review)和系统评价的汇总评价(overviews of reviews)。据悉,研发团队正在筹划该软件的在线版本。

(二) RevMan 操作界面

图 42-1 展示了 RevMan 5.3 的主操作界面:从上到下依次为版本号、菜单栏、工具栏、大纲栏和内容栏(并列显示)。左侧是大纲栏,以树形目录的结构显示;中间是内容栏,与大纲栏逐条对应;右侧是随时查阅 Cochrane Handbook(可随时使用右上角的关闭功能关

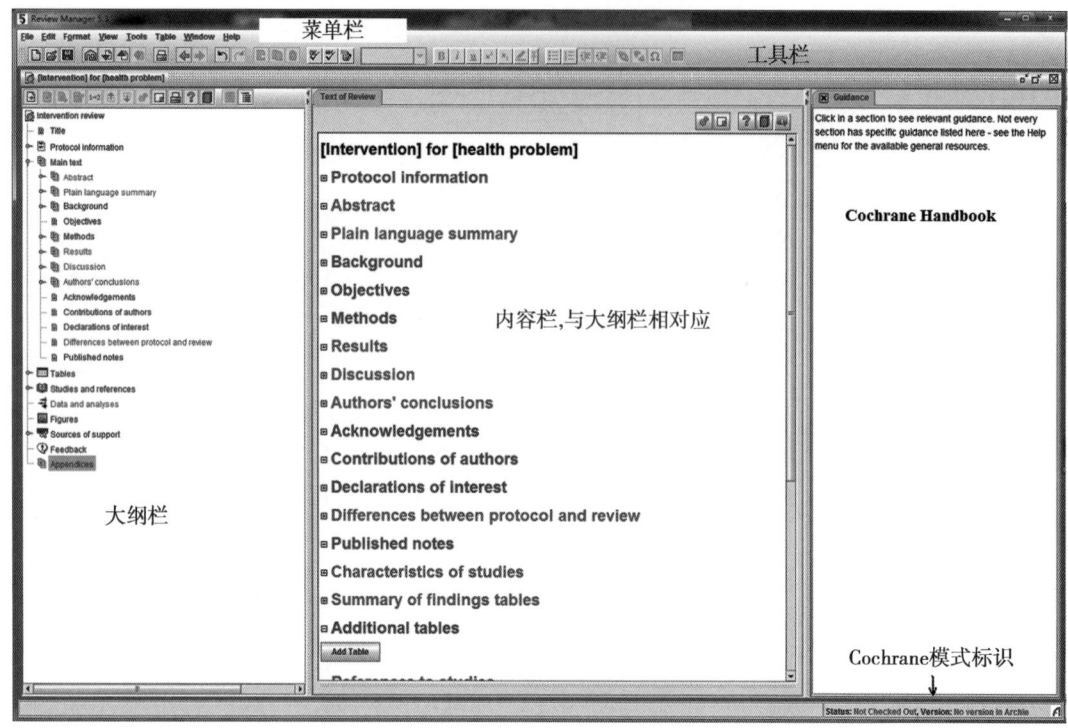

图 42-1　RevMan 5 的主操作界面

闭）。大纲栏展现了 Cochrane 系统评价的格式。

（三）RevMan 操作步骤

使用 RevMan 的统计分析功能，其操作步骤可分为以下 6 步：新建一个系统评价→录入纳入研究→添加结局→录入数据→生成分析结果→结果保存。后面 4 步将在下一节演示。

1. 新建一个系统评价　启动 RevMan5.3 软件后，从菜单栏中依次选择 File→New（或直接在工具栏中选择最前方的新建按钮），可新建一个项目，出现"New Review Wizard"对话框，如图 42-2 所示。点击"Next"按

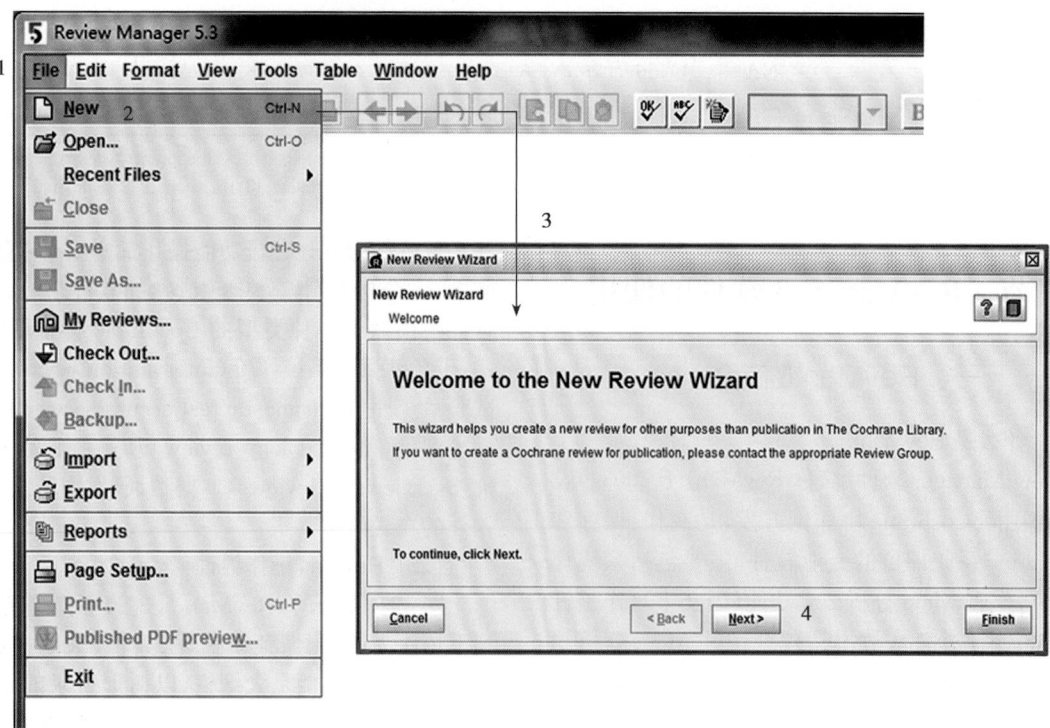

图 42-2　新建一个系统评价

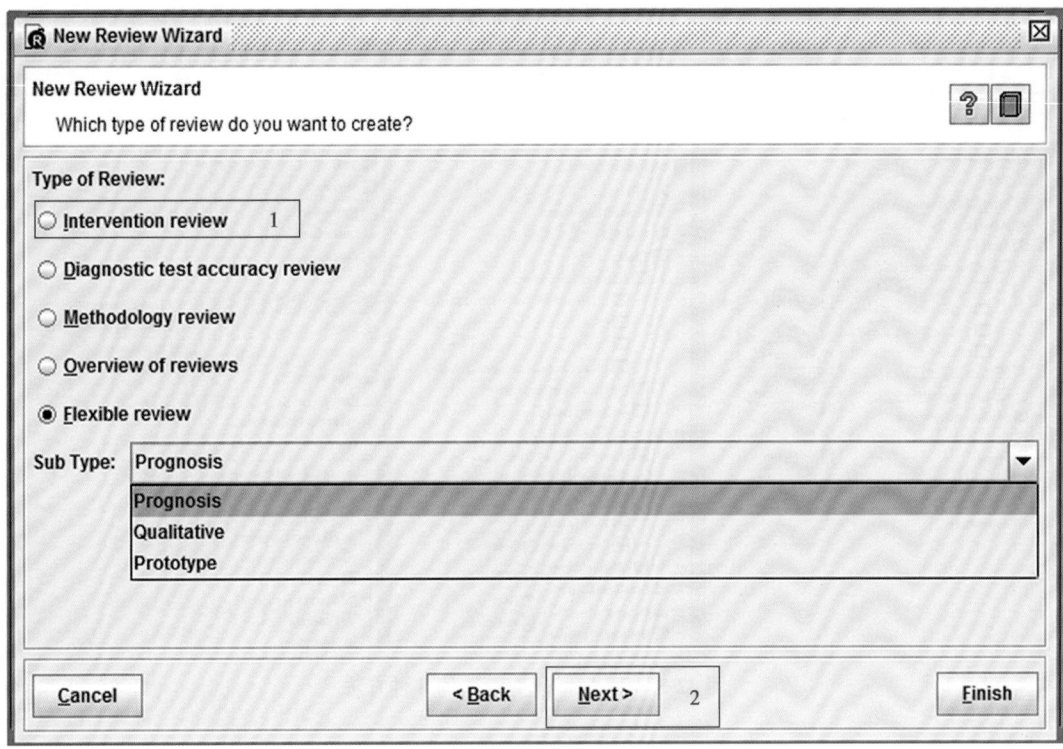

图 42-3　系统评价类型选择界面

钮,出现"Type of Review"选项,如选择"Intervention re-view";再点击"Next"进入"Title"复选框,如图 42-3、图 42-4 所示。在图 42-4 中,按照格式输入题目后,点击"Next"进入下一步,默认选择"Protocol"后(亦可选择"Full Review",非 Cochrane 系统评价不会受到此处选择的影响),即可进入到图 42-1 界面,完成了新建过程。

2. 纳入研究录入方法　RevMan 5 中有 3 种录入纳入研究的方法,分为手工输入和导入 2 类,见图 42-5。

因仅涉及 RevMan 5 的 Meta 分析功能,故后文讲解均以从"Tables"下方手工输入为例。

二、直接比较二分类数据的 Meta 分析

(一) 录入纳入研究

按第二节中的步骤完成新建后,命名为"Vitmin D3 for Critically ill patients. rm5"进行保存,可在图 42-1 中:

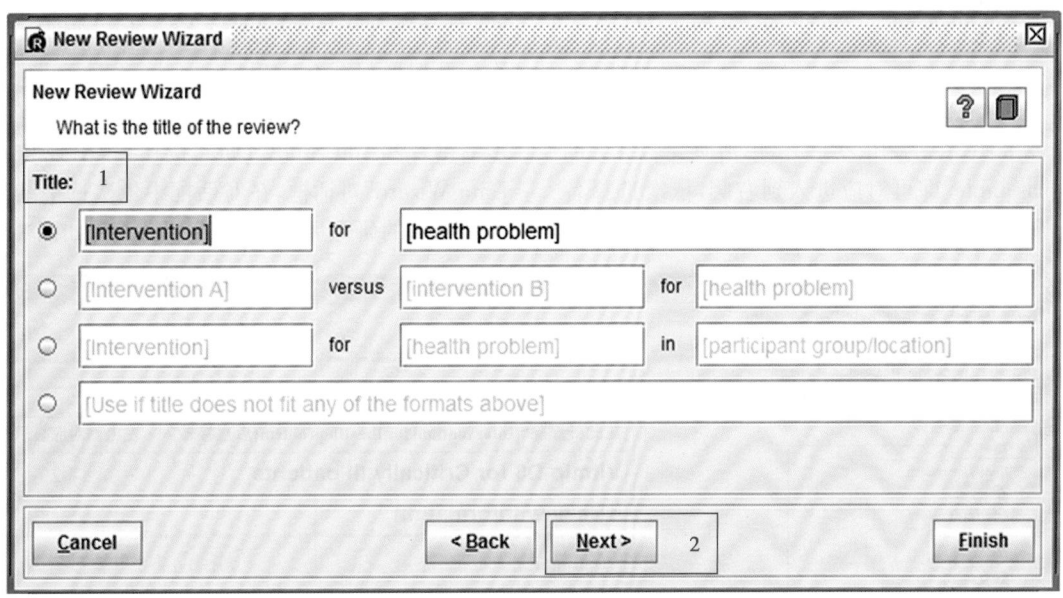

图 42-4　系统评价题目格式及输入界面

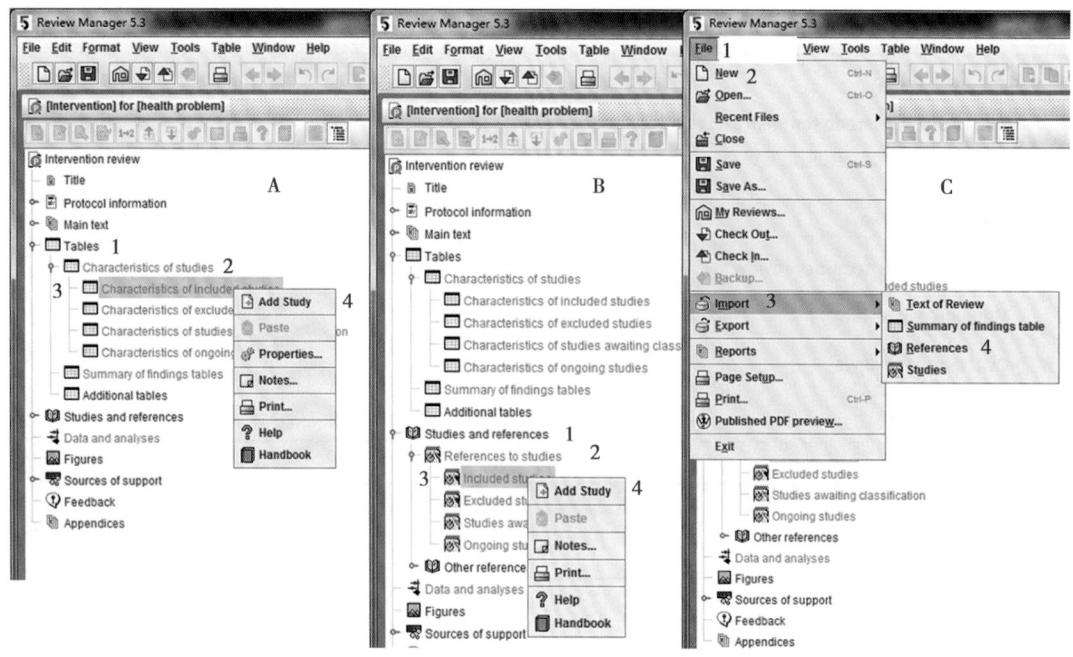

图 42-5　RevMan 研究录入的 3 种方法

左侧点击"Title"→删除"［Intervention］for［health problem］"→输入"Vitmin D3 for Critically ill patients"（图 42-6）。此步亦可在图 42-4 中选择第二或第四中"Title"格式完成。完成后点击保存按钮进行保存。本章所有软件我们均推荐边操作边保存。

在图 42-5A 中，点击"Add Study"按钮后，在图 42-7A 中输入研究第一作者姓（中文输姓名）及年份；一直点击"Next"至图 42-7E 界面，选择"Add another study in the same section"并点击"Continue"回到图 42-7A，如此反复直至所有纳入研究输入完毕。输入完毕后，可直接在图 42-7A 中点击"Finish"完成；或在图 42-7E 中选择"Nothing"，"Continue"将变成"Finish"，点击完成。

（二）判定纳入研究的偏倚风险

在图 42-8 中，在左侧依次展开，单击研究名下方的"Risk of bias table"即可对应进入到右侧，依次选择各项的风险偏倚程度并填写判定理由。此处需注意：若

"Unclear risk"，必须在后方输入理由，否则在偏倚风险图中，所有的"Unclear risk"全部不会有颜色显示；只有输入内容（譬如输入"1"也可）后，才会以黄色显示。

（三）添加比较及结局指标

按照图 42-9 中所示的流程，即可完成比较及结局指标的添加。需注意：因 RevMan 是按照不良结局设计的，若是有利结局，则需在图 42-9D 和 E 中，填写的标签刚好相反（图 42-9）。添加完成后的界面如图 42-10 所示。

（四）添加纳入研究及数据至结局指标

数据输入有打开、复制及手动输入 3 种方法，此处我们选择最常用的手动输入的方法。在图 42-10 中，依次展开树形目录分支"Data and Analyses"→"Primary outcomes"→"Hospital mortality"，选中"总有效率"单击右键，按"Add Study Data"按钮后，出现"New Study Data Wizard"对话框，在对话框中依次选中结局指标所需要纳入的研究后，点击"Finish"出现如图 42-11 的主

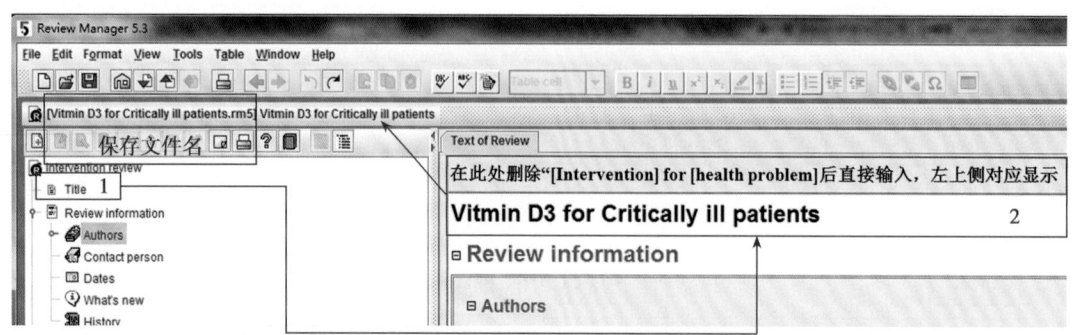

图 42-6　输入 Meta 分析名称

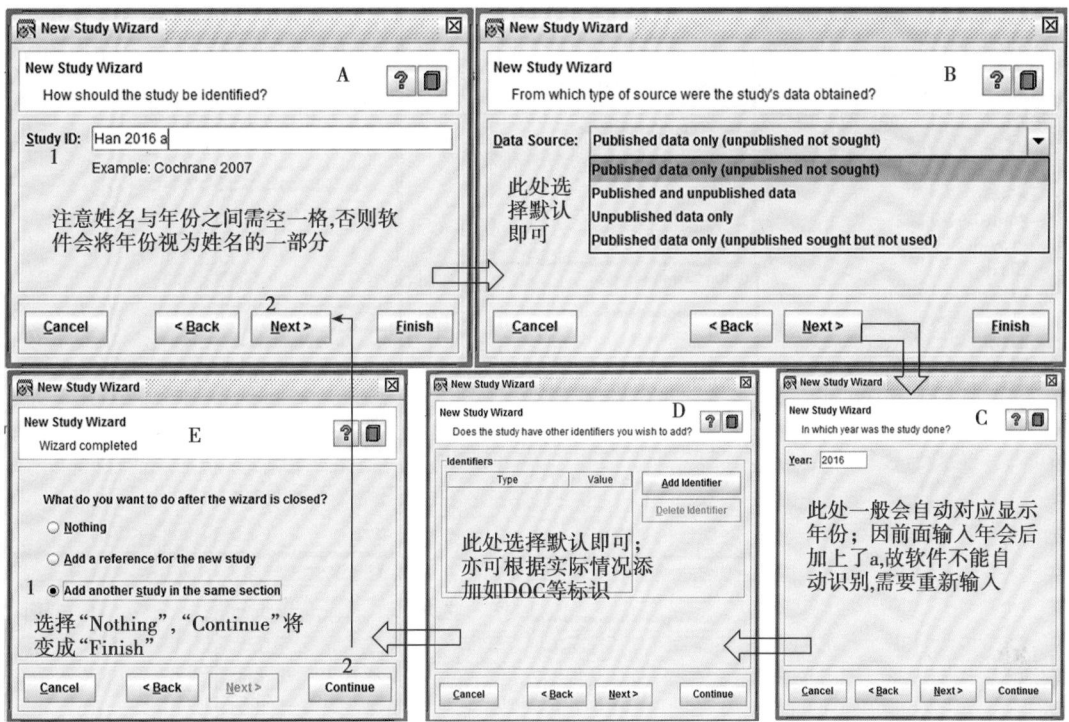

图 42-7　逐个输入纳入研究

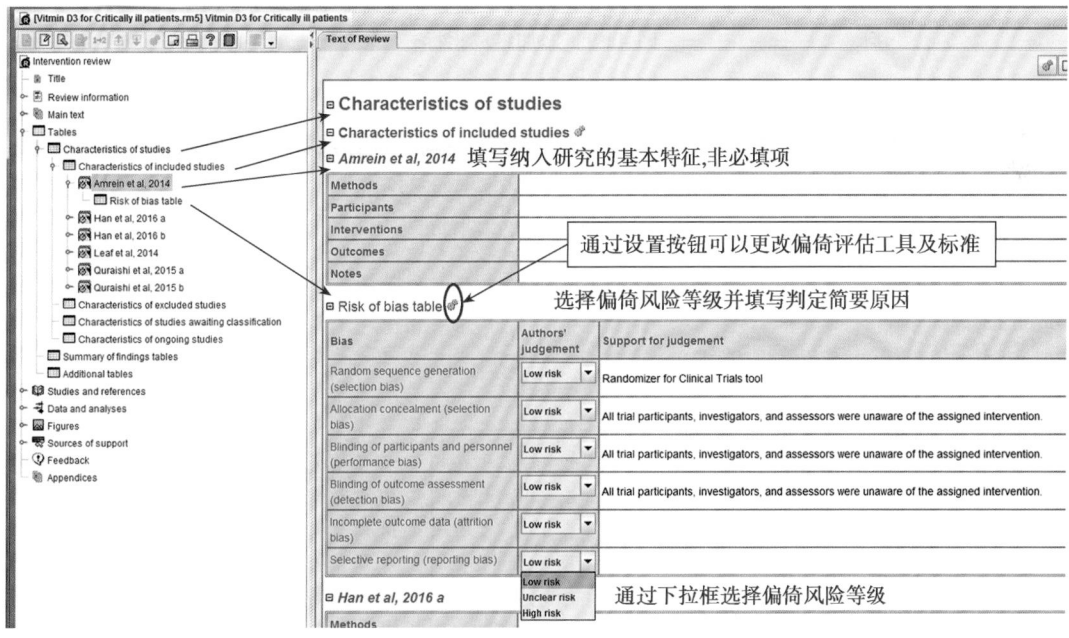

图 42-8　判定纳入研究的偏倚风险

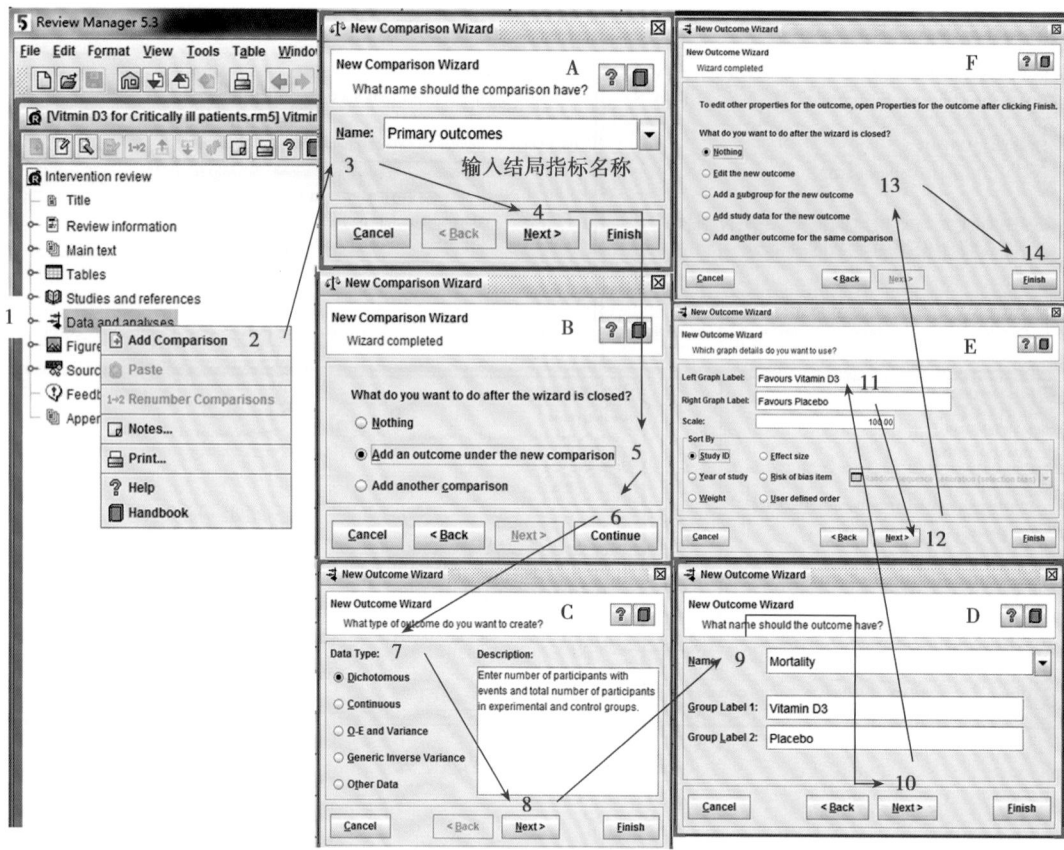

图 42-9   添加结局指标

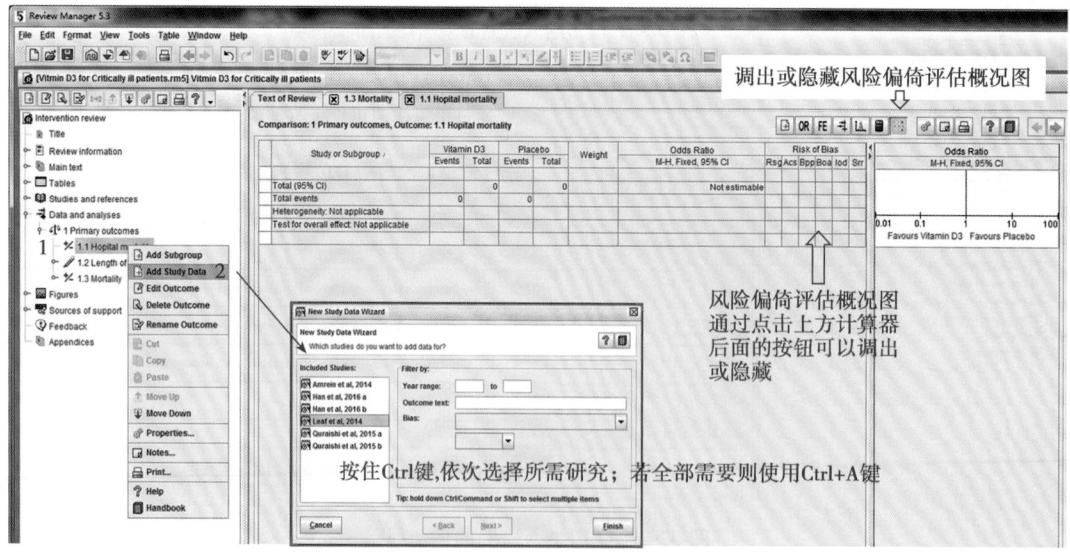

图 42-10   添加纳入研究至结局指标

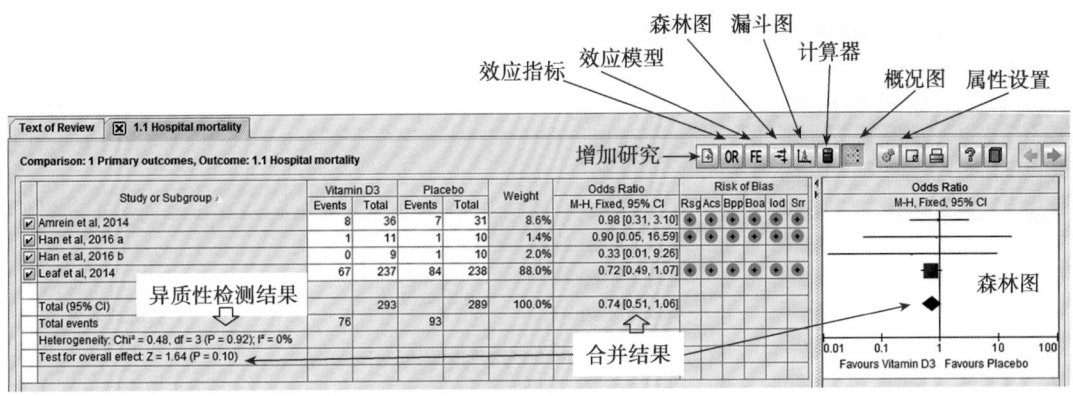

图 42-11　数据录入及录入后界面

界面。在图 42-11 中，逐个输入相关数据，每输入完成一个，则立即自动计算结果并展现森林图。在图 42-11 中，通过单击"OR"可以实现 RR/RD/OR 三种效应指标的转换；单击"FE"可以实现 FE/RE（固定/随机）两种效应模型的转换；通过点击风险计算器按钮可以调出或隐藏风险计算器；通过点击风险偏倚概况图按钮可以调出或隐藏概况图。

概况图中有一行是空白，是因为该项研究包括了 2 个试验，我们只填写了其中一个方法学质量评价，故仅显示了其中一个的情况。

（五）生成图形及保存

在图 42-11 中，点击森林图图标，则可以生成森林图。按照图 42-12 中的步骤进行保存即可。漏斗图的生成及保存方式同森林图。森林图的标尺可以通过图

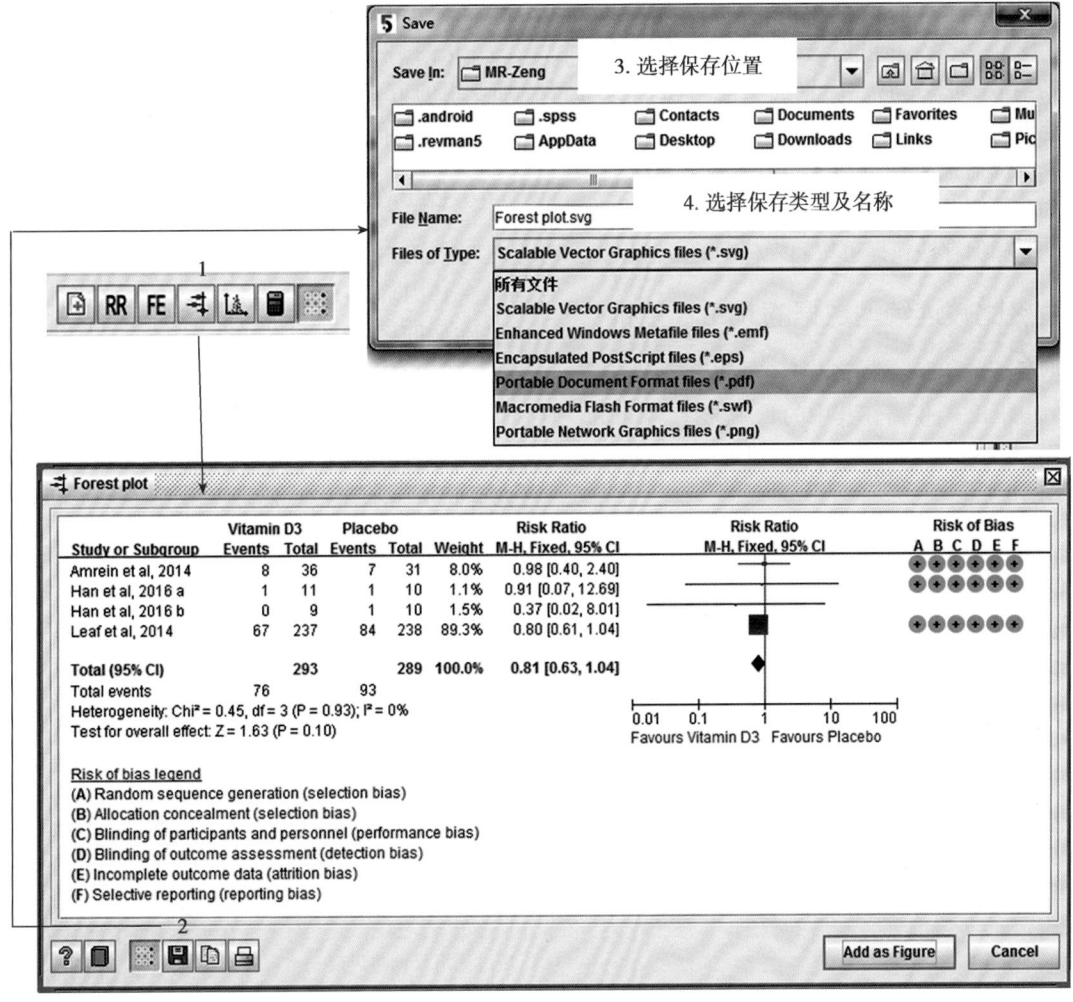

图 42-12　森林图的生成及保存

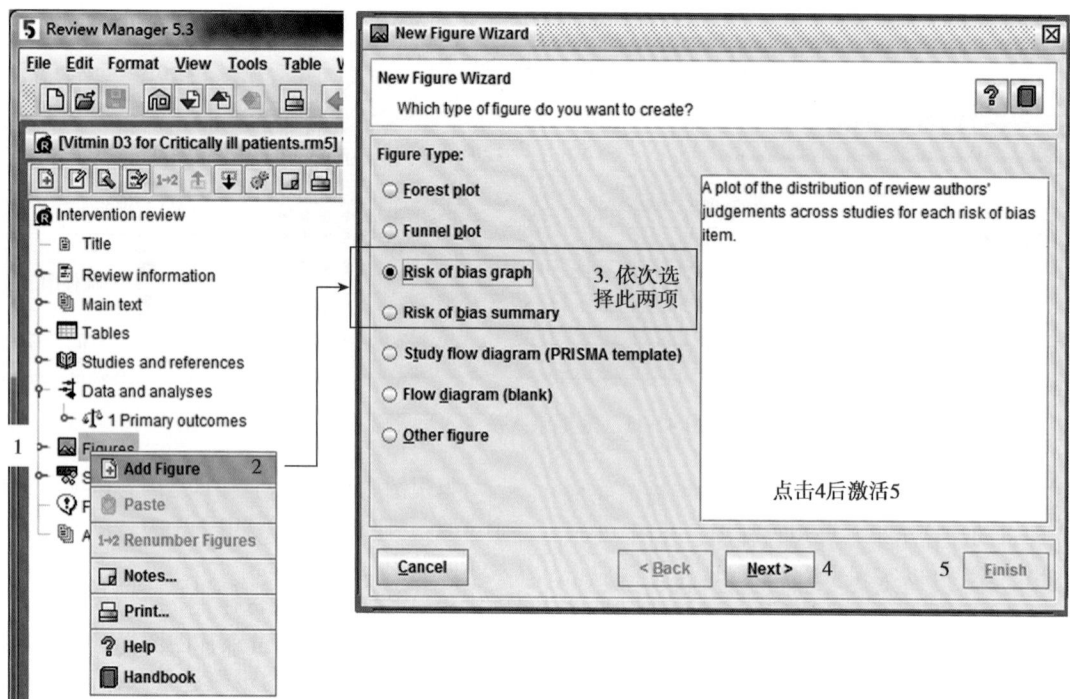

图 42-13 风险偏倚图的生成

42-9E 中的 Scale 设置,亦可以通过拖动图 42-11 中森林图下方的滑尺调整。属性设置的功能与图 42-9 中 C-E 的功能相同。

单独生成偏倚风险图见图 42-13,生成后将鼠标放置图上单击右键,选择"Edit Figure"进入到下一个界面,在此界面上选择保存按钮即可按照森林图的方法保存。

三、直接比较连续型数据的 Meta 分析

连续型数据的 Meta 分析实现与二分类数据相同。区别在于:如图 42-9,仅需在其中的 C 中选择"Continuous",在 D 中填写"Length of stay",即可完成,完成后的界面见图 42-14。

从图 42-14 中可以看出,这里出现了亚组分析。添加亚组的方法需要在图 42-10 中步骤 2 时选择"Add subgroup",再重复后面的步骤即可完成。

四、诊断准确性研究的 Meta 分析

系统评价新建过程同二分类数据,但需在图 42-3 中,选择"Diagnostic test accuracy review"。新建完毕后,在如同图 42-4 或图 42-6 中的位置填写 Meta 分析的名称"MRI 和骨扫描对乳腺癌骨转移诊断价值的 Meta 分析"。纳入研究录入的过程亦与干预性相同,不同的是:每输入一个研究名,在"Data and analysis"下方会同步显示(图 42-15)。

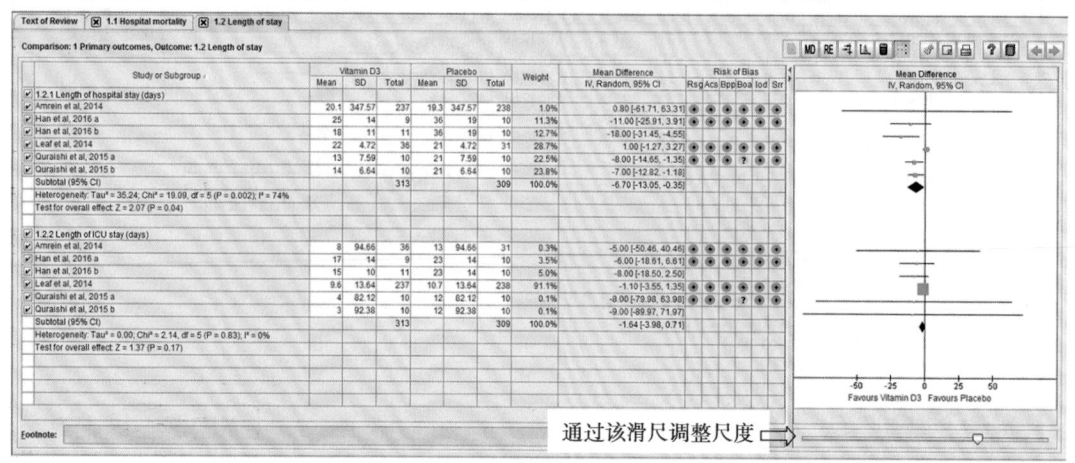

图 42-14 RevMan 完成连续型数据的 Meta 分析界面

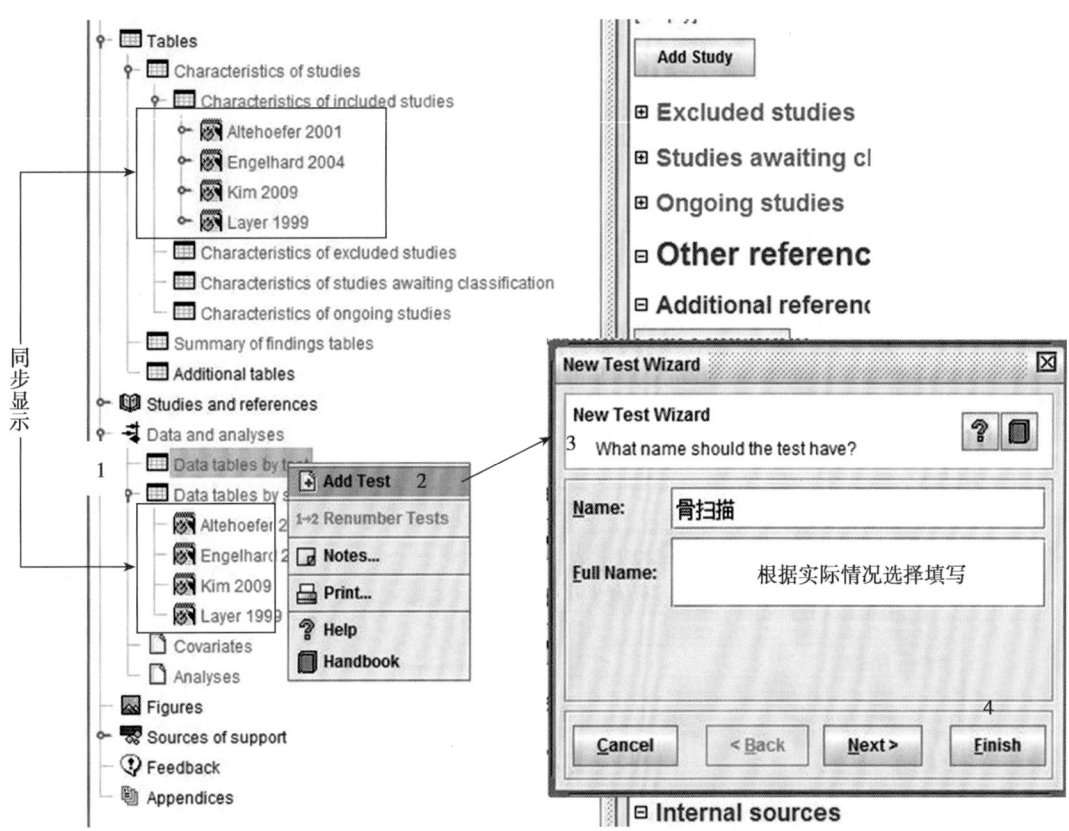

图 42-15　添加比较组

(一) 建立比较组及录入数据

如图 42-15 所示,即可建立一个比较组,建立后的比较组见图 42-16。按照图 42-16 所示方法即可建立数据录入框架。需注意:与二分类数据的 Meta 分析相比,此处尚不能直接生成森林图。

(二) 完成分析

按照图 42-17 所示的步骤即可进入到森林图及拟合 SROC 曲线图界面,点击右上角的图标即可生成相

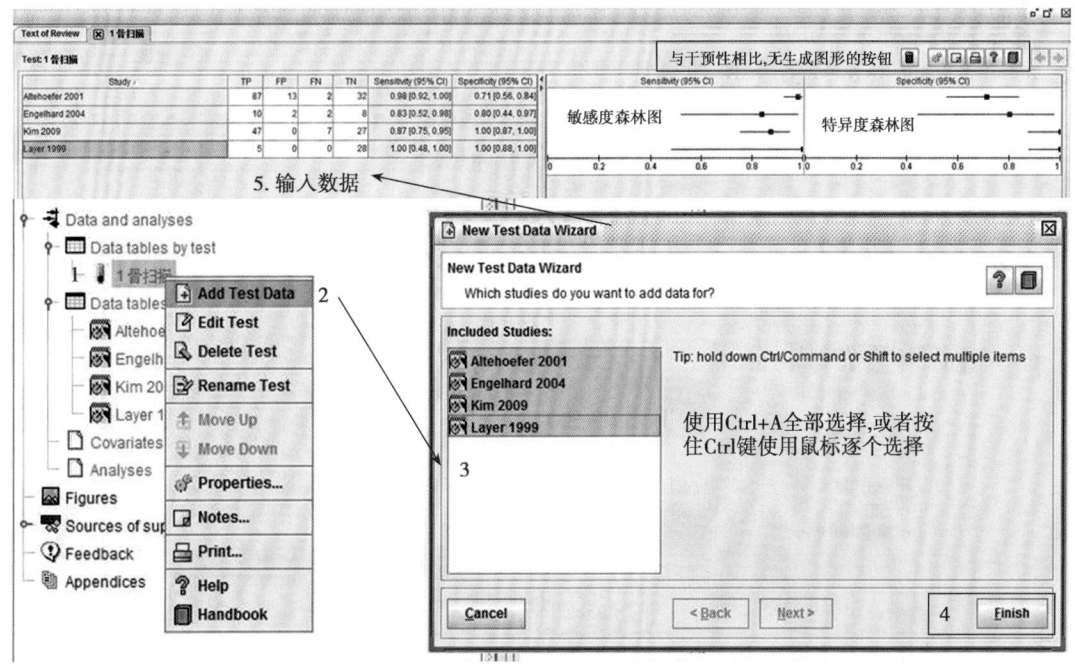

图 42-16　构建数据输入框架及输入数据

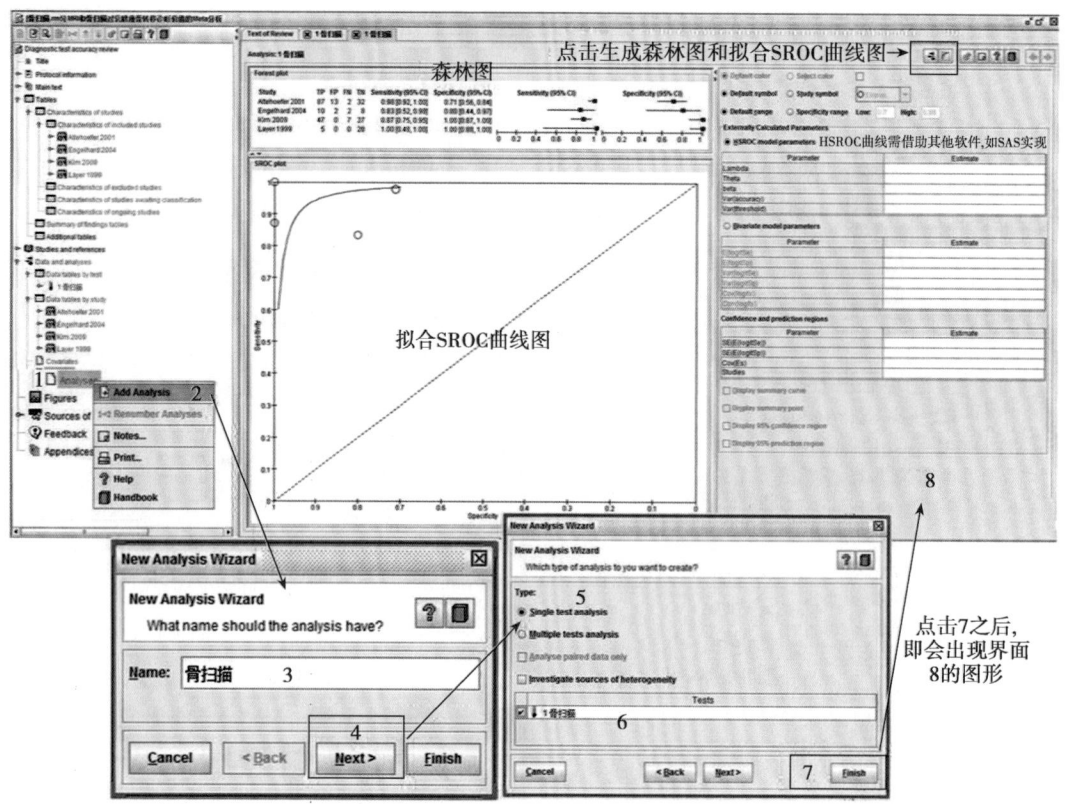

图 42-17　生成诊断分析结果

应的图形,保存方式同干预性 Meta 分析。

　　风险偏倚图的生成也如同干预性 Meta 分析,需注意:在 RevMan 5.2 及以后的版本中,已开始使用QUADAS-2 工具了。

五、效应量及其可信区间的 Meta 分析

(一)选择效应指标

研究纳入、质量评价过程均同干预性 Meta 分析。

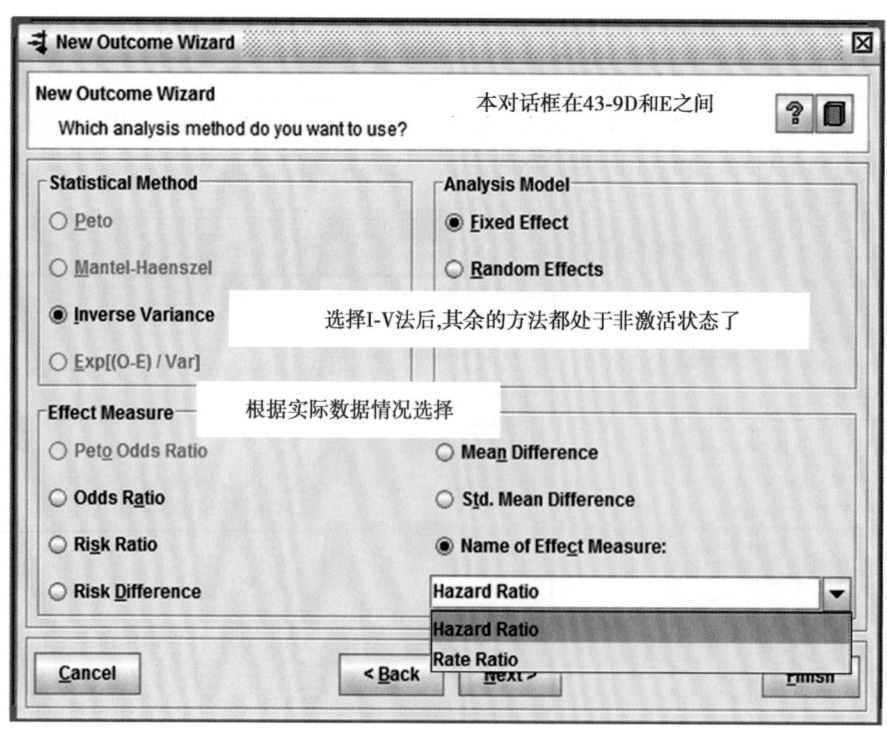

图 42-18　效应指标选择界面

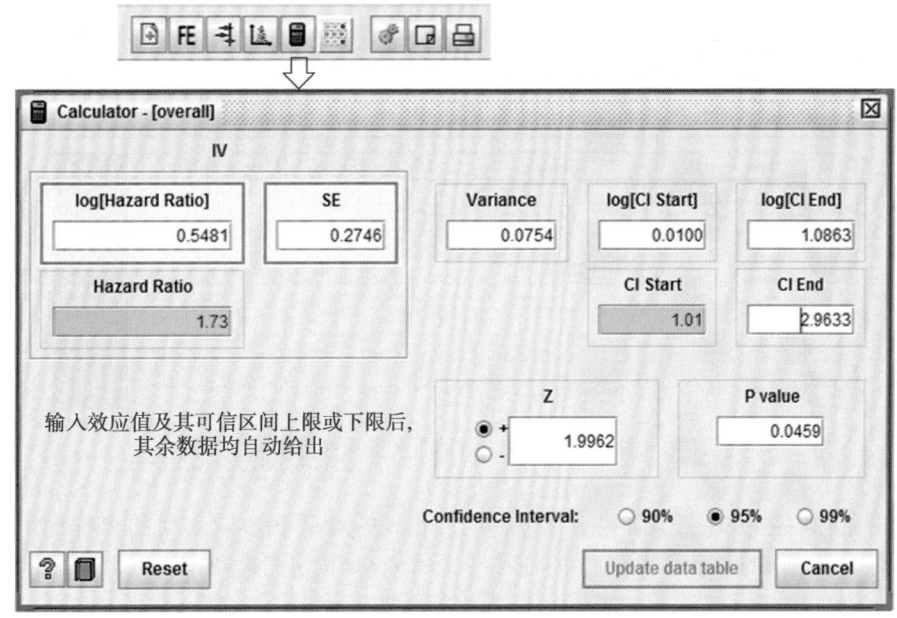

图 42-19　计算器的使用方法

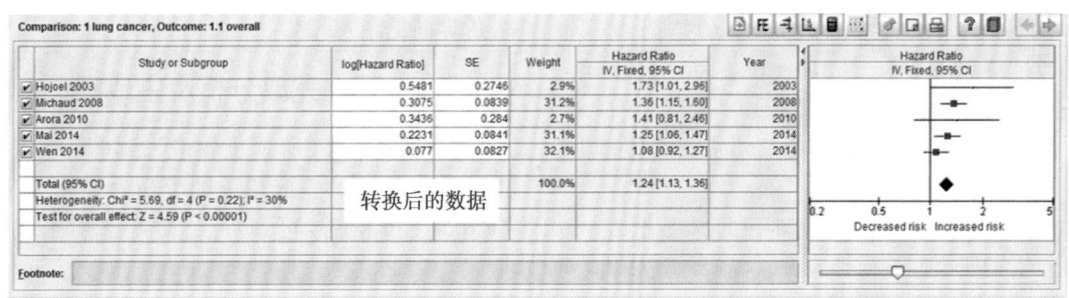

图 42-20　数据录入框架、数据及分析界面

一般来讲,当进入到图 42-9 时,在图 42-9C 中选择"Generic Inverse Variance",在图 42-9D 中将"Mortality"改为对应的结局指标即可,在图 42-9E 中将"Favours Vitamin D3"和"Favours Placebo"分别改为"Decreased risk"和"Increased risk"。

此处需注意:在步骤图 42-9D 之后和图 42-9E 之前,在图 42-18 的界面中选择所对应的效应指标。

(二) 数据转换

从表 42-4 可以看出,此处提取的是校正后的 HR 值及其 95％CI,且给出的数据输入框架为 Log[Hazard Ratio]及其 SE,故必须先对数据进行转换。转换需借用 RevMan 5 携带的计算器,使用方法见图 42-19。转换后的数据见图 42-20。

说明一点:当在图 42-18 中选择的指标为"Odds Ratio/Risk Ratio/Risk Difference"时的计算器和"Mean Difference/Std. Mean Difference"时的计算器与图42-19 有所区别,但使用方法一样。

(三) 完成分析

如图 42-20 所示,将 Log[Hazard Ratio]及 SE 的结

果填入后,即可完成分析。图形的生成及保存同二分类数据的 Meta 分析。

第三节　Meta-Disc 1.4 软件的使用

一、Meta-Disc 1.4 简介

(一) 概述

Meta-DiSc 是一款专用于诊断性研究且功能全面的 Meta 分析软件,目前最新版本为 1.4 版,运行于 Windows 操作系统下,界面友好,功能强大,操作简单,易学易用。从官方网站(表 42-1)下载后得到一个名为 metadisc140.msi 的文件。运行后,用户可以根据自己的需要选择安装目录(默认为"C:\Program Files\Meta-DiSc\"),其他都是自动安装。

(二) 操作界面简介

在图 42-21 中,主操作界面的最顶端是菜单栏,包括 Meta-DiSc 的常用功能。菜单栏下是工具栏,提供了一些操作常用的工具图示按钮,工具栏中的许多功

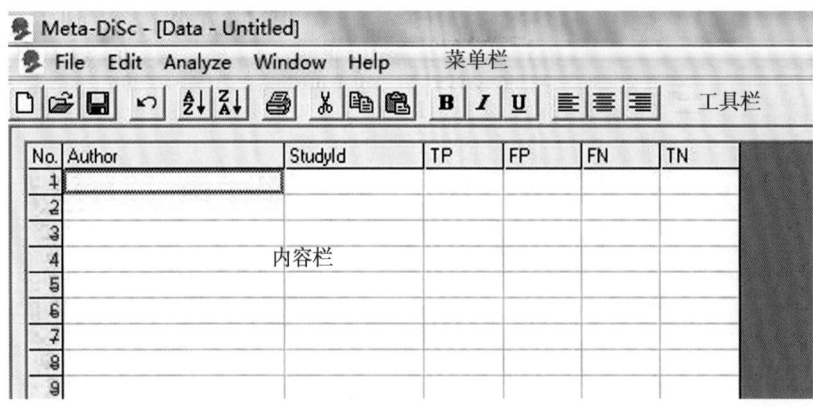

图 42-21　Meta-DiSc 1.4 主操作界面

能也可以通过点击鼠标右键实现。工具栏下方就是内容栏，是我们输入数据和进行编辑操作的主要地方。

二、数据录入及列的添加

Meta-DiSc 1.4 提供了 3 种数据录入方法：

（1）通过菜单栏 File→Import text file 引入"＊.txt"或"＊.csv"格式的文件（图 42-22）。

（2）从其他电子表格（如 Microsoft Excel）复制并粘贴至 Meta-DiSc 数据表。

（3）用键盘直接输入数据到 Meta-DiSc 数据表。

有时在探索研究间异质性来源时，需要通过 Edit→Date Columns→Add Column 来额外增加列的条目，在

出现的对话框中输入列的名称（如"异质性"），点击 Aceptar 按钮完成，如图 42-23。

三、资料录入

在图 42-21 中，手工输入纳入研究及相关数据，输入后界面见图 42-24。

四、完成分析及生成图形

按照图 42-25 所示步骤进入到图 42-26 界面，可通过如图中所示完成相关的分析及图形生成。选择"Export"按钮后，可以个人偏好选择保存位置及格式。

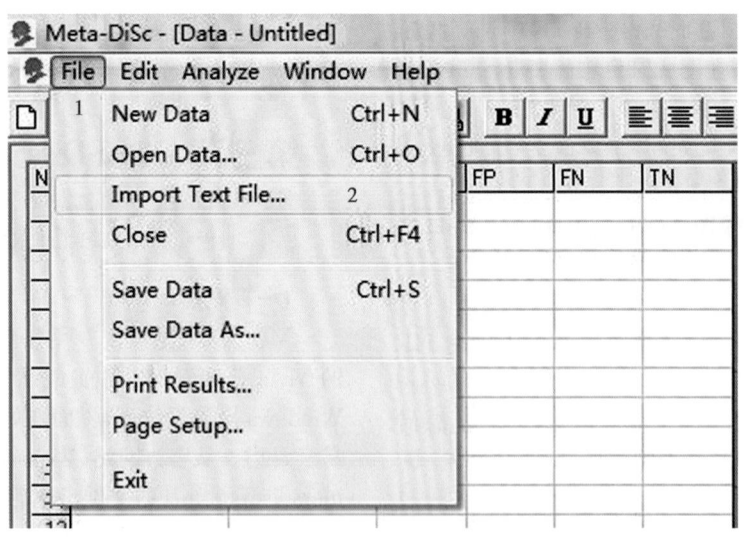

图 42-22　采用导入的方式录入数据

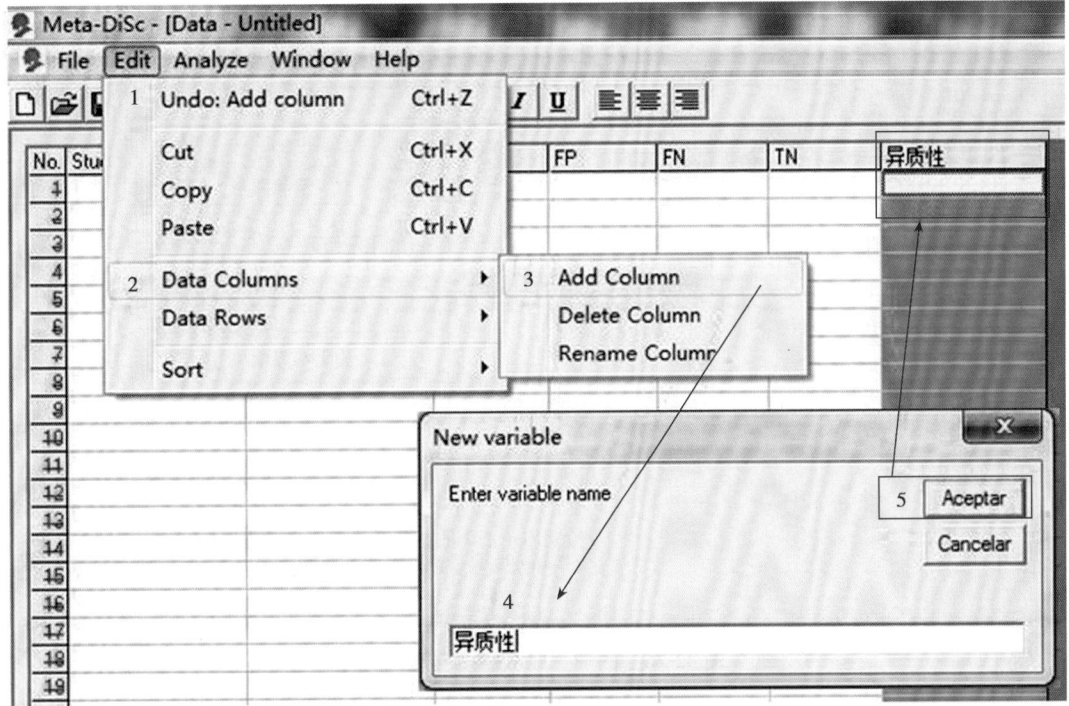

图 42-23　列的添加方法

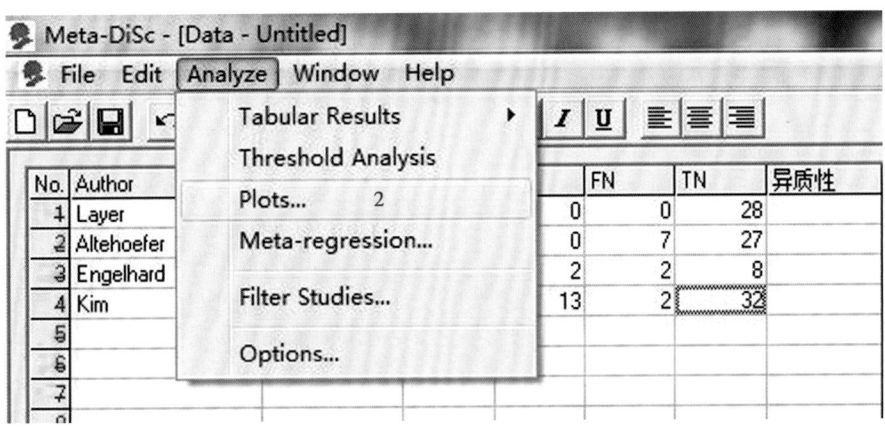

图 42-24　纳入研究及数据输入后界面

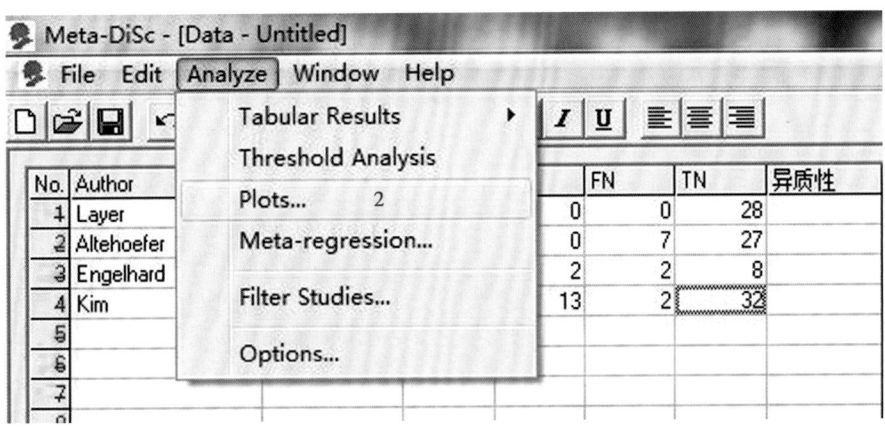

图 42-25　进入到分析图形界面

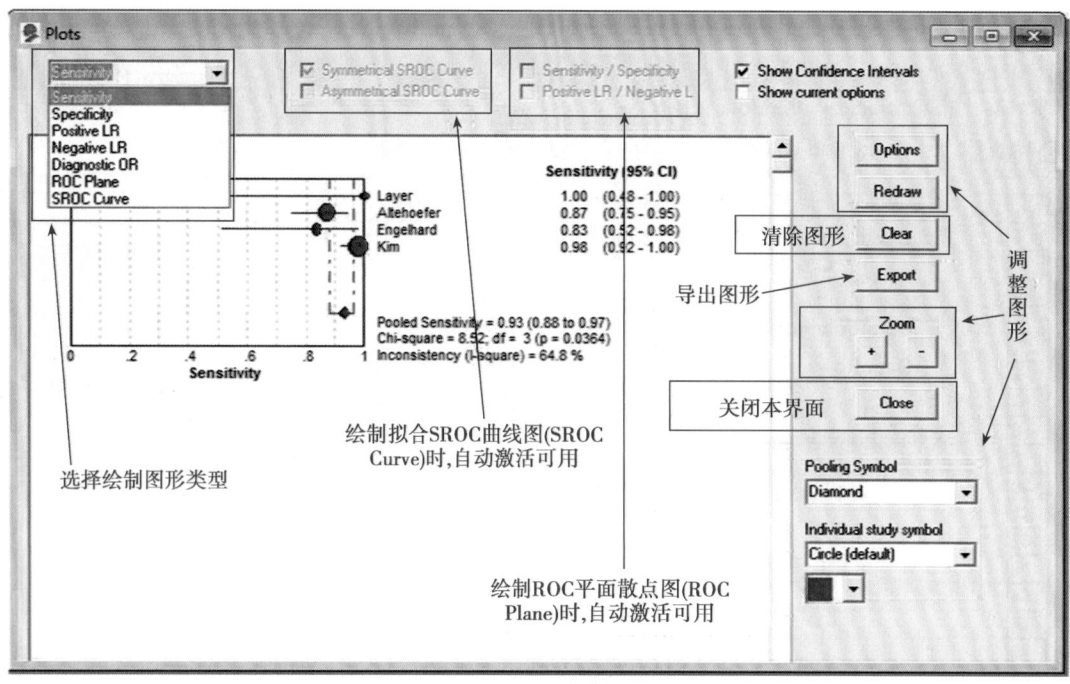

图 42-26　图形生成、调整及导出界面

第四节　TSA 0.9 软件的使用

具体见第 36 章第四节。

第五节　ADDIS V1.16 软件使用

具体见第 39 章。

（曾宪涛　翁鸿）

参 考 文 献

1. Zamora J, Abraira V, Muriel A, et al. Meta-DiSc: a software for meta-analysis of test accuracy data. BMC Med Res Methodol, 2006,6:30

2. Review Manager(RevMan)［Computer program］. Version 5. 3. Copenhagen: The Nordic Cochrane Centre, The Cochrane Collaboration,2014

3. Weng H, Li JG, Mao Z, et al. Randomised trials of vitamin D3 for critically ill patients in adults: systematic review and meta-analysis with trial sequential analysis. Intensive Care Med, 2017,43(2): 277-278

4. Zeng XT, Xia LY, Zhang YG, et al. Periodontal Disease and Incident Lung Cancer Risk: A Meta-Analysis of Cohort Studies. J Periodontol,2016,87(10):1158-1164

5. van Valkenhoef G, Tervonen T, Zwinkels T, et al. ADDIS: a decision support system for evidence-based medicine. Decision Support Systems,2013,55(2):459-475

6. Zeng X, Zhang Y, Kwong JS, et al. The methodological quality assessment tools for preclinical and clinical studies, systematic review and meta-analysis,and clinical practice guideline: a systematic review. J Evid Based Med,2015,8(1):2-10

7. 李芸芝,马彬,杨克虎,等. MRI 和骨扫描对乳腺癌骨转移诊断价值的 Meta 分析. 中国循证医学杂志,2010,10(10):1159-1163

8. 曾宪涛,张超,郭毅. R 软件 R2WinBUGS 程序包在网状 Meta 分析中的应用. 中国循证医学杂志,2013,13(9):1137-1144

9. 张超,徐畅,曾宪涛. 网状 Meta 分析中网状关系图的绘制. 中国循证医学杂志,2013,13(11):1382-1386

10. 曾宪涛,曹世义,孙凤,等. Meta 分析系列之六:间接比较及网状 Meta 分析. 中国循证心血管医学杂志,2012,4(5):399-402

11. 翁鸿,武珊珊,张永刚,等. 序贯 Meta 分析方法学简介. 中国循证医学杂志,2016,16(10):1216-1220

12. 孟详喻,田国祥,仇成凤,等. 生存资料的二次研究系列之三:预后相关二次研究的基本概念介绍. 中国循证心血管医学杂志,2016,10(3):257-259

13. 翁鸿,李胜,曾宪涛,等. 试验序贯分析软件在 Meta 分析中的应用. 中国循证医学杂志,2016,16(5):604-611

14. 李胜,张超,原瑞霞,等. 间接比较软件简介. 中国循证医学杂志,2015,15(3):362-366

15. 邬兰,张永,曾宪涛. QUADAS-2 在诊断准确性研究的质量评价工具中的应用. 湖北医药学院学报,2013,32(3):201-208

16. 曾宪涛,李胜,雷晋,等. Review Manager 5 软件在诊断准确性试验的 Meta 分析中的应用. 湖北医药学院学报,2013,32(1):6-16

17. 曾宪涛,张超,杜亮. 应用 ADDIS 软件实现网状 Meta 分析. 中国循证医学杂志,2013,13(12):1508-1515

18. 曾宪涛,田国祥,张超,等. Meta 分析系列之十五:Meta 分析的进展与思考. 中国循证心血管医学杂志,2013,5(6):561-563,587

19. 罗杰,冷卫东. 系统评价/Meta 分析理论与实践,第一版. 北京:军事医学科学出版社,2013

20. 李幼平. 循证医学,第 1 版. 北京:人民卫生出版社,2014

21. 曾宪涛,何明武. 诊断准确性试验 Meta 分析软件一本通,第 1
版. 北京:军事医学科学出版社,2014

22. 曾宪涛. 应用 STATA 做 Meta 分析,第 1 版. 北京:军事医学科学
出版社,2014

23. 曾宪涛,张超. R 与 Meta 分析,第 1 版. 北京:军事医学科学出版
社,2015

24. 曾宪涛,任学群. 应用 STATA 做 Meta 分析,第 2 版. 北京:中国
协和医科大学出版社,2017

第五篇　临床研究与评价

第43章　药物与医疗器械的临床试验

第一节　药物与器械临床试验特点

各国监管部门对药物和医疗器械的注册上市有相应法规,我国国家食品药品监督管理局对新药和三类医疗器械的上市要求有临床试验有效性证据支持,明确新药或新医疗器械是否存在申请人宣称的效能(Efficacy),或效力,即当这种新的医学干预措施在理想条件下所能达到的治疗作用的大小,是干预措施的最大期望效果。设计优良的随机对照试验是循证医学领域评价新医学干预效应的最佳方法,在证据金字塔中,其证据级别也仅次于基于随机对照临床试验的系统评价。下面以发表在JACC上的文章为例说明随机对照试验的设计特点。

在一项针对芪苈强心胶囊治疗慢性心衰有效性与安全性评价研究中,研究者以安慰剂为对照,开展了随机、双盲、安慰剂平行对照的多中心临床临床试验。

(1)研究目的:主要评价中药芪苈强心胶囊对慢性心衰患者血清NT-proBNP的影响,同时评价芪苈强心胶囊对慢性心衰患者生活质量等指标有效性及安全性的影响,以期为慢性心衰的中西医结合治疗提供临床依据。

(2)总体设计:临床症状稳定,入选之前至少2周内接受标准化方案治疗(即按2007年国家心衰诊疗指南规定用药,药物种类、剂量相对固定)的患者进入随机分组阶段。本次研究计划纳入512例患者,患者将以1:1的比例随机分配至芪苈强心胶囊组和安慰剂对照组。

(3)研究人群:入组患者必须满足方案所列的所有入选标准,并且不符合任何一项排除标准。在接受标准化治疗期间,如果存在任何禁忌的医学状况或使用禁忌药物,也是排除患者入选的标准。

(4)观察指标:有效性主要终点:血清氨基末端脑钠肽前体(NT-proBNP)作为替代指标。

有效性次要终点:两组血清NT-proBNP含量相对疗前下降值的比较;明尼苏达生活质量量表;NYHA心功能分级;超声心动图:左室舒张末期内径(LVED);左室射血分数(left ventricular ejection fraction, LVEF);6min步行距离试验(6 minute walk test, 6MWT);复合终点事件。

安全性终点:不良事件评价;临床实验室指标;12导联心电图;体格检查。

(5)研究结果:与基线相比,芪苈强心胶囊治疗组NT-proBNP下降幅度高于安慰剂治疗组,差异有统计学意义。

(6)研究结论:在标准治疗的基础上,芪苈强心胶囊能够有效降低NT-proBNP水平,是慢性心力衰竭的有效治疗手段。

临床试验之所以有如此公认的确证能力,其根本在于:与观察性研究相比,临床试验能更好控制各类临床因素对研究结果的影响。临床过程具有相当的复杂性和随机性,获得特定临床结局往往受大量已知和未知临床因素的影响。如果仅通过临床观察,很难去除自然因素、病变特征、医患主观因素等对研究结局的影响,导致干预手段与干预效应间的因果关系推定受到阻碍。

临床试验的成功实施必须依靠周全的研究设计,应充分考虑可能影响研究结果的因素,包括系统偏倚和随机偏倚。为获得可靠的研究结果,需遵循随机、对照、重复的原则。并通过实施盲法;完成意向性分析等手段,尽可能地控制偏倚。特别在研究设计阶段,充分的临床背景知识,周密的统计学设计是研究开展的必要条件。开展临床试验必须考虑可操作性,从实施过程可见临床试验不可能通过回顾性调查获取数据,还需考虑足够反应病情特征的随访计划,并通过监查和数据管理保证研究信息的准确获得。以避免研究过程在人力、物力及经济付出方面造成更大负担。在研究设计阶段,应充分考虑实际操作能力,设定逻辑严谨,具有充分科学性的研究方案是确保质量的核心任务。

第二节　临床试验的基本概念

一、探索性临床试验与确证性临床试验

临床试验根据研究目的可分为探索性研究(exploratory research)和确证性研究(confirmatory research)。

(一)探索性研究

人们对任何一种临床干预措施的认识都是渐近的,对其有效性的评价常需经过系列探索性临床试验才能明确其治疗的初步作用,这种试验设计旨在为下一阶段的临床试验设计提供重要参数,故有时需采用更灵活可变的方法进行设计,以便根据逐渐积累的结果对试验进行适当修改,统计分析也常局限于数据的描述性分析,初步评估其效应量大小,为后续研究提出进一步的假设。如新药临床试验中的 II 期临床试验是治疗作用初步评价阶段,目的是初步评价药物对目标适应证患者的治疗作用和安全性,也为 III 期临床试验设计和给药剂量方案的确定提供依据。探索性临床试验结果只是初步显示干预措施有一定作用,但往往因试验设计的灵活性(如没有设立对照组或试验样本量偏少)等因素,不能作为证明干预措施有效性的正式证据,故需根据前一阶段临床试验的初步结果提出和定义一个假设,再开展一个确证性临床试验。

(二)确证性研究

确证性研究是一种有预先陈述假设和评价方法并有恰当对照的临床试验。一个良好和成功的确证性研究:①有一个根据主要研究目的设立的关键假设,该假设一定是预先定义的,并对随后完成的试验结果进行统计学假设检验;②要估计归因于研究干预因素的效应大小及判定其临床意义;③在实施临床试验过程中遵守研究方案和标准操作程序(SOP),对不可避免的方案违背应如实记录和解释,以评估它们的影响。

确证性临床试验往往是大样本的随机对照试验,样本量大小需依据前一阶段探索性试验所估计干预措施的效应大小来计算,并在试验完成后对假设进行检验,根据统计估计的干预效应大小与临床意义综合考虑才能达到临床试验的目的。如新药 III 期临床试验的目的就是进一步验证药物对目标适应证患者的治疗作用和安全性,评价利益与风险关系,最终为药物注册申请获得批准提供充分的依据。

二、试验误差与控制

临床试验中导致试验误差的因素按其来源大致可分为随机误差和系统误差 2 大类。随机误差是由大量、微小、偶然因素引起的无法控制的误差。在有一定样本量的临床试验中,随机误差无法估计。但通过大量重复抽样,即在临床试验设计中预先确定足够的样本量,也即当有充分样本量的情况下,随机误差通常服从均数为零的正态分布,我们仍可"透过"随机误差,了解干预措施作用于特定患者人群的效应水平。

系统误差指在临床试验设计、实施、分析和结果解释等任何环节中,存在一些人为的有系统倾向性的误差,它不是因抽样引起,而是某种恒定的使试验效应偏向某一方面的因素所造成的误差,使对治疗作用的估计偏离其真实值,这些误差常称为偏倚(bias)。与随机误差不同,其偏倚大小取决于研究方法和具体条件。临床试验中偏倚一般可分为 3 类:选择偏倚、信息偏倚、混杂偏倚。

(一)选择偏倚

选择性偏倚是在临床试验中,因选择的试验对象或观察指标不恰当而引起的偏倚,可使从样本得到的结果在推广到总体时出现系统偏差。常见的选择偏倚包括:入选/排除偏倚,分组不均衡性偏倚,非同期对照偏倚等。

1. 入选/排除偏倚　研究者若对临床试验方案的入选/排除标准规定得不够具体明确,或不能按规定的入选/排除标准纳入合格受试者,导致两组入选的试验对象不尽相同,即使在同一组病人,也不具有同质性,从而产生选择性偏倚。

2. 分组不均衡性偏倚　临床试验中若不用随机方法分配受试对象,则可能影响疾病转归与预后的因素

在组间无法均衡。简单随机分配方法,在受试例数较少时两组的有关基线特征就不一定均衡,导致产生分组不均衡性偏倚。为减少或避免分组不均衡性偏倚,除增加受试例数外,常用方法之一是采用分层随机方法。

3. 非同期对照偏倚　临床试验一般要求同期对照,但有时观察病例较多,观察时间很长,从而出现非同期对照研究。这时要特别注意比较资料间是否具有可比性。通常因不同时期资料中被研究对象的条件、环境等都很难保持一致,可比性差,导致非同期对照偏倚。

在临床试验设计阶段就应对产生选择性偏倚的原因采取相应的措施,防止偏倚产生,一旦选择性偏倚已经发生,再进行校正往往是比较困难的。防止选择性偏倚的关键是临床试验设计人员能预见或估计到本临床试验可能出现哪些偏倚。①在设计阶段要尽量采取防止选择性偏倚产生的措施,须正确拟定受试对象的入选标准和排除标准;②在实施阶段,要严格按照研究目的规定的条件纳入受试者,随机分组临床试验对象,必要时采用分层随机分组。尽量使两组除研究干预因素外的其他有关条件和影响因素保持一致,确保两组主要基线特征具有可比性。

(二) 信息偏倚

信息偏倚是因临床信息收集、整理过程中各种原因的影响而出现的误差,可来自临床试验的全过程。常见的信息偏倚包括:试验条件偏倚、测量偏倚、回忆偏倚、无应答偏倚、临床资料遗漏偏倚、不接受测量偏倚、失访偏倚、期望性偏倚。

1. 试验条件偏倚　因临床试验时未制定和/或执行标准操作规程(SOP),临床试验的场所、条件、测定仪器、测定方法、试剂不同,或研究者操作和判断水平不统一对试验结果产生影响,造成的误差称为试验条件偏倚。

2. 测量偏倚　①因临床研究者未进行方案培训,导致研究实施中调查方式不统一,造成对资料收集和记录的误差;②因临床试验不能做到随机分组或非盲下执行随机分组,研究者对试验组和对照组受试者的态度不同;③试验组及对照组分别由两个人进行调查,其调查方法和质量可能不同,从而发生调查偏倚。

3. 回忆偏倚　因受试者记忆不完整,导致其准确性与真实情况间的误差。凡涉及需回忆的调查内容,但又不能提供相关可靠的文字记录时就可能发生。

4. 无应答偏倚　临床试验采用信访或电话随访时有时会出现无应答现象,且无应答者与应答者往往在临床经过等方面存在系统差异,这种偏倚称为无应答偏倚。

5. 临床资料遗漏偏倚　因临床资料中有的检查结果正常或阴性,研究者未作记录,或未经检查无记录,导致临床资料遗漏和不完整,影响研究结论的正确推导,这种误差称为临床资料遗漏偏倚。

6. 不接受测量偏倚　因临床试验中采用的检查测量方法易造成损伤、疼痛等,被检查者拒绝和逃避检查,造成两组被测量检查的数量不相同而产生的偏倚称为不接受测量偏倚。

7. 失访偏倚　临床试验过程常会有受试者因失去联系而造成失访。失访原因可能包括:①治疗效果不理想或副作用或使用不便导致受试者不愿意继续治疗;②受试者因病情变化到别的医院治疗;③受试者已经走失或痊愈。因失访出现的偏倚称为失访偏倚。

8. 期望性偏倚　期望性偏倚主要来源于研究者,研究者的主观愿望造成估计偏向自己意想的结果。这种主观愿望影响收集材料、记录实验数据和实验现象及结果解释的真实性,从而产生期望性偏倚。当临床试验不是采用双盲法观察时尤易出现。期望性偏倚也可能来自受试者,主要因研究者过分强调研究干预可能带来的治疗益处导致记录主观评价指标时所产生的期望性偏倚。

控制信息偏倚的产生,主要是在收集信息阶段,针对产生信息偏倚的原因采取相应措施。①加强对临床试验人员的试验前培训,提高临床试验质量;②采用盲法收集资料和数据,使受试对象、临床研究者、资料整理分析者不知道分组情况(从避免主观偏见或偏倚影响观察结果来考虑,双盲法优于单盲法,盲法优于开放);③用同样的方法,同等的态度对待每个被调查对象;④设计完善调查表,在调查表中回忆的内容,要尽量采用不易被人们忘记的重要指标作为调查内容;⑤重视调查表的提问方式和调查技术,减少调查中的回忆偏倚;⑥提高应答率,减少失访率,在调查中遇到无应答者要分析原因,针对具体情况采取补救措施,设法取得应答,对失访者,也应尽量了解失访原因;⑦临床试验用的测量仪器要精确,使用前必须校准,并严格执行标准操作规程。

(三) 混杂偏倚

混杂偏倚指当研究某一干预因素与疾病有疗效关系时,另一种伴随的非干预因素产生的效应,干扰干预因素所产生的效应,这一伴随因素称为混杂因素。

混杂因素常发生在治疗分析阶段,因临床试验的随机化分组方案在试验实施阶段执行不严格,或无法进行随机分组,导致影响研究结果的非干预因素在各组间分配不均,但在统计分析阶段又未采取校正而引起的偏倚。如:疾病的转归除药物治疗作用外,还与疾病的自然过程、辅助治疗及患者体质因素等有关。如果只注意药物与疾病间的联系而忽略了其他因素在各对比组中的均衡问题,就会发生混杂偏倚而容易得出错误的结论。

要较好地控制混杂性偏倚,可按可预期的重要混杂因素进行分层随机设计,试验过程中严格执行随机化方案,使潜在的混杂因素在各组分布均衡。在统计分析时应将重要的混杂因素进行分层分析或作为协变量进行调整的多变量分析。

第三节　临床试验设计的要素

临床试验的目的往往在于探讨干预措施对目标患者人群的效应。其基本要素包括干预因素、受试对象和干预效应。为获得严谨、可靠的研究结果,上述要素须在研究设计之初明确界定。

一、干预因素

干预因素指研究者施加于受试对象的某种干预措施,在上市前临床试验中,新的药物或医疗器械多是待评价的干预措施。在开展临床试验前,必须有充分的临床前动物研究作为依据,经动物实验证实是有效、无害的干预措施才能过渡到临床试验,在临床试验设计和执行过程中需充分考虑伦理学原则。

除确定的干预因素外,凡是影响试验结果的其他因素都称为非干预因素,又称混杂因素。因非干预因素也可能对临床干预效应造成影响,可能干扰针对干预因素效应的对比和分析,设计时应充分考虑并控制这些非干预因素。在随机对照临床试验中,设立合理对照组的主要目的,就是通过使可能对干预效应构成影响的非干预因素(如疾病的自然进程、观察者或患者的期望、其他治疗措施等)在组间获得均衡,从而将干预因素给患者带来的干预效应与其他非干预因素造成的效应区分开来。

临床试验中对照组的设置原则上应遵循专设、同步、均衡的原则。①所谓对照组的专设,指在临床试验设计中,将合格的受试者分出一部分作为对照,即不接受所研究的干预因素,在试验结束时比较两组的干预效应,从而达到对照组所起的"比较鉴别"的作用。仅通过自身前后对比或与历史数据对比的方式验证结论往往不可取。因为:自身对照很难去除自然病程变化及转归对研究结果的影响,而历史数据往往因受试对象、条件、环境等因素的不一致而影响研究结果的可信性。也存在其他情形,如:当针对某类临床问题的干预能力已经通过大量研究,获得被广泛认可的性能标准时,则以这些性能标准作为标准对照,所完成的单组目标值设计可用于某些医疗器械的临床试验。②所谓同步,要求设立平行的对照组,即从与试验组相同的人群中选出,且作为同一临床试验治疗的一部分,同时按各自规定的方法进行治疗。③所谓均衡,要求试验组和对照组的所有基线值,除干预因素外其他可能影响结果的非干预因素应当相似,达不到这样的相似性就可能在试验中引入偏倚。为防止或控制这些偏倚的发生,及保证试验组和对照组在开始研究时彼此相似,并在试验过程中接受相似的非干预因素作用,常用的 2 种技术是随机化和盲法。

二、受试对象

受试对象是干预措施所作用的个体。临床试验的目的通常在于通过分析一组受试对象的干预效应,揭示干预措施作用于特定人群的干预效能。因此受试对象的选择能否充分代表目标人群的特征,将是研究结果可靠性的重要决定因素。为获得严谨的研究结论验证临床问题,以下几点须在受试对象的选择过程中充分考虑:

1. **疾病诊断**　应选择公认,准确的疾病诊断标准作为纳入患者的判定标准。诊断标准的准确性是干预性研究结果可靠性的前提条件。

2. **入选/排除标准**　入选/排除标准的制定应从研究目的出发,使纳入的受试对象能充分代表目标总体的特征。疾病诊断标准仍是制定药物临床试验入选标准的首要前提,应注意选择纳入对干预因素敏感和反应稳定的个体作为受试对象,排除从伦理考虑不适合参加临床试验的受试对象。对病情过于复杂,可能干扰有效性评价的受试对象,应制订排除标准将其排除。

3. **确定样本量**　确定样本量应依据统计设计类型,选择相应的样本量估算方法,并采用具有临床依据的估算参数,计算符合统计学要求的样本量。当研究设计需要符合相关法规对研究样本含量的要求时,则研究样本量的确定应同时符合统计学与法规规定的要求。

三、干预效应

干预效应是指干预因素作用于受试对象的反应和结果。为准确反映干预效应,需选择适当的观察指标用以测量治疗效应。要求选定的观察指标与干预效具有本质联系,能反映治疗效应的真实强度。选择观察指标需关注以下内容。

1. **指标类型**　观察指标分为主观指标和客观指标,主观指标是受试对象的主观感觉、记忆、陈述或研究者的主观判断结果;客观指标是借助测量仪器和检验等手段获得的观察结果。在临床试验中,主观指标易受研究者和受试对象心理因素的影响,具有随意性和偶然性;客观指标具有较好的真实性和可靠性。因此在可能的情况下,选择客观指标有助于获得准确的研究结果。注意:有些情况下主观指标具有不可替代的应用意义,如神经精神类药物研究中,主要评价指标是主观评价的量表。

2. 指标的精确性　包括准确度和精密度 2 层含义。准确度指观察值与真值的接近程度,主要受系统误差的影响;精密度指重复观察时,观察值与其均数的接近程度,其差异来自随机误差。指标选择时,应根据临床允许的误差范围,选择具有充分准确度和精密度的观察指标。

3. 指标的特异性和灵敏性　特异性代表该指标鉴别真阴性的能力,特异度高的指标能够揭示干预因素的作用,不易受混杂因素的干扰;灵敏度高的指标能更好地显现出干预因素的效应。观察指标选择应关注其灵敏度和特异度,选择具有较高特异性和灵敏性的指标。

4. 主要指标与次要指标　通过临床干预研究,可获得大量关于特定疾病的临床信息,故观察指标不可能只有一个。临床试验中各临床指标的作用不同,在研究设计阶段,通常会根据研究目的确定一个与研究目的有本质关联,能确切反映干预效应的观察指标作为主要指标,其他与研究目的相关的指标则作为次要指标。在研究过程中主要指标与次要指标的地位和作用不同。基于主要指标的干预效应验证是判断研究目的能否获得验证的关键。主要指标也是干预研究样本量估算的主要参数。当研究方案中定义了多个主要指标时,因存在多重性问题,在统计分析过程中有必要对检验水准进行相应调整,样本量估算过程的统计参数也需做出相应改变。故当研究设计中难以确定唯一观察指标为主要指标时,可将多个指标组合成一个复合指标作为主要指标。临床研究中已广泛应用的评定量表就是综合多方面信息的复合指标。

5. 替代指标　临床研究若因条件所限,无法获得反映患者感受,功能及存活状态等能直接表达实际临床效果的指标作为观察指标时,可考虑用替代指标(surrogate variable)间接反映临床效果。替代指标指能预测临床结局的实验室测量生物标记物或体征等,替代指标本身不直接反映临床有效性。如在前例中提到的芪苈强心胶囊治疗慢性心衰的临床研究中,因氨基末端脑钠肽前体(NT-proBNP)能早期反映整体甚至局部心脏结构改变导致的功能变化,与纽约心脏病协会(NYHA)心功能分级比较,更能真实反映心功能的变化。故被用作合理的替代重点。再如针对获得性免疫缺损综合征(AIDS)的治疗研究,旨在通过治疗挽救患者生命,但因 AIDS 进展较缓慢,在有限研究周期内往往无法获得患者的生存改善信息,故常以 CD4 细胞的数量作为替代指标反映疗效。采用替代指标常能有效地缩短研究周期。必须注意:①替代指标与试验目的在生物学上有充分的相关性;②替代指标对临床结果的预测价值具有充分的流行病学证据;③从临床试验中获得的有关干预因素对替代指标的作用程度与干预因素对临床结局的作用程度相一致。

四、统计学设计类型与假设检验

(一)统计学设计类型

干预性研究的核心目的在于验证临床干预措施的临床效应,随机对照试验是常用的研究手段。从验证目标看,临床试验的统计学设计可分为:优效性设计,非劣效设计,等效性设计及单组目标值设计。

新药有效性确证的临床试验,安慰剂对照的研究设计类型常被认为是验证治疗效应的金标准设计。通过与安慰剂治疗的对比,验证试验药物的疗效优于安慰剂治疗,最能充分展现药物的有效性。在此类验证中所应用的设计类型为优效性(superiority)设计。如前文提及的芪苈强心胶囊治疗慢性心衰的观察中,就是在基础治疗的基础上以安慰剂和芪苈强心胶囊作为对照,进行疗效评价。但在很多临床情况下,出于治疗需要及伦理学的考虑,安慰剂对照研究可能并不适合被选做临床研究的设计方案,特别是当已有治疗研究疾病的有效方法,且患者病情急迫不宜采用安慰剂对照的情况,以阳性治疗方法为对照的研究就成为干预研究的首选,此时的验证目的是说明试验药物的疗效与对照药相仿或不逊于对照治疗,所采用的设计方式则为等效性(equivalence)或非劣效性(non-inferiority)研究设计。

在某些医疗器械的临床试验设计中,常出现无法实施盲法、不能随机分组等情况,随机对照临床临床试验往往缺少可操作性。在这种情况下,目标值法(objective performance criteria,OPC),成为一种颇具实际意义的研究方法。该方法是比较观察一组被试产品的疗效和/或安全性和/或性能评价指标与目标值,故又称为“单组目标值法”。单组目标值法的关键是确定目标值,通常是从大量历史数据库(如:文献资料或历史记录)的数据中得到的一系列被行业广泛认可的性能标准,这些标准可作为说明某类器械的安全性或有效性的替代指标或临床终点。单组目标值法也应建立在特定的适应证、入选/排除标准、主要疗效评价指标及评价时间点等基础上,才可以保证当前试验所获得的结果与外部对照具有可比性,以保证单组目标值法研究结果的科学性。

(二)有效性界值的确定

无论优效性,非劣效性检验,等效性或目标值法,有效性界值都是不可缺少的参数。

在优效性试验中,有效性界值指临床上认可,验证试验干预措施优于与对照措施所必须达到的干预效应差异的最小值。在非劣效性和等效性试验中指临床上可接受,验证试验措施与对照措施干预效应相仿或试验措施不低于对照措施的干预效应差异的最大值。对非劣效性和等效性试验,它必须小于阳性对照药与安慰剂比较时的效应差值(如果已知,可取 1/3 或 1/2)。优效性、非劣效性试验仅用一个界值,而等效性试验要用劣侧和优侧两个界值,两侧界值可不等距,实际中一般取等距。

目标值法的应用中,通常目标值由靶值(target)和单侧置信区间界限(通常 95% 单侧置信区间界限)组成。其中,单侧置信区间界限最重要,有时仅用单侧置信区间界限表示。靶值是从历史数据中得到的该类干预方法的平均值,一般需对已有研究进行汇总分析(如Meta 分析);单侧置信区间界限确定单侧置信区间的最低或最高可接受的目标值,此值应为本研究领域内临床获得公认的干预效应评价标准(可从相关规范、指南等指导性文件中获得)。

界值的确定必须在试验设计阶段完成并在试验方案中阐明,界值的首要意义在于其临床合理性,不能依赖于生物统计学专业人员指定。

(三)干预效应的统计学验证

有别于统计学中常见的差别性检验,干预效应的验证有自己的特点。以下将简要介绍干预性研究的验证方法。为方便说明干预性研究的验证方法,假定所选指标为正向指标,即数值越大,表示疗效越好,统一用如下符号作为组别或参数。

T:试验措施的干预效应(试验组主要指标的效应值,均数或率);

C:对照措施的干预效应(对照组主要指标的效应值,均数或率);

δ:界值;

α:检验水准(在通常的情况下取 $\alpha=0.05$,双侧检验);

原假设和备择假设分别用 H_0 和 H_1 表示。

在统计学常用的差别性假设检验中,检验假设如下:

H_0:T=C

H_1:T$\neq$C

以上统计推断往往用于说明两者的差别有无统计学意义,若 $P>\alpha$,表明统计上"不能拒绝零假设",但并非说明零假设成立,也不能说明试验措施与对照措施的干预效应相当;若 $P<\alpha$,虽可"拒绝零假设",但也只能推断两者在统计上有差别,而不能评价差别的大小。这难以满足临床实际中需评价疗效差别的要求。为能

推断优效性、非劣效性和等效性,需建立有别于传统的检验假设。干预效应的验证中,在完成假设检验的同时,还会通过可信区间法估算干预效应。即通过计算试验组与对照组(或公认标准)干预效应差值的可信区间,验证研究假设,且更加直观。

(1)优效性设计:检验假设:

H_0:T-C$\leqslant\delta$

H_1:T-C$>\delta$

从以上检验假设可见,优效性检验取单侧 $\alpha=0.025$ 的检验水准,当 $P<0.025$ 时,则拒绝 H_0 接受 H_1,可认为试验干预措施优于对照措施。实际应用中,如果验证目的在于证明试验措施优于对照措施即可时,常取 $\delta=0$(即统计优效性试验);在其他情况下,要验证试验措施的干预效能较对照措施提高达到具有临床意义的差异水平时,则需要根据临床意义设定具有临床意义的界值 δ(即临床优效性试验)。

在可信区间法中,优效性试验仅关注可信区间下限的特征。故当试验措施与对照措施效果差异的单侧 97.5%(或双侧 95%)可信区间,完全落在优效性界值右侧时,即其单侧 97.5%(或双侧 95%)可信区间的下限应大于设定的判断界值 δ 时,可判定优效性假设成立(图 43-1)。

(2)等效性设计:检验假设:

H_0:|T-C|$>\delta$

H_1:|T-C|$\leqslant\delta$

等效性检验关注试验措施与对照措施的效果差异,只有试验措施比对照措施的干预效应既不高于 δ,也不低于 $-\delta$ 时,方可拒绝 H_0 接受 H_1,认为试验干预措施等效于对照措施。

在可信区间法中,等效性试验关注可信区间上限和下限的特征。当试验措施与对照措施效果差异的双侧 95% 可信区间,基于等效性界值 δ,当可信区间的下限高于 $-\delta$,且同时可信区间的上限低于 δ,及可信区间完全落在由判定界值构成的区间 $(-\delta,\delta)$ 之内时,则可判定等效性假设成立(图 43-1)。

(3)非劣效设计:检验假设:

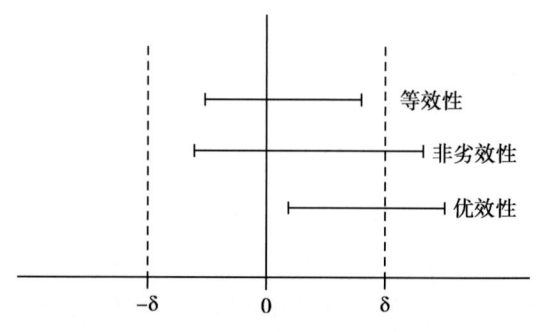

图 43-1　干预效应的假设检验

$H_0: T-C \leqslant -\delta$

$H_1: T-C > -\delta$

非劣效性检验取单侧 $\alpha = 0.025$ 的检验水准,当 $P < 0.025$ 时,则拒绝 H_0 接受 H_1,可认为试验干预措施非劣于对照措施。

在可信区间法中,非劣效性试验仅关注可信区间下限的特征。因此,当试验措施与对照措施的效果差异的单侧 97.5%(或双侧 95)可信区间,完全落在非劣效性界值右侧时,即其单侧 97.5%(或双侧 95%)可信区间的下限应该大于设定的判断界值 $-\delta$ 时,则可判定非劣效性假设成立(图 43-1)。

(4)目标值法:单组目标值法中无对照组,故以 T_0 表示公认的目标值水平。

检验假设:

$H_0: T < T_0$

$H_1: T \geqslant T_0$

目标值法取单侧检验 $\alpha = 0.025$ 的检验水准,当 $P < 0.025$ 时,则拒绝 H_0 接受 H_1,可认为试验干预措施达到公认的目标值水平。

在可信区间法中,目标值法仅关注可信区间下限的特征。当试验措施效果的单侧 97.5%(或双侧 95%)可信区间,完全落在目标值右侧时,即其单侧 97.5%(或双侧 95%)可信区间的下限应该大于设定的目标值 T_0,则可判定试验措施的干预能力达到目标值水平。

五、临床试验设计类型的选择

(一)平行组设计

平行组设计是最常用的临床试验设计类型(模式图见图 43-2)。根据研究目的,可为试验措施设置一个或多个对照组。试验措施也可设多个干预强度组,以探讨剂量效应关系。对照组可分为阳性或阴性对照。阳性对照一般采用按所选适应证当前公认的有效干预方法,阴性对照一般采用安慰剂,但必须符合伦理学要求。试验药剂量组的设定完全取决于试验目的。平行设计的主要优势在于设计方式较简明,研究周期相对较短。

平行组设计仍是实际应用中常见的设计类型,如前文提及的芪苈强心胶囊治疗慢性心衰的研究,采用的正是此类设计方法。其设计结构相对简单,研究过程易于控制获得,故获得广泛应用。

(二)交叉设计

交叉设计是综合应用自身比较和组间比较设计的一种设计方法,参加试验的每个个体随机分配到两个或多个试验顺序组中,在各个时期对受试者逐一实施各种处理,以比较各处理组间的差异。交叉设计可控制个体间的差异,减少受试者人数。常用于生物等效性研究或临床上目前尚无特殊治疗而病情缓慢的慢病患者的对症治疗。不适宜有自愈倾向,或病程较短疾病的治疗研究。

最简单的交叉设计是 2×2 形式(图 43-3),即将每个受试者随机分配到两个不同的试验顺序组中,如 AB 或 BA 两个治疗顺序,其中,AB 顺序组的患者在第一阶段接受 A 处理,在第二阶段接受 B 处理;BA 顺序组与 AB 治疗恰好相反。由于每个试验阶段的治疗对后一阶段有一定的延滞作用,称为延滞效应。采用交叉设计时应避免延滞效应,要求每个受试者需经历如下几个试验阶段,即准备阶段、第一试验阶段、洗脱期和第二试验阶段。其中,第一试验阶段后需安排足够长的洗脱期和有效的洗脱手段,以消除其延滞效应。药物临床试验中,一般洗脱期时间为 5 个药物半衰期。因资料统计分析时还需检测是否有延滞效应存在,试验过程中尽量避免受试者的失访。

其他复杂的交叉设计如:三阶段二处理的交叉设计,受试者分为两组,第一组在三个阶段分别顺序接受 ABA 处理,而第二组分别顺序接受 BAB 处理。

(三)析因设计

析因设计(factorial design)是一种多因素的交叉

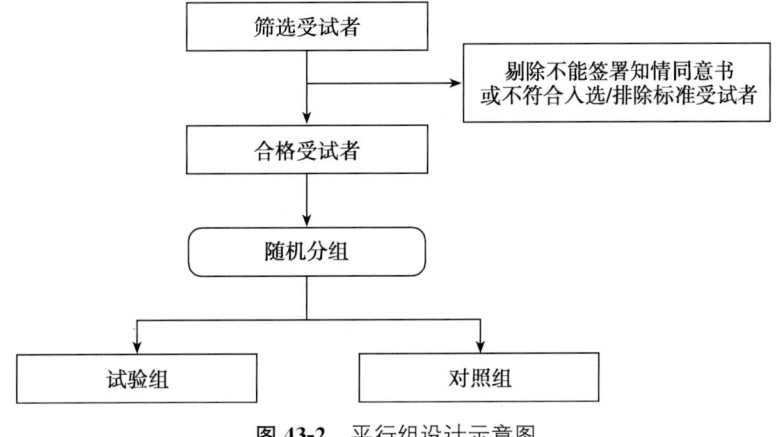

图 43-2　平行组设计示意图

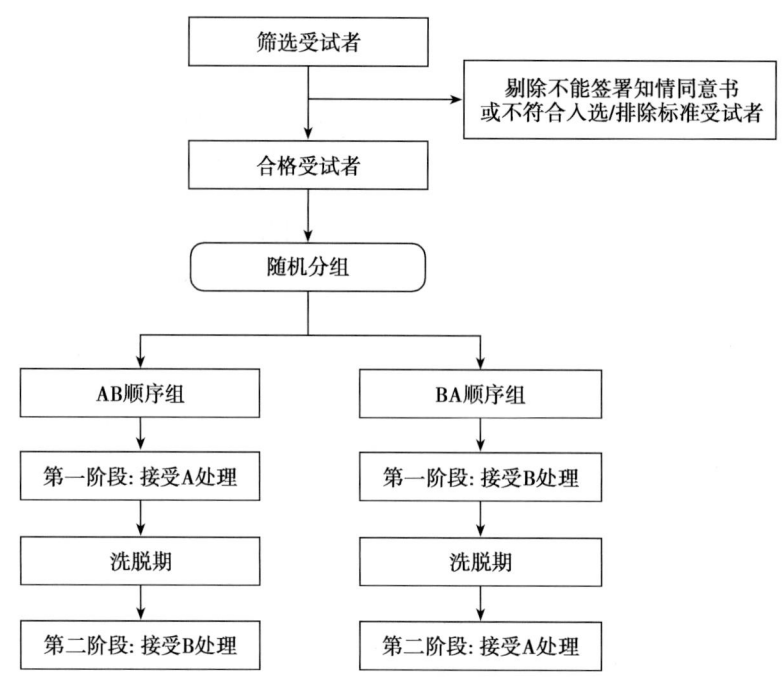

图 43-3　两处理、两阶段(2×2)交叉设计示意图

分组试验设计,通过将两个或多个研究因素的各个水平进行全面组合,同时评价各个处理效应。不仅可检验每个因素各水平间的差异,还可检验各因素间的交互作用,比较各因素不同水平的平均效应和因素间不同水平组合下的平均效应,寻找最佳组合。

最简单的析因设计为 2×2 析因设计(图 43-4),即两因素两水平析因设计。若研究 A 药和 B 药的交互作用,涉及两个处理因素,记为 A 因素和 B 因素。每个处理因素设为"不用(或用安慰剂)"和"用药"两个水平,分别记为(A1、A2)和(B1、B2)。将两因素各水平组合后共有 4 个处理组:安慰剂组(A 药安慰剂+B 药安慰剂),单纯 A 药组(A 药+B 药安慰剂),单纯 B 药组(B 药+A 药安慰剂),A/B 联合用药组(A 药+B 药)。

(四) 成组序贯设计

与前面谈到的设计类型不同,成组序贯设计(group sequential design)允许在试验组与对照组确实被证明存在疗效差异的情况下提前终止试验,从而节约研究样本,是一种经济快速的设计方法。在成组序贯设计的研究中,按照研究者规定,将实验划分为 N 个连续的节段,在每一阶段研究结束后,将针对所有已完成的病例进行期中分析,按照预先设定的检验水准,如拒绝原假设(即已经验证了试验方法的有效或无效)即停止实验,若不拒绝原假设则按照原计划继续下一阶段研究。

从研究设计的角度看,序贯设计存在以下优势:①节约研究成本,当通过完成病例的分析已能确认试

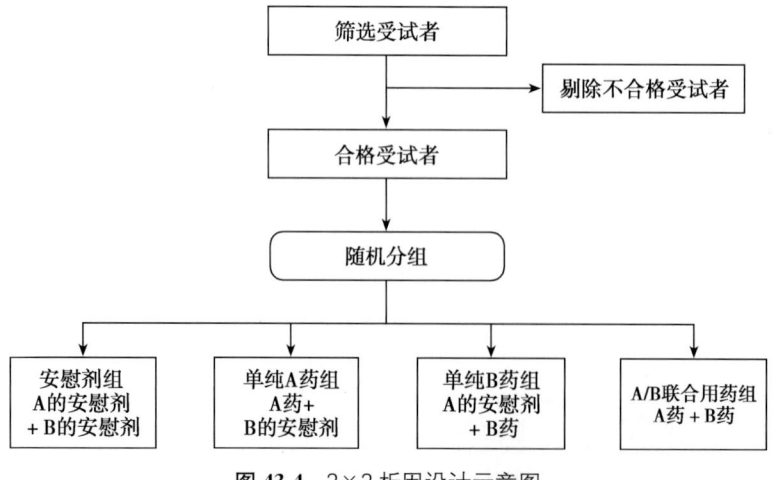

图 43-4　2×2 析因设计示意图

验方法的有效性或确证其无效时,可尽早中止研究,从而节约时间及减少人员和经济花费;②更符合伦理学原则,当一个有效治疗方法的效果能用更短的试验周期获得验证时,可迅速投入临床应用,使患者获益;若试验方法利用较少的研究样本即可充分论证无效的临床结论,防止更多受试者无端暴露于研究风险;③有助于提高研究质量,因序贯实验中研究者要不断分析数据,故更易了解研究过程中的实际问题,利于通过有效措施改进提高研究质量。

对成组序贯设计,因要完成多次检验,须考虑 α 消耗,需通过对检验水准的调整以控制一类错误的可能性。在开展成组序贯设计的研究时,有研究者需要根据具体情况,预先设定检验次数及相应的检验水准。

六、样本量估算

确定样本量是研究设计中的重要工作,通过统计学方法计算出验证研究目的所需样本量,既保证有足够的研究样本验证研究目的;也避免使过多受试对象在非必要的情况下暴露于研究风险,使研究设计更符合伦理学原则。

样本量估算虽是依据必要的统计方法计算而来,但样本量估算绝不是仅依靠统计学计算,需在获得充分临床信息的基础上才能够完成有效的估算。即正确的估算方法和准确的临床参数构成样本量估算的 2 大基石。估算参数可参考历史同类研究,预试验结果或前期探索性研究结果获得。研究工作中,样本量估算可借助相关的统计学软件完成,这里也简要介绍常用样本量估算公式。

为了便于理解,我们首先对估算中所遇到的统计学符号做如下约定:

n:样本量

T:试验组

C:对照组

α:检验水准

β:二类错误;1-β 为把握度

μ:标准正态离差界值。$\mu_{1-\alpha}$ 和 $\mu_{1-\beta}$ 分别代表 1-α 和 1-β 相应的单侧界值

S:标准差

ε:试验组与对照组效应差值

π:总体率。π_T:试验组率 π_C:对照组率

δ:等效/非劣效界值

(一)　优效性设计

1. 计量指标　对计量指标,当假定试验组与对照组的治疗效应差值为 ε,且两组具有相同的标准差 S 的情况下,样本量估算公式如下:

$$n=2\left[\frac{(\mu_{1-\alpha}+\mu_{1-\beta})s}{\varepsilon}\right]^2$$

如,为验证某物理治疗设备具有辅助脑卒中患者功能康复的治疗效应,在常规治疗基础上,以模拟治疗为对照评价该物理治疗设备的功能改善能力,以 NHISS 量表评分为评价指标,根据预试验设试验组 NHISS 量表评分的改善幅度平均值较对照组高 1.0 分;设两组的标准差为 2.0。取 α＝0.025(单侧);β ＝0.2。

将以上参数代入上公式计算得:

$$n=2\left[\frac{(\mu_{1-\alpha}+\mu_{1-\beta})s}{\varepsilon}\right]^2$$
$$=2\left[\frac{(1.96+0.84)\times2.0}{1.0}\right]^2$$
$$=62.72\approx63$$

即每组需要完成有效病例 63 例,则可以在把握度 0.8,检验水准 0.025(单侧)的情况下验证优效性结论。

2. 计数指标　对计数指标,当假定试验组率为 π_T,对照组率为 π_C 的情况下,样本量估算公式如下:

$$n=2\left(\frac{\pi_T+\pi_C}{2}\right)\left(1-\frac{\pi_T+\pi_C}{2}\right)\left[\frac{\mu_{1-\alpha}+\mu_{1-\beta}}{\pi_T-\pi_C}\right]^2$$

如,为验证某针对难治性白血病的新疗法与传统疗法相比,治疗效果有明显提高,以治疗结束时的优效性为主要评价指标,根据预试验设试验药物的有效率可达到 40%;传统疗法治疗有效率为 20%。取 α＝ 0.025(单侧);β＝0.2。

将以上参数代入上公式计算得:

$$n=2\left(\frac{\pi_T+\pi_C}{2}\right)\left(1-\frac{\pi_T+\pi_C}{2}\right)\left[\frac{\mu_{1-\alpha}+\mu_{1-\beta}}{\pi_T-\pi_C}\right]^2$$
$$=2\times0.3\times0.7\times\left[\frac{1.96+0.84}{0.2}\right]^2$$
$$=82.32\approx83$$

即每组需要完成有效病例 83 例,则可以在把握度 0.8,检验水准 0.025(单侧)的情况下验证优效性结论。

(二)　等效性设计

1. 计量指标　对计量指标,当假定试验组与对照组具有相同的平均值即 T＝C 且两组具有相同的标准差 S 的情况下,取等效界值为 δ,样本量估算公式如下:

$$n=2\left[\frac{(\mu_{1-\alpha}+\mu_{1-\beta/2})s}{\delta}\right]^2$$

如,为验证某新型降压药物与钙离子拮抗剂具有相同的降压能力,以治疗前后血压的下降值作为主要评价指标,根据预试验设试验药物与对照药物在治疗前后所能取得的血压下降幅度相同,即具有相同的平均值,设标准差为 10mmHg,并根据临床实际设以

3mmHg 作为可接受等效性界值。取 α＝0.05（双侧）；β＝0.2。

将以上参数代入上公式计算得：

$$n=2\left[\frac{(1.64+1.28)\times10}{3}\right]^2$$
$$=189.48\approx190$$

即每组需要完成有效病例 190 例，则可以在把握度 0.8，检验水准 0.05（双侧），等效界值 3mmHg 的情况下验证等效性结论。

2. 计数指标　对计数指标，当假定试验组与对照组具有相同的总体率 π 的情况下，取等效界值为 δ，样本量估算公式如下：

$$n=2\pi(1-\pi)\left[\frac{\mu_{1-\alpha}+\mu_{1-\beta/2}}{\delta}\right]^2$$

如，为验证某抗真菌药物与酮康唑具有相同的降压能力，以治疗结束时真菌清除作为主要评价指标，根据预试验设试验药物与对照药物在治疗结束时所能取得的真菌清除能力相同，即具有相同的真菌清除率，设清除率均为 85%，并根据临床实际设以 10% 作为可接受等效性界值。取 α＝0.05（双侧）；β＝0.2。

将以上参数代入上公式计算得：

$$n=2\times0.85\times0.15\left[\frac{1.64+1.28}{0.1}\right]^2$$
$$=217.42\approx218$$

即每组需要完成有效病例 218 例，则可以在把握度 0.8，检验水准 0.05（双侧），等效值 10% 的情况下验证等效性结论。

（三）非劣效设计

1. 计量指标　对计量指标，当假定试验组与对照组具有相同的平均值即 T＝C 且两组具有相同标准差 S 的情况下，取非劣效界值为 δ，样本量估算公式如下：

$$n=2\left[\frac{(\mu_{1-\alpha}+\mu_{1-\beta})s}{\delta}\right]^2$$

如前例，为验证某新型降压药物的降压能力不低于钙离子拮抗剂，以治疗前后血压的下降值作为主要评价指标，根据预试验设试验药物与对照药物在治疗前后所能取得的血压下降幅度相同，即具有相同的平均值，设标准差为 10mmHg，并根据临床实际设以 3mmHg 作为可接受的非劣效性界值。取 α＝0.025（单侧）；β＝0.2。

将以上参数代入上公式计算得：

$$n=2\left[\frac{(1.96+0.84)\times10}{3}\right]^2$$
$$=174.22\approx175$$

即每组需要完成有效病例 175 例，则可以在把握度 0.8，检验水准 0.025（单侧），非劣效界值 3mmHg 的情况下验证非劣效性结论。

2. 计数指标　对计量指标，当假定试验组与对照组具有相同的总体率 π 的情况下，取非劣效界值为 δ，样本量估算公式如下：

$$n=2\pi(1-\pi)\left[\frac{\mu_{1-\alpha}+\mu_{1-\beta}}{\delta}\right]^2$$

如前例，为验证某抗真菌药物的抗真菌治疗能力不低于酮康唑，以治疗结束时真菌清除作为主要评价指标，根据预试验设试验药物与对照药物在治疗结束时所能取得的真菌清除能力相同，即具有相同的真菌清除率，设清除率均为 85%，并根据临床实际设以 10% 作为可接受非劣效性界值。取 α＝0.025（单侧）；β＝0.2。

将以上参数代入上公式计算得：

$$n=2\times0.85\times0.15\left[\frac{1.96+0.84}{0.1}\right]^2$$
$$=199.92\approx200$$

即每组需要完成有效病例 200 例，则可以在把握度 0.8，检验水准 0.025（单侧），非劣效界值 10% 的情况下验证非劣效性结论。

（四）目标值法

当采用目标值法验证有效性时，须首先在充分临床依据的基础上确定具有公认度的目标值参数：靶值（P_T）和可接受的可信区间下限（P_0），相应的样本量估算公式如下：

$$n=\frac{\left[Z_{1-\alpha}\sqrt{P_0(1-P_0)}+Z_{1-\beta}\sqrt{P_T(1-P_T)}\right]^2}{(P_T-P_0)^2}$$

如，为验证某射频消融导管的临床有效性，以治疗后三个月的治疗成功情况作为主要评价指标，根据专家共识及相关审评机构的认定标准，以成功率 90% 为靶值，以 80% 为可接受的可信区间下限。取 α＝0.025（单侧）；β＝0.2。

将以上参数代入上公式计算得：

$$n=\frac{\left[Z_{1-\alpha}\sqrt{P_0(1-P_0)}+Z_{1-\beta}\sqrt{P_T(1-P_T)}\right]^2}{(P_T-P_0)^2}$$
$$=\frac{\left[1.96\sqrt{0.8\times0.2}+0.84\sqrt{0.9\times0.1}\right]^2}{(0.9-0.8)^2}$$
$$=107.33\approx108$$

即共需要完成有效病例 108 例，则可以在把握度 0.8，检验水准 0.025（单侧），靶值 90%，可接受的可信区间下限 80% 的情况下验证有效性结论。

第四节 医疗器械注册 临床试验案例

一、研究目的

评价某公司研发的 GD-2000 骨科机器人导航定位系统(以下简称机器人系统)在股骨颈骨折空心钉内固定手术中的导航定位功能,机器人系统利用正、侧位两幅 X 光图像,就可准确定位出手术路径及空心钉的空间位置。机器人系统软件自动计算出导针的打入深度和所需空心钉的长度,并通过机械臂的精确运动,借助高精度套筒,为医生提供稳定的打入路径,使医生可完全按照之前的规划,准确地置入空心钉。

二、主要有效性评价指标的确定

明确该骨科机器人导航定位系统的功能定位是:用于股骨颈骨折空心钉内固定术中,辅助手术路径规划及空心钉导针的定位。

目前为患者实施的股骨颈骨折空心钉内固定术,采用 3 枚空心钉固定股骨颈骨折,在骨折良好复位的前提下,螺钉的精确置入对保证骨折固定的可靠性,降低骨折并发症、提高治疗效果非常重要。

股骨颈骨折对空心钉置入位置的要求实际上非常严格,既往文献中较理想的置入标准主要包括:①3 枚螺钉呈三角形放置;②相互平行且偏差不超过 $10°$;③应尽量分散放置,在股骨颈中的位置不能过于靠上以防止损伤骺外侧动脉。3 枚螺钉的置入位置达以上要求即达到了理想的置入位置,意味着股骨颈骨折空心钉内固定手术的成功。故在常规手术中医生需通过 X 透视,不断调整 3 枚螺钉位置,测量以下两个指标,决定是否达到理想位置后进行最后的空心钉置入固定。

(1) 空心钉平行度评价:依据术后标准正侧位 X 线片,测量 3 枚空心钉轴线相互之间的夹角(a_i),见图 43-5A,满足每枚空心钉轴线与股骨颈轴线夹角 $\leqslant 10°$,且 3 枚螺钉之间的夹角 $\leqslant 10°$,视为符合规划理想位置。

(2) 空心钉分散程度评价:依据术后标准 X 线片,分别测量正侧位上相距最远的空心钉间距(d_1),见图 43-5B。计算其占股骨头最大径线长度(d_2)的百分比,视为每例病例的空心钉分散程度参数。满足了侧位空心钉分散程度% $\geqslant 20$% 且正位空心钉分散程度% $\geqslant 25$% 为符合规划理想位置。

在理清本产品的功能定位和特点后,考虑主要有效性指标是为达到患者术后骨折的临床治愈率,手术医生必须通过术中实时的透视引导,往往需要在透视下进行反复多次的尝试,才能找准每一枚螺钉的满意

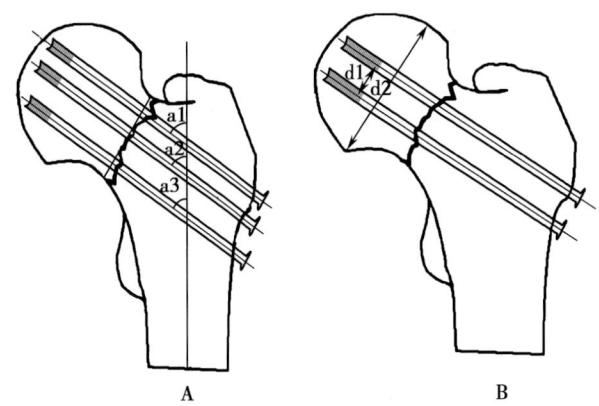

图 43-5 空心钉理想规划设计示意图

位置。如此操作可能增加医生、患者和手术室相关人员的放射线损害,使手术的准确性和放射线损害等潜在的安全性产生矛盾。使用 GD-2000 骨科机器人导航定位系统辅助医生实施股骨颈骨折空心钉内固定手术,因能可规划空心钉位置,准确定位手术路径及空心钉的空间位置,明显减少医生准确置入空心钉所需的 X 线透视次数。较好解决了手术准确性和放射线损害等潜在安全性的矛盾。

本试验采用优效性设计评价,在满足空心钉实际置入位置符合规划理想位置的手术效果前提下,通过医生有/无使用 GD-2000 骨科机器人导航定位系统辅助实施股骨颈骨折空心钉内固定手术,比较手术中两组分别需要的 X 线透视次数(因手术中 X 线透视次数能直接体现 GD-2000 骨科机器人导航定位系统的有效性),故将复位后至打完克氏针所用的 X 线透视次数和空心钉实际置入位置与规划理想位置的符合率其作本次临床试验的主要有效性评价指标。手术过程中总透视次数均值和手术过程中导针导入时间为本临床研究次要有效性评价指标。

三、临床试验设计

本临床试验采用多中心、随机开放、以现行常规手术方式为平行对照的设计方法,将筛选合格的受试者随机分成试验与对照 2 组,其中试验组采用 GD-2000 骨科机器人导航定位系统进行辅助手术路径规划及空心钉导针的定位,对照组采用目前临床常用的人工定位方法,旨在评价 GD-2000 骨科机器人导航定位系统的临床有效性和安全性。

(1) 对照组选择:本试验采用不使用 GD-2000 骨科机器人导航定位系统进行常规手术作为对照组,即临床医生仅依靠 X 线透视下进行股骨颈骨折空心钉内固定术。

(2) 样本例数的估计:使用 GD-2000 机器人导航

定位系统进行预试验研究,完成 12 例模型骨空心钉导针置入需要透视次数平均为 8.75 次(8～10 次),完成 1 例尸体试验空心钉导针置入透视次数为 14 次,进行 3 例预临床完成空心钉导针置入透视次数分别为 18 次、23、26 次;常规手术中完成空心钉导针达标置入需要透视次数平均为 54.3 次。假设对照组平均透视 50 次,试验组平均透视 30 次,两组共同标准差假设为 20,采用样本量估计专用软件 nQuery6.0 软件估计两组各 23 例时,在检验水准为 0.05,双侧检验条件下将有 90% 的把握度检验出两组差异有统计学意义。再考虑到因违背研究方案等因素所至脱落,每组再增加 2 例,故本试验拟筛选 50 例合格受试者。

(3) 随机分组:本试验 2 个试验中心预计共需筛选 50 名合格的受试者,采用预先设计的随机化分组方案,采用信封随机方法,即在手术前依据患者入组顺序依次打开预先准备好的随机分组信件,研究者根据信中分组信息,选择是否采用 GD-2000 骨科机器人导航定位系统。

(4) 统计分析:主要有效性评价指标的统计分析是比较两组在完成一项符合临床指南要求的股骨颈骨折空心钉内固定术基础上,因规划手术路径所必需的 X 线透视次数,主要指标的统计检验方法将采用 t 检验,$P \leqslant 0.05$ 将被认为所检验的差别有统计意义。

四、统计分析结果

50 例入组病例均完成了试验,其中试验组 25 例,对照组 25 例;无脱落、剔除情况发生;两组受试者在性别、年龄、身高、体重、体温、呼吸、心率、血压的人口信息分布无明显差异;两组病例受伤基线情况在患侧和骨折分型方面无明显差异。

(1) 两组复位后至打完克氏针所用的 X 线透视次数均值比较:试验组平均需要透视次数 19.28(7,48),对照组 56.76(28,110);双侧 t 检验,$\alpha = 0.05$ 水平,$P < 0.001$,两组透视次数具有显著差异,试验组所用透视次数远低于对照组。

(2) 空心钉实际置入位置与规划理想位置的符合率比较:符合率试验组和对照组均为 100%;两组空心钉实际置入位置与规划理想位置的符合率相同。

(3) 两组总透视次数均值比较:试验组平均需要总透视次数 36.08(15,69),对照组 85.00(43,141);双侧 t 检验,$\alpha = 0.05$ 水平,$P < 0.001$,两组总透视次数具有显著差异,试验组的总透视次数远低于对照组。

(4) 手术过程中导针导入时间比较:第一根导针导入时间试验组为 8.00 分钟(2,15),对照组为 11.92 分钟(4,30),$\alpha = 0.05$ 水平,$P = 0.024$,两组第一根导针导入时间差异显著,试验组第一根导针导入时间少

于对照组;第三根导针导入时间试验组为 4.76 分钟(1,9),对照组为 8.60 分钟(2,20),$\alpha = 0.05$ 水平,$P < 0.001$,两组第三根导针导入时间具有非常显著差异,试验组第三根导针导入时间明显少于对照组。

复位后至克氏针置入完成时间,试验组所需时间为 35.36 分钟(20,46),对照组为 43.48 分钟(26,71),$\alpha = 0.05$ 水平,$P = 0.004$,两组复位后至克氏针置入完成时间具有显著差异,试验组复位后至克氏针置入完成时间明显少于对照组。手术总时间,试验组需 87.92 分钟(65,103),对照组为 98.72 分钟(58,146),$\alpha = 0.05$ 水平,$P = 0.045$,两组手术总时间差异显著,试验组手术总时间少于对照组。

五、器械注册审评结果

GD-2000 骨科机器人导航定位系统在完成临床试验后,经过国家食品药品监督管理局(China Food and Drug Administration,CFDA) 器械审评中心组织专家审评会,根据临床试验的两个主要有效性指标均达到统计学意义($P < 0.05$) 的结论,即股骨颈骨折空心钉内固定手术在满足空心钉实际置入位置符合规划理想位置前提下,试验组的复位后至打完克氏针所用的 X 线透视次数均值较常规手术有明显减少。CFDA 批准了 GD2000 骨科机器人用于股骨颈骨折空心钉内固定术中,辅助手术路径规划及空心钉导针的定位的功能。

六、案 例 启 示

医疗器械临床研究与药物临床试验相比,既有共性又有区别。相同之处在于他们的根本验证目标是一致的:都是为了获得临床应用的有效性与安全性证据。区别在于:药物作用于人体的效应来自药物代谢过程对人体机能的干预作用,故而有效性往往通过反映人体机能,生存状况的临床指标进行评价。医疗器械临床研究与药物临床试验相比,既有共性又有区别。相同之处在于它们的根本验证名表一致,都是为了获得临床应用的有效性与安全性证据。区别在于药物作用于人体的效应来自药物代谢过程对人体机能的干预作用,故有效性往往通过反应人体机能、生存状况的临床指标进行评价。医疗器械因类型和应用目的更广泛,虽其最终目的在患者治疗获益,还可提高诊断能力、优化临床操作和辅助医生治疗等。因而,在临床研究设计的评价方法则呈现了更为丰富多样的特点,寻找合理的主要有效性评价指标,充分呈现有效性,在针对医疗器械的临床研究设计中显得更具挑战性。

(姚晨　李雪迎)

参 考 文 献

1. Li X, Zhang J, Huang J, et al. A multicenter, randomized, double-

blind, parallel-group, placebo-controlled study of the effects of qil-iqiangxin capsules in patients with chronic heart failure. J Am Coll Cardiol, 2013, 62(12): 1065-1072

2. Food and Drug Administration Center for Devices and Radiological Health. The Least Burdensome Provisions of the FDA Moderniza-tion Actof 1997: Concept and Princip les: Final Guidance for FDA and Industry. http://wwwfda.gov/cdrh/ode/guidance/l332.pdf

3. Summary of Safety and Effectiveness Data (SSED). www.fda.gov/cdrh/pdf5/p050029b.pdf

4. 姚晨, 黄钦, 杨志敏. 我国临床试验生物统计学指导原则与国际 ICH E9 比较研究. 中国卫生统计, 2012, 29(4): 529-534

5. Zhang J, Chen G, Lu W, et al. Effects of physical exercise on health-related quality of life and blood lipids in perimenopausal women: a randomized placebo-controlled trial. Menopause, 2014, 21(12): 1269-1276

6. Piaggio G, Carroli G, Villar J, et al. Methodological considerationson the design and analysis of an equivalence stratified cluster randomization trial. Sta Med, 2001, 20 (3): 401-416

7. 吕德良, 李雪迎, 朱赛楠, 等. 目标值法在医疗器械非随机对照临床试验中的应用. 中国卫生统计, 2009, 26(3): 258-260

8. Pocock SJ. Clinical trials with multiple outcomes: a statistical per-spective on their design, analysis, and interpretation. Controlled Clin. Trials, 1997, 18(6): 530-545

9. Spiegelhalter DJ, Freedman LS. A predictive approach toselectingthe size of a clinical trial, based on subjective clinical o-pinion. Statistics in Medicine, 1986, 5(1): 1-13

10. Wang SJ, Hung HMJ. Assessing treatment efficacy in noninferi-ority trials. ControlledClin Trials, 2003, 24(2): 147-155

11. Wang SJ, and Hung JHM. TACT method for noninferiority tes-ting in active controlledtrials. Stat Med, 2003, 22(2): 227-238

12. Wang SJ, Hung JHM, Tsong Y. Utility and pitfalls of some sta-tistical methods inactive control trials. Controlled Clin Trials, 2002, 23(1): 15-28

13. 姚晨, 阎小妍. 临床研究设计中的统计学考虑要点. 北京大学学报: 医学版, 2010, 42(6): 632-636

14. Wiens BL. Choosing an equivalence limit for noninferiority or equivalence studies. Controlled Clin Trials, 2002, 23(1): 2-14

15. Reboussin DM, DeMets DL, Kim KM, et al. Computation for groupsequential boundaries using Lan-DeMets spending function method. Controlled Clin Trials, 2000, 21(3): 190-207

第44章 真实世界研究

第一节 真实世界研究概述

一、真实世界研究的产生

早在 1967 年，就有研究者提出在"真实世界"中进行临床研究的理念，但未引起广泛关注。20 世纪 90 年代，美国国家卫生理事会最先提出真实世界研究的概念。1993 年，Kaplan 等发表在 591 例高血压患者中开展抗高血压药物雷米普利的疗效评价研究，首次以学术论文的形式提到真实世界研究，自此真实世界研究逐渐受到重视。6 年后，美国马萨诸塞大学医学院的研究者们发起了著名的急性冠状动脉事件全球注册研究（global registry of acute coronary events，GRACE），这是一个国际前瞻性观察研究，主要关注参与研究医疗机构内所有急性冠状动脉事件的临床管理和患者结局。与传统前瞻性观察研究不同，GRACE 未设置严格的纳入/排除标准，如实记录了参与国家不同地区、不同等级医院在实际工作环境和条件下对急性冠状动脉事件的处理方法和患者结局。最终研究结果与此前的多中心、大样本 RCT 结果不一致，由此引发相关医学研究人员对多中心大样本 RCT 结果准确性是否存在偏差的深入思考。

随着生物医学领域的知识不断更新，基础及临床研究方法学理论日益完善，真实世界研究领域也取得了新进展。2007 年，美国国会将真实世界研究确定为医疗卫生改革的主导方向。2009 年 2 月，美国时任总统奥巴马签署相关法案，斥资 11 亿美元开展真实世界研究；同年 6 月美国医学研究所向国会提交相关研究计划，提出了真实世界研究的优先重点项目。在美国带领下，英、法、德、加拿大、丹麦、澳大利亚等国相继开展了相关真实世界研究，评价不同医疗卫生干预措施的成本和效果。2011 年，在首届中国实效研究和循证医学高峰会议上，中国研究者们正式就真实世界研究展开了讨论。

2016 年 12 月 25 日，美国国会在其官方网站上公布了历时 2 年多不断修订后成形的《21 世纪治愈法案（21st Century Cures Act）》的最终版本。法案中关于批准利用"真实世界证据"取代传统临床试验进行扩大适应证，引发了相关行业领域的热烈讨论。真实世界研究在临床研究领域的重要性和关注度正日益增长。

二、真实世界数据

（一）真实世界数据定义

不同组织或机构基于不同角度，对真实世界数据的定义描述存在差异，但本质相同。所谓真实世界数据（real world data，RWD）是指研究数据来自真实医疗环境，反映实际诊疗过程和真实条件下的患者健康状况。一些权威机构和组织，如美国食品药品监督管理局（FDA）和国际药物经济学与结果研究协会（ISPOR），将真实世界数据定义为除开传统临床试验以外的数据。

（二）真实世界数据的基本特征

真实世界数据强调真实环境下采集的数据；数据的产生和收集过程与实际临床医疗实践保持较好统一；可以来自基于研究产生的数据，也可以来自非研究的信息；数量可大可小。

（三）真实世界数据的来源及分类

真实世界数据的来源非常广泛，既可是研究数据，如基于特定研究目的患者调查、患者注册登记（Patient Registry）、实效性随机对照试验的数据；也可是非研究性质的数据，如多种机构（如医院、医保部门、民政部门、公共卫生部门）日常监测、记录、储存的各类与健康相关数据，如医院电子病历、医保理赔数据库、公共卫生调查与公共健康监测（如药品不良事件监测）、出生/死亡登记项目等（表 44-1）。在真实世界数据中，医院电子病例数据、患者注册登记和医保数据是最常见的三种真实世界数据形式。

表 44-1　常见的真实世界数据

- 传统观察性研究数据
  - 传统横断面研究
  - 传统队列研究
  - 传统病例对照研究
- 数据库数据
  - 区域医疗健康数据库
  - 医院电子病历
  - 患者登记研究
  - 医保数据库
  - 公共卫生调查与公共健康监测(e.g. 药品不良事件监测)
  - 出生/死亡登入项目
- 在真实世界环境中进行的试验数据
  - 实效性临床试验数据

(四) 真实世界数据与医疗大数据

大数据作为一个重要概念已被引入众多行业。医学领域的大数据(big data in medicine)涵盖范围广泛,尚缺乏统一和公认的大数据分类系统。按数据收集内容的差异,可分为:①常规医疗数据,包括个人健康和医疗数据(如人口社会学特征、诊断、实验室检查、影像学检查、医嘱、手术、成本数据等),即我们通常所指的医疗大数据(healthcare big data),其典型实例包括 EMR 等;②在部分或全部收集常规医疗数据的基础上,根据特定研究目的收集生物标本检测的检测数据(如基因组学、蛋白组学、代谢组学检测等),常被称为生物医学大数据(biomedical big data)。这两者在数据收集方式和研究目的方面常存在差异。不同的医疗大数据收集方式也存在差异,如:糖尿病患者的血压信息可从医院的 EMR 获得,也可能从穿戴设备获取。

医疗大数据本质上满足真实世界数据的所有特征,属于真实世界数据。但真实世界数据涵盖的范畴

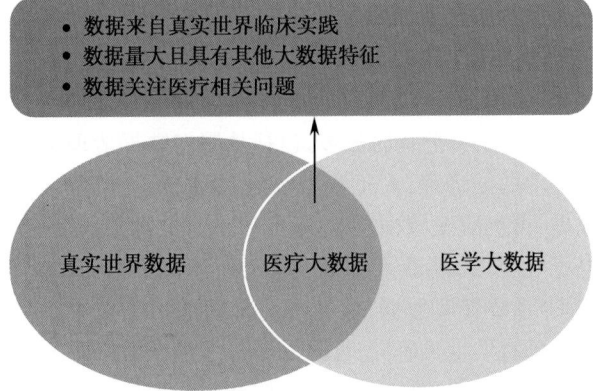

图 44-1　真实世界数据、医疗大数据与医学大数据的关系

显然比医疗大数据更广。其中一个核心要素是:真实世界数据并不一定要求数据达到海量,也不一定强调数据的多样性等。医疗大数据是真实世界数据与医学大数据的一个交集(图 44-1)。

三、真实世界研究

(一) 真实世界研究概念

真实世界研究(Real World Studies/Real World Research, RWS/RWR)是指基于真实世界数据,综合运用临床/药物流行病学、生物统计学、循证医学、药物经济学等多学科方法技术,整合多种数据资源开展的前瞻性或回顾性研究。

(二) 真实世界研究特点

真实世界研究属于临床研究范畴(表 44-2),特点如下:①研究的实施地点及干预条件为真实临床实践环境;②受试者的选择一般不加特别限制条件;③干预措施也如临床实际,并可由患者和医师进行交流而改变干预方法。真实世界研究环境无盲法,无安慰剂治疗,研究的结论可直接推之于临床实践。

表 44-2　真实世界研究属于临床研究范畴

类别	
研究目的	解决临床实际问题,提高临床诊疗质量 可用于病因、诊断、筛查、预防、治疗、预后等
研究对象	患者
研究特点	以患者人群为基础
研究层次	个体→……→分子→基因
研究手段	以临床/分子/基因流行病学、统计学、临床医学为核心

四、真实世界研究的基本过程

(一) 真实世界研究的选题

真实世界研究属于临床研究的范畴,需遵从临床研究的基本准则和步骤。其研究过程包括确定研究问题、建立研究方案、获取研究数据、处理和分析数据等基本步骤。和传统临床研究类似,研究者在开展真实世界研究时首先需要确定选择什么样的课题。关于选题原则,有两点基本建议:①针对具有重要临床意义的问题,包括问题严重(如 ICU 患者出现败血症)、影响人群多的疾病(如 II 型糖尿病)或长期未能很好解决的问题(如 COPD 的治疗);②针对尚未得到解决的问题,某领域尚无相关研究是最理想的情况,但十分少见。研究者可针对现有研究结果存在不确定性或现有研究质量较差的领域重新开展研究。即使某领域已有较多研究,也未必回答了临床关心的所有问题,那些待回答的

问题都是潜在的研究选题。

确定选题后就是提出研究问题。我们常听到这样的"临床研究问题":"我希望做一个临床研究评价他汀的疗效";"我正在策划一个试验,观察支架对颈总动脉狭窄患者的作用";"该试验研究降糖药物的临床价值"等,但这些都不属于真正的研究问题。一个可回答的研究问题必须符合 PICOT 原则,即同时包含以下 5 个要素:目标人群(Patients)、干预(Intervention)、对照(Control)、最主要的结局(Outcome)和观察时间(Time)。"我希望做一个临床研究评价他汀的疗效"的说法缺少对研究对象(对谁的疗效?)、对照(与谁比较的疗效?)、主要结局(什么样的疗效?)及观察时间(什么时候的疗效)的确切定义,故不是一个可回答的研究问题。

(二) 真实世界研究的基本设计:真实世界研究≠观察性研究

真实世界研究有时会被简单地理解为观察性研究,这种认识并不全面。从本质上讲,研究问题决定了研究设计,研究设计决定数据获取方式和过程。尽管真实世界数据来自于真实条件下的数据,但不代表研究设计只能基于观察性研究。

真实世界研究的基本设计通常包括干预性和观察性研究。在真实世界条件下开展干预性研究的常见方式是对临床已使用的不同干预措施进行随机分组,在尽量贴近临床实际情况下对患者进行干预和随访,针对患者、临床医生或医疗卫生决策者有重要价值的结局进行评价。这种方式常被称为实效性或实用性随机对照试验(Pragmatic Randomized controlled trials, pRCT)。尽管在 pRCT 的设计中使用随机手段,但研究中患者所处的环境、干预实施和随访过程、数据和结局的收集方式尽可能贴近真实条件,满足真实世界研究的核心实质。故仍属于真实世界研究的范畴。真实世界条件下的干预性研究除 pRCT 外,还包括非随机的实效性试验、自适应设计等其他设计。

观察性研究设计是真实世界研究中广泛使用的设计类型之一。在真实条件下收集相关数据(如患者登记、医院电子病历数据、医保数据和流行病学调查等),建立数据库,并针对具体研究问题,运用观察性设计,开展数据分析,是观察性真实世界研究的自然过程。真实世界研究中的观察性设计包括:横断面研究、队列研究(前瞻性、回顾性或双向设计)、病例-对照研究及其衍生设计(如巢式病例-对照、病例-队列研究)等常用的设计类型。此外,一些更新的设计(如续断性时间序列)也被用于观察性真实世界研究。

需明确没有任何一种设计一定优于其他设计,每种设计都有优势和不足。没有任何一种研究设计能回答所有研究问题,相同的研究问题可能有不同的设计解决。核心问题是研究设计的选择首先要基于研究问题——针对该问题,何种研究设计能更准确和精确的回答该研究问题。研究数据的可得性、难度、质量、研究资源的多少,研究者经验和研究合作网络也会影响研究设计。

(三) 真实世界研究的组织与实施

1. 真实世界研究的数据采集与质量控制　尽管基于现实条件,真实世界研究不等于基于随意的数据开展研究。作为研究,真实世界研究仍有一套规范严格的数据质量控制体系。如:基于 EMR 的真实世界研究中重要的研究要素是建立一套科学规则,对数据进行清理和整合。

不同数据类型真实世界研究的具体数据在质量控制方式上虽有差异,但其数据质量控制体系总体类似,包括:数据收集前准备、数据收集和提取、数据清理和整合。

(1) 数据收集前的准备:对前瞻性数据,涉及制定标准化数据收集手册、开展预研究、明确数据来源、明确数据要素定义和规则、培训参研人员等;对回顾型数据,需了解已有数据库的数据结构和基本数据情况,以制定数据提取前的数据提取方案。

(2) 数据收集:按数据来源不同,可分为主动收集/调查和数据提取与合并。与常规前瞻性研究类似,前瞻性数据的主动收集/调查指调查现场或通过远程联系获得数据,其关键环节为调查点的选择、如何选择和纳入研究对象及数据调查表(Case Report Form, CRF)的设计。双录入和报告录入一致率是保障数据录入质量的有效手段。回顾性数据提取主要从已有数据资源(EMR 系统、医保系统)中提取数据。研究者需要与医学信息工程师进行反复沟通和讨论,确保数据提取的准确性和敏感性。

(3) 数据清理和整合:数据清理作为真实世界研究最核心的部分耗时较多,包括从制定数据清理手册、到自动数据清理、人工数据清理、生成质疑报告、返回数据、再次清理、数据编码等步骤。不少研究开始使用电子化的数据录入和管理(electronic data capture, EDC)系统管理数据,这类系统特别适用于多中心、多用户的真实世界研究,可同时实现多端口数据录入(桌面、网页、APP、微信等)、数据核查和数据储存等环节,有利于提高真实世界研究数据质量。

2. 真实世界研究的伦理、知情同意与注册　伦理委员会和受试者知情同意仍是保障真实世界研究受试者权益的重要措施。所有涉及患者的研究都需通过伦理审批,真实世界研究的伦理审批原则与传统临床试验(如新药临床试验)有所不同。在某些特殊情况下,经伦理委员会审批,真实世界研究可以豁免患者知情同意,如对基于已有数据(如 EMR、医保数据、出生死亡登记)的研究。但若是接触患者的数据收集,如基于特定目的开展的患者调查等,仍需要取得患者知情同意。

在研究注册方面,试验性的研究都需注册,对观察性设计的研究,不同杂志的注册要求有差异,未做强行要求。常见注册平台有美国临床试验注册中心(网址:clinicaltrials. gov),中国临床试验注册中心(网址:www. chictr. org)等。

3. 真实世界研究的组织方式　真实世界研究可由企业(如药企,评价药物治疗的实际效果及人群差异、不同药物间的比较效果、治疗的依从性等)、临床专家、流病/循证专家发起,根据数据体系不同,研究的组织方式有差异:

(1) 基于回顾性数据的真实世界研究分工,可由临床医生提出关键的科学问题(问题决定研究高度),临床流行病/生物统计专家根据问题设计研究方案,医学信息专家采集数据(数据决定基础),流病/统计专家最后进行数据清理和分析(技术决定质量)。

(2) 基于新数据收集的真实世界研究(如传统流行病学调查、患者注册登记等)分工,可由临床专家提出关键的科学问题,临床流行病/生物统计专家设计研究方案和开展数据分析,由 CRO/SMO 组织收集数据和控制质量。

真实世界研究需要的人员根据不同情况会有差异,根据研究特性和内容,可能还有其他参与方式。

五、真实世界研究的应用

真实世界研究最早提出时,主要针对新药和医疗器械Ⅲ期临床试验中无法回答的临床诊疗和医疗管理决策的问题。传统Ⅲ期临床试验虽是证明干预措施有效、确定干预效应值的关键环节,但无法提供干预措施在现实生活中是否有效、不同药物间的比较效果等证据,亦不能解答药物长期暴露安全性、治疗异质性、患者依从性等问题。呼吁建立一套更接近临床真实条件的方法体系,回答传统Ⅲ期临床试验无法回答的科学问题,解决药物治疗长期有效性及安全性等相关问题。

随着对真实世界研究的广泛运用和认识加深,在研究者及研究证据使用者(如药监、医疗管理、医保等各部门)的需求驱动下,真实世界研究的运用进一步扩展和延伸。除解决与治疗相关的临床问题外,研究者还需获得更贴近自然环境的流行病学数据、包括现有诊疗措施的依从性、合规性,甚至成本数据。

目前,真实世界研究主要用于,但不限于解决 4 类科学问题,见表 44-3。

表 44-3　真实世界研究主要解决的科学问题

科学问题	类别
评估患者健康状况、疾病及诊疗过程	描述特定疾病负担
	描述疾病流行病学特征与分布
	调查特定疾病的治疗模式
	了解现有诊疗措施的治疗依从性及其相关因素
	探索在目前诊疗中未被较好满足的需求
评估防治结局	评价干预措施(如药物)在真实世界环境下的实际疗效
	评价干预措施的安全性
	比较多种干预措施的疗效、安全性
	比较不同人群(亚组)的疗效差异
评估患者预后与预测	评估患者预后和相关预后因素
	建立患者治疗结局和疾病风险预测
支持医疗政策制定	评估医疗质量
	药品定价
	医保赔付
	制定基药目录
	制定临床指南

(一) 评估患者健康状况、疾病及诊疗过程

真实世界研究可提供特定疾病负担、疾病流行病学特征与分布情况、描述特定疾病负担、特定疾病的治疗模式等证据,并可了解现有诊疗措施的治疗依从性及其相关因素,探索在目前诊疗中未被较好满足的需求。

来源于 RCT 的数据有严格的随访设定,并采用强化手段控制失访,可能和临床常规有差异,因此基于 RCT 的数据不能很好了解实际诊疗过程中患者依从性及未被较好满足的需求。Raccah 等研究探索糖尿病患者血糖控制情况,结果发现:真实世界研究数据(注册登记研究及 EMR)显示糖尿病患者未控制率高于 RCT 研究数据。

(二) 评估防治结局

传统 RCT 是在严格控制条件下进行,研究人群的选择相对单一,纳排标准多而严格,对照组选择多采用安慰剂,有严格的随访限制,故研究结局是在理想环境

下的结局。真实世界研究在实际条件下开展,对研究者和研究单位限制相对较少,纳入排除标准相对宽松,纳入人群多样,对照组多采用常规治疗/阳性对照。故可用于评价干预措施在真实世界环境下的实际疗效及安全性问题;比较多种干预措施的疗效、安全性;比较不同人群(亚组)的疗效差异。

目前针对临床热点问题,利用真实世界研究数据开展的临床研究,已广泛用于各疾病领域,解决真实诊疗条件下干预措施疗效及安全性的相关问题。如:在呼吸疾病领域,纳入人群更广泛,随访时间更长的 pRCT 研究发现:哮喘患者中白三烯受体拮抗剂作为一线用药其疗效与吸入糖皮质激素无明显差异,联合糖皮质激素治疗时,其疗效亦不劣于吸入性长效 β 受体激动剂,研究结论不同于传统 RCT;基于回顾性数据库的真实世界研究证据显示 β 受体阻滞剂降低慢性阻塞性肺疾病患者死亡风险。在糖尿病领域,基于英国临床实践研究数据库(CPRD)的队列研究显示肠促胰素类药物治疗并未增加 2 型糖尿病患者发生急性胰腺炎的风险。

(三) 评估患者预后与预测

真实世界研究还可评估患者预后和相关预后因素,建立患者治疗结局和疾病风险预测。目前国内外已开展了很多真实世界研究来探索疾病预后及相关影响因素的研究。如:基于英国注册登记的研究数据显示在 2 型糖尿病患者中,平均糖化血红蛋白在 7.5% 时心血管事件及死亡风险最低;基于我国 EMR 的研究数据显示,在高血压患者中,血压变异是发生脑卒中的独立危险因素。

(四) 支持医疗政策制定

真实世界研究可为医疗决策者评估医疗质量,制定药品定价、医保赔付、制定基药目录提供相关证据。真实世界的高质量研究证据已被写入指南,以更好指导临床诊疗实践。

六、正确认识真实世界研究

(一) 真实世界研究与循证医学(EBM)

我们处在循证实践与决策的时代,研究证据是提高临床和医疗决策效率的核心基础。真实世界研究的结果用于临床和医疗决策时被称为真实世界证据(real world evidence,RWE)。真实世界证据对临床医疗决策的价值因人而异,甚至是方向性的差异。一部分人认为,真实世界证据最接近临床医疗现实情况,得到的结果最能说明现实条件下的问题,比传统临床试验更可信;另外一部分人认为,真实世界缺少严格的方法学控制,研究结果偏倚较大,故可能完全忽略真实世界证

据。这些差异的存在,一定程度上反映了对真实世界证据的理解还存在问题。

1. **最佳证据不宜绝对化**   循证医学强调,临床和医疗决策应基于当前可得的最佳研究证据。核心问题是:什么是最佳研究证据?

首先,针对不同的临床医疗具体问题,最佳研究证据可能存在差异,如:①针对糖尿病并发慢性肾病患者的 10 年心血管死亡率评估(预后评估)这一问题,最佳证据是高质量队列研究,而不是 RCT(在预后评估中,RCT 甚至可能无法使用);②针对肿瘤筛查的准确性评估,最佳证据是高质量的横断面研究(此时,RCT 仍然不适用)。因此,最佳证据的判断首先要区分临床研究问题。

其次,即便针对同一研究问题,研究设计不完全代表证据的强弱。如:针对评价某一抗肿瘤药物本身的作用(效能),理论上最佳的研究设计是 RCT。但若在研究设计、实施过程中存在重大缺陷,其研究结果的可信度有可能低于针对同一问题且严格设计、实施和分析的队列研究。

2. **客观看待真实世界研究证据**   真实世界研究可用于不同的临床研究问题。对患病负担调查、治疗模式和利用分析、患者预后和风险预测等,高质量真实世界研究可起重要作用,其研究特征很大程度上决定了研究结果能很好地用于循证医疗决策与实践。事实上,现有针对这些问题的绝大部分研究本身就是真实世界研究。因此,针对这些问题,基于真实世界数据,选择最佳的研究设计,较好控制数据质量,科学分析所获得的研究结果本身可能成为最佳证据。

对防治评价而言,最佳研究证据取决于目的及其研究问题的设定。防治问题的具体设定不同,最佳研究证据可能存在差异。真实世界研究和传统临床试验都可用于评价防治的结局,但两者目的明显不同。前者主要解决干预措施在真实条件下实际结果的问题;后者关注干预措施本身是否存在生物学作用(治疗效能),故二者具体设定上也可能存在差异(表 44-4)。以某一高血压药物治疗的获益(benefits)评价为例,设置该研究问题的核心要素通常包括:人群及其环境、干预、对照、结局及其随访等。若研究问题是评价该高血压药物本身是否能起到降压作用(治疗效能),传统的临床试验(人群、干预、对照等进行严格限制和界定)是最佳证据;若研究问题关注该药物在临床上复杂患者(如合并糖尿病、CKD、COPD)的实际效果,采用观察性设计或基于 pRCT 设计是更好的研究证据。

表 44-4　传统临床试验与真实世界研究对比(以药物评价为例)

	传统临床试验	真实世界研究
目的	理想环境下的结局?(Efficacy 效能)	自然环境下是否有效?(Effectiveness 效果)
用途	通常为药物上市前管理决策(FDA)	用于药品在上市后的临床医疗/宏观决策
研究设计	传统的大样本、多中心随机对照试验	实效性随机对照试验或观察性研究
研究环境	严格控制条件下的研究(通常遵从 GCP 规范)	临床实际条件下的研究环境,对研究者和研究单位限制相对较少
研究对象	人群相对单一、纳排标准多而严格	人群多样性、纳入排除标准相对宽松
干预措施	固定方案、严格的设定	可调整方案
对照组	安慰剂	常规治疗/阳性对照
依从性	高	低到高
随访	严格的随访设定,可能和临床常规有差异,强化手段控制失访	通常与临床实际吻合,在条件允许的情况下,尽量降低失访
结局指标	临床中间指标终点,如血压、糖化血红蛋白等	远期结局,如心血管事件、生活质量、再次入院等 非临床指标,如成本、资源使用
数据来源	专为研究收集,数据收集过程常为前瞻性收集,严格规范	数据来源可能多样,可前瞻或回顾性收集,可基于现有数据库或专为研究收集

(二)真实世界研究与解释性随机对照试验(explanatory randomized controlled trials, eRCT)的区别与联系

真实世界研究与 eRCT 的区别不在于是否采用了随机分组,因为真实世界研究也可以开展随机研究,例如 pRCT。两者的主要区别在于研究目的的不同。eRCT 主要解决的科学问题是:干预措施在理想的、严格控制的条件下,其本身是否具有治疗疾病的效能。一般用于新药和器械上市前的管理决策。当真实世界研究用于干预措施评价时,探索的是真实条件下的实际治疗效果。以药物评价为例,两者在具体研究设定上可能存在差异(表 44-4)。

真实世界研究可以基于研究目的采用不同的研究设计类型(观察性或试验性研究),能解决的问题范畴远远超过了 eRCT。可回答效能研究所不能回答的各种医疗相关问题,涵盖了从治疗、预后预测到医疗政策等各个领域,具体包括(但不仅限于)疾病负担与分布、诊断准确性、治疗方法和模式、真实条件下的实际有效性、治疗依从性及其相关因素、安全性、治疗异质性、疾病预后与预后因素、预测模型与疾病管理、医疗费用与成本、医疗质量等。

尽管真实世界研究有各种优势,但真实世界研究并不能替代 eRCT。eRCT 虽在受试对象选择、干预和对照实施、随访等方面都与实际医疗实践存在差异,但仍是我们了解干预措施生物学机理、证明干预措施有效的关键环节,也是确定干预效应值的第一步。绝大多数情况下,只有首先被 eRCT 证明有效的干预措施才具备开展真实世界研究的价值和必要。

(三)真实世界研究与相关领域的关系

结果研究(Outcomes research, OR)指对特定疾病多种治疗结果的科学研究。比较效果研究(Comparative effectiveness research, CER)是指通过比较各种医疗措施的获益和风险产生证据并综合证据,用于预防、诊断、治疗和监测某一病症以改进医疗服务的研究。以病人为中心的结果研究(patient-center outcome research, PCOR)指对医疗体系中的各种政策和干预手段最终实际结果进行评价,以确保所提供的医疗服务符合和尊重个体对象的需求与选择。三者都属于真实世界研究的范畴,都是基于真实世界下的数据,开展原始研究和合成证据的方式。都可以用来解决医疗干预预防/治疗等相关问题。如:评价干预措施(如药物)在真实世界环境下的实际疗效;评价干预措施的安全性;比较多种干预措施的疗效、安全性;比较不同人群(亚组)的疗效差异。三者共同回答的问题是:

(1)医疗干预措施在什么条件下,用于什么样的人群,结局如何?

(2)干预可能的结果:获益和危害(效果和安全性)、相关影响因素。

(3)干预结果的差异:治疗异质性问题、相关影响因素。

此外,真实世界的研究范围更宽泛,还可解决非干预的问题,如:

(1)预后问题:评估患者预后和相关预后因素;建

立患者治疗结局和疾病风险预测。

（2）疾病负担/经济等问题：药品定价，医保赔付等（图44-2）。

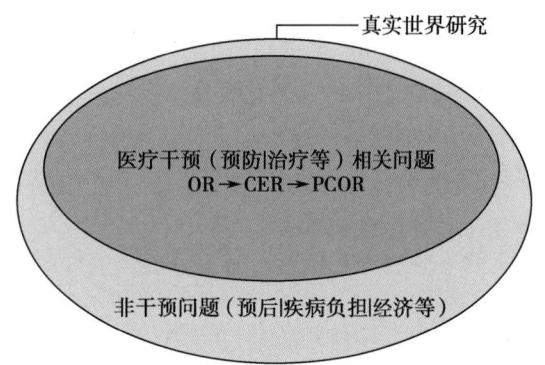

图44-2　真实世界研究与相关领域的关系

第二节　实效性随机对照试验

近年，随着对真实世界证据的需求不断增加，实效性随机对照试验（Pragmatic randomized controlled trial，pRCT）日益成为医疗卫生领域关注的热点之一。但人们在正确理解和运用pRCT等方面还存在较多混淆和误区。一部分人认为pRCT应该遵循新药临床试验规定。如，pRCT的设计需要严格按照GCP规范实施。另一部分人认为pRCT不需要严格控制研究质量、不能实施盲法等。此外，pRCT在研究管理（如伦理审批）等方面也存在诸多混淆。为澄清这些困惑，本节将系统阐述pRCT的概念、特征和运用等，以帮助读者全面正确地认识和运用pRCT。

一、实效性随机对照试验的概念

实效性随机对照试验，又称为实用性随机对照试验，是在真实临床医疗环境下，采用随机、对照的方式，比较不同干预措施治疗结果（包括效果、安全性、成本等）的研究。pRCT是真实世界研究中的重要设计，其实质是一种试验性研究（与观察性研究相对）。

pRCT的突出特征在于：在临床医疗实际环境条件下，将相关医疗干预措施用于具有代表性患者群体，采用对利益相关者（如临床医生、患者、医疗决策者、医疗保险机构等）有重要意义的结局指标（如心梗、生活质量、死亡、成本等）进行评估。研究结果紧密贴近临床医疗实际，可以更好地为医疗决策提供科学依据，帮助利益相关者在现有不同干预措施中做出最佳选择。

二、实效性随机对照试验的起源和发展

1967年法国两位统计学家Schwartz和Lellouch

最早提出pRCT的概念。他们明确指出：治疗性试验的研究目的可以划分为在不同治疗方法中做出选择（实效性），或是验证某种生物学机理（解释性）。

1998年，Roland和Torgerson进一步指出，eRCT的目的通常是评价某种干预措施在理想的、严格控制环境下的效能（efficacy），pRCT则是衡量某治疗方法在常规临床实践中的疗效（effectiveness）。

2008年Zwarenstein等发表了《提高实效性临床试验的报告质量—CONSORT声明的扩展》。随后，由Thorpe等临床试验研究者和方法学家组成的研究团队开发出PRECIS（Pragmatic-explanatory continuum indicator summary）工具，从研究的10个维度出发，用以帮助研究者、临床医生、患者、政策制定者等评价和区分解释性和实用性临床试验。2015年，Loudon等改进了PRECIS工具（PRECIS-2），不仅优化了维度设置，还增加了基于5分李克特量表的各维度量化评分，以1分和5分分别代表纯粹的解释性设计和纯粹的实效性设计。同年，Califf和Sugarman将pRCT界定为"以告知决策者某一生物医学干预或行为健康干预在个体或群体水平的获益（benefits）、负担（burdens）和风险（risks）为主要目的的RCT"。

三、实效性随机对照试验的主要特征

pRCT的主要目的在于衡量干预措施在真实世界环境下的结果，为医疗卫生决策提供依据。这一目的决定了pRCT在设计和实施过程中的特点。

（一）pRCT的研究环境和对象

我国大部分传统临床试验的开展集中在医务人员科研素质和医疗水平都相对较高的三甲医院。这种特定的研究环境往往限制了研究结果的外推性，如由三甲医院转为社区医院时，我们无法合理推测社区医院的实践结果。

pRCT关注的是医疗干预措施在实际临床环境下的结果如何。因"真实世界"中绝大部分治疗不可能只针对某种级别或类型医院的患者，故pRCT一般覆盖医院范围较广。需注意：实际医疗中部分疾病，如恶性肿瘤、重度抑郁症等，对医护人员或医疗设备有特殊要求，只能在特定医院开展诊疗活动，因此pRCT的研究环境并非越广泛越好，还需要综合医学知识和临床实际考虑。

pRCT的研究对象也应尽可能与真实医疗环境中使用该干预措施的群体相近，即能准确反映临床实践中患者的疾病严重程度、合并症、年龄、依从性、合并用药等特征。因此pRCT一般不设置严格的诊断标准，纳入标准较宽泛、排除标准较少，允许研究对象存在异质性。所需样本量相对较大，从而保证统计分析具有

足够的检验效能。

（二）pRCT 的干预措施和对照设定

pRCT 的干预措施既可以是一种特定的药物，也可以是一套干预策略。作为干预策略时，需确保它可在临床实践中合理推广，包括不必事先对医护人员进行大量额外培训或购置特殊仪器。干预方案的低标准化正是 pRCT 的重要特征之一。允许干预实施者基于患者疾病特征、自身专业技能和执业经验等实际情况，灵活决定干预措施的实施细节。如一项治疗顽固性抑郁症的研究中，干预措施为精神分析心理疗法，治疗师依据精神分析疗法手册治疗干预组患者。手册阐述了实施干预措施的指导原则，具体干预方法则可由治疗师根据患者的叙述进行个体化调整。pRCT 对干预措施接受者的依从性往往也给予足够的灵活度，不强调所有受试者必须按照分配方案完成试验，甚至可能将依从性作为一个结局指标进行分析，若依从性差则提示该干预措施在现实情况下行不通。

pRCT 中的对照设置，因日常医疗中几乎不使用安慰剂治疗患者，故 pRCT 的对照组很少选用安慰剂，通常选用常规或目前公认最佳的临床治疗方法。

（三）pRCT 的结局设定

pRCT 一般设定多个终点结局，包括主要结局和次要结局。主要结局强调选择对患者（或研究结果的运用者）有重要意义的指标，能直接反映健康变化的测量，一般不采用生物学或影像学指标等替代终点结局。如：预防老年骨质疏松的 pRCT，主要结局常选用跌倒、骨折等更具临床意义的长期终点指标，而非骨密度、肌肉强度等间接指标。

采集成本数据进行成本效果分析（cost-effectiveness analysis）等卫生经济学评价也是 pRCT 的一个关键组成部分，有利于医疗服务提供者从成本和结果不尽相同的数个备选方案中选择最佳方案，引导有限的医疗资源流向成本效益更高的治疗手段。

（四）pRCT 的设计类型

pRCT 可采用整群随机或个体随机。当干预措施只能施加于群体（例如医院、医生或社区）而非个体时，应基于群体进行干预。如：研究社区宣传栏健康教育对控制食盐摄入的作用，干预措施会影响整个社区的人群，此时只能以社区为单位进行随机化分组。若干预措施针对个体时会对群体里的其他人产生影响，即出现"沾染"（contamination），也应当采用整群随机。如：在产后病房开展促进母乳喂养的干预研究，干预组的产妇可能会与医院内其他产妇分享信息，从而影响其他产妇的母乳喂养行为。

实际医疗环境下，若面临多种可供选择的治疗方案，医生会在充分告知的前提下，征询患者的意愿后采

取治疗措施。故以患者为单位进行个体随机时，pRCT 还可结合患者的意愿和偏好进行分组。如：将无明显偏好且愿意接受随机分组的患者随机分入干预组和对照组，拒绝随机分组的患者则根据其偏好接受干预或对照措施。

在开展如手术等复杂干预研究时，常出现因医生对干预和对照措施的掌握程度不同而导致的专长差异偏倚（differential expertise bias）。掌握某种手术方式需特定训练和长期经验累积，术者须经过一定例数的操作、不断学习，才能熟练掌握手术技能，达到良好手术效果。故在解决某一特定疾病问题时，一名外科医生可能倾向于只使用或主要使用某一种手术方式。若某 eRCT 中，擅长试验组手术方式的外科大夫分别治疗了试验组和对照组 70% 的患者，而擅长对照组手术方式的外科大夫只治疗了 30% 的两组患者，则研究结果将偏向试验组，即夸大试验组手术方式的效果。这种情况下，推荐采用基于专长（expertise based）的随机化分组（仍为个体随机），即随机分配到干预组的受试者，只由精通干预措施的医生实施干预，分配到对照组的受试者，由精通对照措施的医生进行干预，从而克服专长差异偏倚对研究结果的影响。

（五）pRCT 的数据来源

pRCT 的数据来源既包括与传统临床试验类似的以特定研究目的开展的主动数据收集，也常利用诸如 EMR、出生/死亡登记项目、医保理赔数据系统等常规健康信息库提取数据。因 pRCT 的纳入标准较宽泛，排除标准相对较少，研究者一般可通过 EMR 初步筛选研究对象、获取部分基线信息。随访期间，研究者可从医院、医保部门、民政部门或公共卫生部门等机构获取研究对象的多种健康数据。如：从 EMR 获取疾病复发、再次入院等信息；从出生登记项目获取新生儿身长、体重、有无先天畸形等数据。

通过常规健康数据库提取数据可节约成本、提高效率、减轻医生负担等，但如何链接不同功能和不同机构的数据库、如何处理结构化/半结构化信息、如何准确和完整地获取数据是目前使用常规健康数据库开展 pRCT 亟待解决的主要技术问题。此外，和其他所有真实世界研究类似，pRCT 也面临数据库数据质量欠佳和关键信息不完整等重要问题的挑战。

（六）pRCT 的统计分析

pRCT 允许试验实施者合理偏离干预方案，且不要求所有研究对象必须按照分配方案完成试验。若仅采用符合方案分析（per-protocol analysis），剔除对试验不依从的患者，只分析依从者，则不能准确反映医疗干预措施在日常医疗中的临床效果。为保障研究结果贴近临床实际，pRCT 的主要统计分析必须基于意向性

分析(intention-to-treat analysis),即参与随机分组的对象,无论其是否接受该组的治疗,最终都应纳入所分配的组中进行结果的统计分析。

pRCT虽在入组阶段采用了随机化分组,理论上可以平衡组间已知和未知的预后因素(prognostic factor),但因方案本身的灵活性,将不可避免在入组后引入新的混杂因素。如:一项研究卒中患者入院后预防性使用头孢曲松类抗生素是否可以改善其功能结局的pRCT,方案允许医生在患者出现可疑感染时自主判断是否使用额外的抗生素。此时,受试对象在干预或对照措施以外的抗生素使用情况就成为了该研究的一项混杂因素。进行统计分析时,一般需要采用分层、多因素分析等方法,控制混杂因素对研究结果的影响。

(七) pRCT 中克服偏倚的措施

与传统临床试验一致,pRCT通过随机分组和分配隐藏,可最大限度减少研究的选择偏倚。对受试对象、试验实施者、结果测量者和统计分析人员实施盲法是传统临床试验避免实施偏倚和测量偏倚的重要措施。但诸如外科手术、针灸和心理治疗类试验,无法对试验实施者施盲,多数情况下也无法盲受试对象,这将导致不同程度的偏倚。对于pRCT,未盲试验实施者和受试对象不一定对研究产生不利影响,因为在临床实践中,医生和患者了解治疗本身就是治疗的环节之一,由此带来的治疗预期及其对治疗结局产生的影响正是"真实世界"环境下治疗结局的一部分。不过,为了尽量克服因知晓随机分组情况而导致的信息偏倚,和传统临床试验相似,pRCT也强调尽量对结果测量者和统计分析人员施盲。

(八) pRCT 中的质控

pRCT虽基于临床医疗实际,具有较大的灵活度,但不等于可以随意开展研究。从试验设计到实施,pRCT仍需严格的质量控制体系。其中CRF的设计是关键环节,很大程度决定了研究的数据质量。它的设计最好与方案设计大致同步,有利于研究者从不同角度看待试验设计与数据管理,确保方案中的主动数据收集合理、可行。对从健康常规数据库提取的数据,则需在试验设计阶段充分了解数据库的可获得性和数据结构,制订数据提取方案。与传统临床试验类似,研究实施前应制定标准操作程序(standard operating procedure,SOP),统一培训所有参研人员。

我国越来越多的临床研究开始使用EDC系统收集和管理数据。pRCT一般为多中心研究,尤其适合采用EDC系统进行数据管理。研究护士将数据录入EDC系统后,研究者、数据管理员等用户可实时掌握数据更新、了解研究进度和数据质量。通过设定编辑检查,EDC系统还自动核查录入的数据,有利于及时发现和纠正数据错误,提高数据质量和数据采集效率。

(九) pRCT 的伦理学问题

伦理委员会和受试者知情同意依然是保障pRCT受试者权益的重要措施。在某些特殊情况下,经伦理委员会审批,pRCT可以豁免患者知情同意。例如比较不同医院管理政策对医院感染防控的影响,研究只能以医院为单位进行整群随机,干预措施针对医院管理系统,与患者的日常诊疗活动无直接联系。研究者在取得医院管理方同意后,提交伦理委员会申请豁免患者知情同意,一般可获批准。假如pRCT的实施(包括干预和对照措施、数据收集等)完全符合实际临床医疗实践,通常认为也可申请豁免患者知情同意。

但大多数情况下,pRCT仍存在诸多伦理学问题的挑战。①因pRCT一般不严格标准化研究方案,医生通常可以灵活实施医疗干预措施,可能带来临床安全隐患。如:在药物上市后研究中,若未对药物使用剂量做严格规定,医生可能超说明书剂量用药,导致安全性问题。②pRCT的对照组多采用常规或目前公认最佳的临床治疗方法。有人认为这种设计方式可能违反了临床均势原则(clinical equipoise),使干预组的受试对象错过了最佳治疗。③传统临床试验中,研究者只能在取得知情同意后入组受试对象,而pRCT为使研究覆盖更广泛的患者群体,扩大结果的适用范围,可能允许入组后补办知情同意手续。如受试对象为急诊患者的pRCT,若尚无证据表明使用干预和对照措施后患者的结果有差别,则当符合入选标准的患者病情危重必须立刻采取治疗措施时,允许紧急处理后补办知情同意。这种方式是否违背了医学伦理,仍值得探讨。

四、实效性随机对照试验和解释性随机对照试验的 PICOT 比较

pRCT旨在评价干预措施在日常临床设置中的疗效,从而最大化研究结果的适用性和普遍性。eRCT无疑是探讨干预"绝对"有效性及其作用机理的最佳设计,它通过控制混杂因素和偏倚,评估干预措施的最佳理想效果。

正是由于pRCT和eRCT研究目的存在差异,两者在PICOT(population/patients,intervention,comparison,outcomes,time of assessment)的各方面都有明显区别(表44-5)。

1. 研究人群(population/patients)　正如前文中提到,pRCT的受试对象不是高度选择得到,允许存在异质性,即临床实际可能接受这项干预的人群都应该纳入。而eRCT通常按照严格的纳入和排除标准选取研究对象,入选的研究对象一般不包括特殊人群,如孕妇、儿童和老人,一般也排除了病情严重、存在多种合

并症的病例,强调纳入标准化的同质人群,以减少潜在的混杂因素对研究结果的影响。

2. 干预(intervention)　eRCT 一般采用标准化干预方案,即严格规定干预的用法、用量或操作程序,甚至对如何处理潜在的并发症等都做了明确规定,并要求干预实施者熟练掌握治疗方案。因 pRCT 着重评价干预措施在实际医疗环境下的疗效,故干预方案灵活,方案实施细节及是否可同时采取其他治疗措施通常不做专门规定,更符合日常医疗实际。

3. 对照(comparison)　eRCT 常选用安慰剂作为对照组,以确定干预措施的“绝对”有效性和安全性,即明确干预的最大期望效能。pRCT 的对照组则往往选用常规或公认最佳的治疗方案。

4. 结局指标(outcome)　eRCT 一般选用替代指标或中间变量作为终点结局指标。pRCT 的主要结局指标则通常采用对患者具有重要临床意义的指标。

5. 随访时间(time of assessment)　eRCT 较常采用替代结局指标,随访时间相对较短。pRCT 往往选用与患者切身相关的结局,例如再次入院、死亡等事件,因而随访时间通常较长。

表 44-5　pRCT 和 eRCT 的 PICOT 比较

	pRCT(疗效试验)	eRCT(效能试验)
研究对象	真实世界患者	同质患者
干预措施	灵活可变	严格规定
对照	活性对照	安慰剂或活性对照
结局变量	具有重要临床意义	替代指标或中间变量
时间	随访时间较长	随访时间较短

eRCT 和 pRCT 虽在许多方面存在差异,但两者之间并无明显界限,不是截然分开的两个独立设计类型,而是连续的统一体。现实中几乎不存在纯粹的 eRCT 或纯粹的 pRCT,任何临床试验都介于这两者间,即兼顾两种设计的部分属性,只是因研究目的不同,各试验偏向解释性或实效性设计的程度有所差异。

五、实效性随机对照试验的运用

在医疗卫生领域,尽管大多数研究的最终目的是为医疗决策提供可靠证据,但迄今国内外已发表的 eRCT 数量远远多于 pRCT。不可否认,eRCT 对理解干预措施的作用机制十分重要,大部分临床试验的研究者也更为熟悉这种设计,但 eRCT 的研究结果无法为临床医生及患者提供临床直接可用的证据,不利于研究结果向实践转化。近年,随着证据使用者对“真实世界”证据的需求增加,pRCT 已受到越来越多的重

视。究竟哪些类型的研究适合运用 pRCT 呢?

首先,Ⅳ期药物临床试验往往需要采用实效性设计。Ⅳ期临床试验是对药物上市后的追踪,考察在研究环境下已被证实有效的药物在实际医疗中的疗效,及是否存在上市前各试验阶段未能发现的不良反应。结合实效性设计的特点,不难发现 pRCT 恰恰适用于评价新药上市后在“真实世界”患者群体中的相对疗效和安全性。研究结果不仅可验证上市前的结果,还可对上市前临床试验的资料和信息进行补充,为临床合理用药提供依据。pRCT 也适用于上市后医疗器械的有效性和安全性再评价。

pRCT 也适用于非药物临床试验中复杂干预的疗效评价。复杂干预指由多种相互作用的成分构成的干预,特点如下:①实施或接受这项干预措施涉及数量多且复杂的行为;②干预的目标单位是多个组织或机构;③具有若干多样化的结局变量;④干预措施实施的灵活度大。手术、康复理疗、心理治疗、行为干预及大部分补充和替代医学疗法(例如针灸)等都属于复杂干预。这类干预措施往往很难对所有患者采取统一、规范的实施方式,实施者的专业知识水平、执业经验及医疗机构的整体医疗水平等因素都会影响干预的实施,从而影响干预效果的评估。传统 eRCT 因要求对干预组受试对象采用标准化的统一治疗,一般很难用于评价复杂干预;pRCT 则给予治疗者较大的灵活度,不严格规定干预的实施细节,恰好符合复杂干预的临床试验要求。

六、实效性随机对照试验的实例

以下是近期发表在柳叶刀杂志的一项预防性使用抗生素治疗卒中的临床试验,是典型的 pRCT。感染是患者卒中后急性期常见的并发症,卒中后感染可能导致患者功能结局的损害,甚至死亡,该研究旨在明确预防性使用第三代头孢菌素头孢曲松,能否改善急性卒中患者的功能结局。

该研究入选标准非常宽泛,未对急性卒中设置严格的诊断标准,只要患者具有出血性或缺血性卒中的临床症状,且症状出现在入院前 24 小时内即可。其他入选标准为:年龄≥18 岁,入院治疗,美国卫生院脑卒中量表得分≥1。排除标准也较为宽松,因为治疗措施是预防性使用抗生素,故排除入院时已出现感染临床症状需要抗生素治疗、或入院前 24 小时内已使用过抗生素的患者,还排除孕妇、对头孢菌素过敏、对青霉素衍生物过敏、蛛网膜下出血及濒死患者。

该研究覆盖医院范围较广,研究环境与常规医疗环境十分接近。研究者共选取荷兰境内 30 家医疗机构,包括学术医疗中心和非学术医疗机构。干预组在

接受常规治疗的同时,采用头孢曲松静脉注射4周。具体实施细节非常灵活,停药时间、是否需要使用(额外的)抗生素等均由治疗医生根据患者是否出现疑似感染等具体情况决定。对照组采用卒中常规治疗。

整个试验期间,未对患者与治疗医生施盲,但对随访调查的护理人员实施盲法。护理人员在不知道患者分组情况下,于卒中发生3月后使用结构化问卷对患者进行电话随访,即该研究仅有的一次随访。对未能电话随访到的患者,研究者进一步通过查找当地死亡登记信息确认患者是否死亡。只有那些既没有电话随访,也没有在当地死亡登记查找到信息的患者才被确定为失访。

该研究的主要和次要终点均对患者有重要的临床意义。主要结局指标为卒中发生三个月后的功能结局(由改良Rankin量表测量)。次要终点指标包括出院死亡和卒中三个月后死亡,感染率,抗生素使用总量,住院时间,卒中预后护理量,质量调整寿命年和成本。对主要和次要结局指标均采用意向性统计分析。由于收集了成本信息(所有直接、间接的医疗成本和非医疗成本),原计划书中研究者还计划进行成本效果分析和成本效用分析,从而为医疗决策提供经济学评价指标。

研究发现预防性使用头孢曲松并未改善急性卒中患者出院3个月后的功能结局,试验结果不支持在急性卒中患者中预防性使用抗生素。预防性头孢曲松虽降低了感染率,但并未改善急性卒中患者的功能结局,也未缩短住院时间或减少住院或随访死亡率。亚组分析表明头孢曲松可能会改善接受静脉溶栓治疗的缺血性卒中患者的功能结局,但尚需进一步确认。

第三节　基于新收集数据的观察性真实世界研究

医疗技术飞速发展,新药、新诊断技术、新医疗器械等不断涌现,在为疾病预防和诊治提供了更多的选择途径的同时增加了临床决策或公共决策的难度。因新药或新医疗器械在上市前为获准管理部门审批而完成的RCT仅能回答理想环境下(如:患者经过严格筛选,治疗措施单一且必须规范使用,定期随访等)新药或新医疗器械是否有效,安全?不足以支持从"有效、安全"到是否将其引入临床诊疗或社区预防的决策需求。决策还须回答以下问题:

①从临床试验的理想环境向医疗水平与医疗特点存在明显差异的医院或社区推广时,是否可行?

②从临床试验的理想人群向更复杂的人群推广时,是否同样有效且安全?

③如果存在同类产品,哪种产品效果最好?哪种

产品更符合成本-效益原则?

④患者对不同产品的感受与反馈是什么?

要回答以上问题还需开展样本量较大及随访期较长的观察性研究,即在真实临床条件或社区环境下比较和选择医疗手段,这也是开展真实世界研究的意义所在。①样本量大旨在观察药品或医疗器械在更多具有不同基线特征人群中的效果差异;②随访期长是为保证观察到患者对干预的长期反馈与真实效应,发现潜在、罕见的重大安全事件。但需强调:真实世界研究是目的,流行病学的方法学体系则为其提供了方法学基础。

一、基于新收集数据开展真实世界研究的研究设计

研究设计类型的选择必须与研究问题相匹配。若研究拟评价某种产品的效果,或比较同类产品中不同品种之间的疗效,则研究一般要求有明确的暴露(如:用药还是没有用药;用A药还是B药),再比较不同暴露水平下,患者的疾病转归是否存在差异。若研究成本或时间有限,可采用已有数据开展研究,具体研究方法包括:基于已完成疗效评价研究的系统评价,或基于已有临床病例数据开展回顾性队列研究(用药或治疗的暴露史有明确记录,研究关注的临床转归结局已发生)。但因系统评价和回顾性队列研究不是本着研究目的,且在合理设计的前提下采集原始数据的事实,难以估计其信息偏倚,导致研究结果的真实性容易遭到质疑。

在研究经费与时间均能保证的前提下,可优先选择前瞻性队列研究设计开展真实世界研究。队列研究的关键是建立研究队列并对其进行随访。建立队列的常用方法有患者注册登记或专病队列。注册登记研究是为实现研究的预期目的,收集既定项目相关的临床数据和其他相关数据,进行统计、分析,据此评估某一特定疾病、特定受试产品或特定医疗服务的效果或结局(outcomes)。注册登记研究包括患者注册登记研究、产品注册登记(product registries)与医疗服务注册登记(health services registries)等,采用哪种注册登记研究模式取决于研究者拟回答的问题。专病队列是指为观察某种疾病的临床转归,将所有确诊病例纳入队列进行随访的研究。基于患者注册登记或专病队列开展队列研究,可采集到明确的暴露信息及时间窗,且可以前瞻性、实时随访到疾病的转归结局,可在很大程度上控制信息偏倚,从而提供更真实的研究结果。并在效果比较的基础上,可完成成本-效果与成本-效益的分析与比较。

真实世界研究关注的问题除医疗产品本身的有效性、安全性与成本外,还包括:①在真实环境下,医疗产品的可及性会如何影响疾病转归;②患者是否接受干

预的反馈以及患者报告的结果等。如：经皮冠状动脉介入治疗（Percutaneous coronary intervention，PCI）和冠状动脉搭桥术（Coronary Artery Bypass Grafting，CABG）治疗冠心病的临床效果已被多项研究结果证实，但在不同的地区，两种治疗的疗效并不一致，可能与医生对此治疗技术掌握的熟练程度与施治例数（经验）均有关系。针对此类问题，可以基于队列研究，也可以通过横断面研究获得相关数据。

针对不同的研究问题，拟基于新收集数据开展真实世界研究时，可参考图 44-3 选择恰当的研究设计。

二、采用队列研究评价真实世界效果的设计要素

无论是基于患者注册登记还是专病队列开展真实世界研究，若研究目标是评价某种产品的效果或成本效果等，前瞻性队列研究比回顾性队列研究（暴露信息已记录，临床结局也已经发生，需要对二者进行回顾性评价与分类）和横断面研究提供的证据级别更高。本节主要以前瞻性队列为例介绍真实世界研究的设计（图 44-4）。

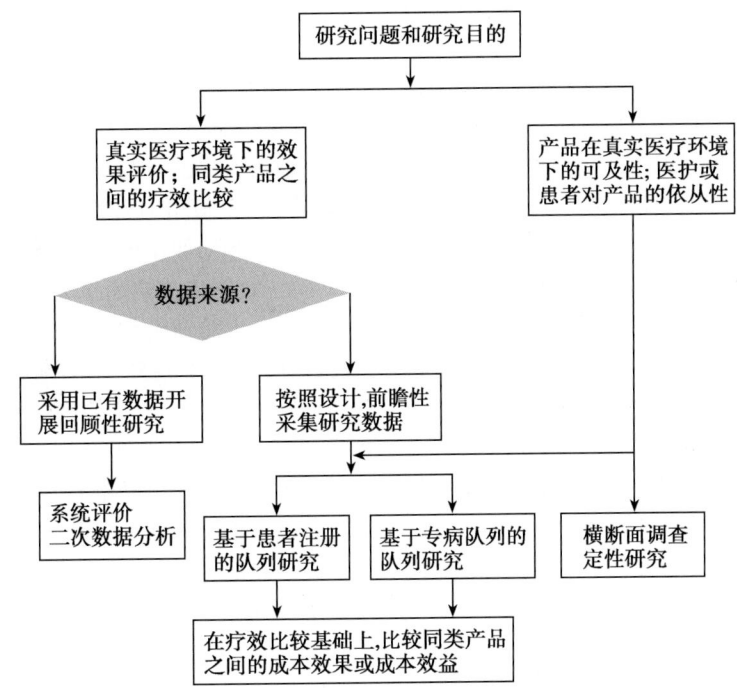

图 44-3　基于观察性研究开展真实世界研究时的方法学选择

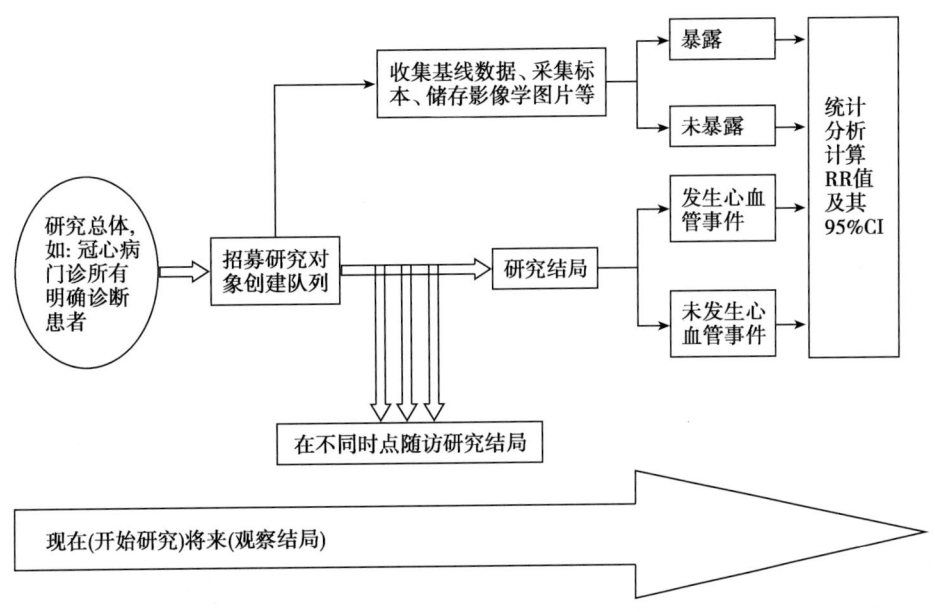

图 44-4　前瞻性队列研究示意图

（一）定义研究对象选择标准，建立队列

采用患者注册登记方式建立队列时，一般会根据研究目的定义研究对象的纳入与排除标准，再对其进行随访。真实世界研究选择研究对象时与新药临床试验不同，倾向于纳入存在异质性的研究对象，以尽可能覆盖疾病谱，从而回答疾病本身特征对某一治疗措施效果的影响，为临床决策提供最直接的证据。因此，纳入标准除要求研究对象满足某种疾病诊断标准外，一般不做过多限制，排除标准主要考虑失访风险，不具体限定合并疾病、合并治疗等。以王拥军团队开展的中国卒中登记（China National Stroke Registry，CNSR）研究为例，其研究对象的纳入标准为：①2007年9月至2008年8月间，从中国132家医院连续纳入确诊的缺血性卒中，脑出血或短暂性脑缺血发作的患者，脑出血据世界卫生组织的诊断标准确诊，并由脑CT核实；②18岁以上的脑出血患者在症状发作后14天内入院。排除标准包括：①脑肿瘤引起的脑出血者；②患者无法获得脑出血血肿体积数据；③原发性脑室内出血；④中风发作前判断病情伤残表——改良Rankin量表评分（modified Rankin Scale，mRS）≥2分。

基于患者注册登记建立的队列开展具体研究时，可在以上纳入排除标准上，进一步合理限定。如研究者拟研究发生颅内出血后，患者住院期间使用他汀是否可以改善预后时，在排除标准里又增加了"排除出血性卒中发作前使用降脂药的患者"以避免卒中发生前用药对研究结果的影响。

（二）定义并测量干预因素（暴露与对照）

真实世界研究中，研究对象不需要严格执行事先制定好的标准干预方案，故干预因素或暴露水平的定义与测量相对要复杂一些。定义暴露时，每一项干预措施（如药物、手术、病人教育项目等）都需要一种独特且准确的暴露确定方法。①若干预措施是一次性行为，如手术或者疫苗接种，其测量只需要确定是否暴露及何时暴露；②若干预措施要持续一段时间，如药物治疗或某些持续性干预（如行为干预），其测量则需综合考虑暴露剂量、干预频率，及干预持续时间，才能确定是否达到有效暴露水平及暴露强度。单纯从处方上记录的药物及其剂量不能真正反映患者的暴露水平。以抗生素为例，若研究对象仅服用过一次抗生素，但其血药浓度并未达到起效的阈值剂量，不应将其划分为暴露组，否则就会产生错分偏倚。③涉及行为干预时，需考虑干预的依从性，结合研究对象对干预的依从性、接受干预的总次数等来定义暴露。

真实世界研究的对照一般源于基于患者注册登记或专病队列中不满足暴露组定义的人群。如在评价行为干预减重效果的真实世界研究中，因未像RCT设计那样严格区分干预组与非干预组，故常将队列人群中未执行行为干预的患者作为对照组，将执行行为干预的患者作为暴露组。但定义暴露与对照时，不能简单地以是否执行行为干预为分组标准，还需考虑行为干预的总频次（是否达到起效阈值）与患者的依从性（行为执行的质量）等。必要时可考虑设计多个对照组，如评价某种降压药的效果时，考虑到服药依从性对效果的影响，可考虑将服药且依从性好的研究对象分为暴露组，服药但依从性不好的人群和未服药人群分别组成两个对照组。

基于中国卒中登记研究评价住院期间使用他汀是否可以改善预后颅内出血预后时，暴露组（使用他汀类药物）被定义为：在住院期间至少使用过一种他汀类药物（在中国，他汀类药物包括辛伐他汀，阿托伐他汀，氟伐司他汀，普伐他汀和洛伐他汀）。根据他汀使用情况将患者分为脑出血住院期间使用他汀类药物的患者（暴露组）和未使用他汀类药物的患者（对照组）。

（三）定义疾病的临床结局

真实世界研究设计一般样本量远大于经典RCT设计，故更易观察到更多的临床结局，甚至是意外结局。但研究设计时，为明确研究假设，需事先定义并区分"主要临床结局"和"次要临床结局"，在针对多个同等重要的"临床结局"进行评价时（增加统计假设检验时的1类错误风险），是否需要对假设检验的显著性水平进行调整，使所有的研究发现均是在随机发生的前提下，将接受任一个备择假设（对应不同的临床结局）的发生概率设定在特定水平，降低获得假阳性关联的风险。

基于中国卒中登记研究评价住院期间使用他汀是否可以改善预后颅内出血预后的研究，定义主要结局为3个月和1年内功能结局，即基于以前报道的研究，定义良好的功能结局为mRS评分0～2，定义功能结局不良为mRS评分3～6（依赖或死亡）。次要结局指标则为3月和1年的死亡率。

（四）测量基线水平

针对所有研究对象测量基线水平对真实世界研究尤为重要，因为观察性真实世界研究中，研究对象对治疗或干预的选择不是随机分配，而是在医生与研究对象的共同协商下决定。暴露组与对照组的基线数据往往不具可比性，在研究结果的统计分析阶段，调整暴露组与对照组的基线差异对建立因果关联至关重要。故设计基线水平测量时，变量的选择需反复考量，包括：直接影响预后的危险因素，通过影响干预执行而影响疾病转归的协变量及潜在混杂因素等。若因果推断的关键变量缺乏基线测量数据，则对研究结果的真实性影响可能无法估量。如还以脑出血患者住院期间是否

使用他汀为例,可能的影响因素有患者经济水平、就诊医院的医疗水平等,而这些因素同时又是已知的疾病预后影响因素,故在开展真实世界研究时,这些变量的基线信息非常重要。可行性较好时,可考虑测量研究所关注结局的基线数据,如患者治疗前的生存质量等。

（五）临床结局随访计划

因真实世界研究随访期一般较长,以观察到某种治疗的远期效应,或长期干预的安全性,故整个队列随访的质量十分重要,需谨慎周全地考虑随访计划。随访计划一般包括 3 个方面:①确定随访时间点;②定义随访内容及方式;③落实随访人员并对其进行培训与考核。确定随访时间点除充分考虑疾病的发生、发展规律外,还要考虑研究经费是否能满足随访的成本要求。因为在真实世界研究中,确保较高的随访率与随访质量,比样本量相对较小、设计要求更高的 RCT 研究更难以实现。故在设计随访时间点时,一定要结合专业领域权衡所研究疾病转归的预期。随访内容和方式与研究所选择临床结局相匹配,以存活与死亡为临床结局时,可考虑借助外部数据(如死因登记数据,住院病历的病案首页数据等);以生活质量或功能评价为临床结局时,则需有专业的团队逐一评估患者,且需根据评估工具的特点判断采用电话随访,或面对面评估的方式来获得最准确的数据。如,当研究结局定义为脑出血患者在患病后 3 月和 1 年时的 mRS 评分时,随访时间点即为脑出血患者患病满 3 月和 1 年,随访内容为 mRS 评分,随访方式由研究中心制定标准的采访方案进行电话随访。需强调的是,无论采用何种方式进行随访,均需专人负责,并培训与考核所有参与随访的研究人员。

（六）数据管理与统计分析

为真实世界研究而开展的前瞻性队列研究一般是"动态队列",研究者应意识到此类研究中数据管理的复杂程度与工作量。因随访时间长,在研究设计时就应考虑数据库管理者可能会由不同的人来完成,按照国际标准或专业标准建立数据字典,为变量提供清晰明了的定义非常重要。样本量较大时,决定采用中心数据录入方式或分布式数据录入也至关重要。若将研究数据集中到研究中心,实施双重数据录入后,再核查纠错,理论上可最大限度确保数据录入的准确性,但需投入大量人力、物力,且从录入到核查的时间滞后也较难处理。若在多个分中心收集数据,各分中心可直接将数据以在线形式录入研究数据库,网络链接存在问题时,可将数据存储在分中心的本地计算机上,在通过网络或便携式存储设备进行传输。

数据统计分析阶段依然重视统计描述的作用,只

有充分了解各个变量的数据分布形式,才可能整理出逻辑严密的统计分析思路。若真实世界研究的目的是为评价药物或器械在不同特征人群中的效果,则应事先设计亚组分析(subgroup analysis),而不是根据数据情况做事后分析(post-hoc analysis),对提高研究真实性(如选择报告偏倚,亚组样本量不足导致 1 类错误增加等)至关重要。在建立暴露(服药和不服药相比,或服 A 药和服 B 药相比等情况)与疾病转归结局之间因果关联时,基线不可比而产生的混杂需重点处理。除采用传统的多元统计分析(如:多因素 Logistic 回归等)对潜在混杂效应进行调整外,还可通过构建倾向性评分模型,在不考虑结局的情况下预测患者暴露的可能性,从而基于这种倾向评分调整不同暴露组人群基线或根据倾向评分匹配已有队列,进而控制基线不可比对因果关联强度的影响。

如:国家注册登记中心在 2007—2008 年间,从中国 132 家医院连续纳入 21 902 例确诊的缺血性卒中、脑出血或短暂性脑缺血发作的患者。为评价在脑出血住院后是否使用他汀对患者功能结局的影响,从总的注册数据库中选择 3218 例连续纳入的脑出血患者,其中 220 例(6.8%)患者住院期间使用他汀类药物。但研究发现使用他汀的患者(暴露组)与未使用他汀类药物的患者(对照组)相比,暴露组患者较年轻,但发生卒中的危险因素多,且卒中严重程度较低。未校正基线数据时,研究结果显示暴露组相对于对照组发病 1 年时功能结局改善的 OR 值为 2.89(95% 可信区间:2.09～3.94);采用多因素 Logistic 回归控制年龄、性别、吸烟、重度饮酒、病史(糖尿病、心血管、房颤和卒中)、脂代谢相关指标等变量后,调整 OR 值为 2.04(95% 可信区间:1.37～3.06);采用倾向性评分调整基线不可比导致的混杂效应后,OR 值为 1.90(95% 可信区间:1.34～2.70)。虽采用不同方法调整后的 OR 值有所降低,但均提示脑出血后服他汀对 1 年时的功能改善有益。

三、采用队列研究开展真实世界研究的实施和质量控制

相比 RCT,真实世界研究一般具有样本量大、随访时间长的特点,故在满足这两个特点与保证研究质量间进行权衡并非易事。首先需了解基于前瞻性队列研究设计开展真实世界研究时可能发生的偏倚,其产生原因及应对策略建议(表 44-6)。

质量控制是贯穿于研究始末的系统工程,从研究启动前的准备,到完成研究设计(包括研究方案撰写,制定 SOP 手册、招募策略,明确测量的操作定义、创建标准化测量工具和表格、创建质量控制系统、任命质量

表 44-6　基于前瞻性队列研究设计开展真实世界研究时可能发生的偏倚

研究阶段		偏倚原因	应对策略
选择偏倚	设计阶段	研究对象来源的真实医疗环境不具有代表性 研究对象疾病严重程度、复杂程度不具代表性	基于多中心招募研究对象
	实施阶段	干预不是由研究者随机分配决定的	在统计分析阶段采用基于倾向评分的匹配、分层等方法进行控制
		失访率超出 10% 或 15%，且失访原因不明	预先制定随访策略，做好随访管理
	评价阶段	使用不同的数据集进行统计分析	预先设计使用不同数据集的前提，并针对不同数据集进行敏感性分析
		未事先设计亚组分析	根据专业与前期研究，预先设计亚组分析
信息偏倚	设计阶段	暴露的测量被简化为"是"和"否"	测量暴露剂量、干预频率，干预持续时间以及干预的依从性，依据以上信息综合评估暴露
		结局变量的测量不能真正反映研究结局	可行情况下，尽量选择终点指标
		选择了较多的主观测量指标	尽量选择客观测量指标
	实施阶段	变量测量的 SOP 缺乏可行性	预先通过预试验评价 SOP 的可操作性
		缺乏责任到人的管理制度	从仪器校准、研究人员培训到受试者准备，均需要制定责任到人的管理制度
混杂偏倚	分析阶段	基线不可比	统计学调整（如多元 Logistic 回归分析）、倾向评分等
		合并干预不可比	分层分析

控制协调员、培训研究团队成员并进行考核认证等）、招募研究对象、测量基线数据、实施干预、随访结局、研究涉及的实验室分析、数据管理、统计分析和研究结果发布。系统的质量控制是保证研究设计准确执行的关键，最好指定研究团队中的一位成员负责落实各环节的质量控制技术，以便在错误发生前即可识别并加以预防。

当研究需要样本数量超出单中心能提供的数量范围时，需由多个中心的研究团队开展协作研究。因分中心团队有各自不同的经费、行政管理和监管机制，需特殊手段才能保证所有分中心使用相同的研究程序，并产生同质性较好的研究数据。建议最好成立协调中心或项目办公室建立沟通网，从而落实操作手册、表格制定及试验标准化等质量控制措施；在每个分中心培训参加测量的工作人员，监督数据管理、分析和发表。

真实世界研究中常见的错误是倾向于收集太多数据。研究者渴望利用基线测量这次机会收集到所有感兴趣的数据，且倾向于通过更多次的随访收集更多疾病结局数据。这种做法常因测量不重要的变量而花费了大量时间和经费，使参与者疲倦和烦恼而影响重要测量变量的质量。收集过多变量还增加数据库的规模和复杂性，使质量控制和数据分析更困难。明智的做

法是质疑将要收集的每一个变量是否有必要，从而删除许多可选变量。

四、研究实例分析

以中国医学科学院阜外心血管病医院郑哲教授团队 2016 年发表的《冠状动脉旁路移植术和经皮冠状动脉介入治疗冠状动脉左主干病变》研究为例，进一步阐述基于前瞻性队列研究开展真实世界研究的关键步骤。

（一）提出研究问题

冠状动脉左主干病变在行冠脉造影患者中占 5%~7%，若不接受血运重建治疗，3 年死亡率为 50%。冠状动脉旁路移植术（CABG）是指南推荐的冠状动脉左主干病变标准治疗，但随着经皮冠状动脉介入（PCI）的不断完善，在临床实际治疗中，越来越多的医生开始采用 PCI 治疗冠状动脉左主干病变。一项随机临床试验显示：PCI 是一种安全可行的方法，可考虑用 PCI 代替 CABG 治疗临床高危但解剖低危的患者。但多项注册研究结果提示 CABG 比 PCI 具有更高的靶血管血运重建成功率，有降低复合心脏和脑血管事件发生率的优势。

研究者的研究问题是：针对不同危险分层方案的冠状动脉左主干病变患者，更具潜在获益的治疗决策

是什么? 远期效果如何? 采用循证医学的 PICO 原则对其进行分解,本研究的研究对象(P)为冠状动脉左主干病变患者;干预(I)为 CABG,对照(C)为 PCI,结局(O)为 3 年全死因死亡率,研究者更关注两种血运重建策略在不同危险分层患者中的疗效差异。

(二)研究设计

基于冠状动脉血运重建登记数据库(连续登记在阜外医院接受 CABG 或 PCI 治疗的所有患者信息)开展前瞻性队列研究。

(三)研究对象

1. 纳入标准 连续纳入从 2004 年 1 月至 2010 年 12 月期间经血管造影确诊冠状动脉左主干病变患者,且接受 PCI 或 CABG 治疗。

冠状动脉左主干病变定义为:左主动脉狭窄超过 50% 且未接受旁路移植术。

2. 排除标准

(1)年龄<18 岁。

(2)曾接受过 CABG 治疗、或伴随瓣膜治疗或大动脉手术。

(3)1 周内发生过 ST 段抬高的心机梗死或心源性休克者。

(四)基线数据

登记数据库中的患者均有如下数据:人口学特征、患者病史、术前用药、术前危险因素、术中数据,以及入院 30 天和远期状态。变量定义参考胸外科医师数据库与 2013 年美国心血管/美国心脏协会对冠状动脉疾病关键数据的定义。

(五)干预措施

由心脏科医生与心外医生根据临床与解剖的实际情况,及实施血运重建术的风险,综合患者意愿,共同判断对患者实行 CABG 或 PCI 治疗。麻醉后,采用标准旁路技术实行血管重建术。CABG 术中采用心肺转流术或非体外循环,由主刀医生根据实际情况斟酌决定。若可能,推荐使用动脉移植完成整个血运重建。术后无限期连续使用阿司匹林 100mg/天抗血小板治疗。PCI 组患者接受药物洗脱支架植入术,在接受冠状动脉介入治疗前服用阿司匹林加氯吡格雷(负荷剂量,300mg 或 600mg),并推荐支架植入术后至少 12 个月内采用阿司匹林和氯吡格雷联合抗血小板治疗。

两组基线治疗中均推荐使用包括血管紧张素转化酶抑制剂、β-受体阻滞药,及他汀类药物在内的其他药物治疗。

(六)结局随访

采用标准化随访流程,对所有出院患者均在治疗后满 1 月、6 月进行随访,满 1 年后,每年随访 1 次。随访由研究护士实施,采用电话或邮件随访。主要结局

为首次血管重建后 3 年全因死亡率。次要结局为复合结局,包括死亡、非致死性心梗、非致死性卒中。所有结局均由事件委员会按照事先确定的结局定义独立裁决判断。

(七)统计分析

首先比较 CABG 与 PCI 两组患者的基线特征,连续变量采用 t 检验或 MannWhitney U 检验,分类变量采用卡方检验或 Fisher 精确检验。随访时间为接受血管重建术的日期到最后一次随访观察到的日期。针对每种治疗分别绘制 Kaplan-Meier 生存曲线,并进行 log-rank 检验,比较两组随访期间首次发生事件的时间分布。

为消除潜在混杂偏倚,采用多因素 Logistics 回归计算倾向评分,模型中包括患者人口学特征和临床危险因素等变量。用统计量 C 进行模型判别,并用 Hosmer-Lemeshow 统计量校准模型。采用逆概率加权法计算 30 天结局发生的校正后 OR 值。为比较两治疗组的远期结局,采用校正后的生存曲线和逆治疗概率加权的 COX 比例风险回归,计算 HR 值。为进一步评价研究结果的稳健性,进行敏感性分析,评估 CABG 和 PCI 组之间具备完整基线 SYNTAX 评分的结果,及对 CABG 没有潜在禁忌证的亚组患者中的结果。在可获得完整 SYNTAX 评分的患者中,对低-中等风险(≤32)和高风险(>32)组的患者进行亚组分析。其他亚组分析考虑的因素有:年龄(<65 岁和≥65 岁),性别,糖尿病,左心室射血分数(≥50% 和<50%),病变血管数,冠状动脉左主干病变分支及 EuroSCORE 得分(欧洲心脏手术风险评估系统)。

(八)研究结果

主要结局(3 年总死亡率)比较结果见表 44-7。可见:术后 3 年,PCI 组的全因死亡率为 3.8%,CABG 组为 2.5%。校正后,PCI 组的 3 年后全因死亡风险更高,且差异有统计学意义。心脏死亡、心肌梗死和卒中构成的复合结局在两组间的差异无统计学意义。PCI 组相比 CABG 组术后三年的卒中风险更低。

亚组分析显示:近 70% 患者(1892/2752)的 SYNTAX 得分≤32(PCI 组中的 89.9%,CABG 组中的 44.5%)。在低-中解剖风险(SYNTAX 得分≤32)的患者中,两组间全因死亡率差异无统计学意义[HR=1.42,95%CI(0.92,2.19),$P=0.12$]。在 SYNTAX 得分>32 的患者(占队列总人数的 30.2%)中,PCI 组的校正后全因死亡率[HR=3.10,95%CI(1.84,5.22),$P<0.001$]和复合结局[HR=1.82,95% CI(1.36,2.44),$P<0.001$]高于 CABG 组,且差异有统计学意义(图 44-5)。

表 44-7　CABG 和 PCI 治疗冠状动脉左主干病变的 3 年临床结局比较

临床结局	CABG(n=2604)	PCI(n=1442)	未调整 HR(95%CI)	调整 HR(95%CI)*
全死因死亡	64(2.5)	55(3.8)	1.49(1.04,2.14)	1.71(1.32,2.21)
死亡、心梗和卒中的复合结局	238(9.4)	112(7.5)	0.82(0.65,1.02)	0.94(0.82,1.09)
心脏死亡	34(1.3)	37(2.6)	1.90(1.19,3.02)	2.44(1.75,3.42)
心梗	75(3.0)	61(4.2)	1.44(1.03,2.03)	2.00(1.61,2.50)
卒中	111(4.4)	18(1.1)	0.28(0.17,0.46)	0.18(0.13,0.26)
再次血运重建	51(2.1)	146(9.9)	5.21(3.78,7.16)	4.91(3.91,6.16)

* 逆概率加权的 Cox 比例风险回归,以 CABG 为参照组(source:Zheng Z,Xu B,Zhang H,Guan CD,Xian Y,Zhao Y,Fan HY,Yang YJ,Wang W,Gao RL,Hu S. Coronary Artery Bypass Graft Surgery and Percutaneous Coronary Interventions in Patients With Unprotected Left Main Coronary Artery Disease. J Am Coll CardiolIntv,2016,9:1102-1111,此案例引用已征得郑哲教授的允许)

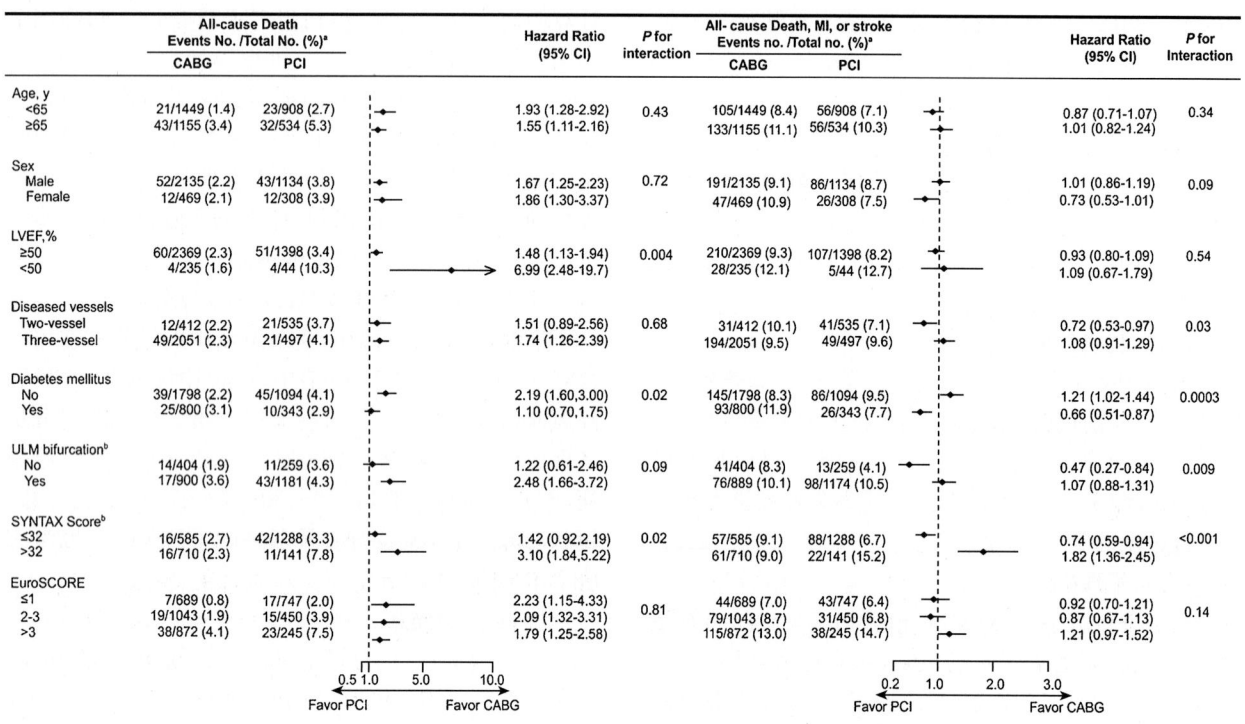

图 44-5　亚组分析结果

source:Zheng Z,Xu B,Zhang H,Guan CD,Xian Y,Zhao Y,Fan HY,Yang YJ,Wang W,Gao RL,Hu S. Coronary Artery Bypass Graft Surgery and Percutaneous Coronary Interventions in Patients With Unprotected Left Main Coronary Artery Disease. J Am Coll CardiolIntv,2016;9:1102-1111,此案例引用已征得郑哲教授的允许。

预测全因死亡率时,在左心室射血分数<50%与 ULM 分支的患者中,CABG 治疗与更高的生存获益相关(交互项 P 值分别为 $P=0.004$,$P=0.09$)。EuroSCORE 的亚组分析中,PCI 组全因死亡率高于 CABG 组[EuroSCORE≤1:HR=2.23,95%CI(1.15,4.33);2≤EuroSCORE≤3:HR=2.09,95%CI(1.32,3.30);EuroSCORE>3:HR=1.79,95%CI(1.25,2.58)]。

该项单中心前瞻性队列研究结果建议:CABG 有益于改善冠状动脉左主干病变患者的远期结局,尤其对患复杂疾病的患者获益更明显。

第四节　基于已有数据的观察性真实世界研究

随着各类医疗大数据的不断完善及逐步开放,利用已有数据库开展真实世界研究已成为可能并逐渐被研究者及临床医生接受。在选择现有可用医疗数据库进行研究时,使用者应了解数据库本身的特点,以便更好地服务于研究目的。

EMR 是医院和医疗行政部门为加强对日常医疗服务的管理而建立的专门数据库。医院病历，尤其是住院病历记录含有较完整、准确的病人基本人口学特征（性别、出生日期、出生地、籍贯、职业等）、临床特征（身体质量指数、病程、病情轻重、合并症和并发症等）、临床检查信息（生化指标、病理信息、B超或 X 光检查等）及用药、手术等治疗信息。

医疗保险数据（administrative claims data）是医保部门用于管理医保基金、合理分配医疗资源而建立的数据库。该数据库除含患者基本个人信息（如姓名、身份证号、性别、出生日期、职业等）及就诊信息（就诊日期、就诊医院和医师、主要及次要诊断、医疗处方等）外，还含详细的各类医疗费用支出数据。医保数据库收集的临床诊疗信息相对 EMR 非常有限：①无患者病情和各类辅助检查的详细信息；②虽有疾病诊断名称，但无法通过数据库中其他临床信息验证诊断的准确性。为弥补其缺乏必要临床信息的缺点，可将其与 EMR 联系起来以满足研究要求。医保数据库可利用患者在多年内的每次就诊记录建立长期的研究队列。

区域性健康信息数据库（regional health database），通过整合区域内公共卫生与医疗服务建立的集居民电子健康档案、免疫接种记录、医院电子病历数据库、医保数据库等于一体的综合性健康信息平台。相比独立数据库，其优势在含长期、综合的各类健康信息，数据丰富。

利用已有数据库进行真实世界研究，可帮助研究者在短时间内以较低成本获得研究项目所需的数据。但已有数据与前瞻性收集研究所需数据不同，其数据收集是以行政管理或业务监督为基本目的，虽已实现结构化和规范化，但并非基于研究目的。导致研究需要的数据在很多情况下无法从已有数据库中直接获得，或收集的数据质量无法满足科研需求，从而降低其科研使用价值。但通过合适的设计和数据处理分析，仍可使其最大限度上为科研所用。

本节主要从研究计划、研究设计、数据分析及解读等方面介绍如何利用已有医疗数据库开展研究。

一、已有数据库的选择及可行性评估

确定研究问题与目的后，研究数据是通过设计结构性问卷调查获得的一手数据还是已有的二手数据获取，研究者需从获得数据所需时间、成本及研究执行过程中对数据质量和数据缺失等情况的把控等多方面综合考虑和权衡。还需充分了解有哪些已有的医疗数据库及其优缺点。若可对已有数据库扬长避短，短时间内低成本获得大量数据，并通过研究设计或其他手段弥补数据质量上的不足，一定程度上保障研究的内部有效性和外部有效性，则可优先考虑使用数据库数据进行研究。

开展数据库研究前，应首先评估数据库本身的可用性。研究者应与数据拥有者事先沟通，了解数据库的数据结构、变量格式、数据记录数量和数据质量（包括准确性和完整性）。若条件允许，可预抽取少量数据进行评估，判断数据的准确程度及缺失比例。可用的数据库若无法做到每个变量都有较高的数据质量，至少应保证与研究目相关的核心变量（暴露因素、结局变量、重要协变量）有一定的准确性和完整性。若研究者有机会获取多个不同类型的医疗数据库（或虽属同类型数据库但来源不同），则分别评估不同数据库，以判断哪个数据库更适合拟开展的研究项目。可初步了解不同来源数据库的变量格式是否一致或不同管理平台的兼容性如何等问题。若不同的数据库均可用作研究，则可考虑开展多中心研究，或在一个研究中利用不同类型的数据库互相补充。

某些特定情况下，若拟用医疗数据库的准确性和完整性存在问题，则可考虑通过对核心变量进行校验或在已有数据库基础上设计一个小规模的调查，以弥补已有数据库的缺陷（见实例）。

二、数据库研究的研究设计

同传统流行病学研究类似，观察性数据库研究根据其主要研究目的和研究问题可分为描述性研究和分析性研究。描述性研究可描述性分析数据库中所关注的研究变量，适用于研究目的为描述疾病事件、患者特征、临床结局、药品处方、医疗花费等。分析性研究设计通过分析数据库中药品暴露与临床结局变量之间的关系，探究药品的有效性和安全性。数据库研究中可采用的设计类型与传统流行病学方法并无本质差异，本节不再赘述，重点介绍设计数据库研究值得注意的地方。

（一）研究对象的选择

研究者应首先明确一般人群、目标人群和研究对象之间的关系（图 44-6）。开展研究前，了解拟选入本研究的研究对象及其所来源的目标人群在一般人群中的分布和大致特征（除一般人口学特征，更重要的是需要关注与疾病或者暴露相关的因素分布是否存在差异）。患者患病后是否选择就医及选择去哪个医疗机构就医往往差异很大。选择的差异性决定了其是否有可能进入拟使用的数据库及被纳入研究分析。影响选择的因素是多方面，若与暴露因素或与疾病严重程度及结局有关，则需要在设计阶段针对这些影响因素综合考虑研究对象的选择与入组，以避免或减少选择性偏倚。

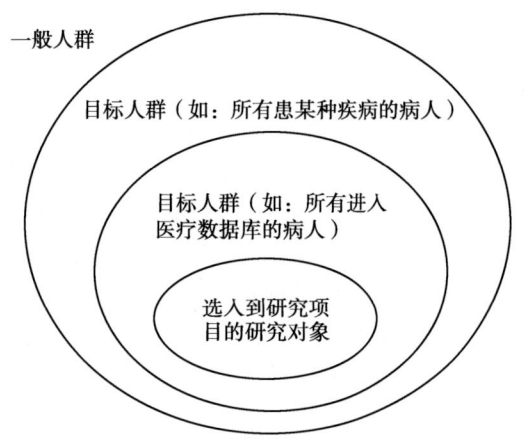

图 44-6　一般人群、目标人群、研究对象之间的关系

若研究目的是对研究人群进行横断面描述,如患者特征描述、患病率估计、治疗模式描述等,则所选研究对象应有很好的代表性,以确保研究结果可推广到目标人群。选择研究对象时需充分考虑到目标人群的分布特征(社会人口学特征、地理位置分布、疾病严重程度等)和医疗机构的分布和服务覆盖情况。如,若想了解热性惊厥患者发生惊厥后出现癫痫的比例,需同时选择社区医院、二级医院和三级医院等不同水平的医院就诊者进行分析,若需在数据库中抽样,可采取等比例随机抽样。即便如此,因不同级别医院就诊者病情差异可能较大,在报告总体患病率时,仍应分别统计不同级别医院。

若研究目的是比较不同暴露组(或不同疾病状态)并进行统计推断,选择研究对象时样本代表性并非首要考虑因素,应更关注不同组间的可比性。在医疗数据库中建立研究队列,除患者基本社会人口学特征及临床特征外,还需考虑患者就诊医疗机构在等级及专业特长方面的差异。即使有的数据库中临床诊疗信息缺乏,研究者也可通过选择类似医疗机构的患者作为对照,减少研究结果中无法利用统计分析方法排除的混杂。

(二) 研究变量

数据库中变量的准确性影响着最终研究结果的准确性和研究的成败。因医疗数据库并非为研究设计,其拥有的变量有时无法满足科研需求,需对变量进行限定(restriction)、核实(verification)、验证(validation)或使用外部数据进行补充。

1. 暴露因素　医疗数据库研究中的暴露因素常指某种药品或某种治疗手段。使用与否、使用频率、使用量或使用时间长短是决定暴露的几个要素,在研究方案中需要明确定义。现有电子医疗数据库中住院病历记录的药物使用情况较准确,记录也较齐全,而有的医疗数据库(例如门诊记录和医保记录)中的药品使用记

录则会有缺陷,使用时需谨慎(除非研究目的仅为初步探讨趋势性)。若研究项目需要质量较高的暴露因素数据,研究者可考虑对暴露记录进行核实(如抽取小样本核对数据库中数据与源记录是否一致,或者进行小范围的患者调查)。

数据库病例对照研究虽不存在回忆偏倚或有倾向性的询问(研究者无需对研究对象提问),研究者在从数据库中搜寻病例或对照的暴露因素时同样应避免倾向性(如在病例的电子记录中更仔细深入查找暴露情况,而在对照中则没有那么仔细)。如条件允许可考虑采取盲法。

2. 结局变量　医疗数据库中常见的结局变量是疾病诊断和临床治疗效果。疾病诊断可用 ICD 编码搜索,有时也需在病历记录中使用关键词查找。对临床治疗效果,若要获得相对准确的信息,需查阅病历记录,从中提取相关信息;也可从结构化的数据库中快速获得(如病案首页或出院病人调查表等),但对某些病种(如肿瘤等),其数据可靠性及可用性尚无法满足科研需求,仍需通过相对较耗时的病历查阅获得。

不管是疾病诊断还是治疗效果,有时可能因缺乏客观指标而导致判断不准确,或即使是诊断标准明确的疾病也同样存在误诊和漏诊的情况,这在一、二级医疗机构中尤为突出。为避免或减少此问题对研究结果造成的信息偏倚,必要时可成立专家小组,确定"金标准",逐一验证结局事件,并用验证后的结局进行统计分析。或通过抽样,验证小样本的结局变量,计算敏感度和特异度,再校正整个研究人群的研究结果。

数据库回顾性队列研究中,研究者在从数据库中不同暴露组中搜寻结局变量信息或进行验证时也应避免倾向性,如条件允许也可考虑采取盲法。

3. 协变量　协变量常作为混杂因素在统计分析中用于排除混杂效应,也常作为重要的分类变量对研究结果进行亚组描述。医疗数据库中的很多变量均是重要的协变量,如:患者一般社会人口学特征、医保支付方式、疾病症状与主诉、合并症与并发症、实验室检查、患病病程、家族史、合并用药、不良反应等。若是多次就诊,之前就诊的相关信息也是重要的协变量,可对本次或以后的疾病诊断和治疗产生影响。因很多协变量随时间变化(称之为时间依赖性变量),研究中需确定此类协变量的时间点。

有的医疗数据库(如 EMR)协变量众多,可提供丰富信息,为控制潜在混杂提供了可能,也为后期分析提出挑战。有的数据库则因未收集应有的协变量信息,导致研究者无法判断和处理潜在的偏倚和混杂。故研究者在研究设计阶段就需考虑收集哪些重要的协变量;若确实无法收集,则需考虑如何在研究设计上进行

弥补或后期分析上能否可挽救。

（三）样本量

相对前瞻性收集数据的队列研究,数据库研究的样本量可非常大,少则几万条记录,多则几百万条记录甚至更多。这是一个很大优势,可涵盖极广的人群范围(如儿童、老人等),可用以研究某些罕见疾病(如癌症的发生、出生缺陷等),通常也可保证研究比较高的统计效力。但纳入研究的人群数量并非越多越好,研究设计阶段同样需要根据研究问题、暴露因素和结局变量等因素合理定义或限定研究对象,以更有效地回答研究问题。

三、数据库获取及数据清理

研究者有了合作意向和研究设计思路后,可与数据库拥有者探讨数据库获得方式及数据内容(数据库年限、有哪些变量和缺乏哪些变量),并签署合同或合作协议。不管是通过商业行为或科研合作项目获得数据库,应首先删除姓名、身份证号码、住址等个人识别信息。若因特别需要,例如需使用身份证号码链接不同数据库或对一个数据库中的不同记录进行匹配(确认多条不同日期的记录来源于同一患者),应由数据库拥有者完成上述链接或匹配后再交由研究者使用。或在数据库拥有者的授权和监督下,由研究者通过特殊技术把身份证号码转换为人工无法识别的信息来使用,以完成链接或匹配,移除身份证号后再对更新后的数据库进行统计分析。通常数据库研究无需病人签署知情同意书,但仍需要将项目递交伦理委员会审查,以申请签署豁免知情同意书。

获得数据库后,研究者需清理研究变量,主要包括逻辑检错、极端值评估与处理、缺失值评估与处理。①逻辑检错即检查不同变量之间是否存在矛盾或不一致处。结构化的电子数据库往往自身具有逻辑检错功能,同一条记录中很少存在逻辑错误。但不同记录(如某病人在过去一年中多次就诊而产生多条记录)间则可能存在逻辑错误,需进行检错。不同来源的数据库中因数据格式或定义不同,也可能存在不一致的地方。如有的医疗机构按婴儿生日与就诊日期计算婴儿年龄,有的机构数据库中则按婴儿生日与数据库访问日期自动计算婴儿年龄。有的采用 ICD-9 编码,有的采用 ICD-10 编码,研究者应加以区分使用。②极端值的出现可能是真实的,也可能数据录因录入错误导致。研究者通过观察研究变量的频数分布,判断极端值的偏离程度及合理性,必要时可请专业人员协助判断。若偏离程度虽很大,但临床上无法排除其可能性,可保留在数据库里,因在很大样本的电子数据库里极少数的极端值影响非常小。若明显是数据录入导致,可采

用删除该记录、取平均值代替或追溯临床记录更正等方式处理。③数据缺失,尤其是重要协变量缺失在数据库研究中比较常见。研究者应首先了解哪些变量缺失、各变量的缺失比例、潜在的影响有多大。若缺失比例较小,可忽略不计(统计模型会默认删除);若比例较大,则需联系数据库拥有者确定是否可通过追溯原始记录进行填补,或利用其他外部电子数据库进行补充、设计小范围额外调查收集数据、调整研究设计(如采用自身前后对照的研究设计,可以排除个体相对固定的未测量变量的影响,如家族史、易感性等)等方法。统计学上推荐的各类填补(imputation),虽可在医疗数据库研究中尝试,但其实用性和使用价值尚待进一步探讨。

四、数　据　分　析

描述性研究的数据分析主要包括统计描述研究对象特征、临床事件患病率或发生率、药品处方构成、医疗花费等内容。某些情况下研究者也会对上述内容分亚组统计描述,并比较亚组间的统计学差异。这种统计学建议仍以结果描述为主,不宜进行过度解读。分析性研究往往用于评价药品的有效性和安全性,或用于因果推断,其数据分析以分析性为主。本节重点介绍数据库研究分析性统计分析中的注意事项。

利用电子医疗数据库开展研究在数据分析过程中的核心内容是判断与处理偏倚与混杂。医疗数据库中的所有数据均来自医疗机构的常规诊疗活动,因种种原因会导致研究结果存在信息偏倚、选择性偏倚和混杂偏倚。

数据库研究中的信息误差经常存在,如疾病的误诊和漏诊、药物使用无法追踪、重要协变量未很好收集等,都可能引起信息偏倚。若研究中验证核心变量,可计算各变量的敏感度和特异度,再对原始数据进行相应校正,从而校正信息偏倚。若研究中未对验证存在信息误差的变量或无法对定量分析信息误差,研究者需至少评估信息误差是否导致信息偏倚及信息偏倚的方向,即该信息偏倚是夸大还是缩小了对研究结果的估计。

在医疗机构常规医疗活动中病人的求医行为及临床医生的处方行为均存在倾向性,故在数据分析过程中应评估其引起的选择性偏倚。常见的选择性偏倚包括:

(1)管道性偏倚:指患者就医时会自然选择到某些特定的医院或门诊就医,或医生会有选择性的开药给某些特定病人。如,病情严重的病人倾向于到知名的大医院就医,医生则会对现有其他药品效果不好的病人使用最新上市的药品。

（2）奈曼偏倚，或新发-现患病例偏倚：即到医疗机构就诊的患者仅是存活病例、现患病例或反复就诊的病例，而非新发的所有病例，即不包括死亡病例和病程很短的病例，或未到医疗机构就医而只在家里自我治疗或未治疗的病例。

（3）存活者治疗偏倚：对病死率高的疾病，生存时间长者才有机会接受后期治疗，而接受治疗前即死亡的患者会被默认为未接受治疗。或在建立患者队列时，治疗组相对对照组来说需等到某个时点或某事件发生时才开始所定义的治疗措施。上述类似情况会导致不同组间的患者特征和疾病风险程度存在差异，称为存活者治疗偏移。

（4）易感者耗竭偏倚：在设计、实施药品服用者队列研究时，对药品不耐受者随时间推移会逐渐退出队列，最不耐受的人最先退出，其他较不耐受的会逐渐退出，导致最终留在队列中的病人相对更耐受该药品。

（5）检出征候偏倚：该偏倚指某种因素本身不是引起所研究疾病的病因，但该因素能引起或促进与研究疾病症状和特征相似的征候出现而到医疗机构就医，从而有利于查出该类疾病的早期病人，使研究者误认为该因素为病因从而造成偏倚。

数据库研究中的混杂与任何其他观察性研究中的混杂概念一致。但使用已有医疗数据库开展的研究存在2种特定情况：①数据库中大量的混杂因素需要处理；②数据库中混杂因素信息非常有限。对前者，常规的多因素回归分析方法很多时候无法有效处理混杂，可考虑采用综合变量（summary variable）的倾向性评分（propensity score，PS）和疾病风险评分（disease risk scores，DRS）方法。对后者，因数据有限无法消除混杂，有学者建议采用工具变量（instrumental variable）分析，但需找到合适的工具变量。

数据库研究中的数据分析，研究者需判断和鉴别潜在的选择偏倚和混杂。若选择偏倚由某些混杂因素导致，其本质是混杂，在数据分析中可按混杂处理。若选择偏倚不是由混杂因素导致，则分析中无法消除，只能在研究设计和数据收集阶段采取措施避免。图 44-7

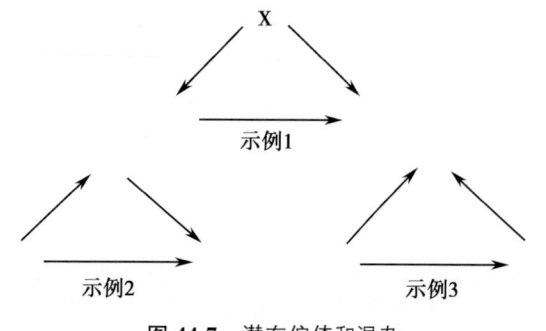

图 44-7　潜在偏倚和混杂

示例 1 中的 X 是潜在的混杂因素，在数据分析中可按混杂因素处理；示例 2 和 3 中的 X 不是混杂因素，其引起的效应是选择偏倚，数据分析中不应按混杂因素处理。

五、数据解读

如前所述，数据库研究中存在诸多局限性，故需正确解读研究结果。若是基于单个医院 EMR 的研究结果，推广需谨慎，因到该医院就诊患者的特征与目标人群的特征可能存在差异。数据库中关键混杂变量信息未收集、关键变量测量存在误差或缺失值较多，均限制对混杂因素的处理。对重要的未测量或缺失值较多的混杂因素，建议与临床专业人员了解数据缺失原因，以判断其如何对研究结果造成影响。如，临床医生会倾向于对病情稍重的患者做某种检查，导致数据库中病情较轻者普遍缺失该检查值。一般来讲，利用已有电子医疗数据库开展的观察性研究要完全控制混杂几乎不可能。对仍然存在的混杂常称为残余混杂（residual confounding）。残余混杂的大小取决于混杂因素与暴露因素的关联强度及混杂因素与疾病之间的关联强度。残余混杂的方向往往取决于混杂因素的分布情况，需综合分析，较难判断。研究者可通过敏感性分析，比较控制与不控制某些变量的情况下对研究结果的影响。总之，在数据库研究中，研究者应科学评估残余混杂，对结果解读保持谨慎，避免轻易下确定性结论。

亚组比较或分层分析是统计分析中常用处理混杂的方法。在判别混杂时，需判断分组或分层因素是混杂因素还是效应修饰因素（effect modifier），或判断其引起的效应是混杂还是效应修饰（effect modification）。前者常由混杂因素在暴露组与非暴露组中分布不均衡导致；后者是因暴露因素与效应修饰因素之间存在交互作用产生（往往因某种机制产生的内在因果关系）。前者需在分析中去除，后者需在结果中呈现。效应修饰在临床实践和个性化治疗上具有重要指导意义。如，若某种药品在某个特定亚组（年龄、基因表达、合并症等）相对其他亚组效果更好，可推荐医生更多地在这样的亚组中使用该药品。

对研究中不同亚组的统计学差异比较，因数据库研究样本量很大，不同组之间较小的差异也可能导致统计学检验的 P 值小于 0.05。解读这种差异时，除考虑偏倚和混杂外，更应结合临床实际意义，评价这种差异是否值得关注。

六、数据库研究实例

以 Lewis JD 等人对糖尿病患者服用吡格列酮后的

膀胱癌患病风险评估为例,具体阐明如何从研究设计、暴露因素的定义和限制、结局变量的定义和限制、偏倚和混杂的处理、及如何在队列研究中嵌入另一病例对照研究对数据进行补充等方面利用电子医疗数据库进行研究。

（一）研究背景与目的

吡格列酮是用于治疗 2 型糖尿病的一种噻唑烷二酮类药物。有动物实验及临床研究报道噻唑烷二酮类药物可能存在潜在的致癌风险。2003 年,美国食品药品管理局要求吡格列酮的生产厂家开展一项上市后安全性研究,评估吡格列酮是否会增加膀胱癌的风险。

（二）研究设计与方法

1. **数据来源**　本研究使用了美国北加州 Kaiser Permanente 集团（KPNC）的电子医疗数据库。该医疗服务集团为约 320 万会员提供综合医疗保健服务,覆盖当地约 30％人口。其药品使用数据库中包含每位就诊者的处方信息,且 KPNC 会员 95％会在其旗下药房购买医生开具的处方药。

2. **研究队列的建立**　本研究采用队列研究设计,以 KPNC 电子医疗数据库中的糖尿病患者为研究对象建立队列。电子医疗数据库中的信息主要有癌症登记信息、服药记录、实验室检查结果及住院和门诊患者的临床诊断信息。通过以下 4 种情况识别糖尿病患者：①出院主要诊断为糖尿病；②≥2 次门诊诊断记录为糖尿病；③有糖尿病药物使用史；④或实验室糖化血红蛋白大于≥6.7％。符合以下任何标准之一的患者即可被纳入队列：①截至 1997 年 1 月 1 日,被诊断为糖尿病患者,年龄≥40 岁且是 KPNC 会员；②被诊断为糖尿病患者,在 1997 年 1 月 1 日与 2002 年 12 月 30 日之间满 40 岁,在其 40 岁生日时是 KPNC 会员；③在 1997 年 1 月 1 日与 2002 年 12 月 30 日之间成为 KPNC 会员,并在当时已患有糖尿病且年龄≥40 岁。

该队列初始有 207 389 人,排除 823 名在进入队列之前或在进入队列 6 月内被诊断为膀胱癌的患者,以避免错误地将已罹患病人归为新发病例。剔除进入队列时无处方权益（n=6674）、及进入队列后的前 4 月内有＞4 月的空窗期没有处方权益或无会员资格的患者（n=6782）。

本次研究分析的数据期限为 1997 年 1 月 1 日至 2008 年 4 月 30 日。

3. **暴露的定义**　本研究中"既往使用过糖尿病药物"定义为 6 月内购买过至少 2 次糖尿病治疗相关处方药。糖尿病治疗相关药物分类如下：吡格列酮、其他噻唑烷二酮类药物、二甲双胍、磺脲类药物、胰岛素及其他。本研究还为尚未接受任何糖尿病处方药物治疗的患者及那些接受过一次处方治疗但尚未达到暴露

定义的患者设立单独的指示变量。

"吡格列酮起始治疗时长"从患者第二次吡格列酮处方日期算起。"吡格列酮累积暴露时长"通过处方日期之间的天数计算。如果后一次处方开药时间在前一次处方预期结束日期后的 30 天内,则认为治疗未中断。若超过 30 天,则认为治疗中断,中断日期从前一次处方与其结束日期之后 30 天后算起。即使治疗存在中断情况,吡格列酮累积暴露时长作为所有暴露时长的总和,仍是一个随时间变化的变量。

"吡格列酮累积治疗剂量"的计算与上述类似。对任何在结局事件发生日期前完成的处方,处方所开药品剂量认为均被服用（如：处方中的药片数量与药片剂量之乘积）；对在结局事件发生时尚未结束的处方,药品剂量则应按相应日期及比例进行计算。

4. **主要结局变量**　本研究患者的随访起始日期为其符合入选标准的第一天所在日期。随访终止日期为任何下述事件发生时所在日期：①会员资格或处方权益有超过 4 个月的空窗期；②被诊断为膀胱癌；③其他任何原因导致死亡。若上述均无发生,则最终随访日期为 2008 年 4 月 30 日。

患者膀胱癌的诊断从 1997 年 1 月 1 日至 2008 年 4 月 30 日之间的 KPNC 癌症登记信息中查找。此外,还通过对 2005 年 1 月 1 日至 2008 年 4 月 30 日之间的电子病理报告进行病例匹配来补充患者膀胱癌的诊断结果。

5. **混杂因素**　表 44-8 中的变量是潜在的混杂因素,其信息主要来源于以下几类渠道：①社会人口学变量信息通过医院信息管理系统进行信息提取；②充血性心衰等病史通过门诊和住院病人数据库通过查询 ICD 相关编码获取信息；③肾功能不全和血糖控制情况等因素通过实验室检测结果数据库获取；④吸烟史和糖尿病病程,通过对会员调查来补充电子医疗数据库的缺失信息。

本研究认为筛选出的潜在混杂因素至少符合一项下列条件：①是膀胱癌发病的危险因素（如：年龄、种族、性别、吸烟史及社会经济状况等）；②影响膀胱癌检出可能性的因素（如：泌尿系统疾病,包括尿路感染、尿失禁、尿路结石及其他癌症史等）；③影响开具吡格列酮处方可能性的因素（如：糖尿病病程长短、糖化血红蛋白水平、充血性心衰、肾功能不全等）。除吸烟史外,所有混杂因素均采用随访日期开始前的数据库信息。

6. **巢式病例对照研究**　因电子医疗数据库中一些潜在混杂因素的缺失或缺项（种族、吸烟史、糖尿病病程、职业暴露情况等）,本研究在主体队列研究中设立了一项病例对照研究,用以评估队列研究中是否存在由上述信息不全的变量导致的残余混杂。本次巢式病

例对照研究纳入了初始队列中所有在 2002 年 10 月 1 日至 2008 年 4 月 30 日期间确诊的膀胱癌病例。其对照则根据性别、年龄(±2.5 岁)及进入队列至发生指示事件之间的时间(±6 个月)进行匹配后随机选取。病例对照研究利用标准化问卷通过电话收集包括糖尿病病程时长、吸烟史、留置导尿管使用、尿路感染频率及职业暴露等信息。

(三)数据分析

吡格列酮及其他糖尿病治疗药物的暴露情况被视为无定向的时间相关变量,即从研究对象进入队列直

至符合既往用药定义之间的时间均被认为属于非暴露组,而一旦符合既往用药定义,则不论此患者之后是否终止治疗,从那一天开始该研究对象即被认为属于暴露组。服用吡格列酮后的膀胱癌患病风险通过 Cox 比例风险模型计算风险比(Hazard ratio,HR)得出,并对协变量进行调整。用于计算 HR 相对于吡格列酮暴露组的对照组包括既往曾用过任何非吡格列酮药物进行糖尿病治疗或仅使用饮食疗法的病人。因本研究中膀胱癌病例数量较多,出现统计模型过度拟合的可能性很小,故分析中纳入了表 44-8 中的全部潜在混杂因素。

表 44-8　根据是否接受过吡格列酮治疗分组研究对象基本特征

	曾接受吡格列酮治疗*	从未接受吡格列酮治疗*
N	30 173	162 926
年龄(岁)		
40～49	8612(28.5)	36 442(22.4)
50～59	9944(33.0)	41 962(25.8)
60～69	7799(25.8)	42 691(26.2)
≥70	3817(12.7)	41 821(25.7)
性别(女)	14 157(46.9)	75 686(46.5)
种族		
白人	14 768(48.9)	80 777(49.6)
黑人	2823(9.4)	16 730(10.3)
亚洲人	3834(12.7)	18 877(11.6)
西班牙裔	3320(11.0)	14 430(8.9)
其他	1691(5.6)	8876(5.4)
不详	3737(12.4)	23 235(14.3)
目前有吸烟习惯	6052(20.1)	28 023(17.2)
肾功能		
肌酐正常	23 174(76.8)	125 879(77.3)
肌酐升高[†]	1248(4.1)	13 993(8.6)
不详	5751(19.1)	23 054(14.2)
膀胱疾病[‡]	3686(12.2)	25 581(15.7)
充血性心衰	969(3.2)	11 038(6.8)
收入		
低[§]	14 413(47.8)	82 270(50.5)
高	12 825(42.5)	66 133(40.6)
不详	2935(9.7)	14 523(8.9)
基线糖化血红蛋白(%)		
<7	4873(16.2)	46 407(28.5)
7～7.9	5445(18.1)	30 517(19.3)
8～8.9	3921(13.0)	17 060(10.5)
9～9.9	2979(9.9)	11 524(7.1)
≥10	7330(24.3)	28 017(17.2)
不详	5615(18.6)	28 401(17.4)
随访初期新诊断的糖尿病[¶]	14 687(48.7)	94 739(58.1)

续表

	曾接受吡格列酮治疗*	从未接受吡格列酮治疗*
糖尿病患病年限		
0～5	17 363(57.5)	102 916(63.2)
5～9	2983(9.9)	9671(5.9)
≥10	2956(9.8)	17 432(10.7)
不详	6871(22.8)	32 907(20.2)
基线调查前即患有其他肿瘤	1186(3.9)	8762(5.4)
使用其他糖尿病治疗药物		
其他 TZD 类药物	2754(9.1)	2470(1.5)
二甲双胍	24 797(82.2)	70 956(43.6)
磺脲类药物	26 301(87.2)	95 429(58.6)
其他口服降糖药	1482(4.9)	1865(1.1)
胰岛素	13 123(43.5)	41 337(25.4)
在随访过程中开始使用吡格列酮		
吡格列酮治疗总时长(月)	39.5(1-102)	N/A
<18	7244(24.0)	N/A
18～36	6681(22.1)	N/A
>36	16 247(53.8)	N/A
吡格列酮累积暴露时长(月)	24.1(1-102)	N/A
<12	7332(24.3)	N/A
12～24	7677(25.4)	N/A
>24	15 164(50.3)	N/A
累积治疗剂量(mg)	17 670(440-179 000)	N/A
1～10 500	10 281(34.1)	N/A
10 501～28 000	9667(32.0)	N/A
>28 000	10 225(33.9)	N/A

　　数据表示形式为 n(%)或中位数(置信区间),其他形式另有注明;N/A:无适用数据; * 所有组别间比较均有 p<0.01,仅女性组别除外(p=0.46);†:女性肌酐≥1.4mg/dl,男性肌酐≥1.5mg/dl;‡:尿路感染、尿路结石、尿失禁以及其他膀胱及尿路疾病;§:低收入定义为家庭收入中位数低于队列人群收入平均值($59 000);¶:包括新近确诊糖尿病病人和既往确诊但新近加入 KPNC 糖尿病病人

(四)研究结果

　　根据研究对象排除标准剔除不合格者后,最终队列包含 193 099 名糖尿病患者。(具体研究对象描述不再赘述,提示读者注意表 44-8 中某些重要变量存在数据缺失。对其他分析结果,仅列举一部分向读者展示如何围绕研究目的进行数据分析和报告结果。)

　　随访期间共有 881 例新确诊的膀胱癌病例:其中暴露组 90 例,非暴露组 791 例。暴露组与非暴露组膀胱癌的粗发病率分别为 81.5/10 万人年和 68.8/10 万人年。相比 2000—2007 年间,在对年龄、性别和其他类型糖尿病药物的使用进行调整后,膀胱癌患病率出现轻微升高,但患者吡格列酮的暴露与否和膀胱癌患病风险之间未见明显统计学关联[HR=1.2,95%CI(0.9,1.5)]。调整所有潜在混杂因素后的拟合模型结果基本一致(表 44-9)。吡格列酮暴露-膀胱癌之间的关联在不同性别组也未见明显差异(男:1.1[0.9～

1.5],女:1.4[0.8～2.6];交互作用检验:p=0.81)。病例对照分析结果表明:虽此队列中存在测量不准的变量(吸烟史、种族等)和一些未被测量的变量(职业),但研究并不存在残余混杂。

　　在评估膀胱癌发病率与不同吡格列酮暴露水平之间的关联时(表 44-9),研究发现:①膀胱癌患病风险随使用量及使用时间增加轻微增高;②在调整年龄和性别 2 个混杂因素后,吡格列酮累积暴露时长 12～24 月的患者膀胱癌风险增加 30%[HR=1.3,95%CI(0.9,2.0)],累积暴露时长>24 月的患者膀胱癌风险增加 50%[HR=1.5,95%CI(1.1,2.0)];③在调整全部潜在混杂因素之后,拟合模型结果相似[累积暴露>24 月组 HR=1.4,95%CI(1.03,2.0)]。

　　男性患者调整年龄因素后,吡格列酮累积暴露时长>24 月组[HR=1.6,95%CI(1.2,2.3)]和累计治疗剂量>28000mg 组[HR=1.8,95%CI(1.2,2.6)]患者

表 44-9　接受吡格列酮治疗患者的膀胱癌发病率及其风险比

	膀胱癌中位发病率(范围) (每 10 万人年)	HR(95%CI) 调整年龄、性别	HR(95%CI) 调整全部潜在混杂因素*
从未接受吡格列酮治疗	68.8(64.1～73.6)	参照组	参照组
曾接受吡格列酮治疗[†]	81.5(64.7～98.4)	1.2(0.9,1.5)[‡]	1.2(0.9,1.5)
吡格列酮治疗总时长(月)[†]			
<18	67.1(41.8～92.4)	1.1(0.8,1.6)	1.2(0.8,1.7)
18～36	85.2(51.8～118.6)	1.3(0.9,2.0)	1.4(0.9,2.1)
>36	93.1(63.5～122.7)	1.3(0.9,1.8)	1.3(0.9,1.8)
P(趋势)	—	0.04	0.07
吡格列酮累积暴露时长(月)[†]			
<12	48.4(29.0～67.8)	0.8(0.5,1.2)	0.8(0.6,1.3)
12～24	86.7(52.0～121.4)	1.3(0.9,2.0)	1.4(0.9,2.1)
>24	102.8(71.7～133.8)	1.5(1.1,2.0)	1.4(1.03,2.0)
P 值(趋势)	—	0.02	0.03
累积治疗剂量(mg)[†]			
1～10 500	59.7(39.0～80.4)	1.0(0.7,1.4)	1.0(0.7,1.5)
10 501～28 000	76.8(48.3～105.2)	1.1(0.8,1.6)	1.2(0.8,1.8)
>28 000	105.9(68.0～143.8)	1.5(1.1,2.2)	1.4(0.96,2.1)
P(趋势)	—	0.05	0.08

* 模型中包含表中列出的全部潜在混杂因素;[†] HR 计算时,从未接受吡格列酮组为参照组;[‡]也控制了其他糖尿病药物的使用

膀胱癌患病风险明显增高。女性患者中,因接受吡格列酮治疗且确诊患膀胱癌的研究对象仅 14 人,对其药物使用剂量和使用时长进行估计的稳定性不高,故未报道此部分结果。

为了评估吡格列酮累积暴露时长>24 月后膀胱癌发病率是否随暴露时间延长而继续增加,本研究进一步将累积暴露时间>24 月的病例组研究对象分为不同亚组并进行析因分析。结果证明上述推测的确存在。在 6670 名吡格列酮累积暴露时长>48 月的患者中,调整年龄和性别因素后计算 HR=1.7,95%CI(1.1,2.9),调整全部潜在混杂因素后计算 HR=1.6,95%CI(0.96,2.7)。以吡格列酮非暴露组为参照组,在调整年龄和性别后,HR 的点估计值变化情况为:累积暴露时长<12 月组:0.8,12～24 月组:1.3,24～36 月组:1.3,36～48 月组:1.5,>48 个月组:1.7(累积暴露时长的趋势性检验:定义 0 级为非暴露组,5 级为累积暴露时长>48 月组,结果显示调整年龄和性别因素后 P 值为 0.01,调整全部潜在混杂因素后 P 值为 0.02)。

(五)讨论

本研究具有多个优势:①KPNC 数据库涵盖了大量糖尿病患者的个案记录,其基于临床诊断、实验室检测结果和药物相关数据对患者主动监测,也可捕捉到尚未开始用药治疗的糖尿病患者;②本研究使用 KPNC 癌症登记记录来确认膀胱癌患者;③研究使用 KPNC 的药物相关数据;④研究要求患者在 6 月内至少完成两次处方,而那些在 6 月内仅完成一次处方(n=4679)或从未在 6 个月内完成至少两次处方(n=580)的人则排除在暴露组外,从而降低研究对象被错分为暴露组的可能性。但这种错分并不重要,因为如此短暂的治疗时长改变对癌症患病风险产生的影响微乎其微。且因这些患者代表了仅完成了至少一次吡格列酮处方中的一小部分研究对象,及被定义为非暴露组的更小比例的研究对象,故他们对于待估计的 HR 的影响也非常有限;⑤此次研究对象中服用处方吡格列酮的人数较多,且其中超过 50% 的患者服用吡格列酮时长超过 2 年。

本研究的主要局限性是队列研究中的一些变量存在缺项或漏项,且这些变量(如:吸烟史、职业暴露情况等)已知与膀胱癌发生有关。但本研究通过巢式病例对照研究发现这些含有缺项漏项的混杂因素几乎未对队列研究的结果产生影响。且在病例对照研究分析时,研究者可对吸烟情况根据每年吸烟包数进行更加

精准的分组。本研究对癌症分期的分析可帮助查看检出偏倚存在的可能性。研究对象膀胱癌被检出时的分期在吡格列酮暴露组与非暴露组之间无明显差异,但吡格列酮暴露组膀胱癌患者中原位癌所占比例更高,其原因可能是因吡格列酮暴露者接受了更多的膀胱癌监测,或可能因吡格列酮通过影响癌症早期进展而增加膀胱癌患病风险。考虑到增加监测的可能性,研究者调整了可能导致癌症监测发生的膀胱疾病情况记录。对研究者尚不确定是否有患者在进入队列初始阶段即已罹患但尚未诊断出,但这部分患者在暴露与对照组之间应无明显差别。且本次研究中所观察到的阳性结果是基于长期吡格列酮暴露下的情况,而在进入队列时尚未诊断的膀胱癌患者分布不均也无法合理解释这种结果。

有 8% 的暴露组研究对象在进入队列后 4 月内首次接受吡格列酮处方。研究可能会低估这部分人累计暴露时长。但若长期使用吡格列酮与膀胱癌患病风险增加有关,则短期和中期吡格列酮暴露的相对危险度就可能被高估。因此,任何由此种左删失数据产生的错分都不太可能对结果造成影响。

（唐立　彭晓霞　刘述森　孙鑫）

参 考 文 献

1. Williamson TR, Barrett GV. Feasibility of measuring eye movements in real-world and simulated driving situations. Percept Mot Skills, 1966, 23(1):329-330

2. Kaplan NM. The CARE study: a postmarketing evaluation of Ramipril in 11 100 patients. Clin Ther, 1996, 18(4):658-670

3. Fox KAA. An introduction to the global registry of acute coronary events: GRACE. Eur Heart J, 2000, 2(suppl F):F21-24

4. U. S. Department of Health and Human Services, Food and Drug Administration, Center for Devices and Radiological Health, Center for Biologics Evaluation and Research. Draft Guidance for Industry and Food and Drug Administration Staff-Use of Real-World Evidence to Support Regulatory Decision-Making for Medical Devices. http://google2. fda. gov/search? q = real + world + study&client = FDAgov&site = FDAgov&lr = &proxystylesheet = FDAgov &. requiredfields =-archive%3AYes&output = xml_no _dtd&getfields = *

5. Gliklich R, Dreyer N, Leavy M. Registries for Evaluating Patient Outcomes: A User's Guide. Third edition. Two volumes. (Prepared by the Outcome DEcIDE Center [Outcome Sciences, Inc. , a Quintiles company] under Contract No. 290 2005 00351 TO7.) AHRQ Publication No. 13(14)-EHC111. Rockville, MD: Agency for Healthcare Research and Quality. April 2014. http://www. effectivehealthcare. ahrq. gov/registries-guide-3. cfm

6. Ware JH, Hamel MB. Pragmatic trials-guides to better patient care? N Engl J Med, 2011, 364(18):1685-1687

7. Raccah D, Chou E, Colagiuri S, et al. A global study of the unmet need for glycemic control and predictor factors among patients with type 2 diabetes mellitus who have achieved optimal fasting plasma glucose control on basal insulin. Diabetes Metab Res Rev, 2017, 33(3)

8. Dahlen SE, Dahlen B, Drazen JM. Asthma treatment guidelines meet the real world. N Engl J Med, 2011, 364(18):1769-1770

9. Short PM, Lipworth SIW, Elder DHJ, et al. Effect of blockers in treatment of chronic obstructive pulmonary disease: a retrospective cohort study. BMJ, 2011, 342:d2549

10. Faillie JL, Azoulay L, Patenaude V, et al. Incretin based drugs and risk of acute pancreatitis in patients with type 2 diabetes: cohort study. BMJ, 2014, 348:g2780

11. Currie CJ, Peters JR, Tynan A, et al. Survival as a function of HbA1c in people with type 2 diabetes: a retrospective cohort study. Lancet, 2010, 375(9713):481-489

12. Yu JM, Kong QY, Schoenhagen P, et al. The prognostic value of long-term visit-to-visit blood pressure variability on stroke in real-world practice: a dynamic cohort study in a large representative sample of Chinese hypertensive population. Int J Cardiol, 2014, 177(3):995-1000

13. 孙鑫, 谭婧, 唐立, 等. 重新认识真实世界研究. 中国循证医学杂志, 2017, 17(2):126-130

14. Schwartz D, Lellouch J. Explanatory and pragmatic attitudes in therapeutical trials. J Chronic Dis, 1967, 20(8):637-648

15. Roland M, Torgerson DJ. What are pragmatic trials? BMJ, 1998, 306(7127):285

16. Zwarenstein M, Treweek S, Gagnier JJ, et al. Improving the reporting of pragmatic trials: an extension of the CONSORT statement. BMJ, 2008, 337:a2390

17. Thorpe KE, Zwarenstein M, Oxman AD, et al. A pragmatic-explanatory continuum indicator summary (PRECIS): a tool to help trial designers. CMAJ, 2009, 180(10):E47-57

18. Loudon K, Treweek S, Sullivan F, et al. The PRECIS-2 tool: designing trials that are fit for purpose. BMJ, 2015, 350:h2147

19. Califf RM, Sugarman J. Exploring the ethical and regulatory issues in pragmatic clinical trials. Clin Trials, 2015, 12(5):436-441

20. Devereaux PJ, Bhandari M, Clarke M, et al. Need for expertise based randomised controlled trials. BMJ, 2005, 330(7482):88

21. Montori VM, Guyatt GH. Intention-to-treat principle. CMAJ, 2001, 165(10):1339-41

22. Westendorp WF, Vermeij JD, Zock E, et al. The Preventive Antibiotics in Stroke Study (PASS): a pragmatic randomised open-label masked endpoint clinical trial. Lancet, 2015, 385(9977):1519-1526

23. Kalkman S, van Thiel GJ, Grobbee DE, et al. Stakeholders' views on the ethical challenges of pragmatic trials investigating pharmaceutical drugs. Trials, 2016, 17(1):419

24. Zwarenstein M, Treweek S. What kind of randomised trials do patients and clinicians need? Evid Based Med, 2009, 14(4):101-103

25. Whicher DM, Miller JE, Dunham KM, et al. Gatekeepers for pragmatic clinical trials. Clin Trials, 2015, 12(5):442-448

26. Pinnock H, Epiphaniou E, Taylor SJ. Phase IV implementation studies. The forgotten finale to the complex intervention method-

ology framework. Ann Am Thorac Soc,2014,11(Suppl 2):S118-122

27. Craig P,Dieppe P,Macintyre S,et al. Developing and evaluating complex interventions:the new Medical Research Council guidance. Int J Nurs Stud,2013,50(5):587-592

28. 彭晓霞,唐迅,主译. 临床研究设计,第 4 版. 北京大学医学出版社. 2017 年

29. 曾繁典,郑荣远,詹思延,等. 药物流行病学,第 2 版. 北京:中国医药科技出版社,2016

30. Lewis JD,Ferrara A,Peng T,et al. Risk of bladder cancer among diabetic patients treated with pioglitazone:interim report of a longitudinal cohort study. Diabetes Care,2011,34(4):916-922

第 45 章　精准医学研究

第一节　理论与方法

一、基本理论介绍

精准医学的定义众说纷纭，普遍接受的观点是：精准医学（Precision Medicine）是指依据个人基因信息及蛋白组、代谢组等背景信息，结合患者对特定疾病的易感性、生物学基础、对治疗的反应及预后，通过确定个人特征和分子标志，将患者进行亚群的细分，以便针对不同亚群制订个体化治疗方案。各种组学研究，结合大样本的队列研究，加上深入的数据挖掘分析共同构成了精准医学的核心基础。

精准医学是一种个体化的医学模式，基于一个生态系统的信息流，包括系统生物学、临床研究、实验室检测、影像学和电子健康记录等多方面；综合了个体遗传因素、环境因素、表型等因素；依靠大数据的交叉学科。其主要目标是通过标准化的大样本队列研究和多组学研究，寻找新的疾病生物标志物以完善疾病的分类和分子分型；通过药物基因组等手段完成临床转化，从而实现个体化的精准治疗。精准医学的核心是大样本队列研究，基础是以高通量测序分析为基本技术手段的多组学研究，完成临床转化的桥梁是药物基因组学、药物表观基因组学及药物蛋白组学等，依托的是大数据的标准化处理和数据挖掘。从循证医学到精准医学是一个从粗放到精确的过程，即从关注群体统计学差异的循证医学，到关注个体组学特征的精准医学；从依赖随机对照数据的循证医学，过渡到依赖分子生物学证据的精准医学。

早期循证医学强调群体临床证据，过于关注群体统计学差异，而忽视了个体的遗传特性和环境因素差异。2000 年起，随着人类基因组计划的深入，人类逐渐开始从基因层面认识和分析疾病。之后得益于分子和细胞生物学在表观组、转录组、蛋白组、代谢组、微生物组等的研究，使人类目前既能从分子和细胞水平解读疾病；同时基于临床试验研究广泛推行，积累大量研究数据和经验，使研究者能实施大规模队列研究。此外，测序技术和计算机技术的指数级发展也让生物大数据的高通量获取和分析成为可能。关注个体特征的精准医学正是基于上述科技发展应运而生。

2008 年，精准医学的概念最早由哈佛商学院 Clayton Christensen 提出，指医生利用分子检测手段明确诊断，而不需要依赖于直觉和经验。2011 年，由基因组学家 Maynard V. Olson 博士在美国国家智库报告《走向精准医学》（Towards precision medicine）中提出，作为个体化医学的新表述开始逐渐得到重视。精准医学的内涵是根据每个患者的个体特征量身定制医疗方案，根据患者对疾病的易感性或对特定疗法的反应将患者分为亚群，再将特定预防或治疗措施用于特定亚群的患者，从而提高疗效和质量，降低费用和副作用。2015 年初，美国总统奥巴马在国情咨文中进一步提出"精准医学计划"，短期目标是寻找更多更好的治疗癌症的手段，长期目标是为了获取更多有价值的信息以真正实现各种疾病的个性化治疗。2016 年美国政府拨款 2.15 亿美元用以资助精准医学计划的 5 个具体内容。

奥巴马提出的"精准医学计划"是以遗传信息获取及人类基因组计划成果为基础；以众多志愿者的基因组和临床信息这一大数据来源为依托；以转变相关管理部门的监管方式；促进私立与公立机构合作的前瞻性项目。美国卫生研究所（National Institutes of Health，NIH）随即开始资助开展精准医学研究，希望达到促进了解病的发生发展，提高治疗效果，收集健康数据的效果。NIH 称"精准医学有望引导更准确的诊断、更合理的疾病预防策略、更好的治疗选择及新疗法的发展"。

2015 年 2 月，习近平总书记批示成立中国精准医学战略专家组；7月，科技部成立精准医学重点专项专家组，标志着我国启动精准医学研究时代。精准医学在中国的推进有助于改善传统医学因忽视个体差异而导致的用药粗放及医疗资源浪费的问题，具有积极的经济和社会意义。

二、方法与技术介绍

（一）测序技术介绍

2001年起，随着人类基因组、国际人类基因组单体型图等项目完成，人类开始前所未有的关注自身的遗传信息，加上测序平台不断发展完善，测序技术不断提升改进，使测序成本迅速降低，测序效率不断提高。测序技术开始从科学研究转向临床应用，基因检测也从单一的遗传疾病专业范畴扩展到复杂疾病和个体化应用更加广阔的领域。测序技术经历了一代测序、二代测序（高通量测序）及三代测序的逐渐改进和完善，各有优劣。

1. 一代测序　1977年由 Frad Sanger 提出，是第一个商业化的 DNA 测序方法。Sanger 测序是直接测序，又称双脱氧链末端终止法，传统的 Sanger 法需要一条单链 DNA 模板、DNA 引物、DNA 聚合酶、脱氧三磷酸腺苷（dNTPs，normal deoxynucleosidetriphosphates）、双脱氧核苷三磷酸（ddNTPs，modified di-deoxynucleotidetriphosphates）。其原理为利用一种 DNA 聚合酶来延伸结合在待定序列模板上的引物，直到掺入一种链终止核苷酸为止。每一次序列测定均由一套4个单独的反应构成，每个反应含有所有4种脱氧核苷酸三磷酸（dNTP），并混入限量的一种不同的双脱氧核苷三磷酸（ddNTP）。ddNTP 因缺乏延伸所需要的 3-OH 基团，使延长的寡聚核苷酸选择性地在 G、A、T 或 C 处终止。Sanger 测序准确度较高、操作便捷，但属低通量测序，只能用于小样本测序。

2. 二代测序（NGS，Next generation sequencing）又称高通量测序，采用边合成边测序（SBS，Sequencing by Synthesis Technology）的方式。通过捕捉新合成的末端标记以确定 DNA 序列，既可并行测序，又可同时产生上百万条序列。二代测序在 Sanger 的基础上采用了新技术：在 dNTP 上加入了不同的荧光标记，当 DNA 聚合酶合成互补链时，每添加一种 dNTP 就会释放出不同颜色的荧光，根据捕捉的荧光信号并经过特定的计算机软件处理，即可获得待测 DNA 的序列信息。二代测序的出现既使快速测序全基因组与对目标区域深度测序成为可能，又提供了更多研究思路。目前 NGS 已广泛用于基因组测序（genome sequencing）、基因组重测序（genome resequencing）、转录组测序（RNA-seq）和蛋白质免疫共沉淀（ChIp-seq）等多项研究中。

对低成本测序的高需求促进了二代测序的发展，目前已有多个技术平台提供二代测序服务，包括 Roche 454、Illumina、ABI SOLID 等。以 Illumina 技术最简便稳定，全过程可分4步：文库制备、产生 DNA 簇、DNA 片段测序和数据分析（图45-1）。相比 Sanger 测序，NGS 具有高通量、省时、信息量大等优点；但也存在读长短、误差大、对信息分析要求高等缺点，呼唤第三代测序技术的研发和应用。

3. 三代测序　也被称为单分子测序。不同于第二

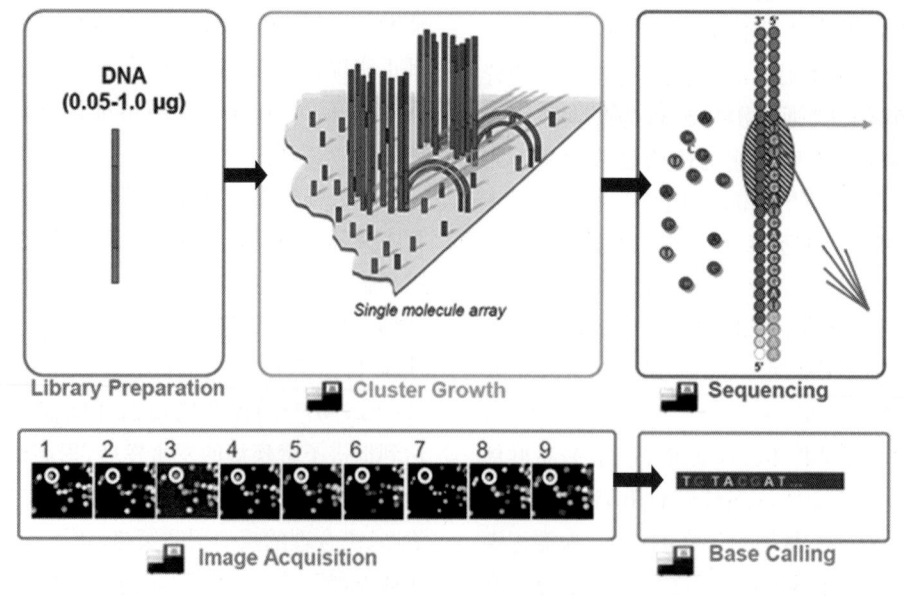

图 45-1　Illumina 技术流程

代测序依赖于 DNA 模板与固体表面相结合后边合成边测序,三代测序不需要进行 PCR 扩增。当前研究主要结合光学、电学、纳米孔等新技术,争取能向高通量、读长长转变。目前常见的一种为 SMRT 技术:利用零级波导(ZMWs,zero-mode wave-guides),被荧光标记磷酸集团的核苷酸在聚合酶活性位点上与模板链结合后被激发出荧光;在荧光脉冲结束后,被标记的磷酸基团被切割并释放;聚合酶转移到下一个位置,下一个脱氧核苷酸连接到位点上开始释放荧光脉冲,再进行下一个循环。另一种为 Nanopore 技术:即利用纳米孔单分子技术,记录经过纳米孔观测到的电流或光信号,并反推回原核苷酸序列。

(二)肿瘤检测

精准医学可结合个人遗传信息、环境与经验变化,进行疾病预防和个性化治疗。以肿瘤为例,目前精准医学的治疗方法已能从传统根据共疾病同特征采取治疗,转变至根据个体特征采取有针对性的治疗方法。当前推动精准医学发展的因素很多,从流行病学角度主要有 5 个推进因素:

(1)人类基因组项目、国际人类基因组单体型图计划等多个国际项目的推进与完成;二代测序的普及与各组学研究;无一不在强调精准医学对人类疾病研究的重要性。

(2)计算生物学中云计算与新技术的发展,为管理大数据提供便利,促进了生物系统和医学网络发展。

(3)电子病历与医学生物信息学的广泛使用,为日后替代传统纸质资料保存系统提供可能。

(4)研究者现已开始使用临床研究网络定点,建立研究与临床交流数据共享的思想。

(5)个人健康数据采集便捷,不仅是植入医疗设备,就连移动健康设备也开始开发用于采集个人实时健康数据。

精准医学的发展不仅可增加社会经济效益,提高人们的生活质量;更可能打破国界,促使全球共同研究疾病问题与关联。为同时实现有效预防与治疗疾病,我们必须更深入地了解疾病易感性的生物、环境和社会因素,而这 3 个因素都可能具有个体差异。个体生物差异组成的基因差异网络同样可用于疾病辨症以获得高度个体化的疾病表型。

精准医学概念的提出和其相关实验基础结合将促进科学发现,提供全面了解复杂生物现象的机会。精准医学发展中需要收集整理健康和疾病状态的"组学"大数据;发展先进计算机分析技术探究表型相关分子网络;深入研究健康和疾病状态的微小、可定量表型差异。为实现以上 3 个目标,科研工作者需要:①识别表型或病理表征的分子标志物;②建立表型网络中分子模式的物理及功能关系图谱;③论证基因变异在生物调控网络中产生对应的结果。对疾病还需了解网络中的调控位点,实现调控系统和表型功能恢复到原定稳定状态而不产生后续毒副反应。目前已有研究结果提示上述想法可能实现。

(三)液体活检

液体活检包括循环肿瘤细胞(circulating tumor cells,CTCs)、血清游离 DNA(cell-free DNAs,cfDNA)、胞外囊泡(Extracellular vesicles,EVs)、微小核糖核酸(microRNA)等。篇幅所限,仅介绍当前重点研究的液体活检之一的血清游离 DNA。

血清游离 DNA(cfDNA)是指血清或血浆中游离于细胞外的 DNA 片段,在健康人中含量较低,但在肿瘤病人、孕妇中含量会显著增高。因其衰减期仅 2～3h,故要求液体活检必须有相对准确的敏感性和实时性。目前尚无研究证明其来源和作用机理。当前最被广泛认知的假说是推测 cfDNA 来自于细胞凋亡。相比传统活检,cfDNA 敏感度更高、更准确、更安全,故亦被称为无创液体活检。传统产前诊断主要有羊膜腔穿刺术、绒毛膜取样、经皮脐血管穿刺术等。结果虽较准确,但对孕妇和胎儿的威胁较大,对医生临床操作要求极高。cfDNA 只需采集孕妇外周血并用 cfDNA 进行定量和点突变分析,便可预测与诊断胎儿染色体疾病。但需注意:因 cfDNA 检测是从结构方面确定染色体,不能更精准的评估胎儿畸形的风险,如神经管缺陷或腹壁缺损,故 cfDNA 检测不能代替传统检测如绒毛膜绒毛或羊水穿刺。

目前 cfDNA 的应用主要有 3 个方向:器官移植排异反应监测、肿瘤液体活检和产前诊断。2013 年起,Nature、Science 上文章的研究方法接连发表几篇从传统 PCR、Digital PCR 到一代测序(Sanger 测序),到现在与二代测序结合(Next-generation sequence),研究方法不断更新。研究重点从之前的点突变观察病症到全基因测序与人体疾病甚至功能相结合研究探索,cfDNA 的研究热度丝毫未减。

1. 产前诊断　1997 年 Lo 等发现孕妇血浆中存在少量游离胎儿 DNA(Cell-free fetal DNA,cffDNA),为无创性产前检测方法提供了新途径。孕妇从孕 7 周开始即可检测到 cffDNA。孕前期 3 个月内 cffDNA 含量每周增加约 21%;孕中期的 3 个月进入平台期;分娩前又迅速增加;分娩后 2 小时内迅速消失。cffDNA 的该特点可被用于早期、特异地产前筛查和诊断,且不易受到妊娠干扰。提示:孕妇血浆中的 cffDNA 是进行无创性产前检测的理想检材。但孕妇血浆中 cffDNA 含量仅为血浆总游离 DNA 的 19% 左右,提取较难,丢失量大,检验灵敏度较低。加上 cffDNA 与大量母体 DNA 背景混杂在一起,现有对孕妇血浆中 cffDNA 的研究都在较高的母体 DNA 背景下进行分析检测,结合二代测序技术进行研究。

目前无创产前检验的常用方式是从母体外周血中提取 cfDNA,作为婴儿非整倍体疾病的监测。已有一些实验室开始通过 cfDNA 开发的不同技术,用于筛查胎儿的非整倍体。所有测试对 18 三倍体和 21 三体综合征的敏感性和特异性都很高;常见 cfDNA 检查主要针对于 21、18/14、X、Y 及三倍体研究。若经 cfDNA 检测无结果,可结合传统产前诊断手段,对孕妇进行进一步分子技术筛查、遗传咨询及全面超声评价,以便检查非整倍体疾病。

2011 年,临床产科医生与美国大学妇产科研究专家共同推荐用 cfDNA 分析评估胎儿非整倍体遗传疾病风险的检测。主要针对≥35 岁,家族里有三体病人,父母患三体几率比较大的女性。cfDNA 最早可于孕 5 周(最早 5 周,平均 10 周)检测出,比传统产前检测(12~14 周)明显更灵敏。有研究表明:母体中 3%~20% 的 cfDNA 来自胎儿本身,该特性亦可用于性别鉴定,若在母体中检测出 Y 染色体基因,便可判定该胎儿是男婴。美国一些实验室采用几种方法将 cfDNA 用于胎儿非整倍体检查中,所有通过二代测序和生物信息分析的结果均显示:无论采用哪种分子技术,对 18 三体综合征和 21 三体综合征均有高敏感性及特异性;对 13 三体综合征和性染色体变异敏感性相对较低(80%~90%),但特异性仍极高(98%)。

我国已将 cfDNA 作为合法产前诊断方法,其诊断非整倍体疾病的敏感度远高于传统检测方法,但仍需注意:该检测不能代替传统检测如绒毛膜绒毛或羊水穿刺。因 cfDNA 虽对 13/18/21 三体综合征的检测率极高,但这 3 种疾病在整个染色体疾病中占比极小;加上 cfDNA 检测不能确定染色体结构变异,如染色体易位;更不能精准评估胎儿畸形的风险,如神经管缺陷或腹壁缺损等。

2. 免疫系统监测　免疫系统一直是人体内重要的保护系统,但目前只有几种方法可用于衡量免疫系统是否健康,且并无研究表明免疫强度与微生物病毒成分的关联。cfDNA 结合二代测序技术的应用为监测免疫系统提供了新的研究方向。当前免疫系统监测研究中,cfDNA 主要用于病毒组与免疫状态评估及器官移植排异反应。

目前公认人类微生物组是人类健康的重要组成部分,现正大力研究微生物的病毒成分——人类病毒,但很少有研究针对免疫调节和抗病毒治疗对病毒成分的影响。先前的研究显示:随时间推移,健康肠道中的病毒相当稳定,虽有研究显示饮食和病毒组成有关联性,但肠道病毒变化主要来自个体差异。

免疫抑制剂治疗能显著降低器官移植排斥的风险,但同时会增加病人易感性。如病毒性病原体的感染,尤其是疱疹病毒,巨细胞病毒(CMV)常发生在免疫抑制情况下,这种继发感染通常会增加移植器官移植失败的风险。因此,器官移植受者经常接受抗病毒预防或先发制人的治疗,以对抗巨细胞病毒。这两种治疗是拮抗性的,必须在免疫抑制水平和感染导致排斥反应之间找到一个狭窄的治疗窗口绝非易事。

移植后可用于诊断感染和排斥的方法只有几种:诊断排斥反应主要依赖活检,但其受观察者治疗期间的变异性、高额成本及病人不适的严格限制。cfDNA 研究能否对这一状况有所改善呢? Iwijn De Vlaminck 实验室构建了一个病毒免疫模型,对使用免疫抑制和抗病毒药物的器官移植后病人,通过对其外周血中 cfDNA 的测序来探寻这群病人体内研究药物-病毒的关联。该试验涉及 656 个样本、96 个病人,结果良好。研究发现:在治疗开始时能够从 cfDNA 中检出病毒标记,其后随免疫抑制作用增强,机体对病毒清除能力下降,病毒 DNA 拷贝数日益增加,而此期间细菌成分却无明显变化。该试验对 cfDNA 用于为人类病毒组、免疫状态评估提供了新的研究发现,为用病毒状态预测免疫活性提供可能。

器官移植排斥反应也一直困扰着医患。心内膜活检是目前心脏移植监测的金标准,但其昂贵,潜在并发症及病人明显不适感限制了其大范围使用,且作为侵入性检查,对医生手术操作技能要求极高。2014 年 6 月,斯坦福实验室启动 1 项前瞻性研究,通过高通量手段对心脏移植术后的 65 个病人(565 个血样)监测发生急性排斥反应的供者循环细胞游离 DNA(cfdDNA, circulating cell-free donor-derived DNA)。通过与传统心内膜活检的结果比较,证明:cfDNA 诊断心脏移植术后急性排斥反应的 ROC 曲线下面积为 0.83,其敏感度和特异性与侵入性活检结果可比。提示:这种非侵入性的基因组移植动力学新方法有效且无创,可大大降低病人接受侵入性检查可能产生的健康风险及高昂的活检费用。

cfDNA 可同时在血液和尿液中被检测,且成为移植创伤的非侵入检查有潜力的标记物。若移植受者是女性,而供者是男性,通过运用特定的 Y 染色分子序列就可辨别出供者的 DNA。近期有一种"基因移植动态"(GTD,genome transplant dynamics)新技术用于 cfDNA 检测,可忽略掉移植供受者的性别,直接定量供体特定 DNA。该方法可利用基因组中的单核苷酸多态性(SNP),以区分供、受者双方的 DNA 分子模型。在 1 项 7 个病人,43 个血样的回顾性研究中,结合传统心内膜心肌活检,显示供者 DNA 水平的增加表示急性细胞排斥反应(ACR)。

虽然 cfDNA 最早用于免疫反应和产前诊断,但因免疫反应所需实验对象特殊,产前诊断只能针对染色体数量等局限性,目前最主要的研究方向还是集中于肿瘤。

cfDNA 研究从 2011 年开始,2013 年达峰,接连在 Nature、Science 上发表几篇文章后进入一个相对瓶颈期。cfDNA 的基础机理如发生机制和其掉落部位目前虽无研究明确证明,但对其应用的探索一直没有停止过。2011 年是使用传统 PCR 检测说明 cfDNA 存在;其后尝试分析 cfDNA 的点突变位点,希望通过观察 cfDNA 与肿瘤相关的点突变找寻与各肿瘤间的关系。2012 年开始过渡到对比 cfDNA 检测敏感度与循环肿瘤细胞(circulating tumor cell,CTCs)和肿瘤组织检测。Yung-Bin Kuo 实验室检测结直肠癌患者匹配的血浆和肿瘤组织中 KRAS 突变,结果表明:①血浆中 KRAS 基因序列变异的检出率为 50%(25/52),而在切除原发肿瘤组织样本中检出率仅 28.8%(15/52)。②肿瘤组织中检出的突变 78.8% 可在血液中检测出,而血液中检出的突变却不可以在组织中被测出。据此推测,cfDNA 似乎是比肿瘤组织更敏感的生物标志物(Biomarker)。此阶段,cfDNA 实验技术由传统 PCR 转为 Digital PCR,且开始尝试结合一代测序 Sanger。数字聚合酶链反应是一种新技术,可检测和定量外周血中癌基因。The Sidney Kimmel Comprehensive Cancer Center 使用该技术在早期乳腺癌和非小细胞癌患者中检测到 cfDNA PIK3C 变异。研究者运用 Sanger 测序验证发现:接受手术切除乳腺癌和肺癌后的患者外周血中 PIK3CA 变异。该实验证明了 cfDNA 点突变位点与癌症的联系,为之后结合测序技术打下基础。

肿瘤治疗的耐药性是克隆进化和选择的结果。因疗法不同,侵蚀度有别及肿瘤异质性,活检标本每一次检测结果都有所不同。

近期有研究表明:可通过对肿瘤细胞释放到血液中的 cfDNA 进行大量平行测序定性肿瘤基因变异。按传统研究思路,为了研究清楚引发耐药性的点突变机制需要一系列肿瘤基因组,但获取这些肿瘤病人活检标本一般是侵蚀性且不现实。肿瘤的异质性及不断进化,即使获取了肿瘤活检,仍难保证其对病症辨病诊断的及时性。之前有研究曾尝试寻找新研究方法,如 CTCs,但其相比 cfDNA,后者明显易得且易推进。此前对血液中肿瘤点突变的研究已经分析过基因位点、基因或结构变异以定量肿瘤荷载及检测抗性基因突变。

2013 年,Nature 上发表通过对 cfDNA 进行二代测序(肿瘤外显子测序)从而检测肿瘤耐药性的文章,是近年 cfDNA 研究应用的成功代表。该实验建立在 cfDNA 包含整个肿瘤基因组,且混合的变异部分来自多个独立肿瘤的研究假设上,并选取高负荷肿瘤以行深度测序,从而评估肿瘤的基因变异。实验选取 2 个晚期乳腺癌病人(Case1 and Case2)、3 个卵巢癌病人(Case3~5)和 1 个肺癌(NSCLC,Case6),跟进随访 1~2 年,每例病人选取了 2~5 例血样,共 19 例血样,其中每种癌症的疗法有所区别且包含多个用药疗程。其中 2 例病人同时进行了活检分析,证实血液中存在肿瘤全基因组的表达,并作了血液中等位基因的定量分析。结果表明:随着用药进程改变,突变等位基因的表达量会明显变化。随着 Paclitaxel 的治疗,PIK3CA(phosphatidylinositol-4,5-bisphosphate 3-kinase,catalytic subunit alpha)位点会被激活。随着 Cisplatin 的治疗,RB1(retinoblastoma 1)产生突变;随着 Tamoxifen 和 Trastuzumab 的治疗,MED1(mediator complex subunit 1)产生突变;并在下一阶段 Lapatinib 治疗时,GAS6(growth arrest-specific 6)产生突变。这些结果表明:循环肿瘤 DNA 外显子测序可以补充当前侵入性活检的不足,以确定晚期癌症耐药性相关的突变。该研究也提供血液肿瘤基因组序列分析为人类肿瘤克隆进化研究新范式。

目前 cfDNA 已广泛用于各种肿瘤、产前诊断及免疫相关疾病的检测中;其研究方向也从染色体点突变到全基因组测序转变。但因二代测序技术之前在国内发展较慢,近几年成本虽明显下降,国内却没能及时跟上其相关研究。国外测序技术发展虽迅速,但鉴于cfDNA的机理尚无明确证明,所有实验都重点关注其用途,基础理论研究相对薄弱。要想取得cfDNA研究的进一步突破,应:①增加更多样本数据量,从更广泛的例子中寻找客观规律,而不仅仅是限于个例点突变或复发突变的分析;②引入更新的技术,如寻找更精确的甲基化修饰技术,将cfDNA甲基化与各肿瘤甚至表观遗传学联系起来,或改进三代测序技术观察cfDNA能否得到更精确的信息与疾病关联;③最重要的是创新更多的研究方向,取代当前cfDNA众多研究方向遵循一个套路的研究思路,从点突变到全基因组测序;从不同阶段肿瘤、肿瘤耐药性到肿瘤复发。或许正是因为上述3个原因,2015年,cfDNA研究陷入相对瓶颈期,鲜见震动科研界的研究。

(四) 功能诊断(functional diagnosis)

1. **当前发展情况**　随着越来越多安全高效肿瘤靶标的发现,匹配特定靶向疗法对个体病人越来越必要。目前大多数匹配方式主要将肿瘤考虑为罕见遗传病,忽略广泛的遗传变异、种族特异驱动基因和非癌基因致病因素;而单纯基于分子,常见基因组与技术,进行靶向治疗与病人的匹配。二代测序(next generation sequencing,NGS)的引进使识别病人肿瘤中成千上万的变异成为可能,极大地促进了我们对肿瘤起源的理解。根据现在大量肿瘤测序数据,可以得到部分肿瘤中的常见基因,并以这些基因作为识别标记,评价药效。

但当前检测突变的方式还不够准确,希望通过提高测序技术和发展精准医学,对这些发现的突变进行功能注释,并提供生物标志说明以指导治疗。罕见遗传病的成功虽为肿瘤精准治疗提供了一个范例,但因肿瘤和其他免疫疾病均由免疫系统进化而来,其分类与罕见遗传病分类不同。基因组和大多数传统病理技术为静态描述,不能动态的表达出疾病发生过程。NGS虽在部分病人中取得良好效果,但我们对数千肿瘤突变导致的结果知之甚少,还需要不断研究新的、完整的方法指导疗法选择,让更多病人受益于精准医学。

目前可用于评价实时肿瘤细胞干预脆弱点的方法只有功能检测,且指广义的"功能",即任何可用于指导治疗的检测活体肿瘤测试,如体内药物释放后检测活体肿瘤细胞的死亡程度。但这些检测虽已用于研究肿瘤治疗超过半世纪,仍缺乏足够的临床应用证据。下文将介绍功能测试的不同研究区域,包括:肿瘤的处理

与培养和抗肿瘤药物反应的测量化验。这些结合二代测序的功能测试值得进一步研究和临床测试,以便为肿瘤提供预测和处理信息。

2. **第一代功能检测**　预测复杂系统如癌症,需要得到:①一些初始信息如基因、转录本、蛋白质、代谢产物等;②在所有细胞状态中各组成部分的关联联系,包括:基因-RNA,RNA-蛋白,蛋白-蛋白间的联系。之前对系统内组成部分的关联研究,只知道研究成果远不止目前所得;基线基因组信息提供的只是不同癌症生态系统的初始状态,而该癌细胞经过几十年发展,信息早已改变,只有初始环境的信息,参考意义不大。为了获得药物治疗前后基因组信息,现在使用较多的是重复活检或通过监测循环肿瘤细胞DNA(circulating tumour DNA,ctDNA)动态规律,但其针对性不强,或对病人病情指导意义有限。如:即使在靶向治疗后发现了新的靶点突变,可能仍需要多年研究才能开发出可用于该新靶点的药物。相反,一个复杂系统的扰动,可产生更多关于网络的组织和行动信息,故可用于功能诊断。以活细胞为例,活细胞的扰动可直接反映样本是否对给药敏感,以此直接指导临床治疗。

功能测试是病人肿瘤活检反映药物效果的手段之一。肿瘤反应通常通过细胞死亡计量,且常用于辅助指导选择疗法。第一代功能检测已经30~40年发展,种类多样。近期推出的新一代功能检测包括:人肿瘤细胞克隆形成试验(human tumour clonogenic assay,HTCA);鉴别染色细胞毒性法(differential staining cytotoxicity,DISC);极限耐药性分析(extreme drug resistance assay,EDRA);ChemoFx法(Helomics,Pittsburgh,Pennsylvania联合设计);小鼠肾包膜下移植模型测定(subrenal capsule assay,SRCA)等。但当前很多研究都限制在传统细胞毒性化疗药物中,极少有前瞻、对照、随机的试验设计,导致无法提供足够数据证明这些方法能否提高病人的治疗效果。除开方法本身、药物和研究设计的差异,值得注意的是在这几十年的研究中显示出了化疗抵抗的趋势。这些研究的重点已逐渐由探寻肿瘤发生遗传原因转到为治疗选择提供指导,目前尚未获得一种可成为功能检测金标准的方法。

3. **肿瘤材料获取新方法**　病人样本的变化研究(perturbation of patient samples)需要病人的活性肿瘤细胞,但体外培养和对实体肿瘤操作难度都较大。收集病人的稳定细胞系,采用传统二维方法培养细胞用

于功能检测,既浪费劳动力且失败率高。这类细胞虽属同一类别,但通常来自不同家系,具有不同的基因型,可能出现生长速度更快、对化疗敏感度更高等情况,甚至可能丢失病人肿瘤的功能和基因特异性,或促进肿瘤生长的肿瘤基质作用关联性。故当前研究最主要的问题是如何取得足够的活性肿瘤细胞数用于功能检测。

（1）条件重组促进病人产生肿瘤材料:条件重组（conditional reprogramming,CR）是最近提出使患者组织快速增长的新方法;采用辐照过的成纤维细胞滋养层,富含生长因子的媒介和一种 RHO 相关的蛋白酶（ROCK）抑制剂,能使良性/恶性的病人组织均快速增殖。近期有数据表明:CR 在保留内部肿瘤遗传异质性的同时,还可以扩增活检中的多个克隆。

有研究表明:在一例 HPV 引起的呼吸道乳头状瘤中,CR 促生长的肿瘤样本显示对特定药物有反应;而该药在临床应用中确对该病人有效。另有研究将 CR 用于对抗临床靶向治疗的非小细胞肺癌（non-small-cell lung cancer,NSCLC）中。该法既不需要依靠观察到的不良反应,也不需要在已有细胞系中诱导,而是直接观察收集的材料,反映病人体内真实环境。且研究者在这些体外培养模型中已经发现了原始的驱动突变。但在正式将 CR 技术用于常规药敏试验前还需要经过一些改进。因为该法能快速增殖所有组织的上皮细胞;而从非肿瘤组织中获取肿瘤组织还需要补充差别胰酶消化、传代、与单细胞克隆等步骤。此外,单分子膜的大量扩增,在测试时需要大量同类细胞;在生长阶段也可能改变同类细胞的表型;故使用该法的延时性极有可能会影响临床下一步研究。

（2）循环肿瘤细胞:分离和分析肿瘤病人血液中循环肿瘤细胞（circulating tumour cells,CTCs）的方法近几年快速发展。以前的方法需要快速将 CTCs 转移到动物体内以便扩增,否则成功率会很低。但近期 1 例胸腺癌研究中,使用改进的循环肿瘤细胞微流控芯片便可分离获取丰富肿瘤细胞作进一步操作。为了获取更多肿瘤材料,以更好更深地对 CTCs 测序,还需要研究筛选可长期稳定培养 CTCs 的材料和方法。有药物筛选表明:循环肿瘤细胞（CTC）衍生的细胞依然保留患者接受化疗时的临床反应。CTCs 可从血液中分离获得,这种简单易得的方式可为下一步病人肿瘤研究提供丰富的材料。但培养 CTCs 需要耗时数月培养从病人血清中分离获得的循环肿瘤细胞,达足够数量时才能用于下一步测试。而其间原发肿瘤人群或许已

产生了其他变异。

（3）病人派生类器官（patient-derived organoids）:病人派生类器官是另一种可增加肿瘤研究材料的方法。该法将病人细胞移植到细胞外基质,在生长因子富集培养基中大量培养扩增得到足量这类细胞。派生类器官在三维培养中优势明显,通常可重组他们派生来源组织的内源结构。理论上,该法三维培养与肿瘤环境的联系较二维培养更接近与紧密。近来在胰腺癌、前列腺癌与结肠癌类器官研究的结果表明:派生类器官中识别出的突变与原肿瘤中一致。

与条件重组（CR）类似,派生类器官也包含正常上皮细胞,且需数周来获取足量细胞用于药物测试,不同组织的培养成功率有所不同。但派生类器官用于临床常规检测之前还需要接受更多的临床验证。目前已有研究通过收集结直肠癌病人的派生类器官与配对正常组织用于进一步研究;也有研究利用派生类器官筛选肿瘤相关药物,用于研究病人个体药理。虽有一些药物敏感性与病人特异突变相关,但基因型同样会影响药效,推测功能信息在病人疗法指导中同样起重要作用。

4. 原位肿瘤功能诊断（In situ functional diagnostics）因尚无体外培养方法所得可与肿瘤成分完全吻合,故另一种新方法使用微量浓度的药物直接对病人体内的肿瘤进行药效分析。目前已有两个研究提出了新科技可以实现微量浓度。Klinghoffer 实验室通过使用微针注射装置注射微量药物于异种移植肿瘤,再测定其毒性、信号通路活性、注射后 24～72 小时内反应进行研究。注射肿瘤的细胞毒性反应反映了全身药物传递。Jonas 实验室则采用活检针在原位肿瘤中植入包含 16 种不同药物的缓释装置,并将装置放到体内 24 小时后用于提取肿瘤组织检测药效。

但这类仪器用于临床还存在几个问题:①这类仪器的使用还需结合考虑肿瘤大小、评估潜在风险、获取肿瘤的方法等。②对仪器的控制、标准化、药物扩散分析等同样具有难度。但这类仪器测试出的药物敏感性结果有预测全身治疗反应的潜在价值。目前对这类仪器之前的临床验证不够充分,尚需更多前瞻性临床研究数据以论证临床疗法,应是当前原位功能研究的发展方向。

5. 体外肿瘤功能诊断（ex vivo tumour responses）所有功能测试最终都会以检测药效的方式呈现,大多数研究以测量细胞数据作为指标,常用指标包括细胞内 ATP 浓度、细胞计数/特定细胞增值或凋亡标志物。

但大多数方式需对用药的肿瘤样本处理长达数日以观察表型影响。其间肿瘤细胞全程处于细胞培养环境，细胞基质、含氧量、温度、代谢产物及其他参数都可能改变。

靶向治疗一直是体外肿瘤功能检测的研究热点，可用于确定病人分子亚型，现在诸多研究通过使用病人活细胞或活细胞裂解物评估靶向结合，直接评估病人用药反应替代传统给药后静态检测。该方法优势在于：使用公认明确定义的分子试剂，常能很快得到结果。如：众所周知，BRAF 突变的黑色素瘤患者会活化 MAPK，从而导致特异性突变、泛 BRAF 或 MEK 抑制的通路改变。其中一种方法就是通过对病人溶解样品使用激酶底物多肽微阵列，并对底物进行磷酸化检测，该法已广泛用于多个研究中。Tahiri 实验室利用底物磷酸化方法对 BRAF、NRAS、CDKN2A、TP53 突变等 4 种黑色素瘤肿瘤进行基因分型，结果良好；而传统体外裂解物分析只能区分 BRAF 抑制引起的突变；提示新方法在病人分型中功能诊断的重要性。

6. 功能分析临床验证　二代测序功能检测为病人选择最佳疗法及患者临床诊断分型都提供了新思路。正如所有生物预测标识一样，无论是二代测序的单基因或多基因标记，要想用于临床都需要经过验证，通常包括分析验证、临床验证及临床效用 3 个部分。

（1）分析验证：分析验证是用来检测方法精密度、准确度、特异性和灵敏度的一种方式。与二代测序不同：传统测序通常作为金标准，在此基础上判断突变；功能测序则无明确标准而是监测细胞活动的内部控制。现在细胞监测方法的噪音依旧是问题，特别是在跟基因组信息结合时会严重影响功能基因组结果。目前采用的方法是通过标准化数据去除噪音。一个功能检测应通过正交比较对表型进行精准定量，若细胞终点的测量数据通量较低，则需检测细胞多种条件和通量的重复性、一致性、稳定性。

（2）临床验证：即生物标记的临床应答，可通过回溯病人的反应和方法所得结果进行统计。对功能监测而言，临床评估会更难。因为很少有病人会保存细胞活性的数据，而少量数据所得的基因突变和药物反应都极有限。要解决这个问题，①可采用病人样本数据收集与检测时同步采用"回溯-前瞻"的方式；②临床结果也可与体外检测指标相结合，弥补当前功能基因组数据的不足。

（3）临床效用：鉴于日益复杂的临床生物标志物的成本和风险，如何证明临床生物标志物的临床效用

或改善患者的预后证据显得越来越紧迫，越来越重要。目前所有的诊断方式（无论是遗传或者功能组学），虽均面临肿瘤异质性所致的检测差异，但更重要的是应通过严格的临床有效性和实用性测试以理解检测中出现误差的来源，从而帮助病人获取更有效的治疗方案。且即使这种临床功能前瞻试验可在部分晚期癌症病人中开展，但从之前晚期癌症病人对新方法的反应结果看，预期成功率并不高。但对分子靶向治疗已经无效的病人，功能诊断仍值得一试。

7. 结论　功能测试补充了基因测序的不足，用病人活细胞的反应替代必需已知药物活性机制才能判断药效等的传统方法思路。因为肿瘤功能测试展示出的研究与发展潜力，近几年也出现了大量二代功能检测。任何新的临床生物标记都需要经临床验证，以便为病人提供更多有用的建议或引入常规肿瘤治疗中。Adam 实验室预测：在未来 3~5 年内，二代功能测序将可望指导医生为病人选择正确的治疗，以减少不必要的治疗，节约医药资源，减少患者毒副作用、耐药性及就医成本。

分子生物学方法及测序技术都正在快速发展。功能诊断作为两者的集合与延伸，可望成为结合传统病理技术与基因测序新兴综合诊断的一部分，通过研究患者细胞反应、肿瘤抗原、基因突变等，研究表型与功能预测。未来可能通过在单个病人活检中使用多个诊断技术，以便从大量药物和疗法中循证优选出对病人最有利的"个性化"诊疗方案。只有通过技术的结合与创新才可能真正获得肿瘤病人个人靶标与免疫治疗信息，实现精准医疗。

第二节　应用与实践

一、精准医学在肿瘤及心血管疾病中的应用

影响癌症的发病因素众多，缺乏体力活动、肥胖、过劳、长时间接触致癌物、激素不当使用、嗜酒等都可能致癌。

癌症通过多个通路相互联系，这些通路在不同的疾病中有所不同。

（一）肺癌

据美国癌症学会统计，全美每年新发肺癌病例 20 万人，约 16 万人死于肺癌。所幸因烟草使用量下降，男性和女性肺癌发病率均在下降。肺癌的组织学类型包括肺腺癌（约 40%），鳞状细胞肺癌（约 25%），大细

胞癌（约 10%）及小细胞肺癌（small cell lung carcinoma,简称 SCLC,约 20%）。最近研究发现:肺癌各亚型间除形态学区别外,还有许多遗传物质上的变化,且弱点不同,针对这些弱点可选择不同的治疗方式。这些发现对提高肺癌的诊断和治疗效果有重要影响。因几年前,全球肺癌治疗方案的选择都基于粗略分类,即非小细胞肺癌(non-small cell lung carcinoma,简称 NSCLC,包括肺腺癌,肺鳞癌及大细胞肺癌)和非小细胞肺癌。

1. 肺癌的分子分型

(1) 肿瘤分型:癌基因驱动的肺腺癌。

2004 年和 2007 年发现的 EGFR 基因突变和 ALK 基因重排是肺腺癌中最早发现的遗传改变。研究显示:带有这两个突变的患者对络氨酸激酶抑制剂(TKI)敏感性良好。吸引许多学者进一步探究肺癌的基因组学变化,并将这两个基因突变的检查纳入临床常规检查。目前临床试验结果显示:采用恰当的 TKI 治疗具有 EGFR 基因突变或 ALK 基因重排的晚期肺癌,其效果优于常规化疗(临床试验注册号 NCT00322452、NCT00932893)。应考虑因肿瘤耐药性出现及靶向疗法的高成本,因有些靶向药物不能明显改善患者结局,而性价比不高。随着越来越多的靶向疗法进入临床,也应重视同类药物的性价比。EGFR 和 ALK 这两个基因突变用于指导临床试验的成功,促进了肺癌分子分型进一步的研究,并随后在肺腺癌中发现了更多的致癌驱动基因突变。20 世纪 80 年代首次报道发现于肺癌中的 KRAS 基因突变,见于 25%~30% 的肺腺癌中(在其他类型中少见)。研究还发现 ERBB2 基因(3%),BRAF 基因(2%),PIK3CA 基因(1%),MAP2K1 基因(1%)及 NRAS 基因(1%)等突变。KRAS 突变型癌症,包括肺癌,在过去的研究中未发现针对性的靶向药物,是目前研究热点之一。用于靶向治疗携带不常见致癌驱动基因突变肿瘤的在研靶向药物有许多,其有效性仍有待临床试验证实(例如 NCT01336634)。

NSCLC 治疗领域过去十年最惊人的发现,除 ALK 基因重排外就是基因融合。基因融合,累及络氨酸激酶基因 ROS1 和 RET,见于 1%~2% 的肺腺癌患者。近来发现:具有 ROS1 基因融合的肿瘤使用 crizotinib 的有效率是 72%,提示此类肿瘤对 TKI 敏感性良好(NCT00585195)。对 RET 基因融合阳性的肺癌研究提示:这类肿瘤也可能对能抑制 RET 的药物有反应,例如 cabozantibib(NCT01639508)。累及受体络氨酸激酶 NTRK1 的基因融合最近也见于肺腺癌的报道,

但目前尚不清楚这些肿瘤是否对 TRKA 抑制剂敏感。一些基于细胞系的基础研究提示:这些药物能抑制 NTRK1 融合蛋白的磷酸化,并能阻碍细胞生长。此外,侵袭性黏液性肺腺癌中也检出 CD74-NRG1 基因融合,或许能通过药物阻断 ERBB 受体及下游信号转导分子来进行靶向治疗。

综上数据显示:肺腺癌中约 60%~70% 具有可供靶向攻击的致癌驱动基因突变。近来 1 项由肺癌突变联合会(Lung Cancer Mutation Consortium)主持的研究,分析了 733 例肺腺癌病例肿瘤中 10 个癌基因突变情况,在 64% 的肿瘤中至少发现了一个突变。目前对肺癌患者的分析提示:接受与肺癌分型相匹配的靶向疗法的患者相比无法成功匹配分型与靶向疗法的患者生存情况更好,该结论尚需大样本、长时期临床研究结果证实。

(2) 肺鳞癌与小细胞肺癌的分子分型:迄今常见于肺鳞癌的 FGFR 基因家族扩增和/或突变并未像肺腺癌中的 EGFR 或 ALK 突变那样对治疗效果有预测价值。我们仍在等待一些新的临床试验结果,如 Lung-MAP(NCT02154490)。该临床试验旨在明确驱动基因突变和治疗反应间的联系,以确定基于分子分型的分层治疗是否有助肺鳞癌的治疗。

与肺鳞癌类似,小细胞肺癌中的特定基因突变和治疗反应间的联系仍不明确。正如 Pietanza 等描述的那样:小细胞肺癌各种亚组具有独特的基因特征,可能对特定的药物敏感。这些肿瘤可能具备 FGFR1 扩增,PARP 过表达或 MYC 扩增,具有这些突变的肿瘤分别可能对 FGFR,PARP 及极光激酶抑制剂有反应。

总之,尽管肿瘤分型对肺腺癌已很成熟,但对其他组织学亚型的肺癌(如肺鳞癌和小细胞肺癌),其临床意义尚不明确。

(3) 肺癌组学研究和新的治疗靶标:癌基因驱动基因突变在肺腺癌中虽常见且起重要作用,但其在其他肺癌亚型中的意义尚不明确。更重要的是:即使在癌基因导致的肺癌中,靶向疗法通常也只是部分有效。为了更好地了解肺癌的生物学图景,大规模的组学研究在 EGFR 突变发现之后就开始开展。美国国立卫生院 NIH 选择肺腺癌作为肿瘤测序计划中的一个癌症类型,这是癌症基因组图谱计划(The Cancer Genome Atlas,简称 TCGA)的启动项目之一。该项目的顺利完成为后期肺癌的各种组学研究奠定了基础,不仅是肺腺癌,还包括肺鳞癌。还有学者做了针对小细胞肺癌的全面组学分析。这些研究成果推进了肺癌中其他驱

动基因突变和可能的治疗靶标发现,也增进了学界对这些疾病的认识,并提示肺癌的各种亚型都同黑色素瘤和膀胱癌一样,在所有肿瘤中具有最高的突变负荷。该发现本身虽在意料之中,但考虑到这些癌症具有较高的致癌原暴露,要区分其驱动基因突变和偶然突变对研究者仍是巨大的挑战。

除全面探究了编码 RTK 诱导的信号分子瀑布的基因突变外,基因组学方面的研究还发现了其他重要细胞过程的基因突变。染色质修饰基因突变在肺腺癌、肺鳞癌及小细胞肺癌中经常出现,可能是这些疾病中的一个潜在治疗靶标。最近有研究显示:具有 SMARCA4 突变的肺癌细胞系对甲基转移酶 EZH2 抑制及依托泊苷治疗敏感,提示:在特定遗传背景下靶向表观遗传调控因子可能是有效的治疗策略。

肺癌中存在变化的其他通路可能更难以靶向治疗。如:根据 TCGA 对肺鳞癌的基因分析数据,KEAP-CUL3-NFE2L2 氧化应激反应通路见于约 34% 的肺癌。该通路激活常见于肺腺癌,能通过刺激癌细胞代谢,调节氧化还原平衡等可能参与放化疗抗性的细胞过程来促进细胞增殖和存活。类似的,参与肺部谱系特异性分化的基因突变较常见,但这些改变的功能仍不清楚,且靶向细胞分化的通路较困难。如:在 TCGA 分析过的肺鳞癌中,接近一半的肿瘤具有调控鳞状上皮分化的基因突变,如 TP63 和 SOX2 基因。SOX2 基因在小细胞肺癌中常出现扩增,且可能是这类肿瘤的一个重要驱动基因。研究显示:在高表达 SOX2 的小细胞肺癌细胞系中敲除 SOX2 基因能降低细胞活力。在肺腺癌中发现有谱系特异性转录因子 NKX2.1 的扩增,且最近的研究显示其可能同时具有致癌和抑癌的双重作用,使选择治疗方案变得异常复杂和棘手。

各种全面的组学研究为进一步理解不同肺癌亚型中出现的突变、基因表达、表观遗传及蛋白表达变化奠定了基础。这些极有价值的信息不仅提示了肺癌的复杂性,且有助于在未来几年里发现新的治疗靶标。

(4)肺癌分子分型的未来展望:整合分析基因组学数据、功能研究及生物标志物有关的临床试验结果,有助于在不远的将来确立肺癌的标准分子分型方法,可能仅需分析一组少量的癌症相关基因上的突变、拷贝数变异和基因重排。其中最激动人心的研究热点是:开发能预测针对免疫系统的靶向药物敏感性的生物标志物。这些疗法,尤其是免疫检查点抑制剂,已被研究证实在某些肺癌患者亚组的作用非常长效。2015年 3 月,批准首个免疫疗法 nivolumab 用于肺鳞癌的二线治疗。因仅约 20% 的肿瘤对免疫检查点抑制剂有反应,研究者目前正专注于发掘可能预测对这些药物有反应或有抗性患者的生物标志物。研究显示:肿瘤细胞和/或微环境中的其他免疫细胞表达免疫检查点分子 PD1、PD-L1 的配体,可能提示对免疫疗法有反应。最近有研究还显示对抗 PD-1 疗法的反应与较高的突变负荷相关。虽尚不确定哪一个生物标志物对预测免疫疗法的效果最优,但可以肯定未来对肺癌分子分型将包括这样的生物标志物检查。

2. 应对肿瘤耐药性　晚期肺癌迄今仍是不治之症,因为即使肿瘤最初对治疗反应良好,最终仍不可避免地会出现耐药性。要延缓/阻止或克服耐药性需要深入理解肿瘤产生耐药性的机制。目前的基因组学、肿瘤功能学研究技术,加上对发现肿瘤进展时重复活检重要性的认识,增进了我们对肿瘤产生耐药性的理解,尤其对靶向疗法而言。了解化疗、靶向疗法或免疫疗法治疗期间的肿瘤进化,对未来改进临床试验和治疗策略有重要意义。

(1)肺癌重复活检:目前对获得性耐药的理解大多来自 EGFR 突变或 ALK 重排的肺癌患者接受 TKI 治疗后出现疾病进展时取得的重复活检样本进行的分子生物学分析。2004 年刚发现 EGFR 突变时,若肺癌患者出现疾病进展,医生一般不会再次活检。因其被认为可能有害,且几乎不可能为进一步治疗提供有价值的信息。2005 年,在 EGFR RKI 敏感的肺腺癌患者中发现 EGFR 突变后,纪念斯隆凯特林肿瘤中心(MSKCC)及哈佛的研究小组报道了一个次要的 EGFR 突变,即 T790M 突变。其发现于存在 TKI 继发性抵抗,并在疾病进展时接受了再次活检的患者。现已证实:该突变见于 50% 以上对 EGFR TKI 药物获得性耐药的患者,并已有抑制 EGFR T790M 突变型的药物在研。通过分析再次活检的信息,还发现了其他导致对 EGFR TKI 获得性耐药的发生机制,包括转变为小细胞肺癌,HER2 和 MET 基因扩增,PIK3CA 和 BRAF 突变及 NF1 下调等。

重复活检在追踪 ALK 重排肺癌中的疾病进化情况中也很有价值。约 25% 对 crizotinib 耐药的肿瘤具有 ALK 基因的二次突变。新研发的高效价药物,包括 alectinib、ceritinib 及 AP26113,都有能力抑制若干不同的 crizotinib 耐药突变体(包括 L1196M 看门突变,gatekeeper mutation)。近期 1 项研究显示对 ceritinib 耐药的肿瘤具备一些提示可能耐药的突变,而这些突变在同一个患者经 crizotinib 治疗后并未检出。

（2）在临床实践中执行疾病进展时的再次活检：NCCN 指南指出：对 EGFR 突变型 TKI 耐药的肺癌患者，在疾病进展时应进行再次活检。因耐药机制之一有可能是转变为小细胞肺癌，故排除这种可能至关重要，因小细胞肺癌的治疗与肺腺癌的治疗方式迥异。EGFR T790M 突变的出现也被证实具有预测预后价值，因 EGFR T790M 突变患者的临床结局更好。三代 TKI 有望被用于 EGFR T790M 突变阳性的患者，且其在这类患者中的效果最好。与此类似，在 ALK 基因重排的肺癌患者中，出现获得性 TKI 耐药时肿瘤是否具有第二个 ALK 突变，将决定患者应当接受二线 ALK 抑制剂或采用完全不同的治疗方案。最近的发现揭示了 ALK 抑制剂具备特异性的新机制。故特定继发 ALK 突变的检出有助进一步缩小下一步 TKI 疗法的选择范围。

有关 TKI 耐药 EGFR 及 ALK 突变型肺癌的研究结果表明：有必要在常规临床实践中进行重复活检，以利决定下一步的治疗策略。过去医生有些担忧在肺癌患者中做重复活检的可行性，目前重复活检项目已在多个中心顺利开展。2013 年，MSKCC 中心的研究者报道了 155 例 EGFR 突变型 TKI 耐药肺癌患者的分子生物学分析结果，仅 3% 的样本因取材不足无法分析。取材方式多样，最常见于肺、肝或淋巴结活检及脑转移切除。还有更多的再次活检报道提示：再次活检的价值逐渐被临床医生认可。

（3）疾病进展时再次活检的前景展望：目前重复活检最常用于对某种靶向或免疫疗法出现获得性耐药的病例，部分组织被用于常规的分子检查，剩下的大部分被保存起来用于研究。这种方法的缺点在于：标本过小致只能做有限的研究。深入的信号通路分析在这些样本中很难完成。但随着细胞培养技术及建立病人来源的异种移植物技术的进步，科学家正在尝试让耐药肿瘤增殖，以大大增加可供分析的肿瘤样本数量，并能用于检验耐药肿瘤的药物敏感性。以便能发现可用于预防或延缓，甚至克服肿瘤耐药性的治疗策略。未来增进对耐药性理解的研究将集中于应用这种方法来探究对化疗耐药的肿瘤，并确保所有临床试验都注明在疾病进展时进行再次活检。

（二）乳腺癌

乳腺癌是女性高发的癌症之一，在发达还是发展中国家都是一个日益严重的问题。我国乳腺癌新发和死亡数量分别占全球的 12.2% 和 9.6%。

传统采用同一疗法治疗不同表征的乳腺病都出现了不同程度的毒副作用。近二十年，治疗思想已从大体解剖转为利用肿瘤特定基因和分子特征结合指导治疗。乳腺癌治疗也逐步由免疫组织化学染色到基因表达分析，结合基因组学，开始提出精准医疗与个性化诊疗。随着基因、外显子、全基因组测序的发展，全面识别肿瘤相关基因突变并纳入临床试验设计指日可待。对个体病人乳腺癌基因水平的研究同样在促进乳腺癌个体医疗的发展同时，引导了新乳腺癌分子疗法的发展方向。

乳腺癌的早期分类主要依据临床病理特征，如通过配体结合实验和免疫组化确定三苯氧胺对雌激素受体阳性乳腺癌的疗效；通过免疫组织化学确定乳腺癌中 HER2 的扩增情况。2000 年 Perou 及其同事通过基因研究揭示了乳腺癌免疫组化分类的分子亚型，不仅表明了不同亚型其预后不同，促进了成百上千基因表达的研究，也为之后多基因分析指导个体医疗用药奠定了基础。

1. 乳腺癌中的基因组学　为尽快熟悉并解开基因组的信息，肿瘤成为我们首要研究的目标。目前普遍认为癌症是基因疾病，通过测序技术可获取其基因组的信息；研究其染色体异常的基因缺失和扩增，易位或序列反转，及其他遗传表观特征。通过测序对癌症基因组学研究，获取的最重要成果是能对单个患者的匹配肿瘤和正常基因组进行序列分析和比较。

不止千人基因组项目为肿瘤研究提供了基因组参考，其他一些对乳腺癌的测序研究，也极大的促进了我们对乳腺癌基因组学基础的理解。现在公开的数据中还包括了不同机构发布的乳腺癌突变图谱、甲基化水平、miRNA 等。现已明确：不同亚型的乳腺癌都存在多基因异常、基因突变图谱不仅与个人有关，也与个人的 indels（insertion and deletions）和 CNAs（copy number alterations）有关。

（1）点突变与 Indels（insertion and deletions）：整合 TCGA 等 5 个机构的研究得出：在总计近 900 例不同亚型乳腺癌病人中，最常见的突变基因依次是：TP53（35%）、PIK3CA（34%）、GATA3（9%）、MAP3K1（8%）、MLL3（6%）、CDH1（6%），共计 98%。突变基因比例在不同乳腺癌亚型也会有异，如 TP53 突变在基底细胞样亚型中占 80%、在 HER2 亚型中占 72% 而在鲁米诺 A 中只占 12%。

点突变结合 indels 占所有基因突变的 90% 以上。但目前的测序数据除一部分与肿瘤相关的突变基因，还存在大量低频突变。如在 TCGA 发布的

28000 点突变中,有 10 000 以上的无义或有害突变,现在得到确切与肿瘤相关的只有 177 基因的 619 个点突变。特定的乳腺癌亚型包括三阴性乳腺癌(TNBC,triple-negative breast cancer)、BRCA 突变乳腺癌和原位小叶癌(LCIS)同样发现与癌症无关的基因的多个突变,甚至在良性乳腺纤维瘤中也同样出现了重复突变(recurrent mutations)。这些突变虽占比少但却反复出现,和前面提到的无义突变一样,虽与乳腺癌无关,但可能用于个性化医疗其他相关疾病研究。

(2) 拷贝数变异(CNAs,copy number alterations):点突变与 Indels 虽占乳腺癌基因突变中的较大部分,但仍常见长序列材料的变化,也可对基因和基因产品产生重大影响。这些长序列突变叫作拷贝数变异(CNAs,copy number alterations),普遍认为是因扩增或丢失一个基因或一个区段的拷贝数所产生。乳腺癌中常见的拷贝数变异包括 HER2、PIK3CA、EGFR 扩增;PTEN、MLL3、RB1 丢失等。研究发现:在乳腺癌中鲁米诺 A 亚型拷贝数变异少于基底细胞样亚型和 HER2 亚型。在其中一项研究中,鲁米诺 A 每个样本中只发现了均数 30 的 CNAs,而基底细胞样亚型和 HER2 亚型中可以分别达到 237 和 245。Curtis 团队评估了 2000 例乳腺癌的 CNAs 与其相关的转录组,得到>10 000 个 CNAs,可通过 CNAs 模式分类用于反映约 4 成完整基因组的表达情况。

现在虽可从各个研究中获取乳腺癌的基因组数据,但当前的研究依然存在一个较大的漏洞——缺少临床注释(如病人和肿瘤特征、治疗记录和临床产出等)。未来的测序方法将结合临床数据,进一步对突变类型与肿瘤亚型进行精准分类,使研究者能将特定突变与临床结果相对应;收集不同阶段的肿瘤样本也可成为一个新的研究方向,有助早日理解肿瘤的发生发展。

2. 基因组分析的临床影响　乳腺癌基因组研究目前主要集中于临床相关的乳腺癌基因组变异,基因组数据可以反映出病人治疗的多方面信息,包括:乳腺癌亚型的诊断、病人预后、诊疗预测与抵抗的生物标志等。以 TCGA 中 128 例临床病例为例,该研究统计了与乳腺癌相关的基因突变,得到了不同基因变异的比例,其中,PIK3CA > 35%,而 AKT 和 MEK 等则 <5%。

目前已有多个组织机构开始对测序和临床结合的研究,利用基因组分析、识别多种肿瘤的特定基因组改变;以既定规则或肿瘤基因参考,选择对应这些突变的

疗法,如:美国国家癌症协会(NCI,National Cancer Institute)就曾开展过数月的基因组表达研究;MPACT(Molecular Profiling based Assignment of Cancer Therapeutics)也曾通过研究 180 个病人肿瘤的基因组表达,制定相应治疗方案;MATCH(Molecular Analysis for Therapy Choice)也曾开展过共 3000 个病人的肿瘤或淋巴结测序的基因组研究,其所获基因组分析结果与至少 1000 人所用靶向药物或联合药物的结果匹配。

检测突变除指导治疗还可反映治疗效果,即可用于指导治疗前或复发后的药物选择。当前已发现多个突变与治疗抵抗有关,如 MCL1 抗三阴性乳腺癌、ESR1 基因突变抗 ER＋乳腺癌内分泌治疗,还有多种基因变异可激活 HER2＋乳腺癌中下游信号分子的激活突变。这些研究数据都表明有望在日后疗效预测及治疗抵抗预测中引入基因分析。

3. 乳腺癌测序未来挑战

1) 临床测序对乳腺癌研究的意义极大,但将测序用于临床实践之前还需解决一些问题,最大的问题是临床分析与解释。随着测序数据爆炸式增长,需要大量电子信息处理、存储及相应临床注释;对可操作的突变,需将其与病人特异性疗法结合,以确保疗法可用、疗效可观;需要滤去可能来源于遗传变异却与病人肿瘤无关的数据;对未知意义检测的突变需采取其他方法进行数据挖掘。怎样把这些尚不明确的突变用于临床常规诊断目前尚无确切思路。而现在任何治疗均需与病人沟通,如何对医生和病人进行基因组学再教育与科普,同样值得思考。

2) 测序数据显示的肿瘤内细胞信息不尽相同,即使同一肿瘤的不同部分也有不同的突变集合,称为肿瘤内部异质性(intra-tumor heterogeneity)。若将肿瘤视为单一、同质的实体,采用黄金疗法进行统一治疗,则可能忽略掉少部分未检测出的抗性种群。有研究观察比较同一病人多个样本:原发样本、转移样本、血液、基底样乳腺癌移植样本,发现所取样本表现出的基因群与亚型偏好都不尽相同。

3) 还需注意肿瘤表型的渐进漂移,即肿瘤发生是一个过程,而不是固定静态不变,故仅在单一时间点进行穿刺活检远远不够。当前临床测序虽还处于只提供疾病预测预后、描述和识别潜在靶向基因改变阶段,但已开始开展一些用于监测肿瘤动态变化规律新的研究,如:循环肿瘤细胞(CTCs,Circulating tumor cells)和游离 DNA(cfDNA,cell-free DNA),其不仅可用于提高肿瘤诊断的预测预后、也可用于追踪肿瘤的动态变

化、药敏药效，仅采用非侵入性手段便可获取基因组信息。

4）随着全基因组测序，发现体细胞突变并非随机产生，这些体细胞突变可分为特定的突变过程。早期研究依赖于已知致癌物的突变特征，如烟草致癌物、紫外光和烷化剂化疗；近期研究则借助一些新标记如 APOBEC 胞嘧脱氨酶，APOBEC 不会在基因组中随机出现，而是特异性地出现在高突变区域。最近 1 项分析显示：来自 7000 多个肿瘤的序列信息表明，近 500 万个突变掉落在 20 个突变标识中（mutational signatures）。如何将这些突变标识用于临床治疗尚待研究。

当前已将临床测序纳入了部分临床检测中，根据晚期癌症患者测序数据设计的治疗方案，疗效显著。在未来几年里，乳腺癌的精准医学研究虽仍面临众多挑战，但仅目前所得结果和预测，精准医疗绝对值得更多的关注与研究。

（三）心血管疾病

1. **传统医学与心血管疾病**　传统临床诊治主要根据病人症状和表征，通过短时间内病人采样作为参照，对病人进行辨症后直接采用相同诊治疗法。这种同一而治的传统治疗方式，对疾病病理生理学、临床表征和治疗效果差异性的考虑很有限。

疾病在一般人群中的分布是连续的范围，从完全健康（ideal health）到携带风险因素（risk factor）再到患病（disease），疾病严重程度分级都可通过还原到以上 3 个分类中。如以血压作为生物连续性标准，可分以下 3 类：①血压在正常范围值中波动（ideal health）；②血压高于正常值，尚未出现心血管疾病（risk factor）；③血压高，且已表现中风或心肌梗死（disease）。研究心脏病，①需确定完全健康的标准；②研究病人转变携带风险因素及转变到疾病的转变过程；③需要追踪记录、更准确了解病人康复过程。围绕这一范式制定心血管研究进程将使我们能最大限度地应用精准医学，提高个人甚至整个人群的健康水平与治疗效果。

2. **当前医疗系统介绍**　在当前临床研究中，研究者通过简化生物连续性规律，研究心血管疾病。如研究者通过观察病人的血压升高作为共同病征，对其统计得到的平均血压作为治疗指标指导。该法只建立了一种预定假设，围绕该种假设统计发生事件次数，并控制 I 型与 II 型错误发生概率对数据进行整合。虽然现在为了提高治疗准确率，诊疗开始结合电子病案、鼓励医生采取更多疗法，但传统治疗并无本质上改变。即传统诊疗虽降低了死亡率，成本高且繁琐，已不适用于

当前快速发展的生物医学研究，未来发展趋势是探索个体差异对疾病表征的影响与治疗效果。

3. **精准医学与心血管疾病**　现代医学预防慢性心血管疾病的方法学的明显缺点是缺少针对病因而不仅只是病征的有效疗法。心血管疾病的精准医学研究晚于肿瘤学，但已开始被接受为一种运用现代"组学"与小群体表型分析的合理方法。以高血压为例：高血压是一种常见、可计量的心血管疾病共同表征，已对大多国家 25%～35% 的人口造成了影响，对其的控制已被列为重要的公共卫生举措，以避免心脏病和中风的死亡。但当前高血压治疗鲜有临床医生会依据病人微小的表型差异区别用药，更不可能依据"组学"差异区分治疗。与这类治疗方法相对应的制药行业采取了同样类似方法，选择针对高血压中高发病率的亚型、该亚型常见的表征，基于风险评估人口数据制药，而非根据不同高血压亚型差异分别制药。

研究表明：对表型与基因型了解越深入后制定的个性化医疗方案会疗效更好。结合这种观点与背景，精准医学已在癌症患者的评估和管理中初具成效，需要注意：恶性肿瘤发病急，其患病状态与未患病状态差距甚远，导致对新发肿瘤急性病征的疗效不佳。

高血压病理表型的"组学"研究近十年发展迅速，高血压是心血管疾病结合精准医学研究成功的例子。Richard 团队首先将现代基因组学用于高血压亚型研究，发现：罕见基因变异会导致一些严重高血压亚型出现特有的表型，进一步研究可将这些罕见变异与分子机制结合研究。他们发现基因变异与缺少功能标记的序列结合会产生严重程度较低的高血压。高血压表观基因组学发展也为日后研究提供了新研究方向，可能实现为个人设计针对特定靶点修饰基因的个性化医疗方案。

并非所有心血管病都如单纯高血压般成功，以心脏病与中风为例：影响心血管疾病患者存在多种因素，动脉粥样硬化、心力衰竭和心房颤动可能由多种疾病导致如高血压、糖尿病甚至是肥胖症。要获得更详细表型需要结合更多数据，通过统计学方法进行区分。为解决详细区分表型的问题，Ahmad 团队尝试用聚类法区分表型相同的慢性心力衰竭，得到异质性相当大的临床结果；根据不同的聚类为其提供特定治疗方法。总之，精准医学在心血管病方面还需摸索，但在心脏病及中风的研究和护理中却非常适合推进精准医学。正如 Hawgood 提出那样，生物医学研究和临床医学正在从单纯还原论方法转变到一个更高度集成、既能了解健康又能了解疾病的协同研究方式。

4. 精准医学与临床的结合

（1）更有效的临床研究：分子研究提高了临床研究的效率，有效的临床研究又促进了精准医学的发展。精准医学和临床研究的结合会产生 1+1>2 的效果，且得到日益广泛的应用。

1）精准医学和临床研究的结合可用于药物研发。目前正在研究基因组学方法用于疾病的早期诊断；可用于识别疾病早期阶段的药物不良反应。这些基因组学方法又反过来利于改进临床试验设计。如，在心血管疾病发展阶段，识别个体特定风险反应；或在研究中评估疾病的药效。理论上，设计临床试验时，研究者需考虑病人所患疾病的多种因素，在一群试验参与者中选出最能代表研究者所需的病人进行试验。无论是在试验设计阶段还是动态设计的部分，都需要采用富集筛选策略（enrichment strategies）进行论证，研究者通常会选择在研究阶段表现出适合该种医疗方案的病人。

2）精准医学适用于临床护理。临床护理需要整合、分析多种数据资源提供的信息，选择治疗方案。数据分析是通过临床推理结合算法或其他来自网络和通讯设备的数据进行分析，目前大多采用根据临床试验平均观察数据设计的算法。结合精准医学后可完善更多细节：①整合数据需要来自多维，且在多个时间点评估数据；②可分析和展示类别、速度、变异、体积和复杂度超过当前系统容量的数据，即未来的保健系统需要整合、分析、可视化数据以便选择最佳护理方案。

3）描述病理病程，精准医学可实现对个人疾病状态多维度阐释。包括：病人"组学"数据、电子医学记录（既往病史、体检结果、病历影像等）、病人生成数据、病人行为、微生物组学、病人所处环境对健康的影响。个体描述的这 6 个维度对健康的描述动态且彼此相关，未来电子健康系统需要跟踪不同时间阶段，记录不同时间的健康数据，再分析参与者整个时间段的信息变化以预测疾病发展、干预必要性或预计治疗效果。随着生物医学信息学的发展与精准医学系统的成熟，电子医学记录作为一个研究平台应用会更加广泛。

（2）心血管临床研究：心血管疾病试验设计也会随着系统生物学、网络医学及疾病的新分类方式发展同步更新。研究者未来可根据药代动力学/药效学数据，通过更简单、准确的方式调整心血管疾病治疗剂量，也可通过响应面法调整药物。

生物标记是心血管疾病研究的重要部分，其定义为："正常的生物过程、致病过程或对暴露或干预的反应指标"。用于预测临床观察终点的生物标记可能用来代替临床实验的观察替代终点。以高血压为例，Wang 等研究高血压疾病中生物标记，选取了 9 个与炎症、降低纤溶能力、低水平蛋白尿相关的生物标记，预测人群高血压进程，发现：生物标记对预测高血压进程具有高特异性和低敏感度。目前研究尚未发现有生物标记对高血压治疗有高效准确的预测效果，但随着精准医学与生物技术发展，生物标记未来也可能用于监测高血压病人治疗效果，未来可能通过识别功能基因组与表观标记对高血压基因生物标记进行新分类。2015 年，我国也开展了类似实验，涉及 26 000 人，共使用 11 种生物标记预测高血压发展，也得到了一些可用于准确预测高血压的生物标记。在设计生物标记相关的临床试验中还需要注意：如果在随机化之前，生物标记的分析结果可用，则需要考虑该生物标记是否存在假阳性可能，即在阴性反应的病人里也可用。

在实施精准医学阶段，注意纳入的病人需自愿参与研究项目并在长期队列研究阶段提供个人数据。实施精准医学项目的目的虽因人而异，但以下几点对开展精准医学研究必不可少：①数据收集平台必须能捕获之前所提到的多维数据，以便提供完整的个人电子档案；②试验采集数据项目需提前设计规划清楚；③医疗措施是精准医疗的核心，需要提前评估方案风险，提前设计治疗方案；④试验结果需完整传递给利益相关者（受试人群及参与研究人员）。

心血管疾病与中风采用精准医学研究有人员优势。参与该研究的研究者和医生都有丰富科研经验；掌握大量随机临床数据阵列；参与大量长期队列研究；同时熟悉实时监测移动科技与植入器械。心血管疾病研究者习惯通过生物标记评估病人，结合生物标记提高临床试验效率。

全面的精准医学系统会建立信息库和基础设施、提供更精确的信息、促进科学发现，使临床研究更高效。精准医学系统应是一个自动获取信息的动态智能学习系统，会随着个体临床环境的改变而更新。任何载入该系统的科技都应具有根据情况需求灵活应变的能力。

在当前"组学"信息爆炸增长的时代，识别和靶向管理复杂的心血管通路表型才刚开始，通过该研究，可能明确有效的治疗方法，以最小的风险治疗病人。这些治疗策略需了解个人基因型差异，并统计个人特异表型，使个人或少部分分子型的类似群体得到个性化医疗或预防建议。目前精准医学发展势头良好，但要论证其有效性还需更多有关研究提供其数据，证明精准医学确实可以减少心血管疾病与中风的发生率、提高人群的心血管健康水平。

二、精准医学在临床试验中的应用

我们对癌症生物学机制的了解日益加深,使我们能开发新方法来治疗癌症这一复杂疾病。如在慢性髓性白血病(CML)中,研究发现一个特定的获得性遗传改变,即 9 号染色体和 22 号染色体的易位,导致肿瘤细胞生成一个白血病特异性的蛋白(BCL-ABL),该发现促成了靶向疗法的研发,即能够靶向抑制络氨酸激酶的 TKI 药物——伊马替尼。美国食品与药品监督管理局(FDA)及欧洲药品管理署(EMA)随后批准这一革命性的药物 TKI,改变了该病的治疗。乳腺癌中的erb-B2 基因被发现存在扩增,导致其在乳腺癌中过表达。此发现推动了研发基于单克隆抗体的治疗方案,包括曲妥珠单抗/郝赛汀,这些药物显著改善了这种乳腺癌侵袭性亚型的患者结局。上述两种疾病中,基于生物学先验知识的癌症临床试验都极大地推动了这些药物进入癌症常规治疗。

研究者越来越清楚地认识到传统的药物发现及药物研发模式已不能满足需要。进入分层/个体化肿瘤医学时代之后,传统模式下研发一个新药的成本可高达 100 万美元以上,且从概念到临床使用需要的时间长达 10 年,且 90% 以上的新药最终无法进入临床的事实说明:目前的药物发现和研发模式不可持续,须彻底改革。

研究者意识到一个令人忧心的事情:上述许多真正造福患者的早期进步已被小修小补所取代,而患者真正需要的是大刀阔斧的革新。应当统一有临床意义的结局定义,并与治疗费用相权衡,以确保对某种治疗方案的价值的解读清晰,且有证据支持。美国临床肿瘤学会(ASCO)临床有意义结局工作组就此问题发表了前瞻性文件。近期发布的欧洲肿瘤内科学会临床获益程度量表(ESMO-MCBS)提供了一个经过验证的分层工具,对评价抗肿瘤疗法的有效性非常有用。ESMO-MCBS 量表使研究者能清楚、无偏倚地解读肿瘤临床试验中的真实获益。研究者们已经越来越清楚地认识到传统的两组对照临床试验模式可能不适合用来得出真实的临床获益。基于对这一缺陷的认识,研究者推出越来越多更激进的试验方法,如采用多试验组并行的试验设计以最大化临床试验的获益。这种试验设计对基于生物标志物的肿瘤临床试验尤为重要,因为需要在精准的生物标志物指导下选择病人分组,并需评估多种靶向疗法。根据基因分型的篮式研究"Basket trial"和伞式研究"Umbrella trial"正逐渐进入

视野。2014 年,美国癌症研究学会(American Association for Cancer Research,AACR)特别指出:针对精准癌医学的创新性临床试验可分成两大类:第一类"Basket Trial"(篮式研究),即某种靶点明确的药物就是一个篮子,将带有相同靶基因的不同癌症放进一个篮子里进行研究就是篮式研究,其本质就是一种药物应对不同的肿瘤。第二类临床试验称为"Umbrella Trial",即把具有不同驱动基因的肺癌,如 KRAS、EGFR、ALK 聚拢在同一把雨伞之下,在同一时间里完成不同的靶点检测,再根据不同的靶基因分配不同的精准靶药物。Umbrella 试验的最大优势在于:集中非常少见的突变事件,变少见事件为"常见"事件,无论对加速少见疾病的临床试验还是对于某一个个体获得精准治疗的机会,都具有特别意义。

(一) 多治疗组临床试验的应用

多治疗组临床试验设计已被用于多种疾病研究。如对转移性结直肠癌,我们对该疾病的生物学恶性机制日益加深的认识促进了新的靶向治疗的阶梯式进步。要最大限度地利用我们对于该疾病的生物学机制认识,患者的遗传背景尤为关键。为了向患者提供真正可转化的获益,我们从传统较局限的双治疗组模式转变到多个分期的多治疗组模式,使我们能在一个临床试验中检验多种不同治疗方案。采用恰当的生物标志物将患者分类到不同亚组,从而完成强有力、多治疗组、多个分期的临床试验。如 FOCUS4 就是其中一项正在进行的试验,在英国全国范围内进行,按生物标志物分层的转移性结直肠癌临床试验。该试验设计非常灵活,能在同一临床试验方案内快速评估多种新疗法。

FOCUS4 临床试验首先采用恰当的生物标志物来确定每个病人所属的队列,之后用 II/III 期富集设计的方法来评估每个治疗组。这一富集方法能将生物标志物与治疗组配对进行同步开发,确保了这一多治疗组临床试验方法的有效性。在这种临床试验设计中,针对每一分子分型亚组,选取特定的分子分型定义,并确定相应的抑制剂或靶向疗法。

(二) 从生物学、临床及卫生经济学角度评价精准医学

S-CORT(Stratification in COloRecTal cancer,结直肠癌分层)临床试验是一项分层的研究项目,利用高通量组学分析(转录组学,二代测序及表观组学)来分析从 2000 多名纳入结直肠癌临床试验或队列研究的患者处取得的样本中的基因组信息。S-CORT 的成员单位正在共同努力,通过开发基于患者肿瘤组学特征

的新预测性检查来对患者进行精准分型；给予相对应的治疗以降低死亡率、提高生活质量，以便从根本上改善药物、放疗和手术的效果。S-CORT 研究的重点是开发 FOCUS4 临床试验中用于病人分层的新的分子生物标志物，还致力于发现用于预测化疗、放疗或手术治疗效果的新的预测指标，这也显示了精准医学在这一临床研究领域的重要性。此外，S-CORT 还评估病人分层/精准医学类试验方法的卫生经济学价值，有助于开发让患者和卫生系统两者都受益的具有性价比的治疗策略。

（三）欧洲精准医学 EORTC SPECTA 计划

欧洲的 SPECTA（Screening Patients for Efficient Clinical Trial Access，为临床高效试验入组进行病人筛查）项目，是欧洲癌症研究和治疗中心（EORTC）的分子生物学筛查平台项目，旨在将患者的个体基因组学特征与恰当的分子靶向临床试验配对。这是一项全欧洲研究机构协作参与的项目，涉及欧洲 16 个国家超过 40 个临床中心，具有重要意义。SPECTA 计划最初主要关注结直肠癌，对应的子项目是 SPECTAcolor，通过全欧 EORTC 胃肠癌工作组中的协作临床中心招募了超过 700 名患者。近来 EORTC 启动了 SPECTAlung 计划，及系列 SPECTA 子计划，涵盖黑色素瘤、脑肿瘤、前列腺癌和其他罕见癌症。

（四）美国 NCI-MATCH 和 ASCO TAPUR 计划

美国目前也正在进行一些采用分层多治疗组试验设计的类似计划。NCI-MATCH（美国国立癌症研究所为选择治疗方案的分子生物学分析计划）致力于评估根据肿瘤中检出的特定分子生物学突变来治疗不同癌症的有效性。这一精准医学临床试验将包含许多不同的治疗组，每个治疗组针对不同"可靶向治疗的突变"，采用二代测序技术来筛查病人，再根据肿瘤的分子生物学特征，将病人与新的或既有的治疗方法相匹配。根据美国国立癌症研究所规划，NCI-MATCH 计划最终将包括 20 至 25 个治疗组，并在超过 2400 个临床医疗机构提供，为全美大量病人提供与其肿瘤分子生物学特征相适应的靶向疗法。

TAPUR（靶向药物和分型利用注册计划）计划也是一项由美国临床肿瘤学会主持的精准医学临床试验，该计划的模式与 NCI-MATCH 类似。当分子生物学分析发现了患者的特定突变，患者就能获得相对应的分子靶向药物，该药已在之前研究中发现至少在一种癌症中对这一"可靶向治疗的突变"有效，该研究能够积累临床和分子分型数据，从而评估这些药物的超说明书范围使用的有效性。

（五）从成本到价值：通向平价高质量医疗之路

随着精准医学为上述研究领域带来越来越多的显著进步，是时候问自己这个问题了：我们能否负担得起？美国国立医学研究所"21 世纪平价癌症医疗"办公室提出了他们的担忧，即我们在癌症治疗方面的经济支出是否具有可持续性。美国和欧洲都有人提出与平价癌症治疗和癌症成本曲线相关的问题和挑战。抗癌药物的高昂价格成为辩论的焦点。伊马替尼（商品名格列卫）是典型例子。2013 年，一个由 150 多名血液肿瘤专家联名发表在 Blood 杂志（美国血液病学会主办）上的文章指出：伊马替尼和其他络氨酸激酶抑制剂 TKI 类药物在治疗慢性粒细胞性白血病方面的成本费用越来越高。但这是个两难的问题。2001 年之前，伊马替尼尚未进入临床时，慢性粒细胞性白血病（传统化疗对这种疾病无效）患者只能选择全身放疗及同种异体骨髓移植或外周血干细胞移植，虽在许多病人队列研究中显示出显著疗效，但这种传统治疗方法会带来显著的致残/致死风险，包括一系列的远期并发症，导致生活质量低下。之后的研究发现伊马替尼对表达 c-kit 的胃肠道间质瘤患者也有效果，从而为之前无法治疗的患者开辟了全新的治疗途径。或许是 TKI 以其惊人的疗效迅速成为这两种疾病治疗的金标准的事实让我们对精准医学有了不切实际的过高期望，一心指望精准医学成为治疗所有癌症的灵丹妙药。全反式维甲酸用于治疗急性早幼粒白血病；伊马替尼应用于治疗慢性髓性白血病及胃肠道间质瘤；及郝赛汀/曲妥珠单抗用于治疗 erb-b2 阳性乳腺癌的巨大成功所带来的喜悦，被随后一系列缺乏临床疗效的分子靶向药物的发现冲淡，包括用于非选择性肺癌患者的厄洛替尼和吉非替尼及采用有丝分裂激酶抑制剂治疗系列实体肿瘤的尝试，结果都不尽如人意。

三、精准医学在药物研发中的应用

（一）背景介绍

药物基因组学已成为探究药物疗效的研究热点，其发展可能会为减少药物不良反应与发生频率提供参考。合理的药物基因组学研究设计与全面的基因表型数据会促进全球精准医学进一步发展。

2010 年，Squassina 等研究报道：处方药只对约 25%～60% 的病人有效，未达药效可能因用药病人不在有效的用药围内；也可能是产生了副作用和不良反应。常见副作用（Side effects）反应相对一致，如恶心、嗜睡、口干和便秘等，故对产生副作用的病人处理相对容易。但不良反应（adverse drug reactions，ADRs）是药物在非预期范围的过度反应,可能产生明显危害,甚至出现致残致死。故有时须治疗干预,包括:改变用药浓度、终止治疗、更改治疗方案甚至改变病人的诊断与预后。

药物基因组学结合精准医学可对病人进行分类从而减少不良反应。目前认为疾病疗效与个人基因修饰密切相关,据此假说,多个研究组织相继出现,研究药物基因组学并建立以药物基因组学为基础的预测工具,CPIC(Clinical Pharmacogenetics Implementation Consortium)是其中协会之一,以检测药物基因组学,协助和指导临床研究。现已完成 33 种药物的基因组学检测指导,并发现 13 种变异基因。

(二) 在各疾病中的应用

1. **心血管疾病与抗凝血药物(anticlotting agents)**　据 WHO(World Health Organaization)调查研究,心血管疾病是全球致死率最高的疾病之一,常见心血管疾病包括:缺血性心脏病、脑血管疾病、深部静脉血栓形成、肺血栓。抗凝血药物是抗凝血与血小板疗法使用主要药物之一,广泛用于血栓疾病治疗管理。但常见抗凝血药物治疗谱窄,下面以华法林与氯吡格雷为例,介绍药物基因组学在抗凝药中的应用。

华法林(Warfarin)是使用最广的口服抗凝血药物,美国每年开始使用华法林治疗的人超过 200 万;英国超过总人口 1%。但每年用该疗法的前 6 个月,因华法林相关不良反应而住院的病人可高达 20%。华法林分为 S-法华林和 R-法华林,S-法华林与 CYP2C9 代谢相关;R-法华林则与一些酶如 CYP1A2、CYP2C19 和 CYP3A 相关;常见影响华法林应答的基因还包括 VKPRC1(Vitamin K epoxide reductase complex subunit 1)与 CYP4F2,由 CYP4F2 引发的应答变异在病人中高达 35%。

结合精准医学与药物基因组学对华法林剂量和疗效的研究将更加直观精细。已有几个团队结合基因组学,开始研究华法林的定制剂量算法与用药指南,IWPC 与 Gage 是其中两种代表的算法。IWPC(International Warfarin Pharmacogenetics Consortium)提出的算法,计量了 CYP2C9、VKORC1 中的变异;同时考虑年龄、身高、体重、种族、联合用药等因素。至 2009 年,IWPC 已收集了 4043 个病人的数据,并陆续用 1009 个病人进行验证。Gage 主要计量 CYP4F2 与 GGCX(gamma-glutamyl carboxylase, responsible for the carboxylation of vitamin K-dependent proteins)中的变异,并结合临床信息进行参考设计。其 2013 年研究结果显示:用结合算法进行研究改进计量后的华法林出现的过度抗凝情况明显减少。

氯吡格雷(Clopidogrel)也是良好的抗凝药物,主要通过 CYP2C19 激活其活性代谢产物,再诱导血小板活化结合到受体 P2RY12,从而实现抗凝。该药虽可抗凝,降低复发性中风和心肌梗死的风险,但不良反应明显。通过结合药物基因组学研究发现:CYP2C19 基因型可降低心血管疾病复发的概率及使用氯吡格雷出血等不良反应。

2. **重度抑郁与抗抑郁药物**　据 WHO 数据统计:全球约有 3.5 亿人正遭受重度抑郁症,我国有 6500 万人受到影响。抑郁症可能发病很早,影响一个人日常生活包括工作和社交;且一旦发病,可能伴随一生。抑郁症治疗往往效果不佳,常用抗抑郁药物包括:三环类抗抑郁药(TCAs, tricyclic antidepressants)、选择性血清素再摄取抑制剂(SSRIs, selective serotonin reuptake inhibitors)2 类。

目前已知 TCAs 与 CYP2C19 和 CYP2D6 代谢产物相关,市售几种 TCAs 的化学结构类似,均通过抑制去甲肾上腺素和血清素再摄取进行治疗。其不良反应主要来自 TCAs 多个结合位点及其胆碱结合物、α-肾上腺素、血清素、组胺和毒蕈碱受体的代谢产物。TCAs 不良反应的本质是抗胆碱能,故会影响到中枢神经系统和心血管系统。

与 TCAs 类似,SSRIs 也是再提取抑制剂,但 SSRIs 不是干扰摄取去甲肾上腺素和多巴胺。故 SSRIs 比 TCAs 更适用个体,安全范围也更广。常见的处方 SSRIs 包括西酞普兰、依他普仑、氟伏沙明、帕罗西汀和舍曲林,其不良反应主要包括中枢神经系统、胃肠道和性功能障碍症状;不良反应的发生频率因药物而异。建议使用快速 CYP2C19 代谢代替传统药物进行治疗。

3. **肿瘤与化疗药物**　氟尿嘧啶(fluoropyrimidines)是最早且使用最广的化疗药物之一,用于治疗结直肠、乳腺、胰腺等多种肿瘤,常见用药主要为 5-氟尿嘧啶、卡培他滨、替加氟等,都有不同程度的不良反应。

最早观察到的是 5-氟尿嘧啶的血液毒性与胃肠毒性,报道虽不多,但甚至可能引发不同程度的心肌缺血、心房血栓、心肌病和恶性心律失调。卡培他滨、替加氟是 5-氟尿嘧啶(5-FU)的前体药物,二者代谢路径类似,首先 5-氟尿嘧啶通过二氢嘧啶脱氢酶(DPD)转化为由 DYPD 基因编码的二氢氟尿嘧啶,再转化为其他可以通过尿液排出的代谢产物。因 DYPD 与超过 80% 的 5-FU 代谢有关,故 DPYD 的基因变异会直接影响到药物不良反应程度。

目前科研工作者普遍建议:①对存在无活性纯合

等位基因的病人使用替代药物或将氟尿嘧啶的起始剂量降为50%；②对不产生毒性的病人可加大剂量以提高药效；③需注意：即使缺乏风险基因，其他基因或环境因素同样可能引起毒副反应。

4. HIV与逆转录病毒疗法　HIV是当前全球健康焦点，已近4000万人感染HIV，已超过100万人因此死亡。联合抗逆转录病毒疗法（cART）虽有效，但仍存不足，尤对需长期坚持治疗的病人毒副作用明显。超过30种用于临床试验的逆转录抑制药物中，依法韦仑（Efavirenz）和阿巴卡韦（Abacavir）应用广泛且药物基因组研究完善。

依法韦仑是非核苷逆转录酶抑制剂（NRTI, non-nucleoside reverse transcriptase inhibitor），以防止单链病毒RNA转录为DNA。该药是首批研究使用的cART药物，现在HIV病人主要采用其进行治疗，但其仍存高频率毒副作用，包括：皮疹、肝毒性、脂肪代谢障碍和焦虑、困惑、烦躁等神经症状。在推荐使用浓度1000ng/ml和4000ng/ml之间，治疗效果可取且不良反应几率小。已有多个研究团队指出：依法韦仑代谢与基因CYP2B6和基因CYP2A6有关；CYP2B6是依法韦仑代谢路径中最活跃的酶，在遗传水平上变化频繁。据CIPC统计：CYP2B6基因型与性别、年龄共同影响了依法韦仑疗法的个体差异。

阿巴卡韦也是非核苷逆转录酶抑制剂（NRTI, non-nucleoside reverse transcriptase inhibitor），广泛用于HIV治疗已近20年。近年已报道多起阿巴卡韦过敏反应，通常会引发严重和大概率致命反应，包括至少以下两项：发热、皮疹、疲劳、咳嗽、呼吸困难和胃肠道症状（如恶心、呕吐和腹痛）。8%的病人会在首次使用阿巴卡韦的6周内产生过敏反应。组织相容性复合体（MHC）基因家族包括Ⅰ、Ⅱ、Ⅲ 3种亚型，其中HLA-B基因编码HLA亚型Ⅰ分子，并在免疫细胞中形成肽。在感染细胞中，异种蛋白在免疫细胞中表达从而引发免疫应答。使用阿巴卡韦时，其可能会与MHC分子相互作用而引发相似的免疫反应，从而产生过敏反应。HLA基因虽高多态性，目前已发现超过1500种HLA-B等位基因，其中HLA-B * 57：01等位突变与阿巴卡韦过敏反应关联紧密。根据CPIC指导，推荐在用阿巴卡韦治疗HIV病人时，可通过监测HLAB * 57：01以减少过敏风险。HLA-B等位基因阳性患者应使用其他逆转录病毒药物代替阿巴卡韦进行治疗。

（三）发展展望

已有大量研究数据证明：药物基因组学证据指导用药效果明显，将这些方法用于临床实践可帮助改善

病人用药效果和护理质量。精准医学与传统药学的结合是尝试也是创新，未来10年药物基因组学可能面临的机会与挑战如下，主要涉及基础设施、研究设计、政策等方面：

机会：

（1）改善病人护理的安全性和有效性。

（2）提高患者的依从性。

（3）降低医疗成本（通过减少不良反应）。

（4）缓解医疗器械的压力。

（5）提高经济生产力。

（6）改善病人的危险分层。

（7）发展新型药物定量算法。

（8）改进医疗指导方针和政策。

（9）开发新的应用和在线工具，用于聘用、通知和教育公众。

（10）为医疗保健专业人员提供计划合理且易于使用的数据资源。

挑战：

（1）建立必要的实验室设施，学习专业知识。

（2）从多个时间点测试并解释基因组数据。

（3）整合精准医学检测到常规临床试验中。

（4）检测费用及是否愿意使用医疗保险进行偿还。

（5）培训遗传咨询。

（6）管理大数据（存储和处理能力）。

（7）发展生物信息学和临床信息学专业知识。

（8）保护个人信息。

（9）足够准确、便捷的预测工具。

（10）确切的临床随机对照试验设计以证明药物基因组学测试的疗效。

上述机会与挑战有望：①从本质上改变病人护理，以减少毒副反应并使药物达到预期药效，从而提高病人依从性；②将减少政府及个体病人的健康保健和医疗保险支出；③可提高疾病恢复率和减少住院，缓解医疗设施的压力，减少工作时间，提高经济生产力。

精准医学与药物基因组学结合，有助医生对病人进行更准确的危险分层，改善病人对处方药的药效吸收。当前提高药物疗效最有效的方法是开发新的给药算法并不断改进已有给药算法。治疗指南及政策将随着精准医学的发展而改进，直到建立一个完善的地方医疗服务体系。随着信息和通信技术的发展，如何让患者和医疗服务系统更方便获得有效的基因组数据应是当前考虑重点。通过移动设备可轻易使用软件，为软件工作者面向公众开发新的应用提供了机会，以便

公众线上获取他们的基因组数据,了解精准医学相关概念。只有结合电子数据资料和病人记录整合所得的基因数据,医生和病人才能及时获得全面的数据资源,循证确定治疗方案。

需注意的问题:①精准医学是全球化研究,但各国发展程度和进程不同:中低收入国家医疗基础设施仍不够完善,传染病居多;经济宽裕国家,医疗条件完善,所患疾病大多是非传染性的慢性疾病;双重负担的疾病管理在当前环境下依旧面临重大挑战。②检测相关费用及病人基因组数据传播费用需要再考虑。目前测序费用虽下降明显,但对大多数医疗系统和医保病人仍过高。③数据存储备份及处理分析数据所需硬件能力仍是问题。云存储是存储数据的有效途径,但费用超出大多数实验组预期范围。④生物信息学专业分析人才的需求也是问题,绝非生物学家或临床医生经过培训、短期速成便可胜任。须经过高度专业化培训的生物信息学人才,才可能胜任独立挖掘原始基因组数据并推断发现意义。

(谢丹　尹森林　陈雨)

参 考 文 献

1. Menche J, Sharma A, Kitsak M, et al. Disease networks. Uncovering disease-disease relationships through the incomplete interactome. Science, 2015, 347(6224):1257601

2. Antman EM, Loscalzo J. Precision medicine in cardiology. Nat Rev Cardiol, 2016, 13:591-602

3. de Magalhães JP, Finch CE, Janssens G. Next-generation sequencing in aging research: emerging applications, problems, pitfalls and possible solutions. Ageing Res Rev, 2010, 9(3):305-323

4. Auffray C, Caulfield T, Griffin JL, et al. From genomic medicine to precision medicine: highlights of 2015. Genome Med, 2016, 8(1):12

5. Altman RB, Ashley EA. Using 'big data' to dissect clinical heterogeneity. Circulation, 2015, 130(3):232-233

6. Hernandez AF, Fleurence RL, Rothman RL. The ADAPTABLE Trial and PCORnet: Shining Light on a New Research Paradigm. Ann. Intern. Med, 2015, 163(8):635-636

7. James PA, Oparil S, Carter BL, et al. 2014 evidence-based guideline for the management of high blood pressure in adults: report from the panel members appointed to the Eighth Joint National Committee (JNC 8). JAMA, 2014, 301(5):507-520

8. Schweizer MT, Antonarakis ES. Liquid biopsy: Clues on prostate cancer drug resistance. Sci Transl Med, 2015, 7(305):302fs45

9. Vandenberghe P, Wlodarska I, Tousseyn T, et al. Non-invasive detection of genomic imbalances in Hodgkin/Reed-Sternberg cells in early and advanced stage Hodgkin's lymphoma by sequencing of circulating cell-free DNA: a technical proof-of-principle study. The Lancet Haematology, 2015, 2(2):e55-e65

10. De Vlaminck I, Khush KK, Strehl C, et al. Temporal Response of the Human Virome to Immunosuppression and Antiviral Therapy. Cell, 2013, 155(5):1178-1187

11. Couraud S, Vaca-Paniagua F, Villar S, et al. Noninvasive diagnosis of actionable mutations by deep sequencing of circulating free DNA in lung cancer from never-smokers: a proof-of-concept study from BioCAST/IFCT-1002. Clin Cancer Res, 2014, 20(17):4613-4624

12. Murtaza M, Dawson SJ, Tsui DW, et al. Non-invasive analysis of acquired resistance to cancer therapy by sequencing of plasma DNA. Nature, 2013, 497(7447):108-112

13. Lawrence MS, Stojanov P, Mermel CH, et al. Discovery and saturation analysis of cancer genes across 21 tumour types. Nature, 2014, 505(7484):495-501

14. Barabási AL, Oltvai ZN. Network biology: understanding the cell's functional organization. Nat Rev Genet, 2004, 5(2):101-113

15. Von Hoff DD, Kronmal R, Salmon SE, et al. A southwest oncology group study on the use of a human tumor cloning assay for predicting response in patients with ovarian cancer. Cancer, 1991, 67(1):20-27

16. Crystal AS, Shaw AT, Sequist LV, et al. Patient-derived models of acquired resistance can identify effective drug combinations for cancer. Science, 2014, 346(6216):1480-1486

17. Yu M, Bardia A, Aceto N, et al. Cancer therapy. Ex vivo culture of circulating breast tumor cells for individualized testing of drug susceptibility. Science, 2014, 345(6193):216-220

18. Simon R, Roychowdhury S. Implementing personalized cancer genomics in clinical trials. Nat Rev Drug Discov, 2013, 12(5):358-369

19. Friedman AA, Letai A, Fisher DE, et al. Precision medicine for cancer with next-generation functional diagnostics. Nat Rev Cancer, 2015, 15(12):747-756

20. Mok TS, Wu YL, Thongprasert S, et al. Gefitinib or Carboplatin-Paclitaxel in Pulmonary Adenocarcinoma. N Engl J Med, 2009, 361(10):947-957

21. Shaw AT, Kim DW, Nakagawa K, et al. Crizotinib versus chemotherapy in advanced ALK-positive lung cancer. N Engl J Med, 2013, 368(25):2385-2394

22. Kohno T, Ichikawa H, Totoki Y, et al. KIF5B-RET fusions in lung adenocarcinoma. Nat Med, 2012, 18(3):375-377

23. Takeuchi K, Soda M, Togashi Y, et al. RET, ROS1 and ALK fusions in lung cancer. Nat Med, 2012, 18(3):378-381

24. Alexandrov LB, Nik-Zainal S, Wedge DC, et al. Signatures of mutational processes in human cancer. Nature, 2013, 500(7463):415-421

25. Banerji S, Cibulskis K, Rangel-Escareno C, et al. Sequence analysis of mutations and translocations across breast cancer subtypes. Nature, 2012, 486(7403):405-409

26. Shah SP, Morin RD, Khattra J, et al. Mutational evolution in a lobular breast tumour profiled at single nucleotide resolution. Nature, 2009, 461(7256):809-813

27. Burnette R, Simmons L, Snyderman R. Personalized Health Care as a Pathway for the Adoption of Genomic Medicine. J Pers Med,

2012,2(4):232-240

28. El Shamieh S,Visvikis-Siest S. Genetic biomarkers of hypertension and future challenges integrating epigenomics. Clin Chim Acta,2012,414:259-265

29. Druker BJ,Talpaz M,Resta DJ,et al. Efficacy and safety of a specific inhibitor of the BCR-ABL tyrosine kinase in chronic myeloid leukemia. N Engl J Med,2001,344(14):1030-1037

30. Alessandrini M,Chaudhry M,Dodgen TM,et al. Pharmacogenomics and Global Precision Medicine in the Context of Adverse Drug Reactions:Top 10 Opportunities and Challenges for the Next Decade. OMICS,2016,20(10):593-603

第 46 章　循证临床实践指南的制订与修订

第一节　指南的基本概念和发展现状

一、指南的定义与分类

1990 年,美国医学科学院(Institute of Medicine, IOM)首次定义实践指南(Practice guidelines):实践指南是针对特定的临床情况,系统制订的帮助医务人员和患者做出恰当处理的指导性建议(推荐意见)。该定义很快被全球广为接受。1993 年实践指南(以下所有章节都简称"指南")被 Medline 数据库收录为主题词,并于 2008 年更新。2011 年,随着循证医学的发展及其对指南的影响,IOM 组织国际专家对指南定义进行了首次更新,即指南是基于系统评价的证据和平衡了不同干预措施的利弊,在此基础上形成的能为患者提供最佳保健服务的推荐意见。显然此处的指南已不仅针对临床问题,也针对公共卫生和卫生系统问题,且随着人类对疾病诊疗技术提高和对卫生保健认识加深,一部指南可能会涵盖临床、公共卫生和卫生系统 3 大领域。如世界卫生组织(World Health Organization, WHO)2013 年发布的《使用抗逆转录病毒药物治疗和预防艾滋病毒感染合并指南》,既有针对艾滋病患者的临床诊断和治疗,也就如何有效管理艾滋病患者、提供恰当服务及科学监测与评估提供了循证的推荐意见。

按所解决的卫生保健问题,指南可分为 3 大类,即临床指南、公共卫生指南和卫生系统指南。根据篇幅和制作周期可分为快速建议指南(rapid advice guidelines,一般为 1～3 个月)、标准指南(standard guidelines,9～12 个月)、完整指南(full guidelines,2～3 年)及汇编指南(compilations of guidelines,对现有推荐意见的整合与汇总)。还可根据是否原创分为原创指南和改编版指南。对中低收入国家,改编高收入国家或国际组织的指南是短时间内高效率制订本国指南的重要途径。临床指南还可根据所关注疾病的不同阶段,分为预防、诊断、治疗和预后等类型。

二、国内外指南的数量与质量

国际指南协作网(Guidelines International Network, GIN)建立了全球最大的国际指南数据库(international guideline library),截至 2016 年年底,已收录了 6000 部来自全球各地不同组织制订的多个语种的指南。专门收录高质量循证指南的美国国立指南文库(National Guideline Clearinghouse, NGC),指南量已超过 2000 部。从 1995 年至 2015 年,我国医学期刊已发表近 500 部指南(图 46-1)。Medline 数据库中以"Practice Guideline"为主题词在[Publication Type]中检索,近 10 年每年发布的指南数量超过 1000 部(图 46-2)。

一方面,指南数量逐年增加;另一方面,其制订方法不够科学,报告质量低下。2000 年 Grilli 及其同事在《柳叶刀》(The Lancet)发表了一篇调查研究,通过分析 Medline 中 430 部指南的报告发现:仅 33% 的指南报告了利益相关者(Stakeholders)的类型,仅 18% 的指南详细报告了纳入证据的标准,13% 的指南报告了检索文献的方法。2012 年,国内 1 项研究调查了 1993—2010 年间中国 115 种医学期刊发表的 269 部指南,结果显示:仅 12% 的指南报告了资助情况,1% 指南报告使用了系统方法检索证据,仅有 2 部指南进行了外审,2 部指南有方法学家参与,1 部指南使用推荐分级的评估、制订与评价(Grading of Recommendations, Assessment, Development and Evaluation, GRADE)方法进行证据分级,没有指南报告更新方法、制订成本及偏好和价值观"。

三、指南制订的挑战与机遇

中国近 20 多年在期刊上发表了超过 500 部指南,不仅涵盖了临床预防、诊疗和预后的各个方面,也涉及公共卫生与卫生政策,指南的实施为提高中国卫生保健质量起到了重要的促进作用。但中国的指南制订存在以下重要挑战:①缺乏像英国国家卫生与健康优化

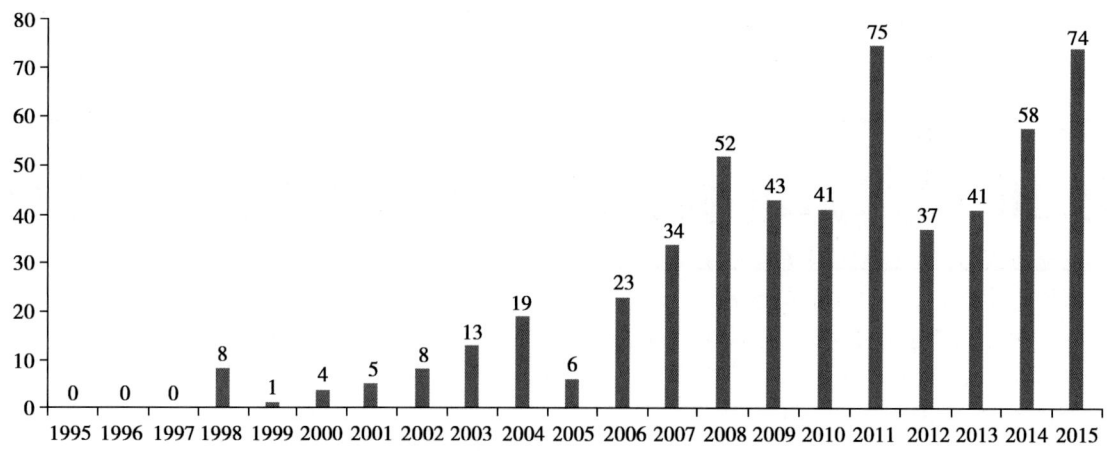

图 46-1　1995—2015 年间我国期刊发表的指南数量

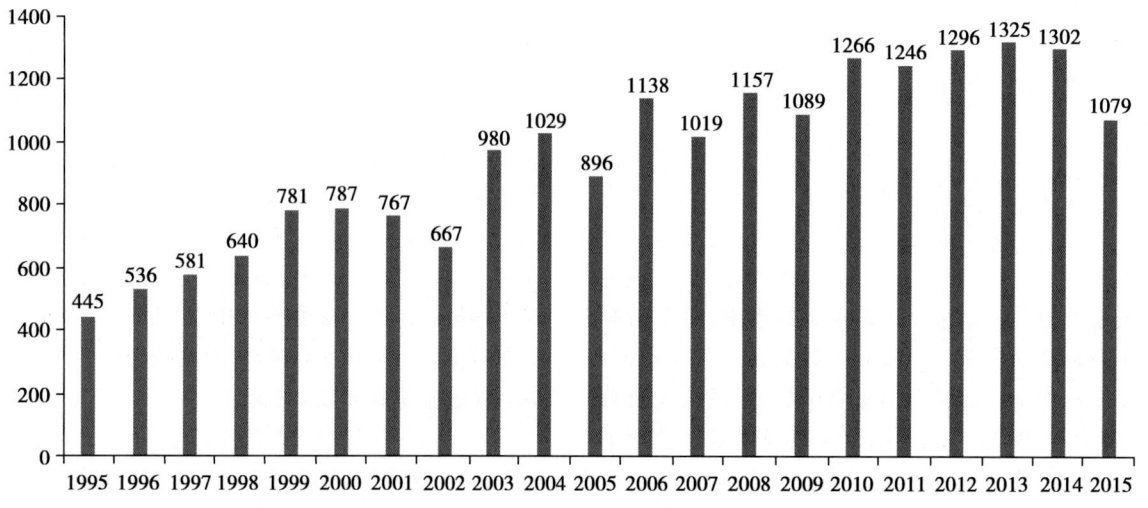

图 46-2　1995—2015 年间 Medline 数据库收录实践指南数量

研究所（National Institute for Health and Care Excellence，NICE）这样专门国家层面的指南制订机构，也缺乏类似 WHO 指南评审委员会的监督部门；②缺乏高质量的原始研究证据，中文发表的系统评价质量良莠不齐；③缺乏专门的经费支持，大部分指南资金来源于制药公司，缺乏有效的利益冲突管理；④指南更新周期长，更新的方法和步骤不清晰，部分指南自发表后从未更新过；⑤中医药领域指南的制订存在独特的挑战，尤其是在证据分级和形成推荐意见时，如何处理经典古籍文献和名老中医专家意见方面。

中国指南同时也面临以下重要机遇：①近 10 年我国多个大学、医院成立了循证医学中心，Cochrane 协作网和 GRADE 工作组分别于 1999 年与 2011 年成立了中国的分中心，能够为制订指南生产循证医学证据，及提供方法学支持；②中华医学会、中华中医药学会、中国中西医结合学会等学术组织正在起草或已经完成了规范指南制订的相关文件与方案；人民卫生出版社也委托我国指南制订专家出版了《循证临床指南的制定

与实施》教材；这些标准与专著的发布，能为我国的指南制订者提供重要的参考；③一批严格按照国际标准制订和发表的中国原创指南，不仅为我国制订循证指南提供了范例，也预示着我国开始向国际输出高质量的临床指南；④数个国家临床医学研究中心的成立，为生产高质量本土临床证据提供了可能。

四、提高中国指南制订的策略与建议

（一）在政府、协会/学会层面倡导制订循证实践指南

政府主管部门不仅应该制定相关政策、提供专项基金支持制订循证指南，而且应加大对临床研究和系统评价的投入与支持，从制订方法和证据来源两个层面提高指南的质量。专业学会与协会是指南制订的最主要发起者和实施者，应积极倡导循证实践指南的理念；在其学术会议、继续教育培训项目中加入指南制订方法学的相关内容；在学术期刊和专著中发表系列方法学论文；及在指南、官方声明和共识文件中系统应用

当前可得的最佳研究证据。

（二）加强指南的研究与合作

NGC 迄今已收录了超过 2000 部高质量循证指南，Medline 数据库及其他中外文学术数据库中每年发表的临床实践指南也在快速增长。一方面，及时分析、评价和总结国内外发表的高质量指南，不仅有利于提升我国指南研究的实力，同时也为指南制订提供了更全面系统的依据与指导。另一方面，国内指南制订者应加大与国外指南制订者及与国外指南研究组织的合作，如 WHO、GIN、GRADE 工作组、AGREE(临床指南研究与评估系统，Appraisal of Guidelines for REsearch & Evaluation)工作组、NGC、NICE、SIGN(苏格兰校际指南网络，Scottish Intercollegiate Guidelines Network)等，就指南选题、证据检索与评价、证据分级、形成推荐意见的方法、更新的方法及报告规范进行深度研究。

（三）注重指南的注册与评审

2008 年，WHO 临床试验注册平台正式运行，成为临床研究发展史上的里程碑事件，迄今通过这一平台已注册超过 22 万个临床试验。2011 年，英国启动 PROSPERO 项目，标志着全球系统评价注册拉开了序幕。短短 4 年已有 8000 多个系统评价在 PROSPERO 注册。2014 年启动的国际实践指南注册平台，是继临床试验、系统评价之后，专门针对指南的注册机构，其宗旨为：①促进指南制订过程更加科学、透明；②促进相关指南制订组织通过该平台加强彼此间的合作，避免不同学科重复制订对相同疾病或相关疾病领域的指南；③促进不同指南制订者之间共享信息与证据；④促进指南的传播与实施。目前在该平台注册的指南已涵盖临床医学、公共卫生与卫生政策、中医、中西医结合等不同领域。建议我国：由国家卫生和健康委员会委托专门机构定期评审我国的指南，成立类似于 WHO 指南评审委员会和日本医疗信息分布服务协作网（Medical Information Network Distribution Service，MINDS）委员会，加强对指南质量的全程把关，确保指南提供的推荐意见科学、可信并能及时更新。

正如 IOM 在 2011 年发布的权威报告《临床实践指南：我们能够信任》中指出：临床实践指南确实能规范临床诊疗行为，提高医疗保健质量，促进患者健康。但这一切是建立在指南的科学设计、严格制订和规范报告的基础上；是建立在高质量的循证医学证据基础上；是建立在充分考虑了患者偏好和价值观的基础上。虽然目前的中国指南距离 IOM 提出的标准还有很长的路要走，但最近几年在中国的卫生政策制定者、管理者、临床医务人员和循证医学方法学家的共同努力下，已经向前迈出了坚实的步伐。我们相信中国未来不仅能制订出既符合国际标准，又能切实指导中国临床实践的高质量指南，还会在指南研究和方法学方面取得令人瞩目的突破和成果。

第二节　指南制订原则与步骤

一、指南制订的原则与标准

2011 年，IOM 在更新指南定义后，同时发布了指南制订应遵循的 6 大原则：①指南应基于当前可得证据的系统评价；②指南制订小组应由多学科专家组成，小组成员应纳入与指南有关的利益团体或机构的代表；③指南应恰当考虑不同的亚组患者，及患者的偏好；④指南制订过程应该清晰透明，最大限度减少偏倚与利益冲突；⑤指南应详述干预措施和健康结局之前的关系，及对证据质量和推荐强度进行分级；⑥当有新的研究证据出现时，应及时更新指南内容。2012 年，国际指南协作网在内科学年鉴上发表了题为《国际指南协作网：迈向临床实践指南制订的国际标准》的论文，提出：一部高质量临床实践指南应遵循以下 11 条标准（表 46-1）。IOM 和 GIN 发布的指南制订原则与标准，已成为国际上指南制订者的重要参考，同时为指南研究者判断指南质量、使用者应用指南提供了重要依据。

二、指南制订的基本步骤

（一）确定指南制订的需求

制订指南之前应全面检索和系统评价国内外同类指南，了解当前该领域指南制订的现状；召集与该指南相关的各方代表，举行指南制订论证会，以确定制订的必要性与可行性。

（二）注册与撰写计划书

确定需要制订的指南范围和题目后，在指南注册平台进行注册，以避免不同机构重复制订相同或相似指南，浪费资源。注册可提升指南制订的透明性和科学性，促进制订组织间的合作。撰写指南制订计划书，主要内容包括制订的目的、人员构成、采用的方法、时间进度及利益冲突的管理等。在指南制订过程中，及时在指南注册平台更新相关信息，以便让公众了解指南制订进展。

（三）成立指南工作组

指南工作组由多学科代表组成，可包括：临床医师、药师和护师，卫生政策制定者和管理者，指南方法学家，及患者与公众代表等。应考虑指南工作组的性别和地域代表性。根据指南规模和大小，确定 1~3 名指南首席专家，可由不同专业或领域人员担任。首席专家对制订/修订工作负主要责任。根据实际需要，建立若干下一级的小组，如指导小组、共识小组、秘书组、证据评价小组等，并明确每个小组的分工与职责。

表 46-1　GIN 高质量和可信指南的 11 条标准

内　容	描　述
指南制订小组的组成	指南制订专家组应包括多种专业的利益相关者,如卫生专业人员、方法学家、特定主题的专家、患者
决策制定过程	指南应该描述专家组成员达成共识的过程,在可行的情况下还应说明资助的情况。该过程应在指南制订之初确定
利益冲突	指南应该包括指南制订小组成员的经济和非经济利益冲突声明,也应该描述如何记录和解决这些利益冲突的过程
指南范围	指南应该详细说明其目的和范围
方法	指南应该明确详细地描述指南的制订方法
证据评价	指南制订者应该用系统的证据评价方法来确定和评价指南主题相关的证据
指南推荐意见	应该清晰阐明指南推荐意见,且推荐意见要基于疗效和安全性的科学证据,若可能,也要考虑关于成本的证据
证据和推荐意见分级	指南应该用分级系统对证据质量和可靠性及推荐意见的强度分级
同行评审和利益相关者咨询	指南发表之前应该由外部的利益相关者进行评审
指南过期和更新	指南应该包含过期时间和(或)描述指南小组将用于更新推荐意见的流程
经济支持和资助机构	指南应该说明用于证据评价和指南推荐意见形成的经济支持

（四）管理利益冲突

所有参与指南制订的成员,须申报与该指南相关的利益冲突。由第三方独立机构或上级管理机构,管理指南小组成员的利益冲突,建立和实施指南利益冲突回避制度。在指南正式发布的版本中公开指南受资助和指南小组利益冲突的情况。

（五）确定临床问题和结局指标

指南小组通过文献调研和医务人员现场调研,收集指南需解决的具体临床问题,及与患者相关的结局指标。指南小组通过讨论,对纳入的临床问题和结局指标进行排序和分级。

（六）检索、评价和综合研究

指南小组对临床问题按照患者/疾病、干预措施、对照措施和结局指标进行解构。指南小组在文献检索人员的协助下,基于解构的临床问题,系统检索国内外相关研究。采用系统评价和(或)Meta 分析的方法对纳入的研究进行汇总分析。

（七）证据质量分级

采用国内外公认的分级工具对证据质量进行分级,如 GRADE 系统(表 46-2、表 46-3)。由循证医学专业人员参与证据质量分级,以提高分级的科学性和准确性。

（八）推荐意见的共识

推荐意见需要综合考虑证据质量、患者偏好与价值观、医疗成本、公平性、伦理学等因素,充分平衡患者的获益和风险后做出。采用德尔菲法或名义群体法等规范的方法达成推荐意见的共识。共识形成的推荐意见应包括推荐的方向(推荐还是不推荐)和强度(强推荐还是弱推荐),以及做出推荐的原因。

表 46-2　GRADE 证据质量分级与定义

质量等级	定　义
高(A)	非常确信真实效应值接近效应估计值
中(B)	对效应估计值有中等程度的信心:真实效应值有可能接近效应估计值,但仍存在两者大不相同的可能性
低(C)	对效应估计值的确信程度有限:真实效应值可能与效应估计值大不相同
极低(D)	对效应估计值几乎没有信心:真实效应值很可能与效应估计值大不相同

表 46-3　GRADE 推荐强度分级与定义

推荐强度	说明	该指南使用的表达方法	推荐强度表示方法
支持使用某项干预措施的强推荐	干预措施明显利大于弊	推荐使用	1
支持使用某项干预措施的弱推荐	干预措施可能利大于弊	建议使用	2
反对使用某项干预措施的弱推荐	干预措施可能弊大于利或利弊关系不明确	建议不使用	2
反对使用某项干预措施的强推荐	干预措施明显弊大于利	推荐不使用	1

三、指南的报告规范

（一）指南报告规范概述

医学研究的报告规范是循证医学领域的研究热点，对提升研究的报告质量和透明性有至关重要的作用。1996 年临床试验报告统一标准（Consolidated Standards of Reporting Trials，CONSORT）小组首次提出了针对随机对照试验（Randomized Controlled Trial，RCT）的报告规范，并于 2010 年更新，目前已被美国医学会杂志（Journal of American Medical Association，JAMA）、柳叶刀杂志（The Lancet）、英国医学杂志（British Medical Journal，BMJ）等多家知名医学期刊引入稿约。之后相继有研究小组制订了针对系统评价、观察性研究、诊断性试验、病例报告及动物实验等研究类型的报告规范。这些报告规范不仅提高了各类研究的报告质量，也促进了更好的研究设计和实施。实践指南作为医务人员进行临床决策的重要依据和规范医生诊疗行为的准则，在国际上却一直没有合适的报告规范和标准。2013 年，由我国学者发起，联合来自中国、美国、加拿大、英国、德国等 12 个国家及包括 WHO、EQUATOR（Enhancing the QUAlity and Transparency Of health Research）、GIN、Cochrane、GRADE、AGREE 等 7 个国际组织的 20 余名专家，共同成立了国际实践指南报告标准（Reporting Items for Practice Guidelines in HealThcare，RIGHT）工作组。历时 3 年完成了包含 7 个领域，22 个条目的报告清单，适用于指导卫生政策与体系、公共卫生和临床实践指南。

（二）RIGHT 的研制方法

2013 年 RIGHT 项目组撰写了项目计划书，并在 EQUATOR 图书馆注册。整个项目的设计和实施参考了卫生研究报告指南制订指导：依次形成初始条目、招募参与共识的专家、设计德尔菲（共识）问卷、展开德尔菲调查及确定最终条目（图 46-3）。参与人员共包括两部分成员，一部分为秘书组，主要负责资料收集和整理工作；另一部分为多学科共识专家团队，共有来自亚洲、欧洲、非洲、大洋洲和北美洲的 12 个国家的 17 名专家，包括政策制定者、方法学家、临床流行病学家、临床医生、期刊编辑和患者代表，在指南制订和报告中具有较好的研究和实践经验。

在此基础上，通过文献评价收集了 48 个初始条目，将其做成问卷形式，通过电子邮件调查 17 名德尔菲专家，专家们根据条目重要性对其进行打分（1～5 分，1 分代表最不重要，5 分代表最重要），并提出建议，历经 3 轮调查，回复率均为 100%。

（三）RIGHT 清单

RIGHT 清单包含了 22 个条目，分别是：基本信息（条目 1～4），背景（条目 5～9），证据（条目 10～12），推荐意见（条目 13～15），评审和质量保证（条目 16～17），资助和利益冲突声明及管理（条目 18～19），其他（条目 20～22）（表 46-4）。RIGHT 工作组同时制定了更详细且包含实例的解释性文件，可在内科学年鉴网站（www.annals.org）上获取。

（四）RIGHT 未来的发展

RIGHT 工具可辅助临床、公共卫生和其他卫生保健领域的指南制订者恰当报告指南，支持期刊编辑和同行评审人员考虑指南报告的问题，协助医疗卫生专家理解和实施指南，其对未来实践指南整体质量的提升和更为有效的应用有着重要意义。

考虑到特定领域和具体版块内容的针对性和具体性，RIGHT 课题组也会和 CONSORT、PRISMA（Preferred reporting items for systematic reviews and meta-analyses）、STROBE（Strengthening the Reporting of Observational Studies in Epidemiology）等其他报告指南一样，在下一步继续研发指南报告标准的其他扩展版本，包括指南计划书的报告标准（RIGHT for Proposal），指南利益冲突的报告标准（RIGHT for conflicts of interest），针刺指南的报告标准（RIGHT for acupuncture）和中医药指南的报告标准（RIGHT for Chinese Medicine）等。RIGHT 系列标准的研发与应用，将对促进医学实践指南报告进一步迈向规范化、系统化和透明化起到奠基性作用。

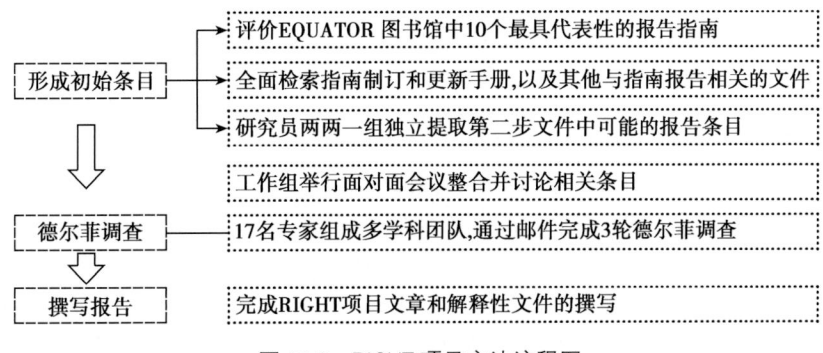

图 46-3　RIGHT 项目方法流程图

表 46-4　RIGHT 清单

领域/主题	编号	条　目
基本信息		
标题/副标题	1a	能够通过题目判断为指南,即题目中应该出现类似"指南"或"推荐意见"的字眼
	1b	描述指南的发表年份
	1c	描述指南的分类,即筛查、诊断、治疗、管理、预防或其他
执行总结	2	对指南推荐意见进行汇总呈现
术语和缩略语	3	为避免混淆,应对指南中出现的新术语或重要术语进行定义;如果涉及缩略语,应该将其列出并给出对应的全称
通讯作者	4	确定至少一位通讯指南制订者或作者,以便联系和反馈
背景		
简要描述指南卫生问题	5	应描述问题的基本流行病学,比如患病率、发病率、病死率和疾病负担(包括经济负担)
指南的总目标和具体目的	6	应描述指南的总目标和具体要达到的目的,比如改善健康结局和相关指标(疾病的患病率和病死率),提高生活质量和节约费用等
目标人群	7a	应描述指南拟实施的主要目标人群
	7b	应描述指南拟实施的需特别考虑的亚组人群
指南的使用者和应用环境	8a	应描述指南的主要使用者(如初级保健提供者、临床专家、公共卫生专家、项目经理或政策制定者)以及指南的其他潜在用户
	8b	应描述指南针对的具体环境,比如初级卫生保健机构、中低收入国家或住院部门(机构)
指南制订小组	9a	应描述参与指南制订的所有贡献者及其角色和责任(如指导小组、指南专家组、外审人员、系统评价小组和方法学家)
	9b	应罗列参与指南制订的所有个人,提供其职称、职务、工作单位等信息
证据		
卫生保健问题	10a	应描述指南推荐意见所基于的关键问题,建议以 PICO(人群、干预、对照和结局指标)格式呈现
	10b	应描述结局遴选和分类的方法
系统评价	11a	应描述该指南基于的系统评价是专门新制作的,还是使用现有已发表的
	11b	如果指南制订者使用现有已发表的系统评价,应给出参考文献并描述是如何检索和评价的(提供检索策略、筛选标准以及对系统评价的偏倚风险评估),同时报告是否对其进行了更新
评价证据体的质量	12	应描述对证据体的质量评价方法或标准
推荐意见		
推荐意见	13a	应提供清晰、准确且可实施的推荐意见。拟推荐的干预措施,以及实施干预措施的具体环境,从而让使用者具有可操作性
	13b	如果证据显示在重要的亚组人群中,某些影响推荐意见的因素存在重大差异,特别是亚组之间的利弊平衡,应单独提供针对这些人群的推荐意见
	13c	应描述推荐意见的强度以及支持该推荐的证据质量
形成推荐意见的原理和解释说明	14a	应描述在形成推荐意见时,是否考虑了目标人群的偏好和价值观。如果考虑,应描述确定和收集这些偏好和价值观的方法;如果未考虑,应给出原因
	14b	应描述在形成推荐意见时,是否考虑了成本和资源利用。如果考虑,应描述具体的方法(如成本效果分析)并总结结果;如果未考虑,应给出原因
	14c	应描述在形成推荐意见时,是否考虑了公平性、可行性和可接受性等其他因素
从证据到决策	15	应描述指南制订工作组的决策过程和方法,特别是形成推荐意见的方法(例如,如何确定和达成共识,是否进行投票等)

续表

领域/主题	编号	条 目
评审和质量保证		
外部评审	16	应描述指南制订后是否对其进行独立评审,如果是,应描述具体的评审过程以及对评审意见的考虑和处理过程
质量保证	17	应描述指南是否经过了质量控制程序,如果是,则描述其过程
资助与利益冲突声明及管理		
资金来源以及作用	18a	应描述指南制订各个阶段的资金来源情况
	18b	应描述资助者在指南制订不同阶段中的作用;如适用,应描述其在推荐意见的传播和实施过程中的作用
利益冲突的声明和管理	19a	应描述指南制订相关的利益冲突的类型(如经济利益冲突和非经济利益冲突)
	19b	应描述对利益冲突的评价和管理方法以及指南使用者如何获取这些声明
其他方面		
可及性	20	应描述在哪里可获取到指南、相应附件及其他相关文件
对未来研究的建议	21	应描述当前实践与研究证据之间的差异,和(或)提供对未来研究的建议
指南的局限性	22	应描述指南制订过程中的所有局限性(比如制订小组不是多学科团队,或未考虑患者的价值观和偏好)及其对推荐意见有效性可能产生的影响

四、指南的更新

随着临床指南制订方法学的日趋完善与成熟,越来越多的国家和政府部门投入大量人力、物力和财力,以期制订出高质量临床指南提高本国的医疗服务质量。但多数国家的指南制订机构未足够重视过期临床指南的更新工作。有研究调查了18个在国际上有影响力的指南制订机构对指南更新重要性的认识,所有组织均认为有必要定期更新临床指南,但近一半组织缺乏正式的指南更新程序。另1项研究比较分析不同国家指南机构发表的指南制订手册中关于指南更新的内容,共纳入46本指南制订手册,其中43本提及了更新临床指南的流程,但其中37本提供的更新流程都过于简单而不具可操作性;另有30本指南手册提及了更新指南的责任人和时间间隔。有研究显示:国际指南平均更新比例约50%,国内临床实践指南更新比例仅10%。

更新临床指南对确保指南的有效性和使用价值具有重要意义,但国内外临床指南更新的现状均有待改善,其原因可能是指南制订者及利益相关者对临床指南更新的时机、原则和流程缺乏系统性的认识。故本文将系统讨论临床指南更新过程中的关键环节,包括如何判断临床指南是否需要更新,选择合理的更新周期和更新流程等,帮助指南制订者就更新工作理清思路。

(一)临床指南更新的基本原则

每天都有大量新的研究证据在期刊发表,系统评价更是达到平均每天11篇的发表速度,要使临床指南包含的推荐意见与最新的研究证据保持一致且不过时,需要持续监测和评估数量激增的新证据,以确定临床指南是否需要更新。当对新证据的评估符合以下情况时,需要对指南进行更新(表46-5)。

(二)评估指南是否需要更新的方法

评估指南是否需要更新是指南更新工作的重要前提,各专业机构也都相继提出了针对该项工作的模型。目前使用最广泛、用于辅助发现新证据和根据新证据评估指南更新必要性的模型主要有两种:①由美国洛杉矶退伍军人卫生保健机构的Shekelle教授提出(以下简称Shekelle模型),主要思路是由专家意见联合文献评价来判断指南是否有更新的必要。②由德国维藤/黑尔德克大学Monika Becker教授提出(以下简称Becker模型),主要分为两个部分:①持续监测临床实践指南最新进展,及时尽可能全面地收集新出现的证据,进行筛选、纳入和评价,判断是否有必要更新指南;②再基于新证据和专家意见确定指南更新的类型和范围。

1.Shekelle模型 确定指南是否需要更新包含2个阶段:获得重要的新证据和判断新证据的出现是否有进行指南更新的必要。实现前者的最好方法是制作一篇系统评价,但要消耗大量费用和时间,且只是完成了第一步。Shekelle团队根据以上情况,探讨出了一种低成本、少时间投入的模型,即由专家意见结合文献评价结果来判断指南是否有必要更新(图46-4)。Shekelle模型建议:①由多学科专家小组来评价推荐意

表 46-5　临床指南更新的基本原则

更新原则	解　释
干预措施的利弊平衡发生了改变	干预措施有关的新证据可使指南失效。例如,在过去 40 多年中,颈动脉内膜切除术的风险已大大降低,且风险-收益比偏向有症状的、重度颈动脉狭窄的患者
出现了新的结局指标	某些在过去从未被考虑为结局指标,但随着医学发展,人们逐渐认识到其作为结局指标的价值及重要性。例如,生活质量因其在医学评价中的独特性和优越性,在 20 世纪 60 年代被引入医学界,现今多个国际组织已明确将其作为医学评价的结局指标
出现了新的干预措施	新干预措施可能会取代指南中的旧干预措施。如新证据发现冠状动脉支架和糖蛋白Ⅱb/Ⅲa可以改善患者结局
结局指标的重视度发生了改变	不同个体和组织对不同的结局指标的重视度会随时间改变而改变。例如英国国家卫生与临床技术优化研究所对经济成本结局指标从不重视到重视
可获得的医药资源发生了改变	随着医药的发展,可获得的最佳药品也处于动态变化之中,当有新的最佳药品出现时,指南需要做出相应的更新。例如,随着氟西汀专利过期,仿制药品的出现使得原本的价格体系发生变化,市场竞争逐渐加温,初级卫生保健中可供选择的抗抑郁药发生改变
其他	指南推荐的干预措施出现了意料之外的严重副作用或推荐意见出现了新的适用人群等

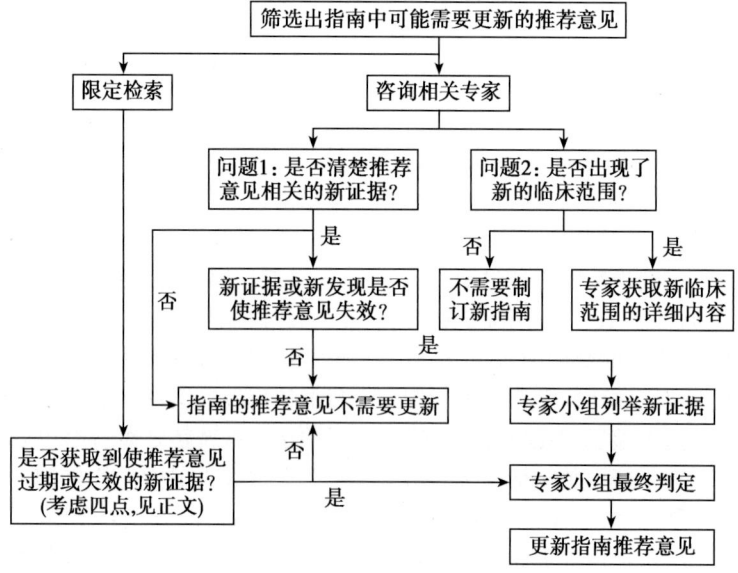

图 46-4　Shekelle 模型

见是否需要更新(多学科专家小组由原始指南的制订人员、同一领域的专家及严格评审专家组成)。评价依据为是否有推荐意见相关的新证据或新发展,若有,是否导致原指南推荐意见过时。②应由多学科专家小组详细解读新证据,以出现了新的干预措施为例,应给出新、旧干预措施的利弊与不同之处,同时列出参考来源。③为了更全面收集新证据,应进行文献检索来补充和完善多学科专家小组的评价结果。此时对文献采用限定检索,来源限定为主要关注的领域和医学专用期刊,起始时间限定为原指南证据检索的截止时间,文献最初可先检索综述、社论、评注、相同主题新注册的指南、引用原有指南的文章及其他重要文章来查看

是否有相关证据。总体而言,在判定指南是否过期或失效时,多学科专家组应考虑 4 点内容:①是否有新的更合适的干预措施出现;②是否有新证据打破之前的利弊平衡;③是否有之前不重要但现在变得重要(或者之前重要但现在不重要)的结局指标出现;④是否有证据表明当下最佳的干预措施已经最佳,已经不再需要更新指南。该模型相对传统模型最大的优势在于更省时。

2. Becker 模型　Monika Becker 团队在 Shekelle模型的基础上提出了一种新的模型(图 46-5)。Becker模型共涵盖了证据监测系统和更新系统两方面内容。前者最大特点:为监测临床实践指南的最新发展,及时

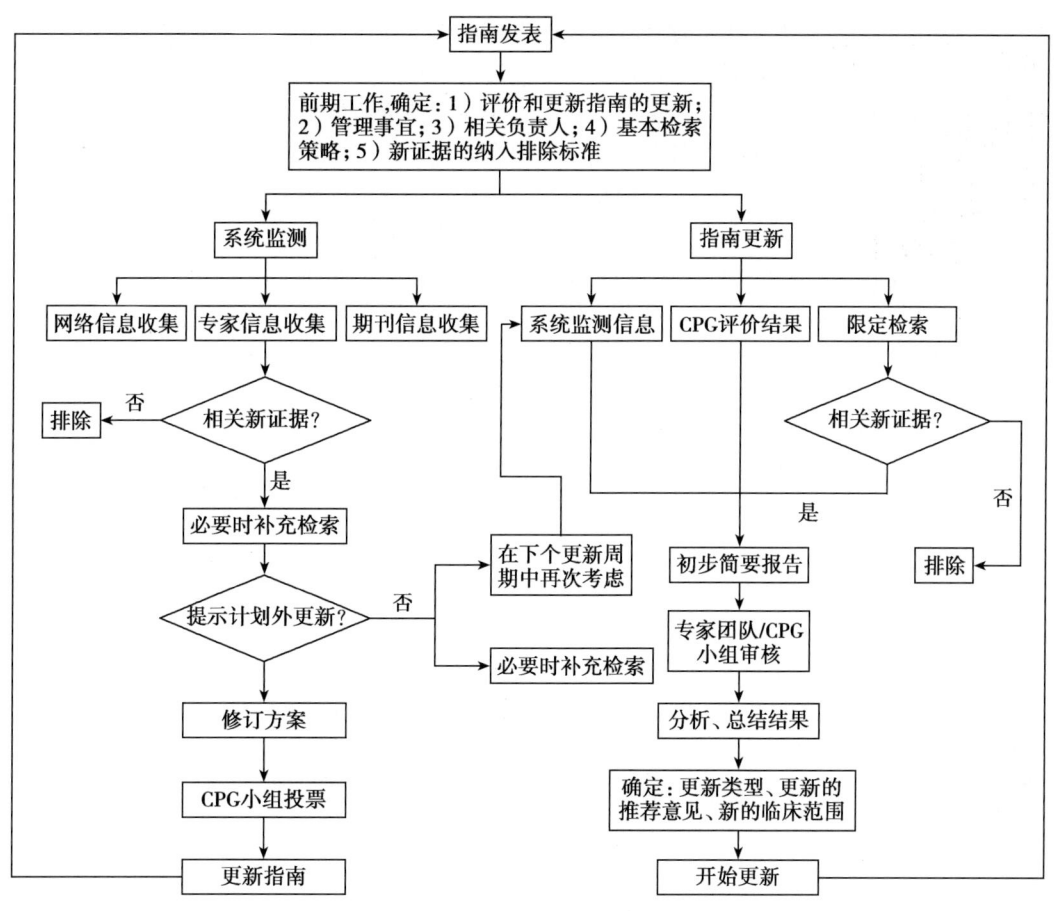

图 46-5　Becker 模型

地将新现证据尽可能全面地收集起来,再根据提前确定好的纳入标准,纳入和分析新证据,最后判断是否需要更新指南。后者最大的特点;则是基于新证据和专家意见来确定指南更新的类型和范围。在确定指南是否需要更新之前,有几个关键因素需要在指南制订过程中提前确定:①基本更新策略,即评价指南和更新指南的时间;②负责监测系统、文献检索及证据纳入等相关人员;③监测及定期更新过程的基本检索策略;④新证据支持临时或定期更新的标准;⑤相关管理与组织事宜。

(1) 证据监测系统:证据监测系统主要是收集网络医药信息、临床专家意见和期刊发表的证据来分析指南更新的条件是否充分,该系统可保证指南在发表后有 3~5 年的有效性,并在必要时能及时更新。该系统的最大特点是能把新证据的收集尽可能做到最全面系统,主要体现在以下 3 个方面:①网络信息收集:可以收集整理国际医药权威机构的药品安全信息(如美国 FDA 和欧洲药品管理局等)和刊登在医学时事通讯上的最新信息,成本相对较低,该系统可在网络上购买。②专家信息收集:主要为指南制订者、相关专家和指南使用者对原始指南的评论性信息。③期刊信息收

集:通过限定检索在数据库中应按照临床主题提前确定资源范围、检索策略和检索频次等,限定检索策略为在原始指南检索策略的基础上尽可能提高特异度,同时限定检索文献来源、研究类型及有条件的情况下行手工检索核心期刊。当通过以上渠道获得的新证据根据之前的纳入排除标准进行筛选后,提示有更新指南的必要时,应进一步补充检索来支持指南更新的决定。当 3 种渠道收集和补充检索的结果提示,当前新证据尚不足以支撑指南更新的条件(参考指南更新的原则),则本次获得的新证据应在下次更新评估中再次考虑。通过该系统最终确定要对指南进行更新时,应先做好更新方案,临床实践指南小组再对方案内容投票(可采用德尔菲法),确定最终的指南更新方案。

(2) 指南更新系统:若证据监测系统信息收集的评估结果提示指南有必要更新,下一步则需通过指南更新系统确定更新的基本流程,具体内容为:①收集汇总证据监测系统中获取到的新证据,按临床问题对其进行分类,形成初步总结报告。②通过调查的形式,咨询并收集专家小组或临床实践指南制订小组对初步总结报告的意见。调查的具体内容为:对相关新证据或新主题领域的知晓情况及新证据可能对整部指南的结

构和范围造成的影响。该过程需严格评价新证据,故对专家团队的专业知识有一定要求。③整理调查结果并分类为修订指南结构或范围、修订推荐意见和制订新的推荐意见或新的主题范围。④确定最终的更新类型:基于以上调查结果,临床实践指南小组最终确定更新的类型、具体的推荐意见和主题,及新的主题领域。

（3）两种模型的比较:Shekelle模型提出最早且使用广泛,而Becker模型在Shekelle的基础上制订。Shekelle模型对专家团队依赖性更高,并要求临床专家对本领域研究证据的进展有持续的了解和追踪,且容易受到相关利益体的干扰,因此在具体操作过程更难把握。Becker模型步骤详细,可操作性好,系统监测和定期更新流程较清晰明确。两个模型各有特点,在时间、人力、物力和可操作性等方面均有各自的倾向。

（三）确定指南更新周期

关于指南更新周期的讨论一直存在争议,指南制订机构不同,更新周期也不同。2012年WHO推荐为2~5年;NICE和SIGN推荐每3年更新一次。国内指南平均更新周期为5.1年,最长为10年。Robin全面调查全球的指南制定手册,共纳入35本制订手册,其中25本对指南的更新周期做了说明,更新周期在2~3年比例最大,最常为5年(图46-6)。该问题的关键在于是否应该设定一个固定的时间点作为指南的更新周期。不同医学领域的知识更新速度不同,如果将更新周期固定或在规定时间节点展开指南更新工作,可能会导致指南不能及时得到更新。固定指南更新周期,虽简化了更新流程,但不是最佳选择。最佳更新时机需要定期评估指南推荐意见,可2~3年评估一次,根据是否有新证据出现及其实践的影响确定是否启动更新工作。

（四）确定指南更新范围

系统评价是指南的基石,系统评价的结论是否发生改变对指南是否需要更新具有重要参考价值。指南更新的范围与发生变化的证据数量紧密相关,若指南所纳入系统评价中大多数的结论都发生了变化,则要进行大范围更新。系统评价的结论是否发生改变取决于系统评价的更新,但更新的系统评价结论并不一定会改变。French SD等调查Cochrane系统评价更新后结论发生改变的相关情况,共纳入377篇Cochrane系统评价,其中有254篇为更新之后的系统评价,但结论发生逆转的不到10%。提示:指南更新过程中监测得到的新证据可能只有一少部分可提示更新的必要性,即只需更新指南中的部分推荐意见。但也不能忽略需要全部更新的情况,如新的临床范围已经确定、多数推荐意见已经过时及指南的主体或结构需要更新等,指南更新范围的确定具体见表46-6。若指南本身不是基于系统的文献检索、证据汇总和证据评价而制定,则该指南应考虑重新基于循证方法制定,而不应该考虑更新。

（五）确定指南更新的检索策略

指南更新过程中纳入新证据时有两种可选择的策略:全面检索和限定检索,全面检索是在指南文献检索截止日期后利用之前的检索策略系统检索的过程;限定检索是在原始指南检索策略的基础上尽可能提高特异度(如只进行主题检索结合最相关的自由词检索),同时限定检索文献来源和研究类型。Gartlehner等做了比较这两种策略优缺点的研究,选择了6个临床主题(青光眼、膀胱癌、无症状性菌尿症、血红蛋白病、生殖系统单纯疱疹和梅毒),将其分为三组,2个主题为一组。分别用全面检索和限定检索方法检索每一组中各主题的相关文献,再从证据总量和对判断指南是否需要更新的重要证据数量两方面来分析其优劣。结果显示:全面检索的证据总量要多于限定检索,在判断指南是否需要更新的重要证据数量二者无统计学差异。即在指南更新过程中获取有价值的新证据方面,限定检索和全面检索两种方法旗鼓相当,但限定检索可节省指南更新的时间和成本,因而更具优势。

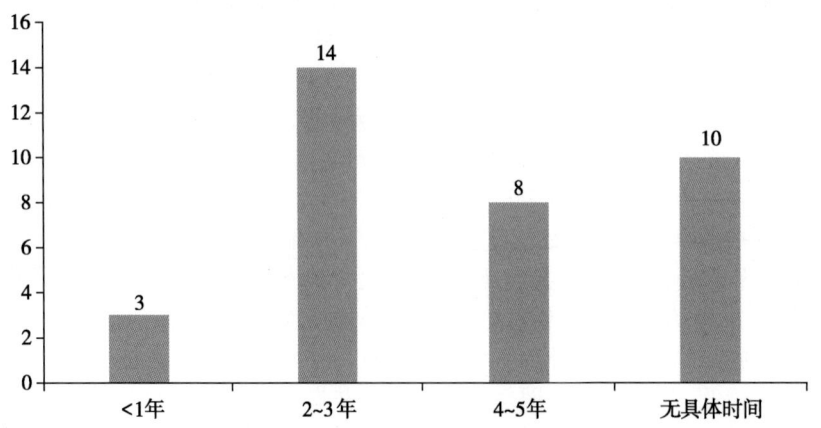

图46-6　指南制定手册中指南更新周期的分布情况

表 46-6　决定指南更新与否的标准

指南更新决策	标　准	方　案
全部更新	指南主体部分需要更新 多数推荐过时 已确定新的临床范围	提出新的范围 商议新的范围
部分更新	一些推荐需要更新:有新证据出现或推荐意见不清楚和 (或)新的临床范围已经确定并需要添加到指南	提出新的范围 商议新的范围
特殊更新	少数推荐有新证据出现,可能需要更新 出版的指南存在错误,可能需要特殊更新	使用原来的范围 无需商议 通知利益相关者
无需更新	无可推翻任何推荐的新证据 无临床实践证据显示需要改变推荐 无临床实践证据显示需要改变初始范围	指南无需更新 每 3 年评估一次指南,以确定其更新情况
转到"静态列表"	推荐意见在可预见范围内不可能改变	无进一步更新计划 若新证据出现,可能会评估指南
撤回指南	指南不再适用	与利益相关者商议

(六) 指南更新的流程

Vernooij 等系统评价 35 本指南手册发现:各手册对指南更新的描述参差不齐,总体看更新方法和流程的描述十分欠缺。Alonso 等调查了 39 个国际指南机构的指南制订手册,结果发现:仅英国 NICE 的指南手册具体描述指南的更新流程,其最新版手册的流程见图 46-7,其更新过程如下:①指南发表后接受 3 年 1 次的评价,主要通过对指南制订小组进行问卷调查和收集指南实施与发表后的反馈信息,结合全面的证据检索,做好初始准备;②确定临床领域,进行重点检索;③总结证据信息并制订更新的评价决策草案;④核实确认,并由临床实践中心(副主任)签发"评价决策草案";⑤收集利益相关者对 NICE 技术团队的评价,总结并回复利益相关者的评价,据此修订评价决策并准备指导执行方案;⑥再次核实确认,并由 NICE 临床实践中心副主任和主任/项目主任签发更新评价决策的指导执行方案文件;⑦NICE 指导执行委员会确定"最终"更新评价决策;⑧NICE 临床实践中心告知利益相关者"最终"更新评价决策。在实施指南更新的过程中还应该注意以下 5 个方面,以确保指南更新流程更高效:①指南制订开始时就应确定指南更新的计划;②确定更新监测、检索证据、评价证据的责任人;③确定适合的检索策略;④确定新证据的纳入排除标准;⑤确立有效的监督机制,落实更新计划。

(七) 指南更新的费用

2011 年美国 IOM 在对指南的规范性文件中提到:制订一部循证指南的费用在 20 万美元左右,但未明确提及更新一部指南的费用。指南更新的范围不同,费用应该有所差异。总体而言,指南更新的范围越小,费用应该越低,但指南更新的费用比制订一部新指南应大大降低。

(八) 小结

随着不同领域中临床指的数量不断增加,保持指南有效性越显至关重要,指南更新是实现这一目标的有效手段。目前关于确定指南是否更新及具体更新流程都有较成熟的模型,但不同模型间的比较有效性和实用性还需进一步讨论确定。指南更新的关键步骤在于新证据的查找、确定和评估,这也是最耗时耗人力的一步。美国医疗保健研究与质量局(The Agency for Healthcare Research and Quality, AHRQ)在用 Shekelle 模型评价其制订的 17 部指南发现:90%的指南在 3.6 年时仍然有效,但到 5.8 年时仅 50%的指南仍有效。提示:指南制订者不仅应提高对指南更新的重视,更应用行动落到实处。指南资助相关部门也应足够重视指南更新工作。

五、指南的评价

2003 年 AGREE 协作网制定并发布了指南研究与评价(Appraisal of Guidelines for Research & Evaluation, AGREE)工具,并定义指南的质量为"对指南制订的潜在偏倚得以充分考虑,及对指南推荐意见具有内部真实性、外部真实性和实施可行性的信心"。发布至今,AGREE 已有诸多语种的译本,被超过百篇文章或

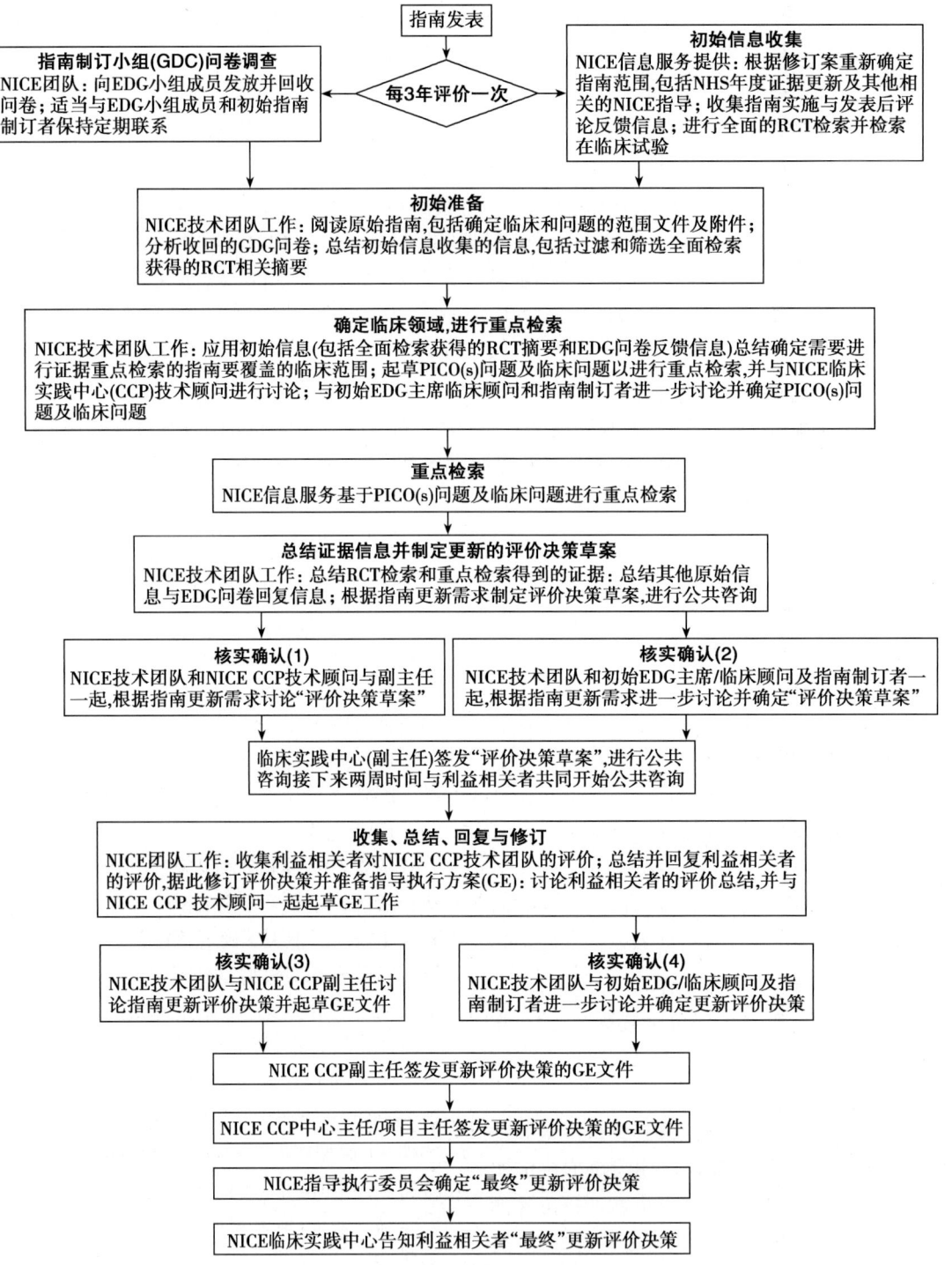

图 46-7　NICE 指南手册中指南的更新流程

出版物引用,得到多个卫生保健机构的认可。2005 年国内学者汉译 AGREE 工具,将其正式引入中国。为进一步提高 AGREE 的科学性及可行性,由 AGREE 协作网的部分成员组建的 AGREE Next Steps 协会对 AGREE 工具开展修订工作,并于 2009 年发布了 AGREE Ⅱ,由 1 个用户手册、6 个领域(23 个条目)和 2 个总体评估条目组成,替代 AGREE 成为临床实践指南制订、报告和评价的新标准。AGREE Ⅱ 的适用对象包括卫生保健提供者、指南制订者、卫生决策者和相关教育工作者,其推荐评价指南的人数至少为 2 人,最好为 4 人。AGREE Ⅱ 每个条目的评分为 1~7 分,1 分表示指南完全不符合该条目,7 分代表指南完全符合该条目,2~6 分代表指南不完全符合该条目,得分越高说明该条目符合程度越高(表 46-7)。

表 46-7　AGREE Ⅱ 条目

领域	条　目
领域一	范围与目的
条目 1	明确阐述了指南的总目的
条目 2	明确阐述了指南所涵盖的卫生问题
条目 3	明确阐述了指南所要应用的人群

　　该领域考察指南在阐述其总目的、所涵盖的卫生问题和应用的目标人群是否清楚明确。

领域二	参与的人员
条目 4	指南制订组包括所有相关专业的人员
条目 5	考虑到目标人群(患者、公众等)的观点和选择
条目 6	指南的适用者已经明确规定

　　该领域考察指南制订过程中,主要参与人员的构成,以及指南的使用者。指南制订工作组应包含所有相关的专业人士,如医务人员、文献信息专家、卫生统计学家、指南方法学家等;同时参与人员中还应包括目标人群的代表,如患者和公众等。

领域三	制订的严谨性
条目 7	用系统的方法检索证据
条目 8	清楚地描述选择证据的标准
条目 9	清楚地描述了大量证据的优势和不足
条目 10	详细描述了形成推荐意见的方法
条目 11	在形成推荐意见时考虑了对健康的益处、副作用以及风险
条目 12	推荐意见和支持证据之间有明确的联系
条目 13	指南在发表前经过专家的外部评审
条目 14	提供指南更新的步骤

　　该领域考察指南制订过程中各环节的严谨性,包括检索证据、遴选证据、形成推荐意见,以及是否考虑了对健康的风险和副作用,另外还有推荐意见和证据的关系,指南的外审及其更新方法和流程。

领域四	表达的明晰性
条目 15	推荐意见明确不含糊
条目 16	明确列出针对某一情况或卫生问题不同的选择
条目 17	主要的推荐意见清晰易辨

　　该领域考察指南在最后形成推荐意见时,其表达是否准确明晰。推荐意见不应该含糊其辞,模棱两可,而且应根据具体状况给出不同的推荐。

领域五	应用性
条目 18	指南中描述了指南应用时的优势和劣势
条目 19	指南为如何将推荐意见应用于实践提供了建议和/或配套工具
条目 20	指南考虑了应用推荐建议时潜在的资源投入问题
条目 21	指南提供了监测和(或)审计的标准

　　该领域考察指南在实施过程中的适用性与可行性。指南应描述其实施过程中可能的有利和不利因素、成本资源的投入问题、监测或评价指标,同时应给推荐意见的顺利实施提供相应的建议和配套的工具。

领域六	独立性
条目 22	赞助单位的观点不影响指南的内容
条目 23	指南记录并强调了制订小组成员的利益冲突

　　该领域考察指南在其制订过程中是否客观独立。独立性包括资助和支持单位的观点不影响指南的实质性内容,指南应要求制订小组成员声明利益冲突,独立性程度反映了指南的可信度。

第三节　案例解读

一、2016 中国痛风诊疗指南制订方法与推荐意见解读

（一）制订背景与目的

痛风是一种单钠尿酸盐（monosodium urate, MSU）沉积所致的晶体相关性关节病，与嘌呤代谢紊乱及（或）尿酸排泄减少所致的高尿酸血症直接相关，属于代谢性风湿病范畴。痛风可并发肾脏病变，严重者可出现关节破坏、肾功能损害，常伴发高脂血症、高血压病、糖尿病、动脉硬化及冠心病等。

不同国家的痛风患病率不同：美国国民健康与营养调查（National Health and Nutrition Examination Survey, NHANES）的数据显示：美国痛风患病率从 1988—1994 年间的 2.64% 升至 2007—2010 年间的 3.76%；1 项基于 120 万英国人的临床数据显示 2012 年英国痛风患病率约为 2.49%。我国缺乏全国范围痛风流行病学调查资料，但根据不同时间、不同地区报告的痛风患病情况，目前我国痛风患病率在 1%～3% 之间，并呈逐年上升趋势。国家风湿病数据中心（Chinese Rheumatism Data Center, CRDC）项目多中心网络注册及随访研究的阶段数据显示：截止 2016 年 2 月，基于全国 27 个省、市、自治区 100 家医院的 6814 例痛风患者有效病例发现，我国痛风患者平均年龄为 48.28 岁（男性 46.95 岁，女性 53.14 岁），逐步趋年轻化，男女比约为 15：1。痛风患者 50% 以上为超重或肥胖。首次痛风发作时的血尿酸水平，男性为 527μmol/L，女性为 516μmol/L。痛风患者最主要的就诊原因是关节痛（男性为 41.2%，女性为 29.8%），其次为乏力和发热。男女发病诱因差异很大，男性患者前三位依次为饮酒诱发（25.5%），其次为高嘌呤饮食（22.9%）和剧烈运动（6.2%），女性患者依次为高嘌呤饮食诱发（17.0%），突然受冷（11.2%）和剧烈运动（9.6%）。

高质量临床实践指南能规范医生诊疗行为，降低医疗成本，提高医疗质量。截止 2015 年 12 月，全球共发布 14 部痛风诊疗指南，其基本信息和质量评分见表 46-8。以上指南的发布可为痛风的诊疗和管理提供有效指导，当前我国痛风临床实践尚存在以下问题：①国外指南中临床医生关注的痛风诊疗问题与我国临床医生关注的不完全一致，如别嘌醇的超敏反应。该指南工作组前期调查显示，该问题为我国风湿免疫科医生关心的首要问题；②国外指南几乎未引用我国的痛风研究，而近年我国不断有痛风诊疗相关的高质量研究发表；③国外指南中的痛风治疗药物与我国临床实践不完全相符，如苯溴马隆美国未上市，美国痛风指南推荐促尿酸排泄应使用丙磺舒，但我国临床实践中促尿酸排泄的药物主要为苯溴马隆；④近年我国专业学会制订的指南尚未及时纳入新的痛风分类标准、新型影像诊断技术（高频超声和双源 CT）的临床应用，及治疗领域新证据，尤其是系统评价和 Meta 分析的证据。综上，为更好指导我国风湿免疫科临床医师循证制订恰当的痛风诊疗方案，中华医学会风湿病学分会按照国内外指南制订的方法与步骤，基于当前最佳证据，推出 2016 版中国痛风诊疗指南。

（二）制订方法

该指南由中华医学会风湿病学分会发起和负责制订，由 GRADE 中国中心/兰州大学循证医学中心提供方法学与证据支持。指南设计与制订步骤依据 2015 年《世界卫生组织指南制订手册》，及 2016 年中华医学会发布的《制订/修订〈临床诊疗指南〉的基本方法及程序》；国内外已发表痛风指南的评价使用 AGREE II 工具；该指南的报告和撰写参考 RIGHT。该指南的推荐意见形成技术路线见图 46-8。

1. 指南注册与计划书的撰写　该指南已在国际实践指南注册平台（International Practice Guideline Registry Platform）注册（注册号为 IPGRP-2015CN006），读者可联系该注册平台索要指南的计划书。

2. 指南使用者与应用的目标人群　该指南供中国风湿免疫科医师、临床药师、影像诊断医师及与痛风诊疗和管理相关的专业人员使用。指南推荐意见的应用目标人群为中国痛风患者。

3. 指南工作组　该指南成立了多学科专家工作组，包括风湿免疫科、肾内科、心内科、内分泌科、影像诊断、循证医学等。工作组具体分为两个：共识专家小组和证据评价与分级小组。

4. 利益冲突声明　该指南工作组成员均填写了利益声明表，不存在与该指南直接相关的利益冲突。

5. 遴选和确定临床问题　指南主要的作用之一是解决一线临床医生遇到的诊疗问题。该指南工作组通过系统检索痛风领域已经发表的指南和系统评价，第一轮收集了 125 个临床问题和 180 个结局指标，去重合并后，邀请临床医生进一步修改和补充，第二轮形成 44 个临床问题和 45 个结局指标。临床问题按其重要性分为 1～7 分，结局指标按其重要性分为 1～9 分。在中国痛风诊疗指南启动会（20 位专家）和全国风湿免疫科（101 家医院的 285 名风湿免疫科医生）进行问卷调查。基于调查结果，纳入该指南需解决的临床问题与结局指标，并在第三部分推荐意见中体现。

6. 检索证据　针对最终纳入的临床问题与结局指标，按照 PICO（人群、干预、对照和结局，Population, In-

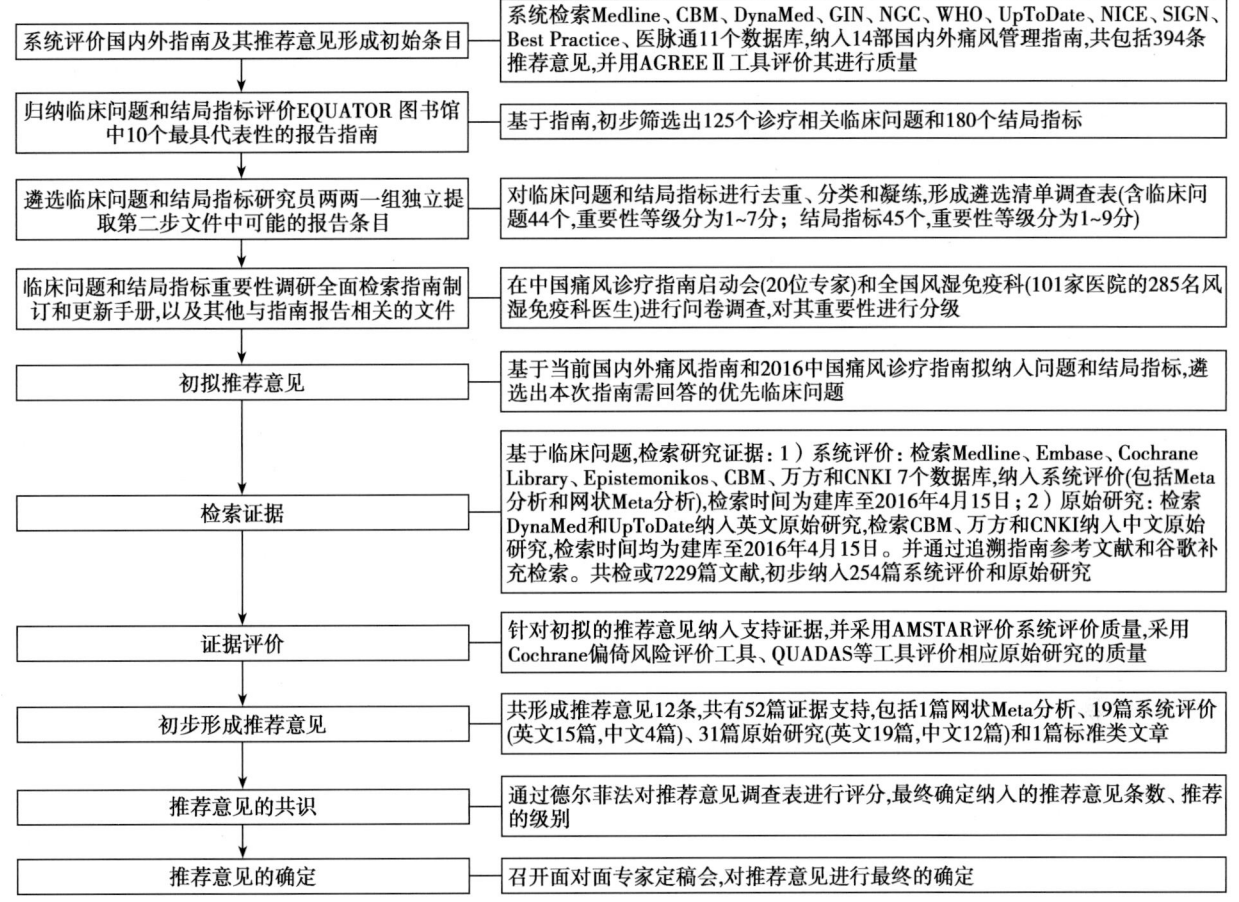

系统评价国内外指南及其推荐意见形成初始条目	系统检索Medline、CBM、DynaMed、GIN、NGC、WHO、UpToDate、NICE、SIGN、Best Practice、医脉通11个数据库,纳入14部国内外痛风管理指南,共包括394条推荐意见,并用AGREE Ⅱ工具评价其进行质量
归纳临床问题和结局指标评价EQUATOR 图书馆中10个最具代表性的报告指南	基于指南,初步筛选出125个诊疗相关临床问题和180个结局指标
遴选临床问题和结局指标研究员两两一组独立提取第二步文件中可能的报告条目	对临床问题和结局指标进行去重、分类和凝练,形成遴选清单调查表(含临床问题44个,重要性等级分为1~7分；结局指标45个,重要性等级分为1~9分)
临床问题和结局指标重要性调研全面检索指南制订和更新手册,以及其他与指南报告相关的文件	在中国痛风诊疗指南启动会(20位专家)和全国风湿免疫科(101家医院的285名风湿免疫科医生)进行问卷调查,对其重要性进行分级
初拟推荐意见	基于当前国内外痛风指南和2016中国痛风诊疗指南拟纳入问题和结局指标,遴选出本次指南需回答的优先临床问题
检索证据	基于临床问题,检索研究证据:1）系统评价:检索Medline、Embase、Cochrane Library、Epistemonikos、CBM、万方和CNKI 7个数据库,纳入系统评价(包括Meta分析和网状Meta分析),检索时间为建库至2016年4月15日；2）原始研究:检索DynaMed和UpToDate纳入英文原始研究,检索CBM、万方和CNKI纳入中文原始研究,检索时间均为建库至2016年4月15日。并通过追溯指南参考文献和谷歌补充检索。共检或7229篇文献,初步纳入254篇系统评价和原始研究
证据评价	针对初拟的推荐意见纳入支持证据,并采用AMSTAR评价系统评价质量,采用Cochrane偏倚风险评价工具、QUADAS等工具评价相应原始研究的质量
初步形成推荐意见	共形成推荐意见12条,共有52篇证据支持,包括1篇网状Meta分析、19篇系统评价(英文15篇,中文4篇)、31篇原始研究(英文19篇,中文12篇)和1篇标准类文章
推荐意见的共识	通过德尔菲法对推荐意见调查表进行评分,最终确定纳入的推荐意见条数、推荐的级别
推荐意见的确定	召开面对面专家定稿会,对推荐意见进行最终的确定

图 46-8　2016 中国痛风诊疗指南推荐意见形成技术路线图

tervention,Comparison and Outcome)对其进行解构,并根据解构的问题:①检索 Medline、Embase、Cochrane Library、Epistemonikos、CBM、万方和 CNKI 数据库,纳入系统评价、Meta 分析、网状 Meta 分析,检索时间为建库至 2016 年 4 月 15 日;②检索 UpToDate、DynaMed、CBM、万方和 CNKI 数据库,纳入原始研究(包括随机对照试验、队列研究、病例对照研究、病例系列、流行病学调查等),检索时间为建库至 2016 年 4 月 15 日。

7. 评价证据　证据评价与分级小组使用 AMSTAR(Assessing the Methodological Quality of Systematic Reviews)评价纳入系统评价、Meta 分析、网状 Meta 分析的方法学质量,使用 Cochrane 偏倚风险评价工具(针对随机对照试验)、QUADAS-2(Quality Assessment of Diagnostic Accuracy Studies,针对诊断试验)、NOS 量表(Newcastle-Ottawa Scale,针对观察性研究)评价相应类型原始研究的方法学质量;使用 GRADE 方法对证据体和推荐意见进行分级。

8. 形成推荐意见　共识专家小组基于证据评价与分级小组提供的痛风诊疗有效性和安全性的国内外证据,初步形成 18 条推荐意见,经过一轮德尔菲法和一

轮面对面专家共识会,及一轮反馈问卷调查,最终形成 12 条推荐意见。

9. 更新指南　指南工作组计划在 2019—2020 年更新该指南。更新方法按照国际指南更新流程进行。

10. 传播与实施　指南发布后,指南工作组将主要通过以下方式传播和推广指南:①在相关学术会议中进行解读;②有计划地在国内部分省份组织指南推广专场,确保临床医师、药师充分了解并正确应用该指南;③在相关学术期刊发表;④通过微信或其他媒体推广。

(三) 推荐意见的内容

该指南共包括 12 条推荐意见,内容涵盖痛风的诊断、急性发作期的治疗、慢性期或间歇期的降尿酸治疗、急性发作的预防、生活方式的管理等。推荐意见如下:

推荐意见 1:2015 年 ACR/EULAR 痛风分类标准较 1977 标准在敏感度和特异度方面更高,建议使用 2015 年新的痛风分类标准。(2B)

推荐意见 2:对临床表现不典型的痛风疑似患者,可考虑使用超声检查受累关节及周围肌腱与软组织以辅助诊断。(2B)

表46-8　全球14部痛风诊疗指南的基本信息与AGREEII评分（%）

序号	指南名称	国家/地区	制订机构	制订年份	领域一：范围和目的	领域二：参与人员	领域三：严谨性	领域四：清晰性	领域五：应用性	领域六：独立性
1	British Society for Rheumatology and British Health Professionals in Rheumatology Guideline for the Management of Gout	英国	英国风湿病学会/英国风湿病卫生专业人员协会	2007	63.9	22.2	15.6	97.2	33.3	0.0
2	Clinical Practice Guidelines:Management of Gout	马来西亚	马来西亚卫生部	2008	94.4	63.9	20.8	52.8	30.3	0.0
3	Management of chronic gout in adults	美国	美国德克萨斯大学	2009	100.0	44.4	44.8	88.9	54.2	20.8
4	Management of initial gout in adults	美国	美国德克萨斯大学	2009	94.4	44.4	38.5	88.9	50.0	16.7
5	原发性痛风诊断和治疗指南	中国	中华医学会风湿病学分会	2011	75.0	63.9	63.5	94.4	45.8	50.0
6	2011 Recommendations for the Diagnosis and Management of Gout and Hyperuricemia	欧洲	欧洲抗风湿联盟	2011	38.9	58.3	68.8	86.1	70.8	20.8
7	Japanese Guidelines for the Management of hyperuricemia and Gout:2nd Edition	日本	东京女子医科大学	2011	58.3	8.3	19.8	46.2	37.5	0.0
8	2012 American College of Rheumatology Guidelines for Management of Gout	美国	美国风湿病学会	2012	52.8	22.2	44.8	77.8	64.6	66.7
9	台湾痛风与高尿酸血症诊疗指引	中国台湾	台湾地区风湿病学会	2013	88.9	44.4	15.6	94.4	45.8	0.0
10	Multinational evidence-based recommendations for the diagnosis and management of gout;integrating systematic literature review and expert opinion of a broad panel of rheumatologists in the 3e initiative	国际	3e项目的国外风湿免疫科相关专家小组	2013	69.4	36.1	49.0	77.8	62.5	0.0
11	Clinical practice guidelines for management of gout	西班牙	西班牙风湿病学会	2013	91.7	63.9	63.5	100.0	72.9	91.7
12	Italian Society of Rheumatology recommendations for the management of gout	意大利	意大利风湿病学会	2013	69.4	30.6	46.9	80.6	45.8	0.0
13	Portuguese recommendations for the diagnosis and management of gout	葡萄牙	3e项目的78名风湿免疫科相关专家	2014	63.9	22.2	46.9	83.3	64.6	0.0
14	Australian and New Zealand recommendations for the diagnosis and management of gout;integrating systematic literature review and expert opinion in the 3e Initiative	澳大利亚和新西兰	亚太风湿病学联盟协会	2015	77.8	16.7	40.6	86.1	64.6	12.5

推荐意见3:对血尿酸正常的痛风疑似患者,在医院有相关设备和条件的情况下,可考虑使用双源CT进行辅助诊断。(2B)

推荐意见4:痛风急性发作期,推荐及早(一般应在24小时内)进行抗炎止痛治疗。(2B)

推荐意见5:痛风急性发作期,推荐首先使用非甾体抗炎药缓解症状。(1B)

推荐意见6:痛风急性发作期,对非甾体抗炎药有禁忌的患者,建议单独使用低剂量秋水仙碱。(2B)

推荐意见7:痛风急性发作期,短期单用糖皮质激素,其疗效和安全性与非甾体抗炎药类似。(2B)

推荐意见8:对急性痛风关节炎频繁发作(>2次/年),有慢性痛风关节炎或痛风石的患者,推荐进行降尿酸治疗。(1B)

推荐意见9:痛风患者在进行降尿酸治疗时,抑制尿酸生成的药物,建议使用别嘌醇(2B)或非布司他(2B);促进尿酸排泄的药物,建议使用苯溴马隆(2B)。

推荐意见10:对合并慢性肾脏疾病的痛风患者,建议先评估肾功能,再根据患者具体情况使用对肾功能影响小的降尿酸药物,并在治疗过程中密切监测不良反应。(2C)

推荐意见11:痛风患者在降尿酸治疗初期,建议使用秋水仙碱预防急性痛风关节炎复发。(2B)

推荐意见12:调整生活方式有助于痛风的预防和治疗。痛风患者应遵循以下原则:①限酒;②减少高嘌呤食物的摄入;③防止剧烈运动或突然受凉;④减少富含果糖饮料的摄入;⑤大量饮水(每日2000ml以上);⑥控制体重;⑦增加新鲜蔬菜的摄入;⑧规律饮食和作息;⑨规律运动;⑩禁烟。(1B)

(四)解读推荐意见

我们从以上推荐意见中遴选了3条解读如下:

推荐意见2:对血尿酸正常的痛风疑似患者,在医院有相关设备和条件的情况下,可考虑使用双源CT进行辅助诊断。(2B)

说明:双源CT能特异性识别尿酸盐结晶,可作为影像学筛查手段之一,尤其是双源CT表现有尿酸盐结晶时,可有效辅助诊断痛风,但也应注意其出现假阳性。考虑到双源CT的价格因素,建议仅在必要时进行检查。根据患者临床特征和使用影像学检查仍无法确诊时,可进行关节穿刺抽液,检查尿酸盐结晶。

证据:共纳入英文系统评价、中文系统评价和中文临床研究各1篇。其中:2015年1篇的英文系统评价结果显示:双源CT检查关节肿胀患者的尿酸盐沉积的汇总敏感度为0.87[95%CI(0.79,0.93)],汇总特异度为0.84[95%CI(0.75,0.90)],汇总受试者工作特征曲线下面积为0.90。2015年的1篇中文系统评价结果显示:双源CT诊断痛风关节炎的汇总敏感度为0.92[95%CI(0.84,0.96)],汇总特异度为0.88[95%

CI(0.83,0.92)],汇总受试者工作特征曲线下面积为0.91[95%CI(0.88,0.93)]。2015年的1篇中文诊断试验结果显示:双源CT诊断痛风关节炎的假阳性率为16.7%。

推荐意见4:痛风急性发作期,推荐及早(一般应在24小时内)进行抗炎止痛治疗。(2B)

说明:痛风急性发作期,及早(24小时以内)有针对性使用非甾体抗炎药(NSAIDs)、秋水仙碱和糖皮质激素这3类药可有效抗炎镇痛,提高患者生活质量。

证据:共纳入2篇英文系统评价。其中:2014年的1篇英文系统评价结果显示:非甾体抗炎药比安慰剂在24小时内减轻50%以上疼痛的疗效更好[RR=2.75,95%CI(1.13,6.72)]。2014年的1篇英文系统评价结果显示:低剂量秋水仙碱(1.8mg/d)比安慰剂在24小时内减轻50%以上疼痛[RR=2.74,95%CI(1.05,7.13)],以及32小时内减轻50%以上疼痛的疗效更好[RR=2.43,95%CI(1.05,5.64)]。

推荐意见12:调整生活方式有助于痛风的预防和治疗。痛风患者应遵循以下原则:①限酒;②减少高嘌呤食物的摄入;③防止剧烈运动或突然受凉;④减少富含果糖饮料的摄入;⑤大量饮水(每日2000ml以上);⑥控制体重;⑦增加新鲜蔬菜的摄入;⑧规律饮食和作息;⑨规律运动;⑩禁烟。(1B)

说明:饮酒(啤酒与白酒),大量食用肉类、海鲜(如贝类)、动物内脏,饮用富含果糖的饮料,剧烈运动,突然受凉,肥胖,疲劳,饮食、作息不规律,吸烟等均为痛风的危险因素;规律作息和锻炼,食用新鲜蔬菜是痛风的保护因素。红酒是否为痛风的危险因素证据目前不一致。

证据:①限酒。共纳入1篇英文系统评价、3篇英文临床研究和2篇中文临床研究。其中:2013年1篇英文系统评价结果显示:饮酒可能增加痛风风险,轻度饮酒(≤12.5g/d)[RR=1.16,95%CI(1.07,1.25)]、中度饮酒(12.6~37.4g/d)[RR=1.58,95%CI(1.50,1.66)]和重度饮酒(≥37.5g/d)[RR=2.64,95%CI(2.26,3.09)]均比不饮酒或偶尔饮酒容易发生痛风。2004年1篇英文回顾性分析结果显示:酒精摄入量与痛风发病风险呈剂量效应关系,当酒精摄入量≥50g/d时,其痛风发病风险比不饮酒者高153%。每日饮啤酒373g比不饮啤酒的痛风发病风险高49%[RR=1.49,95%CI(1.32,1.70)];饮用烈酒将增加15%的痛风发病风险。2014年1篇英文前瞻性基于网络的病例交叉研究结果显示:任何类型的酒精(包括红酒)均与痛风急性发作风险增高相关。但2004年第三次美国全国健康与营养调查结果显示:中等量的红酒不会增加血尿酸水平。2014年1篇中文调查研究结果显示:经常饮酒者比偶尔饮酒者发生痛风/高尿酸血症的风险高32%,偶尔饮酒者比几乎不饮酒者发生痛风/高尿酸血症的风险高 32%。2012 年 1 篇中文调查研究结果显示:经常饮酒为痛风发病的危险因素(OR=7.081)。

②减少摄入高嘌呤食物。共纳入 2 篇英文临床研究和 1 篇中文临床研究。其中:2005 年 1 篇英文回顾性分析结果显示:食用大量肉类(>1.53 份/d)比食用少量肉类(<0.59 份/d)的血尿酸水平平均高 0.48mg/dl[95%CI(0.34,0.61)];食用大量海鲜(>0.3 份/d)比少量海鲜(<0.03 份/d)的血尿酸水平平均高 0.16mg/dl[95%CI(0.06,0.27)];而食用大量乳制品(>2.0 份/d)比少量乳制品(<0.5 份/d)的血尿酸水平平均低 0.21mg/dl[95%CI(-0.37,-0.04)]。2004 年 1 篇英文回顾性分析结果显示:食用大量肉类(>1.92 份/d)比少量肉类(<0.81 份/d)的痛风发病风险高[RR=1.41,95%CI(1.07,1.86)];食用大量海鲜(>0.56 份/d)比少量海鲜(<0.15 份/d)的痛风发病风险高[RR=1.51,95%CI(1.17,1.95)];而食用大量乳制品(>2.88 份/d)比少量乳制品(<0.88 份/d)的痛风发病风险要低[RR=0.56,95%CI(0.42,0.74)];食用大量植物蛋白(>5.9%总能量)比少量植物蛋白(<4.2%总能量)痛风发病风险要低[RR=0.73,95%CI(0.56,0.96)]。2012 年 1 篇中文调查研究结果显示:大量食用肉类、动物内脏、贝类为痛风发病的危险因素(OR=2.994、OR=5.338、OR=6.111)。

③防止剧烈运动或突然受凉。CRDC 大数据显示,剧烈运动是男性和女性痛风患者发作的第三位诱因。突然受凉是女性痛风患者发作的第二位诱因,是男性的第五位诱因。

④减少摄入富含果糖饮料。共纳入 2 篇英文临床研究。其中:1 篇 2010 年英文前瞻性队列研究结果显示:富含果糖的饮料可增加女性患痛风的风险。与果糖最低摄入量相比,最高的五分位数的痛风多变量相对危险度为 1.62[95%CI(1.20,2.19),P=0.004];2008 年 1 篇英文前瞻性队列研究结果显示:含糖软饮料和果糖可增加男性患痛风的风险。与每月饮用少于 1 份含糖软饮料相比,每周饮用 5~6 份的饮料的痛风多变量相对危险度为 1.29[95%CI(1.00,1.68)],每日饮用 1 份饮料为 1.45[95%CI(1.02,2.08)],每日饮用 2 份以上为 1.85[95%CI(1.08,3.16)]。每增加摄入 1/5 份果糖的痛风多变量相对危险度分别为 1.00、1.29、1.41、1.84 和 2.02[95%CI(1.49,2.75),P<0.001)]。

⑤大量饮水(每日 2000ml 以上)。共纳入 2 篇中文临床研究。其中:2010 年 1 篇中文随机对照试验结果显示:接受饮食治疗组(包括饮水量>2500ml/d)在 7 天后痛风关节炎关节疼痛、局部红肿消失,住院平均天数为 11 天;不接受饮食治疗组(包括饮水量<1500ml/d)在 11~13 天后关节疼痛、局部红肿消失,住院平均

天数为 17.5 天。接受饮食治疗组在血尿酸下降方面优于不接受饮食治疗组,P<0.05。2010 年 1 篇中文调查研究结果显示:饮水过少是高尿酸血症和痛风的危险因素[OR=2.969,95%CI(1.637,5.383)]。

⑥控制体重。共纳入英文系统评价、英文临床研究和中文临床研究各 1 篇。其中:2014 年 1 篇英文系统评价结果显示:更高的体重指数(BMI)可增加痛风风险。与 BMI=20 的人相比,BMI=25、BMI=30、BMI=35、BMI=40 患痛风的相对风险为 1.78、2.67、3.62 和 4.64。2005 年 1 篇英文回顾性分析结果显示:分析 730 例痛风患者,发现体重指数为 25~29.9 的痛风人数是体重指数为 21~22.9 痛风人数的 1.95 倍;体重指数为 30~34.9 的痛风人数是体重指数为 21~22.9 痛风人数 2.33 倍;体重指数为>35 的痛风人数是体重指数为 21~22.9 痛风人数 2.97 倍。与那些体重变化维持在±1.81Kg 左右的痛风人数相比,体重增加 13.61Kg 的痛风人数是其 1.99 倍,而体重减轻超过 4.54Kg 的痛风人数是其 0.61 倍[95%CI(0.40,0.92)]。2003 年 1 篇中文病例对照研究结果显示:肥胖(OR=2.91)是痛风的独立危险因素。

⑦增加摄入新鲜蔬菜。共纳入 1 篇中文临床研究。2012 年 1 篇中文调查研究结果显示:经常性食用新鲜蔬菜是痛风发病的保护因素(OR=0.072)。

⑧规律饮食和作息。共纳入 1 篇中文临床研究。2014 年 1 篇中文调查研究结果显示:饮食不规律的人比饮食规律的人发生痛风/高尿酸血症的风险高 1.6 倍,作息不规律的人比作息规律的人发生痛风/高尿酸血症的风险高 1.6 倍。经常疲劳者比偶尔疲劳者发生痛风/高尿酸血症的风险高 40%,偶尔疲劳者比很少疲劳者发生痛风/高尿酸血症的风险高 40%。

⑨规律运动。共纳入 1 篇中文临床研究。2013 年 1 篇中文自身对照研究结果显示:痛风患者规律运动干预前后体重指数(BMI)、腰围、甘油三酯、血糖、血尿酸、痛风发作次数的差异均有统计学意义,P<0.05。

⑩禁烟。共纳入 1 篇中文临床研究。2014 年 1 篇中文调查研究结果显示:周围人经常吸烟者比周围人偶尔吸烟发生痛风/高尿酸血症的风险高 35%,周围人偶尔吸烟比周围人几乎不吸烟者发生痛风/高尿酸血症的风险高 35%。

(五)该指南推荐内容与表述方式的特点

推荐内容方面:①将 2015 年 ACR/EULAR 痛风分类标准首次明确引入推荐意见;②将如何恰当使用影像学技术(高频超声和双源 CT)辅助诊断引入推荐意见;③明确提出痛风急性发作期药物治疗的时间点;④提供高、低剂量秋水仙碱对比的疗效与安全性的直接证据支持;⑤基于中国人群的随机对照试验证据,提出在痛风急性发作期,患者单独口服糖皮质激素(短

期、小剂量)可达到与非甾体抗炎药同样的效果和安全性;⑥提供了秋水仙碱可用于预防急性痛风关节炎复发的直接证据;⑦为痛风患者生活方式干预措施提供直接证据支持;⑧整合利用了 CRDC 大数据的资料。表述方式方面:①该指南将每条推荐意见单独列出并加粗,以便读者迅速发现与阅读;②每条推荐意见后清楚标记 GRADE 分级符号,明确区分推荐意见的方向与强度,并应用"建议"或"推荐"字样,以便读者进一步明确推荐级别;③每条推荐意见后附有说明文字,用以解释该条推荐意见的原理,并清楚呈现支持该条推荐意见的主要证据。

(六) 未来需开展的研究

该指南结果提示:尚需在以下领域进一步开展相关研究,为指南修订提供更高质量的证据:①2015 年 ACR/EULAR 痛风分类标准对中国痛风患者的敏感度和特异度;②不同非甾体抗炎药对痛风的疗效、安全性及药物经济学分析;③不同降尿酸药物的疗效、安全性及药物经济学分析;④肝、肾功能受损的痛风患者如何选择药物进行降尿酸治疗;⑤我国痛风患者降尿酸治疗的血尿酸目标值;⑥痛风急性发作期能否开始降尿酸药物治疗;⑦痛风患者的监测指标及其与结局的关系;⑧痛风患者是否需终身服药,或者何时应该停药;⑨痛风患者合并其他疾病时的联合用药;⑩难治性痛风患者的治疗。

(七) 总结

2016 中国痛风诊疗指南的制订,严格按照循证指南制订的核心原则和方法,基于我国临床医师和药师在痛风诊疗存在的具体问题,对当前可得的最佳相关临床证据进行系统检索、评价和分级,结合临床专家的经验,可用于规范和指导我国痛风的诊疗与管理,提高患者健康结局。

该指南的执笔人:曾小峰(北京协和医院)、陈耀龙(GRADE 中国中心/兰州大学循证医学中心)

二、针灸治疗单纯性肥胖病临床实践指南

目前国内用 GRADE 方法学制订的临床实践指南数量很少,2011 年,由国家中医药管理局牵头,中国针灸学会整体负责,采用循证实践指南的制订方法,应用 GRADE 方法学,制订了 13 部针灸临床实践指南。本节以《循证针灸临床实践指南:单纯性肥胖病》为例,解读指南的制订过程。

(一) 成立指南制订工作小组

该指南制订工作小组由两部分组成,专家指导委员会和指南编写小组。前者主要邀请临床针灸专家和方法学专家组成,后者主要由指南负责人,学术秘书,方法学组成,同时吸纳内分泌专业临床医师,针灸临床医师及患者代表参加(表 46-9、表 46-10)。

表 46-9　指南制订工作小组专家组成员

姓名	性别	职称	工作单位	课题中的分工
刘志诚	男	主任医师	南京中医药大学	指导确定指南推荐方案框架
王玲玲	女	教授	南京中医药大学	确定指南适用人群及指导专科意见
杨克虎	男	教授	兰州大学循证医学中心	指导指南方法学
吴泰相	男	教授	四川大学华西临床医学院	指导指南方法学

表 46-10　指南制订工作小组指南编写小组成员

	姓名	性别	学历/职称	工作单位	课题中的分工
组长	徐斌	男	医学博士教授	南京中医药大学	课题负责人,总体设计,组织实施
秘书	陈昊				负责课题专家组与编写组成员之间的联络协调、会议记录、文档保存等
起草组	夏有兵	男	医学博士副教授	南京医科大学	负责古代文献的检索及专家经验的收集
	陈昊	男	医学硕士讲师	南京中医药大学	负责指南撰写,英文文献检索,文献数据提取,文献质量评价,指南撰写
	陈耀龙	男	医学博士讲师	兰州大学循证医学中心	负责现代文献检索,文献数据提取,文献质量评价,指南撰写
	余芝	女	医学硕士讲师	南京中医药大学	负责文献数据提取,制定系统评价
	梁超	男	医学博士研究生	南京中医药大学	负责文献数据提取,制定系统评价

（二）提出临床问题

指南工作小组通过发放调查问卷、现场访谈，最终形成了本指南拟关注和解决的临床问题，具体分为共性问题和个性问题两大类：

（1）共性问题

1）针灸疗法适用于哪类人群？

2）当前治疗单纯性肥胖病的针灸方法有哪些？

3）针灸治疗单纯性肥胖病患者如何选择针灸方法？

4）针灸治疗单纯性肥胖病患者有哪些注意事项？

5）针灸治疗单纯性肥胖病患者如何进行护理和自我护理？

6）针灸治疗单纯性肥胖病患者的不良反应及禁忌证？

（2）个性问题

1）单用某种针灸方法治疗单纯性肥胖病是否有效？

2）毫针刺法、电针疗法、温针疗法、耳穴压丸疗法、穴位埋线疗法是否适用于治疗单纯性肥胖病患者？每种疗法具体的适应群体是哪些？

（三）关注的结局指标与分级

通过发放问卷及召开工作小组会议，最终确定指南关注的结局指标有体重（Body weight），体质指数（Body mass index，BMI），体脂百分比（Body fat percentage，F%），腰臀比（Waist Hip Ratio，WHR），生存质量量表（WHO Quality of Life Scale，WHOQOL），综合评价指标（有效率/无效率）（参照1997年第五届肥胖病研究学术会议修订的《单纯性肥胖病的诊断及疗效评定标准》）并对结局指标进行了1~9分的分级，1~3分为非重要指标，4~6分为重要指标，7~9分为至关重要的指标（表46-11）。

表46-11　结局指标分级

疗效评价指标	分级
体重	7
BMI	8
体脂百分比	7
腰臀比	6
生存质量量表	8
有效率	7

（四）证据的检索与收集

1. 检索范围　检索范围分为古代文献和现代研究两大部分。

2. 检索策略

（1）古代文献：通过检索《中华医典》光盘，检索古代文献中有关针灸治疗单纯性肥胖病的相关记载。

检索词主要为："肥人""膏""脂""肥满""身重""轻身延年""针刺""针灸""灸"。

（2）现代研究：通过检索中英文主流数据库CBM，CNKI，万方，PubMed，EMbase，Cochrane Library，检索当前针灸治疗单纯性肥胖病的临床研究。检索时间为1979.12-2013.12。

中文检索词为："肥胖""单纯性肥胖""超重""减肥""针刺""针灸""电针""穴位埋线""温针""灸""耳穴""腹针"。英文检索词为："obesity""lose weight""overweight""weight gain""fat""Acupuncture""Acupressure""acupoint""Electroacu-puncture""Moxibusition""auriculotherapy""Otopuncture therapy""auriculoacupuncture""abdomen acupuncture""abdominal acupuncture""auricular plaster""catgut implantation at acupoint""Acupoint Catgut Embedding""Catgut embedding"。

（3）检索方法：采用主题词和自由词相结合。

3. 现代文献纳入标准　现代文献的纳入标准如下：

（1）被明确诊断为单纯性肥胖病的患者。

（2）临床对照试验及针灸治疗单纯性肥胖病的系统评价。

仅一种针灸方法作为干预措施。

（1）对照组为不同的针灸疗法或非针灸疗法。

4. 检索结果

（1）古代文献：经检索，未发现《中华医典》中有论述针灸治疗单纯性肥胖病相关的记载。

（2）现代文献：共检出现代文献5995篇，其中中文文献5770篇，英文文献225篇，经软件查重，对照文献纳入标准阅读标题及摘要后，最终纳入现代文献60篇，其中中文53篇，英文7篇；临床研究58篇，系统评价2篇。

（五）证据汇总与评价

通过Meta分析方法，形成检索证据证据体，并通过GRADE方法学，以结局指标为单位评价证据体质量，并以重要指标中的最低证据质量作为证据体的总质量。最终证据体的总证据质量为极低。

（六）考虑患者价值偏好及资源消耗

本指南对患者价值偏好的研究方法主要基于现场访谈和调查问卷，调研患者在面临临床实际问题时，选择针灸疗法作为治疗方法的一致性。对资源消耗的评估方法主要基于现有文献证据及基于江苏省针灸疗法的直接成本和间接成本测算。

通过研究发现：患者对针灸疗法治疗单纯性肥胖病一致性较好，通过成本测算，同时考虑针灸纳入医保范畴，发现相对其他疗法，针灸有较大经济学优势。

（七）推荐意见及指南初稿的形成

用 Summary of Finding Table 和 GRADE Evidence Profile 展示形成的证据体,召开指南工作小组会议,通过德尔菲法进行讨论,达成共识,最终形成指南的推荐意见。基于推荐意见,形成指南的初稿如下:

1. 针灸治疗的总体思路 推荐针灸治疗单纯性肥胖病,可以减轻患者体重,降低 BMI 值。(GRADE 1D)

推荐解释:本指南小组共纳入系统评价 2 篇,涉及针灸(毫针刺法、电针疗法、耳穴压丸)与饮食疗法、运动疗法、药物疗法的比较,经综合分析,形成证据体发现,针灸疗法治疗单纯性肥胖病疗效较好,可减轻体重,降低 BMI,是广泛使用的治疗方法,证据体质量等级经 GRADE 评价后,因其纳入文献设计质量低、间接性、不一致性、不精确性及存在发表偏倚降低,最终证据体质量等级为极低(D)。结合患者意愿,资源消耗,给予强推荐。

2. 毫针刺法 单纯性肥胖病患者,证型特征不明显者推荐使用毫针刺法,可以减轻体重,降低 BMI 值。(GRADE 1D)

取穴:足三里,天枢,三阴交,血海,曲池,丰隆,内庭。

操作方法:穴位常规消毒,毫针针刺,行平补平泻手法,行针得气后留针 30 分钟,其间每 10 分钟行针一次。隔日 1 次。

疗程:3 个月。

注意事项:操作各类针刺手法时,宜动作轻柔,密切观察患者变化,防止出现不良反应。

推荐解释:本指南小组共纳入毫针刺法治疗单纯性肥胖病相关文献 30 篇,涉及毫针刺法与电针疗法、穴位埋线疗法、温针疗法、耳穴压丸疗法、腹针疗法的比较。经综合分析,形成证据体发现,毫针刺法治疗单纯性肥胖病可减轻体重,降低 BMI,不良反应较少,是最广泛使用的治疗方法,尤其适用于证型特征不明显的患者。证据体质量等级经 GRADE 评价后,因其纳入文献设计质量低、间接性、不一致性、不精确性及存在发表偏倚降低,最终证据体质量等级为极低(D)。结合患者意愿,资源消耗后,给予强推荐。

3. 电针疗法 单纯性肥胖病患者证见实证(胃火亢盛,肝郁气滞),推荐使用电针疗法治疗,可以减轻体重,降低 BMI 值。(GRADE 1D)

取穴:曲池,合谷,天枢,滑肉门,水分,足三里,丰隆,内庭。

操作方法:穴位常规消毒,毫针针刺,得气后先行泻法,再接电针仪,每次任选两组穴位,频率选用 5～10Hz,电流强度以局部肌肉微颤动为宜。留针 30 分钟,隔日 1 次。

疗程:3 个月。

注意事项:

(1) 首次接受治疗患者需做好充分解释工作。

(2) 电针操作不能横贯通电,避免电流回路通过心脏。

(3) 电针仪开机时调节输出强度应逐渐从小到大,切勿突然增大,且刺激强度不宜过大。

推荐解释:本指南小组共纳入电针治疗单纯性肥胖病相关文献 29 篇,涉及电针疗法与毫针刺法、穴位埋线疗法、艾灸疗法、温针疗法、耳穴压丸疗法的比较。经综合分析,形成证据体发现,电针治疗单纯性肥胖病可减轻体重,降低 BMI 值,尤其适用于证型属实的患者。证据体质量等级经 GRADE 评价后,因其纳入文献设计质量低、间接性、不一致性、不精确性以及存在发表偏倚降低,最终证据体质量等级为极低(D)。结合患者意愿,资源消耗后,给予强推荐。

4. 温针疗法 单纯性肥胖病患者证见脾胃虚弱,兼气虚阳虚者,推荐使用温针疗法治疗,可以减轻体重,降低 BMI 值。(GRADE 1D)

取穴:脾俞,章门,关元,气海,天枢,足三里,阴陵泉,三阴交。

操作方法:常规消毒,针刺得气后,先行补法后,在气海、天枢,足三里穴位针柄上穿置一段长约 2cm 的艾条,每穴两壮。隔日 1 次。

疗程:3 个月。

注意事项:

(1) 首次接受治疗的患者需做好充分解释工作。

(2) 治疗时应待患者情绪状态平和,充分做好消毒工作。

(3) 治疗过程中注意观察,防止烫伤。

推荐解释:本指南小组共纳入温针疗法治疗单纯性肥胖病相关文献 7 篇,涉及温针疗法与毫针刺法、电针疗法、艾灸疗法比较。经综合分析,形成证据体发现,温针疗法治疗单纯性肥胖病可减轻体重,降低 BMI,尤其适用于辩证属于脾胃虚弱,气虚,阳虚的患者。证据体质量等级经 GRADE 评价后,因其纳入文献设计质量低、不一致性、不精确性以及存在发表偏倚降低,最终证据体质量等级为极低(D)。结合患者意愿,资源消耗后,给予强推荐。

5. 耳穴压丸疗法 单纯性肥胖病患者畏针者,可考虑使用耳穴压丸疗法治疗,可以减轻体重,降低 BMI 值。(GRADE 2D)

取穴:耳穴胃、大肠、小肠、脾、神门、饥点、内分泌、三焦。

操作方法:耳郭皮肤常规消毒后,取王不留行籽用 0.5cm×0.5cm 小胶布将王不留行籽压在所取穴位上按压,每餐前半小时按压1分钟,3天更换1次。

疗程:3~4个月。

注意事项:

(1) 严格做好治疗部位的消毒工作。

(2) 防止治疗部位皮肤过敏情况。

推荐解释:本指南小组共纳入耳穴压丸疗法治疗单纯性肥胖病相关文献6篇,涉及耳穴压丸疗法与毫针刺法、电针疗法的比较。经综合分析,形成证据体发现,耳穴贴压疗法治疗单纯性肥胖病可减轻体重,降低BMI值,因操作简便,适合于单纯性肥胖病患者畏针者,亦可配合毫针刺法等其他针灸方法综合治疗。证据体质量等级经GRADE评价后,因其纳入文献设计质量低、不一致性、不精确性及存在发表偏倚降低,最终证据体质量等级为极低(D)。因其治疗疗效相对其他针灸疗法较弱,临床多为辅助配合疗法,结合患者意愿,资源消耗后,给予弱推荐。

6. 穴位埋线疗法　单纯性肥胖病患者多种疗法效不显者,可以考虑使用穴位埋线治疗,可以减轻体重,降低BMI值。(GRADE 2D)

取穴:曲池、中脘、关元、天枢、足三里。

操作方法:具体操作方法参见《针灸技术操作规范第10部分:穴位埋线》。每2周埋线1次。

疗程:3个月。

注意事项:

(1) 穴位埋线应严格掌握操作禁忌证,严格执行无菌操作,严防感染。

(2) 出现术后反应者,按照《针灸技术操作规范第10部分:穴位埋线》相关规范处理。

推荐解释:本指南小组共纳入穴位埋线治疗单纯性肥胖病相关文献33篇,涉及穴位埋线疗法与毫针刺法、电针疗法的比较。经综合分析,形成证据体发现,穴位埋线疗法治疗单纯性肥胖病可减轻体重,降低BMI值,疗效较其他针灸疗法好,且尤其适用于无连续治疗时间的患者。证据体质量等级经GRADE评价后,因其纳入文献设计质量低、不一致性、不精确性及存在发表偏倚降低,最终证据体质量等级为极低(D)。但因其操作要求较高、不宜用于过敏体质患者,操作不当可出现不良作用,结合患者意愿,资源消耗后,给予弱推荐。

(八) 指南的外审

由中国针灸学会标准化委员会统一负责,指南初稿送交20名专家评审,根据评审意见进行修改后,再次交审,经过两次评审后,形成指南终稿。

(九) 指南的发布与更新

指南由中国针灸学会统一负责,由中国中医药出版社出版发行,并每两年更新一次。

(十) 思考与展望

1. 中医药循证实践指南制订的难点

(1) 中医药临床实践特点和循证实践证据体系的构建:由于中医药临床自身的特点,例如疾病与征候的诊断、相关诊疗手段(如针灸,推拿)等,我们在临床研究中很难做到真正意义上的RCT。另一方面,中医药大量的临床依据来源于古代医籍的记载和历代名家经验,当前的中医药临床研究多数为非随机对照研究。针对这一现状,有学者研究指出:与RCT的Meta分析结果比较,纳入非随机的对照试验并未改变RCT综合结果,两者结果无显著性差异。当缺乏或无足够数量的RCT时,可进行非随机对照研究的系统评价:RCT与观察性研究在某种程度上可以起互补作用。在重视RCT研究的同时,需要关注中医药临床非随机对照研究的系统评价。Cochrane协作网目前已成立了非随机对照研究方法学小组,专门从事医疗卫生干预措施非随机研究的系统评价和方法学研究,随着其设计质量的提高和完善,势必对中医药的循证医学研究以及证据体系的构建起到巨大推动作用。

(2) 中医药经典医案医籍在中医药临床实践指南中的应用和体现:从严格的GRADE系统方法学角度来说,经典医案医籍及名家经验不能作为严格意义上的证据在指南中推荐。但中医药临床诊疗大量来源于古代医籍的记载和历代名家经验,因此"死套"循证医学相关的方法学,不能真正推动中医药临床的发展和循证医学的发展。我们认为,中医药经典医案医籍可看作一类特殊证据,可称为证据的前体,即"前体证据"。中医药经典医案医籍和名家经验,亦是历代医家临床治疗病例的总结,若当前有相关名家经验的临床研究,则可通过循证医学方法进行汇总评价及分析,生产可直接使用的证据。若当前尚无对相关经验的研究,则此类医案医籍和名家经验可作为一种证据体的补充,附录在指南文本之后,作为参考,亦可提示指南使用者关注这类医案医籍及名家经验的研究与转化,进而变成真正的循证医学证据体。

2. 患者价值偏好与卫生经济学的研究　指南中患者价值偏好及卫生经济学证据是当前指南研发中的又一重点和难点。对卫生经济学研究,我们可借鉴《药物经济学评价方法》的相关研究方法,采用成本-效用分析的方法评价中医药临床实践的卫生经济学。

药物经济学评价方法包括最小成本分析(CMA),成本效果分析(CEA),成本效用分析(CUA),成本效益分析(CBA)4种。CMA仅能比较疗效相同或相似方案的成本。CBA将最终疗效转化为货币,直接比较投入和产出,但一些收益难以或不宜用货币来计算。CEA是以特定的临床治疗目的为衡量指标,据此计算其成本与效果比率或增加单位效果所需要成本的分析方法。但 CEA 采用不同的疗效标准进行经济学评价,难以统一。CUA 采用质量调整寿命年(QALY)这个综合指标替代单个的临床效果指标,较其他药物经济学评价方法的优势在于衡量指标效用值具有广泛的可比性,且可综合评价质量与数量。采用 CUA 对中医药临床实践进行卫生经济学评价,能够量化生命质量的相关内容(QALY),符合中医药临床治疗多方面综合疗效的特点,更有利于与其他同类研究进行比较分析。

对患者价值偏好的研究可借用卫生经济学中效用值的概念,反映患者在中医药临床治疗中的偏好选择。通过比较不同干预措施间的效用值来初步评价患者的意愿价值偏好。效用在医疗卫生服务领域中指社会或个人对某种健康状况的意愿或偏好,反映社会或个人某种价值观的取向。其范围在 0~1 之内,0 表示死亡,1 表示完全健康。效用值的测量方法分为直接测量和间接测量两种。直接测量法有视觉尺度板,标准博弈法,时间权衡法等。间接测量方法主要有健康效用指数系统,欧洲健康质量量表,六维健康效用系统等。国际上最常用标准博弈法来测量不同干预措施的健康效用值。

三、2016 NICE 脓毒症诊疗临床指南

作为独立的公共机构,NICE(The National Institute for Health and Care Excellence)提供国家层面的指导和建议,以达到促进英国卫生和社会保健的目的。由不同领域的独立委员会制订的 NICE 指南提供基于证据的推荐意见。本手册介绍 NICE 指南制订和更新的流程与方法。

(一) NICE 指南

NICE 指南针对广泛的主题制定基于证据的推荐意见,这些主题包括:特定疾病的预防与管理、健康促进、不同条件下的药物管理、对成人与儿童提供社会关怀与支持、规划多样化服务和干预措施以促进社区健康。指南目的在于提升个性化医疗和综合性医疗。除推荐意见,指南还对推荐意见背后的证据进行了概括,并介绍了推荐意见来源于证据的方式。NICE 指南覆盖英格兰卫生和保健领域,相关指南适用于英国其他地区的决策则由威尔士、苏格兰和北爱尔兰当地政府制订。

NICE 指南的推荐建议都必须基于现有最佳证据,使用不同领域、不同种类的证据和其他信息,其范围从使用多样方法的科学研究到来自从业者和服务对象的意见。待评价问题决定证据的检索,最适合的证据类型取决于问题的类型。如,随机对照试验往往是评估干预有效性(包括成本效益)的最佳研究类型。但其他

的研究设计(包括观察性研究、定性研究)也可用于有效性评估。可能也包括服务提供方式,或服务对象的经验及其对结局的贡献。当某些主题的科学研究证据不足或证据薄弱、矛盾时,可补充检索其他来源的证据以判断是否一致或存在不同。

在指南制订过程中,NICE 充分考虑利益相关者的参与,以透明的合作模式邀请可能受指南推荐建议影响的人员,包括医疗从业者和其他服务提供者、卫生保健服务对象及群众参与,有利于确保指南针对的主题与相关用户的密切关系,更可反映他们的观点和价值观,并满足他们对卫生和社会保健措施的需求。

(二) NICE 临床指南

NICE 指南以公开方式发表在 NICE 的网站(https://www.nice.org.uk/)。NICE 指南分为:①临床指南;②公共卫生指南;③社会服务指南;④员工安全指南;⑤药物实践指南;⑥肿瘤服务指南。自 2015 年初,所有 NICE 指南都根据统一方法框架形成,指南参考编码以"NG"为准。

所有 NICE 临床指南都归纳在相关链接(https://www.nice.org.uk/guidance/published? type=cg),使用者可选择下载指南核心概述(包括在临床实施及研究上的推荐建议与含义)。NICE 也会根据指南推荐建议形成临床实践工具,帮助相关的医护人员全面推动指南建议在临床环境的应用。也以简单易明的表达方式让公众了解指南内容,完善实现医患参与式决策。

以最近更新的 2016 NICE 脓毒症诊疗指南(NG51)为例,指南基本内容如下:

(1) 摘要(推荐建议)

(2) NICE 指南制订流程简介

(3) 背景

(4) 方法

(5) 形成指南的 PICO 问题与结局指标

(6) 文献(临床及卫生经济证据)检索

(7) 临床效益证据整合

(8) 纳入排除标准

(9) 数据合并

(10) 纳入研究类型

(11) 质量评价

(12) 临床重要性评核

(13) 证据陈述

(14) 卫生经济效益证据整合

(15) 文献综述

(16) 卫生经济分析

(17) 成本-效果标准

(18) 推荐建议形成

(19) 研究推荐建议

（20）验证

（21）指南更新

（22）资金赞助

2016 NICE 脓毒症诊疗指南共包含 18 个诊断、干预、预后等的 PICO 问题，指南内容围绕着不同的问题按以下框架才行证据与决策推荐：

（1）临床问题

（2）临床证据

（3）经济证据

（4）证据陈述

（5）推荐建议及相关证据体系

NICE 指南会详细描述指南制订过程，包括针对每个 PICO 问题所制作的系统评价方案，清楚列出 PICO 定义、收集并整合证据的方法、文献检索策略、文献筛选过程（纳入研究共 20 篇）及系统评价结果、Meta 分析图（森林图）、GRADE 证据质量评价总结表、纳入临床证据信息总结、卫生经济证据总结、相关推荐建议与相关证据体系、排除文献/研究信息。

2016 NICE 脓毒症诊疗指南其一的临床问题为：在（a）在脓毒性休克患者；（b）严重脓毒症无休克；及（c）败血症 3 组不同人群里，最佳临床和成本效益的静脉或肌肉内胃肠外注射抗菌治疗用药时间是什么？以系统评价方法学为起点，NICE 指南制作团队列出研究方案（表 46-12）并明确设定 PICO 问题（表 46-13）：

表 46-12　2016 NICE 脓毒症诊疗指南中关于抗微生物治疗的系统评价方案

条目	描述
问题	在（a）在脓毒性休克患者；（b）严重脓毒症无休克；及（c）败血症这 3 组不同人群里，最佳临床和成本效益的静脉或肌肉内胃肠外注射抗菌治疗用药时间是什么
目的	确定最适当的抗生素治疗的时间；已知最早开始治疗，越好。也确定是否可在初级保健或救护车服务中开始治疗
人群	患有脓毒症或严重脓毒症或有发展脓毒症或严重败血症风险的人
亚组	如果数据可用，将单独考虑以下组： • 儿童 • 成人 • 孕妇 • 人感染的风险较高 • 不同的设置
干预	经验性抗菌治疗
对照	早期与晚期开始治疗
结局指标	危急： • 28 天（或最近时间点）的全因死亡率 • 健康相关的生活质量（例如，由 SF-12 或 EQ-5D 评估） 重要： • 住院时间 • 重症监护期的持续时间 • 支持的器官数量（改变为 SOFA 评分） • 不良事件（不能耐受药物）
研究设计	系统评价，随机对照研究和队列研究
环境	提供 NHS 服务的所有医疗环境
系统评价策略	数据分析 • 将尽可能进行 Meta 分析（即，可以组合类似研究） • 如果发现异质性，亚组的影响将通过： 　• 严重感染（败血症/严重败血症/败血症休克） 　• 不同国家抗性谱可能不同（例如，在非洲抗生素抗性较低，治疗效果可能更高；而印度抗生素耐药性高，疗效可能更低） 　• 进行研究的年份（抗生素的抗性谱可能随时间而改变，影响治疗效力） 　• 不同的设置（初级保健，ED，医院病房，ICU） 　• 若不能解释异质性，将执行随机效应分析代替固定 　• 在不同时间点的死亡率（在医院，28 天和 30 天的死亡率）将间位分析为"死亡" 　• 未报告多变量分析（调整 OR 或死亡率）的研究将被排除分析

表 46-13　2016 NICE 脓毒症诊疗指南中关于
抗微生物治疗的 PICO 问题

条目	描　述
人群	患有脓毒症或严重脓毒症或有发展脓毒症或严重败血症风险的人
干预	经验性抗菌治疗
对照	早期与晚期开始治疗
结局指标	危急： • 28 天全因死亡率(或最近的时间点) • 健康相关的生活质量(例如，由 SF-12 或 EQ-5D 评估) • 接受重症监护作为疾病进展的代理 重要： • 住院时间 • 重症监护的时间 • 支持的器官数量(SOFA 评分的变化) • 不良事件(不能耐受药物)
研究设计	系统评价，RCT 和队列研究

检索策略以临床随机试验和队列研究为目标，比较早期(至多 12 小时)抗菌治疗与延迟给药的有效性。作为脓毒症，严重脓毒症或败血性休克患者的初始经验治疗。检索结果未发现任何临床随机试验，最后纳入 20 项队列研究，2 项研究为儿童人群，其他为成人。来自观察性研究的证据对所有结果都是极低质量。纳入的 20 项研究中 8 项未报告死亡率调整的优势比，故未纳入数据分析。基于人群群体和环境的差异，比较在 1 小时内相对 3 小时减少抗生素的死亡率证据为不确定。所有结果的证据质量都极低。纳入研究中的主要偏倚风险是他们的观察性研究设计。研究实施者知道何时施用抗生素可能影响了临床决策。因此，NICE 指南制作小组商定，由于研究质量低，对证据缺乏信心。

抗微生物治疗用药时间的推荐建议如下：

(1) ≥12 岁的成人，儿童和年轻人，疑有脓毒症和 1 个或多个高风险标准：

1) 安排由高级临床决策者迅速审查以评估该患者并考虑对败血症的替代诊断。

2) 进行以下静脉血测试：血气，包括葡萄糖和乳酸测量；血培养；全血计数；C-反应蛋白；尿素和电解质；肌酐；凝血筛。

3) 在最大推荐剂量下无延迟地给出广谱抗微生物剂(在确定它们满足急性医院环境中的任何高风险标准的 1 小时内)。

4) 与顾问主治医生讨论。

(2) 12 岁及以上的成人，儿童和年轻人，疑有脓毒

症，并符合 2 个或更多中度至高危标准，乳酸盐小于 2mmol/l，没有急性肾损伤的证据，并没有明确诊断：

1) 至少每小时重复结构化评估。

2) 确保由高级临床决策者在 3 小时内进行审查，在满足 2 个或更多中度至高危标准的急性医院环境中考虑使用抗生素。

(3) 5～11 岁儿童，怀疑脓毒症和 1 个或多个高风险标准：

1) 安排由高级临床决策者迅速审查以评估该人并考虑对脓毒症的替代诊断。

2) 进行以下静脉血测试：血气，包括葡萄糖和乳酸测量；血培养；全血计数；C-反应蛋白；尿素和电解质；肌酐；凝血筛。

3) 在最大推荐剂量下无延迟(在确定其在急性医院环境中满足任何高风险标准的 1 小时内)给予广谱抗微生物剂。

4) 与顾问主治医生讨论。

(4) 5～11 岁怀疑败血症的儿童，如符合 2 个或更多中度至高风险标准，乳酸盐小于 2mmol/l，且无明确诊断：

1) 至少每小时重复结构化评估。

2) 确保由高级临床决策者在 3 小时内进行审查，在满足 2 个或更多中度至高危标准的急性医院环境中考虑使用抗生素。

(5) 5 岁以下儿童，疑有脓毒症和 1 个或多个高风险标准：

1) 安排由高级临床决策者迅速评估并考虑替代性脓毒症诊断(例如细支气管炎)。

2) 进行以下静脉血测试：血气，包括葡萄糖和乳酸测量；血培养；全血计数；C-反应蛋白；尿素和电解质；肌酐；凝血筛。

3) 在不延误的情况下，在最大推荐剂量范围内给予广谱抗菌药物(1 小时内确定其在急性医院环境中符合任何高风险标准)。

4) 与顾问主治医生讨论。

(6) 5 岁以下儿童，疑有败血症，如符合 2 个或更多中度至高风险标准，乳酸盐小于 2mmol/l，且无明确诊断：

1) 至少每小时重复结构化评估。

2) 确保由高级临床决策者在 3 小时内进行审查，在满足 2 个或更多中度至高危标准的急性医院环境中考虑使用抗生素。

(陈耀龙　陈昊　邝心颖)

参 考 文 献

1. Institute of Medicine. Clinical practice guidelines：directions for a

new program. WashingtonDC：National Academy Press，1990

2. IOM（Institute of Medicine）. Clinical Practice Guidelines We Can Trust. WashingtonDC：Te National Academies Press，2011

3. Qaseem A，Forland F，Macbeth F，et al. Guidelines International Network：toward international standards for clinical practice guidelines. Ann Intern Med，2012，156（7）：525-530

4. WHO Handbook for WHO Guideline Development. 2nd Edition. Geneva：World Health Organization，2014. http：//www. who. int/ kms/handbook_2nd_ed. pdf

5. National Institute for Clinical Excellence（NICE）. Developing NICE guidelines：the manual. http：//www. nice. org. uk/article/pmg20

6. Guyatt G，Oxman AD，Akl EA，et al. GRADE guidelines：1. Introduction-GRADE evidence profiles and summary of findings tables.

Journal of Clinical Epidemiology，2011，64（4）：383-394

7. Chen Y，Yang K，Marušic A，et al. A Reporting Tool for Practice Guidelines in Health Care：The RIGHT Statement. Annals of Internal Medicine，2017，166（2）：128

8. The ADAPTE Collaboration. The ADAPTE Process：Resource Toolkit for Guideline Adaptation. http：//www. g-i-n. net

9. Schunemann HJ，Wiercioch W，Etxeandia I，et al. Guidelines 2. 0：systematic development of a comprehensive checklist for a successful guideline enterprise. CMAJ，2014，186（3）：e123-142

10. Brouwers MC，Kho ME，Browman GP，et al. AGREE Ⅱ：advancing guideline development，reporting and evaluation in health care. Canadian Medical Association Journal，2010，182（18）：e839-842

第 47 章　卫生技术评估

人类健康水平的不断提高,离不开卫生技术的进步与发展。卫生技术同其他科学技术的发展和应用一样具有两重性:既可增强人类诊断和防治疾病的能力、提高人类健康水平;也可带来一些消极影响和不良后果,如一系列的伦理、社会问题,医疗费用的不合理快速增长等。在有限的卫生预算范围内,卫生政策制定者希望在捍卫医疗服务公平性及患者自主选择权的同时能鼓励技术创新、保证高质量和可持续的医疗服务,而卫生技术无论对于卫生服务体系重建还是支付方式改革都是最核心的内容之一。正是在这种背景下,卫生技术评估(health technology assessment)应运而生,并得到越来越广泛的关注和重视,正成为世界各国卫生决策的重要组成部分。

卫生技术评估是评价卫生技术利用所产生的短期及长期社会结果的一种综合性政策研究形式,涵盖了对卫生保健中使用的药物、设备、医疗和手术程序及对提供这些服务的机构、信息和管理等支持系统的技术特性、安全性、有效性、经济性和伦理及社会影响进行综合评价。卫生技术评估所提供的科学依据已成为卫生决策者和临床决策者的循证决策和循证实践的工具之一。国际上卫生技术评估已广泛用于合理配置医学设备、确定医疗保险报销范围、制定卫生技术服务价格、卫生技术及机构的准入和制定临床诊治指南等领域。

本章将简要介绍卫生技术评估基本概念、方法、流程和报告规范及其在卫生决策中的应用,最后以一项比利时的卫生技术评估案例来展示如何开展一项卫生技术评估。

第一节　卫生技术评估概述

一、卫 生 技 术

2006 年卫生技术评估国际网络机构(international network of agencies for health technology assessment, INAHTA)出版的卫生技术评估词汇表中的定义:卫生技术(health technology,HT)包括一系列促进健康的干预手段,除包括药品、设备、医疗程序和保健环境外,还包括疾病的预防、诊断和治疗及长期康复方案。

卫生技术按医学特征或目的可分为 5 大类:①诊断技术:帮助诊断疾病和病情严重程度;②预防技术:保护个人免受疾病侵害;③治疗与康复技术:减缓病情或根治疾病;④组织管理技术:保证卫生保健业务活动的高效率;⑤后勤支持技术:为患者,特别是住院患者提供后勤服务。

二、卫生技术评估

(一) 卫生技术评估的定义和目的

卫生技术评估(Health Technology Assessment):指运用循证医学和卫生经济学等相关学科的原理和方法,系统全面地评价卫生技术的技术特性、安全性、有效性、经济特性及社会伦理适应性并提出综合建议,供政府决策和社会采纳的过程。

卫生技术评估的目的:以高效的方式生产出卫生技术的成本、效果及潜在影响等方面的高质量证据;从而为各层次决策者提供遴选卫生技术的科学信息和决策依据;进而做出对新卫生技术的研发、应用是予以推广或淘汰、鼓励或限制甚至禁止使用的决策;最终提高卫生资源的配置效率和卫生服务的整体质量。

(二) 卫生技术评估的内容

卫生技术评估致力于回答一系列核心问题,包括:①该技术是否有效? ②对谁有效? ③能给患者带来什么益处? ④需要花费多少成本(或费用)? ⑤与其他可替代技术比较上述指标如何? 卫生技术评估的主要内容包括:①技术特性;②安全性;③功效和/或效果;④经济性或影响;⑤社会、伦理、公平性及政治影响。评估过程中通常至少包括 2 部分核心内容:①对已发表和未发表文献的系统评价(或 Meta 分析);②经济学评价。

1. **技术特性**　包括技术的构成、生产、耐受、可靠性、操作难易度和维护、绩效特征与技术设计一致性等。

2. 安全性　　是判断在特定情况下对使用某特定技术所带来风险的可接受性。例如某特定卫生技术在由医务人员为某一类病人提供时,有可能产生副作用,对该副作用可接受性的判断即为技术的安全性。

3. 效能和效果　　卫生技术评估中的效能是指在理想状况下对特定病人使用某项技术所获得的效益,如满足随机对照试验(RCT)准入标准的病人接受某项技术治疗所取得的效益。效果是指常规病人如二级医院的各类病人在接受某项技术治疗后所获得的效益。通常用一个到多个健康结果的改善作为测量依据。

4. 经济性　　包括该技术的微观经济影响和宏观经济影响。①卫生技术的微观经济特性主要包括卫生技术所使用的资源数量、成本、价格、支付和补偿水平,及成本-效果或成本效益;②卫生技术的宏观经济特性主要指从公共付费角度考虑,推广使用该技术可能带来的卫生资源配置和预算影响。

5. 社会伦理和公平性　　卫生技术的社会和伦理适应性的焦点主要集中在:①社会价值;②知情同意;③收益-风险比;④公正性等方面。遗传学检验、干细胞的应用、稀缺供器官资源配置和重大疾病的生命支撑体系等卫生技术挑战了一定的法律标准和社会道德问题。如心脏、肝脏、肾脏等器官的捐赠始终不能满足病人对这些脏器的扩展需求,同时对这些拯救生命的稀缺资源配置提出了伦理、社会和政治上的挑战。

卫生技术的伦理和社会影响的评估方法仍在不断发展过程中,且技术应用的伦理和社会道德证据尚未形成清晰的向政策制定过程转化的途径。卫生技术评估应从不同评估视角出发,确定技术的效果和影响类别,及不同视角下卫生技术对生命、生活质量和服务选择等其他方面的社会伦理价值判断。

与循证医学和经济学评价研究相比,卫生技术评估的目的和内容更符合循证决策所强调的①基于最佳证据;②充分考虑证据使用者的价值取向和社会环境因素;③尽量减少决策者主观偏好的要求,因而在解决和应对新技术带来的医疗费用增长及卫生预算约束之间的矛盾方面发挥着日益重要的作用。

(三) 卫生技术评估的基本步骤

不同评估主体和不同评估学者在评估不同卫生技术时,在评估设计类型和方法的选择上会有很大不同。但多数的卫生技术评估都会采用下列基本步骤:①确定评估主题;②明确评估问题;③确定评估角度;④进行评估设计;⑤收集相关数据;⑥分析数据;⑦综合证据;⑧形成评估结果;⑨传播评估结果与建议,转化决策依据;⑩监测技术使用效果。

在评估设计和数据收集时,要尽可能应用已有的数据(二手资料)开展卫生技术评估。整合和汇总分析已有数据,通常涉及系统评价、Meta 分析及文献综述研究方法等。这些内容参见本书第 4 篇相关内容。在二手资料匮乏和证据短缺情况下,必须开展现场调查研究。一手资料的卫生技术评估设计请参阅本章第二节卫生技术评估方法部分的相关内容。

(四) 卫生技术评估的类型

卫生技术评估是系统、科学的工作,通常较耗时耗力。但决策者常常希望在短时间内获取评估结果,因此需要不同类型的卫生技术评估包括卫生技术相关产品(HTA-related products)以满足要求。丹麦的卫生技术评估中心将卫生技术产品分为以下几类(表 47-1),通常可结合以下 5 个因素来考虑如何在特定情况下选择适宜的卫生技术评估产品:①证据基础;②问题;③决策环境;④技术产品的生命周期;⑤时间表。

表 47-1　不同类型的卫生技术评估产品

名称	特点	目的	完成时间	质量控制	报告要求
HTA broad	关注复杂的问题,步骤完整	从多层次为政府管理者或临床医生提供决策依据	1.5~2.5 年	外部同行评审	200 页
HTA focus	基于特殊问题,关注某一技术	短时间内为该领域用户提供决策依据	1 年	外部同行评审	100 页
Foreign HTA with comments	基于本国问题相关的国外卫生技术评估报告进行决策	短时间内为卫生保健系统决策提供依据	3~6 月	专家评审	10~25 页
Core HTA	基于欧洲多数国家目前关注的问题	短时间内为卫生保健系统决策提供依据	6 月	未定	50~100 页
Mini-HTA	基于传统 HTA 发展的管理和决策工具	用于当地医院引进新技术前的评估	1~2 月	无同行评审	3~5 页
Early warning	评估处于技术周期早期的技术	识别、过滤、评估新兴卫生技术	2~4 月	专家评审	4 页

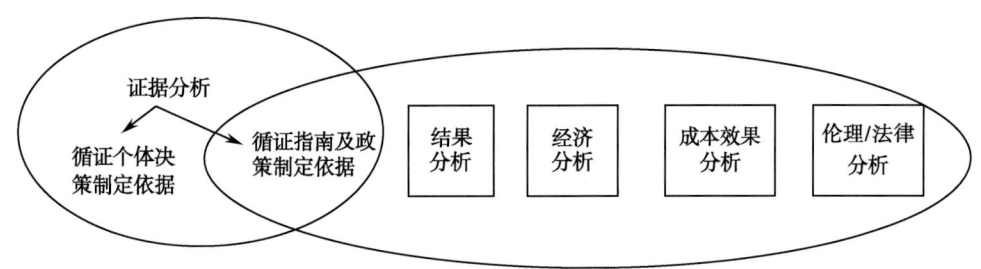

图 47-1　循证医学与技术评估的关系

表 47-2　系统评价与卫生技术评估的区别

	系统评价	卫生技术评估
目的	帮助医生基于当前可获得的最佳证据进行临床决策	为各层次卫生决策者提供合理选择卫生技术的科学信息和决策依据
方法	针对具体临床问题,运用系统、规范的方法检索、筛选相关研究,按统一标准严格评价研究质量,并收集分析纳入研究的数据,得出综合结论,作出推荐意见	应用多学科(流行病学、卫生经济学、社会医学、伦理学等)的理论和方法,综合分析卫生技术相关信息;同时采用专家咨询、比较分析、卫生经济分析的方法评估卫生技术,得出综合结论及转化建议
指标	临床安全性、有效性、适用性、经济性(唯一效果)	技术特性、安全性、有效性、经济性、社会和伦理适应性
范畴	特定疾病的病因、诊断、预防、治疗、预后和康复等	卫生保健领域和医疗服务系统
影响	规范医务工作者的行为,为患者制定最佳临床决策	卫生技术的合理应用和卫生资源的合理配置

(五) 卫生技术评估与循证医学的关系

卫生技术评估与循证医学国际药物经济学与结果研究协会(International Society for Pharmacoeconomics and OutcomesResearch,ISPOR)将技术评估划分为四个阶段:①证据分析阶段,对应的是循证医学中的循证指南部分;②结果分析阶段,比较技术的利弊;③成本分析和成本效果分析阶段;④技术伦理学及法律特征分析阶段。每项技术评估都始于对这项技术的证据评估,同时循证医学自身也包含循证个体决策方案和循证指南制定。卫生技术评估与循证医学的关系见图47-1。

系统评价是循证医学中常用的研究方法,针对某一具体临床/管理问题系统收集全球所有已发表或未发表的相关研究,用统一的科学评价标准,筛选出符合纳入标准、质量较好的文献,采用定性或定量的方法进行综合,作出决策建议。系统评价也是卫生技术评估的主要评价方法之一,但二者之间又存在着差异(表47-2)。

第二节　卫生技术评估的流程、方法与报告规范

卫生技术评估的范畴、选择的评估标准和方法在不同的评估机构间差异较大,但基本流程相似。以英国国家卫生与健康优化研究所(National Institute for Health and Care Excellence,NICE)的卫生技术评估工作机制最典型,影响也最广泛。NICE 的卫生技术评估范围包括:①药品;②医疗设备;③诊断技术;④手术操作 4 大类。自 1999 年建立至今,NICE 在卫生技术评估方法学创新方面取得了长足进步,成为很多国际评价机构学习的榜样。2003 年世界卫生组织(WHO)的 1 项评价研究显示:国际上很多国家都在使用 NICE 的技术评估指南,已开始将成本效果判断引入新药的准入控制,但大多数采用类似于 NICE 单一技术评估的方法(如加拿大和苏格兰)。WHO 认为 NICE 的多技术评估方法严谨、科学,值得各国学习。我国尚未建立起完善的卫生技术评估制度,本节将重点介绍英国 NICE 的卫生技术评估机制、流程和方法。

一、NICE 技术评估机制

2002—2010 年之间,英国政府对全民医疗保健体系(National Health System,NHS)的投入增加了 500 亿英镑,其中一部分专门用于诊疗新技术的应用。为确保引进的新技术物有所值,英国卫生部要求 NICE 评估新技术价值,并制定具有法律效力的全国性指南,指导临床医务人员使用新技术。一些已在 NHS 应用的技术因各地对技术使用范围和方式的理解存在差异,导致服务可及性和质量的差异。NHS 委托 NICE

评估已有技术,推出全国性指南以规范诊疗技术的临床应用。在上述背景下,NICE 于建立之初就开展了临床技术评估活动。

NICE 技术评估由技术评估中心负责组织独立的评估委员会开展。①技术评估中心主任接到 NHS 委托的技术评估任务时,通知评估委员会启动该项目评估和指南制定工作。②评估委员会任命相关专家撰写范围探查报告,聘请 NHS 管理者、医务人员和患者等利益相关方作为顾问和评论员,讨论范围探查报告,最终确定评估实证的范围。③评估委员会聘任相关领域的专家组成独立的实证评估小组,综合性分析广泛渠道收集到的临床效果和成本效果数据,撰写实证分析报告。④评估委员会举行会议讨论该技术的实证分析报告,根据相关评估原则最终提出推荐意见并制定全国性指南文件。

技术评估过程中,NICE 评估委员会主要考虑:①技术的临床有效性和成本效果,及公平性等原则。若 1 项新技术的总体收益>它将替代的技术或项目的机会成本,则考虑这项新技术具备成本效果;②参考相关的人权、歧视和公平性法案。《NICE2007—2010 年公平性计划和行动方案》详细描述了 NICE 如何在评价时考虑人权和公平性的因素;③社会价值判断也是评价的一项重点内容;④参考 NHS 的相关立法和法令;⑤NICE 的机构制度,以确保相关决定合乎法律和规章制度。

(一)选题

英国卫生部负责卫生技术评估的选题。卫生部会委托伯明翰大学国家新技术预警中心、国家药品处方中心和药物信息组 3 家单位负责选取需要评估的技术或药品项目,NICE 代表和相关领域顾问应邀讨论这些潜在的待评价项目,最终协助卫生部确定具有较大健康影响的问题领域(新药或新技术)。选题标准如下:

(1)该技术能否使 NHS 获得巨大的健康效益?

(2)该技术是否对其他卫生相关决策(如减少卫生不公平性)产生重大影响?

(3)该技术是否会对 NHS 的医疗资源利用产生较大影响?

(4)该技术是否存在地方差异性?

(5)NICE 指南是否将对该技术的应用产生较大价值?该技术临床效果和成本效果方面是否存在巨大争议?

卫生部在定题时会决定需要采取单一技术评估还是多技术评估(二者介绍见本节第二部分)。获得卫生部推荐的选题后,NICE 临床技术评估中心会按 NHS 要求正式启动技术评估过程。两类评估的基本工作流程类似,均包括①确定评估范围;②评估实证;③产出评估结果等 3 个主要环节。

(二)确定评估范围

确定评估范围非常重要,决定证据评估的内容和范围,为评估过程提供了指导框架。评估范围探查报告一般由评估委员会委托 2~3 名专家撰写。报告的常规内容有:①临床技术背景介绍(流行病学情况和替代治疗方法介绍);②技术使用细则;③适用人群;④对照技术或药品的描述;⑤临床有效性证据分析;⑥成本测算(包括 NHS 资源耗费和节约情况);⑦技术比较的时间范围;⑧其他一些信息,如对政策制定和公平性影响等。报告初稿将递交卫生部和 NHS 代表进行审阅,根据反馈意见最终产生正式的范围探查报告。

(三)证据综合

证据综合过程是系统分析技术或药品相关证据的过程,包括:①临床证据评估和②经济学评价,最终产出为一份评估报告。内容包括:对证据质量、现状和意义的客观评价,涵盖证据的优、缺点和不确定之处。证据综合由一个独立的评估小组负责。①对多技术评估(MTA):评估小组负责独立完成证据的搜集和评估及经济学评价;②对单一技术评估(STA),评估小组会评审生产企业或技术研究者递交的证据。当企业证据不充分或不确定时,独立评估小组可以建议 NICE 向企业或研发者索要更多补充信息,或进行证据的敏感性分析(即找出成本效果结果中不确定的因素)。

证据筛选是证据评估的关键。评估委员会力求扩大和完善证据来源,均衡地选择优质研究数据。①临床效果首选从设计较好的随机对照临床试验(RCTs)中获得的有关生命质量和死亡率等证据,辅以非 RCTs 证据(如试验研究和观察性研究数据)和一些质量较好的文献综述证据。在 RCTs 研究缺失情况下,也可以选取偏倚较小的非 RCT 研究和文献综述证据作为替代。最终要求产出一份文献综述,包含有效、明确、可重复的研究方法描述。②成本效果证据除 RCT 研究证据外,还应包括一些其他类型的研究所提供的证据,及技术成本和预算影响分析(即 NHS 将为此技术应用所投入的资金量)。最终也是以系统文献综述的形式提交。③还需要收集技术可接受度、适宜性、患者倾向性、可行性和公平性等方面的证据。这些证据可通过文献综述、患者调查、社会价值讨论等途径获取。卫生技术评估常用的数据库和网站资源见表 47-3。

表 47-3　卫生技术评估常用的数据库和网站资源

数据库名称及网址	内　　容
美国国立图书馆数据库 www. pubmed. com	Medline:生物医学杂志文献的引文信息 Pubmed:进入 Medline 的国际互联网 HSTAT:美国临床实践指南全文、卫生技术评估等 Pubmed health:专门为医生和患者提供临床效果研究的综述
EMBASE www. embase. com	生物医学杂志发表文章的引文信息
Cochrane Library www. cochranelibrary. com	CDSR:Cochrane 系统评价资料库,Cochrane 协作网评价者已完成的系统评价及正在进行的系统评价计划书 CENTRAL:临床对照试验数据库,收录手检杂志或其他数据库获得的 RCT 和 CCT HTA:收录世界范围内已完成的或在研的卫生技术评估 DARE:效果评价文摘库,非 Cochrane 系统评价的摘要和其他文献数据库发表的系统评价的质量评估 NHS EED:收录世界范围内各种数据库和杂志汇总卫生保健干预措施的经济学评价
各国卫生技术评估机构	INAHTA:国际卫生技术评估组织 HTAi:国际卫生技术评估网络 European network for HTA:欧洲卫生技术评估网络 EUROSCAN:欧洲新技术预警网络 CRD database:英国国家保健服务系统评价与传播中心 NIHR:英国健康研究所 HIQA:苏格兰卫生信息和质量局 NCCHTA:英国国家卫生技术评估协调中心 NICE:英国国家卫生与健康优化研究所 AHRQ:美国卫生服务研究和质量局 CEP:美国宾夕法尼亚大学循证医学卫生服务体系研究中心 CADTH:加拿大药物和技术评估局 SBU:瑞典卫生技术评估委员会 DIHTA:丹麦卫生技术评估中心 HAS:法国国家卫生监督局 PBAC:澳大利亚药品福利顾问委员会 NECA:韩国国立卫生经济学评估署 ANZHSN:澳新医疗技术预警网络

证据提供者可分为 6 类:①独立评估小组(多技术评估由评估组负责,单一技术评估由证据检索小组负责);②技术生产企业和拥有者;③国家层面患者组织或患者家属组织;④医疗专业人士;⑤临床专家;⑥患者专家。由独立评估小组和企业肩负主体证据的提供任务。前者在搜集整理已发表文献的基础上撰写系统评价;后者搜集整理企业开展相关临床试验或掌握的一些临床效果和成本效果证据,根据 NICE 规定的格式递交汇总后的实证。

证据分析结果最终以报告形式提交,除上述临床效果、成本效果和公平性等相关证据外,还应提供该技术对卫生服务体系的潜在影响分析,具体包括评估指南的实施对人群健康的影响,对卫生资源的影响,及耗费的成本分析等。本节第三部分将详细介绍卫生技术评估的报告规范。

(四)形成评估结果

独立评估小组在收集顾问、评论者、临床人员和患者的相关意见后,将形成一个评估结果分析报告。评估委员会将组织多方参与的会议讨论评估结果,经过表决形成最终建议,报送给 NICE。

评估委员会最终推荐建议一般分为 3 种:①推荐 NHS 使用;②不推荐;③有条件推荐 NHS 使用。有条件推荐时,评估委员会可提出具体条件:如还需进一步收集 RCT 研究证据等。评估委员会在决定建议内容时,需要考量的内容有:①证据的可靠性和均衡性;②社会价值和人权;③证据的不确定性等问题。

委员会最终决议会以指南初稿报告的形式提交,供 NICE 在其网站或其他媒体上公布,广泛征求全社会的意见。在咨询期间(一般为报告公布 15 天内),企业或其他相关利益方可以提出申诉,对指南初稿提出质疑和反驳意见,NICE 申诉委员会将研究相关申诉内容,形成反馈意见。若有需要会对指南进行相应调整。最终正式形成全国性临床技术指南。

二、NICE 卫生技术评估流程

NICE 技术评估指南目前采取 3 种方式评估,即①多技术评估(multiple technology appraisal,MTA);②单一技术评估流程(single technology appraisal,STA);③快速追踪评估流程(fast track appraisal,FTA)。1999 年 NICE 建立以来一直采用多技术评估方法(MTA)(表 47-4)。2005 年在国会众议院卫生委员会的提议下,英国卫生部要求 NICE 建立一种简便、快捷的评估流程,便于患者及时获得所需药品。于是 NICE 建立了单一技术评估流程(STA)(表 47-5),该流程要求技术生产企业或拥有者提供证据,比 MTA 流程能节约半年左右的时间。2017 年 4 月 1 日,NICE 为了加速患者对最具成本效果的治疗技术的可及性引进了 FTA 流程(表 47-6)。

表 47-4　MTA 进程预期时间表:流程的启动及 EGR 报告的准备*

		项目开始后的第几周(大约)
第 1 步	NICE 邀请机构组织作为 MTA 的顾问或评论员	0
第 2 步	NICE 接收顾问提交的材料	14
第 3 步	NICE 将顾问提交的材料发送至评估小组	15
第 4 步	NICE 邀请已选定的临床专家,NHS 委员会专家及病患专家参加评审委员会会议,请他们提交书面陈述	16
第 5 步	NICE 接收评估报告	28
第 6 步	NICE 向顾问或评论员发送评估报告以获得评论	30
第 7 步	已选定的临床专家和 NHS 委员会专家以及病患专家提交书面声明	32
第 8 步	NICE 接收来自顾问和评论员对于评估报告的评价	34
第 9 步	NICE 汇编委员会文件并将其发送至评估委员会	35/36

* 时间规定可能会因评估个案的要求不同而不尽相同
Source:National Institute for Health and Care Excellence. Guide to the processes of technology appraisal:process and methods. Published:2 September 2014. nice. org. uk/process/pmg19.

表 47-5　STA 进程预期时间表:流程的启动及评估报告的准备*

		项目开始后的第几周(大约)
第 1 步	NICE 邀请机构组织作为 STA 的顾问或评论员	0
第 2 步	NICE 接收顾问提交的证据	8
第 3 步	NICE 要求对提交的证据进行阐释	10～11
第 4 步	NICE 邀请选定的临床专家、NHS 委员会专家以及病患专家参加评审委员会会议,请他们提交书面陈述	10
第 5 步	NICE 向负责事实查证的公司提供证据评价小组报告	18
第 6 步	NICE 邀请已选定的临床专家、NHS 认证专家以及病患专家提交书面陈述	18
第 7 步	NICE 汇编相关支持性文件并将其递交至评审委员会	19

* 时间规定可能会因评估个案的要求不同而不尽相同
Source:National Institute for Health and Care Excellence. Guide to the processes of technology appraisal:process and methods. Published:2 September 2014. nice. org. uk/process/pmg19.

表 47-6　FTA 进程预期时间表:流程的启动及评估报告的准备*

		项目开始后的第几周(大约)
第 1 步	NICE 邀请机构组织作为 FTA 的顾问或评论员	0
第 2 步	NICE 接收顾问提交的证据	8
第 3 步	证据评审	8～11
第 4 步	NICE 和证据评价小组撰写技术简报	12～16
第 5 步	完成技术简报	16～17
第 6 步	评审委员会会议	21
第 7 步	评估报告定稿	24

* Source:National Institute for Health and Care Excellence. Fast track appraisal:Addendum to the Guide to the processes of technology appraisal. https://www. nice. org. uk/Media/Default/About/what-we-do/NICE-guidance/NICE-technology-appraisals/process-guide-addendum-fast-track. pdf

卫生部在定题时会根据相关因素决定拟评估技术需要用单一技术评估还是多技术评估。相关决定因素包括:技术应用路径的复杂程度和企业是否掌握足量的证据等。一般:①临床路径较复杂的技术会选取多技术评估;②企业掌握充足证据的技术一般会采用单一技术评估;③对治疗危重疾病的新药(如癌症药物)的评估一般都会采取单一技术评估。当一项技术满足以下特征时,将采用 FTA 流程:①厂家提交的基线增量成本效果比(ICER)<1 万英镑/QALY;②敏感性分析显示 ICER 很可能<2 万英镑/QALY,且>3 万英镑的可能性很小;③成本比较研究结果显示:与同一适应证的当前卫生技术评估推荐意见相比,该技术能以相似或更低的成本提供相似或更高的健康收益。

英国一些学者研究 NICE 评估的证据基础,发现:企业递交证据的增量成本效果比(ICER)一般略低于独立评估小组的,提示:企业递交的证据带有明显偏倚。故一些学者质疑 NICE 单一技术评估证据基础的可靠性。

三、卫生技术评估方法

(一) 临床有效性及安全性评价方法

有效性与安全性是两个独立的概念。有效性借效益定义,安全性借风险定义;二者又相互依赖。一项卫生技术效益的价值在一定程度上取决于使用技术所包含的风险。

基于原始研究的卫生技术评估研究方法主要包括系统评价和 Meta 分析。系统评价是一种文献综合方法,针对某一具体问题(临床、卫生决策、经济、基础医学等)全面系统收集已发表或未发表的相关研究,严格评价文献质量,进行定性或定量的合成。Meta 分析是将多个研究结果定量整合在一起的统计方法。

1. 卫生技术评估设计类型　基于研究目的,根据评估人员在评估中能否控制卫生技术,及评估中受试对象是否被随机化分组,卫生技术评估设计可分为:①试验性;②准试验性;③观察性研究设计 3 大类,主要区别如图 47-2 所示。

(1) 试验性评估设计(experimental assessment design):是将试验对象随机化分组,且试验因素(被评估的卫生技术)由研究者主动施与;其特点之一是随机化分组,使试验组和对照组的非试验因素基本均衡,保证统计结论的正确性。试验性研究设计又可划分为临床试验设计和社区干预研究设计。

1) 临床试验设计(clinical trial design):在临床流行病学研究中的应用已有悠久历史,是指应用在医院或门诊进行的试验性研究设计,试验对象为确诊病例或患某病志愿者,主要用于检验治疗和药物的效果。

随机对照设计(randomized control trial,RCT)是在一个试验中采用随机化原则抽样、将受试对象随机分配到试验组和对照组,其因严格控制影响因果关系的混杂因素,内部真实性较高。但也因其限制了患者对治疗结果的变异程度,受试患者群体不能很好地代表目标患者群体,降低了其结果的外部真实性。如果试验组和对照组例数相等称平衡设计,如不等为非平衡设计。随机化分组是完全随机设计的关键,一般由 3 大步骤组成:试验对象编号、读取随机数和确定分组。随机数必须利用随机化工具获取,如随机数字表或利用计算机软件产生随机数字。

2) 社区干预研究设计(community intervention design):是在某一人群或社区中进行针对特定危险因素的干预试验或评价预防措施效果的设计方法,以改变人群的生活行为和饮食习惯、加强锻炼为目的的一级预防措施。观察单位可为个体或群组,其随机化可有个体随机化和群组随机化,相应研究方法为以个体为基础的社区干预试验和群组为基础的社区干预试验。

(2) 准试验性评估设计(quasi-experimental assessment design):是试验对象未进行或不能进行随机化分组,但试验因素(被评估的卫生技术)的给予由研究者确定,不是自然状态下的观察。如在一个学校实施教育干预研究,研究者未随机选取试验对象(班级)

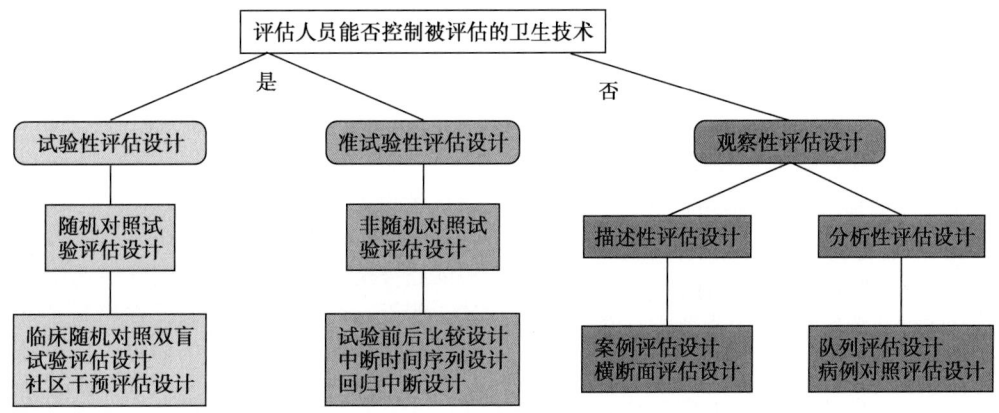

图 47-2　卫生技术评估设计分类

和随机将试验对象分入试验组和对照组，而是根据学校的实际情况和可操作性，选择一个班级为试验组，选择另一个条件可比的班级为对照组，由研究者确定教育干预措施或策略，进行教育干预研究，比较两组的教育干预效果。

常用准试验性研究设计有试验前后比较设计（pre and post assessment design）、中断时间序列设计（interrupted time series design）等。准试验性评估设计（quasi-experimental assessment design）是卫生技术评估中的一类重要方法，尤其在不可能实施 RCT 时是一个高效的设计方法。其主要特点是：试验对象未随机化分组，这在卫生项目评价、卫生技术评估和公共卫生政策评价中很常见。特别是以人群为基础的评估，涉及伦理和试验因素污染等一些现实和操作问题，RCT 设计对人不可行时，RCT 并非最佳设计，但在动物实验研究中仍是最佳。面对卫生技术评估和其他项目评估所遇到的社会伦理和实际操作的挑战，准试验研究设计是可靠的设计方法。本节介绍 2 个主要的准试验性评估设计方法：前后比较设计和中断时间序列设计。

1）前后比较设计：前后比较设计有单组试验前后比较和带有对照组的试验前后比较设计 2 种。

单组试验前后比较设计原理为：

试验前●×●试验后

按一定纳入标准随机或非随机选取的试验对象，在试验前测量基线指标后施与试验因素（被评估的技术），经过一段时间后测量试验后的结果指标，这就是单组试验前后比较设计。若为了控制混杂因素的干扰，可再选择一组条件可比的对照组，即为带有对照组的试验前后比较设计，其原理如下：

试验前试验后
试验组●×●
对照组●●

试验组和对照组要尽量均衡可比，即某些人口特征指标或某些混杂因素两组要一致；如不一致，可采用倾向得分匹配方法（propensity score matching，PSM）。PSM 已被广泛用于此类非随机对照试验中来降低因混杂因素导致的选择性偏倚，从而保证组间基线数据的均衡可比。有关 PSM 方面的具体内容请参考这方面的相关书籍。因版面限制本章不再赘述。当统计分析试验前后带有对照组的数据时，可用倍差法（difference in difference，DID）分析和多因素分析。

倍差法分析：是卫生技术评估中广为应用的一种计量方法，用于估计一项技术作用于对象时带来的净影响。其基本思路是：在非随机分配的两个调查样本，一组是干预组，一组是对照组，计算干预组在技术实施前后某个指标的变化量，及对照组在技术实施前后同一指标变化量，通过比较被评估的技术对干预对象和非干预对象效果随时间的变化，上述两个变化量的差值即反映了该技术对干预组的净影响（表 47-7）。

表 47-7　倍差法

Treated	Di＝0	Di＝1
T＝0	0	0
T＝1	0	1

Treated 代表在某一期（T），某一组对象（Di）是否接受了干预。第 0 期（T＝0）两组都没有施加干预；第 1 期（T＝1）只有干预组（Di＝1）施加了干预。因此，可以把方程写成：

$$Y_{it} = \alpha D_i + \beta T + \gamma(D_i \times T) + u_{it}$$

回归得到的交叉项系数 gamma 就是所要估计的处理效应，作图表示就是图 47-3。

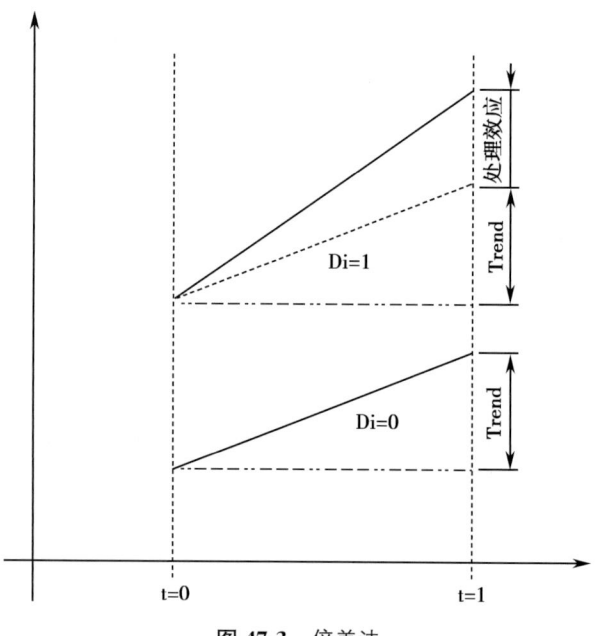

图 47-3　倍差法

从图 47-3 可以看出，倍差法的一个基本假设是 common trend，即两组在不接受干预的情况下，自然发展的趋势是一致的。然而，实际情况中常常并不满足这一假设，这时我们可以假设在控制了某些外生变量之后满足 common trend 的假设。当控制了其他变量 X 后，就不能简单地减两次了，需要使用以下回归方程：

$$Y_{it} = \alpha D_i + \beta T + \gamma(D_i \times T) + X'\delta + u_{it}$$

2）中断时间序列设计：时间序列是在间隔相等的时间点上如天、月、年等，测量某项指标的率或数，如脑卒中死亡数、交通事故数等。某事件率或数随时间的变化有一定的趋势或规律，当实施了某项干预措施或政策时，时间序列被中断，此为中断时间序列设计（图47-4）。

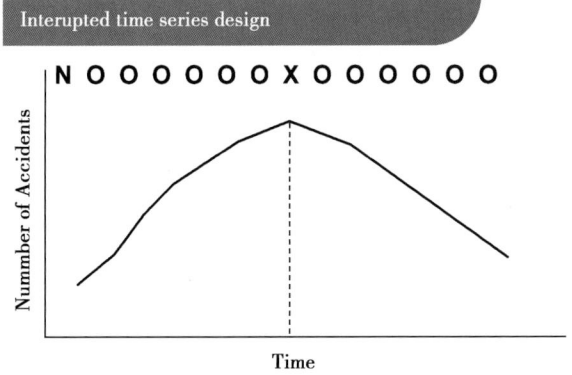

图 47-4　中断时间序列设计示意图

在统计分析时，应用中断时间序列可分析试验因素作用的水平改变和斜率改变，如图47-5所示；此分析可检验试验前后的水平下降或升高的幅度是否有统计学意义，及在项目或干预实施后，某事件率或数随时间下降或上升的斜率是否与试验前不同。其主要优势是控制了试验前某事件率或数已随时间下降或上升的趋势对研究预期结果的影响。

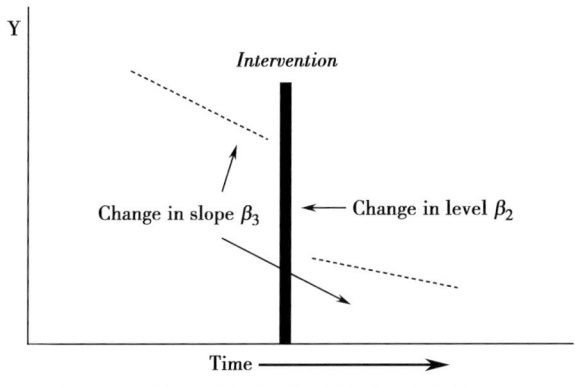

图 47-5　试验因素作用的水平改变和斜率改变

亦可在单组（试验组）中断时间序列设计的基础上，再增加一个平行对照组，试验组在干预前后比较的同时，还可与对照组比较，以控制同期非试验因素的干扰，得到试验因素与结果联系的可靠结论，如图47-6。

（3）观察性评估设计（observational assessment design）：是指①处理因素（被评估的技术）不由研究人员给予，而是在实施评估前已在医疗服务市场中应用

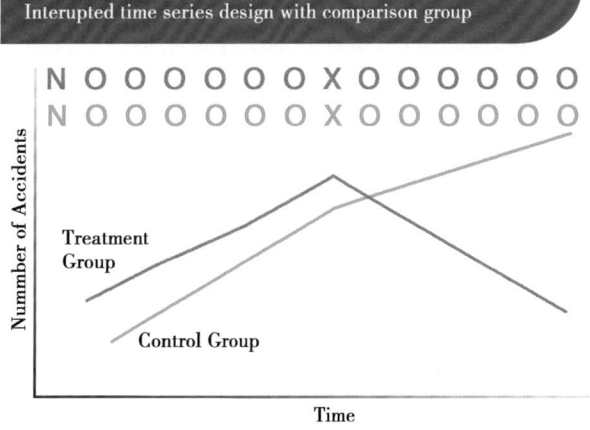

图 47-6　带有平行对照的中断时间序列设计示意图

的；②评估对象未进行随机化分组，而是在自然暴露状态下通过合理地设置对照组，比较和分析处理因素（被评估的技术）的作用及大小；③常用观察性评估设计方法有案例研究、现况研究、病例对照研究和队列研究。病例队列研究对结果发生率很低的事件具有优势；观察性研究没有人为干预，外部真实性更好，但存在较大的偏倚风险，内部真实性不及试验性研究。

需要注意的是：虽普遍认为 RCT 的设计优于观察性研究，但在安全性研究中，RCT 可能因随访时间和样本量的关系，存在未观察到或低估了危害事件的风险。观察性研究则在确定一些发生率较低但较严重的不良事件方面具有优势。

根据不同的技术评估方法所产生的证据内部有效性的强弱，2003 年英国国家卫生技术评估与知识传播中心将评估设计划分为 5 个等级（表47-8）：

表 47-8　英国国家卫生服务评估与传播中心的证据分级

等级	描　述
I	完整的随机对照试验
II-1a	完整的伪随机对照试验
II-1b	完整的非随机对照试验
II-2a	完整的带有同期对照的前瞻性队列研究
II-2b	完整的带有历史对照的前瞻性队列研究
II-2c	完整的带有同期对照的回顾性队列研究
II-3	完整的病例对照研究
III	大样本有对照或无对照的时间和/或地点的比较研究（如时间序列设计或对中心比较研究。有些情况下，它的证据可以等同于 I 或 II 级证据）
IV	基于临床经、描述性研究、专家委员会报告的权威单位建议

（二）经济学分析方法

经济学评价是卫生技术评估设计的重要内容之一。目前的共识是：单有经济学评价不足以支持决策制定，但经济学评价是决策制定过程中的一个必要组成部分。本节仅简要介绍卫生技术评估中的经济学评价方法，有关卫生经济学评价的详细内容，请参考本书卫生经济学评价章节。

1. **获得卫生技术经济特征的 3 种途径**　新的医疗技术与当前普遍使用的技术相比往往具有效果方面的优势，但也常常伴随着更高的医疗费用支出。受卫生资源有限性的约束影响，卫生服务决策者在选择公共卫生干预措施和确定优先领域时不仅需要考虑干预措施的有效性，还要考虑其成本效果。若拟采用的新干预措施将比现行的常规干预措施需消耗更多医疗资源，就必须从卫生服务体系内调配其他的卫生服务资源予以补充，即采用新干预措施可能挤占其他卫生服务的资源。显然综合考虑临床效果和经济影响后作出的评价结果对卫生决策者可能更有价值。在对效果进行系统评价的基础上兼顾经济学方面的问题，可通过以下 3 种途径得到解决。

（1）把效果研究报告中的成本或资源利用方面的信息作为一类额外的结果提取出来予以分析和报告。这种方法作为一种基础水平的经济学评价分析研究，虽称不上正式的经济学评价，但可为决策者提供有用的信息。

（2）包括对当前可得最佳证据的系统评价及卫生经济学评价 2 个相互独立的部分，其中卫生经济学评价通常用决策模型来实现。首先对证据进行系统评价，再将研究产生的结果和发现用于构建决策模型。以英国 NICE 开展的一系列卫生技术评估研究最为典型。

（3）针对卫生干预项目中的关键问题，对已有的经济学评价研究进行系统评价。该方法通常与临床效果的系统评价研究同步进行。目前对此类评价研究的作用尚存在争议。因单个经济学评价间的方法学异质性及人群、场所等因素，很难实现结果的标准化和证据的综合。但仍有大量此类研究已经开展并有相应指南。选择开展经济学评价的系统评价的理由包括但不限于：①识别出已开展与某一研究问题最相关的经济学评价并从中提取信息；②为建立决策模型提供信息；③识别出一项干预措施在经济学方面的关键权衡点（trade-offs）。目前卫生技术评估领域的一个基本假设是，无论基于何种理由，开展经济学评价都是适宜的。

2. **卫生经济学评价**　经济学评价就是综合比较两个以上可替代干预措施的成本和结果。旨在对纳入考量的各类可替代干预措施的成本和结果进行识别、测量、赋值和比较。其中，①干预措施是一系列可能提高人群健康水平的药物、医疗设备、手术方式、筛查和健康促进项目的统称，常与"备选项"、"技术"、"干预措施"、"项目"等名称交替使用。②卫生服务成本是卫生服务体系中可见资源的价值，包括用于生产卫生服务的医务人员、房屋、设备、药品、耗材等卫生资源，及同样对卫生服务的生产做出贡献的患者、家庭的时间投入等非卫生资源。③卫生服务结果是指因卫生干预而导致的除卫生资源外的所有效果，其关注的焦点通常为个体健康水平的变化。

3. **卫生经济学评价的分类**　根据评价内容的构成不同，经济学评价可分为完全经济学评价和部分经济学评价。①完全经济学评价包含对≥2 个可替代干预措施的成本和效果的比较，可为组织某一特定的决策问题提供基本框架。②部分经济学评价不作比较，仅描述某一个干预措施的成本或效果。

根据测量的结果不同，完全卫生经济学评价可分为 3 种类型：

（1）成本效果分析（cost-effectiveness analysis，CEA）使用的结果是以自然单位度量的单一临床结局（如避免的术后感染病例数或获得的人年数）。当使用的结果为多个临床结局时，应称为成本结果分析（Cost-consequence analysis，CCA），此时应包括所比较的备选干预措施的多个临床结局和成本，不同临床结局的效应量方向和大小可以不同。

（2）成本效用分析（cost-utility analysis，CUA）中的临床结局被转化为效用分值。效用分值可以通过使用 SF-6D、EQ-5D 等效用测量工具得到。成本效用分析是目前应用最广泛的经济学评价方法，也可看作是效果测量中考虑了效用权重的成本效果分析，是成本效果分析的特殊类型。

（3）成本效益分析（cost-benefit analysis，CBA）中的临床结局被转化为货币价值，进而估计其净效益（或成本）。将健康收益转化为货币价值的方法有支付意愿法（willingness to pay，WTP）和人力资本法（human capital approach，HCA）等。成本效益分析理论上是最符合卫生决策需求的经济学评价方法，但实际应用过程中在将健康收益转化为货币价值时往往面临方法学及可行性方面的问题，因而近年在卫生经济学评价研究中的应用较少。

4. **卫生经济学评价的数学模型**　一个原始的经济学评价可以使用某个临床试验研究的效果数据，也可以使用基于多渠道来源的效果数据，如专家意见、作者的假设或临床效果的系统评价研究结果。以上两种途径都需要通过应用决策分析建模技术来实现。根据模型数据来源的不同，卫生经济学评价的数学模型可以分为两大类：①基于个体水平的模拟模型；②决策分析模型。

（1）个体水平的模拟模型是基于一手数据进行模

拟。①数据来源通常为临床试验或有长期随访的观察性研究。②优点是可以连续追踪一组人群不同疾病状态上的结局（包括临床效果和成本），从而更真实地模拟疾病发生发展的过程，因而在筛查项目评价中比干预项目评价更常用。③主要方法学缺陷是信息来源单一（仅为某一项研究），决策风险难以掌控。

（2）决策分析模型是基于二手数据开展的经济学评价方法，以队列 Markov 模型应用最广泛。其突出的特点是模型纳入的参数假设集合了当前可得的所有最佳证据，即包括临床试验、队列研究、横断面调查研究等全部证据来源，因而更符合经济学评价辅助卫生决策者在面临各种不确定性的情况下做出卫生资源配置决策的要求。

5. 预算影响分析　随着经济学评价在卫生决策中的应用日益增加，人们越来越认识到仅有成本效果分析尚不足以支持政策的制定，还需了解新技术或干预项目的实施可能产生的预算影响。现在一致的共识是：成本效果分析和预算影响分析互为补充，而不能互相取代，2 者共同构成了完整的经济学评价。

卫生项目的预算影响分析可以定义为：估计和预测新的卫生干预项目在未来短期时间内的财政支出。旨在了解项目实施的可行性和公共财政的可负担性，分析结果主要用于预算的制定和预测。

预算影响分析通常①以所有患者的现患调查为基础；②成本分析包括相关医疗技术的市场价值和价格；③利用流行病学数据、临床效果和成本效果证据进行模拟分析，判断技术对公共预算影响大小。目前澳大利亚的药物报销咨询委员会（Pharmaceutical Benefits Advisory Committee, PBAC）和英国的 NICE 已将预算影响分析列入经济学评价常规内容。如 NICE 临床指南要求分析新技术和新药应用后对 NHS 预算带来的影响。预算影响分析模型所需信息包括：①疾病在人群中流行情况；②采用新技术（新药）后人群患病情况的变化；③新技术推广扩散情况（diffusion）；④新干预措施的成本（包括固定和变动成本等）和患者管理和服务成本。为确保预算影响分析的透明性，模型的设定应满足决策者的需要，明确指出比较的对象和假设，并使用已有的软件在能够回答预算影响问题的情况下选用尽可能简洁的模型架构。

预算影响分析应选择政府视角，通常包括：①卫生项目的公共财政投入和/或②政府购买服务费用和③医保报销的相关费用。

预算影响分析的目标人群应限定在卫生项目的实施对象或技术的适用范围和参保人员。目标人群数量随时间的变化应基于对总人群数量增长的估计，并根据该技术可能的使用比例变化进行适当调整。

（三）社会伦理学评估方法

伦理学评估是卫生技术评估的核心内容之一，但并非所有卫生技术评估都会涉及伦理学评估。原因是

除时间因素的限制外，迄今对卫生技术的伦理学评估尚未形成统一的方法学指南或标准，仅少数国家和地区出台了本国或本机构开展卫生技术评估所遵循的伦理学评估指南。根据 INAHTA 与欧洲卫生技术评估网络的调查结果，在前期卫生技术的伦理学评估中使用过的方法有：①决凝法；②一致性分析；③原则主义；④交互、参与式卫生技术评估；⑤技术的社会形塑；⑥及广泛反应均衡法等。更深入的方法包括挪威卫生服务信息中心（Norwegian Knowledge Centre for Health Services, NKCHS）使用的价值分析法，芬兰卫生技术评估办公室（the Finnish Office for Health Technology Assessment, FINOHTA）使用的折中法等。常用的分析模型有欧洲卫生技术评估网络开发的核心模型（core model）及 Sgreccia 等人提出的三角模型。注意：这些模型并非用于终结关于伦理方面的争论，只是为卫生技术评估机构提供一种有用的工具。简要介绍如下：

1. 常用方法

（1）决凝法：将存在伦理争议的问题与相关或相似但已被妥善解决的类似案例进行对比。

（2）一致性分析：从不同水平对伦理争论、价值观念和理论，用一系列逻辑连贯的参数进行一致性检验。

（3）原则主义：利用社会对于某一道德问题的基本原则解决问题。

（4）交互、参与式卫生技术评估：在评估中纳入各方利益相关者，提高评估结果的有效性。

（5）技术的社会形塑：阐明某一技术与社会的关系，强调如何按照社会利益最大化对技术进行塑造。

（6）广泛反应均衡法：在普遍伦理原则和特殊判断之间寻找平衡。

2. 常用模型

（1）HTA Core model：2006 年，欧洲卫生技术评估网络为了促进公共卫生技术评估机构、研究机构和卫生政策制定者间加强信息交流和决策支持，在 59 个成员组织中建立了 HTA Core model 以指导其卫生技术评估活动。根据该 HTA Core model，伦理评估过程包括：主题选择、评估计划、问题设定、评估方法、伦理评价和形成评价报告等内容。模型中设计了 16 个与伦理分析有关的问题，具体评价方法涉及上述各种伦理分析方法。

（2）三角模型：三角模型旨在突出医药技术、人群和伦理 3 者间的关系，使卫生技术评估过程更加完整。而其他方法均未考虑人类学。三角模型围绕数据收集、伦理学或人类学分析、伦理学评价这 3 个步骤来开展伦理学评估。

1）三角模型的顶点 A，深入研究所评价卫生技术的实际资料，理清该技术是关于什么的，如何操作，为什么要用该技术，及用此技术后将产生什么结果等问题。

2）三角模型的顶点 B，伦理学或人类学评价，即分析有矛盾的各方价值的最终价值。需要把握如下原

则:保障人的生命健康;注重人的自由和策略形成过程中的责任;个体身体与精神的统一;社会救济原则。

3）三角模型的顶点C,涉及一系列具体的伦理学评估内容。

（四）评估的角度

卫生技术评估应当明确表明评估角度,如卫生服务提供方(政府、医院)、支付方(保险付费方)、患者和社会。选取何种适宜的评价角度主要取决于评价目的,不同评价目的应用不同的评价角度。如:①向监管机关提供是否允许某卫生技术销售/使用的评价;②向支付方(卫生当局、医疗保险计划等)提供有关卫生技术偿付、保险范围、支付金额的评价;③向临床医生和患者提供有关合理使用卫生技术的评价;④帮助医院和其他医疗机构的管理人员决定采用何种卫生技术;⑤支持卫生技术公司对技术开发和销售做出评价等。评价应从公正、客观的角度综合考虑各利益相关方的利益,不仅应考虑卫生技术的实施和中间结果,更要考虑长期结果和潜在的负面效应。

四、卫生技术评估报告规范

2001年,INAHTA起草出版《卫生技术评估报告清单》,用于评价一些具体的报告。2003年David Hailey撰写《卫生技术评估的透明性》,提出提高卫生技术评估的有效性和普遍性重点在于提高评估过程的透明性。注意:卫生技术评估报告的规范和细节不同,评价方法的完全标准化不现实。清单一共分为4个部分14条(表47-9)。

表47-9　INAHTA卫生技术评估报告清单

结构	具体条目
预备信息	1. 相关信息提供是否完整 2. 是否将准备卫生技术报告的人等同于作者或其他 3. 是否有关于利益冲突的声明 4. 是否有关于报告已被外部评审过的声明 5. 有无一个简短且能被非技术人员理解的摘要
为什么要进行评估	6. 提供的参考能否解决所涉及的问题 7. 研究问题是否明确 8. 评估的范围是否明确 9. 有无对该技术已有的评估/描述
评估如何执行	10. 采用了哪些信息资源 11. 对数据分析过程是否已有足够信息
评估结果的意义	12. 是否对结果进行评论 13. 是否清晰地阐明结论

第三节　卫生技术评估在医药卫生政策制定中的应用

国际上医保等相关卫生政策制定正逐步走向循证化,利用卫生技术评估(HTA)药品、设备和操作等卫生技术的安全性、有效性、经济性和应用影响等分析,形成决策依据;对新旧医药技术报销范围进行管理;并循证制定有关技术的定价、支付等政策。HTA已成为发达国家和部分发展中国家控制卫生费用增长、提高医疗服务质量的有力工具。本节将介绍国际范围内HTA在医疗保险政策制定方面的应用情况。

一、医疗保险发展对HTA的内在需求

从1895年德国率先建立全民医疗保险制度起,全球大多数国家先后建立了医疗保险体系。随着各国医疗保险制度的不断调整和完善,为全民提供医疗保险覆盖逐渐成为全球发展趋势,也成为很多国家医疗改革的重点内容。

为了应对医疗服务需求的无限增长和有限卫生资源之间的矛盾,几乎所有奉行全民医疗保险制度国家都在实施医疗服务提供优先领域设定(priority setting)或医疗资源的配给(rationing)。前者指卫生决策者、管理者和医生对医疗服务的优先顺序提出的决策意见;后者指在市场缺位环境下政府出面对有限资源进行分配。两种做法殊途同归,目标均旨在提高有限医疗资源的配置效率,故在一些情况下可以互换使用。

优先领域设定和资源配给的基础是评估不同医疗技术、卫生项目或改革措施等,比较其相对效果、成本效果或对公共财政投入的影响,甚至社会领域推广应用的影响分析,包括伦理道德和公平性等方面。

20世纪70年代初技术评估在美国产生,80年代中期开始逐渐被美国、澳大利亚、加拿大、瑞典等发达国家用于医疗卫生领域决策,主要用于医疗保险范围确定和补偿政策制定。目前,不但实施全民医疗保险制度的国家系统地将HTA成果用于医疗保险政策,甚至奉行社会保险和医疗自由市场化的国家也在积极应用HTA。进入21世纪后,中低收入国家纷纷建立HTA机构,支持本国卫生资源有效配置。

多数国家医疗保险部门都是建立或委托独立或半独立的HTA机构完成评估,如NICE和美国国民医疗保险和医疗救助中心(Centers for Medicare and Medicaid Services,CMS),只有少数国家的医疗保险部门自己独立完成所有的评估,如一些欧盟国家的医疗保险制度,像Wellpoint医疗保险。

二、HTA 与医疗保险政策制定

（一）循证确定医疗保险报销范围

1. 科学管理医疗保险报销范围 当前医药技术保险报销范围管理主要通过 4 种方式：①建立不予报销目录（negative list）；②报销目录（positive list）或推荐报销目录（preferred drug list）；③有条件纳入报销（conditional listing）；④撤资决策（disinvestment/delisting）。随着医疗保险决策循证化进程，HTA 被越来越广泛用于保险报销目录的设定，即通过综合临床、经济学和社会伦理等证据，为科学管理报销目录提供决策依据。

（1）不予报销目录（negative list），主要用于确定药品报销范围，即将不纳入医保报销的药品汇总形成清单，清单外所有药品均可报销。

因遴选不予报销药品存在诸多困难，很多国家和地区往往在缺乏循证证据的情况下简单地将某一类药物整体划入不予报销目录，如德国将减肥药划入不予报销范围。德国、英国、韩国、西班牙、俄罗斯、罗马尼亚、我国台湾地区等医保部门曾采取此方式管理药品报销范围，但发现难以帮助医保部门控制过快增长的药品支出，于是上述很多国家和地区转而采用了其他的药品报销范围管理方式，以缩小医保覆盖范围。近年我国部分地区新型农村合作医疗也在尝试建立不予报销目录，尚不清楚其是否循证建立。

（2）报销目录（positive list），即明确列出准许报销的药品或医疗服务，以确定医保报销范围，是多数国家医保部门采用的方式。因报销目录较大，不能完全依靠 HTA 结果设定，一些国家仅评估部分有重大健康影响的药品和医疗服务，根据评估结果决定其是否纳入。

美国一些州的国民医保部门（Medicare）建立了推荐报销药品目录（preferred drug list），即列出具备最佳成本效果的药品，鼓励患者选择和使用这些药品。此举极大地减少了美国各州药品支出。

（3）有条件纳入报销（conditional listing），即对长期效果证据不足的医药技术设定一定条件才给予报销，实现了医保部门和医药生产企业的风险共摊（risk sharing）。

1）CMS 采取措施鼓励医药厂商跟踪收集上市后的数据，不断完善比较效果证据基础，以随时调整药品或服务的定价和报销政策。

2）NHS 通过 NICE 评价相关证据，对 NICE 建议有限应用（limited use）的医药技术，NHS 将与医药厂商进行谈判，探讨纳入报销的条件，且常以此为基础进行议价或要求厂商提供后续效果证据。

（4）撤资决策（disinvestment/delisting），即现有医药技术退出医保报销范围的机制，其基础是对医药技术临床效果、成本效果和社会伦理的综合判断。

英国、澳大利亚、加拿大、西班牙、韩国等国家医保部门目前均利用 HTA 结果进行撤资决策（disinvestment/delisting），将有害、过时、无效或不具备成本效果的现有医药技术从医保报销范围中剔除，并终止支付。

2. 新医药技术的医疗保险准入 新医药技术是造成卫生费用支出迅速增加的重要因素，已成为各国医疗保险部门重点管理内容。卫生监管部门和医疗保险部门虽都需要评估新技术，但目的和评估侧重点不同。①监管部门关注一种新药或其他新技术的质量、安全性和有效性，重点权衡技术对特定人群可能带来的健康收益和风险；②医疗保险部门的评估主要关注相对效果，通过比较 2 种类似医疗技术的临床效果和成本效果，判断相对效果大小。

一种新药即使通过了药品监督部门的安全性和有效性评价，也未必能通过医疗保险部门的相对效果评价。例如进入英国的新药必须：①首先获得欧洲药品管理署（European Medicines Agency，EMA）审批；②还要经英国药品管理局审核；③上市新药能否纳入 NHS 保险范围还需通过 NICE 的成本效果评估，判断其是否满足成本效果阈值（cost-effectiveness threshold）标准。

一般来说，医疗保险部门和医药监管准入部门往往使用类似的基础数据和信息，如药品厂商向澳大利亚药品管理局（Therapeutic Goods Administration，TGA）提交的安全性审批材料和向澳大利亚药品报销顾问委员会提交的临床效果材料类似。有些国家的医疗保险和药监部门甚至会同时开展评估工作，如英国 NICE 一般在新药取得上市许可 6 周内产生新药临床应用指南，即 NICE 在新药获得上市许可之前就已开始指南的准备工作。

研究表明：大多公共和私营医疗保险部门针对新医药技术采取的是截然不同于监管部门的证据分析框架和衡量标准，绝非仅仅增加经济学评价那么简单。如：①医疗保险部门开展的 HTA 效果评价强调改善生活质量；②监管部门评估则看重临床试验客观结果指标；③医疗保险 HTA 往往还看重数据的外推性，故观察性研究和模型分析产生的证据对一些医疗保险部门来说推荐力度不足。

面对不断涌现的新技术，澳大利亚、新西兰、英国和欧洲其他国家都建立了新技术预警机制（horizon scanning），帮助医疗保险部门聚焦一些具有重大影响的新兴医疗技术，及时组织评估，为循证医疗保险决策提供依据。澳大利亚和新西兰联合建立了澳新医疗服务技术预警网络项目，及时发现那些重要但证据不足的临床诊治技术，通知澳大利亚医疗服务顾问委员会（Medical Services Advisory Committee，MSAC），便于其组织相关技术的评估。

一些新医药技术因上市时间短,可能存在证据不足或证据质量较低的情况。为了方便决策者判断证据质量,制定有关政策,国际 HTA 学界掀起了对证据质量评级方法的探讨。2011 年加拿大麦克马斯特大学(McMaster University)牵头建立了国际循证证据评价网络(GRADE),开发了证据评级方法,指明推荐强度,便于决策者参考。美国哈佛大学医学院建立了临床和经济证据研究所(Institute for Clinical and Economic Review,ICER),也开发了一套 ICER 证据二维评级表,从相对健康收益和可信度 2 方面评估证据的质量。

针对证据不足的新技术美国和英国还建立了"先纳入医疗保险再找证据"的处理模式,即利用有条件纳入报销机制(conditional listing),鼓励医药生产厂家开展人群层面临床试验研究,生产高质量证据,以支持后续医疗保险政策制定,同时还可以此为据与厂家议价或提其他优惠条件。

对不符合成本效果要求的新医药技术,医疗保险部门有时难以简单地说"不",原因是患者需求和企业利益往往会给政府造成较大压力,难以真正贯彻成本效果阈值标准。英国 NHS 地方医疗保险管理机构会建立相关机制,允许患者通过家庭医生以个案申请的方式请求 NHS 报销未纳入报销范围的药品和治疗项目。澳大利亚也奉行"治病救人原则"(rule of rescue),对于部分昂贵新医药技术仍然给予补偿。

3. 循证制定支付政策　　HTA 从技术的安全性、有效性、经济性、社会伦理和公平性等多个维度比较不同技术的相对效果,帮助医疗保险部门确定哪些药品或临床诊疗技术对于哪些人群更具成本效果,在此基础上制定支付政策。

不同医疗保险部门组织的 HTA 虽然会使用不同的分析框架、参照技术和证据选择标准,但基本都会开展成本效果分析(cost-effectiveness analysis),判断技术的相对效果(一般用质量调整生命年表示,即 QALY),并核算每个 QALY 的相对成本,即增量成本效果比值(ICER)。由于药品或诊疗技术价格是决定 ICER 的重要因素,一些企业会刻意降价以迎合 ICER 的判断标准。

多数医疗保险部门开展的 HTA 还会利用决策模型开展预算影响分析来判断药品或诊疗技术的医疗保险纳入对于医疗保险支出和公共预算的影响程度。

一些发达国家开展 HTA 的医疗保险部门设定了成本效果阈值(cost-effectiveness threshold)或支付意愿阈值(willingness-to-pay threshold),作为判断干预措施是否具备成本效果的标准。但成本效果阈值本身是一个难以用科学方法测量的模糊概念,主要取决于医疗保险筹资能力和特定国家或人群的支付意愿。

世界卫生组织卫生与宏观经济委员会(Commission on Macroeconomics and Health,WHO)建议将人均 GDP 的 1～3 倍作为国际通用成本效果阈值,如每增加一个 QALY 的成本小于此阈值则有成本效果,反之则无,如 QALY 不足人均 GDP 的一倍,则表明干预措施具有极佳成本效果。

英国 NICE 以 2 万～3 万英镑作为其成本效果阈值,在此基础上向 NHS 提供相关技术的成本效果建议(2011 年英国人均 GDP 为 2.4 万英镑);澳大利亚和德国等国家在医疗保险决策时非常重视相对效果证据,但未公开设定成本效果阈值;美国 CMS 一直拒绝使用成本效果证据作为确定报销目录的基础,未设定成本效果阈值。

因在立法支持下使用明确的成本效果阈值,英国 NICE 掌握了与医疗企业谈判的主动权,往往能帮助 NHS 争取到相对优惠的价格和治疗方案,有效控制了国家卫生支出的增加幅度。美国 CMS 则因为不注重成本效果分析,使医疗保险基金承受着高额支出的压力。

多数中低收入国家医疗保险部门刚刚开始建立 HTA 工作机制,普遍未设定明确的成本效果阈值。2006 年起泰国医疗保险部门率先使用当年人均 GDP 值 10 万泰铢作为医疗保险支付意愿阈值,其人均 GDP 目前已超过 12 万泰铢,但支付意愿阈值尚未更新。

开展完整的 HTA 常耗费巨额资金,一些国家在制定药品医疗保险支付政策(尤其定价政策)时也会采取定参考定价法(reference pricing)。此法简单、操作性强,常用于新药定价和现有药品目录的综合管理。德国、瑞典和荷兰医疗保险部门均主要采取参考价方法制定医疗保险药品目录,但研究和实际均表明:HTA 证据更关注价值,对患者亚组和不同适应证的处理更得当,比参考定价法更有助于医疗保险政策制定。

一些国家制定医疗保险报销政策时还注意到公众参与 HTA 的重要性,即将社会价值引入 HTA,作为相对成本效果的有益补充。英国和加拿大已开展了这方面的活动。英国 NICE 通过建立公民委员会这样的正式机制,组织公民代表讨论一些社会价值判断原则,如临床指南适应证患者的年龄要求等。加拿大卫生决策者也在筹划建立相关工作机制,使公众更好地参与 HTA,以加强 HTA 结果的合法性。

4. 临床行为规范和服务质量改善　　从临床医生角度来看:HTA 可提供最佳临床实践证据,为其提供临床诊疗决策依据,更好地提供医疗服务,满足患者健康需求。从卫生决策者和管理者角度来看:HTA 可用于制定完善临床服务指南,制定质量标准以规范供方行为,消除临床服务的不合理差异,最终改善医疗质量。

英国是发挥 HTA 临床应用最大功效方面的典范。1999 年建立的 NICE 主要负责制定医疗服务和技术应用的指南,帮助 NHS 改善其服务质量,使民众公平地获得优质医疗服务,并协助 NHS 决策者和地方服务购买机构更明智地配置医疗资源。NICE 产出 6 类指南:医药技术评估指南、临床操作指南、公共卫生指南、干预评估指南、医疗技术指南和诊断指南。

不同于日本或其他一些国家临床指南,NICE 指南不仅具备临床参考价值,还具有法定效力,并与 NHS 资金配置计划相连,使指南最大限度地得以推广和应用。

NHS 在 NICE 指南推广应用过程中,采取系统综合的实施手段,综合使用诊治技术规范、实施监管、绩效考核和支付等。自 2009 年起 NHS 要求 NICE 建立了质量结果框架(quality outcome framework,QOF),常规监测临床指南的实施情况,并考核全科医师绩效,根据监测结果对全科医师进行支付。

(二)我国亟待建立卫生技术评估制度

科技创新正成为当下中国发展的核心关键词,作为科技创新的制高点之一,我国医药科技创新正处于加速发展期,卫生与健康领域各种新技术、新产品和新管理模式正不断涌现。保障新技术有序、规范转移转化,扭转当前技术管理的混乱局面,走出新技术"一放就乱、一管就死"的尴尬境地,建立卫生技术评估制度是当务之急,唯此方能确保我国医疗卫生服务符合安全、有效、经济、伦理、公平等要求。

新兴医疗技术在增强医疗服务能力、提高诊疗效率、改善群众健康的同时,也带来了医药费用快速增长及伦理与公平性问题,一些技术甚至还存在安全隐患。这些新兴技术的安全有效性如何、是否值得应用与推广、是否购买得起、是否公平可及,都需要通过科学评估予以回答。

卫生技术评估制度是国际通用的卫生政策决策工具,可实现对医疗技术从研发、转移转化、准入、应用到淘汰的全周期评估,确保"在最适合的地方、最佳时间点、提供最适宜技术"。重点评估医疗技术的安全性、有效性、成本效果、伦理公平性、社会适宜性,减少技术应用的不确定性和风险,促进医务人员对医疗技术的合理使用,支持医疗技术合理定价和医保决策,控制医疗费用不合理增长,及时、高效、公平地满足国民基本健康需求。

从国际经验看,卫生技术评估制度是各国卫生决策体系的"标配"。目前,英国、美国、越南、泰国等欧美和亚洲 50 余个国家已建立了卫生技术评估制度。如业界公认较成熟的英国卫生技术评估体系,由需求方提出评估申请,英国卫生部授权 NICE 组织开展卫生技术评估,并从多达 3000 人的专家库中随机抽取相关领域 25 人对评估报告进行评审与验收,评审结果与推荐意见向社会公开,并由 NHS 采纳。2014 年世界卫生组织也明确提出:卫生技术评估制度对实现人人享有基本医疗服务(UHC)有重要的支撑作用,倡议各成员国建立国家卫生技术评估体系与机制,推动卫生技术评估工作的开展,使其能够系统、全面地支持医药卫生循证决策。

尽快建立卫生技术评估制度也是我国推进健康中国建设,保障医改相关政策落地的有力抓手。我国卫生技术评估工作起步较晚,发展相对滞后,亟需建立完善卫生技术评估制度,且宜早不宜迟。近 20 年我国已探索性地开展了相关研究和应用工作,具有一定的人才和技术储备基础。如国家卫计委卫生发展研究中心与英国 NICE 开展了 8 年的卫生技术评估工作,如国产手术机器人治疗技术评估、质子和重离子放射治疗技术评估、细胞免疫治疗技术评估等。我国已建立由 29 所高等院校和科研院所组成的卫生政策评价与技术评估研究网络,并已开展相关的评估研究工作。

我国 HTA 如何更好地发展以满足医疗保险部门决策者和管理者的需求,是一个需要深入思考的问题。当前亟需加强卫生技术评估的政策引导和顶层设计,尽快探索建立适合我国国情的卫生技术评估制度,发挥技术评估对医药卫生循证决策的重要支撑作用,确保政府部门在决策与监管中"不缺位、不越位",尽快走出当前"应急性评估",及新技术管理"一管就死、一放就乱"的困境,加快推动卫生技术评估体系建设,完善机制措施,为相关工作提供组织领导和经费保障,促进创新技术的转移转化,为全面推动健康中国建设、加快实施创新驱动发展战略及深化医改提供强有力的技术支撑。

第四节　卫生技术评估案例

案例:左心辅助装置(left ventricular assist device,LVAD)治疗终末期心力衰竭。

一、背　景

1967 年 12 月克里斯·巴纳德医生在南非开普敦的格鲁特·舒尔医院开展全球第 1 例心脏移植手术引发了全球关注,巴纳德本人也因此声名显赫。50 多年后的今天,心脏移植手术已在心脏手术中占领一席之地。虽然手术适应证不会无限扩增,但仍须面对供心长期短缺的挑战。

1982 年威廉·约翰·科尔夫植入了一个 Jarvik 7 人造心脏,患者存活了 112 天。但时至今日这一话题仍足以激发人们的想象力。

今天我们已拥有各种类型的设备来支持甚至替代那些衰竭的心脏,且它们中一部分已从纯粹的试验阶段转化为临床应用。尽管目前其适应证还十分有限,但这一现况可以改变。本研究评价的是一个已被认可的适应证:在移植前等候期间的桥接移植,以确定此技术能否最终成为移植的替代措施。

比利时卫生服务研究所（Belgian Health Care Knowledge，KCE）已按要求从卫生经济学的视角进行过讨论。尽管结果并不令人满意，但所有读者都知道这份报告尚不能终结对该话题的辩论。

二、证 据 综 合

（一）用于治疗心力衰竭的辅助装置

1. 什么是心力衰竭？

在心力衰竭患者中，因心脏泵血不足导致器官可获得的氧气和营养物质较少。有些心力衰竭的人还会有呼吸暂停、容易疲劳等症状。此外，体液可能在肺部、腿部和腹部潴留（积液、水肿）。心力衰竭的其他症状还包括干咳，胸闷，手脚冷，睡眠障碍等。心力衰竭通常会同时出现这几个症状，但其强度可能差别很大；有些患者仍可很好地进行日常活动，而其他患者甚至休息时也会遇到严重问题。有时心力衰竭也可能出现急剧恶化的情况。典型的病情是肺水肿。最严重的病例有心源性休克，甚至导致死亡。

2. 心力衰竭的原因是什么？

心力衰竭通常是一个潜伏发展的过程。可能的原因包括心脏病发作（心肌的一部分功能消失，使心脏泵力不足）高血压，心脏瓣膜或心脏肌肉组织紊乱，病毒感染等。

3. 心力衰竭经常发生吗，哪些人易患心力衰竭？

心力衰竭是一种非常常见的疾病。据估计，比利时每年有超过 10 000 名患者被诊断为心力衰竭。包括较小比例的先天性心脏缺陷患者，有些人甚至在年龄很小时其心力衰竭的风险已然上升。一般来说，心力衰竭是与年龄相关的疾病；比利时一半患者＞79 岁（女性 82 例，男性 76 例）。在＞65 岁的人中，心力衰竭是住院和死亡的最常见原因；有一半患者因各种潜在原因不能被治愈而将在 4 年内死亡，甚至在 1 年内就会出现严重症状。因此心力衰竭的预后比许多癌症还要差。

4. 心力衰竭应如何治疗？

若心力衰竭是由可通过手术矫正的心脏瓣膜缺损引起，则可治愈。大多数情况下心力衰竭并无真正有效的治疗方法，但可通过适当措施来减轻症状，包括调整生活方式（饮食和运动）和服用药物（利尿剂，β 受体阻滞剂等）。这些措施很可能减轻心力衰竭引起的症状。对持续出现症状的患者可使用特定的起搏器。只有终末期心力衰竭的患者才有资格接受心脏移植或植入机械泵。

5. 心脏移植：生存和生活质量更好，但捐赠者太少

心脏移植能显著提高患者的生存和生活质量。一半以上的患者可活到术后 10 年。但过去 20 年因供心不足，心脏移植的数量未进一步增加。必须在排队等待移植的人群中仔细挑选受者。能否被选中将取决于手术的紧迫性、供心来源、对预期寿命的影响程度及罹患并发症的风险等因素。

年龄不能作为心脏移植的一个遴选标准，但因老年患者的健康状况普遍较差，心脏移植效果也通常较差，有时还会合并一些其他疾病。故移植通常在＜65 岁患者中进行。并非每个排队等待的患者都能最终获得供心。

比利时目前有 7 个有资质的心脏移植手术中心：安特卫普、布鲁塞尔、鲁汶、根特、阿尔斯特和列日。近年每年进行约 80 例心脏移植（图 47-7）。

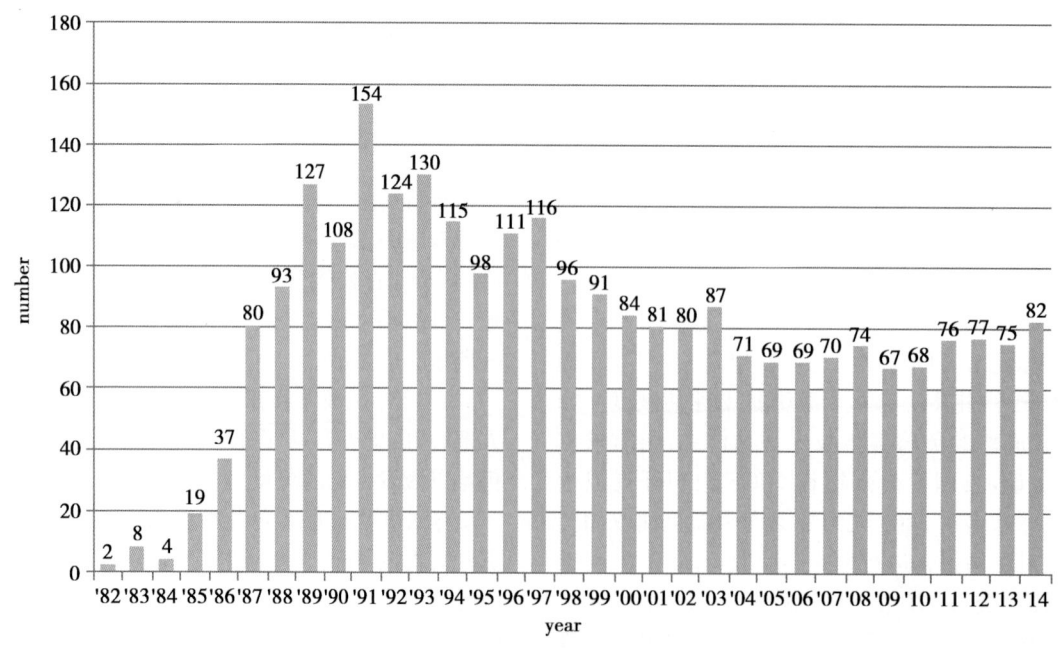

图 47-7　比利时的心脏移植

6. 左心房或左心室辅助装置:机械替代

因供心不足,人造心脏辅助装置的开发受到鼓励。以提供捐赠者心脏的替代方案:可以支持或甚至完全替代不良的心脏功能。左心辅助装置就是这些机械植入中的一种,也是本次卫生技术评估的研究主题。

在心脏辅助装置中,位于胸腔或腹腔上部的一个小泵连接左心室和主动脉,来替代心脏功能。该系统由电力驱动,血泵与一个贯穿体外和腹壁的感应线圈(称为动力传动系统)相连。该动力传动系统与控制器相连,当需要时发出声音和光信号。控制器与可在身体上佩戴的电池相连(图 47-8)。电池必须每 8 小时充电一次,每两年更换一次。

患者必须始终携带所有设备。为确保安全,患者及其家人必须非常熟悉如何对任一报警信号做出反应,如何处理和给电池充电,及驱动器离开身体的地方如何避免感染。为了防止泵周围的血块积聚(这可能导致中风或导致泵栓塞),患者还必须服用抗凝剂。

7. 使用心脏辅助装置:给哪些患者?

对终末期心力衰竭患者而言,问题在于其是否有资格获得供心,若无资格,是否有资格接受心脏辅助装置治疗(即左心房辅助装置)。若他不适合任何一种选择,他将接受最佳药物治疗(OMT)(图 47-9)。若他是有希望的心脏移植手术候选人,即预期在移植名单上等待的期间他可以通过药物治疗生存下去,并在有供心的情况下接受心脏移植手术。

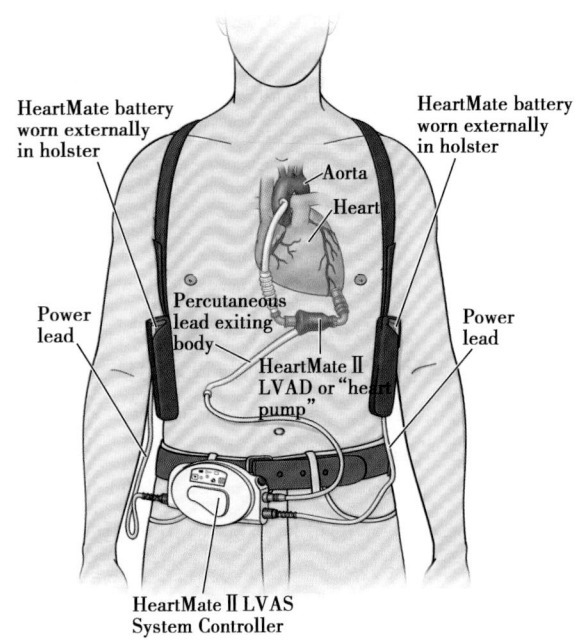

图 47-8 心脏辅助装置演示(Heartmate Ⅱ)

若经评估,心脏移植手术的等候者在等待供心期间无法生存下去,或若在等待期间心力衰竭突然危及生命,则左心房辅助装置可作为桥接治疗植入。他们被称为等待心脏移植的患者(Bridge to Transplant,BTT)。心脏辅助装置最初主要用于这类患者,比利时绝大多数患者仍属于这种类型。

患者也可能突然出现急性终末期心力衰竭,没有

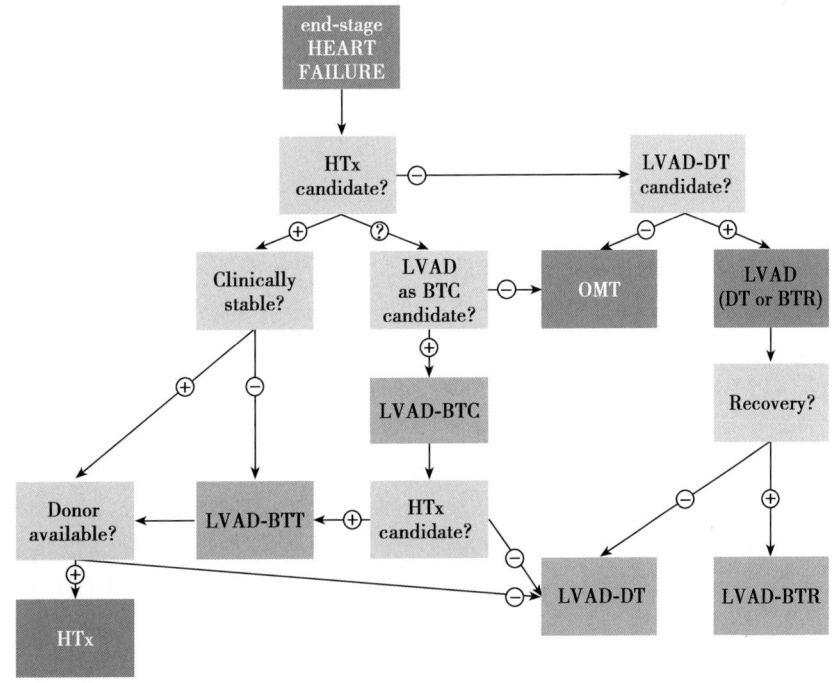

HTx: harttransplantatie.OMT: optimal medical treatment.

图 47-9 LVADs 治疗路径

时间评估他对心脏移植手术的适用性。例如,我们不知道病人是否患有会阻碍心脏移植手术开展的其他疾病,就像很多威胁生命的情况一样,很多时候我们可能没有时间进一步调查。这时问题就变成他作为心脏移植的候选者(Bridge to Candidacy,BTC)是否有资格获得一个左心辅助装置。因此能否有时间来调查他是否是一个符合条件的心脏移植手术候选人就变得尤为重要。

若调查后他似乎适合接受心脏移植手术,他的左心辅助装置会收到BTT标签。若他不适合心脏移植手术,即使他已收到左心房辅助装置被BTC接受的标签,之后仍会给予其终期治疗(Destination Therapy,DT)标签即不适宜进行心脏移植。

一些终末期心力衰竭患者,从一开始就很清楚自己不是心脏移植手术的最佳候选人,但可用左心辅助装置开展终期(DT)治疗。极少数情况下这些患者的心脏随时间慢慢恢复后,可去除左心辅助装置。即:他接受左心辅助装置作为心脏恢复过渡治疗(Bridge to Recovery,BTR)。

在科学文献中这一小组BTR患者及BTC患者被称为心脏移植决策(即不确定是否需要进行心脏移植)(Bridge to Decision,BTD)组。因为几乎所有BTD患者实际上都是BTC患者,所以比利时专家一致同意在本报告中不使用BTD概念。

8. 比利时需求稳步增长　2014年和2015年间的现有数据显示:被植入的83个心脏辅助装置中70个(84%)被用于等待移植的患者BTT,8个(10%)被用于心脏移植候选者BTC,5个(6%)被用于终期治疗者DT。2006～2013年的8年间,接受心脏辅助装置的238名比利时人中,3/4是男性,1/4是女性,平均47岁(图47-10)。

早期的心脏辅助装置主要是模仿心跳的搏动(脉动流左心房辅助装置)。2010年以后,几乎所有患者都接受了更先进的设备。这些设备具有小而快速旋转的转轮,为装置提供连续的血流(连续流左心房辅助装置)。目前最常用的品牌是HeartMate Ⅱ和HeartWare心室辅助装置(HeartWare Ventricular Assist Device,HVAD)。

国家卫生与残疾保险研究所(National Institute for Health and Disability Insurance,RIZIV)每年只向等待移植的患者报销有限数量的心脏辅助装置。根据临床医生的要求,这一数字在1999年到2014年间逐渐增加,从20个升至50个。规定心脏辅助装置必须由7个认可的移植中心中任意一家植入,且患者必须在欧洲国家器官储运组织Eurotransplant的候选名单上。但自2014年7月1日起,那些仍然无法确定是否有资

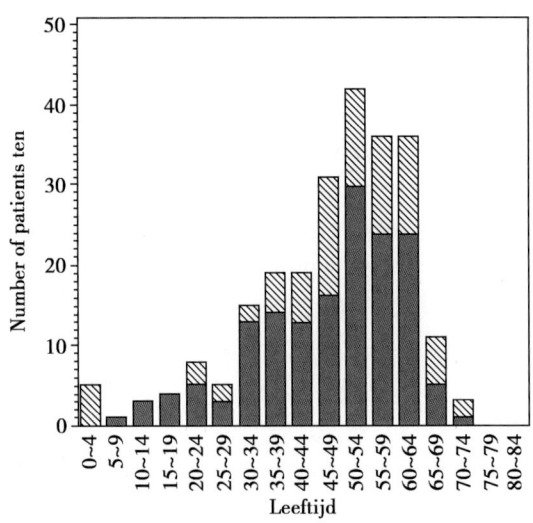

Type LVAD ▨ Continuous-flow ▨ Pulsatile-flow en onbepaald
Source:IMA(2006—2013)

图47-10　年龄分布(n=238)

格进行心脏移植的候选者(BTC患者),也有机会每年报销50个心脏辅助设备。但到目前为止,在比利时的临终治疗患者(DT患者)还是无法报销。

现在,临床医生每年要求报销>50个心脏辅助装置,以便能治疗更多的BTC患者,甚至可以治疗心脏辅助装置的DT患者。因此,RIZIV要求KCE在卫生技术评估框架中调查左心房辅助装置对BTC和DT的临床疗效和成本效果。现有BTT患者的报销不属于本研究的一部分。

9. 方法　检索关于左心辅助装置的安全性、有效性和成本效果证据,系统评价检获文献,分析医疗保险基金的报销数据,并基于当地情况作经济学评价。

(二)心脏辅助装置的临床效果

1. 延长寿命和提高生活质量　植入左心辅助装置的目的是延长寿命和提高生活质量。

尚无可靠的研究直接显示植入最新类型左心房辅助装置(持续流动)的患者比接受最佳药物治疗的患者寿命更长。我们确实发现了1项可靠的研究,比较老年心脏辅助装置的治疗(脉动)与药物治疗;及1项证据较好的研究,比较两种心脏辅助装置研究。但因有额外不确定性,通过这种方式,可以间接地比较左心房辅助装置与最佳治疗方案之间临床结局的不一致性。

我们能够推断出最新型心脏辅助装置大大提高了生存率。1年后,68%患者仍存活,2年后58%的患者仍存活,而最佳药物治疗1年后患者存活率仅28%,两年后为13%。终末期心力衰竭患者平均服药约9～10个月。这些患者若接受心脏辅助装置(如DT)的预期寿命会延长4年(4.82 vs.0.82生命年),或3个质量调

整生命年(3.46 vs.0.44 QALYs)。

上述生存百分比是 2 项 RCT 的结果,其中仅选择了临终治疗的 DT 患者。左心辅助装置之间的存活质量也存在差异,这取决于患者所属的左心房辅助装置类别(图 47-11)。该结果合乎逻辑,因患者间的健康状况存在差异。因此,BTT 患者的生存率最高,因为健康状况良好的患者有资格进行心脏移植。对于 BTC 和 DT 结果更糟,因多为伴有多种疾病的老年患者。

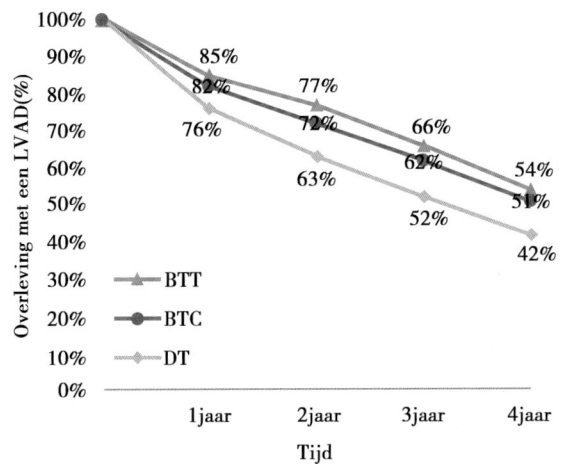

BTC: bridge to candidacy;BTT: bridge to transplant; DT: destination therapy Source: INTERMACS registry,2015 Q2

图 47-11　LVAD 患者的生存情况(按患者类型)

尽管接受左心辅助装置的患者患有并发症,其术后生活质量也显著提高。这已通过一般生活质量的各种调查问卷评估过了,且还针对具有心力衰竭的人群进行了专项评估。评估将生活质量按 0 到 1 的等级表示,其中 0 分表示"死亡",1 表示"完美健康"。一项研究结果显示:正在接受治疗的心力衰竭患者的生活质量为 0.53。在左心房辅助装置患者第一个月后,生活质量达到 0.72 分。但解释该结果时应谨慎,因在基础研究中,>50% 的患者缺乏信息,尤其是那些不太健康的患者。

2. 并发症:特别是出血风险

大量潜在并发症减弱了寿命延长和生活质量的优势。出血经常发生,特别是术后一周内。术后第 30 天,12%~23% 的患者会出现胃肠道出血。8%~11% 的患者在手术后的头两年会发生脑梗死或脑出血。据报道,20%~49% 患者会有局部感染,传染病感染率为 12%~22%,败血症为 20%~36%。5%~25% 的左心辅助装置接受者报告患有残留右心衰竭。有时可能设备出现故障,必须更换,否则病人就会死亡。最严重的并发症是形成泵栓塞。最常见的并发症最终会导致患者死亡,特别是中风(17.4%),剩余右心衰竭(11.3%)和出血(9.3%)。

(三)辅助设备维持标准治疗的成本

左心辅助装置植入中最主要的一项费用是设备本身的成本。目前每个心脏辅助装置要花费 67 106 欧元的医疗保险费用。

根据 2006—2013 年比利时 147 项手术的数据,最新左心房辅助装置的报销主要来自等待移植的 BTT 患者,该群体的平均手术费用约为 46 000 欧元,这还不包括此前发生的费用。最新(2013 年)的一份成本数据显示:由于住院时间较短,这笔费用约 10 万欧元(2013 年平均住院天数是 29 天,而所有年份的平均住院天数是 42 天)。

基于比利时的数据,左心辅助装置植入成功后,病人的平均住院时间约占总时间的 5% 左右。医院一个月的平均费用约为 26 000 欧元。

门诊费用包括药物治疗,物理治疗,门诊检查等。这些费用与设备本身的成本相比要低得多,每月约 1300 欧元。根据我们的卫生经济学模型,病人存活的平均预期寿命为 4.8 年。而左心辅助装置患者的平均总成本约为 26 万欧元,包括设备成本在内。

用药物进行标准治疗的费用包括医疗后续和住院费用。因这些患者的预期寿命有限(9 至 10 个月),总成本要低得多:约 18 000 欧元。但因缺乏比利时某一特定患者群体的资料,以上费用可能被低估。通过敏感性分析可以了解其对结果的潜在影响。

(四)左心辅助装置作为目标疗法

根据 KCE 经济学评价指南,开发了符合比利时国情的卫生经济模型。

与标准治疗方案比较,植入左心辅助装置的平均成本约为 222 000 欧元,平均健康收益为 2.76 个 QALYs(考虑到生存质量,调整质量后的生命年增加)。因为在这样的卫生经济学模型中,各个参数均存在不确定性,因此通过大量不同的模拟可以反映这种不确定性,从而推导出平均值。经过 1000 次模拟,我们终于得出用于 DT 的心脏辅助装置,每获得 1 个质量调整生命年所需的平均额外支出为 82 000 美元(增量成本效果比或 ICER)(图 47-12)。

设备的成本,操作,维护和每月成本相结合,仍相对较高。若额外费用下降 5 万欧元,可使每获得一个质量调整生命年的增量成本效果比降到大约 63 000 欧元(图 47-12)。增量成本效果比如此高,我们也研究了能否通过开发各种情景使得增量成本效果比大幅度下降。为此我们进行了以下假设:生活质量及其他生存数据的显著改善,设备成本或每月成本,或用药物治疗组的成本增加。但在所有上述情况下,增量成本效果比仍然保持相当高的水平,因假设即使不包括左心辅助装置设备的成本,ICAL 平均每增量成本效果比仍将达到 56 000 欧元。

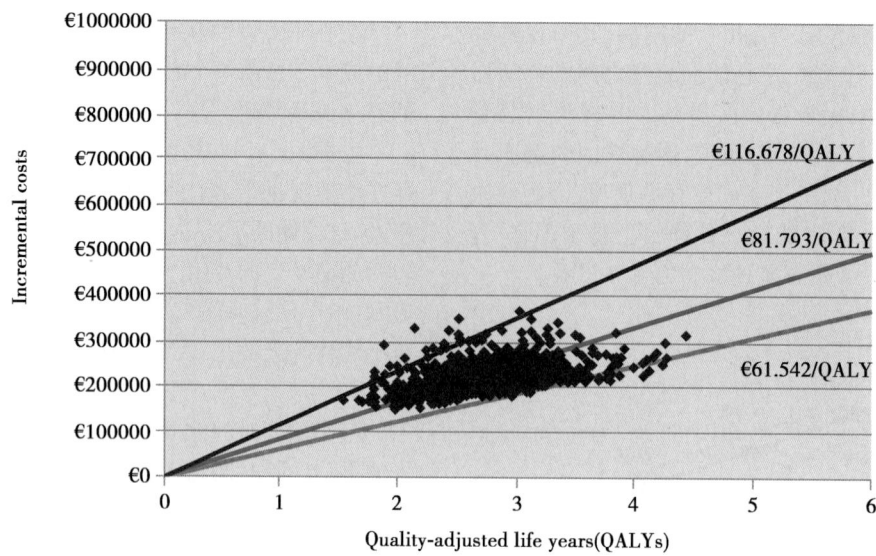

The blue line is the average. The green and red line represent the 2.5-en 97.5-percentiles

图 47-12　成本效果象限图(参考案例分析)

（五）讨论

毫无疑问,心脏辅助装置可以延长终末期心力衰竭患者的生存时间,并提高患者的生活质量。从个体医师和患者的角度来看,若不考虑费用,应考虑甚至推荐心脏辅助装置。

但从社会角度看,左心辅助装置在当今对医疗系统是沉重的经济负担。增量成本效果比表明:与标准治疗方案比较的额外收益相比,其额外费用相对较高。因此,扩大报销左心房辅助装置不能提高有限资源的利用效率。干预措施的系统性报销有可能破坏我们医疗体系的可持续性,长期看不具有成本效果。

心脏移植等待候选人的左心辅助装置如何?要求将年度报销的份额扩大到 50 个心脏辅助装置的另一个原因是更多心脏移植候选者也有资格获得报销。

尚无可靠证据表明心脏辅助装置作为心脏移植候选者的选择具有成本效果。但可以预测:左心辅助装置(BTT,BTC 或 DT)数量增加不会导致供心数量和所有移植数量增加。政府决策者允许左心辅助装置的数量增加存在风险,因为这样做的唯一后果是更多人会(无效地)等待捐赠者的心脏,实际上会有更多(慢性)DT 患者。

如前所述,DT 患者的心脏辅助装置不具有成本效果。从卫生经济学的角度来看,没有理由将左心辅助装置补偿的数量增加到每年 50 个以上。

三、推荐意见

我们向公共卫生部长和 RIZIV-INAMI 的主管机构建议:

与当前最佳治疗方案相比,作为临终患者治疗的心脏辅助装置可以显著改善其预期寿命并提高生活质量。但其增量成本效果比相对较高(每获得 1 个质量调整生命年需花费 82 000 欧元)。故从卫生经济角度,没有理由将左心辅助装置的补偿数量扩大到每年 50 个以上。还需基于以上信息开展对社会和伦理问题的讨论。

（赵琨　隋宾艳）

参 考 文 献

1. 陈洁,于德志,耿庆山. 卫生技术评估. 北京:人民卫生出版社,2013:1-3

2. 金春林,王海银,陈洁. 卫生技术评估方法、应用与发展建议. 中国卫生资源,2014,17(1):1-2

3. 赵琨,隋宾艳,郭武栋,等. 卫生技术评估的国际经验及启示. 中国卫生经济,2012,30(2):87-89

4. National Institute for Clinical Excellence. Guide to the processes of technology appraisal. https://www. nice. org. uk/article/pmg19/chapter/Acknowledgements

5. Pharmaceutical Benefits Advisory Committee. Guidelines for preparing submissions to the Pharmaceutical Benefits Advisory Committee. https://pbac. pbs. gov. au/content/information/printable-files/pbacg-book. pdf

6. 邓可刚. 循证医学证据的检索与利用. 第 2 版. 北京:人民卫生出版社,2007

7. 王家良. 临床流行病学-临床科研设计、测量与评价. 第 3 版. 上海:上海科学技术出版社,2009

8. Goodman Clifford. HTA101: INTRODUCTION TO HEALTH TECHNOLOGY ASSESSMENT. Virginia,2004

9. GertlerPJ, Sebastian M, Premand P, et al. Impact Evaluation in

Practice. The World Bank Publications, 2011:96

10. 赵琨. 农村医疗机构诊治技术优化和补偿机制改革试点研究效果评价方法. 中国卫生经济, 2011, 30(7):9-11

11. Miranda Fricker, Jennifer Hornsby 著, 肖巍, 宋建丽, 马晓丽译. 女性主义哲学指南. 北京大学、剑桥大学联合出版社, 1998

12. Julia Abelson, Mita Giacomini, Pascale Lehoux, et al. Bringing 'the public' into health technology assessment and coverage policy decisions: From principles to practice. Health Policy, 2007, 82(1):37-50

13. Collaboration C. Cochrane Handbook for Systematic Reviews of Intervention. Chichester: The Cochrane Collaboration and John Wilely & Sons Ltd, 2008

14. Karnon J, Goyder E, Tappenden P, et al. A review and critique of modelling in prioritising and designing screening programmes. Health technology Assessment, 2007, 11(52):1-145

15. 刘鹏程, 陈英耀. 卫生技术伦理学评估与卫生决策. 医学与哲学 (A), 2013, 34(23):12-14

第 48 章　临床试验注册

循证决策和知证决策均需基于当前可及的高质量证据。证据来源包括已发表、已完成和正在进行研究的资料。证据的真实性、伦理性、完整性及可及性直接影响循证决策或知证决策的科学性。卫生研究领域中做得最好最活跃的是临床试验。各国药品与食品监督管理局（SFDA）通过注册把关药品、食品、保健食品、化妆品和医疗器械上市的批准。世界卫生组织（WHO）国际临床试验注册平台（WHO International Clinical Trials Registry Platform，WHO ICTRP）则通过对公众开放的注册平台，将上市后的药品、医疗器械等在个体、人群和人体标本上开展的临床试验实行预注册，并成功运行，将临床试验开始、过程、结果及后效评价的全过程便捷、免费置于公众视野，提高了临床试验的透明化，保证了证据的完整性和可及性，成为临床医学领域的里程碑事件，并将对临床医师的循证实践产生深刻而长远的影响。

第一节　临床试验的定义与沿革

一、定　义

临床试验是在设定环境下检验一种新药或新治疗手段的安全性和有效性的结构化、被监控状态的研究（http://www.accordclinical.com/clinical-study/clinical-trials-history）。美国国立卫生研究所（National Institutes of Health，NIH）指出，临床试验是检验医学策略、治疗方法、器械对人体的安全性和有效性的研究。其结果显示医学方法对哪些疾病或人群最有效，为医疗决策生产可及性强的最佳临床试验数据。

Clinicaltrials.gov 定义临床试验：又称干预性研究，受试者据研究者制定的研究计划（方案）接受具体干预措施，如医疗产品（药物或器械）、手术、受试者行为改变（节食）。临床试验的对照措施包括标准治疗方法、安慰剂、其他干预措施或者不干预。处于研究开发阶段的新产品如新药的益处和危害尚不清楚，通过测量受试者的结果指标来验证新产品（干预措施）的安全性和有效性，如给高血压患者服用降压药来测量其血压是否降低。

WHO ICTRP 从注册角度定义临床试验为：前瞻性地将人或人群分配到健康相关的干预措施中去评价其健康相关结果的效果。临床试验又称干预性研究。干预措施包括药物、细胞、生物制品、外科手术，放射治疗方案、器械、护理过程的改变、预防性护理。包括临床 I～IV 期临床试验。

二、特　点

临床试验的本质是研究，必须遵循严格的科学标准以保护患者并产生可靠的研究结果，是漫长和精心设计研究过程中的最后阶段。研究源于科学家在实验室提出新创意并已通过实验（基础研究）来验证。临床试验的根本特征是以人体、人群或人体标本为研究对象，制定严谨科学的研究方案（protocol），通过伦理审查保障受试者的安全性，以持续、规范的管理全程监控试验实施过程确保试验数据的真实性、伦理性、科学性和可靠性，公开透明地发表试验结果，无论阴性或阳性。临床研究成本远高于基础研究，其产生的庞大临床数据可直接指导临床实践；临床试验实施过程涉及临床医师、患者、公司等多方，其潜在的巨大市场价值常导致利益冲突从而使呈现于大众的临床结果有可能歪曲真实数据，最终损害患者的利益甚至危及生命。

三、分　类

按研究者行为分为临床观察性研究（clinical observational study）和干预性研究（interventional study）。①观察性研究指研究者观察研究对象并测量其结果，但不主动管理研究。②干预性研究指研究者给予研究对象某种药物或其他干预措施，测量其临床结果并与对照（未接受治疗措施或接受标准干预措施）进行比较。

NIH 根据研究目的将临床试验分为 5 类：①预防

性研究:探索预防疾病发生或疾病复发的最佳方法,如药物、维生素、疫苗、矿物质或生活方式的改变。②筛选性研究:检测某种疾病或健康状况的最佳方法。③诊断性研究:寻找诊断某种疾病或状况更好的检测方法或程序。④治疗性研究:检测某种实验性治疗、药物新组合、某种外科手术或放射治疗。⑤生活质量研究,又称支持疗法研究:探索提高慢性病患者生活质量的方式。

据研究实施过程中基于数据积累是否允许改变研究设计,将临床试验分为①固定性研究和②适应性研究两类。①固定性研究指在试验设计过程中数据才产生,研究开始后,研究设计不能改变,研究完成后才能评价结果。②适应性研究指基于当前可获得数据设计研究方案,研究实施过程中可根据研究中间结果改变研究方案,如药物剂量、样本量、正在审批的药物、患者的纳入标准等。适应性研究通常采用贝叶斯试验设计评价研究过程。

近年观察性研究中有两种类型研究在临床上应用广泛,即①结果评价研究(outcome research)和②注册登记研究(registration study)。

(一) 结果评价研究(outcome research)

1. 定义　结果评价研究是公共卫生研究领域的一个分支,研究与患者或人群的健康和经济相关的医疗卫生体制结构和过程以获取最终结果。医疗结果评价研究指:聚焦医疗程序和健康相关卫生结果变化的卫生服务研究,也包括医疗服务研究和卫生结果评价。如通过系统评价医疗服务的质量、可及性和有效性,进一步开展卫生技术评估、决策和政策分析。

2. 特征　结果评价研究的宗旨是优化卫生保健结果,鉴定卫生实践中的不足并研究如何制定策略从而改善卫生结果。其研究结果可直接成为立法机构、政府、金融机构、保险者的决策证据,以便他们为当地居民提供恰当水平的卫生服务。其研究对象为特定环境下某类型患者(人群而非个体)。干预措施不仅有医疗措施或新医疗程序,还包括提供特殊卫生服务、拥有某种卫生资源、执行立法机构或金融体系的某种政策或法律法规。其研究结果除传统临床试验中干预措施的有效性和安全性外,还包括成本、时间、可及性、区域可及性及患者的价值观等。因此,结果评价研究常由多学科专家协同完成,包括卫生执业人员、器械厂家、药物公司、医学经济学家、社会学家和公共卫生研究者。患者在结果评价研究中起重要作用。

3. 沿革　847 年塞麦尔维斯(Ignaz Semmelweis)首次研究了产后发热和未进行无菌程序操作的相关性(特别是医生接生之前未将手洗干净),随后用次氯酸钙来降低风险。

19 世纪 50 年代,弗洛伦斯·南丁格尔在克里米亚战争中研究死亡结果:以死亡作为主要结果指标,记录死亡原因,如创伤、感染和其他原因;发现:综合有效的护理、卫生、更好的营养、减少拥挤等干预措施可明显降低伤员死亡率;之后又比较了在家里分娩及在诊所分娩对产妇死亡率的影响。

塞麦尔维斯和南丁格尔上述早期结果评价研究均以连续收集详细统计学资料为特征。

1914 年,波士顿整形外科医生 Ernest Amory Codman 指出:医院只报道治疗患者数量,不报道治疗有效患者例数是不对的(即没有结果);并希望每所医院均应尽可能报道治疗结果的精确数据。

20 世纪初,专业机构和权威医院开始进行标准化的医学记录。在英国,初级保健均执行标准化医学记录。标准化数据记录意味着第一手医学记录可为研究提供中等可靠的数据基础。

第一次世界大战中,为提高战斗伤亡医疗护理效果,医护人员密切关注医疗护理效果推动正畸外科、整形外科、输血、破伤风和坏疽预防方面的重大进展和数据记录的重要进展。第二次世界大战中英国将许多医疗服务集中起来,奠定了 1948 年英国国家医疗服务体系(National Health Service)的基础,集中数据为建立全国和地方数据库奠定了基础并提供了方法思路。

1966 年 Avedis Donabedian 在"医疗质量评价"(Evaluating the Quality of Medical Care)一文中首次用结果"outcome"作为质量评价的要素之一。1971 年 Archie Cochrane 在"效果和效力:健康服务中的随机反映"(Effectiveness and Efficiency: Random Reflections on Health Services)专著中阐述了结果评价研究和循证医学的概念。

1988 年 Paul Ellwood 用结果管理(outcomes management)描述相似患者行替代治疗后临床结果的变化。同年,Carolyn Clancy 和 John Eisenberg 在 Science 上发表论文强调在结果评价中患者的经验、偏好和价值观及卫生服务提供者、管理者、支付者及公众的重要性。

(二) 注册登记研究(registration study)

1. 定义　注册登记研究是结果评价研究中的一种,针对某种疾病、治疗或人群的持续观察性数据积累,是对临床试验的一种重要补充。注册登记研究适用于评价上市后药物、器械在真实世界中的效果;如美国 FDA 批准的食品、药物和化妆品的上市后效果评价或研究超适应证应用器械在真实世界的效果。

2. 特点　注册登记研究的研究对象纳入标准宽泛,样本量大代表性强,干预措施包括监控相关诊疗模式和结果、评价诊疗服务的效果和安全性,发现不同诊疗服务的差异、确定质量改善的靶点；无干预措施，其结果能反映真实世界中患者的实际情况。其研究设计包括队列研究和病例对照研究。研究步骤包括：①入选研究机构（一般指大型医疗中心、代表性）；②数据录入（选择录入的内容）；③高效准确的录入方式；④质量监察（多种监察方式、实时数据监察、确保数据质量可靠）；⑤成果产出（现状、质量评价与改善）。我国最成功的注册登记研究是中国心血管外科注册登记研究，已连续发布中国心脏外科数据报告展示我国心血管外科医疗现状与发展趋势，成功开发中国人冠状动脉旁路移植术风险预测模型（SinoSCORE），通过同行监督提高了冠状动脉旁路移植术的医疗质量，我国2004—2013年冠状动脉旁路移植术死亡率和并发症发生率持续下降。

四、分　期

新药临床试验通常分为5期。每期均是一个独立临床试验。每期临床试验目的各异，见表48-1。美国NIH则将临床试验分为4期，未包括表48-1中的0期。

五、沿　革

（一）临床试验的雏形

公元前605—前562年，尼布甲尼撒二世（King Nebuchadnezzar II）皇家血统孩子3年内只吃肉和酒。丹尼尔（Daniel）和其他3名孩子只吃面包和水。结果发现吃面包和水的小孩比吃肉和酒的孩子更健康、更有活力。

1537年，文艺复兴时代外科医生Ambroise Pare无意识中做了一个临床试验：将煮沸的油作为标准治疗即对照，将蛋黄、松节油和玫瑰油混合治疗作为干预治疗，结果发现：行干预治疗患者的伤口恢复效果优于标准治疗。在此之前的临床试验均未设置对照。如Lady Mary Wortley Montagu给7位判死刑者注射天花疫苗，虽然接受天花疫苗注射的患者生存且未再感染天花，但因未设置对照无法证实患者未再感染天花是接种天花疫苗的效果。

（二）临床试验的现代模式

1747年James Lind以一群坏血病船员患者为研究对象，开展了第一个正确的对照试验，研究饮食调节对患者临床结果的影响。对照组饮用苹果酒和醋，试验组饮用柠檬汁。结果发现试验组患者6天之内恢复了健康（1753年发表）。

1750年起，临床试验进入现代模式。John Haygarth在 *Perkin's tractors* 研究中描述了安慰剂效应。

1863年，安慰剂首次在临床试验中使用。

1884年，在伦敦Guy's Hospital工作的Frederick Akbar Mahomed进一步推动了临床试验的发展。他创立了英国医学会的研究数据收集机构，从医院外从业的医生那里收集数据，将慢性肾炎和继发性高血压区分开，成为现代临床试验协作的先驱。

18世纪20年代，农业专家SirRonald A. Fisher制定正确的实验设计方法，和原则（Principles of experimental design），包括随机、可重复性、分层、析因。1930年，英国医学研究会正式确认临床试验的重要性。

1887—1982年，英国医学研究理事会（the UK Medical Research Council，MRC）结核研究所Sir Geoffrey Marshall实施了第一个随机治疗性研究，以检验化学链霉素治疗肺结核的效果。这是全球第一个随机、双盲、安慰剂对照研究。

表48-1　临床试验分期

分期	目的	备注
0期	人体药效和药物（代谢）动力学	首次在小样本人群（10～15例）中测试新生物医疗措施的安全性（如测试安全剂量范围并鉴定副作用）
1期	安全性筛选	在小样本（20～80例）人群中评价药物的安全剂量范围，并发现副作用。药物的副作用可能是subtle或长效，或只是在少数人中发生，因此1期试验不可能发现所有的副作用
2期	通常采用安慰剂对照来获取药物的有效性	在较大样本（100～300例）进一步评价药物的有效性和安全性。逐渐增加的测试样本可以鉴定稀有副作用
3期	最终鉴定有效性和安全性	在大样本人群（1000～3000）中测定效力，评价有效性，监测副作用，收集所有信息以保证药物安全使用
4期	上市后安全性评价	上市后研究描述了其他信息，如治疗风险、获益和最佳使用。因此，药物在医疗中使用的有效期内，研究均在进行中。尤其是FDA加速批准的项目

1923 年，随机引入临床试验中。随机指将参与者随机分配到某种治疗方案中,对照组为安慰剂,试验组为新药。20 世纪,盲法运用于临床试验。

1937 年 Austin Bradford Hill 将统计学运用于链球菌的临床试验,进一步发展了临床试验的方法学。

1944 年,多中心临床试验引入,即按同一研究方案(protocol)在不同地点开展以获取更佳的统计学数据。

1947 年,纽伦保法典(The Nuremberg Code)公布了在临床试验中保护受试者的 10 个条款。

1948 年,随机对照试验的鼻祖 Austin Bradford Hill 开展第一项随机对照试验:评价链霉素对肺结核的疗效:首次采用随机分组:卧床＋链霉素组(55 例),卧床组 55 例。首次提出评价指标客观简单及双盲评价结果。

1963 年,临床实践规范(guideline of clinical practice,GCP)在美国受到广泛重视。

1964 年,赫尔辛基宣言(The Declaration of Helsinki)制定在临床试验中医生和保护受试者的伦理守则。

1979 年《贝尔蒙报告》出炉,人体研究的伦理原则,医疗与医学研究的界限,尊重、有益、公平的原则及应用。建立伦理审查制度,保护弱势群体的利益,欧盟实施 GCP 指导性意见。

1988 年,美国药品与食品监督管理局(FDA)在新药的治疗与批准上要求提供更多的审核责任。

1990 年,国际协调化会议组(The International Conference on Harmonization,ICH)成立,以消除在药物发展需求方面 3 个国际药物市场(欧洲、日本和美国)的差距。ICH 致力于提高新药研发的效率及其对患者和公众的可及性。

2000 年,通用技术文件(a common technical document,CTD)在欧洲、日本和美国作为一种标准技术,以推进临床试验中数据收集和各自的管理。

第二节　临床试验注册

一、注　　册

牛津医学字典中定义注册(registration)为将某种信息在注册库中登记。医学领域里最早的注册是 1843 年 5 月英国注册办公室 William Farr 在 Prov Med J Retrosp Med Sc 发表"死亡注册"的建议,提出在全国范围内正确记录致命性疾病的病程和死亡原因,以方便医生进行科学研究和交流。同年 9 月,Bree CR 在 Prov Med J Retrosp Med Sc 发表"死亡注册计划"。之后出生注册、婚姻注册等公共信息注册的发展丰富了

注册的内涵。注册不但可以提供身份证明及健康信息档案,因注册信息准确全面,提倡注册信息透明化并对公众开放,还可为立法和政策及医疗决策提供科学证据,并保障信息安全。

二、临床试验注册

(一) 定义

临床试验注册是指将临床试验的设计、实施、监管和研究结果的相关信息在国际认可的注册中心中公开,任何人均可免费获取卫生研究的相关信息,实现卫生研究设计、实施过程和结果的透明化,并可溯源。

(二) 意义

1. 伦理意义

(1) 临床试验透明化是履行对公众的伦理义务:临床试验结果用于个体或群体将会产生一定影响。因此卫生研究是公众事件,公众有权了解研究过程并获取试验所有信息以权衡其研究结果所产生的利弊。公众同意参与卫生研究实际上是在为提高人类健康水平作贡献。潜在受试者、医务工作者、研究者、机构审查委员会/独立伦理委员会、研究资助者都有权获取研究从开始至结束的所有真实信息,以便在与健康相关的生活与工作中基于证据科学决策。因此,若不能确保研究方法的科学性、研究结果的真实性并将研究结果公之于众就违背了伦理原则。同时,公开所有已启动研究的无偏倚信息也有利于全球共享知识,符合公众利益。

(2) 提高公众对临床试验的信任和信心:决策者、研究者和公众主要通过已发表文献获取卫生研究信息。大量事实表明发表偏倚误导决策,甚至引起极大错误。由于基金资助者或研究者隐瞒阴性试验结果而伤害人类的事件不断发生,大大降低了公众对卫生研究的信任和信心。卫生研究透明化充分体现了公众对卫生研究信息的知情权和监督权,利于提高卫生研究的公信度。

2. 科学意义　临床试验透明化利于公众获取研究方案信息(经伦理委员会/伦理审查委员会批准)和研究结果,将有助于:①尽量减少由于重复已验证过的干预措施所造成的风险和潜在危害;②公开既往临床试验的经验可推动未来研究发展;③识别并避免不必要的重复性研究和文献发表;④识别并避免选择性报告研究结果(报告偏倚);⑤便于比较伦理学认可的原始研究方案和研究的实际实施情况;⑥通过提供正在进行研究的信息来加强研究者之间的合作;⑦唯一注册号也可帮助研究者追踪系统评价或卫生研究的应用情况及其产生的影响;⑧有助于全球研究者获取有关健康或疾病准确而无重复的数据;⑨利于发现并控制研

究设计偏倚,保证证据的完整性,保证普通文献收藏机构不遗漏任何试验结果等,利于鉴定和避免发表偏倚。

不同人群受益于临床试验注册的总结见表 48-2;临床试验结果作为临床试验注册的重要组成部分,也让诸多人群受益,见表 48-3。

表 48-2　不同群体的临床注册目的

注册目的	受益群体
对受试者及研究机构履行伦理责任	患者、社会大众、研究机构
向潜在受试者及查阅资料的医生提供信息	患者、医生
减少发表偏倚	医学文献使用者
帮助编辑和其他人理解研究结果的来龙去脉	杂志编辑、医学文献使用者
推动研究基金的高效配置	授权机构、研究机构
帮助伦理审查委员会(IRBs)决定一项研究的适宜性	伦理审查委员会、伦理学家

表 48-3　不同群体使用结果数据库的目的

使用结果数据库的目的	受益群体
以标准化表格的形式向公众提供基本试验结果	研究人员、杂志编辑、伦理审查委员会、伦理学家
推动实现对受试者的伦理责任及研究结果对医学事业的贡献	患者、社会大众、研究机构
减少出版和结果发表偏倚	医学文献使用者
促进研究文献的系统回顾和其他分析	研究者、政策制定者

(三) 发展沿革

1976 年,NIH 癌症研究所首先对全球的癌症临床试验进行注册,是全球真正意义上的公共临床试验注册中心。

1997 年,美国通过立法将临床试验注册纳入 FDA 管理。

2004 年 9 月,国际医学杂志编辑委员会(International Committee of Medical Journal Editors,ICMJE)召开关于临床试验注册的第 1 次正式会议并发表宣言,宣布从 2005 年 7 月 1 日起,ICMJE 成员杂志只发表已在公共临床试验注册中心注册的临床试验结果,对此前已开始招募受试者的试验,延迟至 2005 年 9 月 13 日。

2004 年 10 月,WHO 组织了一些官方研究机构、药物公司代表、杂志编辑,研究者和著名专家在美国纽约洛克菲勒基金会召开会议,探讨与临床试验注册有关的共同问题。会后各方达成共识并发表了《纽约宣言》(New York Statement-General Consensus of Stakeholders)。该宣言共识 WHO 应牵头制定正规程序以引领全球实行统一的临床试验注册体系。

2004 年 10 月,由 8 位国际知名的临床试验方法学家、统计学家、研究者发起成立关于临床试验注册的渥太华工作组(Ottawa Group),在加拿大卫生研究院支持下,邀请了 Cochrane 协作网成员单位、用户、杂志编辑、政策制定者及企业代表,于第 12 届国际 Cochrane 协作网渥太华年会期间举行工作会议,讨论临床试验注册事宜。会后发表了《渥太华宣言》(Ottawa Statement on Trail Registration),旨在建立国际公认的临床试验注册原则。中国 Cochrane 中心代表参会并签署了《渥太华宣言》。之后,中国 Cochrane 中心和其他一些国家 Cochrane 中心启动建立各国临床试验注册中心。

2004 年 11 月 16～20 日,在墨西哥城举行关于卫生研究的各国卫生部长峰会,会后发表的《墨西哥宣言》(Mexico Statement on Health Research)明确建议,由 WHO 牵头建立国际临床试验注册平台(International Clinical Trials Registry Platform,ICTRP)。该建议于 2005 年 1 月提交给第 115 届 WHO 执行局会议(WHO Executive Board),同年 5 月提交给第 58 届世界卫生决策会议(World Health Assembly)讨论。

2005 年 8 月 1 日,WHO 国际注册平台秘书组成立,于 2006 年 5 月正式启动建立 ICTRP,并发表 WHO ICTRP 的宗旨——保证将研究信息完整地纳入医疗卫生决策,提高研究透明度,最终提高科学证据的真实性和价值。

2007 年 5 月,澳大利亚新西兰临床试验注册中心(Australia-New Zealand Clinical Trial Registry,ANCTR)、美国 Clinical Trial. gov 和设在英国的国际标准随机对照试验统一注册号(International Standard Randomisation Controlled Trial Number,ISRCTN)3 个临床试验注册中心被认证为首批 ICTRP 一级注册中心。同年 7 月 25 日,中国临床试验注册中心(Chinese Clinical Trial Registry,ChiCTR)和印度临床试验注册中心(India Clinical Trial Registry,InCTR)被认证为第二批 ICTRP 一级注册中心。到 2008 年 12 月,荷兰、斯里兰卡、德国、伊朗、日本等国的临床试验注册中心又相继被认证为 WHO ICTRP 一级注册中心。

2008 年 10 月,《赫尔辛基宣言》2008 版第 19 条称

"每个临床试验必须于纳入第 1 例试验参与者前在供公众使用的公共注册中心注册",使临床试验注册成为医学研究伦理学国际公约的重要规定。

2008 年 11 月,在马里巴马科举行的全球卫生研究部长论坛上发表的卫生研究行动宣言呼吁各国政府研发、建立和实施为确保研究过程公平、负责和透明的标准、规章及规范,包括伦理审核和实施,产品研发和生产,病人护理质量和安全,临床试验注册和结果报告,公开公正地获取试验数据、方法和信息。这使临床试验透明化成为各国政府行动。

2009 年 4 月,ICTRP 检索平台 3.1 版正式发布,数据提供者的注册号可直接链到 WHO ICTRP 检索平台中。

2010 年 5 月,WHO ICTRP 手机客户端 APP 正式投入使用。

2011 年 6 月,英国国家医疗服务体系(the United Kingdom's National Health Service(NHS)成为第一个使用 WHO ICTRP 网页展示临床试验结果的合作者。

2012 年 3 月,EU Clinical Trials Register(EUCTR)成为 WHO ICTRP 数据提供者。

2013 年 12 月,加拿大政府修改了药品与食品法律(Vanessa's Law-Bill C-17),要求批准的药物试验阴性和阳性结果均应发表于公开的临床试验注册中心。

2014 年 6 月,欧洲医学机构(European Medicines Agency,EMA)主管的欧洲临床试验数据库 European Clinical Trials Database(EudraCT)强制性要求主办者发表临床试验结果。

2015 年 11 月,WHO ICTRP 成员注册中心在日内瓦召开会议探讨如何提高临床试验注册的依从性和质量,临床试验结果发表,如何使用及共享 WHO ICTRP 的数据。

2015 年 12 月,国际医学编辑委员会(ICMJE)鼓励临床试验结果发表,并宣布在注册中心发表的 500 字以内结构式摘要或表格不是提前发表。

2017 年 1 月,ICMJE 直接将临床试验注册纳入临床试验发表体系中第一个重要环节。

第三节　如何注册临床试验

一、临床试验注册平台——WHO ICTRP 及 ICMJE

WHO 注册网络(WHO Registry Network)由一级注册中心(primary registry)、成员注册中心(partner registry)、WHO ICTRP 一级注册中心或与 WHO ICTRP 一起工作可能成为一级注册中心的注册中心构成。一级注册中心和成员注册中心均向 WHO 中央数据库(WHO Central Repository)输送数据。WHO ICTRP 的检索入口直接与中央数据库连接,并与一级注册中心链接,查询临床试验的所有信息(图 48-1)。WHO ICTPR 只在一些重要或有代表性的国家设置数量有限的一级注册中心。

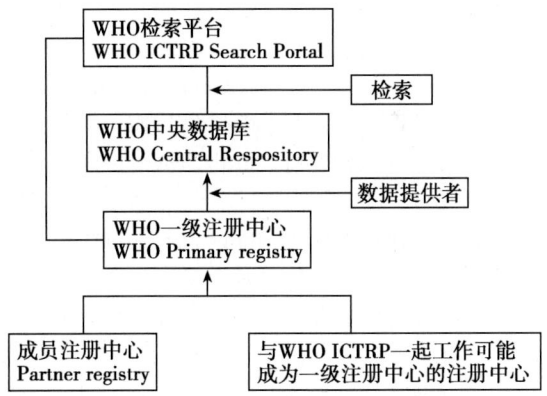

图 48-1　WHO ICTRP 的组织构架[引自 WHO ICTPR]

从 WHO ICTRP 检索平台(http://apps.who.int/trialsearch/)或一级注册中心均可检索到临床试验注册信息。但在检索平台上无法注册临床试验,在 WHO ICTRP 或 ICMJE 认可的一级注册中心网站上均可注册临床试验。至 2017 年 1 月,WHO ICTRP 正式批准认可的一级注册中心有 15 个,ICMJE 认可 1 个,注册中心名称及网址见表 48-4。

表 48-4　WHO ICTRP 一级注册中心及 ICJME 认可注册中心简介

编号	注册中心名称	网址	成立年份	注册试验数	语言	是否提交研究结果	支撑单位或部门	是否收费
1	Clinicaltrial.gov	https://clinicaltrials.gov/	2000	236 329	英文	是	NIH,美国卫生与人类服务部	否
2	ISRCTN.org	www.isrctn.org	2000	15 450	英文	是	英国卫生部、医学研究会、惠康基金会	否
3	欧洲临床试验注册中心	https://www.clinicaltrialsregister.eu	2004	29 678	英文	是	EMA	否

续表

编号	注册中心名称	网址	成立年份	注册试验数	语言	是否提交研究结果	支撑单位或部门	是否收费
4	荷兰国家试验注册中心	http://www.trialregister.nl/trialreg/inde-x.asp	2004	5937	英文	否	荷兰Cochrane中心	否
5	澳大利亚-新西兰临床试验注册中心	www.anzctr.org.au	2005	19 275	英文	是	澳大利亚国立卫生医学研究会	否
6	斯里兰卡临床试验注册中心	www.slctr.lk	2006	—	英文	否	斯里兰卡医学会和斯里兰卡医学杂志	是
7	中国临床试验注册中心	www.chictr.org.cn	2007	10 148	中文、英文	否	中循证医学中心	否
8	印度临床试验注册中心	http://ctri.nic.in/Clinicaltrials/login.php	2007	7809	英文	否	印度医学研究会国家医学统计研究所	否
9	古巴临床试验注册中心	http://registroclinico.sld.cu/en/home	2007	—	西班牙文和英文	否	古巴国家临床试验协调中心,卫生部科技司	否
10	德国临床试验注册中心	https://drks-neu.uniklinik-freiburg.de/drks_web/	2008	5473	德文和英文	否	德国联邦科教部	
11	伊朗临床试验注册中心	http://www.irct.ir/	2008	12 653	波斯文和英语	否	伊朗医科大学	
12	日本一级注册网	http://rctportal.niph.go.jp/en	2008	28 024	日文和英文	否	国立保健医疗科学院	
13	泰国临床试验注册中心	http://www.clinicaltrials.in.th/	2009	1074	泰文和英文	否	泰国生命科学研究中心	
14	泛非洲临床试验注册中心	http://www.pactr.org/	2009	220	英文	否	EDCTP,SACC,Cochrane感染性疾病组	
15	巴西临床试验注册中心	http://www.ensaiosclinicos.gov.br/	2010	3523	英文、葡萄牙文、西班牙文	否	卫生部	
16	韩国临床试验服务平台	http://cris.nih.go.kr/cris/en/use_guide/cris_introduce.jsp	2010	2195	韩语和英文	否	韩国疾病预防与控制中心	
17	WHO注册网(The WHO Registry Network)	http://www.who.int/ictrp/network/en/	2007	—		—		

注:数据检索日期为2017-02-08;EMA:欧洲医学机构(European Medicines Agency);EDCTP:欧洲和发展中国家临床试验合作(European and Developing Countries Clinical Trials Partnership);SACC:南非Cochrane中心(The South African Cochrane Centre)

二、各临床试验注册中心的注册范围

WHO ICTRP一级注册中心及ICMJE认可的中心均在WHO ICTRP统一领导下推进临床试验注册,但各注册中心的注册范围、注册方式由于历史原因略有差异,见表48-5。多数WHO注册网一级注册中心的注册范围均包括干预性研究,一些注册中心也尝试将注册范围扩展到观察性研究和临床试验之前的药物和器械实验(基础研究)。Clinicaltrials.gov要求注册的观察性研究包括队列研究、病例对照研究、病例交叉研究、生态或社区研究、以家庭为单位的研究和其他描述性研究。

表 48-5 WHO 注册网一级注册中心注册范围

编号	注册中心名称	临床试验注册范围	区域范围	注册方式	提交研究方案	结果提交时间
1	Clinicaltrial. gov	观察性研究和干预研究,美国 NIH 和国立癌症研究所(NIC)资助的临床试验必须注册	全球	预注册	是	研究完成后 12 个月内
2	ISRCTN. org	提议、正在进行或已完成卫生保健的所有类型研究	全球	预注册和后注册	否	是
3	欧洲临床试验注册中心	干预性研究,EU 或 EEA 之外的儿童调查研究计划内的研究、EU 市场批准的儿童药物的临床试验,不包括外科、器械、心理干预、	欧盟、或欧洲经济区	预注册和后注册	是	研究完成后 24 个月内
4	荷兰国家试验注册中心	干预性研究和观察性研究		预注册和后注册	不清楚	否
5	澳大利亚-新西兰临床试验注册中心	药品、外科手术、预防措施、生活方式、器械、康复和治疗策略	全球	预注册和后注册		是
6	斯里兰卡临床试验注册中心	干预性研究,不接受观察性研究	全球	预注册,拒绝后注册		否
7	中国临床试验注册中心	干预性研究和观察性研究		预注册和后注册	是	是
8	印度临床试验注册中心	干预性研究,干预措施包括药物、外科手术、预防措施、生活方式改变、器械、行为治疗教育		预注册和后注册	是	否,正在和 WHOIC TPR 讨论
9	古巴临床试验注册中心	干预性研究	全球	未特别说明	未特别说明	否
10	德国临床试验注册中心	干预性研究和观察性研究	德国及其他国家	预注册和后注册	是	是
11	伊朗临床试验注册中心	干预性研究	伊朗	未特别说明	未特别说明	否
12	日本一级注册网	未特别说明	日本	未特别说明	未特别说明	否
13	泰国临床试验注册中心	不清楚		预注册和后注册	未特别说明	否
14	泛非洲临床试验注册中心	干预性随机对照试验和对照试验,不注册观察性研究	非洲	预注册	不清楚	否
15	巴西临床试验注册中心	干预性研究和观察性研究	巴西	未特别说明	未特别说明	否
16	韩国临床试验服务平台	干预性研究和观察性研究	韩国	未特别说明	未特别说明	否

三、提交和发表试验结果

促进临床试验结果发表是临床试验注册的宗旨，如何及时准确地发表临床试验结果是临床试验注册急待解决的问题。在临床试验注册中心中发表研究结果只是杂志发表的补充，并非替代杂志发表。研究者将临床试验结果以表格形式提交给注册中心，不需讨论和结论，数据是总结性数据，不提交单个患者的数据。英国临床试验注册中心、clinicaltrials. gov、欧洲临床试验注册中心和澳大利亚-新西兰临床试验注册中心均要求临床试验完成后 1 年内必须提交试验结果。

2007 年美国提出了食品药品监督管理局修正案（FDAAA）于 2008 年 9 月公布。FDAAA801 要求的基本结果信息包括：①研究对象流程；②基线特征；③观察指标和数据分析；④阴性事件。

研究对象流程：用表格分别描述每组研究对象每一阶段情况，包括研究开始、完成和退出的例数。研究阶段由预先安排好的干预措施顺序划分。

示例 1（clinicaltrials. gov，NCT01178268），见表 48-6。

表 48-6　研究对象流程：总的研究

	依维莫司洗脱冠脉支架系统	雷帕霉素支架＋SECSS
开始	367	121
完成	360	120
未完成	7	1

基线特征：在试验开始时分别收集每组研究对象的数据，汇总并用表格描述。具体内容包括人口统计学数据，如年龄、性别等，还包括研究相关的特异性指标，如收缩压和早期的抗抑郁治疗。

示例 2（clinicaltrials. gov，NCT01178268）见表 48-7。

表 48-7　基线特征

	依维莫司洗脱冠脉支架系统	雷帕霉素支架＋SECSS	合计
纳入总例数（例）	367	121	488
年龄（均数（标准差）	58.60 (10.65)	58.74 (9.12)	58.64 (10.28)
年龄段（例）			
≥ 65 岁	95	33	128
＜ 65 岁	272	88	360
性别（例）			
女	95	40	135
男	272	81	353
种族（例）			
汉	367	121	488
募集地点			
中国	367	121	488

观察指标和数据分析：用表格汇总每组观察指标的值，包括预先制作好的主要结果表和次要结果表或其他制作好的结果表和事后结果表；对结果进行适当的数据分析。

示例 3（clinicaltrials. gov，NCT01178268）见表 48-8、表 48-9。

表 48-8　结局指标 1：远期支架移位，时间≥13 个月

结局指标类型	主要指标
指标名称	远期支架移位
指标描述	血管造影终点指标
时间点	≥13 个月

表 48-9　结局指标值

	依维莫司洗脱冠脉支架系统	雷帕霉素支架＋SECSS
纳入分析例数（例）	279	98
分析单位（损伤）	279	98
远期支架移位（mm）	0.19(0.28)	0.21(0.28)

阴性事件：用表格描述所有预料之内和预料之外的严重阴性事件及预料之内和之外的其他超过特定常用阈值的阴性事件，描述每组每一项严重的阴性事件或其他阴性事件，记录阴性事件内容、影响的器官系统、处于危险中的研究对象数量及受影响的研究对象数量。

2016 年 9 月《临床试验注册和结果信息提交的最终规则》（42 CFR Part 11）发布，2017 年 1 月开始生效。该规则扩展了结果数据库的范围，要求未获批准的产品应提交结果信息，概括性的试验结果应提交其他信息作为补充。

注册中心的工作人员将结果发布到网站前必须审阅提交的结果，以保证研究者提交的信息意义明确且有用。通常注册中心无法保证研究者提交数据的科学性和准确性。数据提交者必须对自已提交信息的准确性和完整性担负全部责任。

第四节　临床试验注册的质量控制

一、政策与法规提高临床试验注册的依从性

强制性的政策与法规对提高临床试验注册数量、质量、促进临床试验结果的公众可及性，真正提高临床试验的透明度起决定性作用。ClinicalTrials. gov、澳大利亚-新西兰注册中心、ISRCTN. org 等均得到所在国家和地区政府机关和相关主管部门的政策与法规支持，促进了临床试验注册信息向公众开放的广度和深度。关于临床试验注册的主要法律、法规和政策见表 48-10。

表 48-10 临床试验注册相关的法律、法规及政策

序号	名称	类型	干预类型	注册范围	结果提交范围
1	食品药品管理局修正案 801 款（FDAAA 801）	美国联邦法律，2007 年颁布	药品、生物制剂、医疗设备	食品药品管理局（FDA）控制的临床研究-管制药品、生物制剂或医疗设备,除 1 期研究（药品/生物制剂）或小可行性研究	与注册范围一致,FDA 资助的药品、生物制剂或医疗设备的干预性试验除外
2	2013 年世界医学会赫尔辛基宣言-以人类为对象的医学研究的伦理性条例	国际政策,1964 年首先被世界医学会（WMA）全体会议接受；2013 年最新修订	全部（包括药品、生物制剂、医疗设备、外科手术和行为疗法）	"所有包括人类试验对象的研究必须在募集受试者之前在公共可进入的数据库中注册"（35 段）	"研究者有责任公开他们以人为研究对象的试验结果……阴性结果和不确定结果应和阳性结果一起发表或向公众公开"（36 段）
3	临床试验指令 2001/20/EC,第 11 条（及相关法规和指南）	欧盟 2001 年通过的指令	药品和生物制剂	Ⅱ～Ⅳ期成人临床试验和Ⅰ～Ⅳ期儿科临床试验	与注册范围一致（包括未进行市场准入申请的产品）
4	WHO 国际临床试验注册平台	国际政策。在 2006 年由世界卫生组织（WHO）创立	全部（包括药品、生物制剂、医疗设备、外科手术和行为疗法）	"所有干预性试验进行注册是一项科学性、伦理性以及道德性的责任"	2015 年 WHO 关于公开临床试验结果的声明强调了"提交所有临床试验的结果（包括之前进行的未提交结果的试验）是一项势在必行的伦理学任务"
5	ICMJE 政策	出版政策。于 2004 年由国际医学杂志编辑委员会制定	全部（包括药品、生物制剂、医疗设备、外科手术和行为疗法）	所有干预性研究,包括 1 期研究；定义了"可接受注册"的标准	N/A
6	食品药品管理局现代化法案 113 款	美国联邦法律。1997 年发布	药品和生物制剂	FDA 管理的新药（治疗严重或危及生命的疾病）有效性研究	N/A

Clinicaltrials. gov 临床试验注册的法律、法规及政策的制定、实施均较早,对其他起步较晚的国家或地区有重要借鉴意义。

1997 年议会通过《美国食品药品管理局现代化法案》（FDAMA）要求实行临床试验注册。

2000 年美国国立卫生研究院（NIH）建立 ClinicalTrials. gov 网站。

2000—2004 年美国食品药品管理局（FDA）发表行业文件指南。

2004 年 ClinicalTrials. gov 获得美国政府创新奖章。

2005 年国际医学杂志编辑委员会（ICMJE）要求临床试验进行注册后才能在其成员期刊上发表。

2005 年美国缅因州通过了临床研究注册的法律

（2011 年废止）。

2006 年世界卫生组织（WHO）制订了临床试验注册的政策。

2007 年美国议会通过了食品药品管理局修正案（FDAAA）,扩充了 ClinicalTrials. gov 的提交要求。

2008 年 ClinicalTrials. gov 开放结果数据库。

2009 年美国国立卫生研究院举行公众会议,按 FDAAA 801 要求,广泛收集 ClinicalTrials. gov 规划的相关信息,包括提交临床试验的负作用及临床试验结果等。

2013 年欧洲药品管理局（European Medicines Agency,EMA）发布了欧洲临床试验注册库发布新版（European Clinical Trials Database,EudraCT）,要求发表临床试验结果总结。

2014 年收集社会公众对 FDAAA 801 规划方案的意见,包括注册者向 ClinicalTrials. gov 提交临床试验的负作用和临床试验结果总结,提高公众对 Clinical-Trials. gov 中临床试验结果的可及性,包括 FDA 未批准的药品、生物制品、器械的临床试验结果总结。至 2015 年 3 月 23 日,公众意见经仔细评审后用于起草最终规划方案。

2014 年 NIH 起草了 NIH 资助的临床试验注册和结果发表政策,并开始征求公众意见,至 2015 年 3 月 23 日,公众意见经仔细评审后用于制定注册和结果发表政策。

2015 年国立癌症研究所(National Cancer Institute,NCI)公布临床试验开放政策。2015 年 1 月,NCI 发布了保证公众获取 NCI 资助的临床试验结果的政策。NCI 资助的干预性临床试验,无论是按期完成或终止,临床试验结束的 12 个月之内必须公布临床试验结果。

2016 年 FDAAA 801 最终规则发布。2016 年 9 月,美国卫生与人类服务部(U. S. Department of Health and Human Services)发布了临床试验注册和结果信息提交的最终规则(42 CFR Part 11)。规则明确详细阐述了 ClinicalTrials. gov 注册临床试验和提交临床试验结果总结的要求与程序。最终规则向主办者、研究者和公众描述了哪些试验需要提交,何时提交信息。最终规则于 2017 年 1 月 18 日起有效,相关责任方于 2017 年 4 月 18 日起执行。

2016 年 NIH 发布 NIH 资助的临床试验信息宣传最终政策。2016 年 9 月,NIH 发布了最终政策通过 ClinicalTrials. gov 来提高 NIH 资助临床试验的更有效和广泛传播。不管是否 FDAAA 801 覆盖的范围内,只要是 NIH 资助的临床试验,均要求在 ClinicalTrials. gov 注册并及时提交临床试验结果总结。此政策 2017 年 1 月 18 日生效。

二、注册标准与质量控制

(一) 临床试验注册中心资质

WHO 注册网一级注册中心和合作注册中心须满足 WHO ICTRP 6 个领域的要求:①内容;②质量和真实性;③可及性;④明确识别的身份;⑤技术支持;⑥管理与监管。

1. 内容　接受责任注册者提交的前瞻性临床研究,对所有前瞻性注册者开放:对国际或一个或几个国家范围内开放;收集并能向公众展示 WHO 临床试验注册条目(ICMJE);有些注册中心要接受注册之前强制性要求 WHO 临床试验注册最低要求 20 个条目;努力更新注册信息;临床试验一旦注册决不能删除。

2. 质量与真实性　有保证注册数据真实性(ICMJE)的机制,注册中心尽最大努力保证数据的完整性和准确性,此过程作为标准操作模式(Standard Operating Procedures,SOPs)存档。注册者确实是真实的临床试验责任注册者、保证临床试验确实存在、提交的数据完整。责任注册者确保提交给注册中心的数据完整和准确。若 WHO 临床试验注册条目改变后可追踪单个临床试验的数据且让公众知晓。参与 WHO 临床试验注册最佳实践指南的制定。

3. 可及性　保证注册的临床试验中 WHO 临床试验注册条目要求的数据公众可获得、可电子检索、用英文提交给 WHO ICTRP。每周 7 天,每天 24 小时内任何时间注册者可提交数据、注册中心的数据可被检索。

4. 明确识别　预防一个临床试验在多个数据库中注册,录入二级注册号方便回顾性链接在多中心(数据库)注册的临床试验。理想状态下,一级注册中心作为 WHO 注册网的一部分,检索 WHO ICTRP 以验证临床试验是否在其他一级注册中心或 ICMJE 认可的注册中心注册。

5. 技术能力　用英文提交 WHO 临床试验注册数据至中央数据库(WHO ICTRP)。有储存和管理提交数据的入口,不强制性要求一级注册中心建立自己的数据库。能展示数据入口的信息技术支撑。有足够的安全性和反数据损坏和丢失的能力。

6. 管理和监控　至少有国家水平的职权,有国家或地方政府作为 WHO 一级注册中心所在国家或地区的代表。公开明确主管单位、组织结构和是否盈利。临床试验注册中心由非营利性机构运行。一级注册中心需要卫生部或其他国家级或地方政府级机构的支持。注册中心若要停止运行则须将 WHO 临床试验数据项目要求的数据(原始或更新)上传至 WHO 临床试验注册网的一级注册中心或其他合适的地方。理想状况下,WHO 注册网中的一级注册中心均应有中期或长期可持续发展策略。

WHO 注册网中一级注册中心和合作注册中心的最大区别在于后者不必满足以下 3 个条件:①国家级或地方政府级机构的支持;②由非营利性机构运行;③对所有前瞻性注册者开放。

(二) 临床试验数据注册标准:WHO 临床试验注册最低要求标准

经 WHO ICTRP 专家指导委员会和在国际范围内反复讨论、协商,一致同意公布 20 项临床试验信息,并成为当前 WHO ICTRP 的最低注册标准,见表 48-11。

表48-11 WHO ICTRP临床试验
注册最低要求20个条目

序号	条目	序号	条目
1	唯一试验注册号	11	募集国家
2	试验注册日期	12	条件(疾病状况)
3	二级注册号	13	干预措施
4	资助来源	14	主要纳入和排除标准
5	主要主办者	15	研究类型
6	次要主办者	16	首次研究开始时间
7	公众问题联系人	17	目标样本量
8	科学问题联系人	18	募集状态
9	公众题目	19	主要结局
10	科学题目	20	重要的次要结局

(三)注册数据质量控制

1. 注册信息的质量控制 注册中心审核提交的临床试验数据以保证临床试验注册信息的真实性、伦理性、科学性、准确性和完整性。如 clinicaltrials. gov 制定了专门的质量评价表对注册者注册时提交的数据质量进行评价,若不符合则返回给注册者审核修改。Clinicaltrial. gov 对注册数据质量评价标准主要包括以下 6 个方面:①真实性;②不存在明显的问题;③无没有意义的数据;④无数据不匹配;⑤无内部数据不一致;⑥研究设计清楚。

2. 注册和更新时间 在临床试验开始之前就注册,让研究方案公之于众,方便使用临床试验注册信息,如比较研究方案和发表结果之间的依从性等。虽然 2005 年 ICMJE 要求临床试验注册是在招募第一位受试者之前注册,但各注册库中相当数量的临床试验在研究开始后才注册。ICMJE 将研究开始后 3 个月后注册称为预注册(on time)注册;将研究开始后 3 个月后才注册称为后(late)注册。按此标准,clinicaltrials. gov 有 33% 的研究是后注册。临床试验在实施过程中有任何变化如结局指标改变,设计方法改变均要求及更新。

3. **主要结果指标的特异性和一致性** WHO IC-TRP、ICMJE 和 FDAAA 要求提供临床试验主要结果指标和次要结果指标,并对其定义,标明其具体的测量时间。对某个临床试验,所有在记录的主要结局指标和次要结局指标清楚、明了且完全一致,在记录包括注册库的注册记录、发表的研究方案、提交给伦理审查委员会的研究方案、杂志公开发表论文等。对研究临床主要结局指标和次要结局指标的数量不作限制,有的临床试验有 100 多个主要结局指标和次要结局指标。

综上所述,临床试验注册在提高医疗服务质量方面将发挥越来越来重要的作用,临床试验注册的从最初的提高注册依从性(即提高注册数量),逐渐发展到提高注册质量,加强结果发表,促进临床试验注册数据向各类人群转化,如美国 clinicaltrials. gov 对注册的乳腺癌试验撰写了针对社区居民的科普类总结,利于大众获取临床试验信息,切切实实增加了临床试验的透明度。如何继续提高临床试验注册的依从性和质量,有效利用临床试验注册数据开展相关研究及提高大众及相关机构对临床试验注册数据的利用度是临床试验注册发展的方向。

(刘雪梅 李漫芮 李幼平)

参 考 文 献

1. Zarin DA,Tse T,Williams RJ,et al. Trial reporting in ClinicalTrials. gov-the final rule. N Engl J Med,2016,375(20):1998-2004

2. Zarin DA,Tse T. Sharing individual participant data (IPD) within the context of the trial reporting system (TRS). PLoS Med,2016,13(1):e1001946

3. Zarin DA,Tse T,Williams RJ,et al. The ClinicalTrials. gov results database—update and key issues. N Engl J Med,2011,364(9):852-860

4. Tse T,Williams RJ,Zarin DA. Reporting "basic results" in ClinicalTrials. gov. Chest,2009,136(1):295-303

5. Zarin DA,Tse T. Moving towards transparency of clinical trials. Science,2008,309(5868):1340-1342

6. Zarin DA,Ide NC,Tse T,et al. Issues in the registration of clinical trials. JAMA,2007,297(19):2112-2120

7. Al-Marzouki S,Roberts I,Evans S,et al. Selective reporting in clinical trials:Analysis of trial protocols accepted by The Lancet. Lancet,2008,372(9634):201

8. De Angelis C,Drazen JM,Frizelle FA,et al. International Committee of Medical Journal Editors. Clinical trial registration:a statement from the International Committee of Medical Journal Editors. JAMA,2004,292(11):1363-1364

9. Duley L,Tharyan P. Ensuring health care decisions are informed by all of the evidence:the role of trial registration. Cad Saude Publica,2008,24(12):2732

10. Ghersi D,Pang T. 从墨西哥到马里:临床试验注册发展历程四年回顾. 中国循证医学杂志,2009,9(2):123-126

11. Godlee F. Clinical trial information:An international standard for disclosure of clinical trial. BMJ,2006,332(7550):1107-1108

12. Hróbjartsson A,Gøtzsche PCS,Gluud C. The controlled clinical trial turns 100 years:Fibiger's trial of serum treatment of diphtheria. BMJ,1998,307(7167):1243-1245

13. Irwin RS. Clinical trial registration promotes patient protection and benefit, advances the trust of everyone, and is required. Chest,2007,130(3):639-641

14. Moore N,Juillet Y,Bertoye PH. Round Table No 4,Giens XXII. Integrity of Scientific Data:Transparency of Clinical Trial Data. Thérapie,2007,62(3):211-216

15. Viergever RF, Ghersi D. The Quality of Registration of Clinical Trials. PLoS One, 2011, 6(2): e14701

16. Zarin DA, Tse T. Moving Towards Transparency of Clinical Trials. Science, 2008, 309(5868): 1340-1342

17. Silagy CA, Middleton P, Hopewell S. Publishing protocols of systematic reviews: comparing what was done to what was planned. JAMA, 2002, 287(21): 2830-2814

18. Liu X, Li Y, Yu X, et al. Assessment of registration quality of trials sponsored by China. J Evidence-Based Med, 2009, 2(1): 8-18

19. Liu XM, Li YP, Song SQ, et al. Ethical review reporting of Chinese trial records in WHO primary registries. JME, 2011, 37(3): 144-148

20. Horton R. GBD 2010: understanding disease, injury, and risk. Lancet, 2010, 380(9859): 2053-2054

21. Sims MT, Henning NM, Wayant CC, et al. Do emergency medicine journals promote trial registration and adherence to reporting guidelines? A survey of "Instructions for Authors". Scand J Trauma Resusc Emerg Med, 2016, 24(1): 137

22. Askie L. Trial registration records, updates, and protocols. Lancet, 2016, 388(10042): 341-342

23. Dal-Ré R, Ross JS, Marušić A. Compliance with prospective trial registration guidance remained low in high-impact journals and has implications for primary end point reporting. J Clin Epidemiol, 2016, 75: 100-107

24. Lampert A, Hoffmann GF, Ries M. Ten years after the International Committee of Medical Journal Editors' clinical trial registrationinitiative, one quarter of phase 3 pediatric epilepsy clinical trials still remain unpublished: a cross sectional analysis. PLoS One, 2016, 11(1): e0144973

25. Viergever RF, Li K. Trends in global clinical trial registration: an analysis of numbers of registered clinical trials in different parts of the world from 2004 to 2013. BMJ Open, 2015, 5(9): e008932

第 49 章　医学研究报告规范

全球现有生物医学期刊超过 30 000 种,且以每年 7％的速度递增。2016 年,仅 MEDLINE 就收录了 5623 种生物医学期刊的 869 666 篇文献。据此推算,每年全球发表的生物医学文献将超过 449 万篇。

这些海量文献中真正高质量的不多(即使是随机对照试验),很多文献因缺乏重要信息而难以使用。吴泰相等从国内 1452 篇文献中筛选出随机方法正确的 103 个随机对照试验(RCT),发现仅 3 篇 RCT 能获得所需信息的 80％,6 篇能获得 65％～56％,51 篇能获得 49％～30％,43 篇仅能获得 30％～9％。加之不同期刊对同一研究的报告内容、撰写格式要求不尽相同,有些甚至差别极大。当读者就同一主题使用来自不同期刊的文献时,因须在不同报告内容与撰写格式间跳转,花费大量时间,获得的信息十分有限。

1987 年,加拿大 McMaster 大学 Brain Haynes 教授及其同事联合 18 个国家的 358 名专家在《内科学年鉴》上提出结构式摘要,并最终形成包括目的、方法、结果、讨论的四段式摘要撰写格式,大大提高了摘要的质量、信息容量和可读性,现几乎被所有医学期刊所采用。

结构式摘要的巨大成功促使研究者将目光移向全文。但全文因研究类型等差异,不可能制定针对所有医学研究的统一报告规范。基于 1948 年英国著名生物统计学家 Bradford Hill 在 BMJ 上发表的第一篇 RCT 展示出设计科学、偏倚最小,公认为判断干预措施疗效的金标准。首先尝试规范 RCT 的报告,再拓展到其他研究类型,可能获益最大。以两组平行设计的 RCT 的报告规范 CONSORT(试验报告统一标准,Consolidated Standards of Reporting Trials)为基础,全球已横向(不同研究类型)和纵向(同一研究类型的不同扩展)发展出数百个报告规范。

为改善发表卫生研究的可靠性和使用价值,2006 年,Doug Altman 和 David Moher 等发起成立了提高卫生研究质量和透明度(Enhancing the quality and transparency of health research,EQUATOR)协作网,旨在促进卫生研究的准确性、完整性和透明性,从而提高研究的可重复性和使用价值。截至 2017 年 9 月 30 日,EQUATOR平台已收录报告规范 377 个,按研究类型分类,包括随机对照试验、观察性研究、系统评价和 Meta 分析、病例报告、定性研究、诊断性/预后研究、质量改进研究、经济学评价、临床前动物研究及研究方案 10 类。在这些研究类型下,均有 EQUATOR 网络推荐的主要报告规范,部分研究类型除报告规范外,还制定了扩展的报告规范。除推荐的报告规范外,EQUATOR 网络还收录了其他相关报告规范供使用者参考。

EQUATOR 推荐的报告规范一般包括:一份该研究类型需要报告的条目清单,一份用以描述研究对象在研究过程中变动情况的流程图。因清单条目包含的信息量非常大,有些需要具备深厚的临床流行病学知识、统计学知识等才能理解,故报告规范均配有解释文件,甚至针对一些条目,给出高质量报告的实例,方便使用者理解和使用。

报告条目清单是报告规范的核心。针对一个具体的研究类型,哪些内容必须报告,哪些内容不是必须报告,均需找到较为充分的证据。清单只纳入必须报告的内容。因此,报告规范只是对一个研究需要报告内容的最基本要求。是否必须报告基于以下因素进行判断:①报告与不报告该条目相比,可能会给研究结果带来偏倚;②有助于判断研究结果的可靠性和相关性。可使研究结果产生偏倚的因素,贯穿从研究设计到实施,再到数据收集、分析和结果报告的全过程,也与整个研究过程的透明化有关,故报告偏倚因素及其控制是报告规范的关键。

第一节　国际主流医学研究 报告规范

一、随机对照试验——CONSORT

(一) 简介
1993 年,来自医学杂志、临床试验、流行病学和方法学领域的 30 位专家在加拿大渥太华召开工作会,讨论制定一种用于评估 RCT 报告质量的新量表。会后发表了试验报告规范(The Standards of Reporting Trials,SORT)声明。由一个包括 32 个条目的清单和一份流程图组成,以指导研究者如何规范报告 RCT。1994年,另一群专家(Asilomar 工作组)在美国加州 Asilomar 独立地做了类似工作,提出在试验报告中应该包括的条目清单,并建议杂志编辑将其写进稿约。

1995 年 9 月 20 日,为更好地吸引杂志采纳并推动其传播,《美国医学会杂志》副主编 Drummond Rennie 建议两个工作组的 9 位代表(包括杂志编辑、临床流行病学家和统计学家)在芝加哥召开工作会,探讨将两份清单合二为一。清单条目的筛选使用改良的 Delphi 法,并尽可能循证,即研究此条目未报告和报告相比是否会带来偏倚。若会带来偏倚,则将该条目纳入清单。于 1996 年在 BMJ 发表了临床试验报告的统一规范(Consolidated Standards of Reporting Trials, CONSORT)声明。

CONSORT 声明随新证据的不断出现持续定期更新,其成员也据其参与该工作的程度而更替。1999 和 2000 年工作组两次开会修订 CONSORT 声明,并于2001 年史无前例地在 3 种著名国际医学杂志(《内科学年鉴》《美国医学会杂志》和《柳叶刀》)上同时发表了修订版 CONSORT 声明。2007 年,CONSORT 工作组再次召开工作会,启动再次修订 CONSORT 声明,并在2010 年发表了《CONSORT 声明 2010 版》。

CONSORT 声明旨在:①提高 RCT 的报告质量;②促进读者对试验设计、实施、分析和解释的理解;③有助于评价试验结果的真实性(包括内部和外部真实性);④可用于指导审稿和编辑,故 CONSORT 本身就是很好的教材。

第一版 CONSORT 声明的制定尽管遵循循证原则、纳入了大量参考文献,并附有清单,但因过于简单、不够具体、甚至教条;没有说明纳入每个条目的理由(科学背景)并解释其重要性,较难使用和理解。1999 和 2000 年召开工作会议,专此修订 CONSORT 时,工作组同步制定了与之配套的详尽说明文件。以实例加解释的形式,阐述了清单中每个条目纳入的意义和原理。以帮助使用者正确使用、理解和推广 CONSORT 声明。

(二)报告清单及说明

CONSORT 2010 版清单包含 25 个条目(附表)。清单条目包括题目与摘要、背景、方法、结果、讨论和其他信息 6 个部分。清单条目的筛选原则包括:①有研究证据表明不报告该条信息会给干预效果的评价带来偏倚;②有助于判断试验结果的可靠性和相关性。与2001 版清单不同,2010 版清单新增了其他信息部分,

包括:试验注册、试验方案和资助 3 个条目;清单中的部分条目(第 1、2、3、4、6、7、8、11、12、13、14、17 条)被扩展为 a、b 两个子条目,使针对的内容更清晰,可操作性更强。

随着 CONSORT 的推广和使用,发现 CONSORT 清单条目的报告情况虽有改善,但仍不尽如人意。特别是:①在方法部分:绝大多数研究仍未报告样本量的计算依据;对中期分析和试验中止条件的解释;随机序列的产生方法;分配隐藏;随机化如何实施;盲法;对附加分析如亚组分析和校正分析的说明。②在结果部分:多数研究仍未报告流程图。③在讨论部分:报告局限性的研究仍较少。对新增条目包括试验注册、试验方案和资助情况的报告,虽无具体数据,但从各临床试验注册中心注册的临床试验数和发表的临床试验数之间的差距,及支持 CONSORT 声明的期刊数和生物医学期刊总数间的差距判断,情况也不乐观。

条目 3:除明确报告试验设计类型、各组受试者的分配比例外,作者应详细报告对试验方案所做的任何改变。在试验开始后,研究者可能因为不同的原因而改变试验方案,有些改变甚至很大且重要。改变试验方案的原因可能因为受试者招募困难、经费原因、设计缺陷及受其他相关研究的影响。试验方案的改变可能影响到对受试者的选择标准、干预、选择的结局指标及其测量时间及随访时间等。详细报告这些改变将有助于读者判断这些改变可能对研究结果带来的影响,从而更客观地判断结果的可靠性。

条目 4:研究对象的选择标准将直接决定研究抽样误差的大小,从而影响到研究结果的适用性(即外推性)。研究对象的选择标准应包括纳入标准和排除标准。在纳入标准中特别应注意报告研究对象的诊断标准,如对 COPD 急性加重期的诊断标准存在不同版本,根据不同版本的诊断标准所确定的患者可能存在差异。作者往往注重报告纳入标准,而忽略甚至缺乏对排除标准的报告,有时纳入标准和排除标准互补(如纳入心肌梗死患者,排除非心肌梗死患者),这些常见问题需引起注意。

条目 6:作者往往只报告观察了哪些结局指标,但缺乏对结局指标的明确定义(如只报告了观察的结局指标为有效率,没有明确定义什么是有效),如何和何时测量这些结局指标。作者还应报告哪些结局是主要的,哪些是次要的;哪些是预设的,哪些是探索性的。

条目 7:确保试验达到足够的样本量既是出于尽可能避免试验结果受随机误差(即机遇)影响的原因,也是出于伦理的原因(不必要的过多纳入受试者存在伦理问题)。作者应报告如何计算样本量。一般情况下,样本量基于主要结局指标确定。如一项试验的主要结局指

标为心血管死亡率,则应获得以下四方面的信息来计算样本量:α(Ⅰ类错误)水平(一般设为 0.05);统计学把握度(1-β)或 β(Ⅱ类错误)水平(把握度一般设为 0.8 或 0.9);对照组心血管死亡率(通过查阅文献或预实验获得);Δ,即在对照干预的基础上,希望试验组干预进一步降低的死亡率。鉴于试验可能存在退出/失访等情况,在计算获得的样本量基础上,往往扩大 10%~20%。

条目 8~11:对已发表随机试验的方法学质量评价结果显示:对随机、分配隐藏和盲法的报告情况近年虽有改善,但仍不尽如人意。随机是否充分及是否实施分配隐藏和盲法及其充分性对研究结果有重要影响。尤其对主观结局,随机、分配隐藏和盲法的实施情况对结果的影响更大。实施不充分,往往会夸大干预措施的效果。盲法对研究结果的影响最大,根据不同试验阶段,盲法可分为实施阶段的盲法和测量阶段的盲法。实施阶段的盲法主要对研究者和受试者施盲,该阶段有些研究难以实施(如外科手术)。测量阶段的盲法,主要对结局测量者和分析者施盲;实施阶段难以实施盲法的,测量阶段实施盲法就更重要。分配隐藏是一种特殊的"盲法",是在受试者分配阶段的"盲法"。充分隐藏是确保随机化的关键,常见的隐藏方法如密闭的信封、中央随机系统等。随机化包括随机抽样和随机分配,随机对照试验中的随机化,往往是指随机分配。随机分配是确保干预组间基线均衡目前已知的最佳方法,随机分配的过程能使已知和未知的混杂因素在组间尽可能达到一致,使组间比较获得的效果是因干预措施不同而致,而不受其他混杂因素影响。详细报告随机分配的细节,有助于读者判断随机过程是否充分;识别哪些是假随机/半随机(如按就诊先后顺序、生日、奇偶数、交替分配等)。若采用限制性随机,还应报告限制的方法,如区组随机应报告区组如何产生、区组的长度等。

条目 13:结果部分应清楚使用流程图描述受试者在试验过程中的变动情况,特别是对设计和实施较复杂的研究。受试者在试验过程中的变动情况包括:①初步判断合格的受试者在随机分组前因不符合纳入标准、拒绝参加和其他原因而被剔除;②随机分配到不同干预组的患者可能未接受/完全接受分配的干预措施(包括接受了对照的干预措施)、退出试验;③随访过程中,部分患者可能失访;④分析阶段,部分患者可能被排除出分析。通过流程图,读者更容易把握研究的设计、实施、测量和分析情况,也能更好地把握受试者在研究过程中的变动情况对研究结果的影响大小。

条目 14:有作者把随访时间和干预时间混为一谈。如作者描述为"进行 4 个月的随访",通过分析上下文,其实是整个干预持续了 4 个月,而非干预后的随访。随访时间可能从第一次干预后即开始,并持续到干预

后若干年,关键是作者要事先明确定义随访时间。

条目 15:基线是可能对研究结果产生影响的研究对象特征。以表格形式分组列出基线信息并比较组间基线是否平衡,有助检验随机化是否成功;也便于读者准确把握研究对象的基本情况。尽管随机分配能在最大限度上减少选择性偏倚,但不能保证组间基线完全可比;采用限制性随机如分层随机、区组随机,有助于减少组间基线的差异。若组间基线水平存在差异,作者还应报告采取的补救措施,如校正了混杂因素。

条目 16:数据分析时详细报告纳入哪些患者及其数量非常重要。随机试验中涉及三类患者数据集:①全分析集(FAS),至少有一次随访记录的受试者应纳入该分析集;②符合方案集(PPS),该分析集的受试者数量最少,仅按照试验方案完成了干预和随访的受试者才纳入该分析集;③安全数据集(SS),至少接受一次干预的受试者纳入该分析集。故纳入受试者数量安全性分析集>全分析集>符合方案集。对不符合方案的受试者(如未能接受全部干预、退出或失访),可采用意向治疗分析(ITT 分析)进行处理:①当 PP 分析和 ITT 分析的结果一致时,说明研究结果的可靠性好;②当 PP 分析和 ITT 分析的结果不一致时,提示不符合方案的受试者可能对研究结果产生影响,则结果的可靠性较差。故建议作者同时报告 PP 分析和 ITT 分析的结果,以便于读者判断结果的可靠性。

条目 17:对统计分析结果应报告哪些内容,将直接影响到读者对结果统计学意义和临床意义的判断。只报告 P 值范围(如 P>0.05 后 P<0.05)远远不够,因 P 值仅能帮助判断研究结果是否具有统计学意义。作者应详细报告统计分析的统计量(如卡方检验的卡方值,t 检验的 t 值,秩和检验的 Z 值)及具体 P 值。此外,作者还应报告组间比较的相对效应值,如 RR 或 OR 值及其可信区间。相对效应值也可能误导作者,如同样 RR 值=2,两组的疗效可能是 40% vs. 20%,也可能是 4% vs.2%,其绝对效应差值 20%与 2%则有巨大差异。因此,报告绝对效应值如 RD 和 MD,甚至 NNT、NNH(具体含义见本书第 28 章),对读者准确判断研究结果的临床意义有重要价值。

条目 20~22:讨论部分可采用结构化方式,包括:研究结果小结;产生该结果的可能机制,并解释结果;与相关研究结果比较;研究的局限性;对进一步研究和实践的意义;结论。作者往往不愿意提及研究的局限性,但任何研究都难以做到完美无缺。报告研究的局限性,既是作者坚持科学精神的表现,也有助于读者更客观地看待和使用研究结果。

条目 23:2004 年国际医学期刊编辑委员会发表声明:只接受在公共注册机构进行注册的临床试验。

2007年重申，认可世界卫生组织批准的所有一级注册机构。2005年7月，世界医学编辑学会在编辑伦理规范中专门论及临床试验注册的编辑政策，要求医学期刊编辑支持建立临床试验注册机构和注册制度，并发表经预注册的临床试验。2008年10月，世界医学会（World Medical Association，WMA）在全球医学研究伦理公约《赫尔辛基宣言》更新版第19条指出："每个临床试验必须于纳入第一例受试者前在公共注册机构注册"；第30条指出："作者、编辑和出版者均有伦理义务去发表他们的研究结果。作者有责任使公众能够获得他们关于受试者的研究结果和了解他们报告的完整性和准确性，他们应当坚持符合伦理报告的指南。阴性和无结论的结果及阳性结果都应发表或使公众能够知晓。在发表信息中应申明研究资金来源、研究机构和利益相关信息。研究报告不符合本声明原则者不应被接受和发表"。基于这些背景，CONSORT工作组在该版CONSORT声明中，增加了"必须在随机对照试验报告中提供临床试验注册号的要求"（表49-1）。即一项随机对照试验在纳入第一例受试者之前，作者应在国际医学编辑委员会（ICMJE）认可的注册机构，或WHO ICTRP认可的一级注册机构进行试验注册，并对注册机构授予的全球唯一注册号（如ClinicalTrials.govz注册号NCT01564784）予以报告。

条目24：提供试验方案有助于限制试验开始后改变试验方法而不报告及选择性报告研究结果。作者可以通过以下方式提供试验方案的获取途径：杂志网址（以附件形式）、临床试验数据库、临床试验项目网站、有些杂志发表试验方案（如Trial）。

条目25：报告试验的资助来源有助于读者判断试验结果受资助影响的程度。资助方是谁及其参与程度的不同可能对试验结果的影响差异很大。由药厂资助的研究获得阳性结果的可能性更大，且阳性结果较阴性结果可能更容易发表。作者不仅应描述资助方是谁，且应该描述其是否参与试验，及参与的内容和程度。

表49-1　CONSORT清单（2010版）

内容与主题	条目	描述
题目和摘要	1a	题目能识别是随机试验
	1b	结构式摘要，包括试验设计、方法、结果和结论（具体指导建议见"CONSORT for Abstracts"）
引言		
背景和目的	2a	科学背景与原理解释
	2b	具体的目的或假设
方法		
试验设计	3a	描述试验设计（如平行设计、析因设计），包括将受试者分配入各组的比例
	3b	试验开始后对试验方法所作的重要改变（如受试者选择标准），并说明原因
研究对象	4a	受试者选择标准
	4b	资料收集的环境和地点
干预	5	详细描述各组干预措施的细节（以便他人重复），包括它们实际上是如何和何时实施的
结局	6a	完整定义事先确定的主要和次要结局指标，包括它们是如何和何时测评的
	6b	试验开始后对试验结局所做的任何改动，并说明原因
样本量	7a	样本量的确定方法
	7b	如果存在中期分析和试验中止的情况，则应对中期分析和试验中止的条件进行解释
随机化		
顺序的产生	8a	用于产生随机分配序列的方法
	8b	随机化类型；详细描述限制措施（如区组和区组长度）
分配隐藏	9	执行随机分配序列的方法（如顺序编码的容器），描述分配干预措施前为隐藏分配顺序所采取的步骤
实施	10	谁产生随机分配序列，谁招募受试者，谁将受试者分配到各干预组
盲法	11a	若实施了盲法，分配干预措施后对谁施盲（如受试者、医疗服务提供者和结局评估者），以及盲法是如何实施的

续表

内容与主题	条目	描述
	11b	若有必要,描述干预措施的相似之处
统计学方法	12a	用于比较各组主要和次要结局指标的统计学方法
	12b	附加分析方法,如亚组分析和校正分析
结果		
受试者流程(强烈推荐用流程图)	13a	随机分配到各组的受试者例数,接受已分配治疗的例数,纳入主要结局分析的例数
	13b	随机分组后各组失访和排除的例数,并说明原因
招募	14a	明确招募期和随访时间
	14b	试验结束或中止的原因
基线资料	15	用表格列出各组的基线资料,包括人口学资料和临床特征
分析的人数	16	各组纳入每一种分析的受试者例数(分母),以及是否按最初的分组分析
结局和估计	17a	各组每一项主要和次要结局指标的结果,估计效应量及其精确度(如95%可信区间)
	17b	对二分类结局,建议同时提供绝对和相对效应量
辅助分析	18	报告进行的其他所有分析,包括亚组分析和校正分析,并说明哪些分析是预先设定的,哪些是探索性的
危害	19	各组发生的所有重要危害或非预期效应(具体指导建议参见"CONSORT for harms")
讨论		
局限性	20	试验的局限性;阐述潜在偏倚的来源;不精确性;多重分析(如果存在这种情况)
可推广性	21	试验结果的可推广性(外部真实性、适用性)
解释	22	与结果一致的解释,权衡利弊,并且考虑其他相关证据
其他信息		
注册	23	试验注册号和注册机构名称
方案	24	如有试验方案,那么在何处可以获取完整的试验方案
资助	25	资助和其他支持(如提供药品)的来源,资助者的角色

Schulz KF, Altman DG, Moher D, for the CONSORT Group. CONSORT 2010 Statement: updated guidelines for reporting parallel group randomised trials. Ann Int Med 2010,152 (11):726-732

(三) 流程图

流程图旨在描述受试者在 RCT 中的变动过程,包括登记、干预分配、随访和分析 4 部分。2010 版流程图在 2001 版流程图的基础上,仅修改了一个单词。明确显示出进入原始数据分析的各干预组的受试者数目,有助于读者判断作者是否进行了意向性分析(图 49-1)。

二、随机对照试验——CONSORT-CHM Formulas

(一) 简介

中药复方是传统中医药(TCM)临床治疗最主要的形式,但 CONSORT 声明及其草药及针刺的扩展版,均未能有效提升中药复方临床随机对照试验报告的质量。

2007 年,由中医药临床专家、方法学家、流行病学家和医学期刊编辑组成的工作组,草拟并发表了报告规范初稿,2012 年底,根据反馈的意见和建议及 CONSORT 2010 声明的新修版本,工作组执行委员在中国

成都深入讨论并修订了 CONSORT-中药复方的相关内容,并于 2013 年 6 月在中国北京召开专家会议,与会者包括 12 位中国内地的中医药临床试验专家和 2 位来自韩国的草药学家。会后,执行委员将修改内容整理后分发给全部工作组成员获取反馈意见,于 2016 年底最后完成了 CONSORT-中药复方的修订。

中药复方临床试验报告的统一标准(CONSORT-CHM Formulas)(下称 CONSORT-中药复方)是在 CONSORT 2010 声明的基础上,加入中医证候和针对中药复方特点的条目内容,新增了 1 项子条目"关键词",便于中药复方临床试验报告的索引及文献检索,并对其中 7 项条目的内容进行扩展,包括文题和摘要、背景和目的、受试者、干预措施、结局指标、可推广性和解释,另针对中药复方的危害修改说明,同时提供了报告实例和详尽的解说。工作组希望借 CONSORT-中药复方 2017 的出版,能改善中药复方临床随机对照试验的报告质量。

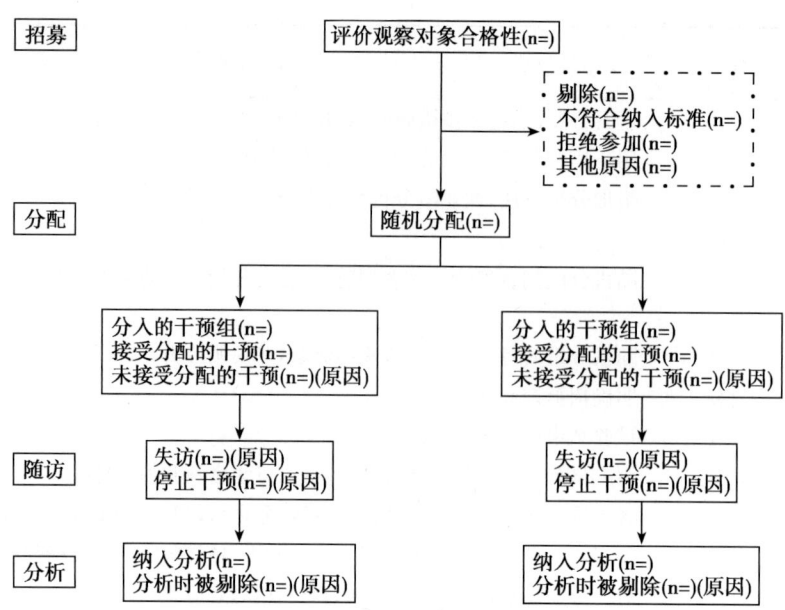

图 49-1　CONSORT 声明流程图

Schulz KF, Altman DG, Moher D, for the CONSORT Group. CONSORT 2010 Statement: updated guidelines for reporting parallel group randomised trials. Ann Int Med 2010, 152 (11): 726-732

（二）报告清单和说明

CONSORT-中药复方 2017 在 CONSORT 2010 声明基础上，加入了中医药的核心元素"证"的概念，同时兼顾中药复方的特点，形成了中药复方的报告规范；检查清单新增了 1 项子条目"关键词"（条目 1c），并对 25 项条目中的 7 项内容进行扩展，包括文题和摘要（条目 1a 和 1b）、背景和目的（条目 2a 和 2b）、受试者（条目 4a）、干预措施（条目 5）、结局指标（条目 6a）、可推广性（条目 21）和解释（条目 22），另依据中药复方的特点对"危害（条目 19）"的解释进行了修改。此扩展版也结合了"干预措施的描述和重复的框架"的具体内容（Template for Intervention Description and Replication, TIDieR）。CONSORT-中药复方条目清单见表 49-2。

表 49-2　中药复方试验报告的检查清单

论文章节/主题	条目号	CONSORT 声明条目	中药复方扩展版
文题、摘要和关键词	1a	见表 49-1，下同	说明中药临床试验是针对某个中医证型、某个西医定义的疾病或某个具有特定中医证型的西医定义的疾病（如适用）
	1b		说明复方的名称、剂型及所针对的中医证型（如适用）
	1c		确定适当的关键词，包括"中药复方"和"随机对照试验"
引言			
背景和目的	2a		基于生物医学理论和/或传统中医学理论的解释
	2b		说明中药临床试验是针对某个中医证型、某个西医定义的疾病或某个具有特定中医证型的西医定义的疾病（如适用）
方法			
试验设计	3a		
	3b		
受试者	4a		如招募特定中医证型的受试者，应详细说明其①诊断标准和②纳入和排除标准。须使用公认的诊断标准，或提供参考出处，使读者能查阅详细解释中医证候对制订治疗原则有决定性的影响
	4b		

论文章节/主题	条目号	CONSORT 声明条目	中药复方扩展版
干预措施	5		5a. 固定组成的中药复方：①复方的名称、出处和剂型（如汤剂、颗粒剂、散剂）；②复方中所有组成药物的名称、产地、炮制方法和剂量。中药名称最少以 2 种文字表示：中文（拼音）、拉丁文或英文，同时建议注明入药部位；③说明每种药物的认证方法，以及何时、何地、由何人或何机构、如何进行，说明有无保留样本。如有，说明在何处保存及可否获得；④组方原则、依据及方解；⑤支持复方疗效的参考数据，如有；⑥复方药理研究，如有；⑦复方制作方法，如有；⑧每种药物及复方的质量控制方法，如有。包括任何定量和/或定性测试方法，以及何时、何地、如何和由何人或何机构进行，原始数据和样品在何处保存，可否获得；⑨复方安全监测，包括重金属和有毒元素试验、农药残留试验、微生物限量试验、急性/慢性毒性试验，如适用。如有，在何时、何地、如何和由何人或何机构进行，原始数据和样本在何地保存，可否获得；⑩复方剂量，及其制定依据；⑪给药途径（如口服、外用） 5b. 个体化中药复方：①参见 5a 第 1～11 项的报告内容；②附加资料：复方如何、何时和由何人进行加减 5c. 中成药：①组成、剂量、疗效、安全性及质量控制方法等具体内容可参照已公开的文献资料（如药典）；②说明复方的详细资料包括：a. 产品名称（即商品名），b. 生产厂家，c. 生产批号，d. 生产日期及有效期，e. 辅料在成品中的比例，f. 是否有附加的质量控制方法；③说明中成药在本试验中所针对适应证是否与已公开的资料相同 5d. 对照组：安慰剂对照：①每种成份的名称和剂量；②描述安慰剂和试验中药从颜色、气味、味道、外观和包装等的相似程度；③质量控制和安全监测的标准和方法，如有；④给药途径、疗程和剂量；⑤生产资料，包括：何地、何时、由何人或何机构制作。阳性对照：①中药复方可参见 5a 至 5c 的内容；②化学药品可参考 CONSORT 声明中条目 5 的内容
结局指标	6a		详细报告与中医证候相关的结局指标
	6b		
样本量	7a		
	7b		
随机方法			
序列的产生	8a		
	8b		
分配隐藏机制	9		
实施	10		
盲法	11a		
	11b		
统计学方法	12a		
	12b		
结果			
受试者流程（极力推荐使用流程图）	13a		
	13b		
招募受试者	14a		
	14b		

续表

论文章节/主题	条目号	CONSORT 声明条目	中药复方扩展版
基线资料	15		
纳入分析的例数	16		
结局和估计值	17a		
	17b		
辅助分析	18		
危害	19		此条目无扩展
讨论			
局限性	20		
可推广性	21		讨论中药复方于不同中医证候和疾病的作用
解释	22		以传统中医学理论作解释
其他信息			
试验注册	23		
试验方案	24		
资助	25		

注:CONSORT:临床试验报告的统一标准(Consolidated Standards of Reporting Trials)

* 我们极力推荐结合《CONSORT 2010 说明与详述:报告平行对照随机临床试验指南的更新》阅读本声明,那份文件对 CONSORT 全部原条目作了详细阐述

条目 1c:每篇科研论文应该有个一目了然的文题,详尽的摘要和合适的关键词,这是读者从信息量巨大的数据库中检索文献的重要依据。即便如此,准确查找中药复方相关的 RCT 仍然很困难。一般情况下,作者以中药复方的名称和其治疗的病症为关键词,但有别于西药,中药复方的命名可以是英语直译,亦可以是汉语拼音,甚至以代码表示,故读者并不一定能确定试验是否以中药复方为干预措施。纵使作者注明是"中草药",亦可以指代中草药的单体、单方饮片或中药复方。这种不明晰性、不一致性、不完整性均影响了中药复方临床试验结果的检索和推广,亦增加了二次研究的障碍。为确保中药复方的临床试验结果能易于编入索引和被识别,我们新增了一项子条目"关键词(条目 1c)"。除干预措施的名称外,建议同时将"中药复方"和"随机对照试验"列为关键词。

条目 2b:科研论文的引言部分应提供研究背景和试验设计的相关理论。针对中药复方临床试验,作者应详细说明试验设计理念是基于生物医学证据或传统中医理论,还是两者均有,内容可包括预试验的结果和文献研究。另外,任何有关所研究中药复方的有效性、安全性及其活性成分的证据也应予以报告。

试验目的和假设是研究的核心。因此,该试验方案是针对某个中医证型、某个西医定义的疾病或某个具有特定中医证型的西医定义的疾病,均应清楚说明,使读者能更容易理解整个试验研究的对象,也有助于把试验结果应用于临床实践中。

条目 4a:若受试者的纳入包括证候元素在内,证候诊断标准及受试者的纳入与排除标准应作详细描述。

在研究中引用国家或国际公认的中医证型诊断标准至关重要。自 20 世纪 80 年代开始,多种特定疾病的中医证型诊断标准相继出版,如《中医虚证辨证参考标准》《血瘀证诊断标准》和《中医病证诊断疗效标准》等。若无统一诊断标准,作者应在报告中详细说明证候诊断标准的制定依据及如何应用。这些信息对于读者解读及重复相关研究相当重要。

条目 5:中药复方多是由多种中草药组成的复方。中药复方的临床试验能否重复验证,很大程度上取决于药物的成分及相关的品质认证、处方加减、炮制和制作方法等资料报告的详细程度。否则,其他研究者不能重复整个临床试验。因此,我们扩展了条目 5(干预措施)的内容,加入了"干预措施的描述和重复的框架"(TIDieR)的元素,增加了针对常用中药复方(固定组成的中药复方、个体化中药复方和中成药)及它们的对照药(安慰剂对照和阳性对照)的报告建议,让读者可按照每种类型中药复方的报告规范撰写研究报告。

此外,中药复方的质量控制方法和复方药物的制备应予详细报告,亦应详细说明其参考文献资料,如不同国家和地区编制的药典。由中华人民共和国药典委员会编制的中国药典,收录了 2165 种药材及饮片、成方制剂、中药提取物和单味制剂的制作方法和质量控制标准。日本药典收录了 148 种复方(主要为草药提取物)的制作方法和质量控制标准。以上内容均是作者报告中药复方的重要参考依据。

对照组的选择直接影响研究所得的结论,如临床试验的结果是否来自干预措施的治疗效果、疾病本身的自然发展、观察者或病人的期望,或其他潜在的影响

因素等。其中,中药复方的安慰剂设计更是多年来热烈讨论的话题。研究人员需在颜色、气味、味道和质地等方面,制造出与中药复方产品相近似的安慰剂,这不仅是一门科学,更是一门艺术。清晰地报告每种成分的名称和剂量、制作方法、质量控制和安全监测、给药途径、疗程剂量和盲法的成功率(如适用),对读者评估研究结果的有效性和研究方案的可重复性是必需的。

我们强调中药复方的质量、安全性及有效性必须详尽地报告,是为了读者能易于了解中药复方临床试验的结果。对固定方和中成药传统应用以外的新应用研究,亦应附以足够理由和证据作出说明。我们也明白以上条目的部分建议,如质量控制的标准和方法等,在目前状况下,研究者未必能轻易获得相关资料。为了使报告建议更具实用性,我们用"如有"作为折中可行的方案,但这并不意味着这些条目不重要。从筹备试验开始,就应从各方面提高试验的质量,包括生产高质量的中药复方。按照这些指南实施,将增加试验的透明度,保障受试者的安全性,并提高试验结果的科学价值。

条目 6a:有效和可靠的结果测量指标是证明干预措施的有效性和安全性的先决条件。中药复方 RCT 的结果指标可分为西医疗效测量指标和中医疗效测量指标,前者多数是使用客观的生物医学指标,如血液检测、血压测量和放射检查等;后者则是以传统中医四诊望、闻、问、切的方法所获得的症状、体征及证型变化作为结果测量指标。评估方法包括计算发生率(如某一症状或体征的出现或消失)、使用评级量表(如 0~7 分的量表),或使用经验证的中医证候评分问卷。用于提高评估质量的方法亦应详细说明。参考文献和依据、具体的评估程序等亦应全面报告。

条目 19:中药材源于天然,很多时候被广泛误解为对人体无害,导致中药复方的 RCT 不太重视有关不良反应的报告。一般情况下,与中药材相关的不良反应包括不可预测的不良事件、不当使用、污染、混淆中药材和中西药相互作用。CONSORT-中药复方建议作者应首先说明该中药复方有无任何已知或可疑的不良反应,并以中医理论、生物医学或两者同时解释。其次,其安全性评估应为其中一项结局测量指标。第三,应说明安全性评估具体方法、选择依据及参考资料。第四,所有不良事件的细节(如发生时间、次数或频率、严重程度、退出或减少剂量的病例数目等)都应报告。如没有发生任何不良事件,作者应在文章中声明"没有任何不良事件报告"。最后,当不良事件存在时,应解释不良事件的成因或潜在诱因。

条目 21:中药复方组成基于中医辨证。相同的中药复方可用于患有不同疾病但属相同证型的患者。不同的中药复方适用于患有相同疾病但属不同证型的患者。因此试验的结果对相同疾病的不同中医证候或不同疾病的相同中医证候的适用性,可作进一步的讨论。

条目 22:中医的证候是传统中医学理论的核心,而中药复方的有效性取决于中医辨证的准确性。因此,基于试验结果的解读,衡量中药复方的利弊,并考虑其他相关证据至为重要。最重要的是,中药复方组成的确定基于辨证的结果,其应用也应以辨证为基础。

三、诊断准确性试验——STARD

(一) 简介

诊断性研究一般可分为 2 类:①观察采用不同诊断方法对患者结局的影响,多采用随机对照设计。如对可疑肺炎患者,随机采用 A、B 两种诊断方法,对诊断为细菌感染阳性的患者给予抗生素,而阴性患者不用抗生素,并观察两种诊断方法下患者病死率的差异。②评价诊断试验的准确性,其目的可以是诊断、分期、预后或预测,设计类似于队列研究设计。如要研究一种新诊断方法对肺炎患者的诊断准确性,对可疑肺炎患者同时采用新方法和金标准方法进行诊断,从而获得真阳性、假阳性、真阴性和假阴性患者数,并据此计算新方法的诊断敏感度、特异度、阳性似然比、阴性似然比、诊断比值比,绘制 ROC 曲线并计算曲线下面积。这是经典的诊断准确性试验设计,诊断准确性试验报告规范也主要针对该类设计,而前者可参考随机对照试验的报告规范——CONSORT 声明。还有一类评价诊断试验准确性的设计类似于病例对照研究设计。如同样是研究一种新诊断方法对肺炎患者的诊断准确性,对已通过金标准确诊的肺炎患者(病例),配一组健康对照(对照),再采用新的诊断方法对病例和对照分别进行诊断,也可获得真阳性、假阳性、真阴性和假阴性患者数,并据此计算新方法的诊断敏感度、特异度、阳性似然比、阴性似然比、诊断比值比,绘制 ROC 曲线并计算曲线下面积。但这类设计因在患者选择上违背了诊断性试验对"可疑"患者的要求,一般不推荐。

对疾病的准确诊断是开展有效治疗的前提和基础,不准确的诊断可能导致错误的治疗决策。因此,评价诊断试验的准确性十分必要,不仅可减少因错误估计而导致意外临床结果发生,还能避免不必要的检查,降低医疗费用。但因许多诊断准确性报告缺乏关于诊断性研究设计、实施和分析的重要信息,导致难以评价。与其他任何类型的研究一样,研究设计的缺陷可能导致结果出现偏倚。有报告称,带有特定设计特征的诊断研究,比没有这类缺陷的研究更可能做出偏倚、乐观的诊断准确性评估。

1996 年版 CONSORT 声明对 RCTs 报告质量的成功改善,让研究者看到了改善诊断准确性研究报告质量的前景。1999 年在罗马召开的 Cochrane 学术年会上,Cochrane 诊断与筛查检查方法工作组讨论了诊断性试验方法学质量低、报告不标准的问题。工作组认为解决这些问题的第一步在于提高诊断性研究报告的质量。2000 年 9 月,由荷兰阿姆斯特丹大学的 Patrick M. Bossuyt 等组成的诊断性研究报告标准委员会在阿姆斯特丹举行的共识会上,正式启动制定诊断性试验报告规范(the standards for reporting of diagnostic accuracy,STARD)声明,并配以说明文件,于 2003 年正式发表。

2013 年,STARD 指导委员会启动 STARD 更新主要目的两个:①将有关偏倚来源、适用性的新证据整合进 STARD 清单中;②增强清单的实用性,使其变得更易理解和使用。STARD 指导委员会邀请了参与制定 STARD 2003 版的专家及新加入的小组成员共 85 人,包括研究者、编辑、出版界人士、数据分析人员、资助方和其他利益相关者在内,对清单的更新范围发表意见。经过两轮网络问卷调查,形成了一份清单初稿。2014 年 9 月在阿姆斯特丹进行 2 天会议,指导委员会针对这份初稿进行了讨论和预调查,最终完善形成 STARD 2015,于 2015 年 10 月发布。

STARD 声明 2015 在适用性新证据和评价潜在偏倚影响的基础上,对 STARD 2003 的报告规范清单和流程图进行了修订增补。清单新增内容加强了对摘要细节、研究假设、样本量估计、研究局限性和待评价诊断方法的目的及意义的描述;对提升报告透明度提出了具体要求。这些新增条目有助于进一步提高研究的报告质量,更好地指导诊断试验在临床实践中的应用。

STARD 声明还可用于其他评估诊断方法性能的报告,包括按将来是否发生某种事件对患者进行分类的预后研究;用以检测或预测不良事件或无应答的监测研究及评估治疗选择性标记物的研究等。

(二) 报告清单及说明

STARD 2015 清单包含 30 个条目,包括标题或摘要、引言、方法、结果、讨论、其他信息 6 个部分。STARD 2015 对 STARD 2003 的部分条目重新进行了改写、组合或拆分,新增了部分条目(条目 2、3、4、18、26、27、28、29、30),包括进一步加强对摘要细节的描述,提高摘要的完整性和清晰度;提供更多关于待评价诊断方法的信息,如明确的研究假设及样本量估计的信息;新增讨论部分的内容包括描述研究的局限性和待评价诊断方法用于特定目的的实际意义如预期用途和作用。为增强报告的透明度,清单还新增了临床研究注册、经费来源等相关条目。

条目 1:在标题、摘要或关键词中,明确标识研究为诊断准确性研究,或提及灵敏度、特异度、预测值或 AUC 等评价诊断准确性的指标,有助于读者识别诊断准确性研究;也有助于检索时对这类研究的检出率,避免漏检和误检出许多不属于诊断准确性研究的文献。

条目 2:建议采用结构式摘要,包括研究背景、设计、方法、结果和结论,使读者通过阅读摘要,即可对诊断方法的有效性、偏倚及适用性作出初步评价。

条目 3:研究背景细化,定义待评价诊断方法的预期用途和作用。诊断试验是用于收集制定临床决策信息的方法,其用途不仅限于疾病诊断,还可用于筛查无症状体征、疾病分期、监测、预测及评价预后等。通常,诊断试验应采用适用于某特定目的的方法和设备来评价,包括研究对象、地点、结局目标的选择等。其预期用途和作用必须明确定义,这有助于读者合理评估研究结果的准确性。

条目 4:除研究目的外,还需明确研究假设。研究假设是一项研究问题提出的基础,旨在寻找某特定问题的答案。拒绝零假设通常表明研究结论支持研究者的预测,即研究结果实现了研究者的预期目标,通常被认为是一项"成功的研究",反之亦然。缺乏明确研究假设可能会导致研究者为避免得到"失败"的研究结果,产生和初始研究目的不一致的多种结果解释,对结论进行"夸大解读"。

条目 5:作者应清楚描述研究是前瞻性的还是回顾性的。前瞻性设计可能是纳入疑似患者后,再进行目标试验和参考标准试验;也可能是从接受了目标试验之后的患者开始的;还可能是从参考标准已经确认或排除目标疾病存在的患者开始的。回顾性设计往往是通过查找医院记录,获得同时接受了参考标准或目标试验的患者。不同的研究设计可能影响纳入患者的疾病谱及不具有目标疾病患者的其他健康状况的情况及频率。

条目 6~9:应明确描述患者的纳入标准,以便读者判断研究是否纳入的是"疑似"患者,研究结果是否会高估诊断试验的价值。对排除标准的描述同样重要,以便读者判断研究是否存在不合理排除的情况,或排除患者的原因是出于安全性或可行性原因的考虑。作者还应描述如何识别"疑似"患者,以便读者判断识别的可靠性。因为不同地点、不同级别的医疗机构、不同时间范围纳入研究对象的疾病谱、其他健康状况等可能存在差异,故应详细描述研究对象募集的机构、场所和日期。作者还应描述样本选择是连续、随机入组,还是随意入组,以便读者判断样本对总体的代表性,从而判断研究结果的外部真实性。

条目 10~13:参考标准,也称"金标准",可以准确区分有病、无病状态。但因其有时有创,实施较困难或有违伦理,作者有时会采用复合参考标准(如对肝癌诊断的参考标准同时采用了手术后组织病理活检和穿刺活检,穿刺活检相比手术切除组织的病理活检会增加假阴性的可能性)。清楚描述选择参考标准的原理和细节,读者可依据描述进行重复,可以让读者判断参考标准的可靠性及在读者所在机构的可重复性。也应清楚描述待评价诊断方法的原理和细节,并让读者可以依据描述进行重复。

诊断准确性研究的结果可以是两分类(如存在或不存在),也可是多分类,还可能是连续的。绘制四格表时需要将多分类和连续的资料转换为两分类的资料,分类的定义,即截断值(阈值)的不同将直接影响对有病、无病状态的区分。作者还应清楚描述截断值是事先确定的,还是事后确定的。事后确定的截断值往往会高估诊断试验的性能。作者还应报告结果解读是否为盲法进行,即待评价方法的结果解读是在不知晓参考标准的情况下进行的及参考标准的结果解读是在不知晓待评价方法结果的情况下进行。因为知晓参考标准的结果会影响对待评价诊断方法结果的判断,反之亦然。未进行盲法解读,会增加两种诊断方法的一致性,从而高估诊断试验的价值。

条目 14～18:评估诊断准确性的常用指标包括:敏感度、特异度、阳性似然比、阴性似然比、诊断比值比、准确度、阳性预测值、阴性预测值等。作者应清楚描述采用了哪些指标及计算或比较方法。诊断试验因某些原因(如金标准为有创,受试者拒绝参与,样本受损而无法进行检测等)可能出现缺失值。出现缺失值可能会影响评价指标的真实性和准确性,故处理缺失值至关重要。目前常用缺失值处理方法包括完整数据法(只分析具有明确诊断结果的完整数据)、随机缺失法(受试者诊断为阳性和阴性的比例由受试者的疾病状态决定)、最差法(为最保守的一种方法,假设缺失的数据都诊断错误,把缺失的数据都视为与金标准不一致的结果)及无信息结转法(是指在整个受试人群中诊断为阳性人数和阴性人数比值与患病状态无关,且在获得完整数据的病例和诊断结果缺失的病例中该比例为一固定值)。研究者需提供给读者有关样本量的全部可能参数,如预期精度、统计效力、是否成功入选到预期的样本量等。这些信息对读者准确评估诊断方法的准确性非常重要。增大样本量可减少计算灵敏度和特异度时的不确定性。但样本量过大会导致浪费时间和资源,样本量过小则可能无法检测到效应存在。

条目 19～22:建议使用流程图详细描述研究对象的入选过程,对排除的研究对象,给出明确的排除理由及每一阶段中研究对象未进行待评价诊断方法或"金标准"检查的理由。流程图也有助于向读者清晰展示诊断准确性研究设计的重要内容,同时使读者通过流程图直观地评估研究对象对目标人群的代表性及研究中可能存在的偏倚(如证实偏倚)。

研究对象的基线人口学特征和临床特征可能影响诊断准确性的测量结果,从而产生疾病谱偏倚。详细描述研究对象的人口学特征、临床特征及疾病严重程度,有助于读者对诊断准确性进行客观判断。详细描述纳入研究对象,包括未纳入研究对象的疾病严重程度,有助于读者判断研究对象为疑似患者的"疑似"程度。

待评价诊断方法和参考准检查之间的时间间隔应足够短,否则可能因疾病进展而发生疾病进展偏倚。因此,报告实施待评价诊断方法和参考标准的时间间隔及在此期间是否进行过临床干预及干预的详细情况,有助于读者对这一偏倚的评价。

条目 23～25:对分类型结果应采用四格表(真阳性、假阳性、假阴性、真阴性)展示;对于连续型结果应采用分布图展示,以便读者可基于这些结果进行重复计算,或开展其他分析(如 Meta 分析)。除报告肯定结果外,作者还应报告不确定的结果。对诊断准确性的变异,作者应采用亚组分析等探讨异质性的可能来源,并说明哪些亚组是预设的,哪些是探索性的。对诊断准确性的评价指标(敏感度、特异度、阳性似然比、阴性似然比、诊断比值比、AUC 等),应同时报告其估计效应量及其可信区间(如 95%CI)。既往的诊断准确性研究很多未报告不良事件,但参考标准和待评价方法并非绝对安全,报告其不良事件,有助于读者了解诊断方法的侵入型和危险性,以便平衡利弊,更好地判断诊断方法的价值。

条目 26、27:研究存在的局限性或多或少会影响研究结果,严重者甚至会完全推翻已有结论。全面评价和解释研究的局限性,如研究方法、样本量、潜在偏倚及外推性,可使读者清晰认识到这些因素对研究结论造成影响的严重程度,并客观评估研究结果的真实性、准确性。这不仅可防止过早得出毫无根据的研究结论;还可为进一步研究提供建议和方向。只有当研究结论是基于诊断试验的具体应用目的,并与之相符时,才能反映出该研究的实际应用价值和意义。

条目 28:对前瞻性诊断试验,在纳入第一例受试者之前,作者须在世界卫生组织和国际医学期刊编辑委员会认可的注册机构进行注册,如中国临床试验注册中心(ChiCTR)、美国临床试验注册中心(ClinicalTrail. gov)。作者应在论文中报告注册机构授予的唯一临床试验注册号。国际医学期刊编辑委员会也要求:从 2018 年 7 月临床试验应公开研究的原始数据,以增加研究的透明化,并防止学术不端。

条目 29:应公开会发表研究方案。完整的研究方案包含更多有关预定义的研究方法信息,如目标人群、研究者招募、知情同意过程、数据收集和分析计划、质控过程等。对完整研究方案信息的获取有助于读者进行批判性的精细评价。

条目 30:研究人员与经费赞助商间的潜在利益冲突,如金钱利益,可能会影响研究的真实性,使存在利益冲突的作者偏离科学和道德原则,更倾向于呈现阳性结果,即发表偏倚。因此,应注明研究的经费和其他支持来源,说明经费赞助者在文章中所处的角色,以便读者研究利益的冲突情况。

表 49-3　STARD 2015 清单

章节与主题	序号	条目
标题或摘要		
	1	标题或摘要中描述出至少一种诊断准确性研究的计算方法(如灵敏度、特异度、预测值、或 AUC)
摘要		
	2	包括研究设计、方法、结果和结论在内的结构化摘要(具体指导参见 STARD 摘要)
引言		
	3	科学和临床背景,包括待评价诊断方法的预期用途和作用
	4	研究目的和假设
方法		
研究设计	5	是在完成待评价诊断方法和参考标准检测之前采集数据(前瞻性研究),还是之后(回顾性研究)?
研究对象	6	入选排除标准
	7	如何识别潜在的合格研究对象(症状、之前的检查结果、注册登记数据库)
	8	何时、何地入选潜在的合格研究对象(机构、场所和日期)
	9	研究对象是否连续的、随机的入组还是选取方便样本
试验方法	10a	充分描述待评价诊断方法的细节,使其具备可重复性
	10b	充分描述参考标准的细节,使其具备可重复性
	11	选择参考标准的原理(如果存在其他备选的参考标准)
	12a	描述待评价诊断方法的最佳截断值或结果分类的定义和原理,区分截断值是否为预先设定的还是探索性的
	12b	描述参考标准的最佳截断值或结果分类的定义和原理,区分截断值是否为预先设定的还是探索性的
	13a	待评价诊断方法的检测人员或是读取结果人员是否知晓研究对象的临床资料和参考标准结果
	13b	参考标准的评估者是否知晓研究对象的临床资料和待评价诊断方法结果
分析	14	用于评估诊断准确性的计算或比较方法
	15	如何处理待评价诊断方法或参考标准的不确定结果
	16	待评价诊断方法或参考标准中缺失数据的处理方法
	17	任何关于诊断准确性变异的分析,区分是否为预先设定的还是探索性的
	18	预期样本量及其计算方式
结果		
研究对象	19	使用流程图报告研究对象的入选和诊断流程

续表

章节与主题	序号	条目
	20	报告研究对象的基线人口学信息和临床特征
	21a	报告纳入的研究对象的疾病严重程度分布
	21b	报告未纳入的研究对象的疾病严重程度分布
	22	报告实施待评价诊断方法和参考标准的时间间隔,及期间采取的任何临床干预措施
试验结果	23	比照参考标准的结果,使用四格表来展示待评价诊断方法的检测结果(或分布)
	24	报告诊断准确性的估计结果及其精度(如95%可信区间)
	25	报告实施待评价诊断方法或参考标准期间出现的任何不良事件
讨论		
	26	研究的局限性,包括潜在的偏倚来源,统计的不确定性及外推性
	27	实际意义,包括待评价诊断方法的预期用途和临床作用
其他信息		
	28	研究注册号及注册名称
	29	能够获取完整研究方案的地址
	30	研究经费和其他支持的来源;经费赞助者的角色

Bossuyt PM,Reitsma JB,Bruns DE, et al. STARD 2015: an updated list of essential items for reporting diagnostic accuracy studies. BMJ, 2015,351:h5527

(三)流程图

鉴于诊断性研究采用的设计方案各异,流程图对诊断性研究的意义更重要。流程图提供了患者募集方法(如基于有某种特定症状患者的连续序列、病例对照)、试验执行的顺序、接受被评价的试验(目标试验)和参考标准试验的患者人数等信息。其可提示抽样和选择研究对象的过程(外在真实性)、研究对象的流向与试验时间及结果关系等(图 49-2)。

四、观察性研究——STROBE

(一)简介

在临床流行病学研究设计分类中,观察性研究是相对干预性(试验性)研究而言,按事先有无专门设计的对照组又可分为描述性研究(包括横断面研究、病例报告和病例系列)与分析性研究(包括队列研究和病例对照研究)。描述性研究主要用于描述疾病或某种特征在不同时间、地点、人群中的分布(三间分布)及发生发展的规律,如描述某地区肺癌的患病率。但不能确定因果联系,既不能由因推果(吸烟→肺癌),也不能由果推因(肺癌→吸烟);只能提出病因假说。分析性研究主要是分析疾病和健康状态与可能的致病因素间的关系,从而筛选致病因素并形成和检验病因假说,如研究吸烟(暴露)与肺癌的关系[队列研究:由因(吸烟)推果(肺癌);病例对照研究:由果(肺癌)推因(吸烟)]。

临床上观察性研究是探索病因和观察不良反应时经常用到的一类研究方法。

观察性研究本身的特点决定了其容易实施,故发表在医学专业杂志上的论文约90%为观察性研究。观察性研究伦理学问题相比干预性研究较少,但其结果易受偏倚和混杂因素等影响。目前观察性研究普遍存在报告不完整和不规范的问题,充分报告这些问题有助于读者科学阅读和评价。

为了规范观察性研究的报告,一些流行病学家、方法学家和统计学家及顶级杂志(如 JAMA、Lancet)的编辑于 2004 年 9 月在英国 Bristol 大学启动了该项工作,成立了加强观察性研究报告规范(strengthening the reporting of observational studies in epidemiology, STROBE)工作组,于会后公布了第 1 版清单。同年 12 月工作组在伦敦根据对第 1 版的意见和建议进行修改,形成了第 2 版清单并于 2005 年 4 月发布。2005 年 9 月和 2007 年 10 月,工作组发布了清单的第 3 和第 4 版。目前推荐使用的是 2007 年第 4 版清单。

(二)报告清单及说明

STROBE 第 4 版清单包括 6 大部分(题目和摘要、引言、方法、结果、结论、其他信息)共 22 个条目。可用于横断面研究、队列研究和病例对照研究 3 类研究设计。其中 18 个条目为 3 种研究设计共用,4 个条目(条目 6、12、14、15)根据研究设计而异。通过 STROBE 的

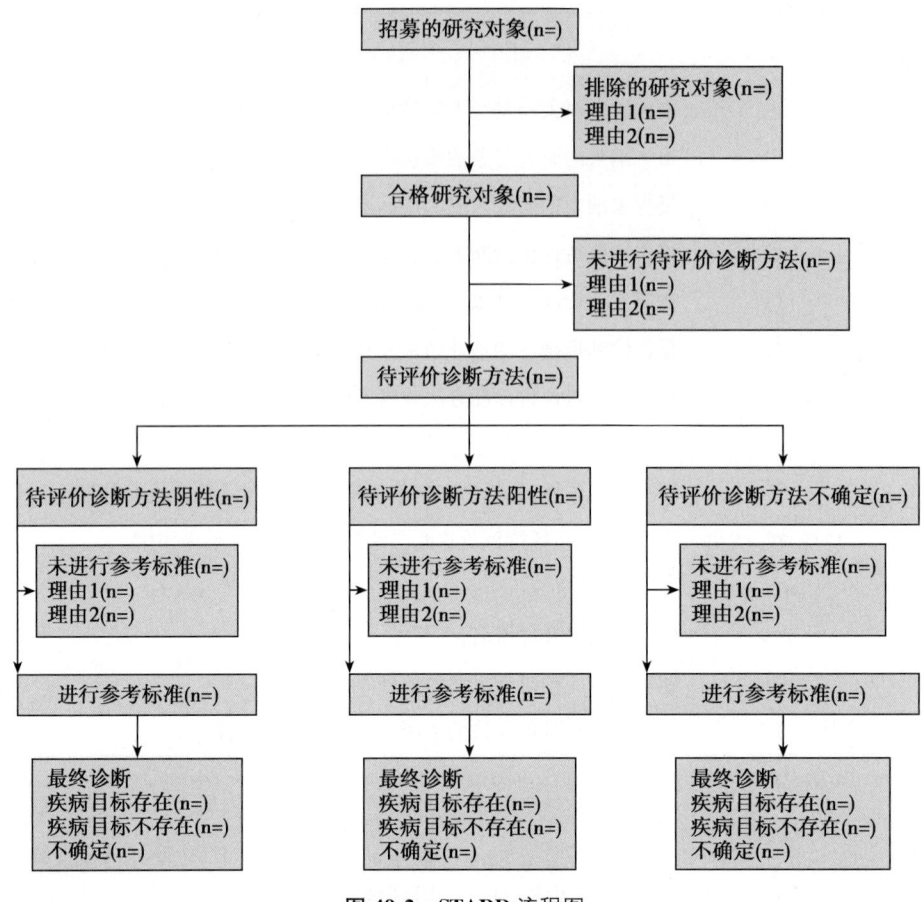

图 49-2　STARD 流程图

Bossuyt PM, Reitsma JB, Bruns DE, et al. STARD 2015: an updated list of essential items for reporting diagnostic accuracy studies. BMJ, 2015, 351: h5527

官方网站(www. strobe-statement. org/),可以下载针对这 3 种设计的独立版本和组合版本及其配套说明文件(说明每个清单条目的选择原因、方法学背景及高质量报告范例)。

条目 1:题目和摘要中应清楚地说明研究的设计,这既方便读者识别研究类型,也便于数据库对文献进行分类和检索。摘要最好采用结构式(目的、方法、结果、结论),其应该概述全文重要信息,应该报告研究的问题、采用的设计和方法、重要结果和结论。如果进行了数据统计和分析,结果应给出具体数值,统计分析的效应值及其范围、具体的 P 值。

条目 5~6:该两条涉及研究开展的空间、时间和人群分布,有助于读者判断研究存在的抽样误差:①所选择样本对研究总体的代表性;②研究结果的适用性,即外推性。研究的空间分布涉及研究开展的机构和地点,其中机构信息涉及研究对象募集的地点和来源。研究开展的地点信息涉及国家、城镇、医院和诊所等。研究开展的时间信息涉及暴露、疾病发生、募集研究对象、随访开始和结束、数据收集日期等。研究的人群分布涉及研究对象选择的源人群、研究对象的选择标准

(即纳入和排除标准)。对队列研究和病例对照研究,若进行了配对,还要描述配对的标准,即针对哪些混杂因素进行了配对,哪些是主要混杂因素,哪些是次要混杂因素,这有助于读者判断研究对象的组间可比性。

观察性研究控制混杂方法有限制和配对。所谓限制,是针对某个或某些可能的混杂因素,在设计时对研究对象的入选条件予以限制。所谓配对,是指对比较组的选择,使其针对一个或多个潜在的混在因素与指示研究对象相同或接近。混杂因素有主要和次要之分,故首先应配对主要混杂因素,高水平的研究还应配对次要的混杂因素。

条目 7:所谓暴露,是指研究对象接触过某种待研究的物质(如污染物)、具备某种研究的特征(如遗传等)或行为(如吸烟),其可以是有害的,也可以是有益的。所谓结局,是指随访观察中将出现的预期结果,即研究者追踪观察的事件。所谓预测因子一般也是危险因子。一般而言,预测因子与结局(疾病发生)之间的联系比较密切。所谓混杂因子是研究的暴露因素和研究疾病之外的因素(第三因子,外部因素),该外部因素与研究疾病有关(独立相关),且与研究的暴露因素有

关(统计相关)。如果混杂因素在比较的人群中分布不均,可能会歪曲(夸大或掩盖)因素与疾病的真正联系。如研究吸烟与肺癌的关系,吸烟是暴露因素,肺癌是结局。性别是一个外部变量,既与肺癌有关,也与吸烟暴露有关,故性别属于混杂因子。若性别在比较组中分布不均衡,研究将出现混杂。所谓效应修饰因子是指,暴露因素按第三变量分层后,其在各层中与疾病的关联强度因第三变量的存在情况不同而大小不同,该第三变量被称为效应修饰因子。如对性别与髋部骨折发生风险相关性的队列研究显示,女性髋部骨折的发生风险明显高于男性。但按年龄进行的分层分析发现,年轻组中,男性髋部骨折的发生风险明显高于女性;而年老组中,女性髋部骨折的发生风险明显高于男性。这说明性别与髋部骨折的发生风险被年龄修饰。

条目 8:详细报告对暴露、结局和混杂因素的测量方法,有助于读者判断研究结果的信度和效度。对暴露和结局的测量误差和错分可能导致不能识别因果关联和得出虚假关联,而对潜在混杂因素的测量误差可能会增加残余混杂的风险。故作者应详细报告如何评价测量方法的信、效度。

条目 9:偏倚产生与从研究设计、实施、测量、分析与报告的全过程,对偏倚的控制直接关系到研究结果偏离真值的程度。方法部分应详细描述研究的潜在偏倚来源,采取了哪些措施来减少潜在偏倚。

条目 10:报告对样本量的计算,将有助于读者判断研究结果受随机误差影响的程度。前瞻性研究,应预先计算样本量;回顾性研究,对样本量的计算有助于判断是否能产生有足够把握度的结果。

条目 11:为了统计分析的方便,有时作者将计量资料转化为计数资料,即对计数资料进行分组。注意:变量转化过程不仅会损失信息,如何进行分组将直接影响到分析结果。故作者应详细报告分组的方法。

条目 12:观察性研究通常会进行回归分析,作者应详细报告变量选择的程序,对变量的赋值,检测变量间交互作用的方法。采用亚组分析的,应报告哪些亚组分析是预设,哪些亚组分析是受数据驱使后加的。当存在缺失数据时,应报告缺失的数量、原因,处理缺失数据的方法。若研究进行了敏感性分析,应报告所进行的敏感性分析(如不同变量的选择、缺失值或偏倚)及其目的。

条目 21:讨论研究结果的外部真实性非常重要,将有助于读者判断研究结果能被用到其他环境的程度。如:研究结果能否用于源人群之外的研究对象? 能否被用于不同机构、地区或国家? 能否用于不同的暴露性质和暴露水平的人群? 若研究结果基于多年前收集的数据得出,是否适用于现在?

表 49-4　STROBE 清单(第 4 版)

	条目	推　荐
题目与摘要	1	题目和摘要中应有常用专业术语指明研究设计
		摘要内容要丰富,且能准确流畅地表述研究中做了什么、发现了什么
前言		
背景/原理	2	解释研究的科学背景和原理
目的	3	阐明研究目的,包括任何预设假设
方法		
研究设计	4	陈述研究设计的关键点
研究地点	5	描述研究环境、具体场所和相关时间范围(包括研究对象募集、暴露、随访和数据收集时间)
研究对象	6	①队列研究:描述选择研究对象的合格标准、来源和方法。描述随访方法
		病例-对照研究:描述选择确诊病例和对照的合格标准、来源和方法。描述选择病例和对照的原理
		横断面研究:描述选择研究对象的合格标准、来源和方法
		②队列研究:对于配对研究,描述配对标准和暴露与非暴露数目
		病例-对照研究:对于配对研究,描述配对标准和每个病例配对对照数目
研究变量	7	明确定义结局、暴露、预测因子、潜在混杂因子和效应修饰因子。如果可能,给出诊断标准
数据来源/测量	8*	对每个所关注的变量,描述其数据来源和详细的评估(测量)方法;若有多个组,还应描述各组间评估方法的可比性
偏倚	9	描述为找出潜在的偏倚来源所做的任何努力

续表

条目		推　荐
样本大小	10	解释样本大小的确定方法
计量变量	11	解释分析中如何处理计量变量;若可能,描述怎样选择分组及分组原因
统计学方法	12	①描述所有统计学方法,包括如何控制混杂因素; ②描述用于检验亚组和交互作用的方法; ③解释处理缺失数据的方法; ④队列研究:如果存在失访,解释处理失访的方法; 病例-对照研究:如果进行了配对,解释病例和对照的配对方法; 横断面研究:如果可能,描述根据抽样策略确定的分析方法; ⑤描述所做的敏感性分析
结果		
研究对象	13*	①报告研究各阶段研究对象的数量,如可能合格的数量、被检验是否合格的数量、证实合格的数量、纳入研究的数量、完成随访的数量和分析的数量; ②给出各阶段研究对象未参与的原因; ③考虑使用流程图
描述性资料	14*	①描述研究对象的特征(如人口学、临床和社会)及关于暴露和潜在混杂因素的信息; ②指出每个关注变量的研究对象数量及其缺失数量; ③队列研究:总结随访时间(如平均时间及总和时间)
结局资料	15*	队列研究:按时间报告结局事件数或汇总测量结果; 病例-对照研究:报告各暴露类别的数量或暴露的汇总测量结果; 横断面研究:报告结局事件数或汇总测量结果
主要结果	16	①给出未校正和校正混杂因素(如存在混杂因素)的估计值及其精确度(如95% CI),阐明根据哪些混杂因素进行校正及纳入这些因素的原因。 ②将连续性变量转化为分类变量时报告分类界值。 ③若相关,可考虑将有意义时间范围内的相对风险估计值转换为绝对风险估计值
其他分析	17	报告进行的其他分析,如亚组和交互作用分析及敏感度分析
讨论		
重要结果	18	参考研究目的小结重要结果
局限性	19	结合潜在偏倚和不精确性的来源,讨论研究的局限性;讨论潜在偏倚的方向和大小
解释	20	结合研究目的、局限性、多重分析、类似研究结果和其他相关证据,谨慎给出一个总体的结果解释
可推广性	21	讨论研究结果的可推广性(外部真实性)
其他信息		
资助	22	给出本研究的资助来源和资助者的角色,如果本文是基于先前的研究开展的,给出先前研究的资助来源和资助者的角色

* 在病例-对照研究中,分别给出病例和对照的信息,如可能,在队列研究和横断面研究中分别给出暴露和非暴露组的信息。

Fernández E. Observational studies in Epidemiology (STROBE). Med Clin (Barc),2005,125(Supl. 1):43-48

五、观察性研究——RECORD

(一)简介

近年利用真实世界数据开展的观察性研究成为热点,以利用常规收集的卫生数据开展的研究发展迅速且最具代表性。所谓常规收集卫生数据是指基于管理和临床目的且事先没有特定研究目标而收集的数据,包括医院电子病历(electronic medical record,EMR)、医保理赔数据库(claims data)、初级卫生保健数据库、流行病学监测数据库(如癌症登记库)、出生/死亡登记库等。与常规观察性研究相比,利用常规收集的卫生数据开展的观察性研究在研究对象选择、数据获得和清洗及偏倚控制方面存在特殊之处。因此,2015年Hude Quan教授等在STROBE的基础上制定了使用常规观察收集数据研究报告规范(the report of studies conducted using observational routinely collected data,RECORD)。

(二) 报告清单及说明

该规范对 STROBE 22 个条目中的 7 个条目(条目 1 题目和摘要;方法部分的条目 6 研究对象、条目 7 变量、条目 12 统计分析方法;结果部分的条目 13 研究对象;讨论部分的条目 9 局限性及条目 22 其他信息)进行了扩展。因此,除遵循 STROBE 的 22 个条目外,RECORD 还要求报告以下信息:

在题目和摘要部分,应报告常规收集卫生数据的类型(如是医院电子病历还是死亡登记库等),以便读者能够快速识别和检索此类研究。若需要,还应报告研究开展的空间和时间范围,如某省医保数据库 2015—2016 年结肠镜检查后穿孔和出血的患者。对实施了数据库链接的,应在题目和摘要中阐述,如对医院电子病历和省医保数据库进行了链接。

在方法学部分,对条目 6 研究对象应详细描述研究人群的选择方法,即用于识别研究人群的编码和算法。研究人群选择方法是否恰当,将直接影响到对数据库人群和源人群的代表性,是衡量研究抽样误差大小的重要参考。源人群是指数据库人群的来源,是研究者想要最终做出推荐的人群;数据库人群是包含在数据库中,具有数据记录的人;研究人群来自数据库人群,需要通过编码和算法在数据库人群中识别而获得。若研究人群与数据库人群,数据库人群与源人群之间存在差异,则会影响到研究结果的外推性。故应首先描述数据收集的机构、地点和时间范围,这有助于读者

了解数据收集的原始原因、内容及其真实性。需要清楚报告识别研究人群的编码/算法,这既是提高研究透明化的需要,也便于其他研究者进行外部和内部验证。若作者使用已发表的经验证的编码/算法,应给出参考文献;若作者使用自行编制的编码/算法,则应提供验证方法的细节和结果;编码/算法的准确性,可采用类似诊断准确性研究的方法,通过测量其敏感性、特异性、阳性预测值、阴性预测值、Kappa 系数等加以判断。若研究使用了多个数据库,且存在数据库链接情况,应以流程图或其他图示清楚展示链接过程,包括每一步能实现链接的研究对象数。

条目 7 变量应报告对所有结局、暴露、预测因子、潜在混杂因素和效应修饰因子进行分类的编码/算法的完整列表。若文章有篇幅限制,该部分内容可以附件形式呈现,放在杂志网络版上,便于读者获取。

条目 12 统计方法,作者应详细描述从数据库获取的数据如何进行数据清洗,包括筛选和处理错误和缺失数据的方法。数据质量和完整性是基于常规收集数据开展观察性研究当前存在的最大局限性,因此清晰透明地描述数据处理方法至关重要。若研究进行了数据库链接,在该部分应提供链接方法、链接成功率及对其进行质量评价的方法。链接类型包括确定性链接和概率链接,概率链接存在错误匹配和缺失匹配的可能性,当链接存在错误的概率与结局变量存在关联时,会导致链接偏倚,从而导致研究关联被高估或低估。因此,作者应使用标准方法报告链接错误。

表 49-5　RECORD 清单

	条目编码	STROBE 条目	RECORD 条目
题目和摘要		见表 49-4,下同	
	1		RECORD 1.1:在题目或摘要中明确使用的数据类型,可能的话应包含所使用数据库的名称
			RECORD 1.2:如需要,应在题目或摘要中报告研究发生的地理区域和时间窗
			RECORD 1.3:如果研究实施了数据库的链接,应在题目或摘要中给予清晰阐述
前言			
背景/原理	2		
目标	3		
方法			
研究设计	4		
场景	5		

续表

	条目编码	STROBE 条目	RECORD 条目
研究对象	6		RECORD 6.1:应详细列出研究人群选择方法(例如用于识别研究对象的编码或算法)。如不可行,应给予解释 RECORD 6.2:任何针对选择研究人群编码或算法进行的验证研究均应标引参考文献。如果为本研究实施的验证没有在其他地方发表,需要提供验证方法的细节和结果 RECORD 6.3:如研究涉及数据库链接,考虑使用流程图或其他图表展示以说明数据链接过程,包括每一步骤中能实现数据链接的个体人数
变量	7		RECORD 7.1:提供将暴露、结局、混杂因素和效应修饰因子进行分类的编码和算法的完整列表。如不能报告,应予以解释
数据来源/测量	8		
偏倚	9		
样本量	10		
定量变量	11		
统计方法	12		
数据获得和清洗方法			RECORD 12.1:作者应描述研究者从数据库人群中获取了多少来建立研究人群 RECORD 12.2:作者应提供研究所使用的数据清洗方法的有关信息
链接			RECORD 12.3:说明研究是否在两个及以上数据库之间,使用了在个体水平、机构水平或其他数据进行数据链接。应提供链接的方法以及对其进行质量评价的方法
结果			
研究对象	13		RECORD 13.1:详细描述研究纳入的个体选择方法(如研究人群选择),包括基线数据质量,数据可及性和链接等方面在内的筛选。可使用文本描述或研究流程图描述纳入个体选择方法
描述性资料	14		
结局资料	15		
主要结果	16		
其他分析	17		
讨论			
关键结果	18		
局限性	19		RECORD 19.1:讨论将不是为了回答特定问题而创建或收集的数据用于研究时的影响。包括对错分偏倚、未测量混杂、缺失数据以及随时间变化的适用性的讨论,因为这些影响是此类研究所固有的
解释	20		
外推性	21		
其他信息			
资助	22		
方案、原始数据和程序编码的可获得性			RECORD 22.1:作者需提供如何获得所有补充信息,如研究方案、原始数据或程序编码的方法

Benchimol EI,Smeeth L,Guttmann A,et al. The REporting of studies Conducted using Observational Routinely-collected health Data (RECORD) statement. PLoS Med. 2015 Oct 6,12(10):e1001885

六、动物研究——ARRIVE

(一) 简介

动物实验不属于临床研究,但与临床试验密切相关。虽有研究显示:约 40％的动物实验结果不能在人体试验中被重复,但它却是连接基础研究和临床试验的重要桥梁。此前对动物实验报告质量的研究结果显示:动物实验报告质量远不如临床试验,该结果加大了基于动物实验结果进行临床试验的风险。

为了规范动物实验报告,提高其报告质量,Carol Kilkenny 等基于 CONSORT 声明,结合动物实验的特殊性,制定了《动物实验研究报告规范》(animals in research:reporting in vivo experiments,ARRIVE),并于 2010 年正式发表于 PLoS Biology 杂志。在国际实验动物 3R 中心(National Centre for the Replacement,Refinement and Reduction of Animals in Research,NC3Rs)的网站(www. nc3rs. org. uk/page. asp? id＝1357),可下载其清单。

(二) 报告清单及说明

ARRIVE 清单包括 6 大部分 20 个条目,具体见表 49-6。

表 49-6　ARRIVE 清单

内容	条目	描　述
题目	1	尽可能对文章内容提供一个准确和简明的描述
摘要	2	对研究背景、目的(包括所用动物的种/系的细节)、关键方法、主要发现和结论提供一个准确的总结
引言		
背景	3	包括充分、科学的背景(既往工作的相关参考文献),以明确研究目的和环境,并解释实验的方法和原理; 解释所用动物种类模型的选择方法和依据,阐述科学目的、该研究与人体生物学的关联程度(如有)
目的	4	清楚描述研究的主要和次要目的,或将被验证的具体研究假设
方法		
伦理声明	5	指出伦理审查许可,相关证书[如动物(科学程序)法案 1986],与研究相关的国家或机构的动物照护和使用指南
研究设计	6	对每个实验,给出简明扼要的研究设计细节: 实验组和对照组的例数; 旨在减少主观偏倚影响而采取的任何步骤,分配实验动物(如随机化程序),评估结果(如是否施盲并描述施盲对象和时间); 实验单位(如以单个动物、群组或一笼动物为单位) 用时线图或流程图呈现复杂的研究设计如何实施
实验步骤	7	对每个实验或每个实验组(包括对照组),应提供所有实施过程中精确详细的资料。如: 何法(药物处方和剂量、给药部位和途径、麻醉镇痛药物应用和监测、手术步骤、动物处死方法),提供所使用的任何专业设备的详细信息,包括供应商; 何时(实验日期和时间); 何处(饲养笼、实验室和水迷宫); 何因(特定麻醉药的选择原理、给药途径和药物剂量)
实验动物	8	提供动物的详细资料,包括种类、品系、雌雄、发育阶段(年龄均值或中位数)和体重(均值或中位数及其范围); 提供进一步的相关信息,如动物来源、国际种属命名、遗传修饰状态(如基因敲除或转基因)、基因型、健康/免疫状况、未使用药物或未进行测试和先前的程序等
饲养场所和饲养条件	9	详细描述: 饲养场所[如设备类型(如无特定病原体)、笼舍类型、垫底材料、同笼同伴数量、饲养鱼类水箱的形状和材料等]; 饲养条件(如繁殖计划、光/暗周期、温度、鱼类饲养的水质、食物的种类、食物和水的获取和环境净化等); 实验前、中和后期动物福利有关的评估和干预

续表

内容	条目	描　　述
样本量	10	详述每个实验中使用的动物总数和每个实验组中分配的动物数； 解释动物实验所需样本量的算法及计算公式； 标明每个实验独立重复的动物数量
实验组分配	11	完整描述动物如何分配到各实验组的详细信息，包括随机化和配对（如果进行了）； 描述各实验组对实验动物进行处理和评估的顺序
实验结果	12	明确界定主要和次要实验测量指标的评估（如细胞死亡、分子标记和行为学变化）
统计方法	13	提供每个分析所使用统计方法的详细信息； 详述每个数据集的分析单位（如单个动物、一组动物和单个神经元）； 描述用来评估数据是否满足统计学方法的假设及所采用的任何方法
结果		
基线资料	14	对每个实验组，报告治疗或测试前动物的有关特征和健康状况（如体重、微生物状况和药物测试），通常以表格形式表示
分析数量	15	报告进入每个分析中每组的动物数量，报告绝对数（如 10/20，而不是 49%）； 对分析中未纳入的任何动物或数据，需说明原因
结果和估计	16	报告每个分析的结果及其精确度的测量（如标准误或可信区间）
不良事件	17	给出每个实验组所有重要不良反应的详细信息； 描述为减少不良反应而对实验计划书所作出的修改
讨论		
解释/科学意义	18	解释结果时需考虑研究目的、假设及文献报道当前的理论和其他相关的研究； 评价研究的局限性，包括造成偏倚的任何潜在来源、动物模型的局限性及与结果相关的不精确性； 描述该研究方法或研究发现对替代、优化或减少动物使用（3R 原则）的意义
可推广性/转化	19	评论是否或如何使本研究成果转化到其他物种或系统，包括与人体生物学相关的研究
资助	20	列出本研究涉及的所有资金来源（包括授权号）和研究资助者及其作用

Kilkenny C，Browne WJ，Cuthill IC，Emerson M，Altman DG. Improving bioscience research reporting：the ARRIVE guidelines for reporting animal research. PLoS Biol 2010，8（6）：e1000412

七、卫生经济学评价——CHEERS

（一）简介

近年随着全球医疗费用不断增长，医疗卫生决策在考虑干预措施有效性、安全性和适用性的同时，越来越重视干预措施的经济性。针对药品、医疗器械、诊断技术和治疗方法等医疗卫生干预与健康产出的经济学评价结果被越来越多地用于医疗卫生决策。相比临床研究（仅报告干预结果），经济学评价要求报告更多信息（如资源使用、成本、偏好相关的信息和成本效果结果），但报告质量参差不齐，报告的透明度和清晰度不高，有些研究成果甚至会误导决策，反而增加成本。为此，国际药物经济学和结果研究学会（ISPOR）牵头成立了 CHEERS（Consolidated Health Economic Evaluation Reporting Standards）工作组，其成员包括经济学及卫生经济学、卫生技术评估和决策、临床流行病学和生物统计学、期刊编辑及在临床实践和报告指南制定方面经验丰富的专家组成。经过前期调查需求分析及系统评价和工作组成员咨询，形成初步条目清单，并经进一步德尔菲专家咨询（邀请了 48 名专家，其中 38 名专家接受邀请，这些专家具有广泛的地理代表性且代表学术界、生物医学期刊编辑、制药企业、政府决策者和临床专家）后，CHEERS 由工作组最终修订而成，并于 2013 年发布。

（二）报告清单及说明

CHEERS 声明清单共 24 个条目，共 6 个部分：标题和摘要（条目 1～2）；前言（条目 3）；方法（条目 4～17）；结果（条目 18～21）；讨论（条目 22）；其他（条目 23～24）。清单和详细的说明文件可通过 CHEERS 工作组网站（www. ispor. org/TaskForces/EconomicPub-Guidelines. asp）获取。

表 49-7　CHEERS 清单

部分/条目	条目编号	建　　议
标题和摘要		
标题	1	确定研究是一项经济学评价或使用更具体的术语如"成本效果分析",并描述比较的干预措施
摘要	2	对研究目的、研究角度、背景、方法(包括研究设计和输入的参数)、结果(包括基线情况和不确定性分析)和结论提供一个结构化的总结
前言		
背景和目的	3	为研究提供更广泛的背景说明;目前研究的问题及其与卫生政策或实践的关联
方法		
目标人群和亚组	4	描述要分析的人群和亚组的基线特征,包括为什么选择他们
研究背景与地点	5	与国家相关的需要做出决策的系统
研究角度	6	描述研究角度和与之相关的要评估的成本
比较对象	7	描述要比较的干预或策略并陈述为什么选择它们
时间范围	8	陈述要评估的成本和结果的时间范围,并说明为什么它适用
贴现率	9	报告成本和结果使用的贴现率的选择并说明为什么其适用
健康结果的选择	10	描述评价中使用什么作为收益测量指标及其与之相关的分析类型
效果的测量	11a	基于单项研究估计:充分描述单一效果研究的设计特征,并说明为什么单一研究是临床疗效数据的充分来源
	11b	基于多项研究估计:充分描述研究的纳入标准及临床疗效数据的整合方法
基于偏好的结果测量和评价	12	如果适用,描述偏好测量的人群和方法
资源和成本的估计	13a	基于单项研究的经济学评价:描述与可选择的干预有关的资源使用的估计方法。描述按照单位成本评估每一资源条目的主要或次要研究方法。描述接近机会成本所作出的任何调整
	13b	基于模型的经济学评价:描述与模型健康状态有关的资源使用的估计方法和数据来源。描述按照单位成本评估每一资源条目的主要或次要研究方法。描述接近机会成本所作出的任何调整
货币,价格日期和转换	14	报告估计的资源数量和单位成本的日期。如果有必要,描述将估计的单位成本调整到报告年份的方法。描述将成本转换为通用货币单位的方法及其汇率
模型的选择	15	描述使用的特定决策分析模型并给出理由。强烈建议提供一个模型结构图
假设	16	描述支持决策分析模型的所有结构或其他假设
分析方法	17	描述支持评价的所有分析方法。包括:处理偏态、缺失值或截尾数据的方法;外推的方法;合并数据的方法;证实或调整数据(如半周期修正)到模型中的方法和处理人群异质性和不确定性的方法
结果		
研究参数	18	报告所有参数的值、范围、分布(如果使用)和参考文献。报告不确定性分析中参数分布的依据或来源。强烈建议提供一个表格来显示输入的参数值
增量成本和结果	19	对于每个干预,报告感兴趣的主要类别估算的成本和结果的平均值及比较组间的平均差异。如果可以,报告增量成本效果比
不确定性分析	20a	基于单项研究的经济学评价:描述抽样不确定性对增量成本和增量效果参数估计的影响及方法学假设(如贴现率、研究角度)的影响
	20b	基于模型的经济学评价:描述所有输入参数的不确定性对结果的影响和与模型结构和假设有关的不确定性
异质性分析	21	如果可以,报告可以通过亚组间基线特征的不同或其他可观察到的用更多信息无法缩小的变化来解释成本、结果或成本效果的差异

续表

部分/条目	条目编号	建　议
讨论		
研究发现、局限性、适用性及当前的知识	22	总结关键的研究发现并描述它们如何支持得出的结论。讨论这些发现的局限性和适用性及这些发现如何符合当前的知识
其他		
资金来源	23	描述研究受到的资助和资助者在定题、设计、实施和分析的报告方面的作用。描述其他非货币支持的来源
利益冲突	24	描述任何潜在的研究贡献者与期刊政策的利益冲突。在期刊政策缺乏的情况下,我们建议作者遵从国际医学期刊编辑委员会的建议

Husereau D,Drummond M,Petrou S,et al. Consolidated Health Economic Evaluation Reporting Standards (CHEERS) statement. Value Health,2013,16(2):e1-5

八、随机对照试验的系统评价/Meta 分析——PRISMA

(一) 简介

系统评价和 Meta 分析在医疗卫生保健中的重要性日益凸显,但其报告质量却难令人满意。国内外研究均显示:系统评价/Meta 分析的总体报告质量较低,且尚未显示出随时间明显改善的趋势。低质量报告带来的误导和负面影响远超单个原始研究。因此,系统评价/Meta 分析报告规范的研究几乎与系统评价/Meta 分析相依而生、相伴而行。

1999 年,由加拿大渥太华大学 David Moher 牵头成立了 Meta 分析质量制定委员会,召开了"The quality of reporting of Meta-analyses of randomised controlled trials"工作会议,对纳入 RCT 的 Meta 分析报告进行方法学质量评价,并在 Lancet 上发表了针对随机对照试验 Meta 分析的统一报告规范——QUOROM 声明(Improving the quality of reports of Meta-analyses of randomised controlled trials:the QUOROM statement)。

之后工作组考虑到不仅需要关注 Meta 分析,还应关注系统评价。2005 年 6 月,包括系统评价作者、方法学家、临床医生、医学编辑及用户在内的 29 名参与者在渥太华召开会议,修订和扩展 QUOROM,最终将 QUOROM 更名为 PRISMA,并在 PLoS 上发表了 PRISMA 声明(Preferred reporting items for systematic reviews and Meta-analyses:the PRISMA statement)及其说明文件。以提供针对每个条目规范报告的实例,需要报告的基本原因及证据基础。PRISMA 虽只适用于 RCT 的系统评价/Meta 分析报告,但也可作为其他类型研究系统评价/Meta 分析报告的基础规范。

(二) 报告清单及说明

PRISMA 清单包括 7 个部分(题目、摘要、前言、方法、结果、讨论和资金支持)27 个条目。与原来的 QUOROM 清单有诸多不同,其在条目清单细节上的差异见表 49-8。

条目 1:系统评价≠Meta 分析。系统评价一词包含了系统收集文献和评价文献两层意思。所谓系统,是指文献的收集应全面,并对收集到的文献进行严格筛选、分类和分级。所谓评价,是指采用定性和定量方法,对文献进行综合;定量综合即是 Meta 分析。注意:系统评价可能包含 Meta 分析,也可能不包含 Meta 分析而只是进行定性描述;Meta 分析只是一种统计方法,不要求系统全面的收集文献。

条目 3~4:背景部分应清楚阐明为何要开展该系统评价的背景和理论基础,并提出系统评价的目的或假设。

条目 5:与临床试验在招募第一例受试者之前应在国际公认的临床试验注册平台进行注册相似,系统评价也应在实施前进行注册。PROSPERO 为目前国际公认的系统评价注册平台,由英国约克大学建立。Cochrane 系统评价研究方案也可在该平台检获。

条目 6:纳入标准设置应遵循 PICOS 原则,包括纳入研究类型/设计、研究对象、干预和对照措施及结局指标。因纳入标准要用于指导文献的检索、文献筛选标准的制定、数据的收集和分析、结果的解释,故纳入标准的设置必须准确、清楚。纳入标准的设置应避免太严(难以发现相关资料)、太宽(浪费资源、影响结果的真实性)和在系统评价过程中作大的改动。虽在纳入标准中需明确设定系统评价关注"结局指标",但检索文献时不应将"结局指标"设为检索词,筛选文献时也应明确列出哪些文献因无系统评价关注的结局指标而被排除,以便在偏倚风险评价阶段识别选择性报告。纳入标准设置时存在的问题还包括:不遵循 PICOS 原则;错用 PICOS 原则;纳入标准设置不准确,如"研究对象"设置时缺乏疾病的诊断标准,"结局指标"设置时缺乏对结局指标的详细定义等；缺乏排除标准；排除标准设置不恰当，如与纳入标准互补，排除小样本研究、低质量研究等。

条目 7～8：详细描述从何处检索和获取文献非常重要，为尽可能降低漏检带来的选择性偏倚，在检索数据库基础上，可辅以检索灰色文献和手工检索相关资料进行补充。应详细列出每个数据库检索的起止时间，避免在不同数据库的检索上出现时限不一致。手工检索应是对计算机检索的补充而非重复。如因数据库收录的时滞问题，某期刊最新几期未被纳入，对这几期的杂志需采用手工检索进行补充。作者应至少列出一个数据库的详细检索策略，也可以附件等形式，将每个数据库的详细检索策略均列出来，以便读者对检索策略是否恰当进行判断，并重复。

条目 9：研究的筛选包括初筛和复筛两个阶段。通过阅读文题和摘要进行初筛，以初步判断是否符合纳入标准；进一步阅读全文进行复筛，以确定是否纳入。作者应详细描述各阶段的筛选过程。

条目 12、15：系统评价作者应详细描述所采用的评估单个研究偏倚风险的工具。目前推荐的偏倚风险评估工具包括：Cochrane 针对 RCT 的偏倚风险评估工具；NOS 量表（针对队列和病例对照研究）；ROBINS-I（非随机的干预性研究）；QUADAS-II（诊断准确性研究）。作者应给出相应参考文献，并说明是否对上述工具进行了修改。偏倚风险既存在于研究水平，也存在于结局水平。如对结果数据完整性的评价，在研究水平因随访 3 年时存在较多失访而被评为高偏倚风险，但在结局水平（1 年生存率）则可能并不存在失访而评为低偏倚风险。不同的结局指标受同一偏倚风险因素影响的大小也可能不同，如主观结局受盲法影响的大小就明显大于客观结局。偏倚风险也存在于系统评价水平，如阴性结果的研究因未发表而未能纳入，作者应说明如何分析发表偏倚，如针对哪些结局进行了分析，采用的是漏斗图还是 Egger's 或 Begger's 检验。在系统评价水平也存在选择性报告的问题，如文献筛选时因研究缺乏系统评价关注的结局指标而被排除时，在系统评价水平就存在选择性报告的风险，因为这些被排除的研究本身有可能关注了这些结局，但因特定原因而未报告。

条目 13：作者应明确说明主要的合并效应量。对二分类结局，有风险比（RR）、比值比（OR）、Peto-OR；对于连续型结局，有均数差（MD）、标准化均数差（SMD）；对于时间-时间结局，有 HR。作者还应说明选择这些合并效应量的理由，如各纳入研究采用的测量量表不同，因此选择了 SMD 而非 MD。

条目 14：作者应详细描述对数据所作的处理，如进行了数据转换，对缺失数据进行了估算，应给出转换和估算公式。

条目 16：附件分析如亚组分析，因属于多重分析，可能增加出现假阳性结果的可能。明确说明哪些附加分析是预设的，哪些是后加的，对于读者判断附加分析结果的可靠性非常重要。

条目 17：应采用流程图，清楚描述研究筛选的流程和结果，给出每个筛选阶段纳入的研究数，及排除研究数（如：剔重研究数；阅读文题和摘要初筛排除研究数；阅读全文排除研究数及原因）。

条目 18：建议以表格形式呈现纳入研究的特征，以便读者可根据研究特征判断纳入研究与纳入标准的符合情况及各纳入研究之间是否具有一致性。一般情况下，研究特征包括研究设计，样本量，研究对象的国别、种族、性别、年龄，干预和对照措施的具体细节，所关注的结局指标，随访时间。

条目 19：建议以表格形式呈现纳入研究的偏倚风险评估结果。有研究显示，对同一个研究，不同研究者的评价结果存在不一致，甚至对部分条目的评价存在较大差异，故对每个偏倚风险评价条目，不应只给出偏倚风险评价的结果（如"是"、"否"或"不清楚"），还应详细给出评价的依据（如研究中的具体描述），以便读者了解纳入研究的偏倚风险控制细节，并给出自己的判断。

条目 20～21：对二分类结局，应呈现每个干预组的事件数和例数；对连续型结局，应呈现每个干预组的均数、标准差和例数；对时间-事件数据，应呈现风险比（HR）及其标准误（SE），实际频数和理论频数的差值（O-E）及其标准差（V）。应呈现每个研究组间比较的效应估计值及其可信区间。上述数据若通过公式转换或估算获得，应说明哪些是通过转换或估算获得。若进行 Meta 分析，最好以森林图形式呈现 Meta 分析结果。若受篇幅限制，亦可以附件形式列出。

条目 24：讨论部分应小结研究结果。建议采用 GRADE 工具评价每个主要结局的证据强度，并以证据概要表和结果总结表的形式呈现。

条目 25：任何研究都或多或少地存在局限性，系统评价也不例外。系统评价的局限性可能来自系统评价的制作过程，也可能来自其纳入的研究，还可能来自于系统评价所关注的结局水平。清楚、完整并透明地报告这些局限性，有助读者准确把握系统评价结果的可靠性，也有助于在未来开展原始研究和更新的系统评价时进行改进。

条目 26：应解释产生系统评价结果的机制，并与其他相同或相似的研究结果进行比较，说明本系统评价结果与他们的异同，并分析出现这些异同的原因。还应说明系统评价结果对未来研究的启示。系统评价既是对此前研究的全面总结，也是新研究的起点。对所关注的问题，系统评价不能回答或不能很好回答时，都提示有必要进一步开展原始研究回答。

条目27：系统评价的重要性日益显现，其已被越来越多地用于医疗卫生决策和实践，因此系统评价受到越来越多利益因素的影响。清楚、透明报告系统评价的资金来源、获得的其他支持及系统评价作者的利益冲突情况，有助于读者判断系统评价结果是否受到利益因素的影响。

表 49-8　PRISMA 清单

项目	编号	条目清单
题目		
标题	1	明确本研究报告是系统评价、Meta 分析，还是两者的结合
摘要		
结构式摘要	2	如果可以写成结构式摘要，则应提供结构式摘要，包括：背景；目的；资料来源；研究纳入标准，研究对象和干预措施；研究的评价和合成方法；结果；局限性；结论和重要发现的意义；系统评价的注册号
背景		
理论基础	3	阐述已知背景下系统评价的理论基础
目的	4	参考 PICOS 原则（研究对象、干预措施、对照措施、结局指标和研究设计），对系统评价关注的问题进行清晰阐述
方法		
方案和注册	5	指出是否有系统评价方案，是否能获取该方案，以及在何处能获取该方案（如网址）；并且，如果可以获取注册信息，则应提供注册信息（包括注册号）
纳入标准	6	详述作为研究纳入标准的研究特征（如 PICO 和随访时间长短）和报告特征（如年限、语种和发表状态），并给出合理解释
信息来源	7	在检索策略中描述所有信息来源（如检索的数据库及其时间范围，与研究作者联系以补充获取相关研究）和最后检索日期
检索	8	提供至少一个数据库的完整检索策略，包括所采用的任何限制措施，以便对检索进行重复
研究选择	9	说明研究筛选过程[如初筛、是否符合纳入标准、纳入系统评价、纳入 Meta 分析（如果可以进行 Meta 分析）]
资料收集过程	10	描述从原始研究报告中进行资料提取的方法（如预提取表格、独立地、重复地），以及向原始研究作者获取或确认资料的过程
资料条目	11	列出并定义所有变量，包括资料提取项目（如 PICOS 和资金来源），以及假设和简化的制定
单个研究的偏倚风险	12	描述用于评估单个研究偏倚风险的方法（包括明确该方法是针对研究水平还是结局水平），及在数据合并时如何使用偏倚风险评估结果
合并效应量	13	说明主要的合并效应量（如风险比、均数差）
结果综合	14	描述处理数据和合并研究结果的方法，若进行了 Meta 分析，则说明所进行的每个 Meta 分析的一致性检验效应量（如 I^2）
各研究的偏倚风险	15	说明对可能影响累积证据的偏倚风险进行的评估（如发表偏倚和研究中的选择性报告偏倚）
附加分析	16	如果做了附加分析，描述附加分析方法（如敏感性分析或亚组分析、Meta 回归），并说明哪些分析是预设的
结果		
研究选择	17	给出初筛、评价是否符合纳入标准及最终纳入系统评价的研究数，并给出每一阶段排除的原因，最好提供流程图
研究特征	18	对每个研究，呈现其提取资料的特征（如样本量、PICOS、随访时间）并提供其引文出处

续表

项目	编号	条 目 清 单
研究内偏倚风险	19	呈现每个研究的偏倚风险评估结果,如果在结局水平进行了评估,还应给出结局水平的评估结果(见条目12)
单个研究的结果	20	针对所有结局指标(有益或有害),呈现每个研究中:(a)每个干预组的简单数据小结和(b)效应估计值及其可信区间;最好以森林图的形式展示
结果合成	21	呈现所做的每个 Meta 分析的结果,包括可信区间和一致性检验的效应量
研究间偏倚风险	22	呈现研究间的偏倚风险评估结果(见条目15)
附加分析	23	如果做了附件分析,给出附加分析结果〔如敏感性或亚组分析、Meta 回归(见条目16)〕
讨论		
证据总结	24	总结研究的主要发现,包括每个主要结局的证据强度;分析其与主要利益群体的关联性(如卫生保健提供者、使用者及决策者)
局限性	25	在研究、结局水平(如偏倚风险),及系统评价水平(如检索不全面、报告偏倚)讨论局限性
结论	26	结合其他证据对结果进行解释,并提出对未来研究的意义
资金		
资金	27	描述系统评价的资金来源和其他支持(如提供资料);以及资助者在系统评价制作过程中所扮演的角色

Liberati A,Altman DG,Tetzlaff J,Mulrow C,Gøtzsche PC,et al. The PRISMA Statement for Reporting Systematic Reviews and Meta-Analyses of Studies That Evaluate Health Care Interventions:Explanation and Elaboration. PLoS Med 2009,6(7):e1000100

表 49-9 QUOROM 与 PRISMA 在条目清单细节上的差异

项目	条目	QUOROM	PRISMA	解 释
摘要		√	√	二者均要求作者报告摘要,但 PRISMA 未在格式上做特殊要求
前言	目的		√	该新条目(4)要求按 PICOS 列出详细问题(包括对系统评价的研究对象、干预措施、对照和结局的描述),再结合研究的设计类型;本条目与条目 6、11 和 18 均有关联
方法	方案		√	该新条目(5)要求作者报告本系统评价是否已发表研究方案,并要求告知获取该发表方案的途径
方法	检索	√	√	尽管 QUOROM 和 PRISMA 都包含报告检索方法的条目,但在 PRISMA 中要求作者至少提供对 1 个数据库的详细检索策略(条目8),以便对作者的检索结果进行重复
方法	评价纳入研究的偏倚	√	√	对 QUOROM 中的"质量评价"作了重命名,该条目(12)与报告结果(条目19)相关,对新概念"结局水平"的分析评估前面已提及
方法	评价研究间的偏倚		√	该新条目(15)要求作者描述系统评价中任何可能存在的偏倚风险,如对纳入研究的选择性报告偏倚。该条目也与结果报告(条目22)相关
讨论		√	√	尽管二者的条目中都包含了讨论部分,但 PRISMA 条目中讨论部分占了 3 条(条目24~26)。其中局限性被特别强调要求说明
资金			√	该新条目(27)要求作者提供本系统评价所有资金支持的详细信息

Moher D,Cook DJ,Eastwood S,et al. Improving the quality of reports of Meta-analyses of randomised controlled trials:the QUOROM statement. Quality of Reporting of Meta-analyses. Lancet,1999,354(9193):1896-1900

(三)流程图

PRISMA 在 QUOROM 流程图的基础上进行了调整,包括:①在提供排除研究的原因之前,对检索结果的详细记录;②针对有的文章可能同时报告多个研究,有的研究可能在多篇文章中报告的问题,PRISMA 流程图做了相应改进(图 49-3)。

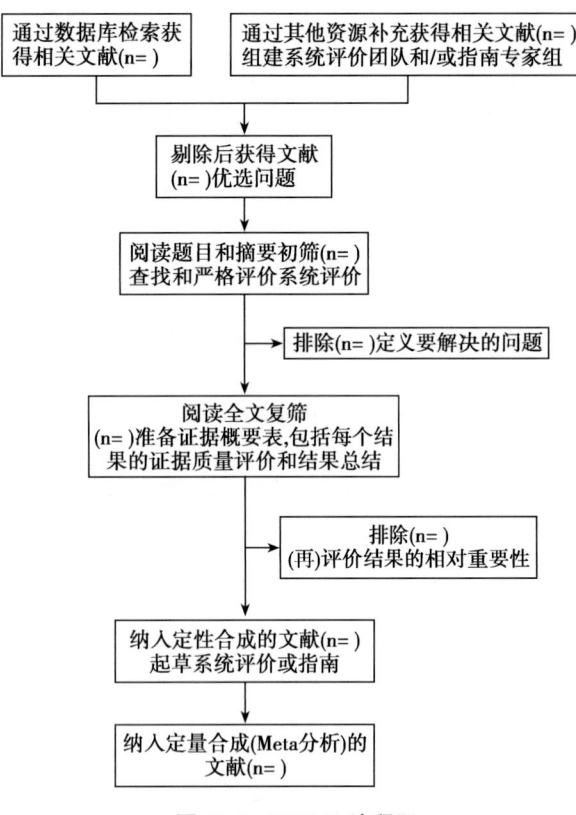

图 49-3　PRISMA 流程图

Liberati A, Altman DG, Tetzlaff J, Mulrow C, Gøtzsche PC, et al. The PRISMA Statement for Reporting Systematic Reviews and Meta-Analyses of Studies That Evaluate Health Care Interventions: Explanation and Elaboration. PLoS Med 2009, 6 (7): e1000100

九、观察性研究的系统评价/Meta 分析——MOOSE

(一) 简介

已发表医学研究的 90% 为观察性研究,纳入的观察性研究主要为病例对照研究和队列研究。Meta 分析也占已发表医学研究 Meta 分析的 49%,并呈快速增长趋势。观察性研究比试验性研究更易受偏倚和混杂因素等影响的特点,决定了对其进行 Meta 分析可能加大这些偏倚,更易获得"假"结果。如已有对遗传关联性研究的 Meta 分析的进一步分析显示:多数经 Meta 分析发现的阳性结果被证实为假阳性。提高观察性研究 Meta 分析的报告质量,是客观正确认识和使用其结果的途径之一。

1997 年 4 月,受美国疾病预防控制中心资助,由临床实践、现场干预、统计学、流行病学、社会科学和医学编辑等 27 名专家组成的研究小组,制定了观察性研究 Meta 分析的报告规范(Meta-analysis of observational studies in epidemiology, MOOSE),于 2000 年正式发表于 JAMA 杂志。

(二) 报告清单及说明

MOOSE 清单包括 6 个部分(研究背景、文献检索策略、研究方法、研究结果、讨论和研究结论),共 35 个条目。

表 49-10　MOOSE 清单

报告要求	条　目
研究背景	定义研究问题
	陈述假设
	描述研究结局
	暴露/干预措施类型
	研究设计类型
	研究人群
检索策略	检索的资质(如图书管理员和研究者)
	检索策略,包括文献检索的时间范围和使用的关键词
	尽可能获取所有文献,包括联系作者
	检索的数据库和注册库
	使用的检索软件、名称及版本,包括使用的特殊功能(如进行扩展检索)
	手检的使用(如对所获文献的参考文献进行检索)
	列出纳入和排除的文献及判断标准
	处理非英语文献的方法
	处理摘要和未发表研究的方法

续表

报告要求	条　目
	描述与作者的联系情况
方法	描述检索文献与研究假设是否相关和恰当
	资料整理和编码的原则(如有完善的临床编码规则或便于编码)
	资料分类和编码的记录(如多位文献评价者、盲法、及文献评价者间的信度)
	混杂因素(如研究中病例和对照的可比性)评估
	评价研究质量,包括对质量评价者采用盲法,对研究结果的可能预测因素进行分层分析或回归分析
	异质性评价
	描述统计分析方法(如完整描述固定效应模型或随机效应模型,采用该研究模型分析研究结果的理由,剂量-效应模型,或累积 M eta 分析),以便进行重复
	提供恰当的统计图表
结果	以森林图的形式总结单个研究估计值和总体估计值
	列表描述每个纳入研究的信息
	敏感性分析(如亚组分析)
	指出研究结果的统计学不确定性
讨论	偏倚(如发表偏倚)的定量评价
	排除的理由(如排除非英语文献)
	纳入研究的质量评价
结论	思考所得结果的其他解释
	结论的可推广性(与呈现的数据相匹配,并且在文献评价的领域内)
	对未来研究的启示
	公布研究资助来源

Stroup DF,Berlin JA,Morton SC, et al. Meta-analysis of observational studies in epidemiology:a proposal for reporting. Meta-analysis Of Observational Studies in Epidemiology (MOOSE) group. JAMA,2000,283(15):2008-2012

十、动物实验的系统评价/ Meta 分析

(一) 简介

目前基于临床试验的系统评价仅少部分得出所评价干预措施安全、有效的肯定结论,更多结论是不确定,甚至害大于利。这一现象引发了一些学者更深层次的思考。如源于对钙通道阻滞剂与安慰剂比较治疗缺血性卒中 RCT 的系统评价,发现钙通道阻滞剂的不利结局、随访末病死率、治疗末病死率、不良事件发生率均较安慰剂高,促使作者再系统评价尼莫地平治疗局灶性脑缺血模型的动物实验,结果发现梗死面积和脑水肿发生率尼莫地平均高于安慰剂。上述动物实验的系统评价结果提示,临床试验在动物实验已提示有不安全结果,并尚未结束之前被错误地提前启动了。更令人震惊的是第一个临床试验启动(1982 年)和最后一个动物实验结束(1997 年)之间竟有 15 年的时间重叠。迄今已发现多个临床试验的系统评价结果显示干预措施无效和有害时,追溯其动物实验的系统评价结果早已表明干预措施无效甚至有害。

系统评价动物实验可提高对一项新干预措施能否进入临床阶段和进一步开展临床试验的决策水平。故目前动物实验的系统评价/Meta 分析已成为临床前研究的新趋势。

2006 年英国莱特斯特大学 Jaime L. Peters 等对 103 个动物实验系统评价/Meta 分析的系统评价结果发现:这 103 个系统评价/Meta 分析的报告质量普遍不高。因此他们借鉴 QUOROM 和 MOOSE,制定了动物实验系统评价/Meta 分析的报告规范。

(二) 报告清单及说明

动物实验系统评价/Meta 分析的报告规范包括 6 个部分,共 17 个条目,具体见表 49-11。

表 49-11　动物实验系统评价/Meta 分析的报告清单

标题	副标题	描　述
题目		能识别出其为动物毒理学实验的 Meta 分析(或系统评价)
摘要		使用结构式摘要
	目的	明确描述科学问题或假设
	资料来源	描述数据库及其他信息来源
	评价方法	描述纳入标准(如种、属、干预/暴露、结局和研究设计);真实性评价、数据提取和实验特征,及数据定量合成的方法
	结果	描述纳入与排除的实验特征,定性及定量分析结果(如点估计值及可信区间、标准误),清楚描述剂量-效应曲线,半致死剂量等;及亚组分析
	结论	陈述主要结果及其意义
引言		明确描述科学问题,干预/暴露的生物学原理和评价的理由
方法		
	检索	详细描述信息的来源(如数据库、注册库、个人档案、专家信息提供者、代理机构、手工检索),包括关键词、检索策略和对检索的限制(如年份、发表状态及发表语种);描述为纳入所有可能获取的研究资料所做的努力(如联系研究作者、搜索灰色文献)
	选择	描述纳入及排除标准(定义干预/暴露、主要结局和实验设计);列出排除的实验和排除理由
	真实性和质量评价	描述评价标准和过程(如盲法的实施、质量评价方法及评价的结果)
	资料提取	描述提取的过程和步骤(如完全独立地、重复地),包括可重复性及评价者间信度的详细信息;描述实验的总体资料或单个动物的资料提取情况
	研究特征	描述设计的类型,动物特征(如种、属、年龄、性别),干预/暴露细节(包括给药途径、剂量及持续时间),结局定义
	数据定量合成	描述主要的效应量,结果合并的方法(如固定和随机效应模型、Meta 回归),缺失数据的处理,统计学异质性的评估,不同种属资料的处理,可能的混杂变量的校正,所有事先确定的敏感性分析和亚组分析的原理,发表偏倚的评估方法。上述提供的细节应足够充分以便重复
结果		
	检索流程	提供可展现纳入实验总数进行 Meta 分析的检索流程图
	研究特征	提供每个实验的描述性数据(如种、属、年龄、性别、样本量、干预/暴露、剂量、持续时间)
	数据定量合成	报告研究筛选、真实性评估以及与科学问题/假说相关性的一致性;呈现简单的结果汇总(如森林图),呈现需要计算效应量和可信区间的数据;鉴定异质性来源、研究质量的影响和发表偏倚
讨论		
		总结重要发现;根据内、外部真实性讨论科学/临床推断及可推广性;根据已有的各种证据解释结果,包括来自于人类研究的数据;讨论应用动物实验数据指导人类健康的理论基础;严格评价分析过程中潜在的偏倚(如发表偏倚);给出未来研究计划

Peters JL, Sutton AJ, Jones DR, Rushton L, Abrams KR. A systematic review of systematic reviews and Meta-analyses of animal experiments with guidelines for reporting. J Environ Sci Health B. 2006,41(7):1245-1258

十一、临床实践指南

(一) 简介

2013 年,由中国学者发起,联合来自美国、加拿大、英国、德国等 12 个国家及包括世界卫生组织、EQUATOR协作网、国际指南协会 GIN、COCHRANE 协作网、GRADE 工作组、AGREE 工作组等 7 个国际组织的 30 余名专家,共同成立了国际实践指南报告规范(Reporting Items for Practice Guidelines in healthcare,RIGHT)工作组。历时 3 年,完成了包含 7 个领域,22 个条目的报告清单,旨在为卫生政策与体系、公

共卫生和临床实践领域的指南提供报告标准。2017 年 1 月,RIGHT 声明全文正式发表在《内科学年鉴》(Annals of Internal Medicine)上。

(二) 报告清单及说明

RIGHT 清单包含了 22 个条目,分别是:基本信息(条目 1~4);背景(条目 5~9);证据(条目 10~12);推荐意见(条目 13~15);评审和质量保证(条目 16~17);资助和利益冲突声明及管理(条目 18~19);其他(条目 20~22)(详见下表)。RIGHT 工作组同时制定了更详细且包含实例的解释性文件,可在内科学年鉴网站(www. annals. org)上获取。

表 49-12　RIGHT 清单(参见表 46-4)

领域/主题	编号	条　　目
基本信息		
标题/副标题	1a	能够通过题目判断为指南,即题目中应该明确报告类似"指南"或"推荐意见"的术语
	1b	报告指南的发表年份
	1c	报告指南的分类,即筛查、诊断、治疗、管理、预防或其他等
执行总结	2	对指南推荐意见进行汇总呈现
术语和缩略语	3	为避免混淆,应对指南中出现的新术语或重要术语进行定义;如果涉及缩略语,应该将其列出并给出对应的全称
通讯作者	4	确定至少一位通讯作者或指南制订者的联系方式,以便于联系和反馈
背景		
简要描述指南卫生问题	5	应描述问题的基本流行病学,比如患病率、发病率、病死率和疾病负担(包括经济负担)
指南的总目标和具体目的	6	应描述指南的总目标和具体要达到的目的,比如改善健康结局和相关指标(疾病的患病率和病死率),提高生活质量和节约费用等
目标人群	7a	应描述指南拟实施的主要目标人群
	7b	应描述指南拟实施时需特别考虑的亚组人群
指南的使用者和应用环境	8a	应描述指南的主要使用者(如初级保健提供者、临床专家、公共卫生专家、卫生管理者或政策制定者)以及指南其他潜在的使用人员
	8b	应描述指南针对的具体环境,比如初级卫生保健机构、中低收入国家或住院部门(机构)
指南制订小组	9a	应描述参与指南制订的所有贡献者及其作用(如指导小组、指南专家组、外审人员、系统评价小组和方法学家)
	9b	应描述参与指南制订的所有个人,报告其头衔、职务、工作单位等信息
证据		
卫生保健问题	10a	应描述指南推荐意见所基于的关键问题,建议以 PICO(人群、干预、对照和结局指标)格式呈现
	10b	应描述结局遴选和分类的方法
系统评价	11a	应描述该指南基的系统评价是新制作的,还是使用现有已发表的
	11b	如果指南制订者使用现有已发表的系统评价,应给出参考文献并描述是如何检索和评价的(提供检索策略、筛选标准以及对系统评价的偏倚风险评估),同时报告是否对其进行了更新
评价证据质量	12	应描述对证据质量评价和分级的方法

续表

领域/主题	编号	条　　目
推荐意见		
推荐意见	13a	应提供清晰、准确且可实施的推荐意见
	13b	如果证据显示在重要的亚组人群中,某些影响推荐意见的因素存在重大差异,应单独提供针对这些人群的推荐意见
	13c	应描述推荐意见的强度以及支持该推荐的证据质量
形成推荐意见的原理和解释说明	14a	应描述在形成推荐意见时,是否考虑了目标人群的偏好和价值观。如果考虑,应描述确定和收集这些偏好和价值观的方法;如果未考虑,应给出原因
	14b	应描述在形成推荐意见时,是否考虑了成本和资源利用。如果考虑,应描述具体的方法(如成本效果分析)并总结结果;如果未考虑,应给出原因
	14c	应描述在形成推荐意见时,是否考虑了公平性、可行性和可接受性等其他因素
从证据到推荐	15	应描述指南制订工作组的决策过程和方法,特别是形成推荐意见的方法(例如,如何确定和达成共识,是否进行投票等)
评审和质量保证		
外部评审	16	应描述指南制订后是否对其进行独立评审,如是,应描述具体的评审过程以及对评审意见的考虑和处理过程
质量保证	17	应描述指南是否经过了质量控制程序,如是,则描述其过程
资助与利益冲突声明及管理		
资金来源以及作用	18a	应描述指南制订各个阶段的资金资来源情况
	18b	应描述资助者在指南制订不同阶段中的作用,以及在推荐意见的传播和实施过程中的作用
利益冲突的声明和管理	19a	应描述指南制订相关的利益冲突的类型(如经济利益冲突和非经济利益冲突)
	19b	应描述对利益冲突的评价和管理方法以及指南使用者如何获取这些声明
其他方面		
可及性	20	应描述在哪里可获取到指南、相应附件及其他相关文件
对未来研究的建议	21	应描述当前实践与研究证据之间的差异,和(或)提供对未来研究的建议
指南的局限性	22	应描述指南制订过程中的所有局限性(比如制订小组不是多学科团队,或未考虑患者的价值观和偏好)及其对推荐意见有效性可能产生的影响

Chen Y,Yang K,Marušic A,et al. A Reporting Tool for Practice Guidelines in Health Care:The RIGHT Statement. Ann Intern Med,2017,166(2):128-132

十二、临床研究方案

(一) 简介

临床研究方案详细记载了临床研究从申请伦理委员会批准到结果传播的全过程,在临床研究的计划、实行、诠释、监测及外部评审中均起到关键的作用。一个良好的临床研究方案可以在试验开始前允许关于该试验科学性、伦理要求及安全性方面等的合理评价;在试验进行中提高关于其与原方案一致性及其严谨性的评价;在试验结束后提供对于试验实施和结果的全面评价。杂志编辑、同行评议者,研究者和公众利益维护者等亦非常强调试验方案的重要性。

有研究显示:许多随机对照试验的研究方案未提供足够资料描述主要的结局指标(25%报告不足),治疗分配方法(54%至79%报告不足),盲法(9%至34%报告不足),不良反应的方法(41%报告不足),样本量计算(4%至40%报告不足),资料分析方案(20%至77%报告不足),发表政策(7%报告不足),及赞助者和研究者在试验设计或获取资料方面的角色(89%至100%不足)。这些研究方案的不足可导致完全可以避免的研究方案修改、试验实行的缺陷及试验发表报告的不足等。

鉴于这些缺陷,2007年干预性试验的试验方案报告规范(Standard Protocol Items:Recommendations for Interventional Trials,SPIRIT)工作组成立,包括来自试验研究者(30人)、医疗专业人员(30人)、方法学专家(34人)、统计学家(16人)、试验协调者(14人)、杂志编辑(15人)、研究伦理委员会代表(17人)、企业和非企业资助者(7人)及监管机构人员(3人)等共115人。

SPIRIT 声明的制定,经过了2个系统评价,一个正式的 Delphi 程序,2个面对面的共识会议和一个预试验,最终于2013年发布。

(二) 报告清单及说明

SPIRIT 2013 声明清单共33个条目,包括8个部分:试验管理信息(条目1~5);引言(条目6~8);方法(条目9~15);干预措施的分配方法(针对对照试验)(条目16~17);数据收集、管理和分析方法(条目18~20);监控方法(条目21~23)、伦理与传播(条目24~30);附录(条目32~33)。SPIRIT 工作组也制订了详细的解释与说明文件,对全部条目作了详细阐述,可从 SPIRIT 官网获取(http://www.spirit-statement.org/)。

表 49-13　SPIRIT 2013 条目清单

条目	编号	描　述
试验管理信息		
题目	1	题目应描述该研究的设计、人群、干预措施,如果适用,也要列出题目的缩写
试验注册	2a	试验的标识符和注册名称。如果尚未注册,写明将注册机构的名称
	2b	WHO 临床试验注册数据所包括的所有数据集(附表,可查阅 www.annals.org)
试验方案的版本	3	日期和版本的标识符
基金	4	基金的财政、物资和其他支持的来源和种类
角色和责任	5a	方案贡献者的名称、附属机构和角色
	5b	试验赞助者的名称和联系方式
	5c	如有试验资助者和赞助者,其在研究设计、收集、管理、分析及诠释资料、报告撰写、出版等环节的角色,以及谁拥有最终决策权
	5d	试验协调中心、指导委员会、终点判定委员会、数据管理团队和其他监督试验的个人或团队的组成、作用及各自的职责,如果适用(参见 21a 有关于资料监控委员会的内容)
引言		
背景和理念	6a	描述研究问题,说明进行试验的理由,包括对相关研究(已发表的与未发表的)中每个干预措施的有效性及不良反应的总结
	6b	对照组选择的解释
目的	7	特定的目的或者假设
试验设计	8	试验设计的描述,包括试验种类(如平行组、交叉、析因以及单一组),分配比例及研究框架(如优劣性、等效性、非劣势性、探索性)
方法		
受试者、干预措施、结局指标		
研究设置	9	研究设置的描述(如小区诊所、学术性医院)、资料收集的国家名单、如何获得研究地点的信息数据
合格标准	10	受试者的纳入、排除标准。如适用,行使干预措施的研究中心和个人的合格标准(如外科医生、心理治疗师)
干预措施	11a	每组的干预措施,有足够的细节可以重复,包括怎样及何时给予该干预措施
	11b	中止或者修改已分配给受试者干预措施的标准(如由于危害或受试者要求或病情的改善/恶化等而改变药物的剂量)
	11c	提高干预方案依从性的策略,及其他监督依从性的措施(如药物片剂的归还,实验室的检查等)
	11d	在试验期间允许或禁止使用的相关护理和干预措施

续表

条目	编号	描　　述
结局指标	12	主要、次要和其他结局指标,包括特定的测量变量(如收缩压),量化分析(如从基线开始的改变;最终值;至终点事件发生的时间等),整合数据的方式(如中位数、比例)及每个结局指标的时间点。强烈推荐解释所选有效或危害结局指标与临床的相关性。
受试者时间表	13	招募、干预措施(包括预备期和洗脱期)、评估和访问受试者的时间表。强烈建议使用示意图(参见图表)
样本量	14	预计达到研究目标而需要的受试者数量以及计算方法,包括任何临床和统计假设。
招募	15	为达到足够目标样本量而采取的招募受试者策略
干预措施的分配方法(针对对照试验)		
分配序列产生	16a	产生序列分配的方法(如计算机产生随机数字)及分层法中任何需考虑的因素。为了减少随机序列的可预测性,任何预设的限定细则(如区组法)应以附件的形式提供,而试验招募者或干预措施分配者均不应获得这些数据
分配隐藏机制	16b	用于执行分配序列的机制(如中央电话;按顺序编码,密封不透光的信封),描述干预措施分配之前的任何为隐藏序号所采取的步骤
分配实施	16c	谁产生分配序号,谁招募受试者,谁给受试者分配干预措施
盲法	17a	分配干预措施后对谁设盲(如受试者、医护提供者、结局评估者、数据分析者)以及如何实施盲法
	17b	如果实施了盲法,在怎样的情况下可以揭盲,以及在试验过程中揭示受试者已分配的干预措施的程序
数据收集、管理和分析方法		
数据收集方法	18a	评估和收集结局指标、基线和其他试验数据的方案,包括任何提高数据质量的相关措施(如重复测量法,数据评估者的培训),以及研究工具(如问卷、化验室检测)可靠性和准确性的描述。如数据收集表没有在研究方案中列出,应指明可以找到其内容的信息数据
	18b	提高受试者参与性和完成随访的方案,包括退出或更改治疗方案的受试者需收集的结局数据
数据管理	19	录入、编码、保密及储存的方案,包括任何用来提高数据质量的相关措施(如双重录入、资料值的范围检查)。如数据管理的具体程序没有在研究方案中列出,应指明可以找到其内容的信息数据
统计方法	20a	分析主要和次要结局指标的统计方法。如统计分析方案具体程序没有在研究方案中列出,应指明可以找到其内容的信息数据
	20b	任何附加分析的方法(如亚组分析和校正分析)
	20c	统计分析未依从研究方案的人群定义(如按照随机化分析)和其他统计方法用来处理丢失数据(如多重插补)
监控方法		
资料监控	21a	数据监控委员会的组成;简介其角色和汇报架构;表述其是否独立于赞助者和存在利益冲突;如具体的章程没有在研究方案中列出,应指明可以找到其内容的信息数据。反之,如不设数据监控委员会亦需解释其原因
	21b	描述中期分析(或者)和停止分析的指引,包括谁(可以)将取得这些中期分析的结果及中止试验的最终决定权

续表

条目	编号	描　述
危害	22	有关干预措施或试验实施过程中出现任何不良事件和其他非预期反应的收集、评估、报告和处理方案
审核	23	审核试验实施的频率和措施,以及这种审核是否会独立于研究者和赞助者
伦理与传播		
研究伦理的批准	24	寻求研究伦理委员会/机构审查委员会(REC/IRBs)批准的计划
研究方案的修改	25	向相关人员(如研究者,REC/IRBs,试验受试者,试验注册机构、期刊、协调者)沟通重要研究方案修改(如纳入标准,结局指标,数据分析等)的计划
知情同意	26a	谁将从潜在的受试者或监护人获得知情同意以及如何取得(参见第 32 项)
	26b	如需收集和使用受试者的数据和生物标本作其他附属研究,应加入额外同意条文
保密	27	为了保密,在试验前、进行中及完成后如何收集、分享和保留潜在和已纳入的受试者的个人资料
利益申报	28	整个试验的主要负责人和各个研究点的主要负责人存在的财政和其他利益冲突
数据采集	29	谁可以取得试验最终数据库的说明;以及限制研究者取得试验最终资料的合同协议的披露
附属及试验后的护理	30	如果有的话,附属及试验后的护理,以及对于参与试验而引起危害而赔偿的相应条款
传播政策	31a	试验者及赞助者将试验结果向受试者、医疗专业人员、公众和其他相关团体传递的计划(如通过发表、在结果数据库中报导或者其他数据分享的安排),包括任何发表限制
	31b	合格的著作权指引及使用任何专业作者的描述)会否使用专业撰写人员
	31c	如果适用,确保公众取得整个研究方案、及受试者层面的数据集和统计编码的计划
附录		
知情同意材料	32	提供给受试者和监护人的同意书模板和其他相关文件
生物学标本	33	如临床试验或未来的附属试验需采集生物学标本进行基因或分子测试,其收集、实验室分析和储存的方案

Chan AW, Tetzlaff JM, Altman DG, et al. SPIRIT 2013 statement: defining standard protocol items for clinical trials. Ann Intern Med, 2013, 158(3): 200-207

表 49-14　SPIRIT 受试者时间表

	研究阶段							
	纳入	分配	分配后					完成
时间点 **	$-t_1$	0	t_1	t_2	t_3	t_4	etc.	t_x
纳入								
合格性筛选	X							
知情同意	X							
列出其他项目	X							
分配		X						
干预措施								
干预措施 A			←——————————→					
干预措施 B			X		X			
列出其他研究组			←——————————→					
评估								
列出基线变量	X	X						
列出结局变数				X		X	etc.	X
列出其他数据变量			X	X	X	X	etc.	X

十三、其　他

除前面介绍的主要研究类型的报告规范外，一些工作组对其相关研究类型进行了扩展，如 CONSORT 工作组在 CONSORT 声明的基础上，已扩展出 3 类 10 种扩展报告规范，且该工作仍在进行中，下文将以中药复方为例介绍 CONSORT 声明的扩展报告规范。在观察性研究领域也已扩展出基因相关性研究报告规范（STrengthening the Reporting of Genetic Association studies，STREGA）（加拿大人类遗传学流行病学首席科学家、渥太华大学的 Julian Little 领衔制定，2009 年发表）和分子流行病学研究报告规范（Molecular Epidemiology，STROBE-ME）（英国帝国理工学院/伦敦卫生及热带医学学院的 Valentina Gallo 牵头制定）报告规范。

表 49-15　报告规范的扩展

工作组		扩展版
CONSORT	研究设计扩展	整群试验
		非劣效和等效性试验
		实况试验
	干预措施扩展	草药干预
		非药物治疗干预
		针刺干预
		中药复方
	数据扩展	患者报告结局
		危害
		摘要
STROBE	STREGA（STrengthening the REporting of Genetic Association studies）	基因相关性研究
	STROBE-ME（Molecular Epidemiology）	分子流行病学

第二节　医学研究报告规范的应用与后效评价

一、医学研究报告规范的实施效果

制定任何报告规范的目的都是为了提高研究的透明度和报告质量。在修订 CONSORT 之前，Moher 等评价了《英国医学杂志》、《美国医学会杂志》和《柳叶刀》使用 CONSORT 前后 RCT 的报告质量，并与当时尚未使用 CONSORT 的《新英格兰医学杂志》进行比较，结果发现：CONSORT 声明虽尚不完善，但能够改善 RCT 的报告质量。之后进行的系统评价（纳入 8 个研究）也得出相似结果。

但报告规范的实施效果至今仍然有限，如 2013 年田金徽等评价了《中国循证医学杂志》发表的干预类系统评价/Meta 分析的报告质量，结果显示：PRISMA 评分为 21～27 分的高质量系统评价/Meta 分析＜7%，＞1/3 的文献评分＜15 分。主要问题：①近 1/3 的文献未完整报告结构式摘要。②方法部分：仅 2 篇文献报道了注册和方案，可能导致研究的计划性和前瞻性受影响。检索不全面，近 2/5 的文献未完整报告所有检索策略，部分研究缺乏对灰色文献纳入、追踪参考文献、检索式的报道等。完整报告研究选择、资料条目（如 PICOS 和资金来源）、其他分析（如敏感性分析或亚组分析，Meta 回归分析）、研究偏倚（如发表偏倚和研究中的选择性报告偏倚）完整报告的文献较少。③结果部分：充分交代了研究间偏倚的系统评价/Meta 分析＜16%，反映出研究者对研究间偏倚未予重视；＞270 篇文献中其他分析（如敏感性分析或亚组分析，Meta 回归分析）未得到有效使用；④资金部分：资金支持即描述本系统评价的资金来源和其他支持（如提供资料）及资助者在完成系统评价中所起作用，未完整报告＞73%，仅少部分报告了主要利益集团的相关性。

提示：单纯依靠报告规范的制定和推广不能有效提高医学研究的报告质量，尚需：①加快建设临床试验和系统评价/Meta 分析的注册平台，从入口进行质量把关；②加强对包括临床医生、研究者、医学生和编辑的培训，提升他们对报告质量的认识，并规范培训方法；③加强报告规范清单在杂志审稿中的应用，采用清单式审稿来提高清单条目报告率。

二、医学研究报告规范的影响

CONSORT 系列因其科学性和广泛的适用性，逐渐获得包括国际医学杂志编辑委员会、科学编辑委员会、世界医学编辑联合会和＞400 种医学杂志的支持，被译成 10 种语言，在全球广为传播。其影响已渗透到卫生保健领域之外，如教育研究和软件工程。基本科学指标（Essential Science Indicators，ESI）的统计结果显示：CONSORT 声明及其说明文件、CONSORT for Harms 和 CONSORT for Cluster Trials 在 ESI 排名中，均位居前 100 位，具有重要影响并被广泛引用。CONSORT 工作组主席 DougAltman 因此获得科学编辑委员会最高奖——年度卓越成就奖。

CONSORT 及其扩展版及其他报告规范共同构成了医学研究报告规范（Good publication practice，GPP）的雏形，并推进了 EQUATOR（Enhancing the quality and transparency of health research）协作网的建设。GPP 将推动医学研究的报告由混乱逐渐走向规范，不仅有助于提高医学研究的报告质量，也有助于改善未来研究的实施，节约研究者时间。

GPP 还有助于改善杂志的审稿和编辑质量。GPP 中各研究类型报告规范的清单能在更大程度上避免因审稿者的专业和水平不同而带来的审稿结果差异，避免各种疏漏。杂志编辑可以更科学、规范地对审稿意见逐条取舍整合，提高编辑水平和速度。

不同杂志在 GPP 规范下发表的文章一致性会更好，将给文献阅读、评价和使用带来前所未有的便利，并减小阅读偏倚的影响。也为文献分析和研究（如系统评价）提供了极大的便利，能减小文献间的不一致性和提高有用信息的提取率。

2001 年，《中国循证医学杂志》率先撰文介绍 CONSORT，并将其写进杂志稿约，将 GPP 理念引进中国。《中华医学杂志》汪谋岳等初译了 CONSORT，并一直作为 CONSORT 官方网站的中译版。但 CONSORT 真正在国内全面推广、应用和研究始于 2005 年 6 月。David Moher 博士应中国循证医学中心邀请在"循证医学与医学杂志编辑高级研修班"上就 CONSORT 声明做了 11 场讲座。先后代表 CONSORT 工作组授权中国循证医学中心牵头制定 CONSORT for TCM 和 CONSORT for Acupuncture。之后，《中国循证医学杂志》连载了 CONSORT 声明及其扩展版。2005 年 10 月，以 CONSORT 为核心的 GPP 与临床试验注册共同构成了中国临床试验注册与发表协作网，加入该组织的医学期刊已有近 49 家。2007 年 7 月，中国临床试验注册中心经中国卫生部认证成为 WHO 国际临床试验注册平台第 4 个一级临床试验注册机构，这三者的优势集成和全方位服务将助推 GPP 在中国的推广、应用和研究。

至此，医学研究报告规范已逐渐从试验性研究扩展到观察性研究、诊断准确性研究、经济学研究、方法学研究（如统计方法）；从临床研究扩展到基础研究、社会学研究；从原始研究扩展到二次研究；从定量研究扩展到定性研究；从标准设计（如两组平行设计的随机试验）扩展到特殊设计（如整群随机试验、非劣效和等效性试验）；从普遍适用扩展到具体疾病（如 HIV）和具体操作（如颈动脉血管成形术和支架更换）；从已完成研究扩展到研究方案；从报告整体扩展到报告中的某个部分（如摘要、图表）……生动和真实地展示了一个医学研究透明化报告的完整体系形成和发展的全过程。

临床研究报告规范也在使用中不断完善，随着报告规范的更新，新的报告规范操作性更强，清单条目的证据基础更充分。

但推广和普及报告规范只是科研活动全过程中后端极重要的一环，报告规范的作用不应被无限夸大，对报告规范的使用也不应教条。只有准确定位其作用，动态清楚分析其问题，及时通过深入研究和及时转化，解决问题，报告规范推动研究透明化、报告规范化的价值才能得到最大限度地发挥。

（杜亮 卞兆祥 陈耀龙 张永刚）

参 考 文 献

1. Klassen TP，Jadad AR，Moher D. Guides for reading and interpreting systematic reviews. Arch Pediatr Adolesc Med，1998，152：700-704
2. 吴泰相，李幼平，卞兆祥，等. 中医药临床随机对照试验报告规范（征求意见稿）. 中国循证医学杂志，2007，7（8）：601-605
3. Ad Hoc Working Group. A proposal for more informative abstracts of clinical articles. Annual of Internation Medicine，1987，106：598-604
4. A medical research council investigation. Streptomycin treatment of pulmonary tuberculosis. Br Med J，1948，2：770-782
5. Standards of Reporting Trials Group. A proposal for structured reporting of randomized controlled trials. JAMA，1994，272（24）：1926-1930
6. Working group on recommendations for reporting of clinical trials in the biomedical literature. Call for comments on a proposal to improve reporting of clinical trials in the biomedical literature：a position paper. Ann Intern Med，1994，121（11）：894-895
7. Moher D，Berlin J. Improving the reporting of randomized controlled trials. See：Maynard A，Chalmers I，editor-in-chief. Non-random reflections on health services research：on the 25th anniversary of Archie Cochrane'S Effectiveness and Efficiency. BMJ publishing group. 1997：250-271
8. Begg C，Cho M，Eastwood S，et al. Improving the quality of reporting of randomized controlled trials. JAMA，1996，276（8）：637-639
9. Moher D，Schulz KF，Altman DG. The CONSORT statement：revised recommendations for improving the quality of reports of parallel-group randomized trials. Lancet 2001，357：1191-1194
10. Altman DG. CONSORT 说明文件的制定. 中国循证医学杂志，2005，5（9）：708-711
11. Altman DG，Schulz KF，Moher D，et al. The revised CONSORT statement for reporting randomized trials：explanation and elaboration. Ann Intern Med，2001，134：663-694
12. Campbell KM，Elbourne DR，Altman DG，for the CONSORT Group. CONSORT statement：extension to cluster randomised trials. BMJ，2004，328，702-708
13. Ioannidis JPA，Evans SJW，Gøtzsche PC，et al. Better reporting of harms in randomized trials：an extension of the CONSORT statement. Ann Intern Med. 2004，141：781-788
14. Piaggio G，Elbourne DR，Altman DG，et al. Reporting of noninfe-

riority and equivalence randomized trials: an extension of the CONSORT statement. JAMA. 2006 Mar 8,295(10):1152-1160

15. Gagnier JJ,Boon H,Rochon P,et al. Reporting randomized,controlled trials of herbal interventions: an elaborated CONSORT statement. Ann Intern Med. 2006,144(5):364-367

16. 吴泰相,李幼平,卞兆祥,等. 实施临床试验报告规范,提高临床试验透明度. 中国循证医学杂志,2007,7(8):551-554

17. Moher D,Jones A,Lepage L. Does the CONSORT statement improve the quality of reports of randomized trials? A controlled before and after evaluation. JAMA. 2001,285:1992-1995

18. Moher D,Cook DJ,Eastwood S,et al. Improving the quality of reports of Meta-analyses of randomised controlled trials: the QUOROM statement. Quality of Reporting of Meta-analyses. Lancet,1999,354(9193):1896-1900

19. Stroup DF,Berlin JA,Morton SC,et al. Meta-analysis of observational studies in epidemiology: a proposal for reporting. Meta-analysis Of Observational Studies in Epidemiology (MOOSE) group. JAMA,2000,283(15):2008-2012

20. MacPherson H,White A,Cummings M,et al,for the STRICTA Group. Towards better standards of reporting controlled trials of acupuncture: the STRICTA statement. Complementary Therapies in Medicine,2001,9(4):249

21. Bossuyt PM,Reitsma JB,Bruns DE,et al. Standards for Reporting of Diagnostic Accuracy. Towards complete and accurate reporting of studies of diagnostic accuracy: the STARD initiative. Standards for Reporting of Diagnostic Accuracy. Clin Chem,2003,49(1):1-6

22. Bossuyt PM,Reitsma JB,Bruns DE,et al. STARD 2015: an updated list of essential items for reporting diagnostic accuracy studies. BMJ,2015,351:h5527

23. Fernández E. Observational studies in Epidemiology (STROBE). Med Clin (Barc),2005,125(Supl. 1):43-48

24. Benchimol EI,Smeeth L,Guttmann A,et al. The REporting of studies Conducted using Observational Routinely-collected health Data (RECORD) statement. PLoS Med. 2015 Oct 6,12(10):e1001885

25. Husereau D,Drummond M,Petrou S,et al. Consolidated Health Economic Evaluation Reporting Standards (CHEERS) statement. Value Health,2013,16(2):e1-5

26. Chen Y,Yang K,Marušic A,et al. A Reporting Tool for Practice Guidelines in Health Care: The RIGHT Statement. Ann Intern Med,2017,166(2):128-132

27. Chan AW,Tetzlaff JM,Altman DG,et al. SPIRIT 2013 statement: defining standard protocol items for clinical trials. Ann Intern Med,2013,158(3):200-207

28. McShane LM,Altman DG,Sauerbrei W,et al,Statistics Subcommittee of the NCI-EORTC Working Group on Cancer Diagnostics. REporting recommendations for tumour MARKer prognostic studies (REMARK). Eur J Cancer,2005,41(12):1690-1696

29. 李幼平,李静,刘雪梅. 建立 CONSORT 声明中国传播网,提高中国临床试验报告质量. 中国循证医学杂志,2005,5(8):591-592

30. 李幼平,吴泰相,李静. 创建中国临床试验注册和发表机制的联合宣言. 中国循证医学杂志,2005,6(6):393-394

31. Schulz KF,Altman DG,Moher D,for the CONSORT Group. CONSORT 2010 Statement: updated guidelines for reporting parallel group randomised trials. Ann Int Med 2010,152 (11):726-732

32. Calvert M,Blazeby J,Altman DG,Revicki DA,Moher D,Brundage MD,CONSORT PRO Group. Reporting of patient-reported outcomes in randomized trials: the CONSORT PRO extension. JAMA. 2013,309(8):814-822

33. Piaggio G,Elbourne DR,Pocock SJ,Evans SJ,Altman DG,CONSORT Group. Reporting of noninferiority and equivalence randomized trials: extension of the CONSORT 2010 statement. JAMA. 2012,308(24):2594-2604

34. Campbell MK,Piaggio G,Elbourne DR,Altman DG,for the CONSORT Group. Consort 2010 statement: extension to cluster randomised trials. BMJ. 2012,345:e5661

35. Boutron I,Moher D,Altman DG,Schulz K,Ravaud P,for the CONSORT group. Methods and Processes of the CONSORT Group: Example of an Extension for Trials Assessing Nonpharmacologic Treatments. Ann Intern Med. 2008,148(4):W60-W66

36. Hopewell S,Clarke M,Moher D,Wager E,Middleton P,Altman DG,Schulz KF and the CONSORT Group. CONSORT for reporting randomized controlled trials in journal and conference abstracts: explanation and elaboration. PLoS Med 2008,5(1):e20

37. Zwarenstein M,Treweek S,Gagnier JJ,Altman DG,Tunis S,Haynes B,Oxman AD,Moher D,CONSORT group,Pragmatic Trials in Healthcare (Practihc) group. Improving the reporting of pragmatic trials: an extension of the CONSORT statement. BMJ 2008,337:a2390

38. MacPherson H,Altman DG,Hammerschlag R,Youping L,Taixiang W,White A,Moher D,STRICTA Revision Group. Revised STandards for Reporting Interventions in Clinical Trials of Acupuncture (STRICTA): extending the CONSORT statement. PLoS Med. 2010,7(6):e1000261

39. von Elm E,Altman DG,Egger M,Pocock SJ,Gotzsche PC,Vandenbroucke JP. The Strengthening the Reporting of Observational Studies in Epidemiology (STROBE) Statement: guidelines for reporting observational studies. Ann Intern Med 2007,147(8):573-577

40. Little J,Higgins JP,Ioannidis JP,Moher D,Gagnon F,von Elm E,et al. STrengthening the REporting of Genetic Association Studies (STREGA): An Extension of the STROBE Statement. PLoS Med 2009,6(2):e22

41. Gallo V,Egger M,McCormack V,Farmer PB,Ioannidis JP,Kirsch-Volders M,Matullo G,Phillips DH,Schoket B,Stromberg U,Vermeulen R,Wild C,Porta M,Vineis P. STrengthening the reporting of OBservational studies in Epidemiology-Molecular Epidemiology (STROBE-ME): an extension of the STROBE statement. Eur J Epidemiol. 2011,26(10):797-810

42. Liberati A,Altman DG,Tetzlaff J,Mulrow C,Gøtzsche PC,et al. The PRISMA Statement for Reporting Systematic Reviews and Meta-Analyses of Studies That Evaluate Health Care Interventions: Explanation and Elaboration. PLoS Med 2009,6(7):e1000100

43. Hopewell S,Clarke M,Moher D,Wager E,Middleton P,Altman

DG, Schulz KF and the CONSORT Group. CONSORT for reporting randomised trials in journal and conference abstracts. Lancet 2008;371 (9609),281-283

44. Kilkenny C, Browne WJ, Cuthill IC, Emerson M, Altman DG. Improving bioscience research reporting:the ARRIVE guidelines for reporting animal research. PLoS Biol 2010,8(6):e1000412

45. Peters JL,Sutton AJ,Jones DR,Rushton L,Abrams KR. A systematic review of systematic reviews and Meta-analyses of animal experiments with guidelines for reporting. J Environ Sci Health B. 2006,41(7):1245-1258

46. Cheng CW,Wu TX,Shang HC,et al. CONSORT extension for Chinese herbal medicine formulas 2017:recommendations,explanation and elaboration. Ann Intern Med. Ann Intern Med,2017, 167(2):W21-W34

第六篇　循证医学探索篇

第 50 章　医学教育研究

医学教育是一门与医学科学发展相依而立、相伴而行、关于医学教与学的科学。医学教育的目的是培养促进全体人民健康的医生。随着科学技术飞速发展和社会进步，尤其是医学科学以前所未有的速度不断创新发展，医学教育必须顺应时代发展的需要，满足新标准和新要求，在结构、关系、教程和结果上做出相应的近期和远期转变，才能为 21 世纪重新设计和培养合格医生。

2016 年 10 月中共中央国务院发布了《"健康中国 2030"规划纲要》，指出推进健康中国建设，是全面建成小康社会、基本实现社会主义现代化的重要基础，是全面提升中华民族健康素质、实现人民健康与经济社会协调发展的国家战略，是积极参与全球健康治理、履行 2030 年可持续发展议程国际承诺的重大举措。其战略目标是：

1. 到 2020 年，建立覆盖城乡居民的中国特色基本医疗卫生制度，健康素养水平持续提高，健康服务体系完善高效，人人享有基本医疗卫生服务和基本体育健身服务，基本形成内涵丰富、结构合理的健康产业体系，主要健康指标居于中高收入国家前列。

2. 到 2030 年，促进全民健康的制度体系更加完善，健康领域发展更加协调，健康生活方式得到普及，健康服务质量和健康保障水平不断提高，健康产业繁荣发展，基本实现健康公平，主要健康指标进入高收入国家行列。

3. 到 2050 年，建成与社会主义现代化国家相适应的健康国家。①人民健康水平持续提升。人民身体素质明显增强，2030 年人均预期寿命达到 79.0 岁，人均健康预期寿命显著提高。②主要健康危险因素得到有效控制。全民健康素养大幅提高，健康生活方式得到全面普及，有利于健康的生产生活环境基本形成，食品药品安全得到有效保障，消除一批重大疾病危害。③健康服务能力大幅提升。优质高效的整合型医疗卫生服务体系和完善的全民健身公共服务体系全面建立，健康保障体系进一步完善，健康科技创新整体实力位居世界前列，健康服务质量和水平明显提高。④健康产业规模显著扩大。建立起体系完整、结构优化的健康产业体系，形成一批具有较强创新能力和国际竞争力的大型企业，成为国民经济支柱性产业。⑤促进健康的制度体系更加完善。有利于健康的政策法律法规体系进一步健全，健康领域治理体系和治理能力基本实现现代化。

上述国家战略目标为新时期新形势下医学教育提出了新问题、新特点和新要求，如何改革创新，建成适应行业特点，具有国际视角，符合国际标准的高素质合格医学人才成为医学教育面临的新挑战和新任务。本章旨在通过系统评价和深入分析国内外医学教育研究成果及应用、方法学进展和成果转化等的优势和不足，探讨和梳理我国医学教育改革面临的问题、挑战及对策和措施，推进规范化研究、发展、转化和后效评价及持续改进的全程质量控制规范,提高本土化证据的质量、可转化性、转化率及质效,为全面提高医学教育改革研究和决策质量,服务于国家重大疾病防治、深化医疗体系改革和健康中国 2030 规划纲要宏伟目标的实现,培养与全民健康制度体系相适应的高素质医学人才。

第一节　国内、外医学教育研究成果及其应用与问题

一、国际医学教育研究成果及其应用

(一) 世界卫生组织"五星级医生"

1992 年,世界卫生组织(WHO)Boelen 博士为应对 21 世纪医学面临的挑战,在《医学教育改革:需要全球行动》一文中率先提出了"五星级医生"的概念,即未来医生应具备以下五个方面的能力:①卫生保健提供者,即能根据病人预防、治疗和康复的总体需要,提供卫生服务;②医疗决策者,即从能力、费用与病人多方面的情况,综合考虑和合理选择各种诊疗新技术;③健康教育者,即医生不只是诊疗疾病,更应承担健康教育的任务,主动、有效地增强人们的健康保护意识;④社区领导者,即能参与社区保健决策,平衡与协调个人、社区和社会对卫生保健的需求;⑤服务管理者,即协同卫生部门及其他社会机构开展工作,真正做到人人享有卫生保健。"五星级医生"的标准集成了适应未来医学发展对医生全过程全方位医疗服务意识和能力的综合要求,要求医生具备良好的人文素养和广博的人文社会科学知识;强调医学与自然科学、社会科学的相互渗透,提出了 21 世纪医学人才培养的新目标和新方向。

(二) 国际医学教育标准

全球经济一体化发展推动全球化进程日益加快,全球化浪潮正席卷社会的各个方面:国际间交往增多、速度加快;相互融合、渗透加强;疾病在全球的流行和传播日趋加快,该学科跨领域的医学研究和转化已促成高水平的国际合作;医生跨国界交流、互动及在不同国家学习和提供卫生保健服务日趋普遍,由此催生了医学教育标准的国际化趋势。

国际医学教育界影响较大的三个国际组织:①世界医学教育联合会(World federation for medical education,WFME)1999 年 10 月制定了针对医学院校的本科医学教育国际标准,即 the WFME international standards;②国际医学教育专门委员会(Institute for international medical education,IIME),2001 年 6 月提出了对学生个体素质和能力的培养标准,即全球医学教育最低基本要求(global minimum essential requirements in medical education);③2001 年 7 月世界卫生

组织西太平洋地区办事处(World health organization regional office for the western pacific region),在 WFME 标准指导下,提出对西太区医学院校的医学教育标准,即世界卫生组织西太平洋地区在校医学教育质量保障指南(WHO guidelines for quality assurance of basic medical education in the western pacific region)。三套标准的目的均旨在保证和提高各国、各地区及世界范围内医学教育质量。WHO 西太区标准包括:本科医学教育的宗旨及目标(mission and objective of basic medical education);教育计划(educational programme);教育结果考核(assessment of educational outcomes);学生录取与支持(student selection and support);教学人员/教师(academic staff/faculty);教育资源(educational resources);课程计划的监控、评估和变革(monitoring, evaluation and changing the curriculum);管理和行政(governance and administration);医学院的持续更新(continuous renewal of medical schools)等 9 大领域。WFME 标准与 WHO 西太区标准类似,也包括以上 9 个领域。IIME《全球医学教育最低基本要求》全面、详细规定了医生职业所需要的各基本核心要素。包括 7 个领域:"职业价值、态度、行为和伦理""医学科学基础知识""沟通技能""临床技能""群体健康和卫生系统""信息管理"和"批判性思维",共设 60 项具体内容。三套标准均在承认各国、各地区和医学院校自身情况的基础上强调全球医学教育的核心能力,各国根据人才培养要求不断进行医学教育改革。

(三) 振兴学院医学行动

2003 年,BMJ(英国医学杂志)及其 40 余家合作伙伴共同发起国际振兴学院医学行动(the International Campaign to Revitalise Academic Medicine,ICRAM),由 14 个国家的 20 位医学专家组成核心工作组,分别代表学术界、工商界、政府及决策人员、杂志编辑、病人、专业协会、学生及学员利益的团体和世界各地区的代表参加研讨。指出面对 21 世纪卫生负担日益加重,资源相对匮乏,卫生保健全球化发展,学院医学界必须意识到自身责任及全球发展的社会使命,致力于:①重新确立证据在学院医学(academic medicine)中的核心价值并推动学院医学循证发展;②制定医学教育改革的策略;③发起对学院医学未来发展的公开讨论。ICRAM 专门为此成立工作组,展望 2025 年学院医学的愿景,提出了 5 个愿景预案,使用时间跨度 20 年,但其中某些预案比其他预案更超前。包括学术公司;改组学院医学;普及学院医学;全球学术合作;全面加强与用户的联系。所有预案的共同点是:①学院医学界必须投入更多精力与相关利益团体沟通(包括公众、病人、基层医护人员、政府官员及卫生决策者),有必要成

立有上述各团体代表参与的新机构。②研究机构应更多地从全球高度上考虑问题。③教育、研究、改进、领导及提供卫生服务仍然重要,但指望一个学者兼具以上所有能力将越来越不现实;团队协作将愈加重要,但同时也必须给个人发挥和发展留下空间。④学术机构间的竞争将愈演愈烈,且越来越国际化;将向市场化发展并更善于利用传媒;机构类型将朝着多元化发展。⑤教育和学习将愈加重要,学习将成为终生需要,并越来越依靠信息技术。⑥基础和应用研究结合,加强实践转化和持续改进将越来越重要。⑦思考未来,把准航标对学术机构将愈加重要,但也更加困难。学院医学应进一步拓展思维与技能,与其他学科(如经济学、法学、生态学及人文学科等)交叉发展并取长补短。预案从多个视角展望了医学界应如何正确意识自身潜在的责任,如何增加医学相关职业的就业吸引力,同时对医学教育界如何顺应外界变化、改进医学人才培养策略有所启迪。

二、国内医学教育研究成果及其应用

(一)我国医学教育成就

新中国成立以来我国医学教育事业蓬勃发展,培养了大批高素质的医学人才,但随着我国改革开放,经济快速发展,经济体制和经济增长方式转变,人民生活水平不断提高,医学模式和疾病谱改变,人口数量增长和老龄化趋势突显,人民群众对卫生服务需求日益增加,我国医学教育专业口径过窄、素质教育薄弱、教学模式单一、教学内容陈旧、教学方法过死等状况已不能适应我国医疗卫生事业的发展。

从20世纪80年代开始我国高等医学教育实施了一系列改革举措。教育部1987年调整了高等医学教育目录,规范了医学类专业设置。1988年批准设置七年制医学教育,同时规范医学类专业教育修业年限。1992年教育部与卫生部、国家中医药管理局联合印发《高等医学院校临床教学基地管理暂行规定》,规范了附属医院、教学医院、实习医院的建设和教学工作。1993年和1998年两次调整本科专业目录,逐步将宽窄并存的医学本科专业设置调整为以宽口径专业为主的医学教育格局。

进入21世纪,随着我国教育和卫生事业改革的不断深入,教育部和卫生部对医学教育作了进一步调整。2000年,两部联合制定了《中国医学教育改革和发展纲要》,提出了医学教育改革与发展的16字方针:"优化结构,深化改革,稳步发展,提高质量"。即①根据21世纪科技发展和卫生服务模式,深化医学教育管理体制改革,规范各类医学教育,改革医学教育的培养模式、课程体系、教学内容、教学方法和教学手段。②根

据医学的特点,加强医学生全面素质、创新精神和实践能力的培养,加强并完善毕业后教育与继续教育,不断提高卫生技术队伍的整体素质。③将医学教育方针从新中国成立初期的"医学教育实行高、中、初三级制,以发展中级医学教育为主,中级医学教育以培养医士为主"调整为"调整医学教育总体规模,扩大高等医学教育,压缩中等医学教育,使其与人民群众卫生服务需求及卫生人力发展需要相适应"。为调整医学教育规模与结构、完善医学教育体系、促进医学教育发展、加强医学教育改革和提高医学教育质量等方面提出了新的发展目标。2002年教育部部署了医学教育国际标准本土化并制订了我国本科医学教育标准和医学教育认证体系。2008年正式出台了《中国本科医学教育标准——临床医学专业(试行)》。

近年通过医学院校与综合大学合并,为医学生创造了多学科交叉和加强人文素质熏陶的氛围。建立长学制医学教育,持续吸引优秀学生选择医学专业,促进了我国医学教育的健康发展,为全面提高我国医学人才质量奠定了基础。

(二)我国医学教育研究现状与问题

1. 我国医学教育研究现状 目前我国医学教育改革非常活跃,医学教育能力和资源不断加强,医学教育展现出新的活力和生机。我们分析2007—2016年我国中文期刊发表的医学教育文献结果显示:我国医学教育文献数量逐年增多,主题涉及范围更加广泛。以"医学教育"为主题词,2016年CNKI共检获2706篇,①涉及40余个学科类别,文献量位列前6位的依次为:医学教育与医学边缘学科(1674篇),高等教育(1195篇),教育理论与教育管理(163篇),医药卫生方针政策与法律法规研究(161篇),成人教育与特殊教育(135篇),职业教育(125篇),其余为临床医学及各亚专业、基础医学、预防医学、药学、生物学等。②发表在40多种期刊上,发文最多的8个期刊分别为:中国高等医学教育(114篇),卫生职业教育(102篇),中国继续医学教育(97篇),继续医学教育(83篇),西北医学教育(61篇),基础医学教育(56篇),医学教育管理(47篇),教育教学论坛(46篇)。共发表总文献量的22.39%,主要为医学教育类杂志,专业医学杂志发表较少;但一些非医学教育甚至非医学杂志也有发表,如工业技术,化工,农垦等。③前三位资助单位依次为:国家自然科学基金(54篇),美国中华医学基金(7篇),国家社会科学基金(7篇),共资助68篇研究,占总数的2.50%,及各省市直辖市等地方资金资助。④前6位研究领域分别为:工程技术(自然科学)(721篇),基础与应用基础研究(自然科学)(564篇),基础研究(社会科学)(402篇),高等教育(309篇),行业指导(社会科

学)(263篇),行业技术指导(自然科学)(211篇),占总数的92%,其中自然科学占55%,社会科学占25%,高等教育仅占12%。⑤作者单位:首都医科大学(50篇),南京医科大学(27篇),中国医药科技出版社(26篇),第三军医大学(23篇),第二军医大学(21篇),西安交通大学第二附属医院(19篇),西安交通大学第一附属医院(19篇),首都医科大学附属北京天坛医院(18篇)。与我们分析2000—2008年医学教育研究的文献结果比较发现:近年我国医学教育研究主题更广泛;涉及更多学科;基金资助单位有所增加;研究单位层次有所提高,更多重点医学院校发表文章增多。但发表文章的期刊种类无明显变化。提示:①我国医学教育研究大大落后于医学研究和医学服务研究;可能成为医学医学教育改革及其效果,尤其是2030健康中国国家战略的潜在限速环节,亟待奋起直追;②医学教育研究基金种类少,投入不足,研究质量不高;③医学教育研究文章发表渠道少,且均非SCI收录,与当前中国教育部对高校科研的办校指标不符;④可能限制了我国医学教育研究及其结果转化的发展,应争取在实现2030健康中国国家战略中得以解决。

2. 问题与原因　面对全面建设小康社会关键时期的需求,特别是应对经济全球化深入发展,科学技术进步日新月异,人才竞争日趋激烈的挑战,我国医学教育一直受困于拔尖创新人才培养能力薄弱,医学教育改革的深度不够,速度缓慢,效率不高,效果有限,医学教育持续发展条件不足不稳。医学教育改革在很多医学院校仍然是零散、凭经验或模仿照搬国外医学教育改革,尤其缺乏基于我国现有医学教育存在的问题,周密顶层设计,系统、深入、科学、有决策指导意义的系列医学教育研究与评价,导致医学教育实质内容和创新方式的改革一直缓慢和落后。原因主要体现在:

(1) 教育理念缺少突破现有教育观念的深层次改革研究和实践

教育理念是指导教育实践和行为的重要指导思想,是实现稳定教育理想和教育改革的精神动力,是教育质量全面提高的关键因素之一。提出"以人为本""以学生为中心""自主学习""终身学习""全面发展""强调知识与技能,过程与方法,态度与价值观三方面的整合"等全新教育理念是时代发展变化的需要,也是医学教育改革的指导方向。只有每个教育工作者、被教育者、医学教育管理者和决策者都理解并自觉将其贯穿于自己日常教、学、管理和决策实践中,医学教育改革才能深入贯彻,并最终真正实现医学教育的最终目标——服务于社会卫生健康需求。这些新教育理念已经提了很多年,尽管多数教育工作者和学生从思想上、认识上理解并认同这些教育理念,但受我国传统医

学教育体制、教学方法、管理评价标准和模式等限制,更新教育理念大多还停留于口头和理论认知阶段,没有在各类医学院校教师和学生中形成更广泛的共识和共同的自觉行动。多数学校只在传统教育思想下调整教学工作,缺少突破现有教育观念的深层次改革研究和实践。

(2) 医学教育管理和决策本土化的科学证据少,决策质量不高

随着我国各项事业蓬勃发展,现代化进程不断向前推进,国际化程度越来越高,高素质医学人才培养的重要性更加凸显。党的十七大明确把"优先发展教育,建设人力资源强国"和"建立基本医疗卫生制度,提高全民健康水平"作为加快改善民生的社会建设主要任务。2010年《国家中长期教育规划纲要》更是将"更加注重提高人才培养质量、提升科学研究水平、增强社会服务能力",作为未来我国高等教育的发展任务。2016年颁发的《健康中国2030规划纲要》是全面提升中华民族健康素质、实现人民健康与经济社会协调发展的国家战略。为了实现建设人力资源强国和人人享有健康,建成与社会主义现代化国家相适应的健康国家的宏伟战略目标,医学教育承担着不可替代的重要任务。

缺乏本土化的医学教育研究科学证据,导致我国医学教育管理和决策不得不长期照搬或模仿国外证据进行决策;或完全按上级行政主管部门的红头文件规定执行,导致决策质量不高,决策科学性、可行性受限。面对全球化、知识经济和信息化时代的挑战,作为跨自然、人文、社会、法律、基础医学、预防医学、临床医学等一级学科教育的医学教育,必须实现人文化、科学化和现代化,且不仅体现在教学内容、教学手段方面,更应贯彻于管理和决策全过程。医学教育决策和管理只有遵循医学科学的发展和人才成长的规律,并最大限度地满足社会对卫生健康的需要,经得起时间和实践的检验,实现患者、医者、管理者的同步成长,这种创新理念、模式、方法、手段和标准培养出来的医学毕业生,才可能最终实现服务于社会卫生健康需求的目标。我国医学教育管理和决策必须采用国际建议的标准和方法生产的本土化的科学证据制定。

(3) 我国医学教育改革研究手段单一,研究方法和证据资源相对落后

尽管我国医学教育改革研究的单位、对象和主题与国外无明显差异,但高级别本土化研究证据与国外差距明显。我们前期研究结果显示:我国医学教育研究较少使用目前国际公认的科学方法,绝大多数采用非对照研究设计;无科学合理客观量化评价指标,导致研究结果科学性差,可信度低,说服力和影响力有限。致使一方面医学教育研究的数量绝对增加,另一方面

决策者所需的科学证据缺乏,我国医学教育研究高质量证据资源极缺的现状。

(4) 医学教育改革研究与医学教育改革决策脱节

基于科学证据的医学教育决策促进医学教育改革,加速改革进程,达到医学教育改革目的。2000 年李幼平教授基于循证医学蕴含的哲学思想和严谨的科学方法学,提出广义循证观和循证科学,即强调做任何事情都应该以事实为依据,不断更新证据,后效评价实践效果;强调实事求是,提高决策的科学性,注重决策质量,提高决策的成本效果,是决策管理理念上的一个飞跃。循证决策正成为包括医学教育管理和决策在内的新的决策理念。尽管我国一些医学教育决策者开始关注循证决策的理念,但多数决策者在决策过程中很少关心医学教育改革研究的科学证据和循证决策的组织,决策仍以主观方式和少数专家意见为依据。调查显示:我国医学教育研究数量近年不断增加,提示社会和广大医学教育工作者对医学教育改革关注度和投入增加,希望通过医学教育研究和探讨改善医学教育效果。但医学教育管理和决策的制定却较少参考这些研究结果。医学教育改革研究与医学教育改革管理和决策严重脱节,呼吁医学教育研究的教、研、学、产、用跨部门一体化设计、实施与转化及持续改进。

(5) 医学教育管理手段滞后,缺乏循证的医学教育管理和决策保障措施

目前我国医学教育管理手段明显滞后于医学和教育突飞猛进发展、人才快速成长的高科技现代化时代对高素质医学人才的需求,缺乏与快速发展的医学和教育配套、健全、科学化和现代化的管理体制和机制,医学教育管理没起好协调、促进医学教育发展的作用,很多时候甚至阻碍、干扰了其正常、健康、有序发展。

第二节　国内、外医学教育研究的方法学进展、应用与挑战

一、国外医学教育研究方法学进展与应用

(一) 循证教育理念

当今社会对教育的要求越来越多,标准越来越高,教育承担责任越来越重大。教育政策和策略的制定通常由政治意识形态、传统观念等因素决定,教育改革和实践至上而下推进,即:从中央政府——教育监管部门——院校——教学环节。这一过程中不乏有选择性、非系统和易受到政治偏见影响的教育研究机构的参与。教育政策制定和实施过程中,往往期望、情感和直觉多于理性、实效和证据。

教育改革的效果如何?我们很少采用完善设计的对照试验、准实验研究、调查研究和前后对照研究;很少采用高质量的观察研究和既注重结果也注重过程的人类学研究;或能将微观行为与宏观问题相联系的谈话、话语分析研究。也极少采用系统、全面的检索方法获取最全面的信息,并批判性的评价研究质量、真实性和相关性后对证据的强度和转化可行性进行分级。导致我们没有国际或全国统一共识的标准体系、方法和规范来科学客观地评价教育改革结果的优劣和差距。而这些正是循证教育(evidence-based education)的任务。

循证教育(evidence-based education)的理念由 McMaster 大学的循证医学研究与实践硕士项目衍化而来,即目前众所周知的循证医学(evidence-based medicine)和循证健康保健(evidence-based health care)。核心特征是学员通过尝试解决他们所面临的临床或人群健康问题去学习。该学习和教学方法是解决问题为基础的自主学习模式。教育与医学、健康保健有许多相似之处:①二者的行为、过程和结果都极为复杂且具不确定性;并受文化背景和特定环境等因素的影响;结果测量困难充满争议,存在证据的适用性和推广性问题。②二者的内容既属于自然科学又属于社会科学,其研究既需要自然科学的实验方法也需要社会科学的定性研究等方法。显然,教育同样需要高质量的系统评价和对教育研究质量的科学评价。

2002 年美国教育部教育研究与发展助理部长 Grover J. (Russ) Whitehurst 在循证教育(Evidence-based Education)文中指出:"循证教育就是整合专业智慧(professional wisdom)和可获得的最好试验性证据(best available empirical evidence)制定教育决策。"专业智慧(professional wisdom)是指个体通过经验获得的判断和共识。增加专业智慧反映在许多方面,包括有效识别和结合当地环境进行的教育指导。实验性证据(empirical evidence)包括科学为基础的研究和实验信息,指来自心理、社会、经济和神经学等多个领域的科学研究,特别是来自教育环境下的研究。实验数据用于比较、评价和监控过程。科学为基础的研究意味着:①研究必须是通过严格、系统和客观规范的手段和过程所获得的真实、可靠的教育研究结果。②质量分级,指设计、分析和逻辑推理多大程度支持所主张的结论。按照设计质量分级,证据分为六级:Ⅰ级:随机对照试验(Randomized trial),Ⅱ级:对照研究(comparison groups)(准实验),Ⅲ级:前后对照研究(pre-post comparison),Ⅳ级:相关性研究(corrlational studies),Ⅴ级:案例研究(case studies),Ⅵ级:趣闻轶事(anecdotes)。③相关性(relevance):推广和应用该研究结果

时,环境、影响因素等多大程度相似。

专业智慧和实验证据二者缺一不可。如果没有专业智慧,当研究证据缺乏或不完善时教育将无法实现智能化操作和无法适应特定的环境情况。如果没有实验证据,我们则无法有效比较教育方法孰优孰劣,也无法避免一时冲动、幻想等个人偏好造成的主观性和片面性。

实施循证教育包括:①利用现有全球教育研究和文献证据。各层次的教育工作者都应该做到:提出教育问题;知道如何系统、全面地采用电子和非电子方法发现证据;找到、阅读这些证据,同时根据专业和科学标准客观的评价分析这些证据的质量和设计;对证据的强度进行分级;决定它们与教育需求和环境的相关性。②针对目前缺乏、有疑问、不确定或仅有低质量证据的问题,重新设计、研究、生产和合成更可靠的高质量证据用于解决问题。因此要求循证教育实践者需要掌握设计、实施和发表整合社会学、自然科学、人本主义和解释学科的方法,并符合科学研究和评价最高标准的研究。以确保将来的教育研究能达到科学、真实、高质量和与实践相关的标准。

循证教育的主要特点是:通过定位现有证据拓宽个人经验和判断,通过研究探索来检验个人的专业经验,以证据为基础的双向过程。二者不能相互取代,而应该整合这两个维度的知识作为我们教育改革的基础。通过循证教育确保从事教育研究者在研究方法方面得到适当培训,了解其理论和方法学原则,进而提高研究质量。

循证教育和循证医学、循证健康保健一样,既非万能的灵丹妙药,也非权宜之计,更非解决现代教育问题的现成食谱。而是可以改变人们教育思想的一系列准则和实践,是人们从事教育政策和实践的方法之一,是他们专业判断和专业知识的基础。循证教育应该引入日常教育活动,有助于教师、教育研究者、政策制定者和学校管理者专业知识持续发展。

(二) 最佳证据医学教育

最佳证据医学教育(Best Evidence-based Medical Education,BEME)概念产生于 20 世纪 90 年代末。1998 年在捷克斯洛伐克布拉格举行的欧洲医学教育学会年会(The Association for Medical Education in Europe Annual Conference,AMEE)上,探讨医学教育领域存在的问题时,提议应思考在医学教育领域使用更严格的证据为基础的方法。1999 年在瑞典召开的欧洲医学教育学会年会(AMEE)首次提出了最佳证据医学教育(Best Evidence-based Medical Education)这一术语,并以此进行专题讨论。会前由 15 名全球医学教育专家组成智囊团,将事先准备的一系列医学教育证据使用

草案发给各位专家,就什么是证据强度和如何有效使用能够改进教师和管理者的日常医学教育干预决策,进行了 3 小时讨论,发展、制定了最佳证据医学教育行动指南。大会开幕式上有 4 个关于方法、模式和在健康保健领域中使用证据制定教育决策证据的实例发言。会议第二天举办了有医学教育专家智囊团参加的最佳证据医学教育重要建议和总结研讨会。包括 3 方面议题:最佳证据医学教育方法的基础设施;如何判断证据;最佳证据医学教育的障碍和战胜的策略。最终达成以下 7 点共识:

(1) 应该倡导和实践最佳证据医学教育(BEME)。最佳证据医学教育(BEME)的定义是:"教学实践中,教师采用的教学方法和手段应以最佳证据为基础"。希望通过定义避免将证据医学教育和非证据医学教育形成截然对立的二分化认知。

(2) 最佳证据医学教育应鼓励教师和教学规划者面对一项新教学措施时:全面、系统的评价该领域已有的文献,并对所获得证据的强度进行分级。明确现有文献的差异和缺陷,建议适当研究完善必要证据,使提出的教育干预真正以证据为基础。

(3) 实践最佳证据医学教育的基本过程参照循证医学实践的五个步骤:①构建问题:明确的研究问题是确保全面准确查找证据的关键。故须细化界定研究问题。②检索证据:制定检索策略和选择数据库,图书和情报专业人员应全程参与检索和筛选。③评价证据:制定明确的评价标准,评价所获证据质量。④实施改变:教育法规的改变需要一定的原则和策略。如 AMEE 指南(十)等。来自国际、国家、公共责任、评审机构、发证机关和其他重要医学教育组织的外部压力;官方和舆论导向的制度上支持;同行和专业教育专家组成的支持网;有效的信息传播和合作系统;教育过程中应用最佳证据医学教育的支持和奖励。⑤后效评价:所有教育干预措施实施后都应该进行前瞻性而非回顾性的评价,且应同时评价过程和结果。大多数情况下过程评价将发现更多需进一步干预的问题,从而改善教育过程。因此应重视过程评价。

(4) 应有统一标准供医疗保健专业教师评估证据对他们自己教学的可靠性和相关性。推荐使用 QUESTS 标准(Hardern et al,1999),即质量(Quality)、实用性(Utility)、范围(Extent)、强度(Strength)、目的(Target)、情景(Setting)六个单词首字母的英文缩写。质量(Quality)——证据的类型,研究方法和研究的严谨性;实用性(Utility)——教学方法和干预措施多大程度适用于其他情景;范围(Extent)——研究数量和每个研究的样本量;强度(Strength)——结论明确无异议;目的(Target)——研究目的和教师预期目的一致;

情景(Setting)——相似的环境或背景。其中质量、范围和强度是研究的内在本质特征,而实用性、目的和情景反映研究与教师的相关性。

(5) 最佳证据医学教育在制度水平的实施。医学教育全面实现教育计划和干预措施的最佳证据医学教育需要克服惰性和阻力。这些阻力既来自制度体制也来自教师个人。教师个人的阻力包括:对改变存在惰性,认为"我们现在做的有什么错啊?";医疗和科研地位优先于医学教育;自身并没认识到教育是一门科学;不懂教育学原理;缺乏对教学的承认和合理奖惩;缺乏对教育的支持和咨询服务。在制度体制方面的阻力包括:教育主管部门和分支单位缺乏对教育规划的自主性;需要与科研和临床服务竞争经费和资源;一些新的教育方法缺乏长期证据;缺乏对教育事业权威支持。任何希望在自己的教学中更多采用最佳证据方法的教师都需要进一步培训和方法学帮助。

(6) 基础设施。对医学教育应采用最佳证据医学教育模式已有共识,但要使其变为现实,还须构建一个集国际、组织、制度体制和个人为一体的功能模式,同时需要一些基础设施全面启动和持续运行与发展。个体、机构和组织参与医疗保健职业教育各层面教育的规划和实施,从本科到毕业后培训及职业技能持续发展是这个体系的基础。他们提出和构建问题。当评价一潜在干预是否适合自己的情景时,也需判断所获得证据的价值,进而建立合作机构(如:Collaborating Institutions)并组成评价组(Review Groups)负责对较少证据的重要领域给予建议和规划研究方案。如循证医学模式中,1993 年成立的 Cochrane 协作网作为数据协调中心(Data Coordination Centre)。2000 年一个专门服务于教育和社会科学的相似国际机构——Campbell Collaboration。与该组织发展成为伙伴的是 BEME 模式,医学教育团体与相关医学教育和数据协调中心机构和组织构成共同责任体,传播已有的医学教育干预证据以方便其被医学教育团体获悉和使用。该模式也需要来自基金支持者的投入,如:高等教育部委、大学和公众。基础设施经费需来自各方资金支持。中枢数据协调中心无论位于哪里都需要稳定的基金支持。其他共享活动和资源的资金可寻求国际机构或组织及活动当地的国家、地区和组织的支持。

(7) 未来发展规划。应进一步深化、优化最佳证据医学教育的理念,发展制定一个全球/全国统一的行动计划,共同建立一个国际协作体系,开发和支持使用最佳证据医学教育。定期召开讨论会,进一步讨论优选共同感兴趣的领域或问题、方法,提供研究质量和转化效果。

(三) 循证教育证据资源

1. Campbell 协作网和 Campbell 系统评价　Camp-bell 协作网(http://www.campbellcollaboration.org/,The Campbell Collaboration)是当前循证教育的重要证据资源,成立于 2000 年。是全球公认生产医疗保健高质量决策与实践二次研究证据的非盈利学术组织国际 Cochrane 协作网的姊妹组织。

Campbell 协作网以美国实验心理学家、思想家、美国国家科学院院士 Donald T. Campbell 博士的名字命名(1918—1996)。Campbell 博士倡导将实验方法用于社会问题评价,以有效评估政府项目的效果,促进科学证据基础上的政策制定与实践。他是进化哲学(Evolutionary philosophy)和社会科学方法论的重要思想家,是进化认识论(Evolutionary epistenology)的奠基者。Campbell 协作网是一个生产和传播高质量社会科学方面系统评价证据的国际研究工作网,内容主要涉及教育、犯罪与司法及社会福利三个领域。其宗旨是通过制作、保存和传播教育、犯罪司法及社会福利方面的系统评价帮助人们更好的知证决策。Camplell 协作网的工作建立在以下十项原则基础上:

(1) 合作精神:通过内外合作,建立良好的交流和沟通,开放决策和团队合作。

(2) 建立在个人热心奉献基础上:吸收和支持不同背景和技能人员共同参与。

(3) 避免重复:通过良好的管理和协调,最大限度地提高工作效率。

(4) 减少偏倚:通过多种方法,如科学严谨的设计,确保多方参与,避免利益冲突。

(5) 保持更新:承诺通过识别和纳入新证据,确保 Campbell 系统评价持续更新。

(6) 力求相关:通过相关结果的使用,促进政策和实践评估。

(7) 促进传播:充分利用协作网联盟,以适当的价格、内容和媒体广泛传播 Campbell 系统评价,满足全球用户的需求。

(8) 确保质量:公开回应批评,应用先进的方法,开发质量改进系统和工具。

(9) 可持续性:通过责任评审、编辑流程和控制关键环节,维护和不断更新。

(10) 广泛参与:通过减少壁垒,鼓励多样性和多方参与。

Campbell 系统评价(Campbell systematic review)以网络电子期刊形式发表在 Campbell 协作网的 Campbell 图书馆(Campbell Library),可在线免费获取(http://www.campbellcollaboration.org/library.php/),特点与 Cochrane 图书馆类似:Campbell 系统评价的目的是针对一个特定的问题,通过合成一些研究结果获得最佳研究证据。当有新证据出现时,Campbell 系统评价将进行更新。其制作过程事先明确定义的程序化过程发现，评估和综合相关研究结果，确保制作过程透明并可被重复，旨在将偏倚控制在最小范围。有清楚的纳入和排除标准；清晰的检索策略；系统编码和纳入研究分析；若资料满足要求须做 Meta-analysis。

Campbell 系统评价与普通综述的区别在于：①为了避免发表偏倚，必须系统检索全球此前所有发表和未发表的相关研究；②首先需撰写系统评价计划书并经同行审议通过后方能开始制作 Campbell 系统评价；③制定过程需至少两个研究者独立工作和比较结果，完成后需接受同行审查和编辑评审并需定期更新。

2. 最佳证据医学教育协作网　最佳证据医学教育协作网（http://www. bemecollaboration. org/，the Best Evidence Medical Education Collaboration）由欧洲医学教育学会发起并赞助，由个人、院校和专业组织组成的国际团体。通过传播医学和医疗卫生行业教师和用户的最佳证据决策、生产最佳证据的系统评价满足使用者需求和在个体、机构和国家等不同层面创建最佳证据教育文化和氛围，致力于医学和医疗卫生领域的循证教育。BEME 协作网的目的是提供和生产最新的、科学为基础的教育研究，帮助教师和管理者循证和知证教育决策，提高学生认知和临床技能。BEME 拒绝一切基于伪科学、奇闻轶事和错误比较而制定的教育决策。

BEME 协作网下设 6 个机构：BEME 董事会（BEME board）、中心学术部（Central Academic Support）、中心行政管理部（Central Admin Support）、系统评价组（Systematic Review Group）、BEME 学术会议（BEME Congress）、BEME 国际合作中心（BEME International Collaborating Centres，BICCs）。其中系统评价组负责 BEME 系统评价方法学指导，主题、计划书和系统评价全文的审查、编辑和发表。目前已制定、发表了系列 BEME 系统评价指南和系统评价。

BEME 系统评价是通过对现有信息系统、逻辑和明确评估确定某一健康专业和医学教育问题的最佳证据；用于帮助教师、机构和国家制定知证教育实践和决策；对一个明确的主题，采用科学的方法，系统地识别、收集、批判性的评价分析和整合相关信息的过程；它采用严格、透明和可重复的方法选择原始文献，定性（或定量，或混合）的方法分析和综合数据资料，结合研究目的采用二次研究方法制作完成；用系统、透明和学术的方式和易于使用的界面报告系统评价，使用户能根据个人的情况判断和使用证据；所有 BEME 系统评价必须首先在 BEME 协作网上注册，获得批准后，按 BEME 系统评价组的程序准备和完成；

BEME 在二次研究中的特点是包容性，鼓励系统评价作者使用适合于他们研究目的和研究问题的广泛的调查方法学。

BEME 系统评价可以分为 3 类：①效果系统评价（effectiveness review）——可增加我们关于如何增强教育干预的效果和增强有效教学和学习过程方面的知识；②定义系统评价（definitional review）——对当前健康职业教育中广泛讨论但尚未普遍接受的概念，寻求在广泛收集文献基础上提出具有共识的定义；③范围界定系统评价（scoping review）——以明确某主题的范围为目的，通常是效果系统评价的准备。

3. 其他

（1）美国教育部教育科学研究所的教育资源信息中心（Education Resources Information Center，ERIC）：2002 年美国教育部直属的教育科学研究所（Institute of Education Sciences，IES）成立。旨在为教育实践和教育政策提供严格证据。其下属的教育资源信息中心（Education Resources Information Center，ERIC，http://eric. ed. gov/）是互联网的教育研究和信息数字化图书馆。旨在为教师、研究人员和一般公众提供一个全面、易于使用、可检索教育研究及信息的网络书目和全文数据库。收录了 1966 年至今的杂志、书、研究总结、会议文集、技术报告、政策文章、其他教育相关资料超过 1 200 000 条记录，并提供约 100 000 个 PDF 格式的免费全文。

（2）荷兰循证教育研究顶级研究所：荷兰十分重视循证教育的发展，目前循证教育研究顶级研究所（The Top Institute for Evidence Based Education Research，TIER，http://www. tierweb. nl/）由荷兰三所著名大学（The University of Amsterdam，Maasstricht University，The University of Groningen）共同组建的实施循证教育研究的校际顶级研究机构。旨在通过促进以循证方法作为教育政策和教育实践指南，发展基于科学研究和科学分析为基础的有效教育干预，服务于教育管理者、教育者、受教育者、家长及教育研究者，提高荷兰教育质量。目前的研究包括：①原始研究，如教育干预成本效果等；②二次研究，主要针对教育干预成本效果的 Meta 分析和综述；③评价现有研究的质量和可用性；④对以上研究结果制作、发表并传播宣传，使其能被教育管理者、教育者、受教育者、家长和教育研究者获取和使用；⑤强化和提高整个教育界循证教育知识及其重要性。

（四）医学教育效果评价标准

在 2011 年出版的《Understanding Medical Education》一书中，Tim Swanwick 教授定义医学教育评价为"对教育项目的概念、设计、实施和利用各方面的信息进行收集、分析和解释的系统方法"。书中提出将医学教育评价 4 级分级应用到医学教育评价中。即：①基于参与者参与和完成教学活动情况的评价是最低水平的评价；②参与者满意度和反馈的评价是其次；③所学知识在健康保健行为中的改变居第三；④医学教育实施后对病人的效果和健康保健结果的评价为最高级。从低到高，评价难度不断增加，说服力也逐渐增强。

最佳证据医学教育（BEME）对医学教育证据质量的分级由低到高分为 6 级：①专家判断的证据；②教育原则证据；③专业经历证据；④个案分析证据；⑤队列研究证据；⑥随机对照试验的证据。质量高低主要依据是否使用了严格的研究设计方法。不同质量的设计方法所得研究结果的真实性、可靠性存在差异，因此结果质量也不同。国外很多学者很早就呼吁在教育研究中使用严格的设计方法，特别对教育干预效果的评价，更应该使用论证强度高的随机对照研究。由于随机对照研究能有效避免影响研究质量的人为因素，基线可比性好等特点，其结果更加真实、可靠，故更能科学、客观的评价医学教育改革效果，为医学教育工作者提供正确、科学的选择。1969—2007 年国外本科医学教育研究设计方法的调查结果显示：有对照的研究从 1969—1970 年的 1 篇增加至 2006—2007 年的 80 篇，随机对照试验从 1 篇增加至 37 篇。

（五）小结

随着循证医学教育理念的发展和强调医学教育中教师的教学方法和手段应以最佳证据为基础的最佳证据医学教育的诞生，循证的医学教育管理和决策已成为当今医学教育的新趋势。最佳证据的医学教育近年提出：教师日常工作中教学方法的使用和教学效果的评价也应该依靠最佳证据。针对医学教育教学实践中的某一问题，通过系统、全面地信息查询，科学评价所获信息，最后综合得出结论的系统评价方法，为教师改进教学手段、方法，提高教学水平和评估水平，提供更科学的决策依据。The Campbell Collaboration, The Cochrane Collaboration's Effective Practice and Organization of Care review group 和最佳医学教育协作网（BEME）是目前欧美等发达国家基于自身和全球医学教育研究建立的医学教育研究高质量的证据资源，致力于为循证教育和医学教育决策提供保障。

二、国内医学教育研究方法学进展、应用和挑战

2009 年笔者曾对 2000 年 1 月到 2008 年 12 月我国本科医学教育文献的研究主题、研究方法、内容等进行系统检索并全面综合评价和分析，结果显示：

（1）我国本科医学教育研究数量逐年增多，后 4 年文献增加更快，占总数 70%。2008 年文献量是 2000 年的 6.5 倍，是 2004 年的 2.3 倍，比 2007 年增加 30%。作者单位医学院校占 66.4%。提示随着我国医疗卫生事业发展，医疗和教育改革不断深入，医学教育已从最初仅局限于完成教学工作任务，逐渐向注重医学教育改革研究和探讨提高医学人才培养质量方向蓬勃发展。

（2）医学教育研究的主题"课程和教学"约占总数一半，余依次是"质量和评价"类研究（17.8%），"政策和管理"类研究（16.2%）。关注重点与国外医学教育研究相似；有关学生质量和能力的客观、全面评价内容近年有所增加；"政策和管理"相关主题的构成比在 2008 年达历年最高。提示我国医学教育在重视医学人才培养质量的同时，开始更多关注和探讨从管理和政策制定等方面确保医学教育质量。

（3）医学教育研究的严格设计和研究方法我国与国外差距较大。我国医学教育研究方法中非对照研究占 85%。其中"专家意见"接近 50%。有对照的研究仅占 14%，随机对照研究仅占对照研究的 4.7%。随着我国医学教育研究总量不断增加，对照研究的相对比例反而略降：2006—2008 年对照研究的构成比为 9.9% ～ 15.4%，均低于 2000—2002 年的构成比 16.9%～18.9%。我国医学教育改革如果仅凭研究者的个人主观感觉和经验制定决策，势必无法确保医学教育改革的成效。

（4）本科医学教育研究发表数量比国外同类研究我国仍偏少，期刊影响力明显不足。MEDLINRE 收录医学教育类文章，从 1980 年的 1329 篇增加到 2003 年的 2907 篇，美国和英国专门针对医学教育的期刊均被 SCI 收录，如 Academic Medicine, Medical Education, Teaching and Learning in Medicine, Medical teacher。国际知名医学期刊如 JAMA（*The Journal of the American Medical Association*），BMJ（*British Medical Journal*）均经常刊登针对当前医学教育重要主题的文章。我国医学教育相关期刊中发表医学教育研究数量位居前 4 位的《中国高等医学教育》、《西北医学教育》、《医学教育》和《医学教育探索》，均未被 SCI 和 Medline 收录，国际影响力有限；国内影响力也不高。跨越医学和教育两个学科的医学教育是高等教育的一个分支，但我国权威高等教育期刊上却罕见医学教育相关研究，医学教育作为医学的一部分，在我国权威医学期刊也难觅其踪影。这种现状可能与现行期刊管理体制有关，也警醒我们：提高我国医学教育质量应注重医学教育研究质量的全面提升。高质量医学教育研究发表能提升期刊的影响力，高影响力的期刊又能促进高质量研究快速转化为医学教学改革实践。只有基于高质量

医学教育研究结果所制定的政策和方针，才能实现医学教育的高质、快速、可持续发展，培养出符合未来社会需要的高素质医学人才。

我们以"医学教育＋随机对照"作为主题词，在CNKI中检索2007至2017年文献获20篇。阅读全文后发现：部分为二次研究，多数原始研究并非严格意义的随机对照研究，有些甚至是错误的。用"医学教育＋系统评价"检索该库，检获11篇系统评价。相比我们2009年的研究结果：系统评价方法文献有所增加。提示我国医学教育的研究方法正在加强和改善。但纳入原始研究数量不多，质量不高，二次研究的质量根本无法提高。

医学教育是教育的一部分，传统的教育研究更强调定性研究。但无论定性还是定量研究，都必须围绕和基于教育和医学教育存在的现实问题和重大社会需求，采用合理的设计和科学的方法，严格把控质量，获取真实可靠的结果，才能为进一步医学教育决策和管理提供依据。医学教育研究也应借鉴我国自然科学研究发展的成功经验，基于我国医学教育改革和发展中存在的重大和急需解决的问题，合理配置和投入医学教育研究，加强医学教育工作者研究方法的培训，设置专门的医学教育研究机构吸引和支持多专业背景的研究者参与，应用科学合理的研究方法，基于医疗保健结果和长期随访的后效评价结果，建立我国医学教育最佳证据资源和资源共享平台，周密顶层设计下深入有效地推进我国医学教育改革，服务实现健康中国2030规划目标。

第三节　国内、外医学教育研究结果转化与持续改进的探索

一、国外医学教育研究结果转化

（一）循证决策和知证决策

政策抉择常受证据之外的其他因素影响，包括制度约束、利益、观念、价值观和经济等。随着循证教育理念和循证实践运动不断深入，循证思维和方法正成为科学、快速处理海量信息的最佳方法，教育决策和管理中研究证据的支持越来越受到重视。循证决策（evidence-based policymaking），就是遵循最佳证据决策的理想状态；基于现实证据基础和决策者的循证知识及能力提出的知证决策（evidence informed policymaking），旨在确保基于当前最佳可及研究证据决策。二者的共同特点是系统、透明地获取和科学、严格地评价证据。这要求政策制定全过程都采用系统透明的步骤以确保合理地纳入、评价和使用相关研究；确保公众知晓哪些研

究证据用于知证决策、决策意见及其影响如何。只有基于充分知证而非证据匮乏下的决策，才能最大限度地满足最重要的需求，避免决策出现不切实际、不合理、无效、低效和不公平等问题。只有正确评价证据的相关性和质量，才能更好地应对各种游说者或某政治立场倡导者误导和滥用研究证据，确保利益冲突不会影响最终的决策判断。且可使决策者意识到政策有可能基于不完善的信息制定，存在决策的政治风险，及时采取规避措施减少风险；当政策未达预期效果时，及时分析，提供相应的措施调整决策程序，从而减少政治风险。如果未认识到现有证据的局限性仍推荐决策或不管结果如何坚持决策均会加大政治风险，使决策者因为与政策有关或无关的失败而受到批评或造成不应有的损失。知证决策可帮助决策者懂得查找、评价和合理使用相关证据的全过程，及使用这种过程的可能性。

如何加强研究证据的使用和提高决策者正确评判研究证据的相关性及其质量的能力，是知证决策面临的严峻挑战。2006年春季欧洲理事会结论（The 2006 Spring European Council Conclusions）中强调：应更加系统地使用证据作为现代教育和培训系统的基础。并在2007年Communication and Council Conclusions的"Efficiency and equity in European education and training systems"进一步突出强调，且在2007年2月和5月的欧洲理事会上讨论。指出：使用相关知识发展国家乃至整个欧洲的政策和实践将有助提高教育系统质量和管理；组织发起了旨在加强循证教育决策和实践重要性的知晓度，倡导将知识与政策实践链接的国际和欧洲合作行动"Knowledge for Action in Education and Training"。

（二）欧洲知证教育决策项目

1. "欧洲知证教育决策"项目　2009年由欧盟委员会优先资助开展了"欧洲知证教育决策"（Evidence Informed Policy in Education in Europe, EIPEE）项目（2009—2011.4）。由伦敦大学教育学会的EPPI中心（the Evidence for Policy and Practice Information and Co-ordinating Centre, EPPI-Centre）牵头，共11个国家的18个合作伙伴参加。旨在①在教育和培训领域发展知识经纪机制加强研究、政策和实践间联系；②增加教育领域知证决策的知晓度；③创建一个该领域的工作网；④鼓励采纳和测试教育知证决策制定的新方法和新设想。五方面内容及其主要成果如下：

（1）建立工作网。建成了欧洲为基础来自11个国家18个协作伙伴参与的欧洲教育证据与政策链接工作网。通过电话、电子邮件和会议等充分交流，2010年9月核心工作网召开了来自20个国家的61位代表参加的国家研讨会，包括10国家的教育部代表。建立

升高,最高质量是 8 级随机对照研究,最低是 0 级无证据。通过以上分类、分级,客观、科学、量化地评价证据,明确所获得的证据的质量、相关性和实用性。

4. 应用证据　根据上述评价结果,结合证据的质量、相关性和实用性,并充分考虑医学教育改革的具体情况,以及服务对象的特点、感受和需求,应用和指导医学教育改革。确保医学教育改革措施优质、高效,有的放矢。

5. 后效评价　后效评价医学教育改革措施实施后的效果和实施过程进行。①从医学教育决策管理层面、教育者、受教育者、病人、学校、社会及所处背景环境等利益攸关方和外在利益无关方,全面总结、评估医学教育改革措施实施后的实际效果;②从教育改革措施的有效性、实用性、经济学和接受教育改革试验学生的成长性、创造性五个方面进行定性或定量评估;③后效评价是动态、发展和不断更新完善的过程,通过后效评价,分析成败的原因,不断总结经验教训,持续推进医学教育改革和创新,最终实现医学教育又好又快发展,为适应医学事业发展和深化我国医药卫生体制改革提供强有力的人才保障。

循证的医学教育是集教育研究者、教育者、受教育者和教育管理者四者为一体的和谐统一体,四者相互依存、相互促进又相互制约,缺一不可,有利促进医学教育改革和医学教育人才培养可持续健康有序发展。

三、医学教育持续改进的启示

1. 牢记医学教育目标　为所在国家、培养教育出国家需要、公民满意、学科齐全、比例合适、能满足国家、社会、人民、患者亟需、维护健康、防治疾病、推动医学科学和服务事业发展的医学专业队伍,为保证全体公民公平享有健康的生理,健全的心理和良好社会适应能力的健康权提供国家、人民满意的服务,在推动医学事业发展的过程中,实现学科发展、个人成长的理想。

2. 牢记 2030 健康中国战略的目标和要求,将先进的教育理念融入教学实践　运用切实可行有效的方法,将全新的教育理念融入教学实践各环节中并贯穿始终,使教师和学生在教学实践中强化和更新教育理念,并从新的教育理念中获益。使先进的教育理念真正内化成为广大医学教育工作者和学生广泛的共识和自觉行动。

3. 开展深入、系统、科学的医学教育研究　加强医学教育研究方法学能力培训与研讨。医学教育研究与生物医学研究有许多相似之处,生物医学研究理念和原则也同样适用于医学教育研究。医学教育也是人文社会科学的一部分,教育学和管理学的研究方法也适

用于医学教育研究。仅限于人文社会科学的研究方法或生物医学研究方法所得出的结论都可能存在不全面甚至是片面的情况。因此,我们应借鉴循证科学的方法,注重在医学教育的各层次、各教学环节中发现问题,针对不同问题,统筹规划,采用不同方法或联合运用多种方法深入研究,推进系统、科学化的医学教育研究发展。

4. 加强循证的医学教育研究的投入和支持,建立本土化医学教育研究队伍和证据资源　一个人的全面发展不能没有健康,一个民族的振兴离不开教育。医学教育包括了健康和教育两大民生问题,承载着维护人类健康和培养卫生人才的重要使命,关系到一个民族的兴旺发展和每个家庭的幸福安康。但医学教育研究跨医学和教育两个学科,跟人文、社会和伦理学科关系密切,在我国现有体制下,无论在医学还是在教育中均属于边缘学科,未列入正式的学科目录,得不到充分重视,医学教育研究缺乏独立、有计划、稳定的国家研究经费资助,课题研究的系统性、科学性难以保证,可靠性和规模有限。目前我国教育研究相比科技研究,投入明显不足;医学教育研究占整个教育研究的比重更小;针对循证的医学教育研究投入几乎为零。因此,应加强国际合作,参照国际标准,参与国际医学教育建设的同时,建设本土化的医学教育改革证据资源,并促进其转化。

5. 建立并不断完善循证的医学教育管理和决策体制和机制　健全的管理体制和机制是科学化管理和决策的保障。在医学教育体系各环节实践中发现问题,本着有证查证用证,无证创证用证的原则,统筹规划,深入研究,借鉴国内、外先进经验,充分结合本单位的特点和实际情况,遵循循证决策和管理的理念和方法,循证评价医学教育改革成果和绩效,及时、有效转化循证的医学教育研究证据为医学教育改革政策和实践,建立、完善循证管理和决策体制和机制,使循证决策和管理日常化和制度化,确保我国医学教育改革朝着健康、有序、可持续性方向发展。

6. 后效评价　后效评价医学教育改革决策的效果,评价结果又作为新的证据完善医学教育改革过程,总结指导制定新的医学教育改革决策,反复循环,通过将新的研究成果运用于教学过程和教学实践中,转化医学教育研究成果为医学教育改革成果,改革医学教育体系,健全并不断完善循证管理和决策体制和机制,止于至善。

小　结

"健康中国 2030"规划纲要,为我国新时期医学教育指明了方向和目标,医学教育研究必须围绕国家这

一战略目标,基于当前医学教育和医学人才培养中存在的问题和挑战,将先进的教育理念融入医学教育研究和教学实践中,推进医学教育规范化研究、发展、转化和后效评价及持续改进的全程质量控制规范,提高本土化医学教育研究证据的质量、可转化性、转化率及质效,为全面提高医学教育改革和决策质量,服务于国家重大疾病防治、深化医疗体系改革和健康中国 2030 规划纲要宏伟目标的实现,培养与全民健康制度体系相适应的高素质医学人才。

(陈　进)

参 考 文 献

1. Davies P. What is evidence-based education? British Journal of Educational Studies. 1999,47(2):108-121
2. HARTIR, HARDEN RM. Best evidence medical education (BEME):a plan for action. Medical Teacher. 2000,22(2):130-135
3. The Campbell Collaboration. http://www. campbellcollaboration. org/library. php/
4. Cochrane Library. http://www. cochranelibrary. com/
5. The Best Evidence Medical Education(BEME) Collaboration. http://www. bemecollaboration. org/
6. Education Resources Information Center (ERIC). http://eric. ed. gov/
7. The Top Institute for Evidence Based Education Research (TIER). http://www. tierweb. nl/
8. Sackett DL, Richardson WS, Rosenberg W, et al. Evidence-based medicine:how to practice and teach EBM. 2nd Edition. London:Churchill Livingstone,2000
9. Davis DA, Thompson MA, Oxman AD, et al. Changing physician performance. A systematic review of the effect of continuing medical education strategies. JAMA,1995,274(9):700-705
10. Evans CE, Haynes RB, Birkett NJ, et al. Does a mailed continuing education program improve clinician performance? Results of a randomized trial in antihypertensive care. JAMA,1986,255(4):501-504
11. Sackett DL, Haynes RB, Taylor D W, et al. Clinical determinants of the decision to treat primary hypertension. Clinical Research,1997,24:648
12. 国际医学教育学会. 医学教育全球最低基本要求. 国外医学,医学教育分册,2002,(2):1-5
13. Parkes,J, Hyde C, Deeks J, et al. Teaching critical appraisal skills in health care settings. Cochrane Database Syst Rev, 2011, 11 (3):CD001270
14. Green ML. Graduate medical education training in clinical epidemiology, critical appraisal, and evidence-based medicine:a critical review of curricula. Acad Med,1999,74(6):686-694
15. HongX, YanglingC, JinC, et al. The current status of medical education literature in Chinese-language journals. Med Teach,2010,32(11):460-466

第 51 章　医学伦理学研究

第一节　国内外医学伦理研究成果及其应用与问题

一、国外生命伦理学研究的成果及其应用

生命伦理学从医学伦理学基础上发展起来。医学伦理的开创可追溯到公元前5世纪的希波克拉底誓言。医学伦理学的历史常常从评论誓言中的医师行为守则开始。当基督教开始统治欧洲时,希波克拉底誓言及其伦理规定仍得以保留,虽多以十字架形式出现。伴随14—16世纪文艺复兴及17—18世纪欧洲启蒙运动,医学再次开始蓬勃发展,希波克拉底伦理成为现代医学伦理的基础。西方医学伦理的整个历史实际上是对原始希波克拉底誓言的一整套诠释。

(一)尊重患者价值观和自主权

以医学伦理学为基础发展起来的生命伦理学首先关注的是制定医学专业行为规则。20世纪中期开始,社会和医学都发生了很大改变。在多元价值观时代,不同文化、民族、种族、信仰与精神、社会经济地位及个人和集体认同的其他方面形成了患者和医生在个人层面上的不同价值观。价值和优先权的多元化使自我决定权成为一个普遍的社会信念。这对"医学家长主义"——不告知患者真相的做法,提出了极大挑战。学者们普遍认为:传统的医学家长主义破坏了对患者自主权的尊重和对患者个人价值观的考量,忽视了"境遇"在伦理决策中的作用,把患者的所有价值特别是生活价值取向全都包含在医疗价值之内,结果可能是在治愈患者的同时破坏了患者最珍视的价值、生活计划和生活种类。该时期的生命伦理学开始重新审视医患关系。

(二)以保护人类受试者为核心的医学研究伦理

20世纪初,医学试验已经开展起来。许多试验在国家政府机构进行,受试者多为穷人、孤儿、精神病患者,试验中让受试者感染淋病,梅毒,肺结核等传染病。大多受试者对研究毫不知情,也没有获得他们的同意。此类试验结果公开后,遭到媒体批评但并未受到制裁。人们常用"科学/医学的发展"来为试验辩护:"停止试验,医学的进步也必定停止"。

第二次世界大战中,纳粹残暴的人体试验包括:①压力试验:将受试者置于压力试验室,观察他们如何在高压下停止呼吸;②冷冻试验:将受试者浸泡在冰水中作"冷冻"试验;脱光衣服置于户外雪地里直到冻死;③缺氧试验:将受试者置于空军的减压舱,抽掉空气,观察受试者缺氧死亡过程和反应,然后解剖尸体;④观察吉普赛人单喝盐水能活多长时间;⑤给受试者注射斑疹伤寒和黄疸病毒使他们感染疾病……纳粹人体研究的受害者主要是犹太人,也包括吉普赛人、战俘和政治犯。

1946年对欧洲战场纳粹战犯开展的国际审判称为纽伦堡审判,其中一个分庭审判了在集中营犯下暴行的纳粹医生(纽伦堡医学审判)。被告包括20名医生,3名行政官员。审判主题是医学研究和实验被纳粹作为大规模谋杀手段,犯有反人类罪、灭绝种族罪,医学成为国家社会主义:"种族、党卫军国家"的组成部分,成为"工具"。审判决议发布为1947年《纽伦堡法典》。2012年5月23日,在法典发布60多年后德国医学会在纽伦堡发表了一份声明和道歉信,为二战期间德国医生犯下的罪行和暴行承担责任,最终承认在纳粹统治时期德国医学共同体负有罪责。

震惊世界的纳粹暴行推动了医学专业组织开始制订准则和规定,用以规范医学研究和实验的行为,但刚开始这些规范的执行主要依靠研究者自律。纽伦堡法典对伦理学上得不到辩护的人体实验约束力甚微。很多研究者认为:"我们不是纳粹","研究工作很重要,为人类谋福利"。一些研究者甚至自视为文明的科学家而拒绝接受《纽伦堡法典》的约束,导致不受伦理规范约束和监督的研究者滥用人类受试者的行为蔓延至今。例如:①未征得患者知情和同意的情况下,给患者

植入活性癌细胞的癌症研究。②臭名昭著的美国 Tuskegee 梅毒试验。这是由美国卫生部主持的、对黑人男性梅毒自然病程的长期研究,是美国长期侵犯脆弱受试者群体权利最声名狼藉的典型例子。该研究始于 20 世纪 30 年代,研究无治疗条件下的梅毒自然史,观察二期梅毒的自然病程共 40 年。1943 年,美国性病处开始在全国使用青霉素治疗梅毒患者,却未考虑治疗被视为试验中的 Tuskegee 研究受试者(guinea pigs)。③1966 年哈佛大学的 Henry Beecher 公布了在一所著名医院由领先研究者滥用受试者进行的研究。Beecher 在《新英格兰杂志》发表的文章中描述了 22 个案例,显示医生"从未令人满意地向患者解释风险,而且很明显,尽管许多患者已经遭受了严重的后果,但他们仍不知道自己是受试者"。

医学科研丑闻的披露和民权运动的高涨引起对患者和人类受试者权益的广泛关注,及科研行为正当性的质疑。生命伦理学领域开始发展为关注涉及人类受试者的医学研究的正当性问题。

(三)医疗卫生体制和人群健康的伦理学问题

20 世纪 80 年代起,生命伦理学学者认识到:①生命伦理学关注的所有问题,包括医患关系问题,很大程度上由医疗卫生系统的结构、筹资和管理机制所决定,事关医疗费用和医疗卫生改革提出的政策公正性问题。生命伦理学应该更宏观地从制度上探讨这些问题,超越临床实践中的医患关系,要从更广泛的生物科学、社会科学及人文学科的视角探讨卫生制度及其伦理学基础,以便对整个医疗卫生制度的伦理基础提供建议。②生命伦理学的注意力集中到影响健康的多种因素上,在此阶段,虽然高科技对医学的影响仍然是生命伦理学关注的基本问题之一,但已不再是其关注的核心问题,其研究领域扩展到公共卫生领域。生命伦理学开始关注以人群为基础的健康伦理学问题这不仅是医生专业行为准则,还涉及执业医师及公众利益。当前人群健康生命伦理学日益凸显出其重要意义,其首要内容是关注贫困人群的健康利益。

(四)生命伦理学外延的扩展

医疗卫生领域虽仍是生命伦理学的研究重点,但其范围已扩展到归类于生命科学的一些领域和学科,涵盖所有旨在理解人性的观点和行为的典型社会科学领域,包括人口和环境科学。聚焦于医学和生物科学,生命伦理学展现出其前所未有的张力。

生命伦理学在其发展初期通常被视为生命科学研究和实践边缘的活动,在生命科学研究中几乎没有任何地位。其中流行的观点认为:生命科学是一项严谨的纯科学工作,道德和价值问题只会在缝隙中偶然出现。今天,这种观点已改变,人们越来越认识到:①对生命科学的核心问题,道德上的努力毫不亚于科学付出,伦理问题正处于这项科学事业的中心。②发展生命科学的手段和目的不能远离追求和创建文化与社会的道德手段和目的。我们必须提出基本的问题:我们需要什么样的医学与医疗?我们需要什么样的社会?我们对自然和环境应该持有什么样的态度?生命伦理学必须思考未来社会的存在及使之更好或更坏的目的,否则它就没有生命力。

事实上,生命伦理学的突出贡献就是将生命科学所追求的目标功能与社会的总目标整合并同步。生命科学塑造了我们对生活的思考方式,越来越多地为社会构想和社会生活提供了一些关键要素,这一切都帮助我们更好地理解生命伦理学是生命科学事业的核心。

生命伦理学内容包括:①处理当代医疗和环境保护中的日常道德困境和伦理难题;②帮助改善造成这种道德困境的社会环境。

最好的生命伦理学应在个人需要和公共决策之间,普遍观念和人类动态形势之间实现平衡。正是从这个意义上讲,生命伦理学仍是一个新领域,仍在艰难寻求对自己更好的定义和学科的发展进步。尽管生命伦理学已经形成自己的方向并有所贡献,但这仅仅是一个开始。

二、国内生命伦理学研究的成果及其应用

(一)生命伦理学在我国的诞生

严格意义上讲,中国生命伦理学是在改革开放之后才发展起来。进入 21 世纪,党和政府又提出"科学发展观""以人为本""和谐社会"等理念,并把民生放在首位,为生命伦理学的进一步发展创造了有利条件。

1987 年我国第一本《生命伦理学》著作出版,标志着中国医学伦理学向生命伦理学新阶段发展的开端。尽管传统医德有数千年的历史,但当代中国生命伦理学起步于 20 世纪 80—90 年代的一系列事件。①1988 年 7 月,第 1 届全国安乐死社会、伦理和法律问题学术讨论会在上海举行,大会结束时发表了一项声明,确认临终患者拥有选择死亡方式的权利,参会者除 2 位不赞成外其他一致支持这个声明。②同年 11 月,人类辅助生殖的社会、伦理、法律问题全国会议在湖南岳阳举行。大会最终向卫生部和国家计划生育委员会递交一份由生殖医学专家卢光琇教授和生命伦理学专家邱仁宗教授联合起草的管理人工授精和精子库的政策建议。③1986 年和 1987 年间,关于安乐死和人工授精供者的法律案件分别在大众媒体上发表,引起了专业人

员的讨论并吸引了公众关注。主要包括：1986 年我国首例公开报道的"安乐死"案件发生在陕西省汉中市。请求实施安乐死的患者儿子和涉案医生被以"故意杀人罪"批捕。1992 年法院最后判决"不构成犯罪"。另一人工授精案例发生在上海，因丈夫不育，妻子使用供精人工授精生育一个男孩，但丈夫的父母以该男孩与他们没有血缘关系而拒绝承认这个孩子。④将遗传学用于人口控制也引起关注：一些遗传学家、政府官员和立法者担心出现国家强制实施的优生学。

同时期开展的医疗卫生改革也引发生命伦理学的广泛讨论。第一轮医疗卫生体制改革以市场为导向，第二轮医疗卫生体制改革重回以政府主导的方向。改革引发对健康权基本定位、医疗卫生资源分配的公平、公正、可及，及医疗卫生政策从导向到内容和程序的诸多争论。该时期各种突发公共卫生事件，例如 SARS 的流行，既是需要当代中国反思的巨大教训，也提出了需要我们解决的生命伦理学实质性和程序性问题。

（二）生命伦理学学科发展模型

从诞生之日起，我国生命伦理学就倾向于遵循一种务实径路而非思辨径路（称为"放风筝模型"）的发展模型。1994 年 8 月 8 日—14 日暑期医疗卫生伦理学研讨班上，美国著名生命伦理学家 Albert Jonsen 形象地将该务实径路喻为"骑单车模型"。该模型认为，尽管演绎推理在伦理学推理中很基础且不可或缺，但不能仅依赖特定伦理学理论的演绎推理解决生命伦理学问题。作为一门实用的规范性学科，生命伦理学应以在临床、生物科学研究和公共卫生情境下的实际伦理问题作为其逻辑起点。伦理问题的解决办法是在权衡不同利益攸关者的价值观后才能被发现，并用伦理学理论、原则和准则进行辩护，最终通过体制化将其转化为行动。

三、生命伦理学的学科性质与研究径路

（一）生命伦理学是一门独特的学科

生命伦理学（或医学伦理学）是一门独特的学科。其学科性质包括：

（1）规范性（normative）：①生命伦理学是一门规范性学科，研究在医学临床实践、生命科学研究、公共卫生及新兴科技创新开发和应用中的伦理问题。②所谓伦理问题就是应该做什么和应该如何做的问题，是人类行动的社会规范。③生命伦理学包含重要的描述性成分，例如通过对实际情况的经验性调查和案例调查提出伦理问题，这是生命伦理学研究的来源，但不是全部，更不是其实质部分。

（2）理性（rational）：生命伦理学是理性的学科。

哲学（包括伦理学）和科学都是理性学科，依靠人的理性能力，"摆事实，讲道理"。理性"不唯上"（权威），"不唯书"（经典），仅"唯理"。伦理学与哲学的其他分支一样，其理性活动主要依靠论证（argumentation）。

（3）实用性（practical/applied）：生命伦理学是为了解决上述领域的伦理问题而为行动提出规范建议的实践伦理学。

（4）证据/经验知情性（evidences/experiences-informed）：生命伦理学的研究必须脚踏实地，必须了解实践中伦理问题的实际情况及相关数据和案例。

（5）世俗性（secular）：生命伦理学不是宗教/神学，而是世俗的。

（二）研究生命伦理学的合适径路

生命伦理学研究的逻辑出发点是医学临床实践、生命科学研究、公共卫生实践及新兴科学技术创新、研发和应用中的实质伦理学和程序伦理学问题。

（1）生命伦理学研究的起点是：鉴定伦理问题。生命伦理学的研究能力首先是鉴别伦理问题的能力，将伦理问题与医学、科学技术、经济学、社会学、法律等问题等区分开来。

（2）在鉴定伦理问题后，要尝试用合适的、得到公认的伦理学理论、原则及方法来解决问题；再批判论证各种可能的解决办法，反思权衡应该做什么和应该如何做，找出较合适的答案。

（3）经反复论证得到一个比较合适伦理问题的解决办法后，有时还必须设法将伦理探究的成果转化为行动。这种转化常常需要依靠体制化和政策、法律的改革建议。

（4）生命伦理学的终极关怀是在临床、研究、公共卫生及新技术开发中保护临床医疗中的患者、生物医学研究中的受试者和脆弱人群、处境恶劣的人群的健康、福祉和权利，以及保护有感知的受试动物的福利。

第二节　临床生命伦理学

一、国外临床生命伦理学的发展

（一）临床医学中的伦理困境

临床实践中时有伦理难题发生，尽管常被归因于医学技术进步，但其实这并不完全准确，我们需发掘更深层的原因。

1. 道德目标之间的冲突　临床医疗作为人类实践活动之一，包涵并不断揭示着人类道德生活的各种目标——有益于患者，遵循规则，维系和谐的社会关系，培养美德等。但在具体临床情境中，上述道德目标之间常常会产生冲突。

2. 临床医疗活动的前沿性   临床医疗活动的前沿性特性导致伦理问题的特殊性。当代医学已成为一种开拓性的"前沿活动"(frontier activity),处于人类经验的极限阶段。在具体临床情境中,医务人员和患者不得不经常面对生死相关的人类宿命、身体和精神的脆弱性,及经历各种痛苦的极限体验与无奈的现实。临床境况下的伦理问题与日常生活中的问题已经大相径庭。当我们试图将智慧生活中的种种具体道德目标应用到临床医疗时,会凸显出不同方面的困境。

3. 临床医疗活动的高风险   医疗活动的高风险性激化了道德目标间的潜在矛盾。正如日常生活中人们对伦理困境的看法都可能不一致,临床实践中人们对伦理困境的态度更会大相径庭。

这种道德上的价值差异形成道德判断上的张力和冲突,并可能持续相当长的时间。某些具有代表性的特定案例,在不同时间、不同国家被反复讨论,其道德争论被媒体广泛报道,引发公众激烈争论,并可能成为政治博弈的对象。

案例1(埃鲁阿娜案例)

1992年1月,17岁的埃鲁阿娜车祸后成为植物人。多年后,埃鲁阿娜的父亲对女儿康复已不抱希望,家人对继续维持埃鲁阿娜的植物人生命也感到痛苦,为此诉诸法庭,请求中止埃鲁阿娜的生命维持设备。1999至2005年间,意大利法院曾两度拒绝埃鲁阿娜父亲的请求。直到2007年10月16日法院才重新审理该案。

2008年7月,法院裁定:医生已证明埃鲁阿娜的昏迷状态无法逆转,同时也接受埃鲁阿娜生前曾表明,宁死也不要靠人工方式苟活的意愿。意大利卫生部随后发布命令,禁止当地所有医院拔除埃鲁阿娜医疗设备的,但最终被法院驳回。

2008年11月13日,最高法院最终裁决授权由父亲决定是否停止给患者喂食。父亲做出了停止人工喂食的决定。2月6日,埃鲁阿娜的进食管被拔掉。2月9日,埃鲁阿娜去世,终年38岁。

埃鲁阿娜没有留下关于自己生命维持治疗问题的生前预嘱,处于持续性植物状态后的生死无法由她自己决定,而由其父亲决定。这涉及重大的伦理学问题。意大利最高法院的判决实际上授予了监护人在被监护人处于持续性植物状态(植物人)时,决定其死生的权利。

埃鲁阿娜案在意大利引发了激烈争论。《前途报》号召反对终结埃鲁娜的生命,民主党议员龙科尼呼吁出台"拯救埃鲁娜生命的紧急法案"。拔掉进食管的同一天,意大利总理贝鲁斯科尼发布一项紧急行政禁令,其内容为"对于不能自行饮食和进水的人,不得中止此

等作为他们生命维持手段的供食和供水",但意大利总统焦尔焦纳波利塔诺认为贝鲁斯科尼此举干预了司法,拒绝签署。

2009年2月6日,总理贝鲁斯科尼再度召集内阁起草了一份相关法案来"绕过"总统,阻止撤除生命支持措施。意大利议会众议院议长表示自己将站在总统一边,而参议院议长则表示支持总理,不过两人都表示会尽快分别召开两院会议。贝鲁斯科尼称,如果议会不能通过有关法案,他将发动公投,修改宪法。

这一撤除植物人生命支持措施事件,造成国家元首和政府总理之间的冲突。总理贝鲁斯科尼从天主教传统出发,反对安乐死(他认为撤除植物人的生命支持措施就是安乐死);而国家元首纳波里塔诺则认为,政府以法令方式取消最高法院的裁决,不合法理属违宪。

意大利作为一个笃信天主教的国家,"安乐死"一直被禁止。但意大利最高法院却在该事件开创了先例。对此,梵蒂冈教廷也出面干预。教廷公开呼吁意大利总统纳波里塔诺改变立场,立刻签署法令,或找到宪法允许的其他途径,阻止医生对一位17年来陷入持续性植物状态的妇女实施停止人工喂食的死亡方法。

案例2(特丽·夏沃案例)

1990年2月25日,美国佛罗里达州妇女特丽夏沃因呼吸心跳停止而导致严重的脑损害,最后医生将她确诊为"持续性植物状态"。之后几年里,医生使用各种手段来唤醒她均未成功。

1998年,她的丈夫兼监护人迈克尔夏沃向法院申请法庭下令撤掉特丽的营养管。说他曾与特丽一起出席一个葬礼,特丽表示自己不愿意没有知觉、没有意识的活着。故他坚持认为撤掉营养管而死去是特丽自己的意愿。但特丽的父母辛德勒夫妇坚持要维持特丽的生命,并想争取对女儿的监护权。

2000年,佛罗里达州法官格列尔判决,可以去除特丽的营养管。判决依据的是佛罗里达州法律,只要患者本人没有留下反对这么做的遗嘱,或由该申请患者的监护人提出,允许对没有康复可能的"持续植物状态"的患者停止医药和营养。

2001年4月24日,特丽的营养管被撤除。辛德勒夫妇立即提出上诉。两天后,州上诉法庭下令重审此案。于是,特丽营养管重新被插上,以维持重审期间特丽的生命。

2002年,州上诉法院听证此案,听取特丽丈夫、父母和法庭指定的医生的专业意见后,州上诉法院维持原判。

2003年10月15日,格列尔法官第二次下令撤除特丽的营养管。此事惊动了佛罗里达州议会。州议会通过一个紧急法案,授权州长杰布·布什可阻止执行

该法庭判决。此法案被称为"特丽法"。法案通过 2 小时后,布什州长命令重新接回特丽的营养管。

2004 年 9 月 23 日,佛罗里达州最高法院裁决,"特丽法"是州长对司法决定的不适当干预,州长无权阻止法庭命令,是属违宪,故宣布无效。布什州长随之向联邦最高法院上诉。

2005 年 1 月 24 日,联邦最高法院拒绝了佛罗里达州长的上诉。州法官格列尔确定,可以撤除特丽的营养管。2 月 28 日,特丽的父母辛德勒夫妇向州法官格列尔提出,让他们的女儿特丽和丈夫迈克尔离婚,重新指定监护人。格列尔法官驳回了这一申请。辛德勒夫妇上诉。3 月 16 日,佛罗里达上诉法院驳回上诉。

2005 年 3 月 18 日,特丽的生命维持系统被移除。辛德勒夫妇及其支持者们到华盛顿向国会议员们发出呼吁。整个案件发生在佛罗里达,遵循州法律的框架下的州司法程序。根据美国的联邦制度和分权原则,国会议员们鞭长莫及。可是营养管一旦撤除,特丽只能维持一到两星期的生命。众议院的一个委员会在其职权范围内,向特丽和她丈夫下达出席听证会作证的传票,意图用这种方式来临时阻止拔管。州法官格列尔下令禁止执行这一传票,理由是联邦国会没有权力来干预州法庭的命令实施。众议院向联邦最高法院提出紧急上诉,请求联邦最高法院大法官干预此事,遭到最高法院拒绝。3 月 21 日,美国国会连夜召开会议,作为多数派的共和党议员们通过了一项紧急法案,小布什总统也提前从德克萨斯的农场赶回,在法案上签字,允许特丽的父母请求联邦法官延长女儿的生命,并要求联邦法院重审此案。最高法院最后否决了辛德勒夫妇的所有诉愿和上诉,支持佛罗里达州法院的判决。2005 年 3 月 30 日,特丽·夏沃死亡。

特丽一案,引发美国社会广泛深入的探讨和争论。双方都获得社会支持,穷尽了美国社会一切司法和政治途径。

实际上,发生在临床实践中、却未被公开讨论的此类案例十分常见。1981 年的一项观察性研究表明,普通内科病房中有 17% 的患者存在临床医疗中的伦理困境。在不同国家和不同专业分科中,医生面临伦理难题的频次和方式可能存在差异,但这些案例所提出的伦理问题在国际社会已经被广泛报道和讨论。

4. 技术进步　有很多观点认为是技术的进步导致了临床伦理困境。但事实上,技术进步本身可能并非形成临床实践中伦理难题的根本原因。但医学高新技术的应用使医学实践活动的独特性、高风险性,及道德目标的多重性更加突出,加剧了伦理困境的产生。

所有医学干预都不可避免有其副作用。实现患者最佳利益的道德目标必然与将医疗风险最小化的道德责任息息相关。技术进步在为医生和患者提供新医学干预措施的同时,也提出了谨慎评估技术应用所产生的风险和受益的新需要。这不仅是医学科学的要求,也是对临床医疗实践中个案评估的要求。

5. 患者参与决策　尊重患者自主性和强调保障患者参与式临床决策,日益成为临床决策中不可或缺的重要伦理实践,但这种实践也更加凸显了临床伦理难题。尽管尚无证据表明二者之间的因果关系,但不少医生认为参与式临床决策事实上导致了更多分歧和伦理困境。

6. 医疗管理体系　临床医疗实践、医疗机构和医疗卫生管理、组织方面的关系也使临床伦理困境更加突出,如医疗数据保护、资源分配及医学培训等。同时卫生管理涉及的社会层面,如器官获取与分配、免疫接种的强制或自愿方式,及传染病预防与治疗等问题,随着渐进可及的有效行政干预,使这些问题日益突出。这些组织和社会问题通常涵盖不确定的内容和受益范围,也可能产生特定患者的临床医疗伦理问题。

（二）临床伦理学发展的径路

面对纷繁复杂的伦理困境,临床伦理学发展出两个不同于传统的径路:①医学专业内部专业精神的兴起;②将普通伦理学理论转化应用于医疗实践。通过严格的哲学分析反思临床实践中的伦理问题,探索应用于现实临床伦理难题的解决方案,并评估临床伦理实践的效能,这使得作为应用伦理学的临床伦理学拥有了"理论"和"实践"的双重属性。

1. 医学专业内部的专业精神　临床伦理学的第一个起源是医学专业内部专业精神的兴起。

（1）专业精神（professionalism）及其范围:为治愈疾病、缓解痛苦和避免早死,脆弱的患者选择信任医务人员并将自己的身体甚至生命托付给医务人员。患者允许医生接触自己的身体并获取个人信息,这更加剧了患者的脆弱性。在提供医疗服务的同时保护病患,是与医学专业实践同时形成的医学专业伦理,最广为人知的莫过于希波克拉底誓言。

传统上,医生的道德义务与医学目标密切相联,如有益于患者,患者利益置于首位等。相比脆弱的患者而言,医生在知识拥有上拥有较高的权力与地位,其道德义务也延展到避免误用、滥用其相对优势地位所赋予的权利,以实现保护患者的目标。包括最基本的"不伤害"义务和对患者信息的保密义务。

这些目标构成了当代医学专业伦理规范的基础,成为各种国际和国内医学专业伦理规范的基本构成,如世界医学协会的国际医学伦理法典,美国医学会、澳大利亚医学会、新西兰医学会、加拿大医学会、印度医学会的伦理规范,及英国内科医学会的良好医疗实践

(GCP)指南。

实践中,医学不能完全依赖外部的规范,用他律来约束医务人员的行为。这凸显了医学界内部伦理规范的重要性。医务人员若不自觉遵循其专业精神,所有患者都会因其潜在的脆弱性极易受到伤害。未受专业精神约束的医学科研行为、高新医疗技术的应用有可能迷失其治疗疾病的基本目的和用途,无法坚守其服务健康的目标。因此,以合理性论证为基础的医学专业内部规范,既可帮助医务人员保护患者,也可帮助他们负责任地使用医学科学知识和技能,抵抗那些偏离医学目标的压力。

但若仅有医学专业内部规范单方面发展,也可能会引发新的问题。因医学服务的关系不仅包括医生与患者的关系,还包括医学与社会的关系,因此医学实践的适用范围和医学专业精神的范围需要进一步澄清。

医务人员的专业精神具有重要作用,但如果仅有医学专业团体内部单方的实施和发展,其局限性是非常明显的。

第一,尽管临床实践中的伦理问题的确有别于人类在其他社会活动中的伦理问题,但并不具有完全不同于普通意义伦理学的应用价值。

第二,医疗保健的提供者不可能仅凭借自己的技能和经验,掌握在临床实践中解决伦理问题的所有工具和技能。

第三,尽管专业精神的范围广泛,其局限性也不容忽视。在解决临床实践中产生的伦理两难困境时,专业精神有限的能力是显而易见的。这就是为什么作为应用伦理学的分支之一的临床伦理学,已经成功融入到医学实践和医学教育课程中的重要原因。

(2)对患者义务的范畴:将患者利益置于首位是医务人员专业精神中的最根本信念之一。临床伦理学中的很多问题与该原则的范围和应用密切相关。

1)患者利益置于首位与医务人员自身安全利益的关系:一个特殊例证是在传染病疫情爆发时,治疗患者可能将医生自身生命置于危险之中,医务工作者的义务范围值得讨论。在 HIV 流行早期,医生是否有义务治疗 HIV 阳性患者仅仅是一个医学专业问题,是医学治疗的历史传统中医生对危险疫情做出反应的一个部分。伴随 HIV 流行性增强,随后开展的讨论再次肯定了即使医生自身面临危险,治疗病患仍是医生的义务。

上述讨论可以总结出医学专业人员道德理念的核心要素:①为照护病患而做出奉献是医务人员与律师、教师和商人的区别。②这个义务与医学专业、医生职业不可分割,医学从业人员无从选择也无法剥离。③拒绝这个伦理理念就是对医学专业的拒绝。当 2003 年 SARS 疫情流行时,医务人员心甘情愿地治疗患者,并因暴露成为疫情流行的主要受害者,他们的行为重申并践行了这一原则。

2)患者利益置于首位与医务人员个人道德良知的冲突:患者利益置于首位引发的另一个问题是,即使某项医学干预既符合医学标准且合法,也可能与医务人员个人道德良知之间的发生冲突。

个人"良知条款"通常出现在有关人工流产和其他生殖干预的讨论中,如绝育、开具避孕药等。虽由这类案例提出了上述问题,但问题的边界仍存争议。通常认为个人"良知条款"至少应受到下列 3 种形式的限制:①仅在一种情形下医务人员可基于个人道德良心拒绝向患者提供干预:患者可被转给另一位不拒绝提供干预的同行,且该同行能够实现干预或不增加该干预风险。②仅可拒绝特定的医学干预,而不能拒绝患者个人:不能以个人良知条款而拒绝给予患者其他干预。③该良知条款仅适用于医务人员个体,并不普遍适用于医院或其他医疗机构。

3)患者利益置于首位与患者目标、愿望间的冲突:将患者利益置于首位的原则也涵盖了医学实践中保护患者的目标。在特定临床环境下该原则可能对特定患者的目标、愿望反应不那么敏锐,而沦入其旨在避免的对权力的滥用。当代医学伦理规范前进的方向是需要更准确地把握患者的真实需求、偏好与价值观,做出符合患者期望的最佳医疗决策。

在个案中,医务人员与患者分享医疗决策的方式也是颇有争议的领域,而最佳答案总是与具体临床情境密切相关。

1992 年 Emanual EJ 和 Emanual LL 在 JAMA 撰文,提出需要以医生和患者在治疗决策中发挥作用的方式重新定义医患关系。文章分析了 4 种医患关系模型:①家长主义模型。该模型是传统医患关系模型,医生扮演父母的角色,为引导患者同意其依专业医学判断选定的干预措施而选择性地向患者提供信息,尽力确保患者获得最佳医疗干预。②提供信息模型。该模式中医生将患者的健康信息和各种干预措施可能的风险、受益的医学事实告知患者,由患者最终选择治疗方案。③解释模型。该模式中,医生除需充分告知患者各种医学事实,还要帮助患者探索其自身价值取向与愿望,最后帮助患者做出能最大限度满足其自身价值的干预措施的医疗决策。④商议模型。医生首先告知患者医学事实,详细解释健康相关价值的重要性,探讨临床可实现的医学价值与患者个人价值之间的关系,提供之所以应该追求相关治疗方案的建议,与患者共同协商、确定值得选择的医疗决策。医患间互动商议的目的,是帮助患者选择和确定最符合医学价值并可以在临床情境下实现的选项。见表 51-1。

表 51-1　医患关系四种模式中医患行为列表

			家长主义模型	提供信息模型	解释模型	商议模型	小计
医生行为	医疗信息告知	选择性告知	✓				1
		充分告知		✓	✓	✓	3
	医疗干预措施解释	选择性解释	✓				1
		全面解释		✓	✓	✓	3
		结合患者意愿和价值			✓	✓	2
患者行为	理解医疗信息	部分理解	✓				1
		全面理解		✓	✓	✓	3
医患互动	探讨与协商	医方引导			✓	✓	2
		双方互动				✓	1
	做出医疗决策	医方	✓				1
		患方		✓	✓		2
		共同确定				✓	1
小计			4	4	6	7	21

作者指出,上述 4 种模式各有优劣,在不同临床情境下有其最佳的模式,也可能都能适用。但因第四种商议模型兼顾了患者自主性、医学专业判断和患者利益等综合因素,最受作者推崇。

(3)对社会义务的边界:医学的专业自律状态并非只源于其难以完全依赖外部规范的实用主义论证,还有赖于医学与社会之间的内隐和外显的契约,对医学实践行为的社会承诺:将患者利益置于医务人员自身利益之上,防范和阻止滥用专业知识和治疗权力。

这种与社会的"专业契约"是医生身份和社会授权的重要组成部分。医学需要回应社会对其实践相关伦理规则的期望并对这种期望的改变有所响应。无论社会价值观与医学实践的价值观之间是否完全吻合,这一契约都不能随意变更。

"专业契约"基本的共识包括,政府不应该影响医生的行为。政府对医生行为的影响包括:使医生①参与酷刑、死刑、以精神病为由拘留持不同政见者;②参与药物促销和药物广告(极为普遍但并未引起充分重视的现象)。尽管相关禁令在国际法和国内法层面都得以确立,但仍存在引发广泛争议的医生参与上述活动的情况。这些争议表明:①明确定义医生对医学专业团体和患者应尽的义务,仍是非常困难的;②当面临不同来源和不同程度的压力时,医生履行相关义务也是极为困难的。

2. 作为应用伦理学的临床伦理学　临床伦理学的第二个起源是将规范伦理学理论应用到临床医学实践中,其必要性和现实性包括下列几个因素:

(1)道德目标的冲突:临床医疗的实践性质凸显出人类道德生活中所追求的目标在具体情境中的可能相互冲突。对冲突的思考、分析和解决,展示出我们希望找到能够被冲突双方皆可接受的解决方案的努力,揭示出整合不同哲学方法和路径的成功尝试。

在临床伦理学中最有影响力的仍是 Beauchamp 和 Childress 提出的"生物医学伦理学原则"。他们根据普遍伦理学原则,以不同伦理学理论为基础描述了"反思性伦理分析的融合",阐述了"尊重自主""有利""不伤害"和"公正"的原则,提出了应用这些原则解决医学临床伦理学难题的方式。

(2)临床医疗决策在时间上的急迫性:将伦理学原则用于临床医疗的第二个因素是,在临床中可用于解决伦理问题的时间越来越少。在伦理理论的争论中人们可以拒绝做出判断;但在临床实践中不做判断本身就是一个临床决策并可能承担重大后果。因此,不必专注于眼前或未来的最佳解决方案,现实的目标是必须快速、及时找到"不良后果最小"的解决方案——即使是暂时或有限的意见,也有助于医务人员的决策行为更有可能获得伦理学辩护。

(3)显露临床医疗可能犯错的风险:将伦理学应用于临床医疗的第三个因素,是应用临床伦理提出的解决方案,有机会显露出相关方案犯错的内在风险。Bernard Williams 指出,这正好体现了道德哲学的特征。因此,临床伦理学在医疗实践中越来越广泛地得到应用,使其已经成为医疗行业内部专业规范的有机组成部分。

(4)对临床伦理决策过程的关注:在伦理目标不一致日趋剧烈的背景下,理性人的观点也会众说纷纭,这要求我们审视人们做出伦理决定的途径和程序,引发了对决策过程的关注:①通常情况下,应该坚持有行为能力的患者在其自身医疗问题上的最终决策权;

②应该建立群体决策机制并形成共识;③进程的规范性检验也是政治哲学和道德哲学领域的一部分,这要求并促成了政治哲学家更多地介入临床伦理学。

(三)临床伦理发展面临的挑战和对策

1. 临床伦理问题的复杂性　临床伦理讨论的问题数量巨大且种类各异。根据不完全归纳和简单分类,我们可从表51-2管窥其复杂程度。

表51-2　临床伦理问题的分类分级表

一级分类(4)	二级分类(16)	三级分类/例证(16)	备　注
临床干预中的伦理问题	患者意愿	知情同意书的应用	
		预先医疗指令的应用	
		家属或患者代理的决策	
	生命终末期问题	撤除或不提供生命维持干预措施	
		安乐死或医生协助自杀	
	保密及免责条款		
	器官移植	活体器官捐赠	
		以移植为目的的器官获取	
	临床资源分配	临床微观资源分配	
		对未参保患者的临床义务	
		对原本非法药物的医疗申请	
	生殖问题	人工流产	
		代孕母亲	
临床伦理咨询实践	患者参与		
	机构中医疗服务整合		
	临床伦理咨询的必要性和缺陷		
	公众委员	遴选	
		参与医院管理	
临床伦理提供帮助的范围	临床伦理与科研伦理提供伦理支持的划界	在科研伦理委员会审查涉及人类受试者的研究之前,机构提供研究伦理咨询的支持性服务时,应由临床伦理还是由伦理审查委员会完成?	
	临床伦理与医院管理之间的关系	临床伦理的支持性服务是否应该向医院管理和临床工作人员提供与组织伦理相关的建议,而这些建议的确与临床伦理有所区别	解决组织伦理学的问题需要额外的技能和知识,而这些知识与临床伦理学相辅相成
	临床伦理与临床工作人员伦理建议的支持性服务		
	农村和门诊医疗中符合其发展特诊的服务调整		目前临床伦理的支持性资源集中在城市医院。农村和门诊医疗中发展类似但肯定不完全相同服务时需要进行适当调整

续表

一级分类(4)	二级分类(16)	三级分类/例证(16)	备　注
临床伦理"支持性资源"	临床伦理可持续性维持资源纳入医疗机构预算的理由		
	伦理咨询的内在利益冲突风险		保持临床伦理对其所在机构提出批评的自由度及对其特别保护

注:表格第一行括号中数字为该类别的计数。

对临床环境中各种伦理问题持续探讨,逐渐成为医学院校课程的一部分。临床伦理学还创办了各种专业期刊,如《医学伦理杂志》《临床伦理学杂志》《临床伦理学》和《健康伦理委员会论坛》等。目前临床医疗中的伦理学应用已形成相关教材和手册以指导临床伦理实践,如世界医学协会的医学伦理学手册。

2. 临床伦理的培训、认证与专业属性　越来越多针对临床伦理问题的高级伦理培训应运而生,至少提高了大量伦理咨询人员提出更合理建议的能力。对伦理咨询人员和伦理委员会进行认证也提上议事日程。生命伦理学及其子领域临床伦理学的发展收获了越来越多特定文献与方法的成果,对医疗卫生领域提高质量控制和循证实践日益增加的压力,也使越来越多的人以为临床伦理学也应适用认证类似的标准。

但问题是,"认证"主要是针对科学或医学科学的模式,试图将其直接移植到跨多学科领域,主要是作为价值判断的临床伦理领域,必然是难以实现的,并带来难以解决的更多的问题。

在这一领域工作需接受特殊的培训,并超越了仅凭对该学科感兴趣的医学专业人士或相关渊源学科学者轻易进入的可能性。事实上,临床伦理已不再是任何传统意义学科的子领域。它已成为一个极具专业性的新学科,尽管尚未在通常的专业属性上获得充分共识,包括伦理规范,认证标准和许可条件。这导致对临床伦理学规范性的要求也不断增加。

若讨论到是否应该为临床伦理学这个特定领域颁发文凭,考量的范围将取决于临床伦理学的特定立场:①其学术或哲学起源;②或是其临床环境的需要。二者之间的平衡让作为属于应用伦理学的临床伦理学充满动态、丰富多彩——或许我们应该为其在临床学科和伦理学科二者之间难以裁决确定而倍感欣慰。

二、国内临床伦理学的发展与挑战

严格说来生命伦理学在中国是在"文化大革命"之后,尤其是党和政府采取了改革和开放的政策之后才发展起来。进入 21 世纪后党和政府又提出了"科学发展观""以人为本""和谐社会",并把民生放在首位等理念,为生命伦理学的进一步发展创造了有利条件。1987 年我国第一本《生命伦理学》著作(邱仁宗 1987,2004 中文)的出版,标志着医学伦理学开始发展到生命伦理学的新阶段。尽管传统医德有数千年的历史(Qiu 1988;Zhang and Cheng 2000 英文),但当代中国的生命伦理学起步于 20 世纪 70 年代末和 80 年代的一系列事件。

(一) 安乐死讨论

我国生命伦理学第一个公开讨论的问题就是安乐死的伦理学问题。

历史上,医生对医学的局限性有清楚的认识,认为病入膏肓时药石无灵,不给予或撤除临终患者维持生命的医疗干预是传统医学理念的一部分。在现代,这种理念获得了扩展。从美国生命伦理学借鉴而来的原则及相关实践,与儒家"仁"的概念具有相容性。1986 年和 1988 年间进行了若干调查,大多数受访者接受对临终患者的不给予或撤除无效的医疗干预,甚至在某些情况下也接受安乐死。

1. 中国"安乐死"第一案

案例 3:1986 年陕西汉中"安乐死"案例是中国第一例公开审理的"安乐死"案例。

1986 年的陕西省汉中,女性患者夏素文饱受肝硬化折磨、陷入昏迷,她的子女请求主治医生蒲连生采取措施结束其母的生命,免得母亲继续遭受痛苦。医生接受了他们的要求,开具了过量氯普芬处方。患者死亡后,医生蒲连生和患者儿子王明成被控故意杀人罪。经过多年的调查、审理和争论,1991 年 5 月 17 日汉中市中级人民法院做出一审判决:两被告的行为属于剥夺公民生命权利的故意行为,但情节显著轻微,社会危害不大,不构成犯罪,依法宣告两被告无罪。汉中市人民检察院不服提出抗诉。1992 年 6 月 25 日,二审法院对此案做出终审裁定:维持原判,依法宣告蒲连生、王明成两被告人无罪。

这个案件审理持续了 6 年之久,引发社会、舆论广泛、深入的安乐死讨论。

2. 我国安乐死的伦理学讨论 当安乐死问题进入哲学家和伦理学家的视野之后,传统伦理道德中的生死观念与决策程序面临着严峻挑战。接连几届全国人民代表大会和全国政治协商会议上,均有提交安乐死合法化的提案。安乐死讨论的文献也不断增加。

(1)关于安乐死的概念和定义问题:安乐死研讨文献数量不断增加,对安乐死概念和定义却并未引起应有重视。概念是原则的基础,原则是概念在实践中的引申。行为因其概念的不同,可导致分类的不同,则对这些行动的道德认可及法律认可亦存在重大区别。尽管有关"人""生死"及安乐死的意义尚存争论,但如果要就这些问题展开富有成效的对话,就必须首先澄清概念。正如维特根斯坦所说,哲学家的职责乃是指出使用这些语言所包含的混乱,以便"克服理性的迷惑",否则争论就不可能在共同对话的语境下进行。因此我们需要对安乐死的概念和定义进行明确的分析和讨论。

(2)安乐死实施的必要充分条件:从安乐死讨论中看:①实施安乐死的主观要点在于减轻和解除临终患者事实上的痛苦。也仅是因为有解除痛苦的意图,安乐死这种行动才会被认为是一种仁慈的行动。②安乐死的对象应该也只能严格限于在当前医学条件下没有救治希望、且正遭受着无法摆脱和难以忍受痛苦的临终患者范围之内,即安乐死的实施是在医学背景下一种特殊的别无选择的医疗干预行为。③安乐死的另一个必要条件是必须经该患者的诚恳要求,即经过该患者明白无疑的嘱托。④医生应该确信:患者所做出的决定是一个有行为能力的人做出的理性决定——即患者必须是知情和自愿地做出决定。即安乐死是医学情境下某种特殊的干预措施,只有满足这样必要和充分条件的安乐死,才可以得到伦理学辩护。

(3)安乐死的伦理争论:需要关注的是支持安乐死的错误论证。这种观点认为,安乐死有利于家庭,有利于社会。

不可否认,家人和亲属对患者负有照料的义务,他们往往承受着身体、心理和经济上的巨大压力。因此,正在遭受无法忍受痛苦的临终患者的请求下实施安乐死,有利于家庭,也有利于节省有限的卫生资源。从1992年起每年全国人民代表大会上的安乐死提案,请求安乐死合法化,都不断论证安乐死可以节约医药资源,更有效使用医疗资源,从而有利于他人,有利于社会。

但上述理由不能为安乐死提供完全辩护。为了一些人(哪怕是最大多数人)的利益而对另一些人(哪怕是极少数人)做不道德的事,不能得到伦理学上的辩护。公正所保证的权利不是计算社会利益的筹码。一个社会对其成员的重视和承认的程度,首先表现为这个社会如何对待其成员中的弱者。一个社会一旦不肯提供财力照顾这个社会中的弱者和临终者,这个社会就极大地蔑视了生命的价值。

或许人们可以用兼顾患者、家庭亲属和社会三者的利益来论证安乐死。但这会产生极大困难,当患者利益与家庭和社会利益发生冲突时如何解决?就安乐死问题而言,仅从患者的最佳利益考虑才是合乎道德的。允许一个人死亡的道德完全是基于对临终患者本身的利益和安宁的考虑,基于对患者意愿和价值的尊重,而不是基于有利于他人或社会的考虑,这是关键性的一点。根据患者的病情和患者的利益、价值、态度来确定立场,保护患者有一个安宁和尊严的死亡权利,这是一回事,根据亲属和社会的利益或得失来确定立场,那就是一件完全不同的事了。前者与医生作为其患者的忠实代理人而行动职责协调一致,而后者则颠倒了这种职责。因为这使医生在关于其忠诚的决定性检验中成为亲属和社会的代理人,并最终成了亲属和社会的死刑执行者。前者尊重人的生命、维护人的尊严;后者则在不断变化的舆论祭坛上牺牲了人的生命和尊严。这种极端社会功利主义或者利他主义的安乐死论证得不到伦理学辩护。

当然,还有伦理学家论证说,即使安乐死可以获得充分的伦理辩护,考虑到目前在中国医疗环境恶化,医患关系紧张的情况及卫生资源分配的公正性还存在问题,安乐死合法化可能不是一个合适的时机。首先应充分预见和应对安乐死合法化导致的若干无法预料的消极后果。若不能认为安乐死属于谋杀的话,我们也许首先需要的是安乐死的去罪化,要对它规定严格的实施条件。

(二)器官捐献与器官移植

1. 器官移植发展概况 中国人体器官移植始于20世纪70年代。此后器官移植在全国呈现快速发展的趋势。进入21世纪这种趋势更加显著。2001年我国肾移植手术达5561例,仅次于美国。手术的平均成活时间在28年左右。卫生部统计显示,1995—2005年间我国总共进行59 540例肾移植手术、6125例肝移植手术、248例心脏移植手术。

器官移植技术的进展引发对人体器官的巨大社会需求,且远远供不应求。有学者认为原因至少有:①公民身后器官捐献率过低,统计数据显示我国2003年之前公民逝世后器官捐献数量几乎为零;②中国是目前世界上唯一一个脑死亡尚未获得社会广泛认可的大国;③传统文化的影响,如传统文化中对尸体完整性的严格要求。由于供器官资源极度缺乏,1984年国务院的六部委联合发表声明,可以用死囚的器官来拯救患者生命,但需要征得死囚的同意。随后,死囚器官移植的数量稳步增长并成为常规,死刑犯器官移植占到所有器官移植的95%以上,而中国大陆也成为了"器官移植旅游"的一个主要目的地。

2. 器官来源及其伦理争议

(1)废止死囚器官来源的伦理学原则讨论:生命伦理学家认为仅依赖死刑犯器官作为唯一的移植器官来源,不仅很难得到伦理辩护,并有严重消极后果。医生、生命伦理学家和立法者花了很长时间试图终止利用死囚器官,但直至2007年器官移植条例的实施也未解决这一问题。2012年3月25日,时任卫生部副部长黄洁夫宣布政府承诺建立一个器官捐献系统,并在3到5年内废除利用死刑犯器官。2015年1月1日我国宣布全面停止使用死刑犯器官,这一决定受到国际学术界广泛赞扬。

(2)器官捐献和移植的伦理学原则讨论

1)自愿原则:自愿原则是器官移植伦理学的基石,人类器官是宝贵的稀缺卫生资源,器官捐献是高尚的利他主义的行为,符合人类互助,社会共济的高尚道德理念,利他主义行为值得全社会赞扬称道。纯粹的利他主义是高尚的、难能可贵的、理想的道德行为,并不是义务的道德行为,不能被强迫。正因为如此,仍然需要获得对器官捐赠的"同意",无论是捐献者生前的自主捐献意愿,还是身后家属对捐献的同意都应该得到尊重。自愿原则基于尊重人、尊重人的自主性的基本伦理原则。自愿原则确保器官捐献者的自主性,同时也是保护捐献者及家庭的有效途径。

保护脆弱人群是为了更好贯彻自愿原则。在脆弱人群中,有些人的自主性受到内在限制,他们缺乏自主性或行为能力,不能就捐献器官这样的问题做出理性决定,故应将他们排除在捐献者之外。如:未成年人、精神障碍患者、智力低下者和早老性痴呆患者等。

有些脆弱人群本身不缺乏自主性,但受到外在的限制,如监狱里的犯人,尤其是死刑犯。由于死刑犯的自主性受限,其意愿难以得到确认,或根本无法表达,因此知情后自愿表示同意死后捐献器官这一原则在死刑犯身上很难贯彻,利用死刑犯处决后的器官供移植很可能会导致变相的器官买卖。利用死刑犯处决后的器官供移植虽可一时缓解器官供应短缺,但这样的做法可能使开辟其他器官来源的工作得不到重视;还可能造成法院和医务人员的"道德滑坡";也会使国家在政治上处于不利地位,造成国家在国际上极大的被动局面。

1984年10月9日,我国最高人民法院、最高人民检察院、公安部、司法部、卫生部、民政部联合发布了《关于利用死刑犯尸体器官的暂行规定》。此文件规定

三种情况可供医学利用:①无人收敛或家属拒绝收敛的;②死刑犯自愿将尸体交医疗卫生单位利用的;③经家属同意利用的。这一规定规范了我国利用死刑犯器官进行移植,但文件上指出的"死刑犯自愿将尸体交医疗单位利用的,应有死刑犯签名的正式书面证明或记载存入人民法院备查"等条款的规定有缺陷,导致无法实现公开透明的公众监督。在大多数公民参与捐献器官的情况下,死刑犯捐献器官愿意的真实性属于应予考虑之列,也必须经审查。若大多数公民拒绝身后捐献器官,移植器官来源仅仅靠死刑犯,这样的捐献模式很难得到伦理学辩护。

在中国传统文化中个人与家庭关系密切。一旦个人做出身后是否捐献的决定,其意愿应该得到家人的尊重。在个人生前对身后器官是否捐献的意愿没有明确表达的情况下,家属可根据逝者可能的意愿代为逝者做出捐献与否的决定。在活体捐献情况下,要特别注意防止性别歧视或不平等,防止家庭中更脆弱的成员受到不正当的压力,从而不能做出自主的决定。

强迫和不当引诱。强迫包含威胁,拒绝会导致其遭受更糟糕的境地。引诱是指用赠予使某人做他本来不会做的事。所谓不正当的引诱是所给的赠予极大、极具诱惑力,以致使人丧失了正常的合适的判断能力,从而使他们去冒严重伤害的风险,严重危及他们的基本利益,高价购买器官就是一种不正当的引诱。在强迫或不正当引诱条件下所表示的捐献器官的同意无效,因为那不是自愿的选择。

2)无偿原则:人的身体及身体的部分不是商品,不能因为对他人有用而定价。当今在世界范围内存在强有力的社会政治力量将人的所有方面(身体)商品化,这种力量来自于激进的自由主义市场哲学或市场原教旨主义。我国法学家指出:尸体的物化是无法改变的,但是由于其中包含着人格和尊严的延续,就不能简单地将其看作物,而是既具有物的属性,又具有任何与尊严相关的一种特殊的物。我们的身体与其他人处于相互依赖、相互联系和相互掺和之中。从怀孕开始就是如此,我们依赖生活环境,与之互动,从这种关系中获得生命,一直到死亡。我们死后将身体或其部分作为"礼物"(gift)自愿捐献给"未名陌生人"(unnamed stranger)有助于促进社群感、社会凝聚力和利他主义。

关于支付、补偿和奖励。无偿是与有偿相对而言。"无偿"的概念不包含支付(payment)。支付是指用金钱或与金钱等值事物进行支付,但不包括支付偿还或报销:①公民逝世后决定器官捐献,但为了保存器官,维持器官活性而产生的费用(报销);②摘除、运送或保存所提供器官的费用;或③任何人因提供身体器官所致的误工费,交通费用或收入方面的损失。"有偿"

概念则包含支付或以金钱或与金钱等值事物支付。因此,补偿、报销或奖励都不是支付,不属于"有偿"。

有争议的是,是否应向捐献器官的人或其家庭提供奖励?奖励的含义是什么?奖励可以用回报公正(retributive justice)来进行伦理学辩护,即在伦理学上证明其合理性。回报公正是"应得报答"的意思。表扬、奖励自愿无偿捐献器官的人或其家庭符合回报公正。问题是如何表扬?如何奖励?

在表扬和奖励方面,精神奖励也不具争议。例如来自政府的感谢信或特别嘉奖的证书,等等。象征性礼品争议也不多。有争议的主要有:①器官使用优先权,即器官捐献者直系家属成员,如果他们有移植器官的需要,有资格得到优先考虑;②丧葬费的部分补助,即对器官捐献者捐献器官后的丧葬费用给予一定的补助;这些奖励能否得到伦理学辩护,关键是看这样的奖励是否构成一种变相的支付或不正当的引诱。是否作为捐献与否的前提条件及是否数额巨大,造成某种变相的不当引诱。

3)非商业化原则:无偿原则必定推出非商业化原则。器官买卖可能缓解了一部分器官短缺的情况,同时也暂时缓解了器官供者的经济困难。但有许多不可回避的弊端:①器官买卖不能保证器官的质量,供者为了出售器官很可能会隐瞒他的真实病况、遗传病史、家族病史等。②它会加剧人们在生死面前出现的不平等,有钱人可以购买器官而获得再生机会,而穷人只能在绝望条件下去出售自己的器官。这将扩大社会的不平等。③器官买卖不能解决穷人的实际问题,器官买卖中大部分的钱都被器官中介拿去,出卖器官者不但受到严重的经济盘剥,还使他们的身体处于更大的健康风险中。④器官买卖是对人类尊严的亵渎。人具有人格,只有物品才具有价格,人不能因为对谁有用而被定价,人作为道德主体,是超越一切价格的(康德)。器官买卖把人体的一部分——器官变成了商品,这是对人类价值的极大贬低,是对生命价值的蔑视,也是对人类尊严的亵渎。⑤器官买卖无法做到有效的知情同意。器官出卖者往往处于极端贫困的绝望中,他们的自主性或决策能力处于严重削弱的情况下,无法做出理性的知情选择决定。⑥金钱可以启发人们愚蠢甚至是罪恶的念头。器官是稀有卫生资源,一旦器官买卖成为有利可图的生意,会在社会上形成道德滑坡,导致盗窃器官、欺骗穷人提供活体器官,以致杀人取器官等犯罪活动加剧和非正常死亡的增加。非商业化未必能够完全解决这些问题,但商业化无疑会使问题更加严重。

4)公平分配原则:器官移植作为一种有效拯救人类生命的技术应该平等、广泛地为需要移植的公民提供,不应该成为仅为富人服务的技术,而将穷人拒之门外。因此要根据公正这一基本伦理原则制定合适、公平、有效的器官分配标准,体现分配的公正。社会标准不能基于购买力标准。社会标准代表的是个人的社会价值,或有可能为社会带来的价值;而经济标准则是指个人经济支付能力。一旦将经济标准作为分配标准,必将带来极大的社会不公平。

器官捐献条件、器官获取程序、器官分配标准及器官移植程序都应向供者和受者及全社会公开透明,这是确保程序公正的重要基础。

5)共济原则:共济原则是人类相互支持、共同发展的体现。在一个相互依赖、彼此合作的社会中,"我为人人,人人为我"。每个人都有可能器官衰竭,需要移植器官,需要他人相助。他人器官衰竭,需要器官移植,身后捐献器官是帮助他们,延续他们生命的礼物。应该在公民中大力提倡人与人之间互助团结、休戚与共、和衷共济、利人利己的精神。

(3)关于活体器官捐献:缓解器官短缺的另一个方法是活体捐献器官。活体捐献器官的质量、患者的存活率和生活质量都比使用死者器官要好。使用活体器官还可减轻患者家庭经济负担。但活体器官捐献对捐献者来说,是以健康人的健康损害为代价,捐献者可能在压力下被迫做出同意,尤其在有性别歧视的家庭。这样的家庭中捐献者往往都是女性,而接受者往往都是男性。所以有伦理学家认为:活体器官捐献不应视为获得器官的合适对策,而只能看成是权宜之计。

3. 器官捐献、移植管理　从20世纪50年代起,器官移植已成为现代医学最显著的成就之一。器官移植挽救生命,重建健康的卓越效果证明了其价值所在。技术进步,更高的存活率及有限的器官来源都大大加剧了对器官的需求。据世界卫生组织统计,中国已成为数量仅次于美国的第二大器官移植国。随着器官移植技术的发展,人体器官已越来越成为稀缺卫生资源。

(1)捐献概念框架及其局限:我国捐献概念框架曾经一直是"自愿捐献",针对的是一些愿意身后捐献器官的人和有权代表逝者进行器官捐献的家属,人群极其有限,远不能适应现实的需要。"自愿捐献"的实施缺乏充分的社会配套措施,人们不知道如何捐献。因此在很长一段时间内,"自愿捐献"成为社会人群单纯消极和被动等待捐献的"放任自流式"。这种"自愿捐献"框架迫切需要改革,建立健全推进公民逝世后器官捐献的社会配套措施势在必行。

(2)器官移植管理相关法律配套措施:器官移植涉及了临床及卫生政策很多伦理学问题。只有在有充分需求理由和伦理、法律框架下,器官移植才能最大限度地满足患者。2003年起我国部分地方省市颁布了相关的器官移植条例。2005 年卫生部颁布了《人体器官移植技术临床应用管理暂行规定》,其中强调了知情同意、非商业化原则和禁止器官买卖。

2007 年 5 月 1 日《中华人民共和国器官移植条例》实施。《条例》是为规范人体器官移植,保证医疗质量,保障人体健康,维护公民的合法权益而制定。条例制定过程中,国务院法制办会同卫生部研究了 WHO 人体器官移植指导原则和 11 个国家、地区人体器官移植的法律、法规,总结了我国 8 个地方实施遗体(器官)捐献法规的经验,多次听取医学、法学、伦理学、社会学、人权等方面专家的意见,还专门征求了世界卫生组织的意见。

《器官移植条例》确保公民有捐献或者不捐献器官的自主和自由。要求捐献者必须是有完全行为能力的人、风险必须最小化、器官分配必须遵循诸如医学需要、公正、公平和开放等原则。《条例》在总体思路上把握了以下四点:①符合 WHO 提出的人体器官移植指导原则,尊重人体器官捐献人的意愿,严禁人体器官买卖,按照公正、公平、公开的要求确定申请人体器官移植手术患者的排序,与国际通行做法保持一致。②主要对涉及人体器官移植过程的行政管理事项作出规定;涉及有关民事法律关系的事项,适用民法通则和其他有关民事法律的相关规定。③着重规范医疗机构和医务人员在人体器官摘取、植入等环节的行为,维护人体器官捐献人的合法权益,提高人体器官移植的临床疗效,保障人体器官移植接受人的安全。④界定合法与非法摘取人体器官的界限,防止不法分子违法摘取人体器官。

2009 年卫生部为限制活体器官移植和禁止器官移植旅游而颁布了《关于规范活体移植的若干规定》。全面停止使用死刑犯器官后,中国人体器官捐献移植委员会正在谋求建立人体器官捐献体系、获取与分配体系、移植临床服务体系、科学注册体系和人体器官与移植监管体系,以便有效地、合乎伦理地做好器官移植工作。

(3)建立中国器官捐献体系框架

2009 年 8 月 1 日卫生部在沈阳召开中国器官捐献体系探讨会,专题研究拟定中国器官捐献体系框架和器官捐献试点工作方案等有关问题。

2009 年 8 月 25 日,中国卫生部和中国红十字总会在上海举办"人体器官捐献工作会议",深入讨论了中国人体器官捐献体系组织框架和试点方案等内容。

2010 年 1 月 25 日,卫生部发出《关于委托红十字会开展人体器官有关工作的函》,委托中国红十字会开展器官捐献工作,包括"负责全国人体器官捐献的宣传动员、报名登记、捐献见证、缅怀纪念、救助激励等工作"。

2010 年 3 月 2 日中国卫生部和红十字会联合印发《关于印发人体器官捐献试点工作方案的通知》,正式在 10 个省(市)启动了公民逝世后器官捐献试点工作。

2010 年 12 月 27 日卫生部制定了《中国人体器官分配移植与共享基本原则和肝脏与肾脏移植核心政策》,开发中国肝脏、肾脏分配与共享工作。旨在更好地贯彻落实《人体器官移植条例》,规范人体器官分配,积极稳妥地推进我国人体器官捐献试点工作,遵循公平、公正、公开的原则,切实维护广大人民群众的健康权益。

2011 年 2 月 28 日,卫生部人体器官移植技术临床应用委员会第八次会议在北京召开,讨论了中国心脏死亡器官捐献分类标准、人体器官捐献和捐献后的救助原则及成立人体器官捐献筹备专家组和获取组织等内容。

在器官移植有关公共政策和法规制定过程中,我国生命伦理学家也一直发挥着积极的作用,同时参与器官移植伦理学和对全国协调进行伦理培训等工作。

(三)脑死亡问题

1. 脑死亡概念的讨论 20 世纪 70 年代我国开始了对脑死亡问题的讨论。从法律角度强调的是一个人何时死亡,即"死亡时间"的问题。在医学上则强调死亡是一个事实,是独立于法律、习俗和医疗决策的事实。医生根据死亡事实宣布一个人的死亡。死亡事实一旦得到确认,就表明作为死亡的事实发生及社会给予的某类行动许可(有许多活动都因死亡确定而触发),如终止医疗、执行遗嘱、悼念、器官移植。界定谋杀、死亡发生时财产转让等的法律也对死亡的定义有特定的要求。

在 20 世纪,人们不仅在生物医学的科学理论上获得了更多知识,对生命的认识更加深化,而且在技术上也取得了长足进步。新医学技术不断用于临床,其中最重要的是人工呼吸机、心脏复苏技术及生命维持系统的临床应用,使现代医学有能力在患者心肺功能丧失后,用人工方法继续维持他们的心肺功能。使用这种医疗技术可将那些过去必死无疑的患者抢救过来,有时还使这些患者恢复正常水平的自主呼吸功能。也有相当部分大脑功能已部分或全部不可逆损害的患者,靠呼吸机这样的人工心肺维持技术继续维持其心肺功能。这些事实引起了人们对死亡概念的极度困惑。器官移植技术的发展和成熟,更加突出和强化了这样的问题。

2. 脑死亡标准的讨论 我国器官移植技术的成熟和器官的短缺,不少学者不断呼吁确立脑死亡标准和脑死亡立法。20 世纪 70 年代我国开始了对脑死亡判定标准的理论探讨和临床实践。

2002 年 10 月 27 日，在全国器官移植学术会议上，医学专业人员第一次公开讨论了脑死亡的诊断标准：①脑死亡是包括脑干在内的全脑技能丧失的不可逆转的状态；②昏迷原因明确，排除各种原因的可逆性昏迷；③脑死亡包括深昏迷，脑干反射全部消失，无自主呼吸；④脑电图平直。

2003 年中华医学等杂志刊登了卫生部脑死亡判断标准起草小组制定的《脑死亡判断标准（成人）征求意见稿》。

2012 年 3 月，国家卫计委批准首都医科大学宣武医院作为国家卫计委脑损伤质控评价中心。2013 年该中心基于 10 年脑死亡判定的临床实践与研究的基础，修改与完善了《脑死亡判断标准（成人）征求意见稿》，希望作为医学行业标准推动我国脑死亡判定工作有序、规范开展。

3. 脑死亡的伦理学讨论　我国生命伦理学界对脑死亡概念的哲学和伦理学探讨开始虽较早，但深入的讨论尚不多见。不少讨论停留在表面，甚至对脑死亡等于人的死亡概念的论证还停留在器官移植迫切需要的错误论证上，即效用论论证颇为流行。

脑死亡等于人的死亡这个问题看似是一个医学问题，但事实上涉及对脑死亡的准确理解和认识，涉及对脑死亡的哲学和伦理学讨论。这是一个不容忽视的基础性讨论。只有在脑死亡等于人的死亡的伦理学论证站得住脚时，由此出发的策略才能更好地得到公众的支持和理解，才能更好地推动器官捐献工作。

1968 年 H. Beecher 博士领导的哈佛医学院特设委员会发表脑死亡判断标准（即著名的哈佛标准）。该标准虽未直接提出脑死亡就等于死亡，但对人们重新准确理解"死亡"的确具有实质性的影响。之后，"死亡就在于作为整体的全脑功能不可逆地停止"，也即当一个人因大脑功能永久丧失，意识和记忆能力（个人同一性）永久丧失时，它仅仅是一具躯体，因为此时人丧失的正是人之所以为人的特殊规定性。人的人格能力，自我意识或意识经验能力才是"人"的唯一特征，只有人的这一能力完全和永久丧失，才能标志着一个"人"的死亡。

脑死就是人死的论证看似是一个临床医生对死亡的判断问题，但在公众接受脑死亡等于人死亡这个观念的过程中，涉及对死亡的准确理解和认识，对脑死亡的哲学和伦理学的讨论。我们在解释论证脑死亡时，应该坚持经得起严格推敲的解释和论证，而不是采取一种容易被公众接受但经不起严格推敲的解释。

4. 脑死亡与器官移植　脑死亡死亡标准确立的理由与器官移植关系的效用论观点在我国颇为流行。该

论证主张：要想推动"死亡后器官捐献"，我们需要将呼吸循环的死亡定义重新定义为脑死亡。根据脑死亡定义，不仅有利于器官移植，还可终止在 ICU 靠呼吸机维持呼吸的脑死亡患者的生命维持措施，避免有限医疗资源的浪费。

这个论证的错误在于：①将脑死亡称为死亡是准确的，获取脑死亡者的器官进行移植以挽救其他需要器官患者的生命，也不违背"死亡后捐献"的规则。但该脑死亡的论证未说明脑死亡是事实上的死亡，而仅仅出于获取器官的功用目的。②确立脑死亡标准有利于器官捐献和节省卫生资源，但据此很难得到伦理学辩护。③确立脑死亡标准客观上虽有利于推进器官移植和节省卫生资源。但其并不能成为脑死亡标准确立的理由。④仅仅出于效用目的的脑死亡论证不仅不充分，且在实践中非常有害。故论证脑死亡标准必须与器官移植的紧迫需要脱钩。

实践中，脑死亡判断由神经科学的医学专家做出，不由器官移植专家作出。判定脑死亡的专家不应涉及捐献者的器官移除和随后的移植程序。医生确定潜在捐献者已经死亡的情况下，也不应直接涉及捐献者的器官摘除和随后的移植程序，及为潜在接受器官的患者保存这类器官。这种脱钩策略旨在避免可能由此引发的利益冲突。很多国家的器官移植实践证明：这种脱钩的做法对推动器官捐献和器官移植及"死者家属同意捐献"有积极影响。

5. 脑死亡立法　对是否需要立法将脑死亡定义合法化，学术界存在争论。①一些学者认为国外已经有多年立法经验，正式立法有助于推动器官捐献和移植；②也有学者认为我国关于死亡的法律规定与国外有所不同，立法过程可能会很漫长；③与此同时，学界应对脑死亡等于人死亡的哲学和伦理学论证进行深入研究和讨论，并推进公众对此的认识，而不应该简单地通过立法解决公众对死亡的认识。

（四）辅助生殖技术

1. 辅助生殖技术的临床应用　1988 年 3 月我国首例"试管婴儿"在北京诞生。经过近 30 年发展，随着辅助生殖技术的发展和临床应用，传统技术不断完善，创新技术不断问世：①从针对女性不孕症为主的体外受精（in vitro fertilization，IVF）到解决男性不育症为主的卵胞浆内单精子注射（intracytoplasmic sperm injection，ICSI）；②从着眼于解决遗传病为主的胚胎着床前遗传学诊断/筛查（PGD/PGS）到解决卵子染色体异常的芯片比较基因组杂交（aCGH）。未来也可能：③从解决线粒体异常等 3P 婴儿（3P baby）到解决无性生殖的克隆技术（Cloning）；④通过干细胞技术体外诱导产生人工精子；⑤通过器官移植技术进行睾丸、卵巢和子宫

移植等。

2. **辅助生殖技术的政策管理** 1988年11月全国第一次人工辅助生殖学术会议上,鉴于迅速发展的辅助生殖的技术临床应用,而伦理学研究和讨论显然滞后及对人工辅助生殖技术的权威管理尚处于空白的状况,生殖医学家和生命伦理学家联合起草了"关于人工生殖的伦理原则和管理建议",递交原卫生部和计划生育委员会并得到积极回应。

1999—2003年期间,我国生命伦理学家与生殖专家一起,参与了人类辅助生殖技术管理办法及相关伦理原则的起草工作。2001年原卫生部制定了《人类辅助生殖技术管理办法》和《人类精子库管理办法》两部行政规章,同时发布了相关的技术标准、基本规范和伦理原则等,在行政立法和管理上迈出了第一步。2003年原卫生部修订了技术标准、基本规范和伦理原则,确定有利患者、知情同意、保护后代、社会公益、保密、严防商业化及伦理监督等原则。

3. **辅助生殖技术引发的挑战** 辅助生殖技术是20世纪最激动人心的技术之一,将自然状态下性与生殖本来联系在一起的两个方面分离开来,主要解决不育,在发展过程中也用于解决出生缺陷的问题。辅助生殖技术增进许多不育家庭的幸福,改善他们的生活质量。同时对社会也提出了包括对科学、医疗服务、医务人员和社会的挑战。

(1) 对科学的挑战:临床妊娠的成功率总体较低,且随妇女年龄增加成功率下降。配子短缺,虽可用激素促妇女一次排较多的卵,将体外受精胚胎冷冻起来以备失败时使用,但可能导致妇女卵巢过度刺激综合征及可能导致患卵巢肿瘤的风险增加。多胎妊娠,全球体外授精和单精子显微注射技术的多胎率达29%,多胎对母婴都不利。很多数据表明:多胎移植对成功率无影响。是需要避免的并发症,而非技术应用成功的标志。

(2) 对医疗服务的挑战:对医疗服务的挑战涉及资源的公平分配问题。不育是不是疾病?社会是否应该分配一定的资源解决他们的不育或因不育引起的没有孩子的问题?社会分配多少资源合适?能否将这些技术用于性别选择?辅助生殖服务能否商业化?当辅助生殖的服务可得时,是应该提供该技术给所有要求得到的人,还是应该有所限制?能否向有犯罪、暴力历史或患严重疾病者提供这种服务?能否向单亲、同性恋者及性病/艾滋病感染者提供这种服务?预防与治疗的平衡问题,这些都是医疗服务机构必须面对和加以解决的问题。

(3) 对医务人员提出的挑战:医务人员如何能够增加透明度,向不育者如实、详细说明受益与风险,贯彻知情选择原则。医务人员能否自律,避免造成对不育者、孩子和家庭的伤害,避免加重他们的经济负担。更重要的是,因试管内的培养液目前并非最佳,对用体外授精和单精子显微注射技术生出的孩子必须进行长期监测:不仅要监测短期的死亡率和发病率,且要监测长期认知、心理、精神的发育状况,青少年时期的发育状况,生育能力如何(尤其对用单精子显微注射法生出的孩子),同时也要对接受刺激卵巢的妇女监测卵巢肿瘤的发生情况,监测使用辅助生殖的家庭与自然生殖的家庭是否一样,做父母的质量和家庭的功能有何异常。

(4) 对社会提出的挑战:有些辅助生殖需要利用捐精或捐卵,胞浆置换等,于是产生第三者介入家庭问题。那些提供精子或卵的人,抑或仅仅提供胞浆的人,是否有资格被称为孩子的"父亲"或"母亲"?虽然普遍认为有关利用他们的遗传物质生出的孩子情况应该对他们保密,但对依靠第三方的遗传物质生出的孩子,是否应该在成年后告诉他这个真相?

4. **辅助生殖技术应用的伦理学讨论**

(1) 自主选择与最佳利益:妇女是不是在压力(丈夫、家庭)下被迫接受辅助生殖技术?个人有多大的决定范围?

强调个人自主权的观点:个人有生殖权利,有使用辅助生殖技术的自由。要限制个人选择非性交的人工生殖方法,必须表明这种生殖方法对参与者和将要生出的孩子有严重伤害。因接受这些生殖方法的首要理由是使孩子出生,评估这些方法的主要考虑应该是它们是否伤害这些孩子。

对自主选择的限制:如不愿采取自然生殖者(单亲、未婚者、同性恋者)有没有寻求辅助生殖的权利?在什么情况下这种权利可以受到限制?有犯罪、暴力倾向、患严重精神病或严重疾病者有理由受限制(保护孩子不会受到虐待、不会伤害孩子)。但不能以年龄、婚姻状况、性偏好等限制对该技术的使用。

选择什么方式?卵胞浆内单精子注射?性别选择?多余胚胎的处理?关键是信息的告知(受益与风险)及知情后的自愿选择(个人、夫妇、家庭),且应该加强管理。

(2) 第三方的介入问题:传统上人们认为,辅助生殖技术帮助夫妇生出孩子不过是自然生殖的延伸。取自父母的生殖细胞虽然在体外受精,但植入子宫后通过自然妊娠生出孩子。用这些技术生出的孩子是生长在传统的家庭里,生了孩子后可形成核心家庭(nuclear family)。但今天:

1) 人类对生殖过程的干预越来越频繁、复杂和使用高技术:卵子可从一位妇女体内取出,转移到另一妇女体内；妇女可以将子宫租借给别人，代他们怀孩子；体外创造的胚胎可冷冻保存，以备将来为遗传学父母或其他人使用；孤雌生殖（parthenogenesis，用机械或化学方法刺激未受精的卵发育和产生后代）、克隆、外原生殖等技术可能的应用。很难认为上述措施是自然生殖方式的延伸。

2）第三、四、五方（例如卵子供体、代孕母亲、甚至胎儿和尸体）都与精子供体一起协助没有孩子的人获得后代。新型辅助生殖可越来越被用于生出与抚养者在生物学或遗传学上没有联系的孩子。

3）这些技术不再仅仅用来创造传统的核心家庭。同性恋夫妻及单身妇女现在有越来越多的机会获得这些技术。这些科学和社会的变化使辅助生殖引起的老而未解决的伦理问题产生新重点，同时又提出了新问题。

这些技术的应用可能促进家庭模式朝向不同于传统的核心家庭变化。如果单身者、同性恋者等也要求并获得了这些服务，人们担心这会削弱家庭内相互承诺的义务，而影响孩子的幸福。心理学家提出：在那种非传统家庭中成长的孩子将受到心理和社会的伤害，因为他们缺乏两种性别的角色模型，可能发展对性和生殖有缺陷的观点。此外，双亲比单亲能够更好地满足养育孩子的要求。因此，人们认为：使用辅助生殖技术帮助单身者和同性恋夫妇生孩子，是对医学的滥用，因为这样做并不是用来解决医学和功能障碍的问题，而是克服对做父母的生物学限制。

1985年英国的一个委员会建议：孩子的利益要求他应该生于拥有爱的、稳定的、异性恋关系的家庭里，不在这种家庭里生出的孩子在伦理学上是错误的。

中国社会文化的现实：辅助生殖技术应用中社会学的父母、生物学的父母都担心受到社会侮辱。为了保护他们，应对使用辅助生殖技术的所有参与者实行匿名和保密。实施AID（供精）要对供者保密以保护家庭和供者的隐私，卵子捐赠也应如此。其他国家也有一些不同的看法和做法，认为应该将孩子的利益放在第一位，因孩子的个人和社会身份取决于他们的生物学起源，他们应该知道他们的生物学父母。有若干国家已经接受这样的意见，规定当孩子达到成年时可以得到有关供者的信息。

（3）人工授精应该用于优生吗？

人工授精可利用经过仔细挑选供者的精子来影响人类质量。这种影响可以通过两种途径实现：①若夫妇都是遗传病基因携带者，可仔细选择一个非携带者的健康供者的精子进行人工授精，而防止生出一个有缺陷的婴儿（合理）。②有计划地选择具有"最佳基因"的精子对妇女进行人工授精，以提高人类质量。这就是将AID用于优生学。

人类的智力发展不单单取决于基因，而是遗传物质与社会环境相互作用的结果。要提高人类什么样的质量？什么是好的基因？由谁来决定？这些问题难以取得一致意见。这种做法不足取！"名人"精子库不但不科学，也有悖于伦理。所谓"名人"的基因并非都是有利的，即使是有利的基因也不一定遗传给后代，而供精商业化遗患无穷。

（4）商品化问题：AID时，对提供精子的供者是否应给予报酬？若精子可以成为商品，那么肾、心、肺等脏器是否也可以成为商品？精子的价格如何确定？是根据供者的健康状况、智力高低、外貌、社会成就来定价，还是根据人工授精后产生子女的情况来定价？商品化很可能使供者不关心他行为的后果：有意或无意地隐瞒自己身体上、心理上、行为上的缺陷；供者隐瞒自己或家族中有某种遗传病或传染病，结果把遗传病和传染病传给通过AID出生的孩子；人的器官、组织、细胞成为商品都会造成许多弊端；精子库也可能由于竞争或追求赢利，而忽视精子的质量；商品化可能启发人们愚蠢的甚至是罪恶的念头。

当然，非商品化并不能消除以上所有问题；但商品化无疑会使这些问题尖锐化。提供精子以解决别人的不育、促进他人家庭幸福，本身是一种人道行为，是"仁"的体现。供精者虽应获得某些补偿（报酬与补偿），但不应以谋求金钱作为报答。

提供配子者或代孕母亲应得到什么样的回报：感谢、补偿和报酬？若商业化，使提供配子或代孕母亲成为一种职业，会不会形成一种强迫，损害自主性？加深贫富鸿沟？人的器官或身体的部分是否可以作为商品？是否有损人类尊严？

商品与服务不同，服务可以补偿。金钱报酬（payment）与补偿（reimbursement）有区别。根据回报公正的原则，第三方提供配子、怀孕的子宫、分娩后的婴儿应该得到补偿。英国的Warnock委员会和澳大利亚的Wailer委员会（1984）都允许第三方得到补偿和医疗费用。美国生育协会伦理委员会（1990）进一步认为配子供者应该为他们的直接和间接费用、不方便、花费的时间、风险和不舒服而获得补偿。不给供者补偿不公平，是一种剥削。但金钱报酬就会将使配子、子宫、婴儿被当作商品，贬低人的价值。若给第三方大量金钱与这些人提供的努力和服务的程度不相称，也会降低他们参与辅助生殖的自愿性。尤其是他们缺少经济来源时。这样有可能形成一个新的经济阶层，他们靠提供身体的部分和产物给经济上富裕的人生育为生。这就破坏了分配公正原则，这个原则要求社会的效益和负担应该在不同人群之间公平分布。

（5）服务分配公正问题：根据"每个人享有心身健康的权利""享有从科学进步及其应用中得益的权利"（《联合国经济、社会和文化公约》，1966 年），国家和社会有无义务提供给不育症患者所要求的治疗？是否应该将公共资源分配一部分于解决不育问题：不育是不是疾病、残疾？

生殖技术的发展和临床应用不断冲击着传统的思维模式、伦理观念和监管制度。随着机构扩增带来的可及性、经济发展带来的可承受性和交通发展带来的便捷性，我国放开二胎政策，希望通过辅助生殖技术生出孩子的高龄产妇人数增多，非医学原因的代孕和胎儿性别选择等应用，也引发了辅助生殖技术临床应用的目的性和应用边界的争议。

有些人认为：辅助生殖技术解决的是个人的社会愿望，并不纠正引起不育的疾病，不是对疾病的治疗，故与美容手术一样，已超出了医学的边界。应该与医学美容手术一样，将其列入特需范畴。

但更多的学者指出：鉴于生殖功能是人的正常功能，辅助生殖技术的临床应用是对人的正常功能缺陷的反应，应视为对疾病的反应，即使辅助生殖技术并未着眼于治疗疾病本身。正如许多公认的治疗也并不纠正疾病，只是缓解症状。鉴于有一个生物学后代对许多人的重要性及正常功能允许人们这样做，不育应该像其他身体损伤一样被视为疾病。因为不育症是一种妨碍正常功能的身体状况，不育症患者需要医学科学的帮助。在历史上，不育男女得不到人们的同情，治疗不育可解除人们对不育者的歧视态度。

若界定不育症治疗是对疾病的反应，而不是对社会需要的反应，就会对辅助生殖提供经济支持。但即使将不育界定为疾病，并不表明对它的治疗应该免费。没有哪个国家拥有无限资源，能给所有人提供他们想要的所有健康服务。能够自然生育的人能决定是否生、何时生，但需要医学辅助生育的人的生殖选择比较有限。医务人员有义务尊重要求治疗不育的人的自主性和自由选择，但这并不等于医务人员有义务提供给他们所要求的一切治疗。

只要辅助生殖技术服务供不应求，就会有在申请人之间如何进行选择的问题。那些不育症或严重遗传病患者比那些并非不育但想利用这些技术挑选孩子特征或图个人方便的人更有权利获得这种服务。因为前者的需要是更基本的需要，与修补正常功能障碍直接有关。选择的其他因素还有，①夫妇已有孩子的数目；②他们是否有条件抚养孩子；③对接受者（如上了年纪的妇女）的健康风险有多大。这些考虑都是基于对未来孩子的利益、孩子父母的利益的考虑及资源公平分配的考虑。

（6）医学指证与社会学指证：在治疗不育症时医务人员如何利用医学适应证和社会适应证标准选择病人？医学适应证标准使一些病人无法获得这种技术服务，例如怀孕对身体的风险太大。但在实践中，许多医生发现他们不可能轻易将医学适应证与心理、社会和伦理适应证分开。要求医生作出判断的问题在许多情况下已经不是纯医学的问题。这些问题包括：①想要为婴儿设计某些特征的病人（如性别、智力或种族等）；②为了个人方便的理由而想使用代孕母亲的夫妇；③要求获得卵子和精子捐赠的单身妇女；④不顾对自己身体的风险想要孩子的上了年纪的妇女；⑤显然患有严重功能障碍和具有暴力和虐待孩子倾向的夫妇，等等。记住：选择应该以对妇女和孩子不造成严重伤害为限。

临床医生通常没有经过如何处理这些伦理问题的专业训练，也可能会受到不育症治疗利润较高的利益驱动影响，甚至也可能有个人和专业上的偏见。因此，一个合适的监督和他律机制是必要的。

（五）精神病学滥用的伦理学讨论

所谓"被精神病"（被迫当作精神患者治疗）现象引起很大关注。"被精神病"指很多受害者可能会被以种种理由非自愿地送进精神病院。"被精神病"的人可能是由于经常上访，与单位的领导发生争执，要求涨工资，甚或对家庭的财产分割表达不满等等。"被精神病"是对精神病学的滥用。

精神病学的理论和实践中存在一些容易被滥用的特点，例如精神病的诊断标准，精神患者非自愿收住入院的标准和程序都存在一些欠缺。精神卫生法起草过程中的主要争论之一就是：把对公共安全造成威胁的人强行送进精神病院，这种做法能否得到伦理学辩护？2013 年 5 月 1 日正式生效的《精神卫生法》明确规定对精神病患者人权和尊严的保护，废除了以对公共安全有威胁为由强行送人入精神病院的规定。生命伦理学家在制订《精神卫生法》中发挥了积极作用。但《精神卫生法》中以对自己或对他人有"危险"为由将精神患者非自愿收住入院的程序仍存在争议。

（六）临床医疗中的知情同意问题：医生面临的伦理困境

案例 4：李丽云案

2007 年 11 月 21 日，怀有 8 个月身孕的患者 L 在医院病逝。她患有急性肺炎和心脏疾患，医生建议采用剖宫产来挽救母子的生命。但她的男朋友坚决反对这么做。医院请示了权威管理部门，得到的回复是医院应该遵循《医疗机构管理条例》的规定："医疗机构施行手术、特殊检查或者特殊治疗时，必须征得患者同意，并应当取得其家属或者关系人同意并签字；无法取得患者意见时,应当取得家属或者关系人同意并签字"(第三十三条)。由于患者未能获得有效的知情同意,患者未能得到及时的救治。

该条例同时也规定:"医疗机构对危重患者应当立即抢救"(第三十一条)。该案例在全国引起了热烈讨论。

1. 知情同意的含义　1987 年出版的《生命伦理学》将英文"Informed Consent"翻译为"知情同意"。20 世纪 90 年代到 21 世纪初,知情同意逐渐成为与医疗和生物医学研究相关管理和法律要求。

但在临床实践中,知情同意常被狭义地理解或仅仅强调其提供信息的义务(告知义务),反映出对知情同意目的的错误理解:即其目的常常被主要用以医学防御,保护医务专业人员。李丽云案提示:若为躲避法律诉讼而利用知情同意来逃避拯救生命的专业责任和义务,对需要抢救患者而言会导致灾难性后果。

在 L 案例发生后不久的另一案例中,当亲属拒绝同意给一个病危孕妇做手术时,医生和医院管理者仍坚持通过一定的决策程序,为患者实施手术挽救了患者生命。这两个案例仿佛是对同一规定的不同解读,这取决于医务专业人员如何看待他们对患者的专业责任。

在遇到伦理上的两难困境:即挽救患者生命的义务与获得知情同意的义务发生冲突时,临床医生应权衡何种选项对患者的伤害最大,从而选择可能伤害较小的选项。

2009 年 12 月《侵权责任法》颁布。第 56 条规定:"因抢救生命垂危的患者等紧急情况,不能取得患者或其近亲属意见的,经医疗机构负责人或授权的负责人批准,可以立即实施相应的医疗措施"。这是一个进步。但该法并没有解决当患者或其监护人在因无知或非理性拒绝治疗时,医生应该怎么做。

2. 获取知情同意时家人的作用　临床情境下知情同意的另一个争论涉及家庭在知情同意中扮演什么角色。尽管个体和自主性的意识已得到增强,但传统中国的儒家伦理仍然深具影响。儒家伦理的基础是家庭关系,不是个体论。临床情境下,患者做医疗决定时常常要询问他们的亲属;在有些案例中,医疗信息是被告知患者家属而不是告知患者本人。"保护性医疗"制度的临床实践,强调防止医务人员的言语或行动有可能对患者本人造成的伤害,是患者个人知情同意的特例情况。在儒家信念特别强烈的家庭中,家庭成员的地位很可能不平等,故应考虑防止由于家庭权力不平等引起对患者本人的伤害。在考虑特定文化习俗时,适当权衡患者的权益必不可少。

从《医疗机构管理条例》到《侵权责任法》,我们看到:法律的立场试图保持患者权利与文化习俗之间的平衡,也表现出逐步向患者的权利转移的趋势。在这样的平衡中,将医疗信息告知患者是默认的要求。例如:《侵权责任法》的第 55 条规定:"医务人员在诊疗活动中应当向患者说明病情和医疗措施。需要实施手术、特殊检查、特殊治疗的,医务人员应当及时向患者说明医疗风险、替代医疗方案等情况,并取得其书面同意;不宜向患者说明的,应当向患者的近亲属说明,并取得其书面同意"。

注意:尽管如此,国外某些学者认为在中国并不要求医生将信息告知患者,"中国医学伦理学依然承诺隐藏真相和撒谎"的说法,或说对其家庭的承诺可为"医生的欺骗行为辩护",实属夸大其词,并不符合实际情况。

就像医学本身一样,今天的临床伦理学是一种能够影响到脆弱的患者生命和健康利益的实践。因此,它要么自我调节要么不受规范。这个悬而未决的问题值得引发跨学科的广泛思考与探索。

第三节　生物医学研究伦理

一、国外生命科学研究伦理研究成果及其应用与问题

(一) 医学研究的国际基本伦理共识

研究是指为发展和促进可普遍化的知识而设计的一类活动。医学研究规范的基础和核心是受试者安全和福祉至上。经过几十年的讨论,已公认医学研究规范的基本原则是个人利益和福祉应优先于科学利益和社会利益。

1964 年第 18 届世界医学会上颁布了《赫尔辛基宣言》,作为指导每一位临床医生开展医学研究时应遵循的伦理准则。该宣言是医学界第一个自我规范的有意义尝试,在伦理研究史上占有很重要的地位。宣言提出人类受试者研究的主要目的包括:①增进对疾病的理解和治疗;②不断改善治疗有效性,效率;③应对可及性和质量的挑战。《赫尔辛基宣言》分别在 1975、1983、1989、1996、2000、2002、2004、2008、2013 年共 9 次修订和澄清,但受试者安全和福祉至上的核心观点从未改变。突出表明临床研究不仅是几个利益攸关者的利益,也是每一位研究参与者(受试者)的利益,且受试者的利益应优先于所有其他的利益。

回顾科学探究的本质和医学研究的历史,我们不难理解,由科学好奇心和生产实证认识的目标所驱动的研究可能使受试者和社会受益,但在试图实现切实

利益时往往会有超越伦理界限的风险。因此,①仅仅对临床研究项目提出科学上的标准还远远不够;②还应要求尊重和保护研究参与者(受试者)的利益和福祉;③研究项目公正合理地选择受试者。

(二) 医学研究伦理原则

1. 受益原则

(1) 受试者受益原则与不伤害原则:临床研究中受试者受益原则与不伤害原则、涉及风险的性质和程度紧密相关,故必须始终力图使研究中科学、社会和研究参与者的可能受益最大化,并力求将任何可能对研究参与者造成的风险和伤害最小化,始终注意平衡受益与风险。

(2) 对研究社区的潜在利益:考虑利益相关者时,也应考虑对研究社区的一些潜在利益,尤其应考虑直接和间接受益之间的区别、研究参与者受益与研究社区受益的区别。

(3) 医学科研行为中的学术不端问题:临床科研行为中的学术不端问题也是该原则下考虑的问题之一。若临床研究缺乏诚信可能会在医疗实践中产生认识和伦理的 2 个错位:①当新的临床治疗方法是基于错误的研究证据或隐瞒了不良结果或不良反应,医生将无法据此证据履行对患者的义务,因该义务要求使患者受益最大化和将任何可能的伤害降至最低;②科研伦理准则还应该得到有关科学共同体的道德认可。

2. 受试者的脆弱性问题　相对尊重和其他保护研究参与者的伦理原则,脆弱性原则是最受争议的原则之一。自 1979 年美国 Belmont 报告间接提到了脆弱性原则,凸显出它在适用于医学研究、医疗和生命伦理学的国家和国际指南及政策文件中的作用和地位。2005 年该概念作为一项原则纳入到生物伦理和人权统一宣言(Universal Declaration on Bioethics and Human Rights,UDBHR)。脆弱性原则已在生命伦理学和医疗伦理学的学术文献中受到广泛关注。英、美生命伦理学领域的学者推动了其发展:①脆弱性在适用于医学研究、医疗或生命伦理学指南和政策中的理解非常普遍;②受试者为脆弱人群时需有额外的保护措施,以使特定个人和群体不至受伤害和受到不公正对待。

3. 知情同意问题　为了提供足够尊重及基于保护研究参与者的伦理原则,知情同意已被认为是医学研究伦理最重要的原则和程序之一。设置知情同意旨在实现下面 3 个职能:①保护受试者免受任何形式的滥用;②尊重受试者的自主权;③维持公众对医学研究机构的信任。

知情同意要求:①受试者是否被充分告知了研究目的? ②受试者是否理解了被告知的信息? ③是否给予了受试者自由的知情同意? ④是否告知了随时退出研究的权利? ⑤是否告知他们有权将自己的数据,包括血液样本和生物材料,都删除或销毁? 等等。

这些问题引发了对研究者-受试者关系认识不对称的关注:①研究者有义务提供全面开展临床研究和请受试者参加的理由。②受试者可以在任何时间以任何理由说"yes""no"或退出研究,不需要告知原因,且不会因此冒任何不利或偏见的风险。

知情同意的限制对尊重受试者的自主权和保护他们免受任何形式的不公正对待方面作用明显,但穷人和低收入国家往往因受教育水平有限,导致他们实际上无法得到充分的知情同意。

4. 没有同意能力的受试者　没有同意能力的儿童或其他人参与临床研究时,需要采取额外保护措施,如:法定授权代表人或独立研究伦理委员会的授权。这些人可以进行什么样的研究必须有所限制:①对无同意能力者,没有潜在直接健康受益的研究只能在特定条件下进行;②仅当该研究可能有利于其他没有同意能力的同一类人;③且在受试者不能由有同意能力者所取代的条件下,该研究才能进行。

总之,真正保护受试者的最佳方式是:①实施以人权为基础的研究伦理规范;②为了解决临床研究目前存在的错位问题,有必要建立一个科学与社会之间的信任契约。这意味着研究者个人和研究机构对信任原则、独立性原则和透明性原则更深层次的承诺。

只有在尊重人类尊严的框架内推进科学进步,才可能最终实现满足人类需求,促进全球团结的愿景。

二、国内医学研究伦理的发展

(一) 中国人体试验研究的历史

传统中医没有现代意义的人体试验或研究。医生只是在自己身体上试验药物。"神农尝百草,一日遇七十毒"是中医的一个典范。利用人体进行的科学医学研究随西医传入而在中国兴起。

北京协和医学院的档案馆里记录着在 20 世纪 30～40 年代在教学医院里一些外国和中国医生利用穷人作为受试者而未获得他们的知情同意,且对健康受试者有伤害。

日本侵华期间,石井四郎率领的 731 部队在中国东北进行了残忍的人体试验,至少 3000 人死于 731 部队残忍的试验。战后因美国需要相关数据,日本人的暴行没有被送交远东军事法庭。对日本军国主义来说,以中国人为主体的受试者生命价值低,不值得尊重或保护。对美国来说,日本细菌战试验数据比人的生命更重要,这些受害者比纳粹试验受害者的价值低。从伦理学上说,日本和美国都应该面对历史和现实,放弃他们的双重标准。这些反人类、不人道且不合伦理的人体试验事件大白于天下,使人体试验一词承载了大量负面价值,导致一些研发不充分或无效的治疗方法在未经充分人体试验检验的情况下被广泛应用。

1980年起,中国与其他国家合作开展临床药物试验,使国际社会的医学研究和临床试验的伦理准则得以传播,引进了知情同意原则和机构伦理审查委员会制度。这些委员会首先是国际合作的外方根据国际伦理准则的要求,推动中方合作者建立起来。但直到1998年以前,中国还没有普遍适用的政府管理医学研究的规章办法。

(二) 涉及人类受试者生物医学研究的监管

改革开放以来,中国丰富的人类和动植物遗传资源被若干制药公司看成是世界上富有潜力的最大市场,使涉及人类受试者的研究以难以想象的速度和范围在中国发展起来。

飞速的发展为人类受试者管理提出了2个问题。①对生物医学和生物技术研究进行监管以保护人类保护受试者是否必要?②如果必要,为什么中国不能制定拥有中国文化特点的准则?多年争论之后终于达成了如下共识:

(1) 当代生物医学和生物技术研究将提供或有希望提供先进和有效的诊断、治疗和预防方法来救助千百万患有疑难疾病的患者;却又往往会①侵犯患者或人类受试者的权利和利益;②因其发展和应用通常伴随着商业化,使医生和科学家陷入利益冲突。监管目的既是为了健康发展生物医学和生物技术以拯救千百万患者的生命,也是为了维护患者和人类受试者的权利和福利。

(2) 中国有独特的文化传统,但因国际准则系由包括中国在内的各不同国家和不同文化的专家沟通协商得出,遵循相关国际伦理准则是至上命令。实施国际准则和基本原则时需要考虑本国的文化情境,但这不能作为拒绝国际准则普遍性的理由。

自1998年起,中国政府采取了若干措施以监管涉及以人为受试者的生物医学研究。1999年,中国国家食品药品监督管理局颁布《药物临床试验质量管理规范则GCP》并于2003年重修。2004年,科技部和卫生部联合颁布《人胚胎干细胞研究伦理指导原则》,规定了禁止和允许事项,并要求对研究方案进行伦理审查和征得知情同意。2007年卫生部发布《涉及人生物医学研究伦理审查管理办法(试行)》。2016年经修订后正式颁布《涉及人生物医学研究伦理审查管理办法》。我国生命伦理学家在《人胚胎干细胞研究伦理指导原则》颁布前向卫生部提出了人胚胎干细胞研究的伦理原则和管理建议,并参与了指导原则的起草和专家讨论过程,且直接参与制订《涉及人生物医学研究伦理审查管理办法(试行)》的工作及其修订工作。在相关伦理准则制定方面发挥了重要作用。

(三) 非西方文化研究情境下的知情同意

在遵循涉及人类受试者的生物医学和健康研究的国际伦理准则时,显而易见在这些国际准则蕴含的普遍价值与文化习俗之间存在着张力。与临床情境类似,研究情境下的信息告知和理解受到对科学不了解和不同文化话语情境的影响。这就提出了一个如何适当处理国际个人知情同意准则与本土文化之间张力的问题。

为了解决上述问题,中国生命伦理学家认为:有必要分清知情同意的硬核及其外周部分。①知情同意的硬核组成如下:忠实地告知信息,没有歪曲、掩饰或欺骗,足以使人类受试者(患者或健康志愿者)做出决定;积极帮助受试者理解所提供的信息;在受试者有行为能力做出决定时获得自由的知情同意,而没有不当引诱和强迫。②知情同意的外周部分包括:信息告知的方式和时间;从家庭或社群获得批准和建议的必要性;受试者如何表达他们的同意;同意书的措辞等。例如:知情同意书中可以用有相同意义的词来代替"研究"或"试验"这些令候选受试者厌恶的词;同意书可以让第三方签字证明,潜在受试者确已被告知信息且已理解,并自由同意参加研究,但不愿在同意书上签字。③尽管如此,即使社群批准了该研究项目,个人的(口头或书面)知情同意仍不可或缺。不应该将社群支持允许与个人同意混为一谈。

2012年8月1日,《美国临床营养杂志》网站发表一篇论文,题为《黄金大米中的β胡萝卜素给孩子提供维生素像油中的β胡萝卜素一样好》。后来确定:①研究者并未告知这些中国儿童受试者的父母真实信息,只是让他们相信这是一项营养素研究;②未告知研究使用的是转基因大米。儿童是需要受到特殊保护的脆弱群体。研究者因为违反了涉及人类受试者研究的伦理规范受到责罚。"黄金大米"案例结果提示:中国公众、专业人员、监管部门都决心对涉及人类受试者的研究坚持知情同意的普遍要求。

(四) 实验动物福利的关怀

应国际合作研究的要求,我国一些研究机构相继成立实验动物伦理审查委员会对动物实验方案进行伦理审查。1999年北京市动物管理委员会开始研究讨论实验动物伦理和管理并起草了相关管理规定。2008年人民卫生出版社出版由中国医学科学院动物所秦川所著《医学实验动物学》一书,详尽讨论和介绍医学研究中使用动物的伦理原则和实验动物福利立法,及国内外动物实验申请、审批程序和 AAALAC 规范的程序。使用实验动物的医学研究机构也开始成立动物实验伦理委员会,明确规定了使用实验动物的 3R 原则。

（五）人的克隆

1997 年自克隆羊多莉的研究报道后,关于人的克隆和干细胞研究引起了专业人员、哲学家、监督部门和公众的极大关注。

为了在遗传学中培养伦理意识,2000 年 12 月 2 日以生命伦理学家为主席的中国人类基因计划伦理、法律和社会问题委员会在发布了四点声明:

(1) 人类基因组研究及其成果应用应集中于疾病治疗和预防,而不应用于"优生"(eugenics)。

(2) 人类基因组研究及其成果应用中应始终坚持知情同意或知情选择的原则。

(3) 人类基因组研究及其成果应用中应保护个人基因组隐私,反对基因歧视。

(4) 人类基因组研究及其成果应用中应努力促进人人平等,民族和睦及国际和平。

在中国引发争论的第一个伦理问题是支持或反对人的生殖性或治疗性克隆的辩护理由。2002 年 12 月 29 日,卫生部宣布:不赞成、不允许、不支持和不接受在任何情况下对人的生殖性克隆。2003 年联合国讨论克隆人问题,征询生命伦理学家的意见,后者系统论述了克隆人问题,并提出了建议。2005 年 3 月 8 日联合国第 59 届大会上,中国政府拒绝签署联合国建议禁止任何形式人克隆的宣言,重申了不支持人的生殖性克隆,但支持人的治疗性克隆的立场。在与人的克隆相关的问题上,人的尊严是一个热烈争论的问题。大多数中国科学家和伦理学家以不伤害和尊重人为立场反对人的生殖性克隆。但这些讨论中没有人反对人的治疗性克隆研究。

（六）干细胞研究和试验性性治疗

中国的干细胞研究在不同于西方国家的社会文化情境下发展起来。人的渐进论和关系性观点占主流位置:①人始于生,一出生就处于人际关系之中;②人的受精卵、胚胎、胎儿虽是生物学意义上的生命,但还未成为人,不是人格意义上的生命。人的治疗性克隆和干细胞研究上没有意识形态的障碍,受到公众尊重,并获得各级政府的支持。

2000 年起,讨论集中在干细胞研究本身及后来在临床应用中的伦理和管理问题。中国科学家和生命伦理学家分别在北京和上海主动倡议起草了干细胞研究的伦理原则建议,递交卫生部。2003 年科技部和卫生部基于这些建议制定和颁布了《人胚胎干细胞研究伦理指导原则》。准则设法在科学自由最大化与伦理和监管约束最小化之间保持微妙的平衡。但经过多年执行后,相关研究结果显示:保持科学自由最大化和伦理约束最小化平衡的政策使监管成为不可能。①不仅因为管理上存在差距。②还因为科技快速进展带来的伦理和管理挑战,在干细胞领域尤为突出。③必须解决的新伦理问题有:杂合体和嵌合体、单性生殖、基因修饰、染色体 DNA 修饰、来源于成体细胞的人工配子、植入前遗传学诊断、植入前组织配型、设计婴儿、干细胞科学从实验室到临床的转化、医疗旅游、互联网卵细胞交易。

2004 年伦理指导原则颁布后,伦理讨论转移到干细胞治疗领域。中国大陆超过 400 家机构提供未经证明和不受管理的干细胞治疗,据称这些治疗有效。很难去确定他们提供的干细胞产品是否有效或它们是否真正的干细胞。他们的方法和结果未见发表于权威期刊,也尚无独立的第三方去检验。这些机构往往通过在互联网上广告宣传干细胞治疗是一个能攻克任何疾病的"魔弹"来招募患者。前来治疗的患者一般都是患有大伤元气、无法医治的绝症患者。他们不知道:①怎么去评价治疗的疗效;②如何去寻找可以咨询的资源或人员;③当他们觉得自己上当受骗时也不知道如何去维护他们的权利。生命伦理学家在国际和国内会议上发表文章严厉批评了这种做法违反伦理。

2010 年,卫生部的伦理专家委员会起草并向卫生部递交了《人类成体干细胞的临床试验和临床应用的伦理准则》,要求在为患者提供干细胞治疗前:①必须首先要进行临床试验;②必须确保干细胞的质量。

2012 年,卫生部发布通知,要求所有医院暂停干细胞治疗 1 年以便进行调查。2013 年 3 月 18 日,卫生部起草了《干细胞临床研究管理办法(试行)》,并在网上公示让公众众评议。2015 年 7 月 20 日,国家卫生计生委、国家食品药品监管总局以国卫科教发〔2015〕48 号印发了《干细胞临床研究管理办法(试行)》。

（七）基因编辑

2013 年起,科学家一直在使用 CRISPR/Cas 系统进行基因编辑(即增加、中断或改变特定的基因序列)。CRISPR 和 Cas9 过去被一并用于体外人体细胞和动物胚胎,我国科学家首开成功用于人类胚胎的先河。

2015 年《蛋白质与细胞》杂志发表了中山大学研究者黄军就等利用 CRISPR/Cas9 技术在不能存活的三原核合子人胚胎进行基因组编辑研究的报告,引起全球科学界和媒体的广泛关注和评论。2015 年 3 月 19 日,18 位国际著名科学家、法学家和伦理学家在《科学》杂志网站"政策论坛"发表了一份"走向基因组工程和生殖系基因修饰的审慎途径"的声明,建议:"采取步骤强力劝阻将生殖系基因组修饰用于人的临床应用,然后在科学和政府组织之间对这类活动的社会、环境和伦理含义进行讨论"。建议"劝阻"包括：①以增强为目的和以预防疾病为目的的生殖系基因修饰；②这种技术的临床应用。并非禁止非临床应用，允许对细胞、细胞系或组织（包括可能成为生殖系一部分的细胞、细胞系和组织）的研究。"声明"没有谈及人胚胎的体外研究问题，因为科学界对人胚的道德地位尚有争议。《纽约时报》对我国基因编辑基础性研究工作的进行了歪曲报道和评论，认为该研究跨越了公认的伦理边界，中西方之间存在科学伦理的鸿沟；因文化原因，中国科学家和政府不遵守国际伦理规则。国内一些学者也认为黄军就的工作属于对人的生殖细胞基因组修饰及临床试验和应用，发表了严厉的批评，认为应该立即停止这样的研究。

对此，我国生命伦理学家在国际生命伦理学杂志上以题为"no ethical divide between china and the west in human embryoresearch"发表文章，对我国科学家的工作及我国伦理准则和政策法规等问题，进行了澄清：我国科学家所进行的研究并非临床应用研究，黄军就等的研究并未跨越国际公认的伦理学边界，中国与西方在科学研究的伦理原则和准则也并无根本区别。应明确区分什么是人类生殖系基因编辑的基础研究、临床试验、临床应用。我国科学家所从事的研究属于基础性研究，并不直接涉及人类受试者，不会对人类个体造成伤害。基础研究本身不会产生可存活的人类个体，故即使当前基因编辑技术的脱靶突变率高、成功率低、产生遗传嵌合体，基础研究也不会给后代造成任何直接伤害。基础研究的开展应当遵循我国现有法律法规，如：2003年我国科技部和卫生部联合发布的《人胚胎干细胞研究伦理指导原则》，严格控制用于研究的生殖细胞来源，胚胎体外培养期限自受精或核移植开始不得超过14天，禁止人类生殖性克隆等。根据有关基因治疗伦理问题的国际规范，以及生命伦理学的基本原则，我国科学家利用CRISPR/Cas9技术在人胚胎进行基因组编辑的研究可以得到伦理学辩护。我国生命伦理学家还应邀在美国、法国、日本以及意大利的国际会议上再次重申了中国学术界的立场。

国内外都有学者呼吁我国科学家把这项技术的研究暂停下来以便进行伦理反思。但在科学技术快速发展的环境中，要科学家暂停这项技术的研究去反思伦理学问题似乎并不现实也似无必要。在科研中努力遵循国际国内伦理学的准则，是非常必要的。

我国生命伦理学家受国家委托起草了就此问题的专家共识。我国主流生命伦理学家均认为：①人类胚胎还不是人，不能作为人来对待，但人的胚胎和胎儿都有高于无生物的道德地位，不能被随意操纵、抛弃和破坏。②为了治愈遗传病及其他疾病，应允许对人类胚胎进行研究。考虑到不同人群对人胚有不同的价值观念，在研究之前，科学家与伦理、法律和社会学方面的专家，及公众代表应进行充分讨论，以避免误解，有利于社会的凝聚。

在我国生命伦理学家参与起草的卫计委医学伦理专家委员会的专家共识认为：①2015年4月发表于《蛋白质和细胞》的研究论文，证实我国科学家黄军就的研究团队首次利用CRISPR/Cas9的基因编辑技术，成功修饰人胚基因，引起了科学界和伦理学界的极大关注和争论。②医学伦理专家委员会对该研究进行了认真审核和讨论，认为：该研究是首例使用这项基因编辑技术修改人类胚胎基因的尝试，是一个里程碑式的成就。研究方案经过了该机构伦理审查委员会的伦理审查并获得批准。科学家使用临床辅助生殖中心将要丢弃不能存活的三原核合子人胚胎进行基因组编辑研究，并获得了胚胎父母的知情同意，人类胚胎来源及使用程序合规。③专家委员会认为：因治疗目的对人类生殖细胞基因编辑的未知和不确定因素很多，生殖细胞的基因治疗目前不能保证避免对后代的伤害，该技术的临床应用应持极为审慎的立场，目前不应进行临床试验。该研究使用的是无法发育为人类个体的胚胎，故不能简单地将该研究视为对人类生殖细胞的编辑修改。④科学家之所以选择不能存活的胚胎正是基于对编辑/修改生殖细胞可能带来的伦理学问题的关注。仅仅出于基础性研究目的对生殖细胞的编辑可以得到伦理学辩护，因这项研究有助于增进科学知识的积累，可能揭示更多的基础科学问题。⑤研究开展前应确保伦理审查机制到位。应加强在科学界、伦理学界、决策部门和公众之间对这类研究活动的社会、环境和伦理含义的对话和讨论，加强与国际同行之间的合作与对话。应对伦理学上可接受且监管适当的研究提供指导，以减少对科学上和伦理学上可以得到辩护的研究造成障碍的可能性，有助于制定对科学上和伦理上可以得到辩护的研究的适当的支持和鼓励政策。⑥在考虑制定对技术应用的管治（governance）政策时，必须区分基于技术和安全性的考虑和基于道德信念分歧的考虑。因为前者可能通过将来进一步的科学研究和进展得以解决；而后者会持续成为公众争论的焦点。⑦社会有管理科技的权力，科学家有守法义务。但对科学探索的干预不能仅仅基于道德信念的不同，而应源自合理的担忧。例如这种科学研究昭示着对个人、社会或整个人类的风险，或那些已被证明在伦理学上是不能接受的研究或其应用，且这些政策应该与道德风险的程度相称。⑧公共政策决定着是促进还是限制某一领域的研究。决策者在制定科技管理政策时应尤其慎重。但涉及科技的国内国际政策都应该与时俱进，以适应科技的迅猛发展和社会价值的转变。

中国专家共识的这一立场与 2015 年 3 月 19 日在《科学》杂志发表的《走向基因组工程和生殖系基因修饰的审慎途径》一致。①中国科学家所做的不是人胚胎生殖系基因修饰的临床试验和应用，而是体外胚胎实验；②其目的不是生殖，而是改进基因组编辑技术；③从科学或伦理学角度，中国与西方不存在这篇报道所说的根本差异。

（八）伦理审查委员会与伦理审查（IRB/ERC）

1990 年代前后，出于国际合作的需要，我国研究机构成立伦理审查委员会对涉及以人为受试者的科研项目进行伦理审查。由于当时国内权威管理部门尚无相关规定，伦理审查委员会的职责主要是审查国际合作项目（多数是与美国和英国的合作科研项目），通常并不审查国内科研项目，形成了实践上双重标准。

1998 卫生部颁布了《药物临床试验管理规范（试行）》（GCP）。2003 年 9 月 1 日经进一步讨论和修改，卫生部颁布的《药物临床试验管理规范》正式实施。2004 年科技部和卫生部联合颁布了《人胚干细胞研究的伦理原则》。2007 年 1 月 17 日卫生部颁布了《涉及人的生物医学研究伦理审查办法（试行）》。该办法对伦理审查委员会的制度化建设作了明确的规定，强调了知情同意和保护受试者的重要性，提出受益/风险评估的要求。这是我国科研伦理制度化建设的主要里程碑。在这些规范性文件的指导和推动下，我国伦理审查委员会的制度化建设推进很快。

2001 年美国哈佛大学公卫学院开展了针对发展中国家科研伦理专业人员的培训，为中国培训了第一批科研伦理骨干。2002—2007 年中美两国政府签署了在中国的 AIDS 综合项目（CIPRA 项目），开展了多期科研伦理的培训和研讨会。同时，在中英项目、美国 NIH 项目、欧盟项目、美国中华医学会（CMB）项目资助下，科研伦理培训在我国发展很快。2004—2008 年间，北京协和医学院生命伦理学研究中心在全国 40 多个省市密集地主办或协办多期科研伦理的培训班。这些工作为日后我国科研伦理奠定了良好的基础。

2014 年 04 月 30 日，国家卫生计生委发布关于《涉及人的生物医学研究伦理审查办法》（征求意见稿）公开征求意见的通知。2016 年 12 月 1 日《涉及人的生物医学研究伦理审查办法》正式施行。《办法》规定，①国家卫计委负责全国涉及人的生物医学研究伦理审查工作的监督管理，成立国家医学伦理专家委员会；②国家中医药管理局负责中医药研究伦理审查工作的监督管理，成立国家中医药伦理专家委员会；③省级卫生计生行政部门成立医学伦理专家委员会；④医疗卫生机构

未设立伦理委员的，不得开展设计人的生物医学研究工作。这是我国管理决策部门规范医学研究伦理审查委员会的制度化建设和能力建设又一次重大举措，具有重要的意义。在这一文件起草和征求意见过程中，根据我国决策部门的组织和安排，我国生命伦理学的学者也发挥了重要的作用。

伴随医学科学的不断进步，新的、尚无答案的伦理争议与伦理问题必然层出不穷。研究伦理虽已在很多方面取得共识，但却无法在所有方面都获得不同文化、研究实践和临床科研境遇下的完全一致。这种挑战既是医学发展和医学从业人员职业追求的有机构成，同时也前所未有地拓展了人类道德思考的深度和广度。

第四节　公共卫生伦理学

一、国外生命科学研究伦理研究成果及其应用与问题

公共卫生伦理学所关注的是维持或改善人群健康的理论、政策和干预行动，是相对新的领域。学位课程及一级学术期刊出现生命伦理学或医学伦理学可追溯到几十年前，但公共卫生伦理学学术刊物直到 2008 年才刚刚出现。①公共卫生领域的伦理学框架与医学伦理学所描述的专业义务（如：借鉴希波克拉底誓言）不同。②公共卫生与医学伦理学的伦理学视角也不同：前者通常关注个体层面的问题；而后者关注的是群体水平的问题。③从历史上看，医学伦理学与家长主义分析问题立场有别，更关注保护个体的自主性及脆弱个体的利益；但公共卫生的视角是保护脆弱群体。④公共卫生伦理学认为，仅仅关注个体的自主性，可能会给更广泛的社会群体带来巨大成本。如：在传统医学伦理学径路中，保护个人的自主性强调，应该由患者个人来决定手术治疗后切除的组织是否可以用于研究。但从公共卫生伦理学的视角，更普遍的看法是：若临床治疗后剩余的组织标本以匿名形式用于医学研究，不仅不会对个人造成伤害，而且有利于医学进步，在伦理学上可以得到辩护。在考虑更重要和实质性问题时，公共卫生伦理学和其他应用伦理学之间的区别就更明显。

（一）公共卫生伦理学的实质性问题

1. 限制个人自由与家长主义干预　在公共卫生领域中，许多干预涉及对个人自由的限制。如：①禁止在封闭的公共场所吸烟，这意味着限制个人在某些场所吸烟的自由；②在水中添加氟化物意味着那些不愿意饮用含氟水的人需要购买瓶装水；③在传染病爆发期间，检疫或隔离已经感染或高危人群，限制他们自由活

动的权利。对这些限制措施的辩护理论基础是国家和公民之间的适当关系。限制性措施的重要推理以伤害原则为基础。只有在个人行为会对他人造成伤害时,强制性的国家干预措施才是正当的。

伤害原则以系列不同的方式被纳入公共卫生立法和政策中。①禁止在封闭的公共场所吸烟方面起着关键作用,因为别人可能受到二手烟草烟雾的伤害,特别那些在那里工作的人,如酒吧工作人员。②受到检疫或隔离措施的人行动自由被侵犯,但伤害原则可以为这样的措施辩护,否则他们可能会传染给其他人,甚至导致更多人死亡。③加氟的目的不是为了防止个人对他人的伤害,而是为了向更多人提供特定的健康好处。

2. 减少健康不均等的策略及其辩护问题　在考虑健康概念的维度,或扩大其范围至完满(well-being)或健康的功能概念时,需要考虑引发的另外一些问题。包括:①健康不同维度的重要性是否有所不同?②如果是,如何衡量之?③应该如何应对健康的不均等问题?若按照严格的健康均等观点,使一部分人处于比先前更糟糕的境地,这样的均等是好事吗?按照公共卫生伦理学观点,所有人应该享受同等的健康水平。但这可能会导致一些更重要的问题,因为严格的均等可以通过把底部的标准提高到顶部的水平(找平)或反之(水平下降)来实现,即通过水平下降来反对平均主义。人们因此提出问题:均等是否真的是更好的社会?如:发达国家的人群要面对与发展中国家同样的期望寿命水平时,是否是更好的世界?

相比之下,"优先级"的观点并不那么关注人们所享有健康的最高水准,而是强调改善人们处境所具有的道德价值。使健康水平越低的人群得到改善的程度越大,则道德价值越大。正是基于这样的理由,应将更多资源投入到提高健康水平的策略上。

3. 健康的责任问题　人们往往认为:大量公共卫生问题,如进食过多致肥胖和饮酒,缺乏体育锻炼,都是个人选择自己生活方式的结果。即使存在健康不均等,也仅因个人对某些生活方式的偏好所致。此观点经常与自由主义或保守的政治立场一致。

(1) 人们的行为方式在其健康或罹患疾病问题上起着无可争辩的核心作用。有些人在追求某种特定生活方式方面面临多种选择,而另一些人的选择余地可能要少很多。生活方式选择的概念可能颇具讽刺含义:①因为有时人们只有很少的选择余地,甚至可能由于生活在高度受限的环境中,只能选择有害健康的生活方式;②主张健康的社会决定因素观点认为:有必要不仅关注影响健康的原因,还应关注导致健康不良原因的原因。典型例子:一位失业的年轻母亲,因严重肥胖导致她健康不佳,但若她住在高密度快餐店的市区,

附近的公园管理不善、环境也不安全,附近也没有她负担得起的运动设施。那么她事实上生活在超出自己控制的范围且对健康有不良影响的社会因素中,应被称为"受害者",谁应对她的健康负责?

人们应该承担责任之处,必然会招致一些对他们不利的因素。但健康责任的概念高度复杂,不应简单地归结为责任和惩罚,故不能认为这种劣势公平。在这种情况下,有学者主张应该抛弃"责任"的概念。

(2) 公共卫生的定义还包括:①维持和促进群体水平上的良好健康需要社会有组织地付出努力。②除个人责任的适当作用外,还有其他参与者,在这方面需要考虑企业的责任。

(3) 特别是涉及生产、营销和出售食品、酒精饮料和烟草企业的责任。对企业的责任问题有两种主要评价方法。①认为只要企业遵守法律,履行了其主要职能,(通常是为了满足顾客或股东的利益),他们就已经履行了职责。很多企业事实上也正是这样经营。②作为公共领域内的行动者,企业对其雇员和社会有更广泛的责任。近年企业对其社会责任的种种倡议有了很多合作;许多大企业每年公布其企业社会责任活动的结果和财务报告。虽然很难评价说这样的举措在多大程度上是由营销战略而不是真正的社会问题所驱动的,但企业社会责任的提出仍然值得关注:若这些活动不是由那些积极反思自己社会责任的企业所推动,消费者的期望就可能对此发挥了作用,且对企业提出了一种新的道德要求。

(4) 有理由认为企业除了遵守法律法规要求外还有社会责任。这点与人们不会仅仅通过评估是否守法来判断个人行为在道德上的可接受度一样。即使在自由市场体制的国家,在许多情况下国家会进行干预以保护重要商品,包括:消费者、工人或环境的健康(例如禁止某些类型物质的生产和销售)。若企业充分尽到了社会责任,国家可能就没必要进行颇具争议的监管。有些企业认为:采取对社会更负责任的行为会导致营业额和利润下降,从而导致失业,给社会带来另外的代价。但事实并非如此。许多情况下以健康为导向的产品的潜力还远远没有穷尽,企业可以更主动地开发。企业真正的社会责任在复杂的公共卫生责任网络中发挥着重要作用。在这个网络中,政府、企业和非商业组织及个人都起着至关重要的作用。

(二)公共卫生政策伦理问题

在实施公共卫生政策过程中会产生很多具体的伦理问题,如:相称性和证据问题、定向措施/普遍措施的意义、公共卫生问题的国家和国际视角问题等。

1. 相称性和证据问题　许多公共卫生干预措施可能侵犯个体自由。在可能的情况下,对侵犯性政策的

反应应该是相称的。即：应选择最小侵犯的限制性手段，以符合成本效益的方式实现特定目标。一般来说：①政府的干预措施越具侵犯性，就越需要有好的证据证明预期的干预措施有可能达到目的。②但这也不意味着若不采取任何干预措施或监测情况，即选择最少侵犯的措施就不需要任何辩护理由。因为无所作为也可能对一些人群产生不利后果。

2. 定向措施/普遍措施的问题　针对高危特定人群的干预措施是解决最脆弱群体健康需求的有效途径。如：①针对多性伴无保护性行为的人群提供 HIV 抗体筛查有益。但这样的干预可能产生对特定人群污名化的风险。特定人群常常也是最被社会边缘化的人群，如吸毒者、性工作者、或男男性行为者。②针对特定人群的干预措施可能迫使这个群体中的人转入地下，更加远离干预服务，从而使问题更加恶化。③因此，在实施有针对性的公共卫生干预措施时必须十分谨慎，尽量减少造成目标人群污名化的风险。

有人认为：应挑战污名化，可以简单地采取避免针对目标人群的干预措施，而提供对普通人群的普遍性干预措施。但提供普遍性措施，除浪费资源外，又引发了围绕这种干预整体规范和方法的问题。如：要求食品标签标识是一个普遍化的措施，理论上允许所有人利用这样的信息。但若有证据表明：这些信息主要为受过充分教育的人群所使用，则未受到充分教育者受益就很少。提示：普遍化的措施也可能会作为社会因素而加剧健康的不平等。

3. 公共卫生的国家纬度与国际纬度

(1) 许多公共卫生问题不仅仅局限于某个国家，也会影响到邻近的国家，影响到更广泛的地区，甚至整个世界，尤其是环境污染和传染病。关于后者的主要伦理问题围绕着确保发展中国家有监测和控制这样危险的能力，特别是对致命传染性疾病的蔓延的检测和控制能力。

①从健康均等的观点看：疾病大流行会加剧发展中国家与发达国家之间的健康不均等。②从战略角度看：控制传染性疾病的暴发并防止疫情发展最有效办法是从源头上控制疫情。若未能实施有效控制，可能导致本可避免的大规模死亡。对此，③诸如世界卫生组织等国际组织的有效管理作用至关重要，各国合作的意愿也不可或缺。

(2) 公共卫生国际视角还涉及这样的情况：或因当地的监管严格而成本过于昂贵，或因消费者的需求太低，使企业将其业务转移到其他地方。即使公共卫生政策可以减轻某些地区的疾病负担和死亡率，但相等甚至更高的负担可能来自企业迁出。

烟草业就是一个很好的例子。由于公共卫生健康促进教育，在过去几十年中欧洲和美国吸烟人数大幅度减少，越来越多的烟草公司将其活动扩展到发展中国家。

正如 2008 年吸烟与健康行动组织（Action on Smoking and Health, ASH）报告总结的那样：这些企业活动标准往往远低于在发达国家市场活动的标准，做美化吸烟的广告，单独销售香烟，在演唱会上免费赠送香烟，甚至把儿童作为市场目标。世界卫生组织在 2008 年全球烟草流行报告中估计：20 世纪有 1 亿人死于与烟草有关的原因。在不干预的情况下，估计这个数字在 21 世纪将增加 10 倍至 10 亿人，且死亡人数的 80% 是在发展中国家。

从经济学角度看，烟草业的双重标准可能是合理的，但在公共卫生领域，人们普遍认为就算不是可恶的话，也是不可理解的。只有严格执行《世界卫生组织烟草控制框架公约》，根据公共卫生研究发现的证据来衡量这些标准，才能在国际水平上提高全球健康均等性。

二、国内公共卫生伦理发展与研究成果

本部分主要关注公共卫生和卫生政策领域在艾滋病伦理学及医疗卫生体制改革的进展。

(一) 艾滋病伦理学

新中国成立初期一项重要的卫生运动成就是：通过医药、教育和社会政策的共同努力，大幅度降低了中国人口中的性病发病率（有时采取十分严厉的措施）。经过 30 多年蛰伏，性病开始在 20 世纪 80 年代活跃起来。从 1980 年到 1992 年间，据报道有 70 万例性病患者，实际患者数要高得多。其中约 1000 人被检查出感染艾滋病病毒，可能导致获得性免疫缺陷综合征（AIDS）。

在 20 世纪末和 21 世纪初，我国采取了一系列应对措施来控制性病和艾滋病的传播，制定了从管理、监测到禁止毒品贩卖和卖淫的法律。但控制性病和艾滋病的计划受到多重因素的限制。

(1) 一种古老观念的复活，认为疾病不是因特定的微生物引起，而是对品行不端的惩罚。性病或艾滋病有时被称为上天对道德败坏者的惩罚或"上帝的惩罚"。1990 年中国国家艾滋病防治专家委员会在其"致医务人员的一封公开信"中指出："疾病不应是对某个人的惩罚，疾病是全人类共同的敌人。每个医务人员应该充满爱心，用我们的双手和知识去帮助受艾滋病威胁的同胞"。

（2）对患者的歧视和对个人权利的侵犯，艾滋病病毒感染者被学校和工作单位开除，有医院拒收艾滋病患者。许多医务工作者在治疗护理艾滋病患者时表现出犹豫。有卫生部门要求医生给性病或艾滋病患者实名填卡，使得患者不去寻求医疗，失去了受到教育和接受治疗的机会。

（3）缺乏正当而有效的政策去改变危险行为，如：吸毒、卖淫和缺乏安全措施的性行为。从 1992 年开始，一些城市建立热线电话以供患者咨询并保护患者秘密和隐私。

中国的艾滋病病毒感染率相对较低。根据卫生部、联合国艾滋病规划署、世界卫生组织的联合估计，到 2011 年底中国总共有 78 万（62 万～94 万）人是艾滋病患者或感染者，其中：①28.6% 是女性，15.4 万人是艾滋病患者，总人口的感染率约为 0.058%（0.046%～0.070%）；②估计 2011 年有 4.8 万（4.1 万～5.4 万）新的艾滋病感染者，是年 2.8 万（2.5 万～5.4 万）人死于艾滋病；③在 78 万感染者中，46.5% 是因异性传播感染，17.4% 因同性传播感染，28.4% 因静脉注射毒品而感染（其中 87.2% 在云南、新疆、广西、广东、四川和贵州等省或自治区）；④6.6% 通过商业血液采集和捐献、输血和使用血液制品而感染（其中 92.7% 在河南、安徽、湖北和陕西等省）；1.1% 通过母婴感染。

艾滋病患者和感染者所经受的污名化和歧视很严重。2009 年在中国 2000 多艾滋病患者中进行的污名化指数调查显示：①32% 的受访者说他们的病情在没有经过他们允许的情况下被透露给他人；②41.7% 报告他们面临过严重的与艾滋病有关的歧视；③超过 76% 的受访者说他们的家人因为他们 HIV 阳性而受到歧视；④相当比例的医务人员（26%）、政府官员（35%）和教师（36%）在听到一个人是 HIV 阳性时态度变得"歧视性"或"非常歧视性"。结论：防止污名化和歧视是我们所有人共同的任务；这方面的成功不仅有利于艾滋病患者和感染者，也有利于预防艾滋病和整个社会。

围绕艾滋病的伦理问题经过了充分讨论，为艾滋病预防和医疗管理建立了伦理基础。①2003 年 12 月，中国政府宣布实施"四免一关怀"的政策，承诺为 HIV 感染者、艾滋病患者和他们的家人提供免费的检测、咨询、抗病毒治疗和关怀照顾。②2006 年，国务院颁布了《艾滋病防治条例》。条例明确规定：任何单位或个人不得歧视 HIV 感染者、艾滋病患者或他们的家庭成员。HIV 感染者、艾滋病患者和他们的家庭成员关于婚姻、就业、医疗、就学的权益必须受到法律的保护。未经本人（或监护人）的同意，任何单位或个人不得泄露 HIV 感染者、艾滋病患者和他们的家庭成员的名字、家庭住址、工作单位、照片、医疗记录，或可据以识别出其身份的任何信息。最后，医疗机构必须给 HIV 感染者和艾滋病患者提供 HIV 咨询、诊断、和治疗服务，不得拒绝治疗他们的其他疾病。

作为反对污名化歧视、维护人权的重要一步。以王陇德院士为首的艾滋病红丝带论坛在北京成立，他是全国人大常务委员会委员、卫生部前任副部长和国务院艾滋病工作委员会副主任。在 2010 年论坛的开幕典礼上，除了中国政府、艾滋病患者和感染者、非政府组织的代表外，还有来自联合国艾滋病规划署艾滋病与人权专家委员会委员们。

国际学者们认为：大量实践证明：对艾滋病防治而言"治疗即预防"，这一径路为最终控制艾滋病提供了有效途径。但这必须：①真正实现普遍可及的检测、咨询、治疗、预防和关怀；②必须消除对弱势群体的歧视及保障基本人权。2013—2014 年一个由医生、生命伦理学家和法学家组成的专家小组起草了两份向政府递交的建议书：《就联合国机构关于关闭强制性监禁戒毒中心的联合声明向我国政府建议书》和《就废止收容教育制度向我国政府建议书》。

（二）医疗卫生体制改革

新中国的医疗卫生制度由四个主要部分组成：雇员 100 人以上的企业职工的医疗卫生（"劳保"）、政府及国营事业单位的公费医疗、免费的预防免疫接种及农村的合作医疗。除免费的预防免疫接种外，其他所有医疗费用都由中国政府和雇主共同负担，患者只付少量挂号费；农村合作医疗主要提供初级医疗卫生服务；规模以下企业或无业者需自付医疗费用。这一制度使我国的医疗卫生获得了史无前例的普及和拓展，显著地改善了人口的健康。

但这一制度面临了重大的挑战：①对治疗的需求总是超过供给；②弱势人群通常获得的医疗不那么充分；③几乎所有医院都面临巨大的财政赤字，使设备更新换代成为不可能；④农村合作医疗从 1980 年解散农村公社后基本已不复存在，在一些贫穷的农村地区，医疗服务对村民几乎遥不可及。

随着改革和开放政策的推行，市场经济被引入中国社会，医疗卫生体制改革的核心就是将市场机制引入医疗卫生。关于市场机制是否应该和是否能够引入医疗卫生引起了重要的讨论。

1985 年中国启动了以市场为导向的医疗卫生改

革：①一些自由派经济学家建议政府从医疗卫生领域中退出，把它交给市场；②政府急剧减少了分配给医疗卫生尤其是公立医院的公共资源；③公立医院通过"断粮"和"断奶"的方式被推向了市场，21 世纪初政府在公立医院上的投资占公立医院总收入的 3%～8%，即：公立医院 92%～97% 的收入来自于那些支付职工所有或部分医疗费用的单位或患者的腰包；④政府允许医院"以药养医"，即通过出售药品和医疗检查来支持医院。

这场改革也带来一些负面的影响。①很多人很少或根本没有获得医疗卫生服务。②他们中的一些人不得不卖掉他们的财产来支付医疗费用，因而变得一贫如洗。③第 3 次全国医疗卫生服务调查显示：2004 年年底，48.9% 的人生病时不去看医生，而在以前体制下本来会住院的 29.6% 人不住院。2000—2004 年期间，城市人均收入以 8.9% 的速度增长，农村人均收入以 2.4% 的速度增长，但医疗费用分别增长 13.5% 和 11.8%。

2005 年卫生部发布的《中国卫生统计提要》显示：①从 1980 年到 2003 年政府在医疗卫生总支出中的比例从 36.5% 下降到 17.2%；②工作单位的支出从 42.6% 下降到 27.3%；③个人的医疗支出从 21.2% 急剧提高到 55.5%。

此轮医疗卫生体制改革对医患之间的关系也带来了一些负面影响。人们抱怨：①许多医生只关心他们的收入，患者的利益不再是他们优先考虑的事情；②许多情况下医生所处方是不必要的昂贵药品和特殊检查，且他们重复这样的做法，对患者进行过度医疗，牺牲患者的利益，增加他们的收入；③随着医学专业精神的退化，公众称医生为"穿着白大褂的狼"。

同年国务院发展研究中心在题为《中国医疗改革的评价和建议》的报告中作出结论：①20 年的医疗卫生体制改革"基本上不成功"；②建议政府在医疗卫生中发挥主导作用。该评价①再次引起了市场在医疗卫生中起什么作用的争论；②并提出了这样一个问题：改革的不成功是因为以市场为导向，还是因为未能在医疗卫生领域建立一个真正的市场？还是已建立的是一个歪曲的医疗卫生市场？争论导致了新一轮的医疗卫生体制改革。

2006 年中共中央《关于建设社会主义和谐社会若干重要问题的决定》界定了医疗卫生的公益性质，规定了政府在建立一个提供安全、有效、方便和可负担的公共医疗卫生、基本医疗中的责任。2009 年中共中央又在《关于深化医疗卫生制度改的意见》这一文件中规定：从 2006 年到 2012 年，建立三个覆盖农村居民、城市居民、城市职工基本医疗保险制度。2011 年年底，国务院医改办的数据显示：这些项目覆盖了 95% 的城市和农村居民，大约 12 亿 9500 万人口。但仍存在一些问题，患者自己支付的医疗费用比重依然太高，导致一些患严重疾病的患者自己锯腿或开腹等案例；在不同制度中或同一制度中，仍然存在着不平等及不公正；随着政府投入增加，帮助公立医院从赚取利润重新定向为服务公益，是一项非常重要的工作。生命伦理学家建议：①特殊平等论；②优先平等论；③足量平等论应作为我国改善医疗保险制度的伦理学基础。2015 年国务院颁布了《关于全面实施城乡居民大病保险的意见》，要求在 2015 年底前大病保险要覆盖所有城乡居民基本医保参保人群，支付比例要达到 50% 以上，无力支付自付部分了申请医疗救助。

小　结

自从 20 世纪 70 年代实施改革和开放的政策以来，中国发生了翻天覆地的变化。在医学伦理学或生命伦理学的发展中，有各种各样的理论并存与竞争：马克思主义、自由主义、社群主义、女权主义，及传统文化和儒释道三家学说。各种不同且往往不相容的价值观在这个历史时刻涌现出来，它们之间的张力和冲突不可避免。但不同文化之间，尤其是在东西方文化之间的基本价值是相互重叠或趋同的。①如 1978 年美国国家保护生物医学和行为研究中人类受试者委员会发表的《贝尔蒙报告》中提出的尊重人、有益于人、公正地对待人这些基本价值，也反复出现在儒家的典籍中，被整合入儒家核心概念"仁"之中，如"仁者爱人""无伤，仁术也""仁者必敬人"（《论语》、《孟子》、《荀子》中文）。②在世界主流文化中，基本的伦理原则从来不会由那些负面的价值组成，如伤害人、不尊重人、对人不公等，唯有在短暂的异常的历史瞬间，例如德国的纳粹和日本的军国主义及类似极端恐怖统治制度下，才会以伤害人、蔑视人、虐待人为乐事或政绩。

随着发展中国家的现代化和日益融入国际社会，在不同文化之间频繁交流及全球化，各种文化在保留自己身份的同时也逐渐趋同，并经历实质性变化。从这个意义上，中国将会展现出与其他国家越来越多的相似之处。在当代科学技术广泛应用于医疗卫生和医学的情境下，生命伦理学应运而生。全球人类面临类似伦理问题：维护患者、受试者和人群的权利和福利的任务一致。所以生命伦理学不管在中国还是在其他地方（例如在西方），根本上不是异质的。

更符合现实的描述是：①不同地域的生命伦理学

是"和而不同"。中国的生命伦理学与欧美的生命伦理学没有本质不同，也不应该通过夸大某些中国特点（例如家庭价值）来制造差异。②认为西方人只注重个人不注重家庭，中国人只注重家庭而不注重个人的说法荒唐可笑。

中国的生命伦理学或医学伦理学是遵循务实的径路或骑单车的模型发展。但还有放风筝这样的其他思辨径路存在。后一模型的支持者乐于引用此前所有哲学家对问题的论述，从来不给出一个直接的答案，他们的论述就像是放的风筝，一直飘在天上，从来不接地气。他们相信"哲学就是哲学史"这一黑格尔的命题，并因其在中国的哲学界有非常深的影响，使他们感到自己避开社会生活中实际问题的做法似乎可以得到辩护，并满足于待在象牙塔之中。有的则认为，当想出一个万能的伦理学理论体系时，世界上所有问题都能可通过推演得到解决。还有人试图从自己喜欢的理论推演出临床和研究实践中伦理问题的解决方法。但事实是：没有一种伦理学理论是万能的，能够解决过去、现在、未来所有的伦理问题。

（1）信奉儒家的学者想要通过儒家的家庭主义来解决我们面临的所有伦理问题，包括长期照护（养老）问题。但20世纪末和21世纪初，中国的家庭结构发生了很大的变化，大多数中国家庭已是核心家庭。他们在一个竞争激烈的世界中有自己的事业需要奋斗；有自己的孩子需要抚养和教育；还需要对长者（父母、祖父母）提供可能要持续至少20或30年耗费精力的长期照护；可能要对付长者患的可能难以招架的各种疾病（例如帕金森病和阿茨海默病）……这种情况需要社群和政府投入，不能仅仅依靠家庭的照顾。

（2）与之相对照，①那些务实径路的支持者，把从临床、研究和公共卫生及尖端科学技术创新、研发和应用中出现的伦理问题看成是生命伦理学研究的逻辑起点。每一个伦理问题都是定域性的，即每一个伦理问题都是嵌入特殊的社会文化情境之中。②人工流产在中国不是一个争端，但在美国却引起激烈争论和分裂。在寻求伦理问题的解决办法时要把情境考虑在内。伦理问题的解决绝不是从理论推演出来的，应该采取例如"批判论证""价值权衡""反思性平衡""具体问题，具体解决"等方法。③但达到伦理问题的解决办法并不是我们工作的终点。我们仍需努力用适当的方法把伦理探究的成果转化为行动，更重要的是要通过生命伦理学的制度化，来实现维护患者、受试者、大众的权利和福利，以及保护动物福利和环境这一终极目的。

生命伦理学研究在我国有广阔前景，除探讨临床医疗、生物医学研究、公共卫生之间及新生医学技术创新、研发和应用中的常规伦理问题外，我们还应该在以下几方面进行努力：

（1）探讨在全面建设小康社会中的健康公平问题，确保所有人，尤其是边缘、弱势、处境最糟的人拥有最低限度以上的体面的健康水平。

（2）探讨医疗卫生体制改革中的伦理问题，尤其是与基本医疗保险和公立医院改革相关的平等和公平、筹资管理与确保受保人获得可负担的优质基本医疗、医疗卫生事业性质、公立医院性质和使命、市场应起的作用、资源分配向贫困人群倾斜等问题。

（3）在探讨医疗卫生和研发新兴生物医学技术中伦理问题基础上对现有相关的法律法规和条例规章进行伦理分析，提出修改和完善建议。

（4）探讨在生物医学和健康研究中，在我们自己的领域（生命伦理学/医学伦理学）中及相关出版界中的诚信问题，反对种种不端行为，改进我们的学风、文风和会风。

如果生命伦理学继续沿着务实的径路不断发展，我们有理由期望，这个领域将在促进个人的安全和健康、促进科学技术的负责发展、维护社会公正、推动民主决策等方面起着更为重要的作用。

（翟晓梅　邱仁宗）

参 考 文 献

1. 白晶. 器官买卖应是一种选项. 中国医学伦理学,2006,5:14-16
2. 程恩富. 激辩"新人口策论". 北京:中国社会科学出版社,2010
3. 顾宝昌,李建新. 21世纪中国生育政策论争. 北京:社会科学文献出版社,2012
4. 国家人口发展战略研究课题组. 国家人口发展战略研究报告. 2012
5. 国家食品药品监督局. 药物临床试验质量管理规范. 2003
6. 国务院. 医疗机构管理条例. 1994
7. 国务院. 艾滋病防治条例. 2006
8. 国务院. 器官移植条例. 2007
9. 国务院. 关于全面实施城乡居民大病保险的意见. 2015
10. 国务院发展研究中心. 中国医疗改革的评价和建议. 2005
11. 胡庆澧,丘祥兴,沈铭贤. 干细胞研究与应用的伦理思考. 中国医学伦理学,2010,23(3):5-9
12. 胡林英. 反思中国《精神卫生法》中的危险标准:从伦理学的视角. 生命伦理学通讯,2015,(1):66-73
13. 科技部和卫生部. 人胚胎干细胞研究伦理指导原则. 2003
14. 刘闵,翟晓梅,邱仁宗. 生物信息库的知情同意问题. 中国医学伦理学,2009,22(2):30-33
15. 邱仁宗. 生命伦理学. 第2版. 北京:中国人民大学出版社,2004
16. 邱仁宗. 利用死刑犯器官进行移植能否得到伦理学辩护. 医学与哲学,1999,(3):22-24

17. 邱仁宗. 生命伦理学：一门新学科. 求是，2004，(3)：42-44

18. 邱仁宗. 理解生命伦理学. 中国医学伦理学，2015，3：297-302

19. 陈可冀. 老龄化中国：问题与对策. 北京：中国协和医科大学出版社，2002：65-89

20. 王鸿麟. 关于我国首例"安乐死"案件. 人民司法，1990，9：38-40

21. 翟晓梅. 安乐死的概念问题. 自然辩证法通讯，2000，22(3)：86-93

22. 翟晓梅. 器官移植伦理学. 中国人体器官移植捐献工作指南. 第1版-第5版，2012-2017

23. 翟晓梅. 死亡的尊严. 北京：首都师范大学出版社，2002

24. 翟晓梅，邱仁宗. 生命伦理学导论. 北京：清华大学出版社，2005

25. 翟晓梅，邱仁宗. 在国际情境下我国伦理审查的能力建设. 中国医学伦理学，2008，2：3-6

26. 翟晓梅，邱仁宗. 公共卫生伦理学. 北京：中国社会科学出版社，2016

27. 中国医学科学院/北京协和医学院生命伦理学研究中心. 人胚胎干细胞伦理原则和管理建议. 生命伦理学通讯，2001，1(1)：3-4

28. 朱伟. 反对活体器官移植的论证. 中国医学伦理学，2006，19(5)：7-10

29. 朱伟. 知情同意在中国的发展与实践. 生命伦理学通讯，2015，(1)：22-33

30. 最高人民法院，最高人民检察院，公安部. 关于利用死刑犯尸体和尸体器官的暂行规定. 1984

31. Baltimore D, Berg P, Botchan M, et al. Biotechnology. A prudent path forward for genomic engineering and germline gene modification. Science, 2015, 348(6230)：36-38

32. Blanchfield LB. International Family Planning Programs：Issues for Congress. Washington DC：Congressional Research Service, Library of Congress, 2003

33. Julia Tao. In China：Bioethics, Trust, and the Challenge of the Market. Dordrecht, Netherlands：Springer, 2008：137-150

34. Sheldon H. Factories of Death：Japanese Biological Warfare, 1932-45, and the American Cover-up. New York：Routledge, 2002

35. William PA, Kenneth W, William C. Kirby Prospects for the Professions in China. New York：Routledge, 2010：111-128

36. Liang P, Xu Y, Zhang X, et al. CRISPR/Cas9-mediated gene editing in human tripronuclear zygotes. Protein Cell, 2015, 6(5)：363-372

37. Qiu RZ. Two Ethical Dilemmas Facing Chinese Medicine. Second Opinion. 1987, 4：36-41

38. Qiu RZ. Chinese Medical Ethics and Euthanasia. Cambridge Quarterly of Healthcare Ethics, 1993, 2(1)：69-76

39. Qiu RZ. Bioethics：A Search for Moral Diversity. Eastern Mediterranean Health Journal, 2006, 12(1)：S21-S29.

40. Alastair Campbell, Benjamin Capps. Bioethics and the Global Politics of Stem Cell Science：Medical Applications in a Pluralistic World. London：Imperial College Press, 2009：395-420

41. Wang CS. Justice in the Expansion of Medical Insurance Coverage in China. Asian Bioethics Review, 2010, 2(3)：173-181

42. Zhai XM, Ng V, Lie R. No ethical divide between China and the West in human embryo research, Developing World Bioethics, 2016, 16(2)：116-120

43. Ruth Chadwick. Encyclopedia of Applied Ethics, 2nd Edition. Boston：Elsevier, 2012：520-530

44. Tatlow DK. A scientific ethical divide between China and West. The New York Times, 2015. http：//www. nytimes. com/2015/06/30/science/a-scientific-ethical-divide

45. Ajay Kumar, David Zhang. Ethics and Policy in Biometrics. Dordrecht, Netherlands：Springer, 2010：127-137

46. Robert Chunhua Zhao. Essentials of Mesenchymal Stem Cell Biology and Its Clinical Translation. Dordrecht, Netherlands：Springer, 2013：279-303

47. Qiu RZ. Bioethics：Asian Perspectives：A Quest for Moral Diversity. Dordrecht, Netherlands：Kluwer Academic, 2004：173-184

48. Wu Lienteh. Plague Fighter：The Autobiography of a Modern Chinese Physician. Cambridge, UK：Heffer. Asian Bioethics Review, 1959, 1(1)：5-16

第52章 医疗风险监管研究

第一节 医疗风险概述

一、医疗风险(medical risk)的定义

医疗风险有广义和狭义之分。广义的医疗风险指存在于整个诊疗过程中,可能会导致损失和伤残事件的不确定性和可能发生的一切不安全事件,如医疗事故、医疗差错、医疗意外及并发症等。狭义的医疗风险指在诊疗护理中发生的非故意、非预期、非计划的医疗意外造成的患者机体损伤,与诊疗护理中的医护过失造成的医疗事故(医疗差错)不一样。

国外学者认为"医疗风险是指医疗过程中可能发生的医疗目的之外的危险因素",有人称为"遭受危害的可能性"。按照中文对风险的含义,医疗风险应包括:已发生的或可能发生的风险事件。若泛指医疗过程中的不良事件,还应包括医患、护患双方的风险。因为医疗过程只有两方面的当事人,二者都必然承担相应的风险。只有医患、护患双方都参与,才有可能预防风险。

常见的医疗风险灾害事件可根据医疗不良事件所属类别不同划分为12类(内容涵盖医疗、护理、医技、行政、后勤五大部门)(作者根据患者安全2030与公立医院风险评估及检查过的医院数据整理):

(1) 查对错误事件:包括病人辨识事件在诊疗过程中的病人或身体部位错误;血液、体液、资料、病理标本错误等。

(2) 诊治错误事件:包括化验、检查、治疗、用药或手术后异物留置体内如技术操作、麻醉、手术过程中的不良事件、手术后神经受损及并发症等。

(3) 药物事件:麻醉药特殊管理类药品事件、高警示药品事件、病人在院内自行服用或注射管制药品;医嘱、处方、调剂、给药、药物不良反应等相关的不良事件。

(4) 院内感染相关事件:可疑特殊感染事件。

(5) 医疗沟通事件:因医疗信息沟通过程或沟通信息失真导致的不良事件,包括检验、检查结果判读错误或沟通不良,病人或家属对工作人员不满。

(6) 输血事件:医嘱开立、备血、传送及输血相关不良事件。

(7) 医疗设备事件:设备故障导致的不良事件,特别是生命维持与抢救类设备,如呼吸机使用相关不良事件。

(8) 非预期的意外事件:烧烫伤事件:治疗或手术后发生烧烫伤;跌倒事件:因意外跌至地面或其他平面;管路事件:管路滑脱、自拔事件。不适当约束或执行合理约束导致的不良事件;非预期重返ICU或延长住院及意外死亡事件。

(9) 植入性医疗器械事件:如内固定钢板断裂、松动、移植物移位及对移植物过敏等。

(10) 社会治安伤害事件:言语冲突、身体攻击、自伤、针刺、锐器刺伤、偷窃、骚扰、侵犯、暴力事件。

(11) 公共设施事件:医院环境、建筑、电梯、通道、消防、放射性物品、危险化学物品等有害物质外泄等相关事件。

(12) 其他自然与社会灾害事件:非上列的异常事件。

二、医疗风险的沿革

(一) 国内医疗风险的沿革

20世纪80年代中期国内就有误诊案例集出版和分析误诊教训的文章发表。1991年11月,由中国自然辩证法研究会《医学与哲学》杂志社组织召开的"全国第一届临床误诊学术研讨会上发表了《误诊研究的现状与误诊学的提出》一文,明确提出了误诊学的概念,并建议把误诊现象作为一个学科进行研究。1993年,首部由刘振华、陈晓红主编的《误诊学》专著出版,老一辈医学家吴阶平、吴孟超、陶正德分别在版首作序,著名医学家裘法祖院士亲笔发表了书评。同年6月18日,由吴阶平院士牵头,30余名京内外医学家在北京举行《误诊学》专题研讨会,中华医学杂志英文版发表了

有关《误诊学》的专题介绍,中央人民广播电台、中央电视台均在每日新闻联播黄金时段播发了专题新闻。此后发表《误诊学》长篇述评 5 篇,把我国的误诊误治研究推向一个新阶段,也引起了国际重视。

2006 年 10 月,中国医院协会在北京香山召开会议,发布了《2007 年患者安全目标》,从八个方面着力构建患者安全,并作为"全国百姓放心示范医院"动态管理第二周期的考核目标,在全国 500 余家示范医院中落实患者安全目标。

2007 年 11 月 27 日,"全球患者安全倡议活动"启动仪式暨"医院感染与患者安全"研讨会在北京召开,世界卫生组织官员、世界患者联盟成员国负责人参加了大会。时任卫生部副部长黄洁夫在会上讲话并宣读卫生部支持预防和控制医院感染的声明,举行了声明签字仪式。2008 年由中国医院协会评价评估部王吉善、张振伟与《误诊学》主编刘振华共同编写的《患者安全目标手册》在科学技术文献出版社出版。

2011 年国家卫生部发布《三级综合医院评审标准实施细则》,2012 年发布《二级综合医院评审标准实施细则》与 6 个专科医院评审标准实施细则均将患者安全目标列入要求。

(二) 国外医疗风险的沿革

1. 美国　20 世纪 90 年代中期,美国三大严重医疗事故震惊全美:①Betsy Lehman 事件:1994 年,波士顿 Dana Farber 肿瘤研究中心,因注射 4 倍于正常剂量的环磷酰胺导致乳腺癌患者 Betsy Lehman 心搏骤停而丧生;②Willie King 事件:1995 年,因手术通知单上错误书写左右下肢,误将健侧下肢截肢;③Ben Kolb 事件:1995 年,弗罗里达州马丁纪念医院,误将肾上腺素当成局麻药利多卡因导致实施耳鼻喉科小手术的 7 岁患儿 Ben Kolb 死亡。1999 年,美国国家科学院的医学研究所(Institute of Medicine,IOM)发布的《孰能无错:构建更安全的医疗保健系统》报告指出:美国每年住院病人有 4.4 万~9.8 万人死于可预防的不良事件,约 7 千人死于药物差错;这些可预防的不良事件消耗了国家 170 亿~290 亿美元。2002 年 4 月,美国医疗机构联合认证委员会(Joint Commission on Acereditation of Healthcare Organization,JCAHO)在医院评审标准中,提出了第一版 6 项国家患者安全目标:

(1) 改进患者识别的准确性。

(2) 改进服务提供者沟通的有效性。

(3) 改进使用高度警惕药品的安全。

(4) 消灭部位错误、患者错误、程序错误的外科手术。

(5) 改进使用输液泵的安全。

(6) 改进临床警报系统的有效性。

2. 澳大利亚　1995 年,澳大利亚的一项研究显示:17% 的住院病人曾经历过不良事件,其中 5% 因此死亡,而这些不良事件有一半可以预防。

3. 英国　2000 年,英国卫生部报告:10% 的住院患者经历了医疗差错。2001 年发布的《跨越质量裂痕:21 世纪新的医疗保健系统》提出:要构建安全的医疗服务系统、改进服务质量及 21 世纪医疗体系的六大目标:患者安全、有效的医疗服务、以病人为中心、及时的医疗、效率和公平。

(三) 世界卫生组织(WHO)

2002 年 5 月,第 55 届世界卫生大会通过了 WHO55.18 决议,呼吁 WHO 成员国密切关注患者安全问题,建立和加强增进患者安全和提高医疗质量所必须的科学系统。

2003 年 10 月,WHO 与英国卫生部在伦敦联合召开患者安全高层研讨会,并探讨成立"世界患者安全联盟",我国卫生部派员参会。

2004 年 5 月,第 57 届世界卫生大会再次讨论了患者安全问题,阐议了《关于患者安全工作的进展报告》和《关于成立"世界患者安全联盟"的建议书》,以便通过一项全球行动计划进一步增进患者安全,指出"世界患者安全联盟"的成立是努力增进所有会员国医疗安全的一个重要步骤。公布了患者安全 10 个事实:

(1) 患者安全是一项重大的全球公共健康问题。

(2) 据估计发达国家有 1/10 住院患者受到差错或不良事件所造成的伤害。

(3) 发展中国家住院患者受到伤害的概率高于工业化国家。在某些发展中国家与医疗服务相关感染的危险要比发达国家高 20 倍。

(4) 在任何指定时间,全球都有 140 万人有医院获得性感染。关注手卫生是减少医疗服务相关的感染和产生抗生素耐药最基本措施。

(5) 发展中国家至少 50% 的医疗设备是不能使用或仅部分使用的。通常因技术或有用物品缺乏设备不能使用造成诊断程序或治疗不能进行,从而导致非规范化或灾害性、可能形成威胁患者安全和严重损害或死亡的诊断或治疗。

(6) 在某些国家使用未消毒的旧注射器或针头进行注射的比例高达 70%,使数百万人面临感染的威胁。每年不安全注射造成 130 万人死亡,主要因血源性病原体传播如乙型、丙型病毒性肝炎和 HIV。

(7) 外科是最复杂的健康干预措施之一。每年超过 1 亿人因各种不同医疗原因需要外科治疗。在发达国家,与外科安全相关的问题约占可避免的、造成死亡或残疾的不良事件的一半。

(8) 改进患者安全的经济利益迫在眉睫。研究显示:额外的住院、诉讼、医院获得性感染、收入损失、残疾和医疗成本已使某些国家每年耗费60亿到290亿美元。

（9）航空和核电站类的高风险行业的安全纪录均好于医疗服务。乘坐飞机的旅行者受到伤害的机会百万分之一,而医疗服务期间患者受到伤害的机会为1/300。

（10）患者的体验和健康是患者安全运动的核心。世界患者安全联盟正与过去因缺乏安全措施蒙受损害的40个倡议者共同工作,帮助创造医疗服务更安全的世界。

2004年9月18日,首届"世界患者安全联盟日"大会在我国上海举行。同年10月27日,WHO时任总干事李钟郁博士在华盛顿正式宣布世界患者安全联盟活动,并发布了一份详细的未来行动计划。

2005年11月,在英国伦敦召开的"病人安全国际联盟"欧盟峰会正式提出了6个行动计划:①全球病人安全挑战;②制定病人安全分类标准;③病人安全研究;④病人参与的病人安全;⑤病人安全对策与方法;⑥病人安全报告系统。2006年5月,将上述6个行动计划增加到10个行动计划:⑦病人安全行动;⑧病人安全技术;⑨学习病人安全知识;⑩危重病人安全照护。

2005—2006年WHO发布了第一项全球患者安全挑战"清洁卫生更安全",其主要行动包括:WHO正在进行手卫生的预实验,包括患者的参与WHO手卫生的全球实施情况,手套的使用和重复使用,洗手水的质量,培训,沟通,手卫生的国家指南,手卫生的宗教、文化和行动。

2007年5月,WHO启动了"病人安全九项措施":①书写读音相似的药名;②患者识别;③交接病人时的沟通;④确信操作规程和所选躯体部位正确无误;⑤控制高浓度电解质液体;⑥确保医疗全过程给药正确;⑦避免导管和置管的错误连接;⑧使用一次性注射器;⑨注意手部卫生,防止医源性感染。鼓励成员国实施这九项措施,通过重新设计医疗规程,为病人提供更安全的服务。

2008年WHO又发布了第二项全球患者安全挑战"安全手术拯救生命",并发布了《手术安全核查表》。

2016年,WHO在伦敦会议上发布"患者安全2030"报告,强调:患者安全状况的改善不可能单靠一种简单的解决方案或一种独立的改进措施来实现。本报告主要阐述安全策略的四个维度:①系统性方法,减少伤害的方法必须在系统层次上进行整合和实施。②文化建设,医疗系统和组织必须将安全和质量的文化建立于激励愿景和正向强化中,而不是建立在抱怨

和惩罚中。③患者参与,医疗机构必须将患者和员工都作为问题解决的一部分,而不是仅将他们作为受害者和施害者。④实践偏见,医疗机构必须基于切实的证据来制定改进措施。即使在证据不足或仍在不断增加时,医疗机构也应谨慎地做出一些合理的决定,而不应当什么都不做。

2017年3月29日,WHO在德国波恩举行的第二届全球患者安全部级峰会上发布了第三项全球患者安全挑战-用药安全(The Global Patient Safety Challenge on Medication Safety),这是一项全球性举措,呼吁在未来5年内将所有国家严重、可避免的药物相关的伤害减少50%。

患者安全是全球医疗机构的共同目标之一。但在全球患者安全运动中仍有一些潜力没发挥出来。为了继续挖掘这些潜力,我们必须从以下三方面努力:①全球性,患者安全运动必须真正在全球范围内开展,包括还很落后的低收入和中等收入国家。②聚焦性,虽然安全是贯穿于所有国家之间的共同目标。但很多问题却受本国环境所限,需要高针对性方案解决。因此,国际间的合作要聚焦于高位趋势和共同问题的识别上,包括一些高位核心指标的测量等。③合作性,为了使影响最大化、浪费最小化,患者安全运动必须在全球医疗机构间进行合作。

三、医疗风险监管

（一）定义

1. 医疗风险监管 指对病人、工作人员、探视者可能产生伤害的潜在风险进行识别、评估并采取正确行动的过程。医疗风险监管是保障病人接受适当、安全、价有所值的健康服务的过程,以减少发生可能导致病人、探视者或职工损伤或疾病的事件。

2. 医疗风险监管研究 指对医疗过程中可能产生伤害的潜在风险,以数据为基础、相关法规为指导原则;综合采用统计分析、流行病学等方法对风险监管全过程提出持续改进的理论、政策与方法的过程。

（二）医疗风险监管的沿革

1. 国外医疗风险监管的沿革

（1）美国:1935年,美国为保障国民生命健康,提出"社会保障"口号,制订了"社会保障法",并尝试制订医疗保障制度。60年代初,为改善当时社会保障只局限于医疗服务的现状,肯尼迪总统极力主张社会保障,制订了实现国家医疗保障制度的目标。1965年,约翰逊总统制订了包括现在的医疗照顾方案(以老年人和伤残人为对象)在内的医疗保障制度。70年代后期,为鼓励医疗服务机构间的竞争,法律规定将医疗服务业归入市场竞争产业的范畴,使医疗服务产业走向市场

化的同时也受反垄断法的限制。1993 年,为提高医疗服务的社会公平性、有效控制医疗费用上涨、提高医疗资源利用总效益,克林顿总统向国会提交了"卫生改革法案",使美国的卫生改革从设计阶段走向了论证与完善阶段。

1997 年 5 月,克林顿政府成立了消费者保护和卫生保健产业质量咨询委员会,简称质量委员会(quality commission)。质量委员会首先发布了关于保护病人安全和提高质量的报告,坚持要求总统建立质量协调特别工作组(The Quality Interagency Coordination Task Force,QuIC)。1998 年 5 月 QuIC 成立,目标是:①确保所有涉及购买、提供、研究或卫生保健服务等部门协调工作以提高卫生保健质量。②向卫生保健的受益人提供有关卫生保健信息,以帮助他们在卫生保健方面做出正确的选择。③建立必要的分支机构来提高和改善医疗保健系统。此外,卫生保健研究和质量机构(Agency For Healthcare Research And Quality,AHRQ)是联邦政府卫生保健质量监测的牵头单位,也是 QuIC 的合作部门。

1999 年 10 月 30 日,IOM 发布《孰能无错——创建更加安全的医疗保健系统》报告。一系列令人触目惊心的数据揭示了美国医疗的高风险现状,引起强烈反响。1999 年 12 月 7 日,克林顿总统指示 QuIC 评估 IOM 的报告,并负责制订有效措施预防对病人安全的威胁,减少医疗差错。2000 年 2 月,QuIC 向克林顿总统呈交《尽力为了病人安全:减少医疗差错的联合行动》的报告。提出了一整套整改计划,以帮助国家卫生保健系统预防医疗差错。2001 年 3 月,IOM 医疗卫生质量委员会发布《跨越医疗质量的裂痕:21 世纪新的医疗保健系统》的报告,提出卫生体系创新策略和预期实现的 6 个目标及必须坚持的十个原则。2002 年 11 月,IOM 发布《促进卫生保健的改革:从系统示范中学习》的报告,制定了 2003 年需要实施的提高卫生保健质量的示范项目,为之后几年卫生保健体系改革提供可操作的模式。2003 年 1 月,IOM 发布《国家卫生保健改革优先发展领域:改善卫生保健质量》的报告,提出了 20 个优先发展领域,要求美国卫生部、健康和人类服务部、其他相关机构和私有部门要以提高和改善卫生保健为重心。2003 年 11 月,IOM 发布《病人安全:达到卫生保健新标准》,制定了针对病人安全信息数据的收集、编码和分类的详细计划;同时提出了建立国家病人安全信息框架的主要措施。2004 年 9 月,IOM 举办了第一届跨越医疗质量裂痕研讨会"重视社区医疗服务质量",提出:整合资源,提高和改善 5 类常见慢性疾病(如:哮喘、抑郁症、糖尿病、心衰和进展期癌症的疼痛控制)的卫生保健质量和生活质量。

(2)英国:英国是成功开展医疗风险监管相关研究的国家之一。20 世纪 90 年代,英国启动风险监管标准研究。2002 年由风险管理机构(Institute of Risk Management,IRM)、保险与风险管理协会(Association of Insurance and Risk Manager Industry and Commerce,AIRMIC)和地方政府风险管理协会(The local government association risk managers,ALARM)共同制定出版了风险管理标准,主要针对风险管理的相关术语、可采取的程序、组织结构及目标做出了规定。英国标准学会(BSI)非常重视风险管理标准化,不仅积极参加 ISO,TMB 风险管理工作组的活动,且于 2005 年 8 月成立了对口的风险管理委员会。

英国政府是医疗风险防范机构的主导,是医院和其他卫生保健机构患者安全研究资金的主要资助者。针对医疗差错率居高不下、国民卫生服务体系服务质量失败的窘境,采取了一系列措施来摆脱医疗卫生行业的困境:①成立国家患者安全中心,作为提高患者安全、预防医疗差错的专门机构;②建立国家不良事件和近似差错分析处理系统,促进卫生保健服务机构形成公开和公正的医疗大环境,鼓励医生和其他工作人员报告不良事件和近似差错并主动与他人分享工作经验,确保所有不良事件的经验教训等在英国国家卫生服务制度体系中得以传播;③以主要高危领域示范,采取针对性措施,提出预期目标以降低医疗风险等;④成功推行医疗风险事后分担措施:鼓励医疗机构的执业人员加入互助性责任保险机构,以转移医生的职业风险,促进医疗行业的健康发展。尽管英国的法律并未要求医生必须加入,但考虑到其自身执业的安全和信誉,医生们一般均选择加入一家保险机构。目前英国已有自发组建的互助性组织即医生维权联合会、医生保护协会、国民医疗服务诉讼委员会 3 个各自独立的组织。

2004 年,英国国家病人安全中心(National Patient Safety Agency,NPSA)发布的《病人安全七个步骤参考指南》(Seven Steps to Patient Safety)是病人安全领域很成功的实践指南。2009 年 9 月,英国皇家妇产科学会(Royal College of Obstetricians and Gynecologists,RCOG)发布临床管理建议 2 号文件"Improving Patient Safety:Risk Management for Maternity and Gynecology"。

(3)澳大利亚:1974 年澳大利亚医学会(Australian Medical Association,AMA)和澳大利亚医院协会(Australian Hospital Association,AHA)联合成立了澳大利亚医院标准委员会。该委员会宗旨最初是改善医院病人的医疗质量。随着卫生保健机构类型的不断增多,产生了如护理诊所、社区卫生服务和其他类型的卫生保健机构及服务项目,不断扩大医院标准委员会的工作范围。1988 年,为了适应这种变化,澳大利亚医院标准委员会更名为澳大利亚卫生保健机构标准委员会(The Australian Council of Healthcare Standards, ACHS)。ACHS 是完全独立非营利性组织,通过加强与卫生保健机构及其人员的合作,不断维持和发展澳大利亚医院及卫生保健机构高水平、高质量的医疗保健服务。主要工作是通过与相应的医疗技术专业组合作,制定可行的病人医疗保健标准,考察、评审卫生保健机构。

1989 年成立的澳大利亚病人安全基金会(The Australian Patient Safety Foundation, APSF)是非营利性组织,致力于促进病人安全,领导卫生保健机构通过不良事件分类管理系统,降低病人在医疗环境中的伤害。APSF 以标准 AS/NZ4360.20 制定了简化风险管理框架。

2000 年 1 月,安全和质量委员会(Safety and Quality Council, SQC)成立,其主要职能是①通过政策指导和推荐优先防范领域等行动来领导和提高澳大利亚卫生保健领域的安全和质量问题。②宣传病人卫生保健安全和质量知识。③公开报告卫生保健安全和质量状况,包括违反国家标准的一些行为。④建议建立国家卫生安全和质量数据库,并与其他国家合作,对数据收集、标准化和报告制定相应的发展规划。⑤为卫生部提供最佳医疗实践的策略性建议,提高医疗质量,包括策略的贯彻和实施等。⑥建议形成全国统一的安全和质量提高标准。

(4) 新西兰:医学科学的特性决定了医疗缺陷客观存在,不可能实行生产性行业的"零缺陷管理模式",必须从实际出发,探索符合医疗服务行业特点的医疗风险管理模式。自 1990 年开始,新西兰政府重视医疗保健并采取相应有力措施。1996 年 7 月,健康与残疾委员会制定"消费者权益法规"。2001 年 3 月,Helen Cull QC 发表《医疗不良事件进展总结》报告。健康与残疾委员会修定案(The Health and Disability Commissioner Amendment Act)和卫生从业资格认定法案(the Health Practitioners Competence Assurance Act)分别在 2003 年和 2004 年正式执行。2004 年,澳大利亚/新西兰出版风险管理标准将风险管理程序主要分为由分析风险发生的前因后果、风险识别、风险分析、风险评估、风险处理 5 个环节形成的封闭环。2005 年 5 月,通过伤害预防-康复-赔偿修订案(the Injury Prevention, Rehabilitation, and Compensation Amendment Act),并于 7 月 1 日正式生效。

新西兰风险管理的特点:①政府从立法角度防范和处理医疗风险事件,并不断修正和出台相关医疗卫生法律,规范医疗诉讼程序,优化其医疗伤害处理机构—健康与残疾委员会的职能。通过制定和完善国家医疗风险防范的相关制度、法规和体系,新西兰的医疗诉讼明显减少,医疗风险管理取得一定的成效。②医院通过对现有和潜在医疗风险的识别、评价和处理,有组织、系统减少医疗风险事件的发生及风险事件对患者和医院的危害及经济损失,不断提高医疗质量,提高医疗工作的社会效益和经济效益的管理活动。

(5) 国际标准化组织(International Organization for Standardization, ISO):1998 年,国际标准化组织(ISO)成立了技术管理局(ISOTMB)风险管理术语工作组,历时 4 年制定了《风险管理—术语—标准用词使用指南》,即 IS04ECGuide 73,旨在促进风险管理术语的规范使用,为风险管理行为的实施提供指导,并加深 ISO 和 IEC 各成员国间在风险管理问题上的互相交流和沟通理解。2005 年 7 月 ISOTMB 成立了专门的风险管理工作组,制定风险管理国际标准 IS030000《风险管理—风险管理原则与实施指南》。试图为任何规模、任何类型的组织进行风险管理提供一个最高层次的文件,从而为现存处理具体风险的标准提供支撑。这些标准规范了组织进行风险管理的流程与体系框架,明确了风险管理向整体化发展的方向。

(6) 日本:2001 年,日本成立了风险管理标准化技术委员会,制定了 JISQ2001 风险管理体系标准。日本学者 Hon'Iden. Shohei 认为:风险管理理念起源于法国,工业革命后,法国经济学家法约尔在其论著《工业管理与一般管理》年中提出风险管理概念,即在进行管理活动时应考虑到安全性因素。

(7) 奥地利:2003 年,奥地利标准化学会与瑞士质量学会"风险管理技术组"联合制定了 ONR49000 系列风险管理标准,包括"术语与原则"、"风险管理体系要素"、"风险管理指南"、"风险管理与一般管理体系集成指南"和"风险管理师资格"等 5 方面的标准。

2. 我国医疗风险监管的沿革　目前我国在一些医疗机构中采用的医疗风险管理程序主要借鉴于其他行业,通常包括 4 个阶段:①医疗风险的识别(Medical Risk Identification);②医疗风险的评价(Medical Risk Measurement);③医疗风险的处理(Medical Risk Handling);④医疗风险管理效果评价(Medical Risk Management Evaluation)。这 4 个阶段周而复始构成一个风险管理的周期循环过程。

2003 年 5 月,针对我国冬春季节全国突然爆发的 SARS,国务院和卫生部发布《突发公共卫生事件应急条例》;2004 年 8 月 8 日颁布《中华人民共和国传染病防治法》;2006 年 7 月 5 日颁布《医院感染管理办法》;2009 年 10 月 1 日颁布《医院感染暴发报告及处置管理规范》。

从 2003 年开始,国资委组织进行了"中央企业全面风险管理指南"课题研究。2006 年 6 月颁布了《中央企业全面风险管理指引》。2003 年 8 月国信办成立"信息安全风险评估"课题组,研究信息安全风险管理。2005 年国家安全生产监督管理总局局长李毅中在国际风险管理理事会的讲话中强调:"风险管理广泛应用于经济、政治、社会、军事、资源环境和安全生产等各方面"。

2009 年,我国国家质量监督检验检疫总局与国家标准化管理委员会发布了 GIVI"23694:2009《风险管理一术语》(基本等同于 ISOECGuide73:2002)和GIIT24352:2009《风险管理一原则与实施指南》两项国家标准。整体而言,GB"24352:2009 的风险管理原则、风险管理过程与 ISO30000:2009 的大致相同,且其"风险管理的实施"章节基本等同于 ISO 的"风险管理框架"。不同的是,GBT24352:2009 更突出风险管理过程的核心地位,其风险管理结构图因略去"沟通与协商"这一步骤,显得更简洁。

2016 年国家卫计委在 SIFIC 官方微博网站发布《重症监护病房医院感染预防与控制规范》WS/T 509-2016。中国戴青梅等采用整群抽样、横断面问卷调查的方法,调查研究所在医院医护人员的风险意识及相关因素等项内容,结果显示:①三级医院的风险管理体系较一级院、二级医院完善;②一级医院、二级医院的投诉管理及纠纷处理好于三级医院;③外科、妇产科、内科医疗纠纷发生率高于其他科室,为医疗风险的高危科室;④新职工、进修实习及责任心不强的人员为医疗风险的高危人群。提出:①只有掌握风险发生的规律和特点;②建立完善的风险预警机制和信息网络;③对医疗风险实行前瞻性管理和全程动态管理;④建立科学的医疗风险评价体系;才能有效推进科学化、系统化、制度化的风险管理;有效规避和掌控医疗风险,以最低成本实现最大安全保障,提高社会效益和经济效益。

四、医疗风险及其监管面临的挑战

(一) 医疗风险面临的关键问题仍然是患者安全

1999 年美国医院每年约有 44 000 至 98 000 人死于医疗差错。2015 年一项研究表明:美国每年有 210 000 至 440 000 人死于可预防的医疗差错。2015 年 9 月 12 日的"患者安全 E-报告(E-Reporting:Improving Patient Safety)"指出:在过去十年中,患者安全已引起了人们的空前关注。

2012 年 7 月,WHO 总干事陈冯富珍将病人安全作为其主要优选工作之一,支持我国卫生部决议,出版 WHO 中文版《患者安全教程指南》教材。发展中国家普遍因基础设施设备不完善,药品质量、资源相对匮乏,管理不力,感染控制能力较差,个人技术有限及资金严重不足等原因,导致医疗过失和事故发生率远远高于发达国家。

(二) 医疗差错是医疗风险的重要内容之一

病人安全是指病人在诊疗的全过程中不受到伤害。病人安全实践的核心理念是以人为本,即以病人为中心。如何最大限度地减少或遏制差错产生,确保病人在就医过程中避免医疗本身带来的伤害,已成为全球医疗界最关注的话题。迄今,病人安全问题仍是全球医疗服务面临的严峻挑战,迎接挑战最重要的策略就是从医学教育入手,将病人安全的理念、方针和措施作为医学生的启蒙教育内容,成为将来从事医疗服务工作的行动指南。

(三) 漏报和低质量的医疗事件报告

据估计:每年有 50%～96% 的不良事件未上报。提交的报告很大程度上不完整或不准确,不能据此深入分析理解医疗差错的原因。影响报告的因素:①问责和抵触共享的文化已被认定是医疗事件上报在机构层面的障碍。②强制性和非保密性上报医疗事件的管理政策是一线临床医生进行内部上报的实际障碍。③当医务人员与他们的上级监管者讨论其医疗差错时,不应该忽视其心理压力,如害怕尴尬、声誉受损或丢失工作等心理压力。④目前医疗事件上报系统不是基于通用概念框架建立,没有开发总体分析医疗差错和促进学习的功能。

概念框架的差异性(特别是自主开发的系统)导致实现上述功能的挑战是数据结构的不一致性。无法排除漏报仅因上报者无法正确区分医疗事件的分类或定义。上报系统中医疗事件的分类和定义在保证报告质量上起关键作用,甚至可以决定一个医疗事件是否被认可。医疗事件分类或概念框架将有利于医疗上报系统的发展。但实际上很多分类方法缺乏一致性,极大地制约了不同医疗事件系统间的互操作性。

不同医疗机构的质量和患者安全监管各有特异性,但其共同特点是:①恰当性:监管者只在必要时才进行干预;②一致性:监管的执行对所有情况和对象都应公平、规范;③根本性:所有干预措施都应聚焦问题的根本原因以便解决;④透明度:对所有被监管方、监管者都应全程透明并接受公众监督;⑤责任性:监管者必须能为其决定做出解释;⑥前瞻性:监管目的仅在于使未来少发或不发生,而不仅仅是预防不断重复的错误。当患者安全的监管与其他监管框架在水平和垂直两个方向上同步集成时，其有效性才能最大化。水平方向的集成指所有监管机构都将安全置于自己的责任框架之中，如医疗机构应该监管药品和医疗器械的准入，而药品和医疗器械的供货商也应将安全置于自己的监管职责中。垂直方向的集成指将医疗卫生系统的安全目标与组织的责任相结合，有研究指出：若让医院董事会对患者安全的结果负责，则有助于减少患者伤害事件。

第二节将从国内、外医疗风险监管研究成果及其应用与问题、方法学进展与挑战和结果转化与持续改进的探索三个层次进行深入讨论。

第二节　国内、外医疗风险监管研究成果及其应用与问题

一、医疗风险监管研究成果

医疗风险监管研究成果体现在：病人安全的法律和政策保障不断出台；各国各地区病人安全机构不断建立与完善，为提高和保证病人安全做了大量相关工作，人们对医疗风险与安全的关注及研究越来越多。

（一）美国

1. 研究成果　美国建立了一套完整的医疗风险监管体系，设立了医疗风险专属监管机构——美国国家质量协调特别工作组，该机构与医疗保健研究与质量局、质量促进和病人安全中心（The Center Quality Improvement Patients Safety, CQu IPS）、疾病控制和预防中心（Center for Disease Control and Prevention, CDC/CDCP）等相关部门密切合作，共同致力于医疗风险监管。美国从航天、煤矿等高风险行业的风险监管中汲取了诸多宝贵经验，再在医疗风险识别方面深入探索和研究，学习和引入了失效模式与效应分析法等众多风险管理方法。

美国的医疗风险管理实行国家、州、非政府组织或其他机构（行业协会/学术团体）、医疗机构四级协同管理架构。AHRQ是整个医疗风险体系的最高管理机构，负责全美卫生保健服务质量与患者安全的相关问题，在患者安全研究、生产与传播患者安全证据、医疗事故研究与防范等方面发挥重要作用。

2. 成果转化

（1）失效模式与效应分析（Failure Mode and Effects Analysis, FMEA）：FMEA指失效发生前，在设计阶段就预测各种可能的失效及量化评估，最早用于航天业，之后陆续用于制造业、计算机软件设计等行业。FMEA在国外也被用于医疗服务行业来降低医疗风险，提高病人安全。美国医院协会、国家病人安全基金会和美国退役军人管理局都支持使用FMEA。美国国内也逐渐出现将FEMA用于各行业的报道，如航天业，制造业的过程管理、医疗卫生保健行业及手术部位感染风险的管理。美国联合评审委员会要求每家经评审合格的医院，每年至少进行一次前瞻性风险评估，并推荐FMEA法作为评估工具。

（2）非政府组织或行业协会/学术团体参与：医疗风险管理中起主导作用的是非政府组织或其他机构（行业协会/学术团体）：医疗风险管理协会、医疗机构联合评审委员会、医院协会及药典学会等。以"美国医院管理协会"为例，其成立于20世纪70年代末，一直致力于医疗风险的教育、培训和学术活动，包括：每年一次的医疗风险年会；医疗风险管理研讨会和电话会议；医疗机构风险管理资格证书；医疗风险管理杂志；为不断反映最新进展而及时更新的医疗机构风险管理手册等。

（3）法律法规保障和政策支持：美国在国家立法和州立法两个层面为医疗风险管理提供法律保障：①两部国家法案与法规：2005年，美国国会通过的"患者安全与医疗质量改良法案"，鼓励成立患者安全组织和其他组织，共同致力于医疗风险管理，保护和促进患者安全信息的报告、收集、分析与共享。2008年，美国卫生部颁布"患者安全法规"，建立了医院、医生与其他卫生机构向患者安全组织自愿报告的协作框架，促进患者安全事件分析。②美国各州政府也制定了自己的医疗风险管理法律。如2002年，宾夕法尼亚州在通过了医疗服务的可用性与减少医疗差错法案，并根据该法案的要求于同年设立了患者安全局。

（4）系统、广泛、形式多样的患者健康教育：20世纪60年代起，美国开始推行患者的健康教育以减少医疗风险发生，同时制定了严格的健康教育质量控制标准，美国各级健康教育机构均有完善的健康教育网络，至今已形成了科学完善的体系。医院的健康教育工作由团队合作完成，团队成员主要包括医生、护理人员、社工等，每个人在健康教育中担任不同的角色。健康教育形式多样，如对患者集中授课、主管护士个别指导、同病种患者现身说法、患者俱乐部等。健康教育资料可以是编印成册的文字材料，也可以是在公共机构随手可及的各类宣传单等，深入浅出地解释了人体生理、病因、预防、治疗等知识方便患者理解。

（5）切实有效的患者安全技术在各医院临床广泛使用和不断完善：患者安全技术在各医院的临床实践中应用。以美国华盛顿州塔科马的MultiCare Health

System"Multicare"医疗系统为例,数字化的医嘱录入系统(Computerized Physician Order Entry,CPOE)在其所辖的 3 家医院和多家诊所、门诊和紧急护理中心全方位实施,从 2009 年起实施了综合护理条形码药物管理系统,以提高用药安全性,为减少医疗风险提供了技术支持。

(二)澳大利亚

澳大利亚在医疗风险管理的研究中详细分析了产生医疗风险的各种相关因素:①制度因素。诊断技术的发展和应用、医疗设备维修管理医务人员的聘用、培养、考核、监督药品及医用材料供给和管理等均为产生医疗风险的潜在因素。②组织和管理因素。组织机构的安全意识和风险管理水平,不仅影响医疗资源的整合及有效合理的利用,且会影响医务工作人员技术水平。③工作环境因素。工作人员强度高、压力大、缺乏继续教育;医疗行业的高技术业务培训、高风险疾病诊治的复杂性等特殊因素。④团队因素。团队结构、团队之间的合作和交流。⑤任务因素。医疗信息的有效性、医疗任务的复杂性、诊断的准确性、记录或检查的规范性、医疗结果报告的可信度,都可能成为医务人员产生医疗差错的潜在危险。⑥患者因素。治疗中的并发症、药物相互作用的不良反应、医患之间的语言沟通和交流、不同因素相互作用的结果等。

(三)日本

1. 日本卫生保健质量委员会(Japan Council for Quality Health Care,JCQHC/JCQH)　1995 年成立的 JCQH 是:①对被授权审核医院的第三方评价机构,在提高医疗保健质量、保障病人安全等方面发挥积极作用;②还负责评估审核医疗实验室及医疗设备的有效性和安全性;③对实验室数据可靠性的质量控制和对其他医疗检查设备有效性的联合检查等。2001 年后,日本要求对使用医疗没备支付一定费用,同时医院应通过资格审核。

2. 定期举办病人安全研讨会,并授权合格医院之间共享不良事件的信息和经验　2001 年 1 月举办首届病人安全研讨会,授权 48 家医院参加。会议要求:医院应通过两种形式向 JCQH 提供不良事件的信息:①基于每个医院的经验提交病人安全计划;②如实报告发生在医院的不安全事件,不良事件案例。且要求这两种形式都须报告不良事件类型、进展程度、发生背景和原因、是否采取措施和对策、防范效果等。资料可通过邮寄注册送到 JCQH,以便相关数据被安全保存在统一标准的数据库系统中。③若须会议讨论时,将会尽可能保证相关数据的保密性;同时要求将每次讨论的大纲和结果通过会议参加者和相关期刊及时反馈

给每家医院。2002 年,其成员医院已提交报告 135 份,包括病人安全计划、43 例不良事件实例和严重的不良事件报告。病人安全计划和不良事件实例报告并无本质不同,病人安全计划中也包括了严重和近似不良事件。截止 2003 年 5 月,研讨会已举办了 10 多次会议,讨论结果均由病人安全杂志出版。

授权合格医院之间共享不良事件的信息和相关经验,是对医院和医务人员保障病人安全非常有效的措施。1997 年日本卫生、劳动和福利部(Ministry of Health Labour and Welfare,MHLW)已开始资助此项计划。医院授权鉴定同年在日本开始,自愿参加 JCQH 评价标准指南的制定。从 2003 年 4 月起,病人安全会议已成为 JCQH 不可缺少的活动之一,要求每个授权合格的医院必须参加病人安全会议,截止到 2017 年 2 月 3 日全日本 8452 家各类医院有 2189 家医院(25.9%)通过医院评审,但从 JCQH 网站查看不良事件报告最新资料至 2014 年末,有 993 家(占通过评审医院的 45.3%,占全日本医院总数的 11.7%)医院上报不良事件报告 3094 份(院均上报 3.22 件不良事件),10 年多来不良事件报告虽已逐渐成为一种惯例,但远不能覆盖所有评审过的医院。

3. 建立不良事件和医疗差错报告系统

(1) 报告系统类型:MHLW 要求医院建立内部报告系统,JCQH 收集通过自愿报告系统提交和报告的信息。并于 2004 年起实施全国性报告系统。教学医院必须实施授权强制报告系统,其他医院实施自愿报告系统。

(2) 报告内容:患者伤害、医疗设备事故、不良事件和近似差错。

(3) 报告者:医院或卫生保健机构。

(4) 报告方式:任何医院或卫生保健机构都可采取自愿方式向授权合格医疗机构报告;以授权报告形式收集的信息,通过网络途径向 JCQH 报告。

(5) 分析:数据分析机构需将不良事件的原因分析结果反馈给报告者,并向所有报告者、医疗机构和公众公布。

结果传播和应用:对特别重要的案例进行分析和多次评估。报告者还可要求 JCQH 统计某些报告内容后进行分析总结,并负责将评价结果及时向公众和卫生保健提供者公布。

特别强调形成安全的报告环境,即对报告提供者实施非惩罚的保密措施,以避免因此产生不必要的纠纷。鼓励医务人员和相关机构报告不良事件和医疗差错。通过实施授权和自愿两种形式的报告系统,使不良事件和医疗差错的提交报告逐年增加。再通过定期

举办的病人安全研讨会共享风险防范的经验,鼓励医务人员公开报告差错并从这些差错中及时总结经验教训,鼓励积极开展相关研究,并及时向公众和医疗机构反馈改进措施和经验。为促进形成良好的安全文化,更积极有效的发挥报告系统的作用提供保障。促进形成非惩罚性的安全报告环境,使越来越多的医疗机构关注和重视病人安全及医疗风险防范。

4. 设立医疗设备安全员制度 随着新设备不断增加,医疗设备广泛临床使用,2007 年要求医院设立医疗设备安全员（medical equipment safety managers, MESM）,即临床工程师（clinical engineers,CEs）。2008年 8157 家医院中 2743 家（33.6%）设有 CEs;到 2011年,CEs 数量增加的医院达 1493 家（18.3%,均为国家和公立医院）;6294 家（77.2%）医院无变化;仅 370 家（4.5%）减少。

（四）中国

1. 香港 自 1993 年起香港医院管理局在所辖医院中逐渐引入风险管理概念并将其纳入年度工作规划,系统开展医院医疗风险管理工作。1997 年为加强风险管理,在医院管理局和医院两个层次均成立了风险管理委员会,聘请了顾问公司为医管局医院的风险管理模式提供专门咨询意见。

（1）医疗风险专职委员会:1997 年 9 月,香港医管局大会上成立由医管局成员及海外专家组成的医疗风险专职委员会,其职能为:①监察医管局下辖医院和医疗机构推行临床医疗风险管理的进展;②就如何降低和管理临床风险向医管局大会提交意见和建议。1997年 9 月至 11 月,医疗风险专职委员会连续召开了 11次会议,深入查找导致医疗事故的原因和现行临床风险管理制度的缺陷,听取海外顾问调查的意见和建议后开展了系列卓有成效的工作,提出的措施对提高香港医院的医疗质量,降低和防范医疗风险都起了重要作用。

2015 年香港医管局以现有的系统为基础,更新并通过企业风险管理政策及策略,透过全面及统一标准的方式推行风险管理,涵盖整个医管局的临床及非临床风险。现在医管局的风险管理进展良好,未来会进一步整合和推动企业风险管理,并巩固当中的关键因素。透过企业风险管理,医管局建立了一套风险管制架构,以识别汇报风险,并厘定不同层面在风险管理上的角色和责任,当中涵盖医院/联网/总办事处以至审计及风险委员会、医管局大会。总办事处及联网每年绘制风险,识别不同部门在临床及非临床范围方面的最高风险。此机制有助规划及监察相关的风险缓解措施。在制定周年工作计划过程中,总办事处及联网透过风险概述,审视其面对的主要风险及挑战,从而按需

要分配资源以缓解风险。

（2）风险管理

1）医疗护理业务方面:①促进院、科两级专业技术责任制度;②实施临床程序守则以减少不同单位临床做法上的差异,实施急症分流制度;③制定药物使用安全手册、药物标签自动化、出版药物新知识、提高医务人员对药物事故的警觉性;④加强对临床部门的业务支援;⑤减轻一线医护人员工作量;⑥统一医疗记录表格;⑦制订医疗记录管理标准及手册;⑧设立感染控制小组;⑨统一感染监测和呈报制度;⑩制定感染控制评审机制;⑪推行全院的医疗护理素质与质量保证计划。

2）医疗组织机构方面:①进行风险管理教育;②制订涉及法律责任的医疗风险管理措施;③培训医生和护士的沟通技巧;④制订医疗资料保密和维护私隐权手册;⑤培训信息数据保护和信息安全管理;⑥管理员工投诉和违纪;⑦推行员工行为守则。

3）环境安全方面:①安装医院保安系统和培训保安人员;②教育及培训防火安全;③处理医疗、化学、放射性及其院内废物;④管理病人及治疗安全;⑤设立医院保安主任以统筹和监察医院的保安计划;⑥管理医疗气体贮存和使用;⑦管理建筑工地的安全;⑧管理医院的职业安全和健康风险;⑨设立药物咨询电话热线;⑩处理公众意见和投诉;⑪制定投诉和反馈机制有效监督服务质量;⑫推广病人约章及病人的权利和责任教育;⑬通报公众投诉摘要和病人建议医管局现行防范医疗风险的主要制度。

（3）持续专业教育及培训

1）医管局认为:专业水平和能力是确保避免临床事故的基石。①通过招聘具备专业水准和资历要求的职员进行广泛深造和持续医疗教育及职员培训计划实施,以确保职员具备相应的专业才能。②设有发展良好架构分明的督导制度,由资深高级临床人员在日间及其他时间为承担医院及日间医疗服务的初级临床职员提供指导。

2）医管局强化两级专业指导制度:①由各医院专科医生督导初级医生;②医管局的专科统筹委员会制定出临床医生应具备的相应能力。对有实习医生的医院均指派一名高级职员负责医院实习生的培训事宜;医管局设立专门监督机制确保实习生的职业入门指导和教育计划实施;硬性规定实习值班的频率不超过 3天一次。所有医院的临床部门都设有临床审核和质量保证制度,且必须纳入各医院的年度工作计划,以确保专业水平。其内容包括:①所有临床部门都设有监测预防及控制感染的机制,各医院都制订了临床指引和守则为临床人员提供指导,并收集和检讨临床成效指

标的资料,以确保临床医疗的质量。②所有临床部门都定期举行临床审核会议,监察死亡率、发病率及临床工作,以定期报告形式载录程序及成效改善。

（4）事故申报制度

1）各医院已建有机制确保医生可及时对紧急召唤及病人治疗做出快速回应的事故申报制度。旨在确保所有涉及法律方面的医疗事故都及时呈报到医院,并须向病人及其家属说明,这类事故讨论时需要根据相关法律规定向死因裁判官报告所有申报的个案都会进行调查。临床制度监察及指引医院设有制度及程序监察专业水平及院内可能发生的临床或非临床事故。1993 年起医管局医院已设有输血委员会监督输血工作的规定:必须呈报与输血有关的事故。1994 年又设立药物事故申报制度。

2）临床工作的监察和指引医院职员专业工作和水平的监察,由各部门主管和医院行政总监负责。各大型医院的部门主管和医院行政总监都可通过临床指引及临床审核制度进行监察并不时对新职员进行教育,使他们遵从临床指南,确保专业水平。为了促进以病人为中心的服务文化,医管局特别为临床人员设计了一套与病人沟通的培训课程;为急症室的临床人员试行一套高级沟通技巧的课程;医管局的年度工作计划中也包括通过培训课程、研习班、研讨会及职员表扬计划等措施,向各级职员推广以病人为中心的服务文化和公众意见汇集制度。医管局认为:公众意见有助于改善服务,故设有各种渠道让病人、病人家属及公众提出他们对病人护理及医院服务的关注、投诉、不满及建议,医管局总办事处及医院都有特定人员负责处理公众投诉。上诉案件会提交公众投诉委员会审议该委员会,由医管局大会成员及公众人士组成以确保所有投诉均得到适当处理。

3）香港医管局目前将管辖的 42 个公立医院、47 个专科门诊及 73 间普通科门诊,按地域划分为七个医院联网管理。①每个联网由一个龙头医院负责统筹安排本联网内医疗机构的相关事宜,包括传达布置上级政策任务、收集上报问题和改进需求等。②各公立医院均安装有呈报医疗以外事故的管理系统(意外事故管理系统-AIRS),通过该系统,医管局最终实现对全港医疗意外事故的上报、收集、分类、辨识、分析、评估并通报。③对险些发生而实际上未发生的轻微事故,医院在每个科室设立了非惩罚性的"险失记录本",鼓励医护人员进行登记和上报,并定期总结、通报,对全体医护人员起着很好的警醒作用,也推动医院的管理水平不断提高。④医管局在收集到医疗事故后会根据事故的程度,积极组织人员对事故开展调查和成因分析,以鉴定潜在风险级别并披露。⑤调查程序包括:找出

发生非预期后果的原因、找出潜在制度故障、做出建议、找出改善策略,以降低将来伤害的风险。建立完善的医疗风险管理体系,对本地区医疗质量的整体提高起了重要的推动作用。

2. 内地

（1）网络上报系统及数据信息:2008 年,在河北省石家庄临床误诊误治杂志社建立"国家医疗质量管理与控制信息网(www.ncis.cn)""医疗安全(不良)事件报告(匿名、免责、自愿)"系统。2012 年正式开通网络上报系统。2013 年至 2016 年,81 784 例医疗安全(不良)事件数据分析结果的"一般情况"表明:

1）发生"事件"日期:正常工作日占 76.40%;周六、日及节假日占 20.08%,是各类资源配置处于劣势的时间,故处理能力不足更易造成严重后果,不容忽视。发生"事件"时间段:正常工作时段占 61.90%;非正常工作时段占 38.10%,也是各类资源配置处于劣势的时间。病人职别、支付类别的数据结果与医院就诊人群构成,呈正常态势,无特别之处(图 52-1)。

2）发生医疗安全(不良)事件 81 784 例中:①Ⅲ级事件(未造成后果事件)和Ⅳ级事件(隐患事件)为66 423 例,占 81.22%,表明大多数未造成后果事件;②Ⅱ级事件(不良后果事件)11 262 例,占 13.77%;③Ⅰ级事件(警告事件)2524 例,占 3.09%,给患者造成严重后果,甚至死亡,这是医院医疗质量与患者安全持续改进的重点,医院必须高度重视、引以为戒。与CFDA ADR 监测结果和我国香港、澳门、台湾因归类方法的不同无法有效比较。

3）从提供何种服务时发生不良事件看:提供"住院"服务时发生 29 268 例,占 35.79%;其中"输液"11 724 例(14.34%),"药物治疗"6021 例(7.36%)、"手术"4265 例(5.21%)、"输血"3763 例(4.60%)、"门诊"3487 例(4.26%)及"医技检查"3078 例(3.89%)。

4）事件发生现场遍及医院诊疗的所有科室和部门,基本与医院诊疗科室的床位比例数相称。

5）事件发生地点遍及患者在医院诊疗活动所经历的所有地点。

6）发生事件的患者就诊疾病类别覆盖了全部疾病类别。

7）发生事件的当事人涉及各职别、各职称、各年资阶层的人员,但低职称、低年资人员较突出。提示:医院继续教育与技能培训的重点对象应是低职称、低年资人员。高年资的人员发生事件比重与其承担高风险的急危重症救治工作责任直接相关。

（2）风险管理的研究

1）医疗风险管理规范:近年越来越多的学者开始从各方面关注医疗风险管理研究。我国现虽有重大医

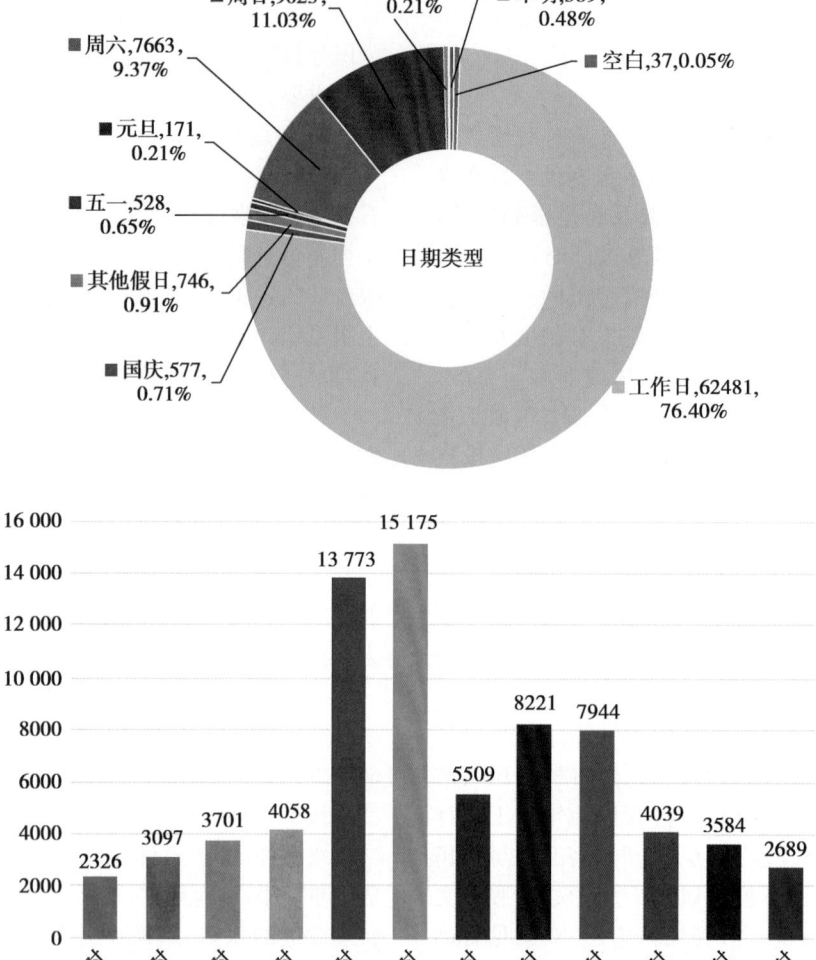

图 52-1　发生事件时间分布

疗过失和医疗事故报告制度的规定、药品不良反应监测管理办法等规范医疗风险管理,但缺乏对医疗风险管理的专门性规定,且这些规范大多是行政规章,效力层次较低。当务之急是健全医疗风险管理的法律法规,强制要求医疗机构建立医疗风险管理项目,一方面要提升法律位阶,另一方面应从内容上逐步完善医疗风险管理的具体规定,鼓励医护人员积极上报医疗不良事件。

2)构建全国共享的医疗不良事件上报系统:目的是构筑一个更安全的健康服务体系,以减少医疗风险发生的可能性和医疗风险发生后对患者、医护人员及社会的影响。因此该系统应当是统一、自愿、非惩罚性的。但我国已有的医疗不良事件上报系统包括:医疗事故、医疗器械、药品等领域,既有国家层面的上报系统,如 2002 年建立的"重大医疗过失行为和医疗事故报告系统",为强制、惩罚性的系统;也有地方和医疗机构内部的上报系统,如上海医疗安全监控系统,为自

愿、非惩罚性系统。但我国尚无全国范围统一的医疗不良事件上报系统,构建全国共享的医疗不良事件上报系统迫在眉睫。

3)开发和应用患者安全技术:我国应大力开发、推进和普及智能化的医嘱录入系统、条形码技术及其他各类患者安全技术以减少医疗风险。但在此过程中必须认识到:技术只是实现医疗风险管理目标的一个推动因素,关键还要看利用技术的人,即医护人员的采纳程度和使用程度才是患者安全技术成功实施的关键。为达此目的:①应在患者安全技术开发和实施初期就让医护人员参与其中,让他们亲自观看、实地体验这些技术项目,将其视为自身工作的重要组成部分,以增强主人翁意识,并自觉转化为对新技术的支持;②在应用患者安全技术时,医疗风险管理者应为医护人员提供尽量体现实践性地培训,只有实践才能让医护人员准确了解患者安全技术纳入临床实践的具体路径,才能得到医护人员更自觉广泛的支持。

4）医疗风险的研究：吴多芬等 2004 年通过对 1997—2001 年发生的 127 例医疗上访案例分析，总结出产生医疗风险的一些因素。如患者及其家属对诊治的"期望值"与医学科学的"成功率"之间存在差距；医疗工作的高风险性没有被社会认可；医务人员服务品德问题原有《医疗事故处理办法》不健全；患者医学知识缺乏及自身素质高低……增加了医疗纠纷的处理难度等。从医疗纠纷的医院级别来看，医疗纠纷的发生数量与医院级别基本呈现正相关、倒三角的关系，医院级别越高，发生的医疗纠纷就越多。以北京为例，北京市医调委 2013 年受理的医疗纠纷案件中，一级医院、二级医院和三级医院的医疗纠纷发生量分别为 45 件、701 件、964 件，分别占 2.58%、40.24%、55.34%。北京市法院 2013 年一审审结的医疗损害责任纠纷案件的分析结果也表明，医院级别越高，发生医疗纠纷的数量就越多。其中，涉及的三级医院为 470 家，占 67.92%；二级医院为 177 家，占 25.58%；一级医院仅有 19 家，只占 2.75%。

对北京市法院 2013 年一审审结的医疗损害责任纠纷案件与同年度北京市医调委受理的医疗纠纷案件发生科室情况进行对比分析后发现，医疗纠纷的高发科室相对恒定。经司法途径和人民调解途径解决的医疗纠纷中，居于前 4 位的科室是相同的，妇产科最多，骨科居第 2 位，普外科和急诊科分居第 3 位和第 4 位，心内科、心外科、神经外科等也都属于医疗纠纷相对高发的科室。

报告还指出，在医疗纠纷案件中，患方索赔金额与获赔概率均较高，患者经司法途径获得赔偿的比率高于经人民调解途径获得赔偿的比率；医疗纠纷的处理体现出高度的专业性与复杂性；患方暴力索赔现象有所增加，对此处理不当易引发群体性事件；因医疗纠纷处理不善引发的患者暴力伤医甚至杀医事件偶有发生。

报告分析，"患方暴力"不仅对医务人员的人身安全和人格尊严构成了严重且实际的威胁，扰乱医疗场所的医疗秩序、侵犯医院的财产权利和其他患者的就医权利，更严重挫伤医务人员服务患者的热情，甚至影响到医师队伍的稳定性与未来精英化医务人员队伍的养成，使医患关系陷入恶性循环的怪圈。究其成因，不健全的医疗保障制度、医疗纠纷解决机制、医疗服务监管制度、医疗风险分担与医疗损害救济制度等制度性因素无疑是深层次的内在原因。

报告指出，防控医疗纠纷，必须深入推进医疗卫生体制改革的进程，重构医患之间的信任，完善协商、行政调解、诉讼、第三方调处等现有的医疗纠纷解决机制，实现医疗纠纷解决的法制化与规范化，强化医疗服务监管制度和医疗纠纷预防机制，建立与我国国情相适应的医疗风险分担机制和无过失医疗损害补偿机制，完善患者权利保障与救济制度。同时加强大众教育，正确引导社会舆论，依法严惩医疗场所内的患方暴力行为。报告特别指出，卫生行政部门应切实担当起医疗纠纷管理与解决的"第一方"的职能。

戴青梅等 2007 年提出：只有掌握风险发生的规律和特点，建立完善的风险预警机制和信息网络，对医疗风险实行前瞻性管理和全程动态管理，建立科学的医疗风险评价体系，才能有效地推进科学化、系统化、制度化的风险管理，有效规避和转嫁医疗风险，以最低成本实现最大安全保障，提高社会效益和经济效益。

国家卫生计生委医政医管局在《2015 年医疗服务与质量安全报告》中纵向分析 2013—2014 年三级医院医疗质量安全趋势。数据来源：HQMS 数据库，截取入院时间为 2013 年 1 月 1 日—2014 年 12 月 30 日，全国 709 家三级医院上传的 36 214 291 条病案首页数据。数据排除费用异常，生存异常，平均住院天数异常不纳入分析（剔除 9 113 987 条病例，占 25.17%）。

综合趋势分析结果发现：2013—2014 年全国 709 家三级医院上传合格的 27 100 304 条病案首页数据中：①住院死亡类指标大多呈现持平；②重返类指标、患者安全类指标中的核心指标大多呈现下降趋势；③合理用药指标中住院患者使用抗菌药物的百分率及抗菌药物费用占药费总额百分率均以 2014 年指标值最高；④医院管理运行类指标中患者负担住院人均费用呈现逐年上升趋势。

5）医疗风险管理研究：风险管理的理论与方法在 20 世纪末被用于医疗器械领域，以 1998 年国际标准化组织（International Organization for Standardization, ISO）发布的 ISO14971-1《医疗器械—风险管理—第一部分风险分析的应用》为重要标志的标准发布，旨在给医疗器械制造商提供一套完善的风险管理程序与方法。风险管理提高医疗器械产品安全性的作用已被国际广泛认可，相应的步骤与理念也在不断地完善和更新，具体方法与程序已被世界上多数发达国家如欧、美、日所采用。

二、医疗风险监管面临的问题及应对策略

（一）医疗风险监管目前主要问题是因缺乏法律法规和指南的规范指导而造成大量人力、物力的不必要损耗

1. WHO 的经验　2016 年 WHO 的调查报告中提到：全球每年有几亿人在医院就医的过程中遭遇过医院感染，发达国家也不例外，其中许多医院感染可以避免。医院感染造成患者不必要的死亡，加重了人们的

经济负担,延长了住院日,并导致残疾与耐药。

2012年,WHO"患者安全"项目开始启动制定全球性手术部位感染(SSI)预防指南的工作,于2016年正式发布更新的《WHO手术部位感染预防全球指南》。指南将所有29条推荐等级分为:

(1) 推荐强度:

1)"强烈推荐":专家团确信干预措施利大于弊,或认为在大多数情况下适用,病人应该接受这一干预。

2)"条件推荐":专家团认为干预措施应该利大于弊,认为应该结合利益相关方参与共同决策。

(2) 循证证据质量等级分为:

1)"高":我们对真实效果值接近效应估计值很有信心。

2)"中":我们对效果估计值有中等程度的信心:真实值有可能接近估计值,但仍存在二者大不相同的可能性。

3)"低":我们对效果估计值的确信程度有限:真实值可能与估计值大不相同。

4)"极低":我们对效果估计值几乎没有信心:真实值很可能与估值大不相同。

《WHO手术部位感染预防全球指南》明确指出:按照指南要求做,可使感染率降低30%;改善手卫生可减少病原菌传播的50%。2008年—2014年间,美国有力推行"Infection prevention and control(IPC)"计划,使中心静脉血性感染下降了50%;外科手术部位感染下降了17%;耐甲氧西林金黄色葡萄球菌(methicillin-resistant Staphylococcus aureus,MRSA)感染下降13%等;这些措施有效预防和控制了院内感染。

2. 我国的经验　我国国家卫生计生委医政医管局在《2015年医疗服务与质量安全报告》中提到:2011年5月国家感染性疾病医疗质量控制中心(以下简称国家感染质控中心)成立,全国21个省成立了感染性疾病质控中心。2014年调研18个省市(374家三级综合、985家二级综合、73家传染病医院,164家其他类型):

(1) 医疗机构的感染性疾病科现状:

1)未设置感染性疾病科病房的医院,东部地区12.9%、西部地区34.3%、中部地区15%。

2)大型三级医院感染科床位使用率严重超标与其他医院大量空置床位现象并存,部分医院将传染科并入其他科室共用床位。

3)大多数医院未配置负压病房,缺乏救治重大呼吸道传染性疾病的能力。

4)二级综合医院的感染性疾病科床位使用率仅65.4%。提示二级医院感染性疾病科业务量不饱和,部分感染性疾病的资源闲置浪费。

5)传染病专科医院现有的医疗设施陈旧,传染性

疾病病人来源减少,医疗成本增高,人才流失,支撑能力下降,运营渐进入困境,同时传染病专科疾病的综合诊治能力相对不足(如重症感染ICU的多脏器感染及功能不全的处理能力等)。

(2) 对全国感染性疾病医疗质量控制工作提出要求:

1)明确感染性疾病专业范围和转诊机制。

2)解决感染性疾病医疗质量控制中心与医院感染质量控制中心间的职责交叉,避免对质控信息定义相互矛盾和资源重复浪费。

3)完善国家感染性疾病医疗质量控制体系,对重点传染性疾病、重点指标、新发病例进行监控和指导。

4)明确各级感染性疾病质控中心的经费支撑与组织运作。

5)明确国家感染性疾病医疗质量控制平台或互联网＋医院平台基础上建立感染性疾病防治与预警模块,对全国新发重大传染病和重点传染病进行信息互通与防控预警。

针对医疗器械质量管理中的问题,2016年3月ISO在ISO 13485:2003的基础上重新发布ISO13485-2016质量管理体系一般要求,新增对组织应当:

(1) 基于组织承担的任务,确定质量管理体系所需的过程及在整个组织中应用的程序。

(2) 应用一个以风险为基础的方法来控制质量管理体系所需的相应过程。

(3) 确定这些过程的顺序和相互作用。

ISO 13485-2016医疗器械质量管理体系以法规符合性为主线,融入了基于风险的过程管理,强化了组织应将基于风险的管理应用至质量管理体的适当过程中。

2017年1月19日,我国国家食品药品监督管理总局发布YY/T0287-2017/ISO13485:2016《医疗器械质量管理体系用于法规的要求》标准,将于2017年5月1日起实施。新版标准进一步突出:①以法规为主线,强调贯彻法规要求的重要性和必要性,提高了法规与标准的相容性;②明确了质量管理体系的标准适用于医疗器械全生命周期产业链各阶段的医疗器械组织,进一步保证了医疗器械全生命周期各阶段的安全有效;③加强了基于风险分析和风险管理的新要求;④对医疗器械供应链和采购提出了新要求;⑤补充了医疗器械上市后监督、改进的新要求。

新版标准的实施,将加强法规要求和医疗器械质量管理体系要求的全面融合,充分发挥标准对医疗器械监管的技术支撑作用,与医疗器械监督管理有关法律法规互为补充、有力配合,强化医疗器械组织的安全主体责任,加强医疗器械全生命周期的质量管理,推进

监管部门、行业、第三方等参与社会共治共同保障医疗器械安全有效。有利于医疗器械新产品、新技术和质量管理体系技术的快速发展和应用,促进我国医疗器械产业发展和监管要求与国际接轨,提升医疗器械产业的健康发展和监管水平的不断提高。

医疗风险监管的核心是将潜在风险的影响控制在最低程度,使医院在实现其战略目标的过程中,将面临的不确定性及其所产生的影响控制在可接受范围内的系统方法和过程。医疗风险监管的法律法规与监管的组织及开展的各项活动都应围绕这个目标展开。只有实现对关键风险因素的辨识、预测、诊断、评估、监测和控制,才可能提高医疗服务活动的有效性和成功率。

(二) 漏报和低质量的医疗事件报告可归因于机构和技术障碍

(1) 目前用于收集、归档和分析医疗差错的技术中:①自动挖掘电子医疗数据是一个行之有效的方法,但迄今能被检测到的医疗差错类型仅限于院内感染和药物不良事件。②基于 web 的自愿医疗事件上报系统(如 E-报告系统)是一个用来学习并预防医疗差错的有效机制。可提供不良事件的信息源、风险提醒及监测潜在问题重复发生的技术手段。存储在系统中的数据可以共享,并在机构内部或机构之间进行差异比较。最终将帮助研究者寻找共同的解决方案,并将报告数据转化成可操作的规范。但因数据缺乏结构化,且存在不确定性、模糊性和不完整性等问题,目前在医疗机构中仅用于数据存储。③在重视提交报告数量的同时更应注重自愿报告的质量。

(2) 现有 E-报告系统研究现状:主要基于开放式和结构化问题相结合的模板,以提高分类方法的一致性和减少细节的变化。但不可避免造成以丢失细节为代价来实现均质化的事件描述。故大多数 E-报告系统不能整合医疗事件数据从而产生可操作的规范。我们通过系统性地回顾学术论文和公开访问的网站发现:52 个医疗事件上报系统中没有一个系统具有促进从错误中学习或向上报者提供可行反馈的功能。尽管大量研究表明需建立一个鼓励学习和非惩罚的"公正制度",但鲜有研究调查上报系统的难度、缺乏易操作性和易理解性及其与上报医疗事件细节的关系;同时少有研究调查医疗事件上报中基于数据驱动学习的功能。

(3) 临床医生通常认为目前的上报系统难以使用,特别是在时间紧、任务多的工作环境下,与高级管理人员讨论以往的医疗错误和问题时,上报程序既不及时(因工作繁重或日程冲突),也不友好(因面对面的咨询或冲突)。很多领域都证明了以用户为中心的设计是保证良好用户体检的成功方法。通过计算机进行匿名或保密的上报能缓解上报者参与讨论错误的心理压力。但为适应时间紧张和随时中断的工作环境,上报系统在临床设置上的设计应尽可能减少临床医生的录入工作量。因此,以用户为中心的自愿上报系统强调应特别强调从错误中学习,并改善医疗系统,有助于将机构障碍转化成系统设计的考虑因素,并以此作为通知和安全制度的基础。

(4) 为了实现预防和减少医疗差错的目标,医疗事件上报系统应该安全、易于操作和有效,即必须是保密或匿名、用户体验好及有意义的使用规范。故建立一个安全、易操作和有效的上报系统不仅是技术挑战,还需要医院进行制度改革,以实现公开讨论错误并从失败中学习的功能。早期研究结果表明:理解上报存在的障碍和诱因,对将问责和从抵触共享变成共享和学习,对提高安全性必不可少。

不良事件上报的效益是差错报告的基本原理;从错误中学习的功能可有效预防一线临床医生发生类似医疗事件差错,提供医疗关键环节的可操作规范,并提高上报者对高品质报告有用性的体验感;是将学习得到的知识转化成检测问题、找出原因并引起改变的能力。来自医院(60%)和学术机构(16%)的医疗专业人士表示,从医疗事件学习得到的益处远远大于从组织得到的益处。

共享、学习和最大化来自各类机构医疗事件数据实用性的最根本挑战,是整个上报系统数据结构一致性问题。国际患者安全分类(WHO International Classification for Patient Safety, ICPS)最新发布的通用格式已统一定义相关术语,是基于其他患者安全上报系统中已使用的精确术语或概念上类似的术语。在理论上能实现不同层次不同上报系统间的互操作性,可作为在线上报系统间实现互操作性的一个框架。但不支持系统本身的计算过渡。呼吁尽快设计、开发和利用 E-报告系统,以便更好地从以往的经验中有效收集信息,并及时指导后续操作。

第三节　国内、外医疗风险监管研究的方法学进展、应用与挑战

一、风险监管研究的方法学进展

国际标准化组织, ISO/IEC30010:2009《风险管理-风险评估技术》标准向各组织推荐了 30 种风险评估技术,且均按风险评估的三个子过程进行划分。中国标准化管理委员会在 GB/T27921:2011《风险管理、风险评估技术》中研究了风险评估概念、过程和技术的选择,提出了涵盖头脑风暴法、结构化/半结构化访谈、德

尔菲法等近 30 种技术方法。GB/T27921:2011《风险管理-风险评估技术》国家标准参考了上述标准。这些方法的适用程度可分为三个等级:SA(Strongly Available,非常适用)、A(Available,适用)、NA(Not Available,不适用)。

目前我国一些医疗机构中采用的医疗风险管理程序主要借鉴于其他行业,通常包括 4 个阶段:医疗风险的识别、医疗风险的评价、医疗风险的处理及医疗风险管理效果评价。

(一)医疗风险识别

风险识别是"发现、辨认和描述风险的过程"。主要包括识别潜在事件、风险源(可能单独或共同引发风险的内部潜在要素)、风险原因(诱发风险事件的原因)、后果及后果的影响范围和性质等。在风险识别阶段,要有效地识别风险源和风险原因,且花费较小。可选取头脑风暴法及结构化访谈、德尔菲法、检查表法、风险矩阵法、风险指数法、故障树分析法、因果分析法等。在风险识别阶段,①先采用头脑风暴法及结构化访谈可尽可能吸收各专家的意见,视野比较开阔,问题比较开放,能尽可能多地识别风险源和风险原因;②再采用因果分析法对事件初始原因及其后果进行逻辑分析,梳理风险类别,有助于为后续定量地分析风险的可能性和后果。

(二)医疗风险分析

风险分析即"理解风险特性、确定风险等级的过程"。包括分析:①潜在事件、风险源、风险原因;②分析风险后果、发生的可能性;③分析影响后果、可能性的各种因素;④确定风险等级等过程。

医疗风险分析阶段诸多内容中的关键环节是分析医疗风险的后果、发生的可能性和确定医疗风险等级。假设医疗风险后果用 C 来表示,表述医疗风险后果的严重程度;医疗风险发生的可能性用 P 来表示,表述医疗风险发生的可能性;医疗风险等级(一个风险或组合风险的大小,依据后果和可能性的结合来表示)用 R 来表示。三者关系则为:$R = P * C$。

(三)医疗风险评价

医疗风险分析阶段的输出结果是风险后果、发生的可能性和风险等级,需要进一步评价医疗风险是否影响到医院的生存和发展。通常讲,风险评价是"将风险分析的结果与风险准则相比较,以决定风险或大小可接受或者可容忍的过程",旨在协助进行风险应对决策,为哪些风险需要应对、应对的优先顺序和所选择的应对方式做准备。

风险评价主要包括:①形成风险图谱(确认各个风险的 P 值、C 值的基础上,将各风险点的坐标,标入风险矩阵中,形成风险图谱);②进行风险等级排序;③形成风险应对初步建议等内容。

(四)医院灾害脆弱性分析

引发医院灾害常见事件有公共卫生事件、医疗纠纷、事故、火灾、地震、医院感染、供氧、供电、供水故障、信息网络突发事件、电梯意外事件等 11 类。医院可能存在的风险分别从发生概率、人员伤害、财产损失、服务影响、应急准备、内部反应、外部支持 7 方面评估风险;制订应急预案防范重点内容,将灾害风险降至最低。因此,医疗安全的概念也扩大到整个医院的安全。后勤保障水电气的安全、消防的安全、设备的安全、高、低值耗材的安全、危险化学品管理的安全、检验、放射影像、病理、药物等科室产品质量的安全直接影响到医疗护理的安全。

脆弱性评估是风险管理方法的一个新概念,灾害(disaster)的破坏程度取决于源发事件(triggering agent)与承载体脆弱性(vulnerability)之间的相互作用,即 $T + V = D$。2002 年联合国减灾委在《Living with Risk:A global review of disaster reduction initiatives》报告中提出一个新的风险评估模型:$R(Risk) = H(Hazard) \times V(Vulnerability)/C(Capacity)$,推荐将其作为突发事件风险评价的基本方法,以取代经典的 $R(Risk) = L(Likelihood) \times C(Consequences)$ 模型,后者出自 1960 年美军提出的系统安全管理导则(MIL-STD-882A),一直在全球广泛推广与应用。近年实践证明,$R = LC$ 模型因忽略了承载体在抗击力和抗逆力方面的差异,很难全面反映灾难类风险的特点与规律。$R = HV/C$ 模型融入了社会学的视角和复杂系统的认识,充分考虑了脆弱性对灾害行为的影响,是风险管理科学理论和实践的重要质变。

医院灾害脆弱性分析,即分析医院受到某种潜在灾害影响的可能性及其对灾害的承受能力。其内涵主要包括:①它描述的是某种灾害发生的可能性,这里所说的灾害是某种潜在或现有的外在力量、物理状态或生物化学因素所造成的大量人身伤害、疾病、死亡;所带来的财产、环境、经营的严重损失及其他严重干扰医院功能正常发挥的后果。②这种可能性可以是一系列动态的可能,如外在力量、物理状态或生物化学粒子存在的可能;它们可以有引发事件的可能、事件形成灾害的可能、灾害演变成灾难的可能。③其影响可以是直接的,也可以是间接的。④其外在的表现形式是医疗环境被严重破坏,医疗工作受到严重干扰,医疗需求急剧增加。⑤它与灾害的严重程度成正比,与医院的抗灾能力成反比。⑥其构成涉及内部和外部的多种因素,我们对它的认识会受到主观和客观条件的制约。

脆弱性分析与应急方案制定的原则:①事件发生的频率越高越要制定。②事件的严重程度,易造成严重后果者要制定。③事件对人的伤害程度,易对人造成伤害者要制定。④事件的政策引领(社会与政治影响),大要制定。⑤事件的准备度万一发生是否有准备? 准备度越高越好,应对能力越强。

故在国家卫生部 2011 年版《二、三级综合医院评审标准实施细则》核心条款 1.4.3.1 条中要求医院:①要开展灾害脆弱性分析,明确医院需要应对的主要突发事件及应对策略;②组织有关人员识别医院面临的各种潜在危害,进行风险评估和分类排序,明确应对的重点;③有灾害脆弱性分析报告,对突发事件可能造成的影响及医院的承受能力进行系统分析,提出加强医院应急管理的措施;④定期进行灾害脆弱性分析,调整应对重点,修订相应预案,并开展再培训与教育。

二、风险监管研究的方法学应用

(一) 医疗风险监管预警研究

风险监管方法的预警理论,"预警"一词源于军事,目前延伸在各经济领域,如经济预警(包含宏观经济预警和微观经济预警两个层面,最早产生于二次世界大战后的美国)、粮食预警、金融预警,国际上企业预警的研究涉及财务预警、市场预警、生产预警、人力资源预警、公共关系预警等。传染病的流行与传播也有蓝色、黄色、红色预警之分。

1. 国外医疗风险预警研究情况 国际医疗界对医疗风险预警的研究起步比其他高风险行业晚一些,且缺乏成熟经验。受企业风险监管预警的启示,人们认识到:风险在医疗服务活动过程中也可以防范。

美国是成功开展医疗风险预警管理相关研究的国家之一。针对医疗风险发生前对其进行预测评估并采取相应的应对措施的医疗风险事前防范。美国医疗机构联合评审委员会(Joint Commission,JC)将美国航空业已普及应用并取得显著效果的前瞻性分析方法"故障模式影响分析"引入到卫生行业的医疗风险评估研究中,要求每家评审合格的医院以 JC 定期公布的最频繁发生的警戒事件信息为基础,每年至少进行一次前瞻性风险评估,并推荐使用作为完成这项任务的工具。关于医院医疗风险管理,美国的应用研究近年正逐渐展开并取得了一些新进展,包括:在操作流程设计、医疗软硬件设备及医院其他相关工作项目等各方面的应用。

澳大利亚通过建立病人安全报告和监测系统、不良事件报告程序、临床风险管理程序,形成了对医疗风险识别、评价、处理、再评价的预警管理模式,在降低医疗风险的实践中取得较好的效果。其通过分析医疗风险的构成因素,收集、分析、报告、评估临床活动中的不良事件,对医疗风险进行识别、评价、处理、再评价,再将信息反馈到临床实践活动中,有针对性地修订和改进现行防范措施,使之更臻完善,以达到降低医疗差错、防范医疗风险的目的。

2. 我国医疗风险预警研究现状 新中国成立以来,卫生行政部门先后建立了一系列保障医疗质量和医疗安全的有效制度。如 2002 年 4 月发布的《医疗事故处理条例》和同年 8 月发布的《重大医疗过失行为和医疗事故报告制度的规定》,但这些政策条文散见于不同的法律、法规、规范性文件和规章制度中,没有形成专门体系。2010 年《中华人民共和国侵权责任法》出台,总括了上述各项规定的内容,进一步强调了医疗风险告知的责任。

总体上,深层次的医疗风险管理机制研究尚处于起步阶段。目前国内相关研究主要着眼于两方面:①不仅借鉴西方医院的直接成果和经验,且借鉴其他行业的预警体系研究成果,如企业的危机防范等;②依据我国医疗宗旨、医疗制度、医疗状况等具体条件研究,在基本概念、基础理论及运行管理等方面提出了各自的理论与观点,冀望于构建符合我国国情的防范体系。

国内跟踪有关医疗风险防范、有关医疗风险预警、预警系统等研究成果近年明显增多。李一涛、宋坚认为:医疗风险预警机制应该包括内、外预警两个系统等;着眼于医疗风险,研究了医疗风险的评估模型、管理组织体系、预警体系、预控体系;提示其对医疗风险的研究已进入了一个新阶段。杨克虎等相继在多种期刊中发表研究文章,主要是将发达国家的成熟的制度和经验,完整地介绍给同行;特别是有关药物耐药性监管、药品监管、抗生素安全使用、计算机系统管理、医疗质量管理反馈机制、建立病人安全鉴别系统等方面进行了系统评价和介绍,为构建我国医院预警体系内的指标体系和风险评估的实证研究等提供了全球当前可得的最佳证据支持。

(二) 患者安全自愿事件报告系统

1. 自愿事件报告系统 患者安全事件报告系统是医院一项常规制度,是发现安全事件和质量问题的主要来源。通常将所有自愿报告的患者安全事件称为"事件报告(incident reporting)",它依赖于当事者提供的详细信息。最初的报告主要来自于直接参与或主导事件的一线人员(如护士、药剂师、医生等),很少有管理人员或患者安全专业人员报告。故与主动的监管方法(如现场检查或用触发工具图表检查法)相比,自愿事件报告是一种对未遂事件或不安全状况的被动监督形式。

自愿事件报告系统不限于单一医院或组织。英国国家患者安全机构使用的事件报告系统是全国范围内使用的自愿事件报告系统——《国家报告和学习系统》。美国《国家用药安全报告系统》(MEDMARX)，也是自愿的药物错误报告系统，且都已产生许多有价值的研究。

2. 优势和不足　自愿事件报告系统的优点：①识别安全隐患的一线人员相对易于接受和参与。因为事件报告通常由参与或主导事件的人员亲自递交，但在事件报告过程中他们其实很担心因报告而影响自己的业绩记录，故通常自愿报告系统是保密的，报告者身份也保密并受法律保护，除非是失职或犯罪事件发生。②重症监护室安全报告系统完全匿名，无论是患者还是报告者都不会被识别。

自愿事件报告系统的局限性：①其自愿属性决定了该系统的选择性偏倚；②相比病例回顾和现场检查法，自愿事件报告系统只是捕获了少部分的事件，且在识别严重事件时不一定可信；③报告事件范围有限，医生们不想使用自愿报告系统，可能因：报告的事件无反馈(57.7%)；表格烦琐，没时间填写(54.2%)；事件看似"没那么重要，微不足道"(51.2%)；病房太忙，忘了报告(47.3%)；不确定该谁去报告(37.9%)。

3. 应用　利用自愿事件报告系统提升安全，事件自愿报告与主动监管方法(如现场检查、触发工具、图表检查)相互结合能很好地识别和梳理患者安全威胁。一个完善的事件报告系统应使用方便，且具有前述4个组成要件。虽然自愿事件报告系统的使用是一个组织机构积极安全文化的标志，但机构不能仅满足于报告，必须对事件进行深入分析，提出实实在在解决问题的方案。最近 AHRQ 的患者安全网(patient safety net, PSNet)网站"评论"栏目和"视野"栏目上介绍了一种框架，即把自愿事件报告系统整合到一个改善安全的整体方案中。这个框架强调事件的分析和由此形成的改进方案，而不是简单地鼓励事件报告本身。

2008 年，按 4 项关键属性标准评估美国 1600 多家医院的事件报告系统发现：①绝大多数医院均未有效地维护事件报告系统。②除缺乏医生报告外，大多数都未进行严谨的分析和基于结果的整改行动。③医生和其他专业人员报告后未能及时得到反馈意见是自愿报告事件系统使用受阻的常见原因。④事件报告可能关注了值得注意的具体事项，但不太注意这些问题的流行病学特征，如：通常事件报告提供了分子(特定类型事件的数量，甚至这个数量还仅仅反映了所有事件的一小部分)，而没有提供分母(易受这类事件伤害的患者数量)或"未遂事故"的数量。因此事件报告提供的是安全问题的表象，而不是本质，因此还不足以把报告的问题直接放到制度建设层面。领会这个问题的一

种方法是观察，有些医院赞美报告数量增加，主要反映了安全事件的报告文化；另一些机构则赞美事件报告数量减少，他们推断是因为事故发生更少。

2009 年 1 月 19 日，美国《患者安全和质量改进法》生效。卫生保健提供者与新的专家实体组织即患者安全组织(PSO)工作时所形成的病人安全信息为法律要求保密和特权保护。卫生保健提供者：①可以选择与一家 PSO 一起合作，并指定患者安全信息的范围和数量与 PSO 共享；②能规定 PSO 使用和分享他们的信息权限，该系统并未遵从传统自愿报告系统的模式；③卫生保健提供者和 PSO 可在自愿基础上整合安全事件的信息；④AHRQ 将会建立一个患者安全数据库，用于接收和集合自愿递交和不可辨认的数据；⑤AHRQ 已经制定了通用格式即患者安全事件的标准化定义和报告格式以促进患者安全信息的整合，从 2009 年最初发布，通用格式已被更新并扩展了覆盖安全事件的范围。

所有医院都必须拥有一个保密的事件自愿报告系统，它是医院安全数据分享、比较的基础。AHRQ 鼓励医院在内部事件报告体系中运用通用格式，也鼓励其他自愿报告系统使用。未来的通用格式还会强调照护地点和不同阶段的流程改进(如根本原因分析报告)。

(三)　失效模式和效果分析

参见第一节。

(四)　风险分担或转移

1. 风险分担或转移是将医疗风险的损失降到最低的方法之一　2014 年国家卫生计生委、司法部、财政部、中国保监会和国家中医药管理局联合发布《关于加强医疗责任保险工作的意见》，要求提高医疗责任保险参保率和医疗责任保险服务水平。《意见》提出：到 2015 年年底前，全国公立医院参加医疗责任保险的比率三级医院应达 100%；二级医院应达 90% 以上；要加强医疗机构、保险机构、第三方调解机构等方面的沟通合作，通过开展事前风险防范、事中督促检查、事后调解理赔等工作，防范和化解医疗纠纷；要建立和完善长效机制，逐步建立信息通报制度和定期联系制度，及时沟通反馈医疗质量安全、保险理赔等数据和信息，及时研究解决出现的问题。

2. 我国的相关实践

(1) 第三方调解制度：从 2005 年起，宁波、天津、山西、福建、北京、上海等地在实施扩大医疗纠纷赔偿范围的基础上先后推出人民调解委员会，引入第三方调解制度。人民调解制度因免费调解、快捷便利、协议书具有法律效力等特点，在解决医疗纠纷时显示出极强的优势。经人民调解委员会调解后，当事双方仍协商不成可以进入司法诉讼程序，确保当事人的合法权

利。2009 年,司法部、卫生部等部门将医疗纠纷人民调解与医疗责任保险作为医疗纠纷调处的一项基本制度,在全国范围内大力推进。到 2011 年 10 月底,全国已成立医疗纠纷人民调解专门组织 l358 家。医疗纠纷人民调解网络地市级以上全覆盖,县级覆盖面达到 73.8%。全国医疗纠纷人民调解专门组织共调处医疗纠纷 14 976 起,调处成功 12 218 起,调处成功率为 81.6%,调解满意率达 95% 以上。

(2) 医疗责任保险:医疗责任保险工作已在 30 个省、区、市启动,覆盖 238 个地、市、州和 90 个省(市)直管区县,10 113 家医疗机构参加。玉溪等地还积极探索新路子,用医疗责任风险互助基金形式化解医疗风险纠纷赔偿。由保险机构首先支付,超出保险赔偿金的部分由互助资金进行补偿,每年结算后由医疗机构按规定补足互助基金。2010 年 8 月,国家司法部、卫生部、中国保险监督委员会联合制定并发布的《关于推动医疗纠纷人民调解和医疗责任保险的意见》,要求积极推进医疗纠纷人民调解和医疗责任保险工作。2011 年 1 月,云南省卫生厅、保监局、司法厅制定并发布《关于进一步做好医疗责任保险工作有关问题的通知》要求以州市为单位,参加医疗责任保险统保。到 2011 年 12 月,云南省有 10 个州市的 37 个县(市、区)开展医疗纠纷人民调解工作,建立医疗纠纷人民调解组织 73 个。受理调解 2834 起,调解成功率 89%。有 8 个州市的 36 个县(市、区)开展医疗责任保险工作,累计赔付 450 万元。对预防和化解全省医疗纠纷起到积极、有效的作用,初步打造了医疗纠纷人民调解和医疗责任保险两个工作平台。

(五) 患者参与

医疗差错包括药物、手术、诊断、仪器设备及实验室报告等几个方面,可发生在医疗保健系统的任何地方,如医院、诊所、手术中心、医生办公室、护理院、药店及患者自己的家里,也常常发生在例行工作环节中,如一个应予无盐饮食的患者被给予高盐饮食。大多数差错在过于复杂的医疗系统中产生,而医患沟通不畅时也有可能发生。患者参与患者安全是当前提倡降低医疗风险的有效方法,并得到广泛应用。

调查显示:积极参与到自身诊疗行为中的患者往往能更快的康复痊愈。避免发生医疗差错的最好方式就是把患者当成诊疗团队的一员,以下方法将教会患者在诊疗中应如何做以确保就医安全,即告知患者:

(1) 关于用药:①确保诊治患者知晓自己服用的每一种药物。包含处方药和非处方药(OTC)及膳食补充剂或保健品(例如维他命和草药)。②就诊时患者带上自己服用的所有药物和保健品,以便与医生一起讨论,找出可能潜在的隐患。帮助医生更新就诊记录,以

便给予更合理的诊疗。③确保您的医生知道您曾服用某种药品有过敏和不良反应,以帮助您避免拿到可能伤害您身体的药物。④医生给您处方时,您要确保能够读懂处方。如果您都看不懂医生的笔迹时,药剂师可能也看不明白。⑤尽可能询问医生关于您要服用药物的详细信息。应清楚您的处方药是什么时候开的,什么时候取得的? 这个药有什么作用? 如何服用? 应该服用多久? 可能产生什么副作用? 如果产生副作用时,您该怎么办? 这个药能否与其他药或者保健品一起服用? 服用该药时,您还应该注意忌服哪些食物、饮料,避免做哪些活动? 当您从药店取药时要问店员:这是我医生开的处方药吗? ⑥如果您对药品说明书有任何疑问,请第一时间询问相关人员。药品说明书有时很难理解,如说明书上标注每日四次,就该问是每 6 小时服用一次还是一天内非睡眠时间服用 4 次。⑦询问药剂师最好用什么量具去测量液体药物毫升数。如许多人都用家里的茶匙来测量药液,很难准确取用药液量;一些特别的小量具,如有刻度的注射器可帮助获得正确剂量。⑧请医生提供药物副作用的书面信息。如果您知道会有什么副作用,您就会做好充分的准备。这也可以帮助您应付一些突发状况。

(2) 关于住院:①如果您在住院治疗,您应问每一个触及您的医务人员洗了手吗? 洗手可防止院内感染的发生。②您出院时,要请医生解释一下您回家后的治疗计划。包括您要使用的新药,确认是否需要预约再次门诊,知晓何时可恢复正常活动和作息。重要的是要知道您是否应该继续服用您在住院前服用的药物。明白这些出院指导,可以避免再次来到医院。

(3) 关于手术:①如果您要接受手术,您应确保自己、医生及手术医师三方都已认同。手术部位错误一般很罕见(如本来是右腿,结果手术了左腿)。但一旦发生便无法挽回。这种错误完全可避免。术前,手术医师应在要做手术的部位上画上标记。②如果您可以选择,就应选择实施您同类手术有经验丰富的医院。调查显示:那些在某一类手术有丰富经验的医院,往往会更好地完成这类手术。

(4) 其他方面:①如果有任何问题和担心,请及时说出来;您有权询问每一个参与您治疗的工作人员。②确保您的初级保健医生也配合到您的治疗中来。如果您同时有几种健康问题或正在住院,得到初保医生的帮助非常重要。③确保您的所有医生都有您的重要健康信息。不要主观认为每个人都已经有了您的信息。④请您的朋友或家人陪您看病。即使您现在不需要帮助,也可能以后需要他们帮助。⑤要知道"多"并不总是好事情。搞清楚为什么需要做某个检验、检查或者治疗。不必要的检查与治疗,尽量不要做。⑥如

果您做了某项检验,不要以为没有得到坏消息的通知就是没事,应知道什么时候及如何才能得到检验报告。⑦了解您的健康状况可以咨询您的医生和护士,也可以利用其他可靠的信息来源。如基于最新科学证据的治疗方案在可信度高的医疗保健网站可以找到佐证。询问您的医生,您的治疗方案是否是参考了最新的治疗方法。

(六) 医疗风险应急预案

医疗风险应急预案已写入国家卫生部 2011 年版《二、三级综合医院评审标准实施细则》(简称《细则》),并在全国各省的医院评审评价的工作中实施。

《细则》1.4.3.2 条作为核心条款要求医院编制各类应急预案:①根据灾害易损性分析的结果制订各种专项预案,明确应对不同突发公共事件的标准操作程序。②制订医院应对各类突发事件的总体预案和部门预案,明确在应急状态下各部门的责任和各级各类人员的职责及应急反应行动的程序。③有节假日及夜间应急相关工作预案,配备充分的应急处理资源,包括人员、应急物资、应急通讯工具等。编制医院应急预案手册,方便员工随时查阅,各部门各级各类人员知晓本部门和本岗位相关职责与流程。并定期及时修订总体预案和专项预案,持续完善。

《细则》1.4.4.1 条要求医院开展全员应急培训和演练,提高各级、各类人员的应急素质和医院的整体应急能力:①医院有安全知识及应急技能培训及考核计划,定期对各级各类人员进行应急相关法律、法规、预案及应急知识、技能和能力的培训,组织考核。②各科室、部门每年至少组织一次系统的防灾训练。③开展各类突发事件的总体预案和专项预案应急演练。④培训考核的内容涵盖了本地区、本院需要应对的主要公共突发事件。⑤相关人员掌握主要应急技能和防灾技能。⑥有应对重大突发事件的医院内、外联合应急演练。⑦有应对突发大规模传染病爆发等突发公共卫生事件的综合演练。

《细则》1.3.3.1 条,根据《中华人民共和国传染病防治法》和《突发公共卫生事件应急条例》等相关法律法规承担传染病的发现、救治、报告、预防等任务:①有专门部门依据法律法规和规章、规范负责传染病管理工作。②有指定人员负责传染病疫情监控、报告及传染病预防工作。③对发现的法定传染病患者、病原携带者、疑似患者的密切接触者采取必要的治疗和控制措施。④对本单位内被传染病病原体污染的场所、物品及医疗废物实施消毒和无害化处置。⑤有传染病预检、分诊制度,对传染病患者、疑似传染病患者应当引导至相对隔离的分诊点进行初诊。⑥有对特定传染病的特定人群实行医疗救助的相关制度和保障措施。

⑦依照规定为特定对象(如结核病、艾滋病等)提供医疗救助服务。⑧门诊、住院诊疗信息登记完整,传染病报告、诊疗和消毒隔离、医疗废物处理规范。

《细则》1.4.1.1 条要求医院要遵守国家法律、法规,严格执行各级政府制定的应急预案,主要承担本县域内突发公共事件的医疗救援和突发公共卫生事件防控工作:①各级各类人员了解国家有关法律、法规和各级政府制定的应急预案的内容。②医院明确在应对突发事件中应发挥的功能和承担的任务。③根据卫生行政部门指令承担突发公共事件的医疗救援。④根据卫生行政部门指令承担突发公共卫生事件防控工作。⑤有完备的应急响应机制。⑥有主管职能部门负责应急管理工作,相关人员熟悉应急预案以及医院的执行流程。⑦有参与突发事件医疗救援和突发公共卫生事件防控工作的完整资料。⑧对存在缺陷与问题有持续改进措施,有成效(用案例说明)。

三、医疗风险预警研究存在的主要问题与挑战

(一) 风险预警研究存在的问题

1. 我国尚未建立一套完整的医疗风险监测和预警系统　无论是卫生行政主管部门和医学研究机构都还没有一个负责建立国家级医疗风险管理相关数据的机构;也没有建立一个统一监管评价的机构;因此无法及时动态评估医疗机构医疗风险的管理水平;无法通过相应的预警机制及时发出预警信号。

2. 我国医院系统内尚未建立一套完整严密的医疗事故和损失的报告系统　有关医疗差错事故报告制度目前在我国大部分医院都存在,但很不严谨也很不完善,且各地、各医院的执行差异很大。受种种原因影响,目前我国医院内医疗事故差错的报告系统并不能及时客观反映真实情况。

3. 我国医院系统内目前尚未建立一套完整的衡量病人安全的评价指标体系　如何准确、及时地确定病人在就诊过程中是否安全,对防范和控制风险很重要,必须首先建立一套科学、统一的评价指标体系,否则病人安全的管理无从谈起。

构建病人安全指标体系,可有科学依据地得出安全评价结果,及时采取防范措施,提高医疗活动的质量,防止事故的发生,改善医患关系。医疗风险管理的"绩效"状况可得到科学评估,即有关病人安全得以保障的信息可在系统内共享;可以完整地建立预警系统,使其在真正意义上发挥作用。

(二) 存在问题原因分析

1. 医院现行制度不完善,尤对医疗风险的管理制度、对建立完善的医疗事故差错报告制度、对医疗风险

如何防范制度等不完善。

2. 医院内部未能形成全员牢固的医疗风险防范的安全意识。医疗风险存在于医疗活动的全过程,其潜在性和不可预知性很强。但我国医院内部因资源,包括医生和设备等已不能胜任患病病人就诊的压力,急于应付诊疗,无暇顾及如何建立一个完善的机制去应对风险的防范。对医疗风险防范的重要性缺乏深度认识,即在意识范畴内认知缺失,导致在内部管理的各环节上未形成相应的预防风险计划和措施,风险来临时,协调处理不力。

3. 患者及家属对医院医疗服务的高风险性质不了解,对服务效果期望过高,维护权利的意识增强等。

4. 政府卫生主管部门和各级卫生行政管理机构在医疗风险监管中,对自己作为医疗风险管理的主导者职能认识不到位,发挥作用不到位。要真正实现在全国范围内构建科学、合理、监管到位、运行良好的医疗风险报告制度、医疗风险防范制度、医疗风险监管评估制度、医疗风险分析、反馈制度等,以控制风险、降低损失,还需全系统从上到下,全体部门和职工深刻认识、严格执行和持之以恒、不懈完善的努力。

第四节　国内、外医疗风险监管研究结果转化与持续改进的探索

一、医疗风险监管研究结果转化

(一) 世界卫生组织(WHO)

1. 手术安全的 10 个事实　WHO 患者安全联盟在 2007—2008 全球患者安全挑战活动中,由 WHO 发布手术安全的 10 个事实:

(1) 全球每年施行大手术约 2.34 亿例次。相当于每 25 人中约有 1 人接受 1 次手术。每年有 6300 万人次通过手术治疗外伤,另有 1000 万人次手术治疗与妊娠有关的并发症,还有 3000 多万人次须接受手术治疗癌症。

(2) 研究表明:术后并发症导致 3%～25% 的患者残疾或延长住院时间,具体情况取决于手术的复杂程度与医院环境。全球每年至少有 700 万患者可能患术后并发症。

(3) 据报道,依具体情况不同,大手术后的死亡率一般在 0.4% 至 10% 之间不等。根据对这些死亡率影响因素的评估,每年至少有 100 万患者在术中或术后死亡。

(4) 全球关于外科治疗的信息只在个别研究中实现了标准化或被系统收集。即世界各地大多数外科干预并无准确、系统记录。从全球角度衡量外科治疗的

现状与问题,对促进手术安全、预防疾病和改进治疗至关重要。

(5) 发达国家影响医院患者的所有有害事件(如交流不当、用错药,及技术错误)几乎半数与外科治疗和服务有关。证据表明:若遵守治疗规范并使用核对表类的安全工具,这类事件至少有一半可以预防。

(6) 在发展中国家的环境下,外科治疗已被证明具有成本效益。但只有确保治疗安全操作,才可能提高其疗效。

(7) 过去 30 年,麻醉的实施已有显著改进,但并非全球各地情况都有改观。在某些地区与麻醉有关的死亡率仍居高不下,每 150 名接受全身麻醉的患者中就有 1 人死亡。

(8) 手术中,甚至在复杂情况下采取的安全措施不一致,正确采取简单步骤即可降低并发症发生率。如改进在切开皮肤之前使用抗生素的时间及选择,可将外科手术部位感染率降低 50%。

(9) 目前正与 200 多个卫生部、国家和国际医学协会及专业组织合作开展安全手术拯救生命行动,以减少外科治疗中的死亡人数和并发症。

(10) WHO 已制定了适用于各国和卫生场所的安全手术指导原则和手术安全标准核对表。评价全球 8 个示范点,初步结果表明:使用核对表可使患者获得按外科治疗标准进行治疗的可能性提高 1 倍,该核对标准包括在切开皮肤之前使用抗生素,及确认手术团队为正确的病人实施正确的手术等。

2. 手术核查表和手术相关指南　目前全球患者安全挑战集中讨论的主题是外科安全,安全的手术挽救生命。制定术前手术安全核查表,并在 8 个国家的 8 个城市试用(Toronto, Canada; London, UK; Seattle, USA; Ifakara, Tanzania; New Delhi, India; Auckland, NZ; Manila, Philippines; Amman, Jordan)。经 7688 例(3733 例与 3955 例)术前术后的病例对照研究结果显示:通过试用手术核查表,手术风险下降 46.67%。全球五大洲 6 个国际组织与 140 国家与组织均赞成术前使用手术核查表。

WHO 首推 10 大手术安全检查指南,要求手术小组:①应确信是针对正确的病人和正确的部位施行手术;②将使用已知的合适方法,既保证病人处于无痛状态,又要防止麻醉不当所致的伤害;③应知晓并有效地做好准备,应对可能出现威胁生命的气道阻碍或呼吸功能丧失;④应知晓并有效地做好准备,应对手术期间可能出现的大量失血;⑤应事先了解病人用药史,避免术中诱发药物过敏或药物不良反应;⑥应坚持采用已知可行的方法,尽量减少外科手术部位感染的风险;⑦应避免无意中遗留任何器械或海绵于手术切口内;

⑧应妥善保存并准确识别所有取之于病人的手术标本;⑨手术小组之间应有效沟通和交流与手术安全相关的所有重要信息;⑩医院和公共卫生系统应建立例行制度和程序,以监测手术的能力、数量和结果。

2016 年 11 月,WHO 发布"预防手术部位感染全球指南(Global Guidelines For The Prevention Of Surgical Site Infection)"。该指南从术前、术中、术后 3 个环节提出 29 条推荐意见,以预防手术部位感染(SSI),建立以医疗机构为依托的医疗风险预警机制。

3. 构建医疗机构内部医疗风险预警机制　①建立医疗风险识别及评估系统。在分析医疗风险产生的主体、客体和社会因素的基础上运用定性和定量方法识别与评估不同种类的医疗风险。②建立医疗安全监测系统。在识别与评估医疗风险的基础上,对医疗服务的全过程实施动态监测,并对一切不安全事件如医疗事故、医疗意外和医疗纠纷等进行分析、预测医疗风险,确定预警级别,预警阈值等。③建立医疗风险处置系统。根据不同的预警级别,采取不同的干预措施,预防和处理医疗安全不良事件。④建立医疗风险反馈学习系统。通过回顾性研究病人安全、医疗差错报告制度及重大医疗差错案例警示教育等与医疗安全监测系统构成一个互相促进的环节,更好地发挥医疗风险预警的功能。

(二) 中国

国家卫生部 2011 年发布的《三级综合医院评审标准实施细则》;2012 年发布的《二、三级综合医院评审标准实施细则》(均简称《细则》)在核心条款明确规定:①制定手术安全核查与手术风险评估制度与流程。②实施"三步安全核查",并正确记录。第一步:麻醉实施前,三方按《手术安全核查表》依次核对患者身份(姓名、性别、年龄、病案号)、手术方式、知情同意情况、手术部位与标识、麻醉安全检查、皮肤是否完整、术野皮肤准备、静脉通道建立情况、患者过敏史、抗菌药物皮试结果、术前备血情况、假体、体内植入物、影像学资料等内容。第二步:手术开始前,三方共同核查患者身份(姓名、性别、年龄)、手术方式、手术部位与标识,并确认风险预警等内容。手术物品准备情况的核查由手术室护理人员执行并向手术医师和麻醉医师报告。第三步:患者离开手术室前,三方共同核查患者身份(姓名、性别、年龄)、实际手术方式,术中用药、输血的核查,清点手术用物,确认手术标本,检查皮肤完整性、动静脉通路、引流管,确认患者去向等内容。③准备切开皮肤前,手术医师、麻醉师、巡回护士共同遵照"手术风险评估"制度规定的流程,实施再次核对患者身份、手术部位、手术名称、麻醉分级等内容,并正确记录。④手术安全核查项目填写完整。⑤职能部门对上述工作进行

督导、检查、总结、反馈,有改进措施。⑥要求手术核查、手术风险评估执行率 100%。

《细则》结合国际患者安全目标,制定出我国的《病人安全目标》。要求各医院执行并作为是否通过评审的必备要求。这十项目标是:①严格执行查对制度,提高医务人员对患者身份识别的准确性。②严格执行在特殊情况下医务人员之间有效沟通的程序,做到正确执行医嘱。③严格执行手术安全核查,防止手术患者、手术部位及术式发生错误。④严格执行手术卫生规范,落实医院感染控制的基本要求。⑤提高用药安全。⑥建立临床实验室"危急值"报告制度。⑦防范与减少患者跌倒事件发生。⑧防范与减少患者压疮发生。⑨主动报告医疗安全(不良)事件。⑩鼓励患者参与医疗安全。

二、医疗风险监管研究结果的持续改进

(一) 发达国家和地区医疗风险监管研究结果的持续改进

1. 风险监管转化成果

(1) 美国

1) 医院要成为患者安全高可靠性组织:美国医院评审联合委员会(Joint Commission,JC)认证的医疗保健组织机构上报的警讯事件数据表明:①警讯事件依然是一个严重的不良事件,需要联合委员会和认证机构持续关注。②建立国家患者安全目标的必要性和重要性。③联合委员会通过提供数据的收集、分析、找出原因、趋势和好发的场景及警讯事件的后果等信息,旨在要求认证机构防止发生类似事件。

2016 年 2 月,由美国医院评审联合委员会首席医疗官、转化医学中心副主席艾琳·杜普里博士(Erin S. DuPree)撰稿的专栏文章"通往高可靠性的道路"——一条零伤害之路在美国《Healthcare Executive magazine》第 1 期发表,阐述医疗机构如何建立高可靠组织去实现患者安全零伤害。"高可靠性"(high reliability)指复杂、高危的行业在较长的时间内不发生事故的能力,如航空、核动力和游乐园。医疗机构同样具有复杂和高危特点,但可靠度并不太高,不少患者可能经历过可预防的伤害;接受过无效或低效治疗,甚至得不到治疗;经历过接受的治疗未达预期效果。但即使在药物和先进设备越来越多、医疗保健及管理越来越复杂的今天,高可靠性概念在医疗行业的紧迫性也未得到足够重视。

2) 高可靠性组织的特点:高可靠性组织的关注点是预防而非响应;越深入的问题越需要解决。Karl E. Weick 博士和 Kathleen M. Suicliffe 博士在他们所著的

《出人意料的管理：不确定时代的自强表现》一书中描述如下：①专注于失败——绝不要满足于几个月或几年内没有出现事故的状态，对极其细微的异常信号都总是要有所警惕，因为那可能是一个新安全隐患的萌芽。②不愿简化所观察到的现象——能够识别危害间的细微差别，早发现和晚发现可能会造成不同的后果。③对组织运作的敏感性——意识到危害最初的表现通常体现在组织运作中的一些小的变化上。④灵活应变的能力——意识到尽管过去做了较大的努力并在安全方面有了成效，但错误依然会发生，安全依然会受到威胁。⑤遵循专业知识——当遇到新危害，利用组织内现有机制确定与事件相关的最权威专业人士，并赋予他们决策的权利。

3）高可靠性的实现是一个零危害的实践过程：高可靠性组织创造一个集思广益的环境，员工们在某一点上发现小的问题或安全隐患并及时报告时可较容易解决，以免带来重大危害。高可靠性组织重视错误和未遂事件的识别，是为了仔细分析这些事件发生之前的过程，并从中得到经验，汲取教训。这些经验教训往往是指安全协议或安全程序中特有的弱点，以便被修正以降低未来发生事故的风险。

对医疗机构重要的不是开始实施患者安全行动，而是始终践行持续改进的承诺。在医疗行业开展患者安全行动：①要求领导层坚持零危害的原则，向董事会、经理、工作人员、患者和民众展现机构运作透明度，与大家分享正面和负面消息。以有利于在组织内建立相互信任的氛围和公信力，这是安全文化的重要元素。②领导团队的一致性可以通过公开对话，针对组织内不同领域的现状达成共识来实现。③高效的组织能够坚持自我评价，并对其领导力、文化和运作方法进行再评价来实现不断改进。④董事会层面践行可预防性危害零目标的承诺有助于改变领导行为，提升组织透明度及改进投资策略。⑤零危害的目标明确，并能与医务人员的思想和心灵、患者和家属的期望产生共鸣。⑥在"首先没有伤害"的指导原则下，领导们（包括董事会和首席执行官、高层管理者、护理和医生领导）将尊重一线工作人员的日常工作，领导的态度、信念和行为是组织文化发展的关键，也是实现可预防性危害零目标的强力支撑。

4）安全文化：安全文化是任何一个高可靠性组织成立的基础，往往也是充满挑战之处。信任、报告和改进是安全文化的三个主要要素，看似容易理解，但却难于付诸实践。如医疗机构仅仅针对错误本身惩罚员工，而未在不同学科和部门间施行公平的惩戒程序；员工因害怕错误将会被记录到个人档案中而不愿向组织报告安全隐患；医生在没有团队和系统支持的情况下，对诊断不明和治疗方案不清的患者，按照自己的方法进行了不当的诊疗过程。

在高可靠性组织中，一线工作人员例行发现并报告错误和安全隐患，相信领导想要知道哪里出了差错，会及时有针对性的施行有显著意义的改进措施，以加强相互信任和报告机制，形成一个积极、不断巩固的良性循环体系。更重要的是，从董事会到临床一线，人人都有了坚守安全条例的责任心。目前医疗机构中的威慑现象依然存在，这阻碍形成相互信任的氛围。建立信任的理想行为规范必须清楚地定义并建立工作模式，管理者和普通人员之间互相督促，对不良行为保持零容忍态度。

在理想的安全文化下是否还有发生错误和危害的可能呢？答案是肯定的。但当错误和危害发生时，高可靠性组织会包容错误，尽可能地阻止发生进一步伤害，并保证所有人从错误中汲取教训。它关注的重点不在于是谁的错，而在于通过提问题来判定到底发生了什么？系统在此状况下是否运行正常？如何预防危害再一次发生？记录、分析诸多不良事件和未遂事件的调查结果，以找出安全系统或防御系统最需要改进的地方。这样的分析有利于对一些重要的安全系统（如与用药管理、感染防控相关的系统）建立主动评估机制，以便及时发现弱点，并在其对患者造成重大危害前进行修正。

5）稳健的过程改进：当行为和态度一致时，医疗机构就有了实施改进措施的基础，就逐渐地变成了机构的日常运作机制。联合委员会提出"稳健的过程改进"来定义一种方法，包含了精准六西格玛法、改变管理理念、方法论和管理工具。这对医疗卫生行业非常关键，可帮助医疗机构提高可靠性、理解客户需求、识别质量提高的关键因素、消除浪费、利用数据分析来学习和促进现状解决方案的形成和实施。这种系统化、以数据为导向的策略、方法和培训项目可有效改善医疗机构的业务流程，改进以患者为中心的诊疗过程，提高诊疗结果。

当医疗机构有了领导层的承诺、安全的文化和稳健的过程改进机制，通往高可靠性和零危害的路就可以形成了。尽管每个组织都有其独特之处，每条路径都看似不同，但致力于不间断的学习及为改善业绩提供基础设施将会为建立高可靠性组织提供坚实的基础。

（2）英国

英国帝国理工大学和伦敦大学医学院成立了"病人安全科学研究机构"。英国学者有关病人安全事件系统分析方法的指导意见，被国际同行反复引用，为发展病人安全科学做出了突出贡献。

（3）澳大利亚

澳大利亚西澳州卫生部实施了一系列旨在改善保健质量和患者安全的重大改革,如:①确定和施行"西澳州临床治理架构";②建立"西澳州临床事故报告和管理系统";③支持对医务人员进行病人安全、临床事件调查和根本原因分析的技术培训;④建立覆盖全州的"哨兵事件"报告程序,对病人安全事件公开披露程序进行试点并扩展到全州;⑤建立第一个强制性(大量)死亡审查程序;⑥建设病人安全网络(包括西澳州安全和卫生保健质量委员会网络、临床治理网络和卫生投诉协调员的网络)等。

2. 发展病人安全的科学技术及其面临的问题

（1）持续改进医疗风险监管研究结果,还须从发展病人安全的科学技术入手。如自动化药物调剂装置(机器人)、计算机化药物利用审核工具、电子处方、床边移动计算技术和临床风险评估技术等。近年发达国家越来越重视采用科技手段有针对性地防范发生各类病人安全事件。如:①为了预防医院获得性静脉血栓栓塞症,美国加州大学圣地亚哥医疗中心和埃默里大学医院基于质量改进的倡议,基于循证医学方法和证据,研发了《防范医院获得性静脉血栓栓塞症:一种有效的质量改进指南》;②为了避免手术器物遗留患者体内,美国洛杉矶 SuCount 医药公司研发了一种"条形码手术海绵计数系统";③为了改进妇产科病人安全,英国皇家妇产科学院制定了《临床风险管理在妇产科的应用》。

（2）美国和其他发达国家及地区在综合运用风险管理原理与信息技术促进病人安全、发展病人安全科技方面做了大量开创性工作。美国国会 2000 年投入 5000 万美元用于未来三年改善病人安全的研究,2005 年通过《病人安全和质量改进法》,要求美国病人安全组织组建病人安全数据库(National Patient safety Database,NPSD),以便在全国范围内收集、分析、评估和监(预)测病人安全风险信息,指导卫生服务质量改进,促进病人安全。

发达国家和地区在病人安全科技领域已取得了如下主要成就:①完成了病人安全科学核心基础理论研究和本国基础数据的收集、分析,相关的政策建议得到本国政府最高决策层的重视,病人安全科技领域的国家和社会投入明显加大。②普遍建立了病人安全组织和医疗不良事件报告制度及对应的网络平台。③制定、实施了促进病人安全的系列指导方针、标准、规程和建议。④制定了促进病人安全的法律、法规。⑤司法加大了有关病人安全风险的国家干预。⑥在大学教育和职业培训层面加强安全与风险管理意识和能力培养,越来越多的医务人员能在具体的专业服务中自觉

应用临床安全风险分析和评估技术。⑦创办了《病人安全杂志》(美国)《临床风险》(英国)和《国际医药风险与安全杂志》(欧洲)等学术刊物,病人安全科学研究蔚然成风,研究成果丰硕。⑧病人安全科技已发展成为一种新产业,相关的培训业、咨询业和专用软件、医疗器材研发业应运而生。

发达国家及地区当前在该领域面临的主要问题有:①技术上如何改进病人安全事件报告的方法,特别是报告系统的整体设计和报告表的模型设计?②如何改进病人安全风险评估的方法和工具?③如何在宏观层面上有效地对报告的事件进行整体分析、评价、反馈和追踪?④如何评估、评价病人安全新技术对医疗服务体系的影响?

发达国家及地区在病人安全科技领域所取得的上述成就和所面临的主要问题,既为我国医疗风险监管的"系统"建设和病人安全科技发展提供了理论和方法支持及政策与法律借鉴,也提示了我国"系统"研发、发展病人安全科技上所应把握的方向、重点和难点。我国应当且能够在这一新的国际多学科研究领域奋起直追,为从根本上构建"中国安全和谐的医疗环境",和与之配套的更安全的中国医疗服务体系而努力。总之,病人安全的目标、原理、策略、文化、环境、标准、方法和技术等,是病人安全科学研究的基本内容。

3. 患者安全合作　多部门参与患者安全合作(patient safety collaborations)对降低风险,提高患者安全至关重要。如①2006 年由 WHO 启动的 5S 计划(High 5s Project),致力于解决全球患者安全问题。联合委员会和 JCR 与 AHRQ 全力配合此计划。②医学研究所健康素养圆桌会议项目(Institute of Medicine Roundtable on Health Literacy)由学术界、产业界、政府、基金会和协会的领袖,及患者和消费者代表组成。③国家用药错误报告及预防协调委员会(National Coordinating Council on Medication Error Reporting & Prevention,NCC-MERP)由各组织成员联合组成,共同致力于构建患者安全报告规则。④全国病人安全基金会(National Patient Safety Foundation)包含了患者安全问题的信息和降低风险的资金支持。⑤美国国家质量论坛(National Quality Forum)致力于创建全国共识以达成一致的质量和安全措施。⑥消费者促进患者安全组织(Consumers Advancing Patient Safety)由遭受卫生保健问题的全国个人、家庭和医生组成。

（二）中国

1. 不良反应报告和监测结果

（1）药品不良反应/事件报告:国家卫生计生委越来越重视警讯事件报告工作。1999 年至 2015 年,全国药品不良反应监测网络累计收到药品不良反应/事件

报告表近 930 万份(图 52-2)。2015 年,国家药品不良反应监测网络建设进一步深入,基层网络用户数量快速增长,全国已有 28 万余个医疗机构、药品生产经营企业注册为药品不良反应监测网络用户,并通过该网络报送药品不良反应报告。全年收到药品不良反应/事件报告表 139.8 万份,较 2014 年增长 5.3%。全国县级报告达 96.6%,每百万人口平均报告数量达 1044 份,均较 2014 年有所增长,表明我国发现和收集药品不良反应信息的能力进一步增强。

2015 年根据《药品不良反应报告和监测管理办法》有关要求,为督促药品生产企业建立健全药品不良反应报告和监测体系,切实履行报告和监测责任,国家食品药品监管总局发布了《药品不良反应报告和监测检查指南(试行)》,明确开展药品不良反应报告和监测工作检查的相关程序,促进药品不良反应报告和监测工作深入开展。

(2) 医疗器械不良事件报告:国家药品不良反应监测中心 2002 年 1 月 1 日至 2015 年 12 月 30 日累计收到《可疑医疗器械不良事件报告表》1 322 059 份(图 52-3)。仅 2015 年共收到《可疑医疗器械不良事件报告表》321 254 份,比 2014 年增长了 21.1%。截止 2015 年 12 月 30 日,在全国医疗器械不良事件监测系统中,注册基层用户(包括医疗器械生产企业、经营企业和使用单位)共 198 526 家。其中医疗器械生产企业 10 344 家,占注册基层用户总数的 5.2%;经营企业 91 322 家,占 46.0%;使用单位 96 870 家,占 48.8%。

(3) 死亡及严重伤害可疑不良事件报告:2015 年国家药品不良反应监测中心共收到死亡可疑不良事件报告 184 份;严重伤害可疑不良事件报告 47 065 份;共计 47 249 份,比 2014 年增长了 15.2%(图 52-4)。2015 年死亡及严重伤害可疑不良事件报告数量占报告总数的 14.7%,比 2014 年下降了 0.8%。

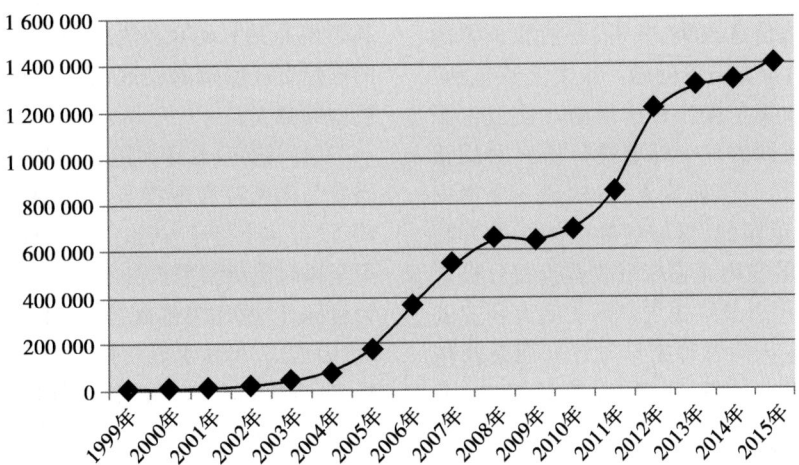

图 52-2　1999—2015 年全国药品不良反应/事件报告数量增长趋势

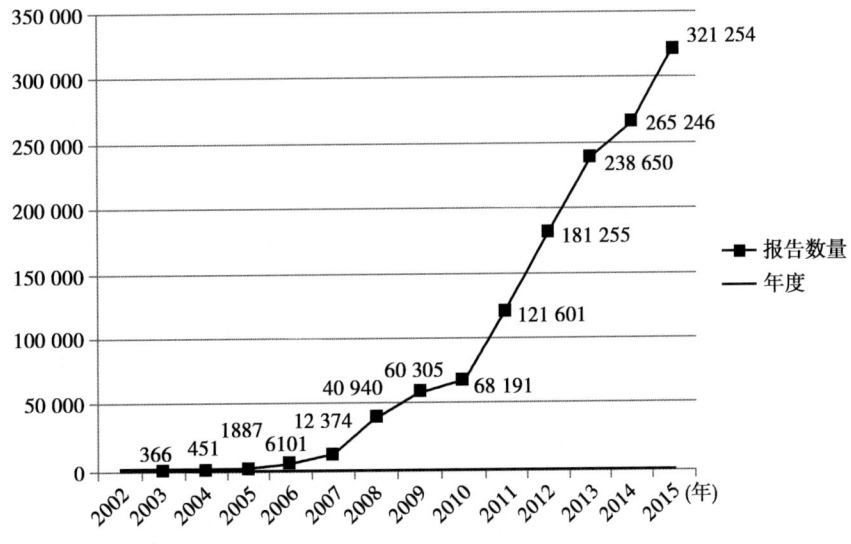

图 52-3　2002—2015 年全国可疑医疗器械不良事件报告数量

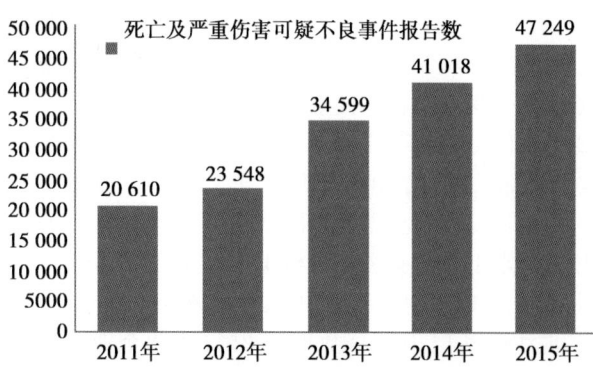

图 52-4　2011—2015 年全国死亡及严重伤害可疑不良事件报告数比较

2. 病人安全科技　国内学者黄清华对发展我国病人安全科技提出以下几点具有共性、关键性、前瞻性的调查研究项目的建议：

（1）重点研究美国、英国和澳大利亚等国有关临床风险管理运作机制方面的核心理念、政策、原则、配套制度和标准，及风险信息收集、分析、评估和预警的体系、标准、方法、工具等方法论问题。重要文献包括：①美国的《风险管理政策与操作程序指南》《使卫生服务更安全：病人安全实践的一个评鉴性分析》《医疗错误预防和根本原因分析》及《孰能无过：构建一个更安全的卫生体系》等；②英国的《更好的健康的标准》《临床风险管理在妇产科的应用》《临床事故调查和分析规程》及《布里斯托事件调查最终报告》等；③澳大利亚的《西澳州卫生体系临床风险管理指导方针》《西澳州精神卫生服务临床风险评估和管理：政策与标准》及《2002—2007 年西澳州促进更安全的卫生服务的铺路工作》等；④国际综合文献，如《临床风险》《国际医药风险与安全杂志》《安全科学》《病人安全杂志》等学术期刊近五年的相关文章。

在消化、吸收（国际）文献的基础上，设计一个适合中国临床风险管理原理和运作的分析报告框架；按科学文献的要求逐章、逐节写作。建议考察澳大利亚的西澳州、昆士兰州卫生体系临床风险管理和评估的实际运作情况。通过网络收集、国际订购获得资料，建议使用"Google""Science-direct""Scopus"等搜索工具，运用下列关键词以中英两种文字从不同的角度收集资料："临床风险管理（clinical risk management）""医疗错误预防（medical errors prevention）""病人安全（patient safety）""医疗风险监测（clinical risk monitor）""医疗风险评估（clinical risk assessment）""医疗风险评估机制（clinical risk assessment mechanism）""医疗风险评估体系（clinical risk assessment system）""医疗风险评估标准、方法、工具（standards，methods，tools for clinical risk assessment）"。

（2）开展病人安全事件报告制度规范研究，从病人安全事件中学习防范医疗安全风险极为重要。利用信息技术，建立一个规范的网络报告制度，使医务人员、病人和利益相关人知道报什么和如何报；统一当前混乱不堪的术语、分类、标准和分析指标；建立一套标准化的报告信息表和报告制度，使病人安全风险（因素）分析、评估、监测和预警方法能在我国医疗服务体系内成功运用，促进医疗行业共享式学习。

（3）开展中国病人安全风险（因素）调查十分必要。2002 年 WHO《减少风险促进健康》的报告结果显示：英国、丹麦等大多数欧洲国家和美国、澳大利亚等国早在 2000 年以前，均已完成本国医疗安全不良事件基础数据调查，为本国制定相关方面的政策和立法提供了科学依据。发展中国家普遍缺乏有关医疗安全风险全面的基础数据。WHO 估计：仅不安全的注射所导致的死亡，发展中国家每年即高达 50 万人，占死亡总数的 0.9%。我国医疗安全风险基础数据缺乏既不利于相关卫生政策和法律的制定；也不利于基于精算的医疗责任保险的发展；还有碍于医疗安全风险监测模型的确立。

（4）制定《临床风险管理指导方针：原则和方法》。研发临床风险管理指导方针是"系统"研究的重要一环；没有这个指导方针，一个仅仅是硬件意义上的医疗安全风险监测预警系统不能有效运作。应以病人安全为目标，以循证为基础，通过医疗服务标准化，临床风险（因素）分析技术普及化，识别医疗服务各领域、各专科、各流程和各环节威胁病人安全"坏的做法"，改进存在的安全隐患。建议：①消化、吸收和借鉴《西澳州卫生体系临床风险管理指导方针》等文献；对临床某一领域的指导方针，可研究、借鉴和/或参照《西澳州精神卫生服务临床风险评估和管理：政策与标准》《临床治理第二号忠告：临床风险管理在妇产科的应用》《初级保健和社区保健中预防医源性感染指导意见》等文献；对临床特定高风险活动、措施的指导方针。②在此基础上，探索制定我国《临床风险管理指导方针：原则和方法》，使其逐步涵盖医疗服务体系的各层次、各领域、各专科、各流程和各高风险环节。③使用："Google""Science-direct""Scopus"等搜索工具，采用"风险管理（risk management）""指导方针（guideline）""外科（surgery）""儿科（pediatrics）"或"产房（delivery room）""手术室（operating mom）"等关键词搜索；注意资料的权威性、准确性和完整性等。

（5）推动病人安全的立法研究。旨在为培育病人安全文化、鼓励病人安全科技创新、调整病人安全组织和活动、规范病人安全风险监管创造法律环境。重点研究：①美国 2005 年的《病人安全和质量改进法》。该法创建了"患者安全组织",支持和平(而非攻击性)地收集、汇总、分析和反馈按机密资料处理的医疗保健机构自愿报告的病人安全不良事件,以改善患者安全。②《南澳洲保健法》第 7～8 部分和《南澳洲 2008 年卫生保健条例》第 2 部分。③2003 年 6 月获议会通过的《丹麦病人安全法案》使丹麦于 2004 年 1 月 1 日成为全球首个在全国范围内采用病人安全事件强制报告的国家。该法案强制要求一线工作人员向全国报告系统上报不良事件,建立丹麦病人安全数据库;医院所有者有责任依据这些报告采取行动;国家健康委员会则有责任在全国范围内传达这些经验教训;规定该报告系统仅用于经验教训的学习。④研发"病人安全风险分析反馈系统",该研究涉及医疗风险预警和监测方案的技术核心。旨在促进建立医疗机构、地方和国家互联的"病人安全事件分析反馈系统",从一切病人安全事件和其他可报告的事件中识别和评估医疗安全风险;在规定的时限内,对识别的医疗风险做出评价与反馈,发布警讯,确保病人安全告示、提醒和其他交流的畅通;总结不同医疗领域临床风险应对好的(甚至最佳的)做法,形成各种指导意见;提示医疗机构实施、政府监督执行这些指导意见。

总之,应在周密顶层设计下,从宏观、中观和微观三个层面开展工作。宏观层次,建立国家(地方)医疗安全风险监测与预警系统,有赖于我国(地方)病人安全组织和数据库的组建、相关立法和各种政策的支持,及我国病人安全科技的创建和复合型人才的培养。中观层次,大中型医疗机构,特别是医疗集团,也须探讨本机构内医疗安全风险监测与预警系统的建设。微观层次,医务人员(医生、护士和其他医技人员)对其职责范围内病人安全风险监管原则、标准、方法和基本工具的掌握,提高对病人安全风险的识别、分析、评估、交流和报告的态度与能力。可以预见:我国病人安全科技的发展,将为我国医疗服务质量及其微观管理和宏观监督带来革命性的变化。我国临床医学、临床药学、医事法学、医药工程学、卫生信息学、卫生管理学和卫生经济学将由此获得质的提升。发展国家安全和战略的量子信息技术体系,形成中央、地方、区域、部门的广泛融合、绿色宽带、安全智能的新一代信息技术,研发新一代互联网技术,保障网络空间安全,促进信息技术的广泛渗透、深度融合与资源共享。

(王吉善　马旭东　尹畅)

参 考 文 献

1. 赵明钢,柳琪林. 加强我国医疗风险监管确保病人医疗安全. 中国医院,2005,9(5):24-26
2. WHO Resource Materials on Patient Safety and Quality of Care. Patient Safety Curriculum Guide, Teaching Materials and Patient Safety Information,2016
3. Yu A,Flott K,Chainani N,et al. Patient Safety 2030. London:NIHR Imperial Patient Safety Translational Research Centre,2016
4. 中国医院协会. 患者安全目标手册. 北京:科学技术文献出版社,2008
5. 马彬,杨克虎,刘雅莉,等. 英国医疗风险监管体系的循证评价及其对我国医疗风险管理的启示. 中国循证医学杂志,2006,6(7):514-522
6. 孙纽云,王莉,周军,等. 美英加澳和中国台湾地区医疗风险管理机构、法规与运行机制的比较研究. 中国循证医学杂志,2011,11(2):117-124
7. 王市敏,褚红女. 英国、加拿大、瑞典医疗风险管理体系比较研究. 健康研究,2012,32(3):214-216
8. Mitchell I,Schuster A,Smith K,et al. Patient safety incident reporting:a qualitative study of thoughts and perceptions of experts 15 years after 'To Err is Human'. BMJ Quality Safety,2016,25(2):92-99
9. 刘振华,王吉善. 医疗风险预防管理学. 北京:科学技术文献出版社,2007
10. 张鸣明,李幼平. 病人安全——全球医疗服务的挑战. 中国循证医学杂志,2008,8(7):509-512
11. 杨克虎,马彬,田金徽,等. 美国医疗风险监测预警机制现状及绩效的循证评价. 中国循证医学杂志,2006,6(6):439-449
12. 刘雅莉,景涛,田金徽,等. 新西兰医疗风险防范及监管机制现状的循证评价. 中国循证医学杂志,2006,6(9):673-676
13. 张鸣明,李幼平,毛轩月,等. 我国病人安全教育培训面临的挑战、对策与行动. 中国循证医学杂志,2012,12(11):1283-1286
14. 刘秋瑾,张国英,张文玲. 护理风险管理的研究进展. 护理研究,2008,22(4):1040-1042
15. 高晓红,汤万金,杨颖,等. 我国风险管理标准化现状与趋势. 世界标准化与质量管理,2008,6(6):33-36
16. 杨克虎,马彬,田金徽,等. 日本医疗风险监管体系评价. 中华医院管理杂志,2008,24(1):67-70
17. 周长波,张雪,尹梅,等. 美国医疗风险管理制度及启示. 医学与哲学,2013,34(11A):56-58
18. Alex BH,Thomas GW,William RB,et al. A Surgical Safety Checklist to Reduce Morbidity and Mortality in a Global Population. N Engl J Med,2009,360(5):491-499
19. 中国医院协会. 实施患者安全目标指南. 北京:科学出版社,2009
20. 邱虹,杨宇. 关于建立医疗风险管理机制的研究. 中国医院管理,2012,32(7):36-37
21. 李洋,杜蕾,张立超,等. FMEA 法在医疗风险管理中的应用现状与展望. 中国医院管理,2014,34(9):36-37
22. 国家卫生计生委医政医管局. 国家卫生计生委医院管理研究所,医疗安全(不良)事件年度报告,2017
23. 吴小英,郭志勇. 香港公立医疗机构监管考察与启示. 中国卫生监督杂志,2015,22(3):286-289
24. Hidenao ACE,Hiroo I,Soichi K. Clinical engineers increasingly appointed as medical equipment safety managers in Japan. Journal of clinical engineering,2016,41(3):127-133
25. 国家食品药品监督管理总局. 医疗器械质量管理体系用于法规的要求,2017
26. 国家卫生计生委医政医管局. 2015 年医疗服务与质量安全报

告,2016

27. 吴秀文,任建安,黎介寿. 世界卫生组织手术部位感染预防指南介绍. 中国实用外科杂志,2016,36(2):188-192

28. 中华人民共和国主席令第六十九号. 中华人民共和国突发事件应对法,2007

29. 谢志刚,周晶. 重新认识风险这个概念. 保险研究,2013,34(2):101-108

30. Milch CE,Salem DN,Pauker SG,et al. Voluntary electronic reporting of medical errors and adverse events. J Gen Intern Med,2006,21(2):165-170

31. Evans SM,Berry JG,Smith BJ,et al. Attitudes and barriers to incident reporting:a collaborative hospital study. Qual Saf Health Care,2006,15(1):39-43

第53章 患者安全研究

从公元前380年希波克拉底首次提出关注患者安全的历史性命题,到1850年的"感染传播与不干净的手部卫生"还只是一个局部问题;再到20世纪初美国和英国"对患者的伤害"成为一个国家问题;今天医疗风险无处不在已成为全球医疗界共识,"患者安全"因此已成为一个全球问题。卫生保健体制的错综复杂、新技术及新疗法的介入、医生个人有限的判断决策能力在各种压力及复杂多变情况下快速做出的医疗决策导致发生医疗差错不可避免。人们从来没有像今天这样担心医学诊断与治疗的失控,警惕不当医学诊治对人体的伤害,关注如何提高生命质量、确保患者安全。

患者安全的核心是患者。即站在患者立场来思考研究和解决问题。公元前380年希波克拉底首次提出"医护人员的第一要务就是不能伤害患者(First do no harm for patients)。1984年,美国麻醉师协会(American Society of Anesthesiologists,ASA)建立麻醉患者安全基金(Anesthesia Patient Safety Foundation,APSF)。APSF率先在专业性审核组织的名称中用到了术语"患者安全"(patient safety)。1999年美国医学研究院(Institute of Medicine,IOM)在"是人皆会犯错,构建一个更为安全的卫生体系"的报告中定义患者安全为:"在医疗服务过程中尽可能不发生对患者的意外伤害"。强调尽可能降低医疗护理过程中不安全的设计、不规范的操作及行为。患者安全问题涉及方方面面,4个直接因素包括:规范操作(practice)、医疗用品(product)、程序(procedures)、系统(systems),是影响患者安全的主要因素。系统因素包括:高素质的卫生人力资源、安全的就医环境、对潜在医疗风险的有效评估、控制感染的有效措施、构建患者安全知识及文化等。2002年WHO定义患者安全构建包括:①关键的质量要素;②与安全相关的系统设计;③产品安全(药物、设备、疫苗及生物制品);④住院及门诊病人的服务安全;⑤医疗环境安全(医疗设施、医用废物处理等)。

2008年8月WHO网站上列出了患者安全10项事实(参见第53章第一节国外医疗风险的沿革),主要包括:①一次飞行中遭遇伤害的概率仅百万分之一,即一个人不停歇的飞行438年才可能遇上1次空难,而在一次治疗中遭受伤害的概率却高达三百分之一;②全球约有140万人遭受院内感染,一些国家重复使用未经消毒的注射器或针头的比例高达70%;③外科手术是医疗干预措施中最复杂的一环,每年因各种原因接受外科手术的患者达一亿人次。发达国家本可避免的医疗事故和致残事件中,外科手术占一半;④据估计发达国家每10个接受治疗的患者中就有1人遭受伤害;而一些发展中国家有关医疗感染的风险是发达国家的20倍。发达国家每10个接受治疗的患者就会有1例患者因医疗差错受到伤害。如何最大限度地减少或遏制差错产生,确保患者在就医过程中避免医疗本身带来的伤害,已成为现在医疗界最关注的话题之一。

2016年11月7日,美国急救医学研究所在其网址发布《2017年十大医疗技术危害》,提醒医疗机构医学设备安全的重要性。医疗技术危害包括:①忽略输液泵安全操作步骤可至患者死亡;②复杂可重复使用的医疗器械清洗不彻底可至感染;③呼吸机警报麻痹与故障导致患者伤害;④未察觉鸦片类药物所致的呼吸抑制;⑤心胸外科手术中使用的变温水箱所致感染风险;⑥医疗设备软件管理缺陷至患者及患者数据于危险中;⑦杂交手术室职业辐射危害;⑧智能药柜设置和操作错误至药物安全灾害;⑨手术缝合器滥用和故障;⑩清洁剂不匹配及清洁保养不当所致设备故障。

我国患者安全面临的挑战包括:①医护人员安全意识和责任心不够导致医疗事故或差错发生;②医疗机构不规范职业;③高新技术临床应用缺乏规范化管理,给患者造成不必要伤害;④患者知情权、参与权和选择权未得到充分尊重和保护;⑤医疗安全管理缺乏有效报告、监测、评价系统;⑥不合理用药。尤其是滥用抗生素及注射血液的安全隐患。

面对严峻的患者安全形势,2002 年至今,WHO 从医、教、研 3 个方面启动相关项目,制定措施,在全球全方位推进患者安全活动,提高医疗服务质量,确保患者安全。①督促成员国尽可能重视患者安全,建立改善患者安全的卫生保健科学基础体系。为使全球充分认识患者安全理念的重要性。②要求 WHO 总干事牵头制定全球患者安全规范和标准,建立循证策略框架及机制;鼓励进行患者安全研究;支持成员国在其关键领域的工作。

2005 年 WHO 在全球促进和实施"Clean Care is Safer Care"及"Safe Surgery Save Lives"的患者安全主题活动。以确保可持续改善的手部卫生被列入国际和国家卫生议程中;提高所有卫生保健环境下外科治疗的安全性。WHO"手术安全核对清单"提高了对标准做法的遵从度,降低并发症发生率。

2008 年 WHO 患者安全联盟启动"患者安全本科医学教育"项目。旨在规划和实施全球医学院校患者安全本科教育课程,为提高医学生及医务人员整体素质和技术水平,从源头掌握患者安全知识,强化患者安全意识。

2009 年 WHO 患者安全研究提倡:"更多知识,更安全护理",旨在协助传播和利用研究结果,让 WHO 所有成员国了解更安全的卫生保健。包括:①能力加强。强调通过发展现有卫生体系内的机构能力和主流研究规划加强并扩大可持续能力;②方法、措施和工具。为推动有关患者安全问题方面的知识,也为了应对研究中新发现和前所未有的问题,阐明必要措施的重要性;③数据挖掘。通过国家级多国研究和行动,促进在发展中国家的研究,以帮助了解患者安全问题的严重程度及其性质。患者安全学科还包括:安全文化的重要性、危害和风险的定义和管理、人体工程学原理与患者安全、如何通过转化研究证据来提高患者安全、

伦理实践等。

本章拟从患者安全研究内容、方法进展及挑战;患者安全研究及转化;患者安全文化和人体工程学详细介绍这些领域的沿革、挑战、探索与前言。

第一节　患者安全研究内容、方法进展及挑战

一、患者安全的研究内容

借鉴发达国家经验,开展高质量本土化的患者安全循证研究。患者安全是一个公共卫生问题。但因所处环境、本土文化、可及资源不同,不同国家面临的患者安全问题不尽相同(表 53-1)。"母婴健康保健"、"伪劣产品"、"医疗相关的感染"及"缺乏经过专业培训掌握专业知识的合格医护人员"等是当前发展中国家和经济转型国家研究的优选主题。发达国家患者安全研究的主题包括"如何掌握医疗程序中潜在的不安全知识"、"导致不安全保健组织的相关因素包括:交流、协调"、"人体工程学"、"患者安全文化"等。经验表明:目前虽有许多解决患者安全危害的方案,但因其成本高或不适宜本土转化,未被广泛采纳。WHO 倡导:应开展有效、恰当、适应本土转化且可负担的患者安全研究(表 53-2)。

2009 年 WHO 患者安全项目未来 5 年工作规划强调:①提高全球患者安全领导者/管理者的核心能力;②持续倡导推动所在国家及地区的患者安全活动;③加强患者安全相关知识学习;④应用其知识技能、方法理论、创新理念支持一线医护人员的工作,改进各医疗层次中的患者安全现状;⑤患者安全研究的核心能力可定义为:"掌握必备的患者安全基本知识、技能、态度,并能将研究结果用于患者安全领域"(表 53-3)。

表 53-1　患者安全优选研究的 6 大领域

发展中国家	转型期国家	发达国家
1. 假冒及不合格药物	不恰当的职业能力素质和技能	缺乏交流和平等
2. 不恰当的职业能力素质和技能	缺乏适当的知识或传递者	潜在的组织失败
3. 孕产妇和新生儿保健	缺乏平等交流沟通	安全文化贫乏
4. 卫生保健相关感染	卫生保健相关感染	安全指示不恰当
5. 不安全的注射行为	孕产妇和新生儿保健	药物差错导致药物不良事件
6. 不安全的输血	药物不良反应	妇女和老人照顾

(摘译自:世界卫生组织. 患者安全全球优选研究. 2009. http://whqlibdoc.who.int/publications/2009/9789241598620_eng.pdf)

表 53-2　研究主题和问题

主　题	研 究 问 题
患者安全问题的程度和本质	医疗卫生机构患者安全问题的发生率和流行情况如何？ 针对发病率和死亡率，一般人群不安全保健的负担是什么？ 特殊人群，如老人，少数民族和儿童的不安全保健的负担是什么？
确定、设计并测试高效、可负担的本土化解决方案	如何设计改变成本和收益的新解决方案？ 需要哪种机制确保特殊的解决方案是有效、可行、可回答需求的改变，且随时间推移可以支持并可测量？ 在资源匮乏的情况下，哪种解决方案可有效阻止不良事件？
假冒和不合格药物	规范的行动和干预解决这些问题的效果如何？ 患者安全问题多大程度上是由假冒和不合格药物引起？ 促使假冒和不合格药物的使用因素是什么？
不恰当的能力培训和技能	在评估和处理不良事件和用药错误方面，卫生保健从业人员是否得到恰当的培训？ 在医师，护士和卫生管理者的基础课程中患者安全是否成为特定主题？ 什么样的医学继续教育方案能高效地提高医师、护士在患者安全方面的能力？
孕产妇和新生儿保健	孕产妇和新生儿保健面临的主要安全问题是什么？ 不安全的孕产妇和新生儿保健方面的负担是什么？ 在改善孕产妇和新生儿保健方面，最经济有效的策略是什么？ 需要何种系统方法和资源以有效实施推荐的孕产妇和新生儿保健干预措施？
与医疗保健相关的感染	医院中与医疗保健感染相关的流行病和危险因素是什么？ 洗手产品的成本及可获得性如何？它怎样影响手部卫生宣传策略？ 在感染控制措施中，最佳参与的有效策略是什么？ 是否有恰当的有效方案控制医疗保健相关的感染爆发？ 通过采用新的技术或措施（如镀银导管）可减少医疗保健相关感染的发生率吗？

（摘译自：世界卫生组织. 患者安全全球优选研究. 2009. http：//whqlibdoc. who. int/publications/2009/9789241598620_eng. pdf）

表 53-3　患者安全研究的核心竞争力

1. 在特定的社会，文化和经济环境中，患者安全的基本科学观念	2.8　撰写项目标书
1.1　基本定义和观念，包括人为因素和组织理论	2.9　获得研究基金
1.2　不安全保健的负担	2.10　管理研究项目
1.3　安全文化的重要性	2.11　描述研究结果和传播关键信息
1.4　团队中有效交流和合作的重要性	2.12　评估干预措施和可行性的影响及资源需求
1.5　改进医疗质量和确保安全所采用有证据支持的策略	2.13　在监测中鉴定和评估患者安全的指标
1.6　障碍和风险的识别和管理	2.14　确保研究中的专业精神及伦理
1.7　创造有利于安全保健环境的重要性	**3. 成为改善患者安全研究证据传播过程的一员**
1.8　患者参与的重要性	3.1　为特殊的社会、文化和经济环境评估和调整研究证据
2. 怎样设计和实施患者安全研究	3.2　应用研究证据倡导患者安全
2.1　检索、评价和整合当前的研究证据	3.3　明确目标和优先顺序确保卫生保健更安全
2.2　让患者及其看护者参与研究	3.4　将研究证据转化为减少伤害的政策和行动
2.3　确定重要知识缺口的研究问题	3.5　与相关机构共同努力克服困难促进改变
2.4　选择适当的定量或定性研究设计回答研究问题	3.6　促进制定标准和法律框架改善安全
2.5　通过系统的研究方法，有效的方法学和信息技术实施研究	3.7　改变制度、建立支持系统确保更安全的保健
2.6　应用有效，可靠的数据测量和分析技术	3.8　应用经济信息进行知识转换
2.7　建立跨学科研究团队及和谐支持的环境	3.9　促进领导者核心能力改变，教授患者安全知识和应用患者安全技能

（摘译自：世界卫生组织. 患者安全全球优选研究. 2009. http://whqlibdoc. who. int/publications/2009/9789241598620_eng. pdf）

二、患者安全的研究方法进展及挑战

目前全球应用许多新方法开展患者安全研究。

（一）患者安全事件深入分析

患者安全事件深入分析方法是一种严格的调查方法，它运用相同的疾病源来分析不同的患者安全事件，以证实发生有害事件的危险因素。如：深入分析医疗事故中医疗卫生系统的薄弱环节；通过研究有害事件，找出最可能引起这些事件的因素。

（二）流行病学研究

通过对患者安全事件的流行病学研究，估计患者安全事件的发生率、疾病的三间分布（①历史分布、地区分布、职业分布；②人群分布、时间分布、地区分布；③性别分布、民族分布、地区分布）、影响健康的因素、恰当的治疗方案及使用有效方法使测量偏倚最小化，并精确地测量病情。

（三）因素分析方法

包括：前瞻性研究，病例对照研究或生态学研究。分析患者安全事件的危险因素，可来自患者，医疗服务提供者和医院。如：一项药物管理事故的研究表明：事故发生相关因素包括：药物剂型不准确，管理途径不正常，非注册护士工作失误等；通过医生的直接观察和分析调查数据，可探索个人卫生条件和工作环境对手部卫生的影响。

（四）人群因素的研究

人群因素的研究方法可把人的因素考虑进来（如安全文化，生物环境，及规律性活动），通过影响患者行为来减少有害事件发生，如：减少医务人员工作时间可降低医疗事故和诊断失误发生的频率；探究发生药物事故的医生心理，通过改进事故的心理机制来降低事故发生率。

（五）患者安全分析

将患者纳入安全性研究中，通过让患者发挥主动作用来提醒研究者关心医疗过程中可能出现的问题。如：半数就医后的患者反映医疗过程复杂，医患关系不理想，对治疗过程存在问题表示不满。为患者提供药品目录和药品安全信息可减少发生药品事故。

（六）患者安全的标志物

可利用患者安全标志物来提示有害事件是促进患者安全的一个手段。如：就医过程的非计划性导致事故发生和高死亡率。调查发现：较长的就医时间、较高的费用和较高的死亡率是发生医疗事故的主要因素。

（七）模拟

①利用模拟场景来预测有害事件的发生率及其影响因素。如：使用间断事件模型来研究医疗事故发生的因素。②建立模拟手术室来加强对外科医生的业务训练。③建立和完善不良事件报告和监测报告、学习系统是促进"患者安全"的一个重要组成部分，既能规范卫生保健机构及其医务人员的行为，促使其在提供卫生保健服务过程中更加负责，又能为卫生保健机构提供信息以改进服务质量，建立更为安全的卫生保健系统。④要鼓励卫生保健机构及其医务人员积极参加报告系统，该系统有助于为他们提供有用的信息，不仅能帮助他们在诊疗中汲取经验，还能促使他们在卫生资源有限的条件下，更大程度地促进医学事业的发展提高患者的健康水平。

WHO患者安全研究项目提出：患者安全的方法学工具应包括：①准备及开展每一种研究类型的方法学研究方案；②为培训研究者及与卫生保健设施利益相关者交流的必备支持形式及教材的研究方案。包括以下研究方法：

（1）回顾性病案评估（Retrospective record review）。

（2）当前住院病人的评估（record review of current in-patients）。

（3）当前住院病人不良事件发生情况采访医护人员（staff interview of current in-patients）。

（4）提名小组（nominal group）。

（5）直接观察及相关采访（direct observation and related interviews）。

（6）快速评估危险的方法评价（review of methods for rapidly assessing hazards）。

（7）患者安全研究的传统方法（classic studies in patient safety research）。

（8）初级治疗中的方法及措施评估（review of methods and measures in primary care research）。

患者安全研究国外已有许多新进展，WHO也对此提出了许多可行性建议，WHO患者安全联盟还提供了一定研究资金，推动实施现行的患者安全干预措施、协调和整合国际力量，共同制定未来患者安全对策。目前在研项目包括：①探索不良事件及接近过失/不良事件的覆盖、类型、原因、严重程度及后果；②制定全球认可的定义和分类不良事件及接近不良事件框架；预防和缓解不良事件及接近不良事件的发生；③制定国际认可的患者安全研究方法、规范与流程；④在选定的发展中国家和欠发达国家测量和了解患者伤害的程度和性质；⑤制定更好的测量方法及工具等。但因国家体制和卫生保健机构设置的差异，不可能照搬其他国家的经验。提供安全服务，构筑新型卫生保健体系是卫生保健机构及其工作人员的共同使命，要不断地进行本土化探索，寻找到一条适合我国国情的道路，使我国的患者安全事业不断完善和发展。

第二节 患者安全的研究与转化

一、临床实践中的患者安全

(一)感染与患者安全

感染是威胁全球患者安全的主要有害事件。不仅使患者护理更复杂,也可能导致患者残疾和死亡。引起感染的因素很多,如:在医疗及患者就医环境中,医疗人员配备不足、缺少安全的诊疗过程、干净水源、合格器械、床位占有率过高等。

医源性感染是医源性疾病中的一种,属于院内感染,主要因医疗服务提供过程中的意外医疗行为所致。中国的医源性感染仍是急需防范和解决的问题。我国住院病人院内感染发生率约 9.7%,导致的死亡率高达 25%。主要由误诊、不合理用药、手术不当、插管和滥用抗生素等引起。主要发生在泌尿外科、呼吸科及手术中。相关数据显示:发表医源性感染研究论文前 5 位分别为呼吸系统、泌尿系统、口腔、循环系统及消化系统。临床科室发表医源性感染相关研究论文最多的前 3 位科室依次为口腔科、泌尿外科和肾内科。其次为妇科、儿科、ICU 和骨科。

国内医源性感染病因多样复杂,可发生在整个医疗服务提供过程中的每一个环节,如:①与诊断有关,医生在判断力所及的情况下发生的误(漏)诊;②与药物有关:不合理用药引起,有时合理用药也可发生药物不良反应;③与手术有关:手术适应证或方法错误,操作失误,以致损伤健康组织或器官,术后处理不当;④与器械有关:如在使用腔道窥镜或导管等技术中,引起组织器官损伤或各种并发症;非创伤性处理不当,如止血带使用过久,石膏绷带包扎过紧,均可造成损伤;⑤与放射或理疗有关:包括 X 线、γ 射线、核素及各种理疗方法,如使用不当、照射量过大、防护不周,引起损伤;⑥与用语有关:医护人员使用医学用语不当引起患者心理创伤;⑦与预防措施有关:如免疫制剂使用和接种方法不当,引起损伤。

1. WHO 控制感染的策略

(1)血液安全:输血存在感染危险,HIV/AIDS 病毒均通过血液传播,WHO 输血中心要求各国建立必要的国家血液计划来保证血液安全。①要利用高质量血液,提高血液产品的可接受性。②要制定有关献血志愿者、血液监控和血液使用方面的安全性政策。

(2)注射和免疫:2000 年全球每年 2100 万人口感染了乙型肝炎病毒,200 万人口感染丙型肝炎病毒,还有 26 万人感染 HIV。WHO 感染安全中心要求:①国家建立安全、合适的注射手段和使用高质量的注射设

备。②各国使用安全和有效的疫苗注射方案,同时控制有关免疫产品的浪费。③水资源和污染物的管理:2005 年 WHO 患者安全联盟报道:全球每年 180 万人死于腹泻,88% 主要因饮用不安全的水,使用了不清洁的卫生设施。故各国应加强水资源控制,净化水资源,安全地处理垃圾和污染物。④医疗过程:如:交通事故医院需在最短时间内做出最合适的处理。许多发展中国家,外科手术的治疗水平不高,医生缺乏训练,医疗设施简陋,医生技术落后,药品缺乏及其他相关问题导致患者无法得到最有效的治疗。WHO 医疗过程策略要求:各国医疗卫生提供者在资源有限、设备有限的情况下,提高基本技能,增强自身能力,以提高患者健康水平。⑤手卫生:专家认为,通过洗手可防止许多疾病的传播。洗手可以消灭一个人接触过的病菌。手上的细菌可通过触摸眼睛、鼻子或嘴感染自己,再感染他人。在准备食物前、吃东西前和使用厕所后洗手尤为重要。接触动物或动物粪后,给婴儿清洗后都应洗手。在接触钱和打喷嚏或咳嗽后,洗手也很必要。WHO 开展的上述工作旨在全球范围内促进医护人员洗手。如果大家能经常洗手,每年可能挽救数百万人的生命。

2. 我国降低感染风险的措施 引发感染的风险主要存在于血液产品的使用注射过程、治疗过程及环境恶化等。根据 WHO 提出的相关策略,首先应分别对以上各方面加以重视并提出相应对策。如:①血液安全:要求国家和地方血液中心制定严格的血液计划和血液标准,并认真贯彻落实。对献血志愿者、血液使用者进行严格的体检和筛查,确保血液使用过程安全无害。②注射:应引进高质量的注射设备,完善消毒过程,加强对注射后用品的处理,防止污染和浪费。③医疗过程中,应提高医生水平,增强医生的业务能力,加强业务训练,提高医生责任心和使命感。在资源有限情况下,最大限度地发挥医疗卫生机构的作用。④环境:要加强各地水资源管理,防止水污染,作好水资源的净化工作,同时安全处理垃圾和污染物。⑤手卫生:要进一步在全国范围内加强对手卫生的宣传和教育,让人们充分了解到手卫生对疾病预防和控制的重要性。

其次,①医院合理布局:在医院建筑设计时就应考虑到防止交叉感染,兼顾方便患者就诊和治疗,妥善处理各种废弃物,以免污染环境。②建立健全规章制度:如严格的隔离消毒制度、无菌操作规程、家属探望制度、病区清扫制度、污物处理制度、合理使用抗生素及限制性使用抗生素制度、高危病人定时巡视制度、高危病区(如手术室、新生儿室、术后监护室)严格消毒制度等。③加强监测控制:监测控制是控制感染的关键。

（二）用药安全

1. **药物差错(medication error)是医疗差错的重要组成部分**　指医护人员或患者在药物使用过程中出现的任何可预防事件，可能导致或引起用药不当或患者受损。其可能发生在药物使用和管理的任何阶段，如：医嘱、书写、分发，管理和监测等。2000年美国药典会报道显示：药物差错的发生率以给药环节最高，其次为抄写、分发、处方。主要原因：①医师医嘱、处方差错；②药师调配差错；③护士给药差错；④患者用药错误。即药物差错的发生与卫生保健参与者的行为、卫生保健过程和系统密切相关，如：处方医嘱交流，卫生保健产品标签、包装和术语等。重大用药错误包括：①违反医疗原则；②使用配伍禁忌药物；③超剂量用药；④给药途径错误。医务人员易出现用药差错的情况包括：①缺乏经验；②同时做几件事(一心多用)；③受到干扰及中断；④疲惫厌倦及机械地核对；⑤缺乏检查与核查的习惯；⑥缺乏团队合作与沟通等。因发生药物差错在相当程度上与医疗环境和系统的复杂性有关，且广泛存在于医疗实践全过程中。

2. **药物差错是对全球患者安全的挑战**　药物差错威胁卫生保健的质量、导致世界各国医疗费用增长、增加医务工作者职业风险。美国医学研究所(IOM)2000年发表的报告显示：美国每年约有4.4万～9.8万人死于药物差错，造成的经济损失高达170亿～290亿美元。2006年美国科学院报道：每年有近40万例与药物相关并可预防的患者安全事件发生。2007年英国卫生部报告：每年有近85万不良事件发生，住院患者的不良事件发生率为10%。相关研究表明：发展中国家因经济发展水平低，社会环境复杂，基础设施不完善，药品质量不合格，监督监管制度不完善等因素，药物差错和医疗事故的发生率明显高于发达国家。我国食品药品监督管理局的报告：2012年我国共发生不良药物事件约85万例；我国医院协会报告显示：我国医院约160万～760万住院患者会受到不良事件的影响。2012年北京22家医院报道药物差错1165例。研究表明：卫生保健工作者在决策过程中因缺乏足够的决策支持而导致用药不当是药物差错发生的重要因素之一。减少药物差错，改善患者安全已经成为全世界卫生领域共同关注的话题。

3. **药物差错导致不良事件及高昂卫生费用**　2004年美国政府提出要建立覆盖全美的卫生保健信息网络；在卫生保健部下成立"健康信息技术委员会"，以协调、整合联邦政府各部门的卫生保健信息化建设资源；同时开发了专用于审查药物相互作用和不良反应的药物治疗筛查系统(Drug Therapy Screening System)；加拿大、英国和荷兰等国政府也采取鼓励政策，促进临床决策辅助系统在药房、护理和医嘱活动中的使用。临床决策辅助系统可显著减少药物差错，促进药物管理改善卫生保健系统的工作效率。受经济发展水平，计算机普及程度，医务工作者计算机水平和观念保守等制约发展中国家，临床决策辅助系统研究和应用仍处于起步阶段。我国《2007年患者安全目标》中提出："提高病房与门诊用药安全"。2009年WHO在患者安全报告中要求确保：正确的病人通过正确的途径，在正确的时间，按照正确的剂量接受正确的药物治疗。

4. **科室应营造患者安全文化的氛围**　提高用药安全是中国医师协会提出的"十大患者安全目标之一"。实现这一目标需要医师、护士、药师、患者及患者家属共同努力。坚持构建安全文化，将安全理念渗透到每个医务人员中，融入医疗实践每个环节。形成他们自觉工作、意识到药源性损害不容忽视、安全用药是基本义务、安全意识亟待提高、安全行为贯彻始终。一线医生应了解安全用药管理措施包括：①个体化用药原则(过敏史、合并其他疾病、其他用药、妊娠或哺乳期、患者的体重身高等因素)；②详细了解用药史(姓名、剂量、用药途径、频率、用药天数、近期停用的药物、非处方药、营养补充剂及其他医药史确保患者按医嘱服药、询问过敏史等)；③熟悉高风险药物；④熟悉所处方的药物如适应证、禁忌证、副作用及剂量和给药途径及给药方案等；⑤借助记忆工具；良好沟通；养成检查习惯；鼓励患者参与用药过程。

（三）护理安全

1. **护理安全面临的挑战及对策**　护理工作与患者安全密不可分。高效、安全、优质的护理服务对促进患者安全至关重要。全球各国对患者安全问题已有大量研究，并采取了系列措施改进护理安全。多数发达国家：①设有护理安全专职机构，全面负责安全管理；②建立了合法化的安全事故自愿上报系统；③注重构建积极的"安全文化"氛围；④提出了科学的护理差错分析系统。我国的患者安全管理起步相对较晚，虽取得一定发展，但也面临诸多挑战：①护理安全管理系统尚不完善，缺乏专职医疗护理安全管理机构及科学的护理安全管理制度，如尚未建立成熟的安全事故上报与信息分析系统；②缺乏患者参与安全管理的渠道；③护理安全质量评价系统不完善：缺乏积极成熟的患者安全护理文化氛围；以医疗护理差错的强制性、惩罚性报告系统为主，非惩罚性的护理安全(不良事件)报告系统尚未广泛建立并实施；护理安全管理实践主要集中于护理管理者层面，一线护士护理安全文化水平相对较差；缺乏适用于我国文化背景及护理发展水平的患者安全文化测评工具，不利于发现现存问题，采取针对性措施。

实现科学、规范、系统的护理安全管理需要广大护理工作者不断进行研究和探索：

（1）着力建立健全并不断完善专职的护理安全管理机构和相关管理体制；树立科学的护理安全管理理念。

（2）营造"无伤害"安全管理文化氛围；充分发挥患者的监督作用，积极开辟患者参与安全管理的渠道。

（3）开发本土患者安全文化测评体系；以互联网为平台，建立一个覆盖全国范围、定期更新的患者安全文化数据上报与比较分析系统。

（4）构建在校护生患者安全教育课程体系和培训模式，将患者安全教育课程整合到整个护理培训教育体系中。

2. 护理安全相关定义　涉及护理安全的主要概念如下：

（1）护理安全：指在护理过程中患者不发生法律法规允许范围外的心理、机体结构或功能上的损害、障碍、缺陷或死亡。从广义角度和现代护理的发展看，护理安全还应包括护士的安全，即护士在执业过程中不受到不良因素的影响和损害。

（2）护理事故：因护理过失造成患者死亡、残废、组织器官损伤并导致功能障碍。

（3）护理差错：有过失而无后果或后果轻微达不到事故标准。

（4）护理意外：因患者病情或本身体质等因素发生难以预料和防范的不良后果。

（5）护理纠纷：一切定性或未定性的护理过失导致的问题，引起医院与患者及其照顾者之间的纠葛，对发生问题的原因、情节、责任、过失等持不同看法，未作结论之前的争执。

（6）护理不良事件：是指在护理过程中发生的，不在计划中的，未预计到的或通常不希望发生的事件，包括患者在住院期间发生的跌倒、用药错误、走失、误吸或窒息、烫伤及其他与患者安全相关的、非正常的护理事件。

3. 常见护理不良事件的防范与管理　国际大型流行病学调查结果显示：约有 3.5%～16.6% 急性住院患者会发生医疗不良事件，其中约 30%～50% 的不良事件可以预防和避免。因此在临床护理工作中加强对常见护理不良事件的防范和管理可有效降低护理不良事件的发生率，从而保障患者的安全。

（1）常见护理不良事件类型

1）患者在住院期间发生的用药错误。

2）护理并发症：非难免压疮、静脉炎等。

3）不良反应：严重药物不良反应或输血不良反应。

4）意外事件：走失、自杀、烧/烫伤。

5）医疗器械或设备、工务人员或陪护人员等原因给患者或医务人员带来的损害。

6）其他：跌倒/坠床、误吸、窒息、管路滑脱、意外针刺伤。

7）严重院内感染。

（2）常见护理不良事件的原因分析：每起护理不良事件的发生均非偶然现象，深入分析可能与管理因素、护理人员自身因素、患者因素、环境和设备因素有关。

1）管理因素：管理制度缺失、不健全、不完善；制度执行率不高，因缺乏考核或监督机制，致使规章制度形同虚设；对护理人员的教育培训不足，尤其是对新进人员和实习进修人员的规范化培训不够及监督管理不力；医院为了减员增效压缩护士编制，致临床护理人员配置不足，护士工作超负荷，身心疲惫，也是导致护理不良事件的重要原因之一。

2）护理人员自身因素：法律意识淡薄，如不重视患者知情权、隐私权等而导致纠纷；自我保护意识不强，护理文书记录不及时、不认真；工作责任心不强，注意力不集中，导致查对制度执行不到位而致护理不良事件；情绪化，态度生硬，行为不当或过失给患者造成不安全感；护患有效沟通交流不足，专业技能不熟练，而致操作失败或操作错误。

3）患者因素：患者或照顾者对疾病缺乏正确认识，对医疗结果期望值过高，心理承受力差，当治疗结果欠佳时，易对医护人员产生不信任，甚至不配合治疗护理，从而导致护理不良事件；患者的不良心境，导致过激行为，引发护患冲突。

4）环境和设备因素：环境嘈杂，影响护患有效沟通而导致护理不良事件发生，如核对时出错；设施陈旧、仪器设备损坏、老化、配备不足，没有及时更新和补充影响抢救而引发纠纷。

（3）预防住院患者用药、治疗错误的风险管理：住院患者常见用药、治疗错误有：患者身份识别错误、浓电解质溶液使用错误、看起来或听起来类似的药物使用错误、手术部位或手术患者错误等。这类护理差错一旦发生将给患者带来严重伤害，甚至危及生命。因此每一位护理工作者，不论是护理管理者，还是普通护理人员都应该从自己的工作岗位出发，分析此类不良事件的发生原因，如何防范此类事件的发生，从而做到有效预防。

1）完善管理制度。管理制度的缺失、不健全、不完善是护理不良事件发生的重要原因之一。护理管理者的工作职责是在分析本单位护理不良事件的基础上，应从管理者高度去规范护理行为或护理流程，即完善管理制度，如：查对制度、交接制度、高危药品管理制度、手术部位标识制度、手术交接核查制度等。用制度来规范护士的行为和护理操作流程。

高危药品"设障"管理：为了确保患者用药安全，加大护理人员获取高危药品时的难度，在管理上人为设置障碍，如：麻醉药品上锁，班班交接等。

应用警示标识：为打造 365 天安全日，有学者建议加强目视管理，各类药品、物品标识醒目，内服和外用药物分区存放，同时用不同颜色标签加以区别，如：内服药物用蓝色标识，外用药物用红色标识；在患者使用特殊药物时，在患者床旁悬挂警示标识以提醒护理人员加强巡视和病情监测。在显要部位安放或张贴警示标识等以提醒患者注意烫伤、坠床、跌跤。

2）规范护理行为。预防住院患者用药、治疗错误，完善管理制度是前提，提高制度的执行力，用制度去规范护理人员的护理行为才是真正的目的。

核对时实行两种身份标识符：在临床护理工作中因患者身份识别错误而导致的用药、治疗、甚至手术错误的报道时有发生。因此，在实施手术、各种药物治疗前患者身份的识别尤为重要，目前临床上推荐在核对患者身份时实行两种身份标识符，常用"姓名＋住院号或身份证号"，病区和床号不可以纳入其中。

清醒患者实行"自报姓名"制度：核对患者身份信息时，为了防止环境中噪音干扰、护士普通话不标准及患者听力下降等原因导致的错误，对神志清醒者，建议由护士提问，请患者自报姓名，再由护士核对治疗单上信息，以减少此环节的差错发生率。

建立患者和照顾者"反问制度"：为了有效预防住院患者用药和治疗错误的发生，鼓励患者和照顾者参与患者安全，在患者住院期间医护人员在入院宣教时告知患者和照顾者，在患者接受任何治疗护理时，患者或照顾者有权反问一句"这是我的吗?"以提醒执行者再次核对，从而确保治疗正确。

（4）住院患者压疮、跌倒、非计划性拔管风险管理：住院患者压疮、跌倒、各类导管的非计划性拔管一旦发生，不仅增加患者痛苦、延长住院时间、增加住院费用，影响患者生活质量，甚至威胁生命；还可能因此给家属增添负担，由此引发的纠纷不仅影响医院的声誉，也将干扰医院的诊疗秩序。因此医疗机构把预防和控制住院患者压疮、跌倒、非计划性拔管风险管理纳入患者安全和持续护理质量改进的敏感指标加以监控。

分析各类风险的常见原因有 2 个方面：①患方因素：对自身潜在风险认识不足、依从性不好、不能耐受、无意识状态下所为；②医方因素：管理层重视不够、医护人员对潜在风险评估不足、防范措施不到位、医护操作不当等。住院患者压疮、跌倒、非计划性拔管的预防

是一项系统工程，不仅需要护士、医生、患者及照顾者的共同关注；还需要全员提高对各类风险的识别能力及专业的防范知识与技巧，同时要求管理者的重视和有效监管各类风险。相关对策包括：①建立动态风险评估机制；②完善制度和流程规范护理行为；③培训与教育（培训护士及宣教患者和照顾者）。

4. 高效团队与患者安全　随着医学科学的发展，医院分工越来越精细，疾病的康复需要医生、护士、营养师、康复治疗师、检验人员、病理、药剂、影像、后勤保障人员、患者和照顾者等整个健康团队成员的共同努力和有效配合才能实现。每位患者从入院到康复出院，要经过门诊、住院病房、手术室等多部门，各个班次无数护理人员的精心护理与密切配合；任何一个环节，任何一个团队成员的失误都会影响到患者的安全和护理质量。优质、安全的护理服务需要有一支高效团队去实施。护理队伍在"履行保护生命、减轻痛苦、增进健康的职责"及提高护理质量，预防并发症，保证患者安全等方面发挥着举足轻重的作用。"以病人为中心"提供高效、安全、优质护理服务、提高护理服务质量是全社会对护理人员的要求，达到这一目的需要高效团队的共同努力。

（1）团队沟通与合作

1）医护间的沟通与合作：在医疗护理活动中，要保证治疗护理的正确、及时、有效，医护间的沟通发挥着不可替代的作用，如抢救患者时口头医嘱的正确迅速执行，患者病情变化信息的及时反馈，医嘱对特殊患者治疗方案调整的即刻贯彻，发现医嘱与患者病情不符的及时提醒等等都离不开医护间有效的沟通和密切的合作。

2）护士各班次交接中的沟通：为了保证患者治疗的连续性和安全性，护理工作的各班次间交接工作的沟通原则应遵循：①危重患者病情、治疗、护理重点交接；②术前患者准备、术后麻醉和手术方式、伤口、引流、治疗护理的交接；③新入院入科患者信息交接；④特殊治疗、特殊检查前的准备及治疗检查后注意事项的交接；⑤有潜在安全隐患者（如有压疮和跌倒高风险者）的防范措施交接；⑥遵循口头交接、书面交接和现场交接（床边交接）相结合的原则。

3）转科、转院之间的交接沟通：当患者病情需要转科或转院治疗时，交接沟通工作是保证患者整个治疗过程的连续、有效、安全在科与科之间或院与院之间的关键环节。应遵循：转出科室或医院（转院时根据医疗条件决定由责任护士或 120 急救人员）应有熟悉患者病情和治疗护理相关信息的护士陪同患者到转入科室或医院；陪同护士应跟转入科室（或医院）的床位责任护士就患者病情、治疗、护理及患者皮肤完整性的相

关信息进行详细交接;遵循口头交接、书面交接(病历书写记录清楚)和现场交接(床边交接)相结合的原则。

(2) 护士与患者或照护者之间的沟通方式与技巧:护士与住院患者的直接接触时间最长、机会最多,承担着医患沟通的主要角色;良好的护患沟通有利于建立和谐的护患关系,为患者提供温馨舒适的住院环境,有利于疾病的康复。在护患沟通中护士应抓住几个主要环节,掌握沟通技巧。

1) 入院环节:担任患者入院接诊的护士,应充分利用为新病人做入院宣教之际,给患者宾至如归的感觉,在做好常规宣教的同时,用你的言行体现出你的热情、细心、关心和爱心,争取给患者留下美好的第一印象——"首印效应"。

2) 治疗护理环节:护理人员在为患者实施各项治疗护理操作的过程中,除做好患者身份识别外,应结合具体治疗护理内容向患者宣教疾病相关知识,如:药物治疗的目的、不良反应、注意事项,需要患者如何配合治疗等。对高风险压疮和跌倒/坠床患者,护理人员在进行风险评估的同时可将防范措施及时告知患者和照顾者。沟通时护士应注意方式方法,不是命令患者和照顾者怎么做,应从患者角度,设身处地为患者着想,耐心说明采取预防措施对患者的益处,反之会带来什么样的危害等。通过沟通让患者和照顾者能在理解的基础上自觉地配合治疗和护理。

3) 特殊检查、治疗和手术前:患者和照顾者此时大多存在心理紧张、恐惧、焦虑等问题。护士在检查或手术前的准备与宣教中,沟通不仅只是常规宣教内容,还要让患者在与你的沟通中能感受到关怀、鼓励,获得战胜疾病的信心。同时在沟通中应如实呈现特殊治疗或手术的风险,既不夸大,也不隐瞒。

4) 出院环节:在患者康复即将离院之际,针对慢性病患者的出院指导工作既是护理工作走向社会的桥梁,也是院内护理工作向院外的延续,可以使患者在院外坚持正规有效的治疗,减少再次入院率。责任护士在患者离院前应结合患者的病情与出院带药情况,详细告知患者和照顾者出院后饮食、运动、用药频次及注意事项,出现异常及时联系责任护士或医生的方式。再次复诊的时间、目的、意义等。好的出院指导可拉近医患和护患之间的距离,为医院赢得高忠诚率的患者。

(3) 患者在团队中的角色:在住院治疗过程中患者是健康管理团队主要成员之一,其作用不可替代。患者对自身疾病的治疗护理方案有知情同意和选择的权利。在治疗护理决策时,医护人员应从专业角度站在患者的立场上,帮助患者分析利弊,了解不同方案的优缺点并协助选择最佳治疗护理方案。在与疾病做斗争的过程中患者和医护人员是同一战壕的战友,减轻

病痛,促进康复是医患双方共同的目标(详见本章"患者参与患者安全")。

5. 护理安全文化培育与建设　护理文化是医院文化的重要组成部分,护理安全文化又是护理文化中的重心,包涵 8 个观点:①预防为主;②安全第一;③安全超前;④安全是效益;⑤安全是质量;⑥安全也是生产力;⑦风险最小化;⑧安全管理科学化。三种意识:①自我保护意识;②风险防范意识;③防患于未然的意识,是护理安全文化的精髓。

护理安全文化建设需要加强对护理人员的安全培训。护理人员作为医疗机构中患者的主要照顾者,其对安全文化的认知和行为直接影响到患者安全。安全文化的构建是一个漫长的过程。需要:①领导重视,并能积极采取行动;②建立非惩罚性不良事件上报系统,并能针对错误及时对流程再造;③有效沟通及良好的团队合作;④打造学习型组织,注重教育和培训。培训包括:在校护生开设安全护理课程、新入职护士规范化培训中增加安全护理知识、安全培训贯穿于护士继续教育中、护理考核和各类竞赛中融于患者安全护理意识。安全文化的形成是一个潜移默化的过程。护理管理者和护理教育者应将对护理人员的安全培训理念融于各项护理活动中。

(1) 建立非惩罚性不良事件上报制度:通报文化是医院安全文化的一部分,是人们在单位中对报告不良事件所呈现的组织保障基础。只有当一个单位形成了真正意义上的良性通报文化,个体通报的事件才会成为组织中其他人学习的经验。构建组织通报文化的非惩罚性环境是提高通报率的重点。只有在非惩罚性环境中,医护人员才能在不担心、害怕及被报复的情况下自愿报告自己的错误。唯有分析与探讨真实事件根本原因,才能发现管理和护理流程上的不足,做到从错误中学习。因此,在非惩罚性不良事件报告制度的基础上建立一个有效、畅通、无障碍的自愿报告系统,突出非惩罚性和保密性原则,确保自愿报告不良事件的个人和部门不受惩罚,是医疗机构培育安全护理文化的重要举措。

(2) 完善不良事件后的处理程序:人非圣贤,孰能无过。一旦发生不良事件,应该如何处理才能将不良事件给患者带来的伤害降至最低,需要各医疗机构建立完善的不良事件的处理程序,使每位医护人员在不良事件发生后都能有章可循。

1) 建立与实施三级补救制度。护理不良事件一旦发生,当事人和(或)医疗机构应以最快时间、最小范围、最有效方法采取补救措施,以减少护理不良事件对医院、患者及护士造成的伤害。目前多数医疗机构实行的是三级补救流程。即:①一级补救:一般直接由护

士完成,主要针对那些没有对患者治疗和健康造成影响的不良事件,如发现用药错误及时终止、予以氧气吸入、加强监护等护士能立即采取的措施。②二级补救:一般由护士、医生、护士长或科主任协助完成,针对一级补救措施未达预期效果,需要医师采取相应药物治疗等;③三级补救:针对较严重的护理不良事件或患者及家属要求高,不满情绪明显,对已经提供的补救不满意等,需要院领导的支持和授权解决。根据补救人员的不同及事件发生时间先后,三级补救又称为现场自救、现场他救及事后补救。

2)上报并适时公开护理不良事件。一个单位已建立了完善的非惩罚性不良事件上报制度,护理不良事件发生后,当事人在完成一级补救后,应按本单位的上报系统和流程向有关部门上报事件详细经过,以便启动二级或三级补救。

3)鼓励护理人员学习"不良事件",提高"免疫力"。医疗机构积极建立非惩罚性不良事件上报制度,适时公开护理不良事件的目的就是希望更多的护理人员能从已经发生的不良事件中吸取经验教训,提高他们对此类事件的"免疫力",从而避免类似不良事件的再次发生。鼓励护理人员学习"不良事件",也是医院安全护理文化建设的有效举措。(参见本章"医院文化")

(四)患者参与患者安全

1. WHO患者参与患者安全项目　"患者参与患者安全"(Patients for Patient Safety,PPS)项目是2005年WHO世界患者安全联盟倡导的患者安全6个行动纲领之一。旨在代表患者的心声,建立患者和患者安全倡导者、用户、卫生保健人员参与的国际网络,倡导患者安全,协助卫生保健从业者减少和避免危害患者健康的一切医疗过失。强调患者和用户是卫生保健事业中追求患者安全的中心,希望患者积极参与一切相关工作,在推动患者安全运动中发挥重要的作用。PPS的主要任务:

(1)借助各政府部门、教育机构和私人组织及企业的支持,建立患者和患者安全。

(2)倡导者、用户、卫生保健人员参与的国际网络。

(3)为全球希望参与联盟工作或倡导患者安全的用户建立获取信息及参与的通道。

(4)实施促进患者安全及相关文化的医患基线调查。

(5)协助相关领域研究者设计和评价在医院或国家卫生保健体系中患者积极参与的减少医疗过失的项目。

(6)为用户、患者及组织机构参与更安全的卫生

保健体系制定政策和指南。

(7)建立卫生保健用户项目咨询网络,以使需要在本国或本地区启动患者安全或倡导"患者为患者安全"哲学的国家提供支持与帮助。

PPS项目的意义:①患者参与和合作将有力督促和推动WHO世界患者安全联盟项目的具体实施;②患者具有高度责任感,旨在创建安全可靠、令人尊敬、对患者和卫生保健工作者富有同情心及具有人性化的卫生保健系统和服务;③患者参与将实现促使卫生保健成为真正以患者为中心,尤其在其故步自封或忽略更安全的卫生保健时,患者的参与更能促进其改善。

2. 鼓励患者和照顾者参与患者安全　患者和照顾者共同参与诊疗护理活动,既反映出一个国家对医疗质量的重视程度,又对医疗质量管理有明确的督促作用。中国医院协会公布的2007年患者安全目标中"鼓励患者参与医疗安全"首次被纳入目标之一。保障患者安全是医患双方共同的责任,鼓励患者和照顾者参与医疗安全管理不仅充分体现了患者的权利,也诠释了医院以患者为中心的服务理念。诊疗过程中患者和照顾者参与医疗安全有助于及时发现不良因素、可有效避免医疗缺陷、保证医疗安全,增加医疗透明度,对构建和谐医患关系将起到积极促进作用。

(1)患者和照顾者参与医院安全管理的重要性

1)服务对象提供对医院各部门的监督和评价,有助于改进和提高医疗质量。

2)参与制定医院规章制度,从患者角度提出的建议可使制度更好地代表患者利益。

3)服务对象参与调解医疗纠纷,站在患者角度进行沟通,较易为患者及照顾者所接受。他们互相沟通后再进行院方协调,效果会更好。

(2)患者和照顾者参与诊疗过程的重要性

1)对诊疗效果,服务对象配合医生检查,并详细如实地描述症状及病情,将有助于医生的正确诊断;

2)对用药安全,告知患者用药目的与可能的不良反应,邀请患者参与用药时的查对,告知患者药物使用管理方法,通过安全教育鼓励患者说出其所用药物类型、剂量、给药方式及服药反应等,既可防范和减少住院患者用药错误,还可提高服药的依从性;同时利于收集药物不良反应发生率数据;

3)对手术执行,通过执行患者术前核对,既增加了医患沟通,又能减少手术部位错误和医疗事故发生;

4)对护理活动,护士主动讲解各项护理操作目的、方法、作用及注意事项,如何配合及配合治疗的重要性等,有助患者理解各项护理活动;由被动接受者转变为主动参与者,可增加护患之间信任度,从而提高患者满意度;

5）对患者和照顾者参与医院感染控制的重要性得到学术界一致认可，其作用被证实。

患者参与后，既能增加不良事件报告率又能更好地保证患者的知情权利。对有效减少医患纠纷，对构建相互信任的医患关系发挥重要作用。

（3）患者和照顾者的安全知识教育

患者到医院就诊时，常因疾病的折磨及环境改变、医学知识缺乏而产生不良情绪或异常心理。加之就诊程序烦琐，加剧身心疲惫，患者或照顾者极易把不满情绪发泄到护士身上，甚至发生摩擦或纠纷，影响疾病康复和和谐的护患关系。对患者实施针对性的健康知识教育，是使服务对象掌握正确的诊疗护理知识，应急处理的方法与技巧，规范医疗服务流程，保障患者安全，减少医疗纠纷，构建和谐医患关系，传播健康知识的有效模式。

医护人员在为患者进行医疗护理活动前、活动中、活动后均应结合患者疾病治疗与护理的共性与个性特征及时利用一切诊疗护理活动的机会如入院宣教、术前宣教、卫生宣教、工休座谈会等多种形式，对患者和照顾者开展安全教育。常用方法有：讲解、示范、张贴警示标识、安全告知书、签阅知情同意书、印制宣教手册；门诊、住院部、病区等公共场所张贴宣传画等。

（4）患者和照顾者参与患者安全的方法和途径

1）成立患者安全管理委员会：医院成立患者安全管理委员会，邀请患者或照顾者参加，为他们提供发表自身意见和建议的渠道，通过他们参与对医疗质量的监督和评价，制定医疗质量评价标准；有利于促进医疗安全，提高医疗护理质量。

2）开展患者满意度调查：患者满意度调查是被多数管理者接受的患者参与的重要形式。医院建立科学的调查方法，通过住院调查、出院调查、门诊调查和医技科室满意度调查，客观公正地收集患者及照顾者对医院各方面的意见和建议，以进一步提高医疗质量，改善服务态度，为科室考核、医院的管理和发展提供可行的依据。

3）学习患者安全相关知识，协助维护医疗安全：通过学习医院各项安全管理制度，患者在对用药安全、参与手术安全核查流程、参与防范与减少患者跌倒事件发生、参与防范与减少压疮发生等方面的患者安全相关知识有一定了解后，应主动参与到医疗活动中来，协助医护人员维护患者医疗安全，将可避免的医疗差错、事故控制在萌芽中。

4）主动获取医疗信息，积极配合治疗：患者在医疗活动中有义务向医疗服务人员提供真实的病史信息，协助医生做出正确的诊断，以免延误病情。在诊疗护理过程中，应积极配合医务人员的诊疗护理措施，双

方相互信任、构建良好的医患关系，促进疾病的康复。

5）自我监测健康状况，维持有效沟通：医患沟通是医患之间不可或缺的交流，掌握沟通的艺术，患者与医务人员保持良好的沟通，及时反馈自己对诊疗护理的体验和意见，使得医护人员及时采取相应措施，最终达到有效治疗和减少医患纠纷的目的。

6）在诊疗护理过程中发挥监督与提醒作用：医护人员鼓励患者和照顾者在医疗活动中及时提醒医护人员在诊疗或用药前确认患者身份，如："这是我的吗？"；督促医护人员按各项安全管理制度为患者提供医疗和护理服务，预防不良事件发生。

7）主动向医护人员提供疾病相关的准确信息，以利诊治：主动提供既往用药情况，如过敏史、糖尿病史等。强化患者参与医疗活动的责任，如患者要提供准确的信息、完整填写健康史和各类调查问卷等。

8）公开本院接待患者投诉的主管部门、投诉方式及途径：各级医院应在医院门诊部、住院部、官方网站等显要部位对社会公开本院接待患者投诉的主管部门、电话、网址、信箱等，以方便患者投诉和社会监督。

9）告知患者发生不良事件后的处理方法与技巧：不良事件一旦发生，护理人员或医方应能正确认识到自身存在的不足，在积极组织三级补救的同时能如实向患者或照顾者通报事件发生的经过及原因，院方采取的补救措施及可能会带给患者的伤害及后果等。在告知过程中，医方代表：①能真诚传达歉意；②如实通报，赢得患方信任；③争取医患双方共同努力将不良事件给患者带来的伤害降到最低；④注意把握告知时机和对象，勿与情绪过激的照顾者发生正面冲突；⑤注意保护当事人，对不良事件给患者造成器官或功能损害者，当事人可暂时回避，由护士长或科主任或院质控办负责人代表院方与患方代表沟通交流。

二、医学教育中的患者安全

（一）WHO 患者安全教育主题内容

倡导患者安全教育培训已成为 21 世纪 WHO 在全球促进患者安全活动的重要举措之一，是全球极为重视的课题和难题。"患者安全"涉及医疗机构、医务工作者和病人 3 方。传统医学教育注重临床技能如疾病诊断、治疗和预防预后等培训，忽略了对医学生团队合作、医疗质量改进和风险管理医疗能力的培养。如何提高医务人员的患者安全意识、识别医疗差错发生环节的能力和医患沟通的技巧对保障患者安全至关重要。现在的医学生将是未来的医师和医疗领域的管理者，如何使他们尽早尽快掌握患者安全知识，强化患者安全意识，从源头遏制医疗差错发生，从而保证他们在将来的行医过程中有能力向患者提供安全的医疗服

务,亟待引起医学界和医学教育界的关注。

2008 年 WHO 患者安全联盟启动"医学本科生患者安全教育"项目。旨在从在校医学教育开始,为医学生提供全面的患者安全知识和技能指导,将患者安全的教育贯彻到医学教育的各个阶段,将患者安全意识整合到医疗服务的各个环节,防患于未然。2009 年 WHO"医学本科生患者安全教育"项目初确立 11 个课程指南题目:①患者安全基本概念;②人体工程学因素及对患者安全的重要性;③医疗系统复杂性对病人的影响;④如何成为团队中的有效成员;⑤如何从错误中吸取教训;⑥如何处理临床风险;⑦质量改进方法介绍;⑧患者参与患者安全活动;⑨加强感染控制,降低院内感染;⑩患者安全与介入性诊疗;⑪提高药品安全。

(二) 国内外患者安全教育现状及对策

在全球医学界共同努力进一步提高医疗服务安全和质量的背景下,患者安全医学教育近年受到广泛关注,但大多集中于对住院医生及护士等医务工作者的培训。对本科医学生的患者安全知识和理念的教育尚处在起步阶段。美国、英国、澳大利亚等发达国家均开设患者安全课程;多数为选修课、实习课,尚未纳入本科医学教育体系。在课程设置、授课内容、授课对象及效果评估等差异较大。2003 年英国医学总会(The General Medical Council)在"未来的医生"(Tomorrow's doctor)中关于患者安全向本科医学生提出诸条建议。2005 年澳大利亚卫生保健安全及质量委员会(Australian Council for Safety and Quality in Health Care,ACSQH)出台国家患者安全教育框架(The National Patient Safety Education Framework,NPSF)。2009 年初 WHO 颁布患者安全本科医学生教育指南,并于 2010 年在全球 11 个医学院校试行,旨在推动患者安全本科医学教育全球范围的推广和普及。2012 年陈冯富珍总干事将"患者安全"作为其主要优选工作之一,支持我国卫生部决议,出版 WHO 中译版《患者安全》教材。

发展中国家普遍因基础设施设备不完善、药品质量、资源相对匮乏、管理不力、感染控制能力较差、个人技术有限及资金严重不足等,医疗过失和事故发生率远远高于发达国家。WHO 以发展中国家为重点推进患者安全教育项目。为配合 WHO 患者安全医学本科教育实施,2009 年四川大学华西医院中国循证医学中心同年首次将患者安全教育融入现行的本科循证医学课程。2011 年广州暨南大学附属医院、2012 年安徽皖南医学院护理部结合实际相继开设患者安全国家级培训课程或将患者安全内容融入现行的护理教学中。2017 年 2 月,北京大学第一医院与北京大学医学部联

合正式开设患者安全选修课程。教师由医务处、护理部、药剂科、感控处 14 名专家组成。以 WHO、美国、英国等发达国家患者安全教材为蓝本,结合本土化实际案例开展授课。

患者安全教育培训是一个新型教育模式的探索。我国医学教育工作者尚不熟悉"患者安全"如何"教"与"学"。教授患者安全课程,应以灵活的教学方式将患者安全课程穿插在临床课程教学过程中,采取小组讨论、角色扮演、场景训练等多种方式,让医学生有更多亲身实践的机会。我国教育部门、医学院、医院、科室及教师需要:①更新知识、技能,转变教学观念;②必须调研我国医疗风险和患者安全现状,明确问题、充分考虑我国国情,探索适宜我国教育体制的患者安全教育培训新模式;③需要结合国情、针对当地问题参考 WHO 医学院校患者安全课程指南、借助发达国家患者安全教育机构已有方法策略和信息资源及相关方法学技术。而不是机械照搬国外相关研究结果。医学生作为未来的临床医师,应该学习医疗系统不健全将如何影响卫生保健质量和安全、缺乏沟通将如何导致不良事件的发生;了解并执行安全的医疗行为规范和程序等;也应该学习如何应对这些挑战。

(三) 患者安全教育研究与转化

以"患者安全"等相关英文检索词检索 MEDLINE 发现:从 1953 年第一篇与患者安全相关的文章发表已余万篇。但关于患者安全医学本科生教育的研究较少,开设高质量随机对照教育研究尤缺。①患者安全课程均在美国、英国、澳大利亚等发达国家开设;多数为选修课、或整合到临床实践实习或技能课,尚未正式纳入本科医学教育体系。②在课程设置、课程内容、授课对象、师资配置及效果评估等方面差异较大。如:课程设置为 2~30 小时;课程内容尚无一个研究完整系统地教授患者安全涵盖的 8 方面内容。③师资配置体现了多学科融合共同完成教学内容。④授课方式/模式包括:集中授课/讨论、资料阅读、案例讨论、专题讨论、小组讨论、角色扮演、多学科小组参与、标准病人模拟训练录像 8 种形式。⑤在效果评估相关研究均采用问卷形式的前后比较来测量患者安全相关知识、技能、态度有无提高,无统一标准来判断其教学效果。⑥尚无研究阐明患者安全医学本科教育是否采用了何种规范统一教材或采用了何种教材。⑦目前尚无统一或公认的质量标准评价患者安全教育研究的质量。综上,目前患者安全本科教育尚不完全成熟,与其已作为 21 世纪医学教育的重要内容的全球和各国要求不相称。

促进患者安全不仅是建立医疗质量保障与持续改进体系、和谐医疗环境和患者安全文化氛围,最重要的是应从根本从源头,从本科医学教育着手,使医学生从

进入医学院校起就树立"患者安全"和确信对患者无害的意识,掌握患者安全知识,将"患者安全"意识和医学伦理融入医学教育和服务的各个环节,成为医者法人本能和行为准则,才能防患于未然。因为医疗行业是与人类生命和健康密切相关的特殊、高风险行业,从来备受社会关注;医疗服务质量的内涵也愈加丰富和宽泛,影响医疗服务质量和患者满意度的因素日渐增多,涉及工作效率、费用控制、服务理念、服务的可及性和反应的及时性、尊重和鼓励患者的参与等多方面因素。

目前我国尚无高质量患者安全教育研究仅有数量不多的断面调查或前后对照研究且主要关注护理领域。这与我国拥有全球最大患者群,最大的医学生和医药护人员队伍和最复杂多变的医疗服务机构,因而具有患者安全的最大潜在风险的事实形成强烈反差。显然在国内开展相关课题具有重要现实意义。建议:①首先调研我国医学院校本科生"患者安全"知识、态度和行为,获得一手基线资料。②系统评价国外"患者安全"课程开设情况包括:内容设置、教材建设、师资资质、教学方法和评估指标等,为未来在我国本科医学教育中如何开展患者安全医学教育提供循证建议。③结合研究结果,从在校医学教育、在职医学教育、继续医学教育着手,将患者安全的教育贯彻到医学教育的各阶段,各环节及各层面。

第三节　患者安全文化

一、定义、要素、内涵及作用机制

(一) 定义

文化(culture):文化是一个组织的核心,是组织内一种最稳固的力量;是一个组织独特的运作方式。它可以塑造组织员工的思想、行为,激励他们的工作;警醒和棒唱我们。

安全文化(safety culture/culture of safety):安全文化是个人和群体的价值、态度、观念、能力和行为方式的产物,它决定整个组织的安全和健康管理的承诺,及该组织的风格和熟练度。

安全氛围(safety climate):安全氛围是一种心理表象,主要体现为某一特定时刻内,该组织成员对组织安全状态的认知;这种状态可以随着当前环境特征及其他影响因素变化而变化。

安全态度(safety attitude):强调人自身的素质和责任心是任何先进技术和规章无法取代的。安全态度就是重视安全的意识管理,其形成一般要经过本能认知、约束管理、自我管理和团队管理 4 个阶段。1975 年美国学者 Schneider B. 等发现:员工对他们工作环境

将形成不同的氛围认识;氛围认识(包括领导行为、创造性、工作团队、职务等)是基于组织内既有的不同事件、程序和实践而形成。继而提出安全氛围。1985 年美国研究者 Marek J. 等研究了海上石油组织中不同工作群体的风险认知、压力和事故,结果发现:对安全影响最大的因素依次是①安全政策的落实;②正确的安全管理和安全促进活动;③及在设计安全程序时及时采纳员工的意见。

患者安全文化(patient safety culture/patient safety climate/culture of patient safety):指医疗机构为实现患者安全而形成的员工共同的态度、信念、价值观和行为方式。患者安全文化是个多维现象,有其自身特定要素,如领导、学习、沟通、团队合作等。它是医疗安全的思想基础、行动依据和内在动力。医院的安全文化关注医院内所有人的安全,不仅包括患者的安全,也包括工作人员的安全,因为工作人员的安全与患者的安全息息相关的。

(二) 要素与内涵

患者安全文化的要素可概括为 5 个亚文化,即知识文化、报告文化、公平文化、学习文化和弹性文化。其内涵主要可概括为以下 6 个方面:①医院组织的领导层(supervisor)能做到承诺安全,并将其诠释为各级人员共同的价值观、信仰和行为准则;②组织或机构(organizaiton)能视安全为第一,任何生产和效率都可为之做出退让/牺牲;③组织能公开交流(communication openness)缺陷或差错并予以解决。当发现缺陷时,能及时向有关部门报告;④组织能崇尚学习(organization learning),对待问题的态度应着眼于改进系统,而不是惩罚个人;⑤医院内部员工之间、科室班组间经常开展坦诚布公地交流及反馈(Feedback and communication);⑥组织或机构能提供必要的物质条件、激励机制和奖励措施,从而使安全承诺可以付诸实施。

(三) 作用机制

患者安全文化是医院安全文化的一部分。也可以理解为:它将希波克拉底的格言'first do no harm'整合到组织的每个单元,注入到每个操作规范之中,贯彻于处理过程的每个程序里,将病人安全提升到最优先地位的一种行为。其理论基础是瑞士奶酪模型,即医疗差错或者事件的发生,由一连串的错误导致;只有完善整个组织系统、文化层面,才能彻底提高医疗质量。患者安全文化的实质是:共同促进以安全为目标的一种组织行为,医院的所有员工对待病人安全的共同态度、信仰和价值趋向;通过改进系统从而确保患者安全。

二、起源与发展

(一) 文化的起源与发展

文化的理念起源于 20 世纪 50 至 60 年代的社会和

行为心理学,并于 20 世纪 80 年代逐渐演化成为组织心理学、组织行为学和管理学的重要研究分支。文化是一个组织的核心,是组织内的一种最稳固的力量,它可以塑造组织员工的思想、行为,激励他们的工作;它是对外适应和对内整合的机制;一个组织具有良好文化,管理者和员工都能很好地融入进去,这将会产生更强的组织承诺,使运行更有效率,也将会获得更好的效益。

20 世纪 30 年代美国的霍桑实验引起了研究者对组织中社会因素的重视,从而掀起了对组织氛围(organizational climate)及组织文化(organizational culture)的研究热潮。在航空、核电等高风险组织(high reliability organization,HRO)中,"安全第一"是人们共识达成其组织文化的显著特征。人们的安全态度、安全承诺及组织对成员的安全教育、安全培训的态度等社会因素均会影响安全绩效或导致不安全行为。

(二) 患者安全文化理念的提出及发展

安全文化理念在医学领域的应用可追溯到 20 世纪 90 年代。借鉴安全文化理念在相关领域的应用及影响,美国学者 Leape L.L. 等认为,只有确保组织内领导有积极的患者安全承诺和工作人员有患者安全的正确认知(差错主要来源于系统缺陷,而非个人),才能显著地改善医疗差错。因此,他认为确保患者安全关键是建立安全文化。2004 年英国研究者 Reason J. 认为,患者安全文化由 5 大亚文化组成:①知识文化(knowledge culture);②报告文化(reporting culture);③公正文化(just culture);④柔性文化(flexible culture);⑤学习文化(learning culture)。2005 年英国健康安全执行委员会(Health and Safety Executive,HSE)指出有 5 大因素影响安全文化:①领导力(包括健康安全预算、安全交流机会、健康安全培训、个人支持和专业能力);②双向交流(包括纵向沟通、自我安全报告和横向交流);③员工参与程度(包括责任、有效培训、专业建议和决策反馈);④学习文化(包括互动式学习、信息共享和氛围建设与自查);⑤安全责任与态度(包括开放的安全文化、公正的事故处理、关心员工、自由反馈事件而不用担心惩罚和增强自信)等。

2000 年美国研究者 Reasons J. 认为:多数医疗差错是一种非有意的医疗护理的结果,它可以是计划错误,执行错误及疏忽。因为一般来说,错误不是因为不小心或不够注意而发生,而是整个系统本身存在问题。系统错误本身因素很多,如医务人员超负荷工作、压力过大;环境噪声和灯光干扰;设施和实践标准缺乏等。正如瑞士奶酪模型理论指出:医疗差错多半是系统一连串错误连环发生造成,是系统本身的问题,而非单纯个人行为。换言之,只有使将医疗差错从归咎/苛责于

个体的失误转变为提高或改进整个医院系统,以避免再次造成患者伤害的机会,才能真正改善患者安全。正如世界著名质量管理专家 Dr. W. Edwards Deming 的所述,"我们生活在一个充满差错或缺陷的产品/服务的世界,如果这是生活所必需的,那我们就应该去改善它"。他为此提出了戴明环的概念,又称 PDCA 循环(即 Plan/do/check/action,计划、实施、检查、行动),戴明环的实施有助于系统内任何程序都朝着合乎逻辑的方向有效运行,从而改善整个系统的不同环节。PDCA 环同样适用医疗服务系统。促进患者安全就是将苛责个人的文化转变成对整个系统的全面审视以减少错误发生的机会。

随着患者安全活动的深入开展,越来越多的学者及卫生保健机构意识到:构建患者安全文化是改善患者安全的潜在战略,建设及发展患者安全文化是促进患者安全的关键要素。促进患者安全仅靠规章制度不能完全杜绝不安全行为,因为规章制度是强制行为而非自觉自愿,约束力有限。文化能渗透到组织的每一角落、每一层次,使医院各层次员工都能进行社会控制和自我控制。在今天经济社会快速发展,科学技术日新月异,人们医疗健康需求不断增长的新形势下,患者安全将更加被注重。但患者安全成功的关键在于建设医院安全文化,建设更加安全的医疗体系的最大挑战是改变医院文化,这也是卫生部门、医疗机构及广大医务人员的迫切任务之一。

三、建立医院患者安全文化

建立医院患者安全文化对减少医疗差错导致的不良事件,完善医疗系统有积极作用。医疗差错难免但差错不等于伤害。即不可能在医疗活动中试图杜绝医务人员出现医疗差错,但这不能成为我们在患者安全实践中无所作为的借口。应①通过改进流程使医务人员"做对容易犯错难",增加复核或缓冲环节使医务人员的差错难以导致患者伤害等等。旨在②"建立一个比较安全的卫生体系",杜绝一系列医疗差错的发生,及时纠正未给患者造成严重后果的工作失误,避免不良事件的发生。改善患者安全文化的干预是减少医疗差错、保证患者安全的有效途径。③管理者及研究者应加强安全文化的建设和研究。④我国政府相关部门应制定促进对患者安全文化研究的相关政策,并投入一定物力财力;开展大规模高质量的患者安全文化原始研究及二次文献研究;采用多种研究方法评估患者安全文化,为促进患者安全提供循证信息;全方位开展安全教育,基于患者安全大数据与循证挖掘和提炼,潜移默化构建安全文化,孵化良好的医院患者安全文化。从而提高医疗服务质量确保患者安全。

四、国内外医院患者安全文化研究现状

自 1999 年美国医学研究所发表《孰能无错，建立更加安全的卫生服务系统》报告以来，有关医疗差错及负性事件的报告及研究分析，患者安全相关的研究层出不穷。但大多对患者安全文化在促进患者安全活动中作用的认识肤浅，相关深入研究较少。如何改变医疗领域的患者安全文化，怎样促进患者安全成为全球面临的共同重大课题及难题。

以"病人安全文化/患者安全文化/医院安全文化/安全文化/安全氛围/安全气氛及 patient safety culture/safetyculture/safety climate"等中英文检索词，在英文数据库（Pubmed/EMbase）和中文数据库（中国生物医学数据库、万方数据库、中国科技文献数据库等）检索近十年患者安全文化的相关研究。共检获相关文献 5000 余篇，主要来自美国、中国、英国等。经过筛选发现：①全球患者安全文化的研究尚处于起步阶段，数量不多，以横断面研究为主；②研究内容主要是量表的测评与信度、效度分析等；③非断面研究侧重在领导、沟通、合作、报道等亚文化的探讨；④开展研究的机构主要在医院；⑤断面研究量表使用频率较高的是"医院患者安全文化量表"（Hospital Survey on Patient Safety Culture，HSPSC），由 12 个维度，42 个条目和 2 个单独变量条目组成。从 2004 年由美国医疗保健研究及质量控制所（Agency for Healthcare Research and Quality，AHRQ）研发至今，已在美国及其他国家的逾千家医院进行了测评，结果显示其信度、效度代表性较好。

我国患者文化研究与国外患者安全文化同类研究相比尚处在起步阶段：①研究内容以量表测评为主；②断面研究占多数；③比国外晚 3~4 年，多数研究在教学医院进行；④主要关注护理领域，重点在对量表信度和效度测评。虽然我国目前越来越重视患者安全，各级医院也在开展患者安全活动、制定相关政策促进患者安全；但⑤急缺积极的安全文化建设。很多观点和行为还处于传统的苛责文化中。提示：我国管理者及研究者应加强安全文化的建设和研究。我国相关部门应制定促进对患者安全文化研究的相关政策，投入一定物力财力，支持展大规模高质量的患者安全文化原始研究及二次文献研究，促进患者安全文化的实施，从而提高医疗服务质量确保患者安全。

第四节　人体工程学

一、定义、要素、内涵及作用机制

人体工程学是研究人的行为、系统设计和安全之间关系的一门学科。美国有人称为人类工程学"Human Engineering"，人因（素）工程学"Human Factors（Engineering）"，欧洲有人称为"Ergonomics"，日本称之为"人间工学"。国际人体工程学协会（International Ergonomics Association，IEA）的定义：人体工程学是一门"研究人在某种工作环境中的解剖学、生理学和心理学等系统的各种因素；研究人和机器及环境的相互作用；研究在工作、家庭生活和休假时怎样统一考虑工作效率、人的健康、安全和舒适等问题的科学"。该"系统"代表了人与之交互物体的（Physical）、认知的（Cognitive）和组织的（Organizational）产物，既可以是技术或装置；也可以是人、团队或组织；也可以是程序、政策或指南；也可以是客观的环境。

人体工程学是研究人及其工作环境的科学由 6 门分支学科组成，即：①人体测量学；②生物力学；③环境生理学；④劳动生理学；⑤时间；⑥工作研究。涉及 3 个方面：工作、个人和系统及他们如何影响人们的健康和安全相关的行为。工作任务的设计需要符合人体工程学原则，要考虑人执行任务的局限性。其主要理念为：人本身与人操纵的物体及周围的环境是一个有机密切联系的整体系统。人是主体，由人操纵与控制的物体要适应人的生理和人体各部分的活动规律；周围环境应当适应人的身心活动，应与人的心理和人的结构及人体力学协调；以实现安全、舒适、身心健康、防止错误，提高工作效能。

根据国际人体工程学协会的分类和人体工程学应用于患者安全手册的分类，人体工程学用于卫生保健及患者安全的主题可分为以下 3 大类：

1）物理人体工程学（physical ergonomic）。物理人体工程学着重辨识医护工作者的身体能力及局限性，设计考虑了身体特征的工作环境和设备（如相关主题包括，工作场所布局、使用者的工作姿势等）。

2）认知人体工程学（cognitive ergonomics）。认知人体工程学关注系统的组成及其使用者认知能力及其局限性（如相关主题包括，交流及团队合作、工作时间设计等）。

3）组织人体工程学（organizational ergonomics，也叫 macroergonomics）。组织人体工程学主要处理总体的工作系统，考虑系统的不同组成部分间的相互作用和适用性。

很多情况下，患者安全问题的解决需要考虑以上多方面的主题，比如设计电子病历记录界面是归属于认知人体工程学的主题范畴，但它同样需要应用组织人体工程学来评估其在卫生保健组织中的实施和使用。

二、起源与发展

1857 年波兰人雅斯特莱鲍夫斯首次提出"Ergonomic"一词,其来源于希腊文。"Ergo",即"工作、劳动"和"nomos"即"规律、效果",ergonomic即探讨劳动、工作效果、效能的规律。人体工程学在欧美国家开始大量生产和使用机械设备,为了探求人与机械之间的协调关系的情况下诞生。主要的发展时期是在第2次世界大战期间,许多国家大力发展新式武器和装备,而忽略了设计和操作中人的因素,因战斗机座舱及仪表位置设计不当,导致误读仪表或误操作而发生意外事故;或因操作复杂不符合人的生理尺寸造成战斗命中率低等后果。警醒人们:若将人体工程学的原理和方法用于军事科技如坦克、飞机内舱的设计中;考虑生理学、心理学和人体测量学等学科的知识,以使人在舱内有效的操作战斗,并尽可能减少长时间在小空间内产生的疲劳,减少错误的操作极其重要。

20世纪60年代,人们强调从人、机和环境这3个要素的系统高度来分析和研究问题,确立并强调:①系统的主体是人;这3个要素相互作用,相互依存。②运用系统工程的方法,实现系统的优化组合可提高人的可靠性,高效,经济,适宜环境等综合效能。美国同期成立了人体工程学协会,并在许多高等学校,如哈佛、麻省理工学院等大学开设了人体工程学的课程。

20世纪70年代,人们提出优化人机系统问题,因为只有运用系统科学的思想和方法,才能处理好人、机、环境这个超巨系统之间的相互关系问题。人体工程学的发展趋向跨学科,综合性的特点。原子能和计算机及各种自动化装置的广泛应用,使人机关系更趋复杂,涉及的学科也更加广泛,包括生理学、劳动生理学、解剖学、人体测量学、生物力学、管理科学、环境工程学等。

20世纪90年代,国际上对人体工程学的研究和应用的重视程度日益增强。美国职业安全与卫生管理局为加强和开展人体工程学方面的工作增加预算,制定部分行业人体工程学计划和设计标准。欧洲共同体委员会,国际标准化组织(International Organization for Standardization,ISO)等研究制定多种人体工程学标准。21世纪:

1) 人体工程学得到了更广泛的应用。凡涉及与人有关的事物,就会涉及人体工程学的相关问题,人体工程学也与有关学科紧密结合,出现了许多相关的学科,如:①因研究工业产品装潢设计产生的技术美学;②因研究人事管理产生的人际关系学;③因研究交通管理产生的安全工效学;④因研究医疗器械产生的医学工效学。

2) 人体工程学学科在促进患者安全活动中成为重要组成部分。2008年WHO患者安全联盟将"人体工程学"作为患者安全本科医学教育课程的主要内容之一,要求医学生学习掌握人体工程学基本原理及在促进患者安全中的重要作用。2009年WHO患者安全联盟在其报告中将人体工程学在患者安全的应用分为4个主题,即:组织、管理、团队和工作环境。

目前全球最大的专业人体工程学组织是美国的人体工程学协会(www. hfes. org)。其成员来自人体工程学、心理学和工程学等各个领域的专家和工业、军队、医疗组织的实践者。许多发达国家有也成立了各自的人体工程学团体,如英国(www. ergonomics. org. uk)和澳大利亚(www. ergonomics. org. au)。

我国人体工程学的研究起步较晚,目前正处于发展阶段。①我国最早的人体工程学思想和方法用在家具设计方面。办公椅设计研究与办公人员职业健康之间的发展关系表明了人体工程学在办公人员劳动卫生的预防机制中发挥不可替代的作用。②1980年国家标准局成立了全国人类工效学标准化技术委员会,统一规划、研究和审议全国有关人类工效学的基础标准制定。1989年又成立了中国人类工效学会。③许多部门也已经开始重视人体工程学的研究,如航空、航天和军工部门,但在工业和医疗等行业尚未被足够重视。

三、人体工程学在卫生保健及患者安全领域的应用

82%医疗差错并非有意的医疗护理结果,可因计划错误、执行错误及疏忽等所致。差错不完全是因为医护人员个人不小心或不够注意而发生,而提示整个医疗系统本身可能存在问题。引起系统发生差错的因素很多,包括医护人员超负荷疲劳工作、压力过大、工作环境如噪声和灯光的干扰、设施及具体操作缺乏规范与标准、技能培训及知识更新不够等。系列差错必将导致不良事件的发生,从而危及患者安全。从人体工程学原理看,发生差错常常因系统及技术与人体的特性不相符而致。目前人体工程学被认为是减少医疗差错、改善医疗技术设计及减少患者跌倒风险等的最重要原则之一。人体工程学的原理及方法已越来越广泛应用于卫生保健及患者安全领域。其主要目的是:促进医护人员(使用者)的健康、安全、舒适,提高工作质量及其绩效;最大限度地提高卫生保健系统的总体服务质量,减少差错发生,确保患者安全。

20世纪50年代人体工程学就用于患者安全领域。人体工程学理论的创立人之一 Al Chapanis 和他的同事在 Johns Hopkins 大学进行了一项医疗差错的研究。在7个月的研究中发现178起医疗差错,其中90%可归纳为以下5种类型:①未遵循规定的检查步骤;②对书写文字的误读和误解;③抄写错误;④药物标签误放于标签盒;⑤计算机错误。1970年,Rappaport最先呼

呼将人体工程学用于卫生保健领域。到 80 年代,该领域的杂志上出现了一些人体工程学概念和应用的文献,多数关于麻醉设备和输液泵。该期其他研究也关注医疗差错及疲劳对医生的影响等。

1993 年,美国哈佛公共卫生学院教授 Leape 与卫生保健和患者安全的专家提出:人体工程学的原则考虑了卫生保健系统内人员的需求、能力及其局限性,非常有益于卫生保健系统的安全设计。虽然卫生保健系统提供的医疗服务质量和安全取决于患者的危险因素及医护人员的技能和知识,但也会受到系统特征的影响,而系统特征可以通过人体工程学的原则和方法来操作,进行改变和改进。卫生保健服务的参与者包括:卫生保健的医生、医技及医护人员,患者及其家属。他们的各种需求、能力和局限性会随时间改变而改变。识别人体工程学的多样性对尝试去处理这些需求、能力和局限至关重要。

1996 年,人体工程学在卫生保健领域的专题报道最早发表在'Human Factor'杂志上,之后才有较多人体工程学与患者安全有关的研究相继发表。同年,卫生行业专家、人体工程学专家和工业事故专家首度合作在第一届 Annenberg 会议上针对患者安全问题进行了专题讨论。同年,美国成立国家患者安全基金会(National Patient Safety Foundation,NPSF)。2007 年,飞行员 Martin Bromiley 在英国成立了第一个有临床医生和人体工程学的专家参与的临床人体工程学团体。

(一) Systems Engineering Initiative for Patient Safety (SEIPS)模型

如图 53-1 所示:人体工程学在患者安全中的应用对象可以包括 2 个系统:

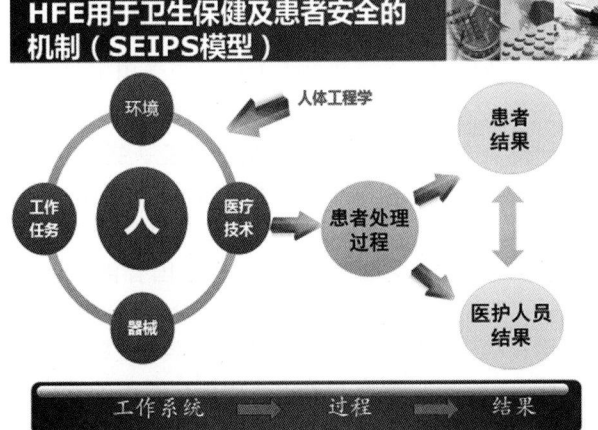

图 53-1　Systems Engineering Initiative for Patient Safety (SEIPS)模型
译自(Carayon P,Schoofs Hundt A,Karsh B-T,et al. Work system design for patient safety:the SEIPS model. Qual Saf Health Care. 2006;15(suppl 1);i50-i58.)

1) 医护人员-工作-环境和患者-治疗手段-环境。

2) 在工业或组织的心理学家研究人体工程学和安全环境。主要关注工作和使用者的安全。人体工程学在患者安全的应用:不仅仅关注患者,更主要关注医疗服务提供者的相关影响。Systems Engineering Initiative for Patient Safety (SEIPS)模型指出:①人(即任何参与医护的人员,包括患者)是工作系统的中心。②系统中所有的元素(包括人、组织、环境、工作任务、技术和工具等)均会对系统中的其他元素产生影响。③人体工程学在卫生保健及患者安全中应用的目的就是尽可能使操作的医护人员在舒适、可靠的环境中为患者提供安全、高效的医疗服务。

(二) Clarkson 模型

如图 53-2 所示:人体工程学的原理通常是①从一个系统的层面来设计工作和工作环境;②应采用人体工程学的系统方法来实现安全和准确性,着重处理工作人员、工具、同事和组织之间的复杂关系。仅片面考虑系统中的一个因素很危险。Clarkson 及其同事制定了促进卫生保健系统设计的模型提出:卫生保健领域的许多方面都急需通过改进流程来促进系统安全。需要了解系统和医疗服务直接提供者的需求,建立知识基础(Build knowledge base),以引导设计更适用的产品(Design the products),从而提供安全的医疗服务。该模型提示:提供安全的医疗服务不可能通过孤立的某一环节来实现,而应包括卫生保健服务系统的各层面与各环节间关系的协调。

人体工程学在医疗系统中的主要目标是最大限度提高系统的总体效能,提高健康、安全、舒适和工作质量。卫生保健领域人体工程学设计适应所有工作人员,不仅仅是沉着、精力旺盛、有经验的临床医生;同样适合于那些可能紧张,疲倦,莽撞及没有经验的医护人员。医疗装置的设计要充分考虑使用者的使用方式和使用环境,使可能发生的差错及其后果最小化。如:①控制面板的布局及按钮等,要大小适当且保持合理空间距离,不是越近越好。以保证方便使用和防止意外的操作。②对患者监护数字要保证读写清晰,要有报警设计。③在嘈杂环境中,要考虑防止心理急躁,防止误读、误接、误操作的配置,以保证医疗器械的安全、有效和可用性。从手术操作到采血、静脉点滴、注射、检查、护理均必须充分考虑其应用的安全性。对医院系统的电子化、自动化,更必须考虑其总体系统的人体工程学设计和安全性。

研究表明:如果在患者管理的最初设计阶段考虑到各种可认知因素,将会提高患者使用医疗装置的安全性。用人体工程学的原理,以人的认知特性为基础,总结历年来在医疗器械方面的不良事件,在设计、生产

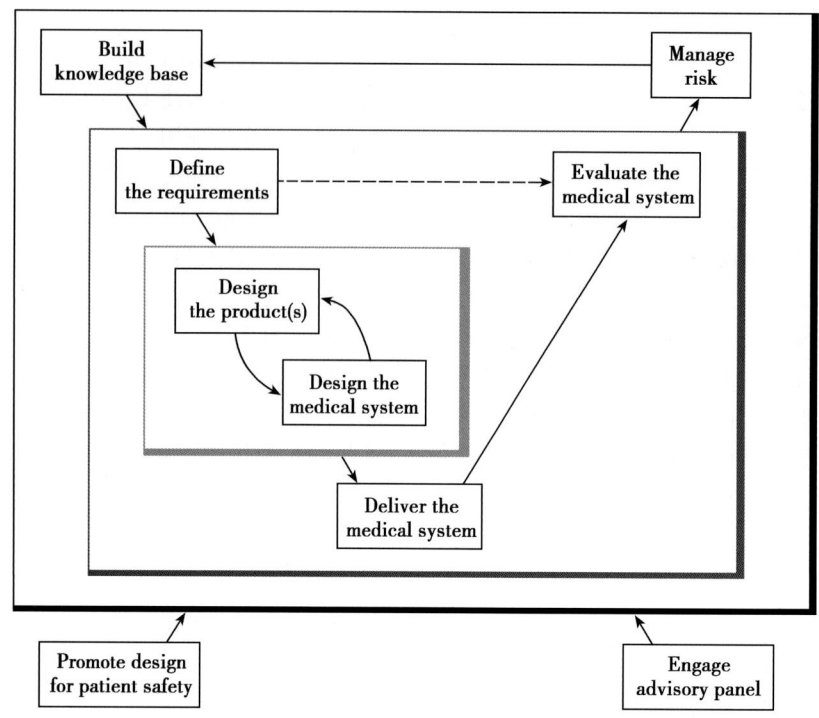

图 53-2　Clarkson 模型:以系统为基础及以人为中心的卫生保健系统设计

来自(Clarkson PJ,Buckle P.,Coleman R.,Stubbs D,Ward J,Jarrett J,Lane R,Bound J,. Design for patient safety:a review of the effectiveness of design in the UK Health Service. J. Eng. Des. 2004,15:123-140.)

和使用上采取积极地预防措施,可以把事故消除在发生之前,以杜绝医疗器械的不良事件,减少医疗差错。

　　目前人体工程学已用于改善各种医疗技术和设备的设计。如:①患者自控镇痛泵、输液泵及医疗设施。②Wu AW 建立的重症监护病房事件报告系统,包括收集各种工作系统要素和人体工程学的数据。③Larsen 将人体工程学原则应用于药房生产药物标签的重新设计。许多医院已经将人体工程学原理考虑进输液泵采购的决策过程中,以保证采购到最安全、有效的装置用于改进医疗设备。④加拿大一家医院提出将人体工程学用于采购输液泵的决策过程。

四、人体工程学在卫生保健及患者安全中应用的研究现状

　　目前人体工程学的方法及原理在患者安全领域的应用已得到发达国家及相关卫生保健组织的重视。(表 53-4)。①患者安全全球联盟起草组(the World Alliance for Patient Safety Drafting Group)建议:应在患者安全的实践中广泛地应用人体工程学原理及方法。②美国医学研究所(Institute of Medicine,IOM)和美国国家工程院(National Academy of Engineering,NAE)将人体工程学列为设计和提高卫生保健系统的系统工程工具,以提高医疗质量和改善患者安全。③美国食品药品监督管理局(FDA)、医疗设备与放射

防护中心(Center for Devices and Radiological Health,CDRH)成立了人体工程学调查工作组,开展了一项旨在了解医疗设备在设计和包装方面的人体工程学研究。FDA 已将人体工程学纳入了医药制造研发与上市前的指南。④加拿大卫生部已对医院发出通知,建议医院在选择输液泵前要考虑产品是否符合人体工程学的标准。在激烈竞争的医药市场,医疗器械厂商也已经认识到人体工程学的重要性,变被动为主动,将人体工程学应用到产品的设计阶段。

　　1996 年至今,全球共发表人体工程学用于卫生保健及患者安全中的文献 500 余篇,半数以上为综述。少量研究类文献中约 68% 为非对照研究。提示:全球人体工程学在卫生保健及患者安全领域的研究尚处于起步阶段,研究量少质差;且以欧美等发达国家和一些发达地区为主,如美国和英国,以及中国香港。近 10 年人体工程学用于卫生保健及患者安全的研究数量呈逐渐增长趋势。2011 年①以人体工程学为主题发表的相关研究最多。②研究对象主要为医疗服务的提供者(医师和护士)。③研究主题主要聚焦:应用人体工程学工具和方法,如医疗机构进行医疗器械的可用性评估或实施工作分析,识别工作负担和差错发生的根源包括:评估技术的可用性、差错发生的原因、人体工程学培训减少护士的背部损伤等;增加卫生保健人员的人体工程学知识,如团队合作培训、适用规范培训等。

表 53-4　人体工程学在卫生保健及患者安全应用的主题

人体工程学	相关主题	医疗保健中的实例应用	患者安全领域的应用
物理人体工程学	工作姿势 物质传递 重复动作 工作相关骨骼肌肉疾病 工作场所布局 安全与健康	减少或预防护士的背部损伤 设计工作站和工作房间以实现最优人类绩效（例：药物准备室）	设计的病房应更方便并能够支持安全的患者护理 设计更容易阅读和理解的药物标签
认知人体工程学	心理压力 决策 熟练的工作技能 人机相互作用 人的可靠性 工作压力及与人体系统设计相关的训练	评估技术的可用性 设计培训系统 为医疗信息技术设计可用的接口	设计一个事件报告系统 创建和实现事件分析进程
组织人体工程学	交流 人力资源管理 工作设计 工作时间设计 团队合作 参与式设计 参与式人体工程学 协同工作 新的工作范例 虚拟组织 质量管理	设计医务职位致力于减少压力和疲倦及提高满意度及记忆力 实施改善活动以考虑人体工程学原则的团队合作与参与	在外科团队中实施人力资源管理培训 设计工作时间表以减少疲劳并提高绩效

摘译自(Carayon P. (Ed.), 2007. Handbook of Human Factors in Health Care and Patient Safety. Lawrence Erlbaum Associates, Mahwah, New Jersey)

检索我国生物医学文献数据库(CBM)，尚未发现国内有关人体工程学用于卫生保健及患者安全领域的干预性研究。仅有少数相关文献，且多为理论研究，尚无应用类研究发表。提示相关部门：①应用人体工程学原理方法设计用于医疗环境及医疗器械的政策；②制定相应的国家标准；③并投入一定人力、物力、财力，开展高质量研究；④探索适合我国国情、医疗环境和医护人员的人体工程学产品，改善医疗环境，从而提高医疗服务质量，促进患者安全。

第五节　主要相关术语和常见数据库

一、主要相关术语

(一) 患者安全、医疗安全

患者安全(patient safety)与医疗安全(medical safety)是一个问题的两个角度，目的都是保障患者的就医安全。患者安全直观体现现代医疗模式及以人为本的时代特点，重在强调患者对治疗的满意度。医疗安全则重在①强调医疗服务，包括医院的行为、流程、设备、环境、建筑等各方面，考虑是否存在危害患者安全的因素，体现医院对患者的人文关怀。②包括医疗单位和患者双方面的安全。两者是一个对立和统一的关系，没有患者的安全，医疗单位的安全也无从谈起。如急诊室限制急诊挂号数量，如果患者都想少等几分钟去急诊挂号，必然给急诊室医生忙上添忙，患者安全也自然难以保证。因此两者间稍有差异，侧重面有所不同。

我国曾习惯使用医疗安全(medical safety)的概念，其含义为：①医疗机构及其医务人员在医疗活动中严格遵守医疗卫生管理法律、行政法规、部门规章和诊疗护理规范、常规、遵守医疗服务规范；②医疗机构制定防范、处理医疗事故的预案，预防医疗事故的发生，减轻医疗事故的损害；③对已发生或发现的医疗过失行为，医疗机构及医务人员采取有效措施，避免或减轻对患者健康的损害。患者安全的核心理念是"以患者为中心"，强调患者的参与和医患之间的合作伙伴关系,强调医患的有效沟通和患者的知情同意,主张公开(Disclosure)医疗差错。

(二) 医疗差错、医疗风险

医疗差错(medical error)指在医疗实践中治疗计划和目标的失败,或应用了错误的计划去实现目标。是医务人员的过失,在医疗服务过程中故意或因使用错误的方法导致有违预期目标或医学规范的行为,包括对患者直接造成死亡、残疾、组织器官损伤导致功能障碍等严重后果的医疗事故,也包括经及时纠正未给患者造成严重后果或未造成任何后果的工作失误。

医疗风险(medical risk)是指在诊疗过程中医疗机构遭受损失的可能性。"以医院及医疗机构为中心",主要通过分析和研究风险发生的机制和相关法律条款,制定严格的规章制度,合理规避风险。对发生医疗差错的医务人员采取惩罚措施,对一些患者不知情的医疗差错不会主动告知患者。因担心受到惩罚,医务人员不愿意主动报告和公开讨论不良事件和医疗差错,无法形成良好的患者文化氛围,导致使医疗机构难以发现系统隐患和流程缺陷,使患者安全受到严重威胁。

(三) 接近过失、不良事件

接近过失或临界错误事件或隐患事件(near miss)的定义有狭义和广义之分。狭义定义:是指有潜在可能造成伤害但其结果却未产生疾病伤害或一系列不良事件的发生。或指由于及时发现错误未形成事实。广义定义:是指有潜在可能造成更严重伤害的事件或情况通过其可以增加改善业绩的机会。按广义定义下列事件都可以被定义为 near miss:①不安全行为;②不安全状态;③可能造成更严重伤害的小事件或小事故。

不良事件(adverse event):医疗(不良)事件是指在临床诊疗活动及医院运行过程中,任何可能影响患者的诊疗结果、增加患者的痛苦和负担、并可能引发医疗纠纷或医疗事故,及影响医疗工作的正常运行和医务人员人身安全的因素和事件。国家卫生健康委员会将医疗不良事件分4个等级。①Ⅰ级事件(警训事件):非预期的死亡,或非疾病自然进展过程中造成永久性功能丧失;②Ⅱ级事件(不良后果事件):在疾病医疗过程中因诊疗活动而非疾病本身造成的患者机体与功能损害;③Ⅲ级事件(未造成后果事件):虽发生了错误事实,但未给患者机体与功能造成任何危害,或有轻微后果而不需要任何处理可完全康复;④Ⅳ级事件(临界错误事件):由于及时发现,错误在对患者实施之前被发现并得到纠正,患者最终没有得到错误的医疗护理服务。

2013 年 WHO 相关研究报告:①各国医疗不良事件的发生率为 3.2%～16.6%不等;②全球约 1/10 的住院患者蒙受过因医疗不当而造成的不必要伤害,其中约 30%～50%的不良事件被认为可预防和避免。按我国卫生部统计中心 2010 年发布的入院患者为 9477.9 万人的数据推算,我国每年可避免约 132.7 万例不良事件。

二、主要网站及数据库

(一) 主要网站(表 53-5)

表 53-5　患者安全主要网站

名　　称	网　　址
世界卫生组织/患者安全主页(中文版)	http://www.who.int/topics/patient_safety/zh/
世界卫生组织/患者安全主页(英文版)	http://www.who.int/patientsafety/en/
世界卫生组织/患者安全现存的十大问题	http://www.who.int/features/factfiles/patient_safety/en/
患者安全/联合委员会	https://www.jointcommission.org/topics/patient_safety.aspx
患者安全/医疗改进协会(Institute for Healthcare Improvement,IHI)	http://www.ihi.org/topics/patientsafety/pages/default.aspx
患者安全/英国国家医疗服务系统(National Health Service,NHS)	http://www.nrls.npsa.nhs.uk/
Medscape Multispecialty/patient safety	http://www.medscape.com/resource/patientsafety
the STS National Database Series:Outcomes Analysis,Quality Improvement,and Patient Safety	http://www.sts.org/quality-research-patient-safety

（二）相关数据库（表 53-6）

表 53-6　患者安全相关数据库

名　称	网　址
A Canadian-developed, Web-based patient safety alert database has been launched to collate information about harmful incidents from around the world in hopes it will spur reforms to prevent similar incidents in the future	www. globalpatientsafetyalerts. com
National Reporting and Learning Service [homepage on the Internet] London：NHS	http：//www. nrls. npsa. nhs. uk/
National Patient Safety Agency (NPSA) data	http：//www. npsa. nhs. uk/
The Joint Commission. Universal protocol for preventing wrong site，wrong procedure，and wrong person surgery	http：//www. jointcommission. org/PatientSafety/UniversalProtocol
The Joint Commission. Sentinel events statistics	http：//www. jointcommission. org/SentinelEvents/Statistics/

结　语

患者安全是医学领域的永恒主题也是医疗服务的最基本出发点和终极目标。医务人员实施医疗行为，提供医疗服务的全过程都会涉及患者安全问题。当医师提笔为患者开处方时，拿起手术刀为患者解除病痛时，拿起针管为患者注射药物时，应该也必须扪心自问：这药、这手术、这注射剂，能否为患者带来健康？是否会给患者造成不良后果？保证患者安全是医务工作者义不容辞的责任和义务。

坚持立足于临床循证，用基于证据的策略改善医疗质量和确保患者安全。通过临床证据和科学手段，实施有效干预措施，最大化地保障患者安全。不断变化的医疗环境要求医护人员定期更新知识和技能，进行终身学习培训，特别是学习循证医学了解循证医学的理念、掌握其方法技术。临床医师再也不能仅凭经验决策，而需要知道如何形成或提出与临床紧密相关的问题，如何有效地检索最佳证据，如何结合已有证据用于临床实践进行循证决策。如基于循证医学证据等级评定患者安全的干预措施，基于过去已实施并证明有效的患者安全措施来改善目前的患者安全现状。

（张鸣明　李远珍）

参 考 文 献

1. WHO. World Alliance for Patient Safety. http：//www. who. int/patientsafety/en
2. World Alliance for Patient Safety. Forward Program. http：//www. who. int/patientsafety
3. Eichhorn JH. The Anesthesia Patient Safety Foundation at 25：A Pioneering Success in Safety，25th Anniversary Provokes Reflection，Anticipation. Anesth Analg，2012，14(4)：791-799
4. WHO. Patient safety：rapid assessment methods for estimating hazards. Report of WHO working group meeting，Geneva，2009. http：//www. who. int/patientsafety/en
5. Kohn LT，Corrigan JM，Donaldson MS，et al. To err is human：building a safer health system. Washington：National Academy Press，1999
6. WHO. Progress in essential drugs and medicines policy 1998-1999，2000. http：//apps. who. int/iris/bitstream/10665/66250/1/WHO_EDM_2000. 2. pdf
7. 病人安全研究的全球优先权. http：//whqlibdoc. who. int/publications/2009/9789241598620_eng. pdf
8. 张鸣明，李幼平. 病人安全——全球医疗服务的挑战. 2008,8(7)：509-512
9. 韩鹏，陈英耀. 国外病人安全研究新进展及对我国的启示. 中国卫生质量管理，2007,14(3)：6
10. World Alliance for Patient Safety. http：//www. who. int/patientsafety/en
11. Jia PL，Zhang LH，Zhang MM. Safety culture in a pharmacy setting using a pharmacy survey on patient safety culture：a cross-sectional study in China. BMJ OPEN，2014,4(6)：e004904
12. JiaPL，ZhangLH，ChenJG，et al. The Effects of Clinical Decision Support Systems on Medication Safety：An Overview. PLOS ONE，2016,11(12)：e0167683
13. JiaPL，ZhangLH，ZhaoPJ，et al. Literature review on clinical decision support system reducing medical error. J Evid-based Med，2014,7(3)：219-226
14. WHO. Quality of care：Patient safety (A55/13). Geneva：WHO Press，2002
15. Kaiser Family Foundation，Agency for Healthcare Research and Quality，Harvard School of Public Health. National survey on consumers' experiences with patient safety and quality information. Geneva：WHO Press，2004
16. An Organization with a Memory. Report of an expert group on learning from adverse events in the NHS chaired by chief medical officer. Department of health，2010
17. Etchells E. Improving patient safety：Sharing experiences to develop and implement solutions. Canadian Journal of Diabetes，

2004,28(1):79-86

18. 张鸣明. 患者参与患者安全的国内外研究分析. 医学与哲学, 2011,8(32):1-3

19. 李雨霖,聂燕丽,张鸣明. 患者参与患者安全的系统评价. 中国循证医学杂志,2011,11(8):903-909

20. Flanagan B,Nestel D,Joseph M,et al. Making patient safety the focus:crisis resource management in the undergraduate curriculum. Med Educ,2004,38(1):56-66

21. Halbach JL,Sullivan LL. Teaching medical students about medical errors and patient safety:Evaluation of a required curriculum. Acad Med,2005,80(6):600-606

22. Walton MM,Shaw T,Barnet S,et al. Developing a national patient safety education framework for Australia. Qual Saf Health Care,2006,15(6):437-442

23. WHO Patient Safety Curriculum Guide for Medical Schools. http://www. who. int/patientsafety/education/curriculum/download/en/index. html

24. Li L,DuanYR,ChenPX,et al. Knowledge,skills and attitudes of medical students to patient safety:A cross sectional pilot investigation in China. J Evidbased Med,2012,5(3):124-133

25. 毛轩月,聂燕丽,崔浩,等. 病人安全文化的提出与发展. 中华医史杂志,2013,43(4):222-225

26. Mao XY,Nie YL,Cui H,et al. Literature review regarding patient safety culture publication. J Evidbased Med,2013,6(1):43-49

27. MaoXY,JiaPL,ZhangLH,et al. An Evaluation of the Effects of Human Factors and Ergonomics on Health Care and Patient Safety Practices:A Systematic Review. PLOS ONE, 2015, 10 (6):e0129948

28. National Center for Human Factors Engineering in Healthcare. http://medicalhumanfactors. net/

29. Carayon P,Schoofs HA,Karsh BT,et al. Work system design for patient safety:the SEIPS model. Qual Saf Health Care,2006,15 (1):50-58

30. Carayon P. Handbook of Human Factors in Health Care and Patient Safety. Mahwah:Lawrence Erlbaum Associates,2007

31. Clarkson PJ,Buckle P,Coleman R,et al. Design for patient safety:a review of the effectiveness of design in the UK Health Service. J EngDes,2004,15(2):123-140

第 54 章 医患关系研究

1948 年生效的《世界卫生组织组织法》和同年联合国大会通过的《世界人权宣言》均强调：健康为基本人权利之一，保障人民健康为政府的职责。医疗活动是维护和促进健康不可或缺的重要实践。医史学家西格里斯精辟地指出："每个医学行动始终涉及两类当事人，医师和病员；或医学团体和社会。医学无非是这两群人之间多方面的关系。"医患关系是医疗活动的基本纽带，既是事关生死、健康、疾病的社会问题，也受各种社会问题的影响。

"医患关系"有广义和狭义之分。狭义医患关系仅指医师和患者之间因疾病诊治而形成的人际关系。医师包括执业医师和执业助理医师，指依法取得医师资格，经注册在医疗、预防、保健机构中执业的专业医务人员。患者指因疾病而接受医师诊治的自然人。广义医患关系是指医方与患方在医疗实践过程中产生的特定人际关系。"医方"不仅包括医疗机构的医生，护士、医技人员、管理者、后勤人员及医疗服务机构和支持体系。"患方"除患者外，已扩大到以患者为中心的群体，如患者家属、朋友、患者单位等，甚至可能成为患者的整个社会人群。良好的医患关系有助切实实现健康权和医疗权。通过搭建医患间和谐、信任、畅通的人际关系，有助医务工作者准确诊断、有效治疗，帮助患者积极康复和回归社会。

医患关系既是交叉于自然科学和社会科学的永恒命题，也因其游刃于人与人、人与技术之间而充满变化，其复杂性激发了近半个多世纪全球范围的研究，研究视角涉及伦理学、社会学、管理学、卫生学、心理学、政治学、教育学、历史学、人类学、法学等，不一而足。如何从海量、多维度的信息中发现、提取有用信息，还原医患关系的进程与概貌，提高相关研究对医患关系的解释力、预测力和干预力，对当前的研究方法和研究角度提出了新的挑战。

本章旨在：①借鉴循证医学基于问题的研究、基于证据的决策、立足于用的结果和持续改进、止于至善的原则；②利用证据分类分级的标准，科学快速处理海量信息的系列方法学；③循证探索医患关系研究现状、证据和挑战，医患关系研究的创新思路和医患关系研究的结果转化、后效评价与持续改进。

第一节 医患关系研究现状、证据和挑战

医患关系（physician-patient relationship）在中国既体现出医学发展带来的诸多变化，又因近 30 年社会全面变革而极具特色。因医疗问题引发的纠纷层出不穷，已成为社会新闻中的一个类别。有关医患关系、医患纠纷、矛盾、冲突的讨论和研究试图从不同角度解释现状、诠释属性、探索改善方案。借鉴循证医学的方法学，系统梳理和分析当前医患关系研究，是有益的探索和尝试。

一、设计与方法

借鉴标准系统评价方法框架，突出医患关系研究的特殊性，及解决思路、方法和结果。步骤如下：

（一）研究假设

1. 多维度、多层次的因素影响医患关系因素。

2. 各因素单独及其相互结合形成复杂体系，对医患关系起正向或反向作用。

3. 各因素及其相互作用的权重及其干预和调整办法及效果有大小、有规律、可干预。

（二）PICOS 设计

1. 医患关系研究的总体设计 PICOS

P-Problem 问题：中国医患关系矛盾的沿革、挑战与改进研究

I-Intervention 干预：中国医患关系现状的证据和改进转化建议

C-Comparison 比较：

- C1. 纵向比较：不同时期中国医患关系的状况、影响因素与评价标准

- C2. 横向比较：同期不同地区和国家对中国医患

1069

关系的评价

O-Outcome Indicators 结果指标:2 个一级指标 4 个二级指标

- O1:医患关系现状与挑战:

　　O1-Ⅰ.医患关系现状

　　O1-Ⅱ.医患关系矛盾处理——法律体系和医改

- O2:医患关系研究的转化

O2-Ⅰ.综合分析与改进建议:政策、指南、公众

O2-Ⅱ.转化、后效评价、持续改进

S-Study Design 研究设计:

- S1:二次研究;

- S2:原始研究:回顾性法律文件的评价研究

- S3:方法与转化指标体系研究

2.研究技术路线图(图 54-1)

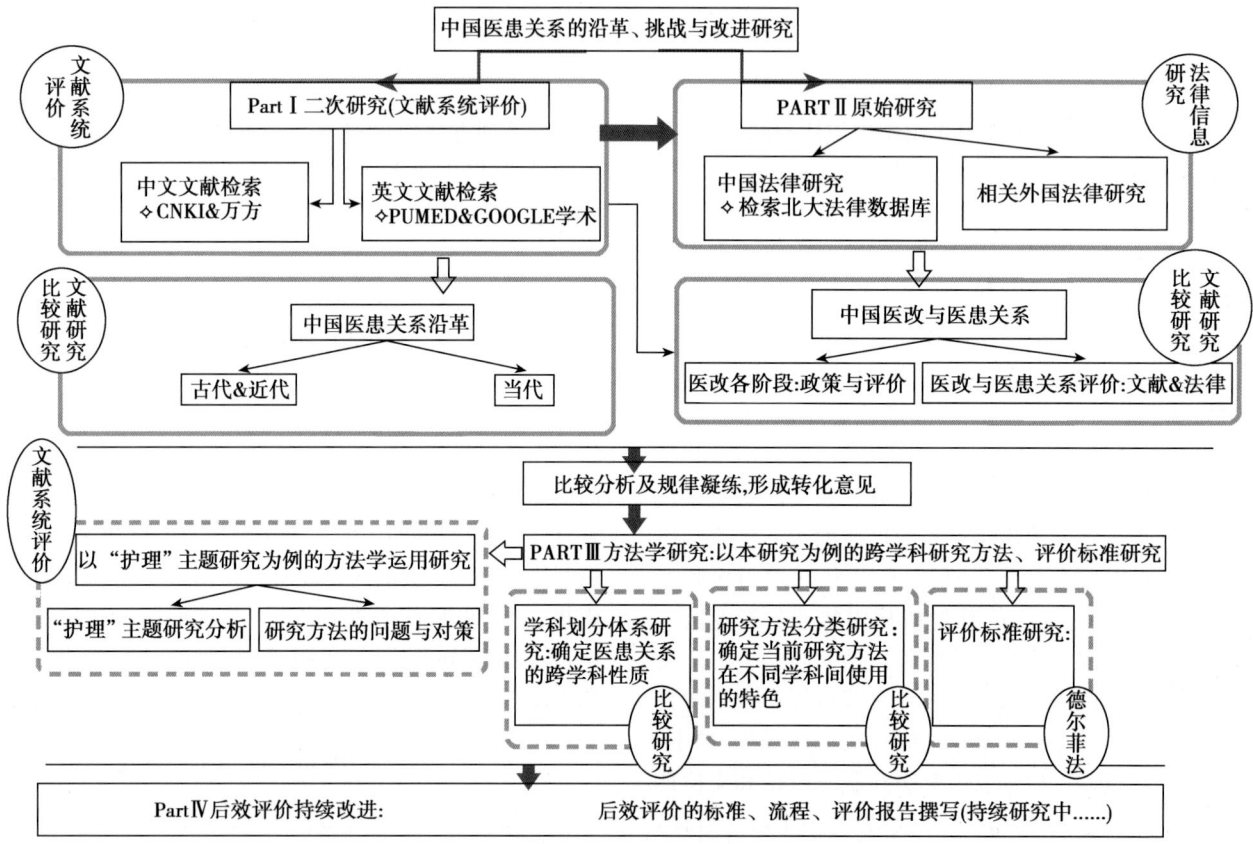

图 54-1　本研究技术路线图

3.医患关系研究文献系统评价的 PICOS

P-问题:中国医患关系研究的中英文文献系统评价

I-干预:中国医患关系影响因素

C-比较:

- C1.纵向:不同时期中国医患关系评价的关注因素

- C2.横向:同期中、英文文献对中国医患关系评价的关注因素

O-结果指标:中国医患关系的影响因素分类、分级及其权重

S-研究方法:文献系统评价

（三）系统检索文献

1.确定检索词　中文文献检索词"医患关系"及在研究、报道中与当前医患关系密切相关的一组词汇:

"医患纠纷"、"医疗纠纷"、"医患矛盾"。英文文献检索词为"医患关系"对应的两个英文译本:doctor-patient relationship 和 physician-patient relationship。因我们的研究聚焦于中国医患关系,故在英文检索时除分别使用上述两个检索词外还同时"AND""China"。

2.选择数据库　中文数据库:CNKI 和万方。英文数据库选择 PUBMED 和 GOOGLE 学术。

3.制定检索策略

1)中英文均使用"主题检索"方式,以尽量检获全部相关文献。

2)使用 endnote 软件对全部文献进行筛重和管理。

3)根据检索结果的概貌制定纳入和排除标准,排除与医患关系研究主题基本无关联的文献,包括:非标准形式文献:关键词索引、书评、会讯、书讯、专利说明

书等、重点专注某种具体疾病、具体医疗技术的临床处理文献、技术性的文献、自然科学文献,尽量纳入关联文献。

4. 文献计量研究　于 2015 年 10 月 19 日和 29 日分别检索 GOOGLE 学术和 Pubmed 英文数据库,共检获英文文献 52 篇。于 2016 年 6 月 1 日采用"主题"词检索 CNKI 全库和万方中文数据库。共检获中文文献 126 753 篇。

对上述检获文献机器筛重、人工筛重并排除无关文献,对纳入文献进行时间线索研究、主题分类研究和研究方法归类研究。研究结果以图表形式可视化展示,并推理其中隐含的规律。

二、结　　果

(一)医患关系文献计量研究证据与挑战

1. 医患关系研究的时间线索及其证据意义　时间指标是衡量社会发展水平的综合指标之一,时间统计是研究生活方式和生活质量的重要工具。通过发现医患关系研究的时间线索,确定该研究的发生和发展趋势,并依据其变化趋势中的一些共性,将医患关系研究和历史状况分为四期(表 54-1)。

研究假设"一个社会越焦点的社会问题获得越多的发表关注",则沉默期或因医患矛盾不是突出的社会矛盾,医患关系未引起研究关注。1980 年是中国市场化改革的起点,医患关系研究也逐渐开展。1980—1999 年 20 年间医患关系问题并不突出,年均发表约 80 篇。进入 21 世纪,医患关系日渐成为中国社会研究和报道的焦点。近 10 年间研究数量持续增加,年均超过 5000 篇,提示医患矛盾已经成为突出的社会矛盾。

时间线索下的医患关系不再是单一主题、封闭、内在循环的暗箱,而是有机会被放置在开放、历史和全方位和社会发展背景中有更多维度和层面探讨的主题。

2. 医患关系研究的主题分类及其证据意义　2008年循证医学的长期倡导者 Victor M. Montori 和 Gordon H. Guyatt 指出:EBM 的"第一基本原则"是研究证据的等级。尽管 EBM 定义了"任何事件表面联系的经验性观察都构成潜在证据"的广义证据概念,《医学文献使用指南(The User's Guides to the Medical Literature)》仍指出:证据等级"清晰说明了医生对病人问题予以关注的清晰过程:他们应该在证据等级中寻求可获得的最高级别证据。证据级别正是为确保高级别、可及、最佳证据的使用而建构(表 54-2)。

大量医患关系问题引发海量的研究文献和出版关注。但没有对医患关系恶化的归因、干预手段、改进效

表 54-1　中国医患关系研究中文文献发表时间统计表

时　间	中文论文(篇)	中文报道(篇)	中文合计(篇)	小计
1949 年	0		0	30 年,文献 0 篇;
1978 年	0		0	沉默期
1980 年	1		1	
1981 年	2		2	
1982 年	2		2	
1983 年	4		4	
1984 年	12		12	
1985 年	9		9	
1986 年	6		6	
1987 年	18		18	
1988 年	25		25	20 年,年均发表
1989 年	18		18	80 篇:发生期
1990 年	32		32	
1991 年	30		30	
1992 年	36		36	
1993 年	47		47	
1994 年	120		120	
1995 年	159		159	
1996 年	155		155	
1997 年	197		197	
1998 年	266		266	
1999 年	434		434	
2000 年	590	64	654	
2001 年	933	89	1022	
2002 年	1305	104	1419	
2003 年	1423	73	1496	6 年,年均>1200
2004 年	1870	147	2017	篇:聚焦期
2005 年	2050	330	2380	
2006 年	2891	544	3435	
2007 年	3491	791	4282	
2008 年	3643	581	4224	
2009 年	3422	893	4305	
2010 年	3754	983	4737	
2011 年	4472	801	5273	
2012 年	5179	874	6053	10 年,年均>5000
2013 年	4911	755	5666	篇:白热期
2014 年	5618	1173	6791	
2015 年	5249	963	6212	
2016 年 6 月	2133	329	2462	
合计	54 517	9494	64 011	

果评估等的一致意见,研究与需求严重脱节;医患关系研究属于典型的社科类研究,范围广,学科分界不明晰,跨学科、跨领域现象显著;社科文献期刊的实际著录情况标准化程度低,无统一规范。套用循证医学证据分类分级标准,寻找最佳社会科学证据则既不现实

表 54-2　"三个层面"的主题分类的来源与内容

三个层面	经济伦理学	中国制度体系研究	本研究
宏观	社会、全局与国家的经济秩序、体系及其相关制度、政策	体制性安排:宪法、党章、法律、政策、规划等	影响医疗卫生事业的整体性因素:①伦理、人文和历史;②卫生服务基本定位与体系-医改;③法律;④教育;⑤执业环境
中观	经济组织和产业的决策与行为:①厂商;②工会;③消费者组织;④行业协会等	机制性安排:具体领域的相关法律、法规等	医疗卫生事业行业内管理:①卫生服务体系;②卫生行政管理;③医务人力资源;④医学行业协会;⑤医院管理
微观	个人商业行为关系及其道德责任	各种具体制度的安排、对策、做法和经验	具体医疗实践:①医疗纠纷;②信任;③沟通;④临床实践与服务

也不可能。本研究借鉴 EBM 理念,希望通过适当分类分级发现中国医患关系的一般性特征,尽可能梳理出这些观察性经验证据隐含的内在关联,探索如下:

(1)组成专家小组,讨论主题分类和研究中可能遇到的问题,就分歧意见形成共识。20 位来自循证医学、医学统计学、哲学、医学伦理学、法学、历史学、经济学、政治学等领域的专家参与讨论。

(2)4 名研究者分两组阅读文献题目、摘要筛选文献;按文献题目、主题和关键词进行主题分类。

(3)中文文献分类时,案例分析、纠纷解决、现状描述 3 个主题分类在首次文献筛选时即较方便地筛选归类。余约 75% 的文献分别从不同角度探讨医患关系,经过繁复的工作对该部分文献进行了庞杂的主题归类。

(4)相关专家小组反复讨论后,根据上述主题分类关注问题的层次不同划分为宏观、中观和微观 3 个层面。这种分类方法首先在经济学中使用,后来逐渐引进到其他学科,1990 年开始应用于经济伦理学。

(5)为争取研究客观全面,对检获的 52 篇英文文献与 54 517 篇中文文献进行分类分级和比较分析。

首先将所有文献进行主题分类,并根据其所处不同层面,将其归类到"宏观"、"中观"和"微观"3 个层面分层。再对同一层面中不同主题进行分级,以体现不同主题之间的相互归类与关系。

比较表 54-3、表 54-4、表 54-5,总体特征如下:①中

表 54-3　"宏观"主题的分类分级与中英文文献对照表

宏观				文献数量 [22359(30)]	
一级 * 5	二级 * 12	三级 * 16	四级 * 21		
执业环境	医患关系现状分析研究	现状整体分析		6980(13)	8059(13)
		医疗暴力		443	
	传媒			406	
	执业环境现状			230	
法律	立法	健康权相关法律、医事立法动态与建议		135	5554(2)
		健康权相关法律、医事法律理论研究		1667(2)	
	法的实施	责任认定程序	鉴定	782	
			证据制度	484	
		纠纷解决程序	调解	550	
			医疗事故行政程序	156	
			仲裁	108	
			司法	294	
			其他探索 & 综合研究	1378	

续表

宏　观				文献数量 [22359(30)]	
一级*5	二级*12	三级*16	四级*21		
教育	医学教育			3550(5)	3550(5)
	病人教育			0	
	社会整体教育			0	
伦理/人文/历史	职业伦理 & 医学人文			1910(8)	3351(10)
	病人安全 & 权利	病人安全		73	
		病人权利		418	
	病人心理/需求/行为			950(2)	
卫生服务基本定位与体系	医改	医疗卫生公益性	公立医院改革	240	1845(1)
			民营 VS 公立	1	
		医疗卫生可及性	人人享有健康	5	
			政府责任 & 资源配置	44	
			供给需求分析	38	
			分级诊疗	45	
			多点执业	18	
		医疗卫生服务质量、成本与价格		285	
		药物制度	医药分开	34	
			基本药物制度	14	
		医疗社会保障体系	医疗保险	135	
			医疗社会保障制度研究	42	
		医疗风险保障体系	医责险	426	
			风险基金	11	
			医疗风险保障制度研究	46	
		医患关系改善		88	
		医改的综合性研究		373	

注:表中括号内数据为英文文献数据;"*"后跟随的是该级别的主题数量。

表 54-4　"中观"主题的分类分级与中英文文献对照表

中　观				文献数量 [9821(9)]	
一级*4	二级*10	三级*9	四级*10		
卫生服务体系	基层卫生服务体系			373	6163(3)
	社工			221	
	互联网＋			70	
		医疗机构管理	医疗安全 & 质量管理	292	
			医疗风险管理	1019	
			医疗危机管理	130	

续表

中　　观				文献数量 [9821(9)]	
一级 * 4	二级 * 10	三级 * 9	四级 * 10		
卫生服务体系		医疗机构管理	药事管理	171	6163(3)
			医患关系管理	600(3)	
			医院伦理/文化建设	1363	
			人力资源管理	222	
			价格管理	104	
			医院综合管理	1598	
卫生行政管理	病人安全/医疗质量管理			15	2360
	医疗行业文化建设和伦理规范	活动:以病人为中心		110	
		医德医风建设		587	
		其他		4	
	医务人力资源管理		纳入医务人力资源		
	医疗服务市场与价格管理			16	
	医患关系管理	病人满意度		332	
		纠纷防范		1076	
		信访管理		90	
		医疗事故处理	纳入宏观法律部分		
		医患关系管理		16	
	卫生行政综合管理与研究			114	
医务人力资源				1274(6)	1274(6)
医疗行业自律	各种医学专业协会			24	24

注:表中括号内数据为英文文献数据,"*"后跟随的是该级别的主题数量。

表 54-5 "微观"主题的分类分级与中英文文献对照表

微　　观		文献数量 [22337(12)]		微　　观		文献数量 [22337(12)]	
一级 * 4	二级 * 19			一级 * 4	二级 * 19		
医疗纠纷	医患纠纷案例研究	820	1654	沟通	沟通	3005(6)	4189
	投诉	391			知情同意	1077(1)	
	医疗差错&不良事件	443			保护性医疗	7	
信任	信任	322(1)	582	临床实践与服务	病案	3507	15912
	防御性医疗	46			药物	1063	
	过度医疗	105(2)			护理	7904	
	红包	62			患者健康教育	942(1)	
	律师见证	11			回访&随访	225	
	公证	36			医疗安全管理&质量控制	2245	
					其他临床实践	26(1)	

注1:表中括号内数据为英文文献数据,"*"后跟随的是该级别的主题数量。

注2:上表中"防御性医疗""过度医疗""保护性医疗"的定义:①防御性医疗是指医务人员为了减少医疗风险和医疗诉讼、保护自我而实施的偏离规范化医疗服务准则的医疗行为。②过度医疗指因多种原因引起超过疾病实际需要的诊断和治疗的医疗行为或医疗过程。鉴于上述 2 种医疗行为既是导致医患不信任的原因也是医患信任恶化的后果,故将其分类纳入"信任"一级分类。③保护性医疗指在一些特殊情况下为了避免对患者产生不良条件反射的因子,而对患者隐瞒部分病情,以减轻患者的身体和精神负担,提高医疗和康复效果,是当前知情同意过程中的重要考量因素,故分类纳入"沟通"一级分类。注意:微观部分每个一级分类间并非完全独立,有交叉和互作关系,例如沟通和信任就是相辅相成、相互作用的两个关联类别。

国医患关系研究属于广义医患关系,"医方"概念非常广泛;英文文献医患关系研究主要集中于狭义医患关系。②中国医患关系现状受到英文文献较大关注;③中国医患关系体系庞杂,有必要梳理上述不同层级、不同关系主题的内部关系及其相互影响,以便厘清中国医患关系各因素间的作用和权重。④3 个层次中,中文文献的关注强度"宏观"与"微观"数量几乎相等,均是"中观"数量的 2 倍以上。英文文献则"宏观"最多,"微观">"中观"但差距不显著。提示:英文文献侧重研究影响医患关系的宏观因素;中文文献同等关注宏观和微观,"中观"文献占比仅为 18%(9821/54 517),提示宏观体制性安排在向微观具体实践层面转化过程中机制性传导可能不足,也可能导致微观层面问题突出,无法满足宏观设计的要求。

(6) 经过对主题分类分级,医患关系文献展示的不是 EBM 经典研究的证据质量和推荐强度,而是影响医患关系的各种要素及其层级、数量和关系。

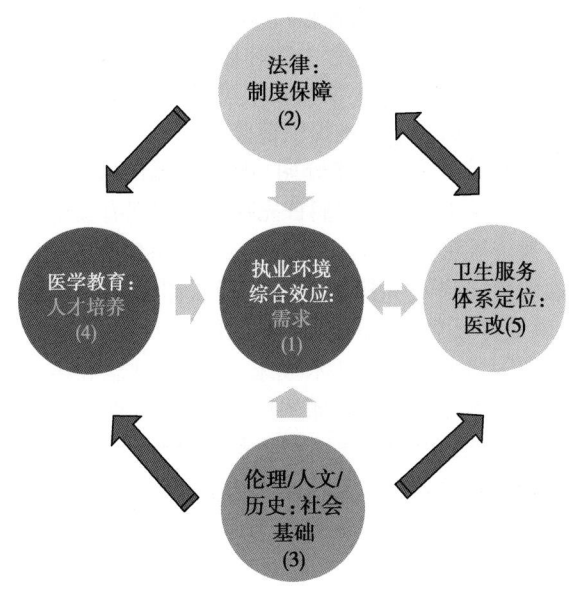

图 54-2　"宏观"层面中五个一级分类之间的相互关系

如图 54-2 所示,医疗执业环境实质上是整个宏观因素相互作用后的综合效果。

1)"执业环境及其综合效应"吸引了最大发表关注,集中体现特定历史和地域的整体社会医疗需求与供给关系。

2)"法律"为执业环境提供制度保障。

3)"伦理/人文/历史"是整个执业环境有效运行的社会基础。

4)"医学教育"为其提供人力资源配套。在法律确立的制度保障和社会的伦理、人文和历史条件背景下,医学教育为满足特定时代的健康需求的输送卫生服务人才。2)3)4)三个方面相对稳定,才能支撑执业环境的常态运行。

5)"卫生服务体系定位"是影响特定时期和地域执业环境的变动因素,在我国体现为不同时期的医改政策。当前压倒一切的医改定位,就是健康中国 2030 规划战略。

上述探索性研究结果还提示我们:①不同领域的证据应用有不同的质量分级和推荐意见,关键在于方法学、证据质量和数量的发展。②借鉴 EBM 相关研究方法和标准用于与社科领域研究时需要在接受时间和实践检验合格后进行调整。

3. 研究方法的分类与探索　"方法"在古希腊语言中有"通往正确的道路"之意。亚里士多德在《工具论》中指出,获取知识的一种工具是方法,只有掌握了方法这种工具,才能进行科学或哲学研究。中国古代名言:"工欲善其事,必先利其器"中的"器",对科研而言就是方法。

本研究尝试借鉴循证医学方法学,对该领域现有研究使用的方法进行分类,并评估研究方法的运用现状和局限性,立足本次研究的需要在专家小组内进行讨论,探索确定研究方法的分类体系。

4. 文献研究方法计量分析　4 名研究者分两组阅读文献摘要,按表 54-6 研究方法分类建议,筛选和归类文献进行。

表 54-6　医患关系研究方法分类和外延

分　类	包　含
理论研究	摘要基本满足"提出问题——预立假设——收集证据——验证假设——形成结论"研究框架。排除理论介绍、观点阐述、个人看法、简要分析和讨论等理论性文章
方法学研究	包括系统设计、模型设计、问卷和量表设计、教材研究等
原始研究	包括①对照研究、调查、实证研究、质性研究、案例评析、观察性研究;②回顾性数据和资料分析;③实验报告等
二次研究	包括①系统评价和 Meta 分析;②文献计量研究;③综述;④一般性文献研究
转化研究	包括①指南;②标准;③流程;④HTA 等指导研究结果向决策与实践转化的证据生产与转化研究
后效评估研究	包括①评价指标体系和评价工具;②评价方法用于转化和传播后的效果研究(前后对比,横向对比)

如表 54-7 所示:

(1) 纳入 54 517 篇中文文献中:①24.6%(13 433 篇)使用了研究方法。其余文献主要是体会、感想、浅析等,总体质量偏低;②原始研究占 61.6%(8281 篇)居首;③理论研究占 33.2%(4459 篇)次之;④二次研究占 1.3%,其中系统评价和 Meta 分析共 8 篇,占二次

表54-7　研究方法计量分析

分　类	中文文献		英文文献	
	数量（篇）	构成比（%）	数量（篇）	比例（%）
理论研究	4459	33.20	8	22.86
方法学研究	59	0.44	0	0.00
原始研究	8681	64.60	26	74.29
二次研究	172	1.30	1	2.85
转化研究	1	0.47	0	0.00
后效评估研究	62		0	
小计	13 434	100.00	35	100.00
用了研究方法的文献 vs 总文献	13 434/54 517	24.64	35/52	67.00

研究的 4.65%，其余均为普通综述和一般性文献研究；⑤方法学研究、转化研究和后效评价研究总和<1%。

（2）纳入52篇英文文献中：①67%（35篇）使用了研究方法，约为中文的2.5倍：（67%）VS（24.6%）；②原始研究居首，理论研究次之；③高质量二次研究系统评价1篇，题为：Doctor-Patient Communication Skills Training in Mainland China：A Systematic Review of the Literature。研究方法的运用整体质量高于中文文献。

提示：中国医患关系领域研究中的问题如下：①中文文献方法学设计少，且单一，主要集中在理论研究和原始研究2方面。②高质量二次研究对整合原始研究并发掘其一般性规律极有价值，但仅占中文研究总量的0.15‰（8/54 517）。③理论研究质量不高，不重视研究方法的规律凝练，研究结果也缺乏转化研究和后效评估研究配套。④大量研究没能切实推动医患关系改善的原因之一，是转化研究基本缺位（1篇）及后效评价匮乏（62篇）。

5. 医患关系研究证据的挑战

（1）英文数据库选择上：医患关系类研究的优势数据库尚不明确，本研究依靠经验和专家讨论选取的PUBMED和GOOGLE学术，可能存在偏倚。

（2）文献纳入和排除标准、主题分类标准和研究方法分类：虽经专家讨论和反复修正，尚无可供参考且形成共识的标准。导致研究结果无法合并整理，难以量化分析影响因子及其权重。亟需重视并解决。

（3）宏观、中观和微观各主题间相互关系需要更深度分析并可视化展示。

（二）医患关系构成沿革及其互作关系的证据与挑战

医患关系文献研究结果提示：①当代医患关系受到社会体系中宏观、中观、微观3层次各方面因素综合影响；②首先是特定社会特定时期技术、经济、文化、制度的反映；③其次因科学、医学发展而发展变化；④呼唤更全方位、全过程和全景式的观察和研究。

历史研究关注世界的时间维度，不仅需要根据其揭示的内涵、本质和沿革以梳理历史，还要阐释历史。循证医学研究强调建立对照和比较。医患关系现状可放到社会变迁大背景中，自身前后对比医患关系的历史状况与当代特征，把断面的医患关系脉络化，感知医学使命、人（医生 & 患者）与社会其他相关因素的互动关系，分析人类文明进程中医疗政策的演变过程，提升医疗政策决策、管理决策和临床决策中人文涵养，为改善当前的医患关系困境提供镜鉴。

1. 医学发展的历史分期　医患关系的历史沿革研究不是医学史研究。我们首先探索根据现有文献对医学发展进行粗略分期。"首先是观念、事实和人物这3方面的历史决定和照耀着我们漫长路途中的主要大道，就是将医学思想的起源和范围重新统一起来。"参照不同医学史分期的学术成果，尝试以观念和事实为主要参照系，尤以《剑桥插图医学史》的分期为基本参照，将医学划分为两大时期（见表54-8）。

2. 传统医患关系互作图　传统医患关系伴随医学实践自然形成。其特征表现为医患关系的3性：①直接性；②双方的主动性；③相对稳定性，见图54-3。

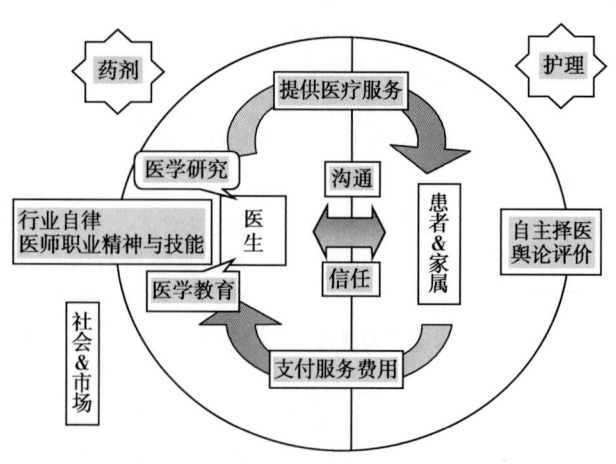

图54-3　中国传统医患关系模式图

表 54-8　医学发展的历史分期

分　期	时间分野		特　征	
	西方	中国	观念	事实
古代传统时期（简称：传统时期）	启蒙运动之前（约17世纪前）	西医东渐之前（19世纪中叶以前）	①原始、本能、巫术的医学；②古希腊科学医学的曙光和古罗马的公共卫生实践；③中世纪基督教教条医学	①经验积累；②遵从权威和经典文献
近、现代时期（简称：现代时期）	启蒙运动之后（约18世纪后）	西医东渐之后（19世纪下半叶以后）	①理性主义；②医学科学化和技术化；③医学经验主义的思维革新：归纳法、证伪主义等	①解剖学、生理学、生物学和实验科学推动下临床医学的飞速发展；②医疗机构的发展与市场化；③公共卫生政策与政府责任；④医学教育与医学科研的发展

如图所示：

（1）医患直接沟通，诊断、治疗一般不借助器械设备或第三人，没有中间媒介参与。医患长期合作建立信任关系。

（2）医方以个体行医为主，主要是坐堂、开业、兼业、走方等，直接向患方提供医疗服务；患方直接向医方支付医疗费用。医学研究和医学教育是医方自觉开展的职业行为。

（3）近代以前护理没有独立，家庭护理占据主导地位。患者女性家属承担主要护理职责，遵从医嘱为患者提供日常护理。

（4）传统上药品供给与医疗行为分离。药品供给、质量保障由竞争性市场行为决定。医生负责诊断、治疗和处方。药品较少介入到医患关系。

（5）医疗服务质量的控制由医方决定。宏观上取决于特定历史时期医学技术的发展水平，医学职业的社会地位，医疗行业规范、职业精神与技能，及医疗行业生存机制和竞争状况。微观上依赖个体医生的业务水平、职业精神和自尊、名誉与良心。

（6）医疗风险的认知与承担方式：宏观上没有医疗风险的分担意识和机制；微观上医方有权选择病患，通过择病而医规避风险。如中国古代扁鹊的"六不治"；患方则通过选择医生以控制医疗风险，医方的声誉和口碑是患方择医的主要依据。

（7）患方评价医疗后果指标较单一，即是否有效治愈疾病或解除痛苦。因社会总体发展程度不高、人们普遍认知水平较低、医学解释疾病机理和治疗手段有限，患者对医学的期望值也不高。

（8）医患纠纷的解决方式：除非有确切证据的医方主观过错且导致严重后果，医师一般不对不良医疗后果承担责任。为避免损害医生社会声誉，医患纠纷多采取私了方式。几乎没有认定医患纠纷责任的独立第三方机构或程序。

（9）医疗费用主要由病患自行负担，病人选择自身经济能力可负担的医生、药物、治疗和康复方式；鲜见医疗费用的社会分摊机制，故医疗费用与社会公平性无关。

自文艺复兴和启蒙运动起，西方医学在科学发展推动下快速发展，尤其二战后新技术的临床应用和临床科研开展，医疗活动改变传统模式，给医患关系带来了新挑战。从医学发展特征看：①医疗科学化：诊断和治疗对新技术和新设备的依赖性日益增加；患者对科学医学期望日益上升，忽略医学的局限性；②医疗机构化：以医疗机构为主体向患者提供医疗服务；医方构成复杂化，有医生、护士、药师、医技人员、医务管理人员等；③医疗活动市场化：医疗机构参与市场竞争以获得更多病人与资源支持。药物和医疗器械全面参与市场竞争，既推动了科研成果向临床应用的转化，也提高了医疗成本；④管理职能化：医学教育和培训、医学执业行为，医学科研更加专业化，由职能部门管理；⑤医疗保障多元化：医疗费用逐渐由国家、机构和个人承担或共同分摊。

上述医学特征的变化推动医患关系改变：①医患关系的物化趋势：传统上医患充分沟通、直接接触的人际关系被器械、设备割裂；医生更加关注疾病本身，忽略患者作为完整个体的生理、心理需求。②医患信任割裂：医疗机构成为医疗服务主体，医疗技术分工精细化，难以顺利建立医患信任。对医学行为理解上的不一致使医务人员和患者的沟通出现偏差，难以对医疗的风险性后果达成一致看法；医疗市场化的逐利效应扭曲医生行为，引发患者猜忌和不信任。③医患关系脆弱：医疗保障的公平性是实现医患和谐的宏观基础，

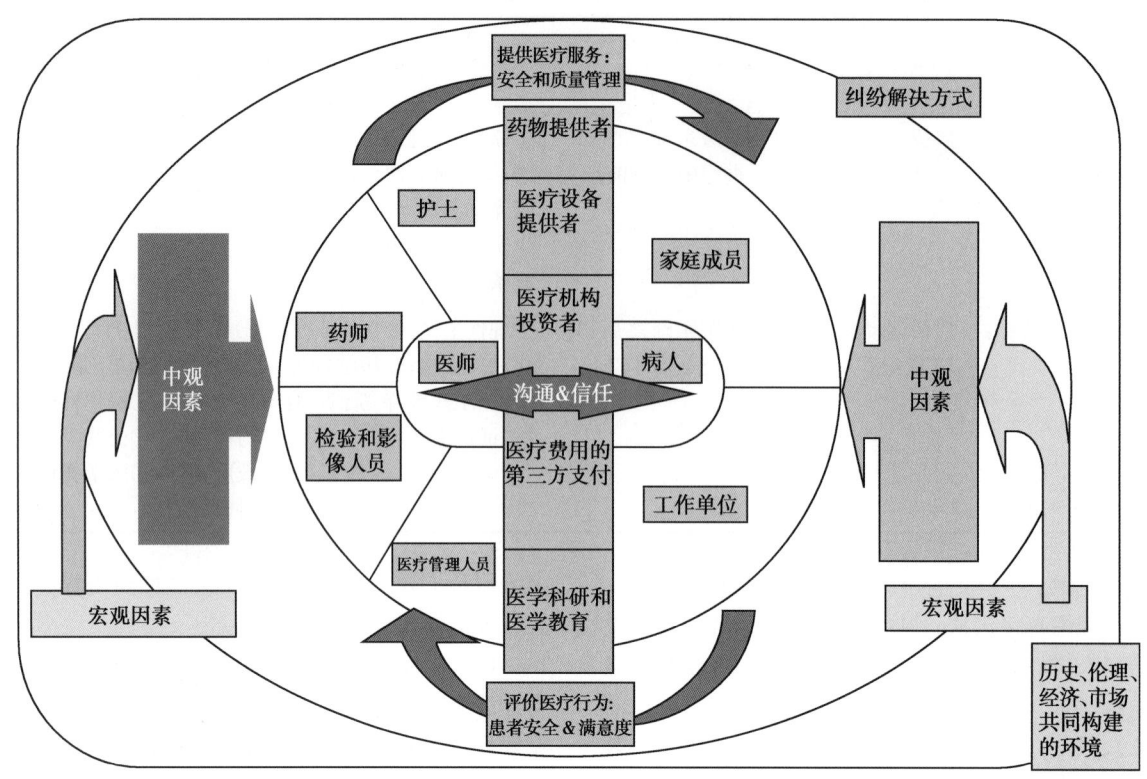

图 54-4　中国当代医患关系各因素互作图

但经济发展不平衡、执政者对公平性的理解偏差、医疗政策实施过程中的走样,成为影响医患关系的宏观因素。④医学实践行为更多由法律、政策、制度予以规范,制度体系的些微偏差都会造成医患关系的变形。

3. 当前中国医患关系构成与互作的证据　通过文献主题分类循证研究,整理出影响当代中国医患关系的各种要素,其相互关系见图 54-4:

对比图 54-3 和图 54-4 可见:

(1) 医患关系呈现分离趋势

1) 医疗服务的提供者由医疗机构替代了传统的个体医师。

医疗机构中的医务人员同时服务于若干病患,很难对特定病患深度沟通和全面了解;患者同时接受承担不同职能医务人员的服务,难以顺利建立对整个医方的信任和认同。尽管当代医患共处同一医疗空间和时间的机会相对延长,但医患关系却较传统紧密状态体现出分离趋势。医疗机构作为经济实体,其追求经济效益与应尽义务之间的矛盾冲突剧烈,从管理细则、绩效评估、激励机制等中观层面左右医务人员态度与行为,导致患方信任危机。

2) 医患间介入若干屏障。

当代医学过度依赖药物和医疗器械。药物和医疗器械遵循市场竞争原则深度介入医疗过程,成为医方利益冲突和患方信任危机的重要原因。

医疗机构投资者的观念决定机构的运作方向。医疗机构按所有制形式分为公立和私立;按营利性分为营利性和非营利性。公立医疗机构的投资人是政府,纳入财政预算管理;私立医疗机构的投资人是其他社会人员(自然人或法人),以营利性机构为主导。投资主体的差异与营利性息息相关,决定医疗结构在提供医疗服务时的目的与定位。公立医疗机构的投资者对公益性的理解、财政投入是否及时充分,都将影响到公立医疗机构是否有能力、有动力真正搭建以公益性为导向的基本医疗服务平台。

随着医疗费用高涨成为全球难题,以第三方支付为特征的医疗保险制度建设逐渐成为当代中国社会保障的核心组成,也是实现维护健康基本人权的政府责任的关键步骤,但"体制分割及其导致的制度分割、资源分割、信息分割等事实上已成为全民医保向公平、效率、可持续发展迈进的最大短板"。制度设计上公平性的缺陷,成为医患关系恶化的始作俑者。

当代医学科研和医学教育是以产业形式出现的医学相关行业。因其与医疗环节的密切相关性,医学科研成果的临床验证和医学生培养过程中形成医疗服务提供者、医学研究者、医学教育者等多重身份冲突,不同程度上增加病患健康风险、导致病患疑虑和不信任。

(2) 医患关系成为宏观政策定位、制度设计和中观管理水平的社会反映:近 100 年来,政府职能与医学科学、医疗服务之间的关系日益密切。医学已不再是传统上自由市场中以行业约束为主的专业职业体系，医学市场日渐发展成为以医疗机构为供给商、在团体消费者水平上运转的产业，医生个体也日渐从古代的自由职业者变化为当代的技术型雇员。

1）宏观上国家对公民健康的态度、政策和立法中表达的健康和医疗的基本定位、医疗卫生体制和卫生资源配置的整体框架，决定了医疗保障的公平和共享、卫生服务的效率和可及，直接影响每个患者的就医体验与满意度。

2）中观管理层，从卫生服务体系设计、卫生行政管理方案、医疗行业自律规范到医疗机构具体管理细则：既细化和落地宏观方针政策的基本精神，又直接规范和影响一线医疗服务的质量、效能和满意度。

宏观因素主导、中观因素传导的复杂化、体系化的当代中国医患关系系统，彻底改变了传统上由医生、患者和医疗市场的相互博弈、自主平衡的简单医患关系体系。正如《剑桥插图医学史》所说："在经济与政治相互作用、相互影响的复杂历史中，医学是其中的一部分。……都将取决于财富和权力模式的转换"。

（3）病患的意识、心理和需求成为影响医患关系的关键性因素：有别于传统上医生在医患关系中的相对主导地位，当代患者地位已显著提升。患者安全和满意度成为评价医疗服务的最重要终点指标之一。患者满意度主要受患者意识、心理和需求的影响，投射到患者行为。其形成既与社会、经济、政治、伦理、市场所构建的历史大环境有关，又与当下正在经历的社会变革、社会舆论、媒体引导相关。

1）宏观因素中，整个历史文化伦理体系对生命、健康、疾患、死亡、科学、技术、治愈、康复等与医学密切相关概念的解读与误读、想象与奢望，形成患者意识和心理中就医体验的潜在预设。市场化医改失败带来医患信任破裂，公益性医改公平性机制在设计和运转尚存缺陷。

2）中观因素中，卫生行政管理和医疗机构管理中存在的缺失与盲点，导致患者需求与医疗供给之间的鸿沟加剧。

3）微观上当患者无法在医疗服务中获得需求满足时，常常将失完全归因于医疗工作者个人，不惜以损害医方利益甚至损害自身利益为代价，发生短兵相接的医患冲突甚至暴力，严重破坏医患关系。

4）作为宏观因素的媒体对医患矛盾报道更多追求新闻性和放大效应，缺乏专业认知和深度剖析，有意无意地夸大了医患双方的利益鸿沟，加剧社会对医学从业人员的不信任，使医患关系进入循环上升恶化趋势。

4. 医患关系构成沿革的历史对比研究带来的挑战和建议 因多因素、多层面交互作用，各因素对医患关系的具体作用无法量化，目前的研究无法准确界定影响因素的权重。现有医患关系构成的各个影响要素源自文献检索和主题分类结果的综合分析，受纳入研究的质量限制存在局限性。基于上述当前可得的最佳证据，笔者建议：

（1）明确医疗卫生领域政府职能在医患关系治理中的决定性意义：信任（Trust）是对一个人或一个系统的可依赖性所持有的信心。传统医患关系中患者的信任重心在个体医生，而现代则更多地依赖于制度和职业体系的合理构建。

从当代政治学角度看，政府必须担当社会建设中主导者和推动者的责任，一定程度上也是社会建设不足的主要责任主体和解决社会建设存在问题的主要推动者。

本研究结果显示：①影响医方行为的各要素的作用强度：宏观医疗体制、法律制度设计（含纠纷处理相关规则和程序）≫中观医疗卫生体系、卫生行政管理、机构管理≫微观各种医学专业行为分工配合；②影响患方行为各因素：宏观国家保障制度＋媒体与舆论到中观患者支付能力和就医心理到影响微观中患者就医体验与满意度；③医患关系领域的政府职能应首先体现以人为本的核心价值追求，维护公民健康公平获得权，这是衡量一个国家医疗卫生体系成功与否的重要指标。以此为出发点，在大量高质量、本土化研究证据的支持下，为优化卫生服务结构，打造公平、有效、优质、可及的医疗卫生服务体系推出具有操作性、验收指标、可持续改进的顶层设计，才可能建构出提升患者和医务人员满意度的医疗服务体系，增进医患信任，改善医患关系，并完成服务型政府的基本职能。

（2）全面重塑社会文化

1）重塑死亡与疾病的文化：文献研究显示，中国传统文化对死亡和疾病的主流态度是回避和忌讳。随着中国社会进入老龄化，疾病谱变化，疾病和死亡成为必须面对的日常问题。中国社会的剧烈转型也导致对疾病和死亡的认知呈现出当代特异性。科学看待生命进程，坦然面对疾病和死亡，重塑社会理性，或可从一定程度上减轻社会对疾病和死亡的文化焦虑。

2）认识到医学的局限性：近400年来科学取得的成就不容置疑，医学与科学结合后为人类健康带来的巨大福祉也有目共睹。尽管医学前所未有地延长了人类生命、治愈了若干疾病，但必须认识到医学本身的局限性——它只能在遵循自然规律的前提下尽其所能增益生命的效能,"最终使人类的健康能真正得到保证和保障,进而真正地认识我们自己"。

3) 全面普及健康教育:是公认培育公众理性,倡导科学就医的基本途径。2014 年 9 月 11 日国家卫计委宣传司副司长姚宏文指出:"公众应当正确理解医学的局限性,理性对待诊疗结果。……人体是一个十分复杂的有机体,我们对它的认识还远远没有到达终点,……我们必须认识到疾病的发生是由于个体生活的方式、遗传、环境,包括自然环境和社会环境等多种因素所致。其治疗不仅仅是医院和医生的事情,患者自身的健康素养,自我管理能力,及对相关医学知识的了解,往往更加重要"。因此,①宏观层面:国家需要意识到健康科普的基本责任,通过各种渠道推动和激励各种社会资源开展全民医学科普教育与健康促进知识宣传,有效预防和控制疾病的发生,提高民众正确理解医学行为和医疗后果的意识。②中观层面:媒体和各种医学自律社团、医疗管理机构之间密切合作,搭建具有科学性、专业性、伦理性的医学科普公众推介平台,既向公众传达当代医学的基本理念,又针对民众对医学的困惑开展专业指导下的深度讨论,引导公共舆论和文化环境走向理性。③微观层面,医务人员作为专业从业人员的健康教育者角色责无旁贷。当代医学生培养和医务人员继续教育中,要不断强化教育者的角色定位,训练其沟通、引导、说服和影响能力;每个社会成员要认识到健康的个体责任和医学的局限性,认识到疾病与生活方式间密不可分的关系,认识到在每个医疗服务环节医患之间相互的权利与义务,在日常生活中身体力行地做到敬畏生命、健康生活、尊重他人和自我管理。

(3) 呼唤跨学科的综合研究治理与转化和持续改进:从历史的视角宏观看待医患关系所表达的社会、文化、政治、经济、技术内容,展示了医患关系跨领域、跨学科的复杂趋势,呼唤纳入更丰富的研究维度,更开阔的研究视野,以获得对医患关系主题更全面、更接近真实的研究结果,提出更具操作性的政策建议。

5. 健康中国 2030 国家战略带来的机遇与挑战 2016 年 10 月 25 日,中共中央、国务院印发了《"健康中国 2030"规划纲要》,以中央政府为推手,规划未来 15 年中国健康事业的总体战略、指导思想,启动全国各地区、各部门的全面贯彻和推广。

2017 年 3 月 5 日,李克强总理在第十二届全国人大第五次会议上作政府工作报告,部署 2017 年的各项工作并安排各项工作任务。健康中国建设作为保障和改善民生的重点内容,进一步明确和细化了 2017 年基本任务。

上述国家战略体现出下列基本特征:

(1) 认识到健康中国建设是全面建成小康社会、基本实现社会主义现代化的重要基础,是全面提升中华民族健康素质、实现人民健康与经济社会协调发展的国家战略。

(2) 明确"公平公正"是实现健康中国的基本指导原则之一,推动健康领域基本公共服务均等化,维护基本医疗卫生服务的公益性,逐步缩小城乡、地区、人群间基本健康服务和健康水平的差异,实现全民健康覆盖,促进社会公平。

(3) 确立"全民健康"为健康中国的根本目的。立足全人群和全生命周期两个着力点,提供公平可及、系统连续的健康服务,使全体人民享有所需要的、有质量的、可负担的预防、治疗、康复、健康促进等健康服务。

(4) 2017 年政府工作报告为推进健康中国建设,进一步部署具体任务:①提高社会医疗保障水平;②在三级公立医院参与和引领下,建立促进优质医疗资源合理布局,增强医疗服务的可及性;③做好健康促进,加强疾病预防体系和慢性病防控体系建设;④保护和调动医务人员积极性;⑤构建和谐医患关系。

上述国家战略和任务部署从一定程度上回应了本研究的结果:

(1) 国家健康事业的公益性、公平性需要从国家到各执行层面得到明确和推行。

(2) 政府需要在国家健康事业中担当起其在制度设计、政策推广和全社会健康意识与文化构建中的基本职能。

(3) 医务人员的积极性、工作满意度和职业幸福感是提升健康事业质量的重要组成。

(4) 医患关系的和谐程度将极大影响健康中国的实现效能与社会评价。

(三) 医患关系现状研究证据相关立法转化的效能评价

1992 年前后发展起来的经典循证医学,主要关注诊断、治疗、预防和预后的临床医学问题。1997 年前后循证医学的关注范围扩大到公共卫生领域。2004 年前后,循证理念逐步在非医学领域获得重视,被称为循证科学,主要关注决策的科学性与成本效益,重视第三方对决策质量和效果的循证权威评价。

医患关系是当前中国社会的热点问题,也是国家政策关注的焦点。笔者尝试借鉴循证方法学研究白热化的医患关系问题,希望研究结果可为政策制定者提供以证据为基础的建议。通过整理、比较、分类、分级医患关系主题下研究文献的海量信息,梳理出影响当代中国医患关系的诸多因素并凝练出因素间相互关系和层级,再进一步分类分级地评价国内相关医患关系的立法和医改政策,分析制度体系设计的特点、使用中存在的问题及其完善的可能性。

法律通过指引、评价、教育、预测和强制等方式对个人和社会发挥作用,以规范人的行为和社会关系。医患关系是一种社会关系。良好的法律规范体系可以明确医患双方的权利义务,建立符合医学特征的规范体系,引导医患双方建立信任为本、相互配合的医疗行为,帮助打造有序、和谐的医疗执业环境实现全社会的健康利益。

法律和循证医学的核心概念都是证据。前者将证据作为确立为认定事实的基本依据,在此基础上进行法律推理。后者通过对证据分类分级、评价其质量和推荐、转化的基础上,为临床医学决策实践提供科学证据和行为指导。从这个意义上讲,二者的证据有理念上的同源性。

我国自 1979 年改革开放以来,逐步建立起依法治国的执政理念,全面打造法律规范体系和相关程序。但对法律的实施效果缺乏以证据为基础的研究。笔者尝试通过对文献研究找出医患关系相关因素的基础上,探索循证评价医患关系相关因素的立法原意和实施效果,为不断完善法律提供证据支持。

1. 中国当前法律规范的位阶　根据《中华人民共和国立法法》的规定,我国法律的效力位阶为:

（1）最高效力——宪法。一切法律、行政法规、地方性法规、自治条例和单行条例、规章都不得与宪法相抵触。

（2）第二位阶——法律,由行使国家立法权的全国人民代表大会和全国人民代表大会常务委员会制定和修改的法律。

（3）第三位阶——行政法规,由国务院根据宪法和法律,为执行法律或实现行政管理职权制定行政法规。

（4）第四位阶——地方性法规、规章。地方性法规指地方人民代表大会及其常务委员会根据本行政区划的具体情况和实际需要,在不与宪法、法律和行政法规相抵触的前提下,制定的法规。规章则包括部门规章和地方政府规章两大类。部门规章是国务院各部委、中国人民银行、审计署和具有行政管理职能的直属机构,根据法律和国务院行政法规在本部门权限范围内制定规章。地方政府规章则是地方人民政府根据法律、行政法规和本地区地方性法规制定。自治条例和单行条例是特殊行政区划的地方性法规,归入地方性法规,未作单列。

学术研究中“法律”一词有广义和狭义之分。狭义的法律特指国家立法机关,即全国人民代表大会及其常务委员会制定或修改的法律,位于效力位阶第二位。广义的法律是指所有具有国家强制力的规范性文件的总称。

2. 法律的检索　首选全国人民代表大会(www.npc.gov.cn)的法律法规库。但因该库无法打开,故代之以北大法律检索数据库。研究数据直接按数据库的分类进行整理。

按照北大法律数据库,检索时仅纳入中央法规和地方法律规章,排除司法解释。数据库中的“中央法规”是指法律规范的颁布机构非地方立法机构,包括:由全国人民代表大会及其常务委员会颁布的法律;由国务院颁布的行政规章;由国务院所属各部委颁布的部门规章和部门规范性文件。因其发布机构是中央性机构,该类别法律规范之效力覆盖影响全国。

与医患关系密切相关的司法解释在数据库中单独提取原文。

以第一部分文献二次研究主题分类凝炼出医患关系的各种要素为关键词,在数据库中检获相关法律规范。

使用 EXCEL 录入数据,比较分析相关法律规范,通过推理找寻数据间隐含的规律。

3. 医患关系相关法律的证据

（1）宪法与法律规定:从宪法和基本法律民法体系和刑法体系入手研究医患关系相关内容。

1）宪法相关内容:1982 年《中华人民共和国宪法》第 21 条规定:“国家发展医疗卫生事业,发展现代医药和我国传统医药,鼓励和支持农村集体经济组织、国家企业事业组织和街道组织举办各种医疗卫生设施,开展群众性的卫生活动,保护人民健康。”第 45 条规定:“中华人民共和国公民在年老、疾病或者丧失劳动能力的情况下,有从国家和社会获得物质帮助的权利。国家发展为公民享受这些权利所需要的社会保险、社会救济和医疗卫生事业。”2004 年宪法修正案将“国家尊重和保障人权”首次写入宪法。

即宪法确认了对人权的尊重与保障;公民具有健康权和医疗权;为保障公民健康权和医疗权,明确了国家负有发展卫生事业、建立社会保险和社会救济制度、举办各种医疗卫生设施、开展群众卫生活动等职责。

2）民法体系相关内容:1987 年《中华人民共和国民法通则》第 98 条:“公民享有生命健康权。”第 119 条规定:“侵害公民身体造成伤害的,应当赔偿医疗费、因误工减少的收入、残废者生活补助等费用;造成死亡的,并应当支付丧葬费、死者生前扶养的人的必要的生活费用等费用。”2017 年 3 月 15 日《中华人民共和国民法总则》由第十二届全国人民代表大会通过并将于 2017 年 10 月 1 日生效,第五章民事权利第 110 条明确规定:"自然人享有生命权、身体权、健康权……等权利。"显示出:①从民法层面保护公民生命权、身体权和健康权;②权利保护较概括笼统;③聚焦于侵害生命健康权的物质损害赔偿计算。

2001年《最高人民法院关于确定民事侵权精神损害赔偿责任若干问题的解释》明确了生命健康权的精神损害赔偿。同年《最高人民法院关于民事诉讼证据的若干规定》规定了"举证责任倒置"的举证责任规则:"因医疗行为引起的侵权诉讼,由医疗机构就医疗行为与损害结果之间不存在因果关系及不存在医疗过错承担举证责任。"该证据规则基于医患间信息不对称性、患者不拥有病历及患方因其医学信息的弱势地位,确认医方过错、完成因果关系举证的客观困难等原因,体现公平原则和保护患方权益的立法原意。但实施过程中①激起医方的负面反应;②整个医疗行为趋向保守;③防御性医疗成为现实;④医患冲突呈现愈演愈烈的趋势。

2010年《中华人民共和国侵权责任法》颁布施行。该法是民法体系的重要组成。第七章明文规定了①医疗损害责任,包括从第54条到第64条的11个条款;②确定了下列重要法律问题:为医疗侵权行为的归责原则建立了较综合、系统、科学的归责体系;确立了以过错责任原则为主,辅以推定过错责任和无过错责任的归责体系。"举证责任倒置"的证据规则被认为正在向患方自己举证的模式过渡。

3) 刑法相关内容及其修订:1997年修订的《中华人民共和国刑法》第335条规定:"医务人员由于严重不负责任,造成就诊人死亡或者严重损害就诊人身体健康的,处三年以下有期徒刑或拘役。"该内容被认为是对1990年代末医患纠纷明显增多、医患矛盾日益突出的立法反映。2015年《中华人民共和国刑法修正案(九)》规定:"三十一、将刑法第二百九十条第一款修改为:"聚众扰乱社会秩序,情节严重,致使工作、生产、营业和教学、科研、医疗无法进行,造成严重损失的,对首要分子,处三年以上七年以下有期徒刑;对其他积极参加的,处三年以下有期徒刑、拘役、管制或者剥夺政治权利。"该修正案既是有关维护医疗秩序层级最高的法律文件,也反映出当前医患关系和医疗秩序恶化的现状,已达不入刑法无以协调相关法律关系的程度。

（2）以影响中国医患关系各要素为关键词,在北大法律数据库中检索结果如表54-9:

表54-9　数据库检索结果总计表

类　别	关键词	数量	特　点
医患关系中的参与因素	"药物""药品""药厂"/"医疗器械"/"医疗保险"	33 920	①有关药品立法最活跃;②医疗器械法规1999年后上升趋势显著;③医疗保险类法规中央级占比最低
中观:卫生管理,专业培养	"医疗机构"/"卫生服务"/"医学教育"	5442	①医疗管理类法规2000年后急剧上升;②医学教育改革2002年后持续被关注
宏观:政策、保障	"医改"/"医疗责任保险"/"公立医院"/"农村合作医疗"	1995	①"医改"法规始见2009年;②"农村合作医疗"高峰期2007—2012年;③公立医院改革近5年年均100件;④"医责险"首见2002年,年度<5件
医方	"医师""护士""药师""医学检验""医学影像"	1785	关注度:医师>护士>药师>检验和影像
医疗质量	"医疗质量""医疗服务"/"医疗差错""不良事件"	1300	①"医疗差错"未检获文件;②地方规范占92.66%;③2005年后数量迅速上升
患方	"病人"/"患者"	282	尚无明确病人权利与义务的立法
医患关系	"医患关系"&"医患冲突"&"医患矛盾""医疗秩序"&"医闹"	204	①"医患冲突"和"医患矛盾"为关键词未检获文件;②2010年后地方对医患关系的立法增多,尤对维护医疗秩序的立法显著上升
纠纷解决	"司法鉴定""医疗事故"	121	近10年立法司法鉴定≫医疗事故处理
总计		45 049	

检索结果的证据显示：

1）75％的法规集中于医患关系参与因素，提示市场竞争主体对医患关系的强势介入成为规范重点。其中"药品"类（含关键词"药品""药物""药厂"）法规占比77％（26 230/33 920），更凸显药品在当代医疗中的深度参与与规范难度。

2）医方职业群体高出患方 6.3 倍（1785/282）。或因需要明确医疗从业者的特性，且医方持有专业信息，具有专业判断优势，需要予以规范。且医方受教育程度较高，更易理解和接受规范；故法律侧重于规范医方资质和行为。

3）进一步详细考察每个检索词下获取的法律法规，归纳出的证据特征单列在表 9 最右列中。

笔者还对医方、患方、医患关系的参加者和纠纷解决关键词进行了时间线索和主题分类，开展更加详细的现状描述和归因分析。

4. **医患关系相关立法活动的效能评价**

（1）我国医患关系相关法律体系基本建立：1949年新中国成立以来中国法治化进程与医患关系相关的各种法律日渐完备，基本经历了 4 个时期：①1949 年—1978 年，罕见医患关系相关领域法律法规。②1979年—1996 年，中国市场经济改革准备期和中前期，主要由中央和地方各级行政部门制定相关行政规范、规章和规范。③1997 年—2005 年，中国市场经济改革中后期，健康权和医疗权分别在宪法、民法、刑法进一步获得保障；并在行政管理、法律程序上更加规范。④2006年至今，医患关系日益紧张引发更深层次立法思考，启动新一轮公益化医改。

（2）立法态度上倾向于解决现有问题而不是预见性设立规范体系：目前我国医疗纠纷解决模式主要包括：①司法程序；②医疗事故的行政处理程序；③调解和和解程序，均是在纠纷发生后界定责任、事后补偿的程序与制度。医方不得不在医疗行为中不断考虑自我保护，患方不断怀疑医方实施医疗措施的目的是否患者利益至上，成为防御性医疗的重要诱因。

随着医患矛盾日益剧烈，预防纠纷势在必行。目前我国主要预防医患纠纷模式为①请公安机关进医院；②加大增强医院保安系统；③医院管理的自我保护；④医生的自我保护。这些措施弊端在于：①心理上被动防范而非积极主动治理；②客观加剧了医患间的不信任和对立情绪，不利于完成医疗目的和和谐医患关系。

"他山之石，可以攻玉"，一些国家和地区合理疏导医患关系、预防医患纠纷成功经验可供借鉴。横向研究国际和不同国家间相关立法很有必要。

（3）医患关系领域法律的局限性：医疗是一个高度专业化的行业，医患间信息不对称是其基本特征。医患信任和有效沟通是缓解信息不对称的主要手段。

医患关系的核心是信任。信任是一种特殊的社会现实与社会建构，是认知与情感的复合体。对无法避免的风险，信任"并不在于安全的增加及不安全的相应减少；而在于以安全为代价的可承受的不安全的增加"。研究显示：信任可将患者对医生充满人性关怀的服务态度的认可，延伸至不可观察的医疗过程和他们难以理解的医疗决策上，从而减少他们的心理焦虑与认知负担，坦诚交流，建立安全感，实现相互理解与合作。医患信任缺失带来的后果，不仅是①医方无法实施有效医疗服务，职业价值无法实现；②最终的受害者一定是需要在健康利益上获取医方帮助的患者。

但法律规范难以成为医患有效沟通的媒介。加上医疗行为中的风险与损失无法完全转嫁给相关责任者和社会保险，使法律很难有效补偿当事人损失并解决医疗纠纷。如伤痛、残疾或失去挚爱等后果无法完全以货币或其他形式进行补偿。最后，当代医疗过错责任严格化趋势带来的"防御性医疗"后果是大大提升医疗成本，形成"过度震慑"后果，有损患者的经济和健康利益。

过分依赖法律以规范医患关系不能够切实有效重建医患信任。同时，社会总体的法治意识、文化氛围、权利义务观念等都也直接制约和影响着法律作用的发挥，呼唤医患关系诸要素得到全社会更全面、综合的关注和治理。

5. **医患关系相关立法研究的局限性与改进建议**
借鉴循证医学系统评价的方法，以医患关系文献研究结果为基础，以影响医患关系的相关因素为关键词，系统检索此前所有的相关法律法规。再对不同关键词下获得的检索结果进行主题分类、析因和对比研究。受制于文献检索研究结果本身的局限，也因首次在法律领域探索应用循证医学方法学，严谨性和成熟度会受到影响，但仍不失为当前可得到的有益尝试。

研究过程中，笔者深感医患关系研究的跨学科特性亟需方法学、概念体系、解释系统的全面合作和综合分析；整合各方专业资源开展更具深度、广度和转化效能的后续研究势在必行，或可为切实推动改善当前中国医患关系提供更有效能的证据。

（四）医患关系时间线索研究及医改不同阶段间的证据研究与效能分析

2009 年新一轮医改以来中国政府投入大量资金开展基层卫生基础设施建设，推进建立全科医生制度，强化基层卫生服务体系，进一步提升服务能力，基本公共卫生服务覆盖面显著扩大。2015 年中国居民人均预期寿命达到 76.34 岁，比 2010 年提高 1.51 岁。

但与上述突出成绩形成鲜明对比的是中国医患关系持续处于高度紧张状态。中国医院协会自2012年12月起历时9个月的"医院场所暴力伤医情况调研"结果表明：①2008—2012医院场所暴力伤医的比例从90％升至96％；②发生医务人员躯体受到攻击、造成明显损伤事件的医院比例从47.7％升至63.7％。中国卫生领域举世瞩目的成就却没能切实提升患者满意度、改善医患关系、优化医疗执业环境的事实警醒我们：①必须更加关注医疗客观指标与患者主观就医体验之间的巨大鸿沟；②深度分析如何将医改成果与患者和从业人员的主观感受密切结合，真正让卫生改革的成果在提升健康结局指标的同时，增加国民幸福感。

1. 中国当代医疗发展沿革及其特征　回顾当前权威文件和学术研究，以《发展和改革蓝皮书：中国改革开放30年（1978—2008年）——中国经济发展和体制改革报告》为参照，将我国新中国成立至今的卫生医疗领域发展划分为以下3个时期7个阶段：①计划经济时期（1949—1977年）；②医疗市场化改革时期（1978—2004年），该时期分为4个阶段：1978—1984年市场化改革初期，1985—1991年市场化改革中前期，1992—1999年市场化改革中期，2000—2004年市场化改革中后期；③医疗回归公益化改革时期（2005年后至今），该时期分为2个阶段，2005—2008年公益化医改论证期，2009年至今公益化改革开启。

2. 中国当代医疗改革分期与医患关系文献研究时间比较研究证据　将中国当代医改的分期与医患关系文献研究的时间线索比较研究后得出图54-5：

（1）计划经济时代医患关系研究几为空白，提示医患矛盾没有成为主要社会矛盾。可能因：①医疗卫生服务的虽低水平但高覆盖较好满足了民众对医疗有效、公平和可及的需求；②社会保障不高但医疗服务廉价，未成为民众沉重负担；③民众对医疗服务的期望不高；④医疗机构服务均为公益性，无营利目的；医务人员以全心全意为人民服务的精神实践治病救人、维护健康的首要目的，无创收压力；医药、器械等行业发展水平低，但由国家统一安排资源，没有对医生行为、医疗价格构成产生影响。

（2）第一轮医改自1978年至2004年为市场化医改，涵盖改革过渡期至弊端和反思期。该时期从1980年首见文献至2005年共2050篇，年均未超过300篇。提示：医患关系逐渐成为中国社会主要矛盾之一。但对比医改阶段和文献计量趋势，可见医患关系研究具有滞后性。①我国政策与研究间的关系是：政策发布——社会变化——形成效应——研究跟进。②研究是对已成为现实的政策效果的反思，而非前瞻性预测、预后和预防研究及知识和证据储备，缺乏政策拟定前的整体性、系统性研讨和设计。③这或许与我国市场经济改革"摸着石头过河"的指导思想有关。

（3）新一轮医改可前溯至2005年启动的公益化医改。①2005—2008年的准备期对前一阶段的问题进行了大量研究和反思，同时分析国外成功经验，以期为2009年医改提供可供借鉴的经验和证据。②2005年后年均发表文献超过4000篇，可能因各种社会效应的惯性不可能短期内改变医患关系恶化现状；也可能与政策上更注重反思和借鉴，更理性和预见性地推进医改有密切关系。

合理推理上述证据，提示：①宏观政策制度导向、

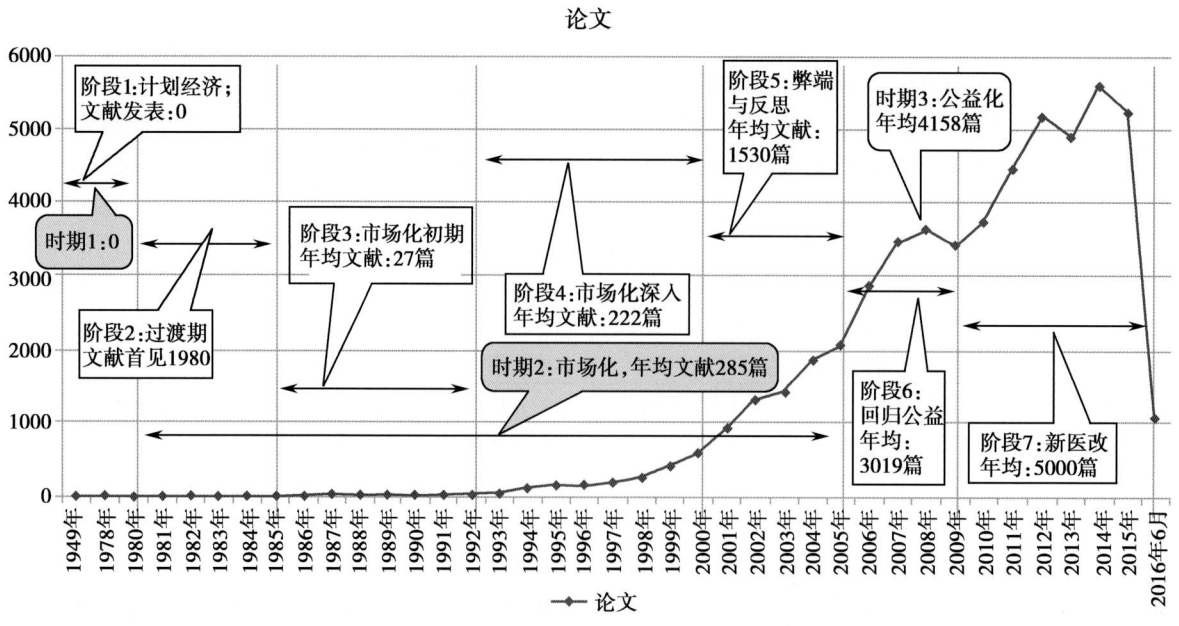

图54-5　医疗改革不同阶段与文献发表量对照图

医疗卫生事业的定位、国家对国民健康的总体投入与保障程度,对医患关系的和谐程度影响深刻。②全面市场化不是医疗卫生的基本方向已被第一轮医改验证;但其对医患信任的破坏仍以惯性方式持续发酵。③2009年后第二轮医改重新回归公益性,但效果尚需持久的全方位修复才能显现。尤其是国家医疗保障体系、卫生总投入的全面改善,让公立医院摆脱通过市场竞争得以生存的基本格局,才可能回归公立医疗机构是国家医疗服务主体和公益性定位,及与之相适应的医疗机构、制度体系和医务人员的服务意识与行为方式,逐渐恢复医患信任的基础。

3. 中国医疗改革分期与同期法律法规发布趋势比较研究图及其特征分析 医患关系的相关法规中医方是重点;医师相关规范占总数的66%,故提取"医师"时间线索用于比较。检获的全部法规中,"医患关系参与者"占75%;其中"药物"和"药品"检索结果占78%。故提取"药物"和"药品"时间线索用于比较。关键词"药物"和"药品"的检索总量巨大,地方性法规占82%。但因我国法律体系主要由中央推动,地方跟进配套,故时间线索图只显示了中央立法趋势。

如图54-6所示:

比较研究的证据显示:

(1) 1978年之前近30年的计划经济时代,罕见医患关系及其相关领域法律规范。或因:该时期法律不是治理国家的主要手段;医患关系不是社会主要矛盾。

(2) 1978—1997年的20年间,处于市场化医疗改革的中前期,立法趋势有波动缓慢上升,年均发布法规不足13件。或因:改革经验不足,无法预见各种可能的问题并通过立法预先设计相对有效的社会规则;改革中前期的社会矛盾尤其是医患矛盾并不突出,亦未引起重视。

(3) 1998—2008年,立法数量总体增长迅速且复杂化;药物相关立法波动剧烈;1999年的异常增高与国家新组建职能部门药品监督局主理全国药品药物事宜有关;2000年后趋于高位稳定,在年均200~400件之间波动。医师立法数量总体稳步上升且有小幅波动。可能因市场化改革进入中后期,医疗不公平性日渐突出,医患矛盾逐渐成为社会主要矛盾;宏观决策层对医疗领域的市场化和与公益化的争论白热化或也表现在立法波动中。

(4) 2009年以后立法数量全面上升。或因:新医改在总结国内外经验教训的基础上较上次医改方向更明确,讨论更深入,思路更清晰,方案更具体;故改革伊始,法律配套跟进就更及时。依法治国成为当代中国的执政理念,医患关系领域的治理也不例外。

4. 医患关系文献研究结果、立法研究结果与医改分期比较研究后的效能评价

(1) 宏观因素将对中国当代医患关系产生根本性影响:医患关系的和谐程度和患者满意度等非客观医疗结局性指标与制度设计关系密切。表现在:①计划经济时代的低水平、广覆盖、高公平性医疗体系下没有突出医患矛盾。②当前高水平、公平性、公益性设计不够合理的医疗体系下医患关系日趋恶化。提示:改革的宏观顶层设计将对中国医患关系的修复和改善起到根本性作用。

2014年7月,中国政府与世界银行、世界卫生组织决定共同开展医改联合研究。2016年,以世界银行集团、世界卫生组织、财政部、国家卫生和计划生育委员会、人力资源和社会保障部作为参与方的中国医药卫生体制改革联合研究合作方发布题为《深化中国医疗卫生体制改革——建设基于价值的优质服务提供体系》的报告。其主旨是"中国的卫生服务体系需要向建

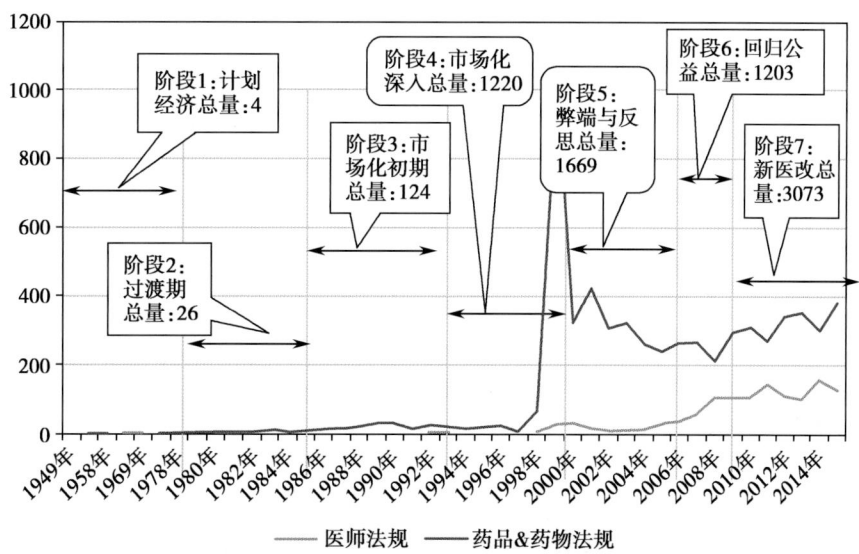

图54-6 相关法规与医疗卫生阶段比较

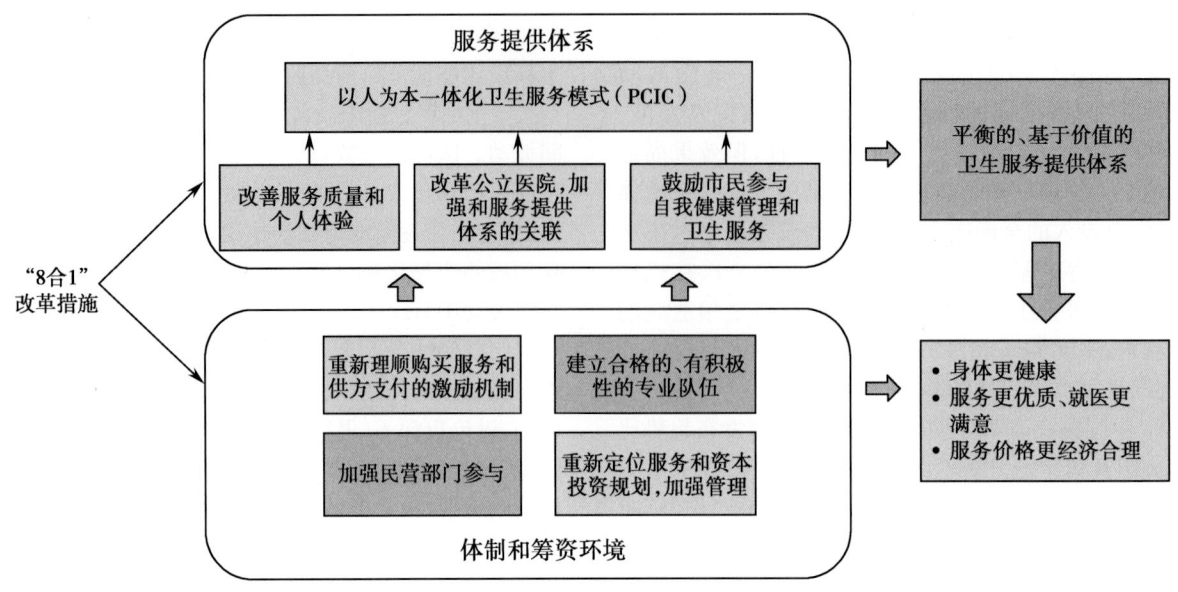

图 54-7　相互联系的八个推手

立以强大的基层卫生服务为基础、以人为本和注重质量的一体化服务提供体系转型。该体系不仅将为公民提供更好地医疗服务,且可从经济角度提高服务价值"。该报告为帮助中国渡过改革"深水区",立足顶层设计,提出了八项相互关联的改革建议,以重塑中国卫生服务体系:

如图 54-7 所示,八个推手的最终产出是建立新的"以人为本的一体化服务"模式(PCIC),实现三个指标:①身体更健康——医学服务的结局指标;②服务更优质、就医更满意——就医体验的主观感受指标;③服务价格更经济合理——经济学上的公平性指标。对比本系列研究循证文献研究后整理出的图 54-4,医方责任是为患者提供优质医疗服务,患者就医体验和满意度的因素包括支付能力和对医学的认知、理解能力,正好回应了"8 合 1"改革措施设计。

(2) 法律在医改和医患关系领域的局限性:伴随我国法治化进程,医患关系相关法律日渐完备。但研究结果同时显示:日益增多的法律法规并没有实现有效规范医患关系的初衷。

1978 年开始的计划经济向市场经济转型,突破了原有的法律制度和政策底线,"摸着石头过河"的试错模式一直存在并被默认,"先改革后立法"成为无奈又必须的选择,"先违反(或违反政策)、既成事实后再修订法律"的突破和创新成为常见的改革模式。在此背景下,社会默许了改革的成本与代价。市场化医改正是这样一个特定历史阶段的产物。在当前中国特色社会主义法治体系日趋完备、新一轮公益化医改艰难起步的阶段,需要更加重视顶层设计和总体规划,基于全球当前可得相关成功经验和失败教训的证据,在法治框架内改革创新。

在改革过程中,立法既要善于及时确认成熟的改革成果和成功经验,又要在遵循改革思路的大前提下主动创新制度,还要保持一定的预见性和超前性,为进一步深入改革预留必要空间。

综上,医患关系领域的规范需要①宏观指导、中观设计、微观评估;②需要政策、法律、文化、伦理、管理全面协作,才能切实改善现有执业环境,构建和谐医患关系。

5. 本研究的挑战和改进建议　中国医疗卫生服务和体制改革是时间和社会背景宏大的历史主题,涉及人口最多,情况最复杂,本研究只能管中窥豹。首次基于文献和法律循证研究结果来对比研究中国当前医改并尝试析因,可为当前深化医改探讨提供一个新视角。

在持续数年的研究过程中,笔者深感医患关系应以更加深远的历史眼光向前追溯,将当代种种医患问题放到医学发展历程、社会文化进步和差异的背景下深入探讨其独特性。只有当我们更了解医患关系演化的前世今生,或许才能更好地回应今天遇到的种种问题。

三、小　　结

本节借鉴循证医学系统评价方法学和证据分类分级的理念,立足医患关系研究的特殊性,全面检索和分析中国医患关系研究的中英文文献,探索创新中国医患关系文献的分类分级标准体系,以此为基础探讨和获取时间线索、历史沿革、方法运用的证据,进一步扩展到①医患关系沿革和互作的理论与可视化提炼；②中国医患关系相关立法的证据比较与效能评价；③中国医改政策与医患关系沿革、立法的证据比较和效能研究。本节所进行的探索，为医患关系复杂、多维的状态提供了更加丰富的观察角度和创新性的研究空间，也是循证医学方法学在经典应用之外的一次有益尝试。

第二节 医患关系研究的创新思路与探索

一、医患关系研究的创新思路

研究方法是人类认识研究对象的手段和思维技巧，会因研究活动的特征和认识层次、研究对象的规模与性质、研究手段的性质不同而异。它随着人类认识水平不断提高而不断完善，是学科活动最活跃、最具决定性的要素，是科学进步的强大发条。

人文社会科学研究已创造和发展了系列研究方法，推动了对社会现象、人类行为的认识、理解和预测。在当前研究方法推陈出新的趋势下，人文社会科学研究有能力、有必要不断更新现有方法，借鉴和创新，不断为深入研究社会问题提供新的视角，获取更广泛、更全面的观点和证据。

（一）本部分 PICIOS

1. PICOS 设计

P-问题：医患关系研究的学科性质与研究方法

I-干预：医患关系研究的需要回答的问题

C-比较：

- C1. 自然科学学科分类体系
- C2. 人文社科学科分类体系

O-结果指标：医患关系研究的跨学科属性与研究方法

S-研究设计：文献研究，比较研究

2. 资料选择、提取和分析 检索获取相关文件，整理分类，对比分析。

（1）对比分析国内外相关学科外延和目录的共性和差异；确认形成共识的不同级别学科分类。

（2）分析医患关系研究需要回答的问题跨越自然科学、医学和人文社会科学研究的特异性。

（二）结果

1. 学科分类研究 中国的学科常被分为自然科学和社会科学两大类。中国国家自然基金委员会和全国哲学社会科学规划办公室作为启动全国高质量科学研究的国家投资方，其学科划分如下：

表 54-10 中国国家自然基金和社科基金学科分类表

国家自然科学基金学科分类	国家社会科学基金学科分类
学科分类 1. 数理科学部 2. 化学科学部 3. 生命科学部：含基础生物学、农业科学、医学与药学 4. 地球科学部 5. 工程与材料科学部 6. 信息科学部 7. 管理科学部	1. 马列 & 科学社会主义 2. 党史 & 党建 3. 哲学 4. 理论经济 5. 应用经济 6. 统计学 7. 政治学 8. 法学 9. 社会学 10. 人口学 11. 民族问题研究 12. 国际问题研究 13. 中国历史 14. 世界历史 15. 考古学 16. 宗教学 17. 中国文学 18. 外国文学 19. 语言学 20. 新闻学与传播学 21. 图书情报与文献学 22. 体育学 23. 管理学 24. 教育学 25. 艺术学 26. 军事学

中国的学科常被分为自然科学和社会科学两大类

（1）狭义的自然科学主要指作为知识体系的基础科学体系，其外延主要包括物理科学和生命科学两大类，具体为数学、物理学、化学、天文学、地学、生物学 6 大学科。

（2）社会科学则以社会作为研究对象，旨在认识各种社会现象并尽可能找出它们之间的关联。社会科学涵盖经济学、政治学、行政学、军事学、法学、教育学、管理学、新闻传播学、人类学和民族学 10 大学科。

（3）人文科学是研究与人本身直接相关的信仰、情感、心态、道德、审美、价值等学科的总称，主要包括语言学、文学、哲学、宗教学、艺术等 5 大学科。历史学和心理学应归属社会科学还是人文科学尚有争议。

鉴于人文科学和社会科学主要研究人的活动而非物，故常常被统称为人文社会科学。

表 54-10 提示：中国自然科学分类使用广义的自然科学概念，不仅包括狭义自然科学的基础学科体系，还

包括应用科学技术分类,如工程与材料科学,信息科学等;中国社会科学分类涵盖了英语语系中社会科学和人文科学的全部学科,或称为"人文社会科学"更准确。

2. 学科目录归类研究　2002 年美国国家教育统计中心研制开发并由教育部颁布美国学科专业目录(Classification of Instructional Programs,以下简称"美国 CIP-2000"),用于各类教育统计,收集、报道、整理有关学科专业目录资料,指导教育规划、资源配置及教育整体布局。

2011 年中华人民共和国学位授予和人才培养学科目录(以下简称"中国-2011 目录")是为适应我国经济、社会、科技和高等教育的发展,贯彻落实《国家中长期教育改革和发展规划纲要(2010—2020 年)》,建立动态调整机制,优化学科结构,由国务院学位委员会和教育部共同发布。

2013 年联合国教科文组织统计研究所发布国际教育分类标准(以下简称"ISCED2011")在这一标准框架下分类和报告跨国教育统计数据,确保数据具有可比性,反映全球教育系统的不断演进。

因上述文件一级学科划分太过细密,以美国

CIP2000 发布时间最早且学科大类划分最多,故以其学科群为基础,对比研究中国-2011 目录和联合国ISCED2011 分类。

如图 54-8 所示:

(1) 美国 CIP2000 的学科群数量最多(38 个);中国-2011 目录(12 个)和 ISCED2011(10 个)呈现出学科群整合的趋势。

(2) 美国 CIP2000 职业技能型学科分类最多(12个)占 30.5%;中国-2011 目录中基本未见专门的职业技能型学科分类;ISCED2011 中可见"服务行业"大类属于职业技能型学科分类。提示:我国对高等职业技能型人才的培养基本缺位。

(3) 美国 CIP2000 中单列了"跨学科研究",且在同一学科内的交叉研究也予以设定,提示美国对学科融合和跨学科研究的重视。ISCED2011 通过其第 9 大类"不明及未分类课目"为学科交叉和融合提供空间。中国-2011 目录未见该相关类别。提示:跨学科研究尚未获得我国学科分类认可和重视。

(4) ISCED2011 分类中:人文学科与艺术——人文科学——其他:伦理学;美国 CIP2000 分类中:人文

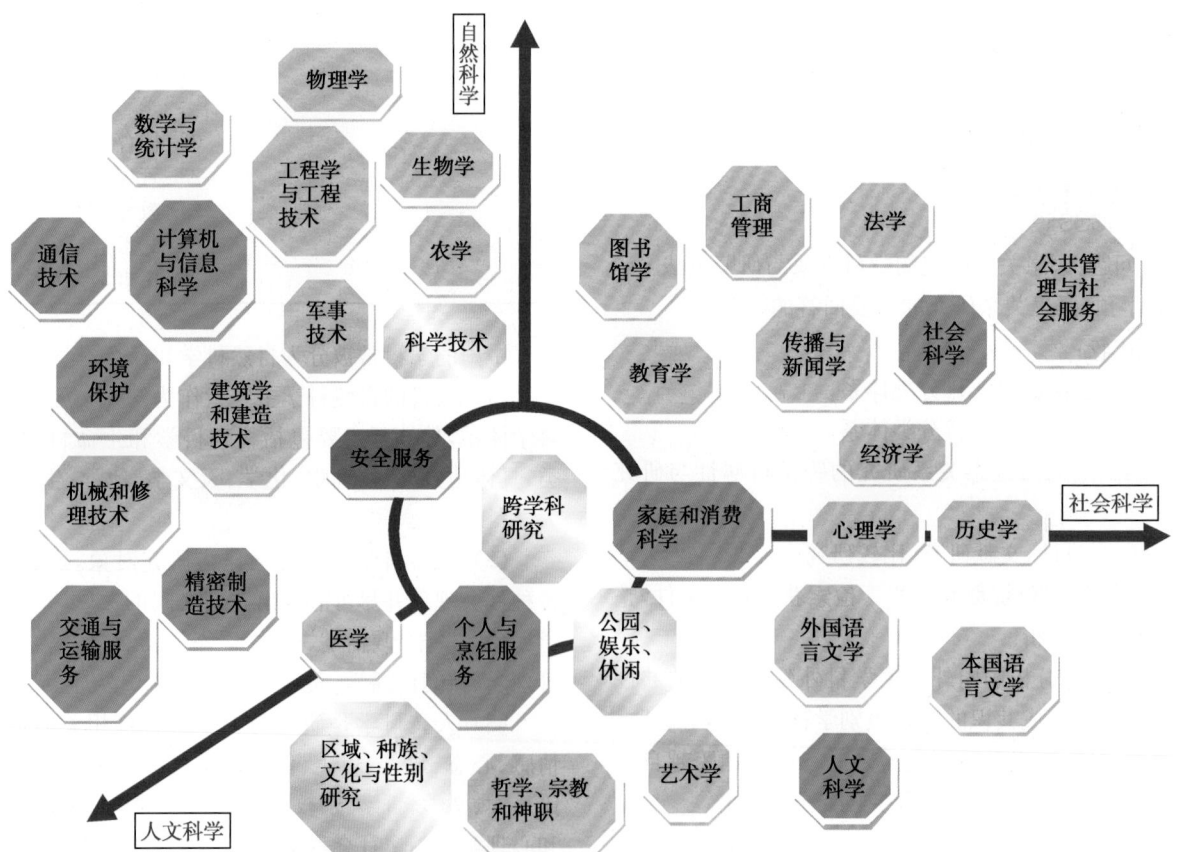

图 54-8　ISCED、CIP-2000 和中国-2011 目录归类模式图

注:图中 3 个红色箭头组成 1 个 3 维象限,分别代表"自然科学""社会科学"和"人文科学"3 个学科群;处于箭头红色线条上的学科是跨 2 个象限的交叉学科。3 个箭头尾端的红色圆圈代表广义上的跨学科科目,处于圆圈边缘的学科是具有跨学科性质新兴学科。颜色代表:黄色-3 个目录中均包涵的分类;蓝色-仅有 2 个目录中包涵的分类;粉色-仅有 1 个目录中包涵的分类

科学类——哲学与宗教——伦理学;中国-2011 目录:哲学——伦理学。显示:伦理学是哲学的分支没有异议,但哲学隶属于人文科学的属性尚未在中国目录中确认。综上本研究对三者的学科关系定义为:人文科学——哲学——伦理学。

（5）ISCED2011 分类中:社会科学、商业和法律——法律、政治学、行为学、心理学、历史学、管理学;美国 CIP2000 分类中和中国-2011 目录中法律均为一级学科分类,故本研究将法学作为一级学科分类;政治学、心理学、历史学、行为学、管理学作为社会科学一级学科下的二级学科。

（6）ISCED2011 中:卫生和福利——医学,美国 CIP2000 和中国-2011 目录中医学均为一级学科,本研究仍将医学作为一级学科。

综合上述学科分类与学科目录:

（1）本研究使用自然科学、社会科学、人文科学 3 个大类分类标准。在比较研究中使用一级学科目录为:人文科学 VS 社会科学 VS 法律 VS 医学。

（2）医学本身就是自然科学与人文科学的交叉学科。

3. 医患关系研究的跨学科性质　医患关系是医务人员与患者在医疗实践过程中产生的特定人际关系。当我们讨论医患关系相关问题时,必须意识到:建立良好医患关系意味着:①有效和顺畅的医患沟通互动;②妥善缓和解决医患矛盾;③高效和公平治理医患纠纷。这组关系目前集中了跨学科和跨领域的关注。

如表 54-11 所示:

（1）"医学"是这个人际关系的大背景和前提,所有学科关系都应与医学相关。医患关系亦是人与人之间的关系,其人文科学性质也不可或缺。

（2）医学伦理学是研究、解释和规范医患关系的

基础学科,是医学与人文科学-哲学的交叉学科,有关医患关系问题的研究体系均与医学伦理学相关。

（3）医患关系受特定历史时期的政治、经济发展状况的影响,并由特定时期的法律具体约束和规范,故政治学、经济学、法学是重要的参与学科。

（4）当代医疗机构和卫生事业的管理成为影响医患关系的重要因素,故管理学也参与到医患关系研究中。

（5）医患关系是发生于医疗实践过程中的人际关系,既表现出若干实然的现存问题又引发应然的道德哲学反思。

（6）实然状况中各种问题和现象的研究吸引了跨学科广泛关注,反思和探讨改善现状的举措与方法。但应然状态的讨论主要集中于医学伦理学领域,尚缺乏跨学科领域的全面综合分析。

医患关系本身的复杂性决定了其研究不可能依靠单一学科体系完成,需要跨学科、跨领域的系统工程才可能全面了解医患关系的全貌和提出有效的治理方案。故医患关系研究中:①医学发展水平是背景;②人文科学是基础;③各种社会科学参与是途径;④法学探讨是保障。我们需要从现状中去发现问题,从历史中去吸取经验,多学科协作为改善医患关系提供更全面和有效的举措。

4. 研究方法的分类与适用研究　当代自然科学和社会科学研究方法层出不穷,其分类和框架在学术界也众说纷纭。1992 年 Alavi 和 Carlson 提出的研究方法分类体系得到较大范围的认可。该分类体系将研究方法分成实证研究(empirical)和非实证研究(non-empirical)两大类。实证研究依靠对研究对象的系统观察来获得本质规律,非实证研究主要包括概念性、说明性和概念应用性等研究方法(图 54-9)。

表 54-11　医患关系各主题涉及学科列表

	问题	医学伦理学	法学	政治学	管理学	经济学	行为学	心理学	社会学	语言学	历史学	小计
实然状况	医患关系现状	√	√	√	√	√	√	√	√	√		9
	医患关系矛盾	√	√	√	√	√	√	√	√			8
	医患关系发展过程	√	√	√							√	5
	医患沟通与互动	√			√			√		√		5
	医患纠纷治理	√	√		√	√						5
应然状况	应如何建立良好医患关系	√										1
	小计	6	4	4	4	3	3	3	3	2	1	

注:上表通过颜色定义学科类别:粉红-医学 & 人文科学(伦理学)的交叉学科;黄色-医学 & 法学;绿色-医学 & 社会科学

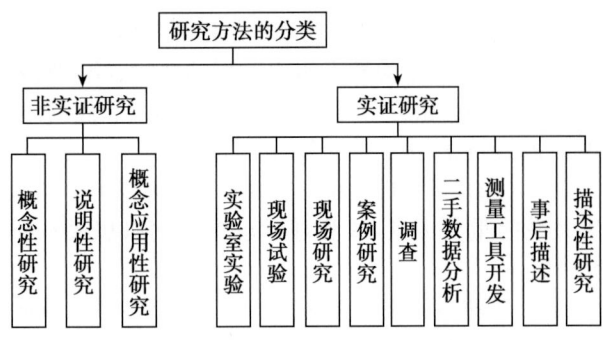

图 54-9　研究方法的分类图

概念性研究：描述有关的框架、模型和理论，并提出解释和理由。说明性研究：（纯粹以事例或个人经验支持）观点阐释，通常以规则、建议、步骤等形式指导实践应用；或描述一些方法或模型等，通常描述非常详细，在技术和方法上非常精确，有可操作性。概念型应用性研究：既包括概念的成分又包括说明的成分，先阐述一些概念或框架，再说明其应用

《哲学辞典》(The Harper Collins Dictionary of Philosophy)对"科学方法"的解释是："一种经验、实验、逻辑数理的概念系统，能把事实组织在一种理论和推论的结构内，使它们相互关联。大多数情况下科学方法预设：无论发生什么事情都有一个与唯一特殊的结果相关的特殊原因，其既可能从关于原因的经验知识推演出来，也可能从关于结果的知识推导出来。科学方法始于系统阐释一种尝试性、奏效、能解释一些现象的假设（hypothesis）"。显然，科学因其经验性的基本特征更倾向于适用实证研究方法。

医学、社会科学和人文科学的研究对象是人，但后二者聚焦人组成的社会或精神世界的运行和规律，故通过自然科学相关实验方法获取相关知识难度很大且意义有限。但人文社科领域的逻辑思维基本方式——演绎、归纳、溯因等推理方式与自然科学没有实质性差异，仅在具体使用过程中的条件性因素上有异。人文社会科学能否称为科学尚存争议，但不争的事实是，①很多人文社会科学学科有自己的理论体系且建立在系统观察基础上；②能得到经验事实的支持；③也要广泛借鉴和使用实证研究的方法，通过经验事实和理论分析来证明自己的假设。故上表列出的各种研究方法，在自然科学和人文社科领域均已广泛适用，要从研

究方法上区分人文社科与自然科学既不现实也无必要。

人类知识体系的发展经历了从广泛的观察概括到系统理论分类并形成现有学科结构的过程。随着学科内容的细分和专门化，单一学科发展迅速。但即使最优秀的单一性结果也无法解决复杂性的现实问题，促使近 30 年来跨学科、跨领域的学科交叉成为重要途径，改变了人文社会科学只向社会科学借鉴方法论的单向联系方式；自然科学自身发展方向也开始越来越与人文社会科学的规范产生联系。

二、创新探索：循证创新医患关系研究的评价标准与方法

（一）本部分的 PICOS

P-问题：医患关系研究的评价标准与方法

I-干预：医患关系研究的转化能力

C-比较：

- C1. 自然科学学科科研结果的评价标准
- C2. 人文社科学科科研结果的评价标准

O-结果指标：医患关系研究的评价标准与方法

S-研究设计：对比研究，德尔菲法

（二）结果

1. 不同学科体系研究结果评价指标比较　历史已经证明科学研究活动及其转化是社会进步的重要驱动力。基础科学研究致力于拓宽人类知识的广度和深度；应用科学研究通过验证和转化成熟的科学成果，造福人类的现实生活；人文和社会科学研究改善和培养正确的思维和行为方式，助力社会和谐和精神完美。与过去个人好奇心驱使、部分研究机构投入的方式不同，为提升全民福祉，国家以公共资金方式投资科学研究成为最有力的科研推动者。为保证有限资源的高效利用，真正生产出高质量的科学证据，创造科学、客观、可操作的评价指标体系至关重要。

国家自然科学基金是我国用于资助自然科学领域相关基础研究的公共资源。在其章程中专门规定了专家评审程序，但未见评价标准细则。在其官网输入"评价标准"关键词，未检获相关标准文件。经网上检索，从哈工大博客检获"2009 年评审会议讨论试行的本科学处结题项目评价标准"，内容详见表 54-12：

表 54-12　国家自然科学基金评价标准表

指标类型	条 目					小计
一类指标	发表论著	学术创新	专利、成果及获奖情况	应用推广效益	人才与基地建设	进度、计划完成情况	6
二类指标	4	4	4	4	4	3	23

2015年国防科技大学谭暑生教授就科学类研究的评价标准提出意见如下：

（1）科学发现与理论创新的成果包括：①基础理论研究成果即自然科学纯理论研究成果，主要形式为学术论文或专著；②直接指导技术研究或（和）技术开发的理论成果；③科学实验成果3项标准。

（2）科学发现与理论创新成果应当满足：①新颖性；②创造性；③自洽性；④包容性；⑤简明性；⑥可实验检验性等6项标准，与上表中6个评价指标有一定的吻合性。新颖性和创造性主要体现在发表论著、学术创新和专利成果指标；可实验检验性则在后面几个推广性指标中得以体现。

（3）国家自然科学基金未明确将科学方法的运用和验证作为评价标准。或因科学方法体系已较规范，

科学发表把关较严，又或因学术性评价标准中"可实验验证性"是科学方法运用和验证的重要体现。

全国哲学社会科学规划办公室主持资助国家社会科学基金的遴选与发放。在其官网检索"国家社会科学基金项目评价标准"，显示为"没有检索出结果"。在其"2012年度国家社科基金项目评审结果公布"的通告中，可见"坚持以质量和创新为导向的评价标准"的提法。

（1）"创新"是可行的评价标准。可参照上述自然科学评价标准的前两项，即新颖性和创造性。

（2）"质量"是需要细化的指标，即在社会科学研究中体现系学科特色的质量标准体系尚不明确。

国家社科基金采用同行评议评审上述两个标准。评审标准见图54-10：

国家社科基金项目同行专家评议意见表

评估指标	权重	指标说明	专家评分			
选题	3.5	对国内外研究状况的了解是否全面、把握是否准确；选题是否有前沿性、开拓性，或是否具有重要应用价值。	10分、9分	8分、7分	6分、5分	4分、3分
内容	4.5	研究内容是否全面、重点是否突出，思路是否清晰，方法是否科学；所提出的理论观点创新程度如何，或对策建议有无参考价值及可行性。	10分、9分	8分、7分	6分、5分	4分、3分
研究基础	2	前期相关研究成果是否有较扎实的基础；参考文献是否具有权威性、针对性、代表性和前沿性。	10分、9分	8分、7分	6分、5分	4分、3分
综合评价		对课题设计论证的综合评价	A级	B级	C级	D级

注：全国哲学社会科学规划办公室.国家社科基金项目同行专家评议意见表.2007.

图54-10　国家社科基金专家评议表

图54-10可见：

（1）指标说明多使用概括性语言，缺客观标准，主观性较强，或因人文社会科学研究本身特殊性所致；

（2）除在内容版块提到"方法是否科学"外，未见对研究方法更明确的要求。提示：人文社科领域的科学研究应更加重视强化方法研究。

2. 医患关系研究中方法学的综合运用与问题　本次医患关系文献研究的结果可见，在使用了研究方法的文献中，①"理论研究"主要是非实证的概念性研究或概念应用性研究；②"原始研究"以实证研究为主，涉及除实验室实验外的全部研究方法。以"护理"主题类研究为例进行深入分析，梳理出研究方法使用中较突

出问题。

"护理"主题分类共纳入5557篇文献，含895篇原始研究，9篇二次研究，理论研究为0。可能因纳入文献的关键词主要与"医患关系"有关，"护理"类理论研究或细化为"护患关系"系列关键词；也可能因"护理"是实践性很强的医疗实践，非常注重原始研究。不过5千多篇文献没有理论研究，从一个侧面反映出我国护理研究既缺乏理论指导护理实践行为；且大量护理实践的原始研究结论也未上升为具有普遍指导意义的一般规则。

表54-13可见，"护理"原始研究中对照研究占总数的68％，随机对照研究（RCT）占对照研究的76％。设

表54-13　"护理"主题相关文献研究方法列表

原始研究（895篇）						二次研究（9篇）
对照研究		回顾性数据和资料研究	调查	观察性研究	比较研究	综述
随机对照研究	自身前后对照					
462	145	151	102	27	8	9

计和质控良好的 RCT 结果在循证医学证据中占重要地位。

整理同一主题 RCT 文献量＞10 篇者进一步分析研究发现：

上述主题的对照组是"常规护理"或"传统护理"。但研究文献没有提供对照护理模式的定义，另行检索也未获得任何"常规护理"定义。提示："护理"主题的 RCT 设计中问题在于：

（1）对照组内涵和外延均不明确，无法确认其与实验组之间的关系。上述 RCT 在设计时均这样阐述："将病人随机分为××（如：优质护理组和常规护理组/传统护理组……）"，均未定义试验组与常规护理/传统护理的区别。

（2）研究结论均为与试验组优于对照组。研究或已先入为主地确信了试验组优于对照组，而形式上采用随机对照试验，违背实验本身的科学性。

（3）未报告或未详细报告如何通过伦理委员会的论证，如何进行患者知情同意程序。如表 55-14 所示，安全、舒适、风险预防等指标作为随机对照的基本因素时，存在对对照组患者的不公平，试验设计在伦理上完全无法接受。试验本身和论文发表的合法性有很大疑点。

（4）究其根源，是 RCT 研究在护理特定问题研究中的适用性问题存疑。从证明药物效果有效性出发建立起来的 RCT 研究，必须遵循其严格的适用性要求，否则将无法得出符合科学逻辑的结果。因此，一个被证事实是否具有 RCT 研究的受试性将成为是否可以选择适用该方法进行研究的前提。参见表 54-14，试验组是对护理中固有的安全、舒适、风险预防等要素在生理-心理-社会医疗模式下全面提升，试验组的各种护理模式是当代护理的发展趋势，建立在①以病人为中心的理念；②用人性化方式增进病人安全、舒适和全面康复；③控制和降低护理风险；④提高患者满意度和改善医患关系的基础之上，是对护理实践中一脉相承的人性关爱精神的升华。因此从哲学和价值观层面定义的护理模式，试验组和对照组没有适用 RCT 对照的受试性基础。如果存在某一项被认为是可能增进以病人为中心的优质护理效果的具体举措，其采用 RCT 对照研究是可行的。2001 年 Cochrane 系统文献评价曾经讨论了一项针对以病人为中心干预措施的随机对照试验，落脚于对医务工作者临床咨询技能提升的效果。

表 54-14　"护理"中随机对照研究实验所涉主题及评价指标汇总

护理研究主题			整体性评价				护理效能评价		综合评价		文献数量（篇）		
一级	二级	三级	以病人为中心	安全	舒适	全面身心康复	风险预防	高效	患者满意度	良好医患关系			
整体护理	整体护理模式		√	√	√	√			√	√	16	209	370
		心理护理	√		√	√			√	√	25		
		人文护理 & 人性化护理	√	√	√	√			√	√	68		
		舒适护理	√	√	√	√			√	√	36		
	整体护理流程	全面护理干预	√	√	√	√	√	√	√		36		
		临床护理路径	√	√	√	√	√	√	√	√	28		
护理前沿	风险预防护理模式	循证护理	√	√			√	√		√	10	96	
		预见性护理	√	√			√	√	√	√	11		
	护理风险管理		√	√			√	√	√	√	75		
国家护理活动	优质护理活动		√	√	√	√	√	√	√	√	65	65	
小　　计			10	9	7	7	6	6	9	9			

综上,RCT 具有最大限度避免临床试验设计和实施中的各种偏倚,平衡混杂因素,提高统计学检验有效性等诸多优点,被公认为是评价干预措施的金标准。但其应用必须遵循其基本适用规则。本次研究中纳入的护理模式随机对照试验中试验组和对照组根本缺乏随机对照基础,反映出设计者、实施者、作者、审稿者、编辑尚需要通过学习、培训、研究和开发,共识和共同遵守特定研究的理念、标准和流程。

医患关系本身的跨学科性质,要求综合全面运用多种科学方法才可能从纷繁复杂的表象深入下去,获得与本质、规律性相关的结论。但研究结果和质量不直接取决于使用了何种研究方法,而需要全面衡量研究设计的严谨性和客观性、研究方法的匹配性和适用性、研究操作的可行性和质量控制,才可能生产出科学、真实、合理、有说服力的研究证据。上述"护理"主题研究中方法学运用问题提示:①在医患关系研究中使用实证方法时,必须要对具体实证方法的适用对象、使用条件、合理运用详尽论证和规范化操作;②研究结果的指标体系也应该完整统一,否则造成大量原始研究的低水平重复,相同或相类似研究的结果无法纳入Meta 分析和系统评价的整合分析。

分析或系统评价整合分析,导致人力物力的极大浪费。跨学科领域的研究者对不同科学研究方法的理解、掌握和运用是确保研究结果质量的关键。教育需要推进;出版需要把关;投资者需要验收指标。

3. 跨学科研究成果的评价标准体系　1972 年经合组织(OECD)的教育研究与创新中心(Centre for Educational Research and Innovation,CERI)发表《跨学科:大学中的教学与研究问题》指出:"跨学科旨在整合两个或多个不同的学科,包括从简单的学科认识的交流到材料、概念群、方法论和认识论、学科话语的互通有无,乃至研究径路、科研组织方式和学科人才培养的整合。"2005 年,美国国家科学院、国家工程院等单位联合发布的《促进跨学科研究》指出:"跨学科研究是由团队或个人进行的一种研究模式,通过整合来自两个及以上的学科或专业知识领域的信息、数据、方法、工具、观点、概念和理论,从根本上加深理解或解决那些超出单一学科界限或学科实践范围的问题"。

医患关系研究是一个跨学科的研究领域。为提升该领域的研究效能,本研究综合自然科学和人文社会科学的现有研究结果指标评价体系,反复推敲其应用中的优劣,整合出表 54-15:

表 54-15　跨学科研究成果评价标准列表

指标体系	一级指标	二级指标	三级指标		
			宏观	中观	微观
指标内容	针对性/相关性	问题的重要程度			
		学科交叉程度			
	科学性和创新性	学科领域整合度			
		知识体系整合度			
		方法学整合度			
	可转化性:质量和效果	可转化的层面			
		可转化的步骤			
		转化后效果评价指标体系			
	后效评价,持续改进	动态监测,持续改进设计			
小计	4	9			

上表内容解释如下:

(1) 一级指标的设计理由:①跨学科研究是基于实际问题的研究,提出问题是研究起点;②跨学科研究从知识层面涵盖了对方法学、知识体系和学科领域的探索,尽量全面体现其合理性、科学性和创新性;③跨学科研究对问题的解决程度取决于其转化度,也是研究质量和效果的基本体现,应获得充分的重视。

(2) 二级指标的设计为对一级指标的分解和细化。

(3) 三级指标则是基于本次探索的结果,从 3 个层面分析问题、转化和持续改进的全程质控与安全,以确定不同层面的方法学综合应用框架和转化效能。

(4) 本框架设计尚需先用德尔菲法进行专家咨询和完善,再以前瞻性研究设计检验和证实,并与回顾性研究结果比较,客观评价其设计、实施效果的科学性、合理性、可转化性及质量和效果。

4. 德尔菲法的实践、探索与问题　德尔菲法是一种定性的专家评估方法,建立在众多专家的专业知识、经验和主管判断能力基础上的群体决策行为,特别适用于缺少信息资料和历史数据而又较多受到其他因素影响的信息分析与预测。通过一个多次与专家交互的循环过程,使分散的意见逐次收敛在协调一致的结果上,充分发挥信息反馈和信息控制的作用。传统步骤包括:①挑选专家组成员;②编制调查问卷;③实施调查;④收回、汇总和分析问卷信息;⑤统计分析调查结果;⑥整合处理专家意见,形成调查结论。

本研究:

(1) 挑选20位专家征求意见,最终17位专家愿意参与本次研究。①专家职称构成:教授5人,副教授3人,副主任医师1人,副研究员1人,副编审1人,讲师5人,医疗行政管理人员1人;②年龄和工龄构成:平均年龄39岁,平均工龄17.7年;性别构成:男性8人,女性9人;③学历构成:大专1人,本科3人,研究生及以上学历13人;④职业:教学、编辑与出版、卫生行政管理、医学科研、机构伦理审查;⑤专业:医学伦理学,生命伦理学,护理伦理学,医学哲学,管理学,循证医学,公共卫生与预防医学,医学法学,心理健康教育和思想政治教育,其中13人有交叉学科背景。

(2) 编制调查问卷。问卷包括4部分:①专家基本概况;②一级指标评判和二级指标评判;③评价指标的重要性、分类恰当性、独立性;④可同时提交补充性专家个人意见。

(3) 实施调查。制定好相关问卷后,2016年6月7日~14日陆续发送到相关专家邮箱。约2月内陆续收回问卷。回收率100%。原计划统计分析整理第一次调查问卷结果后,以专家意见为依据修改指标体系,进行第二次调查。

(4) 汇总和分析问卷。2016年9月后开展汇总和分析工作。统计分析调查结果。统计封闭式选择性问题意见。但附在问题后面的开放性专家补充意见显示出下列问题:①对跨学科研究本身的理论性和应用性看法不同;②对研究能否被实践转化及转化效能持看法不同;③对一级指标和二级指标的划分标准有疑义;④对评价标准中的科学性、创新性、针对性、可转化性、后效评估等评价指标有疑义;⑤封闭性选项答题时存在不够标准的问题。

鉴于调查结果的统计分析中遇到有关本次研究的实质性分歧,故中断本次德尔菲法调查,暂停第二次调查,转而反思当前遇到的挑战:

(1) 缺乏对整个研究设计和研究目的的全面介绍,导致大量专家对问题的提出、问题的研究模式和本次调查的背景缺乏认识,无法对特定条件下得出的这个指标体系提出有建设性的意见。

(2) 本研究涉及尚未达成共识的学科分类体系、研究方法分类标准、评价指标基本概念等对本次评价标准专家评估意见至关重要的背景信息,导致专家对同一问题的理解各异,分歧显著。

(3) 尽管有相当数量专家一直从事跨学科领域的工作,但对跨学科领域研究的学科特性、方法学特征、验收指标和转化现状缺乏系统思考与认识,无法对本次评价标准提出具有针对性和建设性的专家意见。

综上问题,笔者认为:①本研究实施德尔菲法论证跨学科研究成果评价标准体系条件尚不成熟;②需要首先明确学科和方法学分类并达成基本共识;③还需要细化科学性、创新型、独立性、针对性等评价性词语,明确可操作性的判断内涵;④待条件成熟时,如果需要重新运用德尔菲法,必需先全面详细介绍研究背景、改善专家团队的代表性和可靠性评估再行调查。

三、小 结

自然科学和社会科学研究都需要建立研究成果的评价体系,跨学科研究的评价标准应在尊重科学性、合理性的基础上,强调研究方法的综合运用和转化可行性。

高质量科研必须高度重视方法学研究和方法使用。需要科研资助方、研究方和出版方三方联动的共同努力以提升科研质量和转化效能。对研究者进行方法学培训,以便在实际研究中有能力优选最佳研究方法;更新提升科研投资者的方法学认识和判断能力,避免重复低质研究,杜绝资源浪费;加强对人文社科领域的选题、审题、设计与方法及论文发表规范的研究、培训和指导,提高人文社科领域尤其是跨学科人文社科领域研究质量、转化率和质效。

当前很多社会问题亟需跨学科的研究和转化,充分整合单纯自然科学和人文社会科学研究的不同特点和优势,需要通过进一步的讨论和咨询,确立该领域的研究后果评价体系。

小 结

本章借鉴循证医学对复杂问题海量文献分类分级处理、找寻其中内在关系的思维方式,对多达近10万份中国医患关系相关文献进行了时间线索、主题分类分级和研究方法分类研究,展示出中国医患关系研究的历史图景;凝练出影响中国医患关系各因素相互作用图。同时系统评价了当前中国法律法规对医患关系的作用,认识到:①我国已经建立起以宪法为纲领的较完备规范医患关系诸因素的法律体系,但尚需加强宏观定位、全面认识、顶层设计,运用多种社会管理手段协调一致、精准管理医患关系。②医患关系研究是跨学科、跨领域的应用性研究，其价值必须与转化、后效评估和持续改进密切结合，接受时间和实践的检验，持续改进，止于至善。才能更好地不断完善中国医患关系，重塑和谐、共赢、双方满意的医患关系。

（李琰　李幼平　喻佳洁）

参 考 文 献

1. 彭瑞聪,常青,阮芳赋. 从生物医学模式到生物心理社会医学模式. 自然辩证法通讯,1982,27(2):25-30
2. 王明旭. 医学伦理学. 北京:人民卫生出版社,2010
3. 李连友. 时间统计的意义和作用. 统计研究,1989,6(4):77
4. 李伯聪. 微观、中观和宏观工程伦理问题. 伦理学研究,2010,48(4):25-30
5. 杜治政. 过度医疗、适度医疗与诊疗最优化. 医学与哲学,2006,27(7):1-5
6. 陈耀龙,李幼平,杜亮,等. 医学研究中证据分级和推荐强度的演进. 中国循证医学杂志,2008,8(2):127-133
7. 李琰,李幼平,兰礼吉,等. 循证医学的认识论探究. 医学与哲学,2014,35(4A):1-4
8. 马金生. 中国医患关系史研究刍议. 史学理论研究,2015,24(2):138-146
9. 陆杰华,张韵. 转型期中国死亡社会学的思考:现状、进展与展望. 中国特色社会主义研究,2015,37(6):67-74
10. 樊代明. 医学远比科学复杂. 中国中医药报,2015,1(3):258
11. 张文显. 法理学. 北京:法律出版社,2007:46
12. 王琼书,王方. 从"医疗举证责任倒置"看防御性医疗. 南京医科大学学报(社会科学版),2004,4(3):189-192
13. 陈秉喆. 侵权责任法背景下再议医疗侵权适用举证责任倒置. 中国卫生法制,2010,19(5):53-55
14. 瞿铁鹏,李强译. 信任. 上海:上海人民出版社,2005
15. Pask EJ. Trust:An Essenssial Component of Nursing Practice-Implications for Nurse Education. Nurse Education Today,1995,15(3):190
16. 伍德志. 论医患纠纷的法律与信任. 法学家,2013,25(5):1-19
17. 世界银行集团,世界卫生组织,财政部,国家卫生和计划生育委员会,人力资源和社会保障部. 深化中国医疗卫生体制改革——建设基于价值的优质服务提供体系. http://documents. worldbank. org/curated/en/707951469159439021/pdf/107176-CHINESE-WP-HealthReforminChinacn. pdf
18. 贾晓莉,周洪柱,赵越,等. 2003—2012 年全国医院场所暴力伤医情况调查研究. 中国医院,2014,18(3):1-3
19. 欧阳日辉. 发展和改革蓝皮书:中国经济发展和体制改革报告—中国改革开放 30 年(1978—2008). 北京:科学技术出版社,2008
20. 胡健. 立法与改革关系的一次深刻变革. 人大研究,2014,4:33-34
21. 甘藏春. 科学立法的五个维度——对全面推进依法治国基础性工作的思考. 紫光阁,2014,22(9):40-41
22. 李醒民. 知识的三大部类—自然科学、社会科学和人文学科. 学术界,2012,171(8):5-33,286
23. Alavi M,Carlson P. A review of MIS research and disciplinary development. Journal of Management Information Systems,1992,8(4):45-62
24. 段德智,尹大贻,金常政,等. 哲学辞典. 台北:猫头鹰出版社,2004
25. 吴畏. 自然科学与人文社会科学关系走势浅析. 科学技术辩证法,1997,14(12):16-19
26. 邱均平,吴建华. 人文社会科学研究评价之国际比较研究(上). 山东社会科学,2007,146(10):63-69
27. 中国社科院文献信息中心. 跨学科研究系列调查报告选登之一——跨学科研究:理论与实践发展,2011
28. Committee on facilitating interdisciplinary research, National academy of sciences,National academy of engineering,institute of medicine. Facilitating interdisciplinary research. America:National Academies Press,2004
29. 刘伟涛,顾鸿,李春洪. 基于德尔菲法的专家评估方法. 计算机工程,2011,37(12):189-191,204
30. 王少娜,董瑞. 德尔菲法及其构建指标体系的应用进展. 蚌埠医学院学报,2016,41(5):695-697

第 55 章　医学基础研究

医学基础研究主要研究人的生命过程和疾病过程,揭示遗传、环境、机能、心理、行为、社会等因素影响这两个过程的作用及其互作,以便提出并解决创新的科学问题,为保障和促进人类身心健康提供理论依据和科学支撑,即应用当前可得最佳技术帮助解决临床问题。二十一世纪医学基础研究因医学组学等分子生物学技术的不断创新和生物信息学的广泛应用而迅猛发展(图 55-1),但与其巨额的投入相比,人类健康产出并未明显上升或未根本改变人类对疾病的诊断、预防或治疗现状。医学基础研究的大数据和精准医学时代及健康中国 2030 国家战略带来的挑战和机遇,呼唤更有效、更科学的设计、方法、技术以规避基础研究的风险,提高医学基础研究的质量和效益;呼唤基础研究的结果更快、更有效的转化为政策、指南、产品和产业;帮助更有效、更安全、更价有所值的解决临床问题;提高临床服务的质效,实现让全体公民全生命周期公平享有健康权的政府承诺和 WHO 对成员国"2000 年人人享有健康"(Health for All by the Year 2000)的世纪目标要求,做出基础研究应有的贡献。基于临床问题的医学基础研究重大科学问题的提出和成功解决,将直接影响后续投入、产出和转化。是继续扩大基础与临床间的脱节甚至鸿沟?还是以患者为中心、从实际出发,为解决重大临床或医学科学问题而进行医学基础研究,是 21 世纪基础研究最重要的思考和最根本的定位。

本章旨在针对全球(尤其是中国)共患的重大/疑难疾病,探讨如何综合应用中医和西医个体化、转化、循证和精准医学的方法与技术;从群体、个体、器官、组织、细胞、分子到基因、蛋白功能、调控机制,深入研究疾病的病因、病机和干预,为最终实现精准预测、预防、预后、诊断、治疗和合理筹资、赔付提供决策与实践的依据;以提高决策、研究、教育、转化、使用、动态监测、持续改进、一体化的精准疾病防治水平为目标;为重大疾病防治和维护全体公民、全生命周期公平享有健康权,探索新思路、新机制、新模式、新方法,新标准和新证据。

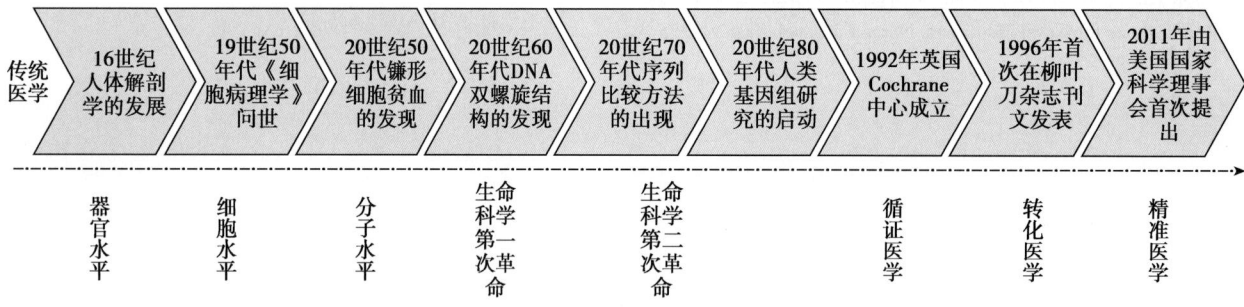

图 55-1　医学基础研究发展历程

第一节　国内、外医学基础研究成果及其应用与问题

一、国内、外医学基础研究方向和结果向临床转化的现状与问题

医学基础研究是指以防治疾病、维护健康为导向的应用基础研究,要体现防病治病或有防病治病前景的应用价值导向。如何加强基础研究与临床防治的结合,满足当前和未来需求,促进基础研究成果向临床、产品和产业的转化,是实现临床事业跨越式发展和实现基础研究成果转化成社会价值的关键。本节主要以新药研发过程为例展示基础研究到产品上市、使用和上市后监测全生命周期的持续改进,见表 55-1。

表 55-1　新药研发流程

任务	新药探索			开发阶段					
	确定靶标	发现先导化合物	优化先导化合物	临床前研究	向 FDA* 提交研发中的新药申请	I 期	II 期	III 期	向 FDA 提交新药申请	FDA 审批	IV 期
目的	寻找新的治疗靶点	获得新的先导化合物	改善化合物体内特性	评估药物的安全性和生物活性		确定药物安全性	评估药物有效性	监控长期疗效及不良反应			上市后监测
对象				动物实验		20~100 例健康受试者	100~500 例病患受试者	1000~5000 例病患受试者			
耗时	3~6 年			5~7 年						0.5~2 年	
投入美元	3 亿~6 亿			0.5 亿~1 亿		4.5 亿~10 亿				35 万	
成功率%	30	65	55	55		70	50	65			95

从候选药物发现到动物实验或体外实验,再到Ⅰ、Ⅱ、Ⅲ期临床试验直至新药上市后Ⅳ期监测应用的全过程平均需12年,临床试验是最耗时的环节,每个新药进入临床Ⅰ期、Ⅱ期、Ⅲ期到提交上市申请分别约需1.5、2、3和1.5年,平均共约8年。美国FDA的统计数据显示:在美国1个新药的研发经费平均需8亿至10亿美元;我国1个新化学药的研发经费则接近10亿元人民币,投入主要集中在临床试验环节。平均5000~10 000个候选药物中仅有5个可通过动物实验后进入Ⅰ期临床试验。如图55-2所示:进入Ⅰ期临床试验的药物在Ⅰ、Ⅱ、Ⅲ期临床试验中成功率分别为:70%,50%,65%。也有文献报道进入Ⅰ期临床试验的药物仅9%最终成功上市。在平均10~12年的新药研发过程中,任何一个环节均可能出现无法预测的风险。导致全球新药研发一直难以逾越长周期、高投入、高风险、低效率的瓶颈。

如为攻克阿尔兹海默症基于淀粉样蛋白假说研发靶向抗淀粉样蛋白药物,全球知名的美国礼来公司坚持27年,累计投入30亿美元,用于研发治疗阿尔兹海默症的新药Solanezumab,动物实验证实该药有效,但最终因结果未能被临床研究证实有效而失败。辉瑞、罗氏(NCT02051608)等国际大型制药企业均基于此假说的新药研发亦先后失败。结果显示:淀粉样蛋白可能并非致病原因,尤其对非家族性阿尔兹海默症患者。警醒我们:多因素复杂性或难治性慢性非传染性疾病已成为现在和未来人类共患的重大疾病,并向老年人群集中,也体现在儿童、孕产妇的高风险特征。

利用动物模型进行临床前研究是候选药物能否顺利从实验室到病床(bench to bedside)的第一关。常用实验动物按建模方法可分为三类:自发性动物模型、诱发性动物模型和基因工程动物模型。但动物实验与人体试验结果差异显著,采用近交系和基因敲除动物疾病模型易引起相关基因改变,用现有细胞和动物实验模型预测人体试验结果存在巨大不确定性,降低了成药性的事实,呼唤更贴近临床应用的医药卫生类研究终极目标,更有效、更安全、更实用、更价有所值的创新思路、设计、方法和标准、流程与模式。

二、成功上市的新药还需上市后全使用人群和全使用周期的临床后效评价和持续改进

以成功上市的高效靶向药物,治疗非小细胞肺癌(non-small cell lung cancer, NSCLC)的表皮生长因子受体酪氨酸激酶抑制剂(epidermal growth factor re-

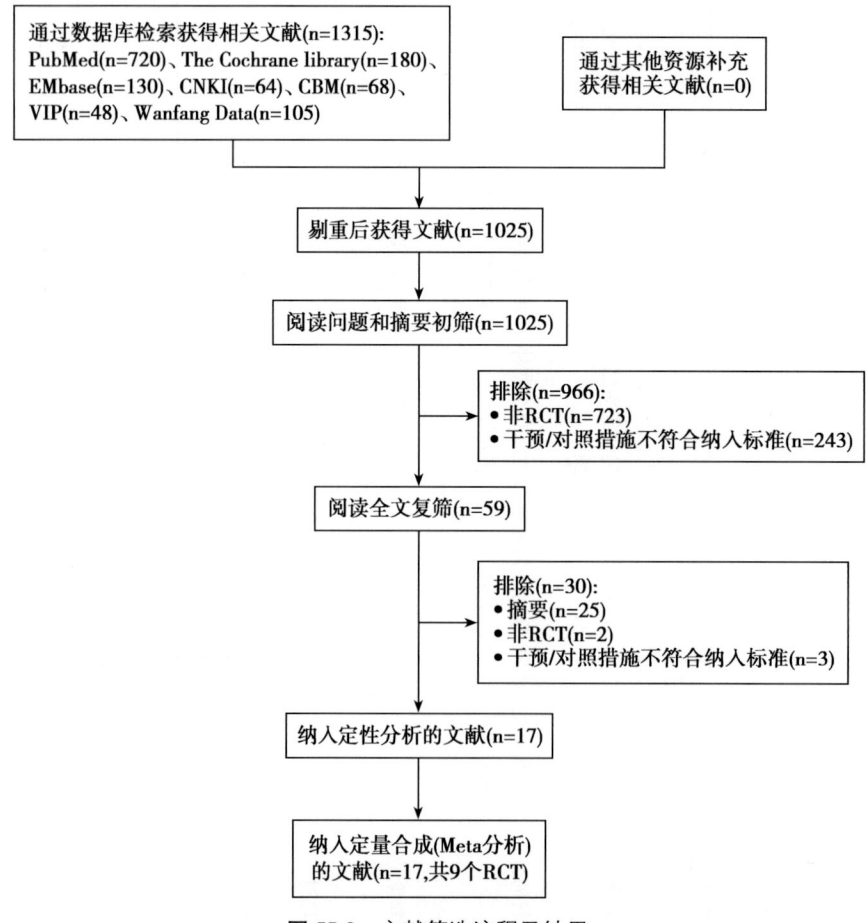

图55-2　文献筛选流程及结果

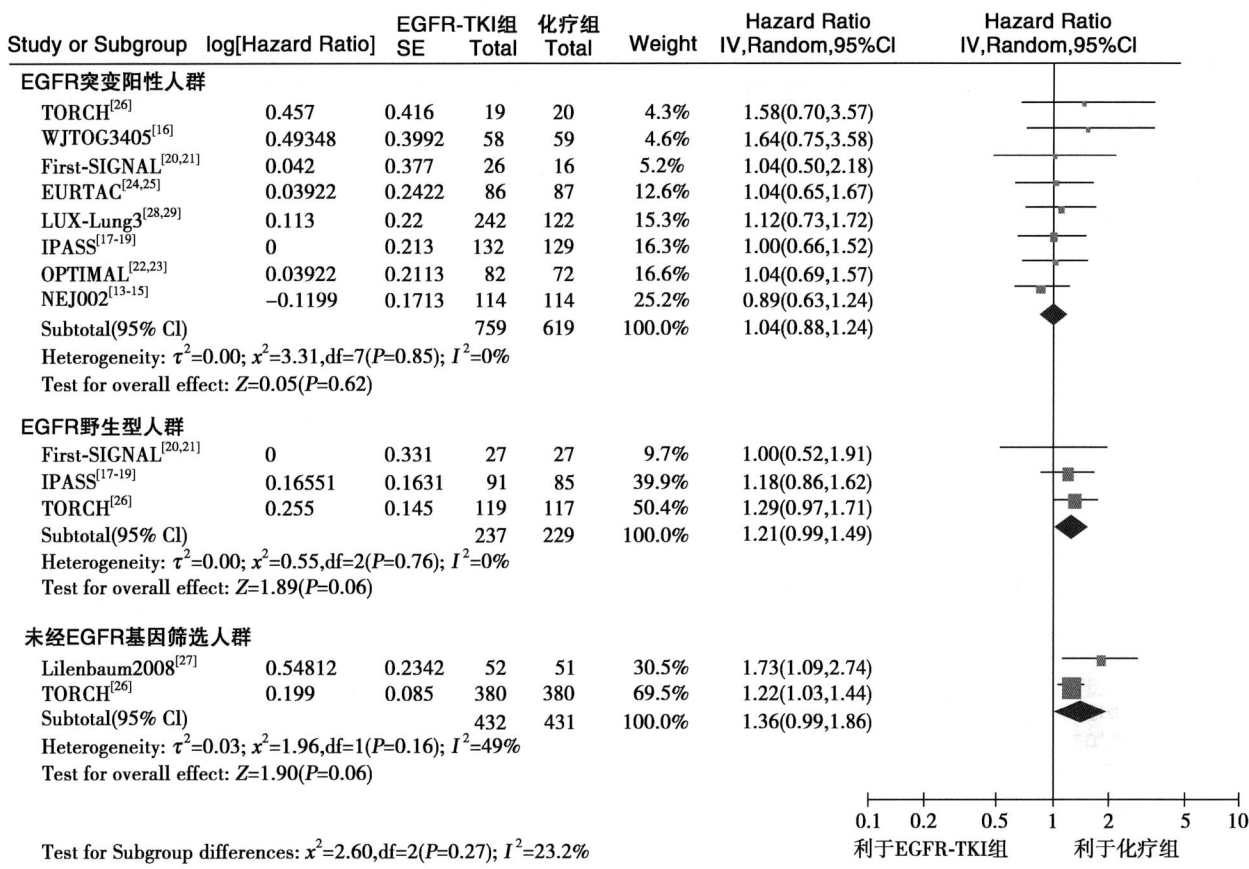

图 55-4　EGFR-TKI 组与化疗组 OS 比较的 Meta 分析

　　总生存期(OS)：9 个 RCT 报告了总生存期。随机效应模型 Meta 分析结果显示，无论在 EGFR 突变阳性人群[HR＝1.04,95％CI(0.88～1.24)]、EGFR 野生型人群[HR＝1.21,95％CI(0.99,1.49)]，还是未经 EGFR 基因筛选随机入组人群[HR＝1.36,95％CI(0.99,1.86)]，EGFRTKI 与化疗一线治疗晚期 NSCLC 患者的总生存期无明显差异，见图 55-4。

　　客观反应率(ORR)：8 个 RCT 报告了客观反应率。随机效应模型 Meta 分析结果显示：对 EGFR 突变阳性人群，EGFR-TKI 组的客观反应率明显高于化疗组[RR＝2.23,95％CI(1.73,2.87)]。但对 EGFR 野生型人群[RR＝0.05,95％CI(0.01,0.34)]和未经 EGFR 基因筛选随机入组人群[RR＝0.28,95％CI(0.21,0.37)]，化疗组客观反应率均高于 EGFR-TKI 组，见图 55-5。

　　生存质量(QoL)：3 个研究报告了 QoL 改善率。其中 2 个研究报告了 TOI(Trial Outcome Index)改善率、LCS(Lung Cancer Subscale)改善率、总 FACT-L(Total Functional Assessment of Cancer Th erapy-Lung)改善率结果。Meta 分析结果显示：EGFR 突变阳性人群中，EGFR-TKI 组生存质量改善优于化疗组；

EGFR 野生型人群中，化疗组生存质量改善情况优于 EGFR-TKI 组。1 个研究报告了阿法替尼与化疗相比延迟了患者出现咳嗽[HR＝0.60,95％CI(0.41,0.87)]和呼吸困难[HR＝0.68,95％CI(0.50,0.93)]的症状，通过量表评分等比较，最终显示阿法替尼对咳嗽和呼吸困难的控制更好，且随时间推移显示出更好的改善生存质量优势，见表 55-4。

　　不良反应：所有研究均报告了安全性数据，Meta 分析结果发现，EGFR-TKI 组的腹泻发生率[RR＝3.81,95％CI(2.15,6.76)]、皮疹发生率[RR＝8.14,95％CI(3.55,18.68)]和间质性肺病发生率[RR＝2.35,95％CI(1.64,4.79)]均高于化疗组；而中心粒细胞减少发生率和贫血发生率低于化疗组。两组的治疗相关致死率差异无统计学意义[RR＝1.36,95％CI(0.80,2.30)]，见表 55-5。

　　9. 结论

　　(1) EGFR 突变阳性的患者接受 EGFR-TKI 治疗与化疗相比，虽两组 OS 获益相似，但 EGFR-TKI 治疗组患者的 PFS、ORR 和 QoL 改善＞＞化疗；对 EGFR 野生型患者的 PFS、ORR 和 QoL 结果＜标准一线化疗，两组 OS 比较结果与化疗相当。对未经 EGFR 基

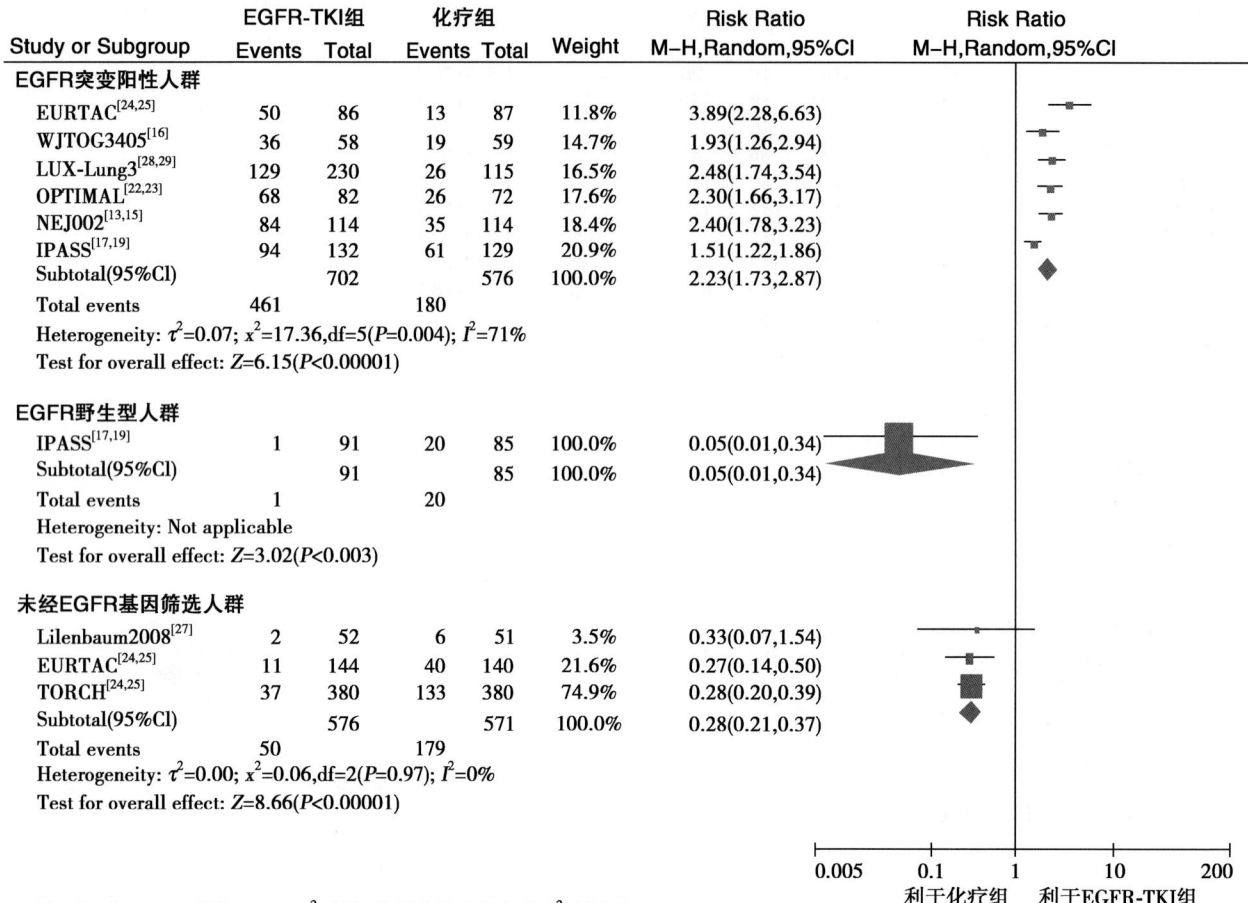

图 55-5　EGFR-TKI 组与化疗组 ORR 比较的 Meta 分析

表 55-4　EGFR-TKI 组与化疗组生活质量和症状改善比较的 Meta 分析

EGFR 突变情况	纳入研究数	FACT-L RR(95%CI)	TOI RR(95%CI)	LCS RR(95%CI)
EGFR 突变阳性	2	1.86(1.25,2.75)	2.17(1.43,3.28)	1.80(1.03,3.15)
EGFR 野生型	1	0.40(0.23,0.72)	0.43(0.22,0.83)	0.43(0.27,0.68)

表 55-5　EGFR-TKI 组与化疗组不良反应发生率比较的 Meta 分析

不良反应种类	纳入研究数	TKI组	化疗组	RR(95%CI)
腹泻	9	87/1783	12/1628	3.81(2.15,6.76)
皮疹	9	168/1783	12/1628	8.14(3.55,18.68)
中心粒细胞减少	8	28/1730	727/1577	0.04(0.03,0.06)
贫血	9	36/1783	164/1628	0.19(0.09,0.38)
间质性肺病	6	28/1103	9/1073	2.35(1.64,4.79)
治疗相关致死率	8	34/1700	23/1555	1.36(0.80,2.30)

因筛选,随机入组的患者从 EGFR-TKI 治疗中获益<化疗,PFS 和 ORR 结果均<标准一线化疗,OS 结果 EGFRTKI 组与化疗组相当。所有患者 EGFR-TKI 导致的腹泻、皮疹、ILD 发生率>化疗组;但对患者影响最大的血液系统毒性(中性粒细胞减少、贫血)发生率明显<<化疗组。从总体看使用 EGFR-TKI 的患者耐受性更佳。EGFRTKI 导致 ILD 的发生率有>化疗的趋势,ILD 一旦发生会增加死亡风险,需立即停药,故在治疗过程中需早期有效管理。基于上述结果,我们发现:①EGFR-TKI 对即使是 EGFR 突变阳性的患者 OS 的改善也不优于化疗。可能因 OS 容易受交叉治疗或后续治疗的影响,且需随访时间较长,NEJ002、First-SIGNAL、LUX-Lung 3 和 EURTAC 共 4 个研究均显示:因 OS 需随访时间较长,目前数据尚不成熟,最新数据在继续随访中。②这些研究进行过程中化疗组大部分疾病进展患者或有截尾数据的患者后期均接受了 EGFR-TKI 治疗,EGFR-TKI 组也有相当部分患者接受了含铂双药化疗治疗,可能造成混杂偏倚风险,尤其影响 OS 的评估。PFS 因不受交叉治疗或后续治疗的混杂影响,更能反映当前治疗影响肿瘤生长的净效应,是本研究更关注的主要结局指标。③所有研究对研究者或受试者均未采用盲法,但考虑肿瘤临床试验的特殊性和伦理性,我们认为此偏倚风险不可避免,对本研究结果的影响较小。

(2) 本研究的局限性:因各亚组研究数均<10 个,故本研究未评估发表偏倚风险。在一些亚组分析中,异质性分析显示 $I^2 > 50\%$,可能因:①样本量大小不同;②人群特征存在差异;③干预措施同属 EGFR-TKI 类药,但具体药物间可能存在疗效差异;④对照组标准一线含铂双药化疗方案的具体组合有差异。因这些研究间的异质性不可避免,故本研究所有数据合并均采用随机效应模型。因肿瘤临床试验的特殊性,治疗过程中不可避免地存在交叉用药现象,结果分析可能受混杂偏倚风险的影响。EGFR 突变可能与人种、性别、吸烟量等因素相关,本研究暂未对这些因素作进一步分层分析。我们仅纳入了以中、英文发表的文献,可能会丢失其他语种发表的文献。

综上所述,当前证据表明,EGFR-TKI 一线治疗 EGFR 突变阳性的晚期 NSCLC 优势明显,且可明显减少不良反应。受纳入研究数量和质量的限制,上述结论尚需开展更多高质量的研究予以验证。

第二节　国内、外医学基础研究的方法学进展、应用与挑战

医学基础研究的检验标准更多为理论和技术创新,且因科技高速发展,公开发表的医学科研论文数量井喷式增长,每 3~5 年就有全新的知识体系出现,面对如此庞杂且难以整合解释的复杂结果,基础研究工作者学会并掌握系统检索文献、严格科学评价、快速处理海量信息、循证总结规律会大有帮助,但也是对基础研究工作者的一大挑战。加上因创新研究带来的不确定性而导致的科研风险,难以事前、事中和同期评估,迫使基础研究工作者不断自觉学习、借鉴、引进和探索用系统评价的方法解决基础研究面临的上述挑战,以弥补基础研究普通综述的诸多不足。基础研究的系统评价主要特点如下:

研究假设:基础研究的系统评价有明确的研究问题和假设,按照 PICOS 要素设计,将准确的研究问题或假设转换成高度凝练、可回答的科学问题,与基础研究的普通综述(虽有明确假设,但没有 PICOS 要素转化)完全不同。

研究设计和方法:基础研究的系统评价是该学科的系统设计和相关方法的优化整合设计,可覆盖从提出问题到基础、临床研究和上市后评价、临床注册,产品上市后全使用周期的动态监测和后效评价到持续改进全研究周期的一体化设计。

凝练全球结果和规律:基础研究的系统评价是对该领域相关研究此前所有已发表文献的严格系统评价,找出研究设计、方法、结果的沿革,质量高低,作用大小;去粗取精,去伪存真,找准全球尚未解决好或解决了的关键问题;以此作为研究的切入点。

综上可以发现:基础研究的系统评价是快速处理海量信息,生产和合成不同层次,多个维度证据的方法。现以笔者自 2003—2013 年承担的两个 973 项目二级课题中第 2 个二级课题"特异性抗原致移植慢性失功的免疫学机制研究"中,探讨诱导移植供器官特异性免疫耐受,但保留机体对感染和肿瘤的免疫排斥为目的,所发表的 7 篇关于能稳定诱导 T 细胞低反应性或免疫耐受的致耐受树突状细胞(tolerogenic DCs, Tol-DCs)系列基础研究系统评价中的开篇和总结篇,介绍其具体操作步骤,力求通过此例帮助读者了解基础研究系统评价的全过程,并帮助有经验的科技工作者通过此例拓展思维、丰富信息源以深化对其研究领域的思考,尽可能规避研究风险,提高质效,提升基础研究的结果、结论、产品转化和临床应用价值。

例 2　致耐受树突状细胞免疫耐受诱导的系列文章——文 1:采用不同途径过继回输致耐受树突状细胞对移植心脏存活的影响及可能机制

1. 研究背景　供器官严重不足、现有最佳临床移植排斥治疗不能确保极少数有幸得到供器官的移植受者及移植物长期有功能存活的现实,迫使人们寻找一

条既能诱导受者对移植物特异性免疫耐受又不影响其正常免疫防御及免疫监视功能的新途径,使受者及移植物长期存活,成为目前器官移植界亟待解决的问题。

研究发现,记忆性 T 细胞(Memory T cells,T_Ms)是阻碍耐受诱导的重要障碍之一,而现有免疫抑制方案不能有效抑制 T_Ms 介导的排斥反应。Tol-DCs 是指具有未成熟树突状细胞(immature dendritic cells,im-DCs)表型,并能稳定诱导 T 细胞低反应性或免疫耐受的一类 DCs,其可有效诱导 T_Ms 低反应性。但其是否也可诱导 T_Ms 抗原特异性低反应性,及其具体机制尚不明确。

2. 初始问题

(1) 确定供者特异性的 Tol-DCs 能否诱导受者移植对供器官产生耐受,延长存活。

(2) 若能,这种耐受诱导性有无移植器官的特异性?

(3) 若有,这种耐受诱导的共同规律和器官个性是什么?

3. 转化问题　将具体问题按 PICOS 要素转化,用系统评价的方法,为深入开展基础研究找准切入点。

P:供者特异性 Tol-DCs 诱导免疫耐受的作用和机制。

I:回输供者特异性 Tol-DCs。

C:非 Tol-DCs 诱导的免疫耐受。

O:O_1,效果指标——延长移植物存活时间;O_2,机制指标——O_{2-1}诱导 T 细胞低反应性(MLR);O_{2-2},削弱针对移植物的细胞毒性杀伤效应(CTL);O_{2-3},分泌 Th2 型细胞因子(观察 Tol-DCs 是否诱导 T 细胞向 Th2 偏移);O_{2-4},诱导 Treg 生成。

S:二次研究——系统评价、Meta 分析、临床或操作指南;原始研究——与主题相关的基础研究和临床研究。

4. 文献检索

(1) 检索策略

1) 检索词:根据 PICOS 转化提取检索词。

＃1 树突状细胞-分别检索:"dendritic cell"主题词、自由词及其同义词,用"OR"合并。

＃2 移植-分别检索:"transplantation"主题词、自由词及其同义词,用"OR"合并。

＃3 耐受-分别检索:"tolerance"主题词、自由词及其同义词,用"OR"合并。

＃4(低反应性)-分别检索:"hyporesponsiveness"主题词、自由词及其同义词,用"OR"合并。

2) 检索式:＃1 AND ＃2 AND ＃3 AND ＃4。

3) 检索库:计算机检索 PubMed、Embase、ISI 3 个数据库。

4) 检索时间:从 1996 年 9 月 15 日首次报道过继

回输 Tol-DC 用于心脏移植开始至 2011 年 3 月 5 日。

(2) 纳入和排除标准

1) 纳入标准:中、英文文献;研究对象为器官移植受者(基础和临床);研究目的:过继回输 Tol-DCs 对移植物存活的影响。

2) 排除标准:普通综述和摘要;主题不相关文献;若存在重复发表文章,纳入数据最全面的一篇文章;细胞实验。

5. 方法学质量评价　由 2 位研究者按上述纳入标准和排除标准独立评价文献。遇不同意见相互讨论或与第三方协商解决。因尚无共识的基础研究评价标准可供借鉴,可参考 Cochrane Reviewer's Handbook 5.1 推荐的"偏倚风险评估"工具和 CONSORT 2010 声明:报告平行对照随机临床试验指南的方法学部分,及动物实验研究报告指南(ARRIVE),并结合本研究具体需求参照基线可比和减少各种偏倚等原则,自定义质量评价条目进行质量评价。质量评价共 7 项,满分 11 分。其中,①同行评审;②随机分配;③供心冷缺血时间≤30min;④动物种属及模型组间无差异 4 项各为 2 分,其余 3 项;⑤样本量计算;⑥遵守动物福利条例;⑦利益冲突声明各为 1 分。纳入文献质量根据总分分为 4 个等级:≤9 为 A 级;≥7 且<9 为 B 级;≥5 且<7 为 C 级;<5 为 D 级。若文献以近交系动物为研究对象,因个体间无异质性,相当于进行了随机分配,即符合第②项质量评价标准。

6. 资料提取　基于系统评价目的,结合 PICOS 原则事先设计的资料提取一览表(表 55-7,纳入文献基本特征),2 位研究者分别独立从纳入文献提取资料,包括:移植物存活时间、获取致耐受 DC 的途径和干预靶点、致耐受 DC 的回输途径和剂量、移植物存活的机制等。若原文未叙述清楚或未报道,尽量与作者联系补充信息。如有不同意见相互讨论或与第三方协商解决。

7. 统计分析　根据不同主题统计分析数据,以同种异体移植心脏存活时间为终点指标。因多数文章数据报道不全,无法进行 Meta 分析,借鉴森林图形式展示干预组和对照组的移植心脏存活时间。

8. 结果分析

(1) 检索结果:系统检索相关数据库,排除重复发表的文献,初检获 2308 篇文献,未见相似主题的系统评价文献。通过阅读题目、摘要及全文,及与本研究主题内容不符的文献、综述后,最终纳入 110 篇文献做系统评价。

首先经主题分类:心脏移植 53 篇、皮肤移植 21 篇、小肠移植 12 篇、胰岛移植 13 篇、肾移植 8 篇、肝移植 3 篇。心脏与皮肤移植同属典型急性排斥模型,但前者有血管吻合,后者没有;小肠移植属于"高发早发"

急性排斥和慢性移植物失功模型；肾移植和胰岛移植排斥相对较弱，而肝移植属于易耐受模型但极不耐受热缺血。

再统计纳入 53 篇心脏移植研究文献中 Tol-DCs 的制备方法发现：分别为过继回输基因修饰、药物干预、细胞因子干预及其他源性 Tol-DCs 延长心脏移植物存活或诱导免疫耐受 4 个研究主题；按实验动物分类为小鼠 44 篇，大鼠 9 篇。

本系统评价纳入 44 篇过继回输 Tol-DCs 延长同种异体小鼠心脏移植存活或诱导免疫耐受的相关研究文献(图 55-6)，其他移植模型的系统评价见该系列其他文章。

按照发表年代分类后发现 Tol-DCs 在动物体内外和临床体外实验的研究均呈三段式发展：起步阶段、第一次高峰、第二次高峰；且临床细胞水平的研究滞后动物细胞体内研究，动物体内研究滞后动物细胞水平研究，提示：Tol-DCs 在啮齿类动物上初步获得成效的结果，部分研究者已逐渐转向临床体外水平的研究。

44 篇心脏移植文献中涉及过继回输的 Tol-DCs 主要来源于骨髓，脾脏来源仅 3 篇，肝脏来源 2 篇，仅 1 篇回输骨髓源性的类浆样 DCs。从纳入文献可知有 4 种诱导 Tol-DCs 产生的方法，1996 年首篇文献发表，采用低浓度细胞因子诱导方式，但此后同类型文章年发表量徘徊在 0 至 1 篇之间。1999 年出现采用非骨髓来源 DCs 诱导耐受的文献 1 篇，但此类文献年发表量及总量均较少。2000 年首次出现了采用基因修饰方式诱导产生 Tol-DCs 的文献 2 篇，02 至 04 年共发表同类型文献 10 篇，06 年发表 4 篇，近 2 年年发表量维持在 2 篇左右。2002 年首次出现药物诱导方式诱导产生 Tol-DCs 的文献 1 篇，此后该类型文献年发表量维持在 2 篇左右。提示：基因修饰是当前诱导 Tol-DCs 的最主要方式，药物诱导次之(图 55-7)。

(2) 质量评价结果：如表 55-6 所示，纳入文献质量评分最高为 9 分，最低为 4 分。含 A 级 2 篇，均为基因修饰组；B 级 32 篇，C 级 8 篇，D 级 2 篇。因所有研究均采用近交系小鼠，个体间基线一致，可认为随机分配处理，故 44 篇文献均符合第②项。各文献得分差异主要源自⑥动物福利和⑦利益冲突 2 项。仅 1 篇文献符

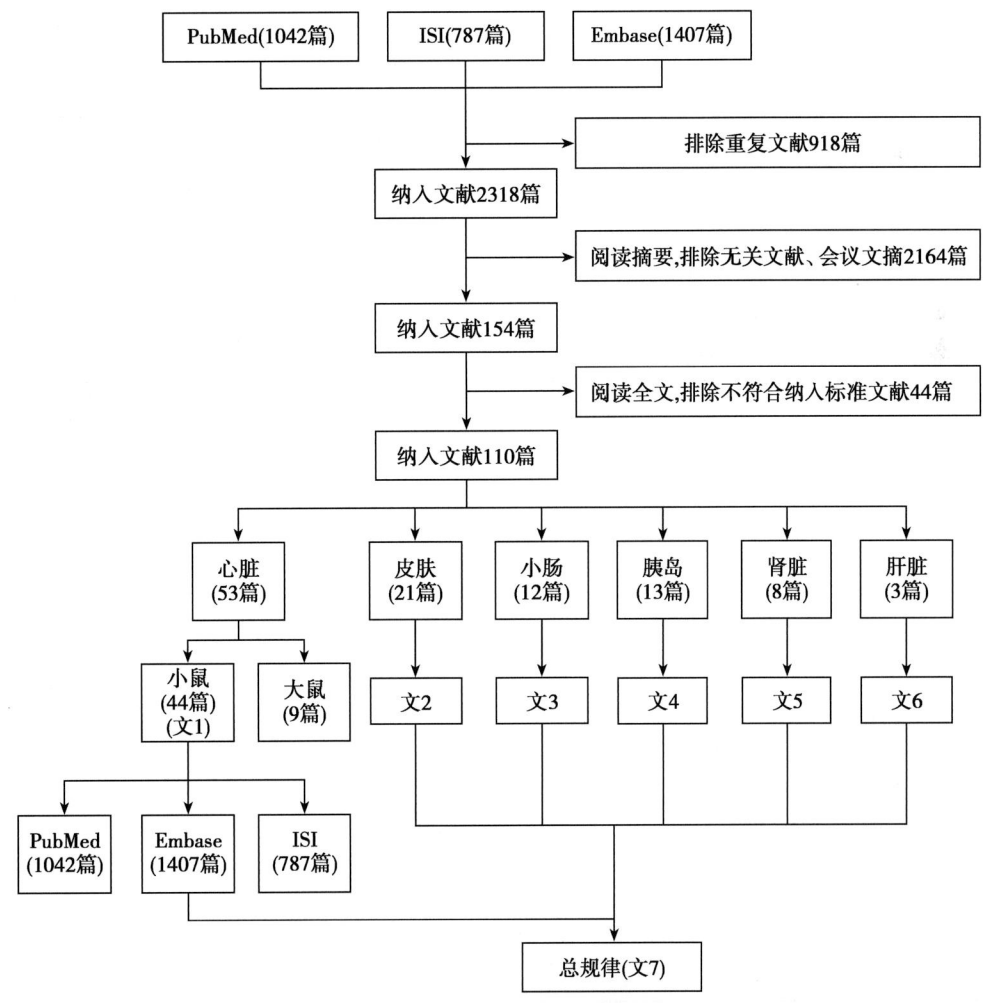

图 55-6　文献检索和筛选流程图

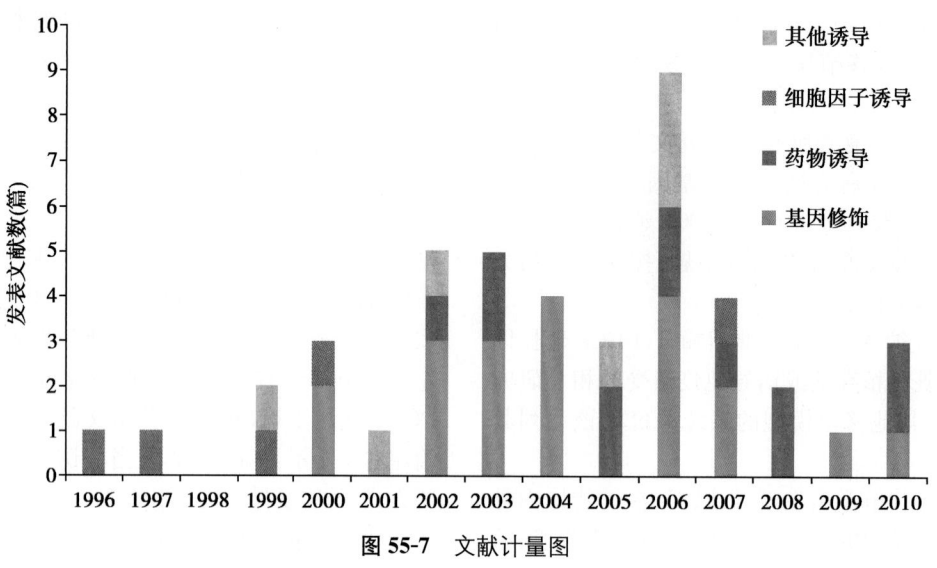

图 55-7　文献计量图

表 55-6　纳入研究的方法学质量评价

No.	Study	1(2)	2(2)	3(2)	4(2)	5(1)	6(1)	7(1)	Score	Grade
	Gene modification									
1	Nick et al(2000)	√	√	—	√	—	—	—	6	C
	:									
	:									
	:									
20	Garrod et al(2006)	√	√	—	√	√	√	√	9	A
	小计	20	20	1	18	15	6	4	7.15±1.09	B
	Drug intervention									
21	Li et al(2002)	√	√	—	—	√	—	—	5	C
	:									
	:									
	:									
32	B. C. Oh et al(2006)	√	√	—	√	√	√	—	8	B
	小计	12	12	0	10	9	6	1	7.00±1.35	B
	Cytokine induction									
33	Fu et al(1996)	√	√	—	√	√	—	—	7	B
	:									
	:									
	:									
38	Lan et al(2006)	√	√	—	√	—	√	√	8	B
	小计	6	6	0	5	4	1	1	6.67±1.03	C
	Other derivation									
39	Peta et al(2002)	2	2	—	2	1	—	—	7	B
	:									
	:									
	:									
44	Abe et al(2005)	2	2	—	2	—	1	—	7	B
	小计	6	6	0	6	4	2	0	7.00±0.63	B
Total		44	44	1	39	32	15	6	7.02±1.09	B

:中间部分省略,详见参考文献

表 55-7　纳入研究的基本特征

Study Gene Modification	Animal model H-2b	Animal model H-2d	Animal model H-2k	Tol-DC 诱导途径 (样本量)	Controls C1 untreat	Controls C2 imDC	Controls C3 negative	Outcomes O1 SUR	Outcomes O2 MLR	Outcomes O3 CTL	Outcomes O4 CK	Outcomes O5 Treg	GRADE
1　Nick et al(2000)[3]	D	–	R	NF-κB ODN-DC	√	–	√	↑	Y[1]	–	Th2[3]	–	C
20　Garrod et al(2006)[20]	R@	–	T	CCR7,IL-10-DC	√	–	–	>100	Y	–	Th2	–	A
Total	T=0,R=4, D=16	T=4,R=8, D=1	T=7,R=8, D=2	N=243	15	6	10	18	20	10	16	4	B
Drug Intervention													
21　Li et al(2002)[21]	R	D	T	Mitomycin-C-DC(18)	√	√	–	↑	–	–	Th2	–	C
32　B.C. Oh et al(2006)[32]	D	–	R	Paraformal dehvde(13)	√	–	–	↑	Y	–	Th2	–	B
Total	T=0,R=6, D=6	T=1,R=3, D=5	T=3,R=3, D=1	N=133	8	5	3	11	9	5	9	6	B
Cytokine induction													
33　Fu et al(1996)[36]	D	T	R	GM-CSF(donor)(23)	√	–	–	↑	Y	Y	–	–	B
38　Lan et al(2006)[38]	R	D	T	(TGF-β+IL-10)-DC(23) 联用 CTLA4(6)	√ —	– —	– —	↑ >100d	Y	Y	Th2	Y	B
Total	T=3,R=1, D=4	T=3,R=0, D=2	T=1,R=4, D=0	N=142	5	0	0	5	6	4	3	1	C

续表

Study Gene Modification	Animal model H-2b	Animal model H-2d	Animal model H-2k	Tol-DC 诱导途径（样本量）	Controls C1 untreat	Controls C2 imDC	Controls C3 negative	Outcomes O1 SUR	Outcomes O2 MLR	Outcomes O3 CTL	Outcomes O4 CK	Outcomes O5 Treg	GRADE
Other derivation													
39　Peta et al(2002)39	D	–	R	Splenici mCD8α+DC(40)	√	–	–	↑	Y	–	Th2	–	B
				Splenici mCD8α-DC	√	–	–	↑					
				Splenic mCD8α+DC	√	–	–	↑					
				Splenic mCD8α-DC	√	–	–	↑					
⋮													
44　Abe et al(2005)44	D	–	R	Plasmacytoid DC	√	–	–	↑	Y	–	Th2	–	B
Total	T=0,R=1, D=5	T=0,R=1, D=1	T=0,R=4, D=0	N=104	5	0	0	6	4	2	4	0	B
总计	T=0,R= 12,D=30	T=8,R= 12,D=9	T=11,R= 19,D=3	N=622	33	11	13	40	39	21	32	7	B

↑:存活时间延长；↓:存活时间缩短；–:未报道　1:可诱导受者T细胞对供者抗原低反应性；2:可削弱针对移植物的细胞毒性杀伤效应；3:分泌Th2型细胞因子（观察Tol-DCs是否诱导T细胞向Th2偏移）；4:能诱导Treg生成

D:donor(供者);R:recipient(受者);T:the third part(第三方小鼠);@:受者为(H-2d/H-2b,BALB/C×C57BL/6)F1;$:受者为B10(H-2ka);*:Retroviral vector;i. v:静脉注射;i. p:腹腔注射;

p. v:门静脉注射;c. v:冠状动脉注射　⋮:中间部分省略,详见参考文献16

合③供心冷缺血时间≤30min的标准。各分组研究平均得分差异不明显,总体质量水平中上。

(3)纳入文献基本特征:由表55-7可知,所纳入44篇文献含4种Tol-DCs诱导方式:基因修饰、药物干预、细胞因子诱导及其他源性(脾源、肝源)Tol-DCs;多数采用一次性尾静脉输注2×10^6 Tol-DCs。过继回输Tol-DCs延长移植物存活的机制有:①诱导T细胞低反应性(MLR);②削弱对移植物的细胞毒性杀伤效应(CTL);③诱导T细胞向Th2偏移(CK);④诱生Treg;⑤供受间形成嵌和。

借鉴森林图表述形式,比较实验组和未处理组移植心脏存活时间来半定量评价4种诱导方式产生的Tol-DCs对移植心脏存活时间的影响,如图55-8所示,4种Tol-DCs均能有效延长移植物存活,基因修饰组平

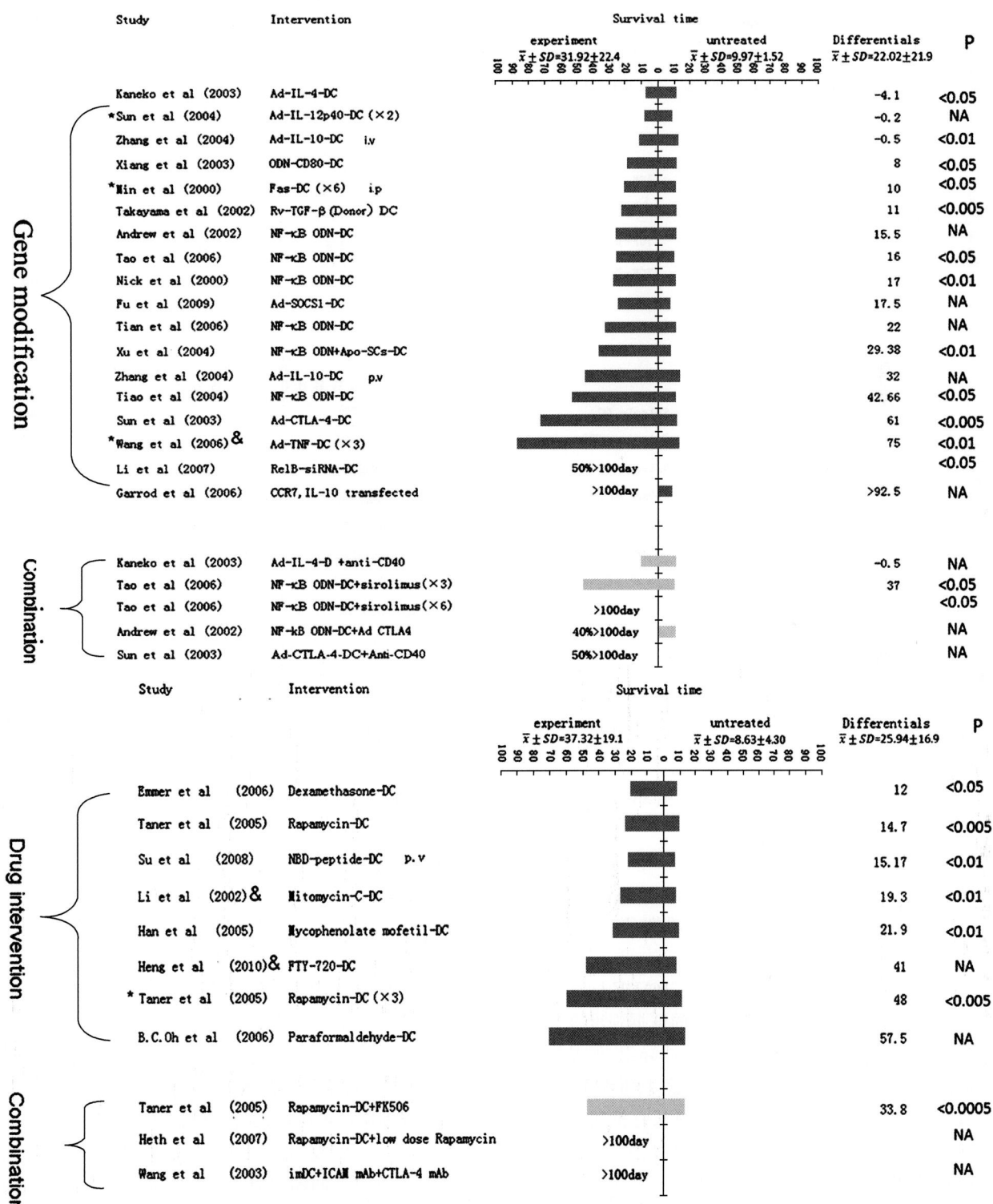

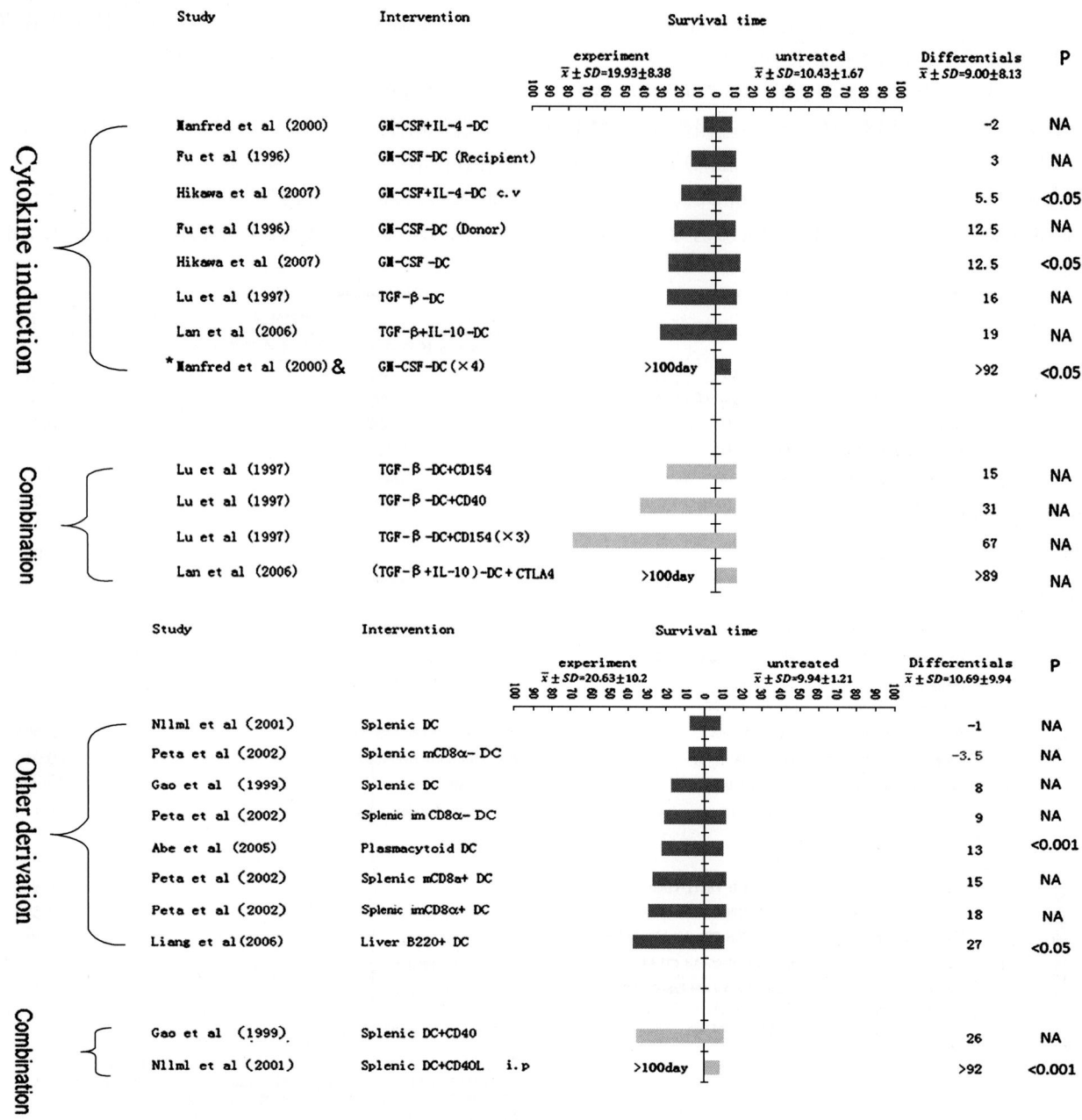

图 55-8　4 种 Tol-DCs 对移植物存活的影响

均延长存活时间为 22.02±21.9 天(3.2倍于对照组)，药物诱导组为 25.94±16.9 天(4.3倍)，细胞因子诱导组为 9.00±8.13 天(1.9倍)，其他源性 Tol-DC 组为 10.69±9.94 天(2.1倍)。

9.结论　如表 55-8，通过借鉴 GRADE 标准制定主要结果一览表展示重要终点指标的证据强度及效应量:药物诱导组存活时间略长于基因诱导组，但基因诱导组在质量等级和研究总样本量上优于药物诱导组。其他来源 DC 组和细胞因子诱导组延长存活时间均为 10 天左右且纳入文献数及研究样本量均较少，但前者证据质量更高。

对 MHC 全错配近交系同种异体心脏移植受者小鼠,过继回输基因修饰、药物干预、细胞因子诱导及脾源性、肝源性 Tol-DCs 均可显著延长移植物存活或诱导免疫耐受。基因修饰和药物诱导的 Tol-DCs 延长存活时间效果最显著。基因修饰的可靠性和稳定性强于药物诱导。因此基因修饰是目前诱生耐受型 DC 的最佳方式。一次性尾静脉输注 $2×10^6$ Tol-DCs 是诱导移植物长期存活简单可行的方式,多次输注可延长移植物存活时间,但增加风险和成本。回输 Tol-DCs 同时联用免疫抑制剂可协同延长移植物存活时间。

例 3　致耐受树突状细胞免疫诱导的系列文章——文 7:过继回输致耐受树突状细胞在不同移植模型中延长移植物存活的效果比较

表 55-8　主要结果一览表(存活时间)

纳入文献数量	质量评价 (GRADE)	样本量	差值($\bar{x} \pm SD$) (flods vs control)	绝对值	
				Tol-DC($\bar{x} \pm SD$)	Control($\bar{x} \pm SD$)
基因诱导组(18)	B(2A13B2C1D)	213	22.02 ± 21.9(2.2 flods)	30.92 ± 22.4	9.97 ± 1.52
药物诱导组(11)	C(0A8B2C1D)	133	25.94 ± 16.9(3.3 flods)	37.32 ± 19.1	8.63 ± 4.3
细胞因子诱导组(5)	C(0A4B1C0D)	142	9.00 ± 8.13(0.9flods)	19.93 ± 8.38	10.43 ± 1.67
其它来源 DC 组(6)	B(0A5B1C0D)	104	10.69 ± 9.94(1.1flods)	20.63 ± 10.2	9.94 ± 1.21

1. **研究背景**　器官移植是器官衰竭终末期病人最有效的治疗手段之一,但临床上为抗移植排斥,受者需长期使用非供者特异性的免疫抑制剂,导致全面抑制受者免疫系统,可能导致难治性感染和原病新发/复发,降低受者生活质量。因此,诱导供者特异性免疫耐受,减轻或避免无关打击,保留机体对感染、肿瘤的免疫排斥一直是移植界的目标。

1973 年发现的树突状细胞(dendritic cells,DCs)是目前所知功能最强的抗原提呈细胞,且因同时具有免疫激活活性和抑制活性对免疫反应具有双向调节作用:可激活免疫应答,也可诱导免疫低反应。具免疫激活活性的 DCs 已开发成疫苗用于抗肿瘤治疗。2010 年美国 FDA 批准的第一支 DC 疫苗:sipuleucel-T(PROVENGE®),已成功用于临床前列腺癌的治疗,成为抵抗恶性肿瘤的新武器。而具免疫抑制活性的 DCs 缺少共激活化信号和/或表达相关抑制因子,在耐受诱导中起重要作用,被称为 Tol-DCs。研究显示:Tol-DCs 在自免疫疾病和过敏性疾病中有巨大的治疗潜力。迄今,已有 I 期临床试验正在评价 Tol-DCs 在类风湿性关节炎和克罗恩病人中的安全性。越来越多的证据显示 Tol-DCs 可诱导供者特异的 T 细胞低反应性,并延长移植物存活。因此基于 Tol-DCs 的疫苗在抗移植排斥中具有巨大潜力。目前,自体 Tol-DCs 的安全性已在 I 型糖尿病人中得到验证,Cuturi 的团队正在评价其在肾移植病人中安全性。但 Tol-DCs 延长移植物存活的有效性,与免疫抑制剂治疗方式的优劣尚有争议。我们希望通过 meta 分析评价 Tol-DCs 在不同移植模型中的效果,比较其与免疫抑制剂的优劣,探寻二者协同延长移植物存活的应用前景。

2. **初始问题**

(1) Tol-DCs 在不同移植模型中对移植物存活影响是否有差异?

(2) 联用免疫抑制剂相比单独回输 Tol-DCs 在同种移植模型中能否进一步延长移植物存活?

(3) 在不同移植模型中效果是否有差异?

(4) Tol-DCs 联用免疫抑制剂与单独使用免疫抑制剂的效果优劣?

3. **转化问题**　将具体问题按 PICOS 要素转化,用系统评价方法为深入开展基础研究找准切入点。

P:评价过继回输致耐受树突状细胞在不同移植模型中延长移植物存活的效果

I:单独回输 Tol-DCs

C:未治疗组,Tol-DCs 联用免疫抑制剂,单独使用免疫抑制剂

O:移植物存活时间

S:二次研究和原始研究

4. **文献检索**

(1) 纳入与排除标准

纳入标准:纳入系统评价;SR 以未经处理的移植组为对照,评价回输致耐受 DCs 延长移植物存活的效果。

排除标准:描述性综述;未评价移植物存活时间、未回输致耐受 DCs 或并非单独回输致耐受 DCs 的系统评价。

(2) 检索策略:检索 PubMed、Medline、Embase 和 Cochrane Library 4 个库,时间从建库至 2015 年 4 月。分别检索"transplantation"、"dendritic cells"、"tolerance"和"review"的主题词、自由词及其同义词,用"AND"合并。为确保纳入当前可得的所有证据,我们还检索了符合要求但已发表二次研究中未纳入的原始研究。

(3) 二次研究与原始研究的筛选:根据上述纳入与排除标准筛选符合要求的二次研究并鉴定可纳入的新原始研究。对纳入的新原始研究提供的数据用于 meta 分析比较:①单独回输 Tol-DCs 治疗组 vs 未处理组和/或②Tol-DCs 联用免疫抑制剂(包括免疫抑制剂和/或共刺激信号通路抑制剂)vs 单独回输 Tol-DCs 和/或③Tol-DCs 联用免疫抑制剂 vs 单独使用免疫抑制剂。对已被本文纳入的二次研究中的原始研究,若未能提供可用于 meta 分析的数据则被排除。

5. **方法学质量评价**　纳入二次研究的方法学质量由 2 位研究者按照 Assessment of Multiple Systematic Reviews(AMSTAR)条例独立评价。如有不同意见协商解决。

表 55-9　单独回输 Tol-DC 和联用免疫抑制剂对移植物存活的影响

移植模型	动物模型	Tol-DC vs. Untreated	Tol-DC+IS vs Tol-DC	Tol-DC+IS vs IS
Liver Tx	Rats	18.17(11.02,25.33)	NA	NA
RenalTx	Rats	17.72(13.35,22.10)	NA	NA
:				
Skin Tx	Rats	5.45(2.30,8.59)	—	0.45(0.00,0.89)
	Mice	—	—	7.15(−3.84,18.13)
	Total	—	—	4.03(−1.60,9.65)

:具体数据见参考文献 22

6.　资料提取　由 2 位研究者独立提取纳入二次研究的信息,包括作者姓名、发表年份、移植模型、结局指标、是否做了 meta 分析和原始研究的质量评价。提取原始研究的信息包括移植模型、干预手段、组间比较和结局指标。如有不同意见协商解决。

7.　统计分析　按动物模型将数据分成 6 个亚组。对同类移植模型,数据按干预方式分类:Tol-DCs 治疗组 vs 未处理组,Tol-DCs 联用免疫抑制剂 vs Tol-DCs 治疗组,Tol-DCs 联用免疫抑制剂 vs 免疫抑制剂。meta 分析使用随机效应模型,主要结局指标为移植物存活时间,计算均数差,采用 95% 置信区间,以 Q 值和 I^2 值指征异质性。3 篇纳入研究因提供数据少,证据强度弱,未纳入结果汇总表(表 55-9)和讨论,但会在结果中单列以作参考。

8.　结果分析

(1)　检索结果:数据库初检获 1121 篇可能相关文献。去重后剩 1034 篇。依据纳入和排除标准,最终纳入系统评价共 6 篇,分别评价了回输 Tol-DCs 在心,肝,肾,皮肤,小肠,胰岛移植模型中的效果(图 55-9)。在 6 篇 SR 纳入的 112 篇原始研究中,65 篇(28 篇心脏,16 篇皮肤,9 篇肾,8 篇胰岛,3 篇小肠,2 篇肝)因提供数据不全,不能用于 meta 分析被排除,可用于本文的研究共 47 篇。新纳入原始研究共 14 篇(8 篇心脏,3 篇皮肤,3 篇胰岛),故本文共纳入原始研究 61 篇(表 55-10)。

(2)　纳入系统评价的特征:纳入 SR 发表于 2013—2014 年间。皮肤和心移植 SR 仅纳入小鼠模型;小肠和肝移植 SR 纳入大鼠模型;肾和胰岛移植 SR 纳入大鼠和小鼠模型(表 55-10)。1 篇文献做了 meta 分析,其余均因纳入的大部分原始文献数据不全,不能用于 meta 分析,因此仅采用半定量方法处理分析数据。

(3)　纳入系统评价的方法学质量:根据 AMSTAR 条例,我们评价了纳入 SR 的方法学质量,得分为 5-8 分(表 55-11)。扣分条例主要是 4(status of publication as inclusion criteria),5(list of studies included/excluded provided),9(appropriate methods of combining studies),10(assessment of publication bias)。原因是纳入 SR 均为动物实验 SR,目前尚无公认的动物实验 SR 纳入文献质量评价标准,也无如 RCT 规范的操作要求。

表 55-10　纳入系统评价的基本特征

纳入综述	Tx 模型	动物模型	数据合成	纳入研究	排除研究	潜在新研究	最终纳入研究
Wu 2012	心脏	Mice		44	28	2	24
		Rats		0	0	6	
		Total	定性描述	44	28	8	
:							
Sun 2013	小肠	Mice		0	0	0	
		Rats		11	3	0	
		Total	定性+定量描述	11	3	0	8

:具体数据见参考文献

表 55-11　纳入系统评价的方法学质量评价(AMSTAR)

作者	模型	1	2	3	4	5	6	7	8	9	10	11	得分
Sun	小肠	是	是	是	否	否	是	是	是	否	是	是	8
:													
Xia	肝	是	否	是	否	否	是	是	否	NA	否	是	5

:具体数据见参考文献;NA=not applicable

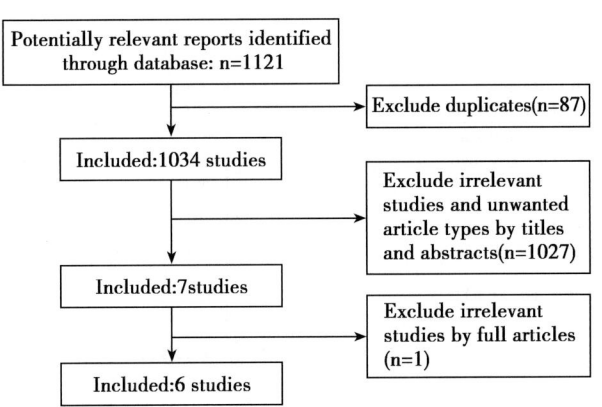

图 55-9　系统评价的检索及纳入流程图

(4)相同干预对不同移植物存活的影响

1)肝脏移植模型:在大鼠中,回输 Tol-DCs 可延长移植物存活 18.17 天(18.17,11.02 to 25.33)(图 55-10);联用 IS 后比单独回输 Tol-DCs 和单独使用 IS 均能显著延长移植物存活时间。

2)肾脏移植模型:在大鼠中,回输 Tol-DCs 可延长移植物存活 17.72 天(17.72,13.35 to 22.10)(图 55-10);联用 IS 比单独回输 Tol-DCs 和单独使用 IS 均能显著延长移植物存活时间。

3)心脏移植模型:在小鼠中,回输 Tol-DCs 可延长移植物存活 11.61 天(11.61,7.73 to 15.49)(图 55-11);联用 IS 比单独回输 Tol-DCs 可进一步延长移植物存活时间 5.05 天(5.05,1.53 to 8.57)(图 55-12);但与单用 IS 相比不能进一步延长移植物存活(1.72,-3.67 to 7.10)(图 55-13)。

在大鼠中,回输 Tol-DCs 可延长移植物存活 14.21 天(14.21,6.11 to 22.30)(图 55-12);联用 IS 比单独回

A. 胰岛移植

Study or Subgroup	Tol-DC Mean	SD	Total	Untreated Mean	SD	Total	Weight	Mean Difference IV, Random, 95% CI
1.1.1 allograft survival in mice								
Baas 2014 (1)	24.9	4.5	6	19.6	0.9	10	12.2%	5.30 [1.66, 8.94]
Ferreira 2011 (2)	11.4	2.2	7	9	1	3	12.6%	2.40 [0.42, 4.38]
O'rourke 2000 (3)	20	9.39	10	11	1.41	9	11.4%	9.00 [3.11, 14.89]
Yang 2008 (4)	25.5	13.6	8	10.15	2.07	6	9.8%	15.35 [5.78, 24.92]
Zhu 2008 (5)	19.38	9.81	8	10.15	2.07	6	11.0%	9.23 [2.23, 16.23]
Subtotal (95% CI)			39			34	56.9%	6.81 [2.97, 10.64]

Heterogeneity: Tau² = 11.72; Chi² = 13.26, df = 4 (P = 0.01); I² = 70%
Test for overall effect: Z = 3.48 (P = 0.0005)

Study or Subgroup	Tol-DC Mean	SD	Total	Untreated Mean	SD	Total	Weight	Mean Difference IV, Random, 95% CI
1.1.2 allograft survival in rats								
Ali 2000 (6)	91	99.59	5	10.3	1.1	6	0.5%	80.70 [-6.60, 168.00]
Chaib 1994 (7)	2.56	1.67	9	24	27.93	6	4.8%	-21.44 [-43.81, 0.93]
Oluwole 2001 (8)	12.6	2.1	5	7.7	0.5	6	12.6%	4.90 [3.02, 6.78]
Oluwole 2001 (9)	27.5	1.2	4	7.7	0.5	6	12.7%	19.80 [18.56, 21.04]
Oluwole 2001 (10)	13.5	2.3	4	7.7	0.5	6	12.5%	5.80 [3.51, 8.09]
Subtotal (95% CI)			27			30	43.1%	7.28 [-2.91, 17.46]

Heterogeneity: Tau² = 92.71; Chi² = 233.93, df = 4 (P < 0.00001); I² = 98%
Test for overall effect: Z = 1.40 (P = 0.16)

Total (95% CI)			66			64	100.0%	7.70 [1.49, 13.92]

Heterogeneity: Tau² = 79.05; Chi² = 346.29, df = 9 (P < 0.00001); I² = 97%
Test for overall effect: Z = 2.43 (P = 0.02)
Test for subgroup differences: Chi² = 0.01, df = 1 (P = 0.93), I² = 0%

Favours [Untreated]　Favours [Tol-DC]

Footnotes
(1) GM-CSF+recipient adherent BMDC
(2) IFNγ+LPS+1,25 D_3+donor Ag+recipient BMDC
(3) CTLA4Ig-DC(donor derived cell line)
(4) donor thymic CTLA4Ig-DC
(5) thymic IL-10-DC
(6) donor MHC I peptide+recipient BMDC
(7) donor spleen DC
(8) donor MHC I peptide+recipient BMDC(1×10^6)
(9) donor MHC I peptide+recipient thymus DC(5×10^6)
(10) donor MHC I peptide+recipient BMDC(2×10^6)

B. 大鼠小肠移植

Study or Subgroup	Tol-DC Mean	SD	Total	Untreated Mean	SD	Total	Weight	Mean Difference IV, Random, 95% CI
Chen 2008 (1)	14.4	3.3	6	6.6	1.5	6	17.4%	7.80 [4.90, 10.70]
Wang 2008 (2)	11	2.61	15	7.17	1.47	15	20.4%	3.83 [2.31, 5.35]
Xu 2006 (3)	16.5	3.4	6	5	1.5	6	17.3%	11.50 [8.53, 14.47]
Yang 2011 (4)	13.7	1.2	6	5.7	0.8	6	20.9%	8.00 [6.85, 9.15]
Zhu 2003 (5)	19.8	6.3	6	7.3	2.4	6	11.7%	12.50 [7.11, 17.89]
Zhu 2004 (6)	20.7	6	6	7.5	2.2	6	12.3%	13.20 [8.09, 18.31]
Total (95% CI)			**45**			**45**	**100.0%**	**8.89 [6.16, 11.61]**

Heterogeneity: Tau² = 8.90; Chi² = 38.00, df = 5 (P < 0.00001); I² = 87%
Test for overall effect: Z = 6.39 (P < 0.00001)

Mean Difference IV, Random, 95% CI
-100　-50　0　50　100
Favours [Untreated]　Favours [Tol-DC]

Footnotes
(1) Triptolide+DC
(2) iBMDC
(3) si-IL-12 p35-DC
(4) LPS+si-MyD88-DC
(5) donor spleen IL10-DC
(6) IL10-DC

C. 大鼠肝脏移植

Study or Subgroup	Tol-DC Mean	SD	Total	Untreated Mean	SD	Total	Weight	Mean Difference IV, Random, 95% CI
Deng 2008 (1)	20	2.6	20	7.5	0.5	20	24.4%	12.50 [11.34, 13.66]
Li 2011 (2)	61.4	25.08	5	10.4	2.3	5	7.4%	51.00 [28.92, 73.08]
Liu 2006 (3)	17.14	6.73	10	7.21	1.62	10	22.5%	9.93 [5.64, 14.22]
Wang 2012 (4)	58	3.7	6	32	1.2	6	23.4%	26.00 [22.89, 29.11]
Xie 2012 (5)	22.83	5.46	6	9.17	1.6	6	22.3%	13.66 [9.11, 18.21]
Total (95% CI)			**47**			**47**	**100.0%**	**18.17 [11.02, 25.33]**

Heterogeneity: Tau² = 54.34; Chi² = 77.79, df = 4 (P < 0.00001); I² = 95%
Test for overall effect: Z = 4.98 (P < 0.00001)

Mean Difference IV, Random, 95% CI
-100　-50　0　50　100
Favours [Untreated]　Favours [Tol-DC]

Footnotes
(1) IL-10+DC
(2) IL-10+recipient BMDC
(3) TGF-β1-DC
(4) iBMDC
(5) si-RelB-DC

D. 皮肤移植

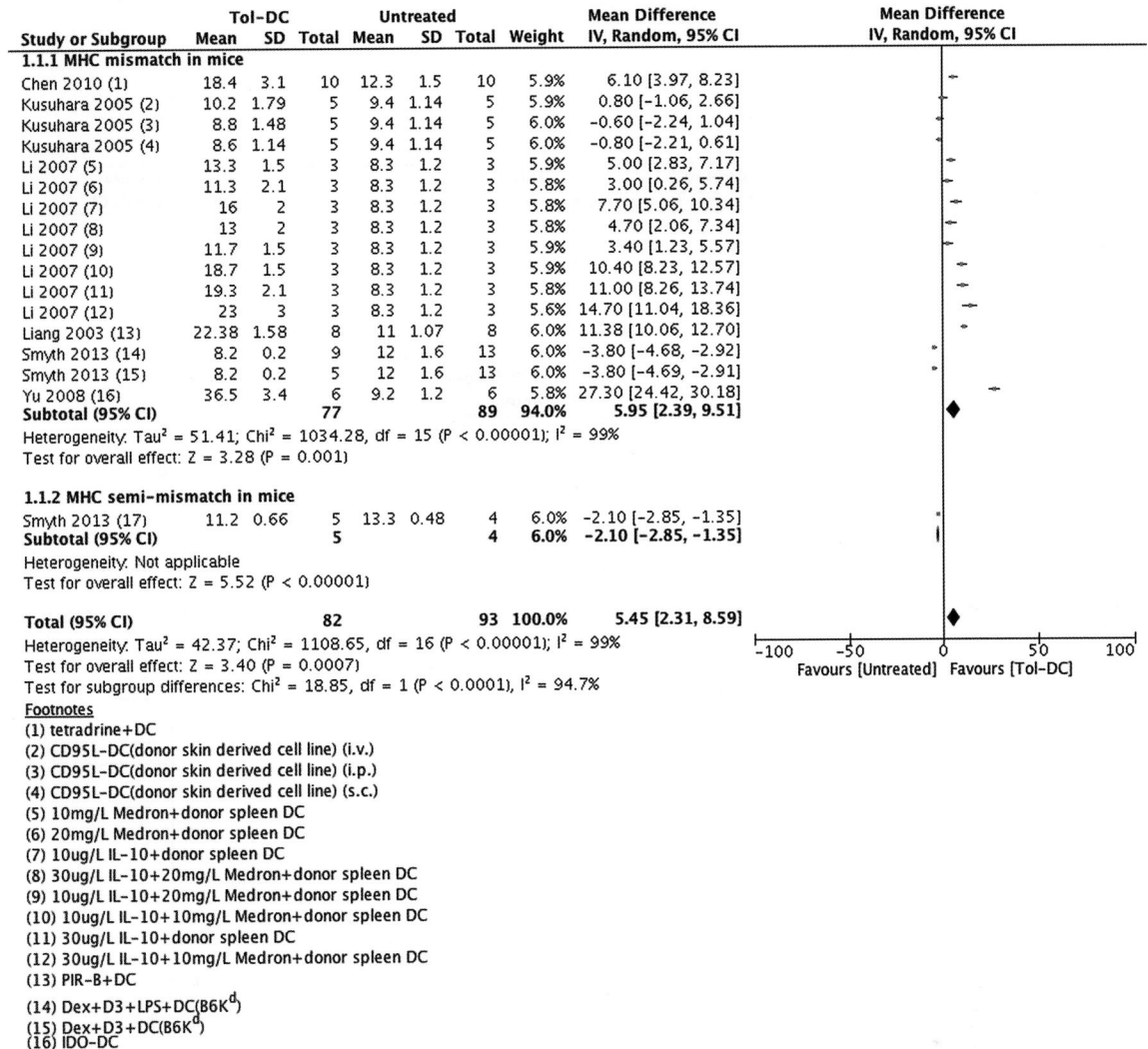

Footnotes
(1) tetradrine+DC
(2) CD95L-DC(donor skin derived cell line) (i.v.)
(3) CD95L-DC(donor skin derived cell line) (i.p.)
(4) CD95L-DC(donor skin derived cell line) (s.c.)
(5) 10mg/L Medron+donor spleen DC
(6) 20mg/L Medron+donor spleen DC
(7) 10ug/L IL-10+donor spleen DC
(8) 30ug/L IL-10+20mg/L Medron+donor spleen DC
(9) 10ug/L IL-10+20mg/L Medron+donor spleen DC
(10) 10ug/L IL-10+10mg/L Medron+donor spleen DC
(11) 30ug/L IL-10+donor spleen DC
(12) 30ug/L IL-10+10mg/L Medron+donor spleen DC
(13) PIR-B+DC
(14) Dex+D3+LPS+DC(B6K^d)
(15) Dex+D3+DC(B6K^d)
(16) IDO-DC
(17) Dex+D3+DC(K^{bm1})

E. 大鼠肾移植

Footnotes
(1) IL-10+DC
(2) donor spleen DC
(3) recipient CTLA4Ig-BMDC
(4) CTLA4Ig-DC
(5) donor and recipient CTLA4Ig-BMDC
(6) IKK2dn-DC
(7) Dex+donor(Dark Agouti) DC
(8) Dex+donor(Brown Norway) DC
(9) dnIKK2-DC
(10) Donor antigen+CD4+recipient BMDC
(11) CD4+recipient BMDC

图 55-10　在胰岛(A)、小肠(B)、肝脏(C)、皮肤(D)和肾(E)移植模型中,回输 Tol-DC vs 未处理组对移植物存活的影响

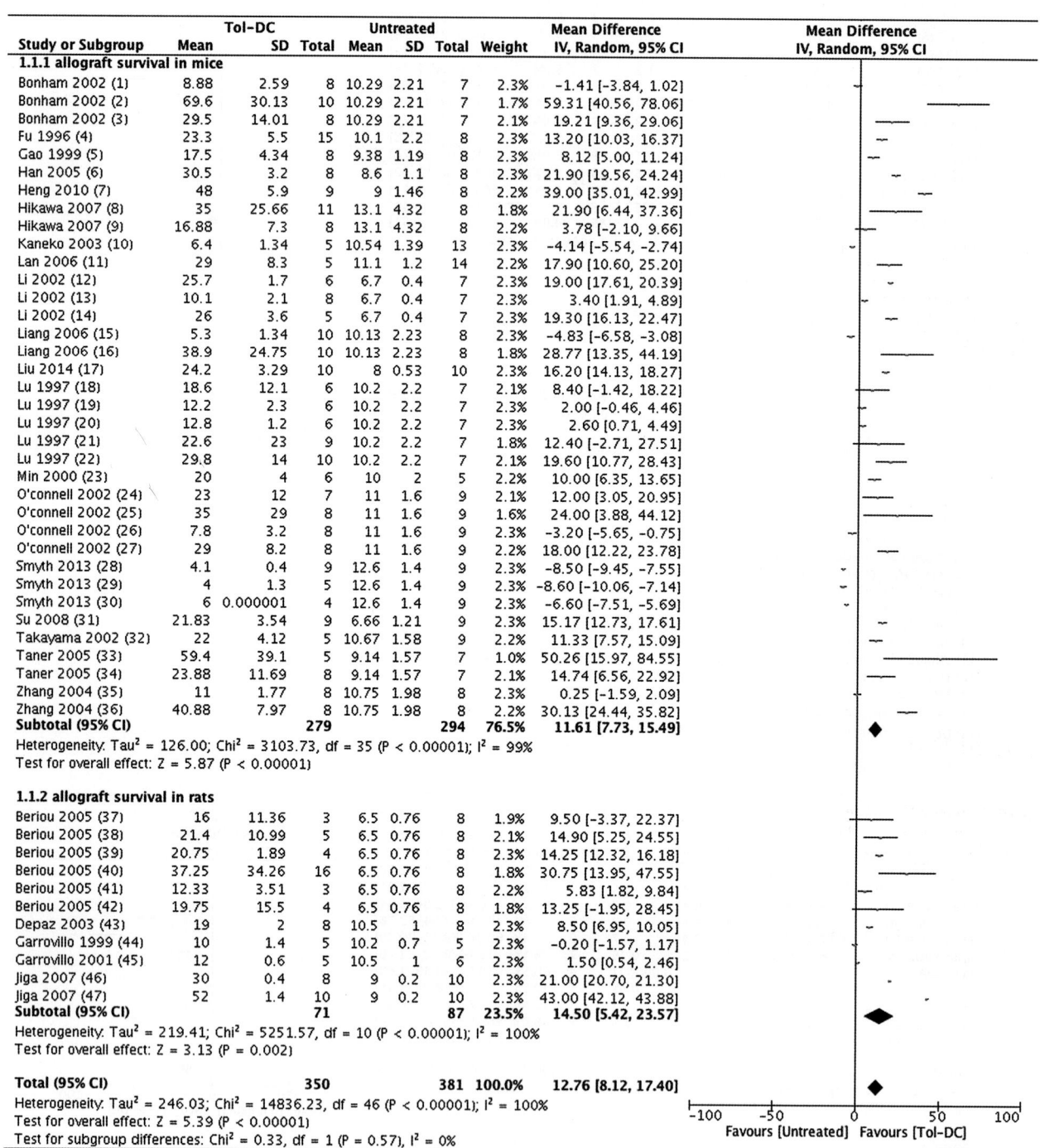

图 55-11　在心脏移植模型中,回输 Tol-DC vs 未处理组对移植物存活的影响

A. 心脏移植

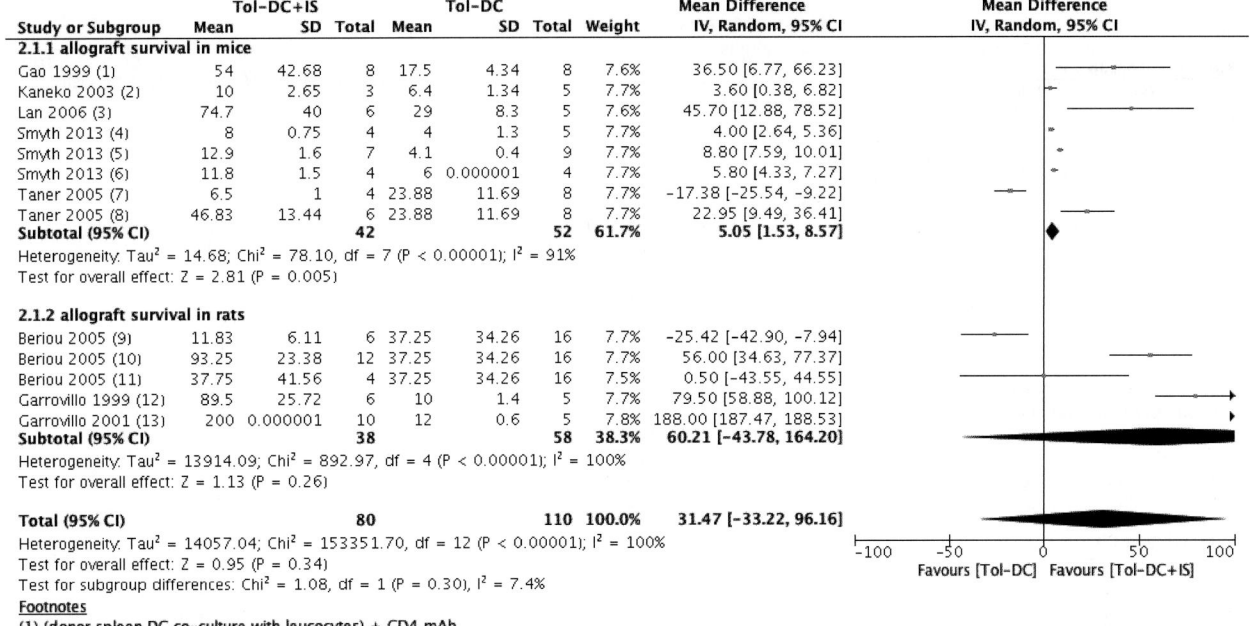

Study or Subgroup	Tol-DC+IS Mean	SD	Total	Tol-DC Mean	SD	Total	Weight	Mean Difference IV, Random, 95% CI
2.1.1 allograft survival in mice								
Gao 1999 (1)	54	42.68	8	17.5	4.34	8	7.6%	36.50 [6.77, 66.23]
Kaneko 2003 (2)	10	2.65	3	6.4	1.34	5	7.7%	3.60 [0.38, 6.82]
Lan 2006 (3)	74.7	40	6	29	8.3	5	7.6%	45.70 [12.88, 78.52]
Smyth 2013 (4)	8	0.75	4	4	1.3	5	7.7%	4.00 [2.64, 5.36]
Smyth 2013 (5)	12.9	1.6	7	4.1	0.4	9	7.7%	8.80 [7.59, 10.01]
Smyth 2013 (6)	11.8	1.5	4	6	0.000001	4	7.7%	5.80 [4.33, 7.27]
Taner 2005 (7)	6.5	1	4	23.88	11.69	8	7.7%	-17.38 [-25.54, -9.22]
Taner 2005 (8)	46.83	13.44	6	23.88	11.69	8	7.7%	22.95 [9.49, 36.41]
Subtotal (95% CI)			42			52	61.7%	5.05 [1.53, 8.57]

Heterogeneity: Tau² = 14.68; Chi² = 78.10, df = 7 (P < 0.00001); I² = 91%
Test for overall effect: Z = 2.81 (P = 0.005)

2.1.2 allograft survival in rats								
Beriou 2005 (9)	11.83	6.11	6	37.25	34.26	16	7.7%	-25.42 [-42.90, -7.94]
Beriou 2005 (10)	93.25	23.38	12	37.25	34.26	16	7.7%	56.00 [34.63, 77.37]
Beriou 2005 (11)	37.75	41.56	4	37.25	34.26	16	7.5%	0.50 [-43.55, 44.55]
Garrovillo 1999 (12)	89.5	25.72	6	10	1.4	5	7.7%	79.50 [58.88, 100.12]
Garrovillo 2001 (13)	200	0.000001	10	12	0.6	5	7.8%	188.00 [187.47, 188.53]
Subtotal (95% CI)			38			58	38.3%	60.21 [-43.78, 164.20]

Heterogeneity: Tau² = 13914.09; Chi² = 892.97, df = 4 (P < 0.00001); I² = 100%
Test for overall effect: Z = 1.13 (P = 0.26)

Total (95% CI)			80			110	100.0%	31.47 [-33.22, 96.16]

Heterogeneity: Tau² = 14057.04; Chi² = 153351.70, df = 12 (P < 0.00001); I² = 100%
Test for overall effect: Z = 0.95 (P = 0.34)
Test for subgroup differences: Chi² = 1.08, df = 1 (P = 0.30), I² = 7.4%

Footnotes
(1) (donor spleen DC co-culture with leucocytes) + CD4 mAb
(2) (IL-4-DC) + anti-CD40L mAb
(3) (GM-CSF+IL-10+TGF-β+LPS+DC) + CTLA4-Ig
(4) (Dex+D3+DC(BALB/c)) + anti-CD8 antibody
(5) (Dex+D3+LPS+DC(B6D2F1))anti-CD8 antibody
(6) (Dex+D3+DC(B6D2F1))anti-CD8 antibody
(7) (alloAg+Rapa+DC) + IL- 2
(8) (alloAg+Rapa+DC) + FK506
(9) (DC) + RAPA
(10) (DC) + LF 10-day treatment
(11) (DC) + LF 5-day treatment
(12) (donor MHCI peptide+ recipient BMDC) + ALS
(13) (donor MHCI peptide+ recipient thymus DC) + ALS

B. 胰岛移植

Study or Subgroup	Tol-DC+IS Mean	SD	Total	Tol-DC Mean	SD	Total	Weight	Mean Difference IV, Random, 95% CI
2.1.1 allograft survival in mice								
Baas 2014 (1)	77.4	10.7	8	24.9	4.5	6	32.5%	52.50 [44.26, 60.74]
Subtotal (95% CI)			8			6	32.5%	52.50 [44.26, 60.74]

Heterogeneity: Not applicable
Test for overall effect: Z = 12.48 (P < 0.00001)

2.1.2 allograft survival in rats								
Ali 2000 (2)	200	0.000001	5	91	99.59	5	19.8%	109.00 [21.71, 196.29]
Oluwole 2001 (3)	165	78.26	5	13.5	2.3	4	23.3%	151.50 [82.87, 220.13]
Oluwole 2001 (4)	168	64	4	27.5	1.2	4	24.4%	140.50 [77.77, 203.23]
Subtotal (95% CI)			14			13	67.5%	137.49 [96.59, 178.40]

Heterogeneity: Tau² = 0.00; Chi² = 0.58, df = 2 (P = 0.75); I² = 0%
Test for overall effect: Z = 6.59 (P < 0.00001)

Total (95% CI)			22			19	100.0%	108.21 [46.57, 169.86]

Heterogeneity: Tau² = 3023.24; Chi² = 16.51, df = 3 (P = 0.0009); I² = 82%
Test for overall effect: Z = 3.44 (P = 0.0006)
Test for subgroup differences: Chi² = 15.94, df = 1 (P < 0.0001), I² = 93.7%

Footnotes
(1) (GM-CSF+recipient adherent BMDC) + anti-CD3 Ab
(2) (donor MHC I peptide+recipient BMDC) + ALS
(3) (donor MHC I peptide+recipient BMDC(2×10^6)) + ALS
(4) (donor MHC I peptide+recipient thymus DC(5×10^6)) + ALS

C. 小鼠皮肤移植

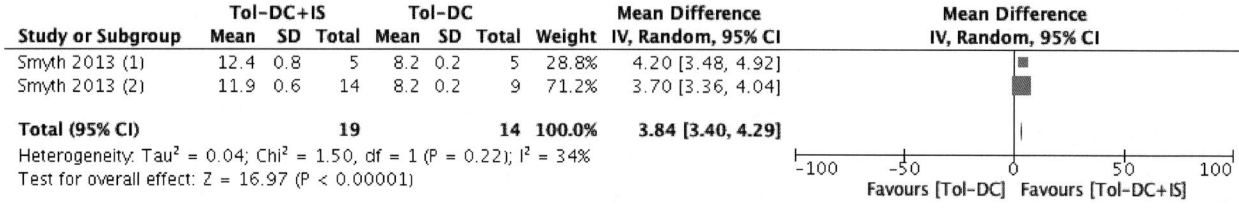

Study or Subgroup	Tol-DC+IS Mean	SD	Total	Tol-DC Mean	SD	Total	Weight	Mean Difference IV, Random, 95% CI
Smyth 2013 (1)	12.4	0.8	5	8.2	0.2	5	28.8%	4.20 [3.48, 4.92]
Smyth 2013 (2)	11.9	0.6	14	8.2	0.2	9	71.2%	3.70 [3.36, 4.04]
Total (95% CI)			19			14	100.0%	3.84 [3.40, 4.29]

Heterogeneity: Tau² = 0.04; Chi² = 1.50, df = 1 (P = 0.22); I² = 34%
Test for overall effect: Z = 16.97 (P < 0.00001)

Footnotes
(1) (Dex+D3+DC(B6K^d)) + anti-CD8 antibody
(2) (Dex+D3+LPS+DC(B6K^d)) + anti-CD8 antibody

图 55-12　在心脏(A)、胰岛(B)和皮肤(C)移植模型中，单独回输 Tol-DC vs 联用 IS 对移植物存活的影响

A. 心脏移植

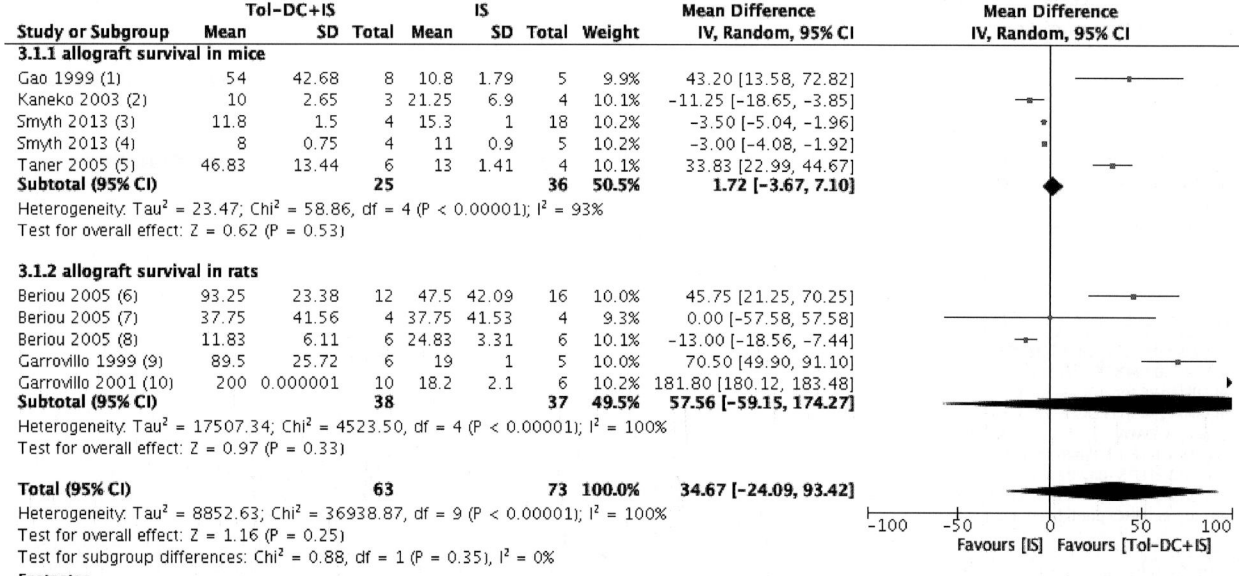

Study or Subgroup	Tol-DC+IS Mean	SD	Total	IS Mean	SD	Total	Weight	Mean Difference IV, Random, 95% CI
3.1.1 allograft survival in mice								
Gao 1999 (1)	54	42.68	8	10.8	1.79	5	9.9%	43.20 [13.58, 72.82]
Kaneko 2003 (2)	10	2.65	3	21.25	6.9	4	10.1%	-11.25 [-18.65, -3.85]
Smyth 2013 (3)	11.8	1.5	4	15.3	1	18	10.2%	-3.50 [-5.04, -1.96]
Smyth 2013 (4)	8	0.75	4	11	0.9	5	10.2%	-3.00 [-4.08, -1.92]
Taner 2005 (5)	46.83	13.44	6	13	1.41	4	10.1%	33.83 [22.99, 44.67]
Subtotal (95% CI)			25			36	50.5%	1.72 [-3.67, 7.10]

Heterogeneity: Tau² = 23.47; Chi² = 58.86, df = 4 (P < 0.00001); I² = 93%
Test for overall effect: Z = 0.62 (P = 0.53)

3.1.2 allograft survival in rats								
Beriou 2005 (6)	93.25	23.38	12	47.5	42.09	16	10.0%	45.75 [21.25, 70.25]
Beriou 2005 (7)	37.75	41.56	4	37.75	41.53	4	9.3%	0.00 [-57.58, 57.58]
Beriou 2005 (8)	11.83	6.11	6	24.83	3.31	6	10.1%	-13.00 [-18.56, -7.44]
Garrovillo 1999 (9)	89.5	25.72	6	19	1	5	10.0%	70.50 [49.90, 91.10]
Garrovillo 2001 (10)	200	0.000001	10	18.2	2.1	6	10.2%	181.80 [180.12, 183.48]
Subtotal (95% CI)			38			37	49.5%	57.56 [-59.15, 174.27]

Heterogeneity: Tau² = 17507.34; Chi² = 4523.50, df = 4 (P < 0.00001); I² = 100%
Test for overall effect: Z = 0.97 (P = 0.33)

Total (95% CI)			63			73	100.0%	34.67 [-24.09, 93.42]

Heterogeneity: Tau² = 8852.63; Chi² = 36938.87, df = 9 (P < 0.00001); I² = 100%
Test for overall effect: Z = 1.16 (P = 0.25)
Test for subgroup differences: Chi² = 0.88, df = 1 (P = 0.35), I² = 0%

Footnotes
(1) (donor spleen DC co-culture with leucocytes) + CD4 mAb
(2) (IL-4-DC) + anti-CD40L mAb
(3) (Dex+D3+DC(86D2F1))anti-CD8 antibody
(4) (Dex+D3+DC(BALB/c)) + anti-CD8 antibody
(5) (alloAg+Rapa+DC) + FK506
(6) (DC) + LF 10-day treatment
(7) (DC) + LF 5-day treatment
(8) (DC) + RAPA
(9) (donor MHCI peptide+ recipient BMDC) + ALS
(10) (donor MHCI peptide+ recipient thymus DC) + ALS

B. 大鼠小肠移植

Study or Subgroup	Tol-DC+IS Mean	SD	Total	IS Mean	SD	Total	Weight	Mean Difference IV, Random, 95% CI
Gorczynski 1998 (1)	22.8	5.1	7	13.1	3.8	7	24.7%	9.70 [4.99, 14.41]
Gorczynski 1998 (2)	29.7	4.8	7	12.3	3.8	4	24.5%	17.40 [12.25, 22.55]
Sun 2005 (3)	9.6	0.8	5	14.4	0.6	5	25.5%	-4.80 [-5.68, -3.92]
Sun 2005 (4)	28.4	3	5	14.4	0.6	5	25.3%	14.00 [11.32, 16.68]
Total (95% CI)			24			21	100.0%	8.97 [-3.75, 21.70]

Heterogeneity: Tau² = 164.91; Chi² = 254.11, df = 3 (P < 0.00001); I² = 99%
Test for overall effect: Z = 1.38 (P = 0.17)

Footnotes
(1) (donor BMDC) + CsA+anti-CD54+anti-α_L
(2) (donor BMDC) + CsA+anti-α_4
(3) (mature BMDC) + FK506
(4) (iBMDC) + FK506

C. 胰岛移植

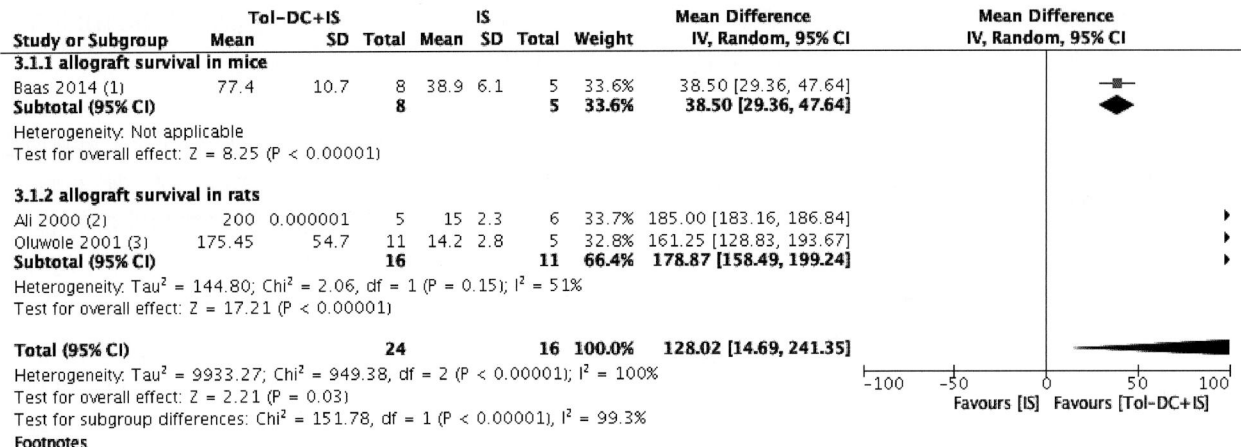

Footnotes
(1) (GM-CSF+recipient adherent BMDC) + anti-CD3 Ab
(2) (donor MHC I peptide+recipient BMDC) + ALS
(3) (donor MHC I peptide+recipient BMDC(1x10^6)) + ALS

D. 皮肤移植

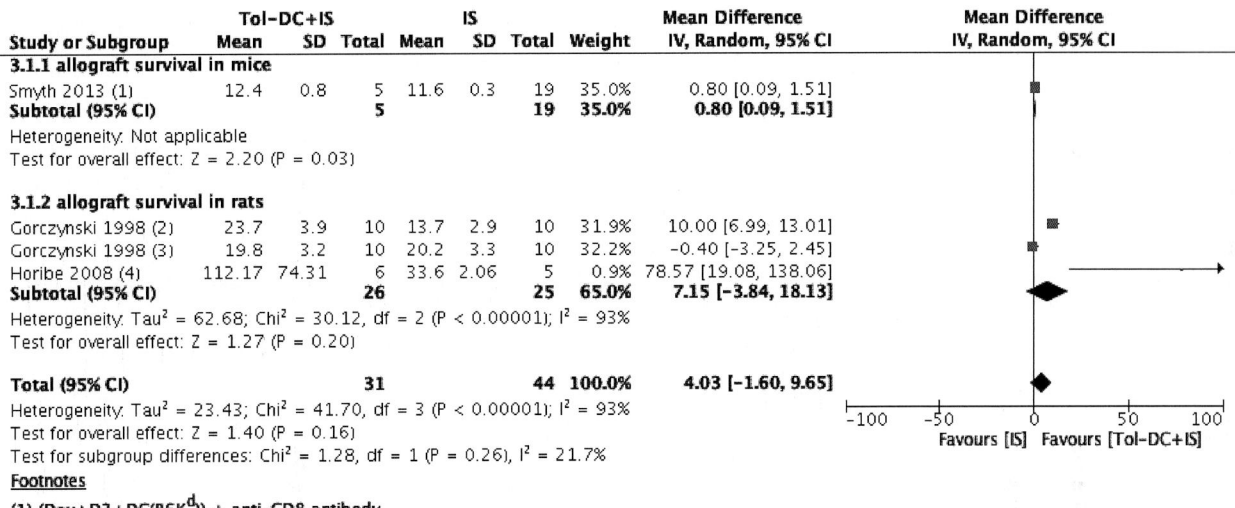

Footnotes
(1) (Dex+D3+DC(B6K^d)) + anti-CD8 antibody
(2) (donor BMDC) + CsA+anti-α4
(3) (donor BMDC) + CsA+anti-CD54+anti-α$_L$
(4) (Rapa+donor Ag+recipient BMDC) + ALS

图 55-13　在心脏(A)、小肠(B)、胰岛(C)和皮肤(D)移植模型中,Tol-DC 联用 IS vs 单独使用 IS 对移植物存活的影响

输 Tol-DCs(60.21,－43.78 to 164.20)(图 55-13)和单用 IS(57.55,－59.15 to 174.27)(图 55-13)均不能进一步延长移植物存活时间。

　　4) 小肠移植模型:在大鼠中,回输 Tol-DCs 可延长移植物存活 8.89 天(8.89,6.16 to 11.61)(图 55-10);联用 IS 比单用 IS 未能显著延长移植物存活时间(8.97,－3.75 to 21.07)(图 55-13)。

　　5) 胰岛移植模型:在小鼠中,回输 Tol-DCs 可延长移植物存活 6.81 天(6.81,2.97 to 10.64)(图 55-11);联用 IS 比单独回输 Tol-DCs 和单用 IS 均能显著延长移植物存活时间。

　　在大鼠中,回输 Tol-DCs 不能延长移植物存活(7.28,－2.91 to 17.46)(图 55-10);联用 IS 比单独回

输 Tol-DCs (137.49,96.59 to 178.40)(图 55-13)和单用 IS(177.83,160.05 to 195.62)(图 55-13)均能显著延长移植物存活时间。

　　6) 皮肤移植模型:在小鼠中,回输 Tol-DCs 可延长移植物存活 5.45 天(5.45,2.30 to 8.59)(图 55-10);联用 IS 比单独回输 Tol-DCs (3.84,3.40 to 4.29)(图 55-12)显著延长移植物存活时间,但单用 IS (0.45,0.00 to 0.89)(图 55-13)不能移植物存活。

　　在大鼠中,联用 IS 比单用 IS 未能显著延长移植物存活时间(7.15,－3.84 to 18.13)(图 55-13)。

　　(5) 不同干预对同种移植物存活的影响比较

　　1) Tol-DCs VS 未治疗组:除在胰岛移植的大鼠模型中 Tol-DCs 未能显著延长移植物存活时间,在其

他模型中,Tol-DCs 均可有效延长移植物存活。在大鼠移植模型中,Tol-DCs 延长移植物比对照组存活时间效果降序排列为:肝,肾,心,小肠,胰岛;在小鼠移植模型中降序排列为:心,胰岛,皮肤(表 55-9,图 55-10,11)。提示:Tol-DCs 特异性耐受存在器官特异性,在大鼠中,肝最好,胰岛移植最差;小鼠中,心脏最好,皮肤最差。

2) Tol-DCs 联用免疫抑制剂 VS 单独回输 Tol-DCs:在小鼠心脏和皮肤移植模型中,联用 IS 比单用 Tol-DCs 均可进一步延长移植物存活,且前者延长时间略长 5.05(1.53 to 8.57) vs 3.84(3.40 to 4.29)。在大鼠胰岛移植模型,Tol-DCs+IS 能进一步延长移植物存活;在大鼠心脏中则不能(60.21(-43.78 to 164.20) vs 137.49(96.59 to 178.40))(表 55-9,图 55-12)。在小鼠胰岛、大鼠肝、肾移植模型中,各有 1 篇文献报道联用 IS 可显著延长移植物存活。

3) Tol-DCs 联用免疫抑制剂 VS 单用免疫抑制剂:在大鼠胰岛移植模型中,Tol-DCs 联用 IS 的效果明显优于单用 IS;但在大鼠心脏、皮肤和小肠移植模型中,Tol-DCs 联用 IS 的效果不比单用 IS 效果更好。在小鼠胰岛和皮肤移植模型中,Tol-DCs 联用 IS 的效果明显优于单用 IS,且前者延长时间长于后者(38.50(29.36 to 47.64) vs 0.80(0.09 to 1.51))(表 55-9,图 55-13);但在小鼠心脏中则不然。在大鼠肝和肾移植模型中,各有 1 篇文献报道 Tol-DCs 联用 IS 可进一步显著延长移植物存活。

(6)亚组分析:纳入文献中使用的小鼠均为近交系,但肝、肾和小肠移植模型使用的大鼠包括近交系和封闭群。为确认近交系和封闭群大鼠的使用是否造成结果异质性,我们做了亚组分析。结果显示:在肾和小肠移植模型中,近交系和封闭群中 Tol-DCs 延长移植物存活时间相近,且与合并结果一致。在肝移植模型中,尽管封闭群结果为阴性,但我们更倾向于认为其结

果阳性,因为纳入研究结果均为阳性,因此仍与近交系结果相近(图 55-14)。综上所述,近交系和封闭群并未造成异质性。

9. 结论

(1)本文共纳入 61 篇原始研究,探讨了单独回输 Tol-DCs 或联用免疫抑制剂在动物心、肝、肾、小肠、皮肤和胰岛 6 种移植模型中延长移植物存活的效果。Tol-DCs 在除胰岛移植模型的其他移植模型中均可不同程度的延长移植物存活,且 Tol-DCs 联用免疫抑制剂可在小鼠心、皮肤和胰岛移植模型中进一步延长移植物存活,而在大鼠心移植模型中不能。相比单独使用免疫抑制剂,联用免疫抑制剂可进一步延长大鼠胰岛移植物存活,但不能进一步延长大鼠皮肤、小肠、心移植物和小鼠心、皮肤移植物存活(表 55-9)。尽管有 3 篇文献报道联用免疫抑制剂在小鼠胰岛,大鼠肝、肾移植模型中的效果优于单独使用免疫抑制剂,但因均仅有一组数据,我们不纳入讨论。考虑到免疫抑制剂在临床上使用时间长,用法规范,而 Tol-DCs 的制备和使用尚未标准化,我们未直接比较二者单独的效果,而是分别比较二者与联用的效果,发现免疫抑制剂效果优于 Tol-DCs。我们的 meta 分析结果提示:单独回输 Tol-DCs 和联用免疫抑制剂在大、小鼠的不同移植模型中的效果差异明显,这可能与器官的免疫环境、器官特异性反应和治疗方式的差异有关。有研究显示:同一个体中不同移植物排斥的严重程度和发生时间不同,提示器官特异性的免疫应答。我们的结果还显示:同一种移植模型,大、小鼠的结果不同,提示 Tol-DCs 的治疗效果可能还具有种属特异性。

(2)局限性:①纳入研究使用了不同品系的大鼠和小鼠。研究显示:近交系小鼠的原代免疫细胞基因表达谱在不同品系间差异巨大,提示相同的 Tol-DCs 治疗可能在不同品系间效果也有差异。②纳入研究所

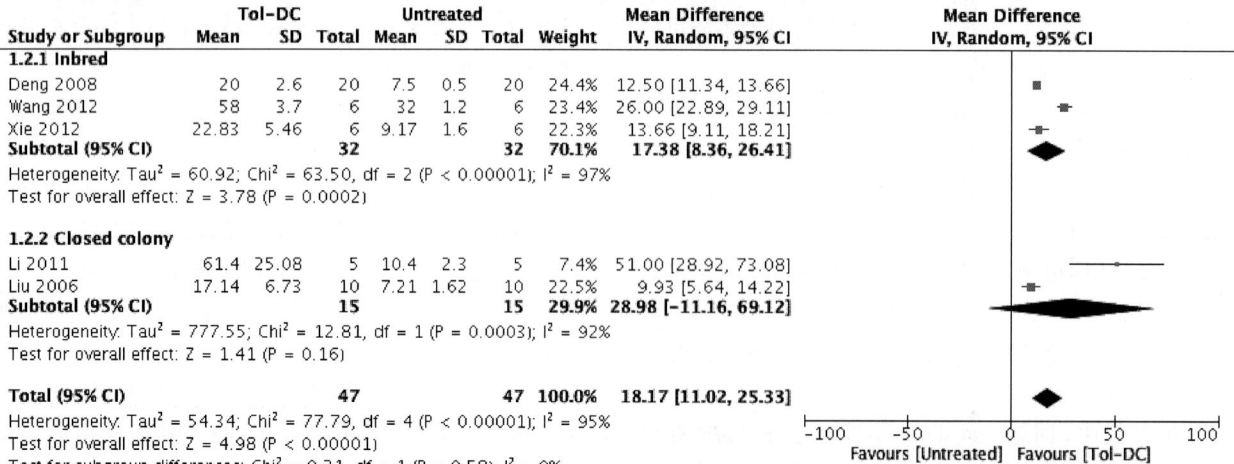

A. 大鼠肝脏移植

Study or Subgroup	Tol-DC Mean	SD	Total	Untreated Mean	SD	Total	Weight	Mean Difference IV, Random, 95% CI
1.2.1 Inbred								
Deng 2008	20	2.6	20	7.5	0.5	20	24.4%	12.50 [11.34, 13.66]
Wang 2012	58	3.7	6	32	1.2	6	23.4%	26.00 [22.89, 29.11]
Xie 2012	22.83	5.46	6	9.17	1.6	6	22.3%	13.66 [9.11, 18.21]
Subtotal (95% CI)			32			32	70.1%	17.38 [8.36, 26.41]
Heterogeneity: Tau² = 60.92; Chi² = 63.50, df = 2 (P < 0.00001); I² = 97%								
Test for overall effect: Z = 3.78 (P = 0.0002)								
1.2.2 Closed colony								
Li 2011	61.4	25.08	5	10.4	2.3	5	7.4%	51.00 [28.92, 73.08]
Liu 2006	17.14	6.73	10	7.21	1.62	10	22.5%	9.93 [5.64, 14.22]
Subtotal (95% CI)			15			15	29.9%	28.98 [-11.16, 69.12]
Heterogeneity: Tau² = 777.55; Chi² = 12.81, df = 1 (P = 0.0003); I² = 92%								
Test for overall effect: Z = 1.41 (P = 0.16)								
Total (95% CI)			47			47	100.0%	18.17 [11.02, 25.33]
Heterogeneity: Tau² = 54.34; Chi² = 77.79, df = 4 (P < 0.00001); I² = 95%								
Test for overall effect: Z = 4.98 (P < 0.00001)								
Test for subgroup differences: Chi² = 0.31, df = 1 (P = 0.58), I² = 0%								

Favours [Untreated]　Favours [Tol-DC]

B. 大鼠肾移植

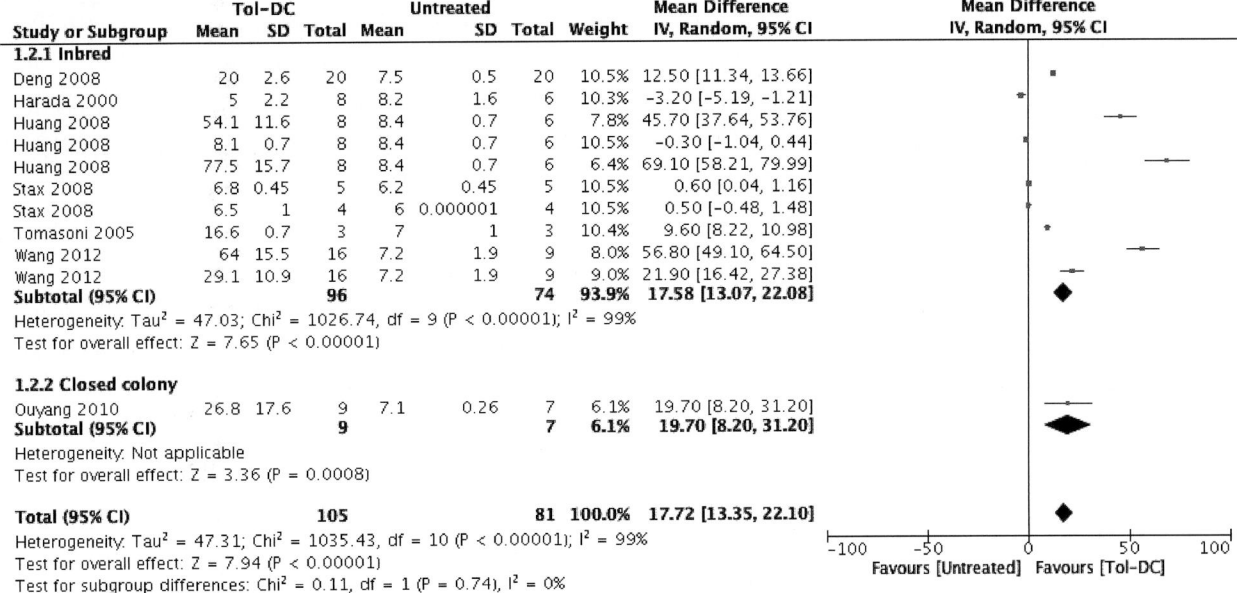

Study or Subgroup	Tol-DC			Untreated			Weight	Mean Difference IV, Random, 95% CI
	Mean	SD	Total	Mean	SD	Total		
1.2.1 Inbred								
Deng 2008	20	2.6	20	7.5	0.5	20	10.5%	12.50 [11.34, 13.66]
Harada 2000	5	2.2	8	8.2	1.6	6	10.3%	-3.20 [-5.19, -1.21]
Huang 2008	54.1	11.6	8	8.4	0.7	6	7.8%	45.70 [37.64, 53.76]
Huang 2008	8.1	0.7	8	8.4	0.7	6	10.5%	-0.30 [-1.04, 0.44]
Huang 2008	77.5	15.7	8	8.4	0.7	6	6.4%	69.10 [58.21, 79.99]
Stax 2008	6.8	0.45	5	6.2	0.45	5	10.5%	0.60 [0.04, 1.16]
Stax 2008	6.5	1	4	6	0.000001	4	10.5%	0.50 [-0.48, 1.48]
Tomasoni 2005	16.6	0.7	3	7	1	3	10.4%	9.60 [8.22, 10.98]
Wang 2012	64	15.5	16	7.2	1.9	9	8.0%	56.80 [49.10, 64.50]
Wang 2012	29.1	10.9	16	7.2	1.9	9	9.0%	21.90 [16.42, 27.38]
Subtotal (95% CI)			96			74	93.9%	17.58 [13.07, 22.08]

Heterogeneity: Tau² = 47.03; Chi² = 1026.74, df = 9 (P < 0.00001); I² = 99%
Test for overall effect: Z = 7.65 (P < 0.00001)

1.2.2 Closed colony								
Ouyang 2010	26.8	17.6	9	7.1	0.26	7	6.1%	19.70 [8.20, 31.20]
Subtotal (95% CI)			9			7	6.1%	19.70 [8.20, 31.20]

Heterogeneity: Not applicable
Test for overall effect: Z = 3.36 (P = 0.0008)

Total (95% CI)			105			81	100.0%	17.72 [13.35, 22.10]

Heterogeneity: Tau² = 47.31; Chi² = 1035.43, df = 10 (P < 0.00001); I² = 99%
Test for overall effect: Z = 7.94 (P < 0.00001)
Test for subgroup differences: Chi² = 0.11, df = 1 (P = 0.74), I² = 0%

C. 大鼠小肠移植

Study or Subgroup	Tol-DC			Untreated			Weight	Mean Difference IV, Random, 95% CI
	Mean	SD	Total	Mean	SD	Total		
1.2.1 Inbred								
Yang 2011	13.7	1.2	6	5.7	0.8	6	20.9%	8.00 [6.85, 9.15]
Zhu 2004	20.7	6	6	7.5	2.2	6	12.3%	13.20 [8.09, 18.31]
Subtotal (95% CI)			12			12	33.2%	9.98 [5.03, 14.93]

Heterogeneity: Tau² = 9.94; Chi² = 3.78, df = 1 (P = 0.05); I² = 74%
Test for overall effect: Z = 3.95 (P < 0.0001)

1.2.2 Closed colony								
Chen 2008	14.4	3.3	6	6.6	1.5	6	17.4%	7.80 [4.90, 10.70]
Wang 2008	11	2.61	15	7.17	1.47	15	20.4%	3.83 [2.31, 5.35]
Xu 2006	16.5	3.4	6	5	1.5	6	17.3%	11.50 [8.53, 14.47]
Zhu 2003	19.8	6.3	6	7.3	2.4	6	11.7%	12.50 [7.11, 17.89]
Subtotal (95% CI)			33			33	66.8%	8.58 [4.25, 12.90]

Heterogeneity: Tau² = 16.62; Chi² = 28.00, df = 3 (P < 0.00001); I² = 89%
Test for overall effect: Z = 3.89 (P = 0.0001)

Total (95% CI)			45			45	100.0%	8.89 [6.16, 11.61]

Heterogeneity: Tau² = 8.90; Chi² = 38.00, df = 5 (P < 0.00001); I² = 87%
Test for overall effect: Z = 6.39 (P < 0.00001)
Test for subgroup differences: Chi² = 0.18, df = 1 (P = 0.68), I² = 0%

图 55-14　在肝脏(A)、肾(B)和小肠(C)移植模型中,近交系和封闭群大鼠中移植物存活时间的亚组分析

使用的 Tol-DCs 的制备方式包括修饰方式、器官和供/受者来源不统一。且即使制备方式相同,不同的供/受者组合和移植器官结果也相距甚远。值得一提的是,使用不同的基因修饰、药物或细胞因子诱导或不同的培养条件诱导出的 Tol-DCs 可能具有未成熟、成熟或不完全成熟表型。未成熟 DCs 通常被认为具有免疫耐受特性,而成熟 DCs 具有免疫激活特性,但研究显示未成熟表型的 Tol-DCs 并不总是比成熟表型的 Tol-DCs 效果更佳。③纳入研究回输 Tol-DCs 的时间、途径、剂量和/或频率不同。这些因素对 Tol-DCs 的最终治疗效果均有不同程度的影响。④纳入研究使用的免疫抑制剂种类、剂量、时间和/或频率不同。⑤所有移植模型的 meta 分析统计学异质性都很大,不排除小样本偏倚所致。

(3)临床及基础研究意义:本文结果提示:单独回输 Tol-DCs 可延长移植物存活,但目前尚无标准化的 Tol-DCs 制备和使用规范。迄今,Tol-DCs 的安全性已在 Ⅰ 型糖尿病、类风湿性关节炎和克罗恩病人中得到验证,还有一项正在进行的 Ⅰ 期临床试验评价自体 Tol-DCs 用于肾移植病人的安全性(NCT02252055)。但我们的结果提示 Tol-DCs 要走向临床仍有很多问题需要解决。例如,Tol-DCs 的制备方式、剂量、时间、频率、注射途径和联用的免疫抑制剂种类都需要标准化。由于 Tol-DCs 的效果可能具有器官特异性,针对不同器官可能需要制定不同的使用规程。尽管 Tol-DCs 治疗并没有比单独使用和联用免疫抑制剂效果更好,但相比药物治疗,Tol-DCs 仍具有不可替代的优势。①Tol-DCs 在移植前回输,可在免疫反应的早期发挥作用,有可能因此抑制超急性排斥。②Tol-DCs可在诱导耐受或延长移植物存活的同时不损伤受者对其他抗原的免疫能力。③纳入研究并未长期联用免疫抑制剂,提示:Tol-DCs治疗可能减少免疫抑制剂的使用,从而减轻其对受者免疫系统的全面抑制,提高受者术后的生活质量,这一点对免疫抑制剂过敏或耐受的受者尤其重要。值得注意的是,据报道,他克莫司在小鼠中抑制Tol-DCs的功能,提示:Tol-DCs和免疫抑制剂的联用需要更多更深入的相关研究。

我们的结果提示Tol-DCs的治疗效果可能具种属特异性,因此灵长类动物中的研究更具临床参考价值。有研究报道已在恒河猴中成功建立肾移植模型,且Tol-DCs联用免疫抑制剂可延长移植物存活。这类灵长类动物模型将更利于促进Tol-DCs治疗从基础研究走向临床应用。

例4　基于海量多维组学技术结果和精准理念的系统评价探索

随着医学科学与研究方法的快速发展、信息技术的不断进步,"精准"、"大数据"、"真实世界研究"、"互联网＋"等新概念不断进入医疗卫生决策,循证医学的证据范式正由传统的随机对照试验、系统评价等高质量临床证据向"数据"证据转变。高通量实验方法的发展导致大量基因组、转录组、代谢组等组学数据的快速

涌现,为全面认识与防控疾病提供了条件。本文以肝癌为例,采用循证医学和系统评价的理念和方法,探索分析整合肝癌相关长链非编码RNA(lncRNA)、小分子非编码RNA(miRNA)、mRNA等组学数据的技术和结果,揭示肝癌新发/复发的新规律和新机制,以期建立新的肝癌防治方法。

1. 设计与方法

(1) 数据库

1) miRWalk2.0是提供预测性和经实验证实的miRNA-靶标互作关系的最大数据库,包括Targetscan、PicTar2、PITA等12个预测miRNA靶标作用数据库信息,也收录PhenomiR,miR2Disease和HMDD数据库中经实验验证的miRNA-靶标互作关系。

2) miRTarBase数据库从miRNA功能研究文献中手工收录了366181条miRNA-靶标互作关系(MTIs),这些互作关系通过reporter assay,western blot,microarray and next-generation sequencing experiments等证实。该数据库包括来自4966篇文章、18个物种、22553个目标基因、3786个miRNA的互作信息,是收录证实性MTIs最大数据库。

3) starBase是分析lncRNAs,miRNAs,ceRNAs,RNA-binding proteins(RBPs)与mRNAs作用关系的在线工具,可通过miRNA介导调控网络预测ncRNAs

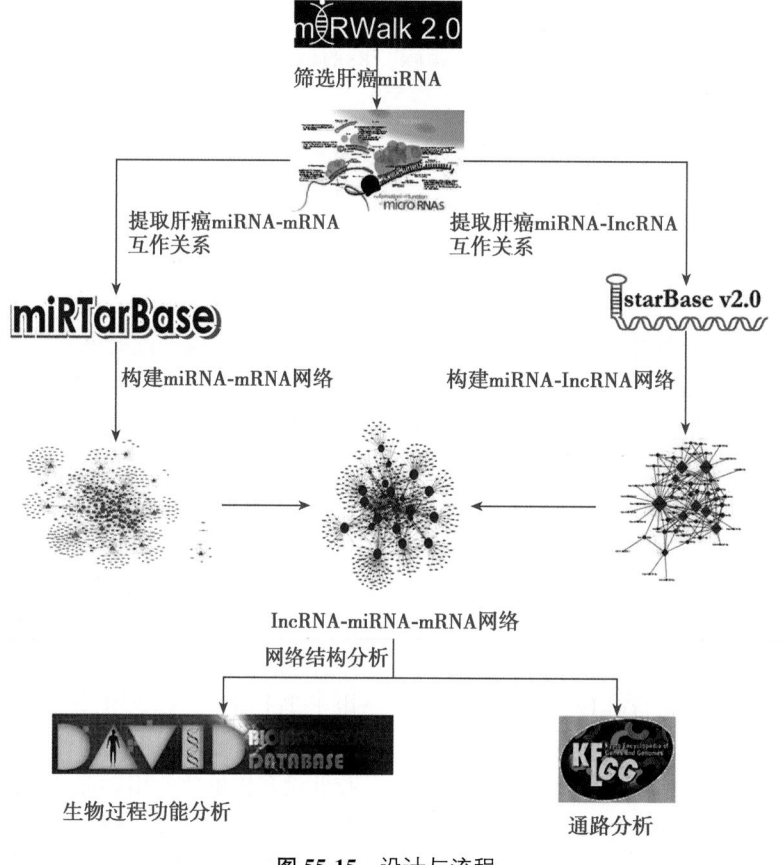

图55-15　设计与流程

（miRNAs,lncRNAs,pseduogenes）和蛋白编码基因的功能。

（2）富集分析：我们使用 DAVID6.7 在线基因功能注释数据库对基因进行基因本体（gene ontology,GO）富集分析，以揭示基因的生物过程功能。利用 KEGG 信号通路数据库进行通路分析。

（3）质量控制：为提高结果的准确性，纳入的 lncRNA、miRNA 及互作关系均有实验研究发表、物种为 Homo sapiens(human)、病种为 hepatocellular carcino-

ma。本研究仅提取高可信度研究方法（reporter assay、western blot、qPCR）的 miRNA-mRNA 互作证据，不纳入 Microarray、NGS、qSILAC 等方法的证据。研究设计与流程见图 55-15。

2. 结果

（1）肝癌相关 miRNA 与 miRNA-mRNA 筛选：在 miRWalk2.0 数据库中提取肝癌相关 miRNA111 条，剔重后余 74 条。排除其中 7 条非人源 miRNA，最终纳入 67 条人相关肝癌 miRNA。如表 55-12 所示，32

表 55-12　纳入肝癌相关 miRNA

MiRNA	regulation	MiRNA	regulation
hsa-let-7a-5p	Down	hsa-let-7b-5p	Up
hsa-let-7c-5p	Down	hsa-miR-106b-5p	Up
hsa-let-7g-5p	Down	hsa-miR-143-3p	Up
hsa-miR-101-3p	Down	hsa-miR-151a-5p	Up
hsa-miR-122-5p	Down	hsa-miR-16-5p	Up
hsa-miR-124-3p	Down	hsa-miR-181a-5p	Up
hsa-miR-125a-5p	Down	hsa-miR-181b-5p	Up
hsa-miR-125b-5p	Down	hsa-miR-181c-5p	Up
hsa-miR-130a-3p	Down	hsa-miR-181d-5p	Up
hsa-miR-138-5p	Down	hsa-miR-183-5p	Up
hsa-miR-140-5p	Down	hsa-miR-186-5p	Up
hsa-miR-144-3p	Down	hsa-miR-18a-5p	Up
hsa-miR-145-5p	Down	hsa-miR-191-5p	Up
hsa-miR-152-3p	Down	hsa-miR-193b-3p	Up
hsa-miR-185-5p	Down	hsa-miR-210-3p	Up
hsa-miR-195-5p	Down	hsa-miR-21-5p	Up
hsa-miR-196a-5p	Down	hsa-miR-216a-5p	Up
hsa-miR-199a-3p	Down	hsa-miR-217	
hsa-miR-199a-5p	Down	hsa-miR-221-3p	Up
hsa-miR-199b-5p	Down	hsa-miR-222-3p	Up
hsa-miR-200a-3p	Down	hsa-miR-224-5p	Up
hsa-miR-223-3p	Down	hsa-miR-23a-3p	Up
hsa-miR-22-3p	Down	hsa-miR-23b-3p	Up
hsa-miR-26a-5p	Down	hsa-miR-301a-3p	Up
hsa-miR-29a-3p	Down	hsa-miR-30c-1-3p	Up
hsa-miR-29b-3p	Down	hsa-miR-30d-5p	Up
hsa-miR-29c-3p	Down	hsa-miR-519a-3p	Up
hsa-miR-375	Down	hsa-miR-519c-3p	Up
hsa-miR-409-3p	Down	hsa-miR-519d-3p	Up
hsa-miR-512-3p	Down	hsa-miR-657	Up
hsa-miR-520a-3p	Down	hsa-miR-93-5p	Up
hsa-miR-520b	Down	hsa-miR-9-5p	Up
hsa-miR-520e	Down		
hsa-miR-1	Down		
hsa-miR-203a	Down		
小计	35		32

个 miRNA 上调表达,35 个 miRNA 下调表达。通过 miRTarBase 数据库分析发现:提取的 67 个肝癌 miRNA 共有 1133 个靶基因,两者之间形成 1990 条互作关系。

（2）miRNA-mRNA 互作网络分析:分别对 35 个

上调 miRNA 和 32 个下调 miRNA 与基因的互作数据构建网络见图 55-16。

图 55-16 显示,32 个上调 miRNA 与 544 个基因形成 793 个相互作用关系。包含 3 个连通子网,最大子

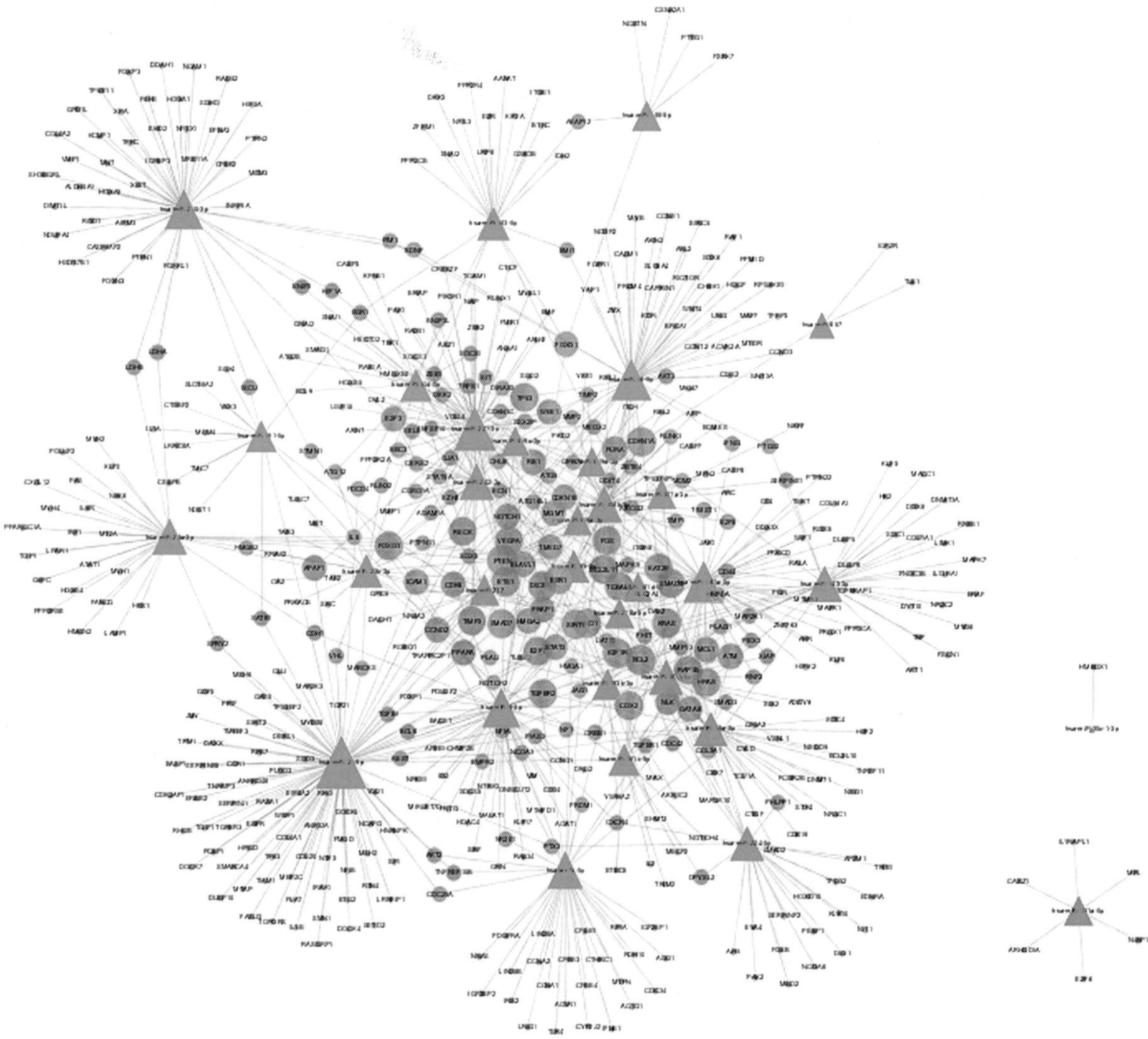

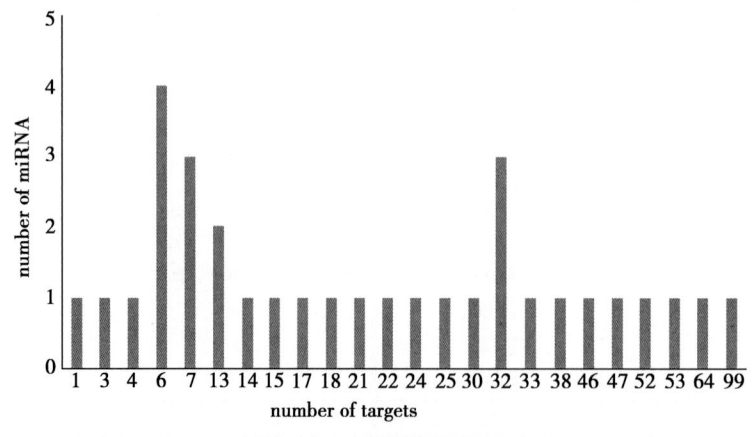

图 55-16　肝癌相关上调 miRNA 基因调控网络
（绿色三角:MiRNA;黄色圆点:靶基因）

图 55-17　miRNA 的出度分布

网包含 557 个节点。miRNA 用绿色三角表示,基因用黄色圆点表示,点的大小表示度数。结果发现:①仅 1 个 miRNA(hsa-miR-30c-1-3p)调控 1 个基因,余 miRNA 均调控≥2 个基因,说明 miRNA 具有多靶标特性;②26.7%的基因由≥2 个 miRNA 共同调控,提示 miRNA 可能具有协同调控作用。

将 miRNA 调控基因的个数定义为 miRNA 的"出度"。结果发现:miRNA 的出度分布范围为 1-99,大多数 miRNA 的出度都很低,仅少数出度较高(图 55-17)。将基因受到调控的 miRNA 个数定义为基因的"入度"。结果发现,所分析基因的入度分布范围为 1-14(图 55-18)。

如图 55-19 所示,肝癌 35 个下调 miRNA 与 800 个

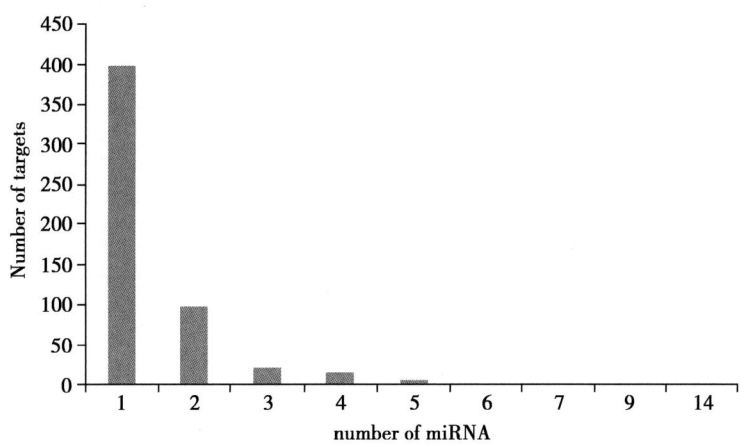

图 55-18　基因的入度分布

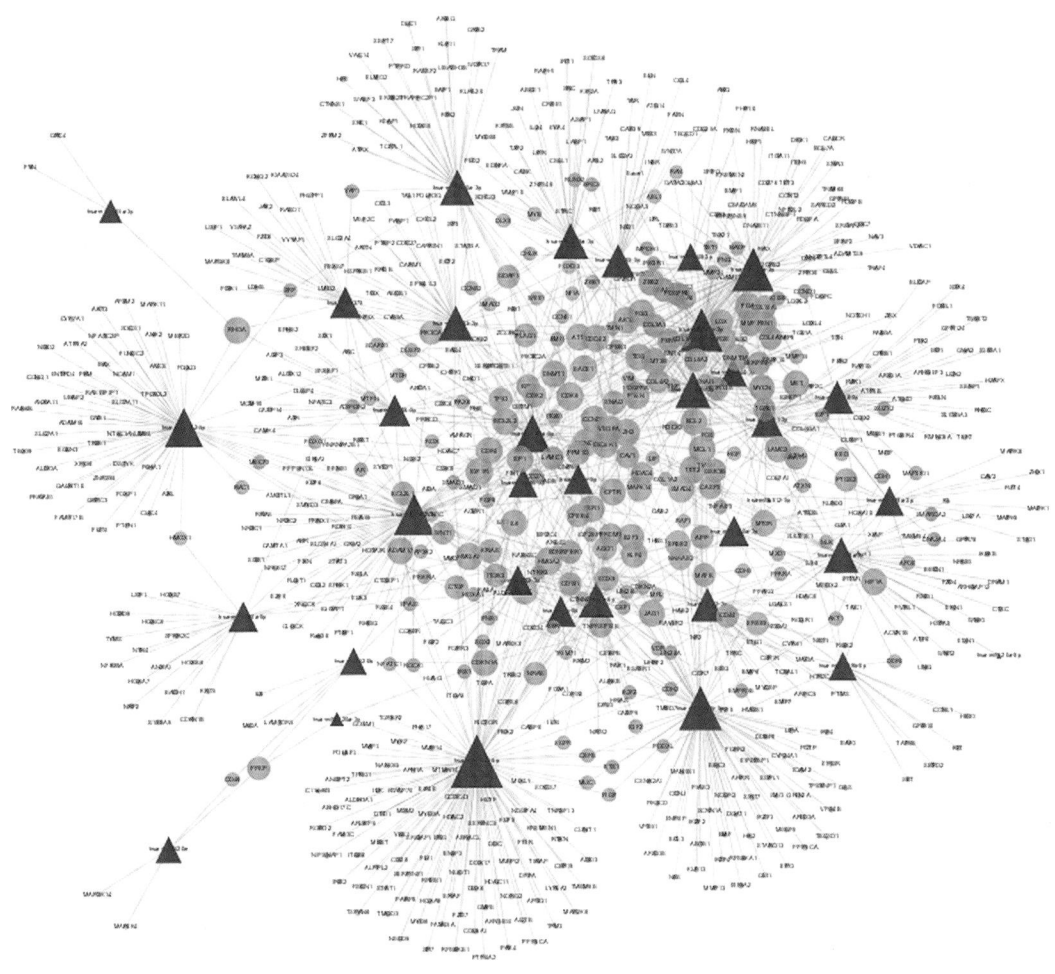

图 55-19　肝癌相关下调 miRNA 基因调控网络

(蓝色三角表示下调 miRNA,黄色圆点表示基因,点的大小表示度数)

基因形成一个包含 1197 个互作关系的调控网络。仅 2 个 miRNA(hsa-miR-512-5p、hsa-miR-20a-5p)只调控 1 个基因,其余均调控≥2 个基因。25%基因由≥2 个 miRNA 共同调控。miRNA 的出度分布范围为 1-122;基因的入度分布范围为 1-11(图 55-20、图 55-21)。

对上调 miRNA 和下调 miRNA 的靶基因分别做 KEGG 的通路富集分析和生物过程功能富集分析(图 55-22、图 55-23)。上调 miRNA 和下调 miRNA 的靶基因的富集通路和生物过程基本相似:通路主要集中在①肿瘤通路(如:Pathways in cancer、MicroRNAs in cancer、Proteoglycans in cancer);②重要信号通路(如:PI3K-Akt signaling pathway)。生物过程功能主要集中在①代谢过程(macromolecule metabolic process、cellular metabolic process);③细胞过程;④生化过程和合成过程。

(3) 调节网络关键节点分析:将度数在前 15%的节点作为网络的关键节点。①图 55-16 显示,hsa-miR-21-5p、hsa-miR-221-3p、hsa-miR-181a-5p、hsa-miR-16-5p、hsa-miR-210-3p、hsa-miR-9-5p 是上调网络的关键 miRNA,度数分别为 99、64、53、52、47、46;②图 55-19 显示,hsa-miR-145-5p、hsa-miR-125b-5p、hsa-miR-29a-3p、hsa-miR-29b-3p、hsa-miR-124-3p、hsa-miR-122-5p 是下调网络的关键 miRNA,其度数依次为 122、82、80、78、69、60。这 12 个关键 miRNA 调控了网络中 75%的基因,具有潜在的预测预后的价值。

(4) 肝癌相关 lncRNA-miRNA-mRNA 作用网络分析:Starbase 数据库收录了 10 212 对 lncRNA 与 miRNA 互作关系,从中提取前面确定的 117 个肝癌相关 lncRNA 与 67 个 miRNA 的互作关系。绘制 lncRNA 与 miRNA 的互作关系网如图 55-25。

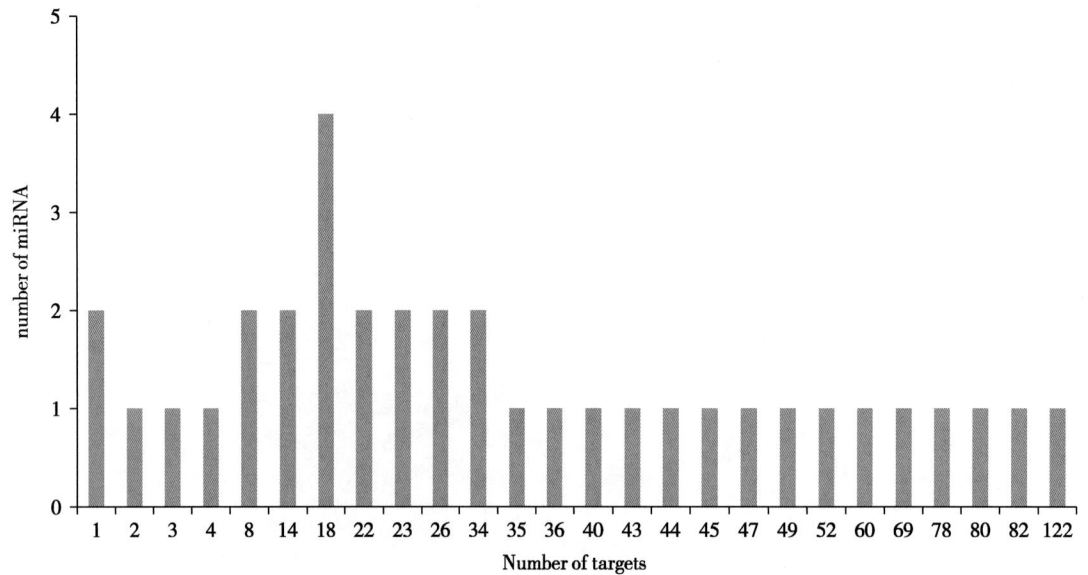

图 55-20　miRNA 的出度分布

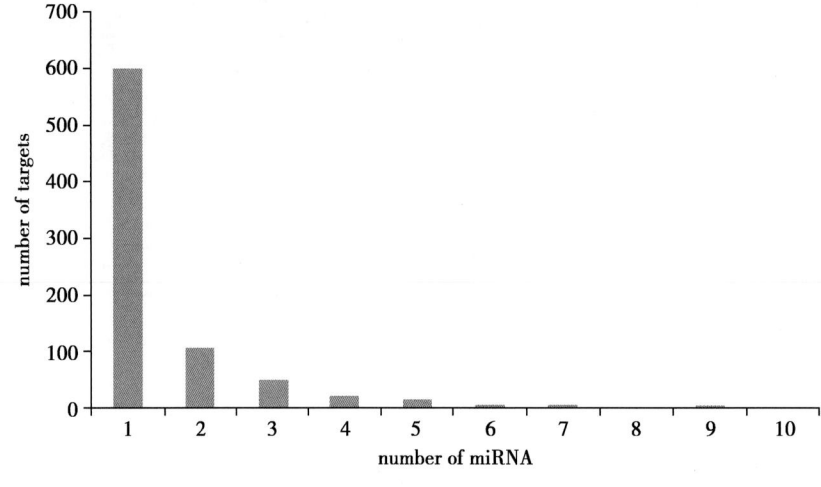

图 55-21　基因的入度分布

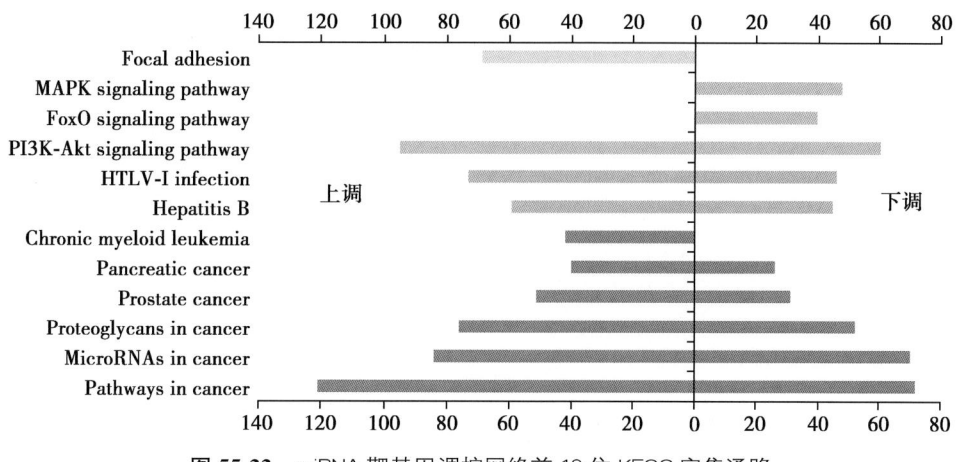

图 55-22　miRNA 靶基因调控网络前 10 位 KEGG 富集通路

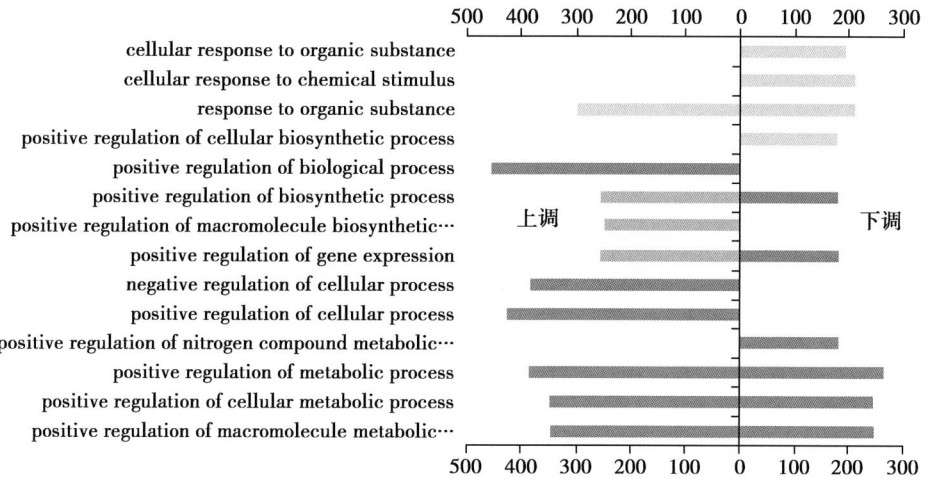

图 55-23　miRNA 靶基因调控网络前 10 位生物过程功能富集

如图 55-24 所示:该网络包含 12 个 lncRNA(紫色菱形)与 50 个 miRNA(蓝色圆点)的 125 个相互作用。除 RP11-672F9.1 和 LINC00152 外,其余 lncRNA 均有≥2 microRNA 与之作用,出度范围为 1-25。78% miRNA 由>2 个 lncRNA 调控,但最大度数为 4,提示 miRNA 由几个关键 lncRNA 调控。MALAT1、KC-NQ1OT1、NEAT1、H19、TUG1、GAS5、HOTAIR 的度数>10,是调控网络的关键 lncRNA。分别在 miRNA-mRNA 上调网络和下调网络中提取 lncRNA-miRNA 网络包含的 miRNA 的子网,与 lncRNA-miRNA 合并,创建 lncRNA-miRNA-mRNA 三级双向上调和下调网络(图 55-25、图 55-26)。

如图 55-25、图 55-26 所示:MALAT1、KC-NQ1OT1、NEAT1、H19、TUG1、GAS5、HOTAIR 这 7 个 lncRNA 因调控 miRNA 较多,其间接调控的基因也最多,是调控网络的关键 lncRNA。lncRNA 对 miRNA 和 mRNA 的调控见表 55-13。

如表 55-13 所示:所有 lncRNA 对 miRNA 的调控

都以多个 lncRNA 共同调控 1 个或多个 miRNA,提示 lncRNA 可能是一种协同调节方式。MALAT1、KC-NQ1OT1、TUG1、PVT1 这 4 个 lncRNA 既可与其他 lncRNA 协同调控,也能单独调控 miRNA,推测其能独立作用。根据 lncRNA 对 miRNA 的共调节关系,miR-29、miR-181、miR-221、miR-124、miR-145 的入度(ln-cRNA 数)和出度(基因数量)均较高,进一步印证了是调控网络的关键 miRNA。

(5) 关键 lncRNA 在调控网络中的聚类与功能分析:lncRNA 对 miRNA 的调控作用可能具有协同性,多个 lncRNA 同时调控 1 个或多个 miRNA。可通过对 lncRNA 与 miRNA 的聚类分析研究其复杂的协同交叉功能。lncRNA 与 miRNA 的双聚类结果如下图。

从图 55-27 所示,lncRNA 对 miRNA 的调控主要在两个模块,miRNA 作用的基因可间接反映 lncRNA 的功能。HOTAIR、H19、KCNQ1OT1、GAS5、TUG1、SNHG3 这 6 个 lncRNA 主要调控 hsa-miR-196a-5p、hsa-miR-29b-3p、hsa-miR-29c-3p、hsa-miR-18a-5p、hsa-

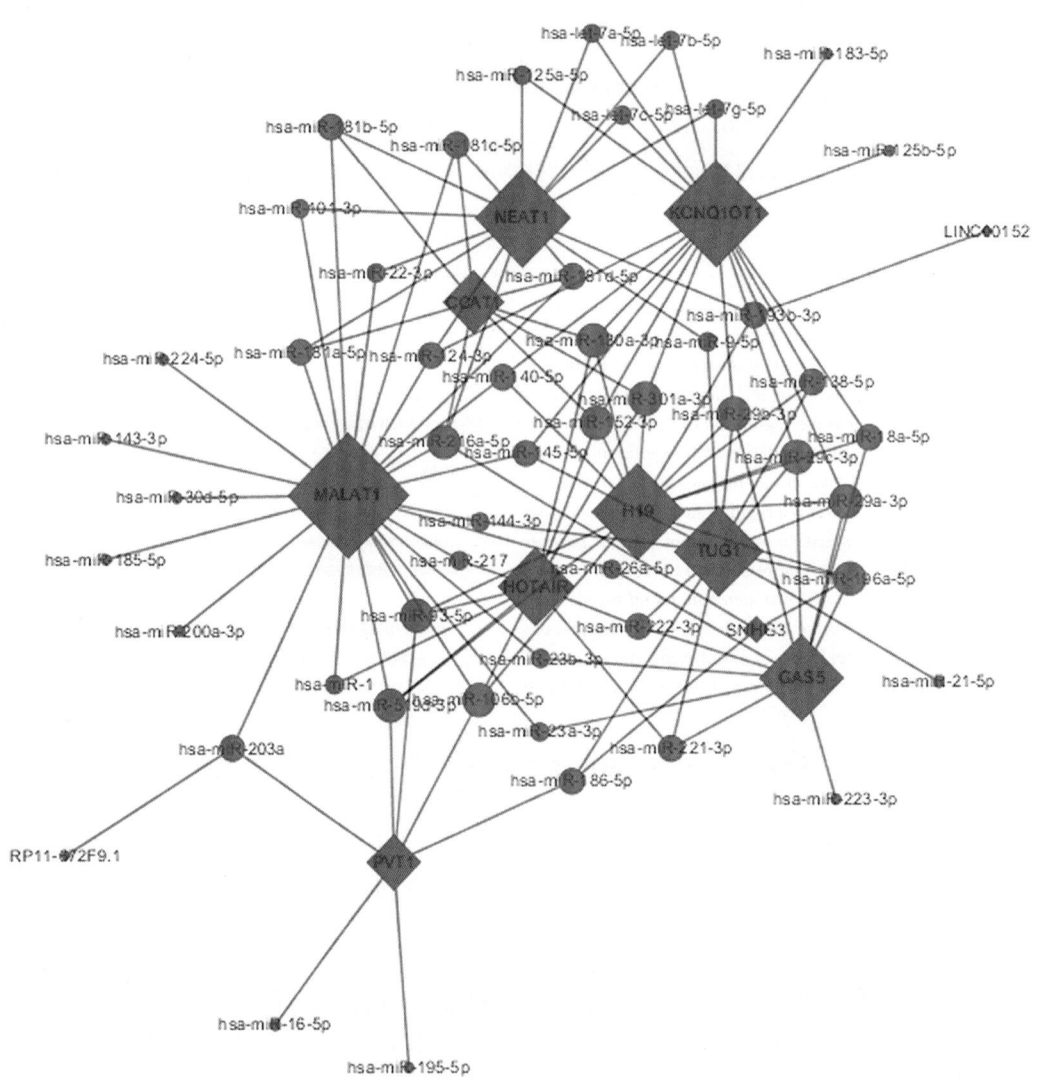

图 55-24 肝癌相关 lncRNA-miRNA 作用网络

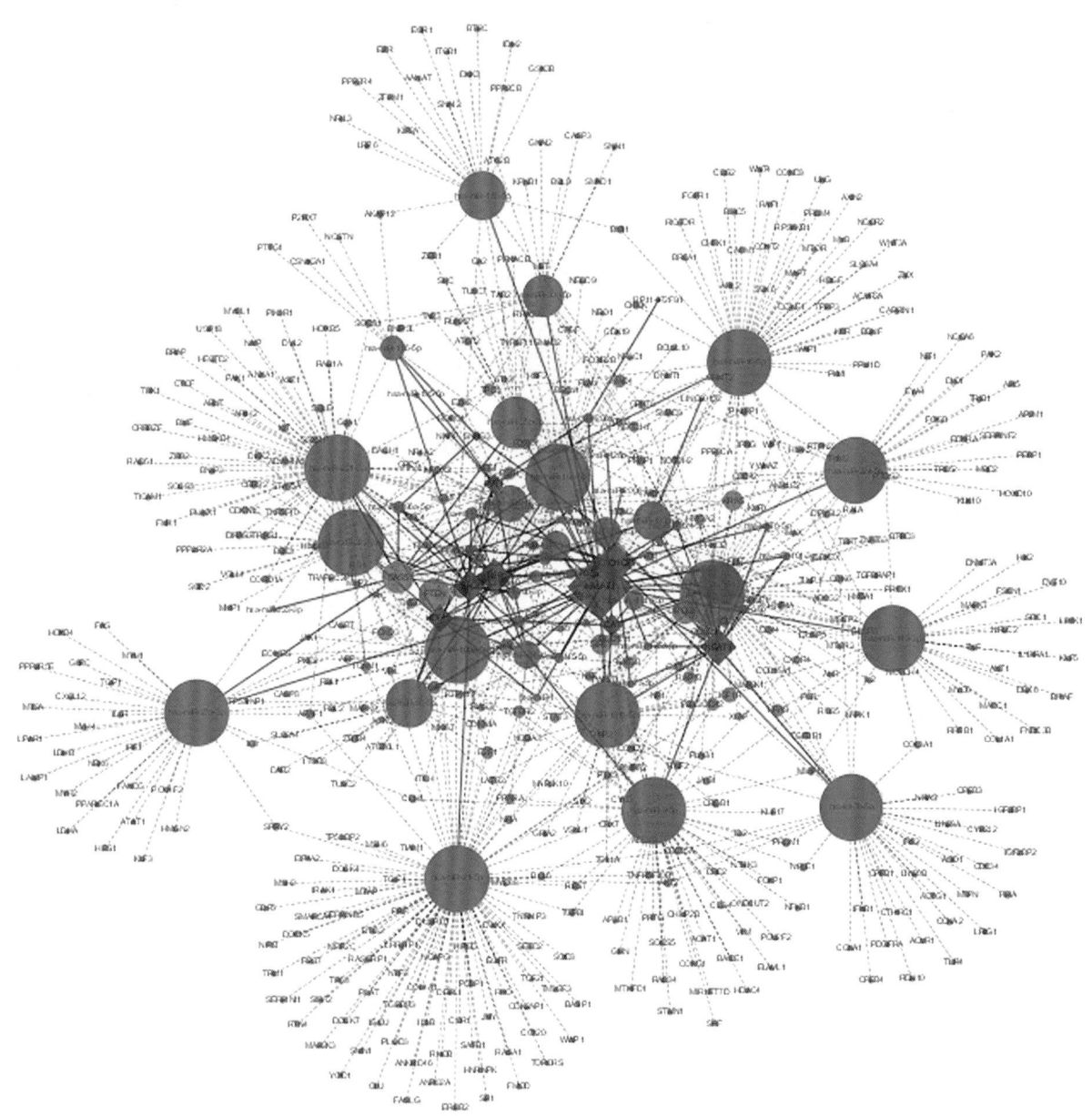

图 55-25　lncRNA-miRNA-mRNA 三级上调网络

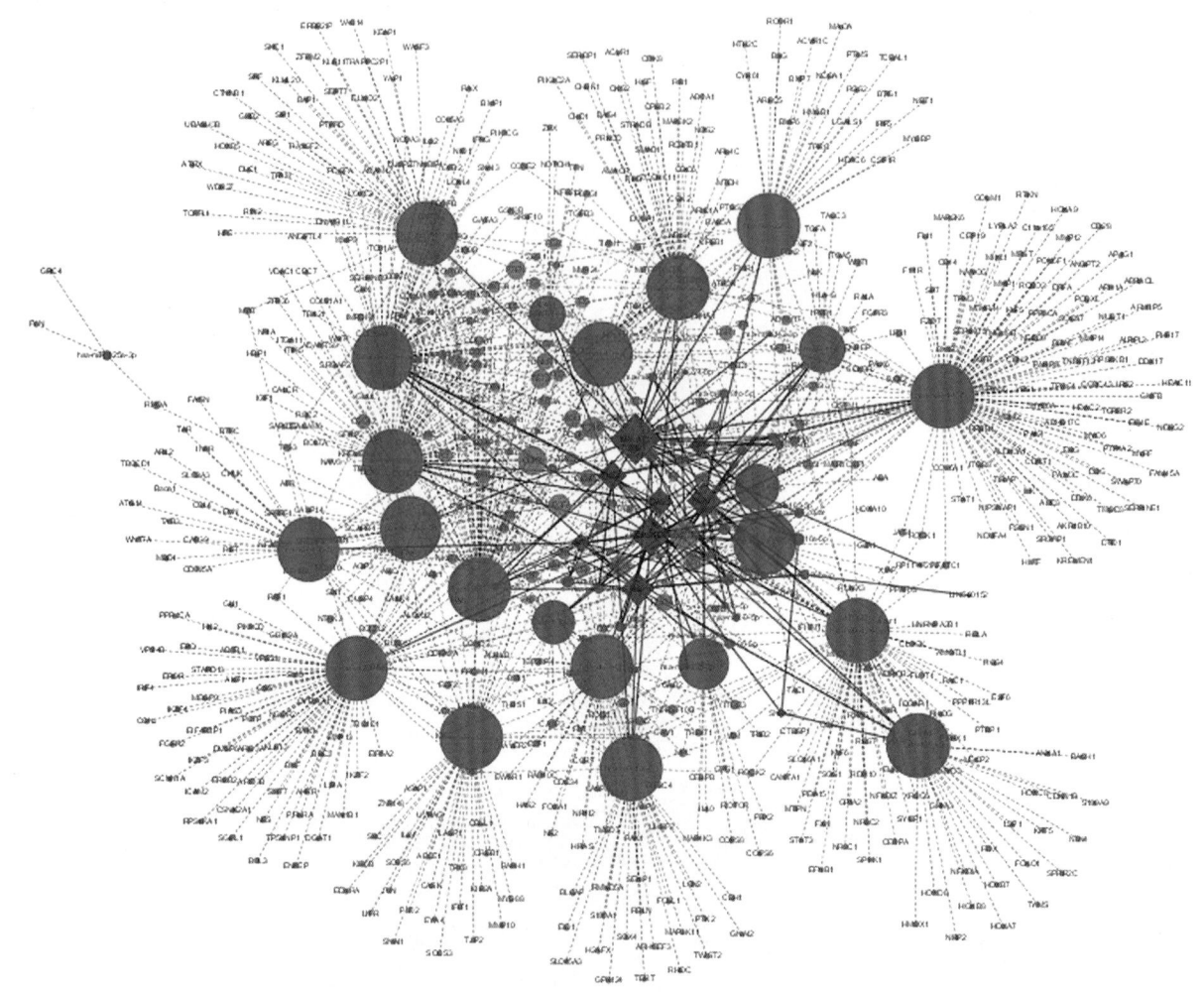

图 55-26　lncRNA-miRNA-mRNA 三级下调网络

表 55-13　lncRNAs(n = 12)co-targeted in lncRNA-miRNA-mRNA 调控机制

lncRNA	lncRNA target miRNA	Number of miRNA targeted gene
CCAT1、H19、HOTAIR、KCNQ1OT1	hsa-miR-130a-3p	23
	hsa-miR-152-3p	18
	hsa-miR-301a-3p	7
CCAT1 MALAT1 NEAT1 SNHG3	hsa-miR-216a-5p	7
GAS5 H19 KCNQ1OT1 TUG1	hsa-miR-29a-3p	80
	hsa-miR-29b-3p	78
	hsa-miR-29c-3p	49
GAS5 H19 SNHG3 TUG1	hsa-miR-196a-5p	22
H19 HOTAIR MALAT1 PVT1	hsa-miR-106b-5p	33
	hsa-miR-93-5p	18
	hsa-miR-519d-3p	6
小计	11	341
CCAT1 MALAT1 NEAT1	hsa-miR-181a-5p	53
	hsa-miR-181b-5p	30

续表

lncRNA	lncRNA target miRNA	Number ofmiRNA targeted gene
	hsa-miR-181c-5p	15
	hsa-miR-181d-5p	4
GAS5 H19 KCNQ1OT1	hsa-miR-18a-5p	24
GAS5 HOTAIR TUG1	hsa-miR-221-3p	64
	hsa-miR-222-3p	32
H19 KCNQ1OT1 MALAT1	hsa-miR-140-5p	18
H19 KCNQ1OT1 TUG1	hsa-miR-138-5p	34
H19 LINC00152 NEAT1	hsa-miR-193b-3p	13
KCNQ1OT1 MALAT1 NEAT1	hsa-miR-124-3p	69
KCNQ1OT1 MALAT1 TUG1	hsa-miR-145-5p	122
MALAT1 PVT1 RP11-672F9.1	hsa-miR-203a	47
PVT1 SNHG3 TUG1	hsa-miR-186-5p	6
小计	14	530
GAS5 MALAT1	hsa-miR-26a-5p	52
	hsa-miR-23a-3p	32
	hsa-miR-23b-3p	22
HOTAIR MALAT1	hsa-miR-1	0
	hsa-miR-217	13
KCNQ1OT1 NEAT1	hsa-let-7a-5p	45
	hsa-let-7b-5p	38
	hsa-let-7c-5p	23
	hsa-let-7g-5p	18
	hsa-miR-125a-5p	3
MALAT1 NEAT1	hsa-miR-22-3p	36
	hsa-miR-101-3p	35
MALAT1 TUG1	hsa-miR-144-3p	14
NEAT1 TUG1	hsa-miR-9-5p	46
小计	14	377
GAS5	hsa-miR-223-3p	0
KCNQ1OT1	hsa-miR-125b-5p	82
	hsa-miR-183-5p	21
MALAT1	hsa-miR-200a-3p	43
	hsa-miR-143-3p	32
	hsa-miR-185-5p	26
	hsa-miR-224-5p	25
	hsa-miR-30d-5p	17
PVT1	hsa-miR-16-5p	52
	hsa-miR-195-5p	34
TUG1	hsa-miR-21-5p	99
小计	11	430

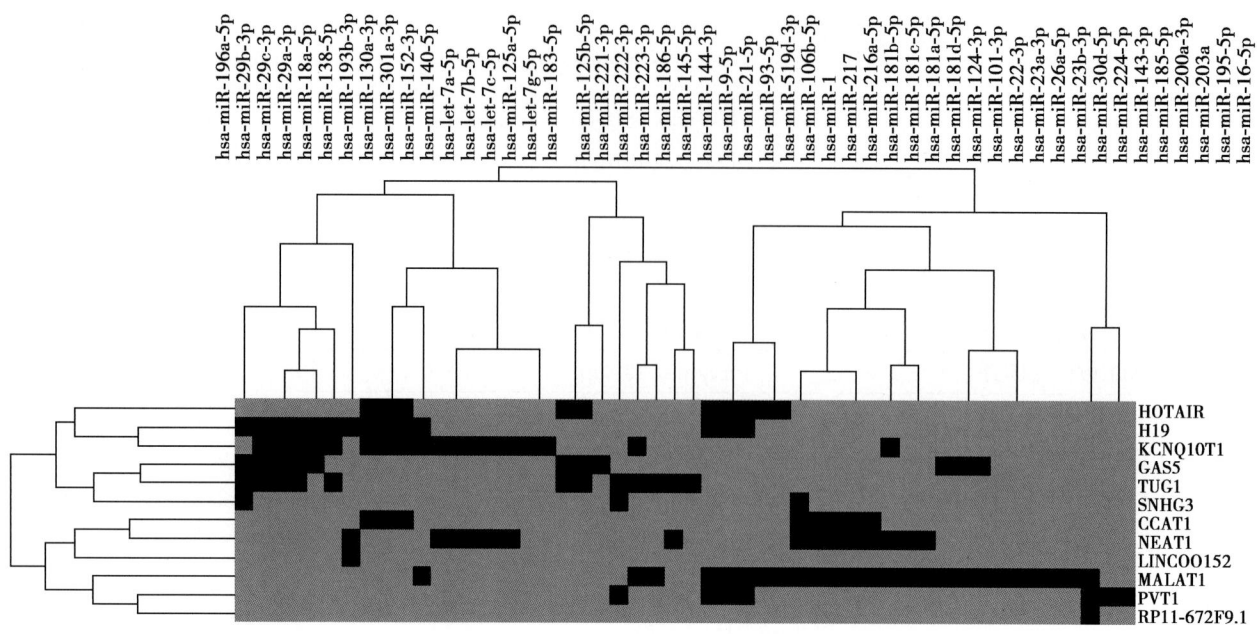

图 55-27　lncRNA 与 miRNA 的聚类分析

miR-138-5p、hsa-miR-193b-3p、hsa-miR-130a-3p、hsa-miR-301a-3p、hsa-miR-152-3p、hsa-miR-140-5p、hsa-let-7a-5p、hsa-let-7b-5p、hsa-let-7c-5p、hsa-miR-125a-5p、hsa-let-7g-5p、hsa-miR-183-5p、hsa-miR-125b-5p、hsa-miR-221-3p、hsa-miR-222-3p、hsa-miR-223-3p、hsa-miR-186-5p、hsa-miR-145-5p、hsa-miR-144-3p、hsa-miR-9-5p,hsa-miR-21-5p 这 25 个 miRNA,该模块的生物功能主要是分子尤其是核酸的合成、代谢与表达。CCAT1、NEAT1、LINC00152、MALAT1、PVT1、RP11-672F9.1 这 6 个 lncRNA 主要调控 hsa-miR-519d-3p、hsa-miR-106b-5p、hsa-miR-1、hsa-miR-217、hsa-miR-216a-5p、hsa-miR-181a-5p、hsa-miR-181b-5p、hsa-miR-181c-5p、hsa-miR-181d-5p、hsa-miR-124-3p、hsa-miR-101-3p、hsa-miR-22-3p、hsa-miR-26a-5p、hsa-miR-23a-3p、hsa-miR-23b-3p、hsa-miR-30d-5p、hsa-miR-224-5p、hsa-miR-143-3p、hsa-miR-185-5p、hsa-miR-200a-3p、hsa-miR-203a,hsa-miR-195-5p,hsa-miR-16-5p 这 23 个 miRNA,该模块的其生物过程功能主要调控细胞增殖、凋亡和分子合成与代谢。

3. 讨论

（1）研究领域存在问题与局限:miRNA 作为重要的肿瘤标记物已积累丰富的研究证据,对其功能和作用研究相对成熟,建立了 miRanda、picTar、targetScan 等工具,可采用多种策略预测 miRNA 的靶标,但这些算法主要用于预测 miRNA-mRNA 互作关系。lncRNA 在基因表达调控、致癌和癌症转移等方面起重要作用已被前期研究证实,并提出了 lncRNA 可作为 ceRNA 网络的内生性 miRNA 吸附物（endogenous miRNA sponges)的假说。虽已有肝癌相关 lncRNA 及其临床和分子功能机制的研究,但尚未见针对肝癌 lncRNA 完整调控网络的相关研究。

（2）本研究的探索与创新:本研究借鉴循证医学和系统评价的理念和方法,探索分析整和多组学数据的技术和结果,利用 lncRNA、miRNA 和 mRNA 已有的互作关系构建肝癌 ceRNA 网络。miRWalk2.0 可提供预测性和实验证实的 miRNA-靶标互作关系,包括了 Targetscan、PicTar2、PITA 等 12 个预测 miRNA 靶标作用数据库信息,也收录了 miR2Disease 和 HMDD 数据库中经实验验证的 miRNA-靶标互作关系,因此本研究选用 miRWalk2.0 作为肝癌相关 miRNA 的筛选数据库,以提高肝癌相关 miRNA 筛选的准确性和全面性。同时用 miR2Disease 和 HMDD 数据库进行核实和补充。再用 starBase 数据库提取 miRNA 与 lncRNA 的作用关系。为提高 miRNA 与 mRNA 互作关系的准确性,本研究从 miRTarBase 数据库仅提取 reporter assay、western blot、qPCR 等高可信性研究方法得到的 miRNA-mRNA 的互作关系,不纳入 Microarray、NGS、qSILAC 等方法的互作关系。

（3）本研究的发现:我们的分析发现:肝癌相关 lncRNA-miRNA-mRNA 调控网络是一个复杂的 ceRNA 网络,lncRNA 是该网络的关键 MREs,在肝癌的发生、发展中起重要作用。单个 lncRNA 可调控多个 miRNA,单个 miRNA 也调控多个 mRNA,miRNA 是调控网络的关键结点。首次用数据可视化展示肝癌 ceRNA 网络以 miRNA 为介导,调控促癌和抑癌。关键 miRNA 及其作用机制如下,这些 miRNA 具有潜在的预测预后的价值,其机制见表 55-14。

表 55-14　lncRNA-miRNA-mRNA 调控网络关键
miRNA 及其机制

miRNA	作用机制
miR-145	通过作用 IGF/Akt signaling 信号通路介质抑制癌细胞增殖,癌症恶化和不良预后与其低表达有关
miR-21	与细胞增殖、转移和浸润有关。通过反向调控 PTEN 及其下游通路可抑制细胞凋亡。其在肝癌中高表达,可抑制细胞凋亡,促进细胞增殖
miR-125	可通过 LIN28B2、MMP11、VEGF 等靶基因直接抑制肝癌细胞的增殖和转移。最近的研究指出:miR-125 与 Zbtb7 组成自动调节环路,从而改善肝癌预后
miR-29b	通过作用 TET1 抑制肝癌转移,miR-29b 表达下调可导致肝癌发生和恶化
miR-124	一种生长抑制 miRNA,通过抑制 PI3K/Akt 通路而抑制癌症发生
miR-221	不仅在肝癌中表达;也在恶性胶质瘤、膀胱癌尤其是甲状腺癌、胰腺癌、前列腺癌中过表达,其通过抑制蛋白激酶抑制因子(如 CDKN1B/p27、CDKN1C/p57)促进癌细胞增殖
miR-122	具有肝组织特异性,占肝脏总 miRNA 的 70%,可通过直接调控 cyclin G1、AD-AM10、ADAM17、SRF、Wnt1、IGF-1R、CUTL1、CUX1、PKM2、PBF/PTTG、c-myc 等靶基因抑制肝癌发展。对调节肝细胞的增殖、转移、分化、凋亡、脂类代谢、血管生成有重要作用。低表达患者往往癌症转移、预后较差,是潜在可预测预后的靶标
miR-210	低氧诱导 miRNA,其表达受 HIF-1α 诱导,在多种癌种表达(如乳腺癌、肺癌、肾癌、胶质瘤),通过 ephrin A3、neuronal pentraxin 1、RAD52、E2F3 等靶基因影响多种生物功能(如血管生成、线粒体代谢、DNA 修复、细胞周期和凋亡),是潜在的诊断和治疗靶点
miR-9	在乳腺癌、结肠癌、肺癌、肝癌等多种癌症中异常表达,通过 IL-6、AP3B1、TC10、ONE-CUT2、IGF2BP1、MYO1D、ANXA2 等靶基因发挥抑癌作用,其表达下调会导致肝癌细胞的增殖和转移,是潜在上述癌种的预测靶点

lncRNA 作为竞争内源性 RNA 可与 MRE 共同竞争对一些重要基因的转录,阻止 miRNA 对 mRNA 的正常调控。我们的分析进一步发现:lncRNA 对 miR-

NA 的调控作用具有协同性,MALAT1、KCNQ1OT1、NEAT1、H19、TUG1、GAS5、HOTAIR 是网络的关键 lncRNA,其研究相对较多,对其功能研究相对明确,被认为是癌症治疗的新靶标及癌症预后和转移的标志物,其功能与机制见表 55-15。

表 55-15　lncRNA-miRNA-mRNA 调控网络关键 lncRNA
及其与 miRNA 协调作用

lncRNA	与 miRNA 协调作用
MALAT1	与 miR-9、miR-125b 等直接作用,多个系统评价认为其可作为癌症的预后预测标志物
H19	可调节重要癌症基因 let7,还可调控 miR-675 表达,抑制 p53,从而引起癌症生长与转移
HOTAIR	在多个癌种被证实高表达,可对 p53 基因行负调节,也可通过 miR-330-3p 调控 HER2 表达。最近研究显示:敲除 HOTAIR 还可引起 miR-125a-5p 降低,导致癌细胞凋亡
KCNQ1OT1	与 Ehmt2 和 PRC2 的复合体互作,驱动 H3K9 和 H3K27 的甲基化
NEAT1	作为 miR-377-3p 的 ceRNA,抑制促癌基因 E2F3 表达,阻止癌症发展。也可下调 let-7e、miR-548 导致癌症发生发展
TUG1	直接绑定 miR-9-5p,抑制 miR-9-5p 表达,下调 POU2F1,促进癌症发生。通过绑定 miR-26a 抑制 miR-26a 对 PTEN 的负调控,从而促进癌症增长。还可抑制 miR-299 表达,促进 VEGFA 表达,促进癌症生长
Gas5	通过下调 miR-222、miR-21 抑制癌症生长,还可抑制 miR-103 表达,增加 PTEN 表达从而促癌细胞凋亡。故其低表达被认为是肝癌恶化和转移的不良预后指标

(4)本研究局限:本研究采用公共数据,研究结果会受到数据库本身质量的影响。①miRNA 相关数据库较多,研究证据也多,但结果的假阳性高,我们选择 miRNA 互作关系时排除了 Microarray、NGS、qSILAC 证据以降低假阳性,但仍可能存在假阳性结果。②ln-cRNA 互作关系数据库较少,对 lncRNA 的认识和研究还很有限,因此本研究的肝癌 lncRNA 调控网络还不完整,不排除还有未被发现和认识的肝癌 lncRNA。

4. 结论　本研究通过系统地集成分析了 miR-Walk、miRTarBase、starBase 数据库已有的高质量海量数据,首次可视化地完整展示了肝癌 lncRNA-miRNA-mRNA 三级复杂调控网络及重要 lncRNA 和 miRNA 的功能与作用。为分析 lncRNA 调控机制提供了一种新的分析框架。传统 lncRNA 分析主要通过病例芯片，分析 lncRNA 与 miRNA、mRNA 的共表达或差异表达，预测 lncRNA 的生物过程功能。本研究通过整合大量经研究证实的二级公共 lncRNA-miRNA、miRNA-mRNA 互作关系，探索构建肝癌 lncRNA-miRNA-mRNA 三级调控网络，可提高 lncRNA 功能研究的准确性和全局性，亦可通过可视化展示和聚类方法提示一些重要 lncRNA 和 miRNA 在肝癌中的调控作用，相比传统序贯芯片分析可大大降低成本(时间、经费、人力)，同时提高了多个维度已有组学数据的利用效率。

第三节　国内、外医学基础研究结果转化与持续改进的探索

医学基础研究认识的每一次飞跃都伴随着治疗方法的丰富和技术进步，这些进步又在随后的临床实践中得到拓展，明显提高治疗水平。以中医药的发展为例，我国虽为世界中医药的源头和中心，已取得中西医结合治疗胰腺炎和利用砒霜攻克化药疗效不佳的急性早幼粒细胞白血病等世人瞩目的成绩，但我国中药产品占国际市场份额不足 5%，原因是我国中医药的基础研究薄弱，标准化程度低，缺乏科学规范的标准和质量控制手段，严重阻碍了中医药"辨证施治"的现代化进程，而"辨证施治"是个体水平最早的精准概念。本节主要以笔者于 2007 年发表的为世界卫生组织基本药物目录（The WHO Essential Medicines List, WHO EML）评价、遴选和最终被采纳的青蒿琥酯治疗重症疟疾的系统评价为例，介绍其具体操作步骤，力求通过此例帮助读者了解如何为 WHO 和重症疟病负担国家制定基本药物目录提供临床依据。

例 5　青蒿琥酯治疗重症疟疾随机对照试验的系统评价

1. 研究背景　疟疾是导致亚洲、非洲和拉丁美洲热带地区 100 余个国家成人和儿童死亡的重要原因。全球每年有 300～500 万人患疟疾相关疾病，死亡人数超过 100 万，且因耐药性增加，病死率还在不断上升。重症疟疾是导致重疟区高病死率的主要原因，未治疗或治疗不当的重症疟疾病死率近 100%。因此，作为 WHO 重要控制的世界 3 大流行病(疟疾、肺结核、艾滋病)之一，治疗重症疟疾的首要目标是降低病死率，24 小时内确诊并给予正确及时治疗是降低病死率的关键。

目前重症疟疾的治疗主要依靠药物，包括氯喹、磺胺多辛-乙胺嘧啶、奎宁、青蒿素、蒿甲醚和青蒿琥酯(青蒿素衍生物)。但安全经济的氯喹和磺胺多辛-乙胺嘧啶在大多数疟疾流行地区因耐药已失效。青蒿琥酯是中国创制的抗疟药物，能作用于疟原虫红细胞内期，影响虫体表膜及线粒体功能，阻断以宿主红细胞质为营养的供给而杀灭疟原虫无性体，因而作用迅速，疗效确切，副作用轻微，治疗重症疟疾的疗效可能优于奎宁，且目前尚无疟原虫对青蒿素衍生物有抗药性的报道。

2007 年前 WHO 唯一推荐使用的基本药物是奎宁。为提高重症疟疾干预治疗的效果，全球抗疟规划项目于 2006 年 8 月向世界卫生组织提出申请，建议将注射用青蒿琥酯和青蒿琥酯栓剂列入 2007 年 WHO EML，用于重症疟疾治疗。经检索，仅 2 篇有关青蒿琥酯治疗重症疟疾的系统评价，其中一篇，数据库检索不完全，文献漏查情况较严重，且未进行更新；另一篇，仅纳入了青蒿琥酯和奎宁的比较，青蒿琥酯和其他药物的比较被排除。因此，我们在综合其优点的基础上对青蒿琥酯治疗重症疟疾的疗效作了全面评价。

2. 初始问题　青蒿琥酯注射剂和栓剂是否能降低重症疟疾患者病死率并改善其他临床结局。

3. 转化问题

P：青蒿琥酯注射剂治疗重症疟疾的疗效评价

I：青蒿琥酯注射剂和栓剂治疗重症疟疾的疗效

C：其他抗疟药物治疗重症疟疾的疗效

O：主要指标：病死率；次要指标：退热时间、寄生虫清除时间和不良反应事件

S：原始研究—主题相关的 RCT

4. 文献检索　以"severe malaria""artesunate"和"randomised clinical trials"等为关键词检索 Cochrane 图书馆（2007 年第 3 期）、MEDLINE（1966—2007.4）和 EMbase（1988—2007.4）；以"重症疟疾"、"青蒿琥酯"、"随机对照试验"、"随机"等为关键词检索了中国生物医学文献数据库（CBM,1978—2007.4）、中文科技期刊全文数据库（VIP,1989—2007.4）和中文期刊全文数据库（CNKI,1994—2007.4）。

5. 方法学质量评价　文献筛选由两名评价者独立进行，首先阅读文题，若内容相关再阅读摘要，若为随机对照试验则阅读全文。所有文献是否纳入由两名评价者共同决定，如有分歧通过讨论或经第三人裁定解决。纳入研究的方法学质量采用 Cochrane Handbook for Systematic Reviews of Interventions。

6. 资料提取　两名评价者用事先设计的资料提取表独立提取资料，如遇分歧，通过讨论解决。

7. 统计分析　采用 Cochrane 协作网提供的 RevMan 4.2 软件进行统计分析。二分类变量采用相对危险度(RR)，连续性变量采用权重均差(WMD)，二者均用 95%CI 表示。各研究间的异质性采用 χ^2 检验，若 P>0.10，可认为多个同类研究具有同质性，采用固定效

应模型合并结果;P<0.10,则认为多个研究结果有异质性,分析其异质性来源。在排除研究设计质量、干预措施、纳入和排除标准等方面存在不同后,采用随机效应模型进行合并分析,并谨慎解释研究结果。

8. 结果分析

(1) 研究基本情况:初检获 123 篇文献。阅读文题和摘要并排除重复文献后剩余 53 篇,进一步阅读全文后最终纳入 11 篇 RCT。纳入研究的方法学质量较高,其中 A 级 6 篇,B 级 5 篇。所有研究均详细描述了各组基线情况,经统计学分析无差异,各组基线均可比,均对退出与失访做了说明。5 个研究正确描述了随机序列的产生;除 2 个研究未描述是否使用盲法外,其余均未使用盲法。6 个研究描述其隐藏了分配方案,其余均未描述。

(2) 疗效评价

1) 静注青蒿琥酯 vs 静注奎宁:共纳入 6 个 RCT,其中 4 个 RCT 的青蒿琥酯剂量相同(2.4mg/kg),疗程 7～14 天,随访 7～30 天,共 1689 例患者;另 2 个 RCT 剂量分别为 60mg/d 和 3mg/kg,疗程分别为 14 天和 7 天,随访分别为 14 天和 7 天,样本量分别为 61 例和 72 例。

6 个 RCT 均比较了病死率。统计学分析表明,6 个研究间异质性无统计学差异($\chi^2=0.41$,df=5,P=0.99)。合并结果显示:静注用青蒿琥酯比静注用奎宁的病死率低[RR=0.65,95% CI(0.53,0.79),P<0.0001](图 55-28,静注用青蒿琥酯与静注用奎宁治疗重症疟疾的病死率比较)。

4 个研究比较了退热时间,但数据形式不同而未合并。3 个研究显示静注青蒿琥酯组的退热时间较奎宁短,有统计学意义。Haroon 等报告青蒿琥酯和奎宁的中位数退热时间分别为 32h 和 58h(P=0.023);Hien 等报告静注青蒿琥酯与静注奎宁的平均退热时间分别为 39h 和 78h[RR=−39.00,95% CI(−77.00,−1.00)];Mohanty 等报告静注青蒿琥酯与静注奎宁的平均退热时间分别为 44h 和 62h[RR=−18.68,95% CI(−26.84,−10.52)]。但 Phuong 等报告静注青蒿琥酯与静注奎宁中位数退热时间分别为 84h 和 81h,差异无统计学意义。

5 个研究比较了疟原虫清除时间。因数据形式不同而未合并。4 个研究显示静注青蒿琥酯组的疟原虫清除时间较奎宁短,差异有统计学意义。Haroon 等报告静注青蒿琥酯和奎宁在寄生虫清除 50% 的中位数分别为 8h 和 24h(P=0.01),清除 100% 的中位数均为 48h(P=0.04);Hien 等报告静注青蒿琥酯比奎宁在寄生虫清除 50%、90% 和 100% 的时间均短,WMD 及 95% CI 分别为 −11.20(−15.19,−7.21)、−18.50(−24.13,−12.87)和 −23.10(−32.29,−13.91);Phuong 等报告静注青蒿琥酯在疟原虫清除 50%、90% 和 100% 的中位数时间分别为 5.7h、12.0h 和 36h,奎宁为 13.2h、27.7h 和 84h(P<0.005);Mohanty 等报告静注青蒿琥酯和奎宁的平均寄生虫清除时间为 41.67h 和 52.24h(P<0.05)。但 Newton 等报告静注青蒿琥酯和奎宁在寄生虫清除 50% 的中位数分别为 9.1h 和 8.0h,清除 90% 时分别为 20.5h 和 24.7h,差异无统计学意义(P=0.3 和 P=0.08)。

2) 静注用青蒿琥酯 vs 青蒿素栓剂:纳入 3 个 RCT,给药剂量分别为 60mg/d 和 3mg/kg 和 120mg/d。3 个研究均比较了病死率,3 个研究间差异无统计学异质性($\chi^2=1.56$,df=2,P=0.46)。合并分析结果:静注用青蒿琥酯与青蒿素栓剂的病死率没有统计学差异[RR=0.93;95% CI(0.48,1.80),P=0.83](图 55-29 静注用青蒿琥酯与青蒿素栓剂治疗重症疟疾的病死率比较)。

3 个 RCT 均比较了退热时间。但数据形式不同而未合并。2 个 RCT 显示二者疗效相似,差异无统计学意义。Phuong 等报告静注青蒿琥酯和青蒿素栓剂的

Study or sub-category	Treatment n/N	Control n/N	RR (fixed) 95% CI	Weight %	RR (fixed) 95% CI
Haroon[17]	1/17	1/18		0.49	1.06 (0.07, 15.62)
Cao[19]	4/37	5/35		2.59	0.76 (0.22, 2.59)
Mohanty[24]	5/40	8/40		4.03	0.63 (0.22, 1.75)
Hien[18]	5/31	8/30		4.09	0.60 (0.22, 1.64)
Newton[22]	7/59	12/54		6.31	0.53 (0.23, 1.26)
Dondorp[15]	107/730	164/731		82.50	0.65 (0.52, 0.81)
Total (95% CI)	914	908		100.00	0.65 (0.53, 0.79)

Total events: 129 (Treatment), 198 (Control)
Test for heterogeneity: $\chi^2=0.41$, df = 5 (P = 0.99), $I^2=0\%$
Test for overall effect: Z = 4.23 (P < 0.000 1)

0.01　0.1　1　10　100

Artesunate　　　quinine

图 55-28　静注用青蒿琥酯与静注用奎宁治疗重症疟疾的病死率比较

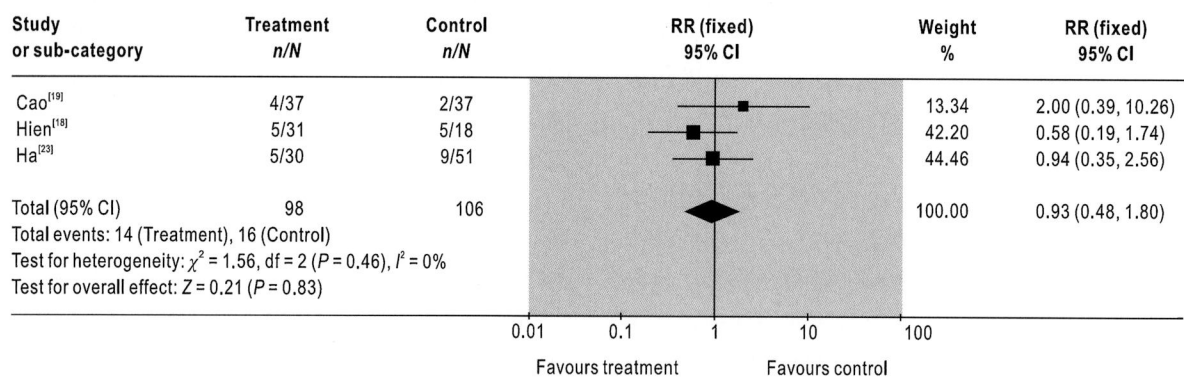

Study or sub-category	Treatment n/N	Control n/N	RR (fixed) 95% CI	Weight %	RR (fixed) 95% CI
Cao[19]	4/37	2/37		13.34	2.00 (0.39, 10.26)
Hien[18]	5/31	5/18		42.20	0.58 (0.19, 1.74)
Ha[23]	5/30	9/51		44.46	0.94 (0.35, 2.56)
Total (95% CI)	98	106		100.00	0.93 (0.48, 1.80)

Total events: 14 (Treatment), 16 (Control)
Test for heterogeneity: $\chi^2 = 1.56$, df = 2 ($P = 0.46$), $I^2 = 0\%$
Test for overall effect: $Z = 0.21$ ($P = 0.83$)

0.01　0.1　1　10　100
Favours treatment　　Favours control

图 55-29　静注用青蒿琥酯与青蒿素栓剂治疗重症疟疾的病死率比较

中位退热时间分别为 84h[95％ CI(61,107)] 和 48h[95％CI(30,90)]；Vinh 等报告静注青蒿琥酯与青蒿素栓剂的中位数退热时间分别为 30h 和 42h(P=0.13)。但 Hien 等报告静注青蒿琥酯组退热时间较短,差异有统计学意义,静注青蒿琥酯和青蒿素栓剂的平均退热时间分别为 39h 和 77h[WMD＝－38.00,95％ CI(－62.56,－13.44)]。

3 个 RCT 均比较了疟原虫清除时间。但数据形式不同而未合并。2 个 RCT 显示二者疗效相似,差异无统计学意义。Phuong 等报告静注青蒿琥酯在疟原虫清除 50％、90％ 和 100％ 的中位时间分别为 5.7h,12.0h 和 36h,青蒿素栓剂清除时间分别为 7.0h,14.9h 和 48h；Vinh 等报告静注青蒿琥酯与青蒿素栓剂的中位数寄生虫清除时间分别为 24h 和 30h(P=0.3)。但 Hien 等报告静注青蒿琥酯和奎宁在疟原虫清除 50％ 的平均时间分别为 5.4h 和 9.7h[WMD＝－4.3,95％ CI(－7.81,－0.79)],清除 100％ 的平均时间分别为 28.10h 和 37.90h,差异有统计学意义[WMD＝－9.80,95％CI(－18.75,－0.85)]。

3) 静注用青蒿琥酯 vs 肌注青蒿酯:2 个 RCT 比较了病死率。试验间无统计学异质性(χ²＝0.11,df＝1,P＝0.74),两组差异无统计学意义[RR＝1.50,95％ CI(0.52,4.30),P＝0.45](图 55-30 静注用青蒿琥酯与肌注用青蒿琥酯治疗重症疟疾的病死率比较)。

2 个 RCT 均比较了退热时间和寄生虫清除时间。因数据形式不同不能合并,但均显示静注青蒿琥酯与肌注青蒿酯疗效相似,差异无统计学意义

4) 青蒿琥酯栓剂 vs 肌注蒿甲醚:纳入 1 个 RCT,共 79 例,显示青蒿琥酯栓剂和肌注蒿甲醚的退热时间和疟原虫 100％ 清除时间差异无统计学意义,其中平均退热时间分别为 18.3h 和 15.6h[WMD＝2.70,95％CI(－1.69,7.09)]；疟原虫 100％ 清除时间分别为 30.3 和 32.8h[WMD＝－2.50,95％CI(－8.48,3.48)]。

5) 注射用青蒿琥酯 vs 氯喹:纳入 1 个 RCT,共 82 例。结果显示肌注青蒿琥酯和氯喹在病死率、退热时间、疟原虫清除时间上均无统计学差异。病死率分别为 21.7％ 和 16.7％[RR＝1.30,95％CI(0.52,3.25),P＝0.6]；中位退热时间分别为 24h 和 48h(P＝0.55)；中位数疟原虫清除时间分别为 48h 和 72h(P＝0.058)。

6) 静注青蒿酯 vs 肌注蒿甲醚:纳入 1 个 RCT,共 75 例。结果显示静注青蒿琥酯和肌注蒿甲醚在病死率、退热时间、寄生虫清除时间上均无统计学差异。静注青蒿琥酯和肌注蒿甲醚的病死率分别为 16.6％ 和 11.1％[RR＝1.50,95％CI(0.47,4.74)],中位数退热时间分别为 30h 和 48h,中位数疟原虫清除时间分别为 24h 和 30h(P＝0.3)。

7) 肌注青蒿琥酯 vs 青蒿素栓剂:纳入 1 个 RCT,共 78 例。结果显示二者在病死率、退热时间、疟原虫

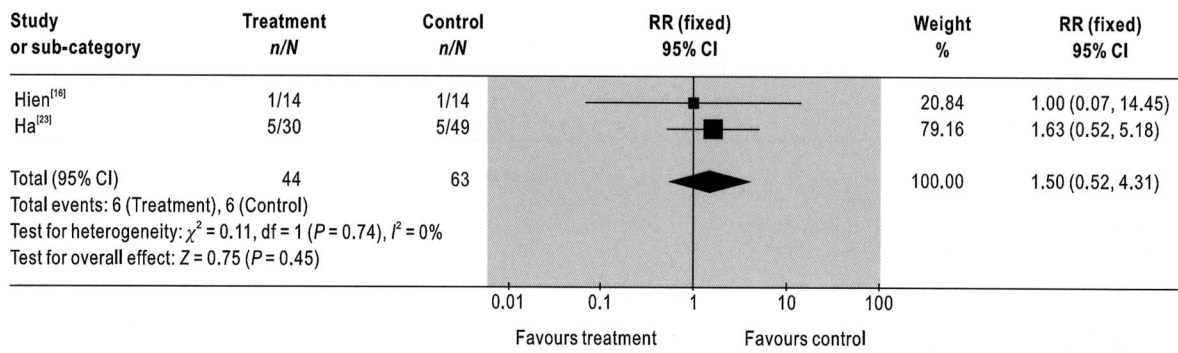

Study or sub-category	Treatment n/N	Control n/N	RR (fixed) 95% CI	Weight %	RR (fixed) 95% CI
Hien[16]	1/14	1/14		20.84	1.00 (0.07, 14.45)
Ha[23]	5/30	5/49		79.16	1.63 (0.52, 5.18)
Total (95% CI)	44	63		100.00	1.50 (0.52, 4.31)

Total events: 6 (Treatment), 6 (Control)
Test for heterogeneity: $\chi^2 = 0.11$, df = 1 ($P = 0.74$), $I^2 = 0\%$
Test for overall effect: $Z = 0.75$ ($P = 0.45$)

0.01　0.1　1　10　100
Favours treatment　　Favours control

图 55-30　静注用青蒿琥酯与肌注用青蒿琥酯治疗重症疟疾的病死率比较

清除时间差异均无统计学意义。肌注青蒿琥酯和青蒿素栓剂的病死率分别为 10.2％和 17.6％[RR＝0.58,95％CI(0.21,1.60)],中位数退热时间分别为 36h 和 42h(P＝0.13),中位数疟原虫清除时间分别为 24h 和 30h(P＝0.3)。

8) 肌注青蒿琥酯 vs 肌注蒿甲醚:纳入 1 个 RCT,共 84 例。结果显示二者在病死率、退热时间、寄生虫清除时间上差异均无统计学意义。病死率分别为 10.2％和 11.1％[RR＝0.92,95％CI(0.28,2.96)],中位数退热时间分别为 36h 和 48h(P＝0.13),中位数疟原虫清除时间分别 24h 和 30h(P＝0.3)。

(3) 不良反应:8 个 RCT 报告了治疗后的不良反应。Hien 等报告治疗后两组均未出现不良反应。Karunajeewa 等报告,治疗后青蒿琥酯组 2 例出现便秘或腹胀,蒿甲醚组 3 例出现便秘或腹胀,1 例腹痛,腹泻,恶心,厌食。White 等报告青蒿脂组有 114 例发生不良反应;奎宁组有 167 例,除了低血糖症,没有其他严重不良反应。Phuongl 等报告两组均未发生任何反应。Goka 等报告青蒿琥酯组有 1 例发生了轻微的肝损害,氯喹组未发生任何不良反应。Nealon 等报告两组均未发生不良反应。Newton 等报告青蒿琥酯组仅 1 例发生了轻微不良反应,奎宁组不间断出现了金鸡纳反应和低血糖症,发生病例数不详。Mohanty 等报告青蒿琥酯组无 1 例不良反应发生,奎宁组则发生了较多不良反应,恶心 20 例,呕吐 12 例,头痛 16 例,耳鸣 8 例,眩晕 4 例,循环衰竭 2 例,暴盲 1 例。其余文献均未报告不良反应及并发症。

9. 结论

(1) 纳入研究方法学质量:本系统评价共纳入 11 个 RCT,含 A 级 6 篇,B 级 5 篇。5 篇描述了具体随机方法,3 篇报告为计算机随机,1 篇报告为随机数字表法,1 篇报告为系统抽样,其余试验仅描述了采用随机分组,但不能判断随机方法是否正确;6 篇充分隐藏了分配方案。除 2 篇文献未描述是否使用盲法外,其余均为开放性试验。因本系统评价均使用客观指标,是否采用盲法可能不会造成太大偏倚。所有文献均有明确纳入排除标准,所有纳入对象的年龄、体温、血压、血糖浓度、病情程度等因素基线一致,均可比。所有文献均描述了退出与失访,并进行了 ITT 分析。多数 RCT 的干预措施、结果判断指标比较相同,但因报告数据方式不尽相同,故部分研究无法合并分析。总之,本研究纳入文献总体质量较高,结果论证强度较高。

(2) 对临床的指导意义

1) 静注用青蒿琥酯 vs 静注用奎宁:本系统评价纳入的 11 个 RCT 中有 6 个共 1820 例病人均进行了静注用青蒿琥酯与静注用奎宁的疗效比较,其中 84％

(1533/1822)的病例报告充分隐藏了分配方案。重症疟疾的病死率降低是本评价最重要的指标,Meta 分析结果显示,采用静注用青蒿琥酯治疗的病人有较大的生存机会,静注用青蒿琥酯的疗效优于奎宁。与 McIntosh 等的结论一致,与纳入的单个 RCT 的结果也一致。退热时间和疟原虫清除时间也是本评价的重要指标,由于数据报告形式不同或因干预措施使用剂量不同,有明显的临床异质性,未进行合并分析。但所有试验结果均显示,青蒿琥酯的退热时间和疟原虫清除时间均短于奎宁,静注用青蒿琥酯治疗重症疟疾的疗效应予肯定。

奎宁是 WHO EML 中治疗疟疾的有效药物。但对奎宁的耐药已有相关报道。青蒿琥酯为青蒿素类衍生物,作用于恶性疟原虫的滋养体液泡,抑制疟原虫核酸和蛋白质合成。作用迅速持续时间短,能快速清除疟原虫,消除疟疾的临床症状,且对耐药恶性疟原虫株作用明显。结合上文分析数据,静注青蒿琥酯的疗效优于奎宁,是一种安全有效的治疗重症疟疾的一线药物。

2) 静注青蒿酯 vs 肌注青蒿酯:重症疟疾因病情严重,呕吐、昏迷等症状使病人无法接受口服给药。注射给药是最主要的治疗方式。本文共纳入 2 个 RCT,比较二者疗效,Meta 分析结果显示:两组病死率[RR＝1.50,95％CI(0.52,4.30),P＝0.45]、退热时间[WMD＝5.80,95％CI(－12.84,24.44)]、疟原虫清除时间[WMD＝4.00,95％CI(－5.86,13.86)]均无差异。即两种给药方式不影响青蒿琥酯疗效,两种剂型疗效相近,可根据病情和当地医疗技术条件,选择不同的给药方式。

3) 静注或肌注青蒿琥酯或青蒿琥酯栓剂 vs 其他治疗药物:除青蒿琥酯栓剂与肌注蒿甲醚的疗效比较目前尚缺乏临床试验证据外,静注或肌注青蒿琥酯或青蒿酯栓剂与其他药物比较,病死率均无统计学差异。但因纳入的或为单个 RCT 研究的结果或数据形式不同,不能合并,尚不能得出哪种药物疗效更好的结论。建议开展进一步研究。

总之,重症疟疾可供选择的治疗药物种类有限,主要包括青蒿素及其衍生物、奎宁、氯喹等,且其病死率极高,选择安全有效的药物至关重要。综上,目前治疗重症疟疾,尤其是耐氯喹和奎宁的重症疟疾,最有效的药物是注射用青蒿琥酯,建议作为临床首选药物。

(3) 本研究的局限性和对未来研究的启示:尽管纳入 11 篇 RCT,且方法学研究质量均较高,但因只纳入了英文和中文文献,可能存在发表偏倚。因纳入 RCT 数量有限,试验报告规范不尽相同,致使部分试验不能合并,无法得出统一结论。加之安全性方面报告不够,一定程度影响了结论的论证强度。建议使用统一的随机试验报告规范,继续开展高质量 RCT 进一步验证其疗效与安全性。

例6　益母草注射液系列证据生产与合成

1. **研究背景**　1990—2015年,全球孕产妇死亡总数1070万人,年均41.1万人[1]。2015年全球孕产妇死亡数为30.3万人(孕产妇死亡率216/10万),发展中国家占全球99%(30.2万),其中撒哈拉以南非洲地区占66%(20.1万),南亚地区占21.8%(6.6万。孕产妇死亡率发展中国家为发达国家的20倍(239/10万 vs.12/10万),孕产妇死亡率最高的地区分别为撒哈拉以南非洲地区(546/10万)和大洋洲(187/10万),中国孕产妇死亡率为27/10万。

联合国千年目标中提出到2015年全球孕产妇死亡率降低75%。截止2015年,东亚地区孕产妇死亡率降低幅度最大(72%),中国67%,全球仅44%。《中国妇女发展纲要(2011—2020年)》提出到2020年,将孕产妇死亡率控制在20/10万。

73%的孕产妇死于与生产直接相关的原因,如流产、难产、高血压、出血等,其中出血约占全球死因的27.1%(2/3为产后出血)。产后出血死亡率发展中国家和地区远超过发达国家,主要与产妇健康状况差、产妇分娩时缺少专业技术人员和未常规积极处理第三产程有关。相比传统管理方式(子宫自然收缩),积极处理第三产程(包括:预防性使用宫缩剂、早期钳夹并切断脐带和控制性牵拉脐带)能有效降低产后严重出血的发生率[RR=0.34,95%CI(0.14,0.87)],还能降低产后出血量及产妇输血发生率。

宫缩乏力约占产后出血原因的70%～80%,产道损伤、子宫破裂、胎盘因素和凝血功能障碍均可导致产后出血。预防性使用宫缩剂可降低47%产后出血的风险[RR=0.53,95%CI(0.38,0.74)]。

目前临床常用的宫缩剂包括垂体后叶素类(如催产素)、前列腺素类(如米索前列醇)和生物碱类(包括麦角新碱注射液、益母草注射液)3类。①垂体后叶素类代表药物缩宫素,是WHO和多国指南推荐预防产后出血的首选用药,疗效确切、价格低廉,肌内注射在3～5分钟起效,作用持续30～60分钟。但因其子宫下段收缩作用弱,有受体饱和效应,超过一定剂量不能再增加子宫收缩;有致高血压、心率加快、心律失常及水潴留等不良反应;临床应用存在一些局限。加之其多为静脉滴注,需冷藏保存和有经验的医护人员,在欠发达国家和地区使用受限。②前列腺素类代表药物米索前列醇为舌下含服药物,WHO和多国指南建议在缩宫素不可及的国家和地区作为替代药物使用,但其不良反应多于缩宫素。③生物碱类代表药物麦角新碱,直接作用于子宫平滑肌,作用强烈;不良反应多且严重,可致呼吸困难、严重高血压、头痛、头晕、耳鸣、腹痛、恶

心、胸痛、心悸、心率过缓、持续呕吐、惊厥等。④益母草注射液,全子宫收缩药,其药理作用与麦角新碱类似,2分钟左右起效,半衰期6小时,作用温和持久,不良反应少且小。目前国际指南统一推荐使用的宫缩剂包括缩宫素、麦角生物碱、可注射前列腺素、麦缩合剂和米索前列醇。

本研究旨在针对目前国内外预防及治疗产后出血的重大需求和西药瓶颈与短板,基于益母草注射液预防和治疗产后出血的临床疗效和安全性证据,综合考虑益母草注射液与当前最佳药物的比较安全性、有效性、适用性及综合评价,循证优选最佳给药方案和新推荐及证据。

2. **研究总体设计**(图55-31)

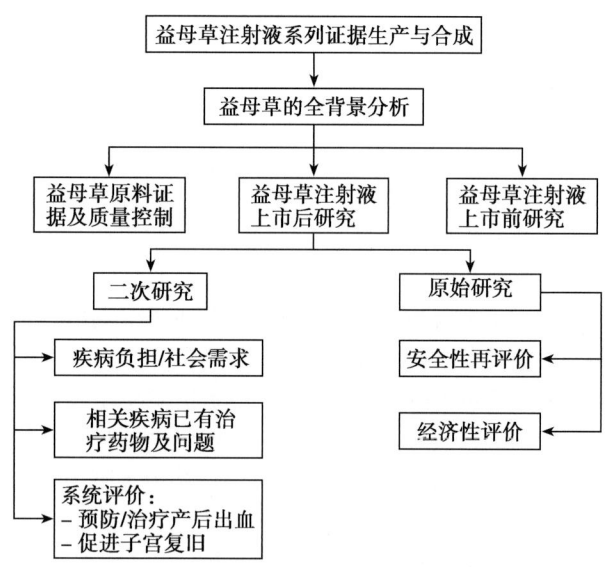

图55-31　课题总体设计

3. **益母草原料证据及质量控制**　委托成都中医药大学对益母草注射液主要药效物质基础研究,结果表明:①益母草注射液成分包括生物碱类9个、基酸及其衍生物4个、其他类3个;②益母草注射液对子宫具有直接收缩作用,水苏碱、胆碱和葫芦巴碱是其发挥作用的物质基础;③益母草注射液具有止血作用,作用机制与缩短内源性凝血时间有关。

4. **上市前研究证据**

(1) 刺激性、过敏性和溶血性研究:2005年委托国家成都中医药安全性评价中心对益母草注射液进行了溶血试验、家兔耳缘静脉血管刺激试验、兔股四头肌刺激试验、豚鼠主动全身过敏试验以评价其临床使用的安全性,结果表明益母草注射液无溶血反应,血管和肌肉刺激反应合格,无全身过敏反应。

(2) 急性毒性和长期毒性实验:2006年委托四川省医学科学院进行了益母草注射液的毒理实验。小鼠

急性毒性试验结果表明：小鼠单次尾静脉注射给予不同剂量的益母草注射剂，以生药量计，其对小鼠的半数致死量（LD50）为 845.64mg/kgBW，约相当于人拟定临床日用量的 338 倍。犬急性毒性试验结果表明：益母草注射液一次性静脉滴注 Beagle 犬，803.3mg/kg 为安全剂量。

大鼠 90 天长期毒性试验结果表明：益母草总生物碱 300mg/kg 大鼠连续 90 天腹腔注射给药和停药恢复观察 21 天，组织病理学镜检结果显示药物对动物各脏器组织结构及形态无明显影响。犬 180 天长期毒性试验结果表明：益母草注射液 240.99mg/kg、120.50mg/kg、60.25mg/kg 三个剂量连续 180 天静脉滴注，停药观察 30 天，仅见给药 180 天 240.99mg/kg 剂量组 1 例肝组织有轻度肝细胞水肿变性病理形态学改变，其他脏器组织未见药物引起的明显病理形态学改变。

5. 上市后研究证据——益母草全背景文献分析

（1）纳入与排除标准：纳入国内外公开发表的涉及益母草的文献。排除：①非中、英文文献；②重复发表的文献；③新闻、广告、科普知识等。

（2）文献检索：计算机检索 CBM、CNKI、WanFang Data、EMbase 和 Ovid（MEDLINE）数据库，搜集益母草相关的研究文献，检索时间均从建库至 2016 年 8 月 26 日。中文检索词限定为"益母草"，英文检索词包括：leonurus、motherwort herb 等。

（3）研究结果：共纳入益母草研究文献 7040 篇，纳入的 7040 个研究中：①4653 篇文献涉及中药汤剂，益母草作为中药汤剂中的一味药，与其他药材一起发挥作用。益母草在不同处方间的用量和配伍差异很大，最常用于治疗妇产科和泌尿系统相关疾病，但其药理作用往往综合而模糊。②1017 篇文献涉及中成药，益母草被用作中成药的主要成分，多加工成冲剂/颗粒、注射液、胶囊、膏剂、片剂/丸剂、口服液等多种剂型。③648 篇文献涉及原料药，益母草被用作原料药，研究内容主要分为两类：中药基础研究，挖掘益母草的活性成分及药理作用机制；益母草的分布、种植、培育等。④722 篇文献涉及兽药，益母草用于牛、猪、羊等动物，主要治疗胎衣不下、不孕症、子宫内膜炎和母畜不发情症。

中药注射剂是指将中药提取的有效物质制成可供注入人体的粉末或溶液。相比其他中药剂型，注射剂生物利用度高、疗效确切、作用迅速，尤对急、危重病人的治疗作用显著。与颗粒剂相比，益母草注射液通过肌内注射发挥作用，无首过效应，不受 pH、酶和食物的影响，起效快（2.14min），半衰期长（6h），作用显著，且可作急救用药，目前临床应用广泛。

全背景调查中共检出 263 篇与益母草注射液相关文献，其中 211 篇为临床研究，48 篇为基础研究，4 篇

为制备和工艺研究。48 篇基础研究主要关于：将益母草注射液用于心肌缺血或脑缺血再灌注损伤动物模型，探讨其作用机制及保护作用；益母草注射液的子宫收缩作用；益母草注射液对大鼠淋巴微循环的影响；益母草影响血黏度的研究；益母草注射液的抗凝作用研究；其他研究主要涉及益母草注射液化学成分、生物碱含量测定、对血流量的影响等。

在 211 篇益母草注射液临床研究中，190 篇（90.05%）用于妇产科，14 篇（6.64%）用于心脑血管疾病，3 篇（1.42%）用于眼科，各 1 篇用于骨科、静脉炎、神经内科和泌尿外科（共 1.89%）。190 篇用于妇产科疾病的临床研究按治疗病种分 2 类：183 篇（96.32%）用于预防和治疗产后出血及产后并发症；7 篇（3.68%）用于人工流产和药物流产后减少子宫出血量。按设计类型分 3 种：系统评价 4 篇（2.11%），随机对照试验（RCT）133 篇（70.00%），观察性研究 53 篇（27.89%）。14 篇心脑血管疾病研究包括冠心病 5 篇、脑梗死 4 篇、心力衰竭 2 篇、心肌缺血、高纤维蛋白原血症和糖尿病心肌病各 1 篇。

6. 预防产后出血的疗效研究

（1）纳入标准

P：涉及益母草注射液用于预防产后出血的相关文献

I：益母草注射液与缩宫素比较；益母草＋缩宫素与缩宫素比较

O：产后出血量、产后出血率

S：系统评价和随机对照试验

（2）文献检索：检索计算机检索 PubMed、EMbase、The Cochranelibrary、CBM、CNKI、VIP 和 WanFang Data（建库至 2016 年 8 月 26 日），手工检索已纳入文献的参考文献。英文检索词包括：motherwort，Leonurus，Leonurus heterophllus，Herba Leonuri，siberian motherwort。中文检索词包括：益母草注射液、阴道分娩、产后出血等。

（3）研究结果：共检出系统评价 3 篇，但因 3 篇系统评价纳入文献均不完整，故重新检索已发表 RCT 后再评价（与已发表 3 篇 SR 纳入文献有重复）。

1）已发表系统评价结果：已发表 3 篇系统评价中 2 篇关注益母草注射液联合缩宫素预防剖宫产产后出血，1 篇关注预防自然分娩产后出血。前者分别纳入 13（n=2424）和 25 个（n=5709）RCT，评价结果均显示益母草注射液联合缩宫素相比单用缩宫素能有效降低产后 2h 和 24h 出血量。后者纳入 13 个 RCT（n=2186），结果显示益母草注射液联合缩宫素组降低产后出血发生率[OR=0.30，95%CI（0.19，0.47）]，22/990 vs.77/990)，但三篇系统评价均未分析产妇危险因素及益母草使用剂量对产后出血的影响，见表 55-16。

表 55-16 益母草联合缩宫素 vs. 缩宫素预防剖宫产产后出血疗效

	N	T(n)	C(n)	效应量
夏梦,2015				
产后 2h 出血量(ml)	12	1114	1094	MD-14.03(−16.34,−11.72)
产后 24h 出血量(ml)	13	1182	1162	MD-59.34(−71.36,−47.30)
曾林淼,2016				
术中出血量(ml)	19	1960	1713	MD-44.96(−64.15,−25.76)
产后 2h 出血量(ml)	19	2130	1883	MD-38.25(−51.59,−24.90)
产后 24h 出血量(ml)	21	2413	2156	MD-49.26(−65.66,−32.85)
产后出血发生率	19	78/2330	215/2301	OR 0.78(0.41,1.47)

N:纳入研究数;T:益母草+缩宫素;C:单用缩宫素

2)新开展系统评价结果

①益母草注射液预防阴道分娩产后出血的效果:预防阴道分娩产后出血的系统评价共纳入 31 个 RCT,6929 例产妇。Meta 分析结果显示:A. 与单用缩宫素相比,单用益母草能减少 24 小时内出血量(ml),降低不良事件发生率,差异有统计学意义。B. 与单用缩宫素相比,益母草联合缩宫素能明显降低产后 2 小时内、24 小时内出血量,降低产后出血发生率和不良事件发生率。C. 连续用药在降低 2 小时内出血量和不良事件发生率上低于即刻用药(表 55-17)。

表 55-17 益母草注射液预防阴道分娩产后出血的效果

益母草 vs. 缩宫素	N(n)	MD (95% CI)
2 小时内出血量(ml)	8(1793)	−23.4(−51.4,4.7)
即刻用药	1(600)	−87.6(−92.3,−82.9)
连续用药	7(1193)	−14.9(−33.8,3.9)
无风险因素	6(1513)	−30.7(−68.8,7.41)
有风险因素	1(80)	39.0(9.86,68.14)
不清楚	1(200)	−35.0(−40.5,−29.5)
24 小时内出血量(ml)	8(1793)	−51.9(−70.9,−32.9)
即刻用药	1(600)	−89.7(−93.8,−85.5)
连续用药	7(1193)	−44.6(−70.8,−18.3)
无风险因素	6(1513)	−43.2(−76.0,−10.4)
有风险因素	1(80)	−57.0(−88.6,−25.4)
不清楚	1(200)	−85.0(−92.1,−77.9)

	N(n)	OR(95% CI)
产后出血发生率	5(1258)	0.63(0.36,1.09)
即刻用药	1(600)	0.37(0.15,0.91)
连续用药	4(658)	0.79(0.45,1.39)
无风险因素	4(1178)	0.57(0.28,1.17)
高风险因素	1(80)	0.85(0.28,2.61)
不良事件发生率	6(1529)	0.11(0.03,0.47)
即刻用药	1(600)	0.02(0.01,0.04)
连续用药	5(929)	0.14(0.04,0.51)
无风险因素	5(1329)	0.04(0.02,0.08)
不清楚	1(200)	0.25(0.07,0.93)

续表

益母草＋缩宫素 vs. 缩宫素	N(n)	MD(95% CI)
2 小时内出血量(ml)	22(5102)	−58.0(−87.2，−28.8)
即刻用药	14(3789)	−47.5(−88.3，−6.7)
连续用药	8(1313)	−74.5(−105.5，−47.4)
无风险因素	10(2956)	−60.7(−105.1，−16.3)
有风险因素	5(820)	−75.2(−113.3，−37.2)
不清楚	7(1326)	−41.7(−49.2，−34.2)
24 小时内出血量(ml)	21(4848)	−75.1(−82.5，−67.6)
即刻用药	13(3535)	−74.3(−84.9，−63.7)
连续用药	8(1313)	−75.4(−89.3，−61.6)
无风险因素	9(2702)	−70.9(−84.4，−57.5)
有风险因素	5(820)	−81.1(−91.2，−71.0)
不清楚	7(1326)	−78.3(−90.4，−66.1)

	N(n)	OR(95% CI)
产后出血发生率	16(4263)	0.27(0.20，0.37)
即刻用药	11(3323)	0.27(0.19，0.39)
连续用药	5(940)	0.25(0.13，0.48)
无风险因素	6(2267)	0.24(0.15，0.39)
高风险因素	6(1160)	0.28(0.17，0.47)
不清楚	4(836)	0.30(0.16，0.56)
不良事件发生率	15(3919)	0.49(0.35，0.69)
即刻用药	12(3229)	0.68(0.47，0.98)
连续用药	3(690)	0.12(0.05，0.26)
无风险因素	8(2483)	0.49(0.33，0.73)
高风险因素	3(600)	0.66(0.18，2.34)
不清楚	4(836)	0.46(0.24，0.91)

全为高危:纳入产妇均为有高危因素产妇,如瘢痕子宫、妊娠合并内科疾病、妊娠异常、多胎妊娠等;部分高危:纳入产妇中部分有高危因素;高危因素一致:有高危因素的产妇间高危因素一致;无高危因素:纳入产妇均未有高危因素

②益母草注射液预防剖宫产产后出血的效果:预防剖宫产产后出血的系统评价共纳入 46 个 RCT,7359 例产妇。与单用缩宫素相比,单用益母草或益母草联用缩宫素均能明显降低 2 小时内、24 小时内出血量和不良事件发生率,联合用药组还能明显降低产后出血发生率(表 55-18)。

③GRADE 评价结果:采用 GRADE 评价更新后 2 个系统评价的质量,结果显示自然分娩和剖宫产中的所有结局指标为低或极低质量,见表 55-19 和表 55-20。

表 55-18　益母草注射液预防剖宫产产后出血的效果

益母草 vs. 缩宫素	N(n)	MD (95% CI)
2 小时内出血量(ml)	10 (1697)	−21.8 (−37.1，−6.6)
即刻用药	1(400)	−13.0 (−25.2，−0.8)
连续用药	9(1297)	−22.8 (−39.1，−6.4)
无风险因素	7(1057)	−28.9(−47.0，−10.9)
有风险因素	1(40)	−8.1 (−16.4，0.13)
不清楚	2(600)	−3.1 (−20.7，14.4)

续表

益母草 vs. 缩宫素	N(n)	MD (95% CI)
24 小时内出血量(ml)	8 (1497)	−25.4 (−39.4, −11.5)
即刻用药	1(400)	−39.0 (−51.0, −27.0)
连续用药	7(1097)	−22.6 (−38.6, −6.5)
无风险因素	6(897)	−17.7 (−34.6, −0.8)
不清楚	2(600)	−43.7 (−50.6, −36.9)

	N(n)	OR (95% CI)
产后出血发生率	4 (917)	1.12(0.57, 2.20)
即刻用药	1(400)	0.67 (0.30, 1.48)
连续用药	3(517)	1.50 (0.79, 2.85)
无风险因素	3(517)	1.50 (0.79, 2.85)
不清楚	1(400)	0.67 (0.30, 1.48)
不良事件发生率	5(936)	0.40(0.16, 0.96)

益母草＋缩宫素 vs. 缩宫素	N(n)	MD (95% CI)
2 小时内出血量(ml)	33(5167)	−53.04 (−61.68, −44.39)
即刻用药	11(2454)	−77.20 (−105.55, −48.84)
连续用药	22(2713)	−40.11 (−46.56, −33.67)
无风险因素	4(397)	−32.96 (−49.09, −16.83)
有风险因素	11(2208)	−69.01 (−91.17, −46.84)
不清楚	18(2562)	−48.01 (−58.09, −37.93)
24 小时内出血量(ml)	31 (4607)	−67.81 (−78.02, −57.60)
即刻用药	9(2014)	−76.23 (−96.24, −56.21)
连续用药	22(2593)	−63.68 (−73.73, −53.63)
无风险因素	6(673)	−88.46 (−119.22, −57.70)
有风险因素	8(1582)	−77.05 (−103.61, −50.49)
不清楚	17(2352)	−57.43 (−67.55, −47.30)

	N(n)	OR (95% CI)
产后出血发生率	15(2231)	0.22(0.14, 0.35)
即刻用药	4(588)	0.28 (0.11, 0.73)
连续用药	11(1643)	0.19 (0.11, 0.34)
无风险因素	4(483)	0.22 (0.09, 0.59)
高风险因素	5(868)	0.22 (0.11, 0.46)
不清楚	6(880)	0.19 (0.08, 0.45)
不良事件发生率	20(3322)	0.50(0.35, 0.71)
即刻用药	4(1110)	0.28 (0.14, 0.56)
连续用药	16(2212)	0.61 (0.41, 0.92)
无风险因素	3(356)	0.87 (0.38, 2.00)
高风险因素	8(1736)	0.26 (0.15, 0.46)
不清楚	9(1230)	0.72 (0.42, 1.22)

全为高危:纳入产妇均为有高危因素产妇,如瘢痕子宫、妊娠合并内科疾病、妊娠异常、多胎妊娠等;部分高危:纳入产妇中部分有高危因素;高危因素一致:有高危因素的产妇间高危因素一致;无高危因素:纳入产妇均未有高危因素

表 55-19　益母草注射液预防阴道分娩产后出血 GRADE 评价结果

质量评价 纳入研究数	研究设计	偏倚风险	不一致性	间接性	不精确性	其他	证据质量	研究结局的重要性
益母草 vs. 缩宫素								
2h 总出血量（ml）								
8	RCT	严重	不严重	不严重	严重	发表偏倚	⊕○○○ 极低	非常重要
24h 总出血量（ml）								
8	RCT	严重	不严重	不严重	严重	发表偏倚	⊕○○○ 极低	非常重要
产后出血发生率								
5	RCT	严重	不严重	不严重	不严重	发表偏倚	⊕⊕○○ 低	非常重要
不良事件发生率								
6	RCT	严重	不严重	不严重	严重	发表偏倚	⊕○○○ 极低	非常重要
益母草＋等量缩宫素 vs. 等量缩宫素								
2h 总出血量（ml）								
22	RCT	严重	不严重	不严重	严重	发表偏倚	⊕○○○ 极低	非常重要
24h 总出血量（ml）								
21	RCT	严重	不严重	不严重	严重	发表偏倚	⊕○○○ 极低	非常重要
产后出血发生率								
16	RCT	严重	不严重	不严重	不严重	发表偏倚	⊕⊕○○ 低	非常重要
不良事件发生率								
15	RCT	严重	不严重	不严重	不严重	发表偏倚	⊕⊕○○ 低	非常重要

表 55-20 益母草注射液预防剖宫产产后出血 GRADE 评价结果

质量评价纳入研究数	研究设计	偏倚风险	不一致性	间接性	不精确性	其他	证据质量	研究结局的重要性
益母草 vs. 缩宫素								
2h 总出血量 (ml)								
10	RCT	严重	不严重	不严重	不严重	发表偏倚	⊕⊕○○低	非常重要
24h 总出血量 (ml)								
8	RCT	严重	不严重	不严重	严重	发表偏倚	⊕○○○极低	非常重要
产后出血发生率								
4	RCT	严重	不严重	不严重	不严重	发表偏倚	⊕⊕○○低	非常重要
不良事件发生率								
5	RCT	严重	不严重	不严重	严重	发表偏倚	⊕○○○极低	非常重要
益母草＋等量缩宫素 vs. 等量缩宫素								
2h 总出血量 (ml)								
33	RCT	严重	不严重	不严重	不严重	发表偏倚	⊕⊕○○低	非常重要
24h 总出血量 (ml)								
31	RCT	严重	不严重	不严重	不严重	发表偏倚	⊕⊕○○低	非常重要
产后出血发生率								
15	RCT	严重	不严重	不严重	不严重	发表偏倚	⊕⊕○○低	非常重要
不良事件发生率								
20	RCT	严重	不严重	不严重	不严重	发表偏倚	⊕⊕○○低	非常重要

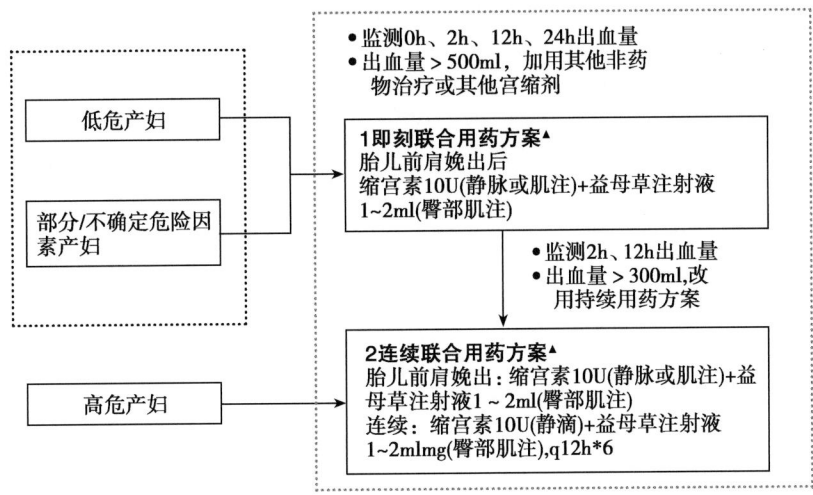

图 55-32　预防阴道分娩产后出血的给药方式和连续给药时间

④益母草注射液预防产后出血的临床疗效总结及用药推荐:已发表的3篇系统评价与补充检索后系统评价结论一致。阴道分娩产妇单用益母草或益母草注射液联合缩宫素与单用缩宫素相比,均能有效降低产后出血量和出血率,且益母草与缩宫素联用的连续用药对高危产妇效果更佳。但因单独比较益母草与缩宫素效果的文献数量较少和质量欠佳,临床建议:无论是否有危险因素,首先考虑益母草与缩宫素联用(图 55-32)。

剖宫产产妇单用益母草注射液在预防产后出血上优势不明确;但益母草与缩宫素联用能有效降低产后出血量和出血率。给药方式及持续时间推荐如图 55-33:

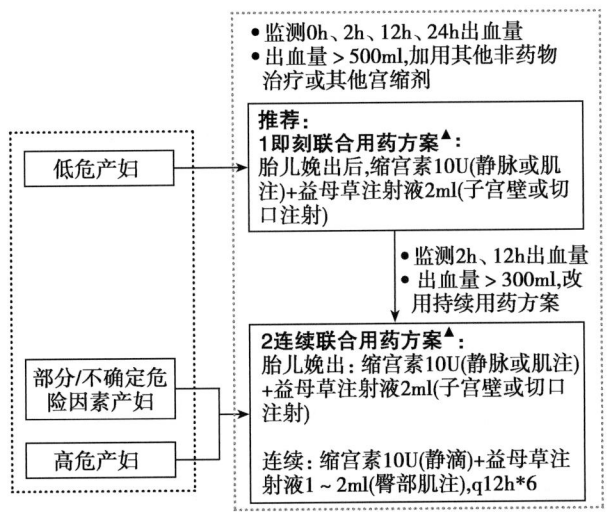

图 55-33　预防剖宫产产后出血的给药方式和连续给药时间

7. 促进子宫复旧的临床有效性

(1) 纳入标准

1) 研究对象:涉及益母草注射液促进子宫复旧的文献。

2) 干预措施:益母草注射液与缩宫素比较;益母草＋缩宫素与缩宫素比较。

3) 研究结果:术后子宫下降高度、术后子宫底高度、恶露持续时间。

4) 研究设计:系统评价和随机对照试验。

(2) 文献检索:计算机检索 PubMed、EMbase、CENTRAL、中国期刊全文数据库(CNKI)、万方数据库(WanFang Data),采用主题词结合关键词检索。同时检索 WHO 临床试验注册平台。检索中文检索词为:益母草、益母草注射液、子宫复旧。英文检索词为:leonurus,motherwort,motherwort injection,randomized,trial。

(3) 研究结果:未检出已发表系统评价,检出RCT18 篇,共 6468 名患者,包括剖宫产和自然分娩产妇。Meta 分析结果显示:产后子宫下降高度、子宫底高度和恶露持续时间益母草注射液联合缩宫素组均优于单用缩宫素组,见表 55-21。

(4) GRADE 评价结果:产后子宫下降高度、子宫底高度和恶露持续时间均为低质量。

(5) 益母草注射液促进子宫复旧的临床疗效总结:系统评价结果显示,与缩宫素相比,益母草注射液联合缩宫素能有效促进产后子宫恢复,缩短恶露时间,但纳入系统评价的临床文献证据质量均不高。

8. 临床安全性

(1) 国家不良反应监测中心数据:整理 2011—2015 年国家不良反应监测中心药品不良反应病例数据,5 年间未收到严重不良反应报告,一般不良事件182 例。具体情况见表 55-22。

表 55-21　益母草联合缩宫素促进子宫复旧的效果

	N	T(n)	C(n)	效应量
子宫下降高度(cm)				
产后第 1 天	7	484	484	MD 0.60(0.33,0.87)
产后第 3 天	7	484	484	MD 1.81(1.30,2.33)
产后第 5 天	7	484	484	MD 1.57(1.05,2.10)
子宫底高度(cm)				
产后第 1 天	6	483	483	MD-1.35(-1.68,-1.03)
产后第 3 天	8	661	661	MD-2.25(-2.71,-1.78)
产后第 5 天	8	561	561	MD-2.10(-2.71,-1.48)
产后恶露时间(d)	7	2380	2366	MD-7.11(-8.84,-5.38)
普通孕产妇	5	2264	2250	MD-6.85(-8.93,-4.77)
高危孕产妇	2	116	116	MD-7.93(-9.70,-6.15)

表 55-22　国家不良反应监测中心不良事件数据

年代	严重不良事件	一般不良事件	皮肤系统	神经系统	心血管系统	消化系统	其他
2011 年	0	12	6	6	0	0	0
2012 年	0	55	25	14	2	8	6
2013 年	0	29	10	15	1	1	2
2014 年	0	27	13	12	0	2	0
2015 年	0	59	46	4	1	4	4
合计	0	182	100	51	4	15	12

（2）文献检索数据：检索 CNKI、万方和 VIP2011—2016 年发表有关益母草注射液的文献，检获报告不良事件文献 77 篇。其中益母草与其他缩宫药物联用 73 篇（n＝7583）、单用 12 篇（n＝1167）。联合用药的 73 篇文献共报道不良事件 349 例（4.60％），其中与缩宫素联用文献 62 篇（n＝6623），不良事件 301 例（4.69％）；与米索前列醇联用 5 篇（n＝406），不良事件 16 例（3.94％）；与卡前列甲酯联用 3 篇（n＝324），不良事件 9 例（2.78％）；与卡前列素氨丁三醇联用 4 篇（n＝230），不良事件 13 例（5.65％）。单用益母草的 13 篇文献共报道不良事件 37 例，不良事件发生率为 3.2％。具体不良事件见表 55-23。

（3）益母草注射液不良反应集中监测与危险因素巢式病例对照研究：2015 年 5 月～8 月，在全国 42 个中心开展关于益母草注射液不良反应集中监测与危险因素巢式病例对照研究（Chi-OPN-15006712），共完成 10 094 例病例收集。使用益母草注射液患者中，发生不良事件 87 例，共 117 例次，不良事件发生率 8.62‰。其

中与监测药相关性为"可能"及以上的不良反应病例报告 8 例，不良反应发生率为 0.79‰（例数）、1.09‰（例次）。按照国际医学科学组织委员会（CIOMS）推荐不良反应发生率级别判断，属罕见不良反应（0.01％～0.1％），未见严重药物不良反应。具体不良反应见表 55-24。

（4）益母草临床安全性总结：综合上述数据可见，益母草注射液的安全性较好。

9. 临床比较安全性　5 篇系统评价均报道不良事件发生率，结果显示：阴道分娩产妇单用益母草或益母草联合缩宫素与单用缩宫素相比，均能降低不良事件发生率，且持续用药未见明显增加不良事件发生率；剖宫产产妇益母草联合缩宫素降低不良反应发生率无统计学差异。见表 55-25,55-26。1 篇系统评价比较益母草联合缩宫素与单用缩宫素促进子宫复旧的安全性，结果显示，联合用药组与单用缩宫素组间不良事件发生率无统计学差异[OR＝0.90,95％CI(0.66,1.22)]。对不良反应发生率按 GRADE 进行质量评价，结果显示均为低或极低质量。

表 55-23　文献中报告不良事件情况

联合用药	N	n	不良事件											合计
			皮疹	颜面潮红	发热	心率加快	血压升高	轻微胸闷	寒战	恶心/呕吐	腹泻/腹痛	宫缩疼痛	其他	
缩宫素	62	6623	1	52	2	47	47	20	0	93	19	21	9	301
全为高危	16	1299	0	20	0	38	12	6	0	46	6	11	0	139
部分高危	5	506	0	0	0	0	0	0	0	0	0	0	0	0
无高危因素	20	2822	1	9	1	7	12	4	0	26	6	7	9	80
未描述	21	1996	0	23	1	2	23	12	0	21	7	3	0	92
米索前列醇	5	406	0	0	0	1	6	0	4	0	4	0	1	16
卡前列甲酯	3	324	0	0	0	0	1	0	4	2	2	0	0	9
卡前列素氨丁三醇	4	230	0	1	0	0	0	0	1	6	0	0	5	13
合计*	73	7583	1	53	2	48	54	20	9	101	25	21	15	349
单独用药	12	1167	0	2	2	0	17	1	0	0	0	4	11	37

* :8 篇文章比较 3 种药物

全为高危:纳入产妇均为有高危因素产妇,如瘢痕子宫、妊娠合并内科疾病、妊娠异常、多胎妊娠等;部分高危:纳入产妇中部分有高危因素;高危因素一致:有高危因素的产妇间高危因素一致;无高危因素:纳入产妇均未有高危因素

表 55-24　巢式病例对照研究不良反应发生情况

不良反应名称	发生率(%)	分级	不良反应名称	发生率(%)	分级
心慌	0.0099	十分罕见	恶心	0.0099	十分罕见
眼睑水肿	0.0099	十分罕见	上腹部不适	0.0198	罕见
发热	0.0198	罕见	寒战	0.0198	罕见
皮疹	0.0198	罕见			

表 55-25　益母草注射液已发表系统评价安全性结果

	N	T(n)	C(n)	不良反应发生率(效应量)
剖宫产				
夏梦,2015	3	47/307	69/294	OR0.57(0.38,0.87)
曾林淼,2016	9	141/1256	160/1004	OR0.78(0.41,1.47)
阴道分娩				
曾林淼,2015	4	20/244	32/244	OR0.63(0.37,1.05)

T:益母草+缩宫素;C:缩宫素

表 55-26　新开展益母草注射液系统评价安全性结果

	N	T(n)	C(n)	(效应量)
阴道分娩(益母草 vs. 缩宫素)				
不良事件发生率	8	11/757	79/753	OR 0.11(0.06,0.21)
即刻给药	2	10/340	71/340	OR 0.11(0.06,0.22)
连续给药	6	1/417	8/413	OR 0.10(0.01,0.87)
阴道分娩(益母草+缩宫素 vs. 缩宫素)				
不良事件发生率	16	54/1932	97/1926	OR 0.53(0.38,0.75)

续表

	N	T(n)	C(n)	（效应量）
即刻给药	15	97/1876	54/1882	OR 0.53(0.38,0.75)
连续给药	1	0/50	0/50	—
剖宫产（益母草 vs. 缩宫素）				
不良事件发生率	5	7/868	18/864	OR 0.26(0.09,0.72)
剖宫产（益母草＋缩宫素 vs. 缩宫素）				
不良反应发生率	14	41/1179	69/1129	OR0.54(0.21,1.39)
全为高危	5	23/395	35/395	OR 0.47(0.08,2.74)
部分高危	9	18/284	35/284	OR 0.62(0.15,2.64)

10. 临床经济性

（1）益母草注射液成本费用：根据全国 25 省益母草注射液的销售价格，分别计算在阴道分娩和剖宫产产妇中即刻和持续用药的成本，结果显示：阴道分娩产妇采用益母草注射液即刻用药方案的平均费用为 19.1～38.3 元，持续用药的费用为 133.9～267.8 元；剖宫产产妇即刻用药的平均费用为 38.3 元，持续用药为 153.0～306.1 元（表 55-27）。

表 55-27　益母草注射液在不同产妇中的成本费用

地区	单价(元)	阴道分娩				剖宫产		
		即刻用药(元)		连续用药(元)		即刻用药(元)	连续用药(元)	
		1ml	2ml	7ml	14ml	2ml	8ml	14ml
北京	17.6	17.6	35.2	123.2	246.4	35.2	140.8	246.4
内蒙古	21.0	21.0	42.0	147.0	294.0	42.0	168.0	294.0
吉林	20.0	20.0	40.0	139.9	279.7	40.0	159.8	279.7
黑龙江	20.4	20.4	40.9	143.0	286.0	40.9	163.4	286.0
辽宁	19.4	19.4	38.8	135.7	271.3	38.8	155.0	271.3
山东	20.6	20.6	41.2	144.1	288.3	41.2	164.7	288.3
河南	17.8	17.8	35.7	124.8	249.6	35.7	142.6	249.6
河北	19.1	19.1	38.2	133.6	267.1	38.2	152.6	267.1
山西	17.7	17.7	35.4	123.9	247.8	35.4	141.6	247.8
陕西	19.0	19.0	38.0	133.0	266.0	38.0	152.0	266.0
江苏	19.1	19.1	38.2	133.6	267.3	38.2	152.7	267.3
湖北	17.6	17.6	35.2	123.2	246.4	35.2	140.8	246.4
江西	18.4	18.4	36.8	128.8	257.6	36.8	147.2	257.6
四川	19.1	19.1	38.3	133.9	267.8	38.3	153.0	267.8
重庆	19.5	19.5	39.0	136.6	273.1	39.0	156.1	273.1
广东	19.1	19.1	38.2	133.6	267.3	38.2	152.7	267.3
广西	17.6	17.6	35.2	123.2	246.4	35.2	140.8	246.4
海南	18.9	18.9	37.7	132.0	264.0	37.7	150.9	264.0
云南	19.9	19.9	39.8	139.4	278.7	39.8	159.3	278.7
贵州	20.0	20.0	39.9	139.7	279.3	39.9	159.6	279.3
甘肃	20.9	20.9	41.8	146.3	292.6	41.8	167.2	292.6

续表

地区	单价(元)	阴道分娩				剖宫产		
		即刻用药(元)		连续用药(元)		即刻用药(元)	连续用药(元)	
		1ml	2ml	7ml	14ml	2ml	8ml	14ml
宁夏	17.8	17.8	35.7	124.8	249.6	35.7	142.6	249.6
青海	20.0	20.0	40.0	139.9	279.7	40.0	159.8	279.7
新疆	20.0	20.0	40.0	139.9	279.7	40.0	159.8	279.7
西藏	22.8	22.8	45.6	159.6	309.2	45.6	182.4	309.2
	中位数	19.1	38.3	133.9	267.8	38.3	153.0	267.8
合计	最小值	17.6	35.2	123.2	246.4	35.2	140.8	246.4
	最大值	22.8	45.6	159.6	309.2	45.6	182.4	309.2

（2）益母草注射液经济学评价

2015 年 4 月—8 月,在全国不同地区 25 家医院收集 2402 例产妇分娩数据,其中自然分娩 1176 例,剖宫产 1226 例(ChiCTR-OON-15006708)。成本分析显示:自然分娩组中益母草注射液联合缩宫素队列的人均分娩成本为 3901.14±1622.46 元,略高于缩宫素的 3842.79±2298.33 元;剖宫产组中联合用药队列的人均总成本为 6510.49±2199.59 元,显著高于缩宫素队列的 6110.33.14±2298.33 元。

增量成本-效果比显示:相对单用缩宫素,自然分娩组联合用药产后 24h 出血率、产后 72h 宫底高度改善、子宫复旧不良发生率和恶露持续时间的增量成本效果比分别为 94.11、58.35、17.58 和 58.35,剖宫产组分别为 8003、1740、101 和 400。敏感性分析结果显示,无论何种分娩方式,药物成本占总成本的比例均很小,上下浮动 20% 对研究结果影响不大。

虽然益母草注射液联合缩宫素使用成本略高于单用缩宫素,但其临床效果更佳。相比单用缩宫素,无论自然分娩或剖宫产,联合用药每增加一个效果所增加的成本在均可接受范围内。

11. 研究结果的转化

（1）现已完成益母草注射液上市后使用的全背景分析、益母草注射液缩宫止血的原始研究、二次研究、安全性研究和经济性研究,发表有效性、安全性、Meta分析等文章近 50 篇,其中 SCI 近 10 篇,累计影响因子近 30 分;核心期刊近 40 篇。

（2）累计申请专利 9 项,已授权 7 项。

（3）申请进入 2017 版 WHO 基本药物目录。

（4）2017 版《国家基本医疗保险、工伤保险和生育保险药品目录》品种。

结　语

基于重大、疑难、罕见、特殊有代表性的临床问题,统一顶层设计的基础与临床相结合的研究,是践行研、学、产、用一体化研究;是接受时间与实践检验提高患者及家属、医护人员、管理者和政府满意度的研究;是检验临床质效和研究质量的终点指标。将研究结果转化成全体人民全生命周期的健康产出和医疗服务的满意度及医学学科健康稳定可发展是健康中国 2030 计划对医学基础研究者和医疗卫生行业全体从业者的要求。

（喻佳洁　沈建通　郭颖嘉　周彦妮
蔡羽嘉　单娟　李向莲　李幼平）

参 考 文 献

1. 李幼平. 循证医学. 北京:人民卫生出版社,2014
2. 张伯勤. 人类基因组计划与医学科学发展. 科学技术与工程,2002,2(1):5-7
3. 杨焕明. 对奥巴马版"精准医学"的"精准"解读. 西安交通大学学报(医学版),2015,36(6):721-723
4. 原志芳,孙鑫,孟月,等. 青蒿琥酯治疗重症疟疾随机对照试验的系统评价. 中国循证医学杂志,2007,7(11):794-801
5. Geraghty J. Adenomatous polyposis coli and translational medicine. Lancet,1996,348(9025):422
6. Nwaka S,Ridley RG. Virtual drug discovery and development for neglected diseases through public-private partnerships. Nature reviews Drug discovery,2003,2(11):919-928
7. 桑国卫. 创新药物发展战略与现状. 中国医药技术经济与管理,2010,4(7):14-15
8. Paul SM,Mytelka DS,Dunwiddie CT,et al. How to improve R&D productivity:the pharmaceutical industry's grand challenge. Nature reviews Drug discovery,2010,9(3):203-214
9. Siemers ER,Sundell KL,Carlson C,et al. Phase 3 solanezumab trials:Secondary outcomes in mild Alzheimer's disease patients. Alzheimer's & dementia:the journal of the Alzheimer's Association,2016,12(2):110-120
10. Salloway S,Sperling R,Fox NC,et al. Two phase 3 trials of bapineuzumab in mild-to-moderate Alzheimer's disease. The New

England journal of medicine,2014,370(4):322-333

11. 李向莲,唐雪莉,李幼平,等.EGFR-TKI 与化疗比较一线治疗晚期非小细胞肺癌、有效性和安全性的系统评价.中国循证医学杂志,2016,16(2):9

12. Wu W,Shan J,Li Y,et al. Adoptive transfusion of tolerance dendritic cells prolongs the survival of cardiac allograft:a systematic review of 44 basic studies in mice. Journal of evidence-based medicine,2012,5(3):139-153

13. Zhou Y,Shan J,Li Y,et al. Adoptive transfusion of tolerance dendritic cells prolongs the survival of skin allografts in mice:a systematic review. Journal of evidence-based medicine,2013,6(2):90-103

14. Sun G,Shan J,Li Y,et al. Adoptive infusion of tolerance dendritic cells prolongs survival of small intestine allografts in rats:systematic review and meta-analysis. Journal of evidence-based medicine,2013,6(3):185-196

15. Sun G,Shan J,Li Y,et al. Adoptive infusion of tolerogenic dendritic cells prolongs the survival of pancreatic islet allografts:a systematic review of 13 mouse and rat studies. PloS one,2012,7(12):e52096

16. Xia MJ,Shan J,Li YP,et al. Adoptive transfusion of tolerant dendritic cells prolong the survival of renal allografts:a systematic review. Journal of evidence-based medicine,2013,6(4):250-264

17. Xia MJ,Shan J,Li YP,et al. Adoptive transfusion of tolerogenic dendritic cells prolongs the survival of liver allograft:a systematic review. Journal of evidence-based medicine,2014,7(2):135-146

18. Zhou Y,Shan J,Guo Y,et al. Effects of Adoptive Transfer of Tolerogenic Dendritic Cells on Allograft Survival in Organ Transplantation Models:An Overview of Systematic Reviews. Journal of immunology research,2016,2016(5730674

19. Moreau A,Varey E,Bouchetdelbos L,et al. Cell therapy using tolerogenic dendritic cells in transplantation. Transplantation Research,2012,1(1):13

20. Li Guo,Yang Zhao,Sheng Yang,et al. An Integrated Analysis of miRNA,lncRNA,and mRNA Expression Profiles. BioMed Research International,2014:345605

21. Li JH,Liu S,Zheng LL,et al. Discovery of Protein-lncRNA Interactions by Integrating Large-Scale CLIP-Seq and RNA-Seq Datasets. Frontiers in Bioengineering & Biotechnology,2015,2(88):1-11

22. Sun J,Bie B,Zhang S,et al. Long Non-Coding RNAs:Critical Players in Hepatocellular Carcinoma. Int J Mol Sci,2014,15(11):20434-20448

23. Qabaja A,Alshalalfa M,Bismar TA,Alhajj R. Protein network-based Lasso regression model for the construction of disease-miRNA functional interactions. EURASIP J Bioinform Syst Biol,2013(1):3

24. United Nations. United Nations Millennium Development Goals. 2016. Available from:http://www. un. org/millenniumgoals/maternal. shtml

25. Say L,Chou D,Gemmill A,et al. Global causes of maternal death:a WHO systematic analysis. Lancet Glob Health,2014,2(6):e323-333

26. Begley CM,Gyte GM,Devane D,et al. Active versus expectant management for women in the third stage of labour. Cochrane Database Syst Rev,2015,2(3):CD007412

27. Mobeen N,Durocher J,Zuberi N,Jahan N,Blum J,Wasim S,et al. Administration of misoprostol by trained traditional birth attendants to prevent postpartum haemorrhage in homebirths in Pakistan:a randomized placebo-controlled trial. BJOG,2011,118(3):353-361

28. WHO recommendations for the prevention of postpartum haemorrhage(2012). World Health Organisation, Geneva. Available from: http://apps. who. int/iris/bitstrcam/10665/75411/1/9789241548502_eng. pdf

29. ACOG Practice Bulletin(2006) Clinical management guidelines for obstetricians and gynecologists:postpartum hemorrhage. Number 76. ObstetGynecol,108:1039-1047

30. Westhoff G,Cotter AM,Tolosa JE. Prophylactic oxytocin for the third stage of labour to prevent postpartum haemorrhage. Cochrane Database Syst Rev,2013,30;(10):CD001808

第 56 章　卫生管理研究

卫生管理指政府卫生行政部门及有关行政部门根据卫生事业的规律和特点,优化配置卫生资源并及时合理地提供给全体人民;管理、维护和增进人民健康的组织体系、系统活动和社会措施。随着循证决策思想的推广,卫生管理和宏观卫生政策也越来越重视科学证据的作用。但卫生政策的制定是受很多因素影响的复杂过程;卫生政策研究类型多样、不同地区卫生政策和研究受背景因素影响较大;如何从类型多、质量参差不齐、背景异质性大的政策研究中获得决策需要的证据,并将高质量研究证据真正转化为政策实践是很大的挑战。

本章旨在总结分析:为了为卫生管理决策提供证据支持,卫生管理研究方法有什么进展? 卫生管理研究结果在转化为政策实践上做了哪些努力和突破、仍面临什么挑战?

第一节　国内、外卫生管理研究介绍

一、卫生管理研究方法的类型

当今全球卫生政策最核心的目标是实现"全民健康覆盖"。2013 年 WHO 世界卫生报告的主题即为"研究在推动和实现全民健康覆盖中的作用"。要了解研究成果在卫生管理政策中的应用,首先需要了解什么样的研究才能为卫生政策提供证据支持。卫生管理研究的方法大约可分为 3 种类型:①原始研究(Primary research):即通过收集和分析原始数据(包括利用其他机构或个人收集的原始数据)来实现研究目的,如应用型研究(applied research)和实施性研究(operational research),可用于支持开发、分析和评价某些政策干预。②二次研究(Secondary research):如系统评价(Systematic review)。③转化研究(Transitional research):指将原始科学研究所获证据转化到社区或政策上应用的研究,如政策指南的开发、证据传播相关研究等。

二、卫生管理研究的主题领域

国际上卫生管理研究领域越来越多的使用"卫生体系与政策"命名。按卫生政策过程,可将卫生政策问题分为确定政策问题、制定政策、执行政策与评价政策 4 大类型。按制定卫生政策的目的,可将卫生政策分为 2 类:①通过改善人民生存的物理和生物环境,以提高人民健康水平的卫生政策,为公共卫生政策;②改变医疗卫生服务的筹资方式、组织形式、评估和监管制度或问责制度,以促进人民健康的政策,为卫生体系的政策。据 WHO 界定:卫生体系按照功能分为:①服务提供;②卫生筹资;③信息与证据;④管理和规制;⑤卫生人力 5 大功能,反映了当前卫生政策急需证据的问题和研究的热点领域。

第二节　国内、外卫生管理研究的方法学进展、应用与挑战

卫生管理研究是跨学科领域的研究,既需要社会科学的研究方法、又要充分运用自然科学的研究方法。为了更好地回答各种科学和政策问题、支持决策,卫生管理研究方法也在不断发展,主要表现在更多地与其他学科研究方法结合,包括:①卫生管理科学与统计学,以更充分利用统计学在数据收集和分析中挖掘更多支持决策的信息;②卫生管理科学与管理学,如态势分析法(SWOT)越来越多被卫生管理研究者或卫生行政部门用于分析卫生政策的问题、挑战和机遇等;③卫生管理科学与经济学,如德国伯恩大学的研究者就支付方式和医生行为之间的关系,进行了经济学实验,为管理者和决策者提供证据支持和建议;④卫生管理科学与社会学,社会科学中的定性方法,有助卫生管理研究者和决策者发现政策干预执行和效果背后的关键问题;⑤相比与其他学科的交叉过程程度,卫生管理科学与医学的结合更紧密,尤其近年受循证医学的影响;宏观卫生管理政策也开始利用循证医学的方法,认识到

政策制定要加强对证据和研究的利用。

将循证医学二次研究的方法和规范引入卫生管理领域取得了很大进展。本节将详细介绍卫生管理领域二次研究方法的进展。

一、卫生管理二次研究问题类型

系统评价方法在发展中较早用于医学科学领域，常用于评价临床防治措施、诊断措施或某些暴露因素的效果，已建立了相对成熟的方法学，并成为实现循证医学目标的重要手段之一。卫生政策问题的类型不仅局限于政策效果的评价；从政策的阶段性看，卫生政策分析包括确定政策问题、制定政策、执行政策与评价政策4大类型。不同类型政策问题的分析都需要高质量研究证据的支持。虽然目前卫生政策系统评价更多地用于为卫生政策制定和政策评价提供证据支持；但学术界对系统评价在这些政策问题分析上的作用仍在探讨中，也有学者认为通过发展系统评价方法，不同类型的系统评价可为4个政策环节都提供证据支持，并有研究者实践了这些不同类型的系统评价。

4个政策环节要解决的问题不同，所需的科研证据类型不同，相应系统评价问题需要纳入的证据类型也不同（表56-1）。卫生政策研究者要通过系统评价为决策者提供证据时，首先应明确系统评价要为哪一类政策问题分析服务，再相应地界定其需要纳入和严格、综合评价的原始研究类型。

（一）确定政策问题

确定政策问题阶段的目的是发现政策需要优先解决的问题，在此阶段政策制定者需要分析的具体问题包括：①了解政策问题的覆盖范围和严重程度；②政策问题在不同人群中分布状况；③与过去相比，与其他国家或地区相比，与原本的发展计划相比，目前政策问题的发展程度；④政策问题产生的根本原因等。以便为进一步制定针对性政策干预措施提供依据。

描述性研究、观察性研究或定性研究可满足分析上述问题的需要。系统评价可通过纳入、评价和综合这些类型研究设计的原始研究来为政策问题的确认提供更全面、客观和高质量的证据信息：①通过综合评价某一主题的现况调查分析、纵向数据趋势分析等描述性研究，能全面了解相应政策问题在不同地区、不同人群中的现状和发展趋势。②通过整合一个主题相关的队列研究、前后对照研究等观察性研究，可全面总结此政策问题的影响因素，进而探索该政策问题产生的原因。③通过综合对政策问题看法和感受的定性研究，则可了解不同政策实施对象、各类利益相关者对目前政策问题的感受和态度，以综合地反映此政策问题的严重程度或对不同人群的影响。

表56-1 不同卫生政策问题所需的各种类型系统评价

政策阶段	具体分析问题	系统评价需要的研究设计类型
确定政策问题	政策问题的覆盖范围和严重程度	现况调查、纵向数据趋势分析等描述性研究
	政策问题在不同人群中分布状况	描述性研究和定性研究
	政策问题产生的根源	队列研究、前后对照研究等观察性研究及定性研究
制定政策	总结目前解决此类政策问题的干预措施	描述性研究、观察性研究、效果评价研究、政策文件
	评价/比较目前相关干预措施的正面效果	效果评价研究，如随机对照试验研究、准随机对照试验研究、有对照组的前后对比研究、及有间断的时间序列研究
	评价/比较目前相关干预措施的负面效果	效果评价研究、观察性研究
	评价各种可选干预措施的成本效果	成本效果分析、成本效益分析、成本效用分析
	政策可行性分析	观察性研究、定性研究
执行政策	政策实施的动力和阻力分析	观察性研究、定性研究
评价政策	评价政策干预的正面效果	效果评价研究，如随机对照试验研究、准随机对照试验研究、有对照组的前后对比研究、及有间断的时间序列研究
	评价政策干预的负面效果	效果评价研究、观察性研究
	政策干预的成本效果分析	成本效果分析、成本效益分析、成本效用分析

（5）互相翻译和解释研究之间的结果。即将一个研究结果中发现的观点或内涵及这些观点内涵之间的解释关系，与另一个研究结果中的观点内涵及其关系放到一起、反复思考、对比和提炼它们之间的关系。Meta 民族志法中明确了 3 种互相翻译和解释的方式，分别是：①互惠式翻译，即将研究之间的相似结果相互补充和解释；对同一个问题的定性研究，不同作者提出的观点或解释可能看起来不同，但放到一起互相翻译时，会发现他们可能表达的是同样的内涵、一个研究提出的观点能更好地解释另一个研究。②反驳式翻译，即对研究之间相互冲突结果的互译；对比不同研究结果中的观点内涵时，也会发现对同样的问题，不同研究的观点内涵矛盾；对比和思考矛盾的观点、分析矛盾的原因，往往是整合中能发现高于这些结论、更普世的规律或解释的契机。③论证式翻译，即基于差异性研究结果和相似研究结果的互译、完整的阐释一个问题；在互惠式翻译和反驳式翻译过程中，整合者能从中发现关于一个社会问题或现象解释的完整论证链条。在单个研究中可能只发现了链条中的一部分、而完整的论证链条可以解释所有原始研究中的发现。这个发现完整论证链条或更一般化理论的过程，与原始定性研究中的扎根理论分析过程类似，都涉及不同观点之间异同、不同观点发生背景等多方面信息的反复比较、推敲、提炼和归纳。

（6）合并互译的研究结果。在互相比较和翻译所有研究结果的过程中，会发现单个研究提炼出来的观点和内涵（一级论点），可能被另一个研究的结论所涵盖；也可能和另一个研究的结论能相互补充地表达一个共同的论点。合并中需要根据这些观点和解释的关系进行相应合并、形成数量少、层级更高、解释范围更广的二级论点。在有些合并中，甚至也会出现进一步合并和提升的三级论点。事实上，这个合成过程涉及大量和反复对原始研究结果进行比较和提炼、直到对研究问题或现象能做到充分理解和解释。

（7）报告合并结果。Meta 民族志法整合的结果是对一个社会现象解释的完整论证链条或一个理论框架。展示合并结果需要考虑到读者的文化背景、并尽量用易懂的语言。

注意：无论是 Meta 民族志还是下面将要介绍的定性研究合并方法，其合并目的均为对研究问题形成比较充分、丰富的理解和解释、而不是合并技术本身。上述 Meta 民族志整合的几个步骤间没有严格的界限、而是交叉在一起，例如步骤 4 到步骤 6。因此，相对于定量研究的整合方法，定性整合常被批评为缺乏明确和透明的步骤，但这正是定性研究整合的独特之处。

Meta 民族志法源于一个教育学研究问题，自从其发表就受到广泛关注和使用，是目前使用最多的定性研究整合方法。现在在教育学、公共政策和健康研究领域都有运用，近年护理学中运用较多。Meta 民族志法在临床研究领域最有价值的方面是可以构建解释患者行为、医生行为或他们之间关系理论框架，如目前整合研究结果中包括：糖尿病管理的模式、解释护士精神压力的框架、对患者服药依从性问题全面和逻辑的论证、对结核患者治疗依从性影响因素的结构框架。这些整合结果能为医生和决策者提供改善自身和患者行为的干预切入点、也极有助于解释某些治疗措施未达理想效果的原因。

例 5：Britten 系统评价"患者对药品的非专业看法"

（1）研究背景：医生处方依从性一直是困扰服务提供者的一个重要问题。

（2）初始问题：患者的处方依从性为什么存在问题。

（3）转化问题：患者对药品的看法如何影响患者服药行为和与医生的交流。纳入研究主题为患者对特定疾病所使用药品看法的定性研究。具体纳入标准文章汇报不详。

（4）文献检索：文章报告不详。

（5）方法学质量评价：该系统评价主要介绍 Meta 民族志整合方法，未评价纳入研究的方法学质量。

（6）资料提取：2 名研究者分别提取原始研究中关于研究内容和研究主题等定性和文本信息。

（7）统计分析：使用 Meta 民族志整合方法。

（8）结果：纳入 4 个研究，对 4 篇原始研究结果的观点进行开放式编码的形式（表 56-4）。分析中试图将所有研究结果归类为几个概念，既要保证归纳的概念能反映原始研究原本的意思，也要确保归纳出来的概念能包含所有原始研究的观点和信息。从研究结果的论述中归纳出 6 个概念：①依从性（按照医嘱服药）；②自我管理（患者自己决定是否服药、并按照自己的偏好服药）；③药物厌恶（对药品的负面看法和感受）；④药物替代策略（用药之外其他治疗行为，包括替代性治疗行为或补充治疗行为，例如控制饮食、锻炼、中草药治疗等）；⑤处罚和警告（医生所采用的方法以鼓励或强迫患者按照医嘱服药）；⑥选择性告知（患者对医生会隐瞒一些他们服药和自我治疗的信息）。

二级编码过程（又称轴心编码，axial coding），"患者对药物的非专业看法"这个研究的整合过程详见表 56-5。经过三级编码之后形成关于患者服药依从性行为和心理的论证链条是患者对服药医嘱有 2 种行为选择：依从或自我管理。自我管理行为反映了背景文化影响下患者对药物的厌恶和回避，使用替代治疗策略就是自我管理中的一种形式,来自医生的警告和强迫会阻止自我管理的出现。患者其实并不认为不遵从医嘱是正确的行为,从而导致不遵从医嘱的患者由于内疚和回避医生警告的心理会对医生隐瞒自己不服药的事实。

(9) 结论:患者的医嘱行为分 2 种:①遵从医生建议;②服药自我管理。后者反映了患者对药品的厌恶情绪,故会通过选择其他治疗途径来代替药物。患者服药自我管理时会衡量各种治疗方式的成本效果,这种选择会受到资源和文化的影响。医生的警告和惩罚性语言会阻碍这种自我管理行为,但若医生的警告或

惩罚性语言较强,患者会对医生隐藏他们逃避服药的信息。提示:医生与患者交流时要掌握好警告或惩罚性语言的强度。

(10) 本研究的局限性和改进建议:本研究是以案例形式展示 Meta 民族志整合方法的使用,而非完整系统评价,未进行质量评价。定性整合结果可否被重复的问题还值得探讨和深入解析。建议定性研究综述团队应尽量加入更多学科背景的研究人员,讨论不同研究背景人员分析的主题和框架、以提炼出更概括性、解释性更强的理论或论证链条。

表 56-4 "患者对药品的非专业看法"一级编码过程

研究	研究结果中的论述	一级编码	备忘
Donovan 和 Blake 的研究,非甾体抗炎药使用的访谈和分析	患者不认为按照医生建议服药存在问题;	依从性	
	不喜欢服药;		
	担心药物的副作用;	药品厌恶	
	担心药物会有依赖性;		
	会使用一些替代的治疗方法;	药品替代策略	
	若私自改变药品使用剂量,不会告诉医生	选择性告知	
Morgan 的研究,高血压患者对降压药物使用的看法	有些患者提到可以持续按医生建议服药,但有些患者依从性存在问题;	依从性	
	也有患者完全不服药;	药品厌恶	
	担心药物副作用和依赖性;	药品替代策略	
	患者自己选择传统治疗方法,如中药;	处罚或警告	
	医生在交流中会有警告信息,告知不医嘱服药的严重性		
Britten 的研究,患者对一般药品的观点	正确的行为和定期服药;	依从性	
	如果有选择,更倾向于不服药;	自我管理	
	对药物厌恶,认为只要是药物就有对身体不好的副作用;	药物厌恶	
	会使用替代性药品	药品替代策略	
Roger 的研究,精神分裂症患者对安定药使用的想法	会自己调整用药剂量;	自我管理	
	精神疾病药物的副作用很多;	药品厌恶	
	认为医生在强迫自己服药;	处罚或警告	
	会选择性告诉医生自己服药的信息	选择性告知	

表 56-5 "患者对药物的非专业看法"二级和三级编码过程

一级论点	二级论点	三级论点
依从自我管理	患者会对听从医嘱服药和自己选择的治疗方法进行自我认知的成本效益分析,并依此确定最终行为	"自我管理"中包含使用"药品替代策略"
药物厌恶药物替代策略	服药行为受文化背景和文化资源的影响,包括文化中对药物、传统医药等的观点	
处罚和警告	医生的处罚和警告对患者选择自我管理有控制作用	若"处罚和警告"不严格,患者"自我管理"会发生更多
选择性告知	患者若认为自己不依从医嘱是不正确的,则会选择对医生隐瞒	患者自认为私自使用"药物替代策略"是不正确的行为;逃避医生的"处罚和警告"及自责心理会使得患者"选择性告知"医生

2. 扎根理论(grounded theory) 扎根理论作为整合方法之一,跟单个定性研究的扎根理论本源相同,即依靠单个定性研究中的描述、观点和结论归纳出系统的理论。扎根理论整合特点如下:

(1) 扎根理论是一种从下往上建立理论的方法,更重视对单个原始研究中描述和观点文本的展示和分析。整合前没有任何先验假设,完全归纳性地从文本本身及其发生背景出发进行分析。

(2) 特别强调产生解释力更强的理论框架。可根据目前数据已分析出的理论假设制定下一步原始研究选取的标准,再不断根据原始资料建立假设,通过资料和假设之间的轮回直到达到理论饱和、即新加入的原始资料不能再修正理论或增加理论内容。

(3) 单个定性研究的文本提取编码和分析同时进行;基于提取的数据整合出反映事物现象本质的核心概念,再通过这些概念之间的联系建构相关理论。

已发表的系统评价中对使用的扎根理论整合方法描述均不统一,但核心步骤一样,即基于原始研究的信息反复提炼,逐步形成更概念化的概念或解释,直到最后形成可解释所有纳入研究结果的理论。

Evans 的研究基于几个代表性扎根理论研究,建议了以下利用扎根理论整合定性研究的步骤:①逐条摘录单个原始研究中的信息;②将逐条摘录的信息汇总成简短的编码;③对比和分类编码,合并同类的编码;④持续分析、对比和提炼已归类的编码,形成更高层次的归类、并命名不同类别;⑤对归类进行提炼和概念化形成一般化的概念;⑥持续对比、验证和提炼不同概念,形成概念间的关系;⑦提炼出核心的概念关系,即能最大化解释研究问题的理论。

扎根理论适用于深入理解人们在不同背景和条件下、对特定问题的经历和感受。目前利用扎根理论整合定性研究最有代表的文章分别为 Kearney 关于女性家庭暴力经历和感受的综述及 Finfgeld 的综述试图更全面和深入地理解经历长期健康问题的患者如何建立勇气。

例 6:Kearney 的系统评价整合

(1) 研究背景:每年有 150 万女性遭受亲密伴侣在身体或性的虐待,虐待使女性身体受伤几率提高 10 倍、因精神问题住院的几率提高 3 倍。有不少研究定量或定性探讨过家庭暴力的问题,但缺乏整合证据。

(2) 初始问题:家庭中女性对家庭暴力的经历感受。

(3) 转化问题:多文化多地区背景下构建女性对家庭暴力经历和感受的理论。

P:经历家庭暴力的女性

O:经历和感受

S:定性分析文章

(4) 文献检索:系统检索了护理学、医学、社会学、心理学、教育学、社会工作、犯罪和社会正义等领域的专业数据库。

(5) 方法学质量评价:筛选过程中评价研究的相关性(在定性整合系统评价中,相关性常被作为归为原始研究质量评价的一个方面);同时用已发表定性研究方法学对完整性和可信性的评价标准筛选后纳入研究。其具体使用的标准包括:①文章明确阐述研究目的是探讨长期面对健康有威胁的暴力威胁下的勇气和感受问题;②数据收集不是通过偶然、随意的方法,也不是轶事性质,例如没有通过严格研究设计和数据收集设计,而是在研究对象提及这个问题时后验地收集这方面信息;③收据来源于长期受到暴力威胁的女性或其亲属,而不是卫生服务提供者;④研究方法为预先设计、明确和广泛接受的定性研究方法;⑤发表文中提供充分信息证实标准。

(6) 资料提取:未具体报告,但在定性整合方法中提到研究团队反复对比提取主题,故应由两人独立完成数据提取过程后对比。

(7) 统计分析:使用扎根理论,提取原始研究的定性结论、研究背景、文化特征、研究对象的特征等,反复对比分析,提炼分析出一个女性感受经历的理论框架。

(8) 结果:在应对家庭暴力虐待时,很多女性都经历 4 个阶段。①将这种暴力倾向行为认为是亲密伴侣间的浪漫行为(这就是我想要的)。②开始进展到在不可预期的暴力面前压制和稳定、并密切关注伴侣的行为(做的越多,情况越差)。③态度转化为无法接受这种情况(已经受够了)。④为从这段关系脱离寻找新生活(寻找到自我)。每个阶段的表现和持续时间与个人的特征、社会政治、文化背景都有关系。

(9) 结论:本研究整合各种背景和文化条件下的研究得出了一个解释女性在家庭暴力虐待中感受的"持久忍耐的爱"模型。该模型并非原创和最早提取,与之前研究有一致性,但本研究的贡献主要在于如何从不同研究的概念、观点和理论中整合出一个概括的理论框架。

(10) 本研究的局限性和改进建议:仍存在定性研究整合如何确保框架和结论可重复的问题。建议定性研究综述团队应尽量加入更多学科背景的研究人员,讨论不同研究背景人员分析的主题和框架、以提炼出概括性、解释性更强的理论或论证链条。

3. 批判地解释性整合(critical interpretive synthesis) 2006 年,Dixon-Woods 在其研究中首次提出和使用了批判的解释性整合方法,该方法借鉴和整合了 meta 民族志和扎根理论。采用 meta 民族志法中研究结果之间互译的分析方法,主要是其中构建论证链条的互译方法;并借鉴了扎根理论中的一些原理,如归纳性地提炼主题分类和概念、为完善理论框架进行理论抽样。

批判的解释性整合也致力于:①从多样化的原始研究中提炼出通用的理论框架,但不很倡导将综述整合方法划分为明确的几个阶段。②从面临问题界定到理论形成的全过程都保持在原始资料和整合阶段结果之间进行对比和反思,并基于这种对比和反思调整问题的界定、纳入标准和文本的编译归类。③对原始研究的质量评价提出了特别的评价标准:认为对构建一个整合的理论框架,一个好研究的标准不是方法学质量高,而是对理论构建的贡献大。正因为这种“批判性”的思想贯穿整个系统评价的过程,Dixon-Woods 在其文章中也强调:批判地解释性整合应该是一种综述方法而不是一种整合方法。

Dixon-Woods 使用批判的解释性整合的研究问题是“英国脆弱人群卫生服务的可及性”,整个研究的步骤可以概括为:

(1) 界定问题。不同于传统系统评价一开始对问题每个概念内涵及其之间的关系有明确假设;这种系统评价一开始能明确的是“关注英国卫生服务的公平性和可及性、尤其是针对脆弱人群”。问题的具体角度和问题假设要基于相关原始研究的情况再做确定和调整。最终该研究对 6 个具体问题做了整合,包括:1 个整体上解释可及性问题的框架;4 个针对 4 类脆弱人群卫生服务可及性问题的综述;1 个验证性别对卫生服务可及性影响的综述。

(2) 检索原始文章。用传统检索方法只能检出卫生领域内明显关于“可及性”的文章,但会错过很多其他学科角度对此类问题的解释。故该研究采用更灵活的检索方法、尤其是利用参与综述的多学科团队和专家来找其他领域的相关研究。

(3) 筛选文章。纳入定量和定性研究的同时也考虑实证研究和理论研究等多种类型的文章。纳入文章的根本原则是有助于加深对“脆弱人群的服务可及性”这个问题更全面地理解。因考虑的原始资料种类和主题较多,筛选工作量很大,筛选中可使用目的性筛选,先从明显相关的文章开始纳入。

(4) 评价文章质量。最主要的评价标准是对理论构架的贡献,但对所有纳入文章的研究方法质量也做了一个最低门槛判断标准。

(5) 进行解释性整合。借鉴 meta 民族志中研究结果互译的方法,特别是其中的论证式翻译方法,具体整合分析过程与其他定性整合方法并无很大差异:仔细审查和提取原始研究的信息和观点、反复提炼观点、

形成更高解释力的概念、直到形成理论或完整论证链条。

批判的解释性整合的独特性在于:它强调分析最终要产生“整合构件”(synthetic construct),相当于 Meta 民族志方法中的三级论点,即完整论证链条的关键构件。该研究:①对可及性解释的关键论证构件是“候选身份”;②对卫生服务的可及性可以解释为卫生服务提供者和利用者之间谈判的过程,在谈判中形成了利用者利用服务的“资格”;③而脆弱人群可及性较差,就在于谈判过程中脆弱人群诉求的起点、掌握的信息和资源、所需要的技能、对社会地位的认知等方面都存在不利因素;④这个整合结果对卫生服务可及性提供了更抽象和概括的解释,也能为决策者提供很多政策干预提示,如可以提高服务提供的“渗透性”,通过减少获取服务在物理上的距离、或简化服务利用程序,可降低对服务利用者获取“资格”的要求以提高可及性。

目前使用批判地解释性整合的系统评价仍比较有限,可能因它的“批判性”特点使该方法更适用于综述问题较宽泛、试图从多学科角度寻求解释、需要纳入非常多样化原始研究类型的健康或医学类研究问题。

4. 主题整合(thematic synthesis)　2008 年,Thoms 和 Harden 在其对健康饮食影响因素的综述中首次使用了主题整合的方法。该方法也源于 Meta 民族志和扎根理论,整合步骤同样是对原始研究中观点和发现的提取、比较和提炼。但在主题整合过程中,①先编码原始研究结果形成“描述性主题”。②再反复比较这些主题,做类似 Meta 民族志整合中的“互惠式翻译”,形成“分析性主题”,即整合结果、解释研究问题表面现象。③与 Meta 民族志和扎根理论相比,主题整合的结果不需要形成理论和一个完整论证链条,可以只是一些解释性观点的集合,但这些观点能包含和更好地解释所有原始研究的结果。

主题整合因可很好地、方便地整合人们的观点和看法,故该方法特别适合研究某种治疗或干预方法在患者或人群中的接受程度、找出干预推广的障碍、以提供政策建议。

例 7:Marston 应用这种方法整合年轻人对性行为的看法

(1) 研究背景:HIV 感染一般发生在 15~24 岁年轻人中,不少国家实施政策促进使用避孕套,但并未达到预期效果。

(2) 初始问题:影响年轻人使用避孕套的障碍因素有哪些。

(3) 转化问题:影响年轻人对性行为看法的文化和社会因素。

P:10~25 岁年轻人

I:文化和社会因素

O:年轻人对性行为观点和看法

S:定性实证研究

（4）文献检索：检索各种卫生、生殖健康和综合类数据库，检索词包括：（foc＊group＊OR grounded theory ORanthropol＊OR ethnograph＊OR qualitative）AND（sexual＊OR risk behav＊）AND（juvenile OR youth OR young peopleOR young male＊OR young female＊OR adolesc＊ORteen＊OR student＊OR girl＊OR boy＊）

（5）方法学质量评价：根据原始研究是否包含丰富的实证数据或文本，将原始研究分为高质量和低质量研究。

（6）资料提取：两个研究者分别提取原始研究中关于研究内容和研究主题的定性和引用文本数据。

（7）统计分析：主题整合，操作过程包括：①研究者提取原始研究中关于年轻人观点的主题；②研究者之间充分讨论和持续的对比分析，归类、合并和分层原始主题；③识别重新分析后不同主题之间的关系，进一步归类和整合成能包括更多内容的主题；④回到原始研究和原始主题，确保没有遗漏和整合主题能包含所有原始主题。

（8）结果：纳入246篇杂志文章和22本书，共提取可涵盖年轻人主要观点的主题，包括：①会通过性伴侣是否干净来主观判断性伴侣是否安全；②性伴侣的态度对性行为有重要影响；③使用避孕套会有羞辱感和不信任感；④性别刻板印象是决定社会预期和行为的重要因素；⑤社会对性行为的惩罚或奖励；⑥社会文化阻碍人们直接谈论性行为和避孕套的使用。

（9）结论：深入研究年轻人对性行为的看法有助于改善干预措施的设计。

（10）本研究的局限性和改进建议：定性整合存在整合结果可重复性差的问题。为了使整合的主题和框架更有概括性、解释性和重复性、建议定性研究综述团队应尽量加入更多学科背景的研究人员，反复讨论不同研究背景人员分析的主题和框架、达成团队共同认可的理论框架。

5. 框架整合（framework synthesis）　框架整合是将所有纳入原始研究结果中的观点或理论，借助一个框架进行结构化和系统的整合和展示。该方法与上述定性研究整合方法的本质区别是：①其他方法都没有先验假设，是归纳式的，即基于研究结果产生分析结论或理论；②框架整合方法需要一个先验框架（可以是其他相关研究提出的框架、基于背景知识设计的框架、或团队共同讨论形成的框架），故这种整合方法是演绎式的。整合的操作步骤为：

（1）阅读原始文献熟悉研究结果。

（2）确定一个适用于此类研究的理论框架。

（3）借助此框架指导数据提取工具，将原始研究的结论填充到框架相应地部分。

（4）若框架中没有适合研究结果的部分，则可调整框架。

（5）将所有研究结果填入框架后，借助理论框架的解释来阐述原始研究之间的关系。

框架整合源于：面对大量、多样的定性研究文本信息，要找到一个能结构化的工具来组织和分析这些信息。该方法使用范围较广，尤其适用于已有较成熟理论框架的研究主题。

例8：Cochrane发表的第一个定性研究系统评价，使用非专业卫生工作者提高妇幼卫生可及性项目推行的推动和障碍因素。

（1）研究背景：非专业卫生工作者是经过短期培训的卫生人员、可提供特定的妇幼卫生服务。非专业卫生工作者项目的实施还存在一些障碍因素，影响着这类项目的实施效果。

（2）初始问题：哪些原因导致非专业卫生工作者项目实现预期政策效果。

（3）转化问题：使用非专业卫生工作者提高妇幼卫生可及性项目推行的推动和障碍因素。

P:非专业卫生工作者、患者和他们的家庭、决策者、项目管理者、其他卫生工作者和其他任何可能影响项目的人员

I:利用任何形式的非专业卫生工作者在初级卫生机构提供妇幼服务的项目

O:研究主题为各种利益相关者对非专业卫生工作者项目的经验和态度

S:数据收集和分析方法均为定性方法

（4）文献检索：使用Cochrane手册推荐的检索方法，检索卫生和综合类数据库；检索词包括全面的非专业卫生人员用词和说法，包括，"Lay health workers""Community health workers""Village health workers""Birth attendants""Peer counselors""Nutrition workers""Home visitors"等。

（5）方法学质量评价：使用牛津大学CASP（Critical Appraisal Skills Programme criteria）中的定性研究质量评价标准。

（6）资料提取：两个研究者分别提取原始研究中关于研究内容和研究主题的定性和引用文本数据。

（7）统计分析：采用框架整合，直接利用较成熟的SURE框架（卫生系统干预的障碍因素框架），贯穿于系统评价数据提取和原始文献研究结果整合的全过程。

（8）结果：共纳入 53 篇文章，非专业卫生工作者主要工作是提供推广、咨询和支持服务，在发展中国家会承担更多服务，如分发避孕药品、诊断和治疗儿童疾病等。整合了服务接受者、非专业卫生人员本身、专业卫生人员等角度对这些项目的看法，如，患者会感觉非专业卫生人员不太擅长管理与患者之间的情感交流的界限；专业卫生人员感激非专业人员减轻了他们的工作负担、但同时也担心影响自己的专业权威；非专业人员的激励因素包括社会认同、获取知识和职业发展，非激励因素是不规律的工资收入等；非专业人员也认为他们的培训不够充分、内容不相关。

（9）结论：非专业卫生人员的最大优势是和居民关系紧密，项目管理者应该考虑如何更充分利用这一优势、并最小化可能的负面影响。其他可能的政策改善包括，开发更多居民需要的服务内容、卫生系统和社区为非专业卫生人员提供更多支持、提供更恰当地培训监管和激励措施。

（10）本研究的局限性和改进建议：利用一个先验框架对原始研究中的主题进行了归类，但缺乏进一步整合和提炼。

6. 文本叙述性整合（textual narrative synthesis）文本叙述性整合是对原始研究进行同质化分析和归类的过程。相对以上所有解释性整合方法，文本叙述性整合是描述性的。其典型做法是：①将原始研究的主要特征、背景因素、研究质量和研究发现用统一形式列示；②比较分析研究间的相同点和不同点；③描述性比较中也不排除会发展出一些结构化或解释性的提炼。

文本叙述性整合几乎适用于所有研究问题和整合各种类型的研究（定量研究、定性研究或经济学评价等），是很多系统评价在进行解释性整合之前都会做的工作，只是大部分系统评价中未将此分析归类过程当做方法学透明化地介绍。

三、卫生管理二次研究方法学的问题和挑战

卫生管理研究问题类型多，二次研究纳入的研究类型更多，如何评价各类型研究的方法学质量、确保高质量证据及如何整合多种类型研究的研究结论是卫生管理二次研究持续面临的挑战。

（一）研究质量评价

目前只对随机对照试验研究建立了比较成熟和被广泛接受的质量评价标准；但宏观政策的评价较难实施随机对照试验，所以此标准在卫生政策系统评价中的应用范围有限。不少研究者设计和试用了其他各类研究设计的质量评价标准，如：①Cochrane 协作网 EP-OC 组对在卫生政策评价上有更可行的 2 类研究设计

（有对照组的前后对比研究、有间断的时间序列研究）设计了质量评价标准，并一直对其进行完善发展。②公共卫生解决方案组织及 Munro 在其系统评价中都分别设计了定性研究的质量评价指标。应该说即使 Cochrane 协作网的质量评价标准在不断发展中，但卫生政策原始研究的质量评价方法目前尚无金标准。故在利用系统评价为卫生政策问题提供决策信息时的关键是：掌握制定质量评价标准的原则，立足于要解决政策问题的性质，选择或设计适用和可行的质量评价标准。

（二）整合方法

1. 定性整合的最大挑战是整合结果的可重复性问题　因研究类型多、异质性大，卫生管理二次研究近年侧重发展定性整合方法。定性研究的编码和整合过程也很难描述成机械的步骤和做法。定性研究的编码和整合过程一定会涉及研究者的创新、解释和个人判断；研究者分析过程中的想法和思路不能像定量数据的计算一样透明化和可表达；研究者对研究主题的熟悉程度、定性资料分析的经验、专业背景、甚至提炼归纳能力都难免会对整合过程产生影响。这些定性研究本身特点所决定的定性研究整合的独特性一直备受争议。为了提高整合结果的可信度，不少定性研究整合采纳了一些提高透明化和结果一致性的策略，包括：①将整合理论或论证链条反馈给原始研究的作者，让原始研究作者确认这个理论是否包含和反映了他们研究真正要表达的观点；②大部分定性研究在整合阶段由两名研究者分别独立进行编码过程，再对提炼出来的理论和解释进行对比，以尽量减少研究者个人思想和判断的影响；③在定性研究的整合过程中，尽量在团队中加入多学科背景的研究者、并核对多学科背景研究者之间的整合结果，以减少学科背景对最终理论和论证的影响。

2. 卫生二次研究中结果的合成和解释需要注重与背景因素结合。

不同于临床问题及其防治措施，卫生政策问题的产生和卫生政策干预的实施都发生在宏观环境中。宏观环境中经济、政治、文化、教育、道德和风俗习惯等所有因素的差别，都可能导致在不同国家甚至同一国家不同地区之间，同一政策问题发生的根源不同、相同政策干预措施效果有差别。因此利用二次研究为政策问题分析提供证据时，其结论应该是某一政策问题在何种环境下如何发生及某种政策干预在何种环境条件下有效。尽管将研究结果与背景相结合进行解释已引起很多循证决策领域研究者的关注，但迄今尚无成熟的方法学指导这种结合解释。因此大部分现存二次研究中研究结果与背景信息结合解释的程度及其对政策实践的指导意义，在很大程度上是取决于研究者个人的

系统分析能力及其对卫生政策宏观环境的了解程度。如何结合具体的政策背景信息来解释研究结果是卫生管理二次研究方法学面临的重要困难与挑战。

第三节　国内、外卫生管理研究结果转化与持续改进的探索

一、在卫生管理领域,国内外促进研究结果转化的尝试和实践

(一) 微观卫生政策问题

关注问题比较微观和具体的卫生管理政策,研究证据的支持作用也比较直接。如国家选择哪些服务内容可由国家财政支持。

例 9:泰国从 2001 年开始推动"全民健康覆盖"

为了选择和推广有成本效果的卫生服务和技术,成立了卫生干预和技术评价项目,通过原始研究和系统评价来产出政策建议。为了设计一种有成本效果的宫颈癌筛选策略,该项目:①对比了巴氏涂片检查、醋酸肉眼检测、宫颈癌疫苗及巴氏涂片联合醋酸肉眼检测这四类筛选方式的成本效果;②其成本计算包括了卫生服务提供方的成本、参与筛选妇女的成本及治疗宫颈癌的成本;③其效果测算包括宫颈癌患者数和对质量调整生命年的影响。结果发现:最有成本效果的筛选方法是对 30～45 岁妇女每隔 5 年进行一次醋酸肉眼检测;对 50～60 岁妇女每 5 年进行一次巴氏涂片检查。

(二) 宏观卫生政策问题

卫生政策关注问题比较宏观,如设计和推行医疗保障制度,通过预付制和风险分担来降低居民直接付费水平。因卫生体系干预效果受背景因素影响较大,卫生体系层面的政策推行很难通过预实验等研究方式来为制度设计提供证据;也较难利用已实施国家的评价研究证据,故更现实的做法是"边做边学":即在实施过程中,评价实施效果、发现问题、完善政策、再评价的这样一个循环。

例 10:墨西哥社会医疗保险"Seguro Popular"的实施和完善

墨西哥社会医疗保险"Seguro Popular"的实施就是一个研究证据推动政策完善实施的过程。研究在墨西哥卫生筹资的改革中从起步阶段就起到了推动作用。20 世纪 90 年代中不断有研究指出墨西哥卫生费用中居民个人付费超过一半,卫生筹资存在效率低、不公平、灾难性卫生支出比例高等问题。2003 年 Seguro Popular 全面推开。

2006 年 Lancet 发表一系列对其的评价文章,发现:①实现了低收入人群医疗保险的全民覆盖;②保险覆盖人群的自付费用和灾难性健康支出明显低于未被保险覆盖人群;③分析 3 年改革存在的问题和教训。Seguro Popular 之后继续在推进全民健康覆盖上实现突破性进展,包括扩展覆盖人群和服务类型。如:2006 年 10 月推行的 MING 项目,是 Seguro Popular 和墨西哥灾难性健康支出保护基金的补充,将覆盖的服务项目扩展到针对新生儿和 5 岁以下儿童的 110 项卫生服务;将 Seguro Popular 覆盖到近 600 万的儿童及其家庭。2010 年前参保补贴单位为家庭;但研究发现:由于中央财政会根据参保家庭数量对地方财政转移补贴,促使地方政府分解参保家庭的激励,造成＞18 岁参保的个人和小规模家庭比预期多,威胁到 Seguro Popular 资金的可持续性。此研究结果推动了 2010 年的政策改进——将参保补贴单位从家庭转化为个人。综上,墨西哥完善医疗保障制度的过程提供了一个很好研究结果推动政策实践和调整过程的典范。

墨西哥 Seguro Popular 保险在其执行过程亦有不少研究评价。King 的评价在 Seguro Popular 扩展报销药品目录全面实施之前,发现:参加保险明显降低了居民门诊和住院服务中的自付费用,但没有降低他们对药品的自付费水平。Galarrage 的研究在药品目录扩展实施后进行,评价结果显示:Seguro Popular 明显降低了参保人群在门诊、住院和药品上的自付费水平。

很多卫生政策研究结果在多大程度上真正转化为政策的完善很不明确。如:世界银行全民健康覆盖研究系列曾对发展中国家评价卫生筹资制度的研究进行系统评价,发现:到 2011 年已有 105 篇定量研究评价了 30 多个国家推进全民健康覆盖的策略。这类研究的作用在于:①证明各国实施政策取得了预期的效果;②找到哪些政策设计或实施过程导致其未能达到预期效果的或产生了预期外的负面影响,为政策改进提供科学依据;③为其他有类似发展状况和背景因素的国家提供可选政策依据。

阿根廷的 Plan Nacer 项目为孕产妇和 6 岁以下儿童提供和改善卫生服务覆盖,具体措施包括增加投入和推行按绩效支付。Gertler 的评价研究显示:项目实施后婴儿出生体重提高了 2%、低出生体重婴儿出生的概率降低了 26%、并明显提高新生儿健康状况。此结果主要归因为该项目增加了孕产妇和儿童的服务利用、并提高了服务质量。

新型农村合作医疗是我国重要的医疗保障制度,新农合推行过程中不断有研究评价其在提高农村居民卫生服务可及性的效果。2008 年,Yip 评价我国中西部地区新农合发现:参加新农合能使农村居民门诊就诊概率提高 70%;分析不同新农合方案的设计会对服

务可及性和利用产生不同影响：①家庭账户和高起付线的住院统筹结合方案设计对提高服务利用几乎无影响；②门诊住院零起付线的方案设计对提高服务利用影响明显。Wagstaff 的研究分析我国 12 个省的数据发现：①实施新农合后，低收入人群的住院服务可及性和利用无明显提高；②高收入人群的住院服务利用明显增加。作者分析的原因是：新农合没有消除低收入人群服务可及性的所有障碍，如医疗机构地理上的可及性及新农合方案中共付费用部分造成的经济负担。遗憾的是上述中国和国外的政策评价研究均未发现信息支持其研究结果实现了政策转化。

二、对卫生管理领域研究结果转化中面临挑战的思考和建议

现有卫生管理领域的研究转化总体特点如下：

（1）越来越多的国家开始重视监测和评估卫生管理政策设计执行中用于科学研究的方法。

（2）相对于支持政策的设计和制定，研究更多的是在评价政策效果方面发挥的作用，而政策的提出和制定阶段，依然是政治意愿和国家的政治经济发展发挥更大的推动作用。

（3）研究结果（即研究评价的效果及其发现策略设计中的问题）转化为本地或他地政策制定或完善实际行动的能力仍较有限。

（4）警醒我们：要更好地发挥研究对卫生政策的支持作用，必须重视：①在政策开始设计时就利用整合现有相关研究的最佳证据以寻求政策线索；②策略实施中重视研究的检测和评估作用；③更重要的是促进将研究结果向政策改革完善的转化。

结　语

越来越多的国家开始重视卫生管理政策的设计执行中使用科学证据。为了生产更能满足决策者需要的研究证据，卫生管理研究方法一直在发展和完善中，包括：①原始研究更多地与其他学科结合；②二次研究纳入的原始研究评价方法、定量和定性整合方法的改进。各国在研究结果转化为实际政策中已有不少探索和成功案例，但总体上卫生管理领域研究结果转化为实际政策、行动、尤其是效果的能力和成功案例仍较有限。呼唤卫生管理政策研究方法、决策思路、研究与决策团队协作等方面思路、政策、行动的进一步改进的发展。

（袁蓓蓓）

参　考　文　献

1. 王健. 卫生管理科研方法. 北京：人民卫生出版社，2013
2. Barnett-Page E，Thomas J. Methods for the synthesis of qualitative research：a critical review. BMC Med Res Methodol，2009，11：9：59
3. Bauhoff S，Hotchkiss D，Smith O. The Impact of Medical Insurance for the Poor in Georgia：A Regression Discontinuity Approach. Health Economics，2010
4. Campbell R，Pound P，Morgan M，et al. Evaluating meta-ethnography：systematic analysis and synthesis of qualitative research. Health Technology Assessment，2011，15：No. 43
5. Center for Reviews and Dissemination. CRD's guidance for undertaking reviews in health care. University of York. January 2009. https：//www. york. ac. uk/media/crd/Systematic_Reviews. pdf
6. Cicely Marston，Eleanor King. Factors that shape young people's sexual behaviour：a systematic review. Lancet，2006，368：1581-186
7. Cochrane Effective Practice and Organisation of Care Review Group. Data collection checklist. http：//epoc. cochrane. org/sites/epoc. cochrane. org/files/uploads/datacollectionchecklist. pdf
8. Cochrane Effective Practice and Organisation of Care Review Group. Suggested risk of bias criteria for EPOC reviews. http：//epocoslo. cochrane. org/epoc-specific-resources-review-authors
9. Dixon-Woods M，Cavers D，et al. Conducting a critical interpretive synthesis of the literature on access to healthcare by vulnerable groups. BMC Med Res Meth，2006，6（35）
10. Frenk J. Bridging the divide：global lessons from evidence-based health policy in Mexico. Lancet，2006，368：954-961
11. Frenk J，González-Pier E，Gómez-Dantés O，et al. Comprehensive reform to improve health system performance in Mexico. Lancet，2006，368：1525-1534
12. Gakidou E，Lozano R，González-Pier E，et al. Assessing the effect of the 2001-06 Mexican health reform：an interim report card. Lancet，2006，368：1920-1935
13. Galarraga O，Sosa-Rubi SG，Salinas-Rodriguez A，et al. Health Insurance for the Poor：Impact on Catastrophic and Out-of-pocket Health Expenditures in Mexico. Eur J Health Econ，2010，11（5）：437-447
14. Gertler PJ，Martinez S，Celhay P. Impact Evaluation of Maternal Child Provincial Health Investment Project in Argentina-Plan Nacer. 2011
15. Giedion U，Alfonso EA，Díaz Y. The Impact of Universal Coverage Schemes in the Developing World：A Review of the Existing Evidence. UNICO Studies Series 25. The World Bank，Washington DC，2013
16. Glenton C，Colvin CJ，Carlsen B，et al. Barriers and facilitators to the implementation of lay health worker programmes to improve access to maternal and child health：qualitative evidence synthesis. Cochrane Database Syst Rev，2013，8：10：CD010414
17. González-Pier E，Gutiérrez-Delgado C，Stevens G，et al. Priority setting for health interventions in Mexico's System for Social Protection in Health. Lancet，2006，368：1608-1618
18. Gosden T，Forland F，Kristiansen IS，et al. Capitation，salary，fee-for-service and mixed systems of payment：effects on the behaviour of primary care physicians. Cochrane Database of Systematic Reviews 2000，Issue 3. Art. No. ：CD002215. DOI：10. 1002/14651858. CD002215

19. King G,Gakidou E,Imai K,et al. Public Policy for the Poor? A Randomised Assessment of the Mexican Universal Health Insurance Programme. The Lancet,2009,373(9673):1447-1454

20. Knaul FM,González-Pier E,Gómez-Dantés O,et al. The quest for universal health coverage:achieving social protection for all in Mexico. Lancet,2012,380(9849):1259-1279

21. Knaul FM, Arreola-Ornelas H, Méndez-Carniado O, et al. Evidence is good for your health system:policy reform to remedy catastrophic and impoverishing health spending in Mexico. Lancet,2006,368:1828-1841

22. Lozano R,Soliz P,Gakidou E,et al. Benchmarking of performance of Mexican states with effective coverage. Lancet,2006, 368:1729-1741

23. Marston C,King E. Factors that shape young people's sexual behaviour:a systematic review. Lancet, 2006, 368 (9547): 1581-1586

24. Meng Q,Xu L,Zhang Y,et al. Trends in access to health services and financial protection in China between 2003 and 2011:a cross-sectional study. Lancet,2012,379(9818):805-814

25. Munro SA,Lewin SA,Smith HJ,et al. Patient Adherence to Tuberculosis Treatment:A Systematic Review of Qualitative Research. PLoS MEDICINE,2007,4(7):e238

26. Noblit GW, Hare RD. Meta-Ethnography:Synthesizing Qualitative Studies London:Sage;1988

27. Petersen LA,Woodard LD,Urech T,et al. Does pay-for-performance improve the quality of health care? Ann Intern Med,2006, 145(4):265-272

28. Praditsitthikorn N, Teerawattananon Y, Tantivess S, et al. Economic evaluation of policy options for prevention and control of cervical cancer in Thailand. Pharmaco Economics,2011,29:781-806

29. Quimbo SA, Peabody JW, Shimkhada R, et al. Evidence of a Causal Link between Health Outcomes,Insurance Coverage,and a Policy to Expand Access:Experimental Data from Children in the Philippines. Health Economics,2010,20(5):620-630

30. Salla Munro,Simon Lewin,Helen Simith,et al. Adherence to tuberculosis treatment:a qualitative systematic review of stakeholder perceptions. PLoS Medicine,2007,4(7):238

31. Sepúlveda J,Bustreo F,Tapia R,et al. Improvement of child survival in Mexico:the diagonal approach. Lancet,2006,368:2017-2027

32. Thomas J, Harden A. Methods for the thematic synthesis of qualitative research in systematic reviews. BMC Med Res Meth, 2008,8:45

33. Wagstaff A,Lindelow M,Gao J,et al. Extending Health Insurance to the Rural Population:An Impact Evaluation of China's New Cooperative Medical Scheme. Journal of Health Economics, 2009,28(1):1-19

索　引

后　记

从 1996 年最早在中国学习引进循证医学理念、方法至今，我们已走过 21 年。21 年的坚守、奋斗和科研、教学、转化实践，让我们深刻体会到循证医学对各级政府知证决策、各级医生循证实践，各类人群循证维护健康和保护环境，各类企业循证研发和持续改进的需求巨大。而能有条件走进医学院，坐在教室听我们为本科生、研究生讲授循证医学课程的人数却极其有限。

在全球各国共同为实现 WHO 人人公平享有健康的世纪目标而努力，我国强力推进"健康中国 2030"国家战略目标的今天，我们有责任为所有需要证据帮助维护健康、防病治病，需要证据帮助精准决策、选题、实践的广大读者群推出一本不用坐在教室里，不用老师讲解，利于自学，开卷有益，能按书中介绍很快找到证据用于解决问题；很快理清思路，找到方法，用于研究问题；有用、能用、好用且有趣、方便的科普工具书和学术性专著。

我们从 2015 年开始策划，初拟大纲、精选作者；原打算以系列分册方式撰写循证医学系列图书。没想到 2016 年初接到人民卫生出版社的主动约稿，要我们融合所有内容，写成一本《实用循证医学》专著，计划 6 篇共 57 章。从 2016 年 3 月开始启动，历经 26 个月努力，来自全国 31 家单位的 143 位专家学者通力合作，这本专著终于和读者见面了。尽管人民卫生出版社已足够耐心，容忍我们 3 次推迟交全书稿的时间，但直到 2017 年 10 月 30 日，最终送出的书稿也只有 6 篇 56 章，仍有 1 章未收到作者的书稿，留下些许遗憾付印了。但相信最终未按时交出书稿的作者一定在坚持研究、实践和写作，我们会有机会在杂志和讲座中见到相应的内容。

在主编高等教育出版社《循证医学》本科生规划教材 1~3 版，人民卫生出版社《循证医学》研究生规划教材第 1 版后，再主编人卫社"实用"系列《实用循证医学》专著，对我和全体副主编是一次很大的挑战：①怎样准确定位三类图书的目的、知识点、读者群和读者的接受能力？②怎样准确体现三类图书的内在联系？做到一脉相承，相关而不同。③怎样准确挑选称职的主创团队及其人员，作者及其单位？④怎样实现通过本书撰写，让所有倾心参与者都有收获？让我们在写书的实践中培养出本书第 2 版的主创团队和作者群，保证此书持续稳定可发展？这些都是我们曾主编过的前两类书未曾遇到过的困难。

本书除主编由人民卫生出版社指定外，我们最终用系统检索和严格评价的方法，在全国范围内循证优选出本书的主创团队（主编助理、副主编及其助理，包括学术秘书团队和工作秘书团队，全部来自华西医院），编者老、中、青结合，中、青年为主，且大多是我们培养的学生和学员，以确保术业有专攻、后继有人。这无疑是对 1996 年国家自然科学基金首肯并资助引进 Cochrane 协作网和循证医学的决定、1997 年原卫生部批建中国循证医学中心、1999 年 Cochrane 协作网批建中国 Cochrane 中心、国家中医药管理局启动对中医系统大院大所学术带头人的临床流行病学和循证医学培训、教育部 2001 年批创《中国循证医学杂志》、2002 年批建循证医学新兴交叉二级学科和 2003 年批建循证医学教育部网上合作研究中心及首批分中心、2007 年 WHO 国际临床试验注册平台和原卫生部共同批建中国临床试验一级注册中心等 21 年工作的一次汇报和验收。我们精诚合作，全力以赴。

本书的出版凝聚了许多团队和专家的心血，除作出显性贡献的作者外，我们必须感谢为本书出版默默付出的两支隐性贡献的团队：①主创团队的主编助理：喻佳洁博士、周旭博士和各副主编助理李峻、洪旗、李玲、张永刚老师。他们从未想过这本书出版时会不会有他们的名字，却和我们一起为全书的顺利出版付出了常人无法想象的努力和艰辛，本书应该留下他们的名字。②人民卫生出版社的编辑及工作人员。没有他们的无私奉献和精益求精的工作，就没有本书的出版。他们的工作，应该被彰显。

世间万物都是因为不完善才有追求卓越的努力，更何况循证医学本身就是"因为需要而产生，因为使用而发展，因为真实而不完善，因为不完善才有继续发展的空间"。在本书即将付印之际，我们真诚感谢殷大奎部长和张伯礼院士百忙中为本书作序；感谢参与本书创作的所有作者、编者、秘书的倾力写作；感谢本书编辑出版团队的创意服务；没有大家的理解和鼎力相助，这本或许还有遗憾的专著也难已付印。再次感谢本书所有参与者的精诚合作、无私奉献，更期待读者的反馈和指教，帮助我们使第2版写得更好！

主编　李幼平

副主编　李静、董碧蓉、孙鑫、杜亮、文进

2018年4月于四川大学华西医院